肾脏病理诊断学

Diagnostic Pathology：Kidney Diseases

第 4 版

人民卫生出版社

·北 京·

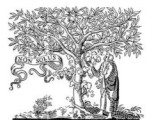

ELSEVIER

Elsevier (Singapore) Pte Ltd.

3 Killiney Road, #08-01 Winsland House I, Singapore 239519

Tel:(65) 6349-0200; Fax:(65) 6733-1817

This translation of Diagnostic Pathology: Kidney Diseases, 4/E by Robert B. Colvin, Anthony Chang, and Lynn D. Cornell was undertaken by People's Medical Publishing House and is published by arrangement with Elsevier (Singapore) Pte Ltd.

Diagnostic Pathology: Kidney Diseases, 4/E by Robert B. Colvin, Anthony Chang, and Lynn D. Cornell 由人民卫生出版社进行翻译,并根据人民卫生出版社与爱思唯尔(新加坡)私人有限公司的协议约定出版。

《肾脏病理诊断学》(第 4 版)(余英豪　滕晓东　主译)

ISBN: 978-7-117-37408-8

注　意

本译本由人民卫生出版社完成。相关从业及研究人员必须凭借其自身经验和知识对文中描述的信息数据、方法策略、搭配组合、实验操作进行评估和使用。由于医学科学发展迅速,临床诊断和给药剂量尤其需要经过独立验证。在法律允许的最大范围内,爱思唯尔、译文的原文作者、原文编辑及原文内容提供者均不对译文或因产品责任、疏忽或其他操作造成的人身及/或财产伤害及/或损失承担责任,亦不对由于使用文中提到的方法、产品、说明或思想而导致的人身及/或财产伤害及/或损失承担责任。

肾脏病理诊断学

Diagnostic Pathology：Kidney Diseases

第 4 版

主　编　Robert B. Colvin　　Anthony Chang
　　　　Lynn D. Cornell

主　译　余英豪　　滕晓东

副主译　李慧明

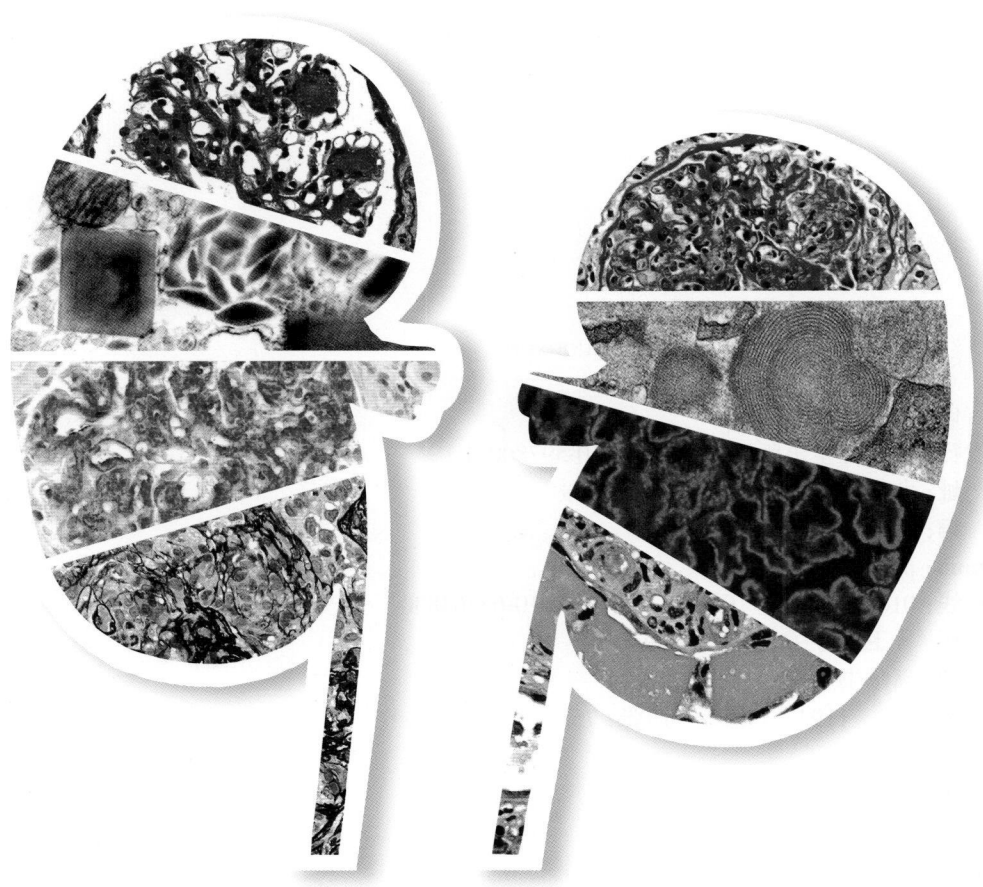

人民卫生出版社

·北　京·

图书在版编目（CIP）数据

肾脏病理诊断学 /（美）罗伯特·B.科尔文
（Robert B. Colvin），（美）安东尼·昌
（Anthony Chang），（美）林恩·D.康奈尔
（Lynn D. Cornell）主编；余英豪，滕晓东主译.
北京：人民卫生出版社，2025. 1. -- ISBN 978-7-117
-37408-8

Ⅰ. R692. 04

中国国家版本馆 CIP 数据核字第 20257ZA057 号

人卫智网	www.ipmph.com	医学教育、学术、考试、健康，购书智慧智能综合服务平台
人卫官网	www.pmph.com	人卫官方资讯发布平台

图字：01-2024-2274 号

肾脏病理诊断学
Shenzang Bingli Zhenduanxue

主　　译：余英豪　　滕晓东
出版发行：人民卫生出版社（中继线 010-59780011）
地　　址：北京市朝阳区潘家园南里 19 号
邮　　编：100021
E - mail：pmph @ pmph.com
购书热线：010-59787592　010-59787584　010-65264830
印　　刷：人卫印务（北京）有限公司
经　　销：新华书店
开　　本：889×1194　1/16　　印张：75
字　　数：3182 千字
版　　次：2025 年 1 月第 1 版
印　　次：2025 年 3 月第 1 次印刷
标准书号：ISBN 978-7-117-37408-8
定　　价：598.00 元

打击盗版举报电话：010-59787491　E-mail：WQ @ pmph.com
质量问题联系电话：010-59787234　E-mail：zhiliang @ pmph.com
数字融合服务电话：4001118166　E-mail：zengzhi @ pmph.com

译 者 名 录

（按姓氏笔画排序）

陈　霓　成都市第三人民医院
丁　然　首都医科大学附属北京潞河医院
丁　鑫　厦门大学附属中山医院
郭　燕　青海省人民医院
郭文焕　上海交通大学医学院附属第九人民医院
韩　雯　新疆维吾尔自治区人民医院
胡　舜　福建医科大学附属第一医院
黄海建　福建省立医院
李慧明　萍乡市人民医院
林心语　福州市第二总医院
刘仙花　福建省妇幼保健院
孙　凯　淄博市第九人民医院
陶　璇　福建医科大学附属第一医院
滕晓东　浙江大学医学院附属第一医院
王　丽　福建中医药大学附属人民医院
魏建国　郑州大学第一附属医院
向　娟　恩施土家族苗族自治州中心医院
杨　直　福建中医药大学附属人民医院
杨文婷　广州医科大学附属番禺中心医院
余英豪　解放军联勤保障部队第九〇〇医院
张　睿　厦门医学院附属第二医院
郑　珍　浙江医院
钟鸿斌　厦门市第五医院

编 者 名 录

ROBERT B. COLVIN, MD
Benjamin Castleman Distinguished
Professor of Pathology
Department of Pathology
Harvard Medical School
Pathologist-in-Chief, Emeritus
Massachusetts General Hospital
Boston, Massachusetts

ANTHONY CHANG, MD
Professor of Pathology
Director, UChicago Medical Laboratories
Director, Renal Pathology
and Renal Pathology Fellowship
Associate Director, Pathology Residency Program
The University of Chicago
Chicago, Illinois

LYNN D. CORNELL, MD
Professor of Laboratory Medicine and Pathology
Program Director, Renal Pathology Fellowship
Mayo Clinic
Rochester, Minnesota

Mariam Priya Alexander, MD
Professor
Department of Laboratory Medicine
and Pathology
Mayo Clinic
Rochester, Minnesota

Charles E. Alpers, MD
Professor of Laboratory Medicine
and Pathology
Nelson Fausto-Ann De Lancey
Endowed Professor
University of Washington
Seattle, Washington

Kerstin Amann, MD
Head, Department of Nephropathology
Pathology Institute
University of Erlangen-Nürnberg,
Krankenhausstr
Erlangen, Germany

Josephine M. Ambruzs, MD, MPH
Nephropathologist
Arkana Laboratories
Little Rock, Arkansas

Ingeborg M. Bajema, MD, PhD
Department of Pathology
and Medical Biology
University Medical Center Groningen
Groningen, the Netherlands

Laura Barisoni, MD
Professor of Pathology and Medicine
Department of Pathology, Division of
AI & Computational Pathology
Department of Medicine,
Division of Nephrology
Duke University
Durham, North Carolina

Christie L. Boils, MD
Nephropathologist
Arkana Laboratories
Little Rock, Arkansas

Tiffany Caza, MD, PhD
Nephropathologist
Arkana Laboratories
Little Rock, Arkansas

A. Bernard Collins, BS
Technical Director,
Immunopathology Unit
Department of Pathology
Massachusetts General Hospital
Associate in Pathology
Harvard Medical School
Boston, Massachusetts

L. Nicholas Cossey, MD
Nephropathologist
Arkana Laboratories
Little Rock, Arkansas

Evan Farkash, MD, PhD
Associate Professor
Department of Pathology
University of Michigan Medical School
Ann Arbor, Michigan

A. Brad Farris, III, MD, MBA
Director, Laboratory of
Nephropathology
and Electron Microscopy
Professor
Department of Pathology
Emory University Hospital
Atlanta, Georgia

Joseph P. Gaut, MD, PhD
Ladenson Professor of Pathology
and Immunology
Washington University
School of Medicine in St. Louis
St. Louis, Missouri

Mark Haas, MD, PhD
Professor and Senior Renal Pathologist
Department of Pathology
& Laboratory Medicine
Cedars-Sinai Medical Center
Los Angeles, California

**Yael K. Heher,
MD, MPH, FRCP(C)**
Department of Pathology
Massachusetts General Hospital
Harvard Medical School
Boston, Massachusetts

Kammi J. Henriksen, MD
Associate Professor
Department of Pathology
University of Chicago
Chicago, Illinois

Jean Hou, MD
Associate Professor
Department of Pathology
& Laboratory Medicine
Cedars-Sinai Medical Center
Los Angeles, California

Sanjay Jain, MD, PhD
Professor
Departments of Medicine,
Pediatrics, and Pathology
Director, Kidney Translational
Research Center
Washington University
School of Medicine in St. Louis
St. Louis, Missouri

Andrew Janowczyk, PhD
Assistant Professor
Department of Biomedical Engineering
Emory University
Atlanta, Georgia
Departments of Oncology
and Clinical Pathology
Geneva University Hospitals
Geneva, Switzerland

Neeraja Kambham, MD
Professor of Pathology
Director of Anatomic Pathology
Stanford University School of Medicine
Stanford, California

Christopher P. Larsen, MD
Nephropathologist
Arkana Laboratories
Little Rock, Arkansas

Shane Meehan, MB, BCh
Renal Pathologist
Sharp Memorial Hospital
and Pacific Rim Pathology
San Diego, California

Michael Mengel, MD
Professor
Department of Laboratory Medicine
and Pathology
University of Alberta
Edmonton, Alberta, Canada

Nidia Messias, MD
Associate Professor
Department of Pathology
and Immunology
Washington University
School of Medicine in St. Louis
St. Louis, Missouri

Carrie L. Phillips, MD
Professor
Department of Pathology
and Laboratory Medicine
Indiana University School of Medicine
Indianapolis, Indiana

**Ian Roberts,
MBChB, FRCPath**
Professor of Cellular Pathology
Department of Cellular Pathology
Oxford University Hospitals
NHS Foundation Trust
Oxford, United Kingdom

Ivy A. Rosales, MD
Research Faculty
Department of Pathology
Massachusetts General Hospital
Boston, Massachusetts

Surya V. Seshan, MD
Professor of Clinical Pathology
Department of Pathology
and Laboratory Medicine
Weill Cornell Medicine
New York, New York

Sanjeev Sethi, MD
Professor
Department of Laboratory Medicine
and Pathology
Mayo Clinic
Rochester, Minnesota

R. Neal Smith, MD, PhD
Pathologist
Massachusetts General Hospital
Associate Professor of Pathology
Harvard Medical School
Boston, Massachusetts

Astrid Weins, MD, PhD
Chief, Renal Pathology Service
Department of Pathology
Brigham and Women's Hospital
Assistant Professor of Pathology
Harvard Medical School
Boston, Massachusetts

ADDITIONAL CONTRIBUTORS

**Stephen M. Bonsib, MD
Yasar Caliskan, MD
Marie Claire Gubler, MD
Linda Hasadsri, MD, PhD
Helen Liapis, MD
Angelica R. Putnam, MD
Emilie Rijnink, MD, PhD**

献　辞

作者感谢我们的老师、学生和家庭，
他们给予我们指导、灵感和爱。
我们亏欠你们一切。我们心照不宣！

我们还要感谢众多的研究者、病理学家和临床医生，
是他们为我们提供了理论基础，
以及患者们的肾脏活检，给我们提供了实践证据。

RBC·AC·LDC

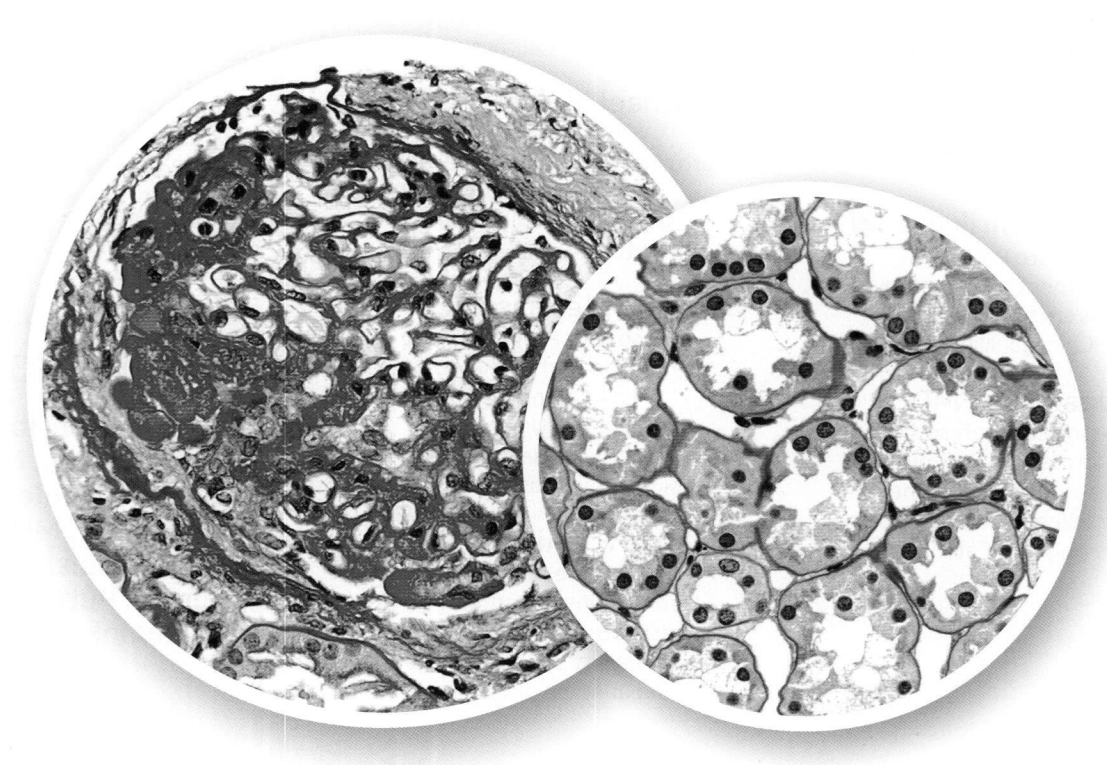

前　言

欢迎来到肾脏病理学的世界！编著本书的肾脏病理学家团队在肾脏病理学方面拥有超过 600 年的肾脏病理经验。我们旨在为临床病理学家、肾脏病学家及所有肾脏病学生创造一本全面、简明及实用的诊断工具书。在这里你将找到关于原肾和移植肾非肿瘤性疾病最完整的信息，以及 4 500 余幅精美的经典和变异特征图片并配有丰富的解说。

肾脏病理学家通常除了诊断外，还会考虑发病机制和病因学。我们整合了组织病理学、免疫病理学、电子显微镜、遗传学、转录组学、实验室检查和临床信息。这需要了解大量临床表现、相关实验室和分子数据，以及来自机制研究的证据。我们在这本书中为每个疾病提供了所有这些要素内容，并采用了高度统一的条目式编写结构。

第 4 版扩展并完善了之前的版本，这些版本受到了病理学家、肾脏病学家、研究人员和学生的好评。我们增加了 20 个新章节和 10 位新作者，重构了部分章节，更新并润色了文本，还添加了前沿的参考文献和许多新图片。我们很高兴这本书反映了对肾脏疾病机制和诊断理解的重大进展。经由这本书，我们达成了建立一个有用、准确、最新且易于获取的收纳所有非肿瘤性肾脏疾病的综合资料库的基本目标，以供临床医生、病理学家和研究人员使用。

或许有人会问，为什么这本书章节这么多？答案是医学研究导致了对疾病认知的不断精细化，这些疾病曾经通过临床和病理特征进行分类，现在则越来越多地基于病因和遗传标准进一步定义和区分。这本书的结构的建立有助于展示这一不断扩展的分类列表，而它在个性化医疗时代还将继续增长。我们不知道单个肾脏疾病未来的极限数量会是多少，但预计将是数千种，而每种都有自己的病因和特定的治疗。

我们希望这本书能帮助病理学家和临床医生诊断肾脏疾病，并促进该领域的进步。

Robert B.Colvin, MD

Benjamin Castleman Distinguished

Professor of Pathology

Department of Pathology

Harvard Medical School

Pathologist-in-Chief, Emeritus

Massachusetts General Hospital

Boston, Massachusetts

Anthony Chang, MD

Professor of Pathology

Director, UChicago Medical Laboratories

Director, Renal Pathology

and Renal Pathology Fellowship

Associate Director,

Pathology Residency Program

The University of Chicago

Chicago, Illinois

Lynn D. Cornell, MD

Professor of Laboratory Medicine and Pathology

Program Director, Renal Pathology Fellowship

Mayo Clinic

Rochester, Minnesota

图 片 作 者

我们衷心感谢以下列出的合作者们，他们毫不犹豫地分享了其罕见或独特病例的数字图片，包括已发表和未发表的图片。我们已在图释中逐一标注，但亦希望在此集体致谢。他们的帮助对我们创作这部全面详尽的著作至关重要。我们同样感激那些为研究贡献了样本的患者们，他们的参与有助于我们寻找更好的治疗、诊断方法，并深化对肾脏疾病的认识。

Anila Abraham, MD

Cyril Abrahams, MD

Shreeram Akilesh, MD

Nicole Andeen, MD

Stanley de Almeida Araújo, MD

Thomas Atwell, MD

Niaz Banaei, MD

Jay Bernstein, MD

William D. Bates, MBChB, MMed, PhD

Gerald Berry, MD

Vanessa Bijol, MD

Athanase Billis, MD

Erika Bracamonte, MD

Helen Cathro, MD

Maggie (Ying) Chen, MD, PhD

Jacob Churg, MD

Arthur Cohen, MD

Terence Cook, MD

Vivette D'Agati, MD

Cinthia Drachenberg, MD

Ritambhra Nada Duseja, MD

Andrew Evan, MD

Luis Fajardo, MD

John Fallon, MD, PhD

Dusan Ferluga, MD

Judith Ferry, MD

Mary Fidler, MD

Sandrin Florquin, MD, PhD

L. Foulke, MD

Bruce Freedman, MD

Andreas Friedl, MD

Billie Fyfe, MD

Neriman Gokden, MD

Paul Grimm, MD

Nancy Harris, MD

Jessica L. Hata, MD

Joel Henderson, MD, PhD

Randolph Hennigar, MD

Colin Hébert, MD

Leal Herlitz, MD

Guillermo Herrara, MD

Aliya Husain, MD

Bela Ivanyi, MD

George Jarad, MD

J. Charles Jennette, MD

Jason Karamchadani, MD

Jolanta Kowalewska, MD

Mazdak A. Khalighi, MD

Shaila Khubchandani, MD

Lisa Kim, MD

Veronica Klepneis, MD

Sharon Latcha, MD

Reinhold Linke, MD

Yosu Luque, MD

Lijun Ma, MD, PhD

Alexander Magil, MD

Cynthia Magro, MD

Ricard Masia, MD, PhD

Christine Menias, MD

Laurent Mesnard, MD

Michael Mihatsch, MD

Jeffrey Miner, PhD

Guido Monga, MD

Jose Montoya, MD

Jocelyn Moore, MD

Tibor Nadasdy, MD

Samih Nasr, MD

Cynthia Nast, MD

Volker Nickeleit, MD

Louis Novoa-Takara, MD

Ryuji Ohashi, MD

Juan Olano, MD

Victor Pardo, MD

Kwan-Kyu Park, MD, PhD

Vesna Petronic-Rosic, MD

Maria Picken, MD, PhD

Alkis Pieridis, MD

James Pullman, MD

Lorraine Racusen, MD

Emilio Ramos, MD

Parmjeet Randhawa, MD

Helmut G. Rennke, MD

Drucilla Roberts, MD

Seymour Rosen, MD

Robert Rouse, MD

Virginie Royal, MD

Luis Salinas-Madrigal, MD

Paula Santos do Carmo, MD

J.A. Schroeder, MD, PhD

Preethi Sekar, MD

Shree Sharma, MD

Angela Shih, MD

Akira Shimizu, MD, PhD

Keyoumars Soltani, MD

Jie Song, MD

James R. Stone, MD, PhD

Christine Swett, AB

Gerald Spear, MD

J. Steinmetz, MD

H. Su, MD

Einar Svarstad, MD, PhD

Naoki Takahashi, MD

Osamu Takasu, MD

Robert Tanenberg, MD

Jerome Taxy, MD

Nguyen Trang, MD

William Travis, MD

Megan Troxell, MD

Alenka Vizjak, PhD

S. Wang, MD, PhD

Rosemary Wieczorek, MD

Michael S. Wiesener, MD, PhD

Ming Wu, MD

C. Zhang, MD

Ioanna Zouvani, MD

Jonathan Zuckerman, MD, PhD

致 谢

首席编辑
Megg Morin, BA

首席绘图
Lane R. Bennion, MS

文本编辑
Arthur G. Gelsinger, MA

Rebecca L. Bluth, BA

Nina Themann, BA

Terry W. Ferrell, MS

Kathryn Watkins, BA

Shannon Kelly, MA

绘图
Richard Coombs, MS

Laura C. Wissler, MA

图片编辑
Jeffrey J. Marmorstone, BS

Lisa A. M. Steadman, BS

艺术指导及设计
Cindy Lin, BFA

生产编辑
Emily C. Fassett, BA

John Pecorelli, BS

缩 略 语

AAV	ANCA 相关性血管炎	CNIT	钙调磷酸酶抑制剂毒性
ABBA	抗刷状缘抗体	CNS	中枢神经系统
ACE-I	血管紧张素转换酶抑制剂	CPI	检查点抑制剂
ACKD	获得性囊性肾病	CPN	慢性肾盂肾炎
AD	常染色体显性	Cr	肌酐
ADPKD	常染色体显性遗传性多囊肾病	Cryo II	II 型冷球蛋白血症
ADTKD	常染色体显性遗传性肾小管间质性肾病	CryoGN	冷球蛋白血症性肾小球肾炎
AFP	甲胎蛋白	CT	计算机断层扫描
Ag/Ab	抗原/抗体	DDD	致密物沉积病
aGBM	抗肾小球基底膜	DGF	延迟移植肾功能
AGE	高级糖化终产物	DM	糖尿病
AGN	急性肾小球肾炎	DMS	弥漫性系膜硬化
aHUS	非典型溶血性尿毒综合征	DN	糖尿病肾病
AIN	急性间质性肾炎	DNAJB9	DNA J 同源亚家族 B 成员 9
AMR	抗体介导的排斥反应	DRESS	药物反应伴有嗜酸性粒细胞增多和全身症状
ANA	抗核抗体	DSA	供体特异性抗体
ANCA	抗中性粒细胞胞质抗体	dsDNA	双链 DNA
APN	急性肾盂肾炎	EBV	Epstein-Barr 病毒
APOL1	载脂蛋白 L1	EGFR	表皮生长因子受体
AR	常染色体隐性	eGFR	估计肾小球滤过率
ARB	血管紧张素 II 受体阻滞剂	ELISA	酶联免疫吸附试验
ARPKD	常染色体隐性遗传多囊肾病	EM	电子显微镜
ATI	急性肾小管损伤	ERT	酶替代疗法
ATN	急性肾小管坏死	ESRD	终末期肾病
BB	刷状缘（近曲小管）	FFPE	甲醛溶液固定石蜡包埋
BC	Bowman 囊	FGP	纤维样肾小球病
C3GN	C3 肾小球肾炎	FMF	地中海家族热
C3NeF	C3 肾炎因子	FN	纤维连接蛋白
C4d	补体因子 C4d	FPE	足突消失
CAKUT	先天性肾脏和泌尿道异常	FSGS	局灶节段性肾小球硬化症
cANCA	细胞质型 ANCA（蛋白酶 3）	GBM	肾小球基底膜
CFH	补体因子 H	GCA	巨细胞动脉炎
CFHR1-5	CFH 相关蛋白（1-5）	GD-IgA1	缺乏半乳糖的 IgA1
CFI	补体因子 I	GFR	肾小球滤过率
CG	塌陷性肾小球病	GN	肾小球肾炎
CIN	慢性间质性肾炎	GP	肾小球病
CKD	慢性肾脏病	GPA	肉芽肿性多血管炎
CMJ	髓质皮质交界处	GS	肾小球硬化
CMV	巨细胞病毒	HBV	乙型肝炎病毒
CNI	钙调磷酸酶抑制剂	HCDD	重链沉积病

HCV	丙型肝炎病毒	NSAID	非甾体抗炎药
HDL	高密度脂蛋白	OR	比值比
HELLP	溶血、肝酶升高、低血小板综合征（妊娠并发症）	ORG	肥胖相关性肾小球病
HIV	人类免疫缺陷病毒	PAN	多动脉炎
HIVAN	HIV 相关性肾病	pANCA	核周型 ANCA（髓过氧化物酶）
HLA	人类白细胞抗原	PAS	过碘酸希夫反应
HSP	Henoch-Schönlein 紫癜	PCR	聚合酶链反应
HTN	高血压	PGNMID	增生性肾小球肾炎伴单克隆 IgG 沉积
HUS	溶血尿毒症综合征	PIGN	感染后肾小球肾炎
IF	免疫荧光	PLA2R1	磷脂酶 A2 受体 1
IF/TA	间质纤维化/小管萎缩	POEMS	多发性神经病、器官增大、内分泌病变、单克隆免疫球蛋白病和皮肤异常
Ig	免疫球蛋白		
IgAN	IgA 肾病	PR3	蛋白酶 3
IgAV	IgA 血管炎（HSP）	PTLD	移植后淋巴增殖性疾病
IHC	免疫组织化学	PVN	多瘤病毒肾炎
ING	特发性结节性肾小球硬化	RA	类风湿关节炎
IRGN	感染相关性肾小球肾炎	RAS	肾动脉狭窄
ISN	国际肾脏病学会	RBC	红细胞
ITGP	免疫触须样肾小球病	RCC	肾细胞癌
IVIg	静脉注射免疫球蛋白	RF	类风湿因子
JGA	肾小球旁器	RNA	核糖核酸
KW	Kimmelstiel-Wilson 病变	RNP	核糖核蛋白
LCDD	轻链沉积病	RPS	肾脏病理学会
LDH	乳酸脱氢酶	RVT	肾静脉血栓
LDL	低密度脂蛋白	SAA	血清淀粉样蛋白 A
LM	光学显微镜	SLE	系统性红斑狼疮
LN	狼疮性肾炎	SRNS	激素耐受性肾病综合征
mAb	单克隆抗体	SS	系统性硬化（硬皮病）或干燥综合征
MBL	甘露糖结合凝集素	TBM	肾小管基底膜
MCD	微小病变性肾病	TBMD	薄基底膜病
MCP	膜辅因子蛋白	TCMR	T 细胞介导排斥反应
MCTD	混合性结缔组织病	THP	Tamm-Horsfall 蛋白（尿调节素）
MGRS	具有肾脏意义的单克隆免疫球蛋白病	THSD7A	1 型血小板反应蛋白 7A 域
MGUS	意义未明的单克隆免疫球蛋白病	TIN	肾小管间质性肾炎
MHC	主要组织相容性复合体	TINU	肾小管间质性肾炎和葡萄膜炎
MIDD	单克隆免疫球蛋白沉积病	TKI	酪氨酸激酶抑制剂
MM	多发性骨髓瘤或后肾间充质	TMA	血栓性微血管病
MN	膜性肾病	TRS	管网状结构
MPGN	膜增生性肾小球肾炎	TSC	结节性硬化复合症
MPO	髓过氧化物酶	TTP	血栓性血小板减少性紫癜
MR	磁共振（成像）	UB	输尿管芽
mTOR	哺乳动物雷帕霉素靶蛋白	US	超声
NC1	IV 型胶原 α3 链非胶原结构域 1	UTI	尿路感染
NGS	二代测序	VEGF	血管内皮生长因子（VEGF-A）
NK	天然杀伤细胞	VHL	von Hippel-Lindau
NOS	未明确指定	VUR	膀胱输尿管反流
NPHP	肾消耗病	WM	华氏巨球蛋白血症

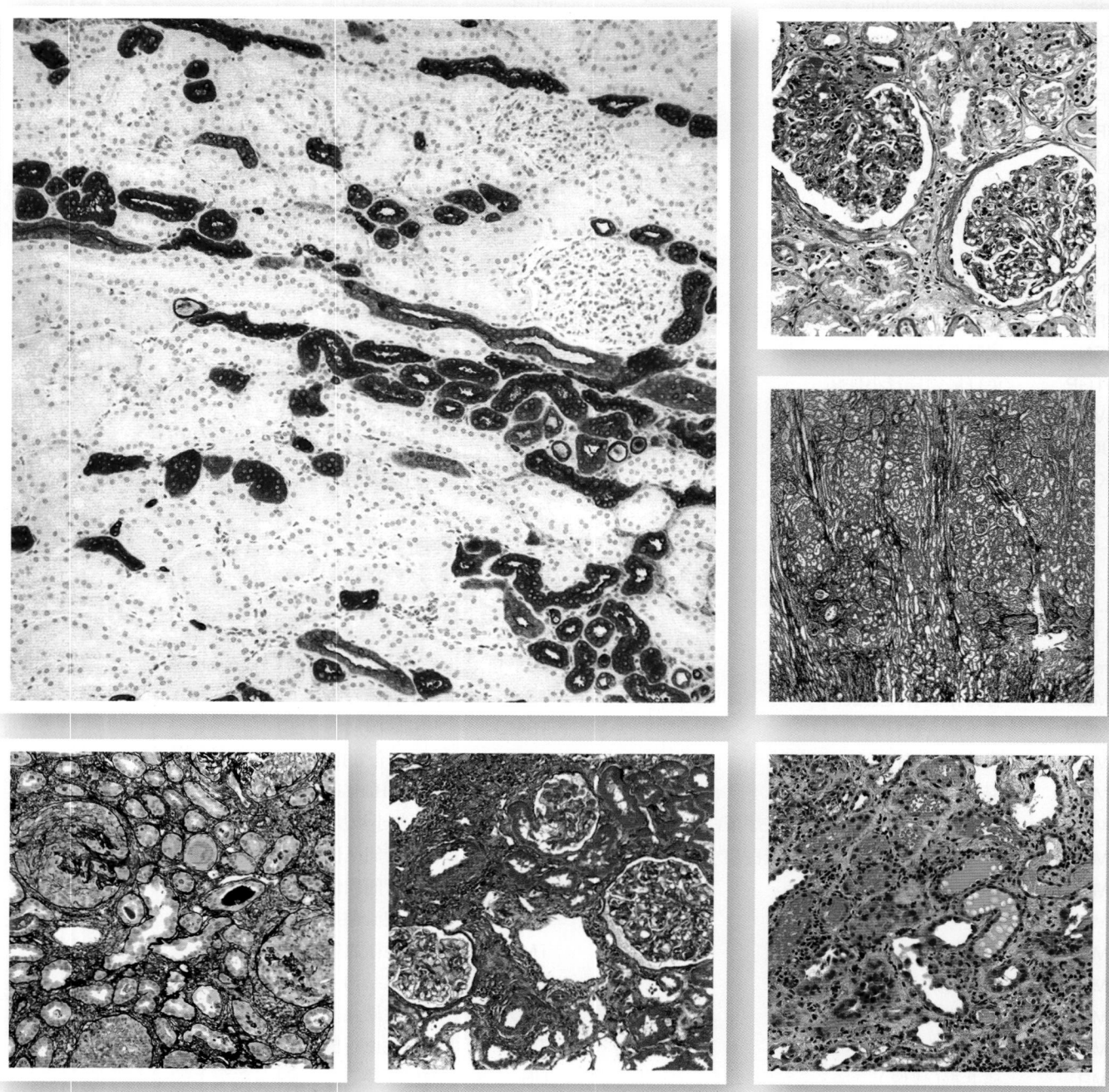

篇　目

目　录

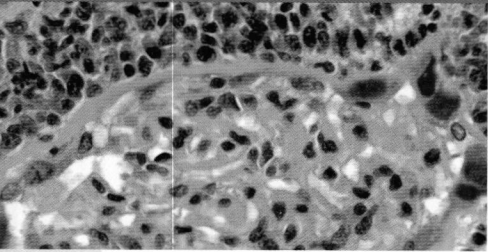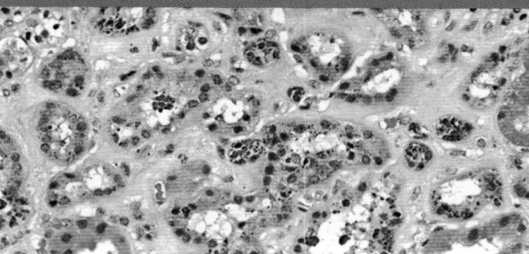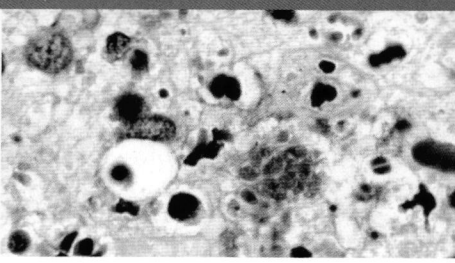

第一章
引言与概述

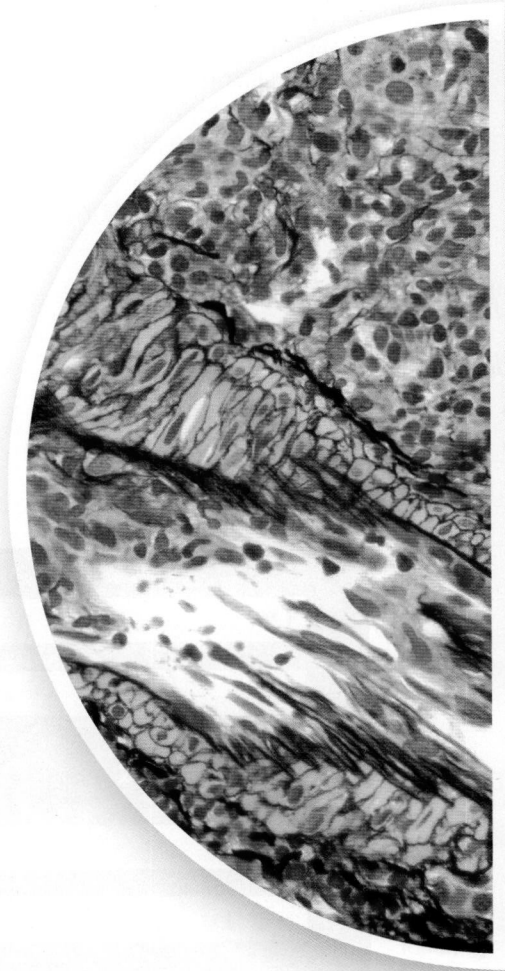
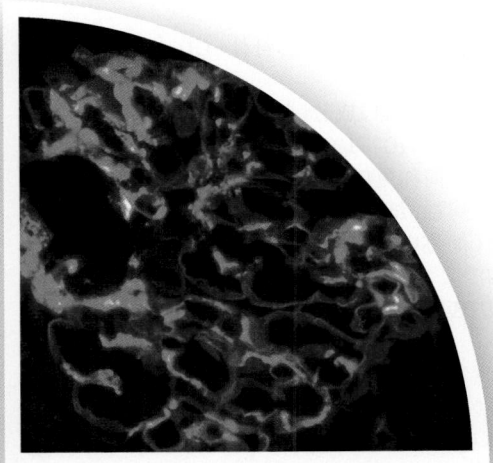
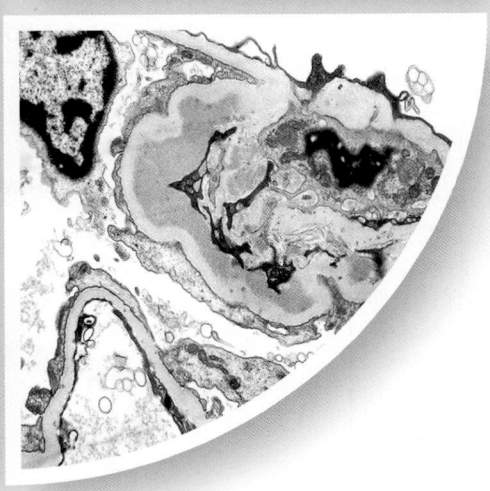

肾脏病理学

肾脏病理学者

- 通过对活检、肾切除或尸检获得的肾组织进行研究，旨在明确诊断、发病机制、治疗反应和预后
  - 重点为非肿瘤性疾病
    - 自身免疫性和其他免疫性疾病，感染，血管疾病，毒物损伤，移植，遗传性疾病，代谢疾病，凝血功能障碍，药物毒性，单克隆丙种球蛋白病
- 负责整合和解释所有的数据，包括实验室研究，并将结果传达给临床医生
- 培训
  - 完成解剖病理学（组织病理学）的住院医师培训
  - 肾脏病理学专科培训≥1年
  - 研究奖学金可供那些希望在该领域取得进展的人申请

技术应用

- 标准技术适用于医学肾脏疾病的肾活检
  - 光学显微镜（简称光镜）
    - 多层面和染色
    - 苏木精-伊红染色（HE）、过碘酸希夫染色（PAS）、三色染色、六胺银染色、刚果红染色
  - 免疫荧光
    - 免疫球蛋白（Ig）重链和轻链，补体（C1q，C4d，C3），纤维蛋白和白蛋白
    - 肾小球基底膜（GBM）成分（COL4A3，COL4A5）
    - IgG亚型（IgG1，IgG2，IgG3，IgG4）
  - 免疫组织化学（简称免疫组化）
    - 病毒[多瘤病毒，细胞类型（T细胞，巨噬细胞）]
  - 电子显微镜（简称电镜）用于观察肾小球超微结构、沉积物的亚结构
- 实验室检查（供选择）
  - 血
    - 肌酐，尿素氮，血细胞比容，白细胞，涂片，血小板
    - 补体水平（C3，C4）
    - 自身抗体（ANCA，aGBM，ANA，dsDNA，PLA2R及其他）
    - Ig游离轻链，免疫电泳
    - Ig水平（IgA，IgG4）
    - 病毒抗体和聚合酶链反应（PCR）
  - 尿
    - 血尿，管型，细胞，蛋白（蛋白/肌酐），结晶
    - 轻链（本周蛋白）
  - 遗传学
    - 数百种已知肾脏疾病中的定义突变
- 影像学
  - 肾脏大小和解剖
    - 囊肿，结石，钙化
  - 梗阻（超声）
  - 功能（放射性核素）
  - 血流（多普勒超声）
- 研究和专业技术
  - 全玻片数字成像
  - 形态计量学测量GBM、纤维化程度
  - 遗传性疾病的遗传学应用增加
    - 在许多情况下，提供明确的诊断
  - 质谱法鉴定沉积物中的蛋白质
    - 与淀粉样变性和新抗原相关
  - 原位杂交
    - 检测病毒、单克隆浆细胞
  - 定量转录本分析
    - 对阐明发病机制非常有用
    - 用于移植物活检的大量微阵列和计数
    - 单细胞RNA测序和空间基因组学
  - 人工智能/机器学习
    - 以自动化的方式提供客观、定量的数据，揭示不明显的变化

肾活检的价值

提供诊断

- 将疾病分为已知的类别和亚型
- 20%~40%病例改变了临床诊断

肾穿刺活检标本大体观

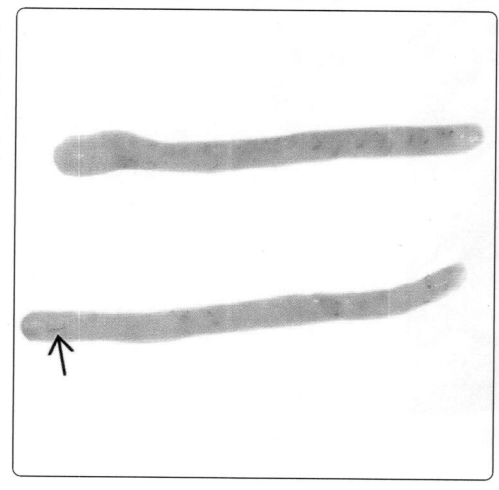

（左）16G针肾穿刺组织显示肾小球呈苍白或拥挤凸起，红细胞管型呈棕色条纹➡或点状

（右）将肾穿刺组织分割成三部分供光镜、免疫荧光及电镜检查使用。两条组织通常横切，尽量确保供三部分检查的每一部分都含有肾皮质，不推荐纵行分割

肾活检标本的分割

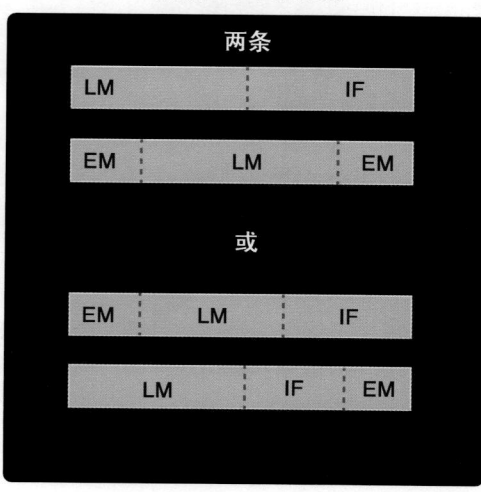

两条

LM		IF

EM	LM	EM

或

EM	LM	IF

LM	IF	EM

指导治疗

- 决定可逆性和活动性
- 重复活检评估对治疗的反应和是否需要进一步的治疗
- 总体上 40%～70% 病例治疗上发生变化（依具体情况而有所不同）
- 程序性活检（监测）用于检测高风险环境下的亚临床疾病，例如肾移植

预测预后

- 除诊断外，具体的病理特征和严重程度通常用于预测预后
  - 最常见的不可逆病变，如纤维化程度、球性或节段性肾小球硬化、动脉内膜纤维化
- 30%～50% 的病例预后发生变化

揭示发病机制

- 可以确定分子和细胞机制
- 实验研究对提供证据至关重要

临床试验终点

- 在临床试验中以病理特征作为主要或次要终点
  - 活检证实排斥反应（移植）、脂质清除（Fabry 病）及其他

肾活检适应证

血清肌酐或尿素氮升高（急性或慢性）

- 升高伴肾滤过率减低
- 根据性别、体重、种族及年龄测定肌酐清除率或估计肾小球滤过率（eGFR）

蛋白尿

- 可为无症状或有症状
- 通常为肾小球渗透性增加的指征
  - 肾小管重吸收障碍可引起低水平蛋白尿
- 蛋白尿 1～3g/d 通常无症状
- 大量蛋白尿可导致水肿和肾病综合征

肾病综合征

- 蛋白尿＞3.5g/d，低白蛋白血症，水肿，高脂血症和脂尿
- 白蛋白和其他血浆蛋白的肾小球渗透性增加

血尿（镜下或肉眼血尿）

- 可为无症状或有症状（肉眼血尿）
- 通常为肾小球炎症和 GBM 断裂的指征，尤其是红细胞管型
- 合并急性肾衰竭和红细胞管型时称为肾炎综合征

肾炎综合征

- 血尿，蛋白尿，肌酐升高，高血压，水肿
- 因肾小球血流量减少，盐潴留引起功能丢失

活检技术与安全性

经皮（细针穿刺）活检

- 超声引导，自动枪
  - 通常被视为安全的门诊手术
  - 成人推荐使用 14～16G 针；＜8 岁儿童推荐 16～18G 针
  - 可能的话至少穿 2 针
- 技术引起的并发症不一（14G＞16～18G）
  - 镜下血尿（约 35%）或肉眼血尿（3.5%）
  - 血肿：3.5%
  - 输血：0.90%
  - 栓塞：0.60%
  - 梗阻：0.20%
  - 肾切除：0.01%
  - 死亡率：0.02%
- 标本充分性
  - 14G 两针优良诊断率（99%；平均：32 个肾小球）
  - 18G 针标本充分性 94%（平均：9 个肾小球）
  - 放射科医生现在 92% 的时间使用 18～20G 针进行约 95% 的活检
    - 从 2005～2018 年，活检不足的比例相应地从 2% 上升到 14%

开放性（楔形）活检

- 主要在外皮质区取样

经颈静脉活检

- 高危患者；罕见使用

组织处理

大体检查

- 确定标本中是否有肾小球
- 解剖显微镜，小型放大镜

标本分割

- 分割成三部分供光镜、免疫荧光及电镜检查使用
  - 取两端部分供光镜，末端部分供电镜检查

光镜

- 甲醛溶液固定，石蜡包埋，2～3μm 厚切片
  - 多个切面
- 通常行 HE、PAS、银染及三色染色
  - 其他染色视情况而定

免疫荧光

- 在冷冻切片夹具上或液氮中快速冷冻
- 冷冻切片厚 3～4μm
- 行 IgG、IgA、IgM、κ、λ、C1q、C3、纤维蛋白原和白蛋白染色
  - 移植肾活检行 C4d 染色

电镜

- 2.0% 多聚甲醛/2.5% 戊二醛含于二甲砷酸盐或磷酸盐缓冲固定液中（Karnovsky 1/2 强度，"K2"）和锇酸后固定
- 1μm 甲苯胺蓝染色切片上筛查肾小球
- 选择 1～2 个含有肾小球的块，并修剪以进行电镜切片及染色（Pb/Ur）

系统化方法

光镜

- 检查每个 4 种成分
  - 肾小球、肾小管、间质和血管
  - 初步确定主要累及哪种成分
- 描述和定量每种成分的改变
  - 区分急性和慢性改变
  - 检查每一张切片
- 采用光镜观察冷冻和塑胶切片

免疫荧光

- 评估肾小球染色模式、范围和强度
- 评估其他部位沉积物的存在及模式：肾小管基底膜（TBM）、血管及间质

电镜

- GBM 厚度和外观
- 电子致密物的存在及沉积位置
  - 如果有，亚结构和周期性
- 足细胞改变（如足突消失）
- 内皮细胞改变（如窗孔缺失）
- 肾小球系膜特征（如沉积物）
- TBM，间质，管周毛细血管

记录结果

- 数码相机通常用于免疫荧光和电镜
- 光镜全切片扫描用于临床试验、教学及咨询
  - 未来可能准许用于初步解释

准则说明

标本采集

- 标本的充分性取决于疾病的性质
  - 小标本对于弥漫性疾病是足够的
    - 如膜性肾病
  - 局灶性疾病需要大的样本
    - 如局灶节段性肾小球硬化症（FSGS），系统性红斑狼疮（SLE），同种异体移植肾排斥反应
- 获得诊断性肾小球病变的概率可使用二项分布进行计算
  - $S=1-(1-p)^n$
    - S= 至少获得 1 个受累肾小球的概率
    - p= 假定在肾脏中受累肾小球的比例（假设随机分布）
    - n= 标本中的肾小球数
  - 例如：如果假定 10% 的肾小球受累，标本中需有 30 个肾小球才能有 >95% 的概率采集到 ≥1 个受累肾小球
  - 估计肾脏中受累肾小球的百分比同样会受到抽样误差的影响（如：>50% 和 <50% 之间的区别）
- 在某些疾病中病变的分布并非随机性（如 FSGS，被膜下瘢痕）
- 当光镜、免疫荧光或电镜样本不足时的选项
  - 石蜡或冷冻组织再处理后行电镜检查
    - 可用于寻找沉积物，但是会存在伪影
  - 冷冻组织再处理后供光镜诊断

- 行石蜡块免疫组化 Ig 染色
  - 对补体成分（C3，C1q）无效

标准组合染色的目的

- HE 染色
  - 标准染色，用于观察结构、炎症细胞、血栓、血管病变、肾小管损伤、管型
- PAS 染色
  - 用于观察肾小球解剖、系膜细胞增生、毛细血管内细胞增生
  - GBM 厚度、钉突和双轨
  - 肾小管萎缩
  - 假血栓
- 三色染色
  - 间质纤维化的标准染色
  - 红色/紫色 GBM 沉积物与 GBM 形成对比
  - 纤维蛋白呈红色
- 银染色
  - 许多人认为最适合观察 GBM 双轨和钉突

切片和染色的质量

- 厚的切片显示更多的细胞，很难判断 GBM 变化
- 出现与染色沉淀、褶皱、过度脱色相关的伪影

复杂活检

- 可能存在 >1 种疾病
  - 通常为移植肾活检（如供体肾病）
  - 原有疾病持续残留

功能性关联

- 1 种肾脏成分的疾病会影响肾脏其他成分
  - 肾小球丢失影响肾小管血供
  - 血管病变影响肾小管和肾小球

报告推荐

诊断

- 使用当前分类对特定疾病（如：狼疮、IgA、糖尿病、单克隆丙种球蛋白病、血管炎、移植）进行分类，并使用共识定义病变
- 尽可能包括病变严重性、活动性及慢性程度的指标
- 包括已知的病因

描述

- 采集的标本说明（穿刺组织的条数、皮质、髓质及皮髓质交界）
- 尽可能用百分比来评估程度，而不用"轻度、中度、重度"
  - 一些分类系统（如 Banff、SLE）使用分组（如 0~4 级）
- 肾小球
  - 标本中肾小球计数（可计数肾小球数最多的切片）：光镜、免疫荧光、电镜
  - 计数球性和节段性硬化肾小球的百分率
  - 系膜细胞（细胞增生、细胞少和正常）
    - 首选术语是细胞增生而不是增殖
    - 非细胞基质或沉积物增多

- 结节
- 毛细血管壁 /GBM 增厚或双轨（PAS，银染色），沉积物（三色染色），钉突（银染色）
  - 特定特征的存在与否和程度
    - 毛细血管内细胞增生和细胞类型
    - 新月体类型（细胞性、纤维性或纤维细胞性）
    - 足细胞肥大，塌陷，重吸收滴
    - 粘连，透明变性，肾小球周纤维化
    - 纤维蛋白血栓，假性血栓［PAS（+）］
    - 坏死
    - 肾小球肥大
  - 有助于给出正常肾小球的百分率
- 肾小管
  - 急性损伤，刷状缘缺失，核仁，有丝分裂，坏死
  - 萎缩（给出皮质百分比）
  - 肾小管重吸收滴
  - 空泡化，核内包涵体，巨线粒体，色素，结晶体
  - 管型（红细胞、蛋白、色素、中性粒细胞、结晶体）
    - 远端小管中的正常管型（尿调蛋白）三色染色呈蓝色，PAS（+）
    - 轻链管型三色染色和 PAS 染色呈红色（弱）
- 间质
  - 炎症，细胞类型，肉芽肿
    - 分布（给出皮质百分比）
  - 纤维化，模式，范围（皮质百分比）
- 血管
  - 计数动脉（≥3 层平滑肌）
  - 内膜纤维化，动脉（管腔闭塞百分比）
  - 小动脉透明变性（程度）
  - 血管炎
  - 小管周毛细血管炎
- 免疫荧光
  - 提示标本中肾小球的数量
  - 给出每一种阳性反应物肾小球染色模式和强度，评分 0～4 或 0～3 分
  - 注意其他相关的染色：TBM，间质，血管，重吸收滴
  - 列出所有的染色，包括阴性染色
  - 附加的染色如下
    - IgG 亚类；GBM 胶原成分（（COL4A3，COL4A5）；PLA2R 和其他潜在的膜性肾病自身抗原
- 电镜
  - 提示肾小球的数量
  - 足细胞状态（足突融合，肥大，微绒毛形成，与 GBM 分离）
  - GBM（增厚，分层，沉积物）
  - 沉积物范围和位置
    - 如有沉积物，给出亚结构和大小
  - 系膜特征（原纤维，细胞，沉积物）
  - 内皮细胞（窗孔缺失，肥大，内皮下透亮区）
- 特殊染色结果
  - 刚果红，弹力蛋白，组织革兰氏染色
  - 免疫组化检测病毒、DNJB9、C4d
  - EBER 原位杂交，轻链
- 总结
  - 结合临床信息
  - 与既往的活检进行比较
  - 讨论鉴别诊断和结论的依据

评分系统和定义

- 目前使用的几种分类系统
  - 狼疮性肾炎（ISN/RPS）
    - 活动性和慢性指数（SLE）
  - IgA 肾病（牛津）
  - 血管炎（教堂山）
  - 单克隆丙种球蛋白病（IKMG）
  - 糖尿病性肾小球病（RPS）
  - 膜性肾病
    - 分期（Churg）
    - 靶抗原（Bobart）
  - 肾同种异体移植（Banff）
- 正在努力实现病理学术语的标准化
  - 本章展示光镜、免疫荧光和电镜的经典病变

参考文献

1. Haas M et al: A Banff-based histologic chronicity index is associated with graft loss in patients with a kidney transplant and antibody-mediated rejection. Kidney Int. 103(1):187-95, 2023
2. Bobart SA et al: The Cleveland Clinic Kidney Biopsy Epidemiological Project. Kidney360. 3(12):2077-2085, 2022
3. Moroni G et al: Beyond ISN/RPS lupus nephritis classification: adding chronicity index to clinical variables predicts kidney survival. Kidney360. 3(1):122-32, 2022
4. Nissen CJ et al: Increasing incidence of inadequate kidney biopsy samples over time: a 16-year retrospective analysis from a large national renal biopsy laboratory. Kidney Int Rep. 7(2):251-8, 2022
5. Zee J et al: Kidney biopsy features most predictive of clinical outcomes in the spectrum of minimal change disease and focal segmental glomerulosclerosis. J Am Soc Nephrol. 33(7):1411-26, 2022
6. Bobart SA et al: A target antigen-based approach to the classification of membranous nephropathy. Mayo Clin Proc. 96(3):577-91, 2021
7. Haas M et al: Consensus definitions for glomerular lesions by light and electron microscopy: recommendations from a working group of the Renal Pathology Society. Kidney Int. 98(5):1120-34, 2020
8. Loupy A et al: The Banff 2019 Kidney Meeting Report (I): updates on and clarification of criteria for T cell- and antibody-mediated rejection. Am J Transplant. 20(9):2318-31, 2020
9. Malvar A et al: Kidney biopsy-based management of maintenance immunosuppression is safe and may ameliorate flare rate in lupus nephritis. Kidney Int. 97(1):156-62, 2020
10. Marinaki S et al: Clinical impact of repeat renal biopsies in patients with lupus nephritis: renal biopsy is essential especially later in the course of the disease. Eur J Rheumatol. 7(1):2-8, 2020
11. Palsson R et al: Bleeding complications after percutaneous native kidney biopsy: results from the Boston Kidney Biopsy Cohort. Kidney Int Rep. 5(4):511-8, 2020
12. Leung N et al: The evaluation of monoclonal gammopathy of renal significance: a consensus report of the International Kidney and Monoclonal Gammopathy Research Group. Nat Rev Nephrol. 15(1):45-59, 2019
13. MacGinley R et al: KHA-CARI guideline recommendations for renal biopsy. Nephrology (Carlton). 24(12):1205-13, 2019
14. Sethi S et al: Standardized classification and reporting of glomerulonephritis. Nephrol Dial Transplant. 34(2):193-9, 2019
15. Stefan G et al: Histologic predictors of renal outcome in diabetic nephropathy: beyond renal pathology society classification. Medicine (Baltimore). 98(27):e16333, 2019
16. Bajema IM et al: Revision of the International Society of Nephrology/Renal Pathology Society classification for lupus nephritis: clarification of definitions, and modified National Institutes of Health activity and chronicity indices. Kidney Int. 93(4):789-96, 2018
17. Trimarchi H et al: Oxford classification of IgA nephropathy 2016: an update from the IgA Nephropathy Classification Working Group. Kidney Int. 91(5):1014-21, 2017
18. Kitterer D et al: Diagnostic impact of percutaneous renal biopsy. Clin Nephrol. 84(6):311-22, 2015

基于解剖学及发病机制的肾脏疾病分类

解剖学分类	发病机制分类	举例
肾小球疾病		
	足细胞病	微小病变性肾病,FSGS
	MN 及变异型	PLA2R 或其他自身抗体引起的 MN
	IgA 相关 GN	IgA 肾病,IgA 血管炎(HSP)
	SLE 及相关自身抗体介导 GN	狼疮性肾炎,冷球蛋白血症
	抗 GBM 肾炎	抗 GBM 肾炎
	补体相关 GN	C3 GN,致密物沉积病
	单克隆 Ig 病	单克隆 Ig 沉积病
	淀粉样变性	AA 型淀粉样变性
	特发性纤维样肾小球病	纤维样和免疫触须样肾小球病
	糖尿病及相关肾病	糖尿病肾小球硬化
	感染相关疾病	急性感染后肾小球肾炎
	药物性疾病	抗 EGFR 药物
	遗传性疾病	Alport 综合征,APOL1 相关疾病
血管疾病		
	ANCA 疾病	ANCA 血管炎,肉芽肿伴多血管炎
	非 ANCA 血管炎	川崎病
	血栓性微血管病	溶血尿毒症综合征,硬皮病
	高血压肾病	肾动脉狭窄
	血栓性和栓塞性疾病	肾静脉血栓形成
肾小管间质疾病		
	缺血性损伤	败血症,休克,皮质坏死
	免疫性肾小管疾病	IgG4 相关疾病,干燥综合征
	小管间质单克隆 Ig 疾病	轻链管型肾病
	药物性小管间质性疾病	药物过敏,锂中毒
	毒性损伤	马兜铃酸,乙二醇
	遗传性小管间质肾病	UMOD 相关小管间质肾炎
	遗传性结晶体沉积病	胱氨酸病,原发性草酸盐沉积症
	遗传性转运疾病	巴特综合征
感染性肾病		
	细菌感染	急性和慢性肾盂肾炎
	病毒、真菌、立克次体和寄生虫感染	BK 多瘤病毒,微孢子虫病
发育性疾病		
	发育不良/发育不全,异位,重复,融合	单侧肾发育不全,肾小管发育不良
囊性疾病		
	纤毛病	常染色体显性遗传性多囊肾病
	其他遗传性囊性疾病	VHL 病
	非遗传性囊性疾病	髓质海绵肾
集合管系统疾病		
		反流性肾病,梗阻性肾病
肾同种异体移植疾病		
	T 细胞介导排斥反应	活动性/急性 T 细胞介导排斥反应
	抗体介导排斥反应	慢性抗体介导排斥反应
	复发性和新发疾病	复发性 FSGS,MN

每一解剖类别都有特发性和其他疾病。

FSGS,局灶节段性肾小球硬化症;HSP,Henoch-Schönlein 紫癜;GN,肾小球肾炎;MN,膜性肾病。

正常肾小球

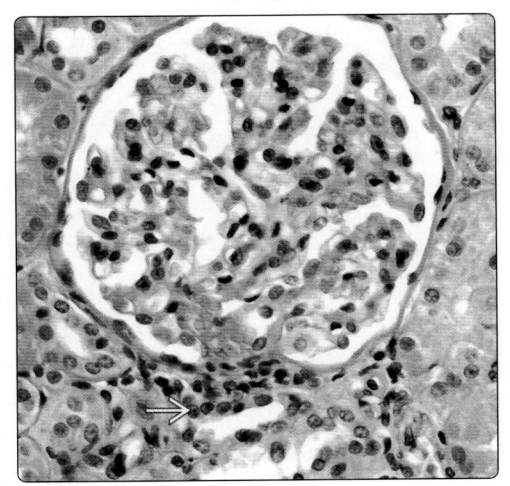

正常肾小球

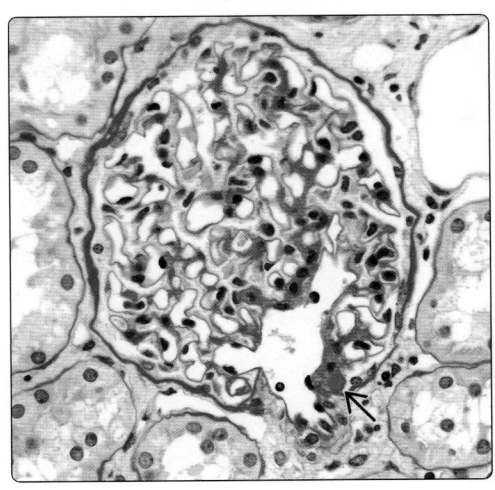

(左) 无症状镜下血尿患者肾活检，HE 染色显示肾小球正常，肾小球旁器位于基底部 ➡️，毛细血管开放，尽管系膜很难定义，但细胞数正常

(右) 供肾活检肾小球 PAS 染色显示 GBM 薄，毛细血管开放，系膜区不明显，足细胞正常，门部可见一小的透明样沉积物 ➡️，但属正常

正常肾小球

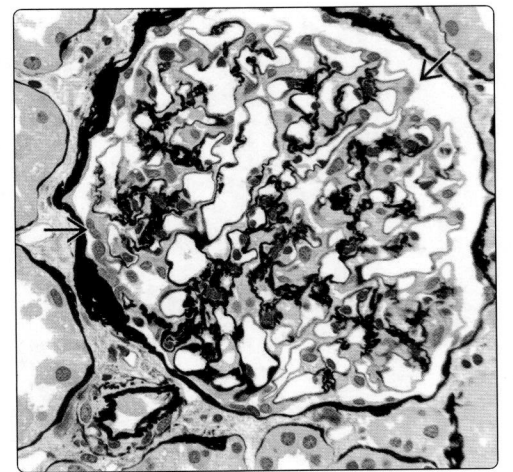

轻度系膜增生

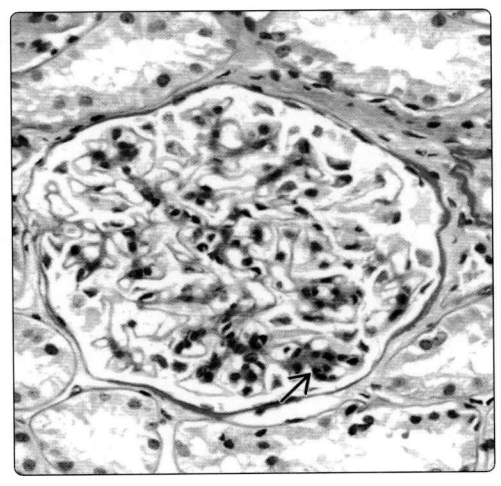

(左) 供肾活检六胺银染色突出显示 GBM 正常，足细胞显而易见 ➡️，系膜细胞嵌入致密系膜基质中。银染色和 PAS 染色为光镜最有价值的肾小球解剖学识别方法

(右) 狼疮性肾炎，PAS 染色显示轻度系膜细胞增生 ➡️，系膜增生阈值为 3μm 切片中每个系膜区系膜细胞 ≥ 4 个

中度系膜增生

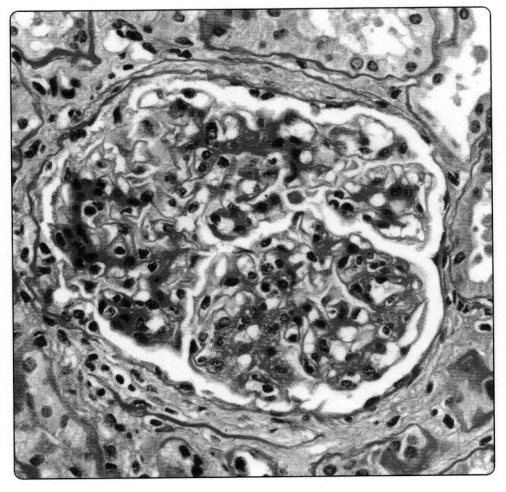

重度系膜增生

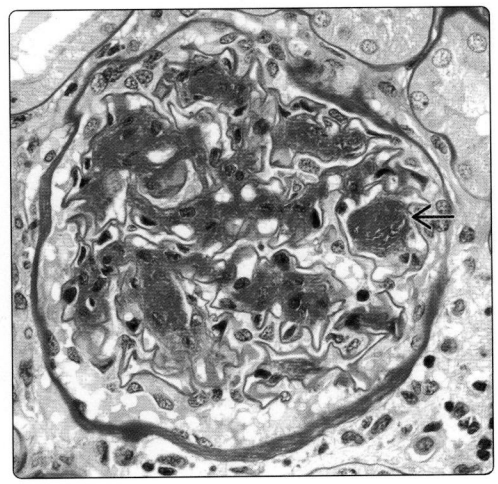

(左)IgA 肾病，PAS 染色显示中度球性系膜细胞增生，所有肾小球各段均有系膜细胞和基质增生

(右) 糖尿病肾小球硬化症，PAS 染色显示明显的球性系膜基质扩大和细胞增生，呈节段结节性模式 ➡️

（左）狼疮性肾炎，肾小球毛细血管内可见中性粒细胞➡，伴内皮细胞肿胀并阻塞毛细血管腔，可见核碎片（核尘）或核碎裂➡
（右）肾小球坏死显示为细胞核缺失及肾小球正常结构消失➡，这例血栓性微血管病（TMA）小动脉内可见明显血栓➡

急性肾小球炎症

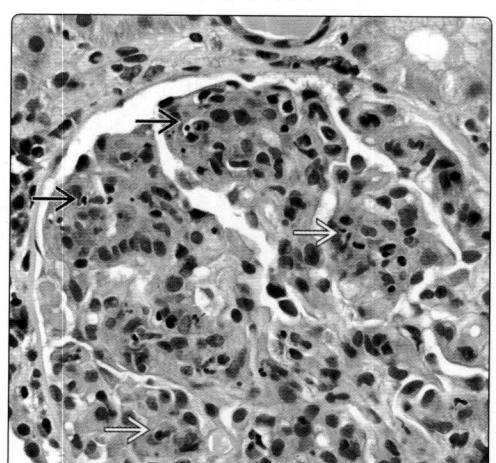

节段肾小球坏死

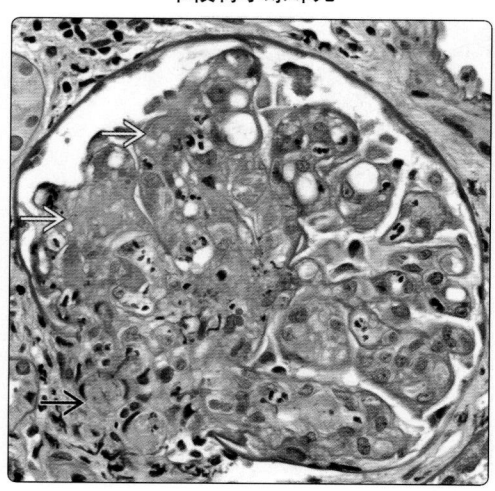

（左）纤维蛋白样坏死最好在HE染色切片中观察，纤维蛋白和变性蛋白染成砖红色➡，周围可见核碎片，也可见正常结构缺失但无纤维蛋白的陈旧性坏死区➡。患者为 ANCA 相关肾小球肾炎
（右）心内膜炎患者，显示肾小球袢毛细血管内血栓➡和纤维蛋白样坏死➡

肾小球纤维蛋白样坏死

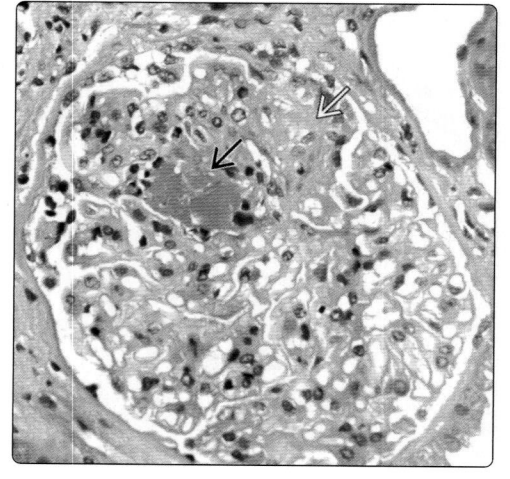

肾小球血栓

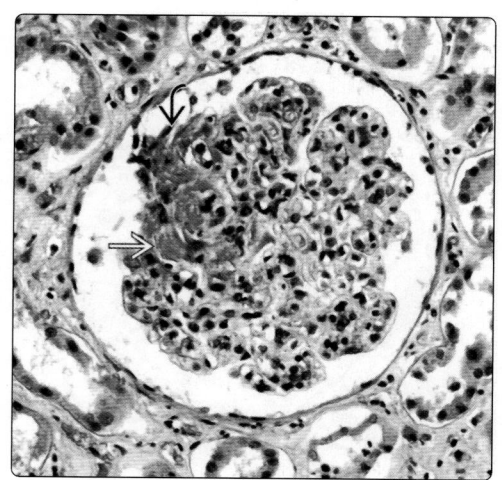

（左）狼疮性肾炎，肾小球毛细血管内细胞增生➡，定义为毛细血管内填充白细胞或其他细胞，这里显示有单核细胞和多形核细胞，毛细血管壁也有增厚，在 PAS或银染色切片中观察最佳
（右）混合型冷球蛋白血症，肾小球显示毛细血管内单核细胞浸润，阻塞血管腔

毛细血管内细胞增生

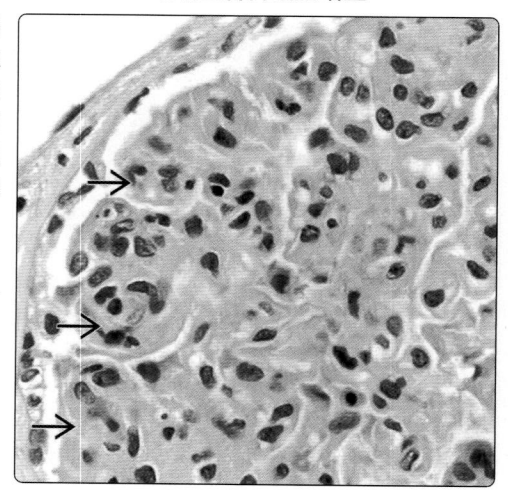

毛细血管内单核细胞增生

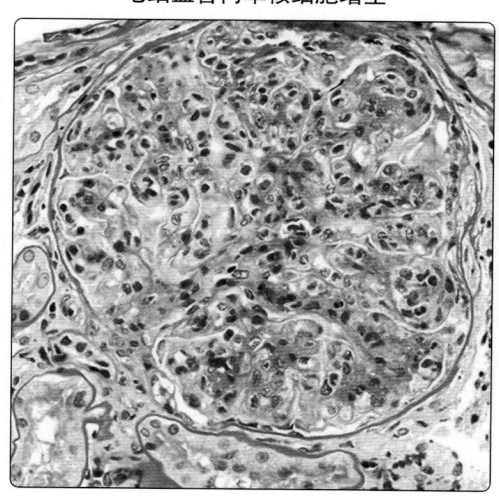

细胞性新月体

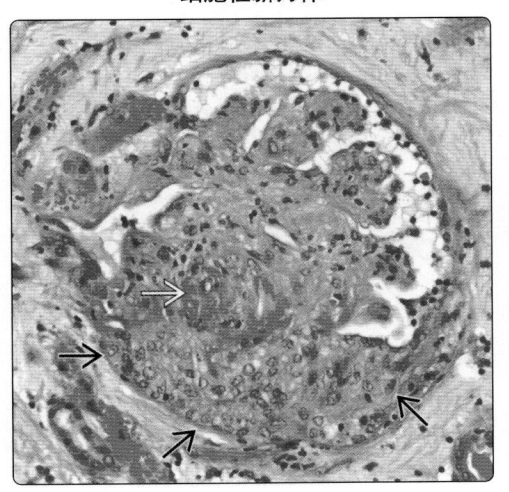

细胞性新月体堵塞小管

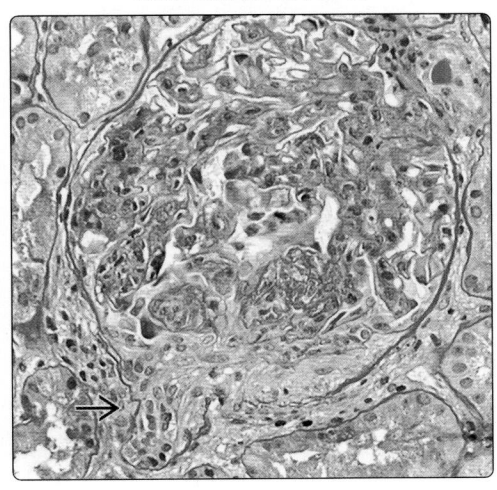

（左）HE 染色显示细胞性新月体 ➡ 占据 1/3 鲍曼囊周长，伴有纤维蛋白样坏死 ➡。新月体定义为鲍曼囊内 >2 层细胞，占据 ≥10% 鲍曼囊周长，新月体又称毛细血管外增生

（右）新月体压迫毛细血管袢，阻塞鲍曼囊腔进入近端肾小管出口 ➡，从而影响肾小球功能

纤维细胞性新月体

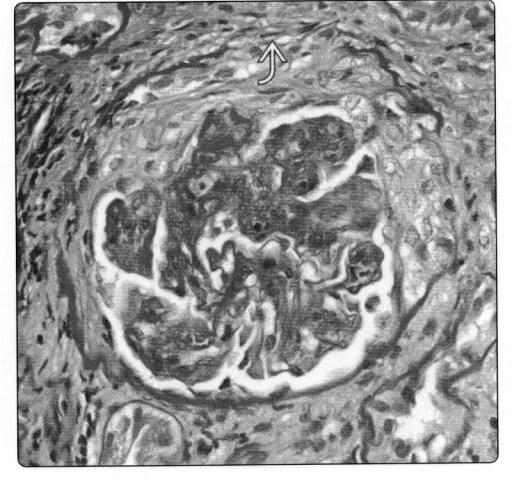

纤维性新月体

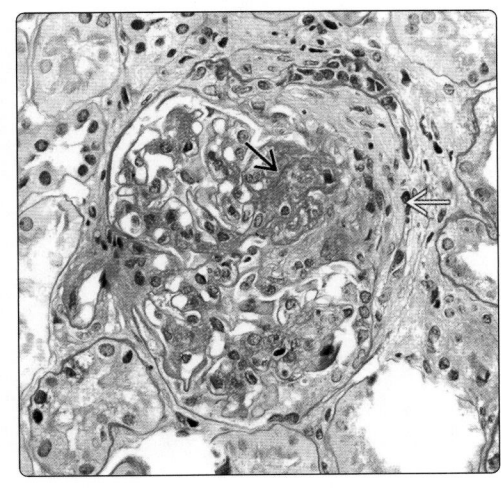

（左）新月体起源于壁层上皮细胞增生，演变为纤维细胞性新月体（如图），纤维细胞性新月体细胞稀少，胶原成分增多。鲍曼囊断裂 ➡ 为新月体的典型表现

（右）肾小球内见纤维性新月体，因前期坏死导致毛细血管袢粘连性节段硬化 ➡，鲍曼囊断裂 ➡

新月体演变

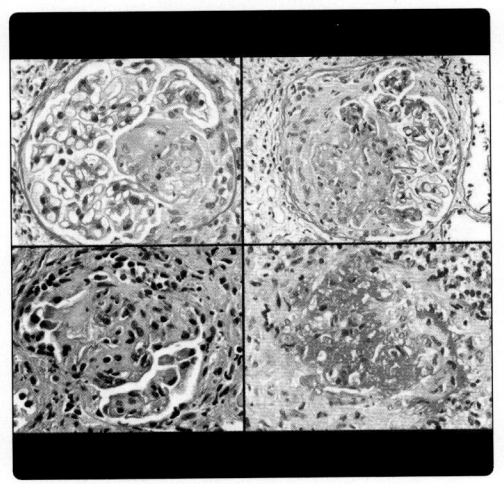

球性肾小球硬化

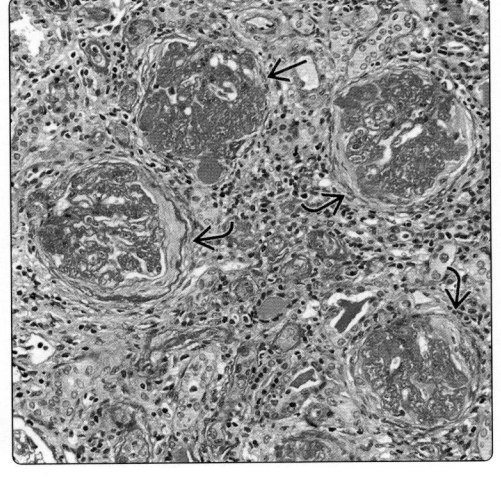

（左）显示新月体演变系从细胞性（左上图）到毛细血管袢部分破坏（右上图），再到球性结构破坏（左下图），最后到"毁损性"球性肾小球硬化伴 GBM 残余和鲍曼囊破坏（右下图）

（右）球性肾小球硬化最好在 PAS 染色下观察，能清楚显示 GBM 和鲍曼囊，图中见 3 个鲍曼囊腔填满基质的"废弃"肾小球 ➡，另 1 个鲍曼囊由"固化物"填充 ➡

GBM 双轨

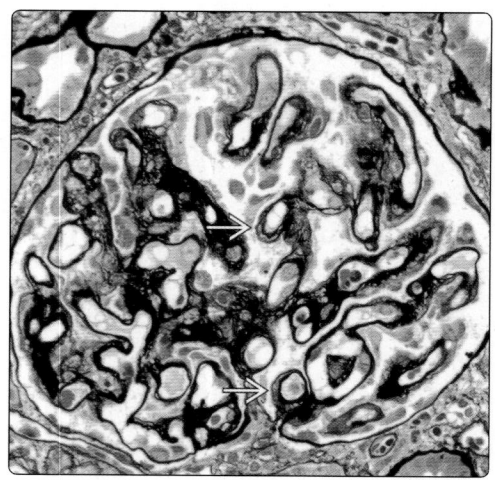

GBM 钉突

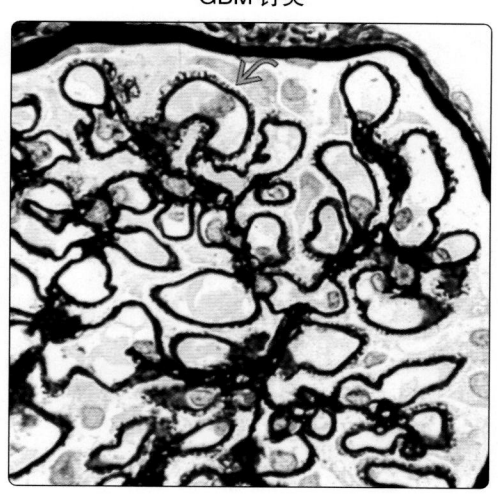

（左）移植性肾小球病患者，银染色有助于证实 GBM 异常，如图所示肾小球 GBM 明显双轨（铁轨状）➡

（右）膜性肾病的 GBM"钉突"在薄的（2μm）银染色切片中清晰可见➡，这些 GBM 突出物被银染色（−）的免疫复合物包绕

白金耳

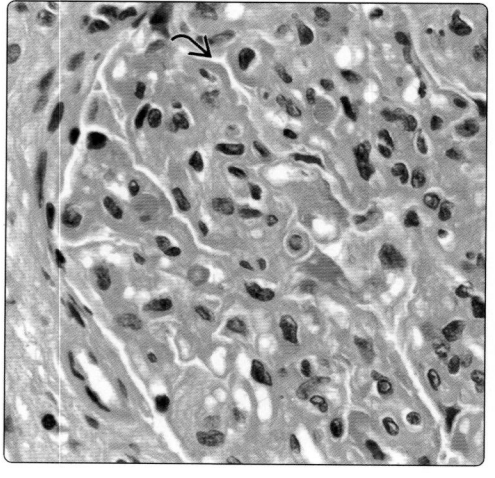

节段粘连

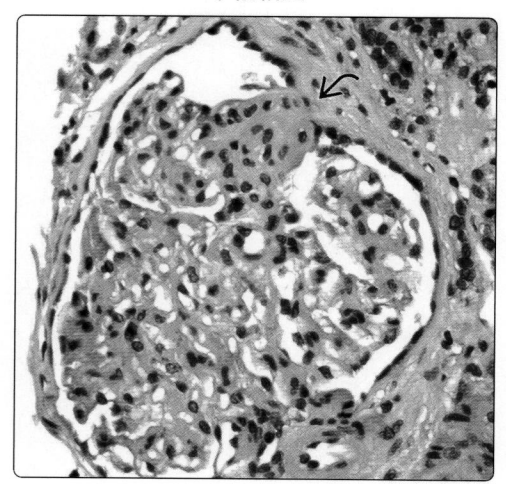

（左）白金耳➡系因内皮下沉积物致肾小球毛细血管壁嗜酸性增厚所致，该病例为活动性狼疮性肾炎Ⅳ型

（右）特发性 FSGS，硬化肾小球与鲍曼囊节段粘连。区分粘连和鲍曼囊血管袢受压假象的一个有用特征是鲍曼囊➡向肾小球倾斜

与透明样沉积物粘连

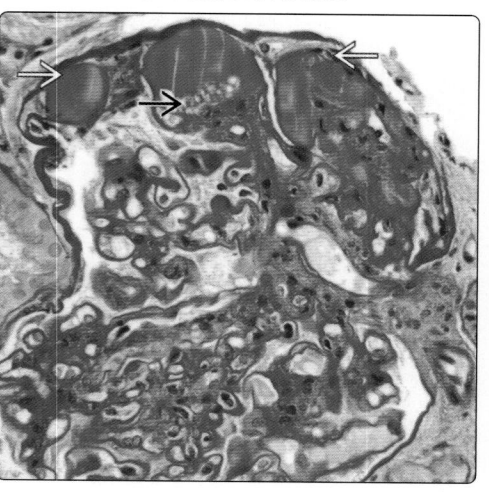

呈假新月体的塌陷性肾小球病

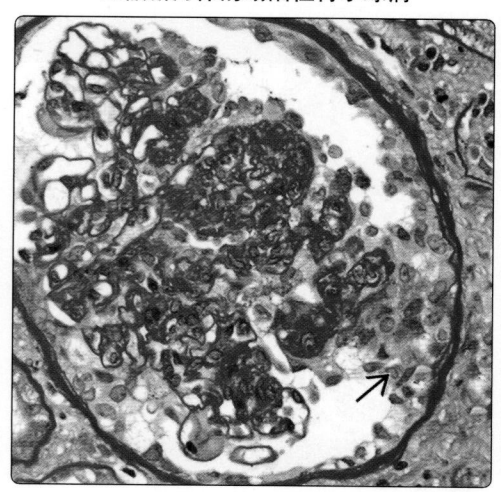

（左）显示大量透明样沉积物➡与瘢痕样肾小球形成节段粘连，脂滴➡（未着染）有助于与纤维蛋白鉴别

（右）塌陷性肾小球病，PAS 染色显示因鲍曼囊壁层（或脏层）上皮细胞桥接 GBM 而形成假新月体➡。鲍曼囊腔细胞增生可酷似新月体，但通常不含纤维蛋白或炎症细胞

红细胞管型

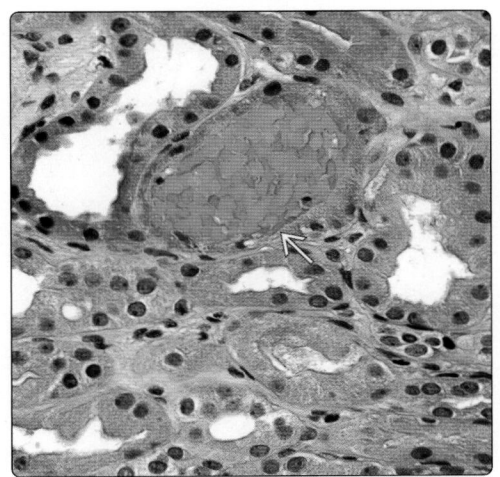

红细胞管型溶解

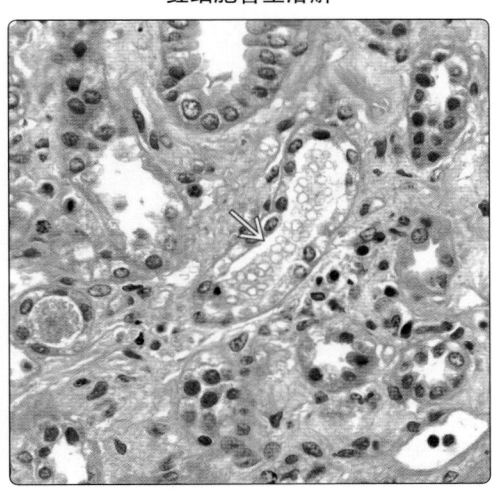

（左）显示肾小管内红细胞管型 ➡，压实的红细胞充满肾小管腔表明这不是活检过程的人为因素引起

（右）显示小管内溶解的红细胞管型 ➡，HE 切片上仍可辨认出鬼影细胞。红细胞溶解提示这些不是活检的人为产物。患者为 IgA 血管炎

色素管型

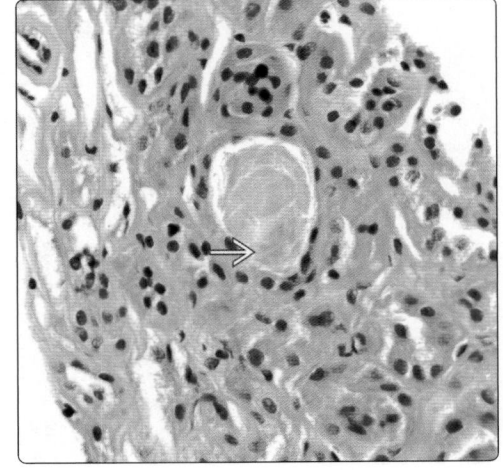

细胞管型

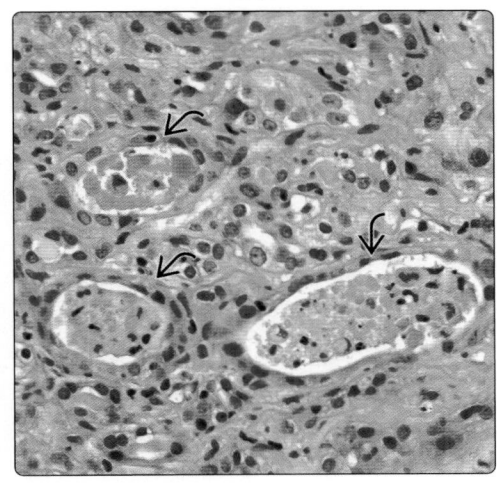

（左）IgA 肾病患者，色素管型 ➡ 几乎都是既往肾小球出血的残留证据

（右）急性肾小管坏死中的管型 ➡ 通常含有细胞核碎片和嗜酸性胞质碎屑，来自坏死性肾小管上皮细胞

中性粒细胞管型

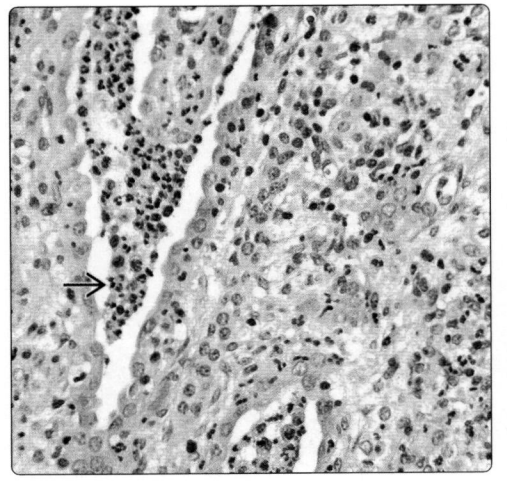

轻链管型

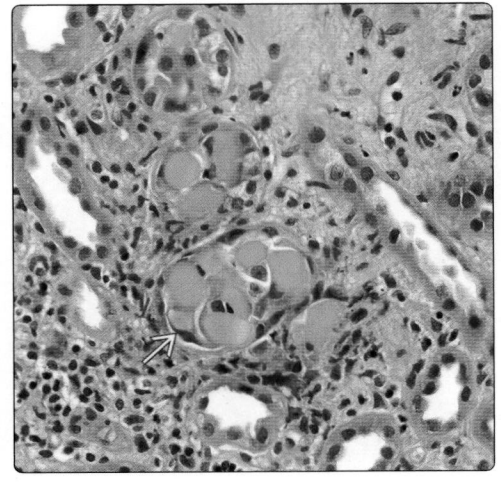

（左）急性肾盂肾炎（活检中不常遇到）显示集合管内明显的中性粒细胞管型 ➡，集合管因其分支得以辨认

（右）如本例所示，有单核细胞附着的嗜酸性管型 ➡ 应高度怀疑骨髓瘤轻链管型肾病

正常皮质肾小管和毛细血管

肾小管重吸收滴

（左）供肾活检 PAS 染色显示正常肾小管和间质，肾小管被管周毛细血管分隔，仅见极少量纤维组织

（右）近端肾小管细胞胞质内的肾小管重吸收滴呈圆形颗粒状，PAS 染色阳性 ☒，远端小管阴性 ☒，患者为微小病变性肾病

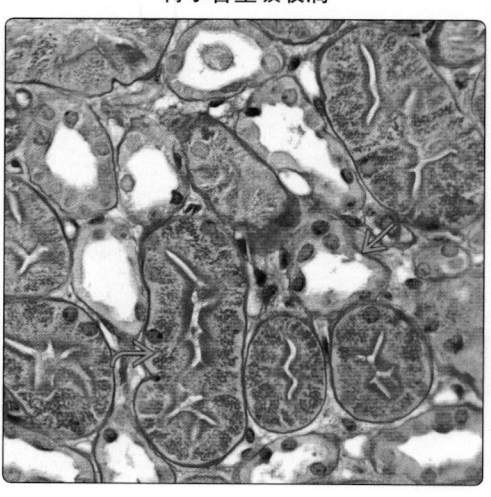

急性肾小管损伤

肌红蛋白管型

（左）急性肾小管损伤，PAS 染色显示胞质稀少 ☒ 伴刷状缘丢失，细胞核数量亦减少 ☒，可见颗粒管型 ☒

（右）肌红蛋白管型典型表现为强嗜酸性和颗粒状，免疫组化抗肌红蛋白染色可证实

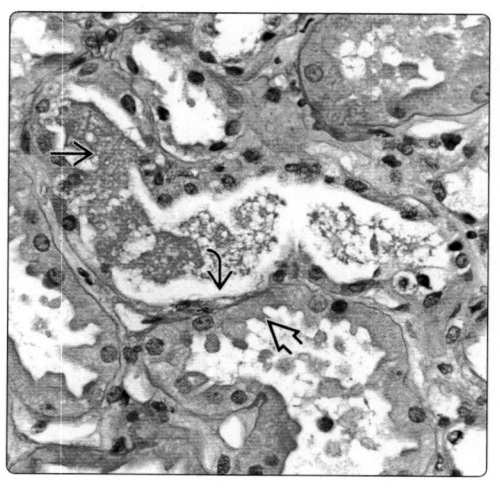

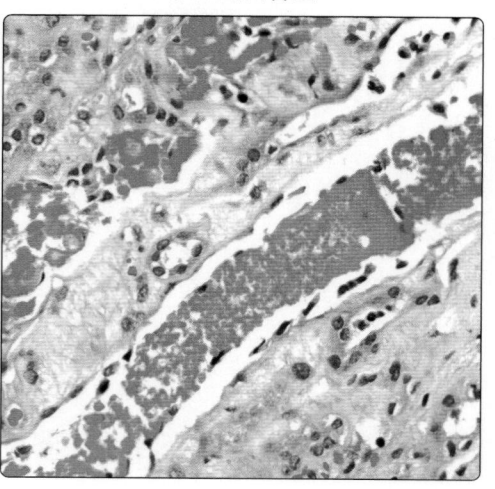

甲状腺化肾小管萎缩

肾钙盐沉着症

（左）甲状腺化特指在萎缩性、微囊样肾小管内的嗜酸性管型，通常与慢性肾盂肾炎相关，但不特异，系瘢痕和 Tamm-Horsfall 蛋白潴留引起肾小管破坏所致

（右）肾钙盐沉着症表现为 TBM 嗜碱性钙盐沉积 ➔，可见于高钙血症和钆造影剂扫描引起的肾源性系统性硬化等不同情况

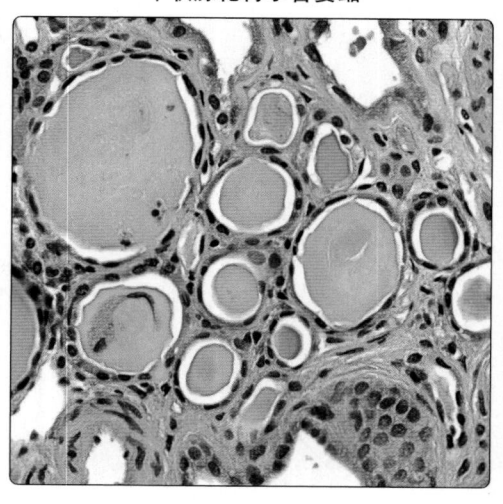

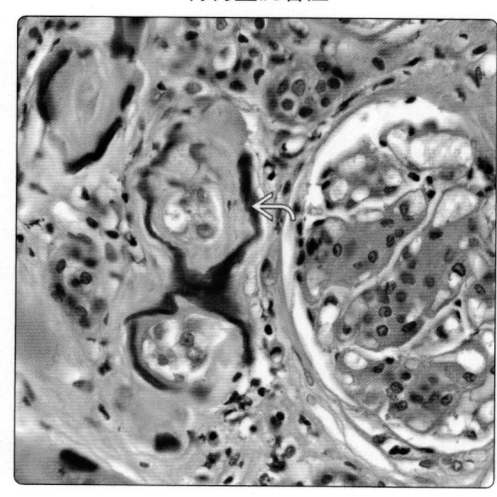

尿酸盐沉积伴多核巨细胞反应

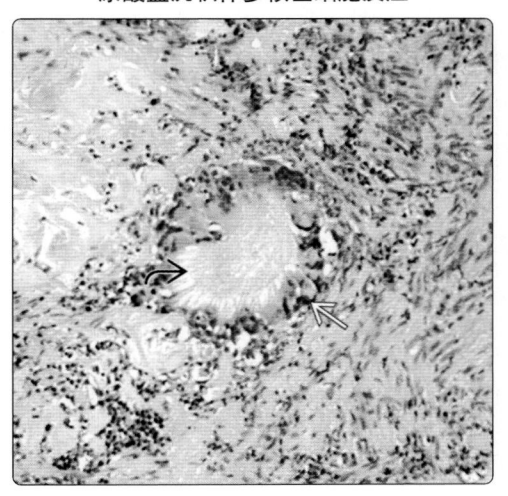

急性间质炎症

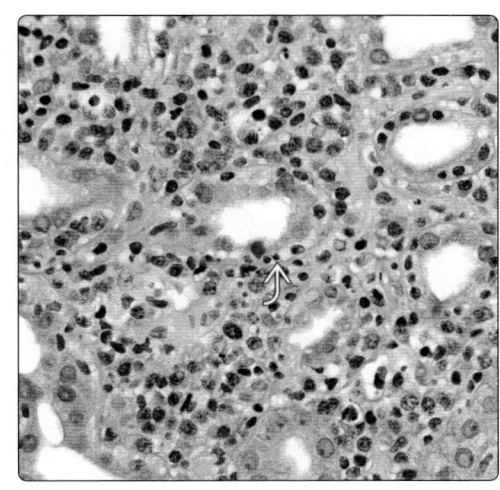

（左）痛风患者，HE 染色显示肾髓质尿酸盐沉积 ⤢ 伴多核巨细胞反应 ➡。与草酸盐不同，尿酸盐结晶可溶解，但在冷冻切片中可见

（右）急性肾间质炎症表现为单个核细胞浸润并浸润肾小管（小管炎）⤳。这种表现可见于急性排斥反应（如本例）或药物过敏反应及其他情况

肾间质肉芽肿

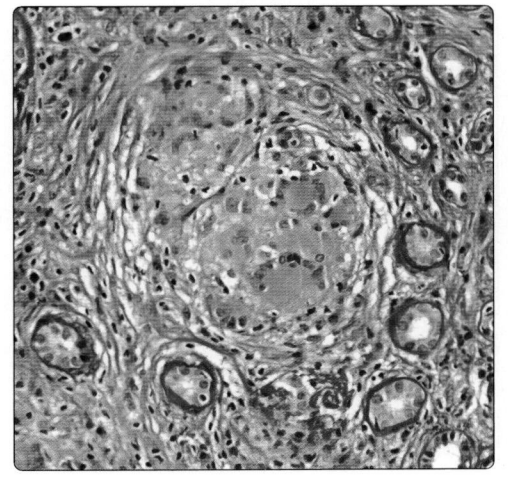

管周毛细血管中性粒细胞浸润

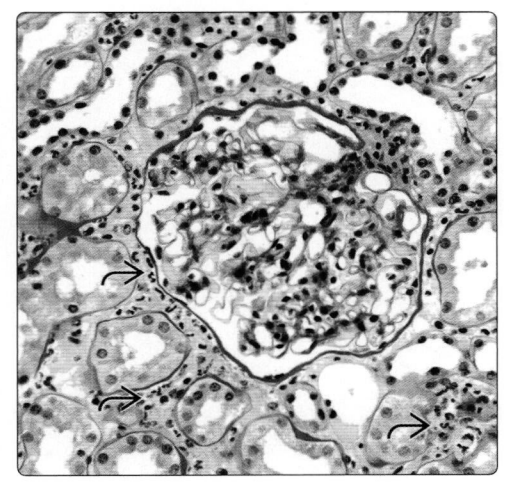

（左）显示间质肉芽肿和多核巨细胞浸润，肉芽肿性间质性肾炎鉴别范围很广，包括感染（分枝杆菌、腺病毒）、结节病、克罗恩病和药物过敏等

（右）管周毛细血管中性粒细胞浸润（毛细血管炎）⤳ 为抗体介导急性排斥反应的特征，中性粒细胞可相对不明显

管周毛细血管单核细胞浸润和 C4d（＋）

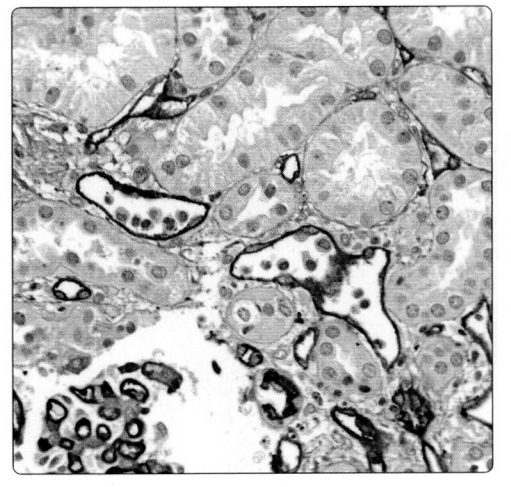

局灶皮质纤维化

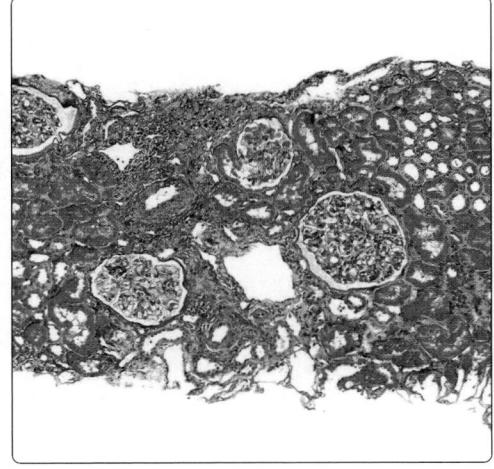

（左）抗体介导慢性排斥反应诊断依据为毛细血管内单核细胞和管周毛细血管 C4d 染色阳性

（右）三色染色能够比较精确评估间质纤维化；图示局灶纤维化，为血管疾病的典型表现，伴有肾小管减少，而肾小球受累相对较轻

小动脉透明变性　　　　　　　**白细胞碎裂性血管炎**

（左）小动脉透明变性呈PAS（+），可局灶、环状或结节状 ➡，本例系供肾活检。小动脉透明变性可由高血压、糖尿病、老龄和钙调磷酸酶抑制剂等引起

（右）小动脉白细胞碎裂性血管炎表现为明显的核碎片和纤维蛋白样坏死 ➡，肾活检光镜下多血管炎与ANCA（+）、冷球蛋白血症及IgA血管炎有关

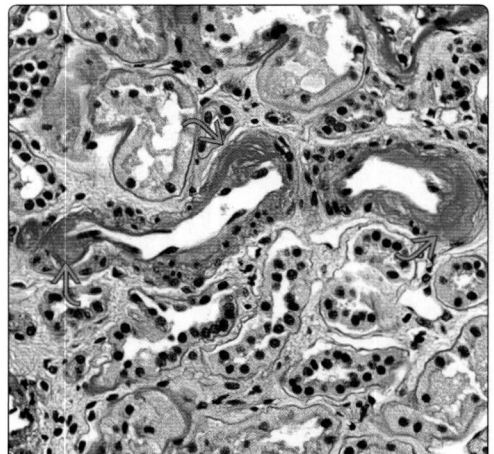

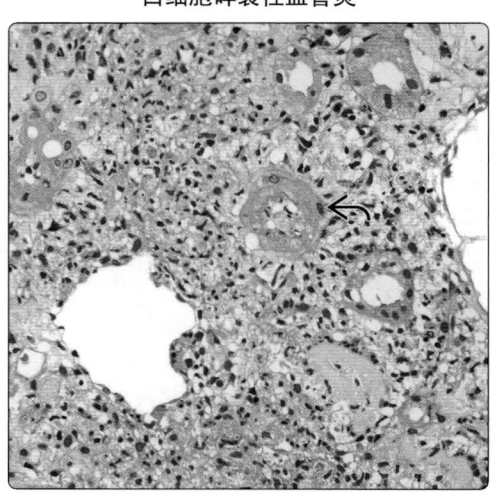

TMA 黏液样内膜增厚　　　　　**TMA 动脉血栓机化**

（左）黏液样内膜增厚表现为内膜稀疏略呈嗜碱性的基质聚集，是血栓性微血管病（TMA）的特征。本例与H因子突变相关

（右）显示TMA患者弓形动脉内见机化血栓

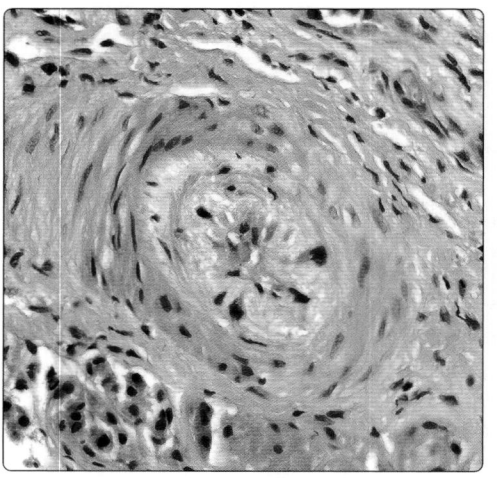

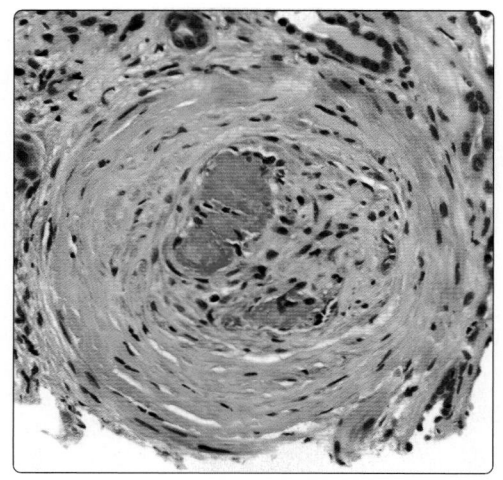

小动脉洋葱皮样增厚　　　　　**动脉内膜弹力纤维增生**

（左）显示重症高血压患者小动脉内膜洋葱皮样增厚

（右）长期高血压患者，弹力纤维染色突出显示内膜弹力纤维增生

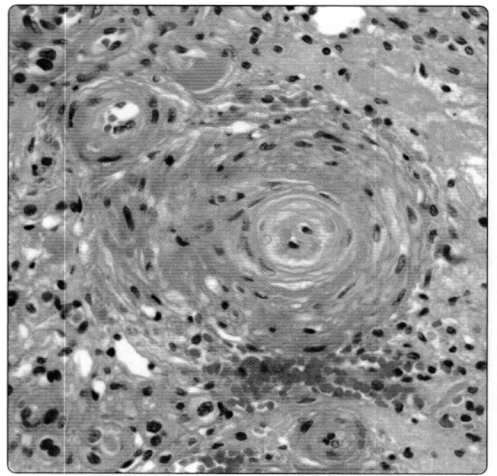

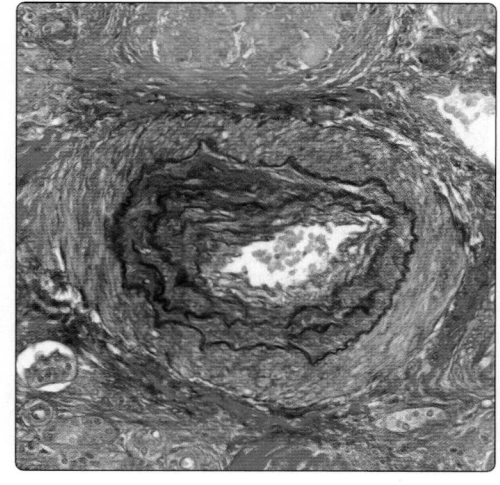

GBM 细颗粒状沉积物（IgG）

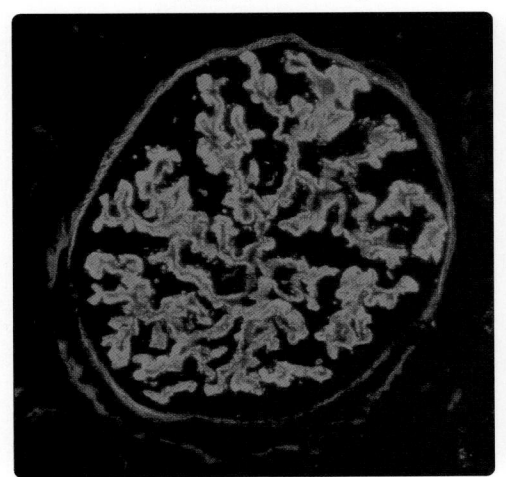

GBM 粗颗粒状沉积物（"驼峰"）（IgG）

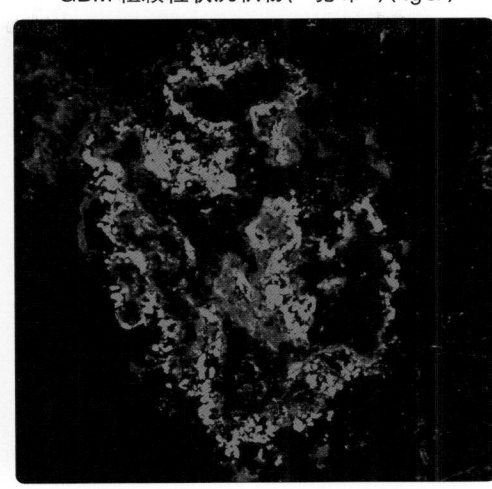

（左）沿 GBM 一致性细颗粒状沉积物为膜性肾病上皮下沉积物的典型表现，图示 IgG 染色。一些沉积物看起来在系膜区，但这些可能为 GBM 的切面。大量的沉积物看似连续的，尤其在厚的切片中

（右）沿 GBM 呈圆形颗粒状 IgG 沉积物为感染后肾小球肾炎 "驼峰" 的典型表现，本例为链球菌感染后肾小球肾炎

宽大节段 GBM 沉积物（IgG）

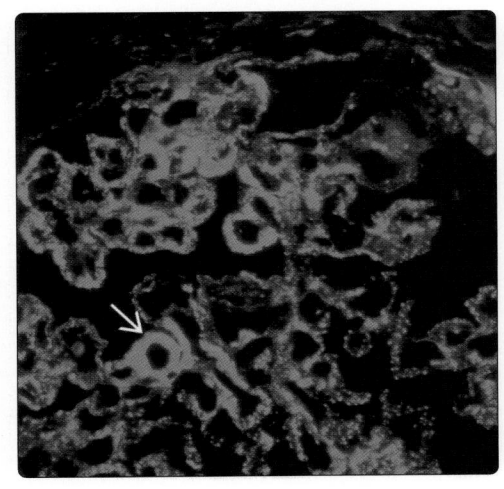

系膜沉积物

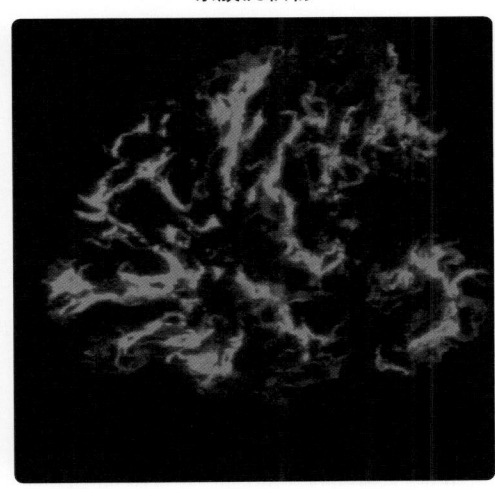

（左）沿 GBM 呈颗粒状宽大细长沉积物 ➡（有时也称 "白金耳" 病变）为内皮下沉积物的典型表现，本例为狼疮性肾炎

（右）经典的肾小球系膜沉积物似树枝状，如本例 IgA 肾病中的 IgA 染色

GBM 线性沉积物

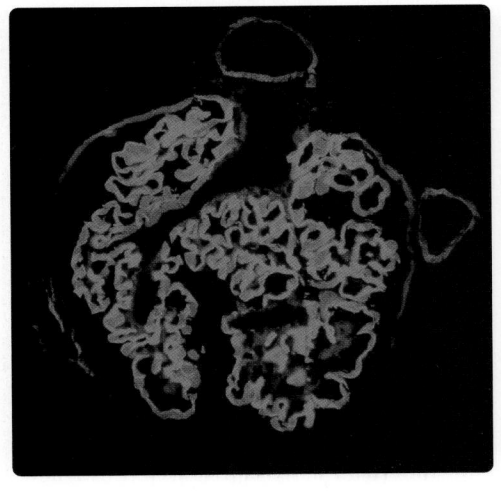

系膜区粗颗粒状沉积物

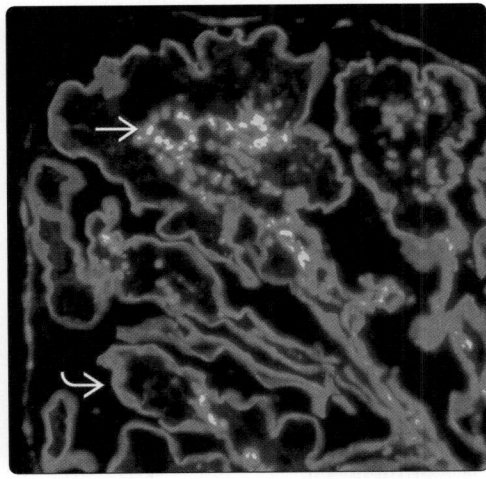

（左）GBM 线性 IgG 沉积为抗 GBM 病的特征性表现，如本例所示。糖尿病也可出现显著线性 IgG 沉积，但这种病例白蛋白也显示相似沉积

（右）致密物沉积病（DDD）为 C3 肾小球病的一种类型，具有独特的免疫荧光染色模式。C3 沉积于系膜区呈明亮的粗颗粒状着色 ➡，有时中央为暗区，也有线性 GBM 染色 ➡

假血栓

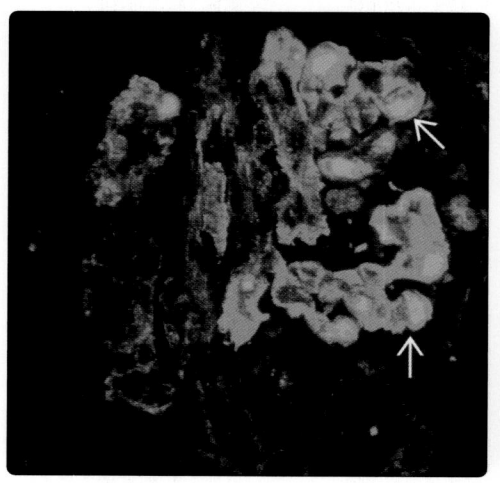

节段肾小球硬化

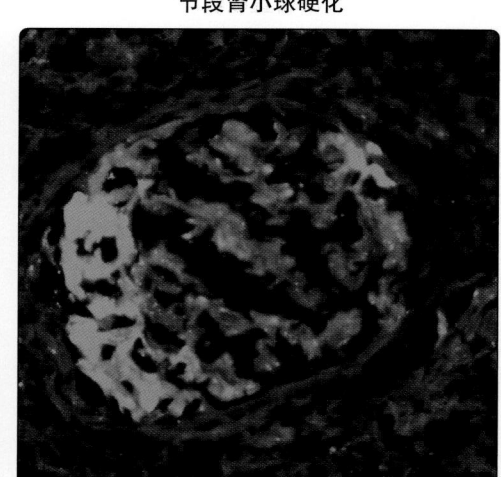

（左）IgM 染色时，混合型冷球蛋白血症肾小球假血栓（透明血栓）➡表现为肾小球毛细血管内明亮的圆形沉积物；这些不是纤维蛋白血栓，而是免疫复合物沉积

（右）IgM 和 C3 染色通常位于肾小球节段硬化区，如本例 FSGS 的 IgM 染色

GBM 和系膜区粗颗粒状沉积物

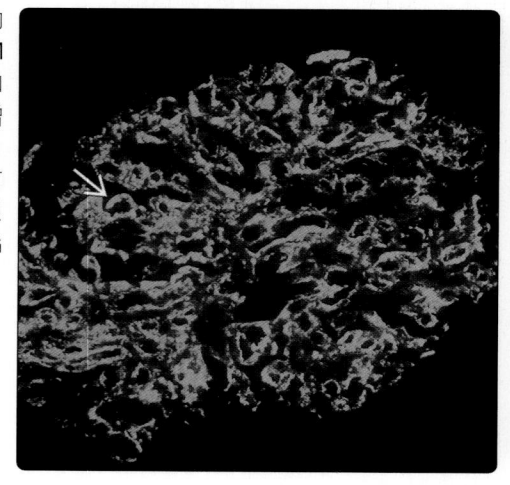

宽大线性 GBM 和系膜区沉积物

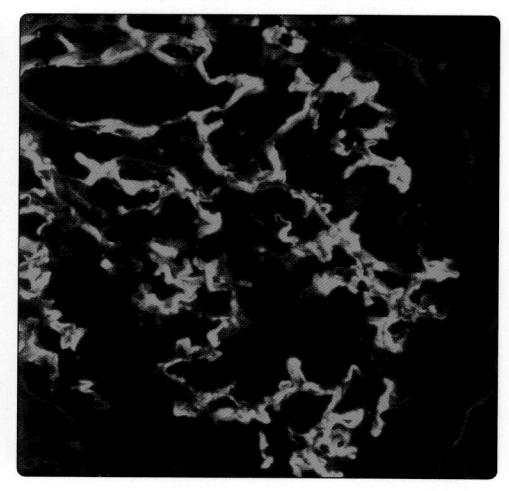

（左）系膜区和上皮下沉积的疾病可见系膜区和沿 GBM 的粗颗粒状 C3 沉积➡，如本例 C3 肾小球病（或膜增生性肾小球肾炎 I 型）

（右）纤维样肾小球肾炎具有独特的沉积模式，表现为系膜区和节段沿 GBM 的 IgG 沉积，呈宽大的线样分布

宽大球性沉积物（AA 蛋白）

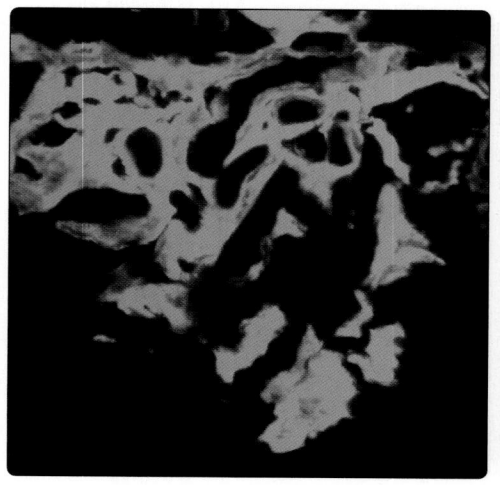

新月体纤维蛋白染色

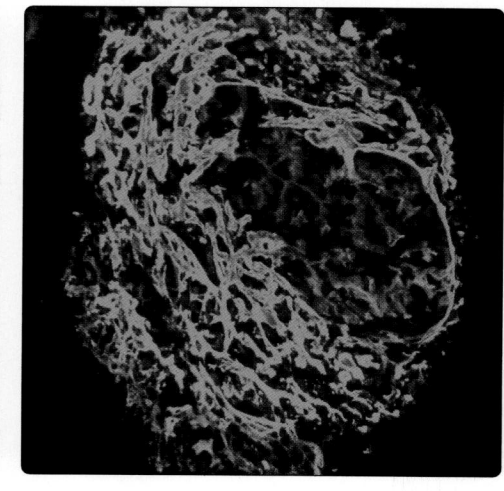

（左）肾小球淀粉样物表现为系膜区和 GBM 淀粉样成分（轻链，淀粉样蛋白 A，纤维蛋白原等）呈宽大均匀一致染色，该例为淀粉样蛋白 A 染色

（右）新月体典型表现为增生的壁层上皮细胞之间出现纤维蛋白沉积物，无论是何种肾小球疾病，新月体形成机制通常为鲍曼囊腔凝血系统活化

肾小管重吸收滴

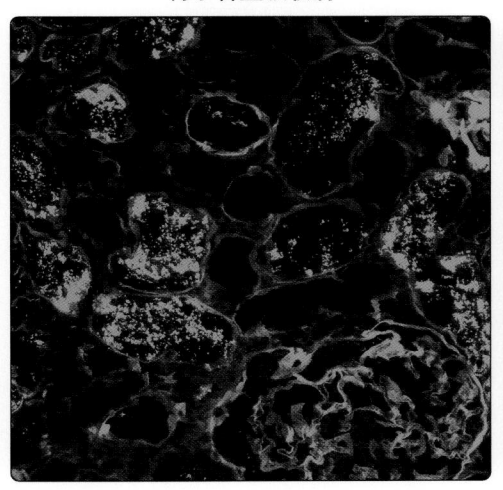

颗粒状 TBM 沉积物

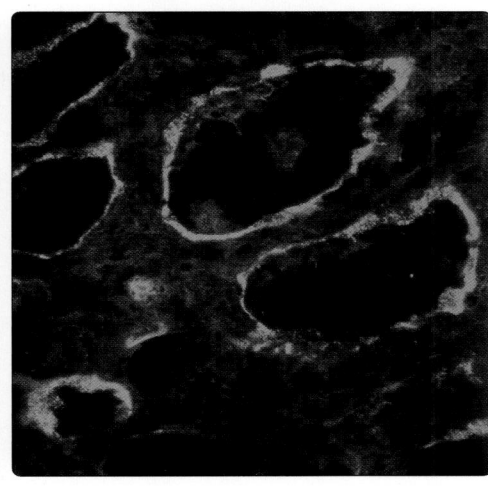

（左）肾小管重吸收滴白蛋白（如图）和其他血浆蛋白（IgG、C3、纤维蛋白原等）染色阳性，提示这例微小病变性肾病存在肾小球性蛋白尿

（右）IgG 沿 TBM 颗粒状沉积可见于狼疮性肾炎，偶见于其他疾病，如多瘤病毒感染。相反，C3 节段性 TBM 沉积常见，不应作为免疫复合物沉积的证据

轻链管型染色

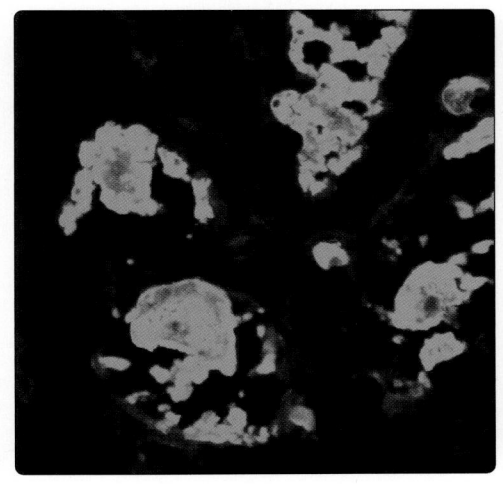

TMA 小动脉纤维蛋白染色

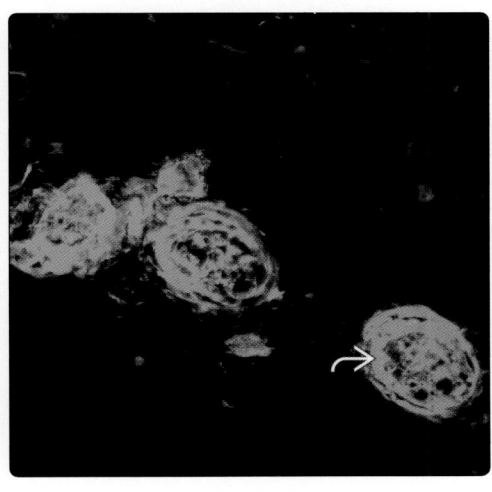

（左）轻链染色是确诊单克隆丙种球蛋白病的必要条件。该患者为骨髓瘤管型肾病，小管内管型 κ 染色阳性而 λ 阴性

（右）阿伐斯汀[抗血管内皮生长因子（VEGF）]治疗引起 TMA，小动脉纤维蛋白染色阳性➡。纤维蛋白也可渗入血管壁，提示血管发生纤维蛋白样坏死

TBM 宽大沉积物

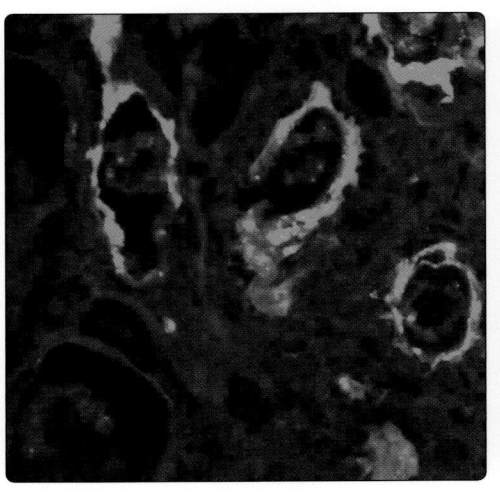

组织中 ANA 染色

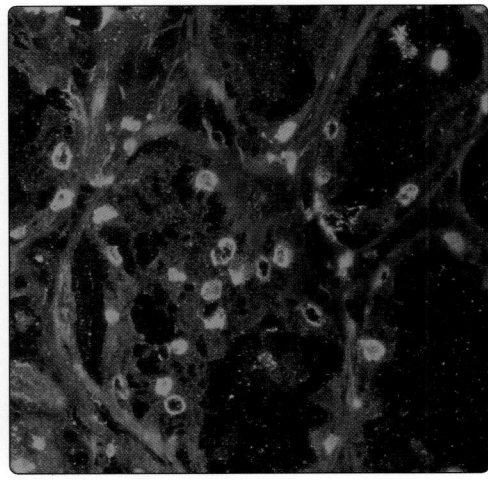

（左）TBM C3 沉积并不少见，如本例移植肾钙调磷酸酶抑制剂毒性病例。小管细胞激活补体旁路途径可能为肾小管损伤的原因

（右）狼疮性肾炎病例活检有时可显示小管细胞抗核抗体（ANA）阳性，图示抗 IgM 染色，很可能系免疫荧光染色过程中血浆 ANA 渗透到细胞内的假性沉积

正常肾小球

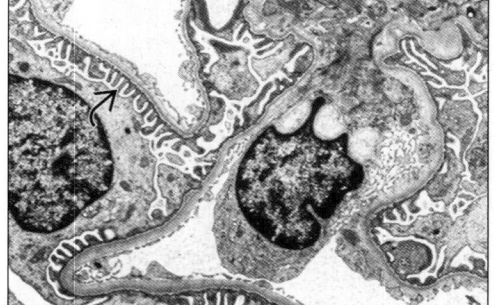

足突消失

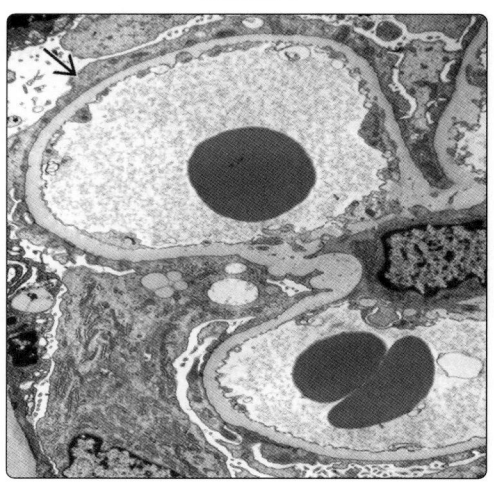

（左）电镜显示正常肾小球足细胞的足突➡️和正常 GBM➡️，正常 GBM 比经典的足突要厚一些

（右）足突广泛消失➡️是微小病变性肾病的特征，从某种程度上讲，也是其他疾病出现肾小球性蛋白尿的特征

GBM 变薄

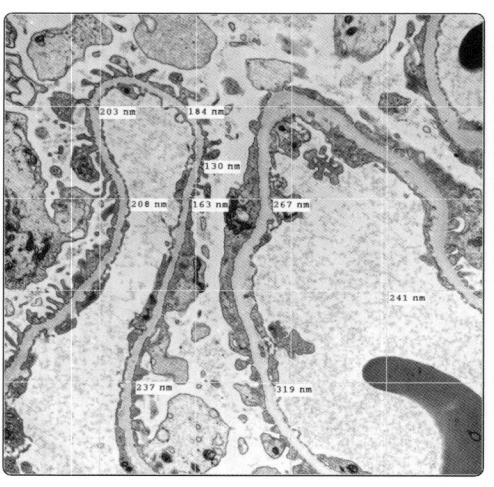

GBM 增厚（糖尿病）

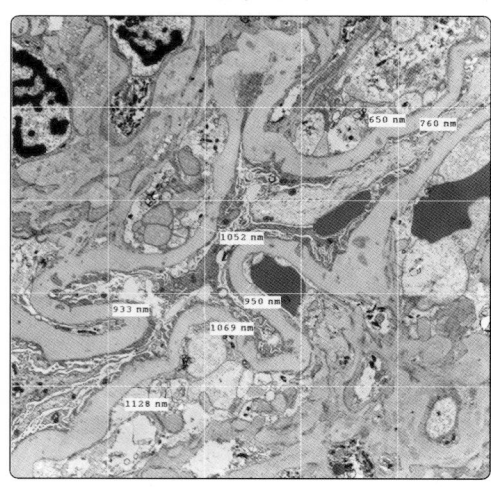

（左）薄基底膜肾病 GBM 变薄，除此之外 GBM 正常。测量采用网格叠置方法，测量穿过 GBM 的网格距离并计算调和平均数。正常平均数 ±2s.d.，男性为 373±84nm，女性为 326±90nm

（右）糖尿病 GBM 呈一致性增厚，除此之外 GBM 正常。厚度测量采用网格叠置方法，正常平均数 ±2s.d.，男性为 373±84nm，女性为 326±90nm

上皮下新的 GBM 形成

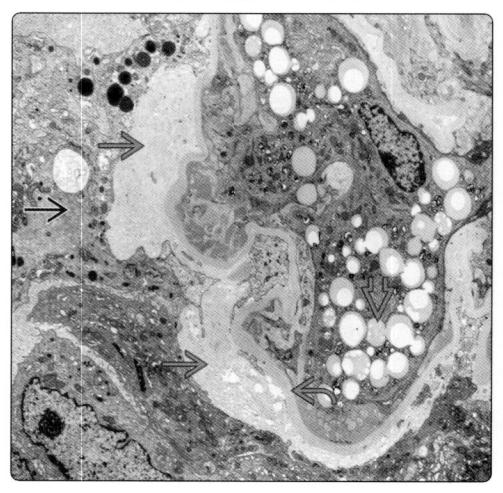

GBM 分层（Alport）

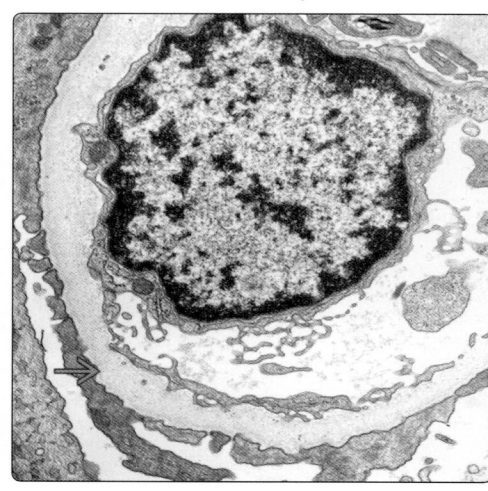

（左）足细胞损伤有时表现为在足细胞➡️与原始 GBM➡️之间形成新的上皮下基底膜基质层➡️，为塌陷性肾小球病的特征性表现。毛细血管内皮细胞或巨噬细胞内含有脂质（泡沫样细胞）➡️

（右）增厚的 GBM 呈细网状分层➡️伴上皮下表面呈波浪状为 Alport 综合征的特征

微管状沉积物（冷球蛋白血症）

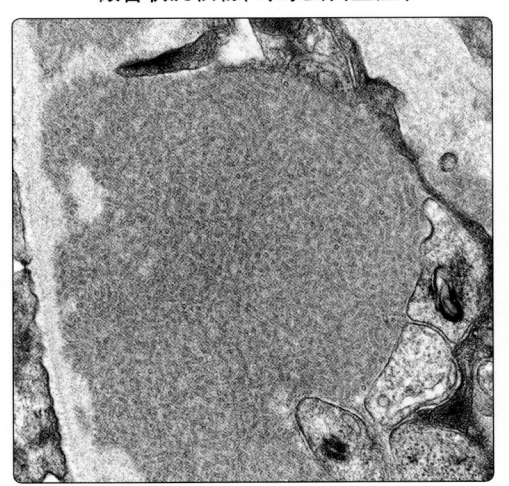

微管状沉积物（免疫触须样肾小球病）

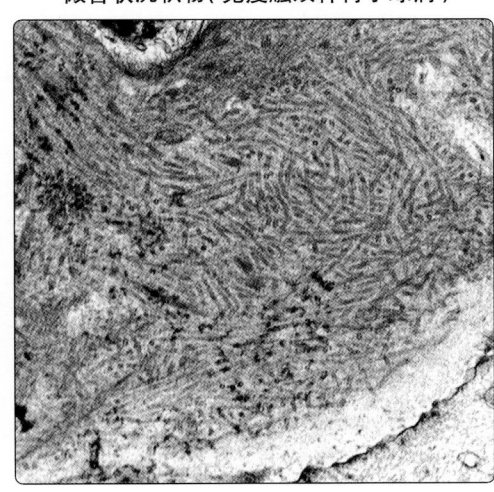

（左）混合型冷球蛋白血症，电镜显示系膜区有形沉积物

（右）免疫触须样肾小球病微管状沉积物通常直径＞25nm，本例约为35nm

纤维样沉积物（纤维样肾小球病）

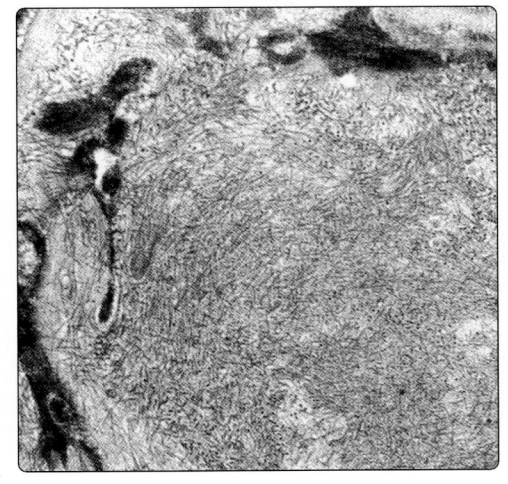

淀粉样原纤维

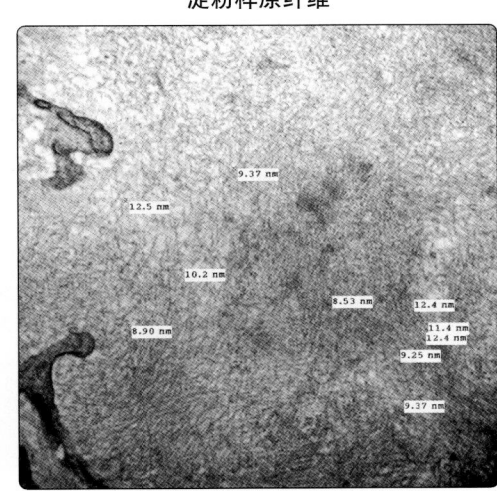

（左）纤维样肾小球肾炎显示非周期性原纤维，通常直径为10～20nm，本例约为13nm

（右）淀粉样原纤维通常直径为8～12nm，无周期性。本例平均直径约为10nm，形态与纤维样肾小球肾炎类似，需刚果红染色确诊

Ⅲ型胶原沉积物

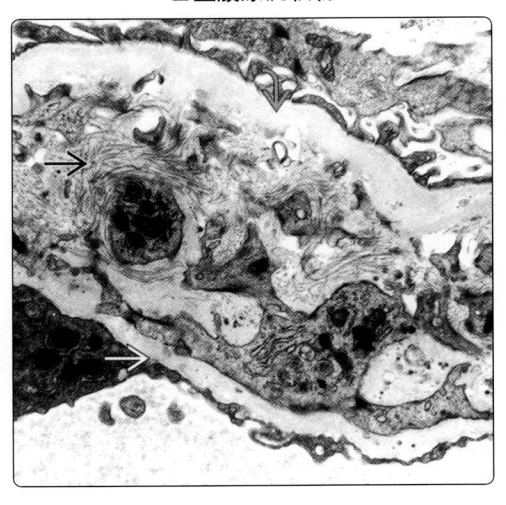

系膜区纤维样胶原

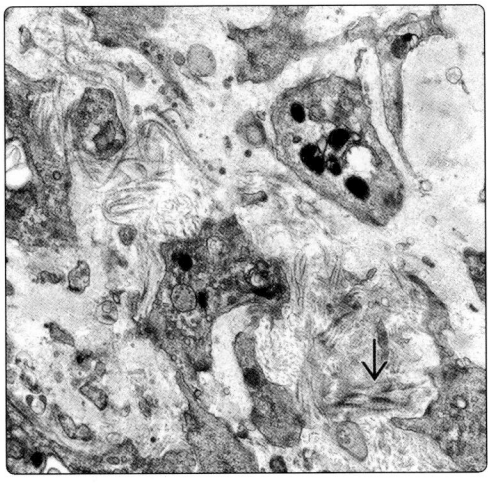

（左）Ⅲ型胶原肾小球病（胶原纤维样肾小球病）显示周期性62nm的原纤维样胶原沉积物，可见GBM双轨，并见原始和新的内皮下分层

（右）纤维样胶原有时可见于系膜，作为硬化性病理改变的一部分。图示IgA肾病中的原纤维，不应与Ⅲ型胶原肾小球病相混淆

（左）感染后肾小球肾炎，肾小球电镜检查显示上皮下间隙沿 GBM 排列的典型驼峰☞，与膜性肾病的钉突不同，这些驼峰没有引起 GBM 反应

（右）肾小球毛细血管显示上皮下沉积物伴沉积物之间的 GBM 钉突☞形成，与感染后肾小球肾炎不同，这是膜性肾病的典型特征，毛细血管内的中性白细胞☞可能为肾静脉血栓的征象

上皮下"驼峰"

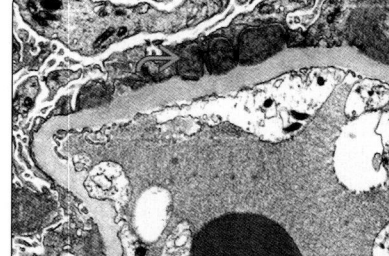

上皮下沉积物与 GBM"钉突"

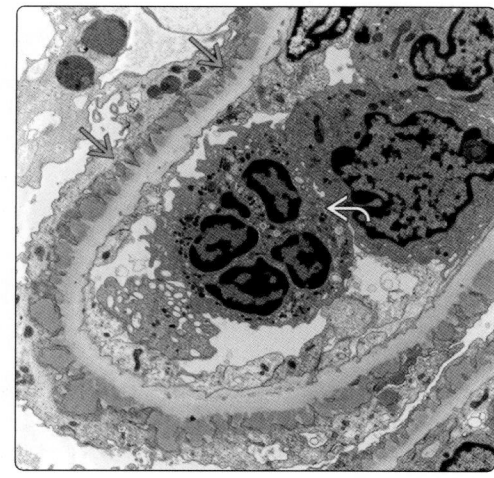

（左）IgA 肾病系膜区沉积物☞通常紧贴系膜细胞☞，呈无定形

（右）许多肾小球病存在内皮下沉积物☞，而且通常会在沉积物表面上方产生一层新的 GBM，如这例狼疮性肾炎。上皮下沉积物亦可见，并渗入 GBM☞

系膜区沉积物

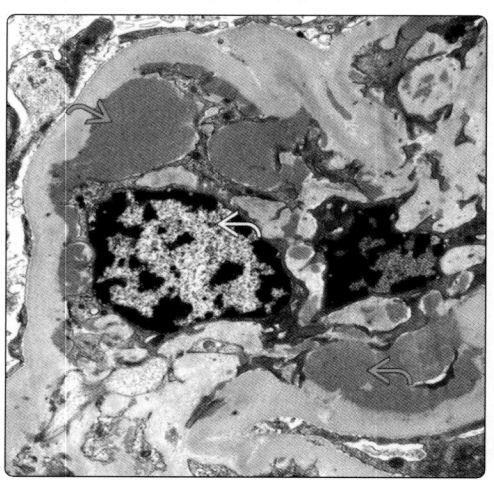

内皮下和上皮下沉积物

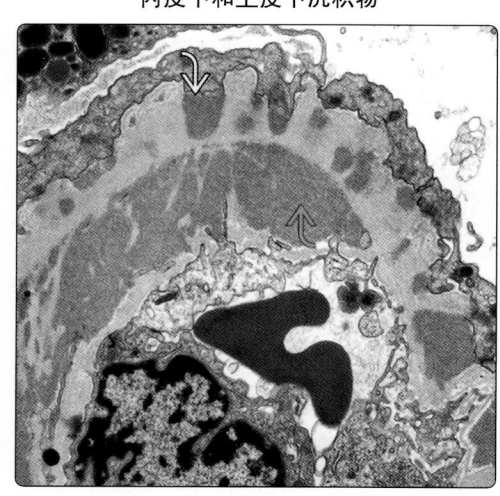

（左）免疫沉积物可被重吸收或随时间推移出现溶解，如这例膜性肾病，表现为沉积物电子密度减低☞

（右）在大多数疾病中随时间推移可出现沉积物重吸收，如图所示，一例膜性肾病的上皮下沉积物几乎完全被清除☞，并重新形成一层新的上皮下 GBM☞

沉积物部分重吸收

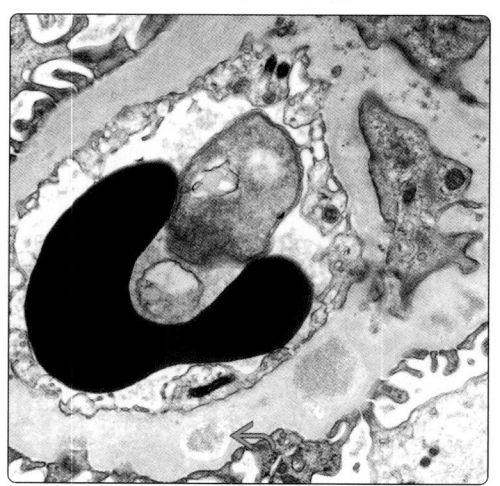

沉积物重吸收

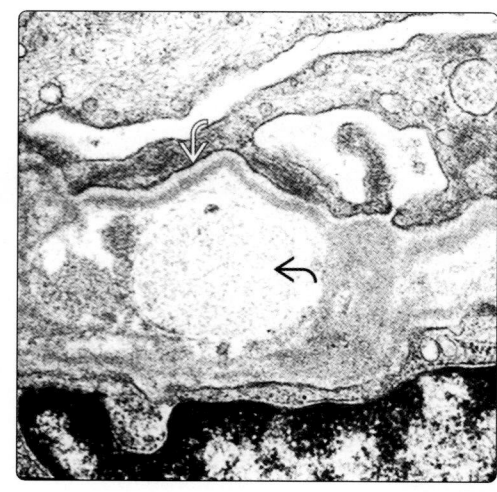

GBM 颗粒状致密沉积物

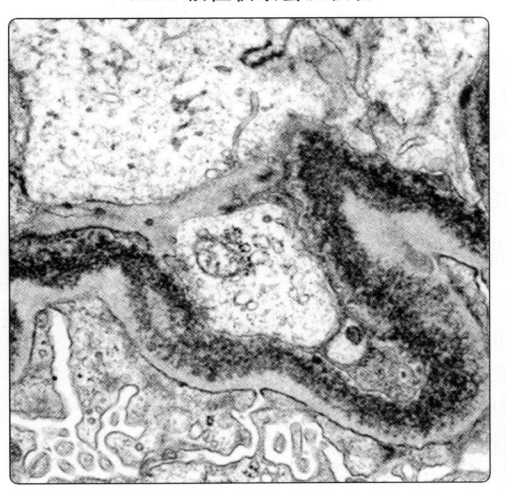

致密物沉积病

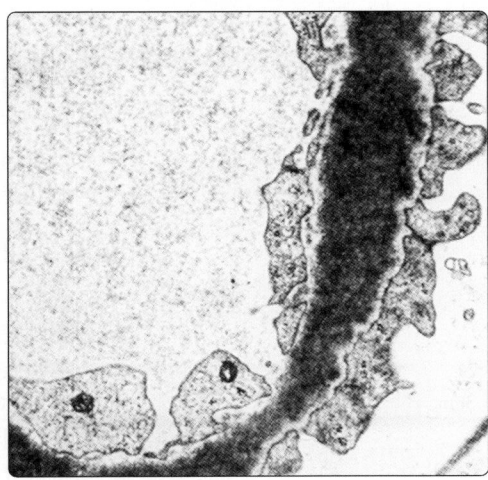

（**左**）GBM、系膜区、TBM 及血管基底膜颗粒状致密沉积物为单克隆免疫球蛋白沉积病（亦称系统性轻链沉积病）的特征表现，这里显示的是经免疫荧光证实为 κ 轻链沉积病患者的肾小球毛细血管表现

（**右**）在肾脏病理学中，电镜下最致密的物沉积是 DDD，图示一 DDD 患儿肾小球毛细血管 GBM 被沉积物所替代。沉积物含 C3 和 H 因子

指纹状沉积物

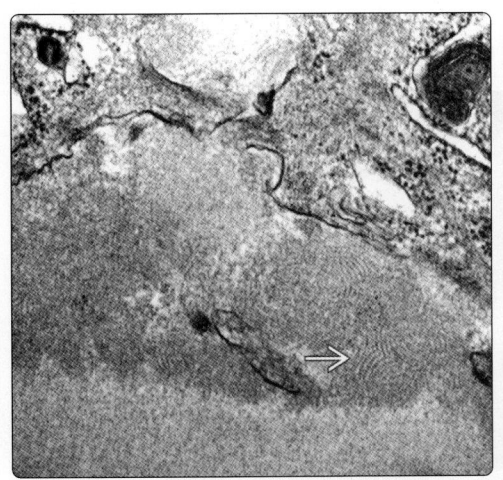

鲍曼囊内纤维蛋白

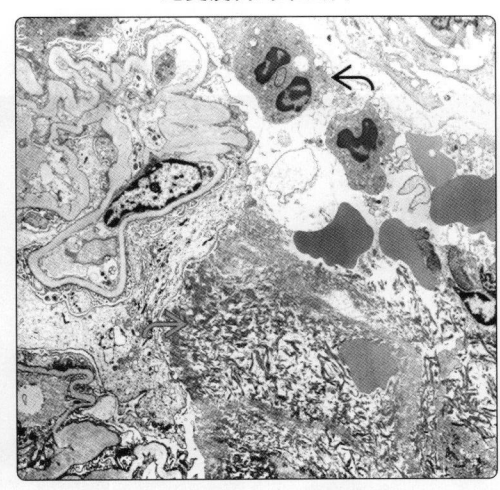

（**左**）周期性沉积物有时系狼疮性肾炎的证据，最早描述这些特征的肾脏病理学家称之为 Churg 指纹（Churg thumbprints）➡

（**右**）电镜下纤维蛋白似乎比普通的免疫复合物更致密，呈原纤维样类晶团聚体模式，有时显示 22nm 周期性。本例为 ANCA 相关肾小球肾炎和新月体患者，显示鲍曼囊内纤维蛋白 ➡ 和中性粒细胞 ➡

管网状包涵体

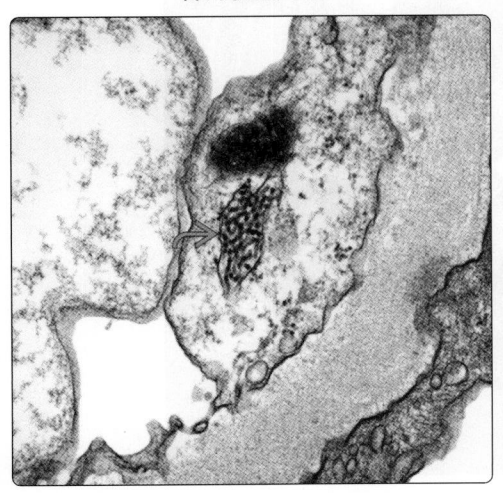

微粒状上皮下沉积物

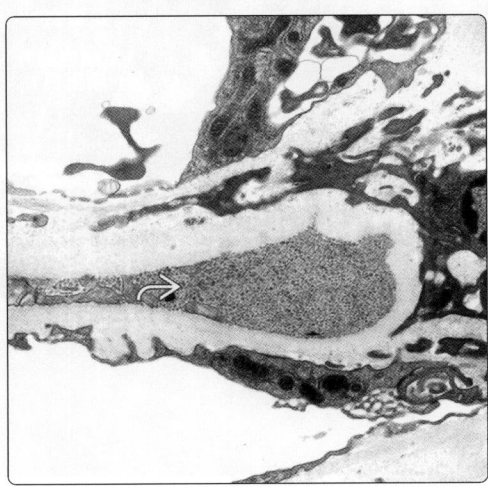

（**左**）肾小球内皮细胞内管状聚集物被称为管网状包涵体或管网状结构 ➡，曾被认为是一种病毒。这是一种对干扰素的细胞反应，最常见于狼疮、人类免疫缺陷病毒（HIV）感染及干扰素治疗患者

（**右**）有时会发现一种未知性质的微粒状上皮下沉积物 ➡，尚无明确解释。该结构几乎可以肯定不是一种病毒，理论上包括脂蛋白或足细胞的成分

（丁然 译，余英豪 审）

术语

缩写

- 管周毛细血管（peritubular capillary，PTC）

大体特征

解剖学特征

- 肾脏
  - 成对的豆形器官
  - 每个重约 150g
    - 长 11cm，宽 5～7cm，厚 3cm
    - 女性稍小
      - □ 大小与体表面积和体重相关
    - 30 岁之后因肾小球硬化导致质量逐渐下降
  - 位于腹膜后，从第 12 胸椎延伸至第 3 腰椎

- 门部稍向前倾斜
  - 肾窦：位于肾门的凹陷空间，由脂肪组织、肾盂及神经血管结构组成
  - 肾盏汇聚至肾盂
    - □ 下极变窄为输尿管
- 外表面光滑，被覆半透明纤维样被膜，由肾周脂肪包绕
- 胎儿肾脏分叶由表面凹槽标记，主要在婴儿期中可见

肾脏纵向横切面

- 外侧皮质深褐色，内侧髓质锥体稍苍白
- 皮质厚度约 1cm
  - 在髓质锥体间延伸
    - 被称为 Bertin 柱
- 锥体及周围皮质构成肾小叶
  - 正常肾有 11～14 个小叶
- 每侧肾有 7～10 个髓质锥体
  - 乳头为髓质锥体顶端

足细胞足突和裂孔膜复合体

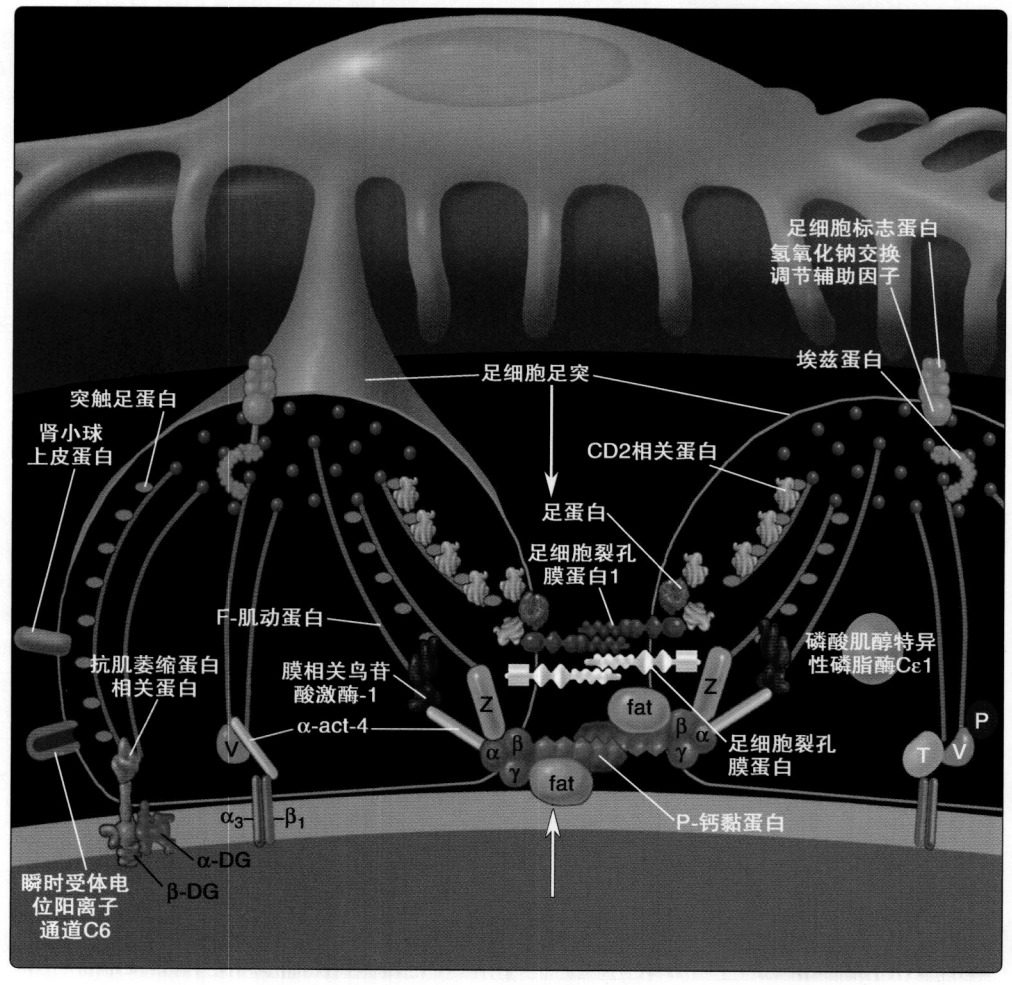

裂孔膜复合体 ➡ 为一种高度特化的连接足突与相邻足细胞的细胞连接，由许多足细胞表达的蛋白，如足细胞裂孔膜蛋白（nephrin）、足蛋白（podocin）、CD2 相关蛋白（CD2AP）组成。DG，营养不良聚糖

- 大部分中央乳头引流单个小叶称为简单乳头
  - 有 Bellini 导管的裂孔样开口
  - 凸面顶端有助于预防尿液从肾盂反流到肾脏
- 在上极和下极引流 2～3 个小叶的乳头称为复杂乳头
  - Bellini 导管的孔口为圆形且张开
    - 易发生肾内反流

血管供应和神经支配

- 动脉血供
  - 肾脏接受心输出量的 25%
  - 末梢动脉无侧支血流
  - 肾动脉从主动脉进入肾门, 分为前后两个分段支
    - 段动脉分成 6～8 条叶间动脉
      - 在肾小叶之间穿行, 并在皮髓质交界处进入肾实质
    - 叶间动脉沿皮髓质交界处以直角延伸为弓形动脉
      - 分支为入球动脉, 终止于肾小球毛细血管祥
    - 弓形动脉发出小叶间动脉以直角延伸进入外皮质
- 静脉回流
  - 血液从 PTC 和直小血管依次回流至小叶间静脉、弓形静脉及叶间静脉
  - 大静脉与动脉平行穿过, 汇入肾静脉, 回流至下腔静脉
  - 由于高灌注率, 肾动静脉氧梯度远低于其他器官
- 淋巴供应
  - 淋巴引流伴随脉管系统
    - 始于小叶间动脉外膜, 与其他淋巴管汇合, 从肾门流出
      - 汇入肾门和主动脉旁淋巴结
    - 无球周和小管周淋巴管
    - 浅表外皮质经肾被膜淋巴管引流, 加入门部淋巴管
- 神经支配
  - 交感神经纤维来自腹腔神经丛, 经由内脏神经至肾丛神经节
  - 神经纤维伴随动脉系统, 为血管、皮质肾小管和肾小球旁器提供神经支配
    - 传出神经调节肾小球滤过、钠重吸收和肾素释放
  - 肾脏的感觉神经纤维也沿交感神经路径到达 T10～T11 神经

光镜

组织结构

- 皮质由两种结构成分组成
  - 皮质迷路
    - 由肾小球、近端小管和远端小管及集合管起始部组成
    - 脉管系统包括叶间动脉和静脉、微动脉、微静脉及毛细血管
    - 稀少的间质中有 PTC 和间质细胞
  - 髓放线
    - 细长的髓质突起延伸至皮质
    - 由小管段组成, 以排列成直角交叉的方式进入皮髓质交界处

- 肾小管段包括集合管、近端小管直部和远端小管直部
- 髓质由内段和外段组成
  - 外段髓质包括内条纹带、外条纹带
    - 外侧条纹由近端小管直部、集合管及髓祥升支粗段组成
    - 内侧条纹由髓祥降支细段和升支粗段及集合管组成
  - 内段髓质包括髓祥降支细段和升支细段及 Bellini 集合管

肾单位

- 起源于后肾芽基的功能性单位
- 每个肾约 100 万个肾单位
- 每个肾单位包含肾小球和肾小管
  - 肾小球局限于皮质
  - 肾小管包括近端小管、髓祥及远端小管
  - 外皮质和中部皮质的肾小球将短的髓祥延伸至外段髓质的内侧条纹
  - 皮髓质交界处的肾小球 (近髓肾小球) 的髓祥很长, 深入内段髓质
- 远端肾单位小管引流至集合管, 最终进入肾盂
  - 两者胚胎学上均起源于输尿管芽
- 肾前体细胞 / 干细胞位于肾内 3 个 "龛" 中
  - 已证实位于肾乳头、近端小管和肾小球壁层中
  - 可通过不同标志物识别祖细胞, 包括 CD24 和 CD133

肾小球

- 由固定于血管极且漂浮于鲍曼囊腔内被鲍曼囊包绕的毛细血管祥组成
- 成人肾小球平均直径约 200μm
  - 近髓肾小球稍大
- 细胞成分包括内皮细胞、系膜细胞、足细胞及壁层上皮细胞
  - 有证据表明肾小球细胞间通过信号通路进行交联
  - 一种细胞类型合成的细胞因子可影响其他细胞上的受体
    - 如足细胞产生的血管内皮生长因子 (VEGF) 可影响内皮细胞
- 细胞外基质包括系膜基质、GBM 及鲍曼囊
- 肾小球滤过屏障由内皮细胞表面层、内皮细胞、GBM、裂孔膜及足细胞下间隙组成
  - 限制滤液流动基于分子的电荷、形状和大小
- 内皮细胞
  - 细胞质覆盖于毛细血管祥内侧
    - 微管和细丝提供细胞骨架支持
  - 细胞核和非孔性胞质通常位于系膜交界面
  - 稀薄的有孔胞质层沿 GBM 延伸
    - 窗孔直径为 70～100nm
  - 表面为阴离子糖蛋白, 如带负电荷的足钙黏蛋白
    - 限制血浆分子滤过
  - 内皮细胞表面层为富含碳水化合物的网状结构, 覆盖于内皮细胞腔面
    - 肾小球滤过屏障的重要成分
  - 分泌参与免疫反应和凝血系统的分子

- ○ 表达 MHC Ⅱ类分子
- 系膜细胞
  - ○ 每个基质区限于 1～2 个细胞核（2μm 厚组织切片）
  - ○ 大量的胞质突起延伸至内皮细胞、GBM 及其他系膜细胞
    - 直接接触并通过界面窗孔与内皮细胞形成缝隙连接
  - ○ 系膜细胞的平滑肌特性,由波形蛋白中间丝、肌动蛋白细胞骨架及收缩蛋白介导
  - ○ 对降解的免疫复合物具有吞噬特性
  - ○ 分泌分子参与基质的产生和降解以应对损伤
- 足细胞或脏层上皮细胞
  - ○ 为特化的细胞,胞体较大伴有大量细长树枝状突起,末端结构称为足突
  - ○ 参与 GBM 合成,组成肾小球滤过屏障,有助于维持毛细血管袢直径的液压调节
  - ○ 表达一组独特的分子,包括 WT1、C3b 受体及波形蛋白,但不表达细胞角蛋白中间丝
  - ○ 位于肾小囊内,通过足突附着于 GBM
  - ○ 细胞体位于邻近毛细血管袢的 GBM 反射处,包含主要细胞器
    - 通过足突下间隙和足突层与 GBM 分离
    - 足突下间隙为动态及限制性成分,覆盖 60% 的 GBM,有助于调节肾小球的渗透性
  - ○ 细胞足突富含微管和中间丝
  - ○ 严格控制细胞周期的终末分化
  - ○ 足突为细胞质的延伸,与 GBM 长轴呈直角排列
    - 相邻足突细胞足突形成广泛交叉
    - 通过 α3β 整合素和抗变形蛋白锚定于 GBM 上
    - 足突之间的间隙由拉链状的裂孔膜桥接
    - 肌动蛋白细胞骨架维持结构
    - 足细胞足突中的几个分子和裂孔膜有助于维持滤过屏障结构的完整性和渗透性
- 壁层上皮细胞（PEC）
  - ○ 鲍曼囊内表面衬覆的扁平细胞
  - ○ 表达 PAX2、claudin-1 及其他 PEC 蛋白
  - ○ 在血管极与足细胞、在尿极与小管上皮细胞具有连续性
  - ○ 近期的证据表明在肾小球修复和损伤中具有重要作用
    - 壁层上皮层具有被 CD24 和 CD133 标记突出显示的干细胞
      - □ PEC 干细胞可能参与足细胞和小管上皮细胞的再生
      - □ 小部分位于血管极,称为过渡细胞/极周细胞/壁层足细胞,也表达足细胞标志物,并形成足突
      - □ 小部分位于小管极附近,仅表达祖细胞标志物,但可分化为小管细胞或足细胞
      - □ 位于小管极和血管极之间的足细胞分化祖细胞,分级表达干细胞和足细胞标志物
    - 受损伤后形成活化的 PEC
      - □ 这些细胞立方形,胞质宽大
      - □ 共表达 PEC 蛋白和 CD44
      - □ 在 GBM 坏死中形成细胞性新月体,也可为塌陷型 FSGS 的假新月体
      - □ 对足细胞 TGF-β 应答反应,分泌细胞外基质,经上

- 皮间质转化,形成纤维细胞性新月体
  - □ 在高蛋白尿状态下,白蛋白摄取增加可导致 PEC 发生凋亡
- 系膜基质
  - ○ 系膜基质和细胞支撑肾小球基础构架
  - ○ 由微纤维丝、Ⅳ型胶原（α1 和 α2）、Ⅴ型胶原、层粘连蛋白及纤连蛋白构成
  - ○ 对大分子的通透性比 GBM 更高
- GBM
  - ○ 由内皮细胞和足细胞的融合基板组成
  - ○ 三层
    - 内疏松层（内层）
    - 致密层（中层）
    - 外疏松层（外层）
  - ○ 厚度为 300～350nm,男性患者 GBM 略厚
  - ○ 儿童基底膜较薄,但在 10～12 岁达到成人厚度
  - ○ 主要由Ⅳ型胶原、非胶原糖蛋白（层粘连蛋白、巢蛋白）及硫酸蛋白多糖组成
    - Ⅳ型胶原为三螺旋结构
      - □ 含有三个 α 链组合的异源二聚体（α1～α6）
    - GBM 由具有 α3.α4.α5 链网络的Ⅳ型胶原构成
    - Ⅳ型胶原结构上有其他基底膜分子的附着位点
    - 非胶原糖蛋白和Ⅳ型胶原交联维持结构的完整性
    - 硫酸蛋白多糖赋予阴离子电荷
  - ○ 精细的光学重建显微镜研究显示 GBM 内的蛋白存在复杂和层状的分子结构
  - ○ GBM 限制了滤过中的分子流动,提供了结构支撑,并为影响细胞信号和极性的不同分子提供附着位点
- 鲍曼囊
  - ○ 间质与肾小囊腔之间的结缔组织屏障
  - ○ 在尿极与近端 TBM 相延续,在血管极与 GBM 相延续
  - ○ 成分包括Ⅳ型胶原蛋白（α1、α2、α5、α6）

肾小球旁器

- 位于肾小球血管极的结构,当远端小管向肾小球上升时与其接触
- 肾小球成分包括入球小动脉终末端和出球小动脉的起始部
- 肾小管成分包括致密斑,被称为特化远端小管上皮细胞
  - ○ 致密斑细胞细长与顶端细胞核极性相反
  - ○ 负责肾小管肾小球反馈,根据远端小管腔内 NaCl 浓度调节肾小球血流
- 肾小球外系膜细胞与小动脉平滑肌细胞相连续
- 肾素分泌性球旁器颗粒细胞主要位于入球小动脉肌层内
  - ○ 受丰富的交感神经支配,调节肾素分泌
  - ○ 肾素分泌也受致密斑附近肾小管腔内 NaCl 的调节

肾小管

- 肾单位的肾小管段包括近端小管、髓袢及远端小管
- 集合管起源于输尿管芽,而非胚胎部分的肾单位
- 人类远端小管和集合管之间的连接部分界限不明显

- 近端小管
  - 起始于肾小球小管极，由皮质的近端小管和髓质的直部构成
  - 内衬细胞嗜酸性，含大量线粒体
  - 有明显的刷状缘
- 髓袢
  - 近端小管下降为降支细段、升支细段及升支粗段
  - 升支粗段在致密斑交界处并入远端小管
  - 来自外皮质和中部皮质的肾小球降支细段短，仅延伸至外髓质
  - 近髓肾小球降支细段长，深入延伸至肾乳头顶端
  - 细段上皮细胞薄而扁平，类似毛细血管
- 远端小管
  - 流入集合管
  - 上皮细胞小而淡染，无刷状缘
- 集合管
  - 立方上皮细胞；随着导管下降至髓质，细胞高度增加
  - 内衬细胞包括主细胞和闰细胞
  - 闰细胞主要位于皮质和外髓质，在髓质深部逐渐减少
  - 合并为更大的肾直小管

肾间质

- 肾皮质仅含少量间质
- 间质主要位于内段髓质和乳头顶端

毛细血管网

- 肾循环具有双重毛细血管床相串联：肾小球网和 PTC 网
- 肾小球毛细血管网
  - 入球小动脉分支为肾小球毛细血管
  - 肾小球毛细血管合并为出球小动脉，随后立即分支成 PTC 网
  - 与其他毛细血管床，包括 PTC（5～10mmHg）相比，压力更高（40～50mmHg）
  - 出球小动脉通常小于入球小动脉，但髓旁小动脉相反

- PTC
  - 在皮质形成广泛的血管网
  - 将从肾小管重吸收的液体返还到循环中
  - 接受肾小球后蛋白质和红细胞浓度增加的高胶体渗透压血液
  - 髓质中特化的 PTC 称为直小血管
    - 起源于髓质旁肾小球后出球小动脉
    - 形成环状结构，降入肾外段髓质，形成丰富的血管束
    - 直小血管逆流机制主要由于髓质间质相对于集合管腔和血浆的高渗浓度
    - 贯穿除乳头外的整个髓质
  - PTC 合并为小静脉，最终形成肾静脉

参考文献

1. Ahmadian E et al: Podocytopathy: the role of actin cytoskeleton. Biomed Pharmacother. 156:113920, 2022
2. Tabula Sapiens Consortium* et al: The tabula sapiens: a multiple-organ, single-cell transcriptomic atlas of humans. Science. 376(6594):eabl4896, 2022
3. Daehn IS et al: The glomerular filtration barrier: a structural target for novel kidney therapies. Nat Rev Drug Discov. 20(10):770-88, 2021
4. Osborn JW et al: Function of renal nerves in kidney physiology and pathophysiology. Annu Rev Physiol. 83:429-50, 2021
5. Allison SJ: A single-cell, 2D atlas of the normal human kidney using imaging mass cytometry. Nat Rev Nephrol. 15(9):528, 2019
6. Singh N et al: Development of a 2-dimensional atlas of the human kidney with imaging mass cytometry. JCI Insight. 4(12):e129477, 2019
7. Fukusumi Y et al: Nephrin-binding ephrin-B1 at the slit diaphragm controls podocyte function through the JNK pathway. J Am Soc Nephrol. 29(5):1462-74, 2018
8. Heintze JM: Whole-kidney single-cell transcriptomics identifies new cell types. Nat Rev Nephrol. 14(6):353, 2018
9. Shankland SJ et al: The emergence of the glomerular parietal epithelial cell. Nat Rev Nephrol. 10(3):158-73, 2014
10. Winyard PJ et al: Experimental renal progenitor cells: repairing and recreating kidneys? Pediatr Nephrol. 29(4):665-72, 2014
11. Lasagni L et al: Glomerular epithelial stem cells: the good, the bad, and the ugly. J Am Soc Nephrol. 21(10):1612-9, 2010
12. Schlöndorff D et al: The mesangial cell revisited: no cell is an island. J Am Soc Nephrol. 20(6):1179-87, 2009
13. Pesce C: Glomerular number and size: facts and artefacts. Anat Rec. 251(1):66-71, 1998
14. Hudson BG et al: Structure and organization of type IV collagen of renal glomerular basement membrane. Contrib Nephrol. 107:163-7, 1994

足细胞和裂孔膜分子：选择性亚型

分子	基因	功能特性
足细胞 - 裂孔膜复合体		
足细胞裂孔膜蛋白	*NPHS1*	裂孔膜的主要结构蛋白；免疫球蛋白超家族成员；与足突细胞膜（脂质筏）信号域相关并与 CD2AP 和足蛋白相互作用
足蛋白	*NPHS2*	保持裂孔膜结构完整性的跨膜分子；与足细胞裂孔膜蛋白，CD2AP 及 NEPH-1 相互作用
CD2AP	*CD2AP*	细胞内足细胞蛋白与足细胞裂孔膜蛋白胞质结构域和肌动蛋白细胞骨架结合的适配子
NEPH-1	*KIRREL1*	免疫球蛋白超家族跨膜蛋白；NEPH-1 与足蛋白、ZO-1、足细胞裂孔膜蛋白相互作用
ZO-1	*TJP1*	附着于裂孔膜与足突间的膜蛋白；与 NEPH-1 和肌动蛋白细胞骨架相互作用；可能参与经酪氨酸磷酸化的信号事件
mFAT1	*FAT1*	裂孔膜中的原钙黏附蛋白；功能可能包括细胞黏附和维持细胞外间隙的作用
P- 钙黏蛋白	*CDH3*	涉及细胞黏附的裂孔膜分子
Ephrin-B1	*EFNB1*	经细胞外结构域与足细胞裂孔膜蛋白相互作用，据报道在一些微小病变性肾病中表达减少
足细胞 -GBM 复合体		
α3β1- 整合素	*ITGA3*, *ITGB1*	将足细胞足突锚定于 GBM；连接 GBM（Ⅳ型胶原，层粘连蛋白）至细胞骨架的桥结构蛋白
肌营养不良聚糖	*DAG1*	具有 α 亚基和 β 亚基的足细胞跨膜分子；α 亚基与 GBM 阳离子成分结合，细胞内 β 亚基与肌动蛋白细胞骨架结合
足细胞		
足萼糖蛋白	*PODXL*	足细胞阴离子多糖 - 蛋白质复合物沿管腔（面对球囊腔）排列的主要决定物，为足细胞的一部分；通过与肌动蛋白细胞骨架结合，维持肾小球结构和足突完整性
GLEPP-1	*PTPRO*	GBM 上酪氨酸磷酸酶跨膜受体；可调节肾小球滤过率
WT-1	*WT1*	成人肾脏中仅限于足细胞的转录因子
细胞骨架及其他		保持足突完整性的细胞骨架蛋白（肌动蛋白，肌球蛋白，α- 辅肌动蛋白和突触孔蛋白）；C3b 受体，波形蛋白，TRPC6 离子通道，细胞周期分子 p27、p57、cyclin D3；转录因子 PAX2、Pod1、LMX1B

肾单位的肾小管段特征

结构特征	功能性考虑	其他评论
近端小管		
嗜酸性胞质和显著顶端刷状缘；丰富线粒体和基底侧相互交错的内折	吸收大部分肾小球滤液溶质；60% Na^+、Cl^-、K^+、Ca^{2+} 和水，以及 90% HCO_3^-、葡萄糖和氨基酸	基底侧膜中的 Na^+/K^+ ATP 酶从丰富的线粒体中获取能量；水通道蛋白 1（AQP1）位于微绒毛内
与紧密连接区有紧密的细胞内连接	分泌溶质，如有机阴离子和阳离子至管腔内	也有 Na^+/H^+ 交换蛋白（对血管紧张素 Ⅱ 敏感），Cl^- 阴离子交换蛋白
髓袢		
包括降支细段 / 升支细段；升支粗段终止于致密斑；细段衬覆扁平上皮	维持髓质间质高浓度和逆流机制	升支粗段：$Na^+K^+ 2Cl^-$（NKCC2）膜协同转运蛋白，呋塞米的靶点
基底侧内折和线粒体少，尤其是在降支和升支细段	升支粗段不透水（稀释段），Mg^{2+} 重吸收部位和分泌尿调节素	降支细段：Na^+/K^+ ATP 酶，碳酸酐酶和 AQP1
远端小管		
与近端小管细胞相比，衬覆细胞更小，嗜酸性更浅且缺刷状缘	决定最终尿液渗透压、体积和 Na^+、K^+ 和 Cl^- 浓度	Na^+/Cl^- 协同转运蛋白（NCCT），噻嗪类利尿剂敏感载体蛋白的部位
基底侧内折叠发育良好，线粒体丰富	调节激素的作用部位，如醛固酮和抗利尿激素	
集合管		
有主细胞（胞质淡染）和闰细胞（细胞器多染色深）	主细胞主要负责 Na^+ 和水的转运	主细胞有抗利尿激素受体和白 AQP1、AQP2、AQP3 和 AQP4
立方上皮细胞伴轻微基底内折	闰细胞为调节酸碱的场所	闰细胞有 H^+ATP 酶，HCO_3^-/Cl^- 交换蛋白和碳酸酐酶；胶体 Fe^+
乳头顶端衬覆尿路上皮		远端小管有 ENaC，阿米洛利利尿剂敏感通道

肾脏示意图

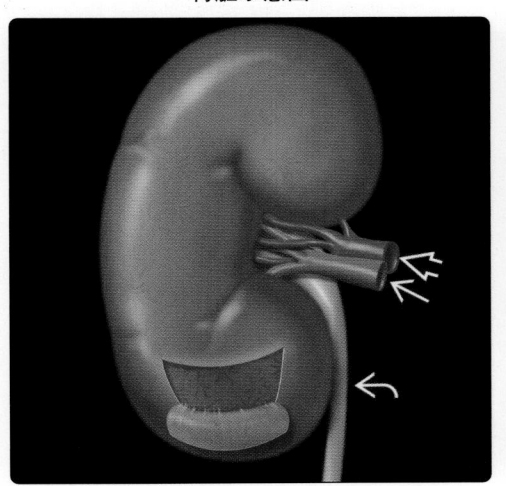

肾脏横截面图

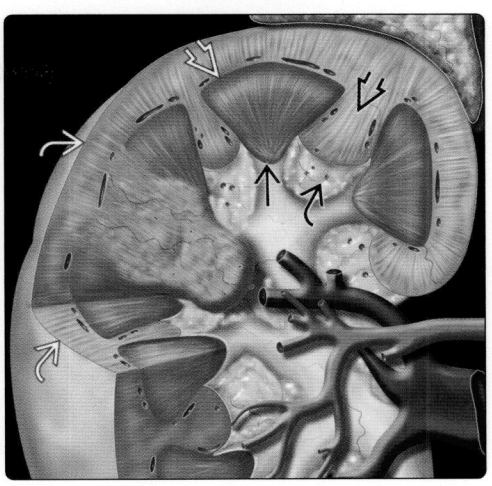

(左)每天 1 800L 血液(约占心输出量的 25%)经肾动脉 ➡ 流入肾脏,并从肾静脉 ➡ 流出,产生高达 1L 的尿液通过输尿管 ➡ 流入膀胱

(右)皮质沿肾外缘 ➡ 分布,在髓质锥体 ➡ 之间延伸为肾柱 ➡,尿液通过肾乳头 ➡ 进入肾小盏。由于这里没有被膜,因此肿瘤可从肾窦脂肪区 ➡ 进入淋巴管

2 个肾单位血供图

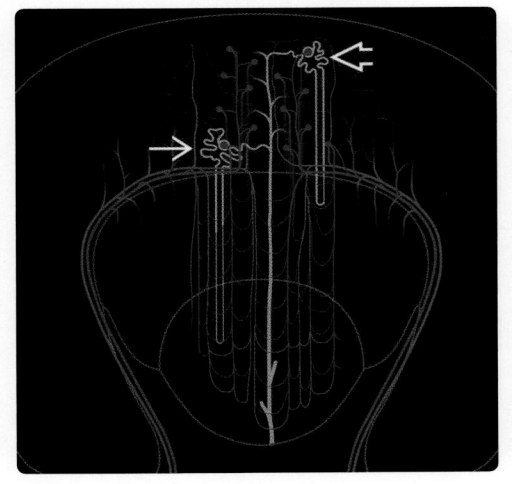

正常皮质

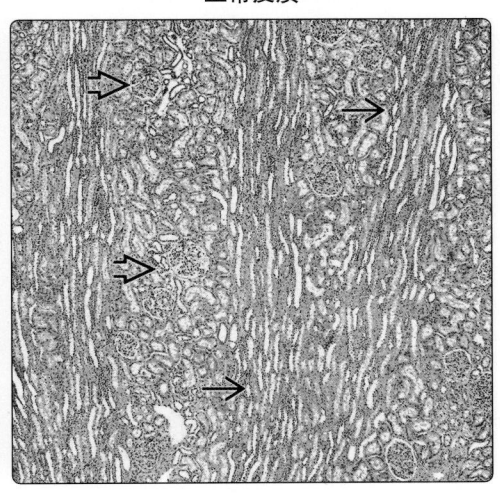

(左)与皮质肾小球/肾单位 ➡ 相比,近髓肾小球/肾单位 ➡ 髓袢更长,皮质肾单位的出球小动脉供应管周毛细血管网,髓旁肾单位的出球小动脉供应直小血管

(右)肾小球 ➡ 仅存在于皮质中,髓放线 ➡ 为皮质的一部分,向上朝向被膜,向下朝向髓质,皮质中肾小管排列紧密

肾单位示意图

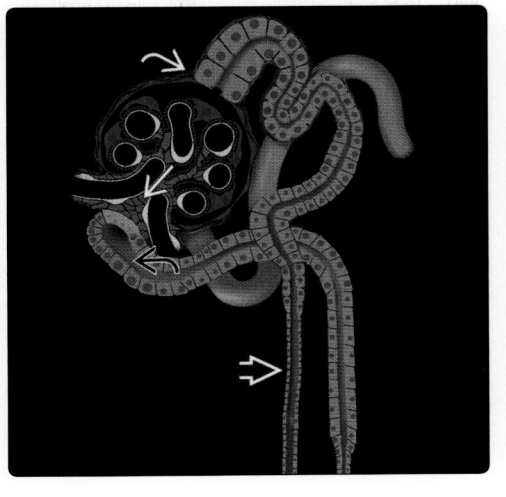

正常髓质

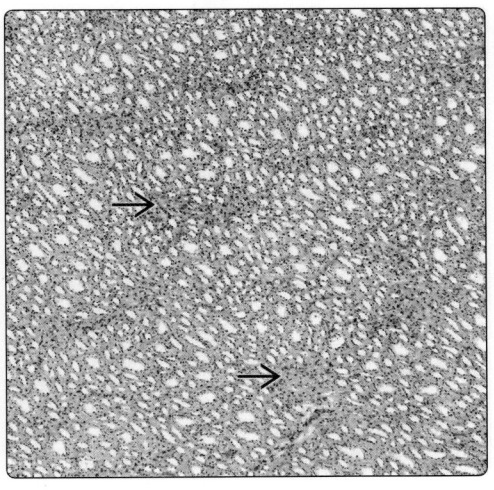

(左)肾小体由鲍曼囊和其中包含的肾小球组成,近端肾小管在尿极 ➡ 与肾小体连接。图中另见髓袢降支 ➡,远端肾小管 ➡ 和致密斑(浅棕色),后者与肾小球旁器 ➡ 相延续

(右)髓旁肾小球的出球小动脉延伸为直小血管,并形成束状 ➡

（左）肾小球由系膜细胞➡、有孔内皮细胞➡及覆盖于GBM上的足细胞➡组成，致密斑▱邻近肾小球旁器。远端小管中有一群深染细胞可能起受体功能，为球旁细胞提供信息

（右）儿童肾小球比成人肾小球小，足细胞➡（脏层上皮细胞）很明显

正常肾小球

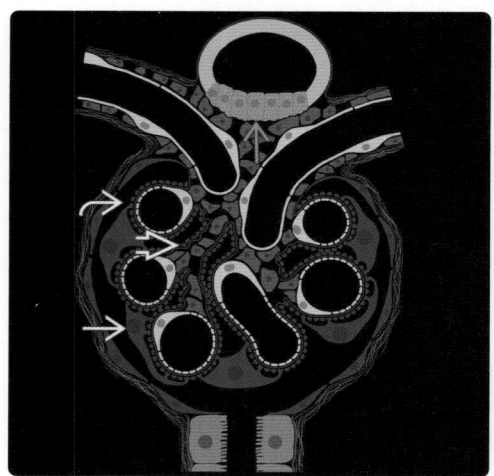

正常儿童肾小球

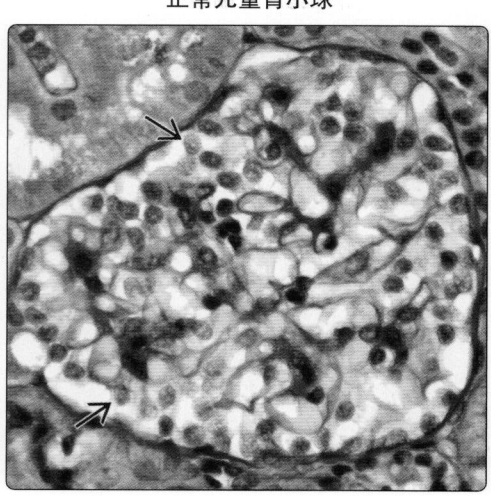

（左）PAS染色可勾勒出GBM轮廓➡，有助于评估肾小球。在2μm厚切片中每个正常系膜区▱<3个细胞核

（右）六胺银染色可清楚呈现正常GBM➡和系膜细胞增生，球旁器▱紧邻血管极的门部小动脉，肾小球顶端排空到尿极▱（或近端小管的近端部分）

正常肾小球：PAS染色

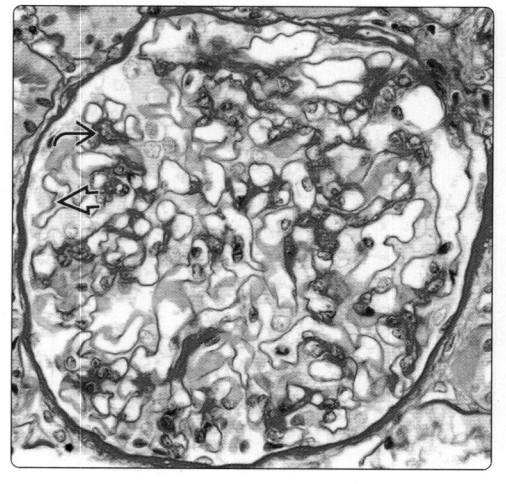

正常肾小球：六胺银染色

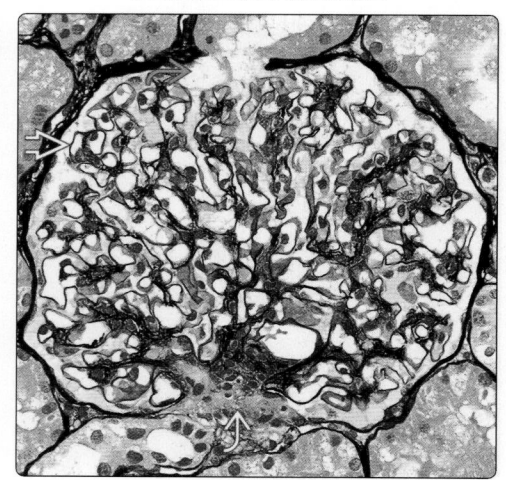

（左）足细胞及其足突➡覆盖GBM，有孔内皮细胞➡也参与构成肾小球滤过屏障；GBM锚定于系膜➡

（右）肾小球毛细血管基底膜锚定于系膜➡，基底膜内衬有孔内皮细胞➡，外覆足细胞▱。正常情况下每个系膜区可见2个系膜细胞➡

肾小球毛细血管示意图

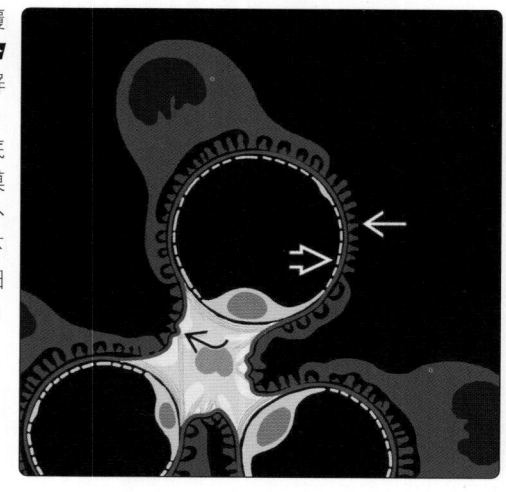

正常肾小球毛细血管

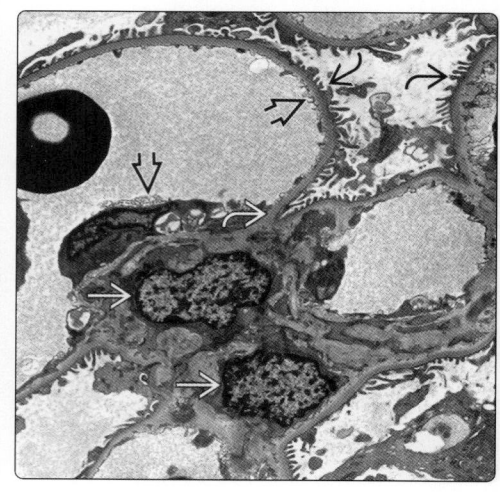

肾皮质：近端小管

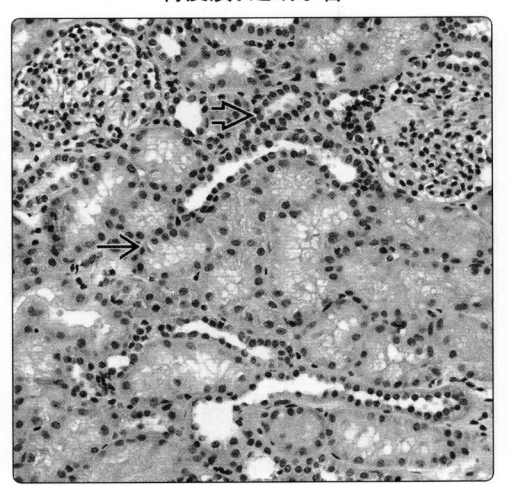

肾皮质：近端小管

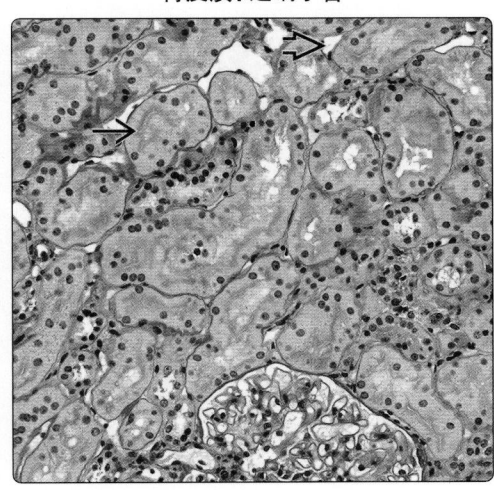

（左）近端小管➡构成肾皮质中所见小管的大部分，其特征是胞质丰富嗜酸性，相反肾单位远端小管段➡细胞更小，因此每个肾小管长度的细胞核更多

（右）PAS 染色显示近端小管上皮细胞➡胞质丰富，小管之间除管周毛细血管网➡外无明显间隙

近端小管：HE 染色

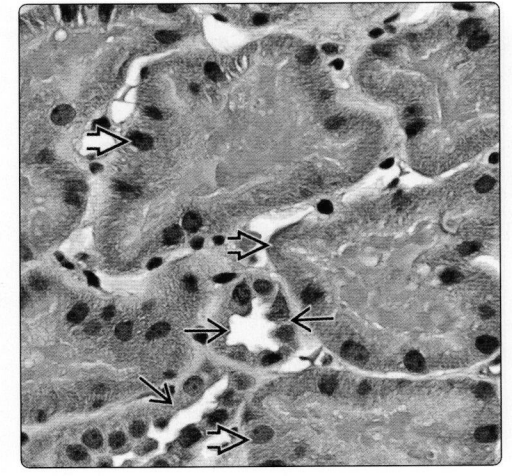

近端小管：PAS 染色

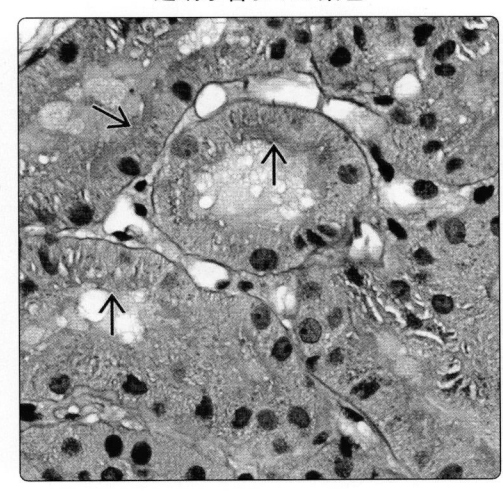

（左）与远端小管➡相比，近端小管细胞➡有丰富的嗜酸性胞质（线粒体含量高）。每天肾小球总滤过量（180L）的 60%（约 110L）被近端小管重吸收，皮质近端小管与远端小管的比值约为 3：1

（右）近端小管顶端的刷状缘➡在 PAS 染色下最为直观，在急性肾小管损伤 / 坏死情况下刷状缘可减少

近端小管：CD10 染色

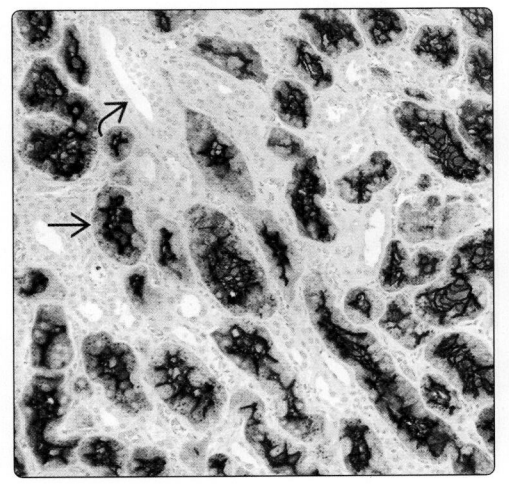

近端小管：电镜表现

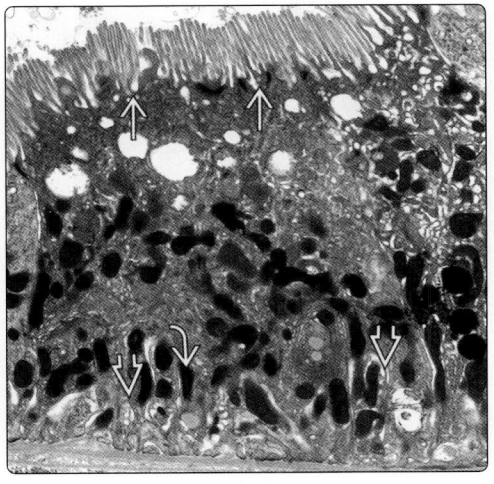

（左）近端小管上皮细胞顶端的刷状缘 CD10 染色呈强阳性➡，远端肾小管阴性➡

（右）电镜显示沿顶端表面排列的刷状缘➡为近端小管上皮细胞的特征，许多线粒体➡与沿 TBM 的基底侧的交错结构有关➡

远端小管

髓袢

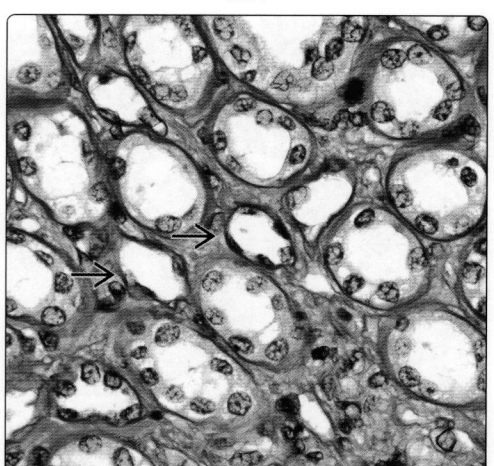

（左）远端小管➡️因每个小管长度有更多的细胞和细胞核，且每个细胞的胞质稀少（故嗜酸性弱），因而与较大的近端小管上皮细胞➡️容易区别

（右）髓袢横切面➡️显示细胞核向小管腔内突出，胞质稀少。邻近的管周毛细血管口径较小

致密斑

肾小管和集合管 EMA 染色

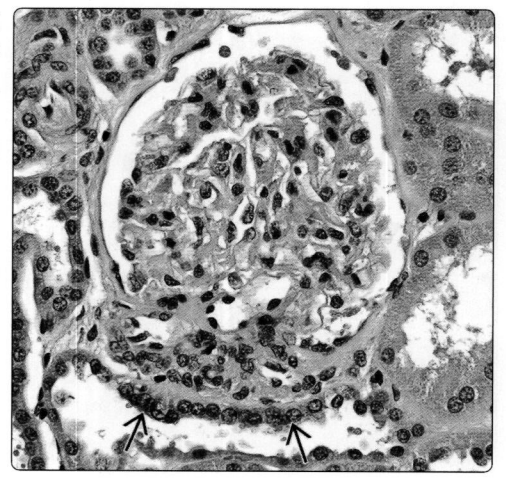

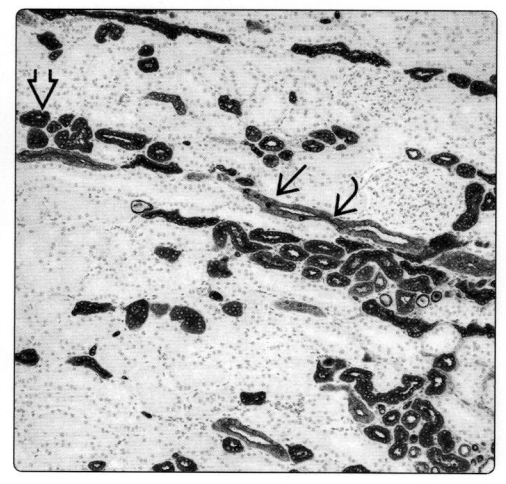

（左）致密斑的细胞➡️呈柱状，其代表远端小管特化部分，邻近球旁器，不应误认为细胞性新月体

（右）远端小管表达上皮膜抗原（EMA）➡️，但肾小球或近端小管不表达。集合管主细胞胞质着色弱➡️，而散在的闰细胞呈强染色➡️

集合管：HE 染色

远端小管和集合管：CK7 染色

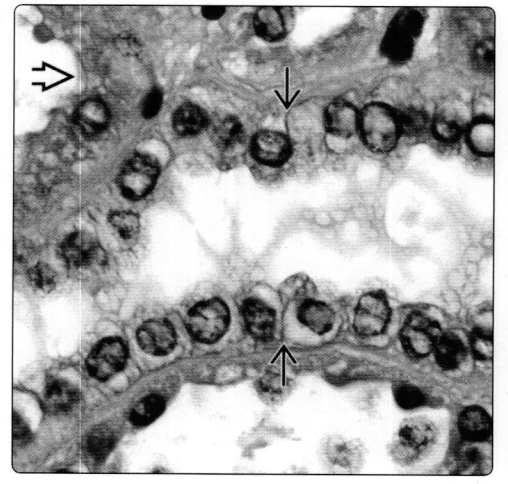

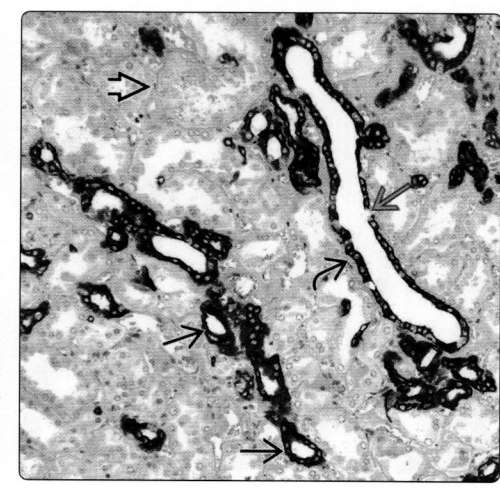

（左）集合管的侧面细胞边界➡️通常与相邻的近端小管上皮细胞➡️形成鲜明对比，后者缺乏这种特征

（右）CK7 染色突出显示远端小管➡️和集合管➡️，而近端小管不表达➡️。集合管内的主细胞表达 CK7，而闰细胞➡️不表达

集合管：AE1/AE3 染色

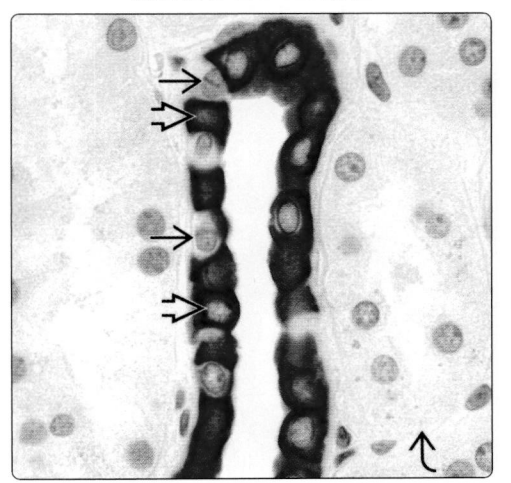

肾髓质：Masson 三色染色

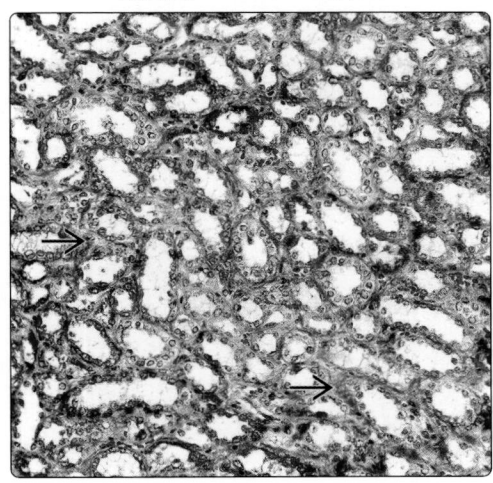

（左）AE1/AE3 免疫组化染色显示集合管主细胞胞质强阳性 ➡️，而闰细胞阴性 ➡️，邻近的近端小管无着色 ➡️

（右）Masson 三色染色显示 TBM 和间质纤维化呈蓝色 ➡️。髓质肾小管之间间隙更多，因此评估髓质间质纤维化和肾小管萎缩的程度要比皮质更为困难

主细胞

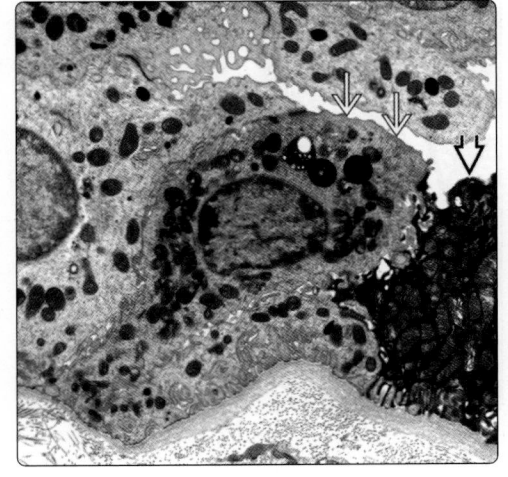

闰细胞

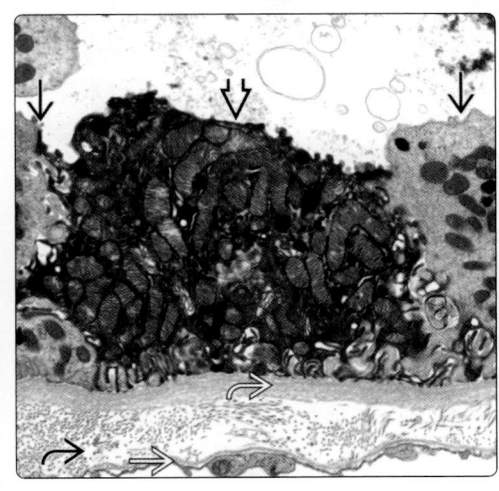

（左）与邻近的闰细胞 ➡️ 相比，主细胞 ➡️ 含线粒体和其他细胞器少，胞质颜色更淡

（右）集合管的闰细胞 ➡️ 胞质内含有大量线粒体，胞质色调更深。在该集合管中与 2 个主细胞 ➡️ 毗邻。胶原原纤维 ➡️ 存在于 TBM ➡️ 和管周毛细胞管基底膜 ➡️ 之间

神经

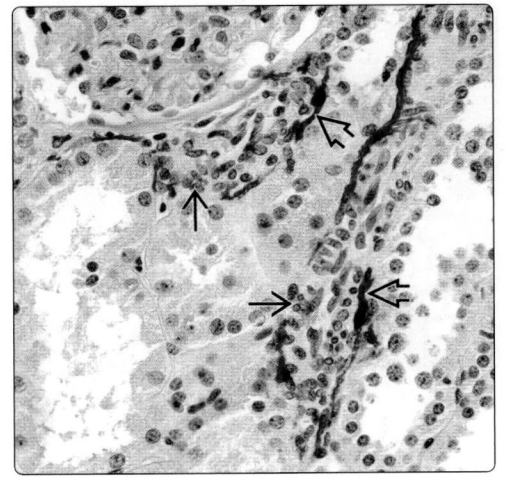

神经

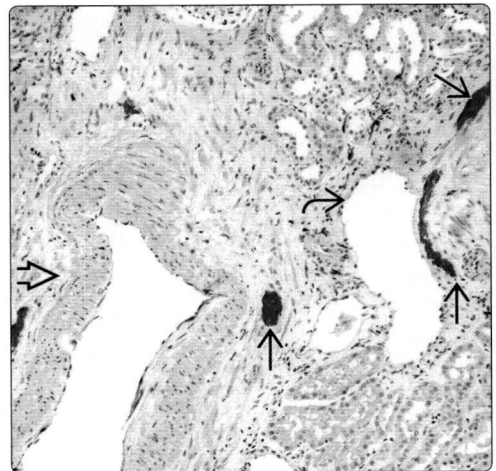

（左）肾皮质的神经并不丰富，S100 可突出显示与小动脉 ➡️ 伴行的小神经 ➡️。肾脏去神经支配作为目前一种潜在安全和有效治疗难治性高血压的方法而引起人们关注

（右）免疫组化 S100 染色显示，在肾髓质和肾门部，大神经 ➡️ 与大口径动脉 ➡️ 和静脉 ➡️ 伴行

肾动脉

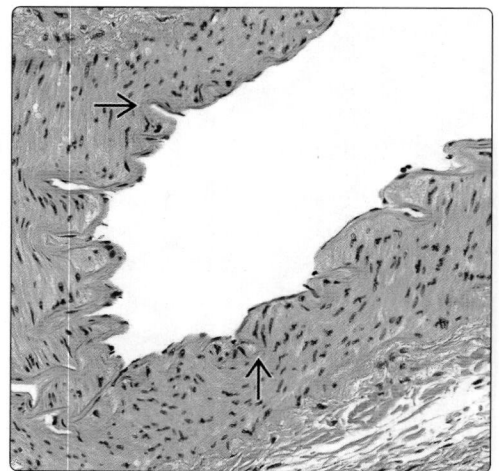

（左）内弹力层 ⬅ 有折光性，最好在显微镜下上下微调聚焦观察切片。静脉内无内弹力层结构

小叶间动脉

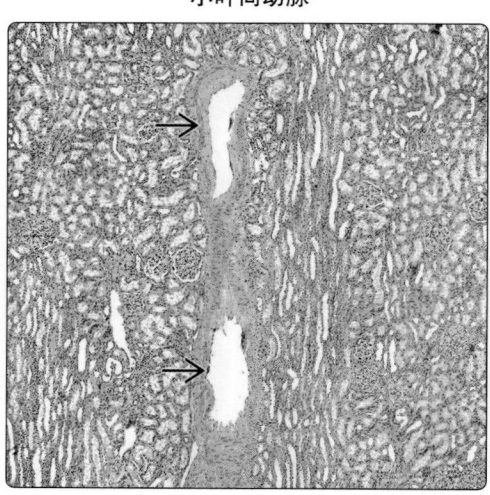

（右）从弓形动脉（未显示）延伸来的小叶间动脉 ➡ 进入邻近髓放线的皮质，作为入球小动脉分支进入肾小球

动脉和小动脉

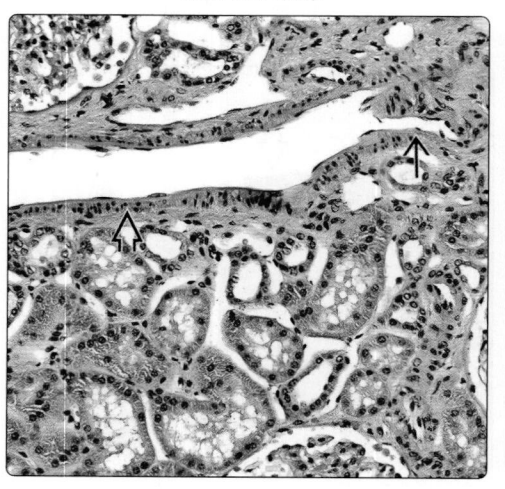

（左）小叶间动脉 ➡ 在进入肾小球（未显示）之前分支成入球小动脉 ➡，小动脉管壁厚度通常由 ≤2 层平滑肌细胞组成

入球和出球小动脉

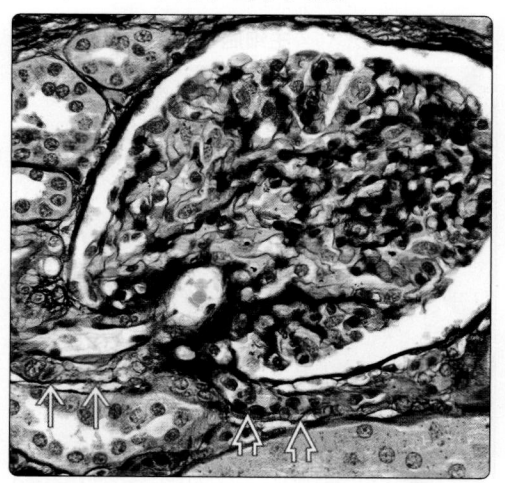

（右）六胺银染色显示入球小动脉 ➡ 通常比出球小动脉 ➡ 管壁厚，管径粗。两根小动脉同时出现在一张切片上并举观察可便于相互区分

管周毛细血管网

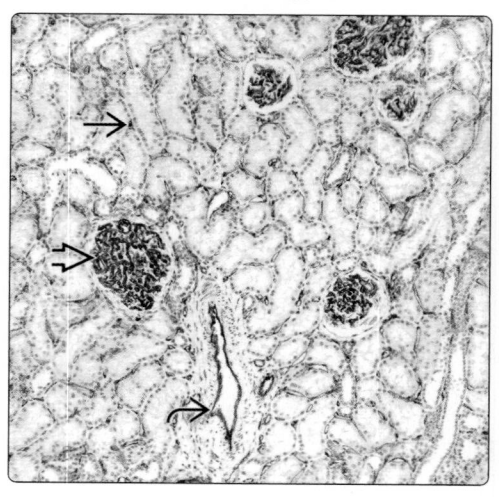

（左）CD31 染色可突出显示复杂的管周毛细血管网 ➡、肾小球毛细血管 ➡ 以及动脉 ➡。病理性肾小球损伤可导致管周毛细血管血流减少，进而导致肾小管萎缩和间质纤维化

管周毛细血管

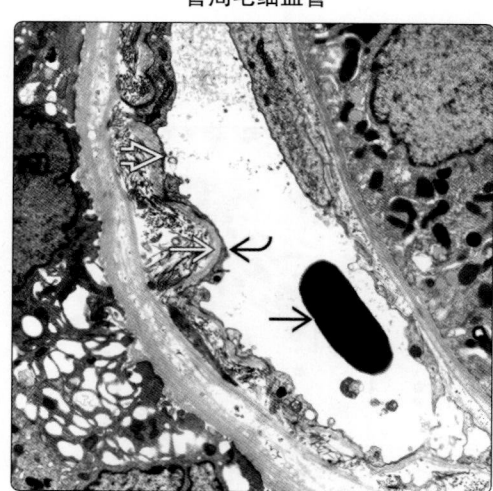

（右）该管周毛细血管 ➡ 含有 1 个红细胞 ➡，内皮细胞 ➡ 位于单层基底膜 ➡ 上，在移植肾慢性抗体介导排斥反应中基底膜可出现多层结构

CD31 染色

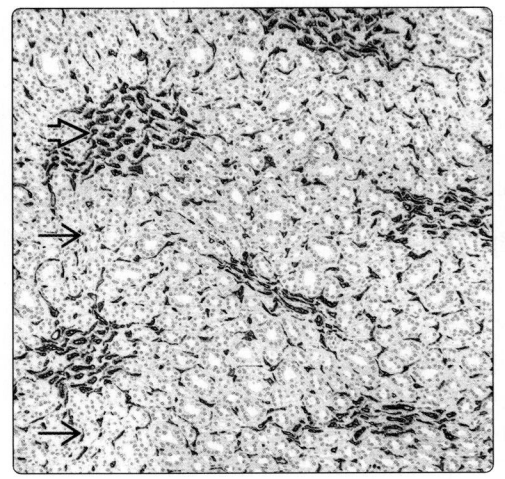

血管束 SMA 染色

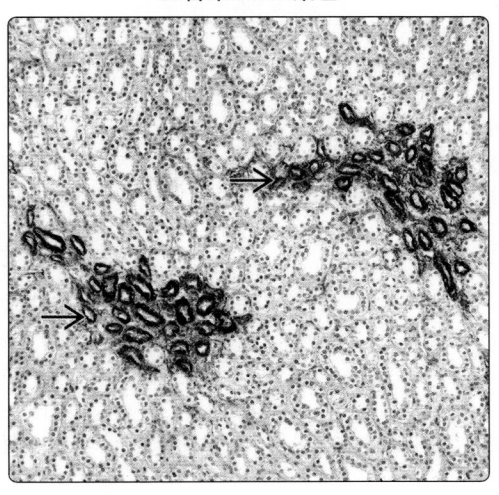

（左）CD31 免疫组化染色突出显示血管束 ➡ 和流经肾髓质的单个性管周毛细血管 ➡

（右）SMA 染色突出显示直小血管 ➡，它们以成束的方式穿过肾髓质。值得注意的是，肾小管之间的管周毛细血管网未见明显着色

淋巴管

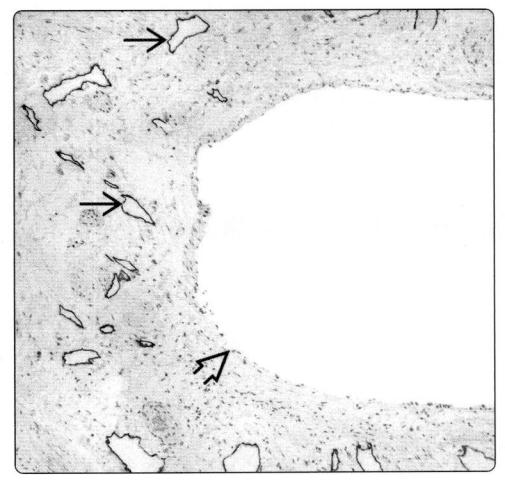

肾窦淋巴管

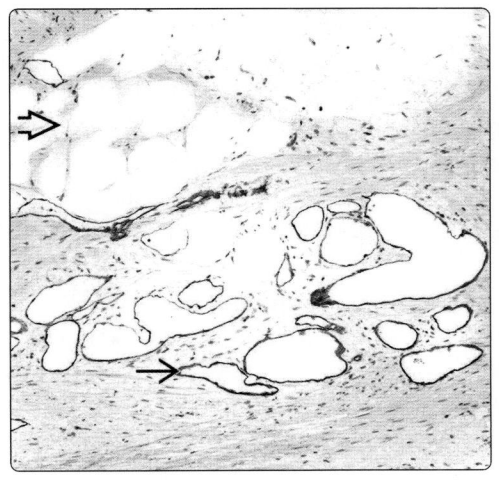

（左）D2-40 免疫组化染色勾勒出在肾静脉 ➡ 壁周围可见大量的淋巴管

（右）D2-40 免疫组化染色突出显示在肾窦脂肪 ➡ 密切接近的位置可见许多淋巴管 ➡。与肾外侧部分不同，在髓质和肾窦之间无被膜。因此，体积大的恶性肾肿瘤可延伸到该区域，并很容易进入这些淋巴管

巨噬细胞/树突状细胞

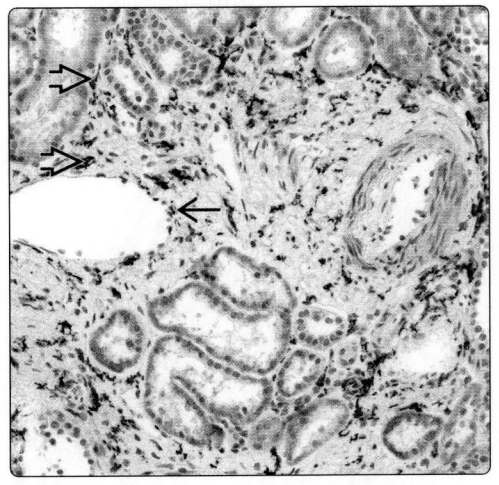

巨噬细胞/树突状细胞

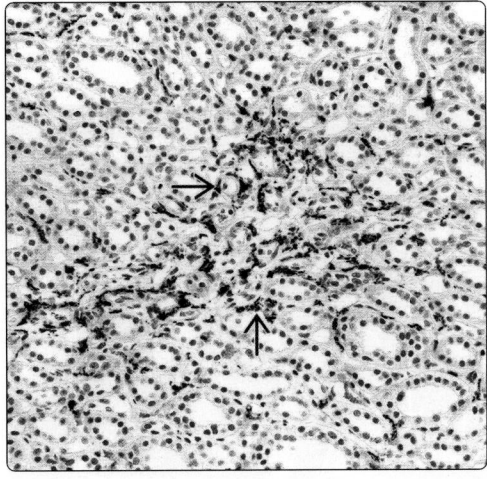

（左）CD163 免疫组化染色显示在正常肾皮质内可见大量组织样巨噬细胞/树突状细胞 ➡，紧邻小静脉 ➡、管周毛细血管及淋巴管，这些细胞可能有免疫监督作用

（右）CD163 染色突出显示驻留的巨噬细胞和树突状细胞，在流经肾髓质血管束 ➡ 周围这些细胞的密度较高

（丁然 译，余英豪 审）

肾脏发育阶段

概述

- 胚胎肾的发育起源于中间中胚层（IM）细胞，位于副中胚层和侧板中胚层之间的组织层
- 三组胚胎肾从前（头侧）向后（尾侧）方向发育
  - 前肾
  - 中肾
  - 后肾
  - 前肾和中肾先于终肾（后肾）发育

前肾

- 在妊娠约 3 周时，在中胚层发生间充质上皮转化（MET）的短暂细胞聚集
- 在妊娠 4 周时，上皮化的小管可在 IM 诱导原始小管形成，然后退化
- 前肾退化，中肾开始发育

中肾

- 上皮化的 IM 细胞形成的小管称为中肾管或沃尔夫管（Wolffian duct），围绕泄殖腔沿头尾侧方向生长
  - 中肾管持续生长诱导相邻的间充质在妊娠约 3.5 周时形成中肾
- 暂时性的功能性肾单位线性结构与中肾管连接（约 34 周时）
- 人类妊娠约 16 周时退化，除了大部分前 / 颅侧中肾管外，它们在男性中成为附睾的一部分
- 中肾管在男性发育为输精管
- 认为很多调节中肾和后肾发育的基因 / 过程是相似的
- 没有中肾管，肾脏、输尿管及男性生殖道就无法发育

后肾

- 永久肾
- 妊娠第 4～5 周开始发育，产生约 100 万个肾单位 / 肾

- 起自中肾管的远端作为支囊
- 泌尿集合系统和近端肾单位（肾小管和肾小球）的分支结构组织
- 胎儿和胚胎肾有分叶状外观
- 随着肾单位的增加，凹槽扩张，肾表面变得光滑
- 小叶的侧向融合产生 Bertin 肾柱
- 妊娠 36 周时完成肾发生

小鼠肾发育的比较

- 在 IM 前肾发生在胚胎（E）8.5 天，在 E9.5 天退化
- 约 E9 天肾管向尾部延伸，诱导邻近的间充质形成中肾
  - E10 天，中肾管到达泄殖腔
- 约 E15.5 天中肾退化
  - 仅中肾小管头侧与中肾管连接
- 约 10.5 天后肾开始形成，成为输尿管芽（UB）
  - 小鼠的肾脏为单极
- 总体上小鼠和人类肾发育进程相似，包括诱导和肾单位模式
  - 75% 小鼠肾脏发育基因表达于人类，但人类比小鼠有更广的细胞类型 / 区域表达
  - 总体上说，小鼠与人类肾单位起源基因表达是一致的
  - *SLC22A6*、*ENTPD5* 及 *UMOD* 为人类与小鼠间最为一致的锚定基因

后肾发育的主要成分、起源及衍化

概述

- 成人肾脏中有 >50 种不同的健康细胞类型
- 部分起源已知
- 小鼠的原基分布图和谱系追踪研究有助于确定各种类型细胞的起源和命运

输尿管芽

- 起源自中肾管
- 产生皮质和髓质集合管（CD）（主细胞和闰细胞）、部分连

（左）前肾在妊娠第 3 周从中间中胚层（IM）形成，中肾在第 3.5 周开始形成中肾管和线性排列的肾单位，后肾形成永久肾，于第 4 周开始出现输尿管芽（UB），渗入后肾间充质（MM）并经历分支形态发生

（右）分支状输尿管芽显示顶端🠒，间充质凝聚🠒，前小管聚集🠒及肾小囊🠒。早期肾小球朝向髓质🠒

早期形态发生

分支状形态发生

前肾

后肾

输尿管

UB 顶端

膀胱

中肾管

泄殖腔

输尿管芽（UB）

后肾间充质

浓缩的间质

中肾

后肾发生

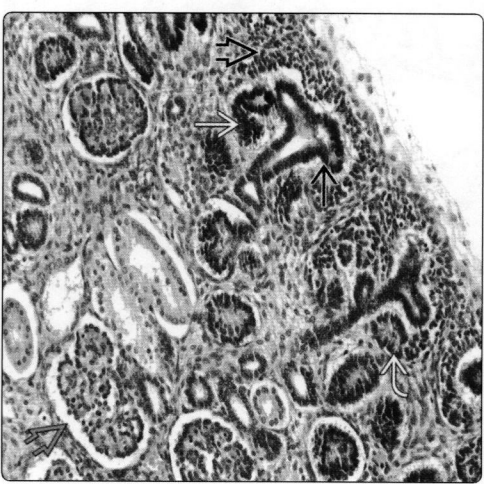

接小管、肾盏、肾盂及输尿管

后肾间充质

- 起源于 IM；产生肾小球（足细胞、鲍曼囊壁层上皮细胞）、近端小管、髓袢、远端小管及部分连接小管

间质

- 可能起源于轴旁 IM
- 间质细胞，外膜细胞，平滑肌细胞，系膜细胞，被膜，血管母细胞，神经来源

脉管

- 血管起自降主动脉的骶分支
- 淋巴管与血管伴行，注入腰淋巴结

神经支配

- 来自肾神经节的交感神经支配调节血流（兴奋时减少血流）
- 传入或感觉神经纤维沿交感神经束走行至胸水平以下
  - 肾盂和球旁器位于感觉神经支配密集的区域，调节肾-肾反射
- 副交感神经分布于输尿管和下尿道，由位于膀胱颈附近的盆神经节支配

后肾发育步骤

输尿管芽发生

- 来自后肾间充质（MM）的信号诱导输尿管芽（UB）在每个中肾管的尾侧形成分支；UB 朝向 MM 向背侧生长

输尿管芽渗入后肾间充质

- 诱导信号诱导分支形成 T 形结构
  - "T"结构的主干为 UB 的茎，将发育为输尿管
  - 末端称为 UB 顶端或壶腹
  - UB 顶端发生快速增殖，继而发生分支
  - UB 顶端调控后续的肾脏发生

间充质凝聚

- 间充质细胞聚集在 UB 顶端周围，并相互作用
  - MM 信号使 UB 分支
  - UB 信号使 MM 凝聚
  - 间质细胞诱导凝聚细胞和 UB 生长与分化

分支形态发生

- 基质和凝聚的间充质刺激 UB 顶端重复分支，在每个循环中产生新的茎和 UB 顶端（分支形态发生），使发育的肾脏呈向心性生长
  - 头几代分支形成肾盂，肾大盏及肾小盏；后几代分支产生肾脏的集合管系统
  - 侧支也可从茎上发生，但缺乏确凿证据
- 三个主要阶段
  - 初始快速分支

- 较慢的分支以促进茎的延长
- 快速分支，自每个 UB 顶端诱导出大量肾单位，形成拱状

前小管聚集

- 形成于 UB 茎和结节的连接处，来自经过 MET 的一部分帽状间充质细胞

逗号形小体

- 由前小管聚集形成
- 逗号形小体中的裂隙是毛细血管浸润造成的，主要来自肾外部位，虽然基质内皮祖细胞也可能参与

S 形小体（肾小管发生与肾小球发生）

- 此结构近段的外侧部（远离 UB 茎）发育成鲍曼囊的壁层上皮细胞，内层发育成脏层上皮细胞（足细胞）
  - 毛细血管浸润形成裂隙（肾小球袢）
  - 近端产生足细胞
  - 远端产生近端和远端小管并与集合管融合
- 出生前约 2 周肾小球发育完成
  - 出生后固定数值：22.7 万～182.5 万个 / 肾
  - 根据出生体重而异
- 肾小管发生持续至出生后数周
- 胎儿肾小球具有紧密排列的足细胞，称为未成熟的肾小球
- 出生后，肾脏随着肾小管和肾小球的增大而生长

肾小球发生

- 始于妊娠约 8 周
- 肾小球发育自 UB 顶端成排分布（代）
- 更多成熟的（较老的）肾小球朝向皮髓质交界处，发育中的（较新的）肾小球由于 UB 的向心性分支而朝向被膜
- 根据妊娠 23～33 周皮质肾小球的排数能够相当准确地确定孕龄
  - 孕龄（周）=4.7× 肾小球层数 +0.1
  - 肾小球代数是精确的，可用于确定尸检时或胎儿产物的代际年龄
  - 妊娠结束时总共有 9～14 代肾小球

集合管

- UB 茎和顶端分化成集合管
  - 主细胞（Na^+，K^+ 离子泵）
  - 闰细胞（酸碱平衡）

肾脏最终位置

肾脏上升：盆腔至腹部

- 由于尾侧生长与躯干相对不同，使得肾脏留在后面，而非真正的迁移
- 最初肾脏位于后部，肾门指向前面
- 始于妊娠约 6 周
- 在 7～8 周，肾脏开始内旋并明显上升
- 在 9 周时，肾门前内侧和肾脏位于 T12～L1 的腹膜后腔，

肾上腺变扁

上升肾脏的血供

- 来自最近的血管，主动脉
- 在盆腔时，肾脏血供起自主动脉下段
- 位于腹部时肾血供来自主动脉的高位段和尾部退化分支
- 早期血管持续存在导致变异
- 低位血管退化失败可导致输尿管梗阻，因其可骑跨输尿管

肾脏发育的重要基因

中肾管生长或发育

- *LHX1*，*PAX2*，*GATA3*，*EYA1*，*FOXC1*，*TET*，*YAP*

确保单个输尿管芽生长

- *RET*，*GDNF*，*ROBO2*，*LHX1*，*GATA3*，*SPRY1*

输尿管芽诱导

- *RET*，*GDNF*

输尿管芽分支

- *RET*，*WT1*，*PAX2*，*GDNF*，*SALL1*，*GATA3*，*FRAS1*

后肾间充质凝聚，肾小管发生，肾小球发生

- *AGT*，*AGTR1*，*BMP7*，*CD2AP*，*LAMB2*，*WT1*，*PAX2*

肾脏发育的细胞过程

阶段与不同的区域

- 中肾管生长：增殖、迁移及细胞结构改变，尤其是远侧顶端
  - 在中肾管与泄殖腔之间存在复杂的细胞凋亡调控，以确保肾脏和膀胱经输尿管的恰当融合和连接
- UB 生长和分支
  - 增殖主要发生于 UB 顶端，并朝远端区域分化
  - 低细胞死亡
- MM 和肾脏发生
  - 最初增殖与 UB 分支同步
  - 细胞死亡发生于 MM 和基质
  - 随着继续生长，维持细胞死亡和增殖之间的平衡
  - 迁移涉及前小管聚集及肾小管和肾小球的不同细胞类型的产生

肾脏重建

- 肾脏样器官
  - 应用肾脏发育程序中的相关知识
  - 在特定的时间和间隔内使用生长因子，使人工诱导的多

能干细胞（PSC）或人类胚胎干细胞（ESC）定向分化为不同的肾细胞系
- 可容易获得肾单位细胞系：足细胞，近端小管，髓袢；集合管有限到无
- 当前的方法已经发展到类似于人类妊娠早期到第三孕期中期的阶段
- 该方法缺乏连续结构与分支形态
- 为高通量毒性筛选，先天缺陷突变测试及一些损伤模型提供帮助
- 人类胎儿、成人及肾类器官的单细胞测序分析，有助于确定促进肾类器官进一步成熟的因子，与生物工程方法相结合，可为肾脏替代提供选择权

参考文献

1. Park K et al: Deep learning predicts the differentiation of kidney organoids derived from human induced pluripotent stem cells. Kidney Res Clin Pract. 42(1):75-85, 2023
2. Liu M et al: Studying kidney diseases using organoid models. Front Cell Dev Biol. 10:845401, 2022
3. Bhattacharya R et al: Harnessing developmental plasticity to pattern kidney organoids. Cell Stem Cell. 28(4):587-9, 2021
4. Lake BB et al: An atlas of healthy and injured cell states and niches in the human kidney. Published July 2021. Accessed February 2023. https://doi.org/10.1101/2021.07.28.454201
5. Lindström NO et al: Spatial transcriptional mapping of the human nephrogenic program. Dev Cell. 56(16):2381-98.e6, 2021
6. Przepiorski A et al: A simplified method for generating kidney organoids from human pluripotent stem cells. J Vis Exp. 2021
7. Chevalier RL: Evolution, kidney development, and chronic kidney disease. Semin Cell Dev Biol. 91:119-31, 2019
8. Little MH et al: Recapitulating kidney development: progress and challenges. Semin Cell Dev Biol. 91:153-68, 2019
9. Bonventre JV: Kidney organoids-a new tool for kidney therapeutic development. Kidney Int. 94(6):1040-2, 2018
10. High-resolution histologic interactive atlas of human kidney organogenesis. Reviewed January 7, 2018. Accessed January 7, 2018. http://www.gudmap.org
11. Hoshi M et al: Reciprocal spatiotemporally controlled apoptosis regulates wolffian duct cloaca fusion. J Am Soc Nephrol. 29(3):775-83, 2018
12. Ide S et al: Transcription factor 21 is required for branching morphogenesis and regulates the gdnf-axis in kidney development. J Am Soc Nephrol. 29(12):2795-808, 2018
13. Lindström NO et al: Conserved and divergent features of human and mouse kidney organogenesis. J Am Soc Nephrol. 29(3):785-805, 2018
14. Little MH et al: Does renal repair recapitulate kidney development? J Am Soc Nephrol. 28(1):34-46, 2017
15. Oxburgh L et al: (Re)building a kidney. J Am Soc Nephrol. 28(5):1370-8, 2017
16. McMahon AP: Development of the mammalian kidney. Curr Top Dev Biol. 117:31-64, 2016
17. Short KM et al: The contribution of branching morphogenesis to kidney development and disease. Nat Rev Nephrol. 12(12):754-67, 2016
18. Davis TK et al: To bud or not to bud: the RET perspective in CAKUT. Pediatr Nephrol. 29(4):597-608, 2014
19. Hoshi M et al: Novel mechanisms of early upper and lower urinary tract patterning regulated by RetY1015 docking tyrosine in mice. Development. 139(13):2405-15, 2012
20. Kopan R et al: Molecular insights into segmentation along the proximal-distal axis of the nephron. J Am Soc Nephrol. 18(7):2014-20, 2007
21. Costantini F: Renal branching morphogenesis: concepts, questions, and recent advances. Differentiation. 74(7):402-21, 2006
22. dos Santos AM et al: Assessment of renal maturity by assisted morphometry in autopsied fetuses. Early Hum Dev. 82(11):709-13, 2006

第3节　正常肾脏发育

小鼠肾脏发育中的选择性蛋白表达						
中肾和中肾管	输尿管芽茎	输尿管芽顶端	后肾间充质	基质	C 形、S 形小体, 肾小管	肾小球
PAX2	Met	Ret	Cfra1	Foxd1	PAX2	Wt1
Lhx1	Wnt9b	Gfra1	Gdnf	Pod1	Wnt4	PAX2
Odd1	Wnt7	Wnt11	Robo2	Bmp5	Lhx1	Pod1
Ret		Spry1	Wnt1	Fgf7	Bm1	Glepp1
Gfra1		Alit2	PAX2	Fgf10	Dll1	Neph
Spry1		PAX2	Foxc1	Rarα1	Notch1	Vegf
Bmp4		Lhx1	Eya1	Rarβ2	Notch1	Pdgf
PAX8		Hspg	Sal1	Raraldh2	Jag1	Lmx1b
Robo2		Emx2	Six2		Hes	Cd2AP
Slit2		Agt	PAX3		Hey	Nck
FoxC1		Fgfr2（Ⅲb）	Bmp7		Cdh6, 11	ColⅣ
Gata3		Gpc3	Hox11		Jnk	
α3β1		Erm	Pleiotrophin			
Emx2		Pea3	Bmp4			
Lama1		Wnt9b	Agtr2			
Wnt4		Spry2	Midkine			
		Grip1	Pbx1			

更详细内容见 www.gudmap.org.

人类胎儿孕龄和肾小球发育		
孕龄（周）	髓质至被膜皮质中肾小球排数 *	成熟肾小球层数（NGL）**
16～23	3	–
24	3～5	4.3±0.8
25	4～6	4.6±0.7
26	5～7	–
27	6～8	6.1±1.1
28	7～9	6.0±1.2
29	8～10	6.3±1.3
30	9～11	–
31	10～12	7.1±0.9
32	11～13	–
33	12～13	7.7±0.8
34	12～14	–
35～42	12～14	7.6±0.4～8.6±1.3
新生儿～成人	12～14	–
	肾柱间的皮质	径向计数; 除外肾柱

*Adapted from Dorovini-Zis K et al: Gestational development of brain. Arch Pathol Lab Med. 101（4）: 192-5, 1977. **Adapted from dos Santos AM et al: Assessment of renal maturity by assisted morphometry in autopsied fetuses. Early Hum Dev. 82（11）: 709-13, 2006.

第一章　引言与概述

胎儿肾进入泄殖腔

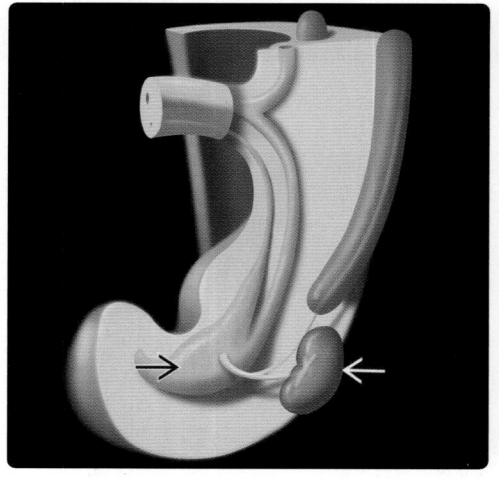

（左）图示泄殖腔➡与肾脏➡

（右）最初输尿管芽渗入间充质导致间充质凝聚在输尿管芽顶端周围

输尿管芽

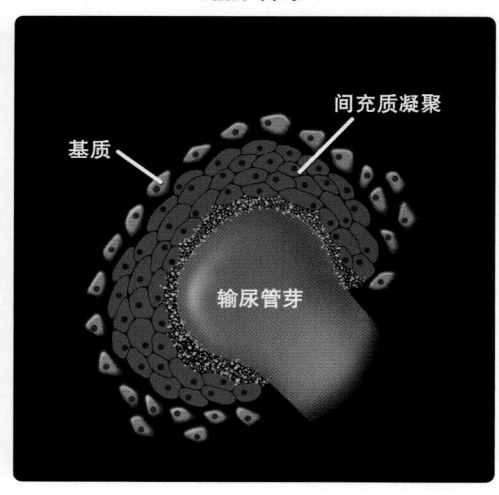

第一代输尿管芽分支

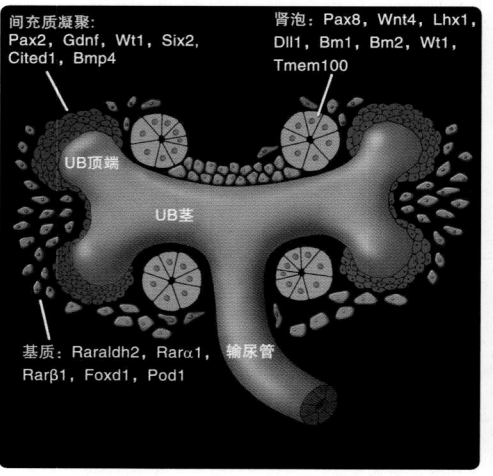

（左）凝聚的间充质、基质与输尿管芽（UB）之间的相互作用导致分支形成，并经上皮细胞-间充质转化（EMT）形成肾泡。最初从中肾管来的输尿管芽茎生长形成输尿管。图示该过程的参与基因

（右）前小管聚集导致逗号小体形成S形小体，其近端部分发育成肾小管，远端部分（绿色）发育成肾小球上皮细胞

肾小球发生阶段

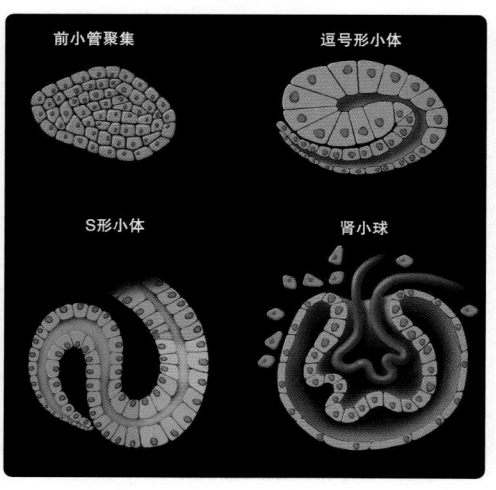

S形小体和集合管

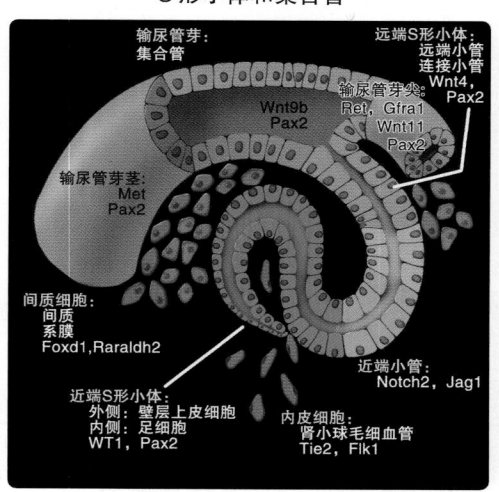

（左）肾泡经过进一步修饰和分化，形成逗号形小体，然后形成S形结构。内皮细胞渗入S形小体的近端裂隙，近端发育成肾小球，远端发育成连接管，并汇入集合管（*Modified from Dressler, 2009.*）

（右）图示血管与肾单位及主要细胞类型之间的关系（*Modified from Dressler, 2009.*）

肾单位和血管

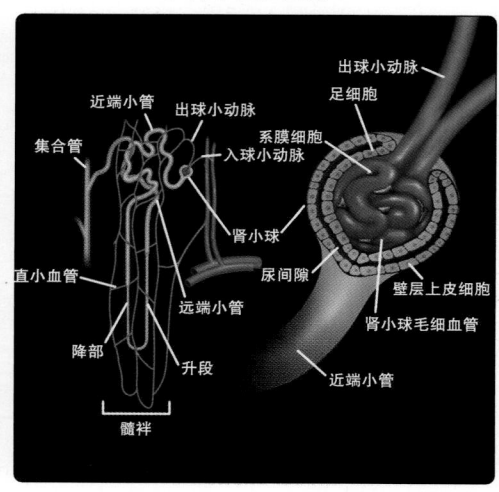

肾脏起自盆腔

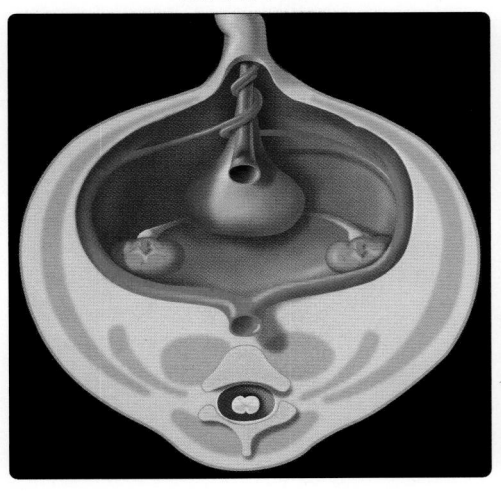

早期发育期间门部朝前

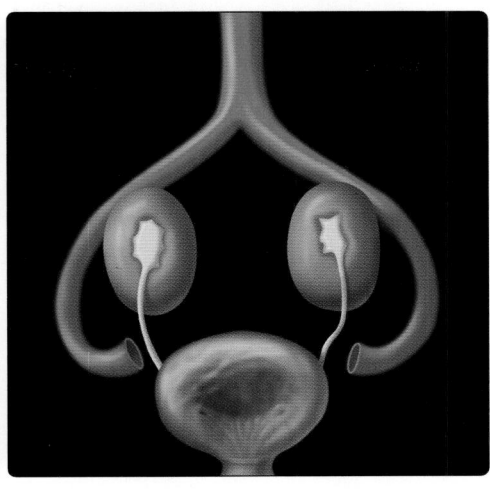

（左）轴位图示早期发育期间（约 6 周）盆腔中肾脏的后面观

（右）6 周时冠状位显示盆腔肾脏的正面观，肾门朝前，血供来自主动脉的低位过路分支

早期发育中的盆腔肾

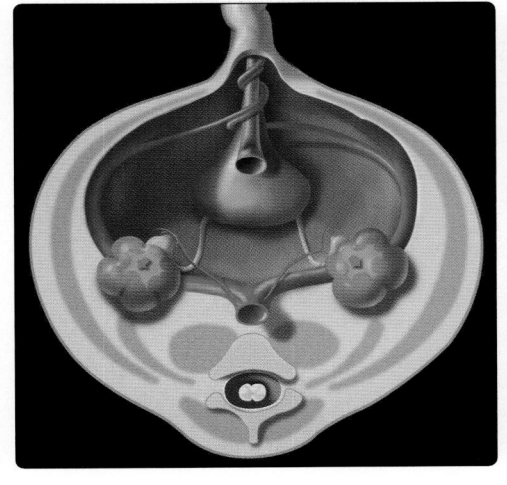

肾脏内旋

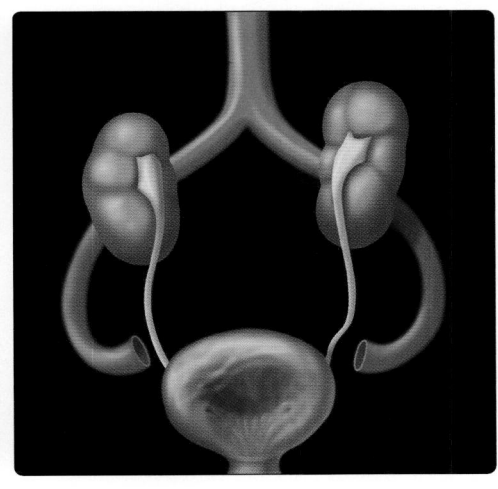

（左）轴位图示肾脏开始上升并内旋，注意血供来自主动脉低位水平

（右）图示肾脏上升中期开始内旋（7 周），血供来自主动脉较前期更靠上方的过路分支。此并非真正的迁移，上升是因为胎儿尾侧生长不同步，使得肾脏靠后

肾脏腹膜后最终位置

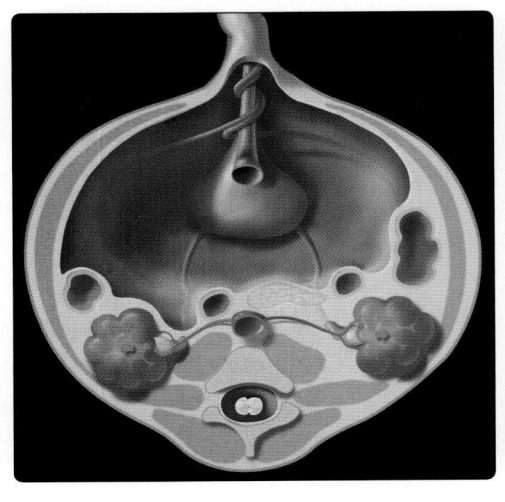

胎儿泌尿系统的最终位置

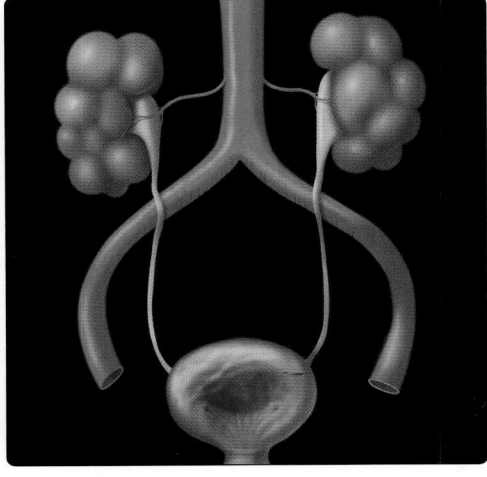

（左）轴位图示肾脏已完成上升，位于腹膜后，注意肾门向内侧，血供来自主动脉

（右）图示肾脏在腹部中腹膜后的最终位置，肾门朝向前内侧，血供来自主动脉分叉前发出的肾动脉

新生儿肾脏

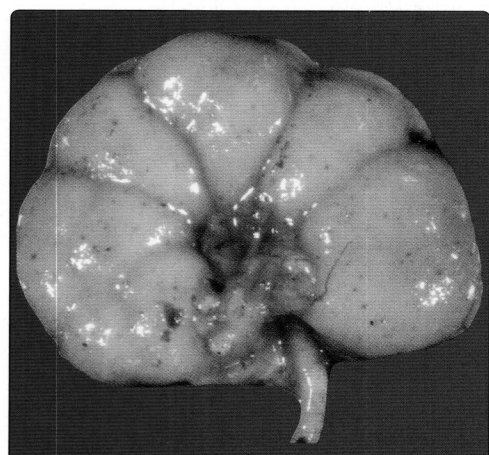

新生儿肾脏：横切面

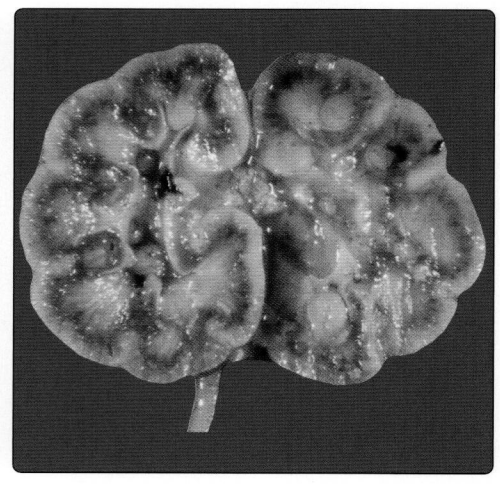

（左）正常新生儿肾脏大体照片显示明显分叶状的胎儿肾，这些分叶随后继续生长而消失，长成表面光滑的成人肾脏

（右）新生儿肾脏冠状切面，注意切面呈分叶状，皮质和髓质组织结构良好

中肾

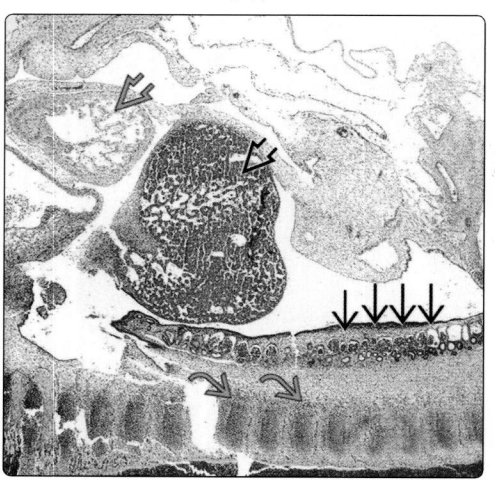

中肾

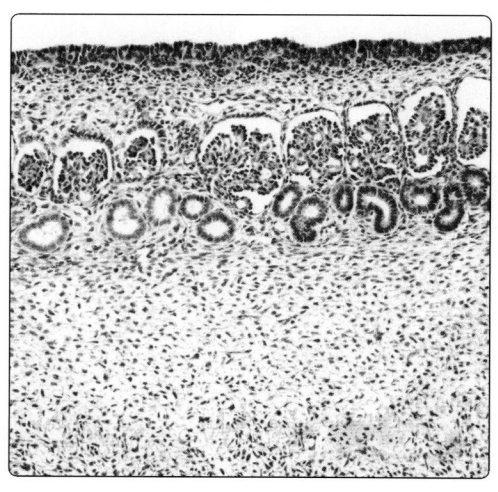

（左）妊娠前 3 个月人类妊娠物矢状位切面，HE 切片低倍镜显示发育中的中肾位置，其组织构象呈线样方式 ➡️，左侧为头侧，右侧为尾侧。注意中肾与其他器官的关系，如肝脏 ➡️、心脏 ➡️ 及体节 ➡️

（右）HE 染色切片显示人类胎儿中肾的线样组织，包括肾小球和肾小管

未成熟的中肾肾单位

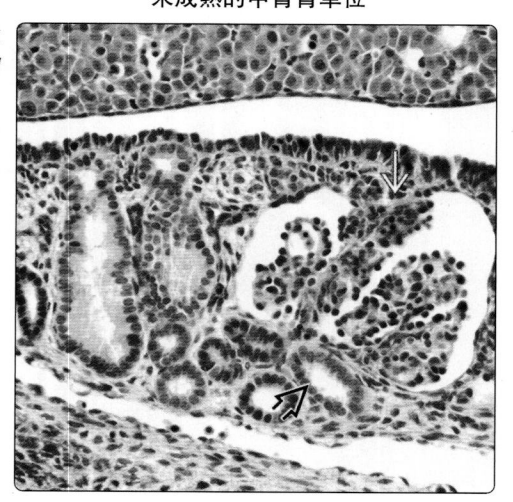

早期后肾凝聚

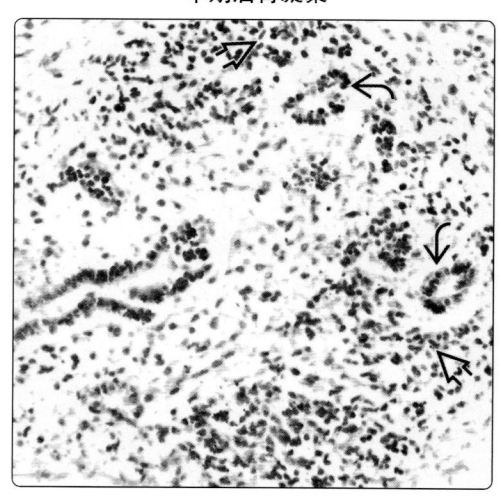

（左）人类胎儿中肾的高倍镜图像，显示原始肾小球 ➡️ 和肾小管 ➡️

（右）早期发育的后肾显示输尿管芽渗入 MM，围绕在输尿管芽顶端 ➡️ 的细胞为凝聚的间充质细胞 ➡️，经间质上皮转化产生肾小管和肾小球

肾发生带小叶

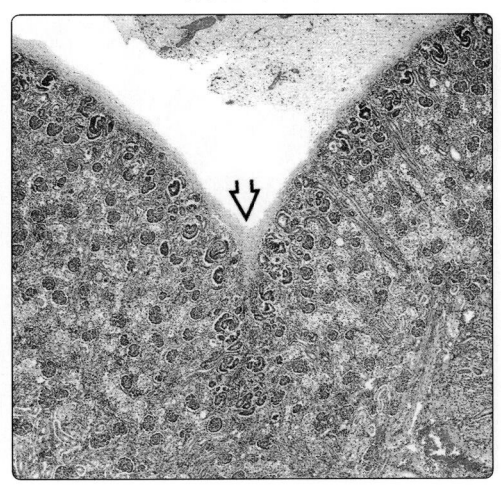

肾发生带

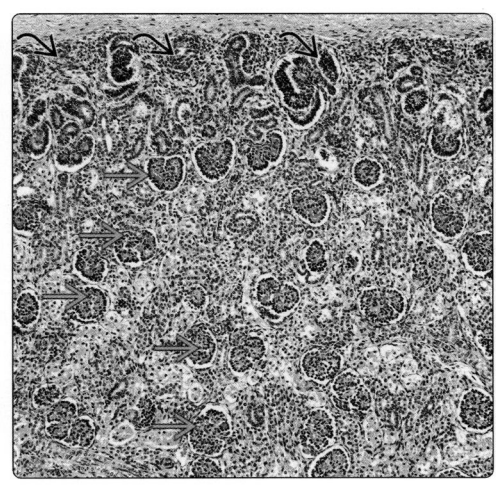

（左）人类胎儿肾脏为分叶状，切片显示相邻小叶之间的肾发生带➡️连接处

（右）染色切片显示顶部的肾发生带➡️和下方新形成的肾小球➡️，表明肾脏以向心性方式生长，更早的肾小球朝向中心

肾发生带

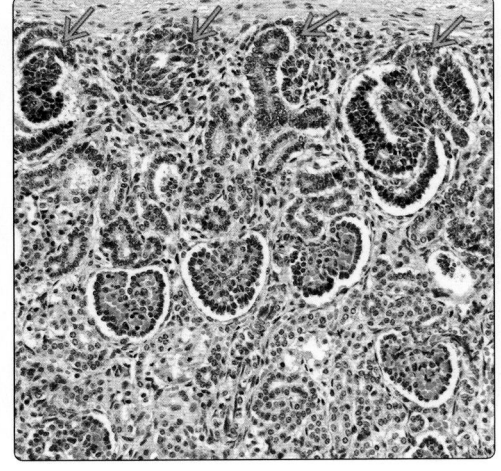

肾脏发生

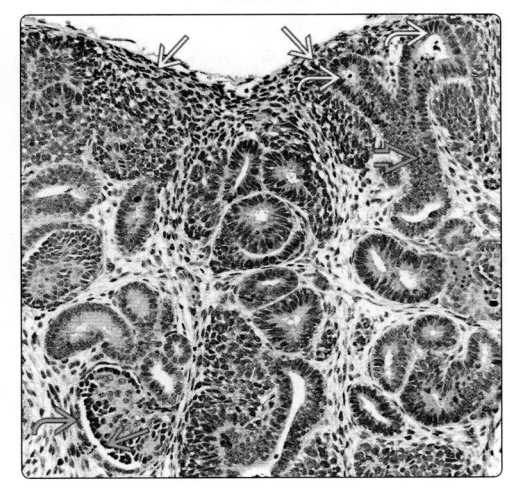

（左）肾发生带高倍镜显示肾发生不同阶段的 4 种不同肾单位➡️

（右）肾发生带位于发育中肾脏的外周，注意发育中的肾小球输尿管芽顶端的分支➡️和茎➡️被帽状间充质细胞➡️、最外层的壁层上皮细胞➡️和内层的脏层胎儿足细胞➡️包绕

输尿管芽分支

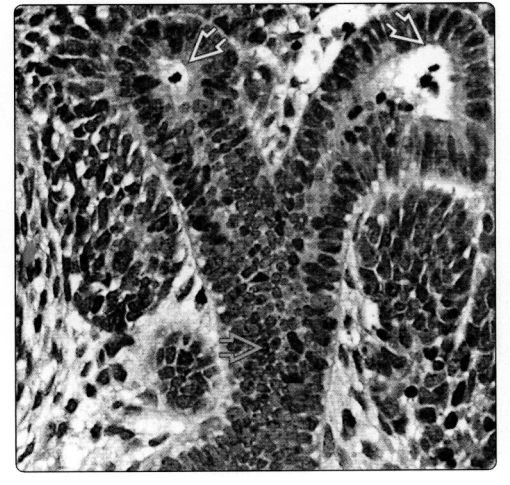

集合管

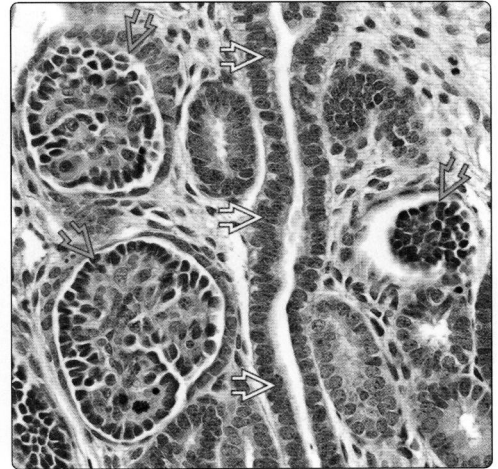

（左）图示输尿管芽分支，包括输尿管芽顶端➡️和输尿管芽茎➡️。顶端细胞为集合管的祖细胞，会不断更新形成更多的输尿管芽顶端，一些会分化并融入茎，进而形成集合管

（右）图示整个集合管➡️纵切面，注意为单层立方上皮，视野中还可见数个未成熟胎儿型肾小球➡️

肾小球代序贯

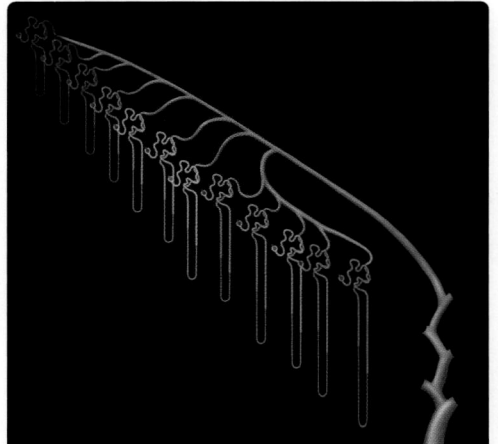

S 形小体

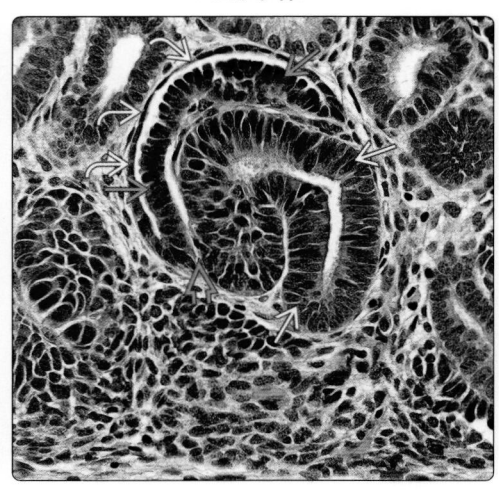

(左)12～14 代肾小球向心性发育,越早的肾小球越靠近髓质。肾小球发生至出生时完成,因此人类出生后没有新的肾小球形成

(右)S 形小体系近端肾单位不同部分的前体。图示壁层上皮➡、排列呈栅栏状的足细胞➡、内皮和毛细血管前体进入并通过的裂隙➡和近端小管➡

发育中的肾小球

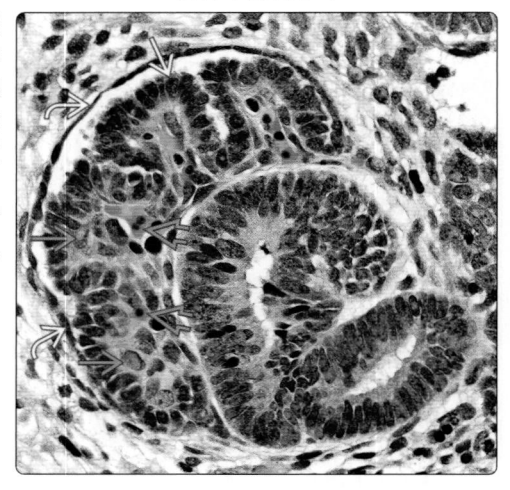

CD34 染色

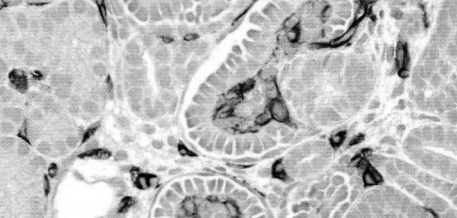

(左)胎儿肾染色显示壁层细胞➡、垂直于鲍曼囊排列的胎儿足细胞➡、系膜细胞➡及肾小球中发育的血管网内未成熟的有核红细胞➡

(右)在妊娠 12 周的胎儿肾脏中 CD34 免疫组化染色突出显示肾小球毛细血管

S 形小体

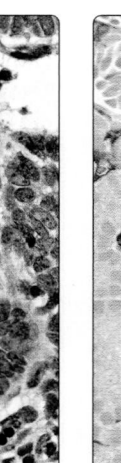

后肾的肾发生

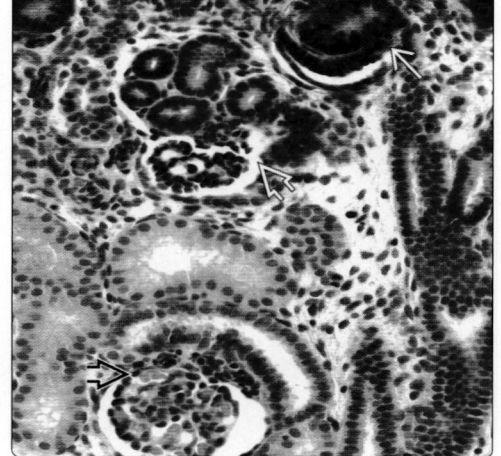

(左)人类 S 形小体有近端、肾小球、远端及连接小管➡,内皮细胞迁移至裂隙➡形成肾小球血管袢,外层细胞➡成为鲍曼囊壁层上皮细胞,内层细胞➡成为足细胞

(右)人类后肾染色显示肾发生的不同阶段:早期逗号形小体➡,中期➡和比较晚期➡阶段

胎儿肾小球

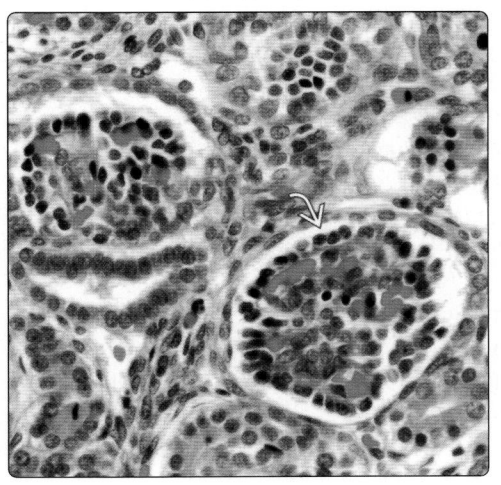

CD34 染色

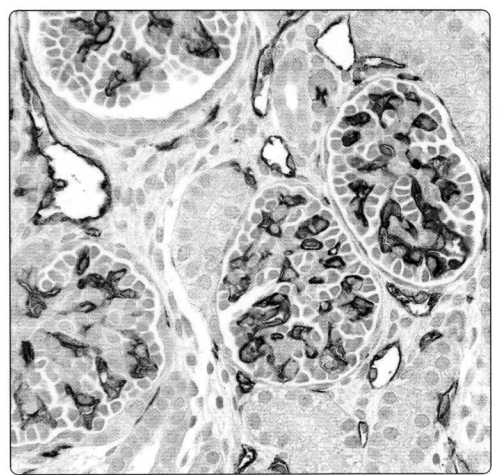

（左）早期人类胎儿肾小球未完全血管化，而最终每个肾小球将有 10～12 个毛细血管袢填充。足细胞 ➜ 排列紧密，在毛细血管袢周围形成花冠状，随着袢的发育足细胞变得扁平

（右）胎儿肾小球中，肾小球毛细血管很难辨认，CD34 免疫组化染色显示妊娠 12 周时肾小球毛细血管，足细胞仍很明显，系膜细胞不明显

PAX2 染色

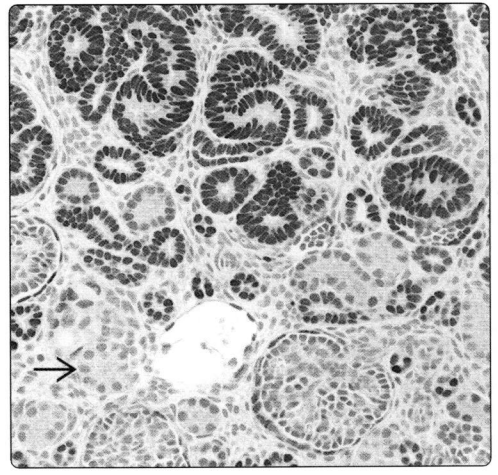

CD34 染色

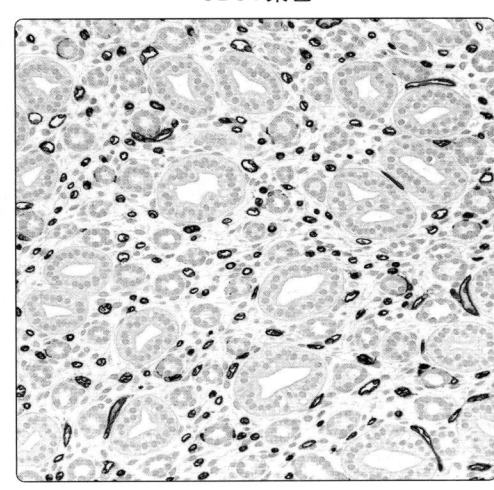

（左）妊娠 12 周胎儿肾脏，PAX2 染色突出显示肾发生带中肾小管上皮细胞核着色，最靠近被膜的细胞染色最强，而较深处的肾小管 ➡ 显示细胞核弱着色至无着色

（右）妊娠 12 周胎儿肾脏，CD34 免疫组化染色突出显示肾髓质管周毛细血管网

小鼠输尿管分支

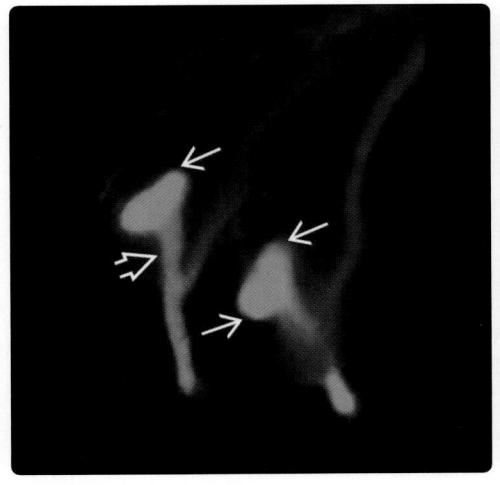

体外分支形态

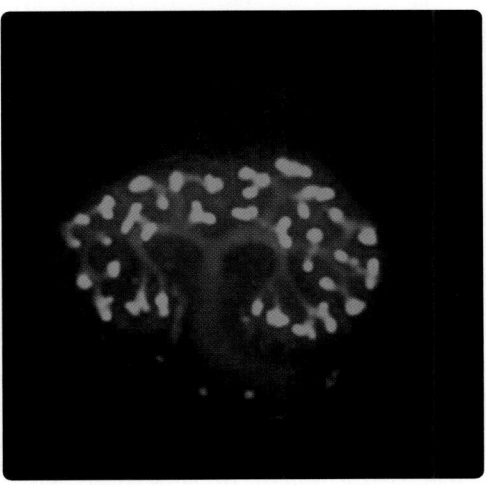

（左）通过绿色荧光蛋白（GFP）标记小鼠 Ret 位点，活体检测显示第 1 代输尿管芽分支产生 T 形结构。图像来自 E11.5d 的小鼠泌尿道，输尿管芽顶端强绿色信号 ➡ 表示调节输尿管芽分支的 Ret 表达部位，最初的输尿管芽茎 ➜ 将发育成输尿管

（右）图示小鼠后肾器官培养中，GFP 表达清晰显示输尿管芽顶端的分支形态

（丁然　译，余英豪　审）

概述

- 肾活检报告包含临床、实验室和组织病理学数据及对这些数据的解释/汇总
- 标准化的活检报告能够提供
  - 系统化的方法
  - 病因及病理生理诊断
  - 临床病理相关性
  - 提示预后的特征
  - 与临床医生的交流
  - 提高诊断的准确性
  - 指导适当的治疗
  - 在多中心研究中保证报告的一致性

活检报告组成

基本数据

- 患者信息
  - 姓名,年龄,性别,出生日期
- 标本标识
  - 机构,病理号,样本类型
- 申请医师信息
  - 姓名,地址,电话号码,传真号码

临床数据

- 从临床医生或病历中获取
- 既往史
  - 高血压,糖尿病,心脏疾病
  - 家庭,社会关系/职业,用药
- 体格检查
  - 体型,水肿,皮疹
- 生命体征
  - 血压,体温
- 影像学资料
- 实验室资料
  - 血尿,蛋白尿,尿沉渣检查
  - 血生化检查:肌酐,尿素氮,血糖
  - 血清学检查:感染,自身免疫性疾病,单克隆蛋白
  - 全血细胞计数
- 移植肾活检特有的数据
  - 移植日期,供体类型
  - 原肾疾病
  - 供体特异性抗体
  - 肾功能,蛋白尿/血尿
  - 诱导治疗,当前免疫抑制状态
  - 相关血清学检查结果
  - 既往移植史
  - 钙调磷酸酶抑制剂水平
  - 活检指征:基线数据,活检原因,方案或治疗后随访

大体描述

- 每个收到样品的溶液类型
- 样品数量、长度及外观
- 记录正确的标签

- 如适用,记录样本类别
  - 光镜,免疫荧光,电镜

镜下描述

- 记录组织和细胞表现
  - 记录定性和定量数据
    - 如有可能,需给出具体数字或百分比,避免使用模糊术语,如"轻微"或"严重"等
    - 可以是自由文本或综合表格
- 光镜
  - 组织化学染色
    - HE, PAS, Masson 三色,六胺银,刚果红染色
    - 说明何时获取额外层次以排除局灶病变,如 FSGS、局灶肾小球肾炎
    - 病原体检查需使用额外染色
  - 记录皮质、髓质、肾小囊、肾盏黏膜情况
    - 载玻片上穿刺组织数量及长度应与大体描述相符
  - 记录肾小球总数
    - 球性硬化的数量(百分比)
      - 在肾病综合征伴有肾小球病变的情况下,当超过预期年龄时具有临床意义
    - 节段硬化的数量(百分比)
  - 肾小球新月体的数量(百分比)和类型,坏死
  - 其他肾小球所见
    - 增生性病变的类型,节段性或球性
  - 肾小管间质所见
    - 间质水肿、炎症和纤维化
    - 肾小管上皮损伤,萎缩
    - 肾小管内容物:细胞,各种类型的管型,如蛋白、血红蛋白、肌红蛋白、胆汁、单克隆蛋白管型
  - 动脉/小动脉:中膜肥厚,内膜纤维化,透明变性
    - 血管狭窄程度
    - 血栓,新鲜/机化血栓
    - 血管炎,纤维蛋白样坏死
  - 注意有无肾外组织存在
    - 视为危机值并立即通知主治医师
    - 肝脏,脾,肠管,胰腺

免疫荧光

- 组织类型
  - 简要组织学描述
- 肾小球的数量
  - 球性或节段硬化的数量
- 指定使用的半定量评分(0~3+或0~4+)
- 成分和组织/肾小球定位
  - 染色模式:线状、颗粒状、模糊样、团块状、斑点状
  - 分布:局灶、弥漫、节段、球性
  - 位置:系膜区和/或毛细血管壁,肾小管,血管
- 出现阳性内对照时须注明
  - 管型(IgA)
  - 肾小管重吸收滴(IgG、白蛋白等)
  - 小动脉(C3)
  - 系膜区(C4d)
- 石蜡切片免疫荧光染色结果

- 免疫荧光染色作为补救手段或暴露抗原

酌情使用免疫组化

- 移植肾活检 C4d 染色
- 炎症细胞免疫表型
- 特定类型的淀粉样蛋白
- 血红蛋白、肌红蛋白
- 病毒：CMV，BKV，腺病毒，EBV
- 足细胞抗原：WT1, podocin, synaptopodin
- 膜性肾病抗原：M 型磷脂酶 A2 受体（PLA2R1），1 型血小板反应蛋白 7A 域（THSD7A）

电镜

- 甲苯胺蓝 1μm 厚切片中的肾小球数，节段和球性硬化肾小球数
  - 1μm 切片中的其他病理性所见
- 采用蜡块组织制作标本时需注明
- 注明电镜检查的肾小球数量
- GBM 状态
  - 厚度，双轨，分层，沉积物
- 脏层上皮细胞异常
  - 肿胀，空泡，蛋白滴，其他包涵体
  - 足突消失存在及程度
  - 足细胞病超微结构特征预测临床结局（Royal 2020）
- 任何内皮细胞和系膜细胞异常
- 电子致密沉积物的存在与多寡
- 电子致密沉积物的定位
  - 沉积物存在与否及其亚结构
    - 颗粒状，非常致密，均匀
    - 原纤维大小，排列方式
    - 结晶物质
    - 管状/圆柱形
- 指示评估的肾小管间质
  - TBM
    - 厚度，分层，沉积物
  - 肾小管上皮细胞
    - 损伤的证据，包涵体
  - 指示评估的管周毛细血管基底膜情况（移植肾活检）
    - 指明是否存在多层病变、严重程度和范围（局灶或弥漫性）

病理报告组成

- 简明扼要的疾病特异性诊断
  - 根据临床数据、光镜、免疫荧光、电镜检查及与临床医生的讨论
  - 缺乏特定诊断时采用形态学描述
- 基于病因学/发病机制的诊断
  - 如：PLA2R1（+）膜性肾病，IgA 肾病
  - 使用特定定义的肾小球损伤组织学类型
    - 如：系膜增生性，膜性，膜增生性
      □ 毛细血管内增生，新月体性/坏死性，硬化性肾小球肾炎
- 特定疾病的分类或预后评分
  - 2018：ISN/RPS 狼疮性肾炎修订版

- 2019：Banff 同种异体移植分类更新版
- 2016：牛津 IgA 肾病修订版
- 伴发、原发性或继发性疾病
  - 肾小球、肾小管间质或血管病变
- 原肾活检慢性病变的标准化分级（Sethi 2017）
  - 球性肾小球硬化
    - 0：≤10%，1：10%～25%，2：26%～50%，3：>50%
  - 间质纤维化
    - 0：≤10%，1：10%～25%，2：26%～50%，3：>50%
  - 肾小管萎缩
    - 0：≤10%，1：10%～25%，2：26%～50%，3：>50%
  - 慢性化总评分：轻微 0～1 分，轻度 2～4 分，中度 5～7 分，重度 >8 分
- 移植肾活检慢性变化的标准化分级
  - Banff 同种异体移植病理分类（2019）

述评/临床病理关联

- 讨论肾活检的局限性：采样大小，质量，处理过程
- 与既往的活检结果比较
  - 特定组织学参数的恢复程度
  - 进展的程度和范围，新的发现
  - 任何新的发现
- 将病理与主要的临床发现相关联
- 如果相关，讨论可能相关的病因或鉴别诊断
- 推荐相关实验室/血清学检查/额外的临床病史以确立诊断
- 引用相关参考文献
- 特殊的辅助检查的结果
  - 芯片分析，PCR，蛋白质组学，质谱
  - 基因组研究
- 如果可行，插入光镜、免疫荧光和电镜的标本图像

参考文献

1. Zee J et al: Kidney biopsy features most predictive of clinical outcomes in the spectrum of minimal change disease and focal segmental glomerulosclerosis. J Am Soc Nephrol. 33(7):1411-26, 2022
2. Haas M et al: Consensus definitions for glomerular lesions by light and electron microscopy: recommendations from a working group of the Renal Pathology Society. Kidney Int. 98(5):1120-34, 2020
3. Loupy A et al: The Banff 2019 Kidney Meeting report (I): updates on and clarification of criteria for T cell- and antibody-mediated rejection. Am J Transplant. 20(9):2318-31, 2020
4. Royal V et al: Ultrastructural characterization of proteinuric patients predicts clinical outcomes. J Am Soc Nephrol. 31(4):841-54, 2020
5. Bajema IM et al: Revision of the International Society of Nephrology/Renal Pathology Society classification for lupus nephritis: clarification of definitions, and modified National Institutes of Health activity and chronicity indices. Kidney Int. 93(4):789-96, 2018
6. Srivastava A et al: The prognostic value of histopathologic lesions in native kidney biopsy specimens: results from the boston kidney biopsy cohort study. J Am Soc Nephrol. 29(8):2213-24, 2018
7. Sethi S et al: A proposal for standardized grading of chronic changes in native kidney biopsy specimens. Kidney Int. 91(4):787-9, 2017
8. Trimarchi H et al: Oxford classification of IgA nephropathy 2016: an update from the IgA Nephropathy Classification Working Group. Kidney Int. 91(5):1014-21, 2017
9. Sethi S et al: Mayo Clinic/Renal Pathology Society consensus report on pathologic classification, diagnosis, and reporting of GN. J Am Soc Nephrol. 27(5):1278-87, 2016
10. Chang A et al: A position paper on standardizing the nonneoplastic kidney biopsy report. Clin J Am Soc Nephrol. 7(8):1365-8, 2012

（林心语 译，余英豪 审）

肾脏细针穿刺肾活检（非肿瘤性）

适应证

- 通常用于异常肾功能或尿液异常时进行检查
  - 应包括有肾小球的肾皮质
  - 最终诊断通常需要免疫荧光和电镜检查
  - 移植后在预定的时间点进行同种异体移植肾活检监测（程序性）
    - 评估亚临床排斥反应、病毒感染、复发性疾病等
  - 同种异体移植肾活检评价，需 ≥10 个肾小球和 2 条动脉（Banff 标准）

病理会诊

- 确定肾穿刺活检标本是否足够
  - 现场充分性评估和肾活检报告中的充分性说明可改善肾活检结果
    - 一项研究显示，未进行现场评估的活检中有 22% 标本不充分，而有现场评价的活检仅 6% 标本不充分
  - 在一项近期的研究中，15 年期间（2005—2020 年）活检标本不充分的情况有所增加
    - 漏诊率约为 15%
    - 这期间活检针尺寸也减小了
      □ 与 16G 和 14G 针相比，18G 针获取的肾小球数 /cm 更少
      □ 更小的针导致组织碎裂，用于诊断和特殊研究的组织切片更少
      □ 20G 针直径小于肾小球直径，不宜用于经皮肾细针穿刺活检
  - 如果认为标本不充分，则需要进行额外的活检
- 分配组织用于特殊研究
  - 光镜，免疫荧光，电镜
  - 其他研究视临床指征和研究情况而定
    - 病原体培养
    - 用于分子检测的组织（将组织保存在固定剂中，如

RNA 保存液，用于 RNA 抽提）

技术

- 活检通常在超声或 CT 引导下进行
  - 经皮（细针）活检
    - 超声引导下使用自动活检枪，针头通常为 16～18G
    - 在原肾及移植肾活检中，84% 病例 3 次活检就能提供足够的样本（根据 Banff 充分性标准）
    - 与 18G 细针活检标本比较，16G 细针活检标本可见更多的肾小球，且活检次数更少而获得充分活检的比例更高
    - 皮质正切的穿刺路径可获得更多的肾小球且并发症更少，避开了髓质和大血管
  - 高出血风险（凝血障碍或血小板减少症）的患者可行经颈静脉肾活检
    - 通常获得样本比经皮活检少，但大部分病例足够进行诊断

并发症

- 通常被认为是安全的门诊手术
- 出血
  - 活检后镜下血尿常见
  - 肉眼血尿（约 3.5%）
  - 肾周血肿（约 2.5%）
  - 需要输血的出血（约 0.9%）
  - 需行肾切除的出血（约 0.01%）
  - 使用 14G 细针穿刺活检出血风险高
    - 16G 及 18G 细针穿刺活检出血风险较低
    - 20G 针不宜用于经皮细针穿刺肾活检
- 肾动静脉瘘
  - 原肾活检约 1%，移植肾活检约 6%
  - 通常可以解决，可能比较晚才发现（甚至发生于活检后 25 年）
  - 对肾功能无明显影响
- Page 肾（由 Dr. Irwin Page 描述）

新鲜肾活检标本：大体检查　　　　固定肾活检标本：大体检查

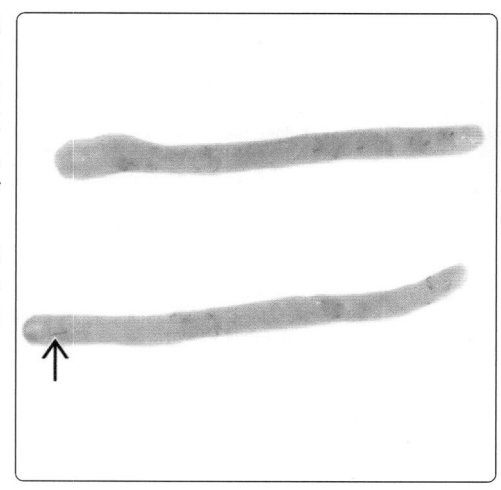
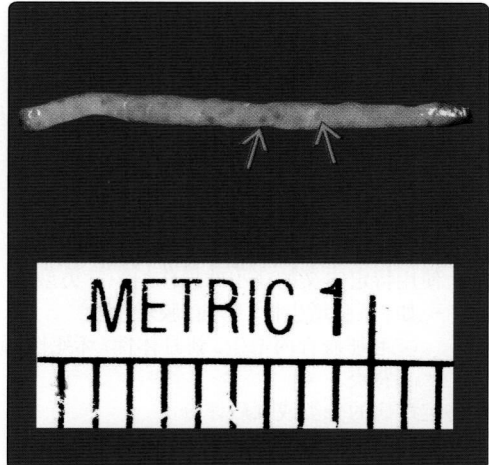

（左）肾脏 16G 活检芯通常直径为 1mm，长度为 10～20mm（图中标本长约 13mm）。肾小球苍白或充血膨胀，红细胞管型呈棕色条状 ➡ 或点状（Courtesy C.Swetts, MD.）

（右）甲醛溶液短暂固定的移植肾活检标本显示肾小球 ➡ 为圆形，比周围组织要暗些

- 常由外伤引起，由肾活检后出血引起的罕见
- 血液在肾旁或被膜下间隙中蓄积而压迫肾脏
- 通常表现为由肾缺血引起的肾素依赖性反应性高血压
  - 偶有肾功能不全
- 其他并发症发病率为 1%～3%（因技术而异）
- 死亡率约为 0.02%（荟萃分析 8 971 例患者中有 2 例）

标本评估

大体

- 活检标本只能由不含固定剂的镊子触碰
  - 微量甲醛溶液都可对用于免疫荧光检查组织抗原性产生影响
  - 戊二醛污染会使对光镜和免疫荧光结果的判断复杂化
- 最好在体视显微镜（解剖显微镜）下检查细针穿刺活检标本
  - 如果没有解剖显微镜，可以使用放大镜检查肾活检标本
  - 新鲜组织检查浅褐色背景中肾小球呈粉红色或红色小结节（"树莓状"）
    - 甲醛溶液或戊二醛固定会改变组织外观；肾小球在深棕色背景上略微更加棕色
    - 在免疫荧光运输培养基（Zeus 溶液）中保存的组织上难以识别肾小球
      □ 组织呈白色不透明
  - 在有限的标本中，小动脉可能看起来像肾小球
    - 寻找至少 2 个彼此靠近的肾小球
    - 非常小的缺血性肾小球即使在解剖显微镜下也可能不明显
- 新技术评估标本的充分性
  - 体外共聚焦显微镜
  - 荧光成像
- 报告应该包括
  - 标本固定剂或运输培养基
  - 标本测量
  - 样本的充分性
  - 组织分配

组织分配

- 在大多数情况下，组织被保存用于光镜、免疫荧光和电镜检查
  - 适当的组织分配取决于几个因素
    - 临床鉴别诊断
    - 预期疾病的焦点
    - 可用的组织量
- 光镜
  - 使用甲醛溶液固定组织
  - 标准的组织化学染色：HE、PAS、六胺银和三色染色
  - 附加的染色或特殊研究（如质谱）取决于临床情况及光镜表现
- 免疫荧光
  - 如果标本来自外单位，将部分组织置于 Zeus 运输溶液（Michel）中
  - 在 OCT 中快速冷冻（如置于 Zeus 液中，需进行清洗）
  - 标准的免疫组化染色：IgA、IgG、IgM、κ、λ、C3、C1q、纤维蛋白和白蛋白
    - 同种异体移植肾活检增加 C4d 染色用于评估抗体介导的排斥反应
  - 若 Zeus 培养基中的组织没有肾小球，免疫荧光染色可能仍有作用
    - 检测单克隆免疫球蛋白沉积病、轻链管型肾病、轻链（AL）或重链（AH）淀粉样变性等
    - 移植肾活检管周毛细血管/直小血管 C4d 染色（C4d 也可行免疫组化染色）
  - 如果冷冻免疫荧光组织中没有肾小球，可在蛋白酶消化的石蜡切片上进行免疫荧光染色
    - 经蛋白酶消化的石蜡组织免疫荧光通常敏感性较低
- 电镜
  - 少量肾小球的组织保存于 Karnovsky 戊二醛/多聚甲醛固定剂中
  - 如果组织有限，可将光镜处理的组织去石蜡后用于电镜检查
    - 该技术会出现一些可能干扰判读的伪影
      □ 去石蜡样本上人为性 GBM 变薄不能诊断为薄 GBM 肾病
      □ 细胞细节的丢失
      □ 足细胞足突和内皮细胞可能无法评估
  - 组织学实验可减少石蜡切片，以节省组织用于潜在的电镜检查

参考文献

1. Najafian B et al: Approach to kidney biopsy: core curriculum 2022. Am J Kidney Dis. 80(1):119-31, 2022
2. Nissen CJ et al: Increasing incidence of inadequate kidney biopsy samples over time: a 16-year retrospective analysis from a large national renal biopsy laboratory. Kidney Int Rep. 7(2):251-8, 2022
3. Howell DN et al: Electron microscopy in renal pathology: overall applications and guidelines for tissue, collection, preparation, and stains. Ultrastruct Pathol. 45(1):1-18, 2021
4. Mir MC et al: Ex-vivo confocal fluorescence microscopy for rapid evaluation of renal core biopsy. Minerva Urol Nefrol. 72(1):109-13, 2020
5. Sousanieh G et al: Percutaneous renal biopsy using an 18-gauge automated needle is not optimal. Am J Nephrol. 51(12):982-7, 2020
6. Sawicka K et al: Direction of the biopsy needle in ultrasound-guided renal biopsy impacts specimen adequacy and risk of bleeding. Can Assoc Radiol J. 70(4):361-6, 2019
7. Cassol CA et al: Effectiveness and safety of two 18-gauge needle types on native and allograft renal biopsies. Ann Diagn Pathol. 28:1-6, 2017
8. Liu B et al: CT-guided native medical renal biopsy: cortical tangential versus non-tangential approaches - a comparison of efficacy and safety. Radiology. 283(1):293-9, 2017
9. Sekulic M et al: Kidney biopsy yield: an examination of influencing factors. Am J Surg Pathol. 41(7):961-72, 2017
10. Chunduri S et al: Adequacy and complication rates with 14- vs. 16-gauge automated needles in percutaneous renal biopsy of native kidneys. Semin Dial. 28(2):E11-4, 2015
11. Gilani SM et al: Role of on-site microscopic evaluation of kidney biopsy for adequacy and allocation of glomeruli: comparison of renal biopsies with and without on-site microscopic evaluation. Pathologica. 105(6):342-5, 2013
12. Corapi KM et al: Bleeding complications of native kidney biopsy: a systematic review and meta-analysis. Am J Kidney Dis. 60(1):62-73, 2012
13. Nicholson ML et al: A prospective randomized trial of three different sizes of core-cutting needle for renal transplant biopsy. Kidney Int. 58(1):390-5, 2000

肾活检技术

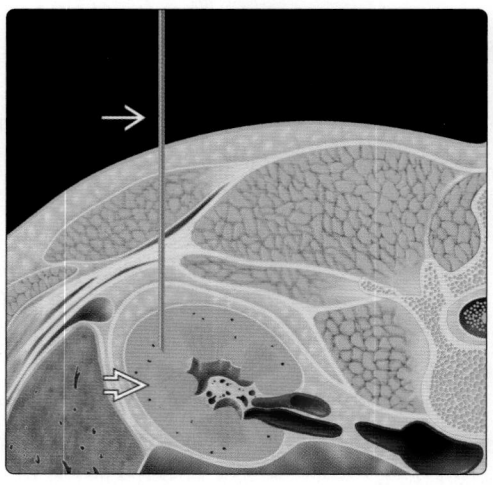

超声引导下肾活检

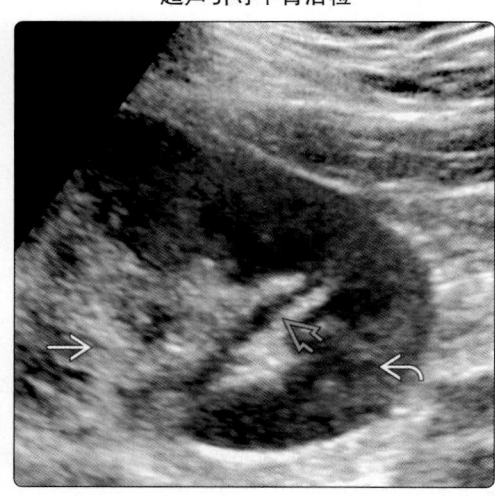

（左）肾 ⇨ 穿刺活检通常采用经皮 ➡ 超声或 CT 引导下后入路法
（右）超声引导下左肾穿刺活检矢状图像，可见活检针芯在实时引导下刺入肾下极皮质 ➡。针道 ⊠ 远离肾门 ➡，以减少门静脉和泌尿集合系统损伤风险

肾活检：急性 Page 肾并发症

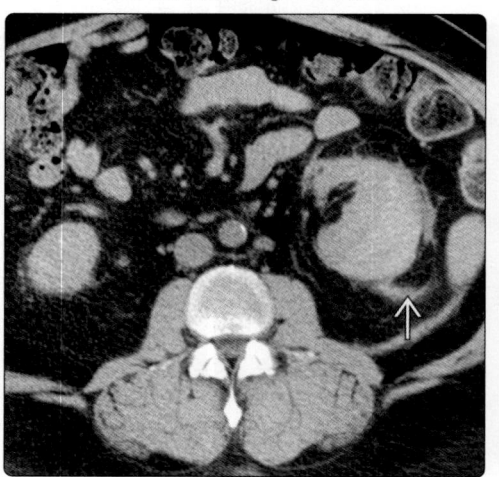

肾活检：动静脉瘘并发症

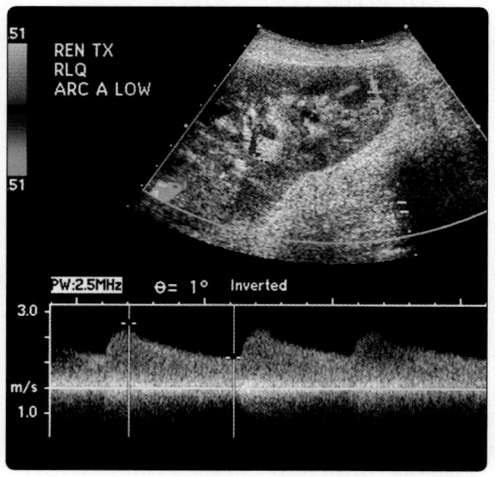

（左）39 岁男性，因慢性肾衰竭行经皮肾穿刺活检，随后出现了高血压（180/100mmHg）及肾衰竭。CT 扫描显示被膜下血肿 ➡ 导致肾灌注减少（急性 Page 肾）
（右）超声显示在近期肾穿刺活检部位的移植肾下极出现了动静脉瘘。瘘管处的多普勒波形显示典型的高速低阻力血流信号（ Courtesy T.Atwell, MD. ）

肾活检：局灶性病变的疾病

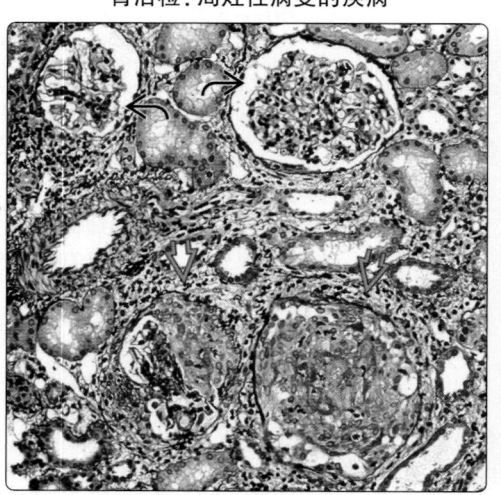

肾活检：肾周血肿并发症

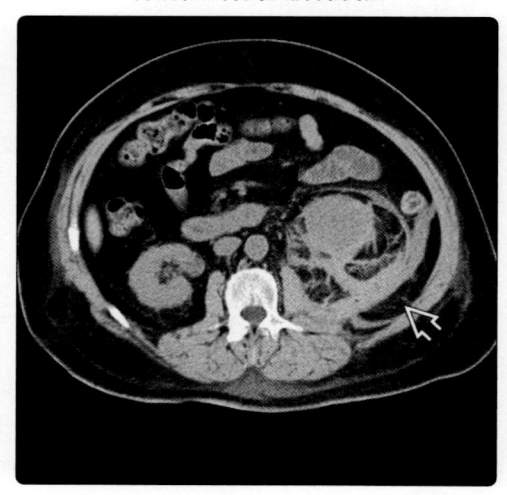

（左）足量样本对检出局灶性病变至关重要。该病例为局灶坏死和新月体性寡免疫型肾小球肾炎，仅 2 个肾小球显示细胞性新月体 ⊠，而其余肾小球看似正常 ➡
（右）腹部 CT 扫描显示经皮肾穿刺活检后左腹膜后见中等大小的肾周血肿 ➡，并见沿左结肠旁沟和腰大肌急性出血

肾活检：弥漫性病变

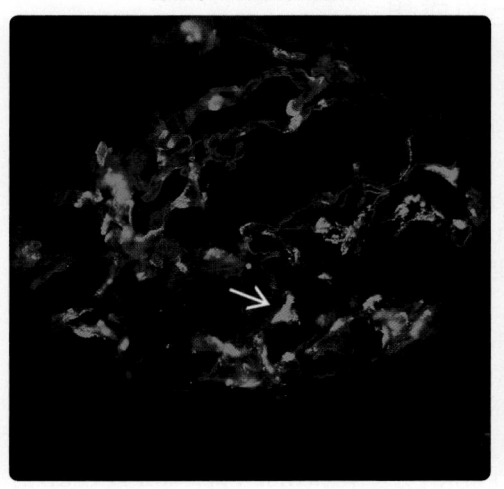

肾活检：局灶性病变

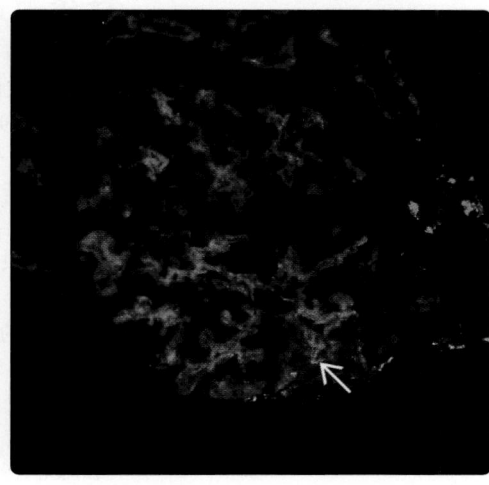

（左）IgA 肾病中 IgA 免疫荧光染色呈弥漫表达，因此即使在免疫荧光组织中仅存 1 个肾小球，通过结合光镜和电镜特征也足以作出 IgA 肾病诊断，图示系膜区颗粒状 IgA 染色 ➡

（右）冷球蛋白血症性肾小球肾炎的免疫荧光染色，在不同的肾小球之间可能存在差异，这个肾小球仅见微量节段 C3 染色 ➡，更大的免疫荧光样本将有助于支持该诊断

肾活检：组织标本有限

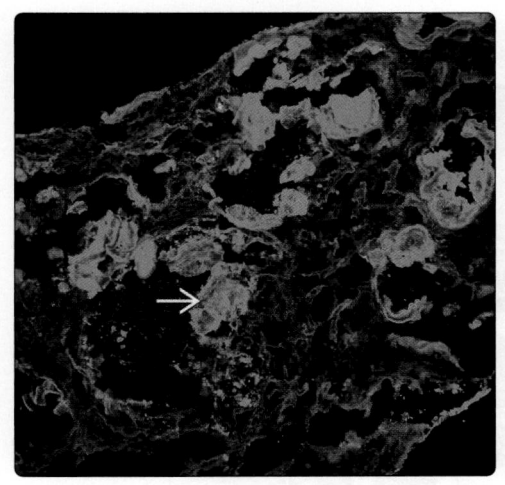

肾活检：电镜诊断价值

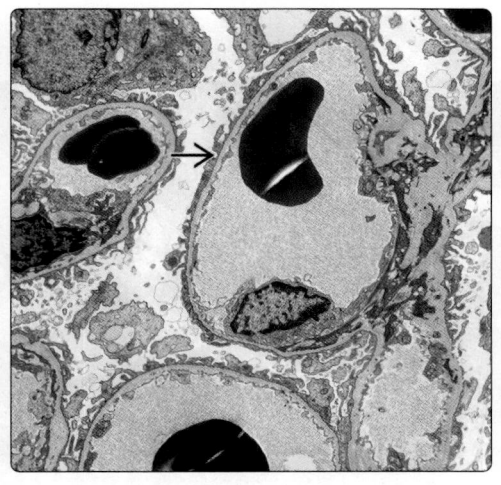

（左）免疫荧光染色对某些疾病能起到辅助作用，即使活检组织中没有肾小球。如这例管型肾病患者伴有急性肾衰竭，可见管型 λ 染色阳性 ➡，而 κ 轻链阴性

（右）女性患者，因长期镜下血尿行穿刺活检，光镜和免疫荧光检查肾小球正常，而电镜显示 GBM 变薄 ➡（均值 240nm）。由于薄化伪影，不能通过去蜡组织的电镜检查来诊断薄 GBM 肾病

肾活检：移植肾排斥反应

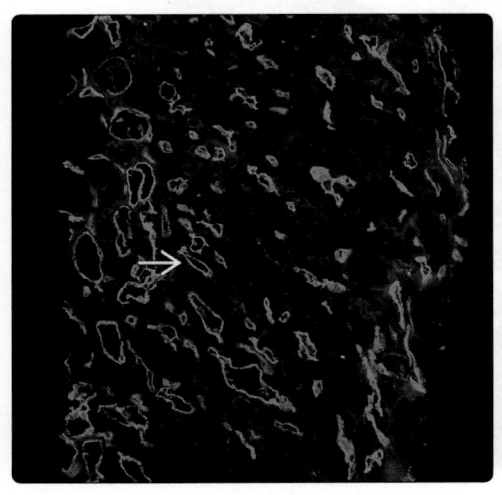

肾活检：电镜检查的价值

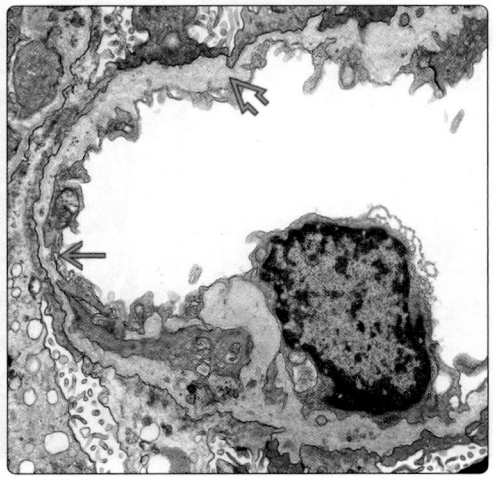

（左）C4d 染色对只有髓质而无肾小球的标本也能作出体液排斥反应的判断，如这例可见管周毛细血管 C4d 弥漫明亮染色 ➡

（右）13 岁男孩肾活检，有血尿、轻微蛋白尿及听力受损病史。电镜检查可见明显的基底膜变薄 ➡、分层或"篮网状" ➡。Alport 综合征的诊断最好使用戊二醛固定组织而非去蜡组织

（林心语 译，余英豪 审）

背景

- 基于形态学的肾小球疾病评分系统改善了肾活检结果与临床特征之间的关系
  - 然而，应用中的局限性在于对个体病变的定义、用于定义病理病变与正常结构的阈值，以及报告活检结果上缺乏统一性
- 由肾脏病理学会（RPS）的 13 名病理学家组成的工作组对光镜下 47 个肾小球病变和电镜下 47 个肾小球病变 +9 个关键正常结构的定义达成共识
  - 定义不是诊断特异性的，可应用于肾小球疾病的全部谱系
- 其他由病理学家和肾病学家组成的工作组，开发了基于发病机制的方法来报告肾小球疾病，并对原肾活检的慢性改变进行评分

迄今为止的成果

- 适度发布了共识定义，显著改善了观察者间肾小球病变识别的一致性
  - 使用 19 张光镜、13 张电镜图片和选择题，RPS 成员在发表前 5 个月与工作组的答案平均一致性为 65%（n=297），发表后为 72%（n=181），阅读出版物的平均一致性为 75%（n=181）
- 一些共识定义被纳入了狼疮性肾炎和 IgA 肾病的修订分类中
- 在 RPS 的指导下，已经开始采用类似的方法来协调肾小管间质和血管病变的定义
- 通过单变量和多变量分析，在进行原肾活检的大宗患者队列中证实了肾小球、肾小管间质和血管变化的 2 种（Mayo、Boston）慢性累积评分可作为 eGFR 下降＞40% 或 ESKD 的有效预测因子

观察者间一致性从差到好的病变

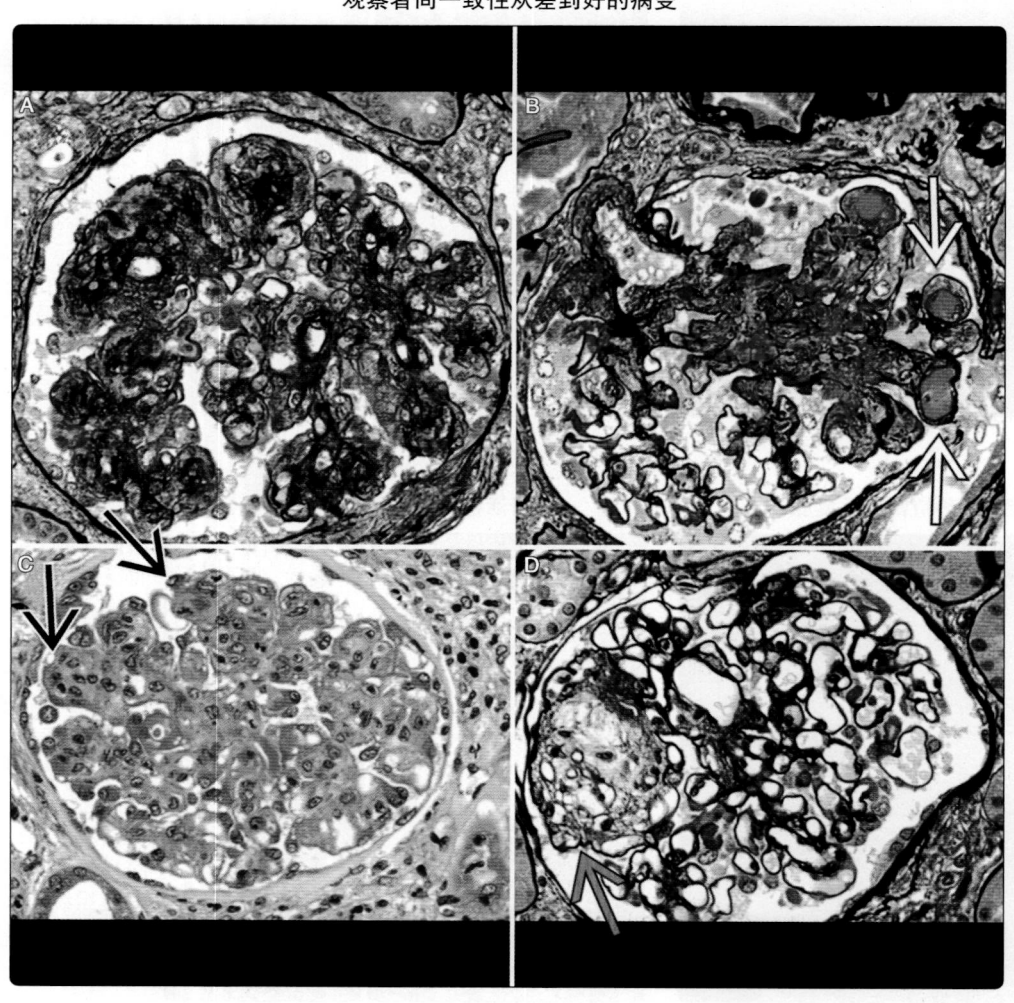

A：显示膜增生性类型。B：慢性活动性血栓性微血管病，可见毛细血管内纤维蛋白血栓伴 GBM 双轨 ➡。C：节段性毛细血管内细胞增生，显示毛细血管被毛细血管内增生细胞阻塞 ➡。D：显示系膜溶解 ➡ 和系膜基质节段溶解

梅奥诊所肾活检慢性评分系统

得分	0	1	2	3
球性/节段性肾小球硬化(GS)	<10%	10%～25%	26%～50%	>50%
间质纤维化(IF)	<10%	10%～25%	26%～50%	>50%
肾小管萎缩(TA)	<10%	10%～25%	26%～50%	>50%
动脉硬化(CV)	内膜<50% 中膜	内膜>50% 中膜		
总分(GS+IF+TA+CV)/慢性分级				
0～1分	轻微			
2～4分	轻度			
5～7分	中度			
8～10分	重度			

Sethi S et al: A proposal for standardized grading of chronic changes in native kidney biopsy specimens. Kidney Int. 91(4): 787-9, 2017.

波士顿肾活检队列慢性评分

得分	0	1	2	3
球性肾小球硬化(GS)	0～10%	11%～25%	26%～50%	>50%
间质纤维化和肾小管萎缩(IF/TA)	0～10%	11%～25%	26%～50%	>50%
动脉硬化(CV)	无/轻度	中度	重度	
小动脉硬化(AS)	无/轻度	中度	重度	
总分(GS+IF/TA+CV+AS)/慢性分级				
0～1分	轻微			
2～4分	轻度			
5～7分	中度			
8～10分	重度			

Srivastava A et al: The prognostic value of histopathologic lesions in native kidney biopsy specimens: results from the Boston Kidney Biopsy Cohort Study. J Am Soc Nephrol. 29(8): 2213-24, 2018.

布达佩斯慢性组织病理学病变评分

得分	0	1
球性肾小球硬化(GS)	无	1个或更多肾小球
间质纤维化(IF)	0～25%	>25%
肾小管萎缩(TA)	0～25%	>25%
纤维细胞性/纤维性新月体(FC)	无	1个或更多肾小球
总分(GS+IF+TA+FC)/慢性分级		
0分	无/轻微	
1～2分	中度	
3～4分	重度	

纤维细胞性/纤维性新月体指的是细胞成分<50%，其余为基质的新月体。

Stefan G et al: Towards a simplified renal histopathological prognostic score in glomerular nephropathies. Histopathology. 77(6): 926-35, 2020.

参考文献

1. Haas M et al: Impact of consensus definitions on identification of glomerular lesions by light and electron microscopy. Kidney Int Rep. 7(1):78-86, 2022

2. Haas M et al: Consensus definitions for glomerular lesions by light and electron microscopy: recommendations from a working group of the Renal Pathology Society. Kidney Int. 98(5):1120-34, 2020

3. Stefan G et al: Towards a simplified renal histopathological prognostic score in glomerular nephropathies. Histopathology. 77(6):926-35, 2020

4. Bajema IM et al: Revision of the International Society of Nephrology/Renal Pathology Society classification for lupus nephritis: clarification of definitions, and modified National Institutes of Health activity and chronicity indices. Kidney Int. 93(4):789-96, 2018

5. Srivastava A et al: The prognostic value of histopathologic lesions in native kidney biopsy specimens: results from the Boston Kidney Biopsy Cohort Study. J Am Soc Nephrol. 29(8):2213-24, 2018

6. Sethi S et al: A proposal for standardized grading of chronic changes in native kidney biopsy specimens. Kidney Int. 91(4):787-9, 2017

7. Trimarchi H et al: Oxford classification of IgA nephropathy 2016: an update from the IgA Nephropathy Classification Working Group. Kidney Int. 91(5):1014-21, 2017

（丁然 译，余英豪 审）

肾小球光镜：血管袢硬化和塌陷

孤立性黏附（粘连）

- 肾小球毛细血管袢和鲍曼囊之间的连续性区域，与新月体或节段硬化区分离，不符合纤维性新月体标准

毛细血管塌陷

- GBM 皱缩和折叠，部分或全部堵塞毛细血管管腔

缺血型毛细血管塌陷（缩小）

- 毛细血管塌陷，无脏层上皮细胞增生

鲍曼囊腔胶原化

- 鲍曼囊腔内无细胞性胶原基质，与毛细血管外细胞增生或坏死无关，与毛细血管袢硬化或收缩相关

泡沫细胞

- 脂质填充细胞（通常，但不总是）巨噬细胞，呈空泡样外观

透明变性

- 无定形、嗜酸性、PAS（+）、银染（-）的物质积聚，最常与血管袢硬化有关

废弃肾小球

- 肾小球袢塌陷伴鲍曼囊腔胶原化

球周纤维化

- 鲍曼囊周围间质环状纤维化

硬化

- 细胞外胶原基质增加 ± 透明变性或泡沫细胞，常见但不总是伴有毛细血管腔闭塞（如结节性硬化）

球性硬化（固化肾小球）

- 硬化累及 100% 毛细血管袢；连续切片硬化保持在 100%

结节性硬化

- 胶原样基质圆形堆积，扩张≥1 个系膜区

节段性硬化

- 硬化包括任意数量的毛细血管袢，但＜100% 毛细血管袢

肾小球光镜：GBM，鲍曼囊，上皮细胞

毛细血管微动脉瘤

- 由于 GBM 从其锚定点松动/脱离导致肾小球毛细血管扩张，通常见于系膜溶解或结节性肾小球硬化的情况下

鲍曼囊透明滴

- 从鲍曼囊突入鲍曼囊腔的无定形、嗜酸性、PAS（+）、银染（-）物质积聚；虽然在光镜下并不总是很明显，但这种物质位于鲍曼囊和壁层上皮细胞之间，在某些情况下与新基质形成相关

GBM 双轨

- GBM≥2 层，累及部分或全部毛细血管周长 ± 毛细血管内细胞增生

GBM 透亮区（陨石坑）

- GBM 透亮区（孔洞），银染观察最佳

GBM 钉突

- GBM 外侧基质突出物，银染观察最佳

GBM 针状结构

- 典型银染阳性物质向肾小球毛细血管壁外突出，垂直于 GBM，最常由淀粉样变性引起，后者可通过附加染色证实

毛细血管壁增厚

- 任何过程导致肾小球毛细血管壁宽度增加，包括 GBM 增厚、GBM 双轨、内皮下增宽或毛细血管免疫沉积物

脏层上皮细胞帽

- 脏层上皮细胞肥大，覆盖于硬化节段的毛细血管袢上

脏层上皮细胞增生

- 脏层上皮细胞增多，常拥挤和多层，但与壁层上皮细胞不连续

脏层上皮细胞肥大

- 脏层上皮细胞体积增大 ± 胞质蛋白滴

脏层上皮细胞蛋白重吸收滴

- 脏层上皮细胞质内圆形至椭圆形 PAS（+）的嗜复红结构

白金耳

- 光镜下大的内皮下免疫沉积物

肾小球光镜：系膜和毛细血管内病变

肾小球充血

- 肾小球毛细血管球性扩张伴管腔内完整的红细胞

毛细血管内细胞增生

- 毛细血管腔内细胞数量增加，导致管腔狭窄或闭塞

渗出

- 毛细血管内细胞增多伴肾小球血管袢内大量中性粒细胞

内皮增生

- 肾小球内皮细胞因胞质肿胀而增大，部分或完全阻塞管腔；也可存在内皮细胞增多

血栓

- 毛细血管腔内含纤维蛋白和血小板的凝固的血液聚集物±细胞碎片

透明假血栓

- 由免疫沉积物组成的毛细血管内无定形嗜酸性物质

肾小球内白细胞浸润

- GBM 内白细胞数量增加,但不限于肾小球毛细血管;白细胞的最佳展示可能需要免疫组化染色

脂蛋白栓子

- 毛细血管内可见银染(+)物质,呈细小空泡和分层改变,冷冻切片上油红 O 染色阳性

膜增生(系膜毛细血管)模式

- 肾小球毛细血管壁增厚和系膜细胞增生±毛细血管内细胞增生,呈明显分叶,并且在大多数情况下可见 GBM 双轨及细胞和基质插入

系膜细胞增生

- 在标准 3μm 厚的组织切片上,可见 1 个以上外周系膜区(不包括门周区)出现>3 个细胞核完全被基质包绕,PAS 染色评价最佳

系膜基质扩张

- 1 个以上外周系膜区系膜细胞外物质增多,宽度>2 个系膜细胞核

系膜溶解

- 系膜基质部分或完全溶解,通过 PAS 或银染色变淡来识别

肾小球光镜:坏死和新月体病变

细胞性新月体

- 毛细血管外细胞增多>2 层,累及>10% 的鲍曼囊周长,由>75% 的细胞±纤维蛋白和<25% 的纤维基质组成

纤维细胞性新月体

- 类似细胞性新月体,但细胞±纤维蛋白成分为 25%~75%,剩余为纤维基质

纤维性新月体

- 毛细血管外纤维化,由>75% 的基质和<25% 的细胞±纤维蛋白组成,通常伴有鲍曼囊断裂,累及>10% 的鲍曼囊周长

假新月体

- 脏层上皮细胞增生,这些细胞拥挤地填满鲍曼囊腔,缺乏炎症细胞和纤维蛋白;细胞通常饱满(非梭形),常为空泡状,鲍曼囊常完整

纤维蛋白样坏死

- 纤维蛋白与 GBM 断裂和/或系膜基质溶解直接相关,后者特征银染色观察最佳

核碎裂

- 存在凋亡、核固缩和碎片的核

肾小球光镜:其他病变和关键正常结构

肾小球肥大

- 肾小球普遍增大,主观评估(肾小球直径常>×40 视野的 50%)

不成熟肾小球

- 肾小球偏小,伴立方形脏层上皮细胞和系膜细胞增多,如正常肾小球发生中所见

壁层上皮细胞

- 附着于鲍曼囊壁上的肾小球上皮细胞,**由位置而非细胞表型定义**

脏层上皮细胞

- 附着于 GBM 而非鲍曼囊壁的肾小球上皮细胞,**由位置而非细胞表型定义**

足细胞

- 高度特化、终末分化的肾小球上皮细胞,**由超微结构表现和/或免疫表型定义最佳**

肾小球电镜:足细胞/脏层上皮细胞

足突消失

- 足突转化为片状扁平胞质

空泡化或空泡形成

- 胞质囊泡具有电子透亮或电子密度不等的膜结合物

细胞骨架浓聚

- 毗邻 GBM 的电子密度细胞骨架蛋白重构

微绒毛转化

- 足细胞胞质突起增加进入鲍曼囊腔

髓样体

- 呈同心层状的溶酶体椭圆形脂质包涵体

斑马小体

- 呈平行层叠的溶酶体内脂质包涵体

GBM 内折或外折

- 胞质突起进入 GBM 形成微球和/或微管

脱离

- 与 GBM 分离,但没有介入的免疫沉积物

肾小球电镜:GBM

变薄

- 内皮细胞到足细胞质膜的厚度减少,主要因致密层变薄,通常＞2SD 低于年龄性别匹配个体的平均厚度;可为局灶性或弥漫性,尽管"薄 GBM"意味着＞50% 的 GBM 变薄

增厚

- 内皮细胞到足细胞质膜的厚度增加,主要因致密层增厚,通常＞2SD 高于年龄性别匹配个体的平均厚度;可为局灶性或弥漫性

分层或多层

- 致密层撕裂和碎成多层

内皮下增宽

- 内皮和GBM 致密层之间电子透亮物质增多

皱缩

- 不规则折叠,致密层完整

上皮下延伸("钉突")

- 基底膜突起,最典型的是在上皮下沉积物之间

上皮下重塑

- 足细胞下新的基底膜基质形成

内皮下重塑

- 内皮细胞下新的基底膜基质形成

断裂或破裂

- 正常连续的 GBM 不连续

肾小球电镜:内皮细胞

管网状包涵体

- 内质网池内弯曲、交错的管状结构聚集物

肿胀或增大

- 增大引起毛细血管腔狭窄和窗孔消失

内皮细胞增生

- 过度肿胀导致广泛或完全毛细血管阻塞;也可见内皮细胞增多

空泡化或空泡形成

- 胞质囊泡具有电子透亮或电子密度不等的膜结合物

内皮插入

- 内皮细胞胞质(±细胞核)延伸到双轨的 GBM 层之间

肾小球电镜:系膜

系膜溶解

- 系膜基质和细胞部分或完全溶解

系膜溶解伴结节性肾小球硬化(微动脉瘤)

- 系膜旁区的 GBM 脱离系膜导致毛细血管微动脉瘤形成,伴系膜基质显著增加

系膜插入

- 系膜细胞胞质(±细胞核)延伸到双轨的 GBM 之间

肾小球电镜:沉积物

电子致密(免疫)沉积物

- 电子密度高于致密层的细胞外免疫球蛋白和/或补体聚积

电子透亮(免疫)沉积物

- 电子密度低于致密层的细胞外免疫球蛋白和/或补体积聚,可能与致密沉积物吸收有关

上皮下沉积物

- 位于 GBM 外层部分(上皮)与足细胞之间的免疫沉积物,不同程度地渗入 GBM

上皮下驼峰

- 位于 GBM 外层部分(上皮)与足细胞之间的免疫沉积物,不同程度地渗入 GBM

膜内沉积物

- 免疫沉积物全部或几乎全部位于 GBM 致密层内

内皮下沉积物

- GBM 与肾小球内皮细胞之间的免疫沉积物

系膜沉积物

- 免疫沉积物位于系膜基质内

系膜旁沉积物

- 位于系膜旁 GBM 的系膜免疫沉积物

系膜"腰"沉积物

- 上皮下或基底膜内免疫沉积物覆盖或位于系膜旁 GBM 内

细长型膜内沉积物

- 细长的膜内电子致密沉积物替换全部或部分致密层宽度

粉末状沉积物

- 点状电子致密物,通常在 GBM 的内皮下呈带状分布

冷球蛋白沉积物

- 细胞外聚集物,呈短而弯曲的圆柱体,具有电子透亮核心和圆形切面;这些结构可能界限不清,与颗粒状的电子致密物混杂,在表现出冷球蛋白血症性肾小球肾炎的组织学和免疫组织学特征的病例中并非总是明显的

冷纤维蛋白原沉积物

- 毛细血管内或内皮下聚集物,呈不规则排列的大的管状或圆柱形结构,具有电子透明核心和双层或三层壁;这些聚集物可松散或紧密拥挤

微管状沉积物

- 中空圆柱体状的细胞外沉积物,直径为 25～35nm,通常轻微弯曲,局部呈平行排列

原纤维样沉积物

- 细胞外聚集物,呈随机排列的、直的无分支的原纤维,比淀粉样原纤维(平均直径通常为 15～20nm)粗,常与模糊的电子致密物混杂

淀粉样原纤维

- 细胞外聚集物,由直径 8～12nm 的随机定向排列的无分支的原纤维组成

脂蛋白沉积

- 毛细血管内假血栓,由含有小脂质空泡的同心分层状物质组成

"指纹"

- 致密沉积物内的亚结构,由直径 10～15nm 曲线状的平行层组成

透明变性

- 中等电子密度、均匀的无定形细胞外物质

毛细血管内假血栓

- 毛细血管内闭塞性电子致密免疫沉积物,对应于光镜下的透明假血栓

纤维蛋白类晶团聚体

- 由纤维蛋白组成的电子致密(±条纹)、细长的曲线形结构,见于纤维蛋白形成部位,如血栓、纤维蛋白样坏死、GBM 断裂和新月体形成

泡沫细胞

- 胞质中含大量脂质空泡的细胞

肾小球电镜:正常结构

足突

- 足细胞的胞质交错延伸,位于 GBM 外透明板层,由裂孔膈膜连接

裂孔隔膜

- 连接相邻足突的菲薄、特化膜状附着连接结构

内透明板(疏松)层

- GBM 的菲薄、电子透亮内层(内皮下)

外透明板(疏松)层

- GBM 的菲薄、电子透亮外层(上皮下)

致密层

- 肾小球毛细血管基底膜中心层,通常比内外透明板层厚、电子密度高

系膜旁基底膜(系膜"腰")

- 覆盖于系膜基质的 GBM 部分,位于相邻肾小球毛细血管袢之间

内皮窗孔

- 肾小球毛细血管内皮细胞上卵圆形至圆形的孔

内皮蜂窝

- 正切面上内皮细胞胞质呈筛状或网状组织结构

系膜基质原纤维

- 系膜基质内无分支的曲线形微小原纤维,平行排列呈束状;背景基质不应含有免疫沉积物,可能需要光镜和免疫荧光/免疫组化的相关性来排除其他类型的原纤维

参考文献

1. Haas M et al: Impact of consensus definitions on identification of glomerular lesions by light and electron microscopy. Kidney Int Rep. 7(1):78-86, 2022
2. Haas M et al: Consensus definitions for glomerular lesions by light and electron microscopy: recommendations from a working group of the Renal Pathology Society. Kidney Int. 98(5):1120-34, 2020
3. Loupy A et al: The Banff 2019 Kidney Meeting Report (I): updates on and clarification of criteria for T cell- and antibody-mediated rejection. Am J Transplant. 20(9):2318-31, 2020
4. Bajema IM et al: Revision of the International Society of Nephrology/Renal Pathology Society classification for lupus nephritis: clarification of definitions, and modified National Institutes of Health activity and chronicity indices. Kidney Int. 93(4):789-96, 2018
5. Trimarchi H et al: Oxford classification of IgA nephropathy 2016: an update from the IgA Nephropathy Classification Working Group. Kidney Int. 91(5):1014-21, 2017

(丁然 译,余英豪 审)

显微镜

- 光镜的人为因素与误判
  - 渗透性损伤
  - 固定前接触水后形成
  - 挤压或医用镊损伤，或由于海绵或者网兜造成的组织损伤
  - 肾小球毛细血管内肾小管上皮细胞可能类似局灶节段性肾小球硬化症（FSGS）或血栓
  - 草酸钙结晶体在 HE 切片上最为明显
- 刚果红染色光镜下观察可能对微量淀粉样蛋白不敏感
  - 用荧光显微镜观察可以提高灵敏度
- 免疫荧光和免疫过氧化物酶的人为因素与误判

- 组织暴露于甲醛溶液或戊二醛固定液会导致免疫荧光染色出现假阴性
- 用戊二醛固定液或 B5 固定液固定组织，免疫过氧化物酶染色可能出现假阴性
- 与常规免疫荧光相比，石蜡免疫荧光通常敏感性较低，染色较弱
- 由于血清 C4，管周毛细血管 C4d 染色可出现假阳性
- 电镜的人为因素与误判
  - 甲醛溶液固定组织脱蜡后可引起人为性 GBM 变薄
  - 可见染色沉淀和其他各种伪影斑点
  - 生理盐水暴露可引起线粒体肿胀
  - 线粒体或过氧化物酶体偶尔会被误判为轻链晶体

近端小管细胞酷似新月体　　　　　肾小球内的近端小管上皮细胞

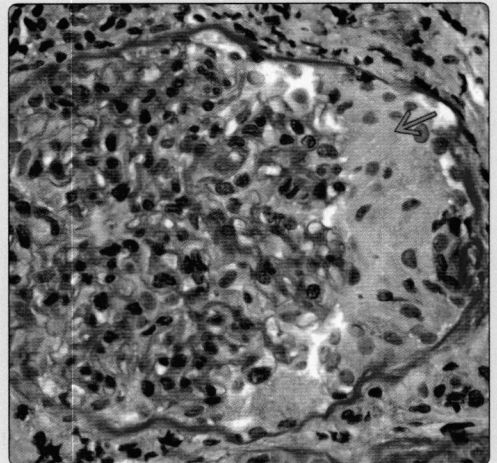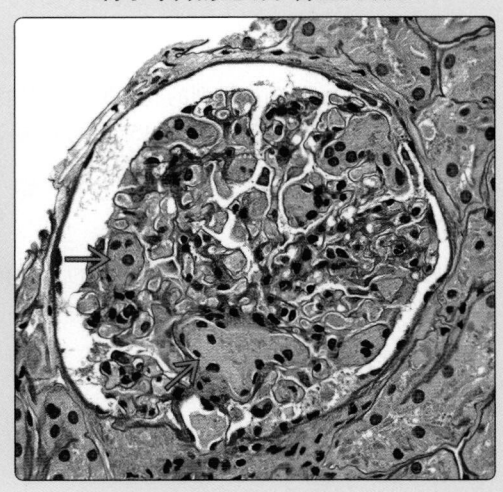

（左）该肾小球鲍曼囊腔内的近端小管上皮细胞 ➡ 酷似细胞性新月体。细胞外观与真性细胞性新月体不同，无相关的坏死或鲍曼囊或毛细血管袢的破坏

（右）该活检人为因素显示肾小球毛细血管内的近端肾小管上皮细胞 ➡。如果不出现细胞核，这种表现可酷似 FSGS 或血栓性微血管病

水致人为性改变　　　　　重度间质性肾炎假新月体

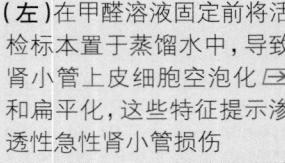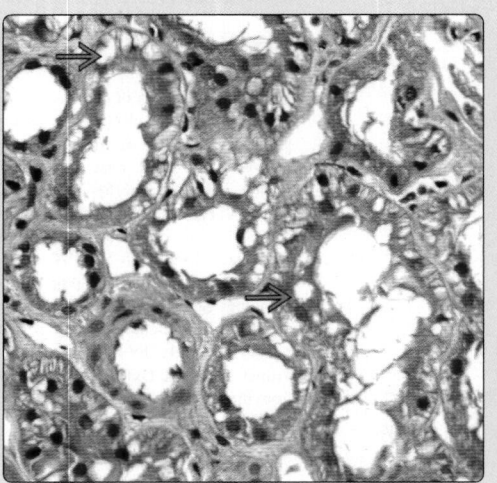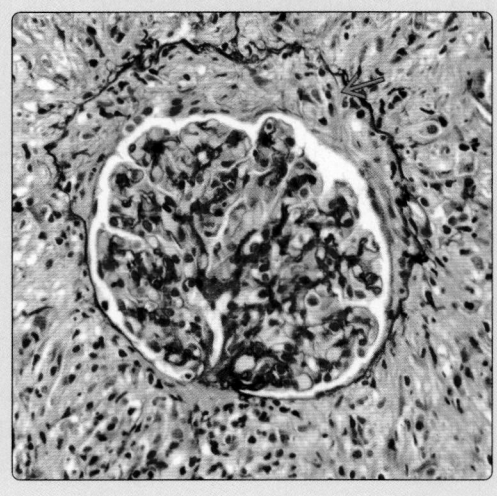

（左）在甲醛溶液固定前将活检标本置于蒸馏水中，导致肾小管上皮细胞空泡化 ➡ 和扁平化，这些特征提示渗透性急性肾小管损伤

（右）这例 IgG4 相关肾小管间质肾炎病例，可见"假新月体" ➡ 或"间质新月体"。鲍曼囊可能被破坏，但肾小球肾炎未累及毛细血管袢

显微镜

组织固定和处理引起的光镜人为性改变

- 渗透性损伤
  - 在甲醛溶液固定前接触水时发生
  - 将活检组织置于水浸纱布或用水冲洗组织的结果
- 脱水的人为性改变
- 挤压或医用镊损伤
- 海绵或网袋造成的损伤
- 冷冻人为性改变
- 处理来自免疫荧光运输介质或 RNA 保存液的组织显示组织学特征保存不佳

切片导致的光镜人为性改变

- 光镜切片厚
  - 肾小球系膜细胞增多明显
  - ≤3μm 厚度是评估肾小球的理想选择
  - 肿瘤肾切除标本上的非肿瘤肾切片通常比内科肾活检的切片厚

光镜陷阱与误判

- 肾小球毛细血管内的肾小管上皮细胞
  - 酷似 FSGS（细胞变异型）或血栓性微血管病（若切片中无细胞核）
- 草酸钙结晶体在 HE 染色切片上最为明显
  - 特殊染色过程中草酸盐结晶体可能会溶解
- 重度间质性肾炎中的肾小球"假新月体"
- 刚果红染色光镜下观察可能对微量淀粉样蛋白不敏感
  - 荧光显微镜（红色或绿色滤光片）可提高灵敏度
  - 有些刚果红切片显示明显的背景着色，与实验室和技术不同有关

光镜异物

- 可吸收的明胶海绵或粉末（明胶泡沫）
  - 有时用于肾活检术中或术后止血
  - 几天到几周内可吸收
- 亲水性聚合物栓塞

免疫荧光人为因素与误判

- 干燥的人为性改变
- 组织暴露于甲醛溶液或戊二醛固定液中，即便短暂暴露也会导致免疫荧光染色假阴性
- 微小病变性肾病中足细胞免疫球蛋白染色
  - 并非真正的人为性改变
  - 足细胞胞质颗粒状染色与抗裂孔膜蛋白抗体相关
    - 可能被误判为膜性肾病

免疫过氧化物酶人为因素与误判

- 组织固定于戊二醛基固定剂时会出现假阴性免疫过氧化物酶染色
- 一些免疫过氧化物酶染色未经验证适用于用 B5（含氯化汞）固定剂固定的组织
- 由于血清 C4，管周毛细血管出现假阳性 C4d 染色

石蜡免疫荧光

- 为常规免疫荧光冷冻组织不足时有价值的补救技术
  - 适用于中性缓冲甲醛溶液
  - **不适用**于锌缓冲的甲醛溶液固定组织
- 脱蜡后进行免疫荧光，然后进行酶或蛋白酶 K 消化（抗原修复技术）
- 局限性
  - 与常规免疫荧光相比，石蜡免疫荧光通常敏感性较低，染色较弱
  - 在石蜡免疫荧光上，毛细血管腔免疫球蛋白血清染色可能呈现假阳性
- 某些疾病实体，石蜡免疫荧光可能比冷冻免疫荧光更敏感
  - 轻链近端肾小管病（LCPT）

电镜人为因素

- 活检和有效固定之间的时间导致组织干燥
  - 理想情况是立即置入固定剂中
  - 肾活检标本有时放置在生理盐水浸透的纱布上或其他溶液中，以防止干燥
    - 生理盐水接触可使线粒体肿胀
  - 活检组织接触蒸馏水也会导致光镜样本发生人为性改变
- 脱蜡的人为性改变
  - 甲醛溶液固定组织脱蜡后 GBM 变薄
  - 脱蜡后组织切片，即使是基底膜"非常薄"，也不能可靠诊断薄 GBM 肾病
- 可能见到染色沉淀和其他伪影斑点

电镜误判

- 肾小管/TBM 周围的前胶原蛋白可能被误判为淀粉样蛋白
- 肾小球微血管病的内皮下透光区和系膜溶解可呈原纤维状，类似淀粉样或纤维样肾小球肾炎
- 线粒体的变化
  - 线粒体可能被拉长，并被误判为轻链晶体
    - 高倍镜观察到嵴证实为线粒体
- 过氧化物酶有时类似于轻链晶体

参考文献

1. Shehabeldin A et al: Increased diagnostic specificity of Congo red stain for amyloid. Arch Pathol Lab Med. ePub, 2022
2. Nasr SH et al: Paraffin immunofluorescence: a valuable ancillary technique in renal pathology. Kidney Int Rep. 3(6):1260-6, 2018
3. Nasr SH et al: Thin basement membrane nephropathy cannot be diagnosed reliably in deparaffinized, formalin-fixed tissue. Nephrol Dial Transplant. 22(4):1228-32, 2007

假胆固醇裂隙

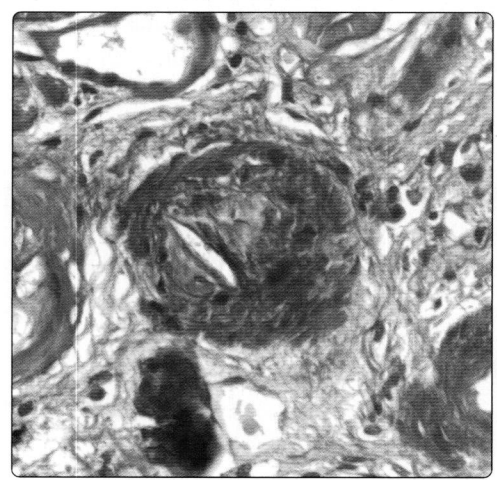

裂隙样的动脉管腔

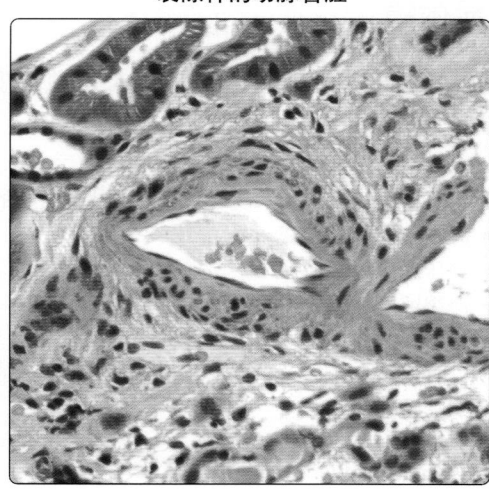

（**左**）小动脉切片显示一裂缝样开口，类似于动脉粥样硬化栓塞的胆固醇裂隙

（**右**）这条动脉的更深组织层面未显示动脉粥样硬化栓塞；其上一层面显示了类似胆固醇裂隙的裂缝样开口。真性动脉粥样硬化栓子通常伴有周围反应性特征，如出血或炎症

明胶海绵

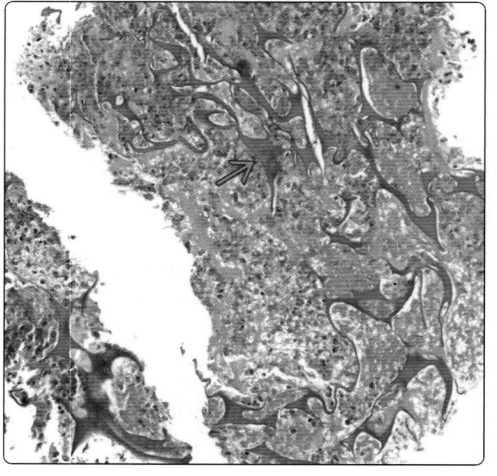

明胶海绵

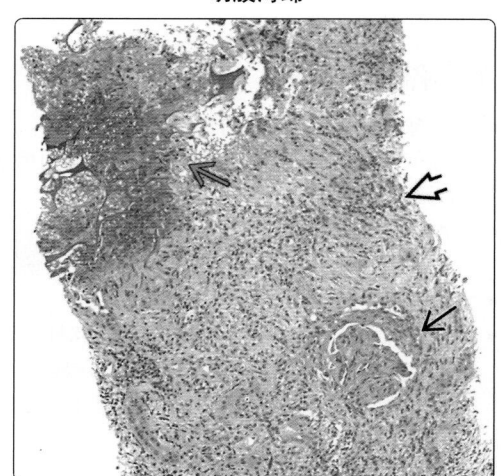

（**左**）显示先前肾活检部位的明胶海绵➡。在该中心进行肾活检的放射科医生使用明胶海绵来减少活检后出血

（**右**）肾脏中先前肾活检部位的明胶海绵➡周围见明显的肉芽肿性炎症反应➡。在该中心进行肾活检的放射科医生使用明胶海绵来减少活检后出血。活检显示1个肾小球出现新月体➡，同时显示IgA肾病

亲水性聚合物凝胶

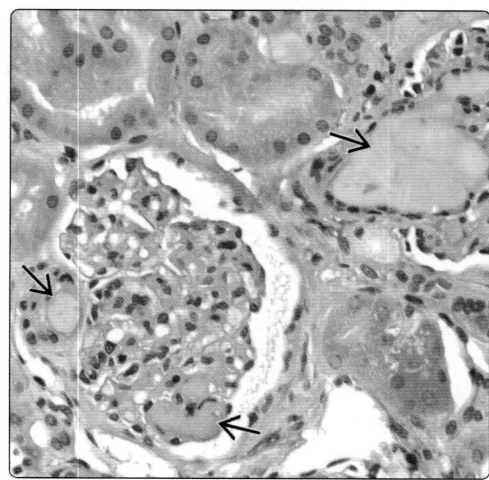

石蜡免疫荧光血清染色

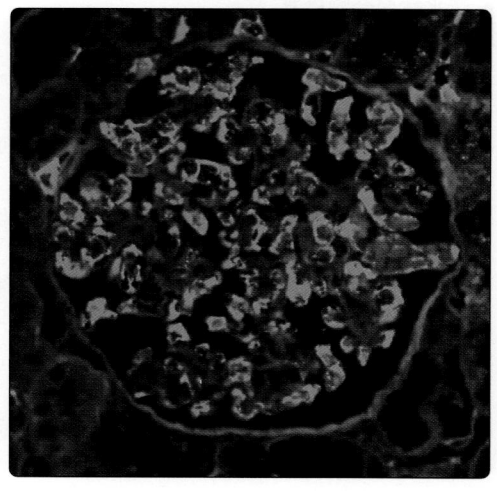

（**左**）肾小球或小动脉管腔内的亲水性聚合物凝胶栓子➡呈淡蓝色，无相关炎症

（**右**）该肾小球中可见明亮的肾小球腔内毛细血管λ轻链染色（本例中其他免疫反应物的染色模式相似）。管周毛细血管中亦可见毛细血管腔染色（*Courtesy S.Nasr, MD.*）

电镜染色沉淀物

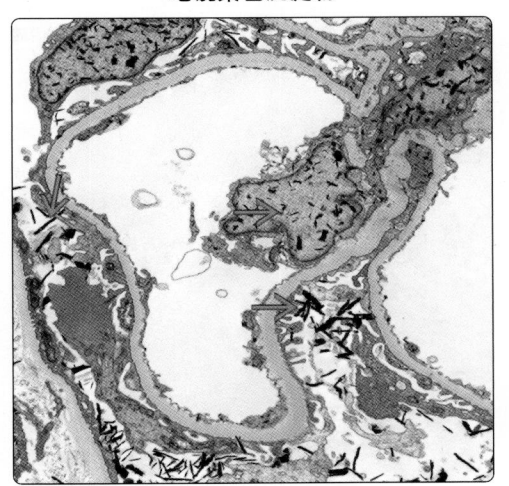

电镜染色沉淀物

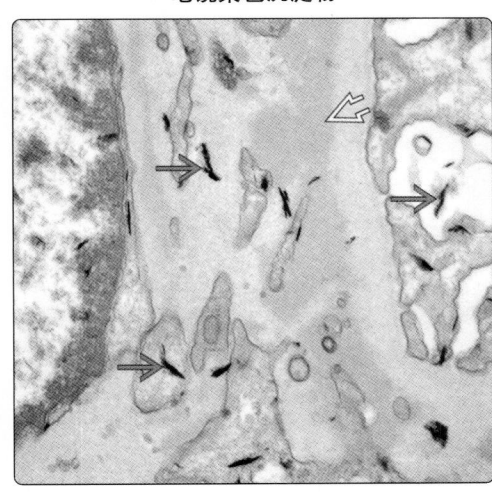

（左）电镜染色沉淀物 ➡ 为电子密度很高的物质，分散于整个样本中。这种物质可为针状，不应与单克隆蛋白形成的结晶体混淆

（右）电镜染色沉淀物为大小不一、电子密度很高的物质 ➡，沉淀在网格切片上。在这例 IgA 肾病中也可见到电子致密免疫沉积物 ➡

固定不良

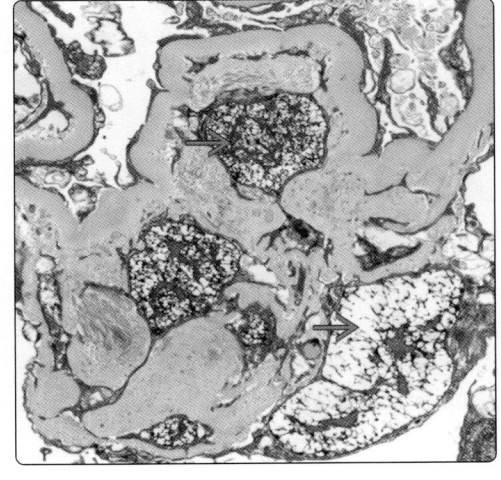

电镜伪影斑点

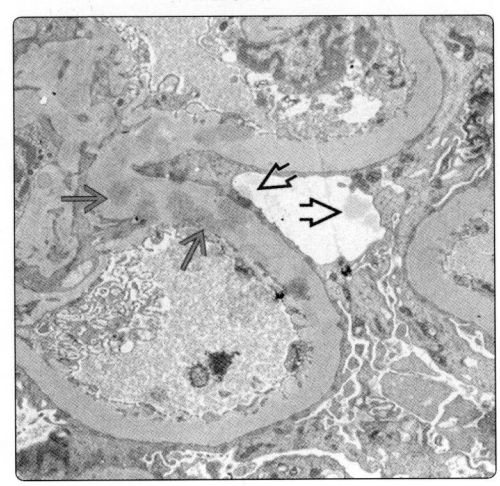

（左）固定不良可导致电镜下细胞结构模糊 ➡

（右）本例糖尿病肾病中可见类似于致密物的伪影斑点 ➡，这些伪影斑点的线索是它们不遵守解剖学边界 ➡

沉淀物

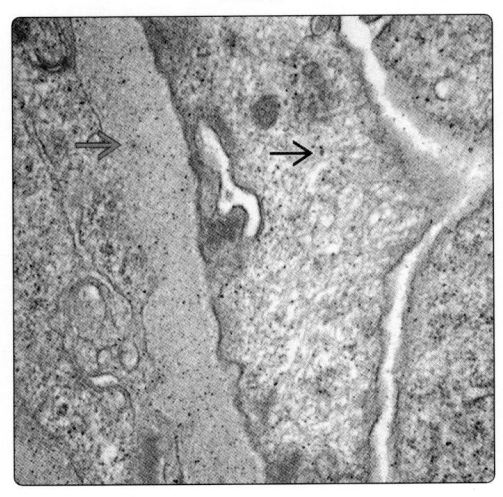

乙酸双氧铀结晶体

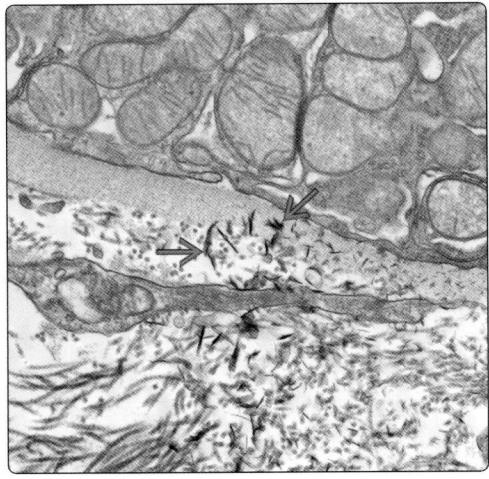

（左）在 GBM ➡ 和其他解剖学部位 ➡ 可见"胡椒盐"样伪影；这种类型的伪影不应与单克隆免疫球蛋白沉积病中的颗粒状沉积物混淆

（右）乙酸双氧铀结晶体 ➡ 通常是由于初级固定剂引起的

戊二醛固定组织免疫组化

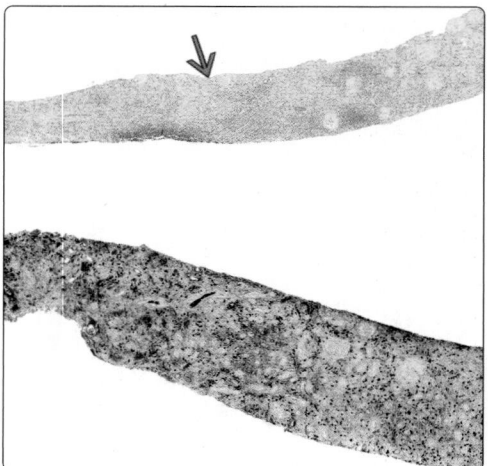

免疫组化 C4 血清染色

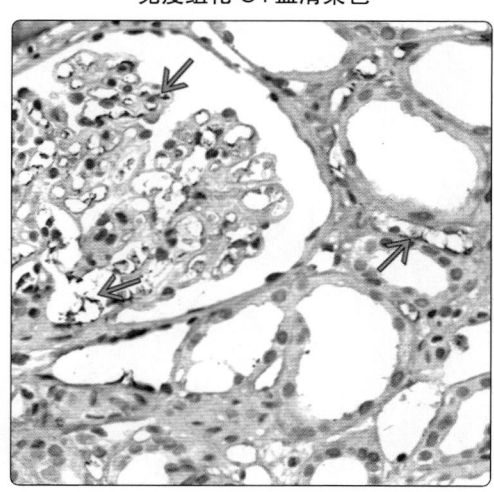

（左）戊二醛（电镜）固定的组织有时也被用于光镜制作，这种组织免疫过氧化物酶染色可为阴性➡或染色减弱，图示 2 个毗邻切面的 IgG4 染色，其中上部的组织被固定于戊二醛溶液中

（右）C4d 染色显示血清 C4 阳性➡，这并不能反映抗体介导排斥反应中 C4d 为真阳性（环周线性）染色

空气干燥的人为性改变

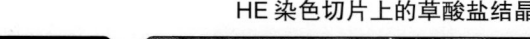
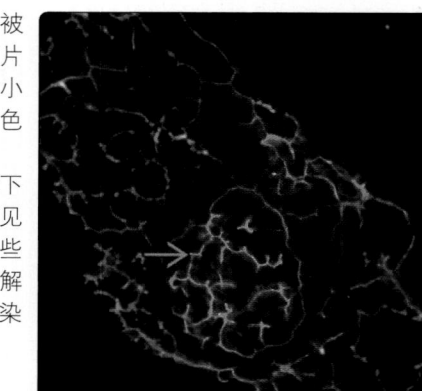
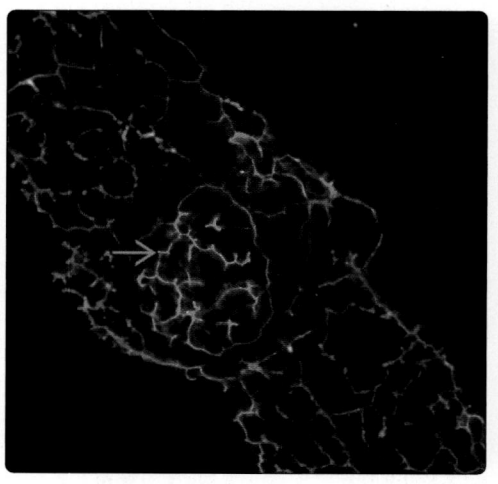

HE 染色切片上的草酸盐结晶

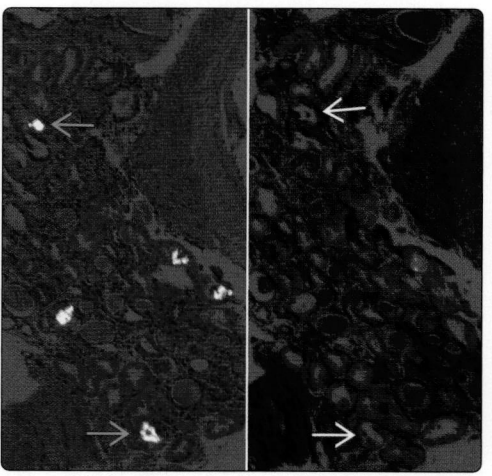

（左）冷冻免疫荧光组织被风干，而且没有覆盖盖玻片介质，IgG 染色上可见肾小球➡，但不能分辨出染色模式

（右）HE 染色切片偏振光下观察（左），肾小管腔内可见几个草酸钙结晶➡，这些晶体可在其他染色中溶解➡，如本例中相邻的三色染色切片（右）

轻链管型

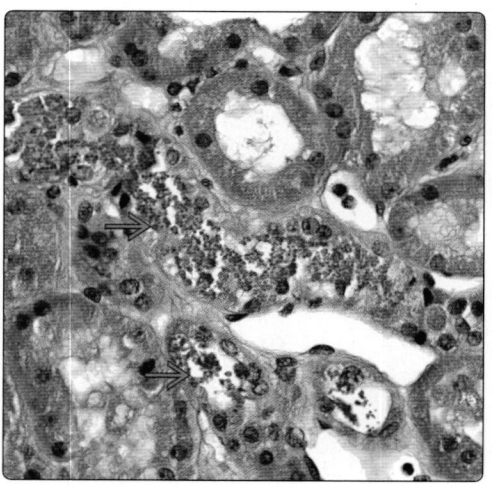

轻链管型肌红蛋白染色阴性

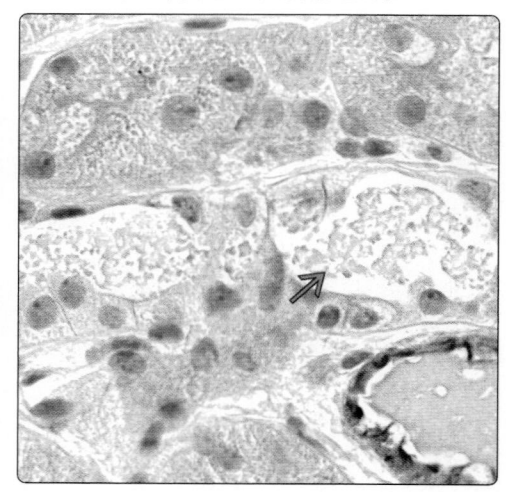

（左）在一些轻链管型肾病病例中，管型➡类似于肌红蛋白管型。本例免疫荧光显示管型呈单型染色，肌红蛋白免疫过氧化物酶染色阴性

（右）光镜下轻链管型有时与肌红蛋白管型相似，本例免疫荧光显示管型呈单型 λ 染色，肌红蛋白免疫过氧化物酶染色阴性➡

第一章　引言与概述

医用镊损伤

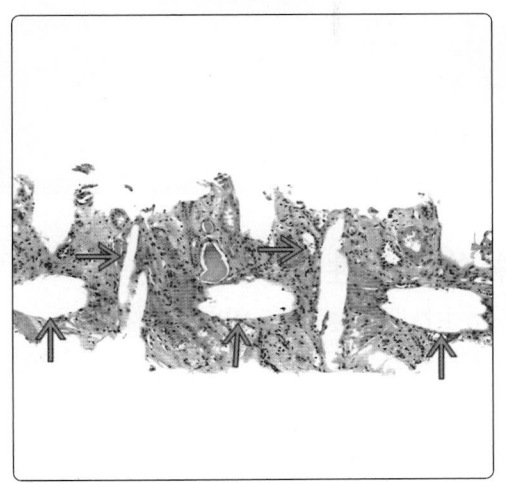

TBM 内原纤维

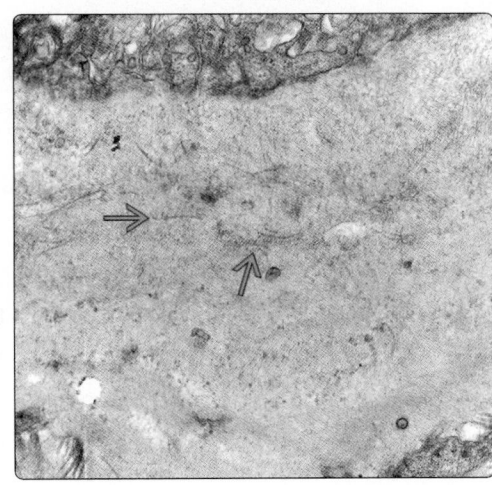

（左）活检时用医用镊处理的组织会造成间隔有规律的人为性间隙 ⇨，有时会压迫周围组织。如果这样的间隙影响到动脉，可能会给人一种动脉粥样硬化栓塞的错误印象

（右）电镜下偶尔会在 TBM 内或周围看到"前胶原"原纤维 ⇨，不应将其与淀粉样变性混淆

人为性 GBM 变薄

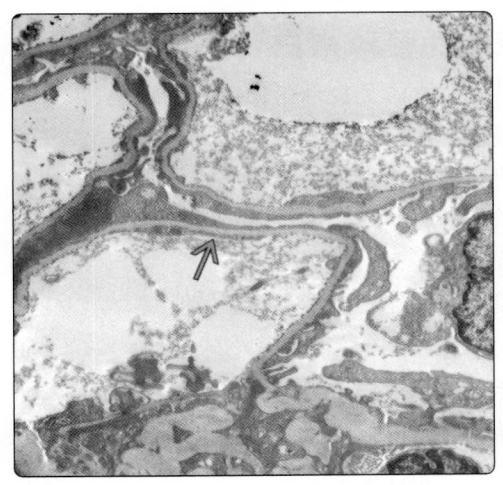

肾小管内过氧化物酶体

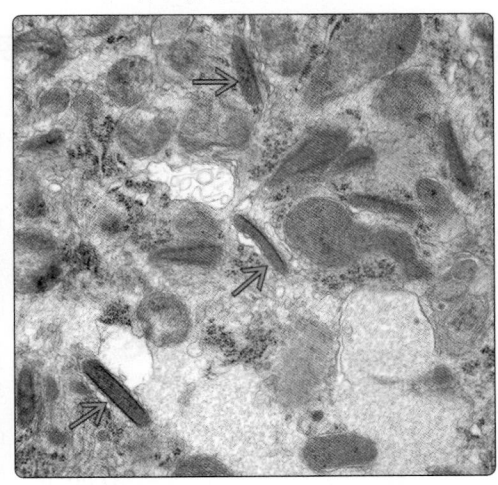

（左）当组织脱蜡后行电镜检查时，GBM 可人为性变薄 ⇨，因此脱蜡后组织标本不能可靠诊断薄 GBM 肾病

（右）图示镁缺乏综合征患者肾活检。镁缺乏会引起多种细胞异常。肾小管内的过氧化物酶体 ⇨ 有时可酷似轻链结晶

轻微淀粉样变性

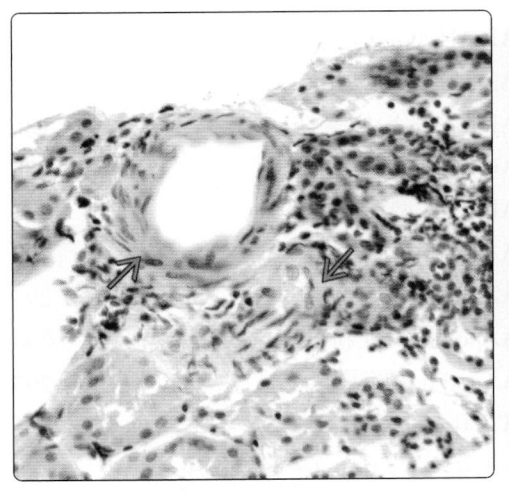

免疫荧光下观察刚果红

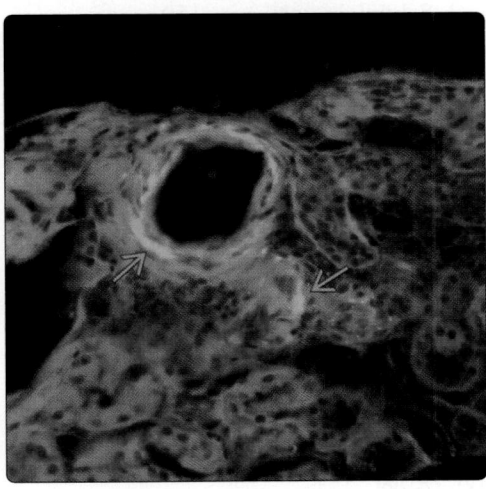

（左）常规光镜观察时，刚果红染色未见任何阳性物质。免疫荧光下观察该切片，刚果红染色敏感性增加，显示血管轻微淀粉样变性 ⇨

（右）免疫荧光下观察刚果红染色增加了染色的敏感性，此处显示血管轻微淀粉样变性 ⇨

（丁然　译，余英豪　审）

第二章
肾小球病变

足细胞病

膜性肾病及其亚型

IgA 相关肾小球肾炎

系统性红斑狼疮及其相关自身抗体介导的疾病

抗 GBM 疾病

补体相关性肾小球肾炎

单克隆免疫球蛋白肾小球疾病

淀粉样变性

特发性纤维样肾小球病

术语

- 特发性肾小球疾病，可引起肾病综合征，表现为轻度或无光镜或免疫荧光显微镜下的异常，电镜下表现为弥漫足细胞足突消失（FPE）

病因学 / 发病机制

- 弥漫性足细胞损伤伴裂孔隔膜缺失
- 循环渗透因子，可能为自身免疫性病因
- 肾小球负电荷丢失
- 可与病毒、药物、淋巴瘤、疫苗接种和非甾体抗炎药（NSAID）相关

临床特征

- 肾病综合征
- 最常见于年幼儿童，男孩＞女孩，但也见于成人
- 90%～95% 对皮质类固醇治疗有效
- 在成人中可能表现为急性肾功能不全

镜下特征

- 光镜下肾小球改变轻微
- 肾小管可见蛋白重吸收滴
- 有时具有急性肾小管损伤的特征

辅助检查

- 除足细胞 IgG "粉尘样" 染色和肾小管白蛋白重吸收滴外，其余免疫荧光染色阴性
- 电镜有特征性表现
  ○ 足细胞 FPE、肿胀和微绒毛变性
  ○ 裂孔膜缺失
  ○ GBM 正常，无沉积物

主要鉴别诊断

- 局灶节段性肾小球硬化症（FSGS）
- 弥漫性系膜硬化
- 少数情况下，IgA 或 C1q 肾病

（左）MCD 患者的肾小球，除了足细胞轻度反应性表现外，光镜未见明显改变➡
（右）在一些 MCD 病例中可见肾小球内 IgG 沿基底膜及足细胞下方呈弥漫球性细粉尘状沉积➡，最好在保存完好的肾小球中观察。这一特征与血清中的抗裂孔膜蛋白抗体相关，指向自身免疫现象

光镜微小病变
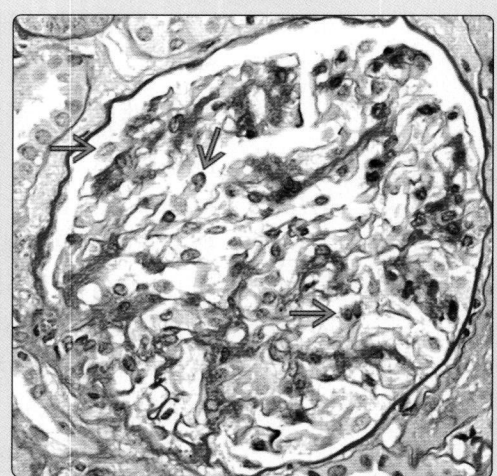

MCD IgG 呈细 "粉尘状" 染色
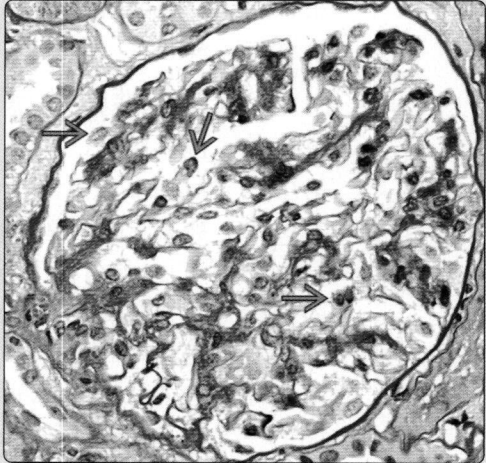

（左）免疫荧光染色显示 IgG（绿色）和 nephrin（红色）沿基底膜/足细胞➡以细小点状团簇（"粉尘状"）形式存在，呈现明显的重叠（黄色）
（右）57 岁女性，突发性水肿，体重增加 9.5kg，肾活检显示足突弥漫消失➡，并见足细胞微绒毛样改变➡。该患者对类固醇有反应

MCD 中 IgG/nephrin 重叠
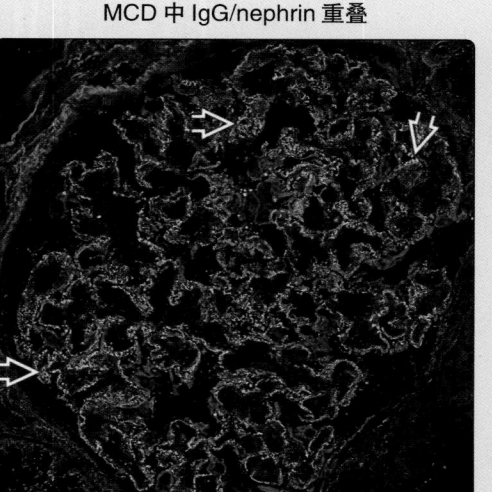

电镜下弥漫性足突消失
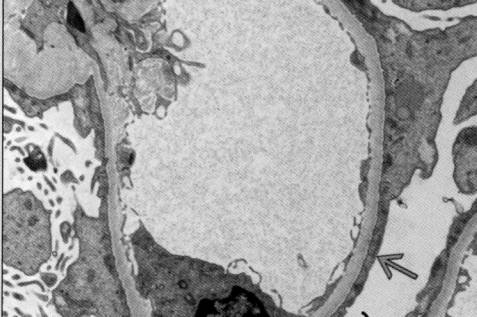

术语

缩写

- 微小病变性肾病(minimal change disease, MCD)

同义词

- 脂质肾病, 无病(Nil disease), 弥漫性足细胞病伴肾小球微小病变

定义

- 引起肾病综合征急性起病的弥漫性足细胞病, 光镜或免疫荧光下表现轻微或无异常, 并见弥漫性足细胞足突消失(FPE)
  - 与药物、过敏反应、免疫性疾病、疫苗接种及各年龄段的肿瘤有关
- 在儿童中更常见作为原发性(特发性)疾病发生

病因学/发病机制

原发性 MCD(无其他疾病)

- 足细胞的原发性和弥漫性疾病("足细胞病")
- 足细胞足突的回缩("消失")和足细胞的细胞连接(裂孔膜)缺失
  - 增加了带负电荷的血清蛋白(主要是白蛋白)的通透性
- 假定的循环"通透性因子"候选物包括
  - 循环自身抗体
    - 抗 nephrin 抗体存在于成人和儿童肾病综合征(30%～70%)中
    - 抗 UCHL1 抗体与儿童复发有关
  - 细胞因子
- 迄今为止, 尚未发现很强的遗传关联, 但可能偏好于自身免疫
- 免疫现象相关
  - 经常在感染、过敏反应、疫苗接种、干细胞移植或淋巴组织增殖性疾病的情况下发生

MCD 的相关性

- 病毒感染
  - 上呼吸道感染是常见的触发因素
  - HIV, COVID-19、EB 病毒(单核细胞增多症)
- 淋巴瘤(霍奇金, 套细胞)
  - 可能是由于自身反应性 B 细胞克隆的失活不足
  - T 细胞功能异常可能参与其中
  - MCD 可能在淋巴瘤明显之前发生
- 疫苗接种
  - 在接种抗流感、MMR、SARS-CoV2 等疫苗后数天至数周内出现
- 过敏反应
  - 蜂毒
- 肾脏免疫反应
  - 移植物抗宿主病
  - 急性移植肾排斥反应(罕见)
  - 免疫检查点抑制剂免疫治疗

- 系统性红斑狼疮
  - "狼疮性足细胞病"
- NSAID

与原发性"特发性"FSGS 的关系

- MCD 与原发性"特发性"FSGS 很可能存在于同一谱系上
  - 具有难以区分的超微结构特征("弥漫性足细胞病")
  - MCD 在持续损伤或存在潜在的足细胞缺陷后可进展为 FSGS(在足细胞或基底膜基因中的疾病相关变异)
  - 足细胞丢失引起的 FSGS 存在有壁层上皮细胞(PEC)迁移到血管袢上的证据
  - FSGS 的"顶端亚型"与 MCD 有相似的治疗反应和结局

临床特征

流行病学

- 年龄
  - 10 岁以下儿童肾病综合征最常见的病因(70%～90%)
    - 发病中位年龄: 2.5 岁; 发病高峰 2～3 岁
  - 占约 50% 的青少年肾病综合征
  - 成人肾病综合征中有 10%～15% 的患者发病高峰较晚
    - 46% 为 80～91 岁
- 性别
  - 儿童男女比为 2:1
  - 成人男女比为 1:1
- 种族
  - 与黑人相比, 在白种人和亚洲人中更常见

表现

- 肾病综合征急性(数日内)发作
- 肾病综合征, 常反复发作
  - 成人蛋白尿定义为 ≥3.5g/d, 儿童蛋白尿定义为在隔液定时收集的尿中 ≥40mg/(m²·h)
    - 选择性蛋白尿(主要为白蛋白)
  - 水肿
  - 低白蛋白血症的定义为: 儿童血清白蛋白 <25g/L, 成人 <35g/L
  - 高胆固醇血症
  - 脂尿
    - 在尿沉渣中可见富含脂质的无核肾小管细胞形成"卵圆形脂肪体", 具有可极化的脂质(因此历史术语为"脂质肾病")
- 血尿
  - 镜下血尿(10%～30% 病例)
- 肾功能不全
  - 25% 成人 MCD 患者有急性肾衰竭, 常伴有肾小管损伤
    - 多见于蛋白尿 >10g/d, 血清白蛋白 <20g/L, 高血压, 男性, 高龄
    - 大部分在 4～8 周内恢复
      - 血清肌酐(Cr)升高经常持续(平均 186.5±38.9μmol/L)
  - <1/3 MCD 患儿血清肌酐 >第 98 个百分位
    - 由于滤过性裂孔的丧失, 小分子的肾小球水力传导性降低

实验室检查

- 抗 PLA2R1、抗 THSD7A 血清学检测通常为阴性
- 抗 nephrin 血清学（实验性）检测可能为阳性

治疗

- 药物
  - 主要为糖皮质激素治疗
    - 可快速反应（天）；作用机制尚不清楚，可能与 nephrin 的表面表达增加有关
    - 90%～95% 儿童 8 周内、75%～90% 成人 20 周内显效
    - 类固醇用于儿童经验性治疗
      □ 如无效，需行肾活检确定肾病综合征病因
    - 高达 50% 的儿童和 60%～75% 的成人在 1 年内复发
      □ 通常用另一疗程类固醇治疗或加用 B 细胞耗竭疗法
  - 类固醇依赖或类固醇耐药患者
    - B 细胞耗竭疗法（抗 CD20 抗体，如利妥昔单抗和奥瑞珠单抗）
    - 其他免疫抑制剂：环磷酰胺、左旋咪唑、他克莫司、环孢素、阿贝西普（CTLA4-Ig）（非标签外使用）
    - 重复肾活检以评估进展（FSGS）

预后

- 原发性（"特发性"，可能为自身免疫）
  - 通常使用类固醇激素可完全恢复；部分患者可发展为 FSGS
  - 成人 MCD 和急性肾衰竭通常也能完全恢复
  - 复发常见，常引起类固醇依赖
- 继发性：如果基础疾病可以治愈，可能会出现缓解

大体特征

一般特征

- 由于脂质在近端肾小管积聚使皮质增大呈蜡黄色

镜下特征

组织学特征

- 肾小球
  - 光镜下无异常发现
    - 少数系膜细胞和基质轻微增加
    - GBM 正常
    - 肾小球大小正常
  - 足细胞肿胀，胞质明显嗜碱性
    - 足细胞中偶见白蛋白重吸收滴
  - 成人 MCD 可见球性硬化肾小球
    - 40 岁时肾小球硬化可达 10%，80 岁时达 30%
  - 儿童病例有时可见退化的肾小球
    - 无肾小管萎缩提示为发育性而非获得性肾小球硬化
- 肾小管
  - 白蛋白重吸收滴

- PAS（+），三色染色呈红色
  - 脂滴
    - HE、PAS 和三色染色见明显液泡
    - 冷冻切片油红 O 染色显示红色液滴
  - 通常很少或没有肾小管萎缩
    - 合并动脉硬化的老年患者可有肾小球退化和肾小管萎缩
  - 成人急性肾衰竭患者，可有肾小管再生和急性肾小管损伤改变
- 通常无间质炎症和纤维化
  - 间质中泡沫细胞少见

辅助检查

免疫荧光

- 可阴性，但高达 70% 的病例足细胞上有微弱的颗粒状"粉尘"样 IgG 着色
  - 减弱的簇状 nephrin 染色与足细胞上"粉尘"样的 IgG 染色共定位
- 少数病例可见肾小球 IgM±C3 弱着色（≤1+）
  - <5%MCD 病例有系膜区 IgG、IgM、IgA、C1q 和/或 C3 染色，尤其是儿童
- 肾小管吸收滴白蛋白、IgG 和 C3 染色

电镜

- 足细胞 FPE
  - 足突收缩，胞体展开于 GBM 上（非"融合"）
  - 弥漫性，通常 >75% 毛细血管表面
    - 一些报告称 FPE 程度（表面 %）与蛋白尿严重程度相关
  - 缓解期观察到足细胞完全或部分恢复
  - FPE 可见于任何有严重肾小球性蛋白尿的疾病中
- 显著的裂孔膜丢失/减少
  - 裂孔膜常被"紧密连接"样连接所取代
  - 在某些区域，完全缺乏细胞与细胞的连接
- 其他足细胞异常
  - 液泡化和微绒毛转化
  - 重吸收滴和细胞器增加
- 肾小管
  - 近端肾小管含有电子致密吸收滴（次级溶酶体）和低电子密度脂滴
  - 有时出现急性肾小管损伤的特征

免疫组化

- 沿 GBM nephrin 表达降低，对应于裂孔膜缺失
  - nephrin 呈簇状
  - nephrin 缺失亦见于其他具有 FPE 的疾病中，特别是晚期阶段
- 有利于 FSGS 而非 MCD 的标志物
  - PEC CD44 表达（活化的标志物）
  - 肾小球袢异位 PEC 标志物
    - claudin-1，A-激酶锚定蛋白，膜联蛋白 A3，PAX2

鉴别诊断

特发性 FSGS

- 鲍曼囊节段透明变性或粘连
- 少数最初活检为 MCD 的病例，经后来的取样或进展才显示为 FSGS
- 活检未取到肾小球硬化的 FSGS 病例可能被误诊为 MCD
  - 检测节段性肾小球硬化需要连续切片，最常见于皮髓质交界处
    - 如切片平面中不含节段硬化，那么节段硬化性肾小球的切片看起来正常
  - 局灶肾小球病变检出概率（P）与肾小球受累百分比（p）和活检肾小球数（n）有关
    - $P=(1-p)^n$
    - 例如，为检测 >95% 概率的病变，如果仅 5% 肾小球受累，则需要标本中有 60 个肾小球；如果 10% 肾小球受累，则需要有 30 个肾小球
- 移植肾复发性足细胞病（"复发性 FSGS"）肾移植术后第 1 个月开始表现为 MCD 样病变，随后才显示 FSGS 病变

弥漫性系膜硬化

- 可能为 MCD 的亚型
- 约占儿童特发性肾病综合征的 3%
- 免疫荧光显示 IgM 或 C3 沉积；约 50% 病例电镜显示有电子致密沉积物
- 更容易出现血尿和高血压
- 类固醇耐药率较高
- 需考虑 Denys-Drash 综合征

IgA 肾病

- 如果肾病综合征起病迅速且存在完全 FPE，应考虑 MCD 与 IgA 肾病叠加
- 大多数病例（80%）对类固醇治疗有效

C1q 肾病

- 免疫荧光染色系膜区 C1q（≥2+）±Ig 染色
- 电镜下偶见电子致密沉积物

乳糜尿

- 足细胞正常（无 FPE），严重蛋白尿

AL 型淀粉样变性

- 未行电镜检查或刚果红染色的早期病例可能被遗漏
- 即使肾小球内仅有微量的淀粉样蛋白，患者也可出现显著的蛋白尿

先天性肾病综合征（芬兰型）

- 在母体中 / 婴儿期发病
- 电镜显示足细胞裂孔膜完全缺失

膜性肾病

- MCD 足细胞"粉尘样"着色免疫荧光中可与膜性肾病混淆
- 电镜下膜性肾病显示上皮下沉积；MCD 无沉积物

Alport 综合征

- 极少数患儿可表现为肾病综合征；电镜表现为弥漫性足细胞 FPE 和 GBM 改变
- 胶原病基因检测可能有用

诊断要点

病理解读要点

- 反应性足细胞（肥大，空泡，胞质嗜碱性）和肾小管重吸收滴为光镜诊断重要线索
- 多层次检查有助于 FSGS 的检出
  - 注意活检标本中是否包含皮髓质交界处结构（FSGS 最早累及部位）；为慎重起见，报告中均应注明"FSGS 不能除外"
- 可存在急性肾小管坏死，与急性肾衰竭有关

参考文献

1. Chen DP et al: Age of onset and disease course in biopsy-proven minimal change disease: an analysis from the Cure Glomerulonephropathy Network. Am J Kidney Dis. S0272-6386(23)00002-1, 2023
2. Mariani LH et al: Precision nephrology identified tumor necrosis factor activation variability in minimal change disease and focal segmental glomerulosclerosis. Kidney Int. 103(3):565-79, 2023
3. Bauer C et al: Minimal change disease is associated with endothelial glycocalyx degradation and endothelial activation. Kidney Int Rep. 7(4):797-809, 2022
4. Watts AJB et al: Discovery of autoantibodies targeting nephrin in minimal change disease supports a novel autoimmune etiology. J Am Soc Nephrol. 33(1):238-52, 2022
5. Medjeral-Thomas NR et al: Randomized, controlled trial of tacrolimus and prednisolone monotherapy for adults with de novo minimal change disease: a multicenter, randomized, controlled trial. Clin J Am Soc Nephrol. 15(2):209-18, 2020
6. Bertelli R et al: Molecular and cellular mechanisms for proteinuria in minimal change disease. Front Med (Lausanne). 5:170, 2018
7. Meyrier A et al: Acute kidney injury complicating nephrotic syndrome of minimal change disease. Kidney Int. 94(5):861-9, 2018
8. van de Lest NA et al: Nephrin loss can be used to predict remission and long-term renal outcome in patients with minimal change disease. Kidney Int Rep. 3(1):168-77, 2018
9. Iwabuchi Y et al: Long-term prognosis of adult patients with steroid-dependent minimal change nephrotic syndrome following rituximab treatment. Medicine (Baltimore). 93(29):e300, 2014
10. Kofman T et al: Minimal change nephrotic syndrome associated with non-Hodgkin lymphoid disorders: a retrospective study of 18 cases. Medicine (Baltimore). 93(24):350-8, 2014
11. Liu XJ et al: Ultrastructural changes of podocyte foot processes during the remission phase of minimal change disease of human kidney. Nephrology (Carlton). 19(7):392-7, 2014
12. Smeets B et al: Detection of activated parietal epithelial cells on the glomerular tuft distinguishes early focal segmental glomerulosclerosis from minimal change disease. Am J Pathol. 184(12):3239-48, 2014
13. Wei C et al: Minimal change disease as a modifiable podocyte paracrine disorder. Nephrol Dial Transplant. 26(6):1776-7, 2011
14. Garin EH et al: Urinary CD80 excretion increases in idiopathic minimal-change disease. J Am Soc Nephrol. 20(2):260-6, 2009
15. Deegens JK et al: Podocyte foot process effacement as a diagnostic tool in focal segmental glomerulosclerosis. Kidney Int. 74(12):1568-76, 2008
16. Waldman M et al: Adult minimal-change disease: clinical characteristics, treatment, and outcomes. Clin J Am Soc Nephrol. 2(3):445-53, 2007
17. Stokes MB et al: Glomerular tip lesion: a distinct entity within the minimal change disease/focal segmental glomerulosclerosis spectrum. Kidney Int. 65(5):1690-702, 2004
18. Fogo A et al: Glomerular hypertrophy in minimal change disease predicts subsequent progression to focal glomerular sclerosis. Kidney Int. 38(1):115-23, 1990
19. Jennette JC et al: Adult minimal change glomerulopathy with acute renal failure. Am J Kidney Dis. 16(5):432-7, 1990

第 1 节　微小病变性肾病（弥漫性足细胞病）

GBM 正常

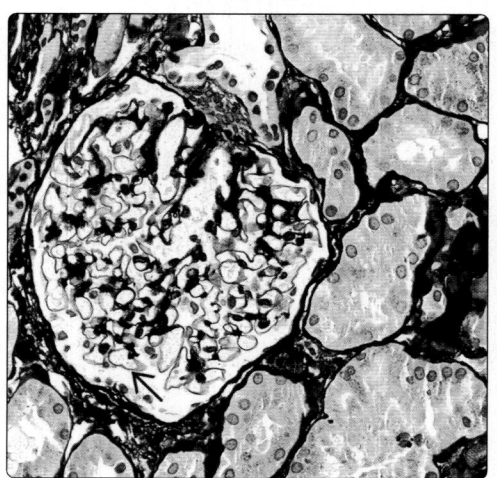

足细胞肥大

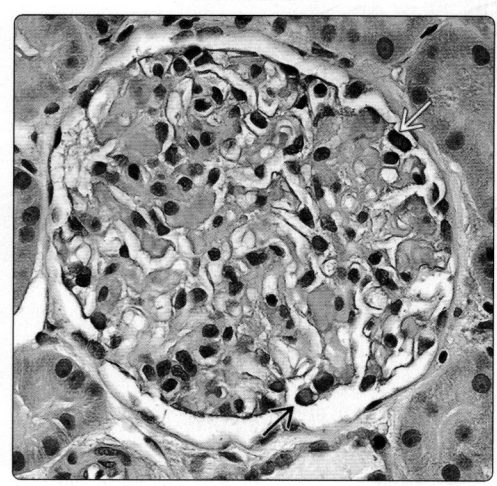

（左）六胺银染色显示，MCD 的 GBM 厚度正常➡，无双轨或肾小球细胞增生

（右）MCD 患者，光镜显示肾小球基本正常，蛋白尿的唯一线索为足细胞肥大➡，胞质嗜碱性增加➡

足细胞拥挤

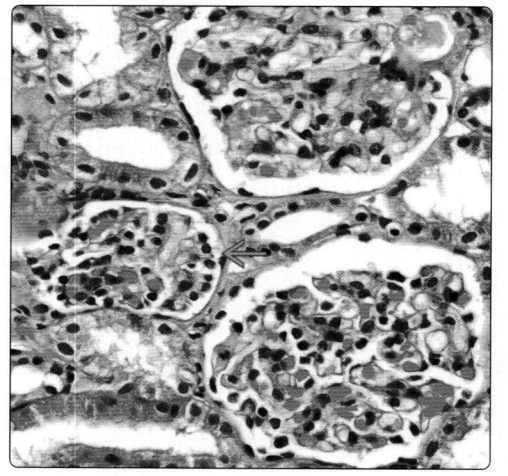

"假粘连"

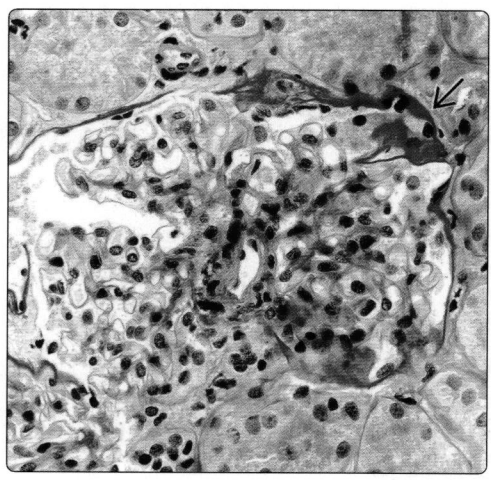

（左）5 岁 MCD 男孩，肾小球外观不成熟，足细胞拥挤排列➡，不要与塌陷性肾小球病相混淆

（右）MCD 患者，其"假粘连"表现➡是由于通过 GBM 的切面所致，因此对假定 MCD 患者应从多层面去寻找 FSGS 证据，否则像这样的粘连和人为因素会混淆判断

肾小管重吸收滴

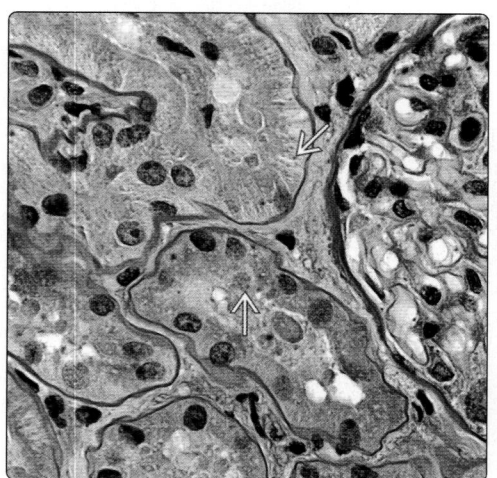

肾小管内脂质

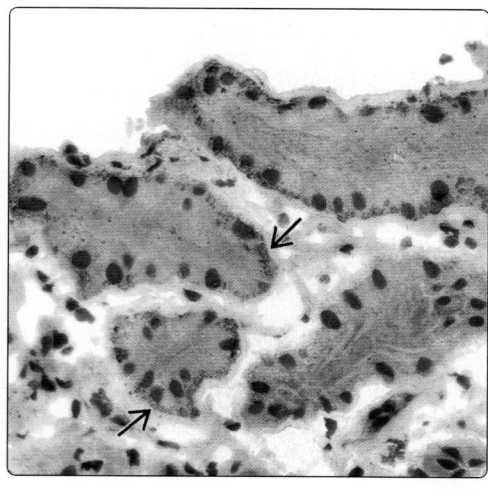

（左）MCD 患者，PAS（＋）肾小管吸收滴➡主要位于近端肾小管，可见于任何肾小球性蛋白尿的疾病中

（右）MCD 患者，冷冻切片油红 O 染色显示近端肾小管内特征性的脂质➡。实际上在所有肾病范围蛋白尿的肾脏疾病中均可有肾小管脂质聚集，但由于脂质是 MCD 最初注意到的唯一特征，因此就有了"脂质肾病"这一术语

微量 IgM 沉积

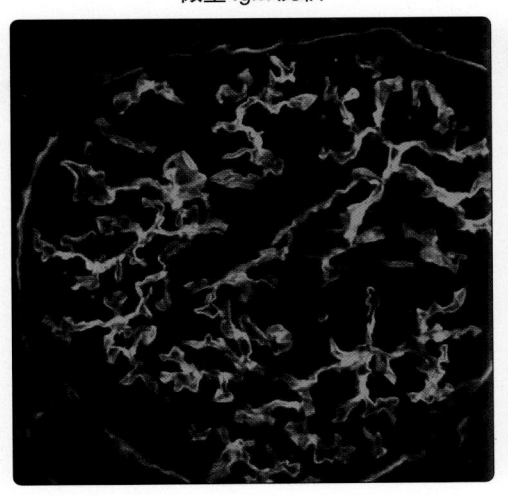

IgM 沉积

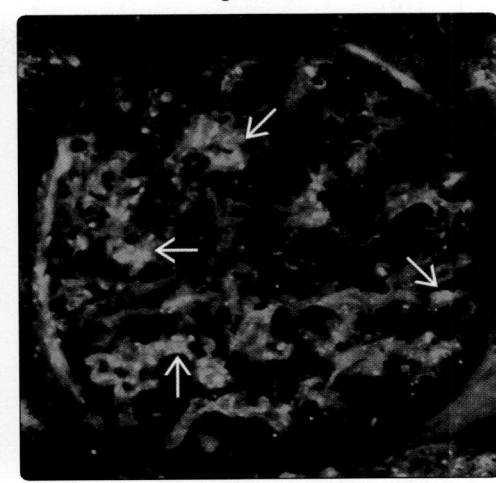

(左)MCD 有时可见微量系膜区 IgM 沉积,当 2+IgM 沉积伴电镜有电子致密沉积物时,一些分类将其归为"IgM 肾病"

(右)MCD 中可出现系膜区 IgM 染色,如本例,有可能被归为 IgM 肾病➡,这种表现可能与类固醇治疗反应性降低有关

IgA 阴性

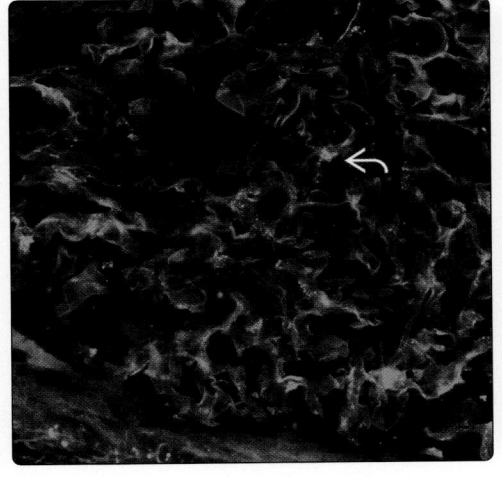

肾小球 C3 沉积

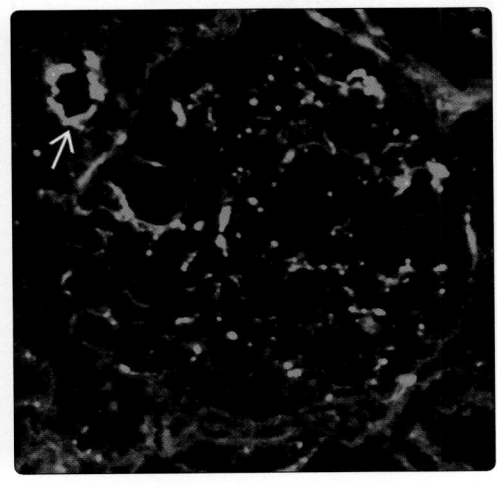

(左)MCD 中通常很少或没有 Ig 染色,本例 MCD 除见少量可能为足细胞内的蛋白重吸收滴➡呈颗粒状弱着色外,肾小球内未检出 IgA

(右)这例 MCD 患者肾小球 C3 染色较为明显,大多数可能存在于足细胞重吸收滴中,部分见于系膜中。动脉壁也有 C3 染色➡,为常见的非特异性表现

肾小管重吸收滴

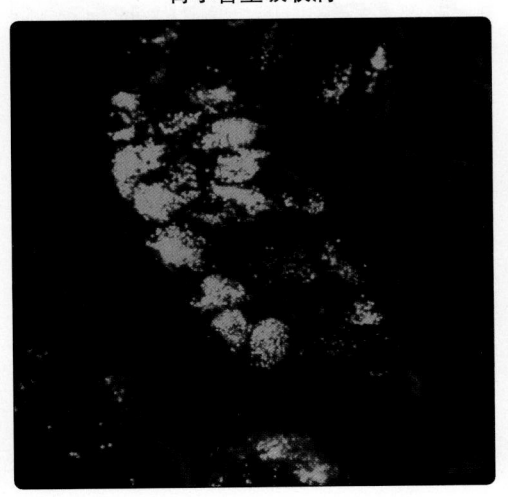

重吸收滴

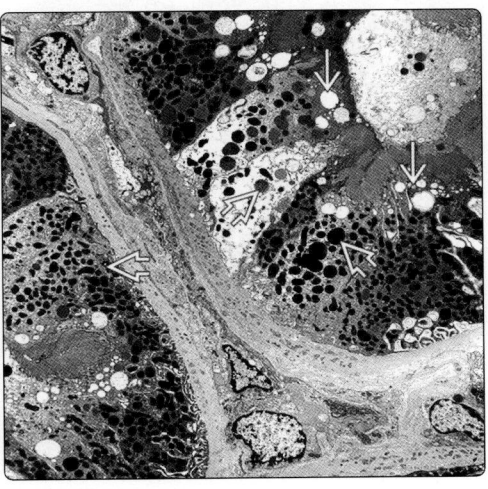

(左)MCD 患者近端肾小管显示大量重吸收滴,白蛋白染色阳性;其他血浆蛋白也很常见。这可能是免疫荧光染色唯一的异常表现

(右)MCD 患者肾小管内常见重吸收滴,电镜下有的重吸收滴透明➡,代表脂质空泡;有的电子致密➡,代表蛋白滴

足细胞绒毛肥大

足细胞肿胀

（左）MCD 患者显示细胞体表面积扩大，为足细胞对大量蛋白尿反应引起绒毛肥大的典型特征 ⊟。足突消失，GBM 正常

（右）MCD 患者显示足细胞肿胀 ⊟，但仅这一毛细血管见斑片状足突消失

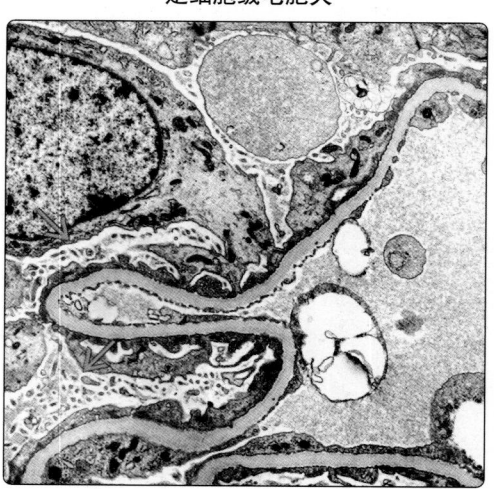

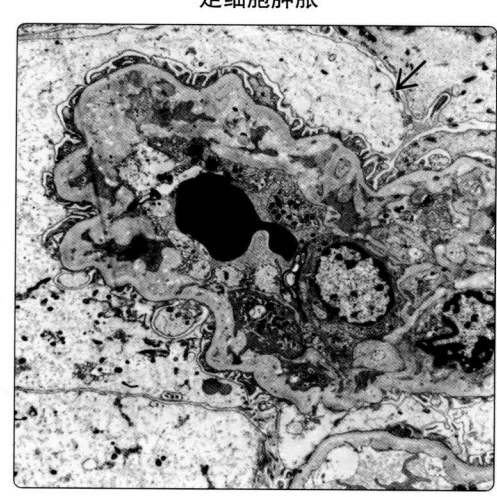

轻度系膜扩张

淋巴瘤引起的 MCD

（左）MCD 中系膜区因细胞碎屑 ⊟ 呈轻度扩张，模糊密度影可见 ➔，但不认为这些是免疫复合物介导疾病的证据，而是非特异性捕获所致

（右）18 岁 MCD 男性，表现为肾病综合征伴腹膜后肿块，后被证实为霍奇金淋巴瘤。淋巴瘤可引起 MCD，通常随淋巴瘤的缓解而缓解

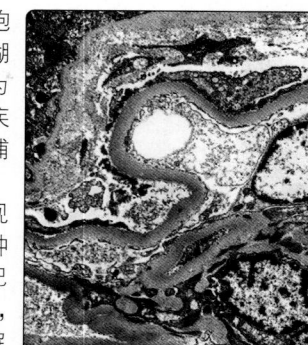

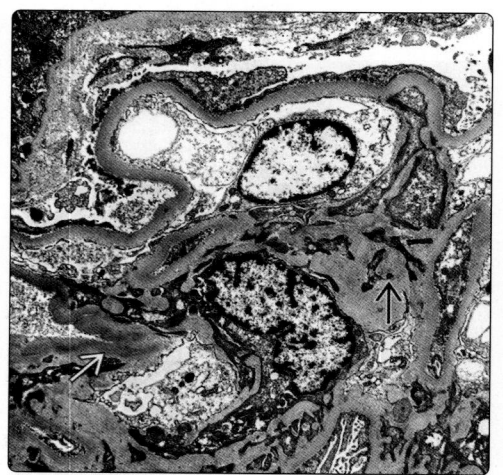

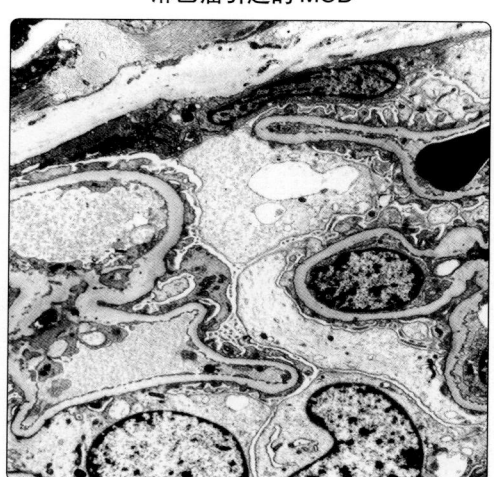

NSAID 引起的 MCD

足细胞足突恢复

（左）68 岁女性，出现蛋白尿 3.4g/d 及 NSAID 相关水肿，并有急性间质性肾炎。药物，尤其是 NSAID 与 MCD 相关

（右）9 岁女孩，肾病综合征糖皮质激素治疗有效，活检时蛋白尿已缓解。电镜显示足细胞足突完全恢复 ⊟

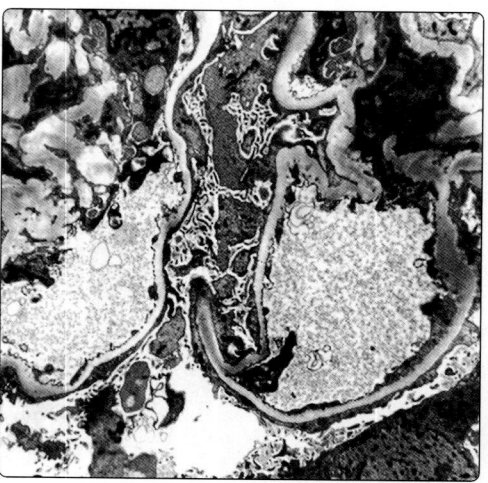

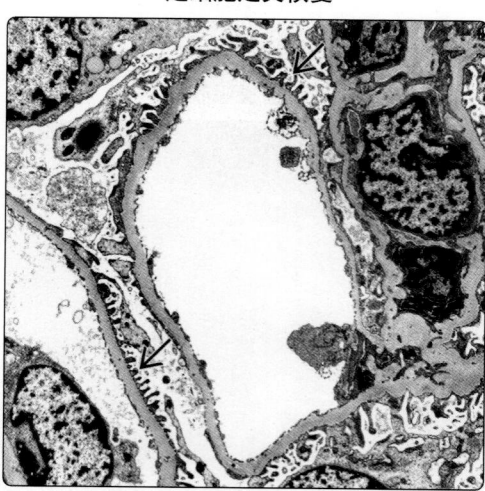

MCD 和 IgA 肾病

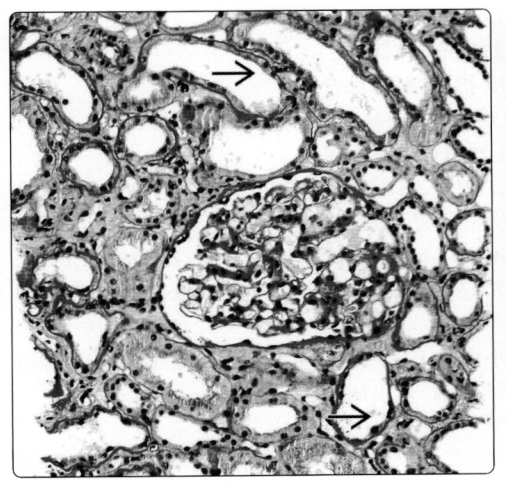

MCD 和 IgA 肾病

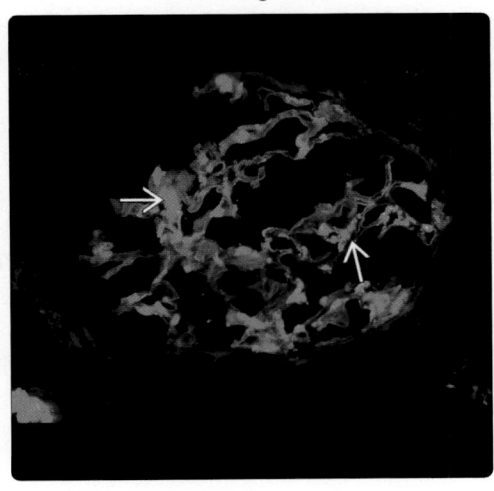

（左）48 岁男性，表现为急性肾病综合征合并肾衰竭（白蛋白 10g/L，蛋白尿 15g/d，肌酐 132.6μmol/L），显示轻度系膜细胞增生，扩张肾小管上皮呈扁平状 ➡️，免疫荧光显示明显的 IgA 沉积

（右）急性肾病综合征患者，临床疑 MCD，免疫荧光显示系膜区明亮的颗粒状 IgA 着色 ➡️，肾小球 C3 和两个轻链着色相似；电镜下足突广泛消失

MCD 和 IgA 肾病

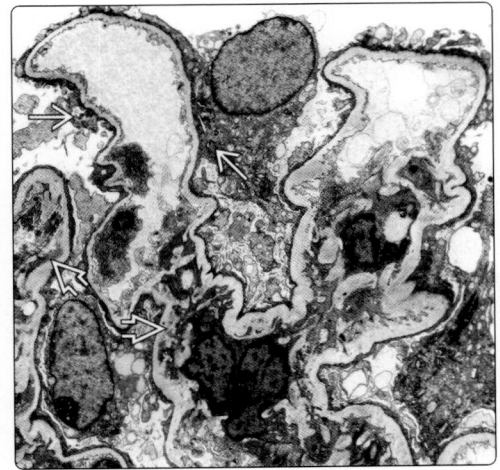

MCD 伴 C1q 肾病

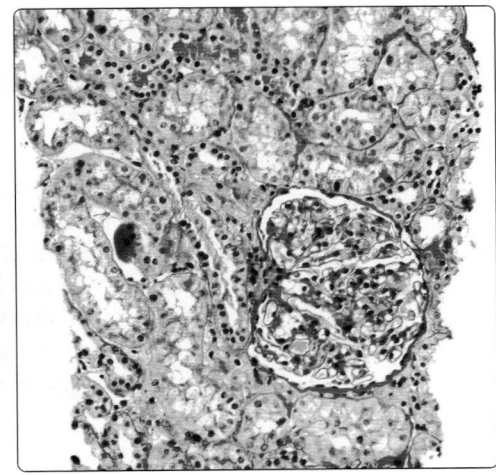

（左）电镜显示弥漫性足细胞足突消失，为典型 MCD 的特征 ➡️。系膜区和系膜旁电子致密物沉积 ➡️，这部分为 IgA 肾病的特征

（右）20 岁男性，突发性肾病综合征伴全身水肿，蛋白尿 10g/d，活检显示肾小球外观正常，系膜区 C1q 2+，伴有电子致密沉积物

MCD 和 C1q 肾病

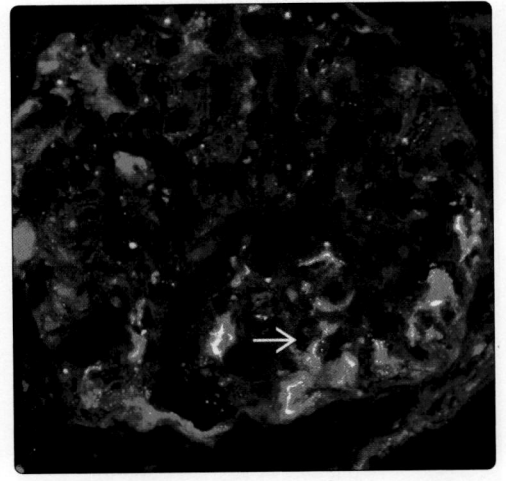

MCD 和 C1q 肾病

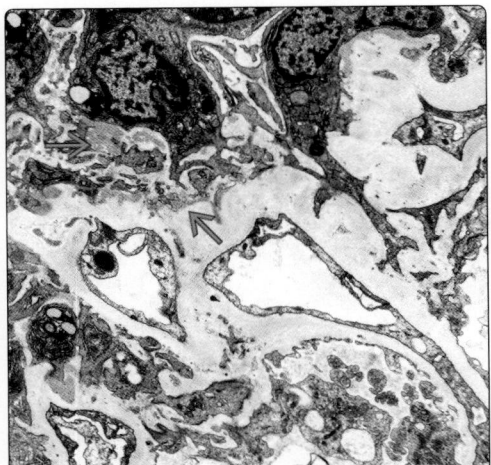

（左）系膜区颗粒状 C1q 2+ 染色 ➡️，C1q 为该病例显性免疫标记，其他肾小球染色较弱的有 IgG κ 和 γ，IgA 染色阴性。患者没有 SLE 临床或实验室证据，但有 MCD 表现

（右）这例 MCD 和 C1q 肾病患者，肾小球系膜区见散在的无定形电子致密沉积物 ➡️

（郭燕 译，魏建国　滕晓东 审）

术语

缩写

- 局灶节段性肾小球硬化症（focal segmental glomerulosclerosis, FSGS）

定义

- 一组具有 FSGS 共同特征的足细胞病变（病因各异），通常伴有中度至重度蛋白尿

分类系统

形态学分类

- 根据肾小球形态学，按哥伦比亚分类法进行定义分类
  - 塌陷型
  - 肾小球顶端型
  - 细胞型
  - 门部型
  - 非特指型 FSGS（NOS）

病因学分类

- 根据已确定的 FSGS 病因：一些与形态学亚型相对应
- 特发性（原发性）
  - 常见类型，NOS 或塌陷型
  - 可能与循环因子有关，但难以确定；抗 nephrin（+）亚型
- 遗传性
  - 非综合征性
    - *NPHS1*（足细胞裂孔膜蛋白）
    - *NPHS2*（足蛋白）
    - *PLCE1*（磷脂酶 Cε1）
    - *INF2*（家族性 FSGS）
    - *ACTN4*（α-辅肌动蛋白-4）
    - TRPC6（家族性 CG）
    - CD2AP（CD2 相关蛋白）
  - 综合征性
    - *WT1*（Frasier, Denys-Drash 综合征）
    - *COL4A3*, *COL4A4*（Alport 综合征）
    - *LAMB2*（Pierson 综合征）
    - *LMX1B*（指甲-髌骨综合征）
    - *WDR73*（Galloway-Mowat 综合征）
    - *COQ2*（辅酶 Q10 缺乏症）
    - *MT-TL1*（MELAS 综合征）
  - 其他遗传原因，新近发现报道和罕见
    - *ARHGAP24*, *ARHGDIA*, *CFH*, *COQ6*, *COQ8B*, *CUBN*, *GLA*, *DGKE*, *ITGA3*, *ITGB4*, *MYO1E*, *PDSS2*, *SMARCAL1*
- 感染
  - HIV，细小病毒 B19，SARS-CoV-2，巨细胞病毒，丙型肝炎病毒，结核病，丝虫病，血吸虫病
- 药物相关
  - α 及 β 干扰素，锂，双膦酸盐，海洛因，钙调磷酸酶抑制剂，西罗莫司，蒽环霉素
- 免疫性疾病
  - 系统性红斑狼疮，混合性结缔组织病，Still 病，白塞综合征，吉兰-巴雷综合征，C1q 肾病
- 淋巴瘤/白血病
  - 套细胞淋巴瘤，多发性骨髓瘤，急性单核细胞白血病，慢性中性粒细胞白血病，NK 细胞白血病，噬血细胞综合征
- 血管
  - 高血压，动脉粥样硬化性栓子，镰状细胞病，血栓性微血管病
- 适应性，结构功能性反应
  - 先天性肾单位缺陷
    - 单侧肾缺如，肾发育不全/发育不良，肾单位稀少巨大症，早产/低出生体重
  - 获得性肾单位丢失
    - 反流性肾病
    - 引起肾单位（肾小球、肾小管、间质、血管）严重减少的任何瘢痕性疾病
  - 代谢需求增加
    - 病态性肥胖，类固醇滥用，肢端肥大症，发绀型先天性心脏病，糖尿病，先兆子痫，糖原贮积症

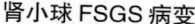

肾小球 FSGS 病变

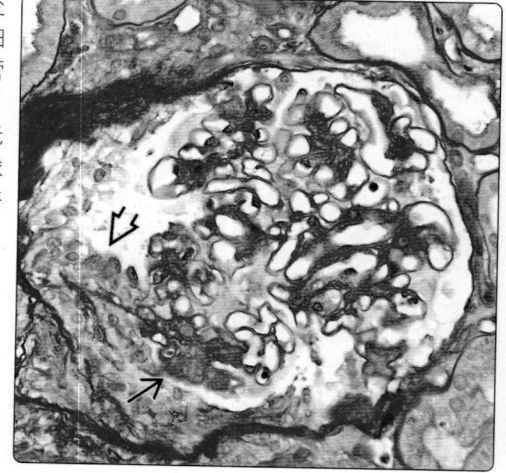

节段性 C3 沉积

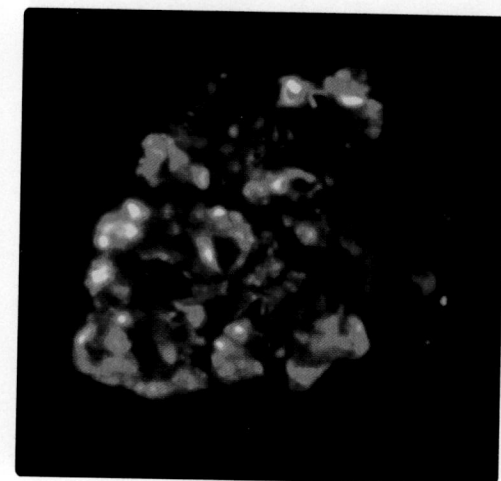

（左）早期节段性硬化病变 ➡，显示活化的壁层上皮细胞桥接于血管袢上，使血管袢与鲍曼囊形成粘连 ➡（右）FSGS 病例，免疫荧光 C3 染色显示系膜及肾小球毛细血管袢塌陷处呈显著的节段性染色

流行病学

发病率

- 为成人肾病综合征最常见病因
- 过去 20 年中发病率明显增加
  - 约 25% 的成人肾病，相比 20 年前不足 10%

历史

- 1925 年 Fahr 描述了局灶和节段性肾小球透明变和毛细血管祥退化现象
- Amold Rich 在 1957 年发现了死于肾病综合征的儿童存在皮髓质交界区的肾小球硬化
- 20 世纪 70 年代 FSGS 被国际儿童肾脏病研究会确定为独特的疾病实体
- 早在 20 世纪 80 年代，Mark Weiss 就发现了塌陷亚型，后来成为 HIV 相关肾病（HIVAN）的常见模式

病因学/发病机制

发病机制

- 现在被归类为足细胞病
  - 家族性足细胞蛋白缺陷
    - 钙通透性阳离子通道 TRPC6 突变导致足细胞功能异常和遗传性 FSGS 发生
    - α-辅肌动蛋白 -4（ACTN4）、足蛋白（NPHS2，糖皮质激素耐药性肾病综合征缺陷）和足细胞裂孔膜蛋白（PNHS1，芬兰型先天性肾病综合征缺陷）缺陷的 FSGS 是相对罕见的家族性 FSGS
    - 足细胞裂孔膜蛋白与 CD2 相关蛋白（CD2AP）相互作用，足蛋白与足细胞裂孔膜蛋白 -CD2AP 复合物相互作用
    - 调控多种足细胞基因的 WT1 转录因子突变导致 FSGS 综合征（Denys-Drash 和 Frasier 综合征）
  - 细胞因子异常被认为在特发性 FSGS 的发展中起重要作用
    - 已确定在移植后复发性 FSGS 患者中，通常在移植后数月内可检出循环因子
  - 足细胞调节异常/功能障碍
    - 足细胞分化标志物（如 WT1 蛋白，足细胞标志蛋白和突触足蛋白）在塌陷型 FSGS 和 HIVA 中丢失
  - 足细胞缺失导致粘连
  - APOL1 基因突变为非裔发病的危险因子
- 与 MCD 的可能关系
  - 在 MCD 中，GBM 组分肌营养不良蛋白聚糖减少，而在 FSGS 非硬化节段中维持不变

大体特征

一般特征

- 因肾小管中的脂质成分，肾脏呈淡黄色

镜下特征

一般特征

- 肾小球
  - 硬化累及部分肾小球（局灶性）和部分肾小球祥（节段性）
    - 即便仅 1 个肾小球受累也可确诊
    - 偶尔可见球性硬化，对 FSGS 的诊断并非特别有用
  - 肾小球祥与鲍曼囊粘连常与节段性硬化相伴随，常见于硬化早期
  - 透明变性
    - 部分受累的肾小球呈平滑的玻璃样（透明变）外观
    - 通常认为系血浆蛋白渗出产生
  - 基质增多伴肾小球毛细血管腔闭塞
  - FSGS 呈带状分布，始于皮髓质（髓质旁）交界部位（CMJ）
    - 重要的是注意活检采样是否含有 CMJ
  - 肾小球肥大常与 FSGS 伴随
    - 系未采集到节段性硬化病例的潜在替代标志物
- 肾小管
  - 由于肾小球性蛋白尿，肾小管上皮细胞含有 PAS（+）重吸收滴
  - 肾小管萎缩（TA）通常仅为局灶性，在 FSGS 早期出现
    - 萎缩区 TBM 增厚
    - 病程后期 TA 可能更为突出
  - 肾小管间质改变在塌陷型 FSGS 和 HIVAN 中最为显著
    - 囊性扩张，淋巴样细胞浸润更明显
- 间质
  - 间质纤维化（IF）可见，呈典型局灶性
    - 一些病例有广泛 IF±TA，在标本中未见到硬化肾小球的年轻患者，出现 IF/TA 可能提示未采集到 FSGS
  - 无或很少有间质炎症
- 血管
  - 在 FSGS 病程后期，小动脉透明变性和动脉内膜纤维化可比较突出

辅助检查

免疫荧光

- IgM 和 C3 在硬化区或系膜基质增生区常呈阳性
  - 被认为系非特异性嵌入
  - 电镜下未见沉积物的 IgM 染色不具有病因学、预后或诊断意义

电镜

- 足细胞 FPE 通常不完全
- 继发性 FSGS 通常比特发性 FSGS 更少的 FPE
- 在 HIVAN 中，有时可见管网状包涵体
- 塌陷型病例 GBM 上皮下多层化

FSGS 形态学分类算法

亚型	诊断标准	除外	预后	% 原发性 FSGS
塌陷型	≥1 个肾小球节段或球性塌陷，足细胞增生和肥大	没有	不佳	8%～12%
顶端型	≥1 个顶端区节段性病变（靠近近端肾小管起始部的外 1/4 血管袢），需与小管腔或颈部粘连	塌陷型，门部型	可能较好	1%～10%
细胞型	≥1 个肾小球节段或球性毛细血管内细胞增生阻塞管腔 ± 核碎裂和泡沫细胞	塌陷型和顶端型	可能为早期病变	1%～3%
门部型	≥1 个肾小球门部透明变性，± 硬化	塌陷型，顶端型和细胞型	可能常为继发性 FSGS	1%～7%
FSGS 非特指型	≥1 肾小球节段性基质增多引起毛细血管管腔闭塞	塌陷型，顶端型，细胞型和门部型	普通病程	68%～90%

FSGS 形态学特征

亚型	部位	分布	透明变性	粘连	PCH	MHC	GM	AH
塌陷型	任何部位	节段或球性	−/+	−/+	+++/−	−/+	−/+	−/+
顶端型	顶端区	节段性	+/−	+++/−	++/−	−/+	−/+	−/+
细胞型	任何部位	节段性	−/+	−/+	++/−	−/+	−/+	−/+
门部型	门部	节段性	++/−	+++/−	−/+	−/+	+++/−	++/−
FSGS（NOS）	任何部位	节段性	+/−	++/−	−/+	−/+	+/−	+/−

AH，小动脉透明变性；GM，肾小球肥大；MHC，系膜细胞增生；NOS，非特指；PCH，足细胞增生。形态学特征以"最常见/最不常见"来表示，每个（＋）表示特征出现的大致频率；（－）表示该特征缺乏。

Adapted from D'Agati et al: Pathologic classification of focal segmental glomerulosclerosis: a working proposal. Am J Kidney Dis. 43（2）:368-82, 2004.

鉴别诊断

局灶性肾小球肾炎

- IgA 肾病、狼疮和其他炎症性肾小球肾炎可导致肾小球节段性瘢痕形成
- GBM 断裂有时在 PAS/银染色中很明显（在 FSGS 中不出现）

微小病变性肾病

- 没有节段性硬化，除非因其他病因节段性硬化已经存在
- 即使没有发现节段性病变，肾病综合征患者出现大量球性硬化肾小球、间质纤维化和血管改变也提示存在 FSGS

诊断要点

病理解读要点

- 充分的肾小球标本对于 FSGS 的诊断至关重要，因为标本过小可能遗漏局灶性病变
  - 如活检标本含 10 个肾小球时，肾脏 10% 的肾小球含局灶性病变的遗漏概率为 35%，而如果活检标本中含 20 个肾小球时，则遗漏概率下降到 12%
- 可能需要多层面（阶梯切片）来寻找局灶节段性病变
- 注意取样是否取采集到皮髓质交界部位
- 重复活检显示，约 50% 首次活检为非 NOS 类型患者转变为 NOS 类型

参考文献

1. Nagano C et al: Clinical, pathological, and genetic characteristics in patients with focal segmental glomerulosclerosis. Kidney360. 3(8):1384-93, 2022
2. Ozeki T et al: Nephrotic syndrome with focal segmental glomerular lesions unclassified by Columbia classification; pathology and clinical implication. PLoS One. 16(1):e0244677, 2021
3. Amoura A et al: Malaria, collapsing glomerulopathy, and focal and segmental glomerulosclerosis. Clin J Am Soc Nephrol. 15(7):964-72, 2020
4. Uffing A et al: Recurrence of FSGS after kidney transplantation in adults. Clin J Am Soc Nephrol. 15(2):247-56, 2020
5. De Vriese AS et al: Differentiating primary, genetic, and secondary FSGS in adults: a clinicopathologic approach. J Am Soc Nephrol. 29(3):759-74, 2018
6. Rosenberg AZ et al: Focal segmental glomerulosclerosis. Clin J Am Soc Nephrol. 12(3):502-17, 2017
7. Trautmann A et al: Long-term outcome of steroid-resistant nephrotic syndrome in children. J Am Soc Nephrol. 28(10):3055-65, 2017
8. Fogo AB: Causes and pathogenesis of focal segmental glomerulosclerosis. Nat Rev Nephrol. 11(2):76-87, 2015

正常肾小球

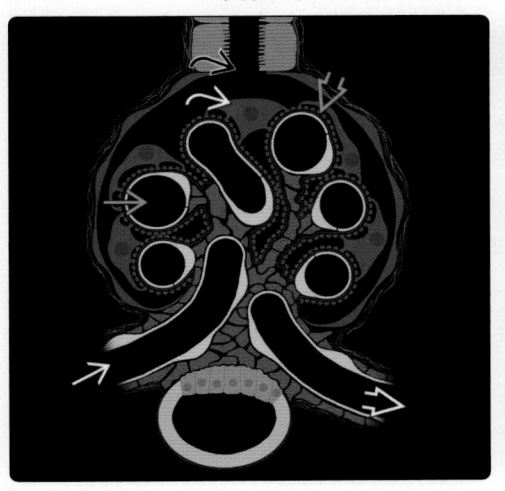

塌陷型

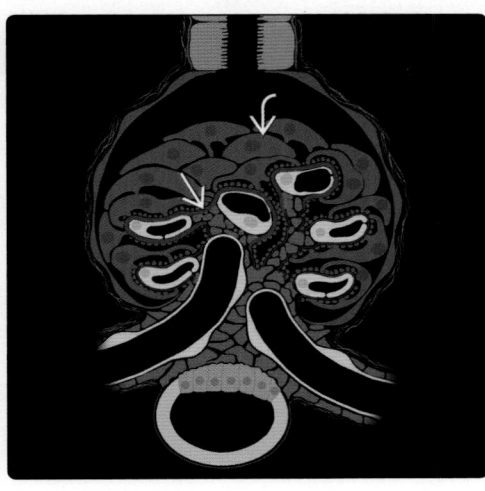

(左)FSGS 诊断中需要考虑的特征包括足细胞 ➜、含入球小动脉 ➜ 和出球小动脉 ⇨ 的门部区、毛细血管内细胞 ⊐、沿 GBM ⊐ 及肾小管极 ⊐ 的肾小球"顶端"区的硬化

(右)塌陷型 FSGS 中至少要有 1 个肾小球塌陷,上覆肥大/增生的足细胞 ➜,同时有肾小球硬化 ➜

顶端型

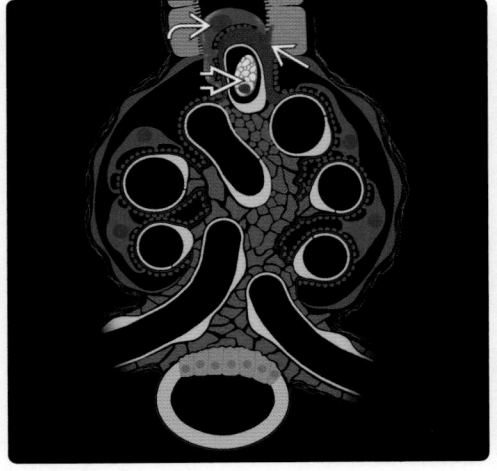

细胞型

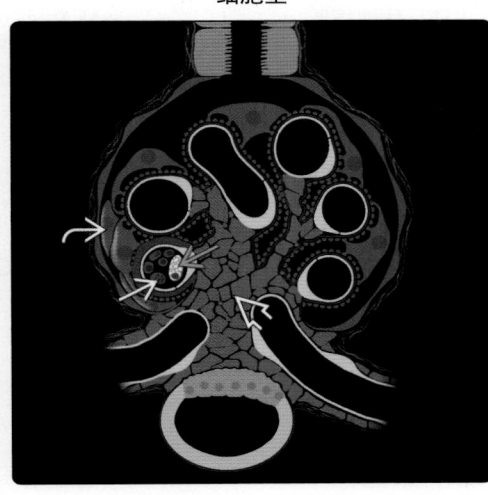

(左)顶端型 FSGS 中至少要有 1 个节段性病变累及顶端区,常伴有粘连 ➜、足细胞肥大 ➜ 及腔内泡沫细胞 ⇨

(右)细胞型 FSGS 中(最罕见)至少要有 1 个肾小球有节段性毛细血管内细胞增生堵塞管腔,常伴有炎症细胞、泡沫细胞 ⊐ 及核碎屑 ➜,衬覆增生的足细胞 ➜,并有系膜细胞增生 ➜。一些作者认为这型也可归入塌陷型中

门部型

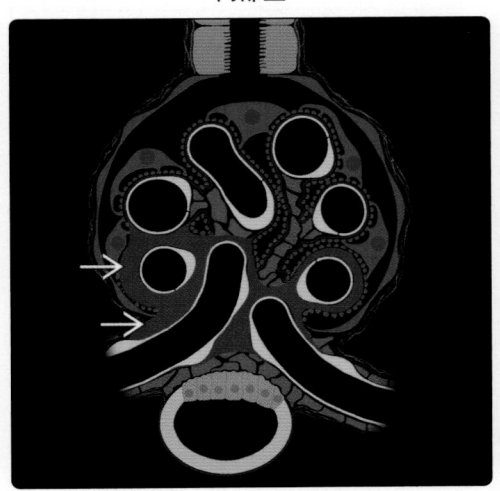

FSGS,NOS 型

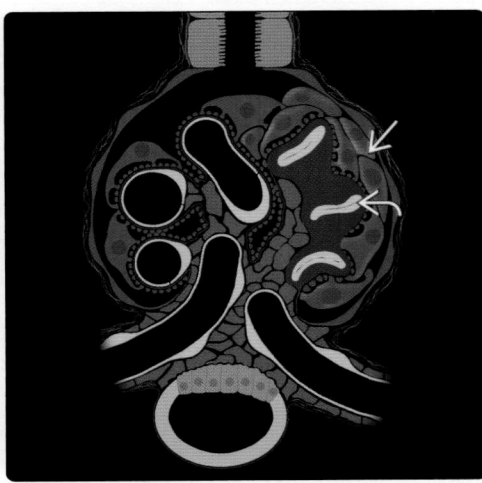

(左)门部型 FSGS 中至少要有 1 个肾小球有门部透明变性/硬化 ➜,这种病变应存在于 >50% 节段性病变肾小球中,系典型的适应性 FSGS

(右)FSGS(NOS)中至少要有 1 个肾小球有节段性基质增加并阻塞毛细血管腔,通常为周边区的非特异性硬化模式 ➜ ± 衬覆肥大的足细胞 ➜。这种随机性瘢痕样分布为特发性(原发性)FSGS 最常见模式

(郭燕 译,魏建国　滕晓东 审)

FSGS 的病因学			
疾病	独特病理特征	注释	PMID
原发性			
特发性 FSGS	组织学：80%NOS，约10% CG，约5%TIP，约5%PH，约1%CV；FPE＞40%	循环因子，多种候选因子，抗 nephrin 抗体亚型；移植肾多见	28242845 25447132
遗传性：主要累及肾脏			
先天性肾病综合征(芬兰)(*NPHS1*)	可能仅有 DMS	7% 家族性 SRN；轻型病例见于成年期(AR)	19812541 26195142
足蛋白缺陷(*NPHS2*)	没有 FSGS，可能有弥漫系膜细胞增生	10% 家族性 SRNS；儿童期或先天性；约7% 儿童散发性 FSGS；±*NPHS1* 突变(AR)	24856380 29474669
磷脂酶 Cε1(*PLCE1*)	DMS18%～40%	2% 家族性 SRNS(AR)；未发现于散发性 FSGS	25349199
家族性塌陷性 FSGS(*TRPC6*)	CG	0.5% 家族性 SRNS(AR)；ESRD＞21 岁(AD)	23689571
CDZAP 缺陷(*CD2AP*)	CG；弥漫系膜 IgM 沉积	约3% 散发性 SRNS(AR)为杂合子	17713465
α- 辅肌动蛋白 -4(*ACTN4*)	足细胞质聚集	成人发病，可出现血尿(AD)	27977723
载脂蛋白 L1(*APOL 1*)	CG	10%～15% 非裔美国人有 G1 和 G2 2 个风险等位基因；影响其他肾脏疾病，如肾脏供体(AR)	29389775
登特病(*CLCN5*)	CaPhos；异染性管型	高钙尿症，肾小管性蛋白尿(X)	24810952
其他基因(罕见)	缺乏病理信息	*ANLN, ARHGAP2, ARHODIA, EMP2, LAMA5, MAGI2, MYO1E, PODXL, PTPRO, TTC21B*	29127259
遗传性：常伴有肾外累及			
常染色体显性遗传 FSGS(*INF2*)	NOS，CG，MCD；锯齿状足突	0.5% 家族性 SRNS；12% 有腓骨肌萎缩症(AD)；不发生于移植肾	20023659 29038887
Frasier 和 Denys-Drash 综合征(*WT1*)	PH，NOS；DMS 常见(23%)(尤其是 Denys-Drash 综合征)	4.8% 家族性 SRNS；Wilms 瘤(Denys-Drash 综合征)；男性假两性畸形(Frasier 综合征)；(AD)	27596598
Pierson 综合征 *LAMB2*	DMS 14%	1% 家族性 SRNS；小瞳孔(AR)	29673759
Alport 综合征(*COL4A3, COL4A4*)	NOS 或 PH；GBM 不规则不能诊断为 Alport	家族性 FSGS 伴蛋白尿，血尿(AR，X)；可能无视力或听力异常；约 10% 家族性 FSGS	25229338 21908087
Schimke 免疫性骨发育不良(*SMARCAL1*)	CG，TIP；TUNEL+ 足细胞，壁层和肾小管上皮	T 细胞缺乏，脊椎骨骺发育不良；0.9% 家族性 SRNS(AR)	25319549
Nail-patella 综合征(*LMX1B*)	GBM 中带状胶原	FSGS 可不伴有肾外体征(AD)	23687261
Galloway-Mowat 综合征(*WDR73*)	CG，DMS	小头畸形(AR)	25873735
大疱性表皮松解(*ITGA3/B4*)		儿童期发病(AR)	24902943
Epstein Fechtner 综合征(*MYH9*)		耳聋，白细胞包涵体，巨血小板(AR)	21210153
Fabry 病(*GLA*)	CG，NOS；电镜见脂质包涵体	后期改变(X)	28980669
CoQ10 缺乏(*COQ2, COQ8B, COQ6, PDSS2, ADCK4*)	CG；线粒体变形	0.2% 家族性 SRNS(AR)；听力丧失；口服 CoQ10 治疗	17855635 29637272
MELAS 综合征(*MT-TL1, 2, γ*)	NOS；线粒体变形	脑肌病，乳酸酸中毒，卒中样发作	29190634
核孔(*NUP93, NUP205, NUP107, XPO5*)		小头畸型(AR)	27190346
其他基因(罕见)	缺乏病理信息	*ALG1, CD151, CRB2, CUBN, EYA1, IKBKAP, KANK1, 2, 4, LMNA, NXF5, PAX2, PMM2, SCARB2, SPGL 1, ZMPSTE24*	27987548
感染			
HIV	CG，TRS，肾小管扩张，浸润	与 *APOL 1* 风险等位基因相关	29236630
细小病毒 B19	CG，TRS，肾小管扩张，浸润	与 *APOL 1* 风险等位基因相关	27600725
CMV	CG，TIP，TRS 丰富	与 *APOL 1* 风险等位基因相关	26849829
SARS-CoV-2	CG	与 *APOL 1* 风险等位基因相关	32292867
HCV	NOS，CG	直接行抗病毒治疗	28211090
结核病	CG，NOS		23594801
丝虫病(Loa loa)	CG；血管内微丝蚴		22325313
血吸虫病	CG	黑人种族风险因素；抗血吸虫病治疗后持续存在	22124564
疟疾	CG，MCD	与 *APOL 1* 风险等位基因相关	32444394

FSGS 的病因学（续）

疾病	独特病理特征	注释	PMID
药物			
干扰素（α，β，γ）	丰富的内皮 TRS	100%*APOL 1* 风险等位基因；停药后改善	20203164
锂	微囊肿	如果肌酐＞221μmol/L，即使停药仍会进展	10906157
双膦酸盐	CG	偶尔单剂发生	18685574
钙调磷酸酶抑制剂	CG，严重动脉透明变性	同种异体移植肾和自体肾	28571148
西罗莫司	NOS，VEGF 表达↓	停药后改善	21716195
蒽环霉素	CG，NOS	停药后改善	23219112
免疫性疾病			
SLE	TV，NOS，PH，CG，NOS；Ⅱ类	也可表现为 MCD	26983707
MCTD	CG		21269591
成人 Still 疾病	CG		15112192
白塞综合征	CG	用环孢霉素后缓解	21833522
吉兰 - 巴雷综合征		肾病缓解伴神经病变	24726719
C1q 肾病	CG，NOS	可能与 *APOL 1* 关联	18650484
淋巴瘤/白血病			
套细胞淋巴瘤	NOS	化疗后缓解	26354841
多发性骨髓瘤	CG	骨髓瘤治疗后部分缓解	15022922
急性单核细胞白血病	CG	与 GVHD 有关	17879218
慢性中性粒细胞白血病	间质中性粒细胞浸润	用羟基脲/干扰素后缓解	25366011
NK 细胞白血病	CV，CG		21908087
噬血细胞综合征	CG；MCD	罕见存活	16557222
血管疾病			
动脉粥样硬化栓塞	CG，栓塞		9041208
血栓性微血管病	CG，NOS，CV，PH，TV	移植肾和自体肾；不同原因	27650730
镰状细胞病	CG，NOS，毛细血管内镰状细胞		20075701
适应性（适应不良或后适应）			
各种原因	PH，肾小球肥大，GBM 增厚，FPE 少（＜40%）	通常进展缓慢	25117132
先天性肾单位缺乏			
肾发育不良/发育不全	软骨化，小叶减少		2302871
单侧肾发育不全	NOS，PH	可为家族性；遗传原因，如 *HNF1B* 突变	8503422
肾单位稀少巨大症	小肾脏，＜50% 正常	婴儿期，晚期 ESRD（*PAX2，EYA1，SIX5，SIX1，TCF1*）	6490319
早产/低出生体重	PH	出生体重＜1 500g；青春期或青春期后 FSGS	19019999
获得性肾单位缺失			
反流性肾病	输尿管扩张，肾盂积水	与高血压有关	8008693
任何严重减少肾单位的疾病	潜在疾病的病理特征（如 IgA 肾病，肾盂肾炎）		21178978
代谢需求增加			
合成代谢类固醇滥用	PH，CG	稳定时停药；复发时恢复用药	19917783
病态性肥胖	PH	BMI≥30；减肥手术后缓解	27263398
肢端肥大症	肾小球肥大	垂体手术后缓解	11499662
先天性心脏病	PH，NOS	发绀；ACE 抑制剂治疗后缓解	11773480
糖尿病	CG，GBM 增厚	肥胖，血管疾病和 *APOL 1* 也有作用	24081860
子痫前期	内皮细胞肿胀	如有 FSGS，子痫前期可先出现	23334478
糖原贮积症	NOS	13～47 岁发病	21620087

孤立性病例报告：HTLV-1，Prader-Willi，Turner 综合征，肾小管酸中毒。AD，常染色体显性遗传；AR，常染色体隐性遗传；CV，细胞型；CG，塌陷性肾小球病；DMS，弥漫肾小球系膜硬化；FPE，足突消失；MCD，微小病变性肾病；NOS，非特指型；PH，门部型；PMID，PubMed 标识符；SRNS，激素耐受性肾病综合征；TV，顶端型；X，X 连锁；BMI，体重指数。

De Vriese et al：Differentiating primary，genetic，and secondary FSGS in adults，a clinicopathologic approach. J Am Soc Nephrol 29：759-74，2018.

（郭燕　译，魏建国　滕晓东　审）

要　点

病因学/发病机制

- 原发性足细胞病伴足细胞减少和壁层细胞活化
- 循环血浆因子与遗传易感性

临床特征

- 儿童和成人肾病综合征的常见原因（占肾活检的15%～20%）
- 在非裔和 *APOL1* 风险亚型患者中更常见
- 少数病例对类固醇治疗有效（约33%）；二线治疗：利妥昔单抗，吗替麦考酚酯，环磷酰胺，环孢素和血浆置换
- 顶端亚型的治疗反应和预后与微小病变性肾病相似
- 移植后复发

镜下特征

- 五种病理亚型（哥伦比亚分类）

- 髓质旁肾小球受累较早
- 电镜下足突消失和裂孔膜消失
- 节段瘢痕/粘连中 IgM 和 C3 沉积；极少数情况下，免疫荧光显示足细胞 IgG "粉尘状" 沉积

主要鉴别诊断

- 已知原因的继发性 FSGS
- 微小病变性肾病
- FSGS 作为其他肾小球疾病的并发症

诊断要点

- 节段性瘢痕可能需要多层面采样
- FSGS NOS 型为排他性诊断；排除其他肾小球病
- 考虑基因检测（*APOL1*，足细胞基因，Alport 谱基因）

（左）FSGS 光镜下受累肾小球表现为节段性肾小球瘢痕，典型特征为透明变性 ⇒，并与鲍曼囊（BC）粘连 ⇒。大多数肾小球正常，足细胞呈反应性特征 ⇒
（右）急性肾病综合征男性患者，活检显示肾小球弥漫反应性足细胞 ⇒，在靠近肾小管极处见一呈局灶血管袢粘连的"顶端病变" ⇒（Courtesy J.Hata, MD.）

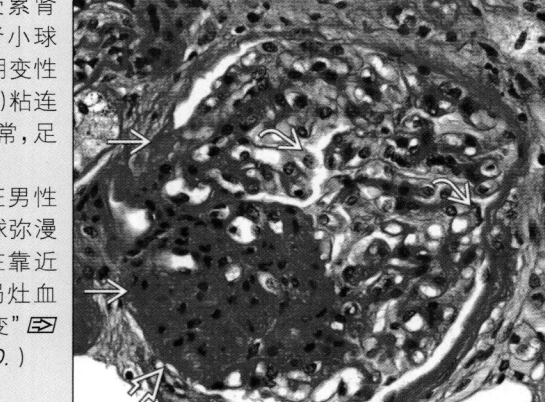

肾小球 FSGS

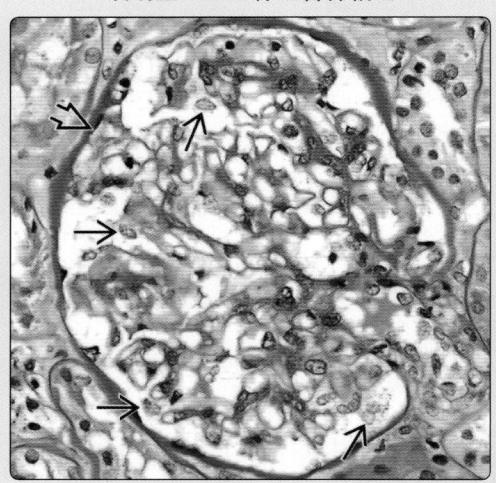

顶端型 FSGS 伴血管袢粘连

（左）肾小球瘢痕部位 IgM 呈节段阳性 ⇒，代表嵌入性大分子。同样 C3 也存在于节段瘢痕区，此外，很少或无其他免疫反应物沉积
（右）原发性 FSGS，电镜显示广泛足突消失 ⇒，常与 MCD 难以区分。GBM 通常为正常厚度，无电子致密沉积物，但可出现 GBM 剥蚀区

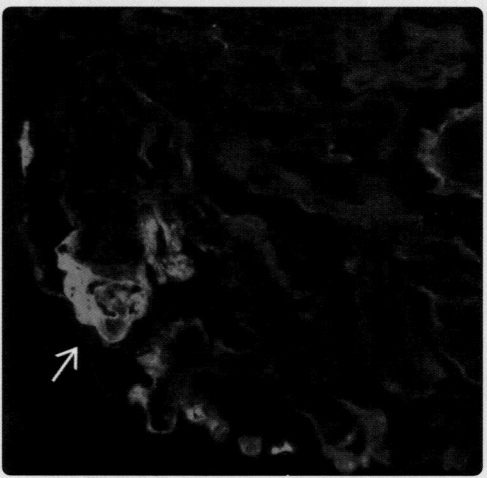

节段瘢痕 IgM 染色

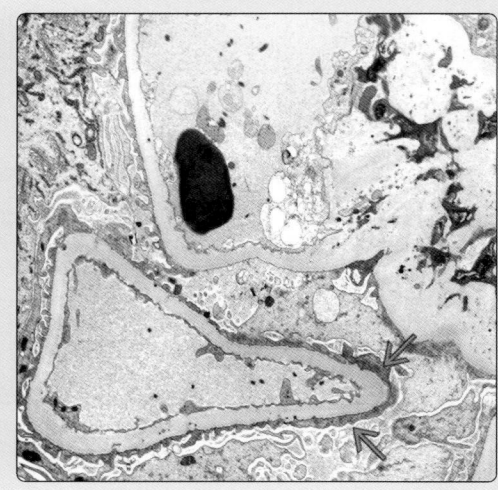

FSGS 广泛足突消失

术语

缩写

- 局灶节段性肾小球硬化症(focal segmental glomerulosclerosis, FSGS)

定义

- 原发性/特发性病因学的肾小球疾病伴
  - 明显的蛋白尿,常为肾病综合征(NS)
  - 部分肾小球出现节段性瘢痕
  - 血管袢与鲍曼囊(BC)粘连
  - 广泛的足突消失(FPE)
- 病理学分类(哥伦比亚分类):非特指型(NOS),顶端型,门部型,细胞型或塌陷型

病因学/发病机制

弥漫性足细胞疾病/足细胞病

- 可能由获得性(自身)免疫和易感遗传因素引起
- 可由 MCD 进展而来;可导致终末期肾病(ESRD)
- 损伤介导的足细胞耗竭(足细胞减少)导致肾小球瘢痕化
  - 有丝分裂后足细胞脱落和/或细胞死亡引起足细胞缺失
- 裸露的 GBM 促进血管袢粘连和壁层上皮细胞(PEC)活化

循环通透性因子

- 约30%有移植肾复发性 FSGS(rFSGS)的证据
  - 蛋白尿在肾移植后急骤出现,有时在再灌注后数分钟内出现
  - 再现从 MCD 样到 FSGS 病变的进展过程
  - rFSGS 患者的血清可增加大鼠肾小球通透性
  - 有血浆置换±免疫抑制后缓解的报道
- 可能的候选因素
  - 部分与抗 nephrin 自身抗体有关
    - 顶端型 FSGS 可表现为 IgG 细"粉尘样"染色,与 MCD 类似
    - rFSGS 病例移植前后出现抗 nephrin 抗体
  - 可溶性尿激酶纤溶酶原活化物受体(suPAR)可能影响病程进展

遗传因素

- 弥漫性足细胞损伤后,遗传因素可能导致 FSGS
- 有形态学相似的遗传缺陷报道(如 NPHS2, ACTN4)
- 携带 APOL1 高危变异型的黑人患者发生 FSGS 的风险增加
- GBM 异常(Alport 谱系疾病)导致足细胞易损性

急性肾小管间质损伤

- 肾小管趋化因子表达和内质网应激增加和/或急性肾病综合征引起肾小管间质损伤

临床特征

流行病学

- 发病率

- 在美国 ESRD 患者中占 2.2%(2004~2008 年)
  - 在儿童 ESRD 中为 11.6%(2008~2014 年)
- 在儿童和成人中发病率上升
- 在成人肾活检中占肾病综合征的 20%
- 30%~70% 为 NOS 型,20%~40% 为顶端型,3%~5% 为细胞型(多见于儿童)
- 年龄
  - 平均发病年龄:成人 37~50 岁,儿童 6~7 岁
- 性别
  - 男性居多(1.5~3 倍)
- 种族
  - 具有 APOL1 风险等位基因的黑人患者 ESRD 为常人的 4~5 倍

表现

- 突发性肾病范围蛋白尿(>3.5g/d),常表现为典型肾病综合征
  - 约 60% 为 NOS 型
  - 约 97% 为顶端型

治疗

- 药物
  - 类固醇
    - 缓解率有限(约 33%),经常复发
    - 顶端型通常对类固醇治疗有效(80%),60% 可完全缓解,类似于 MCD
    - 改善细胞亚型的结局与 NOS 亚型相同
  - 二线疗法:利妥昔单抗、环孢素、环磷酰胺、吗替麦考酚酯、血浆置换
  - 血管紧张素转换酶抑制剂(ACE)可减轻蛋白尿和肾小管损伤
  - 阿巴西普(在研究中):靶向 B7-1(CD80),有小系列病例缓解
- 血浆置换(用于移植复发)

预后

- 因病例群体和治疗的多样性,范围很广
- 根据病理分类 3~5 年内发生 ESRD 的概率
  - NOS 型:20%~37%
  - 顶端型:6%~24%
  - 细胞型:0~33%
  - 门部型:0~37%
  - 塌陷型:18%~70%
- ESRD 危险因素:严重蛋白尿,肌酐升高,活检时高血压,治疗无效,FSGS 病变百分比高
- 移植后复发(约 30%)
  - 候选预测标志物正在研究中(抗 nephrin)

镜下特征

组织学特征

- 肾小球(NOS 型)
  - 肾小球毛细血管袢与 BC 粘连
    - 随机分布(依定义不在顶端或门部)

　　　– 有时上皮细胞桥接于 BC 和 GBM 之间
　　○ 粘连处透明样物质积聚
　　○ 肾小球毛细血管节段性废弃
　　○ 带状皮质分布（皮髓质交界处最严重）
- 肾小管：肾小管吸收滴和局灶萎缩，与硬化肾小球伴随
- 间质：纤维化，与萎缩性肾单位伴随
- 血管：无病变或有不同程度的内膜纤维化和微动脉透明变性

其他亚型

- 顶端型
  - 顶端区粘连：靠近近端肾小管起始部的外 1/4 肾小球
    – 受累节段可"疝入"肾小管腔
  - 节段性病变可含有毛细血管内细胞增生或硬化（通常为毛细血管内泡沫细胞）
  - 可在其他部位见到粘连（除门部外）
- 细胞型
  - 膨胀性毛细血管内细胞增生堵塞管腔
    – 毛细血管内皮细胞和巨噬细胞性泡沫细胞 ± 中性粒细胞和淋巴细胞
    – ± 细胞凋亡伴核固缩或核碎屑
    – ± 肾小球毛细血管内纤维蛋白
    – 无瘢痕形成；可能代表早期阶段
- 门部型
  - ＞50% 肾小球硬化局限于血管极
  - 原发性 FSGS 中罕见（＜10%）
- 塌陷型
  - ≥1 个肾小球节段性塌陷和 PEC 增生

辅助检查

免疫组化

- GBM 上的壁层上皮细胞表达 claudin-1 和 PAX2，并表达 CD44（迁移标志物）和 Ki-67

免疫荧光

- 瘢痕及粘连区多克隆 IgM 和 C3 染色
- 上覆的足细胞有时可见多克隆 IgG 呈"粉尘样"微弱染色，主要见于急性肾病综合征的顶端型
- 其他染色多为阴性或少量散在沉积（IgG，IgA，C1q，纤维蛋白）
- 小管重吸收滴白蛋白和 IgG 染色

电镜

- 广泛足细胞 FPE，需在非硬化性肾小球中评估
- 急性肾病综合征中裂孔膜弥漫缺失
- GBM 正常，无断裂，但可以变薄
- 无或少量免疫沉积物
- 粘连区足细胞和壁层上皮细胞与 GBM 之间的桥接均丢失
- 细胞型：毛细血管内泡沫细胞和节段性毛细血管阻塞
- 塌陷型：上皮下分层的新 GBM

鉴别诊断

继发于适应性反应的 FSGS

- 肾小球肥大

- 门部型更常见
- FPE 的范围不大（通过测量足突宽度）

微小病变性肾病

- 未见节段性肾小球硬化时无法鉴别（可能为相同的疾病过程）
- 标本未采集到皮髓质交界处或肾小球数量过少

遗传原因引起的 FSGS

- 通常为 NOS 型；需要进行基因检测
- 目前已知的病理特征尚不能区分遗传原因

FSGS 作为其他肾小球病的并发症

- 需免疫荧光和电镜检查发现潜在的肾小球疾病

诊断要点

病理解读要点

- 在肾病综合征和 MCD 的情况下，不能除外 FSGS
  - 即使没有肾小球瘢痕，若有肾小管萎缩也应怀疑 FSGS
  - 可能需要多层面检查来发现节段性病变
- FSGS NOS 型为排他性诊断；其他肾小球病亦可导致节段性瘢痕

参考文献

1. Mariani LH et al: Precision nephrology identified tumor necrosis factor activation variability in minimal change disease and focal segmental glomerulosclerosis. Kidney Int. 103(3):565-79, 2023
2. Hattori M et al: Circulating nephrin autoantibodies and posttransplant recurrence of primary focal segmental glomerulosclerosis. Am J Transplant. 22(10):2478-80, 2022
3. Watts AJB et al: Discovery of autoantibodies targeting nephrin in minimal change disease supports a novel autoimmune etiology. J Am Soc Nephrol. 33(1):238-52, 2022
4. Bu L et al: Immunoglobulin G/albumin staining in tubular protein reabsorption droplets in minimal change disease and focal segmental glomerulosclerosis. Nephrol Dial Transplant. 36(6):1016-22, 2021
5. Lanaret C et al: Rituximab for recurrence of primary focal segmental glomerulosclerosis after kidney transplantation: results of a nationwide study. Am J Transplant. 21(9):3021-33, 2021
6. Suzuki T et al: Morphological features of minimal change disease and focal segmental glomerulosclerosis using repeat biopsy and parietal epithelial cell marker. Kidney Dis (Basel). 6(2):119-24, 2020
7. Tsuchimoto A et al: Utility of Columbia classification in focal segmental glomerulosclerosis: renal prognosis and treatment response among the pathological variants. Nephrol Dial Transplant. 35(7):1219-27, 2020
8. Bulut IK et al: Long-term follow-up results of renal transplantation in pediatric patients with focal segmental glomerulosclerosis: a single-center experience. Transplant Proc. 51(4):1064-9, 2019
9. Kienzl-Wagner K et al: Successful management of recurrent focal segmental glomerulosclerosis. Am J Transplant. 18(11):2818-22, 2018
10. Tao J et al: JAK-STAT signaling is activated in the kidney and peripheral blood cells of patients with focal segmental glomerulosclerosis. Kidney Int. 94(4):795-808, 2018
11. Maas RJ et al: Minimal change disease and idiopathic FSGS: manifestations of the same disease. Nat Rev Nephrol. 12(12):768-76, 2016
12. Fogo AB: Causes and pathogenesis of focal segmental glomerulosclerosis. Nat Rev Nephrol. 11(2):76-87, 2015
13. Smeets B et al: Detection of activated parietal epithelial cells on the glomerular tuft distinguishes early focal segmental glomerulosclerosis from minimal change disease. Am J Pathol. 184(12):3239-48, 2014
14. D'Agati VD et al: Association of histologic variants in FSGS clinical trial with presenting features and outcomes. Clin J Am Soc Nephrol. 8(3):399-406, 2013
15. Deegens JK et al: Podocyte foot process effacement as a diagnostic tool in focal segmental glomerulosclerosis. Kidney Int. 74(12):1568-76, 2008
16. D'Agati VD et al: Pathologic classification of focal segmental glomerulosclerosis: a working proposal. Am J Kidney Dis. 43(2):368-82, 2004

易累及皮髓质交界区

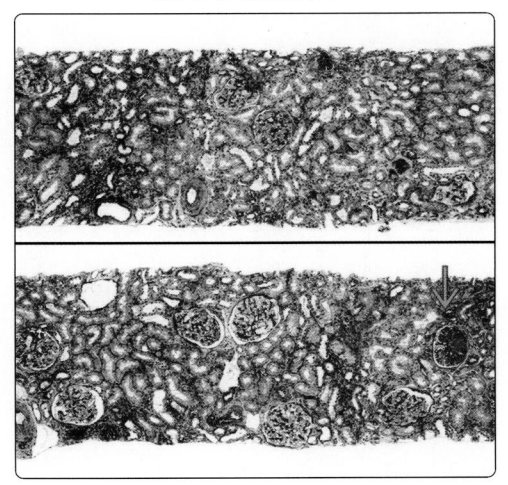

粘连

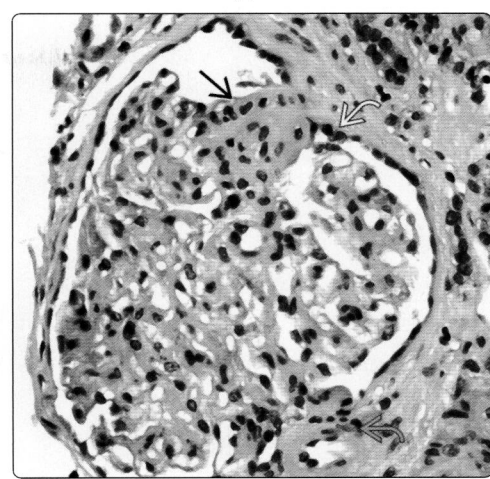

（左）黑人男性患者，FSGS 活检的低倍视野显示 1 个节段硬化的肾小球 ➡。节段硬化肾小球最常位于皮髓质交界处，充分采样应包括皮髓质交界区

（右）显示肾小球血管袢与 BC 粘连 ➡，注意 BC 隆起 ➡ 为提示粘连而非人为因素的有用特征。肾小球基底部 ➡ 的识别有助于排除这种结构，因为基底部有时酷似粘连

与 BC 粘连

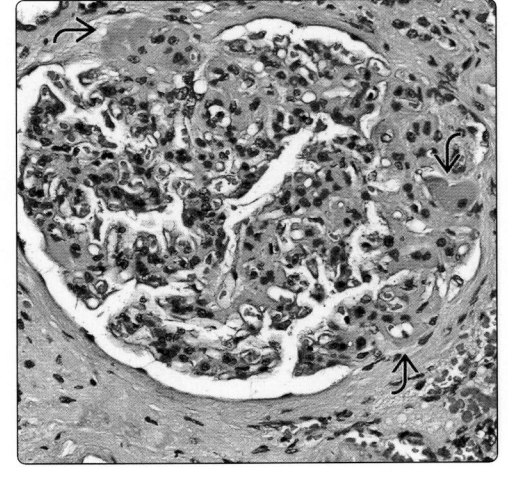

FSGS 粘连

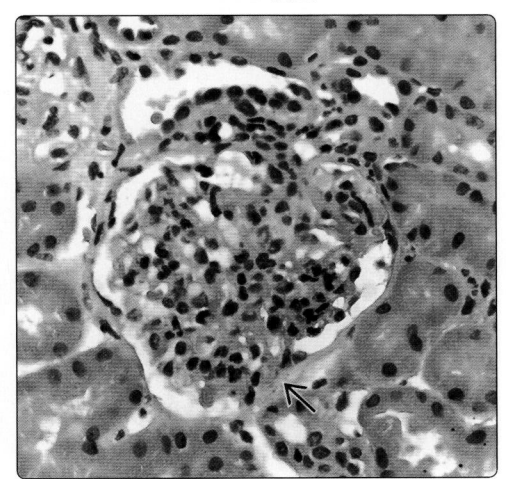

（左）这个肾小球有 3 处血管袢与 BC 有粘连，并伴有透明样物沉积 ➡，肾小球其余部分有轻度系膜细胞增生，但不显著

（右）6 岁的肾病综合征患儿，显示轻微粘连 ➡，BC 隆起有助于真性与人为性粘连的鉴别

壁层上皮桥接粘连

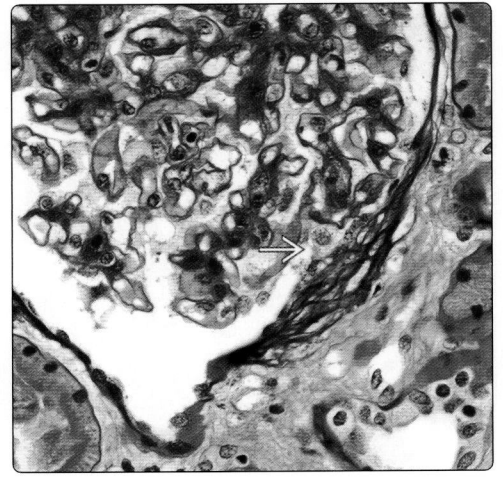

门部粘连及透明变性

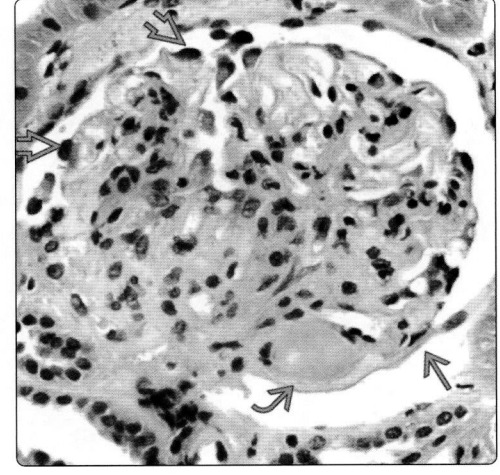

（左）粘连处显示有一个细胞 ➡ 桥接于分层的 BC 与 GBM 之间。出现 BC 反应有助于鉴别真性粘连与活检过程引起 BC 压迫毛细血管袢的人为性改变

（右）门部型中有 >50% 肾小球存在门部粘连 ➡ 和透明样物沉积 ➡。这种模式最常见于继发性、非适应性 FSGS（肾单位超负荷），可见反应性足细胞 ➡

（左）FSGS，受累肾小球的硬化节段中见 IgM 节段性沉积 ➡️，系膜区 IgM 沉积也很常见。瘢痕区内的 IgM 沉积被认为是非特异性捕获，但这种观点尚未得到证实

（右）FSGS，肾小球硬化节段可见 C3 沉积 ➡️，C3 亦沉积于肾小球系膜区 ➡️。无论何种原因，节段硬化肾小球其瘢痕区都可见 IgM 和 C3 沉积

FSGS 节段性 IgM 沉积

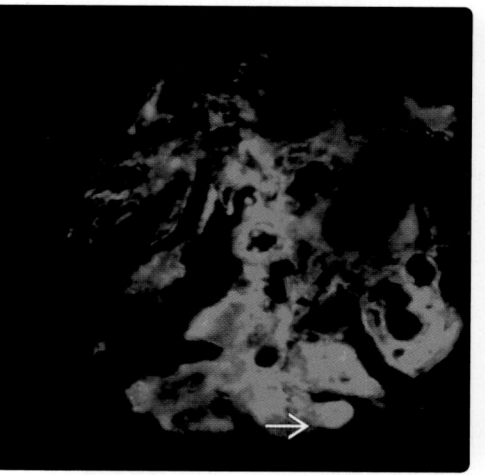

FSGS C3 沉积

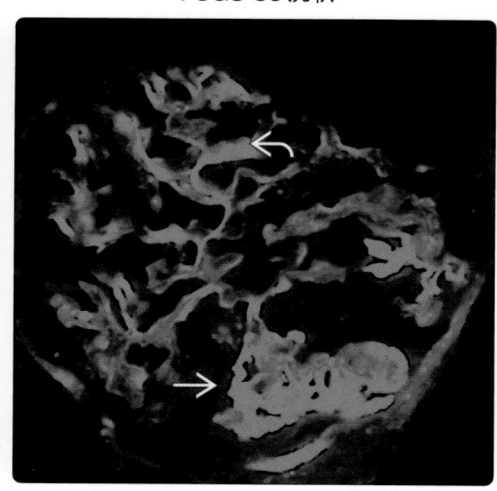

（左）C3 存在于 BC 粘连区，是否在发病机制中起作用尚不清楚，但 C3 几乎总是与 IgM 伴随出现

（右）原发性 FSGS 中可见足细胞 IgG 呈细"粉尘样"反应，主要见于顶端亚型。这一特征表明在一部分病例中存在抗 nephrin 抗体，类似于 MCD

FSGS BC 粘连区 C3 沉积

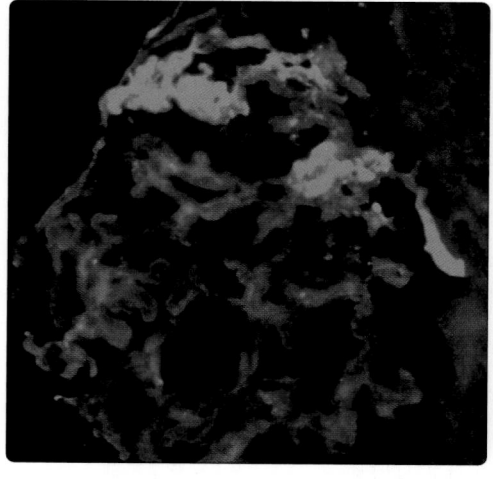

顶端型足细胞 IgG 细"粉尘样"染色

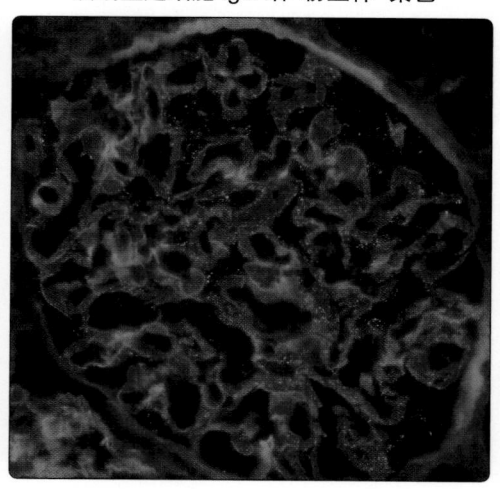

（左）FSGS 可与任何肾小球疾病并存，包括膜性肾病（如图）、IgA 肾病、糖尿病肾小球病和 Alport 综合征。存在 FSGS 病变可能是一种不良的预后特征，如出现于 IgA 肾病中那样

（右）节段性瘢痕可能是局灶性肾小球炎症的结果，如本例 IgA 肾病。提示瘢痕系炎症损伤而非足细胞丢失引起的线索是碎裂性 GBM ➡️

FSGS 与膜性肾病并存

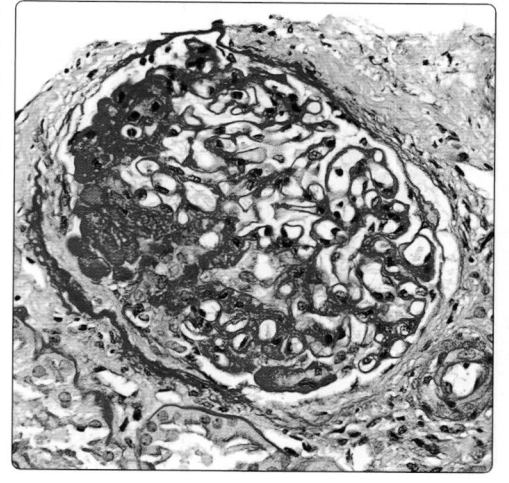

IgA 肾病节段瘢痕处 GBM 破坏

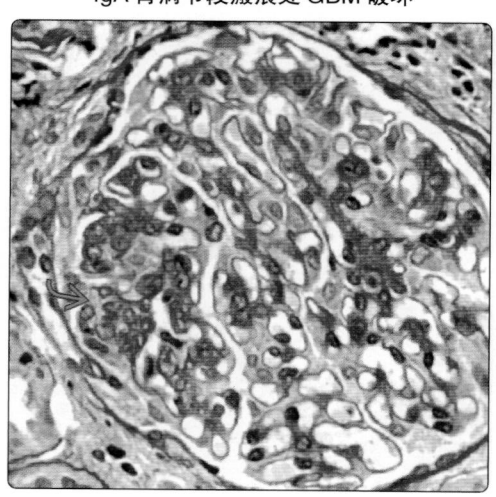

足突消失

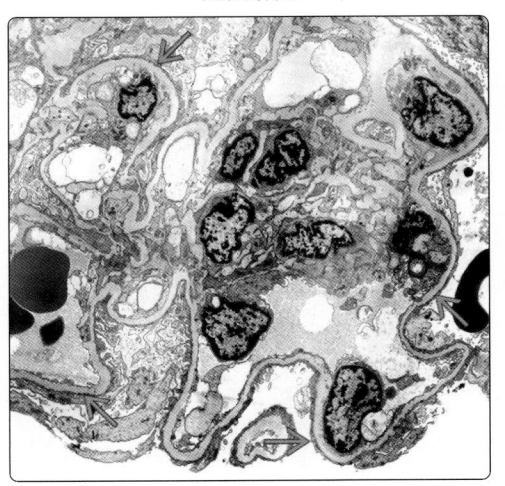

GBM 皱褶和足突消失

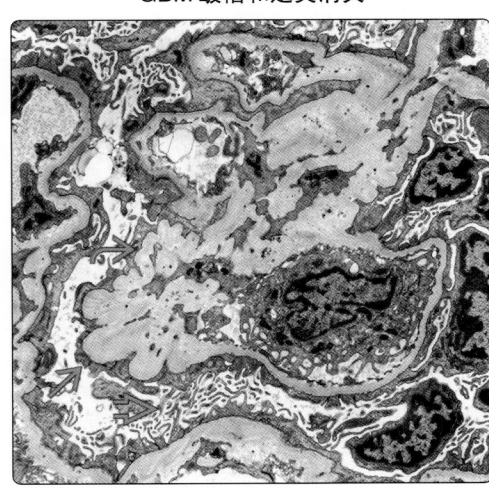

（左）25 岁肾病范围蛋白尿患者，活检光镜提示 FSGS，低倍电镜显示广泛足突消失➡️，GBM 正常

（右）FSGS 常出现广泛足突消失➡️，可伴有足细胞微绒毛转化➡️及 GBM 皱褶➡️

足细胞肥大

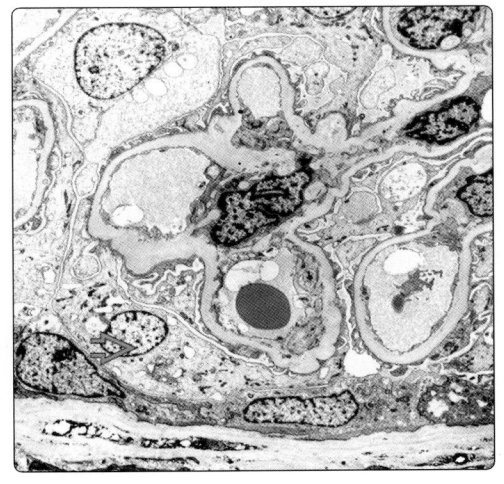

足突消失及粘连

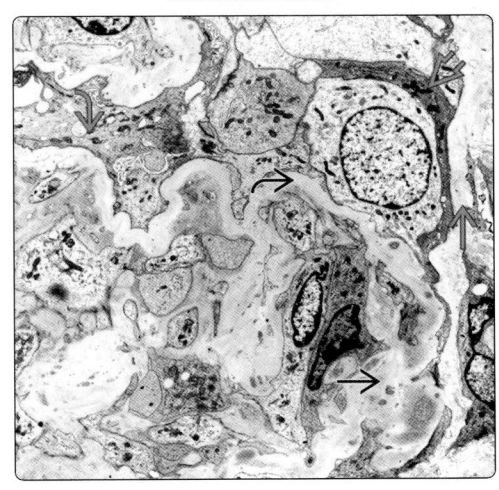

（左）22 岁非裔美籍患者，蛋白尿 1.8g/d 和 FSGS，约 20% 肾小球毛细血管显示斑片状足突消失。图示足细胞被拉伸➡️，并与壁层上皮细胞密切接触，但与 BC 无接触

（右）25 岁黑人肾病综合征患者，图示节段性硬化➡️并与 BC 粘连➡️，一个细胞➡️桥接于 GBM➡️和 BC 之间，足细胞足突广泛消失➡️

节段瘢痕和足细胞丢失

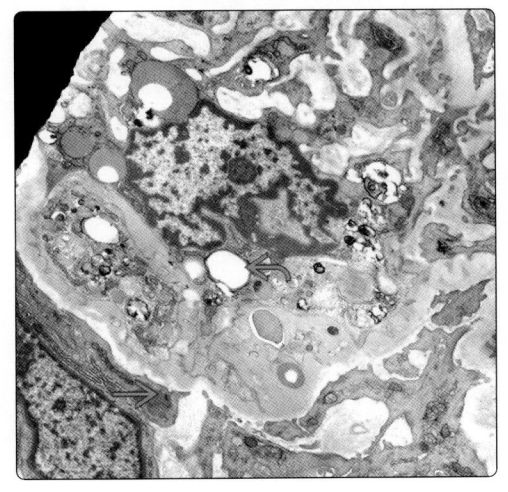

FSGS 鲍曼囊细胞桥接

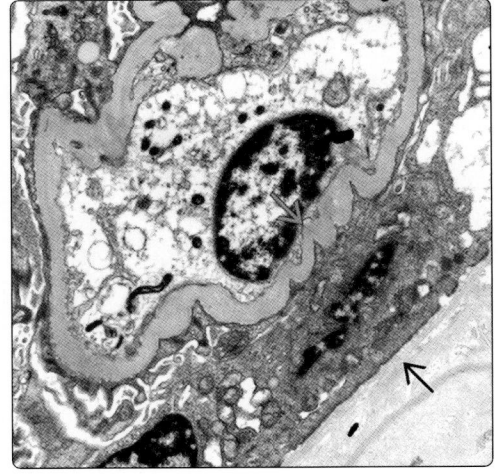

（左）节段性瘢痕显示系膜细胞内的脂质➡️及足细胞丢失➡️，留下裸露的 GBM➡️

（右）单个细胞桥接于 BC➡️和 GBM➡️，可能为 FSGS 粘连的最早期阶段。根据实验证据，很可能是一个壁层上皮细胞附着于缺乏足细胞覆盖的裸露 GBM 上

顶端型

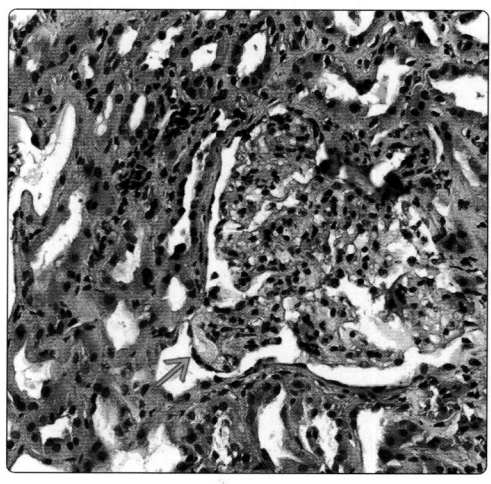

顶端型粘连

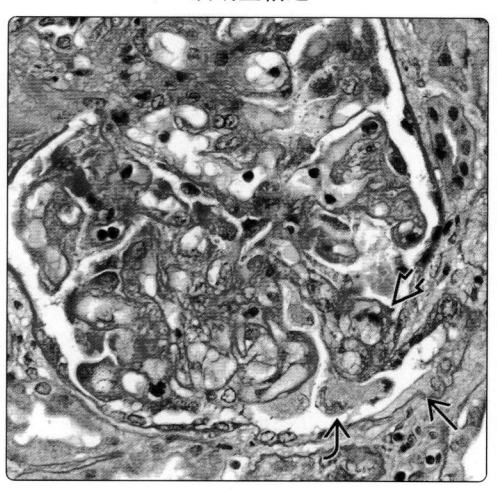

（左）顶端型 FSGS，肾小球血管袢 ➡ 疝入鲍曼囊腔出口处的近端肾小管

（右）顶端型 FSGS，肾小球毛细血管内含有泡沫细胞，并与近端肾小管入口处 ➡ 的 BC 发生粘连 ➡，该部位亦可见反应性足细胞 ➡

顶端病变　泡沫细胞

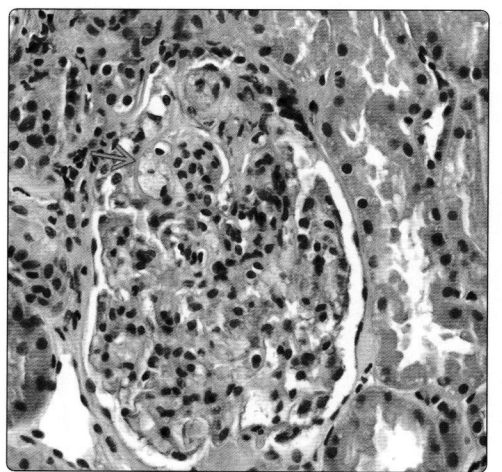

足细胞肥大和毛细血管内泡沫细胞

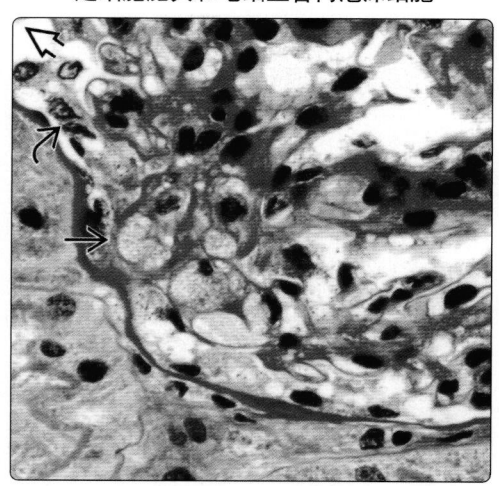

（左）尽管该切片中未见近端肾小管，但底部肾球门对面的顶端区可见特征性毛细血管内泡沫细胞 ➡

（右）顶端型病例，肾小球毛细血管袢与 BC 粘连 ➡，肥大的足细胞 ➡ 通过肾小管极出口部位 ➡ "疝出"，相邻的泡沫细胞位于毛细血管内

顶端型 GBM 皱褶

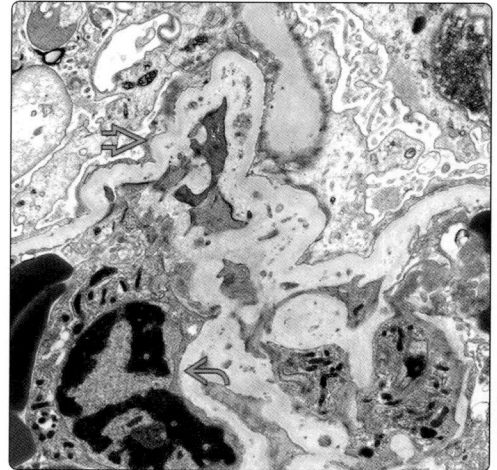

顶端型　足突消失

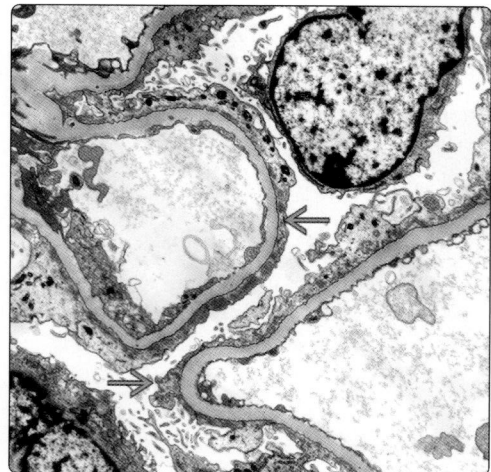

（左）顶端型 FSGS，电镜显示 GBM 皱褶 ➡ 及近肾小管极部位毛细血管内细胞增生 ➡

（右）顶端型 FSGS，电镜显示足细胞足突消失 ➡

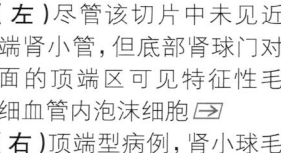

足细胞病

细胞型　毛细血管腔充满单个核细胞

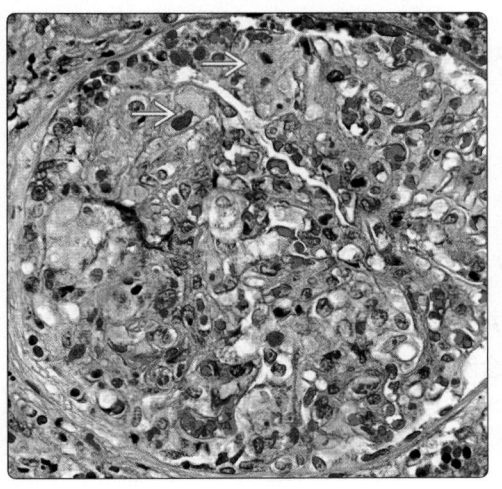

细胞型　毛细血管内细胞增生

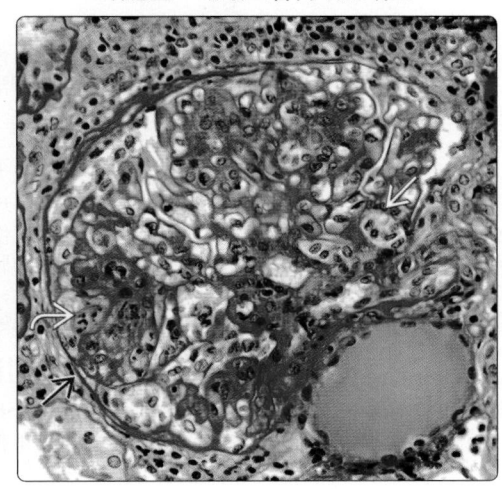

（左）细胞型 FSGS，活检切片三色染色显示大多数肾小球毛细血管内充满单个核细胞，胞质丰富，有的呈泡沫状 ➡️

（右）细胞型 FSGS，肾小球显示毛细血管内细胞增生 ➡️ 并与 BC 粘连 ➡️，可见核碎裂 ➡️，可能提示足细胞死亡

细胞型　节段性 IgM 染色

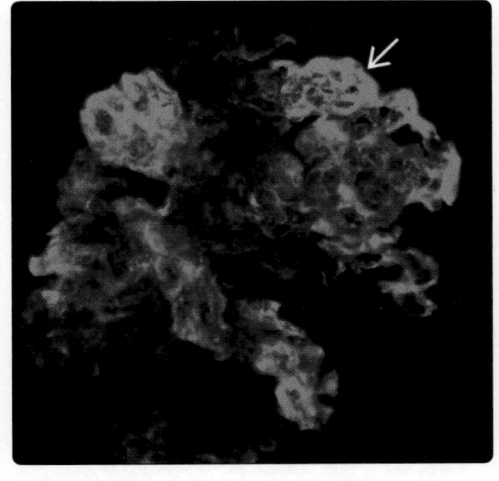

细胞型　节段性 C3 染色

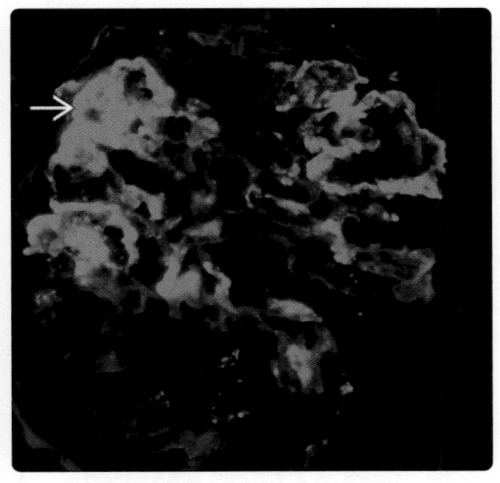

（左）细胞型 FSGS，免疫荧光染色显示 IgM 呈节段性阳性 ➡️

（右）细胞型 FSGS，免疫荧光染色显示 C3 呈节段性沉积 ➡️

细胞型　毛细血管内细胞增生

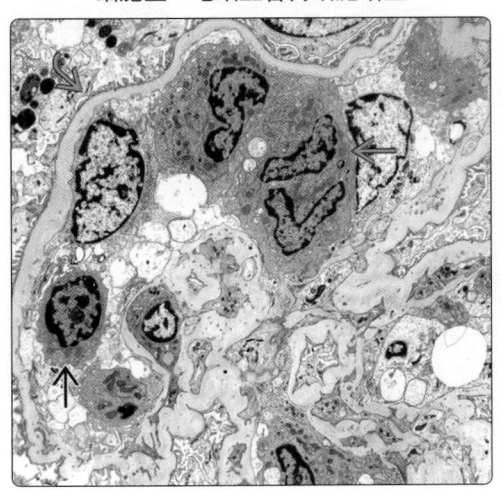

细胞型　足细胞足突消失

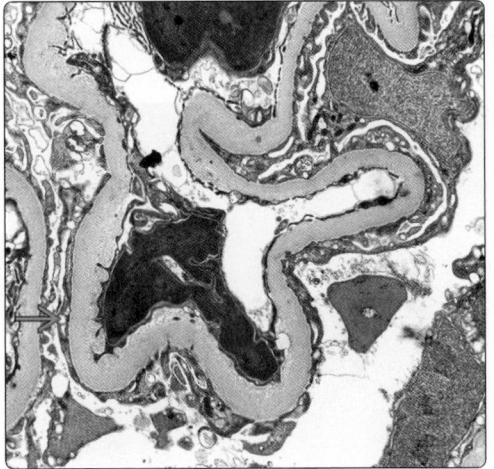

（左）细胞型 FSGS 被定义为毛细血管内细胞增生，此处为单核细胞 ➡️ 和淋巴细胞 ➡️ 增生；泡沫细胞，无论是巨噬细胞或内皮细胞也可很明显；可见足突消失，但呈斑片状分布 ➡️

（右）细胞型 FSGS，许多肾小球毛细血管袢周围足细胞足突消失 ➡️ 和/或变钝

（郭燕 译，魏建国　滕晓东 审）

要 点

术语

- 对肾小球功能过度需求的适应性反应引起的 FSGS

病因学/发病机制

- 适应性结构功能性反应
  - 肾单位丢失:肾单位稀少巨大症,反流性肾病,肾发育不全/发育不良,消融术,肾皮质坏死,任何原因导致的晚期肾脏疾病
  - 正常肾单位:血管疾病,肥胖相关性肾小球病,动脉粥样硬化栓塞/血管阻塞,镰状细胞贫血,先天性心脏病,药物(合成代谢类固醇、钙调磷酸酶抑制剂)
- 适应不良应激引起足细胞减少症

临床特征

- 蛋白尿和系统性高血压
- 治疗
  - 血管紧张素 II 受体拮抗剂和/或血管紧张素转换酶抑制剂
  - 低蛋白饮食,减肥手术(肥胖)
  - 类固醇治疗通常无效

镜下特征

- 肾小球肥大
- 门部肾小球粘连及透明变性
- 肾小管代偿性肥大
- 常有微动脉透明变性、动脉硬化
- 免疫荧光:节段性 IgM 和 C3 染色最引人注目
- 电镜:节段性足细胞足突消失

主要鉴别诊断

- 原发性 FSGS
- 引起肾单位缺失的潜在肾疾病(例如,肾小球肾炎、Alport 综合征)

诊断要点

- 在活检标本中评估肾小球大小
- 大致标准:正常肾小球小于 ×40 视野直径 440μm 的 50%

门部型适应性 FSGS 伴泡沫细胞

代谢综合征的适应性 FSGS

(左)本例肥胖患者,显示肾小球肥大伴轻度门部型 FSGS ⊞,血管透明变性 ⊡ 和肾小球内泡沫细胞形成 ⊟ (Courtesy H.Rennke, MD.)

(右)肥胖和代谢综合征患者,肾小球显示门部节段性透明变性和硬化 ⊟ 及壁层上皮细胞活化 ⊡。门部型肾小球硬化为适应性 FSGS 的典型表现,但非特异性

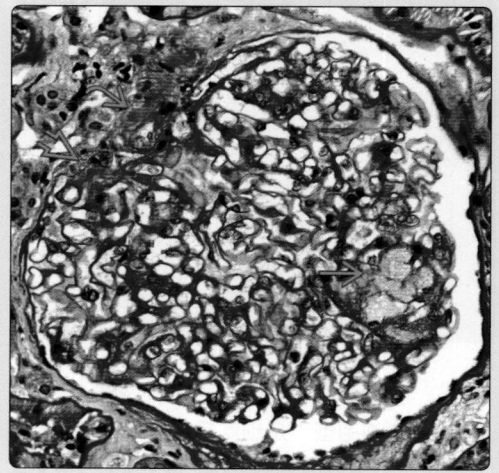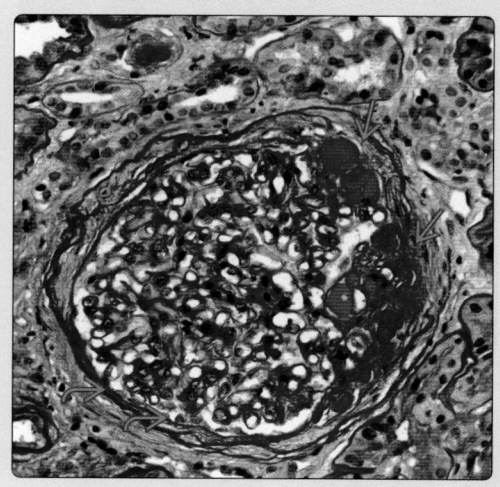

节段性 C3 沉积

适应性 FSGS 不全性 FPE 及 GBM 增厚

(左)节段性 C3 沉积可出现在任何原因引起的 FSGS 肾小球瘢痕和粘连区域,包括像本例这样的适应性 FSGS;IgM 沉积模式相似。这也是其他类型的 FSGS 的常见沉积模式

(右)适应性 FSGS 最常表现为不全性或节段性足突消失,这最好在非硬化性肾小球中评估。GBM 显示增厚,与糖尿病的 GBM 表现相似(Courtesy H.Rennke, MD.)

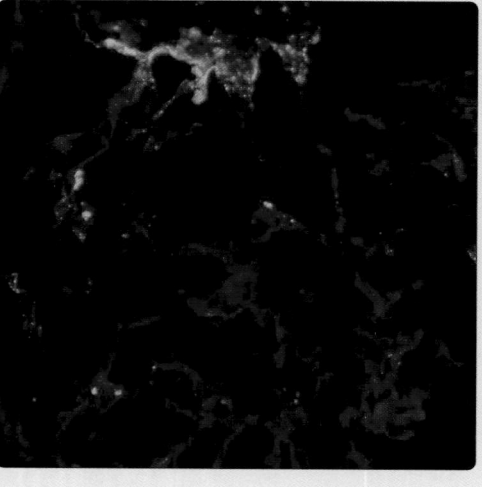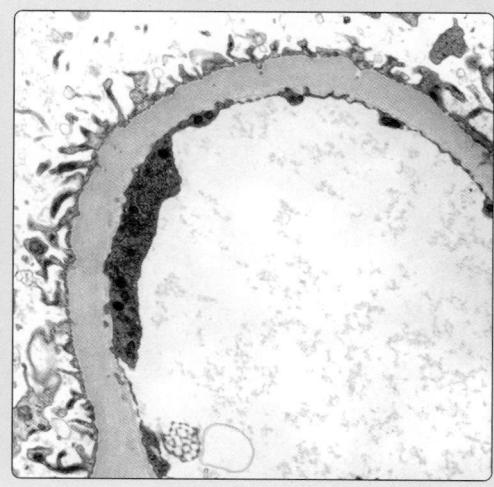

术语

缩写

- 局灶节段性肾小球硬化症(focal segmental glomerulosclerosis, FSGS)

同义词

- 门部型 FSGS
  - 适应性 FSGS 常见模式,但也可见于＜10% 的原发性 FSGS 中

定义

- 适应性 FSGS 系对每个肾单位需求增加的反应,由于肾小球滤过/灌注增加,每个滤过区的足细胞不足,以及足细胞应激

病因学/发病机制

适应性结构-功能性反应

- 肾小球容量与代谢需求不平衡
  - 通过肾小球性高血压,增加滤过,相对足细胞减少和/或足细胞应激起作用
- 产生于几种途径
  - 发育正常数量的肾单位不足
    - 单侧肾脏缺如,发育不良,肾单位稀少巨大症,低出生体重,其他先天性肾脏发育疾病
  - 导致肾单位丢失的获得性疾病
    - 任何慢性肾脏疾病后遗症,最终均可导致肾单位丧失
    - 反流性肾病,Alport 综合征,肾皮质坏死及其他慢性肾脏病
    - 肿瘤行肾切除术
  - 肾小球数量正常但"需求"增加
    - 肥胖,健美,使用合成类固醇及先天性发绀型心脏病

常见机制

- 足细胞应激增加,导致适应性足细胞损伤和/或丢失
  - 与增大的肾小球(毛细血管表面积)不相匹配
  - 由于灌注不足导致缺血

特殊机制

- 肥胖相关性肾小球病(ORG)
  - 晚期糖基化终产物受体(RAGE)可介导肥胖相关性肾脏损伤
    - 对糖尿病、阿霉素肾病、狼疮性肾炎、缺血性肾损伤及淀粉样变性肾病有重要作用
- 血管收缩,导致持续性或一过性缺血
  - 微动脉收缩导致肾小球灌注改变(移植受者应用钙调磷酸酶抑制剂)
  - 血管活性药物滥用(可卡因、安非他命、系统性血管收缩剂)
- 健美者使用合成代谢类固醇
  - 可能因合成类固醇对瘦体重者的直接肾毒性作用增加

- 睡眠呼吸暂停
  - 缺氧导致交感神经系统兴奋及刺激肾素-血管紧张素系统
- 单侧肾发育不全
  - 患 FSGS 的风险较普通人群高
- 成人单侧肾切除术 FSGS 发生风险没有增高
- 动脉硬化肾脏灌注不足及继发性高血压

病理后果

- 肾小球肥大
  - 肾小球直径和/或系膜细胞数目增加
  - GBM 增厚
  - 足细胞复制能力有限,导致足细胞相对减少
- 节段性肾小球毛细血管瘢痕并与鲍曼囊发生粘连
  - 通常为门部区粘连和透明变性(门部型)

小鼠动物模型

- 肾上、下极切除/梗死后对侧肾切除术(5/6 肾切除术)
- 导致高血压、肾小球大,在 8～12 周后出现 FSGS 和蛋白尿及肾功能丧失
- 肾素-血管紧张素系统抑制剂可缓解(血管紧张素 Ⅱ 受体抑制剂)

临床特征

流行病学

- 发病率
  - ORG 发生率增加与肥胖流行性相一致

表现

- 蛋白尿通常＞3.5g/d,但通常无低蛋白血症、高胆固醇血症和水肿
  - ORG 发生肾病综合征的概率比特发性 FSGS 的要低得多
- 肾功能不全
  - 大部分病例在肾性蛋白尿前出现血清肌酐升高和肾小球滤过率(GFR)降低
    - 而 ORG 是个明显的例外,与体重与肾脏质量比率增加引起 GFR 高滤过(超常,＞120ml/min)有关
- 高血压
- ORG 患者通常 BMI＞30
  - BMI 30.0～34.9,1 级肥胖;BMI 35.0～39.9,2 级肥胖;BMI≥40.0,3 级肥胖(病理性肥胖)

治疗

- 药物
  - 类固醇通常无效,可能为禁忌证
  - 血管紧张素 Ⅱ 受体拮抗剂和/或 ACE 抑制剂
- 停用合成类固醇、可卡因或血管收缩剂
- 低蛋白饮食
- 减肥手术可以使 ORG 蛋白尿恢复正常

预后

- 适应性 FSGS 比特发性 FSGS 惰性

- 门部型 FSGS 的预后多变

镜下特征

组织学特征

- 肾小球
  - 肾小球肥大
    - 肾小球增大伴肾小球系膜扩张
    - 肾小球肥大的普遍定义尚未建立，因为即便使用"金标准"的形态测量方法，人群差异仍非常显著
    - 经验标准：肾小球直径＞220μm(通常约为 ×40 物镜视野直径的 1/2)
    - 程度不一，异质性
  - 节段性肾小球硬化
    - 固有细胞和肾小球结构丧失
    - ±球性肾小球硬化
  - 与鲍曼囊粘连
    - 常在门部区域
    - 毛细血管袢中含透明样物
      □ 由沉积于 GBM 与内皮细胞之间的蛋白构成
    - 门部型：＞50% 有节段性病变的肾小球必须有门部肾小球硬化才能诊断
    - 肾小球和/或肾间质可见泡沫细胞
  - 可见足细胞肥大及增生
- 血管
  - 微动脉透明变性可与门部段的微动脉相延续
- 肾小管和间质
  - 肾小管肥大(肾小管直径和细胞大小增加)
  - 萎缩和间质纤维化与肾单位数量减少有关

特定病因引起的特征

- 肥胖
  - 系膜扩张，GBM 增厚
  - 节段性病变常伴有门部透明变性
  - 相对于肾小球病变，肾小管间质病变往往较轻
  - 部分 FPE 及肾小球显著肥大
- 反流性肾病
  - 表现为显著的肾小球周纤维化和鲍曼囊增厚
  - 间质纤维化呈地图样模式
- 镰状细胞病
  - 肾小球肥大及毛细血管袢内充满镰状红细胞
    - 因慢性微血管病，肾小球毛细血管可出现双层结构
- 血管疾病
  - 内皮损伤，有时伴毛细血管壁重构(双层结构)
  - 血管收缩和/或动脉硬化
  - 外层皮质肾小球硬化，形成被膜下瘢痕
  - 常有门部病变
  - GBM 缺血性皱缩及增厚

辅助检查

免疫荧光

- 肾小球硬化病变节段 IgM 和 C3 染色

- 很少或无免疫球蛋白沉积

电镜

- 足细胞 FPE 为主要特征
  - 轻度或节段性 FPE(通常＜50%)
    - 平均足突宽度＜1 500μm 可区别适应性 FSGS 与原发性 FSGS
      □ 敏感性 100%，特异性 70%
  - 足细胞肥大和增生通常较原发性 FSGS 轻
  - 足细胞内可含有蛋白吸收滴
  - 足细胞可与 GBM 分离，使 GBM 裸露
- 一项 ORG 系列报道，GBM 厚度＞350nm(70%)

鉴别诊断

原发性 FSGS

- 肾小球肥大少见，FPE 更弥漫
- 多数为 NOS 型而非门部型

其他潜在的肾脏疾病

- 寻找潜在的免疫复合物、增生或非免疫疾病特征
  - 终末期肾脏中可能很难找到免疫复合物
- 局灶性肾小球肾炎
  - 节段性瘢痕可能为以往炎症性肾小球肾炎的残留物

诊断要点

病理解读要点

- 门部肾小球硬化和肾小球肥大为诊断线索
- 活检标本中评价肾小球大小
  - 正常：小于 ×40 视野直径(440μm)的 50%

参考文献

1. Kashiwagi Y et al: A case of focal segmental glomerulosclerosis in a young girl with a very low birth weight. Pediatr Rep. 14(2):166-9, 2022
2. Schaub JA et al: Quantitative morphometrics reveals glomerular changes in patients with infrequent segmentally sclerosed glomeruli. J Clin Pathol. 75(2):121-7, 2022
3. Zamami R et al: The association between glomerular diameter and secondary focal segmental glomerulosclerosis in chronic kidney disease. Kidney Blood Press Res. 46(4):433-40, 2021
4. Denic A et al: Larger nephron size and nephrosclerosis predict progressive CKD and mortality after radical nephrectomy for tumor and independent of kidney function. J Am Soc Nephrol. 31(11):2642-52, 2020
5. Jhee JH et al: High-protein diet with renal hyperfiltration is associated with rapid decline rate of renal function: a community-based prospective cohort study. Nephrol Dial Transplant. 35(1):98-106, 2020
6. Tsuchimoto A et al: Utility of Columbia classification in focal segmental glomerulosclerosis: renal prognosis and treatment response among the pathological variants. Nephrol Dial Transplant. 35(7):1219-27, 2020
7. Yang S et al: Obesity-related glomerulopathy: a latent change in obesity requiring more attention. Kidney Blood Press Res. 45(4):510-22, 2020
8. Nishizono R et al: FSGS as an adaptive response to growth-induced podocyte stress. J Am Soc Nephrol. 28(10):2931-45, 2017
9. Ikezumi Y et al: Low birthweight and premature birth are risk factors for podocytopenia and focal segmental glomerulosclerosis. Am J Nephrol. 38(2):149-57, 2013
10. D'Agati VD et al: Focal segmental glomerulosclerosis. N Engl J Med. 365(25):2398-411, 2011
11. Herlitz LC et al: Development of focal segmental glomerulosclerosis after anabolic steroid abuse. J Am Soc Nephrol. 21(1):163-72, 2010

足细胞病

球性和节段性肾小球硬化

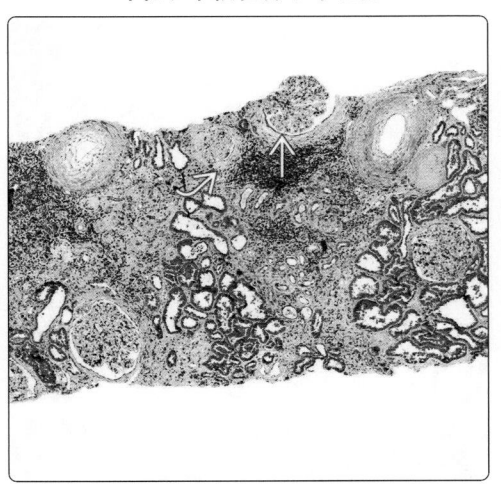

高血压肾病　门部粘连和瘢痕

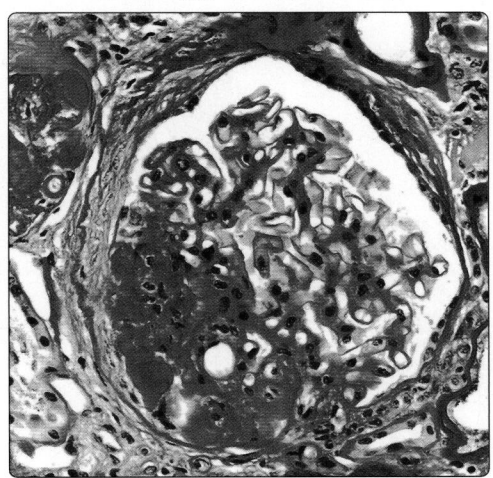

(左)适应性 FSGS 常见的原因之一是高血压,可导致功能性肾单位进行性丢失,引起球性➘和节段性➙肾小球硬化,如图所示;患者 63 岁女性,患难治性高血压 30 年

(右)适应性 FSGS 可由多种原因引起。本例门部硬化和粘连系慢性肾脏病引起,推测为高血压性肾病。患者肌酐 194.5μmol/L,尿蛋白 : 肌酐比值为 2.8

肾小球门部硬化伴脂滴形成

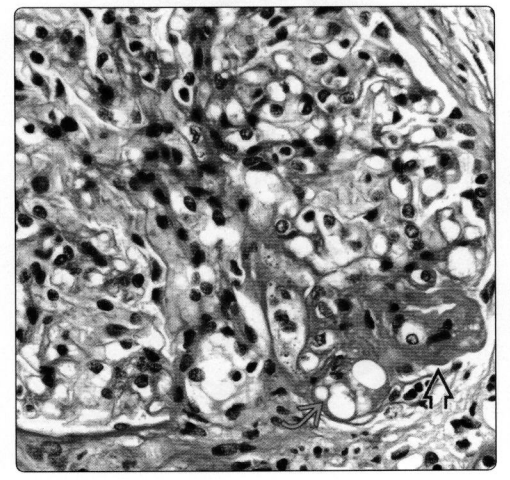

门部节段性肾小球硬化

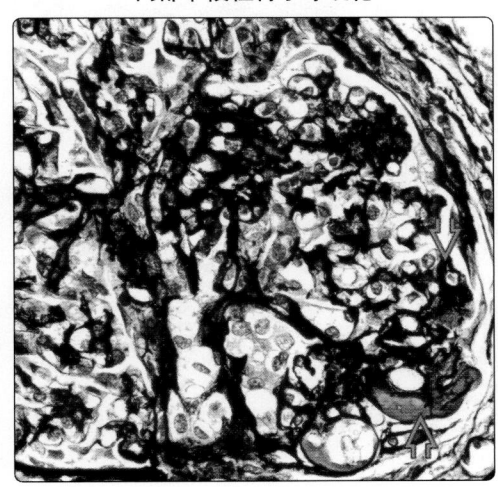

(左)PAS 染色切片高倍镜显示肾小球门部硬化➘并含有脂滴➙

(右)21 岁男性,肾病综合征及门部节段性肾小球硬化患者,银染色切片高倍镜显示毛细血管内透明变性存在于节段硬化病变中➙

反流性肾病　适应性 FSGS

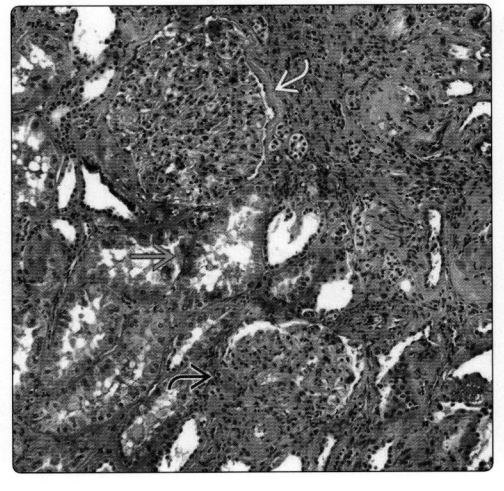

FSGS　IgM 节段沉积

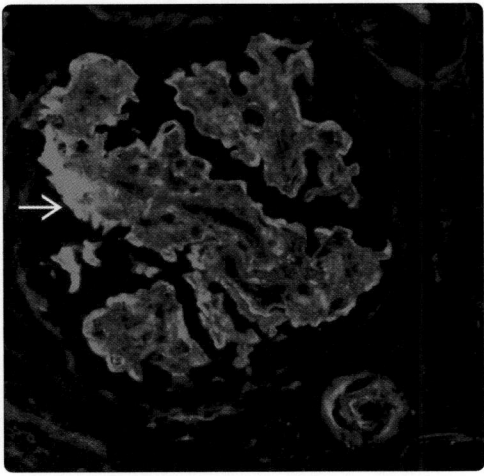

(左)晚期双侧反流性肾病为适应性 FSGS 的经典病因之一,显示残余的肾小球肥大➙,未受累的肾小管亦见肥大改变➙,并见门部粘连➘

(右)免疫荧光在 FSGS 病例中的主要价值是排除潜在的肾小球疾病。在所有类型的 FSGS 中,IgM➙和 C3 在节段性病变中呈节段性沉积,有时沿 GBM 呈节段颗粒状沉积

ORG 肾小球肥大及球周纤维化

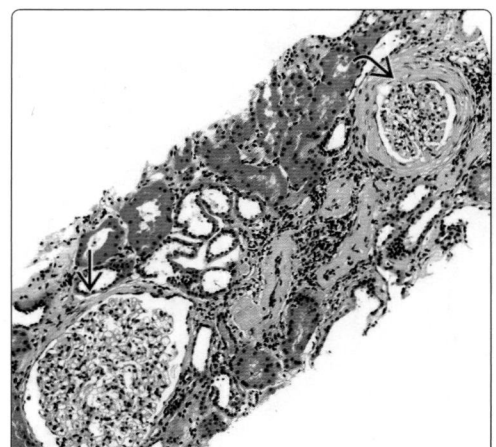

ORG 肾小球毛细血管袢浓缩

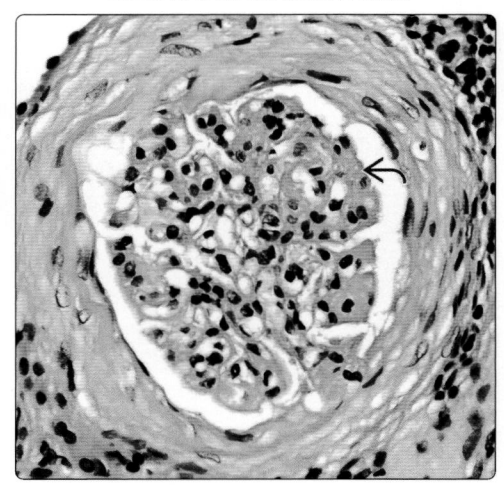

(左)37 岁黑人女性,有病态肥胖(>159kg)、高血压和蛋白尿。切片显示 1 个肥大的肾小球 ➡和 1 个相对正常大小但有球周纤维化的肾小球 ➡。总之,这在临床病理上与肥胖相关性肾小球病(ORG)是一致的
(右)ORG 病例,肾小球毛细血管袢外周可见浓缩改变 ➡,提示正在发展为 FSGS

ORG 血管袢外周不规则

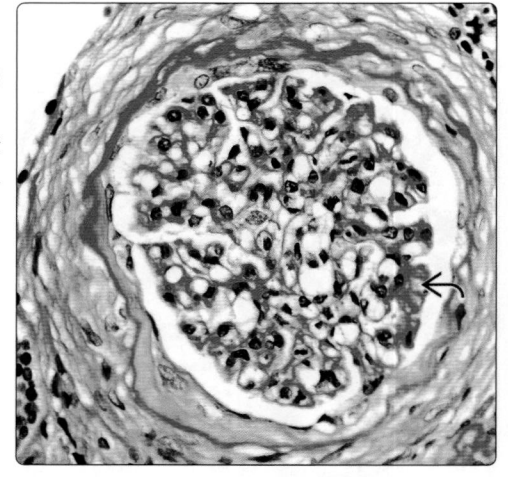

ORG 血管袢外周不规则

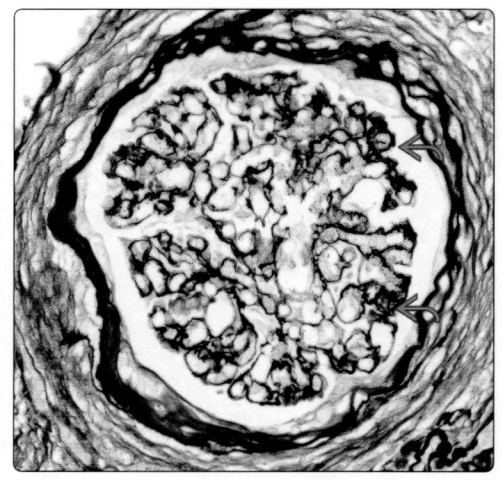

(左)37 岁病态肥胖患者,大部分表现与 ORG 吻合,PAS 染色显示肾小球毛细血管袢外周不规则 ➡
(右)ORG 患者,PAS/六胺银染色显示肾小球毛细血管袢外周不规则 ➡

ORG 肾小球肥大

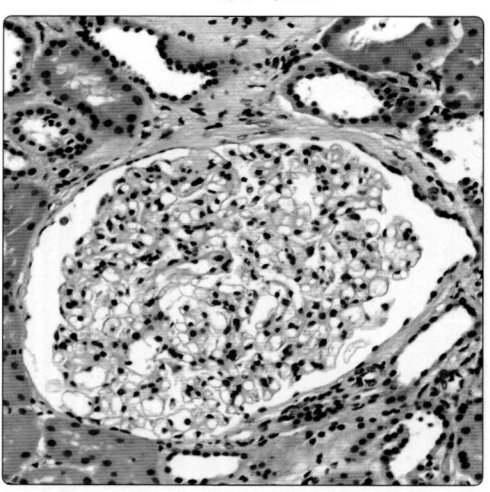

ORG 肾小球肥大

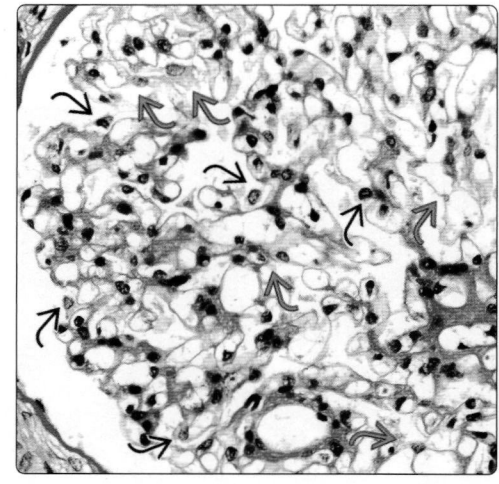

(左)ORG 患者,显示肾小球显著增大。判断标准为×40 视野下(440μm)肾小球直径是否超过视野直径的 1/2
(右)肥大肾小球毛细血管数量增加,GBM 表面积明显增加,使未分裂的足细胞拉伸以覆盖更大的面积,造成应激。仅见少量足细胞细胞核 ➡,一些核似乎被拉伸 ➡

ORG 轻微 FPE

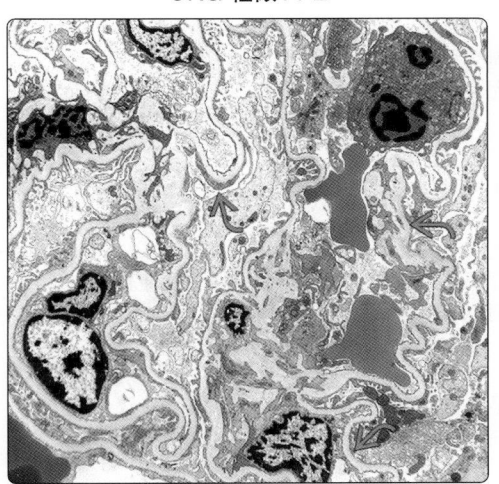

ORG 节段性足细胞 FPE

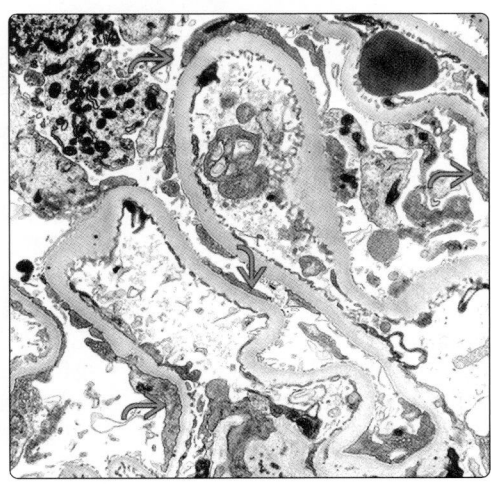

（左）53 岁男性病态肥胖患者（BMI 41.9），肌酐 884μmol/L，尿蛋白 - 肌酐比值为 12.96，仅见斑片状 FPE ➡

（右）可见节段性 FPE ➡，为适应性 FSGS 的典型表现，与原发性 FSGS 常见广泛的 FPE 明显不同

ORG 节段性足突细胞 FPE

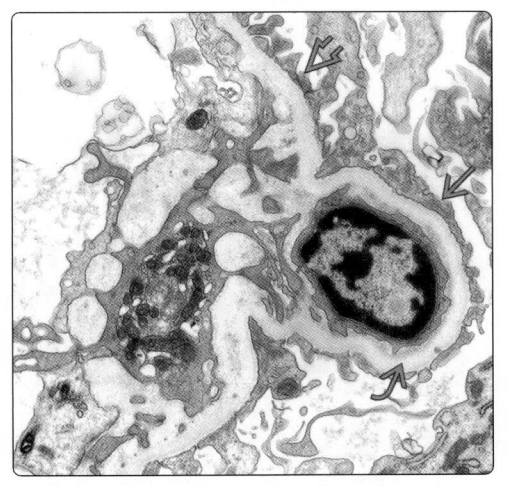

合成类固醇性 FSGS 节段性 FPE

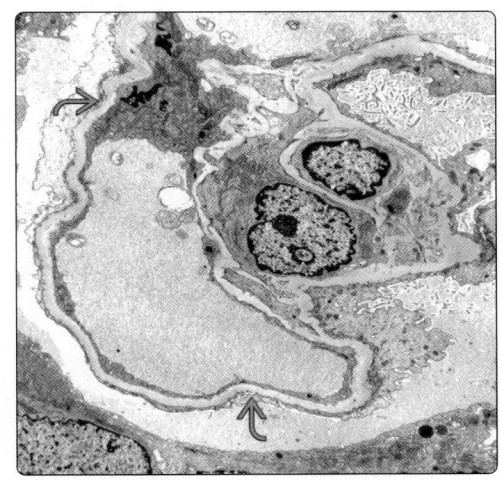

（左）此处一起显示明显节段性足细胞 FPE ➡ 与更多保存完好的足突 ➡，符合肥胖相关性 FSGS。可见一些不明意义的无定形系膜区沉积物 ➡

（右）40 岁男性健美者，使用合成代谢类固醇多年，可见节段性足细胞 FPE ➡。这种适应性 FSGS 系使用合成代谢类固醇增加了肾小球滤过需求引起

合成类固醇性 FSGS 节段性 FPE

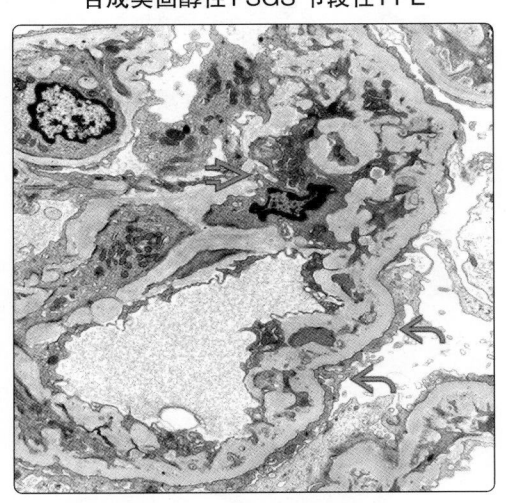

合成类固醇性 FSGS 模糊电子致密物

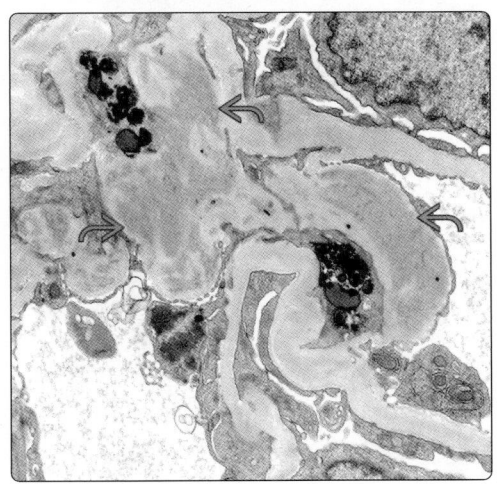

（左）患者有多年使用合成代谢类固醇的健身史，可见足细胞节段性 FPE ➡ 和系膜扩张 ➡

（右）在合成代谢类固醇引起的 FSGS 中，偶见模糊致密物 ➡，一些呈透明状，免疫荧光染色未显示致密物特异性，提示可能为继发性捕获

（郭燕　译，魏建国　滕晓东　审）

第 6 节　塌陷性肾小球病

要　点

术语

- 定义为明显毛细血管袢塌陷、壁层上皮细胞活化、肾小球脏层上皮细胞增生和增殖，而无肾小球炎症反应的肾小球疾病

病因学/发病机制

- 足细胞消失，被壁层上皮细胞替代
- 病因
  - 特发性病变被认为系循环因子所致
  - 感染：HIV、SARS-CoV-2、细小病毒 B19、其他
  - 药物：干扰素、双膦酸盐、钙调磷酸酶抑制剂
  - 近年非裔人群中 *APOL 1* 风险等位基因

临床特征

- 黑人易受累
- 肾病综合征和肾病范围蛋白尿
- 肾功能不全
- 通常对类固醇治疗无效
- 快速进展为肾衰竭

镜下特征

- 至少 1 个肾小球有
  - 球性或节段塌陷
  - 衬覆上皮细胞增生和肥大
- 可出现小管间质纤维化、肾小管微囊肿和间质炎症
- 脏层上皮细胞 Ki-67(＋)(增殖)
- 免疫荧光：节段性 IgM 和 C3 沉积
- 电镜
  - 足细胞足突消失并与 GBM 分离
  - GBM 皱缩伴毛细血管袢塌陷

主要鉴别诊断

- 肾小球肾炎的新月体
- 其他亚型的局灶节段性肾小球硬化症(FSGS)
- 合并潜在的肾小球疾病

(左)急性 CG 的上皮细胞增生酷似细胞性新月体 ⬈，但这些细胞比新月体的梭形壁层上皮细胞更圆，且无肾小球炎症或坏死

(右)在 CG 晚期，肾小球毛细血管袢界限不清 ⇨，边缘可见拥挤的上皮细胞排列成栅栏状 ➡，这些细胞常处于静息状态

CG　假新月体

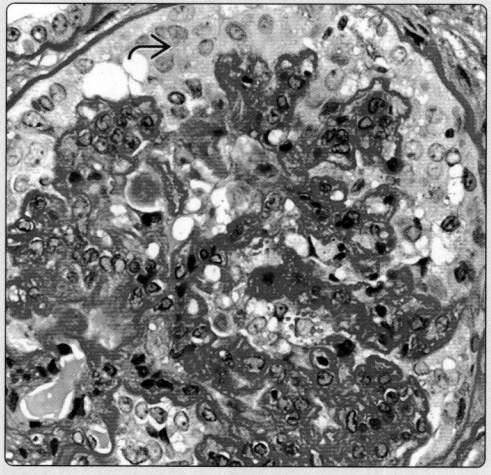

栅栏状上皮细胞增生

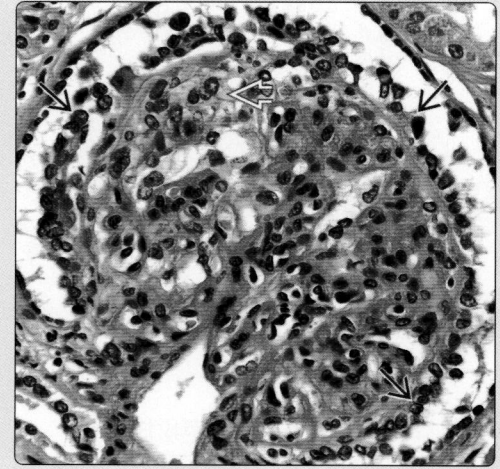

(左)CG 病例，免疫组化染色显示增生的上皮细胞 Ki-67 阳性 ➡

(右)电镜显示明显的 GBM 皱缩，肾小球毛细血管腔塌陷 ➡

增生上皮细胞表达 Ki-67

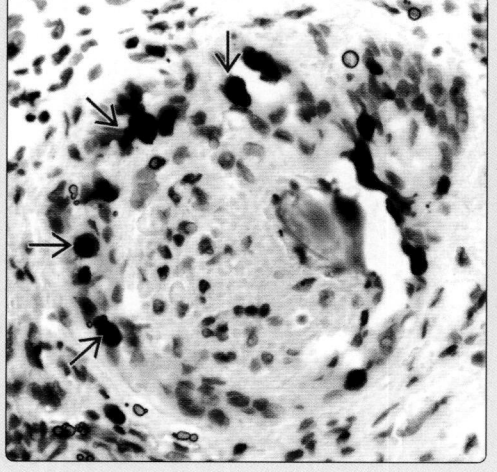

肾小球毛细血管袢塌陷

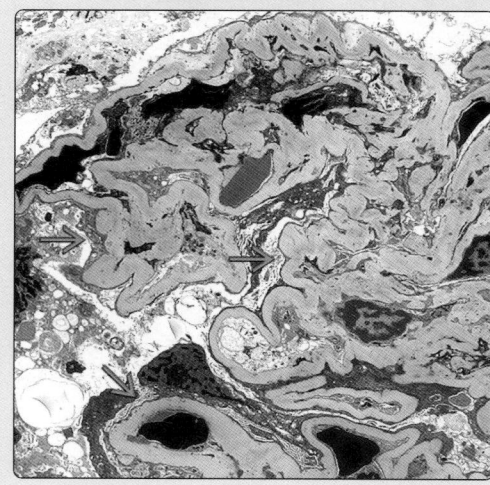

术语

缩写

- 塌陷性肾小球病（collapsing glomerulopathy，CG）

同义词

- 塌陷型 FSGS
- 特发性塌陷型 FSGS

定义

- 足细胞病的定义为显著的毛细血管袢塌陷、肾小球上皮细胞增生和增殖

病因学/发病机制

病因学多样性

- 原发性（特发性）
- 继发性（多种原因）
  - 感染（病毒，如 HIV、SARS-CoV-2、细小病毒、CMV、疟疾），药物，血管疾病，恶性肿瘤，遗传性疾病
  - 合并其他肾小球疾病（如系统性红斑狼疮，糖尿病）
  - 在肾移植中，与供者存在 APOL1 风险等位基因（新生CG）有关
  - 干扰素增加被认为是病因

常见特征

- 广泛足细胞丢失伴脏层上皮细胞迁移/增殖引起再生
  - 足细胞中 JAK/STAT 促凋亡通路的激活
  - 血管袢上增生或呈栅栏状排列的上皮细胞通常缺乏足细胞标志物（如突触蛋白，WT1）表达，而表达增殖（Ki-67）、细胞迁移（CD44）和壁层上皮（PAX2、CK8/18、CK19、claudin-1）标志物
    - 在急性期，出现壁层上皮细胞活化和增殖（假新月体）
    - 随后栅栏状静止的上皮细胞衬覆于塌陷的、有时在后期出现的节段硬化性血管袢上
  - 可见鲍曼囊与血管袢之间的细胞桥接
  - CG 不同于其他类型的 FSGS，其足细胞丢失和细胞增殖更明显，并伴有壁层上皮细胞的再生
  - 尿液中可检出脱落的足细胞
- 常累及近端肾小管细胞，表现为细胞更新增加

特发性（原发性）塌陷性肾小球病的特定机制

- 该亚型代表微小病变性肾病的进展，可能伴有自身免疫性病因
  - 可能存在遗传性或其他促发因素（除 APOL1 风险等位基因外）

遗传因素

- 非裔患者存在 2 个 APOL1 风险等位基因
  - 药物和其他肾小球疾病导致 CG 发生风险
  - APOL1 风险等位基因可能促进干扰素诱导的足细胞损伤
- 线粒体基因
  - 辅酶 Q2

临床特征

流行病学

- 发病率
  - 约占美国成人肾活检 FSGS 的 10%
    - 除遗传型外 10 岁以下儿童罕见
- 种族
  - 地理/种族差异可能与 APOL1 风险等位基因有关
    - 黑人罹患率更高（为非黑人患者 20～50 倍）
    - FSGS 中 CG 占比在巴西（37%）要比韩国（1%）或印度（2%）高

表现

- 肾病综合征或肾病范围蛋白尿，常无水肿
  - 低白蛋白血症、高胆固醇血症
- 肾功能不全
  - 血清肌酐升高；比其他类型的 FSGS 更明显

治疗

- 药物
  - 通常耐类固醇治疗
  - 治疗潜在的疾病，如感染或肿瘤可导致缓解

预后

- 特发性 CG 预后不良
  - 47% 的 CG 在三年内发展为 ESRD
  - 比其他类型 FSGS 进展更快
- 消除病因后有望改善

镜下特征

组织学特征

- 肾小球
  - 至少 1 个肾小球出现球性或节段性肾小球塌陷且被覆上皮显示增生和肥大
    - 较低阈值可导致 CG 的诊断增加
      □ 与细胞型 FSGS 可能发生重叠
  - 脏层上皮细胞肥大增生
    - 鲍曼囊腔内可充满退变的足细胞和壁层上皮细胞，形成假性新月体
    - 急性期细胞核增大、染色质呈泡状，核仁多见
    - 可见双核细胞
    - 假新月体中偶尔可见核分裂象和细胞凋亡
    - 丰富而突出的蛋白质重吸收滴
  - 塌陷区 GBM 皱缩或变厚
    - PAS 和六胺银染色可突出显示塌陷基底膜
  - 除合并糖尿病外，系膜和毛细血管内基质无明显增加

- 肾小管
  - 肾小管微囊肿（约40%）
    - 近端肾小管扩张伴有蛋白管型，有时呈"外周扇形"
    - 细胞核增大、深染，可见核分裂象、核仁和局灶凋亡
  - 肾小管萎缩/损伤
    - 小管上皮简化、扁平
  - 可出现肾小管炎，常为中性粒细胞浸润
- 间质
  - 炎症
    - 间质单个核细胞炎症可很突出
  - 水肿
- 动脉/微动脉
  - 若病因涉及血栓性微血管病（TMA），可出现TMA改变

辅助检查

免疫荧光

- 塌陷节段IgM和C3呈节段或球性沉积
  - C1q沉积较少见
- 脏层上皮蛋白重吸收滴IgG、IgA和白蛋白阳性
- 含血浆蛋白上皮蛋白重吸收滴的肾小管（IgG、IgA、C3、白蛋白等阳性）

电镜

- 足细胞肥大覆盖于塌陷区
  - 足突广泛消失
  - 含有电子致密的蛋白重吸收滴，低电子密度转运囊泡，细胞器数量增多，包括大量粗面内质网
  - 足细胞从GBM上脱离，新形成的细胞外基质插入其中
  - 足细胞与原始GBM间形成多层新的GBM
  - 肌动蛋白细胞骨架破坏，使胞质开放、苍白
- GBM
  - 塌陷区GBM皱缩
  - GBM无明显增厚但常为多层
  - 除了偶见小的系膜旁沉积物外，无电子致密沉积物
- 肾小球内皮细胞
  - 在高干扰素状态，包括HIV肾病和狼疮相关的病例中，可出现管网状包涵体

免疫组化

- 活化的壁层和脏层上皮细胞细胞增殖标志物Ki-67（MIB-1）呈阳性
  - 足细胞很少表达Ki-67（＜1个/肾小球）
  - 近端肾小管上皮细胞Ki-67表达增加
- 肾小球血管袢上正常足细胞标志物丢失
  - WT1、突触素、足蛋白、足细胞标记蛋白、GLEPP1、α-辅肌动蛋白、CD35、CD10
- 壁层上皮细胞标志物阳性
  - PAX2、claudin-1、CK8/18、CD44（迁移标志物）
- 上皮表型改变也发生在有足细胞丢失的其他类型FSGS中，但程度要轻得多

鉴别诊断

FSGS（NOS）

- 上皮增殖及增生轻微
- 更多的透明变性、硬化和肾小球囊粘连
- 在哥伦比亚分类法中，1个肾小球塌陷性病变即归为CG

细胞型FSGS

- 毛细血管内细胞增生可区别于细胞型
- 由于重叠特征可能被归为CG病变
- 细胞型亦出现Ki-67和脏层上皮细胞CK表达增加，WT1、CD10、α-辅肌动蛋白表达降低

新月体性肾小球肾炎

- 真性新月体通常含有纤维蛋白和缺乏重吸收滴的梭形细胞
- CG中缺乏肾小球旁炎症、毛细血管袢坏死性病变和GBM破坏

合并其他肾小球疾病

- 还存在潜在肾小球疾病的诊断特征（如IgA肾病、狼疮性肾炎、糖尿病）
- 通常有大量蛋白尿并快速进展为ESRD
- 与APOL1风险亚型有关

合并动脉疾病

- 特征性血管病变：TMA、严重小动脉透明变性或动脉粥样硬化栓塞

HIV相关肾病引起的塌陷性肾小球病

- 内皮细胞中突出的管网状结构
- ±抗逆转录病毒治疗引起的线粒体异常

参考文献

1. Nystrom SE et al: JAK inhibitor blocks COVID-19 cytokine-induced JAK/STAT/APOL1 signaling in glomerular cells and podocytopathy in human kidney organoids. JCI Insight. 7(11):e157432, 2022
2. Smith KD et al: Digital spatial profiling of collapsing glomerulopathy. Kidney Int. 101(5):1017-26, 2022
3. Kudose S et al: Longitudinal outcomes of Covid-19-associated collapsing glomerulopathy and other podocytopathies. J Am Soc Nephrol. 32(11):2958-69, 2021
4. Muehlig AK et al: Collapsing focal segmental glomerulosclerosis in viral infections. Front Immunol. 12:800074, 2021
5. Amoura A et al: Malaria, collapsing glomerulopathy, and focal and segmental glomerulosclerosis. Clin J Am Soc Nephrol. 15(7):964-72, 2020
6. Kukull B et al: Collapsing glomerulopathy in older adults. Mod Pathol. 32(4):532-8, 2019
7. Santoriello D et al: Donor APOL1 high-risk genotypes are associated with increased risk and inferior prognosis of de novo collapsing glomerulopathy in renal allografts. Kidney Int. 94(6):1189-98, 2018
8. Nicholas Cossey L et al: Collapsing glomerulopathy: a 30-year perspective and single, large center experience. Clin Kidney J. 10(4):443-9, 2017
9. Larsen CP et al: Apolipoprotein L1 risk variants associate with systemic lupus erythematosus-associated collapsing glomerulopathy. J Am Soc Nephrol. 24(5):722-5, 2013

塌陷性肾小球病发病机制分类

类别/病因	*APOL1* 风险等位基因	注释
特发性		
假定循环因子		最常见的 CG 类型;在肾移植中复发
感染		
HIV	(+)	新近非裔患者中常见的 HIV 肾小球疾病;TRI 突出
巨细胞病毒	(+)	类固醇和更昔洛韦治疗后改善;CMV 消退后可持续存在
细小病毒 B19	(+)	肾移植后;壁层上皮细胞中原位检出病毒
SARS-CoV-2	(+)	携带或非携带 *APOL1* 风险等位基因个体的 COVID 相关肾病
结核病		据报道可恢复
利什曼病		内脏型;已报道可恢复
疟疾		伴有溶血尿毒症综合征的恶性疟原虫或间日疟原虫;据报道可恢复
丝虫病		血管内微丝蚴
血吸虫病		治疗后持续存在
药物		
钙调磷酸酶抑制剂		可能与血管疾病(TMA、透明变性)有关;预后不良
静脉药物滥用(如海洛因)		通常与 HIV 相关
双膦酸盐类		大剂量帕米膦酸盐,特别是静脉注射;据报道可恢复
干扰素(IFN-α、-β、-γ)	(+)	IFN-α 用于治疗 HCV;IFN-β 治疗多发性硬化症;IFN-γ 治疗肺纤维化;TRI 突出
灰黄霉素		停药后恢复
血管性		
动脉粥样硬化栓塞		
TMA		移植,也可发生于溶血尿毒症综合征
梗死周围		显示急性肾小球缺血可导致 CG 损伤模式
自身免疫性疾病		
Still 病		类固醇治疗后缓解
白塞综合征		环孢霉素治疗后缓解
恶性肿瘤		
白血病/淋巴瘤		多发性骨髓、噬血细胞综合征;据报道化疗后缓解
合并其他肾小球疾病		
SLE	(+)	Ⅳ型;有报道使用类固醇及环磷酰胺后部分缓解
糖尿病	(+)	伴严重透明变性;7 个月内 75% 进展为 ESRD
C1q 肾病	(+)	
IgA 肾病		预后差;90% 进展为 ESRD
移植后新生 CG	(+)	预后差;与供者 *APOL-1* 风险等位基因相关
遗传性		
载脂蛋白 L1(*APOL1*)	(+)	新近非裔个体,足细胞表达 *APOL-1*,因 IFN 作用致表达增加
镰状细胞病(*HBB*)		毛细血管中镰状细胞
辅酶 Q10 缺乏症(*COQ2*,*COQ6*)		足细胞内畸形线粒体;<2 年(*COQ2*)或 29 年(*COQ6*)发病
家族性塌陷性 FSGS(*SCARB2*)		溶酶体蛋白;肌阵挛性癫痫与肾衰竭
家族性塌陷性 FSGS(*TRPC6*)		婴儿早发性 CG(6 个月)
CD2AP 缺乏症(*CD2AP*)		3% 的散发性 FSGS
常染色体显性遗传 FSGS(*INF2*)		Charcot-Marie-Tooth 综合征(12%)
其他遗传性疾病		*SMARCAL1*、*ZMPSTE24*、*WDR73* 突变综合征

CG,塌陷性肾小球病;IFN,干扰素;FSGS,局灶节段性肾小球硬化症;TMA,血栓性微血管病;TRI,管网状包涵体;* 弯曲杆菌,EB 病毒,HTLV-1,HCV,产后 TMA,混合性结缔组织病,AL 型淀粉样变性,吉兰 - 巴雷综合征,巨细胞动脉炎,合成代谢类固醇,丙戊酸和西罗莫司。

节段塌陷性病变的特征

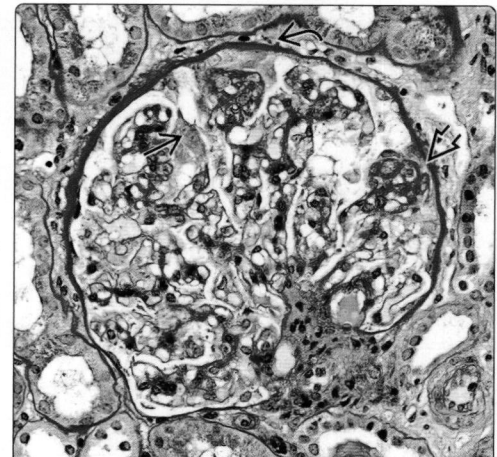

CG　假新月体形成

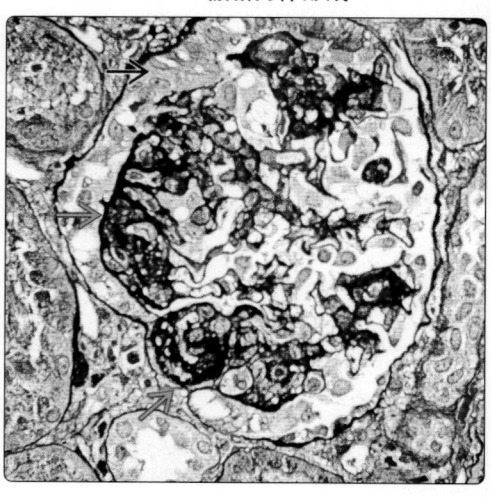

（左）肾小球中见 2 个节段有轻微塌陷性病变，1 个伴有足细胞肥大特征 ➡️，另 1 个见上皮细胞与鲍曼囊形成粘连或桥接 ➡️。另可见节段硬化性病变，其血管祥与鲍曼囊粘连 ➡️

（右）六胺银染色显示肾小球毛细血管祥塌陷区 ➡️，充填于鲍曼腔内的上皮细胞酷似新月体 ➡️，即"假新月体形成"

早期 CG　足细胞凋亡

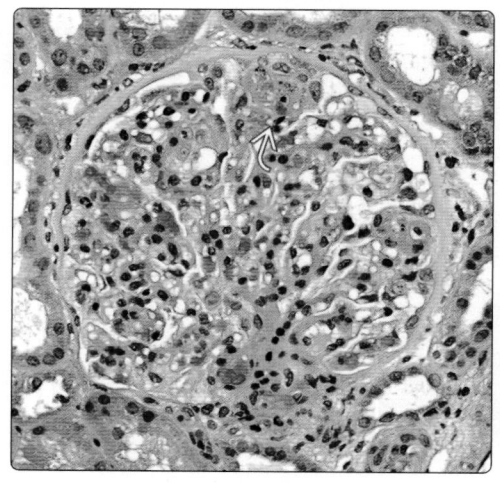

鲍曼囊扩张和球性肾小球塌陷

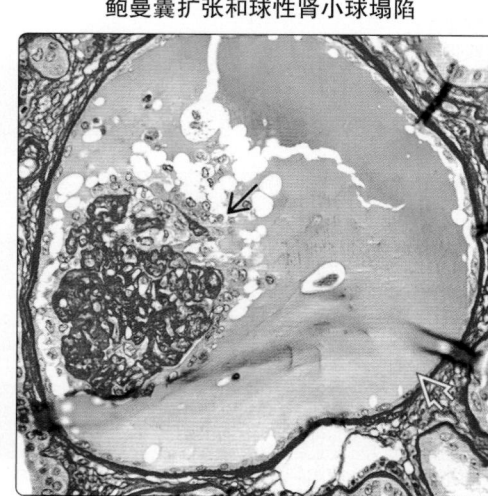

（左）29 岁特发性 CG 女性患者，新发肾病综合征表现 1 月余，可见足细胞凋亡 ➡️，提示 CG 发病机制为足细胞急性损伤和丢失（*Courtesy I.Rosales，MD.*）

（右）肾小球球性塌陷，被覆栅栏状上皮细胞 ➡️，鲍曼囊明显扩张 ➡️

与鲍曼囊粘连

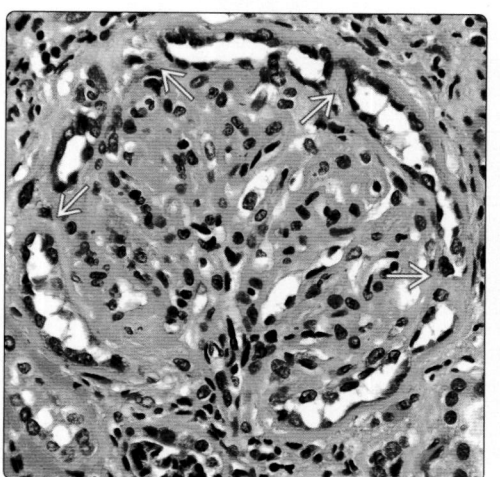

球性肾小球硬化

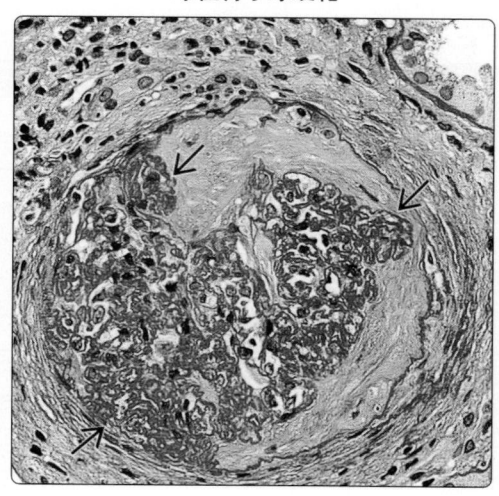

（左）显示肾小球毛细血管祥塌陷并与鲍曼囊明显粘连 ➡️，未见残余开放的毛细血管腔，可能代表球性硬化前的后期阶段

（右）CG 病例，肾小球球性硬化，显示肾小球毛细血管祥塌陷和闭塞 ➡️，诠释了致球性硬化的塌陷过程，该病变可与纤维性新月体相混淆

血管袢与鲍曼囊间的桥接上皮细胞

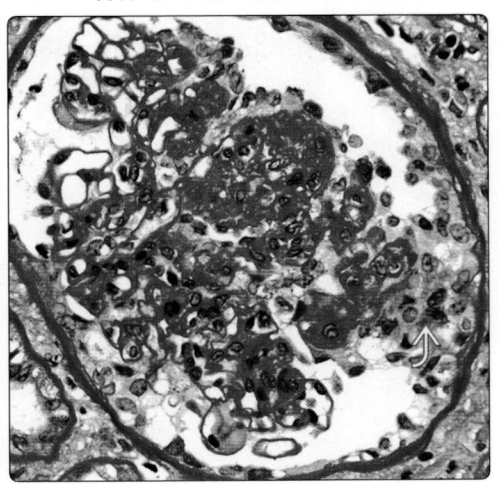

有丝分裂

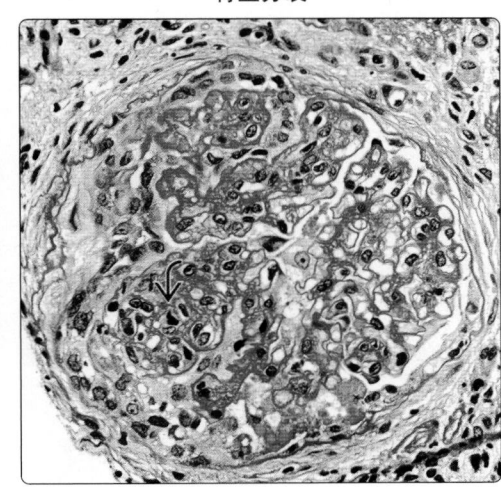

(左)CG，显示假新月体与血管袢粘连，肾小球见显著的反应性上皮细胞桥连于肾小球血管袢与鲍曼囊之间➡

(右)CG，74 岁白人男性肾病综合征患者，患者存在严重的血管疾病可能与 CG 发生有关，一个未识别的细胞可见有丝分裂➡

节段性 IgM 沉积

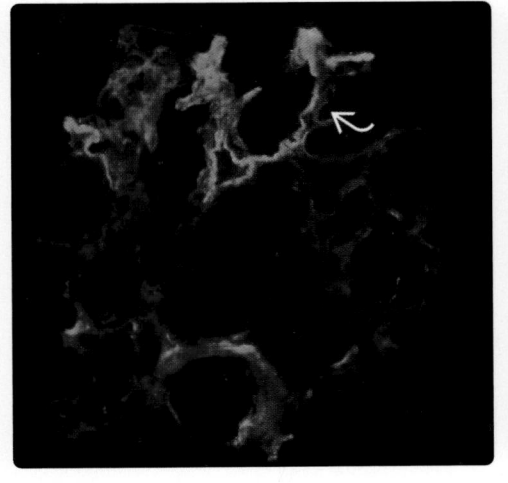

节段性 C3 沉积

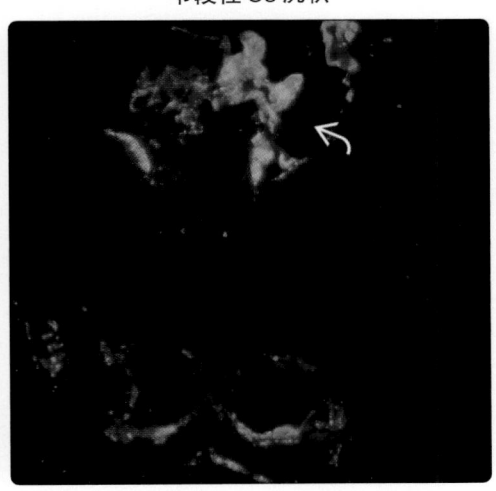

(左)各个类型的 FSGS 通常都有节段性 IgM 沉积，包括 CG，如图所示➡。尽管通常被认为系"非特异性"捕获，但最近的一些实验证据表明，IgM 对于 FSGS 的发展是必要的

(右)节段性 C3 沉积➡常见于包括塌陷型在内的所有亚型 FSGS，其他免疫反应物通常缺乏或非常少见

脏层上皮细胞中的重吸收滴

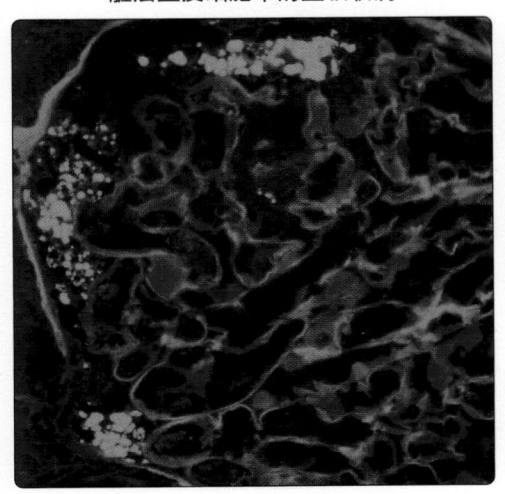

脏层上皮细胞中大的重吸收滴

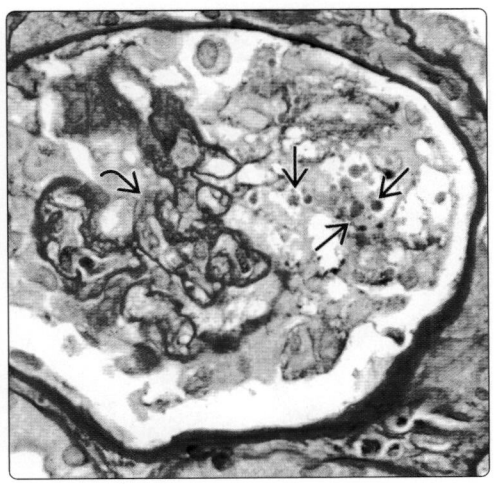

(左)CG 中常见白蛋白反应性大蛋白重吸收滴，免疫球蛋白和补体成分也可存在于这些蛋白滴中，不应被误认为免疫复合物

(右)塌陷性肾小球➡可见明显的上皮细胞增生及蛋白重吸收滴➡

上皮下新生的 GBM

新形成的 GBM 基质

（左）GBM 皱缩 ➘导致肾小球毛细血管祥塌陷 ➔，被覆上皮细胞与原始 GBM 呈节段性分离，并出现多层新形成的 GBM，同时可见肿胀的反应性内皮细胞 ➔

（右）足细胞 ➔被多层新形成的基质 ➔从原始 GBM ➔中分离出来，提示足细胞曾有损伤和修复过程。这种节段过程首次在与海洛因成瘾相关 FSGS 中被描述

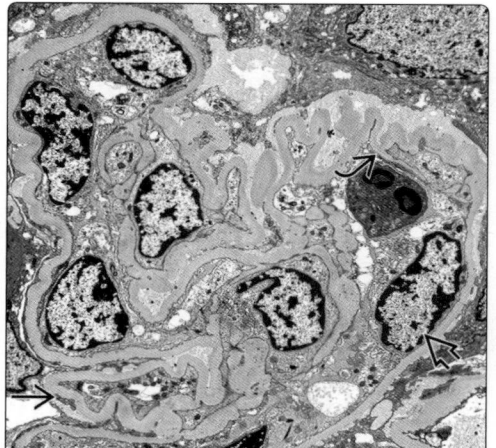 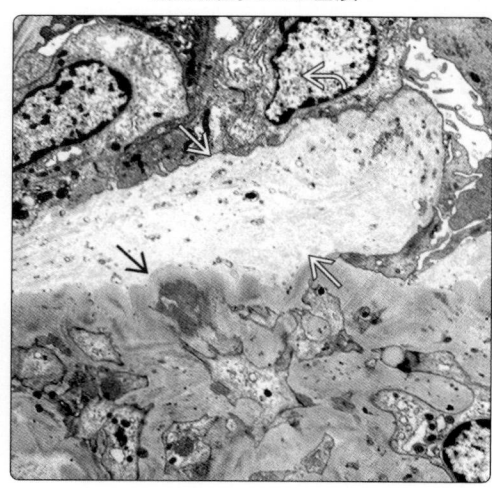

毛细血管祥闭塞

毛细血管内泡沫细胞

（左）这例 CG 可见毛细血管祥闭塞 ➔，脏层上皮细胞足突消失 ➘，毛细血管呈内皮细胞肿胀及反应性改变。然而，本例并未出现足够的毛细血管内细胞增生来支持"细胞性病变"

（右）本例 CG 塌陷 GBM 的外周部分呈显著的分层状 ➔，并见毛细血管内泡沫细胞 ➔，这种特征更常与细胞型 FSGS 有关

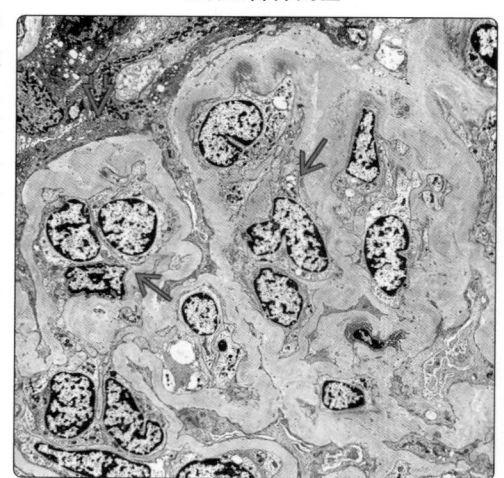 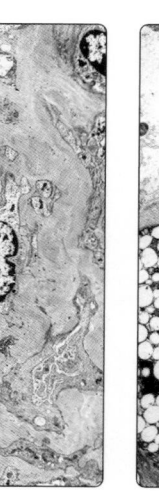 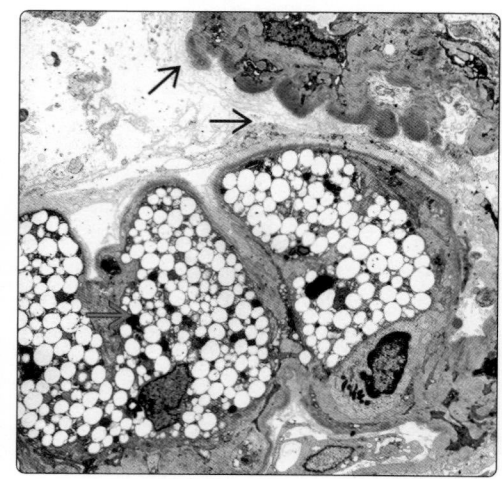

足细胞足突消失

复发性 CG　肾小球毛细血管祥塌陷

（左）7 岁男孩，肾移植后 2 天发生复发性 CG，肾活检显示足突广泛消失，但无血管祥塌陷，类似微小病变性肾病。供者的 APOL 1 状态不明

（右）9 岁男孩，复发性 CG，肾移植术后 2 年因顽固性蛋白丢失行肾切除术，可见肾小球毛细血管塌陷 ➔及显著的足细胞肥大伴绒毛转化 ➘，患儿肾移植后 2 天即出现复发性 CG

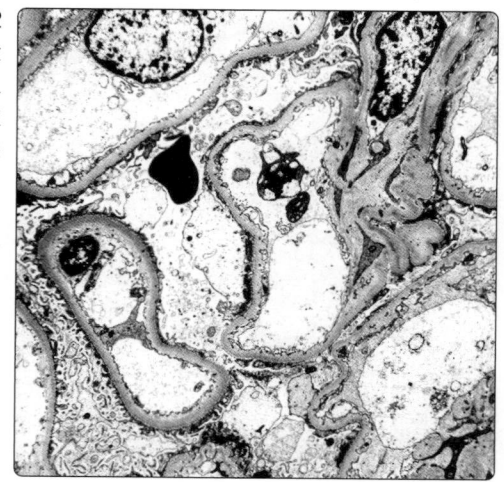 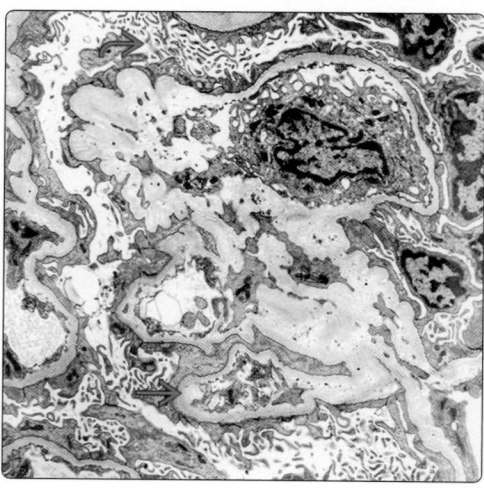

肾小管扩张

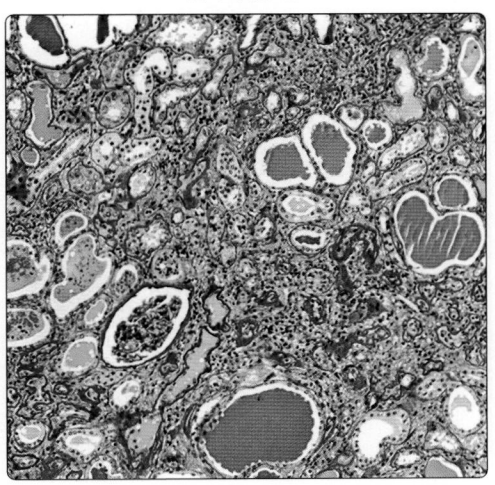

扩张肾小管内的 PAS(+)管型

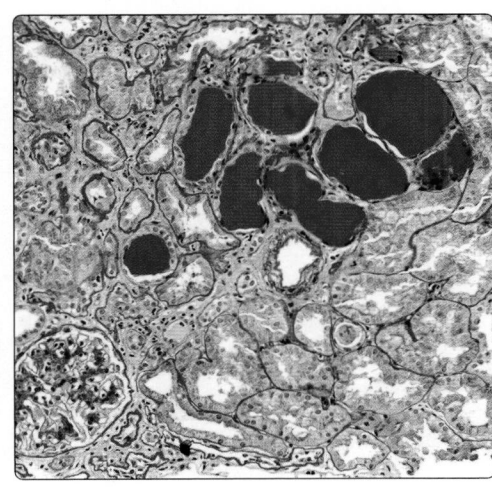

(左)CG 可伴有肾小管间质病变,低倍镜下可见近端肾小管微囊样扩张,内充满 PAS(+)蛋白,同时可见肾小管萎缩和间质炎症

(右)肾小管显著扩张伴 PAS(+)物质填充为各种病因引起 CG 的特征,可见肾小管上皮细胞和肾小球上皮细胞增生

肾间质炎症

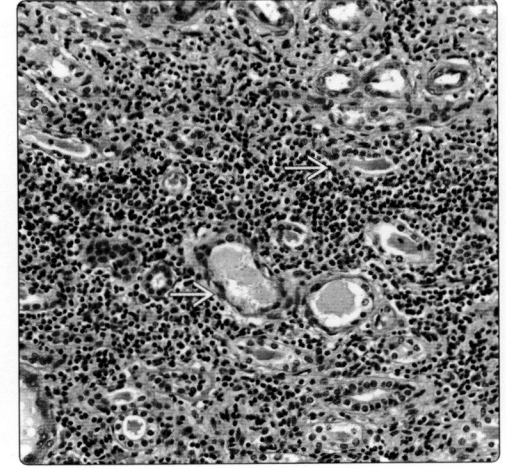

肾间质炎症

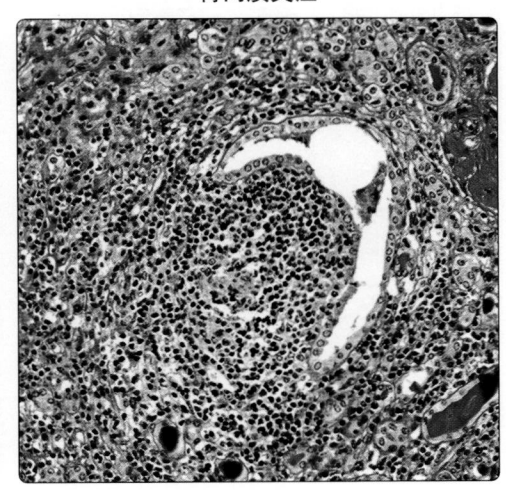

(左)萎缩肾小管之间可见明显间质炎症,许多肾小管内见蛋白管型➡

(右)CG 中常见明显淋巴样间质浸润,有时形成肾小管的淋巴上皮结构。肾小管间质疾病的存在表明 CG 并非完全为 "足细胞病"

肾小管内脱落细胞

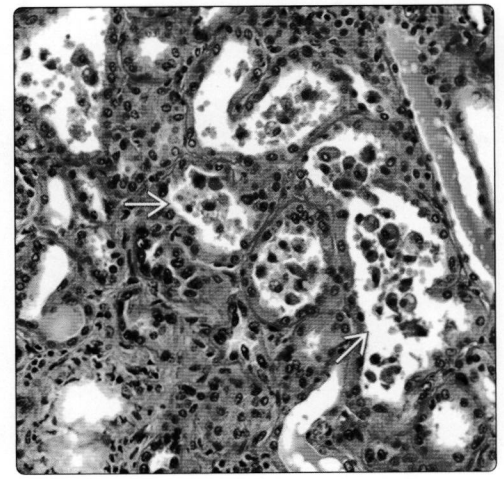

脂质沉积

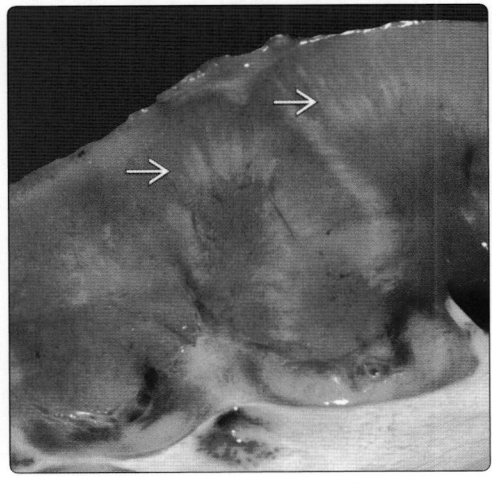

(左)如图所示,CG 肾小管中可见反应性肾小管脱落细胞➡,脱落细胞也可包括足细胞,这些细胞可在尿液中检出

(右)7 岁男孩因特发性 CG 准备行肾移植,肾切除标本显示皮髓质交界处的黄色区域➡系肾小管脂质沉积表现

钙调磷酸酶抑制剂治疗后新发 CG

CG 合并 IgA 肾病

（左）心肺移植 10 年后原肾新发 CG，同时可见与环孢素治疗相关的严重微动脉透明变性

（右）IgA 肾病可与 CG 并存，如本例显示系膜区 IgA（3+）和电子致密沉积物，该病有 90% 可快速进展为 ESRD

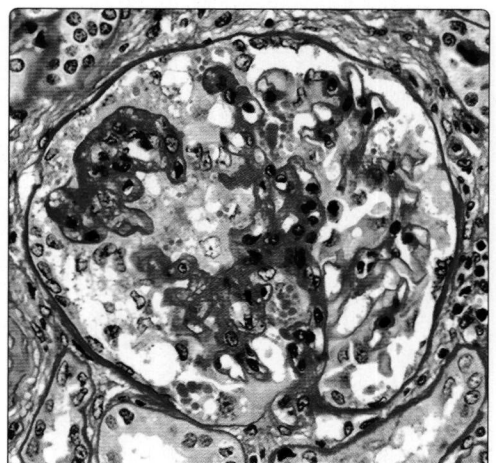

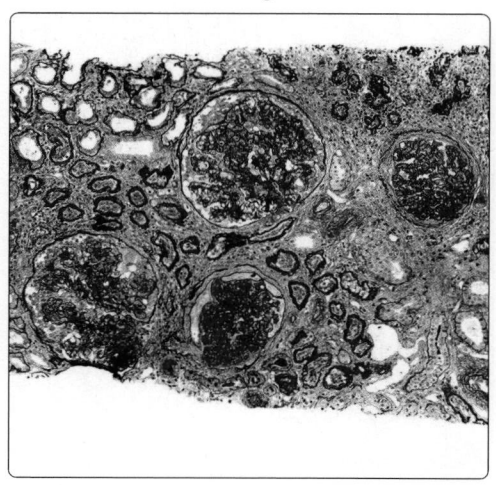

与恶性疟疾相关 CG

HIV　管网状包涵体

（左）活检来自一名从南非返回的 28 岁黑人女性，患有恶性疟疾和新发的肾病综合征。某些 *APOL1* 变异型的黑人患者发生 CG 风险要比继发于其他类型肾小球疾病的 CG 要高得多

（右）HIV 感染后继发 CG 患者，内皮细胞内见管网状包涵体➡，除了与高干扰素状态相关外，这些结构并不会经常出现在其他原因的 CG 中

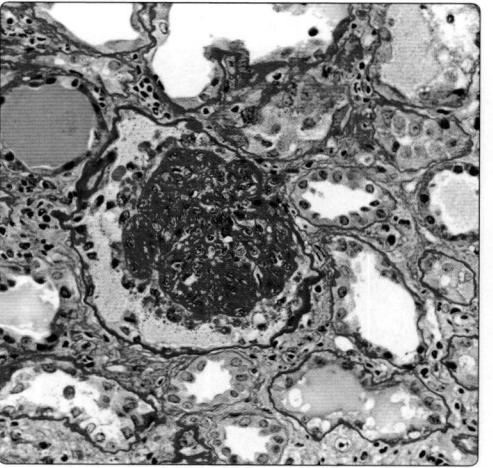

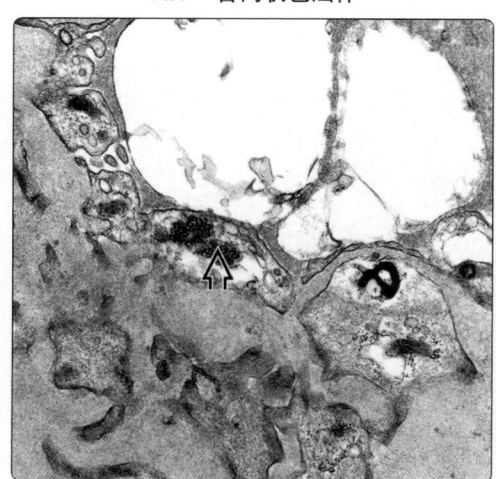

干扰素治疗引起的 CG

干扰素治疗产生的管网状结构

（左）女性 CG 患者，患有肾病综合征，患者因多发性硬化采用 β 干扰素治疗。可见塌陷和明显上皮细胞增生，毛细血管内亦可见白细胞，为细胞型 FSGS 特征

（右）女性患者，采用 β 干扰素治疗多发性硬化时伴发 CG，肾小球内皮细胞中可见大量管网状结构➡，系 α、β 或 γ 干扰素的作用

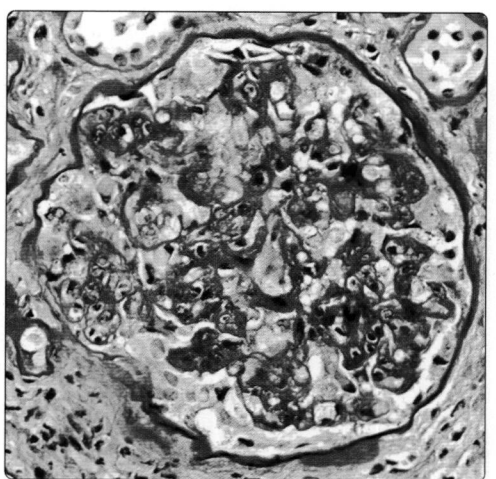

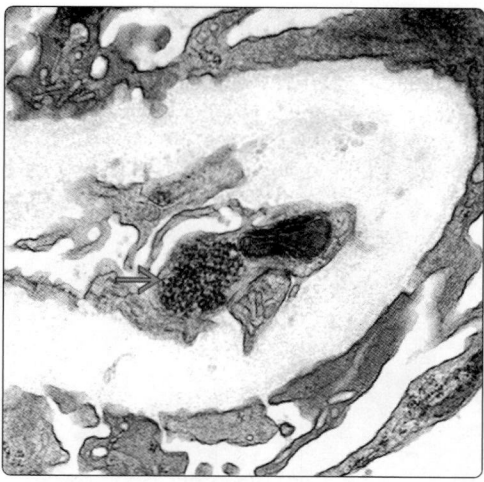

Ki-67 突出显示增生的脏层和壁层上皮细胞

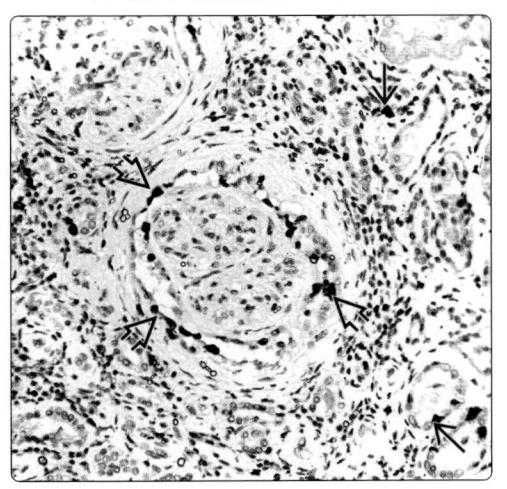

肾小管上皮细胞 Ki-67(+)

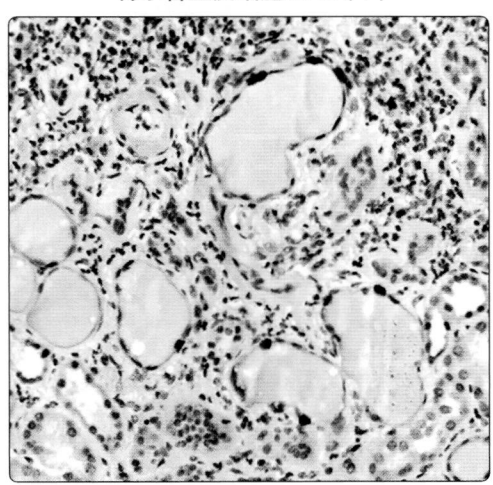

（左）Ki-67 免疫组化染色突出显示增殖的肾小球上皮细胞 ➡，偶尔增殖的肾小管上皮细胞 Ki-67(+) ➡，符合 CG 中的肾小管损伤改变

（右）与 CG 中肾小球上皮细胞发生增殖一样，近端肾小管细胞也可发生增殖，如图 Ki-67 染色所示。提示增殖为 CG 中较为普遍的现象

足细胞阴性电荷丢失导致胶体铁缺失

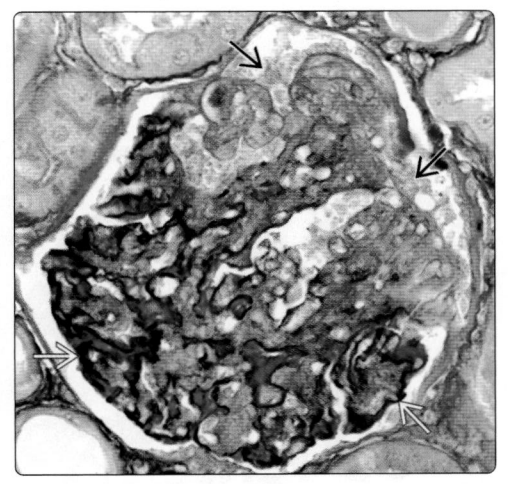

塌陷节段脏层上皮细胞无 WT1 表达

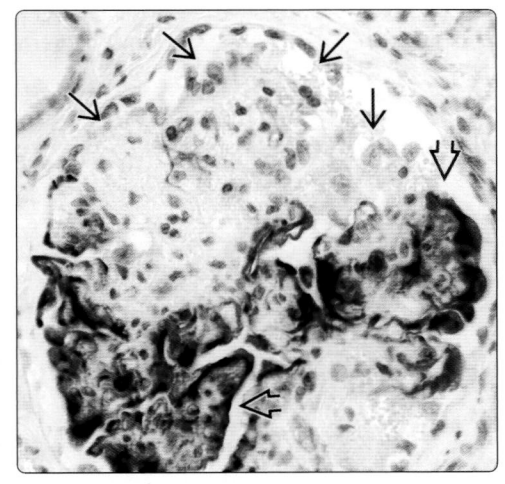

（左）足细胞负电荷丢失可通过胶体铁染色缺失来检测 ➡，如该节段肾小球。约 1/2 肾小球染色正常 ➡，换言之，这可能提示足细胞节段丢失

（右）CG 中肾小球 WT1 染色显示脏层上皮节段性表达缺失 ➡，可能提示足细胞丢失并被壁层上皮细胞替代，另 1/2 肾小球 WT1 染色正常 ➡

脏层上皮细胞 CK8/18 异位表达

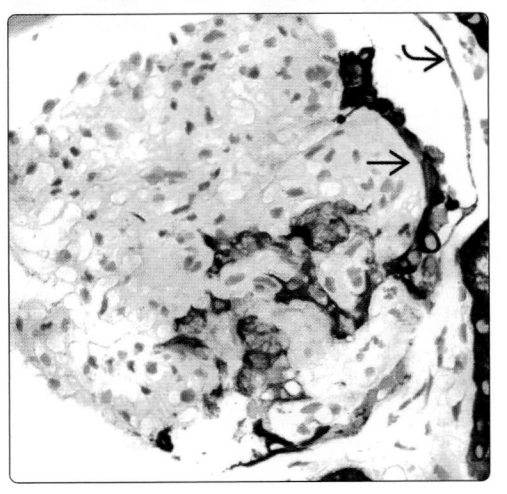

脏层上皮细胞 CK19 异位表达

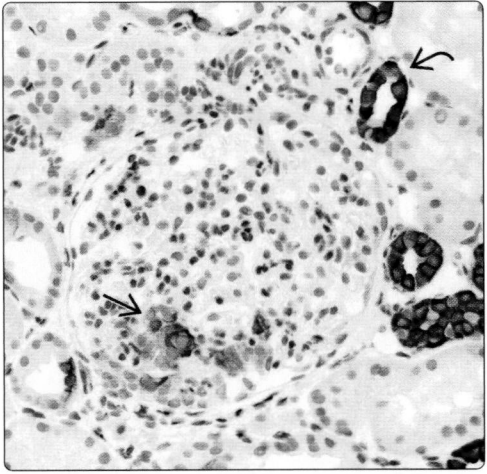

（左）CG 患者脏层上皮细胞表达 CK8/18 ➡，这种细胞角蛋白正常表达于壁层上皮细胞 ➡ 而非足细胞，可能代表足细胞被壁层上皮细胞所替代

（右）脏层上皮细胞 CK19 异位表达 ➡ 为 CG 的特征。CK19 通常不表达于足细胞，而表达于远端肾小管 ➡

（郭燕 译，魏建国 滕晓东 审）

术语

缩写

- 膜性肾病(membranous nephropathy, MN)

同义词

- 膜性肾小球肾炎
- 表膜肾病
- 膜性肾小球病

定义

- 以上皮下(足细胞下)免疫复合物沉积为特征的肾小球疾病,通常沿 GBM 呈弥漫性和球性分布,免疫荧光显示免疫球蛋白呈颗粒状沉积模式
  - 通常伴有补体沉积,很少或没有炎症
- 可局限于肾脏(原发性 MN)或与系统性疾病(继发性 MN)相关

分类

- 传统上分为原发性和继发性两种类型

- 原发性 MN 定义为无系统性疾病的 MN
  - 最常见的例子:由抗 PLA2R1 抗体引起的 MN
- 继发性 MN 定义为伴有系统性疾病的 MN
  - 常见的例子:V 型狼疮性肾小球肾炎
- 继发性 MN 是令人困惑的,由于 10%～30% 患者有抗 PLA2R1 抗体
- 现代分类越来越基于抗原靶点、电镜分期和疾病相关性
  - 抗原
    - 最近发现了新的抗原靶点
      □ 大多数已鉴定的抗原由足细胞表达
      □ 通过免疫荧光利用组织中的特异性抗体、免疫印迹和质谱进行鉴定
      □ 血清学检测确认循环抗体和监测水平
    - 相当一部分病例抗原未知
  - 基于电镜的分期(Ehrenreich 和 Chrug)
    - I 期:散在上皮下沉积物,无 GBM "钉突"
    - II 期:广泛上皮下沉积伴 GBM "钉突"
    - III 期:广泛上皮下沉积伴表面 GBM 包绕
    - IV 期:残留沉积物并入增厚不规则的 GBM 中
- 目前推荐的术语
  - 包括靶抗原(如果已知)、分期及相关伴随疾病(如果

肾小球毛细血管壁球性增厚

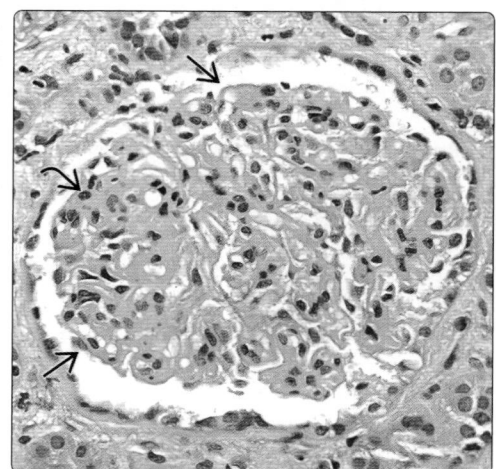

(左)由于 GBM 及上皮下沉积物,MN 典型表现为 HE 切片中 GBM 均匀、广泛增厚➡。也可见轻度系膜增生➡,无毛细血管内增生

上皮下"钉突"

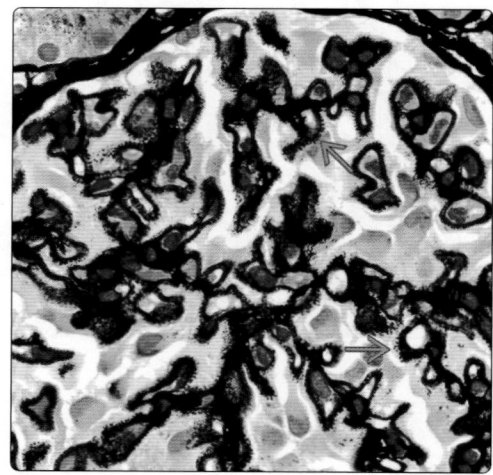

(右)六胺银染色显示,大部分毛细血管 GBM 上皮下"钉突"➡呈"毛发竖立"状模式,在 2～3μm 厚染色质量好的银染色或 PAS 染色切片×100 油镜下观察效果最佳

MN IgG 沉积

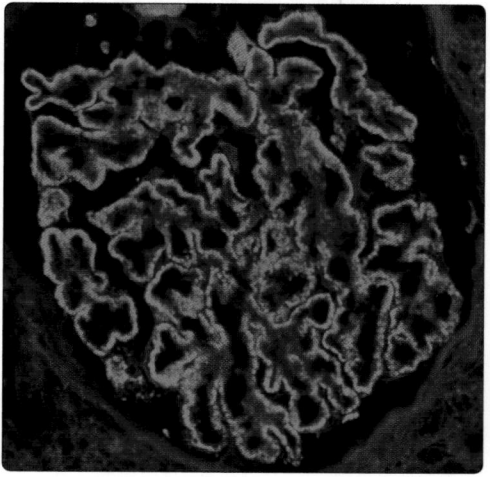

(左)免疫荧光显示 IgG 沿肾小球毛细血管壁呈广泛颗粒状沉积,而系膜区无明显着色,为 MN 的特征

上皮下沉积物和 GBM "钉突"

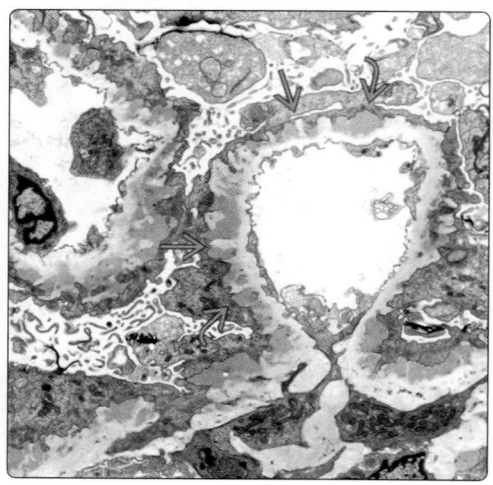

(右)大量上皮下无定形沉积物➡沿 GBM 沉积伴新形成的 GBM 上"钉突"插入➡是 MN 的典型特征,该患者抗 PLA2R1 抗体阳性。系膜区无沉积物

存在）
- 例子
  - □ 抗 PLA2R1 抗体引起的 MN，Ⅲ 期
  - □ 丙型肝炎病毒相关 MN，Ⅱ 期

流行病学

年龄

- 各个年龄段；高峰在中年

发病率

- 成人肾病综合征的常见病因
  - 约占原发性肾脏疾病活检的 14%（美国）
  - 约占肾病综合征患者活检的 33%（美国）
- 4.5 次活检/100 万人年（苏格兰）

病因学/发病机制

足细胞-GBM 界面抗原的免疫应答

- 足细胞抗原
  - 磷脂酶 A2 受体（PLA2R）
    - 高达 80% 的"原发性"MN
  - 神经表皮生长因子样 1（NELL-1）
    - 节段沉积
  - 丝氨酸蛋白酶 HTRA1
    - 偶见系膜沉积
  - 1 型血小板反应蛋白 7A 域（THSD7A）
  - 信号素 3B（SEMA3B）
    - 50% 的儿童＜2 岁
    - IgG1＞IgG4
    - 40% 的 TBM 沉积，但 SEMA3B 阴性
  - 神经细胞黏附分子（NCAM1）
    - 也见于系统性红斑狼疮性 MN（7%）
    - 55% 有 TBM 沉积
  - 接触蛋白-1（CNTN1）
    - 同时发生自身免疫性神经病变
  - 轴突生长诱向因子 G1（NTNG1）
  - 原钙黏蛋白 7（PCDH7）
    - 微量 C3
    - 也有 TBM 沉积
  - 原钙黏蛋白 FAT1（FAT1）
    - 仅限于有移植物抗宿主病（GVHD）的造血细胞移植受者
  - 巨噬蛋白（LRP2）
    - 抗刷状缘抗体（ABBA）病中与 TBM 沉积相关的节段性沉积物
  - 神经元源性神经营养因子（NDNF）
    - 梅毒相关性 MN 中的抗原
- 同种抗原
  - 中性内肽酶
    - 母亲缺乏中性内肽酶的婴儿
  - 同种肾移植（可能为非 MHC 抗原）
  - 可能是 GVHD 中的 MN
- 外源性抗原（"定植"于上皮下区）
  - 牛血清白蛋白

- 微生物抗原
  - 病毒、细菌、寄生虫
- 其他关联（靶抗原未知）
  - 系统性红斑狼疮
    - Exostosin-1/2；但未检测到抗体
  - 干燥综合征
  - 肿瘤
  - 药物相关
  - 结节病
  - 单克隆丙种球蛋白病
- 危险因素包括 Ⅱ 类 HLA 抗原

临床意义

表现

- 肾病综合征
- 通常很少或没有血尿
- 肾静脉血栓形成

大体特征

一般特征

- 除水肿外，正常肾脏可能因水肿而增大

镜下特征

肾小球

- HE 染色毛细血管壁增厚
  - PAS 和六胺银染色可见 GBM 上皮下"钉突"
  - 三色染色可见嗜伊红上皮下沉积物
  - 通常很少或没有系膜细胞增生
- 通常无肾小球炎
- 可出现节段性肾小球硬化
- 新月体的存在与抗 GBM 抗体或抗中性粒细胞胞质抗体（ANCA）相关
  - 很少发生在没有抗 GBM 抗体或 ANCA 的情况下（如 GVHD）
- 血栓或毛细血管内红细胞增多提示肾静脉血栓形成

肾小管

- 除蛋白重吸收小滴外无特异性表现
  - PAS 染色上最明显
- 可有肾小管萎缩

间质

- 无特异性表现
- 可有纤维化

血管

- 无特异性表现

免疫荧光

- 细颗粒状沉积物沿 GBM 弥漫分布
  - IgG＞95%，有时伴 IgA 或 IgM，通常不太广泛
    - 通常同时存在 κ 轻链和 λ 轻链

- – 约 1% 轻链限制
  - ○ C3 70%～85%，较少出现 C1q（10%～20%）
  - ○ C4d 沉积（约 84%），即使在缺乏 C1q 的情况下
- 通常无 TBM 沉积
  - ○ 例外：狼疮性肾炎，抗 SEMA3B、NCAM1、LRP2 抗体引起的 MN
- 若与抗 GBM 病重叠，则 IgG 呈线性

电镜

- 上皮下沉积物，通常无定形
- 随着时间的推移，GBM"钉突"围绕着沉积物，并最终覆盖于足细胞表面，将其包裹起来
  - ○ 沉积物被重吸收时会失去密度
  - ○ 最终，沉积物消失，残留不规则、增厚的 GBM
- 足细胞足突通常广泛消失
- 可存在系膜沉积物
  - ○ 提示为非足细胞抗原引起的 MN（"继发性" MN）

主要亚型

其他非 PLA2R1 亚型

- 最近的蛋白组学和免疫病理研究已经在 MN 中识别出＞10 种新的靶抗原，每种抗原都占非 PLA2R1 病例的少数

抗 PLA2R1

- 原发性 MN 最常见的病因（70%～88%）
- 少数继发性 MN（10%～30%）
- 通过沉积物中 PLA2R1 的定位和阳性血清学识别

V 型狼疮性肾炎

- 系膜沉积＞95%
- TBM 沉积为特异性表现（＞99%）但仅见于约 30% 病例
- 内皮下沉积约 60%
- 管网状包涵体约 80%
- 部分沉积物渗入 GBM

药物反应

- NSAID 为常见原因
- 通常沉积物有限
- 可能存在系膜沉积物
- 停药后缓解

同种肾移植中的新发膜性肾病

- 晚期并发症（移植后＞1 年）
- 非抗 PLA2R1 所致
- 认为是由于足细胞上表达非 MHC 同种抗原所致

微球形亚结构

- 结构亚型的基础未知

节段性膜性肾病

- 沉积物不广泛
- 29% 与 NELL-1 抗体有关
- 即使无免疫抑制，50% 可缓解

叠加 ANCA 或抗 GBM 抗体

- 新月体突出
- 见于约 3% 的 MN
- ANCA 高达 60%；抗 GBM 高达 33%；极少数两种均为阴性

报告

尽可能确定靶抗原

- 免疫荧光、免疫组化或质谱检测
- 通过电镜进行分期
- 若已知，需包括疾病关联

参考文献

1. Sethi S et al: Membranous nephropathy in syphilis is associated with neuronderived neurotrophic factor. J Am Soc Nephrol. 34(3):374-84, 2023
2. Al-Rabadi LF et al: Neuronal proteins as antigenic targets in membranous nephropathy. Nephron. 1-7, 2022
3. Chung EYM et al: Membranous nephropathy: clearer pathology and mechanisms identify potential strategies for treatment. Front Immunol. 13:1036249, 2022
4. Jagannathan G et al: Concurrent PLA2R-associated membranous nephropathy and antiglomerular basement membrane disease. Kidney Int Rep. 7(10):2308-11, 2022
5. Reinhard L et al: Netrin G1 is a novel target antigen in primary membranous nephropathy. J Am Soc Nephrol. 33(10):1823-31, 2022
6. Sethi S: Hematopoietic stem cell transplant-membranous nephropathy is associated with protocadherin FAT1. J Am Soc Nephrol. 33(5):1033-44, 2022
7. Al-Rabadi LF et al: Serine protease HTRA1 as a novel target antigen in primary membranous nephropathy. J Am Soc Nephrol. 32(7):1666-81, 2021
8. Caza TN et al: Neural cell adhesion molecule 1 is a novel autoantigen in membranous lupus nephritis. Kidney Int. 100(1):171-81, 2021
9. Kudose S et al: The clinicopathologic spectrum of segmental membranous glomerulopathy. Kidney Int. 99(1):247-55, 2021
10. Le Quintrec M et al: Contactin-1 is a novel target antigen in membranous nephropathy associated with chronic inflammatory demyelinating polyneuropathy. Kidney Int. 100(6):1240-9, 2021
11. Sethi S et al: Protocadherin 7-associated membranous nephropathy. J Am Soc Nephrol. 32(5):1249-61, 2021
12. Keri KC et al: Primary membranous nephropathy: comprehensive review and historical perspective. Postgrad Med J. 95(1119):23-31, 2019
13. Kitamura M et al: Membranous nephropathy with crescent after hematopoietic cell transplantation. Intern Med. 58(1):91-6, 2019
14. Leon J et al: Membranous nephropathy posttransplantation: an update of the pathophysiology and management. Transplantation. 103(10):1990-2002, 2019
15. van de Logt AE et al: The anti-PLA2R antibody in membranous nephropathy: what we know and what remains a decade after its discovery. Kidney Int. 96(6):1292-302, 2019
16. Ramachandran R et al: Membranous nephropathy with light chain restricted deposits. Nephrology (Carlton). 23(8):791-6, 2018
17. Best Rocha A et al: Membranous glomerulopathy with light chain-restricted deposits: a clinicopathological analysis of 28 cases. Kidney Int Rep. 2(6):1141-8, 2017
18. Custódio FB et al: Complement system and C4d expression in cases of membranous nephropathy. J Bras Nefrol. 39(4):370-5, 2017
19. Chen Y et al: Pathological predictors of renal outcomes in nephrotic idiopathic membranous nephropathy with decreased renal function. J Nephrol. 27(3):307-16, 2014
20. Leeaphorn N et al: Prevalence of cancer in membranous nephropathy: a systematic review and meta-analysis of observational studies. Am J Nephrol. 40(1):29-35, 2014
21. Troyanov S et al: Renal pathology in idiopathic membranous nephropathy: a new perspective. Kidney Int. 69(9):1641-8, 2006
22. Braden GL et al: Changing incidence of glomerular diseases in adults. Am J Kidney Dis. 35(5):878-83, 2000
23. Haas M et al: Changing etiologies of unexplained adult nephrotic syndrome: a comparison of renal biopsy findings from 1976-1979 and 1995-1997. Am J Kidney Dis. 30(5):621-31, 1997
24. Churg J et al: Membranous nephropathy. Perspect Nephrol Hypertens. 1 Pt 1:443-8, 1973

三色染色　上皮下沉积物

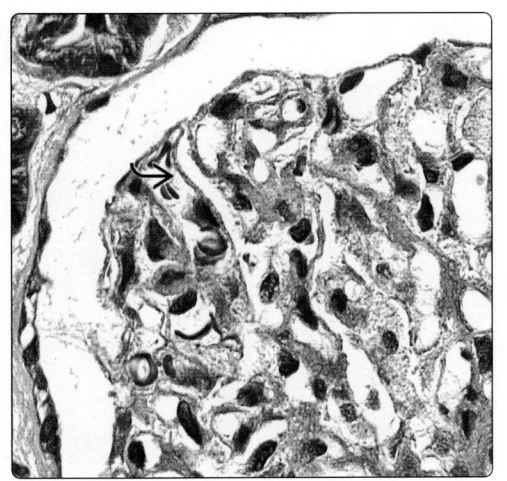

I 期 MN

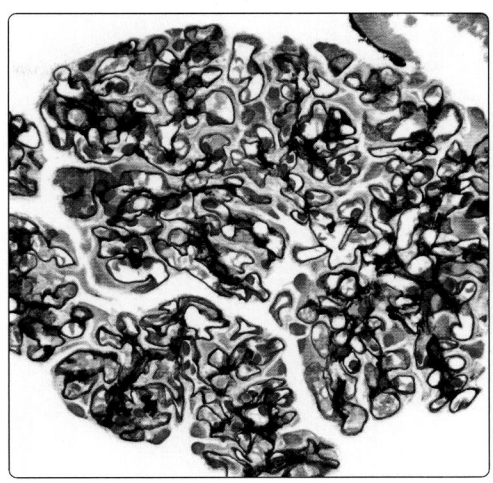

（左）MN 早期 GBM "钉突" 尚不明显时，三色染色特别有用。在一张薄而染色良好的切片中，沿蓝色 GBM 外侧可见红色沉积物，形似一排珍珠 ➡

（右）六胺银染色显示肾小球无明显病理异常改变，无明显系膜或毛细血管内细胞增生。早期 MN 在光镜下可类似于微小病变性肾病

GBM 改变

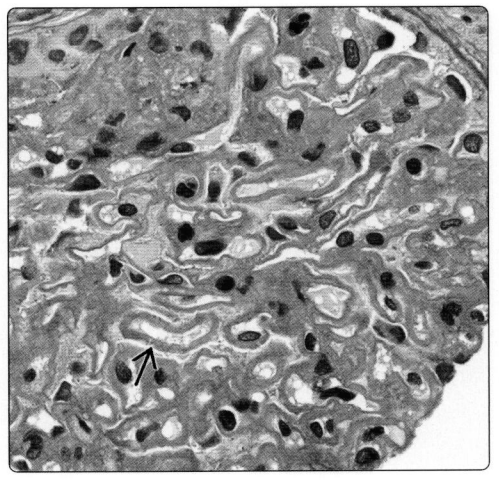

上皮下 "钉突" 或 "穹丘"

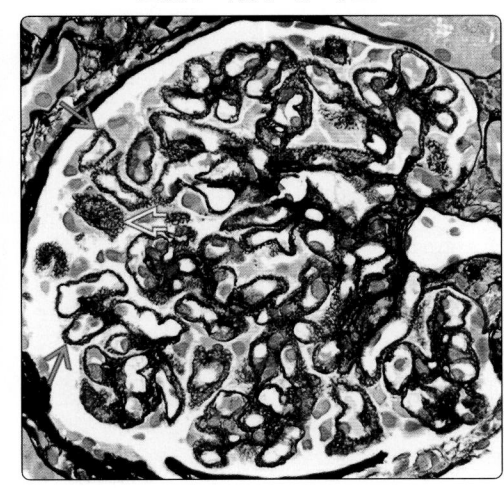

（左）PAS 染色显示 GBM 显著增厚伴轻微空泡样外观 ➡，与六胺银染色比较，这就不那么明显了

（右）六胺银染色显示局灶上皮下 "钉突" 形成 ➡ 和明显空泡样外观 ➡，对应于 Ⅲ～Ⅳ 期病变

轻度系膜细胞增生

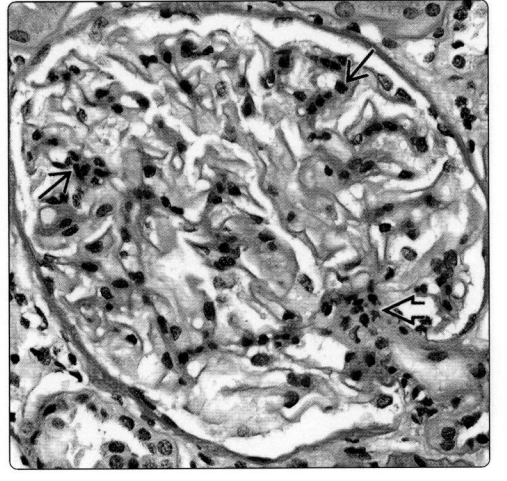

节段性硬化

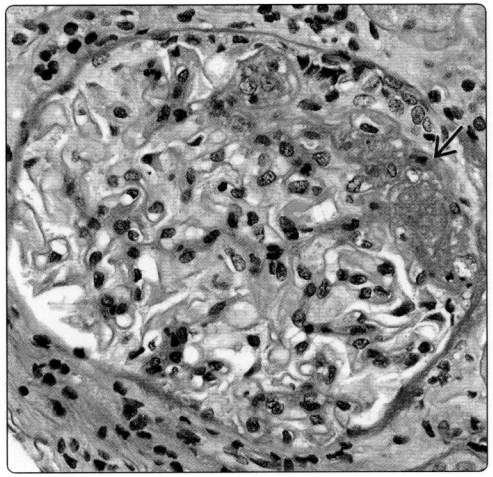

（左）MN 早期 PAS 切片上可能显示 GBM 无明显异常，仅可见轻度系膜细胞增生 ➡，这应在远离血管极 ➡ 的区域进行评估

（右）1 例 MN PAS 染色显示节段性硬化 ➡。光镜下 GBM 异常不明显，在缺乏免疫荧光或电镜检查时，这样的病理表现可能被误诊为 FSGS

(左)MN 患者免疫荧光显示 IgG 沿肾小球毛细血管呈弥漫强颗粒状染色 ➡，且无系膜区染色，这种着色模式为 MN 的特征

(右)如图所示，IgG4 亚类在原发性 MN 中通常占优势，而在 V 型狼疮性肾炎和其他类型的继发性 MN 中，IgG3 通常占优势

IgG 染色

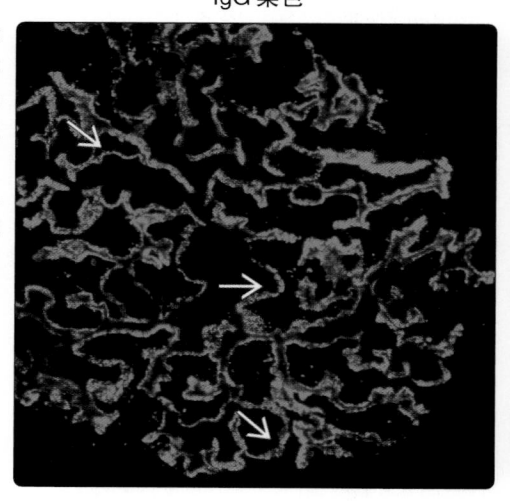

MN 中的 IgG 亚类

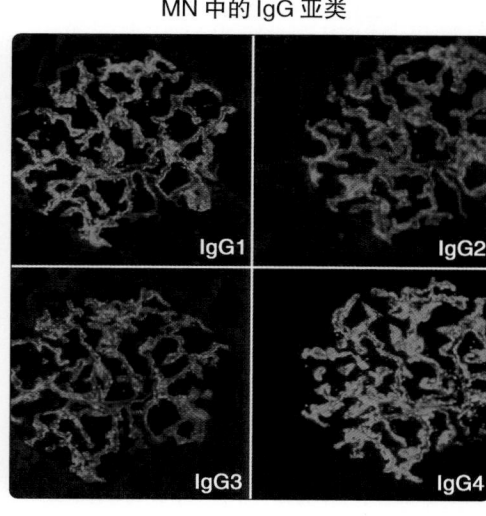

(左)C3 沉积(右图)通常不如 IgG 沉积(左图)广泛，这可能与 IgG4 亚类占优势有关，因为 IgG4 不固定补体

(右)MN 免疫荧光染色显示 IgG 沿毛细血管壁呈特征性颗粒状染色 ➡，若加上系膜区颗粒状染色 ➡ 提示继发性 MN

比较 MN 中 IgG 和 C3

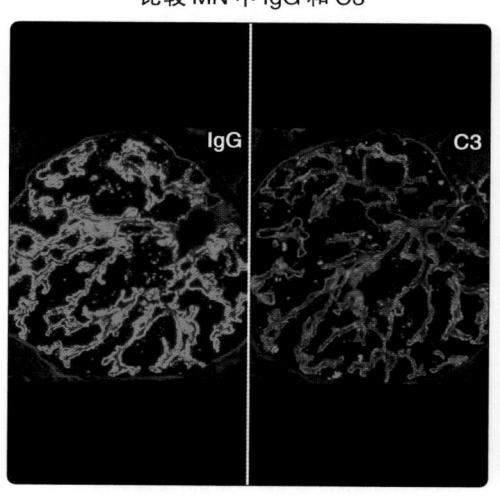

系膜区 IgG

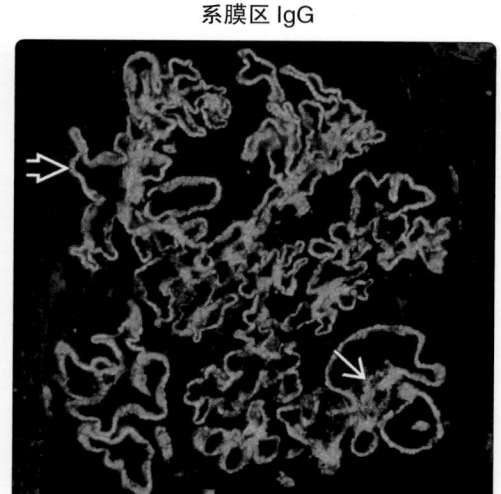

(左)抗 IgG4-FITC(绿色)和抗 PLA2R-Cy3(红色)双染，融合图像中显示 PLA2R1 与 IgG4 共表达，呈黄色颗粒状沉积。该例诊断为抗 PLA2R 相关 MN

(右)抗 IgG4-FITC(绿色)和抗 PLA2R-Cy3(红色)双染，融合图像中显示 PLA2R1 与 IgG4 颗粒状沉积物定位不一致。尽管该患者血清学 ANA 和 dsDNA 结果为阴性，仍应疑为系统性红斑狼疮

IgG4 与 PLA2R1 共表达

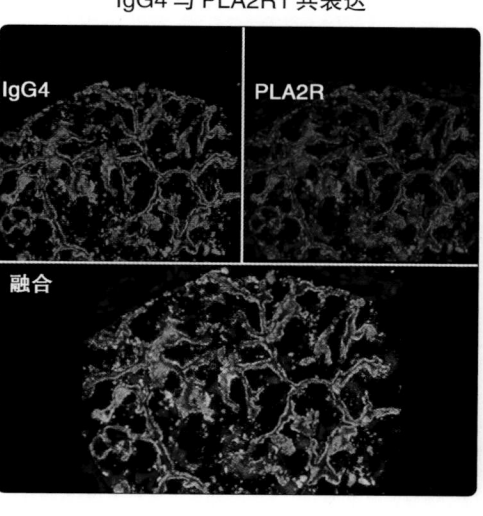

非 PLA2R1 MN

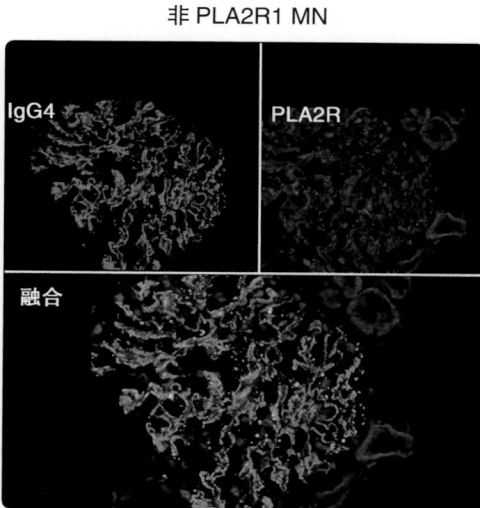

Ⅰ 期 MN

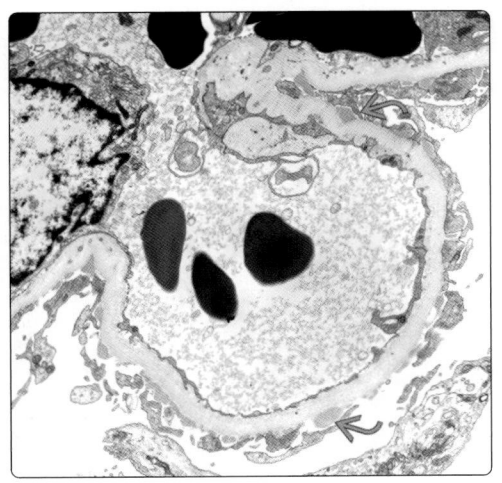

Ⅱ 期 MN

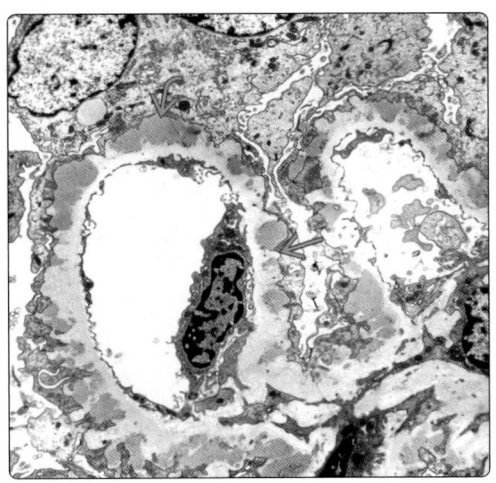

（左）Ⅰ 期 MN 特征为出现稀疏的上皮下沉积物 ⤦ 伴少量 GBM "钉突" 形成。该期特点类似于感染后肾小球肾炎

（右）Ⅱ 期 MN 特征为是出现大量上皮下沉积物 ⤦ 伴 GBM "钉突" 插入 ⇗，被覆足细胞足突弥漫融合。同一肾小球中出现不同演化阶段的沉积物并不少见

Ⅲ 期 MN

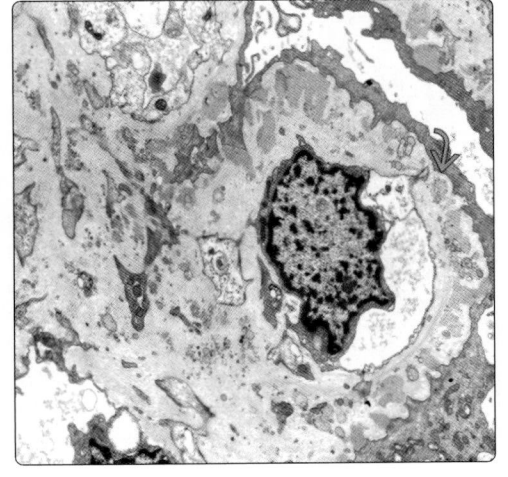

Ⅳ 期 MN

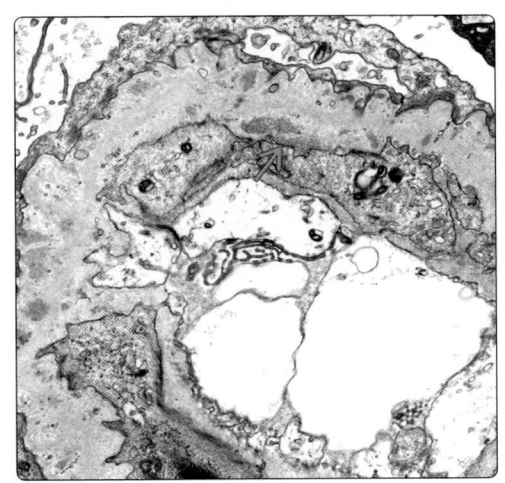

（左）Ⅲ 期 MN 特征为大量上皮下沉积物伴 GBM "钉突" 插入，"钉突" 包绕沉积物并在沉积物与足细胞之间形成分层 ⤦

（右）Ⅳ 期 MN 特征为上皮下沉积物溶解，融于不规则增厚的 GBM 中。在 GBM 内皮侧偶可见沉积物 ⇨，可能由于足细胞沉积了新的 GBM 或为继发性 MN

MN 沉积物重吸收

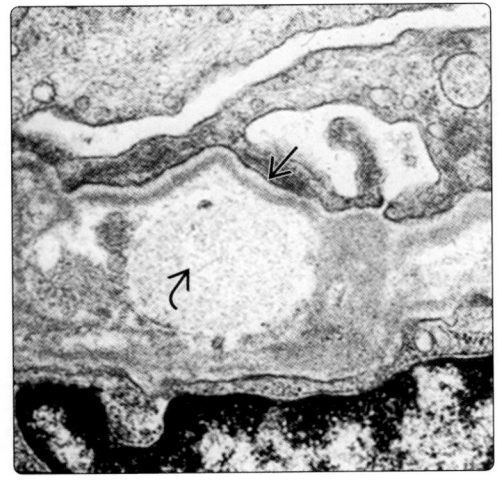

MN 缓解可酷似 Alport 综合征

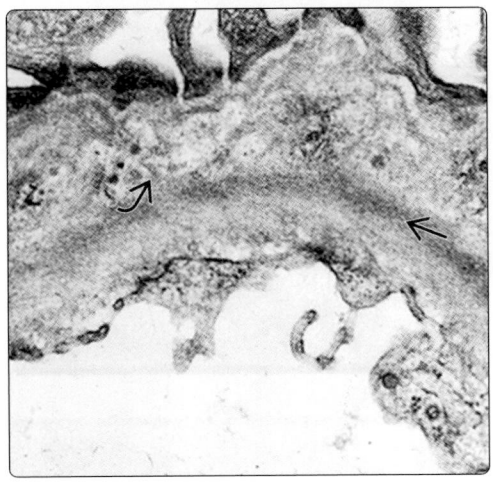

（左）该 MN 患者的上皮下沉积物 ⇗ 由于重吸收而密度较低，在沉积物和足细胞之间 ⇨ 有新形成的 GBM 层

（右）本例 MN 中，GBM 呈疏松、不规则的分层 ⇗ 酷似 Alport 综合征的分层结构。然而，正常 GBM 层 ⇨ 的存在是 MN 诊断的有力证据

毛细血管内中性粒细胞

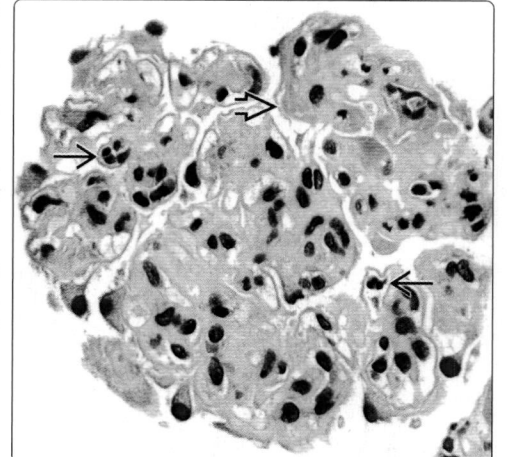

肾小球毛细血管血栓

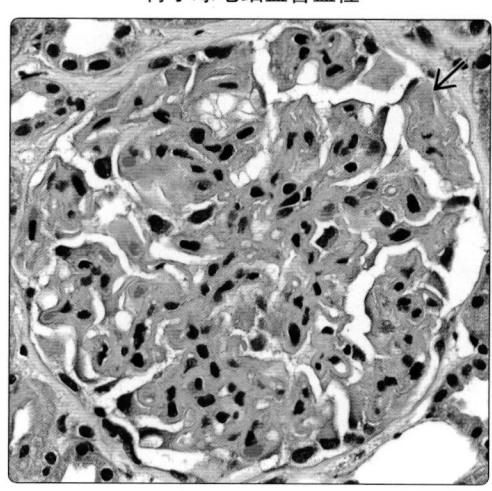

(左)结肠癌相关 MN 及肾静脉血栓形成患者，HE 染色显示肾小球毛细血管内可见少量中性粒细胞➡和小血栓➡。这两种特征(中性粒细胞和血栓)都可在肾静脉血栓和恶性肿瘤患者中见到

(右)MN 病例 HE 染色显示 GBM 显著增厚，这例肾静脉血栓患者毛细血管内可见肾小球血栓➡

MN 伴肾静脉血栓形成

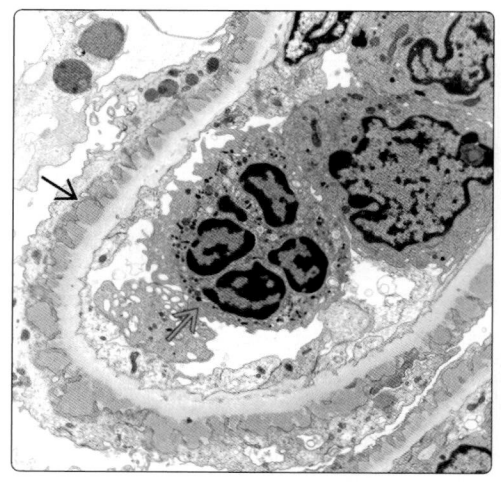

干燥综合征相关 MN

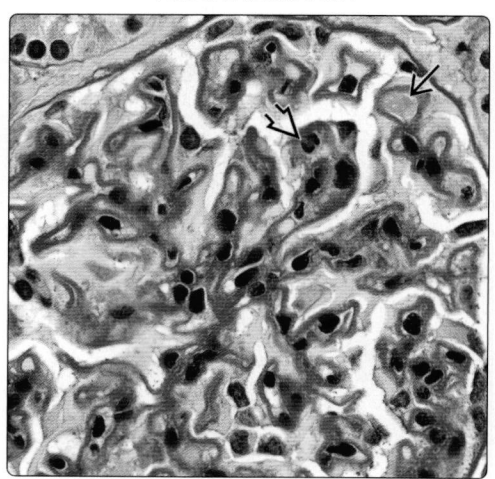

(左)电镜显示肾小球毛细血管祥可见大量上皮下沉积物➡，为Ⅱ期 MN 典型特征。管腔内的中性粒细胞➡和单核细胞与肾静脉血栓形成有关，尽管这不是高度特异或敏感的

(右)这例干燥综合征伴深静脉和肾静脉血栓形成患者，PAS 染色显示肾小球血栓➡，肾小球毛细血管内可见中性粒细胞拥塞➡，但在这次活检中并不是突出的特征

药物性 MN

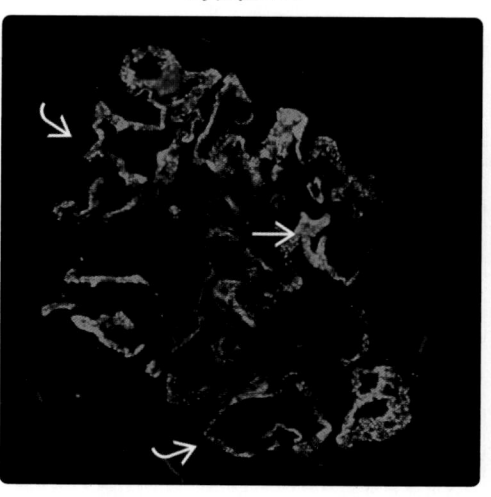

上皮下稀疏沉积物

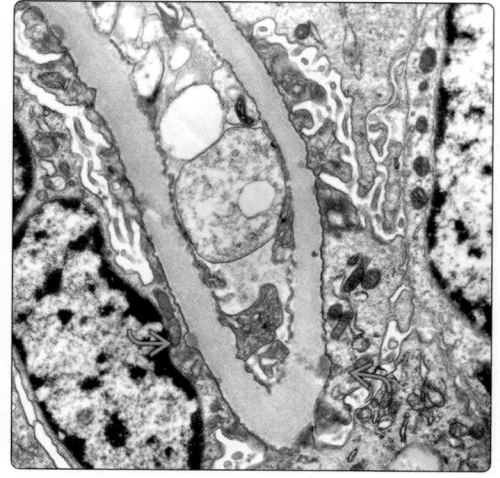

(左)药物引起的 MN，可见节段性肾小球 GBM➡和系膜区➡颗粒状沉积物。系膜区沉积在继发性 MN 中更为常见

(右)药物性 MN 通常为Ⅰ期，伴稀疏沉积物➡，很少或没有 GBM "钉突"形成，如该例青少年因胱氨酸尿症接受 Thiola(硫普罗宁)治疗后出现肾病范围蛋白尿

ANCA 相关性肾小球肾炎叠加 MN

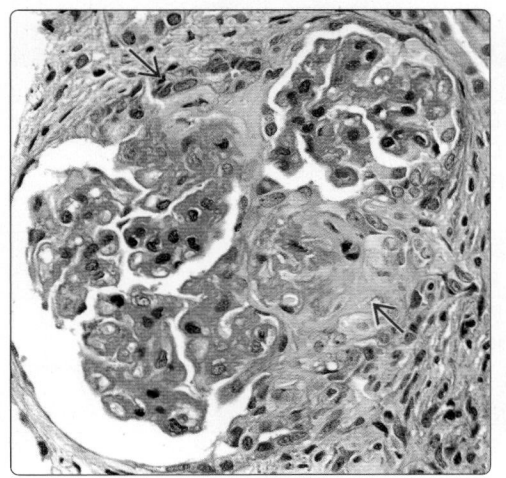

抗 GBM 肾炎叠加 MN

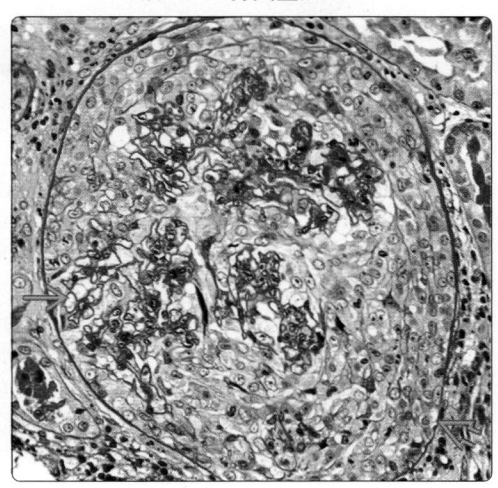

(左)ANCA 滴度阳性患者，PAS 染色显示纤维细胞性新月体➡伴 GBM 显著增厚。新月体在无 ANCA 或抗 GBM 抗体的 MN 中少见

(右)抗 GBM 肾炎合并 MN 患者，PAS 染色显示肾小球鲍曼囊内细胞性新月体填充➡，残存肾小球血管袢没有毛细血管内细胞增生证据➡(Courtesy M.Troxell, MD, PhD.)

抗 GBM 抗体阳性 MN IgG4 颗粒状染色

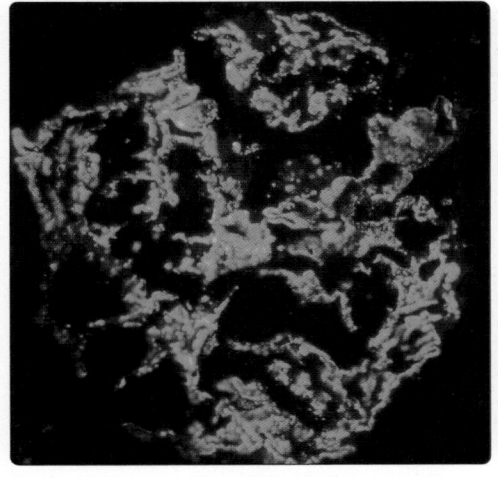

抗 GBM 抗体阳性 MN IgG3 线性染色

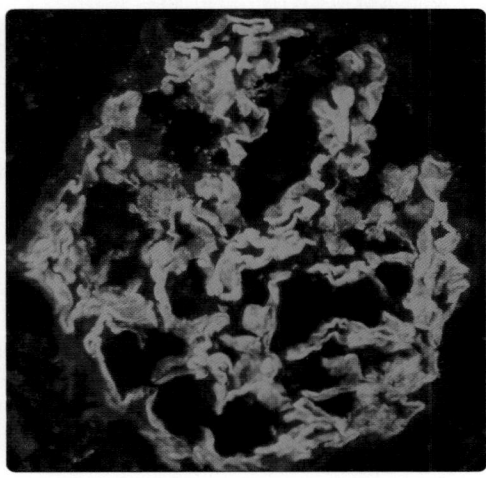

(左)本例 MN 有新月体和抗 GBM 抗体。如图所示，IgG4 染色呈明显的颗粒状模式。并可见线性 IgG3 染色(Courtesy L.Cornell, MD.)

(右)本例 MN 中有新月体和抗 GBM 抗体。如图所示，亚类特异性染色显示线性 IgG3 染色。IgG4 染色呈颗粒状(Courtesy L.Cornell, MD.)

系膜沉积物和 I 期 MN

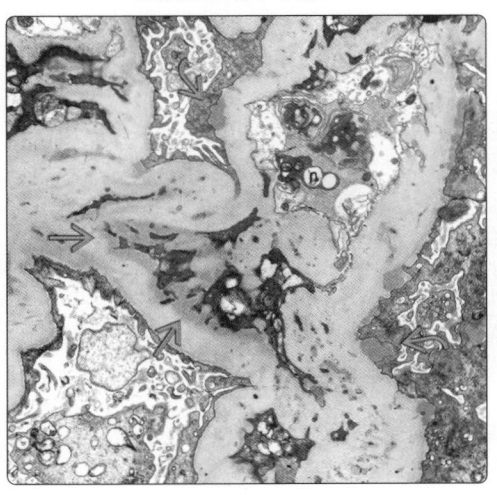

微球状亚结构亚型

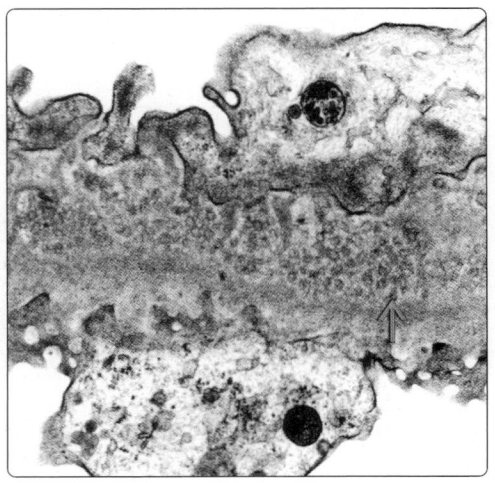

(左)若 MN 出现系膜区沉积物➡，则需要考虑继发性原因，如本例汞中毒病例。I 期沉积物(稀疏分布伴少量钉突形成)➡在继发性肾病中也很常见

(右)MN 的一种亚型具有微球状亚结构的沉积物➡。该物质的性质曾被认为是核孔，目前尚不清楚(Courtesy J.Kowalewska, MD.)

(李慧明 译，余英豪 审)

膜性肾病（MN）的病因

病因	独特病理学特征	注释	结局
抗肾小球抗原的自身抗体			
M 型磷脂酶 A2 受体（PLA2R1）	沉积物 PLA2R1 伴 IgG4，罕见轻链限制性；16% 的沉积物中含有 PLA2R1，但没有可检测的循环抗 PLA2R1	成人最常见的原发性 MN 形式（65%～70%）；儿童 6%～45%；PLA2R1 抗体与活动性和结局相关	30%～40% 发展为 ESRD；移植后复发
1 型血小板反应蛋白 7A 域（THSD7A）	沉积物 THSD7A 和 IgG4	约 2% 的原发性 MN 可检出；16%～25% PLA2R1（+）	罕见与 THSD7A（+）肿瘤或神经纤维瘤病相关
神经表皮生长因子样 1（NELL-1）	沉积物 NELL-1，有时为节段性	约占 2% 的原发性 MN；33% 与恶性肿瘤相关	节段型预后较好
神经细胞黏附分子 -1（NCAM1）	上皮下沉积物 NCAM1；55% TBM 沉积	约占 1% 的原发性 MN；约 7% 的膜型狼疮	未知
丝氨酸蛋白酶 HTRA1（HTRA1）	沉积物 HTRA1 和 IgG4；偶见系膜沉积	约占 1% 的原发性 MN	
原钙黏蛋白 -7（PCDH7）	沉积物 IgG4 和 PCDH7；少量 C3	约占 1% 的原发性 MN	
接触蛋白 -1（CNTN1）	上皮下沉积物 CNTN1 和 IgG4		利妥昔单抗治疗后缓解
信号素 3B（SEMA3B）	约 40% TBM 沉积；IgG1＞IgG4	大部分为儿童（约 50%＜2 岁）	通常良性病程；10% 发展为 ESRD；移植后复发
神经生长因子 G1（NTNG1）	IgG4	占＜1% 的原发性 MN	
原钙黏蛋白 FAT1	TBM 沉积	移植物抗宿主病的造血细胞移植受者	
前蛋白转化酶亚基 6（PCSK6）	IgG1=IgG4	10/12NSAID 大量使用	NSAID 使用后均恢复
巨红蛋白（LRP2）	TBM 显性沉积，少量上皮下沉积；间质性肾炎	又称抗刷状缘抗体疾病（ABBA）	移植后复发
系统性自身免疫性疾病			
系统性红斑狼疮（SLE）	IgG3＞IgG4；TBM 和系膜区沉积；沉积物 EXT1/EXT2 和 TGFBR3，但无自身抗体	可为 SLE 首发表现；约 1.4% PLA2R1（+）；6.6% NCAM1（+）	对免疫抑制剂反应不同
类风湿关节炎	抗原未知	约 25% 发生在未经药物治疗的情况下；罕见轻链限制	使用类固醇或英夫利昔单抗后缓解
混合性结缔组织病	所有 IgG3-（vs. SLE）	抗 U1-RNP；罕见轻链限制	
IgG4 相关性系统性疾病	56% 有小管间质性肾炎；常有 TBM 沉积	约 80% 存在肾外疾病；抗原未知	6/6 应用免疫抑制剂改善
干燥综合征		罕见；1 例有 EBV（+）淋巴瘤	
结节病	约 20% 有肉芽肿性间质性肾炎；64% 有 PLA2R1 沉积	约 40% 有结节病和肾小球疾病；约 45% 先于结节病诊断	有报道使用类固醇后缓解；结节病活动性与 PLA2R1 抗体相关
抗肾小球同种抗原抗体			
肾移植	与慢性抗体介导排斥反应有关	后期并发症；未知抗原；罕见轻链限制；PLA2R1（－）	
中性肽链内切酶（CD10/MME）	沉积物 MME；电镜下可见环形沉积物	MME 遗传缺失母亲所生婴儿；母体 MME 抗体	IgG1 抗体比 IgG4 抗体疾病更严重
抗外源性蛋白抗体			
牛乳	沉积物 IgG1、IgG4、牛血清白蛋白（BSA）	血液中含有阳离子 BSA 和抗 BSA 抗体的低龄儿童；无其他牛乳过敏证据	75% 使用泼尼松和 / 或环孢素后完全缓解
芳基硫酸酯酶	沉积物芳基硫酸酯酶 B	重组芳基硫酸酯酶 B 治疗 Ⅵ 型黏多糖贮积症	免疫抑制治疗后缓解的同时继续用药

膜性肾病(MN)的病因(续)

病因	独特病理学特征	注释	结局
α- 葡糖苷酶	沉积物 α- 葡糖苷酶;系膜区沉积物	重组 α- 葡糖苷酶治疗 Pompe 病	减少药物后缓解
感染			
乙型肝炎病毒	沉积物 HBeAg、HBcAg 或 HBsAg;55% C1q+;内皮下和/或系膜区沉积物	接种疫苗前年代儿童 MN 常见的病因(40%~90%);约 60% PLA2R1(+)	接种乙肝疫苗预防;抗病毒治疗后缓解(拉米夫定,恩替卡韦)
丙型肝炎病毒	个别病例伴有 IgG1λ 或 IgA1λ;沉积物内病毒样颗粒	约 60% PLA2R1(+)	α 干扰素或利妥昔单抗治疗后缓解
梅毒	沉积物 NDNF;沉积物梅毒螺旋体抗原	先天性或成人	青霉素治疗 6 个月组织学缓解
HIV		可合并 HBV 或梅毒感染	有报道 HAART 治疗后缓解
EB 病毒			随病毒血症清除缓解
药物(抗原未知)			
NSAID	通常为 I 期	约 10% 为早期 MN;多种 NSAID(>10 种)被报道	停药后缓解;面临复发挑战
青霉胺	± 系膜区沉积物,可有新月体	类风湿关节炎、硬皮病;Wilson 病硫醇组;60% 新月体 ANCA(+)	停药后缓解 ± 免疫抑制
布西拉明	可有新月体[ANCA(−)]	类风湿关节炎,硫醇组类似于青霉胺	停药后稳定
金	± 系膜区沉积物	硫醇组	
依那西普和阿达木单抗		类风湿关节炎和强直性脊柱炎的抗 TNF 药物	停药后缓解 ± 利妥昔单抗
锂	伴有肾小管间质疾病	儿童和成人	脱离锂后缓解
汞	IgG1 显性;50% 系膜区沉积;约 30% 肾小管间质性肾炎	护肤霜、染发剂、蒸汽、中药	90% 停药后缓解
卡托普利		0.5%~1% 用药患者;硫醇组;因果作用有争议	停药后蛋白尿缓解
巯基丙酰甘氨酸		治疗胱氨酸尿症和类风湿关节炎;硫醇组	停药后缓解
轻链限制			
单克隆抗 PLA2R1 抗体	IgG3 最常见;线索可能是高滴度的抗 PLA2R1	通常无潜在恶性肿瘤	在移植中早期复发
隐匿性 IgG-κ 沉积	无抗原修复免疫荧光阴性 MN;系膜沉积物	通常无潜在恶性肿瘤或单克隆丙种球蛋白病	>50% 完全或部分缓解;移植后复发
恶性肿瘤			
癌、淋巴瘤、白血病、黑色素瘤	27% PLA2R1(+);罕见 THSD7A(+),CEA	约 10% 的 MN 患者有癌症	有报道肿瘤切除后肾病综合征缓解
叠加性疾病			
抗中性粒细胞胞质抗体(ANCA)病	新月体;沉积物 MPO;60% IgG4(−)	1%~3% 的 ANCA 病例	25% 发展为 ESRD;50% 肌酐<176.8μmol/L
抗 GBM 病	100% 新月体;75% I 期;100% IgG4(−);线性 IgG 有时难以辨认	沉积物中的抗原未建立	约 50% 2 年肾存活率;vs. 单纯抗 GBM(10%)

Caza TN et al: How times have changed! A cornucopia of antigens for membranous nephropathy. Front Immunol. 12：800242，2021.

（李慧明 译，余英豪 审）

要　点

术语

- 自身免疫性肾小球疾病，以弥漫上皮下免疫复合物沉积和肾病范围蛋白尿为特征，无已知的系统性病因

病因学/发病机制

- 足细胞抗 PLA2R1 自身抗体（70%～80%）

临床特征

- 肾病综合征隐匿起病
- 发病高峰：PLA2R1（+）约 55 岁
- 10%～20% 的患者 10 年后发展为 ESRD
- 抗 PLA2R1 抗体可用于监测治疗
- 移植肾 40%～50% 复发

镜下特征

- 肾小球毛细血管壁弥漫增厚

- PAS 及银染色可见上皮下"钉突"
- 免疫荧光
  - IgG 及 C3 沿 GBM 呈弥漫颗粒状沉积
  - IgG4 常为显性亚型
- 电镜
  - 上皮下无定形沉积物
  - GBM "钉突"插入
  - 沉积物被 GBM 包绕及吸收
  - 病变分期取决于沉积物状态

主要鉴别诊断

- V 型狼疮性肾小球肾炎
- 药物、感染及其他原因引起的 MN

诊断要点

- 预后不良病理特征包括间质纤维化和肾小管萎缩、FSGS、动脉硬化及混合期沉积物

GBM 改变

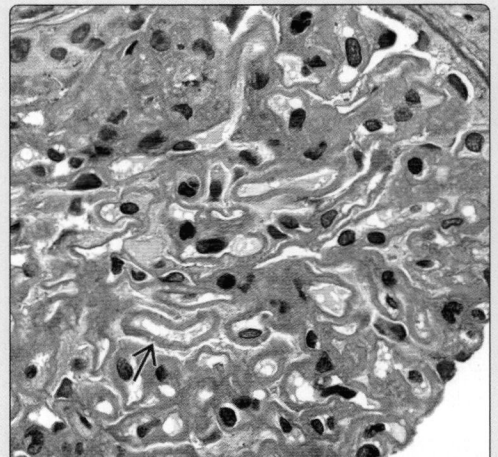

上皮下"钉突"

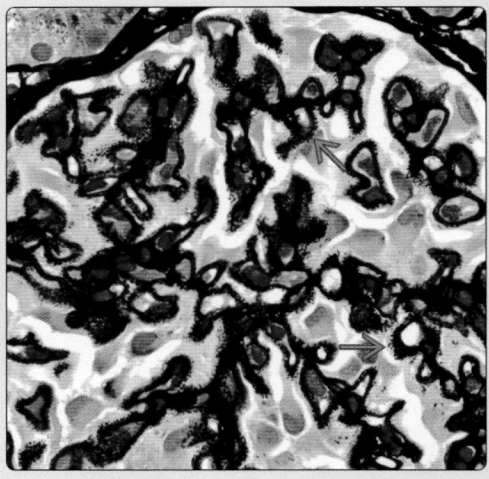

（左）PAS 染色显示 GBM 显著增厚伴轻微空泡变性➡，这些变化在六胺银染色中显示得特别清楚

（右）六胺银染色显示，大部分毛细血管 GBM 上皮下"钉突"呈"毛发竖立"状形态➡，在 2～3μm 厚染色质量好的银染色或 PAS 染色切片×100 油镜下观察效果最佳

IgG 沉积

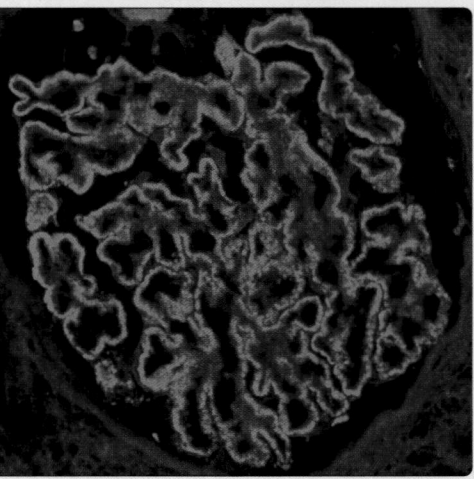

上皮下沉积物及 GBM "钉突"

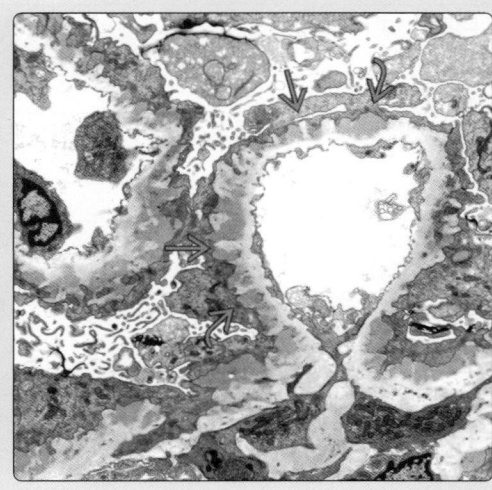

（左）免疫荧光显示 IgG 沿毛细血管壁呈致密颗粒状或融合性着色，而系膜区无明显着色，为原发性 MN 的特征

（右）大量上皮下无定形沉积物➡沿 GBM 沉积伴新形成的 GBM 上"钉突"插入➡是 MN 的典型特征，该患者抗 PLA2R1 抗体阳性

术语

缩写

- 膜性肾病(membranous nephropathy, MN)

同义词

- 膜性肾小球病

定义

- 自身免疫性肾小球疾病,以弥漫上皮下免疫复合物沉积和肾病范围蛋白尿为特征,无已知的系统性病因

病因学/发病机制

伴原位肾小球免疫复合物形成的自身免疫性疾病

- 磷脂酶 A2 受体 1(PLA2R1)
  - *PLA2R1*,2 号染色体
  - 表达于足细胞及近端小管
    - 甘露糖受体家族成员
    - 功能未知
  - 显性表位在 N 端富含半胱氨酸的蓖麻蛋白结构域
  - 可在 70%~75% 的成人 MN 患者中检测到循环 IgG4 抗 PLA2R1
    - 与 IgG4 共定位于肾小球中
  - 自身抗体不能被检出后蛋白尿仍可持续数月
    - 15% 的肾小球 PLA2R1(+)而血清学 PLA2R1 阴性
  - HLA-DRB 风险等位基因

PLA2R1 相关 MN 的遗传因子

- MHC II 类分子
  - 北欧血统: *HLA-DQA1*rs2187668 SNP(OR 4.3)
  - 华人血统: *HLA-DRB1**1501(OR 25), *HLA-DRB3**0202(OR 18), *HLA-DRB1**0301, *HLA-DRB1**1502(严重病例)

MN 动物模型

- 大鼠 Heymann 肾炎
  - 巨红蛋白是足细胞和近端肾小管刷状缘的靶抗原(Fx1A)
    - 正常在人足细胞上不表达
      - 病理状态下可能上调
    - 人类中未发现巨红蛋白抗体
    - 也存在 TBM 沉积物(vs. 人 MN)

临床特征

流行病学

- 发病率
  - 美国每年约 12 /100 万
- 年龄
  - 高峰: PLA2R1(+)约 55 岁
- 性别
  - 男性(70%)>女性

表现

- 肾病综合征
- 无症状性蛋白尿
- 肾静脉血栓形成

实验室检查

- 抗 PLA2R1 自身抗体
  - 用于诊断、疗效监测及预测复发
  - 罕见假阳性

预后

- 10%~20% 的病例 10 年后发展为 ESRD
- 移植肾 40%~50% 复发

镜下特征

组织学特征

- 肾小球
  - I 期时大致正常,仅电镜下可见沉积物
  - HE 切片可见肾小球毛细血管壁增厚
    - PAS 或六胺银染色显示上皮下"钉突"形成
    - 有时可见空泡样变
    - 三色染色可见上皮下沉积物(红色)
  - 无或轻微肾小球系膜细胞增生
  - 白细胞存在提示肾静脉血栓形成或叠加其他机制(抗 GBM、ANCA)
  - 新月体(无 ANCA 或抗 GBM 时罕见)
- 间质
  - 可见多少不等的泡沫细胞

亚型

- MN 和抗 GBM 病(罕见)
  - 新月体性肾小球损伤常呈弥漫性
    - GBM IgG 呈线性着色伴毛细血管壁颗粒状着色
    - 抗 GBM 抗体滴度阳性
- MN 和 ANCA 疾病(罕见)
  - 伴有新月体的坏死性肾小球病变
  - ANCA 滴度阳性
- MN 和抗 TBM 病
  - TBM 上 IgG 线性着色及显著的间质炎症

辅助检查

免疫组化

- PLA2R1
  - 70%~80% 的 MN 阳性(70% 血 PLA2R1 抗体阳性)

免疫荧光

- 沿 GBM 呈弥漫颗粒状沉积
  - IgGκ 和 λ 轻链 ± 补体成分着色
    - IgG4 为显性亚类
    - 个别病例有轻链限制

PLA2R1(＋)vs. 非 PLA2R1 MN 的 IgG 亚类染色

IgG 亚类	PLA2R1(＋)(n=114)	非 PLA2R1(n=43)	P 值
IgG1	46%	60%	0.12
IgG2	3%	5%	0.62
IgG3	18%	23%	0.42
IgG4	75%	49%	0.002

Modified from Huang CC et al: Mod Pathol. 26(6): 799-805, 2013.

膜性肾病 PLA2R1 染色

	PLA2R1(＋)肾小球沉积物
原发性 MN	70%～80%
结节病相关 MN	75%
乙型肝炎相关 MN	67%
丙型肝炎相关 MN	67%
肿瘤相关 MN	25%
狼疮性 MN（Ⅴ型狼疮性肾炎）	罕见

Modified from Larsen CP et al: Mod Pathol. 26(5): 709-15, 2013.

PLA2R(＋)MN 与狼疮性 MN 的比较

病理特征	敏感性[SLE(＋)]	特异性[PLA2R1(＋)缺乏]
TBM 沉积物	32%	100%
内皮下沉积物	61%	96%
管网状包涵体	79%	90%
系膜沉积物	96%	89%
C1q 强阳性	67%	88%
系膜细胞增生	27%	85%
IgA 沉积	38%	84%
PLA2R(＋)MN(n=142); 狼疮性 MN(n=28)		

Modified from Jennette JC et al: Pathologic differentiation between lupus and nonlupus membranous glomerulopathy. Kidney Int. 24(3): 377-85, 1983.

- 无或少量系膜区沉积物
  - GBM 横切面可能难以与系膜沉积物相鉴别
- 无 TBM 免疫球蛋白沉积

电镜

- Ehrenreich 和 Churg 将其分为 4 期
  - Ⅰ期：上皮下沉积物，无基底膜反应
  - Ⅱ期：上皮下沉积物，沉积物间可见基底膜样物质（"钉突"）
  - Ⅲ期：上皮下（或膜内）沉积物，沉积物间及周围可见基底膜样物质
  - Ⅳ期：电子透亮区可能代表之前上皮下免疫复合物的吸收
- 定位：严格为上皮下（后来为膜内）

诊断要点

临床相关病理特征

- 不良预后特征
  - 间质纤维化和肾小管萎缩为独立危险因素：若＞50%，ESRD 风险增加 25 倍

- FSGS
- 异质性（多分期）沉积物
- MN 可合并其他肾脏疾病，如糖尿病肾病或新月体性肾小球肾炎

参考文献

1. Caza TN et al: False-positive anti-PLA2R ELISA testing in patients with diabetes mellitus. Kidney Int. 103(2):425, 2023
2. Kaur P et al: Complementary medicine and phospholipase A2 receptor (PLA2R)-related membranous nephropathy-fortuitous or causal? Kidney Int. 103(2):425-7, 2023
3. Sethi S: Membranous nephropathy: a single disease or a pattern of injury resulting from different diseases. Clin Kidney J. 14(10):2166-9, 2021
4. Salant DJ: Unmet challenges in membranous nephropathy. Curr Opin Nephrol Hypertens. 28(1):70-6, 2019
5. Zhang XD et al: Clinical implications of pathological features of primary membranous nephropathy. BMC Nephrol. 19(1):215, 2018
6. Beck LH Jr: PLA2R and THSD7A: disparate paths to the same disease? J Am Soc Nephrol. 28(9):2579-89, 2017
7. Rodriguez EF et al: Membranous nephropathy with crescents: a series of 19 cases. Am J Kidney Dis. 64(1):66-73, 2014
8. Huang CC et al: IgG subclass staining in renal biopsies with membranous glomerulonephritis indicates subclass switch during disease progression. Mod Pathol. 26(6):799-805, 2013
9. Larsen CP et al: Determination of primary versus secondary membranous glomerulopathy utilizing phospholipase A2 receptor staining in renal biopsies. Mod Pathol. 26(5):709-15, 2013

轻度系膜细胞增生

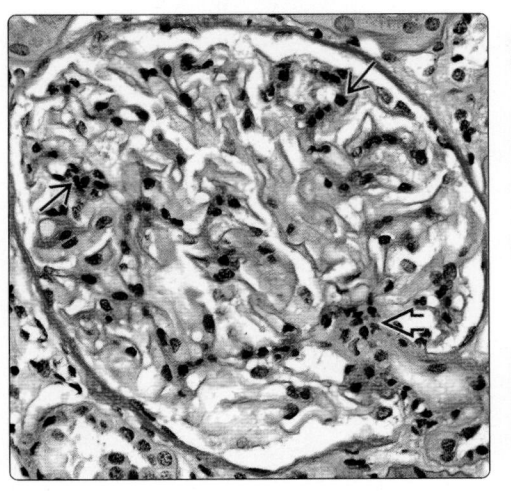

上皮下"钉突"或"穹丘"

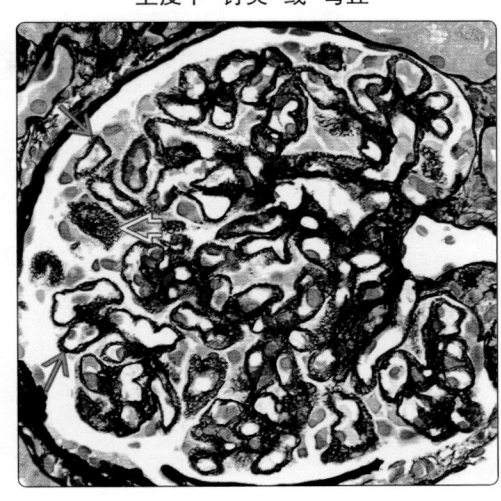

（左）MN 早期 PAS 切片上可能显示 GBM 无明显异常，仅可见轻度系膜细胞增生 ➡，这应在血管极 ⊠ 以外的区域进行评估

（右）六胺银染色显示局灶上皮下"钉突"形成 ➡ 和明显空泡样变 ➡，对应于 Ⅲ～Ⅳ 期病变

三色染色上皮下沉积物

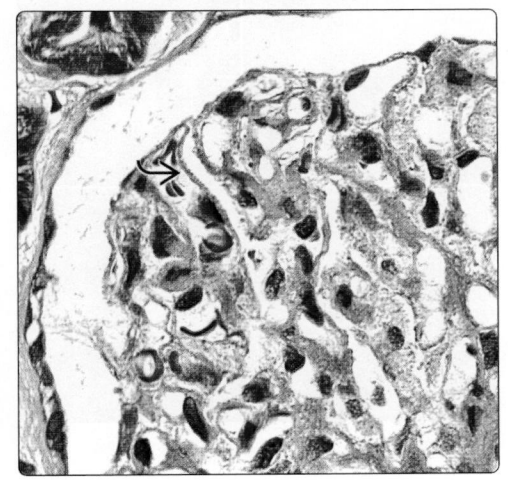

节段性硬化

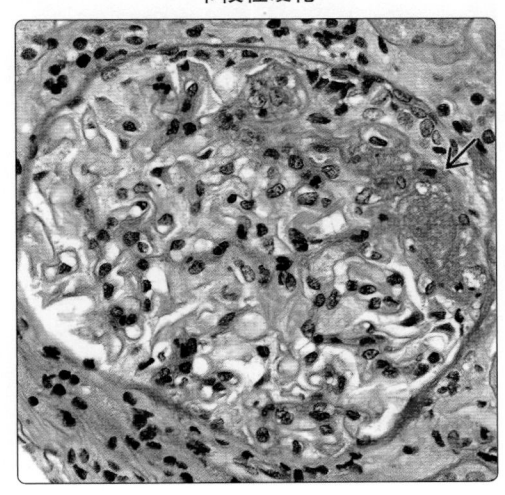

（左）MN 早期 GBM "钉突"尚不明显时，三色染色特别有用。在一张薄而染色良好的切片中，沿蓝色 GBM 外侧可见红色沉积物，形似一排珍珠 ➡

（右）1 例 MN PAS 染色显示节段性硬化 ➡。光镜下 GBM 异常不明显，在缺乏免疫荧光或电镜检查时，病理表现可能被误诊为 FSGS

寡免疫性肾小球肾炎叠加 MN

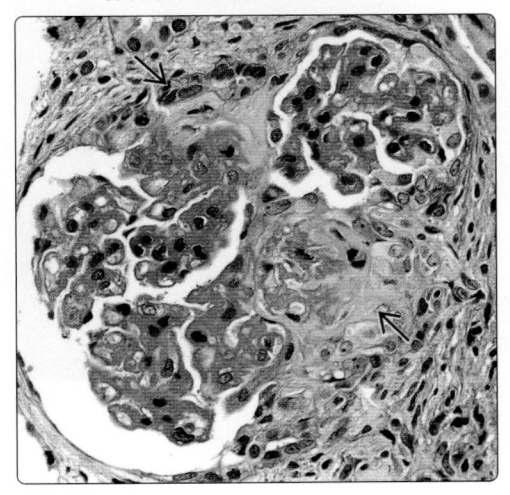

抗 GBM 肾炎叠加 MN

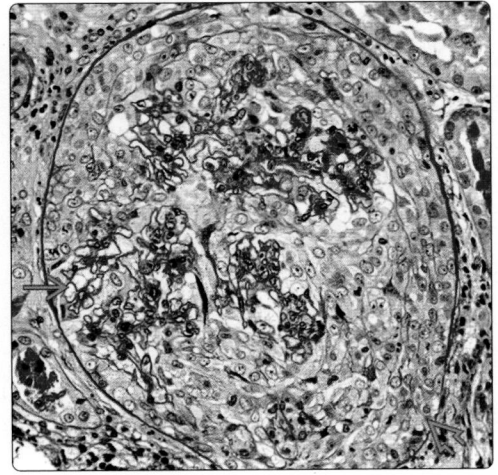

（左）ANCA 滴度阳性患者，PAS 染色显示纤维细胞性新月体 ➡ 伴 GBM 显著增厚。这些表现符合寡免疫 ANCA 相关性新月体性肾小球肾炎叠加 MN

（右）抗 GBM 肾炎叠加 MN 患者，PAS 染色显示肾小球鲍曼囊内细胞性新月体填充 ➡，残存肾小球血管袢没有毛细血管内细胞增生证据 ➡（Courtesy M.Troxell, MD, PhD.）

115

IgG 染色

IgG1 染色

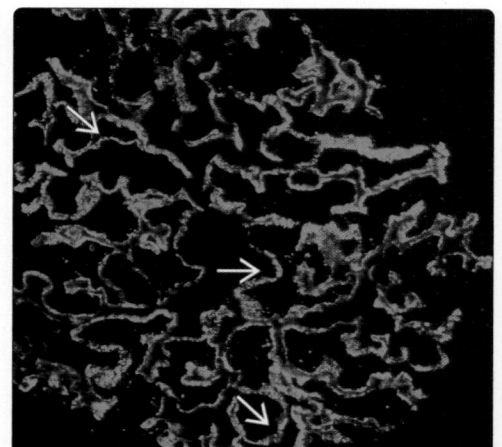

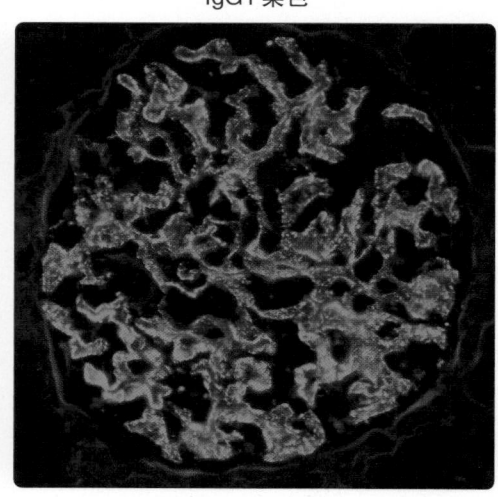

（左）MN 患者免疫荧光显示 IgG 沿肾小球毛细血管呈弥漫强颗粒状染色➡，且无系膜区染色，这种着色模式为 MN 的特征

（右）MN IgG1 亚型抗体染色良好，显示沿 GBM 呈颗粒状沉积，提示对 1 期沉积物有优势，当然，最主要的亚型通常为 IgG4

IgG4 与 PLA2R1 共表达

非 PLA2R1 MN

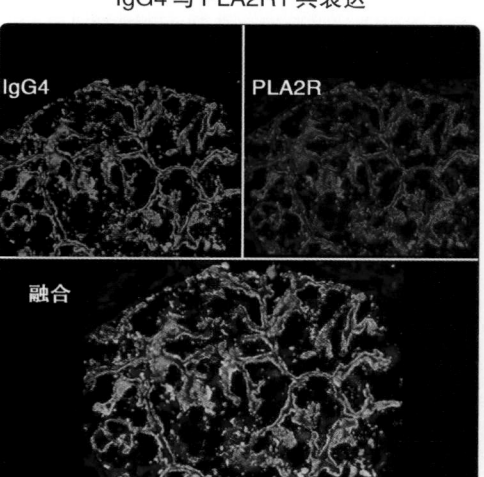

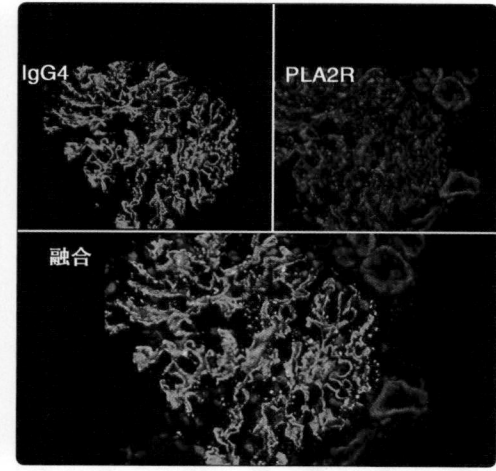

（左）抗 IgG4-FITC（绿色）和抗 PLA2R-Cy3（红色）双染，融合图像中显示 PLA2R1 与 IgG4 共表达，呈黄色颗粒状沉积。这例诊断为抗 PLA2R 相关 MN

（右）抗 IgG4-FITC（绿色）和抗 PLA2R-Cy3（红色）双染，融合图像中显示 PLA2R1 与 IgG4 颗粒状沉积物定位不一致。尽管该患者血清学 ANA 和 dsDNA 为阴性，仍应疑为系统性红斑狼疮

MN 中 THSD7A 沉积

抗 GBM 肾炎伴 MN

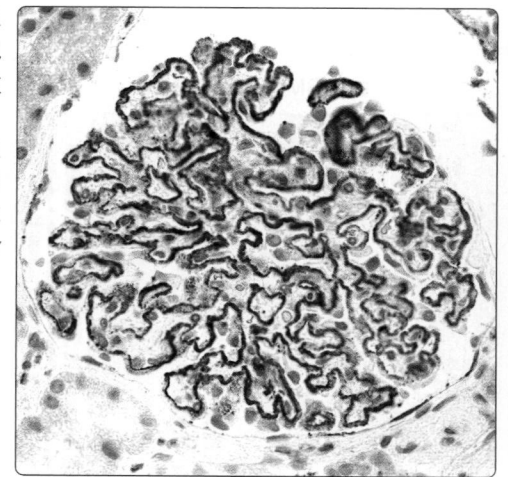

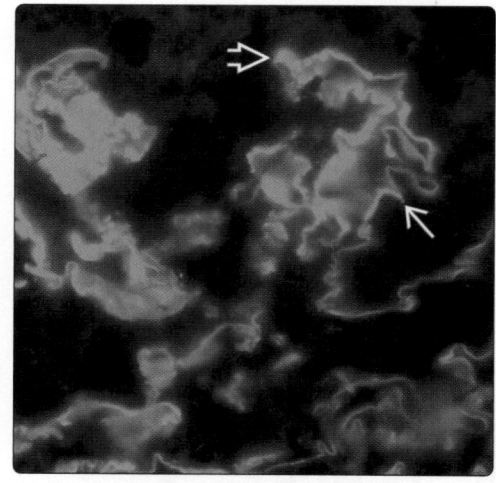

（左）循环 THSD7A 阳性患者显示肾小球 THSD7A 沉积。该自身抗体见于少数原发性 MN 病例（约 3%）

（右）IgG 免疫荧光染色显示 GBM 同时呈线性➡和颗粒状➡强染色，符合抗 GBM 病合并 MN（Courtesy M.Troxell, MD, PhD.）

I期 MN

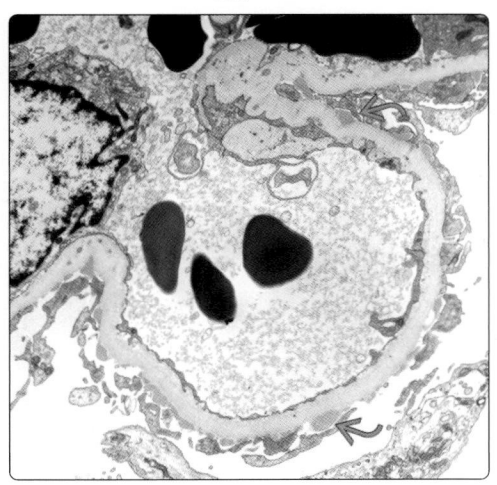

II期 MN

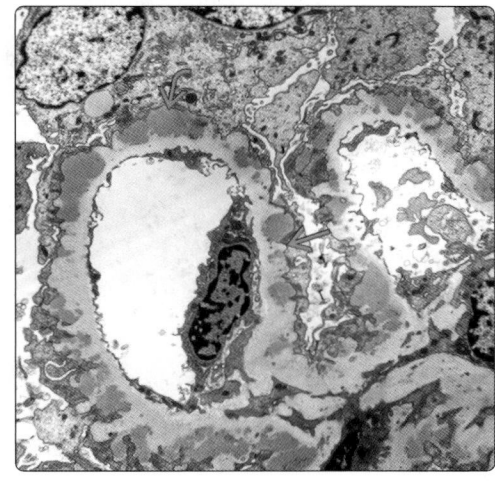

（左）I期 MN 特征为出现稀疏的上皮下沉积物 ☑ 伴少量 GBM "钉突" 形成。该期特点类似于感染后肾小球肾炎

（右）II期 MN 特征为出现大量上皮下沉积物 ☑ 伴 GBM "钉突" 插入 ☑，被覆足细胞足突弥漫融合。同一肾小球中出现不同演化阶段的沉积物并不少见

III期 MN

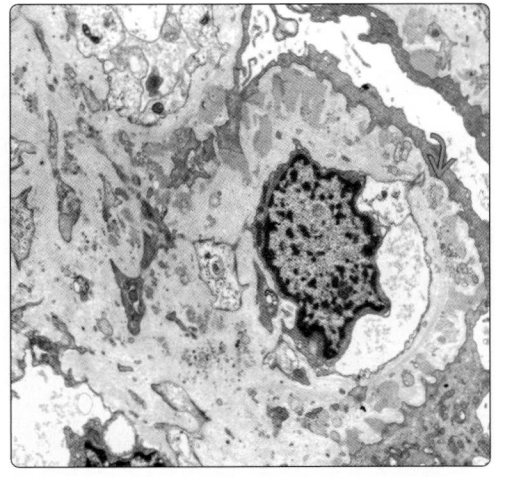

IV期 MN

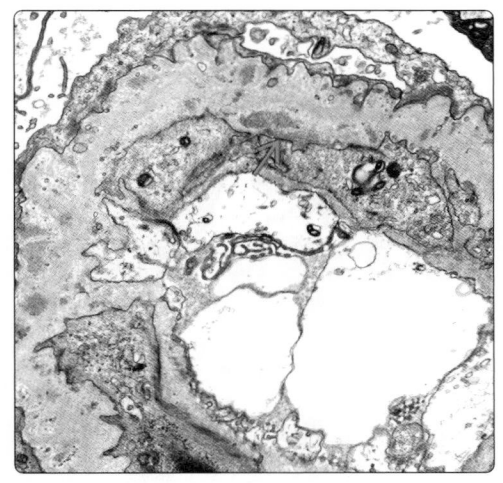

（左）III期 MN 特征为大量上皮下沉积物伴 GBM "钉突" 插入，"钉突" 包绕沉积物并在沉积物与足细胞之间形成分层 ☑

（右）IV期 MN 特征为上皮下沉积物溶解，融于不规则增厚的 GBM 中。在 GBM 内皮侧偶可见沉积物 ☑，可能由于足细胞使得新的 GBM 下移或为 MN 的一种继发性改变

微球形亚结构

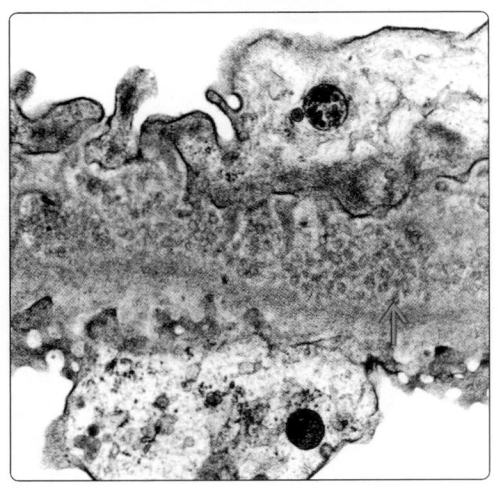

MN 伴肾静脉血栓形成

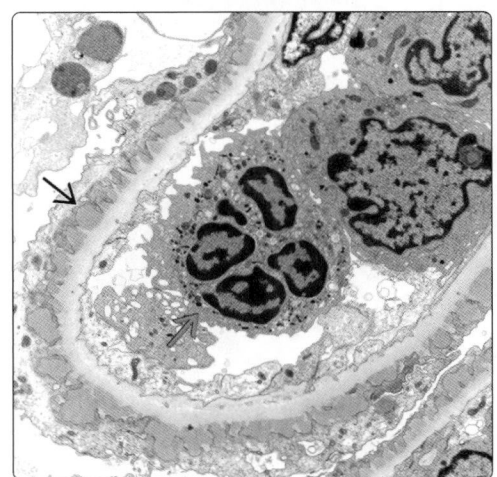

（左）电镜显示该例 MN 上皮下沉积物中可见微球形亚结构 ☑（Courtesy J.Kowalewska, MD.）

（右）电镜显示肾小球毛细血管袢可见大量上皮下沉积物 ☑，为 II期 MN 典型特征。管腔内的中性粒细胞 ☑ 和单核细胞与肾静脉血栓形成有关，尽管不具有高度特异性和敏感性

（李慧明 译，余英豪 审）

膜性肾病及其亚型

要　点

病因学/发病机制

- MN 的抗原靶点
  - 神经表皮生长因子样 -1（NELL-1）
  - 信号素 3B（Sema3B）：常见于儿童
  - 1 型血小板反应蛋白 7A 域（THSD7A）
  - 神经细胞黏附分子（NCAM1）：自身免疫
  - 外泌体蛋白 -1/外泌体蛋白 -2（EXT1/2）：自身免疫
  - 原钙黏蛋白 7（PCDH7）
  - 原钙黏蛋白 FAT1（FAT1）：干细胞移植
  - 神经生长因子 G1（NTNG1）
  - 神经元源性神经营养因子（NDNF）：梅毒
  - 丝氨酸蛋白酶 HTRA1

临床特征

- 肾病综合征

镜下特征

- 上皮下"钉突"形成
- 肾小球炎或肾小球毛细血管内循环白细胞增多
  - 与潜在的恶性肿瘤或肾静脉血栓形成有关
- 免疫荧光
  - IgG、C3 及其他不同成分在 GBM 呈颗粒状沉积
- 电镜
  - 上皮下电子致密沉积物，常为节段性

辅助检查

- 若 TBM 出现 Ig 沉积，需考虑为 NCAM1（+）、Sema3B（+）、EXT1/2（+）或 IgG4 相关肾小管间质性肾炎

主要鉴别诊断

- PLA2R1（+）MN
- 膜性狼疮性肾炎

（左）MN 患者，患有恶性肿瘤，六胺银染色显示少量肾小球毛细血管内见循环中性粒细胞，但未见明显 GBM 异常
（右）MN 免疫荧光染色显示 IgG 沿毛细血管壁呈特征性颗粒状染色 ➡️，另可见系膜区颗粒状染色 ➡️ 提示继发性 MN

恶性肿瘤相关 MN

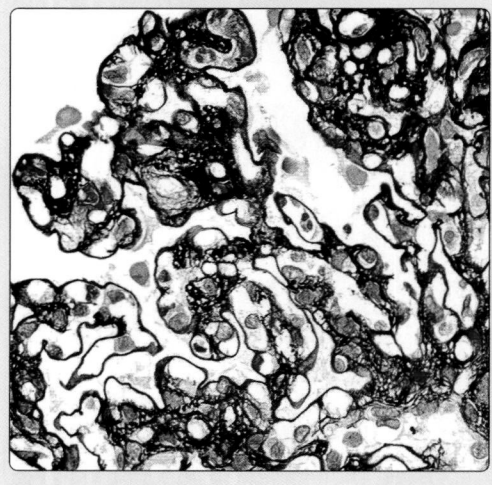

IgG 染色

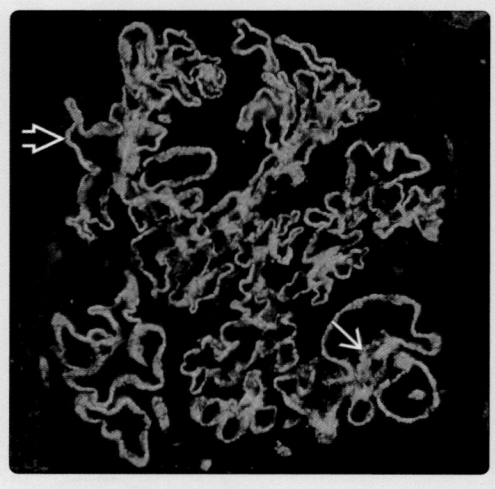

（左）免疫组化染色显示 NELL1 沿肾小球毛细血管壁呈颗粒状弥漫强阳性，足细胞胞质染色较弱
（右）PCDH7 沿肾小球毛细血管呈弥漫颗粒状染色与 MN 活检中肾小球内大量上皮下免疫复合物相关

免疫组化 NELL1 染色

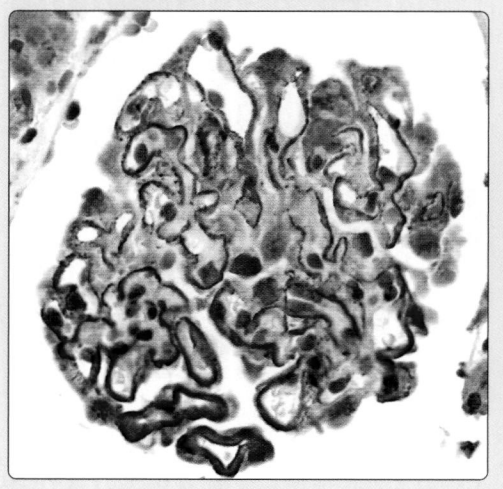

免疫组化 PCDH7 染色

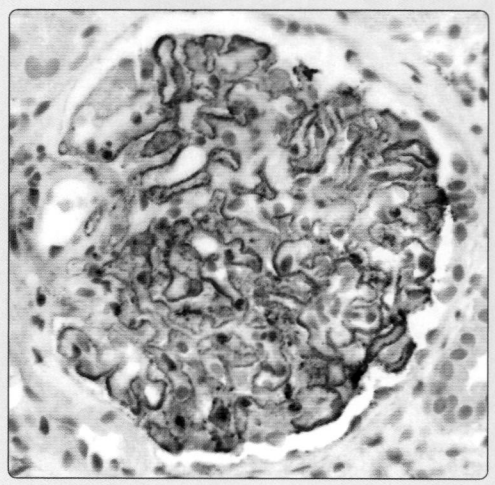

术语

缩写

- 膜性肾病（membranous nephropathy，MN）

定义

- 由抗 PLA2R 以外抗原的自身抗体引起的 MN
  - 每种都是具有独特特征的特定疾病
  - 每种类型的经验有限

分类

1 型血小板反应蛋白 7A 域（THSD7A）

- 女性＞男性
- IgG4 显性
- 恶性肿瘤相关
  - 20% 在诊断 MN 的 3 个月内出现恶性肿瘤 vs. 5% PLA2R1（+）MN
- 可检出循环抗 THSD7A 抗体
- 罕见 PLA2R1/THSD7A 双阳性

神经表皮生长因子样 -1（NELL-1）

- 恶性肿瘤相关
- 上皮下免疫复合物呈节段性分布
- 无明显系膜染色
- 可检出循环抗 NELL1 抗体

信号素 3B（Sema3B）

- 儿童（个别＜2 岁）
- TBM 沉积（36%）
  - TBM 沉积物 Sema3B（-）
- 所有＜2 岁者 TBM 沉积
- 可检出循环抗 Sema3B 抗体

神经细胞黏附分子（NCAM1）

- 通常但不总是与自身免疫性疾病相关
- 小部分呈节段性分布
- 系膜沉积常见
- TBM 沉积
  - 罕见 NCAM1（+）
  - 大部分 NCAM1（-）
- 罕见 EXT/NCAM1 双阳性
- 可检出循环抗 NCAM1 抗体

原钙黏蛋白 7（PCDH7）

- 老年患者
- 男性＞女性
- 无至极少量补体沉积
- 可检出循环抗 PCDH7 抗体

原钙黏蛋白 FAT1（FAT1）

- 同种异体造血干细胞移植（HSCT）
- 多数 HSCT 相关 MN 中靶抗原未知
- 男性＞女性
- IgG4 显性
- 循环抗 FAT1 抗体、IgG 和 IgG4
- TBM 沉积，FAT1（-）

神经生长因子 G1（NTNG1）

- 男性＞女性
- 沉积物 IgG4 阳性
- 可检出循环抗 NTNG1 抗体
- IgG4 显性亚型

接触蛋白 1（CNTN1）

- 与慢性炎症性脱髓鞘性多发性神经病相关
- IgG4 显性
- 可检出循环抗 CNTN1 抗体

神经元源性神经营养因子（NDNF）

- 梅毒相关 MN 的靶抗原
- Ehrenreich-Chrug I 期沉积物
  - 不伴有基底膜反应的驼峰样沉积物
- IgG1 显性亚型
  - 一些有 IgG2 和 IgG3，但无 IgG4 染色
  - 亚类中 IgA 和 IgM 染色可变
  - C1q 多为阳性
  - 无 TBM 沉积
- 很少见到系膜沉积
- 可检出循环抗 NDNF 抗体

丝氨酸蛋白酶 HTRA1

- 小部分亚类呈节段性分布
  - 少部分伴有系膜沉积
  - 可检出循环抗 HTRA1 抗体
    - IgG4 为主
- 高滴度与疾病活动有关

金属膜内肽酶（MME）

- 又名中性肽链内切酶（NEP）、CD10 或普通型 ALL 抗原
- 罕见的新生儿型 MN
- 母体同种异体抗体穿过胎盘，并与胎儿足细胞上正常的 NEP 结合
- 上皮下电子致密沉积物，具有微球形亚结构

前蛋白转化酶枯草溶菌素 6（PCSK6）

- NSAID 相关 MN

外泌体蛋白 -1/ 外泌体蛋白 -2（EXT1/2）

- 未检出循环抗 EXT1/2 抗体
  - 无肾小球外染色
  - 可能由于其他机制而在沉积物中聚集
- 年轻患者
- IgG1 显性
- 33% 的膜性狼疮性肾炎阳性
- 间质纤维化/肾小管萎缩较轻
- 较 EXT1/2（-）MN 更少进展至 ESRD
- 25% 伴有增生性（Ⅲ/Ⅳ型）狼疮性肾炎成分

MN 沉积物中的其他蛋白（抗体待定）

- 通过质谱检测

- 循环抗体尚无记载
- Caza 等鉴定出 7 种抗原
  - 癫痫相关 6 同源样 2（SEZ6L2）、vasorin（VASN）、早期内体抗原 1（EEA1）、巨噬细胞刺激因子 1（MST1）、利钠肽受体 3（NPR3）、纤维胶原素 3（FCN3）、CD206
- Sethi S 等鉴定出 10 种抗原
  - 富含半胱氨酸的运动神经元蛋白（CRIM1）、纤连蛋白-富含亮氨酸跨膜蛋白 3（FLRT3）、胰岛素降解酶（IDE）、Kazal 结构域含有半胱氨酸的逆转诱导蛋白（RECK）、神经连接素 3（NLGN3）、肽聚糖识别蛋白 1（PGLYRP1）、血管内皮生长因子 A（VEGFA）、胞外硫酸酯酶 1（SULF1）、含表皮生长因子的纤连蛋白细胞外基质蛋白（EFEMP2）、Fraser 综合征 1（FRAS1）
- 单个罕见，但一起约占 MN 的 10%

膜性狼疮性肾炎沉积物

- EXT1/2：33%
- NCAM1：10%
- 转化生长因子 β 受体 3（TGFBR3）：6%
- EEA1：5%
- FCN3：3%
- VASN：3%
- MST1：2%
- 罕见双阳性
  - EXT1/VASN（+）
  - EEA1/NCAM1（+）

病因学/发病机制

抗足细胞抗原的自身抗体反应

- 上皮下沉积物可由足细胞抗原原位免疫复合物形成
- 病因尚不清楚
  - 由于自身抗体以外的机制，蛋白质可以在沉积物中累积

抗非足细胞抗原的自身抗体反应

- 系膜区和上皮下沉积物可由循环抗原和抗足细胞抗原"植入"引起

沉积物中与理化相关的累积

- 不是所有在沉积物中检测到的"抗原"都有相应的自身抗体

临床特征

表现

- 蛋白尿、肾病综合征、水肿
- 肾静脉血栓形成（<10%）

镜下特征

组织学特征

- PAS 和银染色可见上皮下"钉突"；三色染色可见上皮下沉积物
- 多少不等的系膜细胞增生
- 肾小球毛细血管内循环白细胞增多
  - 与恶性肿瘤或肾静脉血栓形成有关
- 恶性肿瘤或肾静脉血栓形成相关的肾小球血栓

辅助检查

免疫荧光

- IgG 和 κ、λ 轻链 ± 补体成分沿毛细血管壁呈颗粒状着色
  - MN 中 IgG1 和 IgG2 沉积与肿瘤相关
  - IgG3 是膜性狼疮性肾炎的显性亚类

电镜

- 系膜区电子致密沉积物
  - 14%～28% 的 PLA2R1（+）MN
  - 23%～60% 的非 PLA2R、非狼疮性 MN
  - 89%～96% 的狼疮性 MN
- 上皮下电子致密沉积物，可为节段性

鉴别诊断

PLA2R1（+）MN

- 需 PLA2R 染色阳性

膜性（V 型）狼疮性肾炎

- 内皮下沉积物（96%）、肾小球外沉积物（73%）、管网状包涵体（90%）、系膜区沉积物（89%）、C1q 强阳性（88%）

诊断要点

病理解读要点

- 若出现 TBM 免疫球蛋白沉积，考虑
  - 狼疮性肾炎、Sema3B（+）（尤其儿童）、FAT1（+）肾炎
  - IgG4 相关性肾小管间质性肾炎
    - 小部分亚型显示 MN 成分

参考文献

1. Caza TN et al: Discovery of seven novel putative antigens in membranous nephropathy and membranous lupus nephritis identified by mass spectrometry. Kidney Int. 103(3):593-606, 2023
2. Sethi S et al: Proprotein convertase subtilisin/kexin type 6 (PCSK6) is a likely antigenic target in membranous nephropathy and nonsteroidal antiinflammatory drug use. Kidney Int. ePub, 2023
3. Giannini G et al: The prevalence of mesangial electron-dense deposits in PLA2R-positive membranous nephropathy. Nephron. 146(2):167-71, 2022
4. Reinhard L et al: Netrin G1 is a novel target antigen in primary membranous nephropathy. J Am Soc Nephrol. 33(10):1823-31, 2022
5. Sethi S et al: Hematopoietic stem cell transplant-membranous nephropathy is associated with protocadherin FAT1. J Am Soc Nephrol. 33(5):1033-44, 2022
6. Caza TN et al: Neural cell adhesion molecule 1 is a novel autoantigen in membranous lupus nephritis. Kidney Int. 100(1):171-81, 2021
7. Caza TN et al: Transforming growth factor beta receptor 3 (TGFBR3)-associated membranous nephropathy. Kidney360. 2(8):1275-86, 2021
8. Plaisier E et al: Contactin-1-associated membranous nephropathy: complete immunologic and clinical remission with rituximab. Kidney Int. 100(6):1342-4, 2021
9. Sethi S et al: Protocadherin 7-associated membranous nephropathy. J Am Soc Nephrol. 32(5):1249-61, 2021
10. Sethi S et al: Neural epidermal growth factor-like 1 protein (NELL-1) associated membranous nephropathy. Kidney Int. 97(1):163-74, 2020
11. Sethi S et al: Semaphorin 3B-associated membranous nephropathy is a distinct type of disease predominantly present in pediatric patients. Kidney Int. 98(5):1253-64, 2020
12. Kudose S et al: Sensitivity and specificity of pathologic findings to diagnose lupus nephritis. Clin J Am Soc Nephrol. 14(11):1605-15, 2019
13. Tomas NM et al: Thrombospondin type-1 domain-containing 7A in idiopathic membranous nephropathy. N Engl J Med. 371(24):2277-87, 2014
14. Debiec H et al: Role of truncating mutations in MME gene in fetomaternal alloimmunisation and antenatal glomerulopathies. Lancet. 364(9441):1252-9, 2004

免疫组化 THSD7A 染色

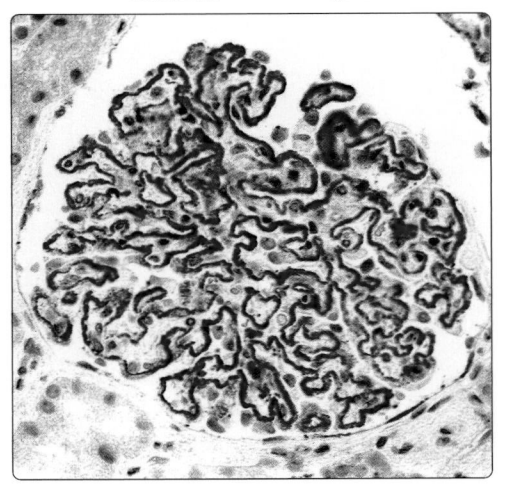

免疫组化 FAT1 染色

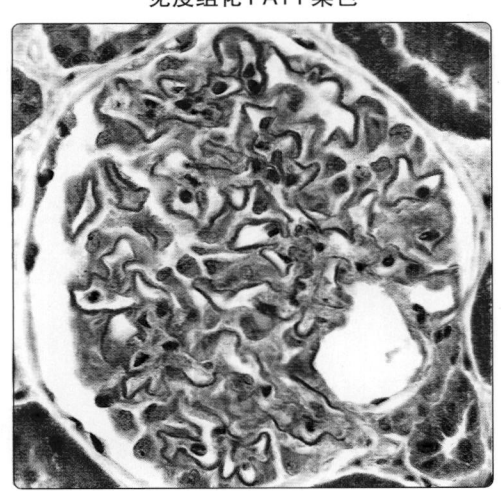

（左）循环 THSD7A 阳性患者显示肾小球 THSD7A 沉积。该自身抗体见于少数非 PLA2R1 MN（约 3%）（Courtesy C.Larsen, MD.）

（右）该例造血干细胞移植（HSCT）患者蛋白酶处理后的组织切片中可见 FAT1 沿肾小球毛细血管弥漫染色。在大多数 HSCT 相关 MN 中，靶抗原仍然未知

免疫组化 Sema3B 染色

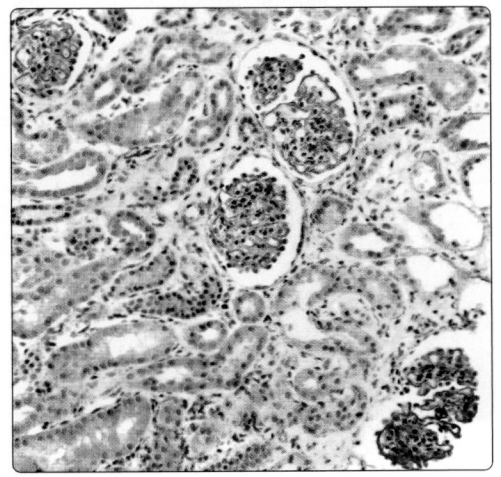

免疫组化 Sema3B 染色

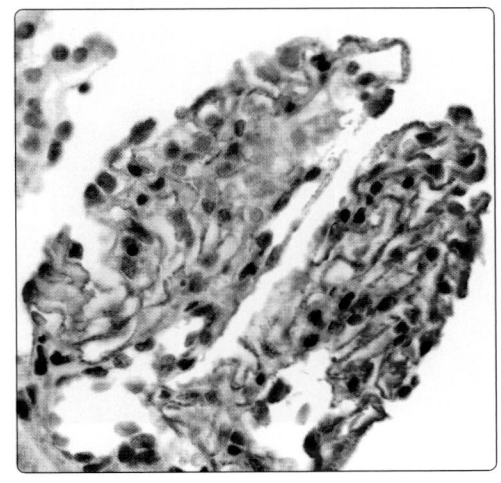

（左）儿童 MN 可见肾小球毛细血管壁 Sema3B 呈弥漫颗粒状染色

（右）肾小球毛细血管 Sema-3B 弥漫颗粒状染色与这例活检 MN 的上皮下沉积有关

梅毒 MN NDNF 沉积

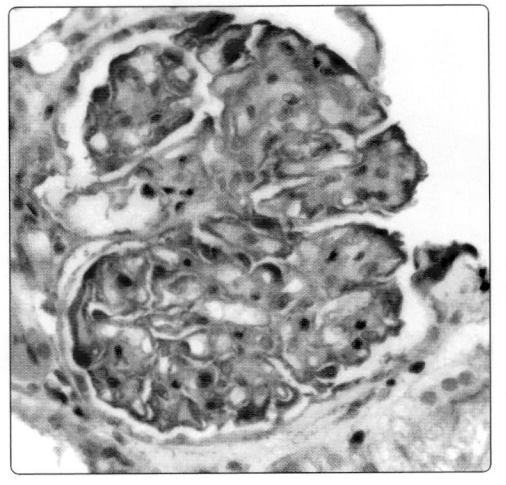

梅毒相关性 MN

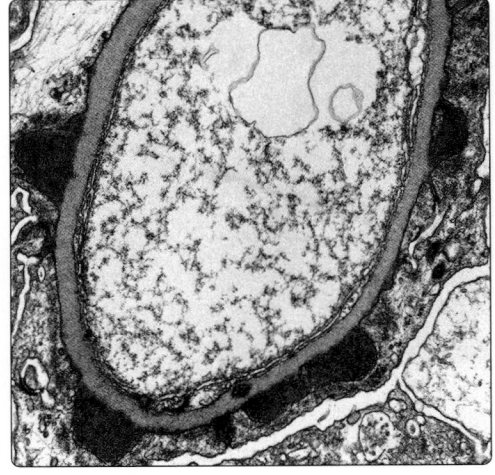

（左）图示梅毒相关性 MN NDNF 沿毛细血管袢呈弥漫颗粒状染色

（右）该例梅毒相关性 MN（Ehrenreich-Churg Ⅰ 期）肾小球上皮下电子致密物呈节段性分布，无明显基底膜反应

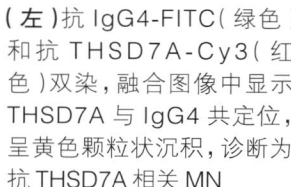

第二章　肾小球病变

（左）抗 IgG4-FITC（绿色）和抗 THSD7A-Cy3（红色）双染，融合图像中显示 THSD7A 与 IgG4 共定位，呈黄色颗粒状沉积，诊断为抗 THSD7A 相关 MN

（右）抗 IgG1-FITC（绿色）和抗 NELL1-Cy3（红色）双染，融合图像中显示 NELL1 与 IgG1 共定位，呈黄色颗粒状沉积，诊断为抗 NELL1 相关 MN

THSD7A 与 IgG4 共定位

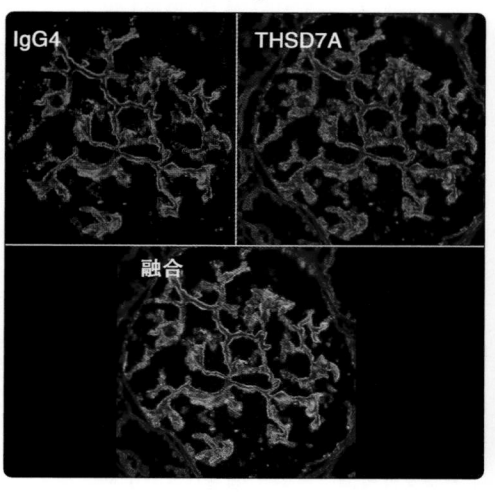

NELL1 与 IgG1 共定位

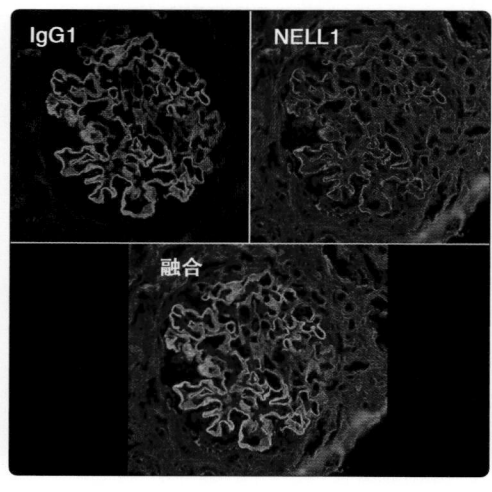

（左）免疫荧光双染评估 PLA2R1 在 IgG4 沉积物中的表达，本例融合图像未见提示共定位的黄色区域，MN 病因不明，3 个月后自行缓解

（右）图示 V 型狼疮性肾炎患者 IgG（绿色）和 PLA2R1（红色）双染结果。上排的融合图像显示共定位的黄色区域，表明沉积物中存在 PLA2R1；下排的 TBM 沉积物中无黄色区域。SLE 患者 PLA2R1 抗体表达罕见

沉积物缺乏 PLA2R1 表达

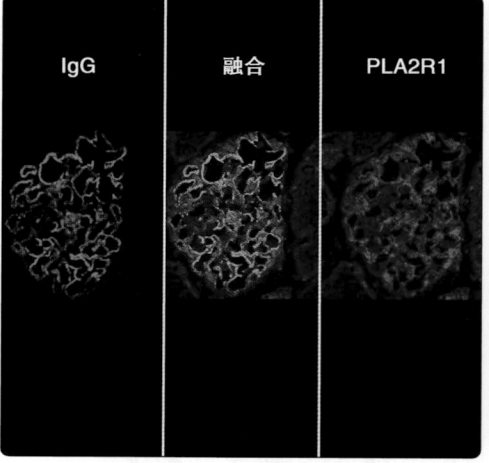

PLA2R1 共定位

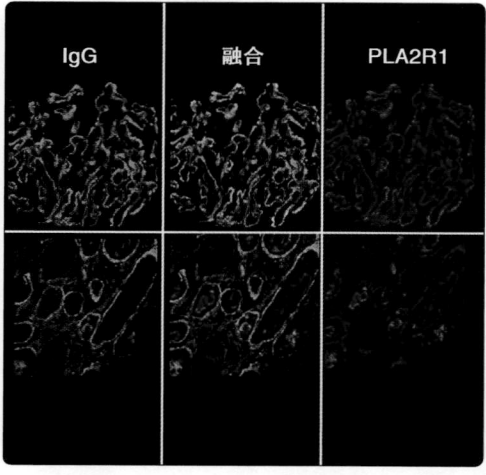

（左）"继发性" MN 患者，患有肾细胞癌，沉积物局限于 GBM（无系膜区沉积），并含有与 PLA2R1 共定位的 IgG4。基于靶抗原的分类更适用于原发性 vs. 继发性 MN

（右）药物性 MN，可见节段性肾小球 GBM➡和系膜区➡颗粒状沉积物。系膜区沉积很可能是由于针对抗原的免疫复合物引起而不是足细胞

肿瘤相关性 MN

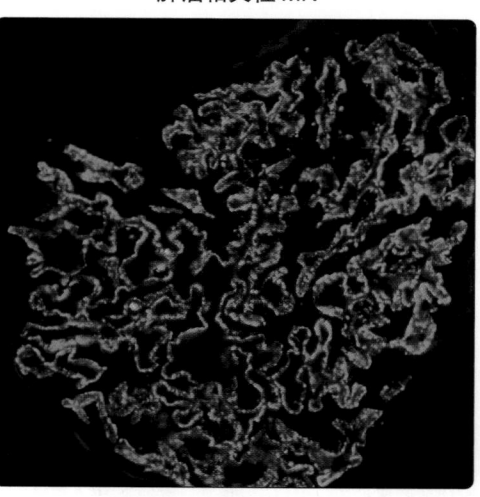

药物性 MN

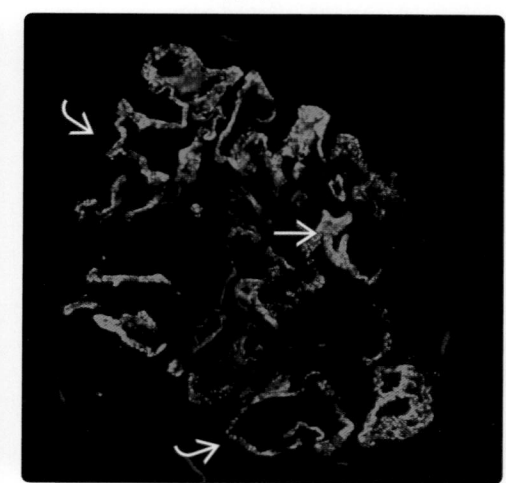

EXT1 染色

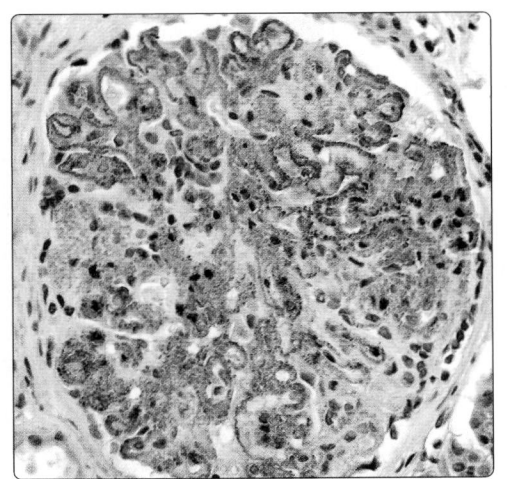

EXT2 染色

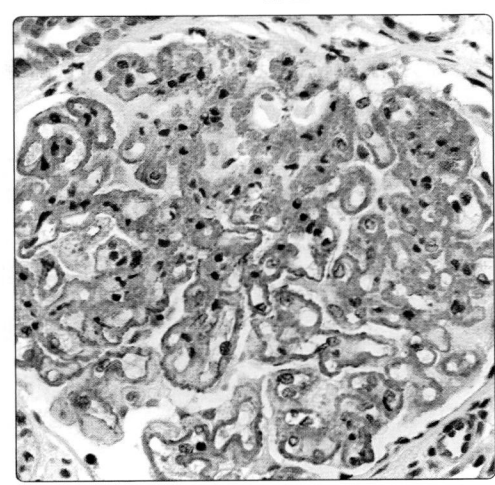

（左）该例膜性狼疮性肾炎可见沿肾小球毛细血管壁弥漫颗粒状染色，EXT2 也呈强阳性（未显示）。由于未检测到抗外泌素抗体，因此尚不清楚这是自身抗体的靶标还是由于其他原因积聚在沉积物中

（右）该例膜性狼疮性肾炎活检中可见 EXT2 沿肾小球毛细血管壁呈弥漫性颗粒状染色。EXT1/2 染色支持膜性狼疮的诊断

SLE MN C1q 染色

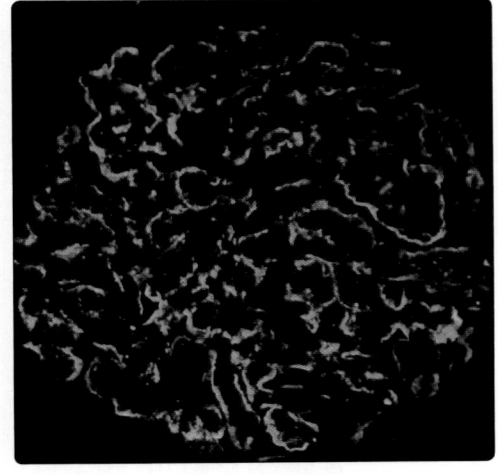

SLE 内皮细胞管网状包涵体

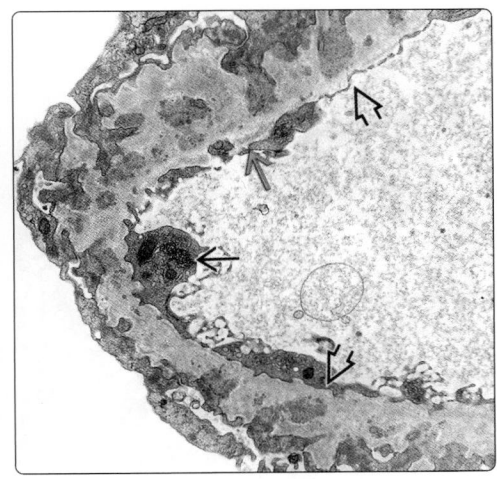

（左）临床确诊为系统性红斑狼疮（SLE）的患者免疫荧光显示肾小球毛细血管壁 C1q 颗粒状染色，突出的 C1q 染色为典型的膜性狼疮表现

（右）内皮细胞内的管网状包涵体 ➡、有时渗入到 GBM 内的上皮下沉积物 ➡，以及偶尔内皮下沉积物 ➡，这些均为狼疮性 MN 的诊断线索

EXT1 染色阴性

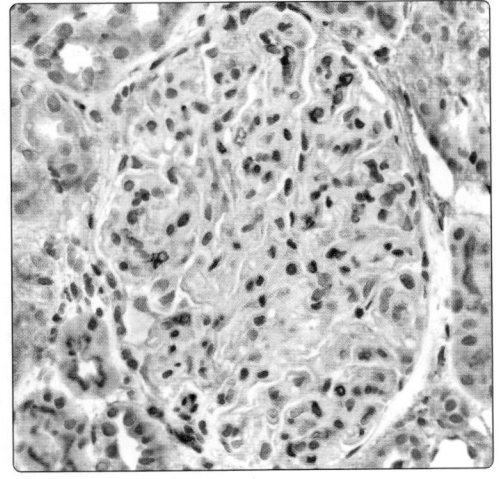

系膜沉积物和 I 期 MN

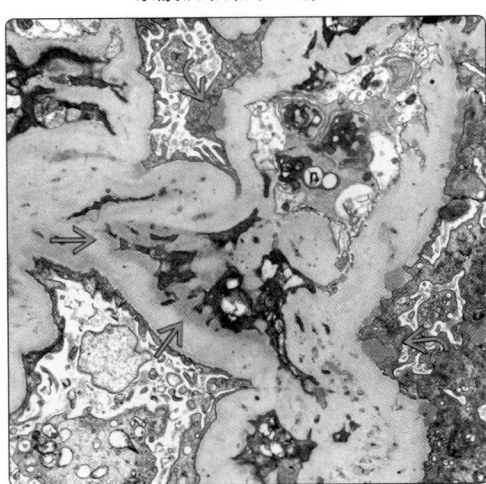

（左）该例 PLA2R1（+）MN 显示肾小球毛细血管无 EXT1 染色

（右）由于汞摄入，该例 MN 出现系膜区沉积物 ➡。显示 I 期沉积（稀疏伴少量钉突形成）➡ 和节段上皮下沉积物

（李慧明 译，余英豪 审）

要　点

术语

- 与潜在疾病、感染或治疗药物使用相关的 MN

病因学/发病机制

- 非 PLA2R MN 中常见的疾病关联包括
  - 乙型和丙型肝炎
  - 药物,特别是 NSAID、金、青霉胺等
  - 癌、淋巴瘤/白血病
  - 自身免疫性疾病
    - 结节病、系统性红斑狼疮(SLE)、类风湿关节炎、IgG4 相关性疾病

临床特征

- 肾病综合征

镜下特征

- GBM 增厚或上皮下"钉突"形成

- 系膜细胞增生
- 肾小球炎,或肾小球毛细血管内循环白细胞增加,据报道与潜在的恶性肿瘤有关
- 免疫荧光
  - IgG、C3 和其他可变成分沿 GBM 颗粒状沉积
- 电镜
  - 上皮下电子致密物沉积,常为 I 期
  - ± 系膜区电子致密沉积物

主要鉴别诊断

- PLA2R(+)MN

诊断要点

- 系膜区免疫复合物沉积可能更常见于非 PLA2R MN

(左)MN 患者,患有恶性肿瘤,六胺银染色显示少量肾小球毛细血管内见循环中性粒细胞,但未见明显 GBM 异常
(右)干燥综合征伴深静脉和肾静脉血栓形成患者,PAS 染色显示肾小球血栓 ➡,肾小球毛细血管内可见中性粒细胞拥塞 ➡,但这并非本例活检的主要特征

恶性肿瘤相关 MN
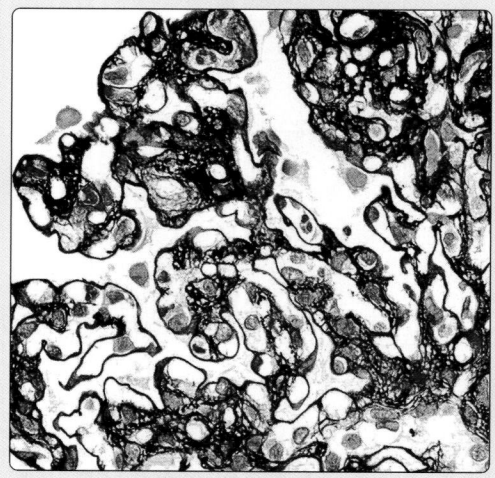

干燥综合征相关 MN
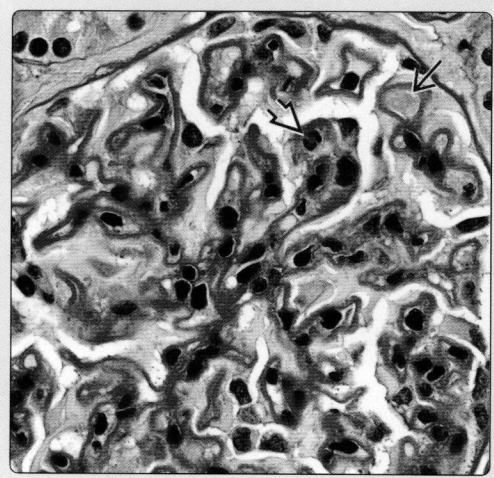

(左)MN 免疫荧光染色显示 IgG 沿毛细血管壁呈特征性颗粒状染色 ➡,另可见系膜区颗粒状染色 ➡提示非 PLA2R MN
(右)若 MN 出现系膜区沉积物 ➡,则需要考虑继发性原因,如本例汞中毒病例。I 期沉积物(稀疏伴少量钉突形成)在非 PLA2R 肾病中也很常见 ➡

IgG 染色
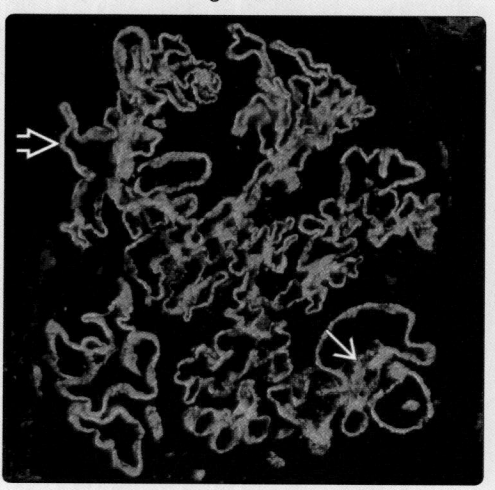

系膜沉积物和 I 期 MN
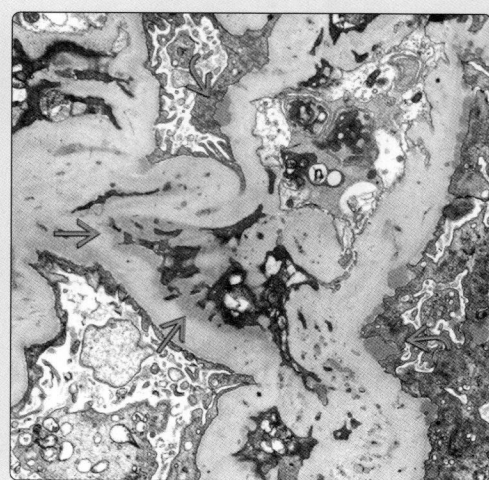

术语

缩写

- 膜性肾病（membranous nephropathy，MN）

定义

- 与潜在疾病、感染或治疗用药有关的 MN

病因学/发病机制

抗体反应

- 对持续数月至数年的微生物、自身抗原、同种抗原或外源性抗原的慢性反应
  - 上皮下沉积物可由原位免疫复合物形成（肾小球抗原）
  - 系膜区免疫复合物可由循环免疫复合物引起
  - 系膜区和上皮下沉积物可由循环抗原"植入"引起

与继发性 MN（非抗 PLA2R 相关）相关的因素

- 慢性感染
  - 梅毒靶抗原：神经元源性神经营养因子（NDNF）
- 恶性肿瘤
- 移植（器官或造血细胞）
  - 干细胞移植中原钙黏蛋白 FAT1
- 结节病
- 膜性（V型）狼疮性肾炎
  - TBM 沉积对狼疮相对特异，但也可见于 IgG4 相关性间质性肾炎
  - 支持狼疮诊断的特征（特异性）
    - 内皮下沉积（96%）、管网状包涵体（90%）、系膜沉积（89%）、C1q 强阳性（88%）
- IgG4 相关 MN
  - 约 1/2 病例合并 IgG4 相关性肾小管间质性肾炎
    - TBM 沉积可能与间质炎症有关
- 其他自身免疫性疾病，如类风湿关节炎

临床特征

表现

- 蛋白尿、肾病综合征、水肿
- 镜下血尿，罕见肉眼血尿
- 肾静脉血栓形成（＜10%）

镜下特征

组织学特征

- PAS 和银染色可见上皮下"钉突"；三色染色可见上皮下沉积物
- 系膜细胞增生（可变的）
- 肾小球毛细血管内循环白细胞增多
  - 与潜在恶性肿瘤或肾静脉血栓形成有关

- 恶性肿瘤相关的肾小球血栓

辅助检查

免疫荧光

- IgG 和 κ、λ 轻链 ± 补体成分沿毛细血管壁呈颗粒状着色
  - MN 上皮下 IgG1 和 IgG2 沉积与癌相关
  - IgG3 是膜性狼疮性肾炎的显性亚类
- 沉积物中假定抗原定植的实例
  - 癌胚抗原
  - 牛血清白蛋白
  - 酶替代物
  - 乙型肝炎
  - 警示：蛋白质可非特异嵌入沉积物中
- TBM 免疫球蛋白沉积常见于狼疮病例

电镜

- 上皮下电子致密沉积物，常见于 I 期和节段性病例
- 系膜区电子致密沉积物
  - 约 70% 见于非 PLA2R1 相关性 MN
  - 约 30% 见于 PLA2R1+MN
- 内皮管网状包涵体
  - 见于 SLE 或病毒感染（如肝炎或 HIV）
- 狼疮病例鲍曼囊和 TBM 出现电子致密沉积物
  - 有报道在大量临床随访中见于非狼疮 MN 病例

鉴别诊断

由抗 PLA2R 自身抗体引起的原发性 MN

- 少数病例可见系膜区沉积物，若为 TBM 沉积物，则可能由狼疮引起
- 部分继发性 MN 与抗 PLA2R 有关

诊断要点

病理解读要点

- PLA2R(+)MN 可发生于乙型肝炎/丙型肝炎、恶性肿瘤、结节病和极少数狼疮中

参考文献

1. Sethi S et al: Hematopoietic stem cell transplant-membranous nephropathy is associated with protocadherin FAT1. J Am Soc Nephrol. 33(5):1033-44, 2022
2. Sethi S: New 'antigens' in membranous nephropathy. J Am Soc Nephrol. 32(2):268-78, 2021
3. Sethi S et al: Semaphorin 3B-associated membranous nephropathy is a distinct type of disease predominantly present in pediatric patients. Kidney Int. 98(5):1253-64, 2020
4. Sethi S et al: Exostosin 1/exostosin 2-associated membranous nephropathy. J Am Soc Nephrol. 30(6):1123-36, 2019
5. Onwuzuligbo O et al: Mercury intoxication as a rare cause of membranous nephropathy in a child. Am J Kidney Dis. 72(4):601-5, 2018
6. Stehlé T et al: Phospholipase A2 receptor and sarcoidosis-associated membranous nephropathy. Nephrol Dial Transplant. 30(6):1047-50, 2015
7. Tomas NM et al: Thrombospondin type-1 domain-containing 7A in idiopathic membranous nephropathy. N Engl J Med. 371(24):2277-87, 2014
8. Alexander MP et al: Membranous glomerulonephritis is a manifestation of IgG4-related disease. Kidney Int. 83(3):455-62, 2013

干燥综合征

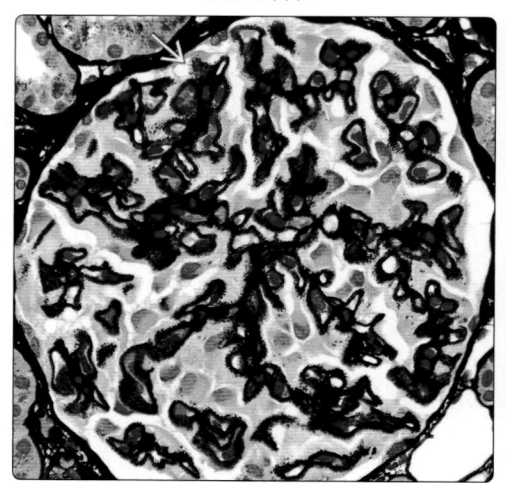

骨髓移植患者 IgG 染色

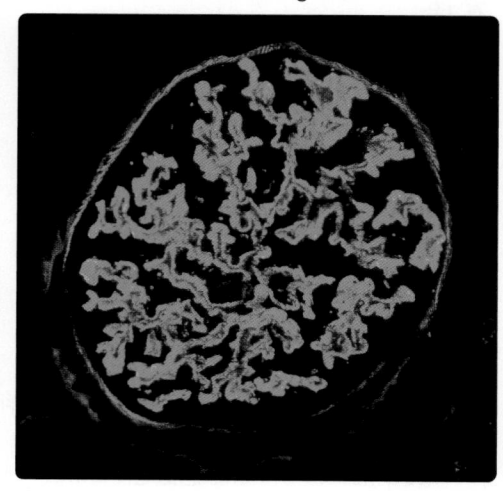

（左）干燥综合征伴 MN 患者，六胺银染色显示所有肾小球毛细血管壁可见不连续的上皮下"钉突"形成 ➡
（右）肾病综合征患者，3 年前曾行骨髓移植，免疫荧光显示 MN 典型的广泛 IgG 颗粒状沉积。注意鲍曼囊呈颗粒状染色。FAT1 是新发现的抗原

肾小球毛细血管血栓

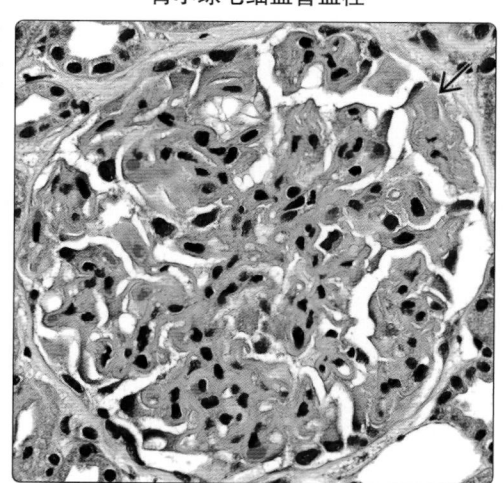

毛细血管内中性粒细胞

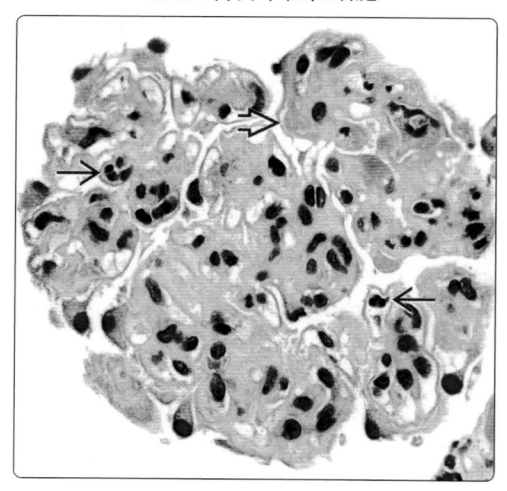

（左）MN 病例 HE 染色显示 GBM 显著增厚，这例肾静脉血栓患者毛细血管内可见肾小球血栓 ➡
（右）结肠癌相关 MN 及肾静脉血栓形成患者，HE 染色显示肾小球毛细血管内可见少量中性粒细胞 ➡ 和小血栓 ➡。这两种特征（中性粒细胞和血栓）都可在肾静脉血栓和恶性肿瘤的临床环境中见到

药物性 MN

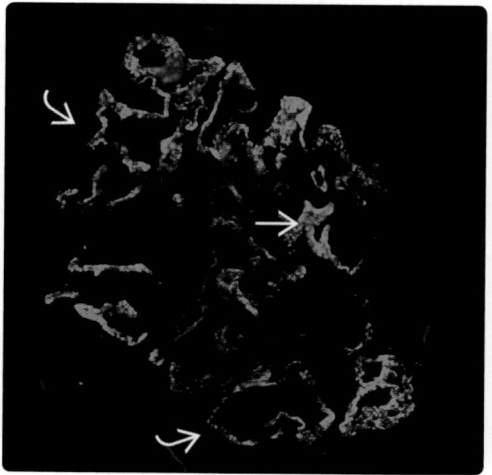

肿瘤相关性 MN

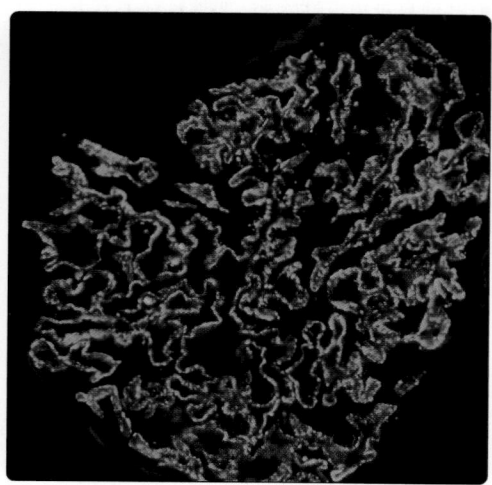

（左）药物引起的 MN，可见节段性肾小球 GBM ➡ 和系膜区 ➡ 颗粒状沉积物。系膜区沉积在非 PLA2R MN 中更为常见
（右）MN 患者，患有肾细胞癌，沉积物似乎局限于 GBM（无系膜区沉积），并含有与 PLA2R1 共定位表达的 IgG4

I 期 MN

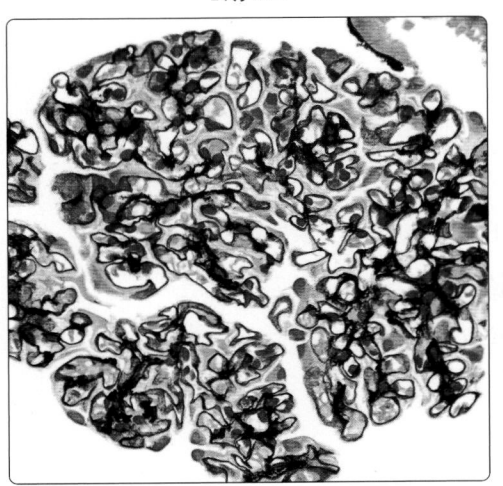

上皮下稀疏沉积物

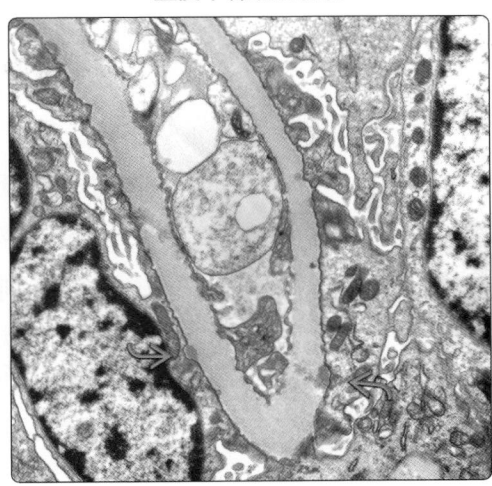

（左）六胺银染色显示肾小球无明显病理异常改变，无明显系膜或毛细血管内细胞增生。早期 MN 在光镜下可类似于微小病变性肾病

（右）药物性 MN 通常为 I 期，伴稀疏沉积物➡，很少或没有 GBM "钉突"形成，如该例青少年因胱氨酸尿症接受 Thiola（硫普罗宁）治疗后出现肾病范围蛋白尿

SLE 内皮细胞管网状包涵体

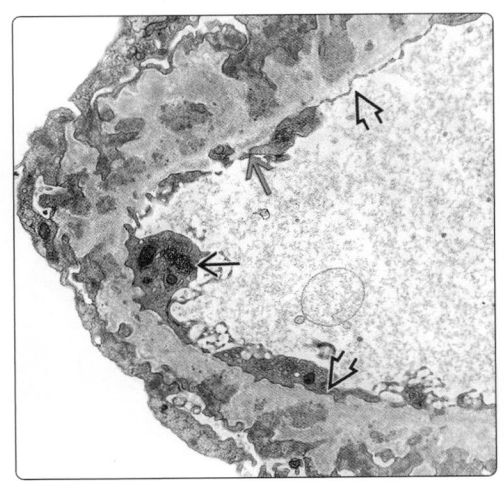

SLE MN 的 C1q 染色

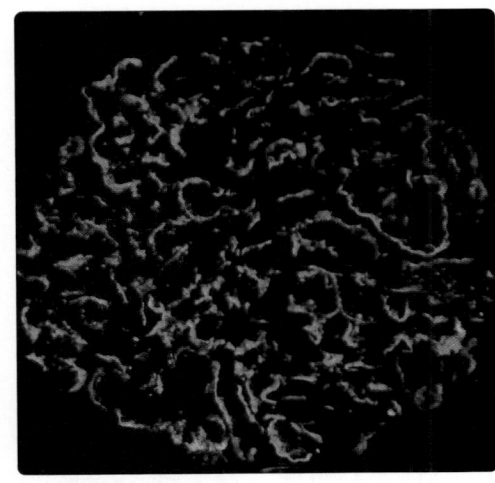

（左）内皮细胞内的管网状包涵体➡、有时可渗入 GBM 内的上皮下沉积物➡和偶尔可见的内皮下沉积物➡，这些均为狼疮性 MN 的诊断线索

（右）临床确诊的狼疮患者，免疫荧光显示肾小球毛细血管壁 C1q 颗粒状染色

沉积物中缺乏 PLA2R1 表达

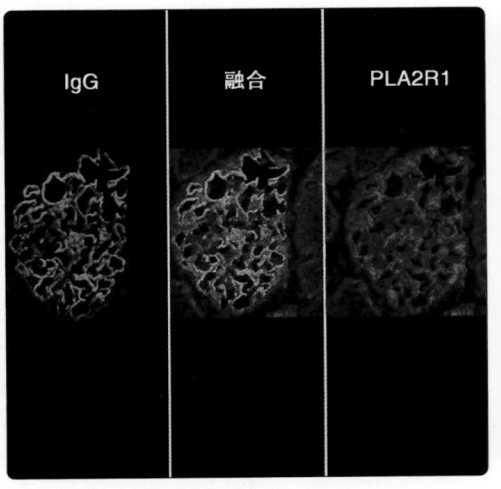

PLA2R1 共表达

（左）免疫荧光双染评估 PLA2R1 在 IgG4 沉积物中的表达。本例融合图像未见提示共表达的黄色区域，MN 病因不明。3 个月后自行缓解

（右）图示 V 型狼疮性肾炎患者 IgG（绿色）和 PLA2R1（红色）双染结果。上排的融合图像显示共表达的黄色区域，表明沉积物中存在 PLA2R1；下排的 TBM 沉积物中无黄色区域。SLE 患者罕见出现 PLA2R1 抗体

（李慧明　译，余英豪　审）

要　点

术语

- 以 MN 和抗 TBM 自身抗体为特征的自身免疫性疾病

病因学/发病机制

- 近端 TBM 48～58kd 非胶原区自身抗原
- 与 GBM 无交叉反应

临床特征

- 年龄：<5 岁
- Fanconi 综合征
- 肾病综合征

镜下特征

- 典型的 MN 特征+间质性肾炎

　○ TBM 增厚
- 近端 TBM 线性 IgG 染色
- IgG 沿 GBM 呈细颗粒状沉积

辅助检查

- GBM 上皮下无定形沉积物 ± 膜"钉突"插入

主要鉴别诊断

- 伴 TBM 免疫复合物沉积的 MN
- 特发性 MN

诊断要点

- MN 后可出现抗 TBM 抗体
- TBM IgG 沉积物呈线性分布
- 沿 TBM 节段性 C3 沉积为常见的偶然发现，属非诊断性

（左）伴有抗 TBM 抗体的 MN 儿童，肾小球见局灶节段细胞增生和基质增多，间质可见灶性球周淋巴细胞浸润（*Courtesy B.Ivanyi, MD.*）

（右）1 岁患儿伴有抗 TBM 抗体的 MN，可见明显上皮下沉积物 ➡ 及"钉突"插入 ➡（*Courtesy B.Ivanyi, MD.*）

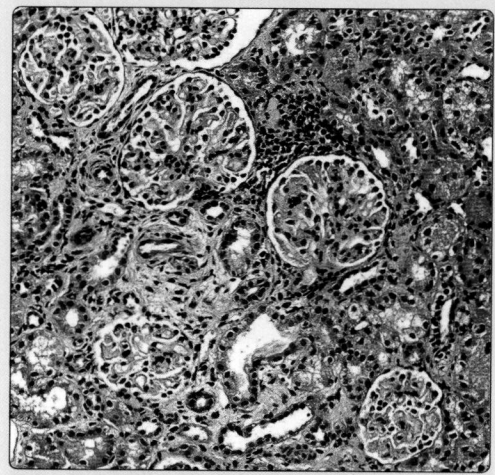

间质炎症

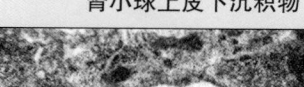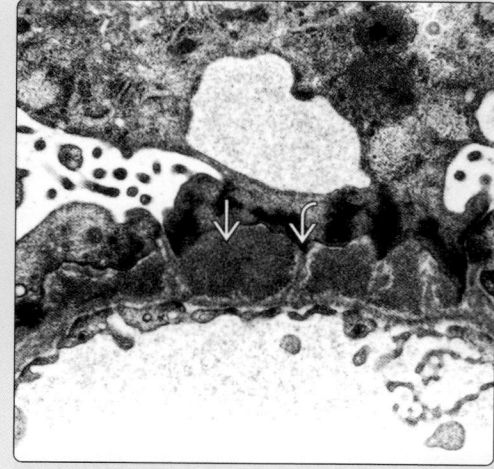

肾小球上皮下沉积物

（左）伴有抗 TBM 抗体的 MN 儿童，近端 TBM 可见 IgG 呈线性染色，同时亦可见 C3 沉积（*Courtesy B.Ivanyi, MD.*）

（右）移植后复发性抗 TBM 病，显示沿 TBM 线性免疫染色 ➡，肾小球系膜区可见颗粒状染色 ➡（*Courtesy B.Ivanyi, MD.*）

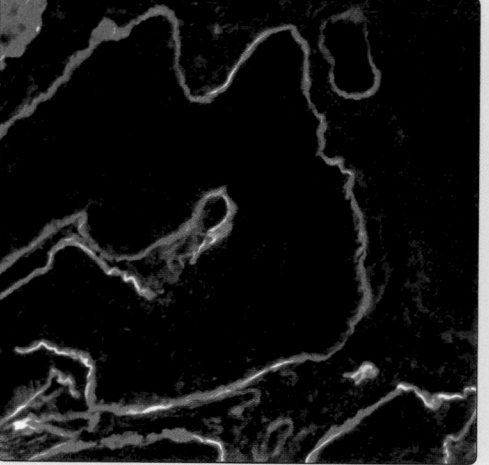

沿 TBM 线性 IgG 染色

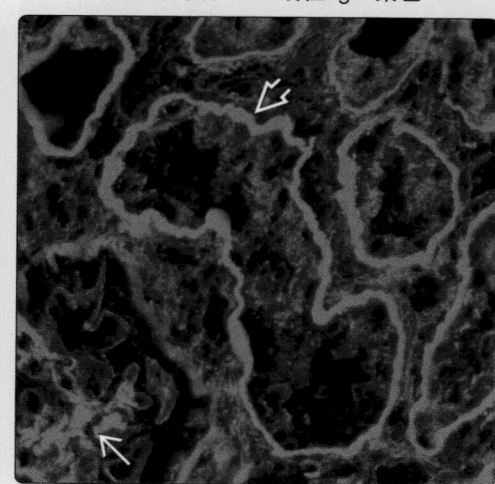

复发病例沿 TBM 线性 IgG 染色

术语

缩写

- 膜性肾病（membranous nephropathy，MN）

定义

- 以 MN 和抗 TBM 自身抗体为特征的自身免疫性疾病

病因学 / 发病机制

TBM 自身抗体

- 近端肾小管 TBM 上 48～58kd 非胶原区 TBM 自身抗原
- 间接免疫荧光法显示与 GBM 无交叉反应
- 抗 TBM 抗体可能为后期的并发症，因为有 1 例年幼的兄弟患有 MN 但没有抗 TBM 抗体

自身抗体在肾小球中形成免疫复合物

- GBM 沉积物中的未知抗原
- 不伴有抗 TBM 的 MN

动物模型

- 豚鼠中的抗 TBM 疾病
  - 无 MN 成分
  - TBM 周围可见明显巨细胞反应
  - 与 MHC 有关的反应
    - 对 XⅢ 菌株易感，而对 Ⅱ 菌株不易感
    - 限制性特发型自身抗体
- 大鼠中的抗 TBM 疾病
  - 病理学与豚鼠相似
  - 抗原与疾病局限于 Brown-Norway（BN）大鼠
    - Lewis 大鼠缺乏抗原，BN 同种肾移植发生病变
- 小鼠中的抗 TBM 疾病
  - 除了抗 TBM 抗体外，T 细胞反应是必需的

临床特征

流行病学

- 发病率
  - 罕见；已报道 11 例（1998）
  - HLA-B7（4/5）和 HLA-DR8（2/5）可能为危险因素
- 年龄
  - <5 岁

表现

- 儿童肾病综合征
- 镜下血尿
- 高血压
- Fanconi 综合征（糖尿、氨基酸尿）
- 腹泻
- 神经和眼部症状

治疗

- 无有效治疗方法
- 已报道 1 例移植受者出现复发

镜下特征

组织学特征

- 典型 MN 特征 + 间质性肾炎
- 肾小球
  - PAS 和银染色显示 GBM 弥漫增厚伴 "钉突" 形成
  - 系膜细胞增生
- 肾小管
  - TBM 增厚
  - 肾小管萎缩
  - 肾小管重吸收滴
- 间质
  - 单个核细胞炎症

辅助检查

免疫荧光

- IgG 沿 GBM 呈细颗粒状沉积
  - IgA、C3、C1q 和 IgM 不同程度表达
- 近端小管 TBM IgG 线性染色 ± 其他成分染色
- 沿 TBM 节段 C3 沉积为常见的偶然发现，属非诊断性

电镜

- GBM 上皮下无定形沉积物 ± 膜 "钉突" 插入
- TBM 增厚而不伴有电子致密沉积物

鉴别诊断

伴 TBM 免疫复合物沉积的 MN

- IgG 沿 TBM 呈颗粒状 vs. 线性沉积

PLA2R1（+）MN

- 无线性沉积物

诊断要点

病理解读要点

- MN 后可出现抗 TBM 抗体

参考文献

1. Watanabe H et al: Polyclonal immunoglobulin G deposition on the tubular basement membrane in a diabetic nephropathy: a case report. Pathol Int. 70(7):463-9, 2020
2. Markowitz GS: Membranous glomerulopathy: emphasis on secondary forms and disease variants. Adv Anat Pathol. 8(3):119-25, 2001
3. Iványi B et al: Childhood membranous nephropathy, circulating antibodies to the 58-kD TIN antigen, and anti-tubular basement membrane nephritis: an 11-year follow-up. Am J Kidney Dis. 32(6):1068-74, 1998
4. Katz A et al: Role of antibodies to tubulointerstitial nephritis antigen in human anti-tubular basement membrane nephritis associated with membranous nephropathy. Am J Med. 93(6):691-8, 1992
5. Butkowski RJ et al: Characterization of a tubular basement membrane component reactive with autoantibodies associated with tubulointerstitial nephritis. J Biol Chem. 265(34):21091-8, 1990
6. Clayman MD et al: Isolation and characterization of the nephritogenic antigen producing anti-tubular basement membrane disease. J Exp Med. 161(2):290-305, 1985
7. Dumas R et al: [Membranous glomerulonephritis in two brothers associated in one with tubulo-interstitial disease, Fanconi syndrome and anti-TBM antibodies (author's transl).] Arch Fr Pediatr. 39(2):75-8, 1982

（李慧明 译，余英豪 审）

要　点

术语

- 足细胞胞质内陷或者突入 GBM，伴基底膜内出现足细胞胞质微球或微管结构

病因学 / 发病机制

- 主要在日本文献中报道
- 常与自身免疫性疾病相关
- 常与肾小球免疫复合物沉积相关
- 某些病例与自身免疫性疾病和免疫沉积没有明确相关性

临床特点

- 亚肾病性蛋白尿；肾病综合征（24%）

光镜

- 肾小球毛细血管壁增厚、管腔圆形开放，类似于膜性肾病

（MN）
- 肾小球可表现正常

辅助检查

- 系膜区及毛细血管壁 IgG、IgA、IgM、C3、C1q 沉积
- 约 30% 患者未发现免疫沉积物
- 足细胞胞质凸起弥漫陷入 GBM 中
- 常有 GBM 不规则增厚

主要鉴别诊断

- 非特异性胞质碎片
- 伴有微球样沉积的 MN
- MN 及其他免疫复合物肾小球肾炎
- 免疫触须样肾小球肾炎，冷球蛋白血症性肾小球肾炎
- Alport 综合征及其他遗传性肾小球疾病
- 局灶节段性肾小球硬化症（FSGS）

（左）足细胞内陷性肾小球病（PIG）的特点为足细胞胞质伸入 GBM 中，形成圆形➡和管状➡的膜结合颗粒（Courtesy S.Wang, MD, PhD.）

（右）PIG 致密层中散在分布众多圆形胞质包涵体➡，同时也可见内皮下重塑，内皮细胞胞质伸入 GBM 中➡（Courtesy S.Wang, MD, PhD.）

足细胞内陷性肾小球病微球形成

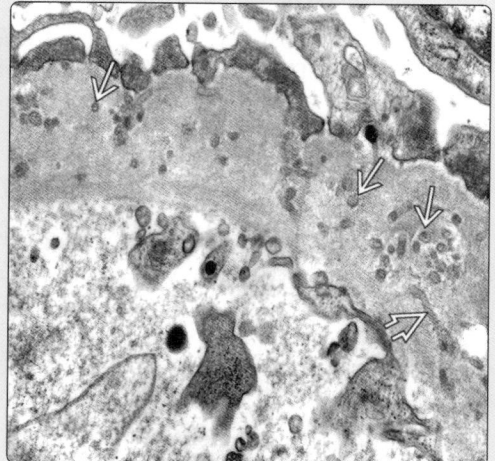

膜内胞质包涵体

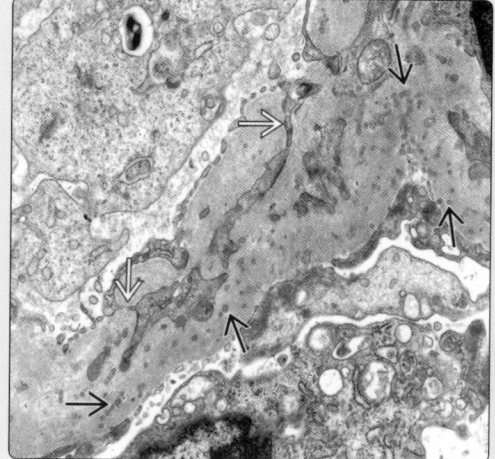

（左）36 岁女性，有系统性红斑狼疮病史，可见 GBM 增厚及膜结合胞质囊泡分布于整个致密层中

（右）49 岁女性 PIG 患者，自体免疫血清学检测阳性，有肾病范围蛋白尿和多关节痛，可见系膜和毛细血管壁 IgM 显性沉积

SLE 的足细胞内陷性肾小球病

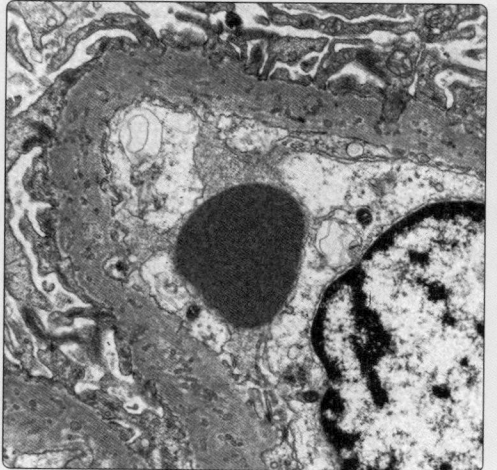

足细胞内陷性肾小球病 IgM 沉积

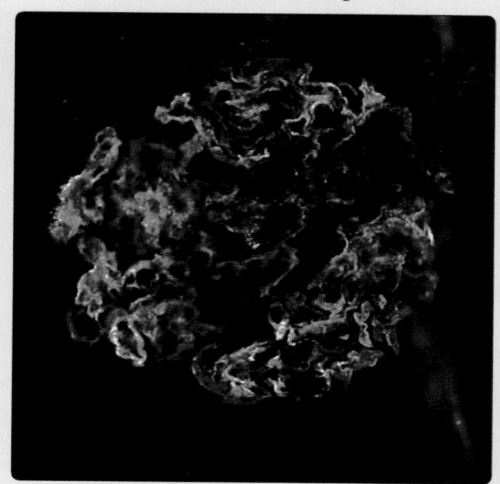

术语

缩写

- 足细胞内陷性肾小球病（podocyte infolding glomerulopathy, PIG）

定义

- 足细胞胞质内陷或伸入 GBM，伴基底膜内出现足细胞胞质微球或微管结构
  - 肾小球损伤的超微结构形式；与蛋白尿和自身免疫性疾病具有临床相关性
  - 尚不清楚是疾病进程还是单纯性损伤模式

病因学/发病机制

特发性罕见疾病

- 主要在日本文献中报道
- 常与自身免疫性疾病相关
  - 狼疮性肾炎、干燥综合征、混合性结缔组织病、类风湿关节炎
  - 自身免疫性甲状腺炎
- 常伴有肾小球免疫复合物沉积
  - 毛细血管壁和系膜区 IgG± 补体沉积
  - 系膜区和上皮下电子致密沉积物
- 一些病例与自身免疫性疾病和免疫沉积物无明显相关性
- 罕见疾病零星文献报道

临床特点

表现

- 年龄范围：20～69 岁；女性多于男性（3.2∶1）
- 亚肾病性蛋白尿；肾病综合征（24%）
- 血尿不常见；约 25% 的患者有高血压

治疗

- 免疫抑制
  - 大多数患者对泼尼松治疗有效；钙调磷酸酶抑制剂、吗替麦考酚酯（MMF）、血管紧张素受体阻滞剂、利尿剂

预后

- 大多数病例可痊愈
- 约 20% 患者有持续性蛋白尿

光镜

组织学特征

- 肾小球
  - 毛细血管壁增厚、管腔圆形开放，类似于 MN
    - 偶见钉突和膜内针孔样改变
  - FSGS
  - 可表现正常

- 肾小管、间质及肾血管呈非特异性改变

辅助检查

免疫荧光

- 系膜区和毛细血管壁可见 IgG、IgA、IgM、C3、C1q 沉积
- 约 30% 患者无免疫沉积物

电镜

- 足细胞胞质突起弥漫陷入 GBM 中
  - 内陷表现为足细胞胞质呈微绒毛样伸入 GBM 中
  - 膜结合微球和微管似乎来源于足细胞胞质
  - 通常有弥漫性足突消失
- GBM 中出现新基底膜层
  - 与足细胞胞质突起有关
  - 新基底膜主要出现在上皮下
  - 常有 GBM 不规则增厚
- 狼疮或其他自身免疫性疾病中可见内皮管网状包涵体

鉴别诊断

非特异性胞质碎屑

- 偶见上皮下或者膜内成簇分布的微球
  - 见于糖尿病肾病、动脉性肾硬化、足细胞病等

膜性肾病伴微球沉积

- 免疫荧光显示 IgG 和补体成分沿毛细血管壁分布
- 成簇的 80～90nm 微球体，伴 Ehrenreich-Churg Ⅰ-Ⅳ 期改变

免疫触须样肾小球肾炎，冷球蛋白血症性肾小球肾炎

- 电子致密沉积物的管状亚结构

诊断要点

临床相关病理特征

- 蛋白尿伴膜内细胞质包涵体 ± 免疫沉积物

病理解读要点

- 不规则增厚的 GBM 中见弥漫性胞质包涵体和足突消失

参考文献

1. Feng Y et al: Podocyte infolding glomerulopathy: a case series report and literature review. J Clin Med. 12(3), 2023
2. Hijazi M et al: Podocyte infolding glomerulopathy after 25years of clinical remission of lupus nephritis in a patient with systemic lupus erythematosus: a case report and review of literature. Clin Case Rep. 10(12):e6756, 2022
3. Ting JA et al: Podocyte infolding glomerulopathy, first case report from North America. Can J Kidney Health Dis. eCollection, 2021
4. Matthai SM et al: Podocyte infolding glomerulopathy (PIG) in a patient with undifferentiated connective tissue disease: a case report. Am J Kidney Dis. 72(1):149-53, 2018
5. Joh K et al: Proposal of podocytic infolding glomerulopathy as a new disease entity: a review of 25 cases from nationwide research in Japan. Clin Exp Nephrol. 12(6):421-31, 2008

（郭文焕 译，余英豪 审）

膜性肾病及其亚型

术语

缩写

- IgA
- IgA 肾病（IgA nephropathy，IgAN）
- IgA 血管炎伴肾炎（IgA vasculitis nephritis，IgAVN）
- 感染相关性肾小球肾炎（infection-related glomerulonephritis，IRGN）
- IBD

定义

- 以显性 IgA 免疫沉积的肾小球肾炎（GN）
  ○ 原发性 IgAN 以系膜 IgA 沉积为主
    - 特发性
  ○ 继发性 IgAN
    - 常见相关包括
      □ 感染、肝硬化、IBD、肿瘤
  ○ IgAV［既往称 Henoch-Schönlein 紫癜（HSP）］有肾脏及肾外血管（皮肤、胃肠道）的 IgA 沉积
  ○ 亚临床 IgAN（无症状 IgAN）
    - 偶然发现肾小球系膜区 IgA 沉积，但疾病的临床表现

流行病学

发病率

- 原发性 IgAN
  ○ 约占美国成人原肾活检的 5%
  ○ 6%～16% 临床上无症状者偶然发现系膜 IgA 沉积
    - 基于供者肾脏和尸检研究
- 在 90 例连续的 IgAN 活检中，11 例（约占 12%）有 IgAV（未发表数据）
- 其他伴有 IgA 沉积的肾小球疾病比较少见
  ○ IgA 显性沉积的感染相关性肾小球肾炎（IRGN）占成人原肾活检的 0.6%

- 在一个系列研究中，伴炎症性肠病的 IgAN 占成人原肾活检 0.06%
- 在一个系列研究中，9% 的 IgAN 活检病例有肝病性肾小球硬化
- 大多数其他病变为小系列病例报道和个案报道

病因学/发病机制

病因学相关性

- 感染：细菌、病毒、真菌、寄生虫
- 肝脏疾病
- 肠道疾病
- 自身免疫性疾病
- 药物
- 肿瘤
- 特发性：原发性 IgAN 和 IgA 血管炎肾小球肾炎

发病机制

- 遗传因素
  ○ 5%～10% 的原发性 IgAN 患者有 IgAN 家族史
  ○ 通过全基因组关联研究发现易感位点；MHC 和其他免疫应答位点
  ○ 补体缺陷
    - C2 和 C4 缺陷 IgAV 发病率增加
    - 补体 H 因子相关蛋白缺失对 IgAN 有保护作用
- IgA 异常糖基化和免疫应答
  ○ IgA 铰链区半乳糖缺陷（Gd-IgA1）
  ○ 自身抗体与 Gd-IgA1 反应伴免疫复合物形成
    - 细菌性 Tn 抗原可能的分子模态
  ○ 门静脉系统分流在肝病相关性 IgAN 中发挥重要作用
- 诱发或触发因子
  ○ 单纯系膜区 IgA 沉积不一定造成肾小球损伤
  ○ 二次打击对于肾小球肾炎的发展可能是必需的，例如感染或其他环境抗原暴露
  ○ 肾小球中的细菌和病毒抗原

IgAN

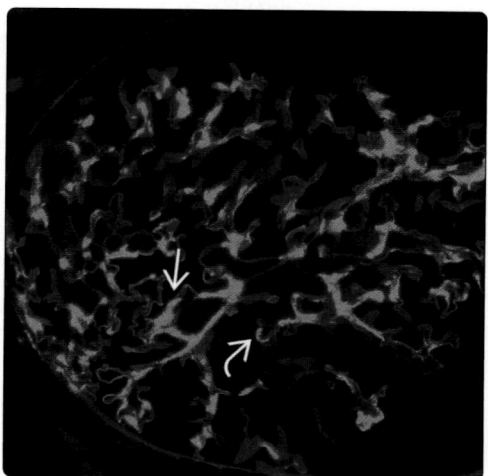

IgAN 伴节段硬化

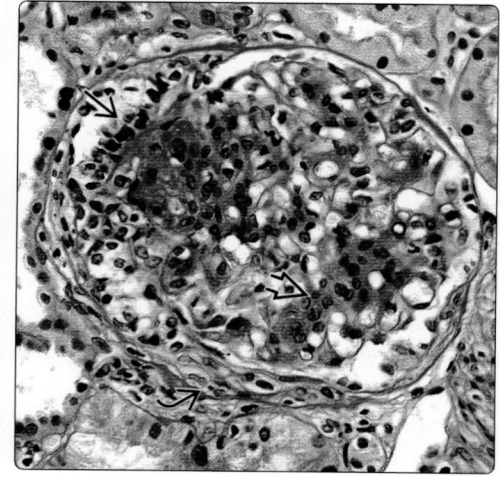

（左）原发性 IgAN 患者，系膜区球性➡和节段性毛细血管壁➡明亮颗粒状 IgA 沉积，这些部位沉积与一系列的光镜下病理改变相关。该病例为特发性 IgAN

（右）男性 IgAN 患者，可见节段性肾小球硬化➡伴系膜细胞增生➡，足细胞呈"竖碑"样，可见一小型纤维细胞性新月体➡。患者有银屑病病史

- – 原发性 IgAN 或 IgAV 中无单一微生物或抗原
- – IgA 显性 IRGN 和原发性 IgAN 中存在葡萄球菌抗原
  - □ 金黄色葡萄球菌超抗原可能在 T 细胞介导的 B 细胞活化中发挥作用
  - □ 金黄色葡萄球菌抗原在 FcaR 阻断中可能发挥作用
- 机制
  - 免疫复合物介导的肾小球肾炎
  - 伴 IgA 沉积的血栓性微血管病（TMA）
  - 单克隆 IgA 沉积
- 原发性 IgAN：免疫复合物介导的肾小球肾炎与下列因素有关
  - 感染或其他环境因素触发
  - IgA 免疫反应异常
  - 循环系统免疫复合物清除障碍
  - IgA 免疫复合物系膜区沉积
    - – 也可能原位形成
  - 肾小球补体激活和炎症
    - – 旁路途径：C3（和 P 因子）沉积
    - – 约 10% 为经典途径：C3、C1q 和 C4d 沉积
      - □ 除 IgA 外还常有 IgM 或 IgG 沉积
    - – 约 30% 为凝集素途径：C3 和 C4d 沉积
- 继发性 IgAN：免疫复合物介导肾小球肾炎
  - IgA 显性 IRGN
  - 肝病性肾小球硬化
  - 其他继发原因的特征与原发性 IgAN 无法区分
  - 致病因素去除后，肾病可部分或完全缓解
- 其他潜在的免疫介导肾小球肾炎
  - 与抗肾小球抗血管内皮细胞生长因子（VEGF）和抗表皮生长因子受体（EGFR）毒性相关的肾小球 TMA
    - – 独特的毛细血管壁 IgA 沉积
  - 单克隆 IgA 沉积相关肾小球病
    - – B 细胞和/或浆细胞克隆性增生导致副蛋白分泌
      - □ 具有肾脏意义的单克隆丙种球蛋白病
    - – 单克隆蛋白在肾小球沉积刺激细胞增生、补体激活和基质沉积

镜下特征

免疫荧光染色模式和诊断

- 系膜区颗粒状免疫沉积物
  - 原发性 IgAN、多数继发性 IgAN、IgAV、增生性肾小球肾炎伴单克隆 IgA 沉积
  - 可见于 IgA 显性 IRGN 活动期和缓解期
  - 在原发性 IgAN 和 IgAV 病例中，通过单克隆抗体 KM55 检测 Gd-IgA1 沉积，有助于与其他原因引起的 IgA 沉积相鉴别
- 系膜区和毛细血管壁颗粒状免疫沉积物
  - 原发性 IgAN、IgAV 肾小球肾炎
    - – 系膜区 + 内皮下沉积，上皮下沉积较少见
  - IgA 显性 IRGN
    - – 系膜、内皮下、膜内和上皮下沉积 ± 驼峰

- 肝病性肾小球硬化
  - – 显著内皮下免疫沉积物
- 单克隆 IgA 相关肾小球病
- 抗 VEGF/EGFR 相关 TMA 伴内皮下 IgA 沉积
- 冷球蛋白血症样沉积（透明血栓 ± "白金耳" 样增厚）
  - 金黄色葡萄球菌感染中 IgA 显性 IRGN 伴冷球蛋白样沉积
- 线状 IgA 沉积
  - IgA 抗 GBM 肾小球肾炎
  - α 重链病（通常也有系膜区沉积物）

与原发性 IgAN 无法区分的继发性 IgAN

- 一些 IgA 显性 IRGN
- 与肠道及自身免疫性疾病相关的 IgAN
- 与肿瘤相关的 IgAN

IgAV 和 IgAN

- 肾活检形态学表现相似
- IgAV 中新月体或血管炎性病变更常见

有特定特征的继发性 IgAN

- IgA 显性 IRGN
  - 最常见于金黄色葡萄球菌感染
    - – 发生于感染活动期（围感染期）
    - – 一些病例可能确实在感染后发生
    - – 系膜区和毛细血管壁免疫复合物沉积
  - 活动期表现为渗出性肾小球肾炎 ± 新月体
  - 常伴有不明原因的急性肾小管损伤
  - 缓解期可仅有轻度系膜改变
  - 毛细血管壁沉积物
    - – 免疫荧光染色 C3＞IgA 沉积，上皮下驼峰为特征性
- HIV 感染相关 IgAN
  - 形态学与原发性 IgAN 相似
  - 内皮细胞中见管网状包涵体
    - – 核颗粒状转化、核小体和圆柱形对侧池
  - 肾小球中可检测到 HIV p24 抗原
- 肝病性肾小球硬化
  - IgA 沉积与肝硬化相关
  - 可能需要二次打击，如细菌感染等才能出现临床疾病
  - 免疫荧光染色见毛细血管壁 IgA 和 C3 沉积
  - 电镜下见内皮下电子致密沉积物
    - – 系膜区和上皮下沉积物少见
  - 电镜见特征性脂质囊泡
- IgA 抗 GBM 肾小球肾炎（非常罕见）
  - 新月体性肾小球肾炎伴 IgA 沿 GBM 呈线性沉积
- 单克隆 IgA 沉积相关性肾病
  - 3%～9% 的原发性 IgAN 见 IgA-λ 沉积，无 κ 沉积
  - α 重链沉积病
    - – 结节性肾小球硬化，常伴新月体形成
    - – 不伴轻链沉积的单型性 IgA 沉积
      - □ GBM 内疏松层、系膜、TBM、血管

伴 IgA 沉积的肾小球疾病

分类	疾病	病因相关性
原发性 IgAN		
	特发性 IgAN	特发性
	特发性 IgAN 伴罹患疾病	ANCA GN、MCD、膜性肾病、糖尿病肾病、血栓性微血管病
	复发性 IgAN	移植肾特发性 IgAN 复发
IgAVN		
	IgAVN（Henoch-Schönlein 紫癜性 GN）	特发性；与 IgAN 危险因素相同
与系统性疾病相关 IgAN（继发性）		
感染	IgA 显性 IRGN	金黄色葡萄球菌、表皮葡萄球菌、大肠埃希菌
	IgA 型冷球蛋白血症性 GN	葡萄球菌、球孢子菌
	IgAN 伴其他感染	HIV、EBV、空肠弯曲杆菌、艰难梭菌、肺炎支原体、麻风分枝杆菌、血吸虫、弓形体
肝脏疾病	肝病性 IgAN	肝硬化/门静脉高压症
肠道疾病	克罗恩病、乳糜泻	沉积物中可存在肠源性 IgA1；胃肠道疾病治疗后可缓解
自身免疫性疾病	类风湿和血清阴性脊柱炎	
	结节性红斑，疱疹性皮炎，银屑病	
	葡萄膜炎和巩膜炎	
肿瘤	IgAN 伴肿瘤	肺和肾细胞癌；淋巴瘤
药物毒性	伴 IgA 沉积的血栓微血管病	抗 VEGF：贝伐珠单抗 抗 EGFR：西妥昔单抗
单克隆 IgA 沉积		
	伴单型性 IgA-λ 沉积的特发性 IgAN α 重链沉积病 IgA PGNMID IgA Ⅰ型冷球蛋白血症性 GN 免疫触须样 GN 纤维样 GN 抗 GBM GN 伴单型性 IgA 沉积	3%～9% 的特发性 IgAN B 细胞淋巴瘤
轻微或偶发 IgA 沉积		
	其他伴 IgA 沉积 GN	狼疮性肾炎、感染后 GN、免疫复合物 MPGN
	无症状 IgA 沉积	未知

ANCA，抗中性粒细胞胞质抗体；GN，肾小球肾炎；IgAN，IgA 肾病；IgAV，IgA 血管炎伴肾炎；IRGN，感染相关性肾小球肾炎；PGNMID，增生性肾小球肾炎伴单克隆免疫球蛋白沉积。

○ 增生性肾小球肾炎伴单克隆 IgA 沉积
- 系膜或膜增生性肾小球肾炎伴单型性 IgA 毛细血管壁和系膜区沉积
  □ KM55 可（−）；Gd-IgA 缺失
○ IgA 型 Ⅰ 型冷球蛋白血症性肾小球肾炎
- 透明血栓单型性 IgA 阳性；管状亚结构
○ 免疫触须样和纤维样肾小球病
- 沉积物具有管状或纤维样亚结构；IgA-κ/λ 染色阳性
○ 单型性 IgA 抗 GBM 病
- 与Ⅳ型胶原 α1 和 α2 链反应的单型性 IgA1-κ
● 药物性肾毒性：抗 VEGF 和抗 EGFR 药物
○ TMA 伴内皮下 IgA 沉积
○ 罕见使用抗 VEGF 和抗 EGFR 的报道

参考文献

1. Liu L et al: Genetic regulation of serum IgA levels and susceptibility to common immune, infectious, kidney, and cardio-metabolic traits. Nat Commun. 13(1):6859, 2022
2. Ravipati P et al: Clinicopathologic significance of predominant lambda light chain deposition in IgA nephropathy. Kidney Int Rep. 7(11):2462-73, 2022
3. Chang S et al: The role of immune modulation in pathogenesis of IgA nephropathy. Front Med (Lausanne). 7:92, 2020
4. Andeen NK et al: IgA-dominant glomerulonephritis with a membranoproliferative pattern of injury. Hum Pathol. 81:272-80, 2018
5. Saha MK et al: Secondary IgA nephropathy. Kidney Int. 94(4):674-81, 2018
6. Satoskar AA et al: Staphylococcus infection-associated GN - spectrum of IgA staining and prevalence of ANCA in a single-center cohort. Clin J Am Soc Nephrol. 12(1):39-49, 2017
7. Vignon M et al: The clinicopathologic characteristics of kidney diseases related to monotypic IgA deposits. Kidney Int. 91(3):720-8, 2017

IgA IRGN

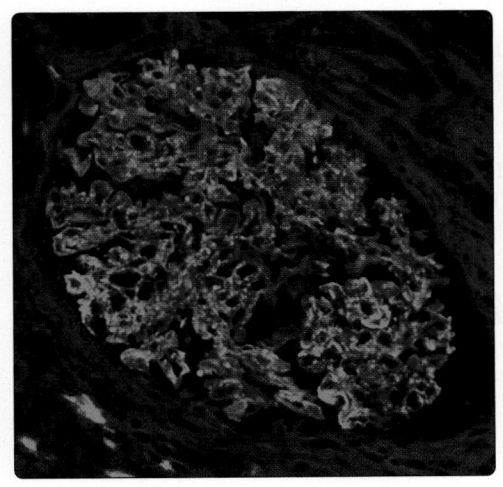

IgA IRGN 中性粒细胞

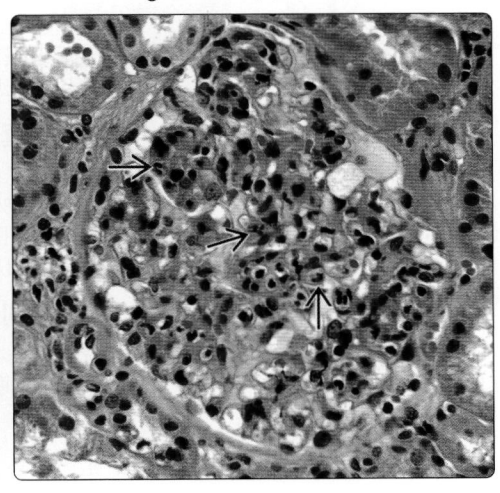

（左）IRGN 病例，肾小球系膜区和毛细血管壁见粗颗粒样 IgA 沉积。患者为 75 岁髂动脉移植术后金黄色葡萄球菌感染患者，血清肌酐 442μmol/L

（右）93 岁男性化脓性关节炎患者，肾活检显示毛细血管内细胞增生伴大量中性粒细胞浸润➡️，免疫荧光显示肾小球系膜区和毛细血管壁大量粗颗粒样 IgA 和 C3 沉积

IgA（＋）透明血栓

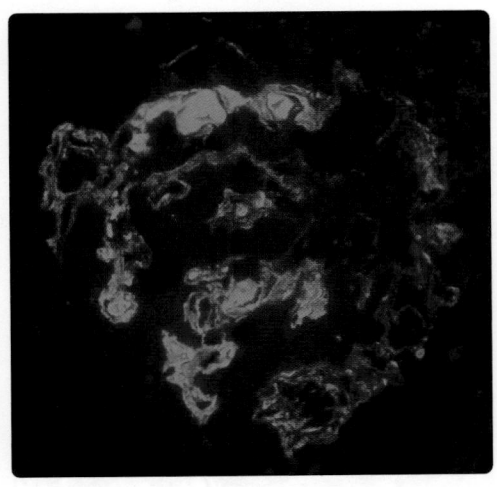

IgA IRGN 透明血栓

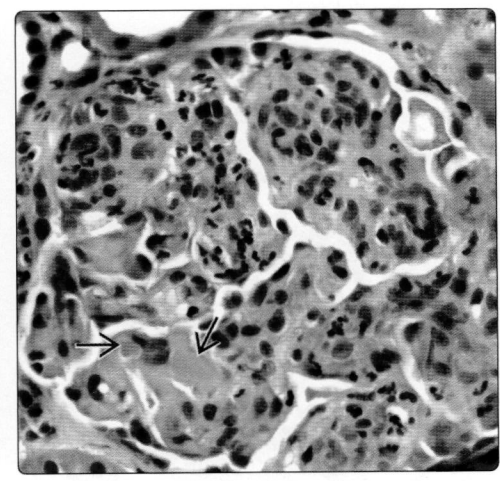

（左）IgA IRGN 伴有冷球蛋白样透明血栓，其毛细血管内透明血栓 IgA 染色强阳性。患者 75 岁男性，足部溃疡伴金黄色葡萄球菌感染（Courtesy M.Khalighi, MD.）

（右）IgA IRGN 见毛细血管内细胞增生，中性粒细胞渗出和冷球蛋白样透明血栓➡️。患者 75 岁男性，足部溃疡伴金黄色葡萄球菌感染，血清冷球蛋白阳性（Courtesy M.Khalighi, MD.）

肝病性肾小球硬化 IgA 沉积

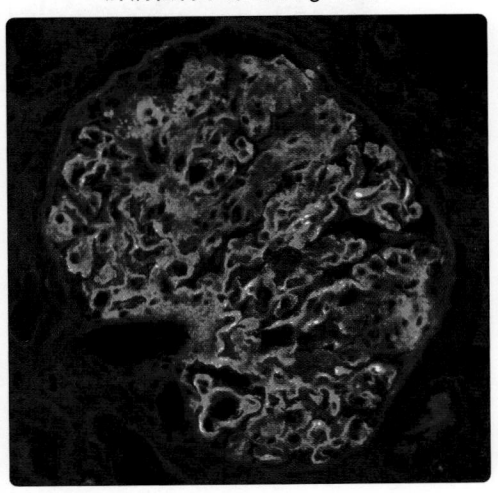

肝病性肾小球硬化

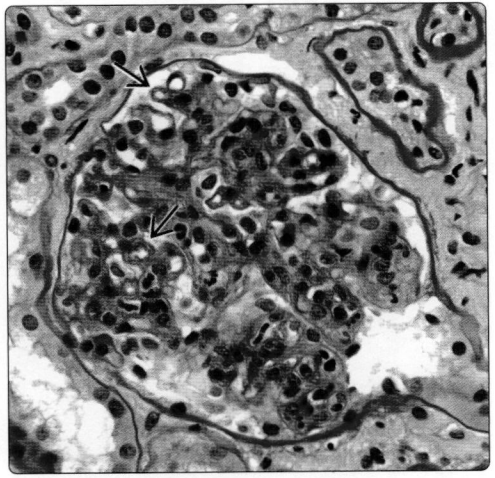

（左）57 岁女性，肝病性肾小球硬化患者，有酒精性肝硬化病史，可见肾小球毛细血管壁和系膜区 IgA 颗粒状沉积，C3 沉积分布和强度与其相似

（右）肾小球损伤呈膜增生性模式，伴分叶状和中性粒细胞增多，并见节段性双轨➡️。患者女性 57 岁，有酒精性肝硬化病史

（郭文焕 译，余英豪 审）

要 点

术语

- 在没有全身疾病的情况下，以显性或共显性系膜区 IgA 沉积的肾小球肾炎

病因学 / 发病机制

- 遗传因素约 20 个独立位点（约 7% 的风险）
- IgA1 的异常糖基化
- 半乳糖缺失性 IgA1 自身抗体

临床特征

- 全球最常见的肾小球肾炎原因
- 亚洲 > 美国 / 欧洲 > 非洲
- 临床病程多变
- 约 30% 进展至 ERSD
- 约 30% 移植后复发

镜下特征

- 一般表现：系膜细胞增生（局灶或弥漫）和 FSGS

- 常见表现：局灶节段性毛细血管内细胞增生和新月体形成
- 随疾病进展出现肾小管萎缩 / 间质纤维化

辅助检查

- 免疫荧光：IgA 系膜区沉积（100%）
  - C3（90%）、IgG（20%～30%）、IgM（50%）、C1q（<10%）
- 电镜：系膜区无定形电子致密沉积物
  - 偶见内皮下沉积物

主要鉴别诊断

- IgA 血管炎（HSP）
- IgA 显性感染相关性肾小球肾炎

分级

- 牛津分类：系膜细胞增生（M）、节段性肾小球硬化（S）和肾小管萎缩 / 间质纤维化（T）为独立预后因素

系膜细胞增生

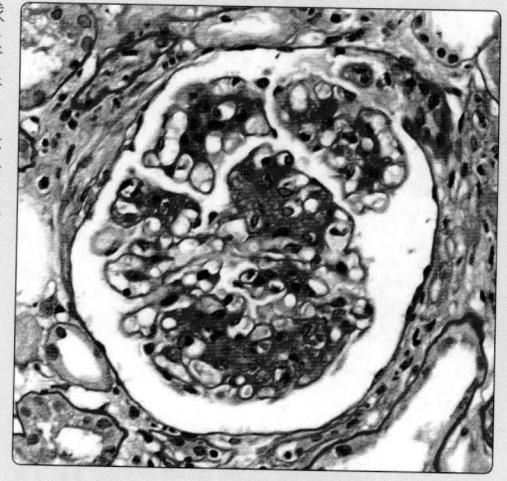

节段肾小球硬化

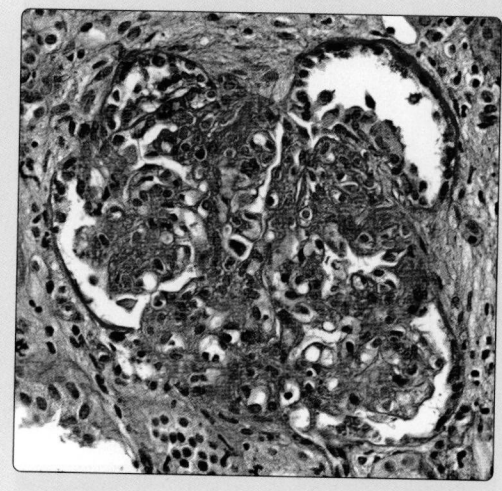

（左）PAS 染色显示肾小球系膜细胞增生（1 个周围系膜区 >3 个系膜细胞核），系膜基质明显增多

（右）PAS 染色肾小球显示多灶性主要位于外周的节段性硬化病变，毛细血管腔被基质堵塞，并与鲍曼囊粘连。节段性硬化见于约 70% 的 IgAN 活检病例

系膜区 IgA 沉积

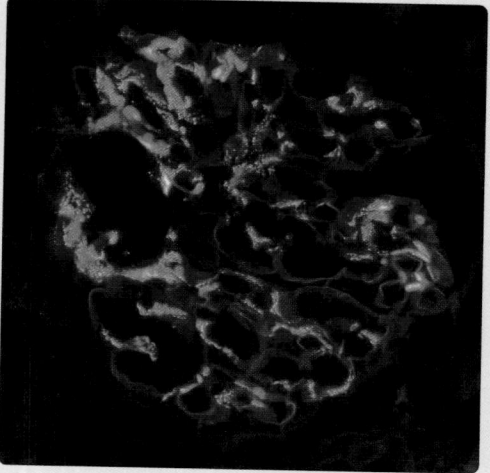

无定形系膜区沉积物

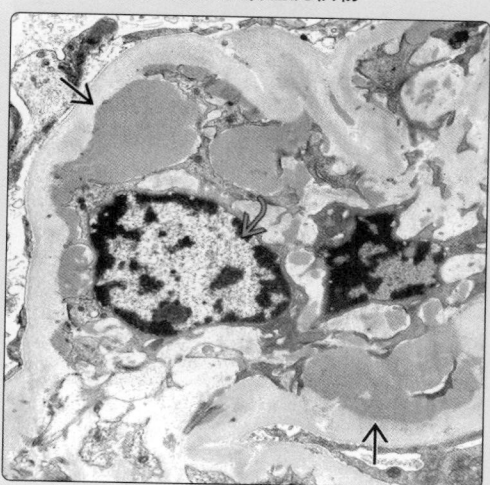

（左）免疫荧光显示明显的 IgA 沉积，为典型的 IgAN。事实上，IgAN 就是以 IgA 显性肾小球沉积所定义的，系膜区沉积呈现类似树枝状的图案

（右）IgAN 中系膜区电子致密沉积物普遍存在 ➡，沉积物没有亚结构，通常位于 GBM 下方，可穿过系膜并与系膜细胞紧密关联 ➡

术语

缩写

- IgA 肾病（IgA nephropathy，IgAN）

定义

- 在没有全身疾病的情况下，以显性或共显性系膜区 IgA 沉积的肾小球肾炎
  - 由 Berger 和 Hinglais 最早描述（1968）

病因学/发病机制

遗传因素

- 约 10% 的患者有肾炎家族史
- 全基因组关联分析（GWAS）中，应用单核苷酸多态性（SNP）分析揭示多个易感位点
  - MHC 位点具有最强信号：6q21（HLA/DRB1，HLA/DRB1；PSMB9/TAP1；HLA/DAP1，HLA/DPB2）；CFHR1/CFHR3（1q32）和 HORMAD2-MTMR3（22q12）
    - 位点解释了 4%～7% 的疾病变异与地理分布相关
    - CFHR3/CFHR1 风险等位基因缺失并具有保护性
      □ 血清补体因子 H（CFH）和 C3 升高
      □ 肾小球 C3 降低
    - 其他风险位点：17p13（a-防御素基因簇）和 8q23（TNFSF 编码 APROL），16p11（ITGAM/ITGAX），1p13（VAV3）和 9q34（CARD9）
- 血清半乳糖化不良的 IgA1 水平升高
  - IgAN 患者血清半乳糖化不良的 IgA1［半乳糖缺陷 IgA1（GD-IgA1）］水平增高
    - GD-IgA1 为黏膜表面产生的正常 IgA1 的 O-糖基化形式
    - IgAN 肾小球沉积物中含有 GD-IgA1
  - GD-IgA1 遗传率：约 75%
    - 高达 1/2 IgAN 患者一级亲属血清 GD-IgA1 水平增高
    - GD-IgA1 水平为疾病进展的独立危险因素
  - IgAN B 细胞的体外固有特性
- 常染色体显性遗传 IgAN
  - 西西里家族 SPRY2 突变
    - 突变导致 MAPK/ERK1/2 信号通路抑制

异常 IgA 反应

- 对黏膜抗原过度的全身性 IgA 反应
- 给予无谷蛋白饮食的 IgAN 患者 IgA 复合物、血尿和蛋白尿降低

抗 GD-IgA1 自身抗体

- GD-IgA1 充当自身抗原
- IgG 或 IgA 自身抗体同 GD-IgA1 的 N-乙酰半乳糖胺（GalNAc）抗原表位相结合
  - GD-IgA1 特异性自身抗体与疾病活动性和进展有关
  - GD-IgA1 免疫复合物沉积在肾小球内
    - GD-IgA1 同系膜细胞表面的 CD71（转铁蛋白受体）相结合
- 疾病进展涉及 IgA 和系膜细胞之间相互作用和细胞因子水平升高
  - IgA/抗 IgA 抗体复合物刺激系膜细胞增生
  - 系膜细胞活化产生细胞因子导致足细胞损伤

补体系统

- C3 几乎与 IgA 同时存在（约 90%）
- 伴有经典补体途径、旁路途径或者凝集素途径成分

进行性肾损伤相关因素

- 肾小球内皮下 IgA 沉积
- 肾小球 IgG 阳性
- 凝集素途径激活（肾小球甘露聚糖结合凝集素和 Cd4 阳性）
- 补体旁路途径紊乱（肾小球内 H 因子降低和 CFHR1 和 CFHR5 升高）
- 肾小球炎症（毛细血管内细胞增生，肾小球巨噬细胞和细胞性新月体增多）
- 足细胞损伤（节段性肾小球硬化伴足细胞肥大和/或顶端型病变）
- 高滤过性损伤伴肾小球增大
- 肾小管间质炎症与间质纤维化/肾小管萎缩相关

临床特征

流行病学

- 发病率
  - 全球最常见的肾小球肾炎
    - 在美国年发病率为 10/100 万
    - 占欧美 ESRD 的 1%～3%
  - 活检患病率：美国（5%），欧洲（15%），日本（30%）
  - 亚临床肾小球 IgA 沉积
    - 6%～16% 的移植供肾活检见肾小球 IgA 沉积（通常无 C3 和 IgG 沉积）
    - 尚不清楚系前驱现象还是偶然现象
  - 老年人因抗凝药物使用增多导致诊断增加
- 年龄
  - 年龄跨度大（1～65 岁）；出现症状的高峰年龄：20～30 岁
- 性别
  - 欧美男女比例 2：1；东南亚为 1：1
- 种族
  - 亚洲人＞白种人＞黑种人
  - 亚裔患者存在更易发生活动性组织学病变和进展为 ESRD 的风险因素（HR=1.56）

表现

- 镜下血尿（88%）、肉眼血尿（43%）、高血压（25%）
- 蛋白尿
  - 肾病范围蛋白尿（10%）；＞1g/d 蛋白尿（47%）
- 无症状泌尿道异常（40%）
- 腰部或腹部疼痛（30%）
- 急性肾衰竭（7%）
- 慢性肾衰竭、血栓性微血管病（TMA）

实验室检查

- 总 IgA 升高（50%）

- GD-IgA1 升高
- IgG 和抗 GD-IgA1 的 IgA 自身抗体
- 补体水平正常

治疗

- 推荐方案因临床情况而异
  - 轻微泌尿道异常：对高血压和进展（蛋白尿升高；GFR 降低）进行随访
  - 蛋白尿：优化 RAAS 阻断剂，若尿蛋白持续＞1g/d 考虑使用糖皮质激素
  - 肾病综合征：糖皮质激素；一些患者有 MCD 伴偶发性 IgA 沉积
  - 急进性肾小球肾炎：若为细胞性新月体，使用糖皮质激素/免疫抑制剂（CS/IS）
- 根据组织学指导治疗
  - 重复肾活检研究：毛细血管内细胞增生、坏死和新月体，采用 CS/IS 治疗有效
  - 回顾性研究：毛细血管内细胞增生和新月体患者使用 CS/IS 治疗预后较好
  - 缺乏前瞻性随机对照研究（RCT）数据
- 鱼油：低质量有效证据；与 RCT 结果有矛盾
- 扁桃体切除术：低质量证据建议不推荐扁桃体切除术
  - 1 794 例患者荟萃分析显示扁桃体切除术后缓解 3.4 倍，但缺少 RCT 证据

预后

- 10 年肾存活率约 80%
- 依病理与临床特征而异
  - 92% 患者肌酐正常且尿蛋白≤0.5g/d
    - 不用 CS/IS 治疗，肾功能可保留超过 20 年（肌酐上升＜50%）
  - 儿童肾存活率更高
    - 68% 轻微肾小球异常患者近 10 年无复发缓解
  - 矛盾的是，复发性肉眼血尿患者 20 年肾存活率（91%）比孤立性肉眼血尿（64%）或无肉眼血尿（57%）患者更高
- 有自发性缓解报道
  - 20% 的肾病综合征患者（可能为 MCD）
- 进展为 ESRD 的独立临床预测因素
  - eGFR 降低、严重蛋白尿、高血压
- 进展的独立组织学预测因素
  - 牛津分类 M1、S1、T1/2 和 C2 为肾功能更快速丢失和/或进展为 ERSD 的独立相关因素，与治疗无关
  - 牛津分类 E1 和 C1 可预测没有接受 CS/IS 治疗患者的进展
  - 牛津分类 M1 和 E1 可预测轻微蛋白尿患者向＞1g/d 蛋白尿的进展
- 约 30% 的患者移植后复发
  - 因复发导致移植肾 10 年失功率为 4%～5%
  - 持续糖皮质激素治疗可降低临床复发率

镜下特征

组织学特征

- 肾小球

- 肾小球病理特征多变；组织学病变常因临床特征而有所不同
- 通常表现为系膜细胞增生；约 30% 的肾活检中呈弥漫分布（＞50% 肾小球）
  - 3μm 厚切片中，每个周围系膜区存在≥3 个系膜细胞核（不要邻近血管极）
  - 系膜细胞增生需在 PAS 染色切片中评估（不是 HE 切片）
- 毛细血管内细胞增生（10%～40% 的活检）
- 纤维蛋白样坏死（＜10% 的活检）
- 细胞/纤维细胞性新月体（10%～40 的 % 活检）
- 节段性肾小球硬化常见（约 75% 的活检）
  - 三种机制：高滤过性损伤伴门周节段性硬化；瘢痕性炎症/坏死性病变；类似原发性 FSGS 的足细胞病
  - 足细胞病特征（足细胞肥大、顶端病变）与未接受 CS/IS 治疗患者的快速进展有关
- 球性肾小球硬化
- 肾小球体积增大（与肥胖有关）
- GBM 双轨（＜10% 肾活检标本）
- 10% 组织学正常（与微量或无蛋白尿相关）
- 肾小管和间质
  - 肾小管萎缩/间质纤维化
  - 间质炎症，主要为单个核细胞浸润
    - 炎症程度和间质巨噬细胞数量与肾小管萎缩/间质纤维化相关
  - 红细胞（RBC）管型多少不一，可非常显著
- 血管
  - 动脉硬化（动脉弹力纤维增生）和与慢性高血压相关的微动脉透明变性
  - 5%～50% 的活检标本可见急性或慢性 TMA
    - TMA 与急进性（恶性）高血压相关
    - 在无高血压情况下，IgAN 和 TMA 之间相关性具有争议

辅助检查

免疫荧光

- 系膜区 IgA 显性或共显性染色（100%）
  - 约 15% 外周毛细血管壁节段颗粒样沉积
  - λ＞κ（64%）
    - 偶尔仅 λ（3%）
  - IgG（20%～30%）、IgM（约 50%）、C3（约 90%）
  - C1q 不常见（＜10%）
  - 系膜区纤维蛋白原/纤维蛋白（30%～70%）
- 毛细血管壁 IgA 或 IgG 沉积与系膜和毛细血管内细胞增生有关
- 重复肾活检
  - 免疫抑制剂临床治疗有效后，大多数患者 IgA 和 C3 强度降低
  - 治疗后活检研究显示，20% 经甲基泼尼松或泼尼松±硫唑嘌呤治疗的患者 IgA 沉积消失

电镜

- 系膜区电子致密沉积物

- ○ 系膜区和系膜旁区（100%）
- ○ 内皮下沉积（11%）
- ○ 上皮下沉积（6%）
- ○ 膜内沉积（2%）
- ○ 上皮下驼峰状沉积罕见
- ○ 免疫沉积物未见亚结构
- GBM 异常常见
  - ○ 40% 的病例有 GBM 变薄
  - ○ 可有巧合性（或协同性）薄基底膜肾病
- 足细胞
  - ○ 足突广泛消失伴重度蛋白尿
  - ○ 可由于微小病变性肾病
- 系膜
  - ○ 细胞增生
  - ○ 基质增多

免疫组化

- 30%～38% 由系膜区 C4d
  - ○ 为 20 年肾存活率下降的独立危险因素（28% vs.85%）

鉴别诊断

IgA 血管炎（Henoch-Schönlein 肾炎）

- 无法通过肾活检鉴别（约 1% 患者肾脏有血管炎）
- 临床证据在诊断中至关重要：皮疹、关节炎、腹痛或胃肠道出血

家族性 IgA 肾病

- 通过活检无法鉴别
- 预后较差（15 年肾存活率为 36%）

狼疮性肾炎

- 免疫荧光显示 IgA 伴有"满堂亮"（IgG、IgM、C3、C1q）染色模式
- 几乎所有狼疮性肾炎显示 IgG 比 IgA 和 C1q 呈更明亮的染色

感染后肾小球肾炎（IgA 沉积为主）

- 显著的上皮下驼峰状沉积物
- 沉积物不会持续存在

HIV 感染后 IgA 沉积

- 内皮细胞出现明显的管网状结构
- 系膜增生 ± 塌陷性肾小球病

肝脏疾病肾小球 IgA 沉积

- 尸检发现 >60% 肝硬化患者系膜区有 IgA 沉积
- 很少导致严重的肾小球疾病

偶然性系膜区 IgA 沉积

- 常见（约 10%）但无症状
- 通常系膜细胞轻度增生和少量 C3 沉积
- 在微小病变性肾病、膜性肾病、薄基底膜肾病或 ANCA 相关性肾小球肾炎中偶然发现

局灶节段性肾小球硬化

- IgAN 光镜下表现可与原发性肾 FSGS 相似
- FSGS 缺乏 IgA 为主的沉积

诊断要点

临床相关的病理学特征

- 进展为 ESRD 的独立预后因素
  - ○ 肾小管萎缩/间质纤维化的程度（T）
  - ○ 节段性肾小球硬化（S）
  - ○ 系膜细胞增生（M）
  - ○ 在未使用 CS/IS 治疗的情况下，出现毛细血管内细胞增生（E）和新月体（C）
- 其他组织学预测指标
  - ○ 存在凝集素途径补体成分（C4d，MBL）
  - ○ 旁路途径失调（肾小球中 H 因子降低和 CFHR1 及 CFHR5 升高）
  - ○ 肾小球增大反映高滤过性损伤
  - ○ 间质炎症 >10% 非纤维化皮质

病理解读要点

- 在没有高肾小球活性的情况下，重度血尿和红细胞管型阻塞肾小管可导致急性肾衰竭
- IgAN 中的节段性肾小球硬化常表现出与原发性 FSGS 相似的足细胞病变特征
- PAS(+) 系膜区沉积物为组织学线索
- IgAN 光镜下肾小球可完全正常
- 组织学病变局灶但 IgA 可呈弥漫沉积
- 相对于狼疮型肾炎，IgAN C1q 染色通常为阴性

分级

组织学分类

- Lee 分级（1982）
  - ○ 以细胞增生和新月体形成范围为依据
- Haas 分级（1997）
  - ○ 参考狼疮性肾炎分类；预测肾脏预后

牛津分类系统（2009 年；2016 年更新）

- 由国际病理学家和肾脏病专家合作提出的循证系统
- 组织学评分系统识别重复性好，且具有独立的预后预测作用
- 不考虑治疗，与预后相关的病变（GFR 丢失率和/或发展为 ERSD）
  - ○ 系膜细胞增生（M），节段性肾小球硬化（S），肾小管萎缩/间质纤维化（T）
- 未接受 CS/IS 治疗的患者与预后相关的病变
  - ○ 毛细血管内细胞增生（E），细胞性/纤维细胞性新月体（C）
- 对超过 7 000 名 IgAN 患者进行验证，并根据验证研究证据，于 2016 年进行了更新
- 类似原发性足细胞病的 FSGS 约占 IgAN S1 活检的 40%，与较高水平蛋白尿和快速进展有关
- 广泛用以指导治疗，特别是 CS/IS 的使用

IgA 肾病牛津分类				
评分	定义	注释	eGFR 降低 50% 或进展至 ESRD 风险比（Coppo）	eGFR 降低 50% 肌酐翻倍或进展至 ESRD 风险比（Haas）
系膜细胞增生（每个周围系膜区细胞数≥4个）				
M0	≤50% 的肾小球	PAS 染色切片评估		
M1	>50% 的肾小球		2.3（P<0.001）	1.37（P=0.003）
毛细血管内细胞增生（毛细血管腔内细胞增多，引起管腔狭窄）				
E0	无			
E1	有		无意义	无意义
节段性肾小球硬化（毛细血管腔被基质填塞和/或血管袢粘连）				
S0	无			
S1	有	2016 年更新：报告 ± 足细胞病变	4.1（P<0.001）*	1.45（P=0.03）
间质纤维化/肾小管萎缩（占皮质区面积 %）				
T0	≤25%			
T1	26%～50%		5.6（P<0.001）*（T1+T2）	2.85（P<0.001）（T1+T2）
T2	>50%			
新月体（细胞性/纤维细胞性新月体占肾小球 %）				
C0	无	2016 年更新中增加了 C 评分		
C1	1%～24%		无意义	1.37（P=0.01）（C1+C2）
C2	≥25%			
*多变量分析校正 eGRF、随访血压和蛋白尿后具有统计学意义（P<0.01）				

Haas et al：A multicenter study of the predictive value of crescents in IgA nephropathy. J Am Soc Nephrol. 28：691-701, 2017（n=3,096）；Trimarchi H et al：Oxford classification of IgA nephropathy 2016：an update from the IgA Nephropathy Classification Working Group. Kidney Int. 91（5）：1014-21, 2017；Coppo et al：Validation of the Oxford classification of IgA nephropathy in cohorts with different presentations and treatments. Kidney Int. 86：828, 2014（n=1,147）；Working Group of the International IgA Nephropathy Network and the Renal Pathology Society et al：The Oxford classification of IgA nephropathy：pathology definitions, correlations, and reproducibility. Kidney Int. 76：546-56, 2009；Working Group of the International IgA Nephropathy Network and the Renal Pathology Society et al：The Oxford classification of IgA nephropathy：rationale, clinicopathological correlations, and classification. Kidney Int 76：534-45, 2009.

日本分类（2013）

- 4 个组织学"分级"（四分位）由肾小球伴有细胞性/纤维细胞性新月体或纤维性新月体、节段性硬化或球性硬化的比例定义
- 预测疾病进展：46.2% 组织学为 3/4 级患者（OR=5.9）vs.12.8% 等级为 1 级患者（OR=1.0）
- 将活动性炎症/增生性病变与慢性硬化性病变混合评价，指导治疗效果差

参考文献

1. Li X et al: Identifying potential biomarkers for the diagnosis and treatment of IgA nephropathy based on bioinformatics analysis. BMC Med Genomics. 16(1):63, 2023
2. Zambrano S et al: Molecular insights into the early stage of glomerular injury in IgA nephropathy using single-cell RNA sequencing. Kidney Int. 101(4):752-65, 2022
3. Prakash S et al: Assessing genetic risk for IgA nephropathy: state of the art. Clin J Am Soc Nephrol. 16(2):182-4, 2021
4. Sanchez-Rodriguez E et al: GWAS-based discoveries in IgA nephropathy, membranous nephropathy, and steroid-sensitive nephrotic syndrome. Clin J Am Soc Nephrol. 16(3):458-66, 2021
5. Park S et al: Glomerular crescents are associated with worse graft outcome in allograft IgA nephropathy. Am J Transplant. 19(1):145-55, 2019
6. Rankin AJ et al: Assessment of active tubulointerstitial nephritis in non-scarred renal cortex improves prediction of renal outcomes in patients with IgA nephropathy. Clin Kidney J. 12(3):348-54, 2019
7. Handa T et al: The features in IgA-dominant infection-related glomerulonephritis distinct from IgA nephropathy: a single-center study. Clin Exp Nephrol. 22(5):1116-27, 2018
8. Segarra A et al: Mesangial C4d deposits in early IgA nephropathy. Clin J Am Soc Nephrol. 13(2):258-64, 2018
9. Suzuki H et al: IgA nephropathy and IgA vasculitis with nephritis have a shared feature involving galactose-deficient IgA1-oriented pathogenesis. Kidney Int. 93(3):700-5, 2018
10. Bellur SS et al: Evidence from the Oxford classification cohort supports the clinical value of subclassification of focal segmental glomerulosclerosis in IgA nephropathy. Kidney Int. 91(1):235-43, 2017
11. Haas M et al: A multicenter study of the predictive value of crescents in IgA nephropathy. J Am Soc Nephrol. 28(4):691-701, 2017
12. Zhu L et al: Variants in complement factor H and complement factor H-related protein genes, CFHR3 and CFHR1, affect complement activation in IgA nephropathy. J Am Soc Nephrol. 26(5):1195-204, 2015
13. Roberts IS: Pathology of IgA nephropathy. Nat Rev Nephrol. 10(8):445-54, 2014
14. Berthoux F et al: Autoantibodies targeting galactose-deficient IgA1 associate with progression of IgA nephropathy. J Am Soc Nephrol. 23(9):1579-87, 2012
15. Gutiérrez E et al: Long-term outcomes of IgA nephropathy presenting with minimal or no proteinuria. J Am Soc Nephrol. 23(10):1753-60, 2012
16. Working Group of the International IgA Nephropathy Network and the Renal Pathology Society et al: The Oxford classification of IgA nephropathy: pathology definitions, correlations, and reproducibility. pathology definitions, correlations, and reproducibility. Kidney Int. 76(5):546-56, 2009
17. Working Group of the International IgA Nephropathy Network and the Renal Pathology Society et al: The Oxford classification of IgA nephropathy: rationale, clinicopathological correlations, and classification. Kidney Int. 76(5):534-45, 2009

轻微系膜改变

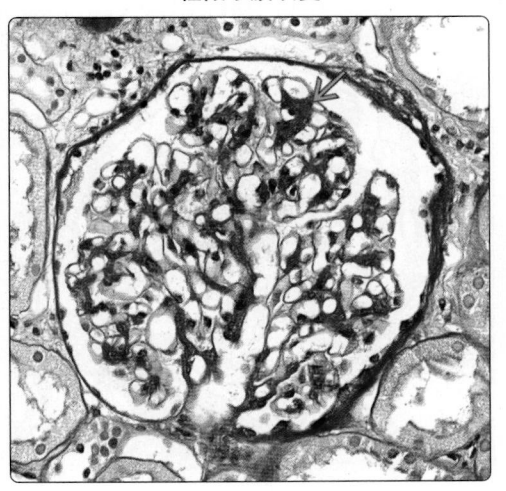

系膜细胞增生

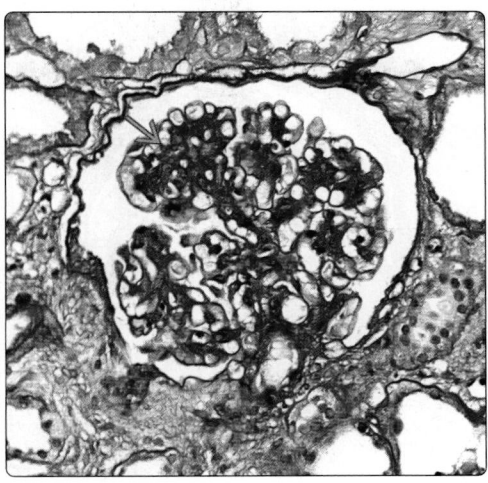

(左)系膜区轻度扩张伴 PAS(＋)沉积物和基质增多，无系膜细胞增生。评估系膜细胞增生应在 PAS 染色切片而非 HE 染色切片中进行

(右)PAS 染色见系膜细胞增生(1 个周围系膜区＞3 个系膜细胞核 ➡)，系膜细胞核由 PAS(＋)基质围绕，毛细血管袢开放

毛细血管内细胞增生

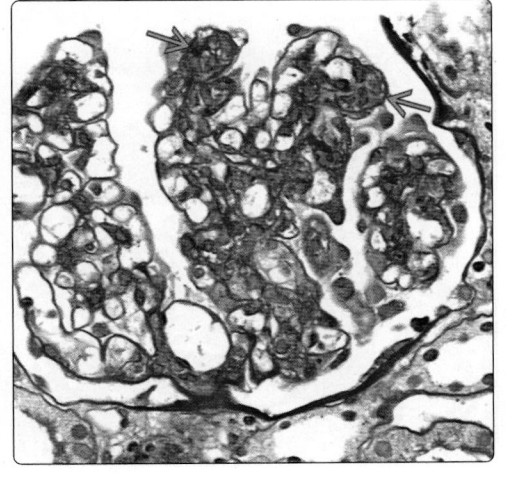

毛细血管内细胞增生

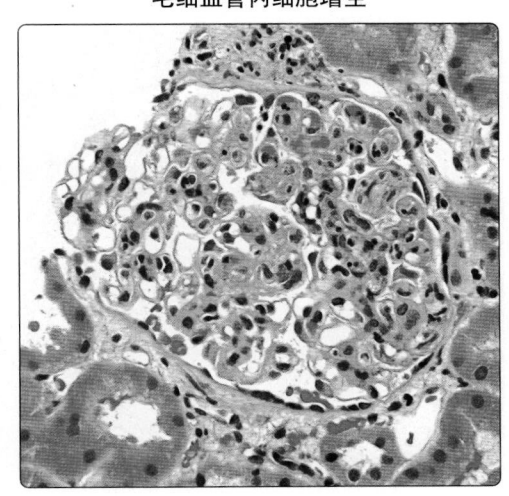

(左)PSA 染色显示毛细血管内细胞增多 ➡，导致管腔狭窄。这些细胞通常为单个核细胞

(右)这张 HE 染色切片显示毛细血管内细胞增生呈典型的局灶节段性。而在任一切片中出现单个病变就足以评为 E1。E 评分的最佳值尚未确定，因此需要观察多张切片

肾小球炎症

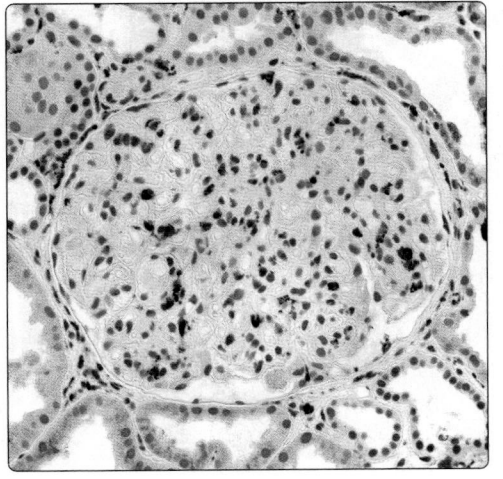

纤维蛋白样坏死

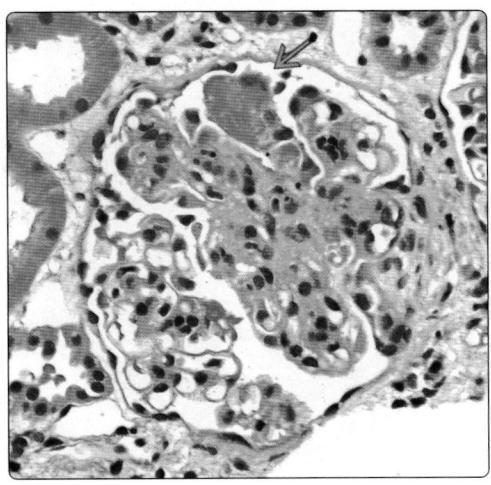

(左)毛细血管内细胞增生反映肾小球炎症，可见大量 CD68(＋)巨噬细胞，最大肾小球巨噬细胞计数最＞6 个与 E1 相关，并有较好的重复性

(右)纤维蛋白样坏死 ➡ 在 IgAN 中不常见，常是 IgA 血管炎的特征性表现。纤维蛋白样坏死在 HE 染色切片中容易辨认，而在 PAS 染色切片中较难辨认

（左）PAS 染色显示肾小球门部节段硬化 ➡，无足细胞肥大。这种病变通常和高滤过性损伤有关

（右）PAS 染色显示孤立性血管襻粘连 ⇨，但血管腔未被基质闭塞。牛津分类中，S1 评分基于至少存在一处节段性硬化或血管襻粘连

节段硬化：门部硬化

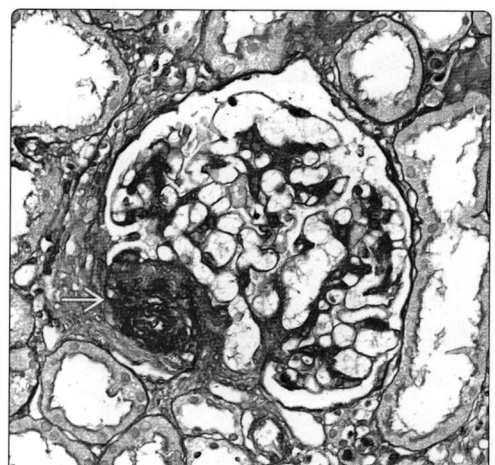

节段硬化：血管襻粘连

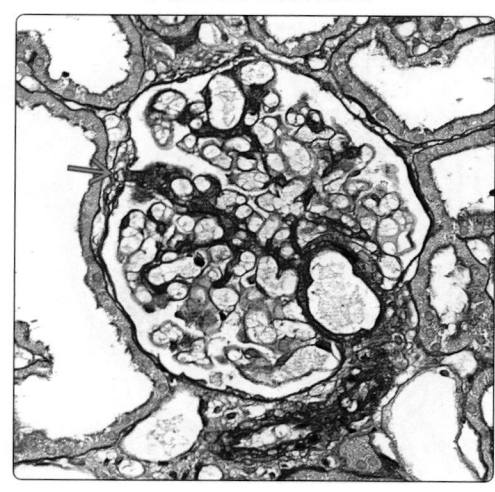

（左）PAS 染色显示节段硬化伴脏层上皮细胞增生和肥大 ⇨，与足细胞病性 FSGS 相似。该病变与 IgAN 中较重蛋白尿和进行性疾病相关

（右）PAS 染色显示伴有顶端病变的节段硬化 ⇨。该病变与 IgAN 中较重蛋白尿和进行性疾病相关

节段硬化：足细胞病性

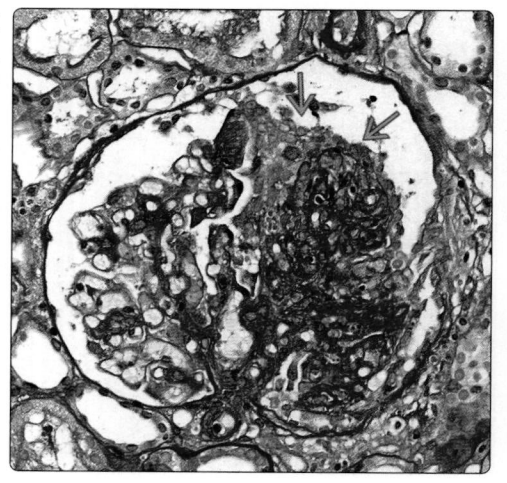

节段硬化：顶端性病变

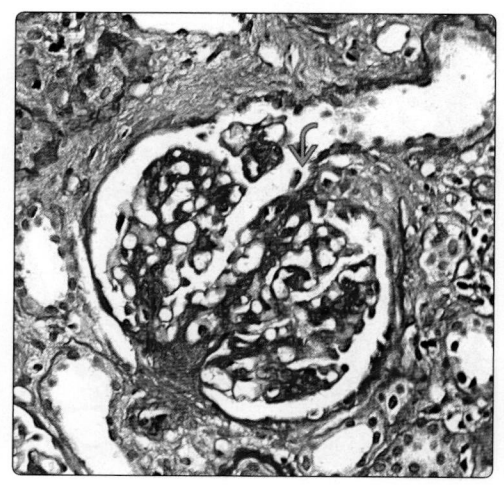

（左）PAS 染色显示节段性硬化伴有温和瘢痕及广基粘连，上覆的鲍曼囊破坏。这种类型病变为典型的炎症后或坏死瘢痕

（右）PAS 染色显示一大块细胞增多的节段性硬化病变。很难评估除了基质外是否有细胞阻塞毛细血管。这种病变与 E 评分中观测者间高度差异性有关。这一节段不适宜评估系膜细胞增生

节段硬化：坏死后瘢痕

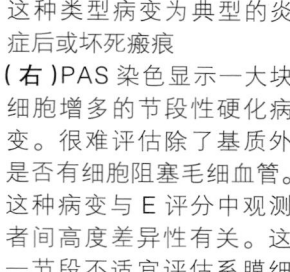
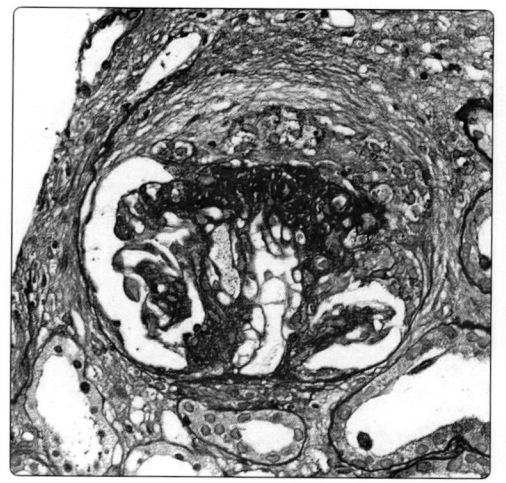

节段硬化：细胞性病变

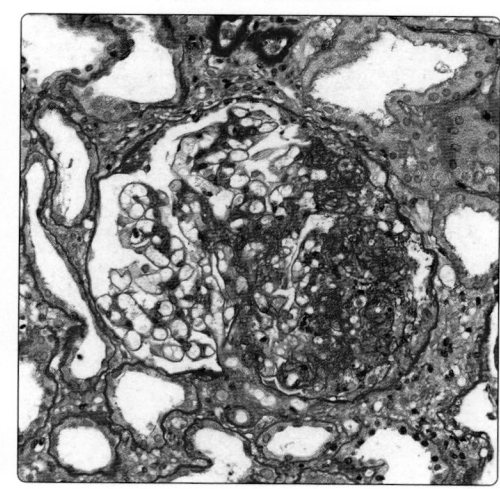

细胞性新月体

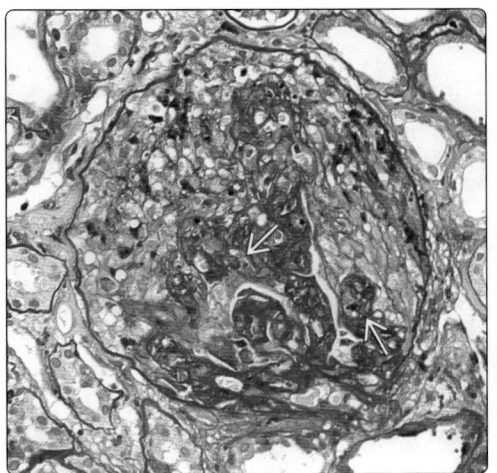

纤维细胞性新月体

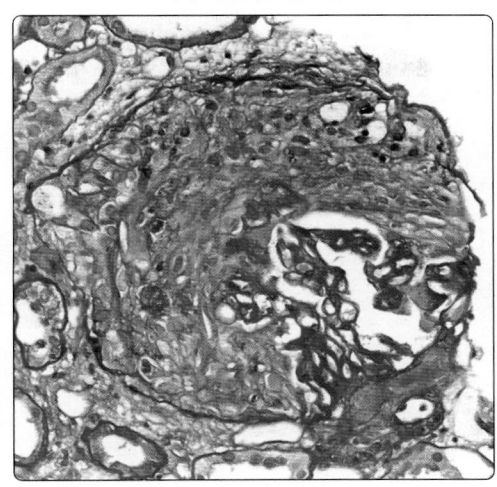

（左）PAS 染色显示毛细血管丛塌陷伴大的细胞性新月体（定义为＞75% 细胞）形成，同时可见毛细血管内细胞增生 ➡。系膜细胞增生在该肾小球中无法评估

（右）PAS 染色显示纤维细胞性新月体（定义为 25%～75% 细胞，其余为纤维基质）。在牛津分类中，C 评分是基于有细胞性/纤维细胞性新月体的肾小球的比例

假新月体

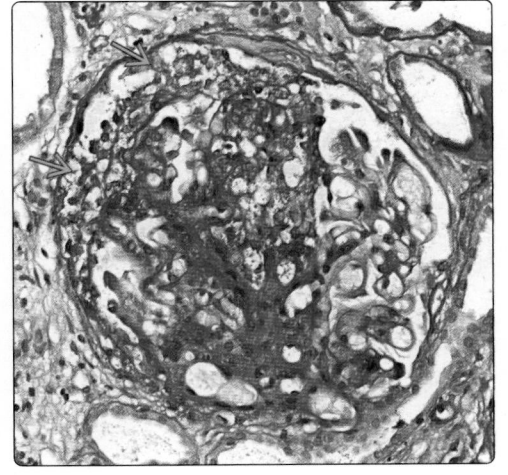

新月体中巨噬细胞

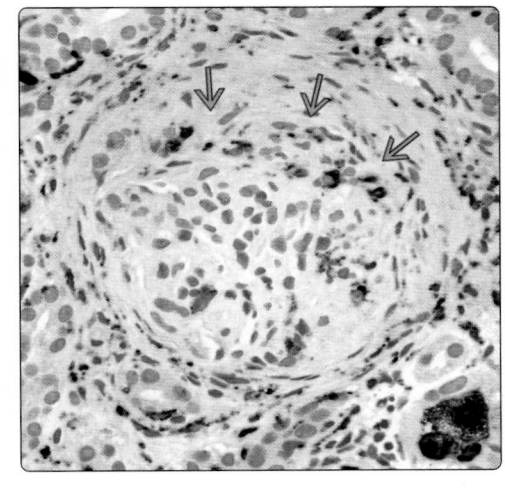

（左）IgAN 塌陷性病变表面上皮细胞增生 ➡ 可能与真性炎症性新月体很难区别

（右）真性炎症性细胞新月体通常含有许多巨噬细胞 ➡。CD68 免疫组化染色有助于区别炎症性新月体与严重足细胞病性相关的假新月体

IgAN 中的 TMA

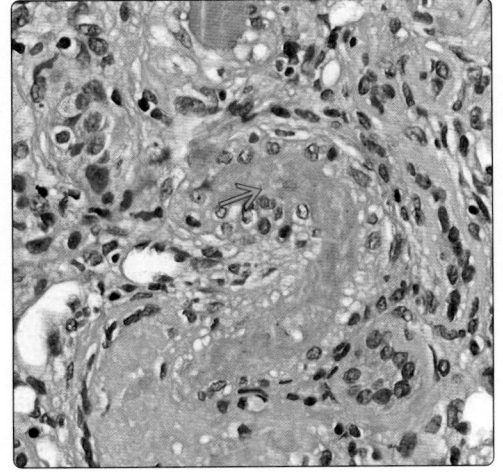

急性 TMA：黏液样内膜增厚

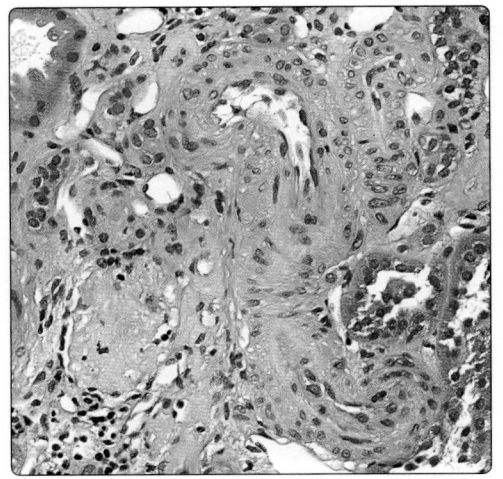

（左）TMA 为 IgAN 进展的危险因素，与重度高血压有关。该小动脉显示有血栓 ➡。除了 IgAN 外，该患者在活检时已妊娠，随后发现有血栓调节蛋白基因突变

（右）黏液样内膜增厚是 TMA 的特征和 IgAN 进展的危险因素。该患者表现为 IgAN 相关的恶性高血压和急性肾衰竭

IgAN：红细胞管型

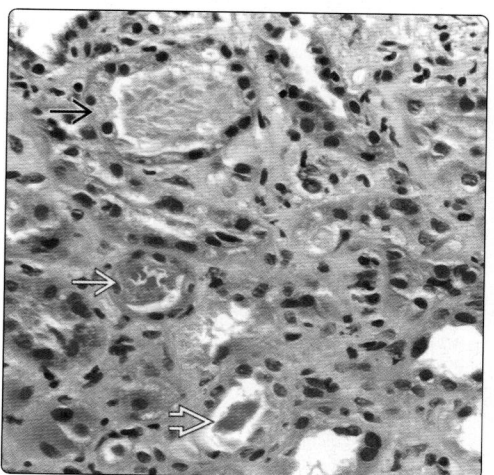

血红蛋白染色：红细胞管型着色

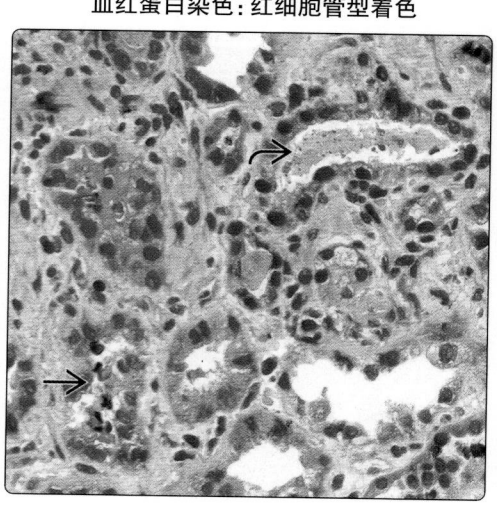

（左）可见不同类型的管型，包括含红细胞鬼影的色素管型➡、红细胞蛋白混合管型➡及聚集的红细胞管型➡

（右）血红蛋白免疫过氧化酶染色显示肾小管内的红细胞➡及红细胞碎片➡着色

IgAN 伴红细胞管型肾病

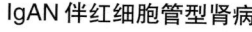
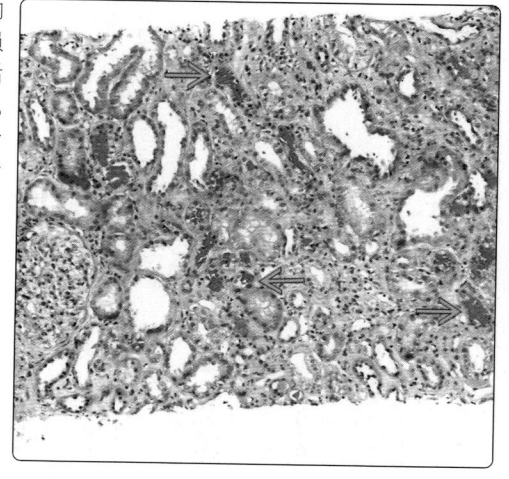

IgAN 伴急性肾衰竭

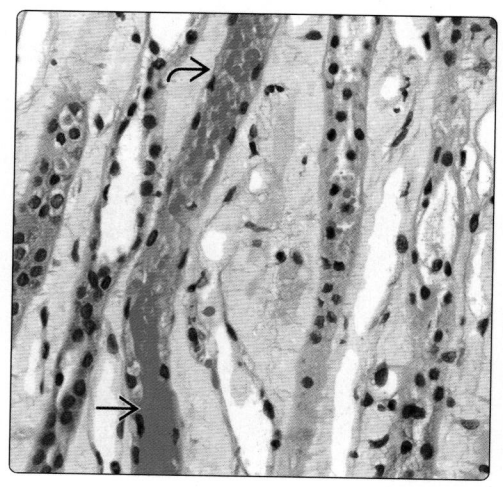

（左）接受华法林治疗的 IgAN 患者，合并急性肾损伤，肌酐 397.8μmol/L，肾活检见大量红细胞管型➡。红细胞管型可导致急性肾损伤；在血尿的易感因素下，抗凝治疗可导致血尿

（右）高倍镜下，髓质显示上方埋入蛋白样基质中的肾小管内的红细胞排列较为疏松➡，而小管远端的红细胞排列比较致密➡

间质炎症及纤维化

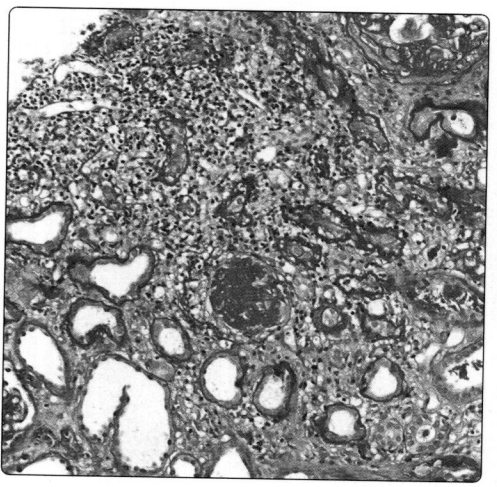

间质炎症：巨噬细胞浸润

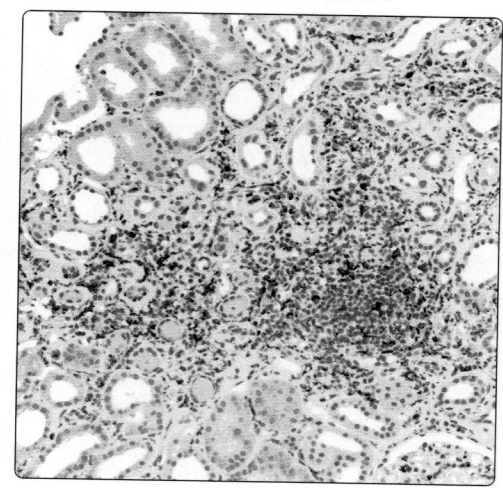

（左）IgAN 间质炎症通常由单个核细胞组成，并与肾小管萎缩/间质纤维化有关。在非萎缩性肾小管周围可见大量嗜酸性粒细胞、肾小管炎和炎症浸润提示合并有肾小管间质性肾炎

（右）间质中巨噬细胞的数量与肾小管萎缩/间质性纤维化程度有关，而非肾小球炎症。间质炎症可引起进行性肾损伤

经典的系膜区 IgA 模式

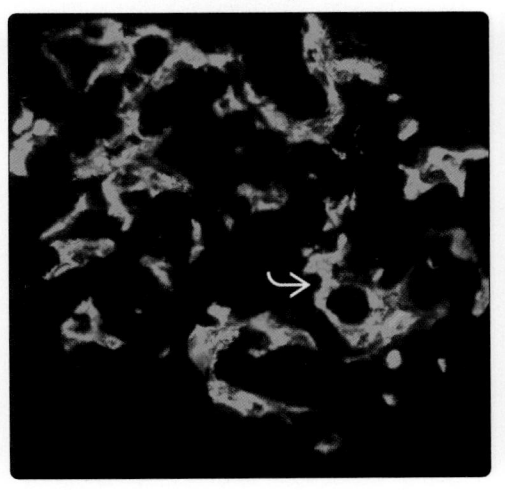

系膜旁区 IgA 染色

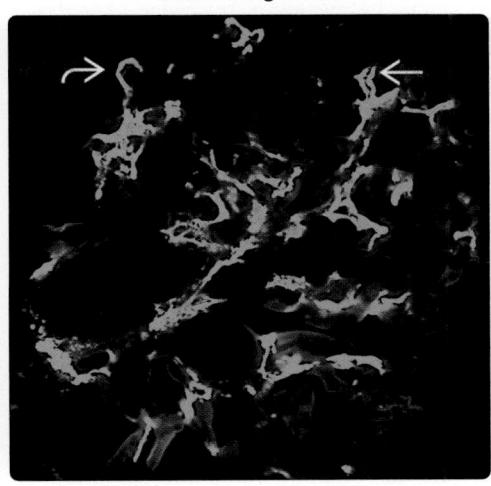

(左)图示 IgAN 典型的树干和树枝状沉积模式,在该区域中可见沉积物呈颗粒状分布➨。这个肾小球中基本上看不到沿 GBM 的 IgA 沉积

(右)IgA 染色显示主要为系膜区沉积,少数毛细血管见外周祥沉积➡。通常很难确定沉积是否在毛细血管壁,因为系膜沉积物通常沿着与系膜相邻的 GBM 排列➡,平行模式有助于区分后一部位

系膜及 GBM IgA 染色

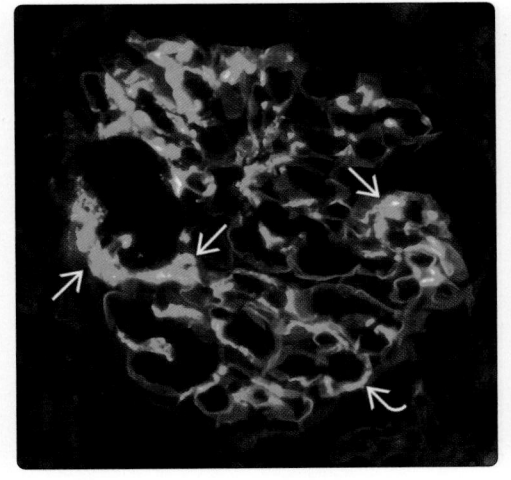

IgAN:经典的 IgG 染色

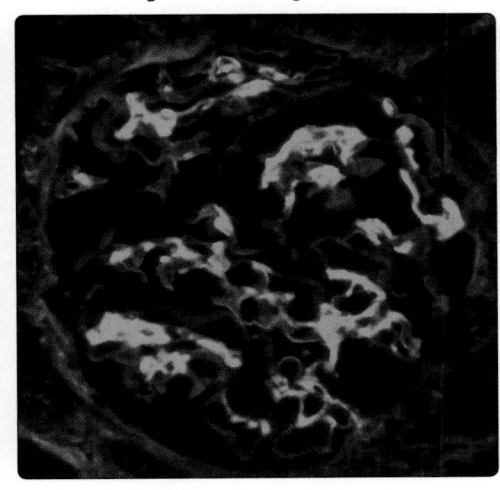

(左)IgA 免疫荧光染色显示明亮的颗粒状着色,主要位于系膜区➡。IgA 为主要的免疫球蛋白,沿 GBM 呈节段性沉积➡

(右)IgG 免疫荧光染色显示局限于系膜区沉积,强度比 IgA 稍弱。大约 50% IgAN 有 IgG 沉积,但强度不超过 IgA

IgAN:经典的 C3 染色

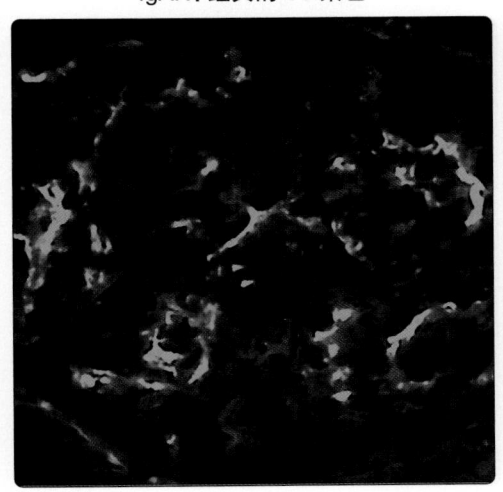

IgAN:经典的纤维蛋白原/纤维蛋白染色

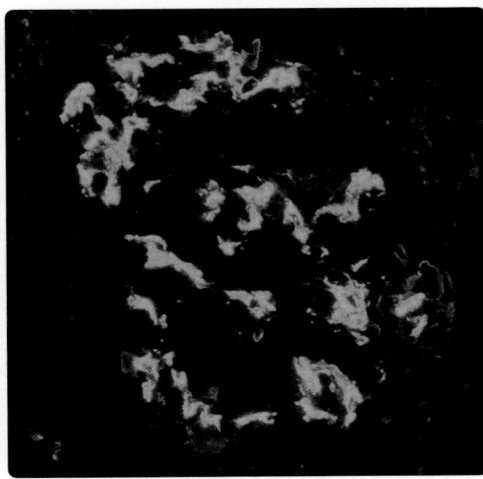

(左)C3 免疫荧光染色显示稀疏离散的系膜区沉积物。23 岁男性 IgAN 患者,有 3 年偶发性肉眼血尿史,伴微量尿蛋白(0.7g/d),肌酐正常(79.6μmol/L)。>90% 的 IgAN 病例有 C3 沉积

(右)纤维蛋白或纤维蛋白原免疫荧光染色显示局限于系膜区强度为 3+ 的颗粒状沉积。纤维蛋白常见于 IgAN,是否具有病理性意义尚不清楚

λ 染色 > κ 染色

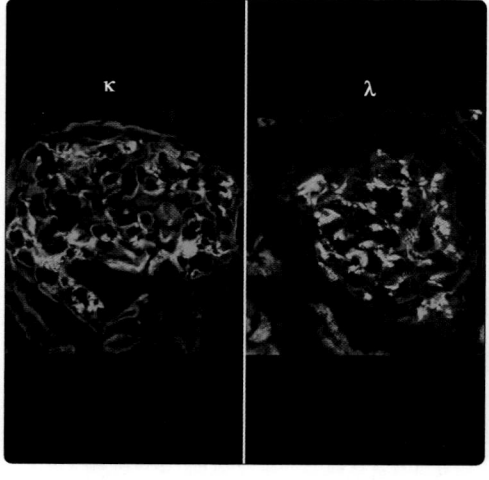

C1q 弱阳性

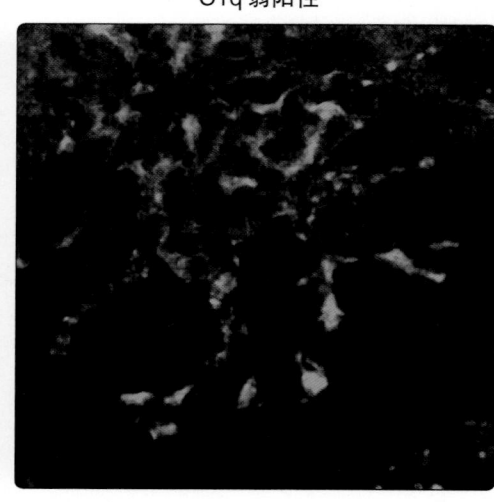

（**左**）如图所示，IgAN 中 λ 染色通常强于 κ

（**右**）肾小球 C1q 免疫荧光染色呈弱阳性。在 90% IgAN 中通常仅见少量 C1q 沉积，这有助于与 SLE 的鉴别，后者肾小球内常有显著 C1q 沉积

新月体 Fibrin 染色

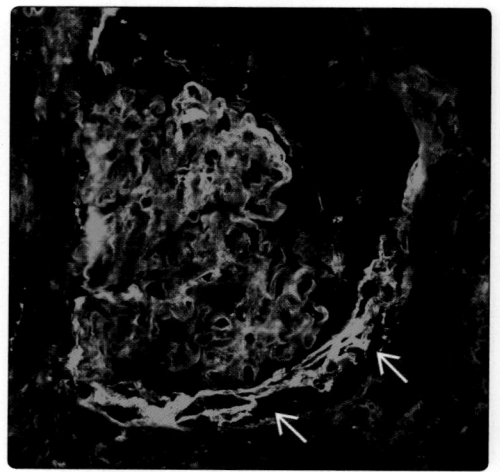

终末期 IgAN

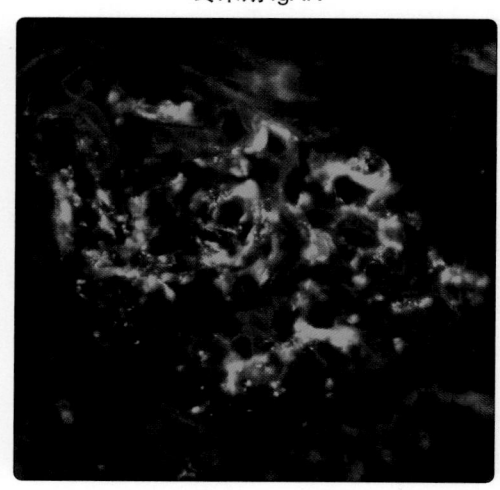

（**左**）免疫荧光显示新月体中纤维蛋白沉积 ➜，这应与系膜区沉积模式进行对比观察。在各种类型肾小球肾炎活动性新月体（细胞性或纤维细胞性）中可见纤维蛋白沉积

（**右**）晚期 IgAN 病例，免疫荧光显示系膜区 IgA 沉积持续存在，为 IgAN 典型表现，与 IgAV 不同，IgAV 的 IgA 沉积通常比较短暂

供肾活检偶然性 IgA 沉积

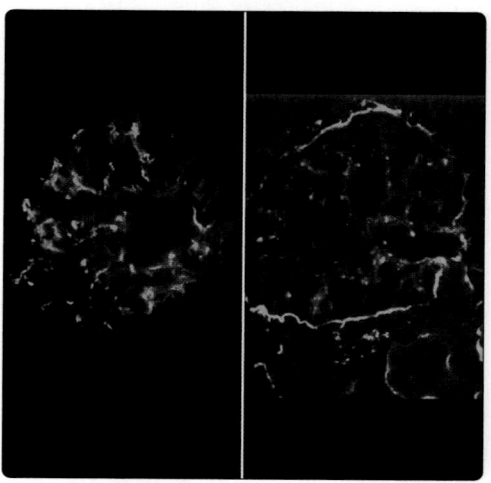

供肾 IgA 沉积消失

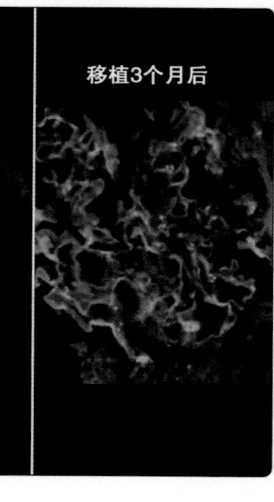

供肾活检　　移植3个月后

（**左**）约 10% 的供肾活检可见偶然性 IgA 沉积（左图），移植后随着时间推移而消失，尚不清楚这属于早期 IgAN 还是一种"正常"表现。该病例未见 C3 染色（右图），电镜亦未见系膜区沉积

（**右**）移植时供肾活检显示系膜区 IgA 沉积，强度 1～2（＋）。供者无症状，移植 3 个月后活检显示 IgA 沉积完全消失

经典的系膜区沉积物

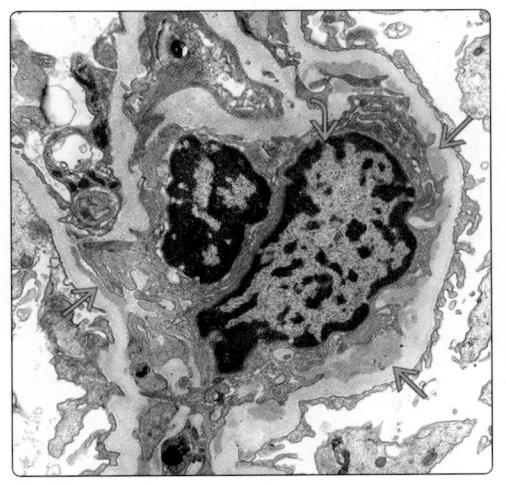

无定形系膜区沉积物

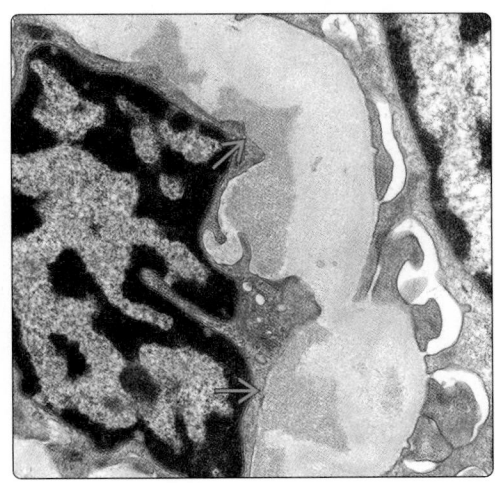

(左) IgAN 经典病例,电镜显示系膜区无定形电子密度沉积物 ➡,紧贴系膜细胞 ⬜

(右) 高倍显示细颗粒状系膜区沉积物缺乏特定亚结构,并紧贴于系膜细胞的胞膜 ➡。沉积物与系膜细胞间相互作用被认为在 IgAN 致病过程中起重要作用

内皮下和上皮下沉积物

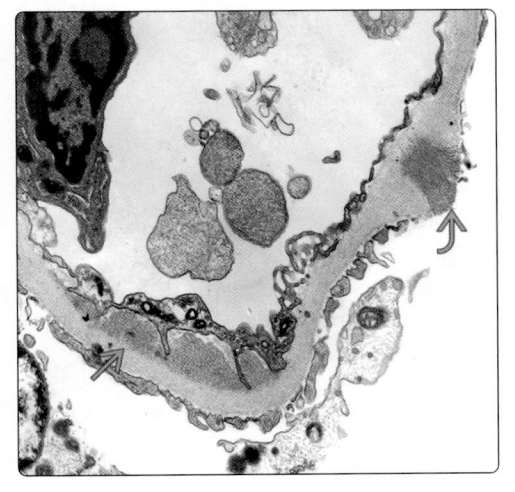

内皮下沉积物

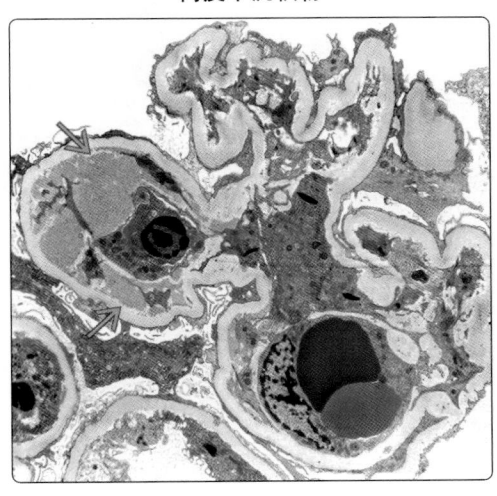

(左) 肾小球毛细血管袢电镜图像显示内皮下 ➡和上皮下 ⬜沉积物。沿 GBM 分布的沉积物虽然比较少见,但可能在 GBM 损伤中发挥重要作用,从而导致血尿和蛋白尿

(右) 肾小球电镜图像显示明显的节段性内皮下沉积物 ➡,这种沉积形式在 IgAN 中比较少见,要想到存在其他免疫复合物相关疾病可能,如系统性红斑狼疮

扩大的系膜区沉积物

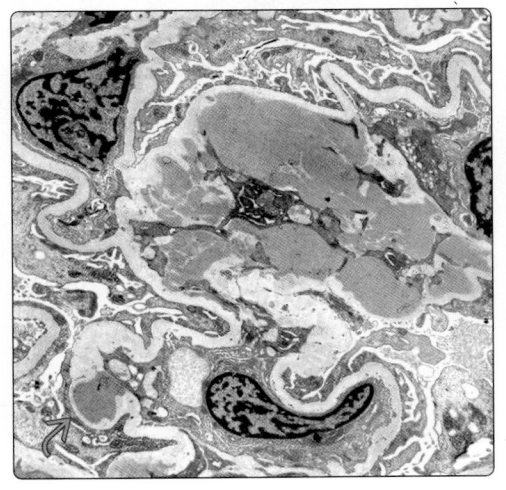

系膜区沉积物致 GBM 断裂

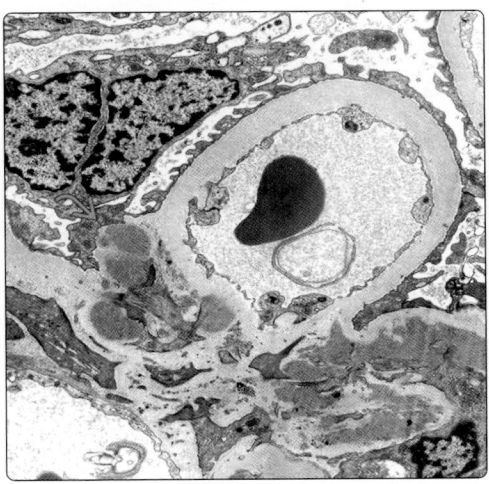

(左) 系膜区电镜图像显示大的系膜区沉积物,其中一处似乎推开 GBM ➡,这可能是 IgAN 中 GBM 断裂的一种机制

(右) 系膜区电镜图像显示大的系膜区沉积物,有几处位于 GBM 断裂处并紧贴足细胞 ➡,这可能是 IgAN 中 GBM 断裂的一种机制

GBM 断裂

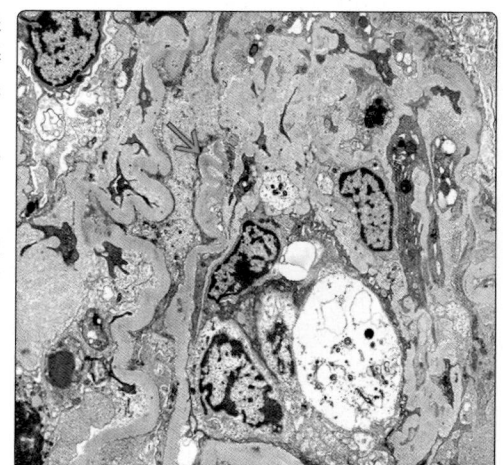

GBM 明显变薄

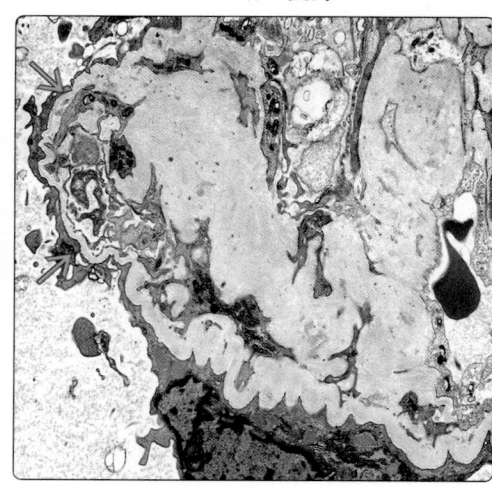

（**左**）电镜显示 GBM 断裂处 ⊟ 已有部分修复伴新的基质形成。肾小球损伤引起血尿 GBM 一定会有断裂，但这种断裂在组织学或电镜检查中不易被发现

（**右**）电镜显示 GBM 节段明显变薄 ⊟，衬覆的足细胞足突消失。这被认为系先前断裂/损伤部位正开始修复

弥漫足突消失

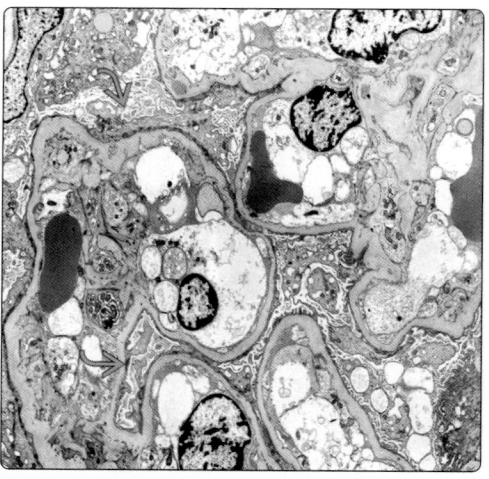

合并薄基底膜肾病

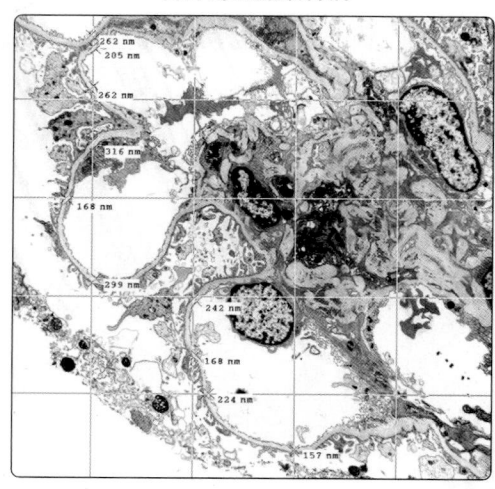

（**左**）表现为系膜区 IgA 沉积、肾病综合征、轻度组织学改变的患者有时可见广泛足突消失 ⊟。肾病综合征常常对糖皮质激素治疗有效，被认为系叠加有微小病变性肾病

（**右**）电镜显示这例 IgAN 患者 GBM 变薄但外形正常，这是第二种疾病的证据，即薄基底膜肾病，可能与 IgAN 在血尿发生上有协同作用

GBM 分层

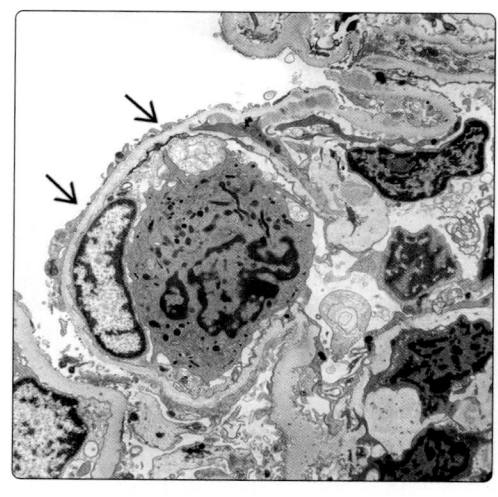

IgAN 中假 Alport GBM 病变

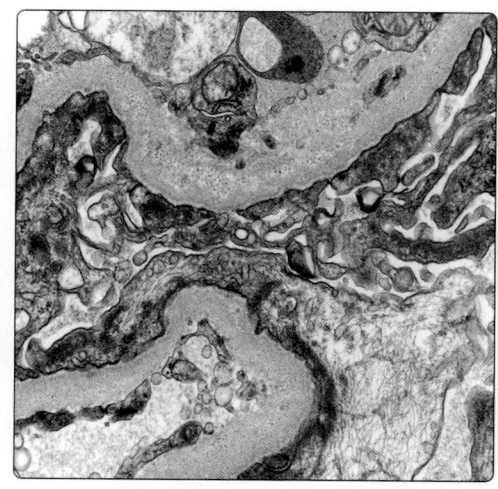

（**左**）电镜显示因基质不规则分层使 GBM 呈节段多层结构 ⊟，该修复过程类似于 Alport 综合征的 GBM 病变，主要通过病变节段性特征和 α3（Ⅳ）和 α5（Ⅳ）胶原保留染色来进行鉴别

（**右**）GBM 出现节段分层，且有颗粒状物质嵌入其中，这种表现和 Alport 综合征非常类似。IgAN 较典型且仅少数毛细血管有这样的表现，α3（Ⅳ）和 α5（Ⅳ）胶原染色正常

肾移植 8 年后 IgAN 复发

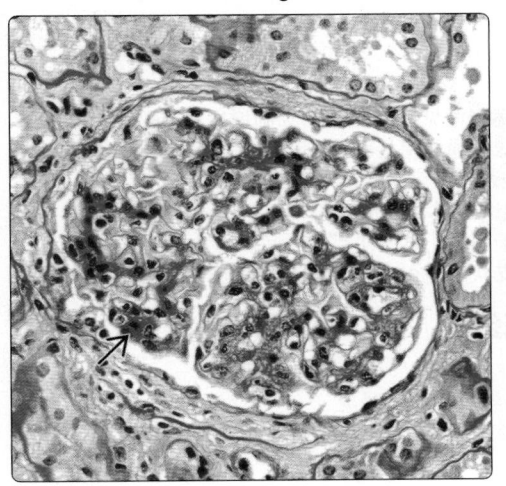

肾移植 8 年后 IgAN 复发

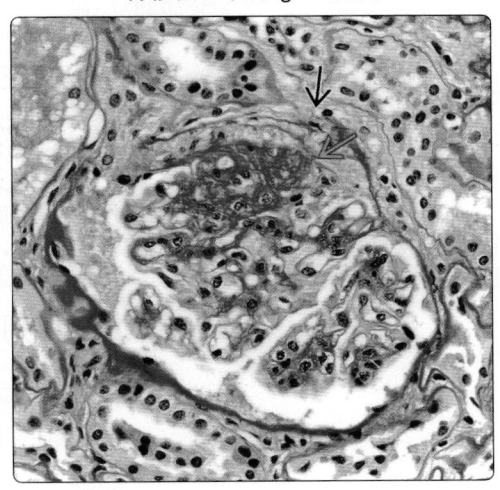

(左)PAS 染色显示系膜区细胞增生 ➡，GBM 大致正常，患者 43 岁女性，活体非亲缘肾移植 8 年后复发性 IgAN

(右)这例复发性 IgAN 肾小球可见一处节段性瘢痕并与鲍曼囊粘连，鲍曼囊出现断裂 ➡。GBM 损坏 ➡ 提示有炎症性损伤(vs. 普通型 FSGS)，鲍曼囊断裂提示曾有过新月体

复发性 IgAN IgA 沉积

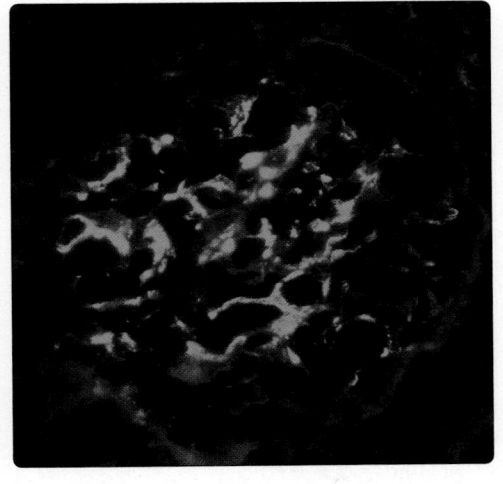

复发性 IgAN

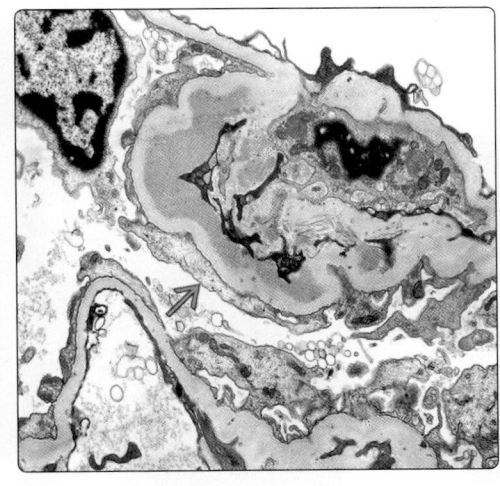

(左)患者 43 岁女性，活体非亲缘肾移植 8 年后出现血清肌酐升高，活检标本可见系膜区明显的 IgA 沉积

(右)同一病例电镜显示无定形电子致密物紧贴于系膜细胞，并见节段性足细胞足突消失 ➡

移植后 4 个月复发性 IgAN

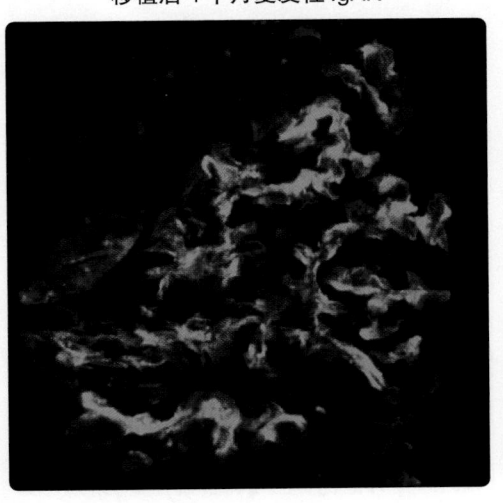

早期复发伴系膜沉积物

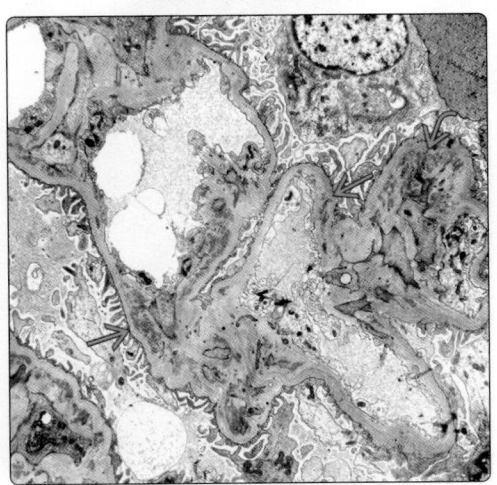

(左)移植 4 个月后再发 IgAN，免疫荧光显示明显的系膜区 IgA 沉积。患者 22 岁男性，移植 15 天时肾活检仅显示 IgA 弱阳性

(右)同一病例，电镜显示系膜旁区 ➡ 和系膜区 ➡ 无定形电子致密沉积物

(郭文焕 译，余英豪 审)

要　点

术语

- IgA 显性肾小球肾炎伴与 IgA 沉积相关的肾外小血管血管炎

病因学/发病机制

- 血清半乳糖缺乏型 IgA1（ GD-IgA1 ）水平升高
- GD-IgA1 与其自身抗体形成免疫复合物沉积于小血管

临床特征

- 最常见的儿童血管炎
- 90% 的病例发生于 10 岁前
- 紫癜、腹痛、关节炎
  - 常累及双下肢及臀部
- 血尿
  - 成人肾脏累及（ 50%～80% ）较儿童（ 20%～50% ）更多见
- 预后取决于肾脏受累的程度
  - 成人较儿童预后通常更差

镜下特征

- ＞50% 的病例可见毛细血管内细胞增生和/或新月体
- 系膜细胞增生通常呈局灶性
- 免疫荧光：系膜区 ± 毛细血管壁 IgA 沉积
- 电镜：系膜区可见无定形沉积物
  - 也可见于内皮下，有时上皮下沉积物
- 急性病变皮肤活检可见白细胞碎裂性脉管炎伴 IgA 沉积

主要鉴别诊断

- IgA 肾病
- IgA 显性感染后肾小球肾炎
- 狼疮性肾炎

诊断要点

- IgA 肾病牛津分类法
- 国际儿童肾脏病学会（ ISKDC ）的组织学分类法（ 1977 ）

紫癜

肾小球纤维蛋白样坏死

（左）这例 IgA 血管炎（ IgAV ）患者紫癜弥漫分布于双下肢，为常见的皮肤表现部位（ *Courtesy V.Petronic-Rosic, MD.* ）

（右）IgAV 患者肾活检常见节段性纤维蛋白样坏死 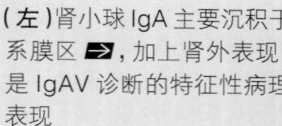 伴邻近突出的上皮细胞，周围肾小管管腔内见大量红细胞聚集 ➡，与肉眼血尿表现相关

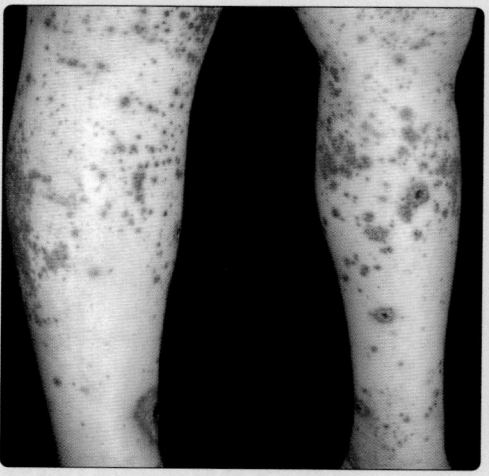
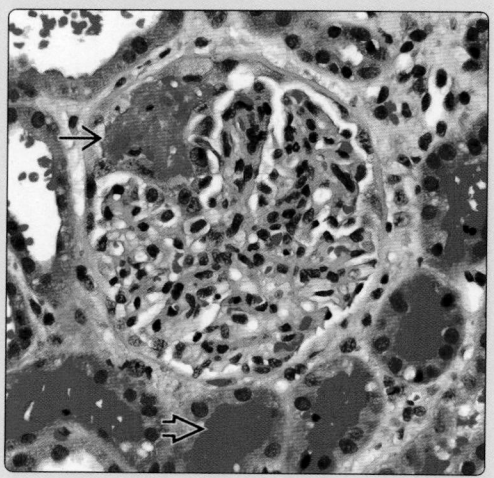

系膜区 IgA 沉积

系膜区无定形电子致密物沉积

（左）肾小球 IgA 主要沉积于系膜区 ➡，加上肾外表现，是 IgAV 诊断的特征性病理表现

（右）IgAV 患者肾活检，电镜显示电子致密沉积物与免疫复合物的分布一致，均位于肾小球系膜区 ➡，与 IgAN 表现相同

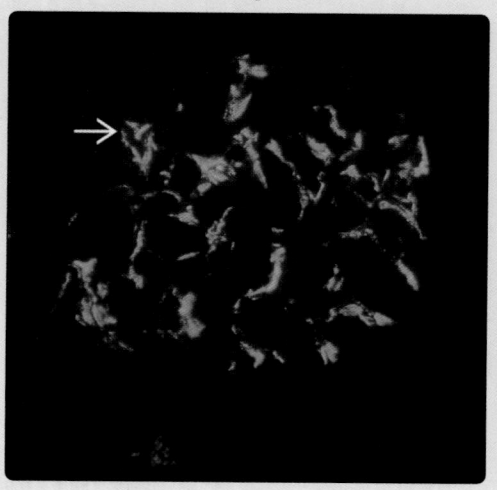
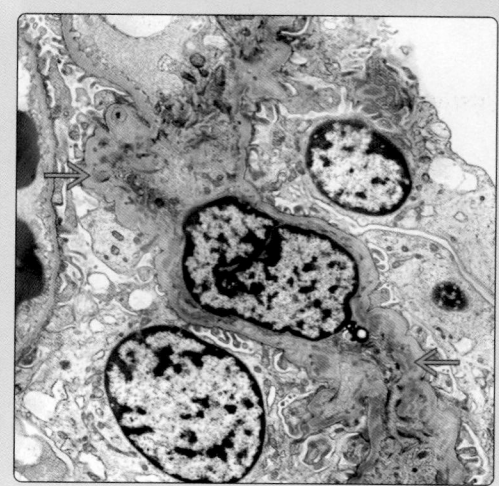

术语

缩写

- IgA 血管炎伴肾炎(IgA vasculitis with nephritis, IgAV)(首选术语)

定义

- 肾小球 IgA 免疫复合物沉积伴有肾外表现, 如紫癜

病因学/发病机制

感染原

- 常先于 IgAV 发病的上呼吸道感染
  - IgAV 在冬季月份更常见
- 暂未鉴定出导致 IgAV 发生的确切感染原
  - 部分 IgAV 患者肾小球免疫复合物中发现有与 IgA 结合的链球菌 M 结合蛋白
  - 30% 的 IgAV 患者系膜区可检出肾炎相关性纤溶酶受体及 A 组链球菌抗原

药物反应

- 肿瘤坏死因子 α(TNF-α)抑制剂、抗生素、疫苗

异常 IgA 应答

- IgAV 患者血清半乳糖缺陷型 IgA1(GD-IgA1)水平升高, 而无肾脏累及的 IgAV 患者不升高
- 针对 IgA GD-IgA1 铰链区的 IgG 自身抗体产生
- 体外实验中, GD-IgA1 与系膜细胞亲和力增强
- 体外实验中, 包含 GD-IgA1 的免疫复合物能促进系膜细胞增生

遗传因素

- 补体缺陷
  - C2 缺陷或者 C4 完全缺陷会增加 IgAV 发生可能
  - C4B 缺陷会增加 IgAV 患者罹患肾炎可能
  - C4A 缺陷会加重 IgAV 病情

与 IgA 肾病的关系

- IgAV 与 IgAN 在临床及病理特征上有许多相似之处
  - IgAV 可能代表 IgAN 的全身性表现
  - 系统性免疫复合物也包含有 IgA1 亚类
- 一些病例 IgAN 可先于 IgAV 出现
- IgAV 可在 IgAN 患者行肾移植后出现

临床特征

流行病学

- 发病率
  - 6/10 万~20/10 万儿童
    - 最常见的儿童期血管炎
- 年龄
  - 90% 的病例发生于 10 岁前
  - 可发生在任何年龄
- 性别
  - 男性>女性
- 种族
  - 东南亚裔>白种人>黑种人

表现

- 欧洲抗风湿病联盟/欧洲儿童风湿病学会 HSP/IgAV 标准(2006)
  - 可触性紫癜(强制性标准)
    - 常为初始体征
    - 常累及双下肢及臀部
    - 也可累及脸部、躯干及手臂
  - 并至少符合以下 1 项标准
    - 血尿和/或蛋白尿
      □ 40% 的患儿在紫癜出现后 4~6 周出现肾炎
      □ 成人肾脏受累(50%~80%)>儿童(20%~50%)
    - 腹痛
      □ 胃肠道出血和/或梗阻
    - 任何关节的关节炎或急性关节痛
    - 任何 IgA 显性沉积活检

实验室检查

- 约 50% 的患者血清 IgA 水平升高
- >70% 的患者血浆 IgE 水平升高
- 约 10% 的患者 C3 水平降低
- 血清细胞因子 IL-8、MCP-1、TNF-α 及 IL-6 升高

治疗

- 药物
  - 蛋白尿>0.5g/d, 可使用血管紧张素转换酶抑制剂(ACE-I)或血管紧张素 II 受体阻滞剂(ARB)
  - 蛋白尿>1g/d, 除了肾素血管紧张素系统(RAS)阻滞剂外还应考虑使用皮质类固醇
  - 急进型新月体性肾小球肾炎使用 CS/IS
- 肾移植
  - 复发率 15%~40%
    - 亲缘供者更容易复发
    - 有坏死和新月体形成的 IgAV 复发率 70% vs. 系膜增生复发率 12%
    - 10% 因复发导致移植物丢失

预后

- 取决于肾脏受累的严重程度
  - 约 30% 的成人患者和 2% 的患儿会进展为 ESRD
- 严重蛋白尿与预后不良相关
- 组织学预测不良转归
  - 肾小球新月体>50%
  - 牛津 IgAN 分类中 S1、T1/2
- E1 与接受类固醇治疗的患者改善预后相关

镜下特征

组织学特征

- 肾小球
  - 光镜下肾小球可表现正常
  - 系膜细胞增生通常<50% 肾小球
    - 定义为 3μm 厚的 PAS 染色切片中系膜旁区内系膜细胞数>3 个
    - 可见代表 IgA 免疫复合物的系膜区 PAS 染色阳性颗粒
  - >50% 的病例可见毛细血管内细胞增生和(或)细胞性新月体
  - 约 30% 的病例可见局灶节段性纤维蛋白样坏死

国际儿童肾脏病学会（ISKDC）分类法	
类别	发展为慢性肾脏疾病
Ⅰ　轻微病变	＜15%（通常与Ⅱ类归为一组）
Ⅱ　单纯系膜增生	15%
Ⅲ　局灶（Ⅲa）或弥漫（Ⅲb）系膜增生伴＜50% 新月体形成	15%
Ⅳ　局灶（Ⅳa）或弥漫（Ⅳb）系膜增生伴 50%～75% 新月体形成	37%
Ⅴ　局灶（Ⅴa）或弥漫（Ⅴb）系膜增生伴＞75% 新月体形成	70%
Ⅵ　类似膜增生性肾小球肾炎	缺乏数据

- ○ 节段性硬化
- 肾小管：红细胞管型和急性肾小管损伤
- 间质
  - ○ 间质炎症
    - 伴有新月体肾小球疾病时可更明显
  - ○ 间质纤维化和肾小管萎缩
- 血管：坏死性动脉炎（罕见）

其他部位

- 皮肤：白细胞碎裂性血管炎伴 IgA 沉积，主要见于急性病变
- 胃肠道：白细胞碎裂性血管炎伴 IgA 沉积

辅助检查

免疫组化

- 单克隆抗体 KM55 染色沉积物 GD-IgA1 阳性

免疫荧光

- IgA 显性，主要在系膜区；毛细血管壁阳性比在 IgAN 中常见
  - ○ 通常存在其他反应物：C3、IgG
  - ○ 不等量 IgM、C4d、纤维蛋白；少量 C1q
- 病程后期 IgA 消失，而 IgAN 则 IgA 持续存在

电镜

- 系膜区无定形沉积物
- 常见内皮下沉积物（与 IgAN 不同）
  - ○ 与毛细血管内细胞增生和新月体形成相关
- 有时可见上皮下节段性"驼峰"
  - ○ 需除外 IgA 显性感染后肾小球肾炎

主要鉴别诊断

IgA 肾病

- 炎症/坏死较 IgAV 少见
- 肾小球内皮下沉积物较少见
- 与 IgAV 不同，IgA 沉积物持续存在
- 血清 GD-IgA1 升高与 IgAV 相似
- 缺乏肾外表现

感染相关性肾小球肾炎伴 IgA 沉积

- 与葡萄球菌感染相关
- 大的上皮下电子致密沉积物（"驼峰"）

系膜增生性狼疮性肾炎

- IgG 和 C1q 沉积更明显

- IgA 非显性或共显性的免疫球蛋白

寡免疫性新月体性肾小球肾炎

- 85% 的病例 ANCA 阳性
- 可见系膜区 IgA 沉积物，但染色强度通常≤1+
- 无明显系膜或毛细血管内细胞增生

诊断要点

病理解读要点

- 间质纤维化/肾小管萎缩是 ESRD 进展的独立危险因素
- 毛细血管内细胞增生与早期活动性炎症性疾病有关
- 肾活检组织学表现无法鉴别 IgAV 与 IgAN（除非可见血管炎表现），但发现纤维蛋白样坏死更倾向 IgAV

分级

- 目前优先推荐 IgAN 牛津分类法
  - ○ 节段肾小球硬化（S1）和肾小管萎缩/间质纤维化＞25% 的皮质区（T1/2）独立与疾病进展相关

参考文献

1. Xu L et al: IgA vasculitis update: epidemiology, pathogenesis, and biomarkers. Front Immunol. 13:921864, 2022
2. Lai L et al: IgA vasculitis with nephritis in adults: histological and clinical assessment. J Clin Med. 10(21):4851, 2021
3. Kurt-Şükür ED et al: Biopsy-proven Henoch-Schönlein purpura nephritis: a single center experience. Pediatr Nephrol. 36(5):1207-15, 2021
4. Yu B et al: Evaluation of the Oxford classification in immunoglobulin A vasculitis with nephritis: a cohort study and meta-analysis. Clin Kidney J. 14(2):516-25, 2021
5. Koskela M et al: Prediction of renal outcome in Henoch-Schönlein nephritis based on biopsy findings. Pediatr Nephrol. 35(4):659-68, 2020
6. Leung AKC et al: Henoch-Schönlein purpura in children: an updated review. Curr Pediatr Rev. 16(4):265-76, 2020
7. Selvaskandan H et al: Inhibition of the lectin pathway of the complement system as a novel approach in the management of IgA vasculitis-associated nephritis. Nephron. 1-6, 2020
8. Sugiyama M et al: A cross-sectional analysis of clinicopathologic similarities and differences between Henoch-Schönlein purpura nephritis and IgA nephropathy. PLoS One. 15(4):e0232194, 2020
9. Zhao L et al: Immunostaining of galactose-deficient IgA1 by KM55 is not specific for immunoglobulin A nephropathy. Clin Immunol. 217:108483, 2020
10. Chua JS et al: Complement-mediated microangiopathy in IgA nephropathy and IgA vasculitis with nephritis. Mod Pathol. 32(8):1147-57, 2019
11. Çakıcı EK et al: A retrospective analysis of children with Henoch-Schonlein purpura and re-evaluation of renal pathologies using Oxford classification. Clin Exp Nephrol. 23(7):939-47, 2019
12. Wang K et al: Risk factors for renal involvement and severe kidney disease in 2731 Chinese children with Henoch-Schönlein purpura: a retrospective study. Medicine (Baltimore). 97(38):e12520, 2018
13. Davin JC et al: Henoch-Schönlein purpura nephritis in children. Nat Rev Nephrol. 10(10):563-73, 2014

节段系膜细胞增生

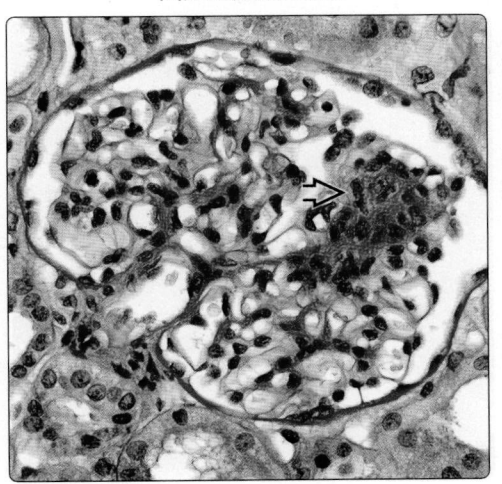

细胞性新月体

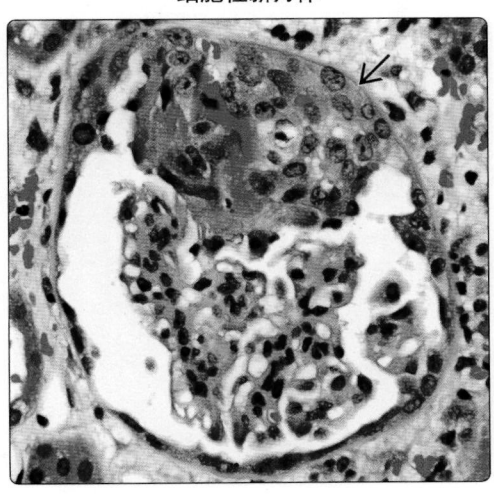

(左)8 岁女孩 IgAV，肾小球见明显节段性系膜细胞增生 ➡️

(右)IgAV 患者，见小型细胞性新月体伴纤维蛋白样坏死 ➡️，占据肾小囊上部分并压迫其余的肾小球血管襻，系膜细胞轻度增生

毛细血管内细胞增生

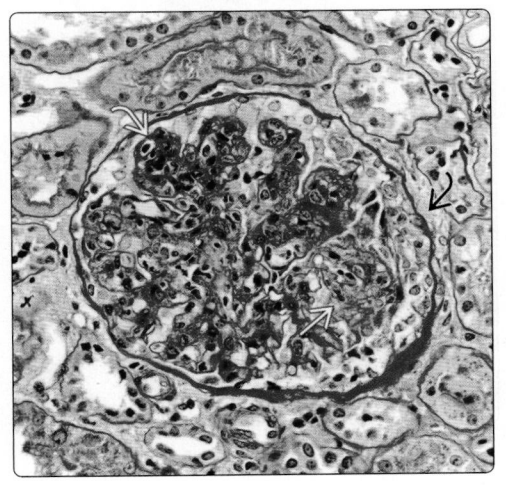

系膜区 PAS 阳性沉积物

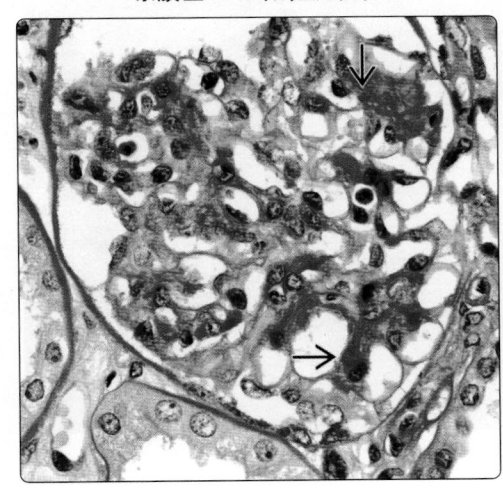

(左)大多数肾小球毛细血管襻毛细血管内可见白细胞 ➡️，此外可见节段性 GBM 断裂 ➡️ 及早期细胞性新月体反应 ➡️。IgAV 组织学改变通常为局灶性，可见正常肾小球

(右)84 岁男性 IgAV 患者，系膜区可见许多 PAS 染色阳性颗粒状沉积物 ➡️。相似的系膜区 PAS 阳性沉积物有时可见于 IgAN

系膜细胞增生及细胞性新月体

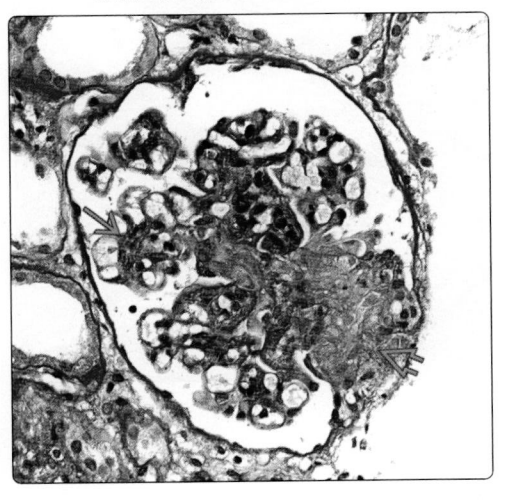

肾小管间质肾炎

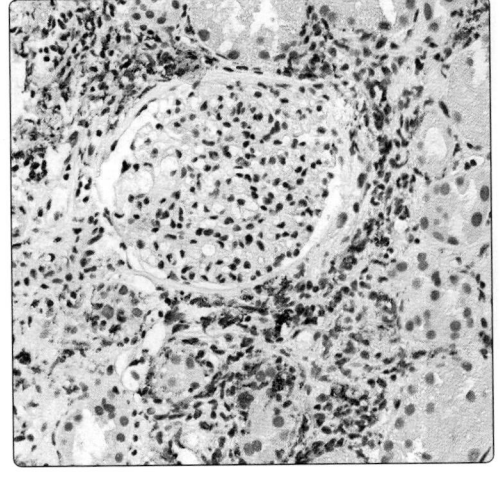

(左)60 岁女性，出现血管炎性皮疹、血尿和蛋白尿。大多数肾小球正常，但 10% 的肾小球可见局灶节段系膜细胞增生 ➡️ 和细胞性新月体形成 ➡️

(右)同一肾活检中可见多灶性肾小管间质肾炎，CD68 免疫组化染色显示间质内大量巨噬细胞，而肾小球基本正常，无炎症反应

λ 轻链沉积

C3 沉积

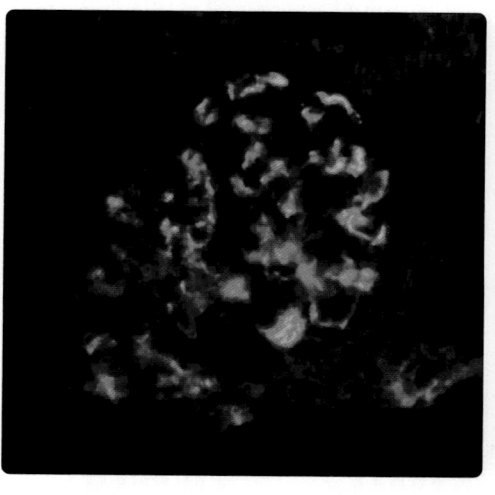
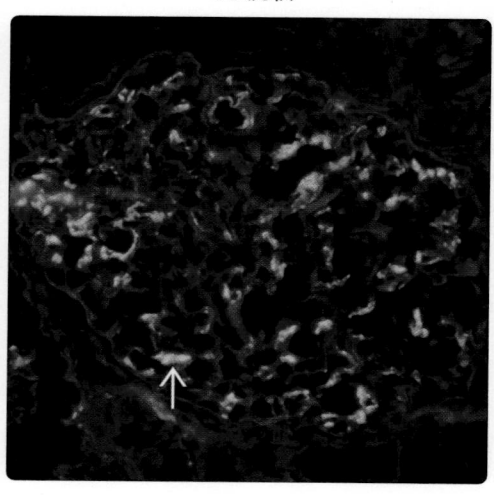

（左）肾小球免疫复合物 λ 轻链染色强阳性，通常比 κ 染色强。这一表现支持 IgAV 诊断，尽管类似 λ 为主的沉积是典型的 IgAN

（右）IgAV 患者肾小球免疫荧光染色，一些系膜区可见颗粒样 C3 染色 ➡，但这种表现不恒定，相当一部分患者染色阴性

系膜区纤维蛋白原沉积

系膜区沉积物

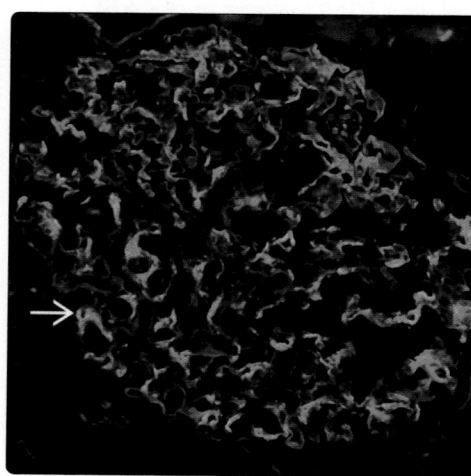
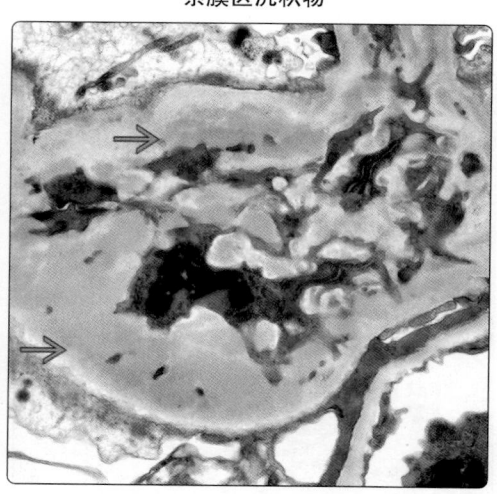

（左）一部分 IgAV 病例纤维蛋白原免疫荧光染色可突出显示系膜区免疫复合物沉积 ➡，系肾小球交联纤维蛋白原降解产物沉积所致，在 IgAN 中亦可观察到

（右）系膜区见大量团块状电子致密沉积物 ➡，为 IgAV 特点，与 IgAN 或系膜增生型狼疮性肾炎表现相同

内皮下沉积物

上皮下沉积物

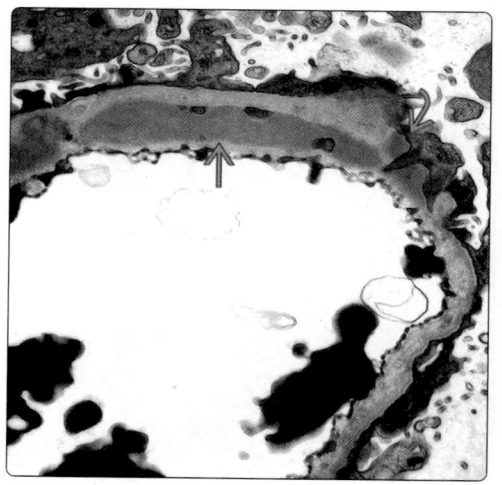
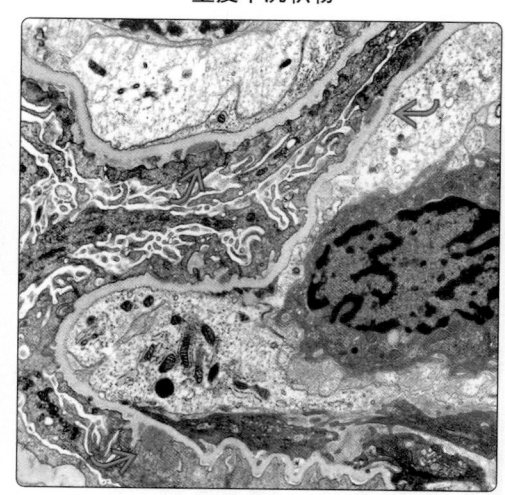

（左）内皮下见显著的电子致密沉积物 ➡，常与细胞性新月体形成有关，此外可见上皮下沉积物 ➡

（右）IgAV 有时可见上皮下沉积 ➡，较系膜区和内皮下沉积少见

紫癜

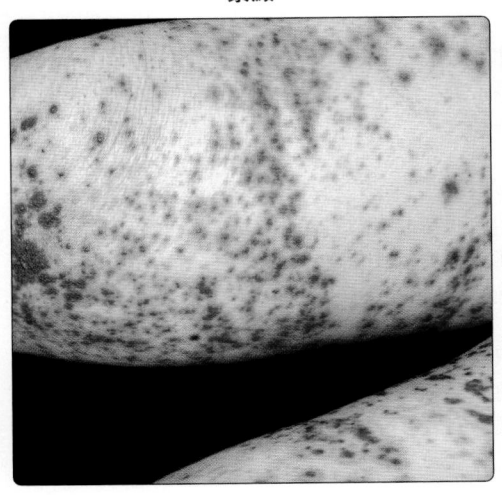

紫癜病变白细胞碎裂性血管炎

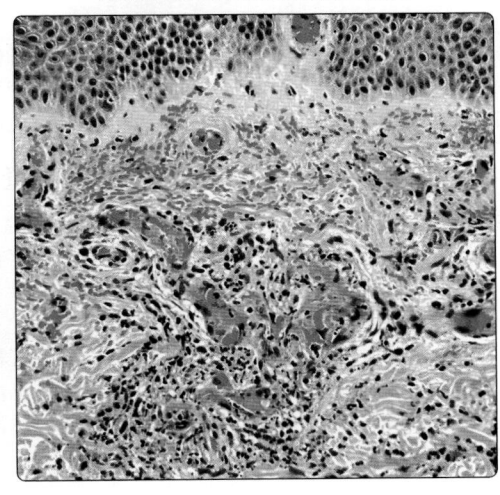

(左)这例 IgAV 患者下肢出现大量紫癜性斑点、丘疹、斑片和斑块(*Courtesy V.Petronic-Rosic,MD.*)

(右)白细胞碎裂性血管炎为 IgAV 典型的皮肤活检表现,真皮毛细血管出现显著炎症,真皮内可见明显的红细胞外渗(*Courtesy J.Song, MD.*)

真皮微血管 IgA 沉积

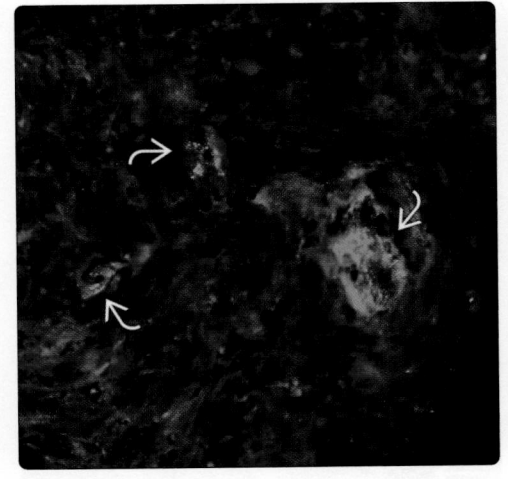

小肠瘀斑

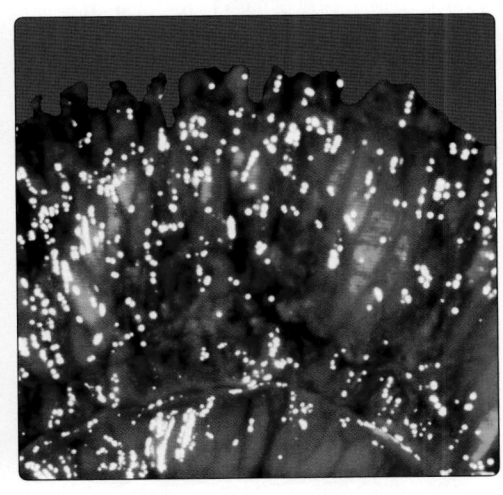

(左)真皮微血管颗粒状 IgA 沉积➜为 IgAV 特征性改变,有时染色可非常局灶和微弱,很容易被忽视。C3 和纤维蛋白原也普遍存在,早期病变更可能含有 IgA

(右)IgAV 患者因血管炎导致小肠黏膜下层斑片样出血,肠壁出血可引起肠套叠

小肠黏膜局灶性出血

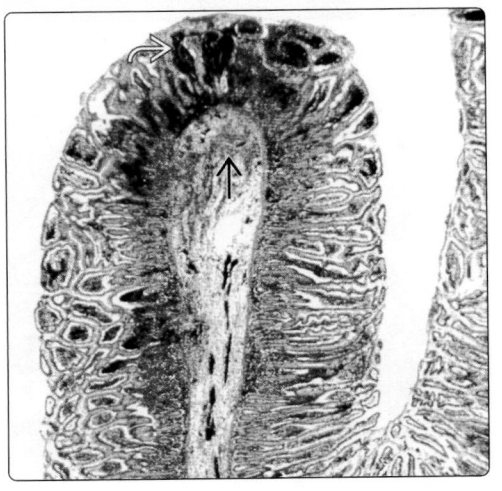

小肠血管炎伴纤维蛋白样坏死

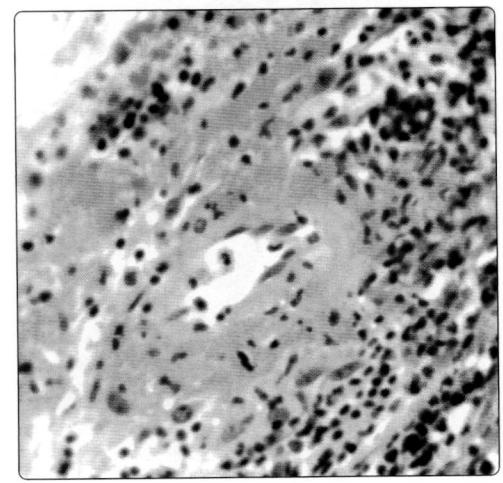

(左)IgAV 患者小肠黏膜皱襞内可见局灶性出血➜,起因为固有层血管炎➜

(右)HE 染色显示 IgAV 患者小肠固有层血管炎,小动脉壁见纤维蛋白样坏死伴中性粒细胞、核碎片和局部出血

(郭文焕 译,余英豪 审)

要 点

病因学/发病机制

- 金黄色葡萄球菌,凝固酶阳性,通常为耐甲氧西林金黄色葡萄球菌(MRSA)
- 糖尿病、肿瘤患者和老年人风险增加
- 在感染期间发生,通常持续数周

临床特征

- 感染、脓毒症
- 急性肾衰竭、肾炎综合征
- 蛋白尿(肾病范围:20%~80%)
- 22%的病例出现 IgA 血管炎相似的紫癜
- 约 25%的活检有急性感染相关性肾小球肾炎
- 70%的患者有低补体血症

镜下特征

- 受累肾小球变化不一,可从轻度系膜增生到显著的急性炎症伴新月体形成
- 红细胞管型常见
- 局灶间质性肾炎

辅助检查

- 仅 IgA,显性或共显性免疫球蛋白沉积,多为系膜区
  - 总是存在 C3,并常强于 IgA
  - 不等量 IgG、IgM 和 C1q
  - λ>κ
- 电镜见沉积物,主要在系膜区和系膜旁区
  - 偶尔见内皮下、膜内或上皮下沉积物(驼峰)
  - 与链球菌感染后肾小球肾炎不同,驼峰有时呈"杯状"

主要鉴别诊断

- IgA 肾病
- IgA 血管炎合并肾炎(Henoch-Schönlein 紫癜)
- 其他原因引起的急性肾小球肾炎(AGN)

急性肾小球炎症

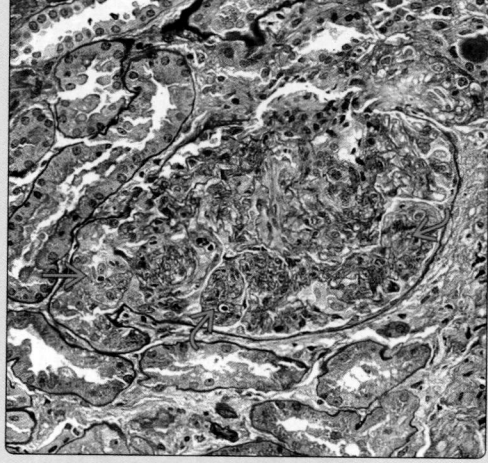

IgA 沉积

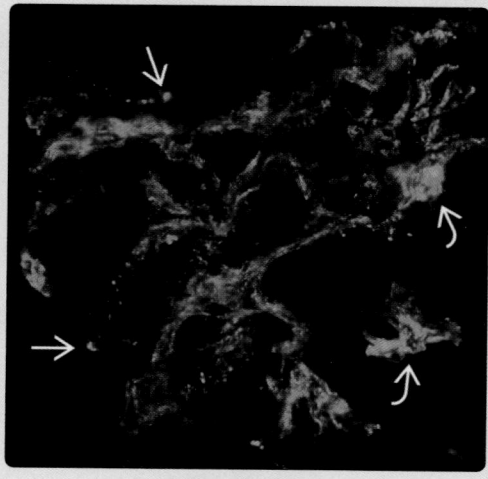

(左)金黄色葡萄球菌相关性 AGN 组织学改变范围广,可从偶见中性粒细胞的轻微肾小球炎到伴有新月体形成的增生性肾小球肾炎。这个肾小球显示毛细血管内细胞增生 ➡,血管袢不开放,并见上皮细胞增生,可能为早期新月体形成 ➡

(右)同 IgAN 和 IgAV 相似,IgA 沉积物主要位于系膜区 ➡,沿 GBM 分布的点状沉积物与上皮下驼峰相对应 ➡

系膜区沉积

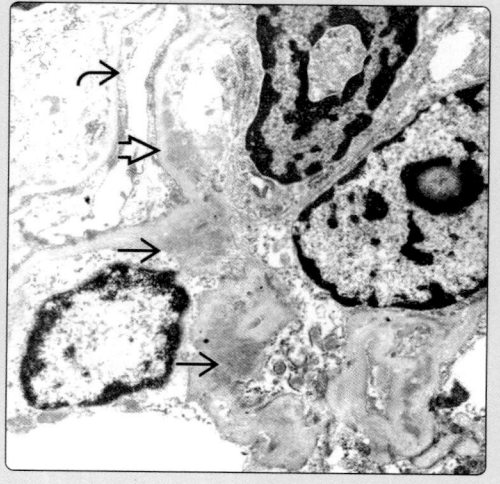

上皮下驼峰

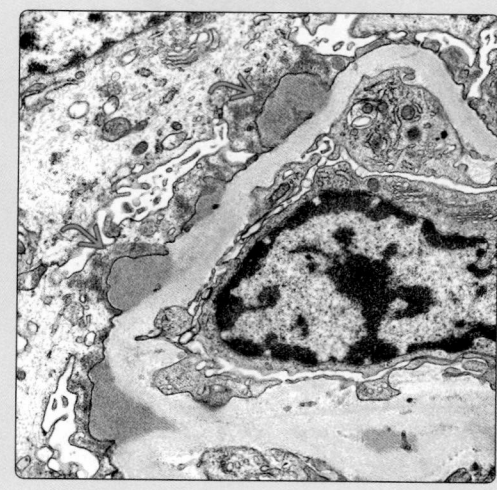

(左)在金黄色葡萄球菌相关性 AGN 中,无定形电子致密沉积物主要位于系膜区 ➡,与特发性 IgAN 一样,一些也可沉积在系膜旁区 ➡,足细胞足突广泛消失 ➡

(右)金黄色葡萄球菌相关性 IgA AGN 常可见上皮下驼峰 ➡。该患者有糖尿病和椎间盘 MRSA 感染

术语

定义

- 因金黄色葡萄球菌感染导致 IgA 显性沉积的 AGN

病因学/发病机制

感染因素

- 金黄色葡萄球菌,凝固酶阳性,常为 MRSA
  - 骨髓炎、肺炎、化脓性关节炎、软组织脓肿、脓胸、鼻窦炎、心内膜炎、脓毒症
  - 发生在感染期间(非感染后)
    - 平均感染时间:5 周
- 罕见表皮葡萄球菌、COVID-19

宿主因素

- 糖尿病、肿瘤、高龄和酗酒

免疫反应

- 产生抗金黄色葡萄球菌细胞膜抗原的 IgA 抗体
- 金黄色葡萄球菌肠毒素作为超抗原,刺激 T 细胞,导致多克隆 B 细胞活化
- SSL7 蛋白与 IgA 的 Fc 结合,阻断 FcR 活性

临床特征

表现

- 急性肾衰竭
- 双下肢皮疹(22%)
- 肾炎综合征
- 肾病范围蛋白尿(20%~80%)
- 低补体血症(70%)
- ANCA(+)(约 22%),尤其是合并心内膜炎

治疗

- 抗生素和肾脏支持疗法

预后

- 如果感染成功治疗,则可能恢复(约占 15%)
- 约 40% 进展为 ESRD,约 40% 部分恢复
  - 潜在疾病和年龄是重要因素

发病率

- 占感染相关性 AGN 肾活检的 25%

镜下特征

组织学特征

- 肾小球
  - 从轻度系膜细胞增生到显著急性炎症性(渗出性)肾小球肾炎伴新月体形成
  - 新月体约 35%
  - 毛细血管内皮细胞增生常见,但白细胞通常不明显
    - 中性粒细胞>单核细胞,但少于链球菌感染后肾小球肾炎
  - GBM 正常
- 肾小管:红细胞管型常见
- 间质:局灶性间质性肾炎常见
- 血管:如果有 IgA 血管炎样皮疹,皮肤可见血管炎

辅助检查

免疫荧光

- 仅 IgA(约 50%)或 IgA 显性(44%)或共显性(6%)免疫球蛋白沉积,多为系膜区
  - 大多数 λ>κ,与 IgAN 相似
  - 约 25% 的金黄色葡萄球菌相关性肾小球肾炎仅见微量 IgA
- IgG 见于约 50% 的病例;IgM 通常不明显
  - 如果合并糖尿病肾病,可见 IgG 沿 GBM 和 TBM 呈线性分布
- C3 阳性(约 100%),通常较 IgA 强
  - 约 14% C3 微量
- 约 16% C1q 阳性
- 68% 的病例报道有金黄色葡萄球菌细胞膜抗原

电镜

- 无定形电子致密沉积物
  - 主要位于系膜区和系膜旁区
  - 少数病例(31%)上皮下沉积
    - 可有"杯状"反应
  - 偶见内皮下和基底膜内沉积
- 足突消失

鉴别诊断

IgA 肾病

- 慢性疾病(vs. 急性发作)
- 补体水平正常
- 上皮下和内皮下沉积物不常见
- IgAN 中 IgA 沉积物 KM55 阳性(抗 Gd-IgA1 抗体),感染相关性肾小球肾炎中为阴性

IgA 血管炎伴肾炎(Henoch-Schönlein 紫癜)

- 无葡萄球菌感染,补体水平正常
- 与糖尿病无关

其他原因引起的急性肾小球肾炎

- IgA 显性肾小球肾炎也可见于链球菌、大肠埃希菌和 COVID-19 感染

诊断要点

病理解读要点

- 球性硬化肾小球中的 IgA 倾向 IgA 肾病
- 驼峰有时呈"杯状",这与链球菌感染后肾小球肾炎明显不同

参考文献

1. Grosser DS et al: IgA-dominant infection-associated glomerulonephritis in the pediatric population. Pediatr Nephrol. 37(3):593-600, 2022
2. Pérez A et al: IgA-dominant infection-associated glomerulonephritis following SARS-CoV-2 infection. Viruses. 13(4):587, 2021
3. Brodsky SV et al: IgA staining patterns differentiate between IgA nephropathy and IgA-dominant infection-associated glomerulonephritis. Kidney Int Rep. 5(6):909-11, 2020
4. Miquelestorena-Standley E et al: Clinicopathologic features of infection-related glomerulonephritis with IgA deposits: a French Nationwide study. Diagn Pathol. 15(1):62, 2020
5. Satoskar AA et al: Staphylococcus infection-associated GN - spectrum of IgA staining and prevalence of ANCA in a single-center cohort. Clin J Am Soc Nephrol. 12(1):39-49, 2017
6. Nasr SH et al: IgA-dominant postinfectious glomerulonephritis: a new twist on an old disease. Nephron Clin Pract. 119(1):c18-25; discussion c26, 2011

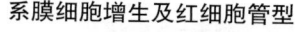

系膜细胞增生及红细胞管型

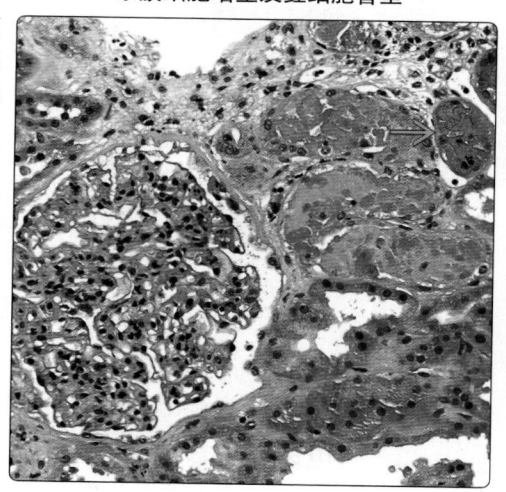

急性肾小球炎症伴糖尿病肾病

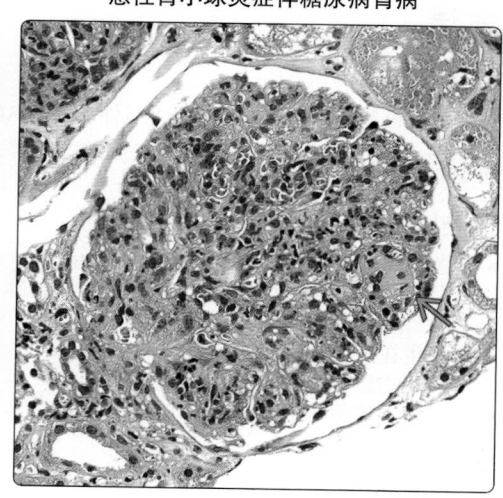

（左）这例金黄色葡萄球菌相关 IgA 肾小球肾炎，系膜细胞增生明显，易见红细胞管型 ➡

（右）糖尿病伴金黄色葡萄球菌骨髓炎患者发生急性炎症性肾小球肾炎，临床表现为急性肾损伤，同时可见糖尿病肾病伴局灶结节性硬化 ➡

毛细血管内细胞增生

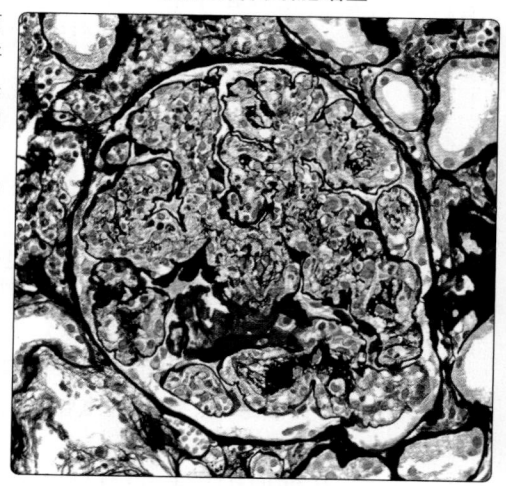

系膜区 IgA 沉积

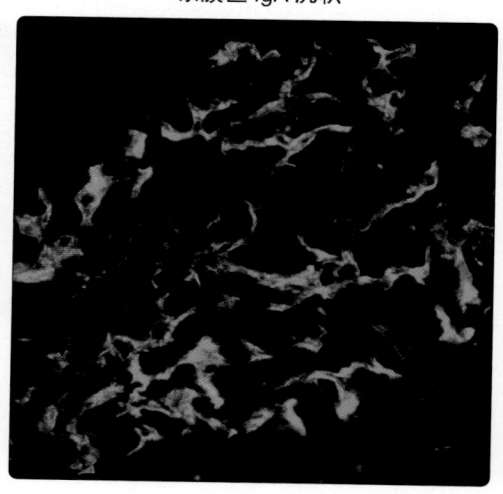

（左）糖尿病伴金黄色葡萄球菌骨髓炎患者，可见显著的毛细血管内细胞增生，毛细血管内见大量中性粒细胞（六胺银染色）

（右）与金黄色葡萄球菌感染相关 AGN 通常有明显的系膜区 IgA 沉积，类似于 IgAN 或 IgA 血管炎

系膜区 C3 沉积

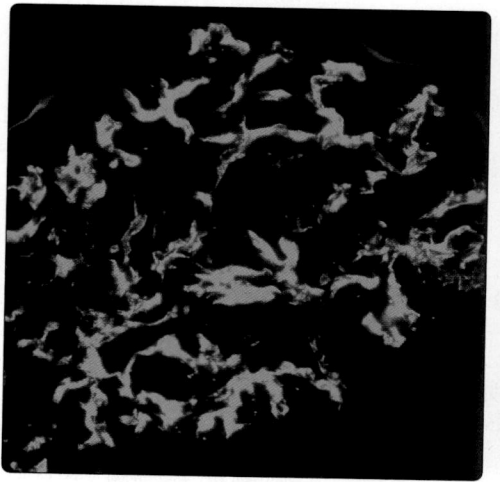

λ 轻链沉积为主

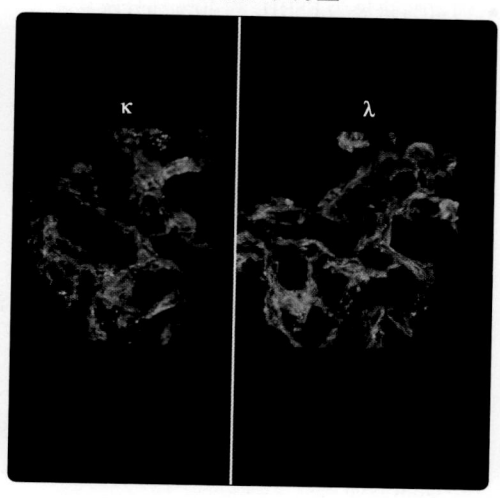

（左）金黄色葡萄球菌脓毒症相关 AGN，可能为椎体骨髓炎，可见显著 C3 沉积，主要在系膜区，同时伴有 IgA 和 IgG 沉积。与 IgAN 不同，这种情况下 C3 染色通常强于 IgA

（右）IgA 显性 AGN，λ 轻链通常较 κ 链着色更明显，类似于 IgAN 和 IgA 血管炎，但两者都存在

系膜区 IgA 沉积

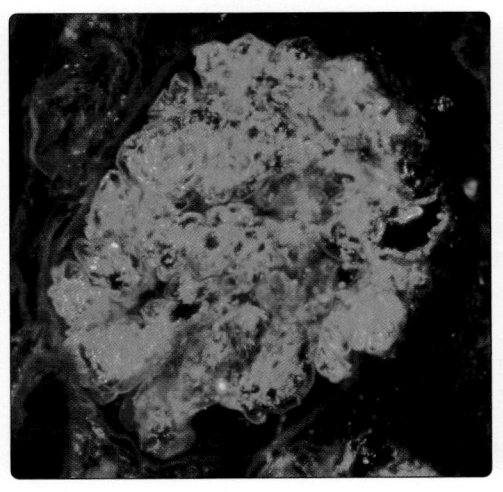

系膜区 IgG 沉积伴基底膜线性 IgG 沉积

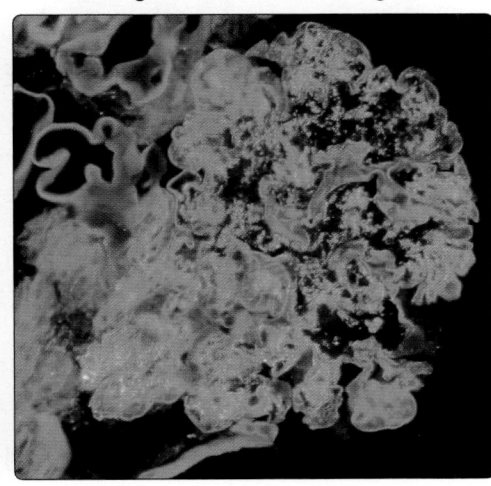

（左）糖尿病伴金黄色葡萄球菌骨髓炎患者，系膜区见大量 IgA 沉积

（右）糖尿病伴金黄色葡萄球菌骨髓炎患者，系膜区见 IgG 沉积。此外 GBM 和 TBM 见线性 IgG 沉积，反映患者存在潜在的糖尿病肾病

系膜区沉积物

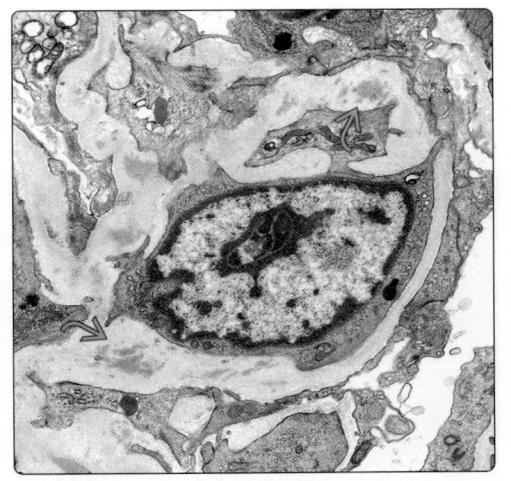

膜内和上皮下沉积物

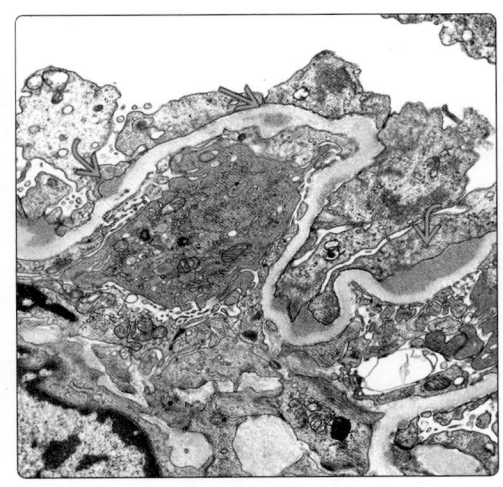

（左）金黄色葡萄球菌相关性 IgA AGN，系膜区可见弥漫无定形沉积物 ➡。该患者有糖尿病和椎间盘金黄色葡萄球菌感染

（右）金黄色葡萄球菌相关性 IgA AGN，常见膜内沉积物 ➡ 和上皮下驼峰 ➡，这些表现也见于其他感染相关 AGN

上皮下沉积物

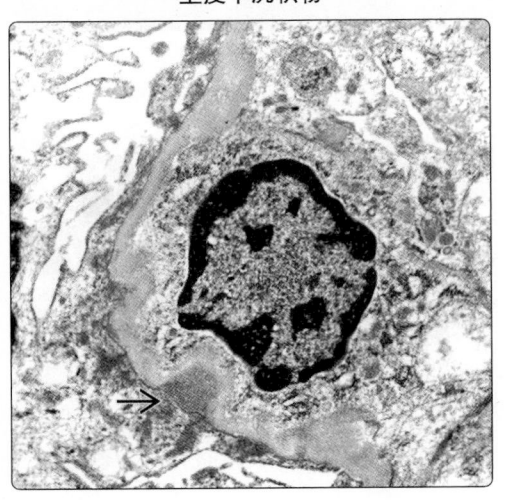

上皮下沉积伴"杯状"沉积

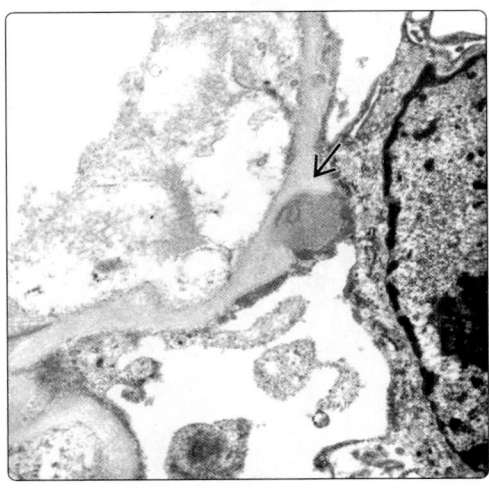

（左）金黄色葡萄球菌相关性 AGN 可见上皮下沉积物，但可能不形成典型驼峰 ➡。上皮下沉积物偶见于特发性 IgAN

（右）金黄色葡萄球菌相关性 AGN 有时可见上皮下沉积物，但可能不形成典型驼峰。链球菌感染后肾小球肾炎的"驼峰"不会出现像这样的包绕性"钉突"或"杯状"基底膜 ➡。这种模式被形容为球在杯中，亦可见于 HIV 相关免疫复合物疾病

（郭文焕　译，余英豪　审）

要　点

术语

- 与肝硬化或门静脉高压相关的肾小球疾病,表现为系膜区显著 IgA 聚集;除外丙型肝炎病毒(HCV)免疫复合物疾病,且明显不同于肝病性肾小球硬化(HGS)的脂质蓄积

病因学/发病机制

- 系统性血液分流绕过肝脏 Kupffer 细胞
- IgA 免疫复合物聚集

临床特征

- 终末期肝病或任何原因导致的门静脉高压
  - 酒精性肝硬化最多见(约 70%)
- 无症状血尿、蛋白尿
- 门静脉高压纠正后缓解
- 肝移植后常持续存在,在肝肾移植受者中可复发

镜下特征

- 肾小球通常表现为轻度系膜扩大
  - 可为 I 型 MPGN 模式
- 免疫荧光
  - 系膜区 IgA 沉积
  - ±IgG、IgM、C3、C1q(50%~70%)
  - 偶尔有轻链限制性
- 电镜
  - 无定形电子致密免疫复合沉积物
  - 也可有系膜区脂质颗粒(HGS)

主要鉴别诊断

- IgA 肾病
- HCV 肾小球肾炎
- IgA 血管炎

(左)PAS 染色显示,系膜基质扩张伴 GBM 轻度改变,无肾小球炎症,这是 IgAN 的通常模式
(右)HGS 患者,免疫荧光显示扩大的系膜区内见明显 IgA 沉积,沉积模式同 IgAN 相似,但缺乏炎症改变。也可见 C3 沉积,但无或仅见少量 IgG 沉积,C1q 在肝病性 IgAN 中比原发性 IgAN 更常见

轻度系膜扩大

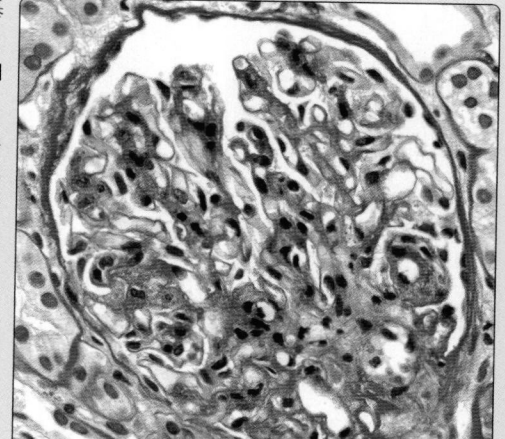

IgA 明显沉积

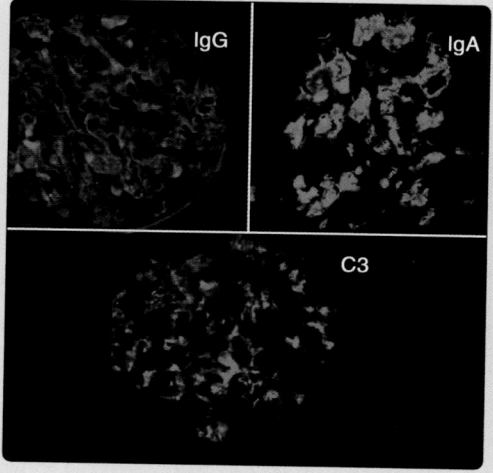

(左)男性酒精性肝硬化患者,有 3 个月的血尿史,可见大量无定形电子致密沉积物,与系膜细胞紧密相关➡。尽管基质中存在散在的脂质颗粒➡,但该模式与原发性 IgAN 难以区分
(右)本例肝病性 IgAN 系膜区可见无定形电子致密沉积物,并伴有明显的脂质碎片➡,这是典型的 HGS 特征➡,而非原发性 IgAN 的特征

肝病性 IgAN 大量系膜区沉积物

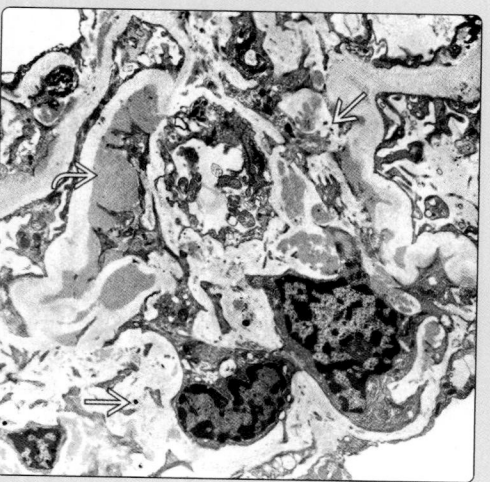

肝病性 IgAN 脂质沉积物

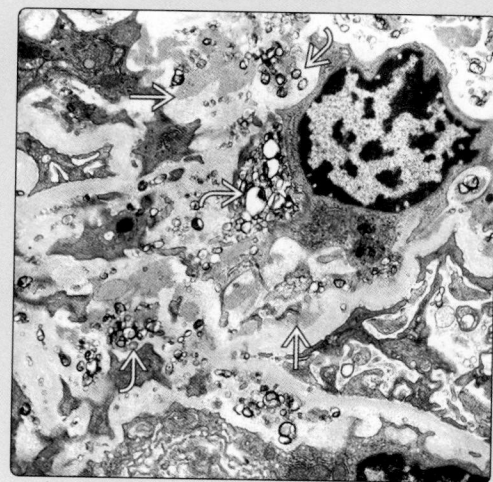

术语

定义

- 与肝硬化或门静脉高压相关的肾小球疾病，表现为系膜区 IgA 沉积；除外丙肝病毒（HCV）相关性肾小球肾炎，但有时与 HGS 并存

病因学 / 发病机制

正常肝清除机制障碍

- 全身血液分流通过肝脏 Kupffer 细胞进行清除
  - IgA 免疫复合物通常在胃肠道中产生，经门静脉进入肝脏并被清除
  - 可发生于无肝硬化的门静脉高压症
- IgA 免疫复合物沉积
- 脂质细胞碎屑

IgA 糖基化异常

- 与原发性 IgAN 相似，IgA1 半乳糖缺乏和唾液酸苷化减少

动物模型

- IgA 沉积发生在 CCl_4 诱导的肝硬化大鼠中

临床特征

流行病学

- 发病率
  - 尸检发现约 60% 的肝硬化患者可见肾小球 IgA 沉积
  - 肝移植时约 35%
- 为继发性 IgAN 最常见的病因
- 任何原因导致的终末期肝病或门静脉高压症
  - 最常见为酒精性肝硬化（约 70%）

表现

- 通常无症状或进展缓慢
- 血尿（约 9%）和蛋白尿
  - 肾病范围蛋白尿（约 2%）
  - 偶尔因红细胞管型导致急性肾衰竭

预后

- 本身并不常导致 ESRD，但数据有限
  - 肝肾移植受者 IgA 沉积复发，但没有移植肾丢失
- IgA 水平通常在肝移植术后恢复正常
- 有报道门静脉高压矫正后肾病范围蛋白尿和血尿缓解
- 极少数与肝移植术后慢性肾脏疾病相关（<10%）

镜下特征

组织学特征

- 肾小球表现模式多样
  - 正常
  - 轻度至中度系膜区扩大
    - 通常发生于无症状患者
  - 显著系膜区扩大、GBM 双轨、系膜插入
    - 更常见于寻因性活检；也见于与 HCV 和冷球蛋白血症

相关的患者
  - 新月体（罕见）
- 肾小管
  - 可见急性损伤（肝肾综合征）
  - 胆汁管型
- 间质：无特定特征
- 动脉：内膜纤维化常见

辅助检查

免疫荧光

- 显性或共显性 IgA 沉积
  - 主要位于系膜区并沿 GBM 呈节段性分布
  - IgA1，偶见单克隆性（λ 或 κ）
  - 使用单克隆抗体 KM55 检测半乳糖缺陷型 IgA 呈阳性（有限的报道）
- IgA 沉积，通常伴有较弱的 IgG、IgM、C3、C1q 沉积，偶尔可见纤维蛋白沉积
  - 50%～80% C3 沉积 /50%～70% C1q 沉积

电镜

- 系膜区无定形电子致密沉积物
  - 与其他疾病中典型的免疫复合物沉积相似
- 节段性内皮下沉积
  - 系膜细胞插入
- 可见脂质细胞碎片，这是 HGS 的特征性表现

鉴别诊断

IgA 肾病

- C1q 在肝病性 IgA 肾病（50%～70%）中较原发性 IgA 肾病（0～14%）更常见
- 系膜区缺乏特征性脂质碎屑

IgA 血管炎

- 在肝硬化中已有报道，尤其与酗酒有关

HCV 相关免疫复合物性肾小球肾炎

- 更显著的内皮下 IgG 和 IgM 沉积
- 肾小球内假血栓和巨噬细胞

参考文献

1. Cullaro G et al: Acute kidney injury in patients with liver disease. Clin J Am Soc Nephrol. 17(11):1674-84, 2022
2. Elhani I et al: IgA vasculitis with underlying liver cirrhosis: a french nationwide case series of 20 patients. J Rheumatol. 48(5):735-40, 2021
3. Wang M et al: Secondary IgA nephropathy shares the same immune features with primary IgA nephropathy. Kidney Int Rep. 5(2):165-72, 2020
4. Welker MW et al: Key role of renal biopsy in management of progressive chronic kidney disease in liver graft recipients. J Nephrol. 32(1):129-37, 2019
5. Okabayashi Y et al: A case of hepatic glomerulosclerosis with monoclonal IgA1-κ deposits. Case Rep Nephrol. 2018:4748357, 2018
6. Hommos MS et al: Renal outcomes in patients with IgA nephropathy undergoing liver transplant: a retrospective cohort study. Transplant Direct. 3(8):e193, 2017
7. Trawalé JM et al: The spectrum of renal lesions in patients with cirrhosis: a clinicopathological study. Liver Int. 30(5):725-32, 2010
8. Pillebout E et al: Renal histopathological lesions after orthotopic liver transplantation (OLT). Am J Transplant. 5(5):1120-9, 2005

（郭文焕 译，余英豪 审）

要　点

术语

- 系统性自身免疫性疾病，表现为皮肤、关节、肾脏和中枢神经系统炎症
  - 出现抗 DNA、RNA、蛋白质、磷脂的 IgG 自身抗体

病因学 / 发病机制

- 自身抗体引起免疫复合物沉积、血管炎、血栓性微血管病（TMA）
- 多种遗传性危险因素

镜下特征

- 肾小球病理变化非常多样，并且是 ISN/RPS 分类的基础
  - 系膜细胞增生
  - GBM 增厚（严重表现为"白金耳"）
  - 毛细血管内细胞增生
  - 坏死、新月体
  - TMA 可显性

- 肾小管间质炎症常见
- 免疫荧光：肾小球 IgG 沉积为诊断所必须
  - 通常伴有 IgM、IgA、C1q、C3 沉积（满堂亮）
  - 约 60% 病例有 TBM 沉积
- 电镜：无定形和结构性沉积物
  - 系膜区、内皮下和上皮下沉积物

主要鉴别诊断

- 膜增生性肾小球肾炎（MPGN）伴免疫复合物沉积
- 冷球蛋白血症
- 药物性狼疮性肾炎
- 感染后肾小球肾炎

诊断要点

- 最重要的诊断线索包括肾小球病变的异质性、"满堂亮"（IgG、IgA、IgM、C3、C1q）模式、TBM IgG 沉积、内皮细胞管网状包涵体、及电镜下指纹样模式沉积物

毛细血管内和系膜细胞增生

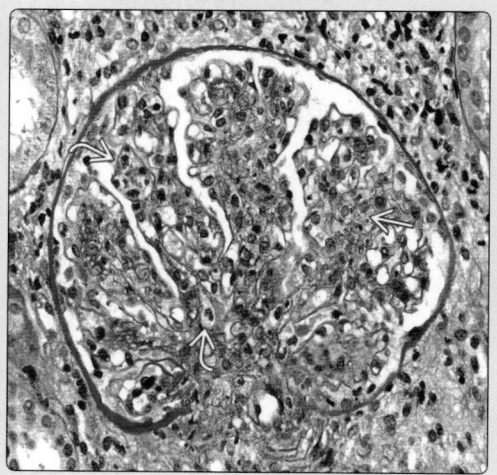

（左）毛细血管内细胞增生➡伴混合性中性粒细胞和单个核细胞浸润呈节段性，系膜细胞增生➡累及整个肾小球小叶。这些是活动性 LN 两种常见的组织学表现

"白金耳"病变

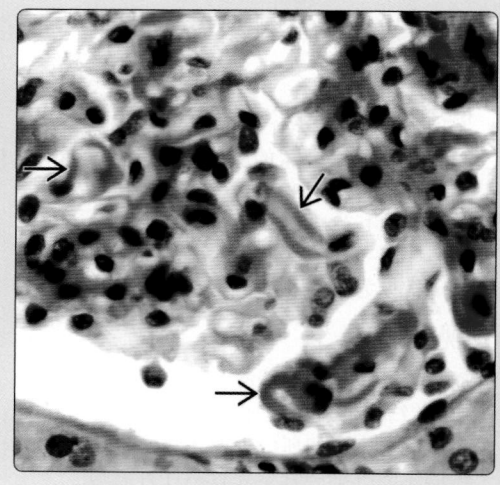

（右）LN 患者，显示肾小球血管壁呈"白金耳"样增厚➡，"白金耳"系内皮下沉积物，由 Baehr 等于 1935 年首次在 LN 中描述

显著颗粒状 GBM 沉积

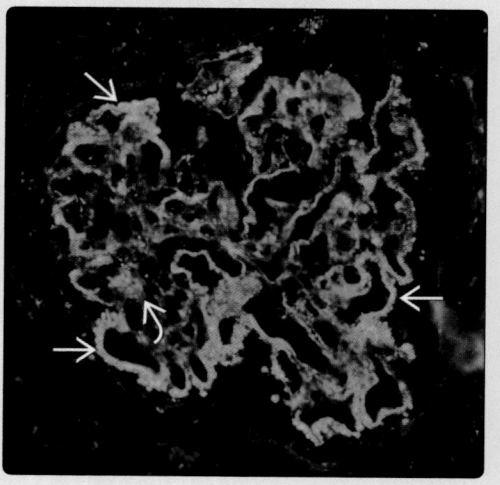

（左）肾小球毛细血管壁 IgG 染色➡为 LN 特征，常见于 ISN/RPS 分类Ⅲ和Ⅳ型，还可见系膜区沉积物➡

肾小球电子致密沉积物

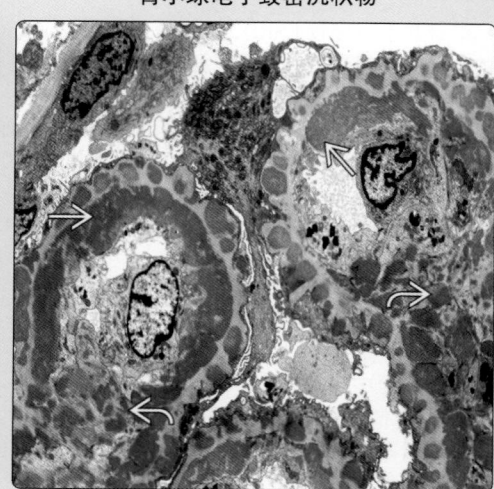

（右）LN 中沉积物可见于肾小球的 4 个不同部位，只是沉积物量有所不同。弥漫增生性和膜性 LN 肾活检病例，显示上皮下、基膜内、内皮下➡和系膜区➡致密沉积物

术语

缩写

- 系统性红斑狼疮（systemic lupus erythematosus，SLE）
- 狼疮性肾炎（lupus nephritis，LN）

定义

- 系统性自身免疫性疾病，具有靶向细胞核、细胞表面和血浆蛋白自身抗原的致病性 IgG 自身抗体，表现为皮肤、关节、肾脏及中枢神经系统的炎症

病因学/发病机制

自身免疫性疾病

- 破坏自身抗原的耐受性
  - 吞噬凋亡细胞缺陷，使免疫系统暴露于细胞内被隔离的抗原
    - 激活自身反应性 T 细胞和 B 细胞，并产生自身抗体
- 抗核抗体（ANA）占 95%
  - 双链（ds）DNA（核小体），Ro/SAA/U1RNP（核糖体核蛋白），La（RNA 结合蛋白），Sm（核糖体核蛋白）
  - LN 偶尔 ANA 抗体阴性，尤其是经典 V 型
- 抗心磷脂抗体（梅毒假阳性试验）
- 狼疮抗凝物：与磷脂结合的抗体
- 抗 ADAMTS13 IgM 抗体
- 抗 C1q、层粘连蛋白、硫酸乙酰肝素蛋白多糖、足细胞抗原，以及其他抗体
- ANCA：与肾小球坏死相关
- 可在发病前数年就可检测到自身抗体

环境触发与激化因素

- 光照（紫外线）、雌激素
- 药物：肼屈嗪、普鲁卡因胺、奎尼丁

多重遗传因素

- 10% 的患者有患 SLE 的亲属
- 同卵双生中的一致性（25%～69%）＞异卵双生（1%～2%）
- 补体或核酸酶缺陷
  - C1q、C2、或 C4；其他补体成分罕见
  - 核酸酶基因突变：*TREX1*，*DNASE1*
- 基因组相关性研究显示＞25 个基因多态性（单核苷酸多态性）可增加风险
  - FcγR II B、TLR5 和 TLR9、干扰素、肿瘤坏死因子（TNF）信号
- 干扰素相关基因和 *IFI44L* 去甲基化
- HLA-DR3 和 DR15 为 LN 风险因子，HLA-DR4 和 HLA-DR11 为保护因子

肾脏疾病发病机制

- 免疫复合物（IC）形成并沉积于肾脏
  - 循环 IC 黏附于毛细血管袢和系膜
  - 由于植入性或内部抗原原位 IC 形成
    - 富于组蛋白的核小体抗原黏附于肾小球，可引起 IC 形成
    - TBM 沉积
  - 补体固定：C3a、C5a 趋化中性粒细胞和巨噬细胞
  - 炎症细胞通过 Fc、补体受体结合 IC 并引起活化
  - 反复炎症影响肾小球固有细胞及基质内稳态
- 血栓性微血管病（TMA）
  - 由于狼疮抗凝物、抗磷脂抗体或抗 ADAMTS13 抗体
  - 可单独由 IC 性狼疮引起
- 血管炎性肾小球肾炎：坏死伴极少量 IC 或无 IC 沉积和不明机制的内皮细胞损伤
- 足细胞病：包括微小病变性肾病、FSGS 或塌陷性肾小球病
- T 细胞介导的自身免疫反应性，特别是在肾小管间质疾病中

临床特征

流行病学

- 年龄
  - LN 发生高峰年龄：约 34 岁（从＜5 至＞75 岁）
- 性别
  - 女：男 =9：1
- 发病率
  - 全球范围 4/10 万～160/10 万，可因统计方法略有不同
  - 亚洲人群（30～50）/10 万＞黑人（9～30）/10 万＞白人（5～10）/10 万

表现

- 临床诊断标准 ACR-97（符合 4/11 项标准，美国风湿病学会）
  - 颊部红斑，盘状红斑，光过敏，口腔溃疡，浆膜炎/心包炎，非侵蚀性关节炎，蛋白尿＞0.5g/d 或细胞管型，癫痫或神经精神症状，溶血性贫血/淋巴细胞减少/血小板减少，抗 DNA/Sm/磷脂抗体，ANA
  - 成人：敏感性 90%，特异性 98%；儿童：敏感性 84%，特异性 94%
- 临床诊断标准 SLICC-12（符合 4/17 项标准，系统性红斑狼疮国际协作组）
  - 临床：急性或慢性皮肤病变，口腔溃疡，非瘢痕性脱发，滑膜炎，浆膜炎，肾病变，神经病变，溶血性贫血，白细胞减少，血小板减少
  - 免疫学：ANA，抗 dsDNA，抗 Sm，抗磷脂抗体，低补体，直接 Coombs 试验
  - 成人：敏感性 95%，特异性 96%；儿童：敏感性 100%，特异性 82%
  - 活检证实的 LN 为独一无二的标准，但 LN 的诊断标准没有定义
- 肾脏疾病
  - 疾病期间约 80% 有 LN 病变
    - 20% 一开始即存在有肾炎（逐渐或突然）
  - 通常有蛋白尿、血尿、肌酐升高
  - 临床表现与组织病理学分类有关（ISN/RPS）
    - 急性肾衰竭：IV 型（85%）
    - 肾病综合征：V 型（45%），IV 型（35%）
    - 孤立性蛋白尿：V 型（45%），IV 型（35%），II 型（15%），

- Ⅲ型（15%）
  - 孤立性血尿：Ⅱ型（40%），Ⅴ型（30%）
- 可为亚临床（"静默型"）LN，即使为Ⅳ型

实验室检查

- ANA 95%（普通人群约 5%）
  - ＞95% 斑点模式
  - 30%～80% 抗 dsDNA
  - 抗 Sm（20%～30%），99% 有 SLE；抗 Ro（30%～50%），抗 U1RNP（30%～40%）；抗组蛋白（约 60%）
- 抗心磷脂（40%～50%），抗磷脂（15%），抗 C1q（30%～50%）
- 肾炎伴抗 ds-DNA 和抗 C1q
- 活动性病变 C3 降低 30%～50%，C4 降低 67%～80%

治疗

- 药物
  - 免疫抑制剂治疗以减少或抑制 IC 沉积、炎症反应和坏死
    - 糖皮质激素、吗替麦考酚酯、环磷酰胺、苯丁酸氮芥、硫唑嘌呤
  - 抗靶向 CD20 抗体（利妥昔单抗）和 BLys 抑制剂（贝丽木单抗）
- 移植
  - 临床复发约 2%；亚临床复发约 40%

预后

- 通常呈缓解及复发病程
- 20%～25% 进展为 ESRD
  - ISN/RPS 分类 10 年内进展为 ESRD 或肌酐翻倍
    - Ⅰ、Ⅱ型：0
    - Ⅲ型：0～8%
    - Ⅳ型：8%～50%
    - Ⅴ型：0%～10%
  - ESRD 的危险因素：活检时为Ⅲ型和Ⅳ型、男性、高血压、蛋白尿

镜下特征

组织学特征

- LN 病变累及肾小球、管周毛细血管、肌性血管、肾小管及肾间质，表现为一系列病变
- 肾小球
  - 肾小球病变决定 ISN/RPS 分类（Ⅰ～Ⅵ型）
    - 病变可为活动性（急性）或慢性（硬化）
    - 局灶性（＜50% 肾小球受累；Ⅲ型）或弥漫性（≥50% 肾小球受累；Ⅳ型）
    - Ⅲ型和Ⅳ型之间的鉴别依肾小球病变范围（分别＜50% 或≥50%）
  - 光镜下表现正常（Ⅰ型）
    - 诊断狼疮Ⅰ型须有系膜区 IgG 沉积
    - 寻因性活检中Ⅰ型＜1%
  - 系膜细胞增生（Ⅱ型）
    - 基质围绕≥4 个细胞核/系膜区（除外门部）
    - 本身不被考虑为活动性病变

- 活检中Ⅱ型占 8%～17%
  - 毛细血管内细胞增生（Ⅲ型，Ⅳ型）
    - 毛细血管腔内细胞（炎症性）增加导致管腔狭窄
    - 活检中Ⅲ型占 9%～24%
    - 活检中Ⅳ型占 37%～66%
  - 毛细血管外细胞增生（新月体）（Ⅲ型，Ⅳ型）
    - 壁层上皮细胞增生及白细胞聚集，特别是巨噬细胞
    - 定义为≥2 个细胞厚度，≥10% 肾小球囊壁
  - 核碎裂、纤维蛋白样坏死±GBM 断裂（Ⅲ型，Ⅳ型）
  - 大量内皮下沉积物（"白金耳"）（Ⅲ型，Ⅳ型）
    - 三色染色突出显示"白金耳"呈亮红色
  - 透明样"假血栓"（Ⅲ型，Ⅳ型）
  - 苏木精小体为特异性改变，但罕见（Ⅲ型，Ⅳ型）；体内红斑狼疮细胞
  - 膜性病变（Ⅴ型）
    - GBM 弥漫增厚伴颗粒状上皮下沉积物（三色染色），钉突银染色（+）
    - 活检中Ⅴ型占 8%～29%；常与其他类型混合（Ⅱ型、Ⅲ型、Ⅳ型）
  - 慢性肾小球病变
    - 包括在Ⅲ型 vs.Ⅳ型受累肾小球的计数中（如认定为 LN）
    - 肾小球节段或球性硬化及纤维粘连
    - 纤维性新月体
    - GBM 双轨
    - 末期（Ⅵ型）；≥90% 球性肾小球硬化；活检中占 1%～3%
  - 亚型
    - 某些轻微型 LN（Ⅰ～Ⅱ型）有足细胞病（微小病变性肾病和 FSGS）
    - FSGS 可为 LN 后期的瘢痕改变，或继发于肾单位丢失导致的不适应/血流动力学改变
    - 罕见 TMA 伴少量 IC 沉积病

- 肾小管和间质
  - 小管间质病变最常见与Ⅲ型和Ⅳ型肾小球肾炎有关
    - 可为活动性或慢性；肾小管间质免疫复合物 IgG（±）和 C3（+）
    - 肾小管间质免疫复合物沉积与间质淋巴样滤泡显著相关
  - 活动性病变有 T 细胞、巨噬细胞、B 细胞、浆细胞、中性粒细胞、水肿和小管炎
  - 慢性病变的特征为间质纤维化和肾小管萎缩
  - 肾小管间质病变伴轻微或无肾小球病变（Ⅰ型和Ⅱ型）罕见（15 例报道）；注意可能未采集到Ⅲ型病变

- 血管病变：观察到 6 种模式
  - 正常免疫荧光阴性
  - 不伴血管免疫沉积物：看似正常血管免疫荧光有 Ig 和补体（C）染色
  - 非炎症性狼疮血管病：透明样沉积物免疫荧光有 Ig 和 C 染色
  - 坏死性狼疮血管炎：纤维蛋白样坏死和白细胞增多±免疫沉积物
  - TMA：±Ⅲ型或Ⅳ型 LN
  - 动脉和微动脉硬化：非狼疮血管病（无免疫沉积物）

辅助检查

免疫荧光

- 肾小球 IgG 沉积为诊断所必须
  - 通常伴有 IgA、IgM、C3 和 C1q 沉积（满堂亮）
  - κ 和 λ 相等；IgG1 和 IgG3 为主
  - 纤维蛋白见于坏死病变、血栓和新月体
- 肾小球模式
  - 仅系膜区（Ⅰ型和Ⅱ型）
  - 毛细血管壁，局灶或弥漫、粗颗粒状、细长形（Ⅲ型，Ⅳ型）
  - 毛细血管壁，弥漫细颗粒状（Ⅴ型）
- 肾小管局灶颗粒状 IgG 沉积见于 30%～60% 的病例，±其他成分（IgM、C3、C1q）
  - 70% 的病例 IgG 亚型与肾小球中是不同的
- 血管：IgG 颗粒状小动脉和/或微动脉（0～48%）和/或管周毛细血管（6%）±其他成分
- 沉积物中的抗原
  - Ⅴ型中的神经细胞黏附分子（NCAM1）
  - Ⅴ型中的外泌素 1/2（未鉴定出自身抗体）

电镜

- 肾小球无定形电子致密沉积物，部位与程度可变
  - 系膜区、内皮下、上皮下
  - 上皮下沉积有时渗入 GBM
  - 亚结构可以"指纹样"模式存在
- 肾小球外沉积性质相似
  - TMB、鲍曼囊、管周毛细血管、间质、小动脉
- 内皮细胞可见管网状包涵体
  - 内质网中见成簇的泡状/管状、直径 20～25nm 的结构
  - 对干扰素反应增加："干扰素指纹"

鉴别诊断

Ⅱ型混合性冷球蛋白血症

- 微管样亚结构沉积物
- 通常无上皮下沉积物
- 通常有巨噬细胞和明显的 IgM 沉积

伴免疫沉积的膜增生性肾小球肾炎（MPGN）

- 很少或没有 C1q 沉积，狼疮性血清学阴性

特发性膜性肾病

- 无内皮下、系膜区和 TBM 沉积物
- 沉积物通常不会渗入 GBM
- 约 70% 的病例抗 PLA2 受体抗体阳性

HIV 狼疮样肾小球肾炎

- ANA 阴性或低滴度，dsDNA 抗体阴性

C1q 肾病

- 无狼疮临床或血清学证据

药物性 LN

- 通常无 dsDNA 抗体或肾病（5%）
- 需有停药后改善的证据

感染后肾小球肾炎

- 通常很少 C1q 沉积
- 上皮下"驼峰"，无"钉突"

ANCA 相关性肾小球肾炎

- 很少或没有系膜细胞增生或免疫复合物

诊断要点

临床相关病理特征

- 肾预后差的组织学预测因子
  - 活动性和慢性指数
  - 新月体（特别是纤维性新月体）
  - 纤维蛋白样坏死
  - 肾小球硬化、肾小管萎缩
- 程序性活检被建议用于指导免疫抑制治疗
  - NIH 活动性指数>2 预示狼疮发作
  - 活动指数为 0 的患者停用免疫抑制剂；仅 6/55 出现狼疮发作

病理解读要点

- 哥伦比亚小组提出鉴定 LN 的五条病理学标准：满堂亮免疫荧光模式、C1q>2+、上皮下＋内皮下沉积物、肾小球外沉积物、管网状包涵体
  - 达上述 2/5 条标准敏感性为 92%，特异性为 89%
- 苏木精小体为特征性，但很少出现

分级

狼疮性肾小球肾炎 ISN/RPS 分类（2004）

- 基于光镜和免疫荧光；电镜检查非必须
  - 准确分类要求标本中肾小球>10 个
  - 多数报道病例肾活检随访病理类型无变化
    - Ⅲ型、Ⅳ型病变下调为Ⅱ型罕见
  - 重复肾活检升级报道
    - 约 33% 的病例由Ⅱ型升级为Ⅲ型、Ⅳ型和Ⅴ型病变
    - 约 50% 的病例由Ⅲ型升级为Ⅳ型和Ⅴ型病变
    - 约 15% 的病例由Ⅳ型升级为Ⅴ型或Ⅵ型病变
    - 约 45% 的病例由Ⅴ型发展为Ⅲ型/Ⅴ型病变
- 分型与预后明显相关，但随访活检分型变化价值有限
  - Ⅰ型和Ⅱ型：生存率很高
  - Ⅳ型：许多研究显示Ⅳ型生存率较Ⅲ型低
  - Ⅴ型：长期生存良好
  - Ⅵ型：ESRD
- 活动性和慢性指数最佳评估依据 NIH 评分系统

修订的狼疮性肾小球肾炎 ISN/RPS 分类（2018）

- 毛细血管内细胞增多被毛细血管内细胞增生取代
- 取消Ⅳ-S 和Ⅳ-G 亚型
- 活动性和慢性指数调整并替换了 A 和 C 指定

修订的狼疮性肾小球肾炎 ISN/RPS 分类（2004，2018）

分型	名称	定义	点评
I	轻微系膜增生性 LN	LM 表现正常，IF 或 EM 下见系膜区沉积物	可有其他特征，如足细胞病或肾小管间质疾病（谨防未采集到III型病变）
II	系膜增生性 LN	LM 单纯系膜细胞增生伴 IF 系膜区沉积物；IF 或 EM 上皮下或内皮下沉积物罕见（非 LM）	可有其他特征，如足细胞病或肾小管间质疾病（谨防未采集到III型病变）或 TMA
III	局灶性 LN	LM 下<50% 肾小球显示活动性或非活动性节段或球性毛细血管内和/或毛细血管外肾小球肾炎；通常有内皮下沉积物	修订的 NIH 活动性和慢性评分系统定义了活动性（A）和慢性（C）病变，替换了 A 和 C 指定
IV	弥漫性 LN	LM 下≥50% 肾小球显示活动性或非活动性毛细血管内和/或毛细血管外肾小球肾炎	因重复性和临床相关性差，去除了节段性（S）和球性（G）指定；修订的 NIH 活动性和慢性评分系统对 A 和 C 病变进行了定义
V	膜性 LN	LM 和 IF 或 EM 显示沿 GBM 球性或节段性颗粒状上皮下沉积物；如果存在III型或IV型病变，要求累及>50% 的肾小球>50% 的毛细血管；±系膜病变	可发生于III型或V型，分别被指定为III/V型或IV/V型
VI	进行性硬化性 LN	≥90% 的肾小球硬化，无残留活动性	

LM，光镜；EM，电镜；IF，免疫荧光。

Bajema et al: Kidney Int. 93: 789-96, 2018; Weening JJ et al: J Am Soc Nephrol. 15(2): 241-50, 2004.

修订的 NIH 狼疮性肾炎活动性和慢性评分系统

NIH 活动性指数	定义	评分
毛细血管内细胞增生（% 肾小球）	无（0），<25%（1+），25%~50%（2+），>50%（3+）的肾小球	0~3 分
中性粒细胞/核碎裂（% 肾小球）	无（0），<25%（1+），25%~50%（2+），>50%（3+）的肾小球	0~3 分
纤维蛋白样坏死（% 肾小球）	无（0），<25%（1+），25%~50%（2+），>50%（3+）的肾小球	（0~3 分）×2
白金耳或透明血栓（% 肾小球）	无（0），<25%（1+），25%~50%（2+），>50%（3+）的肾小球	0~3 分
细胞性或纤维细胞性新月体（% 肾小球）	无（0），<25%（1+），25%~50%（2+），>50%（3+）的肾小球	（0~3 分）×2
间质炎症（% 皮质）	无（0），<25%（1+），25%~50%（2+），>50%（3+）的皮质	0~3 分
		总分：0~24 分
NIH 慢性指数	**定义**	**评分**
肾小球硬化评分，球性和/或节段性（% 肾小球）	无（0），<25%（1+），25%~50%（2+），>50%（3+）的肾小球	0~3 分
纤维性新月体（% 肾小球）	无（0），<25%（1+），25%~50%（2+），>50%（3+）的肾小球	0~3 分
肾小管萎缩（% 皮质）	无（0），<25%（1+），25%~50%（2+），>50%（3+）的皮质	0~3 分
间质纤维化（% 皮质）	无（0），<25%（1+），25%~50%（2+），>50%（3+）的皮质	0~3 分
		总分：0~12 分

得分相加。活动性评分一般随治疗而下降，慢性评分持续或增加。

Bajema et al: Kidney Int. 93: 789-96, 2018; Austin et al: Kidney Int. 25: 689-95, 1984.

参考文献

1. Chan EY et al: Long-term outcomes of children and adolescents with biopsy-proven childhood-onset lupus nephritis. Kidney Int Rep. 8(1):141-150, 2023
2. Whittier WL: The lupus nephritis classification: lost in translation. Curr Opin Nephrol Hypertens. 32(2):199-203, 2023
3. Ravindran A et al: In patients with membranous lupus nephritis, exostosin-positivity and exostosin-negativity represent two different phenotypes. J Am Soc Nephrol. 32(3):695-706, 2021
4. Malvar A et al: Kidney biopsy-based management of maintenance immunosuppression is safe and may ameliorate flare rate in lupus nephritis. Kidney Int. 97(1):156-62, 2020
5. Marinaki S et al: Clinical impact of repeat renal biopsies in patients with lupus nephritis: renal biopsy is essential especially later in the course of the disease. Eur J Rheumatol. 7(1):2-8, 2020
6. Kudose S et al: Sensitivity and specificity of pathologic findings to diagnose lupus nephritis. Clin J Am Soc Nephrol. 14(11):1605-15, 2019
7. Bajema IM et al: Revision of International Society of Nephrology/Renal Pathology Society classification for lupus nephritis: clarification of definitions, and modified National Institutes of Health activity and chronicity indices. Kidney Int. 93(4):789-96, 2018
8. Chen D et al: Lupus podocytopathy: a distinct entity of lupus nephritis. J Nephrol. 31(5):629-34, 2018
9. Rijnink EC et al: Clinical and histopathologic characteristics associated with renal outcomes in lupus nephritis. Clin J Am Soc Nephrol. 12(5):734-43, 2017
10. Turner-Stokes T et al: Positive antineutrophil cytoplasmic antibody serology in patients with lupus nephritis is associated with distinct histopathologic features on renal biopsy. Kidney Int. 92(5):1223-31, 2017

轻微系膜增生性 LN（Ⅰ型）

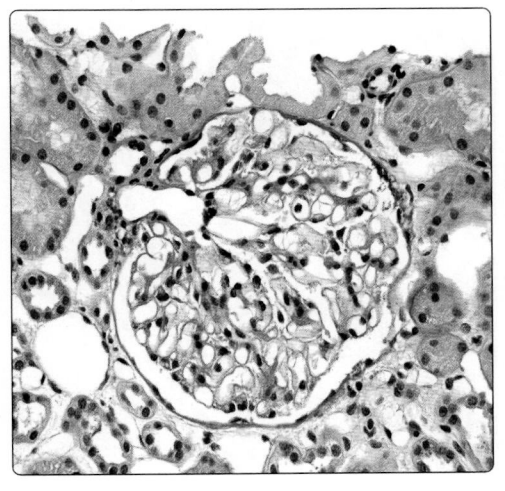

系膜增生性 LN（Ⅱ型）

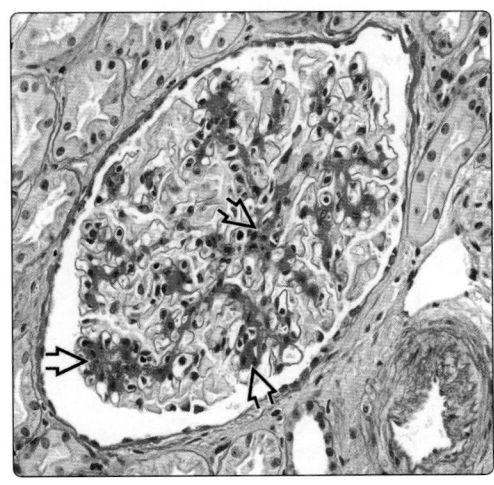

（左）肾小球外观正常而免疫荧光显示系膜区 IgG 沉积，这是轻微系膜增生性 LN 的特征，活检标本中罕见

（右）Ⅱ型 LN 显示中度系膜细胞增生及基质扩大 ➡️，Ⅱ型病变没有毛细血管沉积物或活动性炎症。系膜细胞增生的定义为在 3μm 厚的切片上 ≥4 个细胞核/系膜区

节段性 LN（Ⅲ型或Ⅳ型）

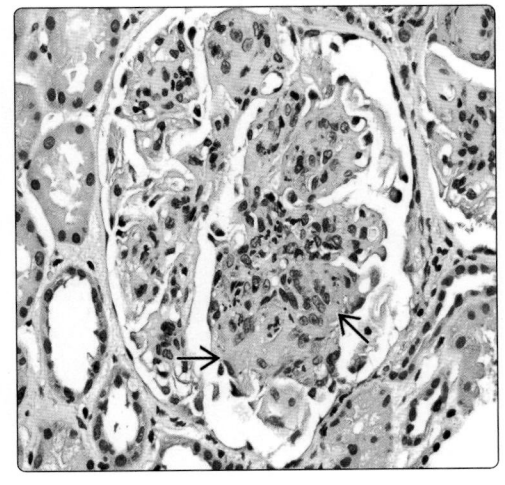

毛细血管内细胞增生

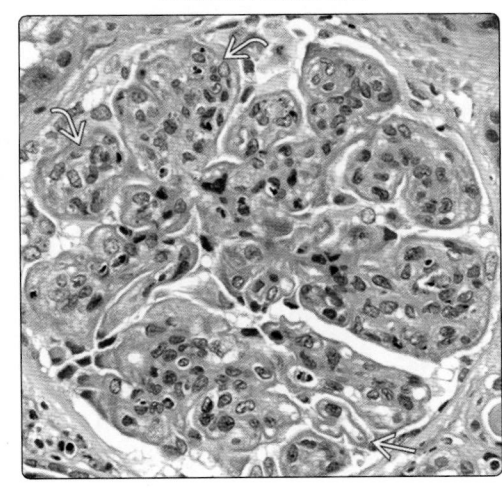

（左）节段性肾小球肾炎的典型模式为节段毛细血管坏死，伴纤维蛋白样及中性粒细胞渗出和核碎裂 ➡️，这些常见于Ⅲ型和Ⅳ型 LN（A）中，曾经以术语（S）表示节段性病变，但在活检标本中与球性（G）病变没有什么不同

（右）肾小球显示球性毛细血管内细胞增生 ➡️，毛细血管内细胞由吞噬细胞、中性粒细胞和内皮细胞等组合而成。一个毛细血管袢未见细胞增生 ➡️

膜性 LN（Ⅴ型）

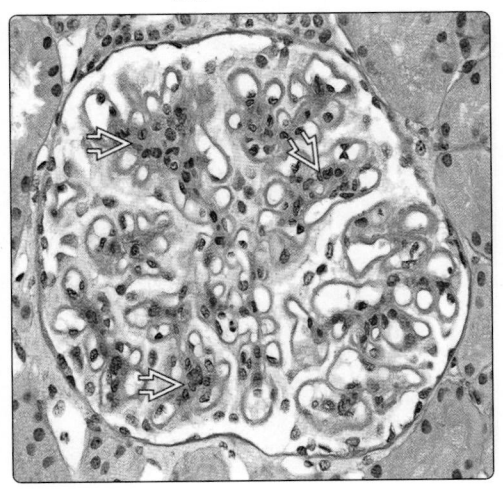

球性肾小球硬化（Ⅵ型）

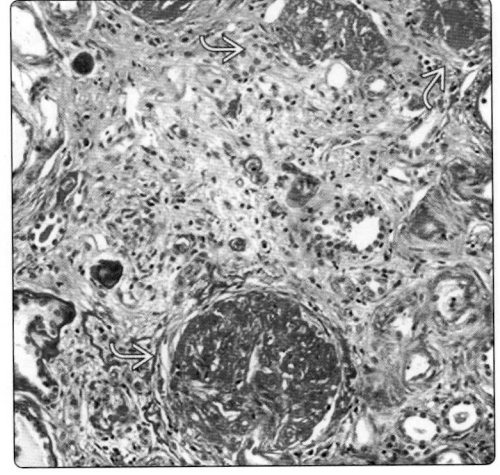

（左）Ⅴ型 LN 显示弥漫球性 GBM 增厚、"钉突"和明显的足细胞增生，常伴有系膜增宽和细胞增生 ➡️

（右）当 LN 导致的球性肾小球硬化超过 90% 且无活动性证据时被定义为Ⅵ型。PAS 染色显示 3 个肾小球有球性肾小球硬化 ➡️，并见广泛间质纤维化和肾小管萎缩

节段性 LN

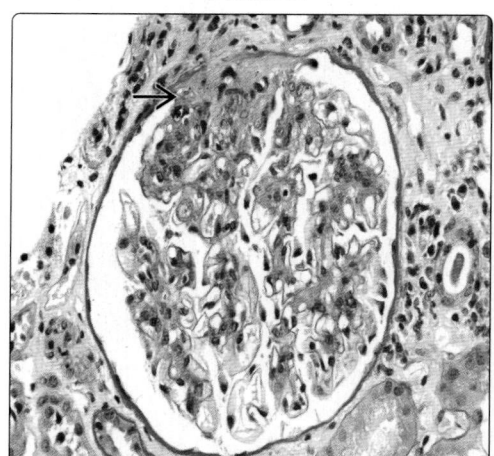

局灶性 LN（ⅢA 型）

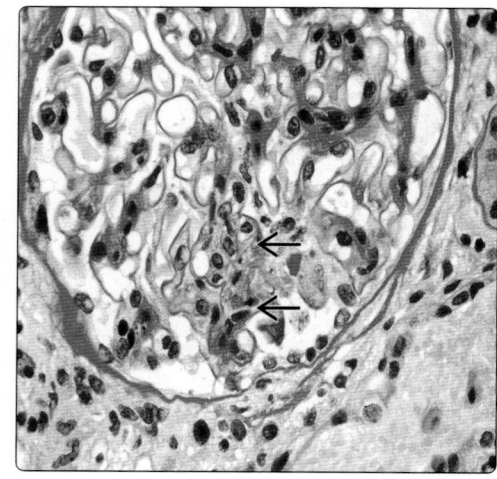

（左）肾小球显示节段毛细血管内和毛细血管外细胞增生 ➡，可见毛细血管腔开放和系膜细胞增生

（右）节段毛细血管内细胞增生和毛细血管基底膜断裂 ➡ 都很轻微，这个病例 30 个肾小球仅 1 个见到这样的病变，诊断为局灶性 LN（ⅢA 型）

球性 LN（Ⅲ 或 Ⅳ 型）

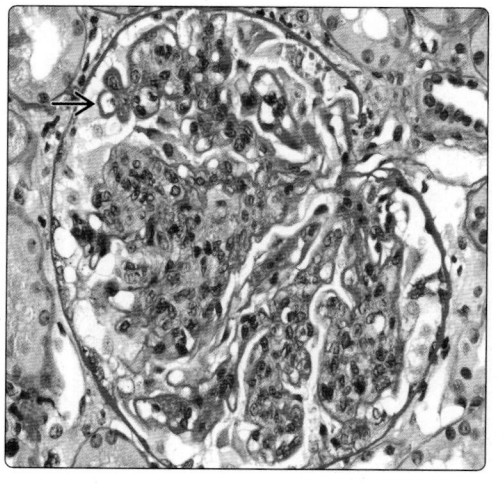

球性 LN（Ⅳ 型）

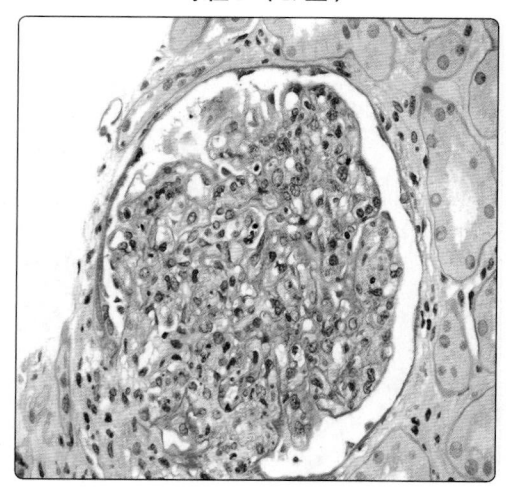

（左）稍大于 50% 的肾小球横切面区显示毛细血管内细胞增生，一些毛细血管见"白金耳"样增厚 ➡，这样的病变为典型的 ISN/RPS Ⅳ 型病变

（右）典型的弥漫性 LN ⅣA 型可见球性毛细血管内细胞增生伴中性粒细胞、单个核细胞及多量核碎裂碎片。这样的渗出性病变类似于感染后肾小球肾炎

大量"白金耳"结构（Ⅳ 型）

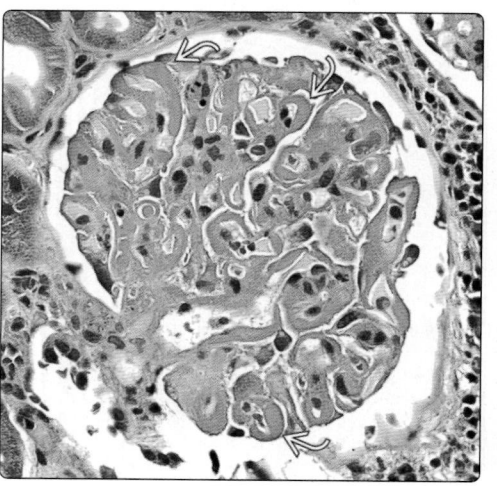

GBM 双轨

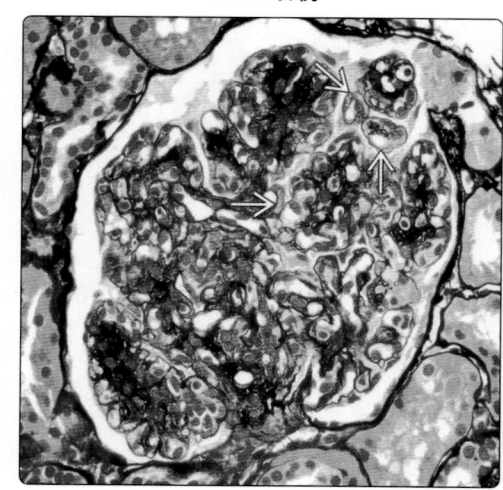

（左）HE 染色切片显示毛细血管壁呈明显一致性增厚 ➡，增厚是由于内皮下免疫沉积物所致，为病变活动性指征

（右）银染色显示 GBM 显著双轨 ➡，可见分叶状扩大及系膜基质增多，呈 MPGN 样外观。这种病变见于 ISN/RPS Ⅳ 型 LN

系膜增生性（Ⅱ型）LN

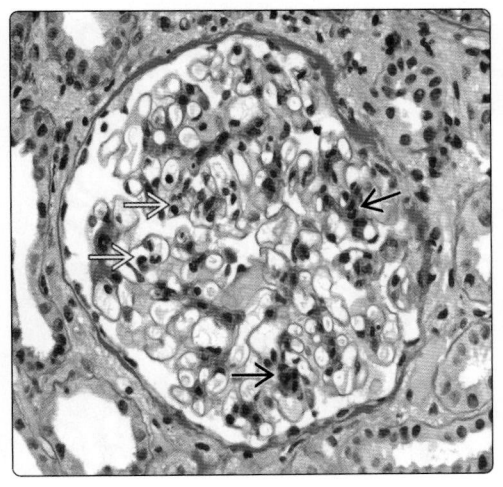

局灶坏死性（ⅢA 型）LN

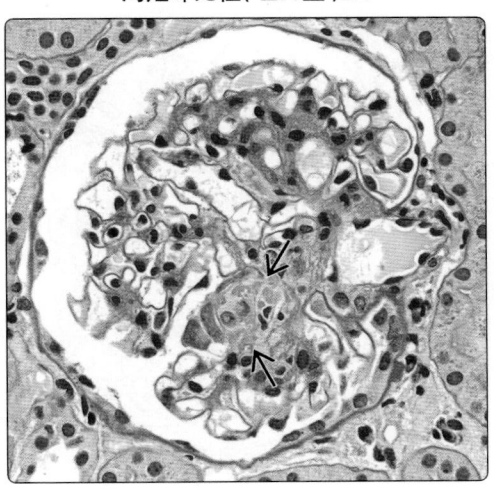

（左）肾小球显示轻微系膜增厚和细胞增生 ➡️，免疫荧光染色显示免疫球蛋白和补体免疫复合物沉积，符合轻度Ⅱ型 LN。毛细血管内可见少量白细胞 ➡️

（右）节段毛细血管基底膜断裂 ➡️ 伴纤维蛋白样和细胞渗出可非常局灶，很容易被遗漏，这是含 38 个肾小球样本中唯一的病变，符合局灶性 LN（ⅢA 型）

球性 LN

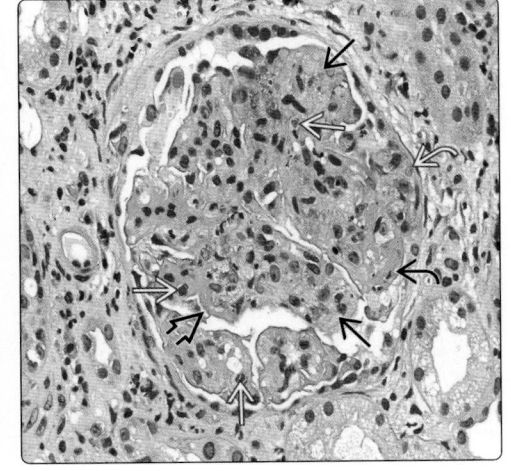

新月体性及膜性肾病

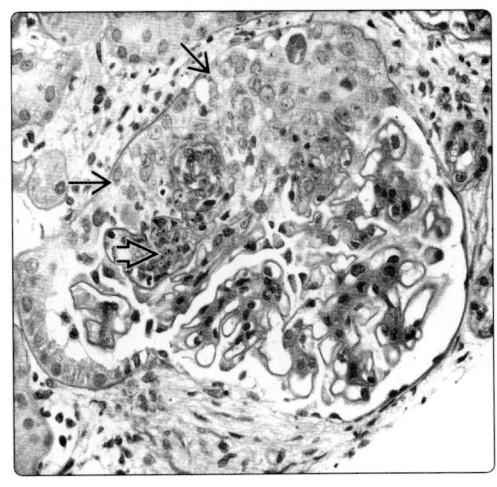

（左）毛细血管内细胞增生 ➡️、"白金耳"样血管壁增厚 ➡️、纤维蛋白样渗出伴核碎裂 ➡️、小型细胞性新月体 ➡️，以及罕见的苏木精小体 ➡️ 提示活动性 LN。苏木精小体为特征性依据

（右）肾小球中可见细胞性新月体 ➡️ 伴核碎裂 ➡️ 及节段毛细血管内细胞增生，但未见明显的纤维蛋白样坏死，小球的下部分可见系膜细胞增生和 GBM 增厚（Ⅴ型）

活动性和硬化性 LN

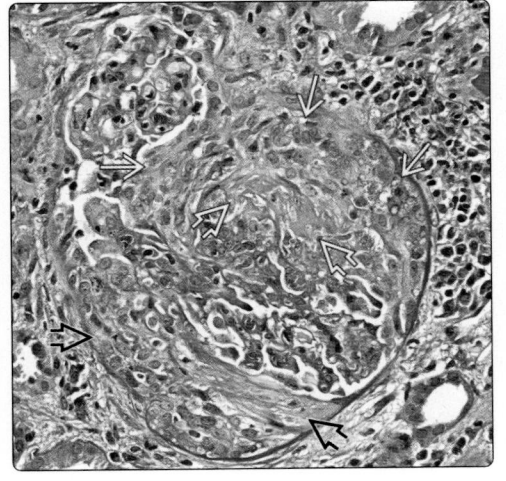

节段性肾小球硬化

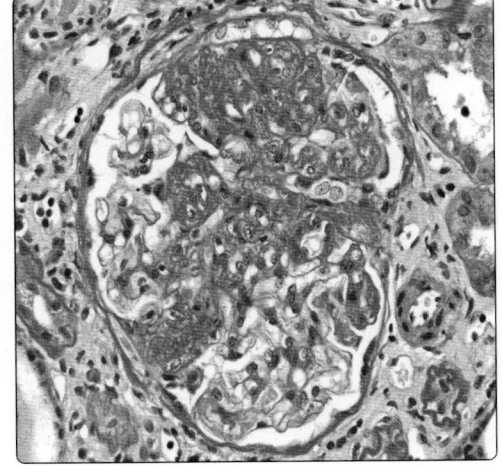

（左）单个肾小球可见活动性纤维蛋白样坏死 ➡️ 和与纤维细胞性新月体 ➡️ 毗邻的细胞性新月体 ➡️，这些非同步病变提示独立的肾小球损伤事件

（右）广泛节段性不规则瘢痕伴鲍曼囊粘连和毛细血管内细胞增生为提示硬化性肾小球肾炎的特征。这样的病变可见于Ⅲ型（C）或Ⅳ型（C）LN

膜性LN（Ⅴ型）

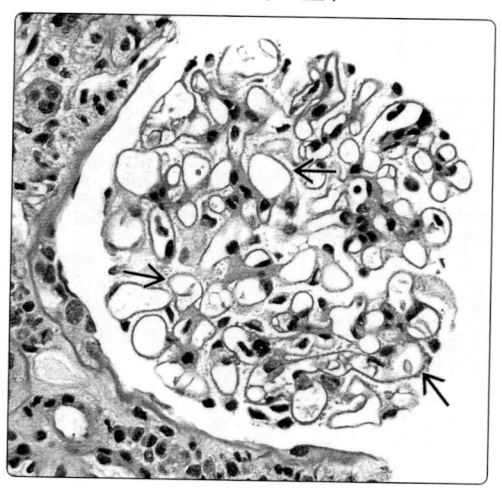

膜性LN（Ⅴ型）

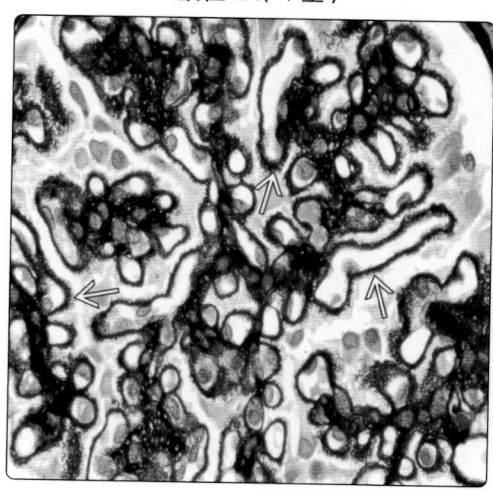

（左）这例 SLE 患者球性上皮下钉突在这种倍数下几乎不明显 ➡，也无明显细胞增生，表现为纯膜性肾小球病（ISN/RPS Ⅴ型）在 LN 活检中较为罕见

（右）球性上皮下基底膜突起即钉突形成 ➡ 在六胺银染色下显示得非常清楚，这例为膜性 LN

假血栓

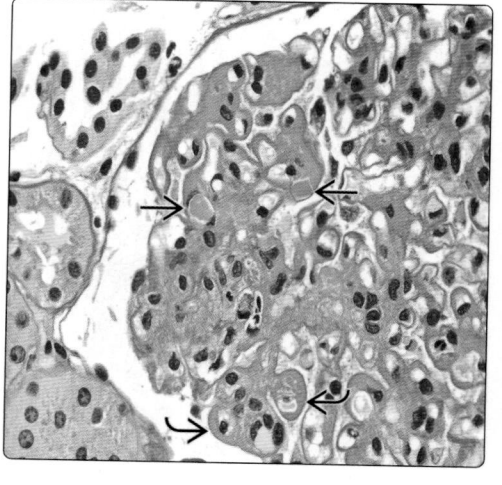

假血栓

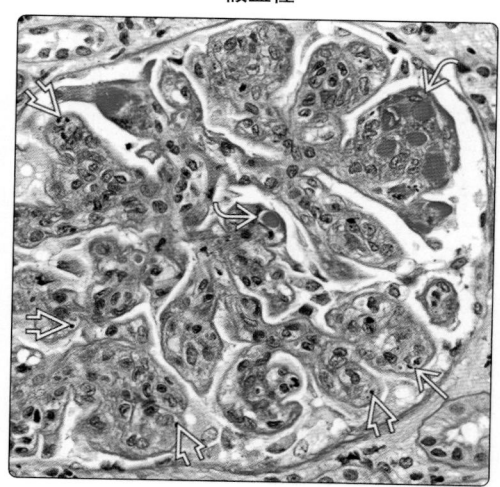

（左）LN 中"假血栓" ➡ 和"白金耳"样增厚 ➡ 常很明显并同时出现于毛细血管中，这样的病变可能与 SLE 中的冷球蛋白血症有关

（右）PAS 染色切片，显示Ⅳ型 LN 毛细血管袢内见大量的假血栓 ➡，此外可见球性毛细血管内细胞增生 ➡ 和大量核碎裂 ➡

苏木精小体

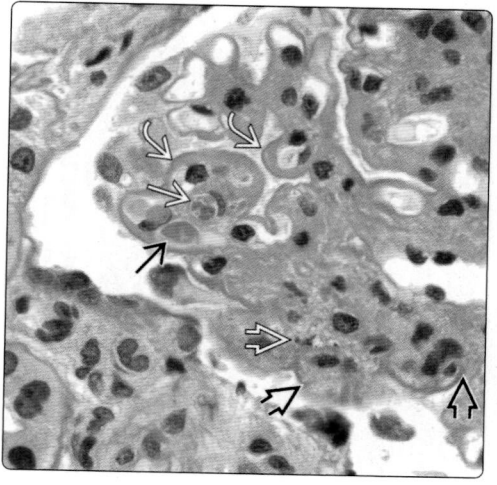

肾小球苏木精小体

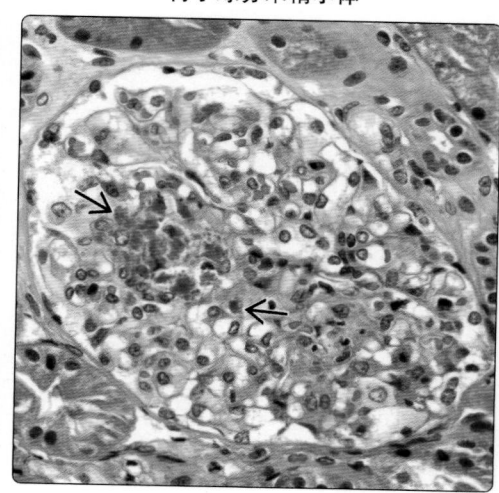

（左）显示肾小球苏木精小体 ➡、毛细血管壁白金耳样增厚 ➡、透明假血栓 ➡、核碎裂 ➡ 和 GBM 断裂 ➡。苏木精小体为 LN 诊断特征，比常见的假血栓嗜碱性更强

（右）这例 ISN/RPS Ⅳ型 LN 患者可见肾小球苏木精小体 ➡，患者为 22 岁黑人女性，患 SLE 7 年，可见与 ANA 结合的核碎片

系膜区免疫沉积物

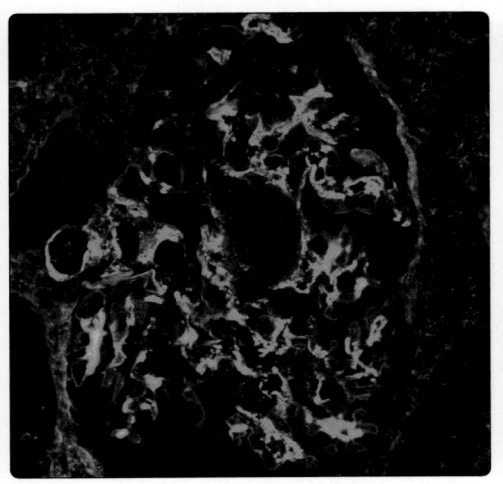

大量的 GBM 沉积物（Ⅲ型、Ⅳ型）

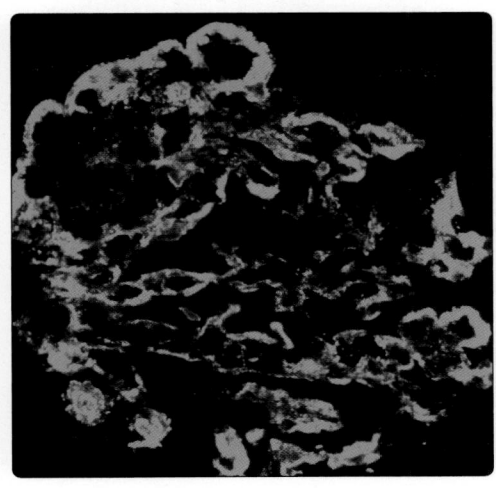

(左)轻微系膜增生性(Ⅰ型)和系膜增生性肾小球肾炎(Ⅱ型)，典型表现为球性及弥漫性系膜区颗粒状 IgG 着色，而系膜区沉积物通常见于更高级别的病变(Ⅲ型、Ⅳ型、Ⅴ型)

(右)"白金耳"病变系内皮下沉积物所致，与系膜区沉积物一样，内皮下沉积物典型表现为对所有常用反应物(IgG、IgM、IgA、C3 和 C1q)染色，呈现满堂亮着色，图示 C1q 染色

系膜区及 GBM 沉积物（Ⅲ型、Ⅳ型）

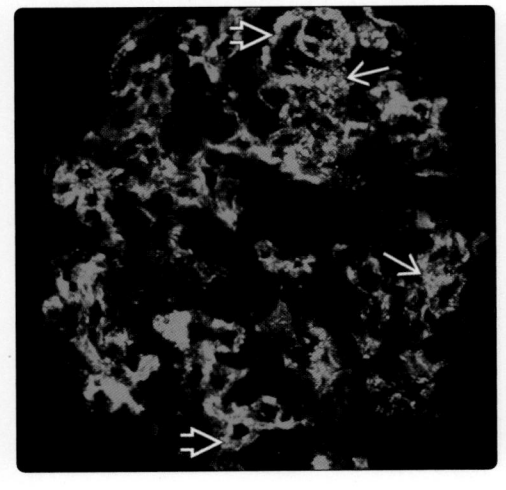

膜型模式（Ⅴ型）

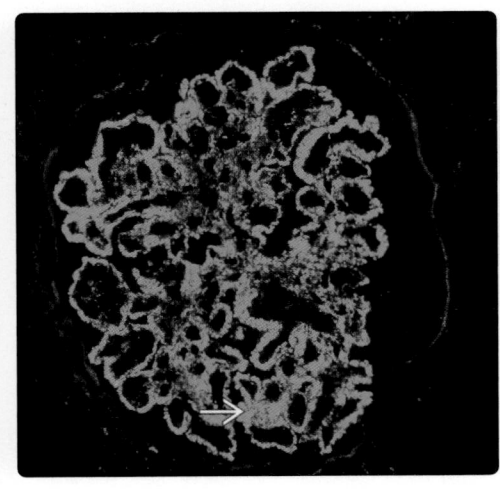

(左)局灶和弥漫性狼疮性肾小球肾炎，系膜区 ➡ 和毛细血管壁 ➡ 可见含 IgG 的颗粒状免疫沉积物

(右)毛细血管壁细颗粒状及融合性染色和节段系膜区染色 ➡ 见于膜性 LN(Ⅴ型)

细颗粒状 GBM 沉积物（Ⅴ型）和假血栓

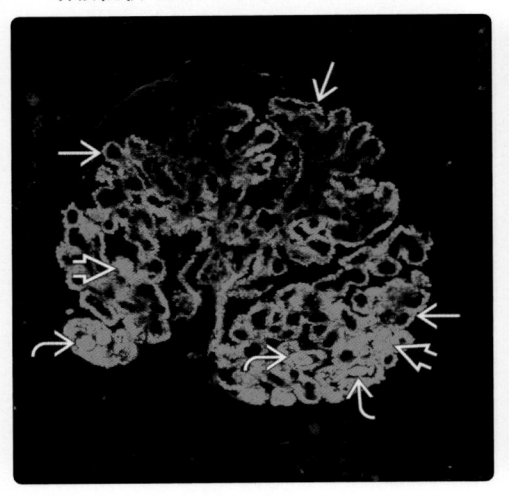

GBM 和系膜区沉积伴重吸收滴

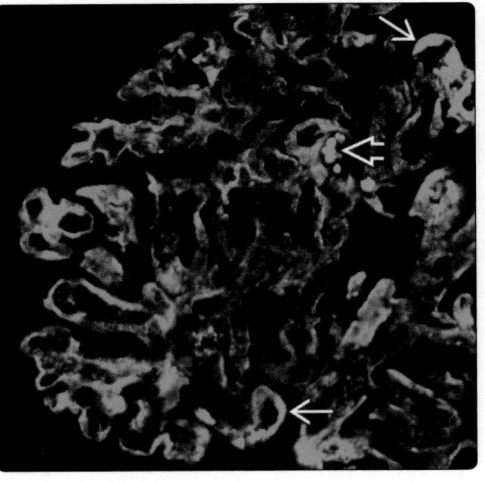

(左)膜性 LN 显示毛细血管壁细颗粒状 ➡ 和节段系膜区 ➡ IgG 染色，透明假血栓 ➡ 系毛细血管内呈球形染色模式的球蛋白-抗球蛋白复合物

(右)毛细血管壁的带状染色对应于"白金耳"免疫沉积物 ➡，足细胞蛋白滴 ➡ 的球形染色不应与透明样假血栓混淆

毛细血管壁 IgA 沉积

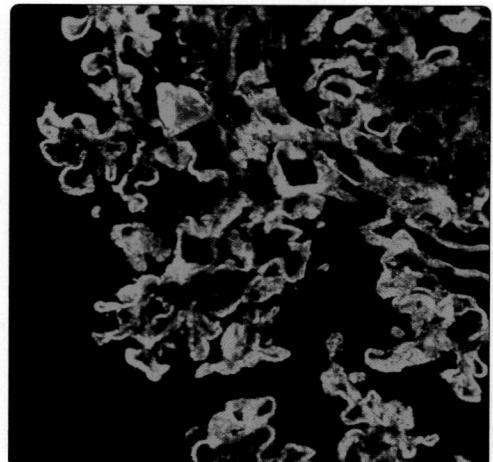

肾小球纤维蛋白原沉积

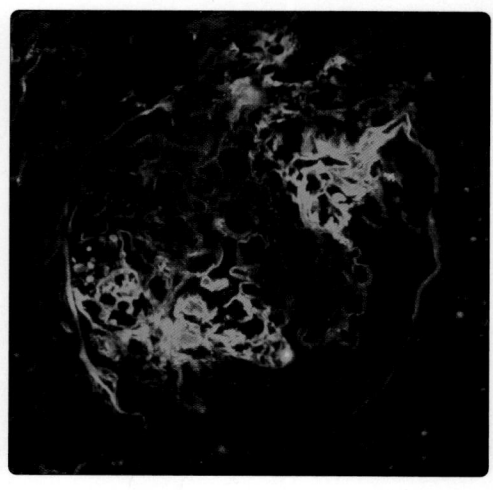

（左）免疫荧光 IgA 染色显示广泛的颗粒状沉积，主要沿 GBM 分布，相反，IgA 肾病主要显示系膜区 IgA 沉积和轻微的 GBM 沉积

（右）肾小球纤维蛋白样坏死部位常见明显的节段纤维蛋白 / 纤维蛋白原染色，这样的病变为典型的ⅢA 型和Ⅳ-S（A）型 LN

新月体性 LN 纤维蛋白原沉积

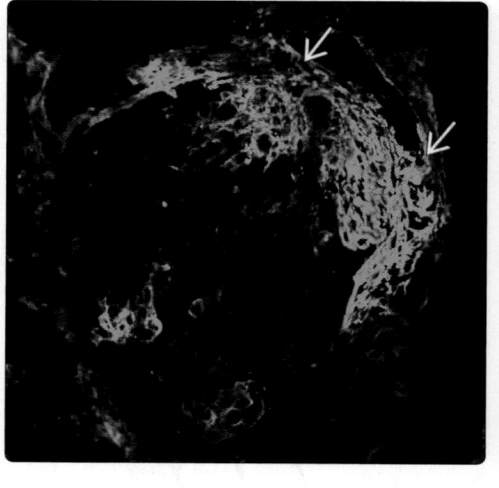

球性肾小球硬化伴 IgG 沉积

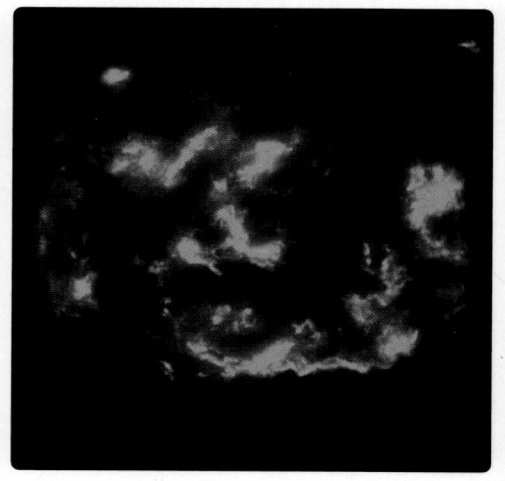

（左）免疫荧光纤维蛋白原染色显示鲍曼囊内的新月体呈强着色 ➡️，纤维蛋白沉积典型存在于各型肾小球肾炎的活动性新月体中，包括Ⅲ型和Ⅳ型 LN

（右）即使在疾病后期，球性硬化性肾小球仍可保留 IgG 染色，当光镜下呈现弥漫球性肾小球硬化时有助于弥漫硬化性 LN（Ⅵ型）的诊断

假血栓

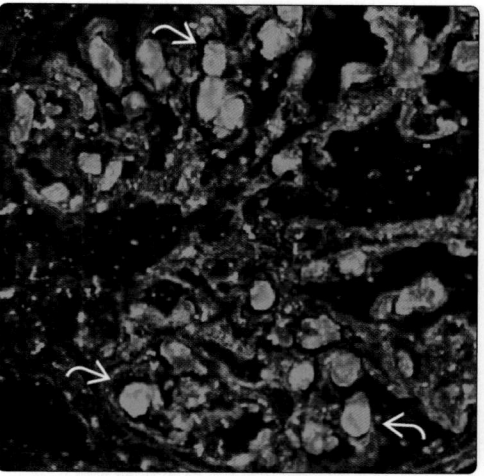

TMA 纤维蛋白染色

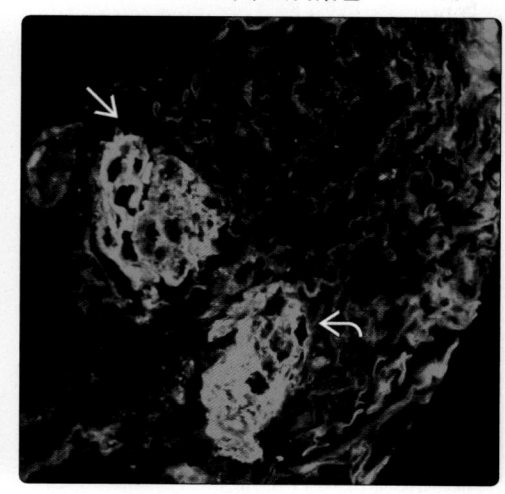

（左）伴大量假血栓 Ⅳ/Ⅴ型 LN，假血栓在肾小球毛细血管内呈圆形结构，其 IgG 染色阳性 ➡️，这些假血栓 IgA、IgM、C3 和 C1q 染色也呈强阳性，但纤维蛋白染色阴性

（右）纤维蛋白染色显示血管极微动脉 ➡️和节段肾小球血管袢染色 ➡️，这例狼疮患者 IgG 抗心磷脂抗体滴度增高，为血栓性微血管病（TMA）的显性特征

系膜区沉积物

内皮下沉积物

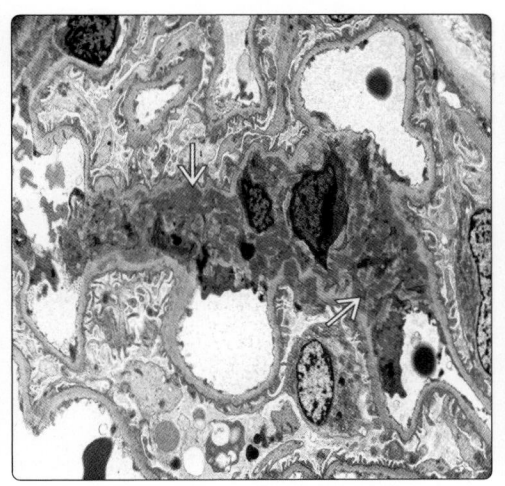

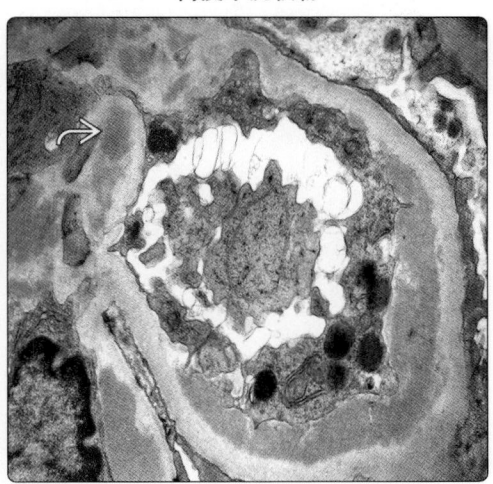

（左）系膜增生性 LN 显示大量无定形的颗粒状电子致密沉积物 ➡，这些沉积物不存在于毛细血管壁。足细胞足突存在

（右）弥漫性 LN 肾活检，毛细血管见大的融合性上皮下电子致密沉积物，超微结构表现对应于"白金耳"样增厚病变，内皮细胞肿胀，并见大量的系膜区沉积物 ➡

膜型 LN

上皮下和系膜区沉积物

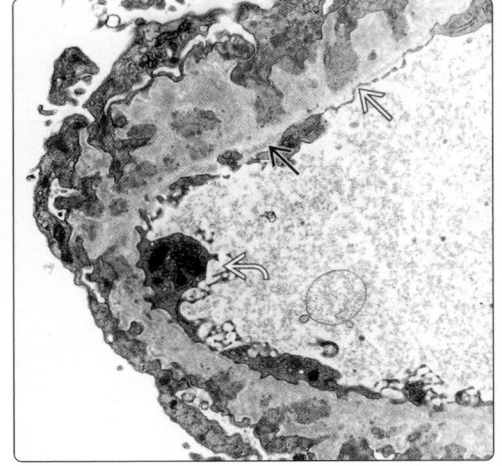

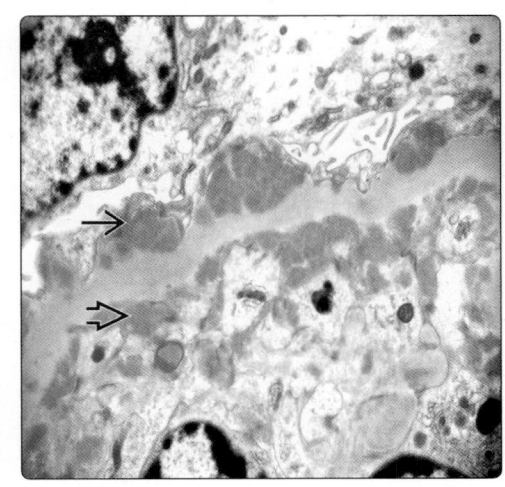

（左）Ⅴ型 LN 的沉积物可穿透 GBM ➡，这与特发性膜性肾病明显不同，系膜区沉积、内皮下沉积物 ➡ 和管网状结构 ➡ 支持 LN 而非特发性膜性肾病

（右）膜型 LN（Ⅴ型）伴系膜区免疫复合物沉积的例子，显示膜外 ➡ 和系膜区 ➡ 电子致密沉积物

系膜区和毛细血管壁沉积物

上皮下沉积物和管网状包涵体

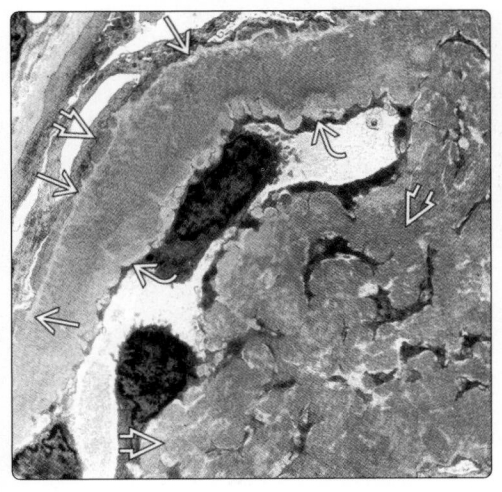

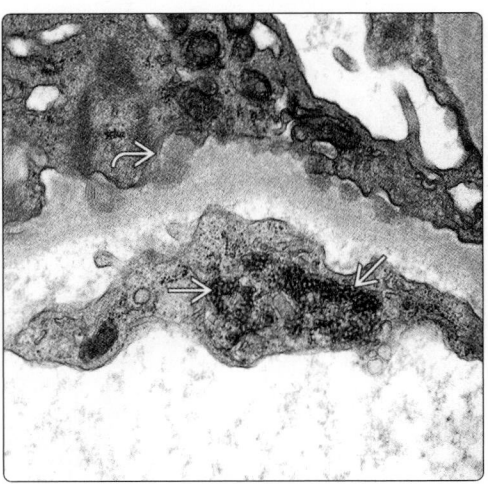

（左）大量的"白金耳"样电子致密物沉积填充于内皮下并侵蚀 GBM ➡，与新的内皮下基底膜形成 ➡ 有关，并见大量的系膜区和上皮下沉积物 ➡

（右）肿胀的肾小球毛细血管内皮细胞内见管网状包涵体 ➡。没有电子致密物沉积的内皮下部位增宽，而上皮下小的沉积物很明显 ➡

系膜区免疫沉积物（Ⅰ型或Ⅱ型）

电镜下指纹沉积物

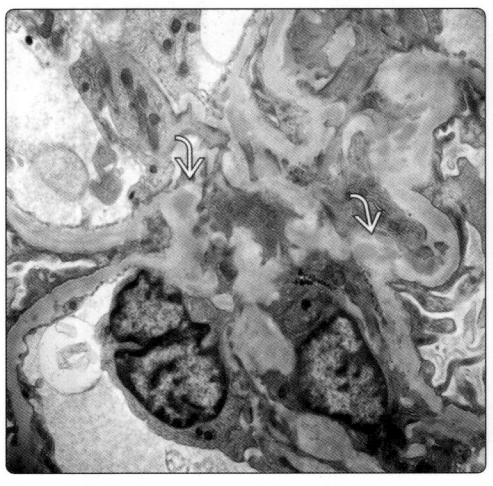
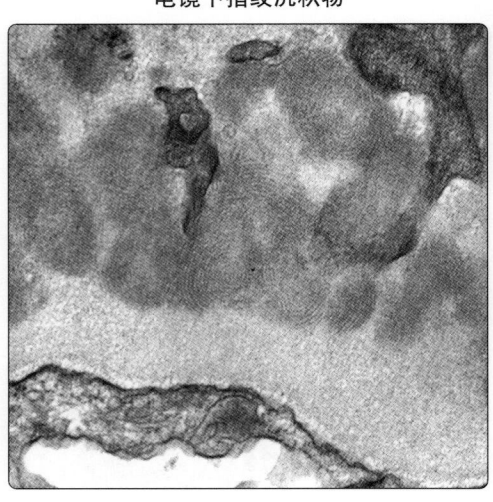

（**左**）系膜区见电子致密物沉积物 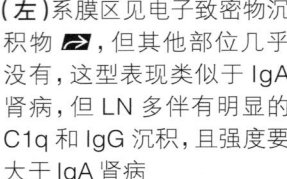，但其他部位几乎没有，这型表现类似于 IgA 肾病，但 LN 多伴有明显的 C1q 和 IgG 沉积，且强度要大于 IgA 肾病

（**右**）肾小球的电镜显示 LN 中类似指纹的亚结构沉积物。这些独特的沉积物与冷球蛋白无关，见于 6%～20% 的狼疮活检病例

电镜下指纹沉积物

免疫触须样模式的沉积物

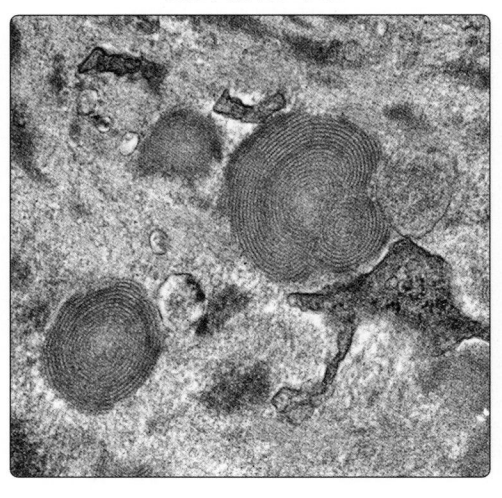
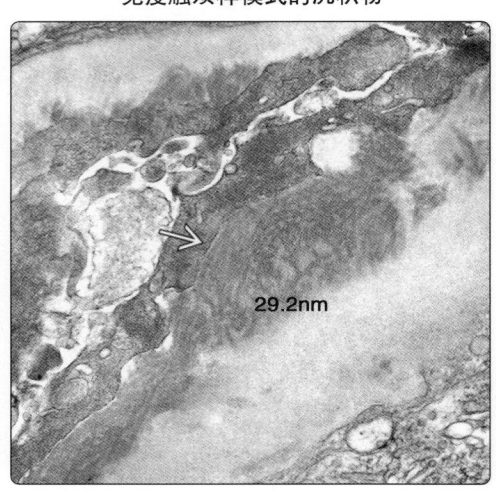

（**左**）肾小球电镜图片显示 LN 中类似指纹的亚结构沉积物。这些独特的沉积物与冷球蛋白无关，见于 6%～20% 的狼疮活检病例

（**右**）偶尔，LN 沉积物的亚结构具有免疫触须样肾小球病特征，直径 25～30nm 的管状沉积物随机排列，如这例上皮下沉积物所见

29.2nm

穿透性沉积物

苏木精小体

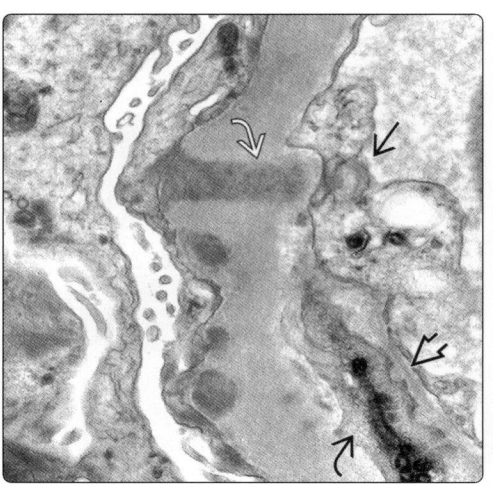
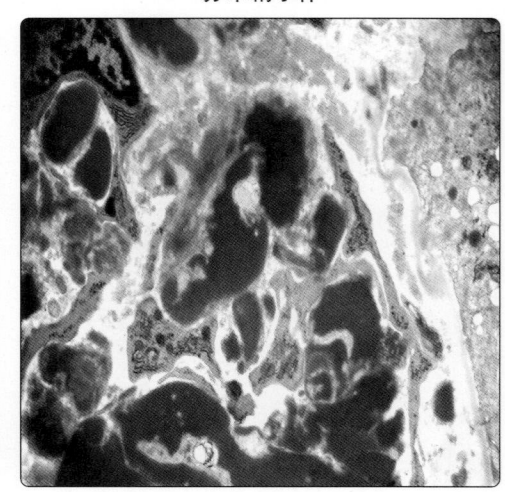

（**左**）上皮下沉积物有时可穿透 GBM 至内皮下，并可与内皮下沉积物相延续，这不是原发性膜性肾病的典型特征。内皮下新生膜和插入也很明显

（**右**）电镜下可见电子致密细胞核碎片构成苏木精小体的主体。苏木精小体由核组蛋白、核酸和结合性抗核抗体构成

TMA

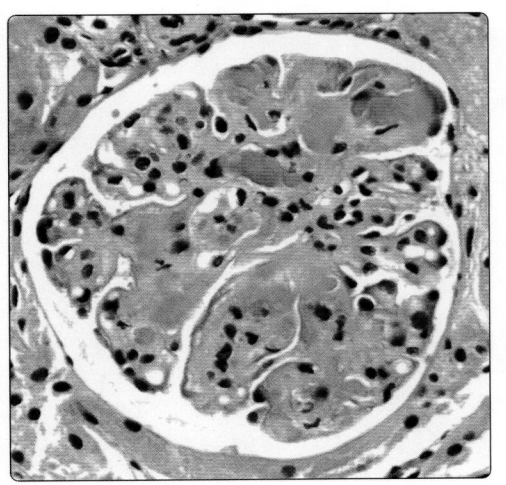

TMA

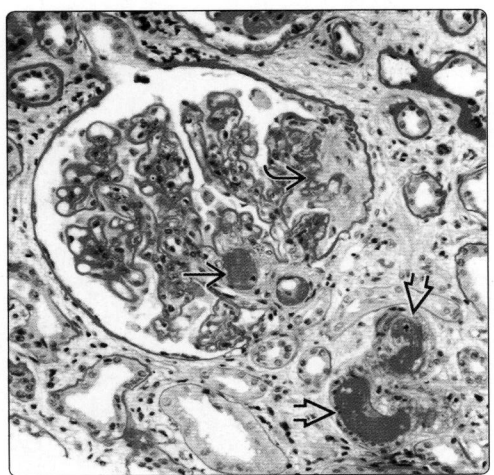

（左）13 岁女童，显示 TMA 伴狼疮抗凝物。约 1/3 狼疮患者肾活检中可见抗磷脂综合征，TMA 可出现在无免疫复合物介导的狼疮病变中

（右）PAS 染色显示 TMA 累及肾小球门部血管 ⊟ 和毗邻的微动脉 ⊟，此外，活检中还可见混合性膜性肾病和节段硬化性肾小球肾炎 ⊟ [ISN/RPS Ⅲ（C）型和 V 型]

LN 节段性肾小球硬化

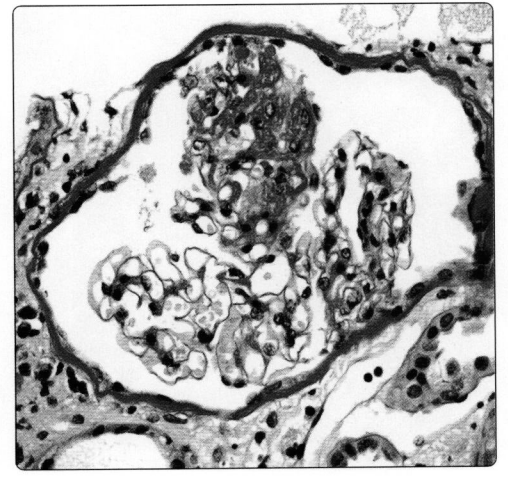

狼疮性足细胞病

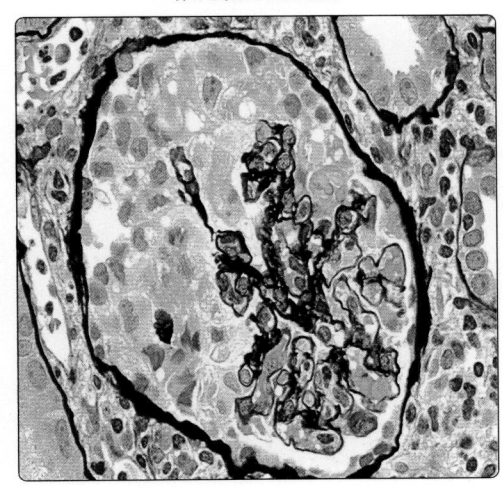

（左）LN 肾活检，PAS 染色显示节段肾小球硬化，鉴别节段肾小球硬化是由以往的炎症引起还是 LN 足细胞病比较困难。弥漫足突消失和肾病范围蛋白尿更支持狼疮性足细胞病

（右）狼疮性足细胞病伴毛细血管塌陷和脏层上皮细胞增生是塌陷性肾小球病的特征。塌陷性模式与 APOL1 风险等位基因有关

狼疮性足细胞病

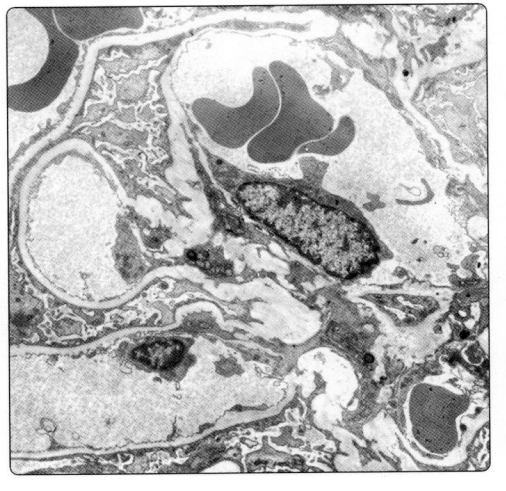

狼疮性足细胞病

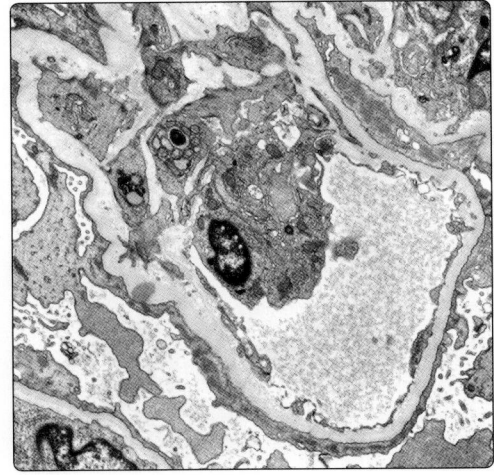

（左）ANA（+）、dsDNA（+）伴有蛋白尿患者，电镜显示广泛足突消失。免疫荧光染色显示少量 IgM、C3 和 C1q（微量～1+）沉积。狼疮性足细胞病与急性肾小管损伤和肾病综合征有关，不包括在目前的 LN 分类中

（右）这例 Ⅱ 型 LN 病例表现为弥漫足突消失，沉积物主要在系膜区而罕见上皮下沉积，故不足以诊断 V 型 LN

（左）SLE 中的肾小管间质肾炎显示淋巴细胞和大量浆细胞浸润。可发生于轻微或无肾小球疾病的 SLE 患者，与 TBM 沉积无关，提示细胞介导机制

（右）60% 的 LN 病例可显示 TBM 和间质颗粒状 IgG 染色，这些沉积物经常但不总是伴有肾小管间质炎症或纤维化。C3、C1q 和两种轻链常与 IgG 并存

狼疮性肾小管间质肾炎

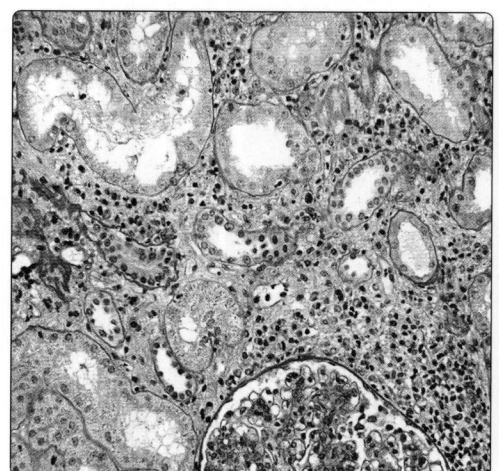

肾小管间质免疫沉积物

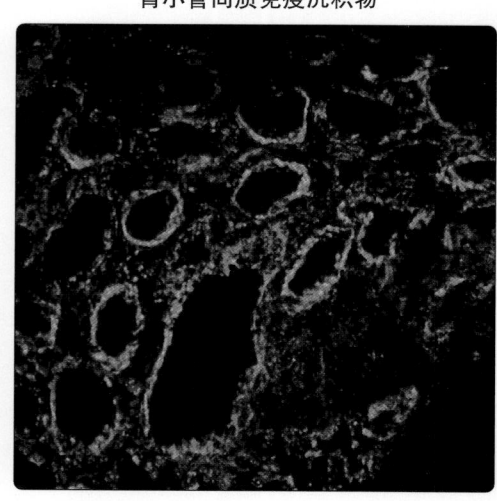

（左）免疫球蛋白沿 TBM ➡ 和间质 ➥ 沉积为典型的 LN 表现。混合性冷球蛋白血症，偶尔干燥综合征也会出现类似的沉积

（右）狼疮患者沉积物偶尔可见于管周毛细血管，这里采用 C4d 抗体检测 ➥。这种粗颗粒状模式与移植肾体液排斥反应中的线性染色明显不同。TBM 也可见 C4d 沉积 ➡

肾小管间质免疫沉积物

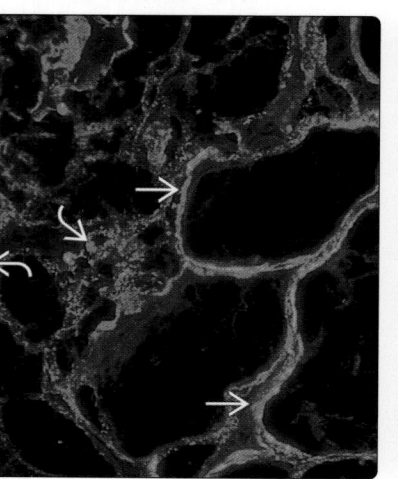

肾小管管周毛细血管免疫沉积物

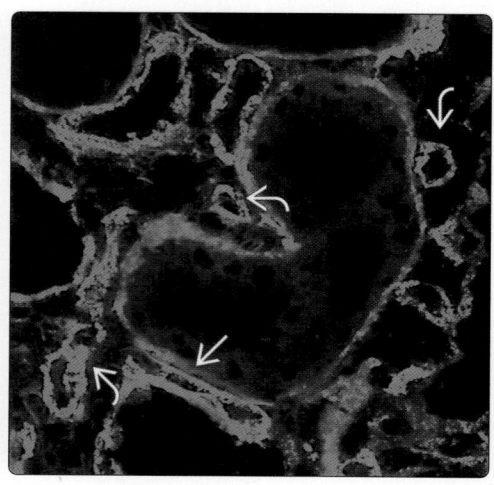

（左）肾小管上皮下 ➡、肾小管基底膜内 ➥ 及相邻肾小管 TBM 外表面 ➥ 可见电子致密沉积物。这些沉积并非总是伴有肾小管间质炎症

（右）电子致密免疫沉积物位于 TBM 内 ➡ 和 TBM 外侧 ➥，间质亦可见沉积物 ➡

TBM 沉积物

TBM 电子致密沉积物

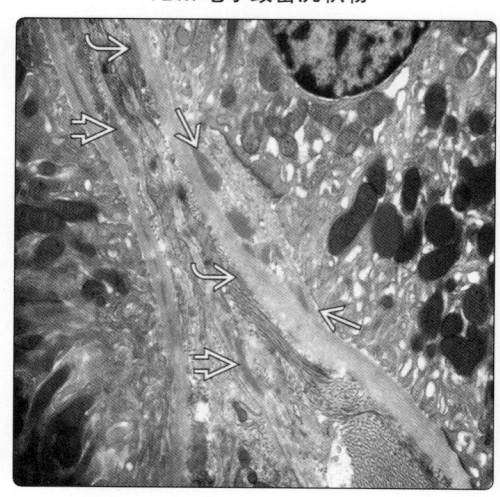

肾小管间质性肾炎伴轻微肾小球病

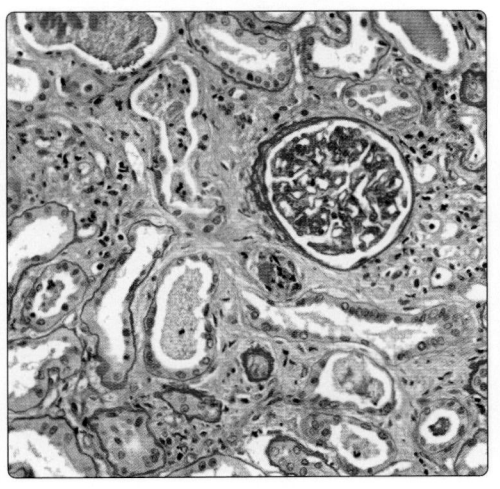

SLE 急性肾小管间质肾炎

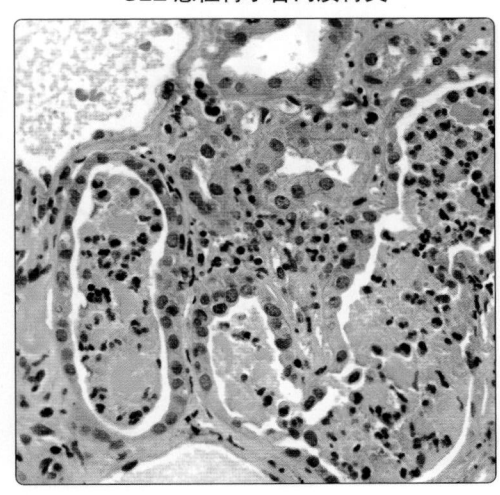

（左）LN 活检偶尔可仅表现为肾小管间质疾病伴轻微肾小球受累（≤Ⅱ型），这例 TBM 可见 IgG、IgM 和 C3 沉积，而肾小球仅显示 C3 弱着色

（右）52 岁女性 SLE 患者（ANA+、全血细胞减少症、多发性关节炎、低 C3、肌酐 212.2μmol/L、尿蛋白 ++），肾活检显示急性肾小管间质性肾炎，有急性肾小管损伤和大量细胞管型，无活动性肾小球疾病

淋巴滤泡

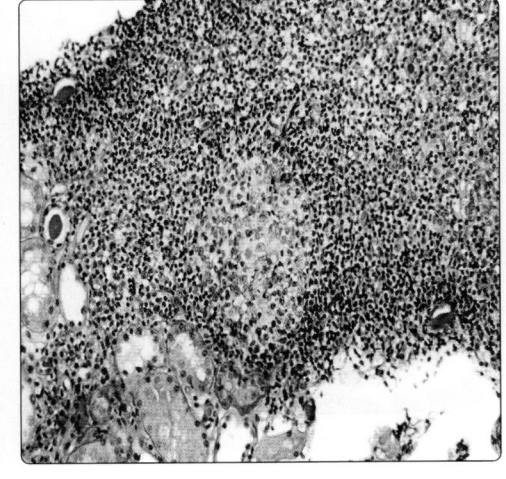

淋巴滤泡

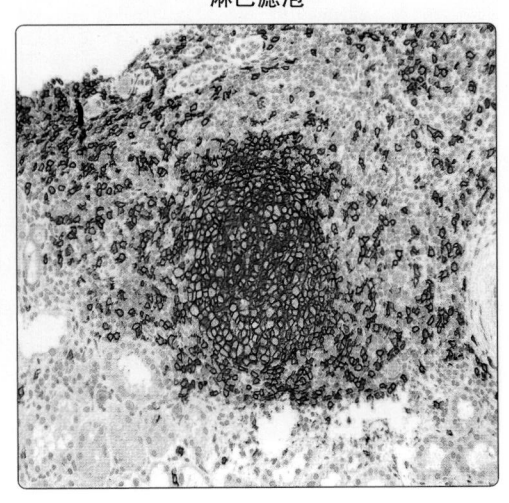

（左）SLE 的肾小管间质炎症，有时可表现为大量淋巴细胞聚集伴生发中心形成。免疫组化 T、B 淋巴细胞染色有助于排除淋巴瘤

（右）肾小管间质淋巴滤泡 B 细胞（CD20）染色，显示反应性生发中心内大量 B 淋巴细胞及周围间质内散在的 B 淋巴细胞

淋巴滤泡

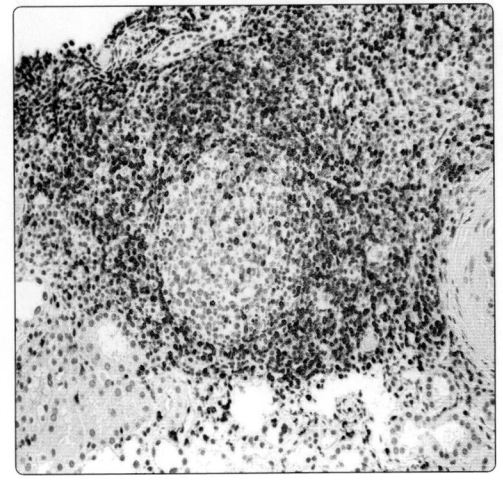

淋巴滤泡

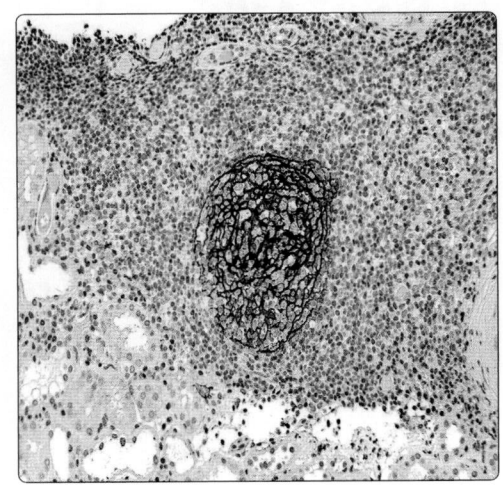

（左）肾小管间质内的淋巴滤泡，T 细胞（CD3）染色突出显示生发中心内散在的 T 细胞及边缘带和周围间质内大量的 T 细胞

（右）肾小管间质内淋巴滤泡，CD21 染色显示明显的淋巴树突状细胞网，这种着色模式证实淋巴滤泡为反应性特征，淋巴滤泡与肾小管间质存在的免疫沉积物高度相关

（左）动脉图像表现为内皮细胞正常，内膜轻微增厚，中膜及外膜未见明显病变

（右）无明显血管免疫沉积物病例需通过免疫荧光染色对动脉外观正常的动脉进行 IgG± 补体检测。电镜下可见沉积物，这是 LN 特有的，有助于确诊

无明显血管免疫沉积物

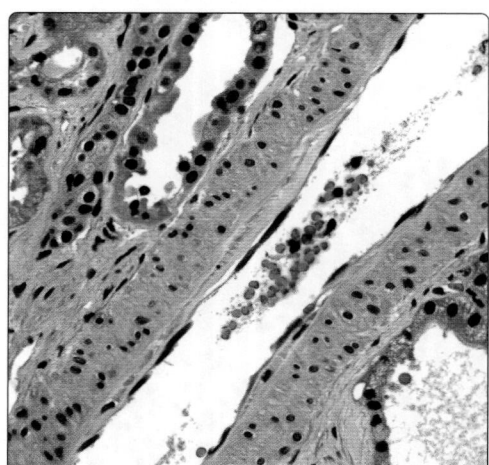

动脉壁免疫沉积物

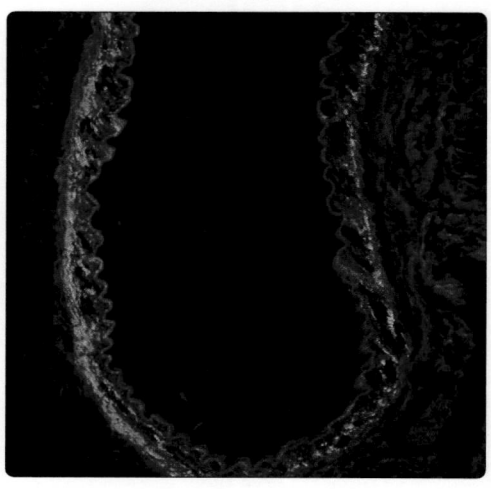

（左）免疫荧光染色显示动脉内膜和中膜高强度颗粒状 IgG 染色，常无形态学异常，这是无明显血管免疫沉积物 LN 的典型特征

（右）动脉中膜免疫沉积物 ➡ 常见于 LN，沉积物位于平滑肌细胞之间，内皮细胞（图下方）和动脉（图上方）常正常，光镜下血管病变不明显

动脉壁免疫复合物

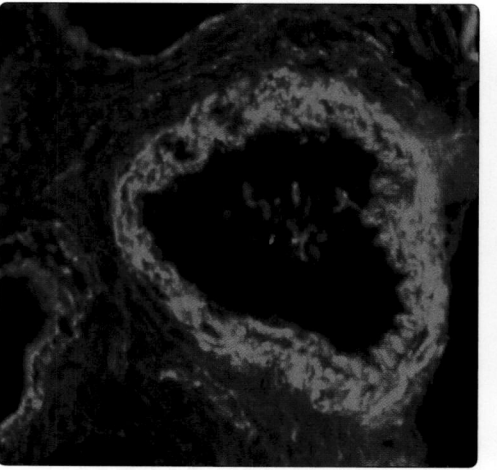

中膜血管沉积物

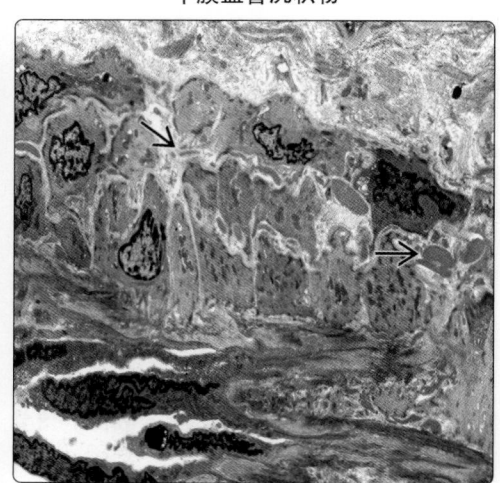

（左）非炎症性"坏死性"狼疮血管病主要累及入球小动脉，内膜和中膜见透明样物质替代平滑肌细胞；其主要成分是免疫复合物和补体，与严重透明变性或 TMA 不同

（右）非炎症性狼疮血管病表现为受累血管明显的 IgG、IgM、IgA、κ 和 λ 轻链、C3、C1q 和纤维蛋白原染色

非炎症性狼疮血管病

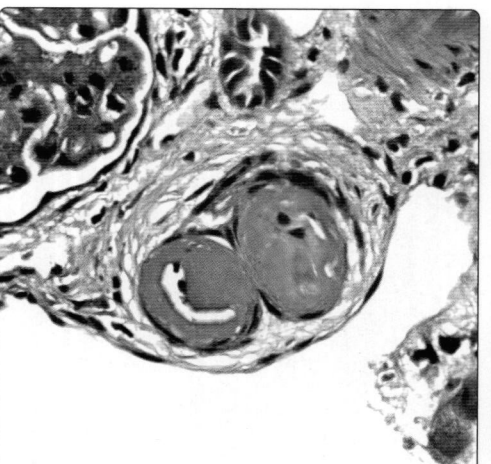

非炎症性狼疮血管病

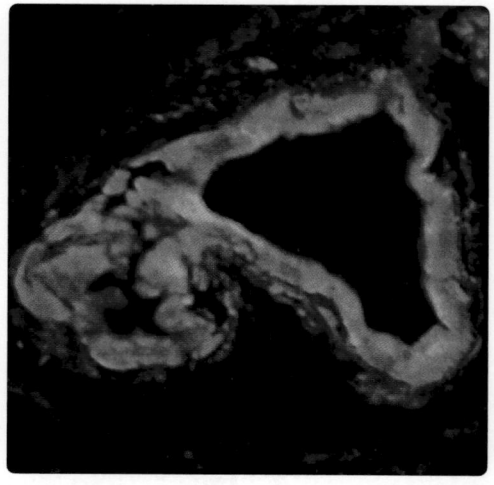

非炎症性狼疮血管病

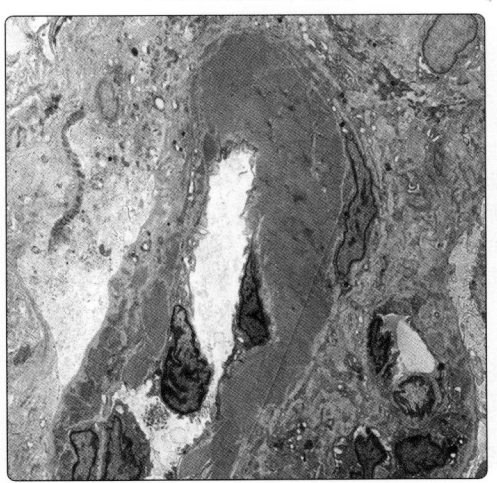

坏死性狼疮血管炎

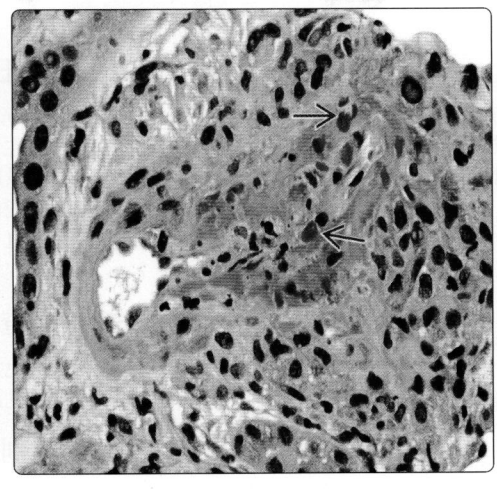

（左）这种少见病变的特征为平滑肌细胞被同质性电子致密物取代，免疫荧光染色显示免疫球蛋白、补体及纤维蛋白原阳性，联合免疫沉积物和凝集物染色可提高检出率

（右）坏死性狼疮动脉炎，可见透壁性纤维蛋白样坏死和大量的苏木精小体 ➡️，并可见血管周巨噬细胞

坏死性狼疮动脉炎和 TMA

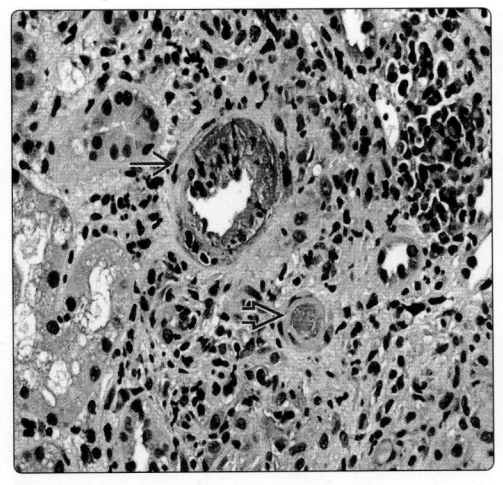

坏死性狼疮血管炎

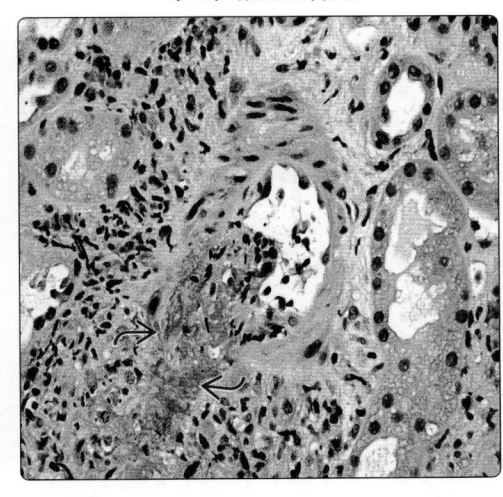

（左）坏死性狼疮性动脉炎 ➡️ 可见内膜及中膜炎症、白细胞增多及纤维蛋白样坏死。这例活动性 LN 活检还可见小动脉非炎症性血栓栓塞 ➡️

（右）坏死性狼疮动脉炎伴内膜炎症、纤维蛋白样渗出及亲嗜性物质的中膜坏死 ➡️（Azzopardi 效应）

坏死性狼疮血管炎 IgG 染色

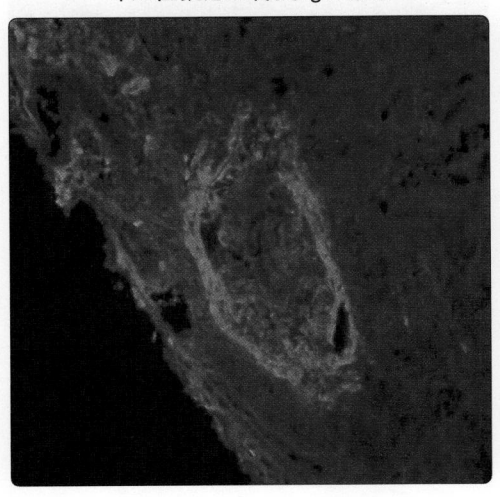

坏死性狼疮血管炎纤维蛋白原染色

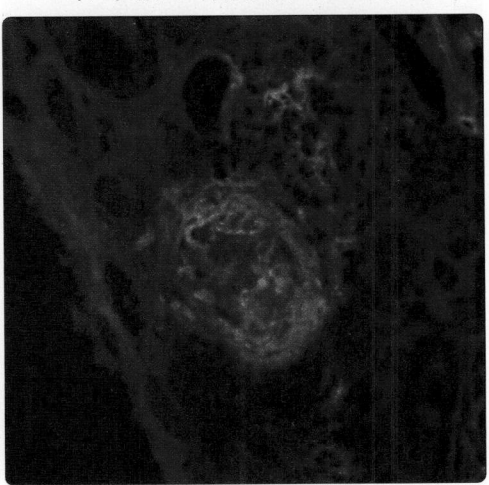

（左）小叶间动脉壁见 IgG 沉积，光镜下该动脉壁有纤维蛋白样坏死

（右）坏死性狼疮性动脉炎，纤维蛋白样坏死区可见纤维蛋白 / 纤维蛋白原沉积；这种病变可有或无免疫球蛋白及补体沉积

（黄海建 译，余英豪 审）

要点

术语

- 自身免疫性疾病,具有系统性红斑狼疮(SLE)、多发性肌炎、硬皮病和高滴度抗U1核糖核蛋白(RNP)等特征
- 争议是否为独立性疾病或重叠综合征

临床特征

- 女:男约16:1
- 20～30岁发病
- 蛋白尿至肾病范围蛋白尿±血尿
- 系统性和肺源性高血压
- 皮肤病变:溃疡、手肿胀、肢端硬化病、雷诺征及血管炎样病变
- 关节炎/关节病
- 肌炎、滑膜炎、食管/其他消化道运动障碍、二尖瓣脱垂
- ANA常>1:(1 000～10 000)
- 可变的抗RNP
- 应用类固醇(如皮质激素)治疗

镜下特征

- 35%～40%为膜性肾病(MN)
- 局灶增生性肾小球肾炎相当于SLE Ⅲ型
- 也可为系膜增生性和膜增生性模式
- 如果出现新月体和纤维蛋白样坏死,可能为ANCA相关
- 有时有血栓性微血管病(TMA)等同于硬皮病肾危象
- 淀粉样变性、微小病变性肾病、塌陷性肾小球病罕见

辅助检查

- 沉积物免疫荧光检测:最常见IgG和C3±其他
- 电镜可见沉积物及管网状包涵体

主要鉴别诊断

- SLE
- MN
- 硬皮病
- ANCA相关性疾病

膜性肾病

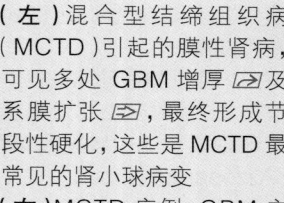 (左)混合型结缔组织病(MCTD)引起的膜性肾病,可见多处GBM增厚⇗及系膜扩张⇗,最终形成节段性硬化,这些是MCTD最常见的肾小球病变

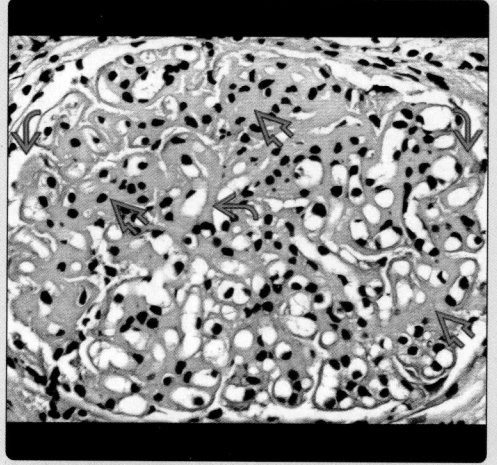

GBM颗粒状沉积物

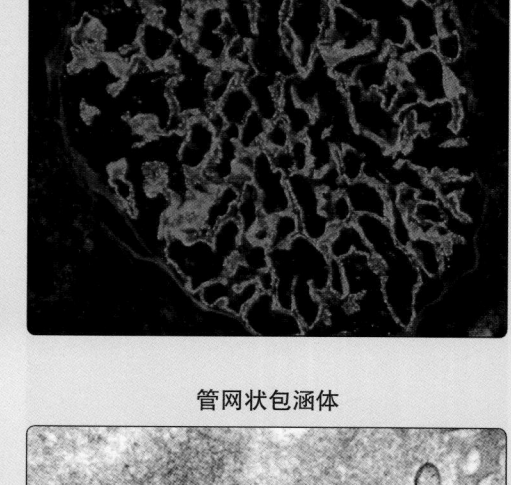

(右)MCTD病例,GBM广泛颗粒状IgG(和C3)沉积,电镜下系膜区和小的内皮下沉积物也很明显,无PLA2R1沉积,类似于LN V型

上皮下沉积物和GBM钉突

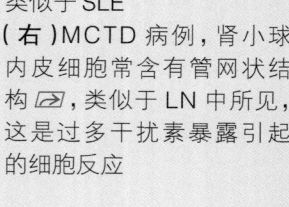 (左)MCTD引起的膜性肾病,电镜显示多灶性沿GBM的免疫沉积物⇗,系膜区沉积物也很明显⇗,类似于SLE

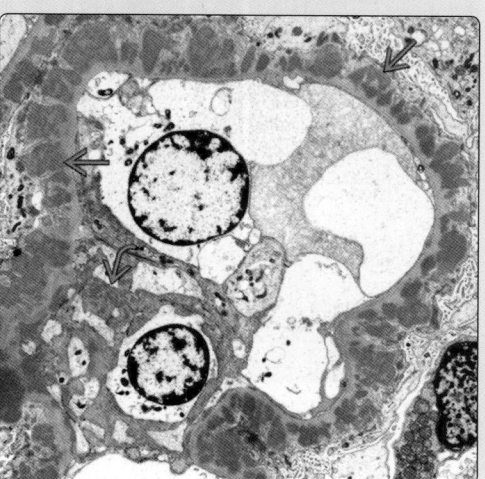

管网状包涵体

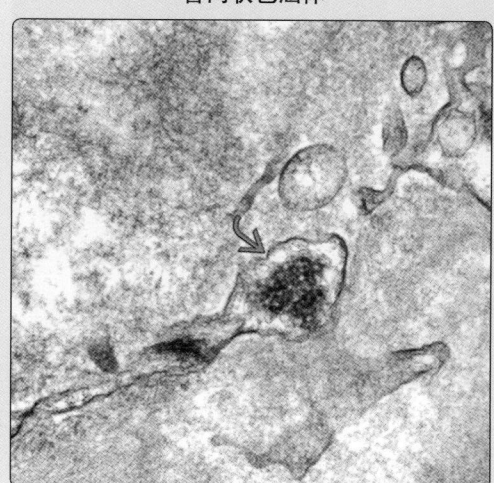

(右)MCTD病例,肾小球内皮细胞常含有管网状结构⇗,类似于LN中所见,这是过多干扰素暴露引起的细胞反应

术语

缩写

- 混合性结缔组织病（mixed connective tissue disease，MCTD）

同义词

- 未分化自身免疫性风湿病

定义

- 自身免疫性疾病，具有 SLE、多发性肌炎、硬皮病和高滴度抗 U1RNP 等特征

病因学/发病机制

病因不明的自身免疫性疾病

- 涉及与 SLE［免疫复合物性肾小球肾炎（GN）］和硬皮病（如血管病/TMA）相关的机制
- *IL-10* 基因多态性与抗 U1RNP 有关
- DRB1*04：01（HLA-DP4）为主要风险等位基因（与 SLE 不同）

临床特征

流行病学

- 年龄
  - 通常 20～30 岁
- 性别
  - 女性：男性约 16：1

表现

- 肾脏受累成人 10%～26%，儿童 33%～50%
- 蛋白尿，达肾病范围
- 镜下血尿
- 低补体血症（±肾脏疾病）
- 高血压
- 急性肾衰竭（罕见，硬皮病肾危象）
- 硬皮病症状
  - 食管运动障碍、远端型坏疽、雷诺现象、肿胀或硬皮病手表现、限制性肺病、肺源性高血压
- SLE 症状
  - 脱发、蝶形红斑、光过敏、心包炎、关节炎/关节痛、盘状皮损、狼疮样疾病、淋巴结病、浆膜炎、二尖瓣脱垂、肝脾大
- 多肌炎症状（如肌痛）
- 三叉神经痛、无菌性脑膜炎
- 有血栓性血小板减少性紫癜（TTP）伴 TTP 症状的临床五联征报道

实验室检查

- ANA 常＞1：1 000～1：10 000
- 抗 U1RNP 对 MCTD 最为特征
  - 小的及异质性核 RNP（U1-snRNP 和 U1-hnRNP-A2）
- 缺乏抗 DNA、抗 Sm 和抗组蛋白抗体
- 有报道 TTP 中 ADAMTS13 活性和抗 ADAMTS13 抗体水平低

治疗

- 药物

- 皮质类固醇
- 吗替麦考酚酯（如在 MCTD 伴塌陷性肾小球病中）

预后

- 慢性肾脏病约 14%

镜下特征

组织学特征

- 肾小球
  - 35%～40% 为 MN，7% 为 MPGN，7% 为系膜增生性肾小球肾炎
  - 局灶增生性肾小球肾炎相当于 Ⅲ 型 SLE
  - 淀粉样变性、微小病变性肾病、塌陷性肾小球病罕见
  - 肾小球纤维蛋白样坏死和新月体（与 ANCA+ 相关）
- 间质性疾病（15%）
- 血管性疾病（20%）
  - 动脉内膜纤维化、中膜增生
  - 硬皮病样肾危象伴内膜黏液样变、纤维蛋白样坏死罕见
  - 有 TTP 合并肾微血栓的报道

辅助检查

免疫荧光

- GBM 颗粒状 IgG 和 C3（30%）±IgA
  - 可伴有弥漫系膜和局灶增生性改变
  - ±内皮下 IgG、IgM、IgA 和 C3
- 单纯系膜沉积
- TBM 沉积物罕见

电镜

- 无定形沉积物和管网状包涵体
- "指纹样"病变（±冷球蛋白）

鉴别诊断

红斑狼疮

- 肾脏病理表现与 SLE 重叠
- 鉴别诊断依赖于临床特征和自身抗体检查

膜性肾病

- 系膜和 TBM 沉积物不支持特发性 MN
- MCTD 抗 PLA2R1 抗体阴性（经验有限）

诊断要点

诊断标准

- 抗 RNP＞1：600 并满足以下三条：手部水肿、滑膜炎、肌炎、雷诺现象和肢端硬化病（敏感性 100%，特异性 99.6%）

参考文献

1. Atari M et al: Collapsing glomerulopathy in a patient with mixed connective tissue disease. Am J Med Sci. 364(1):99-105, 2022
2. Tanaka Y et al: 2019 diagnostic criteria for mixed connective tissue disease (MCTD): from the Japan research committee of the ministry of health, labor, and welfare for systemic autoimmune diseases. Mod Rheumatol. 1-5, 2020
3. Sawai T et al: Morphometric analysis of the kidney lesions in mixed connective tissue disease (MCTD). Tohoku J Exp Med. 174(2):141-54, 1994

（黄海建 译，余英豪 审）

要 点

术语

- 缺乏系统性红斑狼疮(SLE)自身抗体和其他典型症状,而免疫荧光检测显示满堂亮模式的肾小球疾病

临床特征

- 临床表现多样
- 缺乏明显 SLE 的临床表现,随访期间大部分不会进展为 SLE
- 总体上预后差,儿童预后相对较好

镜下特征

- 多样性,类似于狼疮性肾炎
  - 系膜细胞增生
  - 毛细血管内细胞增生
  - 可出现新月体
  - 膜性肾病

主要鉴别诊断

- 狼疮性肾炎
- 非典型膜性肾病表现、IgA 肾病、ANCA 相关性肾小球肾炎、感染后肾小球肾炎
- C1q 肾病

诊断要点

- 特发性非狼疮性 FHN 术语是指临床没有诊断为 SLE 的狼疮样肾炎
- 少数患者在随访期间发生 SLE;特发性非狼疮性 FHN 可能是 SLE 的第一表现
  - 应总是考虑到该病
- SLICC 小组最近引入了独立的狼疮性肾炎肾活检标准进行 SLE 分类
  - 目前没有诊断这些情况下的狼疮性肾炎的标准

系膜细胞增生

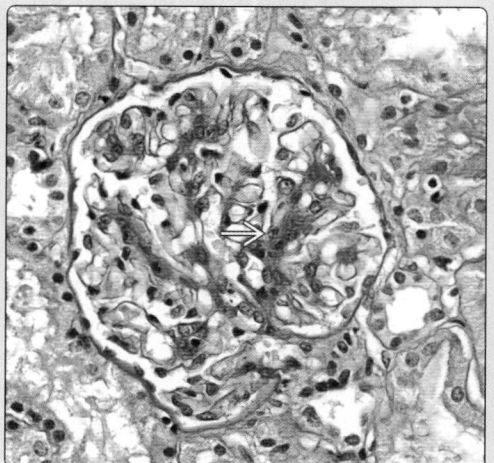

毛细血管内细胞增生

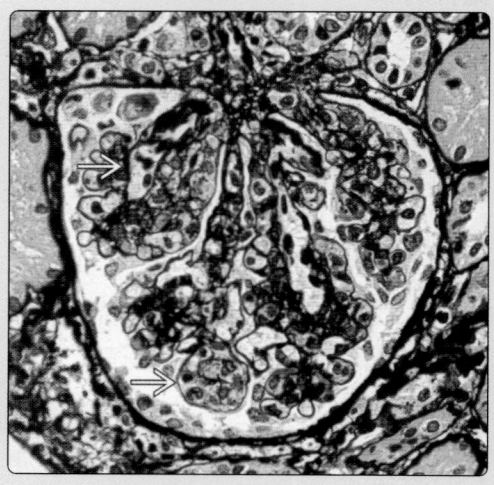

(左)特发性非狼疮性 FHN 的肾小球病变与狼疮性肾炎有类似的表型及异质性,该肾小球表现为系膜增生➡,如箭头所指,这个系膜区的细胞核数量>4个
(右)这个肾小球多个毛细血管祥可见炎症细胞渗出➡,引起毛细血管内细胞增多伴血管腔减少,这种病变常见于狼疮性肾炎,定义为 III/IV 型

环状细胞性新月体

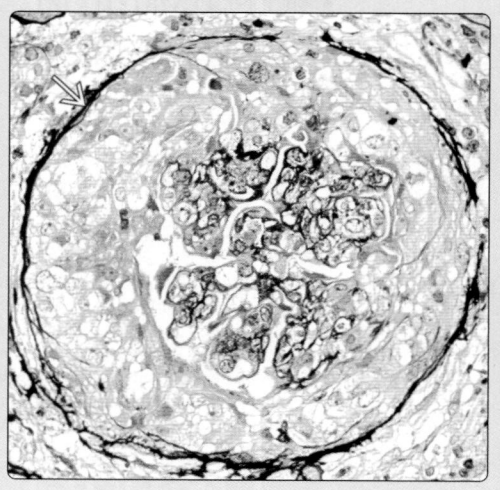

钉突形成的膜性模式

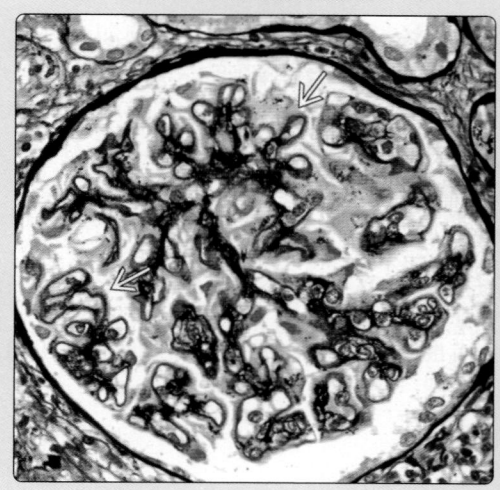

(左)这个肾小球中,由于毛细血管外增生➡,鲍曼囊腔被充填,导致环状细胞性新月体形成,尽管新月体可能不是非狼疮性 FHN 很普遍的表现,但确实可以见到,如狼疮性肾炎中所见,也可为节段性、纤维性或纤维细胞性新月体
(右)这是非狼疮性 FHN 膜性模式的例子,银染色可见钉突形成➡

术语

缩写

- 满堂亮肾病(full-house nephropathy,FHN)

同义词

- 狼疮样肾病、狼疮样肾炎

定义

- 缺乏 SLE 典型症状,而免疫荧光显示满堂亮模式(IgG,IgA,IgM,C1q,C3)的肾小球疾病
- 可分为
  - 特发性非狼疮性 FHN
  - 特定类型肾小球肾炎的非典型亚型
    - 膜性肾病、IgA 肾病、感染后肾小球肾炎、MPGN、抗中性粒细胞抗体肾小球肾炎

病因学/发病机制

机制不明

- 不明内源性和/或外源性抗原导致肾小球免疫复合物沉积
- 免疫复合物清除缺陷
- 红细胞 C3b 受体缺乏

临床特征

表现

- 多样性
  - 急性肾功能不全
  - 肾病综合征
  - 蛋白尿(非肾病性)
  - 血尿
  - 高血压
  - 可存在低滴度 ANA
  - 通常无血清补体水平下降
- <4 条由系统性红斑狼疮国际协作组(SLICC)/美国风湿病协会(ACR)制定的 SLE 诊断标准

治疗

- 无标准化治疗,取决于组织学模式
- 皮质类固醇和免疫抑制剂(如硫唑嘌呤、吗替麦考酚酯、环磷酰胺)

预后

- 成人肾脏预后不佳
- 据报道儿童肾脏预后较好
- 少数病例最终出现典型的 SLE 自身抗体和/或肾外症状
- 有移植肾复发的报道

镜下特征

组织学特征

- 多变的肾小球模式
  - 系膜增生
  - 毛细血管内细胞增生
  - 新月体
  - 膜性肾病
- 不同程度的肾小管萎缩和间质纤维化

辅助检查

免疫荧光

- 类似于狼疮性肾炎的满堂亮模式,呈明显的 IgG 和 C3 沉积伴 IgA、IgM 和 C1q 沉积
- C1q 强度可能不如狼疮性肾炎
- IgG3 和 IgG4 染色可能有助于区分狼疮性(IgG3 显性)和非狼疮性膜性肾病(IgG4 显性)
- 可存在肾小球外 TBM 和/或血管免疫沉积物

电镜

- 肾小球系膜、内皮下和上皮下电子致密沉积物
- 可存在内皮细胞管网状包涵体

鉴别诊断

狼疮性肾炎

- SLE 患者符合≥4 条 SLICC 和/或 ACR 制定的 SLE 标准

继发性满堂亮肾病

- 符合<4 条 SLICC 和/或 ACR 制定的 SLE 标准
- 不典型的膜性肾病、IgA 肾病、感染后肾小球肾炎、ANCA 相关性肾小球肾炎表现

C1q 肾病

- 显性 C1q 沉积,无管网状包涵体

诊断要点

临床相关病理特征

- 满堂亮模式,包括 C1q

病理解读要点

- 特发性非狼疮性 FHN 的术语是指临床没有诊断为 SLE 的狼疮样肾炎
- 通常仅限于肾脏

参考文献

1. Lee WF et al: Characteristics and genetic analysis of patients suspected with early-onset systemic lupus erythematosus. Pediatr Rheumatol Online J. 20(1):68, 2022
2. Miller P et al: Clinicopathologic features of non-lupus membranous nephropathy in a pediatric population. Pediatr Nephrol. 37(12):3127-37, 2022
3. Silva MO et al: Non-lupus full-house nephropathy: a case series. J Bras Nefrol. 43(4):586-90, 2021
4. Guerrero GA et al: Non-lupus full house nephropathy in pediatrics: Case reports Biomedica. 40(2):220-7, 2020
5. Kudose S et al: Sensitivity and specificity of pathologic findings to diagnose lupus nephritis. Clin J Am Soc Nephrol. 14(11):1605-15, 2019
6. Rijnink EC et al: Idiopathic non-lupus full-house nephropathy is associated with poor renal outcome. Nephrol Dial Transplant. 32(4):654-62, 2017
7. Ruggiero B et al: Outcome of childhood-onset full-house nephropathy. Nephrol Dial Transplant. 32(7):1194-204, 2017
8. Huerta A et al: Renal-limited 'lupus-like' nephritis. Nephrol Dial Transplant. 27(6):2337-42, 2012
9. Wen YK et al: Clinicopathological study of originally non-lupus "full-house" nephropathy. Ren Fail. 32(9):1025-30, 2010
10. Sharman A et al: Distinguishing C1q nephropathy from lupus nephritis. Nephrol Dial Transplant. 19(6):1420-6, 2004
11. Gianviti A et al: Delayed onset of systemic lupus erythematosus in patients with "full-house" nephropathy. Pediatr Nephrol. 13(8):683-7, 1999
12. Haas M: IgG subclass deposits in glomeruli of lupus and nonlupus membranous nephropathies. Am J Kidney Dis. 23(3):358-64, 1994

(黄海建 译,余英豪 审)

要　点

术语

- 由Ⅱ型冷球蛋白引起的免疫复合物性慢性肾小球肾炎（GN）和血管炎，通常含有单克隆 IgM-κ、类风湿因子和多克隆 IgG

病因学/发病机制

- 在一些地区 90% 的病例与丙型肝炎病毒（HCV）有关
- 其他主要病因：干燥综合征、B 细胞淋巴瘤、特发性

临床特征

- 皮肤紫癜、荨麻疹、虚弱和关节痛
- 蛋白尿和/或血尿
- 冷球蛋白血清沉淀物，通常为Ⅱ型中的 IgG 和 IgM-κ

镜下特征

- 约 85% 有弥漫膜增生性模式的肾小球疾病
  - GBM 双轨、系膜增生
  - 弥漫毛细血管内细胞增生，主要由于单核细胞（CD68+）增生
  - ＞50% 的肾小球毛细血管内有 PAS（+）假血栓
  - 约 15% 有新月体
- 约 20% 有血管炎
- 免疫荧光
  - GBM 和系膜区 IgG、IgM、C3、C1q 沉积
  - 假血栓有相似的染色（纤维蛋白阴性）
- 电镜
  - 有形沉积物；最常见为 10～25nm 宽的结构

主要鉴别诊断

- 狼疮性肾炎、特发性膜增生性肾小球肾炎（MPGN）、其他肾小球肾炎
- 免疫触须样肾小球病
- 血栓性微血管病（TMA）

肾小球冷球蛋白假血栓

（左）HE 染色显示肾小球增大伴嗜酸性假血栓形成➡。纤维蛋白通常呈亮红色，PAS 染色弱阳性

（右）CryoGN 病例，PAS 染色高倍镜观察显示折射性透明假血栓➡（亦称 PAS 阳性凝物），可见 GBM 双轨➡

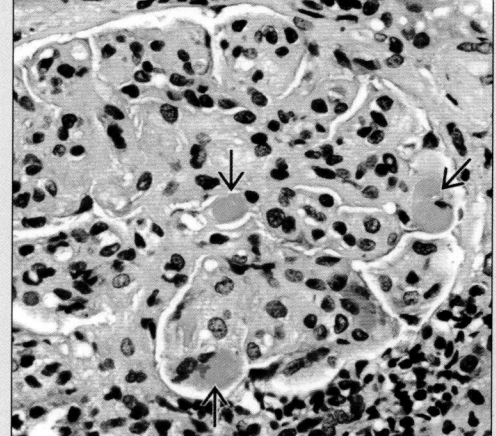

假血栓和 GBM 双轨

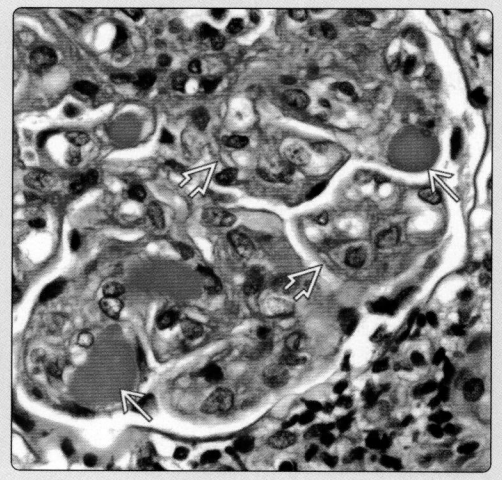

假血栓

（左）HCV 感染患者，肾小球毛细血管袢可见明显的圆形假血栓，IgM 呈明显亮染色➡，同时伴有 IgG、C3、κ 和 λ 着色，GBM 可见散在颗粒状沉积物➡

（右）CryoGN 的高倍电镜显示弯曲的微管状结构➡和环状结构➡。环状结构是中空微管状结构末端切面。若无冷球蛋白血症病史，这例可能会被诊断为免疫触须样肾小球病

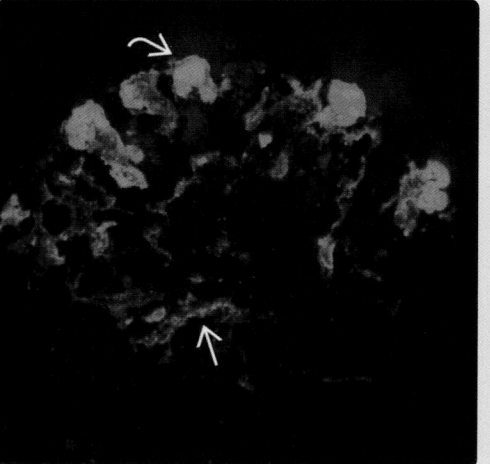

微管超微结构

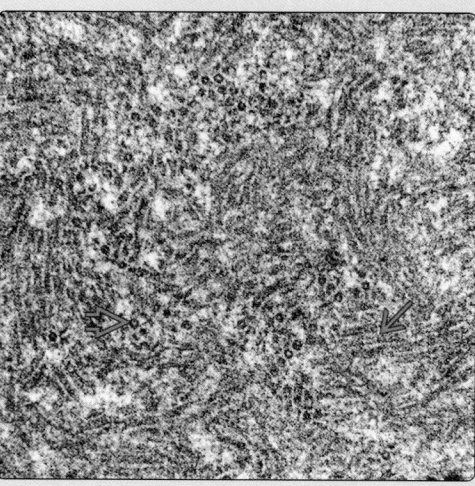

术语

缩写

- 冷球蛋白血症性肾小球肾炎(cryoglobulinemic glomerulone-phritis, CryoGN)
- 混合性冷球蛋白血症(mixed cryoglobulinemia, MC)

同义词

- 在 HCV 被鉴定前,多数病例称为"原发性 MC"

定义

- 由 Ⅱ 型冷球蛋白引起的免疫复合物性慢性肾小球肾炎和血管炎,通常含有单克隆 IgM-κ、类风湿因子和多克隆 IgG,最常见与 HCV 感染相关
- 冷球蛋白在 4℃ 时沉淀,在 37℃ 时重新溶解
- Ⅱ 型冷球蛋白由直接抗多克隆 Ig 的单克隆 Ig 组成
  - Ⅰ 型仅有单克隆 Ig, Ⅲ 型仅有多克隆 Ig

病因学/发病机制

感染原

- 随地理区域变化(67%~94%)
  - 约 91% 的 Ⅱ 型 CryoGN 由活动性 HCV 感染引起(Saadoun 2006)
  - 约 3% 由 HBV、HIV 或其他原因引起

非感染相关 CryoGN(7%~33%)

- 21%~32% 的干燥综合征(30% 也有 B 细胞淋巴瘤)(Zaidan 2016, Dammacco 2022)
- 7%~21% 的 B 细胞非霍奇金淋巴瘤(NHL)
- 高达 49% 为特发性("原发性 MC")
- 也有见于系统性红斑狼疮、类风湿关节炎、混合性结缔组织病的报道
  - 多与 Ⅲ 型冷球蛋白相关

临床特征

表现

- 紫癜、荨麻疹、虚弱、关节痛、脾大
- 35%~50% 的 HCV 感染患者有 MC 的实验室证据
  - 其中仅极小部分出现症状或发展为 CryoGN(1%~2%)
- MC 患者出现肾脏疾病
  - 20%~50% 有肾病范围蛋白尿或肾病综合征
  - 约 25% 患者有急性肾炎综合征伴高血压、血清肌酐升高、蛋白尿和肉眼血尿
  - <5% 的患者发生少尿或无尿性肾衰竭

实验室检查

- 冷球蛋白报告为冷沉淀比容(% 血浆沉淀物)或 g/L
- 有 2 个场合检测 >0.05g/L 被认为有潜在临床意义
  - 注意事项
    - 血清检测前血样本必须保持在 37℃
    - 冷球蛋白可能需要 7 天或更长时间沉淀
    - 单克隆 IgM 具有抗多克隆 IgG 的类风湿因子活性
- 低 C4 >90%;约 50% C3 降低
- 约 30% 血液中存在单克隆 B 细胞

治疗

- 对 HCV 有直接作用的抗病毒药物(DAA)治愈率 >95%(Dammacco)
  - 索非布韦/雷地帕韦或司美匹韦、艾尔巴韦/格拉瑞韦及其他
- 抗 CD20 抗体清除克隆性 B 细胞
  - 可引起血管炎性发作,加重肾脏病变(约 14%)
- 血浆置换用于缓解肾疾病的急剧恶化
- DAA 后肾移植
  - 移植后可复发
- 非感染相关 CryoGN
  - 类固醇、抗 CD20、环磷酰胺

预后

- DAA 诱导 HCV 相关 MC 的缓解
  - HCV 治愈后可能需要数月至 1 年时间
  - 单克隆 B 细胞/NHL 具有耐药性,可能需要增加额外的抗 B 细胞疗法(如利妥昔单抗)
- 由于 DAA 治疗 HCV, HCV 相关冷球蛋白血症的患病率正在下降,而非感染性和自身免疫性原因引起的病例比例正在上升

镜下特征

组织学特征

- 肾小球
  - 约 85% 呈弥漫 MPGN 模式
    - GBM 双轨或车轨状, PAS 或六胺银染色观察最佳
    - 系膜细胞增生和基质增加
    - 弥漫毛细血管内细胞增生伴肾小球毛细血管祥阻塞
      - 单核细胞以白细胞为主,有时有吞噬 PAS(+)沉积物
      - 中性粒细胞可能明显
    - >50% 有假血栓(又称透明血栓)
      - 毛细管腔内嗜酸性圆形折射性 PAS(+)沉积物
      - 因不是由纤维蛋白组成,故称为假血栓
    - 约 15% 有系膜细胞增生而无 GBM 双轨或毛细血管内细胞增生
    - 约 15% 有新月体
  - 约 8% 呈系膜增生模式
    - 球性和弥漫轻度系膜基质扩张;30% 假血栓
  - 约 8% 呈局灶膜增生模式
    - 轻度及不规则增殖、渗出和毛细血管壁增厚;10% 假血栓
  - 弥漫 MPGN 模式与严重蛋白尿和肾衰竭有关
- 肾小管间质

第二章 肾小球病变

○ 肾小管腔可见红细胞管型,尤其是急性发作
- 血管
  ○ 中小动脉和微动脉性血管炎(20%～25% 的病例)
  ○ 微动脉管腔内和血管壁见呈玻璃样或折射性的冷球蛋白沉积
    - 位于毛细血管内时 PAS+
  ○ 可有纤维蛋白样坏死
  ○ 愈合期内膜纤维化

辅助检查

免疫组化

- 抗 CD68 可用于显示肾小球毛细血管内巨噬细胞
- HCV 抗原很难证实

免疫荧光

- 肾小球
  ○ 肾小球毛细血管内皮下、常伴系膜区颗粒状 IgM 和 IgG 沉积
  ○ 偶尔 IgA 阳性(<5%)
  ○ 肾小球毛细血管腔内血栓常呈 IgM 和 IgG 深着色
  ○ κ 有时比 λ 着色更明显,但非轻链限制性
  ○ C3>90%,C4d 约 33%;C1q 常见(约 33%)
  ○ 可能由于巨噬细胞清除,沉积物可呈稀疏分布
  ○ HBV 感染者很少检测到 HBsAg 和 HBcAg 沉积
- 血管
  ○ 微动脉壁和腔内沉积物 IgG、IgM、C3 阳性
  ○ 可存在纤维蛋白

电镜

- 有形沉积物,异质性
  ○ 宽 10～30nm 的微管样结构,环状(空心微管末端),弯曲型圆柱体和直径 3nm 的车辐样环形结构
  ○ 同一病例可同时出现管状和环状结构
  ○ 沉积物也可为细纤维样,可显示 "指纹" 或晶体样亚结构
  ○ 通常位于内皮下和基底膜内以及肾小球毛细血管腔的血栓内
    - 上皮下沉积不常见
  ○ 一些病例可见无定形的电子致密沉积物(即无明确有形结构)
- 单核细胞/巨噬细胞通常与沉积物有关,常位于内皮下
  ○ 单核细胞有时插入 GBM 双轨中,酷似 MPGN 中的系膜细胞或内皮细胞
- 沉积物可稀疏分布,可能由于巨噬细胞清除

鉴别诊断

伴免疫复合物的特发性 MPGN

- CyroGN 更多表现有
  ○ 肾小球内单核细胞明显
  ○ 肾小球毛细血管假血栓

○ 中小微动脉血管炎
○ 电镜显示沉积物有形亚结构
○ 血清冷球蛋白检测阳性

免疫触须样肾小球病

- CyroGN 的微管样结构可能更短,背景为连续的、无定形或颗粒状电子致密沉积物,但这些实体可能无法区分
- 分类为免疫触须样肾小球病的病例,如果临床或实验室符合冷球蛋白血症的标准应诊断为 CyroGN

Ⅰ型冷球蛋白血症

- 单克隆 Ig 伴轻链限制性

其他病因引起的免疫性肾小球肾炎

- 冷球蛋白(通常为Ⅲ型)可并发其他类型的肾小球肾炎
  ○ 系统性红斑狼疮、感染后肾小球肾炎和其他病变
- 通常存在区分这些疾病的临床和病理特征,如特征性血清学表现

血栓性微血管病

- 真性纤维蛋白染色血栓
- 纤维蛋白独特周期性(23nm 横纹)
- 显示网状血小板或红细胞碎片

诊断要点

病理解读要点

- 假血栓可能非常局灶,容易漏诊
- 电镜显示微管状和/或环状沉积物

参考文献

1. Dammacco F et al: The wide spectrum of cryoglobulinemic vasculitis and an overview of therapeutic advancements. Clin Exp Med. 1-18, 2022
2. Javaugue V et al: The characteristics of seronegative and seropositive non-hepatitis-associated cryoglobulinemic glomerulonephritis. Kidney Int. 102(2):382-94, 2022
3. Kolopp-Sarda MN et al: Cryoglobulinemic vasculitis: pathophysiological mechanisms and diagnosis. Curr Opin Rheumatol. 33(1):1-7, 2021
4. Strohbehn IA et al: Curative therapies for hepatitis C virus infection in patients with kidney disease. Kidney360. 2(8):1316-25, 2021
5. Roccatello D et al: Cryoglobulinaemia. Nat Rev Dis Primers. 4(1):11, 2018
6. Spatola L et al: HCV-negative mixed cryoglobulinemia and kidney involvement: in-depth review on physiopathological and histological bases. Clin Exp Med. 18(4):465-71, 2018
7. Zaidan M et al: Spectrum and prognosis of noninfectious renal mixed cryoglobulinemic GN. J Am Soc Nephrol. 27(4):1213-24, 2016
8. Cornella SL et al: Persistence of mixed cryoglobulinemia despite cure of hepatitis C with new oral antiviral therapy including direct-acting antiviral sofosbuvir: a case series. Postgrad Med. 1-5, 2015
9. Visentini M et al: Clonal expansion and functional exhaustion of monoclonal marginal zone B cells in mixed cryoglobulinemia: the yin and yang of HCV-driven lymphoproliferation and autoimmunity. Autoimmun Rev. 12(3):430-5, 2013
10. Bataille S et al: Membranoproliferative glomerulonephritis and mixed cryoglobulinemia after hepatitis C virus infection secondary to glomerular NS3 viral antigen deposits. Am J Nephrol. 35(2):134-40, 2012
11. Roccatello D et al: Multicenter study on hepatitis C virus-related cryoglobulinemic glomerulonephritis. Am J Kidney Dis. 49(1):69-82, 2007
12. Saadoun D et al: Increased risks of lymphoma and death among patients with non-hepatitis C virus-related mixed cryoglobulinemia. Arch Intern Med. 166(19):2101-8, 2006

膜增生性模式

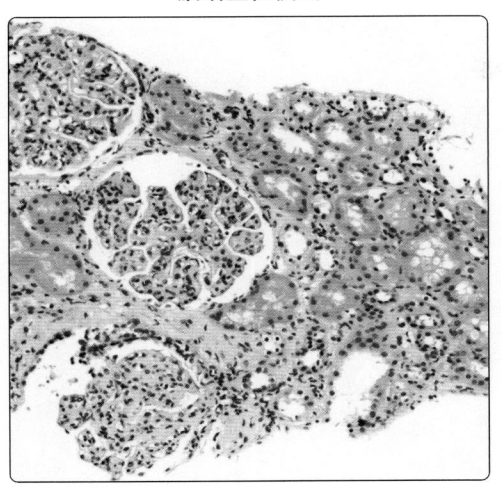

PAS 阳性假血栓

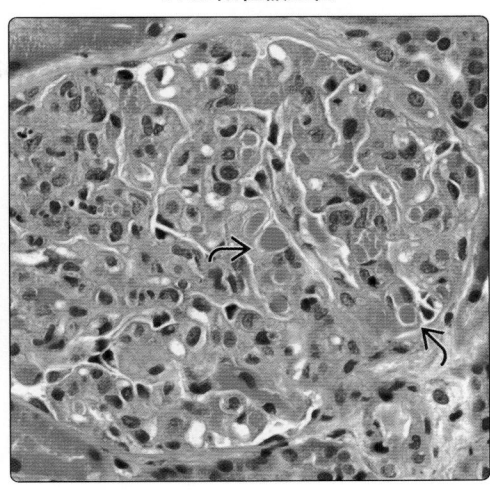

(左)CyroGN 病例，HE 染色切片低倍镜显示肾小球分叶状细胞增生，这种表现可见于多种疾病，包括狼疮和 MPGN

(右)这例患者可见大量的假血栓➡，有急性肾衰竭、低 C3，没有皮肤病变，毛细血管腔内可见巨噬细胞和中性粒细胞阻塞，血清冷沉淀比容为 5%，患者 HCV 阴性，即便有冷凝蛋白质，判断为特发性

膜增生性模式

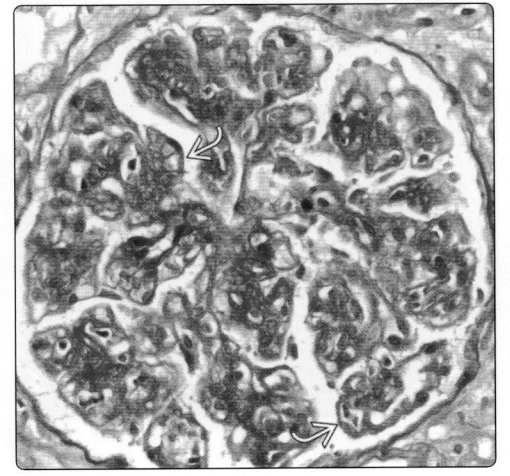

新月体

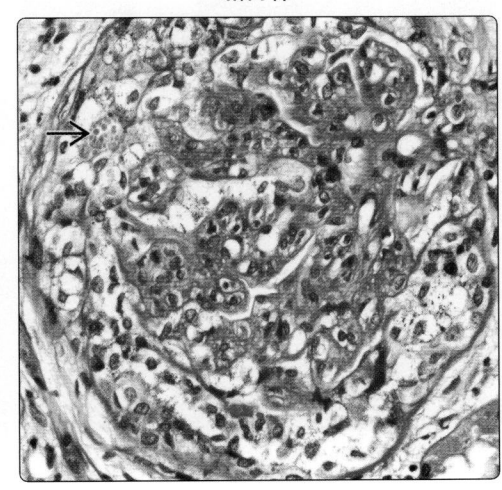

(左)肾小球显示 GBM 弥漫双轨➡及分叶状系膜细胞增生，为 MC 的最常见模式

(右)CyroGN 病例，肾小球可见新月体包绕，这需要与小管化进行鉴别，但这例细胞免疫组化 CD10 染色阴性，可除外鲍曼囊腔小管化。另可见明显的吸收滴➡

急性肾小球肾炎模式

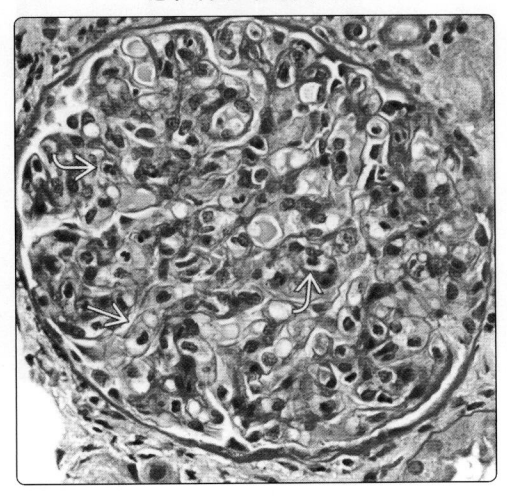

毛细血管内巨噬细胞 CD68(＋)

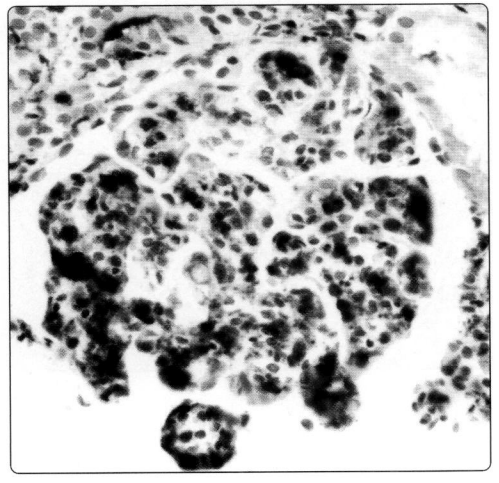

(左)冷球蛋白血症患者，肾小球呈渗出性病变，毛细血管袢可见中性粒细胞➡及单个核细胞浸润，并可见节段 GBM 双轨➡

(右)CyroGN 病例，许多肾小球内单核细胞/巨噬细胞免疫组化 CD68 染色阳性，为该病常见的明显和典型特征

假血栓 IgG 染色

κ/λ 沉积物

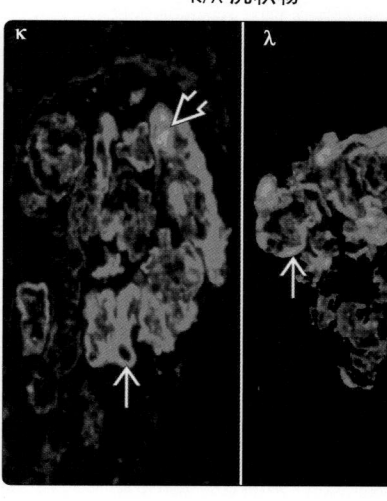

（左）免疫荧光 IgG 染色显示斑片状着色 ➡，尤其是肾小球毛细血管袢内，在 MC，沉积物可以相当稀疏，推测是由于单核细胞作用后退变的结果

（右）免疫荧光 κ/λ 染色显示沿肾小球毛细血管袢 ➡ 和毛细血管腔 ⇒ 沉积，由于 IgG 为多克隆性，常无轻链限制性改变

C3 沉积

C1q 沉积

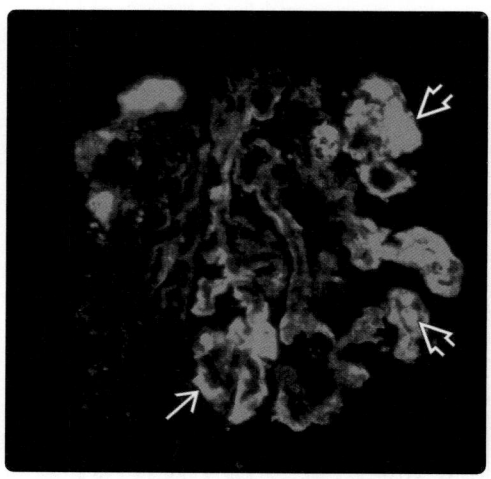

（左）免疫荧光 C3 染色显示肾小球血管腔内 ⇨ 及沿毛细血管袢 ➡ 染色

（右）免疫荧光 C1q 染色显示沿肾小球毛细血管袢 ➡ 及肾小球血管腔内 ⇒ 染色

冷球蛋白血症性血管炎

血管炎免疫复合物沉积

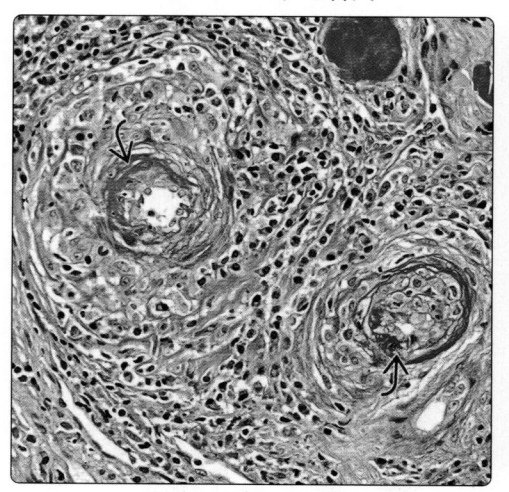

（左）Ⅱ型冷球蛋白血症伴干燥综合征患者，两条小动脉显示血管炎，与其他类型血管炎不同，冷球蛋白血症的沉积物 PAS 阳性 ⬈，因为是免疫复合物而非纤维蛋白沉积

（右）微动脉显示这些标记的免疫反应物染色阳性，说明这个微动脉含有冷球蛋白，小动脉可能受到血管炎累及，因此也含有纤维蛋白，这是一种存在于坏死和血栓中的反应物

毛细血管内皮细胞中的吞噬物

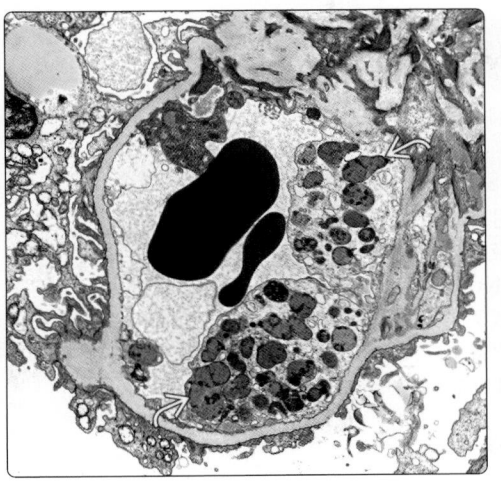

巨噬细胞吞噬冷球蛋白

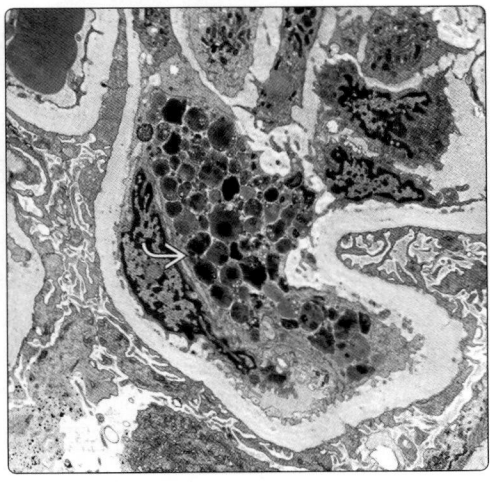

（左）毛细血管袢有 2 个内皮细胞扩张并见有摄入物 ➜，可能来源于假血栓，未见免疫复合物沉积，MC 的免疫复合物多稀疏分布

（右）肾小球毛细血管被充满吞噬物质的巨噬细胞阻塞 ➜，可能来自摄入的复合物

GBM 双轨及假血栓

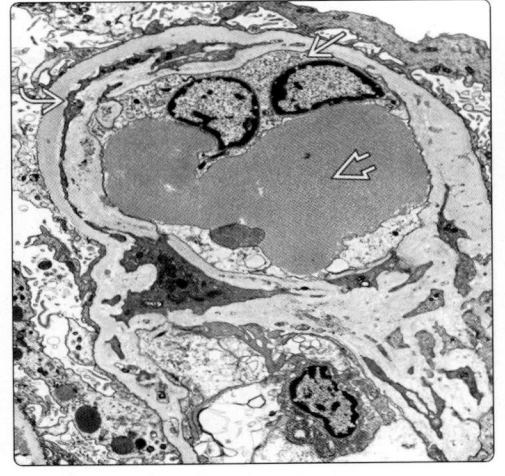

假血栓和内皮下沉积物亚结构

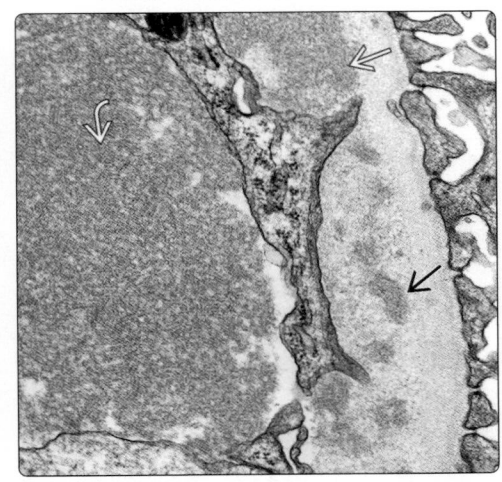

（左）肾小球毛细血管被假血栓阻塞 ➜，GBM 双轨并见细胞插入 ➜，这些特征提示慢性病变，内皮细胞 ➜ 明显反应，窗孔几乎完全缺失

（右）肾小球毛细血管内假血栓 ➜ 和内皮下沉积物 ➜ 可见冷球蛋白典型的管状亚结构，基膜内可见无定形沉积物 ➜

GBM 双轨

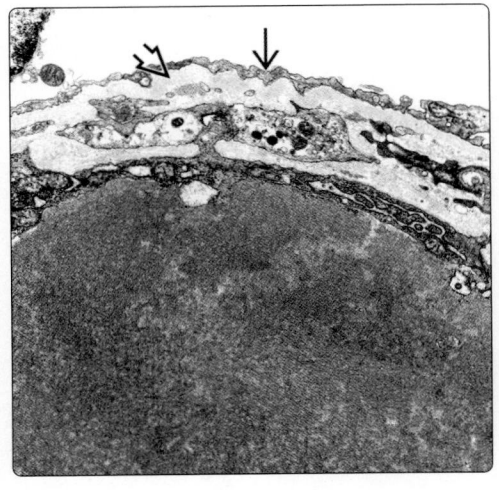

沉积物亚结构

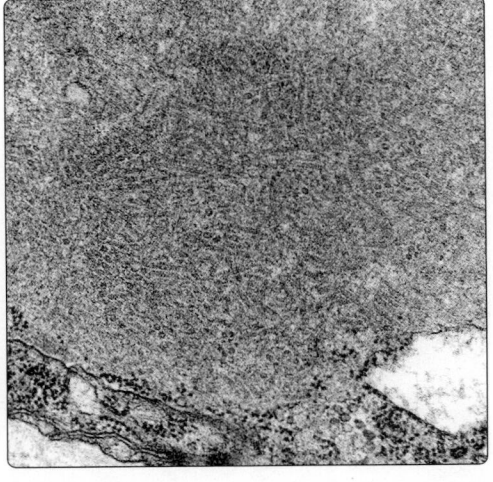

（左）CryoGN 病例显示 GBM 双轨 ➜，对应组织学上所见的车轨状或双轨改变，GBM 双轨系细胞插入导致，通常为单核细胞／巨噬细胞或活化的内皮细胞插入，此外可见足突广泛消失 ➜

（右）这例 CryoGN 沉积物高倍镜观察仅可见模糊的原纤维样／微管状亚结构，原纤维的外观和突出程度变化很大

（黄海建 译，余英豪 审）

术语

- 由抗 GBM 胶原蛋白的自身抗体引起的疾病,表现为坏死性、新月体性肾小球肾炎(GN)和/或肺出血

病因学/发病机制

- 自身抗体靶向Ⅳ型胶原(Goodpasture 抗原)α3 链的非胶原蛋白 1(NC1)结构域或过氧蛋白的新表位
- 危险因素
  - 烃类暴露和/或吸烟
  - 某些 HLA-DR 和 DQ 抗原

临床特征

- 罕见:在美国发病率为 1/100 万人年
- 发病高峰 20~60 岁
- 急性肾损伤(>90%)
- 25%~50% 有肺出血

- 治疗:血浆置换、免疫抑制
- 如果新月体>75% 肾功能罕见恢复
- 不良预后因素包括诊断时肌酐>442μmol/L 和无尿

镜下特征

- 细胞性新月体形成 ± 节段纤维蛋白样坏死
  - 经常累及>75% 的肾小球
- GBM 线性 IgG 和 C3 染色
  - 有轻微或无肾脏累及病例 IgG4 染色的报道
  - 罕见单克隆 IgG、IgA 或 IgM 染色的报道
- 电镜:GBM 断裂,但除此之外正常(无沉积物)

主要鉴别诊断

- 寡免疫性新月体性肾小球肾炎
- 非典型抗 GBM 病
- 膜性肾病合并抗 GBM 病

细胞性新月体

纤维蛋白样坏死和新月体形成

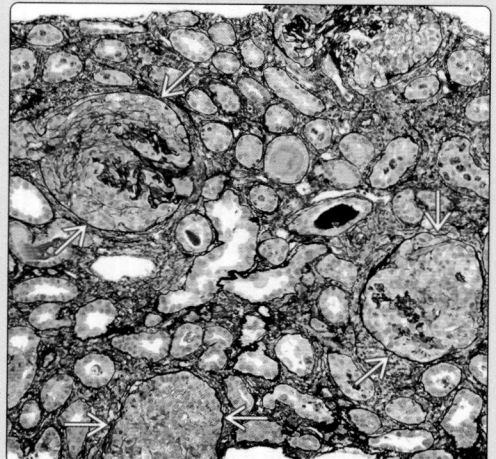
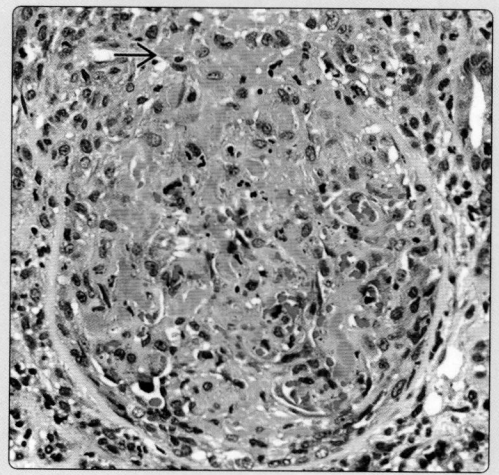

(左)抗 GBM 病的典型特征为肾小球弥漫新月体和坏死性损伤。这例活检中肾小球无一幸免,此为常见特征,鲍曼囊可勾勒出填充于囊腔内的新月体➡
(右)标本来自抗 GBM 病患者,显示纤维蛋白样坏死穿透肾小球和细胞性新月体经破裂的鲍曼囊➡进入相邻的肾小管间质

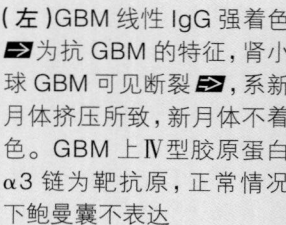

GBM 线性 IgG 染色

GBM 破裂和新月体形成

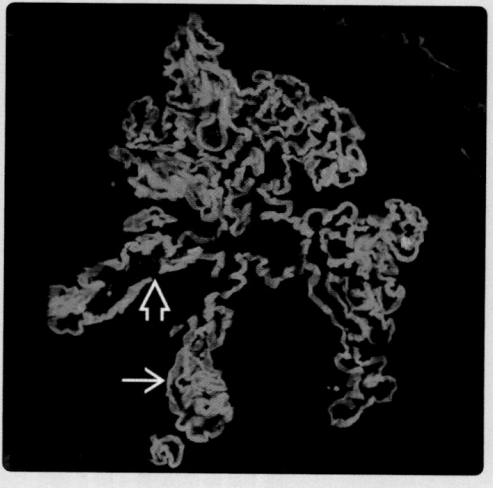
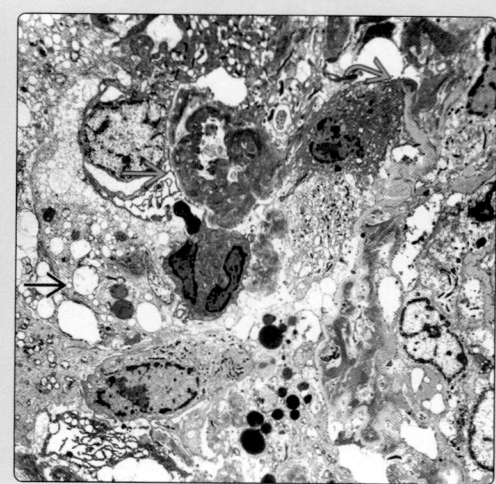

(左)GBM 线性 IgG 强着色➡为抗 GBM 的特征,肾小球 GBM 可见断裂➡,系新月体挤压所致,新月体不着色。GBM 上Ⅳ型胶原蛋白α3 链为靶抗原,正常情况下鲍曼囊不表达
(右)GBM 断裂➪通常见于纤维蛋白渗出➨和新月体形成区➡。沉积物缺如,GBM 也不例外

术语

缩写

- 肾小球肾炎（glomerulonephritis，GN）

同义词

- 抗GBM病
- Goodpasture综合征

定义

- 由抗GBM胶原蛋白的自身抗体引起的疾病，典型表现为坏死性、新月体性肾小球肾炎和/或肺出血

病因学/发病机制

自身抗体沉积

- 自身抗体靶向Ⅳ型胶原（Goodpasture抗原）α3链的非胶原蛋白1（NC1）结构域
- 也可存在自身抗体靶向Ⅳ型胶原α5链的NC1结构域
  - 与α3 NC1和α5 NC1反应的自身抗体对正常胶原不起反应
  - 构象改变可使自身抗体形成新表位
  - 肾脏和肺中Ⅳ胶原α3链的解离可增加自身抗体的亲和力
- 抑制直接抗过氧蛋白的自身抗体
  - 过氧蛋白在烃基硫亚胺交联形成中起重要作用
    - 抑制作用增强了隐藏的Goodpasture抗原的暴露
    - 与髓过氧化物酶（MPO）的过氧化物酶结构域有48%的序列同源性
  - 也可与MPO-抗中性粒细胞胞质抗体（ANCA）酶联免疫吸附试验（ELISA）检测发生交叉反应，导致假阳性结果
- 抗GBM抗体反应通常为短暂性（2~3个月）
- 罕见因抗GBM单克隆抗体引起

遗传易感性

- 与某些HLAⅡ类抗原密切相关：DRB1-1501和DQB1-0602

诱发事件

- 肺损伤
  - 烃类暴露
    - 抑制催化胶原六聚体之间的磺胺嘧啶链形成的假定酶
    - 可触发Goodpasture自身抗体发生的新表位形成
  - 吸烟
    - 增加肺出血风险
- 感染原推测
  - 一些患者发病前有流感样症状
    - 致病因子未确定
  - 有小流行记载（数月4~7例）
    - 2013年（3~4月份）：美国华盛顿州西雅图市4例
    - 2019年12月~2020年4月：伦敦西北部8例
      - 8例中4例抗SARS-CoV-2刺突蛋白IgM或IgG抗体阳性
- 肾小球损伤后遗症，包括ANCA疾病、膜性肾病
- 暴露于同种GBM抗原

- 3%~5%的Alport综合征患者移植后发生新发抗GBM肾小球肾炎
- 与大的COL4A3缺失有关

临床特征

流行病学

- 发病率
  - 罕见：在美国为1/100万人年
- 年龄
  - 11~20岁和50~60岁双峰分布，<11岁的儿童罕见
- 性别
  - 男性10~20岁多见
    - 肺受累常见
      - 罕见无肾小球肾炎的孤立性肺受累
  - 女性50~60岁多见
    - 无肺部受累的新月体性肾小球肾炎常见
- 种族
  - 黑人罕见

表现

- 急性肾损伤（>90%）
  - 肾脏无异常病例罕见
- 血尿
- 蛋白尿
  - 肾病范围蛋白尿罕见
- 肺出血（25%~50%）
  - 咯血、呼吸困难、水泡音、干啰音
  - 5%~10%仅肺受累

实验室检查

- 抗GBM滴度
  - 免疫印迹和ELISA
    - 滴度与疾病严重程度不相关
  - IgG1和IgG3
  - 一些女性患者IgG4滴度高与肺出血有关
    - 免疫检测假阴性
- ANCA
  - 在见于1/3抗GBM病患者

治疗

- 药物治疗
  - 环磷酰胺、大剂量皮质类固醇和利妥昔单抗
- 血浆净化/血浆置换
- 化脓性链球菌（IdeS）的IgG降解酶；该治疗方法的例子有限
- 肾移植
  - 抗GBM抗体阴性复发罕见

预后

- 不良：就诊时行肾替代治疗（RRT），正常肾小球（N）<10%
- 3年肾脏存活（Floyd，171例患者）
  - 96.4%（无RRT，N≥10%）
  - 74.0%（无RRT，N<10%）
  - 42.3%（RRT，N≥10%）

○ 14.1%(RRT, N＜10%)

• 纤维蛋白样坏死区可见纤维蛋白类晶团聚体

大体特征

一般特征

• 皮质表面瘀点(蚤咬肾)
  ○ 由于肾小管腔或鲍曼囊腔出血
• 肾脏大小正常至轻微增大
• 肺:无气肺泡充满红色/棕色血液

镜下特征

组织学特征

• 肾小球
  ○ 细胞性新月体 ± 节段纤维蛋白样坏死
    - 常累及＞75% 的肾小球
    - PAS 或银染色显示 GBM 断裂或破坏
    - 鲍曼囊断裂
    - 肾小球周肉芽肿性炎症伴多核巨细胞浸润
      □ 对抗 GBM 肾小球肾炎诊断无特异性
  ○ 无受累的肾小球血管祥无明显毛细血管内或系膜细胞增生
    - 中性粒细胞可见于新月体或纤维蛋白样坏死周围
  ○ 血栓性微血管病累及肾小球
    - 见于少数抗 GBM 肾小球肾炎病例
  ○ 非典型轻型病变,呈分叶状系膜扩大或微小肾小球病变及少量新月体形成
• 肾小管
  ○ 红细胞管型
  ○ 肾小管炎
• 肾间质
  ○ 间质炎症
    - 由淋巴细胞、浆细胞、中性粒细胞和巨噬细胞组成
• 血管
  ○ 坏死性血管炎罕见(8%)
    - 可能由于 ANCA 存在

辅助检查

免疫荧光

• GBM 明亮的线性 IgG 沉积(99%)
  ○ 免疫组化染色 IgG3 沉积为主(Qu 报道);免疫荧光染色 IgG1 和 IgG4 沉积为主(Noël 报道)
• 线性 IgM 染色(约 50%)、IgA(约 10%)、C3(约 90%)或 C1q (约 20%)
  ○ 罕见线性 IgA 强阳性而 IgG 阴性
• 两种轻链阳性,约 95% κ＞λ
  ○ 罕见有 IgG、IgA 或 IgM 轻链限制的报道
• TBM 线性 IgG 染色 10%～67%
  ○ 远端小管表达 α3 链
  ○ 免疫组化 IgG3 染色与间质炎症增加有关
• 罕见 IgG4 染色为主,而仅轻微或无肾脏受累
  ○ 可能由于 IgG4 无法结合补体

电镜

• GBM 破坏或断裂
• 毛细血管祥中性粒细胞和单核细胞浸润

鉴别诊断

寡免疫性新月体性肾小球肾炎

• GBM 缺乏强的线性免疫球蛋白沉积
• 纤维细胞性至纤维性新月体更倾向于寡免疫性肾小球肾炎

非典型抗 GBM 病

• 轻型呈分叶状肾小球模式或微小肾小球病变
  ○ 个别病例与结节性肾小球硬化和吸烟有关
• 一些与 IgG4 抗 GBM 抗体有关
• 有些有线性 IgG 着色,但抗 GBM 检测阴性
• 一些血清中有单克隆 Ig

抗 GBM 肾小球肾炎合并膜性肾病

• 见于小部分膜性肾病患者
• 电镜下见新月体和上皮下沉积物
• 血清学抗 GBM 检测对建立诊断至关重要

单克隆免疫球蛋白沉积病

• 沿 GBM 和 TBM 轻链限制性线性沉积
• 细胞性新月体罕见

糖尿病肾病

• GBM 线性白蛋白和 IgG 免疫荧光染色
  ○ 节段硬化或血管祥塌陷伴有大量的表面足细胞,不要误认为是新月体
  ○ 有少数病例合并寡免疫性新月体性肾小球肾炎

诊断要点

病理解读要点

• 细胞性新月体通常累及大多数肾小球
  ○ 程度与血清肌酐相关
  ○ 如果新月体＞75% 罕见恢复
• 未受累的肾小球祥缺乏毛细血管内细胞增生,这与其他类型的肾小球肾炎不同,除了寡免疫性肾小球肾炎外
• 抗 GBM 自身抗体可伴发其他肾脏疾病,如膜性肾病、ANCA 相关性肾小球肾炎

参考文献

1. Floyd L et al: Risk stratification to predict renal survival in anti-glomerular basement membrane disease. J Am Soc Nephrol. 34(3):505-14, 2023
2. Jia XY et al: Predictors of kidney outcomes of anti-glomerular basement membrane disease in a large Chinese cohort. Am J Nephrol. 53(5):397-406, 2022
3. Prendecki M et al: Anti-glomerular basement membrane disease during the COVID-19 pandemic. Kidney Int. 98(3):780-1, 2020
4. Vavilapalli S et al: Anti-glomerular basement membrane disease: a clinicomorphological study of 16 cases. Indian J Pathol Microbiol. 63(2):226-9, 2020
5. McCall AS et al: Inhibitory anti-peroxidasin antibodies in pulmonary-renal syndromes. J Am Soc Nephrol. 29(11):2619-25, 2018
6. van Daalen EE et al: Predicting outcome in patients with anti-gbm glomerulonephritis. Clin J Am Soc Nephrol. 13(1):63-72, 2018
7. Reynolds J et al: Autoimmunity to the alpha 3 chain of type IV collagen in glomerulonephritis is triggered by 'autoantigen complementarity'. J Autoimmun. 59:8-18, 2015
8. Pedchenko V et al: Molecular architecture of the Goodpasture autoantigen in anti-GBM nephritis. N Engl J Med. 363(4):343-54, 2010

肾表面瘀点

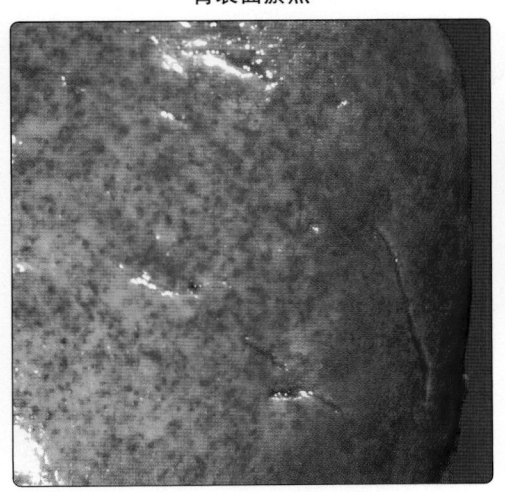

广泛细胞性新月体

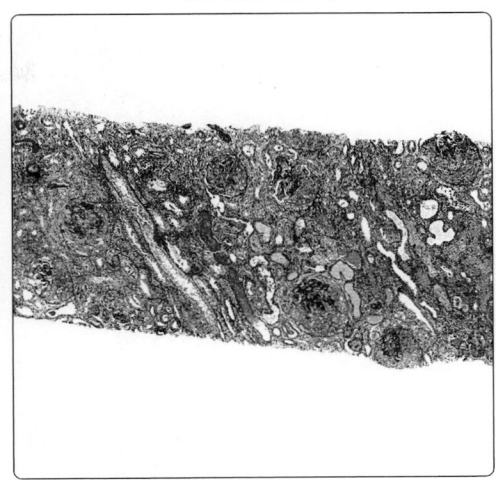

（左）抗 GBM 病中，肾脏表面可见无数瘀点，系肾小管和鲍曼囊腔广泛出血所致

（右）抗 GBM 病典型表现为大量新月体，这个病例 >75% 肾小球可见细胞性新月体，所有新月体形态相似，未见纤维细胞性和纤维性新月体，这个低倍视野 7/7 个肾小球均可见新月体

细胞性新月体

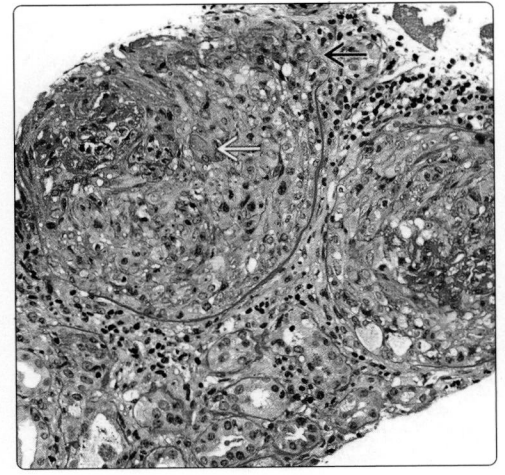

GBM 断裂和新月体

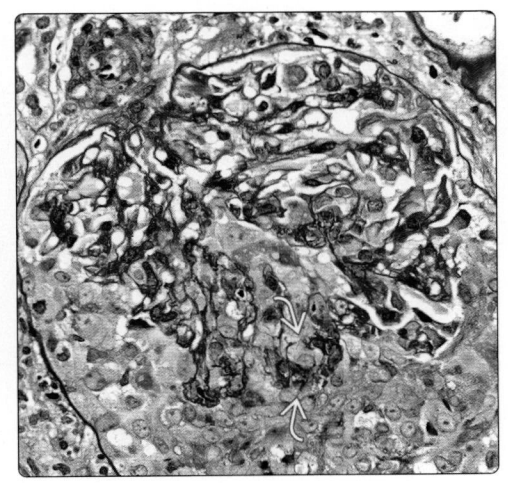

（左）抗 GBM 病肾活检，显示大的细胞性新月体几乎占据整个肾小球，局灶纤维蛋白样坏死 ➡ 和鲍曼囊断裂 ⊡ 与间质性炎症有关

（右）有新月体的肾小球常见 GBM 断裂 ➡，这在 PAS 和银染色切片上容易识别

细胞性新月体

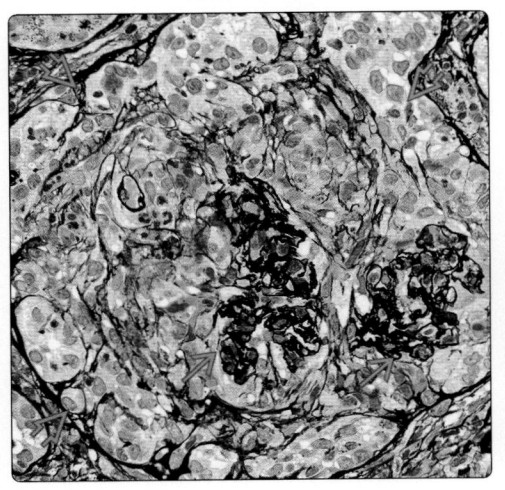

局灶上皮细胞增生明显

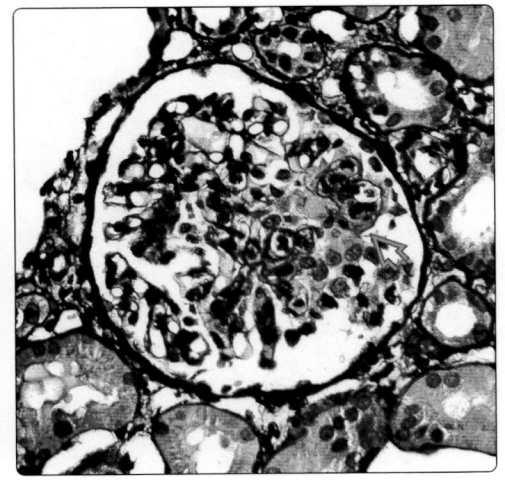

（左）抗 GBM 肾小球肾炎患者，六胺银染色显示少量 GBM 残留物 ⊡ 被占据整个鲍曼囊腔的细胞性新月体包绕 ⊡

（右）这例不典型的轻型抗 GBM 肾小球肾炎，银染色切片 25 个肾小球中仅 1 个显示节段坏死伴明显的周围上皮细胞增生和 GBM 断裂 ⊡，患者 2 个月前活检显示 18 个肾小球中见到 1 个细胞性新月体

（左）可见红细胞管型➡，以及松散的红细胞嵌入蛋白样管型中➡，细胞性新月体中也可见陷入的红细胞➡，肾小球受压呈无血状态➡

（右）抗 GBM 病中肾小管间质性肾炎也很明显，与远端小管 TBM IgG 沉积有关，可见小管炎➡，一个肾小球显示鲍曼囊缺失和 GBM 溶解➡，为严重抗 GBM 病的特征

细胞性新月体和红细胞管型

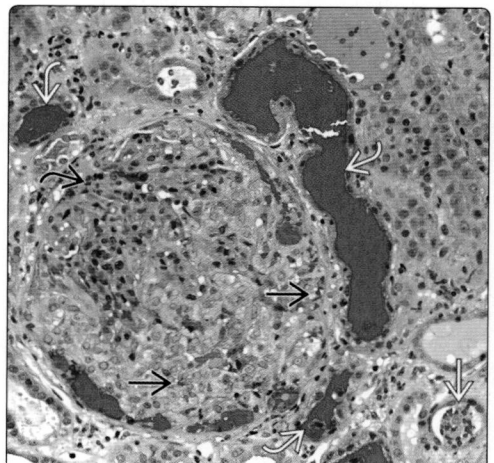

肾小管间质性肾炎

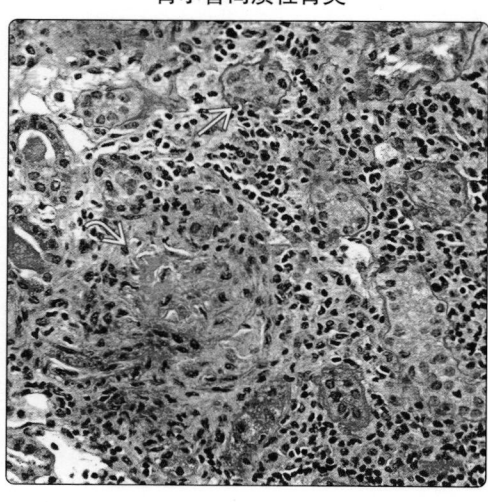

（左）鲍曼囊腔内多核巨细胞反应➡并不是抗 GBM 病的病理诊断特征，但在其他原因引起的新月体性肾小球肾炎中罕见

（右）孤立性间质肉芽肿与新月体性或坏死性肾小球肾炎无关，推测其可能为肉芽肿性多血管炎的特征，但这些多核巨细胞➡出现在抗 GBM 肾小球肾炎的肾小球内及附近

鲍曼囊腔内多核巨细胞

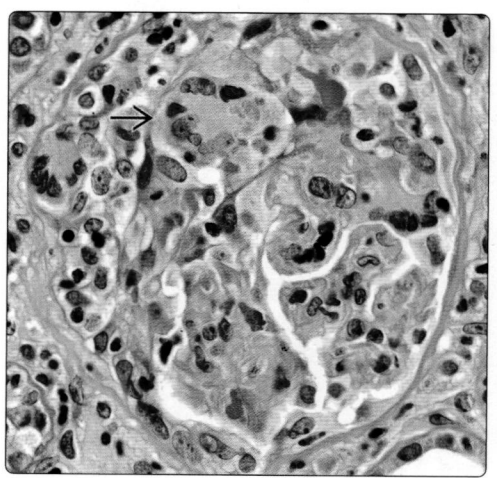

肾小球周肉芽肿

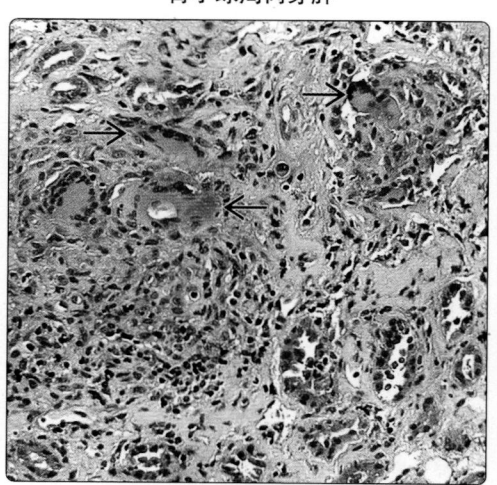

（左）免疫组化 CD68 染色证实多核巨细胞➡由巨噬细胞构成，许多巨噬细胞也散在分布于整个肾小球新月体及周围肾小管和间质中

（右）尽管抗 GBM 抗体沉积出现在所有肾小球中，但抗 GBM 病偶尔可见组织学正常的肾小球，由此认为肾小球损害可能需要附加的成分来激发

CD68 染色

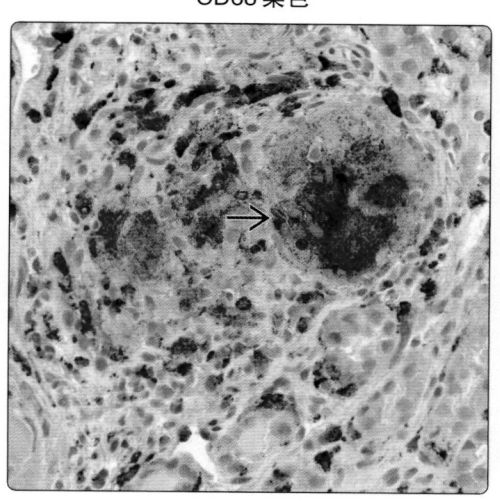

正常肾小球

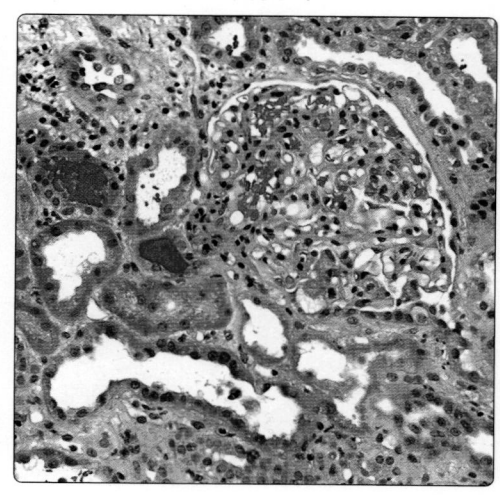

线性 IgG 沉积及 GBM 断裂

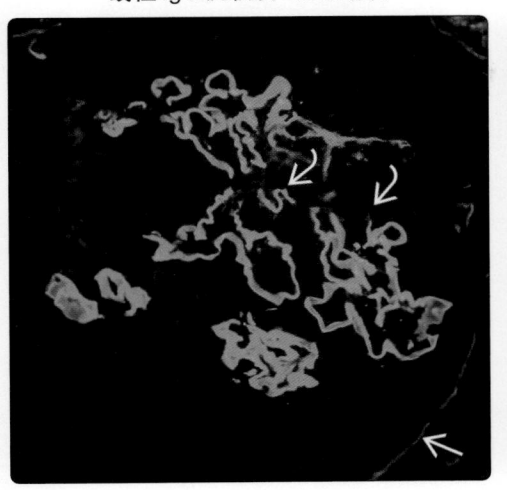

IgG 线性染色强于白蛋白染色

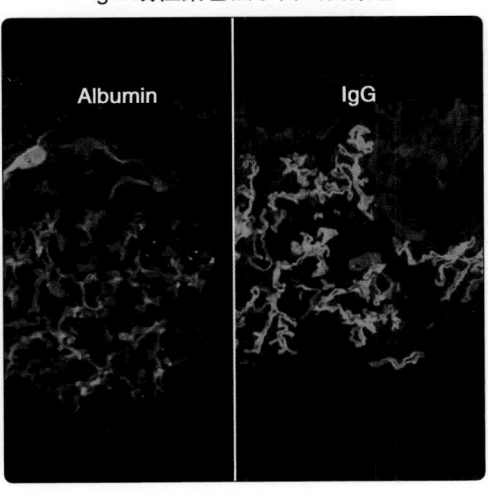

（左）GBM 弥漫明亮的线性 IgG 染色为抗 GBM 病的特征，肾小球可见 GBM 断裂 ➡，被填充于肾小球与鲍曼囊 ➡ 之间的细胞性新月体包绕（鲍曼囊和新月体均为阴性）

（右）IgG 线性染色是抗 GBM 肾小球肾炎的重要关键性免疫荧光特征，与糖尿病肾小球病不同，GBM 的 IgG 染色明显强于白蛋白染色

线性 TBM 染色

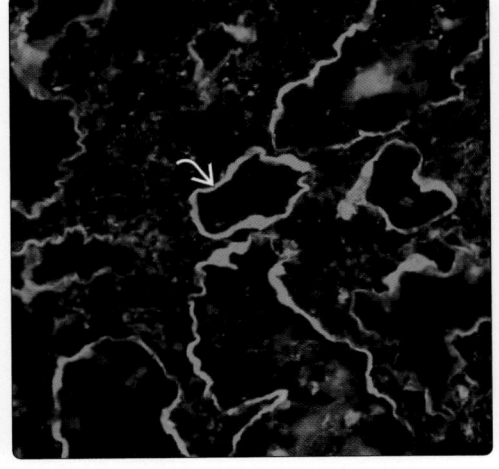

C3 沉积

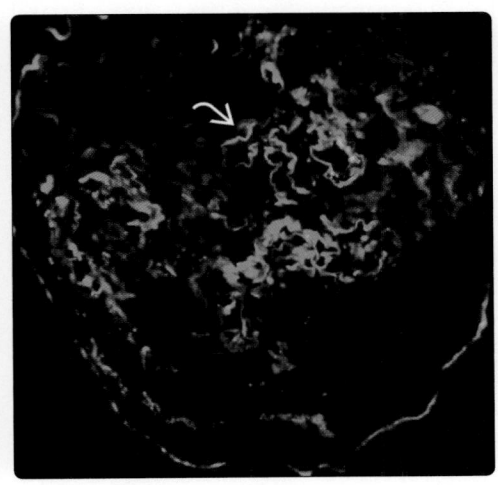

（左）10%～67% 的抗 GBM 病病例中可出现远端 TBM 线性 IgG 染色 ➡，α3 链通常存在于远端 TBM，但可能比 GBM 更少接触循环自身抗体，肾小管间质性肾炎是由于这些沉积物引起

（右）尽管可见局灶线性 GBM C3 染色 ➡，但在抗 GBM 病中 C3 沉积通常不如 IgG 沉积广泛，可能是由于 GBM 的断裂和破坏所致

纤维蛋白原染色

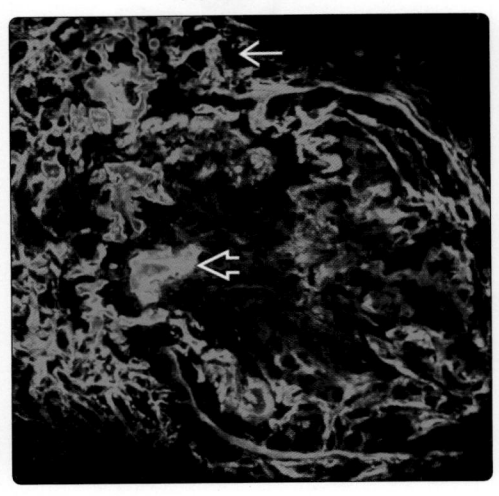

IgG4 沉积

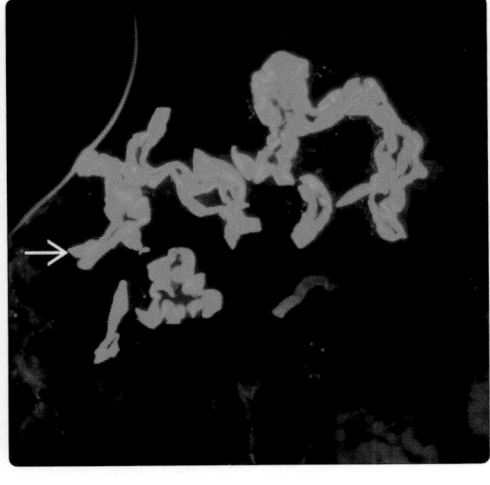

（左）纤维蛋白原强染色突出显示肾小球中这个延伸至鲍曼囊外新月体 ➡ 的纤维蛋白样坏死 ➡，无论哪种病因，纤维蛋白在细胞性新月体中通常都是比较明显的

（右）非典型抗 GBM 病例显示明亮的 GBM 线性 IgG4 染色 ➡，其病程轻微，与 IgG1、IgG3 不同，IgG4 没有与补体或 Fc 受体结合，可能赋予较轻的疾病表型，被称为"非典型"抗 GBM 病

（左）抗 GBM 病年轻男性患者，IgG1 染色显示 GBM 强线性染色，无明显肾损伤，但因广泛肺出血导致患者死亡

（右）IgG1 免疫荧光染色显示毛细血管壁颗粒状 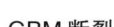 染色，提示有膜性肾病，同时可见 GBM 线性染色 ➡，属于罕见合并有抗 GBM 肾小球肾炎的病例（Courtesy M.Troxell, MD, PhD.）

GBM 线性 IgG1 染色

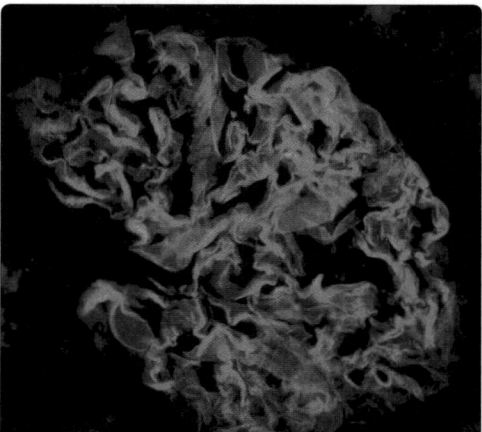

颗粒状和线性 IgG 沉积

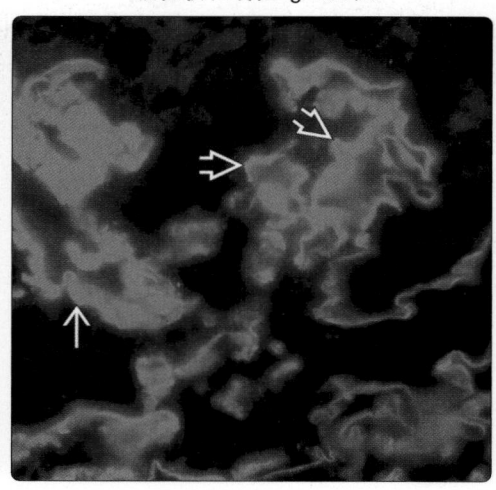

（左）抗 GBM 病，肾小球毛细血管可见纤维蛋白类团聚体结构 ➡ 和中性粒细胞浸润 ➡，未见免疫复合物，一些肾小球未见任何病理异常。电镜证实了光镜特征，未见任何抗 GBM 病的独特表现

（右）抗 GBM 病，肾小球毛细血管内可见中性粒细胞浸润 ➡，与内皮细胞有关，内皮细胞显示损伤反应的征象，表现为细胞质扩张和窗孔缺失 ➡，GBM 似乎正常

中性粒细胞与纤维蛋白类晶团聚体

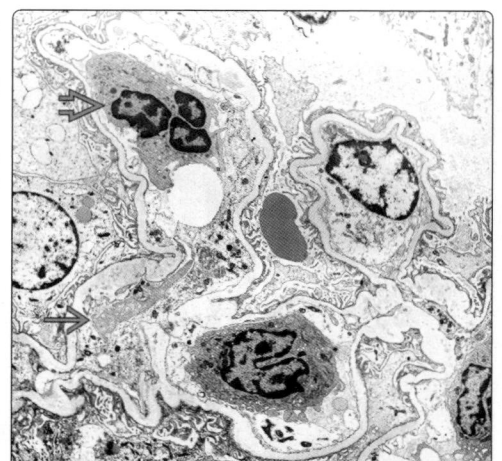

毛细血管内中性粒细胞

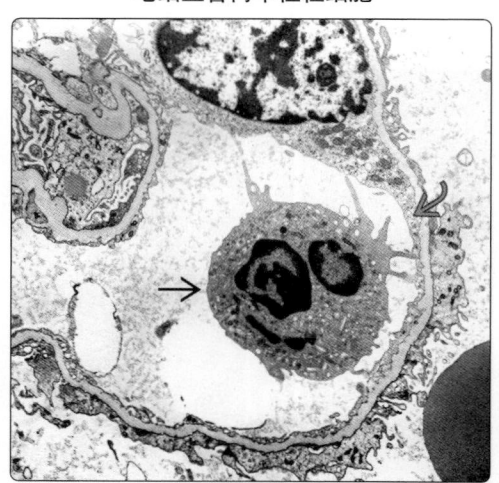

（左）GBM 应为一连续性结构，但这里可见局灶断裂 ➡，不考虑诊断的话，这一特征与新月体形成有关

（右）抗 GBM 肾小球肾炎患者，肾小球可见纤维蛋白 ➡ 渗入鲍曼囊腔伴中性粒细胞浸润，鲍曼囊部分可见 ➡，新月体形成是对凝集物活化和纤维蛋白沉积在鲍曼囊腔的反应

GBM 断裂

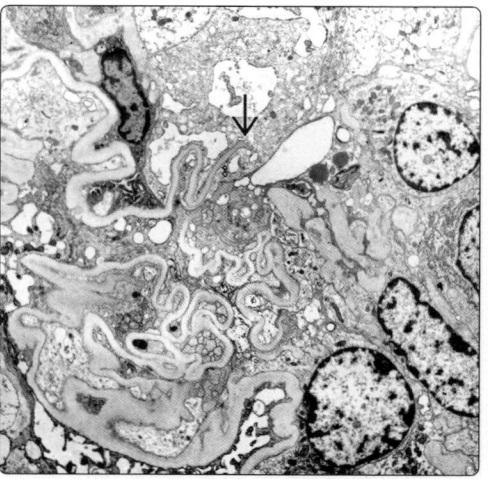

鲍曼囊腔纤维蛋白沉积

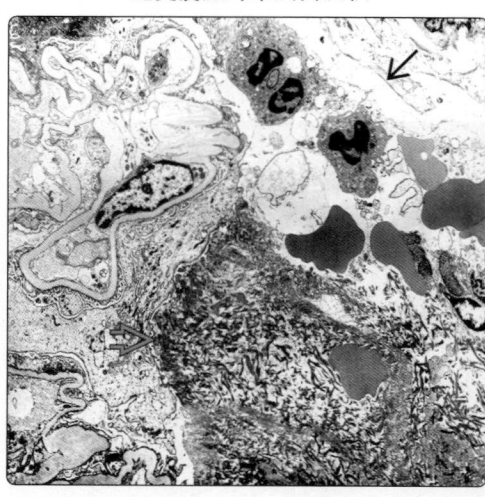

肾小球破坏

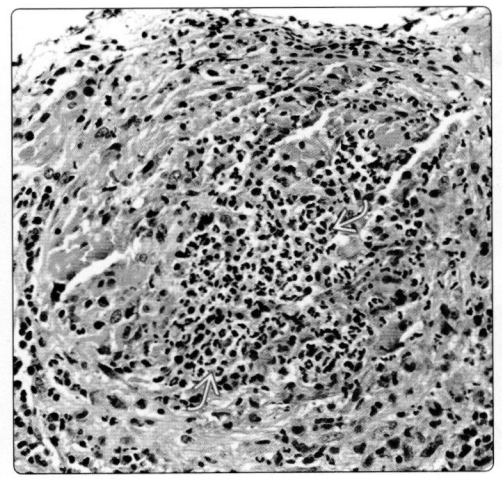

肺出血

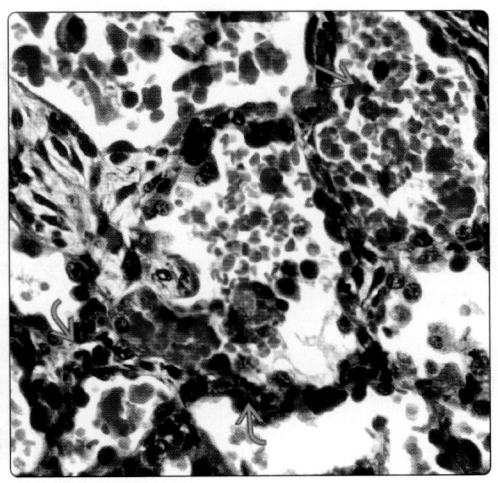

（左）极其快速的肾小球祥破坏可发生于抗 GBM 肾小球肾炎，患者 63 岁女性，13 天前肌酐为 79.6μmol/L，肾活检显示鲍曼囊腔充满中性粒细胞 ➡，没有可识别的肾小球祥

（右）25%～50% 抗 GBM 病患者可发现有肺出血，与吸烟史有关，组织学表现为肺泡腔内充满血液 ➡ 伴局灶毛细血管炎 ➡

鉴别诊断：寡免疫性肾小球肾炎

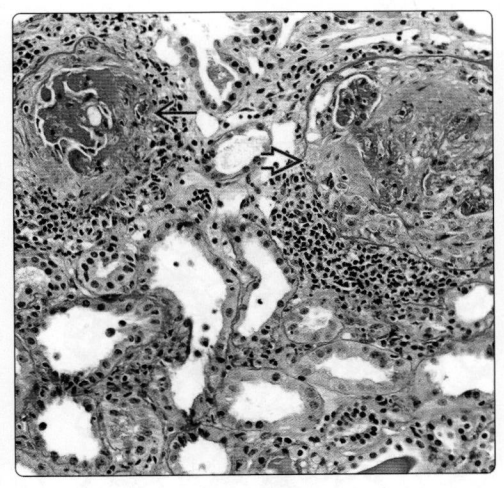

鉴别诊断：血管炎

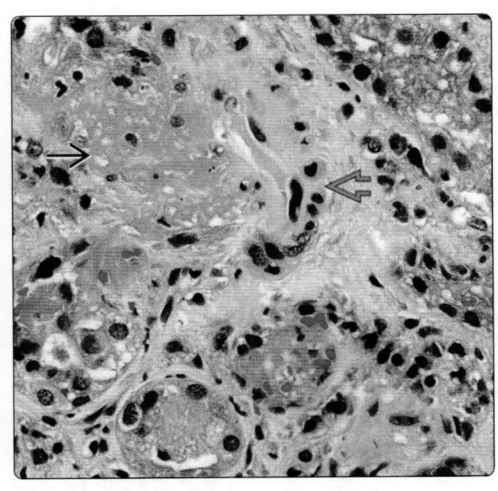

（左）出现不同时段的新月体是寡免疫性新月体性肾小球肾炎的特征，如纤维性新月体 ➡ 和纤维细胞性新月体 ➡，而免疫荧光检测能明确区分抗 GBM 肾小球肾炎

（右）小动脉 ➡ 可见纤维蛋白样坏死 ➡，患者有抗 GBM 病和 ANCA 阳性，由于单纯抗 GBM 病通常不会有血管炎，因此 ANCA 可能是坏死性血管炎的病因

鉴别诊断：糖尿病肾小球病

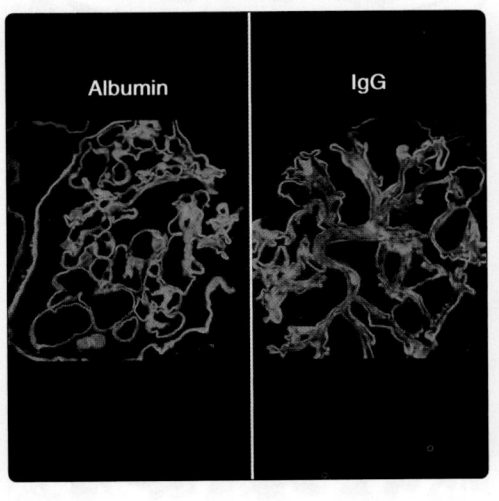

Albumin　IgG

鉴别诊断：单克隆免疫球蛋白沉积病

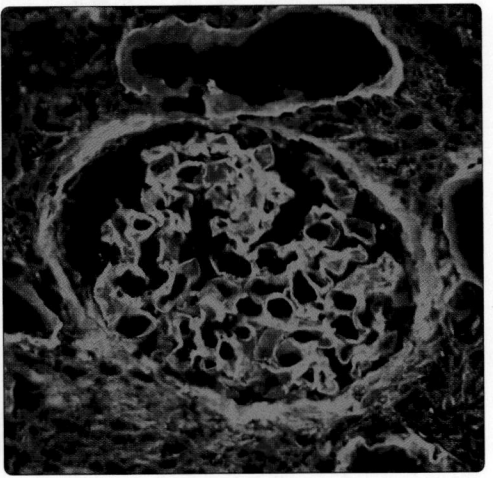

（左）在糖尿病性肾小球病，GBM 和 TBM 线性 IgG 沉积通常很明显，但与抗 GBM 病不同的是，GBM 和 TBM 染色与白蛋白染色亮度相等，可能与 GBM 增厚和异常糖基化有关

（右）这例单克隆免疫球蛋白沉积病出现 GBM 和 TBM 融合性 IgG 染色，酷似抗 GBM 病，但单克隆 λ 轻链染色阳性

（黄海建 译，余英豪 审）

要　点

术语

- 线性 GBM 免疫球蛋白染色,出现与经典型抗 GBM 病不同的组织学表现

病因学 / 发病机制

- 推测是由循环致病性免疫球蛋白引起的疾病,该免疫球蛋白识别与抗 GBM 病不同的 GBM 表位

临床特征

- 血尿(肉眼或镜下)
- 蛋白尿
- 肾病综合征
- 肾功能不全(通常轻度)
- 无肺出血
- 比经典型抗 GBM 病预后好

镜下特征

- 增生性肾小球肾炎
- 结节性肾小球硬化
- 肾小球微血管病
- 特征可能会重叠

辅助检查

- 线性 GBM 免疫球蛋白重链(通常为 IgG)和轻链染色
  - 约 50% 的病例免疫荧光染色显示轻链限制性
- 商用的 ELISA 法无法检测到抗 GBM 抗体

主要鉴别诊断

- 经典型抗 GBM 病
- 轻链和重链沉积病
- 结节性糖尿病肾小球硬化
- 特发性结节性肾小球病

增生性肾小球肾炎模式

增生性肾小球肾炎模式

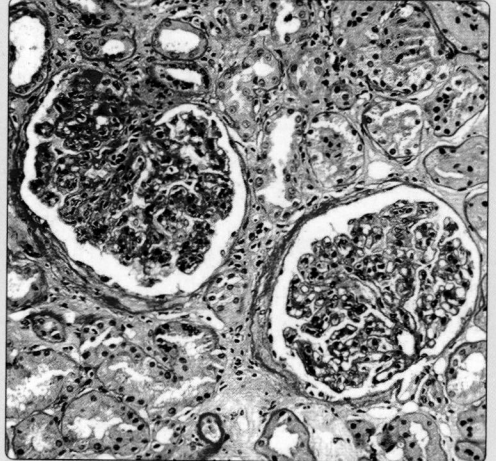
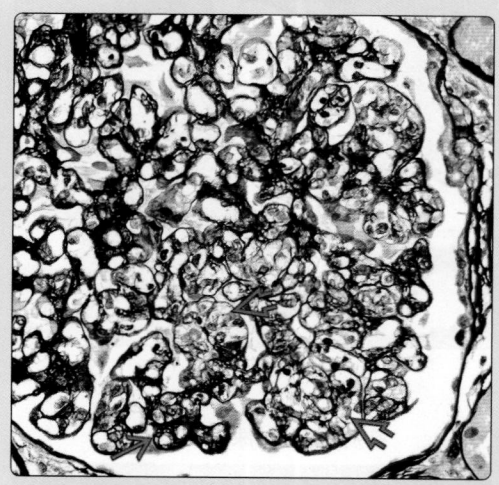

(左)PAS 染色显示弥漫系膜和毛细血管内增生性肾小球肾炎模式,免疫荧光染色显示明亮的线性 GBM 单型性 IgG-λ 染色;电镜下未见沉积物
(右)这例非典型抗 GBM 肾炎病例,显示毛细血管内细胞增生 ➢,并可见 GBM 双轨 ➢

非典型抗 GBM 肾炎微血管病

节段坏死

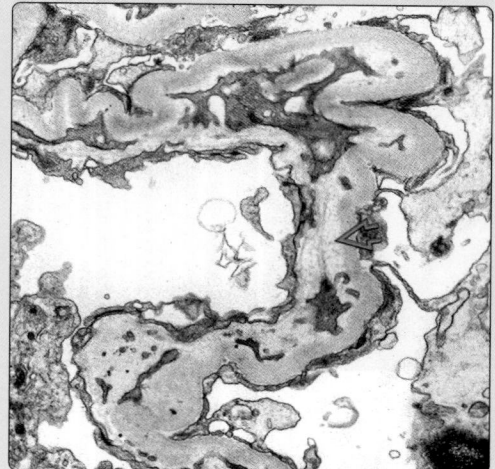
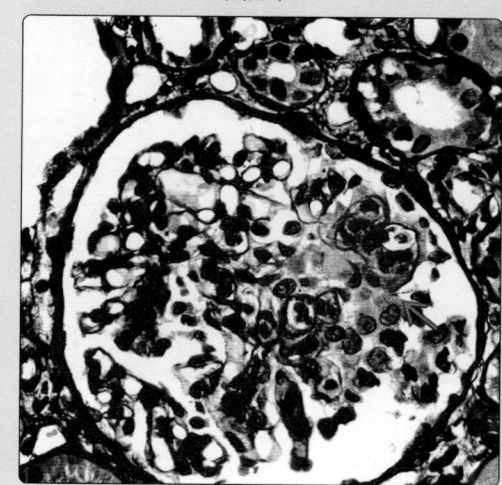

(左)这例非典型抗 GBM 肾炎电镜下显示内皮下透亮区 ➢ 和早期 GBM 双轨
(右)这例非典型抗 GBM 肾炎,可见局灶节段性肾小球袢坏死伴 GBM 断裂 ➢

术语

缩写

- 抗 GBM（anti-GBM）

定义

- 免疫球蛋白线性 GBM 染色
  - 出现与经典型抗 GBM 病不同的组织学表现
    - 包括缺乏弥漫性新月体模式

病因学 / 发病机制

病因不明

- 线性 GBM 免疫球蛋白重链和轻链染色阳性，但 ELISA 抗 GBM 检测阴性
- 未鉴定出推测的自身抗原和自身抗体
  - IgG 可识别不同的 GBM 表位，与经典型抗 GBM 病和其他与 GBM 亲和的疾病不同
  - 不同抗原靶标可引起不同的组织学类型和不同的疾病过程
- 一些免疫荧光呈线性 GBM 染色而无肾小球肾炎的病例可能代表存在偶发的"非致病性"抗 GBM 抗体

临床特征

表现

- 血尿（肉眼或镜下）
- 蛋白尿
- 肾病综合征
- 肾功能不全（通常轻度）
- 通常无肺出血

预后

- 比经典型抗 GBM 病预后好
  - 1 年肾脏存活率：85%
  - 1 年患者生存率：93%

镜下特征

组织学特征

- 肾小球病变特征范围
  - 增生性肾小球肾炎
    - 毛细血管内、系膜或膜增生模式
  - 结节性肾小球硬化
  - 肾小球微血管病
    - 系膜溶解、GBM 双轨、血栓
  - 局灶性新月体（细胞性或纤维性）
  - 局灶节段性肾小球硬化症（FSGS）
  - 特征可重叠
  - 有报道合并膜性肾病或 IgA 肾病

辅助检查

免疫荧光

- GBM 线性免疫球蛋白重链（通常为 IgG）和轻链染色

- 多克隆病例 67% 为 IgG4（+）
- 约 50% 的病例显示轻链限制性
  - 在冷冻免疫荧光轻链限制者病例中，有约 1/3 行重链 / 轻链（完整免疫球蛋白）染色时呈多型性染色
- 局灶线性 TBM 染色

血清学检查

- 商用的 ELISA 检测未能检出抗 GBM 抗体
- 免疫印迹技术可检出大部分未被检出的抗 GBM 抗体

电镜

- 肾小球微血管病特征
  - 内皮下透明区、内皮细胞增大
- 无电子致密沉积物

鉴别诊断

经典型抗 GBM 肾小球肾炎

- 通常为弥漫性（＞50%）新月体性肾小球肾炎
- 免疫荧光 IgG 染色，通常是 IgG3 和 IgG1
  - 无轻链限制性
- 临床表现和病程与非典型抗 GBM 肾炎不同
  - 急进性肾小球肾炎 ± 肺出血

轻链和重链沉积病

- 弥漫性线性 GBM 和 TBM 单型性重链和轻链染色
- 电镜可见细颗粒状"粉尘状"沉积物

结节性糖尿病肾小球硬化

- 免疫荧光检测无 GBM 限制性线性免疫球蛋白染色

与吸烟、高血压相关的结节性肾小球病

- 免疫荧光检测无 GBM 限制性线性免疫球蛋白染色

"非致病性"抗 GBM 抗体线性 GBM 染色

- 光镜下无肾小球肾炎或血栓性微血管病特征

参考文献

1. Qin J et al: An atypical anti-GBM disease complicated by idiopathic nodular glomerulosclerosis: case report. Clin Nephrol. 99(2):98-104, 2023
2. Zhang S et al: Clinical and pathological features of anti-glomerular basement membrane disease associated with membranous nephropathy: an observational study. Ren Fail. 44(1):1904-14, 2022
3. Klomjit N et al: COVID-19 vaccination and glomerulonephritis. Kidney Int Rep. 6(12):2969-78, 2021
4. Shen CR et al: Clinical-pathological features and outcome of atypical anti-glomerular basement membrane disease in a large single cohort. Front Immunol. 11:2035, 2020
5. Glassock RJ: Atypical anti-glomerular basement membrane disease: lessons learned. Clin Kidney J. 9(5):653-6, 2016
6. Nasr SH et al: The clinicopathologic characteristics and outcome of atypical anti-glomerular basement membrane nephritis. Kidney Int. 89(4):897-908, 2016
7. Rosales IA et al: Glomerular disease with idiopathic linear immunoglobulin deposition: a rose by any other name would be atypical. Kidney Int. 89(4):750-2, 2016
8. Batal I et al: Nodular glomerulosclerosis with anti-glomerular basement membrane-like glomerulonephritis; a distinct pattern of kidney injury observed in smokers. Clin Kidney J. 7(4):361-6, 2014

（左）肾小球显示纤维性新月体 ⇨ 和节段瘢痕，并可见肾小球微血管病特征

（右）非典型抗 GBM 肾炎病例，肾小球显示节段核碎裂 ➡

纤维性新月体

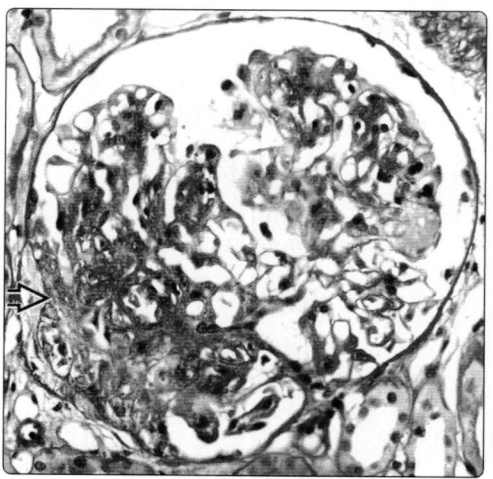

节段性核碎裂

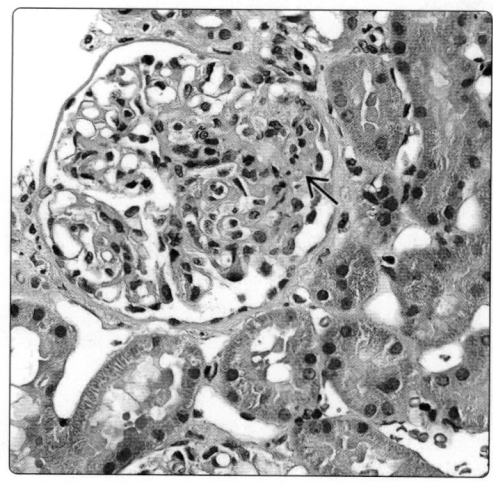

（左）非典型抗 GBM 肾炎病例呈多型性染色，可见明亮的 GBM 线性 IgG、IgG4（如图）、κ 和 λ 染色

（右）非典型抗 GBM 肾炎显示明亮的 GBM 线性 κ 轻链（左图）和 λ 轻链（右图）。还可见线性 GBM IgG 染色

线性 GBM IgG4 染色

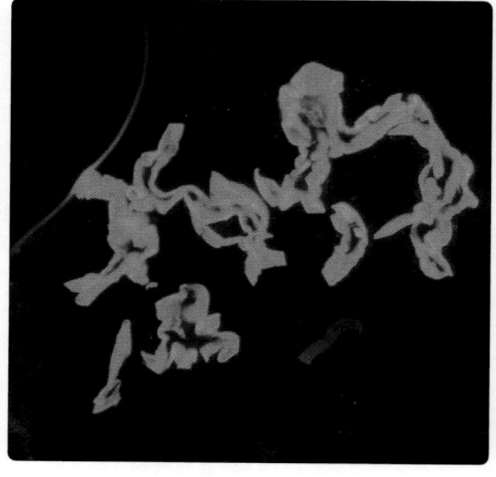

线性 GBM κ 和 λ 染色

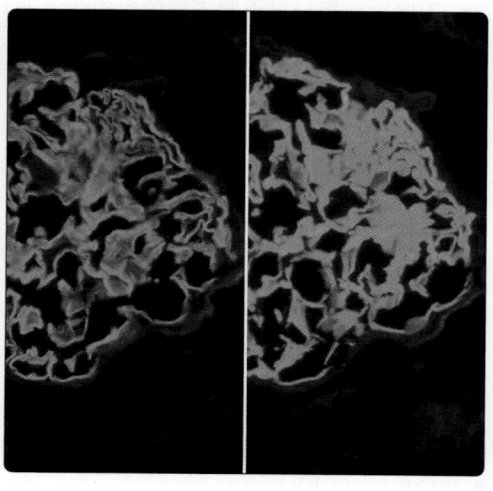

（左）非典型抗 GBM 肾炎显示明亮的线性 GBM IgG 染色和单型性 IgG2（如图）和 λ 轻链染色

（右）非典型抗 GBM 肾炎显示肾小球 κ 轻链染色阴性（左图）和明亮的线性 GBM λ 轻链染色（右图）。还可见线性 GBM IgG 染色。大约有 1/2 非典型抗 GBM 病病例免疫荧光显示单型性染色

非典型抗 GBM 肾炎单型性 IgG2-λ 染色

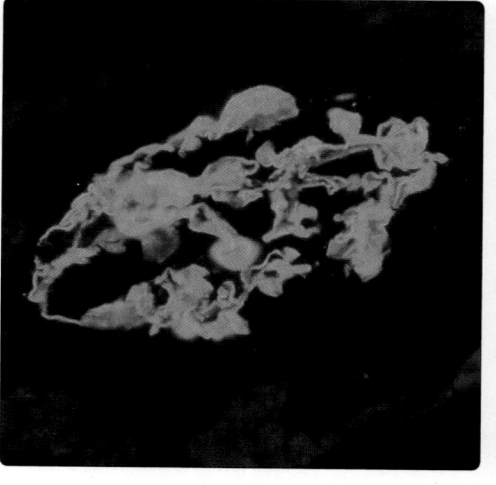

非典型抗 GBM 肾炎单型性 IgG-λ 染色

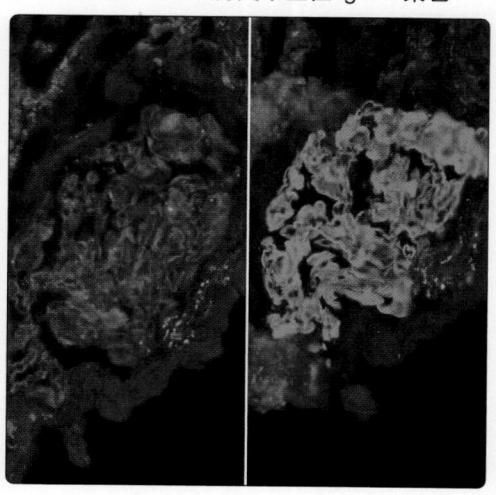

肾小球微血管病

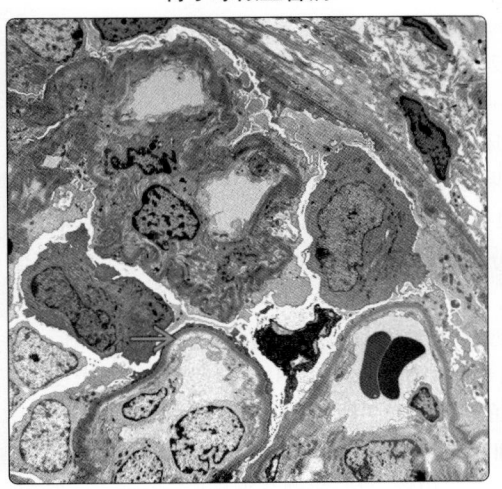

肾小球微血管病

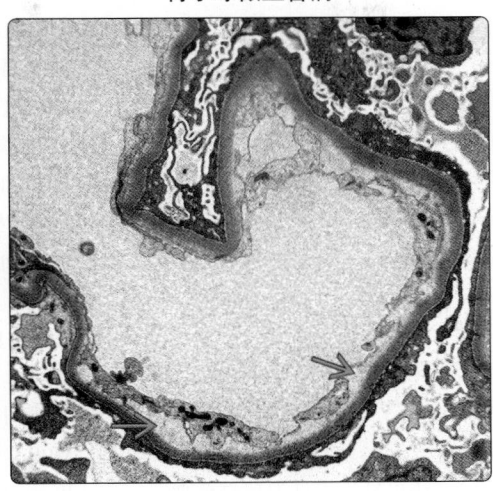

（左）电镜下可见内皮下透明区 ⊡，为血栓性微血管病的特征。另可见弥漫性足细胞足突消失

（右）电镜下可见内皮下透明区 ⊡，为肾小球微血管病（血栓性微血管病）的特征

足细胞足突消失

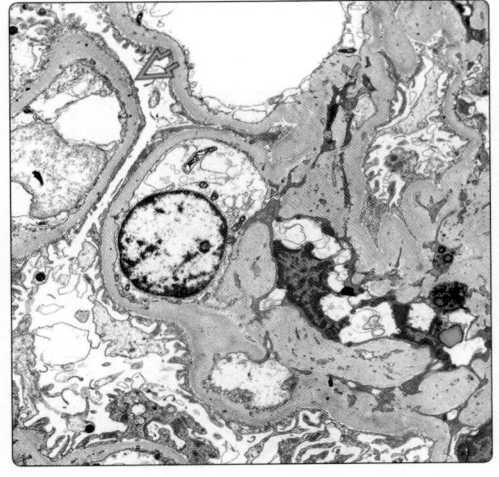

弥漫性足细胞足突消失

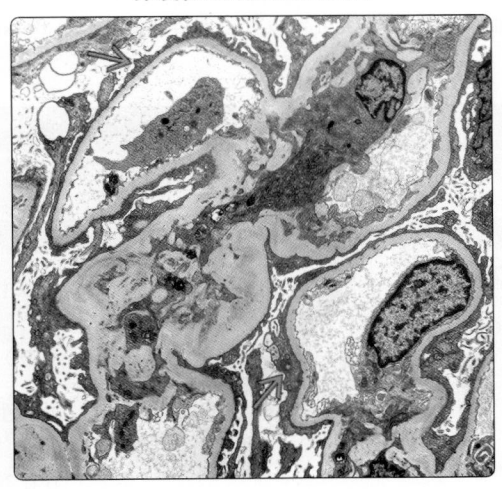

（左）非典型抗 GBM 肾炎显示中度节段性足细胞足突消失 ⊡，注意无沿 GBM "粉末状"沉积物

（右）这例活检中光镜切片显示 FSGS 模式，电镜显示弥漫性足细胞足突消失 ⊡。免疫荧光显示线性 GBM IgG、κ 和 λ 染色，其意义不明，可能代表原发性 FSGS 叠加"非致病性"抗 GBM 抗体

FSGS

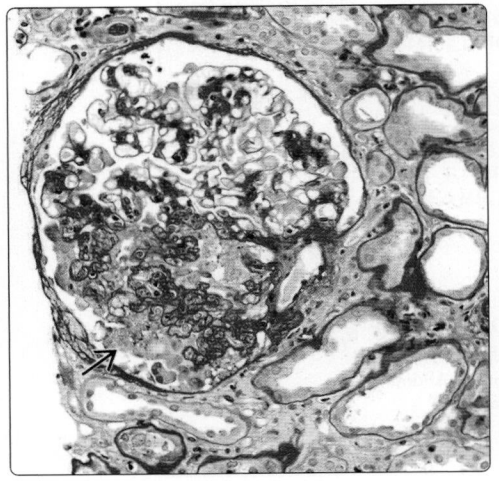

结节性肾小球硬化伴抗 GBM 抗体

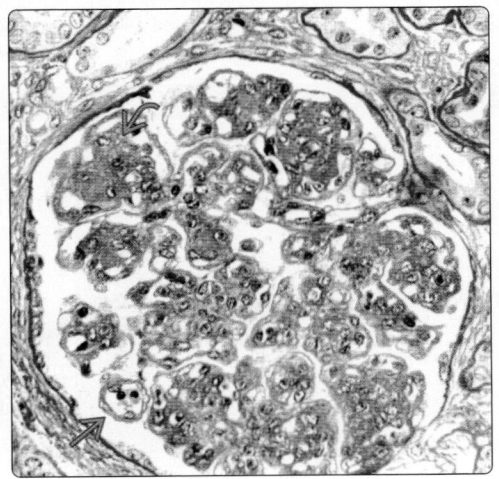

（左）活检显示呈塌陷型特征的 FSGS 模式 ⊡，电镜显示弥漫足细胞足突消失，免疫荧光检测显示明亮的线性 GBM IgG、κ 和 λ 染色

（右）50 岁非糖尿病女性患者，因晚期肾衰竭行肾移植。肾小球显示结节性系膜区扩大 ⊡ 和细胞增生及 GBM 双轨 ⊡。肾小球有明亮的线性 IgG 染色，对含有抗 GBM 抗体的肾切除标本洗脱出物进行间接免疫荧光染色阳性

（黄海建 译，余英豪 审）

术语

缩写

- C3 肾小球病（C3 glomerulopathy，C3G）
- C3 肾小球肾炎（C3 glomerulonephritis，C3GN）
- C3 肾炎因子（C3 nephritic factor，C3NeF）
- 致密物沉积病（dense deposit disease，DDD）

背景

- MPGN 是肾小球损伤的组织病理学模式，而非临床诊断
  - 组织学特征包括肾小球毛细血管壁免疫球蛋白（Ig）和/或补体沉积后的 GBM 双轨
    - 光镜下观察到的 MPGN 模式还可见于慢性血栓性微血管病（TMA）和（在移植环境中）移植性肾小球病，后者多因慢性抗体介导排斥反应引起
  - 不同程度的系膜和毛细血管内细胞增生可导致肾小球祥呈明显分叶状
- 对 MPGN 的临床和病理学方法显示出明显的演变
  - 新术语反映了对疾病发病机制和明确定义的免疫荧光标准的进一步理解
- 既往的临床分类分为原发性 / 特发性 MPGN 或继发性 MPGN，如果与可识别的潜在病因相关
- 历史上，根据超微结构（电镜）表现和与 GBM 相关沉积物的位置和分布将原发性/特发性 MPGN 和分为三种形态学类型
  - MPGN I 型定义为显著的内皮下沉积物和 GBM 双轨
  - MPGN II 型（DDD）定义为 GBM 中特征性的高密度、线性/细长的使致密层发生改变的膜内沉积物
  - MPGN III 型定义为混合性突出的上皮下沉积物和不同程度的内皮下沉积物；进一步细分为
    - Strife 和 Anders 亚型：复杂的膜内和跨膜沉积物伴致密层断裂
    - Burkholder 亚型：散在的上皮下和内皮下沉积物，呈现

C3相关肾小球疾病的分类					
分类		IF标准	LM	EM	补体异常
C3相关肾小球疾病					
C3G	DDD	仅C3或以C3为主的IF染色强度≥Ig和C1q的2个水平级	异质性：系膜增生型；MPGN型；毛细血管内/弥漫增生型；也可见新月体	GBM中高密度细长沉积物，系膜±TBM，BC（既往称为MPGN II 型）	自身抗体：C3NeF和C5NeF，C4NeF（罕见）；抗CFH，抗CFB，抗C3b 基因突变：*C3，CFB，CFH，CFI，CFHR5*
	C3GN				
	CFHR5		异质性：可显示既往的MPGN I 型和 III 型模式；同一活检中可存在重叠类型；可见上皮下"驼峰"	*CFHR5*突变
其他	家族性C3G				各种CFHR融合蛋白
	非典型PIGN	非C3为主伴有较C3G更强的Ig/C1q染色	最典型的为系膜和/或毛细血管内细胞增生	以系膜为主，内皮下沉积不定；上皮下"驼峰"更常见；可与DDD有重叠特征	自身抗体：C3NeF；抗CFB；抗CFH，抗C3b基因突变：*CFH，CFHR5*
IC介导的MPGN					
既往的MPGN I 型		非C3为主伴有较C3G更强的IgsC1q	异质性：系膜增生模式；MPGN模式；毛细血管内/弥漫性增生模式；也可有新月体	以系膜和内皮下沉积为主伴GBM双轨	自身抗体：C3NeF，C5NeF，抗CFH，抗CFB；抗C3b 基因突变：*C3，CFH，CFB*
既往的MPGN III 型				系膜、内皮下和上皮下/基底膜内沉积物；细分为Strife-Anders和Brukholder型	

BC，鲍曼囊；C3G，C3 肾小球病；C3GN，C3 肾小球肾炎；C3NeF，C3 肾炎因子；C4NeF，C4 肾炎因子；C5NeF，C5 肾炎因子；CFB，补体因子 B；CFH，补体因子 H；CFI，补体因子 I；CFHR，补体因子 H 相关蛋白；EM，电镜；IF，免疫荧光；IC，免疫复合物；LM，光镜；PIGN，感染后肾小球肾炎。

MPGN Ⅰ 型和膜性肾病混合模式

- 历史分类中发现的问题（MPGN Ⅰ 型、Ⅱ 型、Ⅲ 型）
  - 复杂而繁琐，经常在同一活检中出现重叠特征
  - 基于电镜发现，但不考虑发病机制或病因
- 更新的分类系统和诊断术语的范式转变与发展
  - 改善了对部分 MPGN 模式（C3G）病例补体旁路途径异常作用的理解
    - 需要根据观察的结果重新分类，相同的补体异常可表现为不同的肾小球形态学模式，反过来，相同的肾小球损伤模式可由不同的潜在补体异常引起
  - 认识到不同免疫反应物（Ig 和补体蛋白）肾小球免疫荧光染色的模式和相对强度可能提供病因学线索
  - 根据致病过程对 MPGN Ⅰ、Ⅱ、Ⅲ 型进行重新分类，可能有助于临床评估和疾病的特定治疗
- 制定 C3G 工作定义的免疫荧光标准
  - 对潜在的 C3G 病例进行筛查，识别出具有免疫荧光染色中至少比任何其他免疫反应物（IgG、IgA、IgM、C1q、C4）强度高 2 个数量级的仅 C3 或 C3 显性肾小球沉积物
    - 建议对符合这些标准的病例使用术语：C3 显性肾小球肾炎
      - C3G 的诊断需要通过补体旁路途径评估进行验证
  - 根据免疫荧光标准，C3G 现在包括
    - DDD（以前称为 MPGN Ⅱ 型）：补体旁路途径失调的原发性肾小球疾病
    - C3GN：既往分类为 MPGN Ⅰ 型或 Ⅲ 型、仅 C3 或 C3 显性肾小球染色病例
  - 不符合 C3G 免疫荧光标准（有较强的 Ig 或 C1q 染色）的肾小球损伤的 MPGN 模式病例现在称为免疫复合物介导MPGN（IC-MPGN）
- 共同努力消除孤立性 MPGN 术语作为病理诊断，代之以 C3 显性肾小球肾炎或 IC-MPGN（IC 沉积物伴有 MPGN 模式的肾小球损伤）
- 聚类分析主要基于遗传学 /C3NeF、低补体血症、膜内致密沉积物和 Ig/C1q 沉积分为 4 组
- 与 Ⅱ 类 MHC 基因（HLA-DQ，HLA-DR）相关联支持免疫风险因素的观点

C3G

定义

- 补体激活旁路途径失调导致的肾小球疾病
  - 以仅 C3 或以 C3 显性肾小球沉积物为特征，免疫荧光染色强度≥任何其他免疫反应物 2 个数量级
  - C3G 包括 DDD（MPGN Ⅱ 型）和 C3GN
    - DDD 和 C3GN 在单独的章节中有更详细的介绍

病因

- 自身抗体
  - 抗旁路途径的 C3 转化酶（C3NeF）和 C5 转化酶（C5NeF）的自身抗体最为常见
  - 抗经典途径的 C4 转化酶（C4NeF）的自身抗体
  - 抗补体蛋白、H 因子（CFH）、B 因子（CFB）或 C3、C3b 的自身抗体
  - 一些单克隆 Ig 可作为抗关键补体或补体调节蛋白的自身抗体
- 补体调节蛋白或补体成分的遗传学异常
  - 先天性 CFH 和 C3 缺乏症罕见
  - 约 25% 的 C3G 患者存在罕见的疾病相关补体基因变异或重排
    - CFH 及其相关（CFHR）蛋白：CFH，CFHR5，CFHR1，杂合 CFHR3-1
    - C3，CFB，因子 1（CF1）和 CFHR5
  - 膜辅因子蛋白（MCP）
  - 凝血调节蛋白
- 获得性和遗传性病因可以并存
- 感染
  - 典型的感染后肾小球肾炎可转变为 C3G
    - 感染可能掩盖了先前未被发现的补体旁路途径异常
    - 临床病程延长或不典型（持续性低补体血症、血尿或蛋白尿）可能提示补体异常

病理特征

- C3G 的光镜表现具有异质性
  - 包括膜增生、系膜增生和毛细血管内/弥漫性增生模式
- 免疫荧光显示仅 C3 或 C3 显性肾小球沉积
- 超微结构特征也具有异质性
  - DDD 表现为沿 GBM（有时为 TBM 和鲍曼囊）呈特征性细长的高度嗜锇性膜内沉积物
  - C3G 也可表现为既往称为 MPGN Ⅰ 或 Ⅲ 型的超微结构模式
  - C3G 可能重叠有 MPGN Ⅰ 型、DDD 和 MPGN Ⅲ 型特征

IC-MPGN

定义

- 与显著的 Ig 和补体沉积相关的伴 MPGN 模式损伤的肾小球疾病
- Ig 的存在提示经典补体途径激活
  - 然而，经典和旁路补体途径的失调都可能参与其中
- IC-MPGN 在单独的章节中有更详细的介绍

病因

- 感染
  - 慢性感染和抗原血症导致抗原抗体免疫复合物形成
- 自身免疫性疾病
  - 循环免疫复合物增加
- 恶性肿瘤
  - 副蛋白血症/单克隆免疫球蛋白病
- 补体异常（与 C3G 重叠）
  - 自身抗体
    - 补体旁路途径的 C3NeF
      - C3NeF 在 IC-MPGN 中的频率与 C3GN 相似，但低于 DDD
    - C5NeF
    - 抗 CFB 和 C3b 的自身抗体
  - 补体调节蛋白或补体成分的遗传学异常
    - C3、CFH、CFB、CD46

病理特征

- 与 C3G 相比，IC-MPGN 光镜显示 GBM 双轨，并伴有更显著的系膜和毛细血管内细胞增生
- 免疫荧光显示 C3 沉积物，伴有比 C3G 允许的更强的 Ig 和/或 C1q 染色
- 免疫荧光/免疫组化 C4d 阳性区分 IC-MPGN 和 C3G，其结果不一
  - 免疫荧光 C4d 阳性更多见于 IC-MPGN，但不能排除 C3G 的可能
  - 免疫组化 C4d 染色在 IC-MPGN 和 C3G 中均常为阳性
- 超微结构特征为典型的 MPGN I 型或 III 型

C3G 和 IC-MPGN 重叠

- 约 50% 的 IC-MPGN 存在补体旁路途径异常
- 免疫复合物沉积引发的肾小球损伤可因遗传或获得性补体途径异常而延长
- C3G 和 IC-MPGN 具有流动性；特征可以在随后的活检中来回转换

参考文献

1. Ravindran A et al: Overlap of C3 glomerulopathy and thrombotic microangiopathy: a case series. Kidney Int Rep. 8(3):619-27, 2023
2. Heiderscheit AK et al: C3 glomerulopathy: understanding an ultra-rare complement-mediated renal disease. Am J Med Genet C Semin Med Genet. 190(3):344-57, 2022
3. Nester C et al: Clinical outcomes of patients with C3G or IC-MPGN treated with the factor D inhibitor danicopan: final results from two phase 2 studies. Am J Nephrol. 53(10):687-700, 2022
4. Michels MAHM et al: Different aspects of classical pathway overactivation in patients with C3 glomerulopathy and immune complex-mediated membranoproliferative glomerulonephritis. Front Immunol. 12:715704, 2021
5. Raman S et al: Glomerular C4d deposition in proliferative glomerular diseases. Indian J Pathol Microbiol. 64(1):69-77, 2021
6. Levine AP et al: Large-scale whole-genome sequencing reveals the genetic architecture of primary membranoproliferative GN and C3 glomerulopathy. J Am Soc Nephrol. 31(2):365-73, 2020
7. Drachenberg CB et al: Epidemiology and pathophysiology of glomerular C4d staining in native kidney biopsies. Kidney Int Rep. 4(11):1555-67, 2019
8. Smith RJH et al: C3 glomerulopathy - understanding a rare complement-driven renal disease. Nat Rev Nephrol. 15(3):129-43, 2019
9. Bouatou Y et al: Diagnostic accuracy of immunofluorescence versus immunoperoxidase staining to distinguish immune complex-mediated glomerulonephritis and C3 dominant glomerulopathy. Histopathology. 72(4):601-8, 2018
10. Sethi S et al: C4d as a diagnostic tool in proliferative GN. J Am Soc Nephrol. 26(11):2852-9, 2015
11. Bomback AS et al: Pathogenesis of the C3 glomerulopathies and reclassification of MPGN. Nat Rev Nephrol. 8(11):634-42, 2012
12. Sethi S et al: Membranoproliferative glomerulonephritis and C3 glomerulopathy: resolving the confusion. Kidney Int. 81(5):434-41, 2012

（左）将 MPGN 从基于电镜到基于免疫荧光的标准重新分类，现称为 C3G 和 IC-MPGN。免疫荧光染色模式可以提示经典 vs. 旁路补体途径的激活/失调

（右）C3G 中的异常用红色表示。突变涉及补体抑制剂（CFH、CFI、MCP）功能丧失，缺乏与抑制剂（C3）的结合及保护 C3 转化酶（C3bBb）不被解离的自身抗体（C3NeF）。CFH 相关蛋白也涉及其中

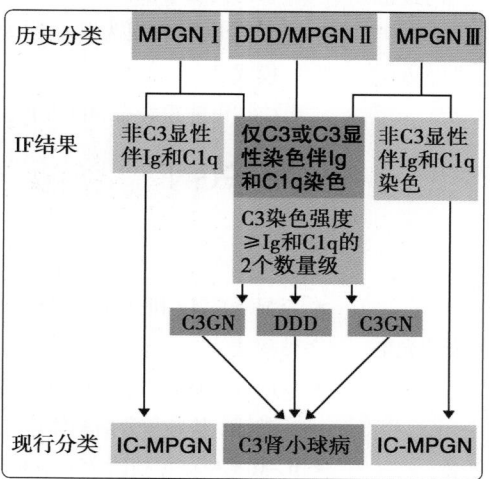

补体和免疫复合物介导的 MPGN 分类

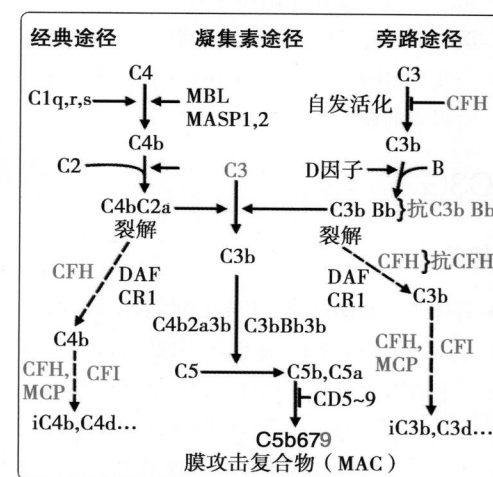

补体通路

膜增生模式

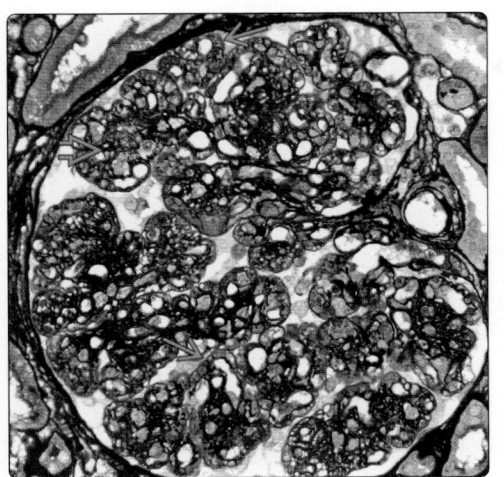

系膜增生模式

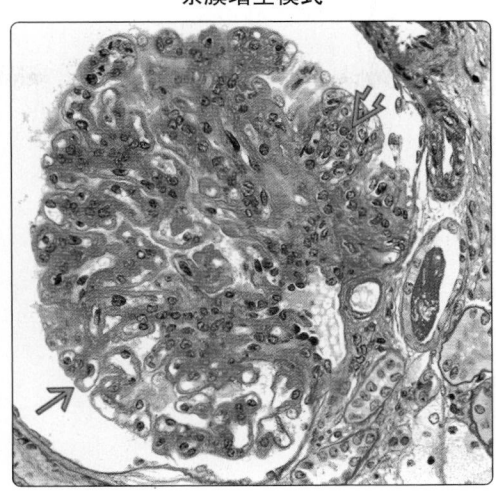

（左）图示广泛 GBM 双轨／双轮廓，其中一些双轨与内皮下沉积 ➡ 有关，系膜区也有细胞增多 ➡。肾小球袢呈明显分叶状

（右）显示弥漫性系膜细胞增生 ➡ 伴节段 GBM 双轨 ➡

致密物沉积病

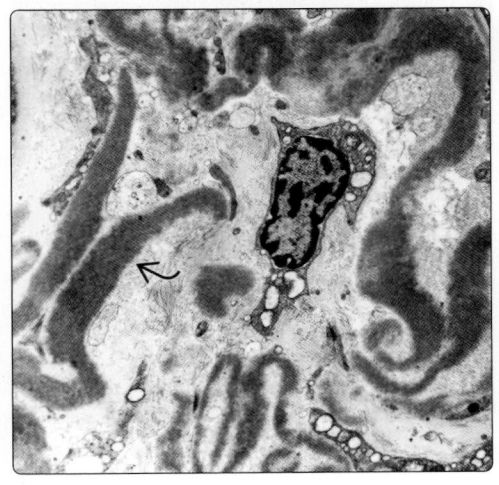

Ⅰ型 MPGN

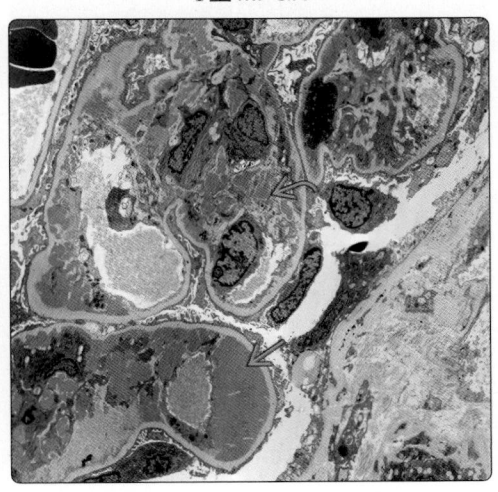

（左）如图所示 GBM 特征性高密度沉积物 ➡ 为致密物沉积（DDD）诊断依据，甚至可出现在球性硬化肾小球中。这些沉积物也可见于系膜区、鲍曼囊和 TBM

（右）Ⅰ型 MPGN 模式开始表现为内皮下 ➡ 和系膜区 ➡ 沉积物，为无定形沉积物，电子密度较 DDD 低。上皮下沉积物也可存在，若明显的话则归为Ⅲ型（Burkholder）模式

Ⅰ型 MPGN

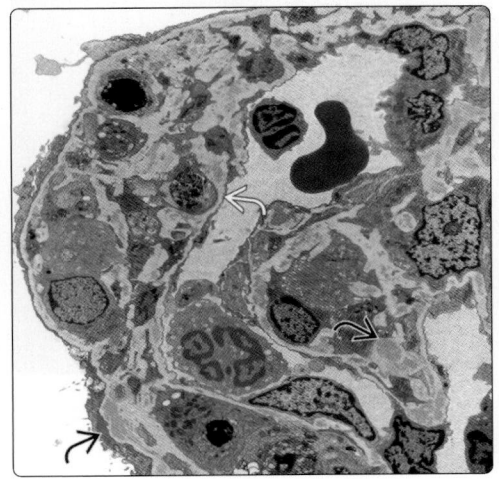

Ⅲ型 MPGN

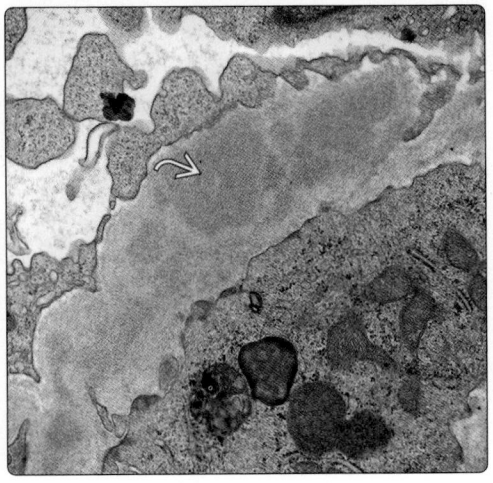

（左）随着Ⅰ型 MPGN 的进展，内皮细胞侧 GBM 形成双轨 ➡，系膜细胞插入两层之间，电子致密沉积物变得不明显 ➡。患者为 14 岁男孩，有 5 年 C3 GN 病史及持续性 C3 降低

（右）在Ⅲ型 MPGN（Anders/ Strife 亚型）中，沉积物渗入 GBM 中 ➡，但密度不如 DDD。即使在同一肾小球内，Ⅲ型的渗入性沉积物与内皮下沉积物可同时出现

（左）与 IgG、IgA、IgM 和/或 C1q 染色对比，C3 相对染色被作为 C3 肾小球病诊断标准。本例 DDD 中，C3 为 4+，IgG 仅微弱～1+，符合 C3 免疫荧光高于 IgG 评分≥2 个数量级的标准

（右）本例 DDD 中，C3 为 4+，IgG 仅微弱～1+，符合 C3 免疫荧光高于 IgG 评分≥2 个数量级的标准

强 C3 染色和弱 IgG 染色

强 C3 染色和弱 IgG 染色

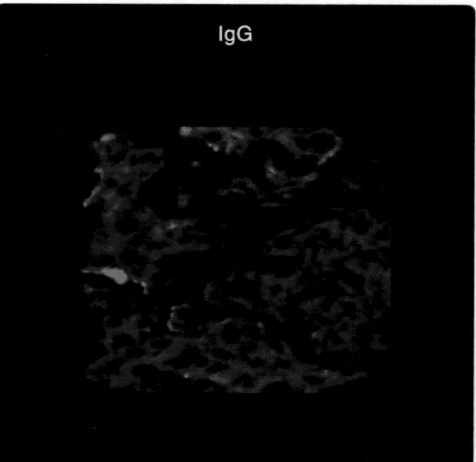

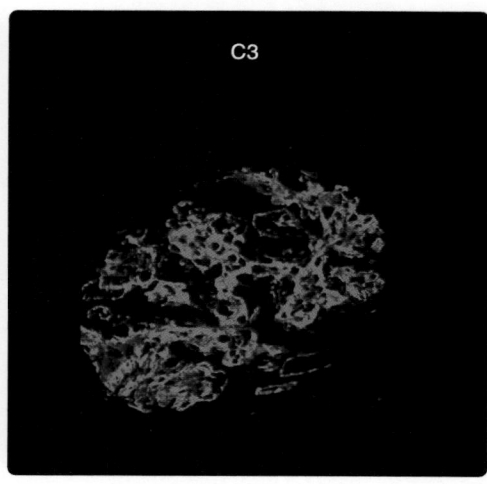

（左）本例 DDD 中，C3 为 3+，IgM 为局灶节段阳性（1+），符合 C3 肾小球病 C3 免疫荧光≥任何 Ig 或 C1q 评分 2 个数量级的标准

（右）本例 DDD 中，C3 为 3+，IgM 为局灶节段阳性（1+），符合 C3 肾小球病 C3 免疫荧光≥任何 Ig 或 C1q 评分 2 个数量级的标准

强 C3 染色和局灶 IgM 染色

强 C3 染色和局灶 IgM 染色

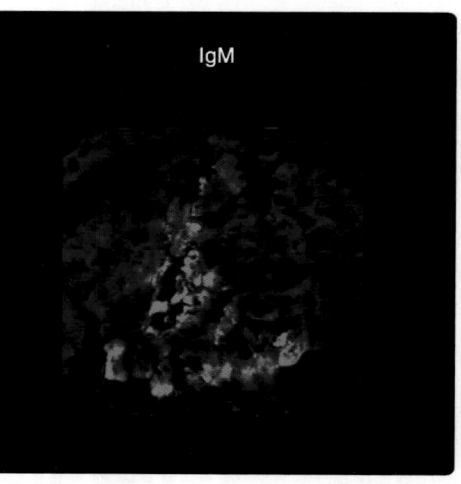

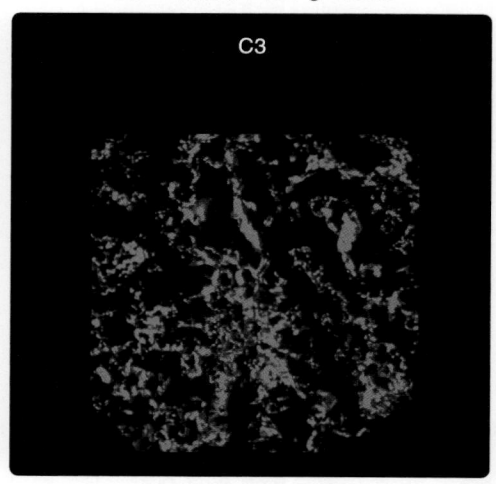

（左）C3（3+）表达强于 IgG（微量），因此该例 MPGN 符合 C3 肾小球病（C3GN）标准。患者有持续低 C3，而 C4 正常。然而，患者 1 年前的肾活检即已显示 IgG 强染色（2+），表明 C3G 发生可以免疫复合物形式开始

（右）C3（3+）表达强于 IgG（微量），因此该例 MPGN 符合 C3 肾小球病（C3GN）标准。患者有持续低 C3，而 C4 正常。然而，患者 1 年前的肾活检即已显示 IgG 强染色（2+），表明 C3G 发生可以免疫复合物形式开始

强 C3（3+）染色和微弱 IgG 染色

强 C3（3+）染色和微弱 IgG 染色

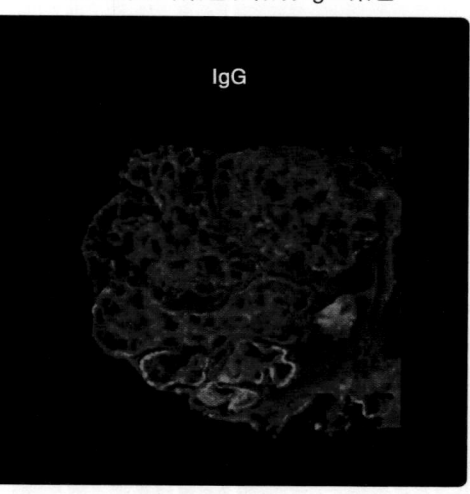

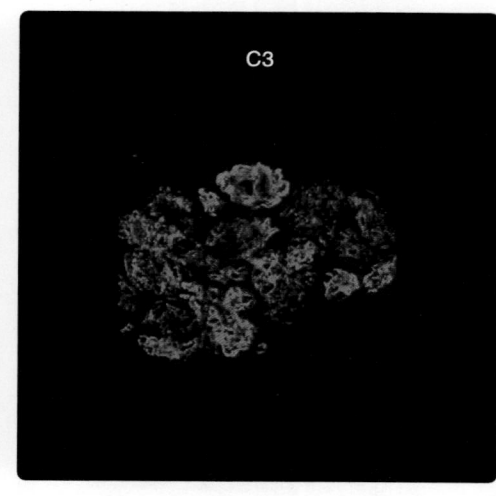

强 C3（3+）染色和中等 IgG（2+）染色

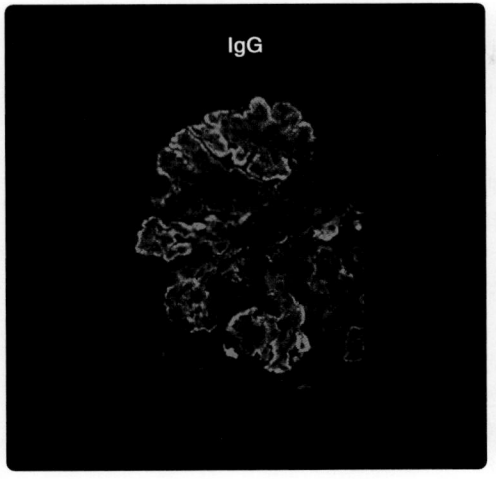

IgG

强 C3（3+）染色和中等 IgG（2+）染色

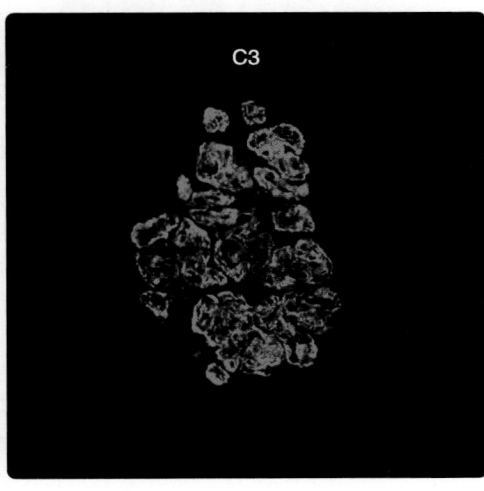

C3

（左）本例中 C3（3+）仅较 IgG（2+）高 1 个数量级，因此不符合 C3G 的免疫荧光诊断标准，但该例患者有持续低 C3，1 年后的活检显示 IgG 微量及 C3（3+）染色，符合 C3G 标准，提示病变类型可随时间推移而发展

（右）本例肾小球 C3 强染色（3+），但也具有显著的 IgG（2+）染色，根据现行标准不符合 C3G 诊断

强 C3（3+）染色和中等 IgG（2+）染色

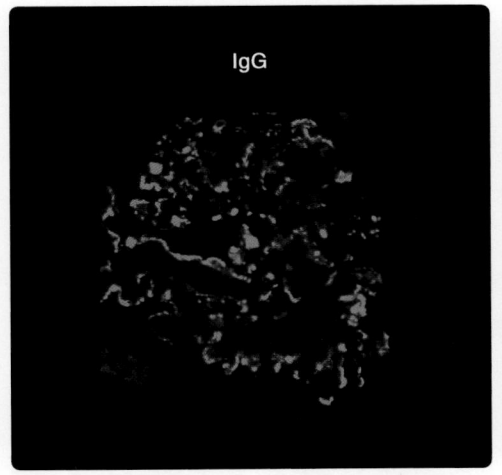

IgG

强 C3（3+）染色和中等 IgG（2+）染色

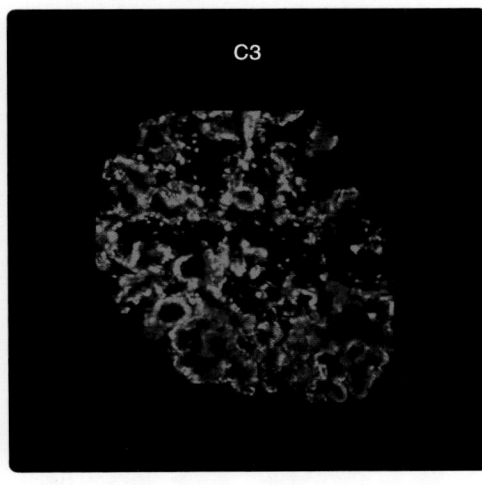

C3

（左）本例中 C3 为 3+，IgG 2+，C1q 亦为强染色（3+）。该例不符合 C3 肾小球病免疫荧光标准，被归为免疫复合物性 MPGN（电镜为 I 型或 III 型）。然而，该型病例随后活检显示 C3 染色和很少或没有 IgG 而被考虑为 C3G

（右）本例中 C3 为 3+，IgG 2+，C1q 亦为强阳性（3+），该例不符合 C3 肾小球病免疫荧光标准，被归为免疫复合物性 MPGN（电镜为 I 型或 III 型）

膜增生模式

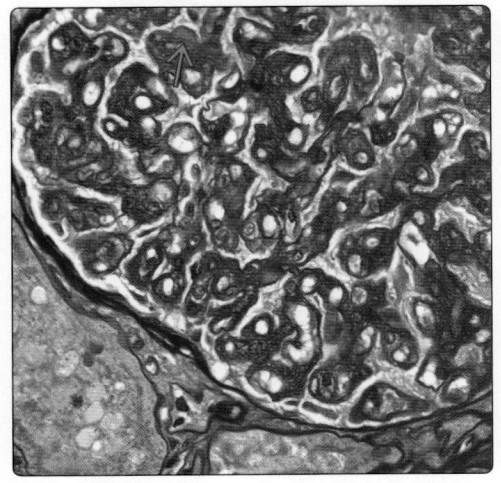

毛细血管内增生模式

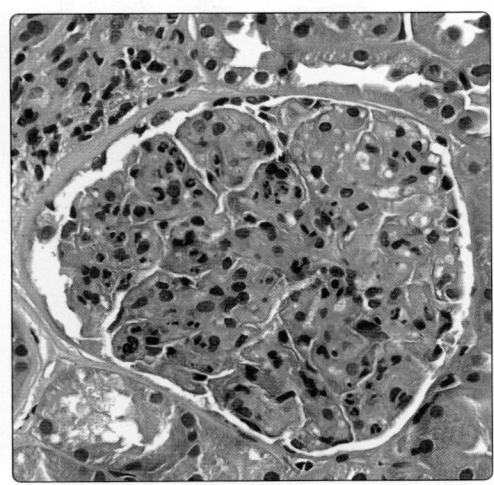

（左）可见大量 GBM 双轨，基底膜双轨宽窄不一，可伴有可见的内皮下沉积物 �“

（右）C3G 和 IC-MPGN 均可表现为毛细血管内增生的组织学模式，其中也可包括中性粒细胞

（李慧明　译，余英豪　审）

第 26 节 致密物沉积病

术语

- C3 相关性肾小球病，表现为 GBM、系膜区、鲍曼囊和 TBM 内广泛线性高电子致密沉积物伴 C3 沉积

临床特征

- 罕见（1～3/百万）；儿童和成人均可受累
- 病因：自身抗体导致的补体旁路途径（AP）调节异常［如，>80% 为 C3 肾炎因子（C3NeF）］、补体成分基因突变［如，补体因子 H（CFH）］和感染
- 常见临床表现包括蛋白尿/血尿、肾炎或肾病综合征
- 多数≥60 岁的成人具有单克隆性副蛋白
- 眼黄斑（约 10% 有视力下降）
- 获得性部分脂质营养不良（3%～5%）
- 无有效治疗方法，约 50% 的患者 10～15 年后发展为 ESRD

- 补体抑制剂有待评估
- 常在肾移植后复发

镜下特征

- 肾小球病理具有异质性
  - 肾小球组织学模式包括系膜增生、毛细血管内增生/弥漫性增生、膜增生、± 新月体
- 因玻璃样嗜酸性 PAS（+）和银染色（−）沉积物引起基底膜增厚
- 免疫荧光显示沿 GBM±TBM 的半线性或线性孤立性 C3 或 C3 显性染色
  - C3 显性免疫荧光染色较其他任何免疫反应物至少高 2 个数量级
- 电镜是诊断 DDD 所必需的；表现为 GBM/TBM、系膜区、鲍曼囊内见细长的高嗜锇性电子致密沉积物

膜增生模式

GBM 致密沉积物

（左）DDD 常表现为膜增生模式，图示 13 岁男孩，脑膜炎球菌脓毒症 3 天后出现肉眼血尿和蛋白尿行肾活检所见。血清 C3 未检出，并继续随访。注意 GBM 双轨 ⇗ 和系膜及毛细血管内细胞增生 ⇗

（右）电镜甲苯胺蓝染色切片显示，增厚的 GBM 内可见缎带状致密沉积物 ➡

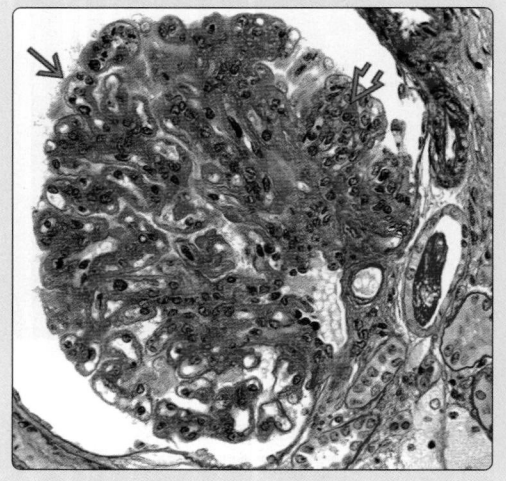

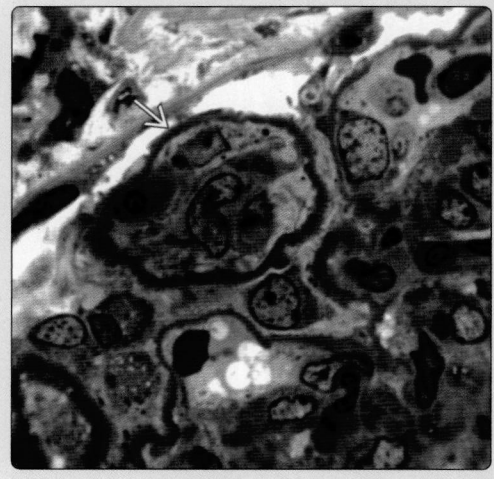

肾小球 C3 沉积

高密度沉积物

（左）GBM 内 C3 呈广泛缎带状沉积 ➡，系膜区可见粗颗粒状沉积 ➡，为 DDD 的典型特征。C1q 和 Ig 染色通常为阴性或至少较 C3 强度低 2 个数量级

（右）沿 GBM 可见 DDD 特征性电子致密沉积物 ➡，这些致密沉积物较典型的免疫复合物沉积更具嗜锇性

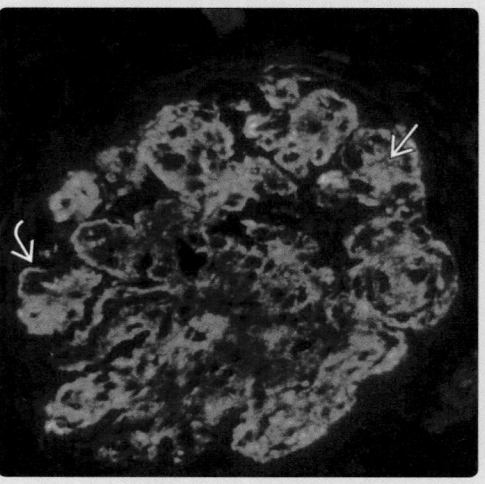

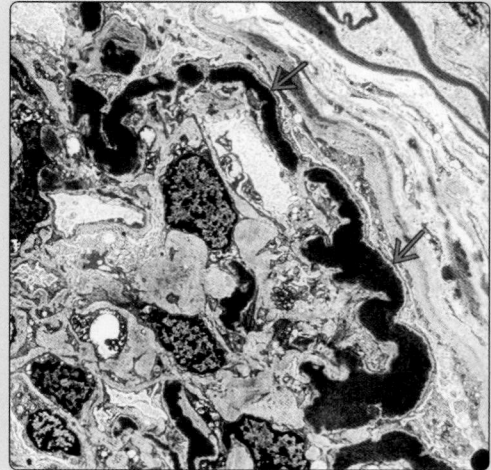

术语

缩写

- 致密物沉积病(dense deposit disease, DDD)
  - 1962 年由 Galle 和 Berger 首先报道

同义词

- MPGN Ⅱ 型
  - <50% 为 MPGN 模式肾小球损伤;因此,DDD 为首选病名

定义

- 肾小球肾炎(GN),免疫荧光表现为孤立性或显性 C3 染色, GBM、偶尔 TBM 内见节段性融合和线性膜内电子致密沉积物;系膜沉积物的大小和形态各异,从离散和圆形到大块融合
- 根据免疫荧光染色特征,DDD 与 C3GN 一起被纳入 C3 肾小球病谱系
  - 孤立性或 C3 显性肾小球免疫荧光染色强度较任何其他免疫反应物≥2 个数量级
  - DDD 与 C3GN 的鉴别取决于特征性的电镜表现

病因学/发病机制

补体旁路途径调节异常

- 补体成分的自身抗体(AutoAb)
  - C3 肾炎因子(C3NeF)
    - C3 转化酶旁路途径自身抗体(C3bBb)可阻止失活,导致 AP 持续激活
      □ >80% 的患者存在 C3NeF(儿童 60%~100%,成人约 40%)
      □ C3NeF 也可存在于健康个体中
    - 尽管经过治疗,C3NeF 可能随着时间的推移而持续存在,并且与随访期间低 C3 水平和疾病复发有关(儿科)
    - 复发患儿常见 C3NeF(+)
    - 与 DDD 相关的 C3NeF 不太需要裂解素来稳定转化酶
  - C5 肾炎因子(C5NeF)
    - 稳定和增加 C5 转化酶的半衰期
    - 相比 DDD,C5NeF 更多与 C3GN 有关
    - C3NeF 和 C5NeF 可以共阳性
  - DDD 中 C4 肾炎因子(C4NeF)罕见阳性
  - 补体因子 H(CFH)、因子 B(CFB)或 C3 自身抗体少见
  - 单克隆 Ig(副蛋白)可能作为自身抗体作用于 AP 的关键调控因子
- 补体成分基因的遗传易感性
  - 17% 有 *CFH* 突变;导致血浆水平下降或影响其 C3bBb 衰减功能
  - *CFH*、*CFI*、*C3* 和 *CFHR5* 是与 DDD 相关的罕见等位变异体
    - *CFHY402H* 是与 DDD 相关的风险变异体,而非其他 C3GN 类型的风险变异体
    - 罕见的补体因子 I(*CFI*)变异体与低 CFI 水平和低 C3 相关
    - CFH 纯合子缺失是由于与 DDD 相关的 *CFH* 氨基酸缺失
    - *C3* 中特定的氨基酸缺失使其在液相中抵抗 C3b 激活和 CFH 调控
    - CFH 相关蛋白 5(*CFHR5*)的一些等位基因变异体更常与 DDD 表型相关
  - 补体基因的多态性变异体(DDD "风险" 等位基因): *CFH*p.Tyr402His,*CFH*p.Val62Ile,*C3*p.Arg102Gly 和 *C3*p.Pro314Leu 单核苷酸多态性
- 自身抗体、遗传变异体可见于同一患者
- 肾小球细胞表达细胞表面补体调节蛋白,包括 CD55、CD46 和 CD59

肾脏对旁路途径激活的独特易感性

- 嵌入系膜和 GBM 中的补体碎片可促进局部 AP 活化
  - 过敏毒素类的局部释放促进白细胞的募集和细胞因子介导的肾小球损伤
- 在 C3 肾小球病患者的肾活检组织中经常鉴定出 CFH 相关蛋白(CFHR)
  - GBM 多糖中 CFHR 与 CFH 的结合增加可能通过促进 C3 转化酶活化来驱动补体失调
- 肾小管上皮细胞产生 AP 蛋白,包括 C3 和 CFB

诱发因素

- 各种感染(肺炎、上呼吸道感染)
  - A 组链球菌或脑膜炎球菌感染
- 乳腺癌化疗后
- 约 20% 的成人 DDD 患者存在单克隆丙种球蛋白病,包括多发性骨髓瘤
- 多数老年患者具有单克隆性副蛋白
- 一些患者具有多个易感因素

动物模型

- *CFH* 基因敲除小鼠品系
  - 通过联合 CFB 或 CFI 敲除进行预防
    - 证明了 AP 转化酶(C3bBb)和 I 因子产生降解产物(iC3b,C3c,C3dg)的必要性
  - 在 CFH 缺陷小鼠中,遗传或药理阻断裂解素可导致致死性 C3GN 表型,肾小球沉积类似于人类 DDD

临床特征

流行病学

- 发病率
  - 罕见;估计(1~3)/100 万
  - <1% 的原肾活检标本
- 年龄
  - 平均诊断年龄:19 岁;45%~60% 为 5~15 岁儿童;40% >60 岁
    - DDD 时的诊断年龄小于 C3GN
- 性别
  - 女:男 =1.5:2

表现

- 蛋白尿（约 95%），可波动；肾病范围蛋白尿（约 60%）
- 血尿（约 90%）；肉眼血尿（约 15%）
- 高血压
- 肾功能不全（约 50%）
- 低补体血症（约 60%）
- 眼黄斑（约 10% 发生视力下降）
- 获得性部分脂质营养不良（3%～5%）
  - 上半身皮下脂肪丢失
  - 约 83% 存在 C3 水平降低及多克隆 C3NeF
  - 约 20% 在脂质营养不良开始中位时间 8 年后发生 MPGN

实验室检查

- 60%～80% 的患者血清 C3 降低（C3dg 和 C3d 降低）
  - 儿童（100%）比成人（40%）更常见
- 功能性试验：CH50、AP50、FH 功能
- 测定补体激活
  - C3d、Bb、sMAC
- 自身抗体检测
  - >80% 存在 C3NeF（抗 C3bBb 抗体）、C4NeF、C5NeF
- 基因检测
  - 靶基因
    - CFH 突变 17%
    - C3、CFI、CFB、CFHR1-5 多连接依赖的探针扩增
  - 全外显子/基因组测序可能识别未报道的变异或不明意义的变异体
- 浆细胞病
  - 血清游离轻链、血清及尿液电泳及免疫固定、骨髓活检

治疗

- 药物
  - 尚未被证明类固醇、免疫抑制剂有效
  - MMF 与类固醇联合应用可能表现出更低的 ESRD 率和更高的缓解率
  - 治疗策略取决于潜在的缺陷
    - *CFH* 突变患者可行血浆置换和重组 CFH 治疗
    - 有自身抗体的患者可行血浆置换和利妥昔单抗治疗
    - 单克隆丙种球蛋白病患者可行免疫治疗、靶向治疗及化学治疗
  - 补体途径抑制
    - 依库珠单抗和瑞武丽珠单抗（靶点 C5）
    - Avacoban（靶向 C5a 受体）
    - Danicopan（因子 D 抑制剂靶向近端 AP）
    - Iptacopan（C3 转化酶水平的 CFB 抑制剂）
    - Cp40 和 APL2（结合肽家族多肽靶向天然 C3 和裂解产物）
  - 缺乏可靠的疾病活动生物标志物阻碍了临床试验和治疗药物的监测
    - 替代性标志物（如蛋白尿）可能有帮助

预后

- 自行缓解罕见
- 诊断时的蛋白尿程度是肾衰竭的独立预测因子

- 蛋白尿减少>50% 与较低的肾衰竭风险相关
- 约 50% 在 10～15 年内发生 ESRD
  - 至 ESRD 的中位时间：成人为 5 年，儿童为 20 年
  - 与 C3GN 结局类似
- 约 75% 肾移植病例可复发（29/38 被报道）
  - 移植肾免疫荧光染色可见肾小球 C3 染色，但无相关的致密沉积物
  - 约 50% 的移植最终丢失，一般在移植后的前 4 年内

镜下特征

组织学特征

- 肾小球
  - 膜增生模式（25%～45%）
    - 节段或弥漫性，带状 GBM 增厚，± 可见的双轨
      - 高倍镜下可见玻璃样、嗜酸性、嗜品红性、PAS（+）、银染色（−）的细长状 GBM 沉积物
    - 伴系膜细胞增生常见
  - 系膜增生模式（30%～50%）
    - 系膜基质和系膜细胞增多
  - 毛细血管内增生模式（10%～20%）
    - 中性粒细胞或单个核细胞阻塞肾小球毛细血管腔
      - 约 12.5% 有中性粒细胞浸润（渗出性）
    - 系膜细胞增生也很常见；可导致肾小球袢呈明显分叶状
  - 新月体性肾小球肾炎（10%～20%）；主要为儿童
    - >50% 的病例显示任何细胞性或纤维细胞性新月体
    - 伴发纤维蛋白样坏死少见（约 15%）
  - 后期出现局灶节段及球性肾小球硬化
  - 组织学可能在随后的活检之间转化
    - 由系膜增生模式进展为 MPGN 模式
    - 由新月体性肾小球肾炎缓解为系膜增生
- 肾小管和间质
  - 可见因沉积物导致的缎带状 TBM 增厚
  - 疾病后期出现肾小管萎缩和间质纤维化
- 血管：无特异性改变

辅助检查

免疫荧光

- 孤立性或显性 C3 沉积（100%）
  - GBM 半线性、线性或缎带状（花环状）染色
    - 可表现为节段性或球性 GBM 受累
  - TBM（约 60%）和鲍曼囊（约 30%）可见类似染色
  - 系膜沉积物（如果存在）可为粗糙/不规则、颗粒状、圆形或环状
  - C3c 似乎为致密沉积物的主要成分
    - 免疫荧光/免疫组化检测 C3d（100%）比 C3c（85%）更敏感：检测 C3b 和 iC3b（缺乏 C3c 时）
  - 约 71% 的病例有 C4d；不排除 DDD 或 C3GN
- C3 可伴有强度较弱的 Ig 沉积
  - IgM（35%）、IgG（25%）、IgA（15%）、C1q（10%）
  - Ig 染色通常较 C3 染色低 2 个免疫荧光数量级（88%）
  - Ig 寡表达：沉积物不是免疫复合物

电镜

- 高嗜锇性沉积物进入 GBM 致密层,引起高电子致密表现
  - 嗜锇性原因不明;可能与不饱和脂肪与载脂蛋白 E(ApoE)的聚积有关
  - DDD 沉积物缺乏组织亚结构,呈现暗色、均质、模糊和朦胧外观
  - 电子致密沉积物沿 GBM 呈节段性、非连续或弥漫分布
    - GBM 内的沉积物可节段厚薄不均,呈香肠串外观
    - 沉积物可累及 GBM 全层厚度,呈缎带状或条带状
  - 鲍曼囊(约 45%)和 TBM(约 50%)中存在沉积物
  - 沉积物可以 GBM 为主,伴轻微至明显的系膜沉积
    - 系膜沉积物可散在、圆形、球形、大小不一
  - 可存在内皮下沉积物;GBM 双轨较 C3GN 少见
- 可能存在上皮下沉积物(约 30%);通常比膜内沉积物嗜锇性低
- 随着肌动蛋白细胞骨架和裂孔膜破坏,最终发生足细胞损伤,导致足细胞肥大、脱落和死亡

特殊染色

- 沉积物对荧光染料硫黄素 T 着染
- 在甲醛溶液固定石蜡包埋的组织上行 CFHR5 免疫组化染色有望作为证实 C3 肾小球病的标志物
  - 肾小球 CFHR5 与疾病严重程度标志物相关,可能是潜在的组织生物标志物

质谱法/蛋白质组学分析

- 沉积物含 C3、C5、C8a、C9、CFH 相关蛋白 1(FHR1)、凝聚素、玻连蛋白和 ApoE 成分
  - C3dg 是 C3 的主要成分
  - C9、玻连蛋白罕见;免疫复合物性肾小球肾炎缺乏 ApoE 成分
  - 与 C3GN 相比,DDD 中的 C9 更为丰富

其他器官

- 脉络膜血管和脾窦基底膜可见沉积物
- 沿脉络膜毛细血管-Bruch 膜-视网膜色素上皮交界处沉积
  - 与眼黄斑有关

鉴别诊断

C3 肾小球肾炎

- C3GN 可能更常见毛细血管内细胞增生
- 在 DDD 中 MPGN 特征比在 C3GN 中少见
- 电镜是区分 DDD 和 C3GN 的关键
  - DDD 以高密度、细长的嗜锇沉积物转化 GBM 为特征
  - DDD 常在 TBM 和鲍曼囊内形成特征性的细长高密度沉积物

单克隆 Ig 沉积病(MIDD)

- 电镜显示线性电子致密沉积物累及 GBM 和 TBM
  - 与 DDD 模糊、无定形的沉积物不同,MIDD 的沉积物呈细颗粒状和粉末状
  - MIDD 也具有线性粉末状沉积物,累及血管壁、管周毛细血管基底膜和间质,这是 DDD 所没有的
- 在 MIDD 中,免疫荧光显示轻链限制性沉积或 Ig± 轻链限制性沉积,而在 DDD 中,免疫荧光显示孤立性 C3 或显性 C3 沉积

C4 DDD

- 电镜显示细长的、高密度沉积物转化成 GBM 致密层
- 与 C3 DDD 的区别在于 C4d 呈强的线性染色,而 C3 染色很弱或缺失
- 质谱法鉴定沉积物中的 C4d
- 提示凝集素途径被激活而非 AP 途径

诊断要点

临床相关病理特征

- C3 肾小球病的预后组织学指数已被提出(C3G-HI)
  - C3G-HI 的验证研究显示总慢性评分为肾衰竭的独立预测因子
- 对 C3 肾病活检的大规模集中回顾确定了 IFTA、细胞性/纤维细胞性新月体、节段性肾小球硬化是进展风险的组织学决定因素

病理解读要点

- DDD 的明确诊断需要超微结构分析,显示 GBM±TBM 内存在典型的细长无定形嗜锇性膜内沉积物

参考文献

1. Sethi S et al: Proteomic analysis of complement proteins in glomerular diseases. Kidney Int Rep. 8(4):827-36, 2023
2. Thurman JM et al: The susceptibility of the kidney to alternative pathway activation-a hypothesis. Immunol Rev. 313(1):327-38, 2023
3. Meuleman MS et al: Complement C3-targeted therapy in C3 glomerulopathy, a prototype of complement-mediated kidney diseases. Semin Immunol. 60:101634, 2022
4. Caravaca-Fontán F et al: Longitudinal change in proteinuria and kidney outcomes in C3 glomerulopathy. Nephrol Dial Transplant. 37(7):1270-80, 2022
5. Heiderscheit AK et al: C3 glomerulopathy: understanding an ultra-rare complement-mediated renal disease. Am J Med Genet C Semin Med Genet. 190(3):344-57, 2022
6. Michels MAHM et al: Long-term follow-up including extensive complement analysis of a pediatric C3 glomerulopathy cohort. Pediatr Nephrol. 37(3):601-12, 2022
7. Zhang Y et al: Complement factor I variants in complement-mediated renal diseases. Front Immunol. 13:866330, 2022
8. Caravaca-Fontán F et al: Validation of a histologic scoring index for C3 glomerulopathy. Am J Kidney Dis. 77(5):684-695.e1, 2021
9. Khandelwal P et al: Therapy and outcomes of C3 glomerulopathy and immune-complex membranoproliferative glomerulonephritis. Pediatr Nephrol. 36(3):591-600, 2021
10. Kidney Disease: Improving global outcomes (KDIGO) glomerular diseases work group.: KDIGO 2021 clinical practice guideline for the management of glomerular diseases. Kidney Int. 100(4S):S1-276, 2021
11. Kumar A et al: Poor allograft outcome in Indian patients with post-transplant C3 glomerulopathy. Clin Kidney J. 14(1):291-300, 2021
12. Zahir Z et al: Pediatric C3 glomerulopathy: a 12-year single-center experience. Pediatr Nephrol. 36(3):601-10, 2021
13. Natarajan G et al: Partial lipoatrophy in dense deposit disease. Kidney Int. 98(5):1355, 2020
14. Snijders MLH et al: Utility of immunohistochemistry with C3d in C3 glomerulopathy. Mod Pathol. 33(3):431-9, 2020
15. Medjeral-Thomas NR et al: Glomerular complement factor H-related protein 5 (FHR5) is highly prevalent in C3 glomerulopathy and associated with renal impairment. Kidney Int Rep. 4(10):1387-400, 2019
16. Regunathan-Shenk R et al: Kidney transplantation in C3 glomerulopathy: a case series. Am J Kidney Dis. 73(3):316-23, 2019

17. Singh G et al: Glomerular C4d staining does not exclude a C3 glomerulopathy. Kidney Int Rep. 4(5):698-709, 2019

18. Smith RJH et al: C3 glomerulopathy - understanding a rare complement-driven renal disease. Nat Rev Nephrol. 15(3):129-43, 2019

19. Avasare RS et al: Mycophenolate mofetil in combination with steroids for treatment of C3 glomerulopathy: a case series. Clin J Am Soc Nephrol. 13(3):406-13, 2018

20. Bomback AS et al: C3 glomerulonephritis and dense deposit disease share a similar disease course in a large United States cohort of patients with C3 glomerulopathy. Kidney Int. 93(4):977-85, 2018

21. Ravindran A et al: C3 glomerulopathy associated with monoclonal Ig is a distinct subtype. Kidney Int. 94(1):178-86, 2018

22. Sethi S et al: C4 glomerulopathy: a disease entity associated with C4d deposition. Am J Kidney Dis. 67(6):949-53, 2016

23. Figuères ML et al: Heterogeneous histologic and clinical evolution in 3 cases of dense deposit disease with long-term follow-up. Hum Pathol. 45(11):2326-33, 2014

24. Prasto J et al: Streptococcal infection as possible trigger for dense deposit disease (C3 glomerulopathy). Eur J Pediatr. 173(6):767-72, 2014

25. Sethi S et al: C4 dense-deposit disease. N Engl J Med. 370(8):784-6, 2014

26. Xiao X et al: C3 glomerulopathy: the genetic and clinical findings in dense deposit disease and C3 glomerulonephritis. Semin Thromb Hemost. 40(4):465-71, 2014

27. Barbour TD et al: Dense deposit disease and C3 glomerulopathy. Semin Nephrol. 33(6):493-507, 2013

28. Herlitz LC et al: Pathology after eculizumab in dense deposit disease and C3 GN. J Am Soc Nephrol. 23(7):1229-37, 2012

29. Lu DF et al: Clinical features and outcomes of 98 children and adults with dense deposit disease. Pediatr Nephrol. 27(5):773-81, 2012

30. Servais A et al: Acquired and genetic complement abnormalities play a critical role in dense deposit disease and other C3 glomerulopathies. Kidney Int. 82(4):454-64, 2012

31. Smith RJ et al: Dense deposit disease. Mol Immunol. 48(14):1604-10, 2011

32. Nasr SH et al: Dense deposit disease: clinicopathologic study of 32 pediatric and adult patients. Clin J Am Soc Nephrol. 4(1):22-32, 2009

33. Sethi S et al: Glomeruli of dense deposit disease contain components of the alternative and terminal complement pathway. Kidney Int. 75(9):952-60, 2009

34. Smith RJ et al: New approaches to the treatment of dense deposit disease. J Am Soc Nephrol. 18(9):2447-56, 2007

35. Walker PD et al: Dense deposit disease is not a membranoproliferative glomerulonephritis. Mod Pathol. 20(6):605-16, 2007

36. Abrera-Abeleda MA et al: Variations in the complement regulatory genes factor H (CFH) and factor H related 5 (CFHR5) are associated with membranoproliferative glomerulonephritis type II (dense deposit disease). J Med Genet. 43(7):582-9, 2006

毛细血管内中性粒细胞

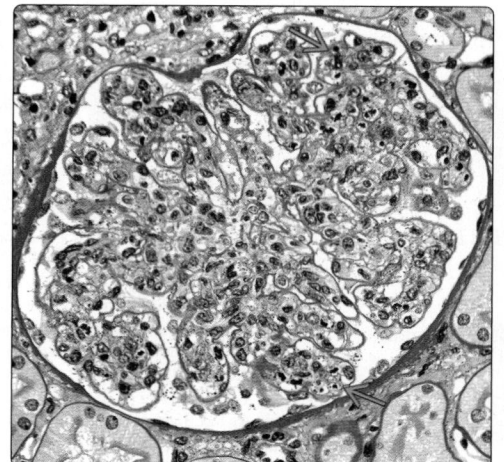

系膜细胞增生

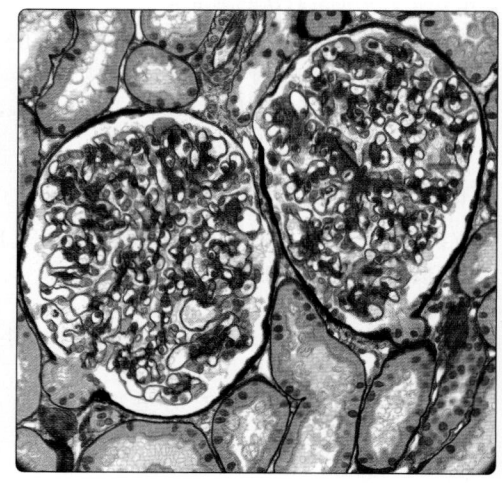

（左）大约 15% 的 DDD 显示急性肾小球肾炎形态，肾小球血管祥呈隐约的分叶状结构，并见大量毛细血管内中性粒细胞 ➡

（右）约 40% 的 DDD 光镜下显示系膜细胞增生，GBM 正常。这例 8 岁男孩出现反复镜下血尿和链球菌感染，诊断有赖于电镜，可显示特征性致密沉积物

细胞性新月体

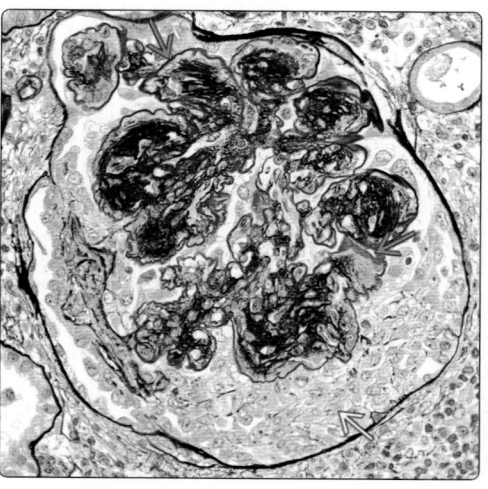

六胺银染色减弱

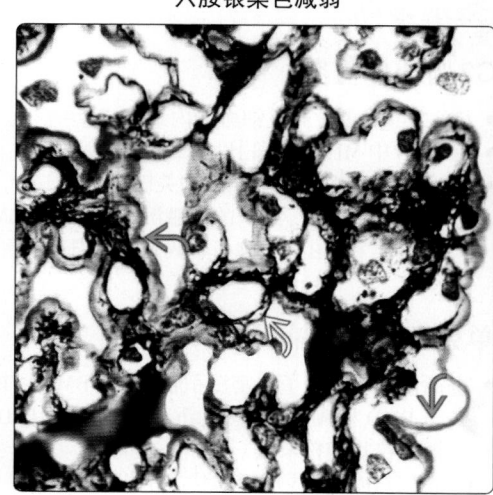

（左）13 岁女孩，肾活检可见新月体 ➡。新月体在 DDD 中常见，约 15% 的病例较为严重。电镜下特征性高密度沉积物和上皮下"驼峰"明显。注意 GBM 呈缎带状增厚 ➡

（右）DDD 六胺银染色显示 GBM 染色减弱 ➡，而通常情况下 GBM 呈嗜银性，这种丢失系 GBM 中致密沉积物造成。可见节段性双轨 ➡，但不常见，这与 MPGN Ⅰ 型截然不同

GBM 增厚

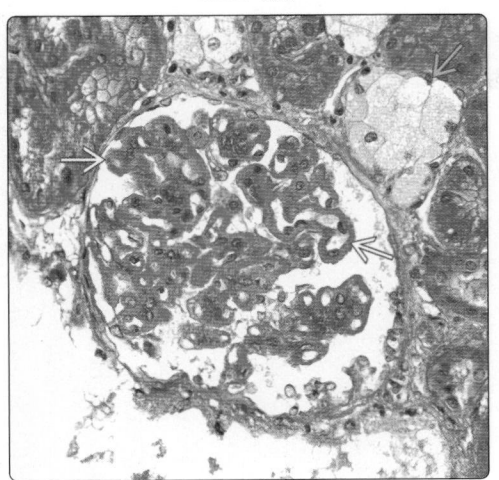

GBM 增厚及肾小球炎症

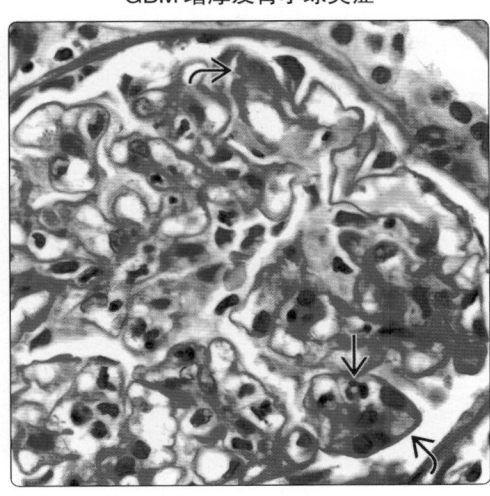

(左)本例 DDD 可见由膜内 C3 沉积导致的 GBM 强嗜品红性增厚 ➡，可见成簇的间质泡沫细胞 ➡，提示蛋白尿

(右)DDD 的典型特征为光镜下可见节段增厚的 PAS (+)GBM ➡ 和不同程度的炎症，箭头 ➡ 示中性粒细胞

系膜区和 GBM C3 沉积

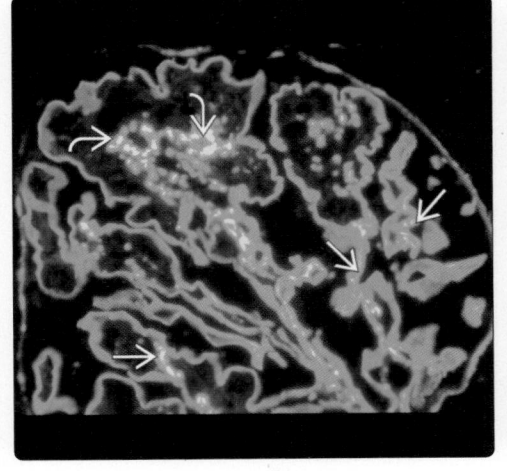

系膜区及花环状 GBM C3 沉积

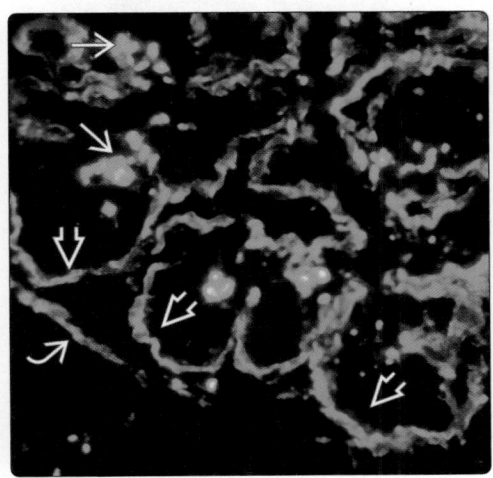

(左)DDD 典型表现为系膜区 C3 呈明亮颗粒状沉积 ➡，并沿 GBM 呈节段线性沉积 ➡。Ig 和 C1q 通常缺失或微量存在

(右)DDD 中 C3 染色 GBM 呈花环状着色 ➡，活检标本来自一 9 岁女孩，25 年后发生 ESRD。鲍曼囊亦见着色 ➡，系膜区沉积物中可见独特的暗核(dark cores) ➡

系膜区和 GBM C3 沉积

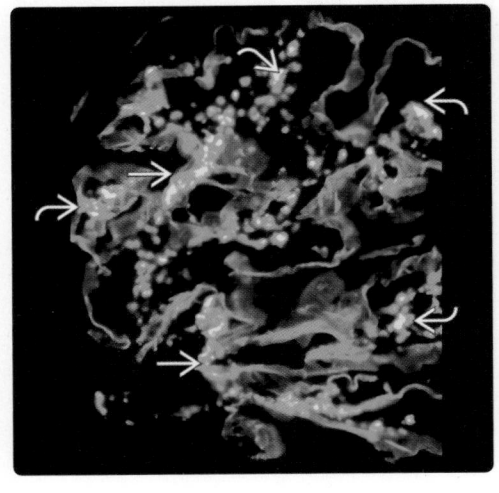

颗粒状 IgM 沉积

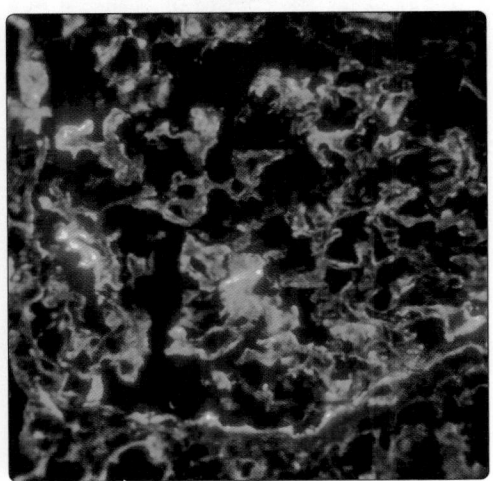

(左)本例 DDD 系膜区可见 C3 呈明亮颗粒状沉积 ➡，而 GBM 仅见节段沉积 ➡

(右)如本例所示，DDD 中有时可见 IgM 呈散在颗粒状沉积，IgG 几乎总是阴性或微量存在

TBM C3 沉积

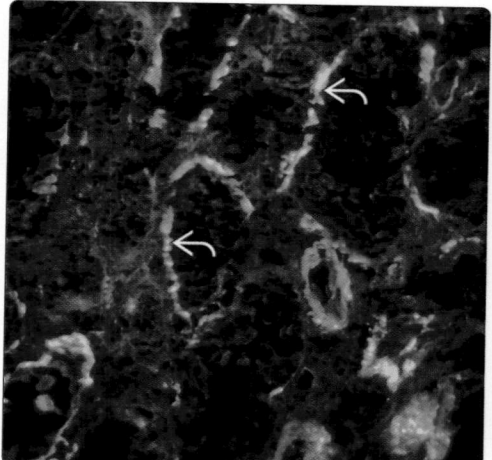

DDD 硫黄素 T 染色

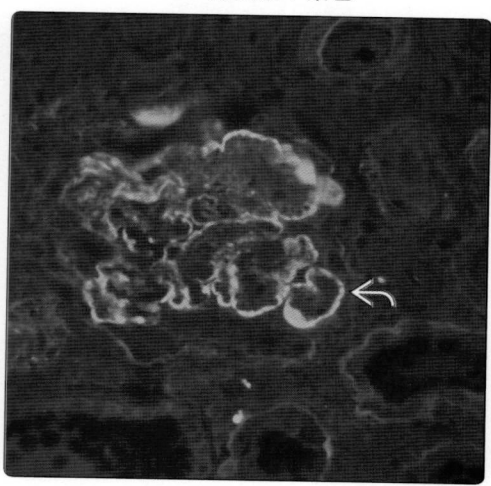

（左）DDD 中 TBM 可见局灶致密沉积物，C3 呈宽型节段染色➡，本例系家族性 DDD 接受肾移植患者，35 岁男性，其女儿在 6 岁时行肾活检亦确诊为 DDD

（右）图示 1 例 DDD 标本硫黄素 T 染色荧光（UV）图像。致密沉积物➡显示特征性蓝色自体荧光，而 MPGN I 型不会出现这种特征

GBM 电子致密沉积物

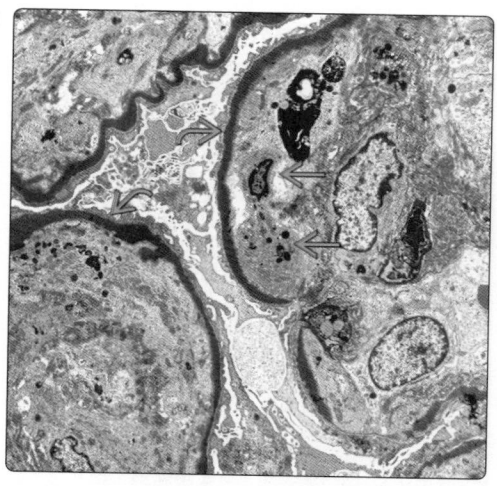

上皮下驼峰及 GBM 沉积物

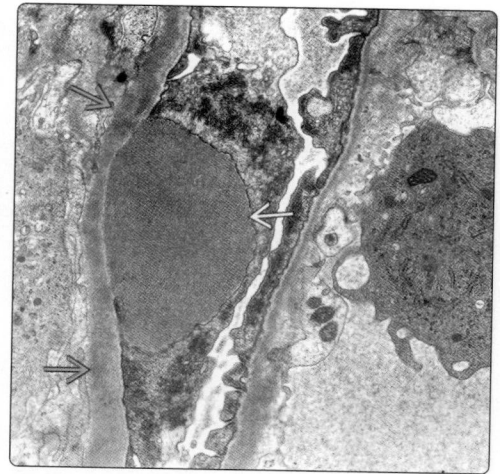

（左）DDD 典型病变为 GBM ➡和系膜区出现大量高电子致密沉积物。本例活检来自一名 9 岁女孩，可见明显毛细血管内炎症细胞➡，25 年后因肾衰竭接受了肾移植

（右）本例 DDD 为 13 岁女孩，临床表现为急性肾小球肾炎。除了 GBM 见明显的高密度沉积物➡外，还可见轻度低电子密度的上皮下"驼峰"➡

节段 GBM 沉积物

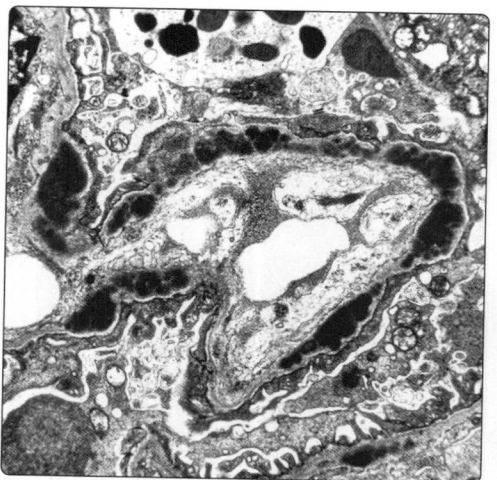

GBM 及鲍曼囊致密沉积物

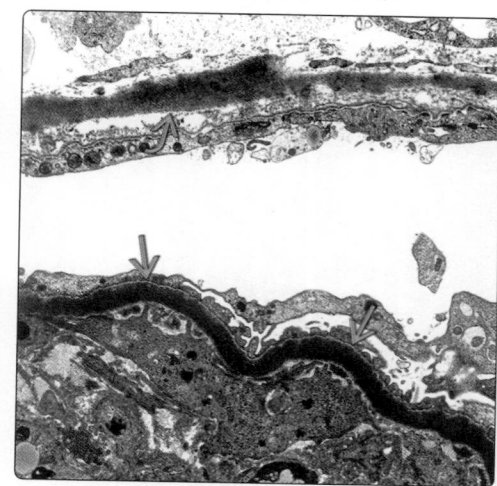

（左）本例 DDD 为 8 岁男孩，反复出现与链球菌感染相关的肉眼血尿，显示 GBM 非连续性节段沉积的变异模式

（右）DDD 病例，显示电子致密物沿 GBM 分布➡，类似沉积物亦见于鲍曼囊➡

膜内及系膜区沉积物

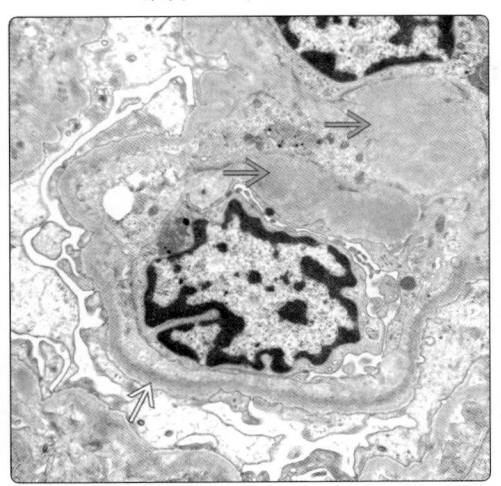

膜内致密沉积物

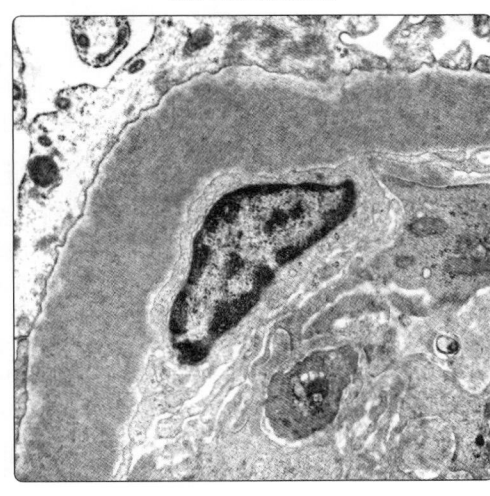

(左)DDD 中 GBM 可见无定形高密度沉积物,累及整个毛细血管袢➡,系膜区亦可见类似的圆形沉积物⊟

(右)高倍镜下,DDD 中的沉积物可达整个 GBM 厚度,沉积物呈均匀高密度,缺乏亚结构

香肠串模式

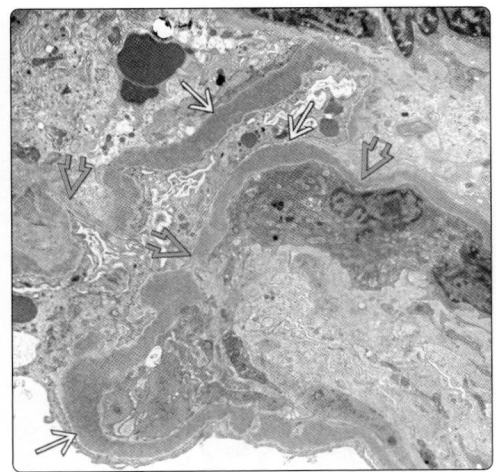

致密沉积物

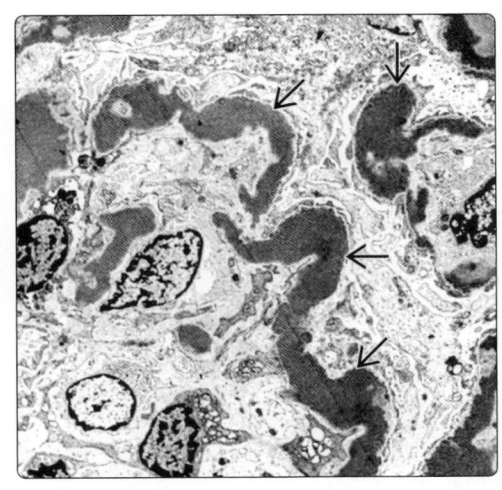

(左)DDD 中细长且厚的缎带状膜内沉积物➡可被较薄或无沉积物的区域所中断⊟,形成香肠串样外观

(右)DDD 的诊断由电镜作出,显示 GBM 中存在深暗的嗜锇性沉积物➡。此处的沉积物厚度不一,且不连续,呈典型的香肠串样外观

肾小管间质致密沉积物

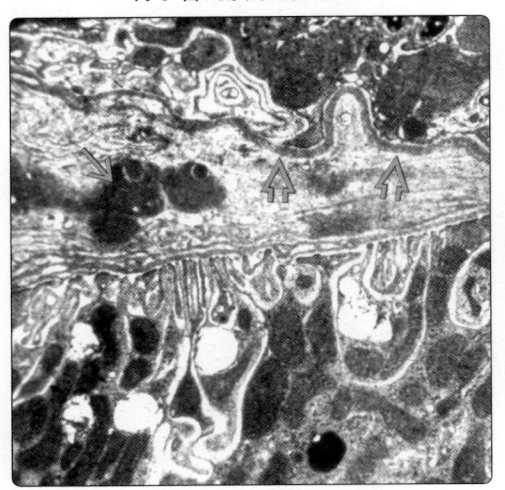

TBM 沉积物

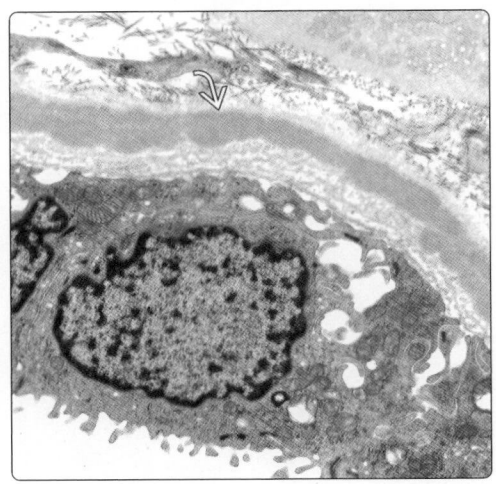

(左)DDD 中可见沿 TBM⊟和间质⊟分布的电子致密沉积物

(右)本例 DDD 致密沉积物见于 TBM➡。其他沉积部位还见于脾窦、脉络膜血管和视网膜(视黄斑)

(李慧明 译,余英豪 审)

第 27 节　C3 肾小球肾炎

术语

- 继发于补体旁路途径（AP）功能障碍的肾小球肾炎（GN）
- 孤立性 C3 或 C3 显性肾小球沉积

病因学 / 发病机制

- AP 遗传性和 / 或获得性缺陷
  - 突变：*CFH*、*CFH5R*、*CFHR3-1*、*CFI*、*CD46*
  - 抗 C3 转化酶（C3NeF）或抗补体 H 因子（CFH）自身抗体最常见
- 约 30% 存在循环单克隆 Ig

临床特征

- 异质性表现特征
  - 蛋白尿、血尿、高血压
  - 肾功能变化多变：正常至急进性肾小球肾炎
- 约 40% C3 低伴 C4 正常；偶见 C4 低
  - C3 低 +C4 正常：怀疑为 AP 功能障碍

- 20%～50% 的患者 10 年后进展为 ESRD
- 专门的补体检测：功能分析、肾炎因子、靶向和全外显子组 / 基因组测序

镜下特征

- 仅见 C3 或以 C3 显性肾小球染色
- 肾小球组织学异质性
  - 膜增生（MPGN）模式最为常见；系膜细胞增生常见
  - 系膜区及沿 GBM 的玻璃样嗜酸性沉积物 ±GBM 双轨
- 电子致密沉积物：系膜、内皮下、上皮下、膜内
  - 沉积物电子密度小于致密物沉积病
- 组织学活动性和慢性与结局相关

主要鉴别诊断

- 感染相关性（感染后）肾小球肾炎（IRGN）
- MPGN 伴免疫复合物沉积
- 致密物沉积病

系膜增生模式

肾小球细胞增生伴分叶状外观

（左）C3 肾小球肾炎（C3GN）的系膜增生模式，显示银染色（−）沉积物➡致广泛系膜扩大，对应于 C3 沉积。同时可见节段性系膜细胞增生➡

（右）本例显示肾小球体积增大，伴毛细血管内和系膜细胞增生导致肾小球呈明显分叶状，可见局灶毛细血管内中性粒细胞➡及少数 GBM 双轨➡

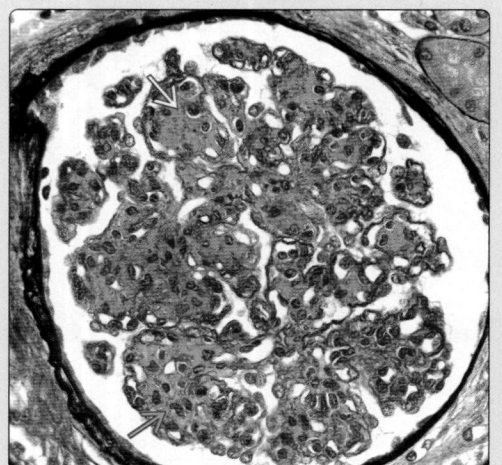
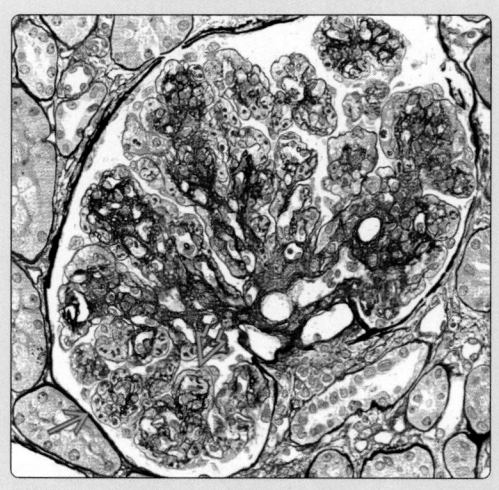

免疫荧光 C3 染色

膜增生模式

（左）肾小球显示粗大至融合的颗粒状系膜 C3 强染色➡，伴节段、粗大颗粒状毛细血管壁染色➡。C3GN 定义为免疫荧光仅 C3 或 C3 显性染色，其强度≥任何其他免疫反应物 2 个数量级

（右）本例可见明显的系膜➡和内皮下➡沉积物伴基底膜双轨➡。这种具有突出的内皮下沉积模式既往被分类为 MPGN I 型

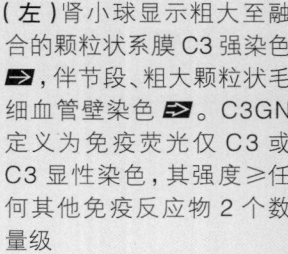
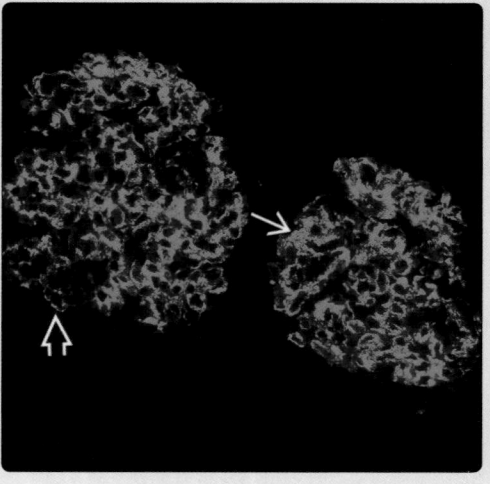
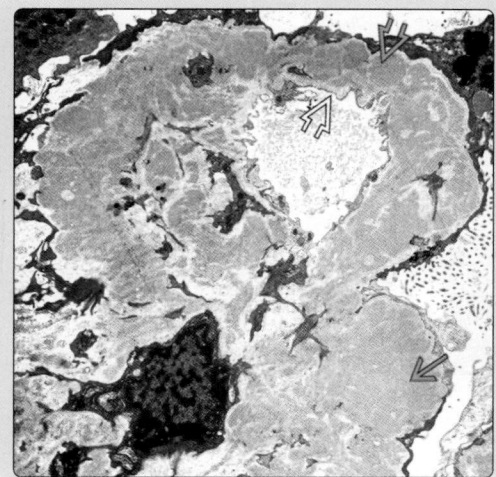

术语

缩写

- C3 肾小球肾炎（C3 glomerulonephritis，C3GN）

同义词

- 肾小球肾炎伴显性 C3 沉积（首次 C3 肾小球病会议共识报告推荐的术语）

定义

- 由于 AP 功能障碍引起的肾小球肾炎伴孤立性或 C3 显性肾小球沉积
  - 免疫荧光标准：以孤立性 C3 或 C3 显性沉积为主，免疫荧光染色至少较其他免疫反应物高 2 个数量级（更强），确诊需要通过 AP 评估进行验证
- C3 肾小球病谱包括 C3GN、致密物沉积病（DDD）和 *CFHR5* 肾病
  - 均属于 AP 调节异常及显性 C3 沉积的疾病
  - 既往被归类为 MPGN I 型或 III 型伴孤立性 C3 或 C3 显性沉积的病例现在可诊断为 C3GN

病因学/发病机制

补体旁路途径调节异常

- 补体通过 AP 扩增环进行初始激活
  - 既发生在液相，也发生在肾小球微环境中
- 获得性自身抗体（AutoAb）最常见
  - 抗 AP 的 C3 转化酶（C3NeF）和 C5 转化酶（C5NeF）自身抗体最常见
  - 小部分患者中可检测到抗经典途径 C4 转化酶（C4NeF）自身抗体
  - 抗 AP 激活剂或抑制剂及其他补体成分的自身抗体
- 遗传性或获得性调控蛋白或补体相关基因突变
- 获得性或遗传性 AP 异常可存在于同一患者中
- AP 失调是关键，但终末通路失调也可能参与其中

临床特征

流行病学

- 年龄
  - 中位年龄：不伴有单克隆 Ig 约 30 岁
  - 中位年龄：伴有单克隆 Ig 约 54 岁
- 性别
  - 男性：女性=1：1

表现

- 异质性表现特征
- 微量至肾病范围蛋白尿（平均 3.6g/d）
- 可表现为完全型肾病综合征
- 镜下血尿（约 64%）
- 高血压
- 肾功能可从正常（约 41%）至急进性肾小球肾炎（约 8%）
- 高达 50% 的成人在确诊 10 年内发生 ESRD

实验室检查

- 补体水平
  - 约 2/3 患者血清 C3 降低
  - 血清 C4 通常正常，但少数患者可降低
    - 低 C3 和正常 C4 指向 AP 功能障碍
- 特殊补体检测
  - AP 功能分析
    - 最常用的筛查检测是 CH50（评估经典补体途径）和 AH50（评估 AP）
  - H 因子（CFH）、I 因子（CFI）、B 因子（CFB）
  - 血清可溶性膜攻击复合物（C5b-9）
    - 在一些患者中升高
    - 低 C3 和高 C5b-9 水平并存与 ESRD 的风险增加有关
  - 低备解素水平（儿童）
  - 外周血单个核细胞 CD46 表达［膜辅因子蛋白（MCP）］
- 自身抗体
  - 50%~80% 可检出 C3NeF
  - 小部分患者可检测出 C4NeF
  - 抗 CFH 抗体
    - 常与非典型溶血尿毒症综合征有关
    - 存在于小部分 C3GN 患者中
  - 其他较少见的抗 CFB 和 C3b 的自身抗体
- 约 30% 存在循环单克隆 Ig
  - 意义不明的单克隆丙种球蛋白病或恶性血液系统肿瘤
  - 可疑因果关系，但尚未证实
    - 具有肾脏意义的单克隆免疫球蛋白病（MGRS）是最常见的潜在血液病
    - C3NeF 是单克隆 Ig 患者中最常被检出的自身抗体
      - 单克隆 Ig 在 AP 中可能作为抗补体调节蛋白的自身抗体
  - 诊断 C3GN 的成人患者应及时行单克隆 Ig 检测
- 基因检测
  - 约 25% 的患者存在补体遗传学异常
  - 靶向测序标记现已商业化
  - 已鉴定出 2 个转化酶基因 *C3* 基因（编码补体成分 C3）和 *CFB*（因子 B）；补体调节基因 *CFH*（因子 H）和 *CFI*（因子 I）；补体增强基因 *CFHR1-5*（H 相关蛋白因子）；*CD46*（MCP）和 *THBD*（血栓调节蛋白）突变
    - H402 等位基因存在于 *CFH* 突变病例
    - 在塞浦路斯血统家族中鉴定出引起不同外显 C3GN 的 *CFHR5* 突变
  - 全外显子组或全基因组序列可检测出既往未曾报道的或罕见的变异体

治疗

- 治疗方法取决于病因
  - 补体因子缺乏可行血浆输注
  - 自身抗体可行血浆置换或利妥昔单抗治疗
  - 若有潜在的血液系统恶性肿瘤可行化疗
- 一些患者对类固醇有效
- 补体通路抑制剂（大部分处于临床试验阶段）
  - 依库珠单抗和雷夫利珠单抗（靶向末端补体途径的 C5）
    - CH50 和 AH50 检测已被用于监测药物疗效
  - Avacoban（靶向 C5a 受体）
  - Danicopan（靶向近端 AP 的 D 因子抑制剂）
  - Iptacopan（C3 转化酶水平的 B 因子抑制剂）
  - Cp40 和 APL2（靶向天然 C3 和裂解产物的 compstatin 家族肽）
- 移植
  - 约 67% 的移植物 C3GN 复发
  - 复发性 C3GN 约 50% 有移植物丢失
  - 移植后移植物失活中位时间为 77 个月

预后

- 经验有限
- 20%～50% 10 年后进展为 ESRD；其余可完全缓解或存在持续性血尿和蛋白尿

镜下特征

组织学特征

- 组织学特征具有异质性
- 肾小球
  - 系膜模式
    - 光镜下可见系膜沉积物
    - 系膜扩大 ± 系膜细胞增生
    - GBM 双轨不常见
  - 膜增生（MPGN）模式
    - 最常见的组织学模式
    - 弥漫 GBM 双轨，常伴有系膜细胞增生
    - 主要为内皮下和系膜区沉积物；可有一些上皮下沉积物
    - 也可出现毛细血管内细胞增生和新月体
  - 毛细血管内/弥漫性增生模式
    - 节段或球性毛细血管内炎症细胞增多导致管腔阻塞
    - 可出现多量中性粒细胞 ["渗出性特征"酷似急性感染后肾小球肾炎（PIGN）] 和/或单个核细胞
  - 部分病例可见活动性新月体 ± 坏死
    - 细胞性/纤维细胞性新月体与更高的进展风险和不良结局相关
- 肾小管和间质
  - 通常为轻至中度间质纤维化和肾小管萎缩
    - 间质纤维化和肾小管萎缩增加伴肾小球硬化（均为疾病慢性化特征），与疾病进展和不良结局相关
- 血管：无特异性改变

辅助检查

免疫组化

- 系膜和 GBM 显著颗粒状 C3 沉积
  - 孤立性 C3 或显性 C3 肾小球沉积，其染色强度在 0～4 级范围内较其他任何免疫反应物至少高 2 个数量级
- 少量或无 Ig 沉积
  - IgG、IgM、IgA 和/或 C1q 可能存在，但较 C3 强度至少低 2 个数量级
- C4d 通常很少或无染色
  - 与免疫复合物性肾小球肾炎无法区分
  - C4d 染色阳性不除外 C3GN
- 57% 的随访活检显示同一染色模式；其余可见 Ig 强度增加或缺失

电镜

- 沉积物可为高或中等电子密度
  - 外观上通常为无定形和均质的
  - 电子密度不如 DDD 致密
  - 沉积物边缘呈"毛茸状"或模糊不清，可融入周围结构
  - 罕见情况下，一些沉积物可显示与电子致密沉积物融合的原纤维样亚结构
- 沉积物可见于 GBM 和系膜
- GBM 沉积物可以是内皮下、上皮下或膜内
  - 内皮下电子致密沉积物（MPGN 模式）和/或散在的上皮下沉积物、基底膜内沉积物
    - 主要是内皮下沉积物，呈散在或融合，伴有 GBM 双轨（MPGN I 型模式）
    - 混合性上皮下和内皮下沉积物（MPGN III 型模式）
      - 沉积物常伴随致密层的破坏渗入 GBM（MPGN Strife/Anders III 型模式）
  - 可显示与膜内沉积物 DDD 重叠特征
  - 可存在上皮下驼峰
- 系膜沉积物外观各异
  - 大小不一的圆形、球形或球状沉积物
  - 大的、融合性沉积物可使系膜区扩大并侵入毛细血管腔
  - 形状不规则和大小不一的成角聚合体，呈地图样外观

质谱分析

- 沉积物由 AP 和终末补体途径成分组成，提示 AP 激活
  - C3GN 的 C9 成分较 DDD 少

鉴别诊断

DDD

- 免疫荧光：孤立性 C3 或 C3 显性肾小球沉积

- GBM 中的 C3 染色可呈节段、均匀、线性强着色
  - 可伴有系膜区 C3 染色
  - 有时可见 TBM 线性 C3 染色
- 光镜
  - 组织学异质性,从系膜增生到弥漫增生模式伴或不伴新月体
  - GBM 和 TBM 内有时可见融合性嗜品红膜内沉积物
- 电镜
  - DDD 的诊断依据 GBM 内特征性细长均匀和强电子密度的膜内沉积物,有时也见于 TBM
    - 膜内沉积物有时呈香肠串样外观
    - 膜内沉积物也可伴有模糊的系膜沉积物

MPGN 伴免疫复合物沉积

- 免疫荧光可见混合性肾小球 Ig 及 C3 沉积
- 与感染、自身免疫性疾病和副蛋白相关
- 强颗粒状 C4 染色提示免疫复合物肾小球肾炎,但不排除 C3GN 的可能
- 部分病例与补体调节异常有关,之后符合 C3GN 的诊断标准

感染相关性肾小球肾炎(IRGN)

- 既往感染史可能有帮助但非决定性,因为感染可能引发 AP 中无法识别的缺陷,表现为 C3GN
- 低补体血症常为一过性的
  - 长期的低补体血症(尤其是 C3)或不典型/临床延长恢复可能提示 AP 功能失调
- 免疫荧光:免疫荧光显示 C3 肾小球沉积可伴有 Ig 沉积
  - 孤立性 C3 或显性 C3 肾小球沉积可发生在 IRGN 的急性期(渗出期)和恢复期
  - 然而,C3 比 Ig 持续时间更长;因此,显性 C3 沉积物更常见于 IRGN/PIGN 恢复期
- 光镜:急性渗出模式伴大量中性粒细胞浸润
  - PIGN 恢复期可能没有显示中性粒细胞,可表现为单纯系膜增生
  - C3GN 和 IRGN 均可见肾小球新月体
- 电镜:C3GN 和 IRGN 均可出现上皮下驼峰和模糊系膜区沉积物
  - 恢复期 IRGN/PIGN 常表现为相邻毛细血管之间系膜"腰区"部分驼峰吸收
- 辅助研究:肾小球 C4d 阳性在鉴别免疫复合物介导(IRGN)和补体介导的疾病方面可能有一定的作用
  - 然而 C4d 染色阳性并不能排除 C3GN 的可能

非典型 IRGN

- 典型 IRGN 通常为自限性,感染消退后肾功能完全恢复
- 临床病程延长(持续性血尿、蛋白尿和/或低补体血症)可能提示 AP 调节功能异常
- 非典型 IRGN 患者可能存在先前未被识别的 AP 调节功能

潜在缺陷,这些缺陷由感染触发
  - 缺陷包括补体调节蛋白和 C3NeF 的突变
  - 导致感染控制后 AP 也未能得到控制
- 对感染的反应可能易发生急性肾小球肾炎
- 免疫荧光:C3 肾小球沉积 ±Ig
- 光镜:由于 AP 异常的发现可能发生在病程后期,渗出性特征可能较少见
- 电镜:典型/非典型 IRGN 和 C3GN 可见上皮下驼峰和系膜区沉积物
  - 非典型 IRGN 常表现为相邻毛细血管之间系膜"腰区"部分驼峰吸收
- 辅助研究:肾小球 C4d 阳性在鉴别免疫复合物介导(IRGN)和补体介导的疾病方面可能有一定的作用
  - 然而 C4d 染色阳性并不能排除 C3GN 的可能

IRGN/心内膜炎相关肾小球肾炎

- 可表现为显性 C3 模式(如巴尔通体属感染)

膜样肾小球病伴隐匿性 IgG-κ 沉积

- 冷冻免疫荧光显示沿 GBM 的 C3 显性染色,很少或没有 IgG 或 κ 和 λ 轻链染色
- 通过链霉蛋白酶消化石蜡切片进行抗原修复,免疫荧光显示(暴露)单型性 IgG-κ 染色
- 电镜下可见大的上皮下沉积物;可为驼峰状
- 对于显性 C3 沉积或冷冻免疫荧光很少沿 GBM 分布的 IgG 染色以及电镜下可见许多上皮下沉积物的病例应考虑行抗原修复染色

局灶节段性肾小球硬化症(FSGS)

- C3 可积聚于节段性肾小球硬化区内,常伴 IgM 染色
- 聚集的 C3 与 C3GN 中所见的特征性沉积不相对应

诊断要点

病理解读要点

- 关键特征为 C3 伴微量 Ig 或无 Ig 沉积;电镜下沉积物密度较 DDD 沉积物密度低

参考文献

1. Ravindran A et al: Overlap of C3 glomerulopathy and thrombotic microangiopathy: a case series. Kidney Int Rep. 8(3):619-27, 2023
2. Sethi S et al: Proteomic Analysis of Complement Proteins in Glomerular Diseases. Kidney Int Rep. 8(4):827-36, 2023
3. Bomback AS et al: Alternative complement pathway inhibition with iptacopan for the treatment of C3 glomerulopathy-study design of the APPEAR-C3G trial. Kidney Int Rep. 7(10):2150-9, 2022
4. Chauvet S et al: Results from a nationwide retrospective cohort measure the impact of C3 and soluble C5b-9 levels on kidney outcomes in C3 glomerulopathy. Kidney Int. 102(3):536-44, 2022
5. Heiderscheit AK et al: C3 glomerulopathy: understanding an ultra-rare complement-mediated renal disease. Am J Med Genet C Semin Med Genet. 190(3):344-57, 2022
6. Hou J et al: C3 Glomerulopathy: a review with emphasis on ultrastructural features. Glomerular Dis. 2(3):107-20, 2022
7. Lomax-Browne HJ et al: Association of histologic parameters with outcome in

C3 glomerulopathy and idiopathic immunoglobulin-associated membranoproliferative glomerulonephritis. Clin J Am Soc Nephrol. 17(7):994-1007, 2022

8. Meuleman MS et al: Complement C3-targeted therapy in C3 glomerulopathy, a prototype of complement-mediated kidney diseases. Semin Immunol. 60:101634, 2022

9. Michels MAHM et al: Long-term follow-up including extensive complement analysis of a pediatric C3 glomerulopathy cohort. Pediatr Nephrol. 37(3):601-12, 2022

10. Khalighi MA et al: Infection-related glomerulonephritis. Glomerular Dis. 1(2):82-91, 2021

11. Caravaca-Fontán F et al: Update on C3 glomerulopathy: a complement-mediated disease. Nephron. 1-9, 2020

12. Garam N et al: Validation of distinct pathogenic patterns in a cohort of membranoproliferative glomerulonephritis patients by cluster analysis. Clin Kidney J. 13(2):225-34, 2020

13. Levine AP et al: Large-scale whole-genome sequencing reveals the genetic architecture of primary membranoproliferative GN and C3 glomerulopathy. J Am Soc Nephrol. 31(2):365-73, 2020

14. Regunathan-Shenk R et al: Kidney transplantation in C3 glomerulopathy: a case series. Am J Kidney Dis. 73(3):316-23, 2019

15. Singh G et al: Glomerular C4d staining does not exclude a C3 glomerulopathy. Kidney Int Rep. 4(5):698-709, 2019

16. Bomback AS et al: C3 glomerulonephritis and dense deposit disease share a similar disease course in a large United States cohort of patients with C3 glomerulopathy. Kidney Int. 93(4):977-85, 2018

17. Bouatou Y et al: Diagnostic accuracy of immunofluorescence versus immunoperoxidase staining to distinguish immune complex-mediated glomerulonephritis and C3 dominant glomerulopathy. Histopathology. 72(4):601-8, 2018

18. Iatropoulos P et al: Cluster analysis identifies distinct pathogenetic patterns in C3 glomerulopathies/immune complex-mediated membranoproliferative GN. J Am Soc Nephrol. 29(1):283-94, 2018

19. Le Quintrec M et al: Patterns of clinical response to eculizumab in patients with C3 glomerulopathy. Am J Kidney Dis. 72(1):84-92, 2018

20. Ravindran A et al: C3 glomerulopathy: ten years' experience at Mayo Clinic. Mayo Clin Proc. 93(8):991-1008, 2018

21. Ravindran A et al: C3 glomerulopathy associated with monoclonal Ig is a distinct subtype. Kidney Int. 94(1):178-86, 2018

22. Hou J et al: Toward a working definition of C3 glomerulopathy by immunofluorescence. Kidney Int. 85(2):450-6, 2014

MPGN 模式内皮下沉积物

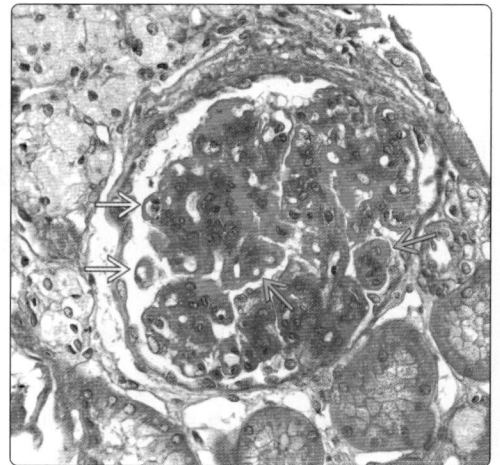

MPGN 模式内皮下沉积物

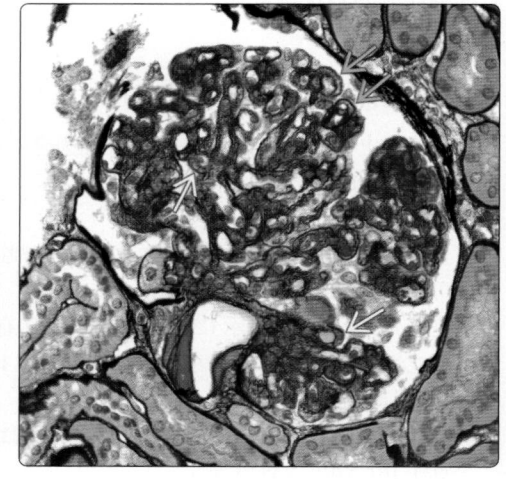

(左)三色染色突出显示沿毛细血管壁分布的明亮的嗜品红内皮下沉积物 ➡，其中许多与 GBM 双轨有关 ➡（右）银染色突出显示许多从窄到宽的 GBM 双轨 ➡ 或"电车轨道"，定义为膜增生模式。环状的内皮下沉积物也与基底膜双轨 ➡ 有关

混合性 MPGN 和系膜增生模式

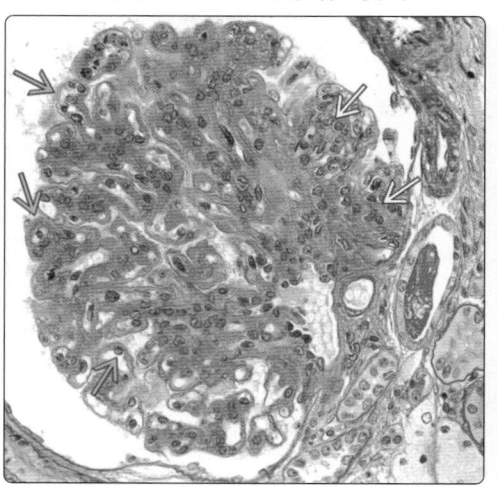

系膜和毛细血管壁 C3 染色

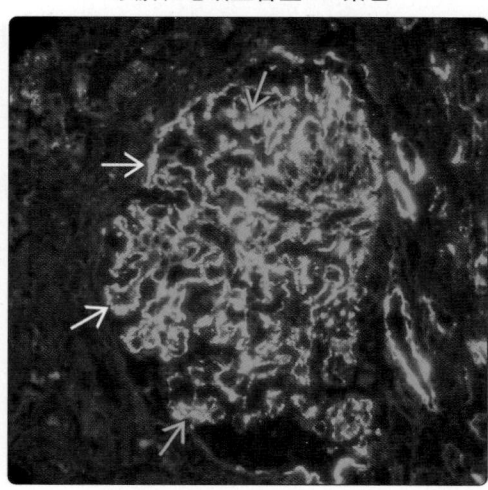

(左)在同一肾小球中，组织学类型可重叠。本例可见明显的系膜细胞增生 ➡ 伴 GBM 双轨 ➡。由于 C3GN 异质性大，病例可能很难依据形态进行组织学分类 (右)肾小球内 C3 沉积物分布各异。本例可见明显的毛细血管壁沉积 ➡ 和系膜沉积 ➡。其余病例可能表现为明显的系膜沉积和较少的 GBM 沉积

毛细血管内模式

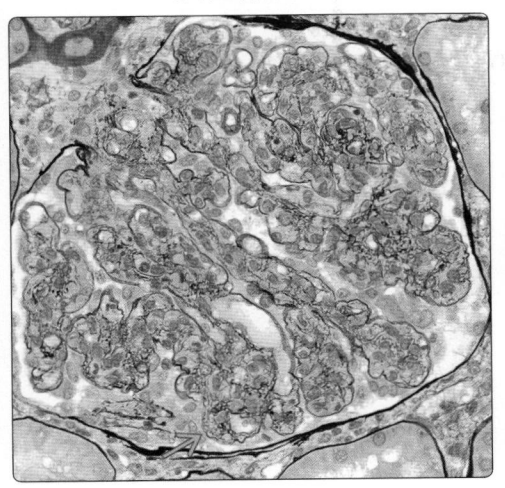

中性粒细胞炎症

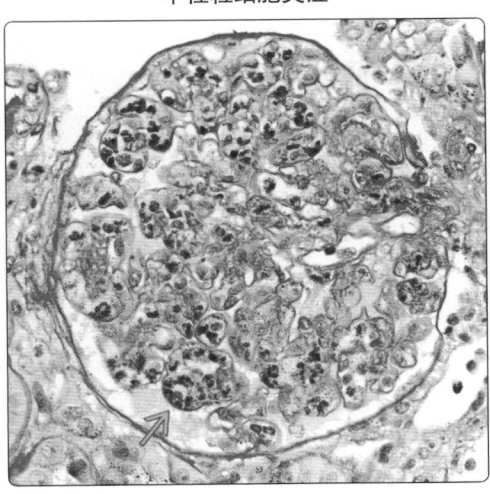

（左）毛细血管内和系膜细胞增生导致肾小球祥呈分叶状，并见 GBM 双轨⊐

（右）毛细血管内细胞增生可伴有大量中性粒细胞浸润（"渗出性特征"）⊐

毛细血管内增生和新月体

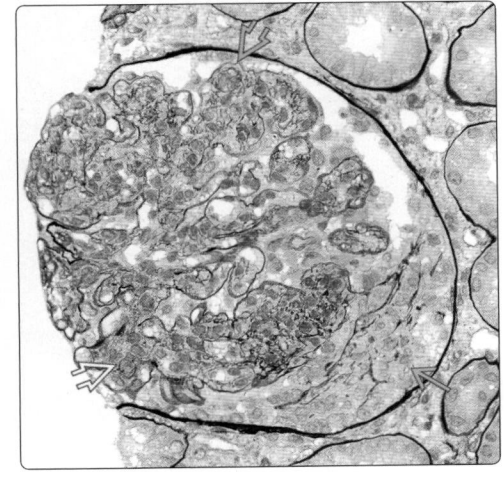

晚期病变

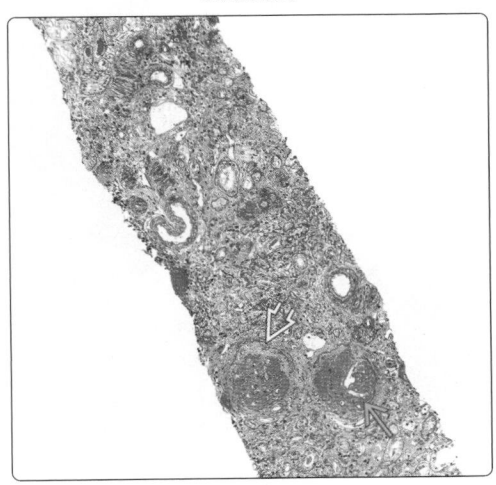

（左）部分病例中可见细胞性和纤维细胞性新月体⇒，注意 GBM 双轨⊐和系膜细胞增生➡

（右）近 1/2 的 C3GN 患者将进展为 ESRD，表现为肾小球球性硬化⊐和严重的肾实质瘢痕。注意硬化性肾小球中见一陈旧性纤维性新月体➡

仅 C3 或 C3 显性染色

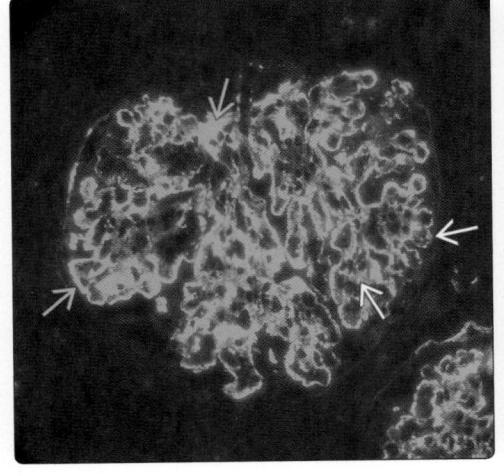

圆形系膜区沉积物

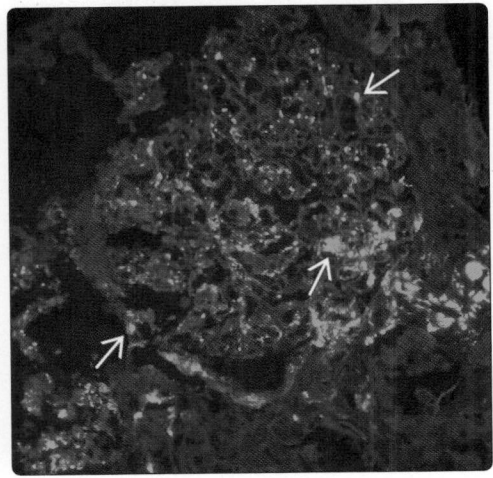

（左）系膜区和肾小球毛细血管壁可见 C3 沉积，沉积物可呈融合状⊐或粗颗粒状➡

（右）系膜沉积物可较大且离散，常呈圆形或球形外观➡

膜增生模式

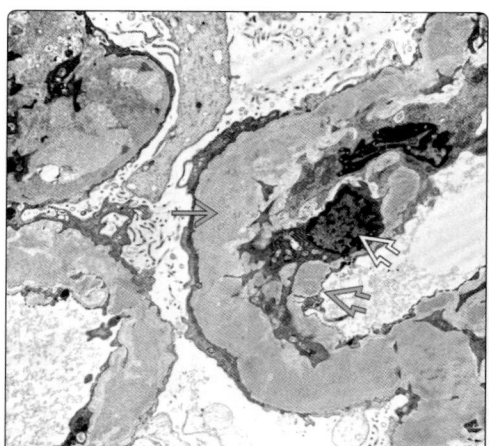

内皮下沉积物重吸收

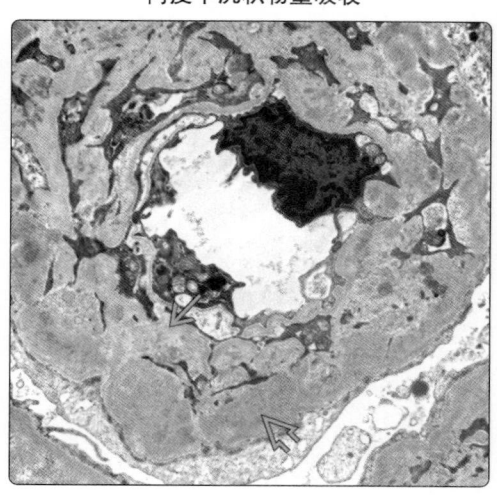

(左)本例显示广泛的内皮下沉积 ⊟ 伴 GBM 双轨 ⊟ 及部分系膜细胞插入 ➡；既往归类为 MPGN I 型

(右)随着时间的推移,沉积物可重吸收,形成与持续性沉积物 ⊟ 重叠的可变电子透亮区 ⊟

节段性上皮下沉积物

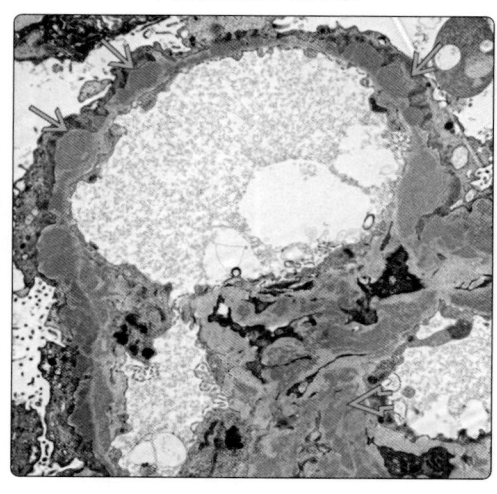

系膜沉积物和细胞增生

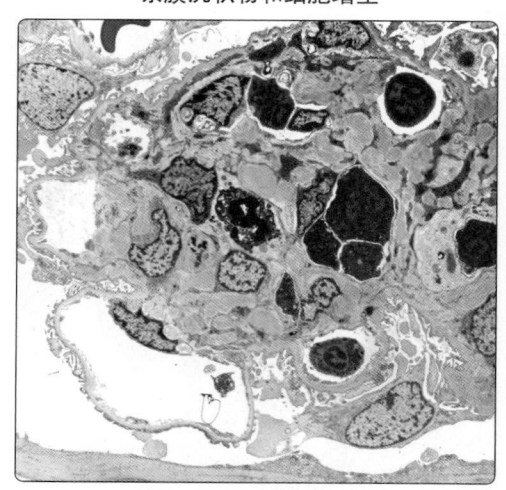

(左)典型的系膜区 ⊟ 和内皮下沉积物,也可伴有上皮下沉积物 ⊟。一些病例可具有 MPGN 和膜性肾病重叠特征

(右)大的系膜沉积物使系膜区扩大伴细胞增多。注意本例中沉积物呈模糊外观,仅略高于周围基质的电子密度

圆形系膜区沉积物

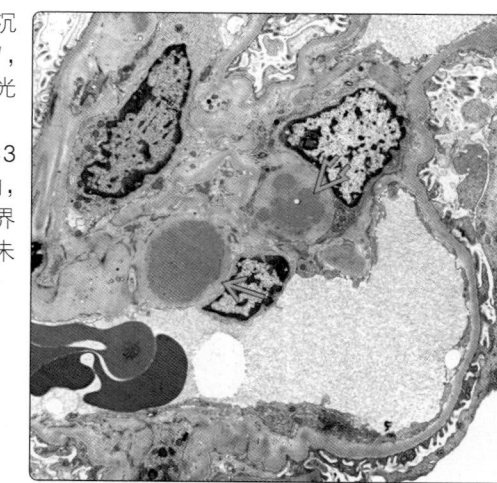

无定形沉积物

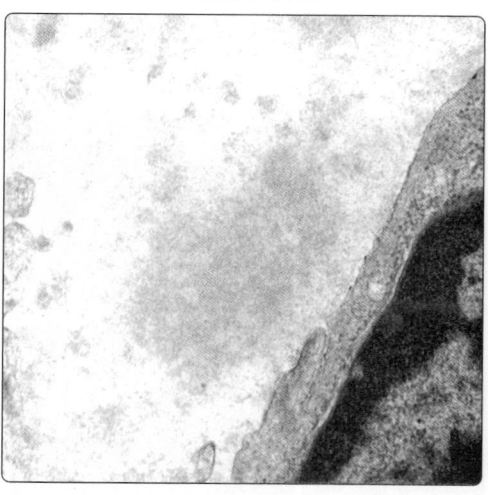

(左)C3GN 中部分系膜沉积物可呈圆形和球状 ➡,也可呈离散性,但边缘欠光滑 ⊟

(右)如图高倍镜所见,C3沉积物为无定形嗜锇性的,且经常融入周围基质,边界模糊或呈"云状",沉积物未显示有形亚结构

肾小球细胞增生

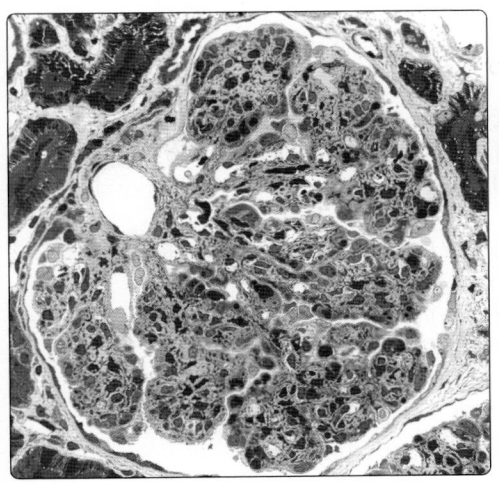

系膜增生模式

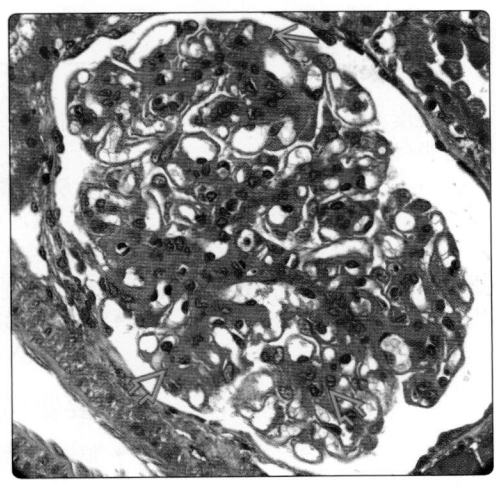

（左）毛细血管内及系膜细胞增生使肾小球祥呈分叶状

（右）三色染色显示系膜沉积物为明亮的嗜品红色 ➡，也可见上皮下驼峰 ➡

节段性肾小球硬化

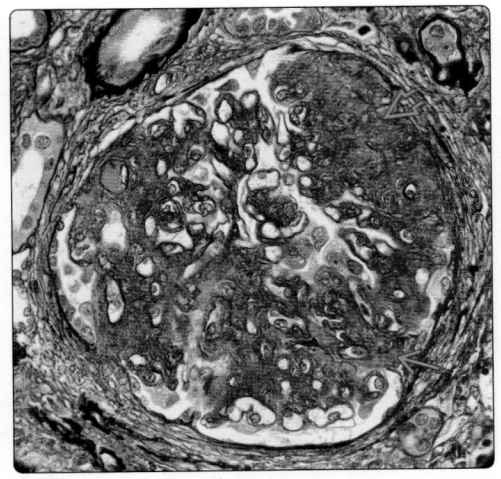

模糊的圆形系膜区沉积物

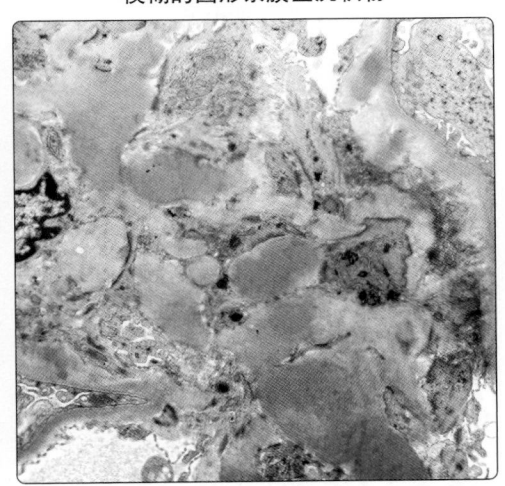

（左）随着病变的进展可发生节段性肾小球硬化 ➡。注意大量银染色（－）的系膜区沉积物

（右）电镜下，C3 沉积物表现为模糊、云状且边界不清。有些沉积物呈圆形，有的则具有不规则边界，并融入周围基质中

上皮下驼峰

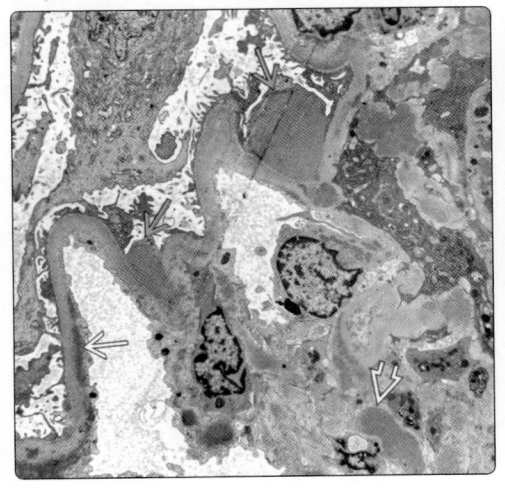

非典型特征

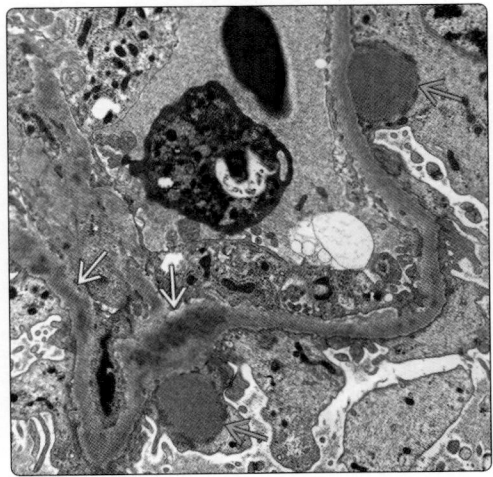

（左）C3GN 可见上皮下驼峰状沉积物 ➡，常位于系膜"腰区"。注意存在内皮下 ➡ 和圆形系膜沉积物 ➡

（右）不典型感染后肾小球肾炎可酷似 C3GN，上皮下驼峰 ➡ 伴细长线性、模糊状基底膜内沉积物 ➡，类似于 DDD 中所见

（李慧明　译，余英豪　审）

术语

- 系膜区 C1q 显性或共显性（≥2+ 强度）沉积，无系统性红斑狼疮（SLE）或膜增生性肾小球肾炎（MPGN）

病因学 / 发病机制

- 潜在的发病机制包括
  - C1q 与免疫球蛋白结合形成免疫复合物
  - C1q 与系膜细胞 C1q 受体直接结合
  - 巨噬细胞和树突状细胞 C1q 合成增加
  - 大量蛋白尿时 C1q 被非特异性捕获

临床特征

- 发病率：0.2%～2.5% 的肾活检病例
- 研究发现其对激素治疗耐受率越来越高，但预后似乎在很大程度上取决于组织学改变
- 肾病综合征、无症状血尿和/或蛋白尿、或慢性肾功能不全

镜下特征

- 肾小球改变异质性
  - 无明显肾小球异常，类似微小病变性肾病（MCD）
  - 系膜增生性肾小球肾炎；局灶节段性肾小球硬化症（FSGS）
- 系膜区以 C1q 沉积为主，伴 C3、IgG、IgA、IgM 不同组合形式沉积
- 系膜区无定形电子致密物沉积
  - 偶见内皮下沉积；罕见上皮下沉积

主要鉴别诊断

- 狼疮性肾炎
- FSGS
- MCD
- 特发性非狼疮性满堂亮肾病

FSGS 模式

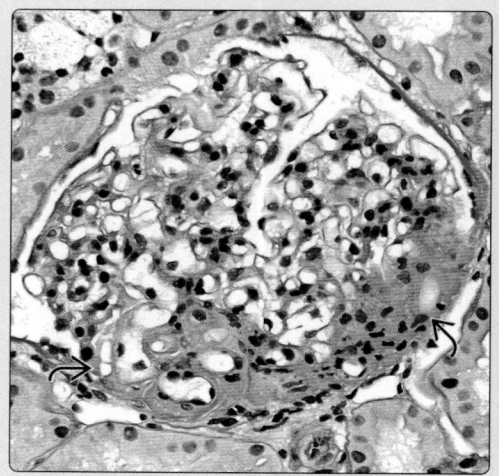

系膜区 3+C1q 染色

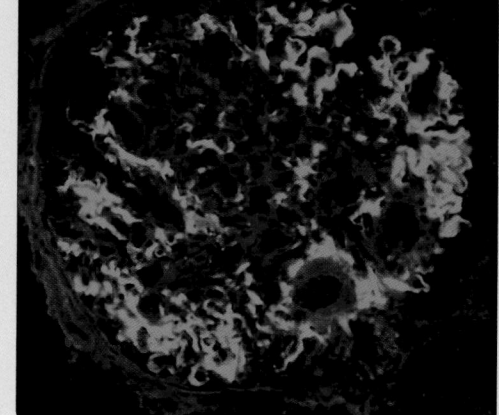

（左）12 岁女孩，肾病综合征（NS），肾活检诊断为 C1q 肾病。如图所示，FSGS ⊿ 为 C1q 肾病常见组织学模式
（右）C1q 肾病以系膜区显性或共显性 C1q 沉积（≥2+ 强度）为特征，如本例 15 岁男孩，有镜下血尿和蛋白尿，IgG 荧光染色强度 2+，狼疮血清学阴性

轻度系膜增生模式

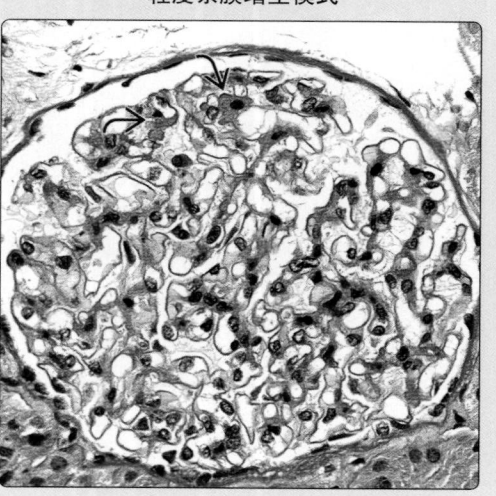

系膜区无定形电子致密沉积物

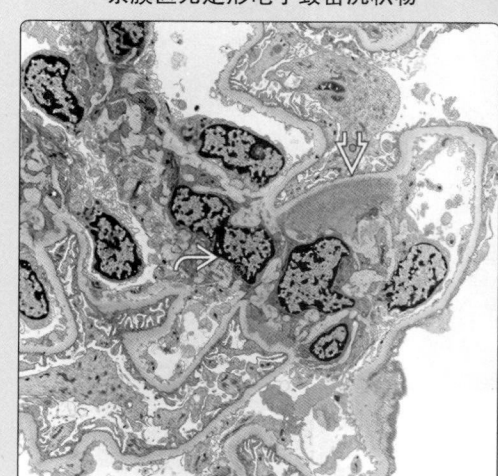

（左）10 岁男孩，无症状蛋白尿，肾活检诊断为 C1q 肾病。PAS 染色切片未见肾小球细胞增生，但光镜下可见系膜旁区有明显沉积物 ➡
（右）C1q 肾病中电子致密沉积物通常位于系膜旁区 ➡。肾活检标本取自一 10 岁男孩，蛋白尿 2g/d，显示轻度系膜细胞增生 ➡

术语

定义

- 以系膜区 C1q 显性或共显性染色（≥2+ 强度）为特征，患者无 SLE、MPGN 或感染证据的特发性肾小球疾病
  - 1985 年由 Jennette 和 Hipp 首次报道
  - 是否为一独立的疾病实体尚存在争议

病因学 / 发病机制

特发性

- 发病机制尚不明确；推测有 4 种可能机制

免疫复合物形成

- C1q 是经典补体活化途径的组成成分，与先天性免疫和 IgG/IgM 介导的获得性免疫有关联
  - 当 C1q 和免疫球蛋白 Fc 段结合时，补体经典途径激活
    - C1q 与 IgM、IgG1、IgG3 结合的亲和力最高
- 沉积物可能改变 MCD、FSGS 的病程

C1q 直接结合

- C1q 受体在单核细胞、巨噬细胞、血小板、中性粒细胞、淋巴细胞、内皮细胞、系膜细胞表面有表达
  - C1q 可以通过 C1q 受体与系膜细胞结合
- C1q 也能与带负电物质结合，如 DNA、RNA、脂多糖、病毒和细菌蛋白
  - C1q 触发吞噬细菌和中和逆转录病毒过程
  - 在 BK 多瘤病毒肾炎和 CMV 感染患者中有 C1q 肾病的报道

C1q 合成增加

- 巨噬细胞和树突状细胞可以合成 C1q
- 炎症细胞因子促进 C1q 生成

C1q 非特异性捕获

- 大量蛋白尿时，肾小球滤过蛋白增多，导致系膜区非特异性免疫球蛋白捕获
- C1q 固定捕获的免疫球蛋白
  - 可能非真性免疫复合物
  - 假说最适用于临床病理类型为 MCD/FSGS 的 C1q 肾病

临床特征

流行病学

- 发病率
  - 在成人和儿童肾活检中，C1q 肾小球病发生率为 0.2%～2.5%
    - 儿童中发生率更高（6%），尤其表现为肾病综合征者（16.5%）
  - 约 7% 的无症状供肾标本有亚临床 C1q≥2+
- 年龄
  - 常见于年长儿童和青年

- 性别
  - 无明显性别倾向
- 人种
  - 黑人患者更容易出现肾病综合征和 FSGS 组织学表现

表现

- 肾病综合征（>50%）
  - 突然发作最为常见
  - 常与 MCD/FSGS 组织学相关
- 亚肾病性蛋白尿（15%～20%）
- 无症状性血尿（10%～15%）
  - 相关报道包括日本儿童在常规尿检中偶然发现这类病例
- 孤立性血尿和蛋白尿（5%～10%）
- 慢性肾功能不全（15%～20%）
  - 常为系膜增生性肾小球肾炎病例
  - 可存在血尿和蛋白尿
- 肉眼血尿（<5%）

实验室检查

- 血清学研究狼疮，如 ANA、抗 dsDNA 抗体、抗 C1q 抗体均为阴性
  - 即使随访数年仍然保持阴性
- 血清补体水平正常，罕见 C1q 降低
- HIV（−）

治疗

- 药物
  - 皮质类固醇激素
  - 环孢素或利妥昔单抗用于激素耐受型肾病综合征
  - 无症状性血尿和蛋白尿病例不需要治疗

预后

- 主要取决于组织学
  - 鉴定为没有 C1q 沉积的 MCD 长期预后（0 ESRD），除非出现 FSGS（3% ESRD）
    - 一些研究显示 C1q+ 患者更容易复发
  - 系膜增生组织学患者治疗反应和肾脏结局较好（0 ESRD）
  - 既往研究 FSGS 与预后不良和疾病进展相关（27% ESRD）
    - FSGS 的存在与否不影响预后（2019 年系列研究）
- 尿液筛查后诊断为 C1q 肾病的儿童可能在没有治疗的情况下尿液分析恢复正常

镜下特征

组织学特征

- 三种肾小球模式
  - 光镜下无肾小球异常：约 40% 的病例（范围：0～100%）
    - 类似于 MCD
  - 系膜增生：约 20% 的病例（范围：0～75%）
    - 通常为轻度到中度增生
    - 偶尔为节段毛细血管内增生或局灶性新月体（约 7%）

- ○ FSGS：约 40% 病例（范围：0~90%）
  - – 约 50% 伴有系膜增生
  - – FSGS 病变特征为鲍曼囊粘连及透明样蛋白沉积
  - – 有塌陷型和细胞型 FSGS 报道
  - – 随访活检有 MCD 演化为 FSGS 的病例
  - – C1q 肾病也可为 FSGS 的亚型
- ○ 偶然发现
  - – 见于 7% 的移植供肾
  - – 偶见于其他疾病中，如薄基底膜肾病、间质性肾炎、多囊肾、球性硬化
- ○ 组织学表现的相对发生率取决于引用的研究
- ○ 膜增生性组织学表现通常为排除标准
- 严重蛋白尿病例，可见刷状缘消失和上皮细胞扁平化的急性肾小管损伤
- 不同程度的肾小管萎缩和间质纤维化
- 极少见小血管血管炎（约 3%）

辅助检查

免疫荧光

- 系膜区 C1q 显性或共显性（≥2+ 强度）染色，偶尔沿毛细血管袢分布
  - ○ 系膜旁沉积物可呈弧形
- 大部分病例存在 IgG（67%）、IgM（81%）、IgA（47%）、C3（83%）沉积，但染色强度均低于 C1q
  - ○ 约 30% 的病例可见满堂亮表现（IgG、IgA、IgM、C1q、C3）
  - ○ C4 染色（35%），通常染色极弱或隐约可见
- 随访活检可见 C1q 沉积物消失，甚至组织学为 FSGS 的病例
- 同种肾移植新发 C1q 沉积没有明显的临床意义

电镜

- 约 90% 的病例（范围：45%~100%）系膜区可见无定形电子致密沉积物
  - ○ 一些病例电子致密物缺失可能由于沉积物呈节段性分布
  - ○ 通常位于系膜旁区（靠近 GBM 返折处）
  - ○ 同 IgA 肾病中所见相似，沉积物"环抱"系膜细胞
- 偶见内皮下沉积物（7%~44%）
- 极少见上皮下沉积物（0~17%）
- 足细胞足突轻度至广泛消失，与蛋白尿的程度相关
- 内皮细胞内管网状包涵体罕见（0~6%）

鉴别诊断

狼疮性肾炎

- 存在临床和血清学 SLE 的证据
- 上皮下和内皮下沉积更为常见
- 支持狼疮性肾炎而非 C1q 肾病的特征
  - ○ 沉积物亚结构
  - ○ 内皮细胞中管网状包涵体
  - ○ TBM 沉积物
  - ○ 肾小球炎症、坏死或新月体

特发性非狼疮性满堂亮肾病

- 因大部分病例（约 60%）有 C1q≥2+，故有重叠
- 与 C1q 肾病的区别尚未被很好定义
- 若 C1q 强度 > IgG、IgA、IgM，可归类为 C1q 肾病

微小病变性肾病

- 与伴 C1q 沉积的 MCD 相比，对激素治疗效果更好且更少复发
- 远期预后和表现与伴 C1q 沉积的 MCD 相似

局灶节段性肾小球硬化症

- 一些学者认为 C1q 肾病为 FSGS 的亚型
- 大量系膜区沉积物为 C1q 肾病的特征

伴免疫球蛋白沉积的 MPGN

- 通常为显性 C3
- 明显的内皮下沉积和 GBM 双轨
- 低补体血症

诊断要点

临床相关的病理学特征

- 肾小球病变组织学病变预测预后及治疗反应
  - ○ MCD 和系膜增生预后比 FSGS 好
- 肾小管萎缩和间质纤维化程度影响预后

病理解读要点

- 严格把握 C1q 染色 ≥2+ 强度的标准可避免过度诊断

参考文献

1. Gaur S et al: C1q Nephropathy in children with nephrotic syndrome: treatment strategies and outcomes. Indian J Nephrol. 32(1):54-9, 2022
2. Ma R et al: Case report: complete remission of C1q nephropathy treated with a single low-dose rituximab, a reality or coincidence? Front Pediatr. 8:568773, 2020
3. Kim K et al: C1q nephropathy in adults is a form of focal segmental glomerulosclerosis in terms of clinical characteristics. PLoS One. 14(4):e0215217, 2019
4. Abu-Shahin N et al: C1q nephropathy among children with nephrotic syndrome: ten-year experience from a pediatric nephrology unit. Turk J Pediatr. 60(1):14-21, 2018
5. Rijnink EC et al: Idiopathic non-lupus full-house nephropathy is associated with poor renal outcome. Nephrol Dial Transplant. 32(4):654-62, 2017
6. Devasahayam J et al: C1q nephropathy: the unique underrecognized pathological entity. Anal Cell Pathol (Amst). 2015:490413, 2015
7. Gunasekara VN et al: C1q nephropathy in children: clinical characteristics and outcome. Pediatr Nephrol. 29(3):407-13, 2014
8. Vintar Spreitzer M et al: Do C1q or IgM nephropathies predict disease severity in children with minimal change nephrotic syndrome? Pediatr Nephrol. 29(1):67-74, 2014
9. Said SM et al: C1q deposition in the renal allograft: a report of 24 cases. Mod Pathol. 23(8):1080-8, 2010
10. Wenderfer SE et al: C1q nephropathy in the pediatric population: pathology and pathogenesis. Pediatr Nephrol. 25(8):1385-96, 2010
11. Hisano S et al: Clinicopathologic correlation and outcome of C1q nephropathy. Clin J Am Soc Nephrol. 3(6):1637-43, 2008
12. Vizjak A et al: Pathology, clinical presentations, and outcomes of C1q nephropathy. J Am Soc Nephrol. 19(11):2237-44, 2008
13. Lau KK et al: Pediatric C1q nephropathy and incidental proteinuria. Pediatr Nephrol. 21(6):883; author reply 884, 2006
14. Jennette JC et al: C1q nephropathy: a distinct pathologic entity usually causing nephrotic syndrome. Am J Kidney Dis. 6(2):103-10, 1985

系膜增生模式

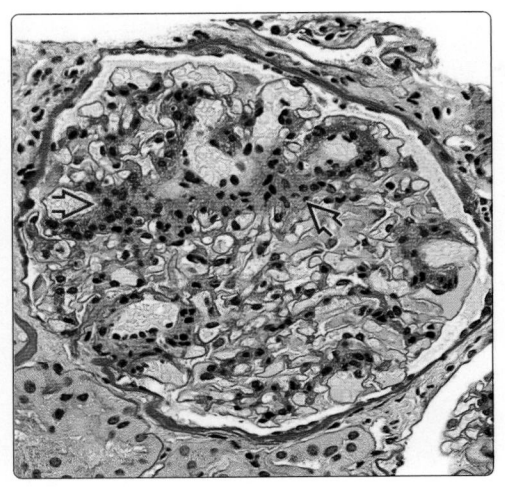

MCD 模式

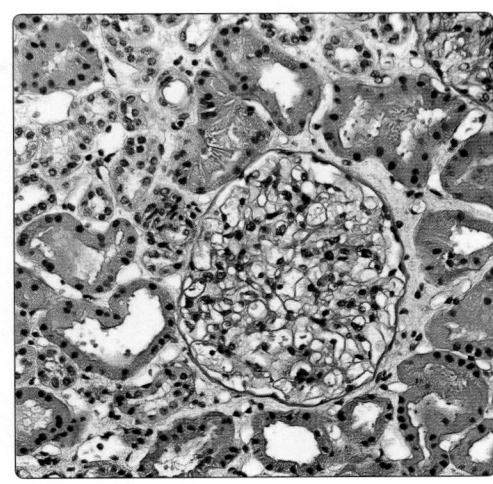

(左)15 岁男孩，光镜显示轻度节段性系膜增生性肾小球肾炎 ⇨，有镜下血尿及非肾性蛋白尿，免疫荧光检查诊断为 C1q 肾病

(右)26 岁男性，以肾病综合征急性起病，光镜显示肾组织形态正常，经免疫荧光诊断为 C1q 肾病

肾小管蛋白重吸收滴

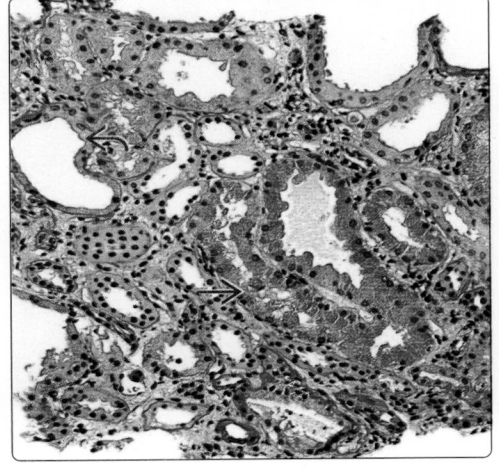

FSGS 模式

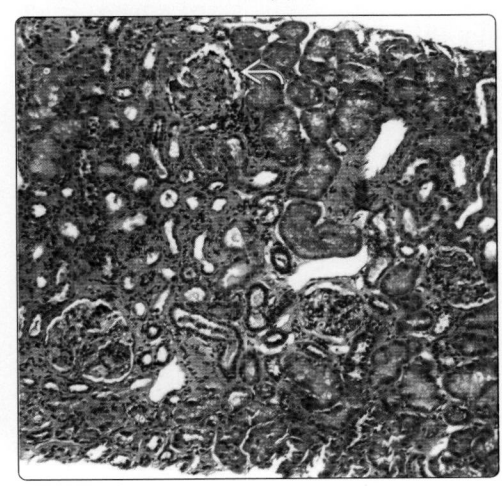

(左)C1q 肾病可表现为 MCD 表型，以肾病综合征性起病。近端小管可见明显的蛋白重吸收滴 ⇨，轻度急性肾小管损伤表现为上皮扁平化 ⇨

(右)C1q 肾病有不同的光镜模式，FSGS 为最常见之一 ⇨。系 14 岁男孩肾活检，临床表现为肾病综合征，狼疮血清学阴性

FSGS 模式

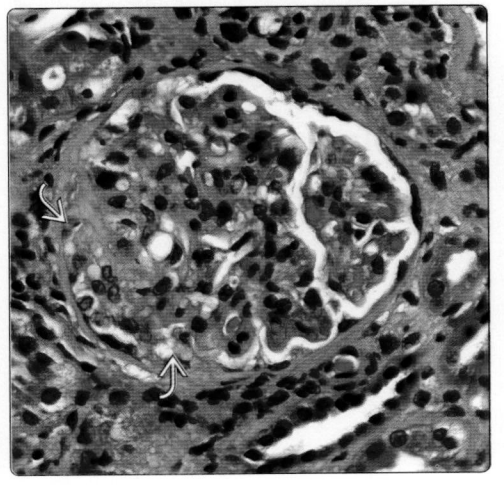

严重 FSGS 模式

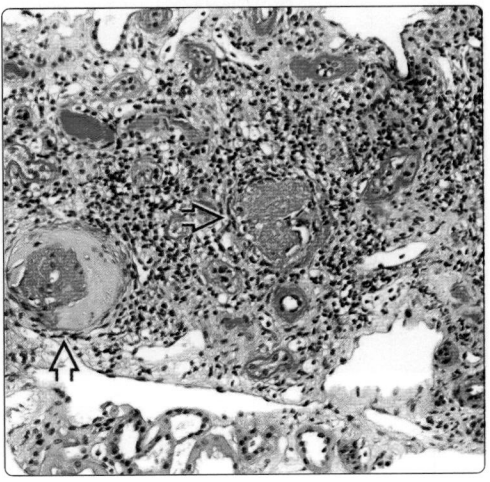

(左)C1q 肾病常表现为节段性硬化和粘连（FSGS）⇨，患者 14 岁，临床表现为肾病综合征（NS），免疫荧光显示类似狼疮"满堂亮"表现，但 ANA 和抗 dsDNA 抗体均为阴性

(右)9 岁黑人男孩，临床表现为 NS，诊断为 C1q 肾病伴 FSGS，镜下可见球性硬化肾小球 ⇨。有广泛肾小管萎缩病例预后不良

系膜区 C1q 染色

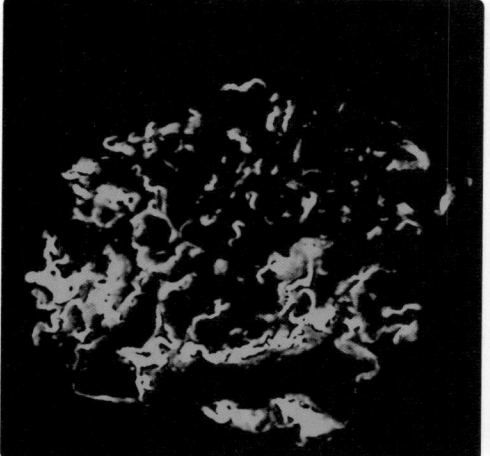

系膜区 IgG 染色

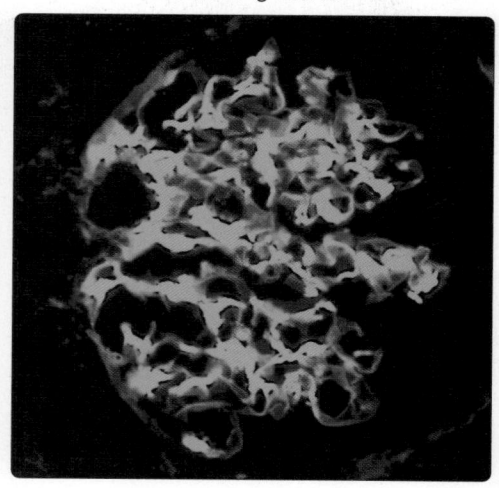

（左）14 岁男孩，诊断为 C1q 肾病，表现主要为系膜区颗粒状 C1q 沉积，强度 2+，免疫荧光表现与狼疮性肾炎类似，见 IgG、IgA、IgM、C3、C1q（满堂亮）染色。C1q 肾病被定义为肾小球 C1q 显性或共显性（≥2+ 强度）沉积，患者无 SLE

（右）14 岁男孩，诊断为 C1q 肾病，标本中 IgG 与 C1q 分布及染色强度（2+）相似

系膜区 IgM 染色

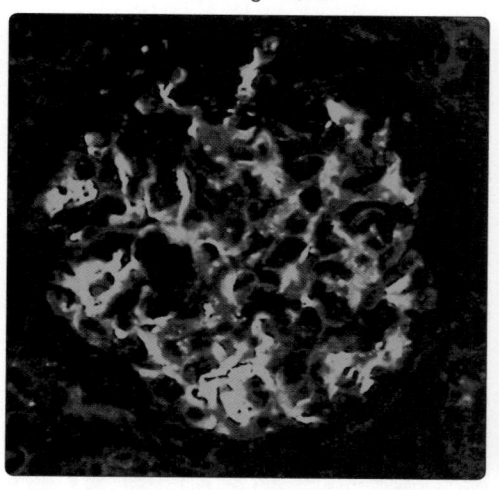

轻度系膜区 IgA 沉积

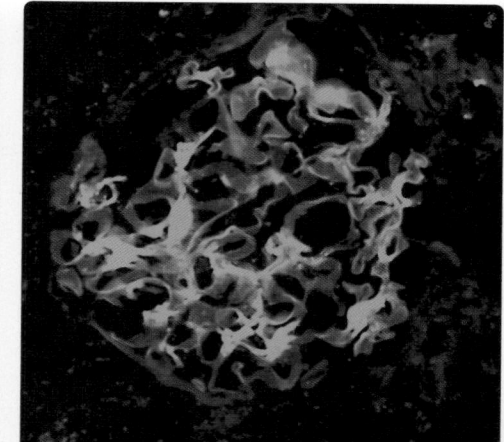

（左）14 岁男孩，诊断为 C1q 肾病，显示 IgM 主要为系膜区染色，且与 C1q 分布相似，但染色强度（1+）不及 C1q。这种分布与电镜下无定形电子致密沉积物的位置相一致

（右）这例 C1q 肾病中，同 C1q 相似，IgA 主要为系膜区沉积，但强度较低（1+）。κ 和 λ 染色，强度相似（1～2+）

C3 染色

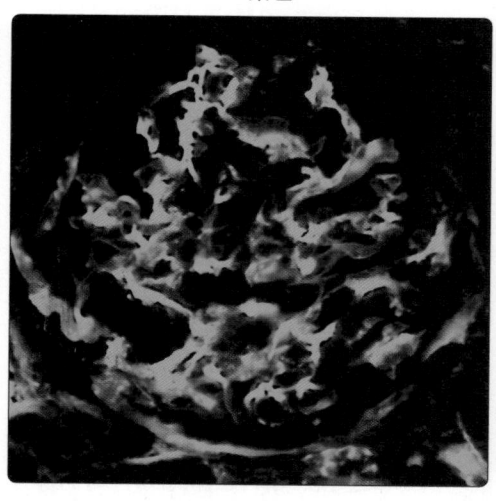

节段硬化部位 C3 染色

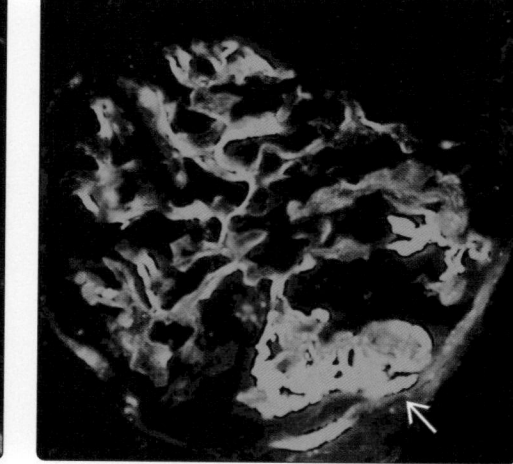

（左）这例 C3 染色强度（1～2+）与 C1q 水平相似

（右）肾小球节段硬化部位 C3 ➡ 和 IgM 染色通常阳性，如这例 C1q 肾病所示。推测这种在 FSGS 中普遍存在的表现可能为非特异性，也可能是 IgM 和/或 C3 与损伤细胞释放的产物反应所致

補体相关性肾小球肾炎

大量系膜区沉积物

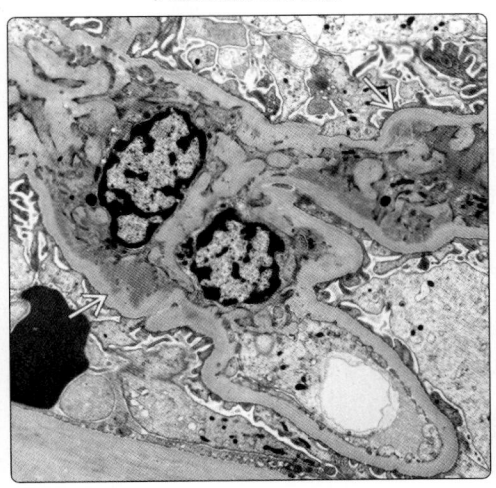

GBM 正常及系膜区沉积物

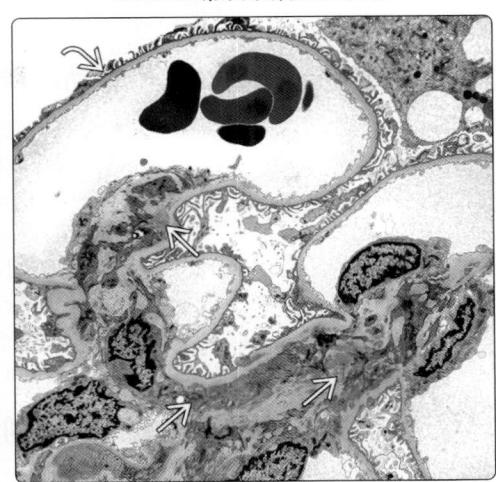

（左）免疫荧光中所见的 C1q 沉积物与系膜区电子致密沉积物➡相一致。患者女性 33 岁，临床表现为肾病范围蛋白尿及下肢间歇性轻度水肿

（右）C1q 肾病低倍镜显示 GBM 正常➡，无定形电子致密沉积物主要位于系膜区➡

无定形系膜区沉积物

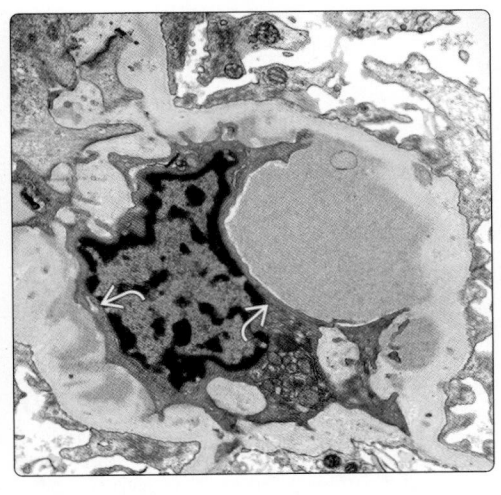

膜内沉积物

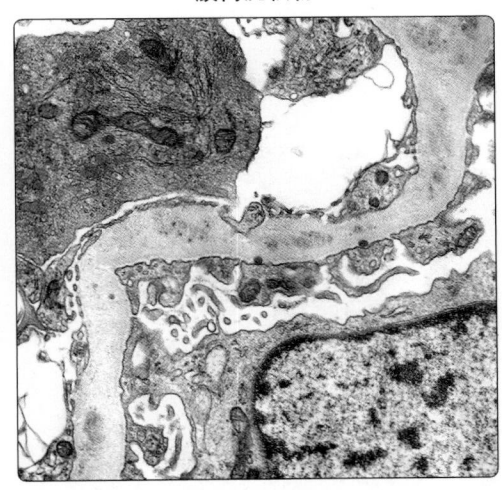

（左）26 岁女性患者，无症状蛋白尿且 ANA 阴性，系膜区可见大量无定形沉积物➡。免疫荧光显示"满堂亮"表现，C1q 和 IgG 均为 3+，提示为特发性非狼疮性满堂亮肾病

（右）C1q 肾病有时可见 GBM 和／或内皮下沉积物，类似于狼疮。罕见的上皮下沉积也有报道，但极少见到狼疮性肾炎中经典的管网状结构

内皮下沉积物

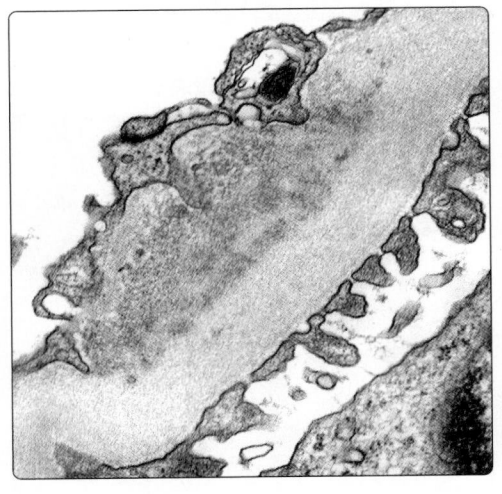

节段性肾小球硬化

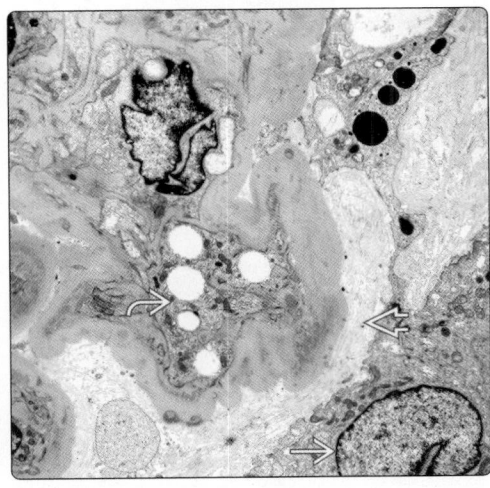

（左）C1q 肾病内皮下沉积，14 岁男孩，临床表现为肾病综合征。图中未见明显亚结构，也没有发现管网状结构，这些有助于与狼疮性肾炎鉴别

（右）9 岁黑人男孩，临床表现为肾病综合征，免疫荧光显示 C1q 显性沉积，诊断为 C1q 肾病。图中可见节段性肾小球硬化伴系膜区脂质沉积➡，衬覆游离的足细胞➡，并见新基底膜层➡

（郭文焕 译，余英豪 审）

229

要　点

术语

- 补体介导的肾小球肾炎伴明亮的 C4d 染色,但免疫荧光染色没有或仅少量 C3 或免疫球蛋白沉积

临床特征

- 可出现在儿童期、青春期或成人期
- 蛋白尿
- 血尿
- 肾功能保留或缓慢进行性下降
- 通常无自身免疫性疾病的系统性特征

镜下特征

- 系膜和毛细血管内细胞增生
- GBM 很厚
- GBM 双轨

辅助检查

- 免疫荧光
  - 肾小球明亮的 C4d 染色
  - C3、C1q 和免疫球蛋白染色阴性或微量染色
- 电镜
  - C4 肾小球肾炎
    - 多量系膜区电子致密沉积物
  - C4 致密物沉积病(DDD)
    - GBM 膜内位置有非常高的电子致密沉积物

主要鉴别诊断

- C3 肾小球病
- C3 免疫荧光染色可区分 C3 肾小球病和 C4 肾小球病
- 感染相关性肾小球肾炎

(左)本例 C4 DDD 表现为系膜细胞增生和肾小球毛细血管袢增厚
(右)C4 DDD 表现为肾小球系膜细胞增生 ➡,GBM 明显增厚伴 PAS(+)沉积物 ➡

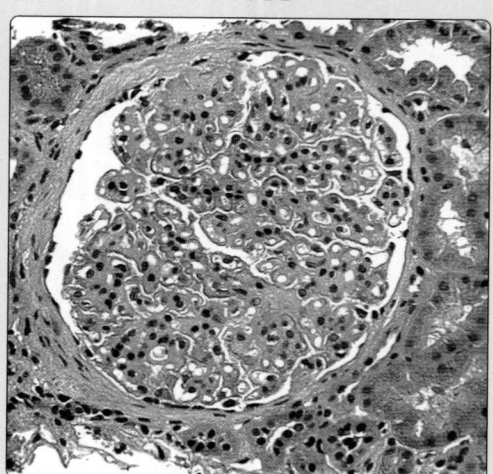

C4 DDD

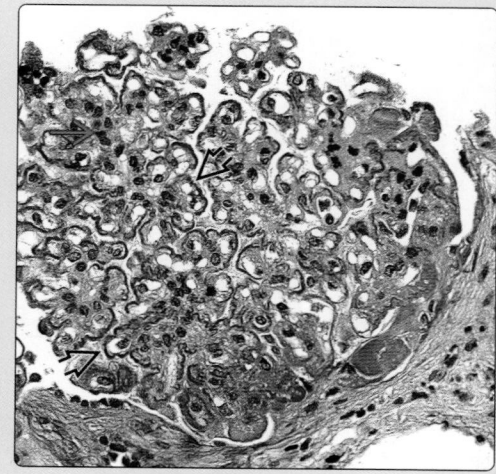

C4 DDD

(左)本例 C4 DDD 的 C4d 免疫荧光染色显示 GBM 沉积物呈宽线性染色
(右)C4 DDD 的电镜显示 GBM 内非常高的电子致密沉积物 ➡,与 C3 DDD 难以区分。C4 DDD 免疫荧光显示 C3 染色阴性,C4d 染色阳性

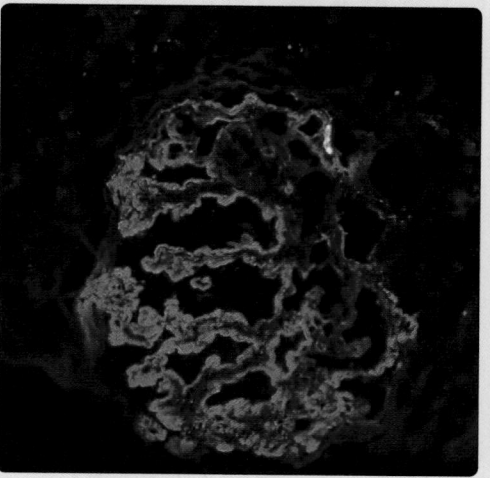

C4 DDD　C4d 免疫荧光染色

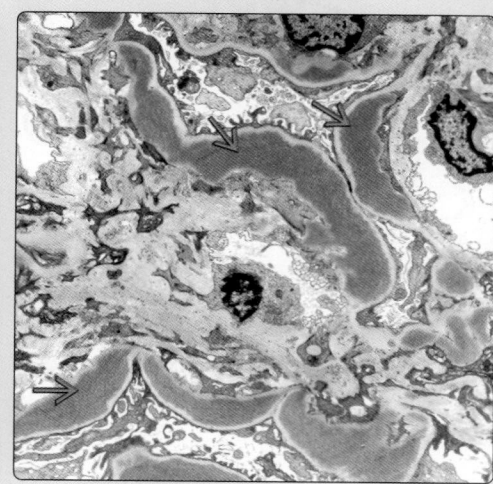

C4 DDD　电镜表现

术语

定义

- 补体介导的肾小球肾炎伴明亮的 C4d 染色,但免疫荧光没有或仅少量 C3 或免疫球蛋白沉积
- C4 肾小球病包括 C4 DDD 和 C4 肾小球肾炎

病因学/发病机制

病因不明

- 可能存在过度活化的凝集素补体途径
- 尚未证明 C4 肾小球病患者存在先天性或获得性补体旁路途径缺陷

临床特征

流行病学

- 发病率
  - 罕见
- 年龄
  - 可发生在儿童期、青春期或成人期

表现

- 蛋白尿
  - 可为肾病范围
- 血尿
- 高血压
- 肾功能保留或缓慢进行性下降
- 通常无自身免疫性疾病的系统性特征
  - 1 例报告伴有葡萄膜炎
- 临床特征与 C3 肾小球病重叠

治疗

- 未建立标准的治疗方案
- 血管紧张素转换酶(ACE)抑制剂或抗血管紧张素 II 受体阻滞剂治疗蛋白尿和高血压

镜下特征

组织学特征

- MPGN 模式
- 系膜和毛细血管内细胞增生
- GBM 很厚
- GBM 双轨
- 可存在新月体
- 有 1 例 C4 DDD 合并血栓性微血管病(患者也有循环单克隆蛋白)的报道

辅助检查

免疫组化

- C4 肾小球病中肾小球 C4d 免疫过氧化物酶染色呈强阳性
  - 在 C3 肾小球肾炎和 C3 DDD 肾小球中均可观察到 C4d

免疫过氧化物酶染色阳性
  - 在一项研究中,71%(10/14)的 C3 肾小球病患者 C4d 免疫过氧化物酶染色阳性

免疫荧光

- 肾小球可见明亮的 C4d 染色
- C3、C1q 和免疫球蛋白染色阴性或微弱阳性
  - 大多数实验室使用抗 C3c 抗体

血清学检查

- 血清 C3 正常,C4 正常或稍低
- 与 C3 肾小球病不同,C4 肾小球病患者循环 C5b-9 水平无明显升高

电镜

- C4 肾小球肾炎
  - 多量系膜区电子致密沉积物
  - 可能有少量膜内电子致密沉积物
- C4 DDD
  - GBM 膜内位置有非常高的电子致密沉积物
  - 电镜表现与 C3 DDD 相同

质谱分析

- 大至中等量的光谱与补体成分 C4 匹配
- 氨基酸序列分析显示光谱定位在 C4d

鉴别诊断

C3 肾小球病

- 分类包括 C3 肾小球肾炎和 C3 DDD
- C3 肾小球肾炎和 C3 DDD 的光镜和电镜特征与 C4 肾小球肾炎和 C4 DDD 难以区分
- C3 免疫荧光染色可区分 C3 肾小球病和 C4 肾小球病

感染相关性肾小球肾炎

- 免疫复合物性肾小球肾炎(补体经典途径激活)表现为 C4d 染色
- 免疫球蛋白免疫荧光染色

IgA 肾病或其他免疫复合物性肾小球肾炎

- 免疫复合物性肾小球肾炎表现为蛋白尿和血尿

参考文献

1. Snijders MLH et al: Utility of immunohistochemistry with C3d in C3 glomerulopathy. Mod Pathol. 33(3):431-9, 2020
2. Drachenberg CB et al: Epidemiology and pathophysiology of glomerular C4d staining in native kidney biopsies. Kidney Int Rep. 4(11):1555-67, 2019
3. Singh G et al: Glomerular C4d staining does not exclude a C3 glomerulopathy. Kidney Int Rep. 4(5):698-709, 2019
4. Ali A et al: Proliferative C4 dense deposit disease, acute thrombotic microangiopathy, a monoclonal gammopathy, and acute kidney failure. Am J Kidney Dis. 67(3):479-82, 2016
5. Sethi S et al: C4 glomerulopathy: a disease entity associated with C4d deposition. Am J Kidney Dis. 67(6):949-53, 2016
6. Sethi S et al: C4d as a diagnostic tool in proliferative GN. J Am Soc Nephrol. 26(11):2852-9, 2015
7. Sethi S et al: C4 dense-deposit disease. N Engl J Med. 370(8):784-6, 2014

(李慧明 译,余英豪 审)

要　点

术语

- 形态学特征为 GBM 双轨伴系膜和毛细血管内细胞增生,以及肾小球 Ig 和补体蛋白沉积

临床特征

- 年龄较大的儿童、青少年和年轻人
- 肾病综合征:>50% 的患者
- 血尿:10%~20% 伴有急性肾炎综合征
- 约 50% 可检出补体旁路途径异常

镜下特征

- 光镜:系膜细胞增生使肾小球祥呈分叶状外观
  - GBM 双轨("铁轨状")可窄可宽,PAS 和银染色观察最佳
  - 毛细血管内细胞增生(单核细胞±中性粒细胞浸润)
  - 细胞性/纤维细胞性新月体(约 20% 的病例)

- 免疫荧光:不同强度的混合性补体和 Ig 沉积
  - 非显性 C3 染色伴有比 C3 肾小球病允许的更强的 Ig 和 C1q 染色
- 电镜:内皮下及系膜区可见无定形致密沉积物 ± 膜内和/或上皮下沉积物
  - 目前正努力停止使用历史上基于电镜的分类术语作为诊断术语

主要鉴别诊断

- C3 肾小球病
- 慢性血栓性微血管病
- 冷球蛋白血症性肾小球肾炎
- 感染相关性(感染后)肾小球肾炎
- 弥漫性狼疮性肾炎
- 增生性肾小球肾炎伴单克隆免疫球蛋白沉积(PGNMID)

毛细血管内炎性细胞

系膜增宽和 GBM 双轨

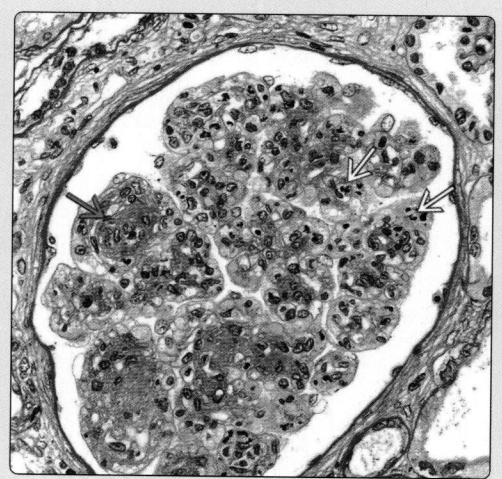
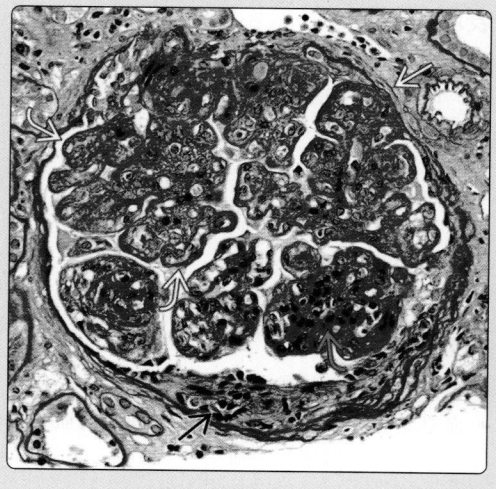

(左)41 岁的 MPGN Ⅰ型患者,肾小球细胞增生伴毛细血管内细胞增多,包括渗出性/急性过程中浸润的中性粒细胞 ➡。可见结节状系膜硬化和系膜细胞增生 ➡ (右)MPGN 肾小球典型表现为系膜细胞增生 ➡,常呈分叶状或结节状模式,伴 GBM 双轨 ➡。该例肾小球还可见一处粘连 ➡ 及一个小的纤维细胞性新月体 ➡

显著 IgG 和 C3 染色

MPGN Ⅰ型模式

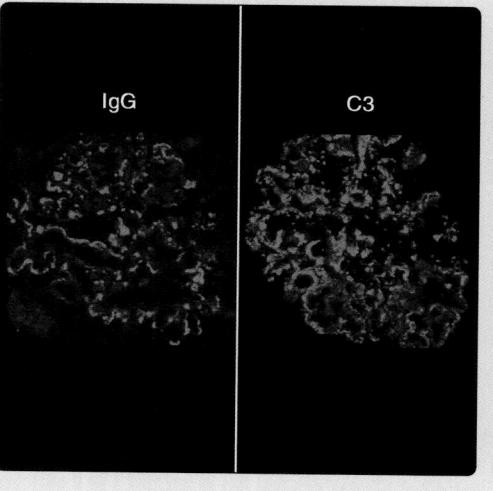
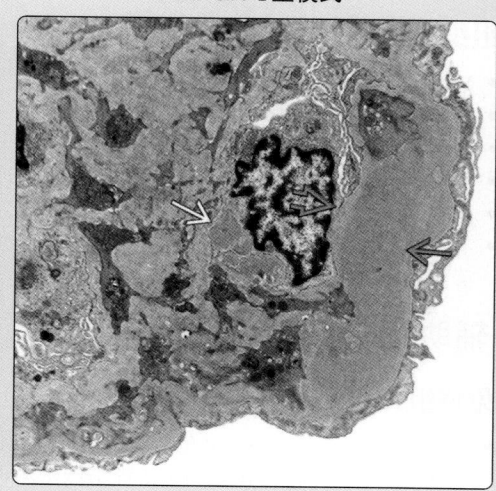

(左)除 C3 外,显著免疫球蛋白和/或 C1q 沉积也可将伴免疫复合物沉积的 MPGN 与 C3 肾小球病区分开来 (右)电镜下 MPGN Ⅰ型模式可见大量无定形的系膜区 ➡、内皮下电子致密沉积物 ➡ 沿 GBM 及 GBM 双轨 ➡ 沉积,赋予 PAS 或银染色下所见的铁轨状外观

IgG

C3

术语

缩写

- C3 肾小球病（C3 glomerulopathy，C3G）
- C3 肾小球肾炎（C3 glomerulonephritis，C3GN）
- 致密物沉积病（dense deposit disease，DDD）
- 免疫复合物性膜增生性肾小球肾炎（immune complex membranoproliferative glomerulonephritis，IC-MPGN）

定义

- 以系膜细胞增生及 GBM 双轨伴免疫复合物沉积为特征的肾小球疾病形态学模式

历史背景

- 历史上根据电镜观察到的 GBM 周围肾小球沉积物的位置和分布情况，将 MPGN 亚分类为 MPGN Ⅰ 型、Ⅱ 型和 Ⅲ 型
  - 形态学分类未能解决肾小球疾病的发病机制
- 最新分类根据免疫荧光模式和免疫反应物的相对染色强度将 MPGN 分为 C3G（包括 DDD 和 C3GN）和 IC-MPGN
  - C3G：仅 C3 或显性 C3 免疫荧光染色较 Ig 或 C1q 强度 ≥2 个数量级
  - IC-MPGN：非显性 C3 染色，Ig 和 C1q 染色强于 C3G
  - 将需要进行补体旁路途径检测的 C3G 患者与需要评估感染、自身免疫性疾病、恶性肿瘤等继发性病因的 IC-MPGN 患者相区分
- 目前强调的是指向病因学的免疫荧光染色模式而非 MPGN 形态学，形态学只是肾小球损伤的非特异性模式

病因学/发病机制

感染

- 慢性感染导致的慢性抗原血症，（外来）抗原抗体复合物形成增加
- 细菌感染
  - 心内膜炎和感染的血管分流
  - 链球菌感染后急性肾小球肾炎：抗 O 滴度升高
- 病毒性：乙型肝炎和丙型肝炎、HIV、水痘 - 带状疱疹、SARS-CoV-2
- 原虫性：疟疾、血吸虫病、锥虫病
- 其他：支原体、分枝杆菌

自身免疫性疾病

- 循环免疫复合物水平升高
  - 经典和旁路补体途径激活
- SLE、干燥综合征、类风湿关节炎、混合性结缔组织病
- 反复注射抗原引起的动物慢性血清病可导致 MPGN 模式的肾小球损伤

补体异常

- IC-MPGN 中 Ig 和 C1q 沉积表明经典途径激活；然而，约 50% 的 IC-MPGN 病例被鉴定出有补体旁路途径异常
- C3G 和 IC-MPGN 有共同的异常：抗补体、补体相关或补体调节蛋白的自身抗体和/或基因突变
  - 最常见的获得性异常是 C3 肾炎因子（C3NeF），稳定 C3 转化酶

其他

- 在 25%～30% 的 IC-MPGN 中无法确定潜在的疾病

与 C3 肾小球病的关系

- 通常，IC-MPGN 被认为涉及经典补体途径，由免疫抗原 - 抗体相互作用启动
  - 然而，约 50% 的 IC-MPGN 患者也存在补体旁路途径异常
- IC-MPGN 与 C3G 具有流动性，有一定的重叠；诊断可在随后的活检中来回转换
  - 补体旁路途径异常可表现为 IC-MPGN
  - 经典途径抗原 - 抗体相互作用可表现为 C3G

临床特征

流行病学

- 发病率
  - 约 3% 儿童和成人活检的肾小球肾炎病例
- 年龄
  - 主要为年龄较大儿童、青少年和年轻人（7～30 岁）
    - <2 岁儿童或 >50 岁成人罕见
- 性别
  - 无性别偏好
- 种族
  - 白人发病率较高

表现

- 临床表现取决于潜在病因
- 蛋白尿
  - >50% 的患者有肾病综合征
  - 常为混合性肾炎/肾病表现
- 血尿
  - 复发性肉眼或镜下血尿病史
  - 10%～20% 为急性肾炎综合征
- 约 1/3 患者有高血压
  - 通常较轻，但也可为恶性高血压

实验室检查

- 功能检测：CH50、AP50、FH 功能
- 补体成分和调节因子定量
  - C3、C4、FI、FH、FB、备解素
- 获得性自身抗体：C3NeF（最常见）、C4NeF、C5NeF、抗 FB、抗 C3b、抗 FH
- 基因检测：*FH*（最常见）、*C3*、*CFHR1-5*、*CFB* 突变

治疗

- 确定并治疗已知的潜在疾病
  - 感染、自身免疫性疾病、恶性肿瘤
- 支持措施：抗血管紧张素转换酶（ACE）抑制剂，抗血管紧张素Ⅱ受体阻滞剂
- 免疫抑制
  - 泼尼松±其他免疫抑制治疗视肾功能而定
    - 吗替麦考酚酯、钙调磷酸酶抑制剂、环磷酰胺、利妥昔单抗
- 靶向补体抑制
  - 末端补体途径抑制：依库珠单抗（抗 C5）、阿伐可泮（抗 C5a 受体）
  - D 因子抑制剂：Danicopan；B 因子抑制剂：伊普可泮
  - C3 抑制剂：Pegcetacoplan
- 移植
  - 约 30% 的儿童在移植 6～12 个月后出现 MPGN Ⅰ型模式的 IC-MPGN 复发
    - 约 40% 的复发导致移植物丢失

预后

- 治疗后肾脏 10 年存活率为 60%～85%
- 5%～20% 有临床缓解
- ESRD 风险为 9%～41%
- 预后不良的危险因素
  - 肾小球硬化、间质纤维化和肾小管萎缩、新月体
  - 严重肾病综合征、肌酐升高、高血压
- 预后良好的预测因子
  - 活检为局灶性/轻度 MPGN 特征、无症状血尿、亚肾病性蛋白尿

镜下特征

组织学特征

- 肾小球
  - 系膜和毛细血管内细胞增生伴 GBM 双轨导致肾小球样呈分叶状外观
  - GBM 双轮廓（"铁轨状"）可由窄到宽，±可见的内皮下沉积物
    - 内皮下 Ig/补体沉积导致 GBM 双轨和内皮细胞损伤
    - PAS 或银染色显示最佳
    - 系膜细胞插入：系膜细胞插入 GBM 和内皮细胞之间的周围毛细血管壁
      □ 若仅累及节段性毛细血管壁为部分插入
      □ 若累及单个毛细血管全周为环状插入
  - 系膜区 Ig/补体沉积可导致系膜细胞增生和基质扩张
    - 有时可观察到结节性系膜硬化
  - 约 20% 的病例可见肾小球新月体
  - 毛细血管内细胞增生可以包括单核细胞和中性粒细胞
- 肾小管和间质
  - 不同程度的间质纤维化和肾小管萎缩、炎症和水肿
  - 长期或严重蛋白尿病例可见间质泡沫细胞浸润
  - 红细胞管型（特别是伴有活动性新月体和/或肾小球坏死）
- 血管改变非特异性；血管炎症不具有特征性

辅助检查

免疫荧光

- IC-MPGN 的诊断需要免疫荧光评估
  - 非显性 C3 染色伴有比 C3G 允许的更强的 Ig 和/或 C1q 染色
    - Ig/补体沉积于系膜区和肾小球毛细血管壁
    - 沉积物可呈细颗粒到粗颗粒和不规则颗粒状；更广泛沉积物可融合性染色

电镜

- 历史上根据电镜观察到的 GBM 周围肾小球沉积物的位置和分布情况，将 MPGN 亚分类为Ⅰ型、Ⅱ型和Ⅲ型
  - IC-MPGN 目前包括以前称为 MPGN Ⅰ型和Ⅲ型、但肾小球 Ig/补体蛋白染色模式/强度不符合 C3G 标准的病例
  - 电镜模式的诊断作用有限
- MPGN Ⅰ型模式：最常见的模式
  - 主要为内皮下和系膜区沉积伴 GBM 双轨±系膜细胞插入
- MPGN Ⅲ型模式：混合膜性和 MGPN Ⅰ型特征
  - Burkholder 亚型
    - 散在的上皮下和内皮下沉积物不伴 GBM 致密层沉积
    - 可变的系膜区沉积
  - Strife/Anders 亚型
    - 上皮下和内皮下沉积物随着致密层的破坏穿透 GBM（复杂膜内模式）
    - 可能存在一些具有 DDD 特征的膜内沉积物
  - 约 1/3 的病例出现 TBM 沉积物，可能会考虑为 DDD

激光显微切割和质谱分析

- 在 MPGN 病例中可能有用，尤其是可疑为单克隆丙种球蛋白病相关肾小球肾炎

鉴别诊断

C3G（包括 DDD 和 C3GN）

- 仅 C3 或显性 C3 免疫荧光染色
- DDD 可以通过电镜下 GBM±TBM 中典型的高密度细长的沉积物来区分
- C4d 染色阳性在 IC-MPGN 中更常见，但不能排除 C3G 的可能
- 低 C3、C4 在 IC-MPGN 中较 C3G 中更常见

冷球蛋白血症性肾小球肾炎

- 肾小球毛细血管腔内可见特征性的 PAS（+）假血栓（"冷冻栓"）

- 肾小球内单核/巨噬细胞增多
- 阳性冷球蛋白染色有帮助；然而常见假阴性
- 电镜可显示肾小球沉积物中有形的环状或微管状亚结构
- 可见动脉/微动脉血管炎改变；这不是 IC-MPGN 的特征

感染相关性肾小球肾炎

- 感染原病史、体格检查和临床实验室数据有助于感染性疾病的诊断
- 细菌性
  - C3、C4 低，ASO 滴度阳性（链球菌感染后肾小球肾炎）
  - 活动性疾病中可能有更突出的中性粒细胞炎症和更多的上皮下驼峰
  - 急性期 GBM 双轨不明显
- 病毒性
  - 病毒 PCR 检测阳性
  - 电镜可能显示了由于过多的干扰素产生导致的管网状包涵体

弥漫性狼疮性肾炎

- 免疫荧光显示满堂亮染色模式，常伴有强 C1q 染色
  - 与 IC-MPGN 不同，在 TBM、间质和血管壁可见肾小球外沉积物
- 电镜常见管网状包涵体，偶见有形沉积物（狼疮原纤维、"指纹"）
- SLE 血清学阳性：ANA、抗 dsDNA

增生性肾小球肾炎伴单克隆 Ig 沉积（PGNMID）

- 单克隆 Ig 沉积物

MPGN 伴隐匿性单型性 Ig 沉积

- 单克隆 Ig 沉积，冰冻免疫荧光可为假阴性
- 对甲醛溶液固定石蜡包埋的组织经蛋白酶消化后免疫荧光可显示单克隆 Ig 沉积

慢性血栓性微血管病

- GBM 双轨但无明显补体或 Ig 沉积
- 内皮下电子透明絮状物，而非电子致密沉积物
- 可伴有"活动性"特征，如内皮细胞肿胀、纤维蛋白血栓和系膜溶解

慢性抗体介导排斥反应（AMR）

- 抗体-内皮相互作用导致的 GBM 双轨被称为"移植性肾小球病"
- GBM 双轮廓通常不伴有明显的免疫复合物沉积
- 其他 AMR 特征：管周毛细血管炎、肾小球炎、管周毛细血管 C4d 阳性、供者特异性抗体

诊断要点

病理解读要点

- IC-MPGN 依靠免疫荧光诊断；非显性 C3 染色伴有比 C3G 允许的更强的 Ig 和/或 C1q 染色
- IC-MPGN 需要对可能的潜在病因进行评估；包括感染性、自身免疫性和恶性肿瘤/副蛋白检查
  - 若阴性，则需评估补体途径，由于 IC-MPGN 和 C3G 存在共同的补体异常
- IC-MPGN 与 C3G 具有流动性，诊断可在随后的活检中来回转换

参考文献

1. Noris M et al: Membranoproliferative glomerulonephritis: no longer the same disease and may need very different treatment. Nephrol Dial Transplant. 38(2):283-90, 2023
2. Hou J et al: C3 glomerulopathy: a review with emphasis on ultrastructural features. Glomerular Dis. 2(3):107-20, 2022
3. Lomax-Browne HJ et al: Association of histologic parameters with outcome in C3 glomerulopathy and idiopathic immunoglobulin-associated membranoproliferative glomerulonephritis. Clin J Am Soc Nephrol. 17(7):994-1007, 2022
4. Nester C et al: Clinical outcomes of patients with C3G or IC-MPGN treated with the factor D inhibitor danicopan: final results from two phase 2 studies. Am J Nephrol. 53(10):687-700, 2022
5. Risitano AM et al: Addition of iptacopan, an oral factor B inhibitor, to eculizumab in patients with paroxysmal nocturnal haemoglobinuria and active haemolysis: an open-label, single-arm, phase 2, proof-of-concept trial. Lancet Haematol. 8(5):e344-54, 2021
6. Rovin BH et al: Executive summary of the KDIGO 2021 Guideline for the Management of Glomerular Diseases. Kidney Int. 100(4):753-79, 2021
7. Sethi S et al: Immune-complex glomerulonephritis after COVID-19 infection. Kidney Int Rep. 6(4):1170-3, 2021
8. Garam N et al: Validation of distinct pathogenic patterns in a cohort of membranoproliferative glomerulonephritis patients by cluster analysis. Clin Kidney J. 13(2):225-34, 2020
9. Levine AP et al: Large-scale whole-genome sequencing reveals the genetic architecture of primary membranoproliferative GN and C3 glomerulopathy. J Am Soc Nephrol. 31(2):365-73, 2020
10. Garam N et al: C4 nephritic factor in patients with immune-complex-mediated membranoproliferative glomerulonephritis and C3-glomerulopathy. Orphanet J Rare Dis. 14(1):247, 2019
11. Holle J et al: Outcome of membranoproliferative glomerulonephritis and C3-glomerulopathy in children and adolescents. Pediatr Nephrol. 33(12):2289-98, 2018
12. Iatropoulos P et al: Cluster analysis identifies distinct pathogenetic patterns in C3 glomerulopathies/immune complex-mediated membranoproliferative GN. J Am Soc Nephrol. 29(1):283-94, 2018
13. Larsen CP et al: Membranoproliferative glomerulonephritis with masked monotypic immunoglobulin deposits. Kidney Int. 88(4):867-73, 2015
14. Hou J et al: Toward a working definition of C3 glomerulopathy by immunofluorescence. Kidney Int. 85(2):450-6, 2014
15. Pickering MC et al: C3 glomerulopathy: consensus report. Kidney Int. 84(6):1079-89, 2013
16. Bomback AS et al: Pathogenesis of the C3 glomerulopathies and reclassification of MPGN. Nat Rev Nephrol. 8(11):634-42, 2012

弥漫和球性系膜细胞增生

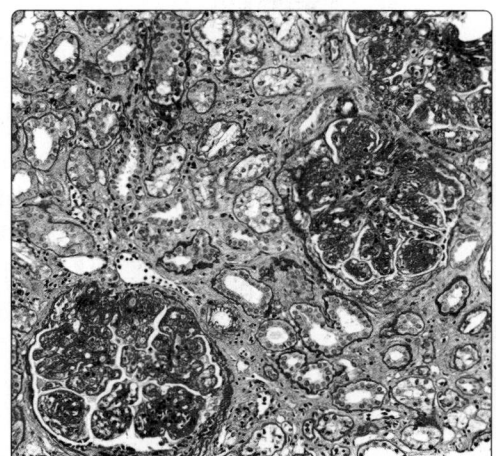

细胞增生和分叶状形态

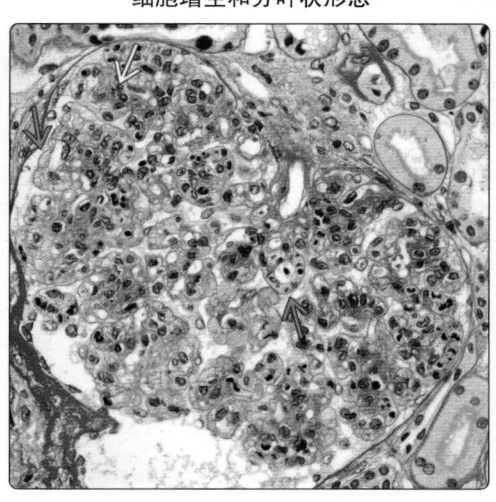

（左）在 MPGN I 和 III 型中，通常所有肾小球显示相似的特征（弥漫性），并累及所有的血管袢（球性）。细胞增生和 GBM 双轨形成分叶状外观。可见继发性改变，如新月体、粘连和肾小球硬化

（右）本例 MPGN I 型可见系膜细胞增生 ➡️ 及基质增加，呈分叶状模式，并见显著的 GBM 双轮廓 ➡️。毛细血管袢被白细胞和中性粒细胞阻塞

基底膜双轨：复发性 MPGN

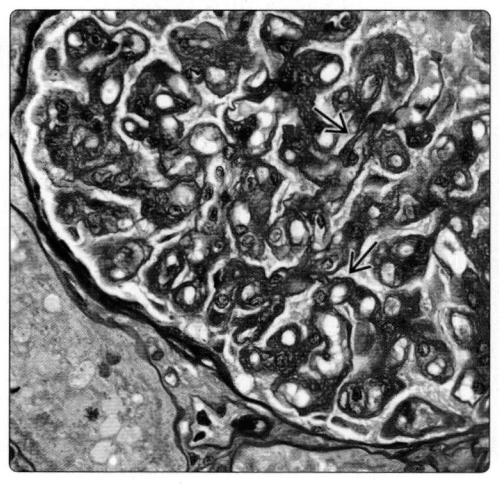

基底膜双轨

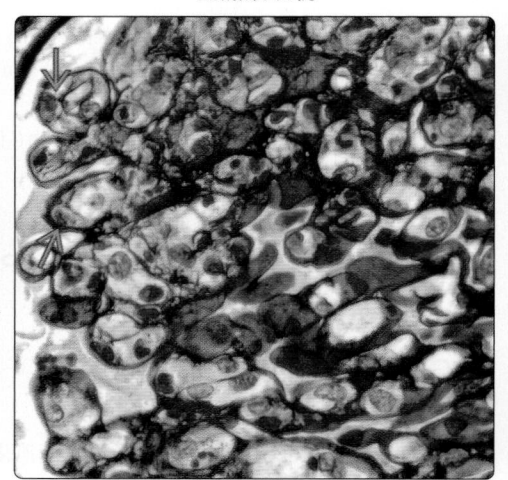

（左）MPGN 的"膜性"成分是由于 GBM 广泛双轨 ➡️ 所致，可在 PAS 染色中看到。本例为同种移植术后 7 年复发性 MPGN I 型

（右）银染色能很好显示 GBM 双轨，光镜下可见系膜细胞 ➡️ 伸入两层 GBM 之间

系膜插入

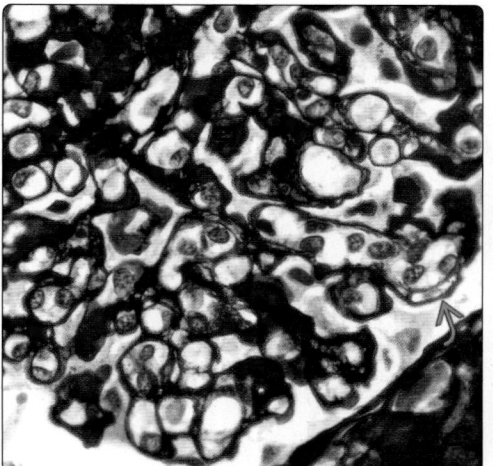

膜增生特征

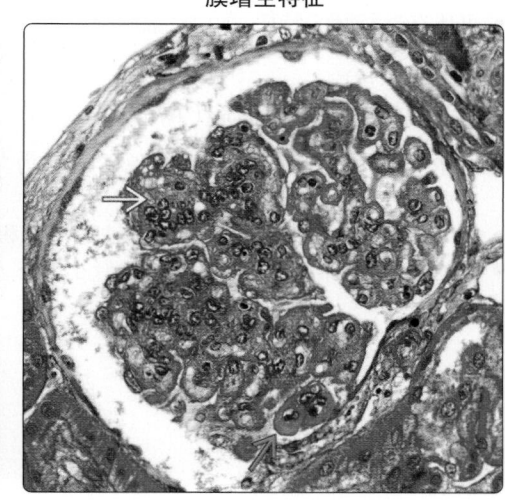

（左）基底膜双轨在银染色（如图）或 PAS 染色切片中显示最佳。偶尔在光镜下可见系膜细胞插入于两层 GBM 之间 ➡️

（右）可见系膜细胞增生 ➡️ 伴嗜品红性环状内皮下沉积物 ➡️

毛细血管内炎症细胞

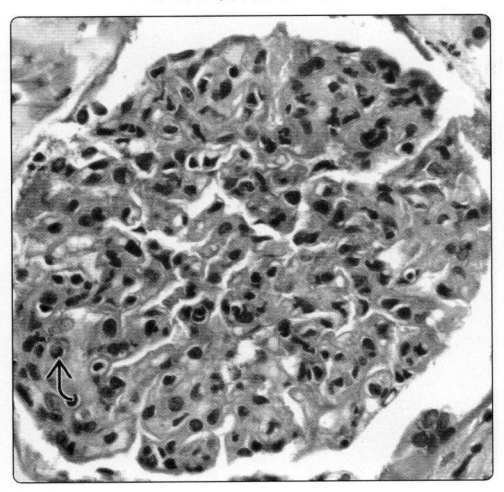

毛细血管内细胞增生

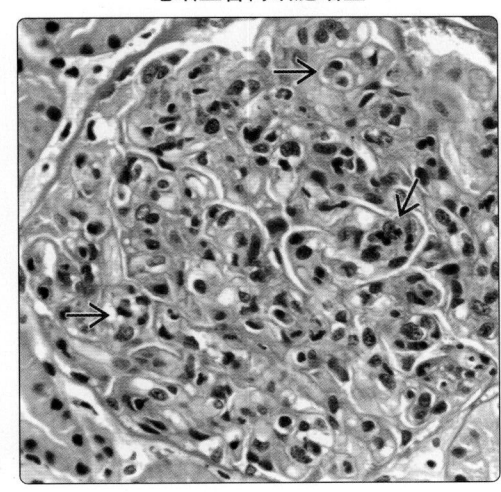

（左）41 岁 MPGN Ⅰ 型患者，肾小球呈多细胞性伴毛细血管内细胞数量增多➡，其中一些貌似渗出性 / 急性肾小球肾炎中的浸润性炎症细胞

（右）MPGN Ⅰ 型，肾小球呈多细胞性伴毛细血管内细胞数量增多➡。本例肾小球袢分叶状特征不明显

MPGN Ⅲ 型亚型

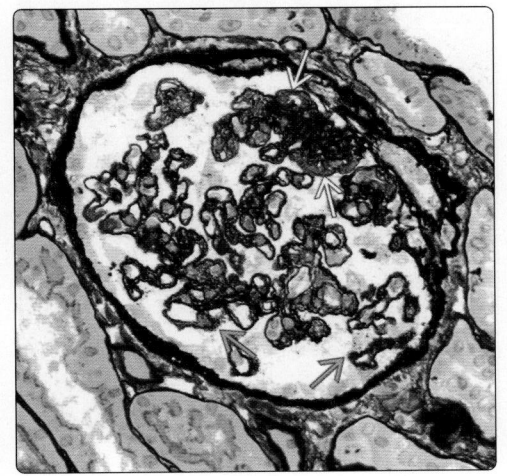

内皮下和上皮下沉积物

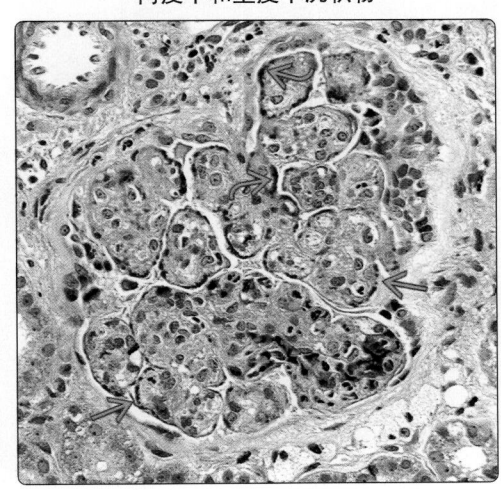

（左）GBM 双轨与内皮下沉积物➡及明显的膜性成分有关，其中包括基底膜物质的上皮下钉突➡，其特征似乎是膜性和 MPGN Ⅰ 型改变的结合

（右）三色染色中容易看到宽而细长的内皮下沉积物➡和小圆形上皮下免疫沉积物➡，沉积物在三色染色中常为紫红色，较 GBM 要暗些

MPGN Ⅲ 型（ Strife/Anders 亚型 ）
GBM 嗜银性丢失

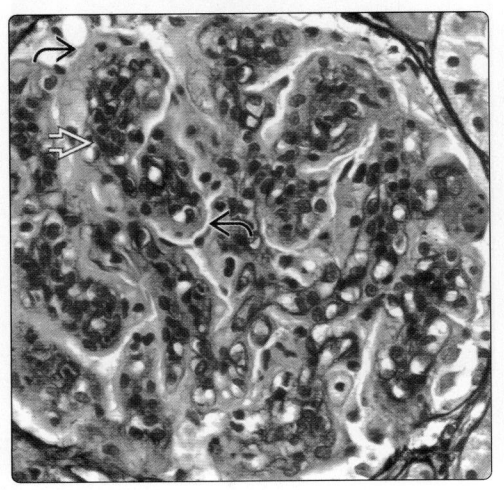

新月体

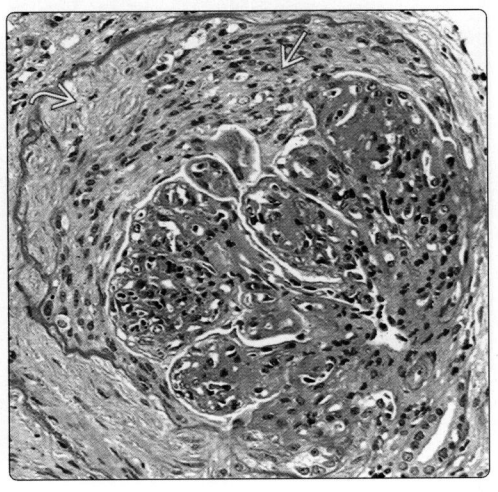

（左）外周毛细血管袢➡显示嗜银性较系膜区➡更弱，这是 MPGN Ⅲ 型，即 Strife/Anders 亚型的特征之一，这是由渗透有沉积物的紊乱 GBM 导致的结果

（右）MPGN 纤维细胞性新月体外侧近鲍曼囊处似乎为更陈旧的纤维成分➡，而贴近肾小球袢的内侧部分有更多细胞成分➡。肾小球可见显著系膜及毛细血管内细胞增生

颗粒状 IgG 染色

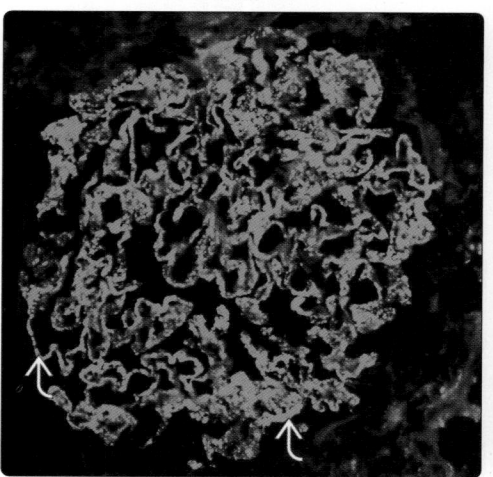

沿 GBM 和系膜区 C3 染色

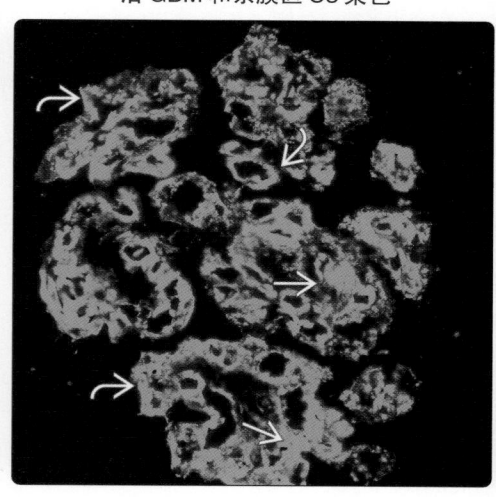

（左）MPGN I 型病例，一些区域 IgG 沿 GBM 呈融合状分布➡，与内皮下沉积物分布一致。C3 染色强度与 IgG 类似

（右）MPGN 中 C3 沿毛细血管壁➡和系膜区➡呈明亮着色。这例 14 岁女孩有低补体血症、血尿和蛋白尿（尿蛋白-肌酐比值=4），肌酐 35.4μmol/L，血清学随访阴性

沿 GBM C1q 染色

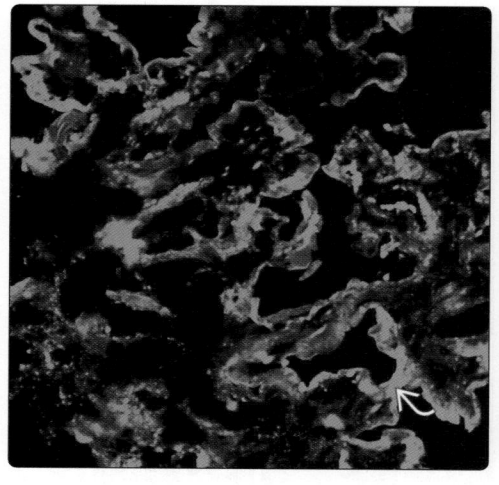

沿 GBM IgM 染色

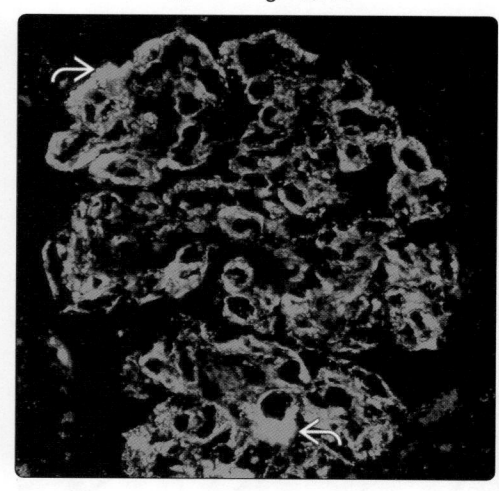

（左）免疫荧光可见 C1q 沿 GBM 呈融合状染色➡，与 MPGN I 型免疫复合物沉积的内皮下沉积物相一致

（右）MPGN III 型，14 岁女孩，免疫荧光显示 IgM 明亮沉积，沿 GBM 可见宽大的沉积物➡

MPGN I 型伴免疫复合物沉积

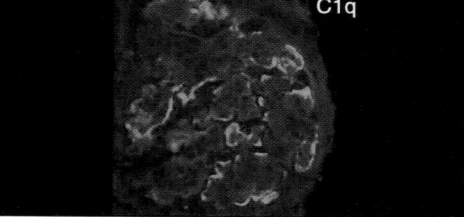

C3GN

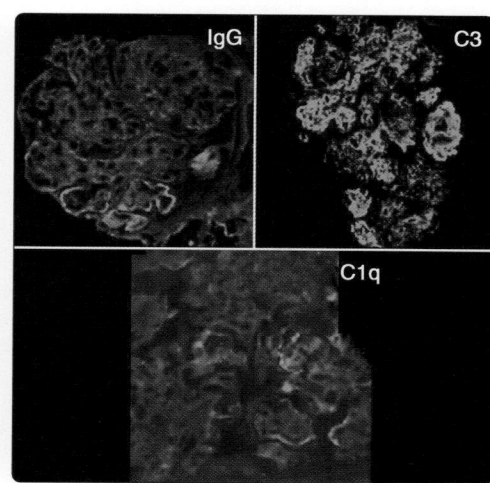

（左）本例活检符合免疫复合物性 MPGN（IC-MPGN）标准：IgG（2+）和 C1q（1～2+），与 C3（3+）免疫荧光水平相差在 2 个数量级之内。然而 1 年后再次活检显示 IgG 和 C1q 缺失，而 C3 持续存在，符合 C3GN 标准

（右）本例活检符合 C3GN 标准，即 IgG（微量）和 C1q（微量）较弱，而 C3 明亮染色（3+）。1 年前活检符合 IC-MPGN 标准，IgG（2+）和 C1q（1～2+）明显，提示可能为同一疾病过程的不同阶段

MPGN Ⅰ 型早期

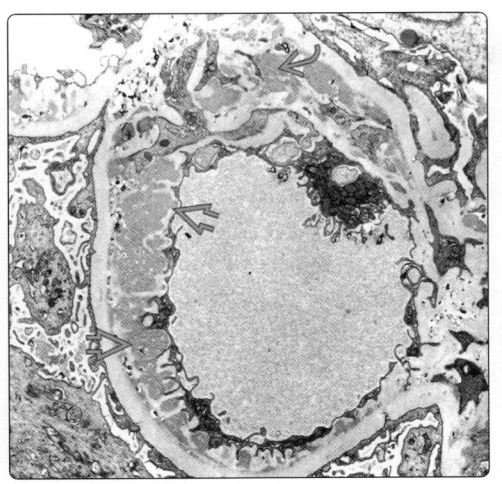

MPGN Ⅰ 型晚期

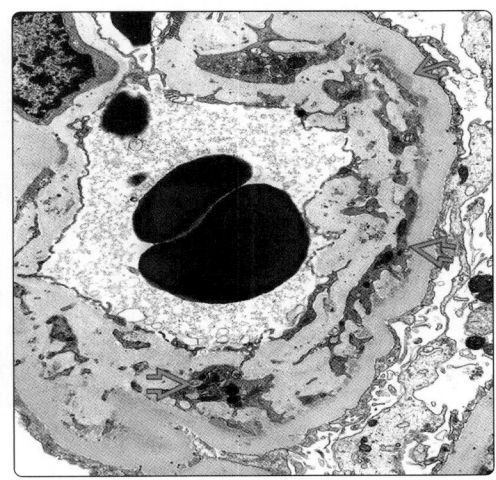

（左）通过电镜对 MPGN 进行分类。最常见为 Ⅰ 型，定义为除系膜区沉积外 ⊅，可见显著的内皮下沉积物 ⊿。这些沉积物在内皮侧被新的 GBM 重新覆盖，可表现为 PAS 染色切片上的 GBM 双轨

（右）MPGN Ⅰ 型进展到后期，沉积物可减少 ⊅，但 GBM 双轨仍存在。系膜细胞插入两层 GBM 之间 ⊿ 为特征性表现

MPGN Ⅲ 型（Burkholder 亚型）

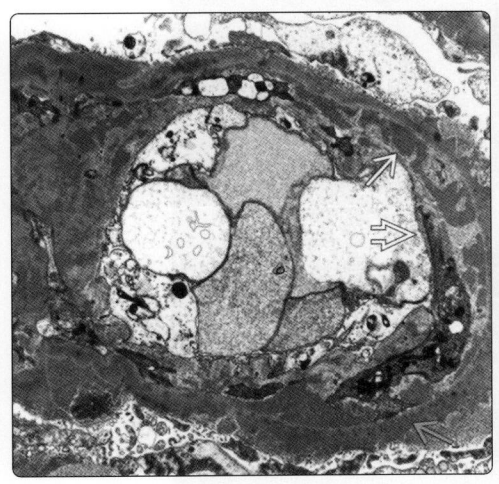

MPGN Ⅲ 型（Burkholder 亚型）

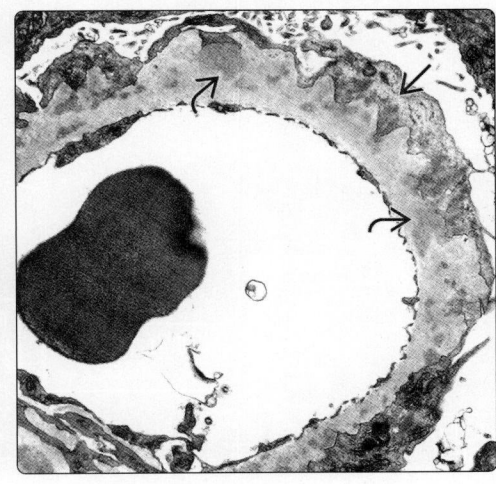

（左）MPGN Ⅲ 型（Burkholder 亚型）可见散在的上皮下 ⊅ 和内皮下 ➡ 电子致密沉积物。并见 GBM 双轨 ➡ 及上覆的足细胞足突消失

（右）MPGN Ⅲ 型（Burkholder 亚型）可见上皮下电子致密沉积物 ⊿，一些已伸入但未完全穿透 GBM。此外，上覆的足细胞足突消失 ➡

MPGN Ⅲ 型（Strife/Anders 亚型）

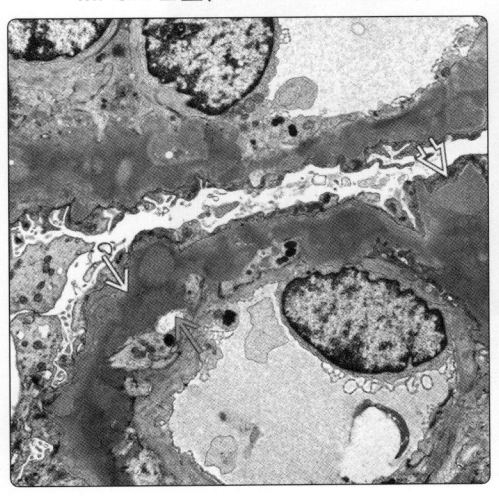

MPGN Ⅲ 型（Strife/Anders 亚型）

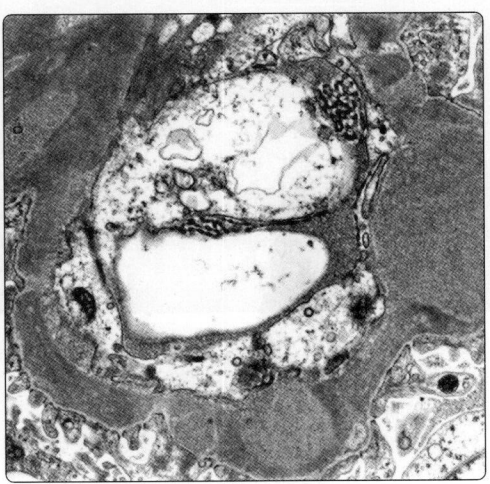

（左）在 MGPN Ⅲ 型（Strife/Anders 亚型）中，电子致密沉积物可渗入 GBM。沉积物可见于内皮下 ⊿、基底膜内 ➡ 和上皮下 ➡

（右）电子致密沉积物可渗入 GBM 并显示可变的电子透光率

（李慧明 译，余英豪 审）

病因学/发病机制

单克隆免疫球蛋白

- 由 B 细胞或浆细胞克隆增殖（恶性或良性）产生

反应性（良性单克隆增生）

- 有些病例表现为意义不明的单克隆丙种球蛋白病（MGUS），在肾活检时没有确定的潜在肿瘤
- 有些病例从未表现有确定的肿瘤性增生
  - 呈克隆性，但非恶性
- 与肾脏疾病相关的 MGUS 被称为"具有肾脏意义的单克隆丙种球蛋白病"

方法

镜下特征

- 表现非常多样
  - 酷似膜增生性肾小球肾炎（MPGN），急性肾小球肾炎，膜性肾病［单克隆免疫球蛋白沉积病（MIDD），Ⅰ型冷球蛋白血症，增生性肾小球肾炎伴单克隆免疫球蛋白沉积］
  - 酷似糖尿病结节性系膜肾小球病（MIDD）
  - 可以肾小管间质病变为主（MIDD、管型肾病、轻链近端肾小管病 ± 结晶）

具有单克隆免疫球蛋白沉积的疾病诊断流程

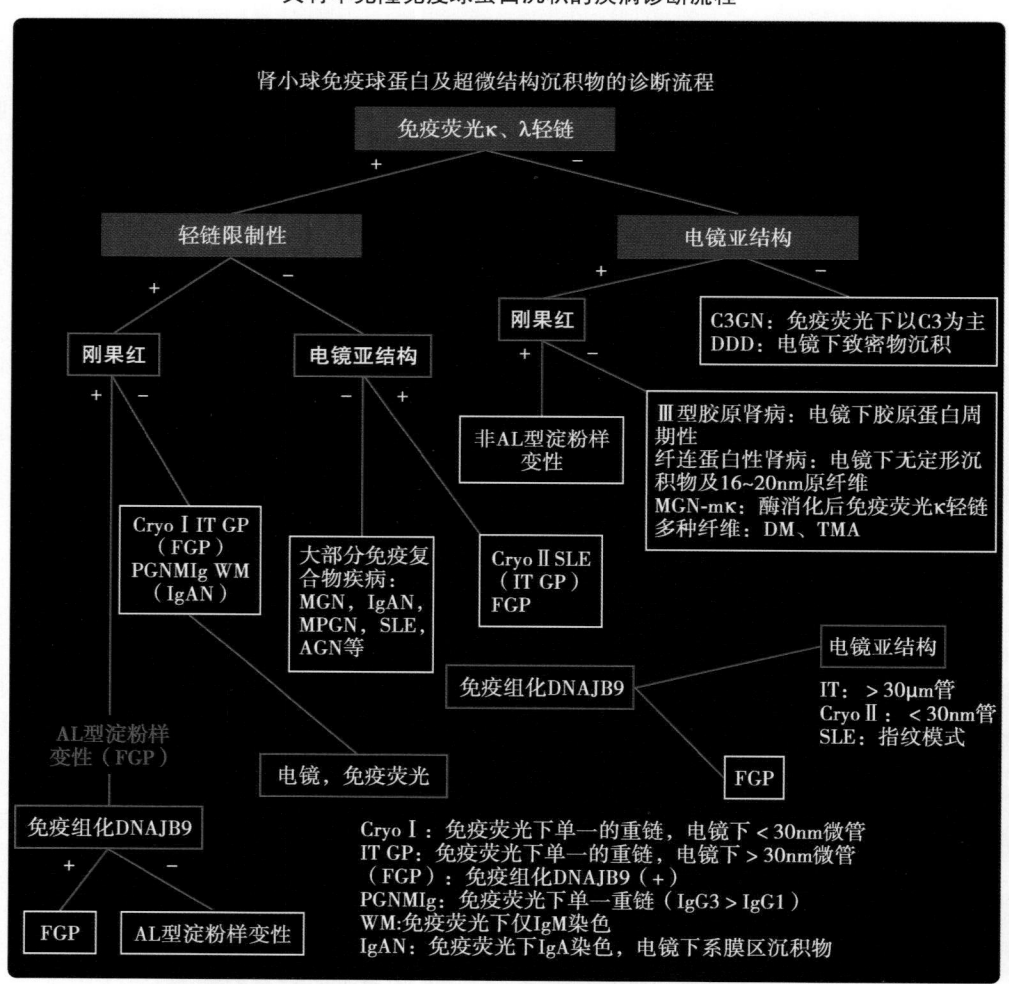

该流程首先确定是否有免疫球蛋白轻链存在，然后看是否为单型限制性（κ 或 λ）。刚果红阳性用于鉴别淀粉样蛋白，电镜则用于评价沉积物亚结构。免疫触须样和纤维样肾小球病有时可出现单型性轻链。单克隆免疫球蛋白沉积病（MIDD）可有轻链、重链，或两者兼有，且无有形亚结构。增生性肾小球肾炎伴单克隆免疫球蛋白沉积通常可见但非总是存在无定形沉积物。纤维样肾小球病罕见刚果红（+）。C3GN，C3 肾小球肾炎；DDD，致密物沉积病；MGN，膜性肾病；IgAN，IgA 肾病；MPGN，膜增生性肾小球肾炎；SLE，系统性红斑狼疮；AGN，急性肾小球肾炎；Cryo Ⅱ，Ⅱ型冷球蛋白血症；IT GP，免疫触须样肾小球病；FGP，纤维样肾小球病；Cryo Ⅰ，Ⅰ型冷球蛋白血症；PGNMIg，增生性肾小球肾炎伴单克隆免疫球蛋白沉积；WM，华氏巨球蛋白血症

具有单克隆免疫球蛋白沉积的疾病

疾病名称	光镜	刚果红	免疫荧光	电镜	潜在疾病
AL 或 AH 淀粉样变性	GBM 和系膜区可见无定形嗜酸性物质；有时见于间质和血管中	+，罕见 -	单型轻链（AL）或重链（AH）	大量原纤维，8～12nm，无周期性	约 18% 有多发性骨髓瘤，一些为 MGUS，B 细胞淋巴瘤不常见
MIDD	系膜结节，GBM、TBM 增厚	-	单型轻链和 / 或单型重链	GBM、TBM 及系膜区可见无定形致密颗粒状沉积物	>70% 出现异常蛋白血症，约 40% 纯 MIDD 出现骨髓瘤
PGNMID	急性、膜增生性（MPGN）或膜性肾病	-	单型性轻链，γ 重链（70%～90% IgG3）；C3，±C1q	通常为无定形电子致密免疫复合物沉积；上皮下，内皮下，系膜区	约 30% 出现异常蛋白血症；骨髓瘤罕见；可发生于 <20 岁年轻患者
Cryo I	MPGN，肾小球毛细血管内假血栓	-	单型轻链和重链	原纤维状或管状沉积物，大小不一；偶见结晶	慢性淋巴细胞性白血病，Waldenström 巨球蛋白血症，其他淋巴系统肿瘤
轻链（骨髓瘤）管型肾病	嗜酸性，PAS 阴性，裂隙样管型伴巨细胞反应	-	单型轻链和重链	颗粒状，结晶状或原纤维样管型	90% 有多发性骨髓瘤
轻链 Fanconi 综合征（LCPT）	近端肾小管胞质内见结晶体结构	-	近端肾小管胞质内单型轻链	肾小管上皮细胞质内电子致密结晶体结构	约 50% 有多发性骨髓瘤，多数有异常蛋白血症
无结晶体的轻链肾小管病	急性近端肾小管损伤	+/-	近端肾小管胞质内单型轻链；石蜡切片可能需要蛋白酶消化	有时胞质中可见原纤维样聚集物；刚果红染色阳性（淀粉样蛋白）或阴性	>90% 有浆细胞恶液质，但活检时常不知道

有时出现单型免疫球蛋白的疾病

ITGP	GBM 增厚	-	约 70% 单型轻链	20～80nm 管状原纤维	约 67% 有单克隆免疫球蛋白病，约 30% 伴骨髓瘤
FGP	GBM 增厚，系膜细胞增多，新月体	-，罕见 +	约 90% 为多克隆；IgG4；免疫组化显示 DNA JB9 沉积	10～30nm 原纤维	约 17% 伴单克隆免疫球蛋白病
IgAN	系膜细胞增生	-	5%～10% 有单型轻链	无定形系膜区沉积物	除典型 IgAN 外的其他疾病

MIDD，单克隆免疫球蛋白沉积病；GP，肾小球病；PGNMID，增生性肾小球肾炎伴单克隆 IgG 沉积；Cryo I，I 型冷球蛋白血症；LCPT，轻链近端肾小管病；ITGP，免疫触须样肾小球病；FGP，纤维样肾小球病；IgAN，IgA 肾病。

免疫荧光

- 轻链染色是这组疾病鉴别所必需的
- 轻链限制性可见于 GBM 或 TBM 沉积物、管型或肾小管上皮
- 一些单型性轻链断裂，染色效果很差
  - 有时在免疫组化抗原修复后才能显示出来
- 偶尔可仅显示重链沉积表型

特殊染色

- 刚果红染色偏振光下观察对区分淀粉样变性至关重要
  - 淀粉样变性最常见由单克隆轻链（AL 型淀粉样蛋白）引起，重链（AH 淀粉样蛋白）引起罕见；其余为非免疫球蛋白引起
  - 组织切片厚一些可提高敏感性
  - 优质偏振光显微镜可提高敏感性

实验室检查

- 血清或尿液免疫电泳并不一定总能检出单克隆免疫球蛋白
- 血清或尿液游离轻链检测为更敏感技术

电镜

- 有形沉积物 vs. 无定形沉积物；沉积物部位有助于区分不同类型疾病

辅助检查

- 骨髓活检可见克隆性浆细胞
- 脂肪垫活检检测淀粉样蛋白沉积物

参考文献

1. Leung N et al: Monoclonal gammopathy of renal significance. N Engl J Med. 384(20):1931-41, 2021

第二章 肾小球病变

（左）刚果红染色显示许多结构，但只有在偏振光下显示特定的红绿双折射对淀粉样变性才是特异的，偶尔 AL 型淀粉样变性刚果红色阴性（Courtesy I.Rosales, MD.）

（右）AL 型淀粉样蛋白由单克隆轻链组成，通过冷冻切片免疫荧光很容易检出，如果很少或没有轻链被检出，或者非轻链限制性，应在冷冻组织上寻找其他类型的淀粉样蛋白。单克隆重链也可形成淀粉样原纤维

刚果红染色偏振光观察

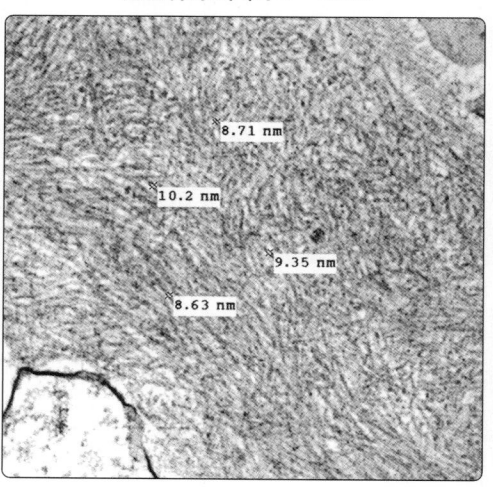

AL 型淀粉样蛋白轻链限制性

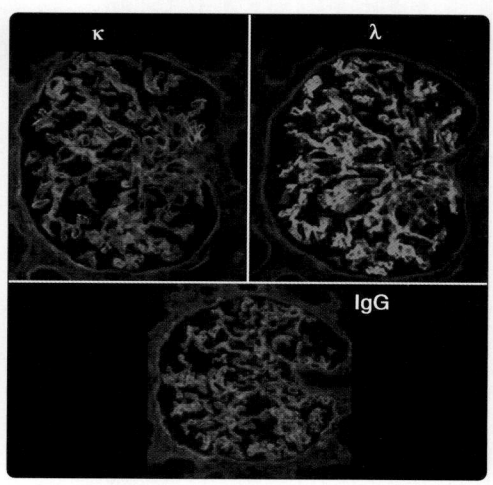

（左）电镜观察淀粉样原纤维为非周期性、非分支性纤维，直径 8～12nm，这与纤维样肾小球病的原纤维相似，但后者刚果红染色阴性

（右）免疫触须样肾小球病电镜特征是具有丰富的管状原纤维，直径多在 30nm 左右（范围：17～52nm），较淀粉样变性和大多数纤维样肾小球病的原纤维要大，约 70% 的病例有轻链限制性，如本例（λ 链）

淀粉样原纤维：8～12nm

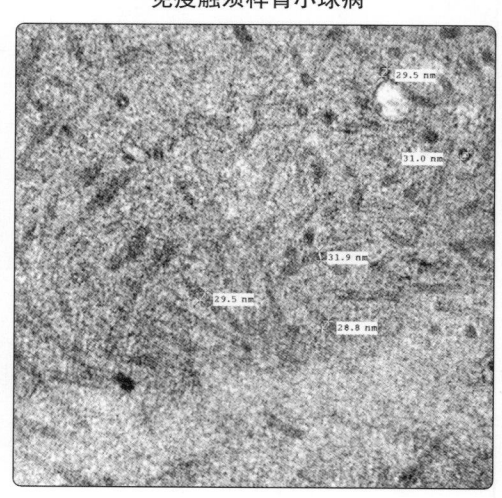

免疫触须样肾小球病

（左）纤维样肾小球病的特点为肾小球系膜区和 GBM 出现丰富的原纤维，平均直径 18nm（范围：9～26nm），与淀粉样原纤维和免疫触须样肾小球病原纤维相似，行刚果红染色排除淀粉样变性是必需的

（右）纤维样肾小球病通常无轻链限制性（89%），如本例所示。大多数 IgG4 阳性并有显著 C3 沉积

纤维样肾小球病

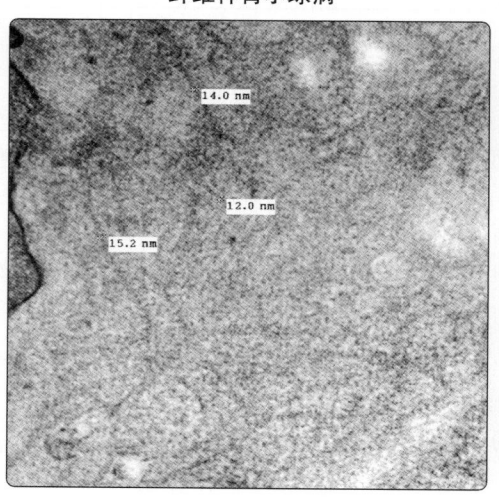

纤维样肾小球病

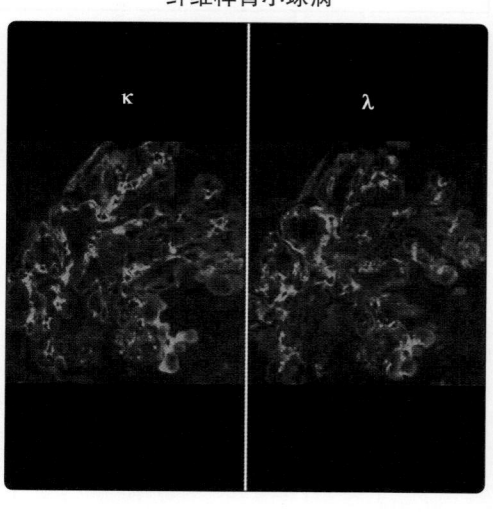

MIDD

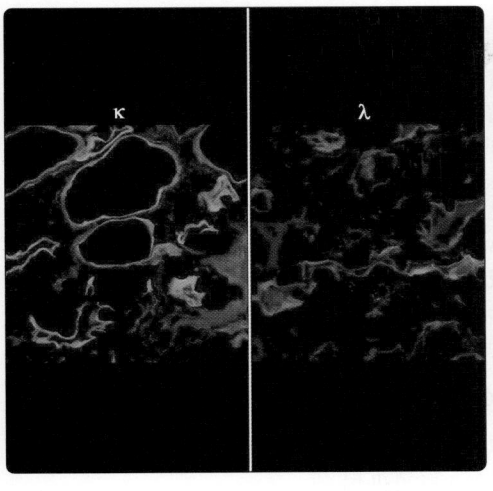

MIDD 的 TBM 沉积物

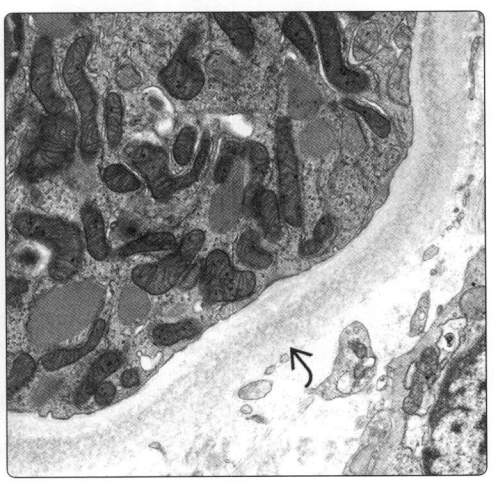

（左）如本例，出现沿 TBM 的轻链限制性线性沉积首先应考虑 MIDD，GBM 同样可见类似的线性染色，重链染色阴性

（右）TBM "粉尘状" 致密沉积物（➡）对应于本例 MIDD 的 κ 轻链染色，与骨髓瘤和结节性肾小球病相关

增生性肾小球肾炎伴单克隆 IgG3 沉积

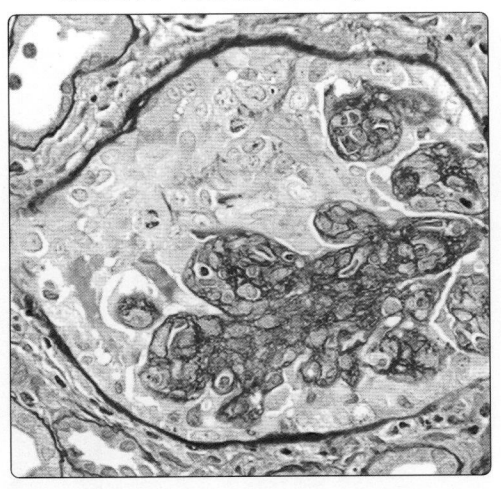

上皮下无定形沉积物

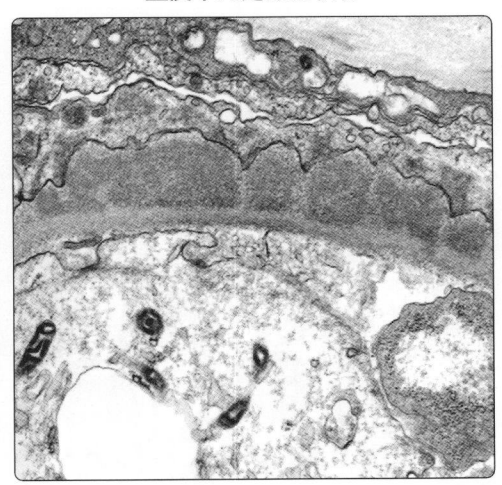

（左）增生性肾小球肾炎偶尔可显示单克隆免疫球蛋白沉积，通常为 IgG3 亚类。活检标本来自一名 13 岁男孩，有 6 个月的发热、疲劳病史，出现蛋白尿和红细胞管型

（右）增生性肾小球肾炎伴单克隆免疫球蛋白沉积，因这些沉积物通常没有亚结构，看起来像免疫复合物性肾小球肾炎

增生性肾小球肾炎轻链限制性

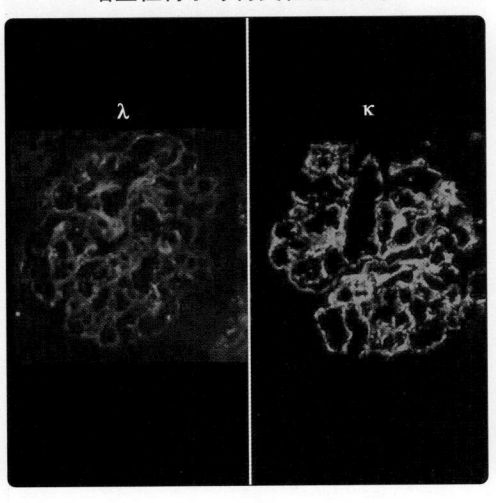

增生性肾小球肾炎伴 IgG3 沉积

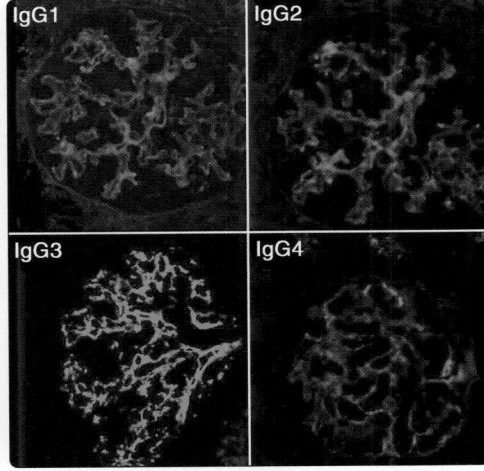

（左）增生性肾小球肾炎偶尔可显示单克隆免疫球蛋白沉积，通过常规使用轻链染色可以检出

（右）增生性肾小球肾炎伴单克隆免疫球蛋白沉积通常显示 IgG3 亚类（少数为 IgG1）。已有商用的亚类特异性抗体可用于肾脏病理诊断

（胡舜 译，余英豪 审）

第 32 节　单克隆免疫球蛋白沉积病

要　点

术语

- 单克隆免疫球蛋白的系统性细颗粒状沉积，包括 GBM、TBM 内沉积和系膜区沉积

临床特征

- 肾病综合征
- 急性或慢性肾衰竭
- 有 40% 的单纯单克隆免疫球蛋白沉积病（MIDD）患者诊断为多发性骨髓瘤
- 血清、尿液或两者中出现单克隆蛋白
  - 即使采用免疫固定电泳，诊断时仍有 15%~20% 的患者血清或尿液中无法检出单克隆蛋白

镜下特征

- 结节性肾小球病
  - 非嗜银性 PAS 阳性结节

- 间质性炎症
- 急性肾小管损伤
- TBM 单克隆免疫球蛋白沉积
  - 约 80% 的轻链沉积病（LCDD）为 κ 轻链
  - 线性基底膜免疫荧光染色（肾小球、肾小管、血管）用于 κ 或 λ-LCDD，+重链（LHCDD）或仅重链（HCDD）
  - 可有 TBM 增厚
- 电镜下可见细颗粒状、点状、"粉尘状"电子致密沉积物，沿基底膜分布；非原纤维样
- 1/3 的患者同时有轻链管型肾病和 MIDD

主要鉴别诊断

- 结节性糖尿病肾小球硬化
- 仅免疫荧光显示轻链沉积
- 增生性肾小球肾炎伴单克隆 IgG 沉积
- 致密物沉积病（DDD）

（左）系膜结节性扩大为 MIDD 的特征，光镜下与糖尿病肾病非常相似
（右）轻链染色是检测 MIDD 的关键，轻链沉积物位于 GBM、TBM、系膜区 ➡ 和鲍曼囊 ➡，以 κ 轻链最为常见

κ-LCDD 的结节性肾小球硬化

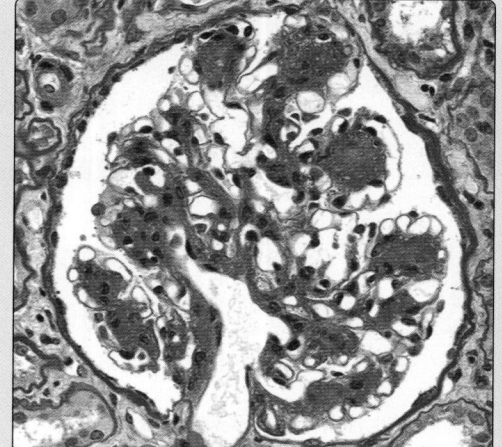

κ-LCDD 轻链限制性

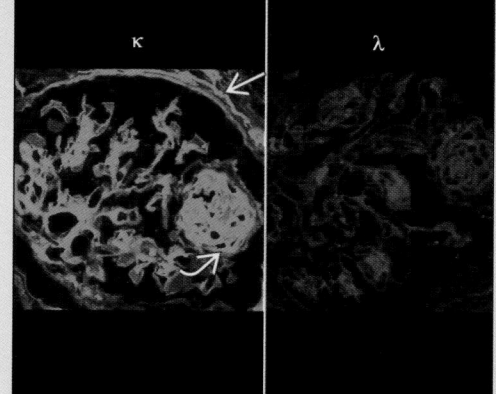

（左）通过电镜可观察到轻链沿 GBM 呈特征性的"粉尘状"、细颗粒状致密沉积物 ⊡，细颗粒状有别于 DDD 及 AL 型淀粉样变性
（右）TBM 是轻链沉积的常见部位，在电镜下为颗粒状致密沉积物，与肾小球沉积物类似，但有时更为明显

κ-LCDD GBM 颗粒状沉积物

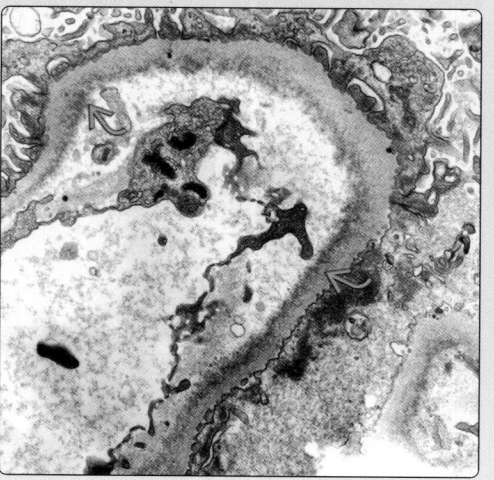

LCDD TBM 沉积物

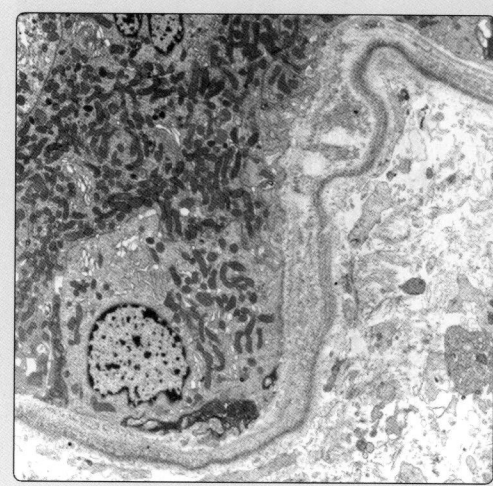

术语

缩写

- 单克隆免疫球蛋白沉积病（monoclonal immunoglobulin deposition disease，MIDD）
- 轻链沉积病（light chain deposition disease，LCDD）
- 重链沉积病（heavy chain deposition disease，HCDD）
- 轻重链沉积病（light and heavy chain deposition disease，LHCDD）

定义

- 单克隆免疫球蛋白沉积，包括 GBM、TBM 和系膜区沉积
  - 免疫荧光染色可见特征性 GBM 和 TBM 线性沉积，电镜下可见细颗粒状沉积物
  - 亚分类为 LCDD、HCDD 或 LHCDD

病因学/发病机制

肿瘤性

- B 细胞/浆细胞的克隆性增生

轻链沉积病沉积物

- 可变区与正常轻链不同
  - 特别是补体决定区和框架区
- 糖基化轻链大于正常轻链
- 等电点更高（约为 8）vs. 淀粉样蛋白轻链（约为 4）

重链沉积病沉积物

- γ 重链 CH1 恒定区缺失

小鼠模型

- 致病性人 κ 链可变区转基因表达可复制伴有结节性肾小球硬化、肾病综合征和进行性肾功能不全的 MIDD
  - VL 引起内质网应激
  - 转录本分析显示增殖和细胞外基质重塑
    - 肾小球发病机制的早期步骤

临床特征

流行病学

- 平均年龄：56 岁（36%＜50 岁）
- 男：女 =2∶1

表现

- 急性肾衰竭
- 慢性肾衰竭
- 蛋白尿（58%；非轻链）
  - 肾病范围蛋白尿（约 40%）
- 单纯 MIDD（不伴有管型肾病或淀粉样变性肾病）患者 40% 被诊断为多发性骨髓瘤
- 低补体血症
  - 见于 γ 重链沉积病（HCDD）伴补体固定的 IgG 亚类沉积（γ1 或 γ3）病例

- 肾外累犯
  - 心脏疾病（12%～80%）
    - 肥厚型心肌病、舒张功能不全、心律失常
  - 肝脏（17%）
    - 肝大和胆汁淤积、肝酶升高
  - 外周神经病变（9%～20%）
  - 胃肠道（7%）、肺结节、肌肉、皮肤、视网膜

实验室检查

- 血清、尿液或两者中出现单克隆蛋白
  - 70% 单纯 MIDD 患者的血清或尿蛋白电泳显示 M 峰
  - 血清 κ 或 λ 游离轻链的异常率为 100%（HCDD 患者也不例外）
  - 15%～20% 病例诊断时采用免疫固定电泳无法检出血清或尿液中的副蛋白
- γ-HCDD 病例采用新技术检测游离重链
- 游离轻链或重链检测有助于监测治疗反应

治疗

- 类固醇、环磷酰胺、美法仑/自体干细胞移植（ASCT）、硼替佐米
- 67% 的患者血清游离轻链随化疗减少
  - 肾脏反应 36%，所有均有血液学反应
    - 与活检缺乏严重间质纤维化和肾小管萎缩（IFTA）相关
- 无对照试验

预后

- 5 年生存率：最大研究系列为 67%
  - 5 年肾存活率：57%
  - 骨髓瘤管型肾病为预后不良特征
  - 糖尿病是进展的危险因素
- 移植后复发率：40%～75%
  - 完全血液学缓解后复发率较低（28%），通常用化疗控制（75%）

镜下特征

组织学特征

- 肾小球
  - 结节性肾小球病（60%）
    - HCDD（100%）比 LCDD（53%）更常见
    - 15% 的患者蛋白尿＜0.5g/d
    - 非嗜银性 PAS 阳性结节
  - 少数病例显示 GBM 增厚，与膜增生模式相关
    - 必须显示线性 GBM 和 TBM 单克隆免疫球蛋白沉积才能诊断为 MIDD
  - 坏死性和新月体性肾小球肾炎（罕见）
    - 更多见于 α-HCDD
- 肾小管
  - 急性肾小管损伤
  - 可出现 TBM 增厚
  - 26%～30% 同时存在轻链管型肾病
- 肾间质

- ○ 间质炎症及水肿
- 血管
  - ○ 光镜正常
- 13% 的 MIDD 病例同时有淀粉样变性

辅助检查

免疫组化

- 石蜡包埋组织中可检出轻链 GBM 和 TBM 沉积

免疫荧光

- 单克隆免疫球蛋白呈线性基底膜着色（肾小球、肾小管、血管）
  - ○ 75%～86% 的 LCDD
    - LCDD 中通常为单型性 κ 轻链（73%～91%）
  - ○ 9%～14% 的 HCDD
    - 通常为 γ 重链
    - 所有亚类（1、2、3 和 4 型）均有报道
    - 少数由于 α-HCDD
    - δ 重链罕见
  - ○ 8%～11% 的 LHCDD
    - 1 种重链和 1 种轻链
    - 偶尔为重链和轻链分别沉积
- 在电镜可检测到沉积物之前就已存在
- 尽管电镜下有沉积物，免疫荧光可阴性
  - ○ 重链可能缺少 CH1
  - ○ 无 GBM 沉积的病例也可有 TBM 沉积物，特别是蛋白尿 <0.5g/d 的病例
- 系膜区单克隆蛋白模糊着色
- IgG 亚类染色有助于确定 γ-HCDD 沉积物的单克隆性质

电镜

- 细颗粒、点彩状、"粉尘状" 电子致密沉积物沿 GBM（61%）、TBM（69%）系膜区（45%）和血管基底膜（18%）分布
  - ○ LCDD、LHCDD 和 HCDD 的沉积物相似
- 通过免疫金标记可以看到单克隆沉积物

鉴别诊断

仅免疫荧光显示轻链沉积

- 免疫荧光显示 GBM 和 TBM 单型性轻链染色，但电镜下未见沉积物，光镜下亦无明显改变
- 特别见于轻链管型肾病
- 意义不明
  - ○ 可能为对尿液中单克隆蛋白反应的伪影免疫荧光染色

增生性肾小球肾炎伴单克隆 IgG 沉积

- 光镜下呈增生性肾小球肾炎模式
- 免疫荧光染色显示单型性 IgG-κ 或 IgG-λ；IgG 限制于 1 个亚类
- 电镜下肾小球见无定形电子致密沉积物
- 免疫荧光和电镜无 TBM 沉积物

非典型抗 GBM 肾炎

- 免疫荧光重链和轻链显示线性 GBM 染色

- ○ 约 50% 的病例显示单型性染色模式
- ○ 局灶线性 TBM 染色
- 电镜下缺乏沉积物，为肾小球内皮损伤的常见特征

致密物沉积病

- 一些与血清副蛋白相关，其可能具有 C3 肾炎因子活性
- 致密物沉积病（DDD）显示显著 C3 沉积，少量免疫球蛋白沉积，无轻链限制性
- 很高的电子致密沉积物，与 MIDD 细颗粒状沉积物明显不同

结节型糖尿病肾小球硬化

- 与 MIDD 类似的 PAS（+）结节性肾小球病，但无免疫荧光（轻链）和电镜下 MIDD 表现
- 免疫荧光染色显示线性 GBM 和 TBM IgG 染色；免疫荧光 IgG 亚类染色可将 MIDD 与 γ-HCDD 区分开来

I 型冷球蛋白血症性肾小球肾炎或华氏巨球蛋白血症性肾小球肾炎

- 肾小球单克隆免疫球蛋白沉积
- 膜增生性肾小球损伤模式
- 缺乏沿 GBM 和 TBM 的细颗粒状沉积物

IgA 肾病

- 某种程度上讲，由于 α-HCDD 的罕见性，可能被误诊为 IgAN
- 与 IgAN 一样，α-HCDD 可表现为坏死性和新月体性肾小球肾炎
- IgAN 无 TBM 沉积物，且两种轻链均存在
- IgAN 肾小球颗粒状（vs. 线性）染色

诊断要点

临床相关病理特征

- 31%～45% 的单纯 MIDD 患者在 MIDD 诊断时有明确的多发性骨髓瘤
- 91% 的 MIDD 合并管型肾病患者有多发性骨髓瘤
- 约 50% 的单纯性 MIDD 患者血清或尿蛋白电泳出现 M 峰
- 低补体血症
  - ○ 见于 γ 重链沉积病（HCDD）伴补体固定的 IgG 亚类沉积（γ1 或 γ3）病例

参考文献

1. Karam S et al: Monoclonal gammopathy of renal significance: multidisciplinary approach to diagnosis and treatment. Crit Rev Oncol Hematol. 103926, 2023
2. Pianko MJ et al: Assessment of renal outcome following therapy in monoclonal immunoglobulin deposition disease: emphasizing the need for a consensus approach. Am J Hematol. 98(3):421-31, 2023
3. Cohen C et al: Randall-type monoclonal immunoglobulin deposition disease: new insights into the pathogenesis, diagnosis and management. Diagnostics (Basel). 11(3):420, 2021
4. Nasr SH et al: Evidence for transition from light chain deposition disease by immunofluorescence-only to classic light chain deposition disease. Kidney Int Rep. 6(5):1469-74, 2021
5. Bender S et al: Immunoglobulin light chain toxicity in a mouse model of monoclonal immunoglobulin light-chain deposition disease. Blood. 136(14):1645-56, 2020
6. Nasr SH et al: Renal monoclonal immunoglobulin deposition disease: a report of 64 patients from a single institution. Clin J Am Soc Nephrol. 7(2):231-9, 2012

LHCDD 结节性肾小球改变

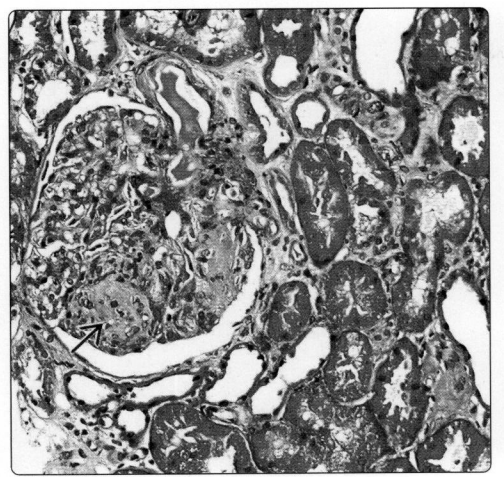

LHCDD 轻链限制性

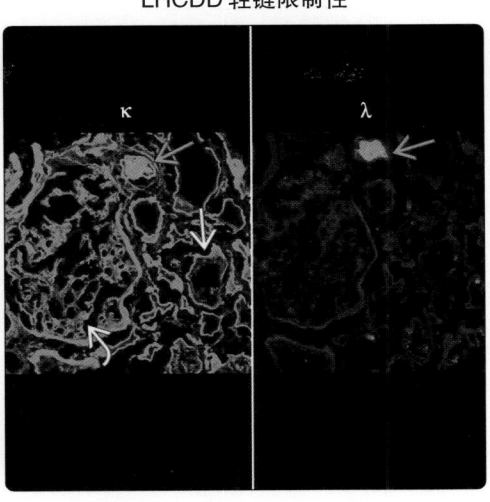

（左）肾小球显示系膜区结节状扩大 ➡，免疫荧光 IgG 和 κ 染色显示 GBM 和 TBM 呈明亮线性染色，而 λ 轻链不着色

（右）κ 轻链染色显示 GBM ➡ 和 TBM ➡ 呈明亮线性染色，而 λ 轻链染色阴性，图中可见一管型，κ 和 λ 染色强度相当 ➡，为一很好的对照

LHCDD 沿 TBM 和 GBM 线性 IgG 沉积

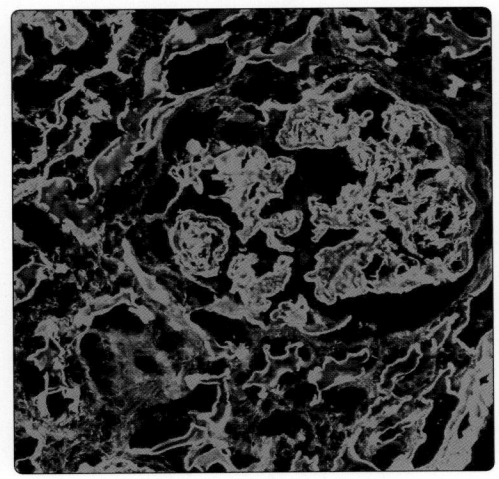

LHCDD 亚类限制性

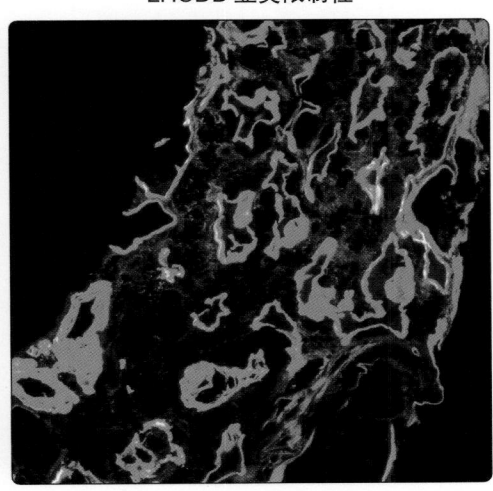

（左）免疫荧光 IgG 染色显示 GBM 和 TBM 呈明亮的线性着色及系膜区模糊染色，这种表现类似于糖尿病的 IgG 染色

（右）免疫荧光 IgG3 亚类染色显示 TBM 呈明亮的线性染色；肾小球亦阳性；IgG1、IgG2、IgG4 阴性。单型性 IgG 亚类阳性支持 HCDD 或 LHCDD 诊断

LHCDD 细颗粒状电子致密沉积物

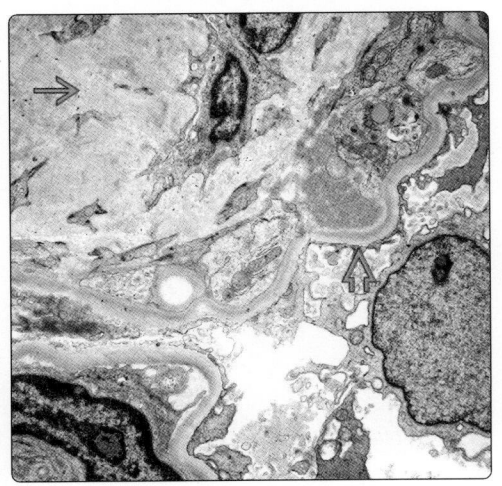

LHCDD TBM 沉积物

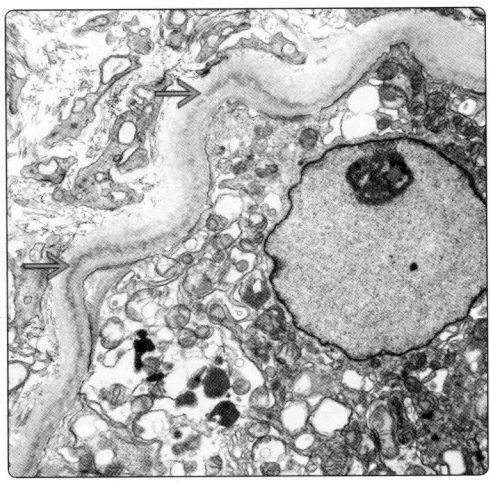

（左）系膜区 ➡ 及 GBM ➡ 可见细颗粒状电子致密沉积物

（右）这例 LHCDD 可见细颗粒状电子致密沉积物沿 TBM 分布 ➡

LCDD 膜增生性模式

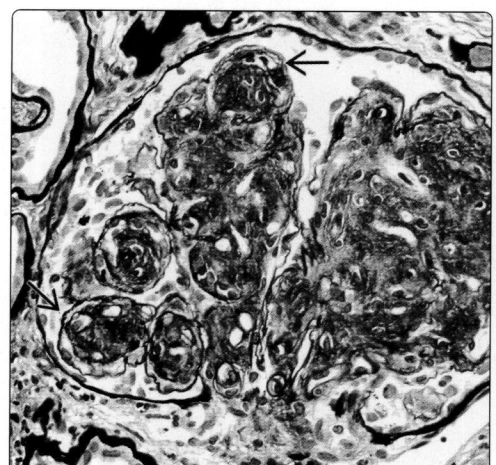

（左）这例 LCDD 银染色切片上可见节段 GBM 双轨➡，为膜增生型特征

（右）κ 轻链免疫荧光染色显示 GBM ➡和 TBM ➡线性着色及系膜区模糊着色

LCDD GBM 和 TBM κ 轻链染色

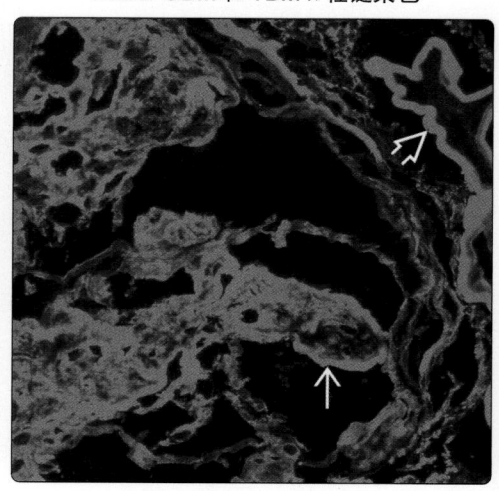

光镜轻型 LCDD

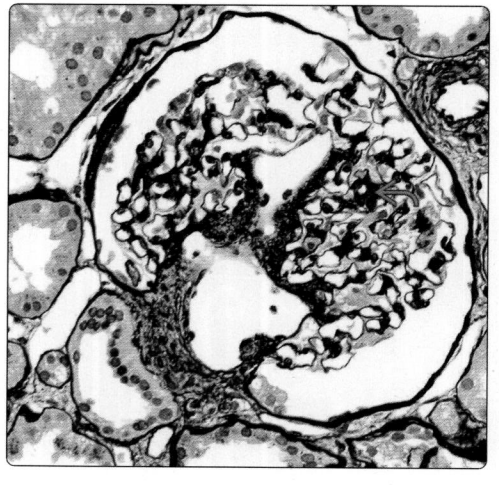

（左）轻链 MIDD 病例，银染色显示由非嗜银物质引起很轻微的系膜扩张➡，如果没有免疫荧光染色证实单一轻链和电镜下电子致密沉积物，根本就不会怀疑到该病

（右）部分肾小管显示急性损伤特征➡，包括肾小管扩张、上皮扁平和肾小管刷状缘消失，另可见灶性间质性炎症（*Courtesy S.Nasr, MD.*）

急性肾小管损伤

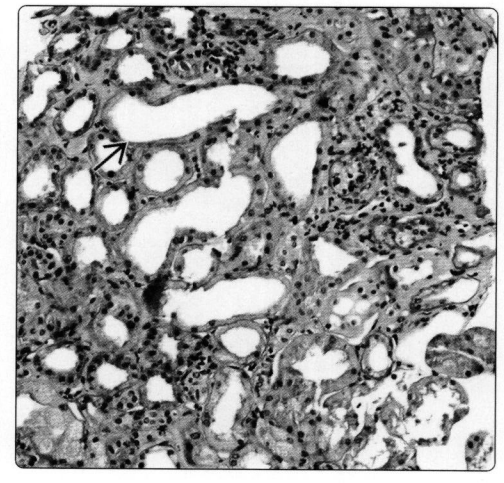

LCDD TBM 沉积物

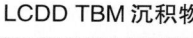

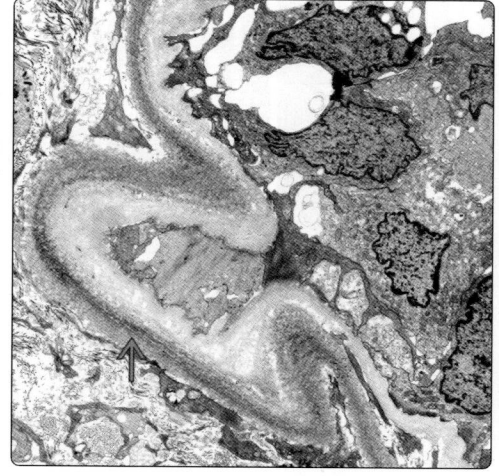

（左）TBM 显示细颗粒状电子致密沉积物➡

（右）"仅免疫荧光性" MIDD 没有显示 TBM 沉积证据，尽管 IgG 免疫荧光染色显示明亮的着色，这些发现的意义尚不明确

仅免疫荧光 MIDD

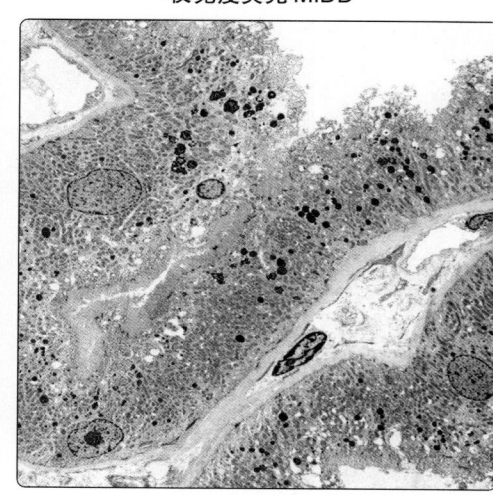

α-HCDD 节段性坏死

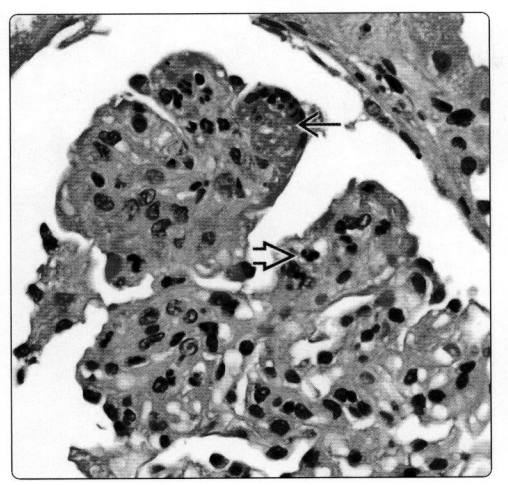

α-HCDD 结节性肾小球硬化

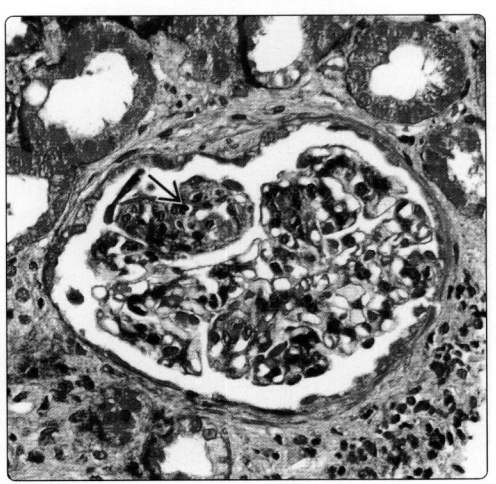

(左) 在 α-HCDD 中可见肾小球袢节段性坏死 ➡️，与 γ 重链或 LCDD 不同，α-HCDD 出现肾小球坏死或新月体并不少见，节段毛细血管袢中含有中性粒细胞 ➡️(Courtesy S.Nasr, MD.)

(右)α-HCDD 病例三色染色显示肾小球系膜结节性扩张 ➡️(Courtesy S.Nasr, MD.)

α-HCDD 蛋白酶消化后

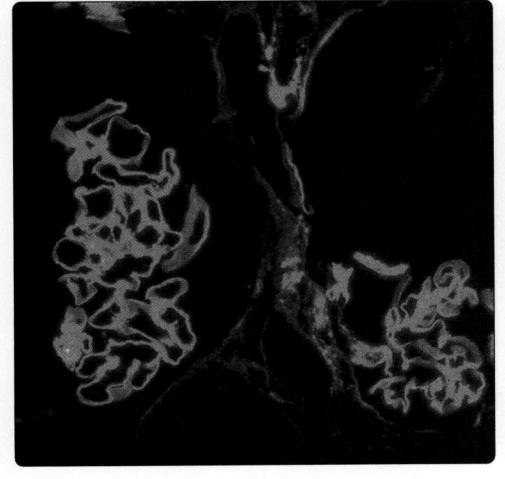

γ-HCDD 结节性模式

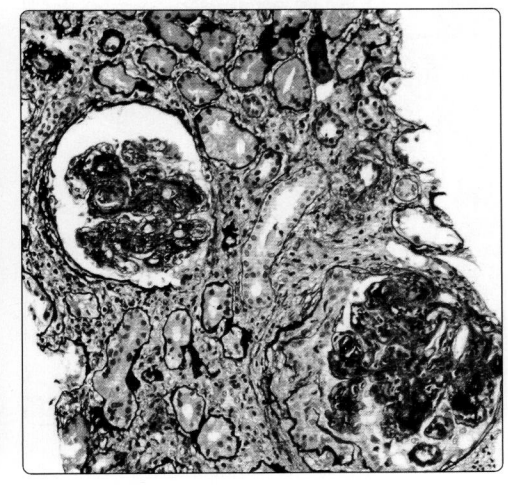

(左) 蛋白酶消化石蜡切片 IgA 免疫荧光染色显示 GBM 线性着色及系膜区模糊着色。最初提供的组织切片免疫荧光染色肾小球无着色，经蛋白酶消化后显示肾小球着色(Courtesy S.Nasr, MD.)

(右) 银染色显示结节性肾小球硬化，免疫荧光染色显示 GBM 和 TBM 明亮的线性 IgG 着色，无轻链着色

γ-HCDD 增生性模式

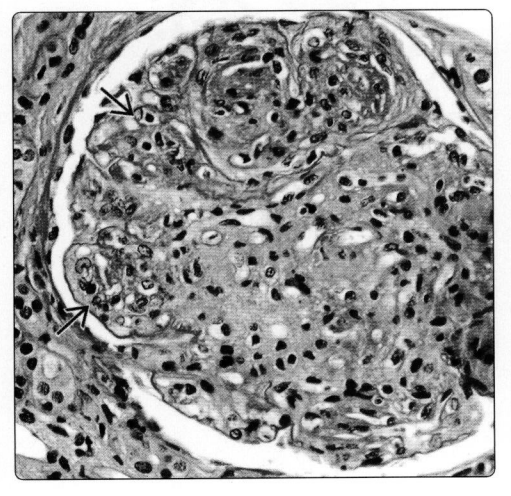

γ-HCDD

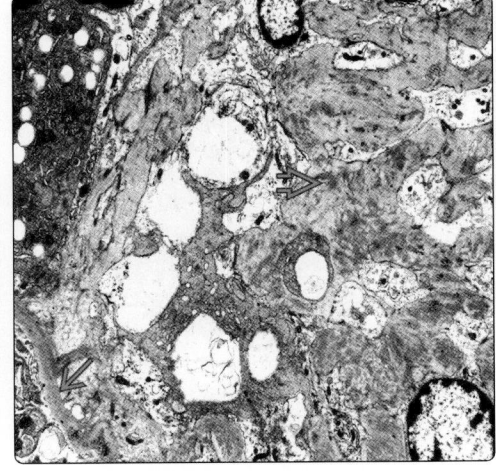

(左) 这例 HCDD 呈增生性肾小球模式，可见毛细血管内细胞增生 ➡️和节段 GBM 双轨

(右)γ-HCDD 显示沿 GBM 分布 ➡️的细颗粒状电子致密沉积物，以及像 LCDD 中那样的系膜内沉积物 ➡️

LCDD 颗粒状 TBM 沉积物

LCDD 颗粒状 TBM 沉积物

（左）本例 LCDD 单克隆 κ 轻链染色 TBM 呈不寻常的颗粒状特征 ➡️，而非线性沉积。λ 轻链染色阴性
（右）虽然免疫荧光下 TBM 呈颗粒状而非线性着色，电镜下仍显示 TBM 细颗粒状电子致密沉积物 ➡️

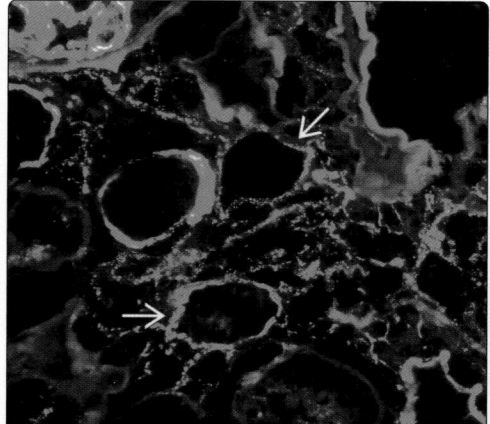

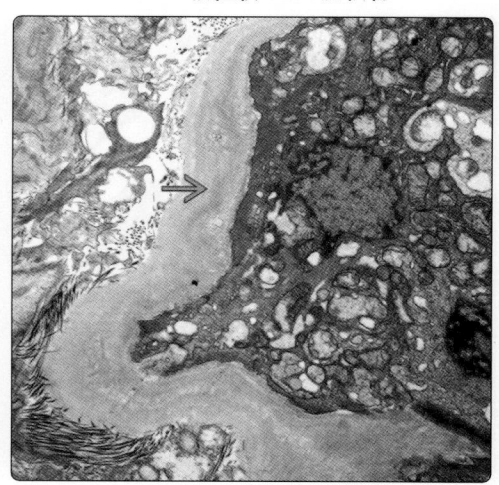

致密物沉积病

κ 轻链肾小管病

（左）48 岁女性血清单克隆蛋白阳性 DDD 患者，系膜区和 GBM 内 ➡️ 可见很高电子密度的无定形沉积物，注意不要与 MIDD 混淆。一些 DDD 病例可出现具有 C3 肾炎因子活性的副蛋白
（右）肾小管上皮细胞的顶端表面显示不寻常的单型性 κ 轻链沉积 ➡️，其肾小管重吸收滴亦显示单型性 κ 轻链染色，TBM 阴性，因此这例不是 LCDD

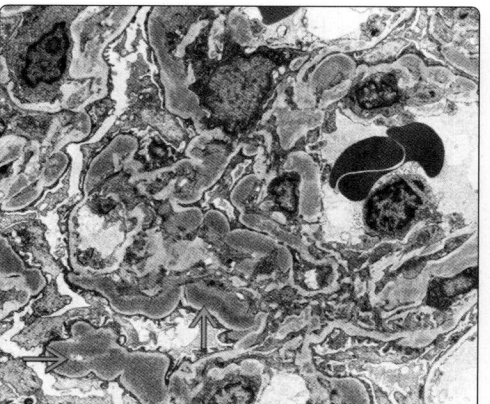

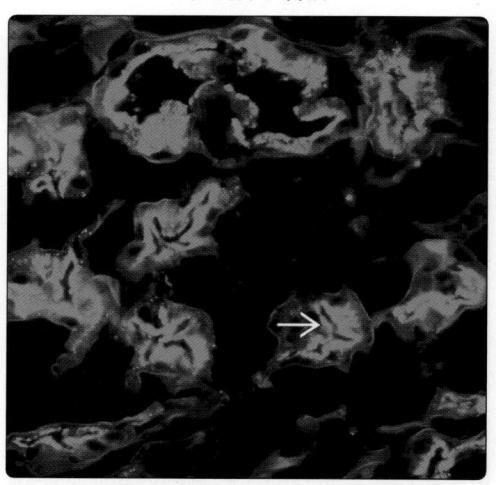

免疫触须样肾小球病结节状肾小球病变

免疫触须样肾小球病

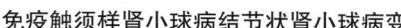

（左）本例免疫触须样肾小球病可见 PAS（+）的结节状系膜扩张 ➡️，类似于 MIDD，该病例显示单型性 IgG-λ 肾小球染色
（右）注意这例免疫触须样肾小球肾炎病例，沿 CBM 未见细颗粒沉积物 ➡️，光镜下系膜结节状外观酷似 MIDD。沉积物显示有形亚结构 ➡️

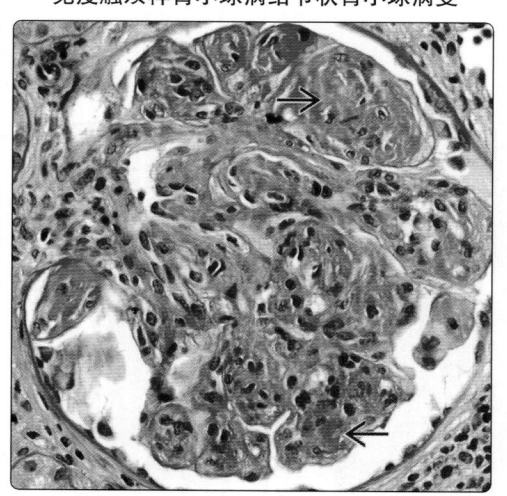

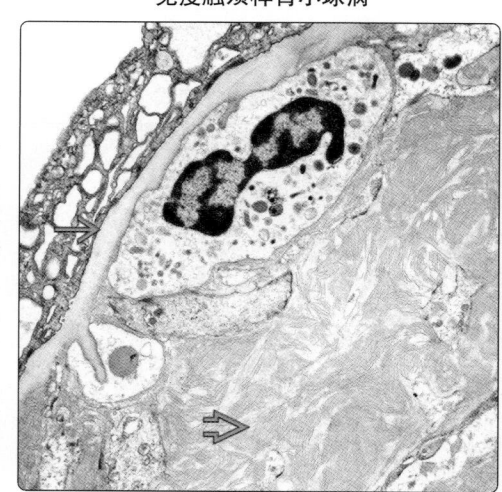

MIDD 肌细胞染色

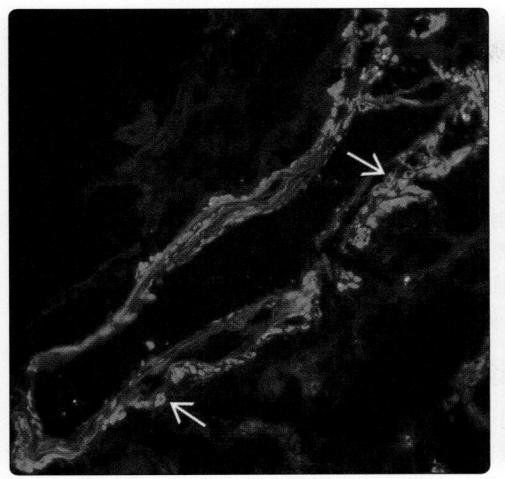

MIDD 肌细胞染色

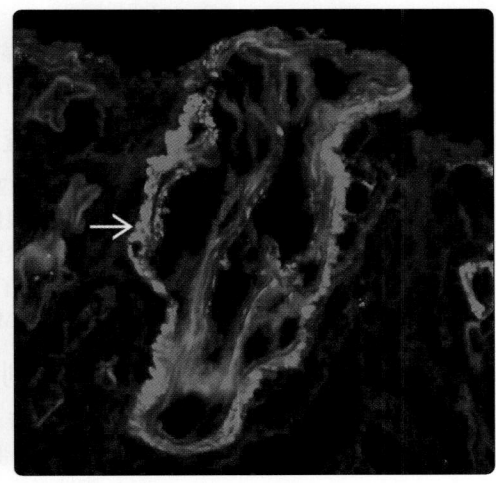

（左）IgG2 免疫荧光染色显示 LHCDD 小叶间动脉周围肌细胞染色 ➡，IgG 和 κ 轻链染色亦呈阳性，IgG1、IgG3、IgG4 和 λ 轻链阴性

（右）κ 轻链免疫荧光染色显示小叶间动脉周围肌细胞阳性染色 ➡，与淀粉样变性染色模式不同，显示无定形物质着色。本例刚果红染色阴性，包括重新处理的冷冻组织

移植肾复发性 LCDD

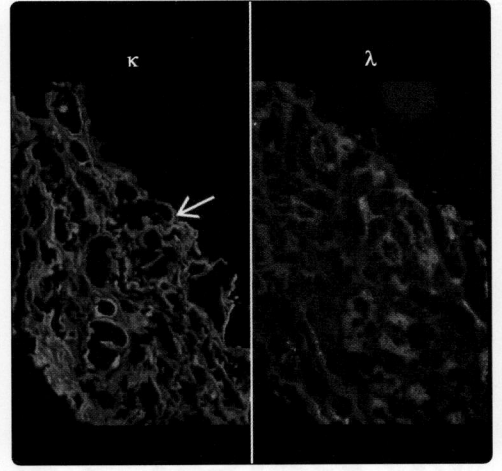

移植肾复发性 LHCDD

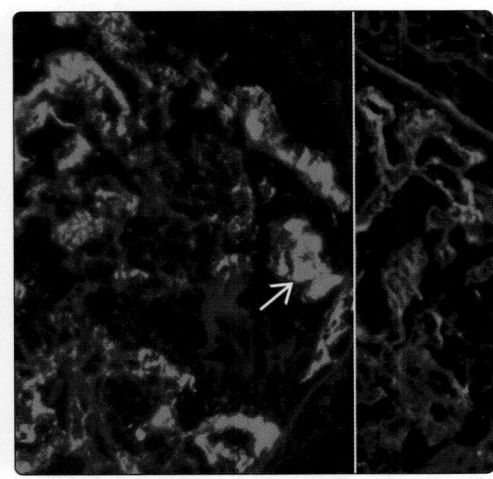

（左）移植肾 κ 轻链免疫荧光染色显示 TBM 呈明亮的线性着色 ➡，而 λ 轻链染色阴性

（右）移植 28 天后复发性 LHCDD，显示毛细血管内 κ 轻链显著沉积 ➡（左图），而非 λ 轻链沉积（右图），γ 重链也呈阳性。原肾有结节状肾小球硬化，但报告无轻链或重链着色

移植肾复发性 LCDD

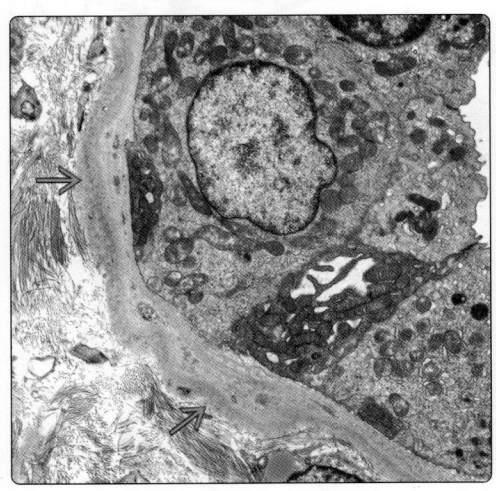

仅免疫荧光性 HCDD

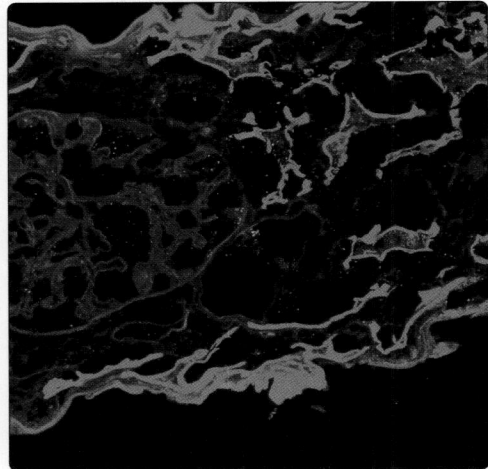

（左）肾移植后 1.5 年电镜显示早期 LCDD，κ 轻链免疫荧光染色显示 GBM 和 TBM 呈明亮的线性染色，λ 轻链阴性。注意电镜下 TBM 上细颗粒状沉积物仅为局灶性 ➡

（右）肾移植后 5 年程序性肾活检发现"仅免疫荧光性"HCDD，显示 TBM 线性 IgG 着色，κ 和 λ 轻链染色阴性，电镜下未见沉积物，免疫电泳副蛋白阴性

（胡舜　译，余英豪　审）

术语

- 增生性肾小球肾炎伴单克隆IgG沉积（proliferative glomeru-lonephritis with monoclonal IgG deposits，PGNMID）；可有膜增生性、毛细血管内或膜性模式

临床特征

- 肾病范围蛋白尿（约70%）
- 肾功能不全（约65%）
- 罕见伴多发性骨髓瘤
- 同种移植复发率高，移植后果差
- 女性为主（男：女为1：2）

镜下特征

- 膜增生模式为57%
- 毛细血管内增生模式为35%
- 膜性和系膜增生模式较少见

- 约30%显示局灶或弥漫新月体
- 可出现局灶节段性肾小球硬化症（FSGS）

辅助检查

- 单个IgG亚类限制性，通常为IgG3
  - 轻链限制性，通常为κ轻链
- 电镜下主要为系膜区及内皮下电子致密沉积物
- 约30%有血清或尿液单克隆蛋白
- IgA及IgM染色阴性

主要鉴别诊断

- 增生性肾小球肾炎伴单克隆IgA
- I型冷球蛋白血症性肾小球肾炎
- 膜性肾病（伴单克隆或多克隆沉积物）
- 膜样肾小球肾炎伴隐匿性IgG-κ沉积
- 免疫复合物肾小球肾炎伴膜增生模式损伤（多克隆沉积）
- 纤维样或免疫触须样肾小球肾炎

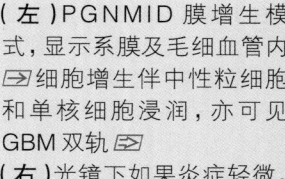

（左）PGNMID膜增生模式，显示系膜及毛细血管内细胞增生伴中性粒细胞和单核细胞浸润，亦可见GBM双轨
（右）光镜下如果炎症轻微，像这个病例就不太会怀疑到PGNMID。免疫荧光IgG-λ染色显示显著的上皮下驼峰

毛细血管内细胞增生

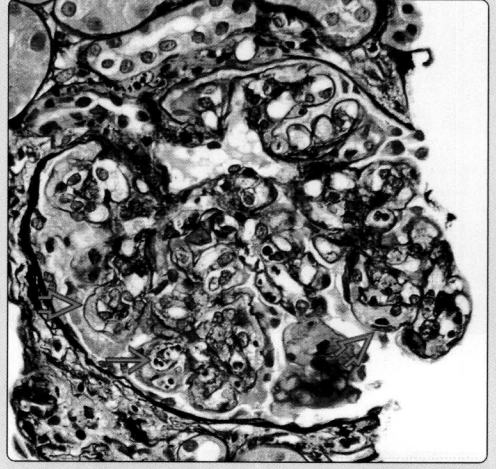

系膜细胞增生

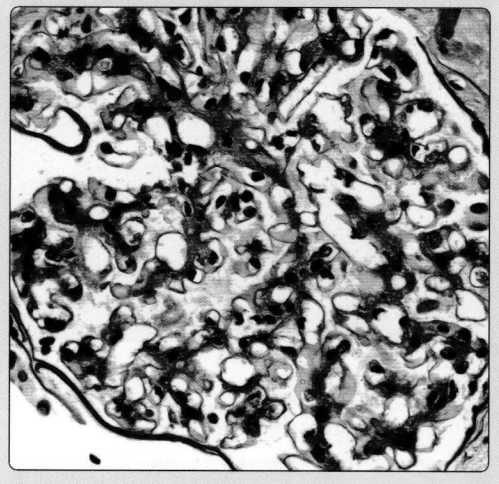

（左）免疫荧光染色显示GBM明显的颗粒状IgG3染色，提示这些区域为膜性模式。肾小球IgG1、IgG2和IgG4均阴性
（右）这例膜增生模式的PGNMID，电镜显示几乎都在膜内的内皮下电子致密沉积物

IgG3染色

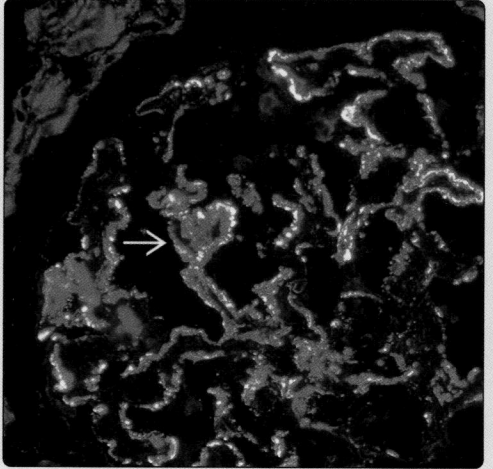

内皮下沉积物

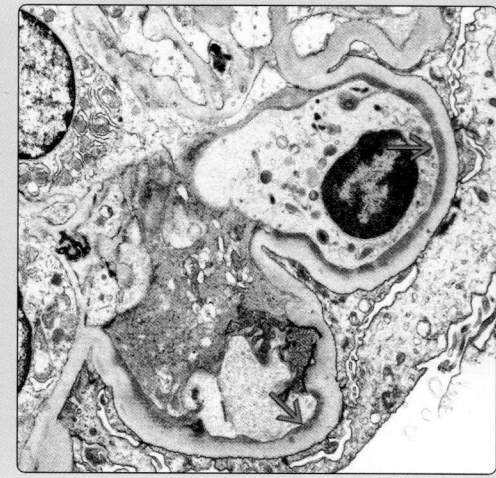

术语

定义

- 增生性肾小球肾炎伴由重链和轻链限制性免疫球蛋白组成的非有形肾小球沉积物

病因学/发病机制

单克隆 IgG 肾小球沉积

- 通常为 IgG3-κ
  - IgG3 高度补体固定
  - 可能更具肾源性
- 报道仅轻链亚型
  - 88% 有骨髓浆细胞克隆；29% 有骨髓瘤
- 浆细胞克隆性增生的原因还不清楚

临床特征

流行病学

- 平均年龄：55 岁；范围：5～80+ 岁
- 性别：男女比例 1：2

表现

- 肾病范围蛋白尿（约 70%）
  - 肾病综合征（约 50%）
- 血尿
- 肾功能不全（约 65%）
- 罕见伴多发性骨髓瘤
- 移植肾高复发率
  - 移植物功能不全、蛋白尿和/或血尿
  - 诊断 3 年内 50% 移植肾丢失

实验室检查

- 血清和尿液中检出单克隆蛋白（约 30%）
- 冷球蛋白血症阴性
- 约 25% 低 C3（±C4）

治疗

- 单用类固醇或联用其他免疫抑制剂
- 一些对抗浆细胞治疗有效

预后

- 部分或完全缓解（40%）
- 进展为 ESRD（20%）

镜下特征

组织学特征

- 膜增生模式（57%）
  - 弥漫性 GBM 双轨
  - 系膜细胞增生和基质扩大
  - ± 膜性或毛细血管内增生模式
- 毛细血管内增生模式（35%）
  - ± 膜增生或膜性模式
- 膜性模式（5%）
  - 球性上皮下免疫沉积物；通常有一些增生特征
- 系膜增生模式（3%）
- 约 30% 显示局灶或弥漫新月体

- 可出现 FSGS

辅助检查

免疫荧光

- IgG 亚类染色
  - IgG3 亚类限制性最为常见；IgG1 亚类次常见
  - 尚未确定 IgG4 亚类限制性
  - 单个性 IgG 亚类限制性为诊断所必需
- 单型性 IgG-κ 或 -λ 染色
  - κ 轻链限制性（73%）
- C3 几乎总是阳性；C1q 阳性（>60%）
- 系膜及 GBM 颗粒状染色
- 仅轻链亚型 71%κ 链 /29%λ 链；C3（+）
- 完整免疫球蛋白免疫荧光染色（"Hevylite" 检测）有助于筛选增生性肾小球肾炎伴单克隆 IgD 沉积（PGNMID）病例

电镜

- 电子致密沉积物
  - 主要位于系膜区和内皮下
  - 偶尔上皮下沉积物（节段性膜性模式）
  - 沉积物多呈无定形
    - 极少数病例可见有形沉积物

鉴别诊断

I 型冷球蛋白血症性肾小球肾炎

- 类似于 PGNMID；I 型冷球蛋白通常为 IgG3
- 肾小球腔内假血栓
- 冷球蛋白血症检测阳性

单克隆膜性肾病

- 通常 IgG-κ 限制性
- 部分病例（约 15%）显示增生特征或新月体
  - 组织学与 PGNMID 有重叠

膜样肾小球肾炎伴隐匿性 IgG-κ 沉积

- 通常见于大约 25 岁患有自身免疫性疾病女性
- 冷冻免疫荧光 C3 染色；石蜡免疫荧光 IgG-κ 染色

纤维样或免疫触须样肾小球肾炎

- 免疫荧光染色可能显示单型性 IgG-κ 或 -λ 染色
- 电镜下可见原纤维或微管

狼疮性肾小球肾炎

- 免疫荧光染色显示多型性 κ 或 λ 染色
- 如果没有行轻链免疫荧光染色，PGNMID 的 C1q 肾小球染色会使狼疮性肾炎的诊断可能性增加

参考文献

1. Kudose S et al: Proliferative glomerulonephritis with hidden monotypic IgG3κ deposits: a case report. Am J Kidney Dis. 81(1):114-7, 2023
2. Ito D et al: A rare case of proliferative glomerulonephritis with monoclonal IgG2 kappa deposit: a case report. BMC Nephrol. 23(1):396, 2022
3. Miller P et al: Progression of proliferative glomerulonephritis with monoclonal IgG deposits in pediatric patients. Pediatr Nephrol. 36(4):927-37, 2021
4. Nasr SH et al: Light chain only variant of proliferative glomerulonephritis with monoclonal immunoglobulin deposits is associated with a high detection rate of the pathogenic plasma cell clone. Kidney Int. 97(3):589-601, 2020
5. Nasr SH et al: Proliferative glomerulonephritis with monoclonal IgG deposits. J Am Soc Nephrol. 20(9):2055-64, 2009

膜增生性损伤模式

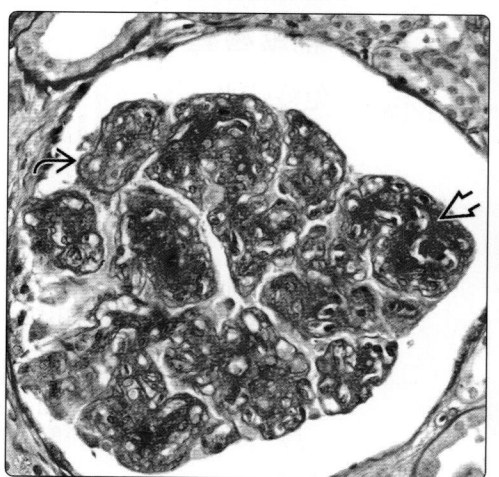

节段"钉突"形成

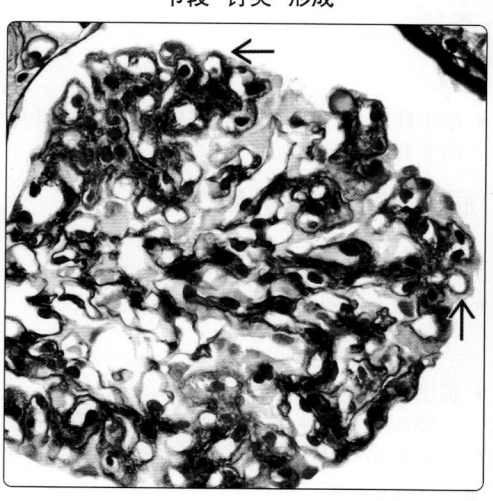

（左）本例 PGNMID 显示结节状系膜扩大 ➡️、系膜细胞增生和 GBM 双轨 ➡️
（右）本例具有膜增生性和膜性模式的 PGNMID，可见节段 GBM 钉突 ➡️

毛细血管内细胞增生

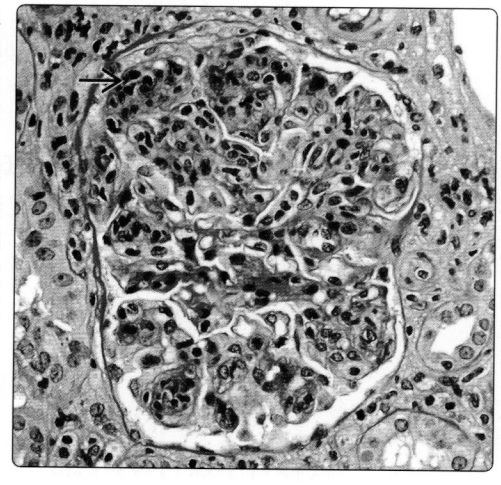

系膜细胞增生

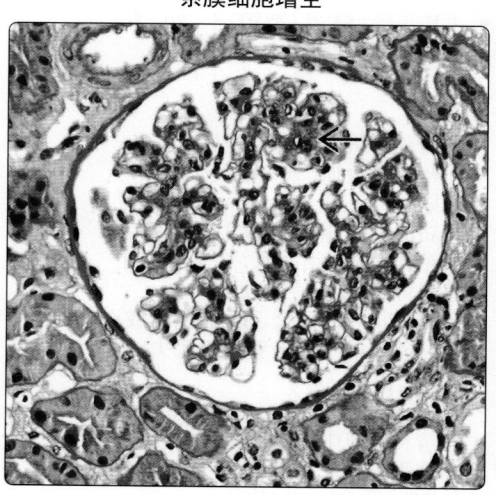

（左）移植后 10 个月复发性 PGNMID，显示弥漫毛细血管内细胞增生 ➡️，不应与肾小球炎混淆，患者有蛋白尿 18g/L
（右）移植后 12 个月复发性 PGNMID，环磷酰胺治疗后显示毛细血管内增生细胞逐渐减少，系膜细胞增生依然存在 ➡️。患者蛋白尿仅为约 1.3g/L

系膜细胞轻度增生

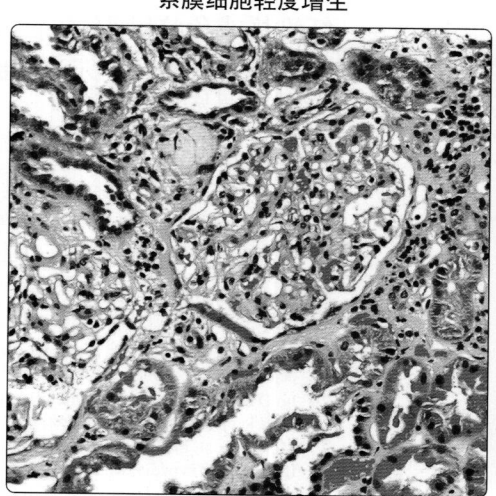

免疫荧光 IgG 染色

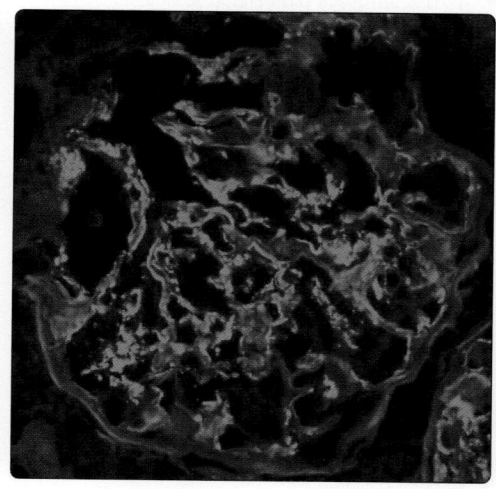

（左）PGNMID 有不同的光镜表现，从轻度系膜细胞增生和炎症（如图）到显著的急性肾小球肾炎。本例上皮下驼峰中有 IgG-λ 沉积
（右）IgG 免疫荧光染色显示系膜区和节段 GBM 颗粒状沉积，IgG3 着色模式相同，而 IgG1、IgG2 和 IgG4 阴性

PGNMID 新月体

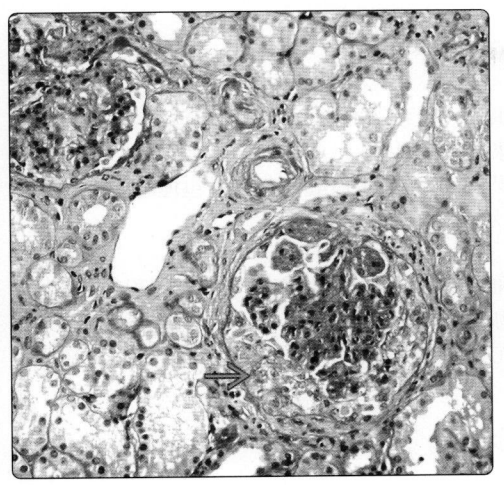

PGNMID 伴慢性淋巴细胞性白血病

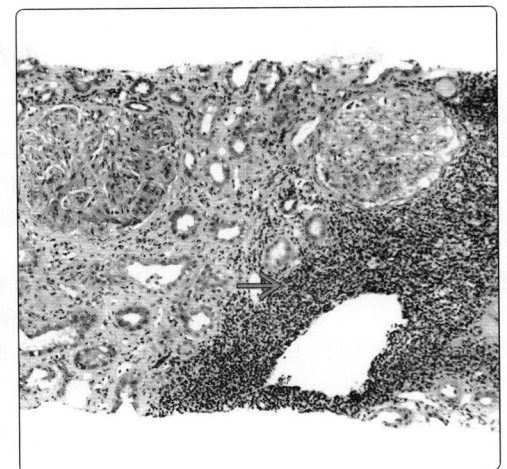

（左）本例 PGNMID 显示局灶新月体 ➡，约 30% 的 PGNMID 可出现局灶或弥漫性新月体

（右）本例 PGNMID 病变位于肾小球，间质见慢性淋巴细胞性白血病 ➡，注意为单形性小淋巴细胞浸润（Courtesy S.Nasr, MD.）

系膜区电子致密沉积物

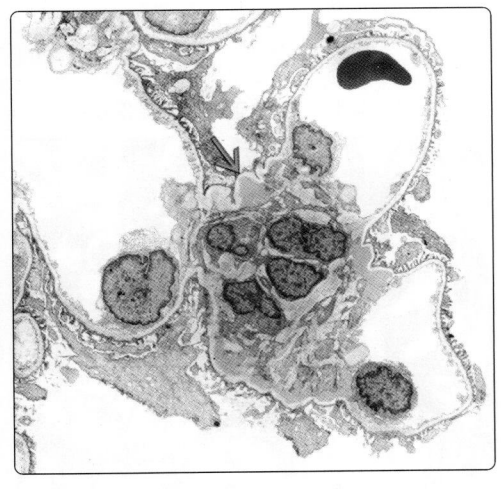

上皮下电子致密沉积物

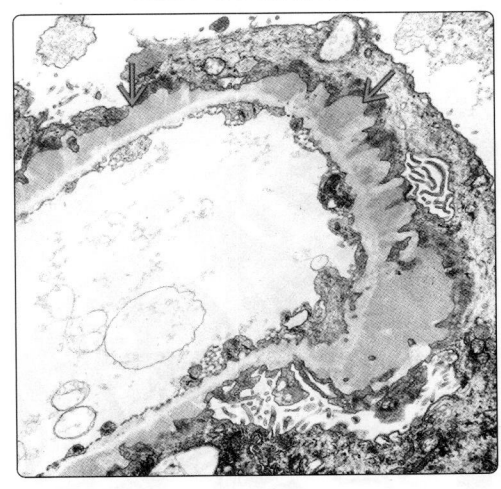

（左）PGNMID 的系膜增生模式，显示系膜细胞增生和系膜区电子致密沉积物 ➡。肾小球毛细血管袢增大但没有沉积物

（右）本例 PGNMID 主要为膜性模式，上皮下电子致密沉积物呈规则间隔分布 ➡，插入基底膜形成"钉突"。免疫荧光染色显示 IgG2-κ 沉积，光镜下见极少量毛细血管内增生和小的细胞性新月体

上皮下驼峰

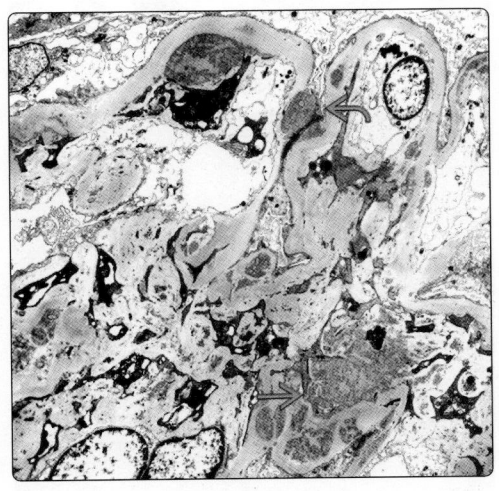

上皮下电子致密沉积物

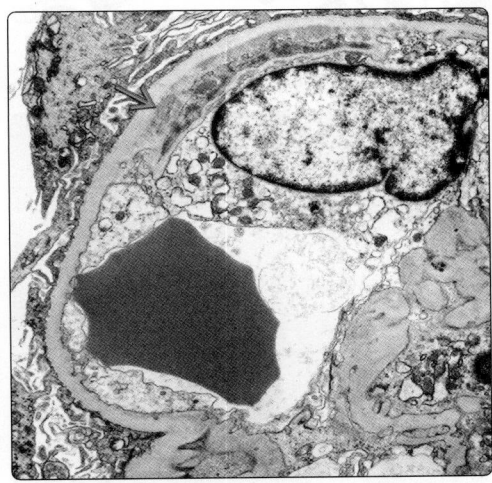

（左）IgG-λ 染色阳性 PGN-MID 病例，低倍电镜显示广泛多样化的系膜区沉积物 ➡ 和上皮下驼峰 ➡

（右）移植后早期复发性 PGNMID，见偶然性内皮下电子致密沉积物 ➡ 伴早期 GBM 双轨形成

（胡舜 译，余英豪 审）

要　点

术语

- 肾小球疾病伴上皮下和系膜区免疫复合物型 IgG-κ 沉积，免疫荧光显示 IgG-κ 弱着色至无着色

临床特征

- 年轻女性最常受累（27.5 岁）
- 蛋白尿 100%，血尿 88%，肾功能不全 30%
- 自身免疫血清学阳性 55%
- 副蛋白血清蛋白电泳（SPEP）和尿蛋白电泳（UPEP）检测阴性

镜下特征

- 光镜
  - 肾小球毛细血管袢增厚，伴银染色（+）GBM 钉突或银染色（−）GBM"小孔"
  - 系膜基质扩张 ± 系膜细胞增生

- 约 20% 有新月体形成
- 免疫荧光
  - 新鲜组织常规免疫荧光主要显示 C3 沉积，没有或极少有免疫球蛋白沉积
  - 石蜡组织免疫荧光（蛋白酶消化石蜡包埋组织直接免疫荧光）显示 IgG 和 κ 强着色
- 电镜
  - 系膜区和上皮下免疫复合物型电子致密沉积物，无内皮下沉积物
  - 50% 的驼峰样沉积物和 57% 的铰链区沉积物（又名系膜腰区）

主要鉴别诊断

- C3 肾小球肾炎
- 感染相关性肾小球肾炎
- 增生性肾小球肾炎伴单克隆 IgG 沉积
- 膜性肾病伴单克隆 IgG 沉积

银染色　GBM"钉突"

三色染色　上皮下 GBM 沉积物

（左）六胺银染色显示沿 GBM 分布的上皮下"钉突" ➡
（右）Masson 三色染色显示明亮的嗜复红性上皮下沉积物 ➡。该模式与特发性膜性肾小球病无法区分

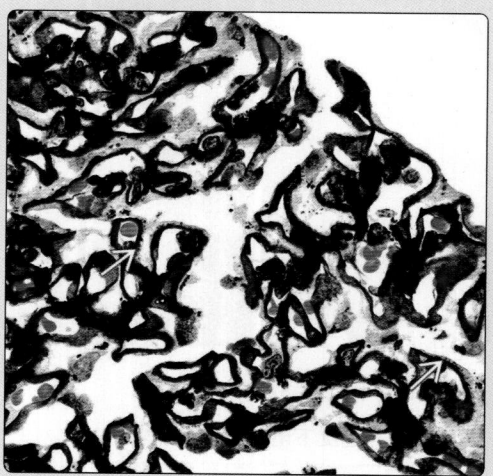
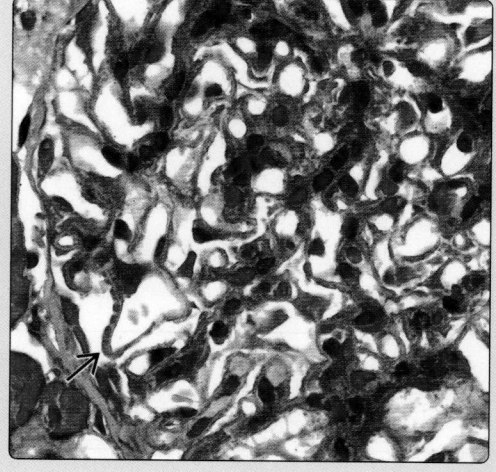

蛋白酶消化后 GBM 广泛 IgG 沉积

血清淀粉样蛋白 P 染色

（左）蛋白酶消化组织肾小球毛细血管袢 IgG 呈颗粒状着色，常规免疫荧光染色仅 C3 阳性，未检出免疫球蛋白。κ 轻链显示相似的着色，λ 轻链阴性
（右）石蜡免疫荧光显示肾小球内免疫沉积物血清淀粉样蛋白 P（SAP）染色阳性

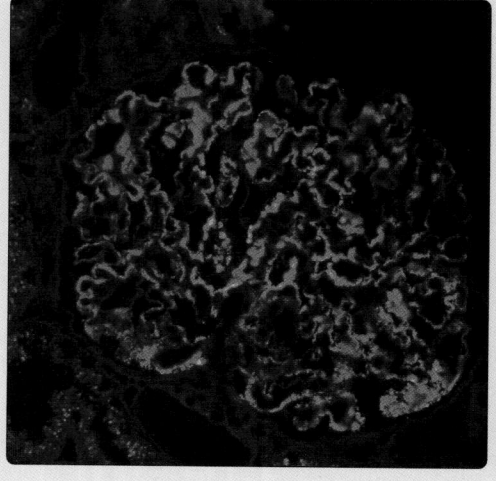
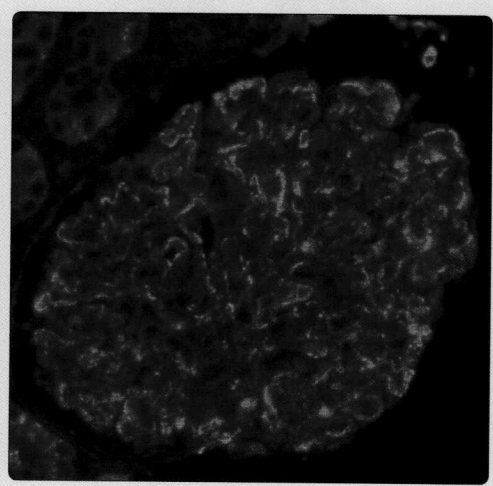

术语

缩写

- 膜样肾小球病伴隐匿性 IgG-κ 沉积（membranous-like glomerulopathy with masked IgG-κ deposits，MGMID）

定义

- 肾小球疾病伴上皮下和系膜区免疫复合物型 IgG-κ 沉积，免疫荧光染色显示 IgG-κ 弱着色至无着色

病因学/发病机制

免疫学

- 由于其他自身免疫现象的高发生率和缺乏感染，假定为自身免疫

临床特征

流行病学

- 发病率：占肾活检＜1%
- 平均年龄：约 27.5 岁，女性为主（4∶1）

表现

- 蛋白尿（100%）；35% 为肾病性
- 血尿（88%）
- 肾功能不全（约 30%）
- 补体水平正常（87%）
- 55% 自身免疫血清学阳性
  - ANA 53%；抗 dsDNA 23%；ANCA 12%（但新月体病例阴性）
- 98% 的 SPEP 或 UPEP 单克隆免疫球蛋白阴性
- 无感染证据

预后

- 经验有限（一项 27 例患者的研究）
  - 平均随访 22 个月（范围：6～51 个月）
  - 56% 完全或部分缓解
  - 44% 疾病持续或进展
- 肾移植后可复发

镜下特征

组织学特征

- 银染色（+）GBM 钉突或银染色（−）GBM "小孔"
- Masson 三色可见上皮下沉积物
- 系膜扩张和细胞增生常见
- 约 20% 的病例有细胞性新月体形成
- 无毛细血管内增生
- 无 GBM 双轨

辅助检查

免疫荧光

- 新鲜组织常规免疫荧光
  - 78% 的病例 C3 染色阳性
  - 大多数病例免疫球蛋白染色弱着色到无着色；85%IgG（−）；15%IgG（+）（IgG1 亚类）

- 沉积物 PLA2R1 阴性
- 沉积物中血清淀粉样蛋白 P（SAP）染色阳性
- 蛋白酶消化石蜡包埋组织直接免疫荧光染色
  - 颗粒状系膜区和 GBM 沉积物 IgG 和 κ 染色（2～3+），λ 轻链染色阴性（100%）
- SAP 免疫染色可确定诊断

电镜

- 系膜区和上皮下免疫复合物型电子致密沉积物
- 50% 为驼峰样沉积物，57% 为铰链区沉积物（又称系膜腰区）

鉴别诊断

C3 肾小球肾炎

- 免疫荧光染色极少或无免疫球蛋白沉积
- 常有低补体血症临床病史

感染相关性肾小球肾炎

- 光镜通常表现为毛细血管内增生
- 低补体血症和近期感染史
- 常规免疫荧光可见免疫球蛋白沉积

增生性肾小球肾炎伴单克隆 IgG 沉积

- 常规免疫荧光显示轻链限制性 IgG 沉积
- 光镜显示毛细血管内增生伴电镜内皮下沉积物
- 通常累及老年患者（平均 67 岁）

膜性肾病伴单克隆 IgG 沉积

- 常规或石蜡组织免疫荧光免疫球蛋白染色阳性
- 见于老年患者（平均年龄：69 岁）

其他隐匿性单克隆沉积物

- 有报道见于膜增生性肾小球肾炎（MPGN）、骨髓瘤、淋巴瘤

诊断要点

病理解读要点

- 常规免疫荧光染色显示膜性模式和显性 C3 染色的病例，需高度怀疑本病以避免误诊
- 若电镜显示沉积物，而免疫荧光免疫球蛋白染色阴性，需行蛋白酶消化

参考文献

1. DiFranza LT et al: Atypical infection-related glomerulonephritis with "masked" IgG-kappa crystalline hump-like deposits. Kidney Int Rep. 6(1):228-33, 2021
2. Larsen CP et al: Serum amyloid P deposition is a sensitive and specific feature of membranous-like glomerulopathy with masked IgG kappa deposits. Kidney Int. 97(3):602-8, 2020
3. Larsen CP et al: Clinicopathologic features of membranous-like glomerulopathy with masked IgG kappa deposits. Kidney Int Rep. 1(4):299-305, 2016
4. Lloyd IE et al: Glomerulonephritis with masked monotypic immunoglobulin deposits and concurrent lymphomatous infiltration. Am J Kidney Dis. 68(4):640-4, 2016
5. Larsen CP et al: Membranoproliferative glomerulonephritis with masked monotypic immunoglobulin deposits. Kidney Int. 88(4):867-73, 2015
6. Messias NC et al: Paraffin immunofluorescence in the renal pathology laboratory: more than a salvage technique. Mod Pathol. 28(6):854-60, 2015
7. Larsen CP et al: Membranous-like glomerulopathy with masked IgG kappa deposits. Kidney Int. 86(1):154-61, 2014

常规冷冻切片 IgG 染色阴性

蛋白酶消化后 IgG 染色阳性

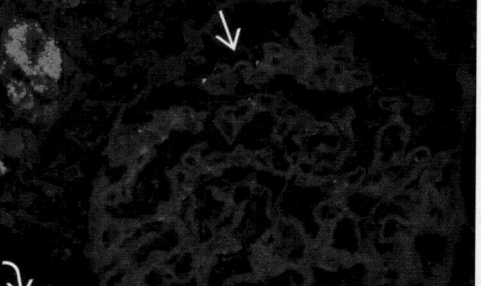
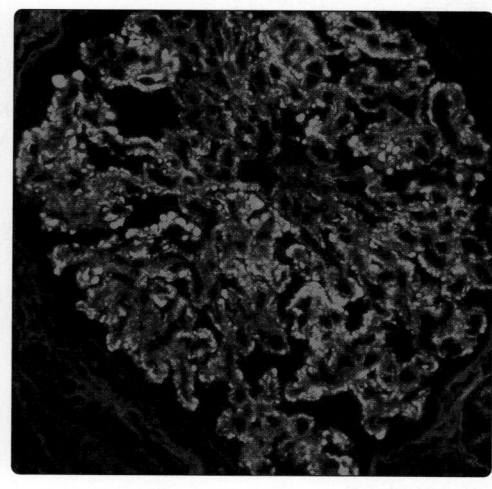

（左）MGMID 病例常规免疫荧光染色显示肾小球 IgG 阴性 ➡，肾小管重吸收滴可作为阳性对照 ➡

（右）同一 MGMID 病例，蛋白酶消化组织显示毛细血管袢 IgG 呈强颗粒状染色

蛋白酶消化后 κ 轻链染色阳性

蛋白酶消化后 λ 轻链染色阴性

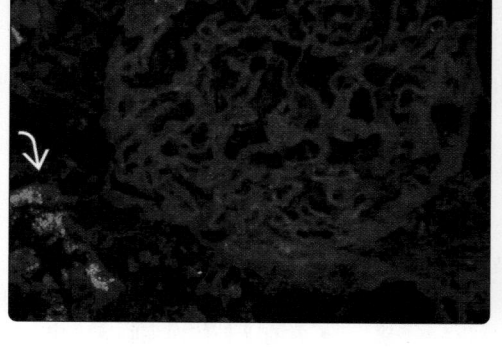
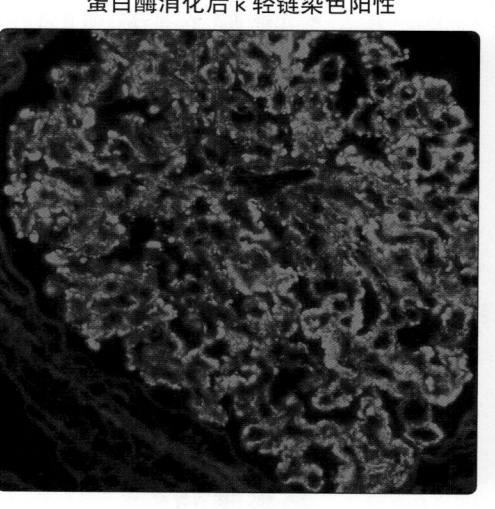
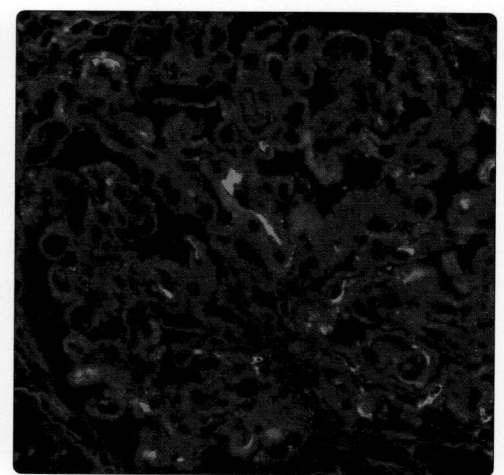

（左）MGMID 病例具有代表性的肾小球图片，石蜡包埋组织蛋白酶消化后显示毛细血管袢 κ 轻链呈颗粒状着色，而常规冷冻切片染色阴性

（右）同一 MGMID 病例，即便行蛋白酶消化后 λ 轻链染色仍阴性。κ 染色强阳性，与 IgG 染色分布相同

常规免疫荧光 C3 染色阳性

血清淀粉样蛋白 P 染色

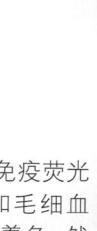
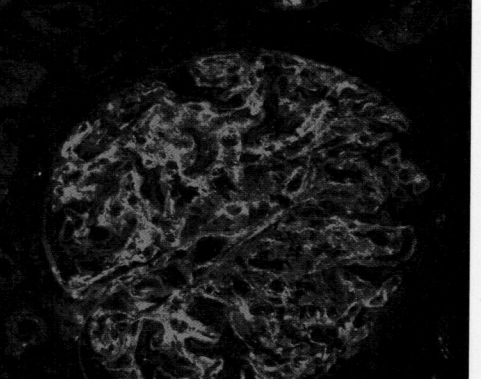
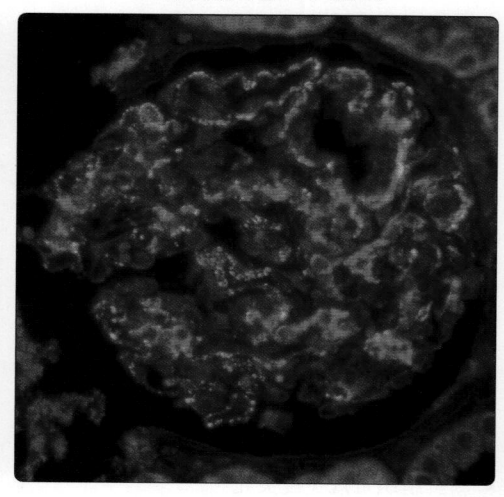

（左）MGMID 常规免疫荧光染色通常系膜区和毛细血管袢 C3 呈强阳性着色，然而，7% 的肾小球 C3 染色为阴性，29% 的 C3 染色仅为 1+

（右）石蜡免疫荧光染色显示系膜区和毛细血管袢 SPA 染色阳性。SPA 为一种敏感而特异的疾病生物标志物，可用于确诊。SPA 在其他免疫复合物介导的肾脏疾病中呈阴性

系膜基质扩张

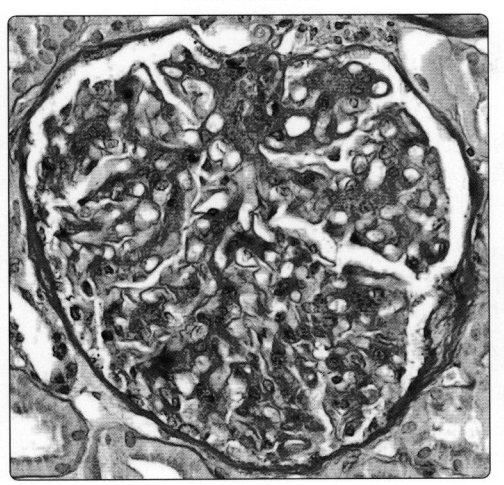

GBM"钉突"

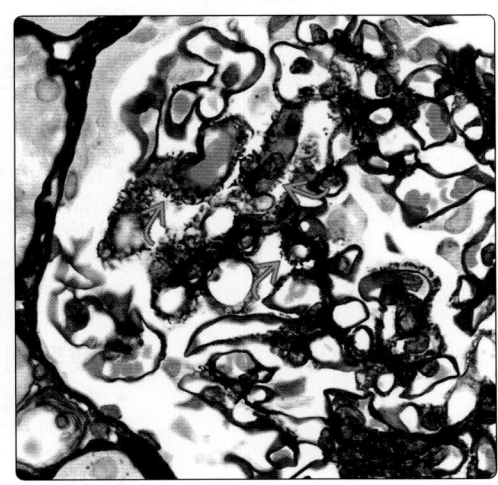

（左）PAS 染色显示典型的肾小球系膜基质扩张，肾小球血管袢突出
（右）本例 MGMID 通过六胺银染色很容易识别出 GBM"钉突" ➡

细胞性新月体

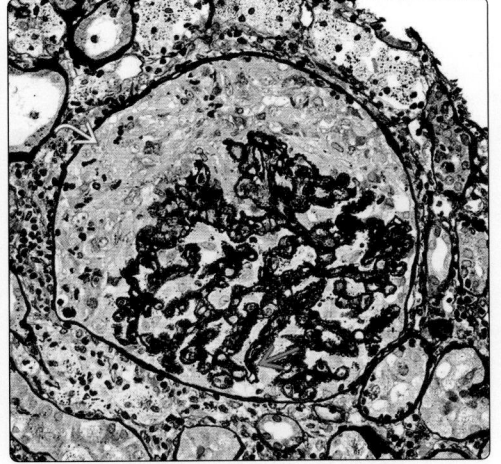

纤维性新月体

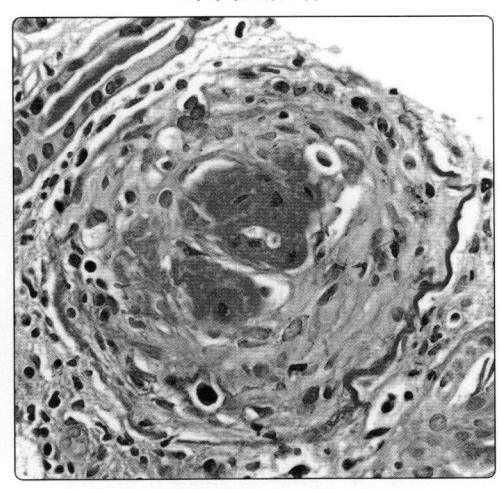

（左）1 例 MGMID 的典型肾小球图片，注意肾小球血管袢被细胞性新月体包绕 ➡，仔细观察可见沿毛细血管袢的"钉突" ➡
（右）硬化性损伤模式的 MGMID 病例，PAS 染色显示纤维性新月体形成

上皮下沉积物

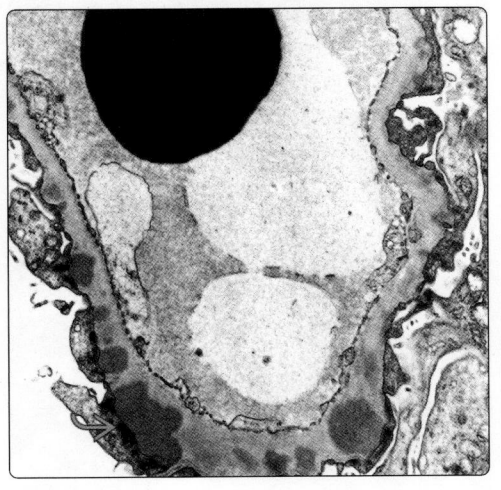

系膜沉积物

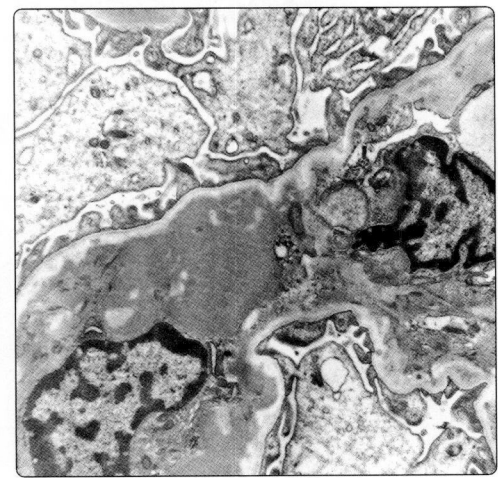

（左）本例 MGMID 可见膜性肾病典型的上皮下沉积物 ➡，内皮中未见典型狼疮性肾炎的管网状结构
（右）如图所示，90% 以上的 MGMID 病例可见系膜区沉积物

（胡舜 译，余英豪 审）

要点

术语

- 由单克隆冷凝蛋白引起的肾小球肾炎

病因学/发病机制

- 血管内沉淀物阻塞血流、固定补体

临床特征

- 约60%有淋巴组织增生性疾病/40%有意义不明的单克隆丙种球蛋白血症（MGUS）
- 30%症状型的I型冷球蛋白血症可发生肾脏疾病
  - 肾病综合征（70%）
  - 急性肾损伤（75%）
  - 无肾外症状（45%）
- 皮肤血管炎、神经疾病、关节炎
- 4℃时血清/血浆冷凝蛋白沉淀；单克隆免疫球蛋白
- 低补体血症
- 细胞减灭术后部分缓解，其他药物
- 不良危险因素：年龄>60岁，恶性肿瘤

镜下特征

- MPGN
- 毛细血管内假血栓（透明血栓）
- 刚果红染色（−）
- 免疫荧光：1种轻链和1种重链肾小球颗粒状着色，±C3、C1q染色
  - κ轻链>90%，约85%为IgG
  - 假血栓着色模式相同，纤维蛋白（−）
- 电镜：原纤维样或微管样沉积物

主要鉴别诊断

- II型混合性冷球蛋白血症
- 纤维样或免疫触须样肾小球肾炎
- 增生性肾小球肾炎伴单克隆IgG沉积
- 血栓性微血管病

诊断要点

- 轻链染色对肾小球肾炎的评估至关重要
- PAS染色能突出显示假血栓

假血栓

沉积物IgG1（+）

（左）I型冷球蛋白性肾小球肾炎（CryoGN）肾小球毛细血管腔内见类似于血栓的阻塞性单克隆免疫球蛋白沉积物 ➡，由于它们不是由纤维蛋白组成，因此被称为假血栓，最容易在PAS染色中看到，如图所示

（右）I型冷球蛋白血症患者，免疫荧光显示假血栓 ➡ 和内皮下主要为IgG1染色的沉积物 ➡，C3和C1q亦呈强阳性

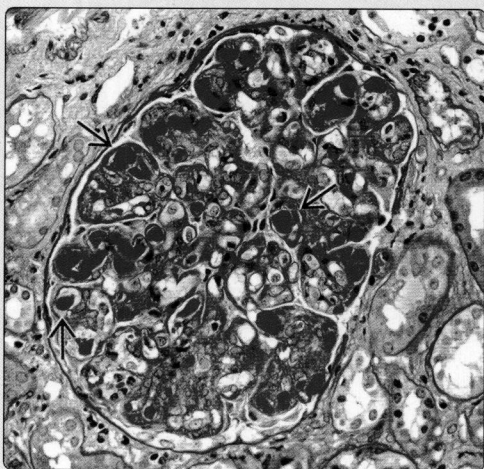
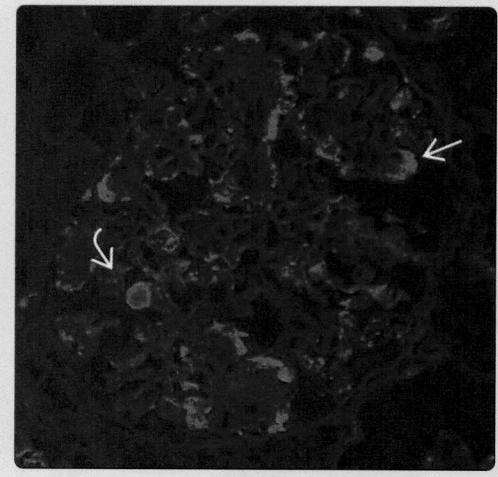

假血栓

曲线形结构沉积物

（左）I型CryoGN电镜显示肾小球毛细血管腔内假血栓 ➡，也可见内皮下沉积物 ➡，两个部位均为无定形沉积物

（右）I型冷球蛋白血症的沉积物为原纤维，有时呈曲线模式 ➡，如这例患者的IgM-κ沉积物，这些似乎是微管，中心密度较小

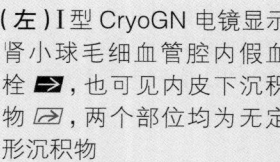
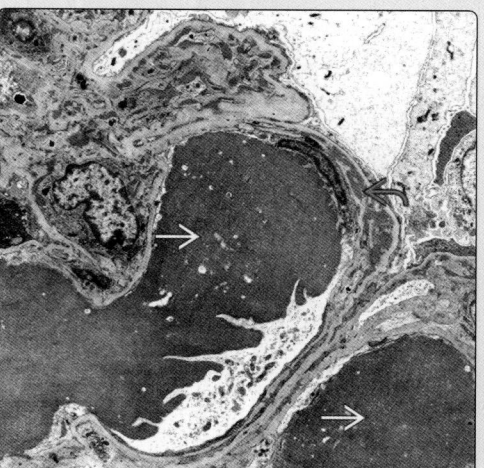
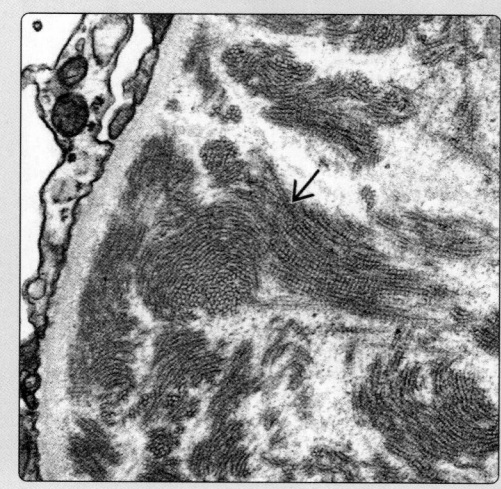

术语

定义

- 由单克隆免疫球蛋白衍生的冷凝蛋白引起的肾小球肾炎（GN）
- 冷球蛋白在体外4℃时沉淀，37℃时再溶解

病因学/发病机制

单克隆免疫球蛋白沉淀

- 聚集物阻塞血流、固定补体

潜在的B细胞克隆性增殖

- 华氏巨球蛋白血症（20%～25%）
- 多发性骨髓瘤（7%～16%）
- 低级别非霍奇金B细胞淋巴瘤（15%～24%）
- 慢性淋巴细胞性白血病（3%）
- MGUS（41%～49%）

临床特征

流行病学

- 发病率
  - 罕见（约1∶100万）；10%～20%冷球蛋白为Ⅰ型

表现

- 16%～30%有肾脏累及症状
  - 肾病综合征（70%）
  - 急性肾损伤（75%）
  - 无肾外累及（45%）
- 紫癜/皮肤血管炎/溃疡（58%～86%）
- 外周神经病变（32%），雷诺现象（25%）
- 关节病/关节炎（25%）
- 可能无症状（13%）

实验室检查

- 冷凝蛋白阳性（0.1～10.0g/L）；单克隆免疫球蛋白
  - 预冷处理可引起假阴性
  - 有症状患者冷沉淀比容9.0%（中位）
- 81% 低 C4，36% 低 C3

治疗

- 细胞减灭、血浆置换、利妥昔单抗、伊布替尼
- 华氏巨球蛋白血症建议使用硼替佐米
- 细胞减灭疗法可诱发症状

预后

- 5年生存率：82%～94%
- 不良危险因素：潜在的恶性肿瘤、年龄＞60岁
- 降低冷冻剂对改善的预测

镜下特征

组织学特征

- 肾小球
  - 毛细血管内 PAS（+）假血栓（透明血栓）
  - MPGN
    - 系膜细胞增生，有时呈结节状
    - GBM 双轨
  - 毛细血管内细胞增生
    - 单核细胞/巨噬细胞（CD68+）为主
    - 内皮细胞肿胀
  - 有时可见新月体
  - 刚果红染色（-）
- 肾间质和肾小管
  - 可见骨髓瘤管型；结晶体罕见
- 血管
  - 可见血管炎；结晶体/血栓罕见
  - 血栓性微血管病变罕见

辅助检查

免疫荧光

- 1种轻链和1种重链、C3、常有C1q　GBM 和系膜区颗粒状沉积
  - 85% IgG（包括IgG3），15% IgM，罕见 IgA+IgG
  - ＞90% κ 轻链
  - 与IgM相比，IgG肾病更为严重
- 假血栓免疫荧光染色模式相同
  - 与真性血栓不同，纤维蛋白染色阴性

电镜

- 毛细血管内、内皮下、系膜区和/或上皮下亚结构沉积物
  - 原纤维样（约50%）或微管状（约25%）沉积物
    - 直的、弯曲束状、指纹状或无定形
    - 在体外冷沉淀中外观类似
  - 胞质内结晶、冷结晶球蛋白血症罕见
- 内皮细胞反应；有时破坏

主要鉴别诊断

Ⅱ型或Ⅲ型混合性冷球蛋白血症

- κ 和 λ 均有沉积
- 通常与丙型肝炎病毒（HCV）或狼疮相关

纤维样或免疫触须样肾小球肾炎

- 无循环冷球蛋白，无假血栓
- 有些有单型性轻链

增生性肾小球肾炎伴单克隆IgG沉积

- 无冷球蛋白，无假血栓
- 通常为无定形沉积物

血栓性微血管病

- 血栓纤维蛋白染色阳性；电镜下 22.5nm，有周期性
- 无轻链限制性

诊断要点

病理解读要点

- PAS 染色可突出显示假血栓
- 轻链染色对肾小球肾炎评估至关重要

参考文献

1. Javaugue V et al: The characteristics of seronegative and seropositive non-hepatitis-associated cryoglobulinemic glomerulonephritis. Kidney Int. 102(2):382-94, 2022
2. Zhang LL et al: Clinical characteristics and treatment outcome of type I cryoglobulinemia in Chinese patients: a single-center study of 45 patients. Ann Hematol. 99(8):1735-40, 2020
3. Sidana S et al: Clinical presentation and outcomes of patients with type 1 monoclonal cryoglobulinemia. Am J Hematol. 92(7):668-73, 2017

单克隆免疫球蛋白肾小球疾病

假血栓

毛细血管内细胞增生（巨噬细胞）

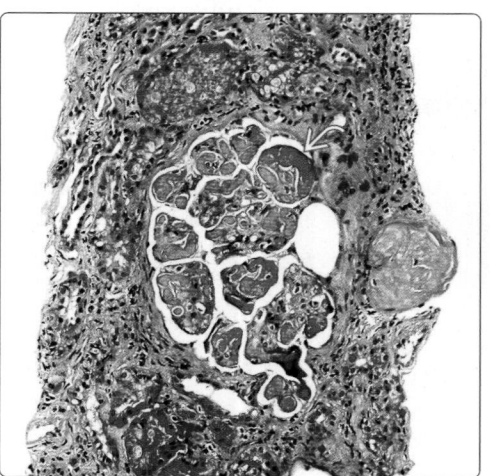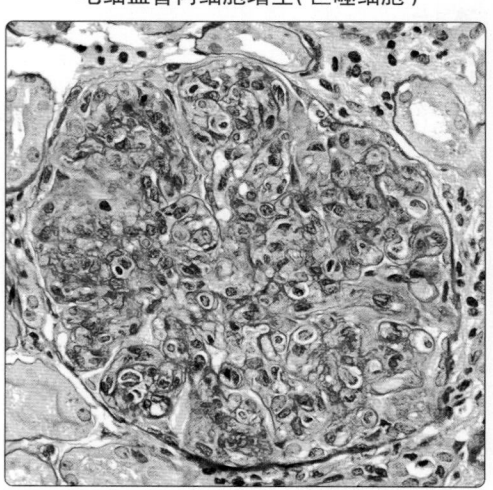

（左）Ⅰ型 CryoGN 中的假血栓三色染色呈红色 ➔，类似于纤维蛋白血栓，但它们含单型性免疫球蛋白

（右）Ⅰ型 CryoGN 显示不同程度的毛细血管内细胞增生，主要为单个核细胞增生。患者有慢性淋巴细胞性白血病伴 IgG-κ 冷球蛋白。在冷球蛋白血症中巨噬细胞吞噬沉积物，在活检中可能只有少数被观察到

κ 轻链阳性

λ 轻链阴性

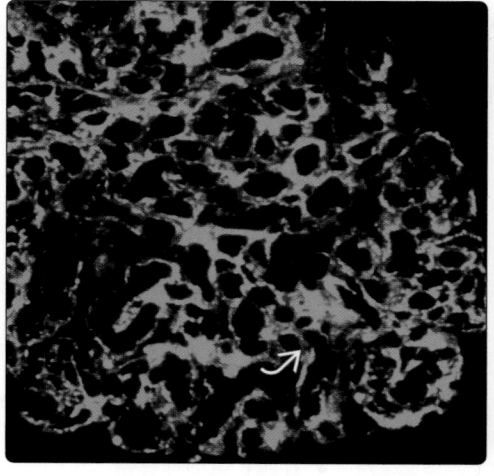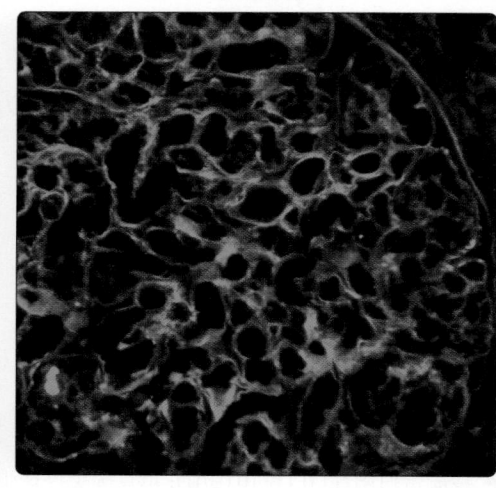

（左）不同的轻链沉积对确定Ⅰ型 CryoGN 的诊断至关重要，图示 κ 轻链免疫荧光染色沿 GBM 呈颗粒状沉积 ➔，λ 轻链阴性。患者有慢性淋巴细胞性白血病

（右）这例Ⅰ型 CryoGN 中，除了极少量斑点状阳性外，肾小球 λ 轻链阴性，但沉积物 κ 轻链和 γ 重链（IgG）染色呈强阳性

假血栓 IgG（＋）

C1q 染色

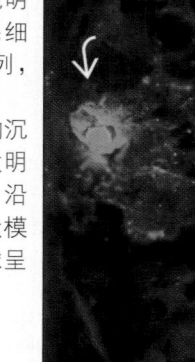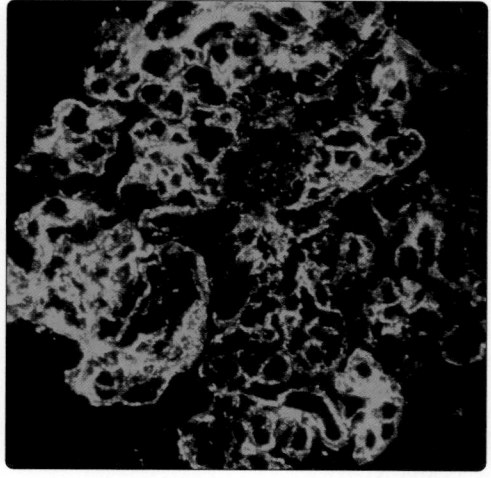

（左）IgG-κ Ⅰ型冷球蛋白血症患者，免疫荧光显示肾小球 IgG 染色，假血栓着色明显 ➔，其他沉积物沿毛细血管壁和系膜区 ➔ 排列，患者潜在状态为 MGUS

（右）Ⅰ型冷球蛋白血症的沉积物可固定补体，并导致明显的 C1q（如图）和 C3 沿 GBM 和系膜区呈颗粒状模式沉积，光镜显示肾小球呈急性肾炎模式改变

单
克
隆
免
疫
球
蛋
白
肾
小
球
疾
病

上皮下沉积物

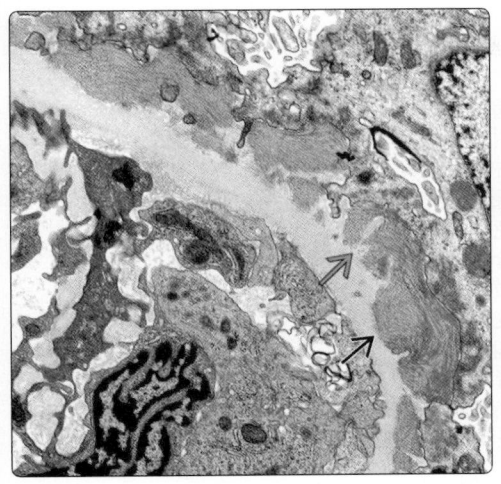

原纤维样亚结构

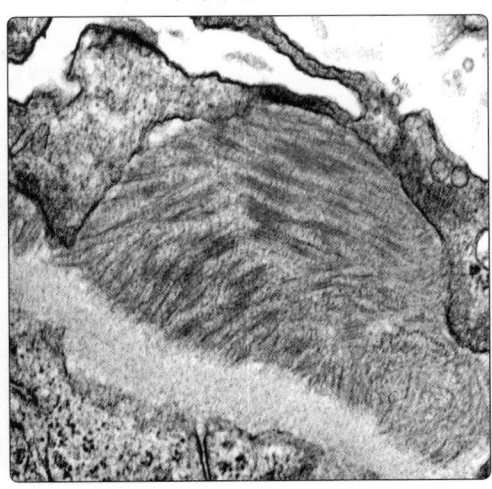

（左）Ⅰ型冷球蛋白血症可酷似膜性肾病（MN），出现上皮下沉积➡和"钉突"➡，单个性轻链和有形沉积物可与普通型 MN 鉴别

（右）Ⅰ型冷球蛋白血症的电镜图像显示典型的有形沉积物表现，它们的外观不同，但通常为原纤维样，如本例系 IgG-κ 沉积产生的上皮下沉积物

假血栓

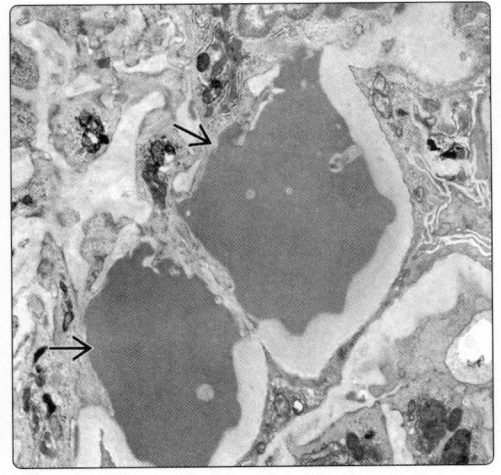

内皮细胞吞噬现象

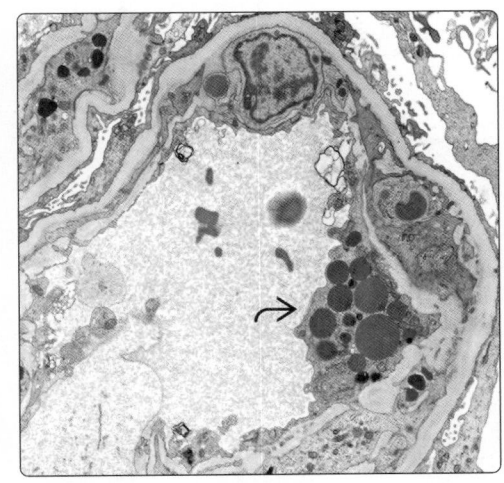

（左）Ⅰ型冷球蛋白血症患者假血栓阻塞肾小球毛细血管袢➡，这些毛细血管袢无内皮细胞

（右）肾小球毛细血管内皮细胞的次级溶酶体➡充满了冷球蛋白释出的吞噬物，类似的聚集物可见于巨噬细胞，也见于Ⅱ型和Ⅲ型冷球蛋白血症中

近端小管内的结晶

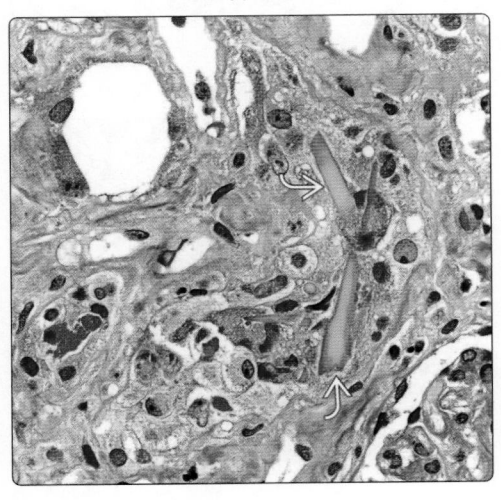

毛细血管内皮细胞中的结晶

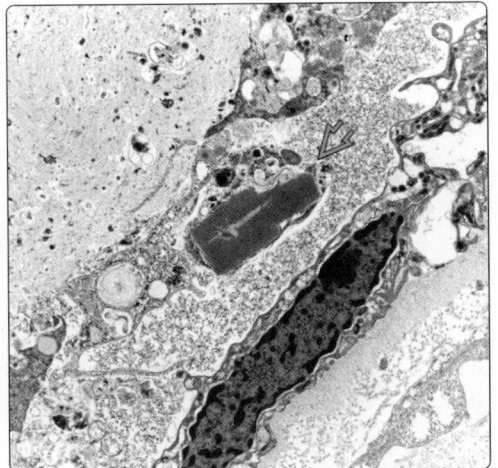

（左）单克隆免疫球蛋白有时可以结晶物形式沉积于近端小管中➡，引起肾小管损伤和炎症反应，该患者有Ⅰ型冷球蛋白血症（IgG-κ）和 MUGS

（右）IgG-κ 型 MGUS，小管周毛细血管内皮中可见矩形结晶体➡，这一亚型称为"冷结晶体球蛋白血症"

（胡舜　译，余英豪　审）

要　点

术语

- 定义
  - 淋巴浆细胞性淋巴瘤(LPL)伴骨髓受累并出现循环 IgM 副蛋白
    - 华氏巨球蛋白血症(WM)属于 LPL 的一个亚型

病因学 / 发病机制

- 滤泡后 B 细胞可能为起源细胞
  - 据报告家族病例的发病年龄较小

临床特征

- 平均年龄：>60 岁；男>女
  - 白人多见
- 肾脏累及：约 5%
- 肾病范围蛋白尿
- 高黏滞综合征
  - 视力下降
  - 红细胞淤积并形成堆叠

镜下特征

- 肾小球疾病谱
  - 冷球蛋白血症性肾小球肾炎(GN)
    - "假血栓" IgM、κ 或 λ 染色
  - AL 型淀粉样变性
  - 单克隆免疫球蛋白沉积病
  - 免疫复合物性 MPGN 伴低补体血症
  - 血栓性微血管病
  - 微小病变性肾病
  - 膜性肾病
- 轻链管型肾病
- 结晶性肾小管病
- LPL 间质浸润(±Mott 细胞)

主要鉴别诊断

- 冷球蛋白血症性肾小球肾炎
- 其他 B 细胞恶性肿瘤
- 血栓性微血管病

假血栓

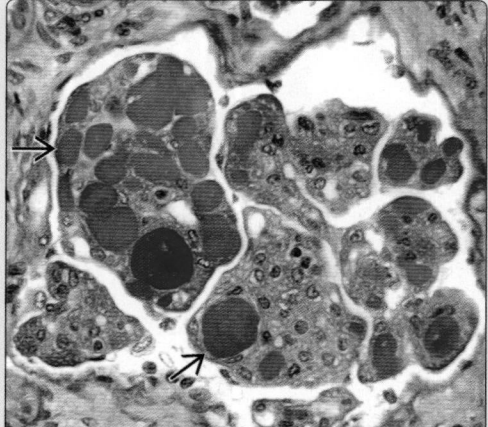

假血栓

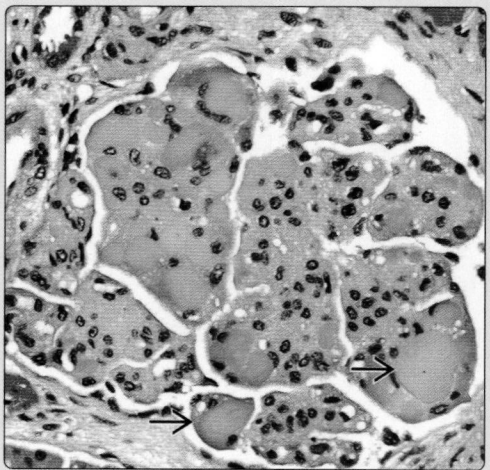

(左)WM 病例显示大量透明"血栓"或假血栓 ⇨ 占据肾小球毛细血管腔(PAS 染色)。由于 IgM 碳水化合物含量高，假血栓呈特征性的 PAS 阳性，这与纤维蛋白血栓截然不同

(右)WM 引起循环冷球蛋白病例，HE 染色显示大的副蛋白聚集物(假血栓)⇨ 充满肾小球毛细血管腔

免疫荧光 IgM 染色

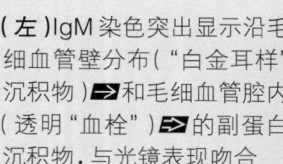

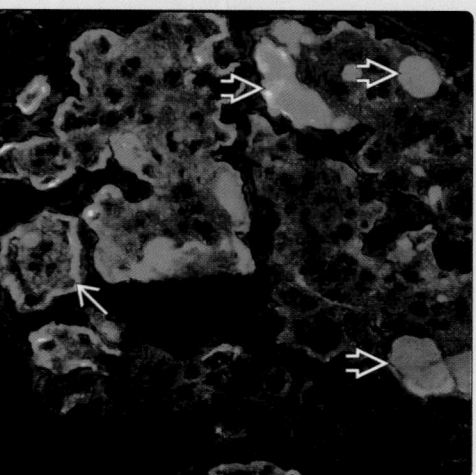

电镜：假血栓

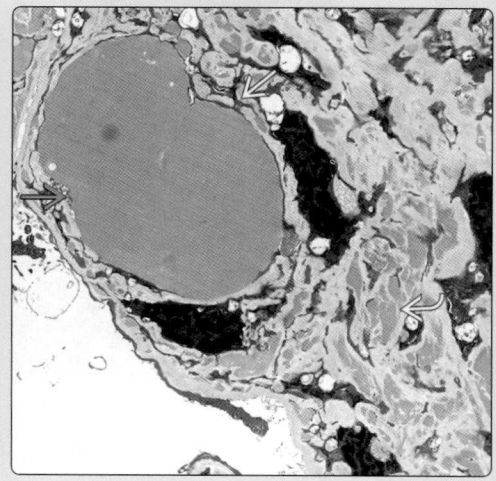

(左)IgM 染色突出显示沿毛细血管壁分布("白金耳样"沉积物)⇨ 和毛细血管腔内(透明"血栓")⇨ 的副蛋白沉积物，与光镜表现吻合

(右)WM 病例，可见大的没有亚结构的电子致密沉积物 ⇨ 占据了整个肾小球毛细血管腔，毛细血管衬覆系膜细胞 ⇨ 而非内皮细胞，系膜区可见多量无定形电子致密沉积物 ⇨

术语

定义

- 华氏巨球蛋白血症（Waldenström macroglobulinemia，WM）为淋巴浆细胞性淋巴瘤（LPL）的一个亚型，伴骨髓受累并出现循环单克隆 IgM

病因学/发病机制

肿瘤性 B 淋巴细胞

- 滤泡后 B 细胞可能为起源细胞
  - 家族性病例报道，发病年龄较小
- 体细胞突变
  - $MYD88$（90%～95%）L265P
  - $CXCR4$（30%～40%）移码突变、无义突变
  - 染色体 6q 缺失（40%～50%）

临床特征

流行病学

- 发病率
  - 0.38/10 万人年，随年龄增长（中位年龄：73 岁）
    - 2.85/10 万，≥80 岁
- 性别
  - 男＞女（2∶1）
- 种族
  - 白人＞黑人（约 2∶1）

表现

- 肾脏受累（15 年约 5%）
  - 肾病范围蛋白尿（7%～28%）
  - 轻链 Fanconi 综合征
  - 急性肾衰竭
- 10%～30% 高黏滞综合征
  - 视力下降
  - 红细胞淤积并形成堆叠
- 可有自身抗体活性
  - 自身免疫性溶血性贫血或血小板减少症、管性血友病、天疱疮、视网膜炎、外周神经病、蛋白丢失性肠病
- 30% 无症状

实验室检查

- WM 诊断需骨髓活检和 SPEP
  - 骨髓小淋巴细胞、浆细胞样淋巴细胞、浆细胞增加
  - 血清或尿液单克隆 IgM 蛋白
  - 游离轻链（可监测对治疗的反应）
- I 型或 II 型冷球蛋白（8%～18%）

治疗

- 利妥昔单抗
  - 可诱发冷球蛋白升高和急性肾衰竭
- 化疗
  - 苯达莫司汀、硼替佐米、氟达拉滨、沙利度胺、卡非佐米、来那度胺
- 血浆置换法用于高黏性或冷球蛋白

预后

- 中位生存期：肾脏受累病例 11.5 年
  - 无肾脏受累：约 16 年

- 不良的危险因素
  - 年龄＞65 岁
  - 血清单克隆蛋白＞70g/L、血红蛋白≤115g/L、血小板计数≤10 万/μL、β_2 微球蛋白＞3mg/L

镜下特征

组织学特征

- 肾小球：损伤谱系
  - 冷球蛋白血症（23%～28%）
    - 毛细血管内假血栓（透明血栓）
    - 增生、炎症
  - 单克隆蛋白的其他表现
    - AL 型淀粉样变性（24%～33%）
    - 单克隆免疫球蛋白沉积病（9%）
  - 其他肾小球病
    - 膜性肾病（2%）
    - 微小病变性肾病（5%）
    - 血栓性微血管病（7%）
    - 免疫复合物性 MPGN 伴低补体血症
- 肾小管
  - 急性肾小管损伤
    - 与冷球蛋白升高、结晶体有关（2%）
  - 轻链管型肾病（9%）
- 间质
  - LPL 间质浸润（9%～18%）
    - 可酷似肾脏或肾周肿块
    - Mott 细胞（有多个 Russell 小体的浆细胞）

辅助检查

免疫荧光

- 假血栓 IgM 和单型性轻链（κ 或 λ）染色
- 淀粉样蛋白伴单型性轻链染色
- MPGN 中免疫复合物及多种反应物
- 单型性 Mott 细胞

电镜

- 假血栓和内皮下沉积物具有微管/原纤维样亚结构

鉴别诊断

冷球蛋白血症性肾小球肾炎

- 骨髓活检阴性

其他 B 细胞恶性肿瘤

- 许多可表现出类似的肾脏疾病

参考文献

1. Kim S et al: Acute kidney injury due to direct infiltration by lymphoplasmacytic lymphoma secreting IgG paraproteins: a case report. Medicine (Baltimore). 101(24):e29449, 2022
2. Ravipati P et al: Lymphomatous infiltration of the kidney in a patient with Waldenstrom's macroglobulinemia. Clin Nephrol Case Stud. 10:87-90, 2022
3. Gertz MA: Waldenström macroglobulinemia: 2021 update on diagnosis, risk stratification, and management. Am J Hematol. 96(2):258-69, 2021
4. Uppal NN et al: Kidney diseases associated with Waldenström macroglobulinemia. Nephrol Dial Transplant. 34(10):1644-52, 2019
5. Vos JM et al: Renal disease related to Waldenström macroglobulinaemia: incidence, pathology and clinical outcomes. Br J Haematol. 175(4):623-30, 2016

（胡舜 译，余英豪 审）

要 点

术语

- 晶体球蛋白引起的肾病
- 与晶体球蛋白血症综合征相关的肾脏受累
- 肾小球毛细血管和/或肾间质微动脉中以阻塞性假血栓(冷冻栓)形式出现的大的细胞外副蛋白晶体

病因学/发病机制

- 晶体球蛋白血症可能是多发性骨髓瘤(25%)和/或单克隆丙种球蛋白病相关肾病(MGRS)(75%)的初始表现
- 晶体球蛋白可诱导血管内皮损伤和激活凝血级联,诱发血栓形成

临床特征

- 急性肾功能恶化伴血尿和蛋白尿

- 皮肤血管损伤(紫癜性病变、溃疡)、多关节病、外周神经病

镜下特征

- 肾小球毛细血管内含有大的深嗜酸性断裂晶体,呈圆形或棒状(PAS染色弱,三色染色呈红色,银染色浅粉红色)
- 微动脉和小叶间动脉腔内含有类似的大晶体,伴腔内纤维蛋白沉积

辅助检查

- 假性血栓(冷冻栓)呈有形结晶模式
- 晶体由紧密排列的呈阶梯样周期性的线性和曲线束组成

(左)三色染色显示肾小球毛细血管腔被大量染成红色的细胞外结晶沉积物阻塞 ➡ (Courtesy S.Nasr, MD.)
(右)晶体球蛋白血症病例,图像显示微动脉腔被单克隆蛋白结晶沉积物阻塞 ➡ 或栓塞,其断裂外观与血栓明显不同

肾小球内细胞外晶体

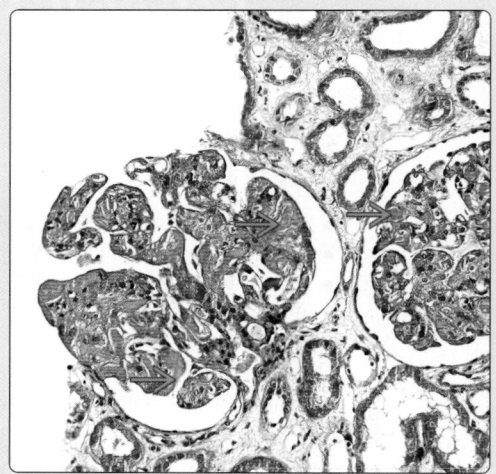

血管内冷晶体栓塞

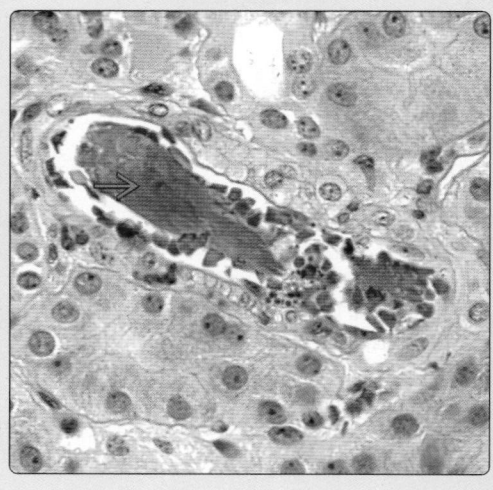

(左)晶体球蛋白血症病例,超微结构突出显示肾小球毛细血管腔被单克隆 IgG-κ 细胞外晶体沉积物 ➡ 阻塞
(右)晶体球蛋白血症的晶体沉积物为电子致密的、由紧密排列的线样束组成,具有阶梯状周期性 ➡

晶体球蛋白性肾病

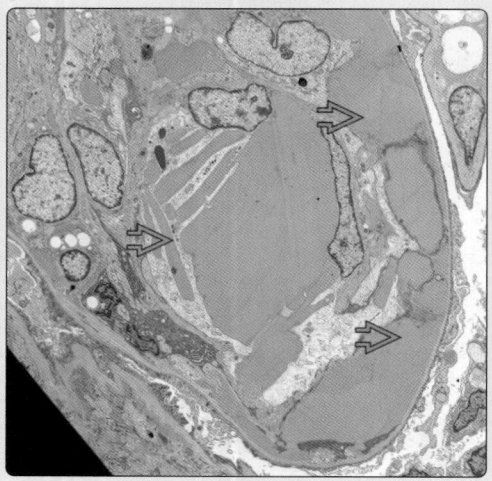

晶体球蛋白沉积物的亚结构

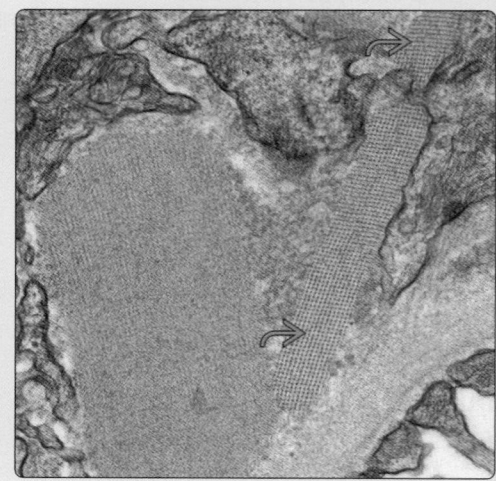

术语

定义

- 晶体球蛋白性肾病：与晶体球蛋白血症综合征相关的肾脏受累
  - 晶体球蛋白血症是冷球蛋白血症的罕见亚型
  - 单克隆免疫球蛋白自组装成晶体阵列并沉积于小动脉和微动脉腔内
  - 肾小球毛细血管和/或肾间质小动脉中以阻塞性假血栓（冷冻栓）形式出现的大的细胞外副蛋白晶体

病因学/发病机制

单克隆丙种球蛋白病相关肾病

- 晶体球蛋白血症可能是多发性骨髓瘤（25%）和/或单克隆丙种球蛋白病相关肾病（MGRS）（75%）的初始表现

单克隆蛋白结晶形成

- 单克隆蛋白结晶形成的生化基础尚不清楚
  - 由于 IgG 型单克隆蛋白 Fc-Fc 抗体相互作用
  - 单克隆蛋白轻链部分糖基化异常
- 晶体球蛋白可诱导血管内皮损伤和激活凝血级联，诱发血栓形成

临床特征

流行病学

- 年龄
  - 40～85 岁

表现

- 急性肾功能恶化伴血尿和蛋白尿
- 双侧肾动脉血栓形成或肾梗死
- 皮肤血管损伤（紫癜性病变、溃疡）、多关节病、外周神经病

治疗

- 治疗骨髓瘤或其他潜在的单克隆疾病过程
- 多次血浆置换以减少单克隆副蛋白血症并减少进一步结晶形成

预后

- 持续性肾功能不全，患者常依赖透析

镜下特征

组织学特征

- 肾小球毛细血管内含有大的深嗜酸性断裂晶体，呈圆形或棒状（PAS 染色弱，三色染色呈红色，银染色浅粉红色）
- 结晶沉积物伴大量毛细血管内单核细胞和中性粒细胞浸润
- 微动脉和小叶间动脉腔内含有类似的大晶体，伴腔内纤维

蛋白沉积

辅助检查

免疫荧光

- 肾小球和血管内的结晶沉积物显示单型性染色
  - 冷冻组织直接免疫荧光可呈阴性（高达 40% 的病例）
  - 单型性染色在酶消化的石蜡包埋组织免疫荧光中效果最佳
    - IgG-κ 和 IgG-λ 为最常见报道；IgG1 亚型染色可见
    - 仅轻链染色（λ 链较 κ 链多见）

电镜

- 假性血栓（冷冻栓）呈有形结晶模式
- 晶体由紧密排列的呈阶梯样周期性的线性和曲线束组成

鉴别诊断

结晶性足细胞病或结晶样足细胞病

- 足细胞细胞内结晶（PAS 染色阴性和三色染色呈红色）和晶体沉积物，通常为 κ 轻链限制性
- 在超微结构研究中，足细胞含有丰富的胞质内晶体，在膜结合的囊泡内形成边缘锐利的几何形状

晶体贮积性组织细胞增生症

- 定位于组织细胞中的细胞内晶体（最常见于间质，也可见于肾小球毛细血管）

诊断要点

临床相关病理特征

- 快速进行性肾脏疾病、肾外病变及单克隆丙种球蛋白病时应怀疑本病

病理解读要点

- 动脉、微动脉或肾小球腔内见到大的深嗜酸性细胞外晶体，应怀疑有晶体球蛋白血症

参考文献

1. Nasr SH et al: Pathological characteristics of light chain crystalline podocytopathy. Kidney Int. 103(3):616-26, 2023
2. Leflot S et al: Crystalglobulin-associated kidney disease: a case report and literature review. Kidney Med. 4(5):100445, 2022
3. Hesius E et al: Monoclonal gammopathy of renal significance presenting with cryoglobulinaemia type I associated severe thrombotic microangiopathy. Clin Kidney J. 15(7):1425-28, 2022
4. Yu XJ et al: Monoclonal light chain crystalline podocytopathy and tubulopathy associated with monoclonal gammopathy of renal significance: a case report and literature review. BMC Nephrol. 19(1):322, 2018
5. Leung N et al: A case of bilateral renal arterial thrombosis associated with cryocrystalglobulinaemia. NDT Plus. 3(1):74-7, 2010
6. Nasr SH et al: Multiple myeloma, nephrotic syndrome and crystalloid inclusions in podocytes. Kidney Int. 69(3):616-20, 2006

（胡舜 译，余英豪 审）

术语

- 由足细胞内轻链晶体引起的肾小球病

病因学/发病机制

- 细胞内晶体形成并损害足细胞功能
- 几乎总是单克隆 κ 轻链

临床特征

- 蛋白尿
- 慢性肾病
- 结晶性角膜病 22%
- 范可尼综合征 10%
- 多发性骨髓瘤（45%）；MGRS（55%）
- IgG-κ 单克隆免疫球蛋白 86%

镜下特征

- 足细胞内结晶体

- FSGS
  - 常见塌陷模式
- 80% 同时有轻链近端肾小管病（LCPT）
- 36% 有间质晶体贮积性组织细胞增生症
- 32% 同时有轻链管型肾病（大多数为结晶体亚型）

辅助检查

- 近 90% 常规免疫荧光（冷冻切片）染色阴性
- 石蜡免疫组化或免疫荧光染色可显示单克隆轻链晶体
- 电镜对诊断轻链结晶性足细胞病至关重要

主要鉴别诊断

- FSGS
- 晶体贮积性组织细胞增生症
- 冷晶体球蛋白血症或晶体球蛋白血症

轻链结晶性足细胞病

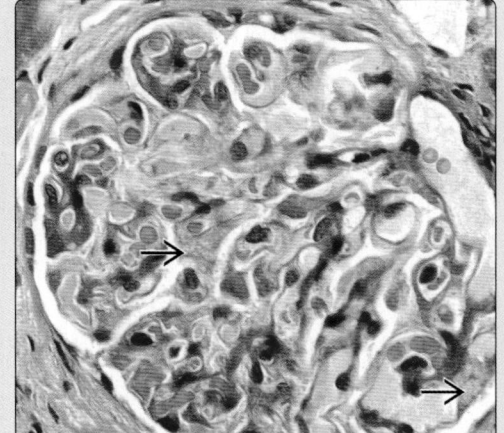

FSGS

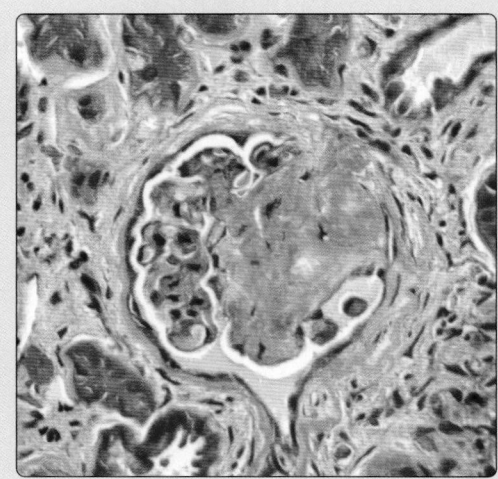

（左）轻链结晶性足细胞病的足细胞变化在光镜下可以很轻微；图中足细胞显示胞质增多 ➡ 并含有轻链晶体

（右）这例轻链结晶性足细胞病的肾小球显示 FSGS 表现

轻链结晶性足细胞病的电镜表现

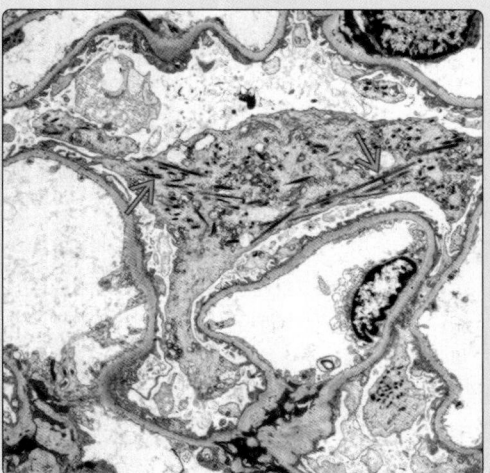

足细胞内晶体

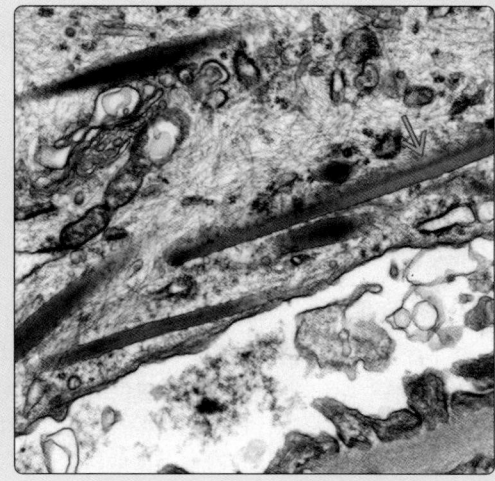

（左）电镜下足细胞内可见晶体 ➡

（右）足细胞内轻链晶体 ➡ 可以自由漂浮，如图所示，也可能位于吞噬溶酶体内

术语

缩写

- 轻链结晶性足细胞病（light chain crystalline podocytopathy，LCCP）
- 具有肾脏意义的单克隆丙种球蛋白病（monoclonal gammopathy of renal significance，MGRS）
- 局灶节段性肾小球硬化症（focal segmental glomerulosclerosis，FSGS）

定义

- 由足细胞内轻链晶体引起的肾小球病

病因学/发病机制

单克隆轻链

- 循环中的游离轻链通过 GBM
- 游离轻链可通过受体介导的内吞作用或胞饮作用进入足细胞
- 轻链进入吞噬溶酶体
- 细胞内晶体形成并损害足细胞功能
- 由于获得的理化特性，轻链易于形成结晶体
  - V（κ）中异常的氨基酸序列赋予其抗溶酶体蛋白酶降解的能力
  - 互补性决定区 1（CDR1）极化到疏水性氨基酸替代

临床特征

表现

- 蛋白尿
  - 在最大的系列中，肾病综合征为 28%（25 例患者，Nasr et al. 2022）
- 慢性肾病
- 结晶性角膜病 22%
  - 可为无症状
  - 诊断需眼科专科检查
- 范可尼综合征 10%
- 多发性骨髓瘤 45%；MGRS 55%

实验室检查

- 血清 IgG-κ 单克隆免疫球蛋白 86%
  - 游离 κ、IgA-κ、IgG-λ 亦有报道
- 血清蛋白电泳和/或免疫固定法单克隆蛋白检出率 100%

预后

- 接受浆细胞克隆定向治疗（通常为硼替佐米）患者肾反应率达 50%
- 肾脏反应与血液学对治疗的反应有关

镜下特征

组织学特征

- 足细胞内晶体
- 60% FSGS 模式
  - 其中塌陷模式 67%
  - 顶端型模式 7%
- 约 70% 光镜下可见足细胞晶体
- 足细胞增大和空泡化
- 80% 同时有 LCPT
- 36% 有间质晶体贮积性组织细胞增生症
- 32% 同时有轻链管型肾病（大多数为晶体亚型）

辅助检查

免疫组化

- κ 和 λ 链石蜡免疫组化染色
  - >90% 的病例为单克隆 κ 轻链
  - 与石蜡免疫荧光（抗原修复技术）同样敏感

免疫荧光

- 近 90% 常规免疫荧光（冷冻切片）阴性
- 大多数病例石蜡免疫荧光（抗原修复技术）可显示单克隆蛋白晶体
  - >90% 病例为单克隆 κ 轻链

电镜

- LCCP 诊断的重要组成部分
- 足细胞内晶体包涵体
  - 电子致密晶体；可为针状、棒状，或菱形、多边形、矩形、方形
  - 晶体通常不显示亚结构
  - 晶体可游离于足细胞胞质或吞噬溶酶体内
  - 相关足细胞足突消失（轻度节段性至球性）
- 与足细胞晶体相似的晶体，通常见于其他类型的细胞中［如近端肾小管（结晶型 LCPT）、间质组织细胞、远端小管］
- 在甲苯胺蓝染色切片上比常规光镜更容易看到嗜渗晶体
- 免疫电镜（若可用）是检测单克隆轻链最敏感的技术

鉴别诊断

FSGS

- FSGS 的光镜模式足细胞内无结晶体
- 单用光镜很难观察到足细胞晶体
  - 诊断 LCCP 通常需要电镜和石蜡免疫荧光/免疫组化，以与典型的 FSGS 模式鉴别

晶体贮积性组织细胞增生症

- 可有肾小球累及
  - 毛细血管内的组织细胞含有晶体

冷晶体球蛋白血症或结晶体球蛋白血症

- 轻链结晶体存在于肾小球毛细血管腔内（不在组织细胞内）

参考文献

1. Nasr SH et al: Pathological characteristics of light chain crystalline podocytopathy. Kidney Int. 103(3):616-26, 2023
2. Akilesh S et al: Combined crystalline podocytopathy and tubulopathy associated with multiple myeloma. Hum Pathol. 45(4):875-9, 2014
3. Carstens PH et al: Crystalline glomerular inclusions in multiple myeloma. Am J Kidney Dis. 14(1):56-60, 1989

（胡舜 译，余英豪 审）

术语

定义

- 蛋白质折叠性疾病,特征为直径 7～12nm 呈 β-折叠片层结构的原纤维聚集,刚果红染色后具有双折射特性

流行病学

年龄范围

- AL 和 AA 型淀粉样变性:通常为 50～70 岁
- 家族型:<40 岁;AFib 型年龄较大

性别

- 男:女 =2:1

发病率

- 1.4/10 万人年;所有类型(法国)
- 大约 10% 的病例为家族性
- 肾病综合征的成人中 1%～5% 有淀粉样变性

病因学/发病机制

淀粉样蛋白

- >30 种不同的前体蛋白
  - 浆细胞克隆性增生(AL/AH 型)
  - 慢性炎症(AA 型)
  - 排泄异常(β_2 微球蛋白)
  - 遗传性(多种蛋白)
  - 局限型
    - 胰岛淀粉样蛋白多肽(AIAPP)
    - 精囊中的精液凝固蛋白 1(ASem)
    - 主动脉中膜中的乳凝集素(AMed)
    - 肿瘤,如与甲状腺髓样癌相关的降钙素(ACal);系统性罕见
- 90% 的肾淀粉样变性为 AL 或 AA 型

发病机制

- 淀粉样蛋白具有逆平行的 β-折叠片层三级结构(也称交叉性 β-折叠)
  - 由 X 射线衍射确定的结构,显示 2 种反射:一种是约 4.7Å 的锐光反射,另一种为约 8～12Å 的漫反射
  - 交叉性 β 基序形成淀粉样原纤维的中心结构支柱
  - 抗代谢过程可导致生理功能的疲劳和积累
  - 偏振光下出现的苹果绿双折射系由刚果红分子的异向结合产生
- 淀粉样沉积物含有非纤维样糖蛋白血清淀粉样蛋白 P(SAP)、载脂蛋白 E 和糖胺聚糖
  - 正常血浆蛋白可与所有的淀粉样蛋白结合
  - SAP 可引起早期沉积和加速沉积
  - 标记的 SAP 可用于成像活体内的淀粉样蛋白

肾脏沉积物

- 通常累及肾脏的某些类型(AL、AA、AFib、AApoAI 和 AII、ALect2、Alys)
- 当系膜细胞失去通常的平滑肌表型并获得巨噬细胞表型时,系膜区出现淀粉样蛋白
- 原纤维渗透并聚集于 GBM,提示其可能为局限型

临床意义

临床表现

- 蛋白尿
  - 见于肾小球受累病例
  - 约 5% 的成人肾病综合征病例
- 血尿
  - 罕见特征
- 肾外表现
  - 充血性心力衰竭、心律失常、直立性低血压
  - 感觉异常
    - 膀胱功能障碍
  - 器官大小增加:肝大/脾大、巨舌症

淀粉样蛋白 PAS 弱阳性

电镜下针状淀粉样蛋白

(左)淀粉样蛋白沉积物的典型表现是 PAS 染色下系膜区 ➡ 和沿 GBM ➡ 分布的淡染无定形沉积物,没有细胞增生或炎症
(右)电镜显示 GBM 上皮下针状淀粉样蛋白原纤维 ➡,原纤维直径约 7～12nm,为非周期性。足细胞足突消失,并可见重吸收滴 ➡

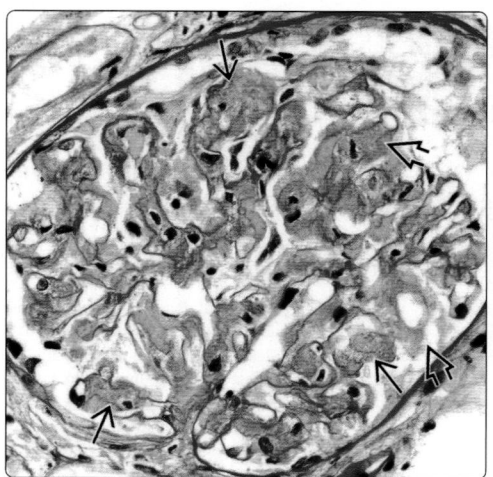
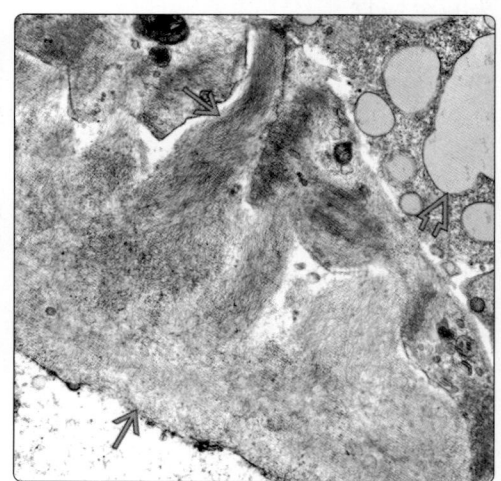

- ○ 腕管综合征
- 慢性肾脏病
  - ○ 淀粉样变性主要累及动脉、间质或髓质

大体特征

一般特征

- 肾脏增大、苍白、质硬、蜡质外观
- 与正常肾脏切开后会膨胀不同,切面保持质硬和平坦

镜下特征

一般特征

- 肾小球
  - ○ 无定形嗜酸性物沉积使系膜扩张和毛细血管壁增厚
    - 无定形沉积物呈嗜酸性、橙红色
    - 通常比胶原的嗜酸性低(如系膜硬化、间质纤维化)
    - 系膜基质正常,可能被活化的金属蛋白酶破坏,被淀粉样原纤维替代
    - 常可见结节状系膜扩张
    - 很少或没有细胞增生
    - 淀粉样蛋白 PAS 染色弱阳性,强度低于 GBM 着色
  - ○ 淀粉样蛋白沉积物最先见于系膜区和/或血管壁
    - 早期系膜沉积可相当少而被忽视,导致错误诊断为微小病变性肾小球病
  - ○ 伴新月体的 AL 型和 AA 型淀粉样变性罕见
  - ○ 银染色:系膜区扩大,但很少或没有银着色(即嗜银性丢失)
    - GBM 被淀粉样物质包绕,而出现 GBM 完全不连续区域
    - 毛细血管襻上皮下钉突,即"鸡冠状(cock's comb)"改变
  - ○ 六胺银或 PAS 染色呈淡染时应怀疑淀粉样变性引起的 ESRD
    - 系膜区和内皮下沉积物最终导致肾小球闭塞
  - ○ 淀粉样蛋白三色染色呈蓝色,通常比胶原三色染色更淡
- 肾小管间质
  - ○ 刚果红染色对鉴定血管和间质淀粉样蛋白有帮助
  - ○ 间质受累通常与 TBM 和血管受累同时存在
    - 最终出现广泛间质纤维化和肾小管萎缩,并伴有间质炎症
  - ○ 有时可见含有淀粉样蛋白的管型,极个别病例为唯一的淀粉样变性表现
    - 电镜下淀粉样蛋白物具有特征性的原纤维表现
  - ○ 淀粉样物质可导致间质扩大
    - AA 型中肥大细胞可导致间质纤维化

免疫荧光

- 采用适合于不同淀粉样变性类型的抗体
- 首选冷冻组织进行分型

免疫组化

- DNAJB9 染色检测纤维样肾小球病

- SAP 用于特定蛋白染色的比较

特殊染色

- 刚果红
  - ○ 亮视野检查亲橙性物质,偏振光检查呈苹果绿双折射(即交叉粒子)
    - 与原纤维样胶原不同,淀粉样蛋白原纤维仅刚果红染色后呈双折射
    - 同时设置阳性对照很重要
    - 有作者建议采用"异常颜色"术语,而不用"苹果绿"双折射
    - 偏光显微镜质量是决定灵敏度的关键
    - 脱色过度可导致假阴性
    - 极少数 AL 型淀粉样蛋白刚果红染色阴性,原因不明
  - ○ 无偏振光下呈红色(称"嗜刚果红性")
    - 弹性纤维嗜刚果红性,但不是双折射
    - 极少数淀粉样蛋白(如 AL 型)无偏振现象,原因不明
  - ○ 淀粉样蛋白量很小时,很难显示出苹果绿双折射
    - 高质量的偏振显微镜灵敏度更高
    - 建议刚果红染色切片厚度 9μm,以最大程度检出微量淀粉样蛋白
    - 将刚果红染色放置于绿色荧光灯下,使淀粉样蛋白沉积呈现亮红色;敏感但不特异
- 硫黄蛋白 T 和 S 染色(很少使用)
  - ○ 由蓝光激活的硫黄蛋白 T 发出黄色荧光;敏感但不特异
  - ○ 据报道在少量淀粉样蛋白的情况下,比刚果红染色敏感性高

电镜

- 非分支性非周期性原纤维,直径为 7~12nm
  - ○ 随机分布于系膜区和 GBM
  - ○ ×5 000 下呈无定形棉花状外观
  - ○ 原纤维有时透壁性延伸,替代整个 GBM
    - 在上皮下区,原纤维与 GBM 大致垂直排列,产生尖峰状或呈"鸡冠状"(又称"针状淀粉样蛋白")
  - ○ ×100 000 下中央区电子透明
  - ○ 参照物:细胞膜 8.5nm;肌动蛋白 5nm
- 足细胞的足突常消失,胞质内肌动蛋白微丝凝聚

淀粉样蛋白检测的辅助方法

质谱与蛋白质组学

- 基于激光显微解剖和串联质谱的蛋白质组学分析,有助于确定不明原因的淀粉样变性

腹部脂肪垫

- 细针穿刺活检(FNA):敏感性为 20%~60%;特异性约 100%
  - ○ 敏感性和特异性因淀粉样物质类型而异
- 切除活组织检查
  - ○ AL 型淀粉样蛋白敏感性为 79%;ATTR 淀粉样蛋白敏感性为 12%

淀粉样蛋白类型及临床病理特征

淀粉样蛋白	临床特征	组织/器官分布	肾病理
肿瘤性/克隆性 B 细胞/浆细胞			
AL/AH 型(Ig 轻链/重链)	肾淀粉样变性最常见的原因;肾病综合征常见(40%);疲劳、体重减轻、神经病变、胃肠道症状、肝脾大、腕管综合征	广泛:肾、心、GI、肝、脾、神经	肾小球、间质和动脉沉积(约 10% 无肾小球沉积)
慢性炎症			
AA 型淀粉样蛋白;血清淀粉样蛋白 A;慢性感染或自身免疫性疾病	慢性感染或炎症;肿瘤;少数特发性(约 10%);年龄范围广(10~90 岁);肾病综合征或肾功能不全	广泛:肾几乎都有;胃肠道、肝、脾、甲状腺、肾上腺;心脏少见	通常肾小球沉积为主;有的病例仅肾小管间质和/或血管沉积
AA 型淀粉样蛋白;遗传性炎症综合征	FMF、HIDS、FCU 和 MWS;发热、疼痛伴腹膜炎、胸膜炎;淀粉样变性发病<40 岁;肾病综合征或肾功能不全	广泛,同上	通常肾小球沉积为主;明显管周环状沉积;有时主要沉积于肾髓质
基因突变			
纤维蛋白原 Aα 链(AFib)	20~70 岁起病,然后快速肾衰竭(1~5 年);常无家族史;移植后复发;至少 4 种不同突变	肾;心脏或神经无	仅肾小球沉积;纤维蛋白原染色阳性
载脂蛋白 A-I(AApoAI)	高血压和肾衰竭,无肾病综合征	肝、肾、心脏	动脉和间质(髓质)沉积
载脂蛋白 A-II(AApoAII)	缓慢进行性肾功能不全	肾、心脏	肾小球、动脉和间质沉积
载脂蛋白 A-IV(AApoAIV)	缓慢进行性肾功能不全	肾	间质(髓质)沉积
胱抑素 C(ACys)	卒中,无肾病	主要为脑血管	动脉沉积
载脂蛋白 CII(AApoCII)	多为老年患者(60~80 岁);蛋白尿常伴肾病综合征和进行性肾衰竭	肾	肾小球沉积
纤维蛋白原 A α 链(AFib)	20~70 岁起病,然后快速肾衰竭(1~5 年);常无家族史;移植后复发	肾,心脏和神经无	仅肾小球沉积;纤维蛋白原染色阳性
凝溶胶蛋白(AGel)	颅神经、角膜、皮肤松弛症(芬兰型遗传性淀粉样变性)	神经、角膜、皮肤、肾	肾小球沉积
溶菌酶(Alys)	皮肤瘀点、胃肠道出血	肾、肝、脾、皮肤、胃肠道	肾小球和动脉沉积
转甲状腺素蛋白(ATTR)	充血性心力衰竭、外周神经病;>100 种不同突变;老年人野生型 AATR 的心脏亚型(老年性系统性淀粉样变性)	心脏和神经;有时眼和肾脏	主要为肾小球沉积,但有时局限于髓质间质
排出减少			
β₂ 微球蛋白(Aβ2m)	长期血液透析患者的骨关节病和神经病变	多器官,通常为血管沉积;也有关节囊肿	出现沉积物,但没有临床意义
无法分类			
白细胞趋化因子 2(ALECT2)	蛋白尿、肾病综合征;未鉴定出突变;所有测序病例中 LECT2 基因常见 SNP(rs31517)	仅肾脏	肾小球、动脉和间质弥漫受累

FMF,家族性地中海热;HIDS,高 IgD 综合征;FCU,家族性寒荨麻疹;MWS,Muckle-Wells 综合征。

Adapted from Merlini G et al: Molecular mechanisms of amyloidosis. N Engl J Med. 349(6): 583-96, 2003.

参考文献

1. Benson MD et al: Tissue biopsy for the diagnosis of amyloidosis: experience from some centres. Amyloid. 29(1):8-13, 2022
2. Thorne J et al: Serum amyloid A protein-associated kidney disease: presentation, diagnosis, and management. Kidney Med. 4(8):100504, 2022
3. Herrera GA: Renal amyloidosis: pathogenesis. Ultrastruct Pathol. 45(4-5):267-75, 2021
4. Benson MD et al: Amyloid nomenclature 2020: update and recommendations by the International Society of Amyloidosis (ISA) nomenclature committee. Amyloid. 27(4):217-22, 2020
5. Picken MM: The pathology of amyloidosis in classification: a review. Acta Haematol. 1-13, 2020
6. Gonzalez Suarez ML et al: The sensitivity and specificity of the routine kidney biopsy immunofluorescence panel are inferior to diagnosing renal immunoglobulin-derived amyloidosis by mass spectrometry. Kidney Int. 96(4):1005-9, 2019

淀粉样原纤维生成过程

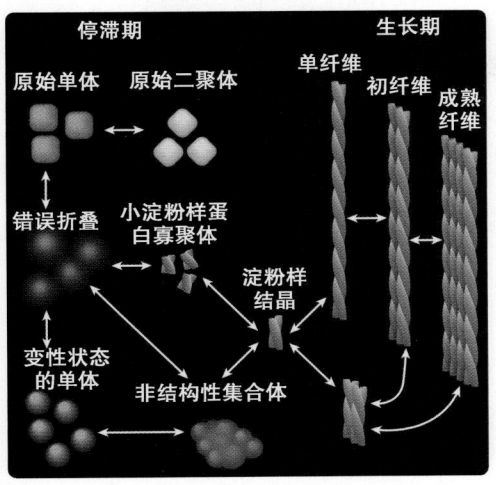

无定形淀粉样蛋白沉积

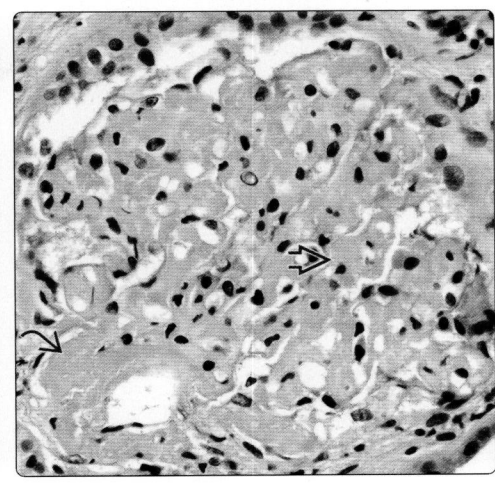

（左）淀粉样原纤维生成分为几个阶段，通过有序地将不稳定的错误折叠的前体蛋白自我组装成初纤维，并最终形成由 3～6 条细丝彼此相互缠绕的成熟原纤维

（右）68 岁淀粉样变性患者，蛋白尿 5 g/d，肌酐114.9μmol/L，高倍视野显示系膜区 ➡ 和入球小动脉 ➡ 无定形的细胞外物质沉积

淀粉样蛋白 PAS 淡着色

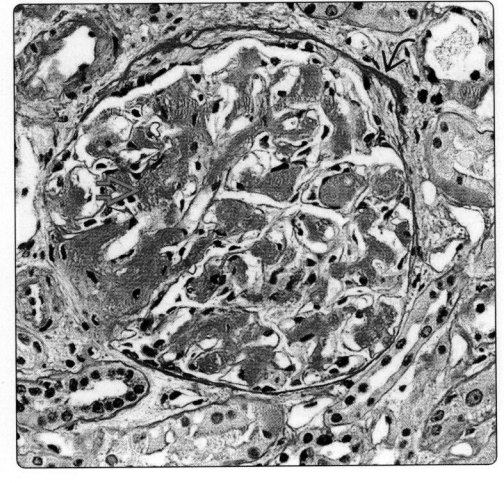

非嗜银性淀粉样蛋白

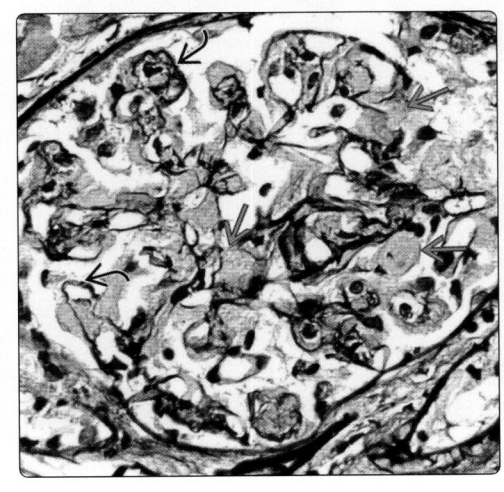

（左）光镜显示系膜区物质积累 ➡，PAS 染色显示该物质着色比肾脏基底膜（如鲍曼囊 ➡）着色要浅些

（右）银染色对观察淀粉样变性有帮助，可显示呈淡染的淀粉样蛋白沉积部位 ➡，其嗜银性比周围的基底膜 ➡ 要低

淀粉样蛋白三色染色淡着色

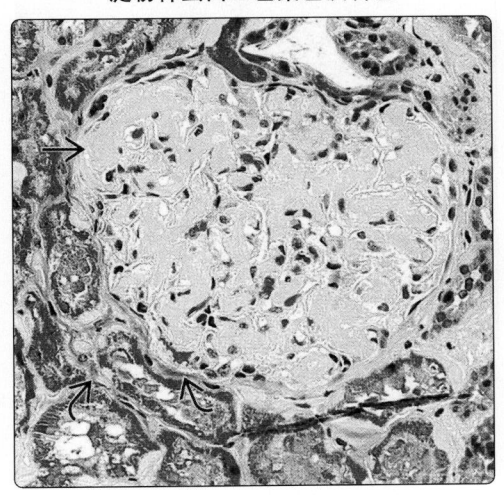

血管和肾小球淀粉样蛋白沉积

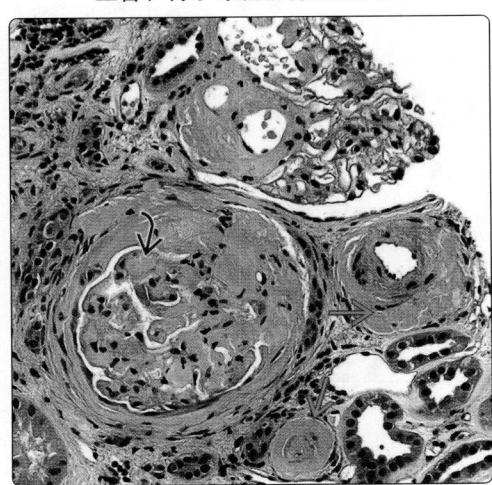

（左）三色染色淀粉样变性肾小球显示淀粉样物质呈淡蓝色 ➡，没有周围肾脏纤维组织"骨架"染色 ➡ 那么深；纤维样肾小球肾炎电镜下会呈现类似的沉积，但三色染色呈典型红色

（右）HE 染色切片显示淀粉样蛋白聚集在几乎硬化的肾小球 ➡ 和血管 ➡ 中

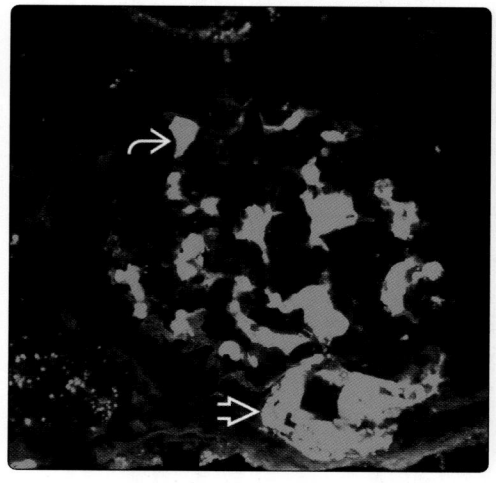

免疫荧光 λ 淀粉样蛋白染色

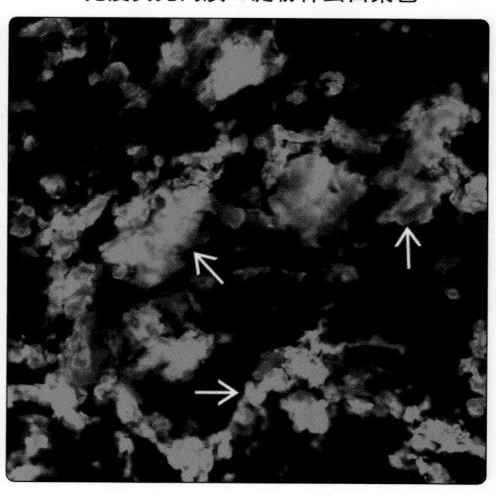

免疫荧光间质 λ 淀粉样蛋白染色

（左）淀粉样变性病例，免疫荧光染色显示肾小球 λ 轻链大量聚集，主要位于系膜区 ➡ 和入球小动脉 ➪
（右）淀粉样变性病例 λ 轻链免疫荧光染色显示间质中大量的无定形聚集物 ➡

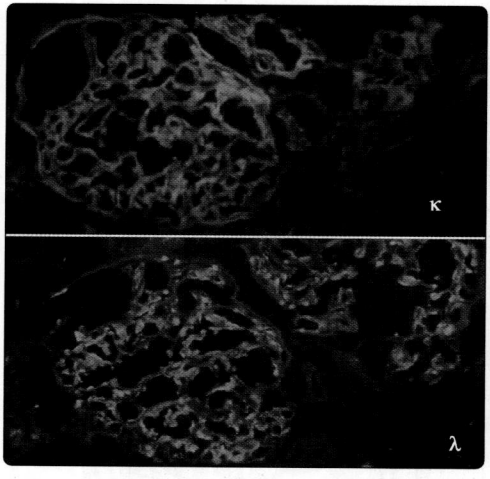

淀粉样变性免疫荧光染色（κ vs.λ）

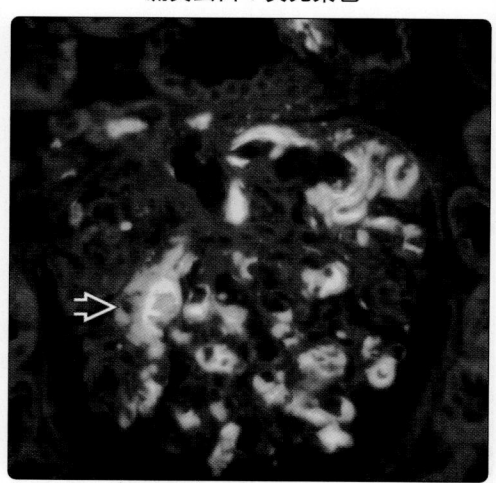

硫黄蛋白 T 荧光染色

（左）λ 轻链沉积引起的 AL 型淀粉样变性病例，免疫荧光染色可见到明显的 λ 轻链沉积，特别是与对应的 κ 轻链染色进行比较时
（右）淀粉样变性病例硫黄蛋白 T 荧光染色显示明亮的肾小球系膜着色 ➫，硫黄蛋白 T 染色不特异，非淀粉样沉积（如致密物沉积病）也可着色

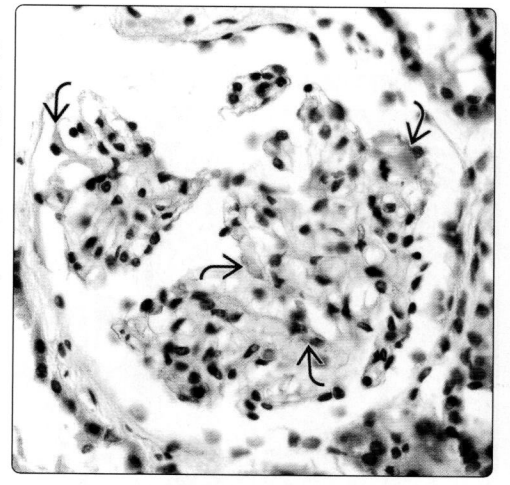

淀粉样蛋白刚果红染色（＋）

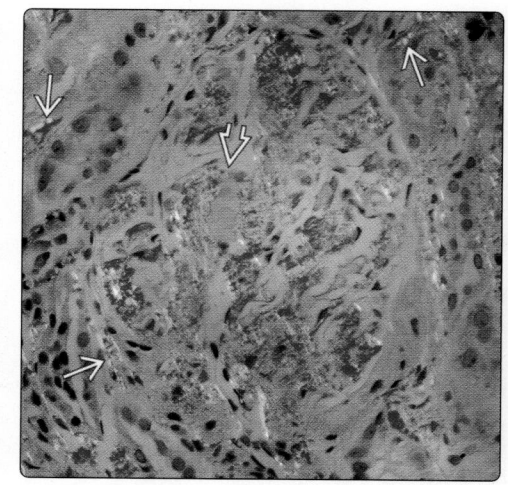

淀粉样蛋白苹果绿双折射

（左）早期淀粉样变性病例，刚果红染色显示淀粉样蛋白沿 CBM 和系膜区呈局灶微量沉积 ➱，在无偏振光的普通光镜下呈红色（"嗜刚果红性"）
（右）这例淀粉样变性刚果红染色显示系膜区沉积物 ➫，偏振光下呈经典的苹果绿双折射改变，间质沉积物也很明显 ➡

间质淀粉样蛋白刚果红染色（＋）

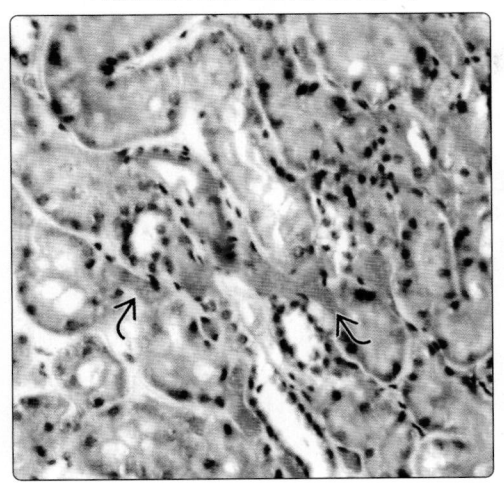

LECT2 型淀粉样蛋白刚果红染色（＋）

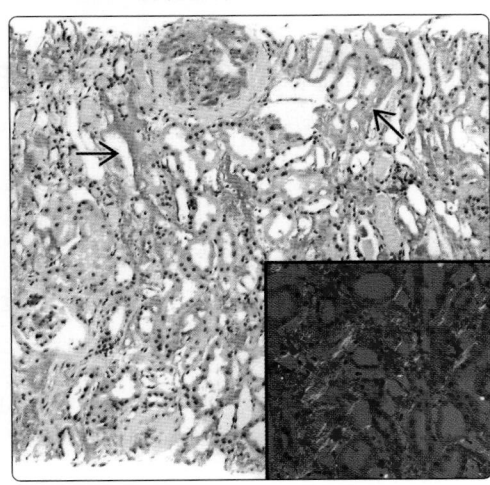

（左）这例淀粉样变性刚果红染色显示淀粉样蛋白沉积于肾小管之间的间质中 ➦，在无偏振光的普通光镜下呈红色（"嗜刚果红性"）

（右）刚果红染色显示间质阳性着色 ➦，刚果红（＋）物质在偏振光下呈苹果绿双折射（插图）。免疫荧光和 AA 型淀粉样蛋白染色阴性，质谱证实为 LECT2 型淀粉样变性（*Courtesy M.Fidler, MD.*）

电镜下 GBM 淀粉样蛋白沉积

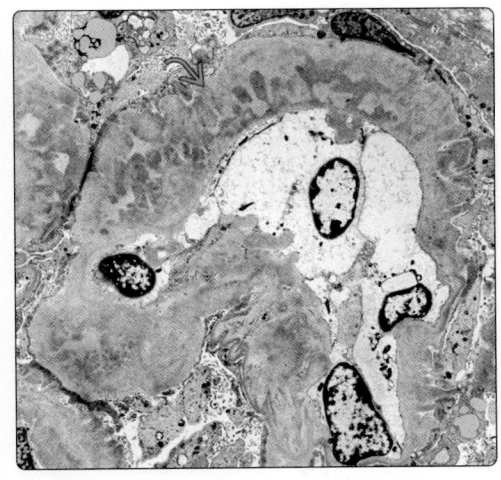

小血管淀粉样蛋白沉积

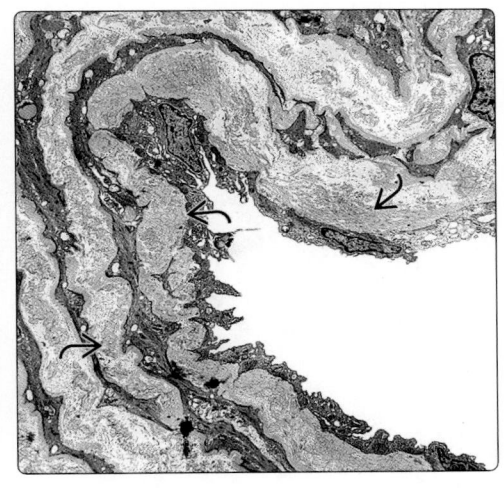

（左）淀粉样变性和肾病综合征患者，电镜显示肾小球毛细血管袢因淀粉样原纤维沉积致 GBM 明显增厚 ➦，在当前倍数下呈无定形状

（右）这例淀粉样变性病例淀粉样物质沉积于小血管内皮下和平滑肌细胞之间 ➦

系膜区和 GBM 淀粉样蛋白沉积

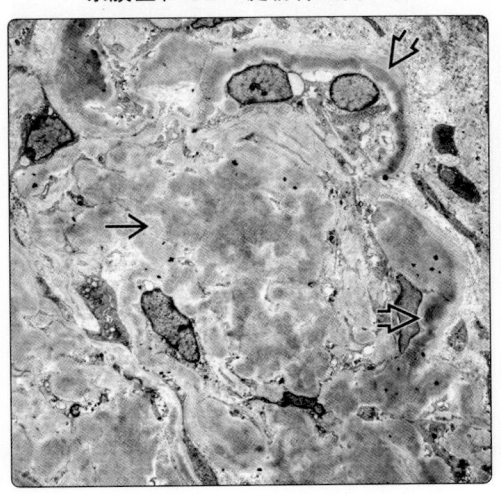

淀粉样原纤维宽度

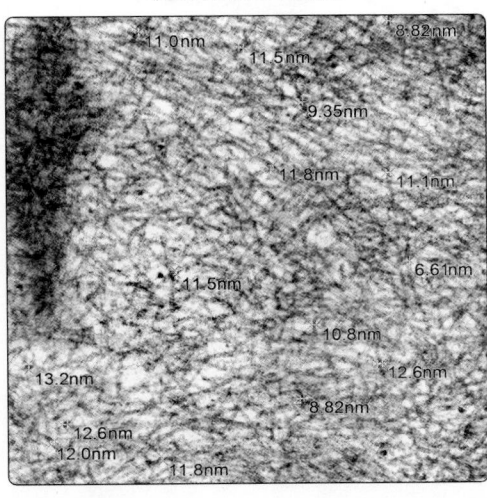

（左）电镜下酷似致密物沉积病的不寻常淀粉样变性病例，呈电子致密的香肠状沉积物 ➦ 沿 GBM 和系膜内 ➦ 沉积

（右）测量纤维样沉积物的原纤维有助于确认沉积物为淀粉样蛋白，淀粉样蛋白通常直径为 7～12nm

（胡舜 译，余英豪 审）

要　点

术语

- 由免疫球蛋白轻链（AL）、重链（AH）或混合型（AHL）原纤维引起的淀粉样变性

病因学/发病机制

- AL 型淀粉样变性是美国和西半球肾脏淀粉样变性最常见的病因
- 浆细胞异常或淋巴组织增生性疾病

临床特征

- 年龄：＞50 岁
- 蛋白尿 ± 肾功能不全
  - 肾病综合征常见
- 其他器官受累，包括心脏和胃肠道
- 血清蛋白电泳和/或游离轻链检测有助于诊断
- 治疗：骨髓瘤化疗，骨髓移植和/或肾移植

镜下特征

- 嗜酸性沉积物使系膜区扩大，无定形物质 PAS 弱（+）或阴性
  - 具偏振光特性的刚果红（+）沉积物
- 银染色显示 GBM 钉突
- 肾脏各部分均可见沉积物

辅助检查

- 免疫荧光：AL 型淀粉样变性显示 κ 或 λ 沉积，或 AH 型淀粉样变性显示重链沉积
- 电镜：系膜区和 GBM 中见随机排列直径 7～12nm 的原纤维

主要鉴别诊断

- 其他类型的淀粉样变性
- 纤维样肾小球肾炎
- 微小病变性肾病

（左）68 岁男性患者，有肾病范围蛋白尿、浆细胞异常和 Ig λ 轻链限制性，淀粉样蛋白呈 PAS（弱+）沉积 ➡
（右）AL 型淀粉样变性（λ）患者，肾活检显示肾小球沉积物，刚果红染色呈红色（左图），偏振光下为红色/绿色（右图）。微动脉的沉积物最为明显 ➡，但系膜区仍可见微弱双折射 ➡

系膜区沉积物 PAS 染色

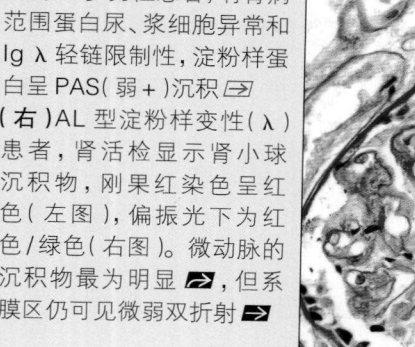

刚果红染色非偏振光和偏振光观察

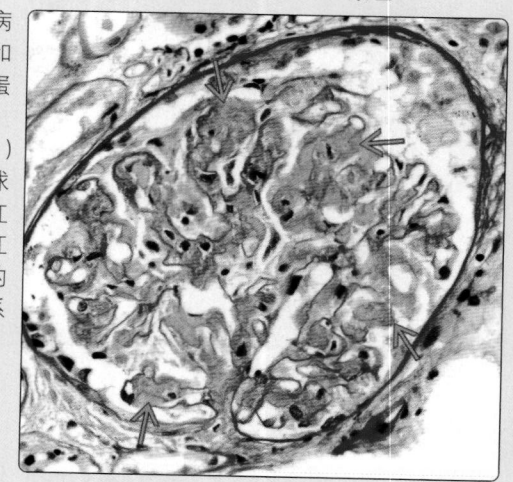

（左）AL 型淀粉样变性的一个关键检查是检测 λ（最常见）或 κ 轻链的限制性表达，如累及重链，也仅限于 1 种重链或亚型
（右）68 岁男性肾病范围蛋白尿患者，有浆细胞异常和 Ig λ 轻链限制性，淀粉样蛋白沉积表现为针状沉积物，➡ 即沿 GBM 随机排列的 7～12nm 原纤维

轻链限制性

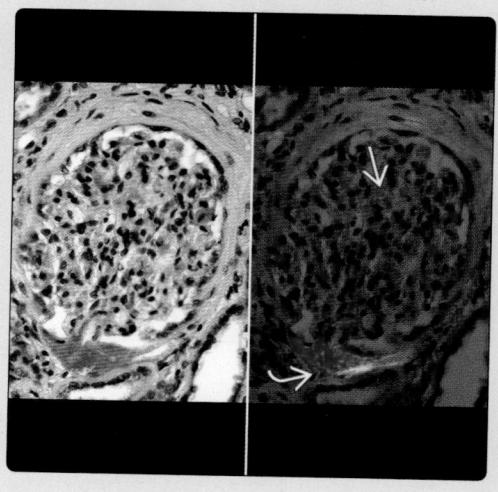

GBM 针状淀粉样蛋白沉积物

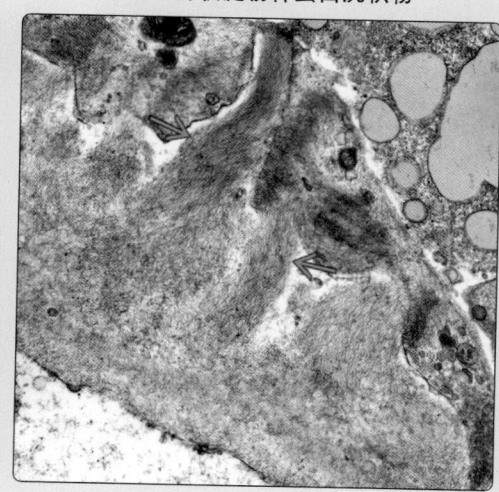

术语

缩写

- 淀粉样蛋白轻链（amyloid light chain，AL）
- 淀粉样蛋白重链（amyloid heavy chain，AH）

同义词

- 原发性淀粉样变性
- 与多发性骨髓瘤相关的淀粉样变性
- Ig 相关淀粉样变性

定义

- AL：由 Ig 轻链产生的淀粉样蛋白
- AH：由 Ig 重链产生的淀粉样蛋白
- AHL：由 Ig 重链和轻链产生的淀粉样蛋白
  - 有时也被称为 AH+AL

病因学/发病机制

AL 型淀粉样蛋白

- 美国/西半球最常见的肾脏淀粉样变性
- 浆细胞异常或淋巴组织增生性疾病
  - 淀粉样变性诊断时约 20% 符合多发性骨髓瘤或白血病/淋巴瘤诊断标准
    - 一些病例在淀粉样变性诊断 ≥15 年后才出现
  - 约 75% 为 λ 轻链
    - 通常为轻链可变区 N 端
  - 40% 有肾病综合征
    - 约 10% 无肾小球沉积物

AH 淀粉样蛋白

- 罕见：约占 Ig 相关淀粉样蛋白的 1.5%
  - 由单克隆 Ig 重链组成
  - 大多数有属于 VH3 亚组的重链可变区（VH）
  - 无 VH1 片段沉积导致 AH 型淀粉样变性的报道
- 一些由轻链和重链成分组成（AL+AH）

AHL 淀粉样蛋白

- 罕见：约占 Ig 相关淀粉样蛋白的 4%
  - 由单克隆重链和轻链组成

淀粉样蛋白

- 浆细胞克隆性增生（AL/AH 型）
- 网格蛋白介导的 AL 型淀粉样蛋白内化进入获得巨噬细胞表型的系膜细胞
  - 系膜原纤维嵌入系膜
- 分子差异导致淀粉样轻链形成
  - 氨基酸序列差异
  - 翻译后修饰（例如糖基化）

临床特征

流行病学

- 发病率
  - 根据人群不同而异
    - 美国和西方国家
      - 74%～85% 为 AL 型淀粉样变性
    - （0.6～1.0）/10 万人年；AL 型（明尼苏达州）
    - 发展中国家最常见为 AA 型淀粉样变性
- 年龄
  - >50 岁
    - <40 岁少见

表现

- 蛋白尿 ± 肾功能不全
  - 蛋白尿为最常见表现，但程度不同
- 肾病综合征
- 肾功能不全
  - 仅血管性 AL 型淀粉样蛋白患者肌酐较肾小球受累为主患者的肌酐高
- 低血压
- 一般症状：疲劳、体重减轻、水肿
- 内脏和软组织受累：肝大、肠蠕动障碍/弛缓、腹泻、吸收不良、神经病变、腕管综合征
  - 8% 有胃肠道症状
  - 25% 有肝受累
- 心血管：直立性低血压、心律异常、充血性心力衰竭（继发于限制性心肌病）

实验室检查

- 血清蛋白电泳和游离轻链检测有助于确定副蛋白血症

治疗

- 药物
  - 骨髓瘤
    - 传统疗法：美法仑加地塞米松
    - 当前疗法：硼替佐米、卡非佐米、伊沙佐米、达雷木单抗（抗 CD38）
      - 免疫调节药物（如沙利度胺和利那度胺）
      - 组蛋白去乙酰酶抑制剂（如帕比司他）
    - 可分层为（1）浆细胞和（2）原纤维定向治疗
      - （1）浆细胞定向治疗：免疫调节药物、烷化剂、蛋白体抑制剂、抗 BCL2 抑制剂、抗 CD38 药物、和抗 BCMA 疗法
      - （2）原纤维定向治疗：原纤维稳定剂、抗轻链抗体、抗 SPA 抗体
- 骨髓移植
- 嵌合抗原受体 T 细胞（CART）疗法的研究表明其有益
- 肾移植
  - 移植后复发（10%～20%）；移植物丢失 33%
  - 选择性病例后果较好
    - 无严重肾外疾病的非骨髓瘤 AL 型患者

预后

- 历史生存率：中位约 2 年（Mayo 系列研究，859 例患者）
- 新疗法可显著改善预后（如硼替佐米）
  - 若游离轻链（FLC）<0.5g/L，5 年生存率为 70%
  - 若 FLC>0.5g/L，则 5 年存活率为 30%

- 心脏疾病是生存的主要限制因素
- AH 淀粉样蛋白较少累及心脏，预后较好
- 组织评分系统用于预测疾病负荷
  - 对预测参数有用，如 eDFR

镜下特征

组织学特征

- 所有肾脏成分都可存在淀粉样蛋白沉积
- 肾小球
  - 97% 的 Ig 相关（AL/AH/AHL）淀粉样蛋白有肾小球沉积
  - 系膜区和毛细血管袢无定形 PAS 阴性或弱阳性沉积物
  - GBM 针状沉积物（70%）
    - 针状沉积物被称为"睫毛征（eyelash sign）"
  - 即使是重度蛋白尿患者，可能仅表现轻微受累，类似于微小病变性肾病（MCD）
- 肾小管
  - 可见偏振光性嗜刚果红管型
  - 罕见胞质内淀粉样原纤维
    - 多数有此表现的患者伴有轻链管型肾病（LCCN）
- 间质
  - 间质中可见无定形物质（58%）
- 血管
  - 动脉和/或微动脉中无定形物质沉积（85%）

辅助检查

组织化学

- 明视野显微镜下刚果红染色显示嗜橙性物质
  - 偏振光下呈苹果绿双折射
  - Taxas 红色滤光显微镜优于光镜
  - 极少数 AL 型淀粉样蛋白刚果红染色阳性
    - 但偏振光阴性，其原因不明（Colvin，未发表）

免疫组化

- 可以 κ 或 λ 沉积为主
  - 难以解释
- 免疫组化 DNAJB9 染色阴性

免疫荧光

- 可以重链、κ 或 λ 沉积为主
  - 偶有染色欠佳病例，原因不明，可能是缺乏恒定区
- AH 淀粉样蛋白显示明显的 Ig 着色（IgG、IgA 或 IgM）
  - 亚类染色确定 IgG 重链的克隆性（如 IgG1、IgG2、IgG3、IgG4）
  - 重链/轻链（HLC）抗体可能有帮助
- 诊断淀粉样变性刚果红染色比免疫荧光观察更敏感

电镜

- 随机排列的直径为 7～12nm 的原纤维
- 可见于系膜区和 GBM
- 常形成针状物穿透 GBM
- 合并轻链沉积病（LCDD+AL）时超微结构可显示非纤维样

点状沉积

质谱分析

- 激光显微切割和串联质谱（MS）是敏感和特异的
  - 可采用甲醛溶液固定石蜡包埋组织
- 血清淀粉样蛋白 P 和载脂蛋白 E 信号与 κ 或 λ 轻链或重链联合检测
- 罕见类型，如 IgD 淀粉样变性，可通过 MS 确诊

脂肪垫和直肠活检

- 皮肤脂肪垫活检的敏感性：肾 AL 型淀粉样蛋白为 89.3%
- 直肠活检的敏感性：肾 AL 型淀粉样蛋白为 98.4%

鉴别诊断

纤维样肾小球肾炎

- 免疫组化染色 DNAJB9 阳性最为特异
  - 传统上认为刚果红（−）；然而，近期的研究显示一些为弱嗜刚果红性
  - 可能代表合并纤维样肾小球肾炎和淀粉样变性
- 原纤维通常较大（10～30nm），但与淀粉样原纤维有重叠（7～12nm）
- 10% 有单型性 IgG 和轻链
- 不累及血管
- TBM 可见原纤维样沉积物
- 可呈针状，类似于淀粉样蛋白

微小病变性肾病

- 淀粉样变性的肾小球有时在光镜下看似正常
  - 但电镜或刚果红染色可检出淀粉样蛋白

AA 型淀粉样蛋白

- 免疫荧光常显示重链非特异性着色
- MS 和 AA 免疫荧光染色可鉴别

淀粉样管型肾病

- LCCN 的管型刚果红染色可（+）
- 临床特征类似于刚果红（−）的 LCCN 病例
- 如果淀粉样蛋白物质限于轻链管型，则与系统性淀粉样变性无关

参考文献

1. Gurung R et al: Renal amyloidosis: presentation, diagnosis, and management. Am J Med. 135 Suppl 1:S38-43, 2022
2. Said SM et al: The characteristics of patients with kidney light chain deposition disease concurrent with light chain amyloidosis. Kidney Int. 101(1):152-63, 2022
3. Shehabeldin A et al: Increased diagnostic specificity of Congo red stain for amyloid. Arch Pathol Lab Med. ePub, 2022
4. Al Hamed R et al: Comprehensive review of AL amyloidosis: some practical recommendations. Blood Cancer J. 11(5):97, 2021
5. Bal S et al: AL amyloidosis: untangling new therapies. Hematology Am Soc Hematol Educ Program. 2021(1):682-8, 2021
6. Nasr SH et al: Immunofluorescence staining for immunoglobulin heavy chain/light chain on kidney biopsies is a valuable ancillary technique for the diagnosis of monoclonal gammopathy-associated kidney diseases. Kidney Int. 100(1):155-70, 2021

淀粉样变性

GBM 的淀粉样针状物

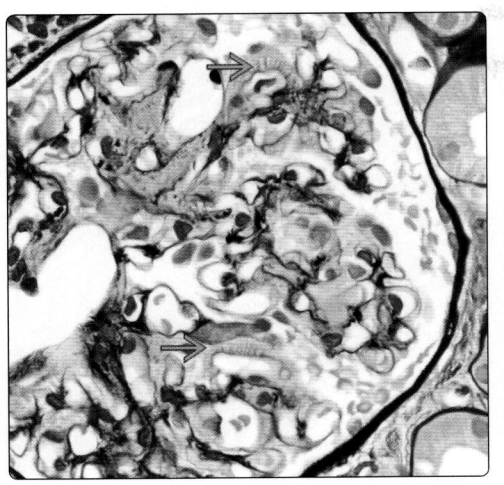

淀粉样蛋白非嗜银性

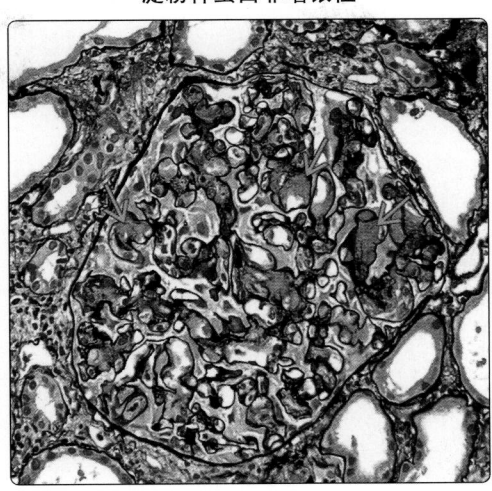

（左）AL 型淀粉样变性，可见 GBM 针状物 ➡ （"睫毛征"）

（右）与 GBM 沉积物不同，淀粉样蛋白为非嗜银性 ➡ ，这例因 IgM 和 κ 沉积引起的 AH 和 AL 型淀粉样变性病例，银染色上可见淡染的淀粉样沉积物

嗜橙性沉积物刚果红染色

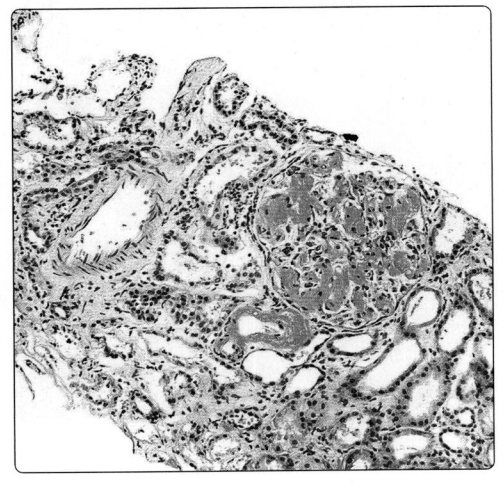

微量 AL 型淀粉样蛋白

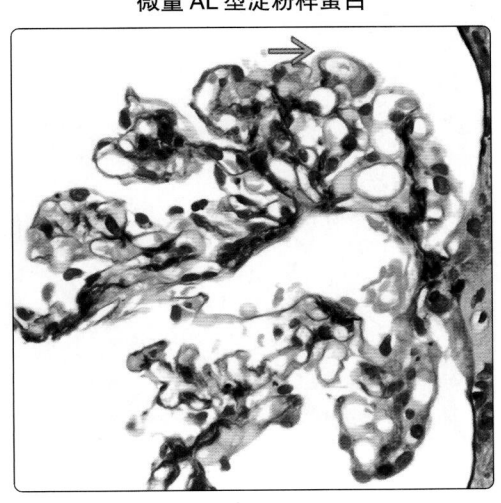

（左）因 IgM 和 κ 沉积引起的 AH 和 AL 型淀粉样变性病例，刚果红染色可见广泛肾小球和微动脉嗜橙性物质沉积

（右）这例 AL 型淀粉样蛋白累及肾小球，光镜下除了少量可疑针状物 ➡ 外几乎正常，但刚果红染色显示肾小球呈节段阳性，免疫荧光染色 λ 轻链阳性

刚果红（＋）管型

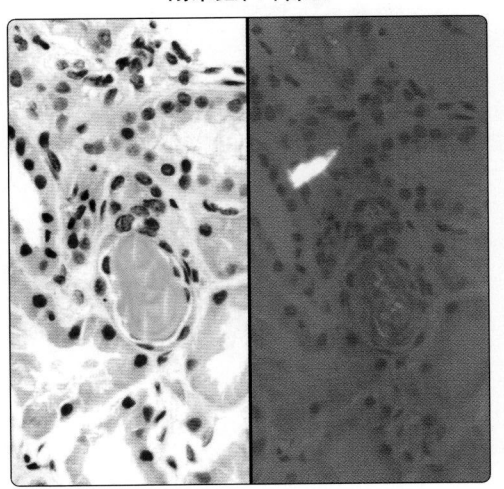

淀粉样管型

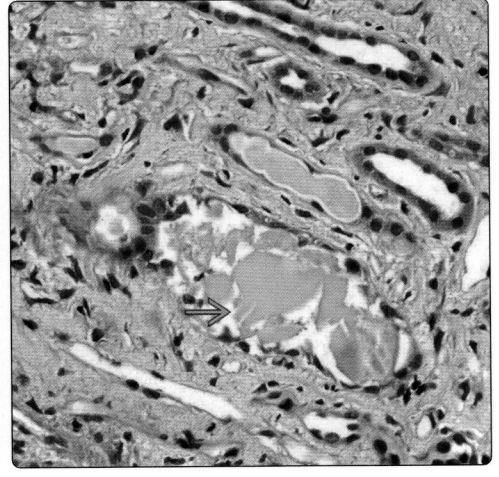

（左）这例轻链管型肾病显示刚果红（＋）管型（左图），偏振光下呈苹果绿双折射（右图），这是一种管型肾病的亚型，疾病表现更像管型肾病而非淀粉样变性

（右）这个不典型的淀粉样管型 HE 染色呈淡粉色 ➡ ，类似于其他部位的淀粉样蛋白，相反，不是淀粉样蛋白的非典型管型通常为强嗜酸性

AL 型淀粉样变性 λ 免疫荧光染色

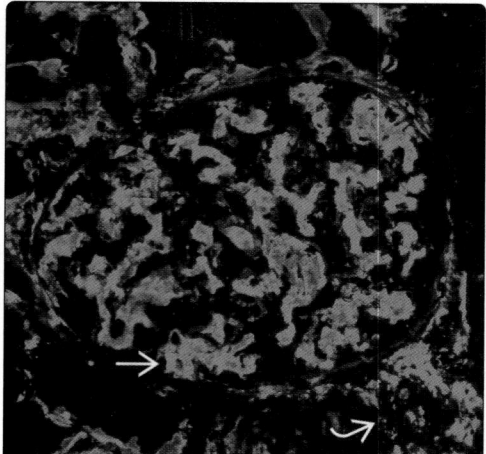

AL 和 AH 型淀粉样变性的无定形沉积物

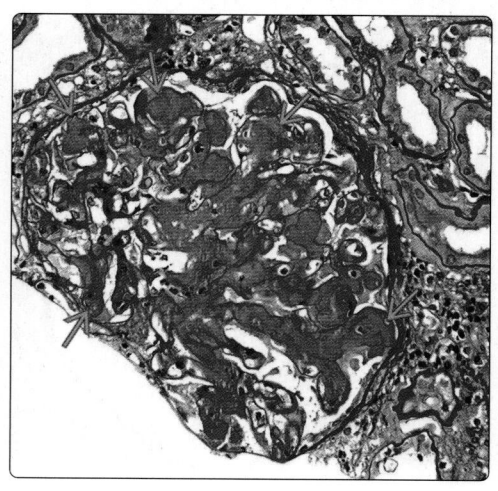

（左）淀粉样变性病例，λ 免疫荧光染色可见肾小球 ➡️ 和间质 ➡️ 广泛的 λ 轻链沉积

（右）因 IgM 和 κ 沉积引起的 AH 和 AL 型淀粉样变性，可见无定形的淀粉样蛋白沉积 ➡️，沉积物 PAS 染色强阳性，可能系因 IgM 重链富含碳水化合物

AH 和 AL 型淀粉样变性的无定形沉积物

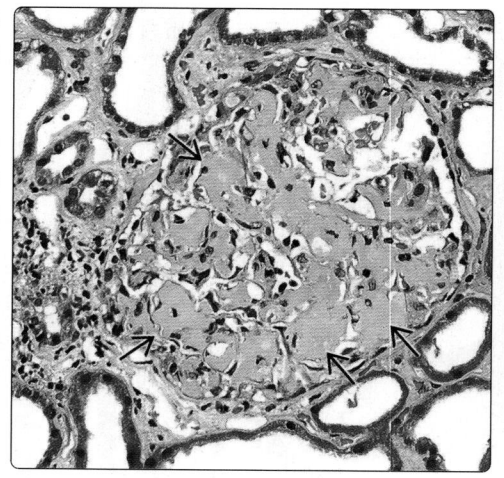

IgM-λ AHL 淀粉样蛋白

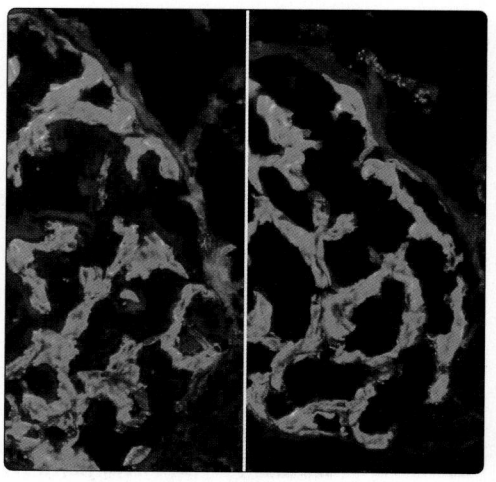

（左）因 IgM 和 κ 沉积引起的 AH 和 AL 型淀粉样变性病例，淀粉样蛋白沉积物为淡蓝色的无定形物质 ➡️

（右）肾小球中的无定形物质 IgM 染色（左图）和 λ 染色（右图）呈明亮着色，κ 染色阴性。AHL 淀粉样蛋白约占 Ig 相关淀粉样蛋白的 4%，质谱是最好的确诊方法，因为淀粉样蛋白免疫荧光染色有时可显示非特异性着色

移植肾新发淀粉样变性

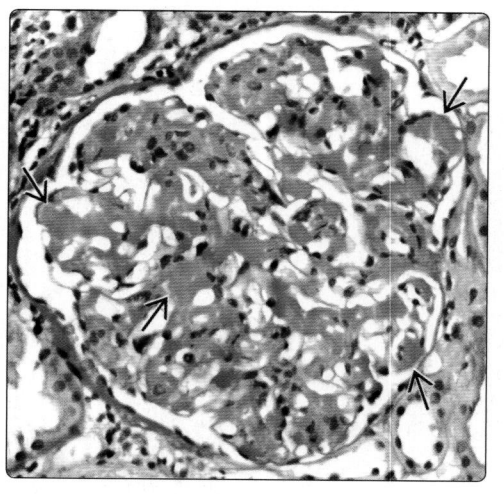

移植肾新发淀粉样蛋白沉积物 C4d 阳性

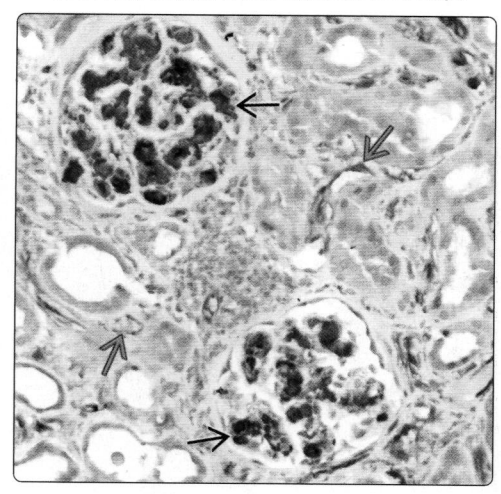

（左）79 岁女性，肾移植后12 年，其他染色证实为 AL型（λ 轻链）淀粉样变性，系膜区可见无定形物质 ➡️，推测可能为新发淀粉样变性

（右）肾移植后 12 年，AL 型（λ 轻链）淀粉样沉积物 C4d 染色阳性 ➡️，同时管周毛细血管 C4d 亦阳性，增加了抗体介导慢性排斥反应的可能性 ➡️。原肾中其他类型的淀粉样沉积物（如 AA型淀粉样蛋白）C4d 通常呈强阳性

淀粉样变性

系膜区和 GBM 大量淀粉样原纤维

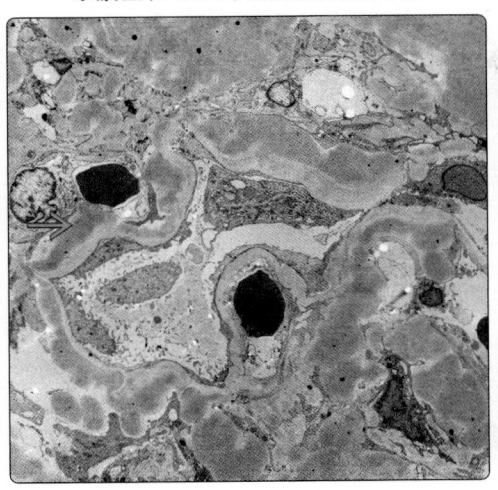

GBM 节段淀粉样原纤维

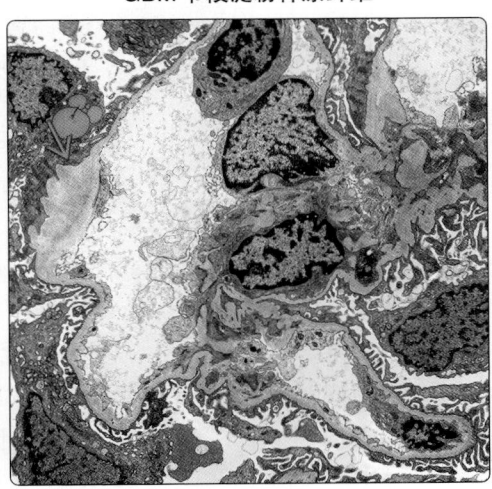

（左）AL 型淀粉样蛋白在电镜上的表现与致密物沉积病类似，电子致密物沿基底膜➡分布，在系膜区表现为球状沉积物，高倍下可显示典型的淀粉样原纤维沉积；刚果红染色阳性

（右）AL 型淀粉样变性的电镜显示节段 GBM 针状物➡，当病变呈节段性表现时，淀粉样蛋白可能被忽略，并可能误诊为微小病变性肾病或未采样到病变的 FSGS

胞质内淀粉样原纤维

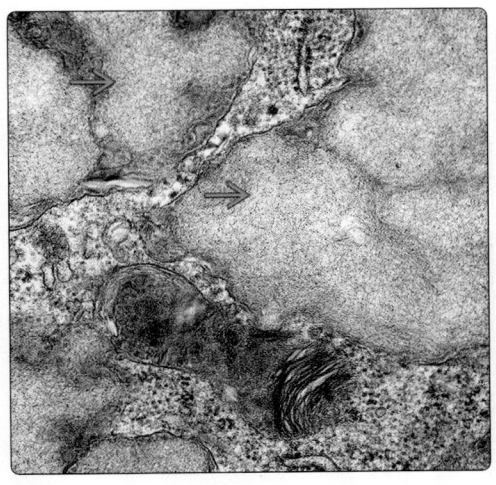

免疫荧光镜下观察刚果红

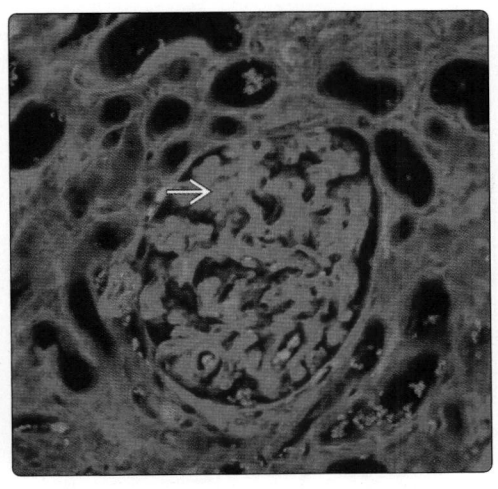

（左）图示肾小管胞质内原纤维样物质➡，这种病例非常罕见，免疫荧光染色显示原纤维样物 κ 轻链着色，活检亦显示为轻链管型肾病

（右）在免疫荧光显微镜下观察淀粉样蛋白的刚果红染色更为敏感，特别是淀粉样蛋白为局灶或微量时。在本例中，Taxas 红色过滤免疫荧光观察可见淀粉样蛋白➡

纤维样肾小球肾炎的针状物类似淀粉样沉积物

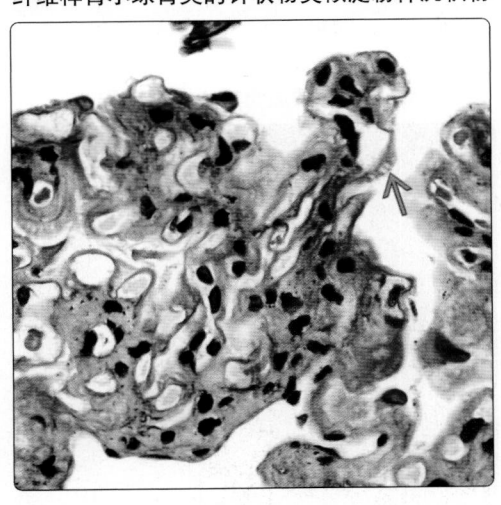

纤维样肾小球肾炎 GBM 针状物

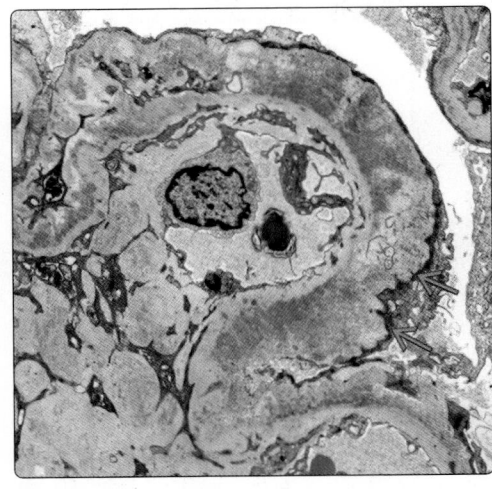

（左）纤维样肾小球肾炎光镜或电镜下偶尔可见基底膜针状物➡，说明这一特征并非淀粉样蛋白所特有

（右）这例纤维样肾小球肾炎病例电镜下可见界限模糊的针状物形成➡，并非淀粉样蛋白所特有，与淀粉样蛋白不同，纤维样肾小球肾炎的原纤维样沉积物趋于在膜内沿 GBM 分布

（胡舜 译，余英豪 审）

281

第41节 AA型淀粉样变性

术语

- 淀粉样蛋白A(AA)型淀粉样变性通常与慢性炎症相关,由SAA(急性期反应物)的蛋白水解酶裂解引起

病因学/发病机制

- 自身免疫性疾病
  - 类风湿关节炎、强直性脊柱炎、感染性关节炎、Behcet病、炎症性肠病(IBD,如克罗恩病)
- 慢性感染(在发展中国家最常见)
- 周期性发热综合征(遗传性自身炎症性疾病)
  - 吡啉(pyrin)、冷吡啉(cryopyrin)和肿瘤坏死因子突变引起的单基因自身炎症性疾病
  - 家族性地中海热(FMF)最常见
    - 16号染色体短臂上编码吡啉的MEHV基因突变
- 特发性

临床特征

- 肾病综合征或肾功能不全约90%

- 年龄范围:5~87岁;中位:约50岁
- 约45%为系统性淀粉样变性

镜下特征

- 沉积起始于系膜区(特别是FMF),并向内皮下间隙延伸,可替代肾小球裢
- 肾小管间质及血管受累
- 肾外:胃肠道和睾丸最常受累;还可累及脾、肝、肺、肾上腺和淀粉样甲状腺肿

辅助检查

- 免疫荧光或免疫组化检测AA蛋白

主要鉴别诊断

- 其他原因引起的淀粉样变性
- 纤维样肾小球病

系膜区淀粉样蛋白PAS染色弱

非嗜银性肾小球淀粉样蛋白沉积

(左)与PAS深染色的鲍曼囊▷相比,肾小球内淀粉样蛋白PAS染色呈弱着色➡
(右)肾小球淀粉样沉积物▷常为非嗜银性,意指银染色仅为弱着色,如这例AA型淀粉样变性六胺银染色所见

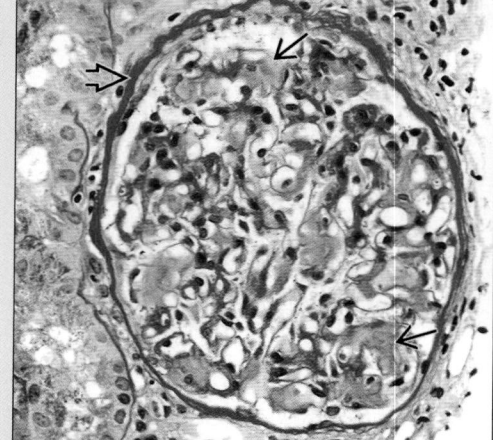
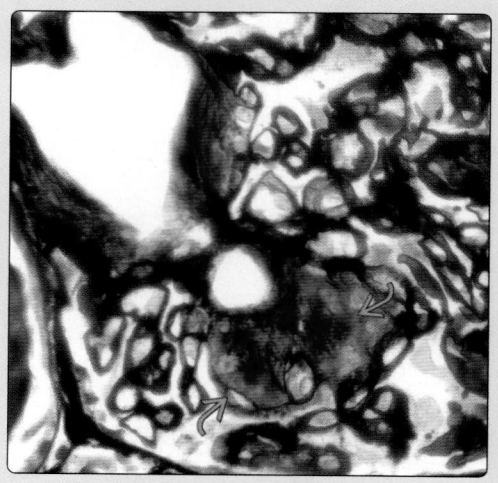

偏振光观察刚果红染色

系膜区血清淀粉样A蛋白沉积

(左)偏振光下观察刚果红染色,间质中可见大量呈苹果绿双折射的淀粉样物质沉积➡,在其他研究中显示为AA型淀粉样变性,患者有FMF和ESRD
(右)明确淀粉样蛋白类型通常采用特异性抗体免疫荧光检测方法,图示AA型淀粉样变性肾活检组织SAA着色,以系膜沉积为主。其他技术包括免疫组化和质谱等

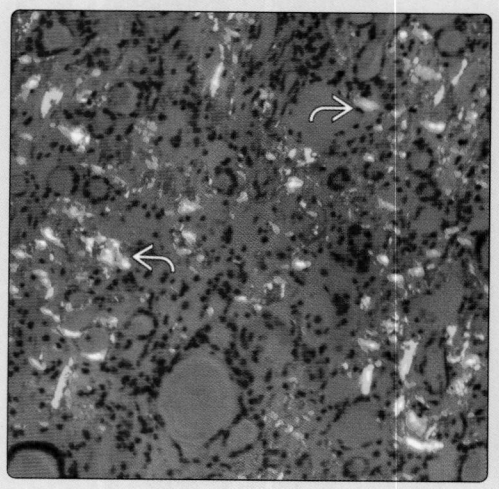
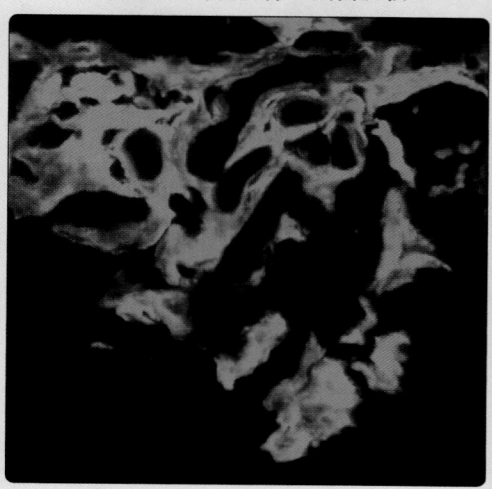

术语

缩写

- 血清淀粉样 A 蛋白(serum amyloid A protein,SAA)

同义词

- 继发性淀粉样变性,反应性淀粉样变性

定义

- 与慢性炎症相关的 SAA 蛋白裂解(急性期反应物)的蛋白水解酶裂解引起的淀粉样变性

病因学/发病机制

感染原

- 慢性感染:结核、麻风、HIV、骨髓炎、支气管扩张、褥疮性溃疡和静脉内药物滥用引起的皮肤感染

慢性无菌性炎症

- 自身免疫性疾病和自身炎症性疾病
  ○ 白塞氏病和窦组织细胞增生症伴巨大淋巴结病(Rosai-Dorfman 病)
- 类风湿关节炎、强直性脊柱炎、银屑病性关节炎、全身性青少年关节炎和其他炎症性关节炎
- 炎症性肠病(如克罗恩病)
- 结节病和其他肉芽肿性疾病
- 恶性肿瘤:间皮瘤和霍奇金淋巴瘤

自身炎症的遗传学原因

- 先天性免疫系统遗传性疾病(巨噬细胞和中性粒细胞)
- 反复发作的炎症伴发热及多器官受累
- 典型表现为急性期反应发作增加,表现为 C 反应蛋白,红细胞沉降率和 SAA 短暂性升高
- 常染色体显性遗传
  ○ 家族性爱尔兰热
    - 肿瘤坏死因子受体 1 相关周期综合征(TRAPS),首次在爱尔兰患者中发现
  ○ Muckle-Wells 综合征
    - NLRP3 突变(冷吡啉)
    - IL-1β 过量分泌
    - 复发性荨麻疹样皮疹,关节炎,结膜炎,听力减退
- 常染色体隐性遗传
  ○ 家族性地中海热(FMF)
    - 为最常见的家族性肾淀粉样变性
    - 发生于地中海盆地,约占 AA 型淀粉样变性 50%
    - 关节炎、浆膜炎、皮疹和眼部受累
    - 16 号染色体短臂上编码吡啉/热蛋白的 MEHV 基因突变
      □ 中东阿拉伯、西班牙系犹太人、土耳其和亚美尼亚患者的携带率为 1:(3~10)
      □ 外显率不定:最早发生通常 <20 岁
    - 吡啉表达于中性粒细胞、巨噬细胞、树突状细胞和滑膜成纤维细胞

- 突变导致 IL-1β 通路激活
- SAA 基础水平升高到正常值的 2~3 倍,发热发作期间可升高 >50 倍
  ○ 高免疫球蛋白血症 D 综合征
    - 反复发热 ± 头痛、颈部淋巴结肿大、关节炎、腹泻、呕吐和皮疹
    - MVK,甲戊酸激酶基因突变
    - 欧洲西北部

特发性

- 约 6% 无明确病因

发病机制:血清淀粉样 A 蛋白

- SAA 是 AA 型原纤维蛋白的前体
  ○ 急性期反应物
  ○ 功能不明的截短载脂蛋白
  ○ 分泌 104 个氨基酸蛋白,主要在 α 螺旋结构
  ○ N 未端两亲分子区促进与高密度脂蛋白(HDL)的相互作用,决定了原纤维的形成
    - 载脂蛋白 AI 和载脂蛋白 E 存在于 SAA 结合 HDL 片段中
  ○ 原纤维因缺陷性退变而形成(原因尚不清楚)
    - SAA 转移到溶酶体,C 端部分裂解
    - 剩余蛋白形成折叠
    - 沉积的淀粉样蛋白含有 66~76 个氨基酸
    - 原纤维沉积物含淀粉样蛋白 P、蛋白多糖和糖胺聚糖
      □ 这些成分结合可以抵抗蛋白水解并促进沉积
  ○ 76 个残基分子为最常见的亚型,常沉积于肾小球中
  ○ 罕见亚型(约 10%)由 SAA 的长(约 100 个残基)和短(约 44 个残基)的 N 端片段混合而成
    - 肾髓质和血管壁沉积,而非肾小球沉积
    - 不会引起蛋白尿,可引起漏诊
- SAA 基因定位于人类染色体 11p15.1 上
  ○ SAA1 和 SAA2(急性期反应物)在肝内产生
    - 在炎症过程中可以升高 >1 000 倍
    - SAA1 基因多态性可使 AA 型淀粉样变性发生风险上升 3~7 倍

临床特征

流行病学

- 发病率
  ○ 发展中国家淀粉样变性最常见的原因
    - 全世界约 45% 系统性淀粉样变性为 AA 型
    - 海洛因滥用者中最常见的淀粉样变性类型;可能与海洛因类型("黑焦油"海洛因)有关
- 年龄
  ○ 年龄范围 5~87 岁,中位 50 岁
  ○ 儿童最常见的原因
    - 许多有自身炎症性或传染性疾病
    - 可累及 5 岁及以上的儿童

表现

- 肾病综合征或肾功能不全(约 90%)

○ AA 型淀粉样沉积物程度,特别是血管性淀粉样蛋白沉积程度,是肾功能损害的决定因素
- 蛋白尿(约 97%)
  ○ 白蛋白尿可能被早期发现
    - 易感患者定期尿检(如 FMF)
- FMF 发热发作
  ○ 不可预测和疼痛性发热发作持续 1~4 天,然后消退
  ○ 胸膜炎、无菌性腹膜炎、滑膜炎、下肢丹毒样红斑(足背)

实验室检查

- SAA 浓度可以随访
  ○ 如果 SAA 浓度<4mg/L(正常)预后更好

自然病程

- 几年后进展
  ○ >2 年出现肾功能不全,平均约 15 年

治疗

- 治疗原因
  ○ 抗生素治疗感染
  ○ 炎症状态使用免疫抑制剂(如人源化抗 IL-6 受体抗体)
  ○ 家族性周期性发热综合征:秋水仙素、阿那白滞素(IL-1 受体拮抗剂)
- 肾移植
  ○ 选择性移植患者 10 年生存率为 78%,与糖尿病受者相似(英国系列)
  ○ 19% 的患者在肾移植后 4 年出现 AA 型淀粉样变性复发
  ○ 约 10% 的患者因 AA 型淀粉样变性复发而死亡

预后

- 诊断后中位生存期约 11 年
- 如果中位 SAA 浓度<10mg/L, 60% 沉积物可以消退
- 重叠的疾病发作(如间质性肾炎)可导致更快速的肾功能下降,即便在先前肾功能正常的患者中也是如此
- 用于预测疾病负荷的组织学评分系统可能不像其他淀粉样变性原因(如 AL 型淀粉样变性)那样具有可重复性

镜下特征

组织学特征

- 肾小球
  ○ 主要的肾脏表现
  ○ 系膜毛细血管、系膜节段、系膜结节性、和门部受累
  ○ 沉积开始于系膜(特别是 FMF),并延伸到内皮下间隙,可球性沉积取代肾小球祥
  ○ 约 50% 可见基底膜针状物
  ○ 极少数 AA 型淀粉样变性可见新月体
- 肾小管和间质
  ○ 主要累及髓质
  ○ 可引起肾小管萎缩
- 血管
  ○ 可发生在血管周围而无肾小球受累
  ○ 血管受累可很广泛

辅助检查

组织化学

- 刚果红染色呈橙色
  ○ 偏振光下呈苹果绿双折射
  ○ 没有刚果红就不会产生极化(与胶原蛋白不同)

免疫组化

- AA 蛋白(+)

免疫荧光

- AA 蛋白(+)
- 免疫荧光染色可出现不同的非特异着色,尤其是重链染色

电镜

- 随机排列的原纤维,直径 7~12nm

质谱分析

- 当免疫荧光染色显示非特异性着色时可用;对排除 AA 非特异性着色以确定 AL 或 AH 型淀粉样变性时特别有用

其他器官

- 最常累及消化道和睾丸
  ○ 睾丸受累(约 87%)引起继发性不孕症
- 脾大、肝大、肺、肾上腺和甲状腺;心脏受累罕见
- 据报道腹部脂肪垫活检对肾 AA 型淀粉样蛋白的敏感性为 46%~94%
- 直肠活检对 AA 型淀粉样变性肾脏受累诊断的敏感性资料极少

鉴别诊断

AL、AH 或 AHL 型淀粉样变性

- AL 型淀粉样变性以单一轻链占优势,而 AA 型淀粉样变性,通常两种都不着色或两种都着色
- AH 和 AHL 淀粉样蛋白都有重链染色;AA 型淀粉样蛋白可出现非特异性重链染色

纤维样肾小球病

- 免疫组化检测 DNAJB9 阳性
- 有时刚果红染色阳性
- 通常原纤维直径>12nm

诊断要点

临床相关病理特征

- 据报道球性肾小球淀粉样沉积是进展为 ESRD 的很强危险因素(18 倍)

参考文献

1. Karam S et al: Renal AA amyloidosis: presentation, diagnosis, and current therapeutic options: a review. Kidney Int. 103(3):473-84, 2023
2. Ozdemir A et al: Prognostic value of histopathological scoring and grading in patients with renal AA amyloidosis. Int Urol Nephrol. 54(10):2591-7, 2022

淀粉样蛋白三色染色

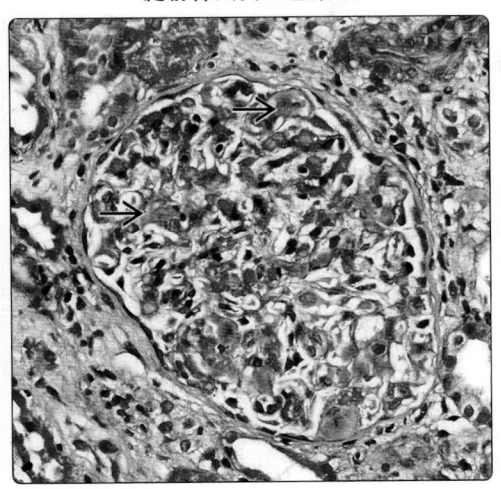

AA型淀粉样蛋白免疫过氧化物酶染色

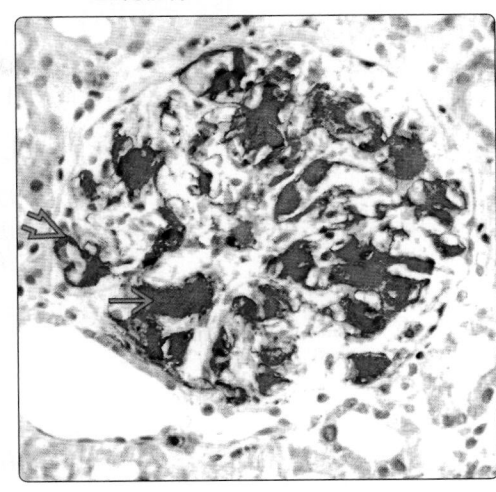

（左）淀粉样沉积物三色染色通常呈淡蓝色 ➡️，如这例AA型淀粉样变性

（右）AA型淀粉样蛋白免疫过氧化物酶染色显示肾小球系膜区 ➡️ 和节段毛细血管袢 ➡️ 阳性着色

AL型淀粉样蛋白免疫荧光染色

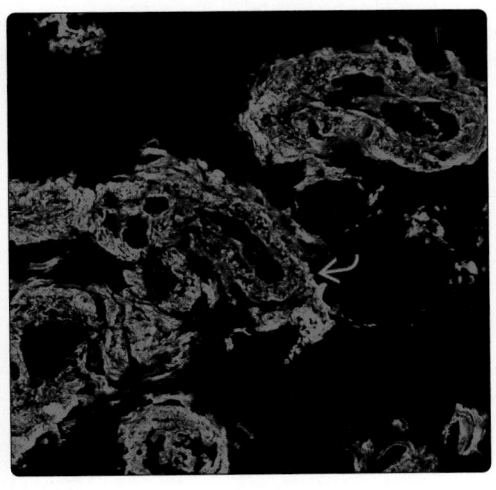

系膜区和管周毛细血管沉积

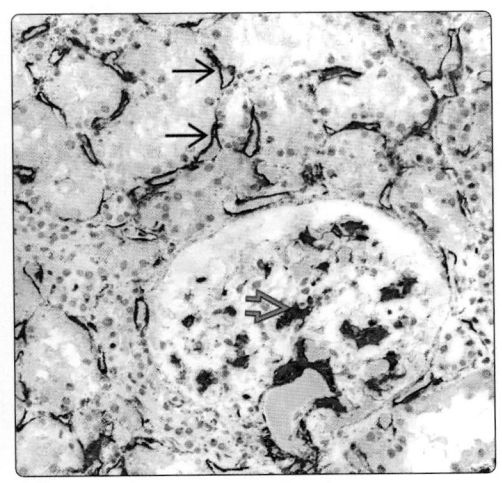

（左）确定淀粉样蛋白是病理学工作的重要部分，这例肾脏淀粉样变性中，AA型淀粉样蛋白免疫荧光染色显示血管内出现大量的沉积物 ➡️

（右）这例系少见的移植肾复发性AA型淀粉样变性病例，AA型淀粉样蛋白免疫过氧化物酶染色显示系膜区 ➡️ 和管周毛细血管 ➡️ 阳性着色，后者类似于C4d阳性染色

电镜下GBM和系膜区原纤维

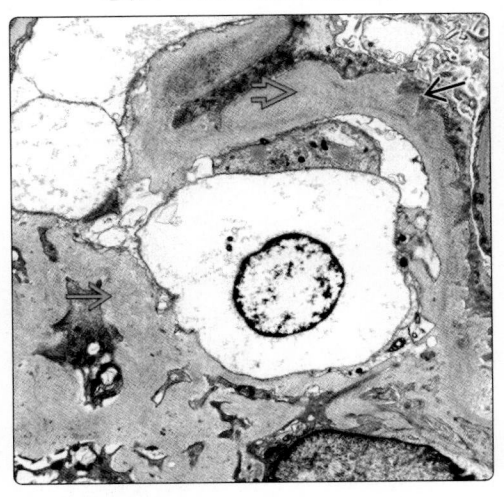

GBM上皮下淀粉样原纤维针状物

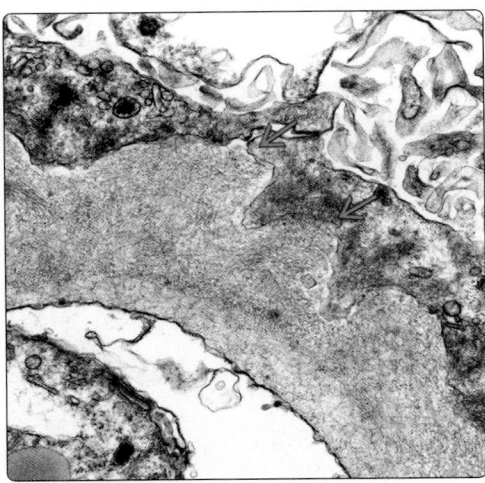

（左）AA型淀粉样变性病例，原纤维性物质见于GBM ➡️ 和扩张的系膜 ➡️ 中，可见界限模糊的针状物形成 ➡️

（右）AA型淀粉样变性病例，原纤维形成短的界限模糊的针状物 ➡️ 沿肾小球毛细血管袢排列，与AL型淀粉样变性比较，AA型淀粉样变性出现针状物少见，但约50%的AL型淀粉样变性病例可见针状物

（胡舜 译，余英豪 审）

要　点

术语

- 纤维蛋白原 Aα 链（AFib）突变引起的淀粉样变性

病因学/发病机制

- 纤维蛋白原 Aα 链中存在＞14 个淀粉样蛋白基因突变
  - AFib E526V 突变最为常见＞＞R554L
- AFib 蛋白
  - AFib 淀粉样变性的凝血级联成分异常，但凝血没有异常
  - AFib 中肝脏是异常淀粉样生成蛋白的来源

临床特征

- 约占淀粉样变性的 1.7%
- 年龄：21～80 岁，中位数：58 岁
- 肾病综合征/蛋白尿和肾功能不全
- 动脉粥样硬化和高血压
- 其他器官：心脏、胃肠道、脾、神经

- 从出现临床症状进展到 ESRD 的中位时间：4.6 年
- 治疗：肝移植或肝/肾联合移植

镜下特征

- 肾小球增大，肾小球几乎完全被淀粉样蛋白替代
- 血管或间质没有或很少有淀粉样蛋白
- 刚果红染色阳性（双折射）

辅助检查

- 免疫组化或免疫荧光染色：纤维蛋白原染色阳性
  - 突变依赖性差异与商用抗体有关
- 电镜：8～12nm 原纤维
- 质谱分析可以明确诊断，并经常用于识别淀粉样沉积物中突变型纤维蛋白原 Aα 链多肽

主要鉴别诊断

- 其他类型的淀粉样变性

AFib 型淀粉样变性大块状肾小球沉积物

抗纤维蛋白原免疫组化染色

（左）PAS 染色显示淀粉样物质大量聚集并阻塞毛细血管腔 ⧄，这型淀粉样变性主要累犯肾小球

（右）AFib 型淀粉样变性抗纤维蛋白原免疫组化染色显示仅肾小球沉积 ⊐（*Courtesy M.Picken, MD and R.Linke, MD.*）

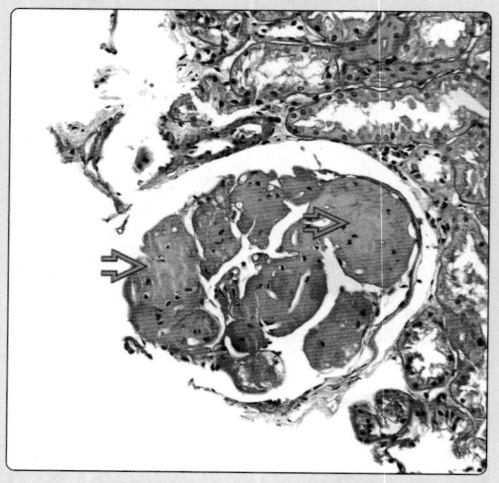
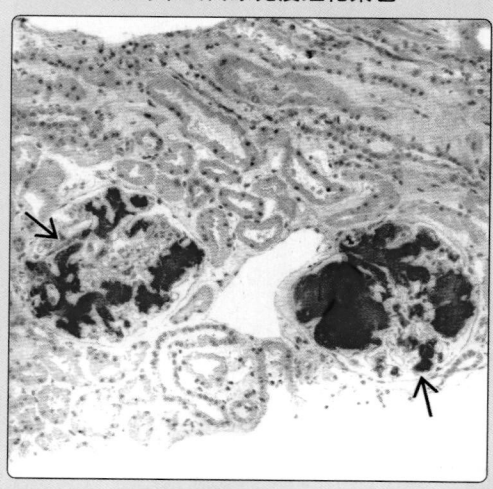

纤维蛋白原免疫荧光染色

超微结构表现

（左）AFib 型淀粉样变性可通过免疫荧光诊断，如图所示纤维蛋白原抗体染色阳性，κ 和 λ 轻链也可呈低水平表达，可引起混淆诊断（*Courtesy M.Picken, MD.*）

（右）AFib 型淀粉样变性由随机排列的原纤维组成，在报道的淀粉样变性病例中典型的原纤维大小为 7～12nm（*Courtesy M.Picken, MD and R.Linke, MD.*）

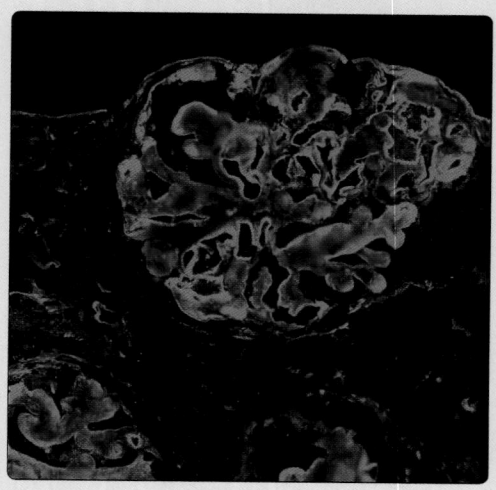
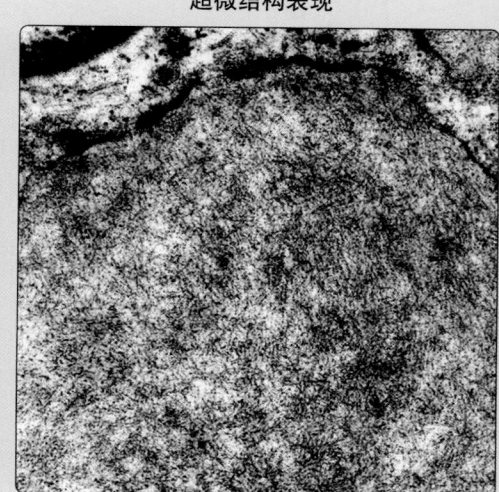

术语

定义

- 纤维蛋白原 Aα 链（AFib）突变引起的淀粉样变性

病因学/发病机制

纤维蛋白原 α 链基因（*AFib*）突变

- 1993 年由 Benson 等人报道
- 常染色体显性遗传
- 据报道>9 个淀粉样蛋白基因突变
  - AFib Glu526Val（E526V）最为常见
    - 在美国很常见，但可能起源于德国
  - AFib R554L 突变要比 E526V 突变少得多
  - 不同突变中的表型不同
    - 进展和外显率亦不同
- 外显率变异
  - 可能缺乏肾病家族史
  - 患者可能无症状
  - 然而，高外显率也有报道
- 有报道新的突变，甚至见于儿童

纤维蛋白原

- 凝血级联成分
  - 未见凝血异常
- 纤维蛋白原仅由肝脏产生
  - 淀粉样 AFib 蛋白的来源
- A α 链 C 端片段与淀粉样原纤维结合
  - 通常含有异常氨基酸残基

临床特征

流行病学

- 发病率
  - 罕见
    - 约占淀粉样变性的 1.7%
    - 约占淀粉样变性的 5%
    - 64/240 例肾脏病例被转诊至英国国家淀粉样变中心
- 年龄
  - 21～80 岁，中位数：58 岁

表现

- 肾病综合征/蛋白尿
- 肾功能不全/氮质血症
- 冠状动脉粥样硬化和全身动脉粥样硬化常见
  - 可比蛋白尿或肾功能不全出现早许多年
  - 冠状动脉/血管疾病家族史
- 高血压
- 内脏受累
  - 可表现为肠蠕动障碍
- 可有高脂血症并引起动脉粥样硬化

实验室检查

- 某些突变可用 RFLP（限制性片段长度多态性）进行 DNA 分析

- 许多患者需要直接核苷酸测序来确定遗传缺陷

治疗

- 联合肝肾移植可预防复发
  - 一些作者主张优先进行单独肝移植
- 单独进行肾移植移码突变比 E526V 突变更容易复发

预后

- 自发病以来的患者中位生存时间：15.2 年
- 1～5 年进展为肾衰竭需依赖透析
  - 进展为终末期疾病的中位时间：4.6 年
- 移植肾（无肝移植）因复发性淀粉样变性在 1～7 年内丢失
  - AFib 10 年移植物存活率：约 5.5%

镜下特征

组织学特征

- 肾小球增大，完全被淀粉样蛋白替代，大量孤立性肾小球受累
  - 肾小球因周围肾小管萎缩而聚集
- 血管或间质没有或少量淀粉样蛋白沉积
- 肾外受累
  - 心脏和全身血管受累
  - 自主神经、外周神经病变、胃肠和脾脏受累等均有报道

辅助检查

组织化学

- 明视野显微镜观察刚果红染色显示嗜橙性物质
  - 偏振光下呈苹果绿双折射

免疫荧光

- 纤维蛋白原可阳性；尽管有时仅微弱阳性

电镜

- 随机排列直径为 7～12nm 的原纤维

质谱分析

- 肾小球激光微切割后质谱检查可确诊，并常用于鉴定淀粉样物质中的突变型多肽

鉴别诊断

其他类型的淀粉样变性

- AL/AH、AA 和 AApoA I/AApoA II 型淀粉样变性

参考文献

1. Chiu A et al: Proteomic identification and clinicopathologic characterization of splenic amyloidosis. Am J Surg Pathol. 47(1):74-80, 2023
2. Feitosa VA et al: Post-transplantation recurrence of fibrinogen A-α amyloidosis. Kidney Int Rep. 6(1):234-8, 2021
3. Meyer L et al: Organ transplantation in hereditary fibrinogen A α-chain amyloidosis: a case series of French patients. Am J Kidney Dis. 76(3):384-91, 2020
4. Taylor GW et al: Proteomic analysis for the diagnosis of fibrinogen A α-chain amyloidosis. Kidney Int Rep. 4(7):977-86, 2019
5. Rowczenio D et al: Renal amyloidosis associated with 5 novel variants in the fibrinogen A alpha chain protein. Kidney Int Rep. 2(3):461-9, 2017

（胡舜 译，余英豪 审）

要　点

术语

- 芬兰型家族性淀粉样变性

病因学/发病机制

- 芬兰型家族性淀粉样变性为常染色体显性遗传性疾病；c.654G＞A（p.Asp187Asn）或 c.654G＞T（p.Asp187Tyr）；其他突变亦有报道，包括 p.Asn211Lys，可能代表肾脏局限性 AGel 型淀粉样变性

临床特征

- 大多为白人
- 眼部症状最常见，其次为多发性神经病变、面神经瘫、皮肤松弛症和心肌病
- 肾脏受累较少见；肾脏受累患者常出现肾病综合征
- 最终发展为终末期肾病

镜下特征

- AGel 型淀粉样变性通常局限于肾小球

- 一些病例刚果红染色可为弱阳性

辅助检查

- 免疫组化肾小球凝溶胶蛋白（gelsolin）阳性（正常肾小球阴性）
- 电镜显示随机排列的淀粉样原纤维；但可见独特平行的淀粉样原纤维层
  - 原纤维呈局灶波浪状、漩涡状或席纹状排列，不像其他型淀粉样变性呈随机排列
  - 原纤维 7～14nm 或 10～20nm
- 质谱分析不仅能确立诊断，还能帮助排除其他类型淀粉样变性

主要鉴别诊断

- 其他淀粉样变性亚型，尤其是 AL 型淀粉样变性

（左）肾小球显示系膜区及沿毛细血管壁弱嗜酸性物质沉积，导致系膜扩张 ⇗ 和肾小球毛细血管壁增厚 ⇗

（右）刚果红染色显示肾小球橙红色沉积物 →，这种嗜刚果红性物质在偏振光下呈双折射，类似于其他类型的淀粉样变性

AGel 型淀粉样变性的嗜酸性沉积物

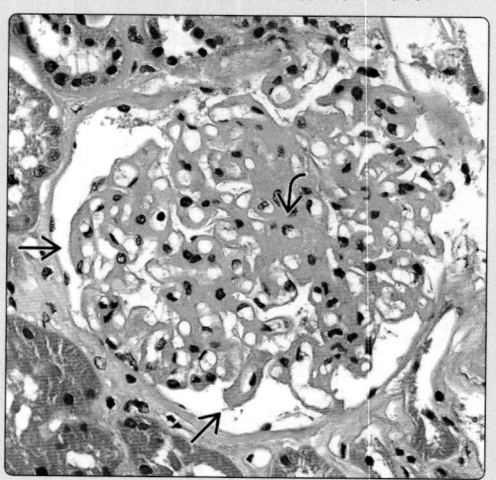

AGel 型淀粉样变性刚果红染色（+）

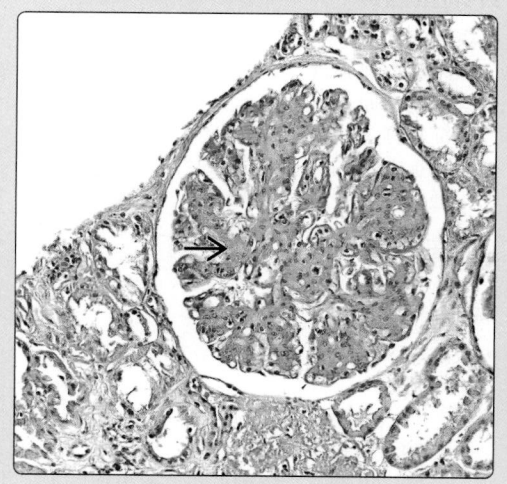

（左）电镜显示肾小球系膜区 AGel 型淀粉样原纤维呈平行排列 ⇒，AGel 沉积物有时排列成束，呈波浪状、漩涡状或席纹状，可能为独特的特征

（右）抗凝溶胶蛋白抗体免疫组化染色显示肾小球阳性着色 ⇗，正常肾小球阴性。凝溶胶蛋白正常存在于近端小管刷状缘、平滑肌细胞和远端小管

原纤维呈随机平行排列

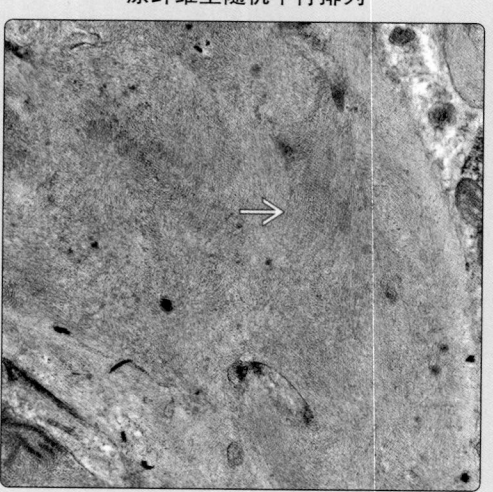

免疫组化凝溶胶蛋白染色

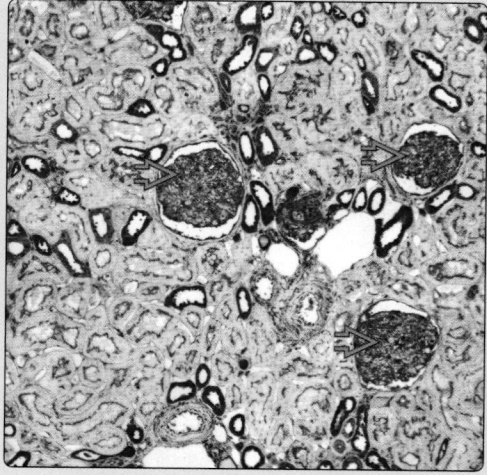

淀粉样变性

术语

定义

- 凝溶胶蛋白沉积引起的淀粉样变性

病因学/发病机制

常染色体显性遗传性疾病

- c654G＞A（p.Asp187Asn）、c654G＞T（p.Asp187Tyr）；p.Asn211Lys 可能为肾脏局限型
- 突变降低钙结合，允许蛋白展开
- 纯合型发病早，病情较重

临床特征

流行病学

- 最初在芬兰报道
  - 估计芬兰有 400～1 000 名患者（约 1/10 000）
- 很少见于北美和南美洲、欧洲、亚洲及北非

表现

- 通常在 30 多岁出现，伴有角膜营养不良
  - 其次是多发性神经病变、面神经麻痹、皮肤松弛症和心肌病
- 肾脏受累：平均年龄 64 岁（杂合子）
  - 纯合子：早期发病，13～25 岁患者
  - 蛋白尿，常有肾病综合征
  - 进行性肾衰竭

治疗

- 无特殊治疗；肾移植是一种选择

预后

- 总寿命与一般芬兰人群没有显著差异
- 死亡原因主要为肾脏疾病

镜下特征

组织学特征

- 通常仅限于肾小球
  - 系膜区和毛细血管壁扩张伴淡染无细胞性嗜酸性物质沉积
- 间质可见轻微局灶沉积，无髓质沉积
- 刚果红染色阳性；可着色较弱

系统性受累

- 心肌、心血管（100%）、肺（79%）、肾实质（53%）、肾血管（71%）、皮肤、角膜

辅助检查

免疫组化

- 免疫组化肾小球凝溶胶蛋白阳性

免疫荧光

- 免疫球蛋白、SAA 和其他淀粉样原纤维染色阴性

电镜

- 随机排列的原纤维，7～14nm 或 10～20nm
- 原纤维呈局灶波浪状、漩涡状或席纹状排列，不像其他型淀粉样变性呈随机排列

激光显微切割和质谱分析

- 可检测异常凝溶胶蛋白氨基酸序列

鉴别诊断

其他类型的淀粉样变性

- 尤其是 AL 型淀粉样变性

诊断要点

病理解读要点

- 席纹状模式为诊断线索

参考文献

1. Antunes Cunha I et al: Familial amyloidosis of the Finnish type: clinical and neurophysiological features of two index cases. BMJ Case Rep. 15(11):e245764, 2022
2. Schmidt EK et al: Amyloid in parenchymal organs in gelsolin (AGel) amyloidosis. Amyloid. 26(3):118-24, 2019

AGel 型淀粉样变性银染色阴性

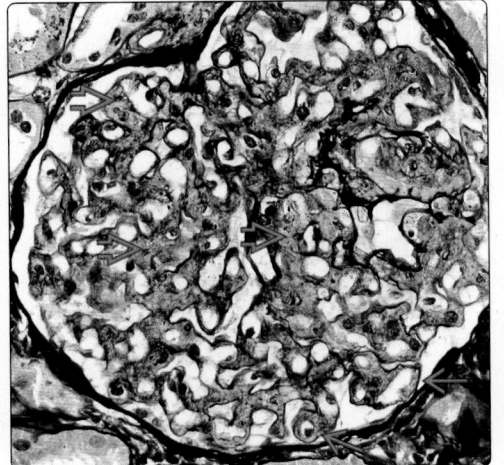

电镜下 AGel 型淀粉样变性原纤维平行排列

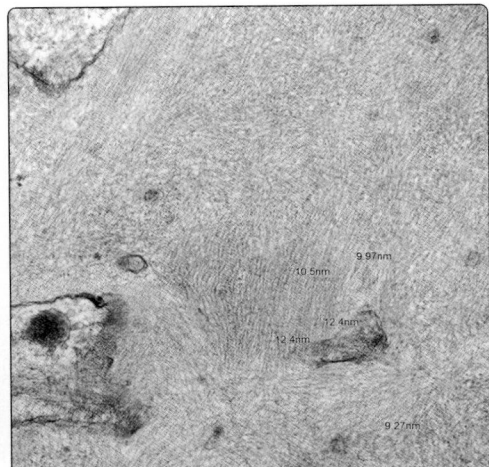

（左）肾小球系膜区和沿毛细血管壁可见银染色阴性物质沉积，导致系膜扩张➔和肾小球毛细血管壁增厚➔

（右）51 岁摩洛哥女性肾活检，患者蛋白尿 3.8mg/d，肌酐 282.9μmol/L，显示直径 9.3～12.4nm 的平行原纤维束，病理专家怀疑为 AGel 型淀粉样变性，经质谱法检出凝溶胶蛋白（Courtesy V.Klepneis, MD.）

（胡舜 译，余英豪 审）

要点

术语

- 白细胞趋化因子 2 型淀粉样变性（ALECT2）

临床特征

- 占肾脏淀粉样变性的 1%～10%（主要为非高加索人）
- 诊断时平均年龄：62～67 岁
- 在美国，主要累及墨西哥血统人群
- 表现为慢性肾病
- 许多病例没有蛋白尿
- ＞75% 患者肾活检后出现缓慢进行性肾衰竭
- 已报道有兄弟姐妹患病
- 无 LECT2 基因突变

镜下特征

- 光镜
  - 无定形沉积物，刚果红染色阳性
    - 主要累及皮质间质

- 肾小球和动脉亦常见沉积
  - 髓质间质很少沉积或无沉积
- 免疫荧光
  - 淀粉样沉积物免疫球蛋白、轻链或纤维蛋白 / 纤维蛋白原染色阴性
- 电镜
  - 随机排列的淀粉样原纤维（8～12nm）
- 肾外受累通常为亚临床

辅助检查

- 免疫组化或质谱分析鉴定 LECT2
- 淀粉样沉积物免疫球蛋白、轻链或纤维蛋白 / 纤维蛋白原染色阴性

主要鉴别诊断

- AL 型、AA 型或其他非 LECT2 型淀粉样变性
- 动脉粥样硬化
- 淀粉样变性正确分型至关重要，以避免不当治疗

间质、肾小球和血管淀粉样蛋白沉积

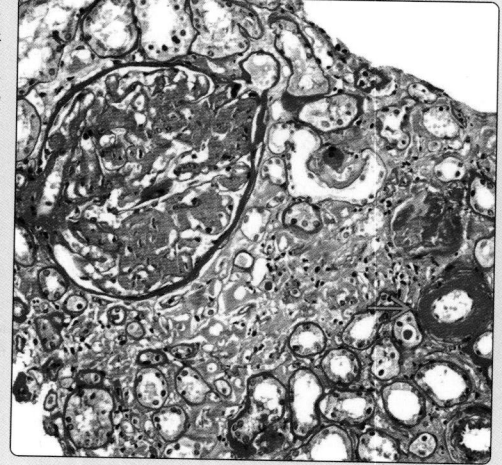

（左）PAS 染色显示肾小球、间质和动脉 ➡ 弥漫无定形淀粉样沉积物，肾皮质广泛间质淀粉样沉积是 ALECT2 型淀粉样变性的特征

肾皮质刚果红染色

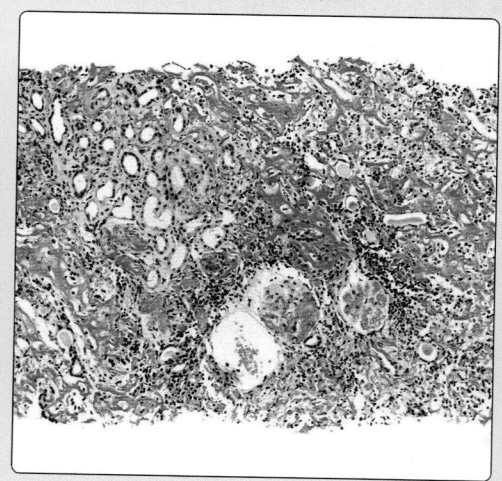

（右）ALECT2 型淀粉样变性典型的间质淀粉样沉积物呈刚果红强着色，淀粉样沉积物具有明显嗜刚果红性，趋于累及皮质间质，为 ALECT2 型淀粉样变性的特征

ALECT2 淀粉样原纤维

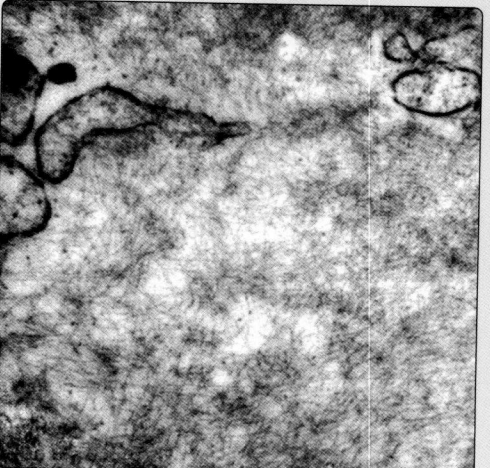

（左）ALECT2 型淀粉样变性，高倍电镜显示小的非分支性相互重叠的原纤维，系典型的淀粉样原纤维（8～12nm）

LECT2 免疫组化

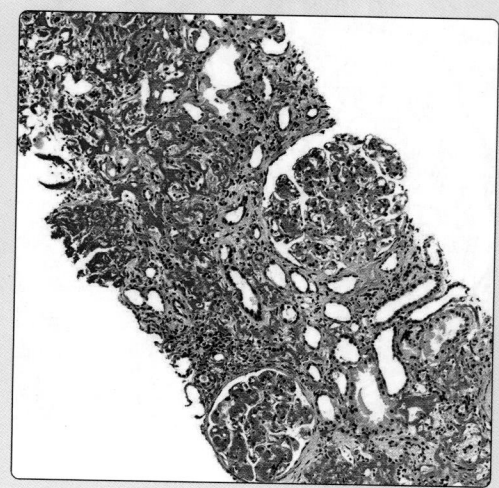

（右）间质和肾小球淀粉样沉积物抗 LECT2 抗体染色强阳性，所有淀粉样变性病例都应进行免疫组化或免疫荧光染色分型，对治疗和预后都有帮助

术语

缩写

- 白细胞趋化因子 2 型淀粉样变性（leukocyte chemotactic factor 2 amyloidosis，ALECT2）

定义

- 不溶性 LECT2 蛋白以淀粉样原纤维形式在组织中积聚

病因学/发病机制

LECT2 沉积

- LECT2
  - 血浆中由肝脏产生的约 15kD 细胞因子
  - 通过 CD209a 受体增加巨噬细胞的吞噬和抑菌活性；防止脓毒症

遗传学

- 在所有测序病例中，*LECT2* 基因中常见单核苷酸多态性（rs31517）

临床特征

流行病学

- 发病率
  - 占美国肾活检淀粉样变性病例的 10.0%
  - 占埃及肾淀粉样变性病例的 31%
  - 中国为 1.9%（汉族），英国为 1.3%
- 人口统计学
  - 平均年龄：62～67 岁，无性别偏好，罕见家族性
  - 种族：主要为非白人患者
    - 在美国最常见为墨西哥血统
    - 也见于苏丹、以色列、中东、埃及；旁遮普；美国印第安人；不列颠哥伦比亚原住民；以及英国（非白人患者）
  - 在英国，所有为非白人患者

表现

- 最常见的肾活检指征：慢性肾病（67%），其次为蛋白尿（33%）
- 偶尔因同时存在足细胞病或 IgA 肾病引发肾病综合征或血尿
- 合并糖尿病和高血压常见

治疗

- 可能需肝/肾移植，但尚未见报告

预后

- eGFR 每年平均下降 4～5mL/min
- 诊断起中位肾存活时间：8.2 年
- 3 个大的病例系列，平均随访 2～5 年（n=85 例）
  - 25% 肾功能稳定，39% 进行性肾衰竭，36% 进展为终末期肾病

镜下特征

组织学特征

- 刚果红染色阳性的无定形沉积物偏振光观察呈绿色双折射
  - 主要累及皮质间质
  - 髓质间质极少沉积或无沉积
  - 亦常见肾小球和小动脉沉积

肾外累及

- 常见于尸检病例但通常无症状
  - 占美国西南部和墨西哥拉美患者尸检病例的 3%～3.5%
- 肝窦及汇管区周围可见明显的球状 LECT2 淀粉样蛋白沉积物
- 脾红髓模式（占脾淀粉样变性的 43%）
- 肾上腺，肺、十二指肠
- 没有心脏或大脑受累

辅助检查

免疫组化

- LECT2 免疫组化染色

免疫荧光

- 淀粉样沉积物免疫球蛋白、轻链或纤维蛋白/纤维蛋白原染色阴性

电镜

- 随机排列相互重叠的原纤维，直径 8～12nm

液相色谱/质谱分析

- 蛋白质组学分析灵敏度及特异性很高

鉴别诊断

其他类型的淀粉样变性

- 最常见组织学重叠的淀粉样变性类型包括 AA 型和 AL 型淀粉样变性
- 淀粉样分型至关重要，应始终以组织诊断为依据
  - 临床发现（如存在意义不确定单克隆免疫球蛋白病）可能具有误导性

动脉粥样硬化

- 寻找淀粉样沉积物的证据

参考文献

1. Chiu A et al: Proteomic identification and clinicopathologic characterization of splenic amyloidosis. Am J Surg Pathol. 47(1):74-80, 2023
2. de la Cruz Jasso MA et al: Leukocyte chemotactic factor 2 amyloidosis (ALECT2) distribution in a Mexican population. Am J Clin Pathol. 159(1):89-97, 2023
3. Li DY et al: Renal leukocyte chemotactic factor 2 (ALECT2)-associated amyloidosis in Chinese patients. Amyloid. 27(2):134-41, 2020
4. Valdés-Lagunes DA et al: Nephrotic syndrome in the setting of LECT2 amyloidosis: take a look at the podocyte. Clin Nephrol. 94(5):266-70, 2020
5. Mejia-Vilet JM et al: LECT2 amyloidosis in kidney transplantation: a report of 5 cases. Am J Kidney Dis. 74(4):563-6, 2019
6. Rezk T et al: Diagnosis, pathogenesis and outcome in leucocyte chemotactic factor 2 (ALECT2) amyloidosis. Nephrol Dial Transplant. 33(2):241-7, 2018
7. Larsen CP et al: Prevalence and organ distribution of leukocyte chemotactic factor 2 amyloidosis (ALECT2) among decedents in New Mexico. Amyloid. 23(2):119-23, 2016
8. Larsen CP et al: Leukocyte chemotactic factor 2 amyloidosis (ALECT2) is a common form of renal amyloidosis among Egyptians. Mod Pathol. 29(4):416-20, 2016
9. Chandan VS et al: Globular hepatic amyloid is highly sensitive and specific for LECT2 amyloidosis. Am J Surg Pathol. 39(4):558-64, 2015
10. Larsen CP et al: Clinical, morphologic, and genetic features of renal leukocyte chemotactic factor 2 amyloidosis. Kidney Int. 86(2):378-82, 2014
11. Said SM et al: Characterization and outcomes of renal leukocyte chemotactic factor 2-associated amyloidosis. Kidney Int. 86(2):370-7, 2014
12. Larsen CP et al: Prevalence and morphology of leukocyte chemotactic factor 2-associated amyloid in renal biopsies. Kidney Int. 77(9):816-9, 2010
13. Benson MD et al: Leukocyte chemotactic factor 2: a novel renal amyloid protein. Kidney Int. 74(2):218-22, 2008

（胡舜　译，余英豪　审）

要　点

术语

- 来源于载脂蛋白I的淀粉样蛋白(AApoAI)

病因学/发病机制

- 常染色体显性遗传
- ApoAI：第二常见的系统性遗传性淀粉样变性
  - ≥20个 *APoA1* 基因编码区替换
  - N端突变：肾和肝脏，有时心脏淀粉样变性
  - C端突变：皮肤、喉和心脏淀粉样蛋白沉积
- 从残基90到C端的突变与喉、皮肤和心脏淀粉样变性有关
- 累及氨基酸残基1～75的突变与肾脏和肝脏淀粉样沉积有关

临床特征

- AApoAI存在可引起肾功能不全加重，无蛋白尿
- 缓慢进展：从诊断到肾衰竭约15年；性腺功能减退和肾上腺功能减退
- 肾移植治疗成功

镜下特征

- 内髓质最常受累，伴小管周围加重和不同程度的肾小管间质肾炎；肾小球通常不受累
- 动脉可为唯一受累的部位
- 刚果红染色：偏振光下呈苹果绿双折射
- 免疫荧光或免疫组化 ApoAI阳性着色
- 电镜：随机排列直径7～12nm的原纤维

辅助检查

- 质谱分析鉴定为ApoAI

主要鉴别诊断

- AApoAI和AApoAIV可被误诊为间质纤维化
- 其他淀粉样变性类型，特别是AApoAIV

AApoAI型淀粉样变性髓质无定形物质

AApoAI型淀粉样变性髓质无定形物质

(左)33岁女性，家族性淀粉样变性患者，因AApoAI型淀粉样变性导致大量无定形物质沉积➡️，沉积物在髓质中最为突出，向皮质方向越来越少➡️

(右)33岁女性，家族性淀粉样变性患者，因AApoAI型淀粉样变性导致大量无定形物质沉积➡️，注意小管周沉积加重➡️，患者父亲曾行肝移植和肾移植

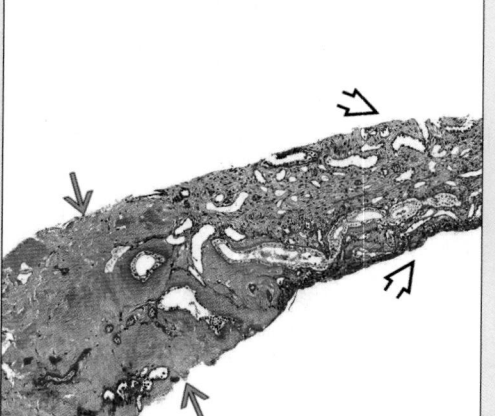

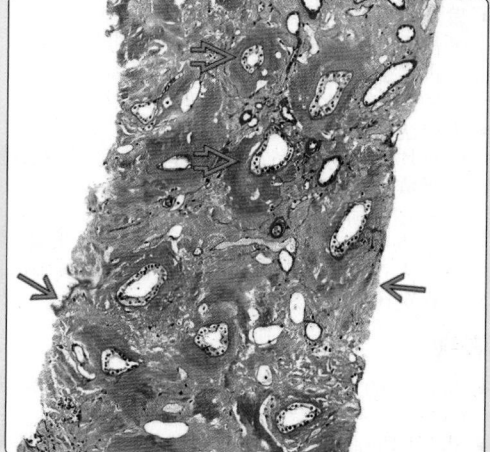

AApoAI型淀粉样变性

AApoA1 淀粉样蛋白

(左)髓质中可见大量PAS阴性沉积物➡️，注意小管周沉积加重➡️

(右)刚果红染色阳性，显示髓质淀粉样蛋白沉积➡️

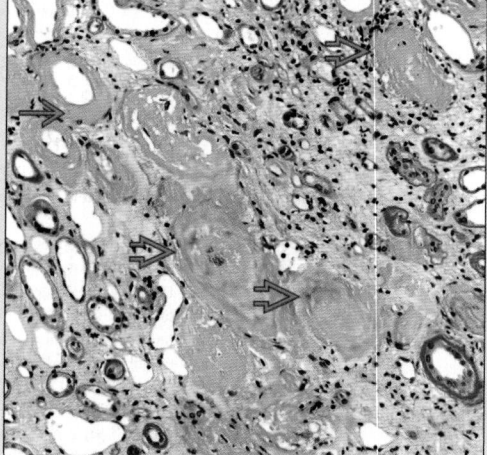

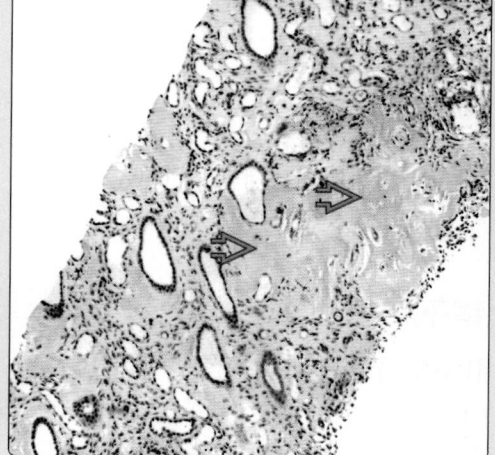

(胡舜 译，余英豪 审)

要点

术语

- 载脂蛋白Ⅱ（ApoAⅡ）
- 来源于载脂蛋白Ⅱ的淀粉样蛋白（AApoAⅡ）
- 由 ApoAⅡ中氨基酸替换引起的家族性系统性淀粉样变性

病因学 / 发病机制

- ApoAⅡ为 77 个氨基酸（17.4kDa）蛋白；结合脂质
- *ApoA2* 基因终止密码子突变使 C 端延长了 21 个氨基酸
- 由于野生型蛋白沉积，引起老年性淀粉样变性

临床特征

- 罕见
- 蛋白尿（50% 为肾病性）
- 发病年龄 30～67 岁
- 2～18 年出现进行性肾衰竭
- 临床上通常不累及其他器官
- 肾移植可延长寿命≥10 年

镜下特征

- 淀粉样蛋白主要沉积于肾小球
- 还可沉积肾血管、肾间质
- AApoAⅡ与 AApoAⅠ和 AApoAⅣ不同，它们主要累及髓质
- AApoAⅡ还可累及心、肝、脾、肾上腺、垂体、胰腺、胃肠道和脂肪
- 刚果红染色：偏振光下呈苹果绿双折射

辅助检查

- ApoAⅡ染色阳性，其他载脂蛋白阴性
  - 注意可能有其他血浆蛋白捕获（如 C4d）
- 随机排列直径 7～12nm 的原纤维

主要鉴别诊断

- 其他淀粉样变性类型
  - 特别是有肾小球偏好的淀粉样变性（如突变型纤维蛋白原 Aα 链引起的淀粉样变性）

ApoAⅡ型淀粉样变性巨细胞浸润

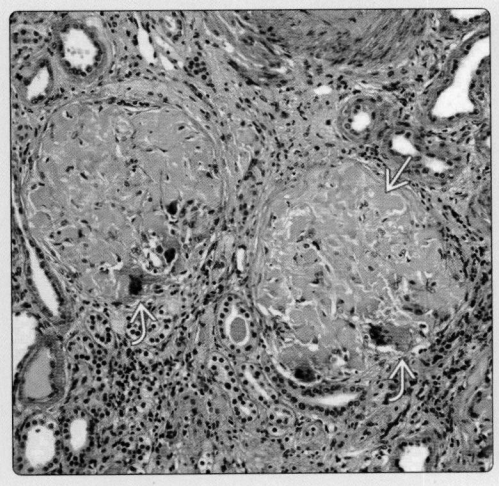

ApoAⅡ免疫荧光染色

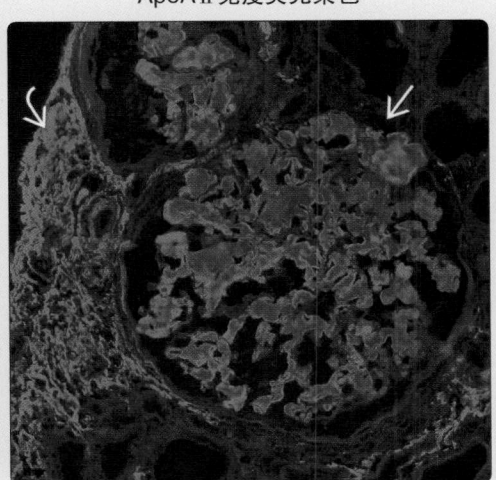

（左）44 岁女性 ApoAⅡ型淀粉样变性患者，肾切除标本显示广泛无细胞性嗜酸性物质主要沉积于肾小球 ➡、系膜和 GBM。多核巨细胞明显 ➡

（右）这例 ApoAⅡ型淀粉样变性病例，肾小球 ➡ 和间质 ➡ 可见明显的 ApoAⅡ阳性着色。一组抗体被广泛应用于鉴别形成淀粉样原纤维的不同分子，染色最好在冷冻切片上进行

移植肾复发性 ApoAⅡ型淀粉样变性

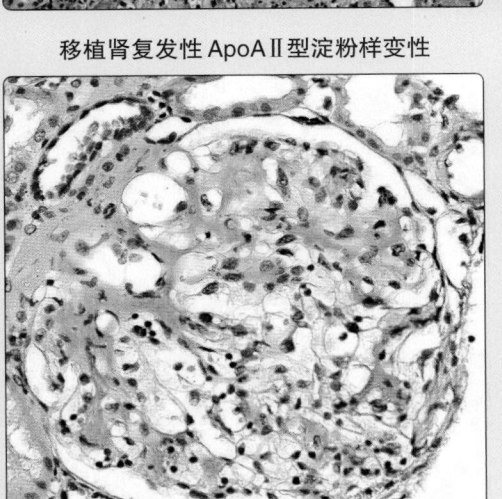

复发性 ApoAⅡ型淀粉样变性

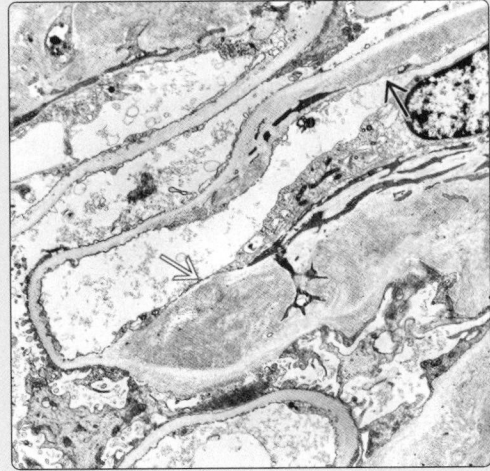

（左）移植后 17 年，复发性 ApoAⅡ型淀粉样沉积物刚果红染色和偏振光观察（未显示），沉积物主要位于系膜区，沉积相对较轻

（右）ApoAⅡ型淀粉样变性患者，肾活检显示移植肾淀粉样变性复发，沉积物位于肾小球系膜 ➡ 和内皮下间隙 ➡。电镜上无法区分不同蛋白形成的淀粉样原纤维

（胡舜 译，余英豪 审）

要　点

术语

- AApoAⅣ型淀粉样变性：由大量载脂蛋白 AⅣ（ApoAⅣ）组成的刚果红（+）淀粉样原纤维在肾髓质中积聚

临床特征

- 老年年龄组（平均年龄：63.5 岁），大多数为男性患者
- 进行性慢性肾病，很少或没有蛋白尿
- 可累及心脏
- 无特异性治疗方案

镜下特征

- 大量淡染的无细胞性嗜酸性物质沉积于肾髓质，呈刚果红阳性，在偏振光下呈橙绿色双折射
- 淀粉样沉积物在小管周加重

- 皮质不受累；肾小球和动脉不受累

辅助检查

- AApoAⅣ型淀粉样变性确诊需要激光显微切割和质谱分析
- AApoAⅣ型淀粉样变性 ApoAⅣ蛋白光谱计数明显高于其他类型淀粉样变性的 APOA-Ⅳ蛋白光谱计数，因为它们仅以蛋白质伴侣的形式存在

主要鉴别诊断

- 其他类型的淀粉样变性，特别是局限于髓质的淀粉样变性

诊断要点

- ApoAⅣ型淀粉样变性仅限于髓质；无间质炎症存在
- 由于 ApoAⅣ系淀粉样蛋白相关蛋白，免疫组化不能证明它是淀粉样原纤维来源

ApoAⅣ型淀粉样变性

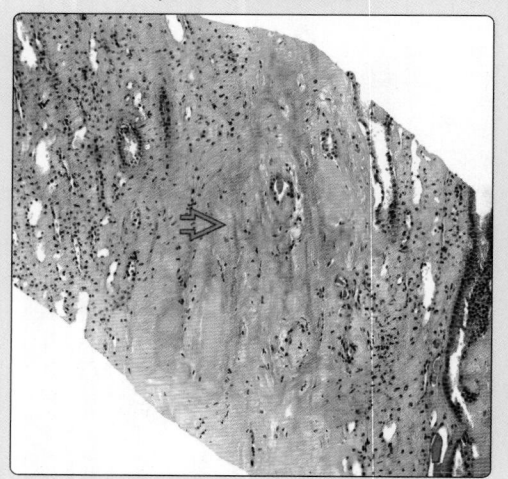

髓质刚果红（+）淀粉样蛋白：ApoAⅣ型淀粉样变性

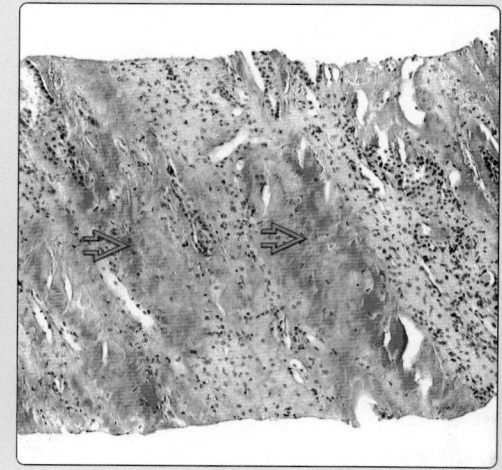

（左）HE 切片显示髓质中大量淡染的嗜酸性物质 ⊠，由于正常髓质含有大量细胞外基质，会随着年龄而增加，评估时需要注意
（右）刚果红染色阳性，显示髓质中大量红橙色物质沉积 ⊠，偏振光下呈红绿色。正常髓质基质刚果红染色无着色

ApoAⅣ型淀粉样变性刚果红染色

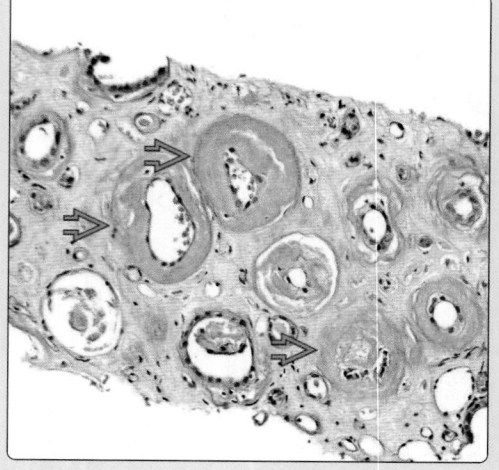

肾小球外观正常

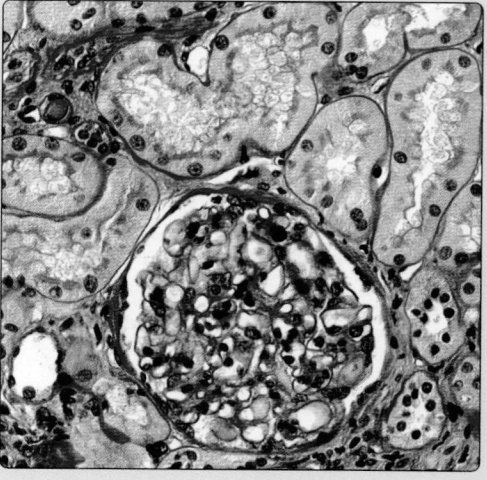

（左）刚果红染色显示髓质小管周淀粉样沉积物加重 ⊠
（右）如图所示，ApoAⅣ淀粉样变性通常不累及肾小球

（胡舜 译，余英豪 审）

要　点

术语

- 由载脂蛋白CⅡ（ApoCⅡ）积聚引起的淀粉样变性

病因学 / 发病机制

- *APOC2* 基因突变
- 最常见突变为 p.Lys41Thr

临床特征

- 老年患者，平均年龄 71.6 岁
- 肾病范围蛋白尿
- 肾功能逐渐丧失导致终末期肾病
- 非常罕见的淀粉样变性类型

镜下特征

- 肾小球受累最常见，引起大的无细胞性 PAS 和银染色阴性

系膜结节形成
- 间质受累罕见；血管不受累
- 刚果红可仅为弱阳性着色

辅助检查

- 确诊需要依靠质谱分析
- 肾小球激光显微切割和质谱分析是确诊的必要条件；质谱分析通常可鉴定突变性肽

主要鉴别诊断

- 其他类型的淀粉样变性，特别是 AFib 型淀粉样变性

诊断要点

- 大的无细胞性、非常弱嗜酸性、PAS 和银染色阴性的系膜结节

AApoCⅡ型淀粉样变性

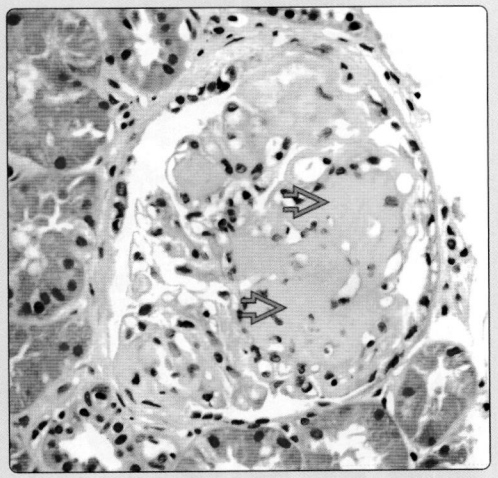

AApoCⅡ型淀粉样变性

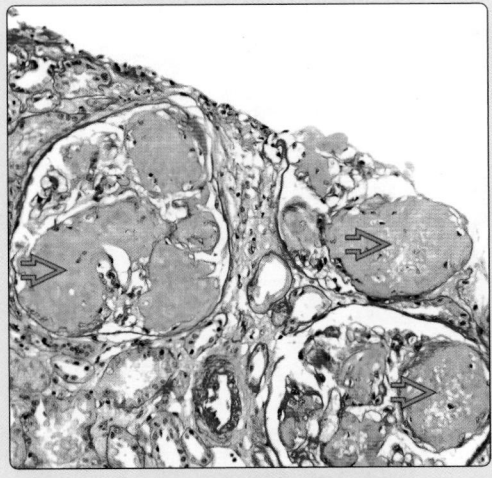

AApoCⅡ型淀粉样蛋白刚果红弱着色

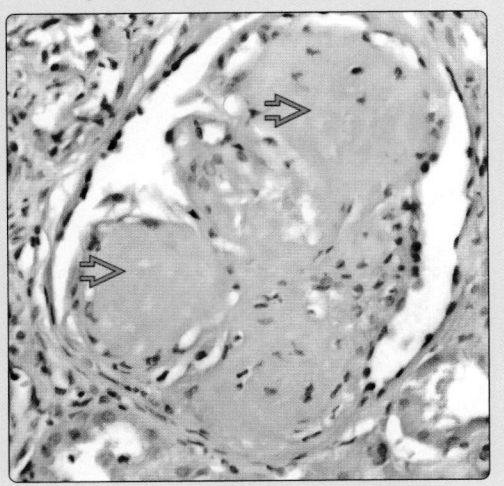

AApoCⅡ型淀粉样蛋白电镜表现

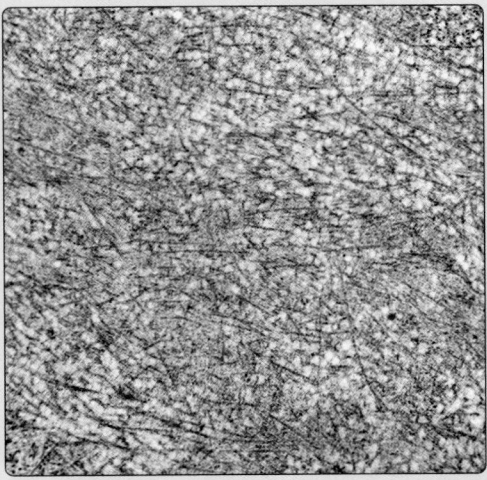

（左）AApoCⅡ型淀粉样变性，肾小球见淡染的弱嗜酸性物质沉积 ➡️，导致系膜结节形成和肾小球毛细血管壁增厚，这种罕见类型的淀粉样变性通常累及肾小球，与 AFib 型淀粉样变性相似

（右）PAS 染色显示系膜区大量 PAS 阴性沉积物，形成大的系膜结节 ➡️，系膜扩张可为节段性，一些肾小球血管袢不受累

（左）刚果红染色弱阳性，显示系膜区红橙色物质沉积 ➡️，这型淀粉样变性刚果红染色可仅为弱阳性

（右）电镜显示随机排列的致密成团的原纤维，为典型的淀粉样原纤维，呈模糊串珠状

（胡舜 译，余英豪 审）

要点

术语

- 由转甲状腺素蛋白(TTR)沉积引起的淀粉样变性
- 老年系统性淀粉样变性: 老年性心脏淀粉样变性

病因学/发病机制

- TTR 蛋白(也称前白蛋白): 主要在肝脏产生
- 系统性遗传性淀粉样变性的最常见形式
  - *TTR* 基因位于第 18 号染色体上
    - 最常见突变为蛋氨酸替代了 30 号位的缬氨酸
    - 近期报道约 4% 的非洲血统患者为缬氨酸替代了 122 号位的异亮氨酸(V122I)
- 野生型 TTR 引起老年系统性淀粉样变性

临床特征

- 遗传性 ATTR: 临床上多见于中老年人
- 老年系统性淀粉样变性: 20%～25%＞80 岁

- 男性受累通常多于女性
- 肾病性蛋白尿, 肾功能不全
  - 微量白蛋白尿可为临床上首发症状
- 心肌病和神经病变为主要的临床形式
- 治疗
  - 肝/肾移植
  - RNAi 疗法(patisiran)

镜下特征

- 肾淀粉样蛋白沉积于肾小球和间质/髓质
  - 间质/髓质沉积可孤立性受累
- 外周神经和心肌经常受累
- 刚果红(+)(双折射); 电镜显示 8～12nm 原纤维
- 免疫荧光或免疫组化显示 TTR(+)

主要鉴别诊断

- 其他类型的淀粉样变性

肾间质 ATTR 淀粉样蛋白沉积

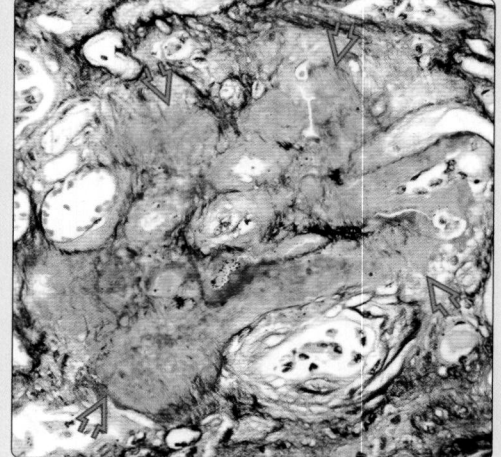

非嗜银性血管沉积物

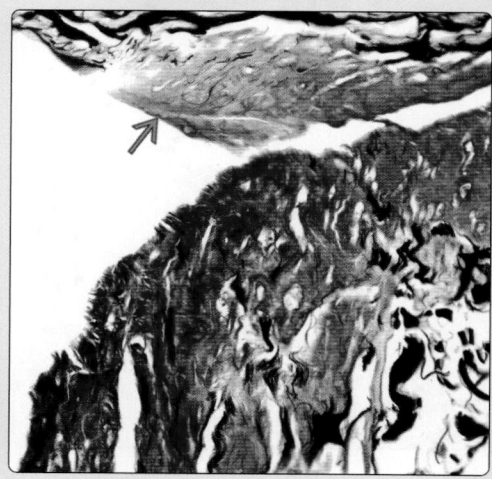

(左)家族性淀粉样变性多神经病变患者, 继发于 TTR 相关淀粉样变性, 间质中可见大量非嗜银性物质, 即 ATTR 沉积➡

(右)这例 ATTR 型淀粉样变性病例血管内可见非嗜银性物质➡

TTR 免疫荧光染色

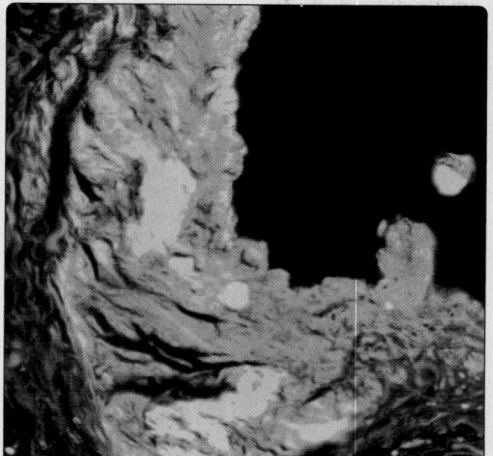

ATTR 淀粉样蛋白沉积

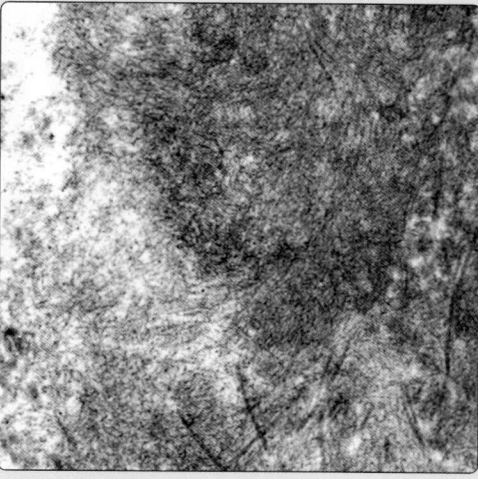

(左)血管物质 TTR 染色阳性, 诊断为 ATTR 型淀粉样变性, 血管 TTR 沉积可由 TTR 突变或衰老引起(老年性淀粉样变性)

(右)ATTR 型淀粉样变性病例, 电镜显示大量随机排列的原纤维沉积, 电镜下无法区分引起淀粉样变性的不同蛋白

术语

缩写

- 转甲状腺素蛋白淀粉样蛋白（transthyretin amyloid，ATTR）

同义词

- 老年性系统性淀粉样变性（SSA）：老年性心脏淀粉样变性

定义

- 由 TTR 引起的淀粉样变性

病因学/发病机制

遗传性疾病

- 最常见的遗传性淀粉样变性形式
- TTR 蛋白
  - 肝脏为主要合成部位
  - 甲状腺激素和视黄醇结合蛋白/维生素 A 的载体蛋白
    - 血液循环中 56kD 转运蛋白
  - 突变蛋白导致通常以四聚体循环模式的 TTR 发生错误折叠
    - 大多数突变降低了 TTR 四聚体的稳定性，增加其解离
  - 沉积主要导致有丝分裂后组织变性
- *TTR* 基因：位于 18 号染色体
  - >100 个 *TTR* 突变导致常染色体显性遗传性淀粉样变性疾病发生
    - 常见的突变为 Val30Met
      - 最佳描述的肾病亚型
      - 主要与神经病变相关
    - 4% 的非裔美国人存在 Val22Ile
      - 对心脏影响最受关注
    - 突变携带者外显率低
    - 偶有散发性 ATTR 病例报道
- SSA
  - 野生型 TTR 型淀粉样变性主要见于老年人
  - 最终发生心力衰竭，但比遗传性 ATTR 发生要慢

临床特征

流行病学

- 年龄
  - 遗传 ATTR：中老年人
  - SSA：20%～25% 的病例 >80 岁
- 性别
  - 男性 > 女性

表现

- 心肌病和神经病变为主要临床特征
- 肾病
  - 肾病范围蛋白尿，肾功能不全
    - 伴外周神经病变和心律失常
    - 微量白蛋白尿可为临床首发症状
      - 可发生在神经病变之前

实验室检查

- 外周血细胞 DNA 测序
- 血清等电聚焦电泳和质谱分析

治疗

- 肝移植
  - 同时肝肾移植避免肾病复发
- 试验性疗法包括动力学稳定的 TTR 四聚体化合物（如氯苯唑酸、二氟苯水杨酸）
- 在欧洲多西环素被用于 ATTR 和 Aβ2M 淀粉样变性治疗
- 美国食品药品监督管理局（FDA）批准的 RNAi 药物（Onpattro）可抑制合成

预后

- 需要血液透析的患者预后不良

镜下特征

组织学特征

- 肾小球淀粉样沉积物为部分患者的主要表现
  - 部分患者表现为间质/髓质孤立性沉积
- 外周神经和心肌常受累
  - ATTRV122I 患者心脏受累最为严重
  - SSA 主要累及心脏
    - 其他血管系统性受累，亦累及肺和腕管
- 其他组织的血管不同程度受累，包括肾脏、肺、胃肠道、肝、脾、肾上腺、膀胱、前列腺、眼玻璃体、软脑膜和脂肪组织

辅助检查

组织化学

- 刚果红染色明视野显微镜下显示嗜橙性物质
  - 偏振光下呈苹果绿双折射

免疫组化

- 沉积物 TTR（+）

免疫荧光

- 沉积物 TTR（+）

电镜

- 随机排列直径 7～12nm 原纤维

鉴别诊断

其他类型的淀粉样变性

- 通过免疫荧光/电镜鉴别 ATTR

参考文献

1. Muchtar E et al: Systemic amyloidosis from A (AA) to T (ATTR): a review. J Intern Med. 289(3):268-92, 2021
2. Gertz MA et al: Systemic amyloidosis recognition, prognosis, and therapy: a systematic review. JAMA. 324(1):79-89, 2020
3. Adams D et al: Patisiran, an RNAi therapeutic, for hereditary transthyretin amyloidosis. N Engl J Med. 379(1):11-21, 2018
4. Beirão JM et al: Impact of liver transplantation on the natural history of oculopathy in Portuguese patients with transthyretin (V30M) amyloidosis. Amyloid. 22(1):31-5, 2015
5. Quarta CC et al: The amyloidogenic V122I transthyretin variant in elderly black Americans. N Engl J Med. 372(1):21-9, 2015
6. Lobato L et al: Transthyretin amyloidosis and the kidney. Clin J Am Soc Nephrol. 7(8):1337-46, 2012

（胡舜 译，余英豪 审）

概述

方法

- 通过电镜下观察有形结构可为诊断提供关键依据
- 沉积物的鉴定需要通过沉积物部位、形状、大小、周期性和成分进行特征性的描述

有形结构沉积物的特征

部位

- 肾小球（系膜、GBM、毛细血管腔、细胞内）
- 肾小管（细胞内、管型、TBM）
- 血管（内皮细胞、管腔）

形状

- 原纤维
- 微管
- 亚晶体阵列
- 球形
- 结晶

大小和周期性

- 现代电镜具有可直接应用于数字成像的测量软件
- Loupe 软件对于测量已知放大倍数的图像很有用
- 放大倍数未知时，正常细胞膜脂双层（横截面约为 8nm）可作为参考

测定成分的技术

- 刚果红染色
  - 淀粉样蛋白在偏振光中呈现红绿色
  - 陷阱
    - 即便切片较厚但沉积物量较少时仍可显示阴性
    - 偏光片质量至关重要
  - 其他物质也可染成红色，但无极化
    - 动脉弹性蛋白
  - 其他有极化但无刚果红着色物质
    - 胶原纤维
  - 硫黄素 T 荧光染色
    - 较敏感但特异性差

- 免疫荧光
  - 确定免疫球蛋白重链和轻链的标准方法
  - 陷阱
    - 因蛋白链截断（功能区缺失）、蛋白晶体网格化或其他未知因素可导致一些单克隆免疫球蛋白链无反应
    - 石蜡组织蛋白酶消化可暴露免疫球蛋白反应性
      - 例如范可尼综合征的轻链结晶
  - 确定淀粉样蛋白的特殊抗体组合
    - 血清淀粉样蛋白 A、纤维蛋白原、转甲状腺素蛋白（TTR）、白细胞趋化因子 2（LECT2）
    - 最好采用冷冻切片而非石蜡组织切片免疫组化检测（冷冻切片非特异性背景着色弱，且更敏感）

- 免疫组化
  - 病毒特异性抗体（多瘤病毒、腺病毒、巨细胞病毒等）
  - Ⅲ型胶原蛋白
  - 蛋白酶消化后可暴露一些免疫球蛋白隐匿抗原表位
  - DNAJB9（纤维样肾小球肾炎）

- 质谱法
  - 通用方法，常用于无标准检测方法时的成分鉴定
  - 97% 的病例可做出淀粉样蛋白的分型
  - 能够鉴定新的成分（LECT2）
  - 适用于激光捕获或孤立性肾小球

- 色散 X 射线光谱法 / 扫描电镜
  - 用于识别矿物质沉积物

- 免疫电镜技术
  - 主要用于证明沉积物中的特定成分
  - 最好通过前瞻性样本制备来完成

淀粉样原纤维　　　　　　　　Ⅱ型冷球蛋白

（左）淀粉样原纤维直径 8～12nm，无明显周期性，各型的淀粉样蛋白外观相同，呈刚果红阳性，蛋白成分可以通过免疫荧光或免疫组化确定，这些沉积物血清淀粉样蛋白 A 染色阳性

（右）冷球蛋白"假血栓"可含有冷球蛋白特征性的弯管状结构 ➴，直径约 30nm，本例为丙型肝炎病毒（HCV）和混合型冷球蛋白血症Ⅱ型患者

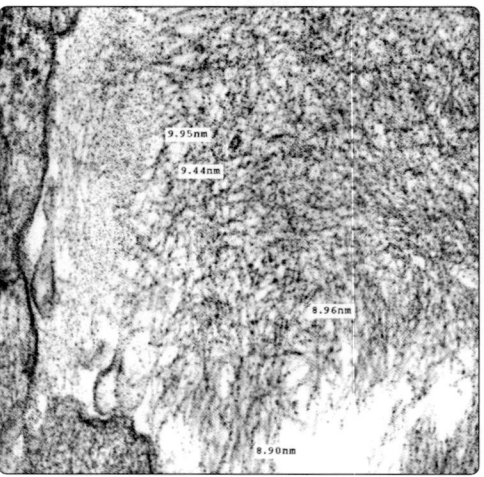
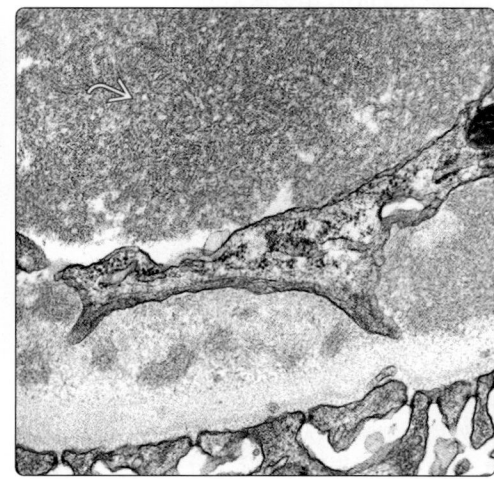

特发性纤维样肾小球病

有形结构沉积物的鉴定

结构性疾病	大小（直径）和外观	周期性（nm）	刚果红染色	位置	成分
原纤维/管状					
淀粉样变性（所有类型）	8～12nm，原纤维随机排列	（-）	（+）	M，GBM，I，V	轻链、血清淀粉样蛋白及其他
纤维样肾小球病	10～30nm，原纤维随机排列	（-）	（-）（罕见+）	M，GBM	IgG，罕见轻链限制，DNAJB9（+）
胶原纤维性肾小球病	弯曲、束状胶原原纤维	64nm，小束状	（-）	M，GBM	Ⅲ型胶原
指甲-髌骨综合征（LXM1B突变）	GBM大量弥散性胶原原纤维聚集	64nm，小束状		GBM	胶原纤维，不确定类型
免疫触须样肾小球病	20～90nm，管状结构随机排列	（-）	（-）	M，GBM	IgG常见轻链限制
纤连蛋白肾小球病	14～16nm，散在原纤维	（-）	（-）	M，GBM	纤连蛋白
血栓性微血管病	纤维蛋白类团聚体	22nm	（-）	血管腔	纤维蛋白
冷球蛋白血症	微管状，原纤维样或10～30nm环状，大小和形态多样	（-）	（-）	M，GBM，血管腔（假血栓）	Ⅰ型：Ig轻链限制；Ⅱ型：IgM-κ为主伴其他Ig或轻链；Ⅲ型：混合型Ig
糖尿病纤维变性	5～25nm，随机排列	（-）	（-）	M	未知，银染色常阴性
冷纤维蛋白原血症	120～200nm，层状小管	无		肾小球毛细血管	纤维蛋白原
肾小球硬化症，NOS	5～25nm，随机排列	（-）	（-）	M	未知，银染色常阳性
特发性	微管状/原纤维样，5～25nm			内皮下	未知
结晶或亚结晶状沉积					
系统性红斑狼疮	弯曲指纹状	20～25nm	（-）	无定形沉积物内	性质未知，可能为DNA/RNA免疫复合物或冷凝白质
轻链范可尼综合征	电子致密的菱形结晶	（-）	（-）	近端小管胞质	单型性轻链，常为κ轻链
冷球蛋白血症（Ⅰ型冷球蛋白血症亚型）	电子致密的菱形结晶	（-）	（-）	内皮，近端小管	单型性免疫球蛋白
球形					
膜性肾病	15～20nm圆形颗粒状，酷似核孔	（-）	（-）	上皮下	IgG；结构形成原因未知
病毒颗粒	20～200nm，取决于病毒体，圆形或细长形，大小规则；±病毒壳，±致密核心	（-）	（-）	细胞核，细胞质或细胞外	病毒特异性抗体确定
特发性	20～50nm圆形颗粒聚集	（-）	（-）	被覆系膜的上皮下或TBM中	未知，可能为脂蛋白或细胞膜碎片

M，系膜；GBM，肾小球基底膜；I，间质；TBM，肾小管基底膜；V，血管壁；小分子结晶不包含在此表中；一些会在组织处理中丢失而留下空白的结晶形状（如尿酸、半胱氨酸、胆固醇）；肾小球系膜脂质沉积在肝脏疾病中很突出。

参考文献

1. Kudose S et al: Diagnostic approach to glomerulonephritis with fibrillar IgG deposits and light chain restriction. Kidney Int Rep. 6(4):936-45, 2021
2. Abildgaard N et al: Immunoelectron microscopy and mass spectrometry for classification of amyloid deposits. Amyloid. 27(1):59-66, 2020
3. Said SM et al: DNAJB9-positive monotypic fibrillary glomerulonephritis is not associated with monoclonal gammopathy in the vast majority of patients. Kidney Int. 98(2):498-504, 2020
4. Nasr SH et al: DNAJB9 Is a specific immunohistochemical marker for fibrillary glomerulonephritis. Kidney Int Rep. 3(1):56-64, 2018
5. Sethi S et al: Cryofibrinogen-associated glomerulonephritis. Am J Kidney Dis. 69(2):302-8, 2017
6. Hoelbeek J et al: Unique renal manifestation of type I cryoglobulinemia, with massive crystalloid deposits in glomerular histiocytes, podocytes, and endothelial cells. Am J Clin Pathol. 145(2):282-5, 2016
7. Herrera GA et al: Renal diseases with organized deposits: an algorithmic approach to classification and clinicopathologic diagnosis. Arch Pathol Lab Med. 134(4):512-31, 2010

（左）纤维样肾小球病的原纤维通常较大（直径10～25nm），在超微结构上与淀粉样原纤维相似，与淀粉样蛋白不同的是刚果红染色常阴性，而IgG、C3和DNAJB9染色阳性

（右）免疫触须样肾小球病的沉积物呈管状，中心密度较低，直径约30nm（20～90nm），通常由仅一种轻链的IgG组成，条形为500nm

纤维样肾小球病

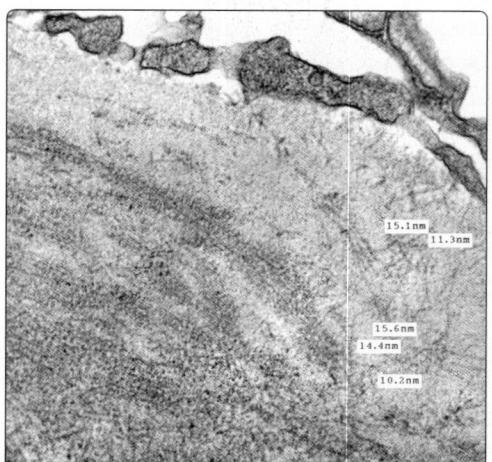

免疫触须样肾小球病

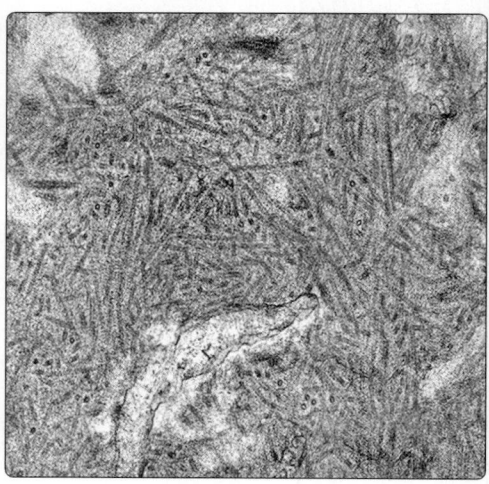

（左）冷球蛋白在电镜下外观多样。I型冷球蛋白血症IgG-λ冷球蛋白阳性患者肾小球系膜区原纤维IgG-λ染色阳性

（右）纤连蛋白肾小球病，系膜沉积物中富含纤连蛋白，大部分原纤维呈颗粒状灶性分布➡，直径14～16nm。免疫荧光染色显示正常系膜内含有纤连蛋白

I型冷球蛋白血症

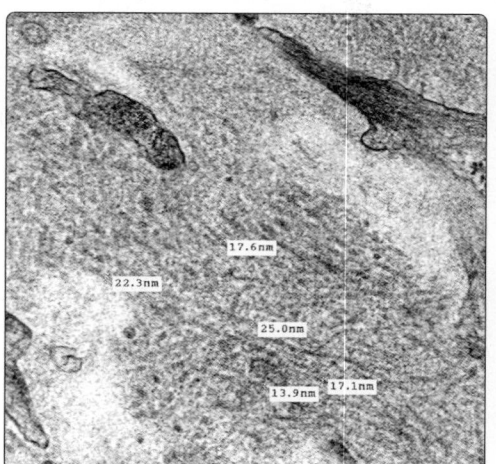

纤连蛋白肾小球病

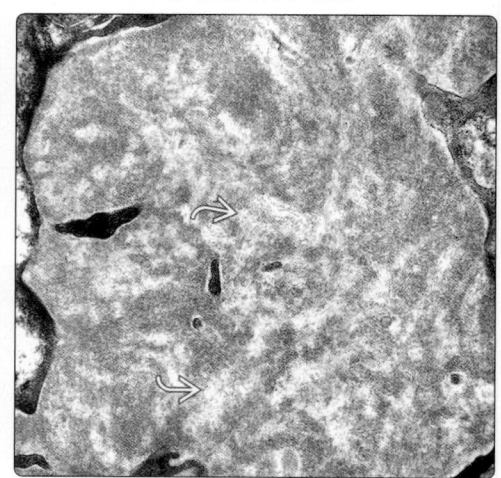

（左）结节性糖尿病肾小球硬化症有时可见模糊微管状结构的原纤维，银染色通常阴性，其性质不明，刚果红和IgG染色亦呈阴性。条形为100nm

（右）在狼疮性肾炎的无定形免疫复合沉积物中，有时可见弯曲的周期性指纹图案➡，其性质尚不清楚，可能为冷沉淀或带有DNA/RNA的免疫复合物。周期性为20～25nm

糖尿病纤维变性

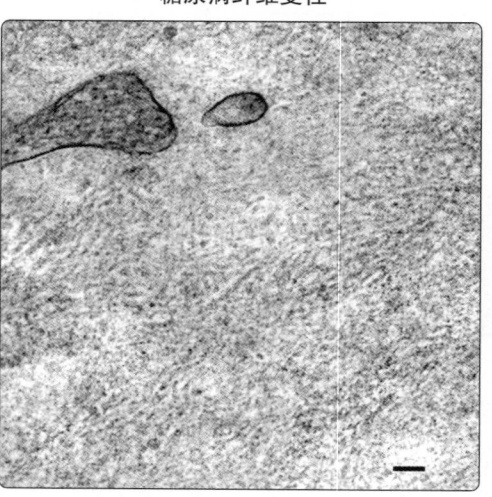

狼疮性肾炎指纹状沉积物

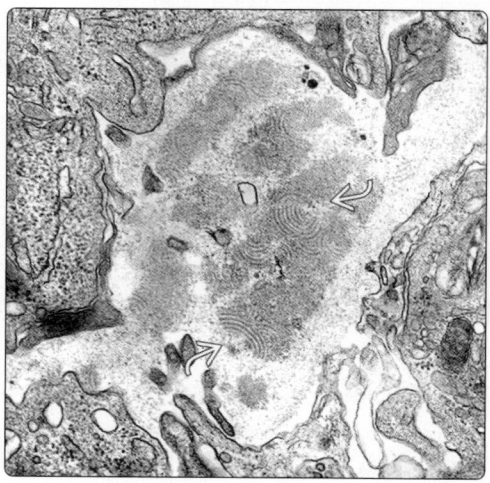

Ⅲ型胶原病

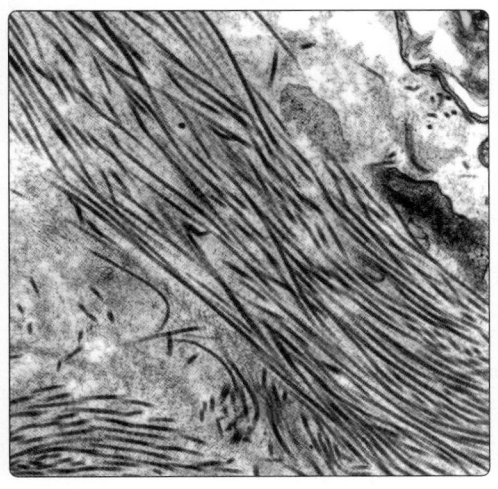

指甲-髌骨综合征

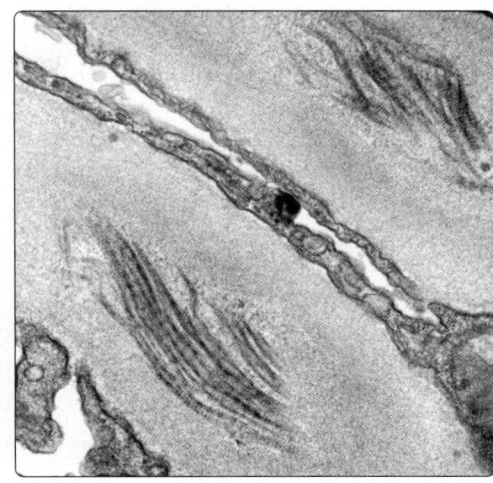

（左）胶原纤维性肾小球病中可见肾小球系膜Ⅲ型胶原聚集，胶原纤维常一致排列，形成周期性为 64nm 的明暗相间胶原带

（右）*LMX1B* 突变患者，GBM 内可见散在分布的胶原束聚集，无论是否完全符合指甲-髌骨综合征，不过需要大量的搜索才能找到它们

纤维蛋白

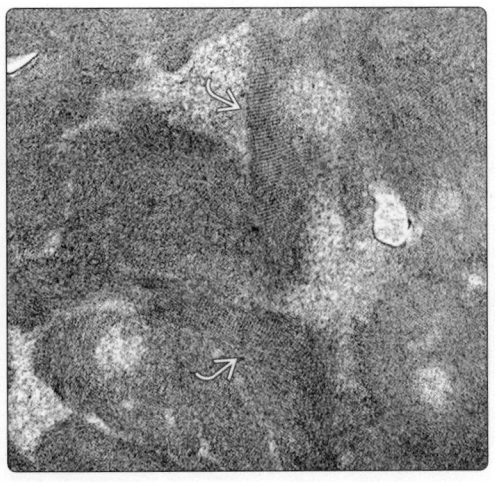

冷纤维蛋白原血症沉积物

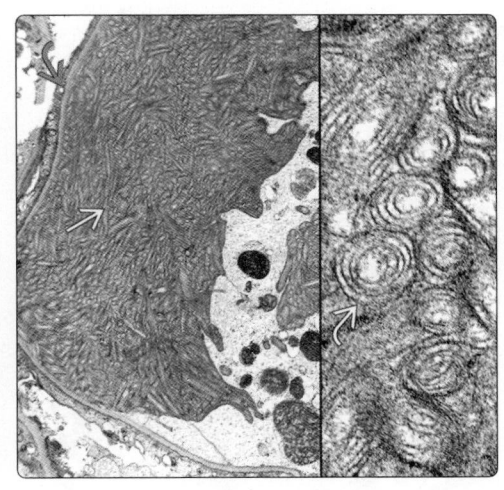

（左）纤维蛋白通常显示高电子致密，有时呈类晶团聚体样，特征周期性 22nm ➟，但纤维蛋白常无定形。这里显示血栓性微血管病的毛细血管内血栓

（右）冷纤维蛋白原血症在朝向 GBM ➚ 的内皮下肾小球毛细血管中形成管状聚集体 ➡，高倍下横切面可见多个明显的同心环结构 ➘，直径为 100～200nm（*Courtesy P.Alexander, MD.*）

膜性肾病球状沉积物

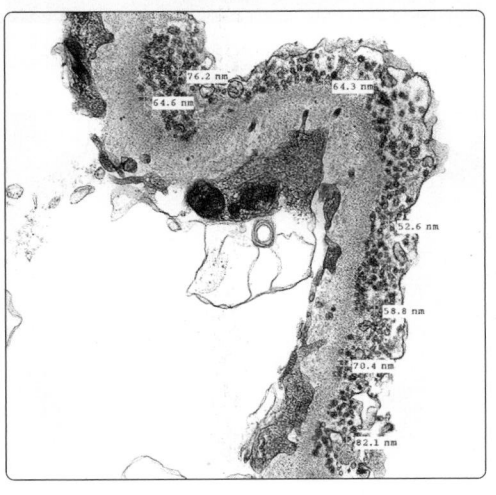

不明意义的上皮下颗粒

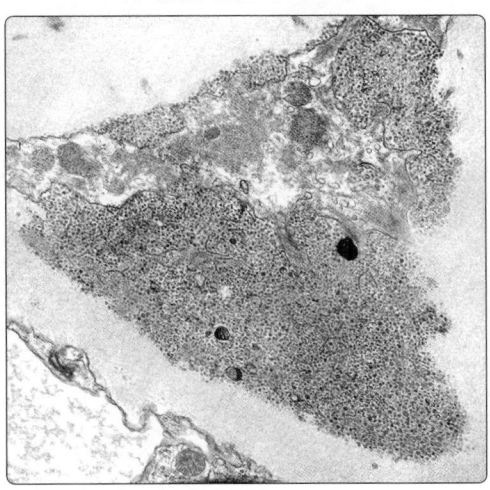

（左）膜性肾病（MN）的沉积物中偶尔可见大量球形颗粒，这些颗粒类似于核孔，但没有相关成分。这些球形颗粒在普通模式的 MN 中呈 IgG、C3 和双轻链着色

（右）肾活检中可见直径 30～50nm 球状颗粒，通常覆盖在毛细血管袢之间的系膜区，注意不要与病毒颗粒相混淆。标本来自结节性糖尿病肾小球硬化症病例

（刘仙花 译，余英豪 审）

要点

术语

- 纤维样肾小球肾炎（FGN）

临床特征

- 特发性罕见疾病：<1% 的原肾活检
- 少数与 HCV、恶性肿瘤和自身免疫性疾病相关
- 蛋白尿（100%）
- 血尿（约 50%）
- 50% 的病例 2～5 年内进展为 ESRD
- 同种肾移植 20% 复发

镜下特征

- 弥漫性系膜扩大伴嗜酸性物质沉积
  - 免疫组化肾小球 DNAJB9（＋）为致病特征
  - 刚果红染色常（－），但有 5% 可（＋）
- 几种组织学模式
  - 系膜增生
  - 膜增生性肾小球肾炎（MPGN）
  - 22% 有新月体
  - 节段和或/球性肾小球硬化
- 免疫荧光：IgG 和 C3 系膜区或沿 GBM 沉积
  - IgG4 常见，罕见 IgM 和 IgA
  - 通常 κ=λ
  - 罕见轻链限制（6%）
  - 免疫荧光 TBM/血管沉积物（12%）
- 电镜：非分支性原纤维随机排列
  - 中位：15nm；范围：9～25nm
  - 6%≤10nm，与淀粉样蛋白难以区分

主要鉴别诊断

- 淀粉样变性
- 免疫触须样肾小球病
- 冷球蛋白血症性肾小球肾炎
- 冷纤维蛋白原血症性肾小球肾炎

系膜区扩张

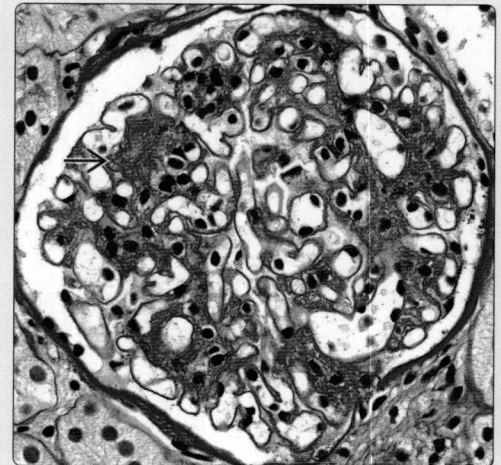

IgG 染色

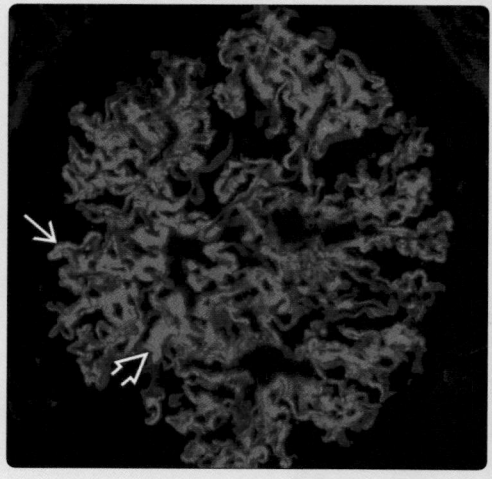

（左）年轻女性 FG 患者，PAS 染色显示系膜区因嗜酸性物质沉积而呈弥漫扩张➡，GBM 正常
（右）免疫荧光显示 IgG 弥漫系膜区强着色➡和局灶肾小球毛细血管壁着色➡，与光镜下有病变的肾小球相吻合

免疫组化 DNAJB9 染色

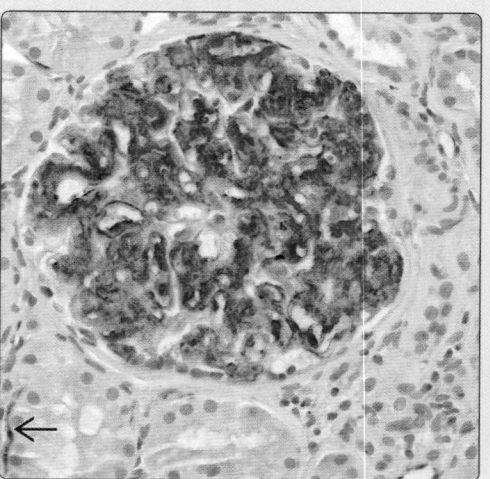

原纤维超微结构

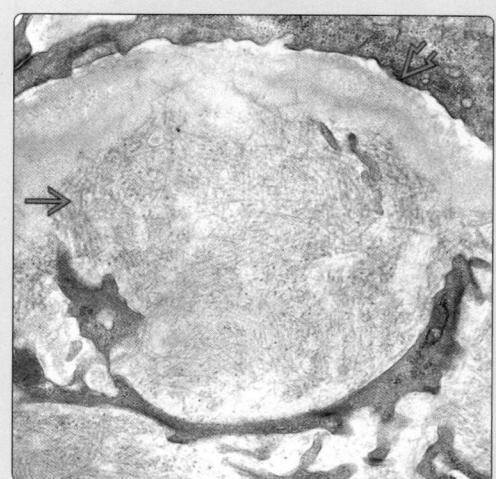

（左）免疫组化系膜区和毛细血管壁着色与免疫荧光相吻合（未显示），注意局灶 TBM 着色➡（Courtesy N.Andeen, MD.）
（右）电镜显示大量原纤维样沉积物，主要位于内皮下➡，而上覆的 GBM 未见累及➡

术语

缩写

- 纤维样肾小球病(fibrillary glomerulopathy, FG)

同义词

- 纤维样肾小球肾炎

定义

- 以免疫球蛋白形成非周期性原纤维样沉积物为特征的肾小球疾病,直径 10～30nm
  - 原纤维几乎总是含有 DNAJB9 蛋白
  - 一些人认为肾小球 DNAJB9 对诊断是必要的

病因学/发病机制

特发性

- 免疫球蛋白沉积
  - 原纤维含有 IgG,通常为 IgG4±IgG1,两条轻链(多克隆)
    - 冷冻切片偶见单型性轻链病例(6%)
      □ 石蜡切片的轻链染色常显示其他轻链存在
      □ 近期报道石蜡切片中 1/151 为单克隆病例(<1%)
    - 仅为重链病例罕见
    - 罕见无免疫球蛋白病例(Said et al. AJKD, 2020)
- DNAJB9 沉积
  - 内质网中复合分子伴侣
    - 当新合成的蛋白质超出内质网将其折叠成正常三级结构能力时,非折叠蛋白质成分发生反应
    - 促进蛋白质与热休克蛋白的折叠(如 BiP)
  - 沉积原因尚未确定
    - FG 患者血清水平升高
    - 可能对 IgG 有其他亲和力
    - 可能为自身抗原
      □ 抗 DNAJB9 自身抗体未见报道(2020)
    - 原位杂交未发现肾小球 DNAJB9 转录本增加
      □ 正常存在于系膜和足细胞中
- 相关性
  - 恶性肿瘤(23%)
  - 异常蛋白血症(17%)
  - 丙型肝炎病毒(16%)
  - 自身免疫性疾病(10%),无特定模式的异质性群体,包括
    - 类风湿关节炎
    - 炎症性肠病
    - 红斑狼疮
    - 许多其他疾病
  - 细菌/真菌感染(3%)
  - 移植肾新生疾病(罕见)
  - 家族性(罕见;1 例母亲及女儿)
  - 与 HLA-DR7 和 HLA-B35 抗原有关
  - 极少数病例与 COVID-19 免疫接种相关

临床特征

流行病学

- 发病率
  - <1% 的原肾活检
- 年龄
  - 中位:61 岁;范围:19～87 岁
- 性别
  - 65% 为女性
- 种族
  - 所有种族均可受累
  - 美国白人多见(80%～87%)

表现

- 蛋白尿(100%)
  - 肾病性(38%)
- 血尿(52%)
- 高血压(70%)

实验室检查

- 血清 DNAJB9 水平增高
  - 平均为正常水平的 4 倍
  - 高度特异性(98%),但仅中度敏感(67%)
- 血补体正常(97%)

治疗

- 药物
  - 经验有限,没有对照试验
    - 免疫抑制治疗无明显益处
    - 利妥昔单抗可能减缓向 ESRD 的进展

预后

- 50% 的病例在 2 年(男性)或大约 5 年(女性)进展为 ESRD
  - 多变量分析活检时进展的危险因素
    - 男性
    - 低 eGFR[<45mL/(min·1.73m^2)]
  - 弥漫性新月体(>50%)发生快速肾衰竭高风险
    - 75% 在 6 个月内发生肾衰竭
  - 偶尔部分缓解(18%),罕见完全缓解(1%)
- 肾移植复发率约为 20%
  - 惰性,通常在移植后 5～10 年
    - 移植物早期检出(<1 年),应及时评估供者相关疾病
  - 对移植物存活影响小或无影响

镜下特征

组织学特征

- 肾小球
  - 系膜弥漫扩大伴嗜酸性物质沉积
  - 系膜硬化和/或系膜细胞增生

- 节段和/或球性肾小球硬化
  - 少数病例显示结节性肾小球硬化
- 膜增生性模式
  - 局灶 GBM 双轨
- 明显上皮下沉积物酷似膜性肾病（MN）
- 22% 病例可见细胞性新月体
  - 6% 有新月体，>25% 肾小球出现
- 刚果红染色常（−）
  - 5% 的病例刚果红染色（+）
    - 免疫组化检查 DNAJB9 存在可与淀粉样变性区别
    - 不能除外由其他疾病引起的叠加淀粉样变性
- PAS（+）和六胺银染色（−）或弱阳性
- 肾小管和间质
  - 常见间质纤维化和肾小管萎缩
  - TBM 有沉积物时间质可见明显炎症反应

辅助检查

免疫组化

- DNAJB9
  - 敏感性 88%～98% 和特异性＞99%
  - DNAJB9（−）病例可能为免疫复合物性肾小球肾炎伴酷似 FG 的原纤维沉积
  - 有极少数免疫球蛋白（−）的病例报道
  - 肾小球外染色见于沿 TBM（45%）、动脉内膜（42%）和管周毛细血管基底膜（30%）
- 免疫球蛋白轻链
  - 建议在冷冻切片中出现明显轻链限制的病例中进行

免疫荧光

- 系膜区及沿 GBM 可见明显的 IgG 沉积
  - 90% 为 IgG4，其中 80% 伴 IgG1，10% 不伴 IgG1；少数病例（10%）仅 IgG1 沉积
    - IgG4 重链自发性重组合，影响单型性轻链的检出
    - 罕见 IgG（−）病例报道
  - 大部分病例 κ=λ
    - 冷冻切片 15% 为单型性轻链（70% λ）
    - 石蜡切片染色可发现其他隐匿性轻链
- C3 几乎总是强阳性（92%），部分 C1q 阳性（60%）
- 可有 IgM（47%）和 IgA（28%）阳性，但染色强度较 IgG 弱
- TBM IgG 沉积（5%）
- 12% 有肾外沉积
  - TBM（5%）
  - 微动脉或管周毛细血管（7%）

电镜

- 系膜区或沿 GBM 可见随机排列的原纤维沉积
  - 原纤维无中空或有形结构
    - 原纤维平均直径：≤15nm；（范围：9～25nm）
    - 类似于淀粉样原纤维，但通常直径更大些
      - 6% 的原纤维平均直径 10nm，与淀粉样原纤维的范

围相同
- TBM 原纤维样沉积物（15%）

鉴别诊断

淀粉样变性

- 单一轻链或非免疫球蛋白，原纤维更细小，直径 8～12nm
- 少数 FG 病例刚果红（+），可能提示同时有淀粉样变性

免疫触须样肾小球病

- 沉积物的微管样亚结构更大（原纤维直径 30～50nm）
- 通常（约 80%）为单型性

冷球蛋白血症性肾小球肾炎

- 血清冷球蛋白阳性
- 光镜显示膜增生损伤模式伴假血栓形成

纤维样肾小球病

- PAS（+）的系膜区和内皮下沉积物
- 免疫荧光染色阴性

冷纤维蛋白原血症性肾小球肾炎

- 无免疫球蛋白
- 具有多层次独特的较大微管

参考文献

1. Javaugue V et al: Prognostic value of diffuse crescentic lesions in fibrillary glomerulonephritis. Am J Kidney Dis. 81(3):368-70, 2023
2. Al-Sawalmeh K et al: Acute kidney injury after Pfizer COVID-19 vaccine due to crescentic fibrillary glomerulonephritis. Clin Nephrol. 98(4):205-8, 2022
3. Klomjit N et al: Fibrillary glomerulonephritis and DnaJ homolog subfamily B member 9 (DNAJB9). Kidney360. 1(9):1002-13, 2020
4. Liang S et al: Clinicopathological characteristics and outcome of patients with fibrillary glomerulonephritis: DNAJB9 is a valuable histologic marker. J Nephrol. 34(3):883-92, 2021
5. Said SM et al: Immunoglobulin-negative DNAJB9-associated fibrillary glomerulonephritis: a report of 9 cases. Am J Kidney Dis. 77(3):454-8, 2021
6. Andeen NK et al: Fibrillary glomerulonephritis is associated with HLA-DR7 and HLA-B35 antigens. Kidney Int Rep. 5(8):1325-7, 2020
7. El Ters M et al: Recurrence of DNAJB9-positive fibrillary glomerulonephritis after kidney transplantation: a case series. Am J Kidney Dis. 76(4):500-10, 2020
8. Said SM et al: DNAJB9-positive monotypic fibrillary glomerulonephritis is not associated with monoclonal gammopathy in the vast majority of patients. Kidney Int. 98(2):498-504, 2020
9. Andeen NK et al: Fibrillary glomerulonephritis: clinicopathologic features and atypical cases from a multi-institutional cohort. Clin J Am Soc Nephrol. 14(12):1741-50, 2019
10. Nasr SH et al: Heavy chain fibrillary glomerulonephritis: a case report. Am J Kidney Dis. 74(2):276-80, 2019
11. Alexander MP et al: Congophilic fibrillary glomerulonephritis: a case series. Am J Kidney Dis. 72(3):325-36, 2018
12. Andeen NK et al: DnaJ homolog subfamily B member 9 is a putative autoantigen in fibrillary GN. J Am Soc Nephrol. 29(1):231-9, 2018
13. Dasari S et al: DnaJ heat shock protein family B member 9 is a novel biomarker for fibrillary GN. J Am Soc Nephrol. 29(1):51-6, 2018
14. Amin-Wetzel N et al: A J-protein co-chaperone recruits BiP to monomerize IRE1 and repress the unfolded protein response. Cell. 171(7):1625-1637.e13, 2017
15. Sethi S et al: Laser microdissection and proteomic analysis of amyloidosis, cryoglobulinemic GN, fibrillary GN, and immunotactoid glomerulopathy. Clin J Am Soc Nephrol. 8(6):915-21, 2013
16. Nasr SH et al: Fibrillary glomerulonephritis: a report of 66 cases from a single institution. Clin J Am Soc Nephrol. 6(4):775-84, 2011

弥漫系膜区沉积

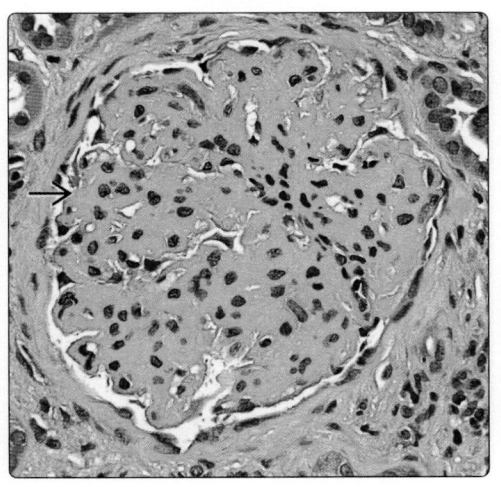

系膜细胞增生

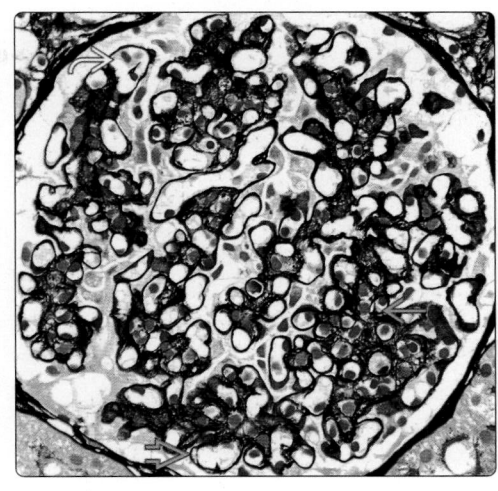

(左)HE 染色显示系膜区嗜酸性细胞外物质明显增多和毛细血管壁增厚➡,导致肾小球呈固化外观和开放的毛细血管减少

(右)六胺银染色显示系膜细胞增生➡,内皮细胞增生➡及局灶 GBM 双轨➡

系膜区沉积

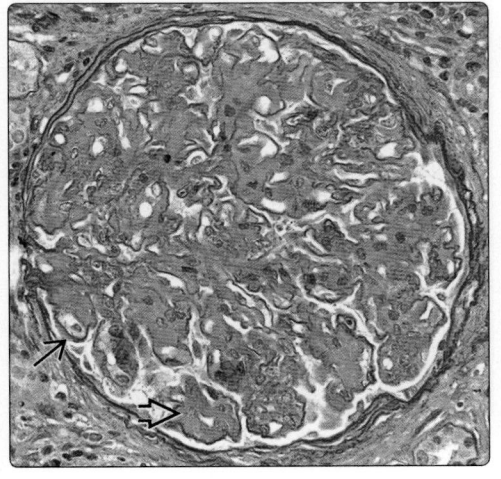

FG 中常见细胞性新月体

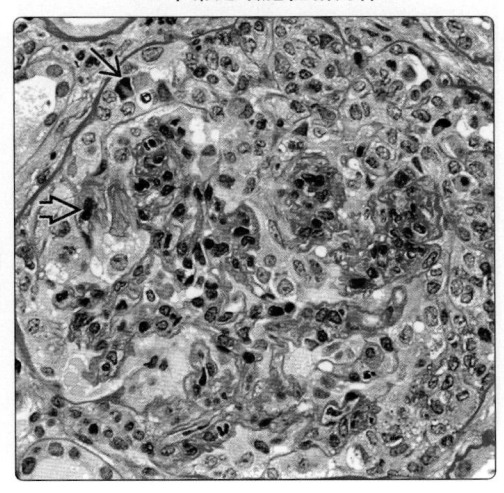

(左)PAS 染色显示系膜区被染色比 GBM ➡粉红色要浅的时候嗜酸性物质扩张➡,类似于淀粉样蛋白,但明显不同于糖尿病肾病。糖尿病患者的系膜基质与 GBM 的染色强度相同

(右)明显的细胞性新月体➡挤压残留的肾小球血管襻➡,塌陷的肾小球血管襻酷似塌陷性肾小球病。约 22% 的 FG 可见细胞性新月体

肾小球新月体

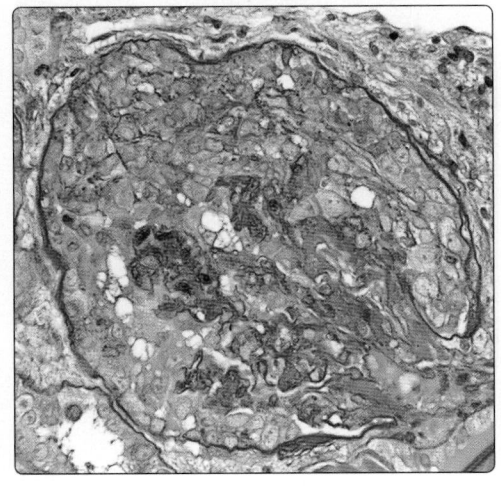

节段性肾小球硬化

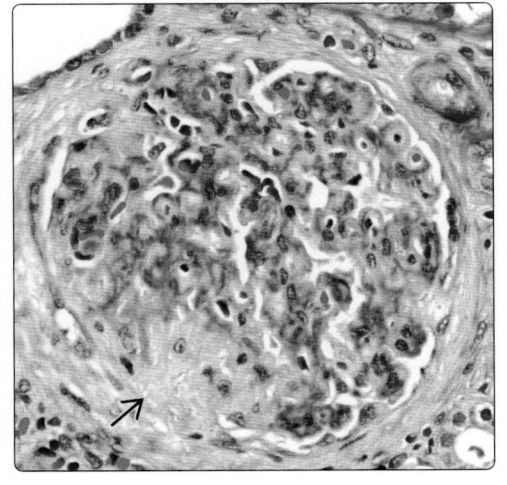

(左)肾小球显示细胞增生,酷似塌陷性肾小球病,虽然未见纤维蛋白样坏死或 GBM 断裂,但大量的细胞增生倾向新月体

(右)Masson 三色染色显示节段性肾小球瘢痕形成➡,肾小球毛细血管腔消失,并与鲍曼囊粘连,在晚期 FG 中这种肾小球损伤很常见

IgG 染色

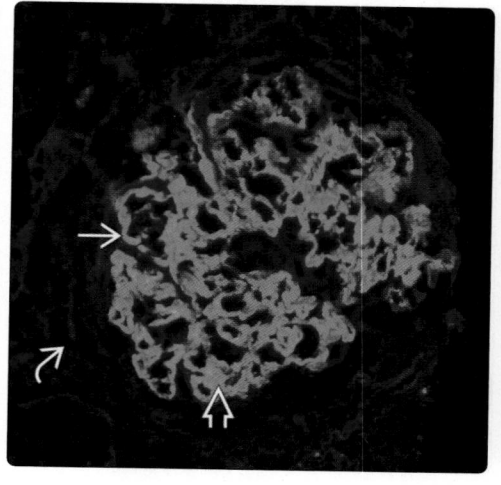

C3 染色

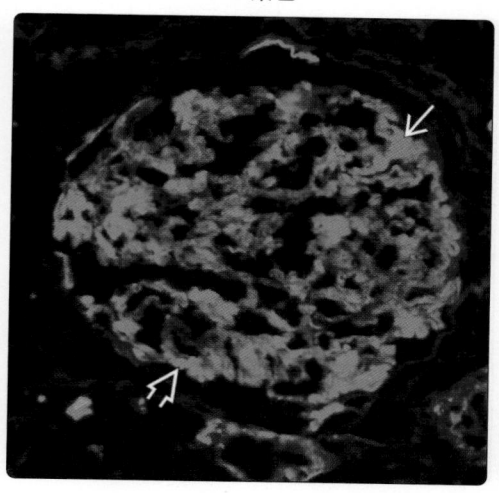

（左）伴新月体形成 ➜ 的 FG，免疫荧光 IgG 染色显示毛细血管壁（假线样模式）➜ 和系膜区弥漫融合性着色。融合性着色可类似于抗 GBM 病，但系膜区着色 ➜ 排除了这一诊断

（右）免疫荧光染色显示肾小球系膜 ➜ 及沿肾小球毛细血管壁 ➜ 可见 C3 沉积

C1q 染色

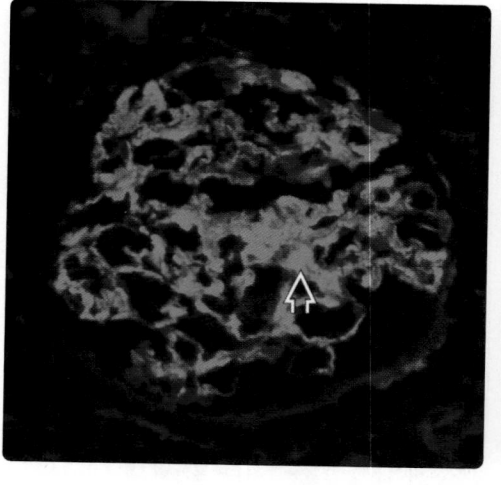

κ 轻链染色

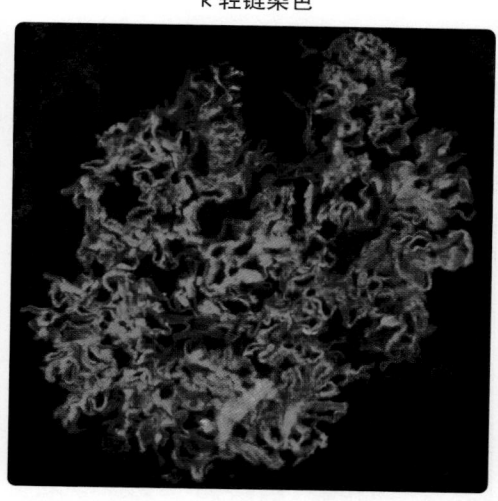

（左）免疫荧光染色显示系膜区颗粒状 C1q 沉积 ➜，可见于小部分病例。染色模式与 IgG 和 κ 及 λ 轻链染色相似（未显示）

（右）免疫荧光荧光 κ 轻链染色显示与 IgG 和 λ 轻链（未显示）着色模式相似，但染色强度稍弱。有报道罕见的单克隆着色病例

免疫组化 DNAJB9 染色

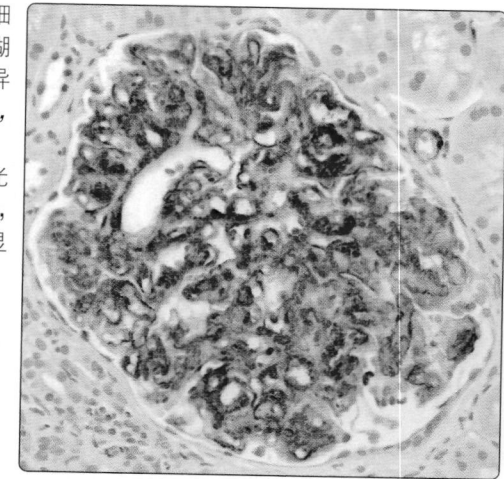

TBM（IgG）染色

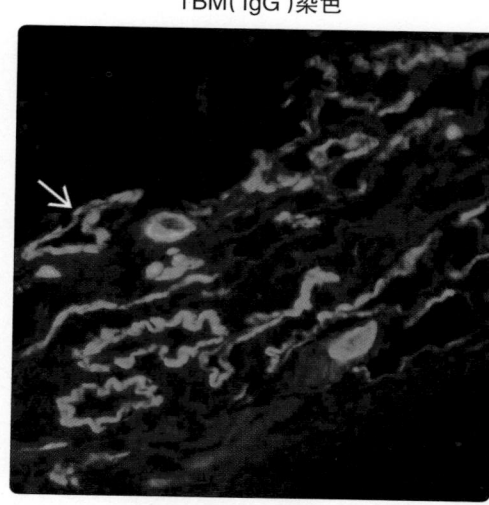

（左）细胞外系膜区和毛细血管壁 DNAJB9 呈强模糊染色对诊断 FG 具有特异性（Courtesy N.Andeen, MD.）

（右）一些 FG 病例免疫荧光染色可见 TBM IgG 着色 ➜，光镜下这些病例可见明显的间质炎症（未显示）

原纤维

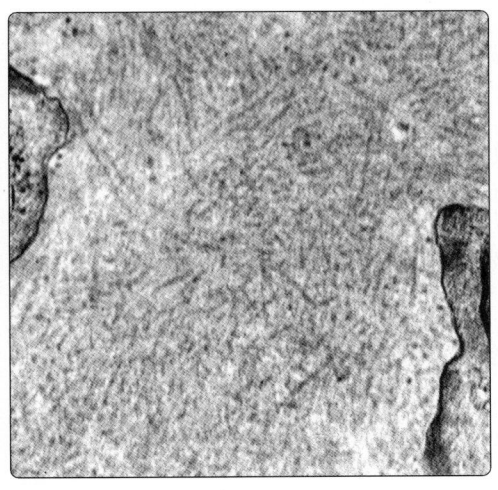

原纤维

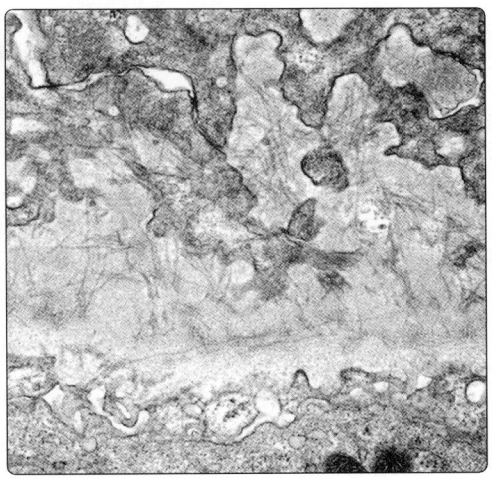

（左）大量的原纤维样分布于整个系膜区，原纤维厚9～25nm，无中空结构可与具有微管状结构免疫触须样肾小球病相鉴别

（右）电镜显示FG病例原纤维在GBM和系膜基质中呈随机排列模式，刚果红染色阴性，免疫荧光特征性多克隆轻链染色进一步支持诊断

内皮下原纤维

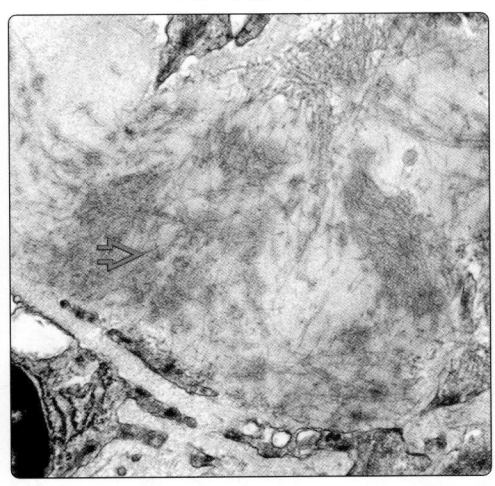

原纤维

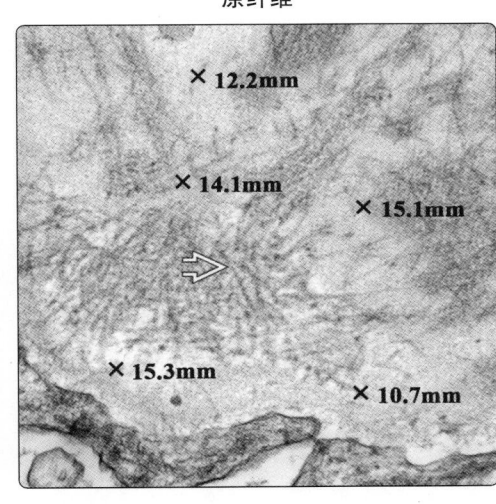

× 12.2mm

× 14.1mm

× 15.1mm

× 15.3mm

× 10.7mm

（左）电镜显示内皮下区域可见大量随机排列的原纤维聚集，低倍镜下这些原纤维聚集物类似于散在的免疫复合物，但仔细观察可见原纤维样亚结构

（右）电镜显示随机排列的原纤维，其厚度通常在9～25nm（平均：15nm）。偶尔，散在的电子致密沉积物与原纤维混杂在一起

TBM 原纤维

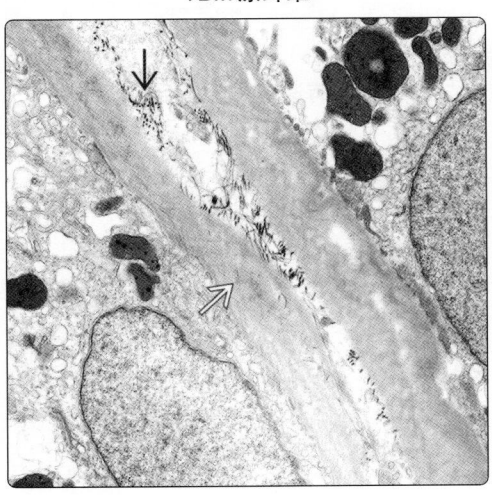

TBM 原纤维

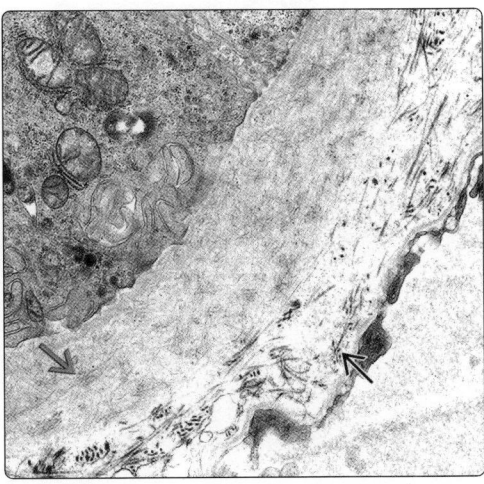

（左）电镜显示晚期FG患者，在TBM原纤维附近的间质中可见粗的胶原纤维。一小部分FG病例TBM中可见原纤维沉积

（右）电镜显示TBM内许多原纤维沉积，原纤维比周边间质中的胶原原纤维要细

（刘仙花 译，余英豪 审）

要　点

术语

- 伴有 IgG 微管沉积的肾小球病，通常呈单克隆，14～90nm，以平行阵列排列，具有不同的组织学模式

临床特征

- 肾病综合征、血尿和低补体血症
- 与血液系统恶性肿瘤（约 80%）和单克隆免疫球蛋白病（约 40%）有关
- 对 B 细胞和浆细胞定向化疗反应良好
- 单克隆和多克隆 ITG 均可发生在无明显血液学或自身免疫性疾病证据的患者中
- 肾移植后复发（约 50%），多为良性病程

镜下特征

- 4 种模式：膜增生性肾小球肾炎（MPGN）、膜性肾病、毛细血管内增生性肾小球肾炎、系膜增生性肾小球肾炎

辅助检查

- 免疫荧光以 IgG 沉积为主
  - 大多数有轻链限制（67%）
  - DNAJB9（－），这与纤维样肾小球病不同
- 电镜显示微管通常排列成平行阵列（14～90nm），具有空心核心

主要鉴别诊断

- 纤维样肾小球病（FG）
- 冷球蛋白血症性肾小球肾炎
- 纤连蛋白肾小球病

（左）ITG 病例，PAS 染色显示因存在免疫沉积物使系膜区轻度弥漫增宽伴局灶系膜细胞增生 ➡️，GBM 呈不规则节段增厚改变 ➡️（*Courtesy J.Kowalewska, MD.*）

（右）这例 ITG 六胺银染色显示沿肾小球毛细血管分布的免疫沉积物，其大部分银染色阴性（*Courtesy J.Kowalewska, MD.*）

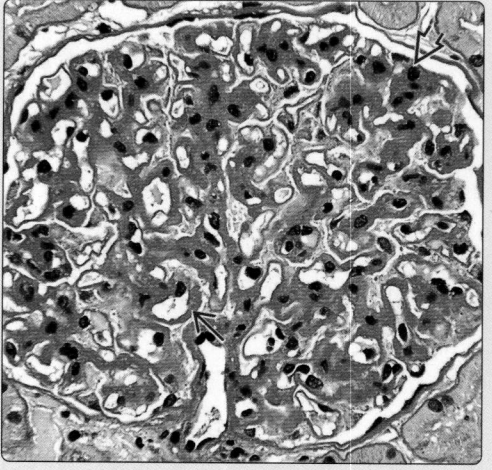

系膜区沉积及细胞增生

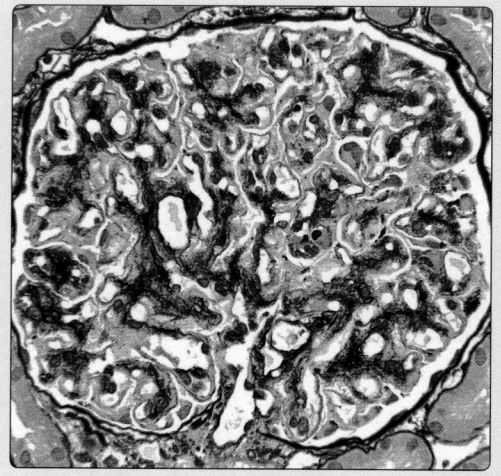

轻度系膜细胞增生

（左）IgG 呈粗颗粒状沿 GBM 和系膜区沉积为 ITG 病变特点，大部分病例沉积物为 IgG 单个亚型（该例仅 IgG1 染色）；FG 也具有类似免疫荧光染色模式，但以多克隆蛋白最常见，且比较模糊

（右）ITG 特征性微管样沉积即便在中倍电镜下都能看到，ITG 的沉积物直径通常 >30nm，呈中心透明，并且看起来像是"僵硬"的管子

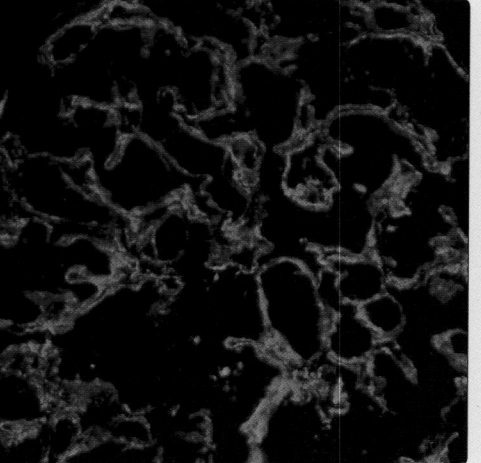

免疫触须样肾小球病 IgG 沉积

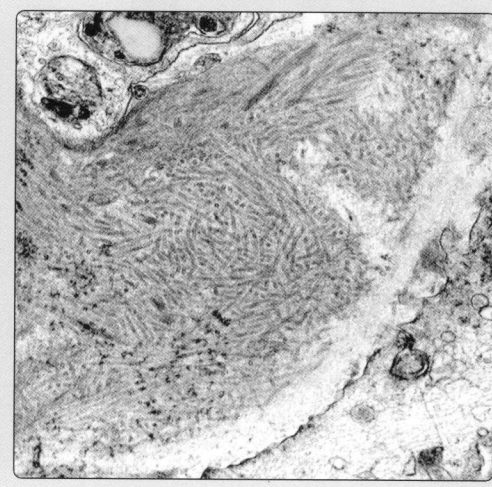

具有透明核心的微管

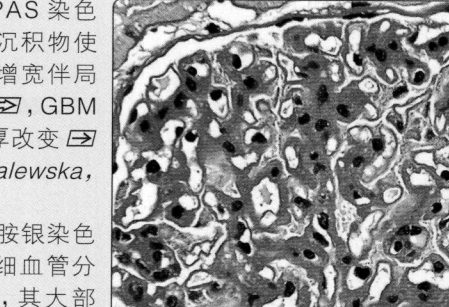

术语

缩写

- 具有肾脏意义的单克隆免疫球蛋白病（monoclonal gammopathy of renal significance，MGRS）

定义

- 免疫触须样肾小球病（immunotactoid glomerulopathy，ITG）有 IgG 微管样沉积物，通常直径＞30nm，排列成平行阵列且刚果红染色阴性

病因学／发病机制

肿瘤性

- B 细胞克隆性增生

炎症

- 自身免疫性疾病、慢性感染

致病性免疫球蛋白

- 未知理化性质的免疫球蛋白促进微管形成

临床特征

流行病学

- 发病率
  - 罕见，＜0.1% 的成人原肾活检

表现

- 肾病综合征：58%；血尿：86%
- 低补体血症（C3：31%；C4：24%）
- 单克隆丙种球蛋白病（血清 M 峰）：40%
- 血液系统恶性肿瘤：50%～80%（Nasr，Javaugue）
  - 35%～40% 淋巴瘤或慢性淋巴细胞性白血病
  - 患者可能无法检测到循环单克隆免疫球蛋白
- 无明显肿瘤的单克隆丙种球蛋白病：20%
- 慢性病毒感染
- 慢性自身免疫性疾病
  - 狼疮、混合性结缔组织病、其他

治疗

- 药物
  - 如果有克隆性免疫球蛋白证据，行 B 细胞或浆细胞靶向化疗

预后

- 50% 可部分缓解；17% 进展为 ESRD；有长期生存的报道（10 年）
- 临床病程取决于潜在的淋巴增殖性疾病（如存在）及其对治疗的反应
- 肾移植后复发（约 50%），病程较温和

镜下特征

组织学特征

- 肾小球
  - 4 种模式，单纯或重叠，最大系列（Nasr）
    - 毛细血管内增生性肾小球肾炎（35%）
    - 膜性肾病（29%）
    - MPGN（29%）
    - 系膜增生性肾小球肾炎（7%）
  - 嗜酸性 PAS（+）物质沉积使系膜扩大
  - GBM 增厚、局灶断裂、有时可见"钉突"
  - 少数病例可见内皮下沉积物
  - 毛细血管内细胞增生不同程度存在
  - 新月体 22%，见于少数肾小球（2%～36%）
  - 纤维蛋白样坏死罕见（4%）
  - 刚果红染色（–）
- 肾小管萎缩和间质纤维化 85%

辅助检查

免疫组化

- DNAJB9 阴性（与大多数 FG 明显不同）

免疫荧光

- 67% 有单克隆 ITG；轻链限制性沉积（κ：63%；λ：37%）
  - 淋巴瘤或慢性淋巴细胞白血病可无轻链限制性（约 8%）
- IgG 显性或共显性（100%）
  - 2 个大的系列报告单型性 IgG（n=48）
    - IgG1：65%；IgG2：27%；IgG3：4%；IgG4：4%
- C3（约 90%），C1q（约 60%）；C4d 也有报道
- 如果冷冻切片免疫球蛋白或轻链染色弱（约 15%），可能需要石蜡包埋组织蛋白酶消化
- 自身免疫性疾病比较常见于多克隆 ITG（无轻链限制）中
- 单克隆和多克隆 ITG 均可发生于无明显血液学或自身免疫性疾病证据的患者中

电镜

- 肾小球中以平行排列的具有电子透光空洞的微管状沉积物
  - 中位直径：28nm（范围：14～90nm）
  - 约 20% 在 FG（≤20nm）的范围内
  - 内皮下沉积物呈不规则、团块状模式，沿毛细血管袢和系膜区分布
  - 可见上皮下和基底膜内沉积物

鉴别诊断

纤维样肾小球病

- 原纤维随机排列，平均厚度 20nm，无空心核心（如原纤维，不是小管）
- 多克隆免疫荧光染色；IgG4 常见
- 绝大部分病例 DNAJB9 阳性

冷球蛋白血症性肾小球肾炎

- 沉积物较为弯曲，直径较小，但大小上有重叠，可能与 ITG 的沉积物难以区分
- 血清冷球蛋白阳性；肾小球毛细血管内假血栓
- ITG 和 I 型冷球蛋白血症可能是谱系的一部分

参考文献

1. Doraiswamy M et al: A rare case of recurrent immunotactoid glomerulonephritis. Cureus. 15(2):e35136, 2023
2. Bu L et al: Light chain-only immunotactoid glomerulopathy: a case report. Am J Kidney Dis. ePub, 2022
3. Javaugue V et al: Results of a nation-wide cohort study suggest favorable long-term outcomes of clone-targeted chemotherapy in immunotactoid glomerulopathy. Kidney Int. 99(2):421-30, 2021
4. Nasr SH et al: Immunotactoid glomerulopathy is a rare entity with monoclonal and polyclonal variants. Kidney Int. 99(2):410-20, 2021

系膜区沉积

节段硬化

（左）系膜区因嗜酸性物质沉积而增宽，伴轻度节段系膜细胞增多 ⊟，肾小球毛细血管内可见许多中性粒细胞

（右）PAS 染色显示系膜区节段性嗜酸性物质增多而周围的血管袢正常，可见节段硬化及球囊粘连，GBM 正常

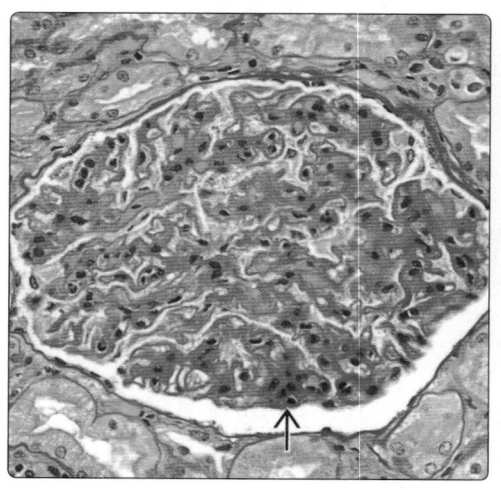
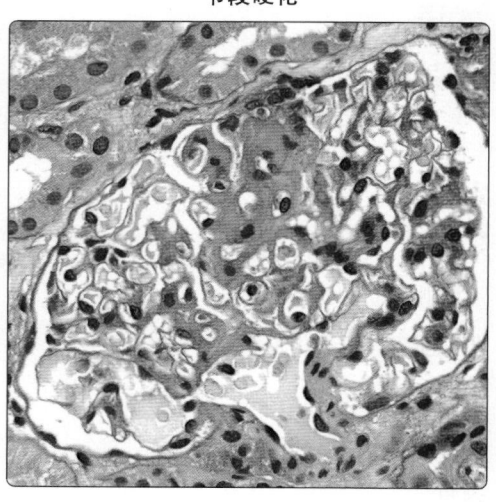

肾小球嗜酸性沉积物

GBM 钉突

（左）HE 显示折射性无定形嗜酸性物质沿毛细血管壁 ⊟ 和一些系膜区沉积 ⊟

（右）约 30% 的 ITG 病例表现为膜性模式的上皮下沉积，显示为沿 GBM 的节段性银染色阳性"钉突" ➡

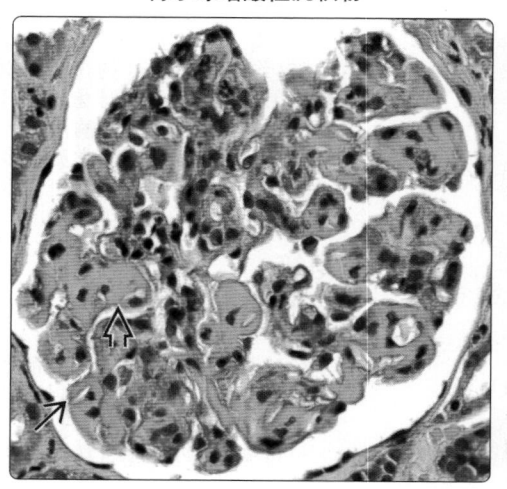
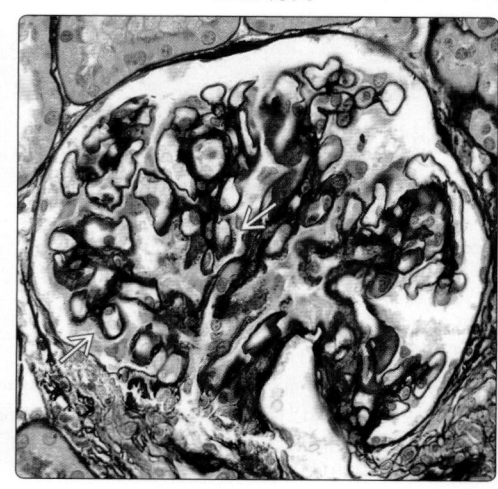

ITG 轻链限制

ITG 补体沉积

（左）大部分 ITG 病例（约 80%）为轻链限制，本例为 IgG1-κ，这与慢性淋巴细胞白血病有关。与 FG 不同，FG 中仅少部分病例为单克隆性（约 15%）

（右）大部分 ITG 病例可见明显的 C3 沉积，且常伴有 C1q 阳性，如本例为单克隆 IgG1-κ 沉积，与慢性淋巴细胞白血病有关

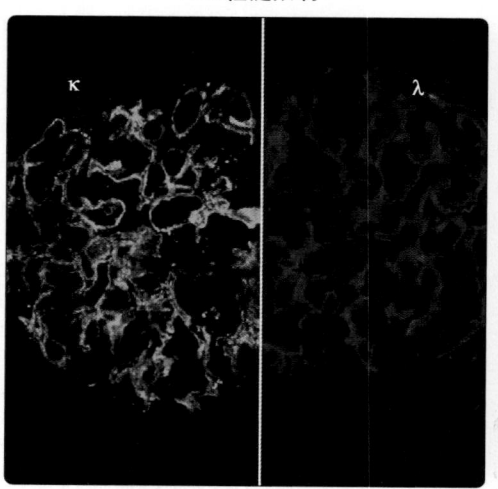
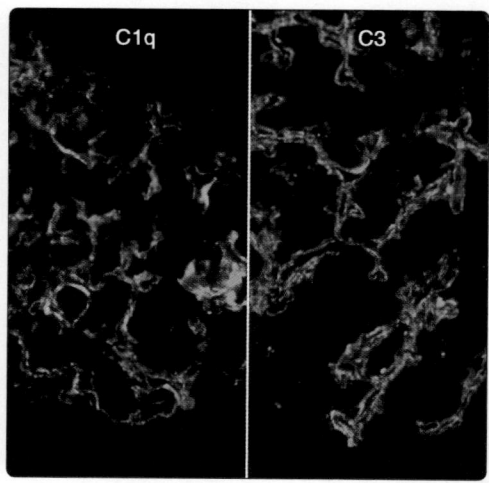

微管

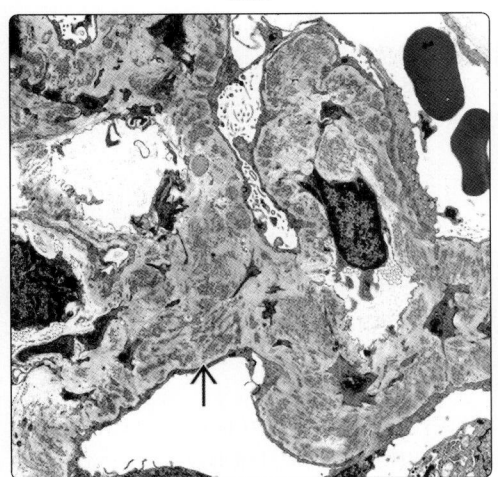

上皮下微管样沉积物

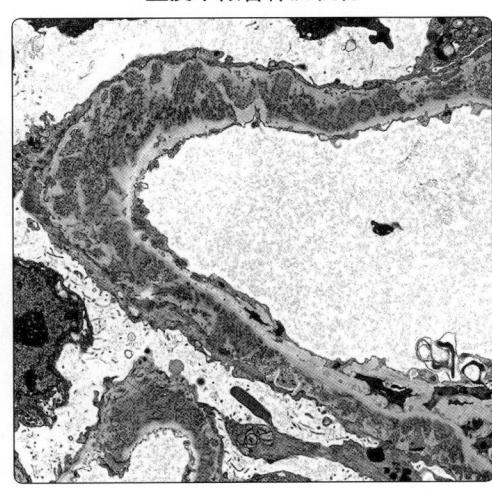

（左）电镜显示因微管样沉积物 ⤴ 使毛细血管壁明显增厚，沉积物呈随机排列，偶尔呈平行排列（*Courtesy J.Kowalewska, MD.*）

（右）ITG 晚期病例，电镜显示 GBM 明显增厚，上皮下及基底膜内可见大量微管状沉积物（*Courtesy J.Kowalewska, MD.*）

上皮下沉积物和"钉突"

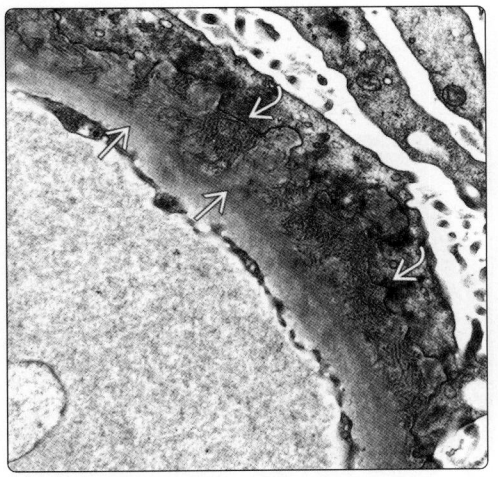

上皮下沉积物和上皮下驼峰

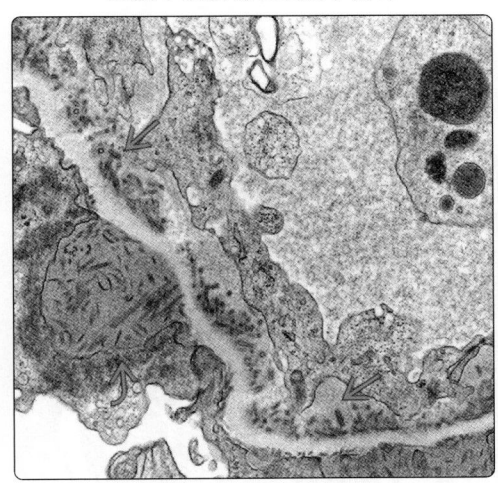

（左）这例 ITG 中微管状沉积物位于上皮下 ➡，被 GBM "钉突" 分割 ➡，与特发性膜性肾病相似

（右）这例 ITG 上皮下可见微管状沉积物 ⤴ 以及含有相似微管的上皮下驼峰 ⤴。沉积物背景中还可见到一些无定形物质

具有透明核心的微管

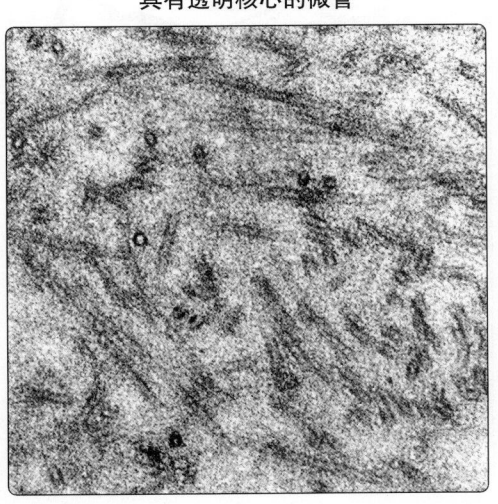

电镜下微管测量

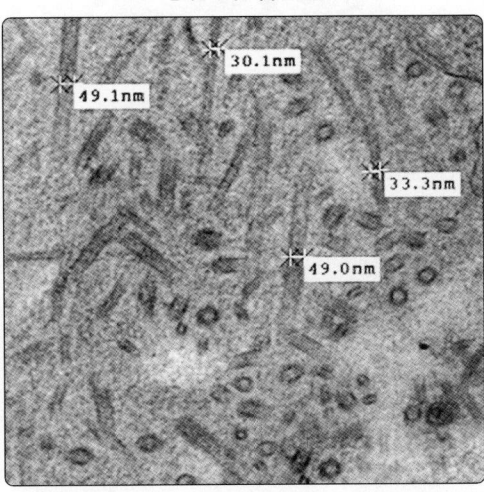

（左）ITG 的微管核心密度较低，在环状的横切面上最为明显（*Courtesy J.Kowalewska, MD.*）

（右）电镜下进行直径测量有助于区分沉积物类型。ITG 微管通常直径＞30nm，中心透亮，但可能与 FG 中直径 20～25nm 的沉积物重叠

（刘仙花　译，余英豪　审）

311

要　点

术语

- 伴大量系膜区和内皮下纤连蛋白（FN）沉积的非免疫性分叶状肾小球病

病因学/发病机制

- 外显率与年龄相关的常染色体显性遗传
- 约40%的患者存在纤连蛋白 *FN1* 基因突变
  - *FN1* 基因位于 2q34 号染色体区域
  - 蛋白尿是由于内皮细胞扩散和足细胞细胞骨架重组受损导致
  - 沉积物系突变的血浆 FN 而非局部系膜细胞合成物

临床特征

- 发病年龄：21～39 岁
- 蛋白尿，常为肾病范围
- 镜下血尿、高血压

- 轻度肾功能不全或肾功能正常
- 肾功能不全的进展是可变的
- 无症状携带者亦有报道
- 移植肾可复发

镜下特征

- 肾小球弥漫增大呈分叶状而细胞很少增生
- 沉积物致系膜区重度增宽及不同程度的内皮下增宽
- 沉积物 PAS 和三色染色阳性，但六胺银和刚果红染色阴性

辅助检查

- 沉积物 FN 染色阳性，而免疫球蛋白（Ig）、C3 或 C1q 阴性
- 电镜可见颗粒状沉积物伴局灶原纤维形成

诊断要点

- 在某些情况下无法获得家族史

无定形 PAS（＋）FN 沉积物

（左）FN 肾小球病患者，肾活检显示肾小球增大，PAS 阳性物质 ➡ 使肾小球系膜区及内皮下增宽
（右）肾小球 FN 沉积物 ➡ 六胺银染色阴性，而外周的 GBM 非常突出 ➡

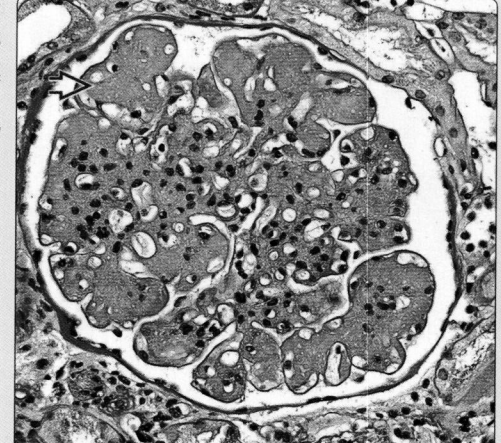

FN 沉积物银染色（－）

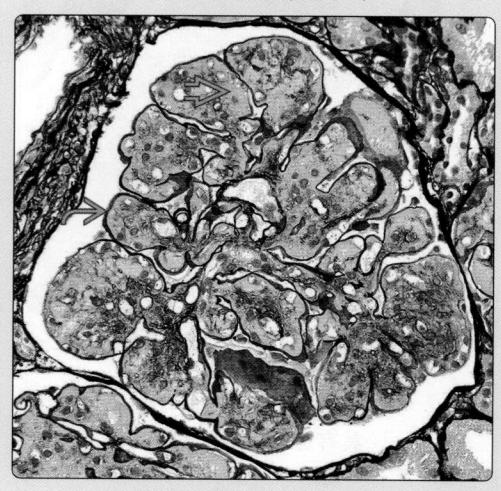

FN 免疫荧光染色

（左）FN 抗血清免疫荧光染色显示肾小球沉积物强阳性 ➡，支持 FN 肾小球病，Ig 和补体染色阴性
（右）超微结构检查显示 FN 沉积物多呈颗粒状，如系膜区所见 ➡，另可见局灶原纤维形成 ➡

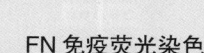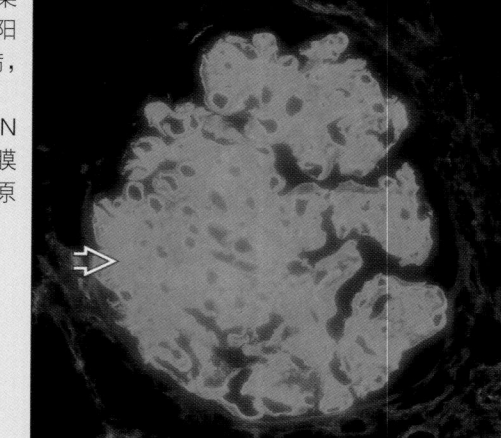

颗粒状电子致密 FN 沉积物

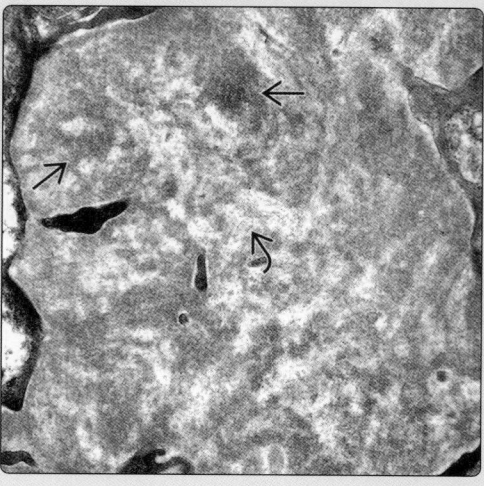

术语

缩写

- 纤连蛋白（fibronectin, FN）肾小球病

定义

- 伴大量系膜区和内皮下 FN 沉积的非免疫性分叶状肾小球病
  - 最初被描述为"家族性分叶状肾小球病"

病因学/发病机制

纤连蛋白 FN1 基因突变

- 染色体 2q34
  - 迄今，已鉴定出 11 个致病性突变，其中 10 个在肝素结合域 2/3，1 个在 FN1 整合素结合域
    - 10 个外显子错义突变和 1 个内含子突变
    - 最常见的突变: 肝素结合域 3 的 p.Tyr973Cys
      - 被考虑为"热点"区
    - 细胞分析显示影响 FN 蛋白构象和功能，减少与肝素或整合素的结合
      - 影响与肾小球内皮细胞和足细胞的结合
      - 内皮细胞扩散与足细胞的细胞骨架重组受损，导致蛋白尿形成
    - 突变的 FN 蛋白错误折叠和聚集可导致在肾小球基质中的沉积
    - 肝素结合位点的内含子突变导致剪接异常
      - 突变蛋白经整合素结合位点使细胞结合能力降低
    - 部分出现病因不明的肾小管酸中毒
- 常染色体显性遗传模式
  - 不同地理位置人群中均有突变报道
  - 见于 40% 的患者
- 年龄相关的外显率
  - 部分病例无家族病史且基因表型阴性
  - 未受累家族成员可存在基因突变
    - 可能需要二次打击或非致病性突变
  - 基因型和表型尚无明显相关性
- 其他因素或额外基因
  - 蛋白质组学分析发现 FN 中有 fibulin-1 和 fibulin-5 的异常聚集
    - fibulin 为细胞外基质（ECM）蛋白
      - 参与 FN 的结合与调节功能
  - 绒毛蛋白、结蛋白或子宫球蛋白基因无作用

肾小球 FN 沉积

- FN（ECM 糖蛋白）参与细胞增殖、分支形态形成、吞噬作用、伤口愈合、和血小板黏附
  - 由肝细胞以可溶性血浆形式合成，在 ECM 以不溶性细胞形式表现
- 沉积物为 FN 成分由 Mazzucco 等首先报道
  - 沉积物为突变的血浆 FN 而非由系膜细胞局部合成

- 缺乏其他与局部异常 FN 合成相拮抗的 ECM 蛋白，如生腱蛋白或Ⅳ型胶原复合沉积
  - 移植肾复发可能与异常的循环 FN 相关
  - 金属蛋白酶可能具有降解缺陷 FN 的作用
- FN 肾小球病中存在大量孤立性 FN 沉积物
  - 几种有系膜硬化的肾小球病可由于 TGF-β 活化导致 FN 沉积增多
    - 其他 ECM 蛋白，如生腱蛋白和Ⅳ型胶原蛋白，在非 FN 肾小球病中也出现增加

临床特征

流行病学

- 年龄
  - 21～39 岁出现症状
    - 年龄范围广（3～88 岁）

表现

- 蛋白尿
  - 常为肾病范围
- 镜下血尿
- 高血压
- 轻度肾功能不全或肾功能正常
- 部分患者有 4 型肾小管酸中毒
- 无症状而有一级亲属受累病史

治疗

- 无特定治疗
  - 血管紧张素转换酶（ACE）抑制剂可控制高血压和蛋白尿

预后

- 肾功能不全的进展是可变的
- 部分患者在 15～20 年以上进展为 ESRD
- 移植肾可复发
  - 病例数量少，数据有限
  - 在肾移植后 23 个月和 14 年活检证实复发

镜下特征

组织学特征

- 肾小球
  - 弥漫增大伴大分叶状外观
  - 轻微细胞增生
  - 沉积物致系膜区重度增宽及不同程度的内皮下增宽
    - 沉积物 PAS 染色深，三色染色呈红色
    - 刚果红和六胺银染色阴性
  - 通常无 GBM 双轨
- 肾小管间质
  - 肾小管间质或血管结构无疾病特异性改变
  - 肾小管萎缩、间质纤维化可见于进行性肾疾病
- 近期报道可见血管 FN 沉积物

辅助检查

免疫组织化学

- FN
  - 沉积物内阳性

免疫荧光

- 系膜区及内皮下沉积物抗 FN 血清染色阳性（强度 3+）
  - 正常系膜 FN 为 1～2+ 阳性
- Ig 和补体常阴性
  - 有报道部分病例 Ig 和 C3 可有 1～2+ 阳性

电镜

- 大量电子致密沉积物替代了系膜和内皮下间隙
  - 无定形或颗粒状沉积伴局灶纤丝状结构，直径 12～16nm
- GBM 不受累

鉴别诊断

免疫复合物介导肾小球肾炎

- 膜增生性肾小球肾炎、IgA 肾病、狼疮性肾炎可见特征性的 Ig 和补体染色
- 不出现 FN 强阳性染色

淀粉样变性

- 无定形沉积物 PAS 染色弱阳性或三色染色呈蓝紫色
- 刚果红染色（+）
- 免疫荧光染色可见 Ig 轻链或重链限制，或基于亚型的淀粉样蛋白 A 染色
- 超微结构上可见典型的直径 8～12nm 随机排列的原纤维

纤维样肾小球病

- 免疫荧光染色可见 Ig 和补体沉积
- 免疫组化 DNAJB9（+）
- 电镜显示系膜区、致密层，偶尔上皮下间隙见直径 10～30nm 非分支性原纤维沉积

免疫触须样肾小球病

- 免疫荧光染色可见 Ig 和补体沉积
  - 大部分病例为单克隆性，但也可见多克隆染色
- 电镜：平行排列的微管样结构（>30nm）

单克隆 Ig 沉积病

- 免疫荧光染色显示 Ig 轻链或重链限制
- FN 沉积增加可由于纤维源性单克隆轻链刺激 TGF-β 引起
- 内疏松层和系膜区见颗粒状电子致密物沉积

Ⅲ型胶原肾小球病

- 免疫组化染色Ⅲ型胶原阳性
- 少量或无 Ig 和补体沉积
- 电镜：独特周期性弯曲状原纤维（43～65nm）

糖尿病肾病

- 可见特征性 KW 结节
  - 系膜硬化 PAS 和银染色阳性，三色染色呈蓝色
- 免疫荧光染色免疫沉积物阴性
- 电镜可见系膜基质增加及局灶纤维化
- FN 沉积增加可由于高血糖驱动的后期糖基化刺激 TGF-β 产生致纤维化作用所致

诊断要点

病理解读要点

- 大量 FN 沉积而无 Ig 和补体沉积
- 在某些情况下无法获得家族史

参考文献

1. Qiu J et al: A high-impact FN1 variant correlates with fibronectin-mediated glomerulopathy via decreased binding to collagen type IV. Pathology. ePub, 2023
2. Wei X et al: Case report: recurrent deposition in renal allografts: a rare case of fibronectin glomerulopathy overlooked in native kidneys. Front Genet. 13:839703, 2022
3. Goldman BI et al: Prednisone-induced sustained remission in a patient with familial fibronectin glomerulopathy (GFND). CEN Case Rep. 10(4):510-4, 2021
4. Hara M et al: Extraglomerular vascular involvement of glomerulopathy with fibronectin deposits. Intern Med. 60(13):2103-7, 2021
5. Aslam N et al: A novel variant in FN1 in a family with fibronectin glomerulopathy. Hum Genome Var. 6:11, 2019
6. Dos Reis Monteiro MLG et al: A novel single amino acid deletion impairs fibronectin function and causes familial glomerulopathy with fibronectin deposits: case report of a family. BMC Nephrol. 20(1):322, 2019
7. Tsuji Y et al: Detection of a splice site variant in a patient with glomerulopathy and fibronectin deposits. Nephron. 138(2):166-71, 2018
8. Cheng G et al: Fibronectin glomerulopathy in an 88 year-old male with acute kidney injury on chronic kidney disease: a case report and a review of the literature. Nefrologia. 37(1):93-6, 2017
9. Hirashio S et al: A case of fibronectin glomerulopathy caused by missense mutations in the fibronectin 1 gene. Kidney Int Rep. 2(5):969-72, 2017
10. Ohashi T et al: Fibronectin conformation and assembly: analysis of fibronectin deletion mutants and fibronectin glomerulopathy (GFND) mutants. Biochemistry. 56(34):4584-91, 2017
11. Takii M et al: Fibronectin glomerulopathy complicated with persistent cloaca and congenital esophageal atresia: a case report and literature review. BMC Nephrol. 18(1):288, 2017
12. Ohtsubo H et al: Identification of mutations in FN1 leading to glomerulopathy with fibronectin deposits. Pediatr Nephrol. 31(9):1459-67, 2016
13. Chen H et al: Clinical and morphological features of fibronectin glomerulopathy: a report of ten patients from a single institution. Clin Nephrol. 83(2):93-9, 2015
14. Yoshino M et al: Clinicopathological analysis of glomerulopathy with fibronectin deposits (GFND): a case of sporadic, elderly-onset GFND with codeposition of IgA, C1q, and fibrinogen. Intern Med. 52(15):1715-20, 2013
15. Nadamuni M et al: Fibronectin glomerulopathy: an unusual cause of adult-onset nephrotic syndrome. Am J Kidney Dis. 60(5):839-42, 2012
16. Otsuka Y et al: A recurrent fibronectin glomerulopathy in a renal transplant patient: a case report. Clin Transplant. 26 Suppl 24:58-63, 2012
17. Satoskar AA et al: Characterization of glomerular diseases using proteomic analysis of laser capture microdissected glomeruli. Mod Pathol. 25(5):709-21, 2012
18. Brcić I et al: Fibronectin glomerulopathy in a 34-year-old man: a case report. Ultrastruct Pathol. 34(4):240-2, 2010
19. Castelletti F et al: Mutations in FN1 cause glomerulopathy with fibronectin deposits. Proc Natl Acad Sci U S A. 105(7):2538-43, 2008
20. Gemperle O et al: Familial glomerulopathy with giant fibrillar (fibronectin-positive) deposits: 15-year follow-up in a large kindred. Am J Kidney Dis. 28(5):668-75, 1996
21. Hildebrandt F et al: Glomerulopathy associated with predominant fibronectin deposits: exclusion of the genes for fibronectin, villin and desmin as causative genes. Am J Med Genet. 63(1):323-7, 1996
22. Strøm EH et al: Glomerulopathy associated with predominant fibronectin deposits: a newly recognized hereditary disease. Kidney Int. 48(1):163-70, 1995

特发性纤维样肾小球病

分叶状外观及无定形沉积物

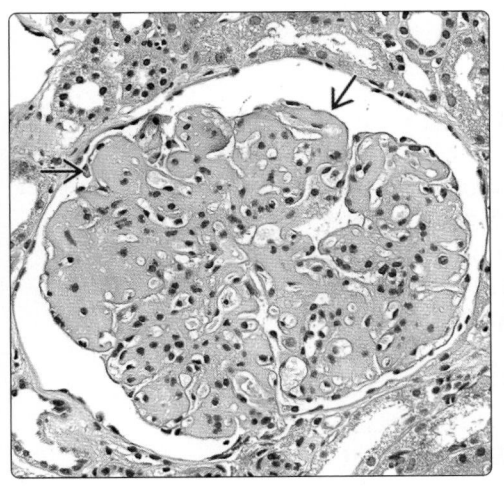

嗜品红色 FN 沉积物

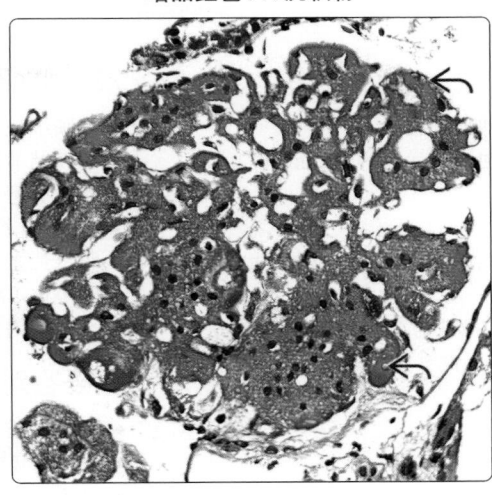

(左) 由于系膜区和毛细血管壁大量的 FN 沉积物使肾小球呈分叶状外观➡️，系膜细胞仅轻微增加

(右) 三色染色显示系膜区和上皮下 FN 沉积物呈红色➡️

银染色显示大量系膜区及内皮下沉积物

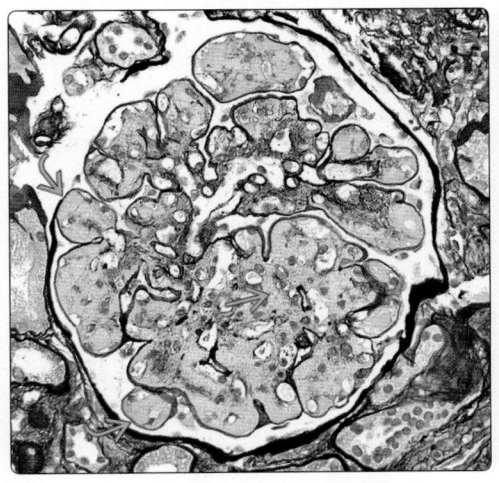

FN 肾小球病无免疫球蛋白沉积

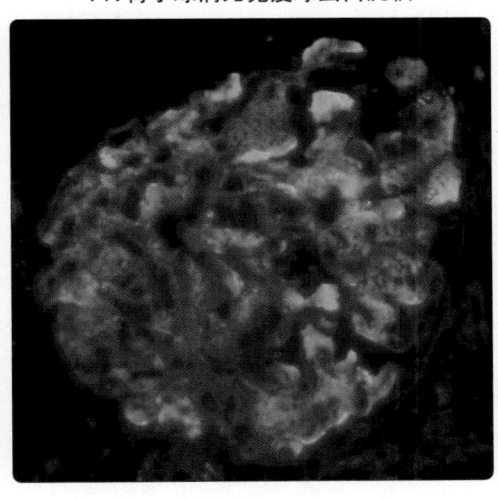

(左) 系膜区➡️和内皮下➡️见大量 FN 沉积物，这些沉积物六胺银染色阴性，与基底膜染色正好相反，未发现基底膜双轨证据

(右) FN 肾小球病通常无 Ig 和补体沉积，图示 IgM 呈节段弱阳性 (1+)，与 FN 弥漫强阳性 (3+) 截然不同

系膜区及内皮下 FN 沉积物

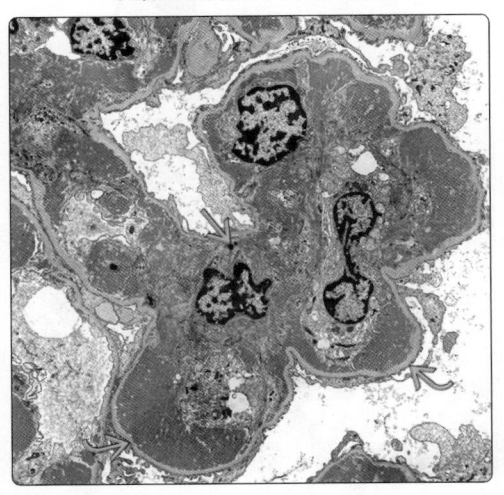

颗粒状 FN 沉积伴局灶原纤维形成

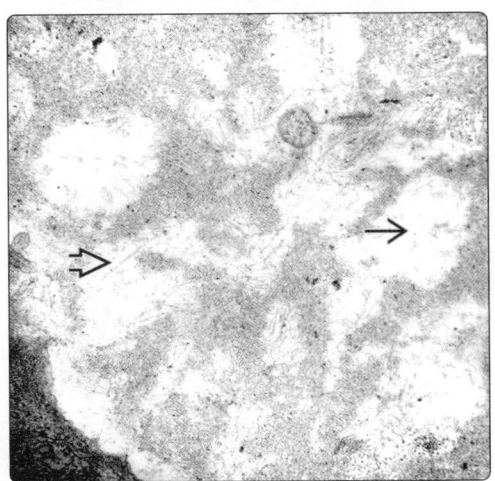

(左) FN 肾小球病电子致密沉积物粗大，主要位于系膜区➡️和内皮下➡️，邻近的毛细血管腔闭塞，细胞未见明显增多

(右) 电镜检查显示系膜区 FN 沉积物大多为颗粒状伴局灶原纤维样结构➡️，并可见散在的电子透亮区➡️

（刘仙花 译，余英豪 审）

要点

术语

- 1 型糖尿病：自身免疫破坏胰岛细胞
- 2 型糖尿病：由于肥胖和其他因素导致胰岛素抵抗

病因学/发病机制

- 血糖控制不当是糖尿病肾病（DN）最主要因素；可根据血红蛋白 A1c（HbA1c）判定
- 晚期糖基化终末产物（AGE）被认为与许多 DN 特征相关
- 涉及多个基因位点及基因多态性

临床特征

- 美国 ESRD 最常见的原因
- DN 通常发生在 1 型糖尿病诊断 10～15 年后，2 型糖尿病确诊时也常存在
- 微量白蛋白尿可预测肾功能缺失情况
- 1 型糖尿病中 DN 与糖尿病视网膜病相关

镜下特征

- 系膜细胞和基质增多
- 系膜结节性硬化（Kimmelstiel-Wilson 结节，KW 结节）
- 系膜溶解与微动脉瘤形成相关
- 肾小球（纤维蛋白帽，球囊滴）和微动脉透明样渗出
- 免疫荧光：GBM 线性 IgG 和白蛋白沉积
- 电镜：GBM 增厚出现在光镜改变前
  - 结节内含有细胞碎屑和基质

主要鉴别诊断

- 特发性结节性肾小球硬化
- 单克隆免疫球蛋白沉积病（MIDD）
- 膜增生性肾小球肾炎（MPGN）

诊断要点

- 糖尿病患者活检常显示合并其他肾疾病

结节性肾小球硬化

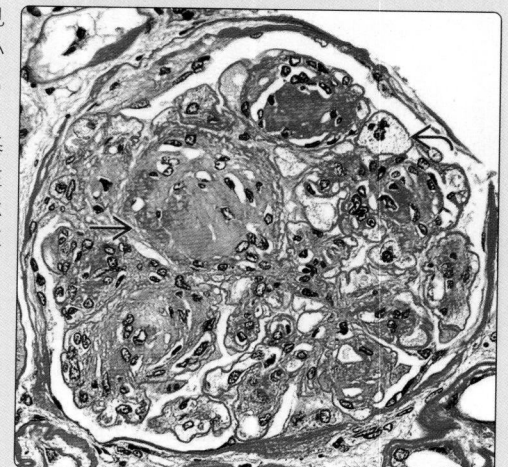

弥漫 GBM 增厚及系膜扩大

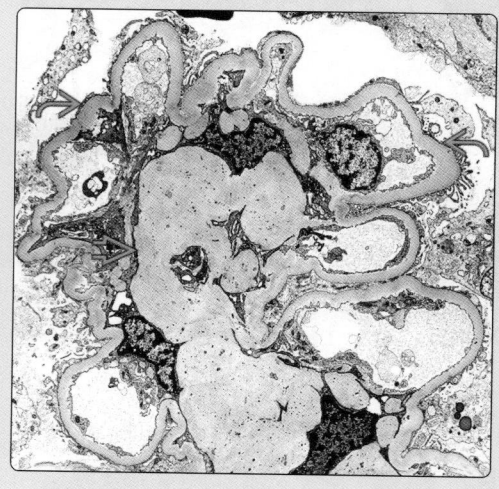

（左）已确诊 DN 病例，可见显著的 KW 结节 ➡，肾小球毛细血管腔大部分闭塞，偶见泡沫样细胞 ➡

（右）系膜区细胞正常，基质增加使系膜增宽 ➡，在 DN 可见 GBM 致密层因弥漫无定形物质沉积而增厚（>700nm）➡

球囊滴

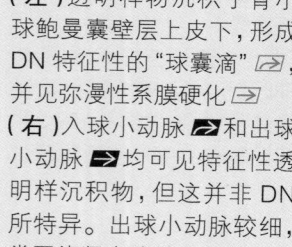

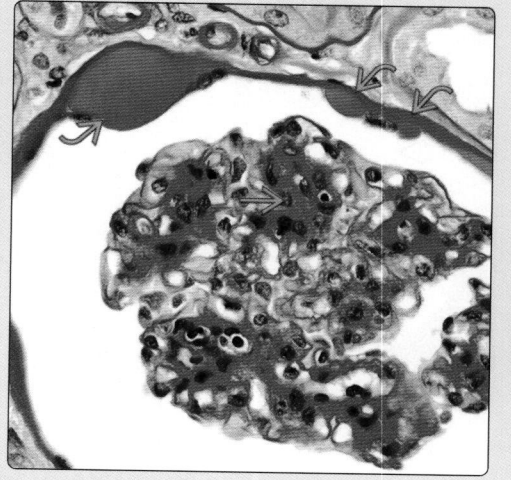

入球出球小动脉透明变性

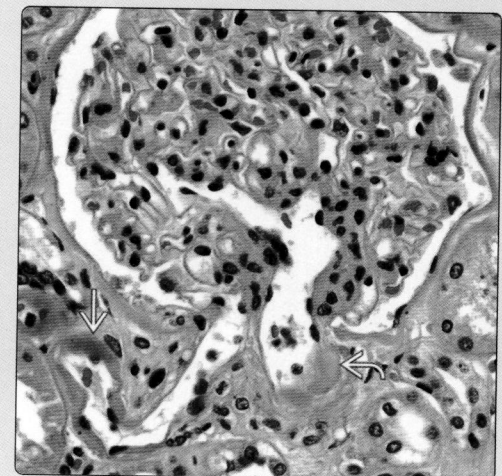

（左）透明样物沉积于肾小球鲍曼囊壁层上皮下，形成 DN 特征性的"球囊滴" ➡，并见弥漫性系膜硬化 ➡

（右）入球小动脉 ➡ 和出球小动脉 ➡ 均可见特征性透明样沉积物，但这并非 DN 所特异。出球小动脉较细，常围绕肾小球呈弯曲状

术语

缩写

- 糖尿病肾病(diabetic nephropathy, DN)

同义词

- 糖尿病肾小球硬化症

定义

- 由 1 型和 2 型糖尿病引起的肾脏疾病,表现包括 GBM 增厚、系膜基质增多、结节性肾小球硬化症、渗出性病变和小动脉透明变性

病因学/发病机制

糖尿病

- 1 型糖尿病:损害胰岛细胞的自身免疫性疾病
- 2 型糖尿病:与肥胖及其他因素相关的胰岛素抵抗
- 均可导致胰岛素缺乏和高血糖症
- DN 为多因素过程,但血糖控制不当是最重要的因素
  - DN 发生和持续需要高血糖状态
  - 清除高血糖状态如胰腺成功移植可使 DN 病变消退

高血糖症

- 由于蛋白质非酶性糖基化引起 AGE 积聚
  - 许多蛋白质受累,包括 GBM 胶原蛋白和其他基质蛋白
  - AGE 导致损伤和重塑
    - 促进蛋白质交联
    - 刺激生长因子(TGF-β、IGF、VEGF)合成,这些因子可引起细胞外基质生成增加
    - AGE 与细胞表面受体(RAGE)结合是细胞内氧化应激增加
    - 通过凋亡途径改变足细胞信号并引起足细胞减少
- 蛋白激酶 C 活化
  - 直接和经醛醇还原酶刺激,导致山梨糖醇产量、果糖和二酰基甘油增加
  - 基质生成增多
- 诱导线粒体电子传递链缺陷
  - 一氧化氮和超氧化物生成增加
  - 活性氧和氧化应激水平升高

遗传因素

- 遗传因素也许能解释与血糖控制无关的发生 DN 的不同风险因素
  - 研究发现,1 型和 2 型糖尿病患者其兄弟姊妹均存在发生 DN 高风险
  - 与多个基因位点和基因多态性相关
    - 肾素-血管紧张素系统基因,如血管紧张素转换酶、血管紧张素原、血管紧张素 II 的 1 型受体
    - 胰岛素抵抗[*ENPP1*、*PPARC2*、葡萄糖转运蛋白 1 (SLC2A1)、载脂蛋白 E(APOE)]
    - 超氧化物歧化酶 1(*SOD1*)、*CCRS*、*CNDP1* 基因

心血管/血流动力学因素

- 在早期糖尿病中发现肾小球高滤过促进细胞外基质积聚,增加 TGF-β1 表达
  - 糖尿病自动调节能力丧失导致肾小球趋于高滤过
  - 肾小球毛细血管压升高引起肾小球肥大
  - 调节 DN 进展
- 系统性高血压可通过血管紧张素 II 促进 DN 进展
  - 血管紧张素 II 能使出球小动脉优先收缩引起肾小球毛细血管渗透性增加
  - 血管紧张素 II 介导 TGF-β1 和 AGE 生成增加,刺激细胞外基质蛋白产生
- 内皮细胞功能障碍
  - 氧化和内质网应激导致

足细胞损伤和足细胞减少

- 原因包括氧化应激、AGE、脂肪酸、过氧化物酶体增殖物活化受体(PPAR-γ)
- 通过 WT-1 免疫染色检测
- 与蛋白尿相关

其他危险因素

- 吸烟、高脂血症、肥胖、低维生素 D

DN 小鼠模型

- 通常无法重现人 DN 结节性肾小球硬化
- 1 型糖尿病:胰岛细胞破坏
  - 链脲佐菌素诱发糖尿病(化学性)
  - NOD 小鼠(自身免疫)
- 2 型糖尿病:胰岛素抵抗
  - db/db 小鼠-瘦素受体缺陷
  - BTBR-ob/ob 小鼠
    - 瘦素缺陷+其他遗传易感性
    - 完整的病理学谱系,包括结节性 DN

临床特征

流行病学

- 发病率
  - 2022 年,美国有 11.3% 的人口被诊断出患有糖尿病(>90% 为 2 型)
  - 美国 ESRD 最常见的原因
  - 随糖尿病时间延长 DN 患病率增加
    - 约 15% 的 1 型糖尿病患者在 20 年后发展为 DN
    - 随着治疗水平的提高,发病率正在下降
- 种族
  - 黑人和美国原住民 2 型糖尿病患者 DN 发生风险较高
  - 生活在欧洲的亚裔 ESRD 的发病率高于当地欧洲白种人

表现

- 微量白蛋白尿为 DN 的最早表现
  - 定义白蛋白尿为 30～300mg/d(或肌酐单位 μmol/L)
    - 标准的尿试纸方法无法检出

- ○ 通常在患糖尿病后≥5 年发生
- ○ 预测肾功能丧失且与进展为 ESRD 有关
- 蛋白尿
  - ○ 尿蛋白>300mg/d 时尿试纸法可检出
  - ○ 出现明显肾病一般是在 1 型糖尿病患病 15 年后,而 2 型糖尿病刚确诊时即可存在
  - ○ 糖尿病中>80% 的患者 DN 与肾病综合征有关
- 肾功能减退
  - ○ 在 33% 的患者中发现了早期 DN 的独立表型,无论是否存在微量白蛋白尿
- 肾小球滤过率(GFR)增加
  - ○ 超滤和 DN 进展的指标
- 高血压
- 视网膜病变
  - ○ 与进展期 DN 相关
  - ○ 未进行荧光素血管造影可能会被遗漏
- 镜下血尿
  - ○ 与肾乳头坏死或肾结石有关
- 可发生急性肾盂肾炎和肾乳头坏死
- 活检中缺乏视网膜病和存在镜下血尿提示非糖尿病肾病

实验室检查

- Hb A1C 水平表示长期的血糖控制情况
- 胱抑素 C 监测早期肾功能下降

治疗

- 药物
  - ○ 严格控制血糖
    - 口服降糖药和胰岛素治疗
  - ○ 肾素-血管紧张素系统阻断剂
    - DN 中具有直接保护肾脏的作用
    - 血管紧张素转换酶抑制剂和血管紧张素 II 受体阻滞剂
  - ○ 治疗高血压和高脂血症
  - ○ SGLT2 抑制
- 肥胖者减肥

预后

- 疾病进展速度受复杂的遗传与环境因素和治疗干预等影响而变化
- DN 与高血压有关,并增加心血管疾病
- 移植肾 DN 可复发

糖尿病肾活检指征

- 糖尿病肾活检:约 1/3 显示 DN,1/3 显示其他肾脏疾病,1/3 显示 DN+其他肾脏疾病
- 快速肾功能减退、肾病综合征、既往有低水平蛋白尿的新发肾病综合征患者应进行肾活检

大体特征

一般特征

- 最初肾脏显示双侧增大

- ○ 后期肾脏可正常或轻度缩小
- 高血压肾病或肾盂肾炎可引起皮质瘢痕
  - ○ 肾锥体缺失提示肾乳头坏死

镜下特征

组织学特征

- 在 2 型糖尿病中,肾小球病分期不易清楚区分,而血管和肾小管间质病理相对更为晚期
- 肾小球
  - ○ 肾小球肿大是最早的光镜改变
    - ×400 视野下肾小球直径>50%(220μm)
  - ○ 系膜细胞增生和硬化
    - 早期弥漫系膜细胞增生
    - 系膜基质增多伴 IV 和 VI 型胶原、层粘连蛋白和纤连蛋白积聚
  - ○ GBM 弥漫增厚只有在光镜≥×4 的视野下才能被检出
    - 如果 GBM 双轨是否>10% 是进展为 ESRD 的危险因素
  - ○ 结节性硬化(KW 结节)
    - 无细胞性基质中心的圆形系膜结节,周围有系膜细胞核
    - 结节周围系膜溶解和微动脉瘤形成
    - PAS 和六胺银染色阳性,刚果红阴性
    - 每个肾小球横切面常为 1 个或 2 个,且不规则分布
    - 进行性系膜硬化会导致毛细血管腔闭塞伴节段或球性硬化
    - 由 Paul Kimmelstiel 和 Clifford Wilson 于 1936 年在尸检病例中描述,他们发现所有 7 例患者均有糖尿病临床病史
    - 在非糖尿病中发现此病变与高血压、吸烟和代谢综合征有关
  - ○ 微动脉瘤
    - 系膜溶解与毛细血管腔融合和微动脉瘤形成有关
    - 偶尔可见碎裂性红细胞
    - 血栓罕见
    - 约 60% 病例有 GBM 双轨
  - ○ 肾小球毛细血管壁透明样沉积物(纤维蛋白帽):PAS(+),六胺银染色阴性
  - ○ 壁层上皮细胞与鲍曼囊间透明样沉积物(球囊滴)
    - 可能为血浆蛋白从血管极浸渍鲍曼囊
    - DN 特征性改变,但非特异性
  - ○ 节段肾小球硬化
    - 可能由足细胞缺失和 GBM 裸露引起
    - 毛细血管袢与鲍曼囊粘连
    - 小管极病变可导致无小管性肾小球出现
  - ○ 进展性 DN 可导致球性肾小球硬化增加
    - 大量透明样沉积物使硬化性肾小球增大
  - ○ 无炎症性改变(中性粒细胞、坏死)
  - ○ 新月体罕见
    - 对重度蛋白尿的不寻常反应

- 足细胞损伤引起上皮增生可酷似新月体形成
- 肾小管
  - 重度蛋白尿患者近端小管可见明显的蛋白重吸收和脂滴
  - 晚期 DN 可见肾小管萎缩和间质纤维化进行性加重
  - 由于大量胶原蛋白沉积使 TBM 增厚
    - 萎缩和非萎缩肾小管均可见 TBM 增厚
  - 急性糖尿病酮症酸中毒，近端小管含有丰富透明样糖原空泡
- 间质
  - 约 40% 可见明显的嗜酸性粒细胞浸润，类似于药物性间质性肾炎
    - 与纤维化程度有关，而非药物治疗引起
  - 明显中性粒细胞浸润或中性粒细胞管型提示急性肾盂肾炎
    - 间质偶见中性粒细胞浸润不一定代表急性肾盂肾炎
- 动脉
  - 动脉，包括小叶间和弓形动脉出现内膜弹力纤维增生
  - 严重 DN 病例小动脉可见典型动脉粥样硬化伴脂质沉积
- 小动脉
  - 微动脉透明变性
    - 末端小叶间动脉和微动脉可见透明样物（血浆蛋白）沉积
    - 内膜、中膜或透壁性沉积
    - 微动脉透明变性使管腔闭塞，导致下游肾小球缺血性塌陷及硬化
  - 出球小动脉和入球小动脉均受累
    - 出球小动脉透明变性强烈提示 DN，但非病征性的
  - 微动脉透明变性与肾小球病相关

辅助检查

免疫荧光

- IgG 和白蛋白在 GBM 和 TBM 呈弥漫线性沉积（≥2+）
  - 增厚及异常基底膜上非免疫性捕获性蛋白沉积
  - 与单克隆免疫球蛋白沉积病（MIDD）相比，轻链无特异性沉积
  - IgG 线性沉积类似于抗 GBM 肾炎
  - 疾病进展的强独立危险因素
    - 明显的 IgG1 和 IgG2 染色与 GBM 增厚和结节形成有关
- 节段瘢痕和浸渍性病变显示非特异性 IgG 和 C3 沉积
- 无特异性免疫复合物沉积，除非合并肾小球肾炎
- 肾小管蛋白重吸收滴白蛋白或其他血浆蛋白染色阳性

电镜

- 电镜上最早的变化为弥漫 GBM 增厚
  - 在其他地方看似正常的 GBM 弥漫增厚
    - 近微动脉瘤部位的基底膜节段变薄
    - 通常厚度 >600nm
    - 即使没有蛋白尿也存在
- 系膜基质沉积增加
  - 典型胶原蛋白的微细原纤维（纤维病；10nm 厚）

- 系膜硬化周围可见透亮区（系膜溶解）
- 结节含有细胞碎片，但没有无定形免疫复合物沉积
- 足细胞足突消失是可变的
  - 通常较其他原因导致的重度蛋白尿如微小病变性肾病（MCD）要轻
- 系膜硬化周围可见透明灶，与系膜溶解吻合
- 肾小球和微动脉内渗出性病变为电子致密物，呈透亮区与基底膜样颗粒混杂状
- TBM 增厚及分层

免疫组化

- WT1 免疫染色可用于判断足细胞减少
- DN 系膜区和结节中肾连蛋白（nephronectin）表达增加 vs. 其他肾小球病

鉴别诊断

MIDD

- 免疫荧光染色显示弥漫 κ 链或 λ 链沉积，少数病例可见重链沉积
- 电镜下系膜区、GBM 和 TBM 内可见细小颗粒状沉积物
- MIDD 中系膜结节通常大小均一，且六胺银染色中有少量基质成分

MPGN

- GBM 双轨明显（vs. 糖尿病）
- 免疫荧光和电镜可见免疫复合物和/或 C3 沉积

特发性结节性肾小球硬化

- 肾小球病理在各方面均类似于 DN，但患者无糖尿病临床病史
- 与吸烟、高血压、肥胖和葡萄糖代谢损害相关，但患者不符合糖尿病的诊断标准
- DN 中系膜基质增多先于结节性硬化出现

淀粉样变性

- 淀粉样结节刚果红染色阳性，银染色阴性
- 电镜下原纤维直径 8~12nm

纤维样及免疫触须样肾小球肾炎

- 免疫荧光显示系膜区及毛细血管壁颗粒状 IgG 和 C3 沉积，有时伴轻链限制
- 原纤维特征性超微结构：20~30nm（纤维样）或微管 20~90nm（免疫触须样）
- 罕见结节状；可有弥漫增生或膜增生模式

DN 合并其他肾小球疾病

- 33% 的 DN 活检合并有其他肾小球疾病
  - 膜性肾病
    - 肾小球毛细血管壁见 IgG 和 C3 沉积
    - 电镜可见 GBM "钉突" 和上皮下沉积物

糖尿病肾小球病分类

级别	名称	定义	5 年肾生存率
I	孤立性 GBM 增厚	女性患者 GBM 厚度＞395nm，男性＞430nm；年龄≥9 岁	100%
II	系膜扩大	＞25% 的系膜区系膜基质宽度＞2 个系膜细胞核	（参见 IIa 和 IIb）
IIa	轻度系膜扩大	平均系膜面积＜毛细血管腔	88%
IIb	重度系膜扩大	平均系膜面积＞毛细血管腔	53%
III	结节性硬化（KW 病变）	≥1 个明确的 KW 病变	36%
IV	晚期糖尿病肾小球硬化	＞50% 的肾小球出现球性硬化；任何 I～III 级病变	21%

Tervaert et al: Pathologic classification of diabetic nephropathy. J Am Soc Nephrol 21：556, 2010; Mise et al: Renal prognosis a long time after renal biopsy on patients with diabetic nephropathy. Nephrol Dial Transplant 29：109, 2014.

○ IgA 肾病
- 肾小球显性 IgA 沉积
- 广泛系膜区电子致密沉积物
○ 感染相关性肾小球肾炎
- 弥漫毛细血管内增生和渗出性肾小球肾炎
- GBM 见明显颗粒状 C3±IgG 沉积
- 电镜下见系膜区沉积物和上皮下"驼峰"
○ 金黄色葡萄球菌相关肾小球肾炎伴 IgA 沉积
- 糖尿病风险因素
○ MCD
- 肾病综合征突然发作提示 MCD
- 足突弥漫消失，而 DN 常为局灶足突消失
○ 塌陷性肾小球病
- 见于 5% 的 DN 活检；CK18（+）、CK19（+）
- 75% 在活检后 7 个月内出现 ESRD

诊断要点

临床相关病理特征

- DN 分类
  ○ 肾小球分类与肾存活率相关
  ○ 多项研究显示，间质纤维化/肾小管萎缩程度具有独立的预后价值，而非肾小球分类
  ○ DN 日本分类结合肾小球、肾小管间质和血管改变来预测肾脏结局
- 严重系膜硬化、球性肾小球硬化、间质纤维化与疾病进展和肾功能下降相关
- 中性粒细胞管型及间质性粒细胞浸润提示应进行尿培养评估
- GBM 厚度＞787nm=ESRD 风险增加两倍
- GBM 双轨（＞10% 毛细血管）是 ESRD 增加 3 倍的独立危险因素

病理解读要点

- 球性硬化肾小球出现明显的透明样渗出提示 DN

- 糖尿病患者活检常显示其他肾病改变，因为典型的 DN 表现在活检中并不常见
- 糖尿病中常见的肾小管间质疾病有急性肾小管损伤、小管间质性肾炎、肾盂肾炎和草酸性肾病（通常是肠病性）
- DN 中间质嗜酸性粒细胞浸润常见，并不一定提示肾小管间质性肾炎

参考文献

1. Prasad N et al: Non-diabetic kidney disease in type 2 diabetes mellitus: a changing spectrum with therapeutic ascendancy. J Clin Med. 12(4), 2023
2. Tang X et al: IgG subclass deposition in diabetic nephropathy. Eur J Med Res. 27(1):147, 2022
3. Tuttle KR et al: Molecular mechanisms and therapeutic targets for diabetic kidney disease. Kidney Int. 102(2):248-60, 2022
4. Zhou T et al: Clinical and histological predictors of renal survival in patients with biopsy-proven diabetic nephropathy. Kidney Dis (Basel). 8(1):93-101, 2022
5. Chandragiri S et al: A clinicopathological study of 267 patients with diabetic kidney disease based on the Renal Pathology Society - 2010 classification system. Indian J Nephrol. 30(2):104-9, 2020
6. García-Martín F et al: When to perform renal biopsy in patients with type 2 diabetes mellitus? Predictive model of non-diabetic renal disease. Nefrologia. 40(2):180-9, 2020
7. Khan FN et al: Outcomes of kidney transplantation using deceased donors with history of diabetes. Clin Transplant. 34(2):e13775, 2020
8. Zhang J et al: Implications of immunoglobulin G deposit in glomeruli in Chinese patients with diabetic nephropathy. J Diabetes. 12(7):521-31, 2020
9. Fan Y et al: Comparison of kidney transcriptomic profiles of early and advanced diabetic nephropathy reveals potential new mechanisms for disease progression. Diabetes. 68(12):2301-14, 2019
10. Löwen J et al: Herniation of the tuft with outgrowth of vessels through the glomerular entrance in diabetic nephropathy damages the juxtaglomerular apparatus. Am J Physiol Renal Physiol. 317(2):F399-410, 2019
11. Stefan G et al: Histologic predictors of renal outcome in diabetic nephropathy: beyond renal pathology society classification. Medicine (Baltimore). 98(27):e16333, 2019
12. Truong LD et al: Kidney donors with diabetes: renal biopsy findings at time of transplantation and their significance. Transplant Direct. 5(7):e465, 2019
13. Yamakawa T et al: Glomerular basement membrane duplication is a predictor of the prognosis of diabetic nephropathy in patients with type 2 diabetes. Clin Exp Nephrol. 23(4):521-9, 2019
14. Hoshino J et al: A new pathological scoring system by the Japanese classification to predict renal outcome in diabetic nephropathy. PLoS One. 13(2):e0190923, 2018
15. Kritmetapak K et al: Clinical and pathological characteristics of non-diabetic renal disease in type 2 diabetes patients. Clin Kidney J. 11(3):342-7, 2018
16. Dai DF et al: Interstitial eosinophilic aggregates in diabetic nephropathy: allergy or not? Nephrol Dial Transplant. 30(8):137-6, 2015

系膜细胞增生

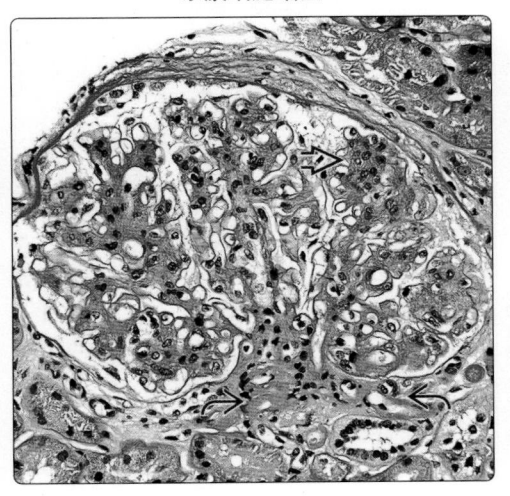

系膜硬化

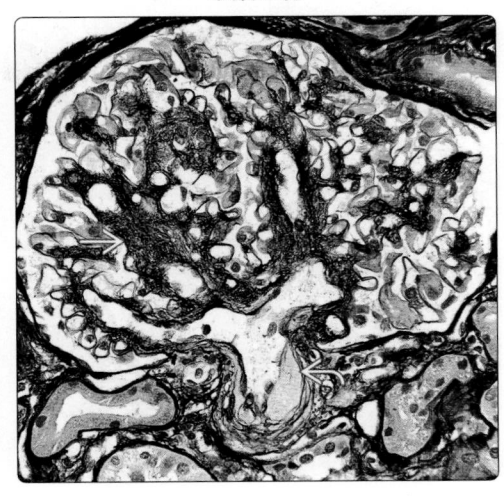

（左）肾小球增大，伴弥漫系膜硬化和细胞增生➡️，可见 DN 特征性轻度微动脉透明变性，主要位于入球和出球肢➡️

（右）DN 中度系膜硬化在六胺银染色下非常突出➡️，GBM 轻度增厚，尽管这在电镜下观察最佳。微动脉透明变性位于血管极➡️

KW 结节

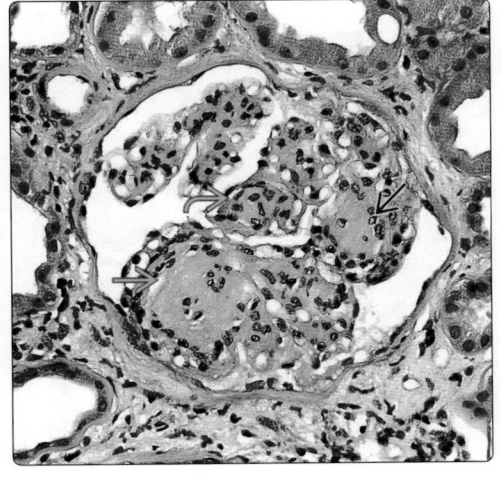

TBM 增厚

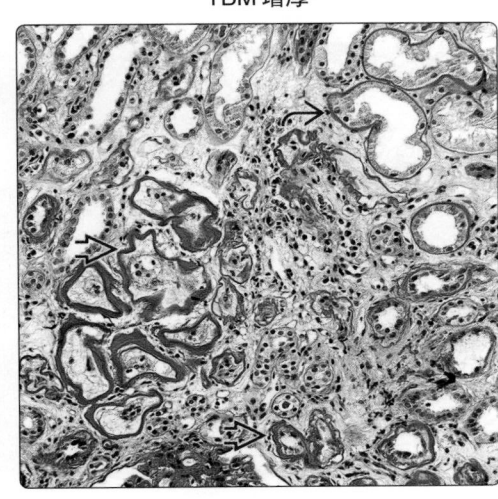

（左）典型的 KW 结节➡️为外周有拉长的系膜细胞核➡️的寡细胞中心，由毛细血管包绕。灶性系膜细胞增生➡️可能代表前驱病变

（右）大量细胞外基质沉积导致萎缩性肾小管➡️或非萎缩性肾小管➡️ TBM 增厚，并可见轻度间质炎症（PAS 染色）

急性间质性肾炎

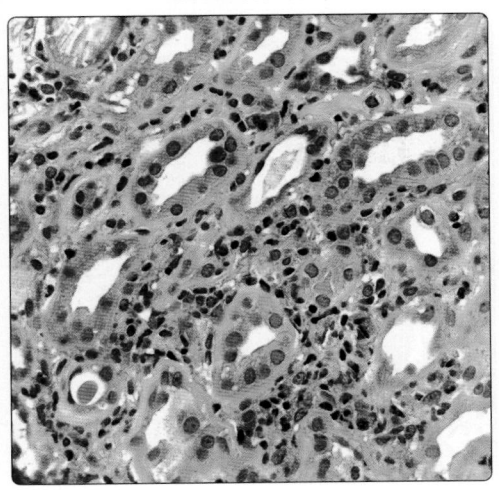

Armanni-Ebstein 病变

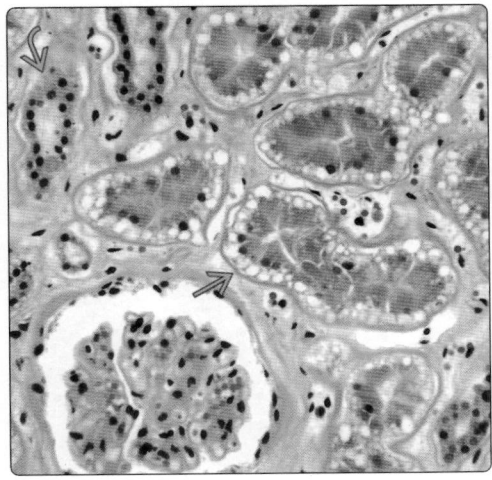

（左）DN 患者活检常可见伴有嗜酸性粒细胞的间质炎症，系统研究并未发现与药物治疗相关，仅与间质纤维化和肾小管萎缩相关

（右）Armanni-Ebstein 病变是糖尿病酮症酸中毒的特征，这例尸检病例显示近端小管含有脂质的基底空泡➡️，而远端小管正常➡️，这可能是不明死因的法医学线索（Courtesy C.Hebert, MD & R.Tanenberg, MD.）

系膜结节银染弱着色

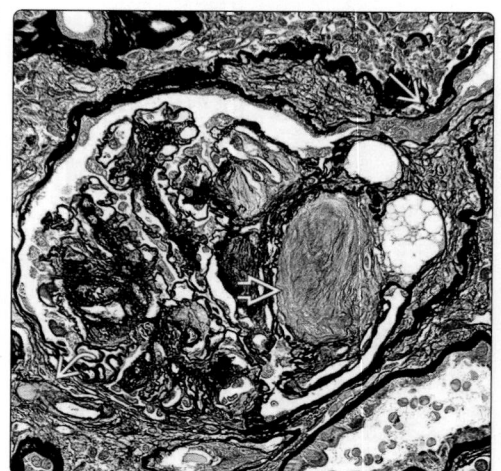

系膜区胶原沉积

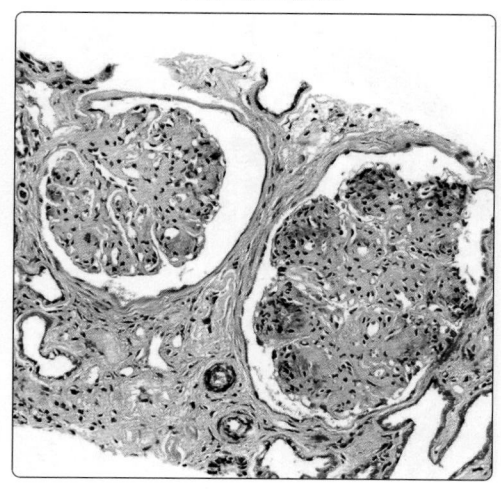

（左）肾小球可见大的 KW 结节 ➡️ 伴弥漫系膜硬化，这是晚期 DN 的典型特征，血管极可见微动脉透明变性 ➡️，小管极粘连 ➡️ 可能导致出现无小管性肾小球

（右）DN 系膜结节胶原三色染色，58 岁女性肾病综合征患者，可见许多 KW 结节，酷似 MPGN，但未见 GBM 双轨

系膜溶解及动脉瘤形成

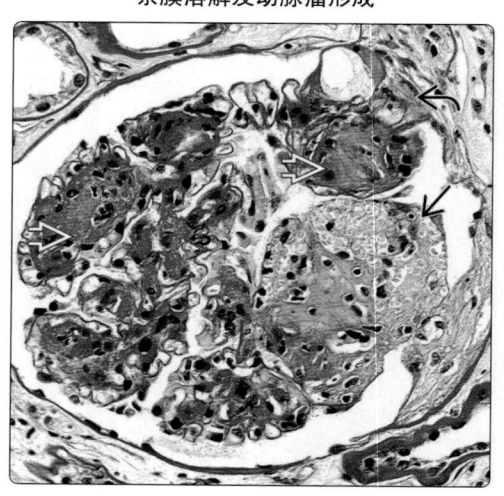

系膜溶解

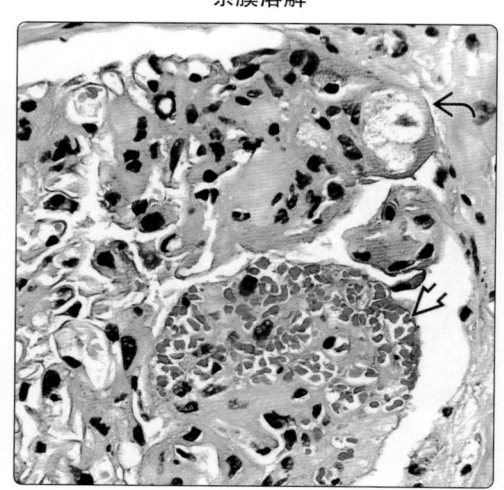

（左）晚期 DN 显示弥漫结节性肾小球硬化 ➡️、GBM 和 TBM 增厚，在 KW 结节周围可见系膜溶解 ➡️ 及节段性球囊粘连 ➡️

（右）DN 病例 KW 结节周围可见系膜溶解 ➡️ 及红细胞嵌入，这种系膜基质溶解常导致微动脉瘤形成，邻近的毛细血管腔内可见泡沫细胞 ➡️

微动脉瘤

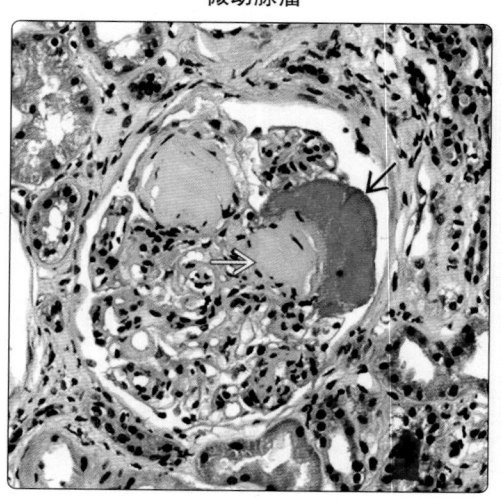

晚期结节性肾小球硬化

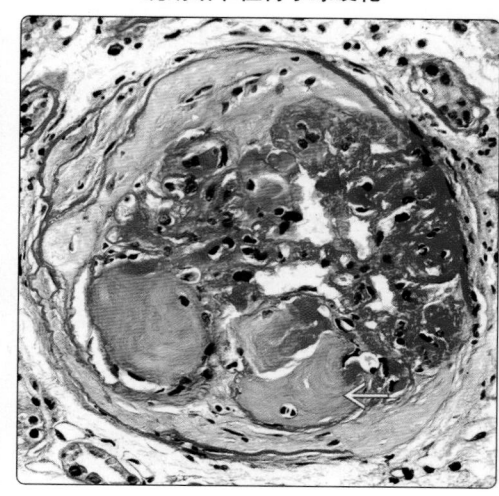

（左）毛细血管形成微动脉瘤 ➡️ 并覆盖于一系膜结节上 ➡️，可能为微动脉瘤的血栓和机化结构，与结节形成有关

（右）随着足细胞、内皮细胞和系膜细胞的消失，结节逐步成为无细胞性结节，结节中可见模糊的分层，提示反复发生损伤和机化 ➡️

线性 IgG 染色

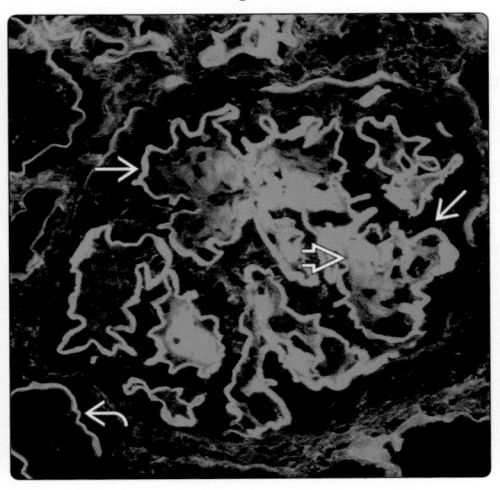

结节性肾小球硬化

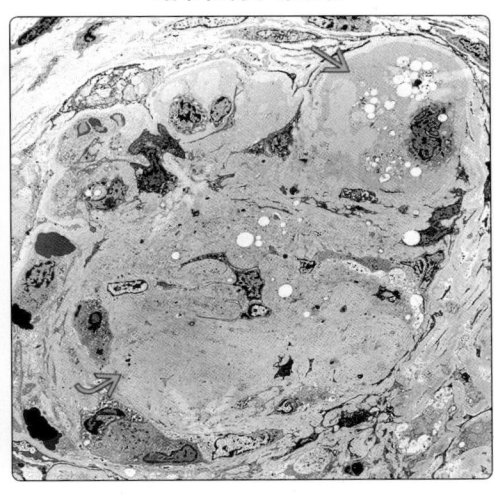

（左）糖尿病肾病中可见 IgG 沿 GBM ➡ 和 TBM ➡ 呈弥漫线样沉积，这是由于病变的基底膜非免疫捕获免疫球蛋白引起，不应与抗 GBM 肾炎混淆。与抗 GBM 肾炎不同，白蛋白染色亦相似，且可见结节着色 ➡

（右）晚期 DN 显示结节状肾小球硬化 ➡、毛细血管透明样物质积聚 ➡ 及球性硬化，GBM 增厚和结节为 DN 的唯一线索

弥漫 GBM 增厚

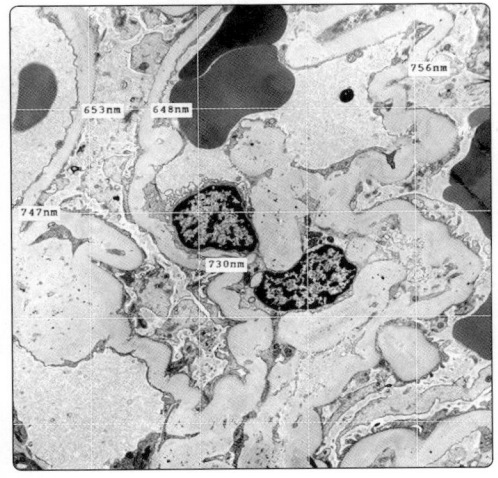

毛细血管内白细胞

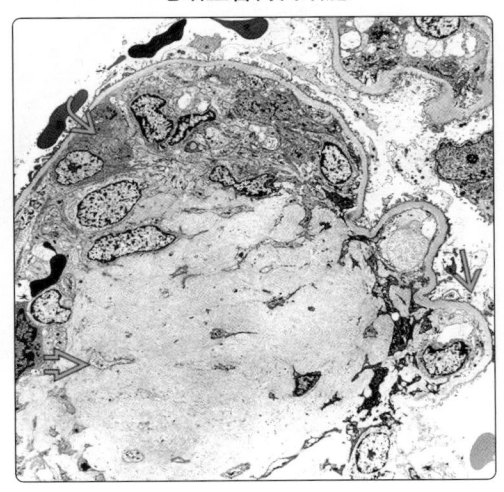

（左）52 岁男性糖尿病患者，蛋白尿 9g/d，肌酐 229.8μmol/L，活检显示 GBM 明显增厚，足突广泛消失。DN 足突消失常不广泛

（右）结节性系膜扩大 ➡ 为 DN 的特征，毛细血管腔 ➡ 被系膜 KW 结节和循环炎症细胞闭塞，即便是严重蛋白尿，足细胞足突仅局灶消失 ➡

原纤维样系膜基质

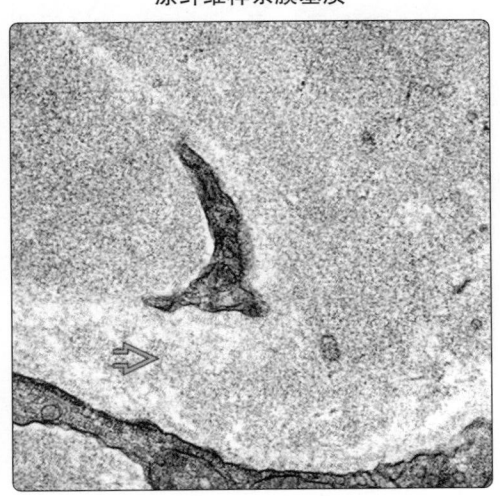

微动脉透明变性

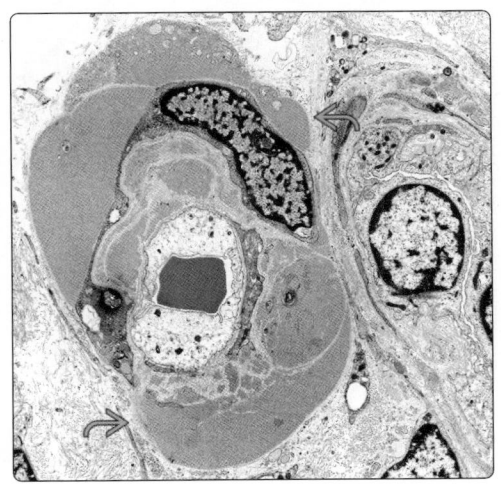

（左）有时系膜内可见明显的系膜基质纤维 ➡（称为糖尿病纤维变性），这些纤维直径约 10nm，不是由免疫球蛋白或淀粉样蛋白组成

（右）微动脉透明变性 ➡ 是 DN 的特点之一，系血浆蛋白渗入内皮下并替代平滑肌细胞。有作者认为出球微动脉受累为 DN 所特异，尽管它可能只是反映比较严重的透明变性

糖尿病肾小球病 I 级

I 级

（左）I 级病变，显示系膜正常，微动脉正常 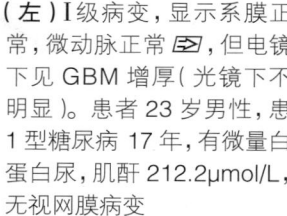，但电镜下见 GBM 增厚（光镜下不明显）。患者 23 岁男性，患 1 型糖尿病 17 年，有微量白蛋白尿，肌酐 212.2μmol/L，无视网膜病变

（右）I 级病变，电镜下可见 GBM 增厚，为 350～750nm，平均约 500nm（正常 GBM 上限：男性为 430nm，女性为 395nm）。患者为 23 岁男性 1 型糖尿病，其足细胞正常

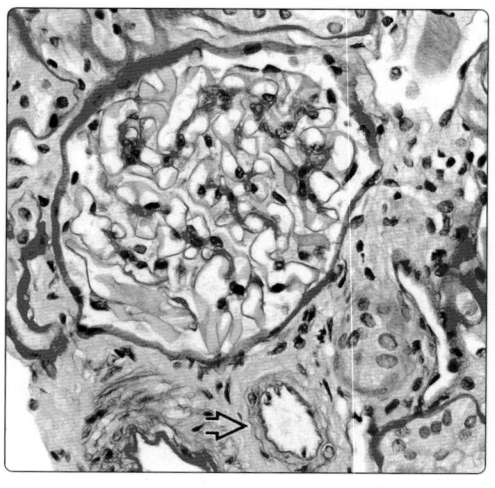
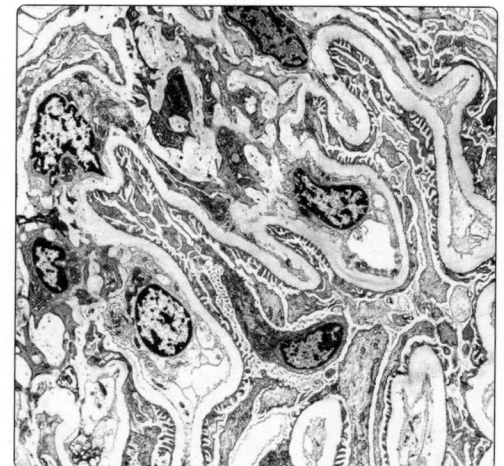

IIa 级

IIb 级

（左）IIa 级，可见轻度系膜硬化，系膜宽度＜肾小球毛细血管平均直径，在不同观察者之间，IIa 和 IIb 级观察的重复性差。II 级病变要求无结节存在，且球性硬化的肾小球＜50%

（右）IIb 级，可见严重系膜硬化，系膜宽度＞肾小球毛细血管的平均直径（PAS 染色）

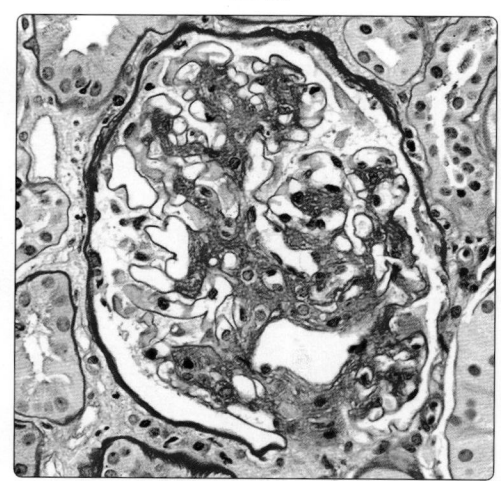

III 级

IV 级

（左）III 级出现结节性糖尿病肾小球硬化（KW 病变），可见 2 个系膜结节 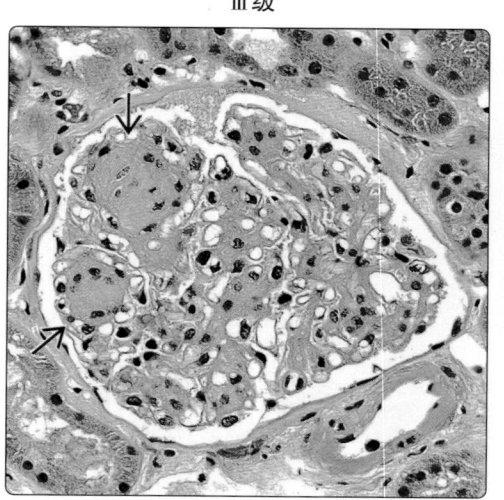，其中包含位于周边的系膜细胞，这些细胞被一圈毛细血管袢包绕。III 级病变球性硬化肾小球可能不超过 50%（＞50% 为 IV 级）

（右）IV 级为晚期糖尿病肾小球硬化，球性硬化肾小球＞50%，患者 53 岁男性，有 15 年 2 型糖尿病病史（PAS 染色）

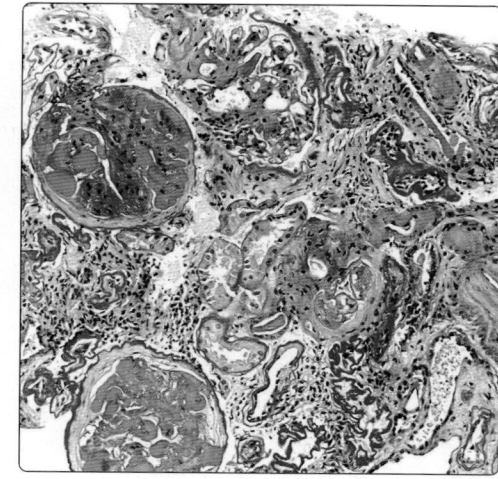

糖尿病及其相关肾脏疾病

合并微小病变性肾病

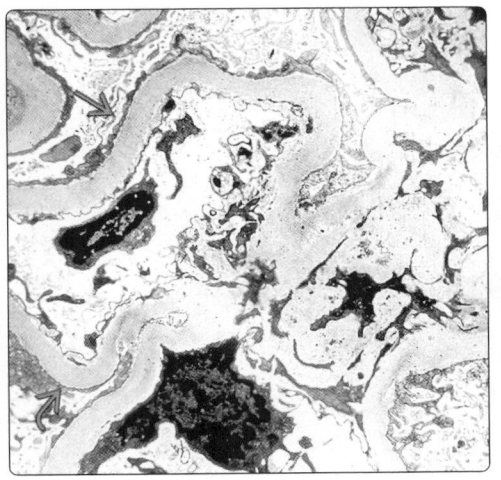

糖尿病合并薄基底膜肾病

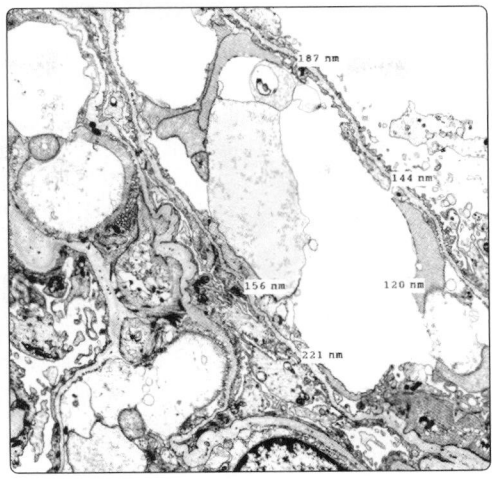

（左）51 岁糖尿病患者，被黄蜂叮咬 2 周后出现溶血性贫血和肾病综合征，肾活检诊断为微小病变性肾病，显示足细胞广泛消失 ➡，比普通型 DN 更为广泛，GBM 呈弥漫增厚 ➡

（右）48 岁女性薄基底膜肾病（TBMD）患者，有 2 型糖尿病病史 10 年，有镜下血尿和轻度蛋白尿（400mg/d），肌酐 61.9μmol/L。在 TBMD 中，糖尿病未必都出现 GBM 增厚

合并 ANCA 疾病

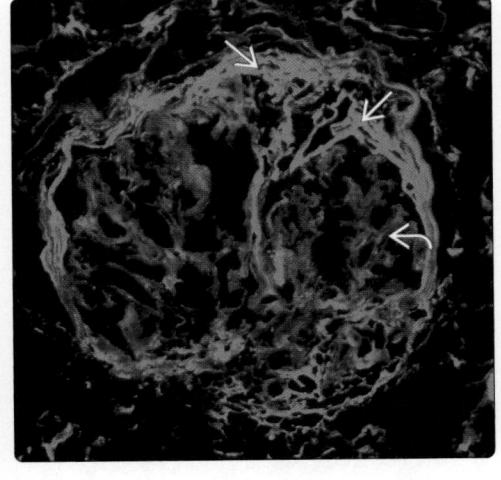

合并 IgA 肾病

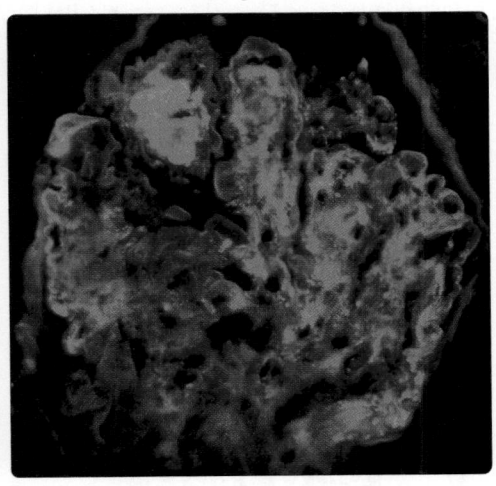

（左）69 岁女性糖尿病伴 c-ANCA 阳性患者，KW 结节 ➡ 周围的新月体纤维蛋白染色阳性 ➡。该患者为 DN 合并寡免疫性肾小球肾炎

（右）结节性 DN 合并 IgA 肾病，显示系膜区颗粒状 IgA 沉积，该患者有长期的镜下血尿病史，这在无并发的 DN 中并不多见

合并塌陷性肾小球病

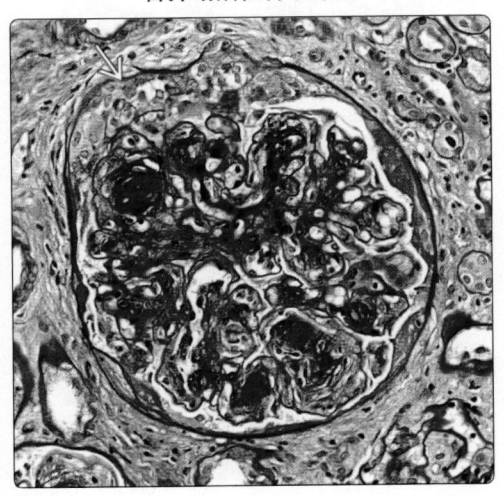

塌陷性肾小球病（CK19 染色）

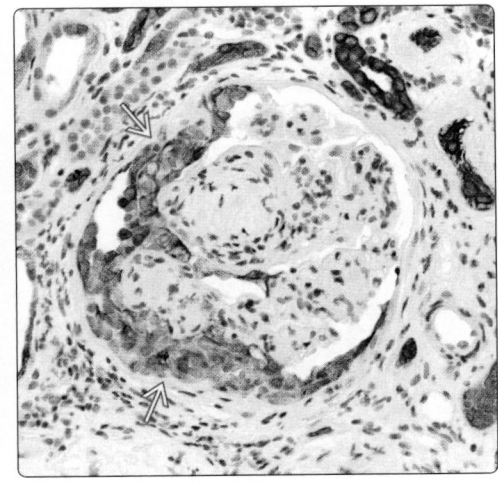

（左）在糖尿病患者活检中约 5% 可见塌陷性病变 ➡，预后不良。鲍曼囊内上皮细胞增生形似新月体，但桥接于 GBM。实际上塌陷并不明显，可能与增厚的 GBM 有关

（右）糖尿病中塌陷病变 ➡ 通常显示细胞角蛋白阳性，类似于壁层上皮细胞而明显不同于足细胞。壁层细胞被认为桥连于 GBM，以替代消失的足细胞

（刘仙花 译，余英豪 审）

要 点

术语

- 肥胖相关肾小球病（ORG）指体重指数≥30kg/m² 的肥胖患者出现的肾小球大和适应性局灶节段性肾小球硬化症（FSGS）

病因学/发病机制

- 相对于肾脏大小的体重增加
- 肾小球性高血压和超滤
- 节段性硬化主要发生在肾小球门部区

临床特征

- 中年人（通常 35～45 岁）最常见
- 缓慢进行性蛋白尿：>90% 为亚肾病
- ORG 患者中肾脏 5 年存活率 75%，10 年 50%

镜下特征

- 肾小球增大，肾小球横截面积和体积增加
- 节段性肾小球硬化
- 肥大区扩大的复杂性肾小管轮廓

辅助检查

- 电镜
  - GBM 增厚和系膜硬化
  - 部分或节段性足突消失

主要鉴别诊断

- 原发性 FSGS
- 其他继发性 FSGS
- 糖尿病肾病

诊断要点

- 肾小球增大
- 门部节段性硬化
- 肾小管肥大
- GBM 增厚和节段性足突消失

ORG 肾小球增大

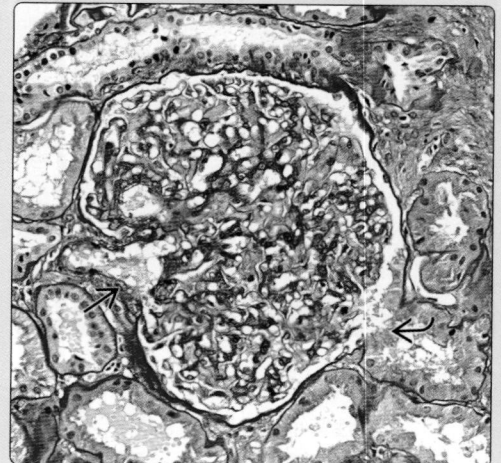

肾小球增大

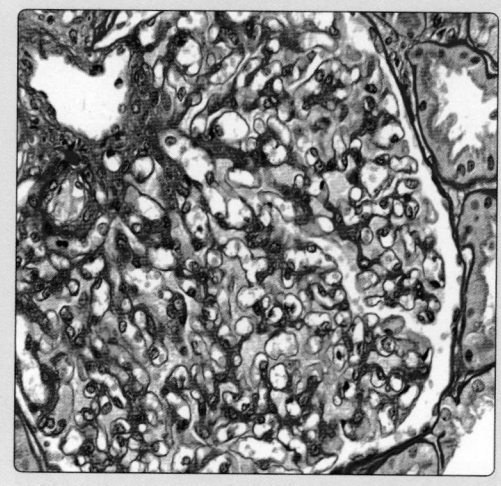

（左）26 岁女性，体重指数（BMI）49.5kg/m²，显示肾小球增大伴轻度系膜扩张，但没有细胞增生，为 ORG 典型特征，肾小球门部 ➡ 和尿极 ➡ 均存在

（右）这个肾小球超过 ×40 高倍视野的 1/2，提示肾小球增大。GBM 多增厚，并见轻度系膜扩张，毛细血管腔开放，细胞数正常

门部节段性硬化

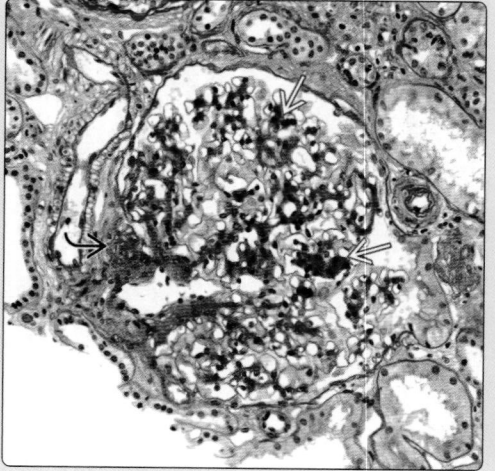

门部节段性硬化延伸

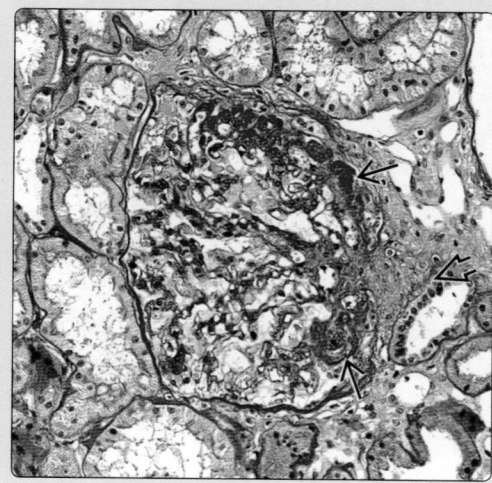

（左）33 岁肥胖男子，蛋白尿 2g，肾小球近门部或血管极见节段性硬化 ➡，并见轻度系膜细胞增生 ➡，这可能是靠近门部横切面的影响

（右）60 岁男性，BMI 为 35.4kg/m² 并伴有蛋白尿，显示肾小球增大，在肾小球门部两侧均可见透明变性 ➡，上方的节段性透明变性区与鲍曼囊广泛粘连。图中还可见致密斑和肾小球旁器 ➡

术语

缩写

- 肥胖相关肾小球病（obesity-related glomerulopathy，ORG）

定义

- ORG 是指体重指数（BMI）≥30kg/m² 的肥胖患者出现的肾小球增大和继发性适应性 FSGS
- 代谢综合征指同时存在肥胖与 2 型糖尿病（T2DM）和心血管疾病的代谢危险因素
  - 代谢危险因素包括
    - 腹部肥胖（腰臀比增加）
    - 高血糖
    - 血脂异常
    - 高血压

病因学/发病机制

代谢紊乱

- BMI 因脂肪组织堆积而增加
  - BMI=体重（kg）/身高（m²）；正常 =18.5～25.0kg/m²
- 肥胖对人体循环、内分泌和呼吸等功能都有影响
- 循环
  - 体重增加与血容量增加有关
  - 引起肾脏血液和血浆流量增加，并增加肾小球滤过率（GFR）
    - 在 BMI<30kg/m² 时即可开始发生
  - 肾小球性高血压系因毛细血管血流和液压增加引起
  - 引起超滤（滤过分数 =GFR/肾血浆流量增加）
  - 肾小球体积和基质合成，以及肾小管体积适应性增加
  - 足细胞密度降低
    - 足细胞切应力延长引起黏附性丧失和剥脱
  - 粘连形成并引起节段性硬化
  - 节段性硬化主要发生在肾小球门部
    - 肾小球液压最高处位于入球小动脉附近
  - 进展为球性硬化
- 内分泌
  - 脂肪组织具有内分泌功能，分泌脂肪因子
    - 其中包括瘦素、内脂素和配体
  - 小鼠肾脏内皮细胞和系膜细胞存在瘦素受体
    - 可能影响 GBM 和系膜基质合成
    - 也有一些促纤维化作用的证据
  - 肥胖对内分泌的其他影响包括
    - 高血糖和高胰岛素血症
      - □ >90% 的 T2DM 患者有肥胖症
      - □ 约 1/3 的肥胖者有 T2DM
    - 生长激素和胰岛素样生长因子水平升高
- 呼吸
  - 阻塞性睡眠呼吸暂停
    - 间歇性缺氧激活肾脏交感神经系统

- 激活肾素 - 血管紧张素醛固酮系统
- 促进超滤过、肾小球性高血压和钠和水潴留

肾小球超滤的后果

- 结构变化先于功能变化
  - 肾单位肥大或肾脏肥大
    - 肾小球和肾小管肥大
    - 进行性肾小球硬化、间质纤维化和肾小管萎缩
- 生理学
  - 白蛋白尿（>500mg/d）
  - 缓慢进行性蛋白尿
  - 蛋白尿可逐渐达到肾病范围（>3.5g/24h）
  - 肾脂质积聚的可能机制尚不清楚

临床特征

临床表现

- 35～45 岁年龄最常见
- 也可见于儿童和老年人
- ORG 可无明显的临床疾病
- 缓慢进行性蛋白尿：亚肾病性>90%
- 约 10% 有肾病范围蛋白尿，但肾病综合征罕见（<5%）
- 糖尿病肾病对代谢综合征中蛋白尿有影响

治疗

- 减轻体重可引起蛋白尿明显减轻
  - 蛋白尿减轻与体重减轻成正比
  - 低热量饮食期内蛋白尿可减轻
    - 可在 GFR 不变的情况下出现
- 阻断肾素血管紧张素系统
  - 血管紧张素受体阻滞剂和血管紧张素转换酶抑制剂
    - 减轻肾小球超滤过和蛋白尿
- 减肥手术
  - Roux-en-Y 胃旁路术、胃囊带术和部分胃切除术
  - 与体重减轻、GFR 降低和蛋白尿减轻相关

预后

- 缓慢进行性蛋白尿常伴有高血压和 T2DM
  - 与原发性 FSGS 相比，进展缓慢
- ORG 患者肾脏存活率 5 年为 75%，10 年为 50%
- BMI 与 ESRD 相对风险增加相关
  - 一项大型研究显示，ESRD 风险与 BMI 成正比
  - BMI 25～29.9kg/m²，ESRD 风险增加约 2 倍
  - BMI 30～34.9kg/m²，ESRD 风险增加约 4 倍
  - BMI 35～39.9kg/m²，ESRD 风险增加约 6 倍
  - BMI≥40kg/m²，ESRD 风险增加约 7 倍

大体特征

大小

- 重度肥胖者肾脏增大（BMI≥40kg/m²）

镜下特征

组织学特征

- 肾小球
  - 肾小球增大伴肾小球横截面积和体积增加
    - 一项研究显示,肾小球平均直径 226μm(对照为 168μm)
    - 经验法则:×40 高倍镜视野(HPF)下直径＞1/2 则提示肾小球增大
    - GBM 增厚
    - 系膜基质增加 ± 细胞增生
  - 节段性肾小球硬化
    - 血管襻基质和透明样物凝聚伴毛细血管腔闭塞
    - 凝聚区早期有泡沫样细胞聚集
    - 病变通常位于门部区
    - 一项研究中显示约 20% 为单纯门部型,80% 为门部及门周型
    - 节段性硬化范围平均为肾小球的 6%～12%
      - 原发性 FSGS 硬化范围通常为 40%～50%
  - 肾小球球性硬化伴透明变性
  - 可并发于糖尿病肾病
  - 低倍镜下肾小球密度降低
    - 可能归因于
      - 肾小管肥大
      - 初始肾单位低下
- 肾小管和间质
  - 肥大区扩大的复杂性肾小管轮廓
    - 直径更大;可有核拥挤
  - 间质纤维化、非特异性单个核细胞炎症、局灶肾小管萎缩
    - 可为进行性
- 血管
  - 动脉硬化和微动脉硬化常见

辅助检查

免疫荧光

- 肾小球透明变性区 IgM、C3 和 C1q 沉积
- 足细胞蛋白滴含有 IgG、IgA 和白蛋白
- 肾小球内无免疫复合物沉积

电镜

- 系膜细胞和足细胞中可见脂滴
- GBM 增厚
- 系膜基质扩张 ± 细胞增生
- 足突部分或节段消失
  - ORG 中通常为 25%～40%,原发性 FSGS 中＞75%
  - 即便为肾病范围蛋白尿也仅出现节段性足突消失
  - 与蓝状编织状新基底膜节段剥离
- 典型的透明变性位于基膜内
- 最初位于 GBM 下方,与内皮细胞缺失有关

鉴别诊断

肥胖患者肾脏病变

- 30% 的肾脏疾病和肥胖患者活检有 ORG
  - 其他疾病更多见(如糖尿病、急性肾小管损伤、高血压肾小球硬化)

原发性 FSGS

- 蛋白尿更为严重,且突然发作
- 肾小球无增大
- 节段性硬化累及肾小球比例较高
  - 原发性 FSGS 为 40%～50%,而 ORG 相关 FSGS 为 6%～12%
- 原发性 FSGS 的成人活检中,门部型 FSGS 相对少见,约占 16%
  - 其他亚型更为常见
- GBM 厚度正常
- 原发性 FSGS 中足突消失更广泛(＞75%)

糖尿病肾病

- 早期表现为 GFR 升高和微量白蛋白尿
- 持续性高血糖,HbA1C 升高
- 早期肾小球增大、基底膜增厚
  - 从组织形态学很难或几乎不可能与 ORG 区分开来
  - 门部节段性硬化更倾向于 ORG
- 入球和出球微动脉透明变性

其他继发性 FSGS

- 小动脉性肾硬化:血管硬化、缺血性肾小球病
- 合成类固醇:临床病史
- 发育障碍,如发育不全和肾单位稀少巨大症
  - 分叶少的小肾脏;肾小球显著增大

参考文献

1. Yang J et al: Clinicopathological characteristics and risk factors for rapid eGFR decline in Chinese patients with biopsy-proven obesity-related glomerulopathy. Diabetes Metab Syndr Obes. 16:713-21, 2023
2. Martínez-Montoro JI et al: Obesity-related glomerulopathy: current approaches and future perspectives. Obes Rev. 23(7):e13450, 2022
3. Edwards A et al: Obesity-related glomerulopathy: hyperfiltration may contribute to early proteinuria. Kidney Int Rep. 6(3):867, 2021
4. Tsuboi N et al: The renal pathology of obesity: structure-function correlations. Semin Nephrol. 41(4):296-306, 2021
5. Denic A et al: Obesity-related glomerulopathy and single-nephron GFR. Kidney Int Rep. 5(8):1126-8, 2020
6. Choung HG et al: The spectrum of kidney biopsy findings in patients with morbid obesity. Kidney Int. 95(3):647-54, 2019
7. Nishizono R et al: FSGS as an adaptive response to growth-induced podocyte stress. J Am Soc Nephrol. 28(10):2931-45, 2017
8. D'Agati VD et al: Obesity-related glomerulopathy: clinical and pathologic characteristics and pathogenesis. Nat Rev Nephrol. 12(8):453-71, 2016
9. Goumenos DS et al: Early histological changes in the kidney of people with morbid obesity. Nephrol Dial Transplant. 24(12):3732-8, 2009

糖尿病及其相关肾脏疾病

肾小球增大伴节段性硬化

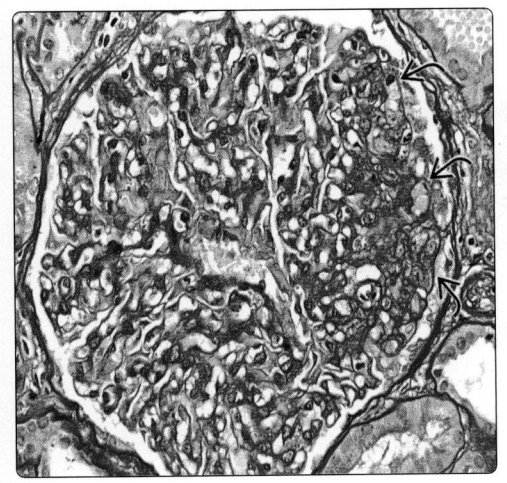

肾小球密度

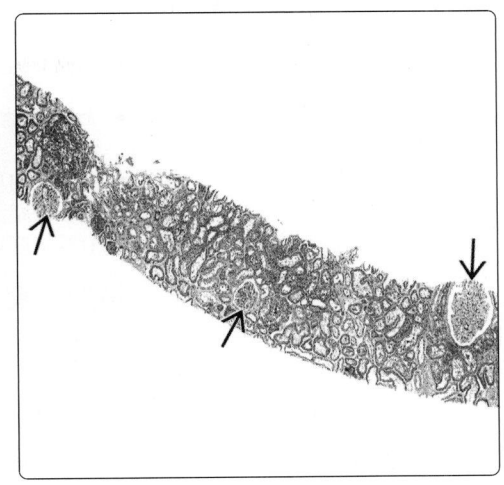

（左）NOS 型病变，增大的肾小球（×40 HPF 几乎被充满）显示节段硬化伴细胞及基质增生➡。由于图中缺乏门部、出球及肾小管极结构，因此无法准确定位硬化区

（右）HE 切片显示 3 个间隔很宽的肾小球➡，其间的肾小管增大，轮廓复杂，提示肾小管肥大。肾小管增大是 ORG 中一个重要的但被低估的组成部分

肾小管肥大

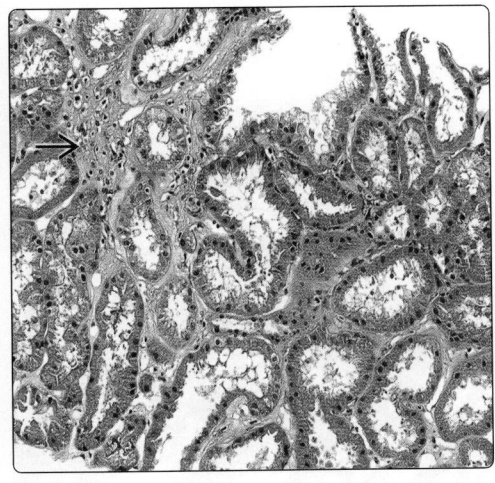

肾小管扩张及增大

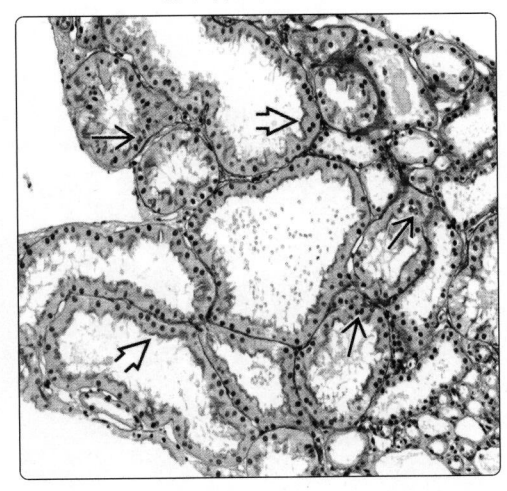

（左）肾小管管径增宽，成角且轮廓复杂，但胞质体积正常，局灶间质纤维化也很明显➡

（右）这些肥大的肾小管管腔呈囊样扩张，刷状缘完整➡，局灶细胞核拥挤➡，与肥大或许增生一致。患者有节段肾小球硬化，肾小球大，蛋白尿 2g

GBM 增厚

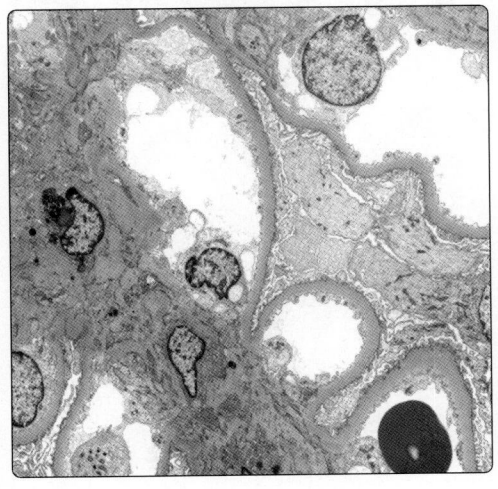

GBM 明显增厚

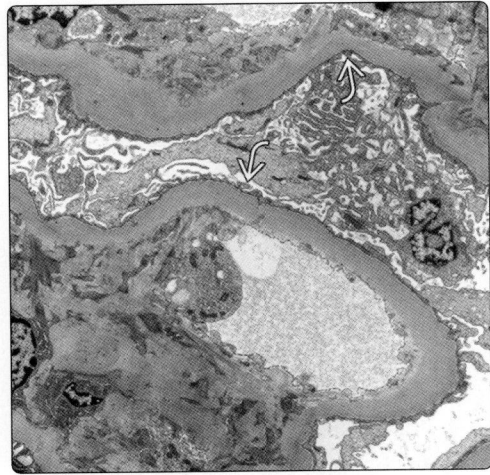

（左）71 岁男性，BMI 44.6kg/m²，患有 T2DM，显示 GBM 增厚及系膜硬化，足细胞足突肿胀，部分消失

（右）GBM 增厚及系膜硬化，足细胞足突肿胀，但未完全消失➡。患者为 52 岁女性，BMI＞40kg/m²，患有 T2DM。这些改变很难与糖尿病肾小球病区分

（郭燕 译，魏建国、滕晓东 审）

要　点

术语

- 特发性结节性肾小球病(ING)/肾小球硬化症(GS)
- 吸烟相关性结节性 GS
- 结节性 GS,与吸烟和/或高血压相关,而无糖尿病

病因学/发病机制

- 吸烟会导致生理和分子紊乱(如糖基化终末产物生成)
  - 病理过程包括缺氧、氧化应激、肾内血流动力学异常和血管生成
- 许多病例与高血压和肥胖密切相关,即使没有吸烟史

临床特征

- 肾功能不全
- 肾病范围蛋白尿
- 常见于老年白人男性

镜下特征

- 无细胞性圆形或结节状病变,PAS(+),银染色(+),刚果红(−)
- 微小的内皮细胞衬里通道
- 肾小球肥大
- 中至重度动脉硬化和微动脉硬化伴透明变性

辅助检查

- 免疫荧光或电镜下无免疫沉积物
- 电镜显示节段性 GBM 增厚和系膜基质扩张

主要鉴别诊断

- 糖尿病肾小球硬化
- 单克隆免疫球蛋白沉积病
- 非典型抗 GBM 病
- 淀粉样变性
- 分叶状亚型 MPGN

(左)ING,肾小球系膜结节性扩大➡、肥大和细胞增多,患者 63 岁女性,无糖尿病病史,系肿瘤肾切除术后偶然发现的

(右)如图所示,这例 ING 可见一个相对无细胞性肾小球结节➡,GBM 可能仅节段增厚➡,未见明显双轨

结节性肾小球硬化

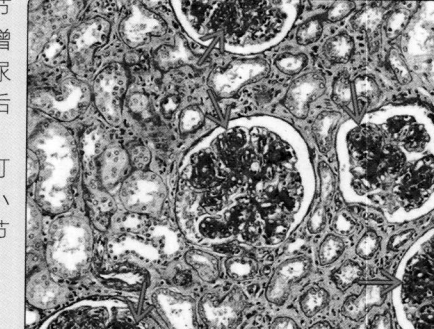

结节性肾小球硬化

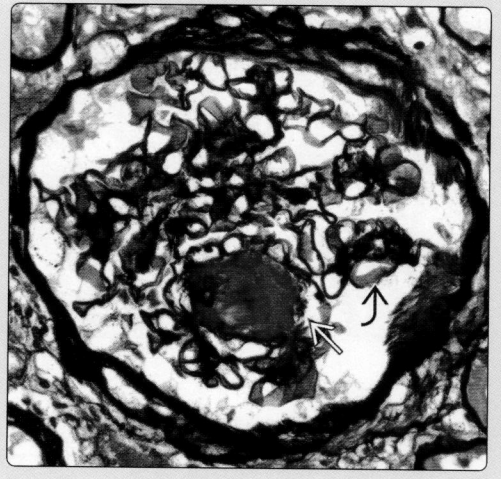

(左)如图所示,这例 ING 可见一边界清楚的相对无细胞性肾小球结节➡

(右)如图所示,这例 ING 可见系膜显著扩张➡,GBM 厚度相对正常➡

结节性肾小球硬化

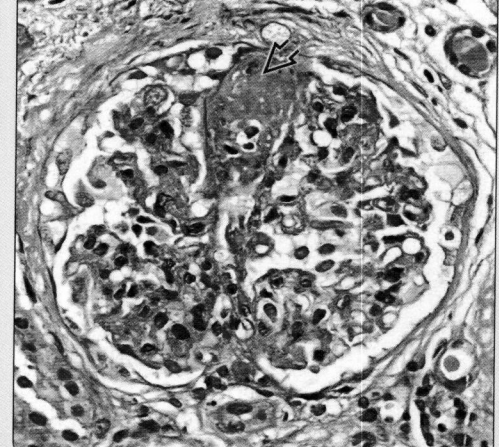

系膜扩张

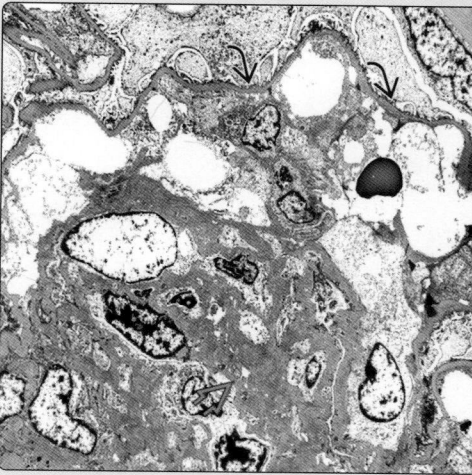

术语

缩写

- 特发性结节性肾小球病（idiopathic nodular glomerulopathy, ING）

定义

- 结节性肾小球硬化症（GS），与吸烟和/或高血压相关，但无糖尿病

病因学/发病机制

环境暴露

- 吸烟
  - 导致健康人群出现微量白蛋白尿
  - 晚期糖基化终末产物（AGE）形成、氧化应激、缺氧、血管生成和肾内血流动力学异常
    - AGE 通过蛋白质交联及与 AGE 受体相互作用使细胞外基质（ECM）发生改变
  - 慢性阻塞性肺疾病
    - 活化交感神经和肾素-血管紧张素系统，导致高血压和 ECM 的产生
  - 在戒烟者中也可见 ING

高血压

- 即使在没有吸烟的情况下

肥胖

- 可与肥胖相关肾小球病重叠

临床特征

流行病学

- 最常见于老年人

表现

- 肾功能不全（约 80%）
- 肾病范围内蛋白尿（约 70%）
- 血糖和血红蛋白 A1c（HbA1c）正常

治疗

- 血管紧张素 Ⅱ 阻断剂

预后

- ESRD
  - 在一个系列中，35.3% 在 14.2 个月的时间里发生
  - 活检至 ESRD 中位时间：9 个月
- 进展为 ESRD 的预测因素
  - 间质纤维化和肾小管萎缩的严重程度
  - 持续吸烟
  - 未使用血管紧张素 Ⅱ 阻滞剂

镜下特征

组织学特征

- 肾小球
  - 由分层状系膜基质组成的系膜扩张性无细胞性圆形/结节状病变，PAS（+），银染色（+），刚果红（-）
    - 核常位于结节外围
  - 结节内可见微小的内皮细胞衬里通道
    - 毛细血管受压或塌陷

- 毛细血管密度较正常增加
  - 肾小球大
  - 节段性 GBM 增厚
  - 很少或没有基底膜双轨
  - 可见纤维蛋白帽
- 肾小管和间质
  - 常见间质纤维化和肾小管萎缩
- 血管
  - 动脉硬化和微动脉透明变性

辅助检查

免疫组化

- ING 和糖尿病肾病系膜结节和间质纤维化带可见 AGE 染色

免疫荧光

- 与糖尿病相似，GBM 和 TBM 可见 IgG 和白蛋白线性沉积

电镜

- 无免疫性电子致密物沉积或原纤维
- GBM 通常中度节段性增厚
- 基质增加导致系膜节段性扩张
- 足突消失是可变的
- 内皮下可见电子透亮的蓬松样物和类似血栓性微血管病的双轨改变

鉴别诊断

糖尿病肾小球硬化

- 除糖尿病病史外，无明显区别
  - ING 中通常每个肾小球含结节更多，且结节大小相似
  - 糖尿病患者 GBM 增厚更为弥漫和显著

单克隆免疫球蛋白沉积病

- 免疫荧光显示 κ/λ 轻链和/或重链，电镜可见（粉末状）沉积物

淀粉样变性

- 系膜淀粉样蛋白沉积在 HE 染色上可类似结节性硬化，但银染色（-），刚果红染色（+）

MPGN

- ING 中无免疫性沉积物

慢性血栓性微血管病

- 结节常不突出

非典型抗 GBM 肾炎

- 可出现类似结节
- 免疫荧光呈线样 GBM 染色，约 50% 为单型性轻链
- 血清抗 GBM 检测通常阴性

参考文献

1. Qin J et al: An atypical anti-GBM disease complicated by idiopathic nodular glomerulosclerosis: case report. Clin Nephrol. 99(2):98-104, 2023
2. Mateus C et al: Non-diabetic metabolic nodular glomerulosclerosis. Clin Nephrol Case Stud. 10:82-6, 2022
3. Hamrahian M et al: Impaired glucose metabolism - a potential risk factor for idiopathic nodular glomerulosclerosis: a single center study. Med Hypotheses. 121:95-8, 2018
4. Salvatore SP et al: Smoking-related glomerulopathy: expanding the morphologic spectrum. Am J Nephrol. 41(1):66-72, 2015
5. Nasr SH et al: Nodular glomerulosclerosis in the nondiabetic smoker. J Am Soc Nephrol. 18(7):2032-6, 2007

（左）ING 病例，可见明显系膜扩张➡️，并有间质纤维化➡️

（右）ING 病例，可见系膜显著扩张导致结节形成➡️，并见小动脉透明变性➡️

系膜扩张

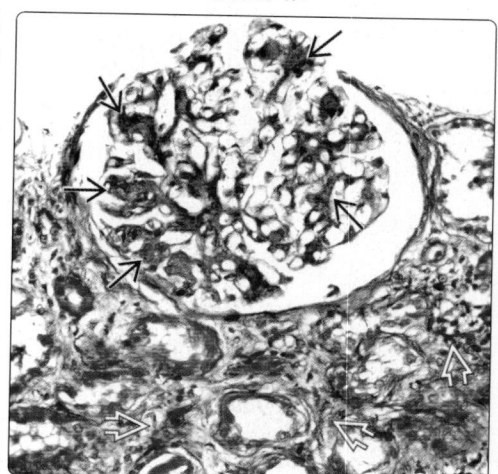

结节性肾小球硬化

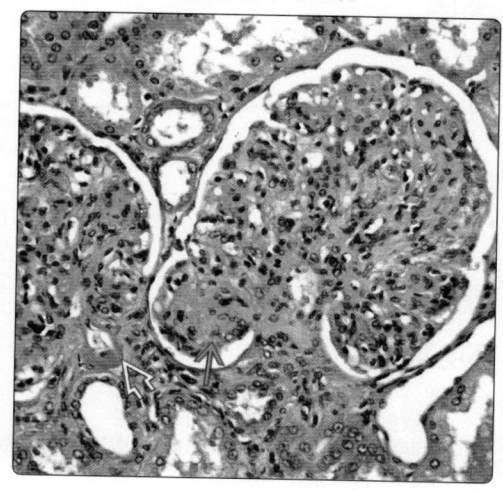

（左）ING 病例，因显著系膜扩张 / 硬化导致结节形成，PAS 染色（+）➡️

（右）ING 病例 PAS 染色显示一相对无细胞性 PAS（+）结节➡️

结节性肾小球硬化

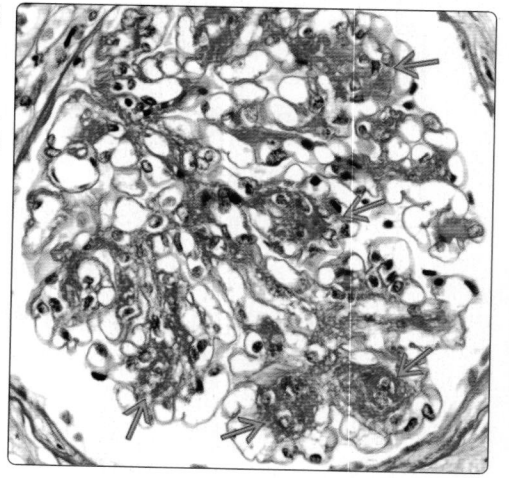

结节性肾小球硬化

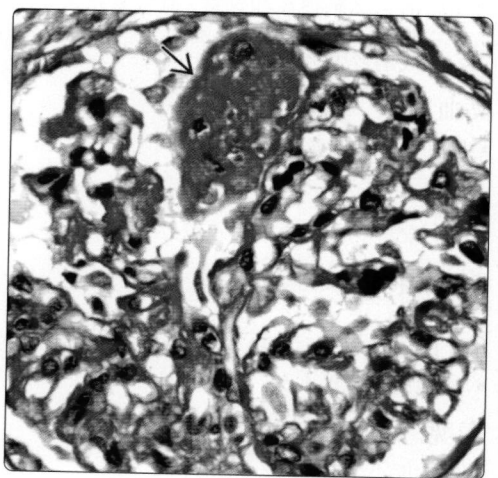

（左）ING 病例，可见系膜显著扩张➡️

（右）ING 有时可表现为血栓性微血管病特征，如本例可见肾小球毛细血管机化性闭塞➡️，可能为系膜结节的起源

系膜扩张

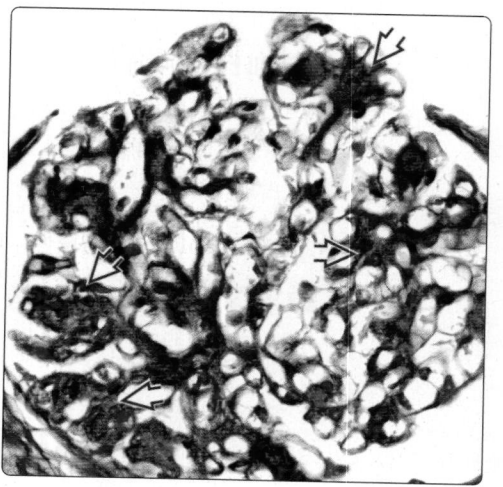

机化性毛细血管袢闭塞

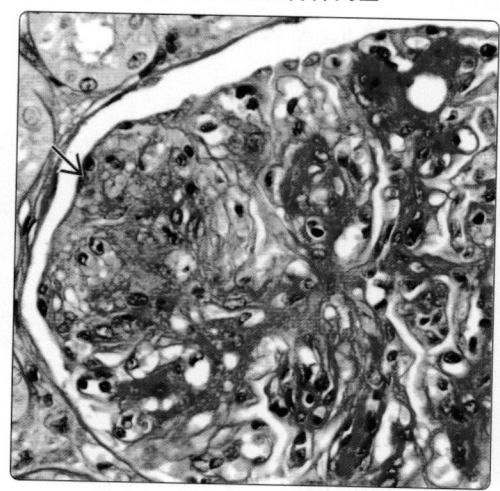

肾小球毛细血管袢充血

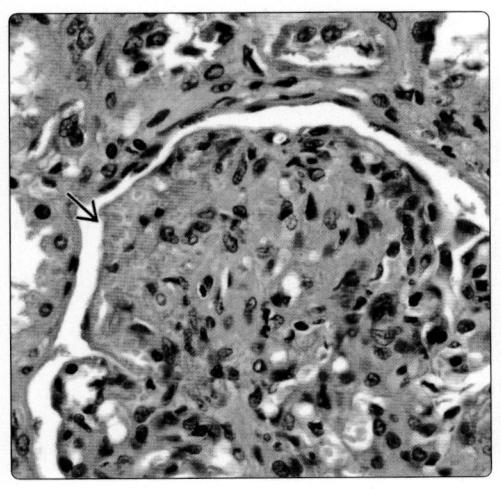

GBM 双轨

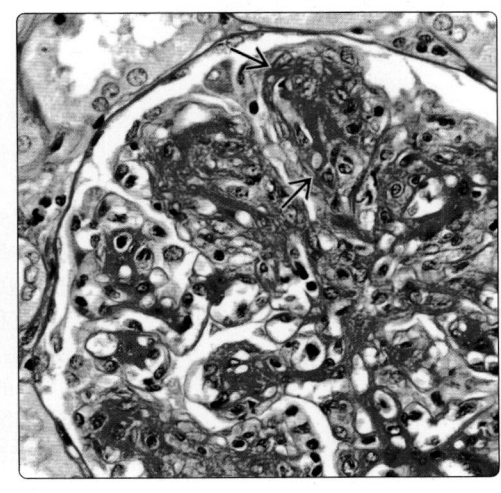

（左）ING 患者，肾小球显示出血和毛细血管充血伴内皮细胞核丢失➡️，提示局部内皮细胞严重损伤

（右）ING 患者，显示 GBM 节段双轨➡️，这在糖尿病中并不常见，在血栓性微血管病中则很常见

结节性肾小球硬化

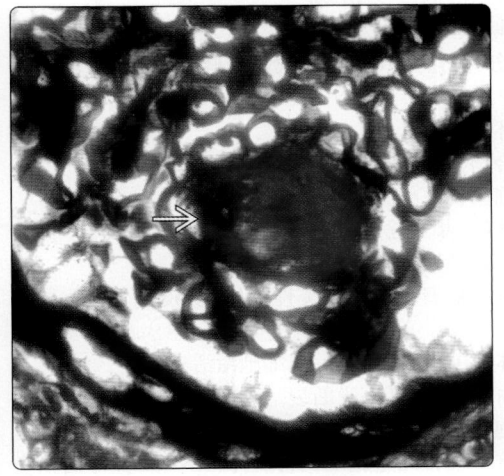

系膜硬化及小动脉透明变性

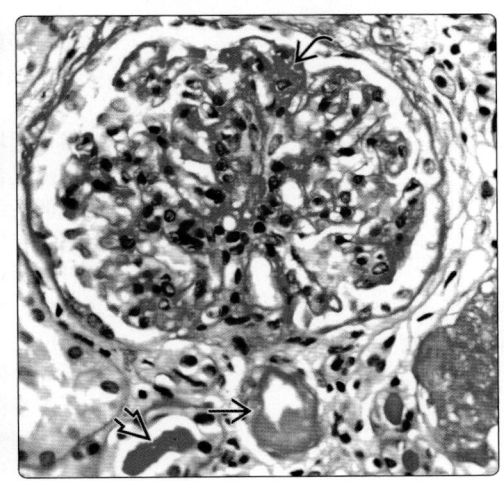

（左）如图所示，这例 ING 可见边界清楚、相对无细胞的肾小球结节➡️

（右）这例 ING 中可见小动脉透明变性➡️，这一特征也见于糖尿病和高血压，但该病例无糖尿病病史。系膜扩张可见➡️，与早期肾小球结节形成相吻合，其他肾小球可见边界清楚结节。此外还有蛋白尿；并可见蛋白管型➡️

毛细血管包绕结节

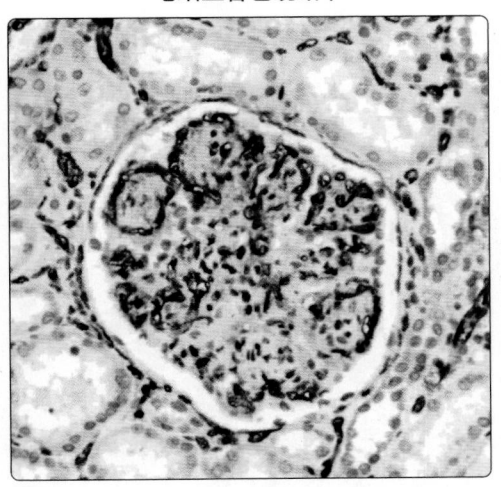

系膜结节

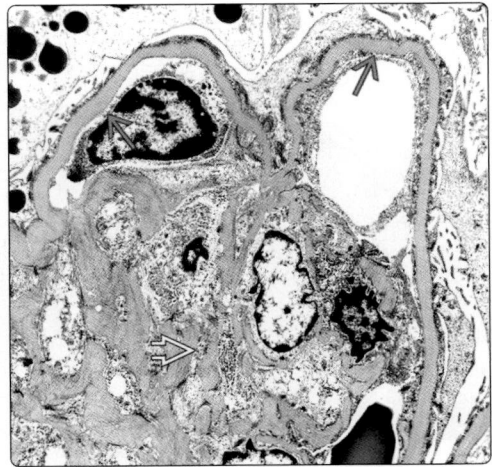

（左）在 ING 可见 CD34（+）毛细血管环绕系膜结节，且毛细血管总的数量较正常肾小球增加

（右）这例 ING 电镜显示 GBM 稍增厚➡️，在肾小球毛细血管集聚中心可见系膜结节➡️

（刘仙花　译，余英豪　审）

术语

缩写

- 感染后肾小球肾炎（postinfectious glomerulonephritis，PIGN）；感染相关性肾小球肾炎（infection-related glomerulonephritis，IRGN）；膜增生性肾小球肾炎（membranoproliferative glomerulonephritis，MPGN）

定义

- 由各种微生物引起的肾内或肾外感染诱发的肾小球疾病谱

流行病学

发病率

- 链球菌和葡萄球菌 PIGN 最为常见
  - 发达国家：成年人为 6/10 万；儿童为 0.3/10 万
  - 发展中国家：成年人为 24.3/10 万；儿童为 2/10 万

病因学/发病机制

宿主易感性因素

- 免疫力受损
  - 酗酒、潜在慢性疾病（例如糖尿病）、HIV 感染
- 遗传危险因素
  - 补体旁路途径异常
  - *APOL1* 风险等位基因

病原微生物

- 细菌、病毒、真菌、寄生虫和原生动物

发病机制

- 直接感染
  - 定植：可检测到感染性微生物，无炎症
  - 感染：引起组织损伤、坏死及炎性渗出的感染性微生物
- 免疫复合物介导的损伤（例如 IRGN、PIGN、MPGN 和膜性肾病）
  - 首先是循环抗原抗体（Ag-Ab）复合物在肾小球沉积
  - 肾小球原位免疫复合物形成
    - 捕获致肾炎抗原 = 种植抗原
    - 抗体结合种植抗原并与固有肾小球自身抗原发生交叉反应
  - 补体通过聚合的免疫球蛋白并直接由病原体相关的凝集素激活
  - 补体 C5a、C3a 及局部产生的细胞因子和趋化因子具有趋化作用
  - 白细胞（中性粒细胞和单核细胞）的 Fcγ 受体将免疫复合物沉积与细胞浸润相关联
  - 白细胞活化和胞吐作用
- MPGN 中的冷球蛋白：免疫复合物介导的损伤
  - 与 IgG 结合的特异抗原（如 HCV 核心蛋白）
  - 单克隆型（II 型）或多克隆型（III 型）抗球蛋白反应：IgM 或 IgG
    - 特异性单克隆 B 细胞是单克隆球蛋白 IgM（类风湿因子）的来源
  - 内皮下和管腔内复合物沉积
  - 补体经典途径激活
  - 内皮损伤、脱落以及通过新膜形成修复，导致出现双轨出现
  - 可引起坏死性血管炎
- 非免疫复合物介导的肾小球肾炎（GN）
  - 肾源性细菌抗原的原位定位
  - 直接补体（凝集素途径）和/或纤溶酶激活
  - 补体旁路途径异常
- 新月体性肾小球肾炎的血管炎性损伤：免疫复合物介导或寡免疫性
  - 局部补体、中性粒细胞及巨噬细胞激活
  - 纤维蛋白样坏死、基底膜断裂
  - 渗出到鲍曼囊腔触发新月体形成
  - 可能由抗中性粒细胞胞质自身抗体（ANCA）介导的损伤参与
- 血栓性微血管病（TMA）
  - 细菌

CMV 相关肾小球病

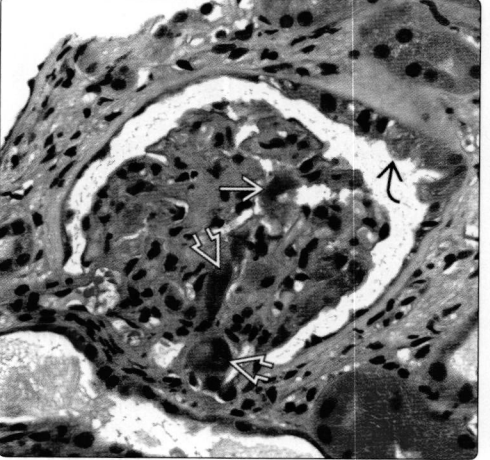

HIV 塌陷性肾小球病

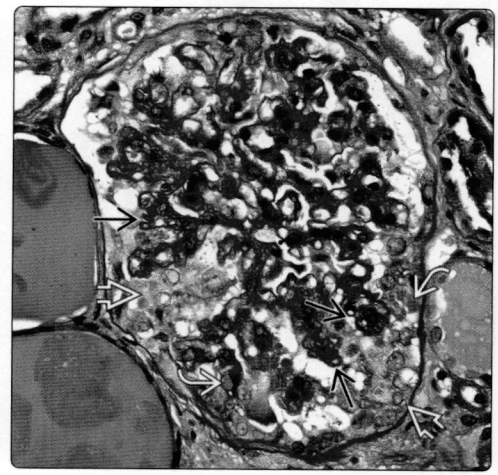

（左）肾小球毛细血管内➡及可能为毛细血管外细胞➡显示巨细胞病毒（CMV）感染引起的细胞病理性改变，包括细胞增生及开放的毛细血管减少。CMV 可感染内皮细胞和上皮细胞。肾小球鲍曼囊壁层上皮小管化➡（右）HIV 可感染足细胞和肾小管上皮细胞。HIV 相关性肾病的特征为肾小球毛细血管塌陷➡，足细胞增生和肥大➡及胞质内透明滴形成➡

- 志贺毒素与肾小球 N-脂酰鞘氨醇三己糖苷（CD77）结合并吞噬毒素
  - 使核糖体失活，导致细胞损伤
- 肺炎链球菌诱导的神经氨酸酶
  - 内皮 T 细胞隐抗原暴露
  - IgM 自身抗体与内皮细胞和血小板结合
- 内毒素
  - 病毒：包括 HIV、甲型流感病毒、可能 SARS-Cov-2
    - 内皮细胞损伤，ADAMTS13 及其他
- 淀粉样蛋白 A（AA 型）淀粉样变性和 HCV 相关纤维样肾小球肾炎（罕见）中的原纤维沉积
- 对感染的全身反应
  - 巨细胞病毒、细小病毒 B19、HIV、SARS-CoV-2、疟疾、结核病
    - 在 *APOL1* 的情况下，风险等位基因可导致塌陷肾小球病的发生
      - 可能与干扰素对足细胞的作用相关
  - 原有肾小球疾病加重
    - 儿童 EBV 和狼疮性肾炎
    - 病毒性呼吸道感染
      - 儿童足细胞病：微小病变性肾病，局灶节段性肾小球硬化症
      - IgA 肾病和 IgA 血管炎
      - 抗磷脂肾病
    - SARS-CoV-2 疫苗
      - 接种疫苗后微小病变性肾病、新月体性 IgA 肾病、ANCA 血管炎、抗 GBM 肾小球肾炎可能被活化

临床特征

表现

- 肾小球疾病可出现在感染期间或感染后
- 感染的临床与实验室证据对诊断至关重要
  - PIGN：初次感染后约 2 周的潜伏期发生肾小球肾炎
  - IRGN：肾小球肾炎与感染同时发生
- 急性肾功能不全
  - 肾炎综合征
  - 急进性肾炎综合征
  - 急性肾功能不全伴溶血和血栓形成
- 肾病综合征：突发或逐渐起病
- 慢性肾功能不全伴血尿和蛋白尿
- 潜在的感染部位
  - 上呼吸道和肺、心脏瓣膜、内脏、皮肤、骨骼、牙齿
  - 分流术、血管导管、心室辅助装置

镜下特征

肾小球损伤模式

- 直接感染
  - 病毒包涵体、HIV 感染中的塌陷性肾小球病、毛细血管或系膜中的寄生虫
  - 损伤的肾小球中可能观察到微生物：尤其是真菌和寄生虫
- 间接损伤：免疫介导

- 急性肾小球肾炎：渗出性和增生性肾小球肾炎 ± 新月体形成
  - 与 PIGN 和 IRGN 的组织病理学相似
- 系膜增生性肾小球肾炎：每个系膜区 >3 个细胞核
- MPGN：细胞增生、明显分叶状、基底膜双轨
  - ± 透明样假血栓及"白金耳"样增厚
- 坏死性和新月体性肾小球肾炎：纤维蛋白样坏死、基底膜断裂和毛细血管外细胞增生
- 膜性肾病：上皮下突起样结构（"钉突"）
- 塌陷性肾小球病：毛细血管塌陷伴脏层上皮细胞增生
- TMA：血栓、内皮损伤、内皮下增宽、系膜溶解
- 淀粉样变性肾病（AA 型）：刚果红染色阳性

免疫荧光

- 肾小球肾炎肾小球免疫球蛋白（Ig）和补体（C）颗粒状沉积
  - 链球菌 PIGN 见 C3 和 IgG 沉积
  - 葡萄球菌 IRGN 见 IgA 和 C3 沉积
  - MPGN 见 IgM、IgG、C3 沉积 ± 冷球蛋白血症
  - 酷似或 C3 肾小球病，C3 显性沉积
- 寡免疫性肾小球肾炎中免疫沉积物很少或没有免疫沉积物
  - 免疫球蛋白 <2+；C3 2~3+ 是感染性心内膜炎的诊断线索
- TMA 中可见纤维蛋白原、IgM±C3 沉积
- 可通过免疫荧光/免疫组化检测 AA

电镜

- CMV 相关性肾小球病及其他病毒性疾病的病毒包涵体
- HIV 相关性肾病的管网状包涵体和核小体
- 免疫复合物性肾小球肾炎中散在的电子致密沉积物
  - PIGN 或 IRGN 上皮下驼峰状和杯口状沉积物
    - 亦可见膜内沉积物
  - MPGN 内皮下沉积物伴基底膜双轨
  - 冷球蛋白性肾小球肾炎弯管状亚结构的内皮下沉积物 ± 假血栓
  - 膜性肾病和 MPGN 的上皮下沉积物 ± 钉突
  - 系膜增生性肾小球肾炎系膜区沉积物
- TMA 的内皮肿胀及内皮下间隙增宽
- AA 型淀粉样变性直径约 10nm 的原纤维

诊断

诊断三要素

- 近期或当前感染史
- 感染的实验室证据
- 肾小球肾病 ± 免疫复合物沉积

参考文献

1. Daher EF et al: Kidney complications of parasitic diseases. Nat Rev Nephrol. 18(6):396-406, 2022
2. John EE et al: Latency, anti-bacterial resistance pattern, and bacterial infection-related glomerulonephritis. Clin J Am Soc Nephrol. 16(8):1210-20, 2021
3. Satoskar AA et al: Epidemiology, pathogenesis, treatment and outcomes of infection-associated glomerulonephritis. Nat Rev Nephrol. 16(1):32-50, 2020
4. Couser WG et al: The etiology of glomerulonephritis: roles of infection and autoimmunity. Kidney Int. 86(5):905-14, 2014
5. Nasr SH et al: Bacterial infection-related glomerulonephritis in adults. Kidney Int. 83(5):792-803, 2013

急性肾小球肾炎的感染病因	
细菌	**病毒、真菌、寄生虫**
化脓性链球菌和甲型溶血性链球菌 *	登革热病毒
金黄色葡萄球菌 *#MRSA、MSSA；葡萄球菌	水痘带状疱疹病毒
表皮铜绿假单胞菌	汉坦病毒
流感嗜血杆菌	流感病毒
大肠埃希菌	人类免疫缺陷病毒
奇异变形杆菌	柯萨奇病毒（A-4、B-5）
肺炎克雷伯菌	细小病毒 B19
阴沟肠杆菌	
黏质沙雷菌	白念珠菌
麻风分枝杆菌	荚膜组织胞浆菌
肺炎支原体	粗球孢子菌
梅毒螺旋体	
巴尔通体 *	利什曼原虫
Q 热立次体 * 和立氏立克次体	溶组织内阿米巴
伯氏疏螺旋体	班氏线虫
肺炎衣原体	

急性肾小球肾炎定义为急性渗出性和增生性肾小球肾炎；坏死性新月体性肾小球肾炎多见于感染性心内膜炎 * 及内脏脓肿 #。MRSA，耐甲氧西林金黄色葡萄球菌；MSSA，甲氧西林敏感金黄色葡萄球菌。

膜增生性肾小球肾炎的感染病因	
细菌	**病毒、寄生虫**
葡萄球菌 * 和链球菌	乙型、丙型和戊型肝炎
肺炎支原体	HIV
麻风分枝杆菌	三日疟原虫和恶性疟原虫
痤疮丙酸杆菌	埃及血吸虫、曼氏吸血虫、日本血吸虫
脑膜炎奈瑟菌	利什曼原虫
伯氏疏螺旋体	班氏线虫
诺卡氏菌	
Q 热立克次体	

膜增生性肾小球肾炎与慢性抗原血症有关。* 常见于分流性肾炎和内脏脓肿。

膜性肾病的感染病因	
细菌、病毒	**寄生虫**
小肠结肠炎耶尔森菌	三日疟原虫
梅毒螺旋体	利什曼原虫
乙型、丙型和戊型肝炎	埃及血吸虫，曼氏血吸虫，日本血吸虫
HIV，EB 病毒	类圆线虫和罗阿丝虫

血栓性微血管病的感染病因	
肠道病原体	**非肠道病原体**
大肠埃希菌 O157：H7 和大肠埃希菌 O104：H4	肺炎链球菌和肺炎支原体
空肠弯曲菌	军团菌属
耶尔森菌	柯萨奇病毒 A 和 B
志贺菌和沙门菌	HIV

急性 IRGN

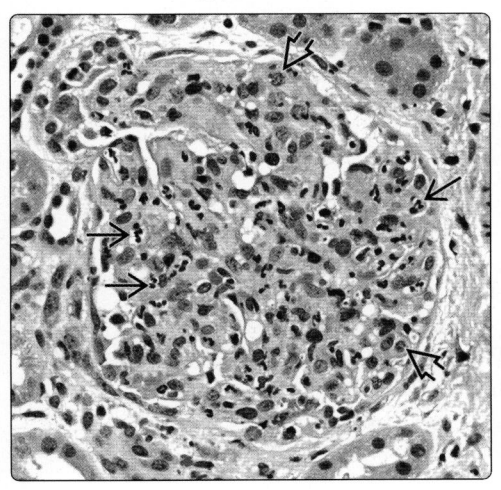

PIGN 的上皮下"驼峰"

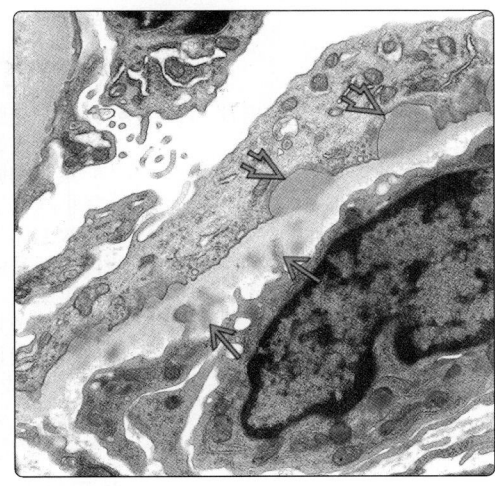

（左）肾小球毛细血管内细胞增生，包括渗出性中性粒细胞➡和单核细胞➡、增生的内皮细胞和系膜细胞。这些是 IRGN 和 PIGN 的经典特征

（右）上皮下驼峰状沉积物➡是 PIGN 的特征，膜内致密沉积物➡也很明显，可见内皮细胞质肿胀和窗孔减少

MPGN 的透明血栓

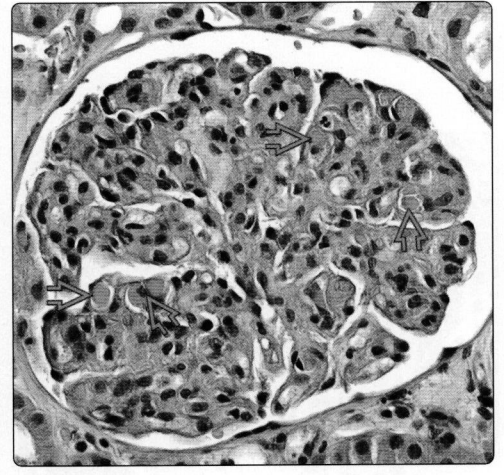

梅毒感染的上皮下沉积物

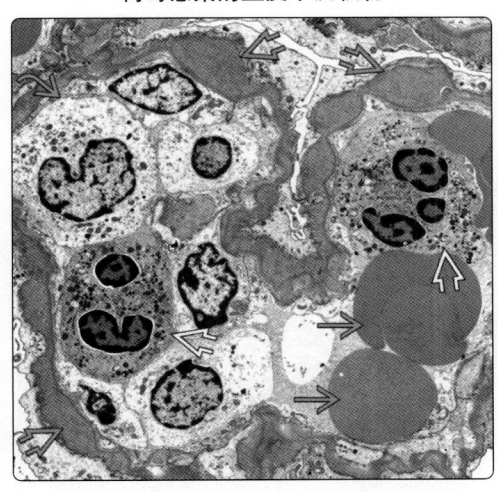

（左）肾小球球性毛细血管内细胞增生及大量毛细血管内嗜酸性透明假血栓➡。这些为冷球蛋白血症 MPGN 的特征，常由 HCV 感染引起

（右）三期梅毒螺旋体感染患者，出现膜性模式改变，可见上皮下电子致密物沉积➡伴有沉积物融合，毛细血管腔内见中性粒细胞➡、单核细胞➡和红细胞➡

TMA

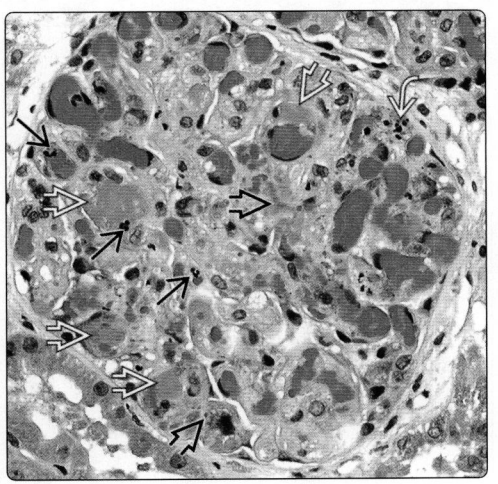

慢性骨髓炎 AA 型淀粉样变性

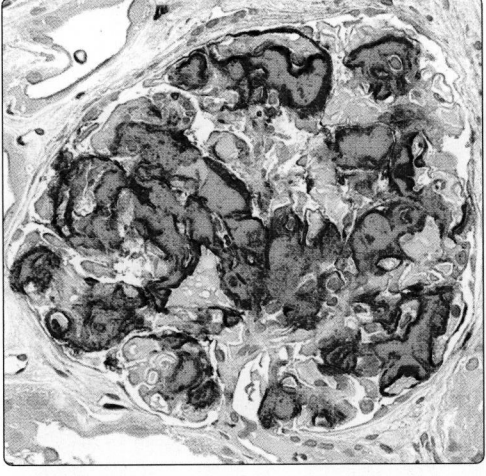

（左）大肠埃希菌 O157∶H7 感染引起结肠炎患者，并产生志贺毒素导致 TMA，肾小球毛细血管腔中见血栓阻塞➡，毛细血管充血伴红细胞溶解➡，并见中性粒细胞➡和核碎裂➡

（右）慢性细菌感染（例如骨髓炎、脓胸、支气管扩张）与肾小球、间质和血管中的继发性 AA 淀粉样蛋白沉积物（SAA1）有关。SAA1 系由肝脏对感染反应而产生

（张睿 译，余英豪 审）

要点

术语
- 具有链球菌感染临床病史的急性弥漫增生性（渗出性）肾小球肾炎（GN）

病因学/发病机制
- 化脓性链球菌，A组，β溶血性
  - 致肾炎的菌株亚群，M蛋白型
- 急性免疫复合物病
- 主要激活补体旁路途径

临床特征
- 肉眼血尿（30%～60%）；烟熏色棕色尿液
- 肾病综合征（5%～10%）
- 高血压（85%），氮质血症（60%）
- C3低（90%）；C4正常
- 抗链球菌溶血素O（ASO）或抗脱氧核糖核酸酶B（抗DNase-B）阳性（95%）
- 大多数儿童可自愈
- 少数补体旁路途径异常

镜下特征
- 弥漫性细胞增生
  - 毛细血管袢内大量中性粒细胞
  - 系膜细胞增生
- 肾小球毛细血管壁无增厚或双轨
- 通常无坏死
- 出现新月体为预后不良的特征
- 间质炎症、水肿，红细胞管型
- 可发生于其他疾病基础上，例如糖尿病
- 免疫荧光显示IgG和C3沉积，呈星空状、花环状或系膜模式，C1q或IgA通常阴性
- 电镜显示驼峰，无周围基底膜反应
  - 偶见内皮下、膜内或系膜区沉积物

主要鉴别诊断
- 非链球菌感染后肾小球肾炎
- C3肾小球病
- 增生性肾小球肾炎伴单克隆免疫球蛋白沉积

PSAGN 弥漫球性肾小球受累

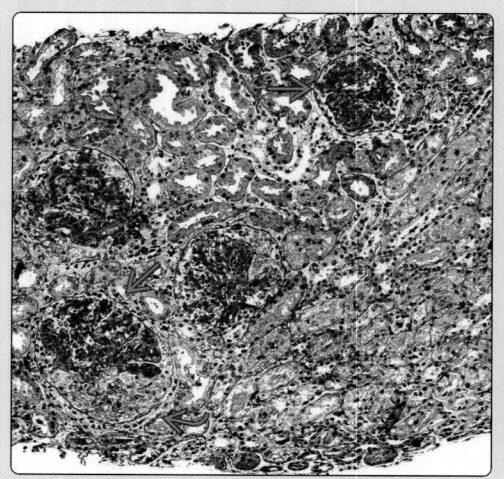

伴中性粒细胞的渗出性增生

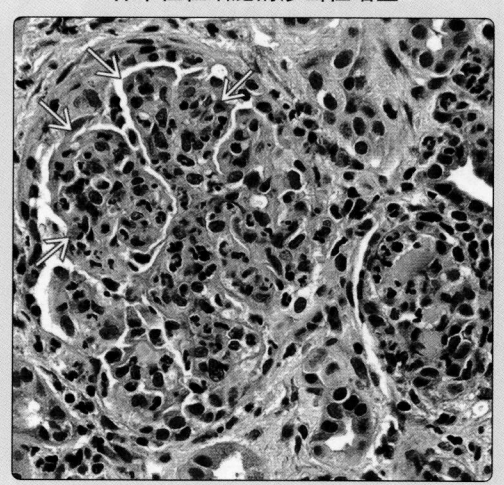

（左）PAS染色显示低倍镜下PSAGN中皮质肾小球明显受累，表现为肾小球弥漫球性受累，可见新月体
（右）PSAGN的特征是肾小球通常呈分叶状，并有大量中性粒细胞，称为渗出性增生模式

星空状模式：C3染色

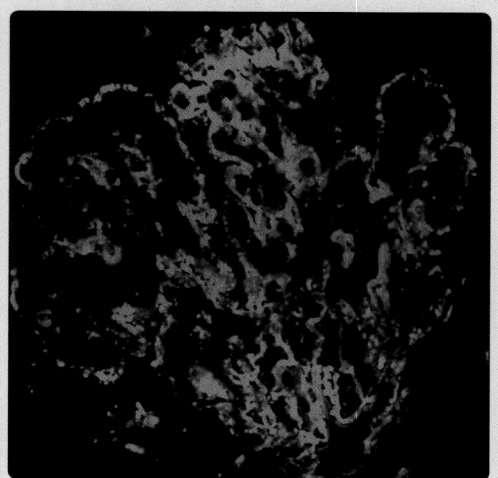

驼峰状沉积物

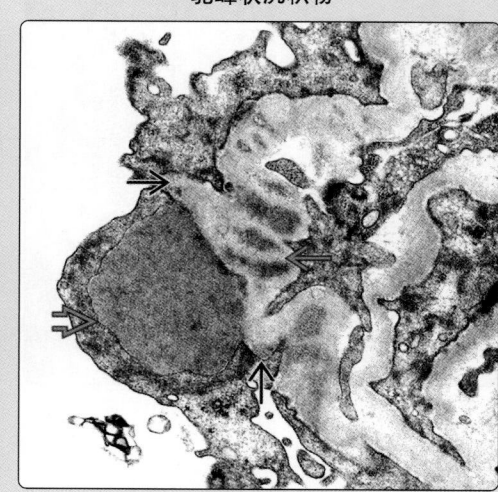

（左）PSAGN，免疫荧光C3染色显示GBM呈弥散颗粒状染色模式（星空状）
（右）PSAGN病例，电镜显示GBM上皮下驼峰，仅少量或没有周围基底膜反应。可见基膜内致密沉积物

术语

缩写

- 链球菌感染后急性肾小球肾炎（poststreptococcal acute glomerulonephritis，PSAGN）

同义词

- 感染相关性（感染后）肾小球肾炎
- 弥漫增生性和渗出性肾小球肾炎

定义

- 链球菌感染后的急性肾小球肾炎（AGN）

病因学/发病机制

感染原

- A 组 β-溶血性化脓性链球菌
  - 通常为咽炎或皮肤感染（脓皮病）
    - 乳突炎和中耳炎较少见
- 仅某种菌株致肾炎性
  - 根据表面 M 蛋白（毒力因子）分型
  - 不同的 M 型菌株引起风湿热
- 毒力因子激发抗体，有助于诊断，但与免疫复合物的形成无关
  - 脱氧核糖核酸酶、透明质酸酶、链激酶、糖苷水解酶、蛋白酶和链球菌溶血素 O 和 S
- 兽疫链球菌
  - 未经巴氏消毒的牛乳和乳酪
- 由其他链球菌属，如星座链球菌、咽峡炎链球菌引起罕见

急性免疫复合物病

- 感染后延迟发作（1～3 周）
- 抗原抗体复合物在肾小球中沉积
  - 肾小球毛细血管补体固定，主要为旁路途径
  - 吸引中性粒细胞和单核细胞
  - GBM 消化，内皮损伤
- 许多靶抗原参与
  - 链球菌热原性外毒素 B（SPEB）
    - 结合纤溶酶的阳离子分泌蛋白
    - 驼峰中 IgG 和 C3 共定位
    - 一些致肾炎菌株缺乏基因
  - 肾炎相关纤溶酶受体
    - 促进纤溶酶活性
    - 与 C3 无共定位
  - 可能有其他链球菌抗原和自身抗原参与

直接激活补体

- 化脓性链球菌激活凝集素途径
- 神经氨酸酶激活旁路途径
- 抗 B 因子自身抗体产生，与低血浆 C3 低和可溶性 C5b-9 水平相关

动物模型

- 1 次静脉注射剂量的外来血清蛋白（例如兔注射牛血清白蛋白）
  - 一次性血清病
  - 模拟所有特征，包括肾小球肾炎、驼峰和 C3 降低
- 没有很好的化脓性链球菌肾小球肾炎动物模型

临床特征

流行病学

- 发病率
  - 全世界每年约 50 万例；95% 在欠发达国家
    - 发达国家约 3/100 万人年；欠发达国家约 26/100 万人年
    - 因亚临床病例发病率被低估
- 年龄
  - 峰值 6～8 岁；2 岁以下罕见
  - 33%＞40 岁
- 性别
  - 男：女约 2：1
- 链球菌性咽炎后 1：1 000 发生 PSAGN
  - 致肾炎菌株的流行性上升
  - 个体风险因素不明确

表现

- 约 20% 为亚临床
- 感染后 1～4 周突然发作（平均约 10 天）
- 血尿（几乎都有）
  - 肉眼血尿（儿童约 60%，成人约 30%）
    - 烟熏色棕色尿液
- 蛋白尿（5%～10% 病例有肾病综合征）
- 水肿：突然出现的特征性眼眶周围水肿
- 急性肾衰竭和少尿/无尿
  - 约 60% 有血尿素氮升高
- 高血压（65%～85%）
  - 中度钠水潴留
- 贫血
- 个别病例有溶血尿毒症综合征

实验室检查

- 先前有 A 组链球菌感染的证据对诊断是必要的
  - 约 75% 患者就诊时咽喉和皮肤组织培养阴性
- ASO 血清学检测最适用于咽炎，而抗 DNase-B 检测适用于脓皮病
  - 两者联合检测敏感度为 95%；因链球菌感染普遍存在，会出现假阳性
- 在血尿发作之前，血清 C3 降低（90%～94%）；C4 正常
- 并发 ANCA 或抗 GBM 病的报道罕见

治疗

- 药物
  - 有活动性感染者使用抗生素

预后

- 儿童通常可自愈
  - 补体 C3 在 8 周内恢复正常
  - 镜下血尿可能持续长达 5 年
  - ＜1% 儿童 10 年后出现肾小球滤过率降低
  - 20% 有持续性体征（蛋白尿、高血压或镜下血尿）
- 1/3＞60 岁成人存在持续性肾脏异常
  - 合并症影响预后

- 复发性 PSAGN 罕见
- *CFH* 突变为持续性肾小球肾炎(C3 肾小球病)的危险因素

大体特征

一般特征

- 软的、苍白伴有瘀点和表面中度隆起至水肿
- ＞正常重量 25%～50%

镜下特征

组织学特征

- 肾小球
  - 因毛细血管内白细胞使细胞弥漫增生
    - 中性粒细胞、单核细胞、淋巴细胞
    - ±嗜酸性粒细胞,特别是热带地区病例
    - 系膜区系膜细胞增生/系膜基质增宽
    - 肾小球呈明显分叶状
    - 由于毛细血管内细胞增生导致肾小球毛细血管腔不同程度阻塞
    - 所有肾小球均受累(弥漫性)呈球性模式
  - 三色染色上皮下驼峰可变
    - GBM 上皮侧微结节
  - 可出现细胞性新月体,而非纤维性新月体
    - 高达 40% 的病例中累及＞50% 的肾小球
    - 与预后不良相关
  - 坏死罕见
  - 若存在 GBM 双轨,提示其他诊断
- 间质
  - 单核细胞、淋巴细胞、中性粒细胞、嗜酸性粒细胞浸润
  - 很少或无纤维化,伴有水肿
  - 炎症可以很明显,但无类似药物性急性间质性肾炎或急性肾炎炎炎的肾小球疾病
  - 据报道 1 例肾小管间质性肾炎患者,TBM 膜上出现 C3 和链球菌热原外毒素 B(SpeB)沉积
- 肾小管
  - 远端肾单位红细胞管型
    - 致密、溶血、碎裂
    - 之后出现色素管型
  - 蛋白吸收滴
  - 急性肾小管损伤和随后萎缩
- 血管
  - 血管炎罕见;提示其他诊断
- 后期活检
  - 缓解后不易明确诊断为 PSAGN
  - 肾小球系膜细胞增生而无炎症

辅助检查

免疫荧光

- 3 种免疫荧光模式,主要为 IgG 和 C3 沉积
  - 星空状或凹凸不平状沉积
    - 毛细管壁和系膜区细小不规则的颗粒状沉积物;见于疾病过程早期
  - 花环状
    - 沿毛细血管壁致密排列的宽大拉长的融合性沉积物
    - 见于有新月体形成和肾病范围蛋白尿的患者

- 疾病过程早期可见
    - 可能预后较差
  - 系膜性
    - 比较后期毛细血管裆保留颗粒状沉积(C3 比 IgG 更为常见)
- IgM＞50%;IgA 罕见(提示为金黄色葡萄球菌感染性 AGN)
- 约 30% 的病例有 C3 沉积而无 IgG 沉积,提示为 C3 肾小球病
  - C1q 和 C4 通常阴性,支持补体旁路途径发挥作用
- 系膜和新月体纤维蛋白沉积
- 基底膜和系膜区备解素、C5b-9、B 因子沉积
- 链球菌抗原(例如 SpeB 毒力因子)有不同的报道

电镜

- 免疫复合物沉积
  - GBM 表面上皮下沉积物(驼峰)
    - 无周围 GBM 反应(钉突)
    - 沉积物可融合
  - 系膜区上皮下沉积常见
  - 基膜内沉积物可类似于致密物沉积病(DDD)
  - 内皮下沉积物,常较小
- 驼峰上的足细胞足突消失
- 内皮细胞肿胀,有时破裂

鉴别诊断

非链球菌感染后肾小球肾炎

- 在发达国家中比 PSAGN 更常见
- 病理表现相似但可能不完全相同
- IgA 明显时应考虑到葡萄球菌感染

C3 肾小球病

- 突出的内皮下及基膜内沉积物
- 高密度基膜内沉积物(DDD)
- 若持续性 C3 降低可疑该病

增生性肾小球肾炎伴单克隆免疫球蛋白沉积

- 免疫荧光显示轻链限制

急性肾盂肾炎

- 显著中性粒细胞性间质炎症和肾小管内中性粒细胞聚集的小管炎

诊断要点

临床相关病理特征

- 成人中新月体和间质炎症可增加 ESRD 的发生风险
- 有＞50% 细胞性新月体的儿童完全恢复的报道

病理解读要点

- PSAGN 可同时发生其他疾病,例如 IgA 肾病和 Alport 综合征
- 活检系列偏向于非典型或严重病程

参考文献

1. Brant Pinheiro SV et al: Acute post-streptococcal glomerulonephritis in children: a comprehensive review. Curr Med Chem. 29(34):5543-59, 2022
2. Rawla P et al: Poststreptococcal glomerulonephritis. StatPearls, 2022

PSAGN 分叶状肾小球

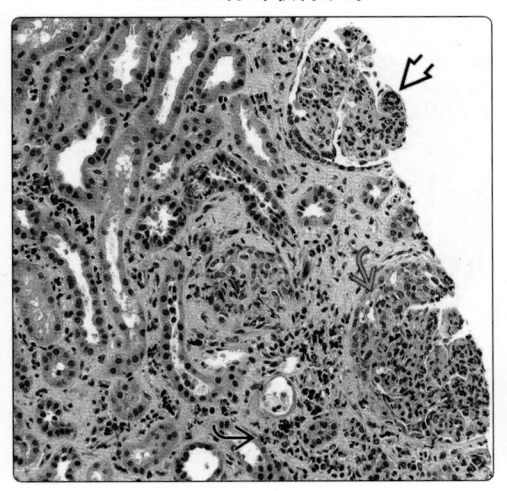

伴中性粒细胞的渗出性模式

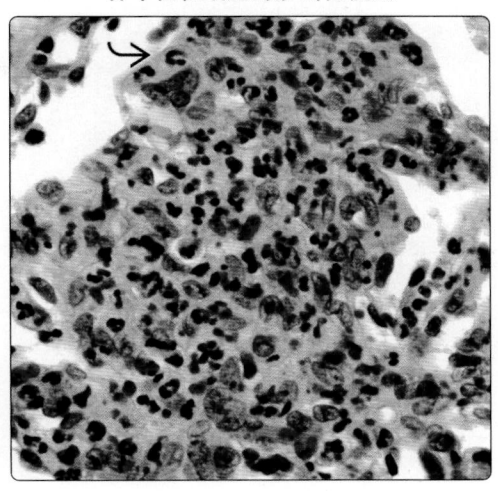

（左）PSAGN 病例，HE 切片低倍镜显示肾小球细胞增生并呈分叶状（有时称为棒状）结构➔，间质炎症细胞浸润➔，可见细胞性新月体➔

（右）PSAGN 病例，高倍镜显示肾小球显著细胞增生并伴大量中性粒细胞浸润➔，可称为渗出性肾小球肾炎

中性粒细胞、嗜酸性粒细胞和
毛细血管内细胞增生

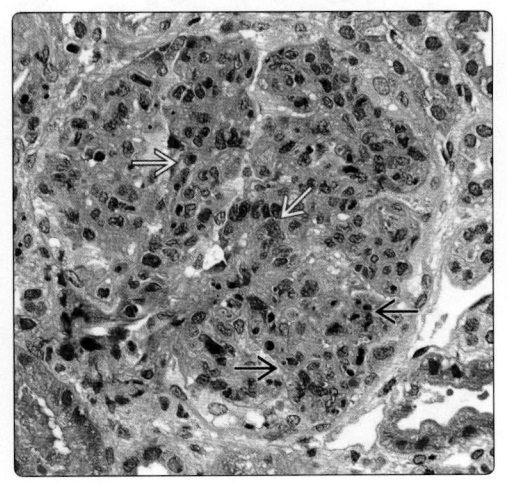

细胞性新月体

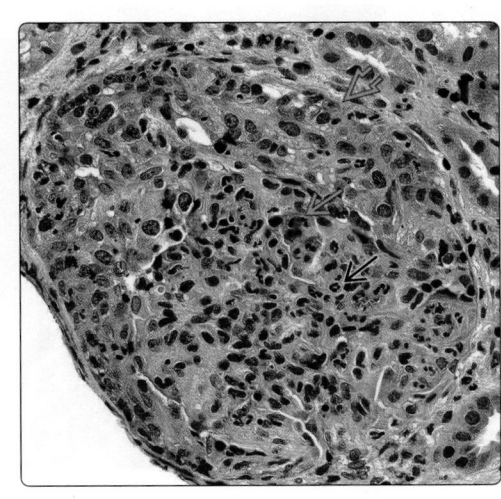

（左）PSAGN 的特征为毛细血管内细胞增生，毛细血管襻开放缺失。在肾小球毛细血管内可见中性粒细胞➔，偶见嗜酸性粒细胞➔

（右）PSAGN，可见细胞性新月体➔，肾小球毛细血管襻可见细胞增生伴中性粒细胞➔和嗜酸性粒细胞➔浸润。约 30% 的活检病例出现 >50% 的新月体，是成人预后较差的表现，但在儿童可能并非如此

肾小球细胞增生和肾小管管型

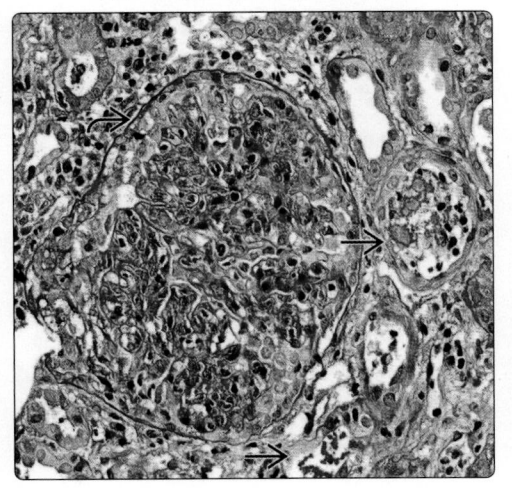

上皮下驼峰

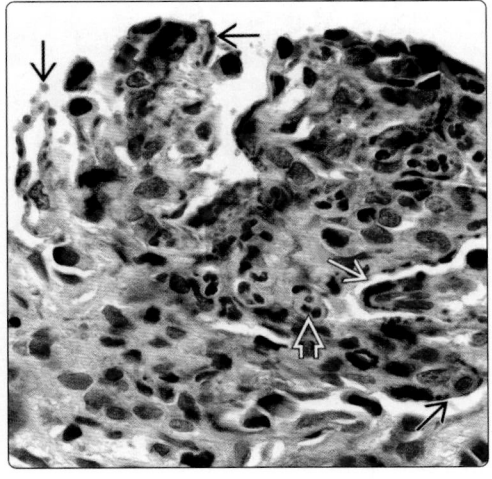

（左）9 岁女孩，患急性 PSAGN，PAS 染色高倍镜下显示肾小球呈分叶状，细胞明显增生伴新月体形成➔，相邻的肾小管内含有蛋白样管型物质➔。红细胞管型在 PAS 染色切片中常不易辨认

（右）三色染色显示沿 GBM 的上皮下沉积物➔被染成红色或蓝色，还可见基膜内细长的沉积物➔，肾小球毛细血管襻内可见中性粒细胞➔

细胞性新月体

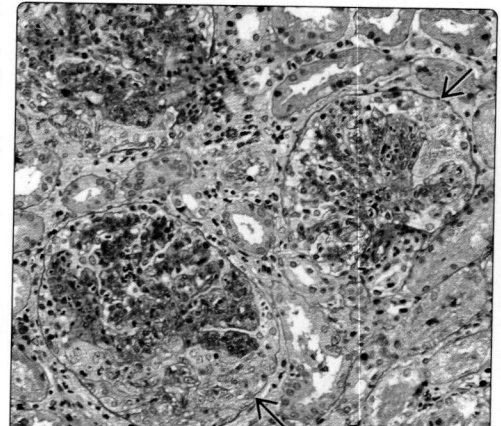

新月体和肾小球细胞增生

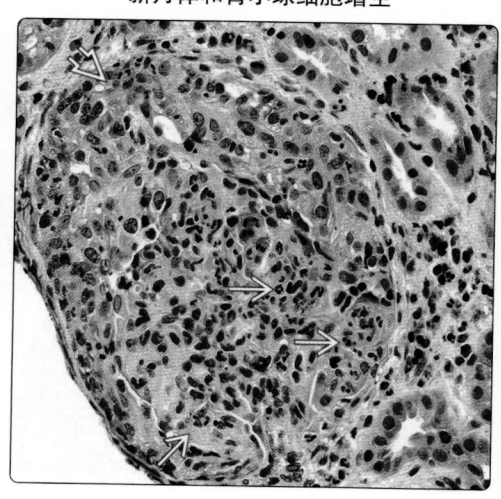

（左）PSAGN 患儿，可见多量细胞性新月体 ➡，患儿突发肉眼血尿、高血压、C3降低（0.25g/L）、C4 正常、肺炎、蛋白尿 10g/d 和抗DNAse B 抗体阳性

（右）PSAGN 患儿，肾小球细胞增生并呈分叶状，可见大量嗜中性粒细胞 ➡ 和细胞性新月体形成 ➡。因毛细血管内细胞增生和内皮细胞肿胀，毛细血管袢通常不开放

驼峰状上皮下沉积物

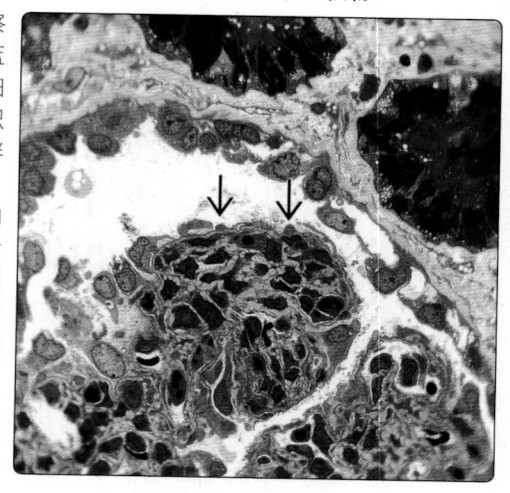

红细胞管型

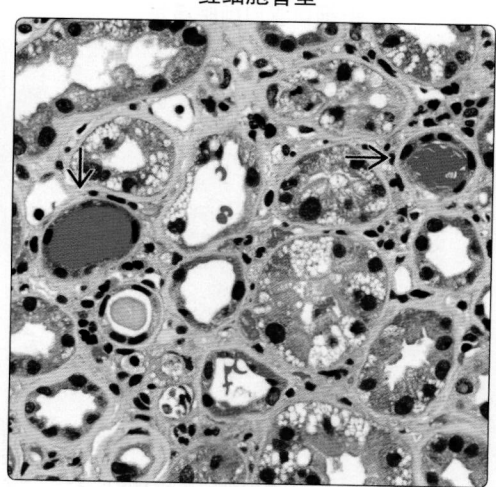

（左）PSAGN，为电镜观察制备的半薄切片甲苯胺蓝染色，显示沿肾小球毛细血管袢上皮下驼峰状沉积物 ➡，肾小球毛细血管袢细胞增生

（右）HE 染色显示髓质中的红细胞管型 ➡，与穿刺活检引起人为性出血的鉴别是管型更加致密并混有蛋白样物质。溶血和红细胞碎裂特征也有帮助

间质性肾炎

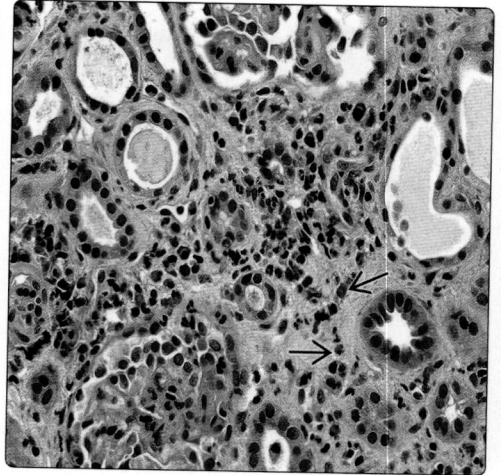

含嗜酸性粒细胞浸润的间质炎症

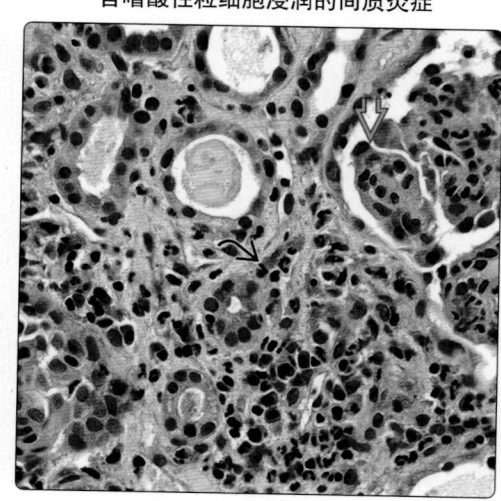

（左）PSAGN，显著间质炎症，伴有单个核细胞、中性粒细胞和嗜酸性粒细胞 ➡ 混合浸润，肾小球有时无受累

（右）PSAGN 患儿，间质水肿和炎症细胞浸润导致间质扩大，嗜酸性粒细胞偶见 ➡。若肾小球病变轻微，可能会误认为是药物反应。本例可见肾小球细胞增生 ➡

花环模式：IgG 染色

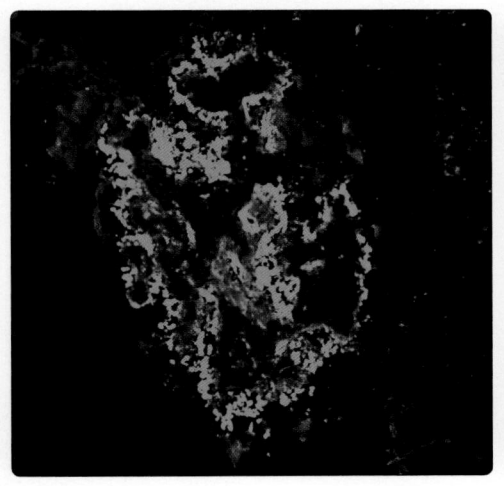

凹凸不平模式：IgG 染色

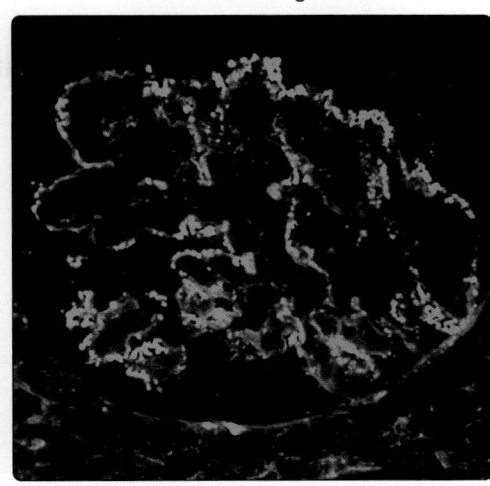

（左）PSAGN，免疫荧光显示 IgG 沿 GBM 呈连续带状（或花环状）特征性颗粒状沉积

（右）PSAGN，免疫荧光显示 IgG 呈粗颗粒状、凹凸不平的 GBM 染色，对应于电镜的上皮下驼峰

系膜区及 GBM IgG 沉积

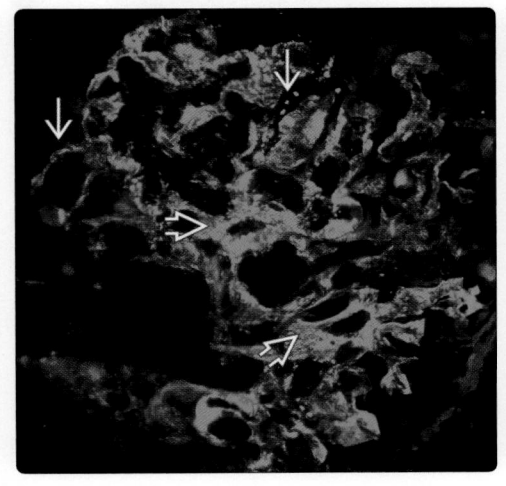

星空状模式

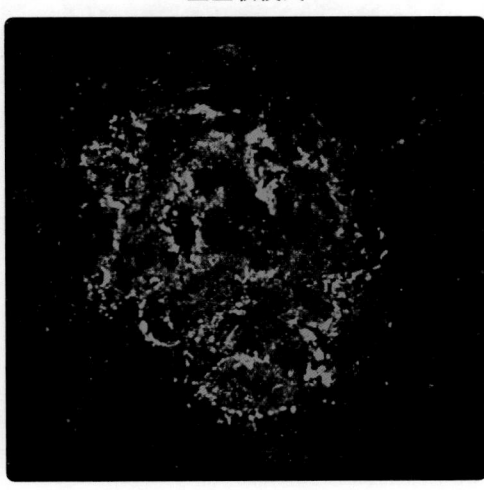

（左）62 岁男性 PSAGN 患者，血肌酐 141.4μmol/L，高血压，蛋白尿 5g /d，C3 和 C4 低，ASO 和抗 DNAse 阳性，免疫荧光显示系膜显性模式 IgG 沉积➡️，同时亦可见 IgG 沿 GBM 呈散在颗粒状沉积➡️

（右）这例 PSAGN 患者中，C1q 沿 GBM 呈颗粒状、星空状沉积模式。PSAGN 中 C1q 沉积并不常见，应考虑其他类型肾小球肾炎，如狼疮性肾炎

凹凸不平模式：κ 链染色

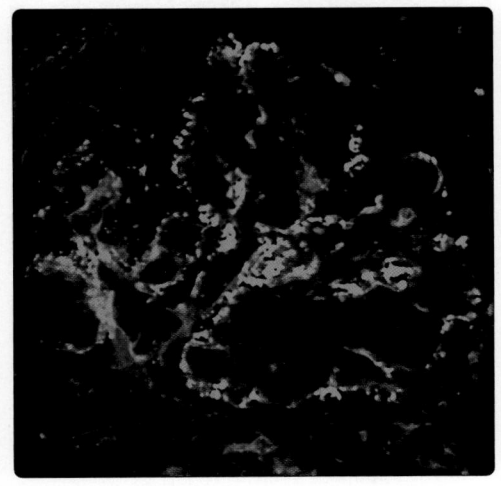

花环状模式：κ 链染色

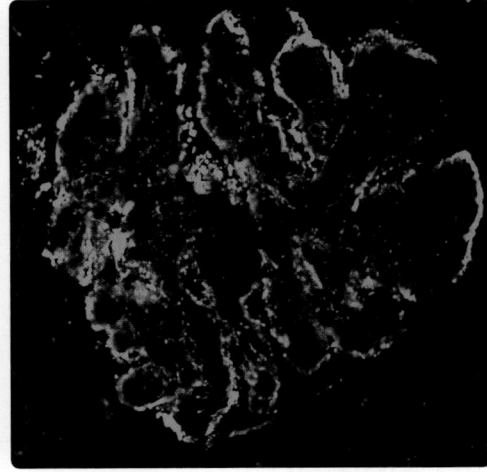

（左）PSAGN，免疫荧光显示 κ 链沿 GBM 呈粗颗粒状凹凸不平模式染色，κ 链和 λ 链染色相同

（右）PSAGN，免疫荧光显示 κ 链沿 GBM 呈缎带状模式染色（花环状），κ 链和 λ 链染色相同

上皮下沉积物

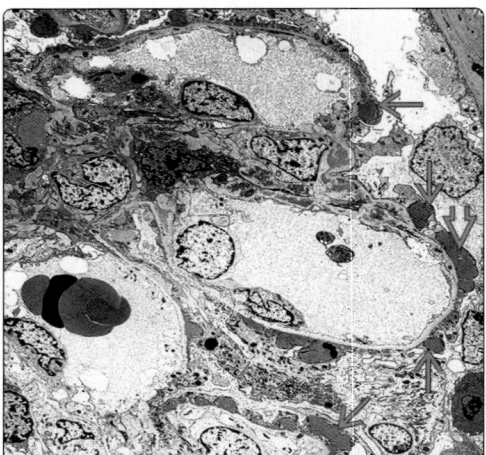

中性粒细胞和上皮下驼峰

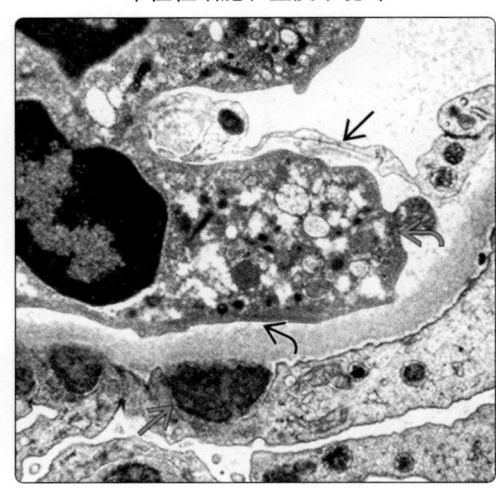

（左）PSAGN 患儿，沿 GBM 有大量上皮下沉积物 ➐，部分融合 ➐。许多融合性沉积物形成荧光镜下花环状模式染色

（右）PSAGN，电镜显示肾小球毛细血管袢中性粒细胞浸润 ➐，位于内皮细胞下 ➐ 靠近上皮下驼峰 ➐ 处，并与 GBM ➐ 直接接触。中性粒细胞被 C5a 和其他趋化因子吸引，并通过消化 GBM 引起损伤

驼峰状沉积物

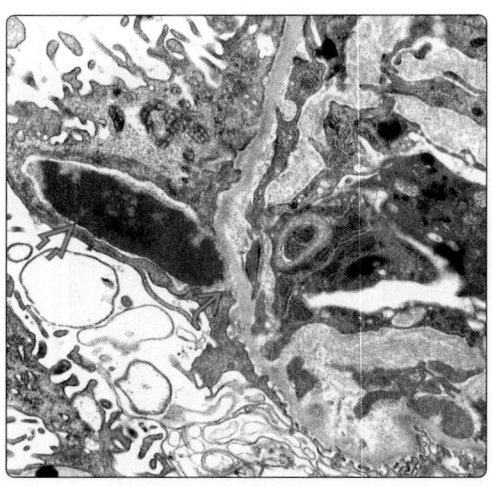

驼峰状沉积物侵蚀 GBM

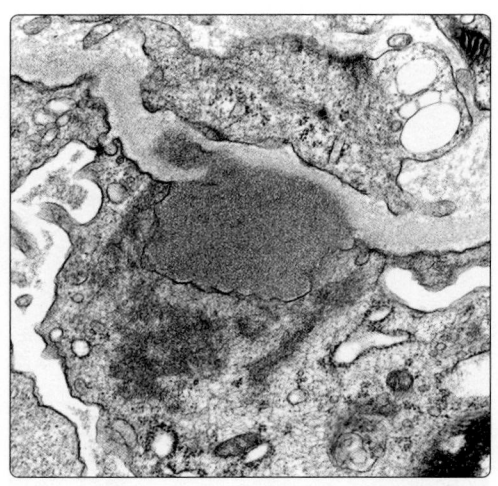

（左）PSAGN，可见相对致密的杂色上皮下沉积物 ➐。与膜性肾病不同，不出现杯状沉积物 ➐

（右）有时驼峰状沉积物可侵入 GBM 形成连续的基膜内沉积物。GBM 完整性缺失可能是血尿形成的基础。该活检来自一名 3 岁女孩，有高血压，"可口可乐"色尿液，尿分析尿蛋白和血尿均为 3+，肌酐 185.6μmol/L，抗 DNase B 240 和链球菌培养阴性

系膜区沉积物

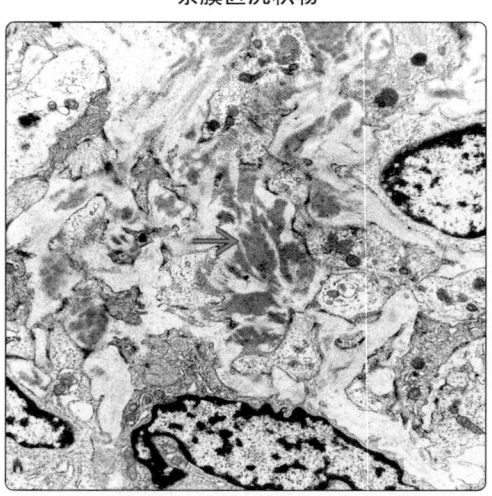

内皮下及驼峰沉积物

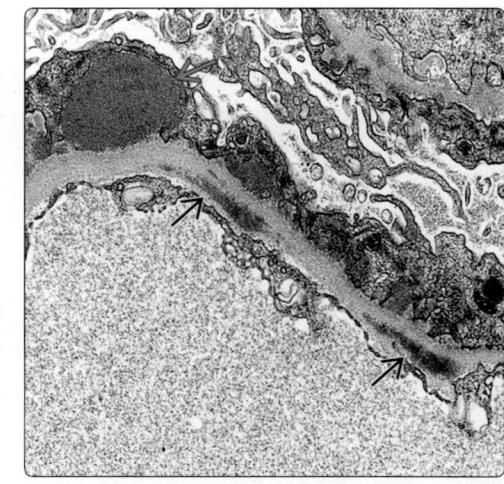

（左）PSAGN，除具有特征性的驼峰外，还可见明显的系膜区沉积物 ➐。这例患儿有急性肾衰竭、低补体血症和抗 DNase B 水平升高

（右）PSAGN，除驼峰沉积物 ➐ 外，还可见局灶内皮下沉积物 ➐

杂色沉积物

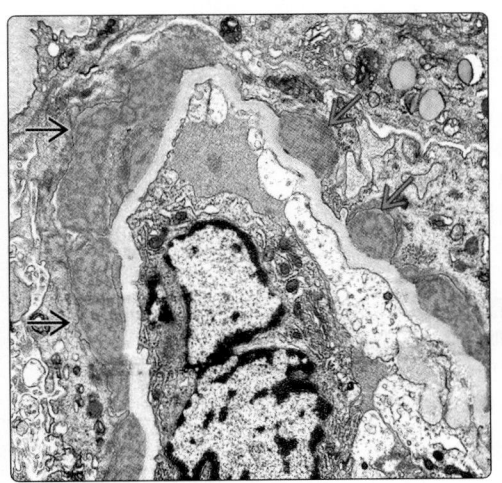

基膜内沉积物

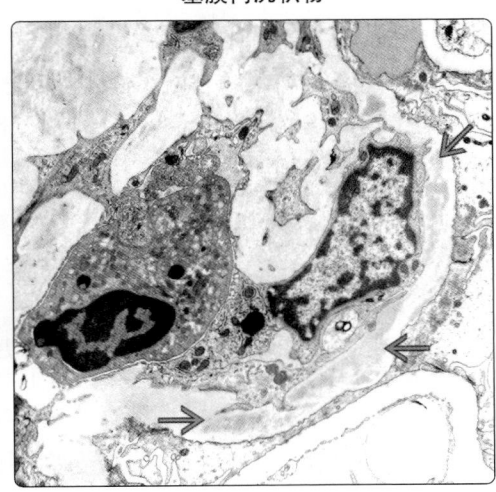

(左)PSAGN,3 岁患儿,电镜显示融合性上皮下沉积物➡,同时可见同样密度的典型驼峰➡。这些有杂色外观的沉积物并不少见

(右)PSAGN,基膜内致密沉积物➡有时可很明显,会联想起 C3 肾小球病,包括致密物沉积病(DDD)。一些 PSACN 患者有补体旁路途径失调,从而导致 DDD 发生

糖尿病肾小球病合并 AGN

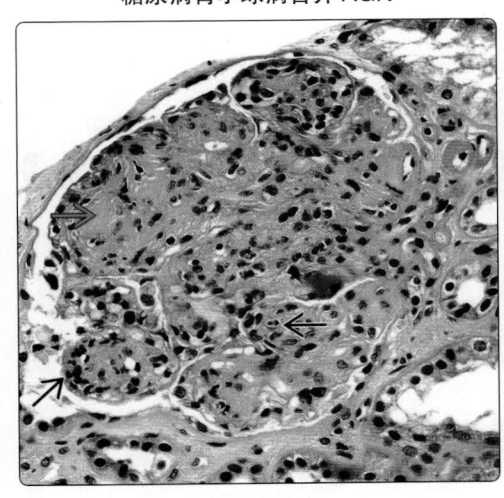

糖尿病肾小球病合并 AGN 颗粒状沉积物

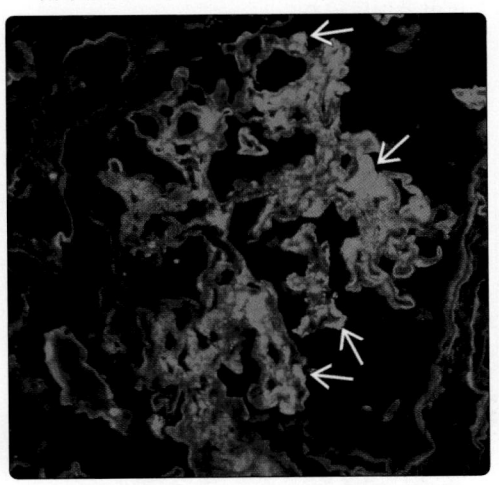

(左)55 岁患者,糖尿病肾小球病并发感染后 AGN,肾小球呈明显结节状➡,但毛细血管中的中性粒细胞➡提示额外的病程。该模式可能与葡萄球菌或链球菌感染有关

(右)结节性糖尿病肾小球硬化症并发感染后 AGN,除了糖尿病线性 IgG 沉积外,免疫荧光显示 IgG 沿 GBM 呈散在颗粒状沉积➡,IgA 阴性

感染后 AGN 和糖尿病的驼峰

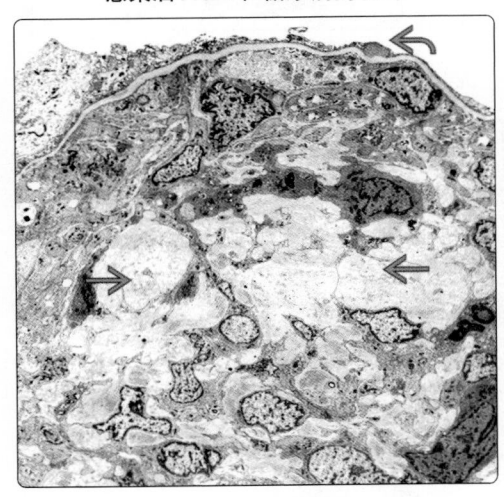

PSAGN 中的急性间质性肾炎

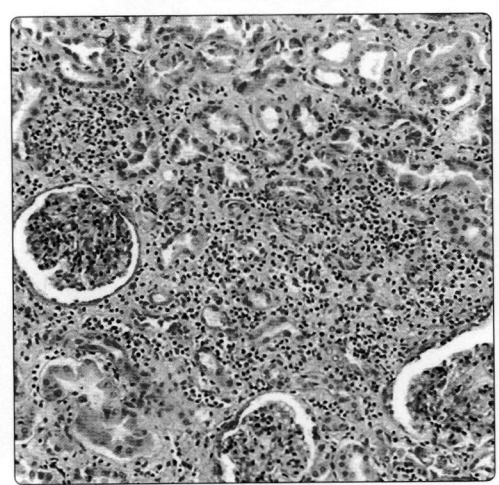

(左)糖尿病患者在脚趾感染后发生 AGN,肾活检显示结节性系膜区扩大➡和极少量驼峰➡。未检出微生物

(右)这是发生在抗生素时代前,由 Cabot 和 Mallory 于 1929 年描述的临床病理病例报道。1 例无明显肾小球肾炎的急性间质性肾炎(AIN)患儿在链球菌感染后死亡,这种富含嗜酸性粒细胞浸润的 AIN 无法与药物性 AIN 相鉴别

(张睿 译,余英豪 审)

要点

术语

- 发生在除了 A 组链球菌以外的其他感染性病原体暴露后的急性肾小球肾炎（GN）
- 同义词：感染相关性肾小球肾炎

病因学/发病机制

- 各种病原微生物感染（细菌、病毒、寄生虫、真菌感染等）
- 感染可为持续或一过性
- 持续感染可引起更多的慢性肾小球肾炎变化（MPGN）
- 感染性抗原/抗体相互作用和循环免疫复合物可能起重要作用
- 葡萄球菌感染是老年患者的最常见病因（约50%）

临床特征

- 血尿、低补体血症、± 肾衰竭、± 冷球蛋白
- 常累及儿童，但也可见于成人和老年人
- 90% 的患者可自发消退，但老年患者预后较差

镜下特征

- 系膜局灶性或弥漫增生
  - 弥漫性增生最为常见
  - 常有渗出及中性粒细胞浸润
- 可并发于糖尿病肾病

辅助检查

- 免疫荧光：散在细小的、大的或块状沉积物，沿 GBM 分布
  - IgG 和更明显的 C3 染色
- 电镜：上皮下沉积物
  - 驼峰状结构覆盖于基底膜上，无周围 GBM 反应

主要鉴别诊断

- IgA 肾病
- C3 肾小球肾炎
- 膜增生性肾小球肾炎（MPGN）

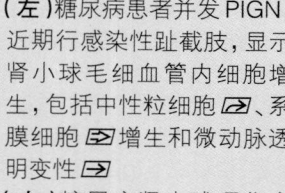

（左）糖尿病患者并发 PIGN，近期行感染性趾截肢，显示肾小球毛细血管内细胞增生，包括中性粒细胞 ⇒、系膜细胞 ⇒ 增生和微动脉透明变性 ⇒
（右）糖尿病肾小球硬化症并发 PIGN，肾小球毛细血管袢内可见散在的中性粒细胞浸润 ⇒。这是一个重要线索，提示不仅仅是糖尿病肾小球病

PIGN 细胞增生

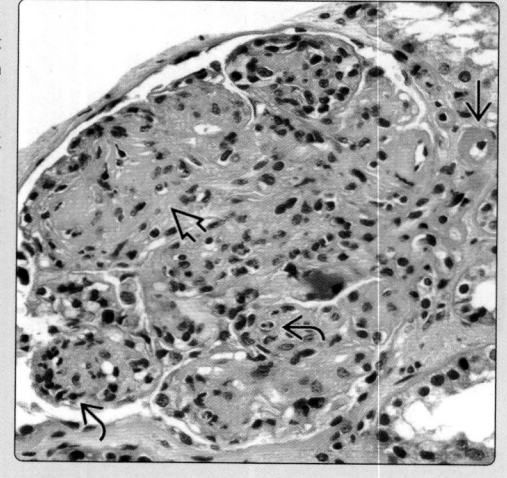
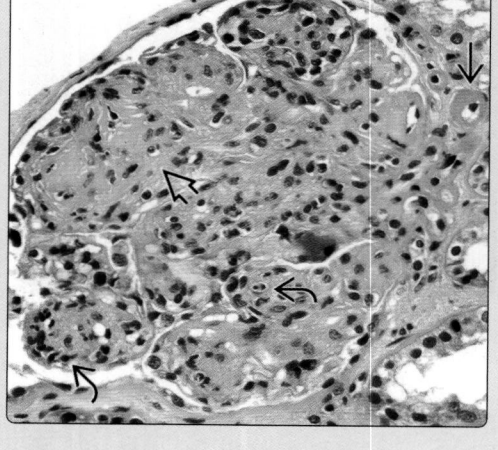

糖尿病并发 PIGN 中性粒细胞浸润

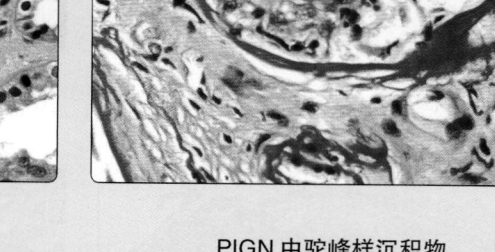

（左）急性 PIGN 通常显示明显的 IgG 沿 GBM 沉积，对应于电镜下的驼峰。某些病例可出现类似 C3 肾小球病的 C3 显性沉积
（右）糖尿病患者并发 PIGN，电镜显示沿 GBM 散在分布的驼峰状上皮下电子致密沉积物 ⇒

IgG 沿 GBM 呈颗粒状沉积

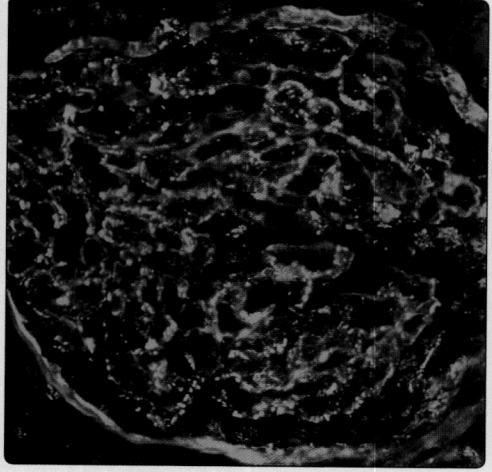

PIGN 中驼峰样沉积物

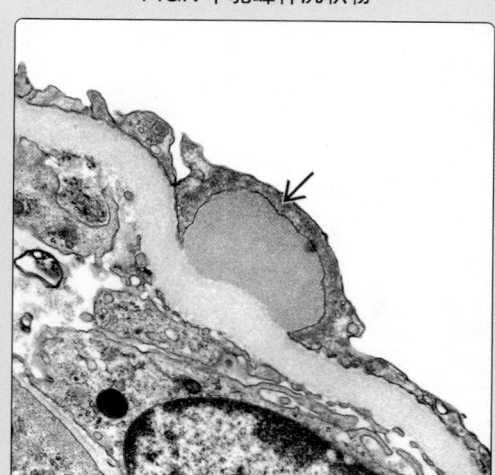

术语

缩写

- 感染后肾小球肾炎(postinfectious glomerulonephritis，PIGN)

同义词

- 感染相关性肾小球肾炎(因可能发生在感染活跃期间)

定义

- 发生在除了 A 组链球菌以外的其他感染性病原体暴露后的急性肾小球肾炎
  - 与典型的慢性感染性 MPGN 有所区别

病因学/发病机制

感染原

- 细菌
  - 革兰氏阳性球菌
    - 葡萄球菌(凝固酶阳性和阴性)
      - □ 老年患者中最常见(约 50%)
      - □ 与糖尿病和恶性肿瘤有关
      - □ 有些并发心内膜炎
      - □ 甲氧西林敏感或耐甲氧西林金黄色葡萄球菌(包括脓毒症、软组织和皮肤感染、骨髓炎、肺脓肿和肺炎)
    - 链球菌(非 A 组)
      - □ 肺炎链球菌、兽疫链球菌、星座链球菌、咽峡炎链球菌
      - □ D 组链球菌
  - 革兰氏阴性杆菌
    - 大肠埃希菌、假单胞菌、沙门菌、变形杆菌、克雷伯菌
    - HACEK 细菌群是一组快速生长的革兰氏阴性杆菌，包括嗜血杆菌属、聚集杆菌属、人心杆菌属、腐蚀艾肯氏菌和金杆菌属
  - 其他细菌
    - 梅毒螺旋体、布鲁氏菌、弯曲杆菌、诺卡氏菌、军团菌、放线菌、耶尔森菌、伯氏疏螺旋体、巴尔通体、痤疮丙酸杆菌、分枝杆菌、淋病奈瑟球菌
- 病毒
  - 腺病毒、麻疹病毒、腮腺炎病毒、柯萨奇病毒、水痘病毒、CMV、EBV、流感病毒、HBV 和 HCV、ECHO、细小病毒 B19、痘苗病毒、单纯疱疹病毒、多瘤病毒、COVID-19
- 其他微生物
  - 立克次体[Q 热(贝氏柯克斯体)]、真菌(念珠菌)、寄生虫(疟疾、血吸虫)

感染部位

- 皮肤、心脏瓣膜、胃肠道、咽、肺、骨

发病机制

- 某些感染患者肾小球中有微生物抗原
  - 被认为与沉积在肾小球中的循环免疫复合物有关
- 也可能为抗原穿过 GBM 并结合到肾小球部位
- 免疫激活，激发抗体和补体激活

宿主因素

- 酗酒、糖尿病和静脉药物滥用
- HLA Ⅱ类等位基因变异可能增加暴露于致肾细菌菌株后对肾小球肾炎的易感性
- 少数患者补体旁路途径调节异常

临床特征

流行病学

- 年龄
  - 典型的发病年龄为儿童和青年人，但也见于老年人
    - 老年患者中常见的是葡萄球菌感染(约 50%)
    - 与糖尿病和恶性肿瘤有关
- 性别
  - 男：女约 2：1

表现

- 血尿
  - 急性肾炎综合征
- 高血压
- 少尿
- 低补体血症
  - 30%~50% 的患者中出现，包括糖尿病肾病并发葡萄球菌感染肾小球肾炎患者

实验室检查

- 培养
  - >50%(90%~98% 的心内膜炎相关肾小球肾炎)微生物血培养阳性
- 补体 C3
- 类风湿因子(RF)
- 冷球蛋白，通常为 Ⅲ 型(混合型)
- 有些患者 ANCA 阳性，尤其是感染性心内膜炎相关肾小球肾炎患者

治疗

- 药物
  - 根据药物敏感试验选择抗生素
  - 皮质类固醇可能对部分患者有益，但要谨慎使用，建议考虑合并感染时使用
- 脓肿可能需要切开引流

预后

- 90% 的病例在数周内消退
  - 肾功能明显恢复后可出现持续性镜下血尿或蛋白尿
- 成年人预后较差，有 67% 的患者恢复
  - 如果感染和肾小球肾炎持续存在(33% 患者)，出现肾衰竭者可能需要透析

镜下特征

组织学特征

- 肾小球
  - 系膜局灶或弥漫性增生
    - 弥漫渗出性肾小球肾炎为最经典的损伤模式
      □ 毛细血管内细胞增生伴大量中性粒细胞浸润
    - 有时在银染色、三色染色和甲苯胺蓝染色中可见到驼峰状沉积物
    - 严重病例出现新月体(高达33%),可能预示预后较差
  - 后期变化
    - 重复活检发现从发病开始到肾小球硬化要3～15年
    - 系膜细胞增生及毛细血管壁增厚可持续存在
- 肾小管和间质
  - 局灶间质性炎症
  - 除非有其他原因或慢性感染,否则很少有或没有间质纤维化或肾小管萎缩
- 血管
  - 无特殊
- 许多病例未行肾活检
  - 因此活检结果可能过多地代表严重病变

辅助检查

免疫荧光

- 散在细小的、大的或块状沉积物沿GBM分布
  - 通常IgG染色,C3甚至更明显
  - 所描述的沉积模式包括星空状、花环状和系膜性
    - 据报道在疾病早期为星空状和花环状模式
    - 系膜沉积模式在疾病后期出现
- 没有或仅有少量IgM和IgA染色
  - 除外IgA显性PIGN
- 并发糖尿病肾病者可出现IgG和白蛋白沿GBM和TBM呈线性染色
- 罕见"隐匿型"IgG-κ结晶性驼峰状沉积物的报道

电镜

- 上皮下沉积物呈驼峰状,覆盖于基底膜上,没有GBM反应
  - 急性期有大量沉积物或驼峰,可呈杂色性
  - 驼峰状沉积物可出现在覆盖GBM褶皱之间的系膜的上皮下(又称"杯口"区或"腰"区)
  - 无临床症状的PIGN痊愈、偶然发现的感染后病变,电镜下表现为上皮下沉积物
  - 罕见"隐匿型"IgG-κ结晶性驼峰状沉积物的报道
- 偶见系膜区和内皮下沉积物
  - 慢性病变,系膜区沉积物明显
- 偶见驼峰状上皮下沉积物提示免疫复合物肾小球肾炎病因与感染有关
- GBM双轨提示慢性病程和感染持续时间较长

鉴别诊断

IgA肾病

- 通常肾小球系膜沉积物为主,无上皮下驼峰状沉积物
- 如果弥漫增生性肾小球肾炎先前感染病史未知,则难以区分IgA肾病和PIGN

C3肾小球肾炎

- 根据定义C3＞免疫球蛋白(2个免疫荧光级别)
- 出现慢性病变(如GBM双轨)或复发证据时不支持PIGN
- 某些PIGN病例可存在补体旁路途径调节异常,C3沉积明显,而很少或无免疫球蛋白沉积
- 术语"幼年性非增生性肾小球肾炎"亚型,有大量新月体

致密物沉积病

- 电镜下以GBM及TBM内电子致密物沉积为特征;可为节段性
- C3沉积为主
  - PIGN通常有免疫球蛋白沉积

感染相关性MPGN

- GBM双轨、系膜基质扩大,肾小球硬化提示慢性过程
- 与慢性感染有关(例如分流术、脓肿、寄生虫病)

系统性红斑狼疮

- 体检发现(如皮疹和关节痛)
- 血清学(例如ANA、抗ds-DNA)
- 免疫荧光"满堂亮"(IgG、IgM、IgA、C1q和C3)
- 管网状结构和TBM沉积物倾向狼疮

冷球蛋白血症性肾小球肾炎

- 冷球蛋白血症性肾小球肾炎和PIGN都有肾炎、低补体血症、Ⅲ型冷球蛋白和RF(+)
  - 两者都可有弥漫球性毛细血管内细胞增生和大量中性粒细胞浸润
- 肾小球毛细血管透明血栓/假血栓

诊断要点

病理解读要点

- 糖尿病患者毛细血管内见炎症细胞为PIGN的线索
- 慢性肾小球改变,例如GBM双轨提示疾病呈慢性进行性过程,而非急性肾小球肾炎
- 补体旁路途径潜在异常可影响PIGN的易感性

参考文献

1. Anders HJ et al: Glomerulonephritis: immunopathogenesis and immunotherapy. Nat Rev Immunol. 1-19, 2023
2. Grosser DS et al: IgA-dominant infection-associated glomerulonephritis in the pediatric population. Pediatr Nephrol. 37(3):593-600, 2022
3. Sethi S et al: Acute glomerulonephritis. Lancet. 399(10335):1646-63, 2022
4. Shankar M et al: Infection-related glomerulonephritis: a retrospective observational study from South India. Clin Nephrol. 98(2):101-6, 2022

糖尿病合并 PIGN 及间质炎症

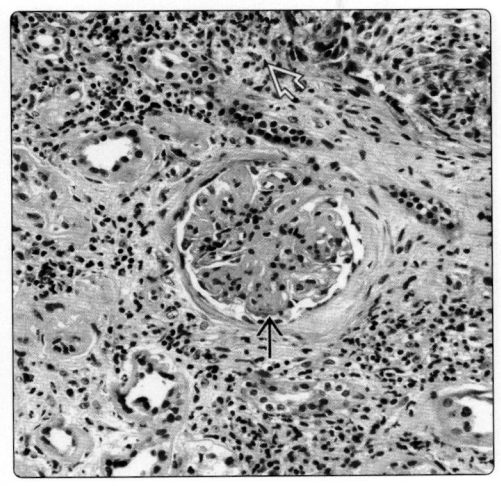

PIGN 中炎症细胞

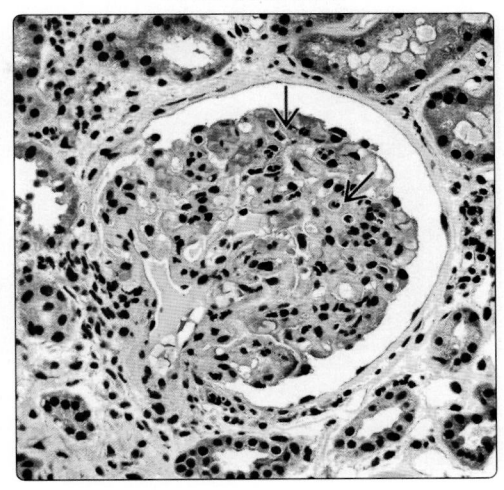

(左)55 岁糖尿病患者，近期行感染性趾截肢，肾活检显示 PIGN 合并糖尿病肾小球硬化症，肾小球呈结节状 ➡，肾间质见炎症细胞，包括散在嗜酸性粒细胞浸润 ➡

(右)PIGN 病例，显示肾小球细胞增生，包括毛细血管内中性粒细胞 ➡

PIGN 肾小球细胞增生

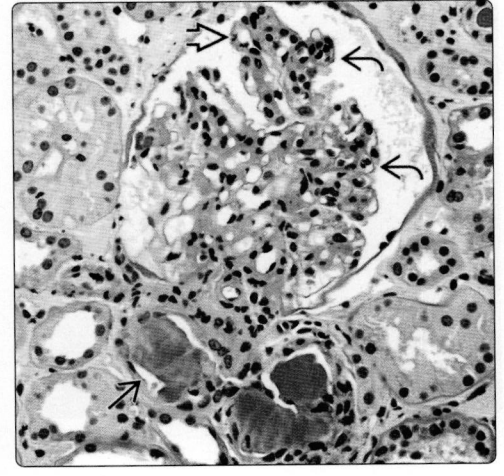

糖尿病肾小球硬化合并 PIGN 肾小球结节

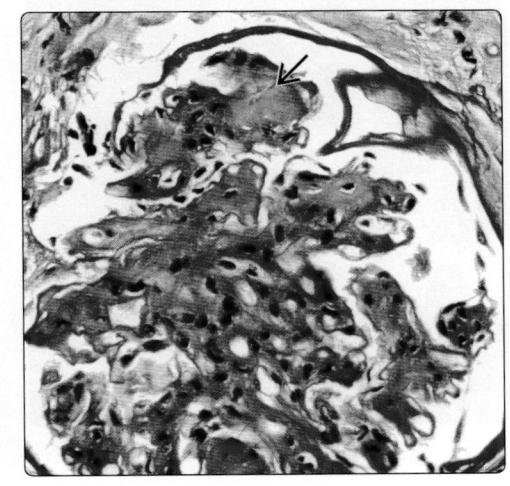

(左)PIGN，肾小球显示细胞增生和模糊的分叶状，可见 GBM 增厚 ➡ 及毛细血管内细胞增多 ➡。肾小管内见蛋白管型 ➡

(右)糖尿病肾小球硬化合并 PIGN，可见肾小球结节 ➡

PIGN 肾小球分叶状

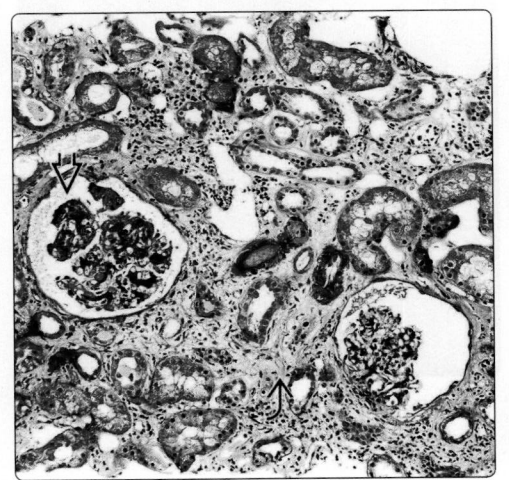

PIGN 色素管型

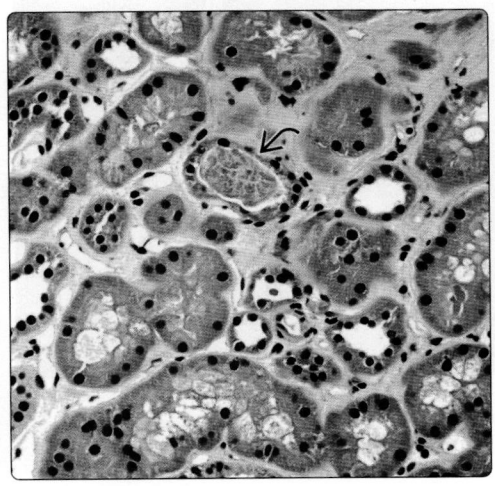

(左)PIGN，肾小球显示细胞增生和模糊分叶状 ➡。间质因炎症、疏松纤维化及水肿而扩大 ➡

(右)PIGN，肾小管损伤使小管上皮细胞变得扁平 ➡，并含有色素管型物质

PIGN 星空状 C3 沉积

PIGN 凹凸不平状 C3 沉积

（左）PIGN，显示 C3 明显的颗粒状染色 ➡，呈星空状模式，属于几种免疫复合物沉积模式的一种

（右）PIGN，显示 C3 明显的颗粒状染色 ➡，呈凹凸不平模式

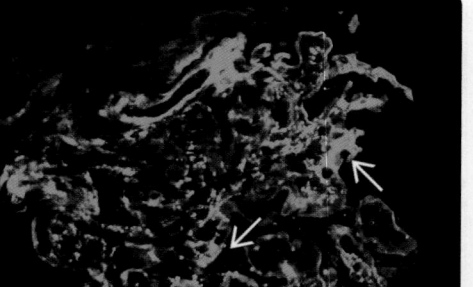
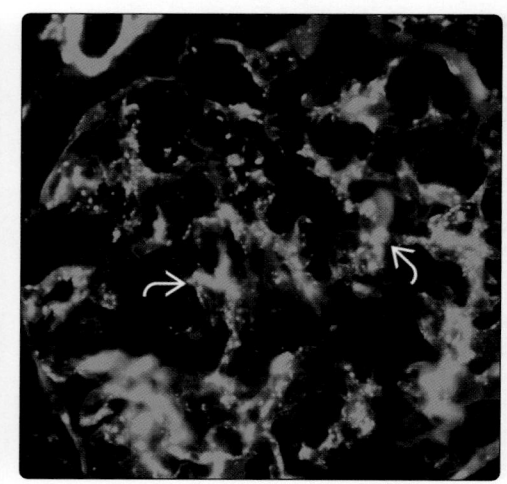

PIGN 颗粒状 IgG 染色

糖尿病合并 PIGN 的 C3 染色

（左）糖尿病合并 PIGN，IgG 沿外周肾小球毛细血管袢染色 ➡，而肾小球结节中央无着色 ➡

（右）糖尿病合并 PIGN，C3 沿外周肾小球毛细血管袢染色 ➡，而肾小球结节中央无着色 ➡

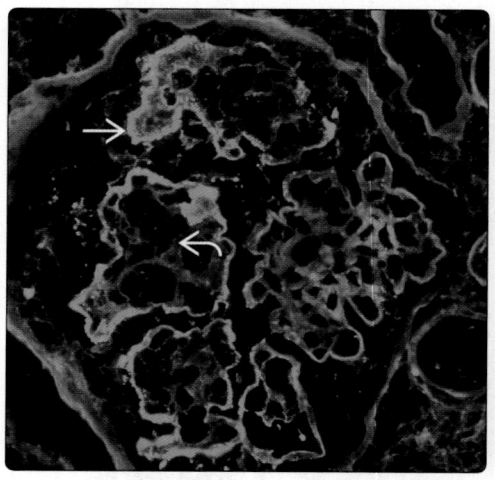
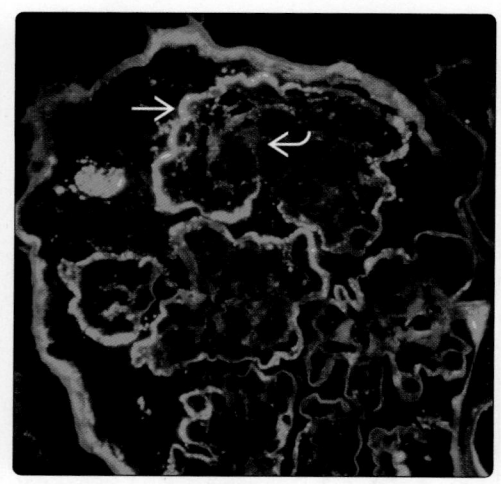

糖尿病合并 PIGN 系膜区纤维蛋白染色

PIGN 系膜区 C3 染色

（左）糖尿病合并 PIGN，显示广泛系膜区，包括良构结节内纤维蛋白染色 ➡，伴局灶强着色 ➡，这种表现与结节性糖尿病肾小球硬化症无关

（右）糖尿病合并 PIGN，显示 C3 广泛系膜区染色 ➡，局部 C3 染色 ➡ 比结节性糖尿病肾小球硬化症 C3 染色更为明亮

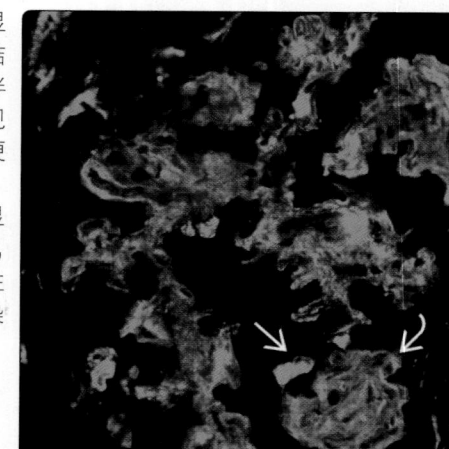
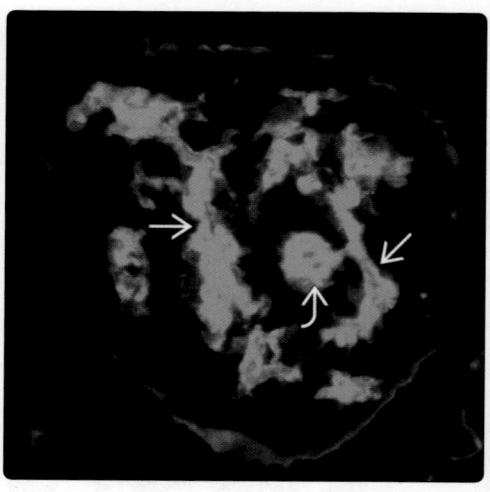

PIGN"杯口"沉积物

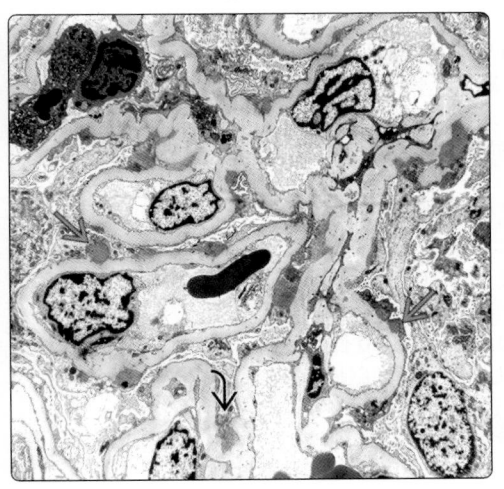

PIGN 驼峰状沉积物

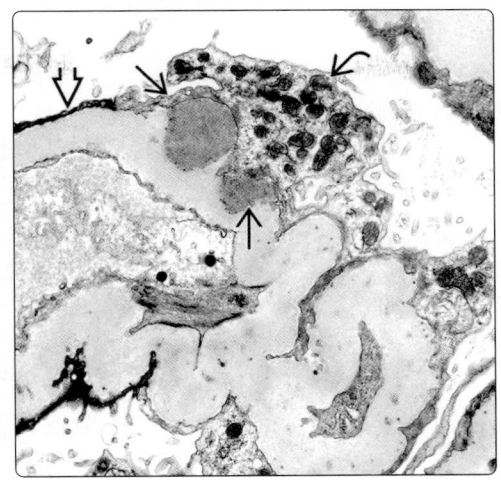

(左)PIGN，电镜显示良构的上皮下驼峰状电子致密沉积物➡，并在 GBM 返折处(杯口)见电子致密沉积物➡

(右)PIGN，可见上皮下驼峰状电子致密沉积物➡，上覆足细胞足突消失➡，胞质内反应性细胞器增多➡

PIGN"杯口"沉积物

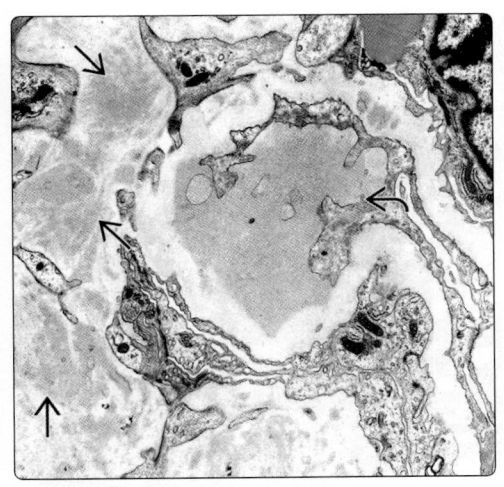

PIGN 系膜结节沉积物

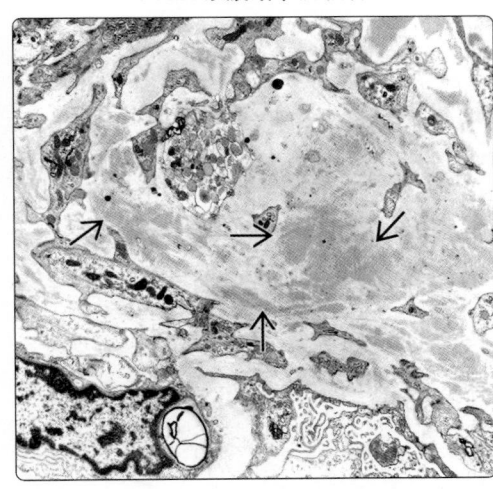

(左)糖尿病患者并发 PIGN，可见散在的系膜电子致密沉积物➡以及覆盖在系膜上方的上皮下电子致密沉积物，这些沉积物位于一个被称为"杯口"区的 GBM 折叠处➡

(右)糖尿病肾小球硬化症并发 PIGN，可见糖尿病肾小球系膜结节形成，内见散在的电子致密沉积物➡，这在糖尿病肾小球病中通常见不到

PIGN 驼峰状沉积物

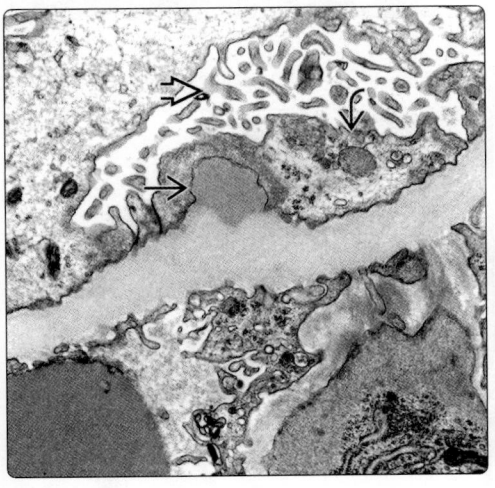

杂色性上皮下沉积物

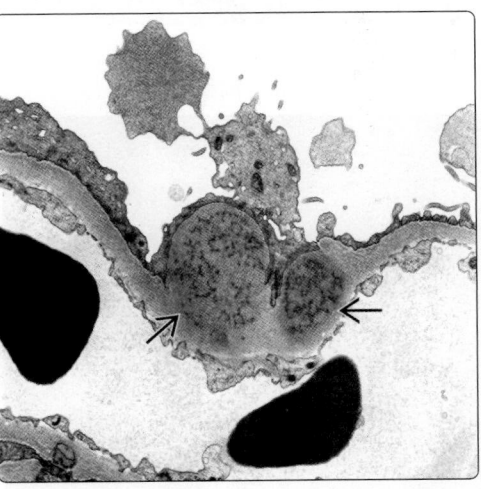

(左)PIGN，可见驼峰状免疫型上皮下电子致密沉积物➡，足细胞足突消失➡，局灶微绒毛变性➡

(右)PIGN，见一对上皮下电子致密沉积物➡，呈模糊的杂色外观，但无清晰的亚结构

(张睿 译，余英豪 审)

要　点

术语

- 慢性内脏感染性肾小球肾炎（CVI-GN）/分流性肾炎（SN）：由脑脊液分流术或内脏脓肿的细菌感染引起的肾小球肾炎
- 脑室-心房（VA）、脑室-颈静脉（VJ）及较少见的脑室-腹腔（VP）分流术

病因学/发病机制

- SN：主要为表皮葡萄球菌（75% 病例）和白色葡萄球菌感染
- 慢性内脏感染（脓肿）：金黄色葡萄球菌为最常见病原体

临床特征

- 蛋白尿/血尿、急性或慢性肾衰竭、补体水平下降
- 发热、全身不适、关节痛、紫癜
- 治疗：去除分流装置、脓肿引流、抗生素

镜下特征

- 三种主要的肾小球损伤模式

- 膜增生性肾小球肾炎（MPGN）
  - 局灶/弥漫增生性肾小球肾炎和/或系膜增生性肾小球肾炎
  - 新月体性肾小球肾炎（尤其是内脏脓肿病例）
- 免疫荧光
  - 沉积物呈带状或颗粒状
  - SN：C3（>90%）；IgM 和 IgG（>60%）
  - 内脏脓肿：C3（100%）；IgM 和 IgG 阴性（67%）
- 电镜
  - 系膜区和内皮下免疫复合物沉积
  - GBM 双轨伴有系膜细胞插入

主要鉴别诊断

- 冷球蛋白血症性肾小球肾炎（丙型肝炎病毒）
- MPGN
- C3 肾小球肾炎

MPGN

（左）MPGN 是 SN 中的常见损伤模式，系膜区呈分叶状扩大 ➡️
（右）银染色显示 GBM 双轨，系 SN 的典型特征 ➡️，提示慢性疾病过程。GBM 双轨是具有内皮下沉积物（如Ⅳ型狼疮性肾小球肾炎）或内皮损伤（如血栓性微血管病）的肾小球疾病的特征

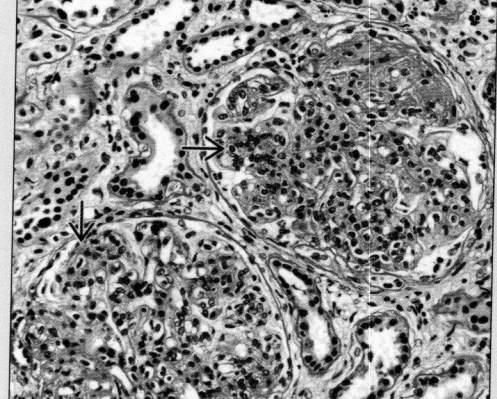

GBM 双轨和系膜区扩大

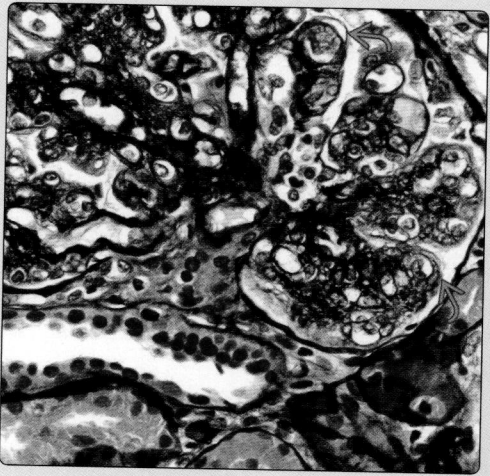

IgM 沉积

（左）SN，免疫荧光显示 IgM 沿肾小球毛细血管袢呈粗大颗粒状沉积，常为融合状 ➡️。C3 染色模式相似。内脏脓肿相关性肾小球肾炎染色模式与 SN 类似，但 C3 比免疫球蛋白表达更为明显
（右）SN，电镜显示 GBM 明显双轨 ➡️ 及系膜细胞插入 ➡️。GBM 各层之间可见散在沉积物。因有效的清除机制，沉积物可以很少

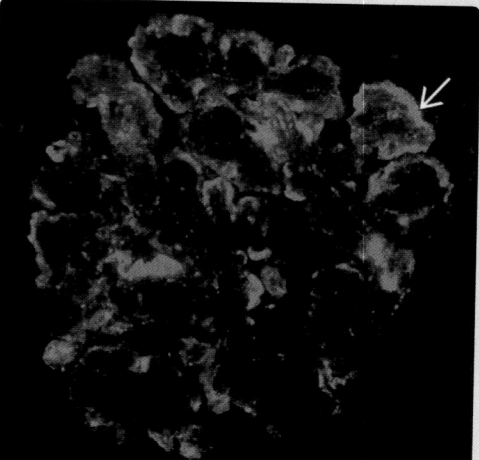

GBM 双轨和沉积物

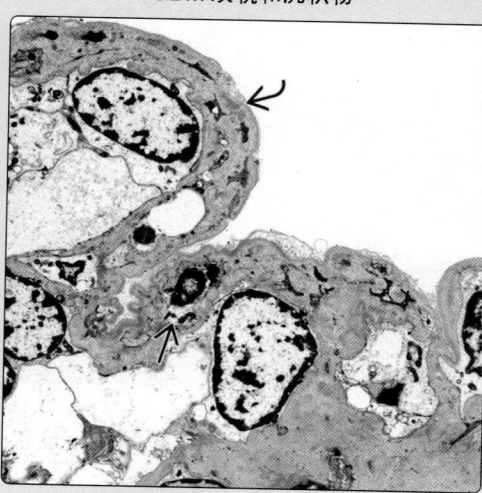

术语

定义

- 由脑脊液（CSF）分流术或内脏脓肿的慢性细菌感染引起的肾小球肾炎

病因学/发病机制

感染原

- 分流性肾炎（SN）
  - 脑室脑脊液分流至心房、颈静脉或腹膜
  - 细菌黏附在塑料分流器上并形成生物膜，从而保护它们免受抗生素和免疫系统攻击
    - 4%～5%的患者发生低度菌血症
  - 常为低毒力细菌
    - 表皮葡萄球菌（75%）
    - 较少见：白色葡萄球菌、不动杆菌、芽孢杆菌、棒状杆菌、李斯特菌、丙酸杆菌、假单胞菌、消化球菌和微球菌
- CVI-GN
  - 内脏脓肿：肺脓肿、直肠脓肿、阑尾脓肿、感染性流产
  - 骨（骨髓炎）、皮下及牙周脓肿
  - 假体：瓣膜、血管及其他
  - 与血管装置相关的感染（例如注射液、留置导管）
  - 金黄色葡萄球菌是最常见的病原体

慢性免疫复合物肾小球肾炎

- 脱落的细菌抗原，而非细菌
- 引起低度持续性炎症

临床特征

表现

- 蛋白尿、血尿几乎见于所有病例
  - 约25%有肾病综合征
- 急性或慢性肾衰竭
- 通常的感染迹象：发热、不适、关节痛、贫血、肝脾大
- 如果有冷球蛋白血症可出现紫癜
- 出现与颅内压升高（SN）或内脏脓肿相关的症状
- SN逆转供肾可用于肾移植

实验室检查

- 低补体血症（C3和C4降低）、冷球蛋白血症、类风湿因子
- 高铁蛋白血症：IgM和不同的IgG
- C反应蛋白（CRP）升高；个别病例ANA或ANCA（蛋白酶3）阳性

治疗

- 去除分流装置、脓肿引流、抗生素

预后

- 经分流感染治疗后大多数恢复
  - 约25%的患者发展为ESRD或死于并发症
  - 约25%患者有持续性蛋白尿和氮质血症

镜下特征

组织学特征

- SN：三种模式
  - MPGN（>60%）
  - 球性肾小球毛细血管内细胞增生（33%）
    - <10%表现为系膜增生而无GBM增厚
  - 新月体和坏死不常见
- 内脏脓肿
  - 三种模式
    - 弥漫性MPGN样（33%）
    - 局灶或孤立性系膜增生（33%）
    - 新月体（33%）
  - 新月体（75%）；肾小球坏死（65%）
- 感染消退后活检
  - 残留轻度细胞增生、纤维性新月体、球性硬化
  - 电镜和免疫荧光沉积物消失

辅助检查

免疫荧光

- 沿GBM和/或系膜区呈带状或颗粒状沉积
- SN中免疫球蛋白阳性比内脏感染中更常见
  - SN：IgM（>80%）>IgG（67%）>IgA
  - 内脏脓肿：IgM、IgG、IgA均阴性（67%）
- 内脏脓肿及SN病例C3阳性（>90%）
  - SN中C1q和C4阳性（25%～33%）

电镜

- 最常见系膜区和内皮下沉积物，少数驼峰状沉积物
- 系膜基质插入伴新GBM形成
- 局灶足细胞足突消失

鉴别诊断

冷球蛋白血症性肾小球肾炎

- 类似于SN，但腔内有PAS阳性"假血栓"；常与丙型肝炎病毒感染有关

C3肾小球肾炎

- 同样以C3沉积为主

门体静脉分流术相关肾小球肾炎

- IgA显性MPGN vs. SN以IgM沉积为主

参考文献

1. Ajlan B et al: Timing of ventriculoatrial shunt removal on renal function recovery of patients with shunt nephritis: case report and systematic review. Clin Neurol Neurosurg. 218:107279, 2022
2. Satoskar AA et al: Epidemiology, pathogenesis, treatment and outcomes of infection-associated glomerulonephritis. Nat Rev Nephrol. 16(1):32-50, 2020
3. Hunt EAK et al: Infection-related glomerulonephritis. Pediatr Clin North Am. 66(1):59-72, 2019
4. Harland TA et al: Shunt nephritis: an increasingly unfamiliar diagnosis. World Neurosurg. 111:346-8, 2018
5. Mahmood T et al: Staphylococcus-associated glomerulonephritis mimicking Henoch-Schönlein purpura and cryoglobulinemic vasculitis in a patient with an epidural abscess: a case report and brief review of the literature. Can J Kidney Health Dis. 5:2054358118776325, 2018

（张睿 译，余英豪 审）

要点

术语

- 心内膜炎相关性肾小球肾炎;心脏瓣膜感染引起的肾小球肾炎

病因学/发病机制

- 血培养最常见的病原体为金黄色葡萄球菌
- 次常见的病原体为链球菌属
- 危险因素包括静脉药物滥用、心脏瓣膜疾病、人工瓣膜、留置埋线
- 最常受累心脏瓣膜包括三尖瓣(44%)和二尖瓣(38%)

临床特征

- 急性肾衰竭为心内膜炎相关性肾小球肾炎最常见临床表现
- 几乎所有病例都有血尿
- 低补体血症(60%)

- ANCA 阳性(25%);PR3 或 MPO(或两者)阳性

镜下特征

- 最常见模式:弥漫性或局灶性新月体性肾小球肾炎(47%),常伴有坏死
- 弥漫性或局灶增生性肾小球肾炎(43%)
- 免疫荧光:C3 通常阳性,± 免疫球蛋白染色
  ○ 29%~34% 的病例 IgG、IgA 和/或 IgM 阳性
  ○ 18%IgA 显性
- 电镜:系膜区沉积物,± 毛细血管袢沉积物

主要鉴别诊断

- 其他部位的感染后肾小球肾炎
- ANCA 相关寡免疫坏死性和新月体性肾小球肾炎
- 狼疮性肾炎
- IgA 肾病

肾小球肾炎和细胞碎屑

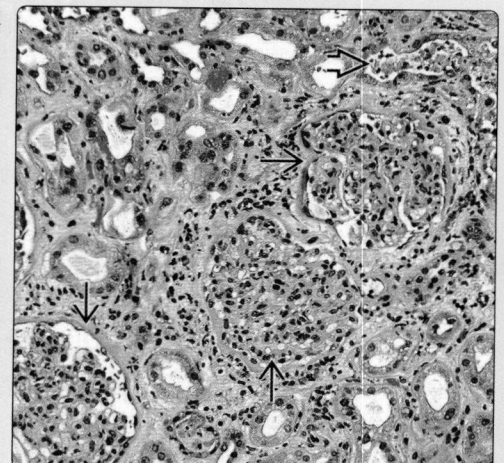

细胞性新月体

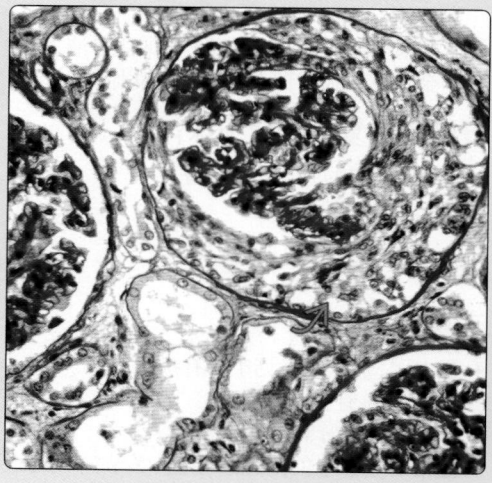

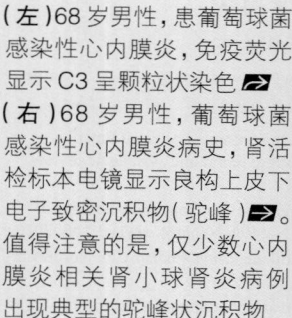

(左)68 岁男性,患有葡萄球菌感染心内膜炎,肾活检显示坏死性细胞碎屑 ➡ 和肾小球细胞增生 ➡

(右)主动脉瓣钙化患者,因不可分组的非溶血性链球菌感染死亡,可见细胞性新月体 ➡。ANCA(+)被认为与某些心内膜炎病例有关,可加剧肾小球炎性损伤

C3 颗粒状沉积

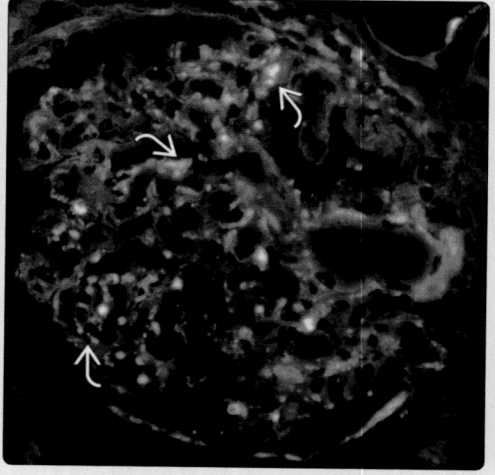

上皮下驼峰

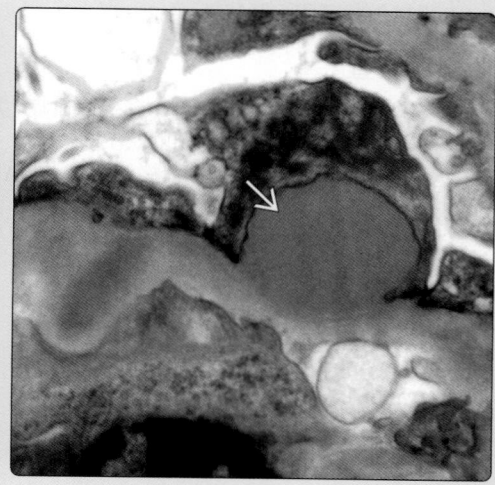

(左)68 岁男性,患葡萄球菌感染性心内膜炎,免疫荧光显示 C3 呈颗粒状染色 ➡

(右)68 岁男性,葡萄球菌感染性心内膜炎病史,肾活检标本电镜显示良构上皮下电子致密沉积物(驼峰)➡。值得注意的是,仅少数心内膜炎相关肾小球肾炎病例出现典型的驼峰状沉积物

术语

缩写

- 抗中性粒细胞胞质抗体(antineutrophil cytoplasmic antibody, ANCA)

同义词

- 心内膜炎相关性肾小球肾炎
- 急性或亚急性细菌性心内膜炎
- 感染性心内膜炎

定义

- 心脏瓣膜感染(即心内膜炎)导致的肾小球肾炎;通常在感染活动期间出现

病因学/发病机制

发病机制

- 涉及多种发病机制
- 免疫复合物介导机制假说已延续多年
  - 存在肾小球免疫复合物作为证据
    - 约 1/3 病例 IgG 染色阳性
  - 可能的机制包括循环免疫复合物的被动捕获,原位免疫复合物形成和分子模拟
- 补体旁路途径激活可能
  - 大多数病例 C3 染色阳性
- 相关 ANCA 抗体形成

感染原

- 血培养中发现的最常见的感染原为金黄色葡萄球菌
  - 耐甲氧西林 > 1/2
  - 金黄色葡萄球菌感染引起急性心内膜炎的静脉药瘾者中 40% ～ 70% 患有肾小球肾炎
- 链球菌属为第二常见的感染原
  - 草绿色链球菌,缓症链球菌,无乳链球菌,血链球菌,中链球菌
- 少见的感染原包括:HACEK 组口腔细菌群(嗜血杆菌属、放线杆菌属、心杆菌属、艾肯菌属、金杆菌属)、汉赛巴尔通体、伯内特考克斯体、孪生球菌属、肠球菌
- 6% ～ 9% 的心内膜炎相关性肾小球肾炎感染原培养阴性

感染部位

- 三尖瓣 44%
- 二尖瓣 38%
- 主动脉瓣 24%
- 肺动脉瓣 4%
- 腱索 2%

宿主因素

- 危险因素包括静脉药物滥用、心脏瓣膜疾病、人工瓣膜、留置引流、丙型肝炎病毒、皮质类固醇、免疫缺陷、糖尿病
  - 每年有 1.1% 血液透析患者发生心内膜炎
    - 发病率比腹膜透析者高 5 倍,比移植者高 13 倍
  - 肾移植患者

- 45% 的死亡率

历史分类

- 急性细菌性心内膜炎多指毒力微生物感染既往正常的心脏
  - 如静脉药瘾者感染金黄色葡萄球菌
- 亚急性细菌性心内膜炎多指低毒力微生物感染受损心脏
  - 如甲型溶血性链球菌感染风湿性心脏病患者心脏
- 立克次体、病毒和真菌也是感染原;因此术语感染性心内膜炎比细菌性心内膜炎更贴切
- 较早的研究者认为细菌性栓子直接作用导致心内膜炎相关性肾小球肾炎

临床特征

流行病学

- 发病率
  - 2% ～ 60% 的心内膜炎患者出现肾小球肾炎
    - 抗生素可降低发病率

表现

- 20% 的患者出现肾病特征
- 急性肾衰竭为最常见的表现(82%)
- 几乎所有患者都有血尿(98%)
  - 典型的急性肾炎综合征(< 10%)
- 贫血
- 紫癜
- 有肺出血为首发症状的报道(与 Goodpasture 综合征混淆)

实验室检查

- 低补体血症(60%)
  - C3 低(58%)、C4 低(25%)
- ANCA(25%);PR3 或 MPO(或两者均有)
- 类风湿因子可阳性
- 有冷球蛋白阳性报道[混合(Ⅲ型)]

治疗

- 手术
  - 瓣膜置换
- 药物
  - 抗生素可用于缓解轻微病例
    - 有心内膜炎风险患者的预防
  - 皮质类固醇
    - 短疗程可缓解肾炎而不加重心内膜炎

预后

- 坏死性和新月体性肾小球肾炎提示预后差

大体特征

一般特征

- 严重病例出现脓肿
- 严重病例出现梗死(早期研究为 50% ～ 57%)
  - 单个或多个,大小与弓形动脉或大的叶间动脉有关
  - 通常由于瓣膜赘生物栓塞而非免疫介导的血管炎
- Heptinstall 等研究发现 2/3 患者出现肾瘀斑出血("蚤咬肾")

镜下特征

组织学特征

- 主要源于 Boils 等 2015 年的活检系列（n=49），2017 年扩增队列（n=62）
- 肾小球
  - 新月体性肾小球肾炎（47%）
    - 细胞性新月体形成，无毛细血管内增生
    - 弥漫性病变比局灶性病变更为常见
    - 伴纤维蛋白样坏死常见（79%）
  - 弥漫性增生性肾小球肾炎（37%）
    - 弥漫毛细血管内细胞增生，肾小球毛细血管腔狭窄或阻塞
    - 可伴有坏死和新月体形成
  - 轻度系膜细胞增生（10%）
    - 虽然在轻度扩张的系膜区中可出现 C3 免疫沉积物，但无毛细血管内增生或新月体形成
  - 局灶增生模式（6%）
  - 膜增生模式（罕见）
  - 慢性病变（尸检时发现）
    - 慢性病例和非细菌性心内膜炎（Libman-Sacks 心内膜炎）患者可见晚期病变或瘢痕性病变
  - 通常无微生物
- 肾小管
  - 急性肾小管损伤（86%）
  - 红细胞管型（64%）
- 间质
  - 炎症（88%），大多为局灶性
- 血管
  - 内膜增厚（非特异性）
  - 血管炎罕见

其他疾病

- 继发性淀粉样变性为长期心内膜炎的罕见并发症
- 抗生素治疗可引起间质性肾炎

辅助检查

免疫荧光

- 补体 ± 免疫球蛋白，即使光镜下病变局灶，系膜区和/或沿肾小球毛细血管袢亦可见广泛的颗粒状沉积物
  - 最常见的模式为肾小球系膜区和毛细血管壁颗粒状沉积（53%），其次为仅系膜区颗粒状沉积（39%）
  - C3 几乎普遍存在（95%）
    - 37% 仅 C3 沉积
  - 29%～34% IgG、IgA 和/或 IgM
  - 18% IgA 显性
  - 满堂亮模式罕见（3%）

电镜

- 内皮下、上皮下和/或系膜区沉积物（92%）
  - 18% 上皮下电子致密沉积物（"驼峰"），与弥漫性增生性肾小球肾炎有关
  - 47% 内皮下电子致密沉积物

- 87% 系膜区电子致密沉积物
- 治疗后毛细血管壁沉积物最先消失
  - 系膜区致密沉积物可能持续≥6 个月
- 足细胞足突不同程度消失

鉴别诊断

其他部位的感染后肾小球肾炎

- 各种感染因素（例如骨髓炎、脓肿、分流术和导管感染）可出现相似的肾活检结果
- 临床关联有助于确定感染原

ANCA 相关寡免疫坏死性和新月体性肾小球肾炎

- 可能无法与心内膜炎相关性肾小球肾炎鉴别
- 25% 的心内膜炎相关性肾小球肾炎 ANCA 阳性
- 补体染色强阳性更常见于心内膜炎相关性肾小球肾炎
- 心内膜炎中免疫球蛋白染色比典型的寡免疫性疾病更强
  - IgM 为心内膜炎最强阳性的免疫球蛋白之一
- 电镜下无明显沉积物更倾向感染引发的 ANCA 相关性肾炎
- 与特发性 ANCA 相关性肾小球肾炎相比，肼屈嗪引起的 ANCA 相关性肾小球肾炎免疫荧光染色可能显示肾小球免疫球蛋白和/或补体成分染色，患者可能有低补体血症

狼疮性肾炎

- 通常有更广泛的免疫球蛋白沉积
- 可能存在肾小球外染色

IgA 肾病

- 心内膜炎更常见毛细血管内增生、坏死、新月体和内皮下沉积物

诊断要点

病理解读要点

- 怀疑心内膜炎介导的肾小球肾炎，心内膜炎的临床病史至关重要
- 光镜下看似典型的 ANCA 相关性新月体性肾小球肾炎，但免疫荧光显示 C3 强阳性 ± 免疫球蛋白（心内膜炎中 IgM 为最常见和染色最强的免疫球蛋白）时，鉴别诊断中需考虑心内膜炎相关性肾小球肾炎
- 避免过度解读肾小球袢坏死和新月体形成区域中的非特异性免疫荧光染色

参考文献

1. Havers-Borgersen E et al: Long-term incidence of infective endocarditis among patients with congenital heart disease. Am Heart J. 259:9-20, 2023
2. Ai S et al: Characteristics and diagnostic challenge of antineutrophil cytoplasmic antibody positive infective endocarditis. Am J Med. 135(11):1371-7, 2022
3. Ai S et al: Endocarditis-associated rapidly progressive glomerulonephritis mimicking vasculitis: a diagnostic and treatment challenge. Ann Med. 54(1):754-63, 2022
4. Takata T et al: Infective endocarditis-associated glomerulonephritis: a comprehensive review of the clinical presentation, histopathology, and management. Yonago Acta Med. 65(1):1-7, 2022
5. Satoskar AA et al: Epidemiology, pathogenesis, treatment and outcomes of infection-associated glomerulonephritis. Nat Rev Nephrol. 16(1):32-50, 2020
6. Boils CL. Endocarditis-associated glomerulonephritis. In Satoskar AA et al: Bacterial Infections and the Kidney. Springer, 2017

"蚤咬肾"

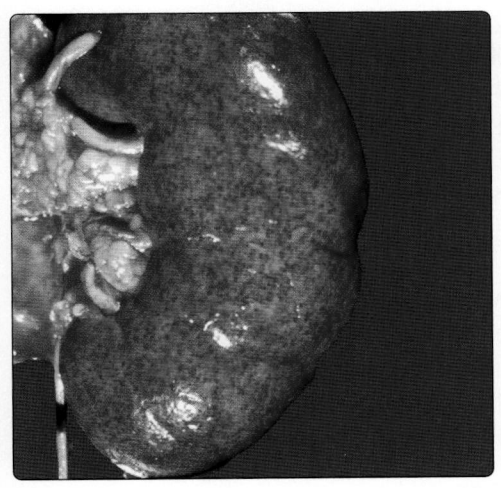

肾小球细胞增生

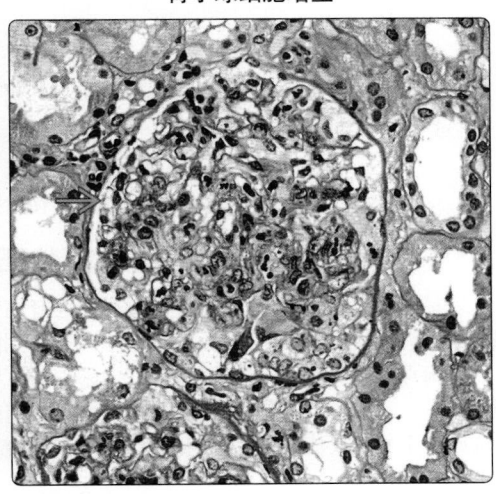

（左）主动脉瓣钙化的心内膜炎患者，因不能分组的非溶血性链球菌感染，其肾脏表面有无数类似于跳蚤叮咬的红色斑点，可能为肾小管出血

（右）78 岁男性，肾小球细胞增生 ➡，血清肌酐 327.1μmol/L，蛋白尿 3.7g/d，血尿，瘀斑皮疹，胃肠道溃疡及血液培养金黄色葡萄球菌阳性，继发于心内膜炎

心内膜炎肾小球细胞增生和肾小管损伤

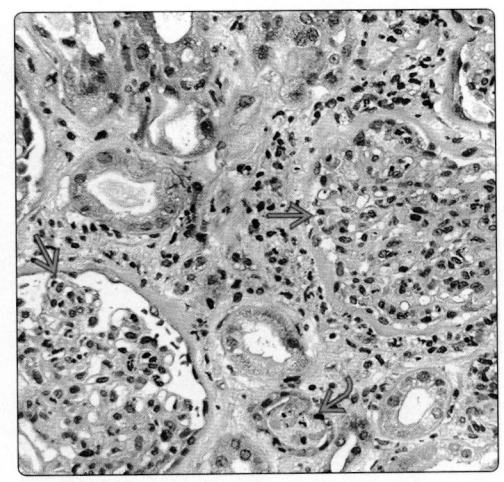

节段性肾小球细胞增生

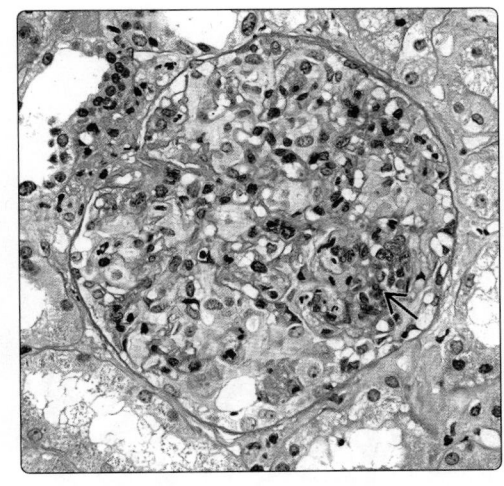

（左）心内膜炎相关性肾小球肾炎，显示肾小球细胞增生 ➡ 和肾小管碎屑 ➡

（右）心内膜炎相关性肾小球肾炎，PAS 染色显示肾小球细胞增生，其中一处节段性增生尤为明显 ➡

纤维蛋白样坏死

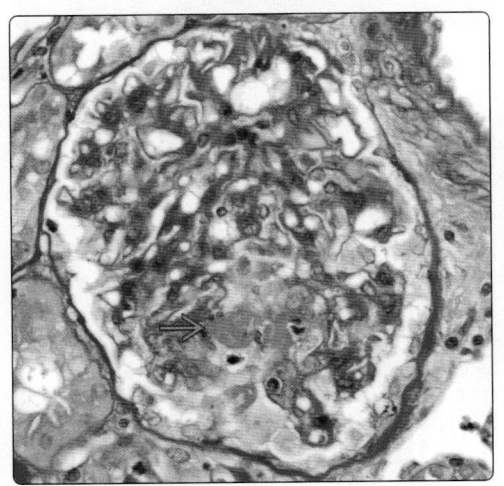

坏死性细胞性新月体

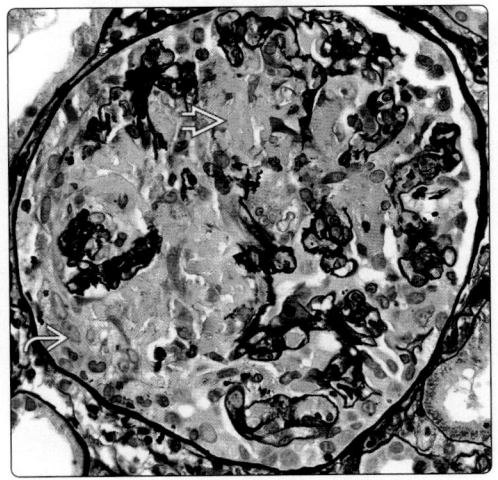

（左）心内膜炎引起的肾小球节段性纤维蛋白样坏死 ➡，类似于 ANCA 相关性肾小球肾炎

（右）1 例有肉眼血尿患者，肾活检显示纤维蛋白样坏死 ➡ 和细胞性新月体 ➡ 形成。免疫荧光染色显示系膜区颗粒状 IgM（1~2+）、C3（1+）、κ（1~2+）和 λ（1~2+）沉积，ANCA 阴性。活检后发现该患者有感染性心内膜炎伴菌血症，强调了临床病理联系的重要性

感染相关性肾小球疾病

（张睿 译，余英豪 审）

第62节 梅 毒

要 点

术语

- 由梅毒螺旋体亚种引起的急性或慢性感染,伴组织累犯及免疫病理改变

病因学/发病机制

- 直接感染肾脏
- 免疫复合物介导的肾炎
  - 免疫复合沉积物含有色氨酸抗原和抗血清 IgG
  - 肾炎常出现在三期梅毒,二期梅毒不常见
  - 抗生素治疗后肾脏病变缓解
- 治疗相关:对释放的螺旋体抗原产生免疫反应

临床特征

- 获得性成人梅毒:每10万人中2.4~3.7人
  - 肾脏疾病(罕见)
- 二期/三期病例出现肾病综合征
- 先天性梅毒:肾病综合征、肾炎综合征或血尿
- 治疗相关性肾病:抗梅毒治疗后出现肾病综合征或氮质血症伴血尿
- 通常在治疗3~6周内疾病消除

镜下特征

- 膜性肾病(MN)为先天性和获得性梅毒最常见的病变
  - 检测到的抗原包括神经元来源的神经营养因子
  - 上皮下和系膜区 IgG 和 C3 沉积
- 肾小管间质性肾炎±梅毒树胶样肿形成
- AA 型淀粉样变性

主要鉴别诊断

- 其他原因引起的 MN 及感染相关性肾小球肾炎

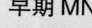
早期 MN

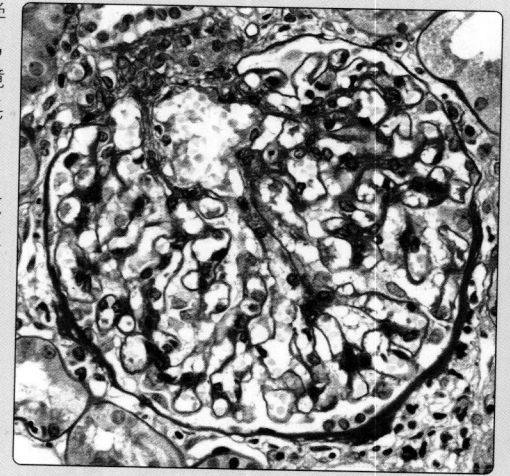

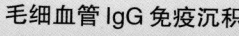
毛细血管 IgG 免疫沉积

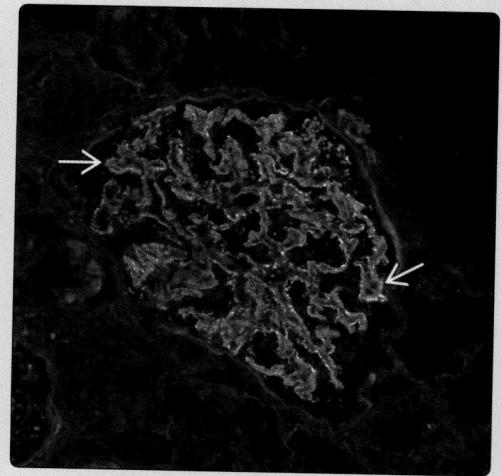

(左)49岁男性,梅毒血清学检查阳性,伴有 HIV 感染,尿蛋白-肌酐比值>12,镜下为正常细胞性肾小球,毛细血管袢开放,为早期 MN,缺乏钉突和基底膜小孔

(右)49岁男性,有肾病范围蛋白尿、梅毒血清学阳性和 HIV 感染。免疫荧光染色显示 IgG 沿毛细血管壁呈颗粒状沉积➡,为典型的 MN 表现

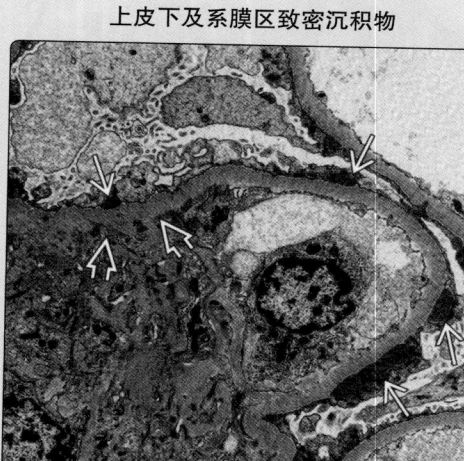
上皮下及系膜区致密沉积物

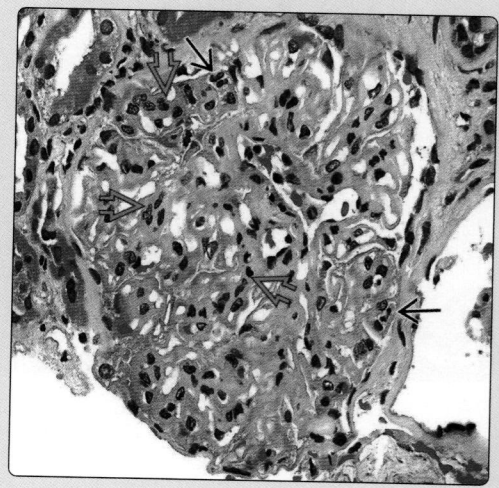
继发性 MN

(左)49岁男性,HIV 感染的 MN 患者,显示早期上皮下稀疏的电子致密沉积物➡。FTA 和 RPR 测试阳性,系膜区也可见模糊的沉积物➡

(右)74岁男性三期梅毒患者,表现为免疫复合物性肾小球肾炎,见肾小球毛细血管壁球性增厚,节段毛细血管内白细胞浸润➡及系膜细胞增生➡

术语

同义词

- 梅毒(Lues),梅毒感染,梅毒性肾病或肾炎

定义

- 由梅毒螺旋体亚种引起急性和慢性感染,伴组织累犯和免疫病理改变

病因学/发病机制

感染原

- 苍白螺旋体亚种苍白球是微需氧的螺旋体,通过性传播或垂直传播
- 梅毒相关性肾病可能与以下五种途径有关
  - 螺旋体直接感染
  - 未经治疗的疾病出现免疫复合物介导的肾炎
    - 梅毒螺旋体抗原的原位检测和抗梅毒螺旋 IgG 和对青霉素的临床反应支持致病性作用
    - 肾炎常出现在三期梅毒,二期或潜伏期相对少见
  - 某些具有自身免疫性 MN 的抗体结合神经元来源的神经营养因子
  - 抗生素治疗期间出现免疫复合物性肾炎(罕见)
    - 破坏梅毒螺旋体释放细菌抗原并刺激免疫复合物形成和沉积(Jarisch-Herxheimer 反应)
  - 继发性 AA 型淀粉样变性原纤维沉积

临床特征

流行病学

- 发病率
  - 先天性梅毒在发达国家罕见
    - 高达46%的病例有肾脏累及
  - 获得性成人梅毒:每10万人中2.4～3.7人
    - 患病率:每10万人中7.7～12.0人
    - 肾病罕见,估计的患病率为0.3%
- 年龄
  - 先天性梅毒感染见于 2 周到 18 个月的婴儿,平均年龄为 3 个月
  - 获得性感染可见于任何年龄

表现

- 原发性梅毒的特征为无痛性溃疡(下疳)伴局部淋巴结肿大
- 25% 未治疗的原发性疾病在数周至数月内发展为二期梅毒
- 初次感染后 1～30 年内,未治疗的二期梅毒中有 20%～40% 会发展为三期梅毒
- 先天性:肾病综合征、肾炎综合征或血尿
- 获得性:潜伏期、二期或三期梅毒可出现肾病综合征;肾炎综合征罕见
- 治疗相关:抗梅毒治疗后出现肾病综合征或氮质血症伴血尿

实验室检查

- 可通过银染色、暗视野显微镜、免疫荧光或 PCR 检测病原体

治疗

- 药物
  - 苄星青霉素 G 或头孢曲松

预后

- 治疗 3～6 周内疾病消除

镜下特征

组织学特征

- 先天性梅毒
  - MN± 系膜细胞增生
  - 死产中见肾小管间质性肾炎[螺旋体 Warthin-Starry 或 Steiner 染色(+)]
- 获得性梅毒
  - MN± 系膜细胞增生
  - 弥漫增生性肾小球肾炎 ± 新月体
  - MPGN(罕见)
  - 浆细胞性间质性肾炎;梅毒树胶样肿形成(晚期特征)
- 治疗后 1～6 个月后肾脏病变组织学消退
- AA 型淀粉样变性(晚期特征)

辅助检查

免疫荧光

- IgG 和 C3 沿毛细血管壁和系膜区呈颗粒状沉积
- 检测到的抗原是神经元来源的神经营养因子
- 有报道免疫复合物中存在梅毒螺旋体抗原和抗体

电镜

- MN 上皮下电子致密沉积物呈钉突样或圆顶状
- 增生性/渗出性肾小球肾炎可见上皮下"驼峰"

鉴别诊断

其他原因引起的 MN 和感染相关性肾小球肾炎

- 血清学和病史可以鉴别
- 梅毒性 MN 有报道 PLA2R1(+)
- 婴儿 MN 应考虑先天性梅毒可能

参考文献

1. Sethi S et al: Membranous nephropathy in syphilis is associated with neuron-derived neurotrophic factor. J Am Soc Nephrol. 34(3):374-84, 2023
2. Usmael SA et al: Atypical presentation of syphilis: rapidly progressive glomerulonephritis. Clin Case Rep. 11(1):e6864, 2023
3. Sockman EA et al: Ocular manifestations and full house membranous nephropathy as a rare presentation of secondary syphilis. IDCases. 28:e01461, 2022
4. Wanderley DC et al: The immunohistological profile of membranous nephropathy associated with syphilis infection. Clin Kidney J. 14(7):1857-8, 2021

(张睿 译,余英豪 审)

要点

术语

- 肾小球肾炎(GN),通常呈膜增生性肾小球肾炎(MPGN)模式,与伯氏疏螺旋体感染相关

病因学/发病机制

- 伯氏疏螺旋体感染可引起慢性抗原血症和免疫复合物形成
- 对自身抗原的免疫可能由伯氏螺旋体的分子模拟物引发

临床特征

- 美国最常见的蜱传播感染
- 蜱叮咬后的早期症状包括发热、疲劳和特征性皮疹、游走性红斑
- 莱姆病相关性肾小球肾炎在人类中鲜有记载
- 若肾脏受累,则有镜下血尿和蛋白尿
- 诊断:ELISA、免疫印迹、PCR方法
- 治疗
  - 直接抗螺旋体的抗生素治疗
  - 必要时可行免疫抑制治疗

镜下特征

- MPGN 模式伴外周毛细血管袢双轨和明显的 C3 沉积;IgG 沉积
- 以 IgA 沉积为主的局灶系膜增生性肾小球肾炎
- 微小病变性肾病
- 间质可见泡沫细胞浸润

辅助检查

- 系膜区和毛细血管壁显性 C3 沉积
- 内皮下和系膜区电子致密沉积物

主要鉴别诊断

- 由其他原因引起的 MPGN / C3 肾小球病
  - 诊断由莱姆病引起的 MPGN 需临床高度怀疑与莱姆病相关
- IgA 肾病

莱姆病:MPGN

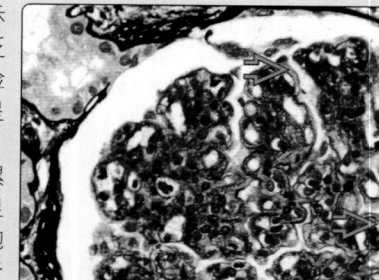

莱姆病

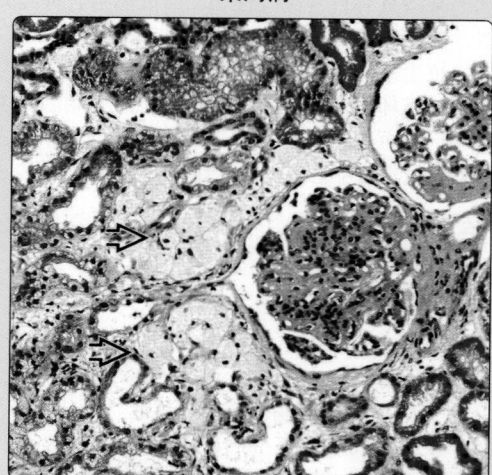

(左)13岁女孩,肾活检显示肾小球系膜增生⬚伴广泛基底膜双轨⬚。全面的检查结果显示莱姆病筛查呈阳性

(右)年轻女孩,因伯氏疏螺旋体感染患 MPGN,活检显示散在的肾间质泡沫细胞聚集➡。该患者表现为肾病范围蛋白尿和血尿

莱姆病:免疫荧光

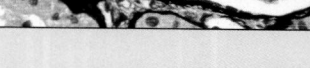

莱姆病:电镜

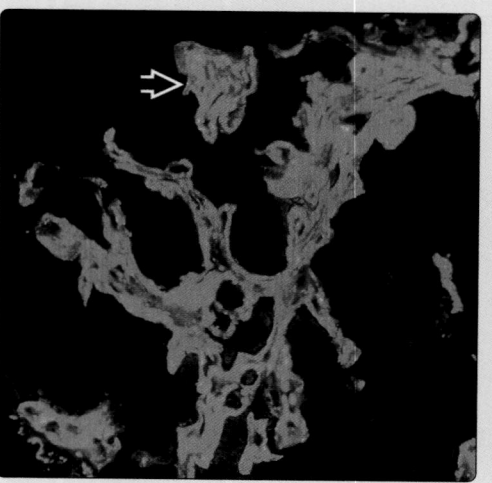
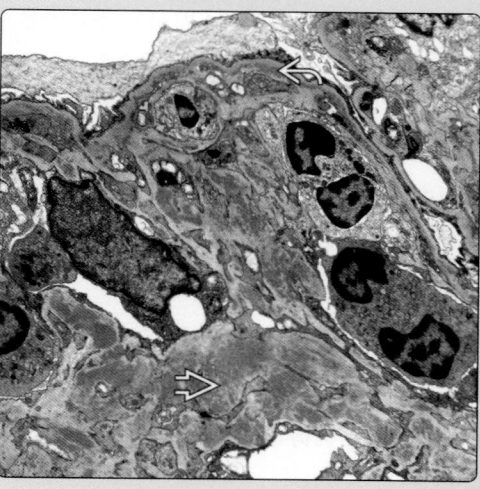

(左)C3 抗血清免疫荧光染色显示肾小球系膜区和毛细血管壁呈颗粒状沉积➡,肾活检证实为Ⅰ型 MPGN,与伯氏疏螺旋体感染有关

(右)莱姆病相关性 MPGN,电镜显示系膜区➡和内皮下➡沉积物

术语

定义

- 肾小球肾炎(GN),通常呈 MPGN 模式,与伯氏疏螺旋体感染相关

病因学/发病机制

感染原

- 莱姆病是由螺旋体中的伯氏疏螺旋体感染引起,通过蜱传播

免疫复合物形成

- 伯氏疏螺旋体感染导致慢性抗原血症和免疫复合物形成
- 循环免疫复合物沉积在肾小球中,导致肾小球肾炎

自身免疫

- 对自身抗原的免疫可能由伯氏螺旋体的分子模拟物引发

临床特征

流行病学

- 发病率
  - 美国最常见的蜱传播感染
    - 美国东北部和威斯康星州的发病率最高
  - 莱姆病相关性肾小球肾炎在人类中鲜有记载

表现

- 蜱虫叮咬后的早期症状包括发热、疲劳、特征性皮疹、游走性红斑
- 未经治疗的疾病临床表现包括关节炎、神经系统和心脏异常
- 若肾脏受累,可出现镜下血尿和蛋白尿
  - 肾病综合征
- 治疗后通常缓解,因不同器官受累可出现恶化

实验室检查

- 血清学检查
  - ELISA 检测 IgM 和 IgG 抗伯氏疏螺旋体抗体敏感
    - 假阳性率高,需经仔细临床评估方可判定有效性
    - 由于免疫反应发生缓慢,感染早期检测结果可能阴性
    - 抗生素治疗后可能保持阳性
  - 血清学确诊方法为免疫印迹
- PCR
  - 血液、尿液、关节液或脑脊液中均可检测到伯氏疏螺旋体 DNA
- C3 水平低(可为正常)
- Ⅱ型冷球蛋白

治疗

- 药物
  - 口服强力霉素 14~28 天,慢性疾病可更长
  - 类固醇、静脉注射免疫球蛋白(IVIG)、血浆置换适用于 MPGN

预后

- 有报道 MPGN 表现经过治疗可以缓解

镜下特征

组织学特征

- 肾小球
  - MPGN 模式
    - 弥漫球性细胞增生伴分叶状改变
    - 毛细血管内细胞增生伴毛细血管内淋巴细胞和单核细胞浸润
    - GBM 双轨伴系膜细胞插入
  - 系膜增生模式
    - 局灶增生,很少或没有 GBM 双轨
    - 可有小型细胞性新月体
  - 微小病变性肾病(罕见)
- 间质和肾小管
  - 不同程度的间质炎症、肾小管萎缩和间质纤维化
  - 在慢性肾病范围蛋白尿的情况下,间质内可见泡沫细胞

辅助检查

免疫荧光

- 肾小球系膜区和毛细血管壁 C3 显性染色
- IgG 分布与 C3 相似;IgM、IgA 和 C1q 弱阳性
- 显性 IgA 沉积(系膜增生模式)罕见
- 微小病变性肾病染色阴性

电镜

- 无定形电子致密沉积物主要分布在内皮下,也可见于系膜区
- 上皮下沉积物很少
- GBM 双轨、系膜细胞插入
- 微小病变性肾病弥漫足细胞足突消失

鉴别诊断

由其他原因/C3 肾小球病引起的 MPGN

- 其他病因的临床和血清学证据

IgA 肾病

- 临床病史;莱姆病血清学/PCR 阴性

参考文献

1. Coburn J et al: Lyme disease pathogenesis. Curr Issues Mol Biol. 42:473-518, 2021
2. Lantos PM et al: Clinical practice guidelines by the Infectious Diseases Society of America, American Academy of Neurology, and American College of Rheumatology: 2020 guidelines for the prevention, diagnosis, and treatment of Lyme disease. Neurology. 96(6):262-73, 2021
3. Florens N et al: Chronic Lyme borreliosis associated with minimal change glomerular disease: a case report. BMC Nephrol. 18(1):51, 2017
4. Branda JA et al: Performance of United States serologic assays in diagnosis of Lyme borreliosis acquired in Europe. Clin Infect Dis. 57(3):333-40, 2013
5. Mc Causland FR et al: Lyme disease-associated glomerulonephritis. Nephrol Dial Transplant. 26(9):3054-6, 2011

(张睿 译,余英豪 审)

要　点

病因学/发病机制

- COVID-19 病毒直接感染肾脏的证据有限
- COVID-19 感染中脓毒症样急性肾损伤（AKI）机制
- COVID-19 感染中的塌陷性肾小球病（COVAN）与 *APOL1* 风险等位基因相关

临床特征

- 3%～9% 的患者感染期间出现 AKI
- 可出现肾病范围蛋白尿
- AKI 为死亡的独立危险因素
- 原肾穿刺活检的主要适应证：AKI（31%），慢性肾病引发的 AKI（15%）和蛋白尿（9%）
- 移植肾活检的主要适应证：血清肌酐升高（86%）

镜下特征

- 肾小球
  - COVAN
  - 血栓性微血管病
    - 内皮肿胀和空泡化，纤维蛋白血栓
  - 可见多种其他模式的肾小球病和肾小球肾炎
- 急性肾小管损伤
  - 小部分病例出现肌红蛋白管型
- 糖尿病性肾小球硬化症（原有）
- 移植肾活检最常见表现为移植物排斥反应（61%），其次为急性肾小管损伤（27%）

诊断要点

- 急性肾小管损伤
- 肌红蛋白尿性 AKI
- 内皮损伤导致的血栓性微血管病
- 足细胞病，尤其是塌陷性肾小球病

肾小球血栓和急性肾小管损伤

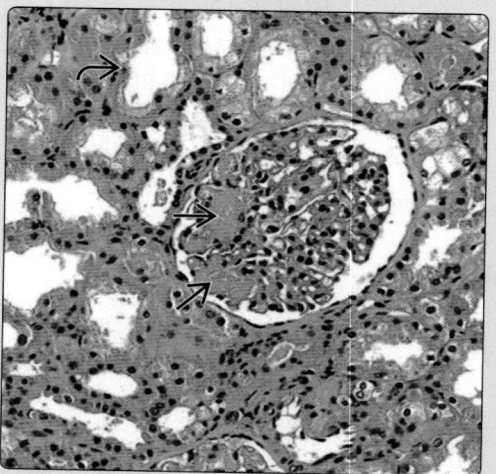

肾小球血小板血栓

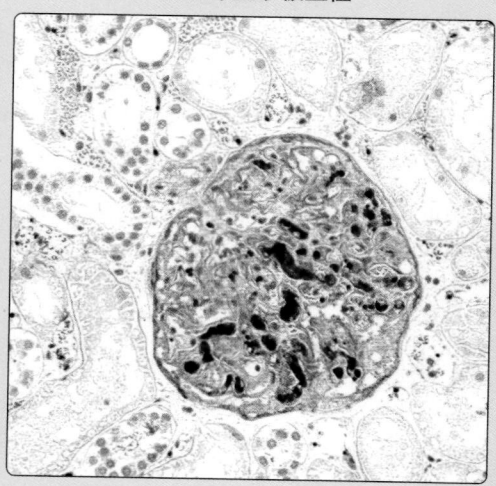

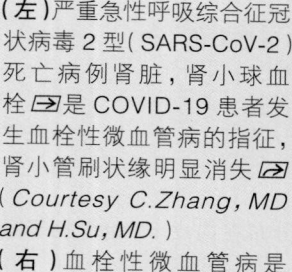

（左）严重急性呼吸综合征冠状病毒 2 型（SARS-CoV-2）死亡病例肾脏，肾小球血栓➡是 COVID-19 患者发生血栓性微血管病的指征，肾小管刷状缘明显消失➡（*Courtesy C. Zhang, MD and H. Su, MD.*）

（右）血栓性微血管病是 COVID-19 疾病常见且严重的后果，如本例尸检发现肾小球中可见抗 CD61 血小板（*Courtesy J. Stone, MD, PhD.*）

塌陷性肾小球病

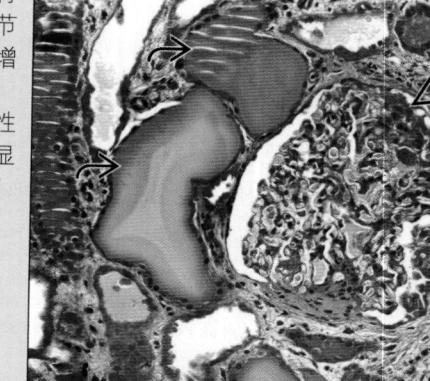

COVAN 超微结构改变

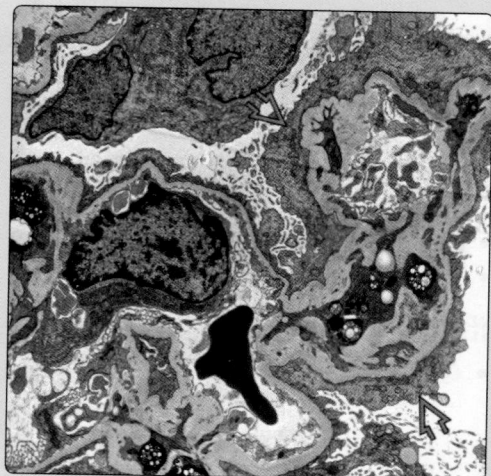

（左）COVID-19 感染患者肾穿刺活检显示塌陷性局灶节段性肾小球硬化伴足细胞增生➡和肾小管微囊肿➡

（右）COVID-19 相关塌陷性肾小球病（COVAN）患者，显示弥漫足细胞足突消失➡

术语

缩写

- 2019 冠状病毒病(coronavirus disease 2019，COVID-19)
- 血管紧张素转换酶 2(angiotensin-converting enzyme 2，ACE2)

定义

- 与严重急性呼吸综合征冠状病毒 2 型(SARS-CoV-2)感染相关的肾脏疾病

病因学/发病机制

冠状病毒 SARS-CoV-2

- 有包膜的正链 RNA 病毒
- 具有不同的传染性和严重程度的多重突变(变异体)
- 起源于蝙蝠
  - 96% 与云南 Bat-CoV 和 Bat-CoV RaTG13 同源
  - 目前未知病毒如何与人类 ACE2 产生亲和力

发病机制

- 病毒与肺泡上皮细胞、血管内皮和平滑肌、肠上皮及鼻咽部表达的 ACE2 受体结合
  - 内皮细胞和肺上皮细胞毒性
    - 急性肺损伤，血栓性微血管病
  - ACE2 将血管收缩剂血管紧张素分解为血管舒张剂
  - 通过细胞的跨膜蛋白酶丝氨酸 2(TMPRSS2)进入宿主细胞
- SARS-CoV-2 可能不会直接感染肾实质细胞
  - 足细胞、内皮细胞和近端小管细胞表达 ACE2 和 TMPRSS2，因此 SARS-CoV-2 直接感染在理论上是可能的
    - 尽管 ACE2 受体高表达，但病毒似乎不感染肾细胞的原因尚不清楚
  - 通过肾活检电镜检查可发现病毒样颗粒
    - 模拟物包括具有 60～120nm 网格蛋白外壳的内吞囊泡(呈现病毒 "冠状" 外观)和含有外泌体的微囊泡体
  - 尽管早期有一些报道，但通过免疫组化、原位杂交或免疫电镜检查均未找到病毒直接感染肾细胞的证据
    - 免疫组化可显示非特异性染色，尤其是小管上皮细胞
    - 可能是吸收了病毒蛋白而没有实际感染细胞
    - 许多分子研究显示肾脏中没有病毒的证据
  - 尿液中不常检测到病毒肽
    - 质谱分析可鉴定 SARS-CoV-2 核衣壳蛋白衍生多肽
- 对肾脏的间接影响
  - 细胞因子风暴
  - 凝血病
  - 缺血
  - 免疫复合物肾小球肾炎
- COVID-19 感染中的脓毒症样 AKI 机制
  - Alexander 等人采用 "多组学" 方法研究了尸检标本中与 COVID-19 相关 AKI 并与其他脓毒症相关 AKI 进行比较
    - COVID-19 相关 AKI 和脓毒症相关 AKI 出现类似模式
      - 氧化磷酸化降低
      - 神经酰胺信号通路上调
      - 微血管功能障碍/炎症
      - 在其他类型的 AKI 中未见与脓毒症有关的表现
- COVAN
  - 与 APOL1 风险等位基因相关
    - 其他足细胞病也与 APOL1 风险等位基因相关
  - 肾素-血管紧张素-醛固酮系统失调
  - 血液动力学控制改变
  - 凝血和细胞因子稳态改变
- 与 COVID-19 感染相关的肾移植排斥反应
  - COVID-19 活动性感染时免疫抑制剂量减少
  - T 细胞被感染细胞激活会导致一系列事件，引起移植器官的排斥反应

临床特征

流行病学

- 2019 年 12 月首次已知暴发
  - 世界卫生组织(WHO)于 2020 年 1 月宣布 COVID-19 疫情为国际关注的突发公共卫生事件，并于 2020 年 3 月宣布为全球大流行
  - 截至 2023 年 1 月，全球死亡人数超过 690 万人
- 老年患者死亡率增加

表现

- 临床症状多样，从无症状感染到自限性流感样症状，再到严重急性肺炎
- 咳嗽、发热、呼吸困难、肌肉疼痛、疲劳、腹泻、嗅觉丧失
  - 嗅觉丧失在冠状病毒奥密克戎亚型中不太常见
- 肺是主要受累器官，但许多其他器官也可受累，包括肾脏
- 原肾活检的主要适应证：AKI(31%)，CKD 的 AKI(15%)和蛋白尿(9%)
- 移植肾活检的主要适应证：血清肌酐升高(86%)
- 感染期间 AKI 发生率为 3%～9%
  - 住院患者的 AKI 发生率为 28%～46%
  - 约 5% 的 ICU 患者需要透析
  - 肾脏受累患者死亡率较高
- 慢性肾病
  - 与感染 COVID-19 但无 AKI 的患者相比，感染后 6 个月和 12 个月 COVID-19 相关 AKI 患者 CKD 风险增加
- 蛋白尿 45%～50%
  - 一个生前活检系列中 53% 有肾病范围蛋白尿(Kudose 2020)
- 血尿 11%
- 即使症状轻微的 COVID-19 患者也可能有肾脏受累
  - 急性肾小管损伤、塌陷性肾小球病及内皮损伤/血栓性微血管病是这类患者最常见的表现
- 中国住院患者中(大流行早期)
  - 34%～60% 蛋白尿，44% 镜下血尿

- 15%~27% 氮质血症(占死亡病例的 66%)
- ≥25% 无症状(无症状性或"症状前"性)
- 肾病综合征
- 儿童中的川崎样综合征
  - 皮疹、发热、心脏症状

实验室检查

- PCR 检测活动性或近期活动性感染鼻拭子中的病毒
- 鼻拭子抗原检测目前在美国广泛使用,但不如 PCR 灵敏
- 红细胞沉降率、C 反应蛋白、铁蛋白、D- 二聚体、乳酸盐脱氢酶升高,淋巴细胞减少
- 横纹肌溶解时肌酸磷酸激酶增加
- 细胞因子风暴相关因子(IL2、IL6、IL7、IL10、TNF-α、IFN-γ、G-CSF、CXCL10、CCL2、CCL3)
- 既往暴露或免疫接种者血清学检测
  - 抗刺突抗体滴度可能有助于评估免疫功能低下或其他高危者(如肾移植受者、CKD 患者或透析患者)对疫苗的免疫反应

治疗

- 接种疫苗可降低患严重疾病的风险,并可降低死亡率
- 通常用于高风险个体的治疗(如免疫抑制,潜在疾病使患者有更严重疾病风险,年龄>65 岁或>50 岁且未接种疫苗者)
- 抗病毒治疗
  - 应在症状出现后 5 天内开始治疗
  - 口服药物尼马特利韦和利托那韦(Paxlovid)
  - 雷姆德西韦(静脉注射)
  - 莫努匹韦(Lagevrio)
- 抗病毒抗原单克隆抗体(mAb)
  - 截至 2022 年底,大多数已开发的单抗对 COVID-19 变异体的作用不大
- 地塞米松用于治疗严重肺部受累
- 替沙吉维单抗联合西加维单抗(Evusheld)
  - 用于免疫功能低下患者预防 COVID-19 感染(暴露前预防)的单克隆抗体
  - 由于对当前 COVID-19 变异体无效,于 2023 年 1 月停用
- 其他针对刺突蛋白的单克隆抗体联合疗法已经开发出来,但对较新的变异体缺乏疗效

预后

- 约 15% 的住院患者死亡
  - 年龄>70 岁患者及既往患有糖尿病、肥胖、高血压、肺病或心脏病的患者风险要高很多
- AKI 是死亡的独立危险因素
- 通过接种疫苗预防感染和严重疾病
  - Moderna 公司、辉瑞生物科技公司(RNA)及强生(腺病毒载体)等公司
- 随着传染性更强的德尔塔和欧米克隆变异体的传播,死亡人数增加;其他影响因素包括增强剂吸收减少和疫苗免疫力减弱

镜下特征

组织学特征

- 原肾活检最常见的发现为 COVAN 和急性肾小管损伤
  - 其他病理类型包括免疫复合物肾小球肾炎、急性间质性肾炎、血栓性微血管病
  - 原有慢性病变的患者患病率高,如动脉粥样硬化和肾小球硬化
- 同种移植肾活检最常见的为移植肾排斥反应(61%),其次为急性肾小管损伤(27%)
- 肾小球疾病模式
  - COVAN
  - 其他原发性足细胞病
    - 局灶节段性肾小球硬化症(非塌陷型)
    - 微小病变性肾病
  - 内皮细胞损伤
    - 内皮细胞肿胀
    - 毛细血管血栓
  - 糖尿病性肾小球硬化(原有)
    - 糖尿病患者更易发生严重 COVID-19 感染
  - 狼疮性肾炎
    - 狼疮性足细胞病
    - 既往狼疮性肾炎的新月体转化
  - 抗 GBM 肾炎
  - ANCA 相关性寡免疫性肾小球肾炎
  - 膜性肾病
  - 感染相关性肾小球肾炎
  - 其他
    - AL 型淀粉样变性
    - 冷球蛋白血症性肾小球肾炎
    - 增生性肾小球肾炎伴单克隆免疫球蛋白沉积(PGNMID)
    - 轻链沉积病(LCDD)
    - 膜样肾小球病伴隐匿性 IgG-κ 沉积(MGMID)
- 肾小管
  - 急性肾小管损伤
    - 刷状缘消失
    - 上皮细胞脱落、坏死、空泡化
    - 管腔内细胞碎片
  - 色素管型,钙化
  - 肌红蛋白管型
    - 横纹肌溶解是病毒和其他感染的已知并发症,包括 COVID-19
  - 镰状细胞肾病
    - COVID-19 感染中镰状细胞特征与 AKI 和横纹肌溶解相关
  - 肾小管上皮内含铁血黄素颗粒
  - 小管炎
  - 草酸盐肾病(可能是由于维生素 C 摄入过量)
- 间质
  - 水肿、少量炎症细胞浸润

- 肾小管周毛细血管红细胞聚集
  - 尸检研究显示微血管炎症或管周毛细血管炎(原肾)
- 血管
  - 小管周毛细血管充血
  - 肾盂肾炎引起的罕见动脉炎症
- 肾移植病理学
  - 抗体介导的排斥反应
  - 急性 T 细胞介导的排斥反应
  - 皮质梗死
  - 急性肾小管损伤
  - 局灶节段性肾小球硬化症伴塌陷特征
    - 在具有 *APOL1* 高危风险等位基因的供肾中有描述
- 其他与 COVID-19 感染无直接关系的 COVID-19 时代的肾脏病理
  - 过量补充维生素 C 引起的急性草酸盐肾病
    - 一些人错误地认为高剂量维生素 C 可以预防 COVID-19 感染
    - 临床脓毒症患者高剂量静脉注射维生素 C 所致医源性草酸盐肾病

辅助检查

免疫组化

- 在肾小管中观察到不同的病毒抗原
  - 染色阳性可能是肾小管的非特异性着色,或脱落病毒颗粒的着色,而非病毒直接感染的证据

免疫荧光

- 无 COVID-19 感染特异性免疫荧光表现;相反,代表肾病模式

电镜

- 足细胞病广泛足细胞足突消失
- 足细胞脱落和空泡化
- 内皮细胞肿胀、空泡化和增生
  - 内皮下电子透亮区
- 内皮细胞内偶见管网状包涵体
- 足细胞、近端小管和内皮细胞中直径 65~136nm 的多泡体/外泌体,最初被误认为病毒粒子
- 线粒体损伤
- 横纹肌溶解时可见肌红蛋白管型

鉴别诊断

其他原因的急性肾小管损伤

- 无 COVID-19 感染史,鼻咽拭子病毒 RNA 阴性

其他原因的血栓性微血管病

- 无 COVID-19 感染史,鼻咽拭子病毒 RNA 阴性

其他原因的塌陷性肾小球病

- 其他感染(如 HIV)、药物、恶性肿瘤、遗传因素、缺血、自身免疫性疾病、*APOL1* 风险等位基因
- 无 COVID-19 感染史,鼻咽拭子病毒 RNA 阴性

诊断要点

临床相关病理特征

- 肾小管上皮损伤
- 足细胞病
  - 最典型的是 COVAN
- 内皮损伤导致血栓性微血管病

参考文献

1. Tan BWL et al: Long-term kidney function recovery and mortality after COVID-19-associated acute kidney injury: an international multi-centre observational cohort study. EClinicalMedicine. 55:101724, 2023
2. Menez S et al: COVID-19 and the kidney: recent advances and controversies. Semin Nephrol. 42(3):151279, 2022
3. Volbeda M et al: Acute and chronic histopathological findings in renal biopsies in COVID-19. Clin Exp Med. 1-12, 2022
4. Akilesh S et al: Multicenter clinicopathologic correlation of kidney biopsies performed in Covid-19 patients presenting with acute kidney injury or proteinuria. Am J Kidney Dis. 77(1):82-93.e1, 2021
5. Alexander MP et al: Acute kidney injury in severe Covid-19 has similarities to sepsis-associated kidney injury: a multi-omics study. Mayo Clin Proc. 96(10):2561-75, 2021
6. Bhatnagar J et al: Evidence of severe acute respiratory syndrome coronavirus 2 replication and tropism in the lungs, airways, and vascular endothelium of patients with fatal coronavirus disease 2019: an autopsy case series. J Infect Dis. 223(5):752-64, 2021
7. Daniel E et al: Kidney allograft biopsy findings after COVID-19. Am J Transplant. 21(12):4032-42, 2021
8. de Oliveira P et al: Renal morphology in coronavirus disease: a literature review. Medicina (Kaunas). 57(3), 2021
9. Kudose S et al: Longitudinal outcomes of Covid-19-associated collapsing glomerulopathy and other podocytopathies. J Am Soc Nephrol. 32(11):2958-69, 2021
10. May RM et al: A multi-center retrospective cohort study defines the spectrum of kidney pathology in coronavirus 2019 disease (COVID-19). Kidney Int. 100(6):1303-15, 2021
11. Nasr SH et al: Kidney biopsy findings in patients with Covid-19, kidney injury, and proteinuria. Am J Kidney Dis. 77(3):465-8, 2021
12. Shetty AA et al: COVID-19-associated glomerular disease. J Am Soc Nephrol. 32(1):33-40, 2021
13. Bradley BT et al: Histopathology and ultrastructural findings of fatal COVID-19 infections in Washington state: a case series. Lancet. 396(10247):320-32, 2020
14. Calomeni E et al: Multivesicular bodies mimicking SARS-CoV-2 in patients without COVID-19. Kidney Int. (1):233-4, 2020
15. Cassol CA et al: Appearances can be deceiving - viral-like inclusions in Covid-19 negative renal biopsies by electron microscopy. Kidney360. 1(8):824-8,2020
16. Fontana F et al: Oxalate nephropathy caused by excessive vitamin C administration in 2 patients with COVID-19. Kidney Int Rep. 5(10):1815-22, 2020
17. Jhaveri KD et al: Thrombotic microangiopathy in a patient with COVID-19. Kidney Int. (2):509-12, 2020
18. Kudose S et al: Kidney biopsy findings in patients with COVID-19. J Am Soc Nephrol. (9):1959-68, 2020
19. Nasr SH et al: COVID-19-associated collapsing glomerulopathy: an emerging entity. Kidney Int Rep. (6):759-61, 2020
20. Peleg Y et al: Acute kidney injury due to collapsing glomerulopathy following Covid-19 infection. Kidney Int Rep. 5(6):940-5, 2020
21. Santoriello D et al: Postmortem kidney pathology findings in patients with COVID-19. J Am Soc Nephrol. 31(9):2158-67, 2020
22. Sharma P et al: COVID-19-associated kidney injury: a case series of kidney biopsy findings. J Am Soc Nephrol. (9):1948-58, 2020
23. Su H et al: Renal histopathological analysis of 26 postmortem findings of patients with COVID-19 in China. Kidney Int. (1):219-27, 2020

肾小管损伤和间质炎症

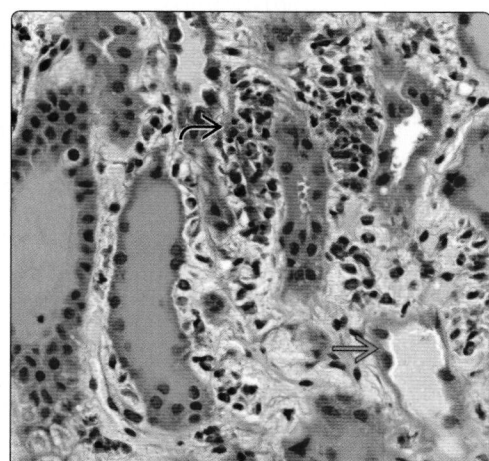

COVAN 肾小管损伤

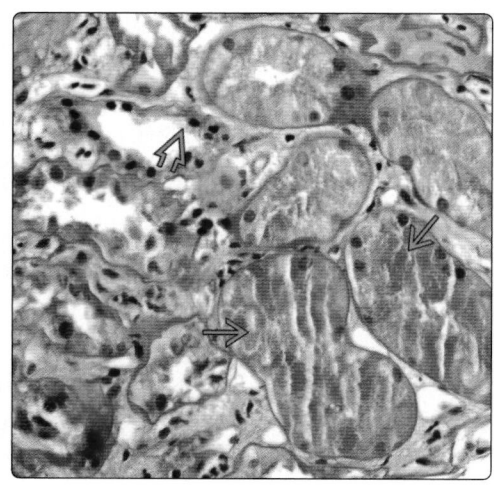

（左）COVAN 患者活检显示急性肾小管损伤➦和间质性肾炎➦；间质炎症可能与 COVAN 有关

（右）肾小管上皮细胞胞质内粗的蛋白重吸收滴➦和衬覆小管上皮细胞扁平的背景➦是 COVAN 肾小管损伤的部分表现

肌红蛋白相关性急性肾小管损伤

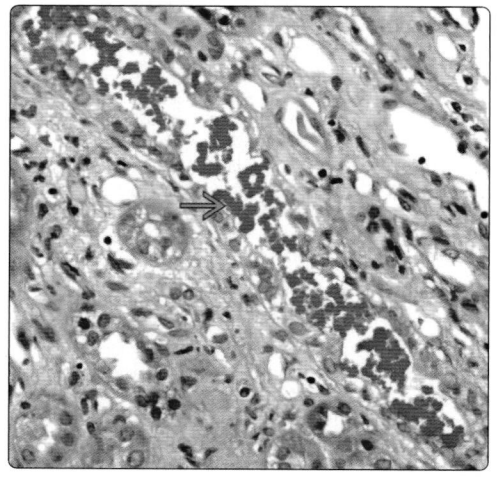

肌红蛋白相关性肾小管损伤

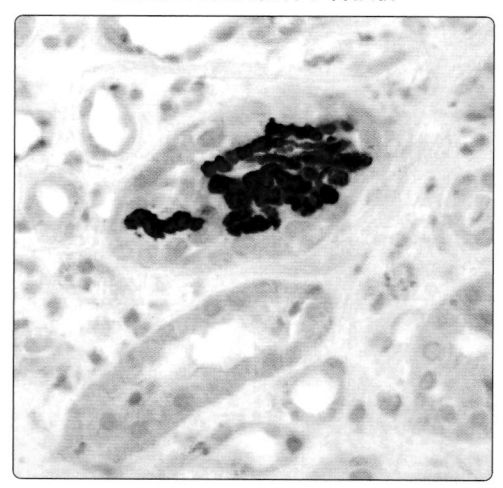

（左）COVID-19 感染后出现急性肾衰竭患者,肾活检显示严重的肾小管上皮损伤,部分肾小管腔内见强嗜酸性黏稠管型➦,这种物质为肌红蛋白

（右）COVID-19 感染患者肾活检显示一管型肌红蛋白染色阳性

超微结构观察肾小管改变

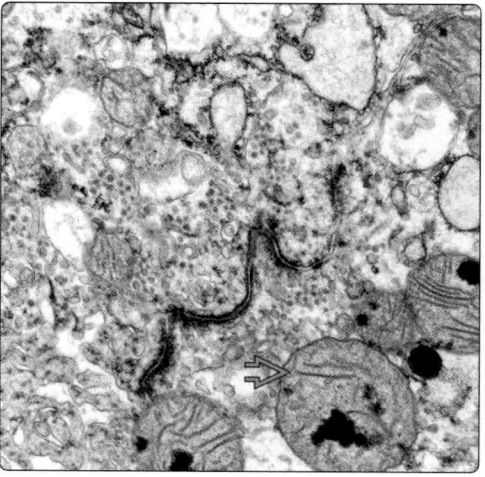

COVID-19 相关急性肾损伤成像质谱流式技术

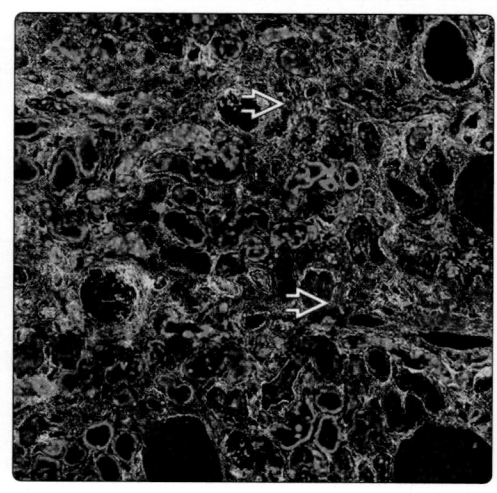

（左）电镜显示近端小管上皮细胞胞质空泡化、线粒体肿胀、嵴变形➦

（右）尸检肾脏成像质谱流式技术同时显示炎症细胞和结构成分的免疫表型。图中的小管间质区域显示 CD3⁺T 细胞(粉色)、胶原蛋白(黄色)、角蛋白(绿色)和细胞核(蓝色)。肾实质可见丰富的 CD3⁺T 细胞浸润➦

膜性肾病

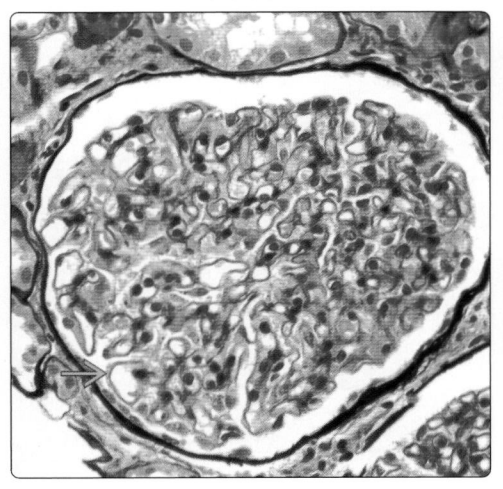

膜性肾病

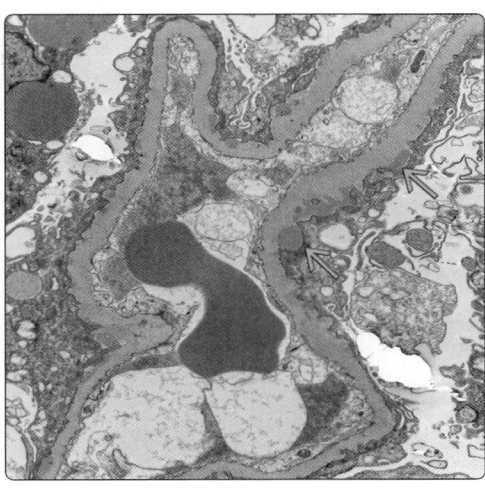

（左）COVID-19 感染后出现蛋白尿患者，肾活检显示肾小球毛细血管壁僵硬、增厚 ➡，被诊断为膜性肾病

（右）COVID-19 患者有 AKI 和肾病范围蛋白尿，肾活检显示膜性肾病，可见上皮下沉积物 ➡

狼疮性肾炎

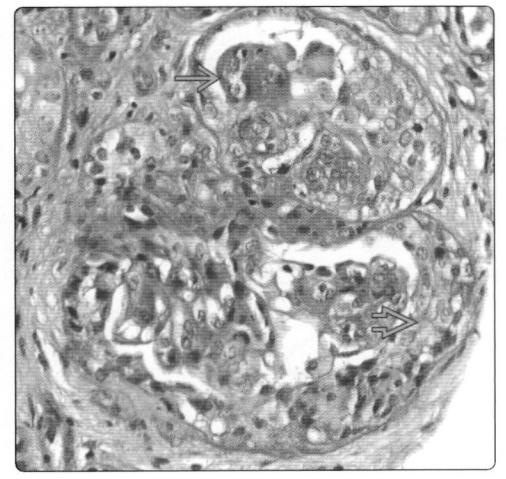

COVID-19 感染相关性狼疮的超微结构表现

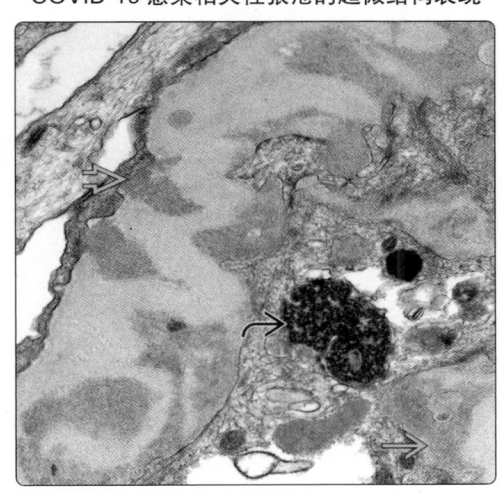

（左） COVID-19 感染后诊断为系统性狼疮性肾炎患者，肾活检显示毛细血管内增生 ➡ 和新月体模式 ➡ 损伤，免疫荧光呈满堂亮模式

（右）COVID-19 感染相关性狼疮性肾炎患者，肾活检超微结构显示内皮下 ➡ 和上皮下沉积物 ➡ 伴管网状包涵体 ➡

IgA 肾病

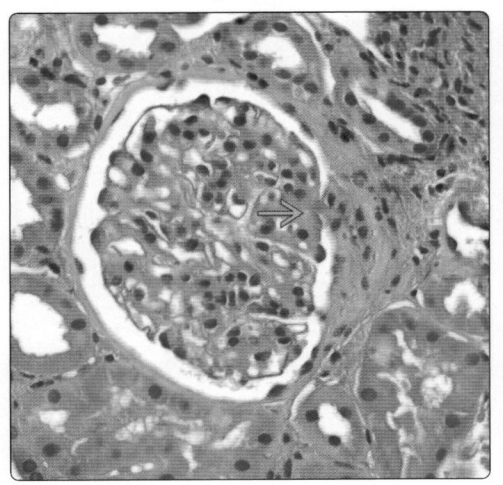

COVID-19 感染的 IgA 肾病

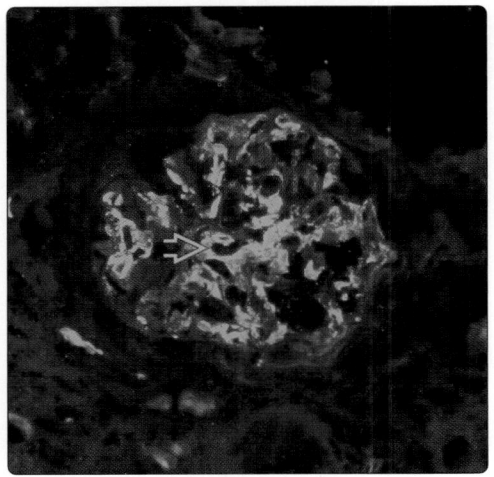

（左）患者 COVID-19 感染后出现 IgA 肾病，肾活检显示肾小球轻度系膜扩张及节段粘连形成

（右）肾活检切片 IgA 染色显示系膜区球性染色，IgA 呈颗粒状沉积 ➡

急性 T 细胞介导排斥反应

急性 T 细胞介导排斥反应

(左)COVID-19 感染患者出现急性 T 细胞介导的排斥反应,肾活检显示严重内皮炎和移植物动脉病

(右)COVID-19 感染患者出现急性 T 细胞介导排斥反应,肾活检显示内皮炎 ➡

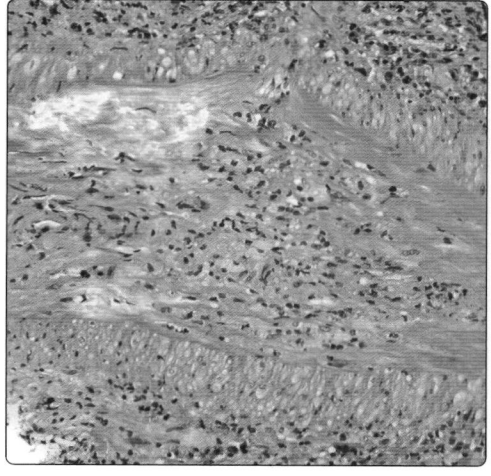

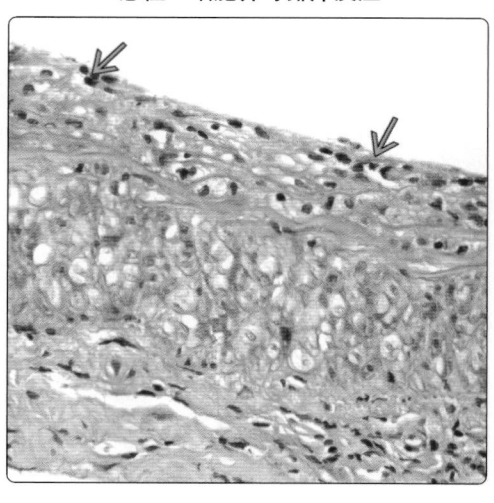

急性 T 细胞介导排斥反应

急性抗体介导排斥反应

(左)COVID-19 感染患者出现急性 T 细胞介导排斥反应,肾活检显示严重的肾小管间质炎症

(右)COVID-19 感染患者肾活检显示管周毛细血管弥漫 C4d 染色 ➡

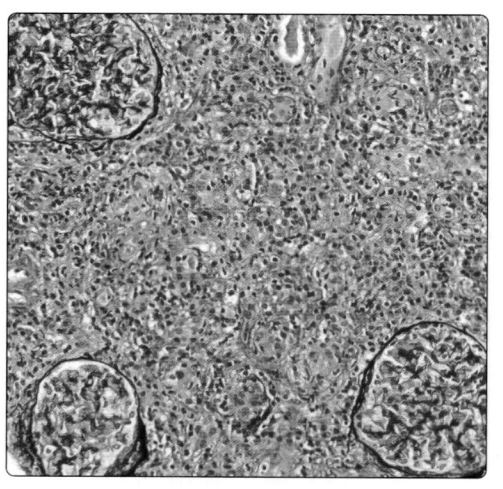

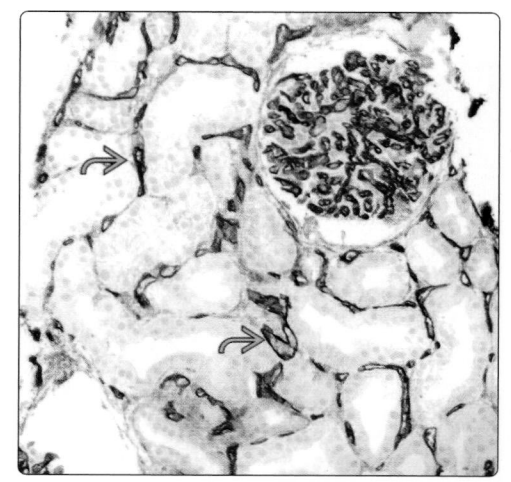

严重管周毛细血管炎

急性肾小管损伤

(左)COVID-19 感染后同种异体移植肾活检显示抗体介导排斥反应,表现为严重管周毛细血管炎 ➡

(右)同种异体移植肾活检显示 COVID-19 感染患者急性肾小管损伤伴局灶胞质空泡化 ➡

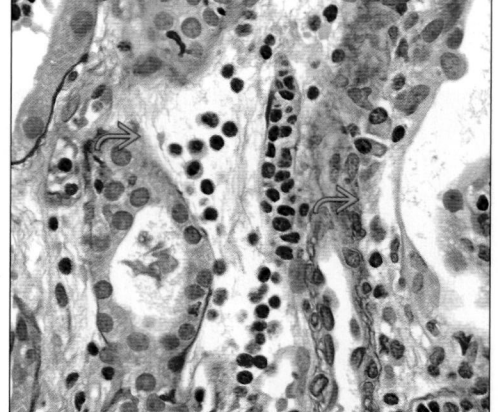

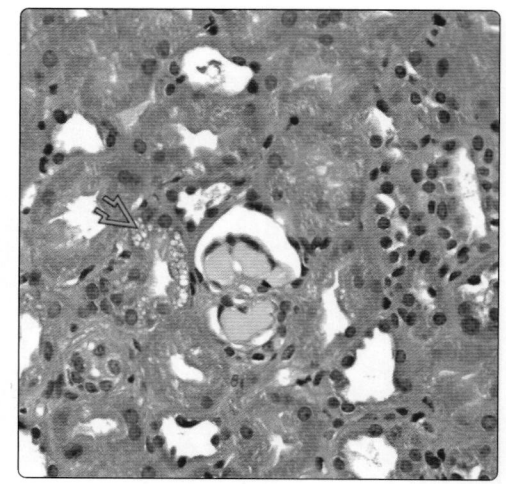

塌陷性肾小球病

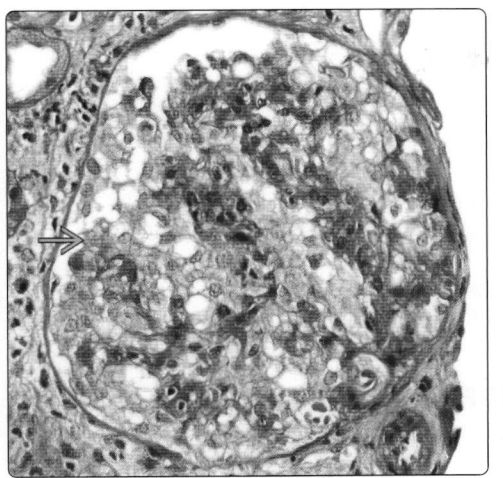

移植肾内皮细胞损伤

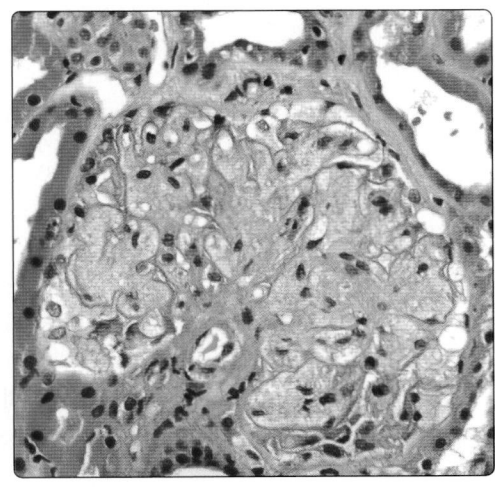

(左)COVID-19 感染患者肾活检显示足细胞增生➡和毛细血管袢塌陷

(右)COVID-19 感染的肾移植患者,肾活检显示内皮细胞增大和毛细血管腔中泡沫状细胞的不寻常外观

COVID-19 感染的冷球蛋白血症

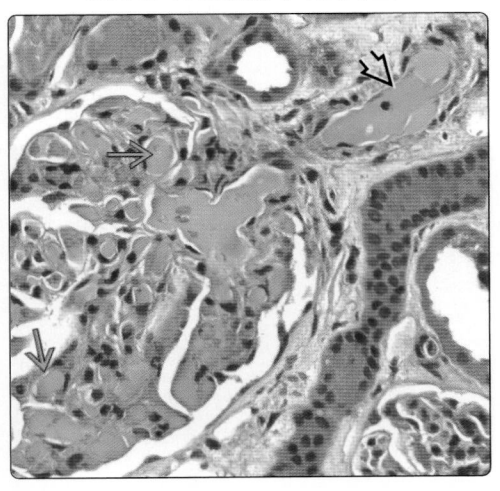

COVID-19 感染的冷球蛋白血症

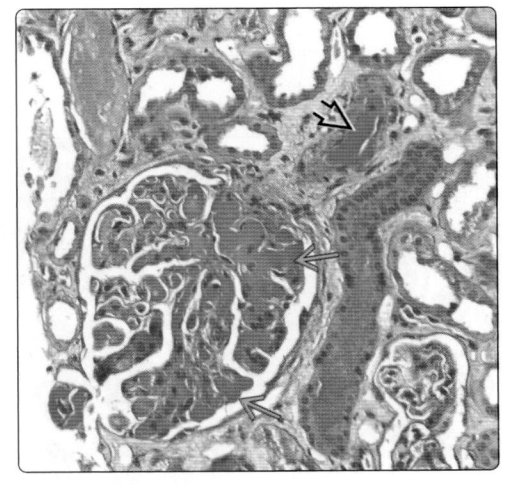

(左)COVID-19 感染患者原肾活检显示肾小球毛细血管腔➡和微动脉内➡免疫球蛋白假性血栓。这些不能与真性血栓相混淆,后者也可见于 COVID-19 感染中

(右)COVID-19 感染患者原活检显示肾小球毛细血管腔➡和微动脉内➡ PAS(+)免疫球蛋白假性血栓,与真性血栓不同,冷球蛋白血症的假性血栓 PAS(+)

寡免疫性坏死性和新月体性肾小球肾炎

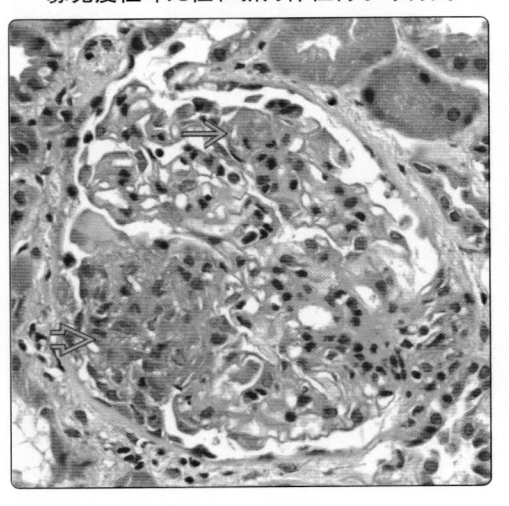

网格蛋白包被小泡

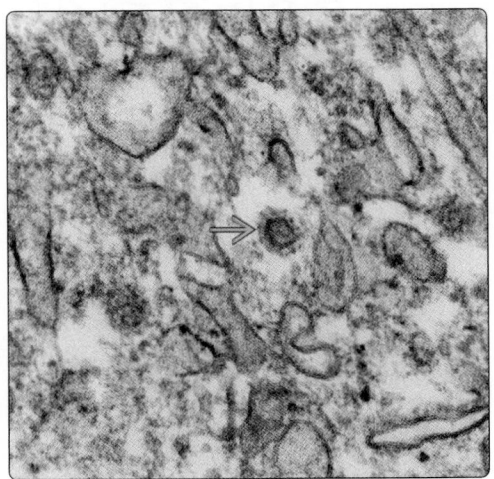

(左)COVID-19 感染患者肾活检显示肾小球纤维蛋白样坏死➡和细胞性新月体形成➡

(右)COVID-19 感染和急性小管坏死患者,肾小管上皮细胞细胞质内可见可能为网格蛋白包被小泡➡

(张睿　译,余英豪　审)

第65节 乙型肝炎病毒

要 点

病因学/发病机制

- 与HBV感染相关的免疫复合物介导的肾损伤

临床特征

- 亚洲和非洲流行率高
  - 围产期传播导致>90%的慢性感染，无急性反应
- 西方国家患病率低
  - 青春期或成年早期患病
  - 急性肝炎，慢性进展罕见
- 抗病毒药
  - 拉米夫定
  - α干扰素
- HBV疫苗
  - 对活动性感染无效
  - 减少未来的疾病负担

镜下特征

- 膜性肾病(MN)
  - 基于分期，GBM正常至增厚
  - PAS染色或银染色±"钉突"形成
- 膜增生性肾小球肾炎(MPGN)
  - 肾小球袢呈分叶状
  - GBM双轨(车轨状外观)
- 冷球蛋白血症性肾小球肾炎
  - 肾小球血管袢呈分叶状，伴"白金耳"或透明"血栓"沉积物
- 结节性多动脉炎
- 组织中乙型肝炎表面抗原(HBsAg)和乙型肝炎核心抗原(HBcAg)阳性

主要鉴别诊断

- 原发性MN
- 原发性MPGN
- 非HBV相关的冷球蛋白血症性肾小球肾炎
- IgA肾病
- 非HBV相关血管炎

HBV相关MN

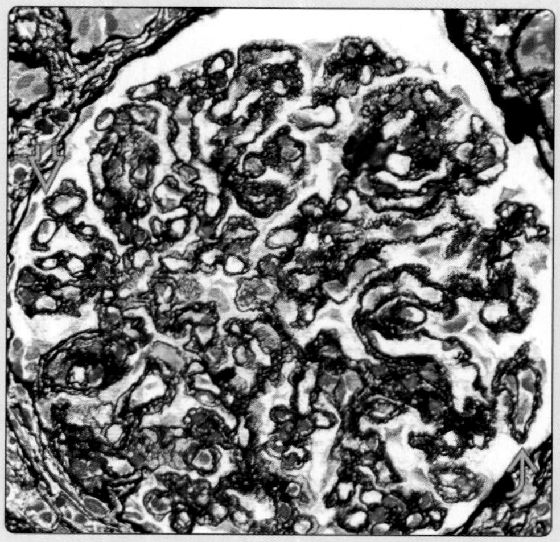

HBsAg免疫荧光染色

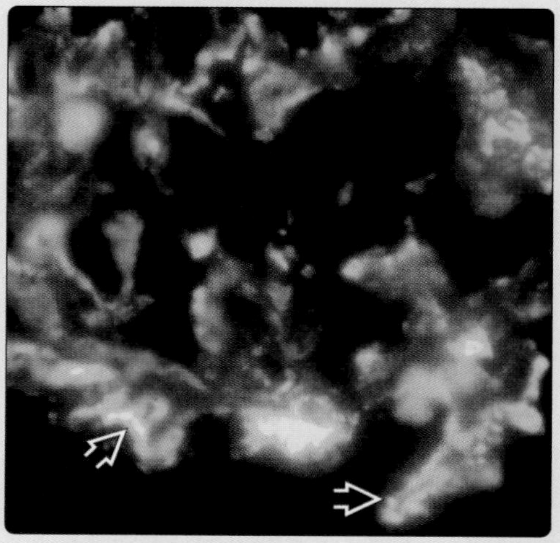

(左)HBV相关MN，六胺银染色显示肾小球呈明显的空泡状外观 ▭ 伴"钉突"形成 ▭
(右)HBV相关MN，免疫荧光显示HBsAg沿肾小球毛细血管袢呈颗粒状染色 ➡，对应于上皮下免疫复合物沉积部位(*Courtesy H.Liapis, MD.*)

HBV相关MPGN

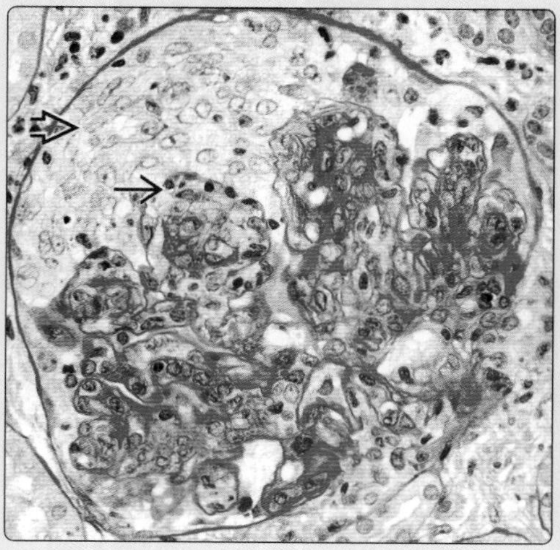

C3染色

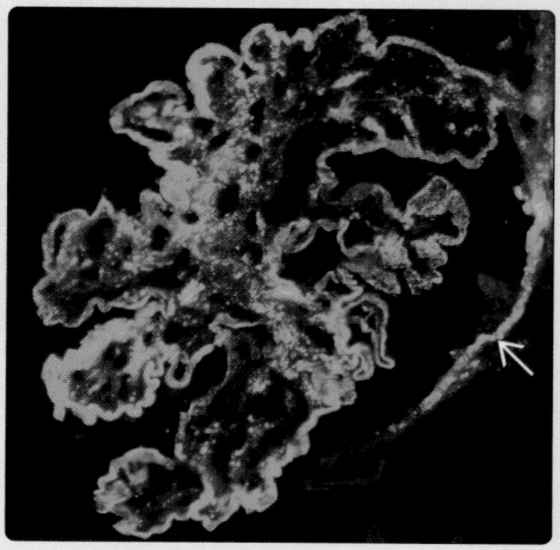

(左)HBV相关MPGN，肾小球血管袢毛细血管内细胞增生伴炎症细胞增多 ➡，占据并压迫原有肾小球的细胞性新月体 ➡ 掩盖了部分这些变化
(右)HBV相关MPGN，C3沿肾小球毛细血管和系膜区呈颗粒状染色。另见局灶鲍曼囊染色 ➡

术语

缩写

- 乙型肝炎病毒（hepatitis C virus，HBV）

定义

- 与 HBV 感染相关的免疫复合物介导的肾损伤

病因学 / 发病机制

感染原

- HBV
  - 乙型肝炎病毒科
    - 有很强的感染肝细胞偏好
    - 在肾脏、胰腺和单个核细胞中也可检测到 DNA
- 肾脏疾病的可能致病机制
  - HBV 抗原和抗体循环免疫复合物
  - 冷球蛋白

临床特征

流行病学

- 发病率
  - 亚洲和非洲患病率高
    - 围产期传播导致＞90% 慢性感染而无急性反应
  - 西方国家患病率低
    - 青春期或早期成年期患病
    - 急性肝炎，慢性进展罕见
    - 在美国，每 10 万人中有 1.5 人感染 HBV
  - MN
    - HBV 感染中最常见的肾小球疾病
    - 累及流行地区未接种 HBV 疫苗的儿童
  - 约 30% 的结节性多动脉炎（PAN）与 HBV 感染有关
- 性别
  - 男性因肝脏疾病死亡的风险略高

实验室检查

- HBV 血清学
  - HBsAg
    - 活动性病毒复制的标志物
    - 乙型肝炎表面抗体（HBsAb）
  - HBcAg
  - 乙型肝炎 e 抗原（HBeAg）
    - 非活动性携带者 HBeAg 缺失或血清学转化
- HBV PCR 检测
- MN 中常见 PLA2R1 自身抗体
  - 包括 2/3 HBV 相关 MN
- 抗中性粒细胞胞质抗体（ANCA）阴性

自然病程

- 无症状
  - 大多数 HBV 感染

- 慢性 HBV 感染
  - ＜5%
- 肝硬化
  - 20% 慢性 HBV 感染发展为肝硬化
    - 与非 HBV 携带者相比，患肝细胞癌的风险高 100 倍
  - 终身死亡风险为 40%

治疗

- 药物
  - 拉米夫定
  - α 干扰素
- 血浆置换
  - 用于冷球蛋白血症性肾小球肾炎和结节性多动脉炎
- HBV 疫苗
  - 对活动性感染无效
  - 可以减少未来发病

预后

- HBV A 基因型对干扰素更敏感
- 75%～80% 的 MN 对拉米夫定有反应

镜下特征

组织学特征

- 肾小球
  - MN
    - GBM 正常至增厚
      - 取决于上皮下免疫复合物沉积分期
    - 可见系膜细胞增生
    - 管网状包涵体常见
  - MPGN
    - 肾小球袢呈分叶状
    - GBM 双轨（车轨状外观）
  - 冷球蛋白血症性肾小球肾炎
    - MPGN 模式常见
    - 免疫复合沉积物呈"白金耳"或透明"血栓"（管腔内冷球蛋白）
  - 肝病性肾小球硬化症（或继发性 IgA 肾病）
    - 常有肝硬化病史
    - 系膜增生至膜增生模式的肾小球损伤
    - 可出现"满堂亮"免疫荧光染色
- 肾小管和间质
  - 如有黄疸或肝硬化，可能出现胆汁 / 胆红素管型
    - 呈嗜酸性外观
    - 远端肾单位受累，严重者累及近端肾小管
  - 凝血病时可出现血红蛋白管型
  - 可同时出现胆汁 / 胆红素管型
- 血管
  - 结节性多动脉炎
    - 动脉纤维蛋白样坏死

辅助检查

免疫组化

- MN 上皮下免疫复合物中可检测到 HBeAg 和 HBcAg

HBV 肾损伤谱系

	光镜	免疫荧光	电镜
肾小球损伤			
膜性肾病	毛细血管壁增厚±上皮下"驼峰"	IgG+C3：颗粒状毛细血管壁和系膜	上皮下和系膜 EDD
膜增生模式	GBM 双轨；分叶状外观	IgG+C3：颗粒状毛细血管壁和系膜	内皮下和系膜 EDD；GBM 双轨
冷球蛋白血症性肾小球肾炎	系膜±MPGN 损伤模式；"白金耳"沉积物或透明"血栓"	IgG±IgM：颗粒状毛细血管壁和系膜；多克隆或单克隆	内皮下和系膜 EDD±亚结构有形沉积物±GBM 双轨
肝病性 GS	系膜细胞增生±毛细血管内或外细胞增生	IgA：颗粒状系膜；可出现满堂亮模式	系膜 EDD±内皮下 EDD
肾小管间质损伤			
胆汁/胆红素管型	粉红色到深黄色色素管型，可呈颗粒状或球状外观	阴性	不详
血红蛋白管型	粉红色至暗黄色色素管型，可呈颗粒状或球状外观	阴性	不详
血管损伤			
结节性多动脉炎	血管炎	阴性	不详

EDD，电子致密沉积物；GBM，肾小球基底膜；GS，肾小球硬化症；HBV，乙型肝炎病毒；GN，肾小球肾炎。

免疫荧光

- MN
  - IgG、C3（可变）、κ 和 λ 沿肾小球毛细血管壁呈颗粒状沉积
  - 上皮下沉积物中存在 PLA2R1（64%）
- MPGN
  - IgG、C3（可变）、κ 和 λ 沿肾小球毛细血管壁呈粗颗粒状沉积
  - 免疫复合物中可检测到 HBsAg 或 HBcAg
- 冷球蛋白血症性肾小球肾炎
  - IgG 和/或 IgM、κ 和 λ 沿肾小球毛细血管壁呈粗颗粒状沉积

电镜

- MN
  - 上皮下免疫沉积物
  - 80%～90% 肾小球系膜区免疫沉积物
- MPGN
  - 内皮下和系膜区免疫沉积物
  - GBM 双轨
  - 上皮下沉积物可变存在
- 冷球蛋白血症性肾小球肾炎
  - 内皮下和系膜区免疫沉积物
  - 可能有亚结构有形沉积物
- 内皮细胞内可见管网状包涵体

鉴别诊断

原发性 MN

- 上皮下沉积物，无明显系膜区免疫沉积物
- HBeAg 和 HBcAg 染色阴性

- PLA2R1 阳性无法鉴别（70% vs. 64%）

原发性 MPGN

- 与 HBV 相关 MPGN 病理学特征相似

Ⅰ型冷球蛋白血症性肾小球肾炎，非 HBV 相关

- 似乎与 HBV 相关冷球蛋白血症性肾小球肾炎相同
- 无 HBV 感染

IgA 肾病

- 有 IgA 肾病合并 HBV 相关 MN 的病例报道

胆汁管型肾病

- 红色到深绿色肾小管管型
  - 严重程度与黄疸持续时间和总胆红素水平相关
- 如有肝硬化，则可并发肝病性肾小球硬化

参考文献

1. Mazzaro C et al: Hepatitis B virus-infection related cryoglobulinemic vasculitis. Clinical manifestations and the effect of antiviral therapy: a review of the literature. Front Oncol. 13:1095780, 2023
2. Xu W et al: Hepatitis B virus-associated cryoglobulinaemia diffuse endocapillary proliferative glomerulonephritis: a case report and literature review. J Int Med Res. 50(11):3000605221131136, 2022
3. Yu L et al: Intrarenal single-cell sequencing of hepatitis B virus associated membranous nephropathy. Front Med (Lausanne). 9:869284, 2022
4. Nikolopoulou A et al: Membranous nephropathy associated with viral infection. Clin Kidney J. 14(3):876-83, 2021
5. Doher M et al: Polyarteritis nodosa and membranous glomerulonephritis: two simultaneous extrahepatic manifestations of hepatitis B. J Clin Rheumatol. 27(2):e45-7, 2021
6. Xie Q et al: Renal phospholipase A2 receptor in hepatitis B virus-associated membranous nephropathy. Am J Nephrol. 41(4-5):345-53, 2015
7. Dienstag JL: Hepatitis B virus infection. N Engl J Med. 359(14):1486-500, 2008
8. Guillevin L et al: Hepatitis B virus-associated polyarteritis nodosa: clinical characteristics, outcome, and impact of treatment in 115 patients. Medicine (Baltimore). 84(5):313-22, 2005

感染相关性肾小球疾病

HBV 相关 MN

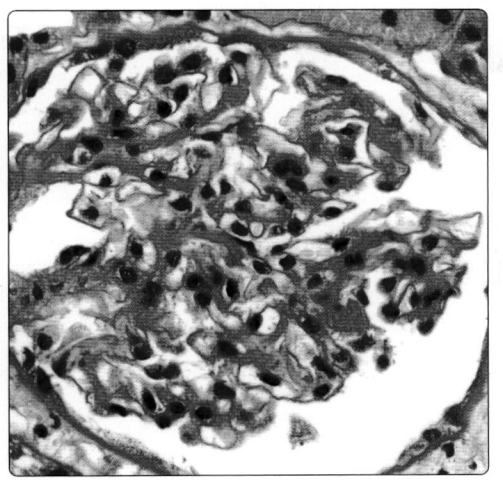

HBcAg 免疫组化染色

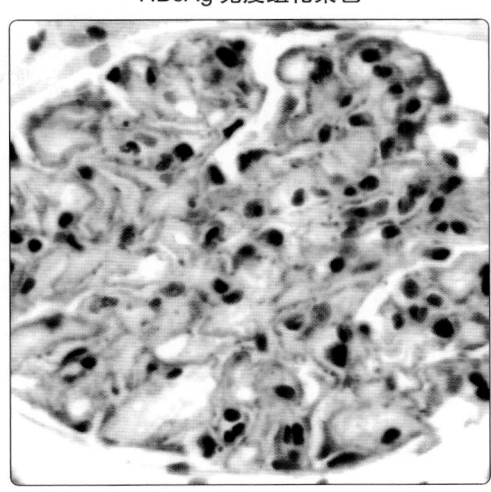

（左）HBV 感染相关性 MN，PAS 染色显示肾小球正常

（右）HBV 感染相关性 MN，HBcAg 免疫组化染色显示沿肾小球毛细血管壁呈弥漫强颗粒状染色，对应于上皮下免疫复合物（*Courtesy H.Liapis, MD.*）

HBV 相关 MN

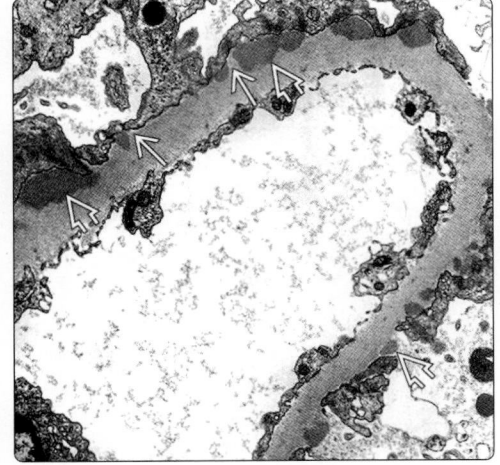

结节性多动脉炎和梗死

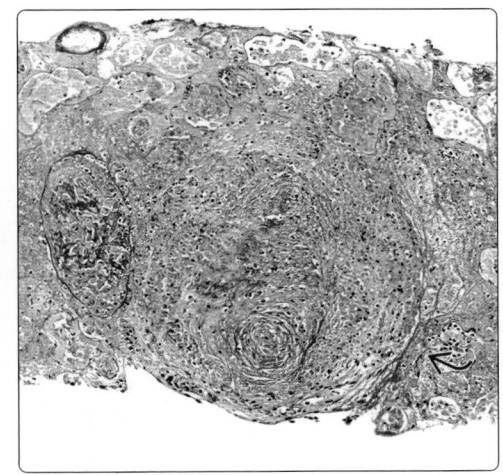

（左）电镜显示许多大小不一的上皮下电子致密沉积物 ➡，在大多数沉积物之间和周围有基底膜"钉突" ➡。足细胞足突广泛消失与肾病范围蛋白尿相关

（右）HBV 感染患者，肾活检显示小叶间动脉有陈旧性动脉炎和血栓形成，相邻的肾组织梗死。弹力蛋白染色显示弹性层断裂 ➡

MPGN

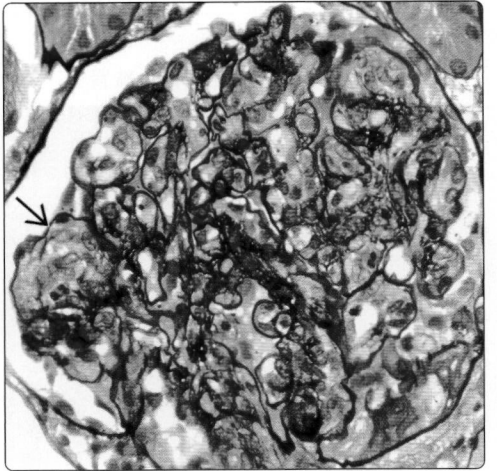

HBV 相关 MPGN

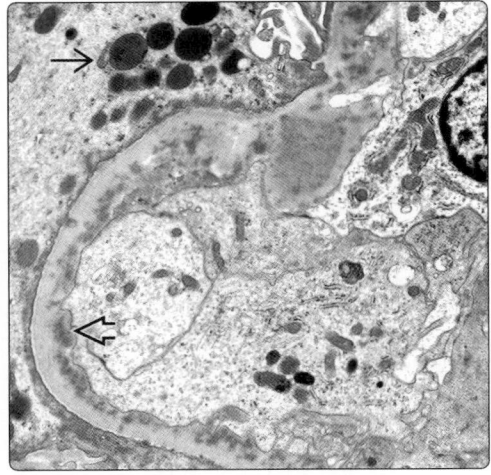

（左）HBV 感染相关 MPGN，典型表现为毛细血管内细胞增生及局灶 GBM 双轨 ➡

（右）大量小的电子致密沉积物累积于内皮下区 ➡，并沿 GBM 内沉积。在其他病例中，类似的沉积物中可含有 HBeAg。相邻的足细胞中可见蛋白重吸收滴 ➡，并伴有广泛足突消失

（张睿 译，余英豪 审）

要　点

术语

- HCV
- RNA 病毒：感染肝细胞和 B 淋巴细胞
- 与 HCV 感染相关的广谱免疫复合物介导的肾小球损伤

临床特征

- 全球＞5 800 万人患有慢性病毒血症感染（WHO 2023）
- 17%～55% 的 HCV 感染患者进展为肝硬化
  - 2%～23% 的患者发生肝细胞癌（HCC）
- 即使在晚期阶段，新药物也有效
- 急性感染后，通常在长潜伏期（数年至数十年）后发展为冷球蛋白血症和肾疾病

镜下特征

- 肾小球损伤谱系
  - 膜增生性肾小球肾炎（MPGN）
  - 冷球蛋白血症性肾小球肾炎
  - 膜性肾病（MN）
  - 纤维样肾小球肾炎
  - 免疫触须样肾小球病
  - IgA 肾病
- 结节性多动脉炎

主要鉴别诊断

- 乙肝病毒相关免疫复合物疾病
- HIV 相关免疫复合物疾病
- 狼疮性肾炎
- HCV 相关性局灶节段性肾小球硬化症（FSGS）
- 非 HCV 相关冷球蛋白血症性肾小球肾炎

诊断要点

- HCV 感染没有特征性的表现
- 合并 HIV 感染常见

（左）六胺银染色显示沿肾小球毛细血管基底膜明显的上皮下"钉突"和空泡 ⇨ 形成，为 MN 的诊断特征。临床与实验室资料相关联对确定与 HCV 感染相关至关重要

（右）PAS 染色显示肾小球细胞增生，突出显示肾小球血管袢呈分叶状，是这例 MPGN 膜增生模式损伤的特征

HCV 相关 MN

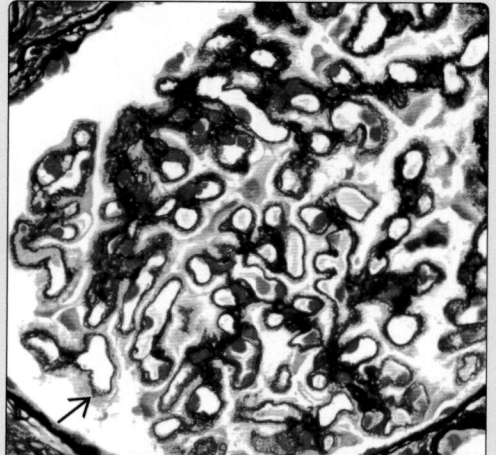

HCV 相关 MPGN

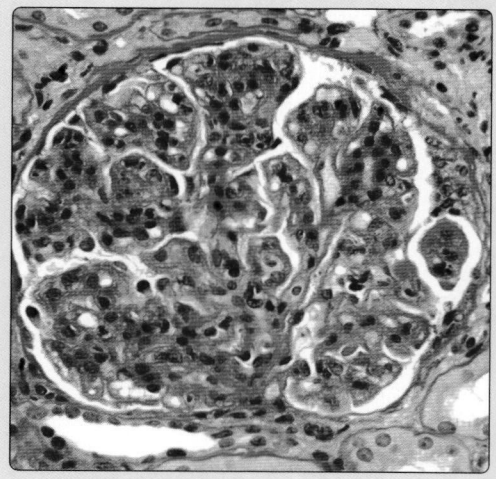

（左）HCV 感染相关冷球蛋白血症性肾小球肾炎，肾小球中见数个透明血栓 ⇨。上下调节显微镜焦距可见因大量免疫复合物积聚染色后产生特征性折射外观

（右）沿肾小球外周毛细血管壁 IgG 强着色 ⇨，肾小球毛细血管中见一透明"血栓" ⇨

HCV 相关性冷球蛋白血症性肾小球肾炎

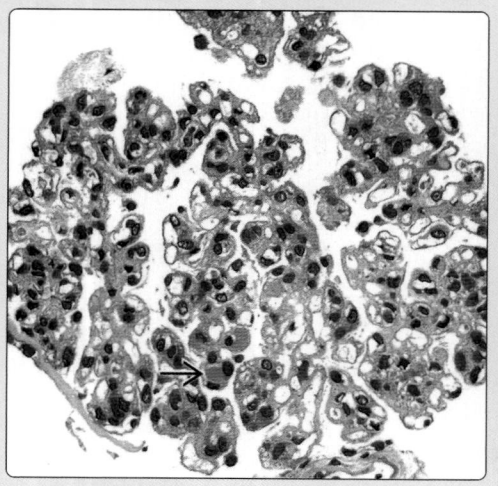

IgG 和冷球蛋白血症性肾小球肾炎

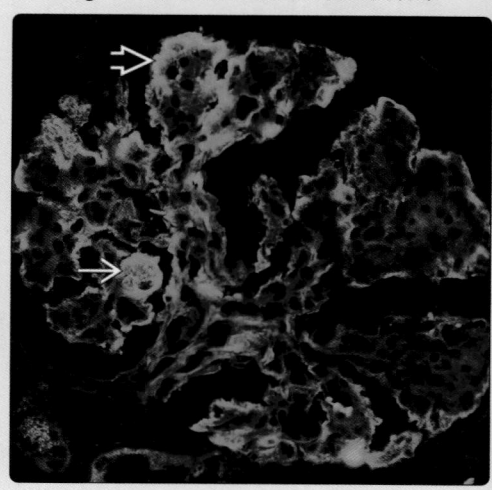

术语

缩写

- 丙型肝炎病毒（hepatitis C virus，HCV）

定义

- 与 HCV 感染相关的广谱免疫复合物介导的肾小球损伤

病因学/发病机制

感染原

- HCV
  - RNA 病毒：单股正链
  - 感染肝细胞和 B 淋巴细胞
- 肾脏疾病可能的发病机制
  - 免疫复合物由沉积的 HCV 抗原和抗体结合在原位形成
  - 冷球蛋白介导
    - 由慢性刺激和/或 B 淋巴细胞感染引起
    - 具有 II 型冷球蛋白特征的 HCV 感染
      - 直接抗 IgG 的具有类风湿因子活性的单克隆 IgM 抗体
  - 未证实病毒直接感染肾细胞

临床特征

流行病学

- 发病率
  - 全球＞5 800 万人患有慢性病毒血症感染（WHO 2023）
- 合并 HIV 感染常见

表现

- 蛋白尿
  - 约 20% 的 MPGN 患者有肾病综合征
  - 30%～35% 的 HCV 相关冷球蛋白血症患者有无症状蛋白尿（＜3g/24h）
- 血尿
- 肾衰竭

自然病程

- 17%～55% 的 HCV 感染患者进展为肝硬化
  - 2%～23% 患者发生 HCC
- 急性感染后，在长潜伏期（数年至数十年）后发展为冷球蛋白血症和肾脏疾病

治疗

- 直接抗病毒（DAA）药物
  - 索非布韦、西美普韦等
    - 抑制病毒 RNA 聚合酶（NS5B）或蛋白酶
- 肾移植和/或肝移植

预后

- 即使在晚期疾病中，直接抗病毒药物也有效
  - 继发性病变，如混合性冷球蛋白血症也可受益
    - 耐药性可能与 B 细胞内的自主克隆 B 细胞扩增或 B 细胞中的病毒库有关

镜下特征

组织学特征

- 弥漫系膜增生性肾小球肾炎（约 50%）（Guo 报道）
  - 系膜细胞增生，无 GBM 双轨
- MPGN（约 29%）
  - 肾小球袢呈分叶状
  - GBM 双轨或"车轨状"
  - 细胞或细胞突起插入双层 GBM 之间
  - 急性期/活动期毛细血管内±系膜细胞增生
- 局灶增生性肾小球肾炎（2%）
- 膜性肾病（MN）（约 8%）
  - GBM 增厚伴上皮下钉突形成
  - 系膜细胞增生
- 增生性肾小球肾炎伴新月体（8%）
- 冷球蛋白血症性肾小球肾炎（约 20%）
  - 通常为 MPGN 模式
  - 系膜细胞±毛细血管内细胞增生
    - 主要是单核细胞浸润
  - GBM 双轨
  - ＞50% 见毛细血管内"白金耳"沉积物或透明假性血栓
    - 又名透明血栓或"栓子"
    - 之所以被称为假性血栓，因为它们不是由纤维蛋白组成
    - PAS 阳性
    - 上下聚焦 HE 染色切片可发现沉积物折射性
- 纤维样或免疫触须样肾小球病（约 3%）
  - 系膜扩张；毛细血管壁增厚
- IgA 肾病/肝病性肾小球硬化（约 1%）
  - 系膜区不同程度扩张及系膜细胞增生
- 结节性多动脉炎（＜1%）
  - 小动脉纤维蛋白样坏死

辅助检查

免疫荧光

- MPGN
  - 肾小球毛细血管壁和系膜区 IgG 和 C3 呈颗粒状染色
- 冷球蛋白血症性肾小球肾炎
  - IgG 和/或 IgM 和 C3 沿肾小球毛细血管和系膜区沉积和假性血栓染色
  - 多克隆或罕见单克隆轻链染色
- MN
  - IgG 沿毛细血管壁和部分系膜区呈颗粒状染色
  - 约 30% 病例少量 PLA2R（+）
- 纤维样肾小球肾炎
  - IgG 沿毛细血管壁和系膜区呈模糊染色
  - 多克隆 κ 和 λ 轻链染色
- 免疫触须样肾小球病
  - IgG 沿系膜区和毛细血管壁呈颗粒状到融合状染色
  - 通常为单克隆轻链染色
- IgA 肾病/肝病性肾小球硬化
  - IgA 在系膜区呈颗粒状染色，伴毛细血管壁不同程度染色

HCV 肾小球疾病谱系			
肾小球损伤	组织学表现	免疫荧光	电镜
MPGN	GBM 双轨；分叶状外观；细胞增生	IgG+C3：毛细血管壁及系膜颗粒状沉积	上皮下及系膜 EDD；GBM 双轨
冷球蛋白血症性肾小球肾炎	系膜 ±MPGN 损伤模式；"白金耳"沉积或透明"血栓"	IgG±IgM：毛细血管壁及系膜颗粒状沉积；多克隆或单克隆	上皮下及系膜 EDD；± 亚结构有形沉积物 ±GBM 双轨
MN	毛细血管壁增厚 ± 上皮下"钉突"	IgG+C3：毛细血管壁及系膜颗粒状沉积	上皮下及系膜 EDD
肝炎相关 GS	可变的系膜细胞增生或基质增宽	IgA：系膜颗粒状沉积；可有"满堂亮"模式	系膜 EDD
纤维样 GP	系膜扩张；可变的球性 ± 节段性 GS	IgG+κ/λ（通常为多克隆）：系膜和毛细血管壁沉积	随机排列的原纤维（厚 14～20nm）
免疫触须样 GP	系膜扩张；毛细血管壁增厚	IgG+ 单克隆轻链：系膜毛细血管壁沉积	微管（直径约 30nm）

EDD，电子致密沉积物；GBM，肾小球基底膜；GP，肾小球病；GS，肾小球硬化；HCV，丙型肝炎病毒；MN，膜性肾病；MPGN，膜增生性肾小球肾炎。

电镜

- MPGN
  - 内皮下和系膜区电子致密沉积物
  - 可变的上皮下沉积物
  - GBM 双轨
- 冷球蛋白血症性肾小球肾炎
  - 内皮下、毛细血管内和系膜区电子致密沉积物
  - 亚结构有形沉积物（约45%）
    - 微管状沉积物无法与免疫触须样肾小球病区分
  - 由于浸润的单核细胞/巨噬细胞的吞噬活性，沉积物可较稀疏
- MN
  - 上皮下和系膜区电子致密沉积物
- 纤维样肾小球病
  - 随机排列的原纤维，直径通常为 14～20nm
- 免疫触须样肾小球病
  - 平行排列的空心微管状沉积物直径＞30nm
- IgA 肾病/肝病性肾小球硬化
  - 系膜区电子致密沉积物，伴不等量内皮下或上皮下电子致密沉积物

鉴别诊断

HBV 相关免疫复合物疾病

- 与 HCV 相关免疫复合物疾病病理学上表现相同

HIV 相关性免疫复合物疾病

- 肾小球损伤谱模仿 HCV 相关免疫复合物疾病
- 需要实验室检测确定存在 HIV 感染

狼疮性肾炎

- 肾小球损伤谱酷似 HCV 相关免疫复合物疾病
- 系统性红斑狼疮的临床和血清学表现
- 狼疮样免疫复合物肾小球疾病与直接作用的抗病毒药物有关

HCV 相关 FSGS

- 肾小球节段性硬化
- 缺乏免疫复合物沉积

直接作用的抗病毒药（DAA）引起的狼疮样肾小球肾炎

- 口服 DAA 药物后 2 周至 3 个月内发病
- 血清 ANA 高，抗 dsDNA 低或缺乏
- 与狼疮性肾炎难以区分

非 HCV 相关冷球蛋白血症性肾小球肾炎

- 常见病因：淋巴肿瘤，自身免疫性疾病

诊断要点

病理解读要点

- HCV 感染无特征性表现
  - 诊断需结合临床和实验室结果
- 大多数（约 56%）显示疾病与 HCV 没有直接相关（最常见为糖尿病和动脉硬化）

参考文献

1. Dammacco F et al: The wide spectrum of cryoglobulinemic vasculitis and an overview of therapeutic advancements. Clin Exp Med. 1-18, 2022
2. Martin P et al: Executive summary of the KDIGO 2022 clinical practice guideline for the prevention, diagnosis, evaluation, and treatment of hepatitis C in chronic kidney disease. Kidney Int. 102(6):1228-37, 2022
3. Guo S et al: Spectrum of kidney diseases in patients with hepatitis C virus infection. Am J Clin Pathol. 156(3): 399-408, 2021
4. Pol S et al: Hepatitis C virus and the kidney. Nat Rev Nephrol. 15(2): 73-86, 2019
5. Kupin WL: Viral-associated GN: hepatitis C and HIV. Clin J Am Soc Nephrol. 12(8):1337-42, 2017
6. Sise ME et al: Lupus-like immune complex-mediated glomerulonephritis in patients with hepatitis C virus infection treated with oral, interferon-free, direct-acting antiviral therapy. Kidney Int Rep. 1(3):135-43, 2016
7. Cornella SL et al: Persistence of mixed cryoglobulinemia despite cure of hepatitis C with new oral antiviral therapy including direct-acting antiviral sofosbuvir: a case series. Postgrad Med. 1-5, 2015

MN

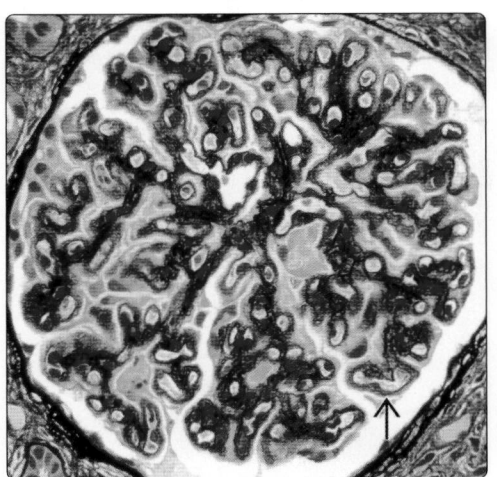

MN 和 IgG 染色

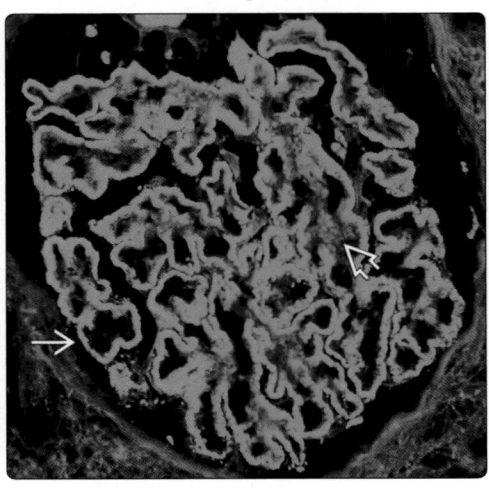

（左）HCV 感染相关 MN，显示明显的上皮下"钉突"➡

（右）免疫荧光显示 IgG 沿肾小球毛细血管袢呈颗粒状强着色➡，而肾小球系膜区染色较弱➡。系膜区沉积提示继发性 MN，但确定是否 HCV 感染需要其他实验室检测

上皮下沉积物

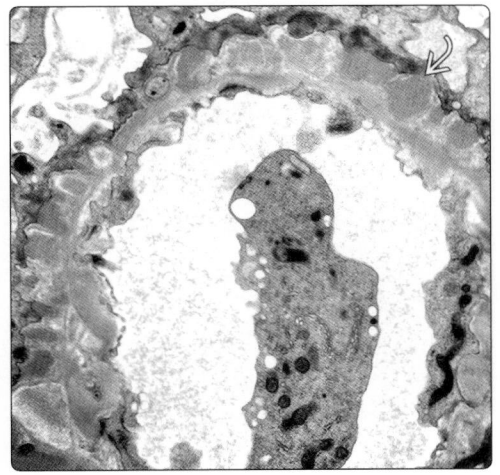

MPGN 伴新月体形成

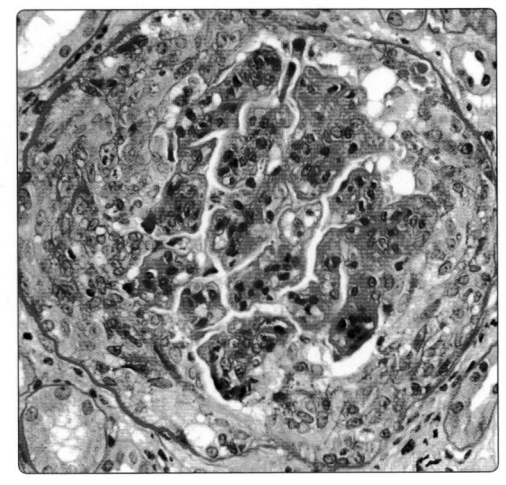

（左）电镜显示大量上皮下电子致密沉积物➡，在一些沉积物之间及周围伴有基底膜反应，足细胞足突广泛消失

（右）显示细胞性新月体占据了球囊腔并包绕残余的肾小球，肾小球呈膜增生性损伤模式，即典型的毛细血管内增生和肾小球袢呈分叶状

MPGN IgG 染色

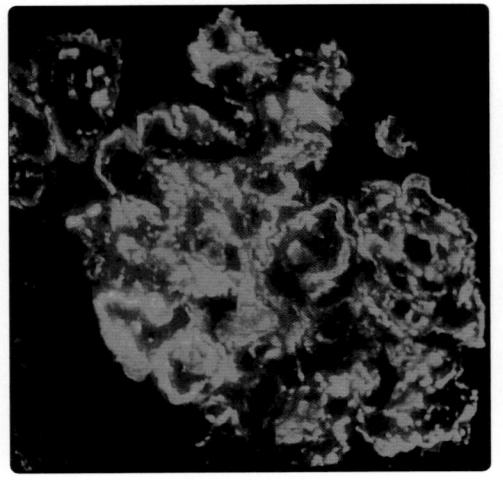

细胞插入双层 GBM 之间

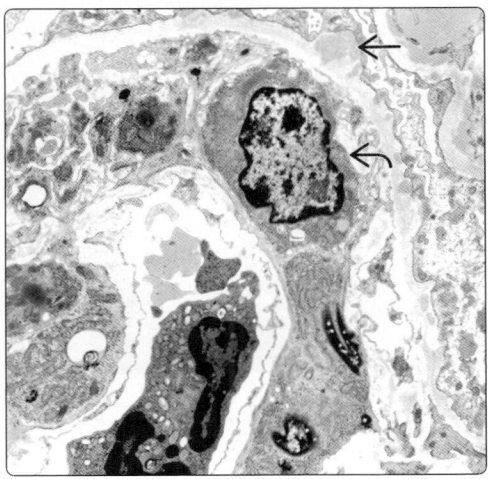

（左）肾小球毛细血管和系膜区 IgG 染色是 MPGN 的特征。这种染色模式在 HCV 相关 MPGN 中并不特异，与特发性 MPGN 染色模式相同

（右）细胞插入双层 GBM 之间➡是这例 HCV 感染患者 MPGN 的特征性改变。本例中偶见上皮下沉积物➡

冷球蛋白血症性肾小球肾炎

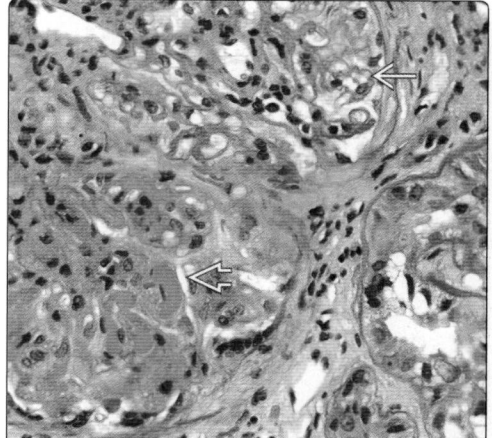

IgM 染色

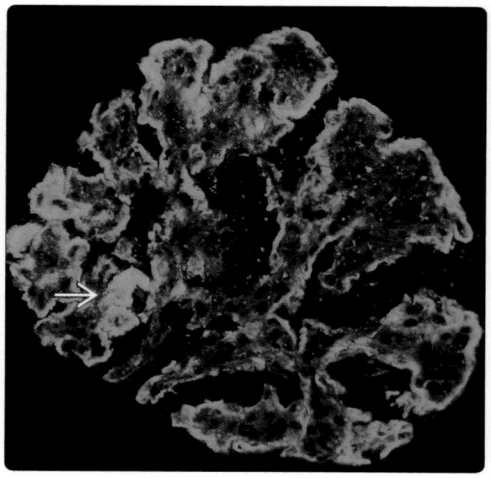

（左）肾小球毛细血管中见多量透明血栓 ➡，而相邻的肾小球中透明血栓则不明显 ➡

（右）肾小球外周毛细血管祥 IgM 强着色，其中一个毛细血管中见透明血栓 ➡。对任何形式的免疫复合物肾小球肾炎，HCV 应被视为潜在的感染原

冷球蛋白血症性肾小球肾炎电镜亚结构

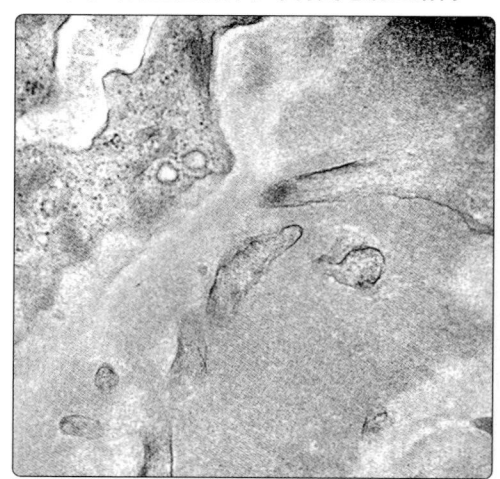

纤维样肾小球病

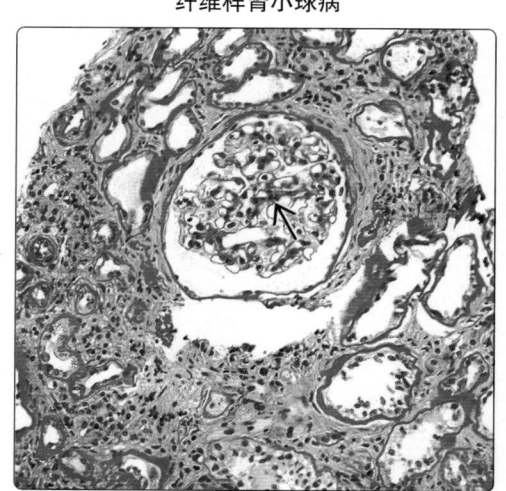

（左）高倍镜下显示模糊的电子致密沉积物亚结构，但这种亚结构的存在与否对冷球蛋白血症性肾小球肾炎并无诊断意义

（右）50 岁女性，纤维样肾小球病，患有慢性肾脏疾病和 HCV 感染，活检见广泛的球性肾小球硬化（未显示）、间质纤维化和肾小管萎缩。图示一完整的肾小球，显示轻度系膜细胞增生和系膜基质扩张 ➡，这种情况比较罕见

纤维样肾小球病 IgG 染色

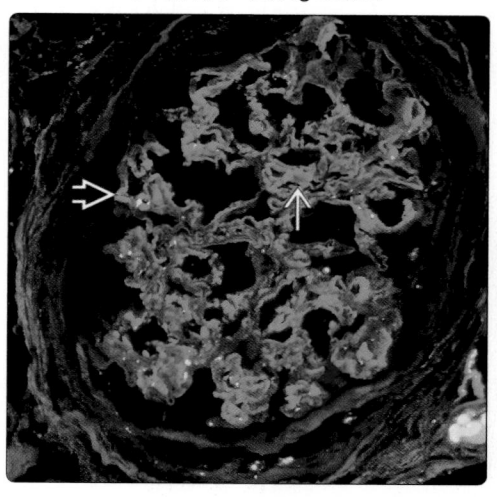

纤维样肾小球病

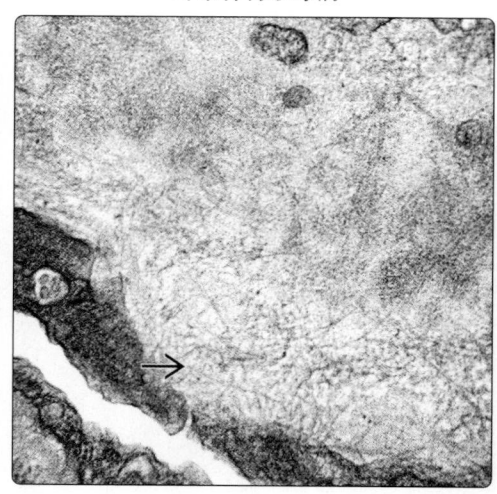

（左）纤维样肾小球病，免疫荧光显示肾小球系膜区 ➡ 和沿肾小球毛细血管祥 ➡ 模糊的 IgG 沉积。κ 链和 λ 链多克隆表达（未显示）有助于支持该病诊断

（右）电镜高倍下显示许多随机排列的原纤维 ➡，直径约 17nm

HCV 相关性 MN

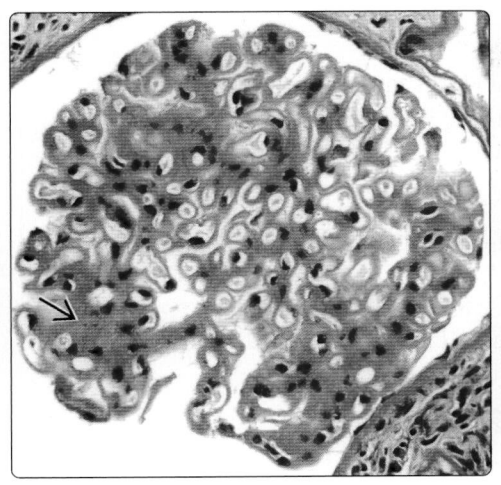

HCV 相关性 MN：κ 轻链染色

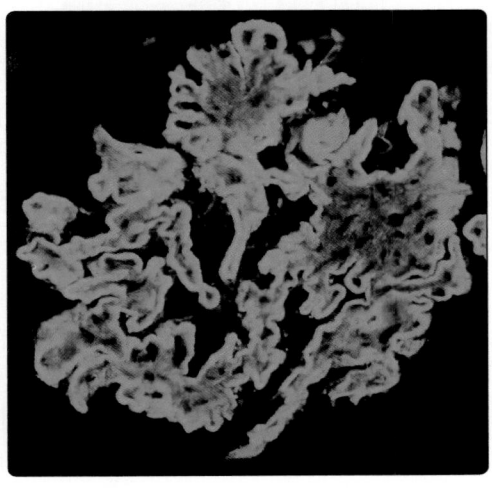

（左）PAS 染色显示 GBM 增厚伴系膜基质增生 ➡️，提示继发性 MN

（右）免疫荧光显示 κ 轻链与 IgG 染色模式相似但相对较弱，λ 轻链（未显示）染色模式相似

电子致密沉积物

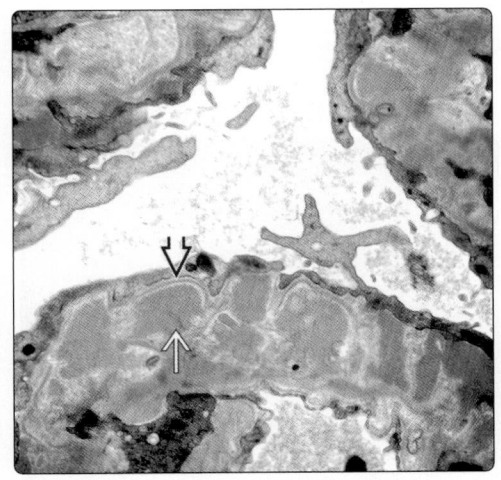

HCV 冷球蛋白血症性肾小球肾炎

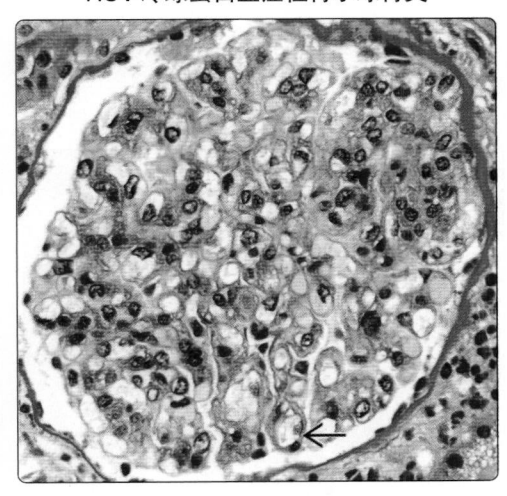

（左）电镜显示许多上皮下电子致密沉积物 ➡️ 被基底膜样物质 ➡️ 包绕，符合 Ehrenreich-Churg Ⅲ 期改变

（右）该患者伴有冷球蛋白（未显示）和 HCV 感染，许多 GBM 可见双轨 ➡️

C3 染色

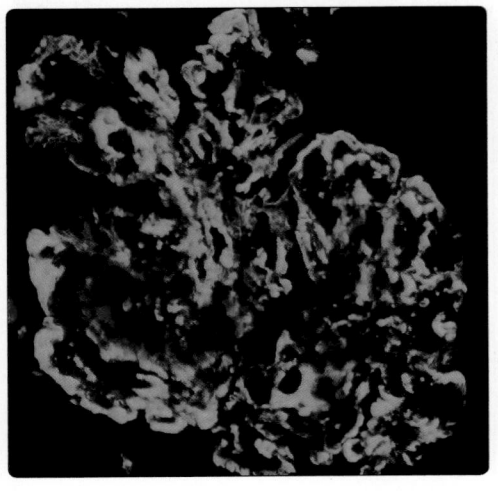

明显的内皮下沉积物

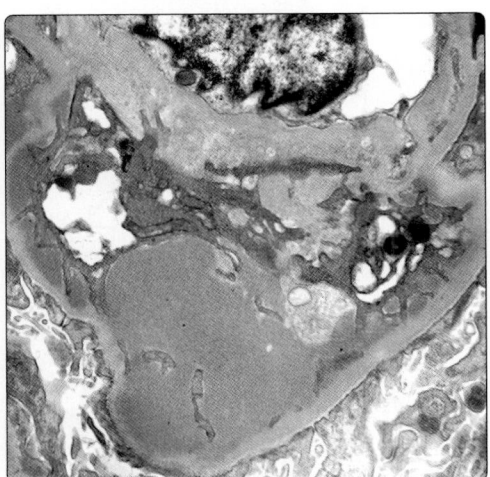

（左）沿肾小球毛细血管壁可见呈强颗粒状至局部融合状 C3 染色，与 IgG 染色相似，为 MPGN 的特征

（右）肾小球毛细血管内皮下可见大的融合状电子致密沉积物，与光镜下"白金耳"沉积物相对应，一些增生性狼疮性肾炎病例中也可见到

（张睿 译，余英豪 审）

要　点

术语

- HIV 感染引发的具有特征性的肾脏疾病,表现为肾病范围蛋白尿和塌陷性肾小球病

病因学/发病机制

- 最近在非裔中发现 *APOL1* 基因多态性易导致 HIVAN

临床特征

- 90% 发生在非裔美国人中,其中大多数为男性
- 快速进展为 ESRD
- 高血压不常见(<50%)
- 肾病范围蛋白尿和肌酐升高
- 治疗:逆转录病毒疗法(HAART)、ACE 抑制剂

镜下特征

- 球性或节段性肾小球毛细血管袢塌陷,无系膜基质增生
  - 肾小球脏层上皮细胞增生

- 可似新月体
- 微囊样肾小管扩张(30%～40% 的病例)
- 单个核细胞和浆细胞浸润
- 间质炎症和水肿

辅助检查

- 免疫荧光:IgM、C3 和 C1q 沿毛细血管壁呈节段性分布
- 电镜
  - 足细胞足突消失及上皮下 GBM 多层化
  - 内皮细胞、淋巴细胞和单核细胞中可见管网状包涵体(TRI)

主要鉴别诊断

- 特发性塌陷性肾小球病
- 与 HIV 相关的狼疮样肾小球肾炎和其他免疫复合物肾小球肾炎
- 弥漫性系膜细胞增生

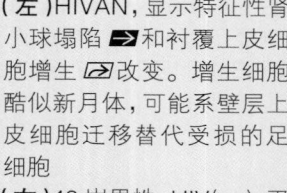

脏层上皮细胞增生

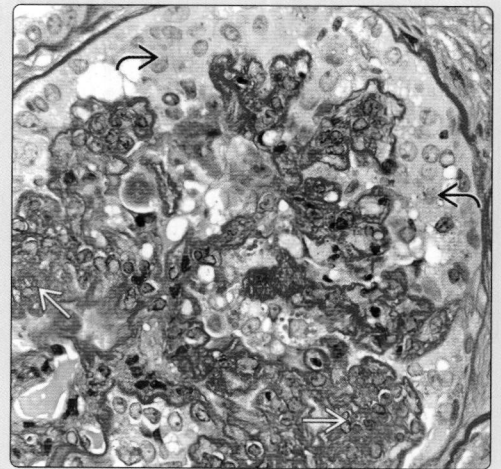

节段性肾小球 C3 沉积

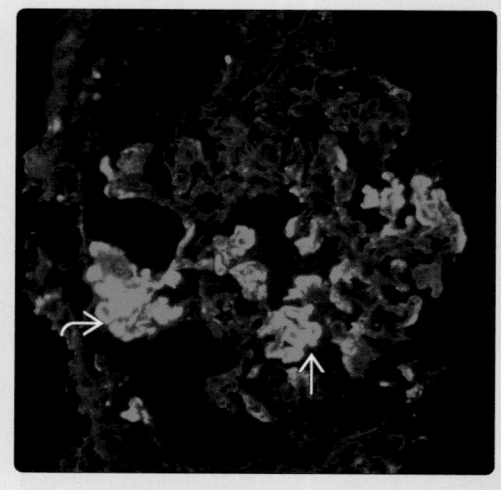

(左)HIVAN,显示特征性肾小球塌陷 ➡ 和衬覆上皮细胞增生 ⊿ 改变。增生细胞酷似新月体,可能系壁层上皮细胞迁移替代受损的足细胞

(右)46 岁男性,HIV(+),蛋白尿 11g/d,肌酐 397.8μmol/L,近期开始 HAART 治疗,免疫荧光显示 C3 沿 GBM ➡ 及塌陷的毛细血管袢 ➡ 沉积

蓄水池样和管网状结构

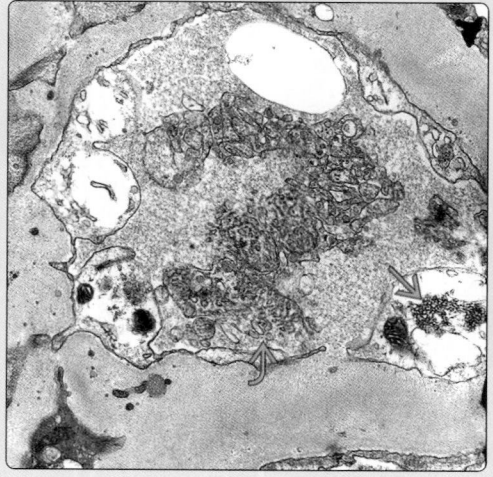

管网状包涵体

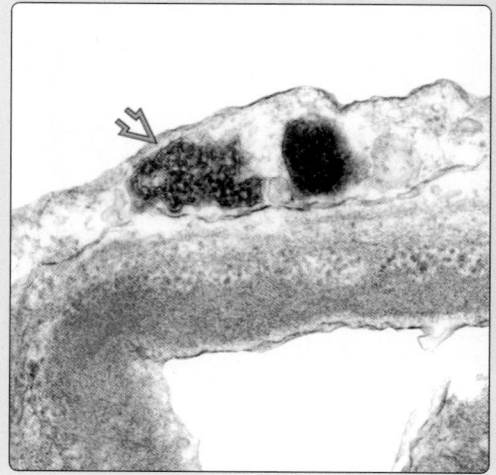

(左)46 岁男性,HIVAN,电镜检查显示内皮细胞中的管网状包涵体(TRI)⊿。一个管腔内的细胞明显扩张,内见复杂的细胞器,局部具有圆柱状蓄水池外观 ⊿

(右)与特发性塌陷性肾小球病不同,HIVAN 内皮细胞中几乎都能检测到 TRI ⊿。患者为非裔美国人,HIV(+),蛋白尿 29g/d

术语

缩写

- HIV 相关性肾病(HIV-associated nephropathy, HIVAN)

定义

- HIV 感染引发的具有特征性的肾脏疾病,表现为肾病范围蛋白尿和塌陷性肾小球病

病因学/发病机制

感染原

- 人类免疫缺陷病毒(HIV)
  - HIV 基因组存在于肾小球脏层上皮细胞及肾小管上皮细胞中
  - 刺激细胞因子作用,包括 γ 干扰素(IFN-γ)
  - 参与细胞周期、炎症、细胞死亡和细胞骨架的上皮基因失调
  - 脏层上皮细胞免疫表型异常
    - 可能系足细胞损伤缺失,由壁层上皮细胞代替

遗传因素

- 最近在非裔个体中发现 *APOL1* 风险等位基因(G1 和 G2)频率增加(正常等位基因为 G0)
  - 非裔美国人风险等位基因频率约 35%,西非人约 50%
    - 1 个 G1 或 G2 等位基因可增强对布氏锥虫(非洲昏睡病)的抵抗力
    - HIVAN 必需的 2 个风险等位基因(G1/G1, G2/G2, G1/G2)
  - HIV 感染导致 IFN-γ 的产生增加,进而促进足细胞 APOL1 表达
  - 增加了其他原因导致塌陷性肾小球病的易感性,包括干扰素治疗和其他病毒感染
  - 实验室存在 *APOL1* G1/G2 亚型对足细胞的不同作用证据
    - 线粒体、自噬细胞及溶酶体功能异常,蛋白激酶 R 活化
  - *APOL1* 高危基因型与非洲血统 HIV 患者的肾脏疾病密切相关
    - 约占 ESRD 病例的 50%

临床特征

流行病学

- 发病率
  - 因抗逆转录病毒药物使用,发病率明显减少
    - 在美国,HIV 感染者初期有 4%~10% 患病
      - 估计每年有 800~900 例 ESRD
    - 在撒哈拉以南非洲地区仍然很高,因国家而异
      - 6% 的南非人和 38% 的尼日利亚人有 HIV 感染和肾病(任何类型)

- 性别
  - 70% 为男性
- 种族
  - 西部非裔,包括非裔美国人和加勒比黑人,小部分为西班牙裔和亚洲印第安人
  - 在白种人中不常见(在欧洲人和泰国人中多不存在)

表现

- 肾病范围蛋白尿蛋白尿(平均为 6~7g/d)
- 肾功能不全:诊断时肌酐约 442μmol/L
- 高血压:<50%
- 镜下血尿
- 获得性免疫缺性综合征(AIDS)不是 HIVAN 诊断所必需
- CD4 计数与 HIVAN 的发展无关

治疗

- 药物
  - HAART
    - 可扭转肾小管微囊变及减缓 HIVAV 发展
  - ACE 抑制剂
- 血液透析
- 肾移植

预后

- 进展迅速,数月内发展为 ESRD
  - 在 AIDS 流行初期,至透析的平均时间为 2 个月
- 肾移植后不会复发,预后良好

镜下特征

组织学特征

- 塌陷性肾小球病 ± 肾小球增大
  - 球性或节段性毛细血管袢塌陷,无系膜基质增生
    - 肾小球缩小、球性肾小球硬化 ± 鲍曼囊增大可能代表塌陷性损伤的晚期病变
  - 脏层上皮细胞显著增生,显著的蛋白吸收滴及偶见核分裂
  - 足细胞增生/肥大
    - 可酷似新月体
    - 可称为肾小球脏层上皮增生
- 肾小管
  - 微囊性肾小管扩张(30%~40% 的病例)
    - ± 扇贝形肾小管轮廓
    - 肾小管 ±PAS(+)蛋白管型[三色染色品红(+)]
  - 斑片状上皮损伤、再生/有丝分裂、变性、坏死、最终肾小管萎缩
    - 小管吸收滴明显
- 肾间质
  - 间质炎症和水肿
    - 单个核细胞(包括淋巴细胞和单核细胞)和浆细胞浸润
  - 通常有间质纤维化
- 肾血管病变不显著

○ 血栓性微血管病罕见

辅助检查

免疫荧光

- 在塌陷/瘢痕区可见节段性 IgM、C3 和 C1q 染色
- 足细胞和近端小管中的吸收滴多种血浆蛋白染色

电镜

- 肾小球
  ○ 脏层上皮细胞增大,可见＞1 个致密的圆形次级溶酶体和增大的液泡
    - 足突完全消失
    - 细胞脱离原来的 GBM 并形成新的多层结构
    - 核小体:形态多变的核内包涵体
  ○ 上皮下沉积物有时见于并发的免疫复合物性肾脏疾病中,呈"杯球"(ball-in-cup)架构模式
    - 沉积物可很大,与 GBM 反应和 GBM 上的小孔有关
      □ 与感染相关性肾小球肾炎和膜性肾病有重叠
      □ 这类病例可能代表并发 HIV 免疫复合性肾脏疾病
      □ HIV 感染以外具有"杯球"架构的疾病(狼疮性肾炎、感染后肾小球肾炎和卵磷脂胆固醇酰基转移酶缺乏症)
  ○ 内皮细胞、淋巴细胞和单核细胞中的 TRI
    - 肾小球内皮细胞中最易见到
      □ 此外亦见于浸润性白细胞或动脉性管周毛细血管或间质毛细血管内皮细胞中
    - 约 25nm
    - 在扩张的内质网池中呈吻合的管状结构
    - 由于使用 HAART 疗法,不像 HIVAN 最初报道时那么常见,很可能是由于病毒载量降低
    - 被称为干扰素足迹或黏病毒样包涵体
      □ 在其他疾病,如系统性红斑狼疮(SLE)、多发性硬化(MS)和 IFN-α 治疗后也可见到
    - 圆柱状对合池:融合的薄层内质网膜形成长圆柱状结构(试管状和环状结构)
      □ 出现在具有 TRI(单核细胞和淋巴细胞)的细胞中
      □ 亦见于 SLE、MS 和 IFN-α 治疗病例
- 肾小管上皮细胞及其他细胞有时出现颗粒状或颗粒纤维样核改变
  ○ 颗粒状:粗颗粒状物质破坏核膜
  ○ 颗粒纤维样:染色质被粗或细的颗粒状物质替代,主要见于尸检后
- 通过标准电镜无法在肾脏细胞中明确观察到 HIV

免疫组化

- 脏层上皮细胞 Ki-67(+)(增殖标志物)
- 壁层上皮标志物也表达:CK18、CK19 和 CD44(+)

鉴别诊断

特发性塌陷性肾小球病

- HIV 阴性

- TRI 在 HIVAN 中更常见
- 需考虑其他病因引起的塌陷性肾小球病
  ○ 病毒(细小病毒 B19、巨细胞病毒和 EBV)
  ○ 血栓性微血管病、药物毒性及其他

特发性/原发性局灶节段性肾小球硬化症(FSGS)

- 肾小球透明变性是特发性 FSGS 常见特征,而非 HIVAN 的特征
- 塌陷型 FSGS 伴足细胞显著增生,为比较典型的 HIVAN
- TRI 在 HIVAN 中更常见

弥漫性系膜细胞增生和微小病变性肾病

- 通常比 HIVAN 轻,可出现肾病综合征和肾功能正常(如正常 GFR)
- 典型的 HIVAN 占儿童 HIV 相关肾小球病≤50%
  ○ 弥漫性系膜细胞增生几乎与 HIVAN 一样常见
    - 常发生肾病范围蛋白尿
  ○ 微小病变性肾病也很常见
- HIVAN 更易出现快速的肾衰竭

诊断要点

病理解读要点

- 必须有 HIV 感染史
- 抗逆转录病毒疗法降低了 HIVAN 的发病率并改变了疾病谱
- ＞1 个合并症(HCV 和其他感染、高血压及糖尿病)同时发生时,可导致临床表现变得复杂
- 在 COVID-19 中描述了与 HIVAN 相似的塌陷性肾小球病变
  ○ 称为 COVID-19 相关性肾病(COVAN)

参考文献

1. Rivera FB et al: HIV-associated nephropathy in 2022. Glomerular Dis. 3(1):1-11, 2023
2. Chen A et al: Similarities and differences between COVID-19-associated nephropathy and HIV-associated nephropathy. Kidney Dis (Basel). 8(1):1-12, 2022
3. Hung RKY et al: Genetic variants of APOL1 are major determinants of kidney failure in people of African ancestry with HIV. Kidney Int Rep. 7(4):786-96, 2022
4. Lucas A et al: HIV at 40: kidney disease in HIV treatment, prevention, and cure. Kidney Int. 102(4):740-9, 2022
5. Goyal R et al: APOL1 risk variants and the development of HIV-associated nephropathy. FEBS J. 288(19):5586-97, 2021
6. Hall G et al: Mechanisms of proteinuria in HIV. Front Med (Lausanne). 8:749061, 2021
7. Kudose S et al: The spectrum of kidney biopsy findings in HIV-infected patients in the modern era. Kidney Int. 97(5):1006-16, 2020
8. Velez JCQ et al: COVAN is the new HIVAN: the re-emergence of collapsing glomerulopathy with COVID-19. Nat Rev Nephrol. 16(10):565-7, 2020
9. Hou J et al: Changing concepts of HIV infection and renal disease. Curr Opin Nephrol Hypertens. 27(3):144-52, 2018
10. Jindal AK et al: A review of renal disease in children with HIV infection. Infect Dis (Lond). 50(1):1-12, 2018
11. Rednor SJ et al: Molecular mechanisms of injury in HIV-associated nephropathy. Front Med (Lausanne). 5:177, 2018
12. Swanepoel CR et al: Kidney disease in the setting of HIV infection: conclusions from a Kidney Disease: Improving Global Outcomes (KDIGO) Controversies Conference. Kidney Int. 93(3):545-59, 2018
13. Cohen SD et al: Kidney diseases associated with human immunodeficiency virus infection. N Engl J Med. 377(24):2363-74, 2017

足细胞重吸收滴

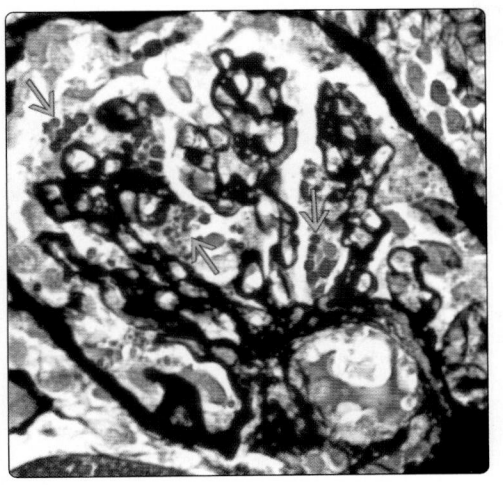

塌陷性肾小球

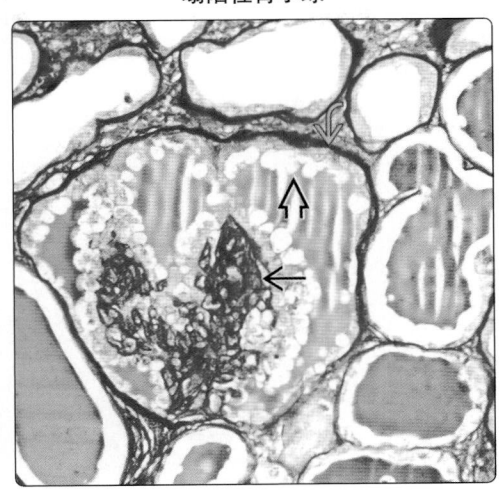

（左）明显的足细胞重吸收滴 ➡️，系 HIVAN 早期表现，可能与后期足细胞缺失有关。仅此表现时应仔细寻找有无 FSGS，必要时应多切片观察

（右）HIVAN，见塌陷性肾小球 ➡️，周围鲍曼囊腔扩张 ➡️，外周可见扇贝样外观的蛋白管型物质 ➡️

肾小球塌陷及鲍曼囊扩张

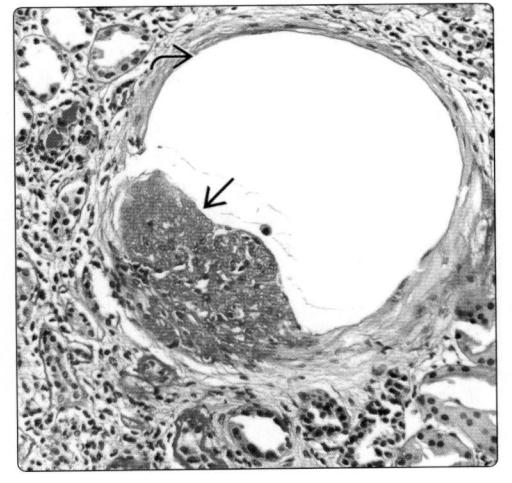

塌陷性肾小球

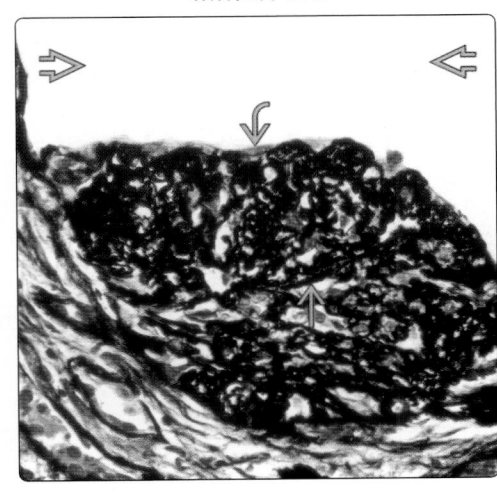

（左）HIVAN，显示完全塌陷肾小球 ➡️伴鲍曼囊腔扩张 ➡️，足细胞不明显，患者 58 岁男性，未行 HAART 治疗，CD4 计数＜200，肌酐 327.1μmol/L，蛋白尿＞3g/d

（右）58 岁男性 HIVAN 患者，显示完全塌陷肾小球 ➡️伴鲍曼囊腔扩张 ➡️，六胺银染色可识别残留的 GBM ➡️

肾小球上皮细胞 Ki-67 指数增高

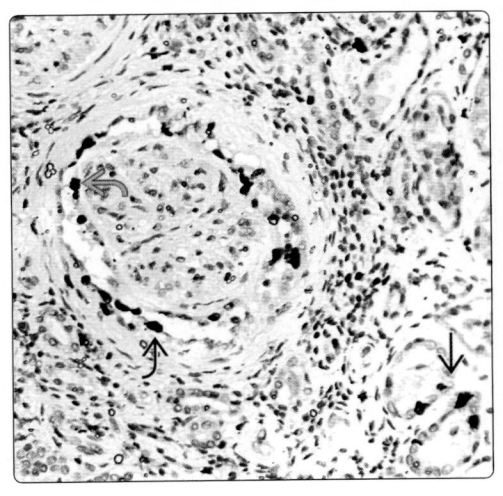

HIVAN 节段 IgM 染色

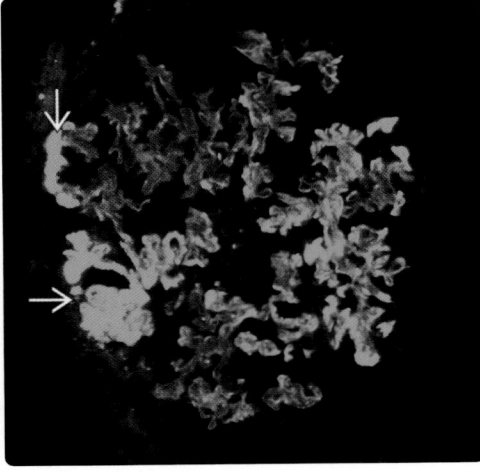

（左）脏层上皮细胞 ➡️、壁层上皮细胞 ➡️及肾小管上皮细胞 ➡️增生是塌陷性肾小球病的特征，无论其病因或即便为病变晚期均可持续见到，也表现在 Ki-67 染色上，正常足细胞罕见 Ki-67（＋）（＜1/10 肾小球）

（右）46 岁 HIVAN 男性患者，免疫荧光染色显示 IgM 沿肾小球毛细血管外周襻和系膜区沉积 ➡️。节段 IgM 和 C3 染色通常可见于所有 FSGS 类型，无特异性

肾小管扩张

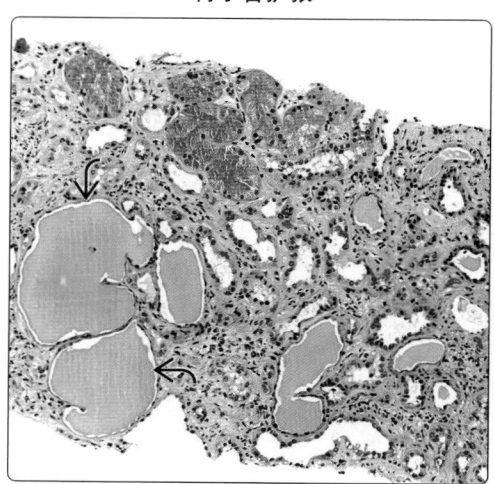

肾小球塌陷及肾小管囊性变

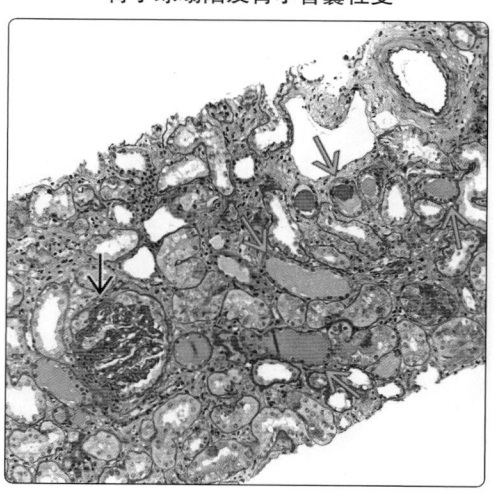

（左）极度肾小管扩张 ⇨ 是 HIVAN 的一个特征，也可由其他原因引起。间质炎症也是一个典型特征

（右）低倍镜显示 GBM 皱缩及塌陷 ⇨，肾小管囊性变伴蛋白管型 ⇨ 积聚

肾小球塌陷及肾小管囊性变

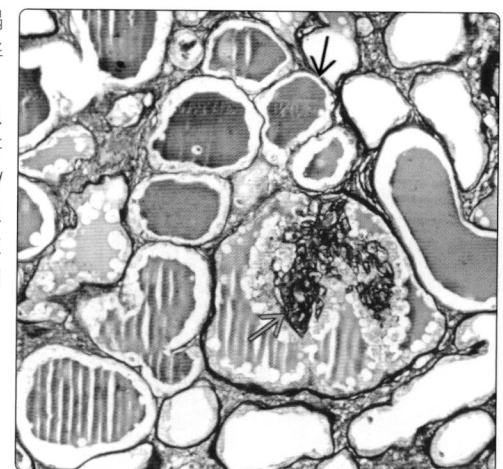

肾小管损伤和有丝分裂活动

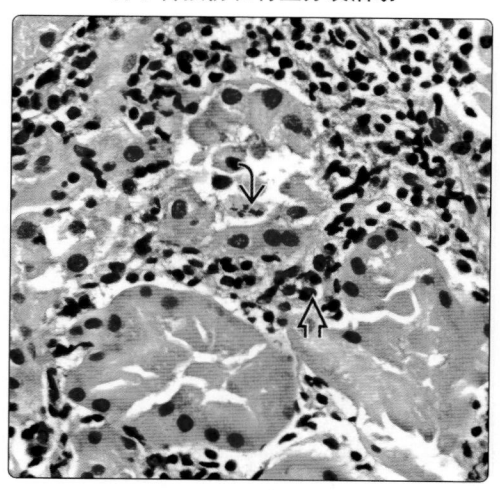

（左）肾小球毛细血管袢塌陷 ⇨，肾小管囊样扩张伴大量蛋白管型 ⇨

（右）58 岁 HIVAN 男性患者，CD4 计数＜200，肌酐 327.1μmol/L，蛋白尿＞3g/d，显示肾小管损伤伴明显的有丝分裂活动 ⇨，炎性浸润由单个核细胞和浆细胞 ⇨ 组成

肾小管损伤及凋亡活性

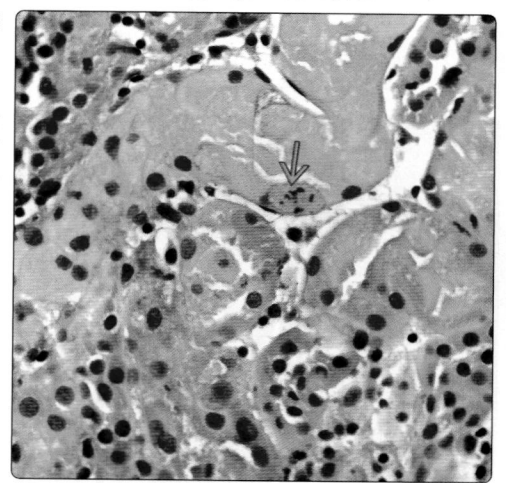

HIVAN 线粒体异常

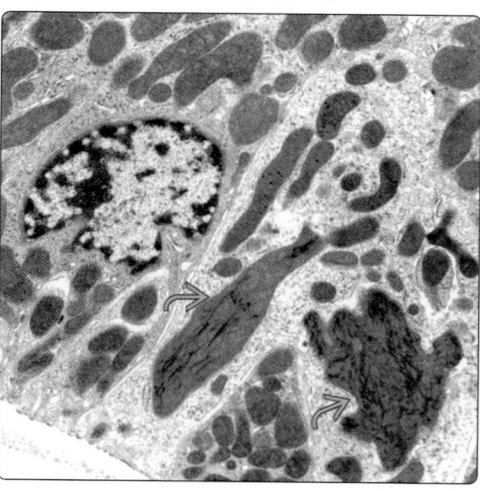

（左）肾小管受伤，表现为斑片状核缺失及凋亡 ⇨

（右）HAART 大大降低了 HIVAN 发病率，但抗逆转录酶对 mtDNA 的抑制作用可引起线粒体病，可通过电镜下见到线粒体形状异常和线粒体增大 ⇨ 作出诊断。这些病变引起光镜下的间质纤维化和肾小管萎缩

感染相关性肾小球疾病

HIVAN 足细胞足突消失

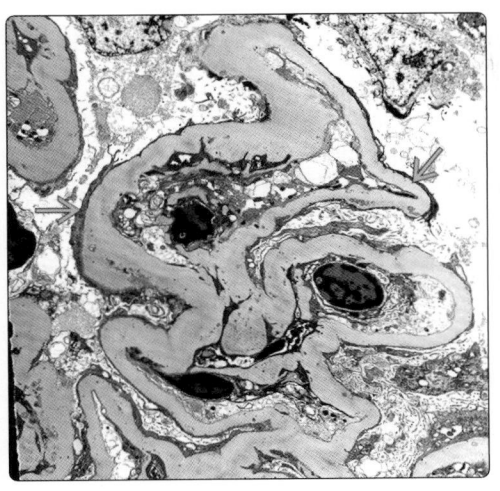

新 GBM 形成与足细胞足突消失有关

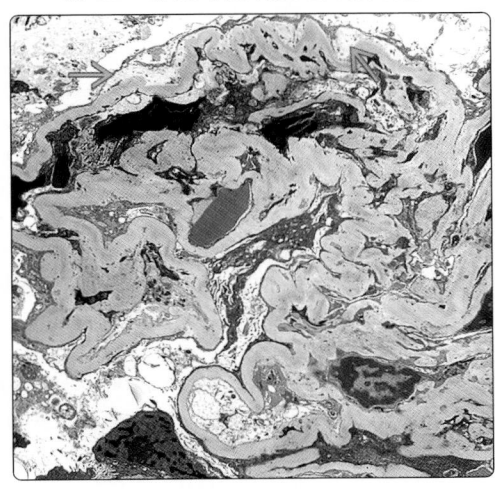

（左）46 岁男性 HIVAN 患者，HIV（+），蛋白尿 11g/d，肌酐 397.8μmol/L，最近开始 HAART，电镜显示肾小球毛细血管袢塌陷，足细胞足突完全消失➡

（右）无论是 HIV 感染还是其他原因导致的塌陷性肾小球病，其特征之一是足细胞从 GBM 上脱落，并形成多层新基底膜➡，最初见于海洛因肾病中描述

壁层上皮细胞替代足细胞

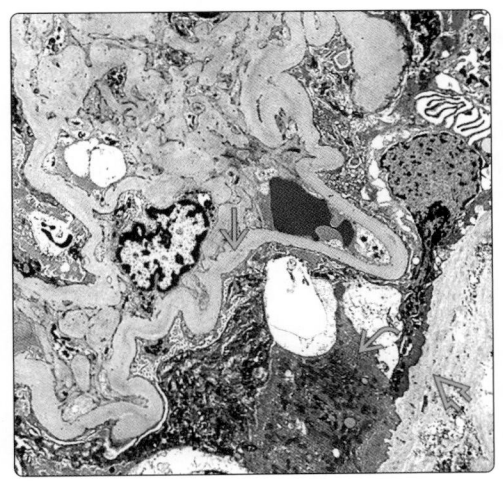

HIVAN 足细胞增生

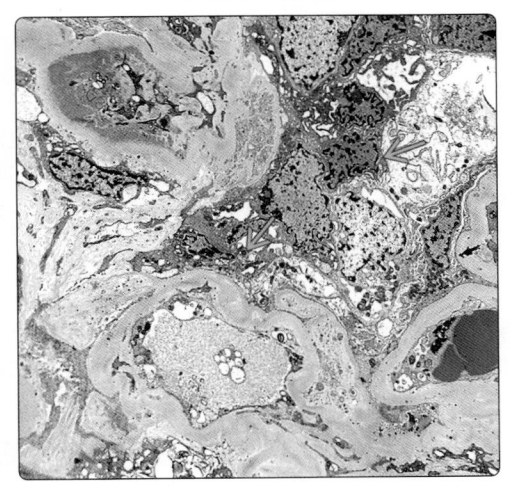

（左）塌陷性肾小球病的争论之一是上皮细胞增生的本质。图示 HIVAN 患者肾组织，一细胞➡桥连于鲍曼囊➡与 GBM➡之间，表明足细胞被壁层上皮替代

（右）HIVAN，脏层上皮细胞➡增生，足细胞足突完全消失，多种足细胞分化标志物表达缺乏，如 WT1 和突触足蛋白

HIVAN 的 TRI

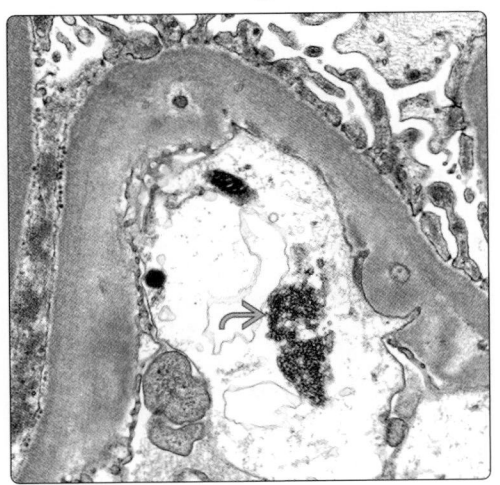

TRI

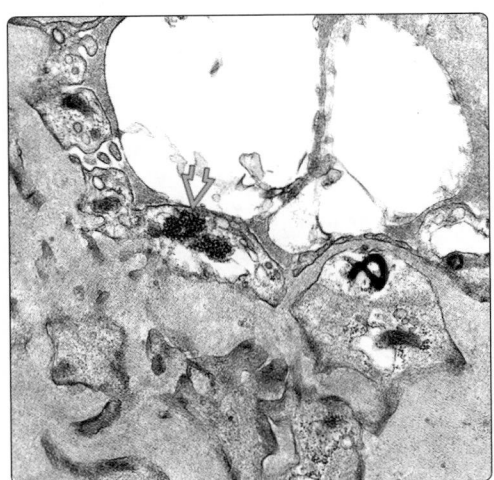

（左）58 岁男性，HIV（+），未使用 HAART，CD4 计数 <200，肌酐 327.1μmol/L，蛋白尿 >3g/d，肾小球内皮细胞中见 TRI➡

（右）继发 HIV 感染塌陷性肾小球病，肾小球毛细血管袢外周一细胞中见 TRI➡，可能为活化的内皮细胞。TRI 与干扰素水平升高有关

（张睿 译，余英豪 审）

术语

缩写

- HIV 相关性肾脏疾病（HIV-associated renal diseases, HIV-ARD）

定义

- 由于感染原对肾脏有直接作用，免疫系统改变或药物毒性导致 HIV 感染患者出现的肾脏疾病，而非塌陷性肾小球病 [HIV 相关性肾病（HIVAN）]

HIV 相关性狼疮样肾小球肾炎

术语

- 在没有系统性红斑狼疮的 HIV 感染患者中，其光镜、免疫荧光染色和电镜检查显示具有狼疮性肾炎病理特征的免疫复合物疾病
  - 由 Haas 等人和 Nochy 等人报道

发病机制

- 可能与免疫失调有关
- CD4（+）调节性 T 细胞丢失导致自身免疫性疾病
- 感染原的作用不能排除
- *APOL1* 基因突变增加 HIVAN 发病风险，但并不增加患 HIV 免疫复合物介导肾脏疾病（HIVICK）的风险

发病率

- 在 HIV 患者＞100 份肾小球疾病活检中，有 3% 的比例
  - 肾活检 HIV 患者中，可能是仅次于 HIVAN 之后第二大常见肾小球病变
  - 在美国，大多数患者为黑人（93%）（Hass 报道）
  - 在欧洲，白人和黑人患者数量相当（Nochy 报道）

表现

- 血尿
- 蛋白尿/肾病综合征

- 其他特征，例如贫血、白细胞减少症、多器官受累和浆膜炎

实验室检查

- ±ANA 和抗 dsDNA，补体 C3、C4 降低
  - 由于一些 HIV 患者 ANA 滴度低，因此评估较复杂
    - 筛查＞150 名 AIDS 患者，发现 19 例 ANA（+），其中仅 2 例为高滴度，所有抗 dsDNA 抗体（−）

治疗

- 皮质类固醇、ACE 抑制剂、高效抗逆转录病毒疗法（HAART）

预后

- 差，因为大多数为晚期疾病
- 有肾移植后复发的报道

镜下特征

- 局灶/弥漫性增生性肾小球肾炎或膜性肾病

免疫荧光

- IgG、IgA、IgM、C3 和 C1q 染色的满堂亮模式

电镜

- 管网状包涵体
- 最常见同时存在系膜区、内皮下、上皮下和基膜内沉积物

鉴别诊断

- 狼疮性肾炎
  - HIV 相关性狼疮样肾小球肾炎较少出现阳性狼疮血清学标志物（ANA，dsDNA）和非肾脏表现
  - 狼疮性肾炎中免疫荧光"满堂亮"模式比 HIV 中更常见
  - 狼疮性肾炎和 HIV 相关性肾病中均可见管网状包涵体

IgA 肾病

术语

- HIV（+）患者发生的 IgA（+）肾小球疾病，与特发性 IgA 肾病具有相似的临床和病理学特征

HIV 相关性狼疮样肾小球肾炎肾小球细胞增生

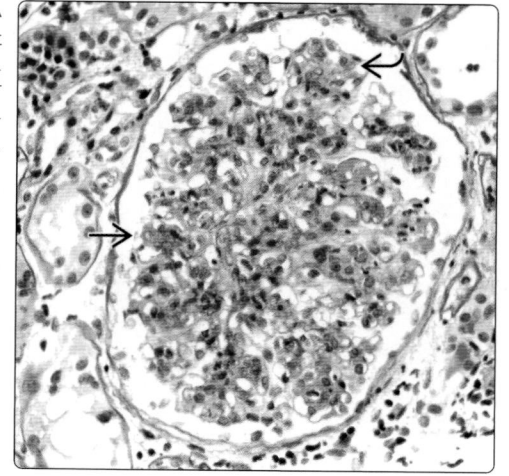

（左）56 岁女性，狼疮样肾小球肾炎，患者 HIV+，丙型肝炎，C3 降低，C4 较正常值低，高血压，肾小球细胞显着增生 ➡，肾小球扩大呈模糊分叶状 ➡

HIV 相关性狼疮样肾小球肾炎 GBM 增厚

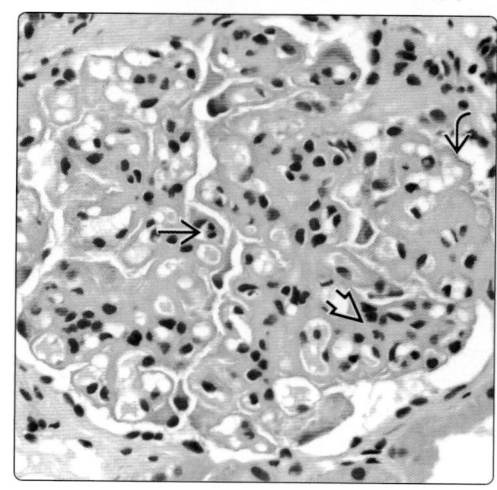

（右）狼疮样肾小球肾炎系 HIV 感染相关的常见病之一，典型表现为系膜区明显增宽 ➡，毛细血管壁增厚 ➡，以及肾小球毛细血管袢炎性细胞浸润 ➡

- ○ 包括 IgA 血管炎（IgAV）

发病机制

- 从肾小球中洗脱的沉积物对 HIV 包被蛋白（如 gp41，gp120，gp160）或核心蛋白（如 p24）具有特异性（Kimmel 报道）

发病率

- 据报道白人 HIV 患者中 IgA 肾病发病率较高
- 一些研究表明，IgA 沉积较普遍，但并没有增加 IgA 肾病患病率

表现

- 血尿和低级别蛋白尿常见
- 可出现皮疹、皮肤白细胞碎裂性血管炎

实验室检查

- 与含有 IgA 的冷球蛋白相关
- IgA、含 IgA 的循环免疫复合物和 IgA 类风湿因子升高

治疗

- ACE 抑制剂可能有效

预后

- 与非 HIV 感染患者 IgA 肾病相似

组织学特征

- 与无 HIV 感染的普通型 IgA 肾病相似
  - ○ 肾小球系膜增生 ± 塌陷性肾小球硬化（若同时存在 HIVAN）

免疫荧光

- 显示肾小球系膜区 IgA 沉积物，与无 HIV 感染的普通型 IgA 肾病相似

电镜

- 与特发性 IgA 肾病相比，管网状结构为 HIV 的存在提供了诊断线索

HIV 相关免疫复合物肾脏疾病

术语

- 感染相关免疫复合物性肾小球肾炎，亦称 HIVICK

病因学

- 某些病例可确定与感染后相关
  - ○ 最近研究表明葡萄球菌是 HIV 患者感染的重要原因

流行病学

- 许多报道来自南非
- 在欧洲血统的 HIV 人群中，HIVICK 是主要的肾小球疾病，而 HIVAN 则不常见

- 最初的证据报告了白人人群的发病率较高，但随后的研究并未证实这一点

预后

- 与 HIVAN 相比，HIVICK 进展为 ESRD 可能性较小
- 移植肾患者可复发

组织学特征

- 可表现为典型的感染后肾小球肾炎模式
- 急性期
  - ○ 弥漫节段至球性毛细血管内细胞增生，多数有中性粒细胞
  - ○ 电镜下主要显示"杯口"形态的上皮下沉积物，有时为"驼峰"
  - ○ ± 重吸收伴极少量基膜内、系膜区和内皮下沉积物
- 恢复期
  - ○ ± 毛细血管内细胞增生，如存在则多为单个核细胞
  - ○ 电镜下显示"杯口"状沉积物，罕见"驼峰"，有时见多量基膜内、系膜区和内皮下沉积物，这些沉积物可显示吸收证据
- 持续期
  - ○ 局灶节段性毛细血管内细胞增生，大多为单个核细胞
  - ○ 电镜下显示"驼峰"和"杯口"状沉积物，至少有些重吸收 ± 基膜内、系膜区及内皮下沉积
  - ○ 电镜下见免疫复合物可能具有被 GBM 杯状包围的上皮下沉积物的"杯球"架构
    - – 在南非病例中有描述
    - – 可在其他疾病中出现，如狼疮性肾炎

血栓性微血管病

术语

- 与 HIV 感染相关的血栓性微血管病（TMA）
- 血栓性血小板减少性紫癜（TTP）和溶血尿毒症综合征（HUS）

发病机制

- 病因不明
  - ○ HIV 损伤内皮或感染巨核细胞
  - ○ CMV 感染、隐孢子虫病、AIDS 相关性肿瘤、药物和抗磷脂抗体起作用
  - ○ 与 TTP 一样，HIV 相关 TMA 中的 ADAMTS13 活性不降低
  - ○ 大肠埃希菌 O157：H7 不参与发病
- 动物模型
  - ○ 6/27（22.2%）急性 HIV-2 感染的猪尾猕猴（豚尾猴）表现出肾脏 TMA 的组织学和电镜下特征，如肾小球毛细血管血小板血栓和系膜溶解

发病率

- 据法国 Peraldi 等研究，92 名患者中有 32 名出现肾功能快速下降，归因于 HUS 型综合征

- 多中心尸检研究表明，214 名因 AIDS 死亡患者中有 15 名（7%）患者有 TMA

表现

- 急性肾衰竭±蛋白尿和血尿
- 微血管病性溶血性贫血（MAHA）、血吸虫病和血小板减少症
- 可分为 HUS 或 TTP（神经系统症状和发热）

实验室检查

- ±血小板减少症±血吸虫病

治疗

- 潜在的 HIV 治疗
- 血浆置换术和新鲜冷冻血浆
- 辅助免疫抑制治疗（利妥昔单抗和皮质类固醇）
- 可能需要血液透析
- 卡拉西单抗（人源抗 VWF 抗体，可防止血小板聚集）可能有用，但尚未广泛应用于 HIV 相关 TTP 研究中
- 依库珠单抗（抑制膜攻击复合物形成的单克隆抗体）可帮助预防血栓形成，可能对 TTP 样综合征具有类似的效果

预后

- HIV 感染者的死亡率高于非 HIV 感染者

组织学特征

- 与非 HIV 感染 TMA 患者组织学形态相似
  - 可见黏液样动脉内膜增生和管腔内血栓
  - 血管腔内碎裂性红细胞
- 可以与 HIVAN 共存

免疫荧光

- 与其他 TMA 一样，在肾小球毛细血管壁、系膜和微动脉/动脉壁中可见纤维蛋白原/纤维蛋白沉积，对应于血管内血栓
- 肾小球毛细血管壁可见 IgM、C3，IgG 沉积，IgA 沉积罕见
- 微动脉/动脉壁中可见 IgM 沉积

电镜

- 管网状结构可能是提示 HIV 感染的唯一线索

鉴别诊断

- 高血压性肾硬化
  - 如果血管病变较轻，则可能是高血压相关性肾硬化
  - 使用 HAART，HIV-1 RNA 水平<400 拷贝/ml 的患者比 HIVAN 患者更可能有高血压性肾硬化

其他免疫复合物性肾脏疾病

膜增生性肾小球性肾炎（MPGN）

- 见于 HIV 患者合并丙型肝炎病毒（HCV）感染
- I 型或 III 型 MPGN 或冷球蛋白血症性肾小球肾炎

- 主要见于白人，但也见于黑人患者
- 对>100 例 HIV 肾小球疾病患者活检发现 10% 有 MPGN

膜性肾病

- 可见于 HIV 感染患者，尤其是合并 HCV 感染患者
- 在同时感染 HCV 和 HIV 患者中，80% 有 MPGN，20% 有膜性肾病
  - 该研究显示其临床过程与快速进展为肾衰竭或死亡有关（平均 5.8 个月）

丙型肝炎病毒

- HCV 相关免疫复合物肾小球肾炎常见于 HIV 患者中
- HCV 和 HIV 感染具有共同的危险因素，例如静脉药物滥用者

纤维样和免疫触须样肾小球肾炎

- 纤维样肾小球肾炎：直径为 15～25nm 原纤维肾小球沉积
  - HIV 中罕见纤维样肾小球肾炎的报道，除了合并 HCV 感染
- 免疫触须样肾小球肾炎：肾小球中空心电子致密微管，以平行阵列排列
  - 微管直径可以小至 20nm，但常为 30～40nm
  - 报道占 4% 的 HIV 活检病例；±HCV 感染

肾小管间质疾病

药物性线粒体病

- HAART 后并不少见
  - 核苷酸逆转录酶抑制剂通过 DNA 聚合酶 γ 抑制作用破坏线粒体复制
- 可出现肌酐明显升高，亚肾病性蛋白尿和正常血糖值的糖尿
- 肾小管上皮细胞内见嗜酸性包涵体
- 电镜
  - 巨型线粒体（直径≥2μm）
  - 形状异常，少量破碎，嵴扭曲
    - 增大的线粒体可完全没有嵴
    - 形态类似于线粒体 DNA 耗竭综合征

其他药物毒性

- 与戊烷脒和齐多夫定相关的急性肾小管坏死和肌球蛋白尿
- 茚地那韦治疗可产生特征性的肾小管内晶体，导致肾小管损伤

急性间质性肾炎

- 弥漫浸润性淋巴细胞增生综合征（DILI）
  - 可发生于无 HIVAN 患者
  - 可能累及多个器官
    - 双侧性腮腺增大
    - 口腔干燥
  - 尚不明了是否与 HIV 感染或继发性病毒感染直接相关
- 免疫重建炎症综合征（IRIS）

　　○ 近期开始的 HAART
　　　－ 过度免疫反应

病毒感染

- 多瘤病毒
- CMV
　　○ 可发生血尿和蛋白尿
- EBV 感染引起一些急性间质性肾炎

细菌感染

- 梅毒
　　○ 自二十世纪九十年代逐渐下降后，最近再现常被忽视
　　○ 表现为蛋白尿、肾病综合征、急性肾炎综合征、急性肾衰竭和慢性进行性肾衰竭
　　○ 梅毒血清学阳性
　　○ 表现为增生性肾小球肾炎、新月体性肾小球肾炎、膜性肾病、微小病变性肾病、间质性肾炎、淀粉样变性肾病和梅毒树胶肿形成
- 分枝杆菌感染
　　○ 可引起边界不清的肉芽肿性炎症

真菌感染

- 播散性卡氏肺孢菌感染
- 5%～10% 的尸检病例中发现全身念珠菌病和隐球菌病
- 牛皮癣
　　○ 美国南部和中西部地区，沿密西西比河和俄亥俄河谷
- 毛霉菌病可能具有侵袭性并形成肿块
- 保留肾功能的急性肾损伤或肾病综合征
- 通过血液或尿液培养或活检确诊
　　○ 活检显示非干酪性肉芽肿、间质性炎症和急性肾小管损伤
　　○ GMS（＋）或 PAS（＋）酵母类型

肾脏肿瘤

淋巴瘤

- 通常为 B 细胞源性（如弥漫大 B 细胞淋巴瘤和 Burkitt 淋巴瘤）
- 可发生血管中心性淋巴瘤和血管内淋巴瘤（通常起源于 T 细胞）
- 大体通常呈白色或灰白色，而不像肾细胞癌呈黄色
- 常见由大的免疫母细胞型淋巴样细胞组成，其核仁明显，具有 B 细胞或 Burkitt 免疫表型
- 一些淋巴瘤与 EBV 相关，可通过 EBV 编码的 RNA 原位杂交检测

卡波西肉瘤

- 皮质呈紫红色改变
- 恶性梭形细胞、裂隙样血管腔和红细胞外渗
- 免疫组化染色人类疱疹病毒 8（HHV-8）阳性可帮助确诊

血管肉瘤

- 不常见

- 高度恶性血管增生
- 血管标志物（CD31，CD34）阳性，而 HHV-8 阴性

肾细胞癌

- 不常见
- 显示非 HIV 感染者中常见的肾细胞癌亚型

诊断要点

病理解读要点

- HIVICK 和非塌陷型 FSGS 在抗逆转录病毒后时代报道更多
- 具有狼疮样特征的 HIV 相关免疫复合物肾小球肾炎，可能是成人 HIV 患者第二常见的肾小球疾病
- HIV 感染可导致多种其他肾小球、肾小管间质和血管疾病

参考文献

1. Cervantes CE et al: Updates on HIV and kidney disease. Curr HIV/AIDS Rep. 20(2):100-10, 2023
2. Hung RKY et al: Host factors predisposing to kidney disease in people with HIV. Curr Opin HIV AIDS. 18(2):87-92, 2023
3. Bonjoch A et al: Prevalence, progression, and management of advanced chronic kidney disease in a cohort of people living with HIV. HIV Med. 23(10):1078-84, 2022
4. Louw S et al: HIV-associated thrombotic thrombocytopenic purpura (HIVTTP): a practical guide and review of the literature. HIV Med. 23(10):1033-40, 2022
5. Lucas A et al: HIV at 40: kidney disease in HIV treatment, prevention, and cure. Kidney Int. 102(4):740-9, 2022
6. Waziri B et al: Apolipoprotein L1 gene variants and kidney disease in patients with HIV: a systematic review and meta-analysis. J Nephrol. ePub, 2022
7. Muehlig AK et al: Collapsing focal segmental glomerulosclerosis in viral infections. Front Immunol. 12:800074, 2021
8. Heron JE et al: Contemporary issues and new challenges in chronic kidney disease amongst people living with HIV. AIDS Res Ther. 17(1):11, 2020
9. Kudose S et al: The spectrum of kidney biopsy findings in HIV-infected patients in the modern era. Kidney Int. 97(5):1006-16, 2020
10. Back DJ: Kidney diseases associated with human immunodeficiency virus infection. N Engl J Med. 378(17):1654-5, 2018
11. Cohen SD et al: Kidney diseases associated with human immunodeficiency virus infection. N Engl J Med. 378(17):1655-6, 2018
12. Gameiro J et al: HIV and renal disease: a contemporary review. Int J STD AIDS. 29(7):714-9, 2018
13. Hou J et al: Changing concepts of HIV infection and renal disease. Curr Opin Nephrol Hypertens. 27(3):144-52, 2018
14. Jindal AK et al: A review of renal disease in children with HIV infection. Infect Dis (Lond). 50(1):1-12, 2018
15. Rednor SJ et al: Molecular mechanisms of injury in HIV-associated nephropathy. Front Med (Lausanne). 5:177, 2018
16. Sandroni S: Kidney diseases associated with human immunodeficiency virus infection. N Engl J Med. 378(17):1654, 2018
17. Swanepoel CR et al: Kidney disease in the setting of HIV infection: conclusions from a Kidney Disease: improving Global Outcomes (KDIGO) Controversies Conference. Kidney Int. 93(3):545-59, 2018
18. Bertoldi A et al: HIV and kidney: a dangerous liaison. New Microbiol. 40(1):1-10, 2017
19. Ellis CL: HIV associated kidney diseases: clarifying concordance between renal failure in HIV infection and histopathologic manifestations at kidney biopsy. Semin Diagn Pathol. 34(4):377-83, 2017
20. Naicker S et al: HIV and chronic kidney disease. Clin Nephrol. 83(7 Suppl 1):32-8, 2015
21. Rosenberg AZ et al: HIV-associated nephropathies: epidemiology, pathology, mechanisms and treatment. Nat Rev Nephrol. 11(3):150-60, 2015
22. Kumar N et al: Differentiating HIV-associated nephropathy from antiretroviral drug-induced nephropathy: a clinical challenge. Curr HIV/AIDS Rep. 11(3):202-11, 2014
23. Murakami CA et al: The clinical characteristics and pathological patterns of postinfectious glomerulonephritis in HIV-infected patients. PLoS One. 9(10):e108398, 2014

狼疮样肾小球肾炎系膜区扩大

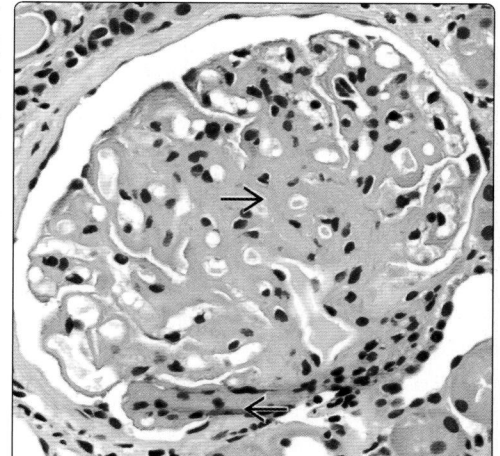

狼疮样肾小球肾炎系膜区扩大

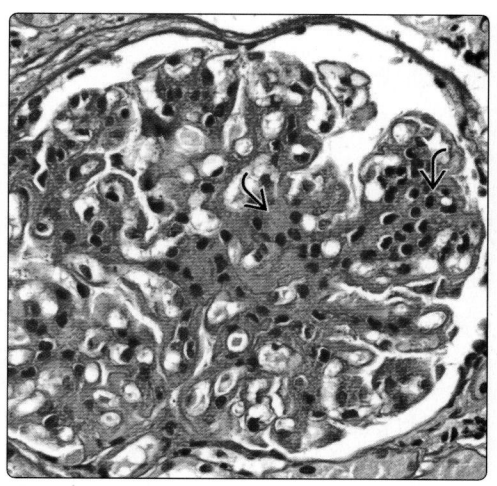

(左) 狼疮样肾小球肾炎,肾小球系膜基质显著增宽和系膜细胞增生 ➡,患者 37 岁男性,HIV 感染,蛋白尿 4+,肌酐 208.6μmol/L

(右) 同一患者肾小球高倍图像,显示肾小球系膜基质显著增宽和系膜细胞增生 ➡

狼疮样肾小球肾炎肾小球细胞增生

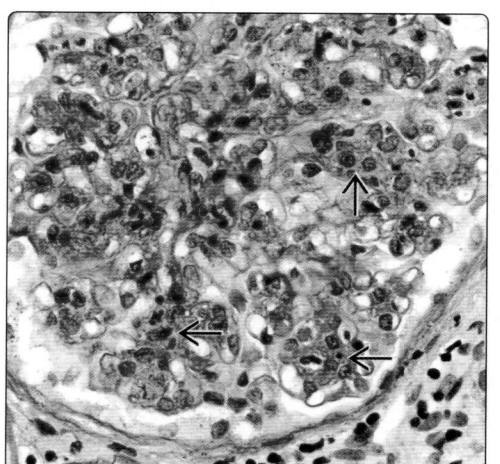

狼疮样肾小球肾炎内皮下沉积物

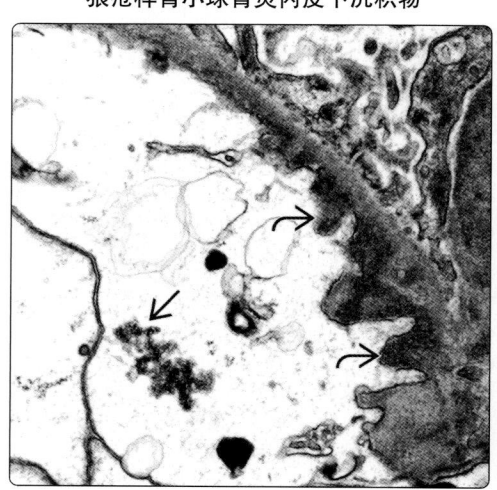

(左) 狼疮样肾小球肾炎,肾小球细胞明显增生 ➡,患者 56 岁女性,HIV 和 HCV 感染,C3 降低,C4 正常值低限,高血压

(右) 同一患者,可见管网状包涵体 ➡ 及内皮下电子致密沉积物 ➡

狼疮样肾小球肾炎管网状包涵体和内皮下沉积物

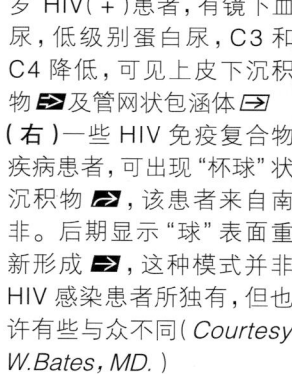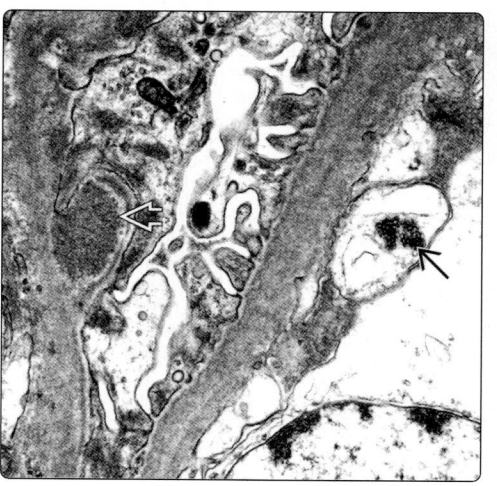

杯球状沉积物

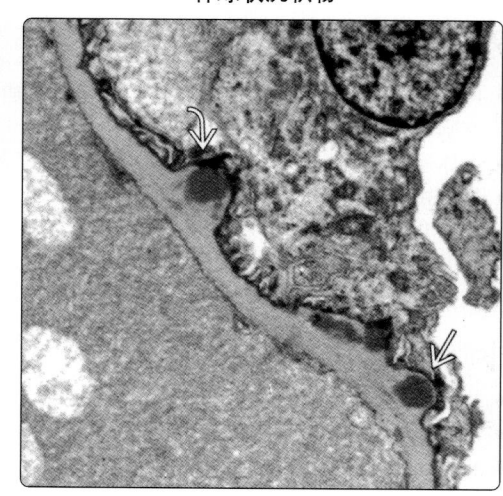

(左) 狼疮样肾小球肾炎,15 岁 HIV (+) 患者,有镜下血尿,低级别蛋白尿,C3 和 C4 降低,可见上皮下沉积物 ➡ 及管网状包涵体 ➡

(右) 一些 HIV 免疫复合物疾病患者,可出现 "杯球" 状沉积物 ➡,该患者来自南非。后期显示 "球" 表面重新形成 ➡,这种模式并非 HIV 感染患者所独有,但也许有些与众不同 (Courtesy W.Bates , MD.)

HIV 相关 IgA 肾病 IgA 沉积

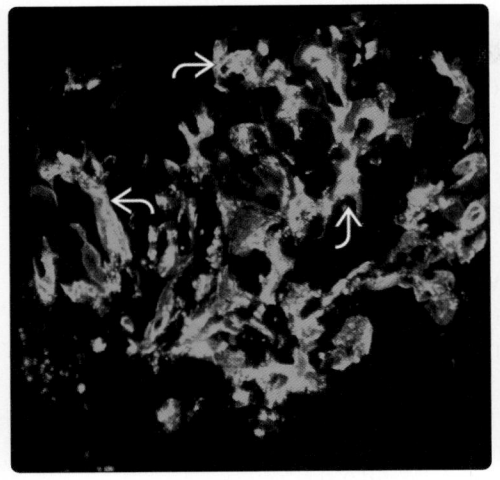

HIV 相关 IgA 肾病 C3 沉积与 IgA 沉积相关

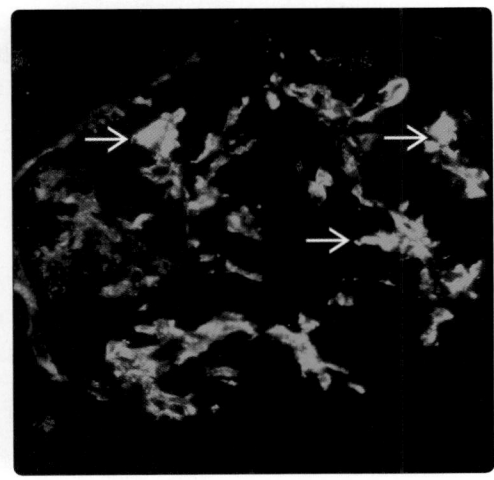

(左) 38 岁女性，有 HIV 和 HCV 感染病史，系膜区 IgA 呈树突状模式明亮沉积➔，结合光镜和电镜下典型的 IgA 肾病表现，符合 HIV 相关 IgA 肾病诊断

(右) 同一患者在肾小球系膜区 IgA 沉积同样部位可见 C3 沉积➔

HIV 相关 IgA 肾病系膜区沉积物

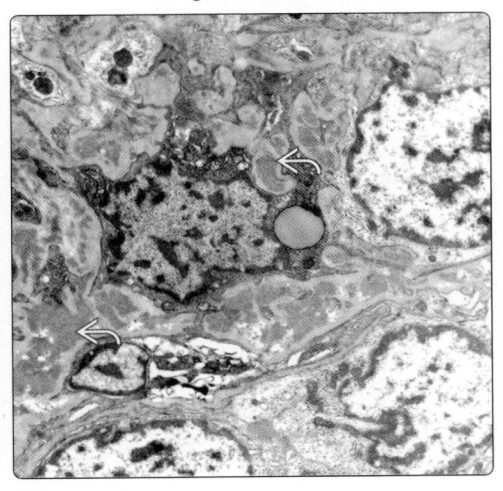

HIV 相关 IgA 肾病管网状包涵体

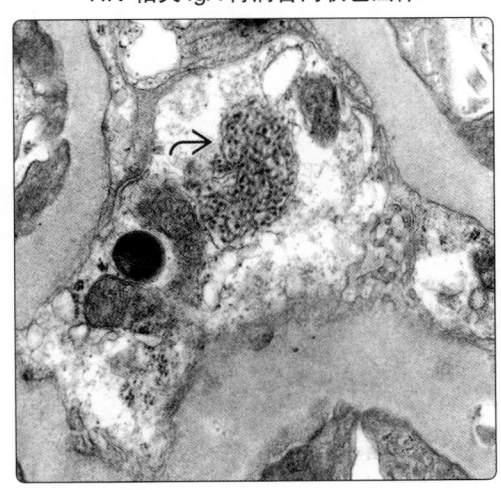

(左) 38 岁女性，曾有 HIV、HCV 感染和系膜区 IgA 沉积病史，电镜显示肾小球系膜区沉积物与反应性系膜细胞➔密切相关，符合 HIV 相关 IgA 肾病诊断

(右) 同一患者中见管网状结构➔，否则几乎无法与非 HIV 相关 IgA 肾病相区分

HIV 相关纤维样肾小球肾炎

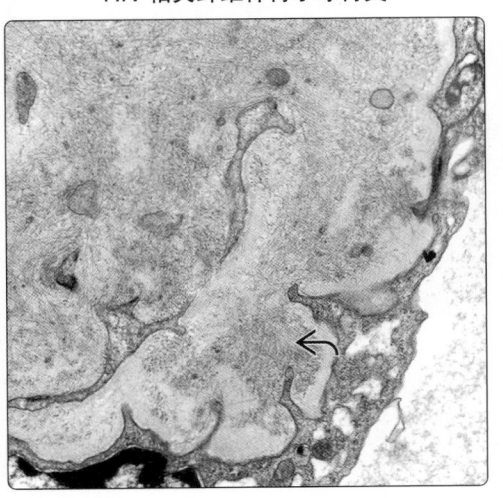

HIV 相关性肾病线粒体异常

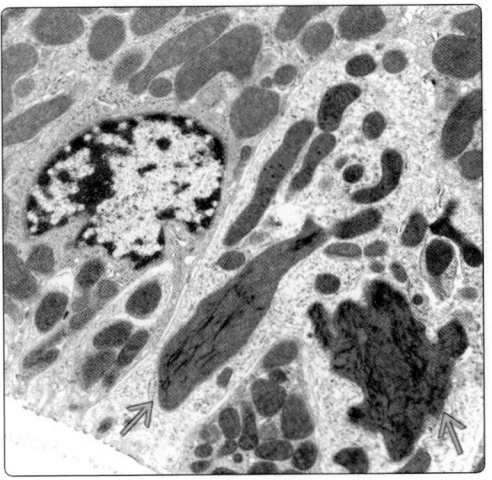

(左) 纤维样肾小球肾炎是一种与 HIV 感染相关的肾小球疾病。电镜显示 GBM 中原纤维明显➔，患者 50 岁男性，HIV(+)，HCV(+)，蛋白尿 11g/d。刚果红染色阴性

(右) HAART 大大降低了 HIVAN 发病率，然而，抗逆转录酶对 mtDNA 的抑制作用可引起线粒体病，可通过电镜下形状异常和增大的线粒体➔和光镜表现作出诊断，这些病变引起间质纤维化和肾小管萎缩

（张睿　译，余英豪　审）

要　点

术语

- 血吸虫感染相关性肾脏疾病

病因学/发病机制

- 曼氏血吸虫迁移到肠系膜血管,引起胃肠道症状及门静脉高压
  - 宿主对寄生虫抗原产生体液免疫引起肾小球肾炎
- 埃及血吸虫迁移至膀胱周围静脉丛引起泌尿生殖道和结肠症状
  - 下尿路纤维化和钙化组织包裹虫卵导致尿道狭窄、反流和感染
- 中间宿主是淡水螺
- 水中的尾蚴能穿透人的皮肤

临床特征

- 发生在非洲、中东(曼氏血吸虫、埃及血吸虫)、南美(曼氏血吸虫)和亚洲(日本血吸虫)的地方病
- 抗寄生虫药和免疫抑制对治疗肾小球肾炎没有帮助

镜下特征

- 膜增生性肾小球肾炎(MPGN)
  - 肾小球系膜区和毛细血管内增生,毛细血管袢增厚及双轨
- 膜性肾病(MN)
- 反流性肾病的皮质瘢痕
- 肾小球和动脉壁淀粉样 A 蛋白沉积

辅助检查

- 尿液(具有末端脊柱的埃及血吸虫)、粪便(具有侧面脊柱的曼氏血吸虫)或组织中的特征性虫卵
- MPGN 中系膜区和毛细血管袢 C3 显性沉积
  - 免疫复合物中存在血吸虫循环阳极抗原
- MPGN 中系膜区和内皮下电子致密沉积物

(左)巴西男性肾病综合征患者,表现为曼氏血吸虫相关性 MN,此外可见间质性炎症及围绕曼氏血吸虫虫卵的肉芽肿反应 ➡ (Courtesy P.Santo do Carmo, MD.)
(右)肾皮质中的曼氏血吸虫虫卵及相关肉芽肿和多核巨细胞浸润 ➡,偶尔横切面见退变虫卵具有特征性的侧脊柱 ➡ (Courtesy P.Santo do Carmo, MD.)

MN 和间质性肾炎

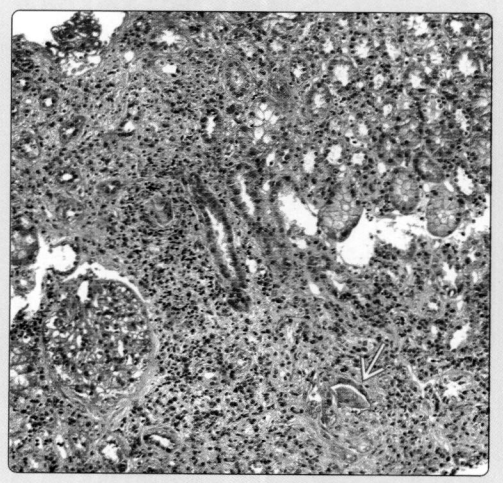

肾皮质曼氏血吸虫虫卵

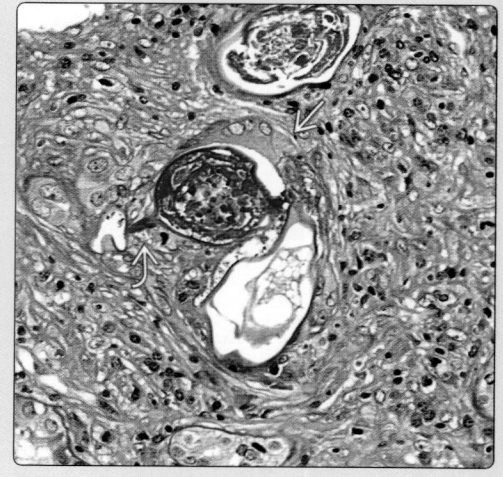

(左)IgG 沿 GBM 沉积提示免疫复合物介导的肾小球肾炎。血吸虫病中可见 MPGN 和 MN 两种模式。图示 MN 模式 (Courtesy P.Santo do Carmo, MD.)
(右)中东男性血吸虫病患者,肾活检为 MN,电镜显示弥漫性上皮下沉积物 ➡

沿 GBM 颗粒状 IgG 沉积

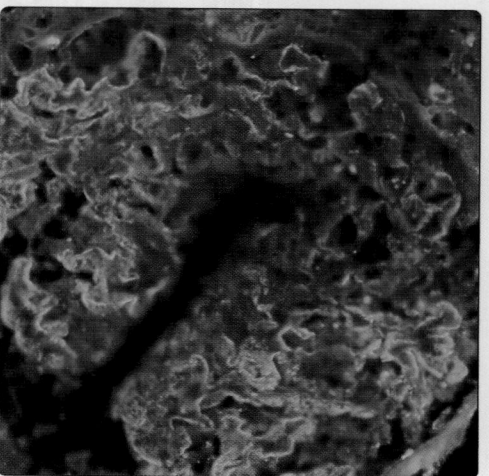

上皮下沉积物

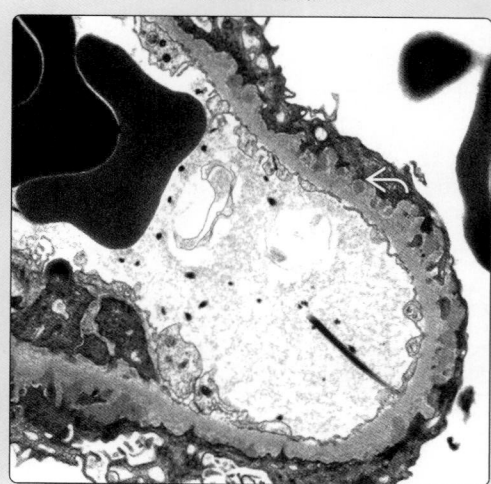

术语

定义

- 血吸虫感染相关性肾脏疾病

病因学/发病机制

感染原

- 曼氏血吸虫
  - 寄生在肠系膜血管
  - 引起胃肠道症状和门静脉高压
  - 引起肾小球肾炎
    - 成虫肠道上皮中的循环阳极抗原可能引发免疫反应
    - 由于宿主体液免疫应答产生免疫复合物
- 埃及血吸虫
  - 寄生在膀胱周围静脉丛并引起泌尿生殖道和结肠症状
  - 下尿道中的纤维化和钙化组织包裹虫卵导致尿道狭窄、反流和感染
  - 肾小球肾炎较少见
- 日本血吸虫
  - 引起肝脾大和肝硬化
  - 仅在动物中发现肾小球肾炎

传染源

- 中间宿主是淡水螺
- 水中的尾蚴能穿透人的皮肤

合并感染

- 合并沙门菌感染导致严重肾小球肾炎
- 在流行地区,合并丙型肝炎病毒感染加重病情

临床特征

流行病学

- 发病率
  - 全球 2 亿人受感染
  - 发生在非洲、中东(曼氏血吸虫、埃及血吸虫)、南美(曼氏血吸虫)及亚洲(日本血吸虫)的地方病
  - 肾小球肾炎不常见
- 年龄
  - 流行地区的儿童和青年好发

表现

- 血尿、蛋白尿
- 排尿困难和多尿伴肾积水或慢性肾盂肾炎
- 可有肾病综合征

治疗

- 药物
  - 吡喹酮(抗寄生虫药)

预后

- 抗寄生虫药和免疫抑制疗法对治疗肾小球肾炎无影响
  - 1/3 肾小球病进展需要透析(巴西)

镜下特征

组织学特征

- 肾小球
  - 10%～15% 的血吸虫病患者发生肾小球疾病
  - MPGN 最为常见(约70%)
    - 系膜和毛细血管内增生,肾小球毛细血管壁增厚及双轨
  - MN
  - 局灶节段性肾小球硬化症(FSGS)
  - 肾小球和动脉壁淀粉样 A 蛋白沉积
- 间质和肾小管
  - 间质性肾炎
    - 在泌尿生殖道血吸虫病中可见虫卵性肉芽肿
  - 伴有慢性炎症的皮质瘢痕可提示由血吸虫感染引起的反流性肾病
    - 中性粒细胞管型提示急性肾盂肾炎

辅助检查

免疫荧光

- MPGN 中系膜区和毛细血管壁 C3 显性沉积
  - 也可见 IgM 和 IgG 沉积
  - 在膜增生性和局灶节段性硬化型中可出现系膜区 IgA 沉积
- MN 中 IgG 沿肾小球毛细血管壁沉积
- 免疫复合物中显示有血吸虫抗原

电镜

- MPGN 中系膜区和内皮下电子致密沉积物
- MN 中上皮下沉积物
- 淀粉样变性病中随机排列的原纤维(8～11nm 厚)

虫卵鉴定

- 尿液(带有末端脊柱的埃及血吸虫)、粪便(带侧面脊柱的曼氏血吸虫)或组织中的虫卵

鉴别诊断

非血吸虫性肾小球肾炎

- 临床和旅行史可能对诊断有帮助

参考文献

1. Daher EF et al: Kidney complications of parasitic diseases. Nat Rev Nephrol. 18(6):396-406, 2022
2. Galvão RLF et al: Kidney injury biomarkers and parasitic loads of Schistosoma mansoni in a highly endemic area in northeastern Brazil. Acta Trop. 228:106311, 2022
3. Neves PDMM et al: Schistosomiasis-associated glomerulopathy: clinical aspects, pathological characteristics, and renal outcomes . Clin Nephrol. 93(5):251-61, 2020
4. Dias CB et al: Clinical and histological features of patients with membranoproliferative glomerulonephritis classified by immunofluorescence findings. J Bras Nefrol. 39(4):447-53, 2017
5. Arogundade FA et al: Spectrum of kidney diseases in Africa: malaria, schistosomiasis, sickle cell disease, and toxins. Clin Nephrol. 86 (2016)(13):53-60, 2016
6. Neves PD et al: Schistosoma mansoni and membranous nephropathy. Kidney Int. 89(4):959, 2016
7. NasrAllah MM et al: Cryoglobulinaemic vasculitis and glomerulonephritis associated with schistosomiasis: a case study. East Mediterr Health J. 21(5):354-8, 2015

(张睿 译,余英豪 审)

要 点

术语

- 由节肢动物传播的丝状线虫(又称线虫)引起的肾脏感染
- 同义词
  - 班氏吴策线虫
    - 班氏丝虫病(Bancroftian filariasis),象皮病
  - 阿罗丝虫
    - 阿罗丝虫病(Loiasis, loaiasis),非洲眼线虫
  - 盘尾丝虫
    - 盘尾丝虫病(Onchocerciasis),河盲

病因学/发病机制

- 感染原
  - 在 8 种丝虫中,有 3 种与人类肾脏疾病相关
    - 班氏丝虫
    - 阿罗丝虫
    - 盘尾丝虫
- 通过吸血蝇和多种蚊虫叮咬寄生虫传播和完成生命周期
- 通过直接侵犯引起肾损伤或间接通过免疫复合物介导肾小球肾炎或足细胞损伤

临床特征

- 发生在非洲、东南亚、南美的地方病
- 临床表现
  - 肾病综合征(最常见)
  - 肾炎综合征
  - 淋巴管阻塞,表现为鞘膜积液、淋巴水肿和/或乳糜尿
- 诊断
  - ELISA 或循环微丝蚴抗原检测
  - 从感染的组织或体液中分离寄生虫
- 治疗
  - 药物/抗寄生虫药
  - 调整饮食以减少乳糜尿产生

镜下特征

- 肾小球病变谱系
  - 免疫复合物介导的肾小球肾炎
    - 系膜增生性肾小球肾炎
    - 膜性肾病
    - MPGN
    - 急性嗜酸性细胞性肾小球肾炎
  - 足细胞损伤
    - 微小病变性肾病
    - 塌陷性肾小球病
- 微丝蚴直接侵犯
  - 班氏丝虫
    - 鞘状,微丝蚴大小 $250\mu m \times 8\mu m$
    - 体核圆形,无尾核
  - 阿罗丝虫
    - 微丝蚴大小 $240\mu m \times 7\mu m$
    - 可见微生物周围鞘(透明晕)
    - 4～6 个尾核间隔排列并延伸到末端,而头部区无核
  - 盘尾丝虫
    - 无鞘微丝蚴 $300\mu m \times 8\mu m$
    - 无尾核

主要鉴别诊断

- 肾小球病理学鉴别
  - 其他感染或合并感染、自身免疫性疾病、特发性
- 与乳糜尿鉴别(乳白色尿液)
  - 磷酸盐尿(用 10% 乙酸可清除)
  - 无定形尿酸盐
  - 重度脓尿
  - 继发脂肪栓塞引起的脂尿
  - 肾结核引起的假乳糜尿和干酪样尿

(左)肾小球小动脉腔内见弯曲细长的微丝蚴切面,并见整个微丝蚴中央部分的核柱 ➡

(右)微丝蚴 ➡ 直接侵犯肾小球 ➡,在血管极和毛细血管内可见微丝蚴切面

微动脉腔内微丝蚴

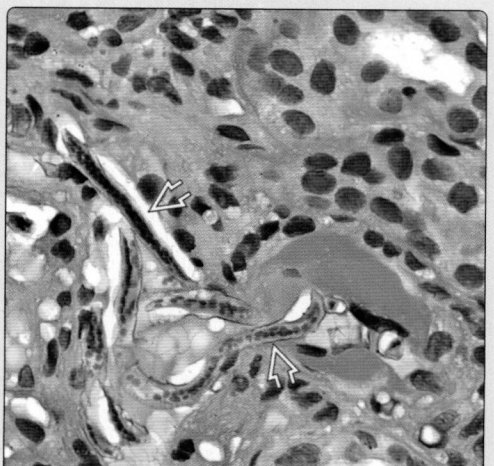

微丝蚴直接侵犯肾小球

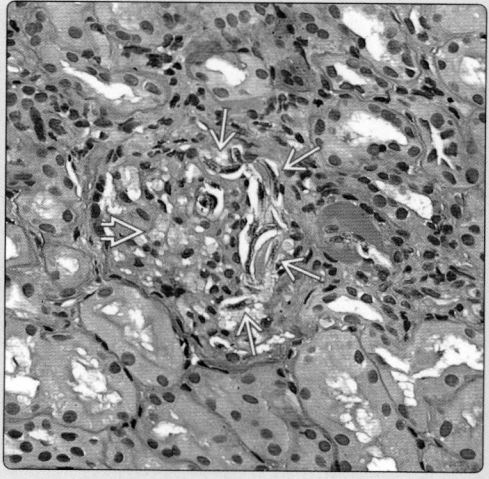

(张睿 译,余英豪 审)

要 点

术语
- 由利什曼原虫(专性细胞内原生动物)引起的感染

病因学/发病机制
- 利什曼原虫、婴儿利什曼原虫
- 经感染的雌性白蛉叮咬传播
- 热带、亚热带及所有地中海国家
- 免疫缺陷者易感

临床特征
- 全身不适、发热、体重减轻、丘疹
- 肝脾大、黄疸
- 蛋白尿
- 血尿
- 急性肾衰竭

镜下特征
- 系膜区和毛细血管内细胞增生

- 肾小球内皮细胞和足细胞可含有无鞭毛体
- 有淀粉样 A 蛋白沉积的报道
- 可见与药物毒性相关的急性肾小管损伤
- 淋巴细胞、巨噬细胞和浆细胞混合性炎性细胞浸润
- 管周毛细血管内皮中见无鞭毛体

辅助检查
- 肾小球 IgG、C3 沉积
- GBM 中见膜内无定形沉积物

主要鉴别诊断
- 膜增生性肾小球肾炎
- HIV 相关性肾病
- 移植性肾小球病
- 微孢子虫病

诊断要点
- 毛细血管内皮细胞和巨噬细胞中见无鞭毛体

膜增生性肾小球肾炎	管周毛细血管利什曼原虫无鞭毛体

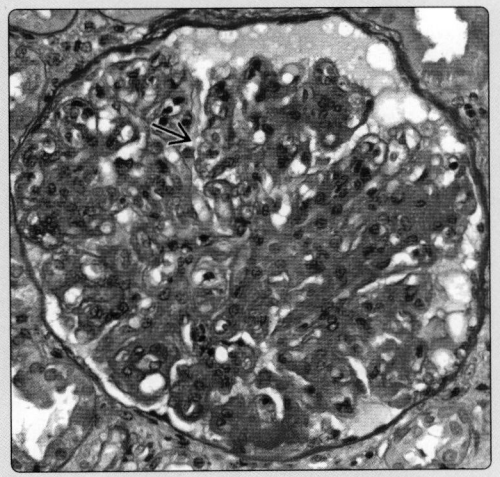 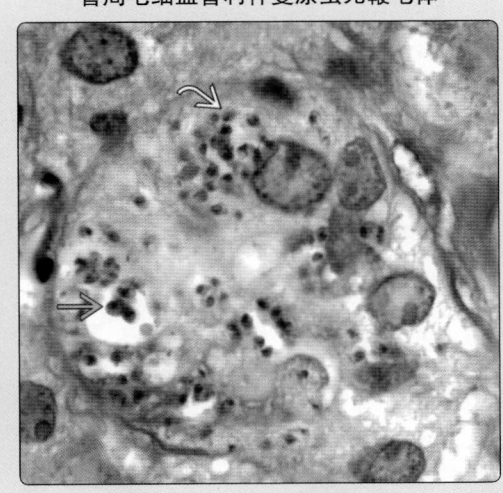

(左)PAS 染色显示肾小球弥漫性系膜细胞和毛细血管内细胞增生,并见 GBM 节段双轨➡

(右)肾小管上皮细胞中见利什曼原虫无鞭毛体➡,又名利什曼体,亦可见于毛细血管内皮细胞和巨噬细胞中。PAS 染色切片上深染的动基体➡有助于识别利什曼原虫。Giemsa 染色也很有帮助

C3 沉积	肾小球沉积物

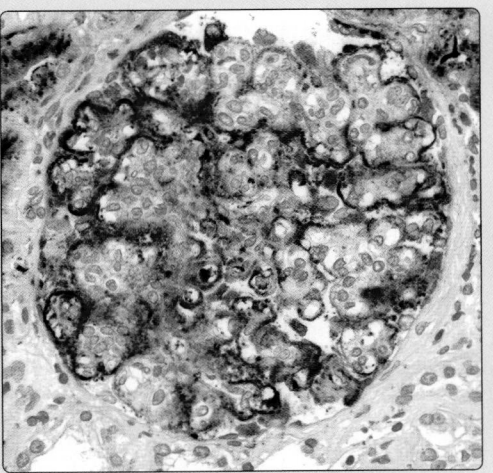 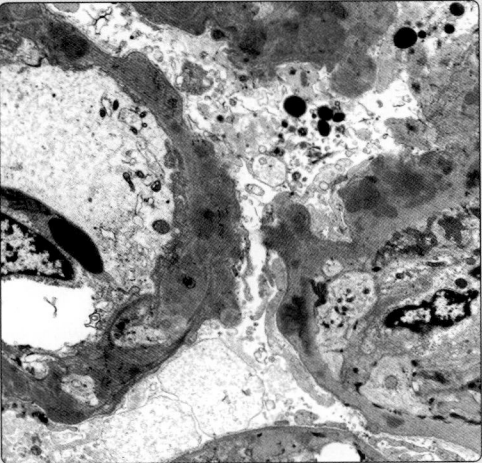

(左)免疫过氧化物酶染色显示 C3 沿 GBM 和系膜区呈颗粒状沉积,IgG 表达模式相似,无其他免疫球蛋白或 C1q 沉积

(右)电镜显示广泛基膜内无定形沉积物,也可见内皮下和系膜区沉积物

(张睿 译,余英豪 审)

要 点

病因学/发病机制

- 非甾体抗炎药（NSAID）
  - 双氯芬酸
  - 5-氨基水杨酸（ASA）
- 环氧合酶2抑制剂
  - 塞来昔布
- 含汞的护肤霜
- α干扰素和β干扰素
- 帕米膦酸
- 金
- 锂
- 阿莫西林
- 利福平
- 青霉胺
- 拱辰丹（中国民间用药）

临床特征

- 肾病综合征

- 治疗
  - 停用相关药物
- 预后
  - 停药后通常可快速缓解，预后好
- 可同时发生急性间质性肾炎

镜下特征

- 光镜下肾小球正常
- 足细胞足突弥漫消失

辅助检查

- 免疫荧光无免疫沉积物或电镜下未见电子致密沉积物

主要鉴别诊断

- 原发性微小病变性肾病
- 局灶节段性肾小球硬化症（未采集到硬化小球）
- 锂肾毒性

药物性微小病变性肾病

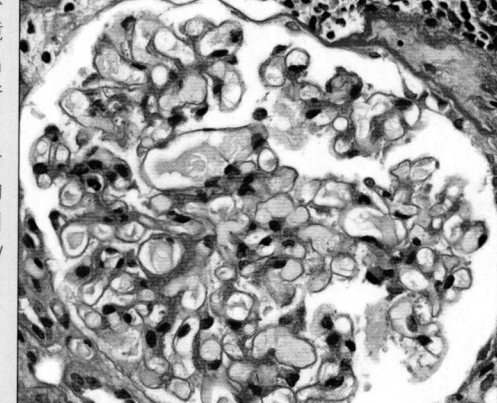

药物性微小病变性肾病肾小球正常

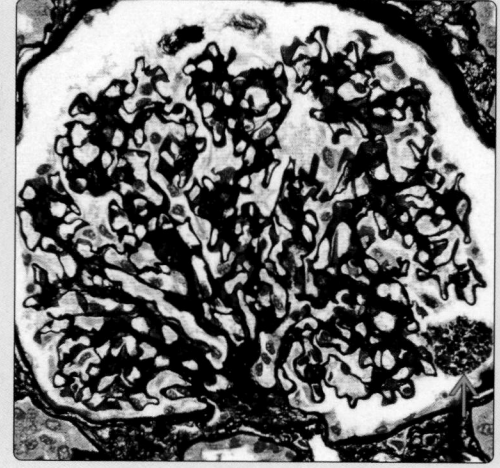

（左）光镜下PAS染色显示肾小球正常，只能通过电镜作出诊断。鲍曼囊附近出现间质性炎症，但有些患者可能仅表现为蛋白尿

（右）六胺银染色显示正常肾小球，基底膜光滑，细胞构成正常。足细胞蛋白滴明显➡，与重度蛋白尿（13g/d）临床病史相关

足细胞足突消失

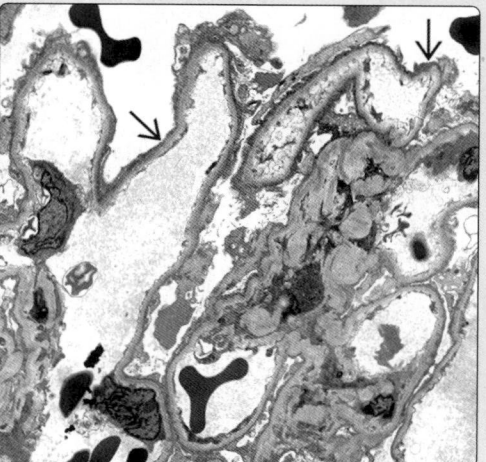

药物性微小病变性肾病间质性肾炎

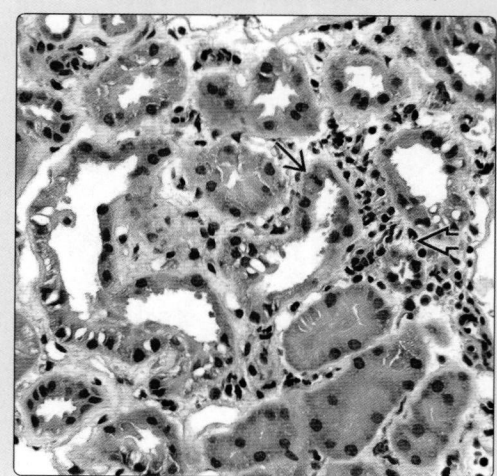

（左）电镜显示出广泛肾小球足细胞足突消失➡，患者使用NSAID后出现重度蛋白尿（17g/d）

（右）HE染色显示弥漫间质性炎症➡和水肿，该特征常见于药物性微小病变性肾病。有丝分裂象➡表明急性肾小管损伤，与急性肾衰竭相关。可出现少量嗜酸性粒细胞（未显示）

术语

缩写

- 微小病变性肾病（minimal change disease，MCD）

病因学/发病机制

涉及药物（病例报告）

- 阿莫西林和其他青霉素
- 检查点抑制剂
- 环氧合酶 2 抑制剂
- 金
- 拱辰丹（中国民间用药）
- α 干扰素或 β 干扰素
- 锂
- 含汞的护肤霜
- NSAID
- 帕米膦酸
- 青霉素胺
- 利福平
- 磺胺吡啶、对氨基水杨酸钠
- 硫普罗宁
- 酪氨酸激酶抑制剂

发病机制不明

- T 淋巴细胞和趋化因子参与 MCD 发病
  - 是否在药物性 MCD 中起作用仍不明确
- 许多病例中没有明确因果关系

临床特征

流行病学

- 种族
  - 没有种族差异

表现

- 肾病综合征
- 急性肾衰竭
  - 偶尔出现，可能与间质性肾炎有关

实验室检查

- 尿试纸
- 24 小时尿液收集

治疗

- 药物
  - 类固醇
    - 很少需要
- 停止使用相关药物

预后

- 预后非常好
  - 停药后通常迅速缓解

镜下特征

组织学特征

- 光镜下肾小球大部分正常
- 间质性炎症
  - 常存在
  - 可出现急性肾小管损伤

辅助检查

免疫荧光

- 无免疫沉积物

电镜

- 足细胞足突广泛消失
- 无电子致密沉积物

鉴别诊断

微小病变性肾病

- 新药理制剂的明确缺失是鉴别特发性 MCD 与药物性 MCD 的唯一证明

局灶节段性肾小球硬化症（特发性）

- 足细胞足突弥漫消失时应始终考虑到此诊断
- 如果标本中可供评价肾小球 <20 个或未见皮质髓质交界区，则存在采样问题
- 间质纤维化和肾小管萎缩可能与衰老有关，但也需考虑此病

急性间质性肾炎

- 明显间质性炎症伴肾小管炎
- 可与药物性 MCD 同时发生

IgM 肾病

- 光镜下显示正常肾小球
- 免疫荧光和电镜检查显示肾小球系膜区 IgM 免疫复合物沉积

锂肾毒性

- 可出现严重的蛋白尿
- 远端肾单位部分囊性扩张
- 有躁郁症或其他精神疾病的临床病史

诊断要点

病理解读要点

- 了解临床用药史至关重要
- 电镜检查对确诊至关重要

参考文献

1. Gao H et al: Nephrotic syndrome of minimal change disease following exposure to mercury-containing skin lightening cream: a case report and literature review. Clin Nephrol. 98(2):107-12, 2022
2. Sathi S et al: Rifampicin-associated secondary minimal change disease presenting with nephrotic syndrome in a pulmonary tuberculosis patient. case rep nephrol. 2021:5546942, 2021
3. Gao B et al: Minimal change disease associated with anti-PD1 immunotherapy: a case report. BMC Nephrol. 19(1):156, 2018
4. Niu HX et al: Clinicopathological features, diagnosis, and treatment of IgA nephropathy with minimal change disease related to exposure to mercurycontaining cosmetics: a case report . Clin Nephrol. 87 (2017)(4):196-201, 2017
5. Vivarelli M et al: Minimal change disease. Clin J Am Soc Nephrol. 12(2):332-45, 2017
6. Baccouche K et al: Minimal change disease and interstitial nephritis secondary to non-steroidal anti-inflammatory drugs (naproxen). Therapie. 71(5):515-7, 2016
7. Kikuchi H et al: Nephrotic-range proteinuria and interstitial nephritis associated with the use of a topical loxoprofen patch. Intern Med. 53(11):1131-5, 2014
8. Tang HL et al: Minimal change disease caused by exposure to mercurycontaining skin lightening cream: a report of 4 cases. Clin Nephrol. 79(4):326-9, 2013
9. Galesic K et al: Minimal change disease and acute tubular necrosis caused by diclofenac. Nephrology (Carlton). 13(1):87-8, 2008

（张睿 译，余英豪 审）

要　点

术语

- 继发于服用双膦酸盐抑制骨吸收引起的塌陷性肾小球病或伴塌陷特征的局灶节段性肾小球硬化症（cFSGS）
  - 迄今已报道了几种双膦酸盐（帕米膦酸盐、阿仑膦酸盐、唑来膦酸盐、伊班膦酸盐）

病因学/发病机制

- 双膦酸盐的直接毒性作用，可能干扰足细胞的功能和代谢
- 肾排泄似乎只能通过肾小球超滤
  - 肾小管损伤提示肾小管可摄取双膦酸盐，但未发现肾小管转运双膦酸盐

临床特征

- 所有种族患有肾病综合征和严重肾功能不全患者
- 治疗：减少或停止服用双膦酸盐制剂

- 监测血清肌酐，如有肾功能不全需调整剂量

镜下特征

- 节段或球性塌陷性肾小球病，±FSGS±透明变性
- 足细胞损伤、肿胀、显著的重吸收滴、壁层上皮细胞 Ki-67（+）
- 微囊状肾小管伴显著蛋白管型或重吸收颗粒，±肾小管损伤
- 免疫荧光：肾小球白蛋白重吸收滴；FSGS 中节段 IgM 和 C3 捕获性染色
- 电镜：GBM 皱缩和塌陷，内皮细胞裸露，足细胞足突广泛融合消失

主要鉴别诊断

- 其他原因引起的塌陷性肾小球病

节段性肾小球塌陷
双膦酸盐相关塌陷性肾小球病

（左）毛细血管襻节段性塌陷 ⇥，上覆明显的上皮细胞簇 ⇥。67 岁女性多发性骨髓瘤患者，接受帕米膦酸治疗后出现 50g/d 蛋白尿，需要血液透析

（右）肾小球毛细血管襻明显塌陷，伴有上皮细胞增生呈栅栏状排列 ⇥，可见许多蛋白重吸收颗粒 ⇥，肾小管损伤使上皮变得扁平 ⇥

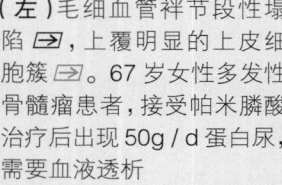
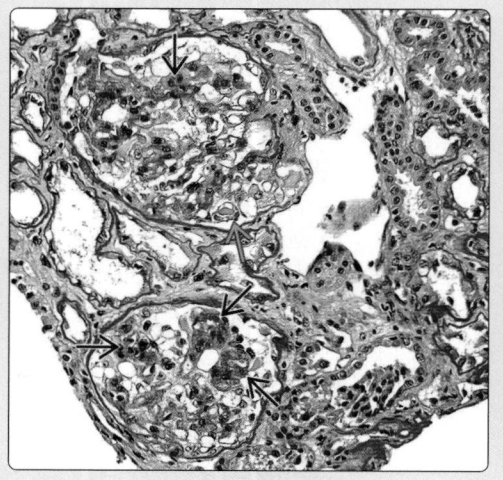
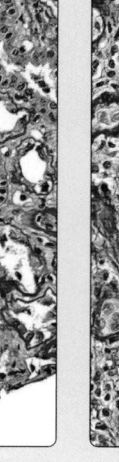
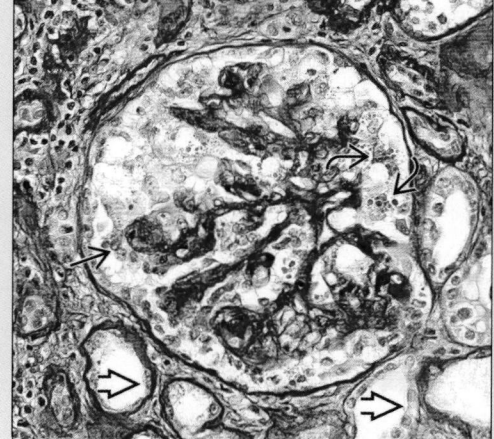

足细胞足突消失
上皮下 GBM 多层化

（左）电镜显示广泛的足突损伤，包括足细胞脱落 ⇥、足突消失 ⇥，肾小球毛细血管襻塌陷 ⇥ 及上皮细胞内重吸收滴 ⇥

（右）电镜显示上皮下 GBM 多层化 ⇥，可能是由于足细胞脱离 GBM 过程中不断产生 GBM 基质所致。足突广泛消失 ⇥，肾小球毛细血管襻几乎完全塌陷 ⇥

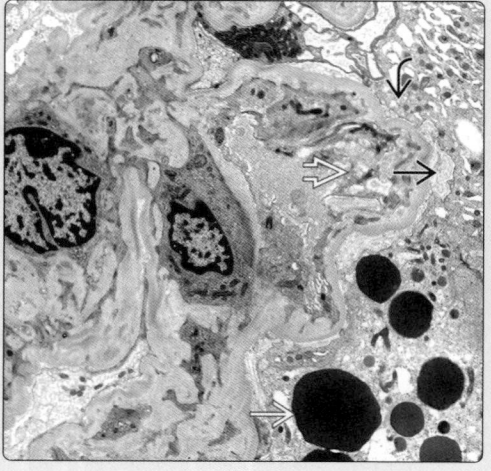
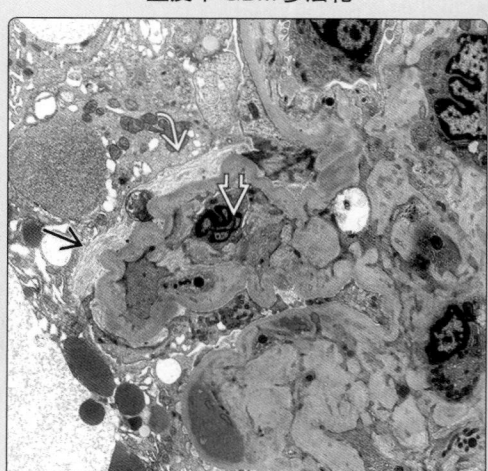

（张睿 译，余英豪 审）

药物性肾小球疾病

术语

- 氯喹和羟氯喹暴露引起的医源性磷脂沉积病

病因学/发病机制

- 氯喹为亲溶酶体性、阳离子性和双亲性
  - 抑制溶酶体中多种酶的活性，包括 α-半乳糖苷酶 A
- α-半乳糖苷酶 A 的酶活性降低，从而导致三聚己糖神经酰胺（鞘脂）的堆积

临床特征

- 肾毒性表现为蛋白尿 ± 肾功能下降

镜下特征

- 肾小球毛细血管和系膜细胞胞质空泡样、泡沫状
- 足细胞胞质泡沫状

- 电镜
  - 肾小球毛细血管和系膜细胞空泡变伴颗粒状电子致密包涵体
  - 足细胞内可见旋涡状脂性包涵体，称为髓鞘样小体或"斑马小体"；可在大剂量治疗后 5 天内出现（COVID-19 感染）
    - 可出现曲线形小体和不同程度足细胞足突消失
  - 在平滑肌细胞和肾小球、管周毛细血管、微动脉和动脉的内皮细胞中可见髓鞘样小体和空泡

主要鉴别诊断

- Fabry 病
  - 节段性足细胞损伤和曲线形小体为有用线索
- 其他脂质沉积症
- 其他药物和毒素
  - 胺碘酮、雷诺嗪和硅

氯喹肾毒性

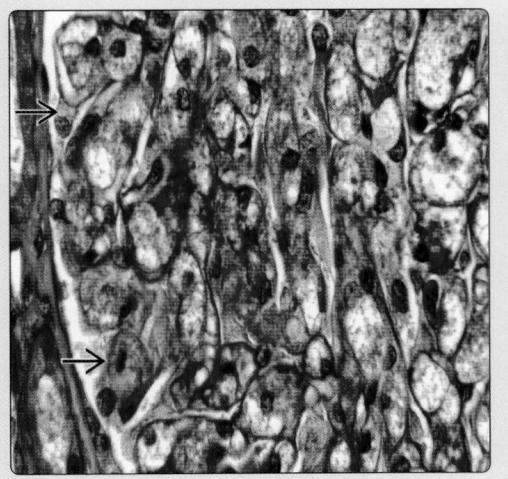

羟氯喹肾毒性

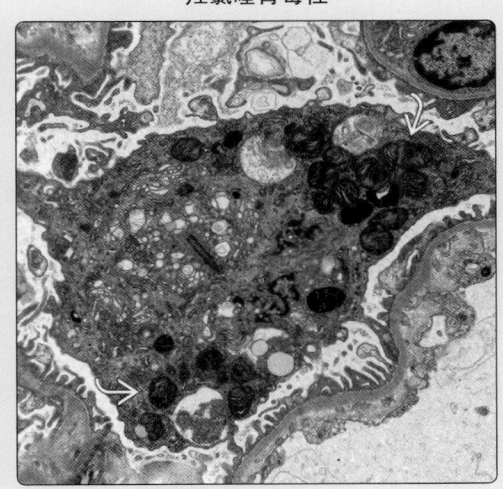

氯喹肾毒性髓鞘样小体

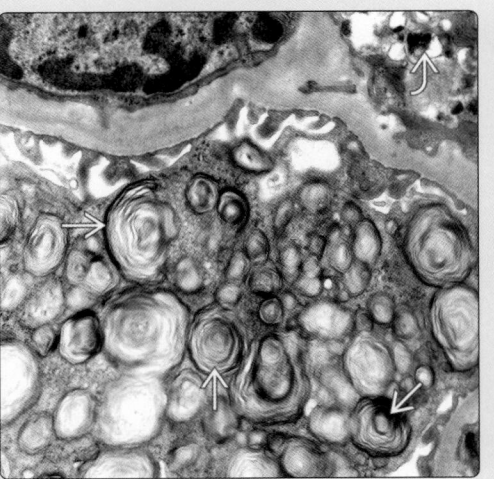

羟氯喹肾毒性

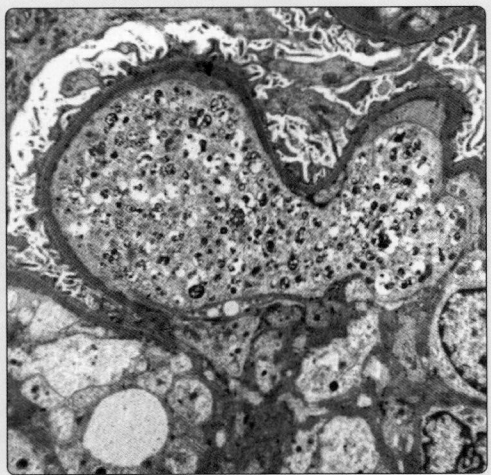

（左）肾小球毛细血管内见许多空泡样泡沫细胞聚集，部分阻塞毛细血管腔，见明显足细胞肿胀及细小空泡化 ➡（Courtesy A.Cohen, MD.）

（右）足细胞胞质中见髓鞘样小体 ➡，患者 52 岁女性，患系统性红斑狼疮 10 年，经羟氯喹治疗后出现蛋白尿 2g/d，肾活检未见狼疮性肾炎病理表现。这些脂质贮积物与 Fabry 病溶酶体中所见相似

（左）足细胞内见大量髓鞘样小体 ➡，系膜区可电子致密颗粒 ➡ 的空泡样细胞，易与 Fabry 病混淆（Courtesy A.Cohen, MD.）

（右）红斑狼疮患者长期接受羟氯喹治疗，肾小球内皮细胞充满脂质（Courtesy S.Khubchandani, MD.）

（张睿 译，余英豪 审）

要 点

术语

- 直接抗病毒（DAA）治疗
- 持续病毒学应答（SVR）
  - 在 DAA 治疗结束后 12～24 周，丙型肝炎病毒（HCV）RNA 不可测
- DAA 治疗相关免疫复合物介导的肾小球肾炎（GN）

临床特征

- 在完成 DAA 治疗或 SVR 后数周内发病
- 血清肌酐水平升高
- 蛋白尿和血尿
- ANA 滴度高
- 血清 C3 和 C4 低

镜下特征

- 狼疮样免疫复合物肾小球肾炎
  - 毛细血管内或系膜细胞增生伴活动性病变
  - IgG、IgA、IgM、C3 和 C1q 沿毛细血管袢和系膜区呈颗粒状染色
  - 没有亚结构的内皮下和系膜区电子致密沉积物
  - 管网状包涵体
- 局灶节段性肾小球硬化症（FSGS）
  - FSGS，塌陷型和非特指型（NOS）
  - 管网状包涵体
- 急性间质性肾炎（AIN）

主要鉴别诊断

- HCV 感染相关性免疫复合物介导的肾小球肾炎
- 冷球蛋白血症性肾小球肾炎
- 狼疮性肾炎
- 其他药物性急性间质性肾炎（AIN）

毛细血管内细胞增生

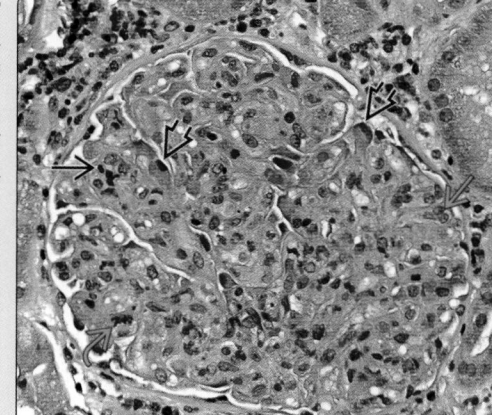

（左）HE 染色显示毛细血管内细胞明显增生，其特征包括毛细血管内单个核细胞增生➡和内皮细胞肿胀➡，同时可见内皮细胞有丝分裂象➡和浆细胞样变的反应性足细胞➡

弥漫肾小球受累

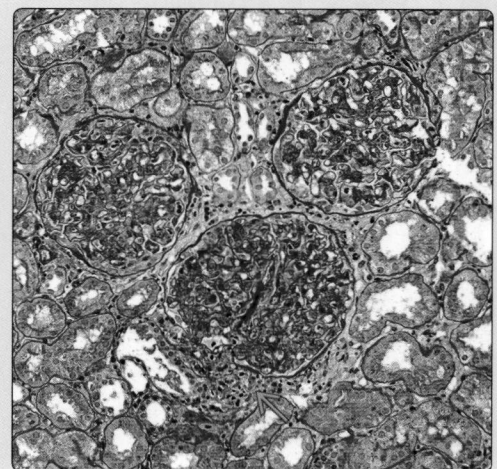

（右）PAS 染色显示 3 个呈毛细血管内细胞增生的肾小球，并见肾小球周间质浸润➡

肾小球毛细血管壁 IgG 染色

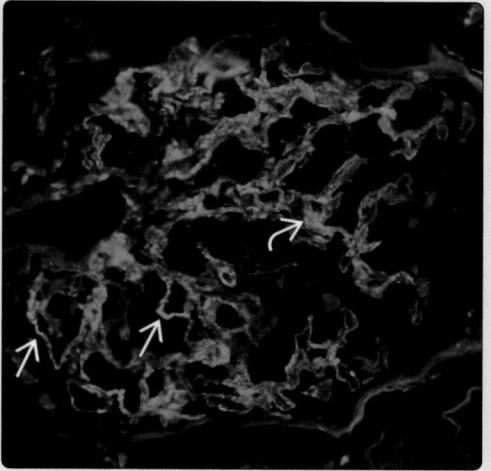

（左）免疫荧光显示 IgG 沿毛细血管袢➡和系膜区➡呈颗粒状染色

内皮损伤和沉积物

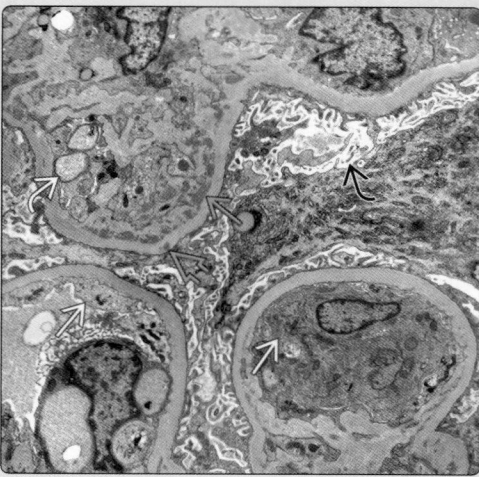

（右）电镜显示内皮窗孔缺失、肿胀➡和胞质碎屑➡等不同程度内皮损伤改变，亦可见内皮下➡和偶尔基底膜内➡电子致密沉积物。足细胞呈反应性改变，表现为微绒毛变性➡

术语

缩写

- 直接抗病毒(direct-acting antiviral, DAA)治疗
- 持续病毒学应答(sustained virologic response, SVR)
  - 在 DAA 结束治疗后 12~24 周,HCV RNA 不可测

定义

- DAA 治疗相关狼疮样免疫复合物介导的肾小球肾炎或 FSGS

病因学/发病机制

直接抗病毒药物

- NS3/4A 蛋白酶抑制剂:西美普韦(SIM)、帕利瑞韦、格拉佐普韦、替拉瑞韦、格列卡韦、波西普韦
  - 靶向 NS3 蛋白酶及其辅因子 NS4A,通过裂解 HCV 多蛋白以释放 HCV 蛋白
- NS5A 抑制剂:达卡他韦、雷迪帕韦(LDV)、奥比他韦、艾尔巴韦、维帕他韦、哌仑他韦
  - 靶向 NS5A 蛋白,可调节病毒组装和复制
- NS5B 聚合酶抑制剂:索非布韦(SOF)、达萨布韦、哌仑他韦
  - 抑制 NS5B,一种 RNA 依赖性 RNA 聚合酶

间接抗病毒药物

- α 干扰素、β 干扰素、γ 干扰素、λ 干扰素
- 细胞色素 P450 3A 抑制剂
- 鸟苷类似物利巴韦林(RBV)

狼疮样免疫复合物介导的肾小球肾炎

- 自身免疫现象可能与 SVR 后免疫重建有关
  - CD4(+)T 细胞和效应记忆细胞增加
  - HCV 特异性 CD8(+)T 细胞恢复
  - 干扰素稳态恢复
  - NK 细胞活化和 NK 表型正常化减少
  - T 细胞上抑制性蛋白(TIGIT)表达减少

FSGS

- 药物对足细胞的直接毒性作用
- DAA 与移植免疫抑制剂相互作用
- *APOL1* 等位基因可增加风险

临床特征

表现

- **狼疮样免疫复合物介导的肾小球肾炎**
  - 完成 DAA 治疗后 2 周至 3 个月
  - 蛋白尿
  - 畸形红细胞性血尿
  - 血清肌酐水平升高
  - 血清 C3 和 C4 通常较低
  - ANA 滴度高,抗双链 DNA 滴度低或阴性
  - 可出现麻疹样皮疹或瘙痒
  - 背痛、疲乏、关节痛
  - 类风湿因子、抗 Sm 抗体通常阴性
  - 抗组蛋白、抗 Ro/La、抗平滑肌可变
  - 冷球蛋白阴性或低水平
  - 截至 2018 年关于 SOF/RBV、SOF/SIM、LDV/SOF 和 LDV/SOF/RBV 联合疗法的报告
- **FSGS**
  - 早至实体器官移植受者接受 DAA 治疗的 6 周内,以及治疗 12 周后
  - HCV 患者接受 α 干扰素治疗后平均 3.3 个月发病
  - 肾病范围蛋白尿或肾病综合征
- **新发的冷球蛋白血症性肾小球肾炎**
  - 罕见,但可能由 DAA 沉淀引起
  - DAA 使 62% 的冷球蛋白血症患者获得临床完全缓解
- **急性间质性肾炎**
  - 血清肌酐缓慢升高

治疗

- IV甲基泼尼松龙、口服泼尼松

预后

- 大剂量皮质类固醇治疗后可迅速改善血清肌酐水平
- 使用类固醇后的疗程可能会因感染而变得复杂

镜下特征

组织学特征

- 狼疮样免疫复合物介导的肾小球肾炎
  - 毛细血管内和/或系膜细胞增生
  - 核碎裂或凋亡碎屑
  - 可出现假血栓
- FSGS
  - 塌陷型和非特指型 FSGS
- 间质性肾炎
  - 可以主要特征出现
- 新发的冷球蛋白血症性肾小球肾炎膜增生模式
  - 可见新生冷球蛋白

辅助检查

免疫荧光

- 狼疮样免疫复合物介导的肾小球肾炎
  - IgG、IgA、IgM、C3、C1q 和轻链沿毛细血管壁和系膜区呈颗粒状沉积
  - TBM 和血管阴性
  - IgA 共显性染色提示在 HCV 肝病中预先存在有 IgA 沉积

电镜

- 狼疮样免疫复合物介导的肾小球肾炎
  - 系膜区、系膜旁区和内皮下沉积物
  - 上皮下和基膜内沉积物
  - 沉积物没有亚结构
  - 活化的内皮细胞伴窗孔缺失
  - 管网状包涵体
  - TBM 和血管无沉积物
- FSGS
  - 弥漫足细胞足突消失

FDA 批准的直接抗病毒（DAA）药物和适应证

商品名（制造商）	通用名	HCV 基因型	肝病状态	药物组合
Sovaldi（Gilead）	索非布韦	1, 2, 3, 4,	慢性感染	与其他抗病毒方案联合使用
Harvoni（Gilead）	雷迪帕韦和索非布韦	1	慢性感染	
Olysio（Janssen）	西美普韦	1	慢性感染	与其他抗病毒方案联合使用
Daklinza（BMS）	达卡他韦	3	慢性感染	索非布韦
Epclusa（Gilead）	索非布韦和维帕他韦	1, 2, 3, 4, 5, 6	无肝硬化，或有代偿或失代偿性肝硬化的慢性感染	利巴韦林
In civek（Vertex）	替拉瑞韦	1	有代偿性肝病的慢性感染，包括肝硬化，初治或以前接受过干扰素治疗，包括既往无效、部分有效和复发者	
Mavyret（Abbvie）	格列卡韦和 pibrentasvir	1, 2, 3, 4, 5, 6	无肝硬化或有代偿性肝硬化的慢性感染；之前用 NS5A 抑制剂或 NS3/4A 蛋白酶抑制剂治疗，但未同时使用者	
Technivie（Abbvie）	奥比他韦和帕利瑞韦＋利托那韦	4	无肝硬化的慢性感染	利巴韦林
Viekira Pak（Abbvie）	达萨布韦和奥比他韦、帕利瑞韦＋利托那韦	1	慢性感染，包括代偿性肝硬化	±利巴韦林
Victrelis（Merck & Co.）	波西普韦	1	伴代偿性肝病的慢性感染，包括之前未经治疗或干扰素和利巴韦林治疗失败的肝硬化患者	聚乙二醇 α 干扰素和利巴韦林
Zepatier（Merck Sharp Dohme）	艾尔巴韦和格拉佐普韦	1 或 4	慢性感染	±利巴韦林

本表为截至 2018 年与狼疮样肾小球肾炎相关的商品名药物。其他 DAA 也可能引起这种反应。

○ 管网状包涵体
  – 可出现于接受 α 干扰素治疗的 HCV 患者中

鉴别诊断

HCV 相关免疫复合物介导的肾小球肾炎

- 与活动性 HCV 感染有关
- 需与 HCV RNA 或病毒载量相关联
- 肾小球细胞增生，常为膜增生模式
- 通常有 IgM 和 C3 沉积

冷球蛋白血症性肾小球肾炎

- 与活动性 HCV 感染有关
- 需与冷沉淀比容或血清冷球蛋白关联
- 肾小球细胞增生，可见假血栓和毛细血管内巨噬细胞

狼疮性肾炎

- 系统性红斑狼疮或肾外症状病史
- 血清学自身抗体阳性
- TBM 和血管沉积物

HIV 相关性塌陷性肾小球病

- 需要对 HIV 合并感染进行评估
- 主要见于未经治疗的 HIV 患者

诊断要点

临床相关病理特征

- 通常在 DAA 疗法、SVR 后数周内发作
- 干扰素治疗后出现肾病综合征

参考文献

1. Chang ML et al: Evolution of cryoglobulinemia in direct-acting antiviraltreated Asian hepatitis C patients with sustained virological responses: a 4-year prospective cohort study. Front Immunol. 13:823160, 2022
2. Duque JC et al: Acute interstitial nephritis following treatment with directacting antiviral agents in hepatitis C virus-infected patients: a case series. Clin Nephrol. 95(1):22-7, 2021
3. Fayed A et al: Incidence and characteristics of de novo renal cryoglobulinemia after direct-acting antivirals treatment in an Egyptian hepatitis C cohort. Nephron. 140(4):275-81, 2018
4. Ashraf T et al: Acute interstitial nephritis associated with sofosbuvir and daclatasvir. ACG Case Rep J. 4:e84, 2017
5. Goel A et al: Experience with direct acting anti-viral agents for treating hepatitis C virus infection in renal transplant recipients. Indian J Gastroenterol. 36(2):137-40, 2017
6. Hogan JJ et al: Development of proteinuria and focal segmental glomerulosclerosis during direct-acting antiviral therapy for hepatitis C virus infection. Hepatology. 66(2):658-60, 2017
7. Sise ME et al: Lupus-like immune complex-mediated glomerulonephritis in patients with hepatitis C virus infection treated with oral, interferon-free, direct-acting antiviral therapy. Kidney Int Rep. 1(3):135-43, 2016
8. Wanchoo R et al: Harvoni (ledipasvir with sofosbuvir)-induced renal injury. Am J Gastroenterol. 111(1):148-9, 2016

肾小球毛细血管凋亡细胞

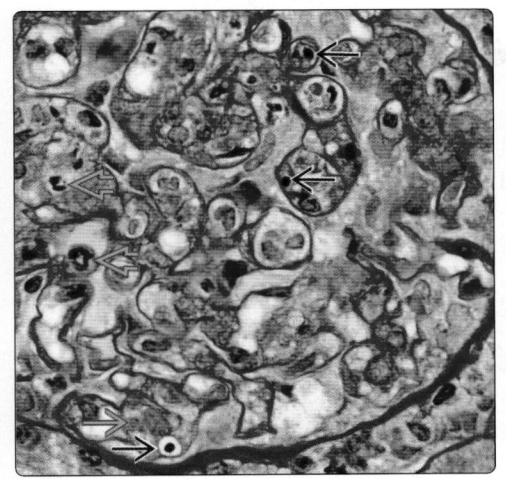

假血栓和血管炎

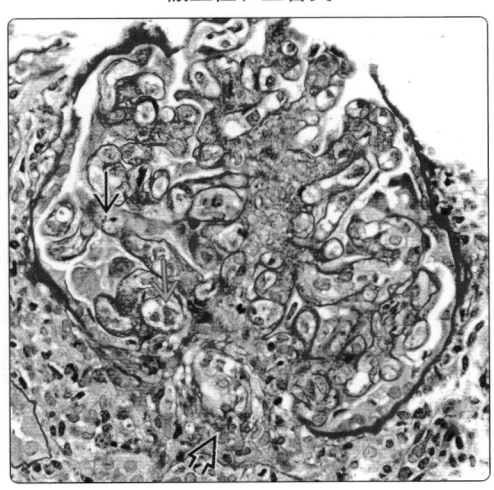

（左）PAS 染色显示肾小球毛细血管腔内凋亡细胞➡、肿胀内皮细胞➡和多形核细胞➡，患者完成 DAA 治疗（索非布韦和利巴韦林）3 个月后出现肌酐升高

（右）同一病例中见小的假血栓➡和门部小动脉血管炎➡，亦可见核碎屑➡。血清抗 dsDNA 和冷球蛋白均为阴性

系膜区 C1q 染色

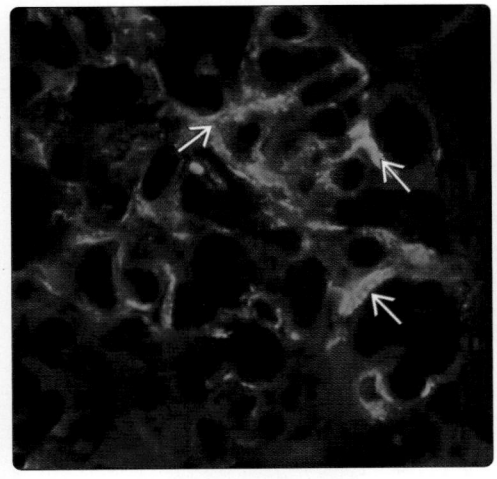

肾小球毛细血管壁和系膜区 IgA 染色

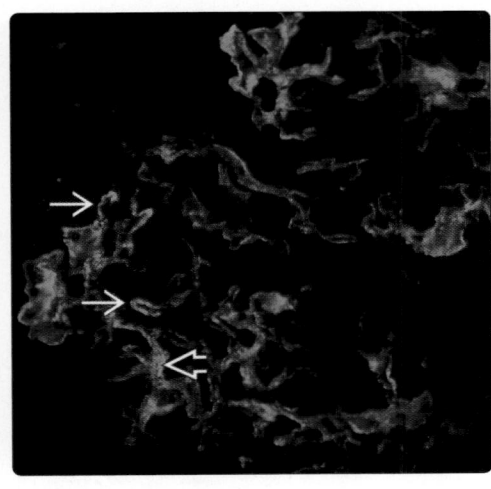

（左）免疫荧光显示肾小球系膜区 C1q 呈颗粒状沉积➡

（右）免疫荧光显示沿毛细血管袢➡和系膜区➡呈颗粒状沉积。在这例 HCV 相关肝硬化患者中，IgA 共显色可能代表先前存在 IgA 沉积物

系膜区电子致密沉积物

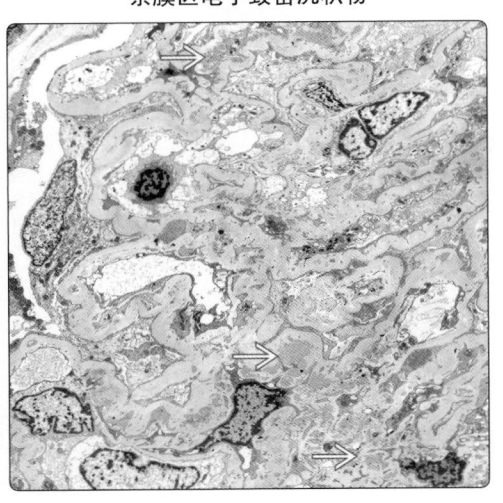

内皮细胞管网状包涵体

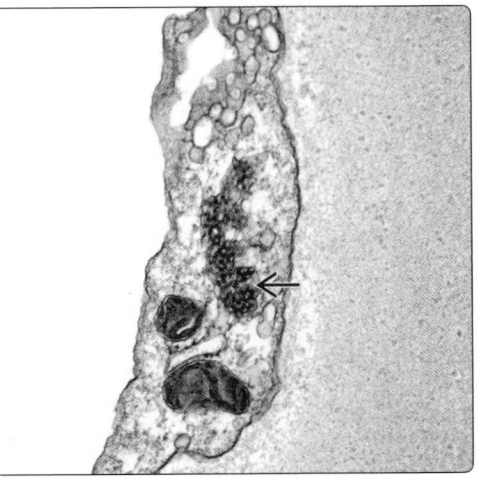

（左）肾小球低倍电镜图像显示系膜区大量电子致密沉积物➡，患者完成 DAA 治疗（索非布韦和利巴韦林）后 2 周行肾活检

（右）显示内皮细胞管网状包涵体➡，提示干扰素介导过程，这些发生在干扰素治疗和病毒感染期间

（张睿 译，余英豪 审）

要 点

术语

- 表皮生长因子受体（EGFR）抑制剂用于治疗具有 EGFR 活化突变/过表达癌症患者
  - 酪氨酸激酶抑制剂：厄洛替尼、吉非替尼、阿法替尼
  - 单克隆抗体：西妥昔单抗、帕尼单抗、耐昔妥珠单抗

临床特征

- EGFR 抑制剂在过去十多年中已被广泛使用
  - 肾毒性不常见（＜1% 接受 EGFR 抑制剂治疗患者）
- 临床表现：急性肾损伤、高血压、肾病综合征和/或肾炎综合征
- 治疗：支持治疗、停用抗 EGFR 药物、类固醇治疗肾小球肾炎
- 预后：停药后完全或部分改善 ± 免疫抑制治疗

镜下特征

- 肾小球

- 免疫复合物介导的肾小球肾炎
- 微小病变性肾病
- 寡免疫性新月体性肾小球肾炎
- 血栓性微血管病（TMA）和内皮细胞病
- 肾小管和间质
  - 急性肾小管损伤
  - 急性间质性肾炎
- 血管
  - TMA 罕见报道

主要鉴别诊断

- 恶性肿瘤相关性肾小球疾病
- 其他化疗药物的药物毒性

诊断要点

- 抗 EGFR 药物治疗 2 周至 6 个月后发生

弥漫增生性和新月体性肾小球肾炎

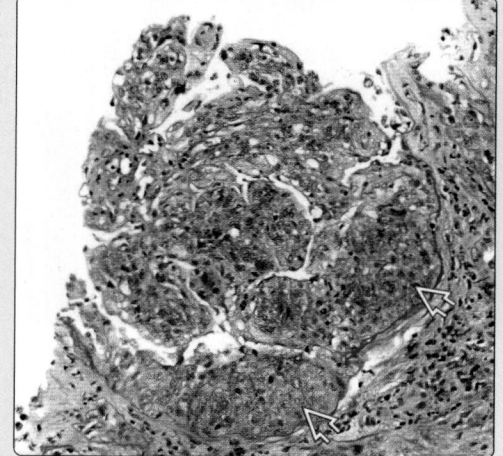

（左）65 岁女性，因口腔鳞状细胞癌接受西妥昔单抗治疗后出现肾炎/肾病综合征表现。肾活检显示弥漫增生性肾小球肾炎伴累及大部分肾小球的细胞性新月体形成 ➡️

膜增生性肾小球肾炎

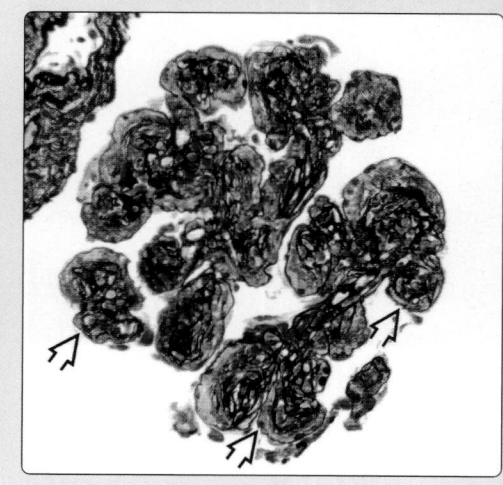

（右）六胺银染色显示膜增生模式的肾损伤，呈明显分叶状外观、毛细血管内细胞增生和 GBM 双轨 ➡️

肾小球内皮细胞损伤

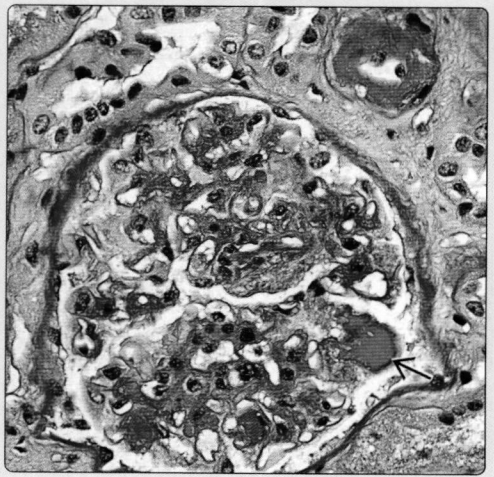

（左）67 岁女性，接受厄洛替尼治疗，出现肾功能不全和轻度蛋白尿。肾活检显示弥漫性肾小球内皮细胞损伤，表现为内皮细胞肿胀和局灶内皮下透明样物质聚集 ➡️（Courtesy Latcha S et al, 2018.）

肾小球内皮细胞损伤

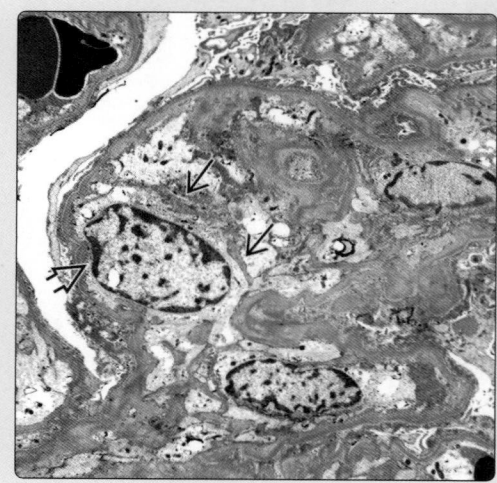

（右）电镜下见内皮细胞肿胀 ➡️ 伴管腔阻塞和局灶新 GBM 形成 ➡️（Courtesy S. Seshan, MD.）

术语

缩写

- 表皮生长因子受体（epidermal growth factor receptor，EGFR）

定义

- EGFR抑制剂用于治疗具有EGFR活化突变/过表达的癌症患者
  - 非小细胞肺癌（NSCLC）
  - 乳腺癌、头颈部癌、胰腺癌和结直肠癌
- EGFR抑制剂包括小分子酪氨酸激酶抑制剂（TKI）和单克隆抗体（MAb）
  - 可用的TKI：厄洛替尼、吉非替尼、阿法替尼
  - 可用的MAb：西妥昔单抗、帕尼单抗

病因学/发病机制

EGFR和肾脏生理学

- ECFR表达于整个肾脏
  - 主要在近端小管、集合管、足细胞中表达
  - 非上皮细胞较少表达

EGFR抑制剂和肾小管/电解质紊乱

- 常见，主要是由于MAb
- 低镁血症、低钾血症、低钙血症、低钠血症、肾小管酸中毒

EGFR抑制剂和足细胞病

- 罕见病例报道，与不同药物有关
- 报道的有微小病变性肾病和内皮细胞病

EGFR抑制剂与TMA

- 罕见报道，与不同药物有关
- 药物可直接引起内皮损伤

EGFR和抗体介导的肾小球肾炎

- 机制尚不清楚，据报道对停药有反应

临床特征

流行病学

- 在过去的十多年中，EGFR抑制剂已被广泛使用
- 肾毒性并不常见（<1%）

表现

- 急性肾损伤
- 新发高血压或高血压恶化
- 肾病综合征和/或肾炎综合征

治疗

- 支持疗法、停用抗EGFR药物
- 免疫抑制剂（类固醇）用于治疗肾小球疾病

预后

- 停止用药后完全好转或部分改善±免疫抑制

镜下特征

组织学特征

- 肾小球（每个类别有1~2例报道）
  - 免疫复合物介导的肾小球肾炎
    - IgA显性沉积的增生性和新月体性肾小球肾炎（吉非替尼和西妥昔单抗）
    - 膜增生性和新月体性肾小球肾炎（西妥昔单抗和帕尼单抗）
  - 微小病变性肾病（吉非替尼）
  - 寡免疫性新月体性肾小球肾炎（埃多替尼或阿法替尼）
  - 内皮细胞病（序贯厄洛替尼/吉非替尼）或TMA（西妥昔单抗）
- 肾小管和间质
  - 急性肾小管损伤
  - 急性间质性肾炎
- 血管
  - TMA罕见报道

辅助检查

免疫荧光

- 免疫复合物介导的肾小球肾炎：可变的肾小球毛细血管袢和系膜区颗粒状IgG、IgA、IgM、C3、C1q、κ、λ染色

电镜

- 免疫复合物介导的肾小球肾炎：系膜区、内皮下、偶尔上皮下电子致密沉积物
- 微小病变性肾病：弥漫性足细胞足突消失
- 内皮损伤±TMA：由电子透明或絮状物引起的内皮肿胀、内皮下间隙增宽，纤维蛋白类晶团聚体

鉴别诊断

恶性肿瘤相关性肾小球疾病

- 损伤模式包括膜性肾病、IgA肾病、新月体性肾小球肾炎
- 肿瘤缓解可使肾小球疾病消退

其他化疗药物的药物毒性

- 损伤模式包括急性肾小管损伤、急性间质性肾炎、TMA
- 现时性相关最有帮助

诊断要点

临床相关病理特征

- 药物暴露2周至6个月后发作

参考文献

1. Xie S et al: Elevated expression of receptors for EGF, PDGF, transferrin and folate within murine and human lupus nephritis kidneys. Clin Immunol. 246:109188, 2023
2. Morita D et al: A case of crescentic glomerulonephritis induced by afatinib for lung adenocarcinoma. CEN Case Rep. ePub, 2022
3. Niitsu T et al: Drug-induced kidney injury caused by osimertinib: report of a rare case. Nephron. 146(1):58-63, 2022
4. Oki R et al: Renal-limited ANCA-associated vasculitis during erlotinib treatment for lung carcinoma. CEN Case Rep. 11(1):67-72, 2022
5. Latcha S et al: Case of proteinuria, worsening hypertension, and glomerular endotheliosis with erlotinib and gefitinib. Kidney Int Rep. 3(6):1477-81, 2018
6. Izzedine H et al: Adverse kidney effects of epidermal growth factor receptor inhibitors. Nephrol Dial Transplant. 32(7):1089-97, 2017
7. Koizumi M et al: Thrombotic microangiopathy associated with cetuximab, an epidermal growth factor receptor inhibitor . Clin Nephrol. 87 (2017)(1):51-4, 2017
8. Sasaki K et al: Diffuse proliferative glomerulonephritis associated with cetuximab, an epidermal growth factor receptor inhibitor. Am J Kidney Dis. 61(6):988-91, 2013

（张睿 译，余英豪 审）

分类

原发性肾小球遗传性疾病

- 足细胞功能
  - 激素耐受性肾病综合征（SRNS）
    - 由于 *NPHS1*、*NPHS2*、*WT1*、*PLCE1* 基因突变，约 70% 患者出生的前三个月即可表现出 SRNS
      □ 裂孔膜（*NPHS1*）、足细胞 - 足细胞或足细胞 -GBM 相互作用（*PLCE1*）或线粒体功能（*COQ2*）的重要基因
- GBM 功能
  - Alport 综合征、薄基膜肾病
  - 异常蛋白，如层粘连蛋白或Ⅳ型胶原 α3、α4、α5 链会破坏 GBM 和支持性血管网的完整性（*LAMB2*、*COL4A3*）
- 系膜功能
  - IgA 肾病
    - 可能的致病性 IGAN1 突变
    - 由于 IgA 诱变性和缺陷性 O- 糖基化增加，导致抗 IgA、IgG 抗体增加
- 内皮细胞功能
  - 非典型溶血尿毒症综合征（aHUS），血栓性微血管病
  - 约 50% 由补体系统的遗传缺陷引起
    - *CFH*、*CF1*、*ADAMTS13*、*THBD*、*MCP*（*CD46*）、*CFB*、*C3*、*DGKE*、*CFHR1-5*

继发性肾小球遗传性疾病

- 尿路缺陷可导致肾小球功能障碍
  - 导致肾脏和泌尿道先天性异常（CAKUT）的基因，特别是梗阻或反流，可表现为 FSGS（*UPK3A*，*ROBO2*）

有肾小球遗传风险的系统性疾病

- 糖尿病肾病：*SLC12A3*（日本人）、*ELMO1*、*TCF7L2*、*AFF3*、*SORBS1*、*HS6ST1*、*RAB38*（2 型）；*FRMD3*、*CARS*、*PVT1*、*MYH9*、*APOL1*、*LIMK2*、*SF11*（1 型）
- 脂蛋白肾小球病：*APOE*
- Fabry 病：*GLA*

- 糖原贮积病：*G6PC1*

病理学模式

- FSGS：许多基因缺陷可表现为 FSGS（*NPHS1*，*COL4A3*，CAKUT 中的 *UPK3A*，如反流）
- GBM 增厚：糖尿病肾病（*ELMO1*），Alport 综合征（*COL4A3*）
- 薄 GBM（＜250nm）：Alport 综合征或薄基底膜肾病中的 *COL4A3*，*COL4A4*，*COL4A5* 基因突变
- 肾小球囊肿：*HNF1B*（MODY），*PKD1*，*PKD2*（ADPKD）*PKHD1*（ARPKD）突变
- 系膜细胞增生
  - IgA 肾病（*IGAN1*），C3 肾小球（*CFH*，*C3*，*CF1*）
  - SRNS（*PLCE1*，*WT1*，*LAMB2*）
- 血栓性微血管病
- aHUS：*DGKE*，*CFH*，*CF1*，*FC3*；血栓性血小板减少性紫癜（TTP）：*ADAMTS13*；脂蛋白肾小球病：*APOE*

参考文献

1. Kashtan CE: Genetic testing and glomerular hematuria-a nephrologist's perspective. Am J Med Genet C Semin Med Genet. 190(3):399-403, 2022
2. Gorski M et al: Meta-analysis uncovers genome-wide significant variants for rapid kidney function decline. Kidney Int. 99(4):926-39, 2021
3. Mansilla MA et al: Targeted broad-based genetic testing by next-generation sequencing informs diagnosis and facilitates management in patients with kidney diseases. Nephrol Dial Transplant. 36(2):295-305, 2021
4. Sanchez-Rodriguez E et al: GWAS-based discoveries in IgA nephropathy, membranous nephropathy, and steroid-sensitive nephrotic syndrome. Clin J Am Soc Nephrol. 16(3):458-66, 2021
5. Cocchi E et al: Clinical genetic screening in adult patients with kidney disease. Clin J Am Soc Nephrol. 15(10):1497-1510, 2020
6. Howie AJ: Genetic studies of focal segmental glomerulosclerosis: a waste of scientific time? Pediatr Nephrol. 35(1):9-16, 2020
7. Li AS et al: Genetic disorders of the glomerular filtration barrier. Clin J Am Soc Nephrol. 15(12):1818-28, 2020
8. Murray SL et al: Utility of genomic testing after renal biopsy. Am J Nephrol. 51(1):43-53, 2020
9. Nagano C et al: Comprehensive genetic diagnosis of Japanese patients with severe proteinuria. Sci Rep. 10(1):270, 2020
10. Schapiro D et al: Panel sequencing distinguishes monogenic forms of nephritis from nephrosis in children. Nephrol Dial Transplant. 34(3):474-85, 2019
11. Groopman EE et al: Diagnostic utility of exome sequencing for kidney disease. N Engl J Med. 380(2):142-51, 2019

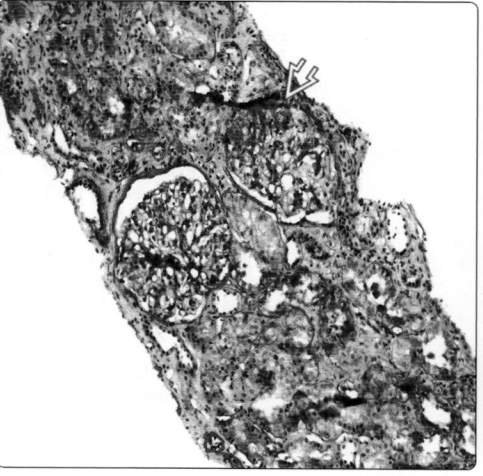

非典型 Alport 综合征 FSGS

（左）50 岁白人女性，肾活检显示 FSCS ➡。患者有复发性尿路炎、肾积水和蛋白尿 3+ 病史 5 年，最初对类固醇治疗有部分反应。无血尿或肾病家族史

（右）同一患者靶向外显子组测序显示 2 个 *COL4A3* 突变。*COL4A3_G695R* 为新生突变，这两个突变似乎为致病性突变

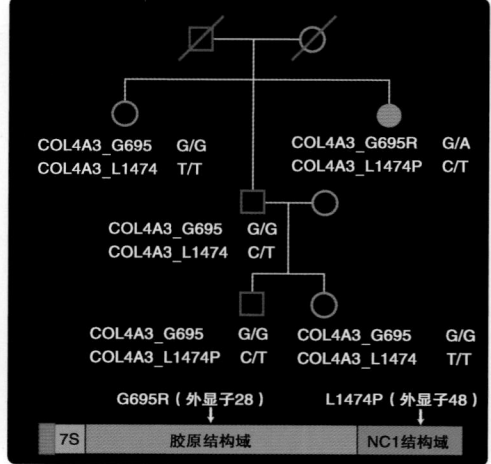

靶向外显子组测序证实 FSGS 患者 *COL4A3* 突变

基于细胞生物学的足细胞遗传性疾病分类

基因缺陷	蛋白质，功能	疾病	病理学	遗传学
细胞外基质/GBM				
COL4A3	α3（Ⅳ型胶原），GBM 成分	Alport 综合征，TBMD	FSGS，GBM 分层	AR，AD
COL4A4	α4（Ⅳ型胶原），GBM 成分	Alport 综合征，TBMD	FSGS，GBM 分层	AR，AD
COL4A5	α5（Ⅳ型胶原），GBM 成分	Alport 综合征	FSGS，GBM 分层	XD
LAMB2	β2 层粘连蛋白，通过 α3β1 整合素连接 GBM 和肌动蛋白	Pierson 综合征	FSGS，DMS	AR
LAMB5	β5 层粘连蛋白	成人发病 FSGS	FSGS	AD（？）
裂孔膜或相互作用蛋白				
NPHS1	裂孔膜蛋白，锚定 SD 至细胞骨架	SRNS1（芬兰型 CNS）	FSGS，MCD	AR
NPHS2	足蛋白，连接细胞膜 - 细胞骨架	SRNS2（CNS2 型），SRNS（成人发病）	FSGS，MCD	AR
CDA2P	锚定 SD 至肌动蛋白	SRNS4（CNS 伴 CD2AP 突变）	FSGS	AR
PTPRO	受体型酪氨酸蛋白磷酸酶 O	儿童期 FSGS	FSGS	AR
细胞骨架				
MYO1E	异常肌凝蛋白 1E，肌动蛋白功能	早期发病 FSGS	FSGS	AR
ANLN	苯胺素 F 肌动蛋白结合蛋白	成人发病 FSGS	FSGS	AD
ACTN4	α 辅肌动蛋白 4，与肌动蛋白丝交联	SRNS（成人发病）	FSGS	AD
MYH9	非肌型肌凝蛋白，细胞形态学	Epstein-Fechner 综合征	FSGS	不定
TTC21B	细胞骨架调节	青少年/成人发病 FSGS	FSGS	AR
KANK2	调节 Rho GTP 酶，细胞形态	早期发病 SRNS	FSGS，MCD	AR
ARHGAP4	Rho GTP 酶活化蛋白 24，肌动蛋白重塑	家族性 FSGS	FSGS	AD
INF2	倒置形成蛋白 2，调节肌动蛋白	成人发病 FSGS	FSGS	AD
ARGDIA	Rho GDP- 解离抑制体 1	早期发病肾病综合征，FSGS	FSGS	AR
细胞信号转导				
TRPC6	非选择性瞬时受体电位钙通道 6	SRNS（成人发病）	FSGS	AD
PLCE1	磷脂酶 Cε1，细胞连接，足细胞分化	SRNS3，肾小球发育	FSGS，DMS	AR
IGB4	β4 整合素，细胞 - 基质黏附	FSGS	FSGS	AR
DNA 修复，转录				
LMX1B	调节 NPHS1，NPHS2，CD2AP 和 COL4A3，COL4A4	指甲 - 髌骨综合征，孤立性蛋白尿	FSGS	AD
WT1	Wilms 瘤 1，转录因子	Frasier 综合征，Denys-Drash 综合征	FSGS，MCD	AD
SMARCA1	SWI/SNF 相关，基质相关肌动蛋白依赖染色质调控因子 A 1 蛋白	SRNS，Schimke 免疫 - 骨发育不良	FSGS	AR
NEIL1	Nei 内切核酸酶Ⅷ样蛋白 1，DNA 糖基化	SRNS	FSGS	AR
线粒体				
NXF2	核 RNA 输出因子 5	FSGS	FSGS	XR
COQ2	电子传递	早期发病 SRNS，CoQ10 缺陷	FSGS	AR
COQ6	辅酶 Q 生物合成	FSGS，COQ10 缺陷	FSGS	AR
MTTL1	线粒体编码 tRNA 亮氨酸 1	SRNS，进行性肾病	FSGS	母系
PDSS2	聚十异戊烯焦磷酸合成酶 2，CoQ10	SRNS，CoQ10 缺陷	FSGS，塌陷型	AR
溶酶体				
SCARB2	清道夫受体 B2	SRNS，CKD，动性肌阵挛	FSGS，塌陷型	AR

SD，裂孔膜；SRNS，激素耐受性肾病综合征；CNS，先天性肾病综合征；AR，常染色体隐性遗传；AD，常染色体显性遗传；XD，X 连锁；MCD，微小病变性肾病；DMS，弥漫性系膜硬化；TBMD，薄基底膜肾病。

De Vriese et al: Differentiating primary, genetic and secondary FSGS in adults: a clinicopathologic approach, J Am Soc Nephrol 29：759-74, 2018.

（陶璇 译，余英豪 审）

术语

缩写

- 类固醇抵抗性肾病综合征（steroid-resistant nephrotic syndrome, SRNS）
- 类固醇依赖性肾病综合征（steroid-dependent nephrotic syndrome, SDNS）
- 局灶节段性肾小球硬化症（focal segmental glomerulosclerosis, FSGS）
- 二代测序（next-generation sequencing, NGS）
- 染色体微列阵（chromosomal microarray, CMA）
- 全外显子测序（whole-exome sequencing, WES）

定义

- 外显率：携带基因变异体也同时表达疾病表型的个体比例
- WES：测序所有约 20 000 个蛋白质编码基因
- 全基因组测序：测序整个基因组包括内含子区域

- 类固醇抵抗：儿童在 4~6 周试验中、成人在 6 个月试验中未能产生反应

流行病学

年龄范围

- 先天性：子宫内至出生的前 3 周
- 儿童：直到 18 岁
- 成人：>18 岁

发病率

- 年龄依赖性
  - 年龄<1 岁：60% 具有分子诊断
  - >12 岁：10% 具有分子诊断
  - 所有成人的阳性遗传诊断率约为 10%

预后

- 有基因诊断的儿童患者 10 年肾脏存活率为 27%

足细胞示意图

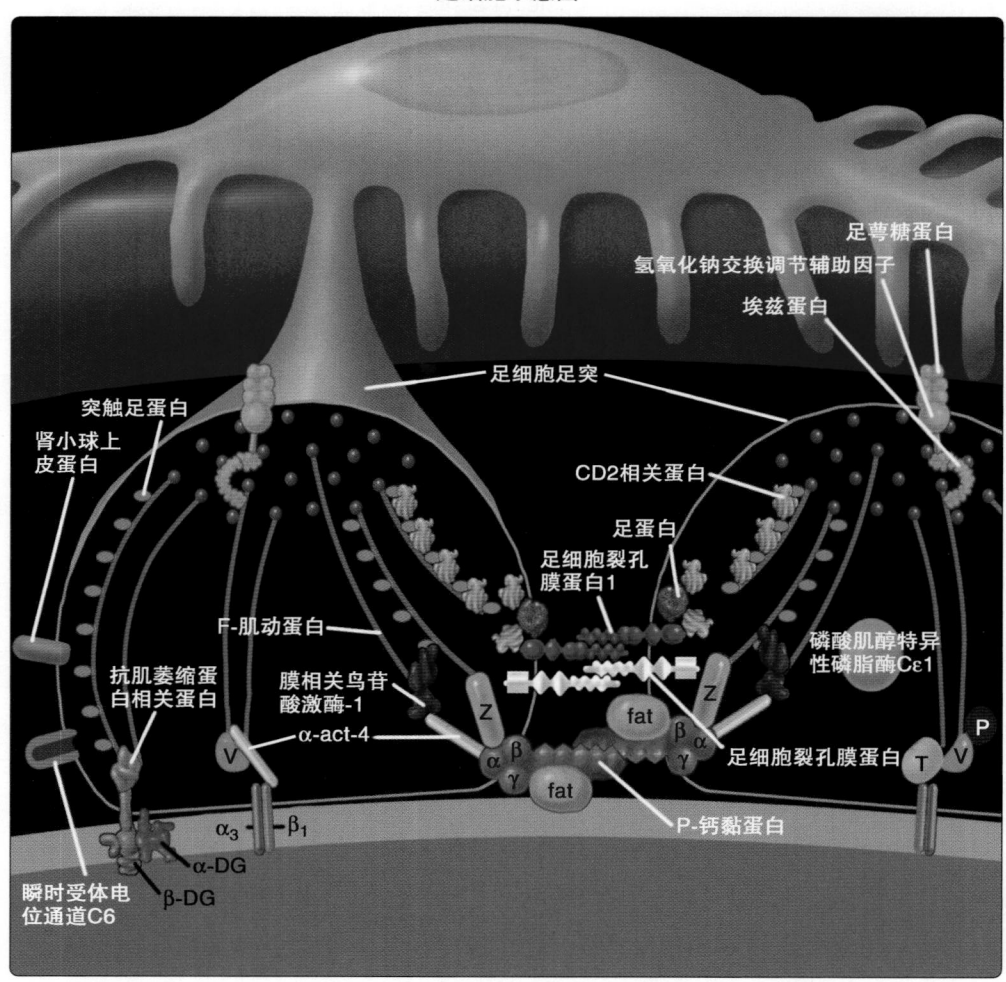

足细胞蛋白相互作用形成裂孔膜，这是许多肾病综合征遗传原因的主要位置。足细胞肌动蛋白细胞骨架及其调控成分构成了另一组导致遗传性肾病综合征的主要蛋白质。迄今为止，已确定了 >60 个与儿童和成人肾病综合征相关的基因

病因学/发病机制

组织发生

- 编码足细胞、裂孔膜、线粒体、溶酶体、核转录因子、肌动蛋白、细胞骨架和 GBM 蛋白的基因变异
- 主要遗传病因
  - *NPHS1* 编码裂孔膜蛋白（nephrin），对裂孔膜至关重要
  - *NPHS2* 编码足蛋白（podocin），为一种跨膜蛋白，用于招募裂孔膜蛋白
  - *TRPC6* 编码瞬时受体电位阳离子通道 6，钙通道素足细胞调节肌动蛋白形成
  - *CD2AP* 编码 CD2 相关蛋白，调控肌动蛋白细胞骨架
  - *PLCE1* 编码磷脂酶 Cε-1，调控细胞生长、分化和基因表达
  - *LAMB2* 编码层粘连蛋白初级亚基 β-2
- 0～3 个月龄的原发性遗传病因
  - *NPSH1* 最常见，占病例的 40%
  - *NPHS2*：11%
  - *WT1*：9%
  - *LAMB2*：6%
- 1～18 岁的原发性遗传病因
  - *NPHS2* 最常见，占病例的 6%～13%
- 成人的原发性遗传病因
  - *NPHS2*：家族性病例 4%～30%，散发病例 0～11%
  - *INF2*：家族性 17%，散发性 1%
  - *TRPC6*：家族性 15%，散发性 2.5%
  - *ACTN4*，*CD2AP*，*ANLN*：家族性

临床意义

表现

- 肾病综合征，SRNS 或 SDNS

治疗

- 肾切除术
  - 单侧或双侧切除治疗严重难治性蛋白丢失
  - 由于 *WT1* 基因突变型患者患肾母细胞瘤的风险增加，在行移植前或 ESRD 发病前行双侧肾切除术
- *WT1* 突变患者行条索状性腺切除
- 在等待基因测试结果的同时进行辅酶 Q10 补充治疗的试验
- 肾移植
  - 遗传原因几乎可以排除复发
  - 包括 R229Q 变异体在内的 *NPHS2* 复合杂合突变，成人复发率为 38%

先天性肾病综合征患者的检查评估

- 评估与先天性肾病综合征相关的潜在并发症
- 所有足细胞病相关基因的一线遗传筛查
- 当综合基因检测分子诊断不确定时，行肾活检
- 对母亲未筛查梅毒、弓形体病、巨细胞病毒、风疹、麻疹、HBV、HCV、HSV1、HSV2、HZV、HIV 和百日咳博德泰菌的病例进行感染评估
- 眼科检查、听力检查、神经检查、认知测试、心脏检查

镜下特征

光学显微镜

- 肾小球
  - 微小病变性肾病
  - FSGS, NOS 型
  - 弥漫性系膜硬化/塌陷性肾小球病
  - 局灶球性肾小球硬化症
- 肾小管间质
  - 晚期出现非特异性间质纤维化和肾小管萎缩
- 血管
  - 晚期出现小动脉硬化

电镜

- 通常有节段性足细胞足突消失
- 弥漫性足细胞足突消失与裂孔膜蛋白相关的基因突变有关（如 *NPHS2*, *CD2AP*, *KIRREL1*, *TRPC6*）

免疫荧光

- 常规抗体检测无特异性发现
- 出现不同蛋白质截断突变的患者显示表达缺失（如 nephrin，podocin）

基因检测

儿童

- 建议对特发性 SRNS 的儿童进行基因检测
- 突变测试 *NPHS1*, *NPHS2*, *WT1*, *PLCE1*, *LAMB2*
  - >80% 儿童病例的病因
- 除 *WT1* 突变外，常染色体显性病例不需要检测家族成员

成人

- 没有共识指南
- 阳性家族史或病因不明的慢性肾病患者可考虑检测
- 涉及的基因有限，包括 *NPHS2*、*TRPC6*、*ACTN4*、*ANLN*、*PODXL*

鉴别诊断

原发性 FSGS

- 完全性肾病综合征
- 弥漫性足细胞足突消失

继发性 FSGS

- 进行性肾病范围蛋白尿发作，完全性肾病综合征罕见
- 节段性足细胞足突消失

感染

- 先天性梅毒，活检通常表现为膜性肾病
- 其他先天性感染，已报道的包括弓形体病、风疹和巨细胞病毒

与遗传性 FSGS 相关的基因

裂孔膜	肌动蛋白细胞骨架	细胞核	线粒体	肌动蛋白调节	GBM	溶酶体	其他
NPHS1	ACTN4*	WT1*	COQ2	KANK1	LAMB2	SCARB2*	PTPRO
NPHS2	INF2*	WDR73	COQ6	KANK2	ITGA3		EMP2
CD2AP	MYO1E*	SMARCAL1	COQ8B	KANK4	ITGB4		CUBN
TRPC6*	MYH9*	XPO5	MT-TL1#	ARHGAP24*	COL4A3		WDR73
CRB2	AVIL	NUP93	PDSS2	ARHGDIA*	COL4A4		OSGEP
FAT1	PLCE1	NUP107		RHOA	COL4A5^		TP53RK
MAGI2	ANLN*	NUP205		RAC1			TPRKB
KIRREL1	SYNPO*	NUP85		CDC42			LAGE3
CRB2		LMX1B*		ITSN1			
		PAX2		ITSN2			
				DLC1			
				MAGI2			
				DAAM2			
				TNS2			
				PODXL*			

FSGS, 局灶节段性肾小球硬化症; 在活检中发现的与 FSGS 相关的基因。* 常染色体显性遗传; # 线粒体遗传; ^X 连锁遗传。

Kopp JB et al: Podocytopathies.Nat Rev Dis Primers.6(1): 68 , 2020.

基于发病年龄的遗传性 FSGS 病因

年龄<1岁	年龄1~10岁伴 SRNS	年龄1~10岁伴 SDNS	年龄10~18岁伴阳性家族史	成人
NPHS1	NPHS2	MAGI2	NPHS2	NPHS2
NPHS2	LAMB2	TNS2	INF2	INF2
LAMB2	WT1	DLC1	ACTN4	TRPC6
PLCE1	PLCE1	CDK20	TRPC6	ACTN4
WT1	SMARCAL1	ITSN1	WT1	CD2AP
				ANLNA

FSGS, 局灶节段性肾小球硬化症; 基于年龄和临床病史的肾病综合征/FSGS 的遗传原因。

自身免疫

● 系统性红斑狼疮

膜性肾病

● MME 突变母亲将抗中性内肽酶抗体转移给婴儿

参考文献

1. Malakasioti G et al: A multicenter retrospective study of calcineurin inhibitors in nephrotic syndrome secondary to podocyte gene variants. Kidney Int. 103(5):962-72, 2023
2. Morello W et al: A systematic review and meta-analysis of the rate and risk factors for post-transplant disease recurrence in children with steroid resistant nephrotic syndrome. Kidney Int Rep. 8(2):254-64, 2023
3. He Z et al: Case report and literature review: a de novo pathogenic missense variant in ACTN4 gene caused rapid progression to end-stage renal disease. Front Pediatr. 10:930258, 2022
4. Massengill S et al: Genetic spectrum of nephrotic syndrome: impact of podocytopathy in adult life. Adv Chronic Kidney Dis. 29(3):221-4, 2022
5. Nagano C et al: Clinical, pathological, and genetic characteristics in patients with focal segmental glomerulosclerosis. Kidney360. 3(8):1384-93, 2022
6. Pepper RJ et al: The causes and consequences of paediatric kidney disease on adult nephrology care. Pediatr Nephrol. 37(6):1245-61, 2022
7. Sambharia M et al: Monogenic focal segmental glomerulosclerosis: a conceptual framework for identification and management of a heterogeneous disease. Am J Med Genet C Semin Med Genet. 190(3):377-98, 2022
8. Trautmann A et al: Outcomes of steroid-resistant nephrotic syndrome in children not treated with intensified immunosuppression. Pediatr Nephrol. ePub, 2022
9. AbuMaziad AS et al: Congenital nephrotic syndrome. J Perinatol. 41(12):2704-12, 2021
10. Boyer O et al: Management of congenital nephrotic syndrome: consensus recommendations of the ERKNet-ESPN Working Group. Nat Rev Nephrol. 17(4):277-89, 2021
11. Klämbt V et al: Generation of monogenic candidate genes for human nephrotic syndrome using 3 independent approaches. Kidney Int Rep. 6(2):460-71, 2021
12. Kopp JB et al: Podocytopathies. Nat Rev Dis Primers. 6(1):68, 2020
13. Murray SL et al: Utility of genomic testing after renal biopsy. Am J Nephrol. 51(1):43-53, 2020
14. Schneider R et al: DAAM2 variants cause nephrotic syndrome via actin dysregulation. Am J Hum Genet. 107(6):1113-28, 2020
15. Groopman EE et al: Diagnostic utility of exome sequencing for kidney disease. N Engl J Med. 380(2):142-51, 2019
16. Yao T et al: Integration of genetic testing and pathology for the diagnosis of adults with FSGS. Clin J Am Soc Nephrol. 14(2):213-23, 2019
17. De Vriese AS et al: Differentiating primary, genetic, and secondary FSGS in adults: a clinicopathologic approach. J Am Soc Nephrol. 29(3):759-74, 2018
18. Groopman EE et al: Genomic medicine for kidney disease. Nat Rev Nephrol. 14(2):83-104, 2018
19. Warejko JK et al: Whole exome sequencing of patients with steroid-resistant nephrotic syndrome. Clin J Am Soc Nephrol. 13(1):53-62, 2018
20. Bierzynska A et al: Genomic and clinical profiling of a national nephrotic syndrome cohort advocates a precision medicine approach to disease management. Kidney Int. 91(4):937-47, 2017
21. Trautmann A et al: Long-term outcome of steroid-resistant nephrotic syndrome in children. J Am Soc Nephrol. 28(10):3055-65, 2017

FSGS，NOS 型

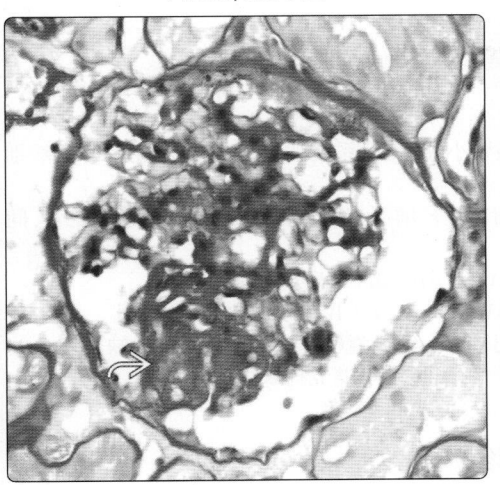

节段性足细胞足突消失

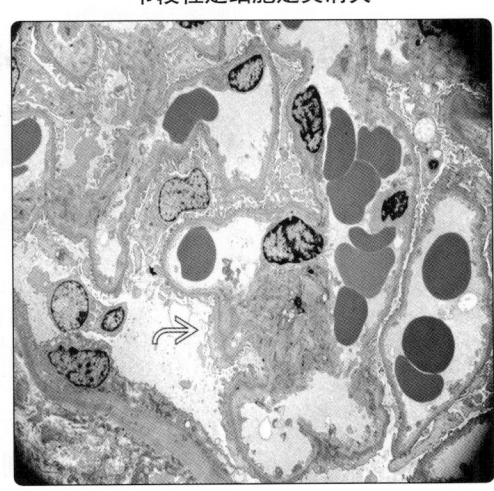

（左）1 例成人 *INF2* 致病性亚型患者肾活检，显示 FSGS ➡，同一患者后来的肾活检未显示肾小球明显病变

（右）*INF2* 编码倒置形成蛋白 2 蛋白，一种调节足细胞骨架的肌动蛋白结合蛋白质。同一例活检患者的电镜图像显示足细胞足突节段性消失 ➡，而裂孔膜基因变异患者的足细胞足突则呈弥漫消失改变

FSGS，NOS 型

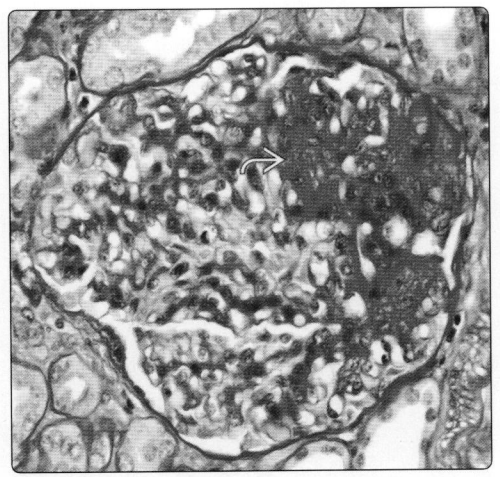

裂孔膜基因突变

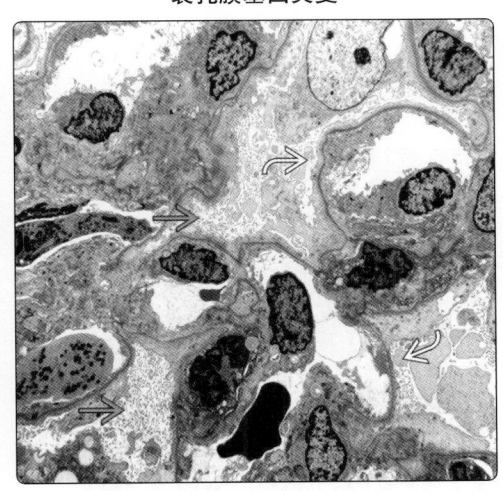

（左）1 例小儿杂合性 *NPHS2* 致病性变异，光镜显示 FSGS，NOS 型 ➡

（右）同一患者的电镜图像。足蛋白是裂孔膜的主要成分。裂孔膜基因突变患者通常显示广泛的足突消失 ➡，并有显著的足细胞胞质微绒毛转化 ➡

酷似 Alport 综合征

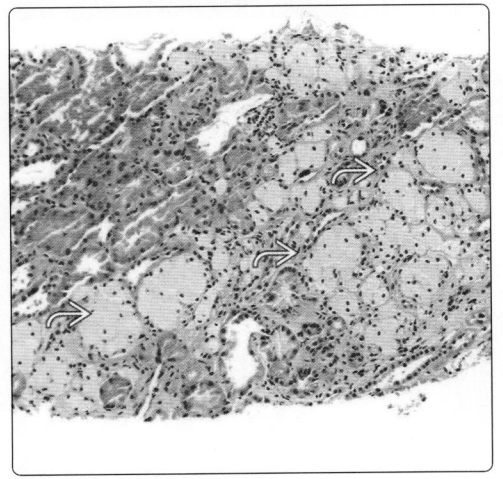

酷似 Alport 综合征

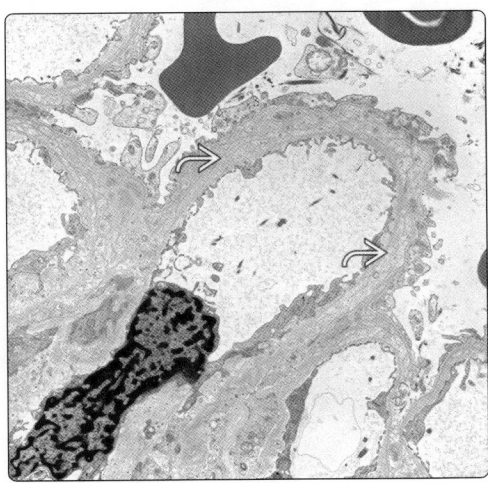

（左）表现为肾病综合征的小儿患者肾活检，肾皮质显示间质大量泡沫样巨噬细胞浸润 ➡，这种表现为非特异性，但通常与 Alport 综合征有关

（右）1 例 *WT-1* 致病性变异患者的电镜图像，显示 GBM 多层化和编织状 ➡，这些改变通常与 Alport 综合征相关

（陶璇 译，余英豪 审）

要　点

术语

- 继发于编码Ⅳ型胶原 α3、α4 或 α5 链基因突变的遗传性疾病
- 以血尿、进行性肾功能不全、感音神经性聋和圆锥形晶状体为典型特征

病因学 / 发病机制

- 65%~85% COL4A5 突变通过 X 连锁遗传
- 4%~10% COL4A3、COL4A4 突变通过常染色体隐性遗传（AR）
- 5%~30% COL4A3、COL4A4 突变通过常染色体显性遗传
- 双基因遗传罕见

临床特征

- 血尿、蛋白尿、感音神经性聋、高血压、眼异常
- 90% 的 X 连锁男性和 12% 的 X 连锁携带者女性 40 岁时发展为 ESRD

- 二代测序基因检测是确定性的

镜下特征

- 早期：轻微肾小球病变，系膜细胞增生，间质泡沫样巨噬细胞浸润
- 晚期：毛细血管袢增厚、FSGS、球性硬化、肾小管萎缩、间质纤维化
- 电镜下 GBM 多层化、微粒、扇贝形和薄 GBM
- GBM 和 TBM α3、α4、α5(Ⅳ)胶原蛋白染色减弱
  - X 连锁男性 AS：鲍曼囊（BC）α5(Ⅳ)染色缺失
  - X 连锁女性杂合子：马赛克样缺失
  - AR：BC 存在 α5(Ⅳ)染色

主要鉴别诊断

- TBMD
- FSGS
- 其他疾病修复过程的 GBM 节段分层

早期 AS 肾小球几乎正常

（左）2 岁男孩肾活检，有蛋白尿和 X 连锁 AS 家族史。除了显示轻度系膜细胞增生外，肾小球病变不明显

（右）左图为正常肾脏 COL4A5 染色，显示 GBM ➡、鲍曼囊 ➡ 和远端小管 ➡。右侧为 X 连锁 AS 男孩肾活检 COL4A5 染色，显示 GBM ➡ 和 BC ➡ 染色缺失

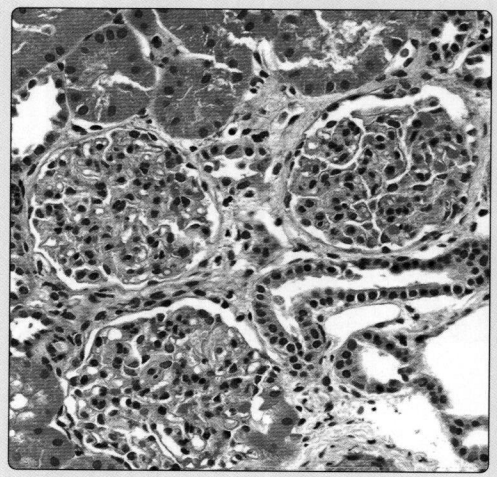

COL4A5 链：正常肾脏和 X 连锁 AS

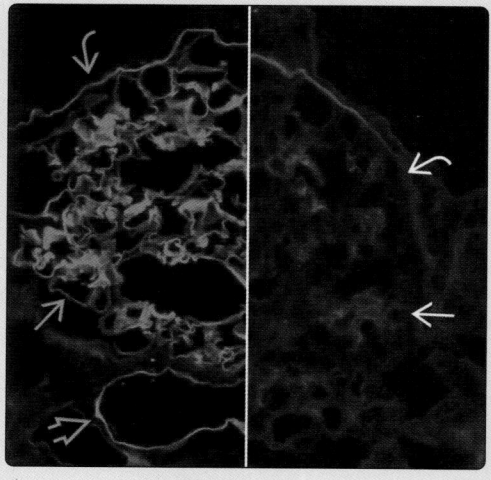

GBM 分层和变薄

（左）AS 肾小球超微结构特征为 GBM 不规则节段增厚及多层化 ➡ 和变薄 ➡，GBM 足细胞边缘通常呈扇贝形。该患者有 X 连锁 AS，其他遗传形式可出现类似特征

（右）X 连锁 AS 男孩，GBM 段显示典型撕裂和多层化（编织状），诊断为 AS。GBM 也含有微粒（"面包屑"）➡

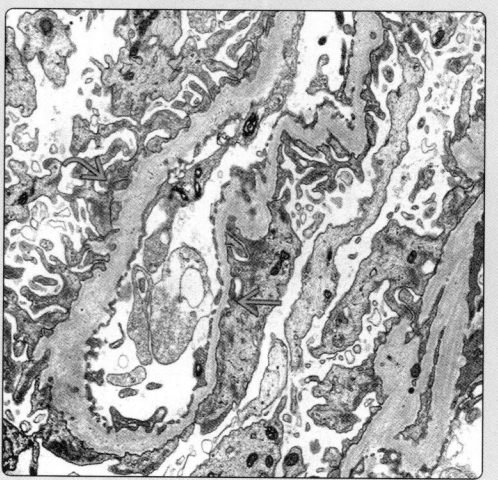

GBM 多层化及微粒

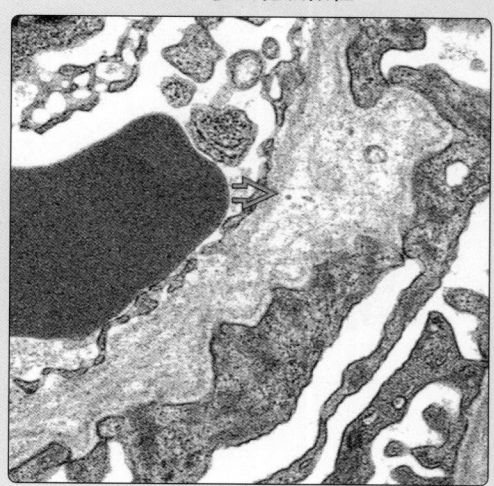

术语

缩写

- Alport 综合征（Alport syndrome，AS）
- 薄基底膜病（thin basement membrane disease，TBMD）

同义词

- 遗传性肾炎

定义

- 编码Ⅳ型胶原 α3、α4 或 α5 链基因（COL4A3/COL4A4/COL4A5）突变引起的遗传性疾病谱系
  - 典型表现为儿童期血尿、进行性肾功能不全、感音神经性聋和圆锥形晶状体

病因学/发病机制

遗传学

- X 连锁：COL4A5
  - 编码Ⅳ型胶原 α5 链
  - 大片段基因，53 个外显子；染色体 Xq26-48
  - 65%～85% 的 AS 患者
  - 数据库（2014）记载 >1 900 个不同突变
    - 77% 代换，16% 缺失，5% 插入/重复
      - 最常见的错义突变累及甘氨酸 -X-X 胶原蛋白重复序列
      - 非胶原（NC）结构域的半胱氨酸也常受累
    - 10%～15% 为新生突变（没有家族史）
    - 29% 没有已知的致病性
  - 相邻 COL4A6 突变引起弥漫性平滑肌瘤病
  - 男性患者突变性质影响表型
    - 截短突变：早期发生 ESRD（平均：25 岁）
    - 剪切位点突变：中期发生 ESRD（平均：28 岁）
    - 错义突变：后期发生 ESRD（平均：37 岁）
      - 晚发性耳聋（50% 在 20 岁发病）
    - 5' 端突变，起病较早，肾外症状多
  - 女性杂合子疾病的严重性取决于突变性质和 X 失活程度
- 常染色体：COL4A3 和 COL4A4
  - 编码Ⅳ型胶原 α3 和 α4 链
    - 2q35-37 号染色体上的邻近基因
  - 常染色体隐性遗传（AR）
    - 4%～15% 的 AS 患者
    - 纯合或复合杂合突变
    - ESRD 发生时间：10～44 岁
  - 常染色体显性遗传（AD）
    - 5%～30% 的 AS 患者
    - 二代测序（NGS）的应用发现发病率更高（20%～30% 的 AS 患者）
    - 约 25% 进展为 ESRD，平均年龄：56 岁
    - 可仅有听力丧失；圆锥形晶状体罕见
    - 听力丧失较晚且轻微，伴有肾功能丧失
    - 风险因素
      - 蛋白尿
      - FSGS
      - GBM 增厚/分层
      - 听力缺陷
- COL4A3 突变为肾病综合征患者中最常见的基因突变
  - 活检更常显示 FSGS
  - 进展为 ESRD 的概率更高
- 双基因型：COL4A3、COL4A4 和 COL4A5
  - 可表现为 AR、AD 或不可预测的遗传学传递模式
- 10%～45% 疑似 AS 患者 NGS 未能检测到 COL4A3、COL4A34 或 COL4A35 突变

发病机制

- 正常 GBM 和远端 TBM 主要由 α3α4α5 三聚体Ⅳ型胶原分子组成
  - 3 条链中任何一条缺陷都会导致三聚体形成失败及其他两条链缺失
  - BC 含有 α5α5α6 三聚体
    - α5 表达不依赖于 α3 或 α4
  - Ⅳ型胶原 α1α1α2 链在 AS 中表达增加

临床特征

流行病学

- 发病率
  - 在西方国家中占 ESRD 的 1%～2%
    - 儿童中占 ESRD 的 3%
  - 与种族或民族无关
  - 10% 病因不明的肾衰竭为致病性 COL4A3-COL4A5 变异

表现

- 血尿
  - 男性通常表现为肉眼血尿
  - 女性通常表现为镜下血尿
  - 男性更倾向持续性血尿，女性倾向间歇性血尿
  - 运动或感染后血尿加剧
- 蛋白尿，1～2g/d 倾向于疾病过程中较晚出现
  - X 连锁 AS 中变化不定
  - AR AS 中常见
    - 肾病综合征 30%
  - 女性患者中与 COL4A5 截断突变、大的重排和预后差相关
- 感音神经性聋比 ESRD 早 5～10 年
  - 90% 的 X 连锁半合子出现在 40 岁
  - 10% 的 X 连锁杂合子出现在 40 岁
  - 67% 的 AR 纯合子出现在 20 岁
    - AS 的特异性病征
- 高血压
- 前圆锥形晶状体（约 22% 的患者 <25 岁）
  - AS 的特异性病征
  - 与快速进展为 ESRD 和听力丧失有关
- 平滑肌瘤病（罕见）
  - COL4A6 和 COL4A5 1-2 号外显子突变

实验室检查

- 基因检测
  - AS 诊断的金标准
  - NGS 检测 AS 基因突变敏感性 >90%

413

治疗

- 血管紧张素转换酶抑制剂
  - 诊断为 X 连锁男性患者和 AR 形式的男性、女性患者
  - 有微量蛋白尿发作的 X 连锁女性患者和 AD 形式的男性、女性患者
- ESRD 患者肾移植
  - 约 2% 的 X 连锁 AS 患者肾移植后可发生抗 GBM 病

预后

- X 连锁男性患者：90% 40 岁时发展为 ESRD
- X 连锁女性患者：约 25% 60 岁时发展为 ESRD
- AR：约 100% 进展为 ESRD
- AD：如果存在其他危险因素，约 20% 发展为 ESRD
  - 危险因素：蛋白尿、肉眼血尿、听力缺陷、GBM 增厚、GBM 分层
- 双基因型：预后不一

镜下特征

组织学特征

- 肾小球
  - 早期轻微病变
    - 轻度系膜细胞增生
    - 毛细血管直径变小
    - 光镜下难以识别 GBM 分层
  - 后期病变
    - 节段肾小球硬化
    - 球性肾小球硬化
- 肾间质和肾小管
  - 肾间质纤维化和肾小管萎缩
  - 肾间质泡沫样巨噬细胞浸润
- 血管：无特异性改变
- 皮质囊肿：小且少见

辅助检查

免疫荧光

- 无特异性 IgG、IgA、IgM、C3、C1q、κ、λ 沉积
- FSGS 区可出现节段 IgM 和 C3 沉积

电镜

- 两种特征性病变
  - 严重 AS 病例可见 GBM 多层化导致编织状外观
    - 男性患者随年龄增加，女性患者则不然
    - 女性患者呈节段病变，随年龄变化不大
    - GBM 分层之间可见微粒或"面包屑"
    - GBM 不规则，节段厚薄不一
    - GBM 上皮下表面呈扇贝形或"外突"
    - 足细胞足突消失并与 GBM 融合
  - 薄 GBM
    - 见于 COL4A3、COL4A4 和 COL4A5 杂合子
    - 某些典型 X 连锁 AS 病例唯一的病变，与年龄无关
      □ 特别是女性患者
    - 临床过程轻微
    - 最常见于错义突变

- 家族内通常病变一致

GBM Ⅳ型胶原链检测

- 冷冻切片免疫荧光
- X 连锁 AS：男性半合子
  - GBM、TBM、BC α5（Ⅳ）染色阴性
  - GBM、TBM α3（Ⅳ）染色阴性
  - GBM α1（Ⅳ）和 α2（Ⅳ）染色增强
  - 10%～20% 染色正常（错义突变和内含子突变）
- X 连锁 AS：女性杂合子
  - GBM、TBM α5（Ⅳ）和 α3（Ⅳ）表达可保留、减少或呈斑驳状模式
- AR AS 纯合子
  - GBM 和远端 TBM α3（Ⅳ）和 α5（Ⅳ）染色阴性或显著减弱
  - BC α5（Ⅳ）染色保留
- AD AS 杂合子
  - α5（Ⅳ）及 α3（Ⅳ）染色正常
  - 包括既往分类的 TBMD

皮肤表皮基底膜Ⅳ型胶原链检测

- X 连锁型男性 α5（Ⅳ）染色缺失（86%），女性 α5（Ⅳ）染色呈斑驳状缺失（93%）
- 如为 AD 或 AR，α5（Ⅳ）染色保留

鉴别诊断

TBMD

- 正常胶原染色模式
- 2018 年共识中被归类为 AD AS

Epstein 和 Fechtner 综合征

- 遗传性肾炎、耳聋、巨血小板减少症（Epstein）或白内障、蓝-白细胞包涵体（Fechtner）
- 电镜 GBM 改变类似于 AS
- MYH9 突变，α3-α5（Ⅳ）链表达正常

Denys-Drash 综合征（WT1 突变）

- GBM 分层类似于 AS
- 发病年龄通常＜2 岁；外生殖器双性发育；Wilms 瘤

IgA 肾病

- 修复性节段 GBM 分层可酷似 AS
  - 部分 IgA 肾病显示 GBM 变薄
    - 可能并发Ⅳ型胶原病
- 系膜区 IgA 沉积明显，α3-α5（Ⅳ）链正常

FSGS

- 10% 的家族性 FSGS 患者 COL4A3 或 COL4A4 存在杂合突变
  - 缺乏典型的 AS 电镜下基底膜变化

诊断要点

临床相关病理特征

- 球性 GBM 多层化预后较差

Ⅳ型胶原 α1、α3 和 α5 链染色模式

AS 亚型	α1（Ⅳ）链	α3（Ⅳ）链	α5（Ⅳ）链
正常	GBM（±），BC（+），DT（+）	GBM（+），DT（+）	GBM（+），DT（+），BC（+），CD（+）
X 连锁（男性）	GBM（+），BC（+），DT（+）	GBM* 和 DT* 缺失	GBM、DT、BC、EBM 缺失
X 连锁杂合子（女性）	GBM（+），BC（+），DT（+）	GBM、DT 斑驳状或减弱	GBM、DT、BC、EBM 斑驳状或减弱
常染色体隐性遗传	GBM（+），BC（+），DT（+）	GBM、DT 缺失或减弱	GBM、DT 缺失或减弱；BC 和 EBM 染色存在
常染色体显性遗传（薄基底膜肾病）	GBM（±），BC（+），DT（+）	GBM 染色可比正常弱，DT 染色正常	GBM 染色可比正常弱，BC、DT 染色正常

GBM，肾小球基底膜；BC，鲍曼囊；DT，远端小管基底膜；CD，集合管；EBM，表皮基底膜。约 10% 表现为正常或轻微减弱
双基因型的免疫病理数据有限，应该模拟常染色体隐性遗传，除非涉及 *COL4A5*，那么应该与 X 连锁男性遗传相同。

Alport 综合征类型的统一分类（2018）

遗传特征	遗传状态	注释	ESRD 的估计风险
X 连锁（*COL4A5*）			
	半合子（男性个体）	至 ESRD 的进展速度和肾外症状表现时间受基因型强烈影响	100%
	杂合子（女性个体）	进展危险因素：肉眼血尿、SNHL、蛋白尿、GBM 增厚与分层	≤25%
常染色体（*COL4A3* 或 *COL4A4*）			
	隐性遗传（纯合子或复合型杂合子）	至 ESRD 的进展速度和肾外症状表现时间受基因型强烈影响	100%
	显性遗传	包括既往诊断为 TBMD/BFH 患者 进展危险因素：蛋白尿、FSGS、GBM 增厚与分层、SNHL、或患者/家族成员进展证据、遗传修饰基因	有风险因素＞20%；无风险因素＜1%
双基因型（*COL4A3*，*COL4A4*，和 *COL4A5*）			
	COL4A3 和 *COL4A4* 反式突变	临床表现和家系符合常染色体显性遗传	≤100%
	COL4A3 和 *COL4A4* 顺式突变	临床表现和家系符合常染色体显性遗传	≤20%
	COL4A5 和 *COL4A3* 或 *COL4A4* 突变	遗传模式不符合任何孟德尔遗传	≤100% 男性

ESRD，终末期肾病；TBMD，薄基底膜肾病；BFH，良性家族性血尿；FSGS，局灶节段性肾小球硬化症；GBM，肾小球基底膜；SNHL，感音性神经性耳聋。
对于仅有 GBM 变薄，无已知 *COL4A5*、*COL4A3* 或 *COL4A4* 突变，GBM COLA4 染色异常，有 ESRD 家族史或肾外表现患者，建议诊断术语："复发性和持续性血尿伴其他形态学改变"。

Kashtan CE et al：Alport syndrome：a unified classification of genetic disorders of collagen Ⅳ α345：a position paper of the Alport Syndrome Classification Working Group. Kidney International. 93：1045-51，2018.

病理解读要点

- X 连锁携带者和 AR 患者可仅表现为薄 GBM
- Ⅳ型胶原 α3 和 α5 链免疫荧光检测通常可以鉴别 AR AS 与 X 连锁 AS
- GBM 节段分层也可见于其他肾脏疾病修复过程（如 IgA 肾病）

参考文献

1. Yuan X et al: Genetic variants of the COL4A3, COL4A4, and COL4A5 genes contribute to thinned glomerular basement membrane lesions in sporadic IgA nephropathy patients. J Am Soc Nephrol. 34(1):132-44, 2023

2. Gibson JT et al: A systematic review of pathogenic COL4A5 variants and proteinuria in women and girls with X-linked Alport syndrome. Kidney Int Rep. 7(11):2454-61, 2022

3. Savige J et al: Guidelines for genetic testing and management of Alport syndrome. Clin J Am Soc Nephrol. 17(1):143-54, 2022

4. Boeckhaus J et al: Precise variant interpretation, phenotype ascertainment, and genotype-phenotype correlation of children in the EARLY PRO-TECT Alport trial. Clin Genet. 99(1):143-56, 2021

5. Kashtan CE et al: Alport syndrome: a unified classification of genetic disorders of collagen IV α345: a position paper of the Alport Syndrome Classification Working Group. Kidney Int. 93(5):1045-51, 2018

AS 轻微肾小球病变

肾小球毛细血管袢变小

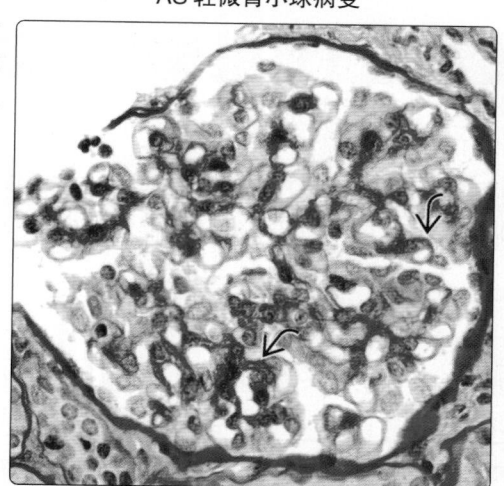

（左）肾小球显示系膜轻度扩张，光镜下很难看出 GBM 异常，尽管有少量血管袢显示明显增厚和/或双轨➡
（右）AS 中肾小球有时显示毛细血管袢异常变小，如图所示。患者 66 岁女性，有血尿和蛋白尿，她的两个兄弟死于肾病

AS FSGS

AS FSGS

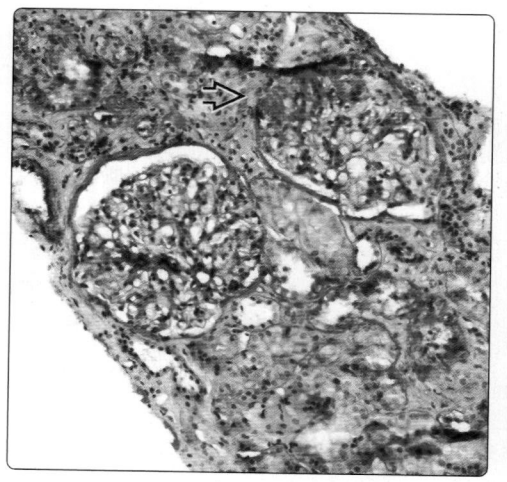

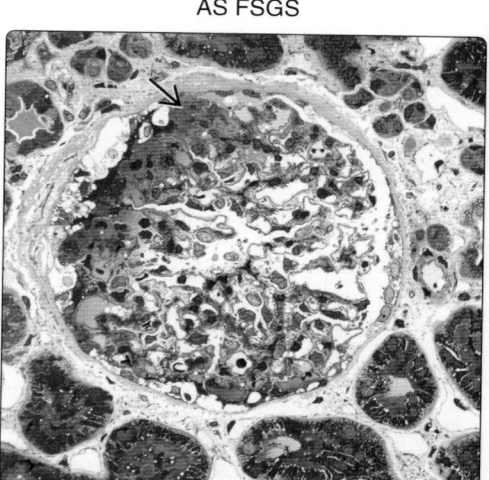

（左）本例活检 FSGS ➡表现导致最初诊断为 FSGS，然而，根据电镜观察到的 GBM 异常诊断为 AS
（右）AS 在光镜下可被误认为特发性 FSGS。本例肾小球显示节段瘢痕和粘连 ➡（甲苯胺蓝染色），通过电镜和 α3、α5（Ⅳ）胶原染色确诊

间质泡沫样巨噬细胞

AS 红细胞管型

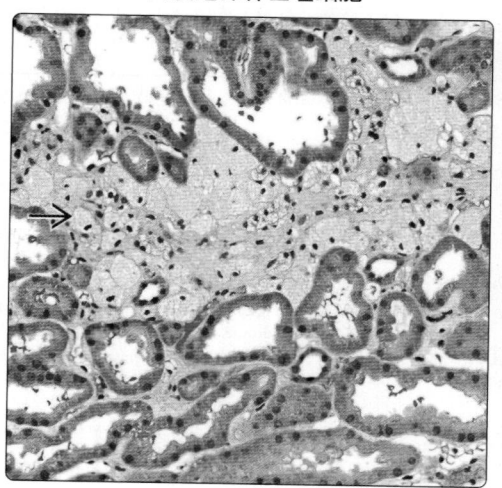

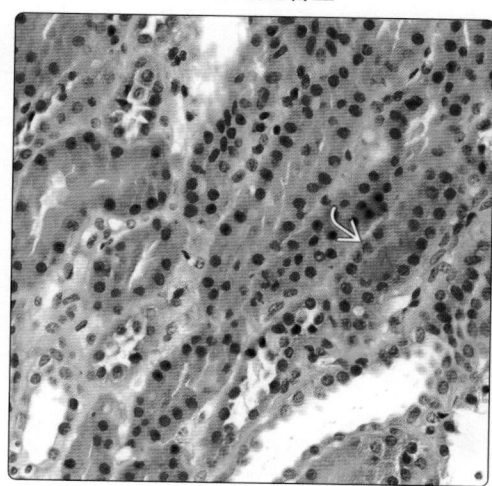

（左）51 岁女性，有血尿、蛋白尿加重和感音神经性聋。肾活检 HE 显示间质泡沫样巨噬细胞浸润 ➡。间质泡沫样巨噬细胞曾被认为是 AS 特异性表现，但也可见于其他原因引起的肾病综合征患者活检标本中
（右）AS 患者肾小管内见红细胞管型 ➡，有时这是 AS 唯一的光镜诊断线索，如在本例 8 岁女孩中

正常肾小球 α3（Ⅳ）染色

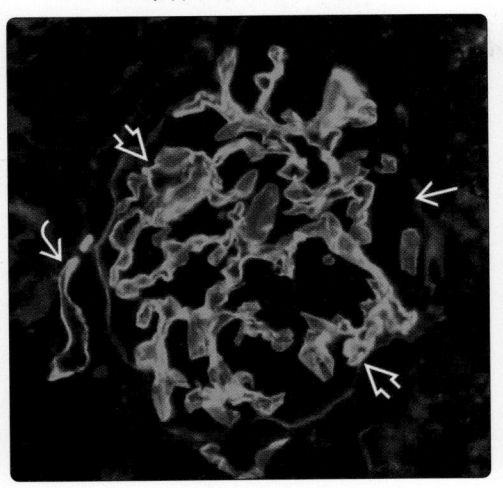

X 连锁 AS 肾小球 α3（Ⅳ）染色减弱

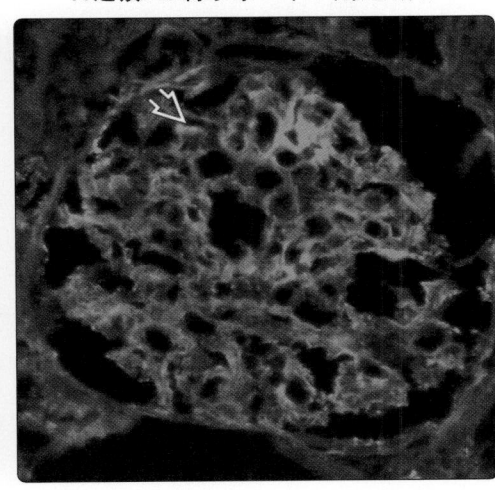

（左）正常肾脏 α3（Ⅳ）胶原单克隆抗体染色，显示 GBM ➡ 和远端 TBM ➡ 呈明亮线性染色，这些区域含有 α3、α4、α5（Ⅳ）胶原链。BC 染色阴性 ➡

（右）男童 X 连锁 AS，肾小球与正常对照相比，显示 GBM α3（Ⅳ）呈微弱的局灶染色 ➡。X 连锁 AS 患者有 α5（Ⅳ）胶原基因突变，但 α3（Ⅳ）胶原需要与 α5 链（和 α4 链）共同作用才能在 GBM 中沉积

α5（Ⅳ）染色正常分布

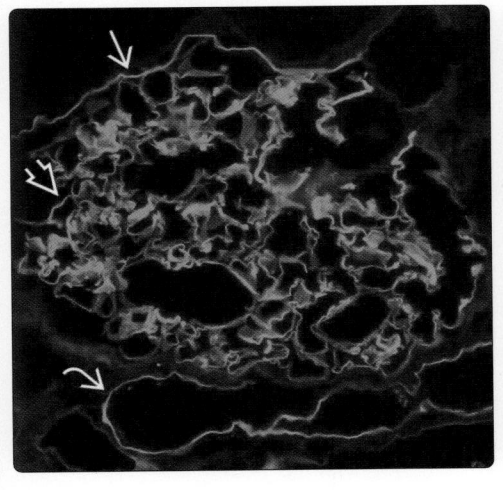

X 连锁 AS α5（Ⅳ）胶原染色阴性

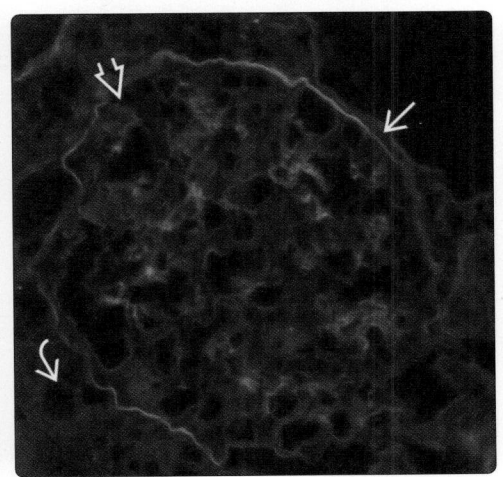

（左）正常人肾脏 α5（Ⅳ）胶原染色显示 GBM ➡、远端 TBM ➡ 和 BC ➡ 呈典型明亮的线性染色模式

（右）在 X 连锁 AS 中，GBM ➡、BC ➡ 和远端 TBM ➡ α5（Ⅳ）胶原染色呈阴性。BC α5（Ⅳ）染色阴性可将 X 连锁与常染色体隐性遗传 AS 鉴别开来。本例系 3 岁 AS 男孩肾活检，α3（Ⅳ）染色亦为阴性

X 连锁 AS α5（Ⅳ）染色缺失

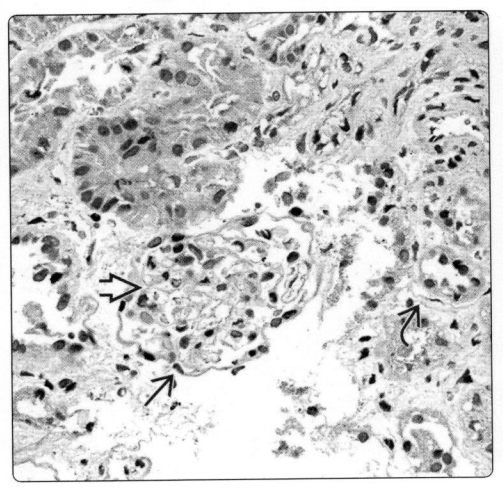

AS α5（Ⅳ）模糊染色

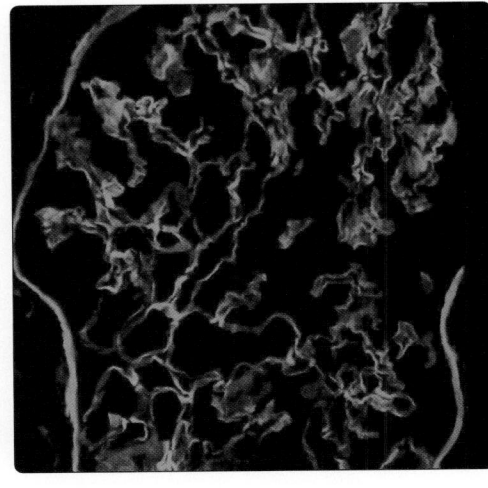

（左）X 连锁 AS 男性患者活检标本肾小球 ➡、BC ➡ 和远端小管 ➡ α5（Ⅳ）胶原链染色阴性，而这些结构正常时 α5（Ⅳ）胶原染色阳性

（右）21 岁耳聋男性，外祖父有 ESRD。电镜显示典型的 AS GBM 改变，免疫荧光染色显示尽管在一些地方染色很弱，但 GBM 和 BC α5（Ⅳ）胶原链存在。大约 15% 的 AS 患者 α5（Ⅳ）染色正常或较弱，与错义突变或内含子突变有关

正常 α3（Ⅳ）胶原链染色

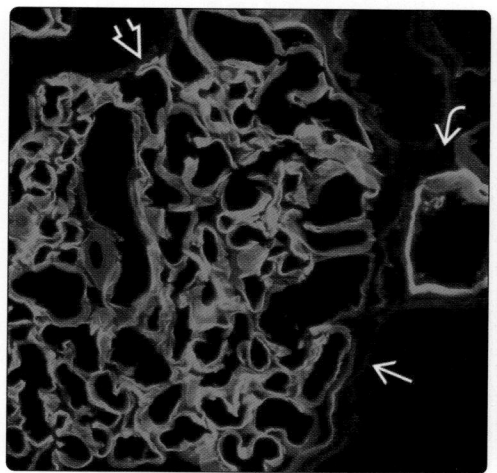

X 连锁 AS 女性患者节段 α3（Ⅳ）染色缺失

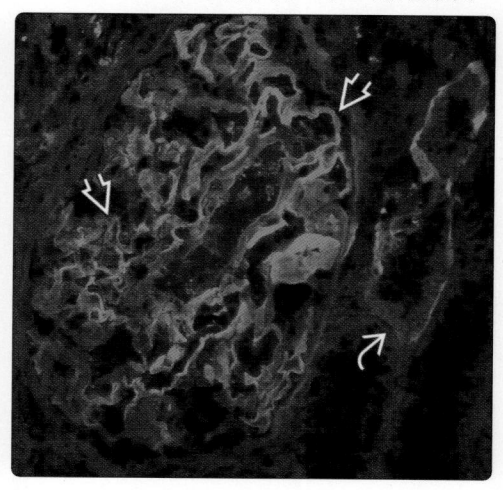

（左）α3（Ⅳ）胶原单克隆抗体免疫荧光染色，正常肾小球显示 GBM ➤ 和远端 TBM ➤ 明亮的线性染色，但 BC 阴性 ➤

（右）64 岁女性血尿患者，其母亲、哥哥和姐姐也有血尿。肾活检 α3（Ⅳ）胶原链染色显示 GBM ➤ 和远端 TBM ➤ 染色减弱并呈节段缺失，高度提示该女性杂合子为 X 连锁 AS

X 连锁 AS 女性患者 α3（Ⅳ）染色节段缺失

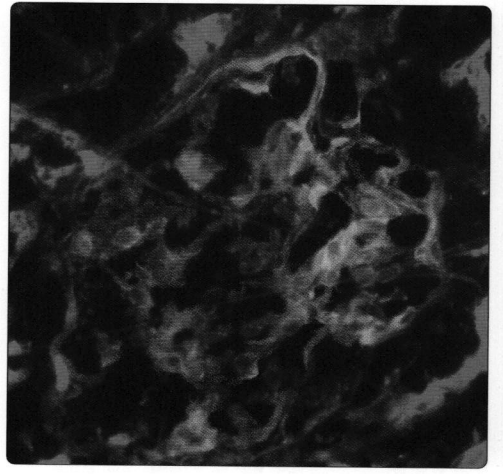

X 连锁 AS 女性患者 α1（Ⅳ）染色增强

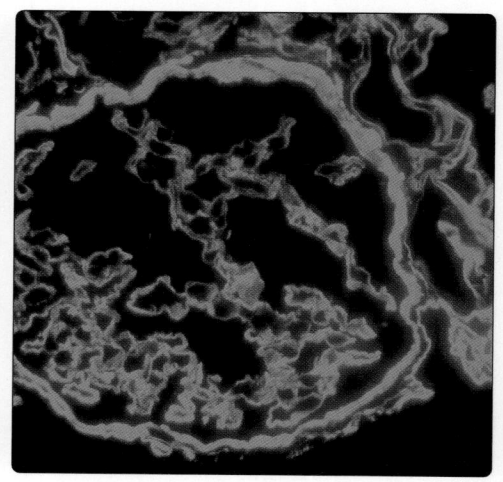

（左）女性患者，5 年前诊断为 FSGS，肾活检免疫荧光染色显示 GBM 断续性（斑驳状）α3（Ⅳ）胶原染色。电镜显示 GBM 呈显著厚薄不一改变

（右）α1（Ⅳ）胶原阳性的 X 连锁 AS 女性患者，显示肾小球 α1（Ⅳ）染色增强，正常情况下局限于内皮下和系膜区。这种染色有助于证实 α3、α5（Ⅳ）不规则染色非伪影造成

X 连锁 AS 女性患者 α3（Ⅳ）染色节段缺失

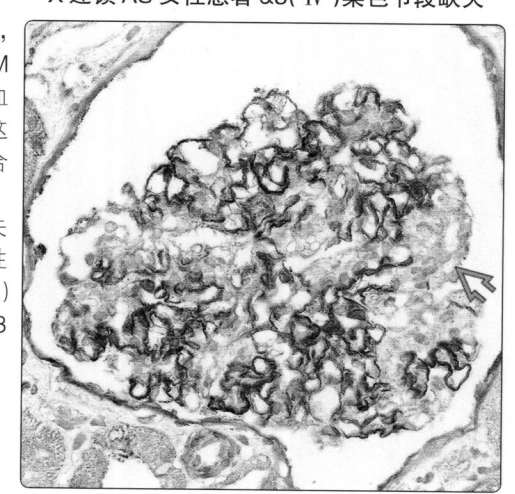

X 连锁 AS 女性患者 α3（Ⅳ）染色节段缺失

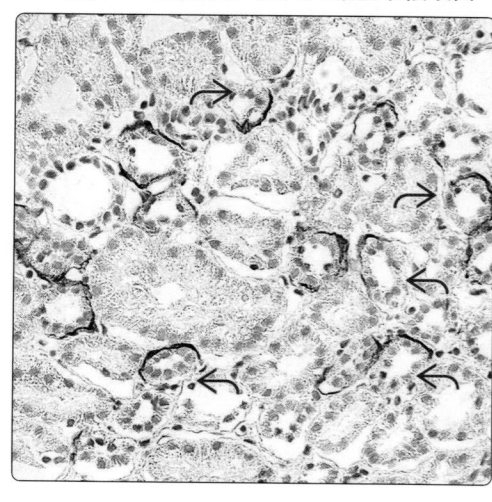

（左）X 连锁 AS 女性患者，α3（Ⅳ）胶原染色显示 GBM 斑驳状着色。注意毛细血管袢染色局灶阴性 ➤。这种染色模式为该女性杂合子典型的 X 连锁 AS 特征

（右）由于 X 染色体随机失活，X 连锁 AS 杂合子女性患者可见远端小管 α3（Ⅳ）呈斑驳状染色模式 ➤。α3 表达需要 α5（Ⅳ）的表达

常染色体隐性遗传 AS α5(Ⅳ)染色

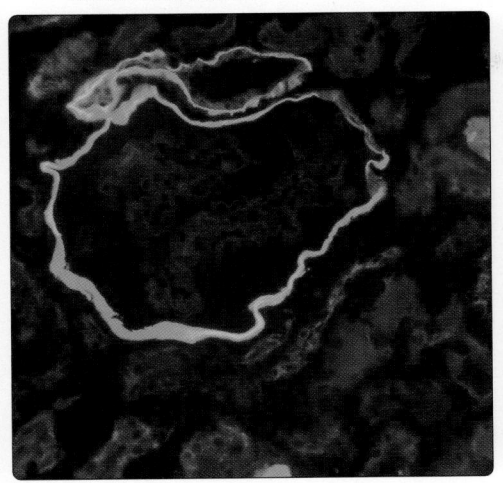

常染色体隐性遗传 AS α3(Ⅳ)染色

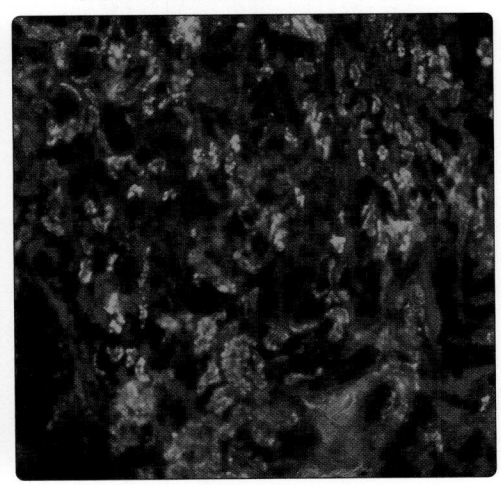

（左）GBM α5(Ⅳ)染色阴性，而 BC 呈阳性，这种着色模式见于常染色体隐性遗传 AS。BC 含 α5、α5、α6(Ⅳ)三聚体，表达 α5 不需要 α3 或 α4 胶原表达，不同的是 GBM 和远端 TBM 含有 α3、α4、α5(Ⅳ)三聚体

（右）常染色体隐性遗传 AS，其 GBM 和远端 TBM α3(Ⅳ)胶原染色完全阴性，正常情况下这些部位表达 α3(Ⅳ)胶原。这种染色模式与 X 连锁 AS 男性患者染色模式相似

正常皮肤 α1(Ⅳ)胶原染色

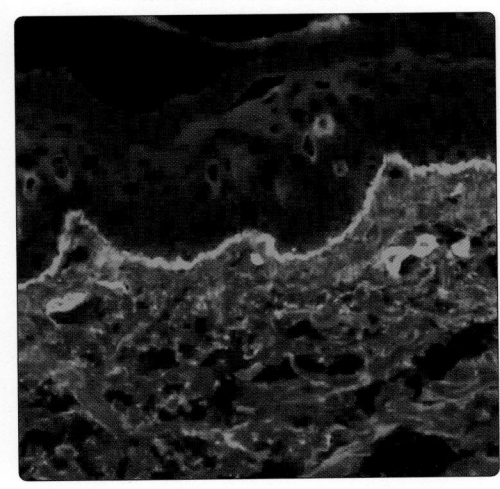

正常皮肤 α5(Ⅳ)胶原染色

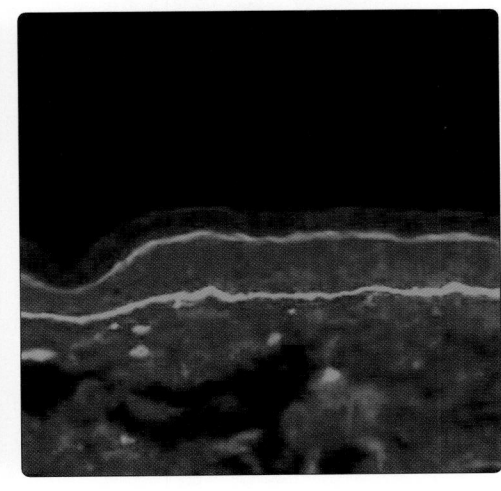

（左）正常皮肤免疫荧光染色显示表皮和血管基底膜 α1(Ⅳ)胶原链呈明亮线性染色。表皮基底膜（EBM）含有 α1(Ⅳ)、α2(Ⅳ)、α5(Ⅳ)和 α6(Ⅳ)胶原链，但不含 α3(Ⅳ)或 α4(Ⅳ)链

（右）皮肤 α5(Ⅳ)染色为 X 连锁 AS 的筛查检测，图示正常皮肤抗 α5(Ⅳ)胶原抗体表皮基底膜（EBM）着色非常突出

X 连锁 AS 男性患者 α5(Ⅳ)染色缺失

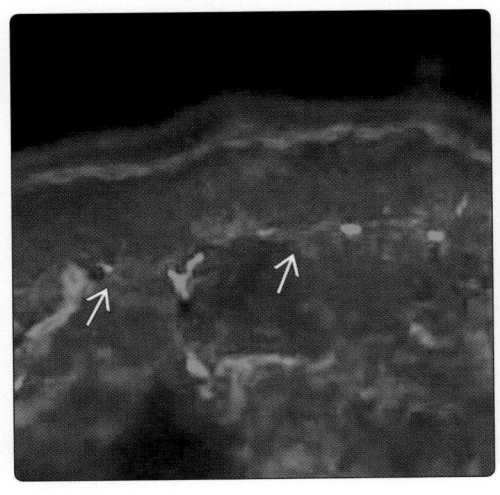

X 连锁 AS 女性患者 α5(Ⅳ)染色节段缺失

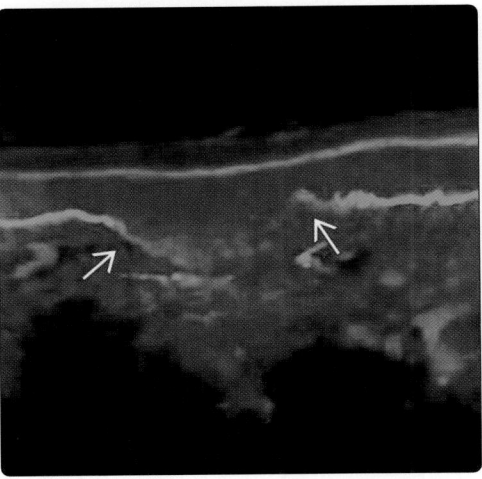

（左）有蛋白尿和 AS 家族史男性患者皮肤活检，皮肤显示 EBM α5(Ⅳ)胶原链缺失 ➡，诊断为 X 连锁 AS。常染色体隐性遗传患者皮肤 α5(Ⅳ)染色正常

（右）X 连锁 AS 女性患者皮肤活检，由于 X 染色体随机失活，EBM 显示 α5(Ⅳ)胶原染色中断（斑驳状）➡

（左）41 岁男性，电镜显示明显不规则内皮下 GBM 表面撕裂 ➡ 并呈扇贝形，为 AS 典型表现，足突明显消失 ➡。免疫荧光 α3、α5（Ⅳ）胶原链染色减弱
（右）2 岁男孩，有蛋白尿表现。注意薄 GBM 区 ➡ 与 GBM 多层区（"编织状"）➡ 相邻。患者有 AS 家族史

GBM 撕裂并呈扇贝形

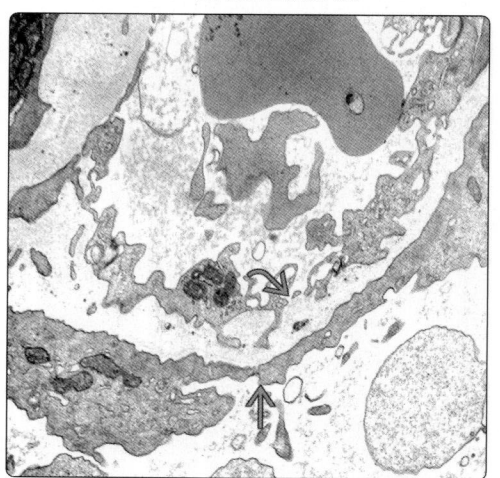

GBM 变薄和撕裂

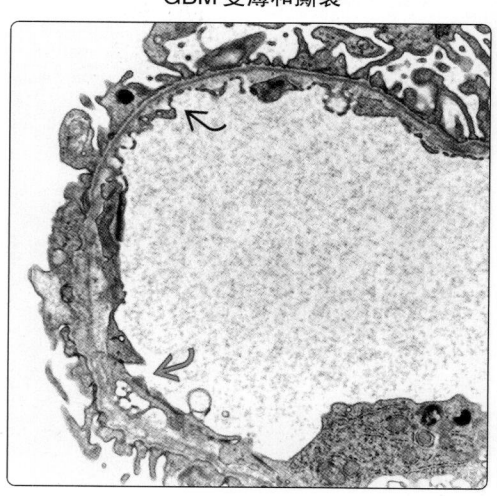

（左）如图所示，GBM 可呈节段性变薄。AS 可与 TBMD 相混淆，但本例其他 GBM 段可见 GBM 网状分层，免疫荧光显示 GBM α3、α5（Ⅳ）胶原链染色减弱
（右）41 岁 X 连锁 AS 男性患者，显示 GBM 不规则增厚 ➡，GBM 内皮下侧呈扇贝形 ➡，为典型 AS 表现

GBM 节段性变薄

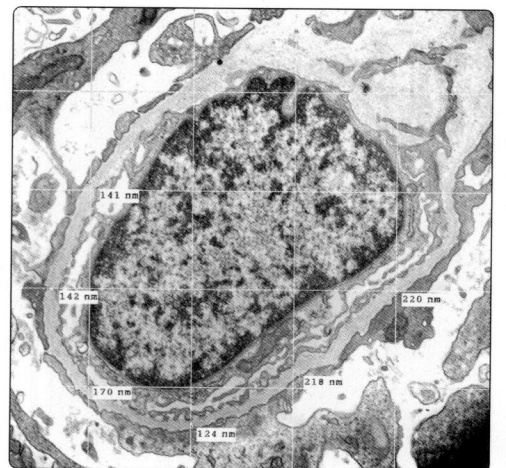

GBM 不规则增厚并呈扇贝形

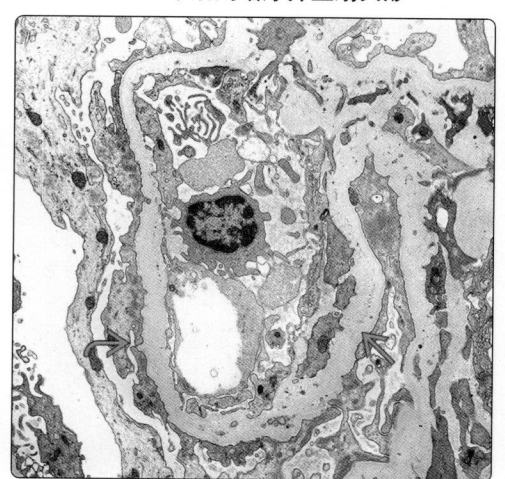

（左）AS 女性患者，电镜显示薄 GBM 节段，其余肾小球毛细血管祥 GBM 增厚。Ⅳ α3～α5 链染色减弱。早期 AS 在 GBM 出现特征性编织状模式之前可表现为 GBM 变薄
（右）AS 患者 TBM 也可出现"面包屑样"改变 ➡ 和 / 或多层化

女性 AS 患者 GBM 变薄

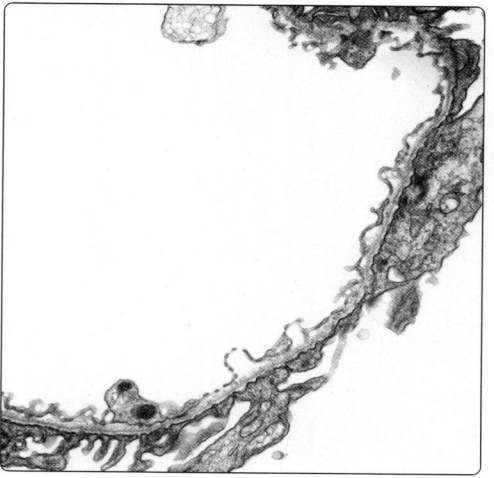

TBM"面包屑"样改变

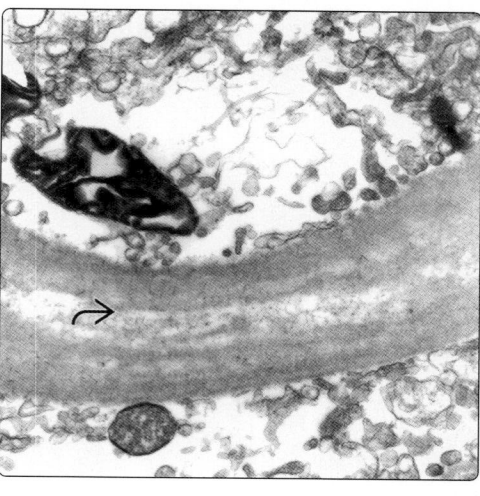

足突消失

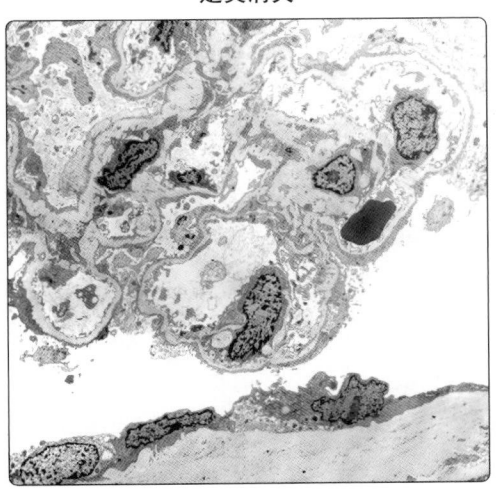

AS 特征性 GBM 外突

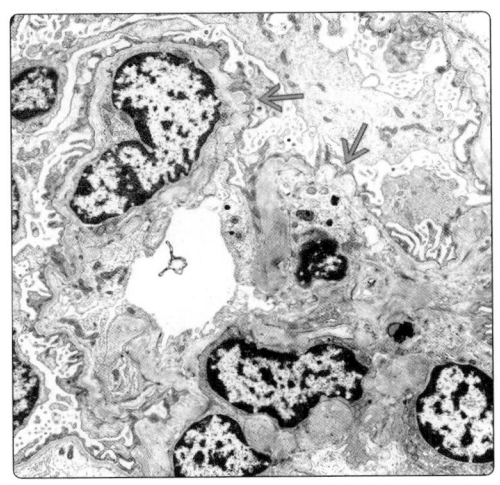

（左）41 岁巴西男性，有复发性血尿、蛋白尿和轻度肾功能不全，其女儿和姨妈亦有血尿和蛋白尿。电镜显示 GBM 弥漫不规则增厚伴足突消失，经 α3 和 α5（Ⅳ）胶原链染色确诊

（右）这例中年女性肾活检显示 AS 典型特征 GBM 外突 ⤵，患者有血尿和蛋白尿，α3 和 α5（Ⅳ）胶原链染色减弱

"面包屑"

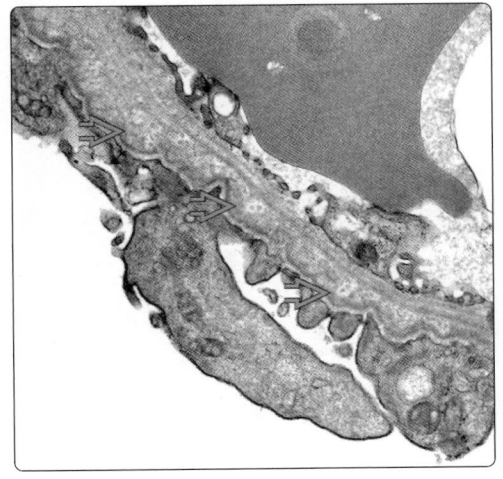

WT1 变异型患者 GBM 异常

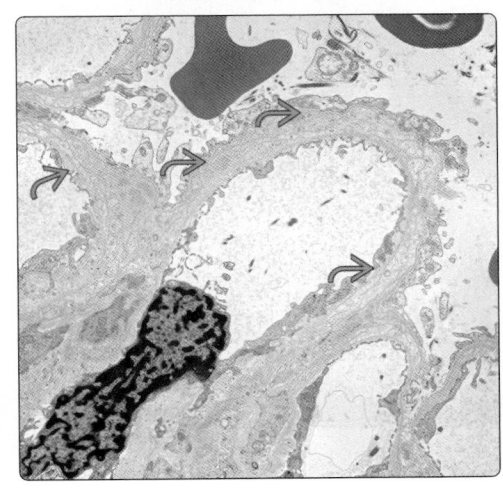

（左）8 岁女孩，AS 患者女儿，GBM 显示"编织状"和"面包屑" ⤵ 样改变，这些系 Ⅳ 型胶原 α3-α5 链三聚体变性的特征

（右）通常在 AS 中观察到的 GBM 特征性编织状模式 ⤵，也可在 WT1 致病性变异型患者中看到。该患者 19 岁，表现为肾病范围蛋白尿、血尿和高血压，无肾脏疾病家族史，基因测序显示 WT1 致病性变异型

GBM 呈扇贝形

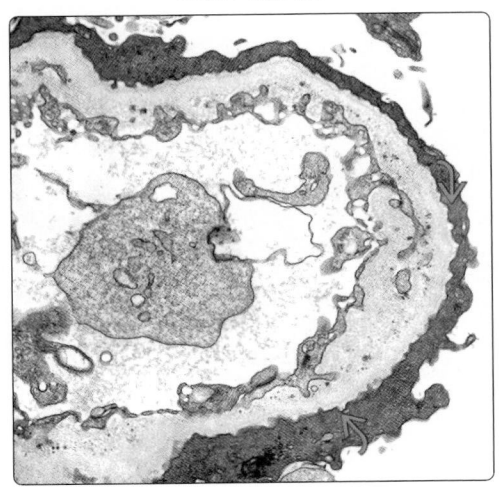

X 连锁 AS 女孩 GBM 轻微病变

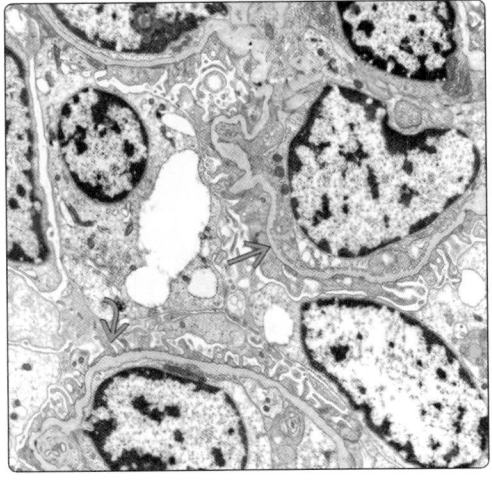

（左）上皮下 GBM 呈扇贝形改变 ⤵ 为 AS 特征性表现，正常情况下 GBM 上皮下表面光滑

（右）8 岁女孩，有反复血尿和蛋白尿，GBM 节段 α3 和 α4（Ⅳ）染色缺失，电镜显示 GBM 节段变薄 ⤵，一些节段有轻度分层 ⤵。免疫荧光染色对确诊至关重要

（**左**）23 岁白人患者，有肾病综合征和 *COL4A5* 突变，肾活检显示球性肾小球硬化 ➤、足细胞肥大 / 增生和 FSGS 伴球囊粘连 ➡

（**右**）女性患者，有肾病综合征和 FSCS 及 *COL4A5* 突变，肾小球病变相对不明显，可见间质泡沫样细胞灶 ➡

AS 表现为 FSGS

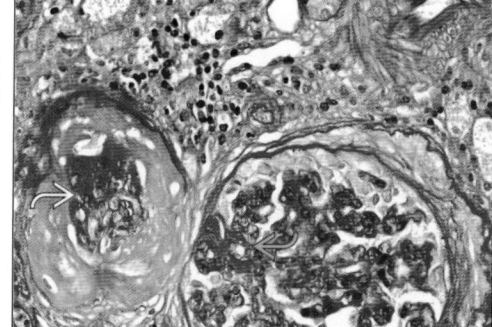
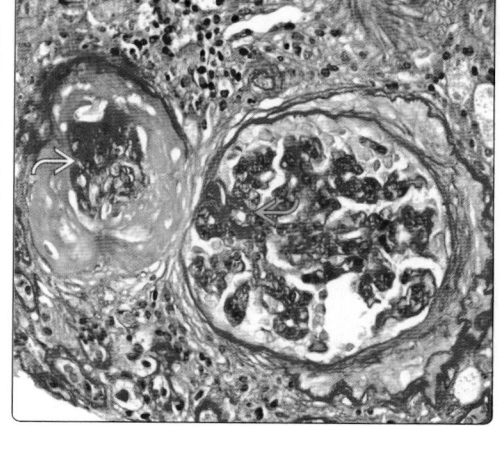

非典型 AS 表现

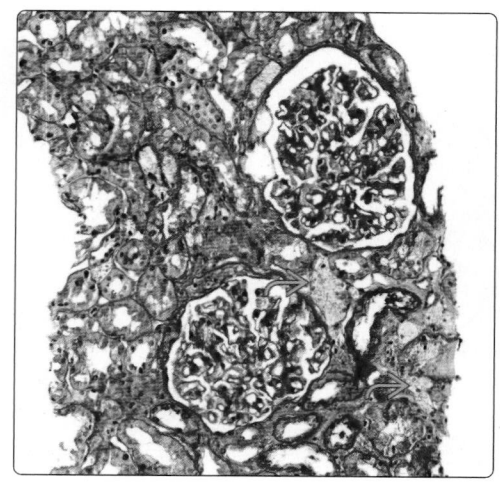

（**左**）年轻女性 FSGS 患者，肾活检显示肾小球 α5（Ⅳ）胶原染色完全缺失

（**右**）FSGS 和 *COL4A5* 突变女性患者，电镜显示 GBM 多层化和微粒样 "面包屑" ➡，为 AS 的特征

肾小球 α5(Ⅳ) 染色缺失

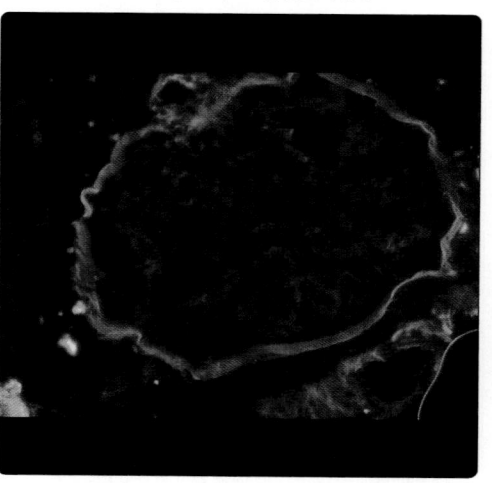

AS GBM 多层化特征

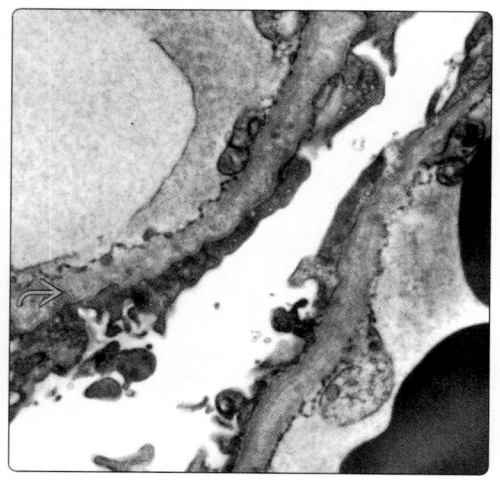

（**左**）11 岁 X 连锁 AS 男童发生急性感染后肾小球肾炎，除了典型的 "驼峰" 外 ➡，增厚分层的 GBM 间隙内充填有大量无定形沉积物 ➡（*Courtesy I.Rosales，MD.*）

（**右**）11 岁 X 连锁 AS 男童发生急性感染后肾小球肾炎，除了典型的 "驼峰" 外，增厚分层的 GBM 间隙内充填有大量无定形沉积物 ➡（*Courtesy I.Rosales，MD.*）

AS 合并急性感染后肾小球肾炎

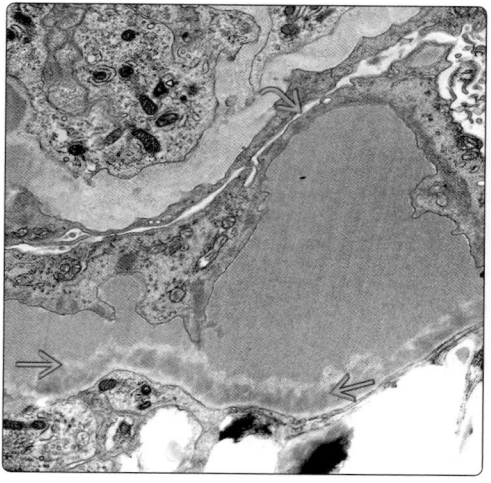

AS 急性感染后肾小球肾炎沉积物渗入 GBM

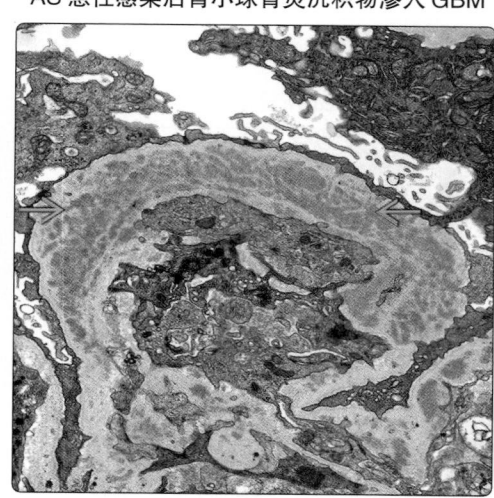

IgA 肾病可酷似 AS

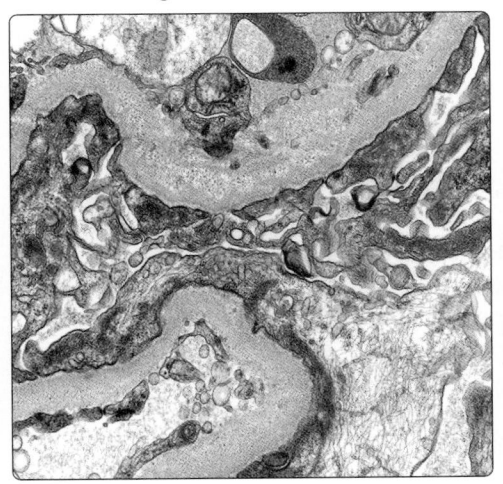

IgA 肾病可酷似 AS

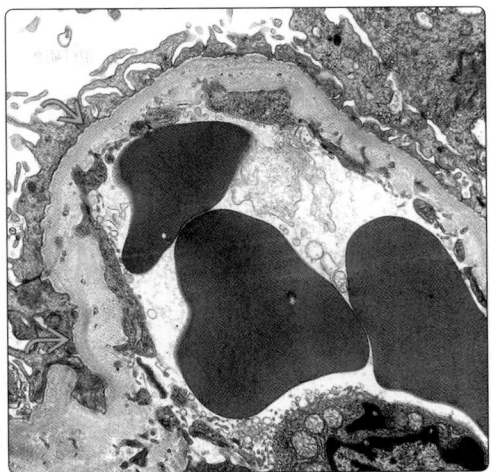

（左）IgA 肾病患者，电镜显示 GBM 分层并见有颗粒，如果没有其他证据，GBM 局灶多层化可视为肾小球肾炎修复过程，不足以诊断为 AS

（右）IgA 肾病显示 GBM 局灶分层并见有颗粒，其他 GBM 段正常。排除 AS 诊断的线索为上皮下 GBM 正常 ⊿，而在 AS 中 GBM 整个厚度都有异常

AS GBM 弥漫变薄

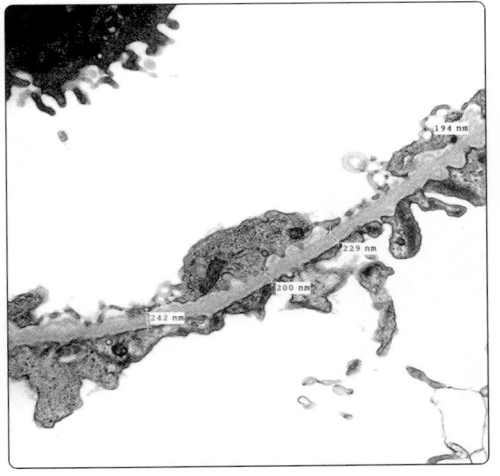

TBMD α5(Ⅳ)染色

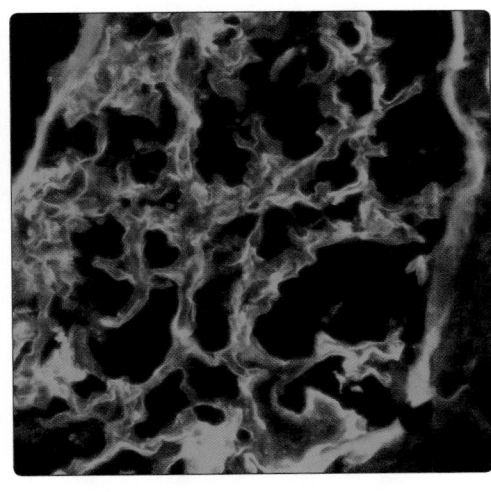

（左）X 连锁 AS 女性患者，电镜显示 GBM 弥漫变薄。在一些病例，尤其是家族史不明病例，若没有基因分析或胶原链免疫荧光染色，要排除 TBMD 几乎是不可能的

（右）常染色体显性遗传 AS（又称 TBMD），因为 GBM 变薄，可导致胶原成分染色减弱，如图所示这例复发性血尿肾功能正常女性肾活检 α5(Ⅳ)胶原染色，其 BC 染色正常为一有用线索

TBMD 表现的常染色体显性遗传 AS

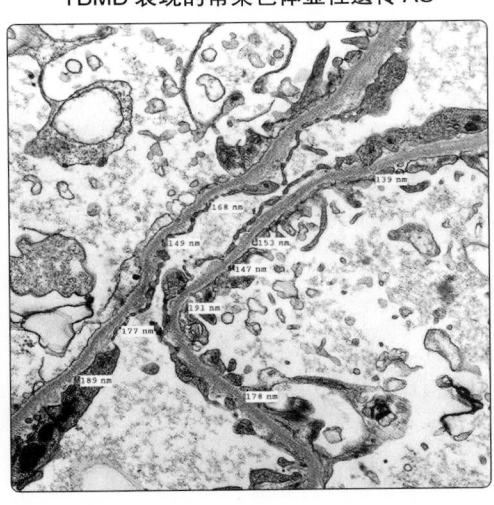

胶原染色正常 AS 的超微结构病变

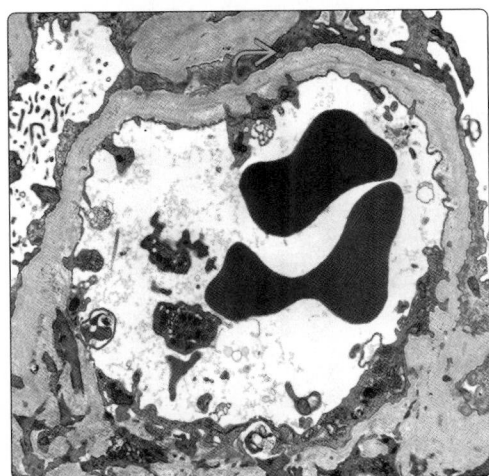

（左）49 岁男性有球性肾小球硬化和慢性肾衰竭，GBM 弥漫变薄，无 GBM 多层化；现被归类为 AS

（右）44 岁女性，有血尿和蛋白尿。肾活检显示 GBM 局灶增厚并撕裂 ⊿，强烈提示 AS。免疫荧光染色显示 α3、α5(Ⅳ)链存在。免疫荧光染色假阴性率约 20%，免疫荧光染色和电镜结果截然不同病例需行遗传学分析确认

（陶璇　译，余英豪　审）

要　点

术语

- 表现为无症状镜下血尿，以弥漫性 GBM 变薄为特征的常染色体显性遗传（AD）疾病

病因学/发病机制

- ＞40% GBM 变薄患者有 *COL4A3* 或 *COL4A4* 基因突变

临床特征

- 持续性镜下血尿
- 占人群的 1%～5%
- 现被一些作者归类为常染色体显性遗传 Alport 综合征
- 疾病进展危险因素：蛋白尿、FSGS、GBM 增厚和分层、感音神经性聋、或患者或家族成员有疾病进展证据、遗传修饰基因

镜下特征

- 光镜下肾小球正常

- 红细胞管型

辅助检查

- 免疫荧光
  - GBM Ⅳ型胶原 α3、α4、α5 链染色正常或轻微减弱
- 电镜
  - 形态测量法 GBM 一致变薄（＜200nm）
    - 无 GBM 多层化
  - 测量足细胞足突基底与内皮细胞边缘之间距离
  - 仅测量外周毛细血管
  - 可采用调和平均数和坐标网格方法

主要鉴别诊断

- X 连锁或常染色体隐性遗传 Alport 综合征

肾小球外观正常

薄基底膜

（左）TBMD 女性患者，PAS 染色切片显示肾小球外观正常，为典型光镜 TBMD 表现。电镜下 GBM 平均 230nm
（右）TBMD 电镜显示 GBM 弥漫变薄，但其他改变不明显，GBM 平均厚度＜200nm（正常女性为 320±50nm，男性为 370±50nm），推荐使用形态测量法评估 GBM 厚度

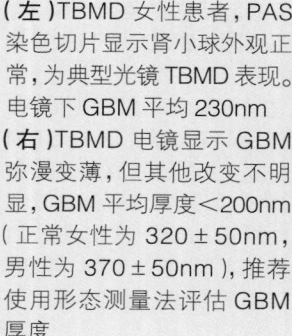
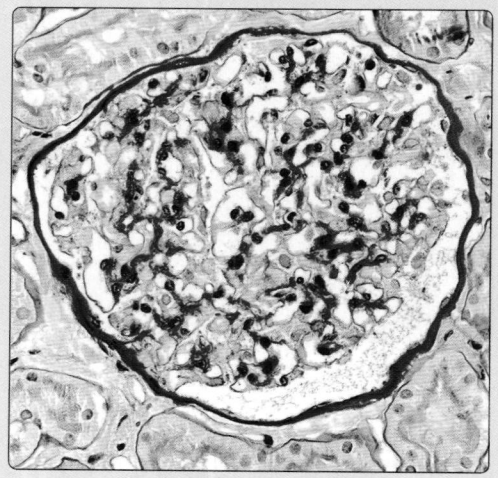
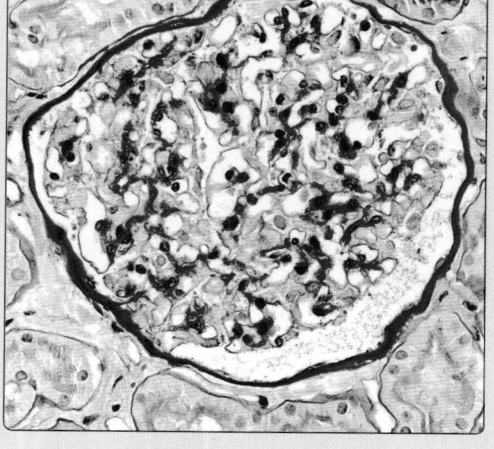

肾小管萎缩和间质纤维化

免疫荧光Ⅳ型胶原 α5 链染色

（左）成年女性，有反复血尿和 TBMD，肾活检显示局灶间质纤维化和肾小管萎缩
（右）TBMD 患者免疫荧光染色显示鲍曼囊和 GBM Ⅳ型胶原 α5 链保留表达

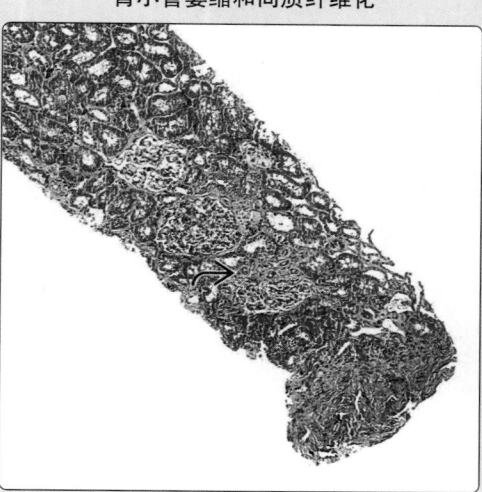
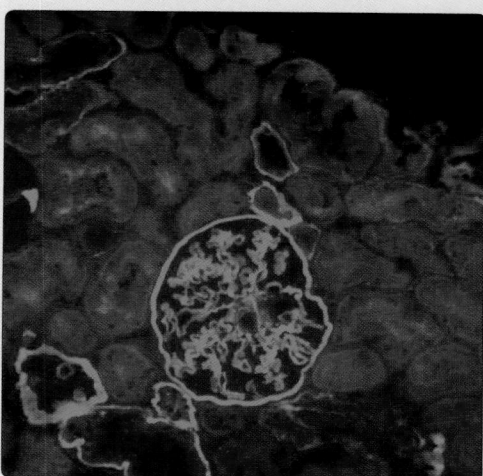

术语

缩写

- 薄基底膜病(thin basement membrane disease，TBMD)

定义

- 由 COL4A3 或 COL4A4 基因突变引起的表现为无症状镜下血尿，以弥漫性 GBM 变薄为特征的 AD 疾病；归于 COL4A3、COL4A4 和 COL4A5 基因突变的Ⅳ型胶原变异型谱系中
  - 随着不断的进展，TBMD 近期被归类为 AD 型 Alport 综合征。这种说法是有争议的，因为许多薄基底膜且持续血尿的患者并没有进展到 ESRD

病因学 / 发病机制

遗传学

- 大多数病例为 AD
- >40% GBM 变薄患者有明确的 COL4A3 或 COL4A4 基因突变
  - 分别编码Ⅳ型胶原 α3 和 α4 链
  - 杂合子
- GBM 变薄女性患者可能是致病性 COL4A5 变异型的杂合子

临床特征

流行病学

- 发病率
  - 人群的 1%～5%
- 年龄
  - 所有年龄段

表现

- 持续性镜下血尿：畸形红细胞(RBC)和 RBC 管型
- 肉眼血尿(5%～22%)；腰痛(7%～31%)
- 蛋白尿，亚肾病综合征性(罕见)

治疗

- ACE 抑制剂

预后

- 进展危险因素：蛋白尿、FSGS、GBM 增厚和分层、感音神经性聋、患者或家族成员有疾病进展证据、遗传修饰基因
  - 如果有 1 个或多个危险因素则进展风险≥20%；如无危险因素，进展风险<1%
- 很少发生听力损失和眼部异常
- ESKD 风险：13% 有 COL4A5 致病性变异型的女性；2% 为 COL4A3/COL4A5 致病性变异型杂合子

镜下特征

组织学特征

- 肾小球
  - 通常在正常范围内
  - 轻度系膜细胞增生
  - 极少数病例有 FSGS
- 肾小管
  - 红细胞和色素管型

辅助检查

免疫荧光

- 偶见非特异性 IgM、C3 和 C1q 染色
- Ⅳ型胶原 α3 和 α5 链染色正常或轻微减弱
  - 表达正常也不能除外 COL4A3/A4/A5 遗传学异常

电镜

- GBM 一致性(>50%)变薄，厚度<200nm
- 经验法则：GBM 应比正常的足突宽
- 正常 GBM 厚度
  - 成年男性：370±50nm；成年女性：320±50nm
  - 出生时为 150nm，1 岁时为 200nm，之后逐渐增加至 11 岁时达到成人厚度

GBM 厚度形态测量法

- 简单方法
  - 外周毛细血管内皮细胞边缘与足细胞足突基底部之间的距离
  - 计算均值与标准差
- 替代方法：坐标网格覆盖电镜法
  - 测量网格与 GBM 相交的区域
  - 计算调和平均数以减少非垂直测量的影响
  - 正常成年男性 373±84nm；女性 326±90nm(均数 ±2 标准差)

基因检测

- COL4A3/COL4A4/COL4A5 测序

鉴别诊断

X 连锁或隐性遗传 Alport 综合征

- X 连锁 Alport 综合征可出现薄 GBM
- 更可能有蛋白尿、高血压、听力丧失和眼部异常
- GBM 多层化
- 免疫荧光染色 α3 与 α5(Ⅳ型)胶原缺失(约 80%)
- COL4A3、COL4A4 和 COLA5 突变基因检测

IgA 肾病

- 某些 IgA 肾病也出现 TBMD
- 不会改变 IgA 肾病预后
- 一些 FSGS 患者有节段性 GBM 变薄

参考文献

1. Uzzo M et al: Thin basement membrane: an underrated cause of end-stage renal disease. Nephron. 1-9, 2023
2. Savige J: Heterozygous pathogenic COL4A3 and COL4A4 variants (autosomal dominant Alport syndrome) are common, and not typically associated with end-stage kidney failure, hearing loss, or ocular abnormalities. Kidney Int Rep. 7(9):1933-8, 2022
3. Savige J et al: Guidelines for genetic testing and management of Alport syndrome. Clin J Am Soc Nephrol. 17(1):143-54, 2022
4. Yuan X et al: Genetic variants of the COL4A3, COL4A4, and COL4A5 genes contribute to thinned glomerular basement membrane lesions in sporadic IgA nephropathy patients. J Am Soc Nephrol. 34(1):132-44, 2022

(陶璇 译，余英豪 审)

要 点

术语

- 由于基因编码足细胞裂孔膜蛋白（*NPHS1*）突变导致的先天性肾病综合征

病因学/发病机制

- 足细胞裂孔膜蛋白（nephrin）为肾小球滤过裂孔膜主要结构蛋白，连接足细胞足突
- nephrin 缺失或突变可导致裂孔膜缺失和大量蛋白尿

临床特征

- 出生或出生后不久（<3个月）出现激素抵抗性肾病综合征
- 预后取决于 *NPHS1* 突变的性质
- 常染色体隐性遗传
- 羊水和母体血清甲胎蛋白（AFP）升高
- 进展至 ESRD 平均时间：32个月
- 进展速度不定
- Fin-major（芬兰型主要突变）起病最早，病程最快
- Fin-minor（芬兰型次要突变）起病较晚，延迟进展

镜下特征

- 早期肾小球轻微病变
- 局灶节段性肾小球硬化
- 近端和远端肾小管微囊样扩张
- 进行性疾病间质纤维化
- 进展期出现局灶和球性肾小球硬化

辅助检查

- 电镜下裂孔膜缺失
- 常规免疫荧光染色阴性
- nephrin 染色阴性
- *NPHS1* 突变检测

主要鉴别诊断

- *NPHS2*、*WT1*、*LAMB2*、*PLCE1* 基因突变
- 弥漫性系膜硬化（各种病因）
- 微小病变性肾病
- 先天性感染

（左）FN 患者，裂孔膜的关键成分裂孔膜蛋白（nephrin）发生突变；足蛋白（podo-cin）突变与 FSGS 的临床症状和病理表现相似

（右）nephrin 分子为一种胞外结构域跨膜蛋白，与相邻足细胞足突延伸的第2个 nephrin 分子形成非共价结合，1个裂孔膜形成需要4个相邻足细胞的 nephrin 分子

足突裂孔膜图解

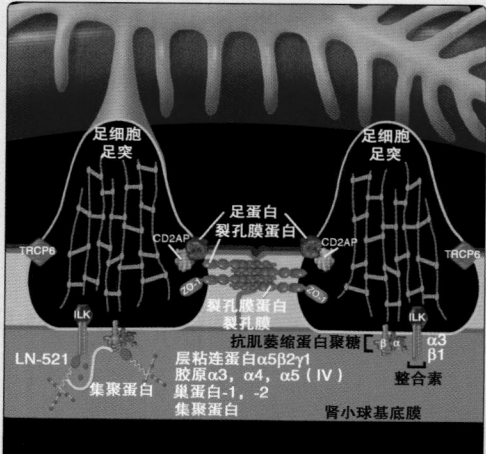

裂孔膜蛋白分子

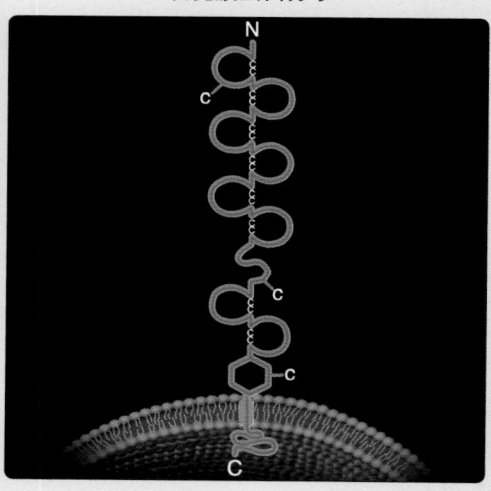

（左）芬兰型先天性肾病综合征新生儿光镜下可见肾小球明显的足细胞增生和轻度系膜细胞增生，肾小管扩张

（右）芬兰型先天性肾病的诊断特征为足细胞足突之间的裂孔膜缺失➡，如这例新生儿肾活检所示。为了直观地观察裂孔膜，切片的平面必须垂直于细胞膜，这样才能观察到双层结构

轻微肾小球组织学改变

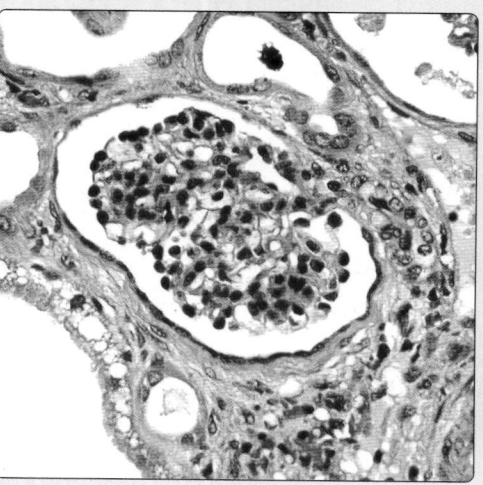

电镜下见裂孔膜缺失

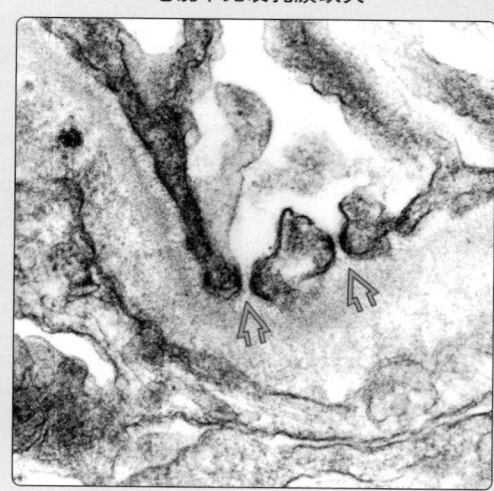

术语

缩写

- 芬兰型肾病（Finnish nephropathy，FN）
- 激素抵抗性肾病综合征（steroid-resistant nephrotic syndrome，SRNS）
- 局灶节段性肾小球硬化症（focal segmental glomerulosclerosis，FSGS）
- 先天性肾病综合征（congenital nephrotic syndrome，CNS）

定义

- 3 月龄以下新生儿因裂孔膜蛋白（NPHS1）基因突变导致发生 SRNS

病因学 / 发病机制

遗传学

- 常染色体隐性遗传性疾病
- NPHS1 纯合突变
  - 位于染色体 19q13.1
  - 编码裂孔膜蛋白
    - 跨膜蛋白、免疫球蛋白（Ig）超家族、8 个胞外 Ig 样结构域、有 N- 糖基化位点
    - 糖基化对蛋白质折叠、裂孔膜、GBM 定位具有重要意义
    - 形成裂孔膜的 "拉链样" 结构
  - 在芬兰和世界各地鉴定出了 >70 种突变
  - Fin-major 型
    - 19q13.1 移码突变
    - 裂孔膜缺失，无裂孔膜蛋白表达
  - Fin-minor 型
    - 26 号外显子无义突变
    - 截短 / 非功能性裂孔膜蛋白
- 复合性杂合 NPHS1 突变罕见
  - 可表现为成人发病的 FSGS
- 具有 1 个正常 NPHS1 等位基因（携带者）的杂合子出生后表现正常
  - 在子宫内足细胞生成过程中可能有短暂性裂孔膜蛋白缺乏
  - 可导致羊水和母体血清 AFP 检测呈假阳性
- 从 NEPH1 突变的诱导性多能干细胞（iPSC）衍生的类器官可能决定变异型的致病性

临床特征

流行病学

- 发病率
  - 芬兰发病率最高
    - 1：1 万～8 万新生儿（基因频率 1：200）
    - Fin-major 型（2 号外显子；第 90 个氨基酸截短）
      □ 78% 的芬兰病例
    - Fin-minor 型（26 号外显子；第 1 109 个氨基酸截短）
      □ 22% 的芬兰病例
  - 世界范围内发生率低
    - 50%（非芬兰型）的新生突变对裂孔膜蛋白结构有不同影响

- 纯合或复合杂合
  - NPHS1 突变约占先天性肾病综合征病例的 40%
  - <25 岁 SRNS 患者中致病性 NPHS1 突变约占 4%
- 年龄
  - <3 个月发病：纯合突变
  - 6 个月至 5 岁发病：复合杂合突变
  - 因 NPHS1 突变导致成年发病的 FSGS 罕见

表现

- 大量蛋白尿的肾病综合征
- 羊水和母体血清 AFP 升高
  - 胎儿蛋白尿
- 早产、低出生体重、胎盘增大

实验室检查

- 母体血浆和羊水 AFP 升高（宫内肾综合征）

治疗

- 患者体重 >8kg 后行肾移植
  - 移植后肾病综合征复发率为 15%～30%
    - 继发性抗 nephrin 抗体
      □ 血浆置换、环磷酰胺和甲泼尼龙可延长移植物存活
      □ 可能对抗 CD20（利妥昔单抗）治疗有反应
- 考虑在早婴儿期进行单侧肾切除术

预后

- 进展至 ESRD 平均时间：32 个月
  - 进展速率可变
    - 女性（40 个月）较男性（21 个月）为慢
    - Fin-major 型患者发病最早，病程最快
    - Fin-minor 型患者发病较晚，进展缓慢
- 许多严重受累 FN 婴儿死于感染
- 复合杂合突变 6～15 岁后发生 ESRD
- NPHS1 突变携带者生活正常

大体特征

一般特征

- 肾脏轻度增大、水肿
  - 切面见弥漫微囊样变

镜下特征

组织学特征

- 肾小球
  - 早期肾小球病变轻微
    - 系膜细胞增生
  - FSGS
  - 进展期出现局灶和球性肾小球硬化
- 肾小管
  - 重吸收滴
    - 子宫内重吸收滴 AFP 阳性
  - 近端和远端小管微囊样扩张
  - 进行性疾病肾小管萎缩
- 肾间质
  - 进行性疾病质纤维化
  - 不同程度的慢性间质性炎症

CNS 的鉴别诊断			
肾脏病理学	综合征/注释	蛋白质	基因
微小病变或 DMS	芬兰型 CNS 最常见的病因，肾脏孤立性病变	nephrin	NPHS1*
微小改变或 FSGS	肾脏孤立性病变，CNS 的第二常见病因	podocin	NPHS2*
DMS	Denys-Drash 综合征/Frasier 综合征	Wilms 瘤蛋白	WT-1
DMS	Pierson 综合征	β2 层粘连蛋白	LAMβ2
DMS，FSGS	肥厚型心肌病、耳聋、色素性视网膜炎	十异戊二烯 - 二磷酸合成酶亚基 2（合成 CoQ10 需要）	PDSS2*
DMS，FSGS	肾脏孤立性病变，罕见 CNS，通常发病较晚	磷脂酶 C-ε1	PLCE1*
DMS，囊肿性肾	多器官异常（脑、心、肝、内分泌），CNS 罕见	磷酸甘露糖酶 -2	PMM2*
DMS，FSGS（塌陷型）	Galloway-Mowat 综合征，小头畸形	中肾管重复结构域 73	WDR73*
未被描述	脐膨出和小瞳孔	足萼糖蛋白	PODXL*

* 所有均为常染色体隐性遗传，表中 83% 1 岁前发病的 CNS 系表中前 4 个基因突变所引起（Hildebrandt）。
当发生截短突变导致蛋白表达缺失时，免疫组化为最有效的方法。
CNS，先天性肾病综合征；DMS，弥漫性系膜硬化。

Warejko JK et al：Whole exome sequencing of patients with steroid-resistant nephrotic syndrome. Clin J Am Soc Nephrol 13：53-62，2018.

- 血管
  - 动脉壁增厚
  - 可正常

辅助检查

免疫荧光

- 节段性肾小球硬化病变中 IgM 和 C3 染色
- 移码突变/截短突变 nephrin 染色阴性
- 点突变病例有时可检出 nephrin 染色

基因检测

- 已知和新发突变 NPHS1 基因测序
- 人类基因突变数据库中有 >250 种的突变
- 由于形态学为非特异性，推荐大组合的 CNS 基因检测
  - NPHS1，NPHS2，WT1，LAMB2，PLCE1，LMX18，LAMB3，ITGA3，COQ2，COQ6，COQ8B，PDSS2，PMM2，CRB2

电镜

- 足细胞足突消失
  - 裂孔膜缺失
  - 绒毛转化程度不一
- 系膜区扩大
- 内皮细胞泡（内皮增生病）
  - 窗孔正常，附着于 GBM
- GBM 正常

鉴别诊断

微小病变性肾病

- 偶尔可以检测到滤过裂孔膜及一些 nephrin 染色

其他遗传原因的 CNS

- 80% 由 NPHS2、WT1、LAMB2、PLCE1 及 NPHS1 引起

先天性感染

- 梅毒、弓形体病、疟疾、巨细胞病毒、乙型肝炎、艾滋病、风疹

自身免疫性

- 母体狼疮
- 直接抗中性内肽酶的母体抗体

诊断要点

临床相关病理特征

- 微囊样肾小管扩张
- FSGS，NOS 型

病理解读要点

- 光镜下肾小球病变轻微或 FSGS
- 电镜下裂孔膜缺失
- nephrin 染色阴性
- 成人 FSGS 偶尔有 NPHS1 突变

参考文献

1. Espinosa LG et al: Spontaneous remission in a child with an NPHS1-based congenital nephrotic syndrome. Clin Kidney J. 15(10):1969-70, 2022
2. Jansen J et al: Human pluripotent stem cell-derived kidney organoids for personalized congenital and idiopathic nephrotic syndrome modeling. Development. 149(9):dev200198, 2022
3. Murakoshi M et al: Unilateral nephrectomy for young infants with congenital nephrotic syndrome of the Finnish type. Clin Exp Nephrol. 26(2):162-9, 2022
4. Mason AE et al: A critical re-analysis of cases of post-transplantation recurrence in genetic nephrotic syndrome. Pediatr Nephrol. 36(11):3757-69, 2021
5. Lipska-Ziętkiewicz BS et al: Genetic aspects of congenital nephrotic syndrome: a consensus statement from the ERKNet-ESPN inherited glomerulopathy working group. Eur J Hum Genet. 28(10):1368-78, 2020
6. Bérody S et al: Treatment and outcome of congenital nephrotic syndrome. Nephrol Dial Transplant. 34(3):458-67, 2019
7. Nishi K et al: Detailed clinical manifestations at onset and prognosis of neonatal-onset Denys-Drash syndrome and congenital nephrotic syndrome of the Finnish type. Clin Exp Nephrol. 23(8):1058-65, 2019
8. Cooper CJ et al: Characterization of a novel disease-associated mutation within NPHS1 and its effects on nephrin phosphorylation and signaling. PLoS One. 13(9):e0203905, 2018

免疫荧光　nephrin 染色阴性

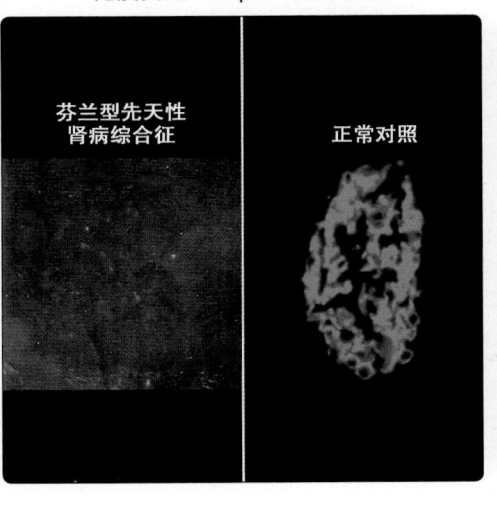

FN 中突触足蛋白正常

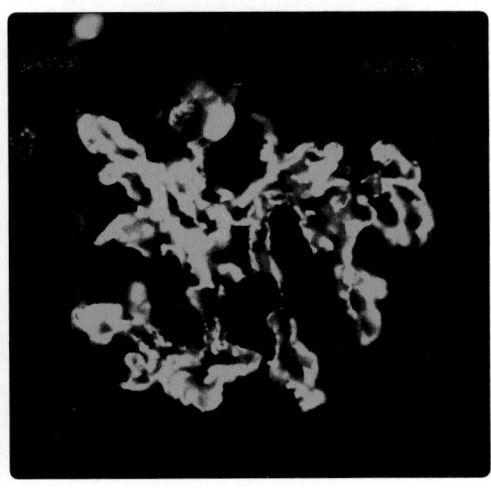

（左）芬兰型先天性肾病综合征患者，肾小球 nephrin 抗体染色阴性（左图），与正常患者肾小球形成明显对比（右图）

（右）芬兰型先天性肾病综合征患者，免疫荧光突触足蛋白抗体染色突出显示沿 GBM 分布的足细胞，其染色可作为 nephrin 染色的阳性对照

FN 胎儿型肾小球

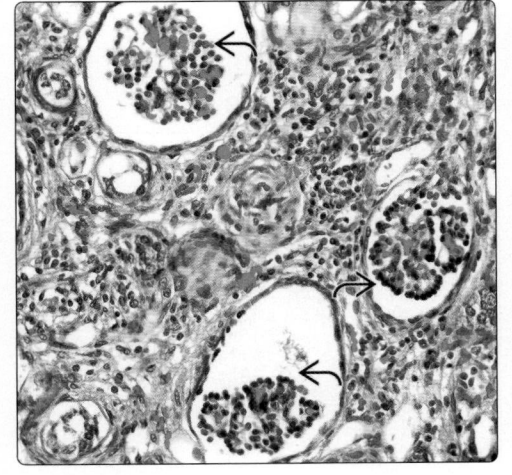

肾小管囊样扩张

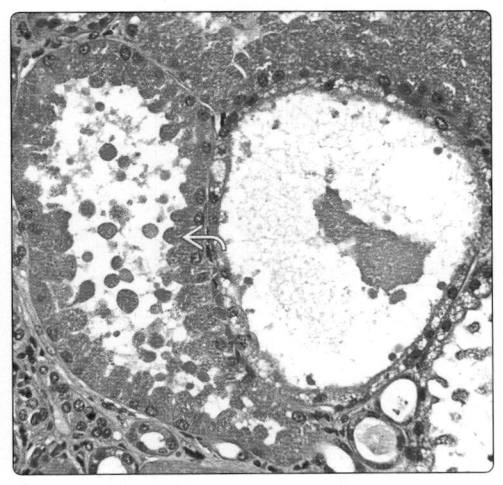

（左）FN 患者三色染色切片显示胎儿型（未成熟）肾小球，足细胞明显➔，这种特征也见于其他原因的先天性肾病综合征，包括弥漫性系膜硬化和 Pierson 综合征。另见轻度间质炎症和中度纤维化

（右）高倍视野显示肥大、囊样肾小管，因大量蛋白尿使肾小管上皮细胞肿胀及空泡化➔

FN 弥漫性微囊肿

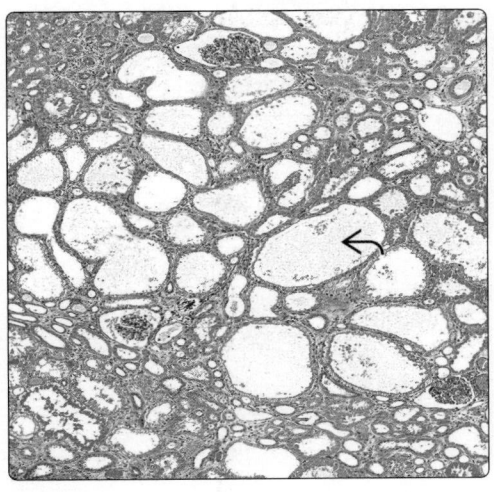

FN 患者微囊肿性肾脏

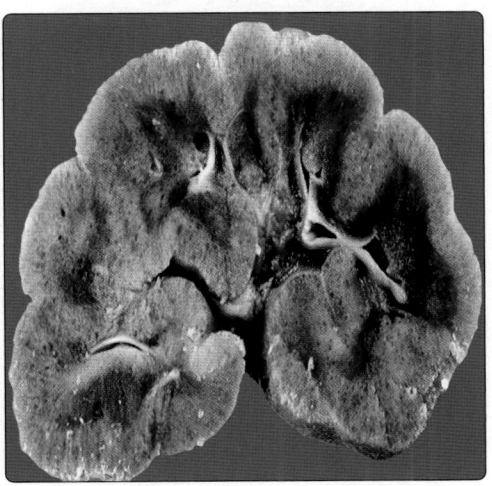

（左）FN 患者肾切除标本 HE 切片显示肾小管弥漫微囊样扩张➔和轻度间质纤维化

（右）FN 患者对剖肾脏标本可见弥漫性小囊肿

（陶璇 译，余英豪 审）

429

术语

- 由 *LAMB2* 突变引起的先天性肾病综合征、神经系统缺陷及小瞳孔

病因学/发病机制

- GBM 和其他部位 β2 层粘连蛋白减少/缺失/保留表达

临床特征

- 严重表型(截短突变)
  - 眼部异常,特征性小瞳孔
- 较微表型(错义突变)
  - 可有或无眼部异常;起病年龄＞1 岁

影像学

- 15 周时可探及增大高回声肾脏

镜下特征

- 严重表型者有弥漫性系膜硬化

- 较微表型者可见胎儿型肾小球
- 可表现为 FSGS
- 也可表现为弥漫性系膜细胞增生

辅助检查

- 免疫荧光:β2 层粘连蛋白染色阴性,但部分突变保留染色
- 电镜:弥漫性足细胞足突消失
  - GBM 不规则分层和皱缩
- *LAMB2* 突变的分子遗传学检测

主要鉴别诊断

- Denys-Drash 综合征(弥漫性系膜硬化,*WT-1*)
- Frasier 综合征(FSGS,*WT-1*)
- 芬兰型先天性肾病综合征(*NPHS1*)
- CoQ2 缺陷
- Galloway-Mowat 综合征
- 其他原因的弥漫性系膜硬化

胎儿型肾小球

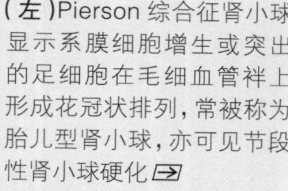
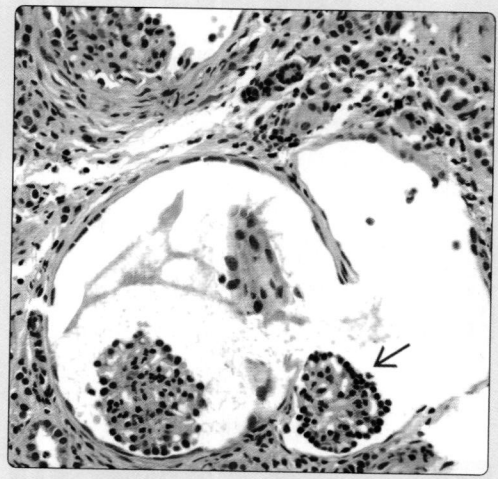

(左)Pierson 综合征肾小球显示系膜细胞增生或突出的足细胞在毛细血管襻上形成花冠状排列,常被称为胎儿型肾小球,亦可见节段性肾小球硬化 ⬅
(右)部分肾小球表现为 FSGS ➡,另一些为胎儿型肾小球模式,足细胞排列紧密形成类似塌陷性肾小球病 ➡

FSGS

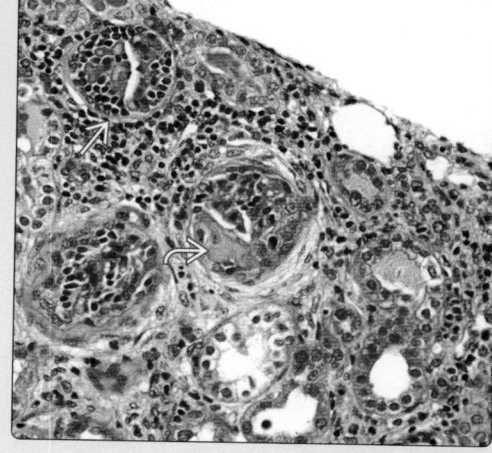
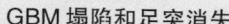

假新月体

(左)子宫内蛋白尿和 *LAMB2* 突变新生儿的尸检肾脏,显示肾小球球性系膜硬化 ➡ 和脏层上皮细胞增生 ⬅ 酷似新月体
(右)Pierson 综合征足细胞足突广泛消失和退变,GBM 呈波纹状 ⬅

GBM 塌陷和足突消失

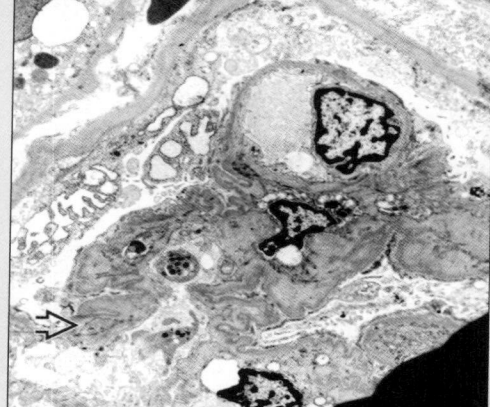

术语

定义

- 由 *LAMB2* 突变引起的先天性肾病综合征、神经系统缺陷及小瞳孔

病因学/发病机制

LAMB2 突变

- 编码层粘连蛋白 β2 亚基
  - 正常 GBM 和眼前节、神经肌肉连接部分的重要成分
  - 位于 3p 染色体
- 层粘连蛋白属于 16 异三聚体糖蛋白家族
  - 基底膜的主要非胶原成分
    - 组成和稳定基底膜
    - 促进细胞黏附
- 常染色体隐性遗传
  - 截短突变可导致严重疾病
  - 错义突变临床病程较轻
    - 导致蛋白质错误折叠、运输中断、分泌受损

临床特征

流行病学

- 发病率
  - 出生第 1 年肾病综合征病例的 2.5%
- 年龄
  - 截短突变：<3 个月
  - 错义突变：3 个月至 10 岁

表现

- 蛋白尿、水肿
- 神经发育异常
- 眼科表现
  - 截短突变与小瞳孔、后圆锥形晶状体有关
  - 错义突变与较轻的表型有关
    - 视网膜剥脱、虹膜后粘连、眼底色素减退或无眼部异常
- 产前表现：羊水过少、胎盘增大

实验室检查

- 羊水 AFP 升高
- 突变检测 3 号染色体 *LAMB2*

治疗

- 无有效治疗手段

预后

- 严重表型出生 1 年内死亡
- 轻表型 1~10 岁进展为 ESRD

影像学

超声表现

- 15 周时可探及增大高回声肾脏

镜下特征

组织学特征

- 截短突变→严重表型
  - 系膜基质增生，与特发性弥漫性系膜硬化相同
  - 球性肾小球硬化伴毛细血管闭塞
  - 足细胞紧密排列呈花冠状（胎儿型）模式
  - 由于肾小球毛细血管祥向血管极回缩，可显示肾小球囊性变
  - 壁层上皮细胞增生可酷似新月体
- 错义突变→较轻表型，如 R246Q
  - 不同表现
    - FSGS、微小病变性肾病、弥漫性系膜细胞增生
    - 间质泡沫细胞

辅助检查

免疫荧光

- 严重突变病例 β2 层粘连蛋白染色阴性，引起较轻或迟发症状的突变者染色阳性
- γ1 和 α2 层粘连蛋白、podocin、nephrin（+）

电镜

- 弥漫性足细胞足突消失
- GBM 不规则分层和皱缩

鉴别诊断

Denys-Drash 综合征

- 弥漫性系膜硬化，男性性腺发育不良
- 8 号和 9 号外显子 *WT-1* 突变

Frasier 综合征

- FSGS、女性外生殖器异常、条索状性腺、XY 核型
- 9 号内含子 *WT-1* 突变

Galloway-Mowat 综合征

- 一些家系有 *WDR73* 突变
- 小头畸型、癫痫发作

芬兰型先天性肾病综合征

- 轻微病变和肾小管囊样扩张
- 电镜下裂孔膜缺失
- *NPHS1* 突变

PLCE1 突变

- 弥漫性系膜硬化
- 常染色体隐性遗传

参考文献

1. Sunwoo Y et al: Case report: Genetic defects in laminin α5 cause infantile steroid-resistant nephrotic syndrome. Front Pediatr. 10:1054082, 2022
2. Savige J et al: Pathogenic LAMA5 variants and kidney disease. Kidney360. 2(12):1876-9, 2021
3. Taniguchi Y et al: Clear evidence of LAMA5 gene biallelic truncating variants causing infantile nephrotic syndrome. Kidney360. 2(12):1968-78, 2021
4. Minamikawa S et al: Molecular mechanisms determining severity in patients with Pierson syndrome. J Hum Genet. 65(4):355-62, 2020
5. Funk SD et al: Alport syndrome and Pierson syndrome: diseases of the glomerular basement membrane. Matrix Biol. 71-72:250-61, 2018

（陶璇 译，余英豪 审）

要　点

术语

- 常染色体隐性遗传早发型肾病综合征和小头畸形；临床异质性

病因学/发病机制

- 遗传异质性
  - tRNA 酶：GON7、LAGE3、OSGEP、TP53RK、TPRKB（KEOPS-复合体）；YRDC；WDR4
  - 核孔：NUP133、NUP107
  - 其他：WDR73、PRDM15

临床特征

- 激素抵抗性肾病综合征
  - 通常为先天性或婴儿期发病，儿童期发病罕见
- ± 裂孔疝
- ± 骨骼异常和身材矮小
- ± 畸形面部特征
- 广泛的神经疾病表现谱
- 在儿童早期死亡

镜下特征

- 弥漫性系膜硬化
  - 毛细血管袢塌陷伴上皮细胞增生
  - 系膜基质增多 ± 系膜细胞增生
- FSGS
  - 节段性毛细血管袢塌陷伴球囊粘连
- 微小病变性肾病
  - 见于早期肾活检标本，但可进展为 FSGS 或弥漫性系膜硬化（DMS）

主要鉴别诊断

- DMS
  - Denys-Drash 综合征；WT1 突变
  - Pierson 综合征；LAMB2 突变
  - Lowe 综合征；OCRL1 突变
- FSGS
  - Frasier 综合征；WT1 突变
  - 指甲-髌骨综合征；LMX1B 突变

Galloway-Mowat 综合征 DMS

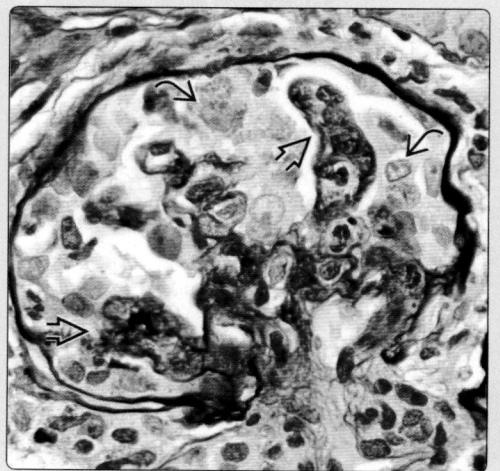

GBM 异常

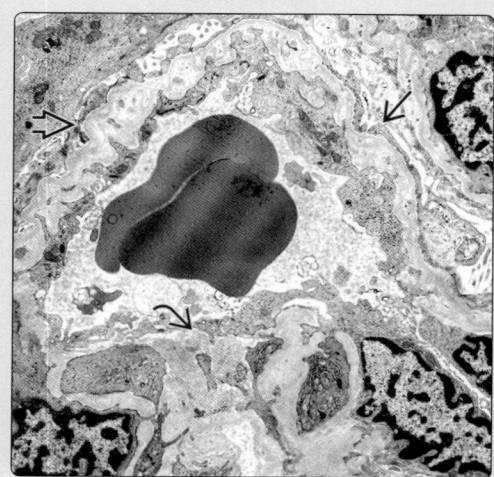

（左）3 岁 Galloway-Mowat 综合征患儿，肾小球显示弥漫性系膜基质扩张和毛细血管袢塌陷➡️，显著上皮增生➡️为 DMS 的典型特征，类似于塌陷性肾小球病
（右）毛细血管袢基底膜明显增厚➡️和不规则，基底膜透亮区内含少量细胞残物，足细胞足突消失➡️，系膜基质显著扩张➡️

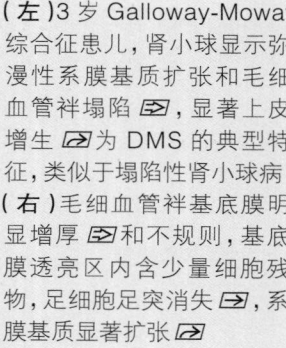

Galloway-Mowat 综合征节段性肾小球硬化

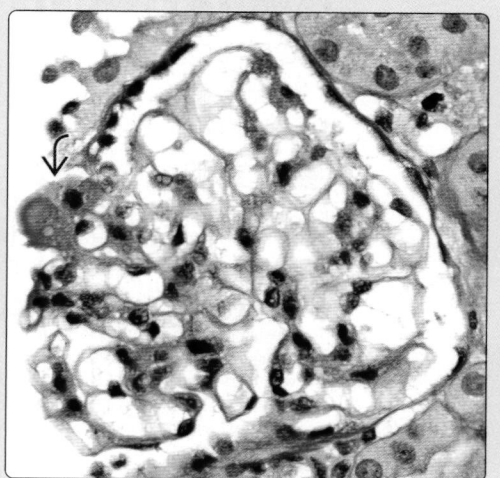

节段硬化伴鲍曼囊粘连

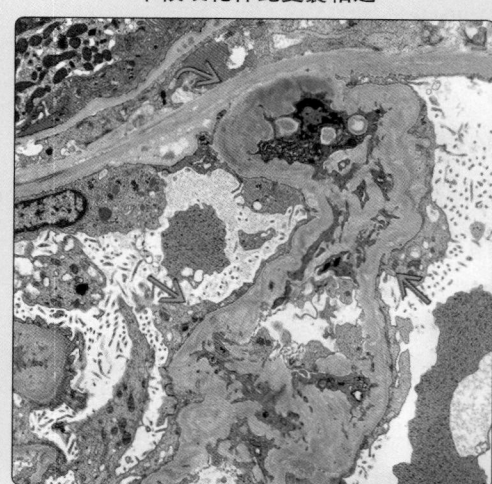

（左）2 岁 Galloway-Mowat 综合征患儿，肾小球显示 FSGS。可见一小的节段性硬化病变➡️，呈透明样物聚集和微小脂滴，其余肾小球基本正常
（右）电镜图片显示一小的节段硬化区，有少量的透明样物和脂质，与鲍曼囊粘连➡️，足细胞弥漫足突消失伴微绒毛转化➡️

术语

缩写

- 激酶、内肽酶和其他小分子蛋白复合体（kinase, endopeptidase and other proteins of small size, KEOPS）

同义词

- Galloway-Mowat 综合征肾小球病
- Galloway 综合征
- 小头畸形、裂孔疝、肾病综合征
- 肾炎-小头畸形综合征
- 肾炎-神经元迁徙障碍综合征

定义

- 常染色体隐性遗传病，表现为早发性肾病综合征和小头畸形
- 临床和遗传学异质性

病因学/发病机制

遗传

- 已鉴定 11 个基因为致病突变，常染色体隐性遗传
  - tRNA 修饰酶
    - GON7、LAGE3、OSGEP、TP53RK 和 TPRKB（KEOPS-复合体）
    - YRDC（苏氨酸羰基化）
    - WDR4（甲基转移酶）
  - 核孔成分
    - NUP133 和 NUP107
  - WDR73（微管相关、足细胞、浦肯野细胞）
  - PRDM15（锌指转录调节因子、足细胞）
- 肾脏疾病可能由足细胞发育或功能异常引起

临床特征

表现

- 广泛神经系统表现谱
  - 小头畸形；最常见特征
  - 癫痫发作和常发生精神运动迟缓
- 激素耐受性肾病综合征：通常为先天性或婴儿期发病，儿童期发病罕见
  - 肾活检标本 DMS、FSGS/微小病变性肾病
- ±食管裂孔疝
- ±畸形面部特征
  - 小颌、眼部异常、前额后移、大鼻、耳朵松弛下垂
- ±骨骼异常和身材矮小

治疗

- 无有效治疗手段

预后

- 通常在儿童时期死亡，一般不超过 6 岁
- 大多数 2~3 年内进展到 ESRD

镜下特征

组织学特征

- DMS
  - 肾小球毛细血管袢塌陷
  - 塌陷血管袢上衬覆上皮细胞增生
    - 类似塌陷性肾小球病
  - 系膜基质增生 ± 系膜细胞增生
  - 肾小管扩张和肾小管间质瘢痕
  - 免疫荧光
    - 免疫反应物阴性
    - 肾小球硬化区 IgM 和 C3 染色
  - 电镜
    - GBM 不规则增厚
    - 灶性透亮区和致密层撕裂
    - 弥漫足细胞足突消失
- FSGS
  - 节段硬化性病变
  - 免疫荧光
    - 免疫反应物阴性
    - 肾小球硬化区 IgM 和 C3 染色
  - 电镜
    - GBM 正常
    - 足细胞足突消失
- 微小病变性肾病
  - 可进展为 DMS、FSGS
- 其他肾小球病变
  - 弥漫性系膜细胞增生
    - 随后可进展为 DMS 或 FSGS
    - 必须除外酷似 DMS 的 GBM 改变
  - FSGS 具有塌陷型特征

鉴别诊断

DMS 的综合征类型

- Denys-Drash 综合征（WT1 突变）
- Pierson 综合征（IAMB2 突变）
- Lowe 综合征（OCRL1 突变）

FSGS 的综合征形式

- Frasier 综合征（WT1 突变）
- Nail-patella 综合征（LMX1B 突变）

参考文献

1. Xu S et al: Galloway-Mowat syndrome type 3 caused by OSGEP gene variants: a case report and literature review. Front Pediatr. 10:899991, 2022
2. Boyer O et al: Neurological involvement in monogenic podocytopathies. Pediatr Nephrol. 36(11):3571-83, 2021
3. Mann N et al: Mutations in PRDM15 are a novel cause of Galloway-Mowat syndrome. J Am Soc Nephrol. 32(3):580-96, 2021
4. Suzuki T: The expanding world of tRNA modifications and their disease relevance. Nat Rev Mol Cell Biol. 22(6):375-92, 2021
5. Arrondel C et al: Defects in t6A tRNA modification due to GON7 and YRDC mutations lead to Galloway-Mowat syndrome. Nat Commun. 10(1):3967, 2019
6. Cohen AH et al: Kidney in Galloway-Mowat syndrome: clinical spectrum with description of pathology. Kidney Int. 45(5):1407-15, 1994
7. Galloway WH et al: Congenital microcephaly with hiatus hernia and nephrotic syndrome in two sibs. J Med Genet. 5(4):319-21, 1968

（陶璇　译，余英豪　审）

要 点

术语

- 三联征
  - DMS 导致的激素抵抗性肾病综合征
  - 男性假两性畸形
  - Wilms 瘤（WT）发生风险

病因学/发病机制

- *WT1* 9 号外显子突变
- 大多数为散发性新生突变

临床特征

- 2～3 年内迅速进展为肾衰竭
- 早期发生的 WT，常双侧受累

镜下特征

- 肾小球
  - 系膜扩张/硬化
  - 不成熟肾小球伴足细胞增生
  - 塌陷性特征
- 免疫荧光：瘢痕区 IgM 和 C3 捕获性染色
- 免疫组化：足细胞 CK(＋) 和 Ki-67(＋)，但 WT1(－)，类似于塌陷性肾小球病
- 电镜
  - GBM 异常
    - 增厚、不规则、多层
    - 电子致密与透亮灶
  - 足细胞足突消失

辅助检查

- *WT1* 突变基因测序

主要鉴别诊断

- Frasier 综合征（亦为 *WT1* 突变）
- 散发性 DMS
- Pierson 综合征
- Alport 综合征

系膜轻度扩大

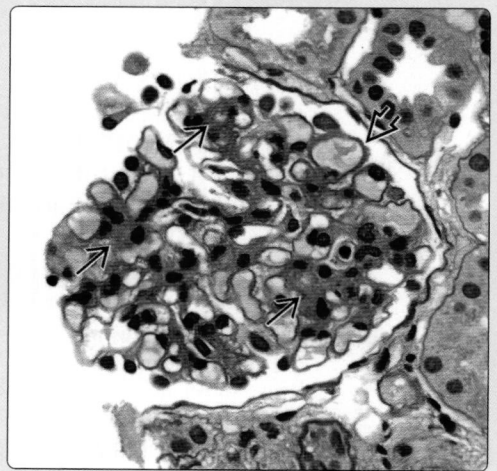

晚期系膜硬化

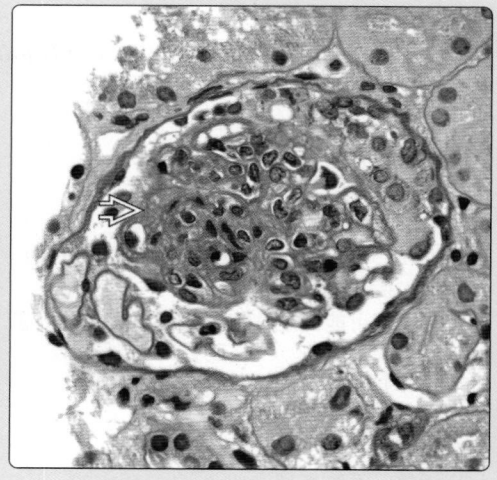

（左）3 岁 DDS 患儿，肾小球显示轻度系膜基质增多➡和 GBM 节段增厚➡。DDS 中 DMS 肾小球异常表现为广谱异常

（右）3 岁 DDS 患儿，肾小球表现为晚期系膜硬化伴系膜基质明显扩张➡，一些毛细血管腔闭塞，增厚 GBM 被覆增生上皮细胞，呈塌陷模式改变

双形性肾小球

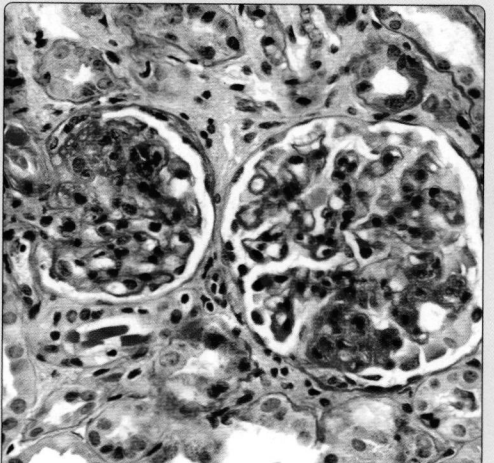

GBM 明显异常

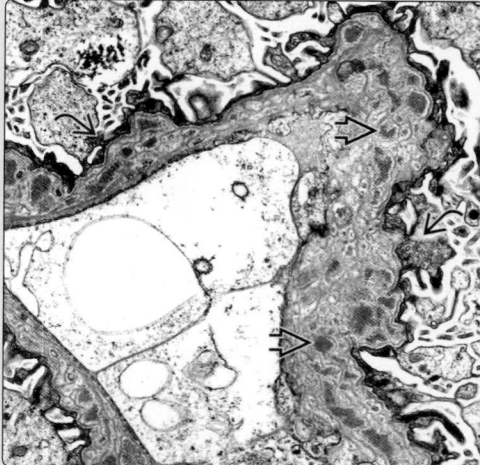

（左）左侧肾小球小，呈节段性系膜硬化及毛细血管袢塌陷；右侧肾小球较大，且较成熟，可见节段性硬化和上皮细胞增生

（右）DDS 电镜显示弥漫性足细胞足突消失➡，毛细血管袢 GBM 增厚及多层化，并有电子致密颗粒沉积➡，类似 Alport 综合征

术语

缩写

- Denys-Drash 综合征（Denys-Drash syndrome，DDS）
- 弥漫性系膜硬化（diffuse mesangial sclerosis，DMS）

定义

- *WT1* 突变引起的三联征
  - DMS 所致肾病（100%）
  - WT 发生风险（90%）
  - 男性假两性畸形（40%）
- 可发生不完全型：但肾病总是存在

病因学/发病机制

遗传因素

- 常染色体显性遗传
- *WT1* 突变
  - WT1 蛋白：调节足细胞增殖和分化的转录因子
  - 突变：染色体 11p13，9 号外显子

临床特征

表现

- 激素抵抗性肾病综合征和高血压
  - 2 岁前发病
- 外阴性别不明，XY 核型
  - 高达 40% 女性表型
- WT
  - 相比于散发性 WT 起病较早（中位：9 个月）
  - 30% 双侧性，散发型为 5%
- 几例 DDS 表现为非典型溶血尿毒症综合征（HUS）

实验室检查

- *WT1* 基因测序

治疗

- ESRD 可行肾移植
- 双侧肾切除术以预防 WT
- WT 伴 DDS
  - 化疗
  - 双侧病变行保留肾单位手术

预后

- 2~3 年内 DMS 迅速进展为肾衰竭
- WT 预后与散发性 WT 相似

镜下特征

组织学特征

- 肾小球：DMS
  - 早期肾小球改变
    - 不成熟肾小球伴足细胞增生
    - 系膜基质增多 ± 系膜细胞增生
  - 晚期肾小球改变
    - 塌陷性特征和上皮细胞增生
    - 肾小球固缩 ± 系膜细胞增生
    - GBM 增厚和多层化
    - 伴鲍曼囊上皮胚胎样增生
- 肾小管和间质
  - 肾小管扩张导致萎缩和间质纤维化

辅助检查

免疫荧光

- 瘢痕区 IgM 和 C3 捕获性染色，其他免疫球蛋白和补体阴性

电镜

- GBM 不规则增厚及多层化
- GBM 透明灶和/或电子致密物沉积
- 广泛足细胞足突消失

鉴别诊断

散发性 DMS

- GBM 超微结构正常
- 类似于塌陷性肾小球病
- 需始终考虑到不完全形式 DDS

Frasier Syndrome 综合征

- 正常女性外阴和条索状性腺
- FSGS

Pierson 综合征

- DMS 或胎儿型肾小球
- *LAMB2* 基因突变

Alport 综合征

- GBM 多层化有些相似
- 无典型 DMS 伴塌陷模式
- Ⅳ 型胶原亚基免疫荧光染色异常

诊断要点

病理解读要点

- 任何 3 岁以下人中发现 DMS 或塌陷性肾小球，要考虑到综合征疾病

参考文献

1. Anderson E et al: WT1 complete gonadal dysgenesis with membranoproliferative glomerulonephritis: case series and literature review. Pediatr Nephrol. 37(10):2369-74, 2022
2. Berthaud R et al: Atypical severe early-onset nephrotic syndrome: answers. Pediatr Nephrol. 37(11):2637-42, 2022
3. Akramov NR et al: New mutation in WT1 gene in a boy with an incomplete form of Denys-Drash syndrome: a CARE-compliant case report. Medicine (Baltimore). 100(19):e25864, 2021
4. Cheng C et al: Case report: Denys-Drash syndrome with WT1 causative variant presenting as atypical hemolytic uremic syndrome. Front Pediatr. 8:605889, 2020
5. Karmila AB et al: Focal segmental membranoproliferative glomerulonephritis: a histological variant of Denys-Drash syndrome. Fetal Pediatr Pathol. 1-8, 2019
6. Roca N et al: Long-term outcome in a case series of Denys-Drash syndrome. Clin Kidney J. 12(6):836-9, 2019
7. Asfahani RI et al: Activation of podocyte Notch mediates early Wt1 glomerulopathy. Kidney Int. 93(4):903-20, 2018
8. Niaudet P et al: WT1 and glomerular diseases. Pediatr Nephrol. 21(11):1653-60, 2006
9. Yang AH et al: The dysregulated glomerular cell growth in Denys-Drash syndrome. Virchows Arch. 445(3):305-14, 2004
10. McTaggart SJ et al: Clinical spectrum of Denys-Drash and Frasier syndrome. Pediatr Nephrol. 16(4):335-9, 2001

轻度系膜基质增生

系膜细胞增生及硬化

(左)1 岁 DDS 患儿,肾小球显示系膜基质轻度增多➡️,足细胞形态正常
(右)3 个月 DDS 患儿,肾小球小,且仅有少量毛细血管袢开放,系膜基质广泛增多和系膜细胞轻度增生➡️,足细胞很突出,但无明显增大

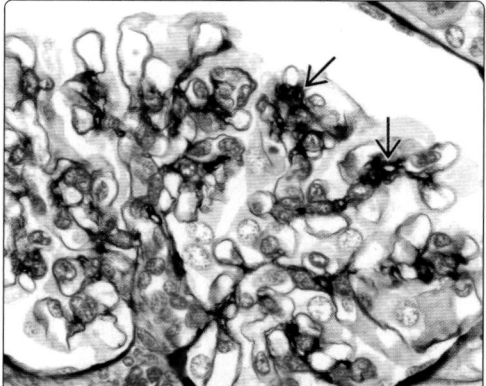

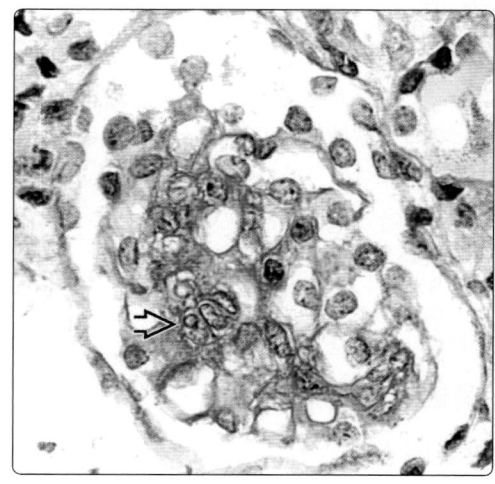

肾小球塌陷伴上皮细胞增生

晚期肾小球硬化

(左)3 岁 DDS 患儿,肾小球显示毛细血管袢皱缩及固化,毛细血管腔闭塞,衬覆肥大和增生的足细胞
(右)10 天 DDS 婴儿,肾活检显示 2 个肾小球呈晚期 DMS。肾小球毛细血管袢小而固化,中央见系膜细胞簇➡️,没有可识别的肾小球毛细血管

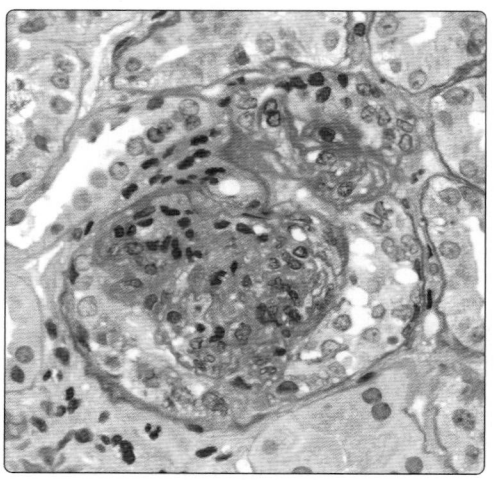

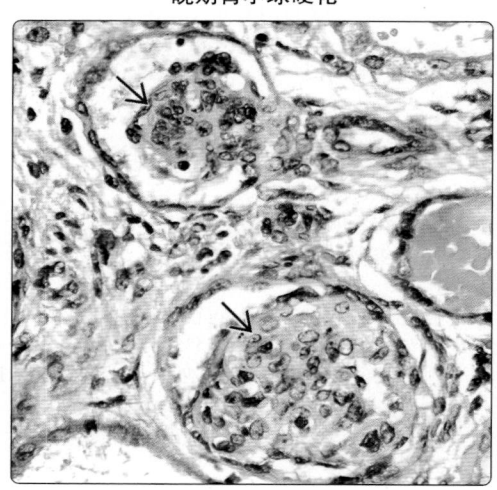

晚期肾小球硬化

晚期肾小管间质瘢痕

(左)10 天患儿,硬化性肾小球显示富于系膜基质和系膜细胞➡️,无球囊粘连,这点可与 FSGS 相鉴别。上皮细胞虽突出,但不增生
(右)除了肾小球硬化外➡️,还可见广泛间质纤维化和轻度非特异性炎症,肾小管上皮细胞衰减➡️,可能代表处于濒死阶段注定要发生萎缩的肾小管

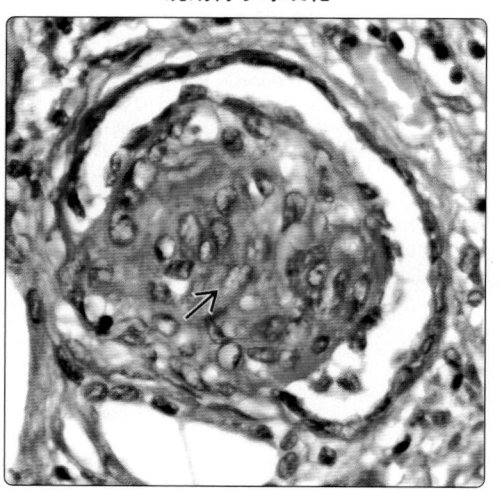

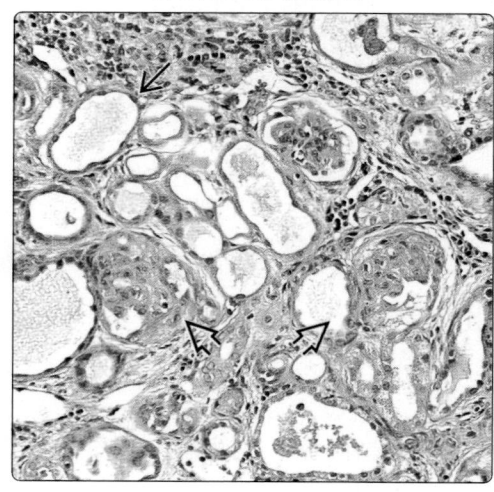

足突消失, GBM 不规则

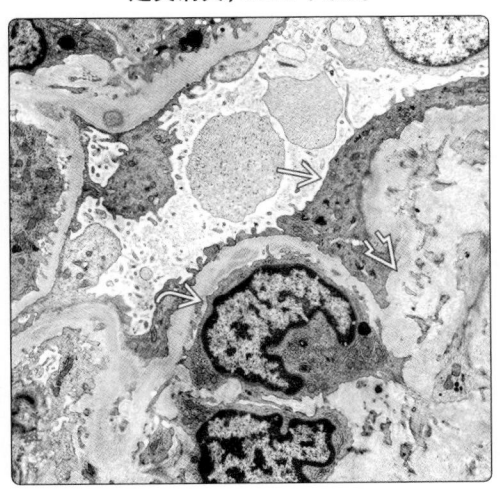

足突消失, GBM 不规则

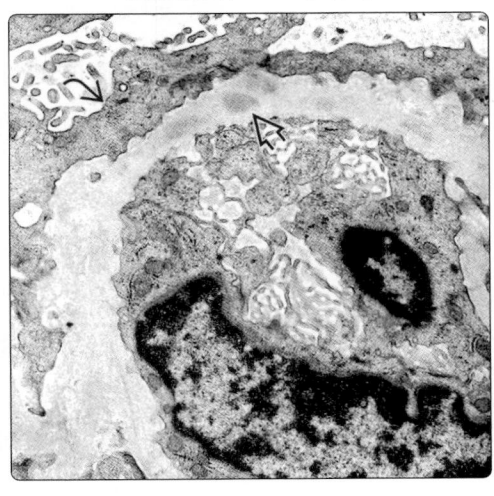

(左) 电镜显示弥漫性足细胞足突消失 ⇒, GBM 增厚且不规则, 可见不是免疫复合物的电子致密物质沉积。还可见系膜细胞增生 ⇒ 和系膜基质增多 ⇒

(右) 肾小球毛细血管袢显示弥漫性足细胞足突消失 ⇒, GBM 增厚且不规则, 可见小的不能代表免疫复合物的电子致密物沉积 ⇒

系膜区扩大

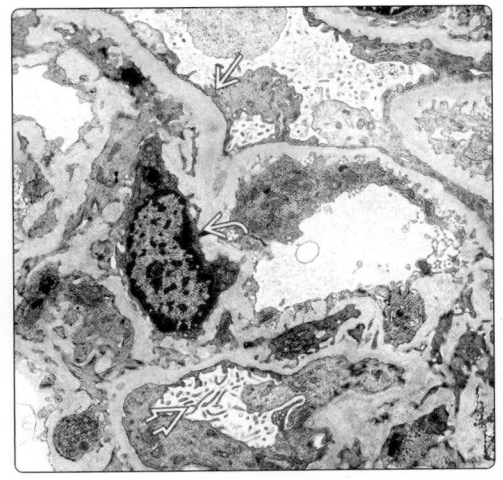

GBM 不规则和电子致密物沉积

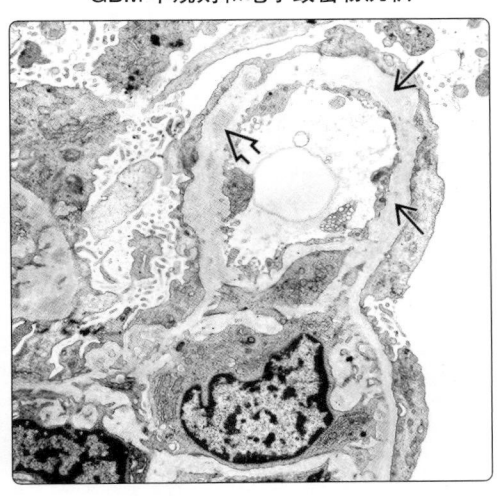

(左) 电镜显示足细胞足突弥漫性消失 ⇒ 及微绒毛转化 ⇒, 可见系膜扩张及系膜细胞增生 ⇒

(右) 2 岁 DDS 患儿, 电镜显示弥漫性足细胞足突消失, 毛细血管袢基底膜明显不规则增厚 ⇒, 含有电子致密沉积物 ⇒, 这些不应被误判为免疫复合物

GBM 分层及电子致密物沉积

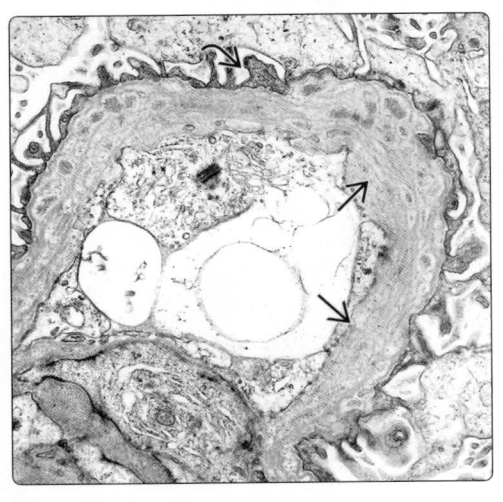

GBM 分层及电子致密物沉积

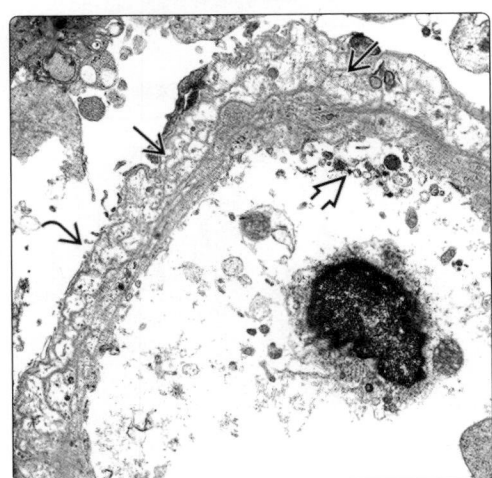

(左) 电镜显示足细胞足突消失 ⇒, 明显增厚的毛细血管袢 GBM 呈广泛分层 ⇒, 与 Alport 遗传性肾炎改变非常相似

(右) 电镜显示毛细血管袢基底膜呈复杂网状和分层改变 ⇒, 并见大量透亮灶, 内皮细胞 ⇒ 和上皮细胞 ⇒ 显示明显的人为性自溶改变

(陶璇 译, 余英豪 审)

要　点

术语

- 由于 *WT1* 基因突变引起的三联征
  - 激素抵抗性肾病综合征
  - 男性假两性畸形
  - 性腺发育不全呈条索状

病因学/发病机制

- *WT1* 突变负责一组被归类为 "WT1 相关疾病" 的表型组合
  - 突变在肿瘤发生（如性腺母细胞瘤）和泌尿生殖系统发育异常（如 46, XY 性发育障碍）中起作用
  - WT1 疾病的杂合致病等位基因变异型分为三大主要临床证候
    - Frasier 综合征
    - Denys-Drash 综合征（DDS）
    - Meacham 综合征（MS）

临床特征

- 男性假两性畸形、激素抵抗性肾病综合征、缓慢进展至肾衰竭、性腺母细胞瘤高风险（60%）

镜下特征

- 肾小球正常至 FSGS；弥漫性系膜硬化或 MPGN 罕见
- 超微结构 GBM 异常

辅助检查

- *WT1* 基因测序鉴定 9 号内含子突变

主要鉴别诊断

- DDS
- MS
- Podocin 突变
- Alport 综合征

间质泡沫细胞

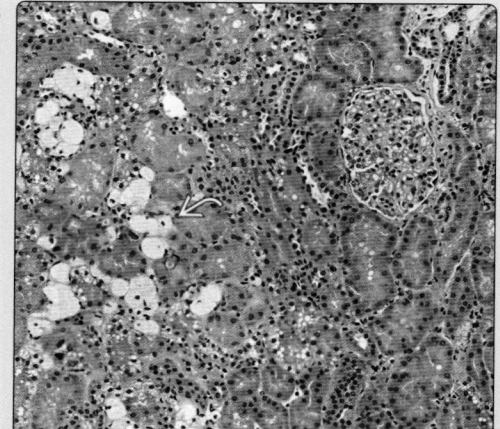

GBM 增厚和不规则

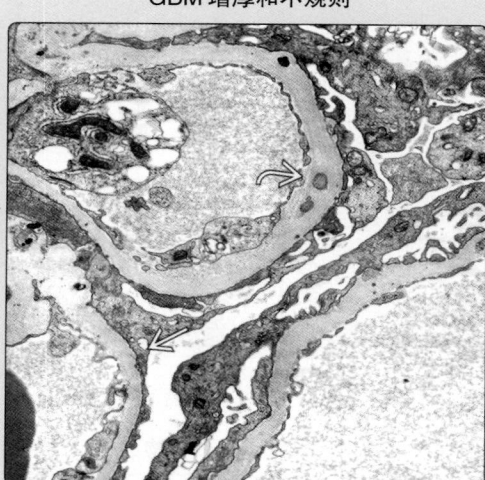

（左）遗传学证实为 FS 的 3 岁患儿，肾活检显示肾小球和肾小管 ➡ 正常，间质见多量成簇的泡沫细胞，但没有间质纤维化，这一特征在其他原因肾病综合征中也可见到
（右）FS 的 3 岁患儿，GBM 广泛增厚而不规则，可见几个电子致密物 ➡。也可见足细胞足突弥漫消失 ➡

节段肾小球硬化伴泡沫细胞

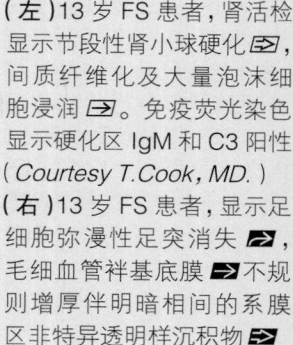
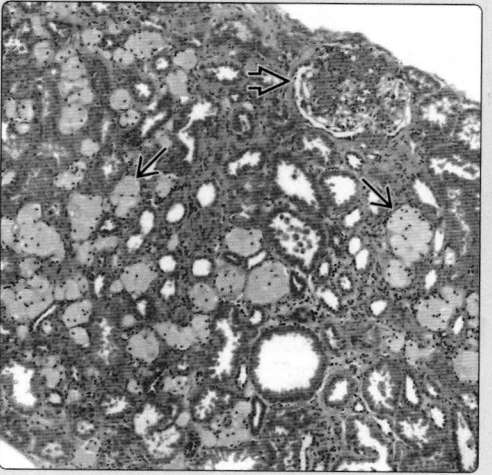

GBM 不规则

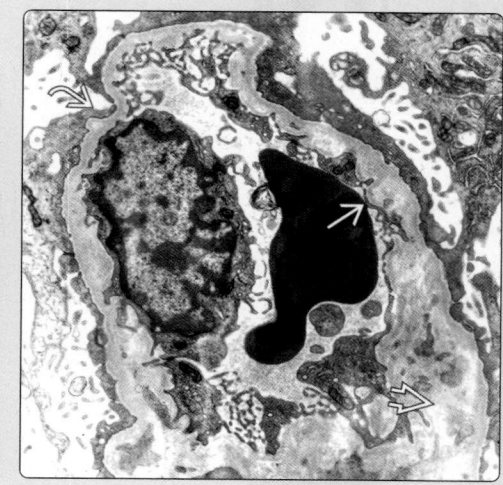

（左）13 岁 FS 患者，肾活检显示节段性肾小球硬化 ➡，间质纤维化及大量泡沫细胞浸润 ➡。免疫荧光染色显示硬化区 IgM 和 C3 阳性（Courtesy T.Cook, MD.）
（右）13 岁 FS 患者，显示足细胞弥漫性足突消失 ➡，毛细血管袢基底膜 ➡ 不规则增厚伴明暗相间的系膜区非特异透明样沉积物 ➡

术语

缩写

- Frasier 综合征（Frasier syndrome，FS）

定义

- *WT1* 基因突变引起的三联征
  - 激素抵抗性肾病综合征（SRNS）
  - 男性假两性畸形
  - 性腺发育不全呈条索状

病因学/发病机制

遗传因素

- *WT1* 编码 Wilms 肿瘤 1 蛋白的多个异构体
  - 锌转录因子调节细胞增殖和足细胞分化
  - 对泌尿生殖系统正常发育至关重要
  - 10 号外显子，多个异构体
    - 36 个 WT1 蛋白同工异构体来自替代产生的翻译起始位点，替代 RNA 剪接和/或 RNA 编辑
  - 细胞遗传学位置：11p13
  - *WT1* 基因杂合致病性等位变异在肿瘤发生和发育缺陷中起作用（WT1 相关疾病），包括三个临床综合征
- FS 有 9 号内含子 *WT1* 突变，改变剪接位点，使一个密码子（赖氨酸、苏氨酸、丝氨酸）被省略，从而产生称为 KTS(–) 的 WT1 异构体
  - 高外显率的常染色体显性遗传，有年龄依赖性
- 其他被报道的 *WT1* 变异型相关表型
  - DDS
  - MS
  - 46,XX 睾丸/卵巢性发育障碍
    - 已报道有肾病蛋白尿
  - 急性髓系白血病
  - 原发性卵巢功能不全

临床特征

表现

- 儿童期发病（通常 2～6 岁）至青年期
- 儿童期 SRNS 有蛋白尿（蛋白尿为 WT1 相关疾病最常见的临床特征）
- 20～30 岁时缓慢进展至肾衰竭
- 具有女性 XY 核型的男性假两畸形
  - 性腺发育不全伴条索状性腺、小子宫、原发性闭经
  - 无青春期发育
- 罕见 XX 表型女性或 XY 表型男性
- 性腺母细胞瘤高风险（60%）

实验室检查

- *WT1* 基因测序

治疗

- 肾脏疾病
  - 激素或免疫抑制治疗无效
  - 肾移植治疗肾衰竭
- 预防性性腺切除预防性腺母细胞瘤
- 保留肾单位手术治疗罕见的肾母细胞瘤

预后

- 20～30 岁时缓慢进展至肾衰竭

镜下特征

组织学特征

- 肾小球
  - 早期表现：组织学上肾小球正常
  - 晚期表现：FSGS（节段性毛细血管袢硬化、透明变性、鲍曼囊粘连），不等量系膜基质扩大 ± 细胞增生
  - 弥漫系膜硬化或 MPGN 模式罕见
- 肾小管和肾间质
  - 早期表现：肾小管和肾间质正常
  - 晚期表现：肾小管萎缩和间质纤维化
  - 间质泡沫细胞浸润

辅助检查

免疫组化

- WT1 染色减弱，但经验有限

免疫荧光

- 节段肾小球硬化区 IgM、C3 和免疫球蛋白轻链非特异性沉积
- IgG、IgA、C1q 和纤维蛋白原通常阴性（除了 MPGN 模式外）

电镜

- GBM 正常或不规则变薄和增厚
- 足细胞足突消失
- 系膜基质扩大

鉴别诊断

其他 WT1 疾病：DDS 和 MS

- DDS：46,XY 假两性畸形，SRNS 伴弥漫性系膜硬化，快速进展为肾衰竭（比 FS 更严重），Wilms 肿瘤风险
- MS：46,XY 伴膈疝，肺发育不良，先天性心脏缺陷和/或泌尿生殖道异常（如双阴道），婴儿早期死亡

Podocin 突变

- 外生殖器和核型正常

Alport 综合征

- GBM 变薄及不规则增厚、分层

参考文献

1. Arroyo-Parejo Drayer P et al: Spectrum of clinical manifestations in children with WT1 mutation: case series and literature review. Front Pediatr. 10:847295, 2022
2. Ferrari MTM et al: WT1 pathogenic variants are associated with a broad spectrum of differences in sex development phenotypes and heterogeneous progression of renal disease. Sex Dev. 16(1):46-54, 2022
3. Thakor JM et al: Mutational landscape of TRPC6, WT1, LMX1B, APOL1, PTPRO, PMM2, LAMB2 and WT1 genes associated with steroid resistant nephrotic syndrome. Mol Biol Rep. 48(11):7193-201, 2021
4. Tsuji Y et al: Systematic review of genotype-phenotype correlations in Frasier syndrome. Kidney Int Rep. 6(10):2585-93, 2021
5. Ullmark T et al: DNA and RNA binding by the Wilms' tumour gene 1 (WT1) protein +KTS and -KTS isoforms-from initial observations to recent global genomic analyses. Eur J Haematol. 100(3):229-40, 2018

（陶璇 译，余英豪 审）

遗传性足细胞疾病

要　点

病因学/发病机制

- 因编码足蛋白的 *NPHS2* 基因突变导致裂孔膜和足细胞信号缺陷引起的激素抵抗性肾病综合征（SRNS）

临床特征

- 常染色体隐性遗传
- 约 10% 的家族性 FSGS，偶见于成人散发性 FSGS
- 蛋白尿；可为肾病范围蛋白尿
- SRNS
- 90% 的家族性病例约 6 年内进展为 ESRD
- 35% 的散发性病例约 6 年内进展为 ESRD

镜下特征

- FSGS（50%）
- 微小病变性肾病（50%）

- 无 FSGS 的系膜细胞增生
- 电镜显示足细胞足突消失
- 除免疫组化 podocin 缺失外，无其他独特的特征

辅助检查

- 抗人 podocin 抗体免疫组化染色显示足细胞 podocin 缺失
- *NPHS2* 基因测序
  - R229Q 突变：发病年龄＜18 岁
  - R138Q 突变：1 岁左右发病
  - 早期发病可能会伴有其他基因的联合突变，如 *WT1*

主要鉴别诊断

- 特发性 FSGS
- 其他遗传性 FSGS 和先天性肾病综合征
- 微小病变性肾病
- 适应性 FSGS

FSGS

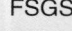
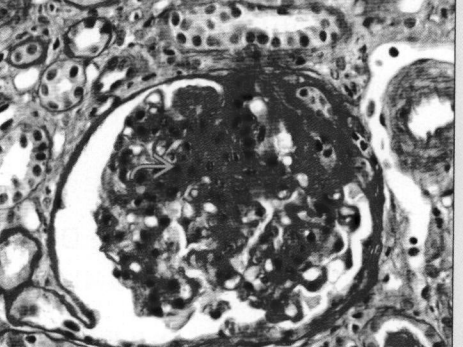
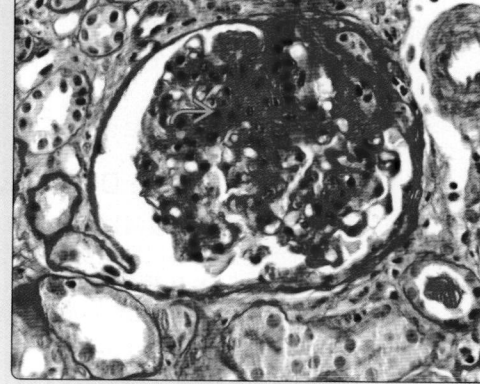

足突消失

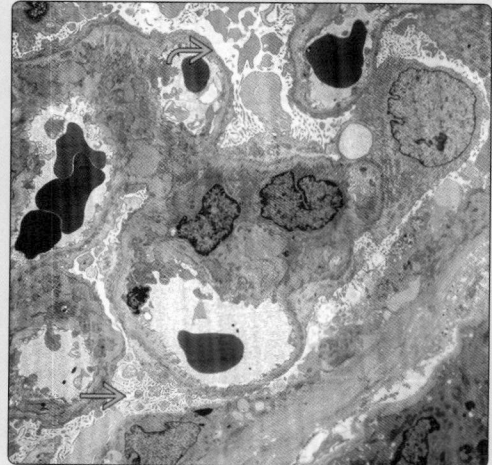

（左）6 岁女孩有激素抵抗性肾病综合征，肾活检显示 FSGS ☞，基因测序证实 *NPHS2* 基因存在复合杂合突变

（右）6 岁女孩有 *NPHS2* 复合杂合突变，电镜显示足细胞足突弥漫消失 ☞ 和足细胞胞质微绒毛转化 ➡

正常肾小球 podocin 对照染色

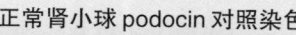
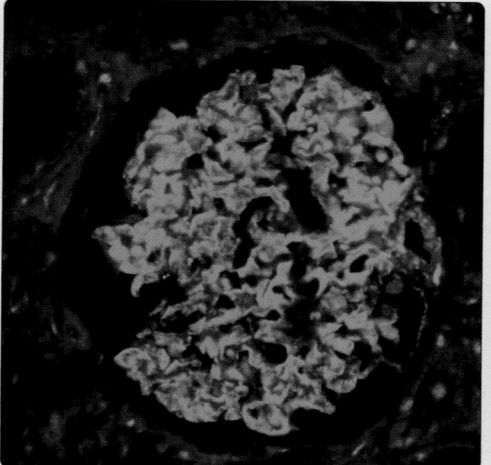

podocin 表达减少

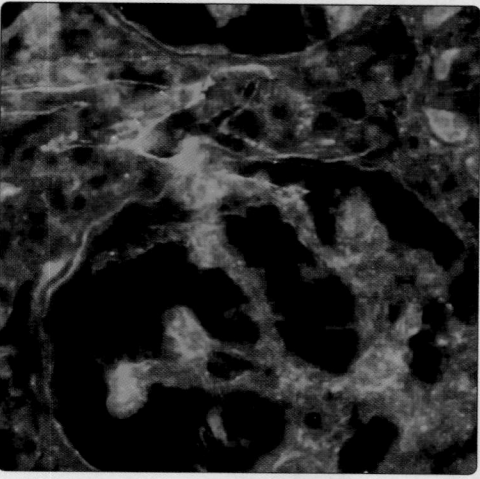

（左）荧光素钠硫氰酸盐（FITC）免疫荧光染色显示正常肾脏 podocin 为毛细血管袢线性染色

（右）10 岁男孩有持续性蛋白尿，活检标本 FITC 免疫荧光显示 podocin 染色减少

术语

定义

- 继发于 *NPHS2* 基因突变的遗传性或散发性 SRNS

病因学/发病机制

遗传学

- *NPHS2* 基因突变
  - 编码 Podocin 蛋白
    - 对维持足细胞足突结构和信号传导非常重要
    - 与裂孔膜蛋白和 CD2AP 相互作用，形成裂孔膜的一部分
  - 常染色体隐性遗传
    - 位于染色体 1q25-q31
    - 迄今报道＞50 种突变
    - 突变可能改变蛋白质运输
- 一些 *NPHS2* 突变患者可伴有其他基因突变，如 *NPHS1*、*WT1*

临床特征

流行病学

- 发病率
  - *NPHS2* 突变占家族性 SRNS 的 10%～15%
  - *NPHS2* 突变占儿童散发性 SRNS 病例约 7%
  - 成人 SRNS 的罕见病因
  - *NPHS2* 为＞2 岁 SRNS 患者最常见的受累基因
- 年龄
  - 随突变而变化
    - 截短突变起病中位年龄 1.7 岁
    - 错义突变起病中位年龄 4.7 岁
    - R229Q 突变：成人发病（＞18 岁）
    - R138Q 突变：起病很早（12±3 个月）
    - 发病年龄可能受合并其他基因突变的影响，如 *WT1*
- 性别
  - 男：女 =1：1

表现

- 蛋白尿，可为肾病范围蛋白尿
- 肾病综合征

治疗

- 手术治疗
  - 肾移植
    - 移植后复发率 9%
- 药物
  - 环孢霉素

预后

- 90% 的家族性病例 73 个月内进展为 ESRD
- 35% 的散发性病例 76 个月内进展为 ESRD
- ESRD 的平均年龄为 6.6 岁
- 7 号或 8 号外显子的 1 个致病性突变为发生肾病综合征的高风险，可能在成年前不会显现
- 2 个 *NPHS2* 致病性突变可发展为先天性或儿童期起病的肾病综合征
- 移植后复发

  - 8% 的纯合或复合杂合突变患者
  - 63% 的杂合突变患者

镜下特征

组织学特征

- 肾小球：不同模式
  - FSGS（50%）
  - 微小病变性肾病（50%）
  - 无 FSGS 的系膜细胞增生
- 肾小管和间质
  - 可变的间质纤维化、肾小管萎缩

辅助检查

免疫组化

- 偶见 C3 沉积
- 抗 podocin 抗体显示毛细血管襻颗粒状染色减少

基因检测

- *NPHS2* 基因测序

电镜

- 足细胞足突消失
- 节段性粘连

鉴别诊断

原发性（特发性、非遗传性）FSGS

- 弥漫性足细胞足突消失
- podocin 免疫染色正常

其他遗传形式的 FSGS 和先天性肾病综合征

- 包括＞50 个基因的遗传突变
- podocin 免疫染色正常

微小病变性肾病

- podocin 免疫染色正常
- 家族史阴性

诊断要点

病理解读要点

- 不同遗传病因 FSGS 的鉴别取决于证实缺失蛋白或致病性基因突变

参考文献

1. Dorison A et al: Kidney organoids generated using an allelic series of NPHS2 point variants reveal distinct intracellular podocin mistrafficking. J Am Soc Nephrol. 34(1):88-109, 2023
2. AbuMaziad AS et al: Congenital nephrotic syndrome. J Perinatol. 41(12):2704-12, 2021
3. de Almeida R et al: Prevalence of the NPHS2 variants p.R229Q, p.A242V, and p.R138Q in patients with focal segmental glomerulosclerosis. Clin Nephrol. 94(4):187-96, 2020
4. Bouchireb K et al: NPHS2 mutations in steroid-resistant nephrotic syndrome: a mutation update and the associated phenotypic spectrum. Hum Mutat. 35(2):178-86, 2014

（陶璇 译，余英豪 审）

要点

术语

- 由 *ACTN4* 基因突变导致的常染色体显性遗传性 FSGS

病因学／发病机制

- 编码 α-辅肌动蛋白-4 蛋白的 *ACTN4* 基因突变
  - 导致 α-辅肌动蛋白-4 聚集增加，正常功能丧失
  - 广泛表达肌动蛋白结合蛋白
    - 定位于足细胞足突
  - 外显性高但非完全外显，影响疾病严重程度

临床特征

- 亚肾病范围蛋白尿（最常见）
  - 可出现于青少年、<5 岁儿童，快速进展
- 占约 2% 的家族性 FSGS
- 在非糖尿病黑人患者中，与 ESRD 无相关性

镜下特征

- FSGS
  - 门周型节段性硬化为特征性
  - 塌陷性 FSGS
- 门周微动脉透明变性

辅助检查

- 电镜
  - 足细胞电子致密物聚集
  - 节段性足突消失
- 基因检测
  - *ACTN4* 基因 8 号外显子测序
  - 全外显子测序技术

主要鉴别诊断

- 原发性 FSGS
- 继发性 FSGS
- 其他遗传性形式的 FSGS

节段性硬化

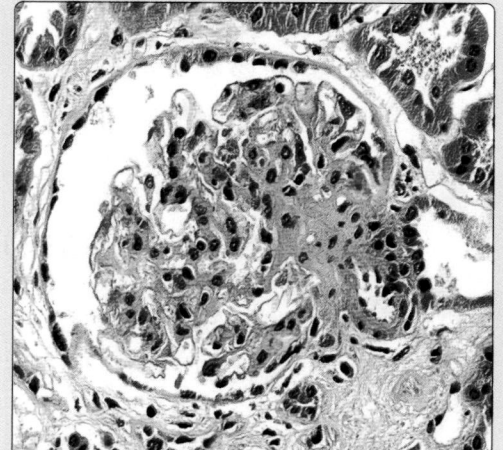

节段性足突消失

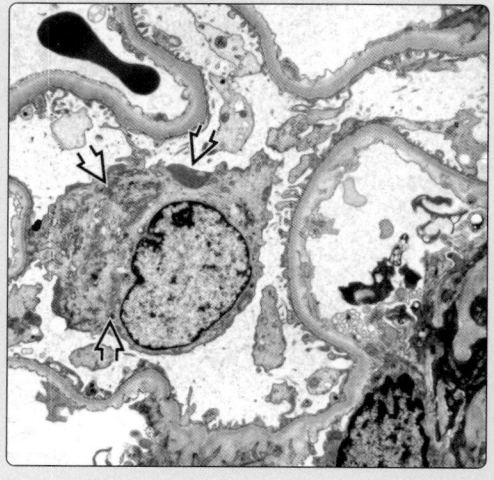

（左）29 岁女性，有严重蛋白尿，被发现有 α-actinin-4 突变，肾活检显示门部区 FSGS（*Courtesy J.Henderson, MD, PhD.*）
（右）节段性足突消失，足细胞脱离基底膜，注意足细胞胞质中可见电子致密物 ➡

ACTN4 表达缺陷

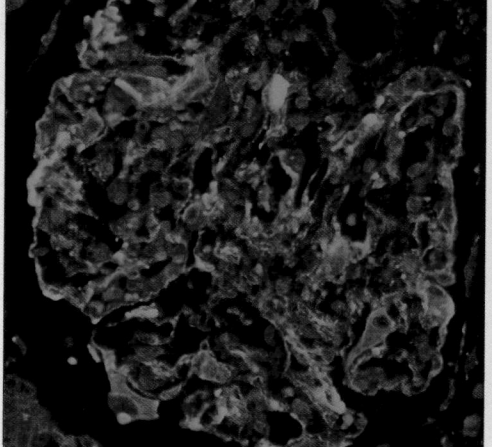

正常肾小球 *ACTN4* 表达

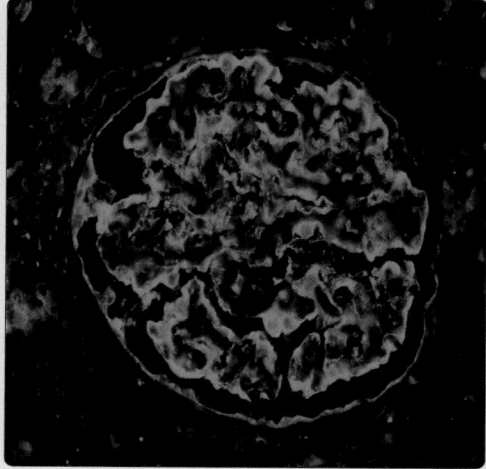

（左）*ACTN4* 基因突变患者，活检显示肾小球毛细血管袢不规则颗粒状弱着色（*Courtesy J.Henderson, MD, PhD.*）
（右）正常肾小球 actinin-4 染色显示弥漫毛细血管袢着色（*Courtesy J.Henderson, MD, PhD.*）

术语

定义

- 由 *ACTN4* 基因突变引起的 FSGS

病因学/发病机制

遗传学

- 染色体 19q13 *ACTN4* 基因突变
  - 编码 α-actinin-4 蛋白
    - 在肾脏定位于足细胞；主要位于足突
    - 广泛表达 100kDa 杆状 actin 结合蛋白
  - 8 号外显子突变
    - actin 结合结构域变异体导致 F-actin 结合和 α-actinin-4 聚集增加
      - □ 可能有直接的足细胞毒性作用，引起 α-actinin-4 功能缺失
      - □ 磷酸化增加
    - 在拉伸过程中促进足细胞脱离
    - 血影蛋白结构域的变异导致 α-actinin-4 与 CLP36 的结合减少
  - 常染色体显性遗传
  - 外显性高但非完全外显，从而影响疾病严重性

临床特征

流行病学

- 发病率
  - 非常罕见
    - 约占家族性 FSGS 的 2%
- 年龄
  - 16～56 岁
  - 青少年期可能开始有轻微蛋白尿
  - 幼儿发病早
- 性别
  - 男：女 =1：1
- 种族
  - 与黑人中 ESRD 无关

表现

- 亚肾病范围蛋白尿（最常见）
- 肾病综合征
- 血尿（罕见）

预后

- 典型表现为缓慢进行性肾衰竭
- 可快速进展为 ESRD

镜下特征

组织学特征

- 肾小球
  - FSGS
    - 门周型常见
    - 塌陷亚型有报道
- 肾小管
  - 肾小管萎缩
- 肾间质
  - 间质纤维化程度不一
- 血管
  - 微动脉透明变性
  - 动脉硬化程度不一

辅助检查

免疫荧光

- 肾小球瘢痕区 IgM 和 C3 节段沉积
  - 类似于其他形式的 FSGS
- 足细胞 α-actinin-4 染色减少

基因检测

- *ACTN4* 基因 8 号外显子测序
- 全外显子测序技术

电镜

- 足细胞
  - 胞质内电子致密物聚集
  - 节段性足突消失
  - 微绒毛变性
  - 细胞质空泡化
- GBM 节段性增厚
- 模糊的系膜区电子致密沉积物
- 内皮下水肿和窗孔消失

鉴别诊断

原发性（特发性非遗传性）FSGS

- 广泛足细胞足突消失
- 缺乏足细胞电子致密物聚集
- α-actinin-4 表达正常

继发于高血压的 FSGS

- 显著的微动脉透明变性
- 显著的动脉硬化
- 节段性足细胞足突消失，累及范围＜肾小球总表面积的 50%
- 缺乏足细胞电子致密物聚集
- α-actinin-4 表达正常

其他遗传形式的 FSGS

- 包括 *WT1*、*NPHS1*、*NPHS2*、*LAMB2*、*PLCE1*、*TRPC6*、*CD2AP*、*INF2*、*APOL1* 遗传性突变
- 节段性足细胞足突消失
- 缺乏足细胞电子致密物聚集
- α-actinin-4 表达正常

参考文献

1. He Z et al: Case report and literature review: a de novo pathogenic missense variant in ACTN4 gene caused rapid progression to end-stage renal disease. Front Pediatr. 10:930258, 2022
2. Nagano C et al: Clinical, pathological, and genetic characteristics in patients with focal segmental glomerulosclerosis. Kidney360. 3(8):1384-93, 2022
3. Feng D: Phosphorylation of key podocyte proteins and the association with proteinuric kidney disease. Am J Physiol Renal Physiol. 319(2):F284-91, 2020
4. Feng D et al: Phosphorylation of ACTN4 leads to podocyte vulnerability and proteinuric glomerulosclerosis. J Am Soc Nephrol. 31(7):1479-95, 2020
5. Feng D et al: Disease-causing mutation in α-actinin-4 promotes podocyte detachment through maladaptation to periodic stretch. Proc Natl Acad Sci U S A. 115(7):1517-22, 2018
6. Laurin LP et al: Podocyte-associated gene mutation screening in a heterogeneous cohort of patients with sporadic focal segmental glomerulosclerosis. Nephrol Dial Transplant. 29(11):2062-9, 2014
7. Lipska BS et al: Genetic screening in adolescents with steroid-resistant nephrotic syndrome. Kidney Int. 84(1):206-13, 2013

（陶璇 译，余英豪 审）

要 点

术语

- *INF2* 基因突变导致足细胞病,临床表现为蛋白尿及FSGS

病因学/发病机制

- *INF2* 表达于足细胞和施万细胞
- 突变的 *INF2* 导致动力蛋白介导的 nephrin 运输失调
- 一些 *INF2* 突变会引起 Charcot-Marie-Tooth(CMT)肾病

临床特征

- 常染色体显性遗传性FSGS最常见的病因(9%~17%的家族性病例)
- 散发性FSGS罕见突变(约0.7%)
- 蛋白尿发生:儿童期至70岁
- 12%的突变患者有CMT病
- 13~67岁发展为ESRD

镜下特征

- FSGS
- 通常为非特指(NOS)模式
- 塌陷性FSGS(1例报道)
- 斑片状肾小管萎缩
- 斑片状间质纤维化

辅助检查

- IV型胶原 α3、α5 链表达正常
- 足细胞足突仅节段性消失,更像典型的适应性FSGS
- 足突呈不规则锯齿状,伴明显的肌动蛋白束

主要鉴别诊断

- 其他病因的FSGS
- Alport综合征

FSGS 伴间质纤维化

NOS 型 FSGS

(左)29岁男性 *INF2* 突变患者,三色染色显示斑片状非特异性间质纤维化、肾小管萎缩和动脉硬化改变,肌酐203.3μmol/L,尿蛋白-肌酐比值为1.9,其母亲接受透析治疗中,弟弟也患有慢性肾病

(右)节段性肾小球硬化为"非特指型",为报道的 *INF2* 突变相关FSGS的最常见模式。尚未发现能够区分这种FSGS原因的诊断性光镜

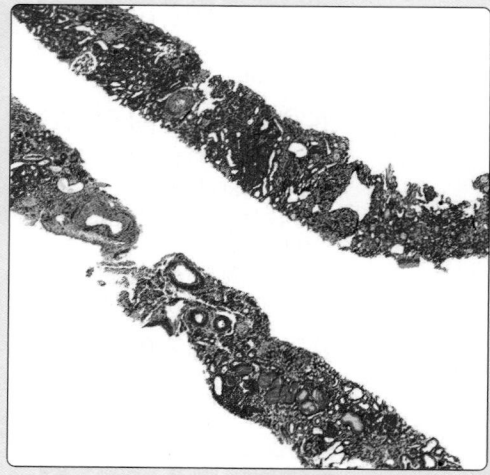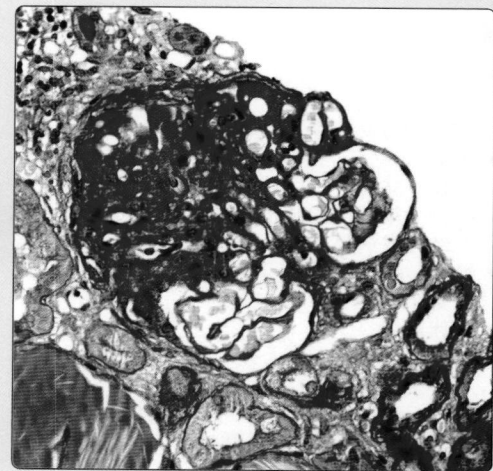

肾小球正常

足突消失

(左)这例 *ING2* 相关FSGS患者也可见正常肾小球

(右)足突呈斑片状消失 ➡,一些区域可见正常足突 ➡,为典型的适应性FSGS模式。致密的肌动蛋白束沿紧邻GBM的足细胞基底 ➡ 分布,这被认为是 *INF2* 相关FSGS的一个显著特征。GBM正常

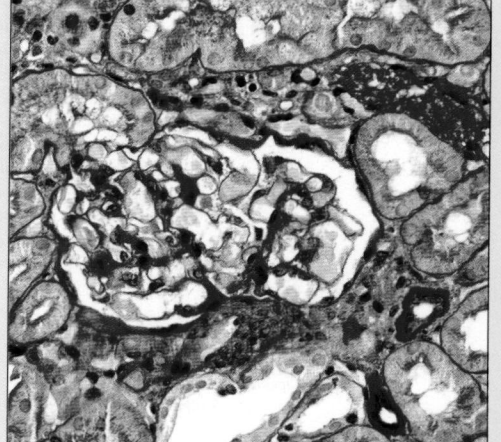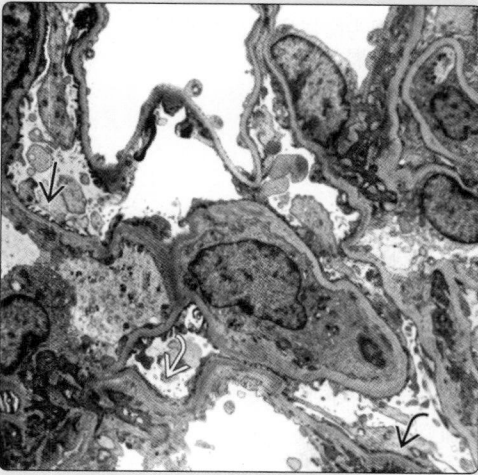

术语

缩写

- 倒置形成蛋白 2（inverted formin 2，INF2）

定义

- *INF2* 基因突变导致足细胞病，表现为蛋白尿和 FSGS 的足细胞病
  - 还可引起 CMT 及脱髓鞘性外周神经病变

病因学/发病机制

INF2 基因突变

- 2 号、3 号、4 号、5 号外显子错义突变
  - N 末端透明抑制结构域（DID）
  - 引起动力蛋白介导的 nephrin 运输失调
- *INF2* 在足细胞和一些肾小管细胞中表达
  - 加速肌动蛋白聚合与解聚
  - 组织蛋白酶从 *INF2* 中分离 DID
  - DID 与 nephrin 共定位，与透明蛋白相关的 formin-1 结合
  - 致病性 N 末端片段无法定位到足突
- 表达于施万细胞
  - 与髓磷脂和淋巴细胞蛋白（MAL）相互作用
- 体外突变型 *INF2* 的功能实验可以区分患者表型是否为 FSGS±CMT

临床特征

流行病学

- 种族
  - 白人
  - 近代非洲血统
  - 墨西哥人
- 常染色体显性遗传性 FSGS 最常见的病因（9%~17% 的家族性病例）
  - 散发性 FSGS 突变罕见（约 0.7%）

表现

- 蛋白尿发作：儿童期到 70 岁
  - 即使在同一家族中，蛋白尿程度不同
  - 有时出现肾病综合征
- 外显率不一
  - 一些受累家族成员仅有无症状蛋白尿或偶尔无蛋白尿
- 约 12% 的突变病例有 CMT 疾病
  - 外周神经病变先于肾小球疾病
  - 运动和感觉神经元受累

预后

- 惰性临床病程至 ESRD（约 20 年或更长）
  - 13~67 岁进展为 ESRD
- 如伴有 CMT，则快速进展至 ESRD（通常 5 年）
- 移植后不会复发

镜下特征

组织学特征

- 肾小球
  - FSGS
    - 通常为 NOS 模式
    - 塌陷性 FSGS（1 例报道）
  - 球性肾小球硬化
  - 无肾小球肥大
  - 罕见有微小病变性肾病或 IgA 肾病报道
- 肾小管
  - 斑片状小管萎缩
- 肾间质
  - 斑片状间质纤维化
- 血管
  - 无特异性改变

辅助检查

免疫荧光

- 报道有限：除了瘢痕性肾小球 IgM 和 C3 阳性外，其余阴性
- Ⅳ型胶原 α3、α5 链表达正常
- 肾小球中 INF2 表达减少（据报道也见于其他病因所致的 FSGS）

电镜

- 足细胞足突节段性消失，为较典型的适应性 FSGS
  - 足突不规则锯齿状
  - 1 篇文献描述足突中见明显纵向肌动蛋白束
- GBM 局灶性变薄和分层
- 无电子致密沉积物

鉴别诊断

其他病因的 FSGS

- 蛋白尿家族史提示遗传性疾病
- 基因检测确认

Alport 综合征

- Ⅳ型胶原 α3 和 α5 链表达减少
- GBM 广泛分层和扇贝形改变

诊断要点

病理解读要点

- 目前还没有记录到可以区分这种 FSGS 遗传病因的显著病理特征

参考文献

1. Morales-Alvarez MC et al: Clinical and pathological heterogeneity in FSGS due to INF2 mutations. Kidney Int Rep. 7(12):2741-45, 2022
2. Zhao Y et al: Role of formin INF2 in human diseases. Mol Biol Rep. 49(1):735-46, 2022
3. Sun H et al: Dysregulated dynein-mediated trafficking of nephrin causes INF2-related podocytopathy. J Am Soc Nephrol. 32(2):307-22, 2021
4. Büscher AK et al: Mutations in INF2 may be associated with renal histology other than focal segmental glomerulosclerosis. Pediatr Nephrol. 33(3):433-7, 2018
5. Brown EJ et al: Mutations in the formin gene INF2 cause focal segmental glomerulosclerosis. Nat Genet. 42(1):72-6, 2010

（陶璇 译，余英豪 审）

要 点

术语

- 与 *APOL1* 基因变异型相关的肾脏疾病；可合并其他疾病
- 疾病谱包括
  - HIV（HIVAN）、SARS-CoV-2（COVAN）、SLE、膜性肾病中的塌陷性肾小球病
  - 其他类型的 FSGS
  - 酷似高血压相关肾病的慢性肾脏病（CKD）

病因学/发病机制

- 与非裔血统相关的 *APOL1* 风险等位基因
  - 预防锥虫病
  - G1 变异型：2 个单核苷酸多态性
  - G2 变异型：6 个碱基对框内缺失突变
- 约 12% 的黑人患者有 2 个风险等位基因（G1/G1，G2/G2 或 G1/G2），患肾病的概率增加 7～29 倍
- 2 个 *APOL1* 变异型的供肾移植失败风险增加 2 倍

临床特征

- 临床表现多样，从肾病综合征到慢性进展性肾功能不全

镜下特征

- 塌陷性肾小球病
- 球性肾小球硬化，呈固化或消失模式
- 节段性肾小球硬化为非特异性表现
- 肾小管间质改变，包括微囊样肾小管扩张和甲状腺化模式的肾小管萎缩

主要鉴别诊断

- 高血压性肾硬化和原发性 FSGS

诊断要点

- 需要 *APOL1* 基因分型证明因果关系

HIV 相关性肾病

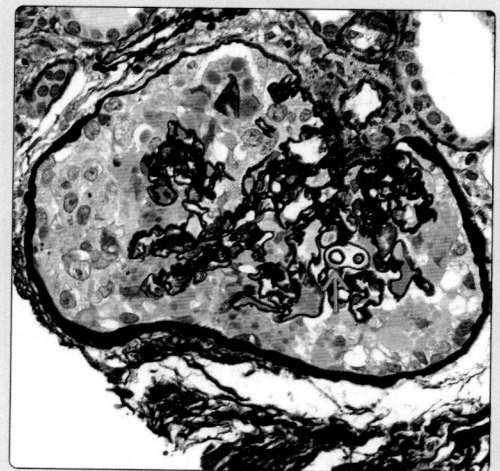

微囊样肾小管扩张

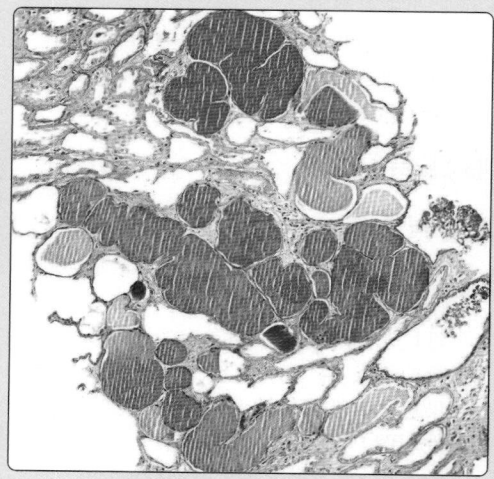

（左）最为人熟知的 *APOL1* 相关肾病类型为 HIV 相关肾病。本例显示 HIV 肾病典型的塌陷性肾小球病变，仔细观察还发现一个肾小球毛细血管袢腔内可见隐球菌 ➡
（右）肾小管扩张伴管腔内透明管型（微囊样肾小管扩张）比各型的 *APOL1* 相关肾病明显多见

APOL1-相关 CKD

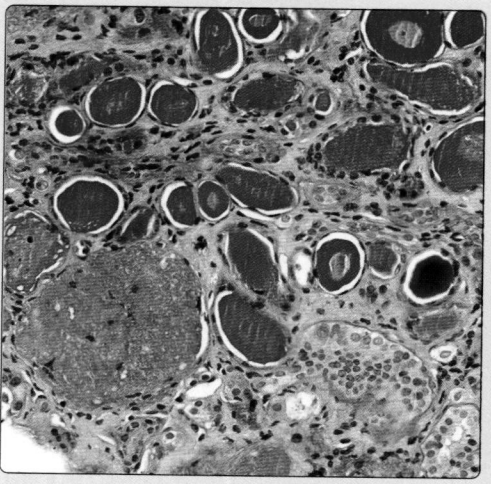

足突消失

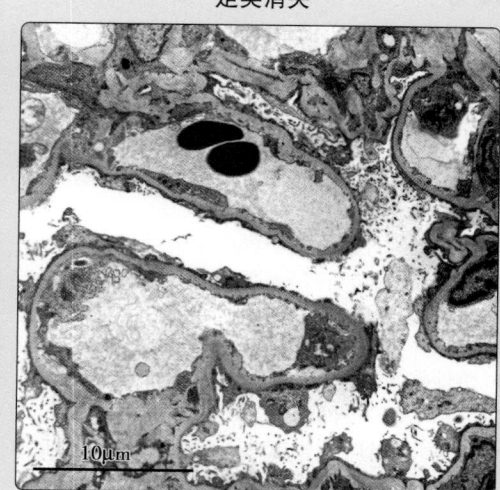

（左）CKD 患者，有 2 个 *APOL1* 风险等位基因，高倍视野显示 1 个固化性肾小球被萎缩肾小管包绕，萎缩小管甲状腺化
（右）这例 *APOL1* 相关 FSGS 可见广泛的足突消失，NOS 型 FSGS 和塌陷性肾小球病均存在

遗传性足细胞疾病

术语

定义

- 与编码风险亚型 *APOL1* 基因 Gl 和 G2 相关的肾脏疾病
- 疾病谱包括
  - 在多种疾病中的塌陷性肾小球病
    - HIV 感染（HIV 相关性肾小球病）
    - 狼疮性肾炎
    - 膜性肾病
    - SARS-CoV-2（COVID-19 相关性肾病）
  - FSGS
  - 临床和组织学上酷似高血压肾病的进行性 CKD

病因学/发病机制

APOL1 过表达

- *APOL1* 过表达对体外细胞有害
  - 与野生型 *APOL1* 相比，风险亚型 *APOL1* 对细胞损伤更大
  - 通过干扰素和 toll 样受体介导的先天免疫通路诱导 *APOL1* 过表达
- *APOL1* 细胞毒性机制
  - 阳离子通量增加触发反应激活化蛋白激酶
  - 自噬破坏和线粒体功能障碍

病毒感染

- HIV、SARS-CoV-2、HCV、CMV、HTLV-1、细小病毒 B19
- 病毒清除后疾病仍可能进展

干扰素治疗

- 治疗 HCV、多发性硬化和其他疾病

临床特征

流行病学

- 遗传学
  - *APOL1* 风险等位基因与非裔血统相关
    - G1 变异型由 2 个单核苷酸多态性组成
      - c.1024A＞G；p.Ser342Gly（rs73885319）
      - c.1152T＞G；p.Ile384Met（rs60910145）
    - G2 变异型含有 6 个碱基对框内缺失突变
      - c.1164_1169delTTATAA；p.Asn388_Tyr389del（rs71785313）
  - 2 个风险等位基因（G1/G1，G2/G2 或 G1/G2）遗传肾病风险增加 7~29 倍
    - 约 12%~13% 的黑人和 2% 的拉丁裔患者有 2 个风险等位基因
    - 2 个 *APOL1* 变异型供肾移植失败风险增加 2 倍，受体变异型无影响
- G1 和 G2 变异型可预防锥虫病
  - 布氏锥虫产生抗血清因子（SRA）中和野生型 *APOL1* 溶锥虫作用；G1 或 G2 变异型可克服这种抗性

表现

- 肾病综合征伴塌陷性肾小球
- 酷似高血压相关肾病的慢性进行性肾衰竭伴微量蛋白尿

治疗

- 抗病毒治疗或停药
- 没有特定的治疗方法

预后

- *APOL1* 相关 CG 伴进行性 CKD 预后差，ESRD 风险高
  - 在特发性 CG、HIV 相关肾病和 COVID-19 相关肾病的多项研究中得到证实
- *APOL1* 高危基因型可增加 COVID-19 患者急性肾损伤风险和死亡率

镜下特征

组织学特征

- 节段性肾小球硬化
- 塌陷性肾小球病
- 与慢性肾病相关的球性肾小球硬化固化和消失模式
- 与 *APOL1* 相关肾病相关的肾小管间质改变，包括微囊样肾小管扩张和甲状腺化型肾小管萎缩

辅助检查

免疫荧光和电镜

- 未见 *APOL1* 特异性特征的报道
- 管网状包涵体可被识别（虽然敏感性和特异性较差）

基因检测

- 需要 *APOL1* 基因分型证明因果关系
  - 可从甲醛溶液固定石蜡包埋组织、冷冻组织、外周血或口腔拭子中进行

鉴别诊断

高血压肾硬化

- 通常为废弃模式的球性肾小球硬化
- 甲状腺化模式肾小管萎缩可能性小

原发性 FSGS

- 管网状包涵体更支持干扰素/病毒性病因

参考文献

1. Egbuna O et al: Inaxaplin for proteinuric kidney disease in persons with two APOL1 variants. N Engl J Med. 388(11):969-79, 2023
2. Kallash M et al: Rapid progression of focal segmental glomerulosclerosis in patients with high-risk APOL1 genotypes. Clin J Am Soc Nephrol. 18(3):344-55, 2023
3. Yoshida T et al: Transcriptomic analysis of human podocytes in vitro: effects of differentiation and APOL1 genotype. Kidney Int Rep. 8(1):164-78, 2023
4. Hung AM et al: APOL1 risk variants, acute kidney injury, and death in participants with African ancestry hospitalized with COVID-19 from the Million Veteran Program. JAMA Intern Med. 182(4):386-95, 2022
5. Larsen CP et al: APOL1 risk variants and acute kidney injury in Black Americans with COVID-19. Clin J Am Soc Nephrol. 16(12):1790-6, 2021
6. Larsen CP et al: Collapsing glomerulopathy in a patient with coronavirus disease 2019 (COVID-19). Kidney Int Rep. 5(6):935-9, 2020
7. Wu H et al: AKI and collapsing glomerulopathy associated with COVID-19 and APOL 1 high-risk genotype. J Am Soc Nephrol. 31(8):1688-95, 2020
8. Chang JH et al: Donor's APOL1 risk genotype and "second hits" associated with de novo collapsing glomerulopathy in deceased donor kidney transplant recipients: a report of 5 cases. Am J Kidney Dis. 73(1):134-9, 2019
9. Larsen CP et al: Histopathologic findings associated with APOL1 risk variants in chronic kidney disease. Mod Pathol. 28(1):95-102, 2015

固化性肾小球硬化

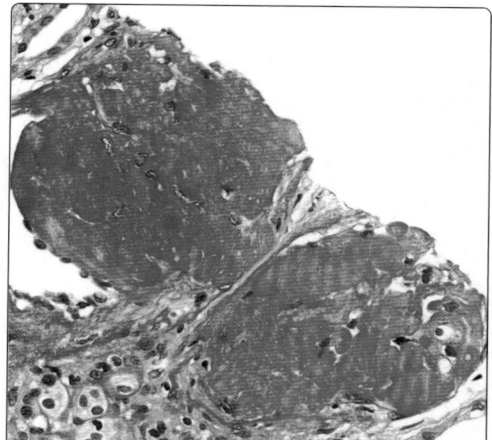

消失型肾小球硬化

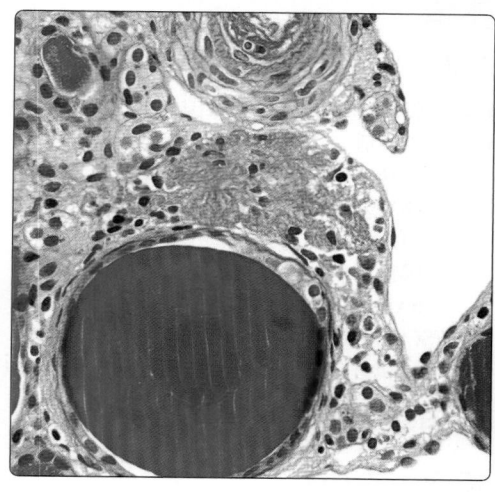

（左）固化性肾小球硬化，其硬化性血管袢无收缩性并充填鲍曼囊腔，与 CKD 黑人患者存在 2 个风险等位基因有关

（右）消失型肾小球硬化，以鲍曼囊消失为特征，硬化血管袢与背景纤维化融合，这型亦与 CKD 黑人患者存在 2 个风险等位基因相关

甲状腺化型肾小管萎缩

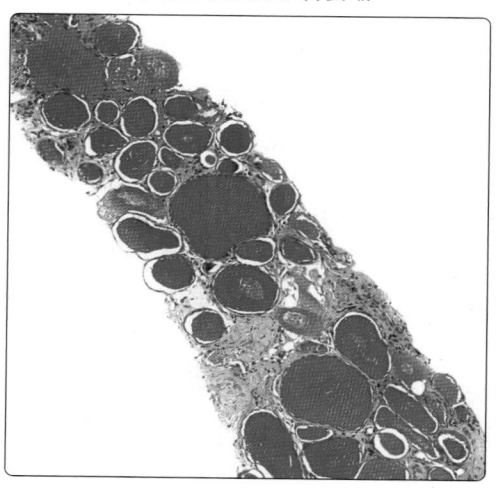

FSGS

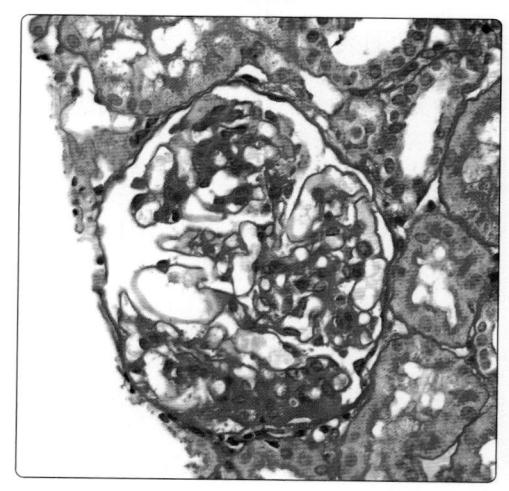

（左）微囊样萎缩性肾小管，管腔内含透明样管型，由简化上皮细胞包绕。在黑人 CKD 患者中，这种肾小管萎缩模式与存在 2 个风险等位基因有关

（右）虽然塌陷性肾小球病为 *APOL1* 相关疾病谱中最具特征性的 FSGS 类型，但 NOS 亚型的 FSGS 实际上最常见。本例 10 岁黑人患者有 2 个 *APOL1* 风险等位基因

大量蛋白重吸收滴

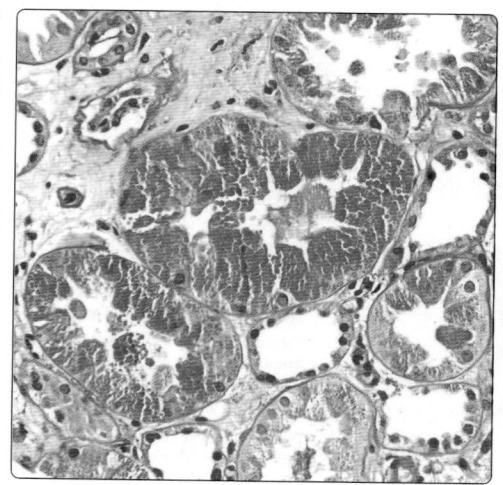

COVID-19 相关肾病

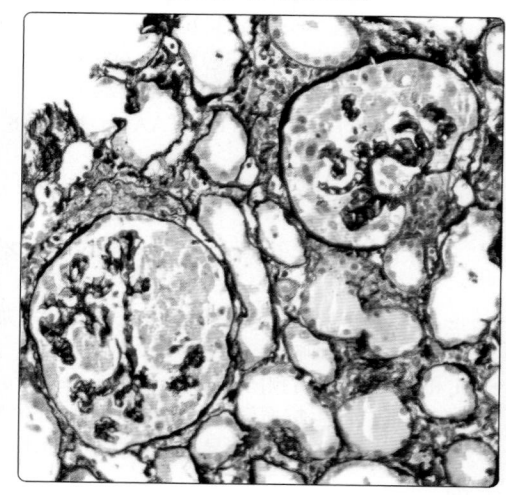

（左）*APOL1* 相关塌陷性肾小球病的近端小管内可见大量蛋白吸收滴，为高级别蛋白尿的常见表现

（右）六胺银染色显示 2 个肾小球有毛细血管袢塌陷，上覆的足细胞增生，鲍曼囊腔内见蛋白吸收滴，符合塌陷性肾小球病。患者近期有 SARS-CoV-2 感染史，故病理符合 COVID-19 相关肾病

膜性肾病伴塌陷

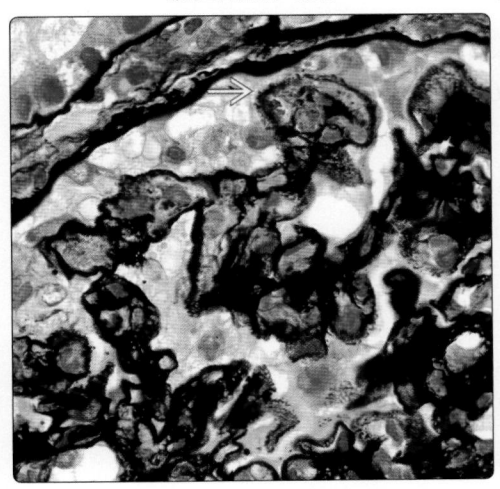

IgG 染色

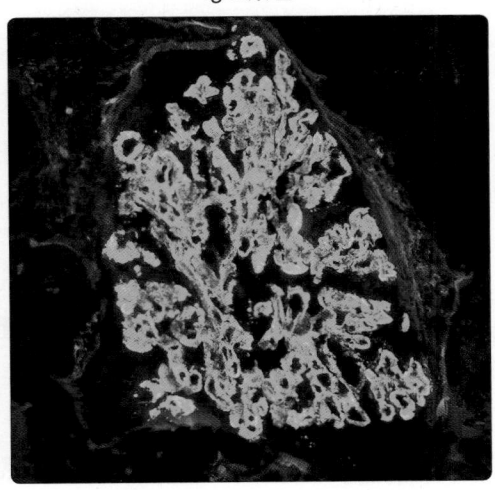

（左）膜性肾病高倍镜下可见 GBM 钉突 ➡
（右）同一病例肾小球显示典型的膜性肾病免疫荧光染色表现，IgG 呈颗粒状血管袢染色

SLE 相关塌陷性肾小球病

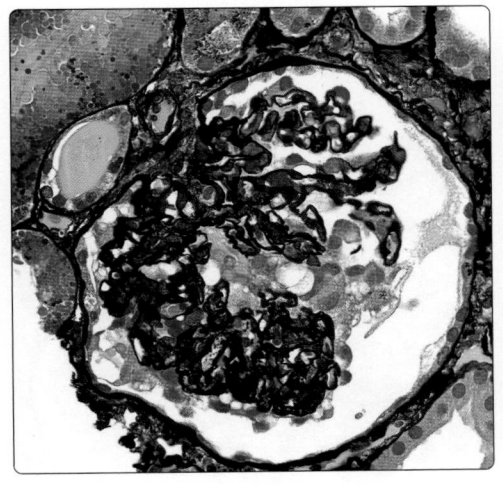

SLE 相关塌陷性肾小球病

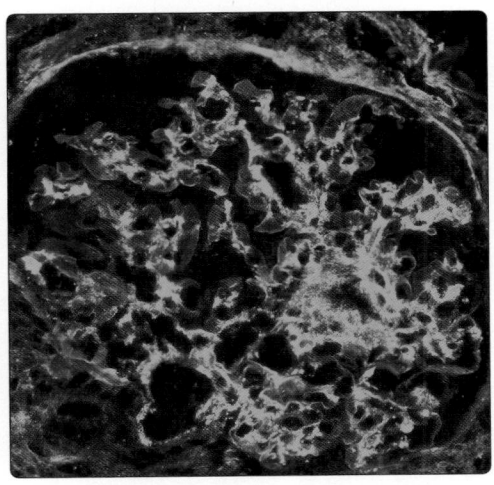

（左）狼疮患者肾小球显示毛细血管袢塌陷伴衬覆上皮细胞增生
（右）光镜诊断的 SLE 相关塌陷性肾小球病，肾小球免疫荧光染色显示系膜区明显 IgG 染色

SLE 相关塌陷性肾小球病

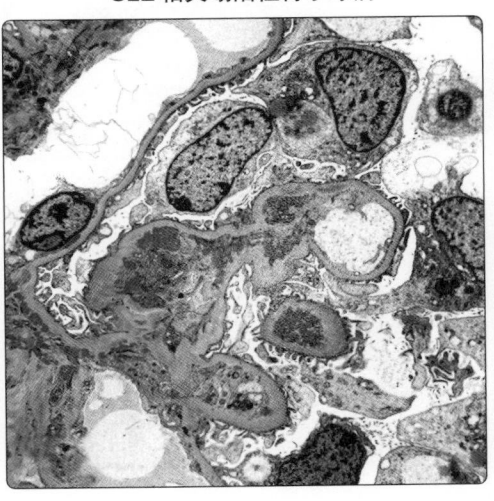

足细胞 APOL1 染色

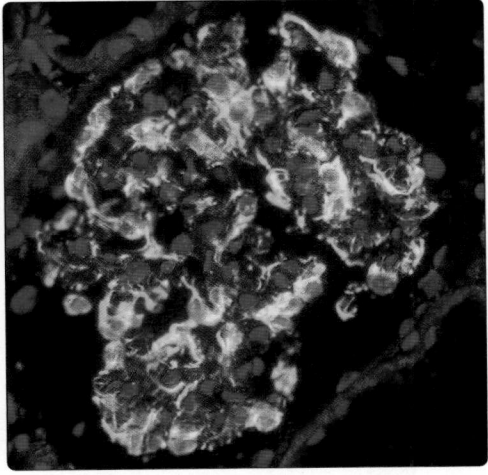

（左）这例 SLE 相关塌陷性肾小球病患者电镜显示系膜区沉积物明显
（右）APOL1 存在于正常肾小球足细胞中，冷冻切片抗 APOL1 抗体（红色）和 WT1 抗体（绿色）染色显示共定位（黄色），细胞核用 DAPI 衬染（蓝色）（*Courtesy L.Ma，MD，PhD and B.Freedman，MD.*）

（陶璇 译，余英豪 审）

要　点

术语

- 常染色体隐性遗传性疾病,特征为身材矮小,脊柱骨骺发育不良,FSGS和肾衰竭,T细胞免疫缺陷,寿命缩短,大多数患者伴有SMARCAL1突变

病因学/发病机制

- 双等位基因纯合和复合杂合突变
- 截短或无效突变可导致严重早发病
- 错义杂合突变疾病严重程度较轻

临床特征

- 宫内发育迟缓,出生后生长缓慢,身材矮小
- 脊椎骨骺发育不良:腰椎前凸和腹部突出
- 因细胞免疫缺陷引起反复感染
- 皮肤色素斑

- 蛋白尿:3~11岁发病
- 终末期肾衰竭一般发生在5~15岁

镜下特征

- FSGS为特征性改变
- 顶端病变、塌陷性和NOS亚型均有报道
- 微小病变性肾病、膜性肾病也有报道

辅助检查

- 非特异性瘢痕IgM、C3和C1q染色模式
- 足细胞足突不同程度消失±从基底膜上脱离

诊断要点

- 身材矮小患者FSGS伴激素耐受性蛋白尿和频繁感染
- 基因检测证实

(左)Schimke免疫骨发育不良(SIOD)8岁男孩,尿蛋白-肌酐比值为14,活检显示节段性硬化累及<5%的肾小球。可见鲍曼囊粘连➡️和毛细血管皱缩➡️

(右)SIOD 8岁男孩,肾活检显示>95%的肾小球光镜外观正常,系膜细胞无增生,毛细血管腔开放

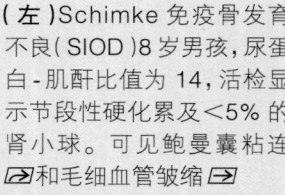

SIOD 局灶节段性肾小球硬化

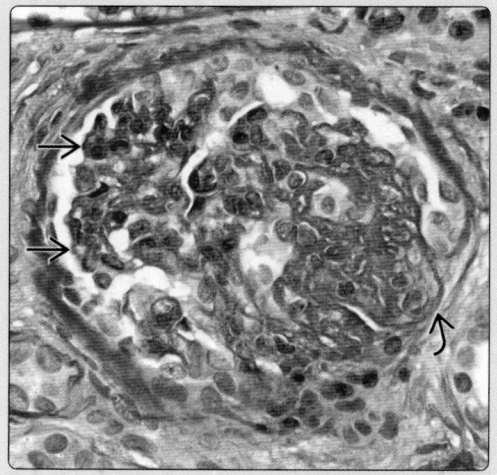

SIOD 肾小球外观正常

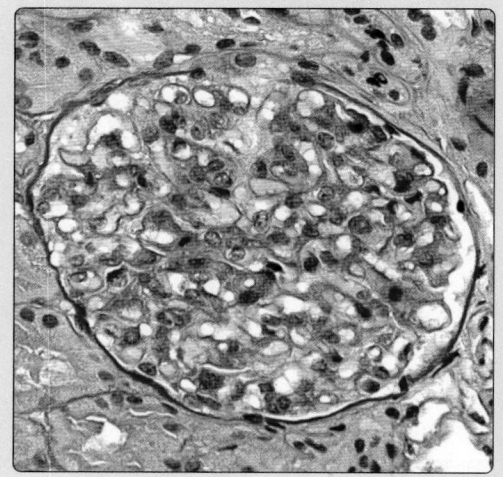

(左)SIOD 8岁男孩,电镜显示肾小球足突广泛但不完全消失➡️,这种模式与继发性FSGS足细胞病相一致。SIOD患者常出现激素抵抗性肾病综合征

(右)SIOD 8岁男孩,可见节段性透明变性伴粘连形成。FSGS为SIOD最常见肾小球病变

SIOD 足细胞病

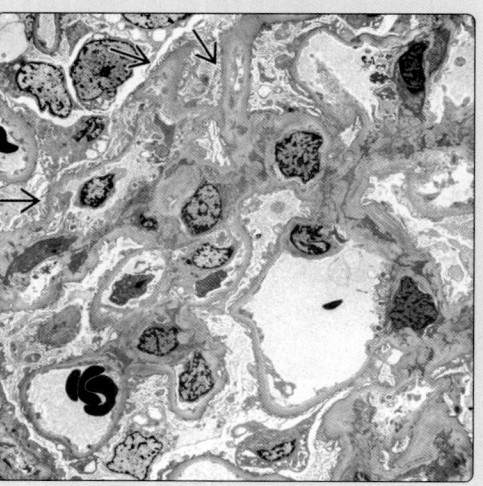

SIOD 节段性透明变性

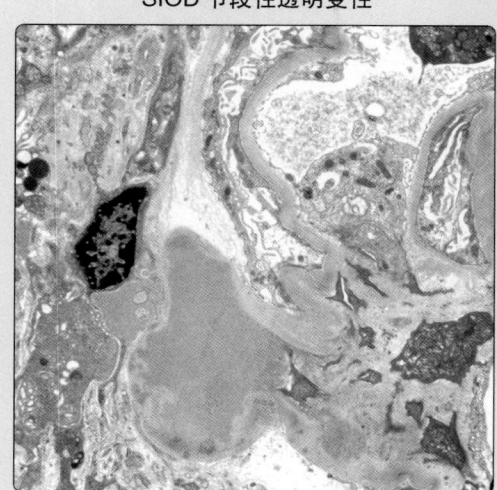

术语

缩写

- Schimke 免疫骨发育不良（Schimke immunoosseous dysplasia, SIOD）

定义

- 常染色体隐性遗传性疾病，特征为
  - 身材矮小，脊椎骨骺发育不良
  - T 细胞免疫缺陷和反复感染
  - FSGS 和进行性肾衰竭
  - 寿命缩短
  - 大多数但并非全部有 *SMARCAL1* 基因突变

病因学 / 发病机制

遗传突变

- *SMARCAL1* 位于染色体 2q35
  - 编码 HepA- 相关蛋白，SNF2 家族 ATP 酶
  - DNA- 核小体重组中的退火解旋酶
    - 在 DNA 复制和修复中起主要作用
  - FSGS 为典型改变，可能与 WNT 或 NOTCH 功能异常有关
  - 一个重要的影响是胸腺功能障碍
    - T 细胞 IL-7R-α 链表达缺失，CD4 细胞计数低
  - 缺乏弹性蛋白表达可加速动脉硬化
- >50 个突变被描述：错义、剪接、移码突变
- 许多患者未检测到 *SMARCAL1* 编码区突变，提示 SIOD 存在遗传变异

临床特征

流行病学

- 1/100 万～3/100 万美国活产婴儿

表现

- 宫内生长迟滞，出生后生长缓慢，身材矮小
- 脊椎骨骺发育不良：腰椎前凸和腹部突出；影像学诊断
- 特征面相：宽低鼻梁，球状鼻尖
- 色素性皮肤斑块
- 因细胞免疫缺陷引起反复感染
- 蛋白尿：3～11 岁发病（中位年龄为 4.5 岁）
  - 典型激素抵抗性肾病综合征和进行性肾衰竭
  - 5～15 岁出现 ESRD（一个系列中位年龄：8.7 岁）
- 常见甲状腺功能减退和垂体异常
- 发作性脑缺血约 50%

治疗

- 支持疗法
- 肾病综合征通常激素治疗无效
- 肾脏和造血干细胞移植效果有限

  - 可能导致造血嵌合现象和移植肾耐受

预后

- 持续的临床严重程度
  - 宫内发病的严重疾病通常在头 5 年内死亡
  - 10～20 岁发病的轻型病例可能生存期较长

镜下特征

组织学特征

- 肾脏
  - 以 FSGS 为特征
    - 顶端病变、塌陷性和 NOS 亚型均有描述
    - 微小病变性肾病也有报道，但不除外未采集到 FSGS 病变
    - 膜性肾病和系膜细胞增生也有报道：可能为巧合
  - 间质纤维化、肾小管萎缩、动脉和微动脉硬化
  - 有报道电镜见足细胞折叠

辅助检查

免疫荧光

- 非特异性瘢痕 IgM、C3 和 C1q 样特发性 FSGS 染色模式
- 免疫复合物病患者中罕见系膜区和 / 或毛细血管沉积的报道

电镜

- 足细胞足突不同程度的消失 ± 从基底膜上脱离

鉴别诊断

特发性和其他继发性 FSGS

- 临床背景至关重要

诊断要点

临床相关病理学特征

- 儿童 FSGS 伴激素抵抗性蛋白尿、身材矮小、典型面容、骨骼异常和频繁感染

病理解读要点

- 顶端型、塌陷型或 NOS 亚型 FSGS 伴不完全性足突消失提示继发性 FSGS

参考文献

1. Bertaina A et al: Sequential stem cell-kidney transplantation in Schimke immuno-osseous dysplasia. N Engl J Med. 386(24):2295-302, 2022
2. Bertulli C et al: Expanding phenotype of Schimke immuno-osseous dysplasia: congenital anomalies of the kidneys and of the urinary tract and alteration of NK cells. Int J Mol Sci. 21:8604, 2020
3. Xiong S et al: Podocytic infolding in Schimke immuno-osseous dysplasia with novel SMARCAL1 mutations: a case report. BMC Nephrol. 21(1):170, 2020
4. Lipska-Ziętkiewicz BS et al: Low renal but high extrarenal phenotype variability in Schimke immuno-osseous dysplasia. PLoS One. 12(8):e0180926, 2017

（陶璇 译，余英豪 审）

要　点

术语

- 由 α-半乳糖苷酶（αGal）A 遗传缺陷引起的溶酶体贮积病，导致酰基鞘鞍醇三己糖苷（GL3）在许多细胞类型中贮积
  - 影响肾脏、心脏、汗腺和神经功能

病因学/发病机制

- X 连锁隐性遗传主要累及男性患者
- 症状和体征随突变及随后 αGal 引起的功能水平而变化
  - ＞500 种不同突变；5% 为自发性
- GL3 贮积于内皮细胞、平滑肌细胞、足细胞、远端小管细胞和许多其他细胞中

表现

- 儿童至青少年时期发病，表现有肢端感觉异常、少汗、血管角皮瘤
- 肾功能不全：15～40 岁

- 约 0.3% 的患者需要透析治疗
- 女性患者临床表现多样，可从无症状到肾衰竭和 / 或心肌病
- 治疗：酶替代治疗、伴侣蛋白药物、肾移植

镜下特征

- 由于脂质沉积，膨大的足细胞胞质呈淡染和花边状
- 环氧树脂包埋组织 1μm 切片，光镜下可见足细胞、内皮细胞、远端小管和平滑肌细胞内的致密脂质颗粒
- 同样位置电镜显示诊断性分层状电子致密脂质沉积物特征
- 女性杂合子可见斑片状足细胞内脂滴
- 可有 FSGS

主要鉴别诊断

- 氯喹毒性
- FSGS
- 包涵体细胞病

足细胞内脂质

足细胞内花边状脂质包涵体

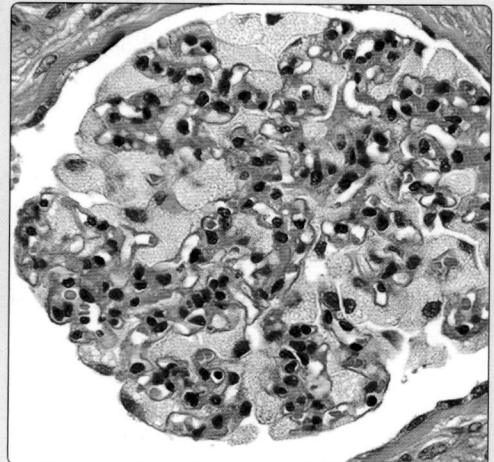
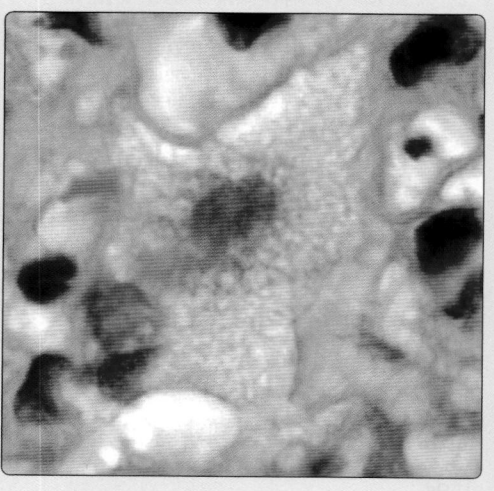

（左）Fabry 病典型的足细胞胞质透明，呈花边状。脂质由 GL3 组成，其在足细胞中的累积要比在肾脏其他结构中多

（右）Fabry 病患者，活检组织高倍镜显示足细胞胞质增大透明，花边状，内充满脂质，脂质在制片过程中溶解。这是常规染色中最明显的变化，由此想到可能为 Fabry 病

1μm 切片中的脂质包涵体

电镜下斑马纹模式的脂质包涵体

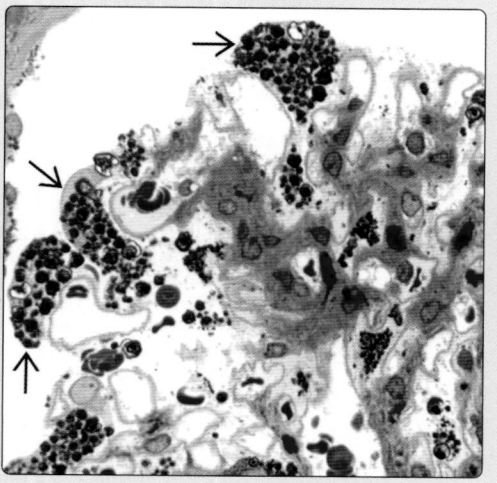
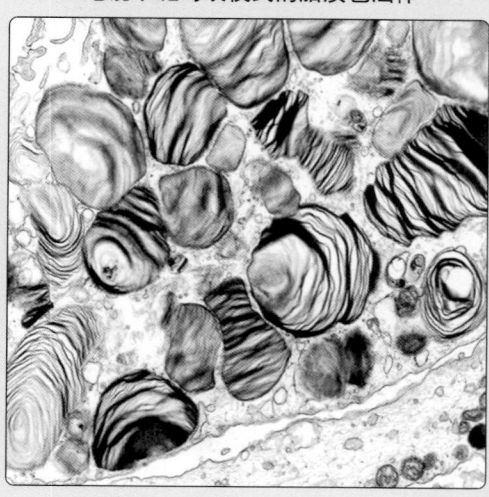

（左）为电镜制作的 1μm 甲苯胺蓝染色切片，显示足细胞中有明显深染的脂质（GL3）堆积⊟。足细胞为 Fabry 病最易受累细胞，锇固定可保存脂质

（右）电镜显示足细胞内呈条纹状或斑马纹状特征性脂质包涵体，系因 α-半乳糖苷酶 A 缺陷引起 GL3 贮积所致

术语

同义词

- Anderson-Fabry 病
- 弥漫性血管角皮瘤

定义

- 由 αGal A 酶遗传缺陷引起的溶酶体贮积病,导致 GL3 在许多类型细胞中贮积
  - 影响肾脏、心脏、汗腺、神经和中枢神经系统(卒中)功能

病因学/发病机制

遗传性疾病

- X 连锁隐性遗传
- X 染色体长臂(Xq22.1)上的 αGalA 基因(*GLA*)突变
  - >500 种的不同突变
    - 5% 为自发突变
  - 体征和症状随 αGal 引起的功能水平而变化
    - 缺失突变或终止突变病例表现更为严重

病理生理学

- 溶酶体 αGal A 酶缺乏
  - 解离糖磷脂,包括 GL3、半乳糖神经酰胺(足细胞)和 B 型血型物质
- GL3 在内皮细胞、平滑肌细胞、足细胞、远端小管细胞、集合管、汗腺、心肌细胞、巨噬细胞、背根神经节、会阴、角膜基质和其他细胞中累积
  - 内皮细胞受累导致微血管阻塞
    - 促炎和促凝作用
    - 球性和节段性肾小球硬化、间质纤维化、肾小管萎缩
    - 平滑肌细胞缺失,结节性透明变性

实验模型

- *GLA* 基因敲除小鼠
  - 肾小管上皮和鲍曼囊中可见 GL3 脂质包涵体
  - 少量足细胞内包涵体,无内皮细胞包涵体
    - 不会发生肾脏疾病
      - 足细胞和/或内皮细胞内的脂质在肾疾病发病机制中的作用尚有争议

临床特征

流行病学

- 发病率
  - 基因突变率为 1∶40 800(英国)
  - 症状性疾病发病率 1∶64 600(英国)
  - 新生儿筛查致病突变:1∶7 057(日本)
  - 常被误诊(平均诊断时间:20 年)
- 性别
  - 透析患者:男性患者 0.33%,女性患者 0.10%

表现

- 取决于酶缺陷的程度
  - 1 型:男性患者儿童期或青春期出现疾病表现,很少或没有 αGal 活性(正常<1%)
    - 早期表现
      - 肢端感觉异常(手部烧灼感):5~25 岁
      - 少汗
      - 血管角皮瘤
      - 角膜营养不良;晚期进展为肾、心和脑血管疾病
      - 胃肠道症状(痉挛、肠蠕动频繁和腹泻)
    - 后期发生进行性脏器受累
      - 肾功能不全:15~40 岁;肾衰竭(中位年龄:40 岁)
      - 中枢神经系统疾病(卒中)>25 岁
      - 心脏疾病>35 岁
  - 2 型:男性在 40 岁后出现症状,并有残余 αGal 活性
    - 肾脏亚型
      - 体征和症状局限于肾脏
      - 占男性透析患者 1.2%(日本)
      - 缺乏典型特征:血管角皮瘤、肢端感觉异常、少汗、角膜混浊
    - 心脏亚型
      - 发生于部分 αGal 活性男性
      - 肥厚型心肌病
      - 明显的心肌细胞内脂质
      - 无内皮细胞 GL3
      - 无肾衰竭、神经系统疾病或皮肤病变
- 女性杂合子临床表现不一
  - 从无症状到肾衰竭(Fabry 登记病例,n=1 077)
    - Fabry 登记病例中女性占 16.0%
    - 30.0% 无症状
    - 19.0% eGFR<60ml/(min·1.73m²)
    - 2.2% ESRD

治疗

- 药物
  - 酶替代治疗(ERT)
    - 重组 α Gal
      - α-半乳糖苷酶(Replagal)
      - β-半乳糖苷酶(Fabrazyme)
  - 米加司他
    - 顺从突变患者应用伴侣蛋白药物(口服药)以稳定酶
- 透析
  - 与非糖尿病患者相比生存状况恶化
    - 3 年生存率 60%~63%
- 移植
  - 如果应用 ERT,移植存活率与非 Fabry 病患者相似
    - 既往因复发性 Fabry 病导致移植物丢失罕见
    - 老年病例因其他病因导致的死亡率增加
  - 少数沉积物可存在于内皮细胞而非足细胞内

○ 杂合子女性供肾显示足细胞内脂质呈斑驳状；甚至在 12 年后亦没有出现进展或消退

预后

- ERT 有益于缓解疼痛和改善生活质量
  ○ 减少脂质在肾脏内皮细胞、心脏、皮肤等的蓄积＜6 个月
    - 长期研究显示足细胞脂质减少
  ○ 改善高血压及心肌肥厚
    - 与既往对照相比，降低肾功能丧失率
- ERT 对肾功能和生存率的长期影响有待确定
  ○ 回顾性研究表明轻症女性患者蛋白尿减少
  ○ 晚期疾病男性患者肾功能持续下降
  ○ 据报道长期治疗后足细胞内脂质下降(5～10 年)
    - 血管平滑肌消耗脂质困难
- 应用 ERT 前(2001 年前)的主要死亡原因
  ○ 男性肾衰竭(42%)和女性脑血管疾病(25%)
- 应用 ERT 后(2001 年以后)的主要死亡原因
  ○ 心脏疾病：男性(34%)和女性(57%)
- 蛋白尿是进展性肾衰竭最具预测意义的危险因素
  ○ 男性尿蛋白 - 肌酐比值＞132.6μmol/L，其平均 eGFR 斜率为 –5.6mL/(min·1.73m²)/年
- 足细胞尿可能为早期征象

大体特征

活检表现

- 由于肾小球内积聚黄色脂质，肾活检时可能怀疑该病

镜下特征

组织学特征

- 肾小球
  ○ 因制片过程中脂质沉积物溶解，足细胞胞质扩大，呈泡沫样、淡染和花边状
    - 固蓝染色显示脂质颗粒着色
  ○ 女性杂合子由于 X 染色体随机失活，足细胞脂质呈斑片状分布
  ○ 系膜扩大，轻度系膜细胞增生
    - 含脂质，但常规切片中不易识别
  ○ 常规切片显示内皮细胞似乎正常，但也含有脂质
  ○ 可存在 FSGS，表现为鲍曼囊粘连和节段性瘢痕
    - 部分肾小球表现为塌陷性肾小球病
- 肾小管
  ○ 远端小管见大量脂质沉积，常规切片上呈淡染及空泡化
  ○ 肾小管萎缩常见
- 肾间质
  ○ 常见纤维化，炎性不明显
  ○ 间质中的成纤维细胞也含有脂质
  ○ 肉芽肿性间质性肾炎(罕见)
- 血管
  ○ 所有血管内皮细胞有脂质积聚

- 常规切片毛细血管内皮看不到脂质
- 有时动脉中可胞质呈花边状及空泡化
- 内膜纤维化明显
○ 因动脉平滑肌中含有脂质，常规切片呈淡染状
○ 微动脉透明变性可表现为平滑肌外周结节替代，与钙调磷酸酶抑制剂毒性难以区分
- 塑料包埋切片
  ○ 戊二醛 / 多聚甲醛固定组织用于常规电镜检查，是检测脂质的理想方法
  ○ 致密颗粒充满足细胞和远端小管上皮细胞时，脂质颗粒最明显
  ○ 用高倍镜(×100 油镜)观察内皮细胞内脂滴
    - 内皮脂质含量不定，从罕见颗粒到大的聚集物，并向管腔内突出
      □ 其他器官内皮细胞见类似的脂质沉积
  ○ 节段性硬化、粘连或塌陷区足细胞脂质含量减少
    - 可能由于壁层上皮细胞替代或局部足细胞转换
- 1 型(经典型) vs. 2 型(迟发型)Fabry 病
  ○ 2 型血缺乏内皮细胞和系膜细胞内脂滴
    - 脂质见于足细胞，肾小管上皮细胞和平滑肌细胞中
- 有报道可合并其他疾病
  ○ Fabry 病伴微小病变性肾病
  ○ IgA 肾病(可能为偶然发现)
  ○ 新月体性肾小球肾炎(± 抗 ANCA 抗体)

辅助检查

免疫组化

- 抗 GL3(CD77)单克隆抗体检测石蜡包埋组织中 GL3 残基(足细胞、肾小管、平滑肌细胞、内皮细胞)

免疫荧光

- 除节段瘢痕区 IgM 和 C3 染色外通常阴性
- 程序性活检中偶然发现 IgA 沉积

电镜

- 足细胞、内皮细胞、系膜细胞、平滑肌细胞、远端小管细胞、间质成纤维细胞中检出分层状电子致密脂质沉积物为诊断特征
- 也可见无分层的致密的斑驳状颗粒
- 75%＜16 岁儿童在检测到蛋白尿之前的程序性活检中即可见到足突消失和足细胞脂质积聚
- 女性患者有突变基因的嵌合表达
  ○ 12 名女性中，每个肾小球 51% 的足细胞出现脂质(范围：0～87%)
  ○ 随年龄增长含脂质的足细胞百分比下降，提示不成比例的丢失

荧光显微镜

- Fabry 脂质包涵体在紫外线下呈自发荧光黄色

形态测量学

- 临床试验的主要终点为毛细血管内皮细胞内脂质包涵体的范围和严重程度
  - 1μm，环氧树脂包埋组织，甲苯胺蓝染色（包涵体为深蓝色）
  - ×100 油镜下观察，或扫描整张切片图像
  - FDA 批准的评分系统：
    - Fabrazyme 评分系统（FSS）：半定量评估（0～3 分），需考虑包涵体的离散、非膨胀性聚集和膨胀性聚集情况
    - Barisoni 溶酶体包涵体评分系统（BLISS）：定量评估（每个管周毛细血管包涵体数量）
- 由国际 Fabry 肾病研究组提出的综合评分系统
  - 加入肾小球硬化、间质纤维化和血管病变评分

血液分析

- 白细胞中 αGal A 活性降低或缺乏

鉴别诊断

药物性肾磷脂病

- 阳离子两亲性药物进入溶酶体并抑制磷脂酶
  - 氯喹和其他药物（胺碘酮、氨基糖苷类、氯丙嗪、氟西汀、舍曲林、阿奇霉素）
- 使用氯喹治疗引起的脂质累积与 Fabry 病难以区分
- 停药后自行缓解
- Fabry 病诊断需要其他辅助检查（血液 GL3 水平或基因检测）

FSGS

- Fabry 患者通常因脂质直接作用于足细胞，或肾单位大量减少而发生 FSGS
- 足细胞中的脂质为最好的诊断线索，但在光镜下可能被忽略
  - 电镜是观察脂质最佳方法
    - 容易在足细胞中观察到

包涵体细胞病

- 胶体铁染色显示足细胞沉积物阳性

尼曼-皮克病（C1 型）

- 足细胞内圆形分层状小体，非斑马纹模式

动脉硬化

- Fabry 病中的血管病变类似于高血压中常见的动脉硬化
- 如果足细胞（或其他部位）的脂质不明显可能会漏诊

亚临床 Fabry 病（其他肾脏疾病患者）

- 脂质沉积可能在其他疾病或移植供体携带者的活检中偶然被发现

诊断要点

临床相关病理特征

- 微血管循环中脂质缺失可作为 ERT 有效性的替代指标
- 肾活检在诊断和治疗评估中具有价值

病理解读要点

- 1μm 塑料切片在光镜（×100 油镜）下最适合观察脂质
- 后期阶段脂质可能不明显，有可能被忽视
- 活检标本肉眼观察到淡黄色隆起肾小球，提示本病可能
- 在未确定致病性遗传变异型的情况下，需要肾活检电镜检查来证实 Fabry 病

参考文献

1. Nasu M et al: A nationwide cross-sectional analysis of biopsy-proven Fabry nephropathy: the Japan Renal Biopsy Registry. Clin Exp Nephrol. 27(2):141-50, 2023
2. Choung HYG et al: Myeloid bodies is not an uncommon ultrastructural finding. Ultrastruct Pathol. 46(1):130-8, 2022
3. Moiseev S et al: The benefits of family screening in rare diseases: genetic testing reveals 165 new cases of Fabry disease among at-risk family members of 83 index patients. Genes (Basel). 13(9):1619, 2022
4. Najafian B et al: A novel unbiased method reveals progressive podocyte globotriaosylceramide accumulation and loss with age in females with Fabry disease. Kidney Int. 102(1):173-82, 2022
5. Rusu EE et al: The impact of kidney biopsy for Fabry nephropathy evaluation on patients' management and long-term outcomes: experience of a single center. Biomedicines. 10(7):1520, 2022
6. Sen R et al: Hydroxychloroquine and Fabry disease: three case reports examining an unexpected pathologic link and a review of the literature. Case Rep Rheumatol. 2022:2930103, 2022
7. Yazd HS et al: LC-MS lipidomics of renal biopsies for the diagnosis of Fabry disease. J Mass Spectrom Adv Clin Lab. 22:71-8, 2021
8. Naseer MS et al: Post-transplant de-novo renal phospholipidosis in a kidney transplant recipient: Fabry disease or something else? Clin Nephrol Case Stud. 8:46-8, 2020
9. Rozenfeld PA et al: Pathogenesis of Fabry nephropathy: the pathways leading to fibrosis. Mol Genet Metab. 129(2):132-41, 2020
10. Svarstad E et al: The changing landscape of Fabry disease. Clin J Am Soc Nephrol. 15(4):569-76, 2020
11. Germain DP et al: Efficacy of the pharmacologic chaperone migalastat in a subset of male patients with the classic phenotype of Fabry disease and migalastat-amenable variants: data from the phase 3 randomized, multicenter, double-blind clinical trial and extension study. Genet Med. 21(9):1987-97, 2019
12. Ersözlü S et al: Long-term outcomes of kidney transplantation in Fabry disease. Transplantation. 102(11):1924-33, 2018
13. Mauer M et al: Reduction of podocyte globotriaosylceramide content in adult male patients with Fabry disease with amenable GLA mutations following 6 months of migalastat treatment. J Med Genet. 54(11):781-6, 2017
14. Skrunes R et al: Long-term dose-dependent agalsidase effects on kidney histology in Fabry disease. Clin J Am Soc Nephrol. 12(9):1470-9, 2017
15. Barisoni L et al: Novel quantitative method to evaluate globotriaosylceramide inclusions in renal peritubular capillaries by virtual microscopy in patients with fabry disease. Arch Pathol Lab Med. 136(7):816-24, 2012
16. Fogo AB et al: Scoring system for renal pathology in Fabry disease: report of the International Study Group of Fabry Nephropathy (ISGFN). Nephrol Dial Transplant. 25(7):2168-77, 2010

Fabry 病肾活检肾小球脂质

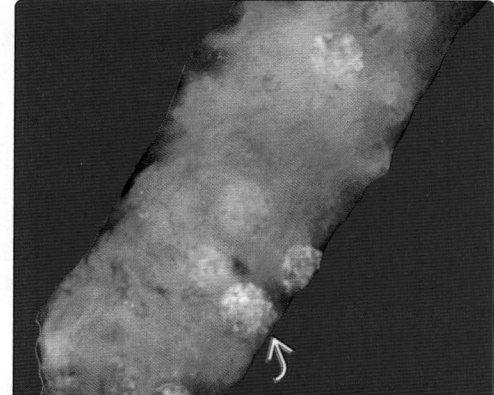

足细胞胞质淡染

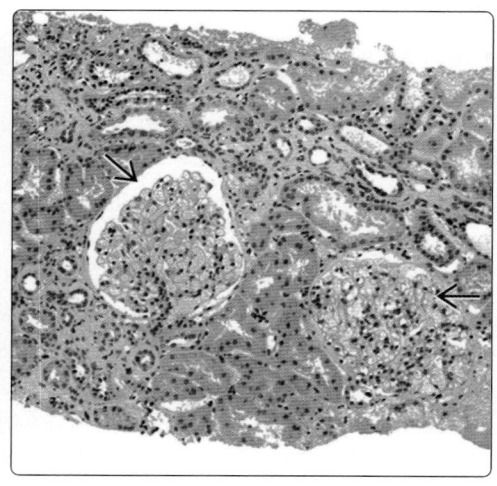

（左）Fabry 病患者肾穿刺活检标本大体照片，肾小球因足细胞内脂质积聚而膨出，呈白色结节➡（Courtesy E.Svarstad, MD, PhD.）

（右）足细胞体积增大伴胞质淡染提示 Fabry 病➡，可见弥漫纤细的间质纤维化，和常伴随的斑片状肾小管萎缩

花边状足细胞胞质

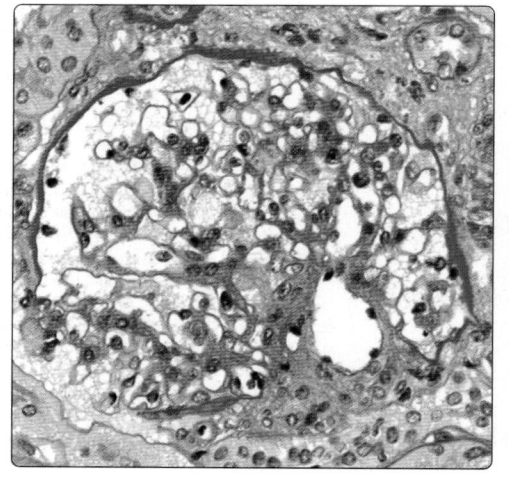

FSGS

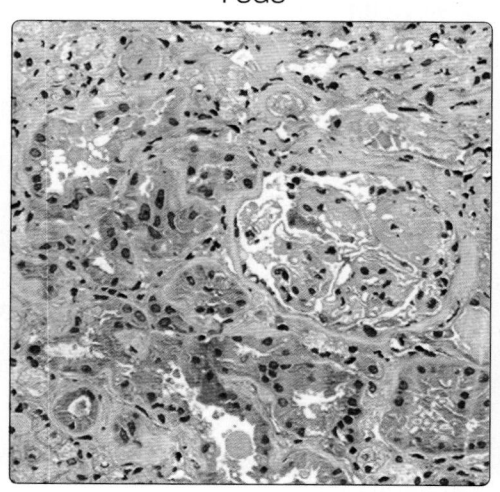

（左）Fabry 病患者活检标本 PAS 染色显示足细胞特征性的花边状胞质，包涵体内 GL3 脂质在制片过程中溶解

（右）Fabry 病光镜下可看似非特异性表现，如这个病例似乎为 FSGS，仔细寻找充满脂质的足细胞通常很有帮助，而电镜检查可以确诊

女性 Fabry 病患者异质性足细胞

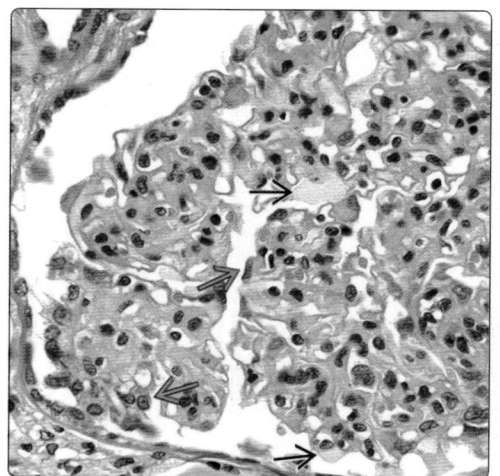

晚期病变

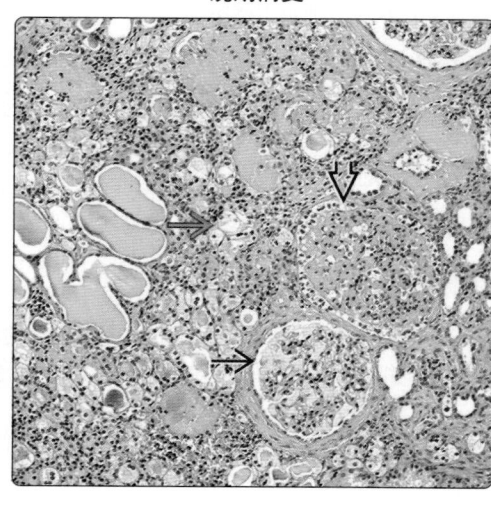

（左）Fabry 病杂合子女性患者，肾活检显示足细胞中存在多少不等的脂质包涵体；由于 X 染色体随机失活，有些足细胞明显受累➡，有些足细胞则正常➡

（右）ESRD 偶尔可发生于 Fabry 病女性患者，如本例。即便在低倍镜下，肾小球➡和肾小管➡内脂质都很明显，另可见局灶塌陷性硬化➡

特征性脂质颗粒

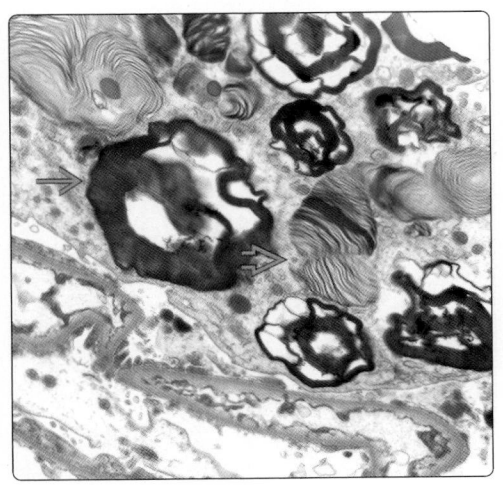

脂质的髓磷脂样模式

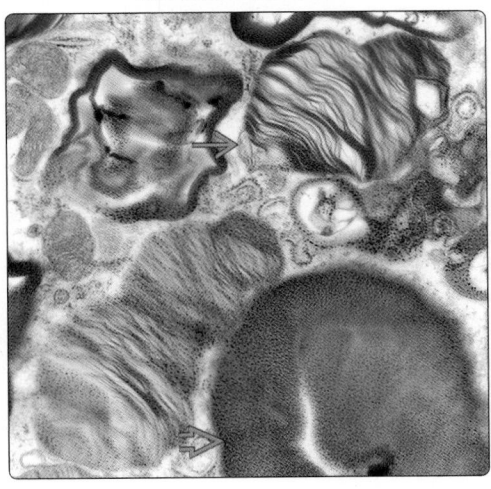

（左）电镜显示足细胞胞质中特征性分层状脂质沉积物 ➡️，亦可见其他粗而致密的脂质沉积物 ➡️。这些沉积物在甲醛溶液／二甲苯／石蜡常规处理过程中会被脂质溶剂溶解

（右）电镜高倍显示 Fabry 病足细胞内脂质贮积物呈髓磷脂模式 ➡️，有些脂质沉积物没有亚结构 ➡️

内皮细胞脂质包涵体

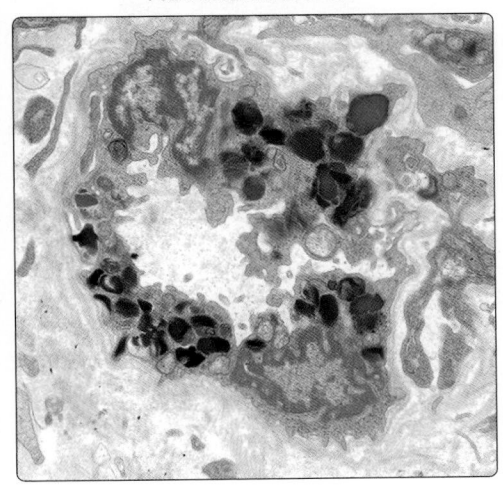

管周毛细血管内皮细胞脂质

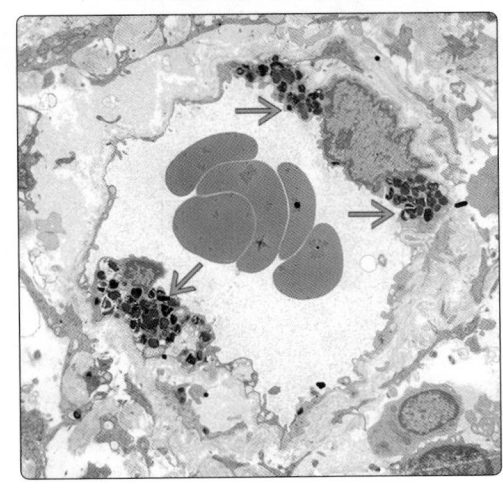

（左）电镜显示管周毛细血管内皮细胞内有大量脂滴，这种贮积可影响管腔通畅性，产生促炎和促凝反应，引起受累器官缺血性损伤

（右）电镜显示 Fabry 病管周毛细血管，脂滴通常位于核周 ➡️

内皮细胞内脂滴

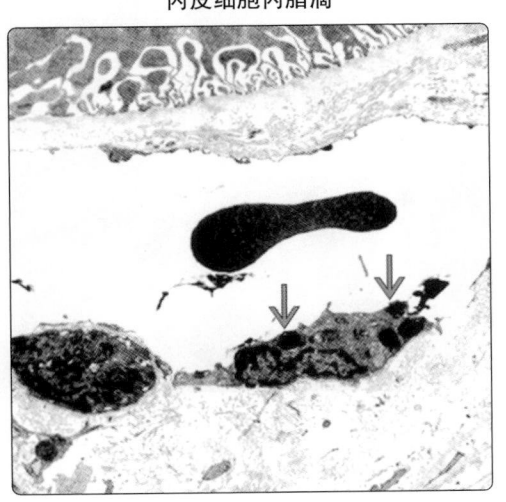

远端小管脂质包涵体

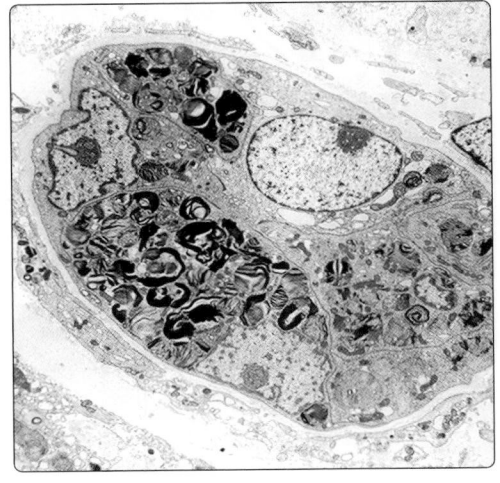

（左）Fabry 病患者管周毛细血管电镜显示细胞核附近见少量脂滴 ➡️

（右）Fabry 病患者远端肾小管电镜显示典型的分层状脂质沉积物，远端小管和集合管为肾小管受累最严重部位

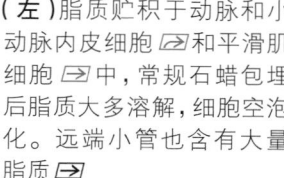

（左）脂质贮积于动脉和小动脉内皮细胞 ➡ 和平滑肌细胞 ➡ 中，常规石蜡包埋后脂质大多溶解，细胞空泡化。远端小管也含有大量脂质 ➡

（右）Fabry 病动脉内皮细胞有 GL3 脂质积聚 ➡，常规石蜡包埋后内皮细胞呈花边状空泡化，很容易被忽视。脂质亦贮积于平滑肌细胞中，使胞质密度减低 ➡

中膜和内皮细胞内脂质

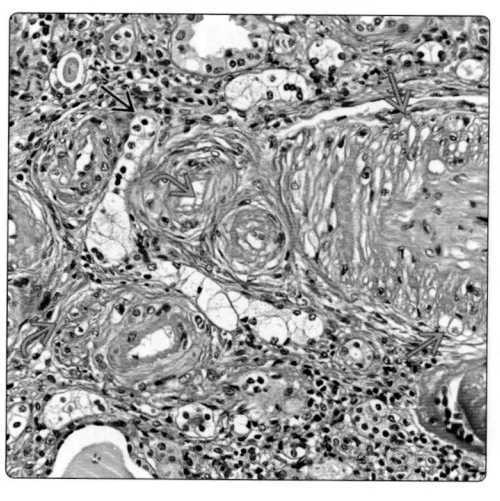

动脉中花边状内皮细胞

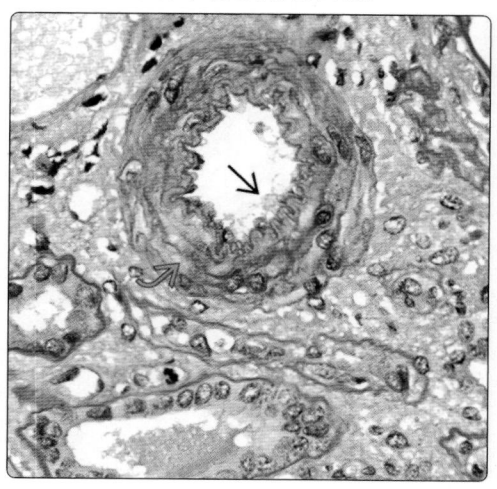

（左）1μm 切片甲苯胺蓝染色显示动脉内皮细胞中的致密染色颗粒 ➡，并突入管腔

（右）未经治疗的 Fabry 病例，电镜显示小动脉内皮细胞中见明显电子致密脂质颗粒 ➡，脂质也存在于平滑肌中 ➡

1μm 切片甲苯胺蓝染色致密颗粒

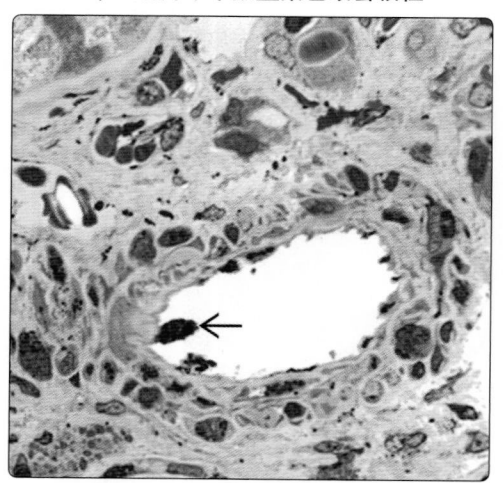
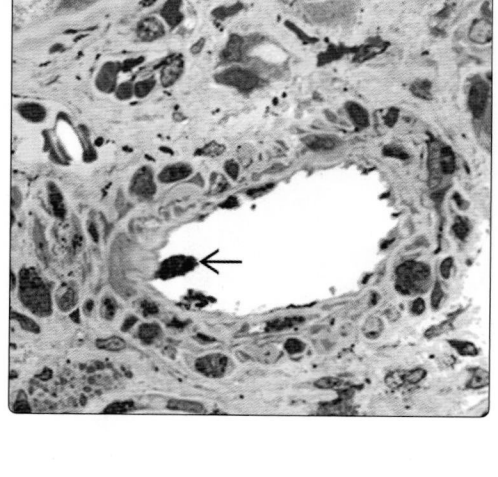

微动脉内皮和平滑肌内脂质

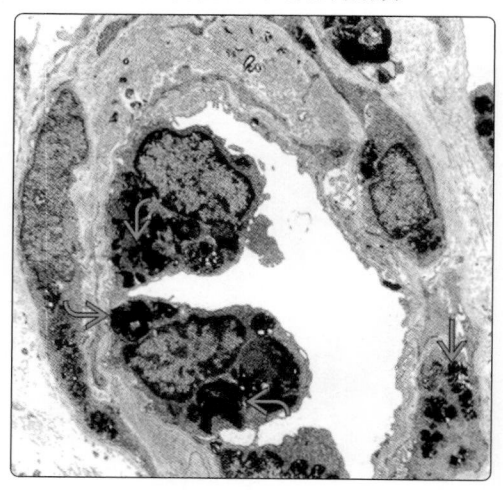

（左）Fabry 病患者治疗前 1μm 切片甲苯胺蓝染色，显示脂质存在于动脉 ➡ 和毛细血管内皮细胞 ➡ 及间质成纤维细胞 ➡ 中

（右）Fabry 病患者行 20 周酶替代治疗后，1μm 切片显示动脉 ➡ 和毛细血管内皮细胞 ➡ 及间质成纤维细胞 ➡ 中的脂质明显减少

1μm 切片甲苯胺蓝染色致密颗粒

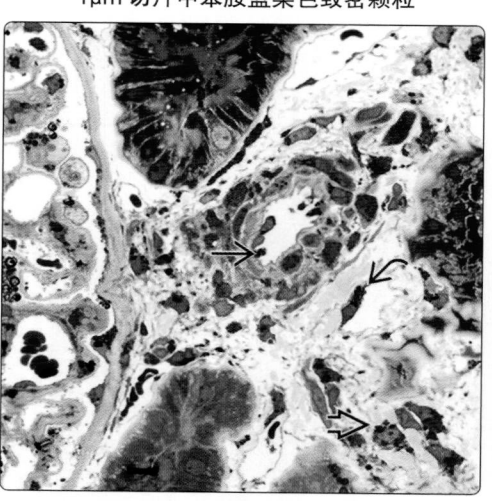

酶替代治疗后脂质减少

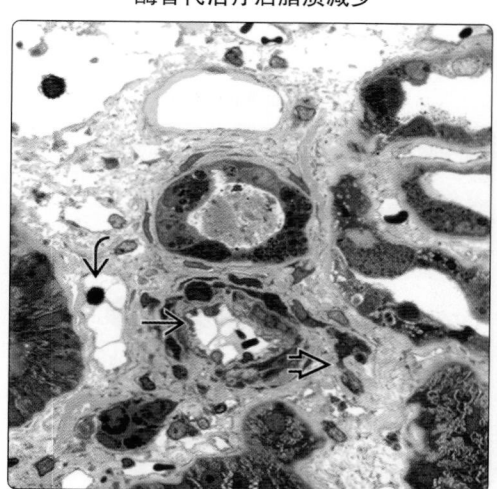

遗传性贮积病与脂质疾病

塌陷亚型 FSGS

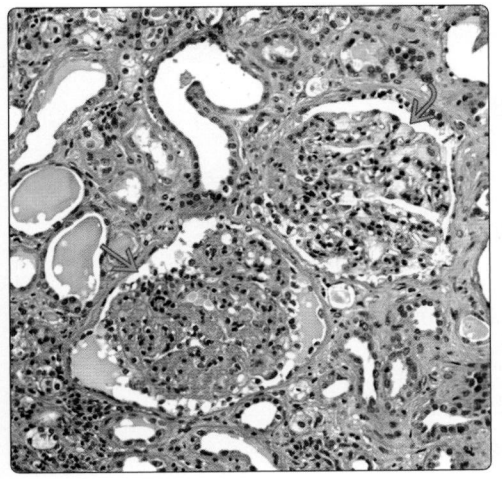

FSGS

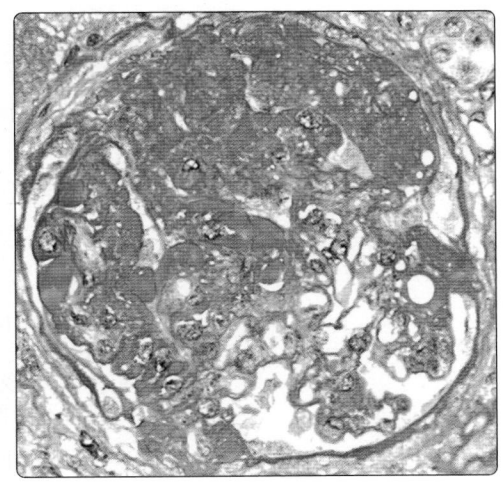

（左）Fabry 病女性患者的终末期肾脏，显示 2 种肾小球受累模式，即充满脂质的足细胞 ⊇ 和塌陷性 FSGS ⊃。塌陷性病变脏层上皮细胞脂质比完整肾小球的少，这与壁层上皮细胞更新或替代增加有关

（右）Fabry 病患者肾小球 PAS 染色显示非特指型 FSGS

FSGS 脏层上皮细胞缺乏脂质

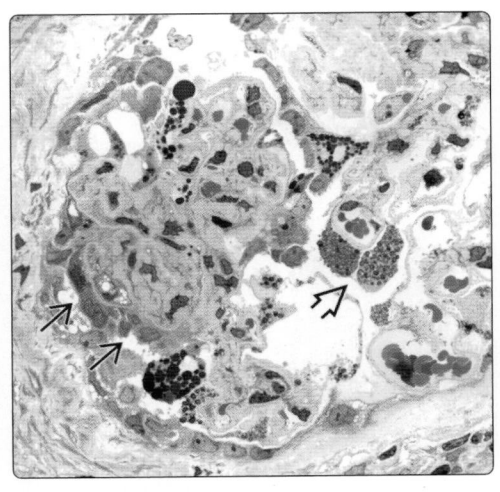

脂质自发荧光

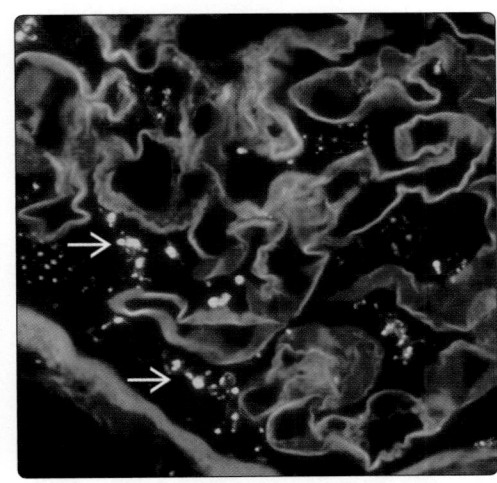

（左）Fabry 病患者环氧树脂包埋组织显示 FSGS，与正常毛细血管袢足细胞 ⊇ 相比，粘连处附近的脏层上皮细胞相对缺乏脂质 ⊃，这与壁层上皮细胞更新或替代增加有关

（右）Fabry 病患者肾小球免疫荧光显示足细胞内脂滴特征性的黄色自发荧光 ➡
(Courtesy V.D'Agati, MD.)

Fabry 病供体

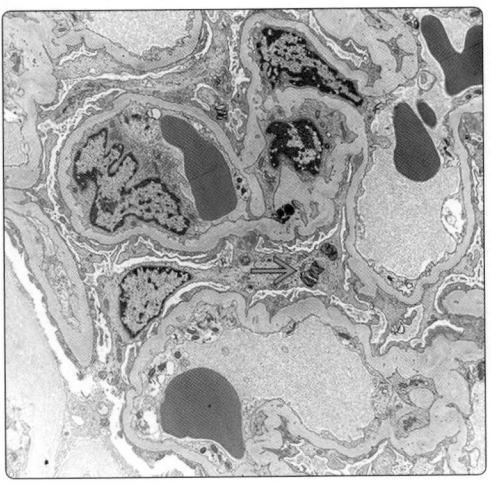

供肾足细胞内包涵体

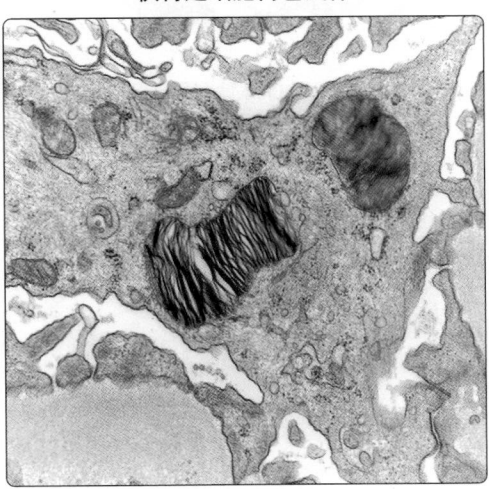

（左）杂合子 Fabry 病女性患者移植肾电镜检查偶见足细胞内脂质沉积 ⊇。当携带者肾脏移植给非 Fabry 病受者，足细胞沉积仍然存在

（右）高倍镜显示杂合子女性患者移植肾足细胞内偶见分层状脂质包涵体。由于患者正在接受酶替代治疗，内皮细胞内未见脂质

（陶璇 译，余英豪 审）

要　点

术语

- 动脉肝脏发育异常
- 以肝内胆管缺乏为特征的综合征,并且具有下列三项以上主要特征
  - 慢性胆汁淤积
  - 心脏异常
  - 眼部异常(通常为角膜后胚胎环)
  - 骨骼异常(通常为蝶形脊椎)
  - 特征性面容

病因学/发病机制

- *JAG1* 突变
  - Jagged-1 蛋白(Notch 配体)
  - 常染色体显性遗传模式
  - >90% 的 Alagille 患者有这种突变
  - 已鉴定出 430 种突变
- *NOTCH2* 突变

临床特征

- 慢性肾功能不全
- 蛋白尿

大体特征

- 肾脏发育不良(60%)为最常见肾脏异常

镜下特征

- 系膜和 GBM 脂质沉积
- TBM 脂质沉积
- GBM "钉突"或空泡样外观
- 球性和节段性肾小球硬化

主要鉴别诊断

- 卵磷脂-胆固醇酰基转移酶缺乏症
- 膜性肾病
- 肾发育异常
- 胆汁管型肾病

（左）19 岁男性 Alagille 综合征患者,沿 GBM 可见明显"钉突"形成 ⊡ 和空泡样外观
（右）在肾发育不良区域,一些大的胆汁管型 ⊡ 存在于周围由未分化间充质包绕的肾小管中,即便为单条细针活检标本中,病变似乎呈节段性分布

GBM 脂质沉积

胆汁管型和肾发育不良

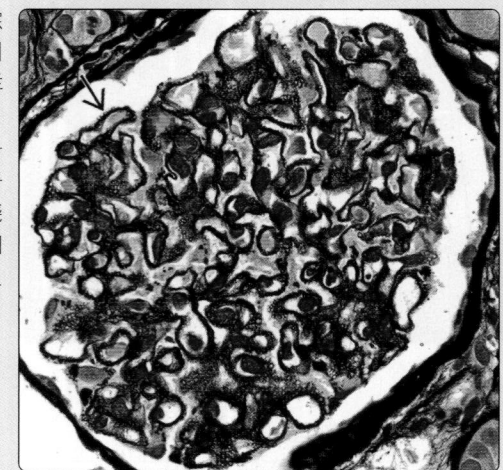
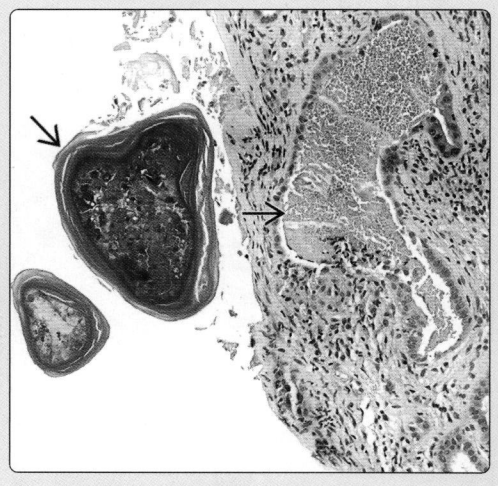

（左）肾小球系膜区可见大量脂质空泡 ⊡,光镜下肾小球呈空泡样改变
（右）19 岁男性 Alagille 综合征患者,肾小球 GBM 内嵌入大的脂质空泡 ⊡,酷似膜性肾病,亦可见弥漫性足细胞足突消失,而免疫荧光（未显示）证实无免疫复合物沉积

系膜和 GBM 脂质沉积

GBM 脂质沉积

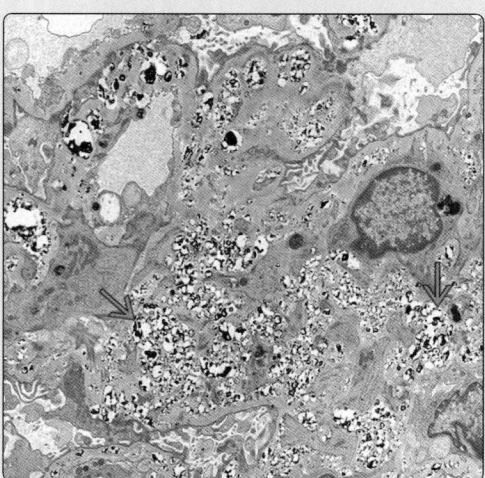
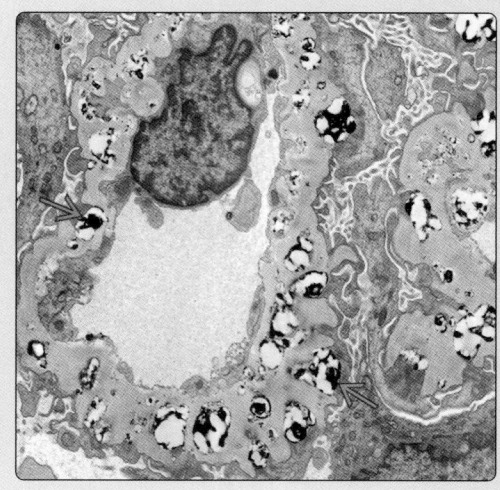

术语

同义词

- Alagille-Watson 综合征
- 动脉肝脏发育异常

定义

- 以肝内胆管缺乏（缺如或发育不全）为特征的综合征，并且具有下列三项以上主要特征
  - 慢性胆汁淤积
  - 心脏异常
    - 周围型肺动脉狭窄（76%）
    - 法洛四联症（12%）
  - 骨骼异常（通常为蝶形脊椎）
  - 眼部异常（通常为角膜后胚胎环）
  - 特征性面容
  - 肾脏异常
    - 推荐作为 Alagille 综合征第 6 条标准
    - 见于 40% 的 Alagille 综合征患者
  - 血管病
    - 动脉瘤
    - 狭窄
- 1969 年由 Daniel Alagille（法国肝病学家）最先描述

病因学 / 发病机制

发育异常

- *JAG1* 突变
  - Jagged-1 蛋白（Notch 配体）
    - 小鼠肾脏发育所必需
  - 常染色体显性遗传模式
    - 外显率高，表现多样
  - >90% 的 Alagille 患者有这种突变
  - 已鉴定出 >430 种突变
- *NOTCH2* 突变
  - 与肾脏受累增加有关

临床特征

流行病学

- 发病率
  - 1/3 万活产儿

表现

- 慢性肾功能不全
- 蛋白尿
  - 通常为亚肾病范围
- 高血压
- 肾小管性酸中毒
- 胆汁淤积
- 结合性高胆红素血症

治疗

- 手术治疗
  - 15%~20% 儿童行肝移植治疗终末期肝病
  - 肾移植

大体特征

一般特征

- 据报道 Alagille 综合征的异常包括
  - 肾发育不良 ± 囊肿（60%）
    - 最常见的异常
  - 肾缺失或发育不全
  - 肾动脉狭窄
  - 输尿管重复
  - 马蹄肾

镜下特征

组织学特征

- 肾小球
  - 系膜区脂质沉积
  - GBM 脂质沉积
    - GBM "钉突" 形成或空泡样外观
      - 晚期酷似膜性肾病
  - 球性和节段性肾小球硬化
  - 足细胞胞质中见胆色素
- 肾小管和间质
  - TBM 脂质沉积
  - 肾发育不良
  - 胆汁管型肾病

辅助检查

电镜

- 在系膜细胞和 GBM 内见脂质空泡

鉴别诊断

卵磷脂胆固醇酰基转移酶缺乏症

- 肾脂质沉积症
- 常染色体隐性遗传模式

膜性肾病

- 上皮下免疫复合物沉积

肾发育不良

- 带平滑肌领的原始集合管
- 可为囊性

胆汁管型肾病

- 黄绿色肾小管管型

参考文献

1. McGahan RK et al: Combined liver kidney transplant in adult patient with Alagille syndrome and pulmonary hypertension. Semin Cardiothorac Vasc Anesth. 25(3):191-5, 2021
2. Di Pinto D et al: Renal manifestations in children with Alagille syndrome. Arch Argent Pediatr. 116(2):149-53, 2018
3. Bissonnette MLZ et al: Extreme renal pathology in Alagille syndrome. Kidney Int Rep. 2(3):493-7, 2017
4. Kamath BM et al: Renal involvement and the role of Notch signalling in Alagille syndrome. Nat Rev Nephrol. 9(7):409-18, 2013
5. Kamath BM et al: Renal anomalies in Alagille syndrome: a disease-defining feature. Am J Med Genet A. 158A(1):85-9, 2012
6. Davis J et al: Glomerular basement membrane lipidosis in Alagille syndrome. Pediatr Nephrol. 25(6):1181-4, 2010

（陶璇 译，余英豪 审）

要　点

术语

- 由于 LCAT 完全或部分缺乏而导致的常染色体隐性遗传性疾病
  - 家族性 LCAT 缺乏症（完全缺乏）
  - 鱼眼病（部分缺乏）
- 继发性（自身免疫性/获得性）LCAT 缺乏

病因学/发病机制

- 染色体 16q22 上 LCAT 基因突变
- LCAT 介导的胆固醇酯形成缺陷

临床特征

- 罕见病：发病率＜1/100 万
- 角膜白内障和溶血性贫血
- 蛋白尿，可开始于儿童期
- 30 岁后发生肾衰竭

镜下特征

- 系膜空泡化和 GBM 异常

- 脂质沉积于肝、脾和骨髓

辅助检查

- 实验室检查
  - 血浆 LCAT 活性低
  - 血清脂蛋白 X 升高
  - 血清高密度脂蛋白（HDL）胆固醇降低
  - 血清低密度脂蛋白（LDL）的 apoA I 和 apoA II 水平降低
- 电镜
  - GBM 和系膜区中渗入的脂质和残留物表现为圆形颗粒状和分层状电子致密物

主要鉴别诊断

- 肝病性肾小球病
- Alagille 综合征
- 脂蛋白肾小球病
- III 型高脂蛋白血症
- 伴非特异泡沫细胞的各种肾小球病
- 美沙酮治疗

（左）LCAT 缺乏症患者肾小球显示毛细血管丛扩张和弥漫淡染。淡染系明显系膜空泡化所致。系膜基质轻度增加，无系膜细胞增生。另见毛细血管袢增厚及袢开放

（右）右侧的肾小球清楚显示系膜空泡化 ➔，系膜基质明显扩大，但无明显系膜细胞增生，毛细血管袢开放 ➔

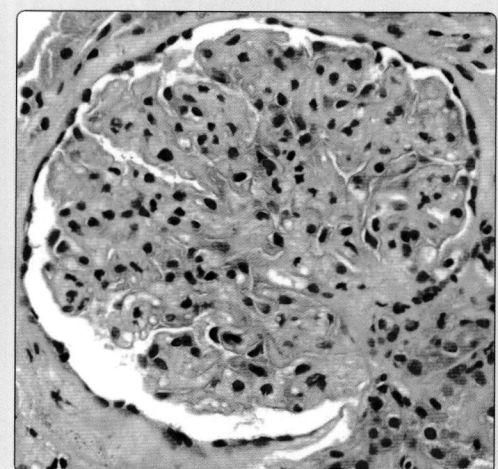

系膜透亮及空泡化

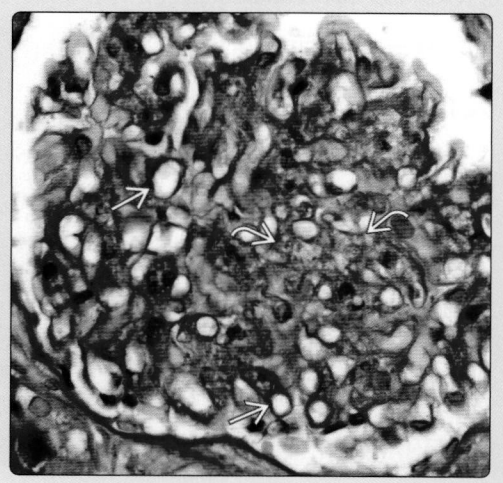

系膜空泡化

（左）LCAT 缺乏症患者银染色肾小球显示大量基底膜内和上皮下脂质沉积阻塞毛细血管袢 ➔

（右）LCAT 缺乏症肾小球严重受累病例，肾小球毛细血管袢和系膜基质内含有大量内皮下和基膜内密度、大小和形状不同的脂质 ➔，这导致产生了银染色光镜下看到的毛细血管袢呈增厚泡沫样外观

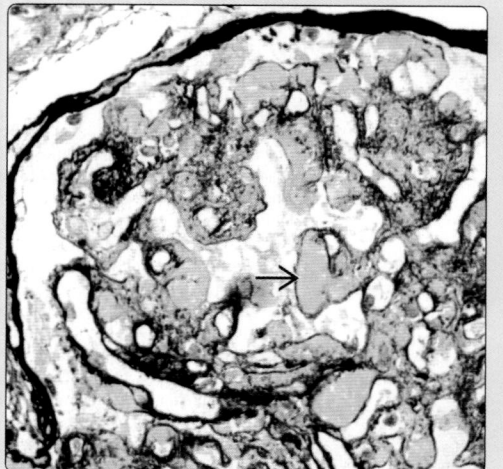

毛细血管袢基底膜明显异常

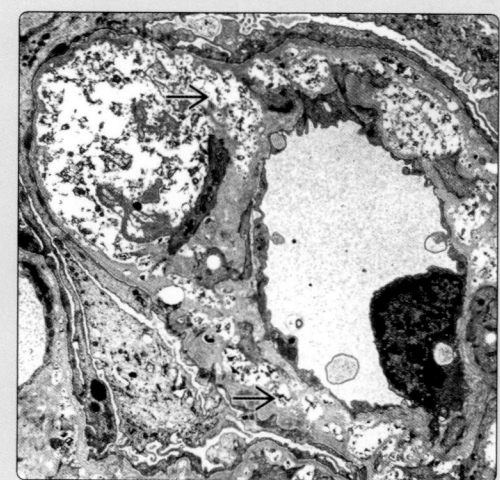

毛细血管脂质伴双轨

术语

缩写

- 卵磷脂胆固醇酰基转移酶(lecithin-cholesterol acyltransfe-rase, LCAT)缺乏症

定义

- 原发性 LCAT 缺乏症:两种疾病
  - 家族性 LCAT 缺乏症:LCAT 水平低或无法检出
  - 鱼眼病:LDL 上 LCAT 活性维持
- 继发性 LCAT 缺乏症:获得性 LCAT 自身抗体

病因学/发病机制

遗传性

- 常染色体隐性遗传
- ＞80 种染色体 16q21-22 上 LCAT 基因突变

获得性

- LCAT 自身抗体
  - ±淋巴组织增殖性疾病
  - ±含有免疫沉积物的 LCAT 型膜性肾病

发病机制

- LCAT 介导的胆固醇酯形成缺陷
  - 受累个体血浆中活性 LCAT 分泌减少或缺失
    - FLD:对 HDL 和载脂蛋白 B 缺乏酯化活性
    - FED:仅对 HDL 缺乏酯化活性
  - 未酯化胆固醇沉积于肾、肝、角膜、骨髓和脾脏中

临床特征

流行病学

- 发病率
  - ＜1/100 万(完全缺乏型:部分缺乏型 LCAT=3:1)

表现

- 家族性 LCAT 缺乏症
  - 双侧角膜白内障和溶血性贫血
  - 蛋白尿±血尿:可能开始于儿童期或成年后期
  - 进行性肾功能不全
    - 30 岁后发生
    - 通常 40 岁后需要肾替代治疗
- 鱼眼病
  - 无明显肾脏疾病的角膜混浊
- 罕见没有角膜混浊或家族史和 HDL 正常

实验室检查

- 血浆中 LCAT 活性低
- 血清 HDL 胆固醇降低

治疗

- 低脂肪和低热量饮食可延缓疾病进展
- 移植(角膜、肾脏、肝脏)
  - LCAT 在肝内合成
- 试验性:LCAT 基因或酶替代

预后

- 30 岁后出现肾衰竭
- 肾移植中等成功

- 脂质沉积复发早,数日至数周

镜下特征

组织学特征

- 肾小球
  - 系膜空泡化、泡沫细胞±细胞增生
  - 毛细血管袢增厚
    - 银染色显示 GBM "钉突"、空泡变、双轨
    - 内皮下沉积物可阻塞毛细血管腔
- 肾小管萎缩、间质纤维化和泡沫样细胞浸润
- 其他器官受累:角膜、肝脏、脾和骨髓

辅助检查

免疫荧光

- 免疫球蛋白及补体均阴性

电镜

- 肾小球毛细血管袢:大量渗入的脂质沉积物
  - 膜内伴 GBM "钉突"和空泡化
  - 内皮下扩大伴 GBM 双轨
- 系膜基质扩大,致密与透亮区相间
- 血管内皮细胞和平滑肌细胞中脂质沉积

肾小球脂质化

- 免疫组化:脂蛋白 X 和 ApoB、ApoE 脂蛋白阳性
- 氧化磷胆碱阳性
- 磷脂酸性血红素染色阳性
- 尼罗蓝和油红 O 染色阴性

鉴别诊断

肝病性肾小球病

- 脂质沉积,多为系膜区 ±IgA 沉积

Alagille 综合征

- 系膜空泡化,GBM 膜样 "钉突"
- 肾小球沉积物油红 O 染色阳性

脂蛋白肾小球病

- 毛细血管袢脂蛋白油红 O 染色阳性

Ⅲ型高脂蛋白血症

- 系膜区和毛细血管袢泡沫细胞

其他疾病

- 非特异性泡沫细胞的各种肾小球病
- 美沙酮治疗

参考文献

1. Vitali C et al: A systematic review of the natural history and biomarkers of primary lecithin:cholesterol acyltransferase deficiency. J Lipid Res. 63(3):100169, 2022
2. Kuroda M et al: Current status of familial LCAT deficiency in Japan. J Atheroscler Thromb. 28(7):679-91, 2021
3. Pavanello C et al: Progression of chronic kidney disease in familial LCAT deficiency: a follow-up of the Italian cohort. J Lipid Res. 61(12):1784-8, 2020
4. Hirashio S et al: Characteristic kidney pathology, gene abnormality and treatments in LCAT deficiency. Clin Exp Nephrol. 18(2):189-93, 2014
5. Takahashi S et al: Nephrotic syndrome caused by immune-mediated acquired LCAT deficiency. J Am Soc Nephrol. 24(8):1305-12, 2013

LCAT 缺乏症轻度肾小球受累

LCAT 缺乏症轻度肾小球受累

（左）家族性 LCAT 缺乏症患者表现为肾小球轻度受累，可见系膜基质轻度扩张➡，系膜细胞轻度增生，未见明显空泡化，毛细血管袢轻微增厚➡

（右）LCAT 缺乏症患者，PAS 染色显示肾小球毛细血管袢基底膜增厚➡，系膜基质轻度扩张，无明显空泡化或系膜细胞增生

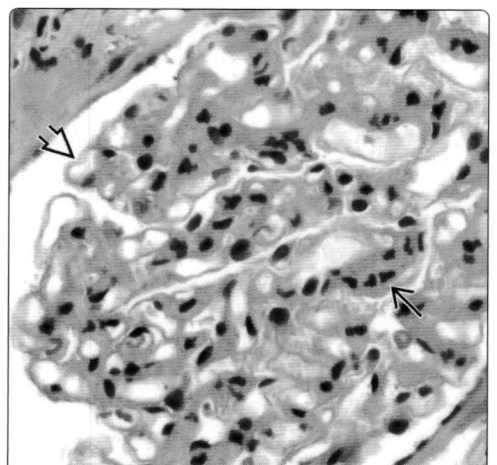

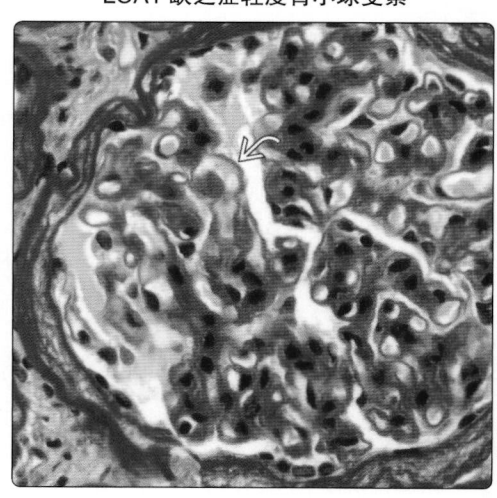

膜性肾小球病样改变

肾小球严重受累伴系膜基质空泡化

（左）LCAT 缺乏症，银染色肾小球显示因脂质积聚引起毛细血管袢空泡化➡和"钉突"形成，酷似膜性肾病，然而，LCAT 缺乏症免疫荧光显示免疫反应物阴性

（右）系膜基质显著扩大，注意其空泡化外观➡，系石蜡包埋过程中脂质沉积物释出所致

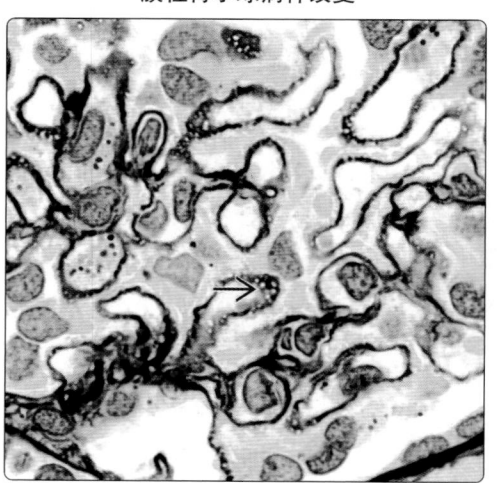

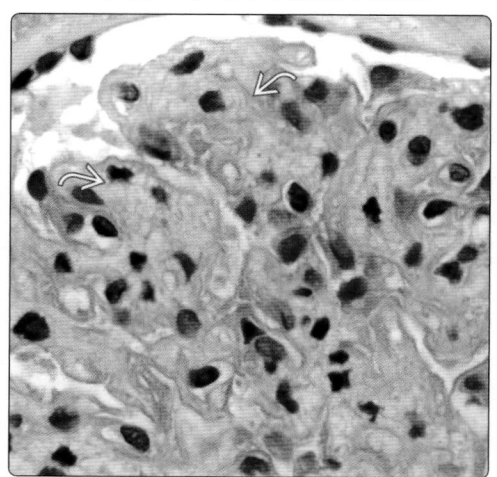

重度系膜区脂质沉积

脂质沉积物弱染色

（左）系膜基质明显扩张及空泡化。LCAT 缺乏症患者脂质在组织包埋过程中的溶剂释出，使系膜基质➡和毛细血管袢基底膜呈空泡状

（右）系膜明显扩张及毛细血管袢双轨➡。虽然本例系膜区和内皮下脂质沉积物弱染色，但更多情况下是不着色

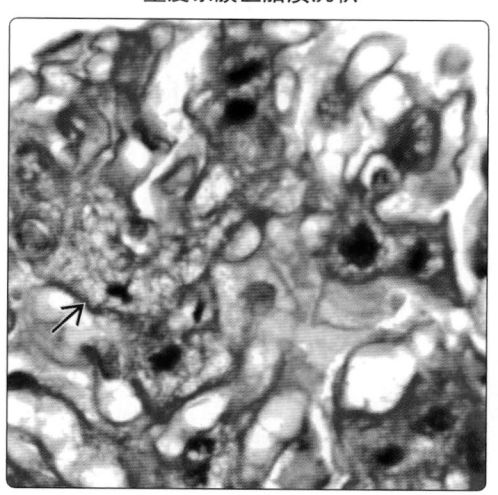

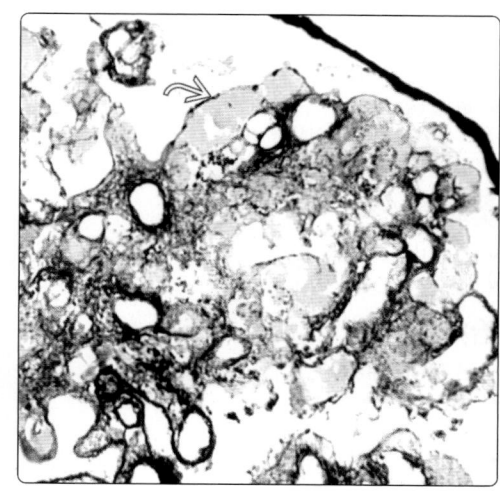

明显系膜区脂质沉积

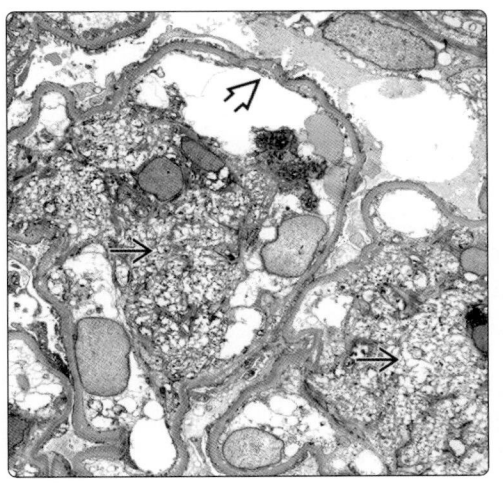

系膜区脂质沉积

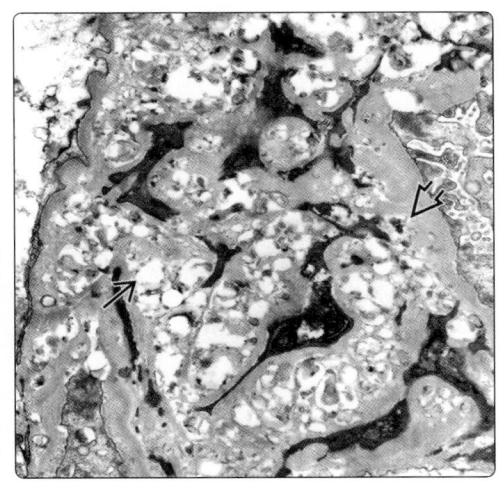

（左）轻型 LCAT 缺乏症患者，肾小球电镜显示扩张系膜区内电子致密的分层状结构➡，毛细血管袢开放➡，无脂质沉积，局灶足细胞足突消失

（右）LCAT 缺乏症患者，电镜显示部分脂质沉积释出，基质内含分层状电子致密物➡和不完全脂质释出产生的透亮区➡

系膜区脂质沉积而毛细血管袢开放

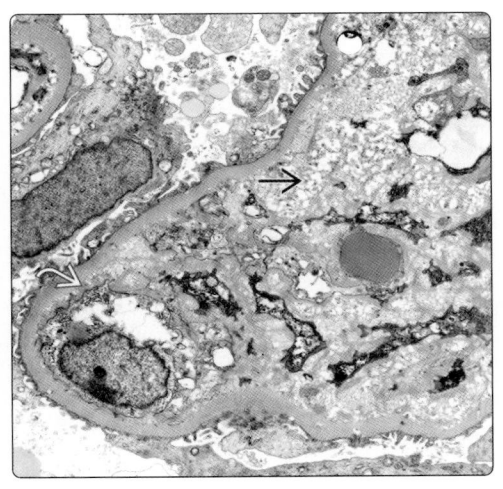

毛细血管袢脂质沉积

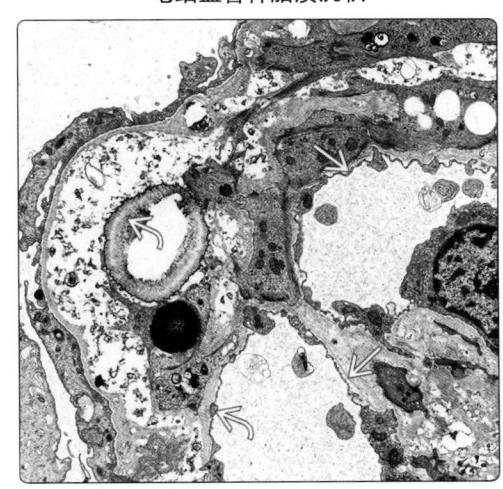

（左）电镜检查显示诊断 LCAT 缺乏症特征性的脂质沉积➡，系膜基质呈空泡状，伴透明及分层状电子致密物，沉积物使系膜区呈"蜂窝状"，毛细血管袢不受累➡

（右）毛细血管袢的脂质主要位于内皮下，致基底膜双轨化➡，尽管毛细血管袢明显增厚，管腔仍通畅➡

脂质阻塞毛细血管腔

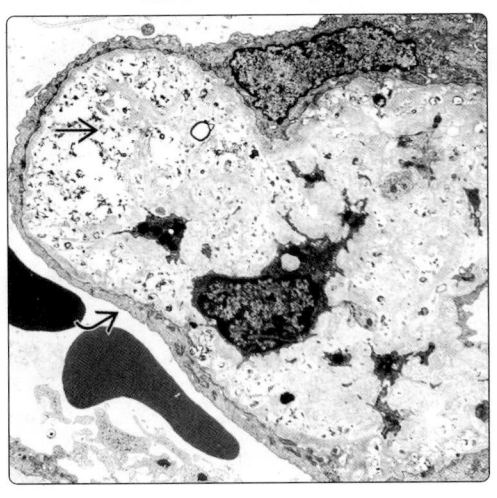

异常电子致密脂质沉积物

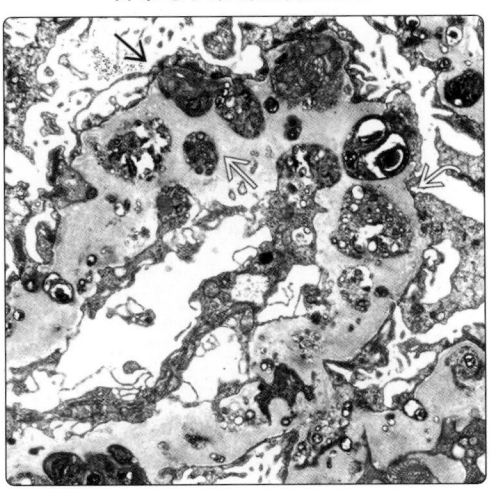

（左）LCAT 缺乏症，电镜下可见大量内皮下脂质沉积➡，毛细血管袢几乎闭塞，足突完全消失➡

（右）LCAT 缺乏症患者，毛细血管袢见大量基底膜内➡和上皮下➡脂质沉积，圆形沉积物呈实性或分层状亚结构，电子密度异常高，足细胞足突消失➡

（陶璇　译，余英豪　审）

要　点

术语

- 以肾小球毛细血管内脂蛋白栓子、蛋白尿和进行性肾衰竭为特征的肾小球疾病

病因学/发病机制

- *APOE* 基因突变
  - 常染色体隐性遗传
- APOE 是乳糜微粒和中密度脂蛋白(IDL)颗粒的组成成分
  - 突变导致脂蛋白受体结合缺陷
  - 导致高血脂蛋白血症(III型)

临床特征

- 罕见；约 90 例报告
- 多数病例报告为亚裔患者
- 轻度至严重蛋白尿
- 50% 的患者进展为肾衰竭

- 强化降脂治疗可促使临床和病理缓解

镜下特征

- 肾小球毛细血管腔内脂蛋白栓子
- 脂蛋白栓子油红 O 染色阳性
- 肾小球或间质的泡沫细胞浸润
- 电镜显示肾小球毛细血管内含有大小不一形成分层状结构的颗粒和空泡

辅助检查

- 血清 APOE 升高至正常范围上限约 2 倍
- *APOE* 基因测序
- 免疫组化载脂蛋白 B 或 E 抗体染色

主要鉴别诊断

- 混合性高脂血症
- 脂肪栓子

(左)LPG,肾小球显示毛细血管节段性扩张,内充满淡染脂质➡,常规石蜡切片脂质无法良好保存
(右)LPG,脂质栓子➡致肾小球毛细血管扩张,在新鲜冷冻组织中保存良好,油红 O 染色阳性

脂蛋白栓子

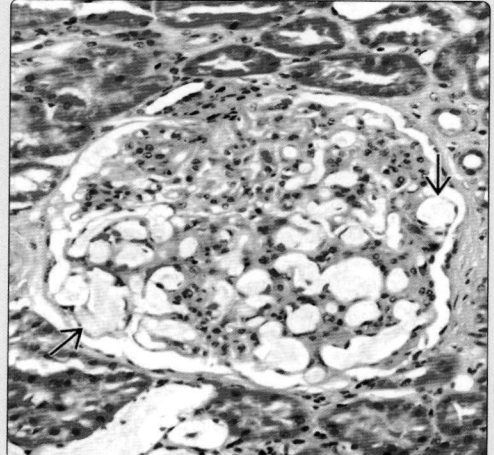

脂肪染色显示肾小球内脂质栓子

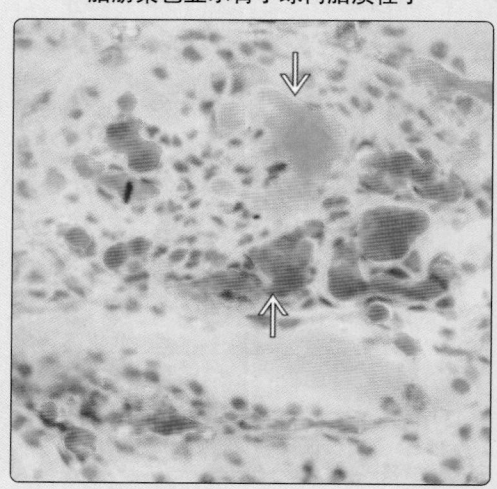

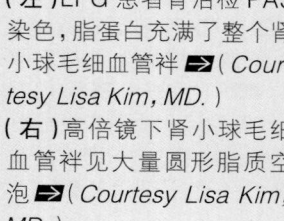
(左)LPG 患者肾活检 PAS 染色,脂蛋白充满了整个肾小球毛细血管袢➡(Courtesy Lisa Kim, MD.)
(右)高倍镜下肾小球毛细血管袢见大量圆形脂质空泡➡(Courtesy Lisa Kim, MD.)

脂蛋白栓子 PAS 染色

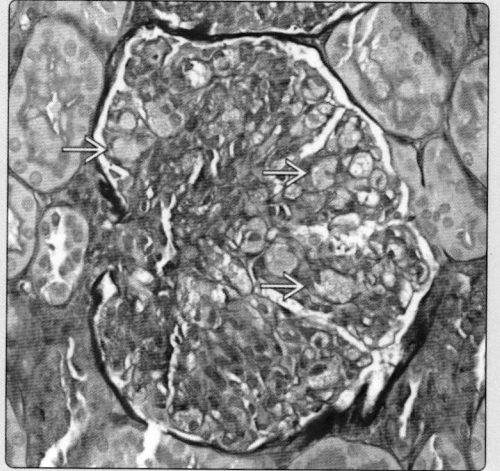

电镜下脂蛋白栓子

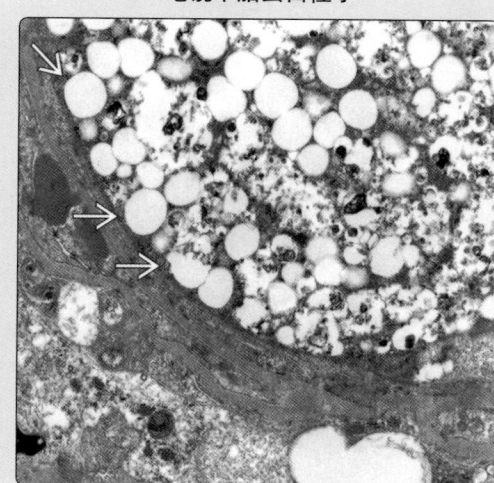

术语

缩写

- 脂蛋白肾小球病（lipoprotein glomerulopathy，LPG）

定义

- 以肾小球毛细血管内脂蛋白栓子、蛋白尿和进行性肾衰竭为特征的肾小球疾病

病因学 / 发病机制

遗传学

- *APOE* 基因突变，隐性遗传，19 号染色体
  - 2 个主要突变位点
    - 3 号外显子
      - ApoE-Kyoto（Cys25Arg）
      - Gln3Lys
    - 4 号外显子（LDL 受体结合位点）
      - Leu141-Lys143 del Tokyo
      - ApoE-Sendai（Arg145Pro）
      - ApoE-Las Vegas（Ala152Asp）
      - 其他：Arg147Pro、Argl5OGly、Argl50Pro、Gln156-Lys173 del
- ApoE 是乳糜微粒和运输甘油三酯的中密度脂蛋白（IDL）颗粒的主要成分
  - 通过肝脏受体介导的内吞作用从循环中清除
- 突变导致 ApoE 与脂蛋白受体结合缺陷
  - 导致高血脂蛋白血症（Ⅲ型）

临床特征

流行病学

- 发病率
  - 罕见（至 2014 年报告 90 例）
- 年龄
  - 4～69 岁；平均：32±2.2 岁
- 性别
  - 男：女 =3：2
- 种族
  - 主要为日本人和中国人
  - 偶尔见于白种人 / 欧洲人口

表现

- 蛋白尿轻度到重度
- 血清 APOE 升高至正常上限约 2 倍
- 极低密度脂蛋白升高
- 中密度脂蛋白升高
- 可能与 IgA 肾病、膜性肾病或狼疮性肾炎有关
- 血管内心脂蛋白沉积

治疗

- 药物
  - 贝特类
  - 烟酸戊四醇酯
  - 普罗布考
  - 他汀类药物
  - 血管紧张素受体阻断剂
  - 血浆置换

预后

- 50% 进展为肾衰竭：移植肾复发
- 强化降脂治疗可导致临床和病理缓解

镜下特征

组织学特征

- 肾小球毛细血管袢明显扩张伴淡染物质
- 肾小球或间质内见泡沫细胞
- 冷冻切片显示肾小球毛细血管内有油红 O 染色阳性的脂蛋白栓子

辅助检查

免疫组化

- 抗载脂蛋白 B 或 E 抗体染色可突出显示毛细血管腔内栓子

免疫荧光

- 无特异性免疫球蛋白或补体沉积

基因检测

- *APOE* 测序
  - 许多突变发生在 LDL 与 APOE 结合的受体结合区（aa 136-150）
    - 大多数 LDL 受体结合区突变发生在硫酸肝素蛋白多糖结合区（aa 142-146）

电镜

- 肾小球毛细血管含有大小不一形成分层状结构的颗粒和空泡
  - 成簇的循环 IDL，直径通常为 24～35nm
- 系膜细胞和内皮细胞中见有脂滴

鉴别诊断

脂肪栓子

- 圆球状脂肪，在制片过程中完全溶解
  - 不像 LPG 那样嗜酸性
- 很少或没有载脂蛋白成分
- 电镜上观察不到细小的空泡模式

顶端或细胞亚型 FSGS

- 肾小球毛细血管泡沫细胞

参考文献

1. Li Y et al: Lipoprotein glomerulopathy resulting from compound heterogeneous mutations of APOE gene: a case report. Medicine (Baltimore). 101(5):e28718, 2022
2. da Silveira-Neto JN et al: Lipoprotein glomerulopathy associated with the Osaka/Kurashiki APOE variant: two cases identified in Latin America. Diagn Pathol. 16(1):65, 2021
3. Saito T et al: Apolipoprotein E-related glomerular disorders. Kidney Int. 97(2):279-88, 2020
4. Yang M et al: Clinical and genetic analysis of lipoprotein glomerulopathy patients caused by APOE mutations. Mol Genet Genomic Med. 8(8):e1281, 2020
5. Cambruzzi E et al: Pathogenesis, histopathologic findings and treatment modalities of lipoprotein glomerulopathy: a review. J Bras Nefrol. 41(3):393-9, 2019
6. Saito T et al: Lipoprotein glomerulopathy: glomerular lipoprotein thrombi in a patient with hyperlipoproteinemia. Am J Kidney Dis. 13(2):148-53, 1989

（陶璇 译，余英豪 审）

要　点

术语

- 与纯合子载脂蛋白 E2 等位基因相关的高胆固醇血症和高甘油三酯血症

病因学/发病机制

- 常染色体隐性遗传
- APOE 位于染色体 19q13.2
  - 3 个等位基因：E2、E3、E4
  - 约 5% APOE2 纯合突变发展为Ⅲ型高脂血症

临床特征

- 男性受累常见
- 肾病综合征
- 早发的血管性疾病
- 掌状和结节性黄色瘤
- 高胆固醇血症和高甘油三酯血症

镜下特征

- 肾小球
  - 内皮及系膜区泡沫细胞聚集
  - 节段性肾小球硬化
- 肾间质
  - 泡沫样巨噬细胞
  - 疾病进展可发生纤维化
- 电镜
  - 肾小球
    - 毛细血管袢泡沫细胞
    - 分层状电子致密物
    - 胆固醇裂隙
    - 广泛足细胞足突消失
  - 系膜、内皮和肾小管脂质空泡

主要鉴别诊断

- 脂蛋白肾小球病
- FSGS

毛细血管内充满脂质性巨噬细胞

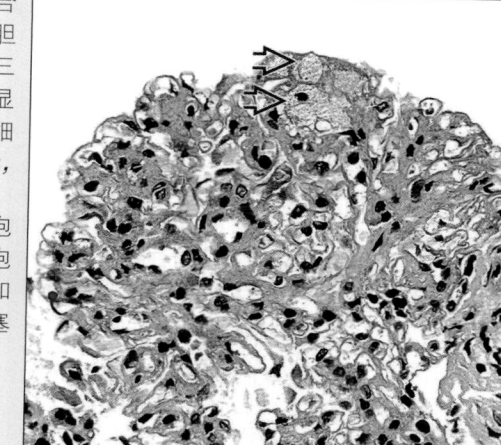

巨噬细胞内的脂质

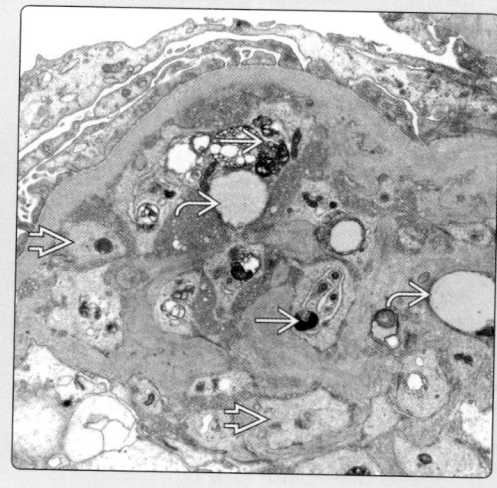

（左）55 岁男性，有肾病综合征和Ⅲ型高脂蛋白血症（胆固醇 14.5mmol/L，甘油三酯 24.5mmol/L），肾活检显示肾小球内见泡沫样巨噬细胞 ➜（Courtesy J.Churg, MD.）
（右）肾小球毛细管腔被泡沫样细胞 ➡、脂质空泡 ➡、深染的膜结合颗粒和溶酶体 ➡ 等混合物阻塞（Courtesy J.Churg, MD.）

内皮下脂质

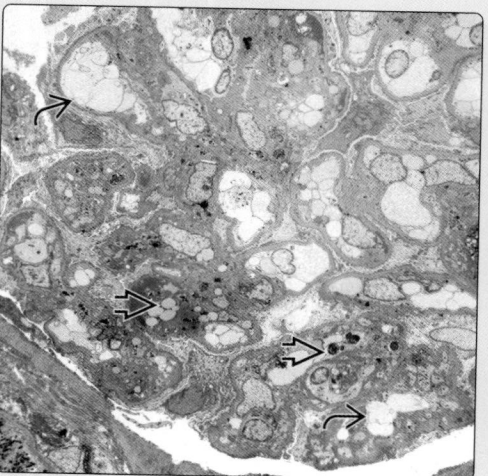

GBM 内脂质

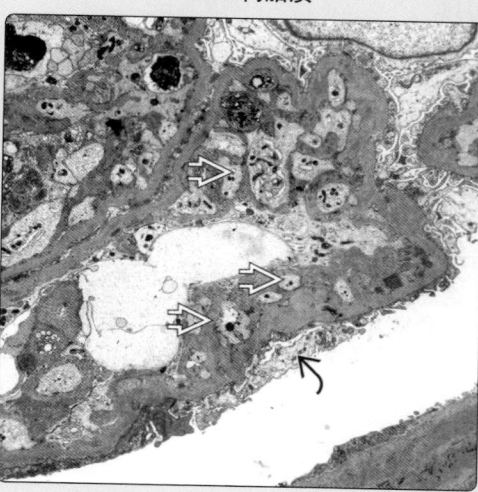

（左）低倍观察肾小球显示弥漫性毛细血管袢增厚和内皮下脂质贮积，腔内充满脂质空泡 ➡ 和溶酶体颗粒 ➡
（右）高倍观察肾小球毛细血管显示足突消失 ➡ 及增厚 GBM 中的脂质 ➡（Courtesy J.Churg, MD.）

术语

同义词

- Ⅲ型高脂血症

定义

- 与纯合载脂蛋白 E2 等位基因相关的高胆固醇血症和高甘油三酯血症

病因学/发病机制

遗传学

- *APOE*
  - 编码载脂蛋白 E（ApoE）
  - 位于染色体 19q13.2
  - 3 个等位基因：E2，E3，E4
    - E2 最不常见（约 5%）
    - E3 最常见（>60%）
- 常染色体隐性遗传
  - 约 5% 的 *APOE2* 纯合突变发展为 Ⅲ型高脂血症
  - 继发于关联的遗传和/或环境因素
- *APOE2* 携带者也容易发展为 Ⅲ型高脂血症
- 罕见的变异体突变可导致常染色体显性遗传

发病机制

- APOE2 蛋白不能有效地与 LDL 受体结合，导致脂蛋白无法清除并在血浆中贮积

临床特征

流行病学

- 发病率
  - 占人口 0.02%；全球分布
- 性别
  - 男性患者受累更多见

表现

- 肾病范围蛋白尿/肾病综合征
- 高脂血症（血浆浑浊）
- 掌状和结节状黄色瘤
- 肝脾大
- 早发的血管疾病
- 腹水

实验室检查

- 血脂谱：Ⅲ型高脂血症
  - 高胆固醇血症（>7.8mmol/L）
    - 极低密度脂蛋白（VLDL）：甘油三酯比率>0.3
    - 高密度脂蛋白（HDL）正常
    - LDL 降低
      - □ 常规血脂检查无法将Ⅲ型和其他原因的混合性高脂血症区分开来
    - 需要额外的研究来确定诊断或排除（APOB 算法）
- ApoE 基因分型
  - *APOE2* 纯合子

治疗

- 药物
  - 降脂药物、ACE 抑制剂
- LDL 分离术
- 饮食调节

镜下特征

组织学特征

- 肾小球
  - 内皮和系膜泡沫样巨噬细胞聚集
  - 节段性硬化
  - 系膜细胞增生
- 肾小管
  - 随疾病进展萎缩
- 肾间质
  - 泡沫样巨噬细胞
  - 随疾病进展纤维化
  - 淋巴细胞浸润
- 血管
  - 增厚

辅助检查

电镜

- 毛细血管袢泡沫细胞
  - 分层状电子致密物
  - 胆固醇结晶
- 系膜、内皮和肾小管脂质空泡
- 广泛的足细胞足突消失
- 系膜基质增多

鉴别诊断

脂蛋白肾病

- 肾小球毛细血管脂蛋白栓子
- 通常与独特的 *APOE* 基因突变相关
- 罕见与Ⅲ型高脂血症相关
- 无黄色瘤

FSGS

- 肾小球毛细血管、肾小管和间质泡沫细胞可见于 FSGS 和其他肾病综合征；缺乏像Ⅲ型高脂血症中见到的大量泡沫细胞聚集
- 与Ⅱa 型、Ⅱb 型和Ⅳ型高脂血症相关

诊断要点

病理解读要点

- 肾小球和间质泡沫细胞聚集伴 FSGS 病例应进行脂质分析

参考文献

1. Paquette M et al: Dysbetalipoproteinemia: differentiating multifactorial remnant cholesterol disease from genetic ApoE deficiency. J Clin Endocrinol Metab. 107(2):538-48, 2022
2. Varghese B et al: Importance of the triglyceride level in identifying patients with a type III hyperlipoproteinemia phenotype using the ApoB algorithm. J Clin Lipidol. 15(1):104-15.e9, 2021
3. Boot CS et al: The clinical and laboratory investigation of dysbetalipoproteinemia. Crit Rev Clin Lab Sci. 1-12, 2020

（陶璇 译，余英豪 审）

遗传性贮积病与脂质疾病

要　点

术语

- N- 乙酰氨基葡萄糖胺 -1-磷酸转移酶缺乏继发的常染色体隐性遗传性溶酶体贮积病

病因学 / 发病机制

- 染色体 12q23.3 上的 CNPTAB 基因突变
- N- 乙酰氨基葡萄糖胺 -1- 磷酸转移酶无法形成将酶运送到溶酶体所必需的 6- 磷酸甘露糖

临床特征

- 通常无肾脏症状
- 罕见出现近端肾小管功能障碍表现,即轻度蛋白尿、高磷酸盐尿症、高钙尿和氨基酸尿
- 血清溶酶体酶水平升高

镜下特征

- 弥漫性足细胞空泡化
  - PAS、三色和六胺银染色阴性
  - Hale 胶体铁染色、pH 2.5 阿辛蓝 -PAS 染色、苏丹黑(石蜡切片)染色和油红 O(冷冻切片)染色阳性
- 偶尔近端小管和间质细胞出现空泡

辅助检查

- 电镜
  - 空泡使足细胞胞质扩张
  - 空泡大部分是空的,但可含有纤维颗粒样或分层状物质
  - 内皮细胞和系膜细胞不受累
- 任何器官的间充质细胞都含有空泡化细胞
- 外周血淋巴细胞含有空泡

主要鉴别诊断

- Fabry 病
- GM1 神经节苷脂贮积病
- 肾唾液酸沉积症

足细胞增大伴泡沫样胞质

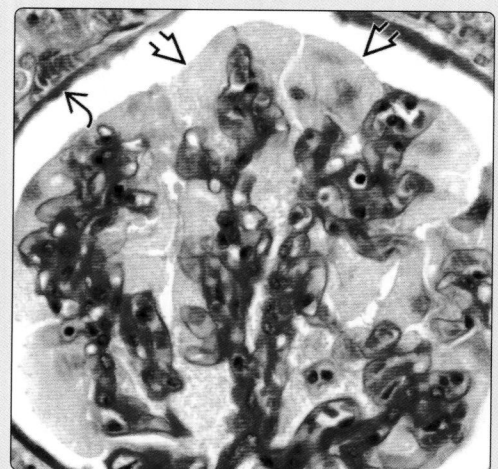

足细胞增大伴泡沫样胞质

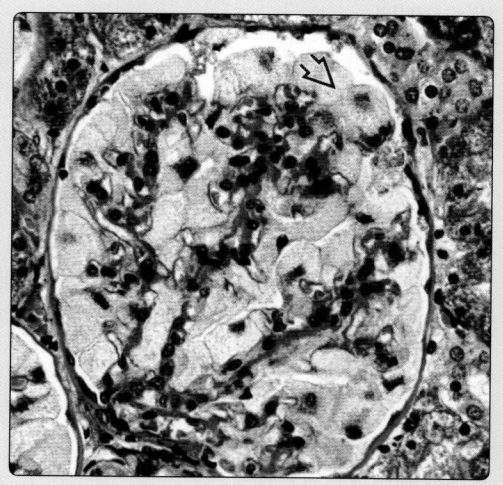

(左)包涵体细胞病(黏脂贮积病 II 型),PAS 染色突出系膜基质和开放的毛细血管袢,但增大苍白的空泡状足细胞不着色➡️,而壁层上皮细胞无空泡化➡️
(右)包涵体细胞病三色染色突出系膜基质和毛细血管袢基底膜,但足细胞胞质空泡不染色➡️,这种足细胞染色模式与 Fabry 病足细胞外观难以区分

胶体铁阳性足细胞

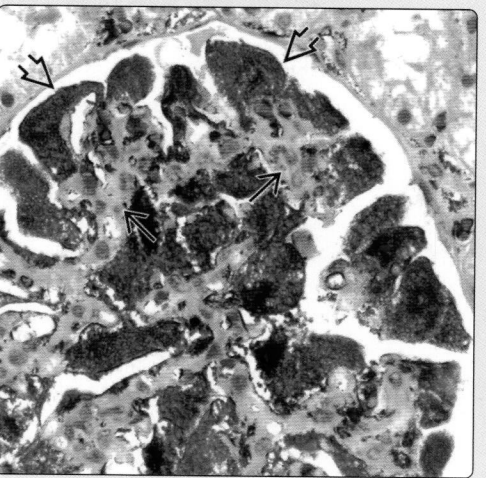

足细胞空泡和膜残物

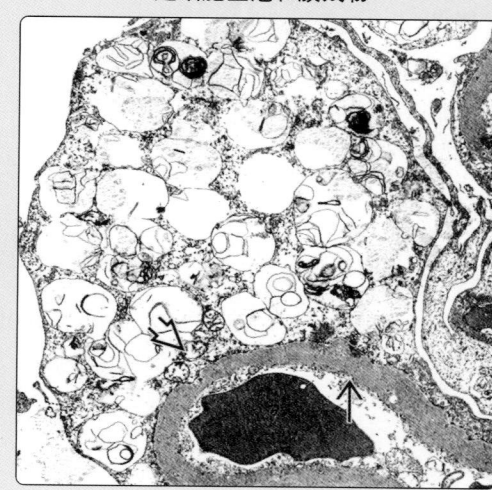

(左)在包涵体细胞病中,胶体铁染色内皮细胞和系膜细胞➡️不染色,足细胞胞质染色强阳性➡️,其略呈颗粒状代表个体着色空泡
(右)在包涵体细胞病中虽然没有蛋白尿,但足突消失➡️,足细胞胞质覆盖于毛细血管袢基底膜上➡️,GBM 正常,但弦切面上看起来有轻度增厚

术语

缩写

- 包涵体细胞（inclusion cell，I-cell）病
- 黏脂贮积病Ⅱ型（mucolipidosis Ⅱ，MLⅡ）
- N-乙酰氨基葡萄糖胺-1-磷酸转移酶 α/β 亚单位（*GNPTAB* 基因）
- 甘露糖-6-磷酸（M6P）

定义

- 罕见，遗传性溶酶体贮积病
- 继发于 GlcNAc-1 磷酸转移酶产生不足或无效的唾液寡糖贮积病（又称 N-乙酰氨基葡萄糖胺-1-磷酸转移酶缺乏症）

病因学/发病机制

遗传因素

- 基因：*GNPTAB* 基因突变导致包涵体细胞病/MLⅡ和Ⅲ型黏脂贮积病（MLⅢ）
  - MLⅡ和MLⅢ为常染色体隐性遗传性疾病（有报道复合杂合致病变异）
  - 细胞遗传定位于：染色体 12q23.3
  - 基因编码 GlcNAc-1 磷酸转移酶
    - 2种 *GNPTAB* 基因致病性突变占95%的 MLⅡ病例
- 蛋白：GlcNAc-1 磷酸转移酶
  - 催化在新合成的水解酶上添加 M6P 标记，使水解酶在细胞内转运到溶酶体中
  - *GNPTAB* 基因突变导致 GlcNAc-1 磷酸转移酶缺乏或不足
    - 无法形成将酶运送到溶酶体所必需的 M6P 标记

临床特征

表现

- 出生至 6 个月出现 Hurler 样综合征：精神运动障碍、面部粗糙、皮肤增厚、大关节挛缩及长骨畸形、牙龈肥厚
- 心力衰竭伴二尖瓣及主动脉瓣功能不全
- 呼吸功能不全
- 近端肾小管功能障碍罕见：轻度蛋白尿、高磷酸盐尿、高钙尿及氨基酸尿

实验室检查

- 基因检测 *GNPTAB* 突变
- 血浆和其他体液中所有溶酶体水解酶（B-D-己糖胺酶、B-D-葡糖醛酸酶、B-N-半乳糖苷酶、α-l-岩藻糖苷酶）活性增加 5～20 倍
- 尿液低聚糖排泄增加
- 绒毛膜绒毛取样
- 将实验室检测与发病年龄、临床症状、影像学检查和疾病严重程度相关联

治疗

- 对症治疗
- 骨髓或造血干细胞移植

预后

- 在儿童早期缓慢进展，并导致死亡

影像学

放射学表现

- 骨骼 X 线片显示多发性骨质疏松

镜下特征

组织学特征

- 透明空泡致足细胞胞质扩大（气球样变）
  - 石蜡包埋组织切片中的空泡化糖脂和酸性糖胺聚糖染色（Hela 胶体铁、pH 2.5 阿辛蓝、苏丹黑）和冷冻切片（油红 O）
  - 空泡常规染色阴性（PAS、三色和六胺银染色）
- 近端小管和间质细胞内空泡罕见

辅助检查

电镜

- 足细胞胞质扩张及空泡化
  - 大多数空泡是空的
  - 一些空泡内见有膜样或分层状物质
- 内皮细胞和系膜细胞内无空泡
- 外周血淋巴细胞含有空泡
- 任何器官的间充质细胞都含有空泡化细胞

鉴别诊断

原发性足细胞受累贮积病

- Fabry 病
  - 制片过程中贮积物质被溶剂释出所以无染色
  - 用于电镜检查的塑料包埋切片、甲苯胺蓝染色足细胞胞质呈深蓝色
  - 超微结构检查可见空泡内充满卷曲的分层状髓样体
- GM1 神经节苷脂贮积病
  - 与包涵体细胞病一样没有临床肾脏疾病证据
  - 制片过程中贮积物质被溶剂释出所以无染色
  - 电镜显示空泡含有少量膜样或分层状物质
- 肾唾液酸贮积症
  - 贮积物使足细胞、壁层上皮、内皮细胞、肾小管及间质细胞呈空泡样
  - 贮积物 Hela 胶体铁染色阳性

其他具有泡沫细胞的肾小球疾病

- 足细胞损伤和泡沫细胞积聚
- 家族性Ⅲ型高脂蛋白血症

诊断要点

病理解读要点

- 足细胞空泡化而无临床肾脏疾病
- 石蜡包埋过程中足细胞脂质无丢失
- 胎盘可能是滋养细胞脂病的第一线索

参考文献

1. Dogterom EJ et al: Mucolipidosis type II and type III: a systematic review of 843 published cases. Genet Med. 23(11):2047-56, 2021
2. Khan SA et al: Mucolipidoses overview: past, present, and future. Int J Mol Sci. 21(18):6812, 2020

（陶璇 译，余英豪 审）

要　点

术语

- 编码葡糖脑苷脂酶的 GBA 基因突变引起的常染色体隐性遗传性溶酶体贮积病

病因学/发病机制

- 因溶酶体葡糖神经酰胺酶活性下降导致葡糖神经酰胺（GlcCer）中度累积
  - 葡糖神经酰胺酶通常催化 GlcCer 水解为葡萄糖和神经酰胺
    - 鞘脂类为质膜脂质筏的组成部分

临床特征

- 最常见的遗传性脂质贮积病
- 多种表现：肝脾大、贫血、血小板减少、神经体征和骨受累
  - Ⅰ型：肝脾受累的经典成人型，但中枢神经系统（CNS）无受累
  - Ⅱ型：CNS 受累，导致儿童期死亡
  - Ⅲ型：延迟形式
- 临床肾脏受累罕见，但有报道可发生于脾切除术后或合并其他疾病（糖尿病、骨髓瘤）
  - 蛋白尿、血尿、肾病综合征

镜下特征

- 肾小球毛细血管、系膜及间质中见 Gaucher 细胞（含脂质的巨噬细胞）
  - PAS(+)，苏丹黑(+)，油红 O(+)
  - "皱纹纸样"包涵体
- 电镜：Gaucher 细胞有膜结合的细长体和小管，原纤维直径 60～80nm
- 无特异性免疫荧光表现

主要鉴别诊断

- Fabry 病
- Ⅲ型高脂蛋白血症

肾小球 "皱纹纸" 样 Gaucher 细胞

肾小球毛细血管内 Gaucher 细胞

（左）54 岁 Gaucher 病女性患者，肾小球毛细血管襻中含有 1 个大 Gaucher 细胞 ➘，表现为胞质皱纹纸样外观（Courtesy A.Cohen, MD.）

（右）这例 54 岁 Gaucher 病患者，大 Gaucher 细胞表现为胞质皱纹纸样分层状外观 ➘（Courtesy A.Cohen, MD.）

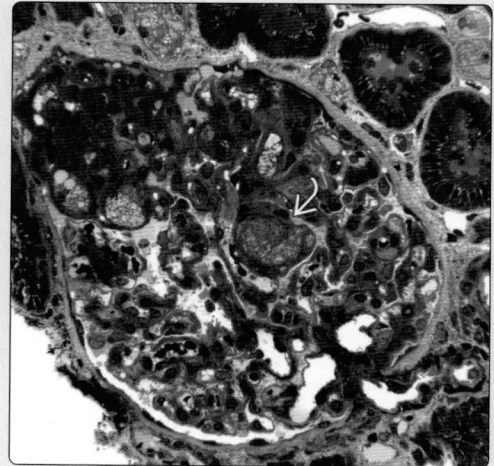

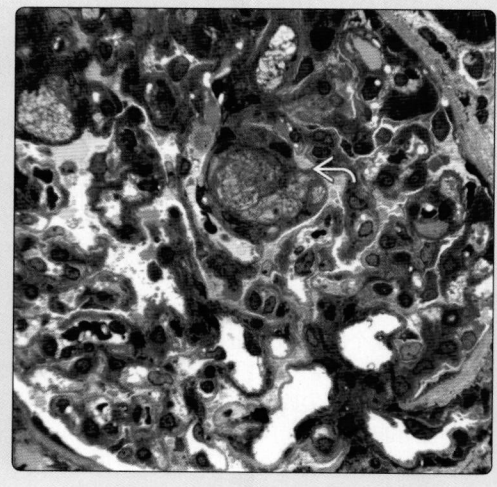

Gaucher 细胞胞质包涵体

酷似微管的 Gaucher 细胞胞质包涵体

（左）Gaucher 细胞 ➚ 含有胞质内包涵体，为肾小球毛细血管腔内循环单核细胞

（右）Gaucher 细胞 ➚ 阻塞肾小球毛细血管腔，胞质内有许多包涵体，有些包涵体结构与记载的经典 Gaucher 细胞微管结构相似（Courtesy A.Cohen, MD.）

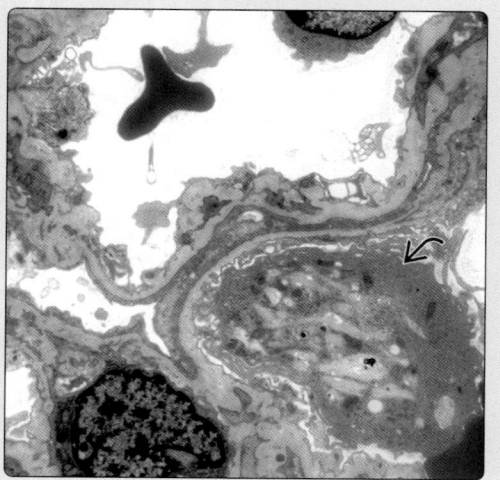

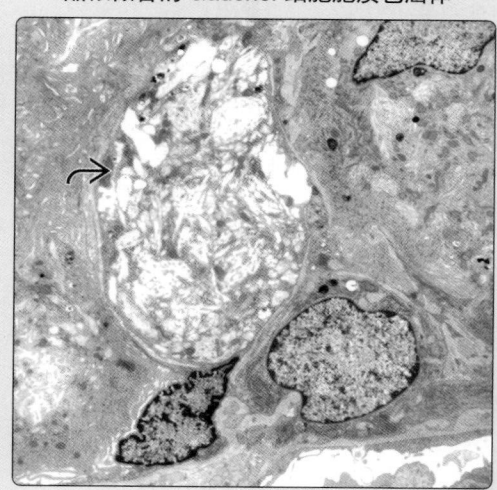

术语

定义

- 编码葡萄糖脑苷脂酶的 *GBA* 基因突变引起的常染色体隐性遗传性溶酶体贮积病
- GlcCer 脂质在多种细胞类型(包括巨噬细胞)中贮积

病因学 / 发病机制

遗传性溶酶体贮积病

- *GBA* 突变
  - 位于染色体 1q22
  - 编码葡萄糖脑苷脂酶(酸性 β- 糖苷酶)
    - 催化 GlcCer 水解为葡萄糖和神经酰胺
  - GlcCer 和葡糖脑苷脂贮积
  - 当时还是医学生的 Phillipe Gaucher 在 1882 年首次描述了这种充满脂质的巨噬细胞,后来被称为 "Gaucher 细胞"
- 肾脏疾病主要发生在脾切除术后

临床特征

流行病学

- 发病率
  - 最常见的遗传性脂质贮积病
  - Ⅰ型:经典成人型,肝脾受累,但 CNS 无受累
    - Ⅰ型疾病发病率为 1/50 000(主要为德系犹太人)
  - Ⅱ型:累及 CNS,导致儿童期死亡
    - 1/100 000
  - Ⅲ型:延迟形式
    - 1/100 000

表现

- 多种表现
- 肝脾大、贫血、血小板减少、神经系统体征、骨受累
- 临床肾脏受累罕见,但可见于脾切除后或合并其他疾病(如糖尿病、骨髓瘤)
- 蛋白尿
  - 肾病综合征
- 血尿

治疗

- 药物
  - 靶向巨噬细胞重组人葡糖脑苷酶替代治疗
    - 蛋白尿可消失
  - GlcCer 合成阻断药物在试验中

预后

- Gaucher 细胞首先贮积在肝、脾和骨髓单核巨噬细胞中
  - 也会贮积于其他组织(心和肺,最终损害呼吸系统)

镜下特征

组织学特征

- 肾小球
  - 毛细血管和系膜区可见 Gaucher 细胞
  - 包涵体线状排列,呈皱纹纸样外观
  - 属于单核细胞/巨噬细胞系(CD68+)
  - 贮积物
    - PAS(+)(2 个与葡萄糖基相关),并且可能显示 PAS(+)杆状包涵体
    - 苏丹黑(+)
    - 油红 O(+)
  - 其他器官(如脾和肝)类似表现
- 间质
  - 亦可见 Gaucher 细胞贮积

辅助检查

免疫荧光

- 无特异性发现
- ±IgA 和 IgM 颗粒状沉积
  - 通常仅关注是否为单纯 Gaucher 病

电镜

- Gaucher 细胞
  - 内皮细胞/单核细胞
  - 含膜结合的圆形细长小体
    - 由直径 60～80nm 的原纤维组成、扭曲排列的管状结构
- 有时为非特异性膜内致密沉积物

鉴别诊断

Fabry 病

- 肾脏受累非常常见
- 远端小管、间质和足细胞中的泡沫样脂质
- 足细胞内嗜锇性包涵体(斑马纹样小体)
- 内皮细胞和肌细胞中见类似包涵体

Ⅲ型高脂蛋白血症

- 毛细血管袢泡沫细胞
  - 分层状电子致密物
  - 胆固醇裂隙

Gaucher 病患者的其他肾脏疾病

- 膜增生性肾小球肾炎、FSGS、淀粉样变性等其他疾病均有报道
  - 可能为巧合,与 Gaucher 病无关

参考文献

1. Kishnani PS et al: Screening, patient identification, evaluation, and treatment in patients with Gaucher disease: results from a Delphi consensus. Mol Genet Metab. 135(2):154-62, 2022
2. Menkovic I et al: Metabolomic study using time-of-flight mass spectrometry reveals novel urinary biomarkers for Gaucher disease type 1. J Proteome Res. 21(5):1321-9, 2022
3. Tezuka Y et al: Histological characterisation of visceral changes in a patient with type 2 Gaucher disease treated with enzyme replacement therapy. Blood Cells Mol Dis. 68:194-9, 2018
4. Al-Bderat J et al: Gaucher disease in a patient with focal segmental glomerulosclerosis. Saudi J Kidney Dis Transpl. 27(6):1287-9, 2016
5. Merscher S et al: Podocyte pathology and nephropathy - sphingolipids in glomerular diseases. Front Endocrinol (Lausanne). 5:127, 2014

(陶璇　译,余英豪　审)

要点

术语

- 特发性肾小球疾病,定义为系膜区和内皮下Ⅲ型胶原积聚

临床特征

- 罕见(<0.1% 的活检标本)
- 表现为蛋白尿和镜下血尿
- 溶血尿毒症综合征和血栓性微血管病可见于儿童
- 病程多变
- 血清和尿液中Ⅲ型胶原肽增加

镜下特征

- 分叶状肾小球,无炎症细胞浸润
- 毛细血管壁增厚伴节段双轨
- 系膜区和毛细血管壁扩张伴淡嗜酸性物质沉积
- 电镜

- ○ 系膜区和内皮下曲线形原纤维
- ○ 原纤维呈松散和卷曲状,周期性约 60nm
- 免疫组化系膜区及毛细血管裈Ⅲ型胶原染色阳性

主要鉴别诊断

- 指甲 - 髌骨综合征
- 遗传性多发性外生骨疣
- 纤连蛋白肾小球病
- 纤维样肾小球病
- 肾小球硬化症中非特异性Ⅲ型胶原沉积

诊断要点

- 电镜显示肾小球内带状胶原沉积可做出诊断
- 通过免疫组化Ⅲ型胶原蛋白染色确定
- 临床上必须排除指甲 - 髌骨综合征

系膜区扩大

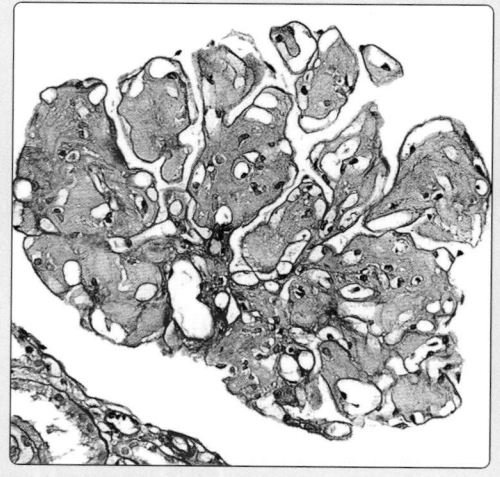

(左)Ⅲ型胶原肾小球病,显示均质淡染物质沉积致系膜区扩大,节段性系膜细胞增生

银染色双轨

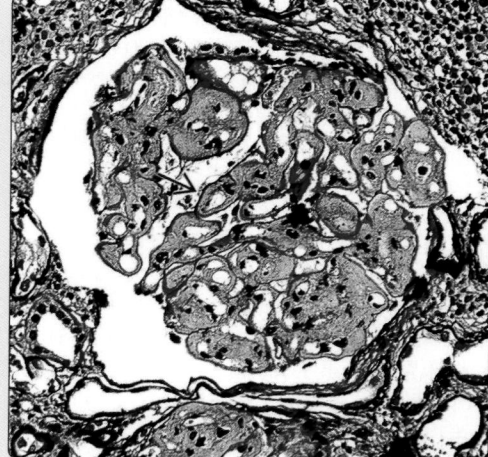

(右)六胺银染色显示双轨形成,双轨间见淡染物质插入 ➡

Ⅲ型胶原染色

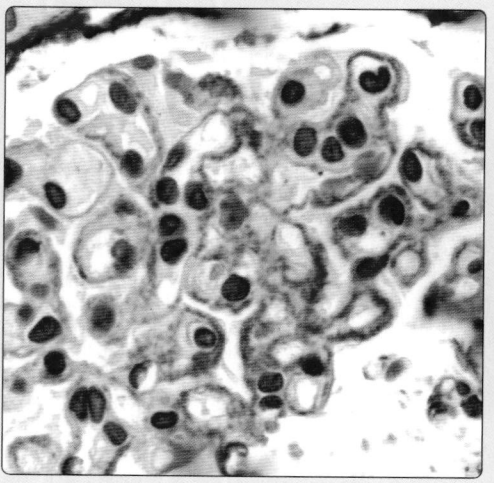

(左)Ⅲ型胶原肾小球病,免疫组化染色显示 GBM 和系膜区Ⅲ型胶原沉积。正常肾小球Ⅲ型胶原蛋白染色阴性

三色染色系膜区扩大

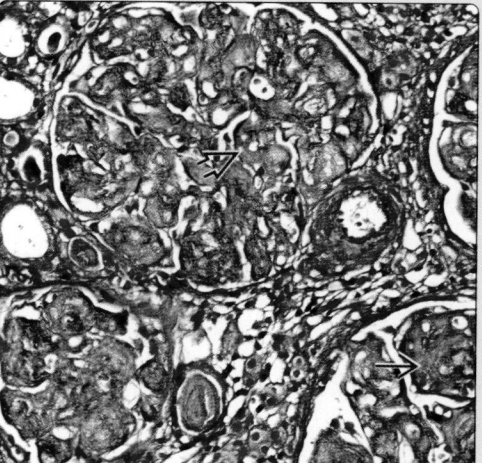

(右)三色染色显示系膜区 ➡和毛细血管壁 ➡因淡蓝色物质沉积而扩张(Courtesy A.Abraham,MD.)

术语

同义词

- 胶原纤维样肾小球病

定义

- 特发性肾小球疾病, 定义为系膜区和内皮下Ⅲ型胶原积聚
  - 由 Arakawa 等人于 1979 年首次报道

病因学 / 发病机制

病因不明

- 常为散发无家族史
  - 成人常见
- 一些家族性病例(常染色体隐性遗传)疑有遗传基础, 但基因未知
  - 常在儿童期出现症状
  - 有时与 *CFH* 突变和非典型溶血尿毒症综合征有关
  - 犬类相似的常染色体隐性遗传疾病Ⅲ型胶原基因(*Col3a1*)表达正常

发病机制

- Ⅲ型胶原沉积于系膜区和内皮下间隙
  - Ⅲ型胶原产生部位和程度未知
    - 系膜细胞可合成Ⅲ型胶原蛋白
    - 正常肾小球系膜区Ⅲ型胶原含量极少
  - Ⅰ型与Ⅴ型胶原共沉积伴Ⅲ型胶原沉积也有报道
- 是否属于系统性或原发性肾小球疾病尚存在争议
  - 推测有潜在的Ⅲ型胶原合成 / 产生缺陷
    - 同种移植后不复发, 争议缺陷是否位于肾脏
- N 端Ⅲ型前胶原肽(PⅢNP)
  - Ⅲ型胶原肾小球病患者尿中前胶原肽含量明显增加
    - 对Ⅲ型胶原肾小球病无特异性, 可见于晚期肾病

临床特征

流行病学

- 发病率
  - 罕见(约 0.1% 的肾活检病例)
  - 移植受者报告 1 例, 肿瘤肾切除术偶然发现 1 例
- 年龄
  - 范围广(<1～79 岁)
- 性别
  - 男 : 女 =1 : 1
- 种族
  - 大多数病例来自日本(该病为日本首次报道)
    - 美国、欧洲、印度、南美洲、中国亦有报道
  - 印度南部 / 西部报告的发病率增加

表现

- 蛋白尿(100%), 常为肾病范围
  - 水肿
- 镜下血尿(约 20%)
- 高血压
- 儿童期发病
  - 常有肾病家族史, 尤其是兄弟姐妹
  - 报道最早的发病年龄为 3 个月
  - 常合并溶血尿毒症综合征
  - 溶血性贫血
  - 定义不明确的呼吸道疾病
  - 罕见与低补体血症和补体因子 H 缺乏相关
- 成人发病
  - 通常为散发型, 无肾脏疾病家族史
  - 可发生于任何年龄
    - 最常报道为 20～40 岁的个体
    - 60 岁以上患者罕见(最大 79 岁)
  - 可存在贫血
    - 特别是有慢性肾病的患者
  - 罕见伴霍奇金淋巴瘤和肝窦周围纤维化

实验室检查

- 血清和尿液 PⅢNP 升高 10～100 倍
  - 对Ⅲ型胶原性肾小球病无特异性
- 血清透明质酸升高 1 000 倍

治疗

- 药物
  - 目前不主张特别治疗
  - 据报道激素治疗可以延缓疾病进展
    - 没有进行过评估治疗效果的临床试验

预后

- 病程多变, 数据有限
  - 约 35% 成人进展为 ESRD
    - 大多数患者肾功能持续缓慢下降
  - 约 90% 儿童发展成 ESRD
    - 可快速进展, 特别是合并溶血尿毒症综合征的患者

镜下特征

组织学特征

- 肾小球
  - 分叶状外观
    - 结节状模式可类似于糖尿病肾病
    - 部分明显的病例类似 MPGN
  - 系膜区扩大和不同程度的系膜细胞增生
    - 扩大由 PAS 染色呈淡染到节段性嗜酸性物质引起
      - □ 银染色通常阴性, 但也可有不同程度嗜银性
      - □ 三色染色淡染或淡蓝色

第二章　肾小球病变

- GBM 增厚
  - 不同程度双轨形成伴淡染的银染色阴性物质插入
  - 有些显示明显双轨形成,而仅轻微系膜扩张
  - 极少数可见毛细血管内泡沫细胞
  - 血栓(可为假血栓)
- 肾小管间质
  - 可见泡沫样间质巨噬细胞
- 血管
  - 无特殊改变
- 其他器官
  - 肝脏中Ⅲ型胶原沿肝窦沉积,也出现脾、心肌和甲状腺沉积

辅助检查

免疫组化

- Ⅲ型胶原染色证实系膜区或 GBM 中存在异常胶原
  - 有伴Ⅰ型或Ⅴ型胶原沉积的病例报告

免疫荧光

- 肾小球内淡染的物质聚集显示无明显的免疫复合物沉积

电镜

- 系膜和内皮下原纤维样胶原沉积
  - 胶原形态可因固定方式不同而异
  - 常规制备石蜡包埋组织电镜下胶原蛋白形成了堆叠的束状结构,显示出不规则、边缘松散和轻微的曲线形态
    - 纵向切面呈不规则束状
    - 胶原纤维有特征性的约 60nm 周期性(带状模式的束)
    - 胶原束出现在电子透亮的背景中、扩大的系膜区和内皮下区
    - 通常无上皮下和基底膜内沉积
  - 然而,当使用单宁酸铅或磷钨酸时,可以看到类似的胶原束
    - 曲线结构的细节更清晰明显
- GBM 致密层厚度正常
- 足突消失程度不一

鉴别诊断

指甲-髌骨综合征

- 胶原沉积于 GBM 内,而不是在内皮下和系膜区
  - 出现特有的 GBM 虫蚀状外观
  - 胶原束稀疏而离散
  - 电镜下缺乏曲线形胶原束
- 也可能缺乏特征性的骨骼与指甲异常

遗传性多发性外生骨疣

- 电镜下缺乏曲线形胶原束
- 免疫组化Ⅲ型胶原染色阴性
- 多发性骨软骨瘤临床表现

- 系膜区和内皮下胶原沉积

纤连蛋白肾小球病

- 存在直径 9~16nm 颗粒状原纤维样电子致密沉积物
- 电镜下缺乏曲线形胶原束
- 免疫荧光或免疫组化染色有肾小球纤连蛋白沉积
- 免疫组化染色Ⅲ型胶原阴性

纤维样肾小球病

- 毛细血管壁和系膜区显示模糊至颗粒状 IgG、C3、κ 和 λ 染色
- 可见随机排列的非周期性 10~30nm 的原纤维
- 电镜缺乏曲线形胶原束
- 免疫组化染色Ⅲ型胶原阴性
- 免疫组化 DNAJB9 染色阳性

肾小球疾病中Ⅲ型胶原非特异性沉积

- 各种肾小球疾病中出现的局灶节段性肾小球系膜区Ⅲ型胶原沉积伴系膜基质增多或肾小球硬化
- 沉积范围通常比Ⅲ型胶原肾小球病要小很多,而且无内皮下大量沉积物

诊断要点

病理解读要点

- 诊断有赖于电镜证实肾小球中存在Ⅲ型胶原
  - 通过免疫组化染色确定Ⅲ型胶原

参考文献

1. Miyauchi JT et al: Collagen type III glomerulopathy in a tumour nephrectomy specimen: beware of a coincidental medical kidney disease. Pathology. 55(3):422-3, 2023
2. Jdiaa SS et al: Collagenofibrotic glomerulopathy in a kidney transplant recipient: a first report. Am J Transplant. 21(5):1948-52, 2021
3. Wilson AV et al: Collagen type III glomerulopathy. Kidney Int Rep. 6(6):1738-42, 2021
4. Ng YF et al: Collagenofibrotic glomerulopathy- report of a rare renal disease with serial biopsies. Malays J Pathol. 42(1):131-5, 2020
5. Andeen NK et al: LMX1B-associated nephropathy with type III collagen deposition in the glomerular and tubular basement membranes. Am J Kidney Dis. 72(2):296-301, 2018
6. Nasr SH et al: DNAJB9 is a specific immunohistochemical marker for fibrillary glomerulonephritis. Kidney Int Rep. 3(1):56-64, 2018
7. Pizzo HP et al: Collagen type III glomerulopathy. Kidney Int. 93(6):1490, 2018
8. Chen X et al: Collagen type III glomerulopathy: case report and review of the literature . Clin Nephrol. 87 (2017)(1):39-46, 2017
9. Bao H et al: Clinical and morphological features of collagen type III glomerulopathy: a report of nine cases from a single institution. Histopathology. 67(4):568-76, 2015
10. Goto S et al: Marked elevation of serum hyaluronan levels in collagenofibrotic glomerulopathy. Intern Med. 53(16):1801-4, 2014
11. Cohen AH: Collagen type III glomerulopathies. Adv Chronic Kidney Dis. 19(2):101-6, 2012
12. Khubchandani SR et al: Banded collagen in the kidney with special reference to collagenofibrotic glomerulopathy. Ultrastruct Pathol. 34(2):68-72, 2010
13. Ferreira RD et al: Collagenofibrotic glomerulopathy: three case reports in Brazil. Diagn Pathol. 4:33, 2009
14. Alchi B et al: Collagenofibrotic glomerulopathy: clinicopathologic overview of a rare glomerular disease. Am J Kidney Dis. 49(4):499-506, 2007
15. Arakawa M. et al: Idiopathic mesangio-degenerative glomerulopathy [Japanese]. Jpn J Nephrol. 21:914-5,1979

其他遗传性肾小球疾病

系膜区Ⅲ型胶原束

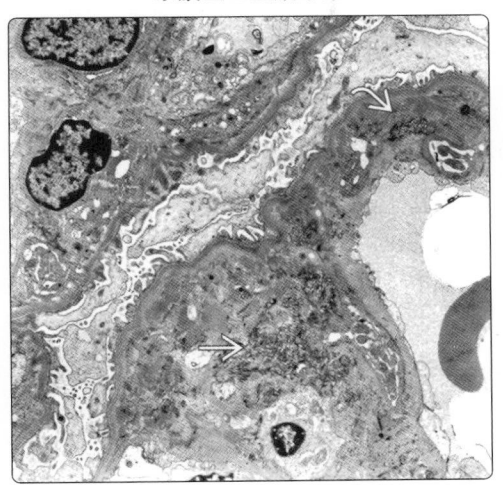

曲线形Ⅲ型胶原

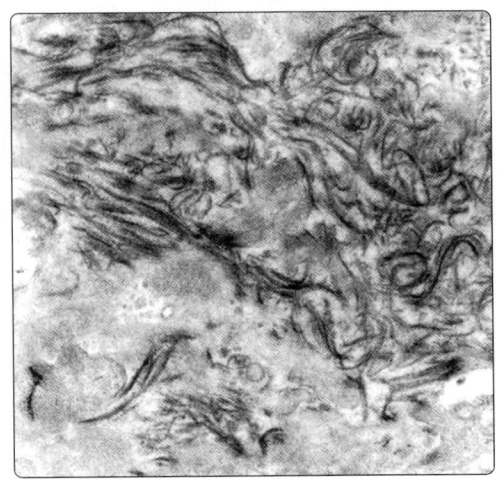

（左）本例Ⅲ型胶原肾小球病显示系膜区➡、GBM➤和内皮下区特征性曲线形胶原原纤维

（右）标本经单宁酸铅染色制备后电镜观察，单宁酸染色突出显示系膜内随机排列的弯曲状和带状胶原纤维

Ⅲ型胶原染色阳性

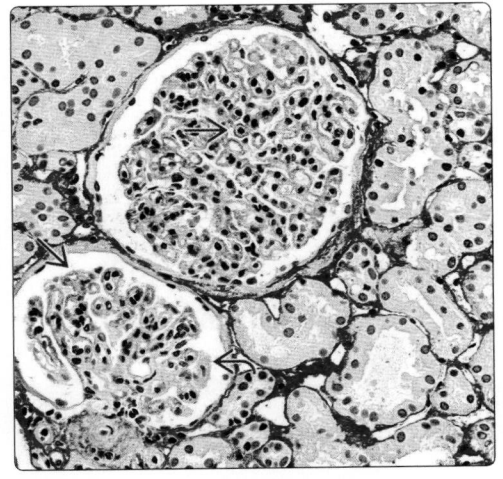

Ⅲ型胶原染色阴性

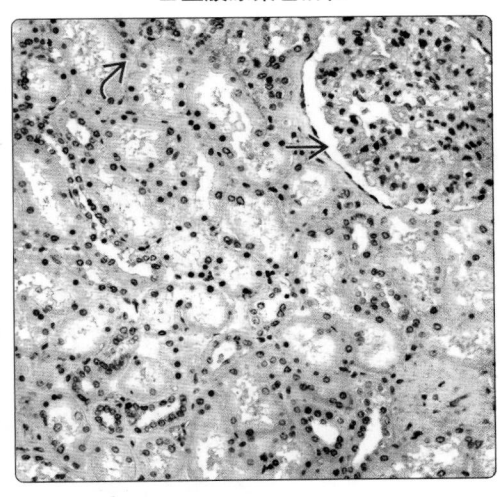

（左）Ⅲ型胶原（BioCenex MU167-UC）免疫组化染色显示明显的 GBM➤和系膜区Ⅲ型胶原沉积，一些毛细血管阴性➤，间质亦有染色，但这是间质纤维化的正常特征

（右）对比之下正常肾脏Ⅲ型胶原抗体染色显示肾小球呈阴性➤，但间质可见少量着染➤

纤维样肾小球病

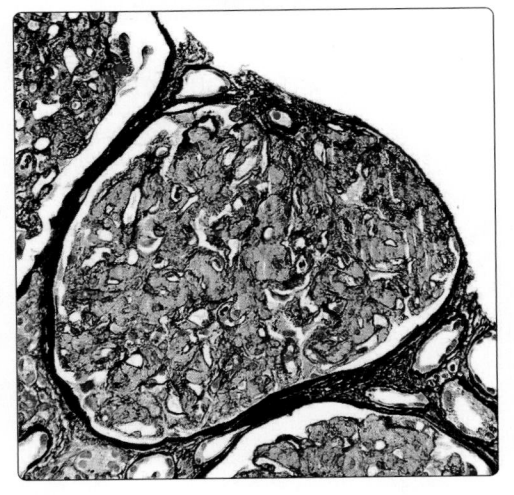

纤维样肾小球病的原纤维

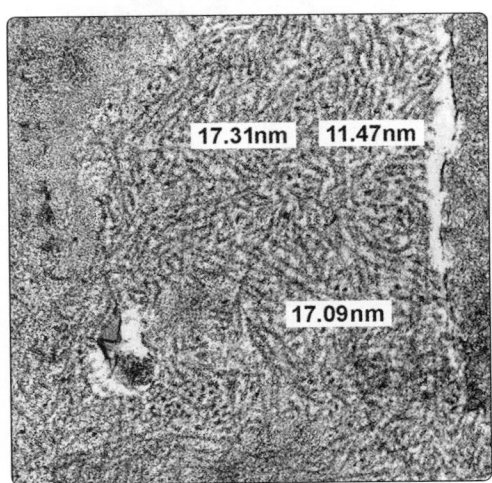

17.31nm　11.47nm

17.09nm

（左）光镜下纤维样肾小球病与Ⅲ型胶原肾小球病类似，但免疫荧光可以很容易地鉴别，因为沉积物由 IgG 组成，而不是胶原纤维（银染色）

（右）比较可见，纤维样肾小球病的原纤维缺乏周期性，较薄，比原纤维样胶原小1/2，直径为15～25nm

（陶璇 译，余英豪 审）

要 点

术语

- 继发于 *LMX1B* 基因突变引起的指甲、骨骼异常和蛋白尿的遗传综合征
- 无肾外体征的变异型

病因学/发病机制

- 常染色体显性遗传
- *LMX1B* 位于染色体 9q34.1（ABO 连锁）
  - 编码 LIM 同源结构域转录因子
    - 足细胞分化/维持，中枢神经系统、眼和肢体分化

临床特征

- 罕见（约 1/50 000）
- 30%～60% 有肾脏受累；蛋白尿，10% 进展为 ESRD
- 髂骨角病征（70%）；宫内胎儿肢体畸形
- 指甲/髌骨缺失、发育不全或萎缩
- 青光眼、白内障、耳聋

镜下特征

- 肾小球
  - FSGS、局灶性毛细血管袢增厚或肾小球正常
- 肾小管、间质、血管：无特殊改变；电镜可显示 TBM 胶原沉积

辅助检查

- GBM 内胶原原纤维；约 60nm 周期性横纹（磷钨酸染色增强）
- GBM "虫蚀状"
- *LMX1B* 基因测序；85% 突变位于 2-6 号外显子/内含子；*LMX1B* 患者可有其他基因突变（*WIF1*）

主要鉴别诊断

- Ⅲ 型胶原肾小球病
- 纤连蛋白肾小球病
- 遗传性多发性外生骨疣肾小球病

（左）指甲-髌骨综合征（NPS）患者，肾小球、肾小管和间质未见明显改变
（右）对应于原纤维样胶原沉积的 GBM 出现"虫蚀状"改变 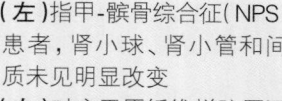 为电镜诊断线索（硝酸铀酰染色）

肾皮质正常

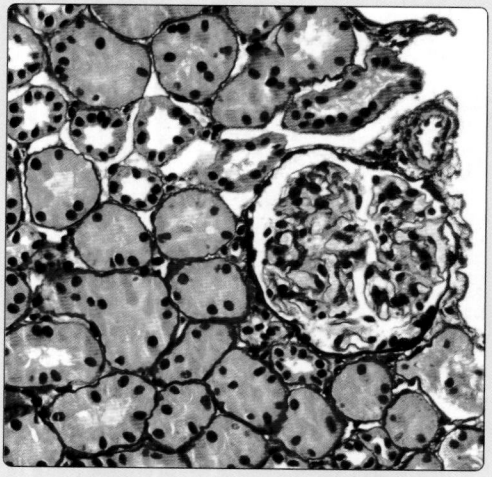

"虫蚀状"GBM

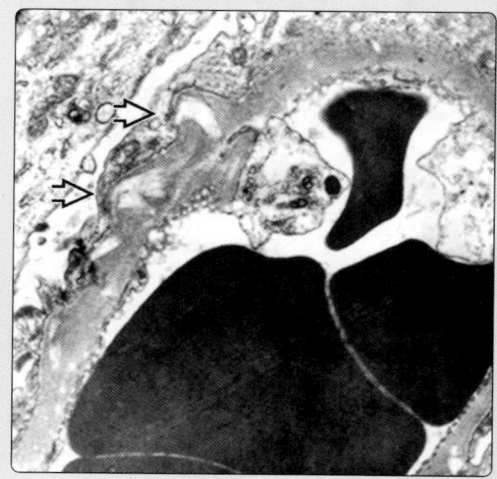

（左）磷钨酸染色后，特征性纤维样胶原束呈阴阳相间染色模式轴向排列，即周期性排列
（右）这名 18 岁女性无任何肾外体征，但常规电镜检查显示 GBM 局灶性特征性带状胶原沉积。基因分析未检出 *LMX1B* 突变，提示存在其他潜在病因（*Courtesy I.Rosales, MD.*）

胶原束

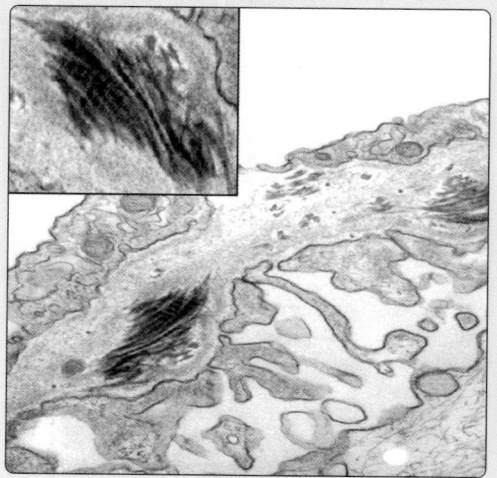

无肾外体征患者 GBM 胶原

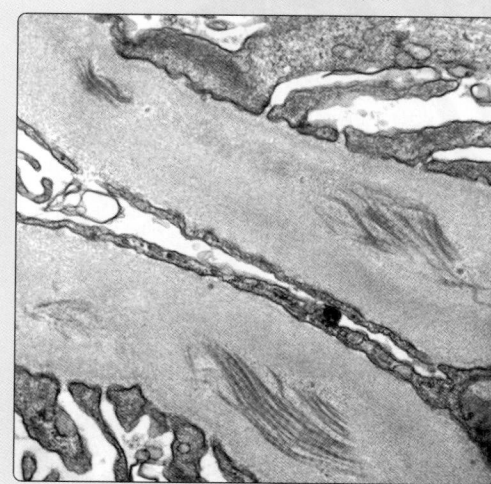

术语

缩写

- 指甲 - 髌骨综合征（nail-patella syndrome，NPS）

同义词

- 遗传性甲骨发育不良（HOOD）综合征
- 指甲 - 髌骨样肾病
  - 无指甲或骨骼异常的肾脏表现

定义

- 继发于 *LMX1B* 基因突变引起的指甲、骨骼异常和蛋白尿的遗传综合征

病因学 / 发病机制

遗传学

- *LMX1B* 基因突变
  - 位于染色体 9q34.1（ABO 连锁）
    - 常染色体显性遗传
      - 多种表型
  - 编码 LIM 同源结构域转录因子
    - *LMX1B* 对背腹侧肢体形成、前眼分化、中枢神经系统神经元亚群分化、足细胞分化和维持等具有重要作用
    - 调节 IV 型胶原 α3 和 α4、CD2AP、足蛋白、肌动蛋白骨架和 WT1 转录
    - 与蛋白尿相关的同源结构域突变
  - C.737G.A、p.R246Q 突变与无肾外体征的 FSGS 相关
  - 近期在 *LMX1B* 阴性患者中鉴定的其他基因（如 *WIF1* 等）突变

临床特征

流行病学

- 发病率
  - 罕见（约 1/50 000）

表现

- 肾脏表现（30%～60%）
  - 蛋白尿（约 20%）
    - 可发生肾病综合征
  - 镜下血尿（约 10%）
  - 可有肾脏受累（FSGS），无肾外体征
- 指甲小、萎缩或缺失（98%）
- 髌骨小、形状不规则或缺失（74%）
- 肘关节伸展、内旋、外旋受限（70%）
- 髂骨角（70%）
  - 后部，双侧骨突
  - 认为是特征性病征
- 青光眼、白内障
- 听力缺陷
- 肾动脉瘤

治疗

- 无特效治疗
- 移植术后复发未见报道
- 与移植后抗 GBM 病无关

预后

- 约 10% 进展为 ESRD

镜下特征

组织学特征

- 肾小球
  - 光镜下正常
  - 毛细血管袢局灶增厚
  - FSGS
    - 在某些突变中，无肾外体征
- 肾小管、肾间质、血管
  - 无特殊改变

辅助检查

免疫荧光

- 硬化性肾小球病变 IgM 和 C3 阳性
- 已报道可合并其他疾病（IgA 肾病，抗 GBM）

基因检测

- *LMX1B* 内含子和 2-6 号外显子测序
  - 85% 有该区突变

电镜

- 局灶 GBM 内带状胶原原纤维，特征性周期性（约 60nm）
  - 磷钨酸染色可增强
- "虫蚀状" GBM
- GBM 不规则增厚
- 髓磷脂图像（斑马体）可见
- 有报道某些突变可出现薄 GBM 和 Alport 样变化

鉴别诊断

III 型胶原肾小球病

- 也有系膜区胶原纤维
- 大量曲线形胶原原纤维

纤连蛋白肾小球病

- 分叶状肾小球伴系膜基质扩大
- 14～16nm 颗粒状原纤维样电子致密沉积物

遗传性多发性外生骨疣肾小球病

- 系膜区和内皮下胶原
- 多发性骨软骨瘤

诊断要点

病理解读要点

- 电镜下基底膜内带状胶原原纤维

参考文献

1. Oe Y et al: A novel mutation in LMX1B (p.Pro219Ala) causes focal segmental glomerulosclerosis with alport syndrome-like phenotype. Intern Med. 60(18):2991-6, 2021
2. Harita Y et al: Clinical and genetic characterization of nephropathy in patients with nail-patella syndrome. Eur J Hum Genet. 28(10):1414-21, 2020
3. Lei L et al: Myelin bodies in LMX1B-associated nephropathy: potential for misdiagnosis. Pediatr Nephrol. 35(9):1647-57, 2020
4. Negrisolo S et al: Could the interaction between LMX1B and PAX2 influence the severity of renal symptoms? Eur J Hum Genet. 26(11):1708-12, 2018

（陶璇 译，余英豪 审）

要　点

术语

- *EXT1* 基因突变导致发生骨软骨瘤和异常肾小球胶原沉积的常染色体显性遗传性疾病

病因学 / 发病机制

- *EXT1* 基因编码 exostosin-1 蛋白
- 与 *EXT2* 基因产物形成复合物
  - 形成硫酸肝素糖胺聚糖合成需要的葡糖基转移酶
- exostosin-1 缺陷导致硫酸肝素糖胺聚糖缺乏
- 对类固醇反应表明激素能促进替代硫酸乙酰肝素合成

临床特征

- 激素敏感性肾病综合征
- 多发性骨软骨瘤
  - 股骨远端（90%）
- 听力异常

镜下特征

- 非特异性改变
- 轻度系膜细胞增生
- 1 例有伴新月体的寡免疫模式
- 电镜
  - GBM 和系膜区胶原原纤维沉积
  - 弥漫系膜原纤维样胶原沉积
  - 中度足细胞足突消失

辅助检查

- *EXT1* 基因基因测序

主要鉴别诊断

- 指甲 - 髌骨综合征
- Ⅲ 型胶原肾小球病
- 纤连蛋白肾小球病
- 纤维样肾小球病

轻度系膜增生

GBM 原纤维样胶原

（左）37 岁女性，有肾病范围蛋白尿和 HME，肾活检显示轻度系膜基质增多和局灶毛细血管祥增厚 ➚
（右）致密层和内皮下区 ➚ 原纤维样胶原沉积为 HME 累及肾脏的特征

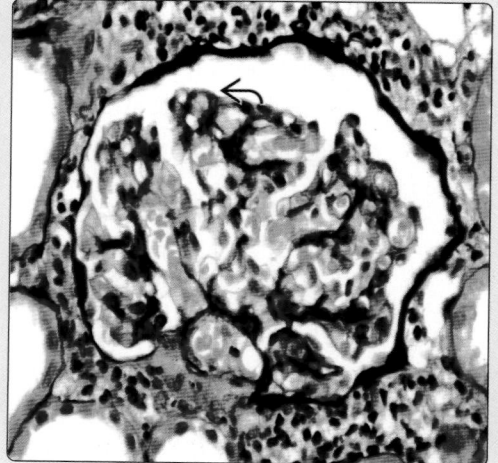

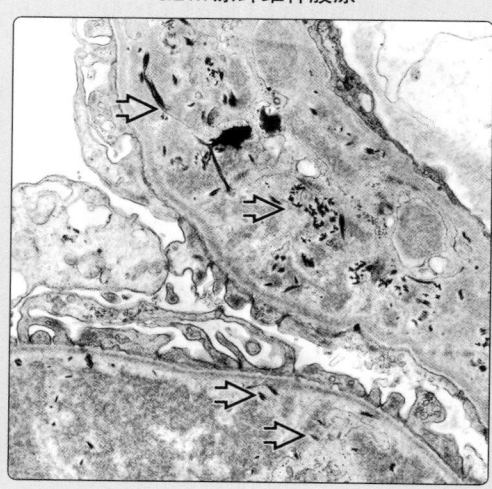

系膜区原纤维样胶原

磷钨酸染色增强对比度

（左）37 岁女性 HME 患者，有肾病综合征，肾活检显示系膜区和 GBM 原纤维样胶原沉积
（右）磷钨酸染色切片显示指甲 - 髌骨综合征特征性致密层胶原束

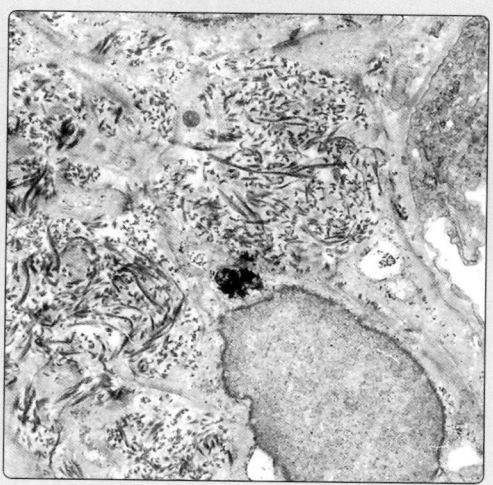

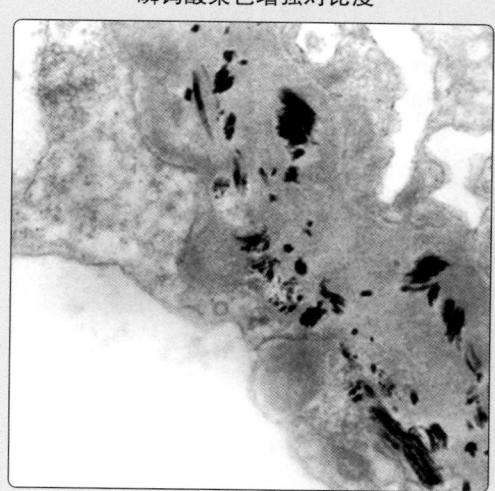

术语

缩写

- 遗传性多发性外生骨疣（hereditary multiple exostoses，HME）

定义

- *EXT1* 基因突变导致发生骨软骨瘤和异常肾小球胶原沉积的常染色体显性遗传性疾病

病因学/发病机制

遗传学

- *EXT1* 和 *EXT2* 基因突变占 80% 病例
  - *EXT1* 编码 exostosin-1 蛋白
    - 定位于高尔基体
    - 与 *EXT2* 基因产物形成复合物
      □ 形成硫酸乙酰肝素糖胺聚糖合成需要的葡糖基转移酶
  - *EXT1* 移码突变 238 del A
  - 位于染色体 8q24.11-q24.13
  - 在自身免疫性疾病（包括狼疮）相关的 PLA2R（－）膜性肾病中检测到 EXT1/EXT2
- 常染色体显性遗传
- 外生骨疣缺乏硫酸乙酰肝素和基底膜聚糖，引起 I 型和 X 型胶原贮积
  - 推测肾小球中也有类似过程
- 对类固醇反应表明激素促进可替代硫酸乙酰肝素的合成

病理生理学

- exostosin-1 缺陷导致硫酸乙酰肝素糖胺聚糖缺乏
- 硫酸乙酰肝素缺乏引起足细胞结构和功能发生改变
- 导致蛋白尿和肾小球胶原贮积的机制尚不清楚

临床特征

流行病学

- 发病率
  - 非常罕见（5 例，1 个家系）
- 年龄
  - 婴儿期听力损害
  - 儿童期出现骨软骨瘤
  - 成年后出现肾脏症状

表现

- 激素敏感性肾病综合征
- 听力异常
- 多发性骨软骨瘤
  - 良性、干骺端、有软骨帽的骨肿瘤
  - 股骨远端（90%）、胫骨近端（84%）、腓骨（76%）、肱骨（72%）

实验室检查

- *EXT1* 基因基因测序

预后

- 已报道激素治疗有效，但经验有限

镜下特征

组织学特征

- 肾小球
  - 轻度系膜细胞增生
  - 轻度系膜基质增多
  - 局灶性毛细血管壁增厚
  - 伴新月体的寡免疫模式（1 例）
- 小管、间质和血管
  - 报道无特异性改变

辅助检查

免疫荧光

- IgG、IgA、IgM、C3、Clq 阴性

电镜

- 弥漫性系膜区原纤维样胶原沉积
- GBM 和系膜区胶原原纤维沉积
  - 伴局灶 GBM 双轨和系膜插入
- 中度足细胞足突消失

鉴别诊断

指甲-髌骨综合征

- *LMX1B* 基因突变引起的常染色体显性遗传缺陷
- 表现为蛋白尿 ± 血尿
  - 非典型肾病综合征
- 微小病变性肾病
- 指甲和骨骼异常
- GBM 内不规则 Ⅲ 型胶原
- GBM 特征性"虫蚀状"外观

Ⅲ型胶原肾小球病

- 大量内皮下和系膜区胶原原纤维
- 胶原原纤维弯曲状，约 60nm 周期性
- 常染色体隐性遗传

纤连蛋白肾小球病

- 分叶状肾小球伴系膜基质扩大
- 9～16nm 颗粒状原纤维样电子致密沉积物

纤维样肾小球病

- 随机排列的系膜区和 GBM 10～30nm 原纤维
- IgG 和 C3 沉积

参考文献

1. Miller PP et al: EXT1 and NCAM1-associated membranous lupus nephritis in a cohort of patients undergoing repeat kidney biopsies. Nephrol Dial Transplant. 38(2):396-404, 2023
2. Khalil R et al: Mutations in the heparan sulfate backbone elongating enzymes EXT1 and EXT2 have no major effect on endothelial glycocalyx and the glomerular filtration barrier. Mol Genet Genomics. 297(2):397-405, 2022
3. Sethi S et al: Exostosin 1/exostosin 2-associated membranous nephropathy. J Am Soc Nephrol. 30(6):1123-36, 2019
4. Phan AQ et al: Advances in the pathogenesis and possible treatments for multiple hereditary exostoses from the 2016 international MHE conference. Connect Tissue Res. 59(1):85-98, 2018
5. Chen S et al: Loss of heparan sulfate glycosaminoglycan assembly in podocytes does not lead to proteinuria. Kidney Int. 74(3):289-99, 2008
6. Roberts IS et al: Familial nephropathy and multiple exostoses with exostosin-1 (EXT1) gene mutation. J Am Soc Nephrol. 19(3):450-3, 2008

（陶璇 译，余英豪 审）

第二章　肾小球病变

要　点

术语

- 冷纤维蛋白原
  - 由纤维蛋白原、纤维蛋白、纤维蛋白降解产物 ± 免疫球蛋白组成

病因学/发病机制

- 自身免疫性疾病：系统性红斑狼疮、类风湿关节炎
- 恶性肿瘤：淋巴瘤、多发性骨髓瘤、卵巢癌、胃癌
- 感染：衣原体、巨细胞病毒、SARS-CoV-2
- 遗传性：*TREX1* 基因突变
- 原发性（特发性或自发性）

临床特征

- 皮肤表现包括冻疮、皮肤坏死、溃疡、坏疽、出疹、紫癜、网状青斑
- 蛋白尿、血尿和肾功能损害
- 移植后可复发或新发

镜下特征

- 膜增生损伤模式
- 肾小球沉积物纤维蛋白原弱染色，伴极少量或不伴免疫球蛋白或补体染色
- 电镜下可见随机排列、独特的、不同直径的（＞100nm）大微管状沉积物
  - 微管样结构具有大的中央孔洞，和双层或三层的层状结构
  - 沉积物主要位于内皮下，但偶尔也可位于基底膜内或上皮下

辅助检查

- 除了纤连蛋白外，质谱检测纤维蛋白原 α、β、γ 链

主要鉴别诊断

- 冷球蛋白血症相关性肾小球肾炎
- 免疫触须样肾小球病
- 纤维样肾小球肾炎

内皮下沉积物

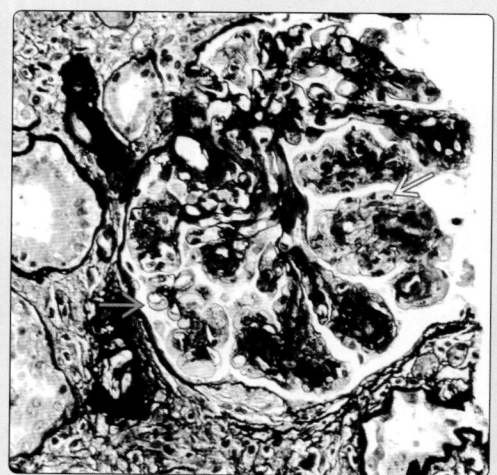

肾小球纤维蛋白原沉积

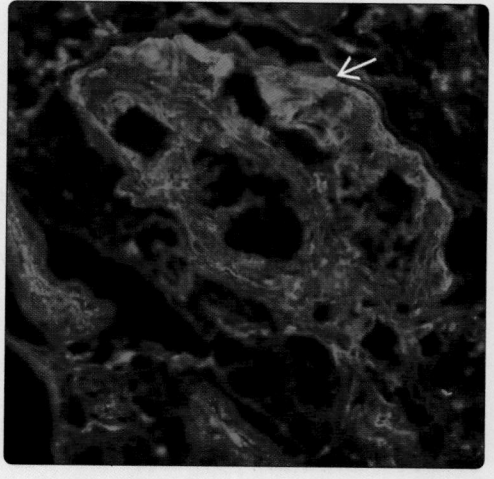

（左）银染色显示内皮下沉积物阴性➡️，可见 GBM 双轨和毛细血管袢内中性粒细胞➡️。这种表现与其他原因的膜增生性肾小球肾炎相似

（右）在冷纤维蛋白原肾小球病中，免疫荧光检查常显示沿毛细血管壁的节段性纤维蛋白原弱染色➡️伴少量或不伴免疫球蛋白或补体成分染色

独特的内皮下沉积物

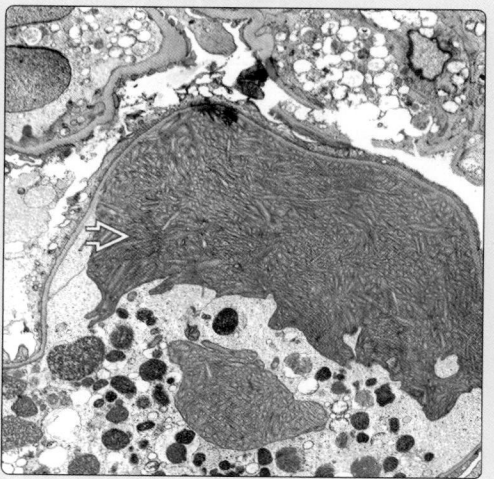

多层微管样沉积物

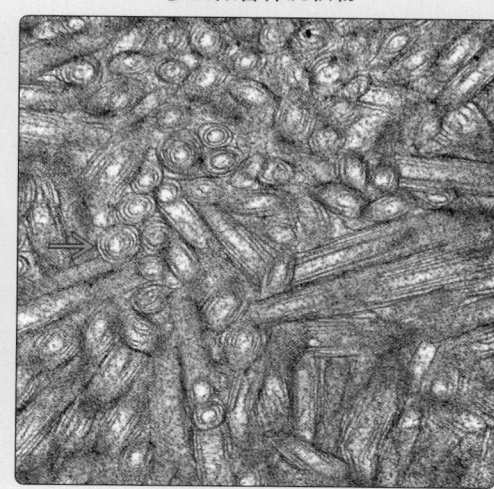

（左）内皮下部位可见大孔洞不规则分布的微管样结构➡️

（右）冷纤维蛋白原管样沉积物体积较大，中央孔洞管腔直径为 121～211nm。有的呈多层外观➡️，为冷纤维蛋白原的特征

482

术语

定义

- 冷纤维蛋白原
  - 仅在血浆（非血清）冷藏后形成的冷沉淀物，在 4℃下储存，可保存 72 小时
  - 由纤维蛋白原、纤维蛋白、纤维蛋白降解产物 ± 免疫球蛋白和纤连蛋白组成

病因学/发病机制

自身免疫性疾病（14%～82%）

- 系统性红斑狼疮、类风湿关节炎、硬皮病

恶性肿瘤（8%～39%）

- 淋巴瘤、多发性骨髓瘤、卵巢癌、胃癌
  - 27% 的原发性冷纤维蛋白原血症患者随后出现了淋巴瘤

感染（11%～32%）

- 衣原体、巨细胞病毒、冷纤维蛋白原血症相关 SARS-CoV-2

遗传性

- *TREX1* 基因突变（家族形式）
  - 也与家族性冻疮狼疮有关

原发性（特发性或自发性）

- 约 30% 的病例

临床特征

表现

- 冷纤维蛋白原血症常表现为寒冷诱发血栓形成及血液黏度增加
  - 皮肤表现包括冻疮、皮肤坏死、溃疡、坏疽、出疹、紫癜、网状青斑
  - 动脉或静脉血栓形成、关节痛、神经系统症状
- 肾炎综合征约 15%
- 肾病综合征

实验室检查

- 冷纤维蛋白原检测
  - 抗凝血 37℃放置直到血浆在实验室被采集
  - 血浆 4℃保存 72 小时，然后在 4℃下离心血浆测定冷沉淀比容
  - 肝素可沉淀蛋白引起假阳性结果
- 可与冷球蛋白血症相关联（血清冷沉淀）

治疗

- 避免低温
- 皮质类固醇和小剂量阿司匹林
- 严重病例：抗凝剂、血浆置换
- 评估继发性冷纤维蛋白原血症的继发原因，然后进行特异性治疗

预后

- 取决于潜在疾病
- 一些可自发消退（约 15%）
- 有些病例进展为 ESRD，并依赖透析
- 可在移植后复发

镜下特征

组织学特征

- 膜增生性损伤模式
- 结节性肾小球硬化
- 肾小球毛细血管出现巨噬细胞和中性粒细胞
- 肾小球毛细血管襻偶见 PAS（+）的圆形沉积物
  - 类似免疫球蛋白的"假血栓"
- 可见新月体

辅助检查

免疫荧光

- 免疫球蛋白和补体成分染色为阴性或微弱染色
  - 可有显性 C3 沉积
- 纤维蛋白原沿 GBM 呈节段性肾小球染色
  - 由于组织结构中的抗原位点被阻断或发生改变，可能会有极少的纤维蛋白原染色

电镜

- 内皮下沉积物和腔内沉积物；也可存在上皮下沉积物
- 具有微管样结构的大小不一、随机排列的特征性原纤维
  - 微管具有大的中央孔洞（平均直径为 158nm）和双层或三层的层状结构

质谱分析

- 鉴定纤维蛋白原 α、β、γ 链，纤连蛋白和丝状蛋白-A

鉴别诊断

冷球蛋白血症性肾小球肾炎

- 免疫球蛋白和补体沉积

免疫触须样肾小球病

- 大多数病例有 IgG 沉积和 κ 轻链限制性

纤维样肾小球肾炎

- DNAJB9 免疫组化染色阳性

参考文献

1. Natali P et al: Analysis of cryoproteins with a focus on cryofibrinogen: a study on 103 patients. Clin Chem Lab Med. 60(11):1796-803, 2022
2. Ibuki E et al: Characteristic electron-microscopic features of cryofibrinogen-associated glomerulonephritis: a case report. BMC Nephrol. 21(1):27, 2020
3. Paradis C et al: TREX-1-related disease associated with the presence of cryofibrinogenemia. J Clin Immunol. 39(1):118-25, 2019
4. Sethi S et al: Cryofibrinogen-associated glomerulonephritis. Am J Kidney Dis. 69(2):302-8, 2017
5. Michaud M et al: Cryofibrinogenemia. J Clin Rheumatol. 19(3):142-8, 2013

其他肾小球疾病

膜增生模式

缺血性肾小球假血栓

（**左**）六胺银染色显示肾小球膜增生性损伤模式，呈明显分叶状模式 ➡
（**右**）缺血性肾小球毛细血管袢内可见 PAS 弱阳性冷纤维蛋白原"假血栓" ➡，主要应与冷球蛋白血症相鉴别

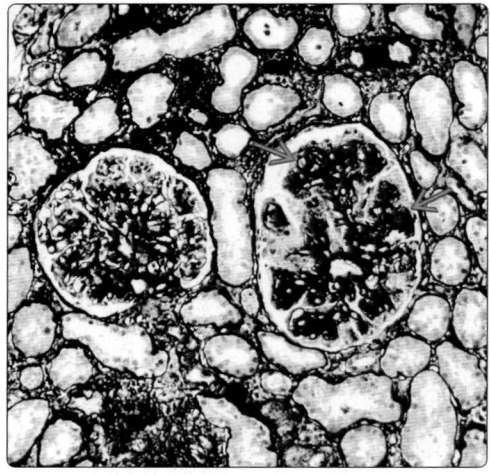
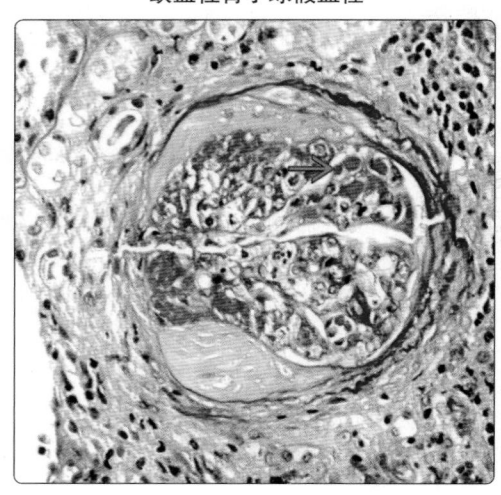

内皮下沉积物

冷纤维蛋白原沉积物的管状结构

（**左**）电镜可见内皮下有形沉积物 ➡ 伴相应内皮细胞损伤，即窗孔缺失 ➡ 和早期 GBM 重塑
（**右**）有形管状沉积物呈无序排列方式 ➡

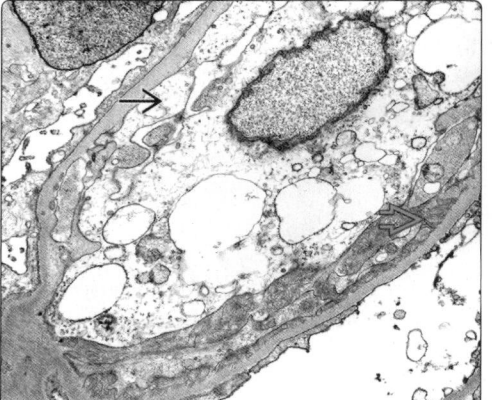
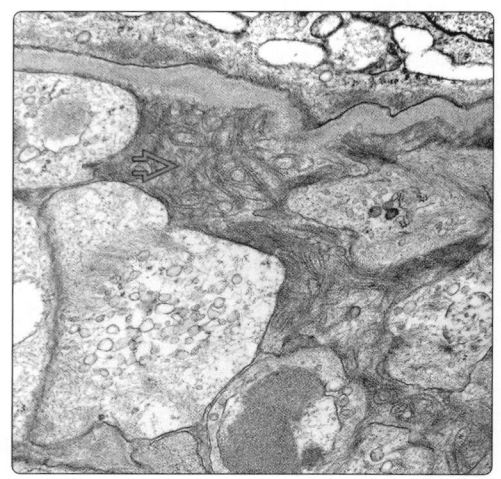

冷纤维蛋白原靶样沉积物

移植肾活检标本上皮下冷纤维蛋白原沉积物

（**左**）高倍电镜显示大孔洞、多层状有形冷纤维蛋白原沉积物 ➡
（**右**）移植肾活检标本显示上皮下冷纤维蛋白原沉积物 ➡

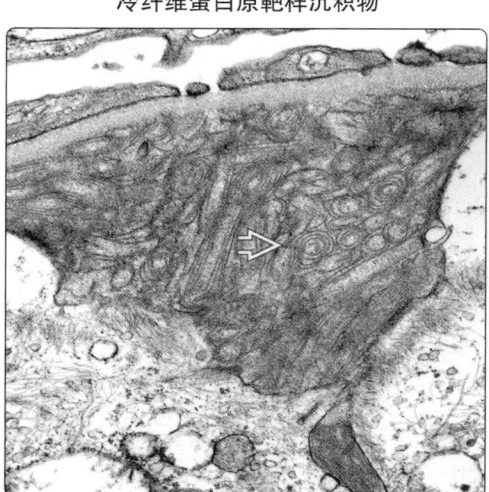
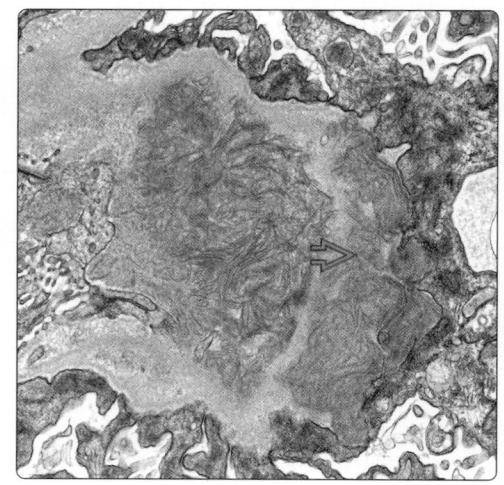

冷球蛋白血症性肾小球肾炎

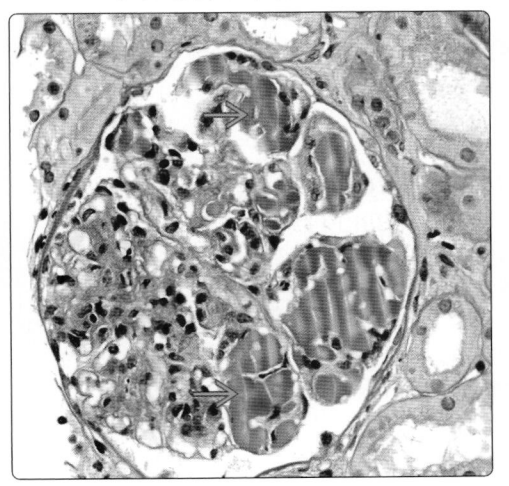

I型冷球蛋白血症性肾小球肾炎

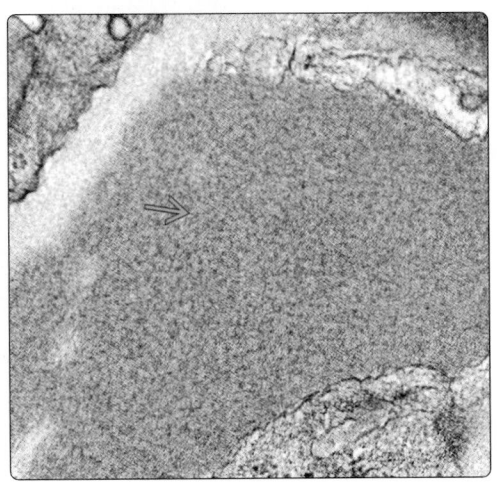

（左）I型冷球蛋白血症性肾小球肾炎病例，肾小球毛细血管腔内可见"假性血栓" ➡，与冷纤维蛋白原肾小球病不同，主要为免疫球蛋白和补体染色

（右）电镜下冷球蛋白血症性肾小球肾炎的沉积物为曲线形亚结构 ➡，通常直径（＜100nm）要比冷纤维蛋白原沉积物的直径（＞100nm）小得多

免疫触须样肾小球病

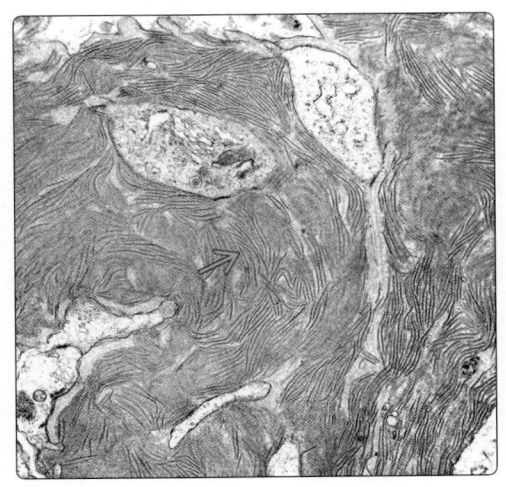

免疫触须样肾小球病

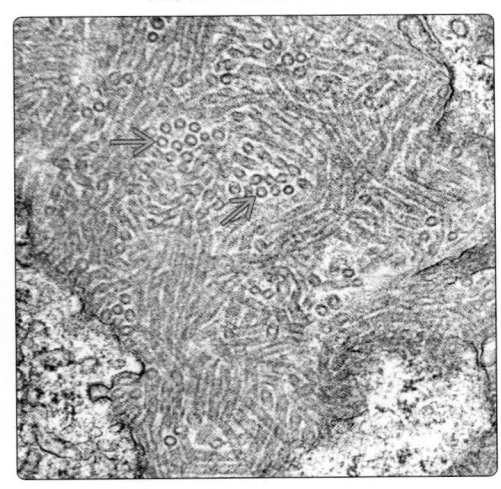

（左）电镜下可见有形微管样沉积物平行阵列排列 ➡，这些免疫触须样肾小球病沉积物缺乏冷纤维蛋白原肾小球病沉积物那样的多层外观

（右）这例免疫触须样肾小球病免疫复合物显示空心的微管样亚结构 ➡，这些微管比冷纤维蛋白原肾小球病的微管更小，并且没有多层外观

纤维样肾小球肾炎

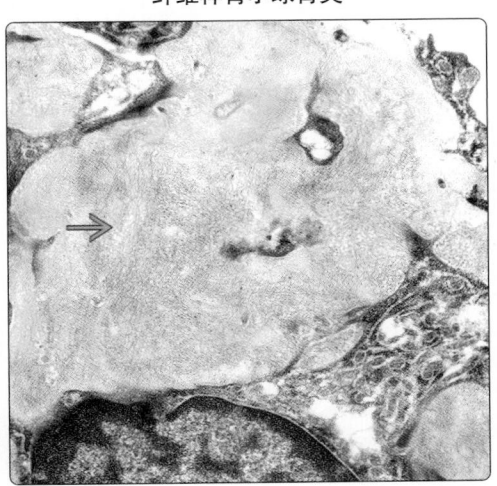

纤维样肾小球肾炎

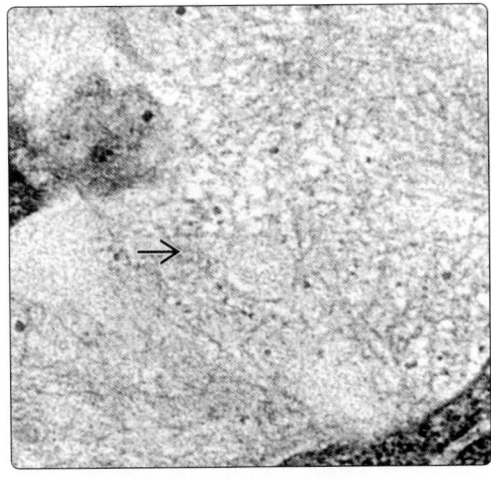

（左）纤维样肾小球肾炎有时需要与冷纤维蛋白原肾小球病相鉴别。电镜下纤维样肾小球肾炎显示原纤维 ➡ 而非管状结构

（右）纤维样肾小球肾炎的沉积物为随机朝向的笔直无分支的原纤维 ➡，而非冷纤维蛋白原肾小球病沉积物那样的大的微管样结构

（郭文焕 译，余英豪 审）

要　点

术语

- 以显性弥漫性 IgM 免疫沉积物（定义为强度≥2+）在非硬化肾小球系膜区沉积的特发性肾小球疾病

病因学/发病机制

- IgM 介导的损伤，可能是在原发性足细胞损伤后触发的继发性现象
  - IgM 随后激活补体

临床特征

- 肾病综合征为最常见临床表现，常伴有激素依赖或抵抗
  - 临床表现和微小病变性肾病（MCD）相似，但高血压和血尿的发生率更高
  - 镜下血尿和（或）非肾病性蛋白尿
- 对激素治疗有效患者长期预后较好
- 少数病例在重复肾活检时发现进展为局灶节段性肾小球硬化症（FSGS），提示存在病因学关联

镜下特征

- 光镜
  - 肾小球似乎完全正常（约 35%）
  - 轻度节段性系膜细胞增生（约 32%）
  - 轻度系膜硬化（约 35%）
  - 肾小球球性硬化（约 15%）
- 免疫荧光
  - IgM 系膜区沉积强度≥2+
  - 常可见 C3 系膜区沉积
- 电镜
  - 弥漫性足突消失
  - 约 50% 可见无定形系膜区电子致密沉积物

主要鉴别诊断

- MCD、FSGS、免疫复合物介导的疾病

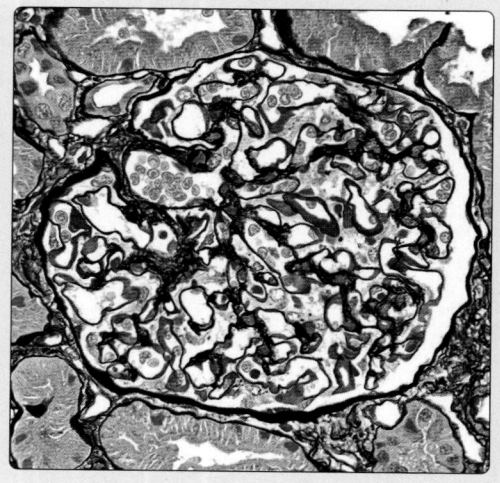
肾小球形态学正常

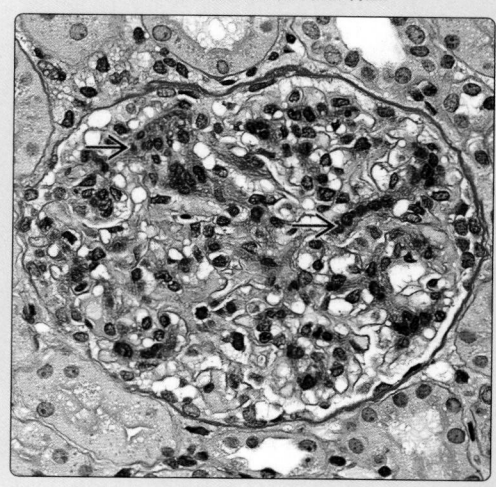
轻度节段性系膜细胞增生

（左）大多数 IgM 肾病光镜下肾小球正常，这个标本来自一肾病综合征男孩，免疫荧光染色显示 IgM 3+
（右）这例 IgM 肾病，肾活检显示轻度节段性系膜细胞增生 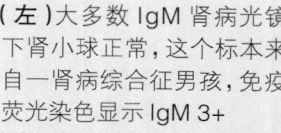，约 20% 的肾小球受累

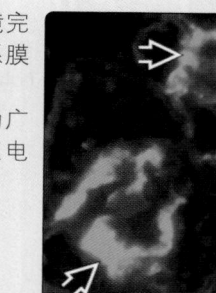
系膜区 IgM 沉积

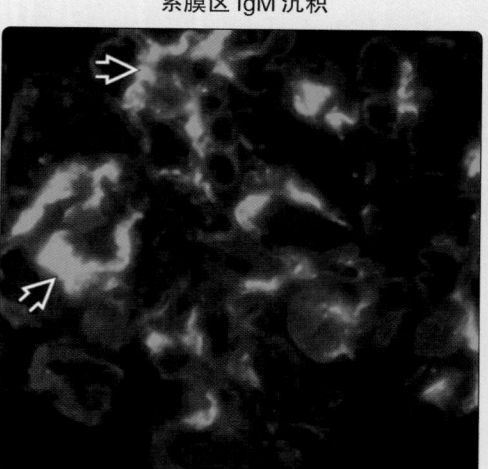

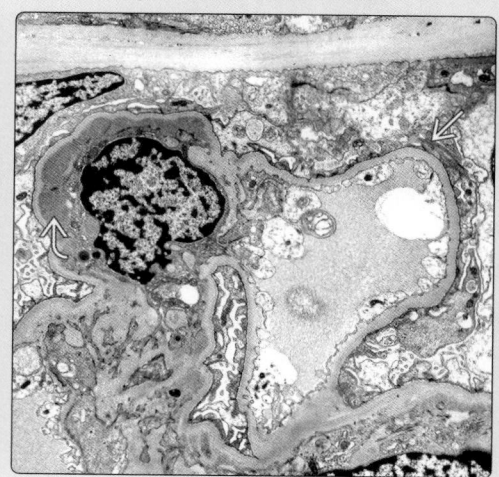
IgM 肾病的超微结构特征

（左）这例 IgM 肾病光镜完全正常，免疫荧光显示系膜区 IgM 染色强度 3+
（右）IgM 肾病电镜表现为广泛足突消失 及系膜区电子致密沉积物

术语

缩写

- IgM 肾病（IgM nephropathy, IgMN）

定义

- 以显性弥漫性 IgM 免疫沉积物（定义为强度≥2+）在非硬化肾小球系膜区沉积的特发性肾小球疾病
  - 由 Cohen 和 Bhasin 在 1978 年分别报道
  - 与 MCD 和 FSGS 的关系存在争议

病因学/发病机制

推定免疫发病机制

- 近期数据强调了 IgM 的致病作用
  - IgM 沉积可能不仅仅是被动捕获的结果
  - IgM 是一种"天然抗体"，即使没有先前暴露，也能与某些表位发生反应
    - 抗感染的初始防御机制；帮助细胞修复，清除凋亡细胞
    - 不良适当反应是有害的
      - 肾小球损伤暴露自身新抗原表位和 IgM 结合，进而激活补体并加重损伤和蛋白尿
  - 与健康对照组相比，特发性肾病综合征患者有经典通路激活的证据
- 体外实验中，B 淋巴细胞 IgM 向 IgG 转化功能受损
  - IgM 和 IgM 循环免疫复合物升高
- T 淋巴细胞反应失调，T 淋巴细胞各亚型比例改变
- 系膜细胞对免疫沉积物的防御性清除能力下降

临床特征

流行病学

- 发病率
  - 由于缺乏统一诊断标准和肾活检指征，发病率范围 2.0%～18.5%
- 年龄
  - 范围：1～75 岁，平均 29 岁
- 性别
  - 男性表现为肾病综合征，而女性多表现为孤立性血尿

表现

- 肾病综合征
  - 与 MCD 表现类似，但出现高血压和血尿的频率更高
- 非肾病性蛋白尿
- 镜下血尿

自然病程

- 少数病例在重复肾活检时发现进展为 FSGS，提示存在致病性关联

治疗

- 药物
  - 高达 50% 的患者存在激素依赖或激素抵抗
  - 如果激素抵抗，可用环孢素或环磷酰胺
  - 利妥昔单抗能有效地通过作用于 B 细胞使 IgM 产生减少
- 移植后复发

预后

- 激素反应病例预后较好

- IgMN 在临床上可能无法与 MCD 区分开
- 一些研究显示，与没有 IgM 沉积的 MCD 相比，激素抵抗/依赖越明显，远期预后越差
- 约 17% 的患者进展为慢性肾脏病

镜下特征

组织学特征

- 肾小球
  - 光镜正常（约 35%）
  - 轻度节段性系膜细胞增生（约 32%）
  - 轻度系膜硬化（约 35%）
  - 球性硬化（约 15%）
- 肾小管间质
  - 少量肾小管萎缩（约 20%）
  - 少量间质纤维化或炎症（约 7%）
- 血管：透明变性（约 20%），内膜纤维化（约 5%）

辅助检查

免疫荧光

- IgM 系膜区沉积强度≥2+
- 常见 C3 系膜区沉积
- 一些病例伴有微弱/1+ 的 IgG、IgA 和 C1q 染色

电镜

- 弥漫性足突消失
- 系膜区电子致密沉积物（约 50%）

鉴别诊断

MCD

- IgM 染色强度≥2+ 病例诊断为 IgMN

FSGS

- FSGS 中 IgM 染色强度很少≥2+

免疫复合物介导的疾病

- IgA 肾病
  - IgA 显性或共显性沉积
- 系膜增生型狼疮性肾炎
  - IgG 显性沉积，伴 IgA、IgM、C3、C1q 沉积（满堂亮）

弥漫性系膜细胞增生

- >80% 肾小球每个系膜区细胞>4 个
- 偶见 IgM 和 C3 沉积

参考文献

1. Forster BM et al: Focal segmental glomerulosclerosis, risk factors for end stage kidney disease, and response to immunosuppression. Kidney360. 2(1):105-13, 2021
2. Trachtman H et al: Natural antibody and complement activation characterize patients with idiopathic nephrotic syndrome. Am J Physiol Renal Physiol. 321(4):F505-16, 2021
3. Al Romaili DM et al: Clinical significance of IgM deposition in pediatric minimal change disease. Int J Pediatr Adolesc Med. 6(4):146-50, 2019
4. Connor TM et al: The natural history of immunoglobulin M nephropathy in adults. Nephrol Dial Transplant. 32(5):823-9, 2017
5. Zhang YM et al: Clinical significance of IgM and C3 glomerular deposition in primary focal segmental glomerulosclerosis. Clin J Am Soc Nephrol. 11(9):1582-9, 2016

（郭文焕　译，余英豪　审）

要　点

术语

- 接种 COVID-19 疫苗后新发或复发的肾脏疾病
- 因果关系未证实，非常罕见

病因学/发病机制

- 所有商业疫苗都已涉及
- 常为自身免疫性病因
- 很难证明因果关系
  - 无明显特征
  - 需要有密切的时间关联（＜1 个月）
- 接种疫苗后的诊断比普通活检系列更常见
  - 微小病变性肾病/弥漫性足细胞病
  - 新月体性肾小球肾炎（ANCA 和抗 GBM 病）
  - 急性间质性肾炎

临床特征

- 肾病综合征
- 肾炎综合征/血尿
- 急性肾衰竭
- 经验和随访有限

镜下特征

- 各不相同，但通常与非疫苗接种患者中具有相同的诊断
- 微小病变性肾病（占肾小球疾病约 25%）
  - 至少其中一部分与抗裂孔膜蛋白抗体相关
- 膜性肾病［PLA2R（＋）约 40%］
- 塌陷亚型 FSGS（可能与 APOL1 风险等位基因相关）
- 新月体性肾小球肾炎（ANCA 相关）
  - 有报道存在 ANCA（＋）/抗 GBM（＋）双阳性病例
- IgA 肾病
- 急性间质性肾炎

主要鉴别诊断

- 与疫苗接种无关的相同疾病

COVID 疫苗接种后微小病变性肾病

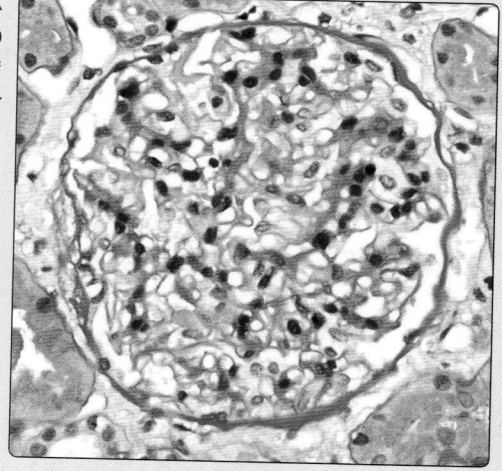

（左）肾活检光镜下显示肾小球轻微病变，该患者 COVID 疫苗接种后 1 周出现肾病综合征急性复发（Courtesy V.Bijol, MD.）

COVID 疫苗接种后 IgA 肾病

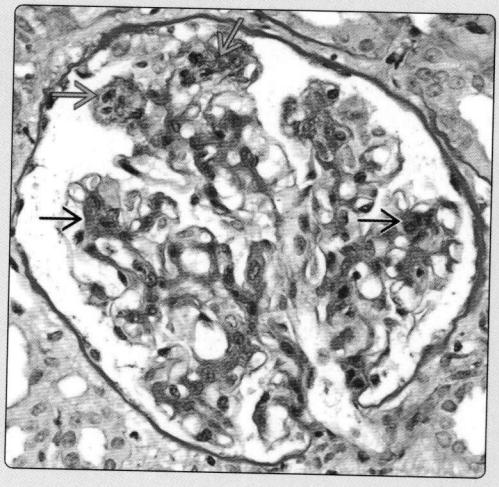

（右）新近发病的血尿患者，在 COVID 疫苗接种数周后进行肾活检，显示系膜扩大和细胞增生 ➡，并见节段毛细血管内细胞增生 ➡，诊断为 IgA 肾病

COVID 疫苗接种后膜性肾病

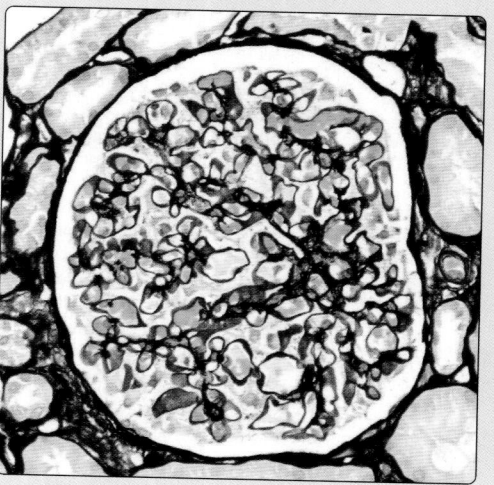

（左）该患者在 COVID 疫苗接种数周后出现肾病综合征，肾小球中未见基底膜钉突，诊断为 I 期 PLA2R 相关膜性肾病

COVID 疫苗接种后 ANCA 肾小球肾炎

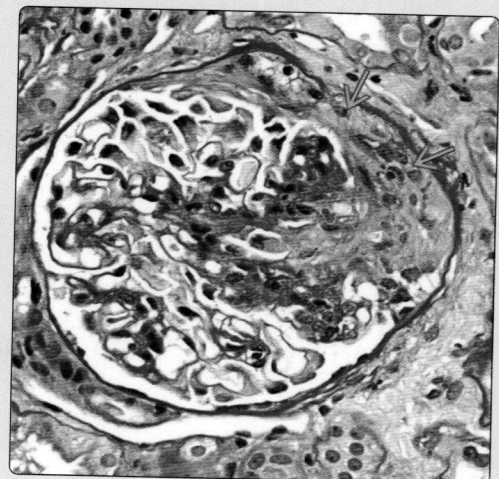

（右）肾活检显示新发肾病综合征患者接种 COVID 疫苗后出现新月体性肾小球肾炎，纤维细胞性新月体 ➡ 提示近期有炎症活动（Courtesy H.Rennke, MD.）

术语

定义

- 接种 COVID-19 疫苗后新发或复发/加剧的肾脏疾病
- 直接因果关系尚未建立
- 包括免疫介导的肾小球疾病和间质性肾炎

病因学/发病机制

未证实因果关系

- 无明显的病理特征
- 在美国和欧洲所有常见商业疫苗均有报道,包括基于病毒载体和基于 mRNA 的疫苗
- 通常代表自身免疫反应

与疫苗接种事件密切时间关联

- 疫苗接种先于病变最早表现或持续性疾病的复发/恶化
- 接种后数日至数周内(通常<1 个月)出现症状/诊断,与适应性免疫反应一致
- 接种后某些诊断似乎比普通活检样本系列中更常见
  - 尤其是微小病变性肾病

免疫耐受丧失

- 免疫系统刺激和免疫交叉反应可能通过以下组合引起
  - 遗传易感性(Ⅱ类 MHC 分子不适当表达)
  - 环境因素
  - 病原衍生肽(分子模仿,隐匿抗原暴露)
- 变应性反应

临床特征

流行病学

- 非常罕见,但分母未知

表现

- 疫苗接种后数日至数周(<1 个月)发病
  - 复发可能比首次发病(数周)更早(数日)
- 大多数在第 2 剂接种后发病,20%～30% 在第 1 剂接种后
- 症状随病理过程不同而异
  - 肾病综合征
  - 血尿/肾炎综合征
  - 急性肾损伤
- 可以复发或初发病症出现

治疗和预后

- 经验及随访有限;不同治疗
- 类固醇和免疫抑制治疗

镜下特征

组织学特征

- 多种多样,但通常与非接种患者的诊断相同
- 弥漫性足细胞病/微小病变性肾病(占 27% 的肾小球疾病)
  - 新发和复发
  - 至少部分与抗裂孔膜蛋白抗体相关
- 膜性肾病(通常为 Ⅰ 期)
  - PLA2R(+)约 40%
  - NELL1(+)
- 塌陷亚型 FSGS(可能与 *APOL1* 等位基因相关)
- 新月体性肾小球肾炎(寡免疫性/ANCA 相关和抗 GBM)
  - 有 ANCA(+)/抗 GBM(+)双阳性的报道
- IgA 肾病
- 急性间质性肾炎

鉴别诊断

与疫苗接种无关的相同疾病

- 时间关联为唯一的已知线索

诊断要点

临床相关病理特征

- 检查疫苗接种史,查看既往其他疫苗接种后的并发症
- 与近期疫苗接种有时间关联(数天到数周)

病理解读要点

- 特别在具有弥漫性足细胞病或 ANCA 和抗 GBM 双阳性的情况下考虑

参考文献

1. Noriega MLM et al: Kidney biopsy findings in patients with SARS-CoV-2 infection or after COVID-19 vaccination. Clin J Am Soc Nephrol. ePub, 2023
2. Ting JA et al: Double-positive anti-glomerular basement membrane antibody and myeloperoxidase antineutrophil cytoplasmic autoantibody-associated glomerulonephritis post COVID-19 mRNA vaccine: a case series of 4 patients. Can J Kidney Health Dis. 10:20543581231153217, 2023
3. Waldman M et al: COVID-19 vaccination and new onset glomerular disease: results from the IRocGN2 international registry. Kidney360. 4(3):349-362, 2023
4. Fenoglio R et al: New onset biopsy-proven nephropathies after COVID vaccination. Am J Nephrol. 53(4):325-30, 2022
5. Pacheco ICR et al: Kidney injury associated with COVID-19 infection and vaccine: a narrative review. Front Med (Lausanne). 9:956158, 2022
6. Rovin BH et al: Immunologic responses after COVID-19 vaccination in patients with membranous nephropathy receiving anti-CD38 felzartamab therapy: results from the phase 1b/2a M-PLACE study. Kidney Int Rep. 7(9):2086-90, 2022
7. Storrar J et al: Have we missed AINything? Acute interstitial nephritis in SARS-CoV-2 infection and vaccination. Clin Kidney J. 15(9):1643-52, 2022
8. Caza TN et al: Glomerular disease in temporal association with SARS-CoV-2 vaccination: a series of 29 cases. Kidney360. 2(11):1770-80, 2021
9. Dube GK et al: Antineutrophil cytoplasmic autoantibody-associated glomerulonephritis following the Pfizer-BioNTech COVID-19 vaccine. Kidney Int Rep. 6(12):3087-9, 2021
10. Klomjit N et al: COVID-19 vaccination and glomerulonephritis. Kidney Int Rep. 6(12):2969-78, 2021

（左）COVID 疫苗接种后出现 MCD 的患者，免疫荧光染色显示足细胞 IgG 呈细粉尘状沉积 ➡️，与抗裂孔膜蛋白抗体表达一致。血清抗 nephrin 阳性（Courtesy V.Bijol, MD.）

（右）COVID 疫苗接种后出现肾病综合征和 MCD 患者，足细胞显示弥漫性足突消失（Courtesy V.Bijol, MD.）

COVID 疫苗接种后细颗粉尘状足细胞 IgG 沉积

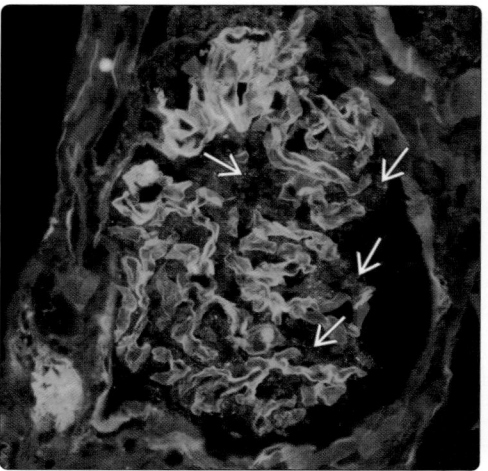

COVID 疫苗接种后 MCD 足细胞弥漫性足突消失

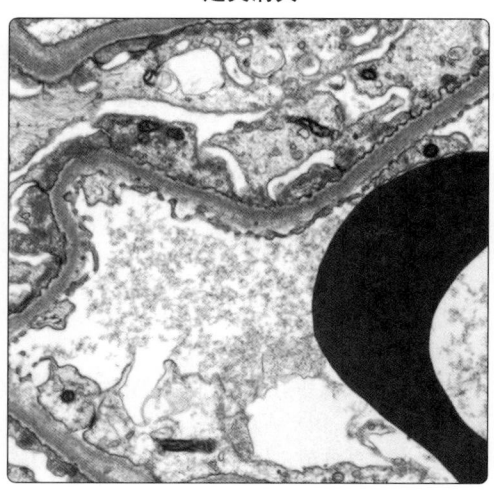

（左）肾小球沉积物多克隆 IgG 染色呈强阳性

（右）COVID 疫苗接种数周后出现肾病综合征患者，其早期上皮下沉积物 PLA2R 染色阳性

COVID 疫苗接种后 MN IgG 染色

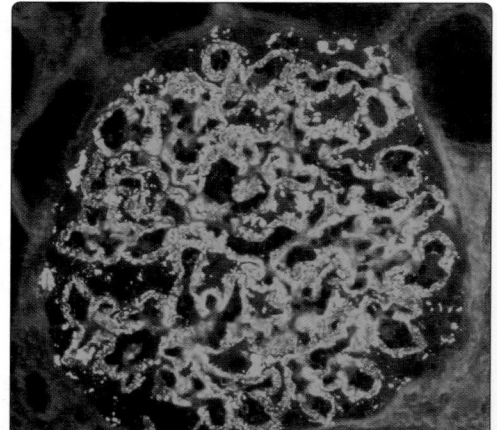

COVID 疫苗接种后 PLA2R（+）MN

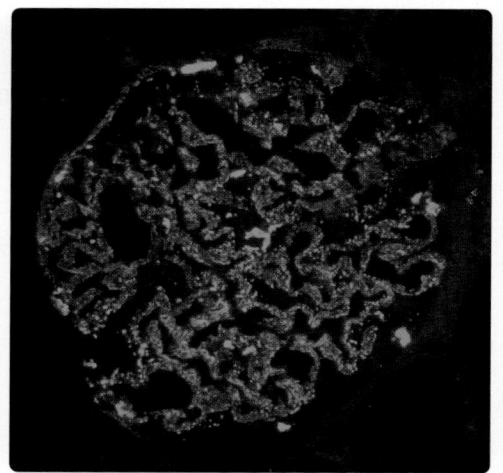

（左）COVID 疫苗接种后出现肾病综合征患者，显示 PLA2R 相关性 MN，常见大的局灶融合性但为表层的上皮下沉积物 ➡️，足细胞足突弥漫消失

（右）高倍镜下显示 COVID 疫苗接种数周后早期 MN 病例中的表层（Ⅰ期）上皮下沉积物 ➡️。患者抗 PLA2R 检测呈阳性

COVID 疫苗接种后 MN 大的表浅沉积物

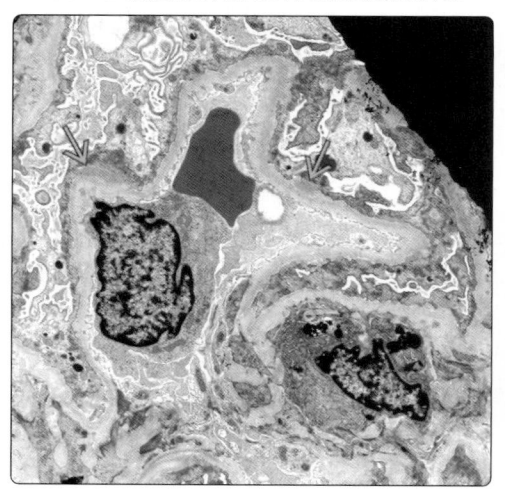

COVID 疫苗接种后膜性肾病

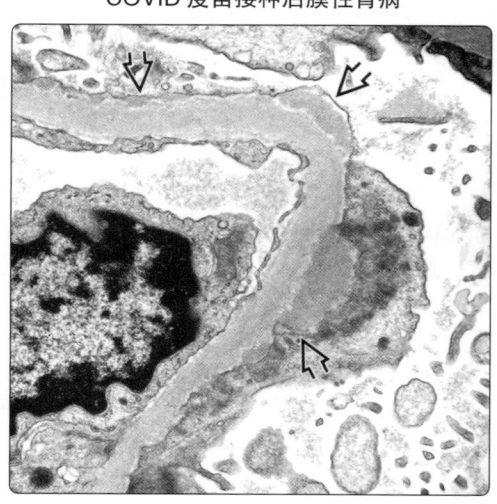

COVID 疫苗接种后系膜区 IgA 沉积

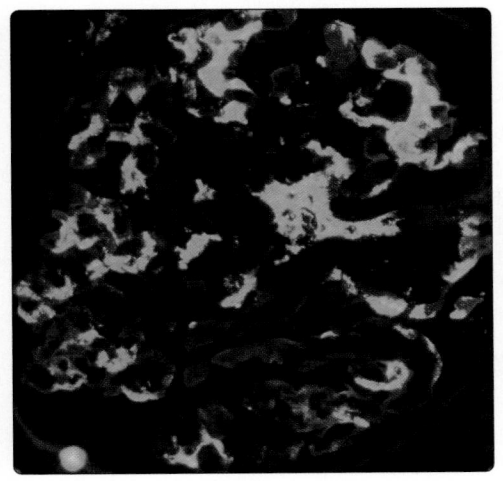

COVID 疫苗接种后 IgA 肾病系膜区沉积物

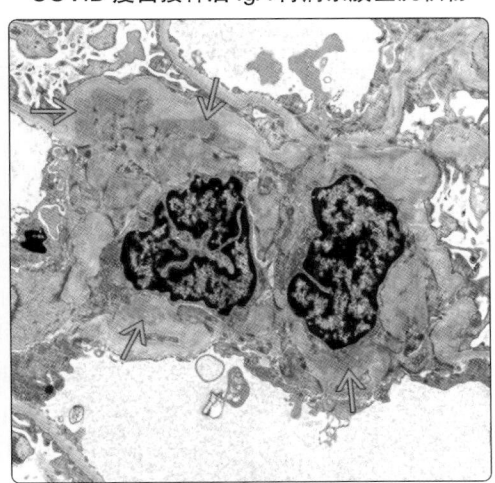

（左）COVID 疫苗接种后近期出现血尿患者，可见大量融合的 IgA（ + ）系膜区沉积物

（右）COVID 疫苗接种后出现血尿患者，系膜区可见大的融合性电子致密沉积物 ➡，为典型的 IgA 肾病特征

COVID 疫苗接种后 CG

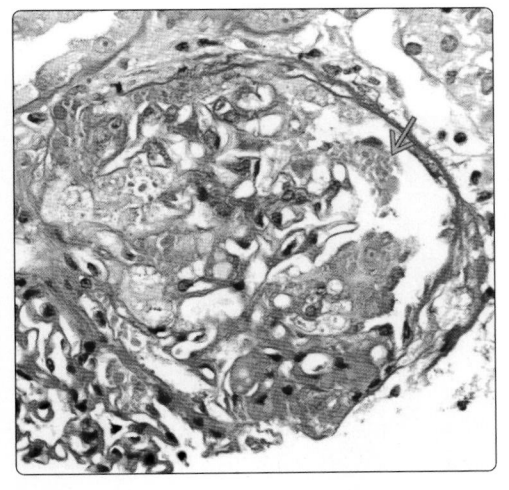

COVID 疫苗接种后急性间质性肾炎

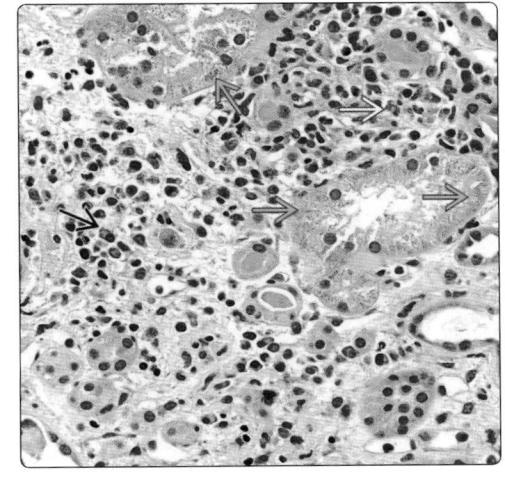

（左）50 岁非裔美国女性，有肾病范围蛋白尿，肾活检显示严重塌陷性肾小球病（CG）伴节段透明变性。反应性增生脏层上皮细胞含有大量蛋白质重吸收颗粒 ➡

（右）同一患者有严重的慢性活动性间质性肾炎伴间质水肿、浆细胞 ➡ 和嗜酸性粒细胞 ➡ 浸润。肥大的近端小管上皮细胞内含有大量的蛋白质重吸收滴 ➡

COVID 疫苗接种后 CG 足细胞损伤和肥大

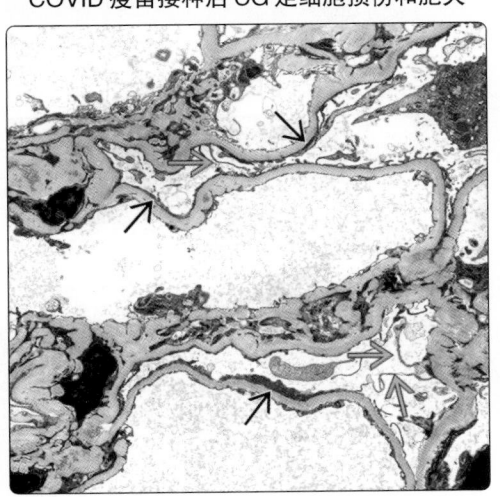

COVID 疫苗接种后 CG 足细胞脱落

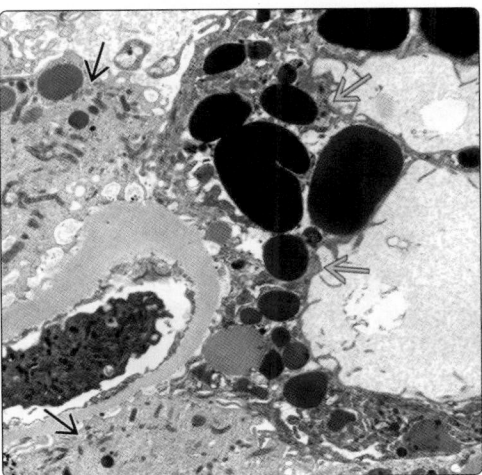

（左）肾小球足细胞显示弥漫性足细胞损伤和广泛的足突消失 ➡。长而细的延伸 ➡ 表明单个足细胞覆盖了 GBM 扩大区，系足细胞减少的征象

（右）可见一个受损的空泡化的伴有大量重吸收滴的足细胞正在从 GBM 上脱落 ➡，其周围的上皮细胞可能填充裸露肾小球区域的壁层上皮细胞 ➡

（郭文焕 译，余英豪 审）

要点

术语

- RA 患者由于治疗或 RA 炎症过程导致的肾脏疾病

病因学/发病机制

- 治疗相关最为常见
  - NSAID 引起的肾小管间质肾炎
  - 金盐、青霉胺和 TNF-α 抑制剂引起的膜性肾病（MN）
  - 青霉胺及 TNF-α 抑制剂引起 ANCA 相关性疾病
  - TNF-α 抑制剂引起增生性狼疮样肾小球肾炎
  - 钙调磷酸酶抑制剂（CNI）引起微动脉透明变性和间质纤维化
  - 镇痛剂肾病肾乳头坏死
- 疾病相关
  - 长病程 RA（＞15 年）引起 AA 型淀粉样变性
  - 系膜增生性肾小球肾炎、MN、ANCA 相关性疾病

临床特征

- 临床表现与疾病类型有关

- 停用相关药物对缓解病变有帮助

镜下特征

- MN：IgG、C3 沉积
- 狼疮样肾炎伴"满堂亮"染色
- 寡免疫复合物肾小球肾炎：肾小球硬化和新月体
- 淀粉样变性：AA 亚型
- 微小病变性肾病（MCD）：肾小球正常
- 系膜增生性肾小球肾炎：系膜区沉积物
- 肾小管间质肾炎（NSAID，其他药物）
- CNI 毒性：微动脉透明变性，血栓性微血管病（TMA）

主要鉴别诊断

- 原发性 MN
- ANCA 相关性疾病
- AL 型和其他类型淀粉样变性

（左）这例 MN 肾活检表现为 GBM 弥漫增厚 ➡，系膜基质和细胞节段增生 ➡。患者因 RA 接受过金制剂治疗（右）免疫荧光染色显示弥漫颗粒状血管壁 IgG 沉积，为典型的 MN。该患者接受金制剂和青霉胺治疗 RA 数年

治疗相关性 MN

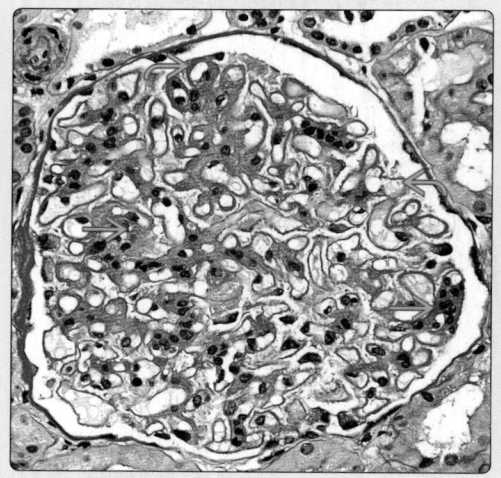

肾小球毛细血管壁 IgG 沉积

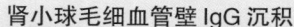
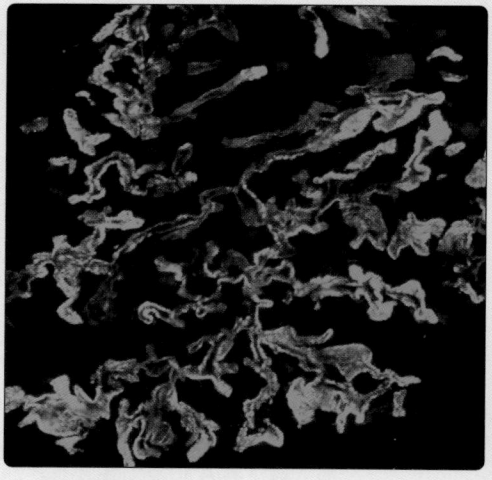

（左）NSAID 治疗引起急性肾小管间质性肾炎，PAS 染色显示间质轻度单个核细胞炎症 ➡ 和肾小管炎 ➡。患者 RA 病程长，接受过多种药物治疗，包括 NSAID（右）系膜区 ➡ 和毛细血管壁 ➡ 淀粉样沉积物 PAS 染色呈弱（+）。患者 RA 病史长，以及慢性炎症易诱发 AA 型淀粉样变性

NSAID 相关肾小管间质性肾炎

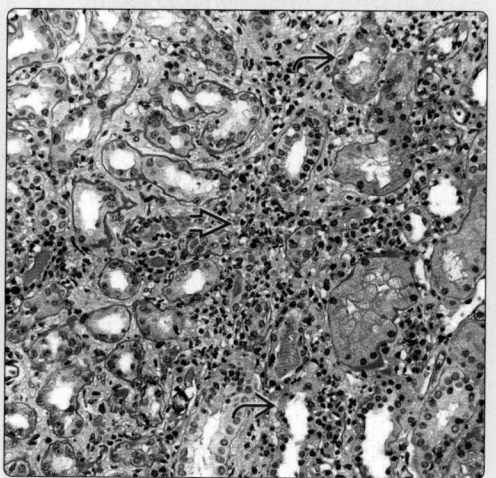

PAS 弱（+）淀粉样沉积物

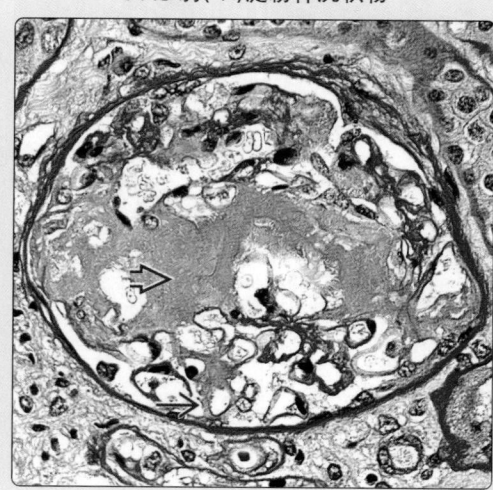

术语

缩写

- 类风湿关节炎（rheumatoid arthritis，RA）

定义

- RA 患者由于 RA 炎症过程或治疗并发症导致的肾疾病

病因学/发病机制

归因于 RA 的肾脏疾病

- 缺乏药物治疗引起的罕见，但有记载
  - 病因学与 RA 有关，除了 AA 型淀粉样变性外不常被证实
- AA 型淀粉样变性
  - RA 病程经常＞15 年
  - 基因型变异可影响个体发生 AA 型淀粉样变性的易感性
- 系膜增生性肾小球肾炎
  - 血和滑膜 IL-6 升高可能为系膜细胞生长因子
- MN
  - PLA2R1 通常阴性
- 寡免疫性肾小球肾炎
- 纤维样肾小球肾炎
- 血管炎累及肾动脉及其分支
- TMA
  - 由于抗磷脂酶抗体综合征
- C3 肾小球肾炎
- 亚太地区的 RA 患者 IgA 肾病比较常见

治疗并发症

- 急性肾小管间质性肾炎
  - NSAID
- MCD
  - NSAID 相关，金制剂
- MN
  - NSAID 相关
    - 抗 PLA2R1 经验有限（1/1）
  - 金盐、D-青霉胺、布西拉明
    - 累积剂量与 MN 之间无相关性
  - TNF-α 抑制剂
  - 阿贝西普单抗
  - 抗 RANKL 单克隆抗体治疗骨质疏松症
- 寡免疫性肾小球肾炎和血管炎
  - TNF-α 抑制剂
  - 青霉胺治疗可引起寡免疫性肾小球肾炎和 Goodpasture 样肺肾综合征
- 增生性肾小球肾炎伴狼疮样综合征
  - TNF-α 抑制剂
    - Ⅲ/Ⅴ型狼疮性肾炎伴血清学阳性
- 抗 GBM 病
  - 来氟米特
- IgA 肾病/血管炎
  - TNF-α 抑制剂
  - 托法替尼抗 JAK 疗法
- 慢性肾脏疾病伴闭塞性微动脉透明变性

- CNI 诱导的血管收缩因子或内皮损伤效应
- 急性肾衰竭
  - NSAID 相关
- 肾乳头坏死/镇痛剂肾病
  - 现代少见

临床特征

流行病学

- 发病率
  - 肾脏受累主要与治疗相关
    - RA 患者金制剂和青霉胺治疗后 MN 发病率为 1%～10%
  - 尸检系列中 AA 性淀粉样变性的患病率约为 15%
    - 随着生物制剂使用增加，AA 性淀粉样变性明显减少
  - 系统性 RA 直接累及肾脏（类风湿结节）罕见

表现

- 肾脏受累
  - 表现依肾脏受累类型和程度而异
  - MN、MCD 和淀粉样变性中的肾病综合征
  - ANCA 相关性疾病的快速进行性肾衰竭
  - NSAID 相关性肾小管间质肾炎和急性肾小管损伤的急性肾功竭
  - 系膜增生性肾小球肾炎可出现孤立性血尿和/或蛋白尿
  - 大多数其他病例可出现肾功能不同程度下降和轻度蛋白尿
- RA 的全身表现
  - 关节自身免疫性炎症的关节炎
  - 不同的关节外表现包括心包炎、肺结节、肺间质纤维化、多发性单神经炎和系统性血管炎
  - 采用美国风湿病协会和欧洲抗风湿病联盟协作组制定的 RA 诊断标准

实验室检查

- 继发于 RA 或治疗并发症的寡免疫性肾小球肾炎 p-ANCA 阳性
- 抗 TNF-a 治疗诱导的自身免疫性疾病，ANA、抗 DNA 抗体阳性和低血清补体水平

治疗

- 治疗引起的并发症
  - 停用相关药物（NSAID、金制剂、青霉胺、TNF-a 抑制剂）常可缓解
    - 恢复需要 1 年，取决于使用的药物
    - 皮质类固醇及免疫抑制治疗增生性和新月体肾小球肾炎及血管炎
    - 类固醇可加速 NSAID 间质性肾炎的恢复
  - 皮质类固醇、秋水仙碱和环磷酰胺可能对治疗 AA 型淀粉样变性有效
    - 利用人源化抗 IL-6 单克隆抗体治疗 AA 型淀粉样变性有良好的结果
- RA 表现
  - 免疫抑制疗法治疗寡免疫性肾小球肾炎和系膜增生性肾小球肾炎

镜下特征

组织学特征

- 肾小球
  - AA 型淀粉样变性
    - 肾小球、TBM、间质和血管沉积物
    - 刚果红染色阳性, 偏光镜下呈苹果绿双折射
  - MN
    - GBM 可增厚或显示 GBM 钉突, 取决于 MN 分期
      □ PAS 和三色染色上皮下沉积物(±)
    - 可见轻度系膜增生, 尤其是治疗引起的膜性狼疮性肾炎(LN)
  - 系膜增生性肾小球肾炎
    - 轻至中度系膜增生
    - 无毛细血管内增生、坏死或新月体
  - 寡免疫性肾小球肾炎
    - 肾小球纤维蛋白样坏死和新月体
    - 可见小血管性血管炎
  - MCD
    - 正常肾小球组织学
- 肾小管间质
  - 急性肾小管间质肾炎
    - NSAID 引起的间质性炎症通常较轻
    - 纤维化和肾小管萎缩常见
    - 可见少量散在分布的嗜酸性粒细胞
    - 类风湿结节伴坏死罕见报道
  - 急性肾小管损伤
    - 近端肾小管刷状缘缺失, 上皮细胞脱落
  - CNI 毒性
    - 肾小管等距性胞质空泡
    - 因微动脉非一致性受累, 间质纤维化可呈条纹状分布
  - 镇痛剂肾病
    - 肾小管萎缩及间质纤维化明显, 而慢性间质性炎症相对较轻
    - 活检可证实肾乳头坏死
- 血管
  - CNI 毒性可出现微动脉玻璃样变性
  - TMA
    - CNI 毒性、抗磷脂抗体
  - 高血压性肾硬化情况下可见动脉 - 微动脉硬化
  - 动脉炎罕见, 可能样本未采集到

辅助检查

免疫荧光

- MN 可见弥漫或节段性毛细血管壁 IgG 和 C3 沉积
  - 治疗导致的膜性 LN 可见系膜和毛细血管壁"满堂亮"染色
- RA 相关系膜增生性肾小球肾炎其系膜 IgM 染色强度常 > 其他 Ig 及补体成分
- 某些 TNF-α 抑制剂相关肾小球肾炎可见系膜 IgA、C3 沉积
- 淀粉样蛋白可通过免疫荧光或免疫组化进行分型
  - 淀粉样蛋白亚分型可证实 AA 蛋白, 无免疫球蛋白轻链或重链沉积
- NSAID 间质性肾炎、CNI 毒性、镇痛剂肾病、寡免疫肾小球肾炎和 MCD 无免疫复合物沉积

电镜

- MN 可见上皮下电子致密沉积物
  - 金制剂引起的 MN, 可见近端小管溶酶体内金包涵体, 呈特征性电子致密微丝
- 系膜增生性肾小球肾炎和膜性 LN 可见系膜区沉积物
- 淀粉样沉积物由无分支、随机排列的原纤维组成, 8 ～ 12nm 厚
- 间质性肾炎、CNI 毒性、镇痛剂肾病、寡免疫性肾小球肾炎无沉积物
- NSAID 引起的 MCD 可见广泛足突消失

鉴别诊断

原发性 MN

- 70% 的特发性 MN PLA2R1 抗体免疫荧光染色阳性
  - 在 RA 中的诊断价值尚未确立

新月体性肾小球肾炎

- ANCA 检测

其他类型的 AL 型淀粉样变性

- 沉积物免疫组化或免疫荧光染色分型

治疗并发症

- 药物史至关重要

参考文献

1. Sawamura M et al: Use of biologic agents and methotrexate improves renal manifestation and outcome in patients with rheumatoid arthritis: a retrospective analysis. Clin Exp Nephrol. 26(4):341-9, 2022
2. Fukuda M et al: Tocilizumab preserves renal function in rheumatoid arthritis with AA amyloidosis and end-stage kidney disease: two case reports. Clin Nephrol. 95(1):54-61, 2021
3. Jung JY et al: Biologic therapy for amyloid A amyloidosis secondary to rheumatoid arthritis treated with interleukin 6 therapy: case report and review of literature. Medicine (Baltimore). 100(32):e26843, 2021
4. Itoh I et al: IgA vasculitis developed as an adverse effect of Tofacitinib taken for rheumatoid arthritis. Intern Med. 59(6):817-21, 2020
5. Kimoto M et al: A case of denosumab-associated membranous nephropathy in a patient with rheumatoid arthritis. CEN Case Rep. 9(1):1-5, 2020
6. Zhang T et al: Spectrum and prognosis of renal histopathological lesions in 56 Chinese patients with rheumatoid arthritis with renal involvement. Clin Exp Med. 20(2):191-7, 2020
7. Iida A et al: Membranous nephropathy caused by rheumatoid arthritis. CEN Case Rep. 8(4):233-8, 2019
8. Kapoor T et al: Renal manifestations of rheumatoid arthritis. Rheum Dis Clin North Am. 44(4):571-84, 2018
9. Wang X et al: Complement 3 glomerulonephritis in rheumatoid arthritis: a case report and follow-up. Exp Ther Med. 16(3):2639-44, 2018
10. Góis M et al: MPO-ANCA-associated necrotizing glomerulonephritis in rheumatoid arthritis; a case report and review of literature. J Nephropathol. 6(2):58-62, 2017
11. Asami Y et al: First report of membranous nephropathy and systemic lupus erythematosus associated with abatacept in rheumatoid arthritis. Clin Exp Rheumatol. 34(6):1122, 2016
12. Piga M et al: Biologics-induced autoimmune renal disorders in chronic inflammatory rheumatic diseases: systematic literature review and analysis of a monocentric cohort. Autoimmun Rev. 13(8):873-9, 2014
13. Yun YS et al: Fibrillary glomerulonephritis in rheumatoid arthritis. Nephrology (Carlton). 15(2):266-7, 2010

治疗相关性间质性肾炎

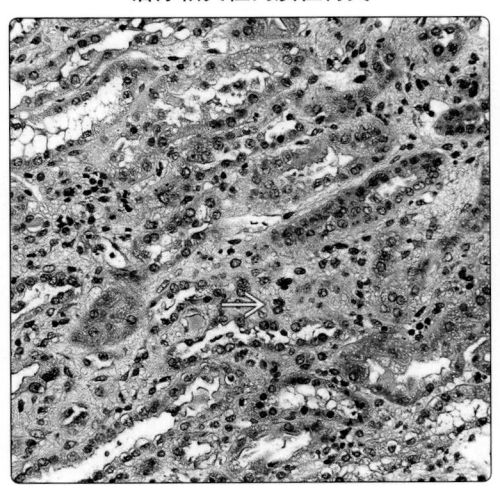

治疗相关性 MN

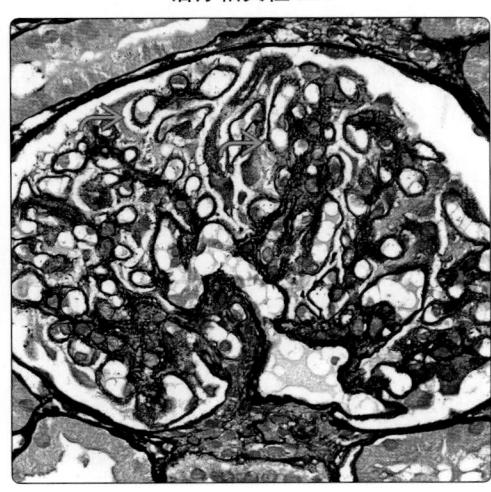

（左）RA 急性肾衰竭肾活检，HE 染色显示轻度间质水肿，间质散在淋巴细胞和嗜酸性粒细胞浸润➡。使用 NSAID 的药物史非常重要

（右）65 岁女性，有 20 年 RA 病史，曾行金制剂剂、青霉胺、类固醇和甲氨蝶呤治疗数年。肾小球呈 MN 表现，显示 GBM 增厚伴基膜钉突➡，可能与金制剂和 / 或青霉胺治疗有关（银染色）

MN GBM 钉突

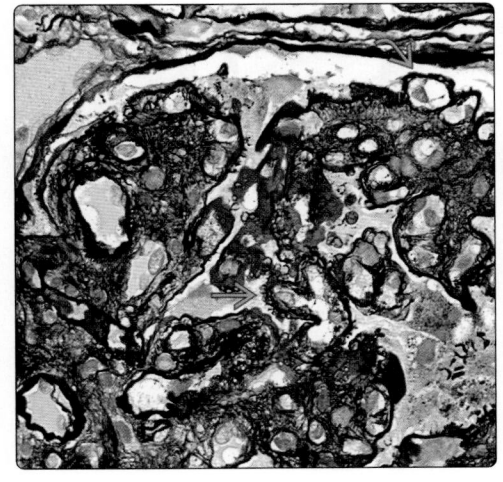

间质泡沫样细胞浸润

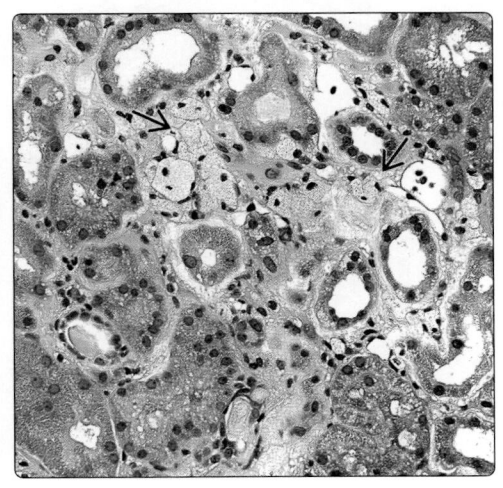

（左）MN 肾活检病例，增厚 GBM 上可见钉突➡及狭小双轨➡，MN 可能与 RA 金治疗有关

（右）慢性 MN，间质中可见小群泡沫样细胞浸润➡，系金治疗 RA 患者肾活检

治疗相关 MPGN

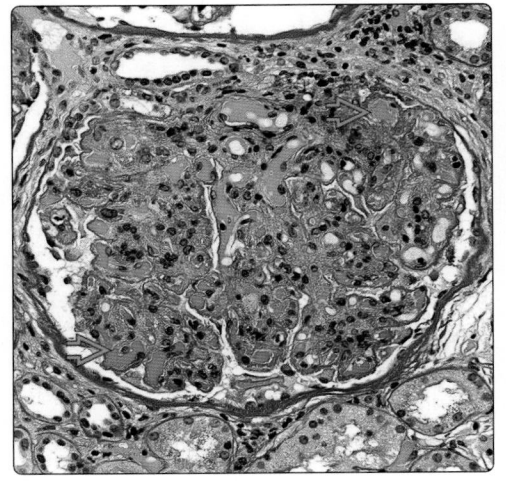

MPGN 电子致密沉积物

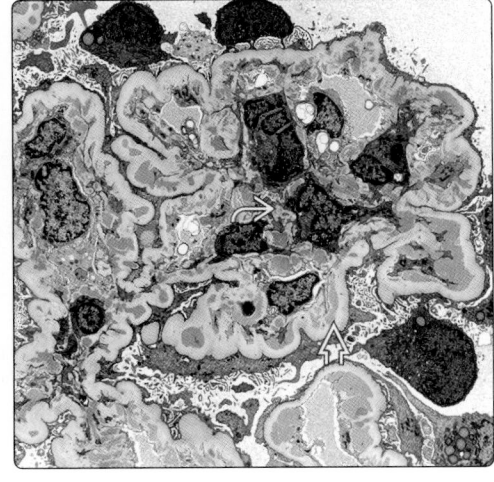

（左）抗 TNF-α 治疗的 RA 患者，有肾病综合征，ANA 及抗 dsDNA 阳性，表现为 MN，毛细血管腔内见大量沉积物➡，免疫荧光显示满堂亮染色

（右）RA 病史数年，近期使用抗 TNF-α 治疗，系膜区➡及内皮下➡可见电子致密沉积物，该患者发生狼疮样综合征，包括血清学检查阳性

淀粉样蛋白沉积物三色染色

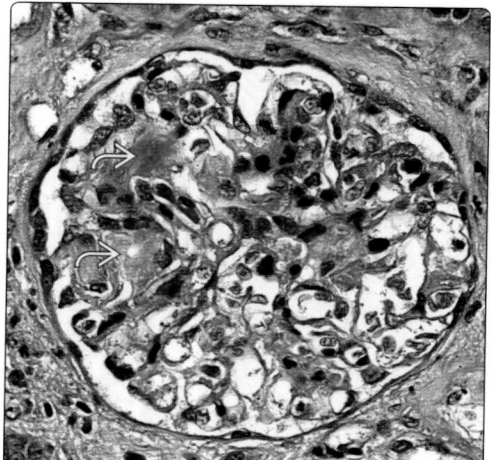

淀粉样蛋白沉积物刚果红染色(＋)

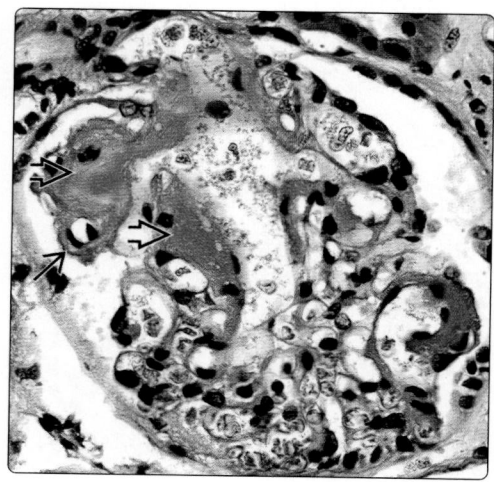

（左）三色染色显示系膜区灰蓝色的淀粉样蛋白沉积物 ➔，患者男性 71 岁，有数年 RA 类固醇及甲氨蝶呤治疗史；淀粉样蛋白物为 AA 亚型

（右）刚果红染色突出显示系膜区 ➔ 和毛细血管壁 ➔ 淀粉样蛋白，进一步分型为 AA 亚型。该患者有肾病综合征及多年 RA 病史

淀粉样蛋白沉积物偏振光镜观察

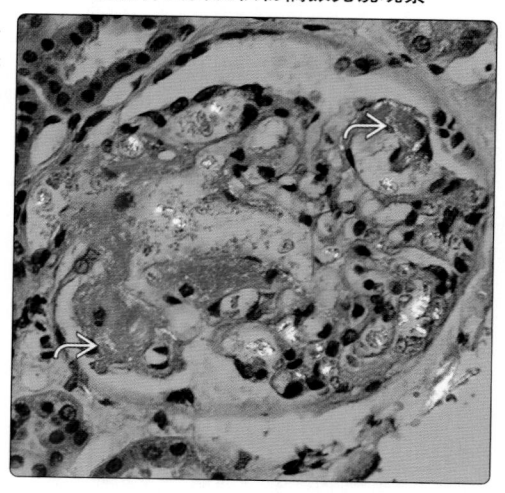

AA 型淀粉样变性：免疫组化

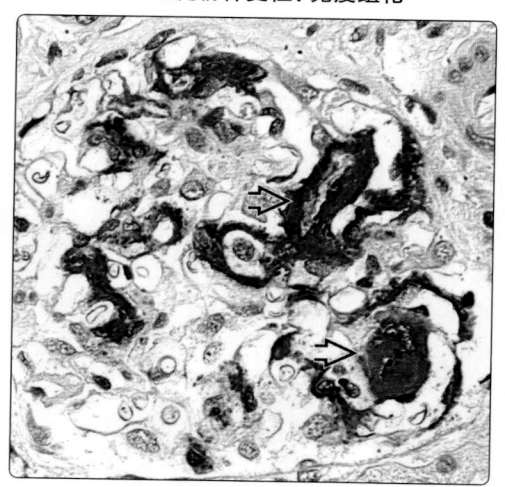

（左）RA 患者，刚果红染色后偏振光镜下观察呈苹果绿双折射 ➔，为典型的淀粉样蛋白沉积物，系 AA 型的特征

（右）淀粉样 A 蛋白抗体染色显示肾小球阳性着色 ➔，这例肾活检的 RA 患者有肾病综合征表现，RA 中长期的慢性炎症作用可引起淀粉样蛋白沉积

电子致密淀粉样蛋白沉积物

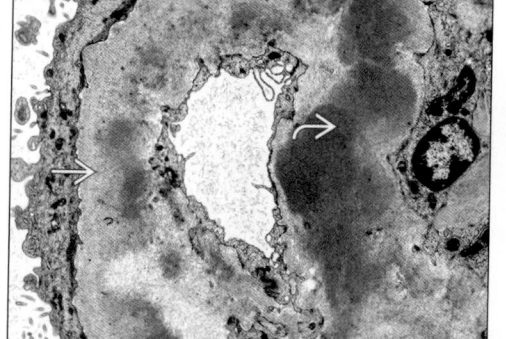

淀粉蛋白原纤维超微结构

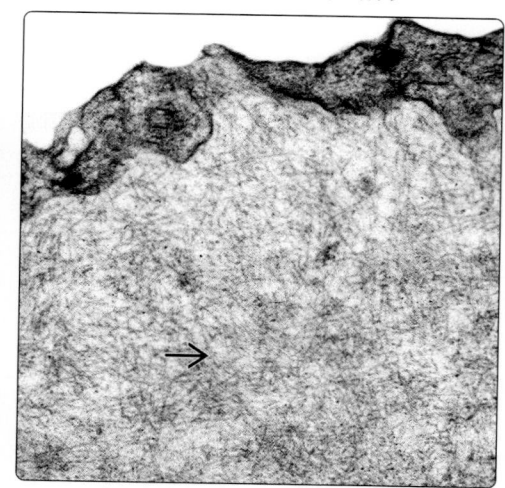

（左）这例 RA 患者电镜检查显示淀粉样沉积物由系膜区界限不清的电子致密物 ➔ 及 GBM 的致密层 ➔ 构成

（右）高倍镜下淀粉样沉积物由无序排列的 8～12nm 厚的原纤维 ➔ 构成。该 RA 患者为 AA 型淀粉样蛋白，无法与其他类型淀粉样蛋白相区别

其他肾小球疾病

RA 节段系膜增生

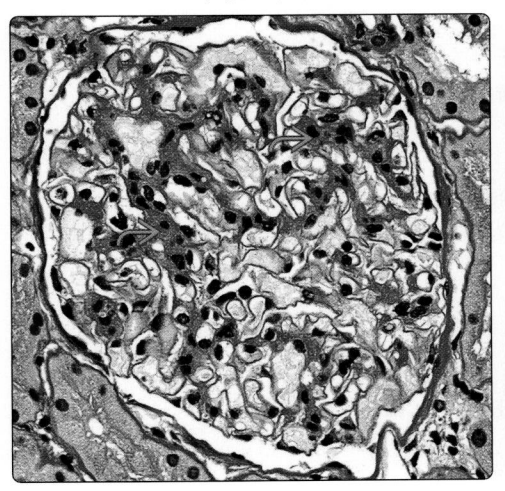

系膜区 IgG 免疫沉积物

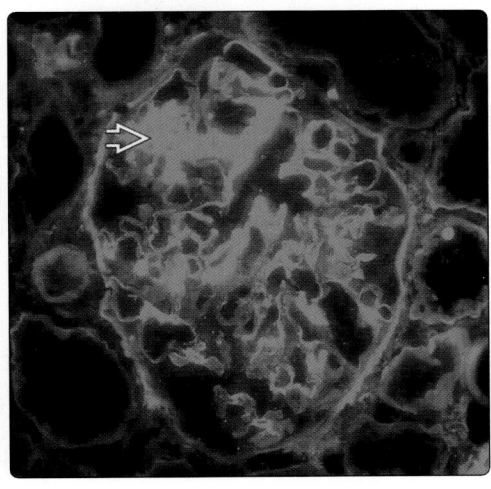

（左）29 岁女性 RA 患者，曾单用类固醇激素治疗，有轻微蛋白尿和血尿，血清肌酐正常，ANA 低滴度阳性，而抗 dsDNA 阴性。肾活检标本 PAS 染色显示轻度节段系膜增生 ➡

（右）免疫荧光 IgG 染色证实系膜区免疫复合物沉积 ➡。这例 RA 患者曾单用类固醇治疗，活检显示节段性系膜增生

RA 相关性早期 MN

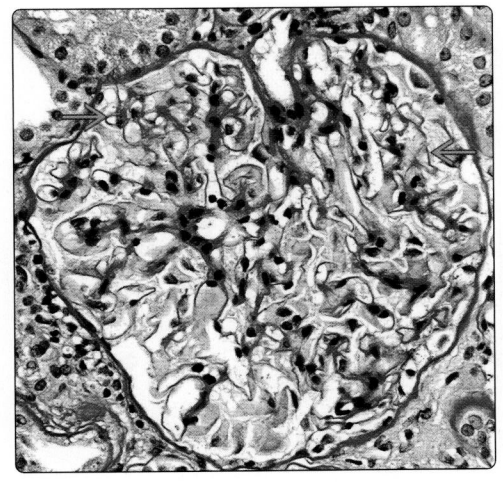

上皮下电子致密沉积物

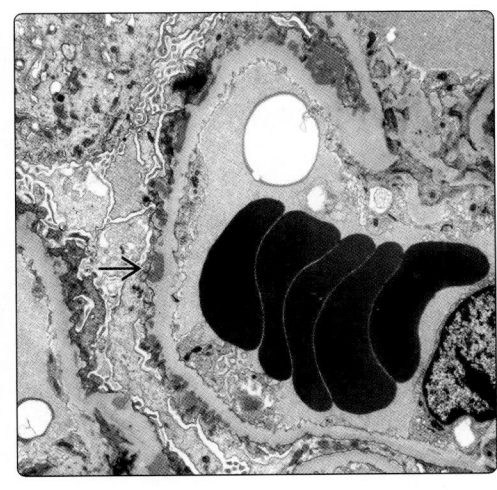

（左）64 岁男性 RA 患者，至活检前 9 个月使用甲氨蝶呤治疗数年，未采用金制剂和青霉胺治疗，表现有肾病综合征。活检显示轻微 GBM 增厚 ➡，免疫荧光染色显示弥漫颗粒状毛细血管壁 IgG 和 C3 沉积，为典型的 MN

（右）RA 患者，上皮下沉积物 ➡ 支持 MN。患者未采用金制剂和青霉胺治疗，MN 可能直接与 RA 相关

RA 肾小球新月体

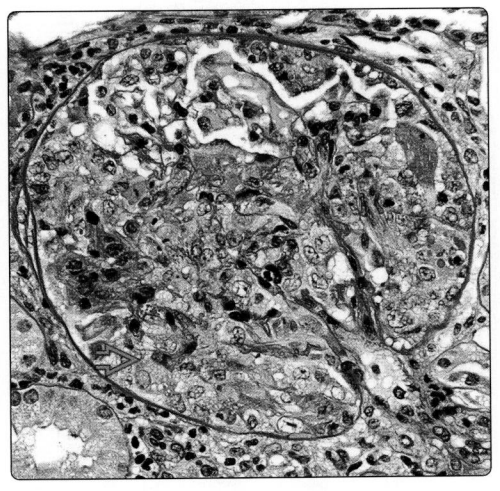

寡免疫性肾小球肾炎肾小球正常

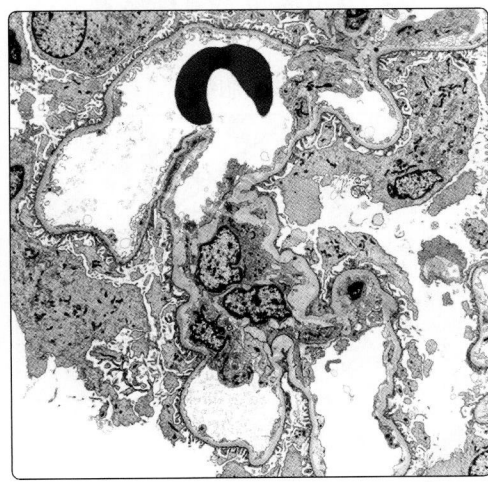

（左）51 岁 RA 患者，有肾性蛋白尿，血尿，急性肾衰竭和溶血，p-ANCA 阳性，属 ANCA 相关肾小球病，既往仅采用类固醇治疗。肾小球显示毛细血管壁坏死和细胞性新月体 ➡，免疫荧光染色未见免疫复合物沉积

（右）RA 患者寡免疫性肾小球肾炎，显示肾小球正常，无沉积物，其他区域可见细胞性新月体，仅单用类固醇治疗

（黄海建　译，余英豪　审）

要　点

术语

- 骨髓和器官被活化的吞噬血细胞的巨噬细胞浸润

病因学/发病机制

- 免疫系统过度活化及失调
  - 非肿瘤性巨噬细胞活化
  - 细胞毒性 T 细胞和自然杀伤（NK）细胞过度活化
  - 细胞因子释放入血
  - 噬血现象
- HLH 可为原发性或继发性
  - 继发于感染、血液系统恶性肿瘤、自身免疫性疾病/免疫缺陷

临床特征

- 急性肾损伤

- 肾病综合征
- 系统性疾病：发热、肝脾大、血细胞减少

镜下特征

- 肾小球血栓性微血管病
- 肾小球巨噬细胞浸润伴肾小球内噬血现象（"组织细胞性肾小球病"）
- 足细胞病

辅助检查

- 肾小球毛细血管袢 CD68（＋）巨噬细胞

主要鉴别诊断

- 其他原因引起的肾小球微血管病/内皮细胞病
- 冷球蛋白血症性肾小球肾炎

（左）这例 HLH 的肾小球 HE 染色切片显示弥漫球性毛细血管内细胞增生
（右）这例 HLH 的肾小球中可见碎裂性红细胞 ⇨

噬血细胞性肾小球病

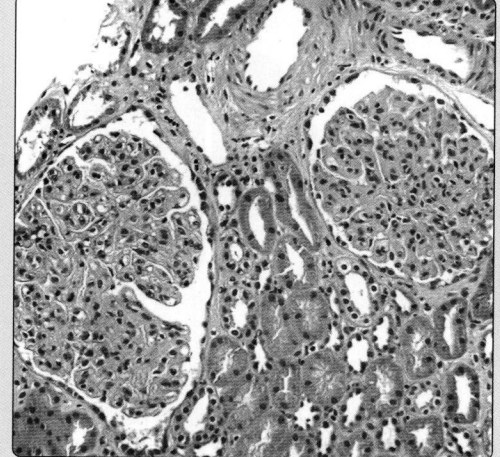

碎裂性红细胞

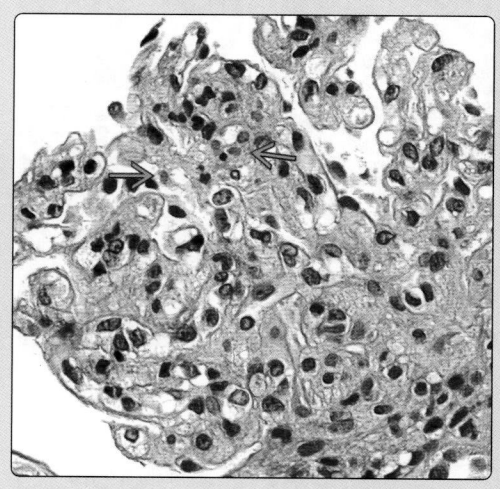

（左）肾小球显示内皮细胞病 ⇨，毛细血管袢内可见 CD68（＋）细胞（插图）。患者有急性肾衰竭，虽然肾活检时诊断尚不明确，但鉴别诊断中需考虑 HLH 可能
（右）HLH 患者电镜显示毛细血管内巨噬细胞中存在红细胞碎片 ⇨

内皮细胞病

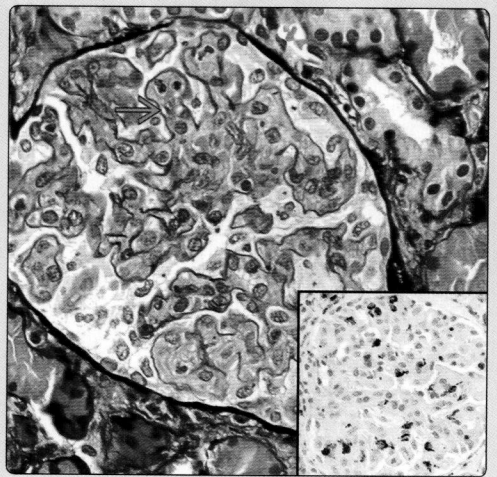

肾小球内噬红细胞现象

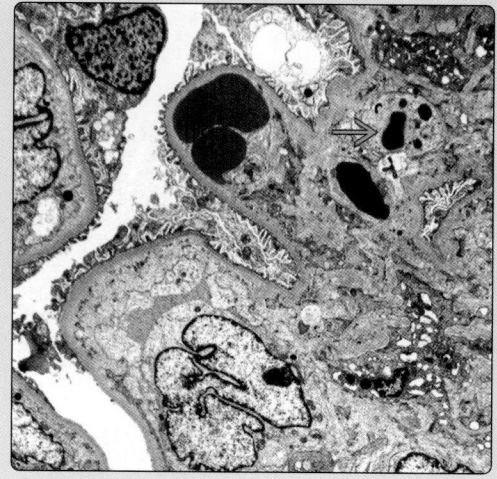

术语

缩写

- 噬血细胞性淋巴组织细胞增生症(hemophagocytic lympho-histiocytosis,HLH)

同义词

- 噬血细胞综合征(hemophagocytic syndrome,HPS)
- 巨噬细胞活化综合征(macrophage activation syndrome,MAS)
- 组织细胞性肾小球病(histiocytic glomerulopathy)

定义

- 骨髓及器官被活化吞噬血细胞的巨噬细胞浸润

病因学/发病机制

免疫系统过度活化和失调

- 细胞毒性 T 细胞和 NK 细胞过度活化
- 非肿瘤性巨噬细胞活化、增生及组织内浸润
- 细胞因子释放入血
  - γ 干扰素和粒细胞-巨噬细胞集落刺激因子(GM-CSF)
- 噬红细胞现象
  - 巨噬细胞吞噬血细胞,常见于淋巴结、脾或肝中

原发性(遗传性)HLH

- 又称为家族性噬血细胞性淋巴组织细胞增生症(FHL)
  - 尽管称为家族性,大多数患者并没有疾病家族史
- 因 FHL 基因位点或其他与免疫缺陷综合征相关基因突变引起
  - 包括影响 NK 细胞和细胞毒性 T 细胞(尤其是穿孔素和胞内囊泡)的基因
- 常染色体隐性遗传
  - PRF1(20%～40%),UNC13D(20%～25%),STX11(14%),STXBP2(10%)等
- X 染色体连锁
  - XIAP,SH2D1A
- 感染可能会诱发疾病发作,尤其是病毒感染

继发性(获得性)HLH

- 感染
  - 病毒
    - 疱疹病毒最为常见(EB 病毒、巨细胞病毒、单纯疱疹病毒、人类疱疹病毒 6 型和 8 型、水痘-带状疱疹病毒)
    - 细小病毒 B19、腺病毒、BK 多瘤病毒
    - 流感病毒、HIV、登革热病毒、丙型肝炎病毒罕见
  - 细菌
    - 结核分枝杆菌、布鲁菌、革兰氏阴性菌
  - 真菌(如隐球菌)
  - 寄生虫(如:利什曼原虫、疟原虫)
- 恶性肿瘤
  - 常见于血液系统恶性肿瘤(淋巴瘤和白血病)
  - HLH 伴恶性肿瘤患者也可能存在病毒或其他感染
- 自身免疫性疾病
  - 当 HLH 与风湿性疾病相关时,也称为"巨噬细胞活化综合征"
  - 最常与系统性幼年特发性关节炎有关
- 免疫缺陷综合征
  - 遗传性
  - 获得性
    - HIV/AIDS
    - 造血干细胞移植
    - 实体器官移植受者免疫抑制

临床特征

流行病学

- 年龄
  - 原发性疾病最常见于婴儿
  - HLH 可发生于儿童和任何年龄的成年人

表现

- 肾脏表现
  - 急性肾损伤
  - 蛋白尿或肾病综合征
- 系统性疾病
  - 肝脾大
    - 89% 的患者出现脾大
    - 由于淋巴细胞和巨噬细胞浸润器官所致
  - 发热(95%)
  - 血细胞减少或全血细胞减少
  - 肝功能损害
    - 肝严重受累时出现高甘油三酯血症
  - 低纤维蛋白血症或高甘油三酯血症(90%)
  - 凝血病
  - 多器官衰竭
  - 神经系统症状
    - 包括意识状态改变、癫痫、共济失调、脑炎、外周神经病
  - 少见:淋巴结病、皮疹、黄疸

实验室检查

- 血细胞减少(至少两种细胞系)
- 血清铁蛋白>0.5μg/L(见于 94% 的患者)
  - 铁蛋白可能非常高,>10μg/L,见于 25% 的患者
- NK 细胞活性低下或丧失(见于 71% 的患者)
  - NK 功能降低或细胞表面表达 CD107a(LAMP-1)
- 流式细胞术检测穿孔素粒酶 B 的细胞表面表达
- 血清 CD25 升高(见于 97% 的患者)
- 血清 IL-2R 升高
- 血清 CD163 升高
- 血清 IL-18 升高
- 遗传学检测 HLH 基因突变

治疗

- 药物:地塞米松及依托泊苷诱导治疗,环孢素

第二章　肾小球病变

HPS 诊断标准	
主要标准	**次要标准**
发热	转氨酶升高
脾大	高胆红素血症
两系以上血细胞减少	乳酸脱氢酶升高
高铁蛋白血症(＞500μg/L)或低纤维蛋白原血症(＜1.5g/L)	D 二聚体升高
空腹高甘油三酯血症(＞3mmol/L)	脑脊液中细胞数或蛋白含量升高
血清可溶性 CD25/IL-2Rα 水平升高(＞2 400IU/mL)	
NK 细胞活性下降或缺失	
噬红细胞现象	
诊断 HPS 需要满足至少 5 条主要标准	

Henter JI et al: HLH-2004: Diagnostic and therapeutic guidelines for hemophagocytic lymphohistiocytosis. Pediatr Blood Cancer. 48(2):124-31, 2007

- 治疗或者预防潜在疾病
- HLH 基因突变患者可行造血干细胞移植

镜下特征

组织学特征

- 组织细胞性肾小球病
  - 肾小球巨噬细胞浸润伴肾小球内噬红细胞现象("组织细胞性肾小球病")
  - 内皮细胞增大,肾小球毛细血管碎裂性红细胞
  - 肾小球内噬血细胞现象
  - 血栓性微血管病
  - GBM 双轨
- 足细胞病
  - 塌陷性肾小球病或微小病变性肾病
  - 细胞因子诱导的足细胞损伤
- 间质炎症
  - 大多数为 CD3(+)T 细胞,少数为 CD20(+)B 细胞;间质和管周毛细血管 CD68(+)巨噬细胞

辅助检查

免疫组化

- 肾小球毛细血管袢中可见 CD68(+)巨噬细胞

电镜

- 肾小球中可见增大的反应性内皮细胞
- GBM 双轨/多层化
- 肾小球中浸润的巨噬细胞中可见红细胞碎片
- 弥漫性足细胞足突消失(微小病变性肾病或塌陷性肾病表型)

鉴别诊断

肾小球微血管病/内皮细胞病模式

- 多中心 Castleman 病/血小板减少症、全身性水肿、骨髓纤维化、肾功能不全和器官增大(TAFRO)
- 肾小球微血管病的其他原因(如:药物、先兆子痫)

冷球蛋白血症性肾小球肾炎

- 免疫复合物性肾小球肾炎

移植综合征

- 与造血细胞移植有关
- 肾小球内 CD68(+)巨噬细胞浸润
- 如 HLH 中类似的细胞因子释放("细胞因子风暴")

结晶体贮积性组织细胞增生症伴肾小球累犯

- 肾小球毛细血管内出现含有轻链结晶体的组织细胞

Alagille 综合征

- 系膜和 GBM 中脂质沉积
- 系膜区泡沫细胞

卵磷脂胆固醇酰基转移酶缺乏症

- 肾小球泡沫细胞、肾小球毛细血管内脂质栓子
- 电镜显示空泡状分层结构

参考文献

1. Santos IO et al: Hemophagocytic lymphohistiocytosis: a case series analysis in a pediatric hospital. Hematol Transfus Cell Ther. 45(1):32-37, 2023
2. Dokouhaki P et al: Histiocytic glomerulopathy associated with hemophagocytic lymphohistiocytosis. Kidney Med. 4(2):100396, 2022
3. Jordan MB et al: Challenges in the diagnosis of hemophagocytic lymphohistiocytosis: recommendations from the North American Consortium for Histiocytosis (NACHO). Pediatr Blood Cancer. 66(11):e27929, 2019
4. Santoriello D et al: Hemophagocytic syndrome with histiocytic glomerulopathy and intraglomerular hemophagocytosis. Am J Kidney Dis. 67(6):978-83, 2016
5. Aulagnon F et al: Acute kidney injury in adults with hemophagocytic lymphohistiocytosis. Am J Kidney Dis. 65(6):851-9, 2015
6. Eirin A et al: Histiocytic glomerulopathy associated with macrophage activation syndrome. Clin Kidney J. 8(2):157-60, 2015
7. Karras A: What nephrologists need to know about hemophagocytic syndrome. Nat Rev Nephrol. 5(6):329-36, 2009
8. Thaunat O et al: Nephrotic syndrome associated with hemophagocytic syndrome. Kidney Int. 69(10):1892-8, 2006

CD68(＋)巨噬细胞

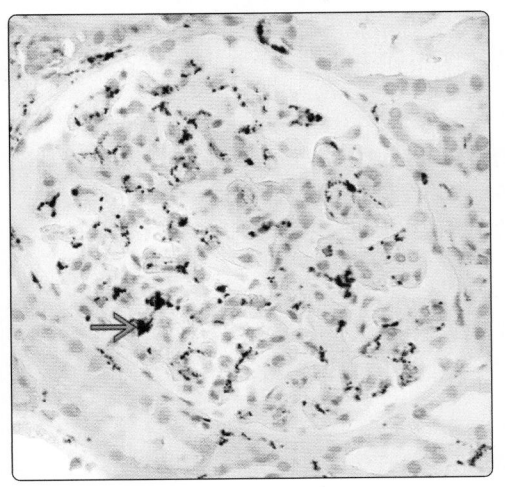

CD68(＋)细胞

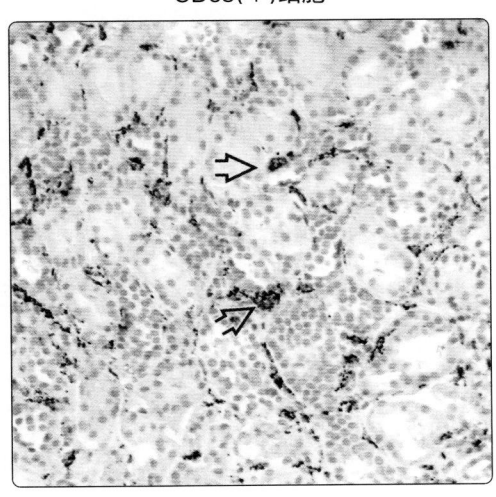

(左)这例噬血细胞性肾小球病肾小球毛细血管祥内可见许多 CD68(＋)巨噬细胞 ⇨

(右)这例 HLH 肾间质或管周毛细血管内可见许多 CD68(＋)细胞 ⇨

HLH CD34 染色

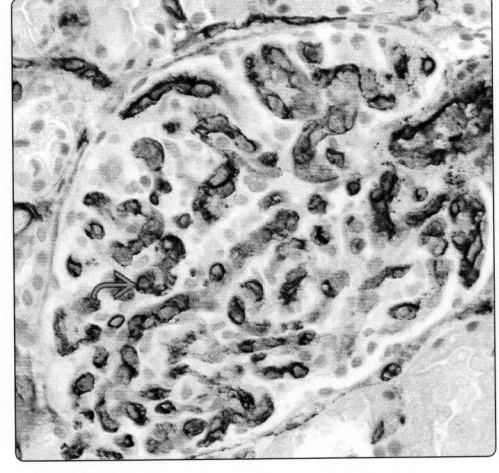

HLH 内皮细胞病

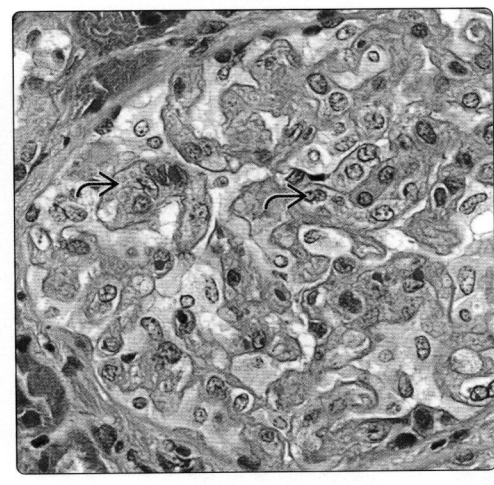

(左)这例"内皮细胞病"病例 CD34 免疫酶染色突出显示增大的肾小球内皮细胞 ⇨

(右)这例 HLH 可见肿胀的肾小球内皮细胞 ⇨ 呈球性分布

HLH 肾小球微血管病

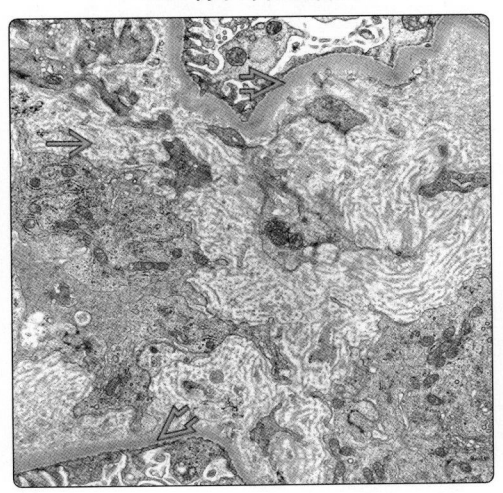

HLH GBM 多层化

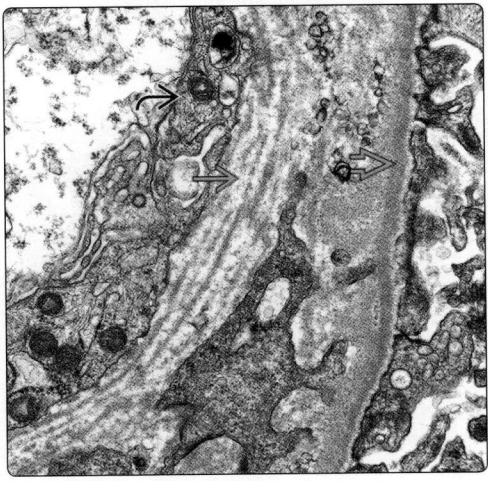

(左)电镜下可见 GBM 多层化 ⇨ 改变,亦可见原始 GBM ⇨

(右)图示原始 GBM ⇨ 和多层化 GBM ⇨ 伴行,内皮细胞增大并呈现反应性改变 ⇨

(郭文焕　译,余英豪　审)

要　点

术语

- 影响泛素（辅酶 Q10，CoQ10）通路中的基因的罕见遗传性线粒体病，导致肾细胞中 CoQ10 水平降低
- 综合征性或非综合征性
- 其他可能受累的器官：中枢神经系统、外周神经系统和感觉器官、肌肉、心和肝

病因学 / 发病机制

- CoQ（泛素）通路中相关基因的遗传突变导致原发性辅酶 Q 缺乏
- 生物合成需要位于线粒体内膜上参与合成多蛋白复合体的几种蛋白

临床特征

- 从单一脏器受累到综合征性致死性表现的异质性临床表现
  - 蛋白尿和肾病综合征是肾脏受累最常见的表现

镜下特征

- 最常见的肾脏表现：足细胞病，包括局灶节段性肾小球硬化症（FSGS）、塌陷性肾小球病和弥漫性系膜硬化
- 不同程度的小管间质损伤，伴有小管扩张和空泡化

辅助检查

- 电镜识别异常线粒体
- 肌肉、成纤维细胞和白细胞的生化分析
- 基因检测

主要鉴别诊断

- 其他原发性或继发性线粒体病
- 任何足细胞病

（左）2 岁男孩的肾小球，由于 CoQ2 肾病导致塌陷性肾小球病和严重肾病综合征。肾小球襻被褶皱和折叠的基底膜完全遮蔽，上覆的足细胞呈现肥大和增生
（右）电镜显示足细胞细胞体内有大量畸形的线粒体，线粒体嵴截短或缺失 ➡

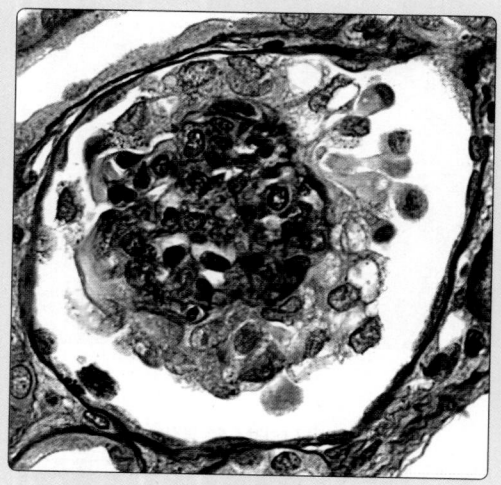

CoQ2 肾病

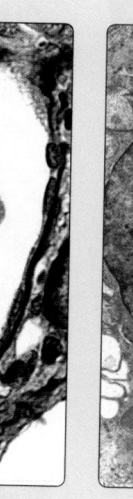

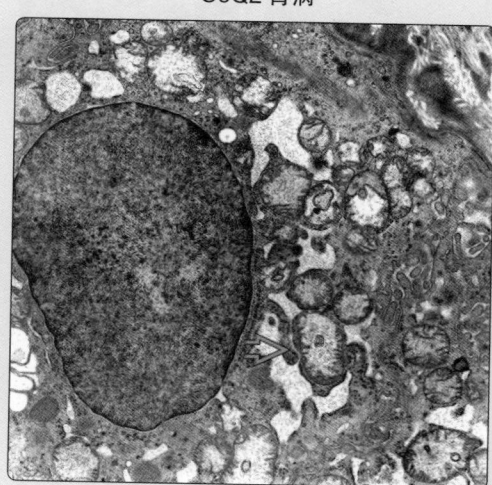

CoQ2 肾病

（左）PAS 染色肾小管间质显示肾小管扩张，含有透明管型和近曲小管细胞胞质空泡化。另可见小片区域间质纤维化、肾小管萎缩和炎症浸润
（右）2 岁肾病综合征男孩，肾活检标本中包含小片骨骼肌，肌膜下 PAS（+）颗粒积累表明糖原堆积，可能与线粒体聚集有关

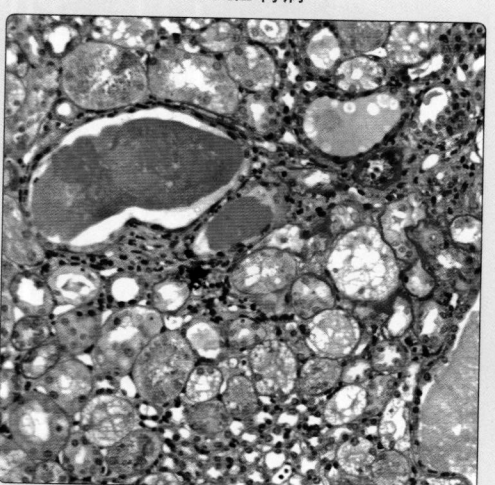

CoQ2 肾病

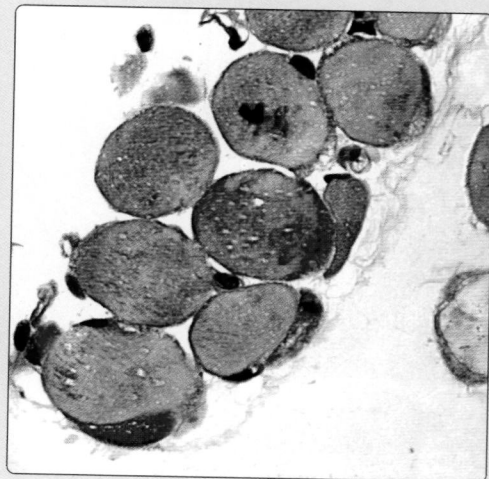

CoQ2 肾病

术语

定义

- 泛素（CoQ10）通路核 DNA 中部分基因突变引起的肾小球疾病
  - 其他器官可能受累：中枢神经系统、外周神经系统和感觉器官、肌肉、心和肝

病因学/发病机制

遗传因素

- 参与 CoQ 通路的基因突变导致原发性 CoQ10 缺乏
  - CoQ 是线粒体呼吸链的亲脂性成分，是抗氧化剂
- 不同基因突变导致患者之间临床表现差异很大，使得制定全面的 CoQ 疾病临床分类变得困难
  - 已报道涉及 CoQ10 通路的 10 个不同基因的突变（*COQ1::PDSS1*；*COQ1::PDSS2*，*COQ2*，*COQ4*，*COQ5*，*COQ6*，*COQ7*；*COQ8::ADCK3*；*COQ8::ADCK4*，*COQ9*）

临床特征

流行病学

- 报告了 130 个原发性 CoQ10 缺乏症家族中，200 名患者有或无肾脏受累

表现

- 发病年龄：从出生到 70 岁
- 肾小球表现范围从无症状蛋白尿到激素耐药性肾病综合征、血尿、慢性肾脏疾病和高血压
  - 相关基因：*COQ1::PDSS2*，*COQ2*，*COQ4*，*COQ6*；*COQ8::ADCK4*
- 肾小管表现从小管功能障碍到肾衰竭
  - 相关基因：*COQ1::PDSS1* 和 *COQ9*
- 其他表现 ± 肾脏受累
  - 中枢神经系统
  - 外周神经系统和感觉器官
  - 肌病（*COQ2* 和 *COQ4*）
  - 肥厚型心肌病（*COQ2* 和 *COQ4*）
  - 肝衰竭（*COQ2*）
  - 乳酸中毒（*COQ1::PDSS1*，*COQ2*，*COQ4*，*COQ7*，*COQ9*）

治疗

- 终身口服补充 CoQ10

预后

- 早期治疗可以预防器官损害
- 大多数患者对减轻或消除肾脏症状有效

镜下特征

组织学特征

- 肾小球

  - 因基因突变而异，最常见为 FSGS，包括塌陷性 FSGS
  - 足细胞通常肥大，在某些情况下为增生（如塌陷性肾小球病）
  - 足细胞和小管细胞可具有空泡样外观，反映细胞质中存在大量线粒体
  - 没有类似于微小病变性肾病、FSGS、塌陷性肾小球病、新月体性肾小球肾炎的肾小球组织学改变
- 肾小管可扩张（微囊肿）
  - *COQ1::PDSS1*：急性弥漫性肾小管损伤
- 不同程度的间质纤维化和小管萎缩

辅助检查

免疫组化

- 细胞色素 C 氧化酶和琥珀酸脱氢酶：肾小管细胞和肾小球染色减弱

基因检测

- 该疾病可能无症状，需要对患者和家族成员进行基因检测以确诊，并开始对所有受累家族成员进行 CoQ10 替代治疗

电镜

- 线粒体形态从数量和形态正常到畸形和/或数量增加不等
- 足细胞可表现为未成熟，呈立方形外观和不同程度的足突消失

其他

- 血液中 CoQ10 水平（白细胞）
- 肌肉活检
  - 组织学：线粒体包涵体，PAS 染色示破碎红纤维，脂肪染色
  - 电镜：大量畸形线粒体

鉴别诊断

足细胞病

- 局灶节段性肾小球硬化症
- 塌陷性肾小球病
- 弥漫性系膜硬化

其他线粒体病

- 基因突变
- 药物性

参考文献

1. Drovandi S et al: Oral Coenzyme Q10 supplementation leads to better preservation of kidney function in steroid-resistant nephrotic syndrome due to primary coenzyme Q10 deficiency. Kidney Int. 102(3):604-12, 2022
2. Schijvens AM et al: Mitochondrial disease and the kidney with a special focus on CoQ(10) deficiency. Kidney Int Rep. 5(12):2146-59, 2020
3. Starr MC et al: COQ2 nephropathy: a treatable cause of nephrotic syndrome in children. Pediatr Nephrol. 33(7):1257-61, 2018
4. Ozaltin F: Primary coenzyme Q10 (CoQ 10) deficiencies and related nephropathies. Pediatr Nephrol. 29(6):961-9, 2014

（郭文焕 译，余英豪 审）

要　点

术语

- 肝病性肾小球硬化症（hepatic glomerulosclerosis，HGS）
- 与肝硬化或门静脉高压症相关的肾小球疾病，表现为系膜区脂质碎片堆积；除外丙型肝炎病毒（HCV）免疫复合物疾病

病因学/发病机制

- 未知
- 可能由于肝脏无法清除循环中的脂质

临床特征

- 通常无症状
- 最初被描述为尸检中偶然发现

镜下特征

- 光镜

- 轻度系膜扩张
- 免疫荧光
  - 系膜区可存在 IgA 沉积，但其强度与其他免疫球蛋白相似，并且与脂质沉积无关
- 电镜
  - 系膜区和内皮下电子致密脂质颗粒
  - 有时可见圆形透光的致密颗粒，50～150nm
  - 有脂质沉积的系膜透亮区呈蜂窝状模式
  - 系膜细胞和内皮细胞肥大

主要鉴别诊断

- 卵磷脂胆固醇酰基转移酶缺乏症
- 肝移植受者的其他肾脏病变
  - 肝病性 IgA 肾病
  - HCV 肾小球肾炎

HGS

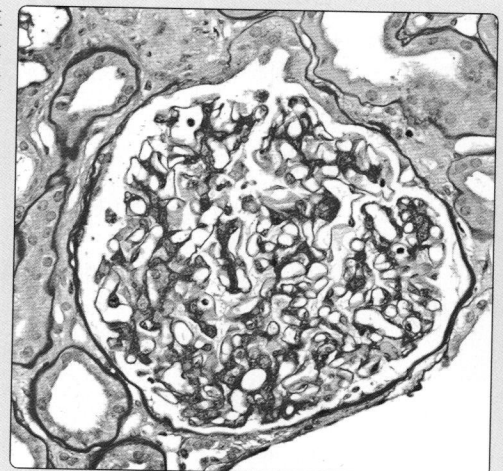

HGS 伴少量 IgA 沉积

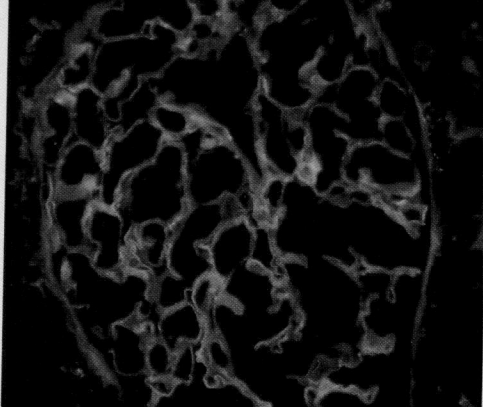

（左）52 岁女性，患酒精性肝硬化伴急性肾衰竭，显示轻度系膜扩张伴 GBM 轻微增厚，为 HGS 的典型表现，此外可见急性肾小管损伤。电镜显示系膜区存在大量脂质颗粒

（右）本例 HGS 系膜区见丰富的脂质颗粒，但 IgA 沉积较少。尽管这两种情况可同时存在，但在这种情形下，IgA 不足以作为肝病性 IgA 肾病的附加诊断

HGS 系膜区脂质颗粒

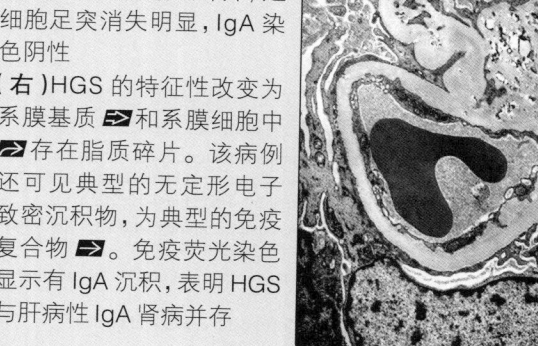

HGS 合并 IgA 肾病

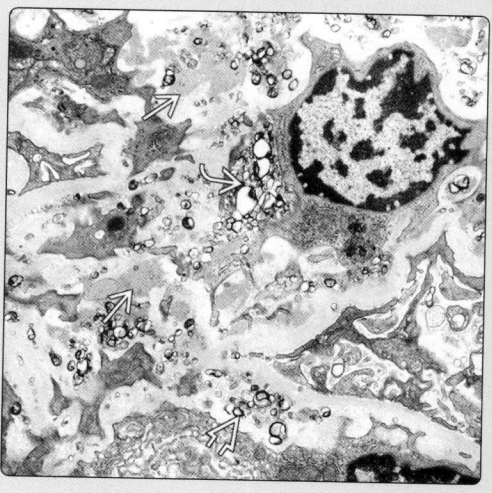

（左）重度蛋白尿（＞10g/d）和 HGS 患者，预备行肝移植，活检标本电镜下可见系膜透亮区内的脂质碎片；足细胞足突消失明显，IgA 染色阴性

（右）HGS 的特征性改变为系膜基质 ➡ 和系膜细胞中 ➡ 存在脂质碎片。该病例还可见典型的无定形电子致密沉积物，为典型的免疫复合物 ➡。免疫荧光染色显示有 IgA 沉积，表明 HGS 与肝病性 IgA 肾病并存

（郭文焕 译，余英豪 审）

要　点

临床特征

- 中位年龄：60～70 岁
- 西方亚型
  - 常见中枢神经系统（CNS）及皮肤累及
- 亚洲亚型
  - B 细胞症状（发热、夜间盗汗、体重减轻）
  - 乏力
  - 噬血细胞综合征
  - 预后不良
    - 通常在发病后短期内死亡
    - 症状体征不明显容易延误诊断
- 皮肤亚型或肾脏局限亚型
  - 对治疗反应更好

大体特征

- 肾脏增大

镜下特征

- 恶性大淋巴样细胞
  - 优先累及肾小球和管周毛细血管
  - 大的空泡状核
  - 核仁明显
  - 核分裂象

辅助检查

- CD20（+）
- CD34 显现血管和毛细血管轮廓
- 电镜下可见足细胞足突消失
  - 通常为弥漫性

主要鉴别诊断

- 其他类型 B 细胞淋巴瘤
- 髓外造血
- 急性间质性肾炎

肾小球累犯

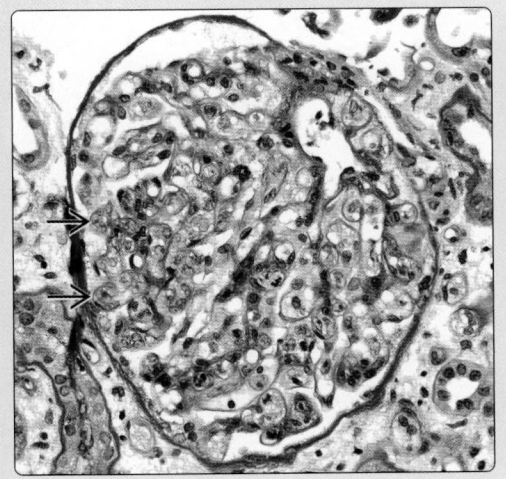

血管内大 B 细胞淋巴瘤

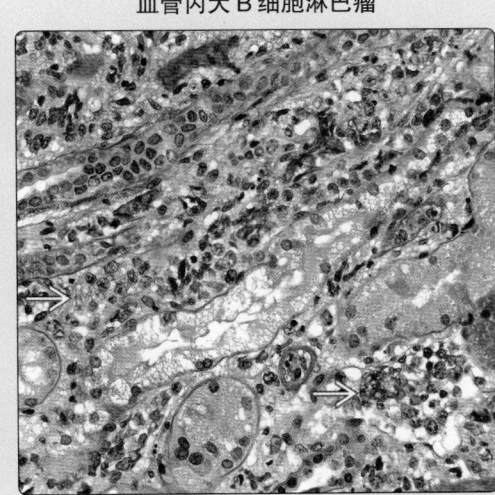

（左）大量单一的恶性淋巴样细胞 ➡ 充满肾小球毛细血管，为血管内大 B 细胞淋巴瘤的特征
（右）多个管周毛细血管内见大量单一的恶性淋巴样细胞聚集 ➡，该患者在确诊血管内大 B 细胞淋巴瘤后不久离世

CD20 染色

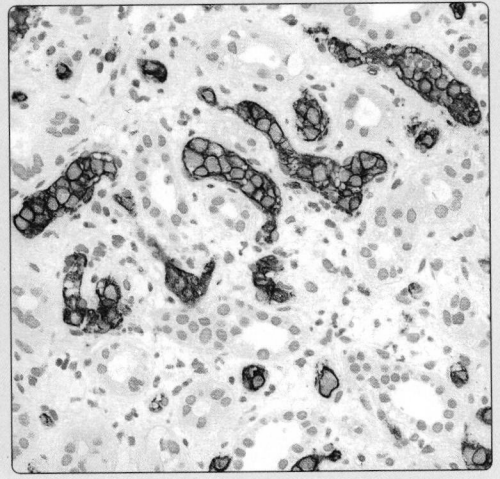

PAX5 染色

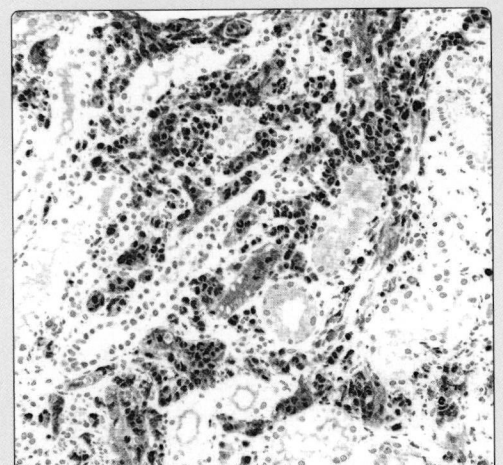

（左）血管内大 B 细胞淋巴瘤累犯肾脏，CD20 免疫组化染色勾勒出成簇恶性 B 细胞阻塞管周毛细血管
（右）PAX5 核强阳性突出显示管周毛细血管内大量恶性淋巴样 B 细胞

（郭文焕　译，余英豪　审）

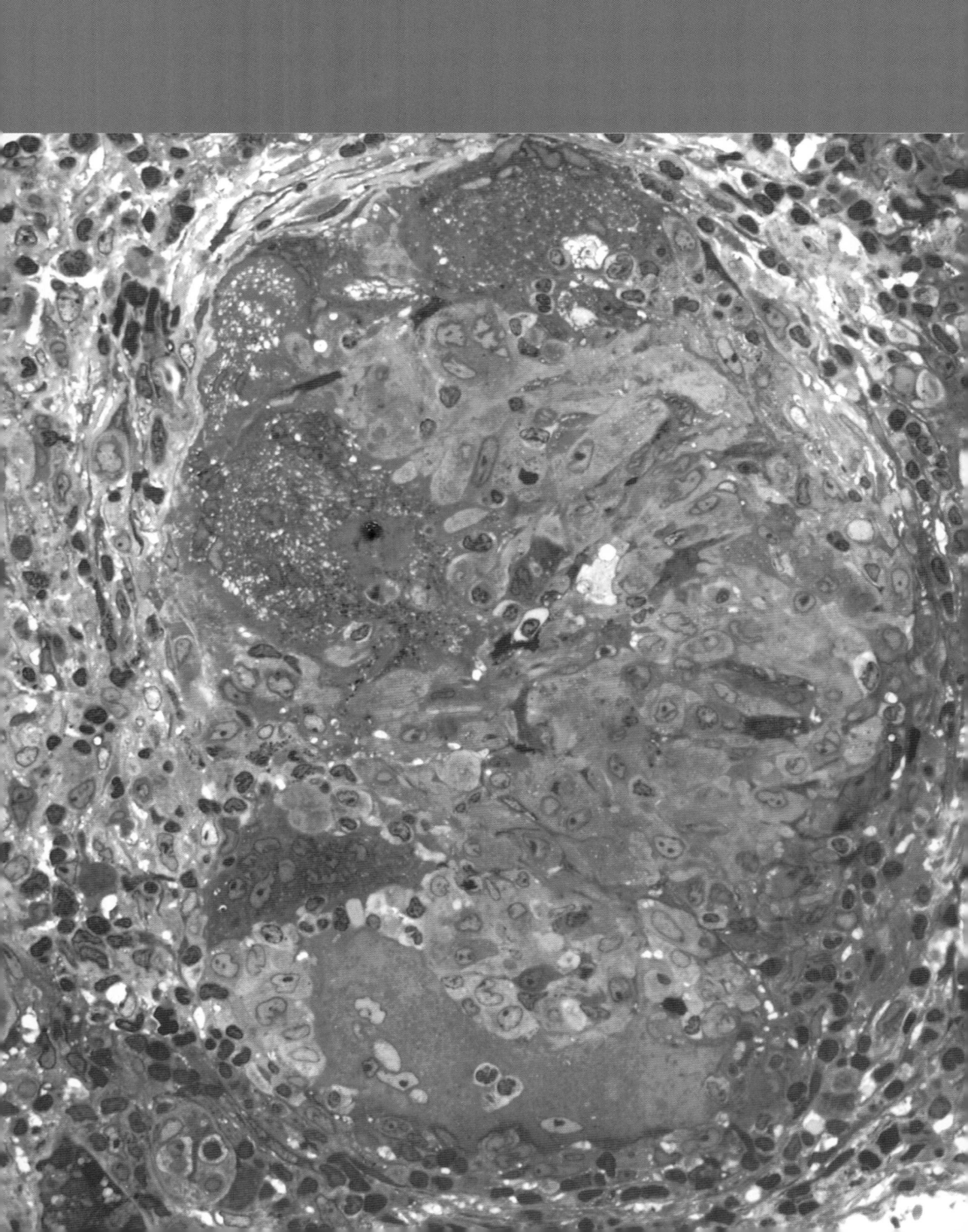

第三章
血管疾病

术语

定义

- 病理学
  - 血管炎定义为血管炎症伴明显的结构损伤，如弹力层破坏±纤维蛋白样坏死
  - 因炎症细胞浸润或血栓形成引起的闭塞性改变通常很明显
- 临床
  - 由于器官特异性或多系统疾病，临床无法定义
  - 随着时间的推移，临床特征的快速或长期演变可能会妨碍或延迟疾病的确诊
  - 与病理生理机制、血清学和影像学研究进行关联是必不可少的

历史

- 血管炎首次由 Kussmaul 和 Maier 于 1866 年描述
  - 称为"结节性动脉周围炎"

- Hutchinson（1890）描述了巨细胞动脉炎（GCA）
- Ferrari（1903）和 Dickson（1908）将多血管受累和透壁动脉炎称为"结节性多动脉炎"（PAN）
- Takayasu（1909）描述了大动脉炎（Takayasu arteritis，TAK）
- Klinger（1931）和 Wegener（1934）描述了肉芽肿性多血管炎（GPA）（Wegener 肉芽肿）
- Churg 和 Straus（1951）将嗜酸性肉芽肿性多血管炎（EGPA）描述为过敏型 GPA
- Zeek 于 1952 年引入术语"坏死性血管炎"，并对血管炎进行了分类
- 川崎于 1966 年描述了"血管炎与黏膜皮肤淋巴结综合征"
- 1994 年 Jennette 等介绍了"显微镜下多血管炎"

分类考虑

- 血管炎可为原发性或继发于系统性疾病
- 血管炎可局限于单个器官或累及多个器官系统
- 基于人口统计学、临床特征和病理学的共识分类和标准
- 基于病因学和发病机制的分类进展

2012 系统性血管炎 CHCC 示意图

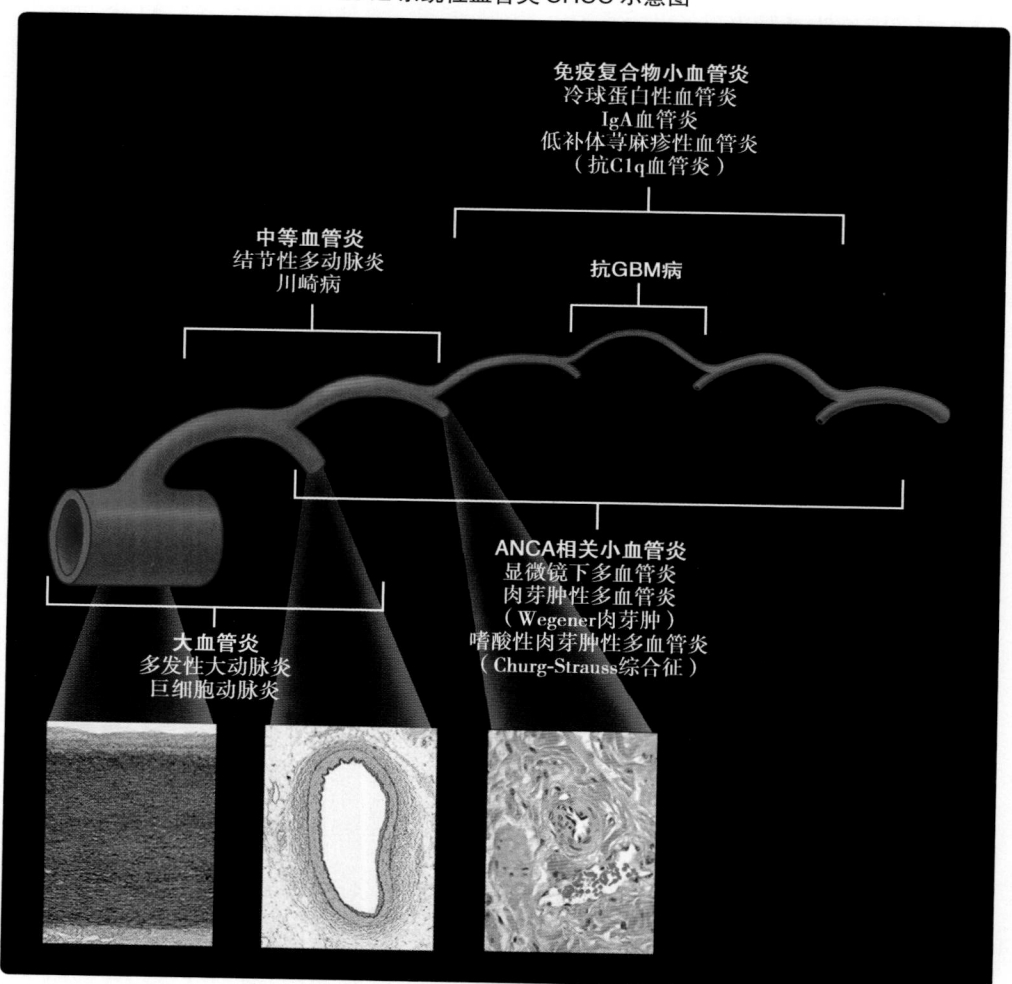

该图引自教堂山会议共识（Chapel Hill Consensus Conference，CHCC）关于系统性血管炎命名法（2012），显示不同血管炎血管受累的主要范围；累及毛细血管的血管炎最可能引起肾小球肾炎（*Modified from Jennette JC，et al.CHCC 2012.*）

系统性血管炎命名法的教堂山会议共识（1994 年，于 2012 年修订）

总则

- 制定定义与标准化的诊断术语
- 基于病因学、发病机制、病理学与临床特征的分类
- 基于受累动脉血管大小和炎症反应类型的分类
- 在小血管炎（SVV）中引入新术语以取代那些以人名命名的术语
- 将 SVV 分为抗中性粒细胞胞质抗体（ANCA）相关血管炎（AAV）和免疫复合物（IC）介导的血管炎
- 强调 ANCA（MPO-ANCA，PR3-ANCA）在寡免疫性 SVV 和新月体性肾小球肾炎中的作用
- 病理与临床和实验室特征的相关性可能确定特定的治疗组
- 寡免疫性小血管炎的肺肾综合征可能有相似性，可通过 ANCA 血清学区分
- 含入了变异性血管炎（VVV）（2012）
- 含入了继发性血管炎（2012）
- 单器官疾病可进展为系统性血管炎

大血管炎

- GCA（颞动脉）
  ○ 主动脉及其主要分支肉芽肿性动脉炎
  ○ 颈动脉颅外支常见
  ○ 通常发生在 50 岁以上患者
  ○ 常与风湿性多肌痛有关
- TAK
  ○ 主动脉及其主要分支肉芽肿性炎症，患者通常＜50 岁

中等血管炎

- PAN
  ○ 中等或小动脉的坏死性炎症，无肾小球肾炎或小动脉、毛细血管或微静脉血管炎
- 川崎病（KD）
  ○ 累及大动脉、中动脉和小动脉的动脉炎
    - 与皮肤黏膜淋巴结综合征相关
  ○ 冠状动脉常受累
  ○ 可累及主动脉和静脉
  ○ 通常发生在儿童

小血管炎，包括毛细血管、微静脉、微动脉和动脉

- AAV
  ○ GPA
    - 累及呼吸道的肉芽肿性炎及累及中小血管的坏死性血管炎
    - 坏死性肾小球肾炎常见
  ○ EGPA
    - 累及呼吸道的富于嗜酸性粒细胞的肉芽肿性炎症，以及累及中小血管的坏死性血管炎；与哮喘和嗜酸性粒细胞增多有关
    - 新月体性肾小球肾炎，尤其是 ANCA 阳性时
  ○ 显微镜下多血管炎（显微镜下多动脉炎）
    - 很少或无免疫沉积物的坏死性血管炎，累及中小血管
    - 坏死性肾小球肾炎很常见
    - 常发生肺毛细血管炎
- IC 血管炎
  ○ 血管炎伴中等量到大量血管壁免疫球蛋白和 / 或补体成分沉积
  ○ 主要累及小血管：毛细血管、微动脉、微静脉和小动脉
  ○ 肾小球肾炎常见
- 抗肾小球基底膜（抗 GBM）病
  ○ 血管炎累及肾小球毛细血管、肺毛细血管，或两者均受累
  ○ GBM 出现抗 GBM 抗体沉积
  ○ 肺受累导致肺出血
- IgA 血管炎（IgAV）
  ○ 以 IgA 免疫沉积为主的血管炎，累及小血管
  ○ 通常累及皮肤、内脏和肾小球，伴关节疼痛或关节炎
- 冷球蛋白血症性血管炎
  ○ SVV 伴冷球蛋白免疫沉积
  ○ 伴血清冷球蛋白升高
  ○ 常累及皮肤、肾小球和周围神经
- 低补体荨麻疹性血管炎（HUV）（抗 C1q 血管炎）
  ○ 伴有荨麻疹和低补体血症的血管炎
  ○ 累及小血管
  ○ 与抗 C1q 抗体有关
  ○ 常见肾小球肾炎、关节炎、阻塞性肺病、眼部炎症

累及任意大小血管的变异性血管炎

- 白塞病（BD）
  ○ 血管炎可累及动脉或静脉
  ○ 复发性口腔和 / 或生殖器口疮样溃疡
  ○ 皮肤、眼部、关节、胃肠道和 / 或中枢神经系统炎症性病变
  ○ SVV，血栓性脉管炎，血栓形成，动脉瘤
- Cogan 综合征（CS）
  ○ 眼部炎症性病变
  ○ 内耳疾病
  ○ 各种大小的动脉炎，主动脉炎 / 动脉瘤，主动脉瓣和二尖瓣瓣膜炎

单器官血管炎

- 单器官中任意大小的动脉或静脉血管炎
- 皮肤，中枢神经系统，孤立性大动脉炎
- 单灶或多灶性
- 可进展为脓毒性血管炎

与系统性疾病相关的血管炎

- 风湿性血管炎
- 狼疮性血管炎
- 结节病性血管炎

可能病因相关的血管炎

- 感染相关性血管炎
- 丙型肝炎病毒相关冷球蛋白血症性血管炎
- 乙型肝炎病毒相关性血管炎
- 梅毒相关性大动脉炎
- 药物相关性免疫复合物血管炎

509

- 药物相关 AAV
- 肿瘤相关性血管炎

其他分类系统

美国风湿病学会（ACR）（1990）

- 血管炎诊断标准
  - 制定适用于几乎所有原发性系统性血管炎患者标准化分组的临床标准
  - 在适当的前提下符合≥3 条与诊断高度敏感性和特异性相关的标准
  - 标准应用可能对个别患者并无太大帮助
  - 该分类过程未使用 ANCA 指标

欧洲风湿病联盟/欧洲儿科风湿病协会（EULAR/PRES）：小儿血管炎分类

- 主要累及大血管
  - TAK
- 主要累及中血管
  - PAN
  - 皮肤多动脉炎
  - KD
- 主要累及小血管
  - 肉芽肿性
    - GPA（Wegener 肉芽肿）
    - EGPA（Churg-Strauss 综合征）
  - 非肉芽肿性
    - 显微镜下多血管炎
    - IgAV
    - 孤立性皮肤白细胞碎裂性血管炎
    - HUV
- 其他
  - BD
  - 继发于感染、恶性肿瘤、药物的血管炎
  - 中枢神经系统孤立性血管炎
  - CS
  - 未分类

流行病学

发病率

- 取决于具体类型的血管炎及相关的原发性或继发性系统性疾病

种族和分布

- TAK 和 KD 最常见于亚洲和远东地区
- GPA 和嗜酸性肉芽肿性多血管炎以北美和北欧明显偏多，主要为白种人
- 显微镜下多血管炎在亚洲发病率较高

年龄范围

- 成人：范围取决于疾病类型
- ≤18 岁的儿童
  - 年发病率：53.3/10 万
- 疾病的地理差异可能反映了环境和种族的影响

病因学/发病机制

病因学

- IC
  - 混合性冷球蛋白血症
  - 红斑狼疮
  - IgAV（过敏性紫癜）
- 自身抗体
  - ANCA
    - 显微镜下多血管炎
    - GPA
    - EGPA
  - 可能为其他形式的血管炎
- 特发性
  - TAK
  - KD
  - GCA
- 其他因素
  - 感染
    - 细菌、病毒、真菌、立克次体、寄生虫
  - 药物反应
  - 肿瘤

临床意义

表现

- 各种类型血管炎的初期或急性阶段，一般都会出现全身症状
- 具体的体征和症状取决于以下因素
  - 单器官或多器官系统受累
  - 受累血管的大小与类型
  - 发病机制
  - 病理改变
  - 疾病的严重程度
- 血管炎并发症的特定表现症状
  - 血管狭窄、闭塞、动脉瘤、出血
- 症状可以是急性、亚急性或慢性
- 血管炎的临床特征可酷似血管炎样疾病、血管病，偶尔可呈非血管疾病特征
- 血管炎的肾脏表现
  - 血尿，肾后性蛋白尿
  - 快速进行性肾衰竭
  - 慢性肾衰竭
  - 良性或恶性高血压

辅助检查

- 与活动性血管炎相关的急性期反应
- 全血计数
  - 各种粒细胞增多或淋巴细胞增多
  - 血小板增多
  - 贫血
- 特定器官功能试验
  - 肾、肺、心、肝、胰腺、内分泌

- 血清学检测
  - 不同类型的感染
  - 自身抗体
    - ANCA
    - 抗核抗体
    - 类风湿因子
    - 抗 GBM
    - 其他不常用但特异的抗体
  - 补体水平
    - C3，C4，C1q
  - 尿液分析
    - 血尿，蛋白尿，管型，细胞

影像学发现

- 最适用于大中型血管炎的检查
- 每个诊断类别都有几种血管模式
- 可以使用多种成像方式
  - X 线片
  - 血管造影
    - CT
    - MR
  - 多普勒超声
  - Tc-99m DMSA 扫描

预后

- 血管炎可表现为自限性到复发性疾病
- 因临床表现常出现重叠和非特异性，可使诊断延迟并导致疾病恶化
- 发病率和死亡率多变
  - 特定器官受累
  - 血管炎的严重程度
  - 并发症
- 血管炎后遗症可导致进一步器官损害
- 免疫抑制可引发感染并发症

治疗

- 理想的治疗方案应以血管炎的病因和 / 或病理生理学为基础
  - 单用皮质类固醇治疗对无肾损害的 GCA 和 EGPA 有效
- 若干治疗方案可用于原发性和继发性血管炎的治疗
  - 小血管血管炎可使用环磷酰胺和类固醇
  - 重症患者行血浆置换及抗 CD20 抗体治疗
  - 口服类固醇、甲氨蝶呤和硫唑嘌呤可用于维持缓解的治疗
  - 新型生物制剂正在研制中

大体特征

一般特征

- 大型和中型血管炎在手术切除或尸检中获得的标本显示出独特的大体特征
- 各种大小的肾血管炎都可能导致肾动脉狭窄引起节段性/全肾梗死和肾实质萎缩
- 小血管炎可引起肾皮质点状出血

镜下特征

一般特征

- 血管炎中的炎症类型可为
  - 中性粒细胞、嗜酸性粒细胞或淋巴细胞增多
  - 肉芽肿
  - 坏死
  - 可局灶、节段或环状分布
- 其他表现
  - 内皮损伤和坏死
  - 内弹力层和 / 或外弹力层断裂
  - 局灶中膜弹力纤维溶解
  - 中膜及外膜炎症
  - 血管内血栓形成
  - 组织梗死
  - 愈合病变的纤维肌内膜增厚
- 器官特异性改变
  - 肾脏显示新月体性肾小球肾炎和髓质血管炎
  - 肺泡毛细血管炎和肺出血
  - 皮肤白细胞碎裂性血管炎
  - 心肌炎症和瓣膜炎

酷似血管炎的病变

大动脉

- 纤维肌性发育不良
- 广泛动脉粥样硬化
- 其他类型的主动脉炎

中动脉

- 栓塞现象

小血管病

- 粥样硬化栓子
- 细菌性心内膜炎
- 血栓性微血管病
- 心房黏液瘤
- 淀粉样血管病

参考文献

1. Boud'hors C et al: Histopathological prognostic factors in ANCA-associated glomerulonephritis. Autoimmun Rev. 21(9):103139, 2022
2. Robson JC et al: 2022 American College of Rheumatology/European Alliance of Associations for Rheumatology classification criteria for granulomatosis with polyangiitis. Ann Rheum Dis. 81(3):315-20, 2022
3. Suppiah R et al: 2022 American College of Rheumatology/European Alliance of Associations for Rheumatology classification criteria for microscopic polyangiitis. Ann Rheum Dis. 81(3):321-6, 2022
4. Trivioli G et al: Genetics of ANCA-associated vasculitis: role in pathogenesis, classification and management. Nat Rev Rheumatol. 18(10):559-74, 2022
5. Ayoub I et al: Advances in ANCA-associated vasculitis and lupus nephritis. Nat Rev Nephrol. 17(2):89-90, 2021
6. Domínguez-Quintana M et al: Classification of ANCA-associated vasculitis: differences based on ANCA specificity and clinicopathologic phenotype. Rheumatol Int. 41(10):1717-28, 2021
7. van Daalen EE et al: Developments in the histopathological classification of ANCA-associated glomerulonephritis. Clin J Am Soc Nephrol. 15(8):1103-11, 2020
8. Zarka F et al: A review of primary vasculitis mimickers based on the Chapel Hill Consensus Classification. Int J Rheumatol. 2020:8392542, 2020
9. Jennette JC: Overview of the 2012 revised International Chapel Hill Consensus Conference nomenclature of vasculitides. Clin Exp Nephrol. 17(5):603-6, 2013

鉴别诊断

类型	临床特征	血清学	病理特征	肾小球病变
大血管炎（大血管、主动脉及其主要分支）				
巨细胞动脉炎：通常 >50 岁；男：女 =1：（2~6）	风湿性多肌痛（50%），多数有头颈部症状	ANCA（−）	通常为颞动脉炎，单核细胞浸润和多核巨细胞	缺血性改变；淀粉样变
大动脉炎：通常 30~50 岁；男：女 =1：8	最初为非特异性症状，后为组织缺血性表现	ANCA（−）	具有多核巨细胞浸润的肉芽肿性全层动脉炎	缺血性改变；系膜或局灶增生性 GN
中型血管炎（中型动脉）				
结节性多动脉炎：高峰：40~60 岁；男：女 =2：1	多系统，高血压，器官缺血性表现	MPO（+）罕见；HBV（+）	纤维蛋白样坏死性动脉炎，透壁性，愈合病变，狭窄，动脉瘤	缺血性改变；寡免疫性新月体性 GN 罕见
川崎病：多数病例 <3 岁，男：女 =5：1	皮肤黏膜淋巴结综合征；冠状动脉血管炎	系统性非典型胞质 ANCA（+）	取决于分期：急性白细胞性动脉炎、动脉瘤形成、慢性炎症和瘢痕	系膜增生性 GN 罕见；斑片状间质炎症
小血管炎（小动脉、微动脉、微静脉、毛细血管）				
显微镜下多动脉炎：任何年龄，高峰：50 岁，男：女 =1：1	多系统，肾脏受累（90%~100%），肾病综合征，快速进行性肾衰竭，无哮喘	MPO ANCA（+）60%，PR3 ANCA（+）15%	纤维蛋白样坏死性血管炎	寡免疫性新月体性 GN
肉芽肿性多血管炎：任何年龄，高峰：30~50 岁，男>女	多系统性，上呼吸道、肺及肾脏（90%），快速进行性肾衰竭，无哮喘	PR3 ANCA（+）>75%，MPO ANCA（+）<25%	坏死，血管或血管外的肉芽肿性炎	寡免疫性新月体性 GN，急性、亚急性和慢性
IgA 血管炎：90% <10 岁，男>女，成人/继发性	多系统，肾、肺、胃肠道	血清 IgA 升高，补体正常，ANCA（−）	白细胞碎裂性血管炎，以 IgA 和 C3 沉积为主	系膜或毛细血管内增生±新月体和 IgA 沉积
嗜酸性肉芽肿性多血管炎：高峰：40~60 岁，男=女	多系统性，哮喘，嗜酸性粒细胞增多，<30% 病例有肾脏表现	ANCA（+）40%~70%，多为抗 MPO	伴大量嗜酸性粒细胞的纤维蛋白样坏死性血管炎和肉芽肿性炎	系膜增生常见，偶尔为寡免疫性增生，局灶 GN 伴新月体形成
冷球蛋白血症性血管炎：成人	多系统性，常累及皮肤和肾脏	单克隆 IgM-κ 类风湿因子升高，90% HCV（+）	白细胞碎裂性血管炎伴冷凝蛋白、IgMκ、IgG 和 C3 沉积	MPGN± 新月体和冷球蛋白沉积
系统性红斑狼疮：任何年龄，男：女 =1：9	多系统性，90% 累及皮肤和肾脏	ANA（+），dsDNA（+），有时 ANCA（+）	坏死性血管炎	免疫复合物性 GN± 新月体，寡免疫性新月体性 GN 罕见

GN，肾小球肾炎。

酷似血管炎的血管疾病

疾病	部位	病理学	炎症	发病机制
抗磷脂抗体综合征	各种动脉、静脉和毛细血管	纤维蛋白或有形血管血栓，局灶再通	罕见或无	抗磷脂抗体或狼疮抗凝物
血栓性微血管病	小动脉、微动脉和毛细血管	内皮肿胀，黏液样变，纤维蛋白，血栓；弹力层完整	轻微单核细胞	*ADAMTS13* 异常；免疫复合物；药物诱导
淀粉样血管病	中小动脉、微动脉和毛细血管	刚果红（+），无定形、无细胞性血管淀粉样物	无	AL 型淀粉样变性；其他类型淀粉样变性罕见
心房黏液瘤（心脏内肿瘤）	小动脉、微动脉和毛细血管	黏液瘤碎片阻塞血管腔	无	来自心脏肿瘤的栓子
细菌性心内膜炎	小动脉、微动脉和毛细血管	局部缺血性改变，局灶肾小球肾炎	有时可见	栓子来自瓣膜赘生物，非脓毒性或脓毒性

巨细胞(颞)动脉炎

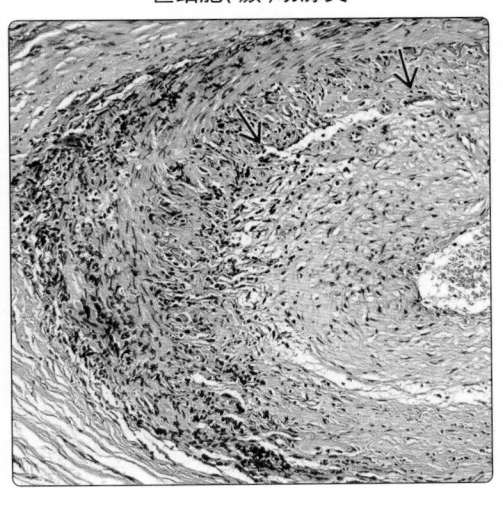

大动脉炎

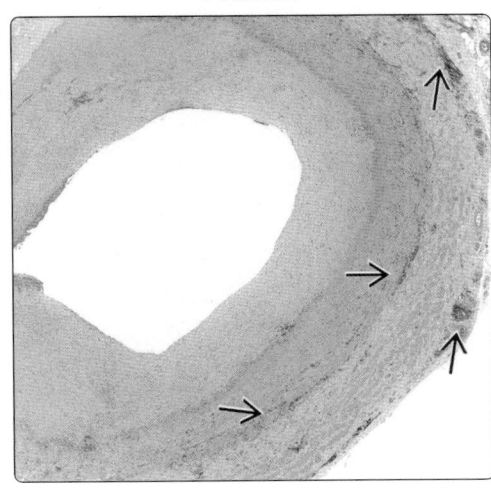

(左)颞动脉巨细胞动脉炎,可见透壁性动脉炎,外膜和中膜见炎症细胞浸润,伴纤维肌内膜明显增厚,可见极少量多核巨细胞 ➡️

(右)年轻女性大动脉炎患者,增厚大动脉的横断面显示肌内膜增生伴炎症,以及局灶中膜和外膜炎症 ➡️(Courtesy J.C.Jennette, MD.)

结节性多动脉炎

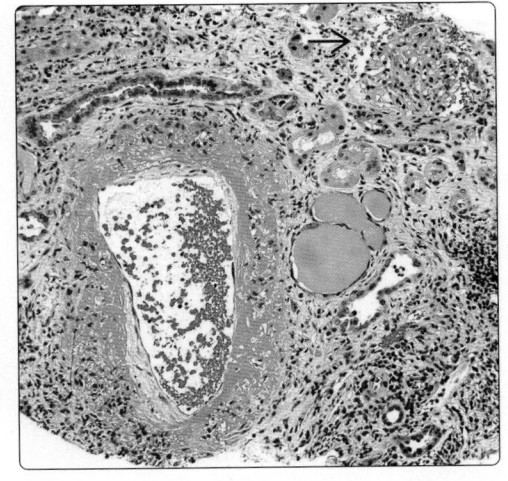

川崎病,冠状动脉

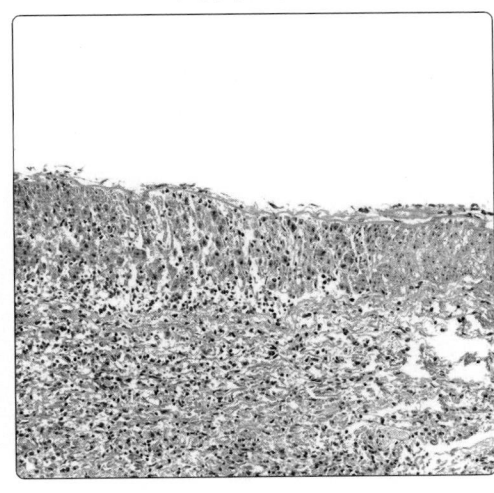

(左)比小叶间动脉稍大的肾动脉结节性多动脉炎,显示环状透壁性纤维蛋白样坏死,伴有中性粒细胞浸润 ➡️

(右)川崎病患者冠状动脉,镜下显示中膜和内膜混合性炎症细胞浸润,无明显纤维蛋白样坏死(Courtesy J.C.Jennette, MD.)

肉芽肿性动脉炎

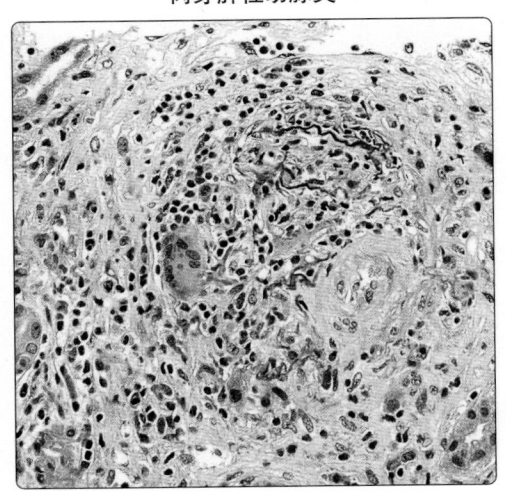

GPA 中的坏死性间质肉芽肿性炎症

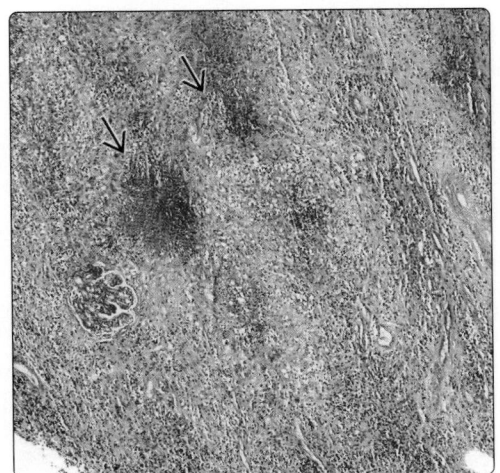

(左)肉芽肿性多血管炎(GPA)合并组织肉芽肿性动脉炎病例,GMS 染色显示弹力层破坏和碎裂

(右)GPA 患者肾脏 PAS 染色切片,显示典型不规则坏死性肉芽肿性炎症,中心为中性粒细胞 ➡️,邻近肾小球呈缺血性改变(Courtesy W.Travis, MD.)

（左）高滴度 MPO-ANCA 患者标本，显示肾内小动脉全层坏死性血管炎，周围见许多中性粒细胞和淋巴细胞浸润，弹力层消失，符合显微镜下多血管炎，并可见间质性炎症及和小管炎

（右）PR3-ANCA（+）患者，肾小球显示一大的近环状的细胞性新月体，部分鲍曼囊被肾小球周围炎症浸润破坏 ➘

显微镜下多血管炎中肾内动脉坏死性血管炎

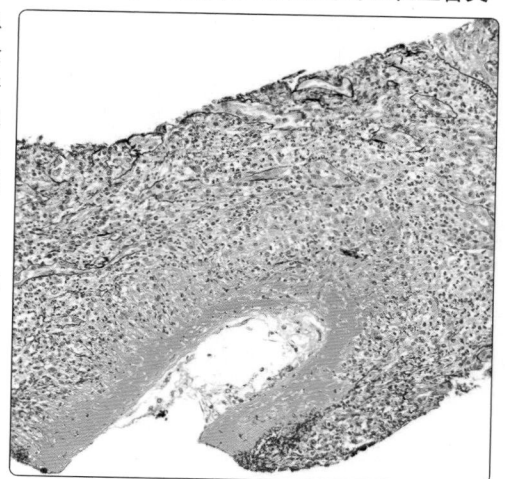

肾小球环状细胞性新月体

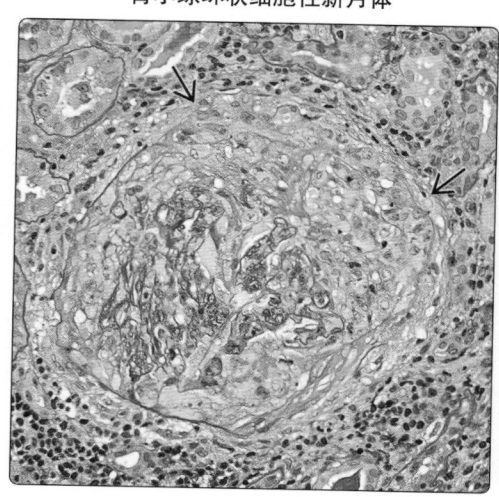

（左）EGPA 患者皮下中型动脉，显示血管节段透壁性炎症，可见许多嗜酸性粒细胞浸润

（右）CHCC 2012 分类的大、中、小血管炎累及动脉血管的详细示意图

皮下动脉的 EGPA（ Churg-Strauss 综合征 ）

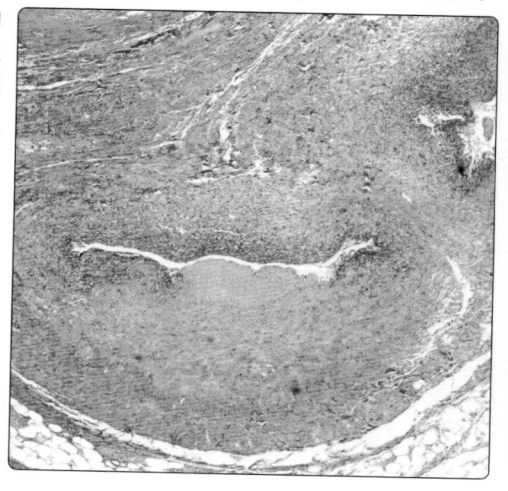

图示与肾脏相关的大、中、小血管

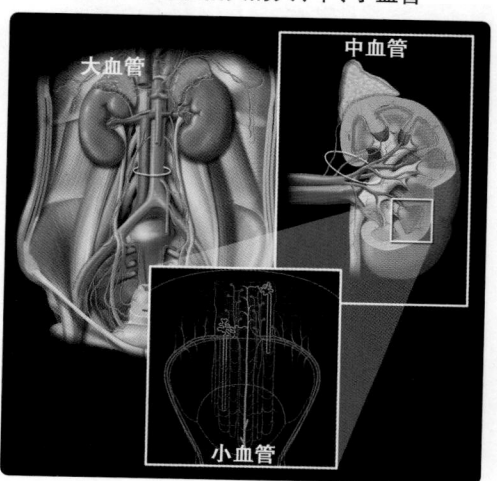

（左）患者血清在乙醇固定的正常中性粒细胞上孵育后，间接免疫荧光显示由 MPO-IgG 抗体引起的 p-ANCA（核周型）模式 ➡，胞质无表达，同时嗜酸性粒细胞亦呈阴性 ➘（ Courtesy A.B.Collins，BS.）

（右）患者血清在乙醇固定的正常中性粒细胞上孵育后，间接免疫荧光显示由 PR3 抗体引起的 c- ANCA（胞质型）模式 ➡（ Courtesy A.B.Collins，BS.）

MPO-ANCA（ 核周型 ）模式

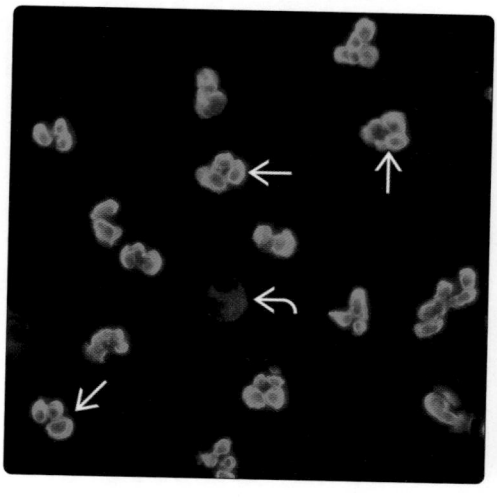

PR3-ANCA（ 胞质型 ）模式

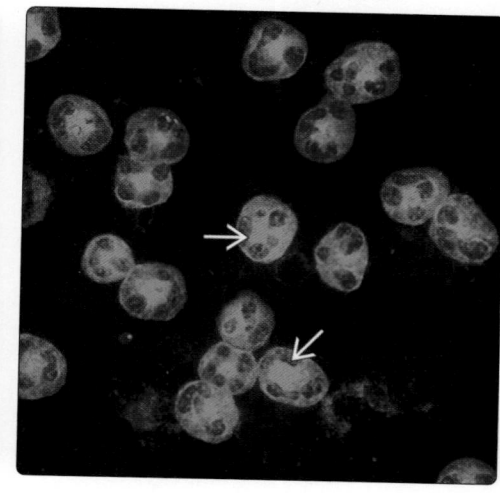

HUV 中的球性增生性肾小球肾炎

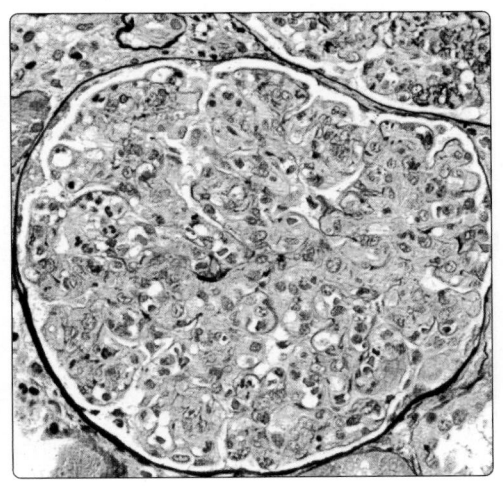

HUV 中的球性系膜增生性肾小球肾炎

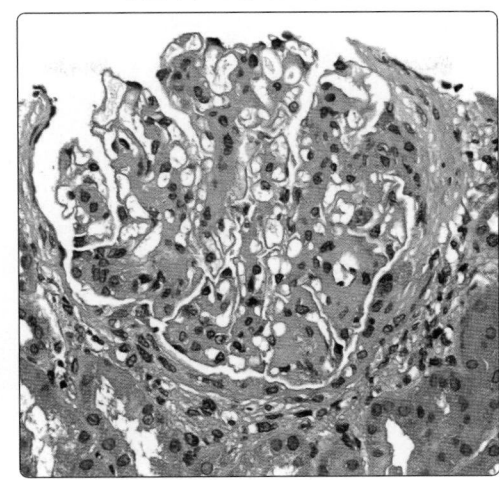

（左）肾小球毛细血管内充满白细胞，包括中性粒细胞和单核细胞。GBM 似乎正常无双轨，肾小球系膜细胞增生（*Courtesy S.Florquin, MD.*）

（右）低补体荨麻疹性血管炎（HUV）病例，表现为弥漫系膜增生和节段球囊粘连，系膜区见免疫复合物沉积，周围毛细血管壁多无受累（*Courtesy D.Ferluga, MD.*）

球性毛细血管壁 IgG 沉积

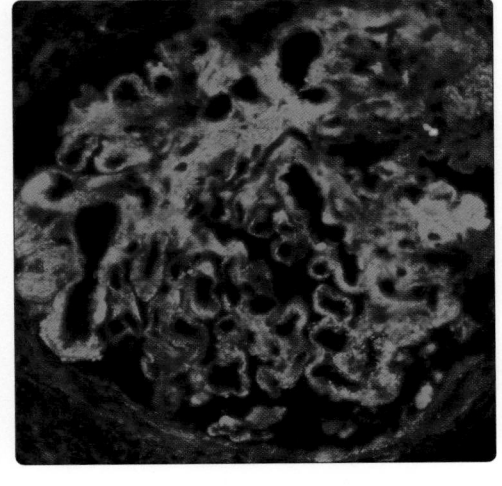

ANCA（ - ）寡免疫性肾小球肾炎中的细胞性新月体

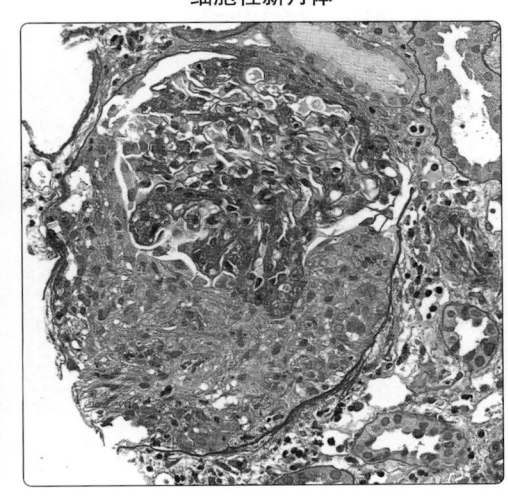

（左）HUV 伴肾小球肾炎病例，显示肾小球毛细血管壁及系膜区颗粒状 3+IgG 沉积，呈球性分布，C1q 沉积于同一区域（*Courtesy A.Vizjak, PhD.*）

（右）60 岁男性，急性肾衰竭，反复检测 ANCA 血清学阴性。可见大的细胞性新月体（其他肾小球显示细胞性、纤维细胞性及纤维性新月体），部分毛细血管袢受压

具有新月体的免疫复合物性肾小球肾炎

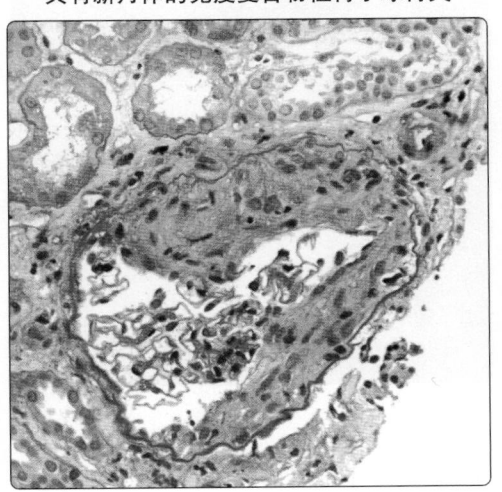

球性系膜区及毛细血管壁免疫沉积物

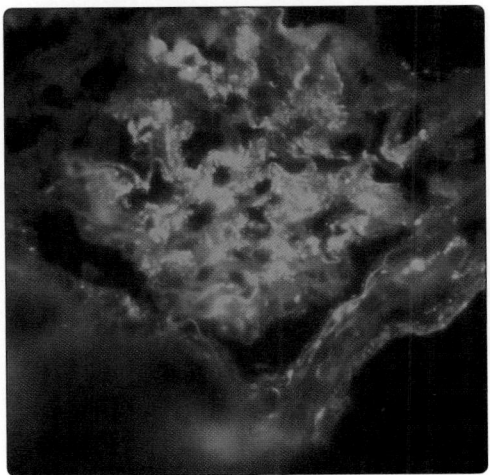

（左）白塞氏病患者，表现为肾炎综合征和具有新月体的免疫复合物性肾小球肾炎。切片显示纤维细胞性新月体（*Courtesy B.Fyfe, MD.*）

（右）同一病例图像，显示轻度增生性及新月体性肾小球肾炎，沉积物由多克隆 IgG、IgM 和 C3 组成（*Courtesy B.Fyfe, MD.*）

（左）SLE 患者动脉炎，表现为小叶间动脉透壁性纤维蛋白样坏死➡️，伴中性粒细胞和淋巴细胞浸润（Courtesy B.Fyfe, MD.）

（右）35 岁男性，表现为急性肾衰竭和败血症。尸检肾脏标本显示肾脏坏死性小血管炎，继发性感染，伴肾盂肾炎和大面积梗死（未显示）（Courtesy R.Nada Duseja, MD.）

狼疮坏死性血管炎酷似显微镜下多血管炎

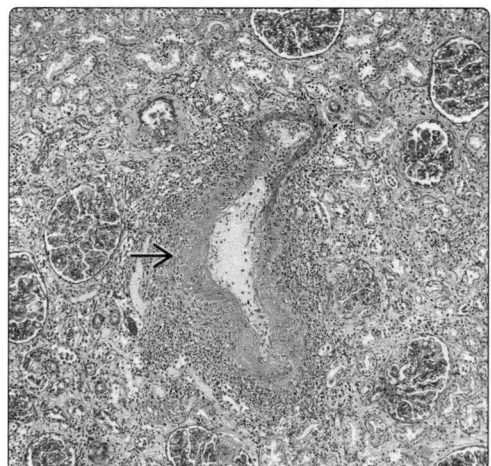

急性肾盂肾炎病例中的急性坏死性血管炎

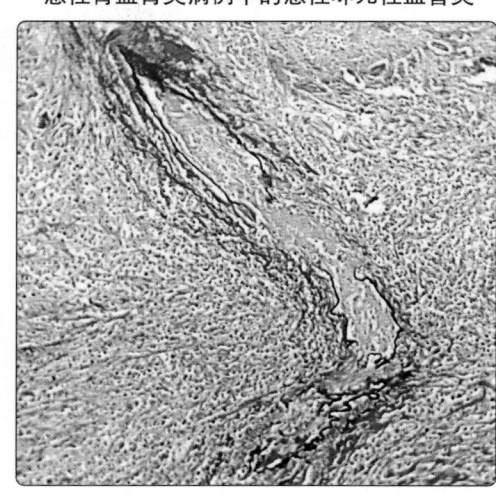

（左）冷球蛋白相关性小血管炎，通常具有无定形的、淡色的嗜酸性冷球蛋白血管沉积物。本例系 HCV 冷球蛋白血症性肾小球肾炎患者的肾活检，沉积物致血管腔变窄

（右）皮肤免疫荧光染色冷球蛋白阳性，显示真皮血管 IgM 沉积。这些沉积物 IgG 和 C3 染色亦为阳性。IgM 为一种单克隆（κ）类风湿因子

HCV 患者中的冷球蛋白血症性血管炎

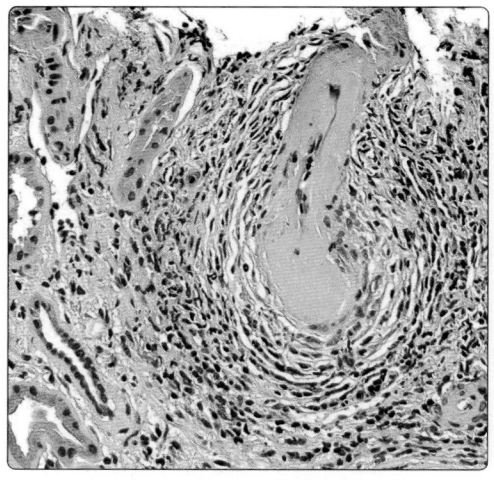

皮肤免疫荧光显示 IgM 冷球蛋白沉积

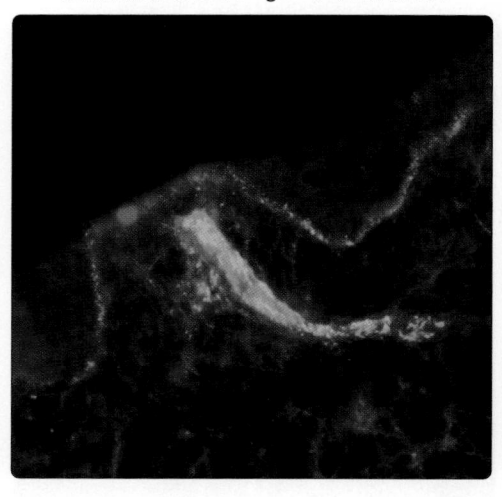

（左）IgA 血管炎（IgAV）患者皮肤活检显示白细胞碎裂性血管炎和红细胞外渗

（右）IgAV 患者的皮肤活检，免疫荧光染色显示血管及血管周颗粒状 IgA 沉积，确诊为 IgAV

IgA 白细胞碎裂性血管炎的皮肤活检

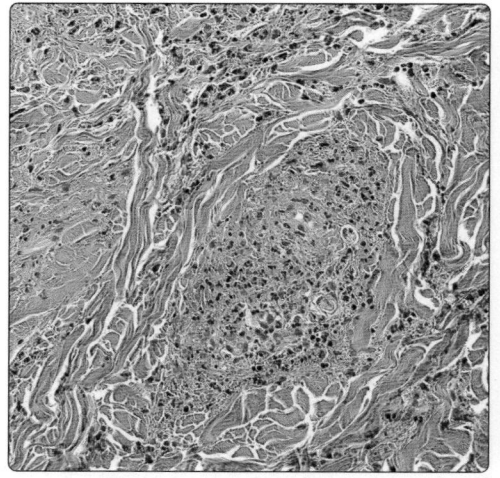

IgA 血管炎的皮肤活检

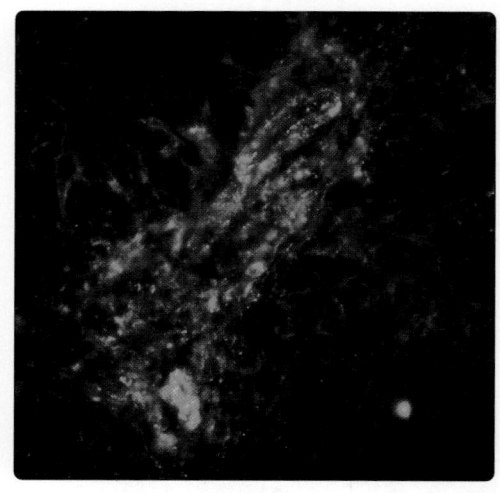

肾内动脉粥样硬化栓子

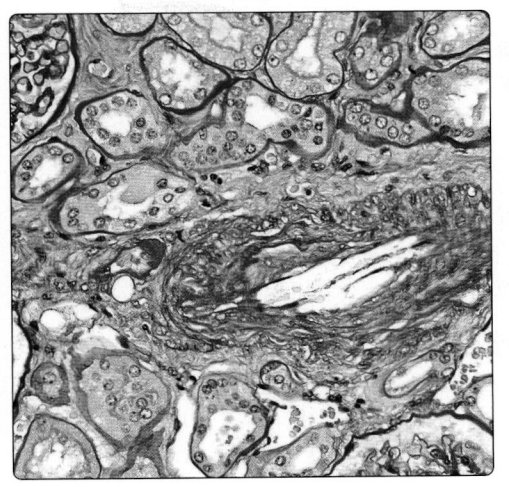

肾小球门部小动脉粥样硬化栓子

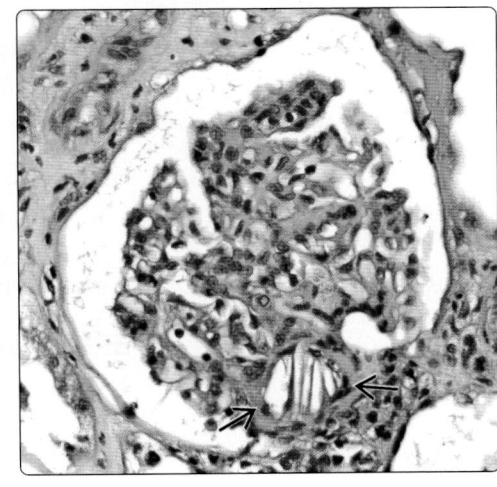

（左）老年患者，表现为急性肾衰竭、皮疹和足趾早期坏疽性改变，肾活检显示小叶间动脉内粥样硬化栓子，表现为针样裂隙，系组织处理过程中胆固醇结晶被洗脱所致

（右）肾小球门部小动脉内可见针样粥样硬化栓子 ➡️，引起毛细血管袢轻至中度缺血性塌陷（*Courtesy L.Barisoni, MD.*）

肾小动脉及毛细血管淀粉样蛋白沉积

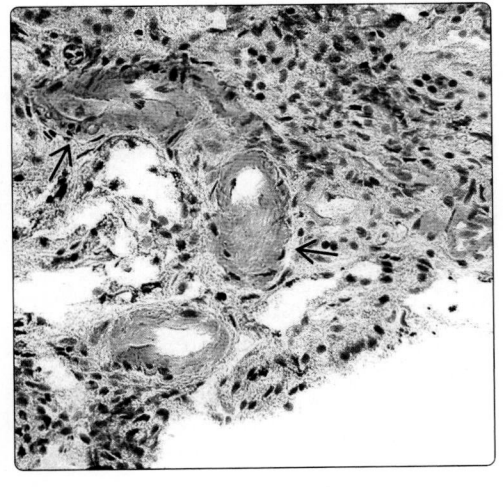

抗磷脂抗体综合征患者微血管栓子

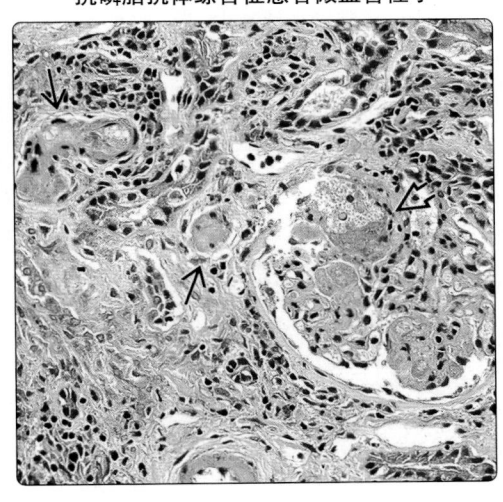

（左）淀粉样血管病，老年患者，有心脏和肝脏疾病，同时有进行性肾衰竭和少量蛋白尿，肾活检标本刚果红染色显示血管和微血管淀粉样蛋白沉积 ➡️

（右）抗磷脂抗体综合征患者，有网状青斑、卒中及急性肾衰竭表现，肾活检显示小动脉 ➡️ 及肾小球内 ➡️ 可见非炎症性微血管栓子

肾小球血栓性微血管病

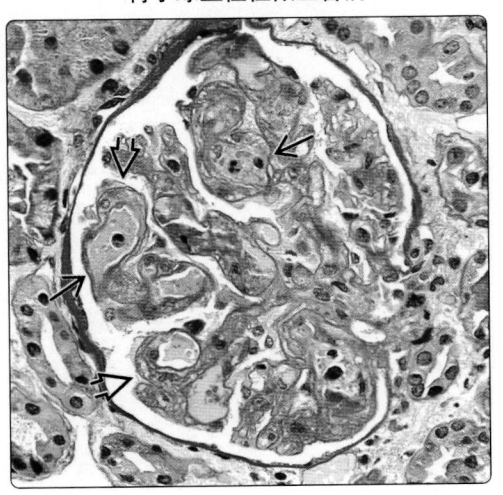

肾小动脉血栓性微血管病

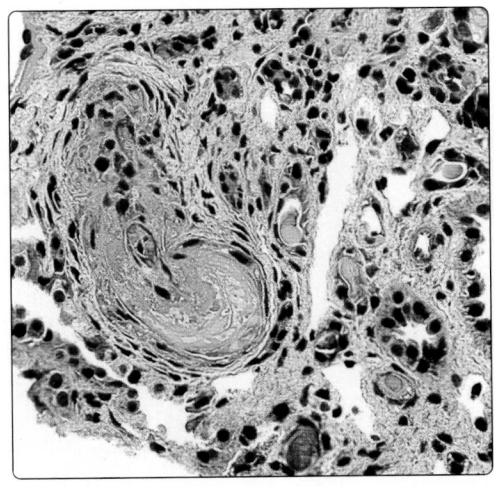

（左）血栓性血小板减少性紫癜患者，肾小球显示局灶毛细血管内微血栓 ➡️，周围毛细血管壁增厚伴节段双轨改变 ➡️

（右）血栓性血小板减少性紫癜患者，肾活检显示小动脉非炎症性内皮损伤，表现为内皮细胞脱落、内皮下增宽及纤维蛋白栓积聚，并见局灶内陷的碎片化红细胞

（丁鑫 译，余英豪 审）

要　点

术语

- 抗中性粒细胞胞质抗体相关性肾小球肾炎（ANCA-GN）
- 可为肾脏限制性寡免疫性肾小球肾炎或伴有系统性血管炎（GPA，MPA，EGPA）

病因学/发病机制

- 抗中性粒细胞和单核细胞溶酶体成分的自身抗体
  - MPO（p-ANCA）和 PR3（c-ANCA）
- ANCA 激活中性粒细胞，损伤内皮细胞
- 分类为 MPO-AAV 和 PR3-AAV

临床特征

- 快速进行性肾衰竭
  - 血尿、蛋白尿
- 多数出现血管炎的全身症状
- 预后不良因素：高肌酐水平，蛋白尿，正常肾小球减少，慢

性组织学参数高
- ANCA 检测：对新月体性肾小球肾炎的敏感性为 80%，特异性为 96%

镜下特征

- 坏死性新月体性肾小球炎
- 免疫荧光：很少或没有免疫球蛋白或补体沉积
- 电镜：很少或没有免疫复合物沉积

主要鉴别诊断

- ANCA 阴性的新月体性肾小球肾炎
- 抗 GBM 病
- 免疫复合物介导的新月体性肾小球肾炎
- 其他 ANCA 相关疾病

诊断要点

- 组织病理学分类与预后相关

弥漫坏死性新月体性肾小球肾炎

环状细胞性新月体压迫肾小球毛细血管袢

（左）ANCA-GN 显示节段性坏死性病变➡，伴节段性或环状细胞性新月体⊟不同程度地压迫肾小球毛细血管袢
（右）59 岁 ANCA-GN 患者，PR3 抗体滴度增高伴肾衰竭，显示环状新月体充满鲍曼囊腔，肾小球周围见活动性炎症

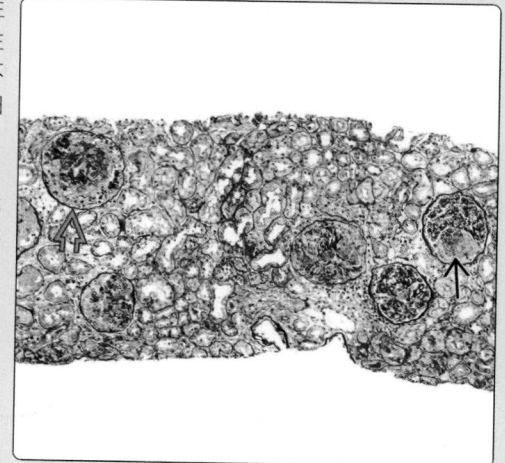
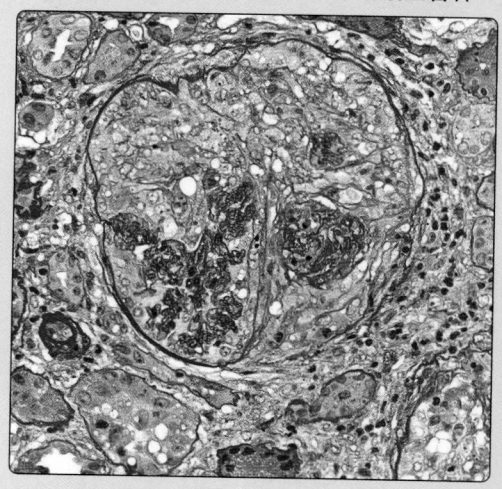

微量 IgG 沉积（寡免疫性）

髓质毛细血管炎及坏死

（左）尽管 ANCA-GN 通常很少或没有免疫球蛋白沉积，但有时可见微量免疫复合物沉积，如本例中所见为 IgG 沉积。此外，可看到≤1+ 的 IgM、C3，甚至 IgA 沉积
（右）84 岁女性，c-ANCA 阳性，2 周内肌酐从 238.7μmol/ L 升至 353.6μmol/L，显示髓质毛细血管炎伴中性粒细胞浸润，并见坏死性肾小球肾炎伴新月体形成，可酷似急性肾盂肾炎（Courtesy I.Rosales，MD.）

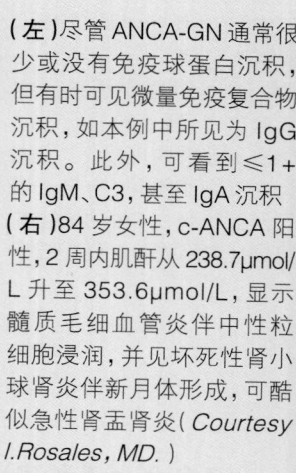
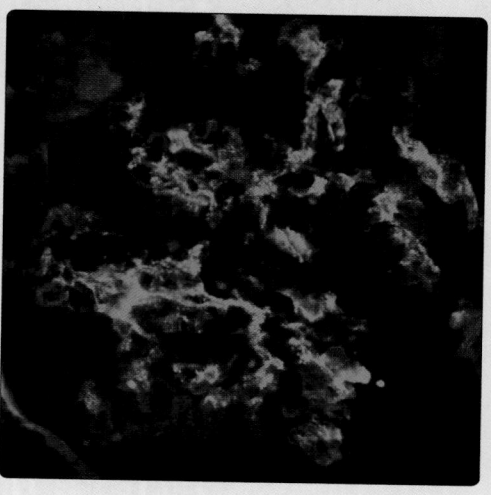
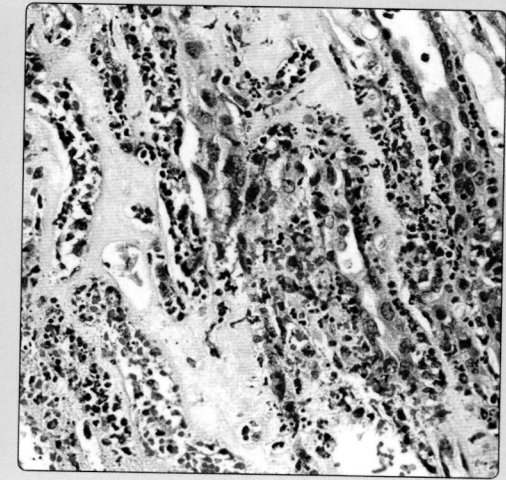

术语

缩写

- 抗中性粒细胞胞质抗体（ANCA）相关肾小球肾炎（ANCA-related glomerulonephritis，ANCA-GN）

同义词

- 寡免疫性新月体性肾小球肾炎（PICrGN）

定义

- 与 ANCA 相关或由 ANCA 引起的肾小球肾炎，通常伴大量的新月体及纤维蛋白样坏死，很少或没有免疫球蛋白沉积（寡免疫性）
- 可以肾脏限制性血管炎（RLV）发生或作为系统性 ANCA 血管炎综合征的一部分

病因学/发病机制

自身免疫性疾病

- 抗中性粒细胞和单核细胞溶酶体成分的自身抗体
  - 抗 MPO 抗体相关的核周抗原（p-ANCA）
  - 抗 PR3 抗体相关的胞质抗原（c-ANCA）
  - 抗 MPO-ANCA 或抗 PR3-ANCA，罕见两者都有（约 6%）
    - 如果两种抗体并存，考虑使用肼屈嗪或左旋咪唑可卡因
- 风险因素
  - MPO-ANCA 和 PR3-ANCA 与 HLA-II 相关
  - 瘦素受体（*LEPR*）基因多态性
  - CD226，白细胞内皮黏附分子
  - MPO 和 PR3 表达的表观遗传控制

ANCA 作用机制

- 对中性粒细胞和单核细胞起作用
  - ANCA 启动信号转导通路引起细胞活化，并有 FcR 参与
  - 中性粒细胞激活补体旁路途径（释放 C5、C5a）
  - 白细胞激活并黏附于活化的内皮细胞
    - 导致内皮损伤和坏死性血管炎发生
- 无明显血管炎时 ANCA 可存在
  - 通过暴露于细胞表面的 MPO 和/或 PR3，中性粒细胞的预激活（如 TNF-α）可增强 ANCA 致病性

其他抗原

- 其他被描述的（"非典型"）ANCA 抗原
  - 乳铁蛋白，弹性蛋白酶和组织蛋白酶 G
  - 发现在多种慢性炎症、感染或自身免疫性疾病中
- 其他抗体
  - 抗纤溶酶原抗体（25%）
  - 抗 LAMP2
  - 抗穿透素 3

临床特征

流行病学

- 发病率

- 90%～100% 肉芽肿性多血管炎（GPA）和显微镜下多血管炎（MPA）患者出现新月体性肾小球肾炎
- 约 60% 的新月体性肾小球肾炎（新月体>50%）患者 ANCA（+）
- 约 60% 的肺肾综合征患者 ANCA（+）
- 年龄
  - 平均：60 岁（>60 岁发病率增加）
  - MPA 较高（>60 岁）
  - GPA 较低（<60 岁）
  - 儿童偶见（年龄可能只有 2 岁）
- 种族
  - MPO-ANCA 和 PR3-ANCA 存在地理差异
    - MPO-ANCA 主要见于南美、日本和中国
    - PR3-ANCA 主要见于北美、北欧、中东/土耳其、澳洲和印度次大陆人
    - 北美地区白种人 AAV 发病率高于非裔美国人

表现

- 血尿伴红细胞管型，蛋白尿（通常为非肾病范围）
- 发病初期常见流感样症状
  - 发热，关节痛，肌痛
- 肾外血管炎表现（75%）

实验室检查

- 间接免疫荧光 +ELISA 检测 ANCA 阳性
  - PICrGN 敏感性 80%，特异性 96%
- ANCA 类型无法作出特定诊断
  - MPO-ANCA 常见于 RLV、MPA 和 EGPA（50%～60%）
  - PR3-ANCA 常见于 GPA（约 75%）
- 高达 20% 的寡免疫性肾小球肾炎 ANCA 检测阴性

治疗

- 药物
  - 环磷酰胺和泼尼松龙诱导缓解
  - 利妥昔单抗（抗 CD20）用于诱导或复发病例
  - 阿伐可泮（抗 C5a 受体）联合利妥昔单抗和环磷酰胺可维持缓解 1 年
  - 使用毒性较小药物维持治疗，如吗替麦考酚酯、硫唑嘌呤

预后

- 约 75% 获得缓解
- 约 30% 复发，常为 PR3-ANCA 病例
- 60%～75% 患者和肾脏在 5 年内存活
  - 早期死亡和 ESRD 的危险因素
    - 发病初期血清肌酐较高或依赖透析
    - 年龄 >65 岁

病理预后特征

- ANCA-GN 的病理学分类
- 正常肾小球百分比
- T 细胞小管炎
- 间质纤维化及肾小管萎缩
- 细胞/纤维细胞性新月体和纤维蛋白样坏死

镜下特征

组织学特征

- 肾小球
  - 纤维蛋白样坏死 ± 中性粒细胞浸润
    - 坏死区 GBM 断裂
  - 新月体
    - 细胞性、纤维细胞性或纤维性
    - 含壁层上皮细胞、中性粒细胞、巨噬细胞及纤维蛋白
  - 鲍曼囊破裂及肾小球周围炎症
    - 炎症可为肉芽肿性炎症
  - 通常存在正常肾小球
- 肾小管和间质
  - 不同程度间质炎症
- 血管
  - 血管炎(5%~35%)
    - 累及小动脉、微动脉、毛细血管和微静脉
    - 白细胞碎裂性血管炎(中性粒细胞、纤维蛋白样坏死)
    - 纤维蛋白样坏死性动脉炎伴中性粒细胞浸润
    - 弹力层断裂
    - 罕见透壁性淋巴细胞性动脉炎
    - 罕见血栓
  - 坏死性髓质毛细血管炎/脉管炎
    - 直小血管炎

辅助检查

免疫荧光

- 寡免疫性肾小球模式
  - IgG、IgM、IgA、C3 和 C1q≤1+颗粒状染色
    - 或 0~4+评分法≤2+
  - 硬化性病变:非特异性 IgM 和 C3 沉积
- 免疫荧光染色 Ig>1+,则认为免疫复合物性肾小球肾炎作为叠加 ANCA 的潜在原因
  - 免疫复合物性肾小球肾炎,见系膜/毛细血管壁 Ig 和补体染色
- 免疫荧光 GMB 线性染色>1+,可能为抗 GBM 肾小球肾炎与 ANCA-GN 并存
  - 抗 GMB 抗体肾小球肾炎伴线性肾小球 IgG 染色
- 新月体及纤维蛋白样坏死纤维蛋白染色阳性

电镜

- 肾小球内皮细胞肿胀、损伤和缺失
- 毛细血管和鲍曼囊腔中见中性粒细胞、纤维蛋白
- 伴新月体的坏死节见 GBM 断裂
- 极少或没有免疫复合物沉积
  - 可能为不确定意义的散在系膜区甚至上皮下沉积

鉴别诊断

ANCA(–)新月体性肾小球肾炎

- 10%~30%寡免疫性新月体性肾小球肾炎
- 相对年轻

- 肾外症状少,容易延误诊断
- 常见慢性肾小球和肾小管间质损害

抗 GBM 病

- GBM 可见明亮的线性 IgG 沉积
- 无血管炎
- 约 30%~40%ANCA 亦阳性

免疫复合物介导的新月体性肾小球肾炎

- 约 30%~40% 的新月体性肾小球肾炎
- Ig 和补体染色≥2+
  - 系膜区及 GBM 免疫复合物沉积
  - 可有系膜细胞增生

IgA 血管炎(Henoch-Schönlein 紫癜性肾炎)

- 显著的系膜区 IgA 沉积
- 系膜细胞增生
- 节段或球性毛细血管内细胞增生
- 通常无明显的纤维蛋白样坏死

急性感染后肾小球肾炎

- 显著毛细血管内细胞增生
- 沿 GBM 显著的颗粒状 IgG 和/或 C3 沉积
- 电镜下见多量的上皮下"驼峰"

ANCA 叠加其他疾病

- 膜性肾病、IgA 肾病、狼疮性肾炎可因叠加 ANCA-GN 而出现新月体
- 嗜酸性肉芽肿性多血管炎(Churg-Strauss 综合征)约 30% ANCA(+)

IgG4 相关疾病

- 约 23% ANCA(+)
- ANCA 肾病中见大量 IgG4(+)浆细胞
- 43% 与 Mikulizc/系统性表型有关并累及肾脏及淋巴结
  - IgG1 水平及红细胞沉降率增高,抗核抗体(+)

诊断要点

临床相关病理特征

- ANCA-GN 病理学分类(Berden 2010)
  - 局灶性
    - 正常肾小球≥50%
    - 正常 =无节段性硬化、粘连或鲍曼囊广泛断裂,壁层上皮细胞>1 层
      - 可有白细胞<4 个/肾小球,节段 GBM 皱褶,血管袢轻微塌陷
  - 新月体性
    - 细胞性新月体或纤维细胞新月体≥50%
    - 包含>25% 细胞增生的新月体
    - 除外纤维性新月体
  - 混合性
    - 异质性肾小球病变,没有一种病变占主导地位≥50%
  - 硬化性

临床病理综合征 MPO-ANCA 和 PR3-ANCA 发生率

	GPA	MPA	EGPA	肾脏限制性新月体性肾小球肾炎
MPO-ANCA	20%	50%	40%	70%
PR3-ANCA	75%	40%	5%	20%
ANCA（−）	5%	10%	55%	10%

EGPA，嗜酸性肉芽肿性多血管炎；GPA，肉芽肿性多血管炎；MPA，显微镜下多血管炎。

Adapted from Jennette JC et al: Heptinstall's Pathology of the Kidney. 7th ed. Lippincott Williams & Wilkins. 686-713, 2015.

寡免疫性新月体性肾小球肾炎 MPO-ANCA 与 PR3-ANCA 比较

	MPO-ANCA	PR3-ANCA
肾外疾病	低	高
肾小球病变	弥漫	局灶
慢性肾间质病变	高	低
肾内肉芽肿	5.5%	2.7%
肾脏 5 年存活率	60%	65%
患者 5 年生存率	67%	75%
正常肾小球	少	多
免疫荧光	C3 沉积多见	C3 沉积少见
遗传易感性	*HLA-DQ*，*CTLA-4*	*HLA-DPB1*，*PRTN3*，*HLA-DRB15*

Adapted from Vizjak A et al. Am J Kidney Dis. 41（3）: 539-49, 2003; Hilhorst M et al. J Am Soc Nephrol 26（1）: 2314-27, 2015.

- 球性肾小球硬化≥50%，毛细血管袢受累＞80%
- 预后意义
  - 5 年肾存活率
    - 局灶性 93%，新月体性 76%，混合性 61%，硬化性 50%
- **肾风险评分（Brix 2018）**
  - 正常肾小球百分率（N0＞25%，N1=10%～25%，N2＜10%）
  - 肾小管萎缩/间质纤维化百分率（T0≤25%，T1＞25%）
  - eGFR［G0＞15ml/（min·1.73m^2），G1≤15ml/（min·1.73m^2）］
  - 总预测 3 年内发生 ESRD 的百分率［0：0；（2%～7%）：27%；（8%～11%）：78%］

病理解读要点

- 大量新月体和纤维蛋白样坏死，伴极少的免疫沉积几乎都是由 ANCA 引起
- 肾小球病理学无法区分由 ANCA 引起的不同临床病理状态
- 正常肾小球百分率与 5 年结局相关

参考文献

1. Mazzariol M et al: The complement system in antineutrophil cytoplasmic antibody-associated vasculitis: pathogenic player and therapeutic target. Curr Opin Rheumatol. 35(1):31-6, 2023
2. Casal Moura M et al: Kidney biopsy chronicity grading in antineutrophil cytoplasmic antibody-associated vasculitis. Nephrol Dial Transplant. 37(9):1710-21, 2022
3. Jayne D et al: Plasma exchange and glucocorticoids to delay death or end-stage renal disease in anti-neutrophil cytoplasm antibody-associated vasculitis: PEXIVAS non-inferiority factorial RCT. Health Technol Assess. 26(38):1-60, 2022
4. Morel P et al: Management of severe renal disease in anti-neutrophil cytoplasmic-antibody-associated vasculitis: the place of rituximab and plasma exchange? Rheumatology (Oxford). 61(10):4056-64, 2022
5. Säemann M et al: Call for action in ANCA-associated vasculitis and lupus nephritis: promises and challenges of SGLT-2 inhibitors. Ann Rheum Dis. 81(5):614-7, 2022
6. Walsh M et al: The effects of plasma exchange in patients with ANCA-associated vasculitis: an updated systematic review and meta-analysis. BMJ. 376:e064604, 2022
7. Jayne DRW et al: Avacopan for the treatment of ANCA-associated vasculitis. N Engl J Med. 384(7):599-609, 2021
8. Martín-Nares E et al: What is the meaning of ANCA positivity in IgG4-related disease? Rheumatology (Oxford). 60(8):3845-50, 2021
9. Papo M et al: Significance of PR3-ANCA positivity in eosinophilic granulomatosis with polyangiitis (Churg-Strauss). Rheumatology (Oxford). 60(9):4355-60, 2021
10. Antonelou M et al: Therapeutic myeloperoxidase inhibition attenuates neutrophil activation, ANCA-mediated endothelial damage, and crescentic GN. J Am Soc Nephrol. 31(2):350-64, 2020
11. Mejía-Vilet JM et al: Validation of a renal risk score in a cohort of ANCA-associated vasculitis patients with severe kidney damage. Clin Rheumatol. 39(6):1935-43, 2020
12. van Daalen EE et al: Developments in the histopathological classification of ANCA-associated glomerulonephritis. Clin J Am Soc Nephrol. 15(8):1103-11, 2020
13. Weiner M et al: Proteinase-3 and myeloperoxidase serotype in relation to demographic factors and geographic distribution in anti-neutrophil cytoplasmic antibody-associated glomerulonephritis. Nephrol Dial Transplant. 34(2):301-8, 2019
14. Wester Trejo MAC et al: A renal risk score for ANCA-associated glomerulonephritis. Kidney Int. 96(1):245, 2019
15. Alba MA et al: Pathogenesis of ANCA-associated pulmonary vasculitis. Semin Respir Crit Care Med. 39(4):413-24, 2018
16. Brix SR et al: Development and validation of a renal risk score in ANCA-associated glomerulonephritis. Kidney Int. 94(6):1177-88, 2018
17. Jennette JC et al: ANCA glomerulonephritis and vasculitis. Clin J Am Soc Nephrol. 12(10):1680-91, 2017
18. Pearce FA et al: Global ethnic and geographic differences in the clinical presentations of anti-neutrophil cytoplasmic antibody-associated vasculitis. Rheumatology (Oxford). 56(11):1962-9, 2017
19. Turner-Stokes T et al: Positive antineutrophil cytoplasmic antibody serology in patients with lupus nephritis is associated with distinct histopathologic features on renal biopsy. Kidney Int. 92(5):1223-31, 2017
20. Hilhorst M et al: Proteinase 3-ANCA vasculitis versus myeloperoxidase-ANCA vasculitis. J Am Soc Nephrol. 26(10):2314-27, 2015

节段纤维蛋白样坏死性肾小球肾炎

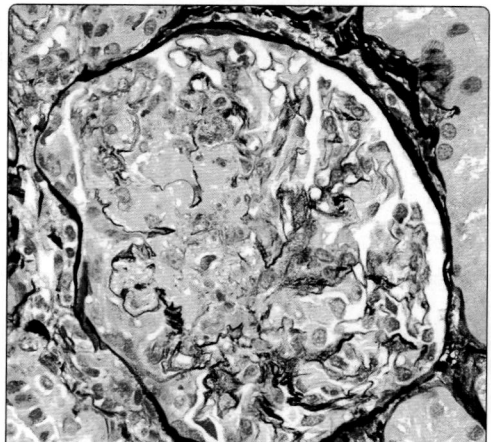

节段肾小球毛细血管破坏

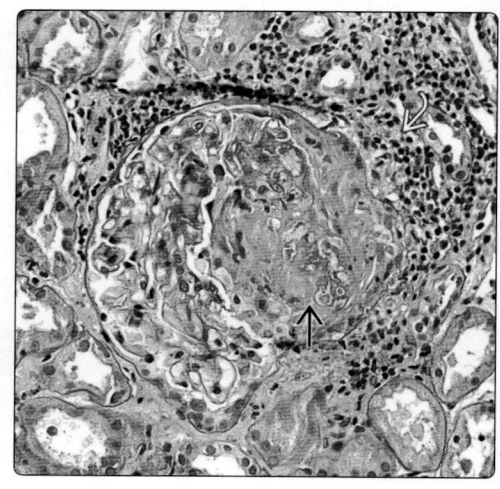

（左）GPA 伴 PR3-ANCA，显示寡免疫性节段坏死性肾小球肾炎，银染色见 GBM 断裂和纤维蛋白沉积

（右）ANCA-GN，显示肾小球节段性破坏➡，左侧部分保留，并见节段性坏死引起肾小球周围明显的炎症反应➡

鲍曼囊毁损

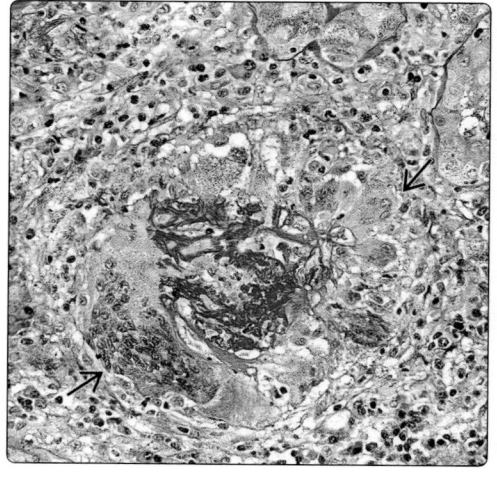

细胞性新月体及显著炎症引起鲍曼囊破坏

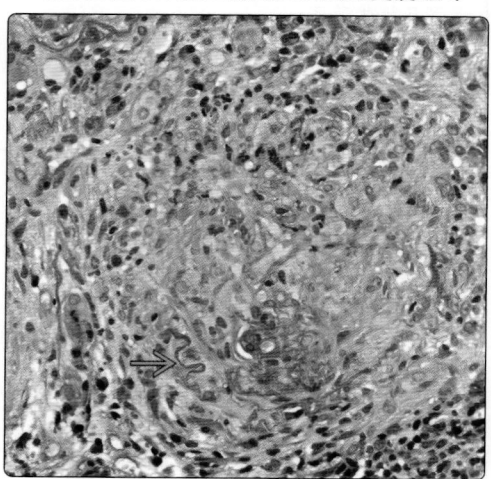

（左）抗 MPO 相关肾小球肾炎，显示鲍曼囊破坏伴有多核巨细胞➡的显著肉芽肿反应。抗 GBM 肾炎有时亦可见巨细胞

（右）肾小球显示呈 PAS（＋）鲍曼囊➡和肾小球结构广泛破坏，可见一大的细胞新月体及肾小球周围间质显著活动性炎症

肾脏节段坏死性动脉炎

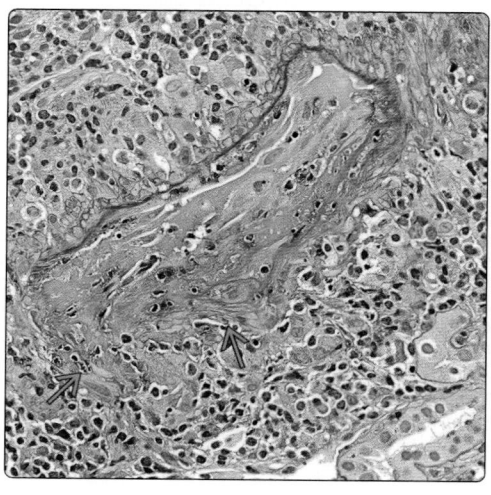

坏死性小动脉炎

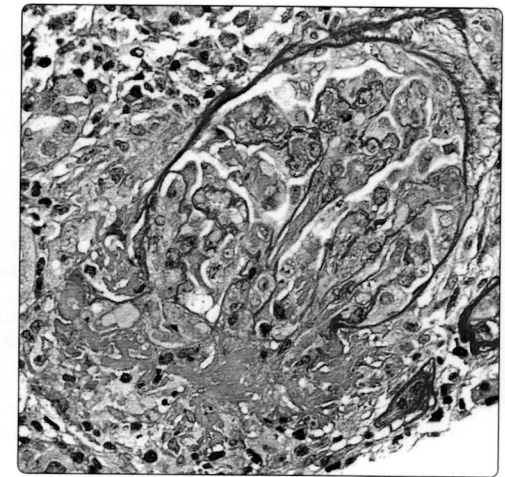

（左）咯血、急性肾衰竭和高 MPO 抗体滴度患者，显示肾小叶间动脉节段纤维蛋白样坏死性炎症，血管壁断裂➡

（右）同一病例，坏死性小动脉炎主要位于肾小球门部，导致缺血性肾小球塌陷，周围间质活动性炎症。本例显示坏死性 SVV 见于小动脉、微动脉及肾小球毛细血管

ANCA 疾病

新月体纤维蛋白染色

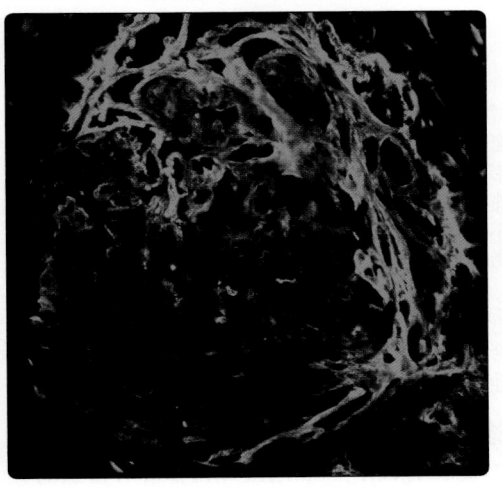

散在电子致密沉积物

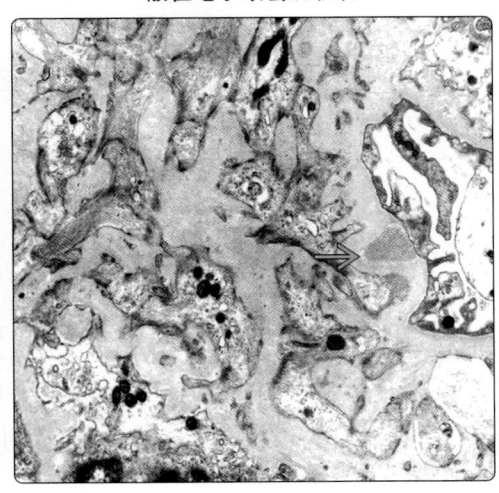

（左）纤维蛋白或纤维蛋白原是 ANCA-GN 中活动性新月体的特征，图示 p-ANCA（＋）孤立性肾小球肾炎病例（无血管炎记载）

（右）就像在 ANCA 疾病中可以通过免疫荧光看到稀疏的沉积物一样，有时也可以通过电镜看到散在低级别电子致密沉积物，图示上皮下间隙沉积物 ⇨，如果它们有任何意义，目前尚不清楚

肾小球新月体富含巨噬细胞

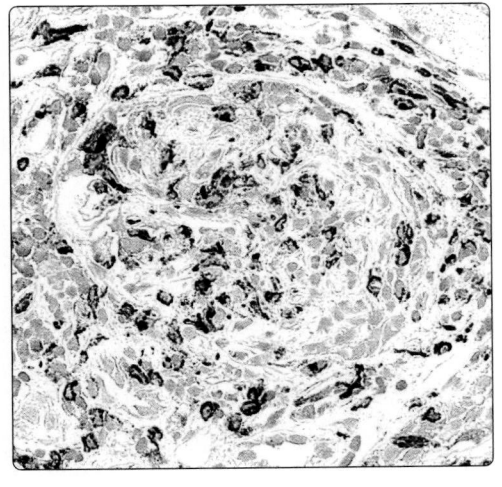

肾小球新月体壁层上皮细胞

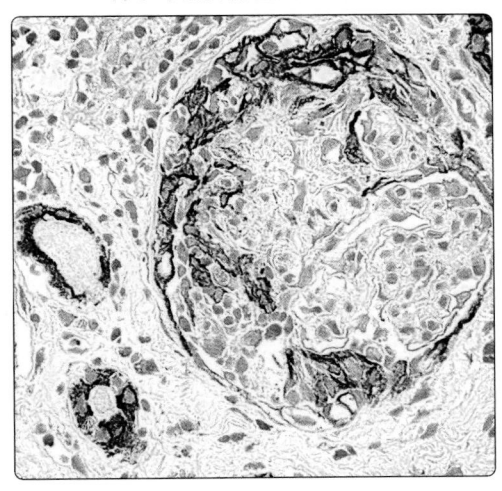

（左）ANCA 相关新月体性肾小球肾炎，显示新月体内多量 CD68+ 巨噬细胞（棕色染色细胞）和 T 淋巴细胞（未显示）浸润

（右）ANCA 相关新月体性肾小球肾炎，显示 CK（＋）壁层上皮细胞与炎症细胞共同参与了细胞性新月体的形成

环状纤维细胞性新月体

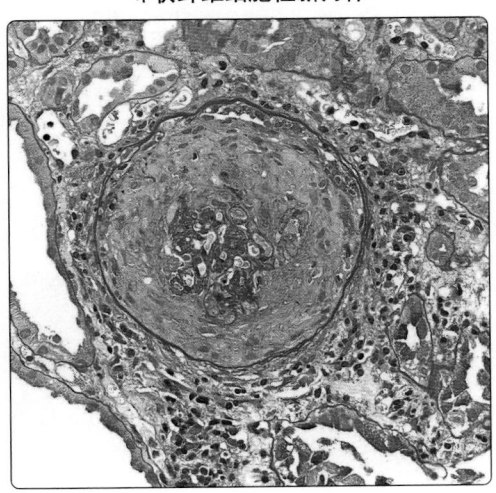

节段和环状细胞性新月体，ANCA（－）

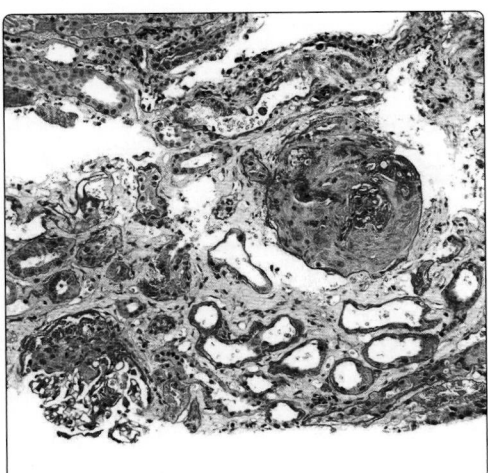

（左）血清 ANCA（－）活动性及慢性新月体性肾小球肾炎，表现为环状纤维细胞性新月体，毛细血管袢明显受压，肾小球周围见活动性炎症细胞浸润

（右）同一病例显示活动性坏死、节段性和环状细胞性新月体。ANCA（－）肾小球肾炎多发生于年轻患者，全身受累较少见，而慢性肾脏病变多见

（丁鑫 译，余英豪 审）

要 点

术语

- 坏死性血管炎，很少或没有免疫复合物沉积，主要为小动脉（毛细血管、微静脉或微动脉）受累
- 坏死性肾小球肾炎常见

病因学/发病机制

- ANCA介导的小血管炎
  - p-ANCA/抗MPO（+）（60%）
  - c-ANCA/抗PR3（+）（15%）
  - 亚型为ANCA（−）肾脏限制性坏死性新月体性肾小球肾炎
- 细胞介导的免疫机制

临床特征

- 肾（90%～100%）、肺（25%～55%）受累
  - 快速进行性或少尿性急性肾衰竭
  - 肺出血
- 肾脏限制性血管炎

镜下特征

- 新月体性肾小球肾炎伴纤维蛋白样坏死
- 小血管性血管炎
  - 即使在多个层面上也并非总是存在
  - 愈合性血管病变显示弹力层缺失
- 活动性肾小管间质炎症
- 无明显的肉芽肿性炎症
- 免疫荧光：新月体纤维蛋白染色，但很少或没有 IgG、IgA或 IgM 染色
- 小血管血管炎和毛细血管炎可见于肺和其他器官
- 伴发血栓性微血管病提示预后不良

主要鉴别诊断

- 肉芽肿性多血管炎（GPA）和嗜酸性肉芽肿性多血管炎（EGPA）
- 免疫复合物介导的肾小球肾炎
- 抗 GBM 病
- IgA 血管炎

新月体

（左）中倍镜显示几个不同愈合阶段的肾小球新月体，有细胞性新月体、纤维细胞性新月体➡和纤维性新月体➡

（右）肾小球显示一大的新月体，致鲍曼囊扩张，伴炎症细胞浸润➡，部分毛细血管袢受压

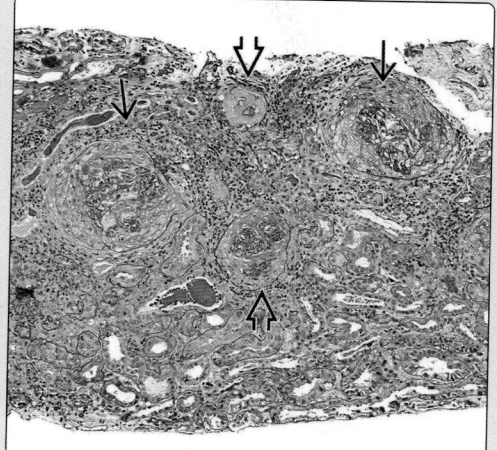

大的肾小球细胞性新月体

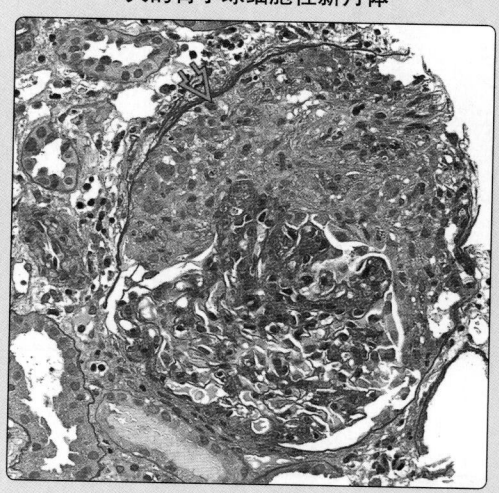

球门部血管破坏

（左）MPO-ANCA（+）病例，显示除了球门部小动脉炎症和坏死➡外，标本中未发现肾小球新月体

（右）MPO-ANCA（+）急性肾衰竭患者，有少尿、镜下血尿，无蛋白尿。低倍镜显示小叶间动脉透壁性纤维蛋白样坏死病变➡伴周围轻度炎症反应，仅极个别肾小球有新月体➡

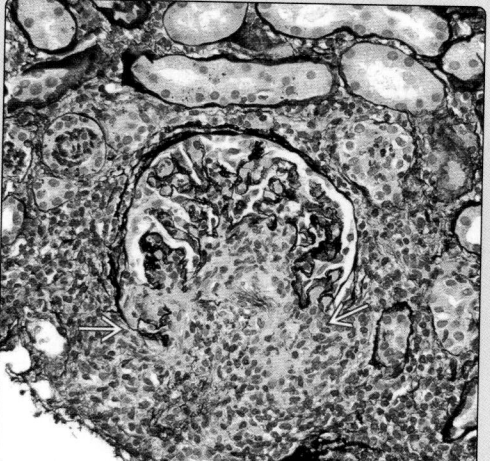

透壁性纤维蛋白样坏死性肾血管炎

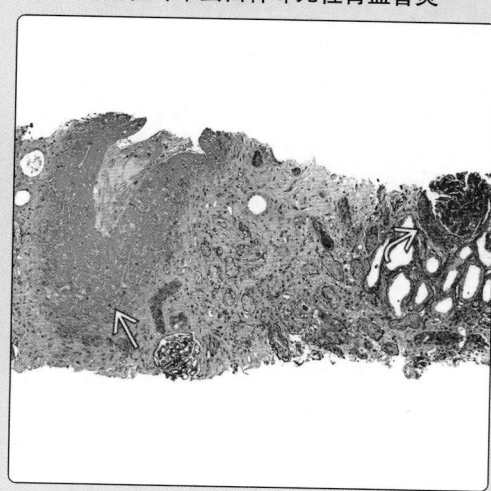

术语

缩写

- 显微镜下多血管炎（microscopic polyangiitis，MPA）

同义词

- 显微镜下多动脉炎
- p-ANCA/MPO-ANCA 介导的小血管血管炎
- 系统性或肾脏限制性新月体性肾小球肾炎

定义

- 2012 年教堂山会议共识
  - 坏死性血管炎，很少或没有免疫复合物沉积，主要累及小血管（即毛细血管、微静脉或微动脉）
  - 坏死性动脉炎可累及中小动脉
  - 坏死性肾小球肾炎很常见
  - 常发生肺毛细血管炎

病因学/发病机制

环境接触

- 冬季发病率高于夏季
- 二氧化硅接触相关性 ANCA 血管炎

发病机制

- ANCA 介导的小血管炎
  - 主要为抗 MPO 自身抗体（p-ANCA）
  - 少数为抗 PR3 自身抗体（c-ANCA）
  - MPO-ANCA 小血管血管炎亚型为肾脏限制性坏死性新月体性肾小球肾炎
  - ANCA（−）亚型为肾脏限制性坏死性新月体性肾小球肾炎
- 细胞介导如 T 淋巴细胞、中性粒细胞和组织细胞介导的免疫机制为新月体性肾小球肾炎发生的必要条件
  - 中性粒细胞胞外诱捕功能异常或失调
  - ANCA 激活的中性粒细胞趋于粘附于活化的微血管内皮细胞上引发损伤
  - 补体旁路途径引发并增强内皮损伤及血管炎
  - 通过刺激细胞因子产生使炎症反应增强

临床特征

流行病学

- 发病率
  - 因地理位置而异
    - 欧美 1/100 万～8/100 万
    - 亚洲和阿拉伯国家 10/100 万～24/100 万
- 年龄
  - 所有年龄段

表现

- 一般表现
  - 肺肾综合征
  - 全身症状（高达 75%）
    - 发热、乏力、体重减轻
    - 关节痛，肌痛（25%～50%）
    - 高血压
- 肾脏（90%～100%）
  - 血尿
  - 蛋白尿
  - 肾功能不全
  - 快速进行性或少尿性急性肾衰竭
  - 可为缓慢进展，特别是 MPO（＋）
- 皮肤
  - 紫癜性皮疹（45%）
- 肺（25%～55%），日本人群更高
  - 咯血
  - 呼吸困难
  - 肺出血
  - 肺浸润
- 胃肠道（50%）
  - 腹痛
    - 重症者有肠梗阻/穿孔
  - 肝大
- 神经系统（30%）
  - 周围神经病变较结节性多动脉炎（PAN）少见
  - 中枢神经系统（CNS）
- 耳、鼻、喉（30%～35%）
  - 口腔溃疡、鼻出血、鼻窦炎

实验室检查

- p-ANCA/抗 MPO（＋）（50%）
- c-ANCA/抗 -PR3（＋）（40%）
- 血尿素氮和肌酐升高
- 尿液分析
  - 红细胞和红细胞管型
  - 不同程度蛋白尿
- 贫血（正常红细胞性）
- 白细胞和血小板增多
- 急性期蛋白升高：红细胞沉降率、C 反应蛋白
- 类风湿因子（39%～50%）
- 抗核抗体（21%～33%）
- 罕见补体 C3 和/或 C4 降低（5%）

治疗

- 诱导缓解、维持缓解及复发治疗为治疗的三个阶段
- 皮质类固醇联合环磷酰胺为最常见诱导方案
- 难治性病例采用其他形式的免疫抑制疗法（10%）
- 维持缓解治疗采用口服环磷酰胺、吗替麦考酚酯或硫唑嘌呤

预后

- 严重型肾小球疾病呈进展性病程
- 未治疗病例 1 年死亡率：80%

- MPA 的早期死亡通常是由于暴发性肾脏疾病和肺出血
- 经常发生复发(25%～35%)
  - 复发时可累及不同的或新的器官
  - 常伴有皮疹和关节炎
  - 多不太严重
- 诱导方案
  - >90% 患者可得到改善
  - 完全缓解>75%
- 与预后不良相关的独立因素有年龄大、发病初始血清肌酐高、低补体血症和肺出血
- 代表肾功能恢复的病理参数包括初始活检时正常肾小球的百分比、肾小球新月体数量较少和间质炎症较轻
  - 可与 PAN 重叠存在
  - 可伴发肾血栓性微血管病
  - 慢性指数高预后差

大体特征

一般特征

- 肾大小正常或轻度增大
- 若出现梗死,病灶较小
- 斑片状出血
  - 局灶或弥漫
  - 代表性肾小球坏死;鲍曼囊腔或肾小管腔内出血

镜下特征

组织学特征

- 肾小球
  - 寡免疫性新月体性肾小球肾炎
    - 节段性或极小部分为球性肾小球坏死(80%～100%)
    - GMB 断裂伴纤维蛋白样坏死
    - 多有新月体(平均:45%～55%),常伴有坏死
    - 严重坏死性肾小球病变鲍曼囊出现节段至广泛溶解
    - 有时出现轻至中度毛细血管内细胞增生伴中性粒细胞和巨噬细胞浸润
  - 不同程度的活动性肾小球周围炎症
    - 肾小球周围肉芽肿反应不同于 GPA 肉芽肿
  - 亚急性或慢性肾小球病变表现为纤维细胞性或纤维性新月体
    - 节段性和球性肾小球坏死痊愈后表现为硬化
    - 硬化性肾小球改变伴肾小管萎缩和间质纤维化
    - 鲍曼囊破裂
- 肾小管和间质
  - 活动性疾病常伴有急性肾小管间质炎症
  - 没有肾小球病变的孤立性肾小管间质炎症罕见
  - 可出现无明确意义的肉芽肿性炎症
- 肾内和肾外血管
  - 小叶间动脉、小动脉、微动脉、毛细血管和微静脉受累
    - 节段性或环周性纤维蛋白样坏死
    - 坏死区周围栅栏状的轻至重度活动性炎症反应
    - 炎症细胞包括中性粒细胞、活化淋巴细胞和不等量的嗜酸性粒细胞

- 局灶性肾髓质毛细血管炎伴纤维蛋白样坏死(直小血管炎)
  - 愈合的血管病变显示内膜增厚,管腔变窄,弹力层不同程度缺失
  - 皮肤、肺和其他器官可出现小血管炎和毛细血管炎
    - 肾内小血管炎常不易见(约 8%)

辅助检查

免疫荧光

- 纤维蛋白原染色可显示坏死性病变及活动性新月体
- 寡免疫性肾小球病变可有极少量沉积物或无沉积物
  - 免疫球蛋白和补体成分低强度染色<1～2+(0～4+ 评分法)
- 沿 GBM 明亮的球性线状 IgG 着色,提示同时存在抗 GBM 病

电镜

- 肾小球最早变化为内皮细胞肿胀和内皮下区变宽
- 随后内皮细胞脱离基底膜,微血栓形成及纤维蛋白原聚集
- 偶见小的沉积物

鉴别诊断

GPA 和 EGPA

- 肾组织病理学改变与 GPA 和 EGPA 相似(即寡免疫性新月体性肾小球肾炎)
- 出现肉芽肿性炎症(GPA),若有哮喘和嗜酸性粒细胞增多则有助于诊断 EGPA

免疫复合物介导的肾小球肾炎伴新月体和/或小血管炎

- 临床特征、适当的血清学和免疫组化有助于鉴别诊断

抗 GBM 病

- 抗 GBM 血清学与免疫荧光染色有助于鉴别

参考文献

1. Ostendorf L et al: Daratumumab for the treatment of refractory ANCA-associated vasculitis. RMD Open. 9(1):e002742, 2023
2. Alba MA et al: Relevance of combined clinicopathologic phenotype and antineutrophil cytoplasmic autoantibody serotype in the diagnosis of antineutrophil cytoplasmic autoantibody vasculitis. Kidney Int Rep. 7(12):2676-90, 2022
3. Austin K et al: ANCA associated vasculitis subtypes: recent insights and future perspectives. J Inflamm Res. 15:2567-82, 2022
4. Chevet B et al: Diagnosing and treating ANCA-associated vasculitis: an updated review for clinical practice. Rheumatology (Oxford). 2022
5. Yoshinari M et al: Low disease activity of microscopic polyangiitis in patients with anti-myosin light chain 6 antibody that disrupts actin rearrangement necessary for neutrophil extracellular trap formation. Arthritis Res Ther. 24(1):274, 2022
6. Trivioli G et al: Slowly progressive anti-neutrophil cytoplasmic antibody-associated renal vasculitis: clinico-pathological characterization and outcome. Clin Kidney J. 14(1):332-40, 2021
7. Weiner M et al: Proteinase-3 and myeloperoxidase serotype in relation to demographic factors and geographic distribution in anti-neutrophil cytoplasmic antibody-associated glomerulonephritis. Nephrol Dial Transplant. 34(2):301-8, 2019

小血管血管炎（寡免疫型）

	MPA	GPA	EGPA
临床特征	多系统性	多系统性	多系统性，与哮喘或过敏相关
血清学	ANCA（+）（90%），主要为抗 MPO（+）（50%），PR3（+）（40%）	ANCA（+）（95%），主要为抗 PR3（+）（75%），抗 MPO（+）（20%）	ANCA（+）（50%），主要为抗 MPO（+）（60%）
受累器官	胸腹部脏器、皮肤、肾，脑血管少见	上下呼吸道、腹腔脏器、肾、心脏、皮肤	上下呼吸道、肾，心脏罕见、皮肤和脑
受累血管大小	小动脉、微动脉、毛细血管	小动脉、小静脉、微动脉、毛细血管和微静脉	小动脉、静脉、微动脉，毛细血管罕见
血管炎病理学	坏死型，多种炎症细胞浸润，部分为嗜酸性粒细胞	坏死或肉芽肿型，多种炎症细胞浸润，少量嗜酸性粒细胞	坏死或肉芽肿型，富于嗜酸性粒细胞，炎性浸润
其他血管和非血管特征	肾限制性	"地图样"血管外肉芽肿性炎症	血管外坏死性肉芽肿性炎症伴多量嗜酸性粒细胞浸润
肾小球病理	急慢性新月体性肾小球肾炎和血管炎，寡免疫型	急慢性新月体性肾小球肾炎和血管炎，寡免疫型	寡免疫性新月体性肾小球肾炎少见
复发	（++）	（+++）	（-/+）

ECPA，嗜酸性肉芽肿性多血管炎；GPA，肉芽肿性多血管炎；MPA，显微镜下多血管炎；MPO，髓过氧化物酶。

抗 GBM 病与 ANCA 相关疾病比较

临床	ANCA	抗 GBM+ANCA	抗 GBM 病
年龄	63±12.7	64±8.7	52±20.6（双相）
性别	PR3：男>女，MPO：女>男	女>男	年轻男性，老年女性（54%）
诱因	可能与感染、药物有关	不明	可能与吸烟、接触碳氢化合物有关
肺出血	23%	38%	40%
肾脏累及	100%	90%	100%
多系统疾病	常见	20%~50%	0
系统性血管炎	是	10%~15%	0
血清肌酐 μmol/L（范围）；[mg/dl（范围）]	186（39~693）[2.1（0.4~7.8）]	309（71~606）；[3.5（0.8~6.0）]	275（62~667）；[3.1（0.7~7.6）]
血清学	抗 PR3 或 MPO	抗 PR3 或 MPO+抗 GBM	抗 GBM
需肾替代治疗	23%	57%	63%
病理学			
新月体分布	局灶/弥漫	90%~100%	75%~100%
新月体分期	急性/亚急性/慢性	急性（33%）	急性/1 期（73%）
硬化肾小球	不定	中位 15%（0~100%）	中位 0（0~80%）
肾小管萎缩/间质纤维化	不定	中位 27%（0~80%）	中位 5%（0~30%）
预后			
1 年生存期			
肾脏	约 88%	约 53%	约 44%
患者	约 90%	约 83%	约 87%

Adapted from McAdoo SP et al. Kidney Int. 92（3）：693-702，2017.

8. Deshayes S et al: Hypocomplementemia is associated with worse renal survival in ANCA-positive granulomatosis with polyangiitis and microscopic polyangiitis. PLoS One. 13(4):e0195680, 2018

9. Bossuyt X et al: Position paper: revised 2017 international consensus on testing of ANCAs in granulomatosis with polyangiitis and microscopic polyangiitis. Nat Rev Rheumatol. 13(11):683-92, 2017

10. Jennette JC et al: ANCA glomerulonephritis and vasculitis. Clin J Am Soc

Nephrol. 12(10):1680-91, 2017

11. McAdoo SP et al: Patients double-seropositive for ANCA and anti-GBM antibodies have varied renal survival, frequency of relapse, and outcomes compared to single-seropositive patients. Kidney Int. 92(3):693-702, 2017

12. Chen SF et al: Clinicopathologic characteristics and outcomes of renal thrombotic microangiopathy in anti-neutrophil cytoplasmic autoantibody-associated glomerulonephritis. Clin J Am Soc Nephrol. 10(5):750-8, 2015

血栓和坏死

同一肾小球内见纤维细胞性/细胞性
新月体伴节段肾小球炎

(左)p-ANCA(+)患者,显示在发生完全坏死病变前早期肾小球内血栓或纤维蛋白样改变 ➡

(右)肾小球在不同时间内两次受累,表现为愈合性纤维细胞性新月体 ➡ 和近球门部早期细胞性新月体 ➡,有些毛细血管内含有炎症细胞 ➡,即"肾小球炎"

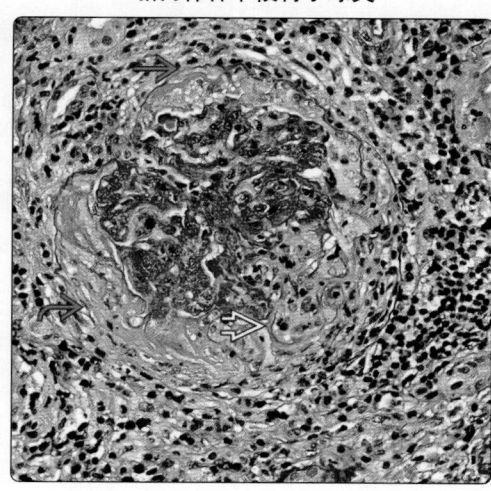

GBM 断裂

GBM 扫描电镜图像

(左)肾小球显示节段性新月体,伴毛细血管袢坏死及基底膜断裂 ➡

(右)ANCA 介导的新月体性肾小球肾炎,肾小球毛细血管基底膜扫描电镜显示磨损及窗孔外观,即 GBM 破坏 ➡,可伴新月体形成

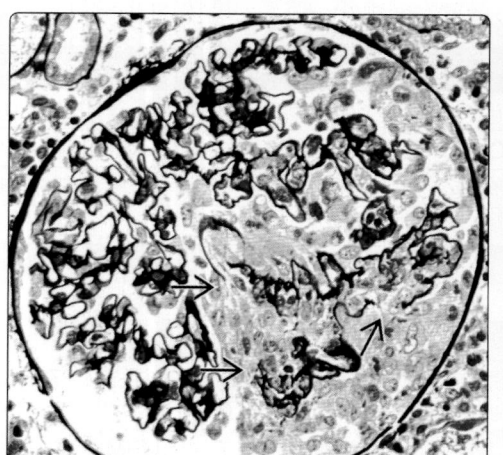

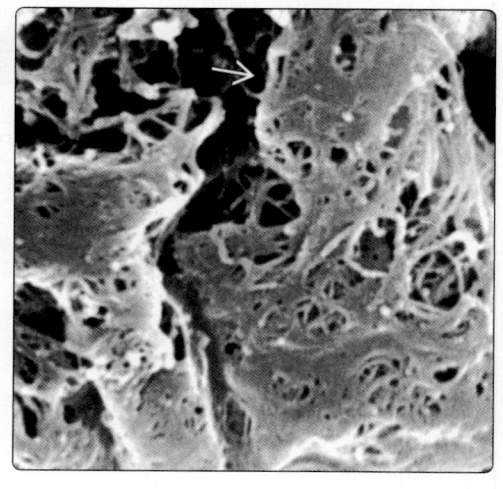

新月体纤维蛋白染色

微量 IgG 沉积

(左)新月体性肾小球肾炎,鲍曼囊腔新月体内纤维蛋白强着色。无论病因如何,纤维蛋白特征性地存在于活动性新月体

(右)寡免疫性新月体性肾小球肾炎,通常在肾小球中很少或没有免疫球蛋白沉积。图示肾小球内见少量节段性 IgG(+)染色,与诊断相吻合

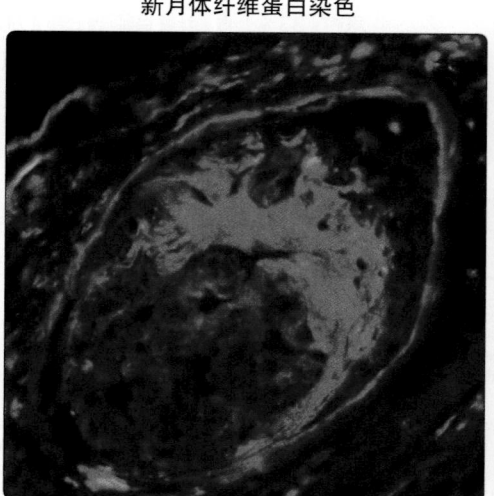

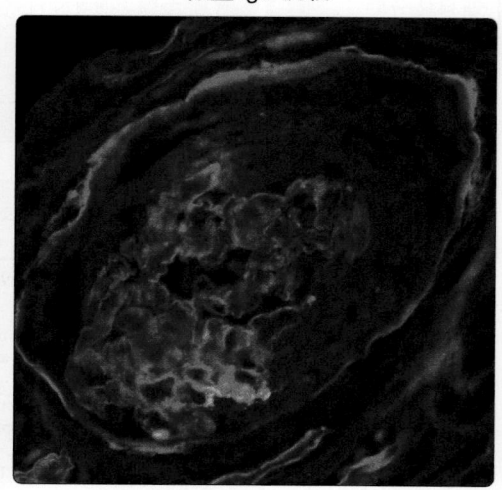

动脉壁断裂

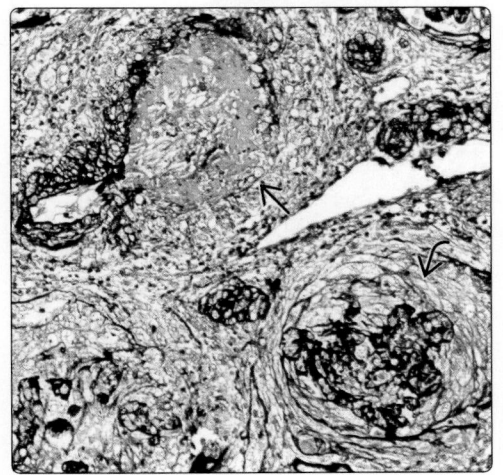

坏死性动脉炎和新月体

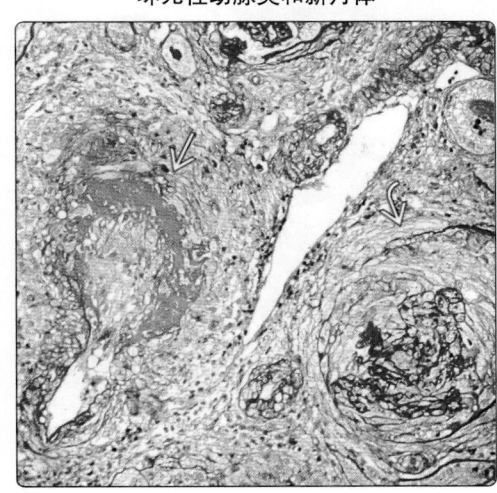

（左）坏死性动脉炎，动脉显示坏死区银染色呈阳性的弹力层断裂➡️，邻近的肾小球见纤维细胞性新月体➡️
（右）新月体性肾小球肾炎➡️伴节段分布的坏死性动脉炎➡️

合并抗 GBM/ANCA 介导的新月体性肾小球肾炎

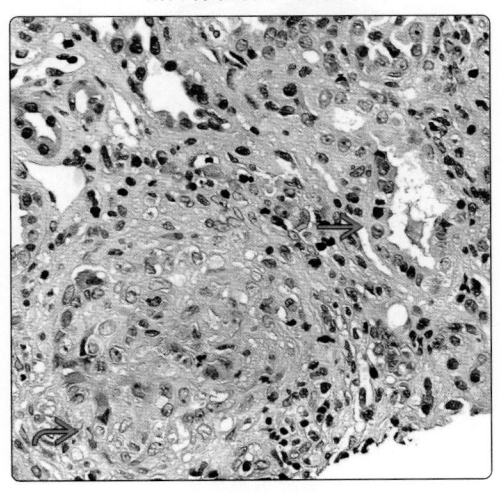

散在电子致密沉积物

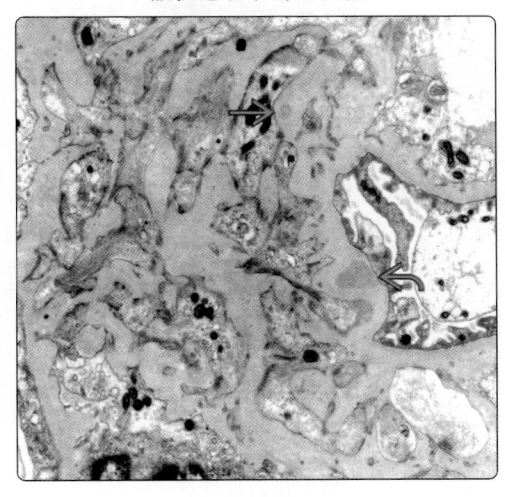

（左）肾小球显示严重坏死性新月体病变，伴早期肉芽肿反应➡️，可见肾小球周围炎及小管炎➡️
（右）ANCA 相关多发性血管炎偶尔可见意义不明的系膜区➡️和上皮下➡️沉积物，但这不会改变诊断。肾小球也可显示 GBM 断裂区及新月体

髓质毛细血管炎

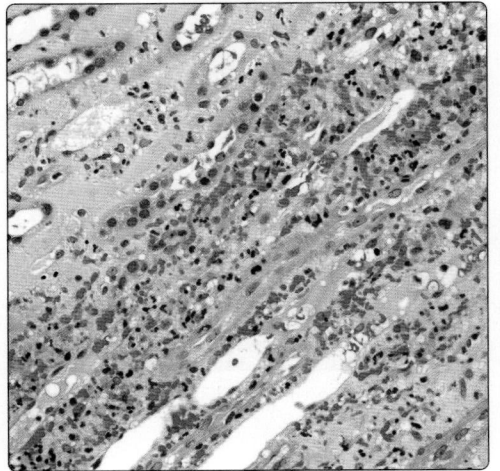

小动脉炎

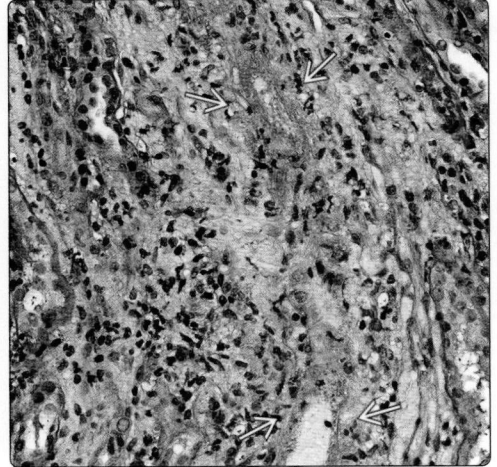

（左）MPO-ANCA 介导的局灶性新月体性肾小球肾炎，表现为孤立性斑片状髓质毛细血管炎，主要为中性粒细胞浸润和间质出血（*Courtesy B.Fyfe, MD.*）
（右）MPO-ANCA（＋）患者主要表现为髓质毛细血管炎伴纤维蛋白样坏死➡️，也可见肾小球门部小动脉炎

新月体伴坏死

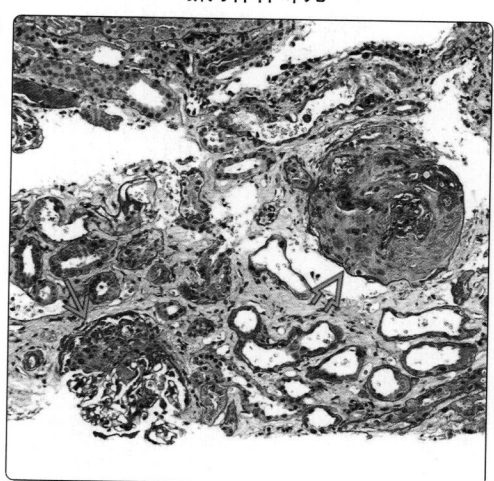

（左）52 岁男性 ANCA（－）新月体性肾小球肾炎患者，表现为节段性➡️和环状➡️肾小球细胞性新月体伴纤维蛋白样坏死。约 10% 患者 ANCA 阴性

（右）中倍镜显示不同愈合期的肾小球新月体，周围有慢性间质炎症、肾小管萎缩和早期间质纤维化

肾小球纤维细胞性和纤维性新月体

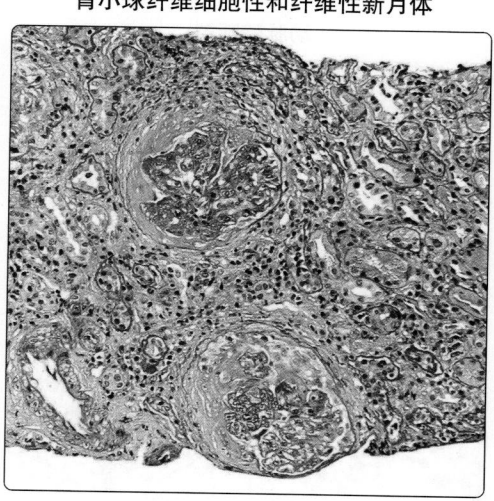

节段性新月体

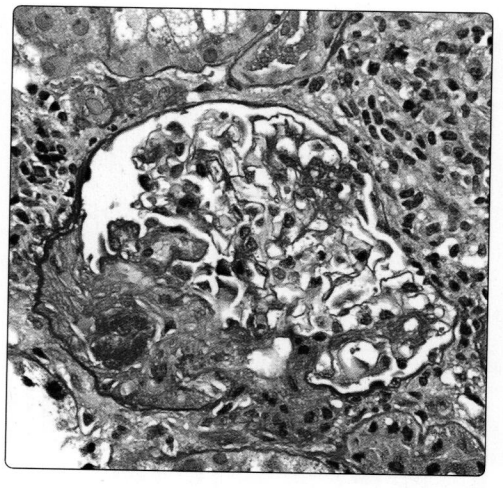

（左）MPA 合并 MPO-ANCA 患者，出现镜下血尿和蛋白尿，表现为肾小球节段硬化，伴小型纤维性新月体形成和球囊粘连

（右）肾小球显示环状纤维细胞性新月体，鲍曼囊内见一由上皮细胞衬覆的假小管腔隙➡️，类似于血栓再通

环状新月体

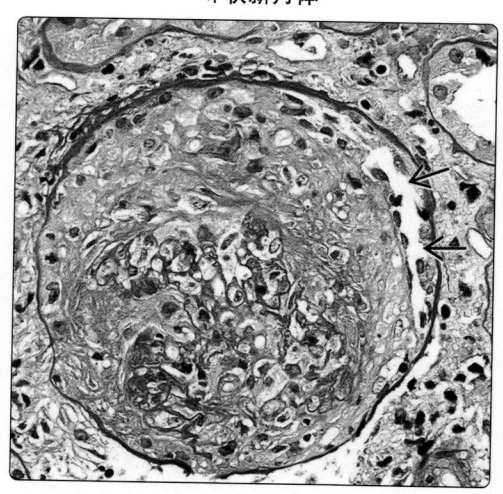

纤维蛋白样坏死

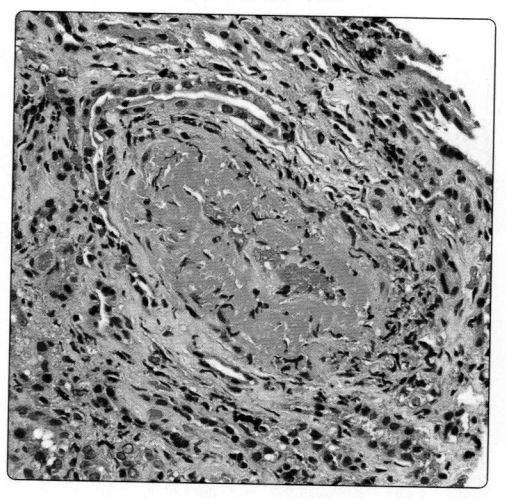

（左）图示肾内小血管坏死性血管炎，伴有透壁性和环状纤维蛋白样变及活动性炎症，未见内膜和中膜

（右）暴发性多血管炎患者的尸检肾脏，弹力纤维染色显示一愈合的小动脉，纤维内膜增厚➡️，管腔变窄，内外弹力层几乎完全消失，注意一个相邻的肾小球

内弹力层消失

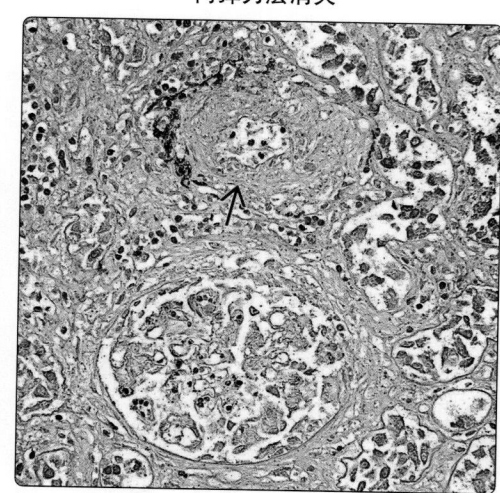

潜在的糖尿病肾小球病

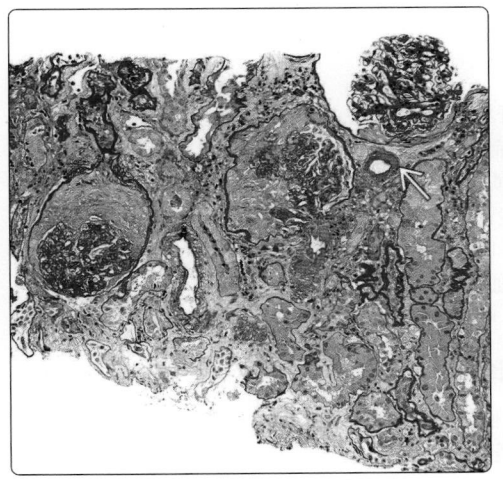

膜性肾病伴 ANCA 相关性新月体

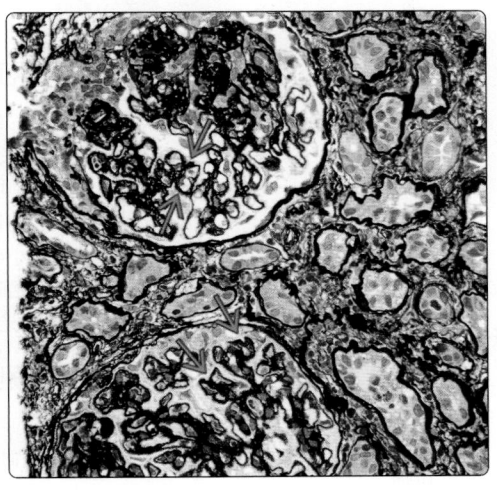

（左）糖尿病肾病伴血清学 MPO-ANCA（＋）患者，叠加有糖尿病肾病引起的纤维细胞性新月体改变，表现为小动脉透明变性 ➡ 和肾小管基底膜增厚

（右）特发性膜性肾病 Ⅲ 期，合并 MPO-ANCA 新月体病。未受累的肾小球毛细血管壁和下方的部分肾小球显示基底膜不规则增厚 ➡

紫癜

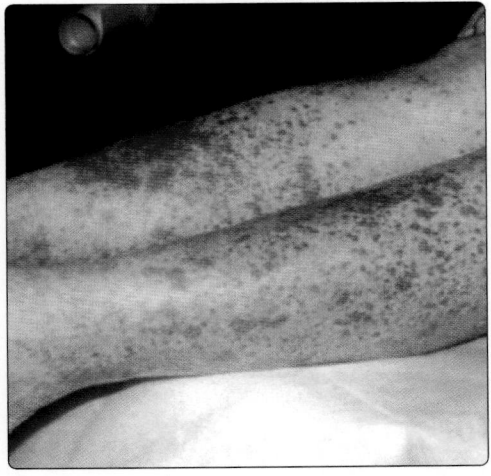

真皮血管炎

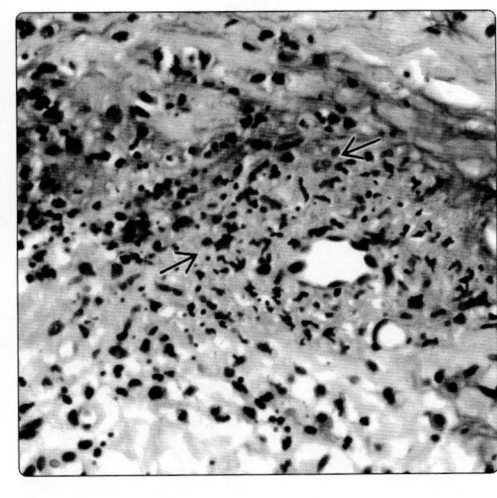

（左）MPA 患者，临床照片显示紫癜皮疹，患者有肺出血和急性肾衰竭等多系统症状

（右）真皮毛细血管显示白细胞碎裂性血管炎 ➡，可见纤维蛋白样坏死和核碎裂

鲍曼囊断裂

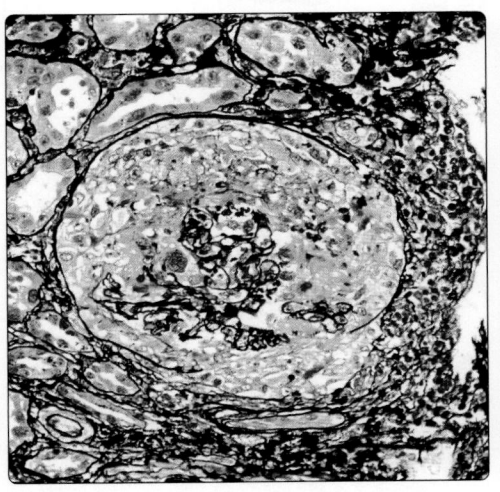

线性 IgG 染色（抗 GBM+ANCA）

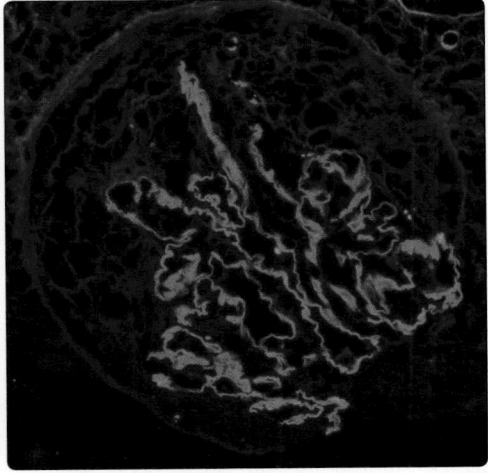

（左）抗 GBM 抗体和 MPO-ANCA 双阳性病例，银染色显示肾小球几乎完全被鲍曼囊内巨大细胞性新月体压迫

（右）血清 MPO-ANCA 和抗 GBM 抗体阳性患者，免疫荧光染色显示 IgG 沿肾小球毛细血管基底膜呈球性线性沉积，部分血管袢受到新月体压迫

（丁鑫 译，余英豪 审）

要 点

术语

- 呼吸道肉芽肿性炎症及中小型血管坏死性血管炎，通常伴有坏死性肾小球肾炎，很少或没有免疫复合物沉积（寡免疫性）

病因学/发病机制

- ANCA 起主要作用
  - 约75% 为抗 PR3 抗体，约25% 为抗 MPO 抗体

临床特征

- 发病高峰年龄：50～70 岁
- 90% 的病例累及肾脏、上呼吸道和肺
- 急性或快速进行性肾衰竭
- 类固醇联合环磷酰胺；利妥昔单抗对治疗复发病例有帮助
- 不良预后因素：发病初始肌酐高，肺部疾病，频繁复发

镜下特征

- 肾小球：纤维蛋白样坏死，新月体，鲍曼囊破裂引起的肾小球周围炎症
- 肾小管间质：坏死性中性粒细胞肉芽肿性炎症、肿块样病变、活动性肾小管炎
- 血管：小叶间动脉和小动脉血管炎
- 髓质毛细血管炎
- 免疫荧光，电镜：很少或没有免疫球蛋白或补体成分沉积

主要鉴别诊断

- ANCA（+）血管炎（EGPA，MPA），抗 GBM 病，IgA 血管炎，药物性血管炎

诊断要点

- 预后良好的特征：正常肾小球数量多，细胞性新月体数量少，无纤维蛋白样坏死，小管萎缩及纤维化少

坏死性新月体性肾小球肾炎

不同阶段的新月体性肾小球肾炎

（左）六胺银染色，肾小球显示节段纤维蛋白样坏死，伴局灶基底膜断裂 ⊟，粉染的纤维蛋白样聚集物上方覆盖细胞性新月体
（右）新月体性肾小球肾炎 PAS 染色，低倍镜下显示 4 个肾小球处于病变不同阶段，有纤维蛋白样坏死、细胞性新月体 ⊟ 和纤维细胞性新月体 ⊟

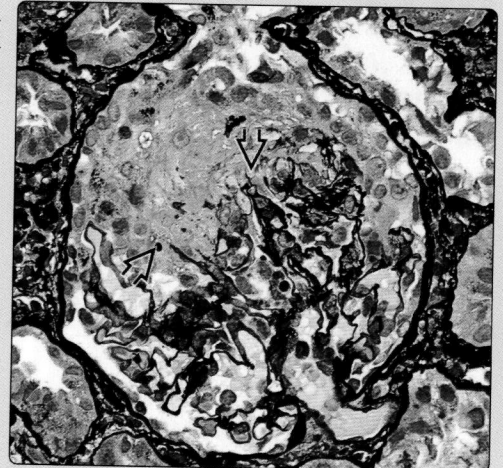
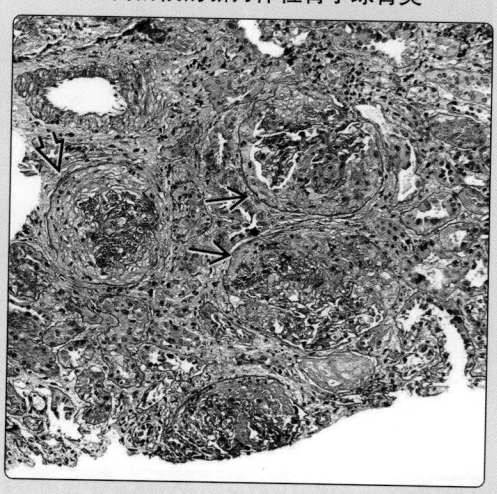

坏死性肉芽肿性间质炎症

坏死性血管炎

（左）肾肉芽肿性多血管炎（GPA），表现为不规则呈栅栏状的坏死性肉芽肿性炎症，并见巨细胞 ⊟、多量中性粒细胞、淋巴细胞和上皮样细胞浸润
（右）三色染色，小叶间动脉显示急性透壁性纤维蛋白样坏死性血管炎，纤维蛋白染成强紫红色 ➡

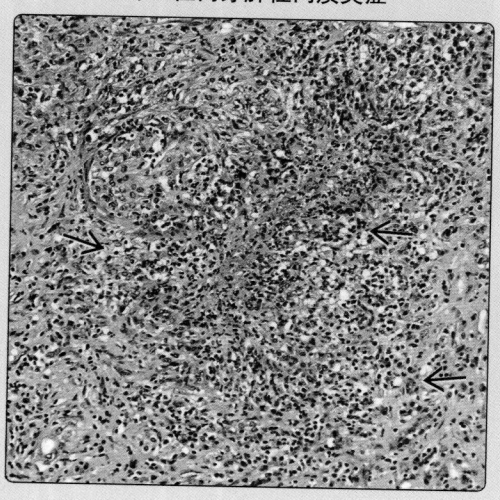
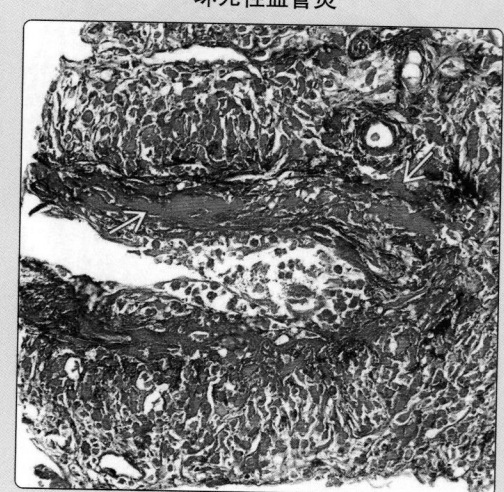

术语

缩写

- 肉芽肿性多血管炎(granulomatosis with polyangiitis, GPA)

同义词

- 韦格纳肉芽肿(WG)
  - 现已废弃使用

定义

- 2012 年教堂山会议共识
  - GPA 是呼吸道肉芽肿性炎症和中小型血管(毛细血管、微静脉、小动脉和微动脉)坏死性血管炎,通常伴有坏死性肾小球肾炎,无或极少有免疫复合物沉积(寡免疫性新月体性肾小球肾炎)
- 美国风湿病学会(ACR)标准
  - 鼻腔或口腔炎症或口腔溃疡
  - 胸片异常
    - 空洞或非空洞结节
    - 肺浸润
  - 尿液检查异常(如镜下血尿)
  - 血管壁、血管周围或间质的肉芽肿性炎症
  - 符合≥2 项具有高诊断特异性和敏感性的标准
- EULAR/PRINTO/PRES 标准,儿童 GPA
  - 上呼吸道受累
  - 肺受累
  - 喉气管支气管受累
  - ANCA 阳性:MPO 或 PR3
  - 符合任何 3 项具有高诊断特异性和敏感性的标准

病因学/发病机制

ANCA 介导的小血管血管炎

- 抗 PR3 自身抗体＞75%
  - PR3:中性粒细胞中的丝氨酸 PR
  - ANCA 与补体 PR3 分子(CPR3)中的肽序列发生反应
    - 与病原体(如葡萄球菌)高度同源
  - 抗 MPO-ANCA＜25%,肾脏轻度受累
  - 其他自身抗体也可能存在
    - 溶酶体相关膜蛋白 -2(LAMP-2)与细菌黏附蛋白分子相似性导致抗 LAMP-2 自身抗体产生
    - 抗纤溶酶原和组织纤溶酶原激活剂自身抗体(25%)
  - ANCA 作用下经反馈回路激活中性粒细胞
    - Toll 样受体 TLR2、TLR4 和 / 或 TLR9 刺激触发中性粒细胞活化
    - 活化中性粒细胞表面表达 PR3
    - 通过与 ANCA 的结合激活中性粒细胞和巨噬细胞
    - 氧自由基、溶解酶、炎性细胞因子、中性粒细胞胞外捕获产物(NET 衍化产物)释放
    - NET 衍化产物激活树突状细胞
    - 补体旁路途径激活形成末端补体复合物(C5b-9)
  - 增加中性粒细胞和 NK 细胞与活化内皮细胞的黏附与迁徙

- - 介导内皮损伤和血管炎症
  - 降低 PR3-α-1-抗胰蛋白酶复合物形成的抑制活性
- T 细胞、自反应 B 细胞促进自身免疫反应
  - T 细胞与 cPR3 抗原发生反应,激活 Th17 产生 IL-17
  - T 调节细胞减少并活化

遗传危险因素

- 高加索人 MHC-Ⅱ类基因 *HLA-DPB1**0401
- 非裔美国人 MHC-Ⅱ类基因 *HLA-DRB1**15
- 维甲酸 X 受体 B 多态性
- 其他相关基因多态性:*CD226*(DNAM-1)、*SERPINA1*(α_1-抗胰蛋白酶)、*TNFA*、*CTLA4*、*INFG*、*IL10*、*PTPN22*(蛋白酪氨酸磷酸酶)、*SNCA*(PD1)基因(也包括川崎病)、*FCGR3B*(FcγRⅢb)
- 与类风湿关节炎的遗传多态性共有易感位点

自身抗体反应的潜在触发因素

- 病原体(细菌、病毒、真菌、分枝杆菌)
  - GPA 在冬季常见
- 接触变应原
- 接触灰尘、重金属、呼吸道毒素

动物模型

- 证明 PR3-ANCA 相关 GPA 致病作用的动物模型尚未建立

临床特征

流行病学

- 发病率
  - 30/100 万～60/100 万
  - 在北美和北欧的白人中患病率较高;在亚洲和南欧患病率较低
- 年龄
  - GPA 可发生于任何年龄
  - 发病高峰:50～70 岁
  - 平均:60 岁
- 种族
  - 地理变异可能与种族背景有关

表现

- 多系统性受累,常伴有全身症状
  - 90% 的病例累及肾脏、上呼吸道和肺,还有皮肤和其他器官受累
  - 肺肾综合征
- 两个疾病过程,并不相互排斥
  - 上呼吸道肉芽肿性疾病
  - 血管炎期
- 肾脏
  - GPA 出现肾脏症状(40%～80%)
  - 肉眼或显微镜下血尿
  - 红细胞管型
  - 少尿
  - 快速进行性或急性肾衰竭

- 有时肾功能不全起病隐袭伴蛋白尿和/或血尿
- 偶尔表现为肾脏肿块

实验室检查

- 血尿、蛋白尿、血尿素氮和肌酐升高
- 贫血,红细胞沉降率升高
- 约 95% 患者 ANCA 阳性
  - ELISA：抗 PR3-ANCA（约 75%）或抗 MPO-ANCA（约 25%）
  - 间接免疫荧光：c-ANCA（PR3）或 p-ANCA（MPO）
- 类风湿因子阳性（20%～30%）

治疗

- 类固醇联合环磷酰胺
- 血浆置换可能对重症患者有益
- 维持疗法采用口服环磷酰胺、环孢素、硫唑嘌呤或吗替麦考酚酯
- 靶向 B 细胞药物利妥昔单抗,防止复发
- 阻断补体 C5a
- 辅助治疗：预防性抗生素

预后

- 20% 的患者出现肾脏疾病并发展为 ESRD
  - 缺乏治疗或延迟诊断导致 ESRD
- 肾脏和患者生存趋于改善
- 预后不良的临床因素
  - 老年人
  - 初诊时高肌酐水平
  - 高血清 ANCA（抗 PR3）滴度
  - 多系统受累
    - 合并肺部受累或出血
    - 伴发血栓性微血管病
  - 复发率增加（10%～50%）
  - 低补体 C3 和/或 C4 水平（5% 病例）
  - 血 CD27（+）/CD38（hi）B 细胞增加与复发有关
    - 肾脏及尿液中也可检出
- 预后良好的临床因素
  - 肾功能接近正常水平

肾移植

- 总体患者和移植物存活率不低于非 GPA 受者
- 肾移植后发生肾脏及肾外复发不常见（最近的一个系列病例中为 0/37）
  - 复发采用环磷酰胺治疗
  - 移植肾复发预后较差

大体特征

肾

- 通常大小正常或稍大
- 急性期,皮质和髓质可见小的散在梗死灶和点状出血
- 较大的血管肉眼观察正常
- 动脉瘤或血栓罕见

- 局灶性或弥漫肾乳头坏死

镜下特征

组织学特征

- 肾小球
  - 广泛及严重肾小球病变伴新月体形成
  - 节段性至重度毛细血管袢坏死病变
    - 纤维蛋白样坏死伴基底膜断裂
    - 中性粒细胞聚集及细胞核碎裂
  - 不同阶段新月体（如细胞性、纤维细胞性和纤维性）可出现于同一活检标本中
    - 细胞性新月体,主要由壁层上皮细胞和渗出的炎症细胞组成（厚度＞2～3 层）
    - 节段性/小到大型新月体,有时为环状细胞性新月体
    - 少数新月体呈肉芽肿样改变,可见上皮样细胞和巨细胞
    - 不同程度的肾小球血管袢受压
  - 鲍曼囊破裂引起急性和亚急性肾小球周围炎
  - 无肾小球内细胞增生
  - 节段性和球性肾小球硬化,鲍曼囊残留性破坏
- 肾小管
  - 活动性小管炎与上皮细胞损伤
  - 管腔内红细胞和红细胞管型
  - 肾小管萎缩和间质纤维化
- 间质
  - 轻度至明显的活动性间质炎症可伴随肾小球新月体病变
    - 中性粒细胞或嗜酸性粒细胞增多
    - 浆细胞（IgG4+ 细胞＞30%）可明显增多
  - 局灶显微镜下间质出血
  - 有时可见坏死性中性粒细胞肉芽肿性间质性肾炎,伴栅栏状组织细胞（地图形）排列或肿块样病变
    - 间质肉芽肿伴混合性炎症细胞浸润
    - 上皮样巨噬细胞和巨细胞
    - T 淋巴细胞和 B 淋巴细胞浸润,部分伴淋巴滤泡形成
- 血管
  - 小叶间动脉为血管炎通常累及部位
    - 节段或环状纤维蛋白样坏死
    - 由中性粒细胞、组织细胞,有时还有显著的嗜酸性粒细胞组成的炎症反应
    - 偶见肉芽肿性炎症
  - 血管炎可累及小动脉一直到肾小球前后微动脉及微静脉
  - 进行性血管硬化,EVG 染色可显示不同程度的弹力层缺失
  - 肾小管周毛细血管炎
    - 孤立性或合并髓质炎症、毛细血管炎和间质出血

其他器官

- 肺
  - 肺（结节性）血管外肉芽肿性炎症为突出病变
  - 通常表现为不规则坏死伴中性粒细胞浸润
  - 累及支气管树和血管的肉芽肿呈进行性、不规则增大
  - 血管炎可表现为纤维蛋白样坏死或肉芽肿性炎症
  - 肺毛细血管炎导致肺出血（约 1/3 病例）

534

- 皮肤
  - 真皮毛细血管白细胞碎裂性血管炎
  - 以中性粒细胞为中心的肉芽肿性血管炎
  - 可伴有血管外栅栏状肉芽肿性炎症
- 鼻窦
  - 坏死性肉芽肿和血管炎
- 其他泌尿生殖道病变
  - 输尿管狭窄
  - 前列腺炎、睾丸炎、附睾炎
  - 阴茎溃疡

辅助检查

免疫荧光

- 毛细血管腔、活动性坏死性病变或新月体鲍曼囊内可见强纤维蛋白原/纤维蛋白染色
- 肾小球免疫球蛋白（IgG，IgA，IgM）和补体成分（C3，C1q）通常阴性
  - 有时可见局灶<2+散在、随意分布的肾小球免疫球蛋白和补体沉积
- 存在明显或显著的肾小球沉积物提示合并有自身免疫性或感染相关性肾小球肾炎

电镜

- GBM 和系膜罕见或无沉积物（寡免疫性）
- 坏死性病变可引起 GBM 破坏
- 毛细血管和新月体中可见纤维蛋白
- 内皮细胞可出现反应性改变（窗孔缺失）

鉴别诊断

ANCA（+）血管炎（EFPA，MPA）

- 坏死性肉芽肿、静脉窦受累在 GPA 中比 MPA 中更常见
- EGPA 病例有嗜酸性粒细胞增多症/哮喘

抗 GBM 肾小球肾炎

- GBM 明显的线状 IgG 沉积，与新月体伴随
- 一些患者同时有 ANCA 和抗 GBM

药物性肉芽肿性间质性肾炎和血管炎

- 服药史
- 皮疹
- 非干酪样肉芽肿
- 一些病例出现嗜酸性粒细胞增多和组织浸润

结节病

- 纵隔淋巴结病和肺受累
- 致密性非坏死性肉芽肿
- 罕见：肉芽肿性脉管炎和新月体性肾小球肾炎
- 血管紧张素转换酶水平升高

IgA 血管炎（Henoch-Schönlein 紫癜）

- 以 IgA 为主的肾小球沉积物

IgG4 相关肾小管间质疾病

- 多系统受累或局限于肾
- IgG4 水平升高
- 无新月体性肾小球肾炎
- 结节状大量浆细胞浸润；IgG4(+)细胞占 20%～30%

诊断要点

临床相关病理特征

- 预后不良的病理学特征
  - 肾活检中纤维性新月体肾小球数量和纤维蛋白样坏死
  - 坏死和非坏死性血管外肉芽肿
  - 明显的肾皮质小管炎
  - 肾小管萎缩与间质纤维化程度
- 预后良好的肾脏因素
  - 正常肾小球数量多
  - 细胞性新月体数量少
  - 无纤维蛋白样坏死

病理解读要点

- GPA 可能仅有间质性炎症/毛细血管炎，而无肾小球受累（可能与取样有关）
- ANCA 阴性不能除外 GPA（约 5% 阴性）

参考文献

1. Casal Moura M et al: Maintenance of remission and risk of relapse in myeloperoxidase-positive ANCA-associated vasculitis with kidney involvement. Clin J Am Soc Nephrol. 18(1):47-59, 2023
2. Alba MA et al: Relevance of combined clinicopathologic phenotype and antineutrophil cytoplasmic autoantibody serotype in the diagnosis of antineutrophil cytoplasmic autoantibody vasculitis. Kidney Int Rep. 7(12):2676-90, 2022
3. Berti A et al: Induction and maintenance of remission with mycophenolate mofetil in ANCA-associated vasculitis: a systematic review and meta-analysis. Nephrol Dial Transplant. 37(11):2190-200, 2022
4. L'Imperio V et al: Bowman's capsule rupture on renal biopsy improves the outcome prediction of ANCA-associated glomerulonephritis classifications. Ann Rheum Dis. 81(6):e95, 2022
5. Calatroni M et al: Prognostic factors and long-term outcome with ANCA-associated kidney vasculitis in childhood. Clin J Am Soc Nephrol. 16(7):1043-51, 2021
6. Moiseev S et al: Association of venous thromboembolic events with skin, pulmonary and kidney involvement in ANCA-associated vasculitis: a multinational study. Rheumatology (Oxford). 60(10):4654-61, 2021
7. Considine SW et al: Long-term outcomes of renal transplant in patients with end-stage renal failure due to systemic lupus erythematosus and granulomatosis with polyangiitis. Exp Clin Transplant. 17(6):720-6, 2019
8. von Borstel A et al: CD27+CD38hi B cell frequency during remission predicts relapsing disease in granulomatosis with polyangiitis patients. Front Immunol. 10:2221, 2019
9. Lamprecht P et al: Pathogenetic and clinical aspects of anti-neutrophil cytoplasmic autoantibody-associated vasculitides. Front Immunol. 9:680, 2018
10. Zonozi R et al: Renal involvement in antineutrophil cytoplasmic antibody-associated vasculitis. Rheum Dis Clin North Am. 44(4):525-43, 2018
11. Chen M et al: Complement in ANCA-associated vasculitis: mechanisms and implications for management. Nat Rev Nephrol. 13(6):359-67, 2017
12. Jayne DRW et al: Randomized trial of C5a receptor inhibitor avacopan in ANCA-associated vasculitis. J Am Soc Nephrol. 28(9):2756-67, 2017
13. Jennette JC et al: ANCA glomerulonephritis and vasculitis. Clin J Am Soc Nephrol. 12(10):1680-91, 2017
14. Jennette JC et al: 2012 revised International Chapel Hill Consensus Conference nomenclature of vasculitides. Arthritis Rheum. 65(1):1-11, 2013

（左）HE 染色切片，肾小球显示节段性毛细血管内纤维蛋白样物伴早期坏死 ➡，其余肾小球外观正常

（右）肾小球门部小动脉炎伴含深嗜红色纤维蛋白的纤维蛋白样坏死，并见早期细胞性新月体形成

毛细血管内纤维蛋白样坏死

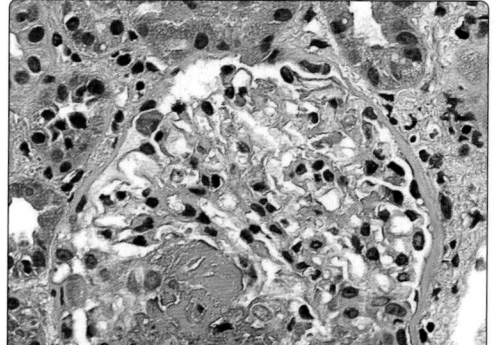

门部小动脉炎伴纤维蛋白样坏死

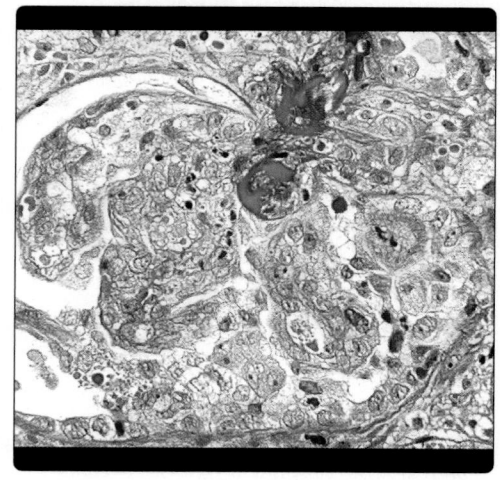

（左）肾小球显示广泛纤维蛋白样坏死伴基底膜明显破坏 ➡，上覆细胞性新月体，邻近的小动脉未受累

（右）肾小球 PAS 染色显示一大的细胞性新月体，仅中央见少量纤维蛋白沉积 ➡

纤维蛋白样坏死性肾小球新月体伴 GBM 断裂

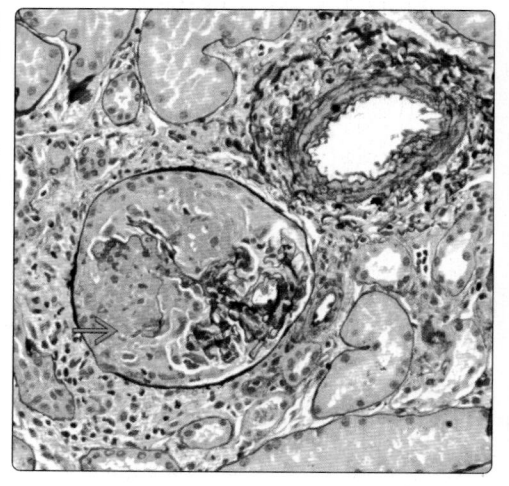

细胞性新月体

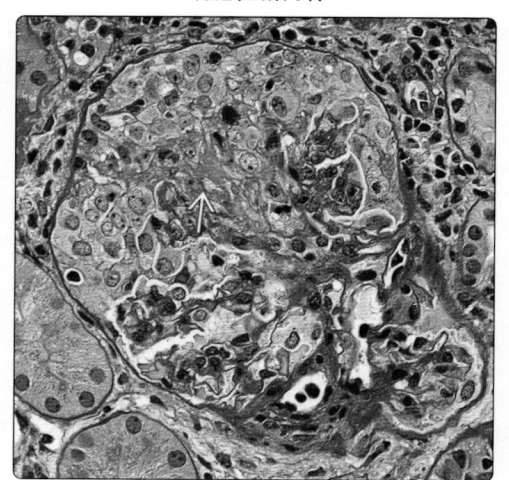

（左）PAS 染色显示肾小球毛细血管袢受鲍曼囊内混杂有炎症细胞的细胞性新月体挤压，这是 GPA 和 ANCA 介导血管炎的典型病变

（右）银染色切片显示肾小球广泛纤维蛋白样坏死、残留受压的肾小球毛细血管及部分细胞性新月体。GBM 受到炎症过程破坏，可见从毛细血管袢上脱落的碎片 ➡

环状细胞性新月体

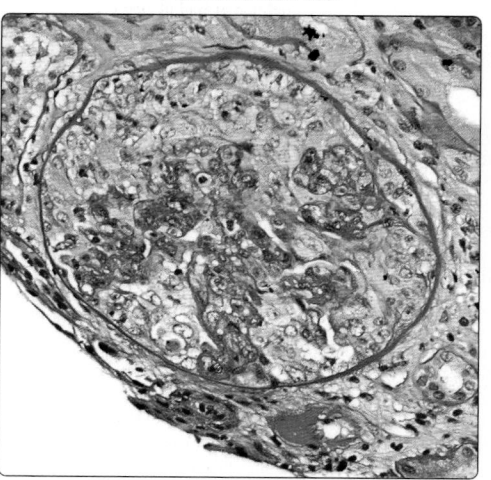

肾小球广泛纤维蛋白样坏死

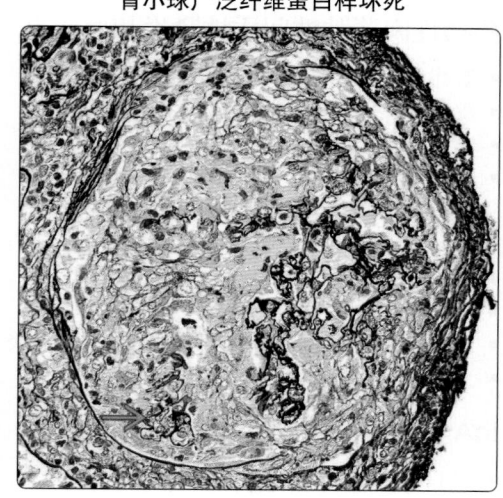

第 4 节　肉芽肿性多血管炎

不同阶段的机化性新月体

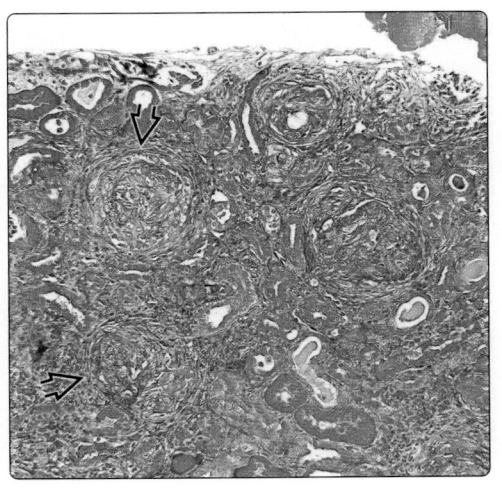

毛细血管内大量纤维蛋白样血栓

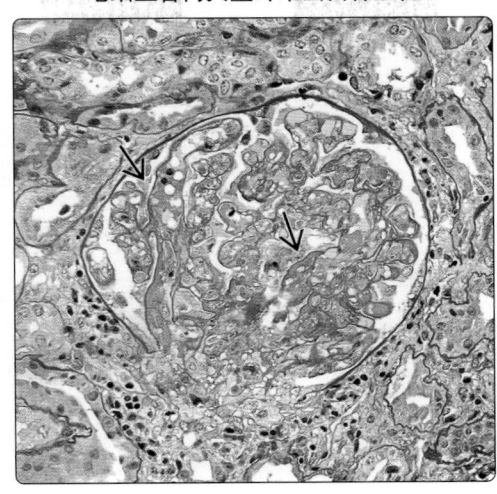

（左）三色染色低倍镜下显示肾小球不同阶段伴纤维化（蓝色）的机化性新月体 ➡️

（右）肾小球显示大量毛细血管内纤维蛋白样血栓 ➡️，无毛细血管断裂或炎症，类似于血栓性微血管病

GPA 中肾小球 IgG 染色阴性

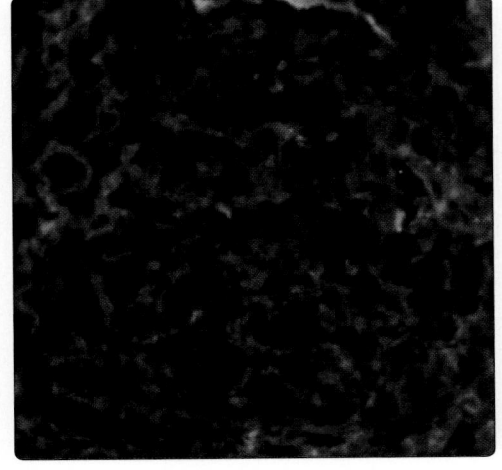

GPA 肾小球坏死性病变中的纤维蛋白沉积

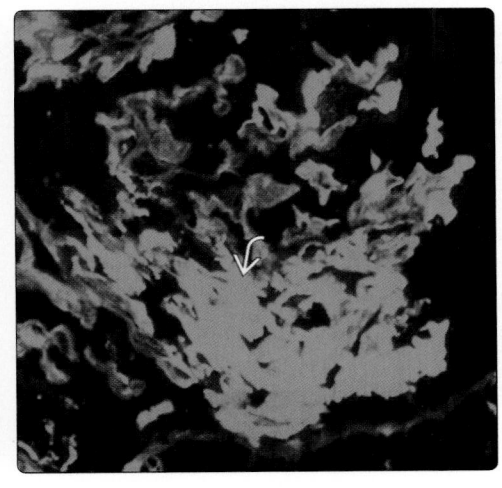

（左）在 GPA 中，肾小球通常显示很少或无免疫球蛋白或补体沉积，如本例 IgG 染色阴性

（右）GPA 患者活检组织显示细胞性新月体和坏死区的纤维蛋白染色 ➡️

GBM 断裂伴细胞性新月体

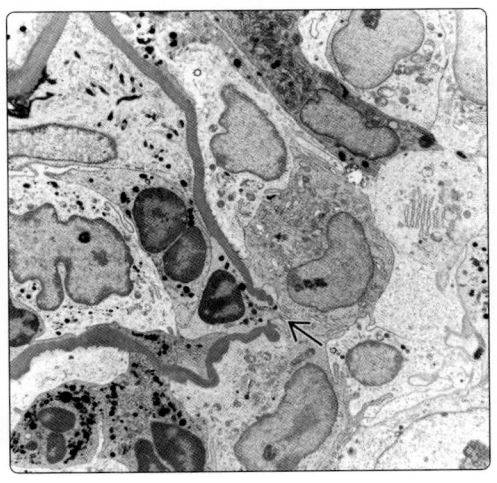

肾小球正常

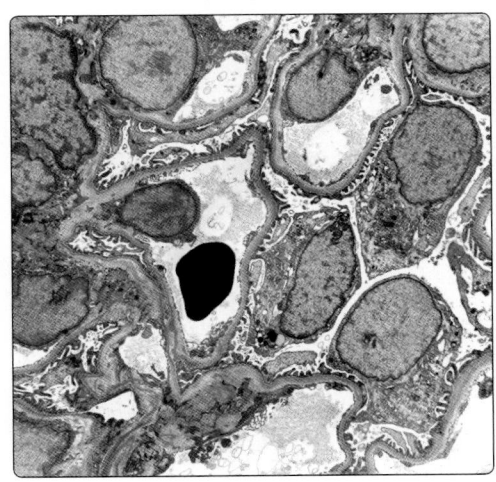

（左）电镜图片显示肾小球毛细血管袢断裂/破坏 ➡️，管腔边缘见中性粒细胞和单核细胞，上覆炎性细胞性新月体。GBM 断裂是任何病因引起的肾小球肾炎伴新月体的常见特征

（右）寡免疫性新月体性肾小球肾炎患者，电镜图片显示未受累肾小球无明显改变及电子致密物沉积

(左)CT 扫描考虑肾脏肿瘤性病变 ➡，这种表现在 GPA 中少见。活检显示坏死性肉芽肿性间质肾炎

(右)对 CT 上显示的肾肿块进行穿刺活检，显示肾小管弥漫性破坏，皮质中见淋巴细胞、浆细胞浸润及局灶坏死 ➡，肾小球未受累 ➡。患者有鼻窦炎、鞍鼻畸形和气管狭窄，ANCA 阴性(约 10% 的 GPA)

GPA 中假瘤形成

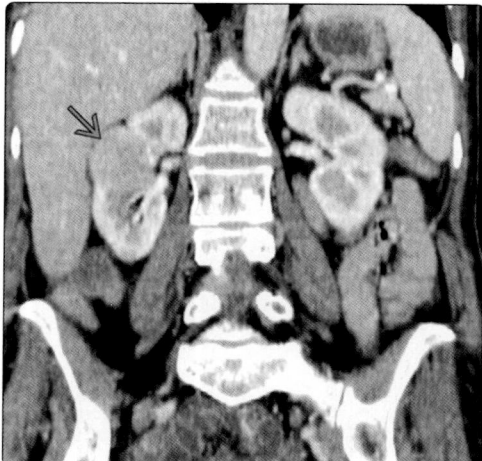

结节性坏死性肉芽肿

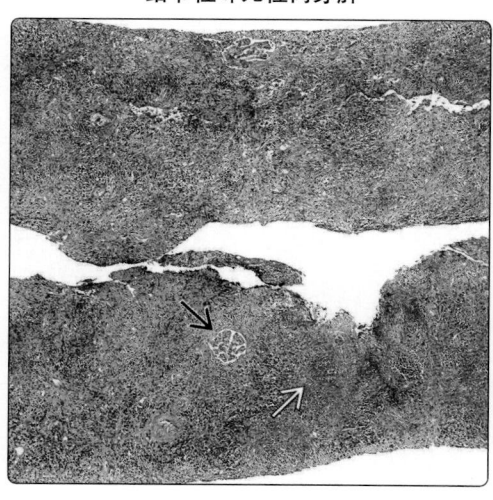

(左)PAS 染色切片，低倍镜下显示典型的中性粒细胞中心的不规则坏死性肉芽肿性炎症 ➡，邻近的 1 个肾小球呈缺血性改变(Courtesy W.Travis, MD.)

(右)GPA PR3-ANCA(+)和肺出血患者，主要表现为坏死性间质性炎症，肾小球形态正常

不规则坏死性肉芽肿性炎症

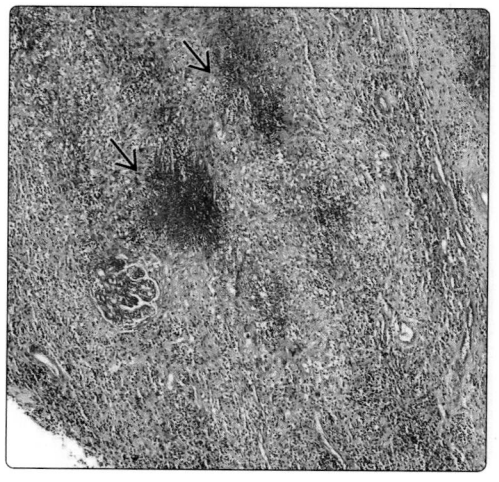

坏死性肉芽肿性炎症

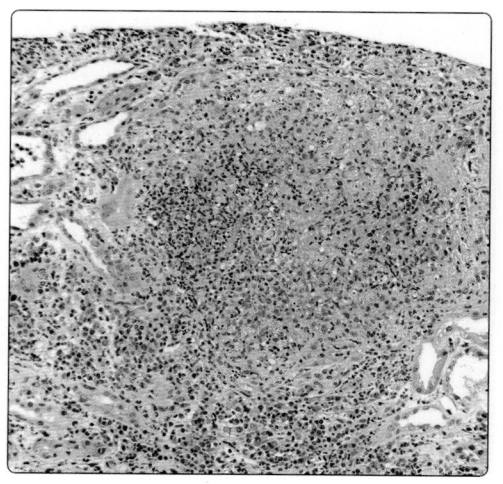

(左)GPA PR3-ANCA(+)和肺出血患者，显示肾间质多发不规则肉芽肿性炎症，肾小球正常

(右)同一病例，显示肉芽肿性炎症病灶内 IgG4(+)浆细胞增多

坏死性肉芽肿性炎症

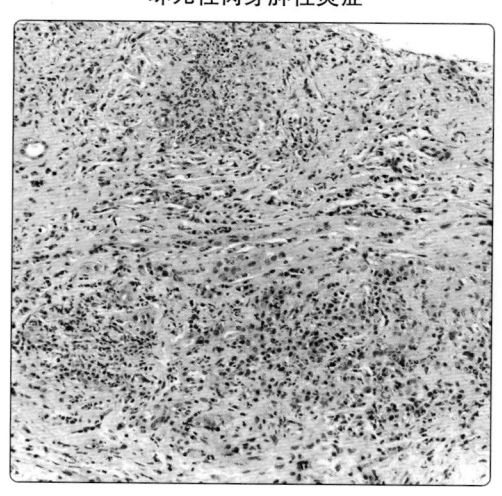

IgG4(+)细胞增多

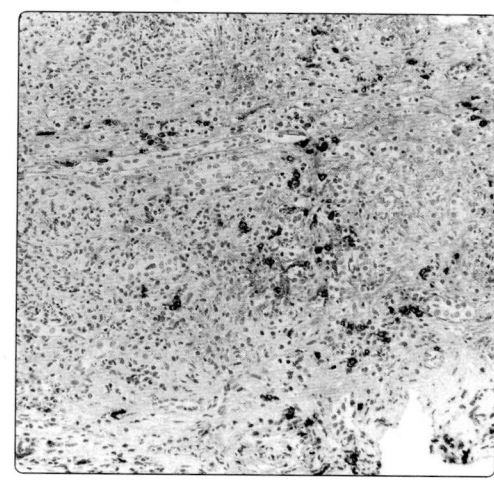

非特异性活动性间质炎症

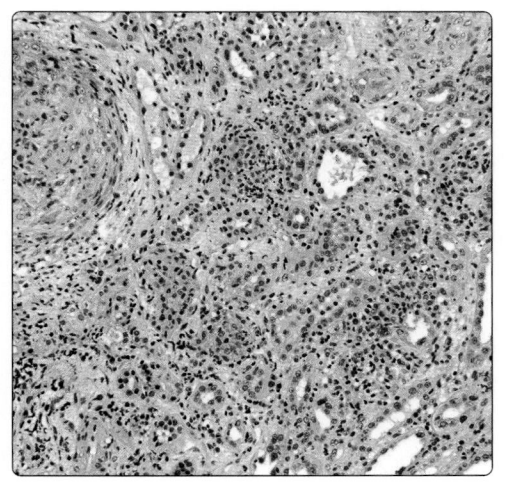

非坏死性肉芽肿

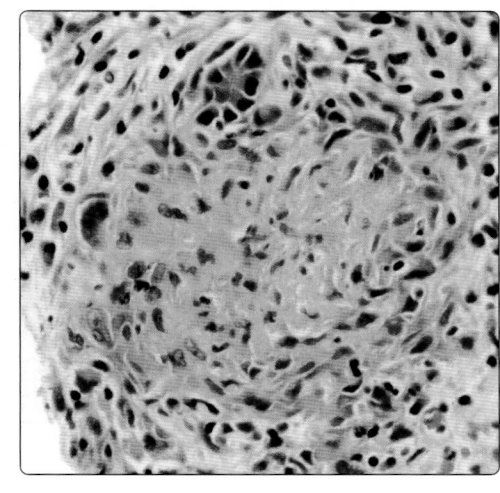

（左）弥漫活动性非特异性间质性炎症伴水肿，由中性粒细胞、嗜酸性粒细胞和淋巴细胞组成，与新月体性肾小球肾炎有关

（右）GPA 患者，HE 染色显示一发育好的小型间质非坏死性肉芽肿，周围见上皮样细胞和少量巨细胞

坏死性肉芽肿性血管炎

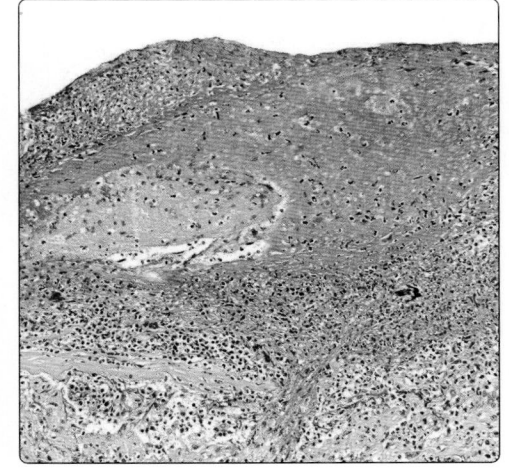

纤维蛋白样坏死性动脉炎

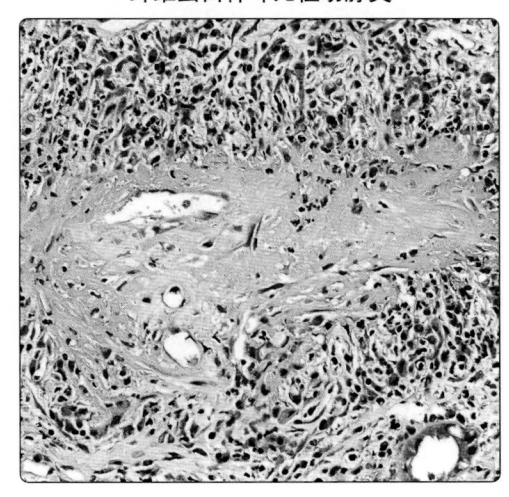

（左）GPA 病例，呈 PR3-ANCA（+）和急性肾衰竭，镜下显示小叶间动脉显著纤维蛋白样坏死，周围见多个多核巨细胞浸润

（右）GPA 患者，镜下显示一条受活动性血管炎累及的伴明显硬化的小叶间动脉，血管炎由淋巴细胞和中性粒细胞组成，伴有局灶性肉芽肿特征

髓质毛细血管炎伴出血

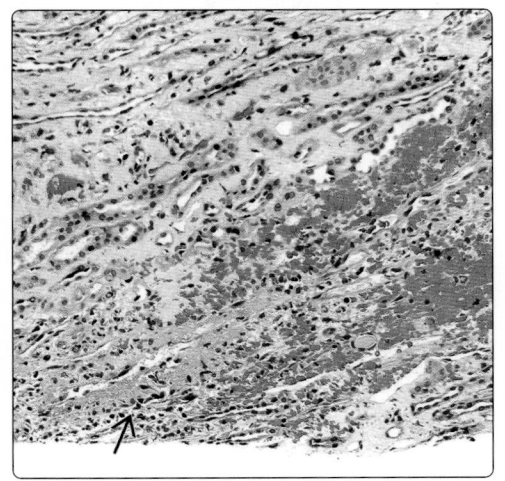

髓质毛细血管炎伴出血

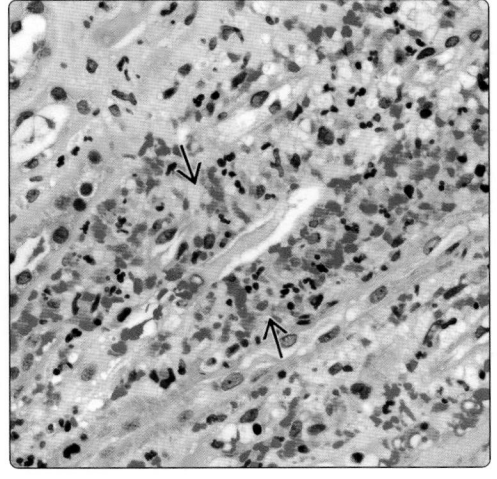

（左）c-ANCA（+）GPA 患者，镜下显示肾髓质纤维蛋白样坏死性毛细血管炎 ⊇ 伴间质出血

（右）GPA 患者，HE 染色显示肾髓质活动性毛细血管炎 ⊇，间质红细胞外渗，肺内可见类似病变

（左）GPA 患者，显示孤立性机化性肉芽肿性血管炎，肾小球正常，无新月体

（右）同一病例六胺银染色显示机化性肉芽肿性动脉炎，伴弹力层破坏及碎片形成

孤立性肉芽肿性血管炎

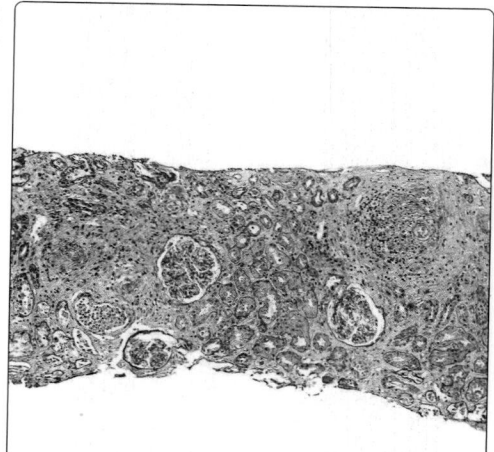

动脉炎伴弹力层破坏

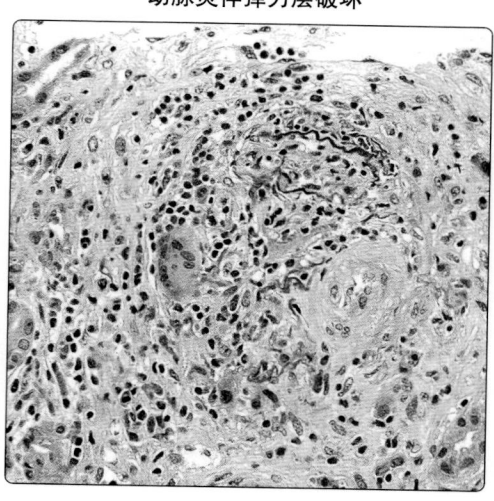

（左）同一病例，可见机化性肉芽肿性动脉炎伴血管腔狭窄

（右）同一病例 HE 染色显示机化性肉芽肿性动脉炎伴血管腔闭塞性改变

肉芽肿性动脉炎

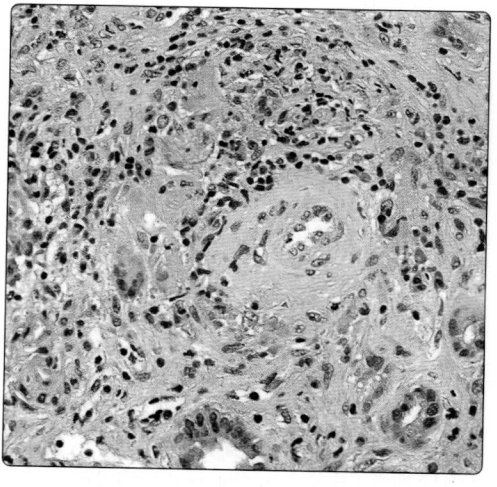

肉芽肿性动脉炎

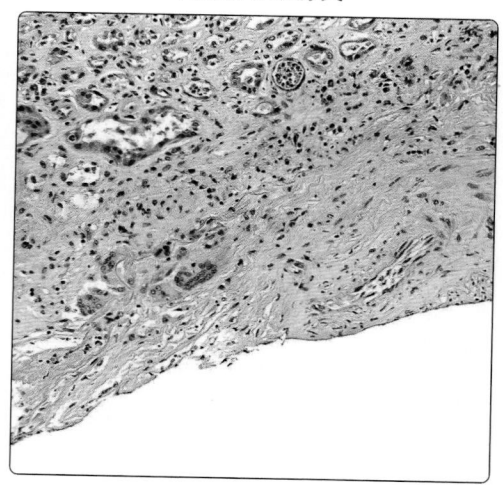

（左）GPA 病例，表现为小叶间动脉坏死性肉芽肿性血管炎，伴少量多核巨细胞浸润，可见局灶肾小球新月体

（右）GPA 病例，显示小叶间动脉坏死性肉芽肿性血管炎伴少量多核巨细胞浸润，可见局灶肾小球新月体

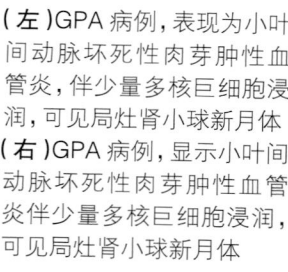

坏死性肉芽肿性血管炎

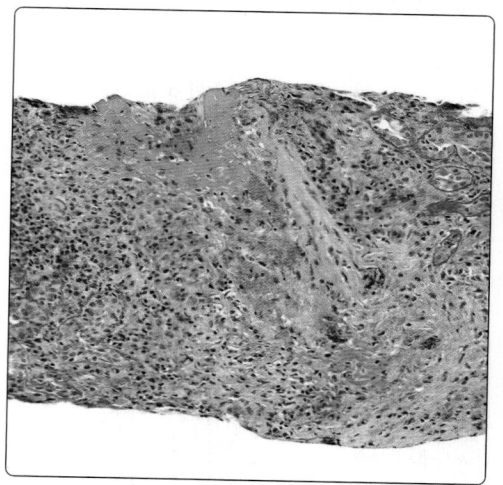

坏死性肉芽肿性血管炎

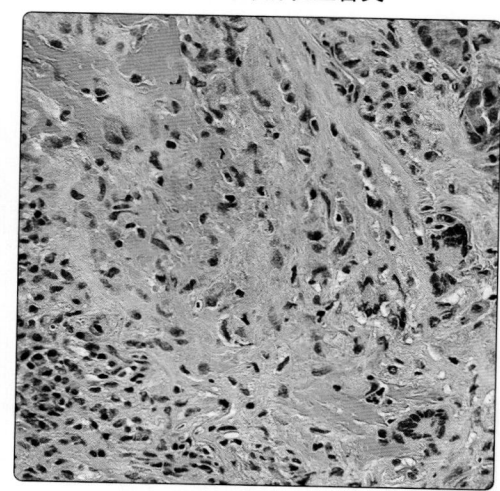

愈合性动脉炎伴弹力纤维断裂

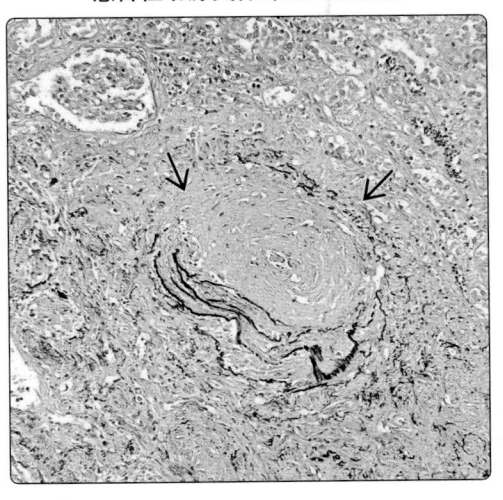

白细胞碎裂性血管炎

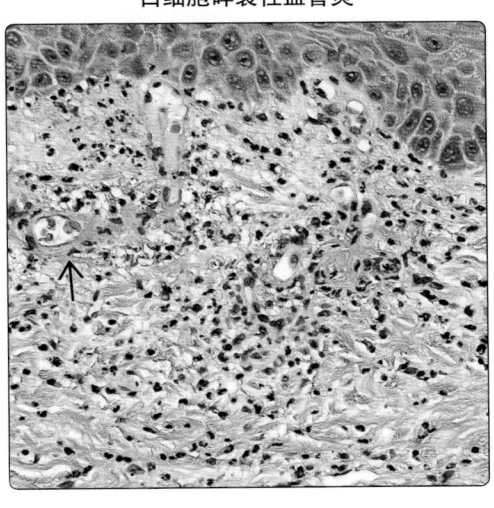

（左）GPA 患者坏死性血管炎，弹力纤维（EVG）染色显示，小叶间动脉内弹力层部分丢失 ➡️。弹力纤维染色有助于发现陈旧性动脉炎，因为断裂的弹力纤维可持续存在于纤维瘢痕中

（右）GPA 患者皮肤活检，显示真皮毛细血管白细胞碎裂性血管炎，其中一个毛细血管显示早期纤维蛋白样变性 ➡️

肉芽肿性血管炎

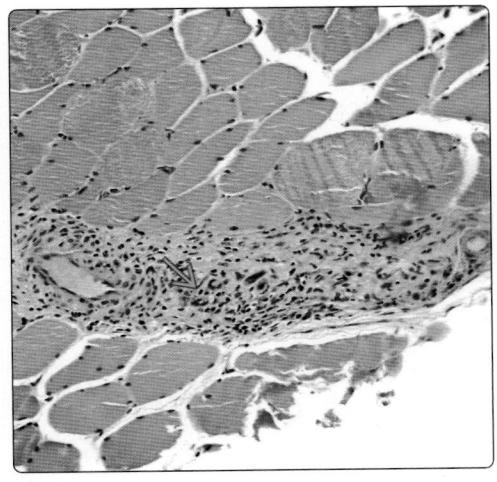

肉芽肿性血管炎

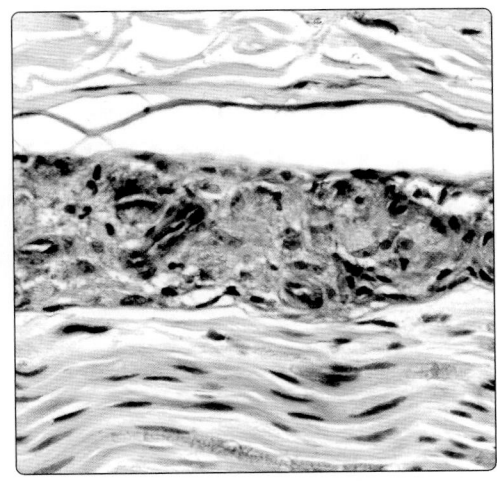

（左）骨骼肌活检显示肌周组织小动脉肉芽肿性炎症 ➡️

（右）神经活检显示肉芽肿性动脉炎伴急性外周神经病变

肺出血及毛细血管炎

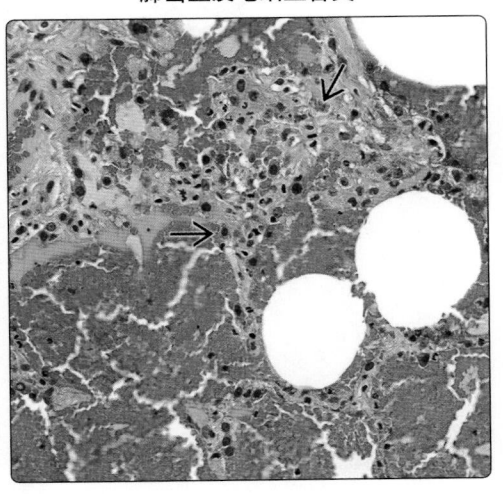

肺坏死性肉芽肿性炎症

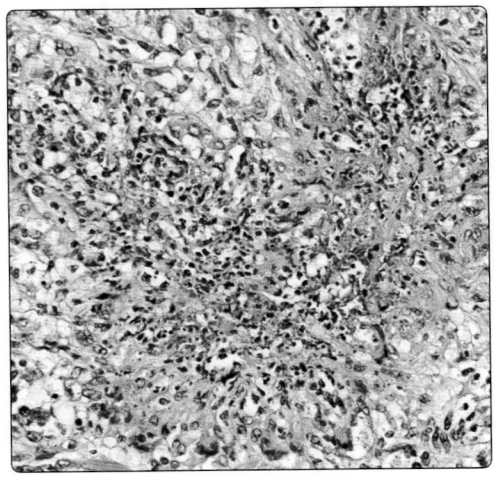

（左）肺切片显示大量肺泡出血，周围见毛细血管炎伴中性粒细胞性浸润 ➡️，被认为是 GPA 的早期病变

（右）GPA 患者，肺部可见不规则坏死性肉芽肿性炎症，伴以中性粒细胞为中心呈栅栏状排列的上皮样细胞和巨细胞浸润

（丁鑫 译，余英豪 审）

要　点

术语

- 变应性肉芽肿性血管炎,表现为哮喘、嗜酸性粒细胞增多、血管外嗜酸性粒细胞浸润、肺浸润、抗中性粒细胞胞质抗体(ANCA)(+)和寡免疫性肾小球肾炎

病因学/发病机制

- 触发因素:变应原、疫苗、药物
- 辅助 T 细胞与嗜酸性粒细胞活化

临床特征

- 可发生于任何年龄,40～60 岁居多
- 哮喘、肉芽肿性炎症
- 外周嗜酸性粒细胞增多(10%～20%)
- MPO-ANCA(+)(40%～70%)
  - ANCA(+)患者肾脏发病率高
  - 快速肾衰竭,轻度肾功能损害,血尿
- 初始治疗后缓解(90%)
- 复发常见(35%～74%)

- 激素耐受或复发病例可使用环磷酰胺

镜下特征

- 急性、亚急性和/或慢性新月体性肾小球肾炎,寡免疫性
- 偶见孤立性嗜酸细胞性间质性肾炎
- 小血管血管炎,纤维蛋白样坏死及肉芽肿型,富于嗜酸性粒细胞
- 坏死性肉芽肿伴嗜酸性粒细胞增多、坏死性嗜酸性粒细胞碎屑、散在多核巨细胞以及呈栅栏状排列的上皮样巨噬细胞层

辅助检查

- 免疫荧光阴性,非特异性电镜改变
- 无免疫沉积物

主要鉴别诊断

- 肉芽肿性多血管炎(Wegener 肉芽肿)累及肾脏
- 药物性血管炎
- 系统性寄生虫感染

富于嗜酸性粒细胞的坏死性血管炎

坏死性新月体性肾小球肾炎

(左)EGPA 患者肾活检显示环状透壁性坏死性动脉炎,周围见大量嗜酸性粒细胞和淋巴细胞浸润,嗜酸性粒细胞侵入动脉中膜➡

(右)EGPA 肾小球 PAS 染色,显示肾小球节段坏死➡,鲍曼囊腔内见细胞性新月体,并见鲍曼囊断裂➡伴肾小球周围炎症

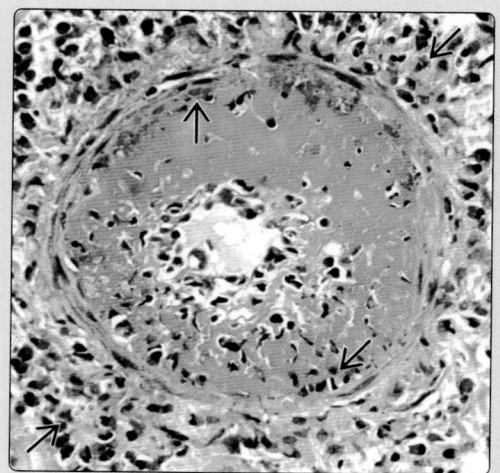
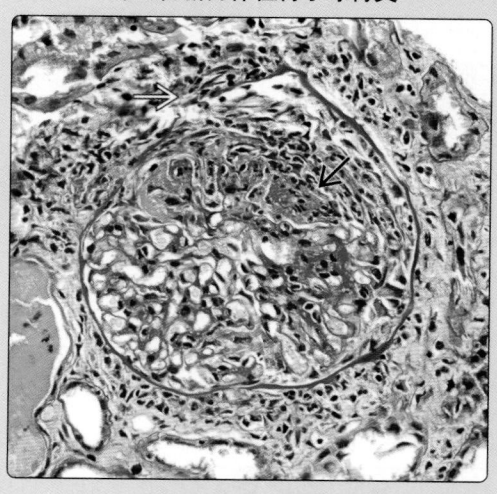

肉芽肿性间质炎症

富于嗜酸性粒细胞的间质性炎症

(左)EGPA 肾病,显示含嗜酸性粒细胞的活动性肾间质炎症,有时混杂有多核巨细胞➡,使其呈现肉芽肿样外观

(右)EGPA 病例,显示肾间质大量嗜酸性粒细胞浸润和伴早期坏死的小管炎。受累组织的嗜酸性细胞浸润是 EGPA 的特征

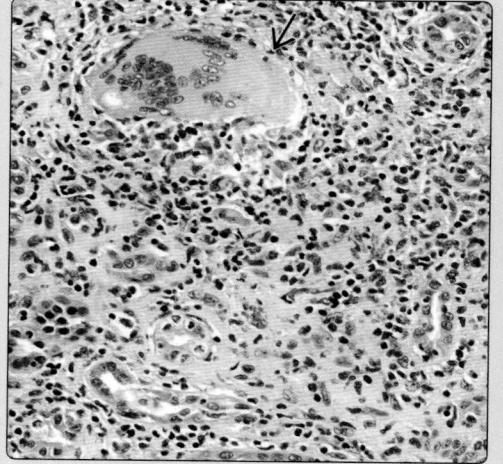
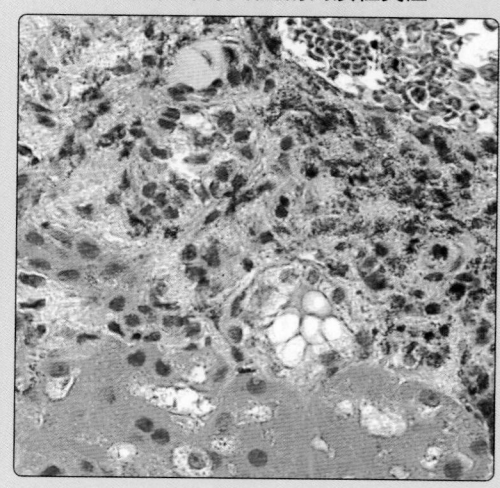

术语

缩写

- 嗜酸性肉芽肿性多血管炎(eosinophilic granulomatosis with polyangiitis, EGPA)

同义词

- 变应性肉芽肿性血管炎
- Churg-Strauss 综合征(CSS)

定义

- 2022 美国风湿病学会 / 欧洲抗风湿病联盟 EGPA 风湿病分类
  - 临床标准
    - 阻塞性气道疾病 +3
    - 鼻息肉 +3
    - 多发性单神经炎 +1
  - 实验室及活检标准
    - 血嗜酸性粒细胞计数≥1×10^6/L+5
    - 活检显示血管外嗜酸性粒细胞为主的炎症 +2
    - c-ANCA/ 抗 PR3 抗体阳性 -3
    - 血尿 -1
  - 如果存在,对 7 个项目进行总分计算
    - EGPA 诊断需得分≥6 分
  - 在小血管或中等血管血管炎诊断后应用 EGPA 的标准
  - 应用该标准前需排除酷似血管炎的替代诊断
- 2012 年教堂山会议共识
  - 累及呼吸道的富于嗜酸性粒细胞的坏死性肉芽肿性炎症
  - 累及小血管至中等血管的富于嗜酸性粒细胞的坏死性血管炎
  - 与哮喘和外周嗜酸性粒细胞增多症相关
  - 肾小球肾炎存在时常出现 ANCA(+)

病因学/发病机制

环境暴露

- 变应原、疫苗、药物或病原体
  - 二氧化硅,有机溶剂,农场经营
  - 药物:白三烯受体拮抗剂,奥马珠单抗

遗传学

- 与 HLA-DRB1 和 HLA-DRB4 基因呈正相关
- HLA-DQ 与 MPO-ANCA(+)EGPA 相关
- 基因变异型 *GPA33* 和 *IL5* 与 ANCA(-)EGPA 相关

发病机制

- 主要是由细胞介导的组织和血管损伤
  - CD4(+)T 细胞分泌 γ 干扰素(Th-1 细胞因子),促进肉芽肿性炎症
  - 通过 IL-4、IL-5、IL-13 分泌和 CD95-CD95L 途径激活嗜酸性粒细胞
  - 体液与 B 细胞反应调节异常
  - 嗜酸性粒细胞引发组织损伤系因细胞毒性嗜酸性阳离子

和主要碱性蛋白的释放
  - 内皮细胞中的嗜酸细胞激活趋化因子 -3(eotaxin-3)和 CCL17 对嗜酸细胞产生趋化作用
  - IL-10 启动子的多态性
    - IL-10 水平升高导致 Th2 炎症反应失调
- ANCA(+)高达 40%
  - ANCA 滴度与疾病活动性和肾脏病变相关
- IgG4 产生增加

临床特征

流行病学

- 发病率
  - 全球 7/100 万~18/100 万人
  - 16%~27% 有肾脏受累,可高达 50%
  - 35/100 万~65//100 万哮喘人群
  - 与其他累及肾脏的小血管血管炎相比,其发病率较低,病情较轻
- 年龄
  - 高峰年龄:40~60 岁;平均:50 岁
  - 年轻成年人和儿童亦可受累
- 性别
  - 无偏好
- 种族
  - 无倾向性

表现

- 多系统疾病
- 4 个阶段
  - 变应性
    - 全身症状:发热、不适、体重减轻
    - 哮喘
    - 鼻炎
  - 嗜酸性粒细胞增多
    - 外周嗜酸性粒细胞增多
    - 组织中嗜酸性粒细胞浸润(如胃肠道、鼻窦炎)
    - 心脏
  - 血管炎
    - 皮肤紫癜疹
    - 外周神经病变
    - 脑血管
    - 肺
    - 肾
  - 血管炎后
    - 与主要器官损害和高血压有关的后遗症
- 肾脏疾病
  - 8%~50%;中位:EGPA 18%
  - ANCA(+)患者发生率高
    - 25% 的 EGPA 患者无肾脏疾病,但 ANCA(+)
    - 75% 的 EGPA 患者出现 ANCA 相关的肾脏疾病
    - 100% 坏死性肾小球肾炎 ANCA(+)
  - 进行性肾功能不全
  - 急性肾衰竭(较少发生)

- ○ 血尿(轻度至重度)
- ○ 无症状(孤立性)泌尿道异常
- ○ 输尿管狭窄可引起梗阻性尿路疾病
- 多血管炎重叠综合征
  - ○ EGPA 可与 GPA 或 MPA 共存
- ANCA(−)患者
  - ○ 心脏、胃肠道和肺受累比例增加

实验室检查

- 贫血,白细胞增多
- 外周嗜酸性粒细胞增多(10%～20%)(＞1.0～1.5g/L)
  - ○ 使用过类固醇治疗的哮喘患者可较低或正常
- 红细胞沉降率升高
- ANCA 阳性(30%～40%)
  - ○ 主要是 p-ANCA(MPO 抗体);罕见 c-ANCA 或不典型
- 类风湿因子阳性(高达 50%)
- 血清 IgE 与含 IgE 的免疫复合物水平升高
- 肾功能不全
  - ○ 肌酐升高
  - ○ 血尿
  - ○ 蛋白尿

治疗

- 药物
  - ○ Mepolizumab(抗 IL-5),FDA 批准
    - IL-5 是一重要生长因子,为嗜酸性粒细胞的化学诱导物
    - 其他 IL-5 拮抗剂处于临床试验中
  - ○ 全身免疫抑制疗法用于治疗严重的多系统疾病病例,特别是血管炎或 ANCA(+)病例
    - 对大剂量皮质类固醇反应良好
    - 环磷酰胺可用于激素耐受或复发病例
    - 利妥昔单抗(抗 CD20 抗体)可用于难治性和复发病例
    - 吗替麦考酚酯
  - ○ 维持疗法:口服环磷酰胺或硫唑嘌呤

预后

- 最初治疗后缓解(90%)
- 复发性疾病(35%～74%)
- 肾脏复发罕见,且长期预后良好
  - ○ 总生存率:97%
- 法国血管炎研究小组提出 5 个预后不良因素
  - ○ 心脏、胃肠道、中枢神经系统受累
  - ○ 蛋白尿＞1.0g/24h
  - ○ 肌酐＞132.6μmol/L
- 罕见:严重肾脏血管炎性或新月体性肾小球肾炎

镜下特征

组织学特征

- **肾小球**(轻度至重度受累)
  - ○ 局灶性肾小球肾炎,寡免疫性(＞75%)
    - 节段性坏死性病变

- 细胞性新月体/毛细血管外增生(5%～50% 的肾小球)
  - □ 不同复原阶段:纤维细胞性和纤维性新月体(5%～50% 的肾小球)
  - 局灶节段肾小球硬化/节段瘢痕
  - 如为慢性,出现球性肾小球硬化
  - ○ 局灶嗜酸性粒细胞或中性粒细胞浸润
  - ○ 无毛细血管内细胞增生或毛细血管壁异常
  - ○ 其他病变:膜性肾病(10%),MPGN(3%)
- **肾小管间质**
  - ○ 局灶富于嗜酸性粒细胞的间质浸润
  - ○ 组织内嗜酸性粒细胞在 HE 和三色染色切片中观察最佳
  - ○ 孤立性急性肾小管间质肾炎
  - ○ 罕见局灶肉芽肿形成
  - ○ 坏死性肉芽肿伴嗜酸性粒细胞增多、坏死性嗜酸性细胞碎片、散在多核巨细胞及呈栅栏状排列的上皮样巨噬细胞层
    - 肉芽肿自愈或治疗后痊愈
  - ○ 急性病例肾小管腔内可见红细胞、红细胞管型和含铁血黄素管型
  - ○ 肾小管萎缩、间质纤维化和慢性炎症
- **血管**
  - ○ 小叶间动脉(常见),弓形动脉和大的肾动脉分支(有时)受累
    - 纤维蛋白样坏死首先累及内皮细胞和内膜,然后延伸至中膜
    - 主要为嗜酸性粒细胞浸润
    - 可见局灶肉芽肿改变
  - ○ 小血管血管炎和/或微静脉炎
- **下泌尿道**
  - ○ 肾盂、输尿管或前列腺
    - 嗜酸性粒细胞浸润和肉芽肿性炎症
  - ○ 愈合病变可引起
    - 尿路梗阻
    - 肾功能损害
- **肺及其他器官**
  - ○ 肺毛细血管炎伴出血
  - ○ 小血管血管炎和/或微静脉炎;其他器官和皮肤明显的嗜酸性粒细胞浸润

辅助检查

免疫荧光

- 通常无免疫球蛋白(IgG,IgM,IgA)或补体(C3,C1q)沉积
  - ○ 陷阱:纤维蛋白样坏死区非特异性着色
- 坏死性肾小球及血管病变中纤维蛋白原染色呈强阳性

电镜

- 活动性新月体病变中肾小球(壁层和脏层)上皮细胞损伤
- 脏层上皮细胞损伤引起不同程度足突消失
- GBM 厚度、轮廓和结构正常
- 新月体引起不同程度毛细血管祥塌陷
- 无或极少量免疫复合物型电子致密沉积物

鉴别诊断

肉芽肿性多血管炎（Wegener 肉芽肿）

- 无哮喘病史
- 轻度或无嗜酸性粒细胞增多
- 新月体性肾小球肾炎的发病率较高（90%）
- 几乎总是 c-ANCA（+）
- 轻度到中度间质嗜酸性粒细胞浸润
- 肉芽肿性炎症更突出

药物性血管炎与间质性肾炎

- 用药史
  - 肼屈嗪
    - MPO 和 PR3 均可阳性
  - 抗甲状腺药物
- 无哮喘病史
- 轻度嗜酸性粒细胞增多（<10%）
- 有时与 CSS 无法区分

全身或肾寄生虫感染

- 寄生虫感染史
- 曾去过寄生虫疫区
- 与 ANCA 阳性血清学无关
- 无新月体性肾小球肾炎
  - 罕见小血管血管炎或毛细血管炎
  - 有时为不同类型的免疫复合物性肾小球病变
- 富于嗜酸性粒细胞的肾小管间质肾炎，偶见寄生虫卵或幼虫
- 可有哮喘发作

变应性支气管肺曲霉病

- 无系统性血管炎
- 缺乏 ANCA
- 对类固醇治疗反应低

诊断要点

病理解读要点

- 血管炎伴大量嗜酸性粒细胞浸润及哮喘病史应考虑到 EGPA 的可能

参考文献

1. White J et al: Eosinophilic granulomatosis with polyangiitis: a review. Autoimmun Rev. 22(1):103214, 2023
2. Grayson PC et al: 2022 American College of Rheumatology/European Alliance of Associations for Rheumatology classification criteria for eosinophilic granulomatosis with polyangiitis. Arthritis Rheumatol. 74(3):386-92, 2022
3. Canzian A et al: Use of biologics to treat relapsing and/or refractory eosinophilic granulomatosis with polyangiitis: data from a European collaborative study. Arthritis Rheumatol. 73(3):498-503, 2021
4. Durel CA et al: Renal involvement in eosinophilic granulomatosis with polyangiitis (EGPA): a multicentric retrospective study of 63 biopsy-proven cases. Rheumatology (Oxford). 60(1):359-65, 2021
5. Fagni F et al: Eosinophilic granulomatosis with polyangiitis: dissecting the pathophysiology. Front Med (Lausanne). 8:627776, 2021
6. Papo M et al: Significance of PR3-ANCA positivity in eosinophilic granulomatosis with polyangiitis (Churg-Strauss). Rheumatology (Oxford). 60(9):4355-60, 2021
7. Trivioli G et al: Eosinophilic granulomatosis with polyangiitis: understanding the disease and its management. Rheumatology (Oxford). 59(Suppl 3):iii84-94, 2020
8. Furuta S et al: Update on eosinophilic granulomatosis with polyangiitis. Allergol Int. 68(4):430-6, 2019
9. Lyons PA et al: Genome-wide association study of eosinophilic granulomatosis with polyangiitis reveals genomic loci stratified by ANCA status. Nat Commun. 10(1):5120, 2019
10. Celebi Sozener Z et al: Omalizumab in the treatment of eosinophilic granulomatosis with polyangiitis (EGPA): single-center experience in 18 cases. World Allergy Organ J. 11(1):39, 2018
11. Wu EY et al: Eosinophilic granulomatosis with polyangiitis: clinical pathology conference and review. J Allergy Clin Immunol Pract. 6(5):1496-504, 2018
12. Wechsler ME et al: Mepolizumab or placebo for eosinophilic granulomatosis with polyangiitis. N Engl J Med. 376(20):1921-32, 2017
13. Greco A et al: Churg-Strauss syndrome. Autoimmun Rev. 14(4):341-8, 2015
14. Groh M et al: Eosinophilic granulomatosis with polyangiitis (Churg-Strauss) (EGPA) Consensus Task Force recommendations for evaluation and management. Eur J Intern Med. 26(7):545-53, 2015
15. Boita M et al: The molecular and functional characterization of clonally expanded CD8+ TCR BV T cells in eosinophilic granulomatosis with polyangiitis (EGPA). Clin Immunol. 152(1-2):152-63, 2014
16. Kim MY et al: Clinical features and prognostic factors of Churg-Strauss syndrome. Korean J Intern Med. 29(1):85-95, 2014
17. Mahr A et al: Eosinophilic granulomatosis with polyangiitis (Churg-Strauss): evolutions in classification, etiopathogenesis, assessment and management. Curr Opin Rheumatol. 26(1):16-23, 2014
18. Sokolowska BM et al: ANCA-positive and ANCA-negative phenotypes of eosinophilic granulomatosis with polyangiitis (EGPA): outcome and long-term follow-up of 50 patients from a single Polish center. Clin Exp Rheumatol. 32(3 Suppl 82):S41-7, 2014
19. Comarmond C et al: Eosinophilic granulomatosis with polyangiitis (Churg-Strauss): clinical characteristics and long-term followup of the 383 patients enrolled in the French Vasculitis Study Group cohort. Arthritis Rheum. 65(1):270-81, 2013
20. Gendelman S et al: Childhood-onset eosinophilic granulomatosis with polyangiitis (formerly Churg-Strauss syndrome): a contemporary single-center cohort. J Rheumatol. 40(6):929-35, 2013
21. Jennette JC et al: 2012 revised International Chapel Hill Consensus Conference Nomenclature of Vasculitides. Arthritis Rheum. 65(1):1-11, 2013
22. Roufosse F: L4. Eosinophils: how they contribute to endothelial damage and dysfunction. Presse Med. 42(4 Pt 2):503-7, 2013
23. Thiel J et al: Rituximab in the treatment of refractory or relapsing eosinophilic granulomatosis with polyangiitis (Churg-Strauss syndrome). Arthritis Res Ther. 15(5):R133, 2013
24. Vaglio A et al: Eosinophilic granulomatosis with polyangiitis (Churg-Strauss): state of the art. Allergy. 68(3):261-73, 2013
25. Zwerina J et al: Can ANCA differentiate eosinophilic granulomatosis with polyangiitis (Churg-Strauss) from idiopathic hypereosinophilic syndrome? Clin Exp Rheumatol. 31(6):989-90, 2013
26. Sinico RA et al: Antineutrophil cytoplasmic autoantibodies and clinical phenotype in patients with Churg-Strauss syndrome. J Allergy Clin Immunol. 130(6):1440; author reply 1440-1, 2012
27. Vaglio A et al: HLA-DRB4 as a genetic risk factor for Churg-Strauss syndrome. Arthritis Rheum. 56(9):3159-66, 2007
28. Sinico RA et al: Renal involvement in Churg-Strauss syndrome. Am J Kidney Dis. 47(5):770-9, 2006
29. Sinico RA et al: Prevalence and clinical significance of antineutrophil cytoplasmic antibodies in Churg-Strauss syndrome. Arthritis Rheum. 52(9):2926-35, 2005
30. Keogh KA et al: Churg-Strauss syndrome: clinical presentation, antineutrophil cytoplasmic antibodies, and leukotriene receptor antagonists. Am J Med. 115(4):284-90, 2003
31. Kikuchi Y et al: Glomerular lesions in patients with Churg-Strauss syndrome and the anti-myeloperoxidase antibody. Clin Nephrol. 55(6):429-35, 2001
32. Holloway J et al: Churg-Strauss syndrome associated with zafirlukast. J Am Osteopath Assoc. 98(5):275-8, 1998
33. Jennette JC et al: Nomenclature of systemic vasculitides. Proposal of an international consensus conference. Arthritis Rheum. 37(2):187-92, 1994
34. Vogel PS et al: Churg-Strauss syndrome. J Am Acad Dermatol. 27(5 Pt 2):821-4, 1992
35. Clutterbuck EJ et al: Renal involvement in Churg-Strauss syndrome. Nephrol Dial Transplant. 5(3):161-7, 1990
36. Lanham JG et al: Systemic vasculitis with asthma and eosinophilia: a clinical approach to the Churg-Strauss syndrome. Medicine (Baltimore). 63(2):65-81, 1984
37. Churg J et al: Allergic granulomatosis, allergic angiitis, and periarteritis nodosa. Am J Pathol. 27(2):277-301, 1951

（左）EGPA 患者肾小球中常可见一定程度的系膜细胞增生，这与抗 GBM 病不同

（右）EGPA 患者，这个肾小球因发生肾小球内纤维蛋白样坏死 ➡、嗜酸性粒细胞 ▱ 和淋巴细胞浸润而变得几乎无法识别（Courtesy R.Wieczorek, MD.）

轻度系膜细胞增生

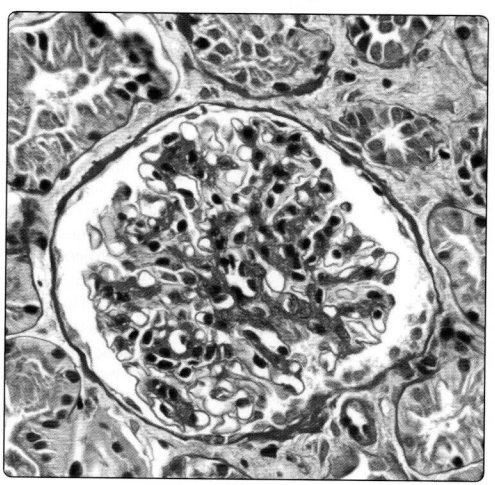

纤维蛋白样坏死伴嗜酸性粒细胞浸润

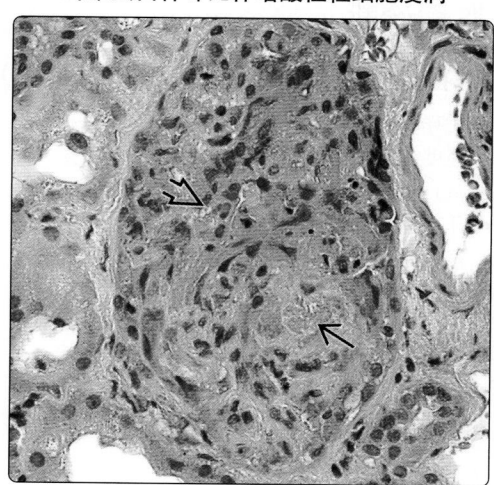

（左）PAS 染色显示肾小球纤维细胞性新月体 ➡ 和肾小球周围炎症，肾小球部分受压伴鲍曼囊破坏 ➡，这是各种病因引起新月体的典型表现

（右）PAS 染色显示肾小球节段硬化，伴纤维性新月体形成及鲍曼囊粘连，同一肾活检切片中可见到与 ANCA 疾病类似的不同复原阶段的新月体性肾小球肾炎改变

小型纤维细胞性新月体

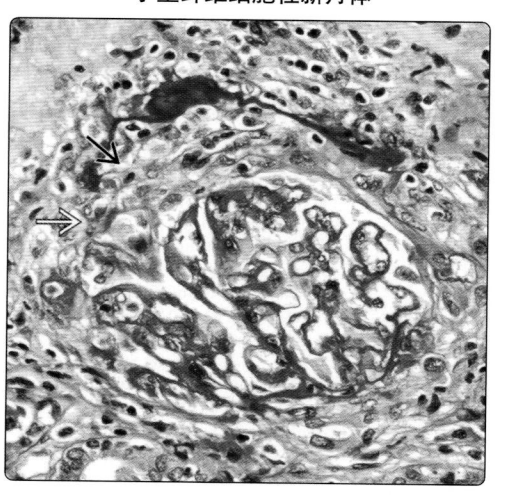

节段硬化伴纤维性新月体

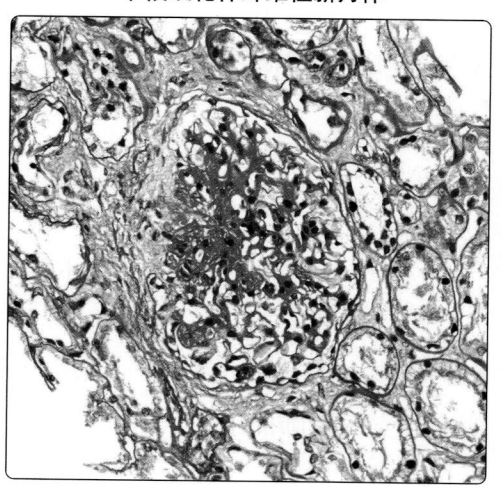

（左）45 岁女性，抗 MPO 抗体（＋），有哮喘、嗜酸性粒细胞增多伴慢性硬化性肾小球肾炎，显示纤维细胞性新月体（Courtesy J.Pullman, MD.）

（右）65 岁男性 EGPA 患者，有急性肾衰竭，既往有哮喘史，现嗜酸性粒细胞占比为 13%。肾小球显示一早期复原的细胞性新月体，邻近节段硬化区域

节段硬化伴纤维细胞性新月体

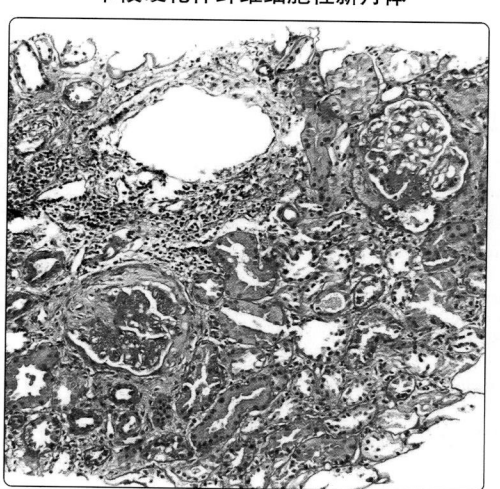

节段硬化伴纤维细胞性新月体

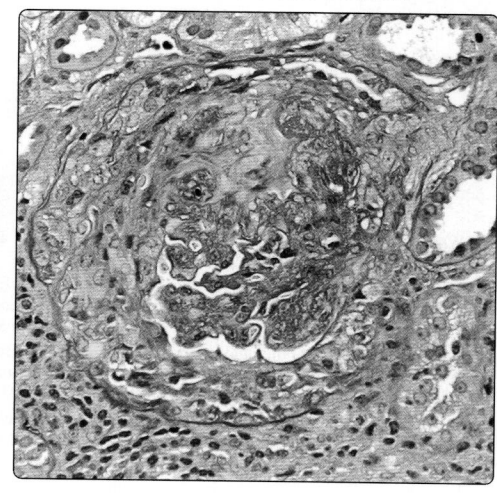

活动性间质炎症

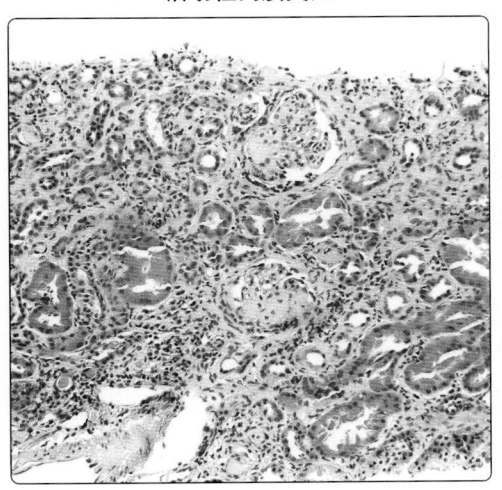

富于嗜酸性粒细胞的间质性炎症

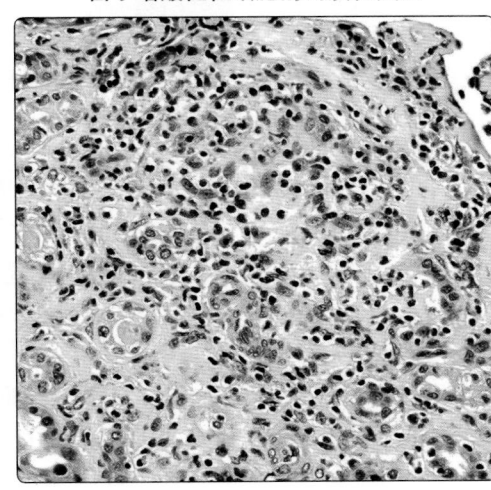

（左）45 岁女性 EGPA 患者，MPO 抗体阳性，肾病综合征，表现为节段硬化性肾小球肾炎，伴间质中度活动性炎症细胞和少量嗜酸性粒细胞浸润（Courtesy J.Pullman, MD.）

（右）EGPA 患者，近期血肌酐升高，肾活检 HE 染色切片显示孤立性富于嗜酸性粒细胞的肾小管间质性炎症。如果没有肾小球或动脉病变，可能被误诊为药物反应

硬化性肉芽肿性炎症

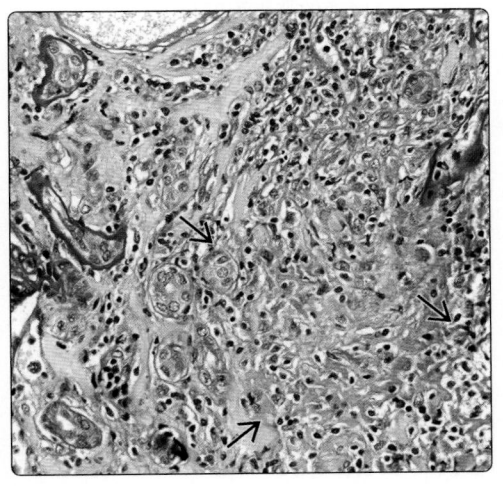

肉芽肿性炎症

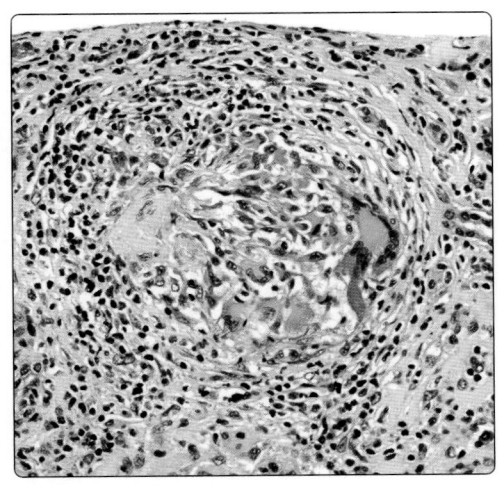

（左）EGPA 患者，有轻度慢性肾功能不全，既往有类固醇治疗史，显示一残留淋巴细胞浸润和间质纤维化的硬化性肉芽肿性炎症灶 ➡

（右）EGPA 患者，进行性肾衰竭，行肾活检显示环状间质肉芽肿性炎症，周围见袖套样分布的淋巴细胞和嗜酸性粒细胞浸润

肉芽肿性炎症

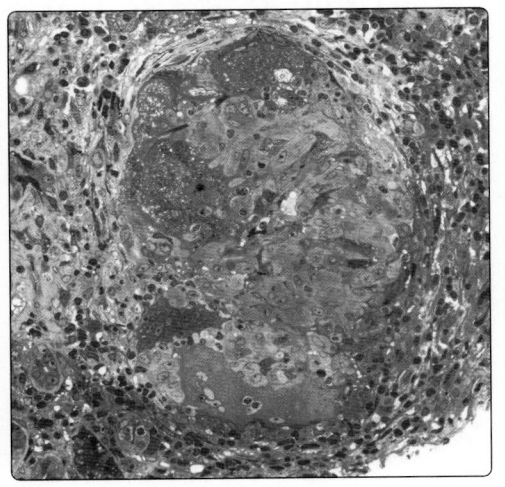

皮肤小血管血管炎

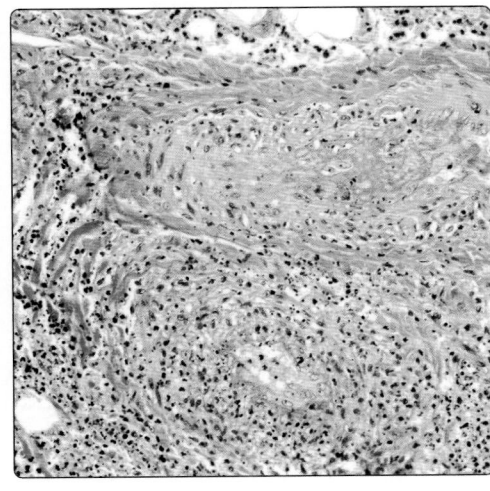

（左）EGPA 患者，肾活检组织 Epon 包埋切片，甲苯胺蓝染色显示一个发育良好的非坏死性间质肉芽肿伴巨细胞浸润。肉芽肿性间质性肾炎可由药物、结节病、某些感染和肉芽肿性多血管炎（Wegener 肉芽肿）引起

（右）EGPA 患者下肢紫癜性皮疹，表现为皮下透壁性动脉炎和静脉炎。ANCA 相关疾病引起的血管炎通常累及动脉和静脉

（丁鑫 译，余英豪 审）

要　点

术语

- 由药物特质性自身免疫反应引起的 ANCA 相关性血管炎（DAV）

病因学/发病机制

- 最常见药物：丙硫氧嘧啶（PTU）、肼屈嗪、米诺环素、抗 TNF-α 药物和左旋咪唑（可卡因）
- 抗 MPO-ANCA：（约 90%）
- 抗 PR3-ANCA：（＜10%）

临床特征

- 发热、关节痛、肌痛、皮疹、体重减轻
- 皮肤损害常见：紫癜、溃疡、瘀斑性病变（左旋咪唑）
- 约 15% DAV 累及肾脏
  - 血尿、蛋白尿
  - 快速进行性肾衰竭
- 治疗：停用药物

镜下特征

- 寡免疫性（坏死性）新月体性肾小球肾炎
- 肾血管炎罕见
- 皮肤白细胞碎裂性血管炎（60%~80%）
- 结节性多动脉炎（米诺环素）

辅助检查

- 寡免疫型：很少或无 IgG、IgA、IgM、C3 或 C1q 沉积
- 电镜下很少或无免疫复合物沉积

主要鉴别诊断

- ANCA 相关肾小球肾炎，狼疮性肾炎

诊断要点

- MPO 和 PR3 双阳性是诊断左旋咪唑/可卡因 DAV 的有力线索
- 预后与血管炎和新月体肾炎的严重程度相关

（左）45 岁女性，使用丙硫氧嘧啶治疗 Graves 病，25 个月后出现急性肾病综合征和肾衰竭。肾活检显示急性、亚急性和慢性新月体性肾小球肾炎，免疫荧光染色为寡免疫性

（右）丙硫氧嘧啶引起 ANCA 相关肾小球肾炎，显示节段纤维蛋白样坏死性肾小球肾炎伴细胞性新月体形成➡，邻近的肾小球病变不明显

丙硫氧嘧啶引起的 ANCA 相关肾小球肾炎

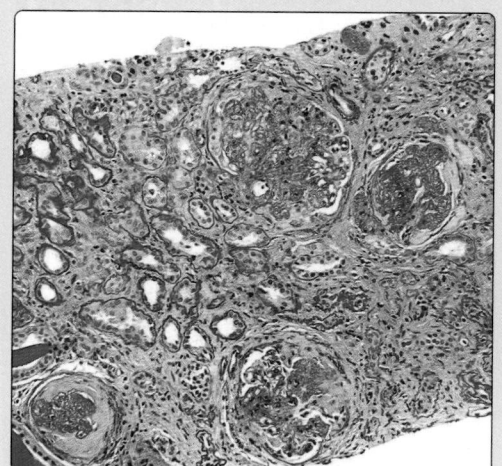

节段坏死性新月体性肾小球肾炎

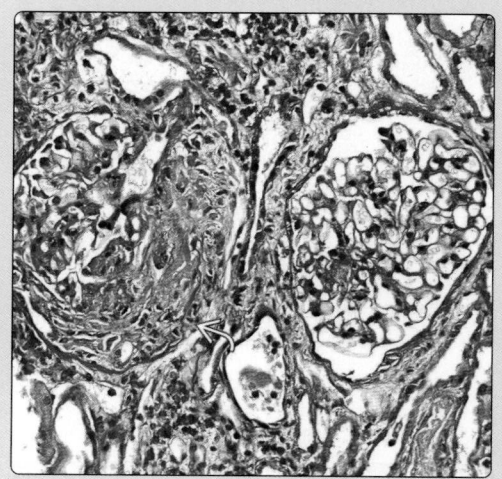

（左）肾小球显示沿细胞性新月体分布的灶性纤维蛋白样坏死➡伴毛细血管袢受压

（右）髓质可见局灶性毛细血管炎，以中性粒细胞浸润为主➡，伴有淋巴细胞浸润，与原发性 ANCA 相关性肾小球肾炎表现相似，可被误诊为急性肾盂肾炎

肼屈嗪引起的 ANCA 相关肾小球肾炎

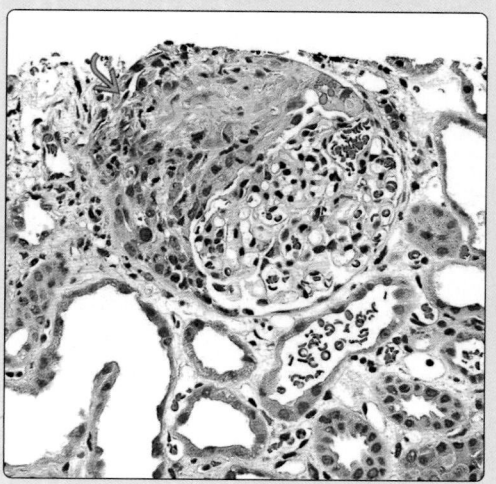

肼屈嗪 DAV 伴髓质毛细血管炎

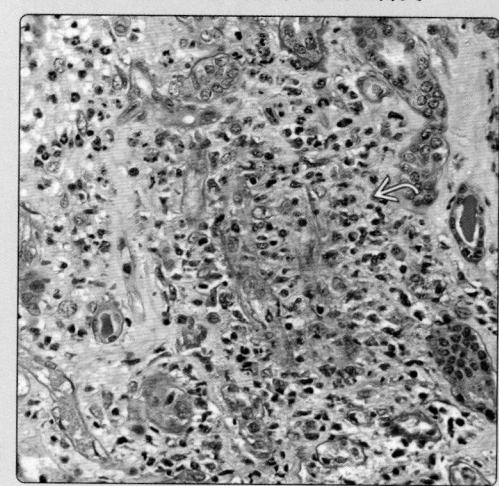

术语

缩写

- 药物性 ANCA 血管炎 [drug-induced antineutrophil cytoplasmic antibodies(ANCA)vasculitis, DAV]

定义

- 由药物特质性自身免疫反应引起的 ANCA 相关性血管炎

病因学/发病机制

自身免疫反应

- 药物或其代谢产物激活免疫系统
- 对 ANCA 抗原和其他靶抗原产生的自身抗体
  - ANA、dsDNA、组蛋白、磷脂
  - 确切的机制尚不清楚,可能为特质性
- 最常见药物
  - 丙硫氧嘧啶,肼屈嗪,米诺环素,左旋咪唑(可卡因),抗 TNF-α 药物
- 依每种药物使用剂量和持续时间不同产生不同风险

ANCA

- 抗 MPO:ANCA(约 90%)
- 抗 PR3:ANCA(<10%)
- 其他 ANCA 特异性物质:弹性蛋白酶、乳铁蛋白、组织蛋白酶 G、细菌杀灭性通透性增强蛋白(BPI)

药物特性

- 丙硫氧嘧啶(PTU)
  - 20%~60% 服用 PTU 患者出现高滴度 MPO-ANCA
    - 限制性 MPO 表位特异性及 IgG 亚类
  - 15%~20% ANCA(+)患者发生血管炎
  - C4 降低
  - PTU 受 MPO 氧化形成磺酸盐代谢产物
  - 91% 患者出现抗内皮细胞抗体(AECA)
    - AECA 与疾病活动性相关
  - 其他自身抗体(ANA、抗 dsDNA、抗 GBM 抗体)
- 肼屈嗪
  - 慢乙酰化者与用药剂量和持续时间有关
  - 刺激异常中性粒细胞自身抗原引发 MPO-ANCA 和其他 p-ANCA 对弹性蛋白酶和乳铁蛋白的特异反应
  - 肼屈嗪 DAV 比水解引起的狼疮样综合征更常见累及肾脏
- 抗 TNF-α
  - 用于治疗风湿性和自身免疫性疾病的生物制剂
    - 依那西普,阿达木单抗,英利昔单抗,格利单抗
  - 自身免疫现象、单器官和多系统疾病风险升高
  - MPO、PR3、ANA、抗 dsDNA 抗体
  - 15% 发生临床肾损害
- 左旋咪唑
  - 通常添加到禁用药可卡因中的抗蠕虫药物
  - 已知的免疫调节剂
  - 典型的双 ANCA 特异性(MPO 和 PR3)
    - MPO-ANCA(100%)和 PR3-ANCA(50%)阳性
  - 其他 ANCA 自身抗原:弹性蛋白酶、组织蛋白酶 G、乳铁蛋白
  - 中性粒细胞胞外捕获物(NET)形成,如中性粒细胞烯醇化酶
- 米诺环素
  - 用于治疗痤疮和蜱传疾病
  - MPO-ANCA
  - 结节性多动脉炎
  - 肾脏受累罕见

其他与 DAV 有关的药物

- 抗甲状腺药物:甲巯咪唑、卡比咪唑、苄硫氧嘧啶
- 抗生素:柳氮磺吡啶、奎宁、四环素、异烟肼
- 抗高血压药:依那普利
- 免疫检测点抑制剂
  - 派姆单抗(抗 PD-1),易普利姆玛(抗 CTLA4)
  - 可 ANCA(−)
- NSAID:消炎痛,苯噁洛芬
- 精神药物:氯氮平、硫哒嗪
- 干扰素:α 干扰素,β 干扰素
- 其他:D- 青霉胺,别嘌呤醇,苯妥英钠,检查点抑制剂,COVID-19 疫苗

临床特征

流行病学

- PTU-DAV 多累及年轻女性
- 肼屈嗪 DAV 多累及老年患者

表现

- 皮肤白细胞碎裂性血管炎
  - 紫癜、溃疡、瘀斑性病变(左旋咪唑)
- 肾脏
  - 约 15% 药物性 ANCA 患者累及肾脏
  - 快速进行性肾衰竭
  - 急性和慢性肾脏疾病偶见
- 经常以全身症状作为前驱
  - 发热、关节痛、肌痛、皮疹、体重减轻
- 其他系统
  - 肺:胸膜炎症、肺泡毛细血管炎及炎症
  - 上呼吸道受累,左旋咪唑尤为严重

实验室检查

- 血清学:ANA,ANCA(通常 p-ANCA 或 MPO-ANCA),抗组蛋白抗体,抗 dsDNA(罕见)
- C 反应蛋白和红细胞沉降率升高

治疗

- 停药及适当的免疫抑制治疗
- 以后禁忌使用

预后

- 通常在停药 1~4 周内恢复或改善
- 预后不良的危险因素
  - 高滴度 ANCA,特别是抗 MPO
  - 血管炎和新月体性肾小球肾炎的严重程度
  - 肺部受累

原发性与药物引起的 ANCA 血管炎比较		
参数	原发性 ANCA 血管炎	药物引起的 ANCA 血管炎
发热、不适、关节痛、皮疹	相似	相似
年龄	年长者多见	年轻人（丙硫氧嘧啶）
器官受累	多系统	多系统
累及肾脏	常见（＞60%）	相对少见（15%）
肾脏组织病理学	较重	较轻或轻微
治疗	免疫抑制治疗	停药和/或免疫抑制治疗
肾脏存活率	差	较好（丙硫氧嘧啶）
血清学		
ANCA 特异性	MPO 或 PR3	MPO 或 PR3
双 ANCA 反应性	罕见	左旋咪唑常见（MPO+PR3 ANCA）
其他 ANCA 抗原	罕见	常见（弹性蛋白酶，乳铁蛋白，组织蛋白酶 G，BPI）
ANA	阳性罕见	伴狼疮样疾病时常为阳性
ANCA，抗中性粒细胞胞质抗体；BPI，细菌杀灭性通透性增强蛋白。		

Chen YX et al, 2012；Gao Y et al, 2009；Bonaci-Nikolic B et al, 2005.

镜下特征

组织学特征

- 肾小球
  - 局灶性肾小球炎
  - 坏死性新月体性肾小球肾炎
- 肾小管间质病变
  - 活动性或慢性间质炎症
- 血管病变
  - 髓质毛细血管炎
  - 其他肾血管炎罕见
- 其他器官
  - 皮肤白细胞碎裂性血管炎（60%～80%）
  - 多发性神经病（50%）
  - 肺毛细血管炎和肺泡出血
  - 结节性多动脉炎（米诺环素）

辅助检查

免疫荧光

- 寡免疫模式：很少或无 IgG、IgA、IgM、C3 或 C1q 沉积
- 新月体和坏死区可见纤维蛋白/纤维蛋白原染色

电镜

- 毛细血管壁断裂
- 很少或无免疫复合物沉积

鉴别诊断

原发性 ANCA 相关血管炎

- 没有用药史
- 缺乏其他特异性自身抗体

狼疮性肾炎

- 导致 ANCA 的几种药物也会引起狼疮自身抗体和肾小球肾炎

- 免疫荧光和电镜可观察到明显的免疫复合物沉积

诊断要点

临床相关病理特征

- DAV 的诊断依据血管炎发作与疑似药物暴露之间的时间关系
- MPO 和 PR3 双阳性是诊断左旋咪唑/可卡因 DAV 的有力线索

参考文献

1. Oki R et al: Renal-limited ANCA-associated vasculitis during erlotinib treatment for lung carcinoma. CEN Case Rep. 11(1):67-72, 2022
2. Warren K et al: Rare complication of a commonly used antihypertensive agent: a case of hydralazine-induced ANCA-associated vasculitis presenting as rapidly progressive glomerulonephritis. Clin Case Rep. 10(2):e05411, 2022
3. Wong AH et al: Propylthiouracil-induced antineutrophil cytoplasmic antibodies-associated vasculitis with renal and lung involvement. Case Rep Nephrol Dial. 12(2):105-11, 2022
4. Shakoor MT et al: ANCA-associated vasculitis following Pfizer-BioNTech COVID-19 vaccine. Am J Kidney Dis. 78(4):611-3, 2021
5. Uner M et al: ANCA-associated pauci-immune necrotizing glomerulonephritis during the treatment with pembrolizumab. Virchows Arch. 478(4):801-4, 2021
6. Vermeulen L et al: Cocaine consumption and antineutrophil cytoplasmic antibody-associated glomerulonephritis: a case report. Am J Forensic Med Pathol. 42(2):198-200, 2021
7. Gallan AJ et al: Renal vasculitis and pauci-immune glomerulonephritis associated with immune checkpoint inhibitors. Am J Kidney Dis. 74(6):853-6, 2019
8. Hasegawa J et al: Clinical and histological features of antineutrophil cytoplasmic antibody-associated vasculitis related to antithyroid drugs . Clin Nephrol. 89(6):438-44, 2018
9. Marquez J et al: Cocaine-levamisole-induced vasculitis/vasculopathy syndrome. Curr Rheumatol Rep. 19(6):36, 2017
10. Grau RG: Drug-induced vasculitis: new insights and a changing lineup of suspects. Curr Rheumatol Rep. 17(12):71, 2015
11. Markowitz GS et al: Drug-induced glomerular disease: direct cellular injury. Clin J Am Soc Nephrol. 10(7):1291-9, 2015
12. Chen YX et al: Propylthiouracil-induced antineutrophil cytoplasmic antibody (ANCA)-associated renal vasculitis versus primary ANCA-associated renal vasculitis: a comparative study. J Rheumatol. 39(3):558-63, 2012
13. Gao Y et al: Review article: drug-induced anti-neutrophil cytoplasmic antibody-associated vasculitis. Nephrology (Carlton). 14(1):33-41, 2009
14. Bonaci-Nikolic B et al: Antineutrophil cytoplasmic antibody (ANCA)-associated autoimmune diseases induced by antithyroid drugs: comparison with idiopathic ANCA vasculitides. Arthritis Res Ther. 7(5):R1072-81, 2005

坏死性肾小球肾炎

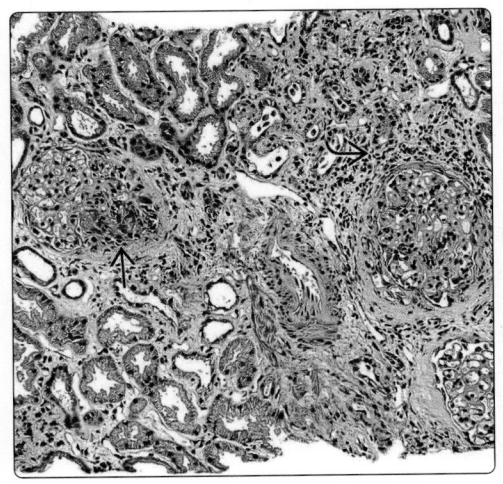

早期节段性肾小球肾炎

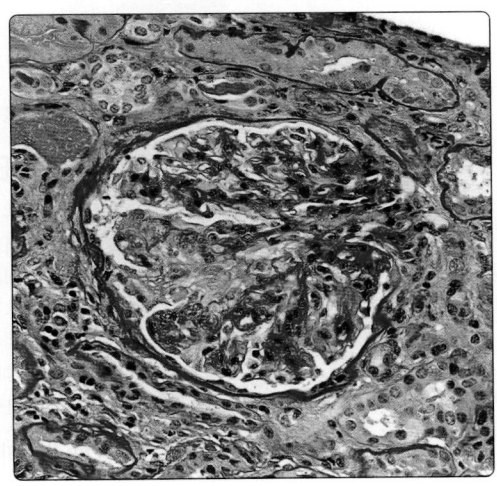

（左）25岁患者，甲状腺功能亢进接受丙硫氧嘧啶治疗后，活检显示节段坏死性肾小球肾炎⬈和斑片状单核细胞浸润性间质性肾炎➡

（右）50岁糖尿病患者，肼屈嗪治疗2年后出现血尿和轻度肾功能不全。肾小球显示糖尿病性改变伴早期节段坏死性肾小球肾炎。药物性ANCA相关性肾小球肾炎通常比原发性ANCA相关性肾小球肾炎病变要轻

左旋咪唑引起的ANCA新月体性肾小球肾炎

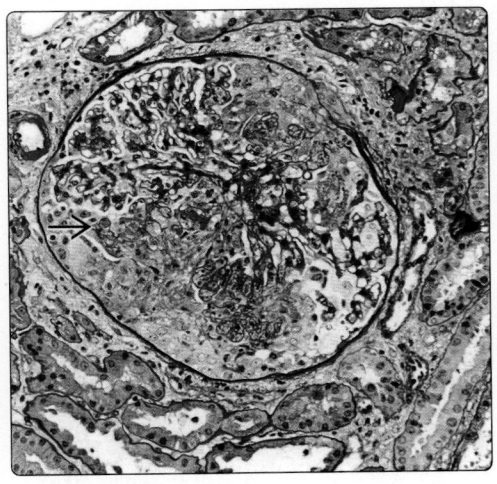

抗TNF-α治疗引起的新月体性肾小球肾炎

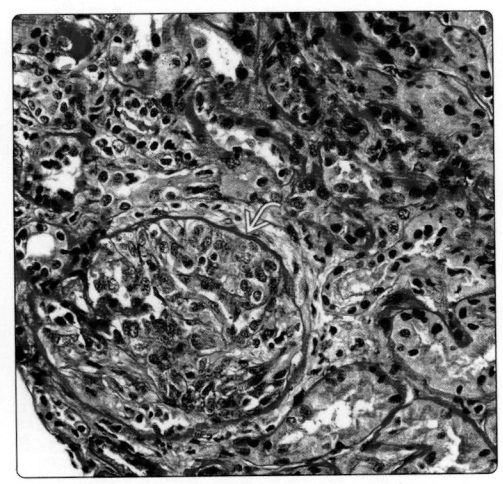

（左）69岁男性，目前吸食可卡因，表现为急性肾衰竭和p-ANCA阳性（1：640）。肾小球显示节段纤维蛋白样坏死➡伴小的细胞性新月体形成

（右）55岁女性，服用英夫利昔单抗治疗类风湿关节炎，表现为急性肾衰竭和高滴度MPO-ANCA，见一大的细胞性新月体填满鲍曼囊腔➡，肾小球毛细血管祥结构被掩盖

寡免疫型免疫荧光

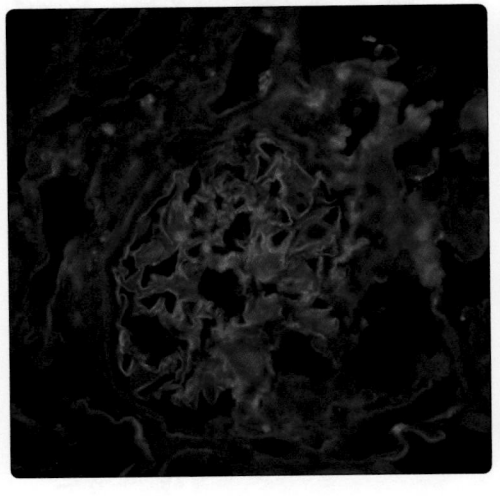

左旋咪唑引起的ANCA相关性皮肤病变

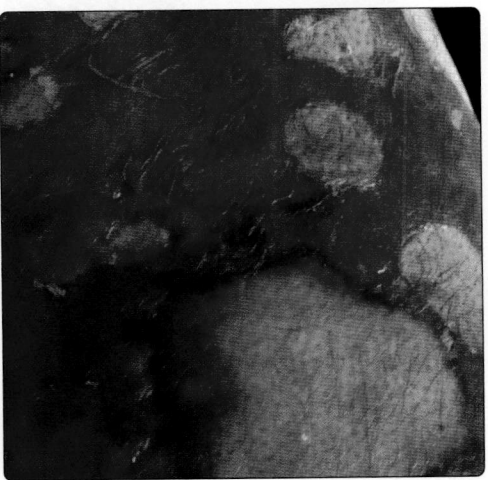

（左）肼屈嗪引起的MPO-ANCA新月体性肾小球肾炎，显示肾小球内无明显IgG沉积，这是ANCA相关寡免疫性肾小球肾炎的特点

（右）MPO-ANCA患者，下肢皮肤有瘀斑和坏死性溃疡。患者摄入添加了可卡因的左旋咪唑，导致ANCA相关性皮肤病变（MPO和PR3并不少见）

（丁鑫 译，余英豪 审）

要　点

术语

- 中等大小或小动脉坏死性炎症，无肾小球肾炎或微动脉、毛细血管或微静脉血管炎

病因学/发病机制

- 多数为特发性
- 乙型肝炎病毒（HBV），丙型肝炎病毒（HCV）
- *ADA2*（CECR1）和 *NEFV* 基因突变

临床特征

- 在流行区，约 30% PAN 病例与 HBV 相关
- 成人：高峰 20～50 岁；儿童：7～11 岁
- 多系统受累，ANCA 阴性
- 常累及肾脏（70%～80%）
- 新发高血压，有时为恶性高血压
- 环磷酰胺和类固醇，缓解率达 90%
- IL-6 阻断剂，维持缓解

影像学

- 血管造影可定位微动脉瘤和狭窄

镜下特征

- 叶间动脉、弓形动脉、少数为小叶间动脉受累（中型血管）
- 纤维蛋白样坏死、透壁性炎症及动脉周围炎
- 中性粒细胞和单核细胞浸润
- 晚期动脉病变包括动脉瘤和狭窄
- 远离血管炎的肾小球正常
- 内外弹力层断裂
- 血管内血栓形成伴闭塞

主要鉴别诊断

- 川崎病
- ANCA 相关性小血管炎
- 系统性红斑狼疮
- 纤维肌性发育不良

（左）PAN，肾活检显示环状透壁性纤维蛋白样坏死和由中性粒细胞、淋巴细胞组成的活动性炎症细胞浸润

（右）PAN 患者，高倍镜显示动脉纤维蛋白样坏死和弹力层节段缺失 ⇨。弹力纤维染色可提高陈旧性动脉炎检出的敏感性

中等大小动脉纤维蛋白样坏死

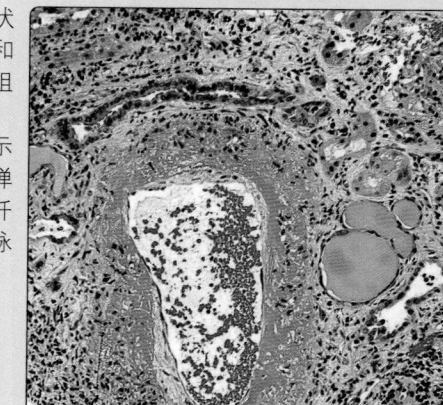

弹力纤维破坏

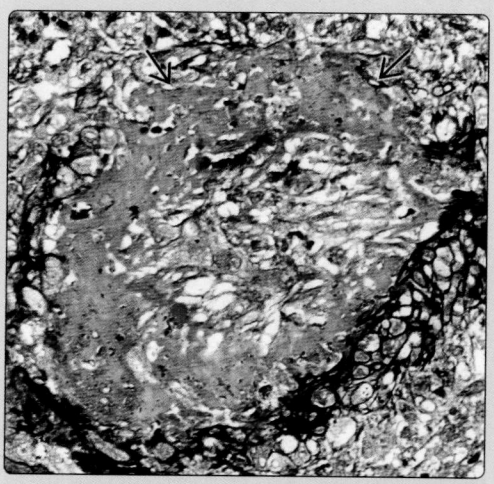

（左）肾脏三色染色切片显示小叶间动脉环状纤维蛋白样坏死（嗜伊红性），周围见透壁性活动性炎症浸润

（右）肾活检切片低倍镜主要显示肾小球轻度至中度缺血性塌陷 ⇨，无新月体性肾小球肾炎证据，可见肾小管缺血性萎缩和间质轻度炎症改变

环状纤维蛋白样坏死

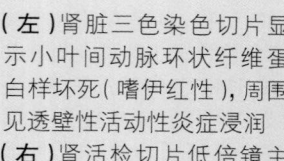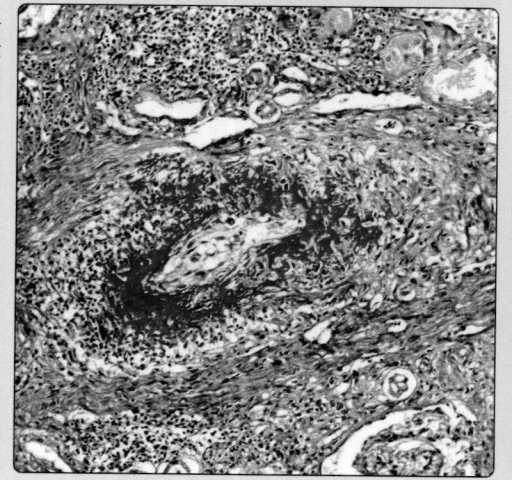

缺血性改变

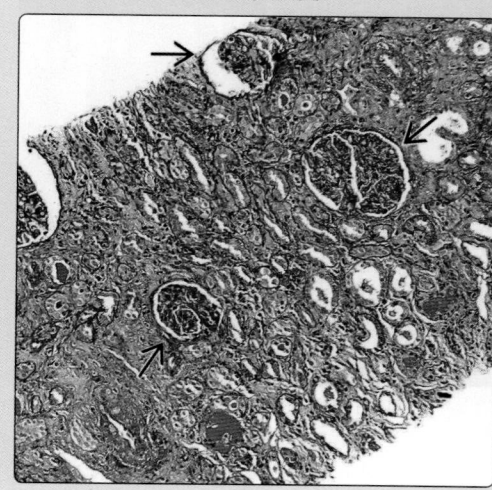

术语

缩写

- 结节性多动脉炎（polyarteritis nodosa，PAN）

定义

- 教堂山会议共识标准（2012）
  - 中小动脉坏死性炎症，无肾小球肾炎或微动脉、毛细血管或微静脉血管炎
    - 与 ANCA 无关
    - 乙肝病毒（HBV）PAN 被认为是"与潜在原因相关的血管炎"

病因学 / 发病机制

感染原

- HBV：约 30%
  - 因 HBV 免疫接种引起者不常见
- 其他病毒感染
  - HCV
    - 约 20%HCV（+）血管炎为 PAN
  - HIV，B-19 细小病毒，巨细胞病毒

遗传原因

- 腺苷酸脱氨酶缺乏症（DADA2）
  - ADA2（CECR1）基因突变，常染色体隐性遗传
    - 腺苷酸失活的主要细胞外酶
    - 作为生长因子，活化型干扰素
  - 以色列人（格鲁吉亚后裔）、德国人和土耳其人
- 家族性地中海热（FMF）
  - MEFV 基因突变，常染色体隐性遗传
  - 编码热蛋白（pyrin），在白细胞中表达，调节炎症

其他原因

- 选择性血液系统恶性肿瘤
- 药物，含硅化合物
- 多数病因不明

发病机制

- 免疫介导
  - 慢性免疫复合物介导的 HBV 疾病
  - 抗原特异性 T 细胞介导的免疫机制，涉及 CD4 T 细胞和树突状细胞
  - 可能与血管壁上的微生物或自身抗原有关
- 中性粒细胞和巨噬细胞参与
  - 血管壁薄弱导致血栓形成或纤维化及微动脉瘤形成
- 直接内皮细胞损伤

临床特征

流行病学

- 发病率
  - 欧美 1/100 万～2/100 万
    - 流行率：可高达 31/100 万
  - 在 HBV 流行区可高达 77/100 万（36% 的 PAN）
  - 在发达国家 <5% 的 PAN 患者 HBV（+）

- 年龄
  - 成人：在第 30～60 岁达到高峰
  - 儿童：7～11 岁，第三常见的血管炎病因（DADA2）
- 性别
  - 男性多见（男：女 =2：1）

表现

- 临床症状取决于受累器官和疾病严重程度
- 发热、不适、体重减轻、肌痛、腹痛、关节痛
- 肾脏
  - 常受累（70%～80%），小叶间动脉和弓形动脉常见
    - 局灶肾梗死（约 30%）
    - 微动脉瘤（约 65%）
    - 血尿、蛋白尿（约 20%）
    - 腰痛
    - 急性肾衰竭
  - 新发高血压，有时会达到恶性高血压范围
  - 罕见：肾脏破裂伴肾周血肿
  - 大量后腹膜和腹膜出血
- 心脏
  - 缺血性心脏病
- 神经系统（10%）
  - 偏瘫、失明、多发性单神经炎（75%）
- 皮肤
  - 不同病变：紫癜，坏死伴周围坏疽，网状青斑，溃疡
- 骨骼肌和肠系膜（30%）
- 胃肠道（50%），腹痛，血便，常伴 HBV 感染

治疗

- 取决于病因
  - 抗病毒治疗，如 HBV，HCV
  - 停用可疑药物
- 类固醇一线治疗；缓解率约 50%
- 环磷酰胺 / 类固醇；缓解率 90%
- 使用 IL-6 阻滞剂
- 潜在血液系统恶性肿瘤治疗

预后

- 因病因不同而异
- 五因子评分（FFS）评估预后
  - 肾脏（肌酐 >141.4μmol/L、蛋白尿 >1g/24h）、胃肠道、心脏和中枢神经系统受累评分
  - 肾脏受累时死亡风险增加 3 倍

镜下特征

组织学特征

- 肾小球
  - 不同程度缺血性塌陷
  - 远离血管炎区域肾小球正常
  - 罕见局灶新月体性肾小球肾炎（寡免疫性）
  - 罕见膜性肾病（也与 HBV 相关）
- 肾小管和间质
  - 急性缺血性梗死沿受累动脉分布，伴有出血性边界
  - 肾小管损伤、萎缩和轻度间质纤维化
  - 活动性和 / 或慢性间质和动脉周围炎症

结节性多动脉炎分类		
类别	肾脏受累 *	独特特征
病毒		
HBV	+	最严重的病毒相关 PAN；罕见膜性肾病；早期发作：HBV 感染 1 年内
HCV	+	最常见皮肤型；迟发：HCV 感染约 20 年后，± 免疫复合物性 GN
HIV	+	最轻的病毒相关性 PAN；主要累及皮肤；与病毒载量无关
遗传学		
FMF	+	*MEFV* 基因突变，约 50% 肾周血肿，年轻发病
ADA2D	+	*CERC1* 基因突变，早发性多动脉炎、出血性和缺血性卒中
药物		
偶见报道	+	米诺环素（最大宗报道），肼苯哒嗪、抗 TNF-α 制剂、柳氮磺吡啶、D-青霉胺
其他		
皮肤 PAN	−	约 2% 进展为系统性 PAN，但皮肤可能是系统性 PAN 的首发表现
单器官受累	−	阑尾、胆囊、睾丸、中枢神经系统和其他器官；0～25% 进展为系统性 PAN

* 肾脏受累通常出现微动脉瘤和梗死。HBV，乙型肝炎病毒；HCV，丙型肝炎病毒；HIV，人类免疫缺陷病毒；FMF，家族性地中海热；DADA2，腺苷酸脱氨酶 2 缺乏症；GN，肾小球肾炎；PAN，结节性多动脉炎。

Karadag O and Jayne DJ. Polyarteritis nodosa revisited: a review of historical approaches, subphenotypes and a research agenda. Clin Exp Rheumatol 36 Suppl 111: 135～42, 2018.

- ○ 无肉芽肿性炎症
- 动脉
  - ○ 叶间动脉、弓形动脉、少数为小叶间动脉（中型血管）受累
    - − 缺乏肌层的小动脉和毛细血管多不受累
  - ○ 闭塞性动脉炎（急性、亚急性或慢性）
  - ○ 透壁性纤维蛋白样坏死和炎症
    - − 坏死区见鲜红色/嗜酸性无定形纤维蛋白样物质
    - − 中膜平滑肌破坏
    - − 内外弹力层断裂
  - ○ 中度至重度炎细胞浸润
    - − 中性粒细胞，嗜酸性粒细胞，伴核碎裂
    - − 活化的 T 淋巴细胞和巨噬细胞
    - − 基质金属蛋白酶 -1、TNF-α 表达增加，平滑肌细胞分化特异性抗原表达降低
  - ○ 不同程度的管腔狭窄，新生血管形成
  - ○ 血管内血栓形成伴闭塞
  - ○ 非活动性病变表现为纤维化、弹力纤维断裂、闭塞性动脉病和内膜增生
    - − 晚期病变：动脉瘤，假性动脉瘤
    - − 进行性瘢痕可引起狭窄

辅助检查

免疫荧光

- 动脉纤维蛋白样坏死免疫球蛋白（IgG、IgM、IgA），补体 C3，纤维蛋白染色阳性
- HBsAg 染色可证实 HBV 相关 PAN 病变
- 肾小球内无沉积，除非伴有免疫复合物疾病

鉴别诊断

川崎病

- 单核细胞浸润

- 纤维蛋白样坏死少见

ANCA 相关小血管炎

- 小动脉，有时累及静脉，肉芽肿
- ANCA 阳性

纤维肌性发育不良

- 病灶缺乏纤维蛋白样坏死或炎症
- 血管中层紊乱

系统性红斑狼疮

- 系统性红斑狼疮（SLE）血清学阳性

参考文献

1. Akiyama M et al: Tocilizumab for the treatment of polyarteritis nodosa: a systematic literature review. Correspondence on 'Tofacitinib for polyarteritis nodosa: a tailored therapy' by Rimar et al. Ann Rheum Dis. 81(10):e204, 2022
2. Trivioli G et al: A report of 2 cases of kidney involvement in ADA2 deficiency: different disease phenotypes and the tissue response to type I interferon. Am J Kidney Dis. 80(5):677-82, 2022
3. Hočevar A et al: Clinical approach to diagnosis and therapy of polyarteritis nodosa. Curr Rheumatol Rep. 23(3):14, 2021
4. Kasap Cuceoglu M et al: Systematic review of childhood-onset polyarteritis nodosa and DADA2. Semin Arthritis Rheum. 51(3):559-64, 2021
5. Yamamoto S et al: Provisional seven-item criteria for the diagnosis of polyarteritis nodosa. Rheumatol Int. 40(8):1223-7, 2020
6. Human A et al: Diagnosis and management of ADA2 deficient polyarteritis nodosa. Int J Rheum Dis. 22 Suppl 1:69-77, 2019
7. Sönmez HE et al: Polyarteritis nodosa: lessons from 25 years of experience. Clin Exp Rheumatol. 37 Suppl 117(2):52-6, 2019
8. Karadag O et al: A retrospective study comparing the phenotype and outcomes of patients with polyarteritis nodosa between UK and Turkish cohorts. Rheumatol Int. 38(10):1833-40, 2018
9. Karadag O et al: Polyarteritis nodosa revisited: a review of historical approaches, subphenotypes and a research agenda. Clin Exp Rheumatol. 36 Suppl 111(2):135-42, 2018
10. Ozen S: The changing face of polyarteritis nodosa and necrotizing vasculitis. Nat Rev Rheumatol. 13(6):381-6, 2017

梗死：肾外表面观

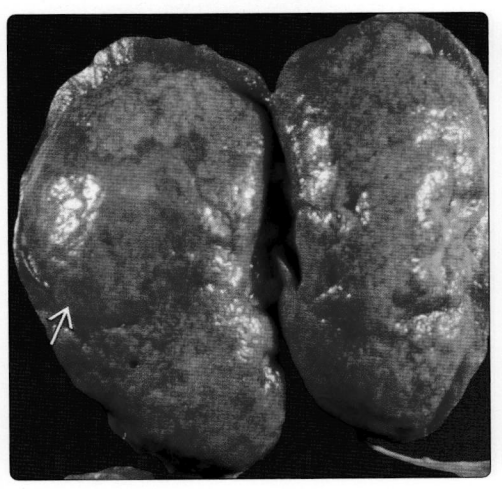

梗死：横切面观

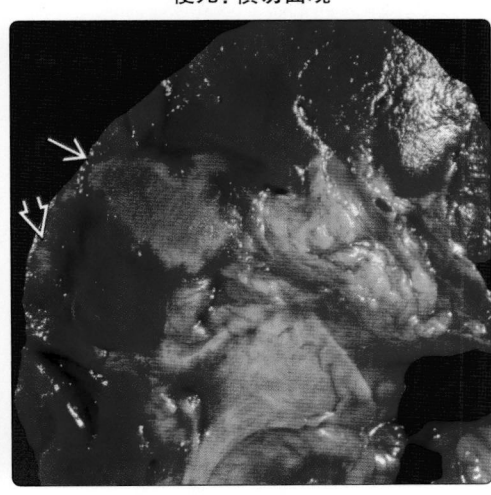

（左）广布的 PAN 尸检病例，肾脏大体照片显示左侧肾脏见一大的苍白区伴出血性边界，代表梗死 ➡

（右）肾切面显示伴出血性边界的大的苍白样（缺血性）梗死 ➡，邻近大梗死灶的皮质内也可见较小的苍白区 ⇥，提示也有皮质梗死

纤维蛋白样坏死

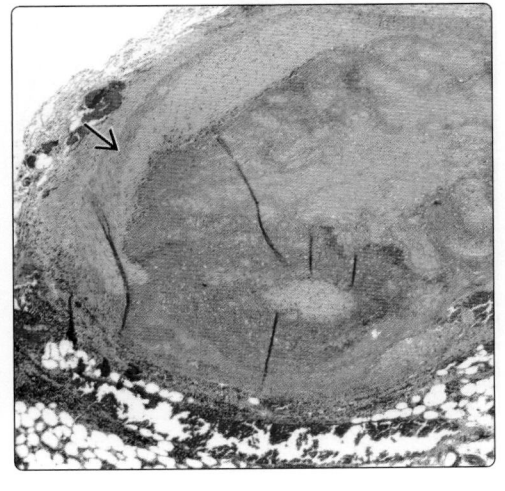

愈合性 PAN 大的肾动脉分支

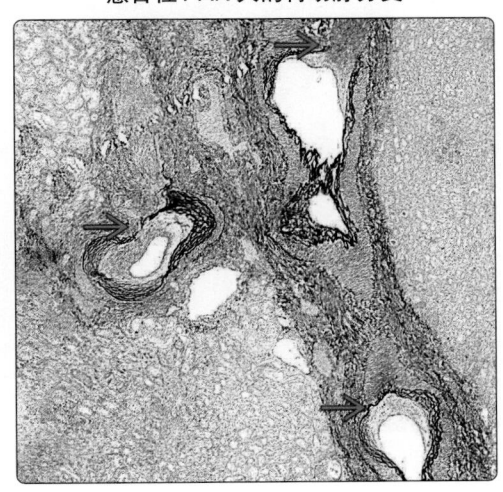

（左）肾盂部位大的肾动脉切片，显示动脉炎症 ⇥、纤维蛋白样坏死和充填于管腔内的血栓，这导致了皮质和髓质出现梗死区

（右）多系统 PAN 尸检病例，肾切片显示愈合改变，伴内弹力层节段缺失、重复和碎裂，以及松散的纤维内膜增厚，这构成了血管壁薄弱点和微动脉瘤 ⇥ 的基础 (Courtesy R.Nada Duseja, MD.)

血栓形成

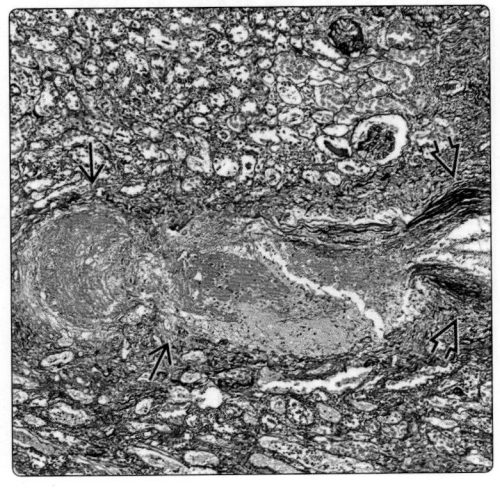

微动脉瘤

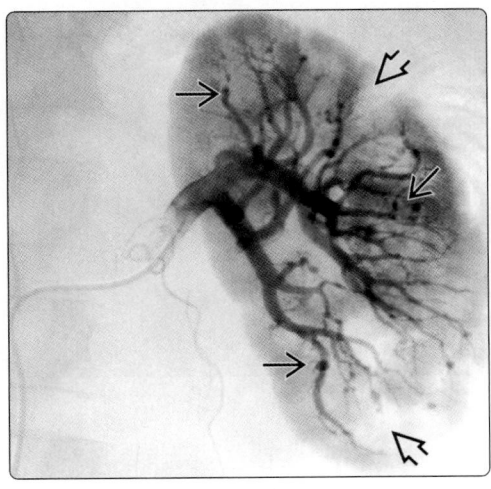

（左）动脉 EVG 染色显示纤维蛋白样坏死和血栓形成区弹力层缺失 ⇥，动脉保留部分 ⇥ 显示多层弹力膜，符合动脉硬化的特征

（右）数字减影血管造影显示特征性多发微动脉瘤 ➡，肾实质内可见灌注减少区域，提示梗死灶 ⇥。梗死可能代表坏死或血栓形成，如果动脉瘤破裂可引起出血

弹力膜断裂

动脉弹力纤维变性

（左）皮下组织的中型动脉（EVG 染色）显示残留的透壁性炎症，伴闭塞性动脉病和弹力层节段断裂。弹力蛋白染色对于慢性病变的判断很有价值

（右）PAN 患者，肾脏中型动脉（弓形动脉）显示没有血管炎表现，内外弹力层保留。内弹力层（纤维弹力层增生）重复 ➡ 为典型的高血压病理特征

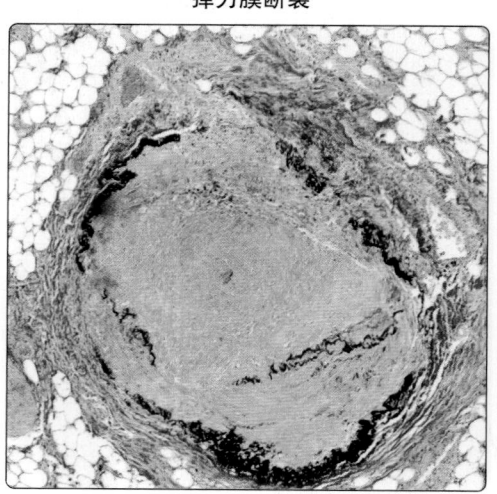
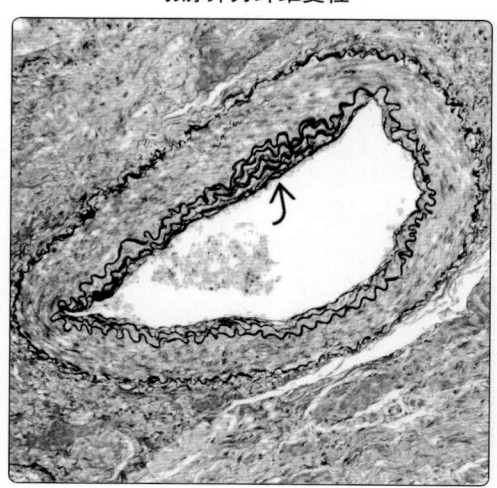

叶间动脉节段纤维蛋白样坏死

陈旧性动脉炎弹力膜碎裂

（左）PAN 受累肾脏显示穿过肾髓质进入皮质的叶间动脉（中型血管）节段纤维蛋白样坏死，邻近的皮质显示缺血性肾小球塌陷和肾小管简化

（右）肾脏切片 EVG 染色，低倍镜显示闭塞的血管壁内弹力层中断及广泛缺失

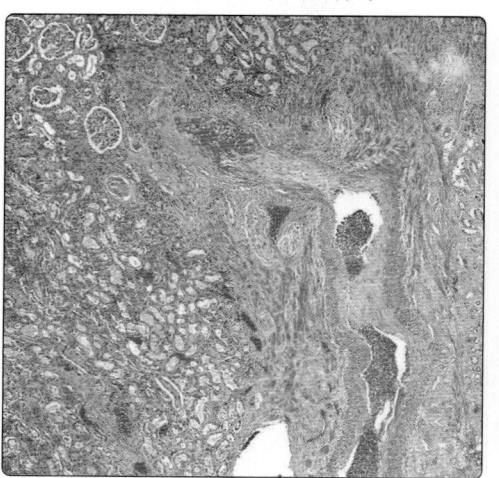
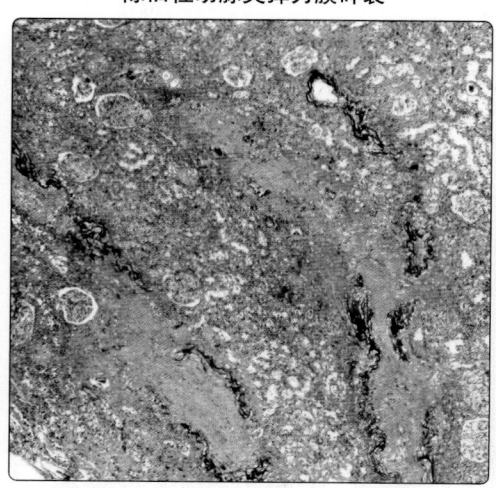

PAN 愈合引起大的肾动脉狭窄

纤维细胞性新月体

（左）多系统 PAN 患者肾切除术后肾组织切片，显示大的肾动脉分支严重闭塞性纤维内膜增厚和狭窄，仅有轻微透壁性炎症反应，可导致肾血管性高血压（Courtesy R.Nada Duseja, MD.）

（右）PAN 和显微镜下多血管炎重叠形式，罕见的肾小球显示纤维细胞性新月体 ➡，而相邻的肾小球未受累

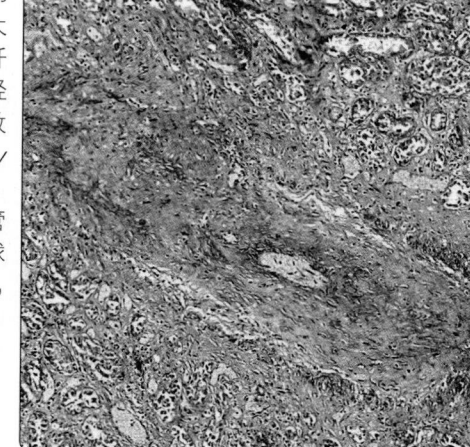
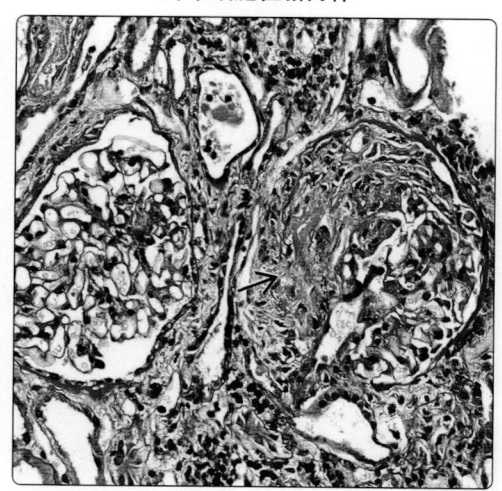

环状纤维蛋白样坏死

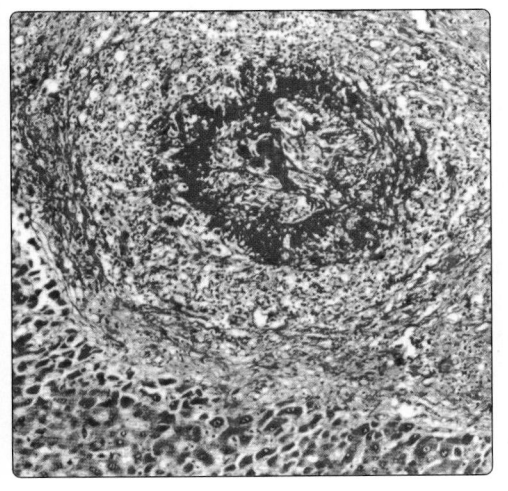

透壁性动脉炎

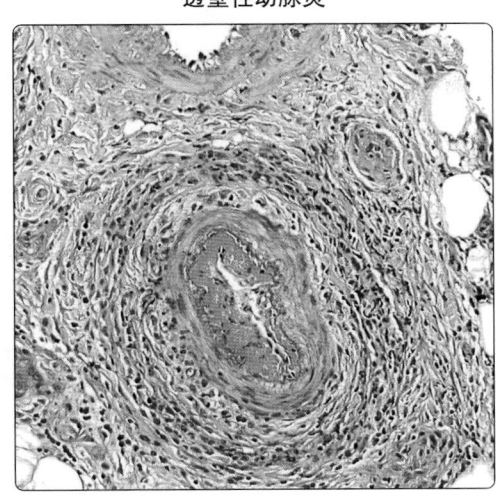

（左）肝实质内一中型动脉显示环状纤维蛋白样坏死伴活动性炎细胞浸润

（右）同一 PAN 尸检病例，胰腺附近的一条中型动脉显示内膜纤维蛋白样坏死，透壁性炎及严重外膜炎和动脉炎

纤维蛋白样坏死

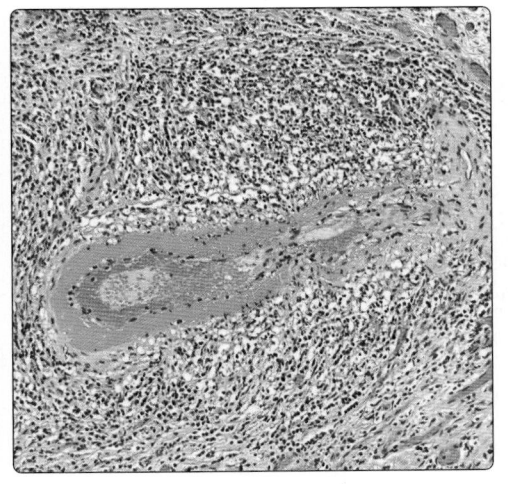

微动脉瘤及血栓形成

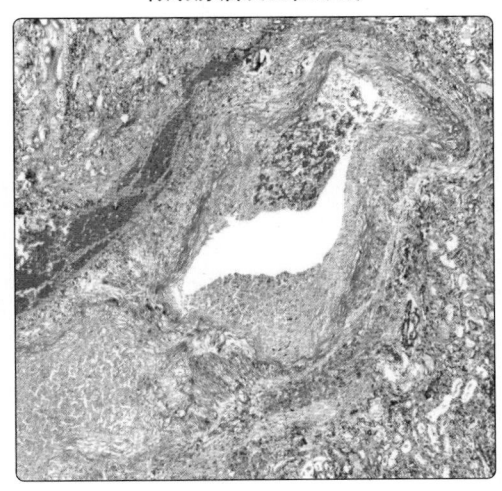

（左）结肠外膜层显示环状纤维蛋白样坏死，周围有大量的活动性炎细胞浸润，中膜或外膜不完整

（右）肾脏三色染色切片，显示一愈合的 PAN 中型血管，见局灶血栓及早期微动脉瘤形成。PAN 中常见活动性病变和愈合性病变并存

肌肉内透壁性动脉炎

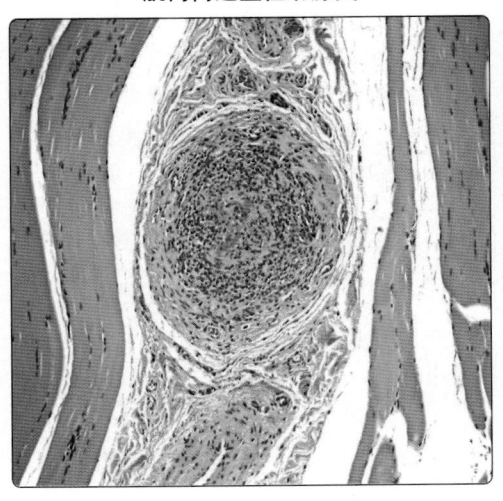

网状青斑

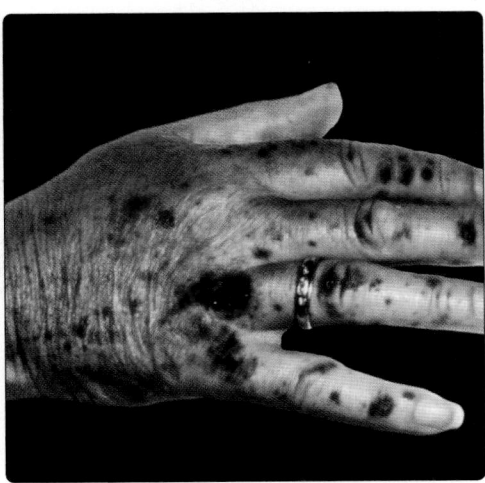

（左）低倍镜下，骨骼肌肌束膜区中型动脉显示明显透壁性动脉炎伴中央纤维蛋白样坏死

（右）临床图片显示皮肤网状青斑，伴紫癜性皮疹及皮下结节

（丁鑫 译，余英豪 审）

557

要点

术语

- 动脉炎累及大动脉、中动脉、小动脉,并与皮肤黏膜淋巴结综合征(MCLNS)和冠状动脉炎有关

病因学/发病机制

- 由病毒感染引起的先天免疫和适应性免疫细胞的活化

临床特征

- 日本发病率高(流行病和地方病)
- 日本为 9~11 个月婴幼儿,北美为 1.5~2.0 岁儿童;男:女=5:1
- 肾脏疾病
  - 急性肾炎综合征
  - 无菌性脓尿(很常见)
  - 蛋白尿
  - 血栓性微血管病
  - 肾动脉瘤
  - 肾小管异常
  - 小管间质性肾炎
- 白细胞增多,血小板增多症
- 阿司匹林联合丙种球蛋白静脉注射为主要治疗方法
- 抑制肿瘤坏死因子

镜下特征

- 全动脉炎(通常为冠状动脉),累及内膜和外膜层伴内弹力层、外弹力层断裂
- 动脉炎,血栓,微动脉瘤
- 局灶/斑片状或弥漫性间质炎症或瘢痕
- 肾小球病变:正常肾小球,免疫复合物性肾小球肾炎,血栓性微血管病

主要鉴别诊断

- 儿童结节性多动脉炎
- COVID-19 多系统炎症综合征

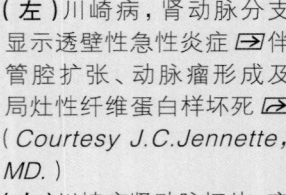

(左)川崎病,肾动脉分支显示透壁性急性炎症➡️伴管腔扩张、动脉瘤形成及局灶性纤维蛋白样坏死➡️(Courtesy J.C.Jennette, MD.)

(右)川崎病肾动脉切片,高倍镜下可见从血管内膜➡️、中膜到外膜➡️轻度至中度透壁性单核细胞浸润,内膜细胞间水肿(Courtesy J.C.Jennette, MD.)

(左)肾组织切片低倍镜图像,显示弓形动脉及斑片状活动性间质炎症和水肿➡️,肾小球无明显改变(Courtesy J.C.Jennette, MD.)

(右)偶尔,川崎病可见肾内愈合性小血管炎伴闭塞性改变➡️

透壁性肾动脉炎症

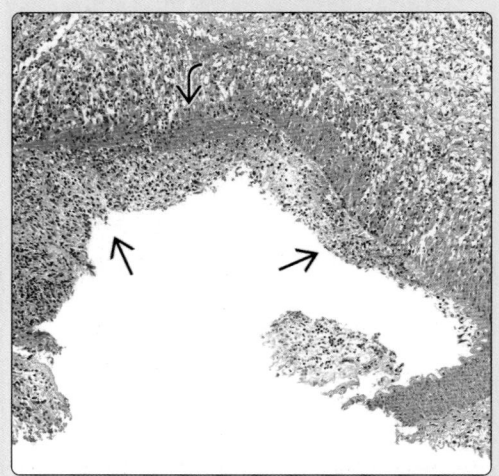

单核细胞性炎症

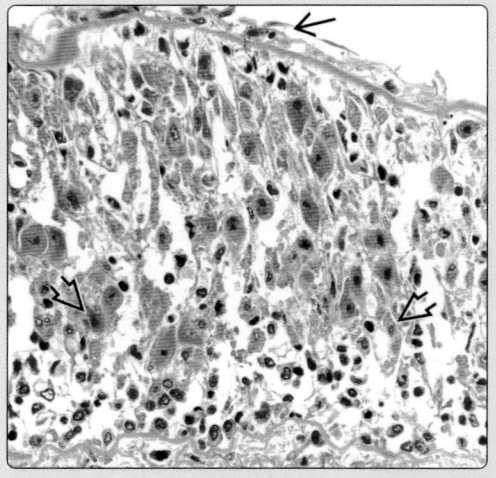

斑片状血管周浸润

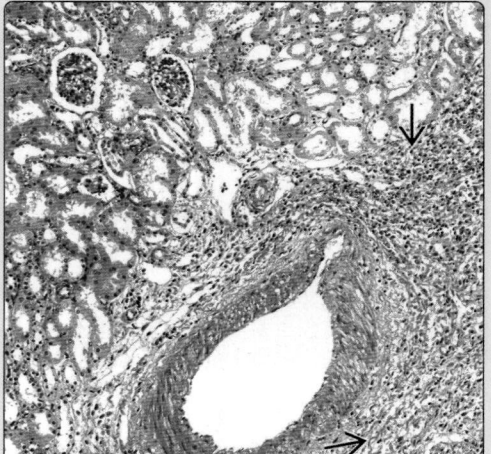

陈旧瘢痕性小动脉血管炎

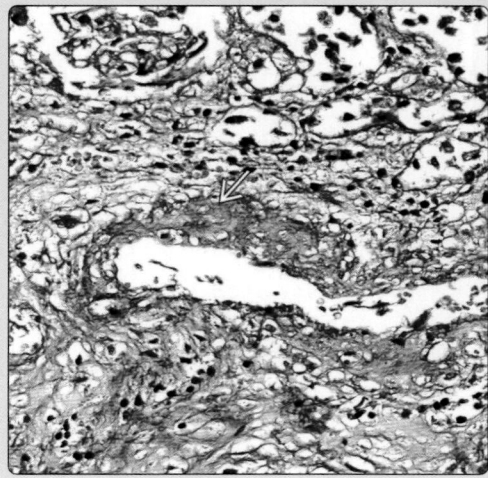

术语

缩写

- 川崎病(Kawasaki disease, KD)

定义

- 动脉炎累及中动脉和小动脉,常累及冠状动脉,并与 MCLNS 有关,通常发生在婴幼儿和儿童
  - 可累及主动脉和静脉

病因学/发病机制

环境接触

- 流行病学认为与接触感染原相关
- COVID-19 多系统炎症综合征可酷似 KD

遗传学

- 白细胞介素 18 启动子基因多态性

发病机制

- 调节性 T 细胞功能障碍细胞活化(单核细胞、T 淋巴细胞)
- 炎性细胞因子和趋化因子激活内皮细胞,导致血管炎症
- 抗内皮细胞抗体可能发生作用
- 血管活性剂(内皮素、一氧化氮)和生长因子(VEGF、PDGF)促进血管通透性和肌内膜增生
- 寡克隆 IgA 反应

临床特征

流行病学

- 发病率
  - 日本、韩国(239/10 万～105/10 万)5 岁以下儿童发病率最高
  - 欧洲和北美较低(5/10 万～20/10 万)
  - 季节性发病,冬季和早春月份
- 年龄
  - 日本血统为 9～11 个月,北美或欧洲血统为 1.5～2.0 岁
- 性别
  - 男性占优势(5:1)

表现

- 累及皮肤、黏膜和淋巴结的全身性疾病,68% 患者有多器官功能障碍
- 肾脏受累通常表现轻微,临床症状不明显
  - 无菌性脓尿和蛋白尿(β_2 微球蛋白)
  - 轻度肾功能不全或急性肾衰竭
  - 镜下血尿、肾炎或肾病综合征
  - 15% 高血压与肾动脉疾病有关

治疗

- 阿司匹林联合丙种球蛋白静脉注射是主要的治疗方法
- 抑制肿瘤坏死因子
- 冠状动脉瘤发病率增加而禁用皮质醇激素
- 经导管冠状动脉介入溶栓

预后

- 适当治疗的死亡率(0.04%)
- 5～24 个月之间的 KD 复发率(4%)
- 预后不良的因素
  - 冠状动脉(动脉炎、血栓形成、动脉瘤)
  - 心脏(急性间质性心肌炎和瓣膜炎)
  - 外周中型动脉炎伴梗死

镜下特征

组织学特征

- 分为四期
  - 动脉炎起始期(发病后 6～8 天)
  - 动脉瘤形成期(8～12 天)
  - 持续性动脉炎症期(2～6 周)
  - 瘢痕期(>6 周)
  - 不同动脉或同一动脉不同节段内可观察到 >1 期病变
- 中型动脉炎(冠状动脉、肾动脉、肠动脉)
  - 全动脉炎:内膜和外膜炎伴内外弹力层断裂
  - 早期中性粒细胞浸润,10 天达高峰
  - 2 周后出现巨噬细胞和淋巴细胞浸润
  - 中膜平滑肌细胞损伤
  - α-平滑肌肌动蛋白(α-SMA)和 IV 型胶原丢失
  - 纤维蛋白样坏死罕见
- 微动脉瘤伴血栓形成
- 血管纤维化及血栓再通
- 肾实质
  - 局灶或弥漫性间质炎症、水肿或瘢痕
    - 淋巴细胞、浆细胞、中性粒细胞
  - 肾小球正常,罕见足细胞病
    - 罕见:系膜增生性肾小球肾炎伴免疫复合物沉积
    - 罕见:小叶间动脉和小动脉血管炎
  - 罕见:血栓性微血管病

鉴别诊断

儿童结节性多动脉炎

- 无 MCLNS 可与 KD 鉴别
- 血管炎病理表现常显示纤维蛋白样坏死特征

COVID-19 多系统炎症综合征

- 无动脉炎和 SARS-CoV-2 检测阳性

参考文献

1. Hufnagel M et al: A comparison of pediatric inflammatory multisystem syndrome temporarily-associated with SARS-CoV-2 and Kawasaki disease. Sci Rep. 13(1):1173, 2023
2. Griffin JP et al: A preliminary, single-center retrospective chart review of infusion times of intravenous immune globulin in Kawasaki disease and clinical outcomes. J Pediatr Pharmacol Ther. 27(5):415-8, 2022
3. Sancho-Shimizu V et al: SARS-CoV-2-related MIS-C: a key to the viral and genetic causes of Kawasaki disease? J Exp Med. 218(6), 2021
4. Watanabe T: Clinical features of acute kidney injury in patients with Kawasaki disease. World J Clin Pediatr. 7(3):83-8, 2018
5. Dimitriades VR et al: Kawasaki disease: pathophysiology, clinical manifestations, and management. Curr Rheumatol Rep. 16(6):423, 2014
6. Jennette JC et al: 2012 revised International Chapel Hill Consensus Conference Nomenclature of Vasculitides. Arthritis Rheum. 65(1):1-11, 2013

(丁鑫 译,余英豪 审)

第三章　血管疾病

术语

- 主动脉及其主要分支的肉芽肿性动脉炎

病因学/发病机制

- 可能的触发因素包括几种上呼吸道疾病病原体接触
- 与 HLA-DRB1 和 HLA-DR4 等位基因相关
- 细胞介导的免疫机制
- 抗铁蛋白自身抗体

临床特征

- 通常＞50 岁
- 女性多见［女：男 =(2～6)：1］
- 风湿性多肌痛症状（50%～75%）
- 活动性疾病急性期反应物升高
- 对类固醇治疗显效快
- 疾病活动性增加时出现镜下血尿和/或蛋白尿

影像学

- MR 血管造影与高立体构型
- 主动脉和大血管血管造影

镜下特征

- 中膜到内膜及外膜的肉芽肿性炎症，弹力层被巨细胞破坏
- 新月体性肾小球肾炎

主要鉴别诊断

- 大动脉炎
- 类风湿性主动脉炎
- 药物性大血管血管炎
- 动脉粥样硬化性动脉疾病

诊断要点

- 确诊巨细胞动脉炎依赖活检诊断

颞动脉透壁性炎症

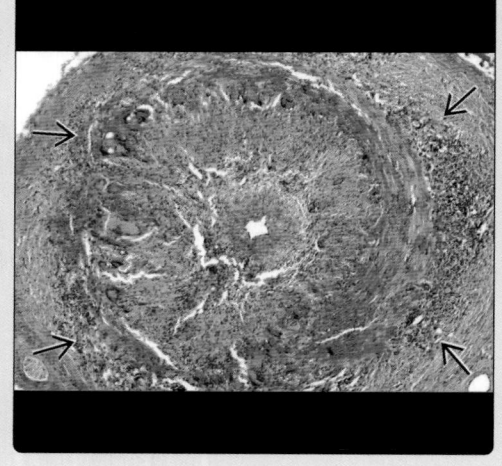

多核巨细胞浸润

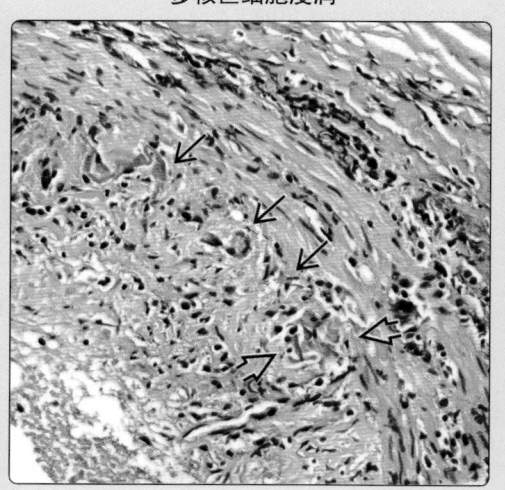

（左）颞动脉横切面显示外膜、中膜和内膜活动性动脉炎 ➡ 伴闭塞性改变。管壁内见大量多核巨细胞

（右）高倍镜下见多核巨细胞破坏并侵蚀弹力层 ➡，其中一个巨噬细胞内含有弹力膜碎片 ➡，在外膜层也可见明显的单个核细胞（淋巴细胞和巨噬细胞）浸润

新月体性肾小球肾炎

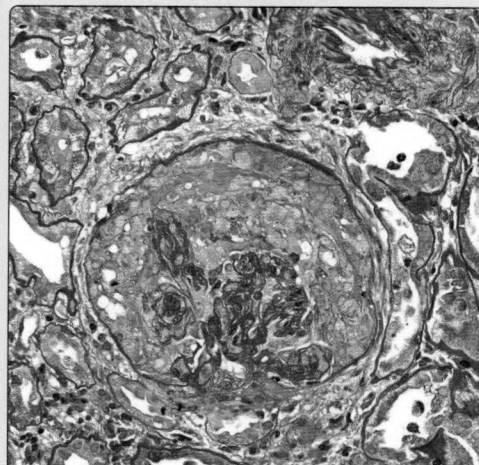

AA 型淀粉蛋白染色

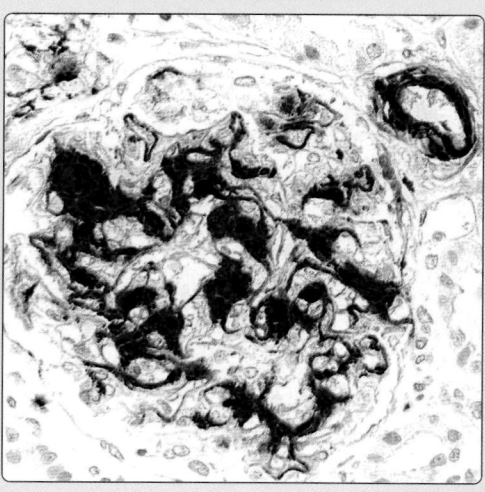

（左）90 岁白人女性，风湿性多肌痛、颞动脉炎和急性肾衰竭患者，肾活检显示新月体性肾小球肾炎，可能合并有小血管炎（ANCA 阴性）

（右）GCA 伴肾病综合征患者，肾活检显示肾小球系膜区、毛细血管和小动脉淀粉样 A 蛋白染色阳性，诊断为 AA 型淀粉样变性，可能系慢性炎症引起

术语

缩写

- 巨细胞动脉炎（giant cell arteritis，GCA）

同义词

- 颞（颅）动脉炎，霍顿综合征

定义

- 2012 年教堂山会议共识
  - 主动脉及其主要分支的肉芽肿性动脉炎；好发于颈动脉和椎动脉的颅外分支；包括颞动脉
  - 通常发生于 50 岁以上患者，常伴有风湿性多肌痛
- 美国风湿病学会标准
  - 年龄≥50 岁
  - 新发的局部头痛
  - 颞动脉压痛或颞动脉搏动减弱
  - ESR 升高≥50mm/h
  - 动脉活检显示坏死性动脉炎伴单个核细胞浸润或肉芽肿表现
  - ≥上述任何 3 条标准诊断灵敏度和特异性高

病因学/发病机制

环境暴露

- 病因不明
- 可能的诱因包括接触几种上呼吸道病原体
  - 支原体/肺炎衣原体
  - 细小病毒 B19，Ⅰ 型人副流感病毒
  - 单纯疱疹病毒

遗传学

- 与 HLA-DRB1 和 HLA-DR4 等位基因相关
- 炎症通路基因
- Th1、Th17 和 Treg 细胞功能风险位点

发病机制

- 自身免疫细胞介导机制
  - T 细胞介导
    - IL-6 介导的 CD4（+）T 辅助细胞
    - 产生 γ 干扰素
  - 树突状细胞，巨噬细胞
  - 破坏性血管炎症损害弹力层
  - 血管闭塞性内膜增生
  - 动脉瘤形成
- 体液免疫
  - 血清免疫球蛋白升高
  - 循环免疫复合物偶尔沉积
  - 抗铁蛋白自身抗体（92%）

临床特征

流行病学

- 发病率
  - 10/10 万～25/10 万
  - 地中海地区发病率低，亚非裔美国患者罕见
- 年龄
  - 通常＞50 岁
- 性别
  - 女性好发［女：男 =（2～6）：1］
- 种族
  - 在北欧裔患者中最高

表现

- 临床症状变异大
- 发热、不适、体重减轻、感觉异常
- 风湿性多肌痛症状（50%～75%）
  - 近端肌肉酸痛、僵硬和无力
  - 滑囊炎和腱鞘炎
- 血管，呈两种表型亚型
  - 视力障碍/失明（视神经或视网膜缺血）
  - 下颌活动受限，颞部压痛 ± 搏动，头痛
  - 外周血管狭窄或闭塞症状
    - 四肢脉搏减弱
    - 颈动脉或锁骨下动脉杂音
    - 头颈外血管（10%～15%）
  - 第一种亚型累及颈动脉和椎动脉
  - 第二种亚型累及主动脉及其远端分支
- 肾脏
  - 肾脏表现不常见
  - 相关性高血压易见
  - 显微镜下血尿，特别是疾病活动性增加时达 50%
  - 蛋白尿，罕见肾病综合征
  - 肾功能受损或急性肾功能不全
  - 肾小球疾病，传闻
- 合并有 ANCA 相关性血管炎/寡免疫性肾小球肾炎表现（15 例报告）

实验室检查

- 活动性疾病急性期反应物（红细胞沉降率，C 反应蛋白）升高
- 贫血、血小板增多
- 自身免疫性疾病相关血清学阴性，包括 ANCA

治疗

- 类固醇治疗快速显效
- 难治性病例可使用免疫抑制剂治疗
- 托珠单抗（抗 IL-6R）

预后

- 通常为自限性疾病
- 长期并发症，时有复发-缓解过程
  - 胸主动脉瘤（17 倍风险）
  - 腹主动脉瘤（2 倍风险）
  - 主动脉夹层
  - 心肌梗死
  - 大动脉狭窄
  - 肾血管累及高达 15%

影像学

一般特征

- 除老年人外,与大动脉炎的发现相似
- MR 检查前后对比发现
  - T2 显示管壁增厚与水肿及活动性血管炎有关
  - MR 血管造影和高立体构型
    - 识别血流方向与终末器官灌注
    - 狭窄或闭塞

镜下特征

肾

- 肾小球
  - 伴纤维蛋白样坏死的寡免疫性新月体性肾小球肾炎或孤立性寡免疫性新月体性肾小球肾炎
  - 继发性淀粉样变性,后期并发症
  - 罕见:膜性肾病
- 肾小管和肾间质,无特异性表现
- 动脉
  - 大血管血管炎 ± 肉芽肿性特征
    - 缺血性肾实质损害
  - 偶见小血管炎伴纤维蛋白样坏死,可能为巧合

非肾性

- GCA 特点
  - 炎细胞浸润最初见于中膜并向内膜和外膜延伸
  - 炎症相关性内外弹力层断裂或破坏
  - 主要由 T 淋巴细胞、巨噬细胞和树突状细胞组成的单个核细胞浸润
  - 多核巨细胞数量不等(50% 病例),特别是弹力层内
  - 偶见血管壁纤维蛋白样坏死
  - 内膜表现包括成纤维细胞和内膜肌细胞增生、水肿和炎症
  - 内膜和中层纤维化愈合病变伴活动性病变,导致管腔狭窄或闭塞
- 颞动脉
  - 常见受累
  - 单侧或双侧受累
  - 通常呈局灶和节段分布

辅助检查

免疫组化

- CD3 染色可提高动脉病变诊断的敏感性

鉴别诊断

大动脉炎

- 血管大小和病理学相似
- 发生于较年轻患者(≤30～50 岁)
- 亚洲人群高发
- 常累及主动脉

类风湿性主动脉炎

- 类风湿血清学阳性
- 支持类风湿性主动脉炎的特征
- 典型的骨和手部病变

动脉粥样硬化性动脉疾病

- 某些(老年)年龄组和影像学表现
- 活动性疾病和风湿性多肌痛的临床症状可能有助于 GCA 的诊断

其他系统性血管炎

- 原发性中枢神经系统血管炎
- 结节性多动脉炎及显微镜下多血管炎
  - 中小型血管更多见
  - 病理显示纤维蛋白样坏死性血管炎
  - 双肾受累
  - ±ANCA 血清学

纤维肌性发育不良

- 年轻患者
- 无急性全身症状
- 常见累及肾动脉和颈动脉
- 独特的影像学改变
- 遗传或家族性背景

其他原因

- 颞动脉或大动脉钙化
  - 与年龄相关
  - 慢性肾病继发钙化
- 药物性大血管血管炎

诊断要点

临床相关病理特征

- 确诊 GCA 必须行活检诊断
  - 局灶病变需要多层面切片观察

参考文献

1. Robert M et al: Comprehensive analysis of cell lineages involved in giant cell arteritis pathogenesis using highly multiplexed imaging mass cytometry. Autoimmun Rev. 22(1):103216, 2023
2. Sugihara T et al: Association between the patterns of large-vessel lesions and treatment outcomes in patients with large-vessel giant cell arteritis. Mod Rheumatol. ePub, 2022
3. Saadoun D et al: Medium- and large-vessel vasculitis. Circulation. 143(3):267-82, 2021
4. Goglia AG et al: Temporal arteritis and vision loss in microscopic polyangiitis: a case report and literature review. Case Rep Nephrol. 2020:1426401, 2020
5. Van De Ginste L et al: A rare presentation of kidney failure in a patient with giant cell arteritis: case report and review of literature. Acta Clin Belg. 1-4, 2020
6. Hassane HH et al: Co-presentation of giant cell arteritis and granulomatosis with polyangiitis: a case report and review of literature. Am J Case Rep. 19:651-55, 2018
7. Leuchten N et al: Tocilizumab in the treatment of giant cell arteritis. Immunotherapy. 10(6):465-72, 2018
8. Carmona FD et al: New insights into the pathogenesis of giant cell arteritis and hopes for the clinic. Expert Rev Clin Immunol. 12(1):57-66, 2016
9. Maritati F et al: Kidney involvement in medium- and large-vessel vasculitis. J Nephrol. 29(4):495-505, 2016
10. Alba MA et al: Relapses in patients with giant cell arteritis: prevalence, characteristics, and associated clinical findings in a longitudinally followed cohort of 106 patients. Medicine (Baltimore). 93(5):194-201, 2014
11. Nesher G: The diagnosis and classification of giant cell arteritis. J Autoimmun. 48-49:73-5, 2014
12. Jennette JC et al: 2012 revised International Chapel Hill Consensus Conference Nomenclature of Vasculitides. Arthritis Rheum. 65(1):1-11, 2013
13. Legault K et al: Amyloidosis and giant cell arteritis/polymyalgia rheumatica. J Rheumatol. 39(4):878-80, 2012
14. Medvedev G et al: Isolated renal giant cell arteritis. Am J Kidney Dis. 40(3):658-61, 2002

内弹力层断裂

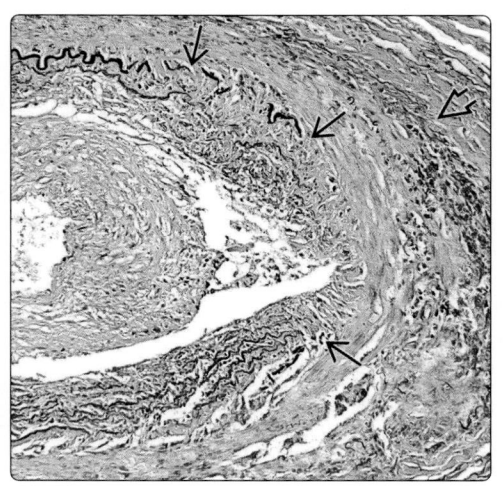

内膜纤维化

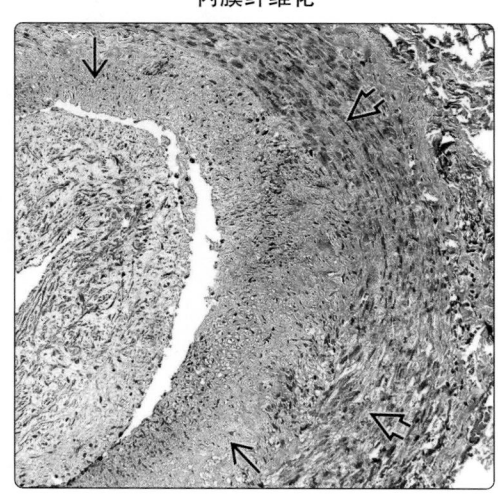

（左）颞动脉切片显示弹力层断裂及广泛内弹力层 ➡️ 和外弹力层 ➡️ 缺失，伴内膜和中膜炎细胞浸润。可见明显的纤维肌性内膜增厚，导致管腔变窄

（右）部分颞动脉显示内膜中度纤维化改变 ➡️，中膜中有早期胶原纤维沉积，使平滑肌细胞相互分离 ➡️

动脉内 T 细胞浸润：CD3（＋）

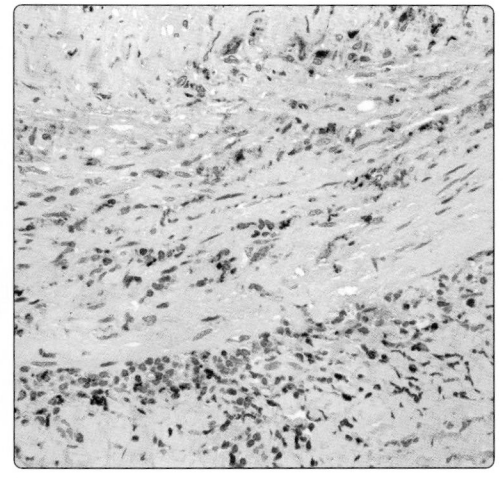

动脉内巨噬细胞浸润：CD68（＋）

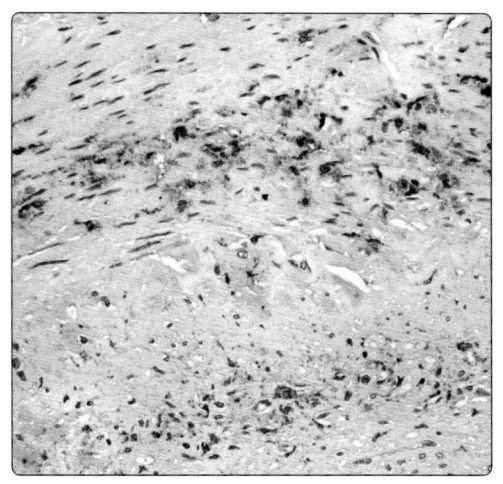

（左）颞动脉段显示全层性动脉炎（内膜和中膜），CD3（＋）T 淋巴细胞浸润增加

（右）颞动脉段显示全层性动脉炎（内膜和中膜），CD68（＋）巨噬细胞浸润增加

节段坏死性肾内血管炎

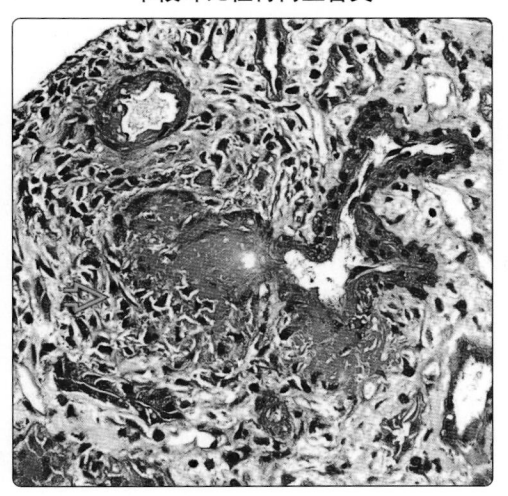

肾弓形动脉无动脉炎

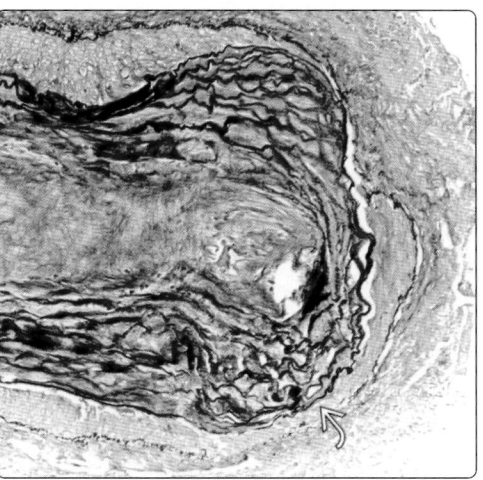

（左）70 岁女性，颞动脉 GCA 患者，有风湿症状和急性肾衰竭，ANCA 检测阴性。肾活检显示节段坏死性小血管炎 ➡️，肾小球无病变（未显示）

（右）64 岁女性 GCA 患者，肾活检显示明显内膜纤维化，但没有内弹力层断裂 ➡️，提示为动脉硬化而非陈旧性动脉炎

（丁鑫 译，余英豪 审）

要 点

术语

- 主动脉及其主要分支的肉芽肿性炎症

病因学/发病机制

- 细胞和抗体介导的免疫机制

临床特征

- 亚洲人(6/1 000)较美国人(1/1 000～3/1 000)常见
- 患者通常＜30 岁(90%)
- 受累血管疼痛和杂音
- 肾血管性高血压
- 并发症主要与高血压和卒中有关
- 急性期蛋白,pentraxin-3 升高
- 以女性为主(女:男=8:1)
- 类固醇为主要治疗方法
- 并发症主要是由于高血压和卒中
- 难治性病例可采用 TNF-α 抑制剂治疗

影像学

- 使用血管造影(金标准)对主动脉或其主要分支异常进行疾病分类
- 动脉瘤样扩张可与狭窄交替出现

镜下特征

- 肉芽肿性全动脉炎伴数量不等的多核巨细胞浸润
- 多灶性内弹力纤维断裂
- 外膜和显著的内膜增厚
- 主要为系膜增生性肾小球肾炎
- 全层动脉壁或全动脉内膜切除术标本为组织学检查所必需

主要鉴别诊断

- 孤立性肉芽肿性主动脉炎
- 巨细胞动脉炎
- 动脉粥样硬化
- 纤维肌性发育不良

(左)TAK 主动脉壁段标本,显示外膜 ⇗ 和中膜肉芽肿性炎症浸润带 ⇒
(右)EVG 染色显示包绕中膜的外弹力层局灶断裂,另图上 1/3 中膜内可见弹力纤维碎片(*Courtesy J.C. Jennette, MD.*)

中膜肉芽肿性动脉炎

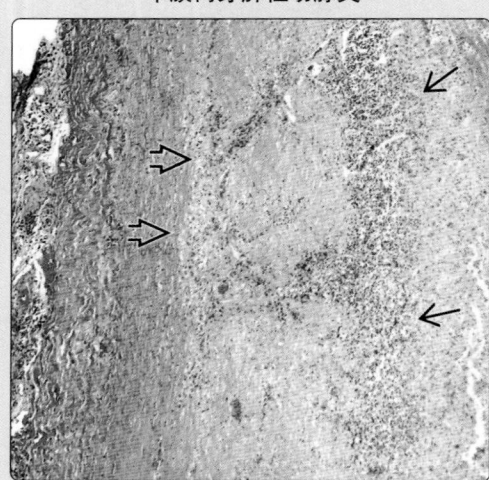

中膜弹力层和弹力纤维破坏

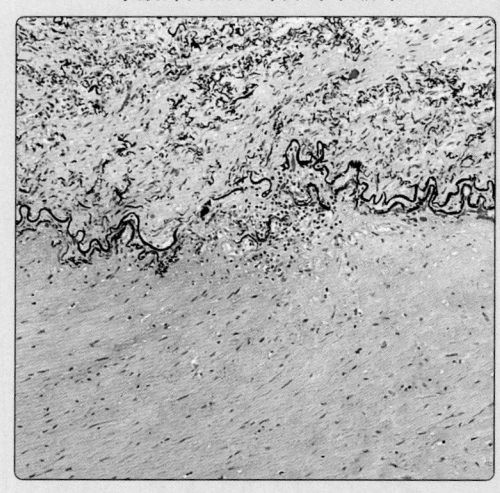

(左)邻近肾髓质的肾盂大动脉,在靠近外膜层的中膜外部可见炎症浸润带 ⇒,几乎环绕动脉横截面全周
(右)活动性 TAK 和无症状血尿患者,肾活检显示弥漫轻度系膜增生,未见慢性肾小管间质改变

肾中膜内动脉炎

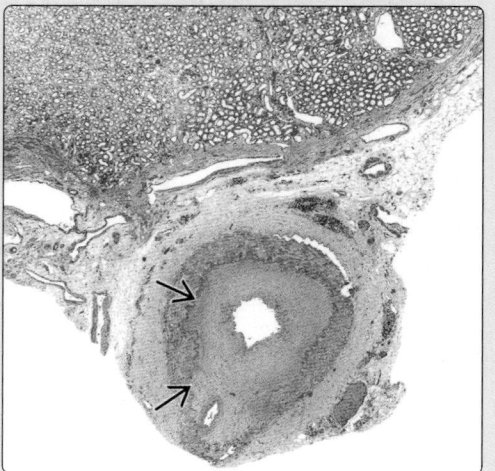

轻度系膜增生

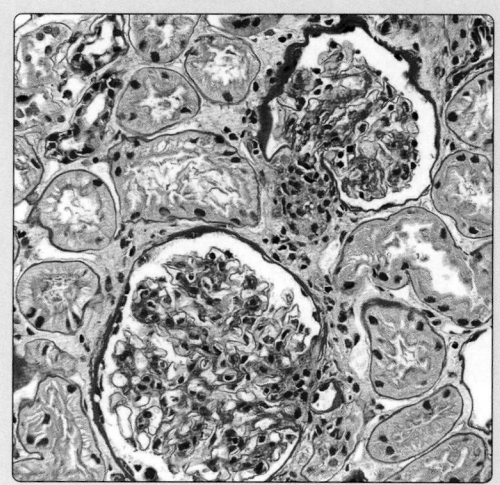

术语

缩写

- 大动脉炎（Takayasu arteritis，TAK）

同义词

- Takayasu 病/综合征
- 无脉病
- 主动脉炎
- 特发性中层主动脉病和动脉病

定义

- 2012 年教堂山会议共识
  - TAK 是主动脉及其主要分支的肉芽肿性炎症
  - 通常＜50 岁
- 美国风湿病学会标准
  - 年龄≤40 岁
  - 肢体跛行
  - 肱动脉搏动减弱
  - 收缩压差＞10mmHg（两臂间）
  - 锁骨下动脉或主动脉杂音
  - 血管造影异常（狭窄或闭塞）
  - 以上任意≥3 项即可满足 TAK 诊断，具有较高的敏感性和特异性
- 由于病变进展缓慢和疾病活动性低，确诊可能比较棘手或延迟

病因学/发病机制

病因学

- 病因不明：推测为自身免疫性疾病或感染

遗传学

- 日本 TAK 患者 HLA-B52 抗原检出率为 44%
- HLA-B22，HLA-DQB1/HLA-DRB1，HLA-B/MICA 抗原

发病机制

- 细胞介导的自身免疫机制
  - T 淋巴细胞（γδ 细胞、CD4、CD8）、NK 细胞、巨噬细胞、树突状细胞和 B 细胞
- 自身抗体：抗主动脉抗体、抗内皮抗体、循环免疫复合物
- TNF-α、IL-6、IL-12、TLR2 和 TLR4 参与
- 炎症引起主动脉和动脉壁损伤
- 活动性疾病急性期蛋白，pentraxin-3 升高

临床特征

流行病学

- 发病率
  - 全球每年发病率：0.4/100 万～3.0/100 万
  - 中美洲、南美洲、非洲和亚洲最高
    - 日本 40/100 万
    - 美国 8.4/100 万
- 年龄
  - 患者通常＜30 岁（90%）
  - 常见于 11～29 岁
- 性别
  - 女：男 =［（5～12）：1］,印度除外（男：女 =1.6：1）

表现

- 疾病类型因地理分布而异
  - 日本：主动脉弓累及较高
  - 印度：胸腹主动脉累及较高
  - 美国：大血管累及较高
- 疾病分为两期
  - 早期炎症期
    - 发热、肌痛、关节痛、体重减轻、贫血等全身症状
    - 受累血管疼痛
    - 高血压
    - 大血管杂音
    - 主动脉瓣功能不全
    - 缺血效应：卒中、跛行、肠系膜缺血
  - 晚闭塞期或无脉期
  - 可能与其他自身免疫性疾病共存（≤10%）
    - 类风湿关节炎
    - 系统性红斑狼疮
    - 炎症性肠病（克罗恩病）
  - 非特异性证候学可能会使确诊延迟数月或数年
  - 肾脏
    - 肾动脉受累（24%～68%），常见双侧
      - 肾动脉狭窄，位于开口处或肾动脉远端部分
      - 腹主动脉梗阻性病变累及肾动脉开口处引起肾血管性高血压（60%）
    - 肾小球疾病（血尿、蛋白尿）罕见
    - 缺血引起进行性肾功能不全

治疗

- 类固醇治疗为主要的治疗方法
- 严重/难治性病例或复发病例加用其他免疫抑制剂或甲氨蝶呤
- 生物制剂
  - 抗 TNF-α、抗 IL-6R（托利单抗）、抗 B 细胞（利妥昔单抗）
- 疾病活动静止时实施血管成形术或旁路移植术

预后

- 并发症主要为高血压和卒中
- 主要主要原因为充血性心力衰竭
- 15 年生存率：90%～95%
- 一些患者为单相性疾病

影像学

一般特征

- 血管造影显示主动脉和大血管受累的五种类型（金标准）
  - Ⅰ型：主动脉弓分支（无脉病）
  - Ⅱa 型：升主动脉、主动脉弓、主动脉弓分支
  - Ⅱb 型：升主动脉、主动脉弓、主动脉弓分支和胸主动脉降段
  - Ⅲ型：胸主动脉段、腹主动脉和/或肾动脉（最常见，60%）
  - Ⅳ型：主动脉和/或肾动脉

大血管血管炎

大血管血管炎	巨细胞动脉炎	大动脉炎
年龄	>50 岁（高峰：75～85 岁）	<50 岁（高峰：15～25 岁）
性别	男：女 =1：2	80% 为女性
种族	北欧	亚洲
血管	颈动脉，腋动脉，主动脉	主动脉，颈动脉，肠系膜动脉
临床	风湿性多肌痛，局部头痛	非特异性全身症状
病理学	巨细胞动脉炎，主要累及中膜	巨细胞动脉炎，全层受累，非坏死性
后遗症	狭窄、缺血、中枢神经系统症状、中膜坏死	狭窄、扩张、动脉瘤形成、血栓
血清学	阴性	阴性
发病机制	CD4，CD8，巨噬细胞，未知抗原	CD4，CD8，巨噬细胞，遗传基础

- ○ Ⅴ型：Ⅱb+Ⅳ型
- 主动脉和大血管平滑性狭窄
- 病变呈斑片状分布
- 动脉瘤样扩张可与狭窄交替存在
- 对称性大血管分布

大体特征

一般特征

- 很晚期病变时内膜表面呈脊状 "树皮样"
  - ○ 内膜和中膜呈斑片状增厚

镜下特征

组织学特征

- 肾小球
  - ○ 若肾动脉受累，可出现非特异性缺血性肾小球病变
  - ○ 肾小球疾病罕见（可能为巧合）
    - 系膜增生性肾小球肾炎（最常见），IgA 肾病，膜增生性肾小球肾炎，微小病变性肾病，纤维样肾小球病，新月体性肾小球肾炎，淀粉样变性肾病
- 肾小管和间质
  - ○ 肾小管间质瘢痕
- 肾动脉
  - ○ 受闭塞性炎症影响，引起不同程度的狭窄
  - ○ 早期外膜炎症和营养血管袖套样浸润
  - ○ 多核巨细胞数量不等的肉芽肿性全动脉炎
    - 无巨细胞的淋巴浆细胞性动脉炎罕见
  - ○ 主要为内膜和外膜炎症
    - 内弹力纤维多灶性断裂
  - ○ 后期
    - 血管增厚和内膜闭塞性瘢痕
    - 外膜和外中膜纤维化

主动脉和大血管

- 通常弹性动脉受累
- 全层动脉壁或全动脉内膜切除术标本是组织学检查所必需的
  - ○ 通常累及锁骨下动脉和主动脉不同部位；不同的影像学及临床模式
- 自身免疫性主动脉淋巴浆细胞性瓣膜炎

鉴别诊断

孤立性肉芽肿性主动脉炎

- 好发于升主动脉
- 中膜（囊性）坏死，较少出现外膜和内膜纤维化
- 主动脉夹层风险增加
- 偶尔与马方综合征有关

巨细胞动脉炎

- 发病时年龄>50 岁，风湿性多肌痛（50%）
- 颞动脉受累多见，病理学相似

动脉粥样硬化

- 年长个体
- 局灶血管壁炎，偏心性血管壁受累
- 以内膜病变为主伴动脉粥样硬化沉积

纤维肌性发育不良

- 年轻女性患者
- 多动脉受累（常为肾动脉及颈动脉）伴串珠状外观，非炎症性
- 主动脉不受累

参考文献

1. Ito N et al: "Coexistence of IgA nephropathy and renal artery stenosis in Takayasu arteritis: case report and literature review". Rheumatol Int. 43(2):391-8, 2023
2. Fang S et al: A 16-year-old girl with sudden heart failure and nephrotic syndrome associated with Takayasu's arteritis. Clin Res Cardiol. 111(2):221-6, 2022
3. Torun ES et al: A case of Takayasu arteritis with thrombotic microangiopathy secondary to malignant hypertension due to bilateral renal artery stenosis. Open Access Rheumatol. 14:39-42, 2022
4. Watts RA et al: Global epidemiology of vasculitis. Nat Rev Rheumatol. 18(1):22-34, 2022
5. Karabacak M et al: Childhood-onset versus adult-onset Takayasu arteritis: a study of 141 patients from Turkey. Semin Arthritis Rheum. 51(1):192-7, 2021
6. Zaldivar Villon MLF et al: Takayasu arteritis: recent developments. Curr Rheumatol Rep. 21(9):45, 2019
7. Chen Z et al: The renal artery is involved in Chinese Takayasu's arteritis patients. Kidney Int. 93(1):245-51, 2018
8. Li Cavoli G et al: Takayasu's disease effects on the kidneys: current perspectives. Int J Nephrol Renovasc Dis. 11:225-33, 2018
9. Clifford A et al: Recent advances in the medical management of Takayasu arteritis: an update on use of biologic therapies. Curr Opin Rheumatol. 26(1):7-15, 2014
10. Kuroda T et al: A case of Takayasu arteritis complicated with glomerulonephropathy mimicking membranoproliferative glomerulonephritis: a case report and review of the literature. Rheumatol Int. 27(1):103-7, 2006

乳房内动脉炎

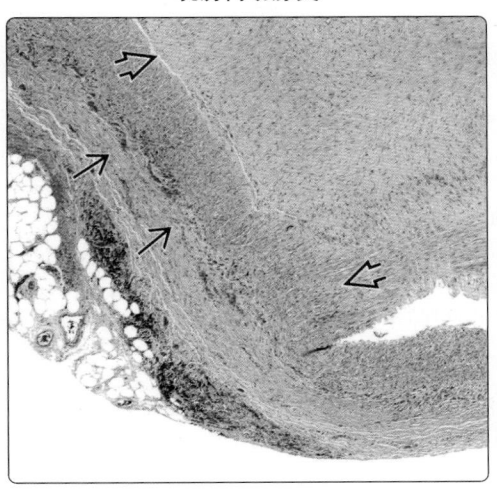

愈合性肾动脉炎伴闭塞改变

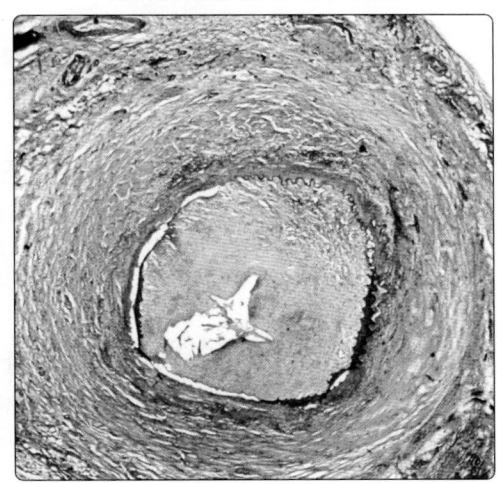

（左）30 岁亚裔女性，有胸痛和压痛，HE 染色显示乳房内动脉外膜和中膜外侧炎细胞浸润 ➡ 伴明显的内膜硬化 ➡

（右）TAK 患者肾动脉横截面显示局灶外膜、中膜及中膜周围炎症，以及纤维性内膜增厚和硬化导致管腔狭窄（*Courtesy L.Salinas，MD.*）

TAK 引起的肾动脉狭窄肾实质改变

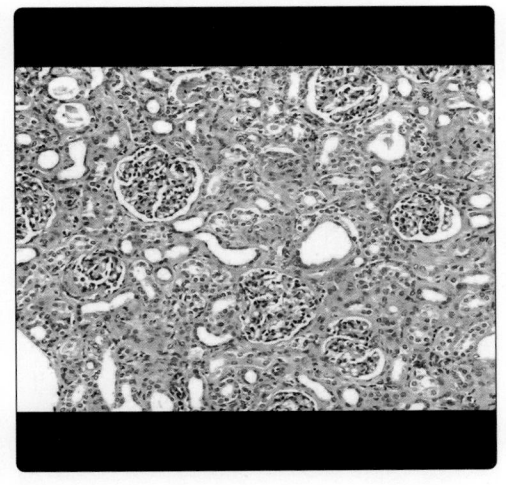

主动脉肉芽肿性炎伴巨细胞浸润

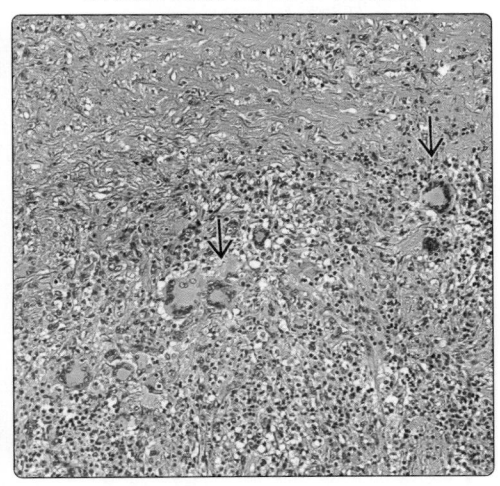

（左）TAK 引起的肾动脉狭窄，近端小管逐渐减少或缺失，肾小球不同程度缺血性皱缩，主要为残存的远端小管，无明显间质纤维化（*Courtesy R.Nada Duseja，MD.*）

（右）高倍镜下可见许多多核巨细胞 ➡ 以及其他单核细胞浸润，破坏了中膜结构（*Courtesy A.Shimizu, MD and R.Ohashi, MD.*）

TAK 患者膜增生性肾小球肾炎

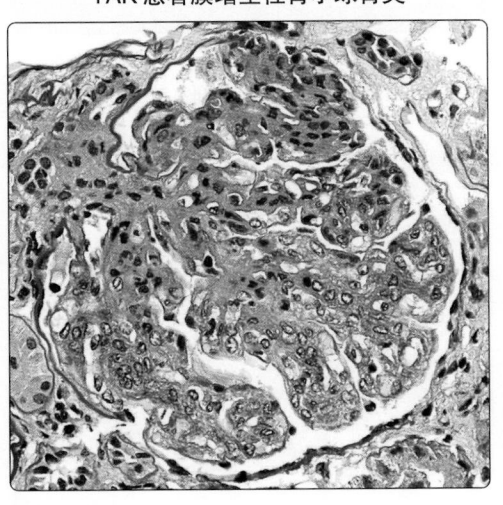

肾小球纤维细胞性新月体

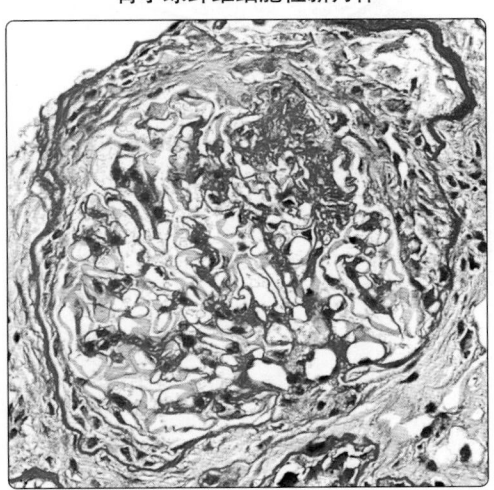

（左）肾小球显示膜增生性损伤模式，呈分叶状外观和细胞增生，电镜下仅见很少量的沉积物

（右）TAK 患者，有血尿和蛋白尿，表现为局灶新月体性肾小球肾炎，肾小球内见纤维细胞性新月体

（丁鑫 译，余英豪 审）

要　点

术语

- 低补体血症(C1,C4,C3),慢性复发性荨麻疹,常可检出抗 C1q 自身抗体的综合征;伴有多种其他表现,包括肾小球肾炎

病因学/发病机制

- 约 55% 可检出抗 C1q 抗体
- 免疫复合物沉积于微血管
- 以孤立性疾病(50%~75%)或伴有系统性红斑狼疮(SLE)、干燥综合征或单克隆丙种球蛋白病为表现

临床特征

- 女性患者多见(74%)
- 平均年龄:45 岁(15~83 岁)
- 复发性荨麻疹至少 6 个月以上
- 发热,体重减轻,葡萄膜炎,巩膜炎
- 肾小球肾炎(12%)(其中有 C1q 抗体者为 26%)

- 低 C1q(88%)(其中有 C1q 抗体者为 100%)
- ANA 阳性(51%),抗 dsDNA(18%)
- 对类固醇(58%)和免疫抑制剂(74%)治疗有效

镜下特征

- 毛细血管内细胞增生(中性粒细胞、单核细胞)
- 系膜细胞增生与基质增多
- 一些病例出现新月体和节段性坏死
- 可有局灶坏死性血管炎

辅助检查

- 通常为"满堂亮"(IgG、IgM、IgA、C3、C1q)和 C4d 沉积
- 内皮下和系膜区无定形电子致密沉积物

主要鉴别诊断

- SLE
- MPGN,I 型

毛细血管内细胞增生

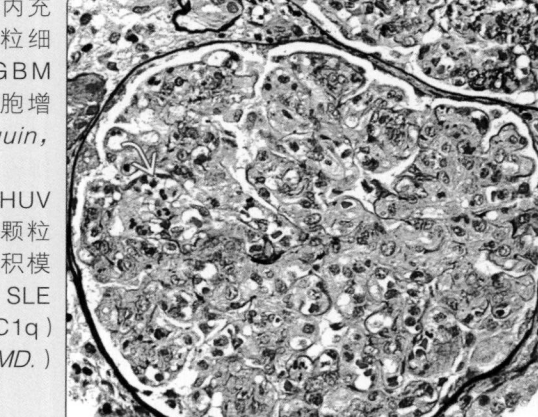

肾小球系膜区和沿 GBM 颗粒状 IgG 沉积

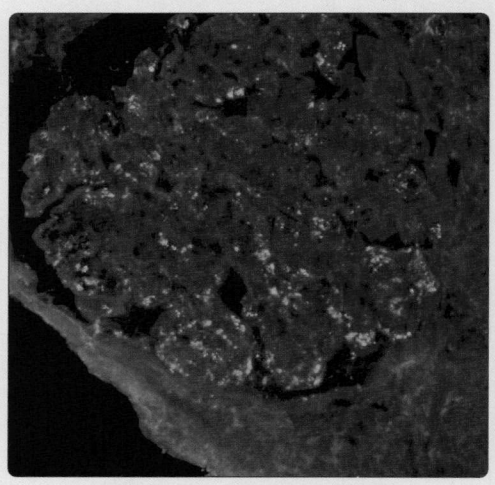

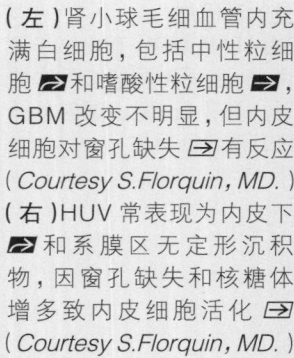

(左)肾小球毛细血管内充满白细胞,包括中性粒细胞 ➔ 和单核细胞,GBM 正常无双轨,系膜细胞增生(Courtesy S.Florquin, MD.)

(右)在大多数报道的 HUV 病例中,存在 IgG 粗颗粒状沉积。"满堂亮"沉积模式为典型特征,类似于 SLE (IgG,IgA,IgM,C3,C1q) (Courtesy S.Florquin, MD.)

毛细血管内白细胞和内皮细胞活化

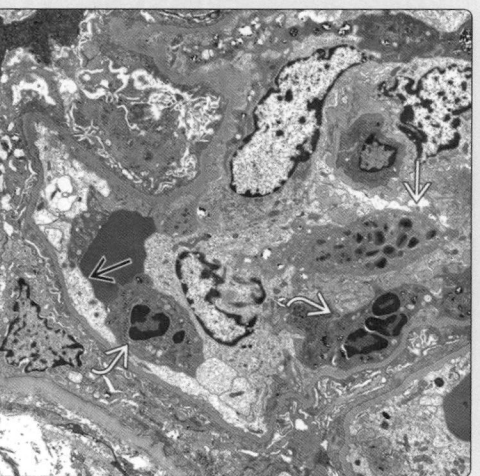

内皮下沉积物

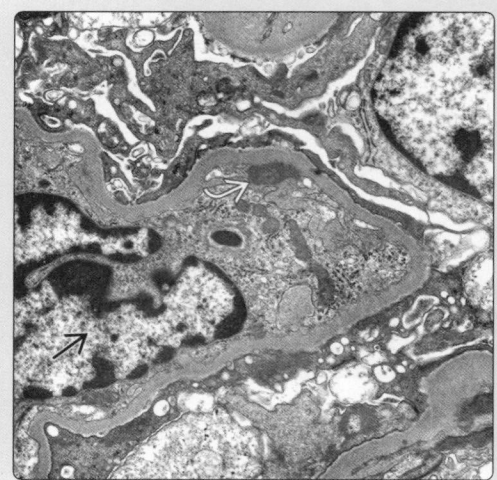

(左)肾小球毛细血管内充满白细胞,包括中性粒细胞 ➔ 和嗜酸性粒细胞 ➔,GBM 改变不明显,但内皮细胞对窗孔缺失 ➔ 有反应 (Courtesy S.Florquin, MD.)

(右)HUV 常表现为内皮下 ➔ 和系膜区无定形沉积物,因窗孔缺失和核糖体增多致内皮细胞活化 ➔ (Courtesy S.Florquin, MD.)

术语

缩写

- 低补体血症性荨麻疹血管炎（hypocomplementemic urticarial vasculitis，HUV）

定义

- 低补体血症（C1、C4、C3），慢性复发性荨麻疹，常可检出抗 C1q 自身抗体的综合征
  - 伴有多种其他表现，包括肾小球肾炎，常与 SLE 相关
- 如果不伴随其他疾病，称为 HUV 综合征

病因学/发病机制

经典补体途径激活

- 约 55% 可检出抗 C1q 抗体
  - 与固定的 C1q 的胶原样结构域结合
  - 约 35% SLE 患者有相同抗体
- 免疫复合物沉积于微血管中
  - 除 C1q 外的其他未知抗原
- 25%～50% 病例符合 SLE 标准
- 少数病例患有干燥综合征、单克隆丙种球蛋白病或 IgG4 相关疾病
- 可能由病毒感染（EB 病毒，流感病毒）触发

家族性 HUV 存在 *DNASE1L3* 功能缺失突变

- 编码与 SLE 相关的核酸内切酶
- 所有患者均有典型 SLE 肾小球肾炎

临床特征

流行病学

- 女性患者多见（74%）
- 平均年龄：45 岁（15～83 岁）

表现

- 复发性荨麻疹 ≥6 个月
  - 还可有血管性水肿、紫癜、网状青斑
- 发热，体重减轻（56%）
- 关节炎，关节痛，肌痛（82%）
- 葡萄膜炎，巩膜炎（56%）
- 肾小球肾炎（12%）（其中 26% 有 C1q 抗体）

实验室检查

- 低 C1q（88%）（其中 100% 有 C1q 抗体）
  - 低 CH50（96%），低 C3、C4
  - C1 抑制物正常
- ANA 阳性（51%），抗 dsDNA（18%）
- 少量 ANCA（+），为 MPO 或 PR3（近期报道 4/12）

治疗

- 类固醇，氨苯砜，免疫抑制剂

预后

- 对类固醇（58%）及免疫抑制剂（74%）治疗有效
- 肾结局与抗 C1q 存在不相关
- 据报道移植术后复发 1 例

镜下特征

组织学特征

- 肾小球
  - 毛细血管内细胞增生（中性粒细胞、单核细胞）
  - 一些病例见新月体及节段坏死
  - 系膜细胞增生与基质增多
  - GBM 双轨征不明显
  - 节段和球性肾小球硬化
- 肾小管
  - 慢性/复发性病例出现肾小管萎缩
- 间质
  - 慢性/复发性病例出现间质纤维化
- 血管
  - 可有局灶坏死性血管炎
- 皮肤：白细胞碎裂性血管炎伴免疫复合物沉积

辅助检查

免疫荧光

- 肾小球系膜及沿 GBM 颗粒状沉积
  - 通常为"满堂亮"（IgG、IgM、IgA、C3、C1q）和 C4d 沉积
    - 罕见无 IgG 或 IgM 沉积病例
  - 可有轻链限制（罕见）
- 血管炎病变中有类似的沉积（IgG、IgM、C1q、C3）
- 近期报道约 50% 的病例中可见 TBM 沉积（IgG、IgM、C1q、C3）

电镜

- 内皮下和系膜区无定形电子致密沉积物
- 合并 SLE 病例可见指纹状沉积物和管网状结构

鉴别诊断

SLE

- 在 SLE 患者中发生 HUV
- 相似的肾脏病理学
- 鉴别原发性 HUV 与 SLE 相关性 HUV 的标准尚未建立

MPGN，I 型

- 无 C1q 抗体，荨麻疹，血管炎

参考文献

1. Corthier A et al: Biopsy-proven kidney involvement in hypocomplementemic urticarial vasculitis. BMC Nephrol. 23(1):67, 2022
2. Ion O et al: Kidney involvement in hypocomplementemic urticarial vasculitis syndrome-A case-based review. J Clin Med. 9(7), 2020
3. Salim SA et al: Hypocomplementemic urticarial vasculitis syndrome with crescentic glomerulonephritis. Am J Med Sci. 355(2):195-200, 2018
4. Takao M et al: Hypocomplementemic urticarial vasculitis arising in a patient with immunoglobulin G4-related disease. Int J Dermatol. 55(4):430-3, 2016
5. Jachiet M et al: The clinical spectrum and therapeutic management of hypocomplementemic urticarial vasculitis: data from a French nationwide study of fifty-seven patients. Arthritis Rheumatol. 67(2):527-34, 2015
6. Pasini A et al: Renal involvement in hypocomplementaemic urticarial vasculitis syndrome: a report of three paediatric cases. Rheumatology (Oxford). 53(8):1409-13, 2014
7. Ozçakar ZB et al: DNASE1L3 mutations in hypocomplementemic urticarial vasculitis syndrome. Arthritis Rheum. 65(8):2183-9, 2013
8. Buck A et al: Hypocomplementemic urticarial vasculitis syndrome: a case report and literature review. J Clin Aesthet Dermatol. 5(1):36-46, 2012

（丁鑫　译，余英豪　审）

术语

缩写

- 血栓性微血管病（thrombotic microangiopathy，TMA）

定义

- TMA 以微血管内皮损伤和血栓形成为特征

病因学／发病机制

溶血尿毒症综合征（HUS）

- 主要由于内皮损伤和继发性血栓形成状态的活化
- 典型 HUS
  - 肠道病原体产生的志贺样毒素和志贺毒素
  - 少数情况下可能为遗传易感性
- 补体系统与发病机制有关

非典型 HUS 及其他相关 TMA

- 补体活化与调控遗传缺陷
  - 可能与其他诱因共同导致 TMA 的发生
- 非肠道感染
  - 肺炎链球菌，HIV，肺炎支原体，柯萨奇 A 和 B
- 钴胺素代谢和凝血通路遗传缺陷
- 药物
  - 吉西他滨，环孢霉素，他克莫司，西罗莫司，抗 VEGF 治疗，丝裂霉素 C，顺铂，奎宁，疫苗，免疫检查点抑制剂
- 恶性高血压
- 骨髓移植
- 肾移植
  - 钙调磷酸酶抑制剂毒性：约 22%
  - 急性抗体介导排斥反应：约 11%
  - 大部分病例为特发性：约 63%
- 辐射
- 系统性硬化

- 自身免疫：抗磷脂抗体
- 妊娠相关和产后
- 恶性肿瘤
- 特发性

血栓性血小板减少性紫癜（TTP）

- ADAMTS13（具有 1 型血小板反应蛋白结构域的解离素和金属蛋白酶家族成员 13）缺陷
  - ADAMTS13（锌金属蛋白酶）主要在肝脏中合成
    - 需要用于剪切切割血管性血友病因子（vWF）多聚体
      □ vWF 为由内皮细胞和巨核细胞合成的糖蛋白
      □ vWF 分泌后，通常由 ADAMTS13 将 vWF 蛋白水解成较小单位
      □ 在 ADAMTS13 缺乏的情况下，大的 vWF 多聚体会促进微血管中的血小板聚集
  - ADAMTS13 遗传缺陷（Upshaw-Schulman 综合征）
    - 罕见的常染色体隐性遗传，导致 ADAMTS13＜5% 正常水平
    - *ADAMTS13* 等位基因纯合或合并杂合突变引起临床疾病表现
    - 杂合子突变导致 ADAMTS13 水平约为正常水平的 1/2，无临床疾病表现
  - ADAMTS13 自身抗体
    - IgG 或 IgM 抗体充当抗 ADAMTS13 抑制剂
    - 见于 30%～80% 获得性特发性 TTP 中
    - 由易感宿主中的环境或内源性因素（感染，细胞因子，药物）触发的自身免疫

临床特征

表现

- 不同的 HUS 和 TTP 表现，其差异取决于病因学
  - 志贺菌毒素相关 HUS，通常累及＜5 岁儿童
  - *DGKE*、*CFH*、*THBD* 突变患者和婴儿期出现钴胺素 C 病表现

（左）急性 TMA，显示因内膜水肿和分层（即"洋葱皮"）➡️导致出现经典的小动脉狭窄，患者女性 30 岁，有急性肾衰竭和扩张型心肌病（右）慢性（或复发性）TMA，通常表现为 GBM 增厚及双轨化➡️活检来自 4 岁患儿，有反复发作的非典型 HUS，血清补体水平正常

TMA 小动脉"洋葱皮样"改变

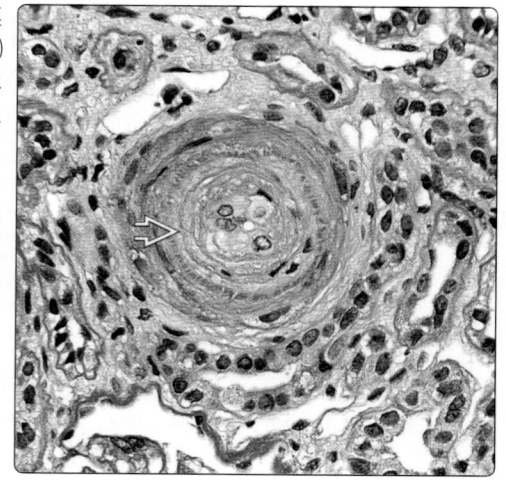

慢性 TMA GBM 双轨化

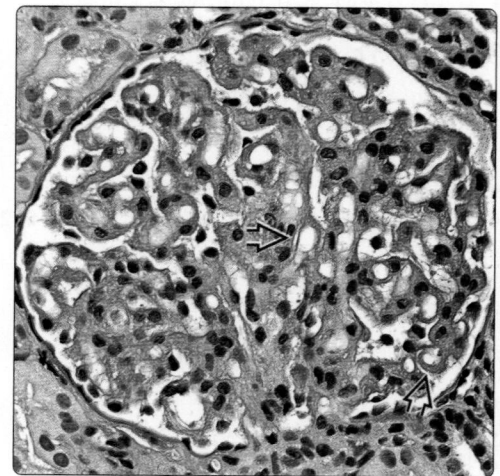

○ 抗 H 因子抗体患者 9～13 岁出现临床表现
○ 遗传性 TTP 的典型表现出现在儿童期
 － 环境触发因素可诱发成人发病
○ 获得性 ADAMTS 13 缺乏介导的 TTP 发生在成人(18～50 岁)
 － 非裔美国人和女性更常见
• 非典型 HUS 与 TTP 病因不同,但有明显的临床重叠
○ 因此,临床综合征常被称为非典型 HUS/TTP

急性表现

• 典型 HUS
○ 水样腹泻后出现血样腹泻
○ 发热
○ 肾功能不全
○ 急性肾衰竭多见于成人
○ 高血压
○ 其他全身症状较少见
• 非典型 HUS 亚群
○ 恶性抗磷脂抗体综合征和硬皮病肾危象
 － 症状突然出现
 － 无腹泻前驱症状

慢性/隐匿性表现

• TTP 和非典型 HUS 亚群
○ 发热
○ 高血压
○ 轻度蛋白尿
○ 镜下血尿
○ 慢性肾功能不全
○ TTP 中以神经系统症状为主
○ TTP 可出现复发和加重

实验室研究

微血管病性溶血性贫血

• 血流通过损伤或狭窄的血管可引起红细胞碎裂和血小板消耗
○ 贫血
○ 血小板减少
○ 外周血破碎红细胞
○ 血清乳酸脱氢酶升高
○ 结合珠蛋白水平下降
○ Coombs 试验阴性
○ 凝血酶原和部分凝血活酶时间正常
• 白细胞增多,特别是经典型 HUS

病因的确定

• 粪便培养证实肠道细菌感染
• 抗磷脂抗体
• 血清补体 C3、C4 水平
• SLE ANA、抗 ds-DNA 抗体

• ADAMTS 13 自身抗体
• 抗拓扑异构酶 1 和抗 RNA 聚合酶(Ⅰ和Ⅲ)抗体
○ 若怀疑系统性硬化症
• 所有非典型 HUS 患者推荐血浆补体因子 H 和 I 水平检测,单核细胞 MCP 水平检测,以及抗 CFH 抗体筛选
• 特定基因突变和缺失的基因检测
○ ADAMTS 13,CFH(包括 CFHR 基因重组),CFI,CD40(MCP),血栓调节蛋白,CFB,C3,DGKE 突变,CFHR1 和 CFHR3 基因缺失

大体特征

一般特征

• 急性期肾脏增大
• 外表面通常可见点状出血
• 可发生皮质斑片状坏死
• 慢性期肾脏缩小,皮质表面呈颗粒状

镜下特征

急性 TMA

• 肾小球
○ 缺血改变
○ 由于内皮下扩张,毛细血管壁明显变厚
○ 系膜溶解
○ 内皮细胞肿胀和窗孔缺失
○ 通常存在某种程度的肾小球炎
○ 门部或肾小球毛细血管血栓
 － 核碎屑存在,但无明显炎症
 － 一些初步数据表明 HUS 血栓富含纤维蛋白,TTP 血栓富含血小板
  □ 无可靠特征,组织学上无法区分
 － 可见纤维蛋白样坏死
○ 个别病例可出现新月体(罕见)
○ 血栓、内皮下和系膜中可见碎裂的红细胞
○ 出现小动脉改变时,下游肾小球毛细血管祥可出现缺血性塌陷
 － 可见节段硬化伴塌陷特征
• 肾小管间质
○ 急性肾小管损伤,表现为上皮简化和细胞核反应性非典型性
○ 间质水肿
○ 严重时出现皮质坏死
• 血管
○ 血管极附近的小动脉常受累
 － 内皮肿胀和管腔闭塞
 － 内膜黏液样水肿伴破碎的红细胞嵌入
 － 血栓
  □ 可见纤维蛋白样坏死,但无炎性浸润证据
○ 叶间动脉和弓形动脉变化相似
○ 免疫组化 CD61 染色可支持 TMA 诊断

慢性 TMA

- 在 TMA 急性发作数日内就可出现变化
- 肾小球
  - GBM 双轨在银染及 PAS 染色中显示最佳
  - 可见系膜细胞插入
  - 通常存在某种程度的肾小球炎
  - 系膜扩张伴系膜溶解特征
  - 肾小球局灶节段和球性硬化
- 肾小管间质
  - 肾小管萎缩和间质纤维化
- 微动脉和小动脉
  - 内膜纤维化伴管腔狭窄
  - 内膜纤维化的同心样分层引起洋葱皮样外观
  - 可有血栓再通

免疫荧光

- 肾小球内血栓和血管纤维蛋白原染色
- 非特异性肾小球 C3 和 IgM 着色
- 无免疫复合物染色，除非与结缔组织疾病有关，如 SLE

电镜

- 急性 TMA
  - 内皮细胞肿胀和窗孔缺失
  - 电子透明物质使内皮下间隙扩张
    - 内皮下含有破碎红细胞和纤维蛋白类似物
  - 系膜基质变得透明（系膜溶解）
  - 常见足细胞足突融合
  - 混合性血小板、纤维蛋白和红细胞构成的血栓
  - 受累小动脉可见肌细胞变性
- 慢性 TMA
  - 系膜和内皮下基质增加
  - 可见解聚纤维蛋白
  - GBM 双轨化
  - 系膜细胞插入
  - 足细胞足突常消失

诊断要点

临床相关病理特征

- 孤立性肾小球受累预后好于同时伴有小动脉受累
- 肾皮质坏死为不良预后因素

病理解读要点

- 无法根据活检结果区分病因
- 病变轻时可无贫血、血小板减少和红细胞碎裂
- 辐射暴露到 TMA 发生的潜伏期可能很长
- 由于恶性高血压，TMA 活检常表现为高血压性动脉病
- 在没有 TMA 或动脉重塑的情况下出现明显血栓，应高度怀疑为抗磷脂抗体综合征

参考文献

1. Bhutani G et al: The prevalence and clinical outcomes of microangiopathic hemolytic anemia in patients with biopsy-proven renal thrombotic microangiopathy. Am J Hematol. 97(11):E426-9, 2022
2. Genest DS et al: Renal thrombotic microangiopathy: a review. Am J Kidney Dis. S0272-6386(22)01056-3, 2022
3. Hanna RM et al: Thrombotic microangiopathy syndromes-common ground and distinct frontiers. Adv Chronic Kidney Dis. 29(2):149-60.e1, 2022
4. Kovala M et al: Vascular occlusion in kidney biopsy is characteristic of clinically manifesting thrombotic microangiopathy. J Clin Med. 11(11), 2022
5. Palma LMP et al: Thrombotic microangiopathy in children. Pediatr Nephrol. 37(9):1967-80, 2022
6. Bayer G et al: Etiology and outcomes of thrombotic microangiopathies. Clin J Am Soc Nephrol. 14(4):557-66, 2019
7. Broecker V et al: Clinical-pathological correlations in post-transplant thrombotic microangiopathy. Histopathology. 75(1):88-103, 2019
8. Brocklebank V et al: Thrombotic microangiopathy and the kidney. Clin J Am Soc Nephrol. 13(2):300-17, 2018
9. Garg N et al: De novo thrombotic microangiopathy after kidney transplantation. Transplant Rev (Orlando). 32(1):58-68, 2018
10. Hamaguchi Y et al: Clinical and immunologic predictors of scleroderma renal crisis in Japanese systemic sclerosis patients with anti-RNA polymerase III autoantibodies. Arthritis Rheumatol. 67(4):1045-52, 2015
11. Kayser C et al: Autoantibodies in systemic sclerosis: unanswered questions. Front Immunol. 6:167, 2015
12. George JN et al: Syndromes of thrombotic microangiopathy. N Engl J Med. 371(7):654-66, 2014
13. Hofer J et al: Complement factor H-antibody-associated hemolytic uremic syndrome: pathogenesis, clinical presentation, and treatment. Semin Thromb Hemost. 40(4):431-43, 2014
14. Riedl M et al: Spectrum of complement-mediated thrombotic microangiopathies: pathogenetic insights identifying novel treatment approaches. Semin Thromb Hemost. 40(4):444-64, 2014
15. Rosove MH: Thrombotic microangiopathies. Semin Arthritis Rheum. 43(6):797-805, 2014
16. Usui J et al: Clinicopathological spectrum of kidney diseases in cancer patients treated with vascular endothelial growth factor inhibitors: a report of 5 cases and review of literature. Hum Pathol. 45(9):1918-27, 2014
17. Legendre CM et al: Terminal complement inhibitor eculizumab in atypical hemolytic-uremic syndrome. N Engl J Med. 368(23):2169-81, 2013
18. Mehrazma M et al: Prognostic value of renal pathological findings in children with atypical hemolytic uremic syndrome. Iran J Kidney Dis. 5(6):380-5, 2011
19. Said SM et al: Myeloproliferative neoplasms cause glomerulopathy. Kidney Int. 80(7):753-9, 2011
20. Batal I et al: Scleroderma renal crisis: a pathology perspective. Int J Rheumatol. 2010:543704, 2010
21. Benz K et al: Thrombotic microangiopathy: new insights. Curr Opin Nephrol Hypertens. 19(3):242-7, 2010
22. Izzedine H et al: VEGF signalling inhibition-induced proteinuria: mechanisms, significance and management. Eur J Cancer. 46(2):439-48, 2010
23. Ruiz-Irastorza G et al: Antiphospholipid syndrome. Lancet. 376(9751):1498-509, 2010
24. Sánchez-Corral P et al: Advances in understanding the aetiology of atypical haemolytic uraemic syndrome. Br J Haematol. 150(5):529-42, 2010
25. Satoskar AA et al: De novo thrombotic microangiopathy in renal allograft biopsies-role of antibody-mediated rejection. Am J Transplant. 10(8):1804-11, 2010
26. Zipfel PF et al: DEAP-HUS: deficiency of CFHR plasma proteins and autoantibody-positive form of hemolytic uremic syndrome. Pediatr Nephrol. 25(10):2009-19, 2010
27. Zipfel PF et al: Thrombotic microangiopathies: new insights and new challenges. Curr Opin Nephrol Hypertens. 19(4):372-8, 2010
28. Changsirikulchai S et al: Renal thrombotic microangiopathy after hematopoietic cell transplant: role of GVHD in pathogenesis. Clin J Am Soc Nephrol. 4(2):345-53, 2009
29. Gigante A et al: Antiphospholipid antibodies and renal involvement. Am J Nephrol. 30(5):405-12, 2009
30. Noris M et al: Atypical hemolytic-uremic syndrome. N Engl J Med. 361(17):1676-87, 2009
31. Fine DM et al: Thrombotic microangiopathy and other glomerular disorders in the HIV-infected patient. Semin Nephrol. 28(6):545-55, 2008
32. Zheng XL et al: Pathogenesis of thrombotic microangiopathies. Annu Rev Pathol. 3:249-77, 2008
33. Chang A et al: Spectrum of renal pathology in hematopoietic cell transplantation: a series of 20 patients and review of the literature. Clin J Am Soc Nephrol. 2(5):1014-23, 2007

TMA 的病因

病因学	发生机制
典型 HUS	
肠道致病菌感染（大肠埃希菌、痢疾杆菌）	志贺样毒素通过与 Gb3 受体结合引起内皮损伤；报道的病例有补体基因突变
非典型 HUS（及其他类型 TMA；临床表现与 TTP 有重叠）	
非肠道菌感染（如肺炎链球菌，HIV，肺炎支原体，柯萨奇病毒 A 和 B 型）	肺炎链球菌产生的神经氨酸酶使红细胞、血小板和肾小球内皮细胞上的隐匿抗原暴露导致免疫损伤
补体激活与调控的遗传缺陷 [*CFH*，*CD46*（*MCP*），*CFI*，*CFB*，*C3* 基因突变]	补体旁路途径异常激活引起内皮损伤和血栓前状态；环境对触发 HUS 起到"第二次打击"作用；非典型 HUS 中 C3 水平低可能表明遗传因素
钴胺素代谢和凝血途径遗传缺陷	*MMACHC* 基因纯合或合并杂合突变；影响凝血级联反应的血栓调节蛋白、纤溶酶原和 *DGKE* 基因的遗传异常
药物（环孢素，他克莫司，西罗莫司，抗 VEGF 治疗，丝裂霉素 C，顺铂，奎宁，疫苗）	特异性反应或剂量依赖性毒性作用；潜在的机制取决于药物，包括药物依赖性抗体，直接的内皮损伤和 VEGF 抑制剂
骨髓移植	化疗、放疗、药物或 GVHD 引起内皮损伤；遗传易感性可能起作用
辐射	直接内皮损伤，延迟效应
妊娠及产后	产后期对 HUS 易感性增加；补体系统基因突变似乎起作用
系统性硬化症	抗内皮抗体引起内皮损伤
自身免疫（抗磷脂抗体综合征，SLE，抗 H 因子自身抗体）	抗磷脂抗体引起内皮损伤和高凝状态；CFH 抗体干扰补体调节
恶性高血压	剪切应力引起内皮损伤
抗体介导的移植排斥反应	供体特异性抗体介导的内皮损伤
肿瘤，如腺癌（尤其黏液腺癌），以及少数骨髓增生性肿瘤，白血病和淋巴瘤	原因包括肿瘤栓塞或促凝剂，纤溶功能受损和 ADAMTS13 低下；可由化疗药物和放疗触发；与骨髓增生性肿瘤相关的 TMA 可能由细胞因子和趋化因子介导
先天性	不明原因
TTP	
家族性	编码 ADAMTSI3，vWF 裂解蛋白酶基因突变；大型 vWF 多聚体导致血小板聚集增加
自身免疫	抗 ADAMTSI3 自身抗体导致大型 vWF 多聚体产生
药物（噻氯匹定，氯吡格雷）	由于部分自身抗体导致 ADAMTS13 缺乏
遗传	*ADAMTS13* 基因纯合性或伴有杂合性突变

典型 HUS 和 TTP 的不同临床参数

参数	典型 HUS（感染相关）	TTP
年龄	婴幼儿	中年人
性别偏好	无	女性常见
季节变化	流行性疾病通常发生在夏季	无
前驱腹泻症状	存在	常无
罹患因素	摄入受污染食物或粪-口传播	非饮食因素
肾脏受累	所有病例均存在	通常轻微，因此很少行肾活检
出血结肠炎	常存在	罕见
系统受累	严重病例有全身表现，包括神经系统	神经症状以多器官受累为主
治疗	支持疗法；常禁忌抗生素使用	血浆置换
发病率和死亡率	低；大多数儿童完全康复	高；20%～30% 复发
移植后复发	罕见	因临床表现与非典型 HUS 重叠，发生频率不明

肾小球纤维蛋白血栓

急性 TMA 红细胞碎裂

（左）肾小球纤维蛋白血栓➡伴红细胞嵌入，符合急性 TMA。患者 25 岁女性，有急性肾衰竭，充血性心力衰竭，外周血涂片见碎裂红细胞，TMA 病因难以确定

（右）急性 TMA，可见肾小球血栓➡和碎裂红细胞。患者因滤泡性淋巴瘤行骨髓移植治疗术后 4 个月，发生皮肤移植物抗宿主病，1 个月前停用环孢霉素

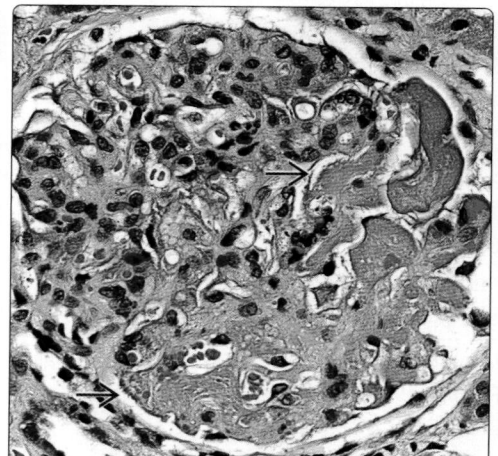

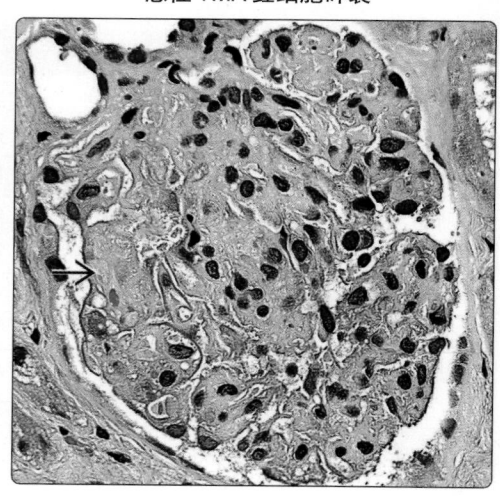

动脉内膜黏液样水肿

恶性高血压小动脉改变

（左）恶性高血压显示高血压性动脉硬化背景。小叶间动脉➡内膜黏液样变，可见小动脉透明变性➡，小动脉水肿和管腔狭窄➡，符合 TMA 诊断

（右）小叶间动脉显示内膜水肿和管腔狭窄➡，本例 TMA 改变系恶性高血压引起。患者 27 岁，有 2 年的顽固性高血压病史，未遵循医学治疗

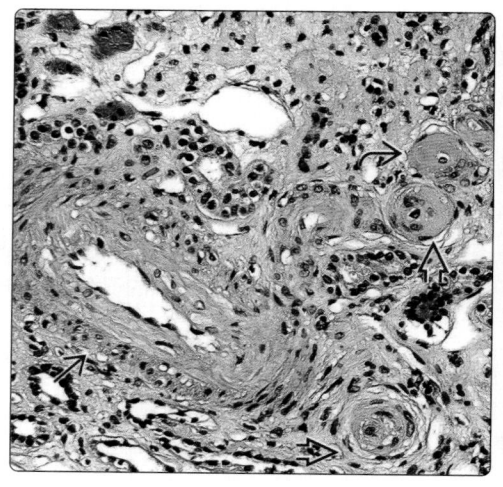

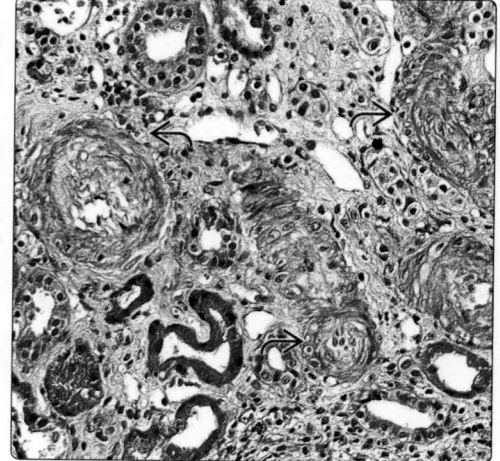

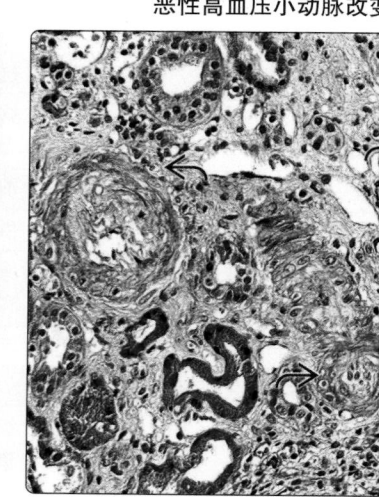

慢性 TMA GBM 双轨

遗传性非典型 HUS 的慢性 TMA

（左）慢性 TMA 的特点是由于重塑和系膜细胞插入引起广泛的 GBM 双轨➡。患者为 19 岁复发性非典型 HUS 病例，活检时检查显示 C3 低而 H 因子水平正常

（右）复发性非典型 HUS 引起的慢性 TMA，可见广泛双轨➡和系膜扩大➡。患者 19 岁女性，血清 C3 水平较低，提示有遗传因素

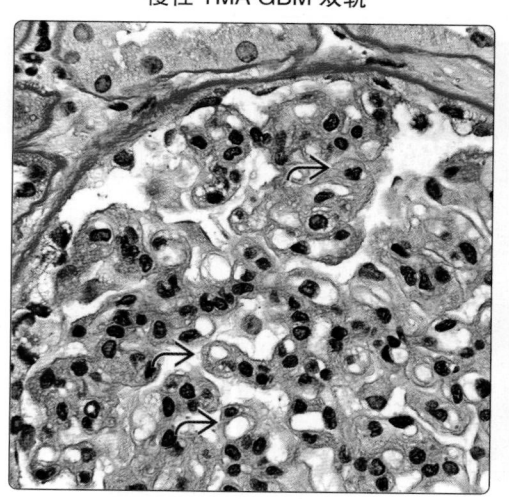

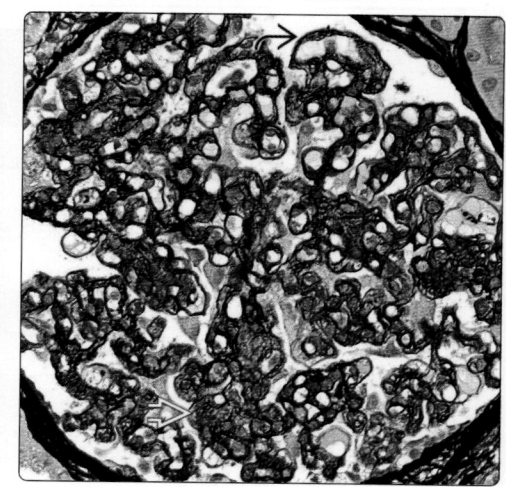

慢性 TMA 和节段性硬化

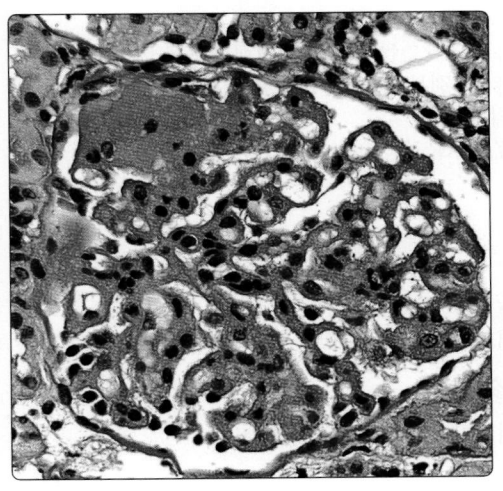

TTP 中的肾小球样结构

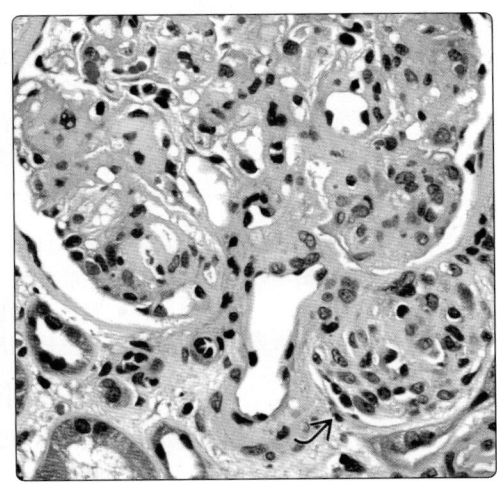

（左）慢性 TMA 常见节段性肾小球硬化伴 GBM 增厚，这例 4 岁的复发性非典型 HUS 患儿，其 GBM 增厚似乎与内皮下扩张和基底膜重塑有关

（右）慢性 TMA 偶尔可见肾小球样结构 ➶，系小动脉内皮增生性病变产生酷似肾小球的改变（无上皮细胞），类似结构可见于肾母细胞瘤和血管肿瘤中

内皮下电子透明物质

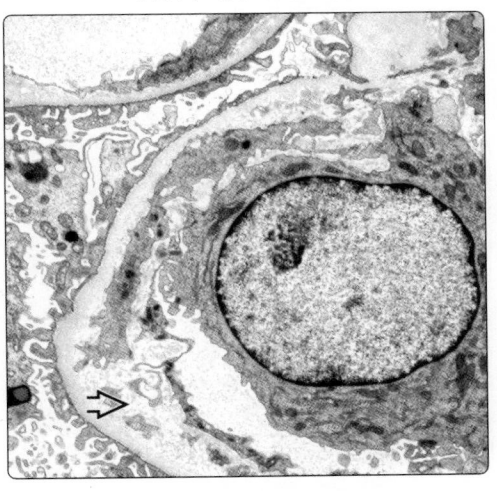

急性 TMA 纤维蛋白类晶团聚体

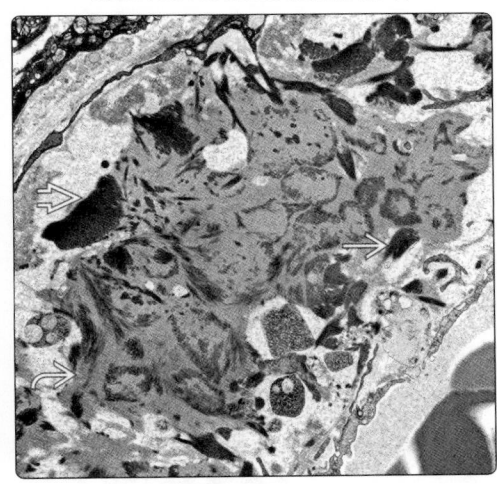

（左）在 TMA 中，内皮细胞从 GBM 上脱落，电子透明物质致内皮下扩张 ➾，患者有发热、微血管病性溶血性贫血及急性肾衰竭，临床诊断为 TTP，血清学检测均正常（ANA，C3，抗心磷脂抗体，血清补体 C3）

（右）注意急性 TMA 毛细血管腔内可见纤维蛋白血栓 ➘，纤维蛋白类晶团聚体 ➔ 和碎裂的红细胞 ➔

急性 TMA 肾小球缺血

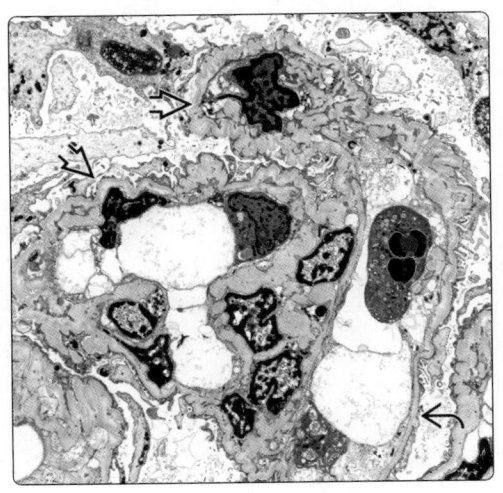

TMA 微动脉管腔狭窄

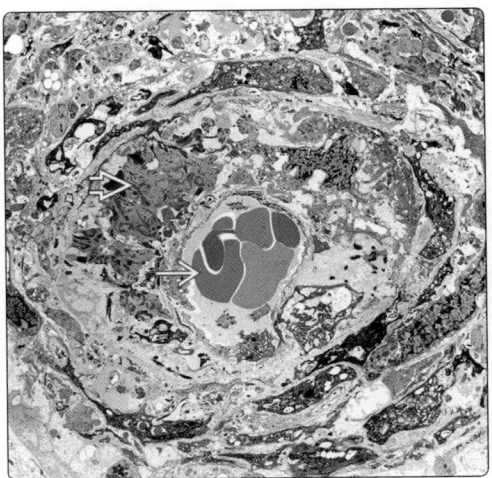

（左）急性 TMA 患者，活检显示 GBM 广泛皱褶 ➾ 及足细胞足突消失 ➶，小动脉血栓和坏死导致下游肾小球毛细血管袢塌陷

（右）小动脉明显内皮下水肿伴管腔狭窄 ➔，内皮下间隙见纤维蛋白和细胞碎屑 ➔，符合急性小动脉 TMA，无炎症浸润提示血管炎

（向娟 译，郑珍　滕晓东 审）

要 点

术语

- 由肠道致病菌引起的腹泻相关溶血尿毒症综合征（D+HUS），伴有腹泻前驱症

病因学/发病机制

- 约 90% 为大肠埃希菌感染
- 大肠埃希菌（STEC）产生志贺样毒素（Stx）或枯草杆菌蛋白酶细胞毒素（SubAB）
  - Stx 引起内皮损伤可导致血栓前状态、出血性肠炎和血栓性微血管病
  - Stx 激活补体旁路途径
- 非肠道病原体通常导致非典型 HUS
- 很少检测到补体基因突变

临床特征

- 5%～10% 感染大肠埃希菌 O157：H7 患者发展为 HUS，主要是婴幼儿

- 腹泻 1 周后可突发急性肾衰竭和微血管病性贫血
- 大多数患者（特别是儿童）可在支持治疗下完全康复
  - STEC 感染禁用抗生素
- 非对照研究显示依库珠单抗（抗 C5）有效

镜下特征

- 肾小球和小动脉纤维蛋白样坏死和血栓形成
- 系膜溶解
- 肾小球内皮细胞肿胀和损伤
- 严重病例出现肾皮质坏死

主要鉴别诊断

- 其他原因引起的血栓性微血管病（TMA）
- 血管炎

诊断要点

- 孤立性肾小球受累较血管受累预后好
- 肾脏病理学无法鉴别 HUS 的病因

血管极机化血栓

小动脉内膜水肿及红细胞嵌入

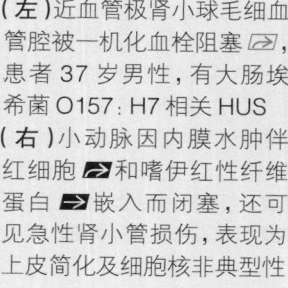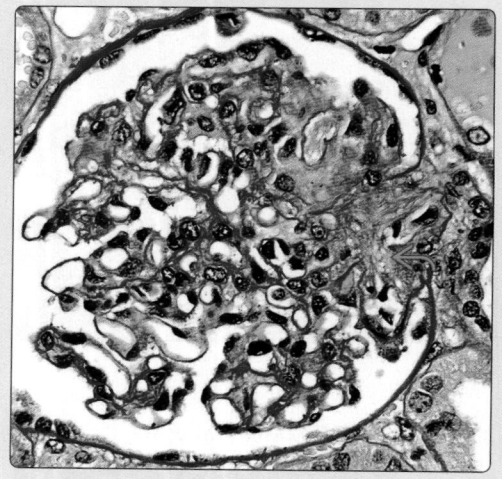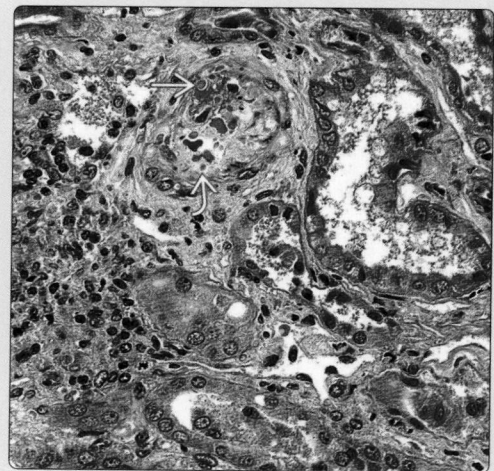

（左）近血管极肾小球毛细血管腔被一机化血栓阻塞➡，患者 37 岁男性，有大肠埃希菌 O157：H7 相关 HUS
（右）小动脉因内膜水肿伴红细胞➡和嗜伊红性纤维蛋白➡嵌入而闭塞，还可见急性肾小管损伤，表现为上皮简化及细胞核非典型性

微动脉内纤维蛋白染色

GBM 皱褶与内皮细胞损伤

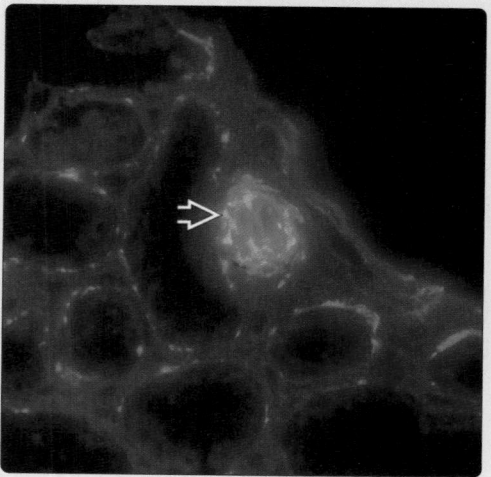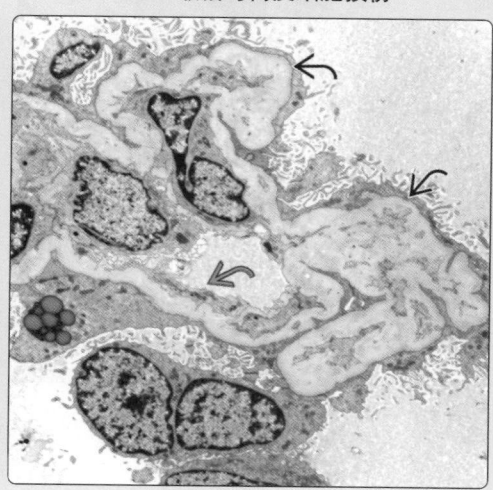

（左）纤维蛋白原抗体染色显示肾小动脉内纤维蛋白血栓➡，为 TMA 典型特征，病理特征通常无法鉴别 TMA 病因
（右）肾小球 GBM 弥漫皱褶及广泛足突融合消失➡，毛细血管袢特征性塌陷与大肠埃希菌相关腹泻引起的 HUS（D+HUS）有关，内皮细胞损伤表现为内皮窗孔缺失➡

术语

缩写

- 腹泻相关溶血尿毒症综合征(diarrhea-associated hemolytic uremic syndrome, D+HUS)
- 肠出血性大肠埃希菌(enterohemorrhagic *Escherichia coli*, EHEC)
- 志贺产毒素大肠埃希菌(Stiga toxigenic *E. coli*, STEC)

同义词

- 流行性 HUS, 经典型 HUS
- EHEC-HUS
- STEC-HUS

定义

- HUS 由肠道致病菌引起
  - 伴有腹泻前驱症

病因学/发病机制

感染原

- 美国儿童中＞90% 的 D+HUS 由大肠埃希菌感染引起
  - 感染途径
    - 摄入受污染的汉堡, 生蔬菜(生菜、豆类和菜芽), 生牛乳或饮用水
    - 牲畜是最重要的媒介; 不易罹患 STEC 或 EHEC-HUS
      - 粪便污染农业用水
    - 动物粪便接触(宠物动物园、集市)
    - 粪-口接触, 如幼儿看护中心
  - STEC 或 EHEC 产生类志贺样毒素(Stx1 和 Stx2)
    - 北美和欧洲大部分的 D+HUS 由 STEC 的 O157：H7 菌株引起
  - 其他血清型还有 O145、O121 和 O104
    - 编码 Stx1 and Stx2 基因位于噬菌体感染细菌
    - STEC 定植于肠上皮后, 局部产生的 Stx 穿过肠道屏障进入循环
  - 志贺毒素(又名 vero 细胞毒素)有 1A 和 5B 亚单位
    - Stx B 亚单位与与糖蛋白受体、神经酰胺三己糖苷(Gb3)结合
      - 通过内吞作用, 运输到内质网并转运到宿主胞质
      - 核糖体失活并抑制蛋白质合成
      - 触发"核毒素应激反应", 导致细胞因子、趋化因子和 MAPK 信号通路激活
      - 同时诱导非折叠蛋白反应引起细胞凋亡
      - Stx-B 亚基结合后的细胞质转导级联创造了促血栓和促炎症环境
    - Gb3 受体以最高浓度表达于肾脏、肠道、胰腺及大脑的微血管内皮细胞和肾小管的上皮细胞
      - 还表达于肾脏系膜细胞和足细胞
    - 志贺毒素从肠道转运到肾脏的确切机制尚不清楚

- 中性粒细胞可能参与志贺毒素结合和转运至易感组织过程
  - 细胞内 Stx A 亚单位具有 RNA-N-糖苷酶活性
    - 抑制宿主细胞蛋白质合成, 引起细胞凋亡
    - Stx 对内皮细胞的损伤可引起 TMA 和缺血诱导出血性肠炎
      - 红细胞通过损伤的小动脉和肾小球时, 由于剪切力作用可引起微血管病性贫血
  - 补体旁路途径的激活
    - Stx2 直接激活补体, 导致末端补体复合物形成
    - Stx2 与 H 因子(FH)结合, 降低了细胞表面辅助因子活性
      - 同时与 FH 样蛋白 1 和 FH 相关蛋白 1 结合, 和 FH 竞争与 Stx 结合
    - Stx2 下调肾小球内皮细胞上的膜结合补体调节因子 CD59
- 其他 STEC 致病因素
  - 枯草杆菌蛋白酶细胞毒素(SubAB)
    - 由广谱 STEC 菌株产生
      - 并可由巨型质粒携带
    - 裂解潜在的内质网伴侣分子
      - 触发应激反应, 导致细胞凋亡
    - SubAB 受体为终止于唾液酸的聚糖链(Neu5Gc)
      - Neu5Gc 在非人类灵长类动物中合成
      - 大量存在于红肉和乳制品中
      - 食物来源的 Neu5Gc 与人体内皮细胞和肠上皮结合
      - 由于进化丢失在人类不能合成
  - 编码肠上皮细胞黏附能力的肠上皮细胞位点缺失并导致微绒毛消失
  - 强毒力岛有助于 STEC 存活
  - 大质粒编码溶血素、成孔细胞溶素
- 补体活化在 STEC-HUS 中的作用
  - STEC-HUS 急性期患者的血浆显示表面结合 C3 或 C9 的循环微粒体增加
  - 体外研究表明, Stx 和 O157 LPS 可诱导 C3 和 C9 沉积于血小板、单核细胞和中性粒细胞中
  - STEC-HUS 激活甘露糖结合凝集素(MBL)途径, 导致旁路途径激活
    - 在表达人 MBL2 但缺乏小鼠 Mbls 的 Stx2 治疗小鼠模型显示抗人 MBL 对肾脏损伤具有抑制作用
  - 人近端小管细胞系显示 Stx2a 与 C3、C5 结合并调节其表达

其他机制

- 痢疾志贺菌产志贺毒素
  - 这是亚洲和非洲引起 D+HUS 最常见的原因
  - 志贺菌直接侵袭肠上皮, 诱导细胞凋亡
- 其他肠道病原体包括沙门菌、弯曲菌和耶尔森菌
- 非肠道病原体通常导致非典型 HUS(无腹泻前驱症状)
  - 例如 HIV、肺炎链球菌、肺炎支原体、柯萨奇 A 和 B 病毒、军团菌感染、组织胞浆菌病和布鲁氏菌病

- 肺炎链球菌产生的神经氨酸酶,可从细胞表面裂解 N-乙酰神经氨酸,并暴露 TF 抗原,引起溶血
  - 天然抗体与 T 抗原结合,导致溶血、血栓形成和内皮损伤
  - 类似机制可解释甲型流感相关 HUS
- 甲型流感(H1N1)
  - 推测可诱导免疫系统改变或单核细胞活化
  - 也可能产生神经氨酸苷酶,导致 TF 抗原暴露
  - 所报告的病例系根据临床综合征诊断
- 诺如病毒(罕见)

宿主危险因素

- 遗传因素
  - 补体基因突变很少被检出
    - 报道的突变有 CFH、CFI 及 CD46
    - 一些突变导致在同种异体移植前诊断为 STEC-HUS 的患者 HUS 复发
  - 凝血、补体活化和肾素-血管紧张素系统相关基因多态性可影响易感性或病变严重程度
    - 血小板糖蛋白 1 bα M 等位基因与 HUS 发病风险增加有关
    - 血管紧张素 II 1 型受体基因多态性对长期后遗症具有保护作用
- 非遗传因素
  - Gb3 受体
    - 在幼儿中表达更高
    - 由细胞因子和脂多糖上调
    - 在肾小管中被 HIV 上调
  - 食用红肉和乳制品可启动具有 SubAB 受体的靶细胞

临床特征

流行病学

- 发病率
  - 5%～10% 大肠埃希菌 O157:H7 感染患者发生 HUS
  - 美国每年 1/10 万～3/10 万
  - 北美和欧洲夏季经常有流行性大肠埃希菌暴发
- 年龄
  - 主要为幼儿和老年人
- 性别
  - 男性患者稍多见

表现

- 最初为水样腹泻,随后发展为血性腹泻
  - 急性肾衰竭发生于腹泻开始后约 1 周
    - 少尿或无尿
    - 血尿和蛋白尿
- 因贫血和出血导致脸色苍白、黑便、呕血和瘀斑
- 高血压
- 非肾脏表现(急性期和恢复期)

- 中枢神经系统(精神状态异常,癫痫,卒中和昏迷)
- 胃肠道系统(出血,结肠炎,肠缺血/坏死,穿孔)
- 胰腺(胰腺炎,糖尿病)
- 骨骼系统横纹肌溶解症
- 心脏(充血性心力衰竭,肌钙蛋白升高)
- 罕见病例报告有眼部受累及横纹肌溶解
- 志贺菌感染往往出现更严重的全身症状:发热,菌血症和严重溶血
- D+HUS 的不完全形式也可报道

实验室检查

- 微血管病性溶血性贫血
  - 外周血涂片见破碎红细胞
  - 血清乳酸脱氢酶升高和结合珠蛋白水平降低
  - 血小板减少
  - Coombs 试验阴性
    - Coombs 实验阳性见于肺炎球菌感染后 HUS
  - 凝血酶原和部分凝血活酶时间正常
- 粪便培养证实为 STEC/EHEC 或其他相关细菌感染
- sC5b-9 和 Bb 升高,C3 和 C4 正常

治疗

- 支持疗法及透析
- 血浆置换
- 补体抑制剂
  - 小样本非对照研究显示依库珠单抗(抗 C5)有效
    - 对严重神经表现患者有效

预后

- 大多数患者(尤其是儿童)可完全康复
  - 高达 5% 患者死于急性期心血管或神经系统并发症
  - 50%～60% 患者需要短暂透析
  - 约 1/3 患者有持续性轻度蛋白尿和/或肾功能不全,并可发生 CKD
- 在儿童中有 2.6% 需要肾移植,2.6%eGFR<50mL/(min·1.73m^2)
  - 预后不良因素包括白细胞明显增多(>20×10^9/L),透析及年龄<3 岁
- D+HUS 预后明显比没有腹泻前驱症的 HUS 好

镜下特征

组织学特征

- 肾小球
  - 肾小球内皮细胞肿胀和充血
    - 系膜溶解
    - 系膜细胞增生不一
  - 血栓
    - 缺血性塌陷
  - 肾小球坏死,常与门部小动脉中的纤维蛋白样坏死相延续

- 纤维蛋白样坏死灶中的凋亡细胞碎屑和碎裂的红细胞
- 中性粒细胞浸润
  - 慢性期 GBM 双轨
- 肾小管和间质
  - 急性肾小管损伤伴上皮简化及反应性核非典型性
  - 严重病例出现肾皮质坏死和梗死
- 动脉
  - 纤维蛋白样坏死和小动脉血栓形成
    - 很少或无炎症反应
  - 小动脉内皮肿胀和内膜黏液样变性（阿新蓝染色阳性）
  - 门动脉和小叶间动脉的小动脉血栓
- 其他脏器
  - 微血管内皮损伤也发生在胃肠道、大脑、胰腺和肝脏

辅助检查

免疫荧光

- 纤维蛋白原染色可突出显示血栓
- 非特异性肾小球和血管中血栓 C3 及 IgM 染色
- 系膜区纤维蛋白原/纤维蛋白染色
- 无免疫复合物疾病证据

电镜

- 内皮细胞肿胀和絮状物引起内皮下扩张
- 内皮细胞窗孔缺失
- 肾小球和小动脉血栓显示血小板、纤维蛋白类晶团聚体及嵌入的碎裂的红细胞
- 足细胞足突消失（不定）
- 无电子致密沉积物

鉴别诊断

其他原因引起的 TMA

- 其他原因引起者腹泻病史不常见
- 查找遗传倾向、自身抗体、自身免疫性疾病、肿瘤、高血压、药物史、抗供体抗体（肾移植）的临床和实验室证据

血管炎

- 纤维蛋白坏死伴有透壁性炎症浸润
- 血栓不明显
- 新月体常见
- ANCA 常阳性

诊断要点

临床相关病理特征

- 孤立性肾小球受累预后比小动脉和微动脉受累好

病理解读要点

- 病理特征无法鉴别 HUS 病因

参考文献

1. Alconcher LF et al: Long-term kidney outcomes in non-dialyzed children with Shiga-toxin Escherichia coli associated hemolytic uremic syndrome. Pediatr Nephrol. 38(7):2131-36, 2023
2. Michael M et al: Haemolytic uraemic syndrome. Lancet. 400(10364):1722-40, 2022
3. Alconcher LF et al: Hemolytic uremic syndrome associated with Shiga toxinproducing Escherichia coli infection in Argentina: update of serotypes and genotypes and their relationship with severity of the disease. Pediatr Nephrol. 36(9):2811-7, 2021
4. Sobbe IV et al: Involvement of NF-κB1 and the non-canonical NF-κB signaling pathway in the pathogenesis of acute kidney injury in Shiga-toxin-2-induced hemolytic-uremic syndrome in mice. Shock. 56(4):573-81, 2021
5. Varrone E et al: Extracellular vesicles and renal endothelial cells: a fatal attraction in hemolytic uremic syndrome. Am J Pathol. 191(5):795-804, 2021
6. Kellnerová S et al: Shiga toxin 2a binds to complement components C3b and C5 and upregulates their gene expression in human cell lines. Toxins (Basel). 13(1):8, 2020
7. Ylinen E et al: Hemolytic uremic syndrome caused by Shiga toxin-producing Escherichia coli in children: incidence, risk factors, and clinical outcome. Pediatr Nephrol. 35(9):1749-59, 2020
8. Abu Daher G et al: Norovirus: a novel etiologic agent in hemolytic uremic syndrome in an infant. BMC Nephrol. 20(1):247, 2019
9. Bally S et al: Haemolytic uraemic syndrome associated with non shiga toxinproducing Escherichia coli bacteraemia: a case report. BMC Nephrol. 20(1):157, 2019
10. Giordano P et al: A pediatric neurologic assessment score may drive the eculizumab-based treatment of Escherichia coli-related hemolytic uremic syndrome with neurological involvement. Pediatr Nephrol. 34(3):517-27, 2019
11. Khalid M et al: Extrarenal manifestations of the hemolytic uremic syndrome associated with Shiga toxin-producing Escherichia coli (STEC HUS). Pediatr Nephrol. 34(12):2495-507, 2019
12. Mahat U et al: Use of complement monoclonal antibody eculizumab in Shiga toxin producing Escherichia coli associated hemolytic uremic syndrome: a review of current evidence. Pediatr Blood Cancer. 66(11):e27913, 2019
13. Zoja C et al: Shiga toxin triggers endothelial and podocyte injury: the role of complement activation. Pediatr Nephrol. 34(3):379-88, 2019
14. Bowen EE et al: Advances in our understanding of the pathogenesis of hemolytic uremic syndromes. Am J Physiol Renal Physiol. 314(3):F454-61, 2018
15. Walsh PR et al: Treatment and management of children with haemolytic uraemic syndrome. Arch Dis Child. 103(3):285-91, 2018
16. Watanabe-Takahashi M et al: Exosome-associated Shiga toxin 2 is released from cells and causes severe toxicity in mice. Sci Rep. 8(1):10776, 2018
17. Karpman D et al: Complement contributes to the pathogenesis of Shiga toxin-associated hemolytic uremic syndrome. Kidney Int. 90(4):726-9, 2016
18. Ozaki M et al: Human mannose-binding lectin inhibitor prevents Shiga toxininduced renal injury. Kidney Int. 90(4):774-82, 2016
19. Ferraris JR et al: Activation of the alternative pathway of complement during the acute phase of typical hemolytic uremic syndrome. Clin Exp Immunol. 181(1):118-25, 2015
20. Delmas Y et al: Outbreak of Escherichia coli O104:H4 haemolytic uraemic syndrome in France: outcome with eculizumab. Nephrol Dial Transplant. 29(3):565-72, 2014
21. Mele C et al: Hemolytic uremic syndrome. Semin Immunopathol. 36(4):399-420, 2014
22. Orth-Höller D et al: Role of complement in enterohemorrhagic Escherichia coli-Induced hemolytic uremic syndrome. Semin Thromb Hemost. 40(4):503-7, 2014
23. Alberti M et al: Two patients with history of STEC-HUS, posttransplant recurrence and complement gene mutations. Am J Transplant. 13(8):2201-6, 2013
24. Kemper MJ: Outbreak of hemolytic uremic syndrome caused by E. coli O104:H4 in Germany: a pediatric perspective. Pediatr Nephrol. 27(2):161-4, 2012
25. Ståhl AL et al: Complement activation on platelet-leukocyte complexes and microparticles in enterohemorrhagic Escherichia coli-induced hemolytic uremic syndrome. Blood. 117(20):5503-13, 2011
26. Chaisri U et al: Localization of Shiga toxins of enterohaemorrhagic Escherichia coli in kidneys of paediatric and geriatric patients with fatal haemolytic uraemic syndrome. Microb Pathog. 31(2):59-67, 2001
27. Tsai HM et al: von Willebrand factor and von Willebrand factor-cleaving metalloprotease activity in Escherichia coli O157:H7-associated hemolytic uremic syndrome. Pediatr Res. 49(5):653-9, 2001
28. Takemura T et al: Glomerular deposition of cross-linked fibrin in human kidney diseases. Kidney Int. 32(1):102-11, 1987

血栓性微血管病

血管极机化血栓

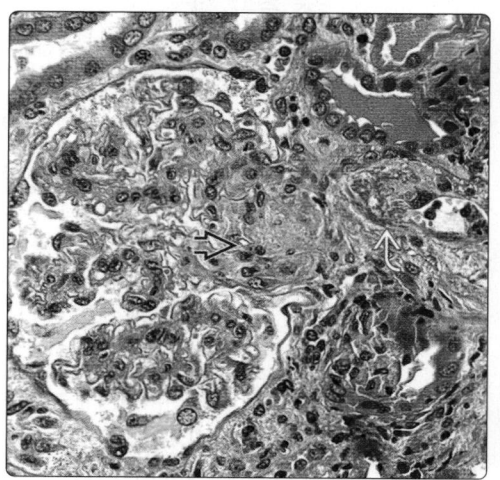

血管极血栓

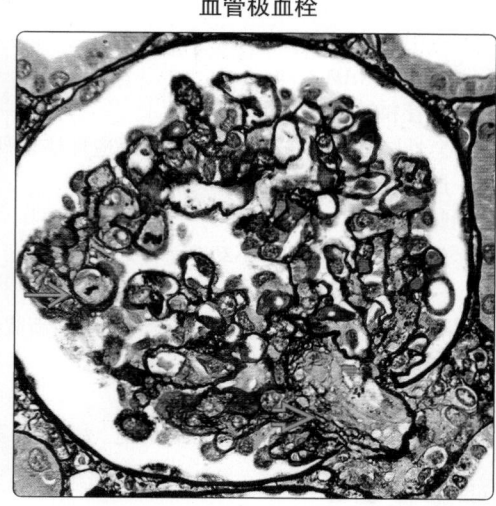

（左）大肠埃希菌引起的典型 D+HUS 导致肾小球和微动脉内血栓形成，可见近肾小球血管极机化血栓 ▱ 与微动脉纤维蛋白样血栓 ➡ 相延续，三色染色显示微动脉内纤维蛋白呈红色

（右）弥漫性肾小球内皮肿胀 ▱ 与毛细血管腔阻塞有关，系大肠埃希菌感染引起的 HUS，本例血管极附近也可见血栓 ▱

微动脉纤维蛋白样坏死

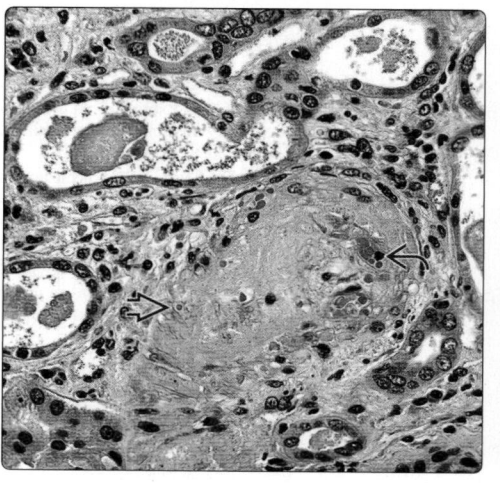

微动脉血栓和内膜水肿

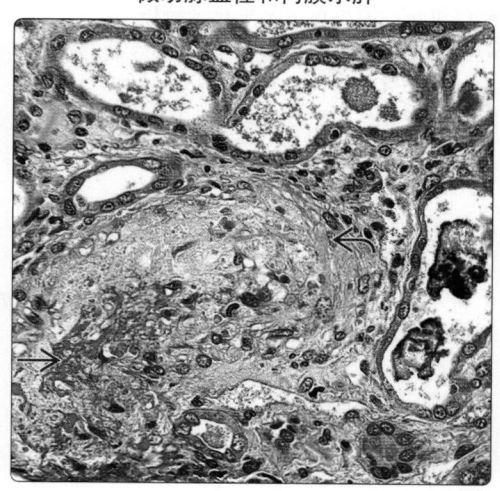

（左）37 岁男性，大肠埃希菌 O 157：H7 感染患者，显示小叶间动脉纤维蛋白样坏死和血栓形成 ➡，可见血管扩张，管腔被间杂红细胞的纤维蛋白堵塞，并见局灶凋亡碎屑 ➡，但缺乏炎性浸润为特征性改变

（右）急性 TMA 可见小叶间动脉血栓形成和内膜水肿 ➡，三色染色把血栓内的纤维蛋白染成鲜红色 ➡

HUS 的晚期动脉病变

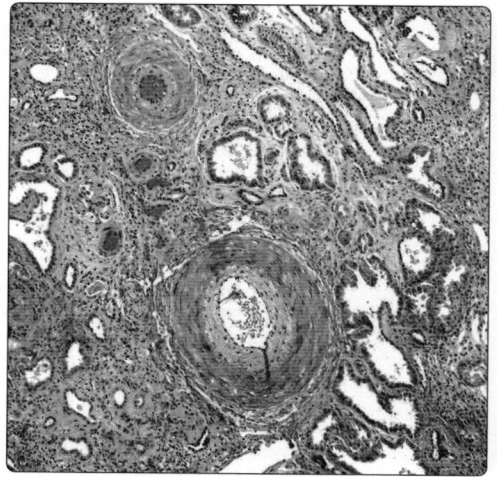

HUS 导致 ESRD

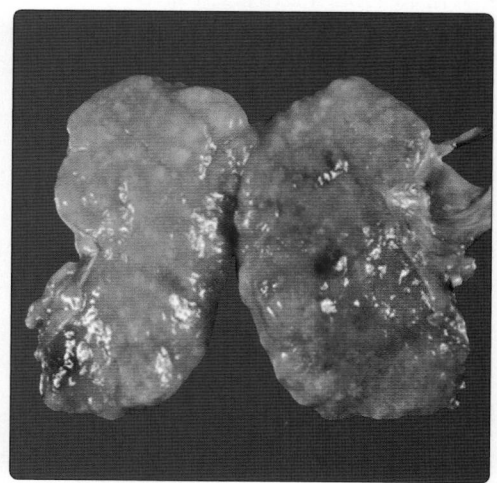

（左）5 岁女孩肾脏，2 年前因大肠埃希菌引起腹泻，后发生 HUS。显示中等大小动脉内膜明显纤维化，无活动性 HUS 证据

（右）肾皮质表面见粗糙不规则瘢痕形成，这是典型的中型动脉疾病表现，患者 5 岁女孩，因大肠埃希菌感染引起腹泻而发展为 ESRD，肾移植后未见 HUS 复发

内皮细胞缺失和充血

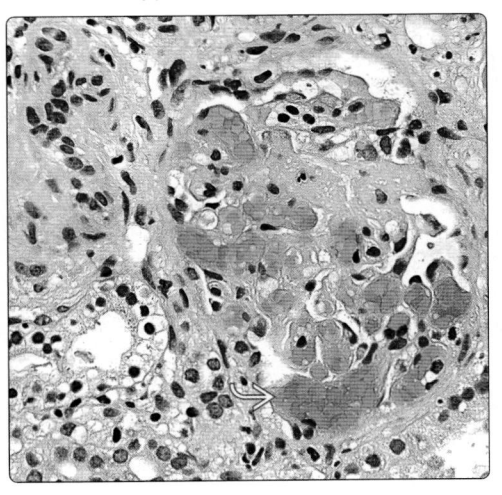

慢性小动脉病变

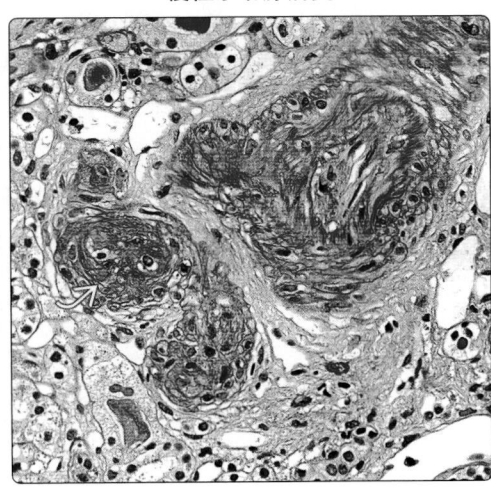

（左）肾小球显示毛细血管广泛充血，内皮细胞核消失➡️，使肾小球细胞数量减少

（右）2 条小动脉内膜扩大伴管腔变窄。其中 1 条似有双腔➡️，提示血栓再通

血栓导致肾小球塌陷

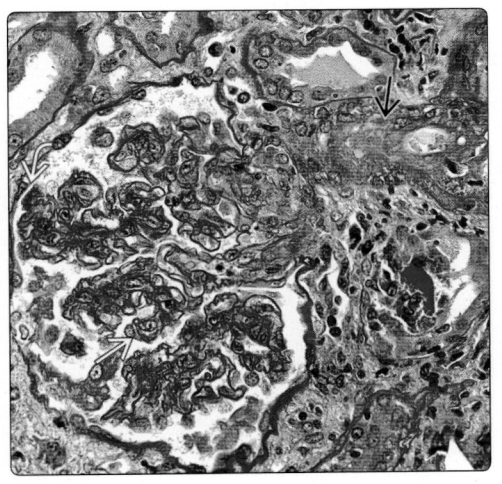

纤维蛋白 - 血小板血栓和内皮损伤

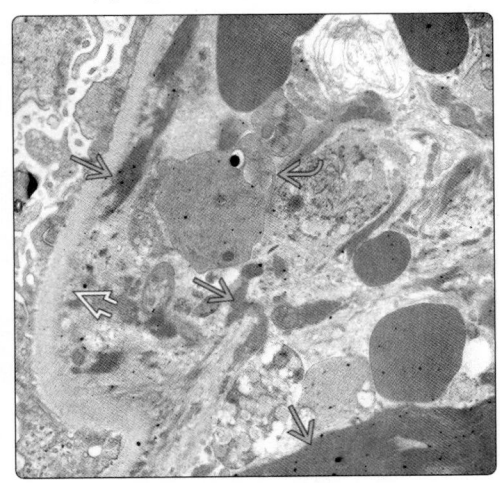

（左）肾小球塌陷伴基底膜皱缩➡️及双轨➡️，毛细血管腔小或缺如，入球小动脉内可见闭塞性血栓➡️

（右）图示沿肾小球毛细血管壁可见纤维蛋白类晶团聚体➡️及血小板沉积➡️伴内皮细胞缺失➡️，患者 67 岁女性，有呕吐、血性腹泻和急性肾衰竭表现

肾小球血栓和碎裂的红细胞

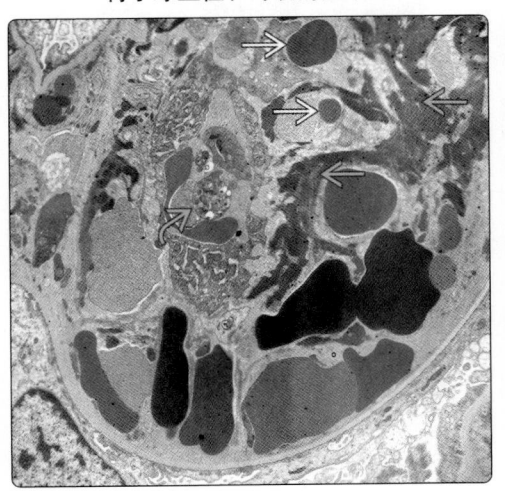

皮质坏死和纤维蛋白血栓

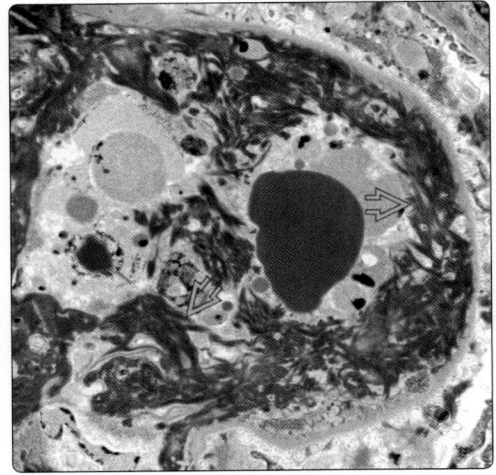

（左）电镜显示由成团的纤维蛋白➡️和血小板➡️构成的毛细血管内血栓，还可见碎裂的红细胞➡️，患者 67 岁女性，有呕吐、血性腹泻和急性肾衰竭表现

（右）3 岁女孩，患有 HUS 和无尿症，电镜显示皮质坏死，沿肾小球毛细血管壁可见纤维蛋白类晶团聚体形成毛细血管内血栓➡️

（向娟　译，郑珍　滕晓东　审）

要　点

术语

- 由遗传因素引起或诱发的非典型溶血尿毒症综合征（aHUS）

病因学/发病机制

- 由补体旁路突变引起 aHUS 病例占 50%～60%
  - CFH，CFHR1～5，CD46，CFI，CFB，C3 突变
  - 某些高危单倍体型
  - 环境触发因素诱发 aHUS 发生
- 钴胺素代谢基因突变（*MMACHC*）
- 凝血蛋白基因突变（*THBD，DGKE*）

临床特征

- 隐匿性高血压病发作和肾脏表现
  - 遗传性 aHUS 常发生于儿童和青少年
  - 中年人 aHUS 多与环境触发因素诱发有关
- 部分患者 C3 水平低
  - 即使血清水平正常，也推荐行补体基因分型
- 血浆置换初始可考虑抗 C5 治疗

- ＞50% 患者有 ESRD
- 肾脏预后基于潜在的基因突变
- 移植术后复发率高
- 胃肠外羟钴胺素治疗钴胺 C 病

镜下特征

- 肾小球纤维蛋白样坏死
- 动脉黏液样内膜增厚
- 纤维蛋白血栓
- 电镜下可见内皮下区扩张
  - 无电子致密沉积物

主要鉴别诊断

- 其他原因引起的血栓性微血管病
- 寡免疫性新月体性肾小球肾炎

诊断要点

- 低 C3 水平需怀疑遗传性 HUS

小动脉内膜增厚伴红细胞阻塞

（左）13 岁男孩，有补体因子 H（*CFH*）突变，肾活检显示小动脉被疏松纤维化内膜和嵌入的红细胞阻塞 ➡，肾小球呈缺血性塌陷 ➡
（右）*CFH* 突变患者，肾活检显示小叶间动脉横切面可见内膜纤维化 ➡ 和管腔闭塞

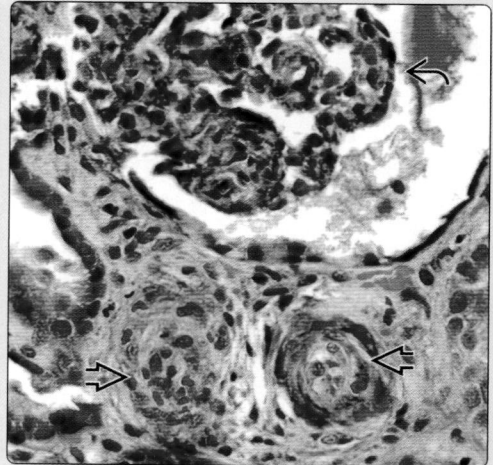

TMA 小动脉闭塞

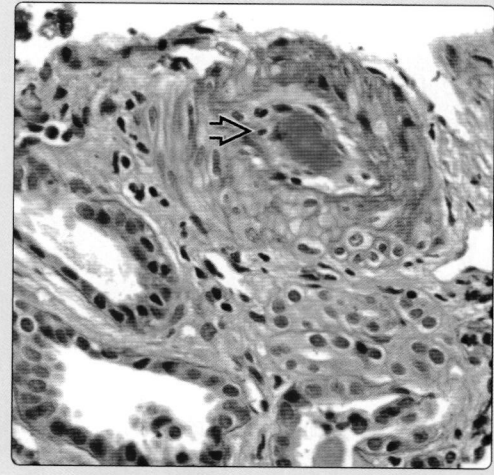

遗传性 aHUS 纤维蛋白血栓Ⅷ因子染色

（左）因 *CFH* 突变导致 aHUS 的青少年患者，在微动脉和小叶间动脉中（符合 TMA）可见大量Ⅷ因子染色的纤维蛋白血栓 ➡
（右）年轻男孩，因 *CFH* 基因错义突变导致 aHUS，肾脏活检显示内皮下间隙因电子透明絮状物 ➡ 充填而明显扩张

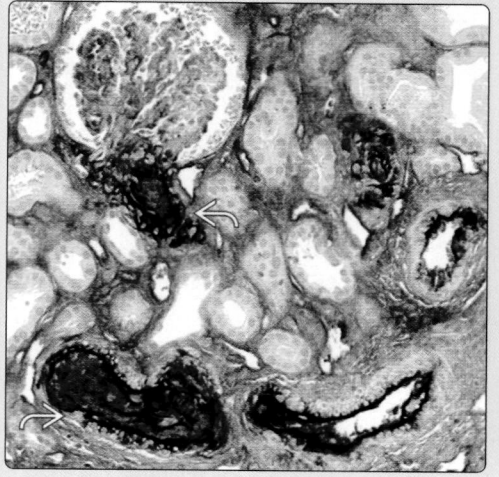

内皮下絮状物

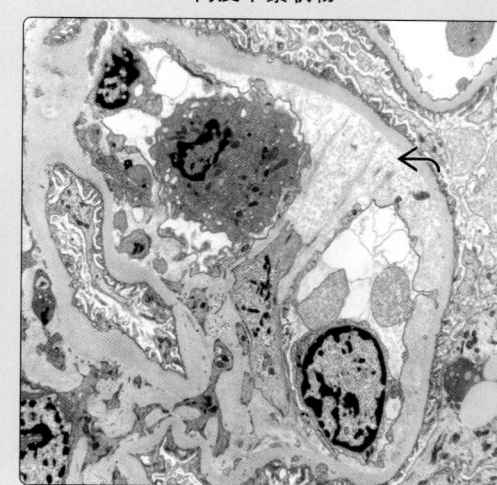

术语

定义

- 由遗传因素引起或诱发的 aHUS

病因学/发病机制

补体旁路的遗传缺陷

- 补体因子 H(CFH)
  - CFH 为血浆蛋白,与 B 因子竞争 C3b 并促进 C3 转化酶的裂解
    - 下调旁路活化
    - N-末端补体调节域与 C3b 结合
    - C-末端与内皮细胞表面结合
  - 40%~45% 的家族性 aHUS 和 10%~20% 的散发性"特发性"aHUS
    - 大多数 CFH 突变为杂合性
      - □ 突变性 CFH 破坏正常 CFH 与内皮细胞的结合,引起辅因子活性缺陷
      - □ 与血小板的缺陷结合易导致血小板活化
    - 纯合突变导致定量因子 H 缺陷和低 C3 水平
  - CFH 相关蛋白(CFHR1~5)
    - 3%~5% aHUS 患者
    - CFHR1 抑制 C5 转化酶及末端补体复合物的膜插入
    - CFHR1 和 CFH 具有相同的表面结合区
      - □ 与 CFH 竞争配体
    - CFHR1 和 CFHR3 基因纯合子缺失儿童在杂合子母亲中对 CFHR1 和 CFHR3 产生自身免疫反应
      - □ DEAP-HUS(即 CFHR 血浆蛋白缺陷和自身抗体阳性的 HUS)是为这些患者推荐的术语
- 膜辅助蛋白(MCP,CD46)
  - 表达于大多数细胞表面,包括肾脏
    - 辅助 1 因子
    - 防止内皮细胞的补体活化
  - 10%~15% aHUS 有 CD46 突变
    - 大多数为杂合子,但有纯合子和复合杂合子的报道
  - CD46 突变导致表达水平降低,引起 C3b 结合或辅因子活性低
- 补体因子 I(CFI)
  - 血浆丝氨酸蛋白酶循环
    - 裂解 C3b 和 C4b
  - 4%~10% aHUS 有 CFI 杂合突变
    - 突变型导致血清 CFI 低水平或破坏辅因子活性
- 补体因子 B(CFB)突变
  - 1%~2% aHUS 有 CFB 突变
  - 突变型对 C3b 更有亲和力,并形成抗裂解的高活性 C3 转化酶
  - C3b 形成增加导致补体旁路的慢性活化
- 补体 C3 突变
  - 4%~10% aHUS 有杂合性 C3 突变
  - C3 突变型减少了 C3b 与 CFH 和 MCP 的结合,减少了其降解

- 血清 C3 水平通常较低
- 其他补体调节蛋白变异亚型
  - 罕见的有编码玻连蛋白的 VTN 变异亚型
    - 血清和细胞外基质蛋白参与调节补体活化
    - 在凝血、纤维蛋白溶解、伤口愈合和细胞黏附方面也有作用
    - 与其他血清蛋白相互作用;可增加 aHUS 风险,但不是直接原因

疾病修饰基因

- 在 aHUS 患者中,有 CFH 和 CD46 单核苷酸多态性,CFHR1 和 CFHR3 基因拷贝数变异,CFHR 区与 CFH 融合基因的相关补体基因突变报道
  - 可解释家族成员之间的遗传外显率的差异性
- 基因亚型的致病性取决于它们对蛋白合成或功能的影响的证据(如血浆水平)

叠加的诱发因素

- CFH、CD46 和 CFI 突变携带者外显率仅为 40%~50%
  - aHUS 诱因包括感染、妊娠、移植、口服避孕药及其他药物作用
  - 相关炎症和补体活化影响多种保护性补体调节因子
  - 肾脏或造血干细胞移植后的 HUS 和志贺毒素相关的 HUS 可检测到补体基因突变

钴胺素代谢基因突变

- MMACHC 的纯合或混合杂合突变
- 引起婴儿 TMA,成人罕见
  - 血小板活化,活性氧,内皮功能障碍和凝血激活
  - 婴儿有发育异常,高同型半胱氨酸血症,甲基丙二酸尿和血浆蛋氨酸水平降低

凝血蛋白基因突变

- 血栓调节蛋白
  - 内皮细胞膜结合糖蛋白具有抗凝和抗补体作用
  - 5% aHUS 中发现有 THBD(基因编码血栓调节蛋白)杂合突变
  - 通过 CFI 和 CFH 促进 C3b 失活
- 甘油二酯激酶 ε(DGKE)突变
  - 在内皮细胞、血小板和足细胞中表达
  - 纯合或混合杂合突变
  - 引起蛋白激酶 C 活化
    - 导致血栓前状态并在凝血与补体系统之间产生复杂的相互作用
    - 蛋白激酶 C 下调 VEGF 功能导致足细胞损伤
- 血纤维蛋白溶酶原
  - PLG 突变可降低纤溶酶原活性,影响溶栓治疗

临床特征

流行病学

- 年龄
  - 遗传性 aHUS 常见于儿童和青少年

○ 中年 aHUS 多由外源性触发因素诱发

○ 婴儿期出现钴胺素 C 病, *DGKE* 和某些 *CFH* 突变

表现

- 高血压和肾功能不全
- 轻度血尿和蛋白尿
- 腹泻表现可能早于感染诱发的遗传性 aHUS

实验室检查

- 外周血涂片见碎裂细胞
- 血小板计数低
- 乳酸脱氢酶升高
- C3 水平低和 C4 水平正常提示补体旁路激活
- 所有 aHUS 病例推荐血浆补体因子 H、I、B 和 CFHR 水平检测
- 补体基因的遗传学分析
- 血浆同型半胱氨酸、蛋氨酸水平及尿甲硫丙二酸水平

治疗

- 抗补体 C5 单克隆抗体
- 血浆置换
  - 由于 CD46 是膜蛋白, 血浆交换无法补充 CD46, 因此无效
- 肾移植
  - 由于高复发风险和供体可能的携带者状态, 禁用活体相关供肾
  - 移植周围血浆交换有助于防止缺血再灌注触发补体级联反应
- 肝移植
  - 肝脏合成因子 H、I、B 和 C3
  - 肝肾联合移植对 *CFH*、*CFI* 和 *CFB* 基因突变患者有帮助
- 钴胺素 C 病
  - 羟基钴胺素

预后

- ESRD 发病率因病因而异
  - 70%～80% 患者有 *CFH*、*CFI*、*C3* 和 *CFB* 突变
  - 10%～20% 患者有 *CD46* 突变
- *DGKE* 基因突变患者可多次复发, 对血浆输注和抗 C5 治疗反应不同
  - 11～20 岁进展为 ESRD
- 钴胺素 C 病患者有神经系统后遗症
  - 若不使用羟钴胺素治疗, ESRD 会进展
- 移植受体 aHUS 复发: *CFH* 突变(80%～90%), *CFI* 突变(70%～80%), *CD46* 突变(15%～20%)
  - 移植肾 CD46 可正常

镜下特征

组织学特征

- 肾小球
  - "缺血性" 血管袢, 塌陷性
  - 亚急性或慢性期 GBM 双轨化
- 肾小管

○ 急性肾小管损伤

○ 肾小管萎缩(后期)

- 间质
  - 水肿
  - 纤维化(后期)
- 微动脉/小动脉
  - 纤维蛋白血栓和内膜黏液样水肿
  - 内膜纤维化, 透明变性(后期)

辅助检查

免疫荧光

- 受累肾小球和微动脉颗粒状 C3、IgM 和纤维蛋白原沉积

电镜

- 肾小球毛细血管和微动脉内皮肿胀
- 内皮下区因絮状物形成而扩张
  - 内皮下区可见纤维蛋白类晶团聚体、碎裂的红细胞和血小板
- 系膜基质电子透亮度增加
- 足细胞足突消失

鉴别诊断

其他原因引起的 TMA

- 临床表现和血清学检查有助于确定 TMA 病因

寡免疫性新月体性肾小球肾炎

- 肾小球坏死和新月体
- 大部分病例血清学 ANCA 阳性

诊断要点

病理解读要点

- C3 水平低应怀疑遗传性 HUS

参考文献

1. Leon J et al: Complement-driven hemolytic uremic syndrome. Am J Hematol. 98 Suppl 4:S44-S56, 2023
2. Zhang Y et al: Complement factor I variants in complement-mediated renal diseases. Front Immunol. 13:866330, 2022
3. Fakhouri F et al: Thrombotic microangiopathy in aHUS and beyond: clinical clues from complement genetics. Nat Rev Nephrol. 17(8):543-53, 2021
4. Gallan AJ et al: A new paradigm for renal thrombotic microangiopathy. Semin Diagn Pathol. 37(3):121-6, 2020
5. Zhang Y et al: Mutation of complement factor B causing massive fluid-phase dysregulation of the alternative complement pathway can result in atypical hemolytic uremic syndrome. Kidney Int. 98(5):1265-74, 2020
6. Zuber J et al: Use of highly individualized complement blockade has revolutionized clinical outcomes after kidney transplantation and renal epidemiology of atypical hemolytic uremic syndrome. J Am Soc Nephrol. 30(12):2449-63, 2019
7. Goicoechea de Jorge E et al: Factor H competitor generated by gene conversion events associates with atypical hemolytic uremic syndrome. J Am Soc Nephrol. 29(1):240-9, 2018
8. Schaefer F et al: Clinical and genetic predictors of atypical hemolytic uremic syndrome phenotype and outcome. Kidney Int. 94(2):408-18, 2018
9. Koenig JC et al: Nephrotic syndrome and thrombotic microangiopathy caused by cobalamin C deficiency. Pediatr Nephrol. 30(7):1203-6, 2015
10. Nester CM et al: Atypical aHUS: state of the art. Mol Immunol. 67(1):31-42, 2015

遗传性 aHUS 内皮细胞肿胀

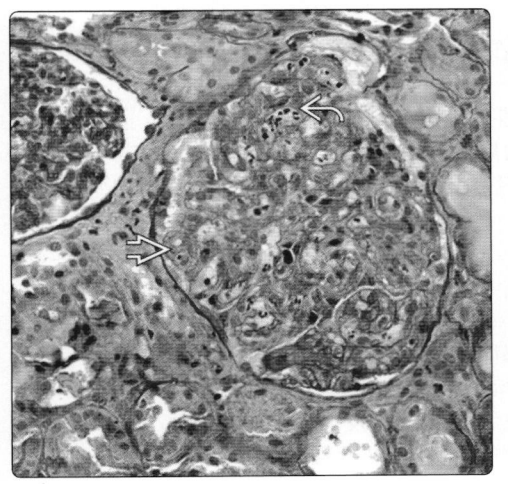

动脉内膜黏液样水肿

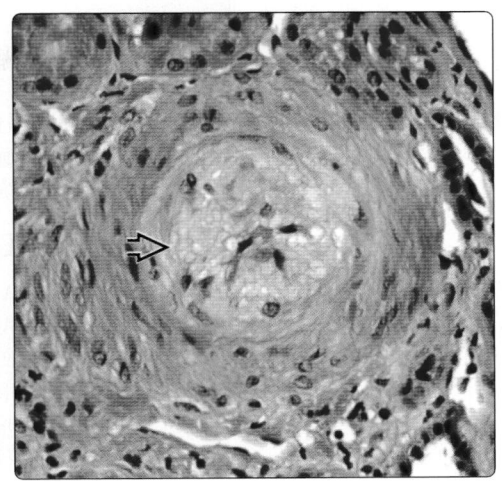

（左）肾小球显示典型 TMA 特征，伴弥漫性内皮细胞肿胀和系膜溶解➡️，可见局灶核碎片➡️，但未见明显的白细胞浸润，患者为遗传性 aHUS

（右）小叶间动脉显示严重内膜黏液样水肿➡️，患者为青春期男孩，有癫痫和高血压表现，这些 TMA 变化被确定由遗传性 aHUS 引起

内皮细胞肿胀和内皮炎

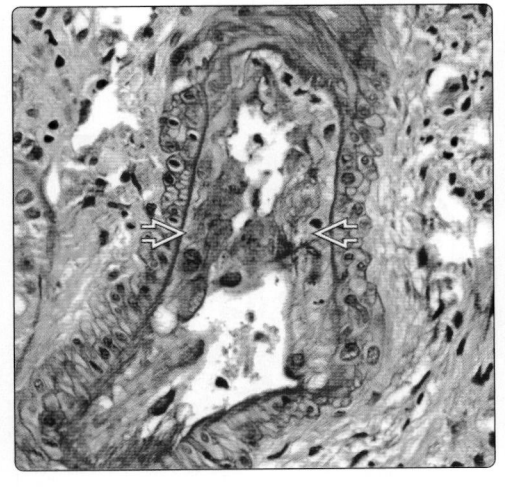

微动脉中的纤维蛋白

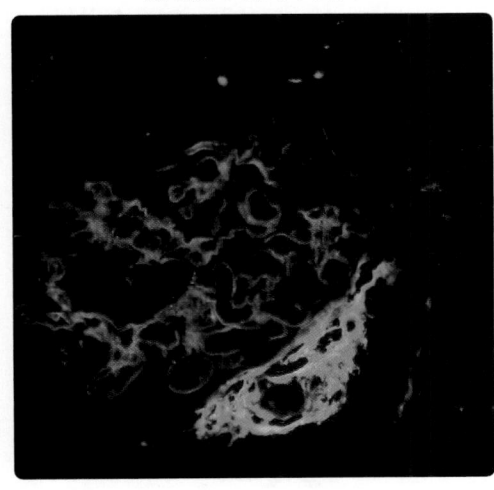

（左）小叶间动脉可见明显的内皮肿胀➡️和炎症，其他血管有纤维蛋白栓子阻塞管腔，符合 CFH 突变引起的 TMA，这种表现酷似同种异体移植性动脉内膜炎

（右）TMA 患者，显示微动脉中的纤维蛋白，患者因亚甲基四氢叶酸还原酶基因（MTHFR）突变导致同型半胱氨酸血症

aHUS 缺血性肾小球塌陷

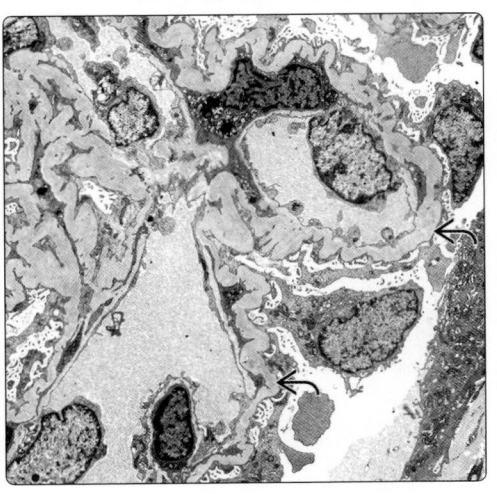

内皮窗孔缺失

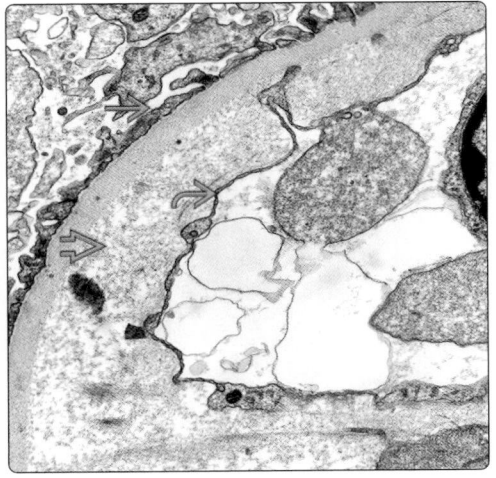

（左）缺血性塌陷肾小球可见广泛的 GBM 皱褶➡️，这例遗传性 aHUS 肾活检标本其他区域可见典型的 TMA 特征

（右）电镜图像显示内皮下间隙扩大➡️，内皮细胞窗孔缺失➡️，以及足细胞足突消失➡️，该患者 aHUS 被确定系 CFH 基因错义突变所致

（向娟 译，郑珍 滕晓东 审）

要　点

术语

- 影响凝血系统的自身抗体引起的 TMA

病因学/发病机制

- 自身抗体
  - 狼疮抗凝物（磷脂类）
  - 抗心磷脂抗体和抗 β_2 GPI 抗体
  - ADAMTS13 自身抗体：ADAMTS13 缺乏引发血管性血友病因子（vWF）多聚体促进血小板聚集
  - 补体因子 H（CFH）自身抗体
    - 抑制 CFH 调节活性
    - 与 CFHR1 基因缺失密切相关

临床特征

- 在 5～13 岁年龄的儿童中出现 CFH 自身抗体
  - 表现为严重的多系统疾病

- 血小板减少性紫癜在成年女性中更为常见；以神经症状为主
- 急性或慢性肾衰竭
- 蛋白尿、血尿、高血压
- APLS 系统性血栓形成

镜下特征

- 急性 TMA：肾小球和动脉血栓，内皮细胞肿胀和系膜溶解
- 慢性 TMA
  - GBM 双轨和动脉内膜增厚
  - APLS 中动脉和血管血栓机化
- 电镜：内皮细胞肿胀，内皮下絮状物，GBM 双轨化（慢性期）
  - 无沉积物，除非与狼疮性肾炎有关

主要鉴别诊断

- 感染相关溶血尿毒症综合征（志贺毒素）
- 其他原因导致的 TMA

（左）缺血性肾小球，显示节段性内皮细胞肿胀➡和系膜溶解➡，患者有严重 APLS 表现，aPL 阳性，但 ANA 阴性，C3、C4 正常
（右）肾小球显示毛细血管内增生➡和节段坏死➡，邻近的小动脉出现内皮肿胀和腔内纤维蛋白➡的典型 TMA 特征。患者系 27 岁增生性狼疮性肾炎病例，可检测到 aCL

内皮细胞肿胀和系膜溶解

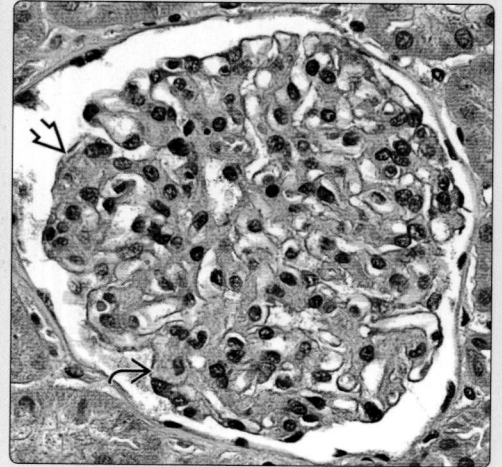

狼疮性肾炎伴小动脉血栓

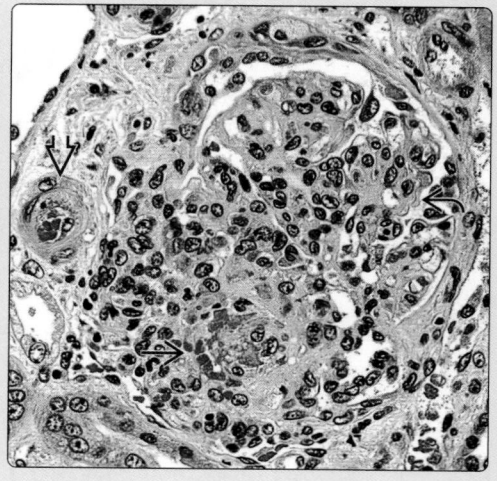

（左）小叶间动脉显示严重内膜水肿伴管腔狭窄➡和纤维蛋白沉积➡，这些 TMA 改变系狼疮性肾炎合并 APLS 引起
（右）内皮细胞窗孔缺失➡，内皮下可见透明物沉积而扩张➡，患者 39 岁女性，TMA 系严重 APLS 引起，无 SLE 证据

狼疮性肾炎小动脉内膜水肿和纤维蛋白沉积

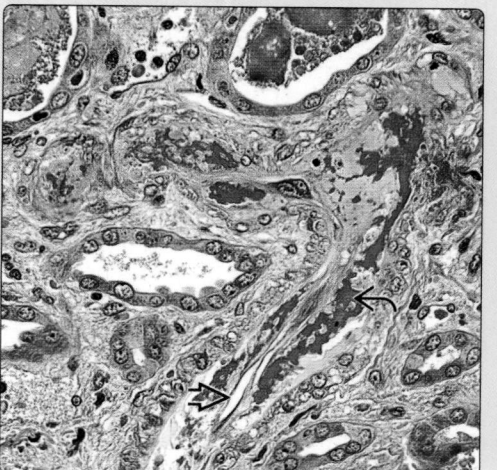

内皮下絮状物沉积

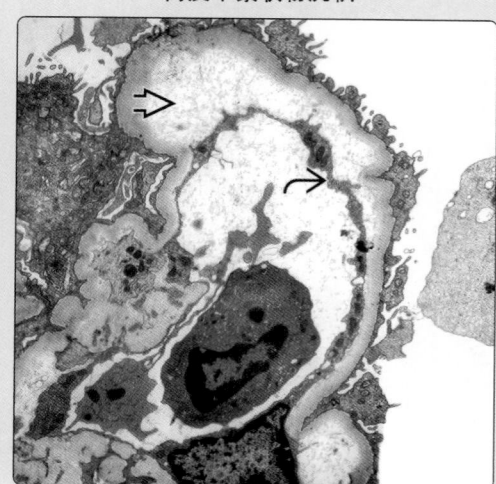

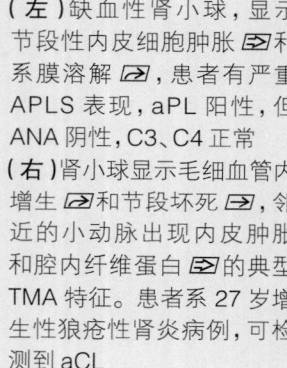

术语

缩写

- 血栓性微血管病(thrombotic microangiopathy，TMA)
- 抗磷脂抗体综合征(antiphospholipid antibody syndrome，APLS)

定义

- 影响凝血系统的自身抗体引起的 TMA
  - 约 9% 的 TMA

病因学/发病机制

抗磷脂自身抗体

- 抗广谱磷脂和磷脂结合蛋白的自身抗体
  - 检测抗磷脂自身抗体(aPL)亚群
    - 推荐两种方法可提高 aPL 检测的灵敏度
  - 狼疮抗凝物(LA)
    - 尽管名称如此，系因抑制抗凝通路而导致促凝状态
    - 功能性凝血试验检测凝血时间延长
    - 移植后 LA 的存在与肾静脉血栓形成及 TMA 复发相关
      - 肾功能下降快和移植后预后差
  - 抗心磷脂抗体(aCL)和抗 β₂GPI 抗体
    - 免疫测定检测到与阴离子磷脂或磷脂结合蛋白的结合
    - 高 aCL 滴度可导致早期移植物失功
    - 移植前 IgA 抗 β₂GPI 抗体是移植后血栓形成和肾功能延迟恢复的危险因素
- 所有血管床的高凝状态都可引起 APLS
  - 抗体干扰参与凝血通路的磷脂结合蛋白
  - aPL 激活内皮细胞引起细胞因子分泌和前列环素代谢改变
  - 低密度脂蛋白与 aPL 交叉反应，引起氧化介导的内皮损伤
  - 大口径血管血栓形成与微血管 TMA
  - 补体可能起作用
    - 依库珠单抗(抗 C5)治疗可改善肾功能
  - 内皮细胞功能障碍导致内皮和血小板活化，并呈现 β2GPI 免疫复合物
- APLS 可为原发性(无其他自身免疫性疾病)或继发性
  - 感染性病原体通过分子类似物触发 aPL
  - 系统性红斑狼疮(SLE)或其他结缔组织疾病的继发性 APLS
    - aPL 可先于 SLE 临床发病 7～8 年
    - SLE 因 aPL 使肾脏预后更差
    - 干扰素治疗可诱发 aPL

ADAMTS13 自身抗体

- ADAMTS13(具有 1 型血小板反应蛋白结构域的解离素和金属蛋白酶成员 13)
  - 切割 vWF 多聚体

- 自身抗体导致 ADAMTS13 严重缺乏(血浆水平<5%)
  - 在缺乏 ADAMTS13 的情况下，未经抑制的 vWF 多聚体可导致血小板聚集、血栓形成和相应的末端器官损伤
  - 自身抗体的触发因素包括药物、感染和 SLE
- 特发性血小板减少性紫癜(TTP)
  - 30%～80% 为 IgG 或 IgM 自身抗体
  - 尽管亚群中存在持续的自身抗体，但血浆置换后的临床反应提示还存在其他发病机制
  - 部分患者存在抗血小板糖蛋白Ⅳ(CD36)抗体
- 药物相关性 TTP 出现 ADAMTS13 IgG 抗体
  - 噻氯匹定和氯吡格雷
  - α 干扰素和 β 干扰素

补体因子 H 自身抗体

- 健康成人高达 4%
- 约 10% 的非典型溶血尿毒综合征(aHUS)
  - 印度队列的主要亚型(56%)
- 抗体抑制补体因子 H(CFH)的替代补体调节活性
  - 多个致病抗体结合位点
    - 主要为 CFH 的 C 端部分，可与宿主细胞表面结合，防止补体介导的裂解
  - 可与 CFHR1 交叉反应，有时与 CFHR2 交叉反应
- CFH 抗体的存在与 CFHR1 基因的缺失密切相关
  - 84% 有 CFH 自身抗体的 aHUS 患者存在 CFHR1 基因纯合缺失
    - 这种情况称为 DEAP-HUS(CFHR 血浆蛋白缺乏和 HUS 自身抗体阳性)
    - 已在儿童中发现 CFHR 1a 和 CFHR3 基因纯合缺失
      - 对母体杂合 CFHR1 和 CFHR3 基因发生自身免疫反应
  - CFHR1 表达可能需要诱导对 CFH 的耐受性
  - CFHR1 基因缺失通常发生于 2% 白人患者和 16% 黑人患者
    - 其他遗传因素，如特异性 HLA 等位基因，可能导致自身免疫性 aHUS 的发生
    - 其他诱因包括感染，可能是病原体获得 CFH 并对 CFH 失去耐受性
- 其他补体基因突变(CFH、C3、CD46、CFI)患者的 CFH 抗体
- 有报道抗 CFH 抗体可见于造血干细胞移植相关 TMA 病例，偶尔可见于 SLE、类风湿关节炎和 LA(+)患者
- 主要为 IgG3 亚型，大多数有轻链限制，但未检出 M 蛋白

补体因子 I 自身抗体

- 在同时有 CFH 功能性突变的 aHUS 患者中罕见
- 抗体的意义不明，可能为偶发现象

与其他自身免疫性疾病相关 TMA

- 主要为 SLE 和 APLS
  - 无 aPL 的 SLE-TMA 可由多种自身抗体诱导，包括抗内皮细胞抗体
  - 亚群有 ADAMTS13 抗体

- 多中心 Castleman 病
  - 通常与浆细胞组织学亚型有关
  - TAFRO 综合征：血小板减少，全身水肿，发热和/或血清 C 反应蛋白升高，肾功能不全，器官增大
- 硬皮病、混合性结缔组织病、类风湿关节炎、成人 Still 病、ANCA 相关性血管炎、干燥综合征、Behcet 病、溃疡性结肠炎和重症肌无力

临床特征

流行病学

- 年龄
  - CFH 自身抗体主要发生于 5～13 岁儿童（平均 8 岁）
  - TTP 更常见于 18～50 岁的成年女性

表现

- 轻度肾功能不全或急性肾衰竭
- 蛋白尿、血尿、高血压
- TTP 中以神经系统症状为主，严重急性损伤较少见
- APLS 中有系统性血栓形成的证据
- 与 CFH 抗体相关的 aHUS 表现为严重的多系统疾病
  - 常突然腹泻、腹痛，甚至可有肠出血性大肠埃希菌的胃肠道感染
  - 除急性肾衰竭外，还可出现心血管、肝和神经系统症状

实验室检查

- 自身抗体检测
  - 心磷脂、β_2GPI、LA、ADAMTS13、CFH
  - CFH 抗体滴度与疾病活动性相关
- 外周血涂片可见碎裂细胞
- 血小板减少
  - CFH 抗体相关的 HUS 和 TTP 中，血小板可能特别低
- 乳酸脱氢酶（LDH）升高
- 40%～60% 的 CFH 抗体相关的 aHUS 显示低 C3 水平
  - 与 CFH 抗体相关的 aHUS 中 CFH IgG 抗体滴度呈负相关
    - CFH 血浆水平与抗 CFH IgG 滴度无相关

治疗

- TTP、CFH 抗体相关患者血浆输注与置换
- 抗凝治疗是 APLS 的主要治疗方法
- 免疫抑制疗法抑制自身抗体
  - CFH 抗体相关 aHUS 对依库珠单抗、利妥昔单抗、IVIg 和皮质类固醇、吗替麦考酚酯、硫唑嘌呤治疗可能获益

预后

- 未经治疗的 TTP 或剧变性 APLS 病例死亡率高
- TTP 可为慢性或复发性
- 与 CFH 抗体相关的 aHUS 复发性很高，特别是发病后 2 年内
  - 20%～35% 患者有 ESRD，死亡率 10%

- 血清肌酐高，发病时 CFH 抗体滴度高，低 C3，延迟血浆交换，急性肾皮质坏死为预后不良因素
- CFH 抗体监测和移植前预防性治疗可减少移植后复发

镜下特征

组织学特征

- 急性 TMA
  - 肾小球和动脉血栓
  - 内皮细胞肿胀，纤维蛋白样坏死，系膜溶解
  - 急性肾小管损伤和间质水肿
- 慢性 TMA
  - GBM 双轨化和动脉内膜增厚
  - APLS 中可出现不同阶段的动脉血栓和管腔再通
  - 肾小管萎缩和间质纤维化
  - APLS 中沿浅层皮质或被膜下可见皮质萎缩带
  - 可见肾小管甲状腺化和假囊性肾小球

辅助检查

免疫荧光

- 肾小球和动脉血栓纤维蛋白原染色
- 如果伴有狼疮性肾炎可有免疫复合物

电镜

- 内皮肿胀，絮状物引起内皮下扩张
- 纤维蛋白类晶团聚体，碎裂的红细胞
- 无沉积物，除非与狼疮性肾炎相关

鉴别诊断

其他原因引起的 TMA

- 组织学上无法区分
- 临床资料和家族史可能提示病因

参考文献

1. Java A et al: The role of complement in autoimmune disease-associated thrombotic microangiopathy and the potential for therapeutics. J Rheumatol. ePub, 2023
2. Scheen M et al: Kidney disease in antiphospholipid antibody syndrome: risk factors, pathophysiology and management. Autoimmun Rev. 21(5):103072, 2022
3. Schmidt CQ et al: Complement and the prothrombotic state. Blood. 139(13):1954-72, 2022
4. Cugno M et al: IgM autoantibodies to complement factor H in atypical hemolytic uremic syndrome. J Am Soc Nephrol. 32(5):1227-35, 2021
5. Zhang Y et al: Factor H autoantibodies and complement-mediated diseases. Front Immunol. 11:607211, 2020
6. Leurs A et al: Renal pathologic findings in TAFRO syndrome: is there a continuum between thrombotic microangiopathy and membranoproliferative glomerulonephritis? A case report and literature review. Front Immunol. 10:1489, 2019
7. Bienaimé F et al: Antiphospholipid syndrome and kidney disease. Kidney Int. 91(1):34-44, 2017
8. Hofer J et al: Complement factor H-antibody-associated hemolytic uremic syndrome: pathogenesis, clinical presentation, and treatment. Semin Thromb Hemost. 40(4):431-43, 2014

系膜溶解和小动脉闭塞性水肿

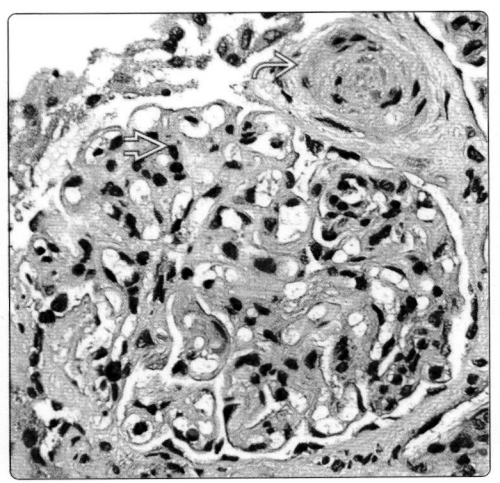

小动脉纤维蛋白样坏死和血栓形成

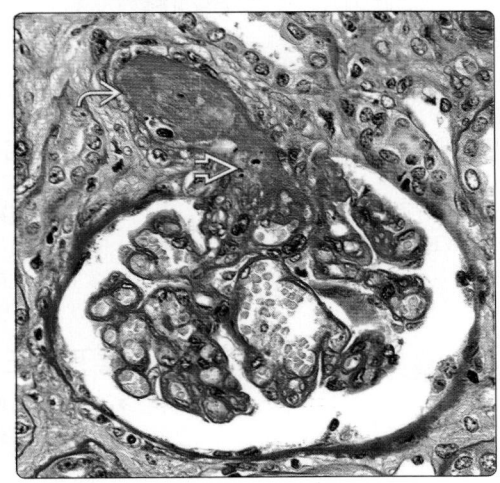

（左）毛细血管袢轻度收缩，可见系膜溶解 ➡，邻近小动脉 ➡ 显示内膜水肿和管腔阻塞的 TMA 特征，患者 27 岁男性，疾病未缓解，aCL 阳性

（右）20 岁女性复发性血小板减少性紫癜（TTP）患者，活检显示延伸至血管极的小动脉腔内血栓 ➡，可见局灶凋亡碎屑 ➡，但无血管炎症

动脉壁内碎裂的红细胞

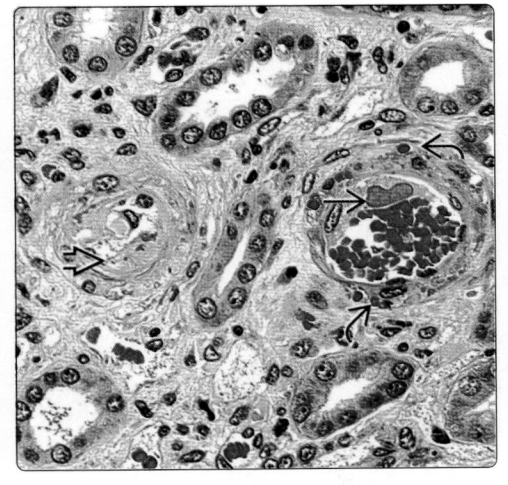

肾小球缺血和 GBM 双轨化

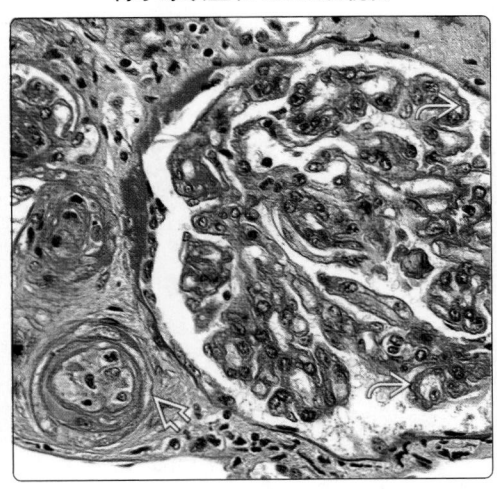

（左）小动脉横切面显示内膜水肿 ➡ 和局灶管腔内血栓 ➡，小动脉壁内可见碎裂的红细胞 ➡，这些是急性 TMA 的典型特征，本例系 TTP 引起

（右）小动脉内皮细胞肿胀 ➡ 伴管腔闭塞及单个核炎症细胞浸润，邻近的肾小球表现为缺血性塌陷和广泛的 GBM 双轨化 ➡，该患者 TMA 改变与特发性 TTP 有关

小动脉血栓和碎裂的红细胞

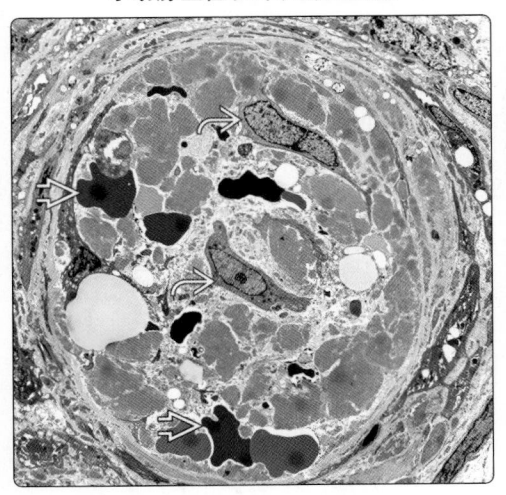

内皮下细胞碎屑及纤维蛋白

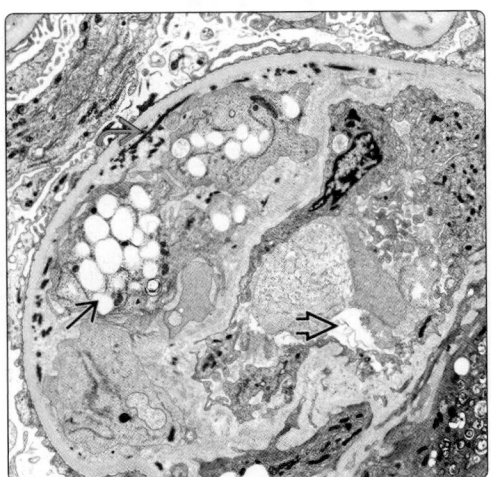

（左）小动脉腔被电子致密沉积物、细胞碎屑、水肿和碎裂的红细胞 ➡ 阻塞，内皮细胞核几乎脱落 ➡，患者有增生性狼疮性肾炎和继发性 APLS

（右）毛细血管腔 ➡ 被肿胀的内皮细胞严重阻塞，内皮下被细胞 ➡，可能为巨噬细胞和局灶纤维蛋白类晶团聚体 ➡ 扩张，符合急性 TMA 的诊断

（向娟　译，郑珍　滕晓东　审）

要 点

病因学/发病机制

- 直接内皮损伤或免疫介导
- ＞60 种药物与 TMA 相关，但很难确定其因果关系
  - 化疗药物
  - 抗血管内皮生长因子（VEGF）治疗
    - 经 VEGF 信号通路通过抗 VEGF 治疗阻断足细胞与内皮细胞间的跨膜通信
  - 免疫调节剂（CNi，mTORi）
  - 噻吩吡啶类抗血小板药物
    - ADAMTS13 水平可能严重缺乏（＜5%），或检测到 ADAMTS13 抑制剂
  - 奎宁

临床特征

- 轻度到肾病范围蛋白尿
- 轻度肾功能不全或急性肾衰竭
- 恶性高血压

治疗

- 治疗
  - 停用相关药物
  - 某些情况下血浆置换治疗有效
  - TMA 局限于肾脏预后较好
- 诊断
  - 血小板减少
  - 外周血涂片可见碎裂细胞
  - 血清乳酸脱氢酶升高
  - TMA 中可因使用噻吩吡啶使 ADAMTS13 水平更低

镜下特征

- 纤维蛋白血栓及肾小球和小动脉内皮肿胀
- 慢性期出现 GBM 双轨化

主要鉴别诊断

- 其他原因引起的 TMA
- 抗体介导的同种异体移植肾排斥反应

（左）肾小球显示广泛基底膜双轨化 ➡ 伴内皮细胞肿胀 ➡ 和轻度系膜溶解，系 13 岁同种异体肾移植患者，TMA 与西罗莫司使用有关
（右）如这例活检所见，TMA 的特征为内皮下间隙扩张，内皮细胞膜 ➡ 从内皮细胞和有絮状物 ➡ 的 GBM 上剥离，本例 TMA 系使用 VEGF 诱捕剂阿柏西普引起

西罗莫司引起 TMA 的内皮细胞肿胀

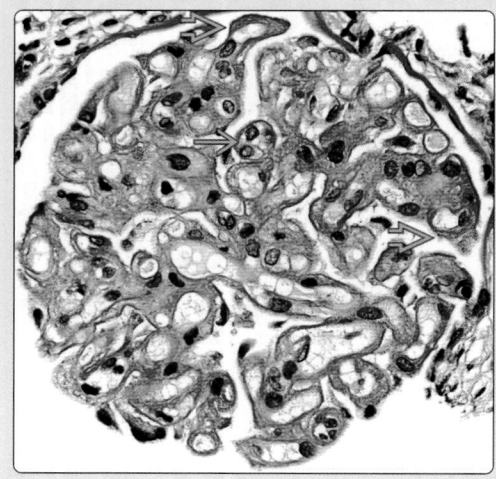

TMA 内皮下扩张

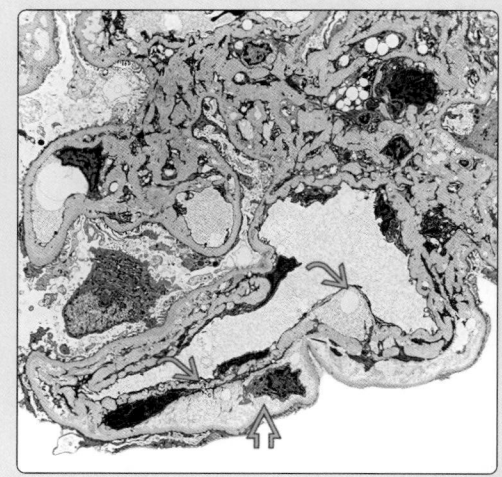

（左）39 岁女性，肾移植术后 3 周出现急性肾衰竭，毛细血管腔内可见纤维蛋白血栓 ➡，TMA 系环孢素毒性所致
（右）64 岁 TMA 患者，可见 GBM 双轨和系膜细胞插入 ➡，患者接受阿柏西普（VEGF 诱捕剂）治疗前列腺癌，尿腔内也可见纤维蛋白 ➡

环孢素毒性引起纤维蛋白血栓

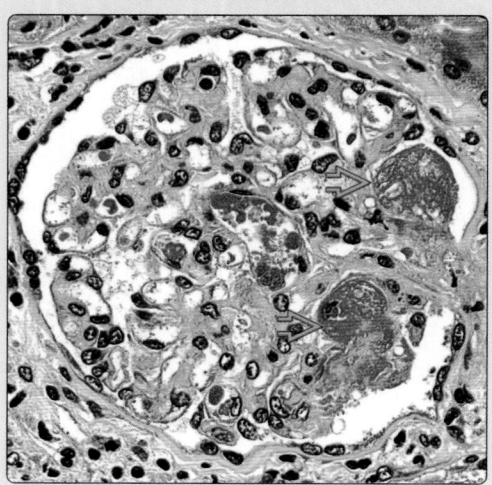

抗 VEGF 治疗引起 GBM 双轨化

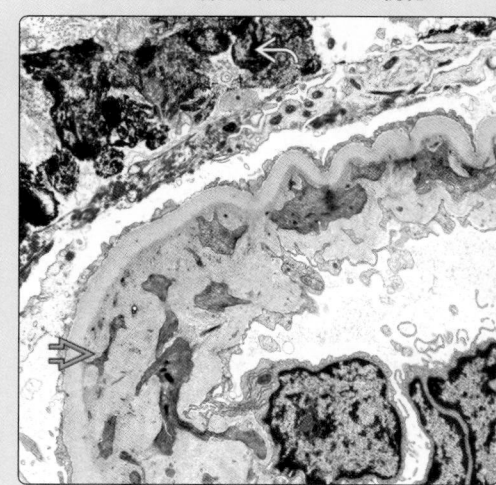

术语

缩写

- 血栓性微血管病(thrombotic microangiopathy, TMA)

定义

- 药物引起的非典型溶血尿毒症综合征(HUS)

病因学/发病机制

TMA 诱导机制

- 剂量相关毒性引起直接内皮细胞损伤
  - 数周或数月后逐渐出现肾衰竭
- 免疫介导的与剂量不相关的特发性反应
  - 突发严重的全身症状伴无尿性肾衰竭

涉及药物

- \>60 种药物与 TMA 有关
  - 难以确定因果关系
- 化疗药物
  - 丝裂霉素 C
    - 剂量依赖性内皮细胞毒性
    - 最后一次给药到 TMA 发作的中位时间:约 75 天
  - 吉西他滨
    - 内皮损伤导致 TMA
    - 从治疗开始到 TMA 发病的中位时间:6～8 个月
    - 停药后>50% TMA 缓解
  - 蛋白酶体抑制剂
    - 硼替佐米,卡非佐米,伊沙佐米
  - 其他药物
    - 博莱霉素,顺铂,奥沙利铂,柔红霉素,长春新碱,脱氧霉素,多西紫杉醇
    - 危险因素:*CD46* 基因突变(顺铂)
- 抗 VEGF 治疗
  - 贝伐单抗(抗 VEGF 单克隆抗体),阿柏西普(VEGF 捕获剂)
    - 肾小球内皮细胞存活需要足细胞合成 VEGF
    - 抗 VEGF 治疗经 VEGF 信号通路阻断足细胞与内皮细胞间的跨膜通信
    - 阻断内皮细胞合成一氧化氮血管扩张剂,导致内皮细胞损伤和高血压
    - TMA 最常见,发生约 50%
      - TMA 发生在治疗开始后 1 周到 9 个月
      - 停药后可出现症状
      - 轻度蛋白尿(约 20%)
      - 肾病范围蛋白尿(约 2%)
    - 其他病理改变 ±TMA
      - 眼内抗 VEGF 治疗后亦可发生局灶节段性肾小球硬化症(FSGS)
      - 塌陷性肾小球病
      - 微小病变性肾病(MCD)
      - 系膜增生性肾小球肾炎
      - 冷球蛋白血症性肾小球肾炎

- 局灶免疫复合物性增生性肾小球肾炎;少数病例可见 VEGF 染色的假血栓
- IgA 肾病
  - 酪氨酸激酶抑制剂
    - 抑制 VEGF 受体(舒尼替尼,索拉非尼,帕唑帕尼,尼达尼布,乐伐替尼,其他)
    - 蛋白尿(7%～37%);肾病综合征(1%～2%)
    - 最常见病理改变:FSGS, MCD
    - 也有 TMA 的报道
    - 尼达尼布(治疗特发性肺纤维化)为酪氨酸激酶抑制剂
      - 抑制成纤维细胞生长因子、PDGFR 和 VEGF 受体
      - TMA 可能与 VEGF 抑制剂相关
- 免疫检查点抑制剂
  - CTLA4、PD-1 和 PD-L1 抑制剂
  - 单用或联合使用可引起肾脏限制性 TAM
- 免疫调节剂
  - 钙调磷酸酶抑制剂(CNI)
    - 环孢素和他克莫司与 TMA 相关
    - 由于前列腺素合成或活化蛋白 C 形成减少导致内皮细胞毒性
    - 环孢素可降低丛生蛋白表达
      - 末端补体复合物形成的液相调节器
    - 毒性反应常见于移植后前 6 个月
    - 大多数情况下,环孢素或他克莫司毒性作用可在 TMA 消退后或患者能够耐受药物切换后恢复
  - 哺乳动物雷帕霉素靶蛋白(mTOR)抑制剂
    - 西罗莫司和依维莫司可引起移植后新发 TMA,并增加复发性非典型 HUS 风险
    - mTOR 调节 VEGF 的产生和细胞周期
    - 抑制 VEGF 可导致内皮细胞损伤
    - 并用 CNI 可加重毒性
- 噻吩吡啶类抗血小板药物
  - 噻氯匹定和氯吡格雷
    - 用药后 TMA 发生<1 个月(或甚至 1 周)
    - 直接导致内皮细胞毒性
    - ADAMTS13 水平可能极低(<5%),和检测到抗 ADAMTS13 抑制剂
    - 有报道 *CFH* 基因多态性风险见于噻氯匹定诱发的血栓性血小板减少性紫癜(TTP)病例
- 奎宁
  - 用于治疗疟疾和夜间腿部抽筋的药物
  - 还有奎宁水和一些草药辅剂
  - 患者产生抗血小板糖蛋白 I b/Ⅸ 或 Ⅱb/Ⅲa 复合物抗体
  - TMA 与剂量无关,可在摄入多年后发生,再应用后复发
- α 干扰素, β 干扰素
  - 可诱导抗磷脂抗体或抗 ADAMTS13 抗体
- 阿片类药物
  - 羟吗啡酮(奥帕纳 ER),羟考酮(奥施康定)
    - 氧化聚乙烯(PEO),作为一种惰性成分添加以防止静脉滥用,被认为是导致 TMA 的原因
- 成瘾药物
  - 可卡因,摇头丸/MDMA

第三章　血管疾病

- 其他药物
  - NSAID, 辛伐他汀, 抑肽酶, H$_2$ 受体拮抗剂, 丙戊酸, 喹硫平, 雌激素 / 黄体酮, siRNA

临床特征

表现

- 轻度到肾病范围蛋白尿
- 镜下血尿
- 轻度肾功能不全或急性肾衰竭
- 恶性高血压

实验室检查

- 血小板减少
- 外周血涂片出现碎裂细胞
- 血清乳酸脱氢酶升高
- 应用噻吩吡啶的 TMA 病例 ADAMTS13 水平可能比较低
- 血清补体和基因检测可能对某些患者有帮助

治疗

- 停用相关药物
- 血浆置换在某些情况下很有帮助

预后

- 预后不一, 通常高发病率和死亡率
- 若 TMA 局限于肾脏, 如肾移植后发生, 多预后较好

镜下特征

组织学特征

- 肾小球
  - 纤维蛋白血栓和内皮肿胀
  - 毛细血管祥缺血性塌陷
  - 系膜溶解
  - 慢性期 GBM 双轨化
- 肾小管间质
  - 急性肾小管损伤伴上皮变性
  - 肾小管萎缩和间质纤维化可能与潜在的慢性肾病有关
- 微动脉和小叶间动脉
  - 内皮细胞肿胀和纤维蛋白样坏死
  - 无相关的动脉炎症

辅助检查

免疫荧光

- 肾小球和动脉血栓纤维蛋白染色
- 肾小球和血管中非特异性 C3、IgM 着色
- 无免疫复合物证据

电镜

- 肾小球
  - 透明物引起内皮肿胀和内皮下扩张
    - 内皮窗孔缺失
  - 毛细血管腔内血小板和纤维蛋白
  - 某些病例可见血管腔内或内皮下电子致密至疏松物质

- 见于节段性 IgM 和 C3 沉积病例
- 通常与内皮细胞丢失或双轨有关
- 足细胞足突通常保存完好
  - 舒尼替尼毒性引起的足突消失与严重蛋白尿有关

鉴别诊断

其他原因引起的 TMA

- 需排除恶性高血压、感染、产后 HUS、硬皮病、HUS/TTP
- 临床病史及自身抗体的血清学证据, 有助于确定病因

抗体介导的移植肾排斥反应

- C4d 染色和供体特异性抗体通常阳性
- 移植肾活检难以鉴别
- 如果出现肾小球炎, 肾小管间质炎和管周毛细血管炎对诊断有帮助

诊断要点

临床相关病理特征

- 单纯肾脏受累预后好于系统性受累
- 活检显示孤立性肾小球 TMA 预后好于小动脉受累

病理解读要点

- 病因不能仅根据活检结果来确定
- 轻症患者血小板减少和外周血涂片中碎裂细胞可能不明显

参考文献

1. Delsante M et al: Lenvatinib-related renal microangiopathy: a case series. Virchows Arch. 480(2):467-73, 2022
2. Mazzierli T et al: Drug-induced thrombotic microangiopathy: an updated review of causative drugs, pathophysiology, and management. Front Pharmacol. 13:1088031, 2022
3. Camilleri M et al: Thrombotic microangiopathy in untreated myeloma patients receiving carfilzomib, cyclophosphamide and dexamethasone on the CARDAMON study. Br J Haematol. 193(4):750-60, 2021
4. Hanna RM et al: Thrombotic microangiopathy and acute kidney injury induced after intravitreal injection of vascular endothelial growth factor inhibitors VEGF blockade-related TMA after intravitreal use. Front Med (Lausanne). 7:579603, 2020
5. Miller AJ et al: Chronic microangiopathy due to DCR-MYC, a Myc-targeted short interfering RNA. Am J Kidney Dis. 75(4):513-6, 2020
6. Saleem R et al: Drug-induced thrombotic microangiopathy: an updated systematic review, 2014-2018. Am J Hematol. 93(9):E241-3, 2018
7. Hunt R et al: A mechanistic investigation of thrombotic microangiopathy associated with IV abuse of Opana ER. Blood. 129(7):896-905, 2017
8. Izzedine H et al: Kidney diseases associated with anti-vascular endothelial growth factor (VEGF): an 8-year observational study at a single center. Medicine (Baltimore). 93(24):333-9, 2014
9. Riedl M et al: Spectrum of complement-mediated thrombotic microangiopathies: pathogenetic insights identifying novel treatment approaches. Semin Thromb Hemost. 40(4):444-64, 2014
10. Ruebner RL et al: Nephrotic syndrome associated with tyrosine kinase inhibitors for pediatric malignancy: case series and review of the literature. Pediatr Nephrol. 29(5):863-9, 2014
11. Usui J et al: Clinicopathological spectrum of kidney diseases in cancer patients treated with vascular endothelial growth factor inhibitors: a report of 5 cases and review of literature. Hum Pathol. 45(9):1918-27, 2014
12. Yahata M et al: Immunoglobulin A nephropathy with massive paramesangial deposits caused by anti-vascular endothelial growth factor therapy for metastatic rectal cancer: a case report and review of the literature. BMC Res Notes. 6:450, 2013
13. Eremina V et al: VEGF inhibition and renal thrombotic microangiopathy. N Engl J Med. 358(11):1129-36, 2008
14. Stokes MB et al: Glomerular disease related to anti-VEGF therapy. Kidney Int. 74(11):1487-91, 2008

西罗莫司治疗患者肾小球纤维蛋白血栓

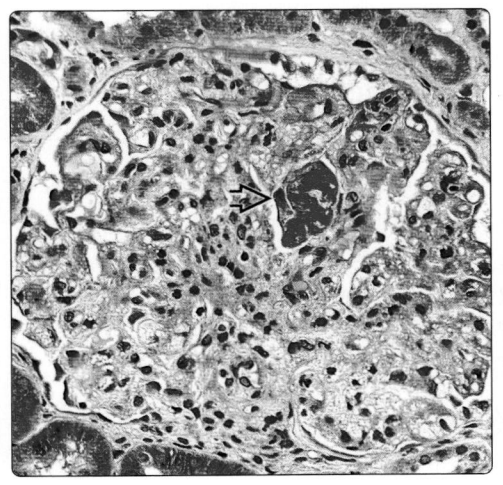

小动脉内皮细胞肿胀

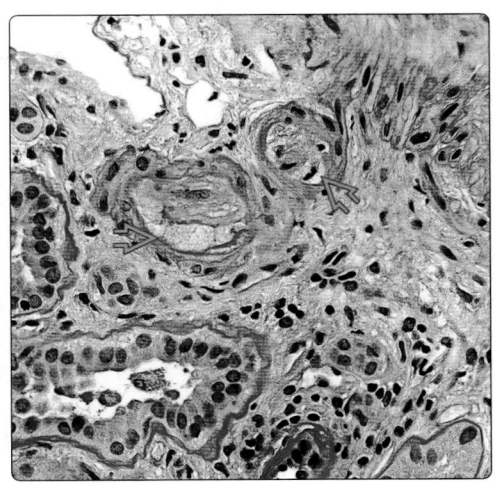

（左）本例 TMA 活检标本三色染色显示肾小球纤维蛋白血栓 ▷ 染成红色，组织学特征无法区分 TMA 病因，该例临床支持西罗莫司毒性

（右）小叶间动脉显示严重内膜水肿 ▷ 伴管腔闭塞，未见提示血管炎的炎症浸润，这例移植后活检显示的小动脉 TMA 改变系西罗莫司引起

微动脉纤维蛋白样坏死

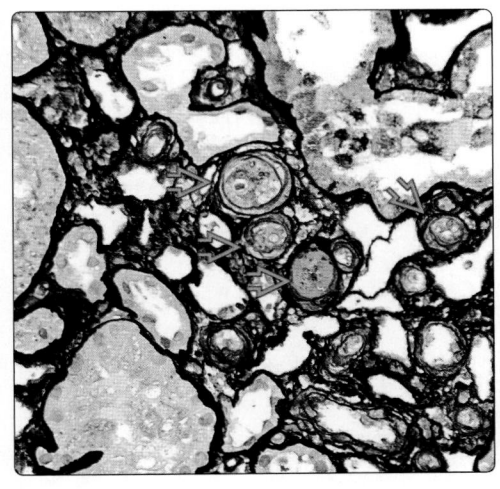

尼达尼布治疗相关的慢性 TMA

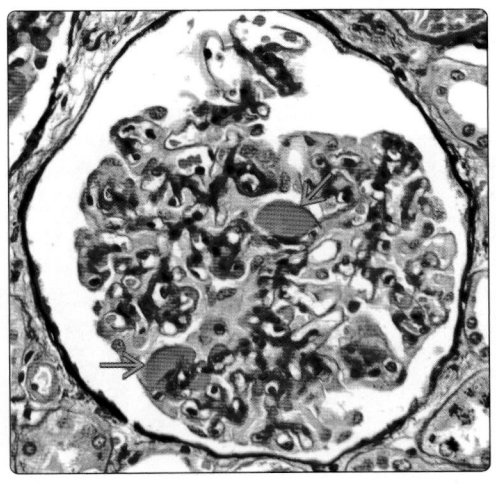

（左）小动脉横切面显示内皮细胞肿胀 ▷ 夹杂红细胞和凋亡碎屑，这些 TMA 改变系转移性前列腺癌患者接受了 VEGF 诱捕治疗所致

（右）肾脏标本来自 1 例有特发性肺纤维化病史的患者，该患者已接受尼达尼布治疗至少两年。肾小球中可见银染色（－）▷ 和 PAS（＋）的假性动脉瘤以及 GBM 双轨

贝伐单抗引起纤维蛋白血栓

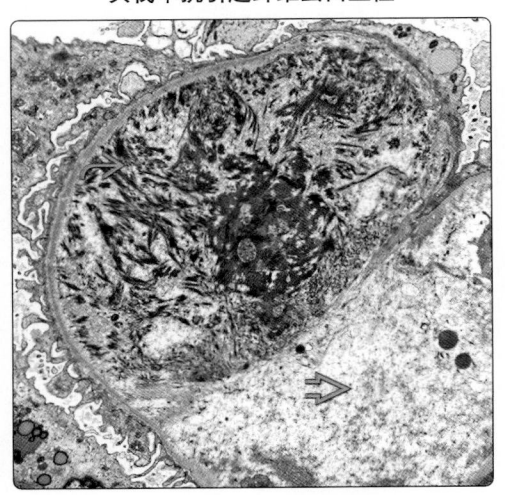

苏尼替尼引起的蛋白尿和 TMA

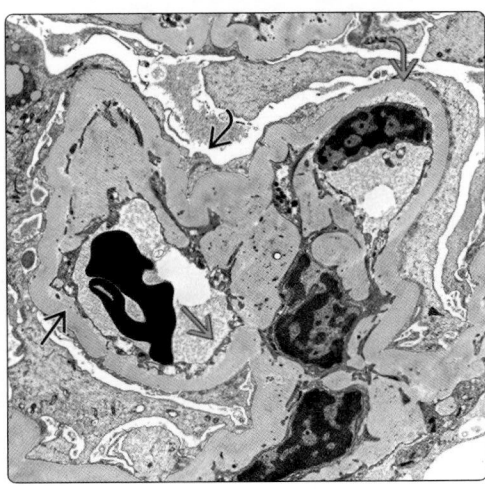

（左）肾小球毛细血管被纤维蛋白类晶团聚体 ▷ 和解聚的纤维蛋白 ▷ 阻塞，内皮细胞缺失，该患者应用贝伐单抗治疗神经内分泌癌，临床出现蛋白尿和 TMA

（右）糖尿病患者应用舒尼替尼约 10 个月后出现蛋白尿，肾小球内皮细胞显示窗孔缺失 ▷、脱离 ▷、空泡化和内皮下透亮区 ▷，并有广泛足突消失 ▷。GBM 增厚系糖尿病所致

（向娟 译，郑珍　滕晓东 审）

要　点

术语

- 产后期发生的溶血性尿毒症综合征(HUS),以微血管病性溶血性贫血、血小板减少和急性肾衰竭为特征

病因学/发病机制

- 许多编码因子 H、因子 I、C3 和膜辅因子蛋白的基因发生突变
- 单核苷酸多态性和单倍型域的补体基因可增加易感性
- 产前保护机制在产后即刻对易感人群产生危害

临床特征

- 在产后 24 小时至几周内发生
- 实验室检测示外周血涂片见碎裂红细胞,乳酸脱氢酶(LDH)升高,血小板减少
- 推荐行补体筛查和遗传学突变分析筛查

- 血浆置换和类固醇可能有用
- 依库丽单抗成功用于治疗 HUS

镜下特征

- 肾小球内皮细胞肿胀、碎裂的红细胞和纤维蛋白血栓
  - 慢性期以分叶状外观和双轨表现为主
- 小动脉纤维蛋白血栓和黏液样内膜水肿
- 重症患者出现皮质坏死和梗死
- 电子透明絮状物和系膜溶解致内皮下扩张
- 无电子致密沉积物

主要鉴别诊断

- 血栓性血小板减少性紫癜(TTP)
- 先兆子痫与 HELLP 综合征
- 其他原因引起的血栓性微血管病

(左)产后 HUS,显示肾小球内皮细胞肿胀➡、剥蚀,毛细血管腔内纤维蛋白血栓形成➡,患者 6 天前出现 HELLP 综合征接受剖宫产手术
(右)27 岁先兆子痫患者,产后 1 周,因急性肾衰竭行肾活检,显示弥漫性内皮细胞肿胀,小动脉内可见局灶纤维蛋白血栓,符合产后 HUS

产后 HUS 纤维蛋白血栓

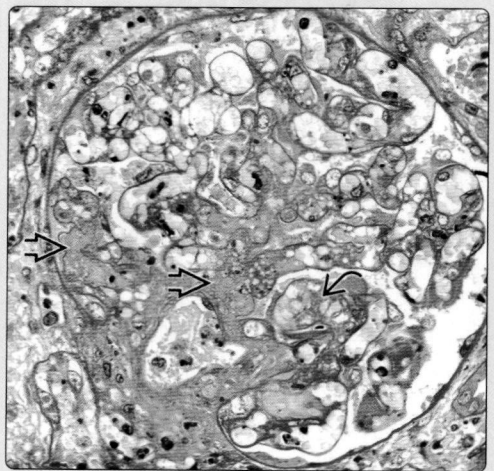

弥漫性肾小球内皮细胞肿胀

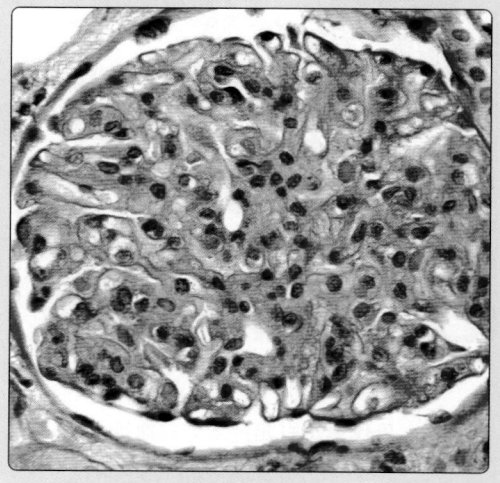

(左)产后 HUS 患者,活检显示小动脉纤维蛋白血栓➡间杂红细胞,邻近的肾小管腔内也可见纤维蛋白带➡,活检显示肾皮质坏死特征
(右)超微结构上,产后 HUS 表现为内皮下➡和系膜区➡电子透明物聚集,活检标本中还可见肾小球和小动脉纤维蛋白血栓

小动脉纤维蛋白血栓和肾小管损伤

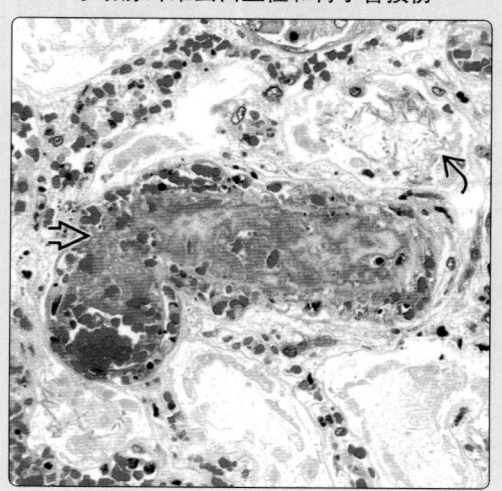

内皮下电子透明物

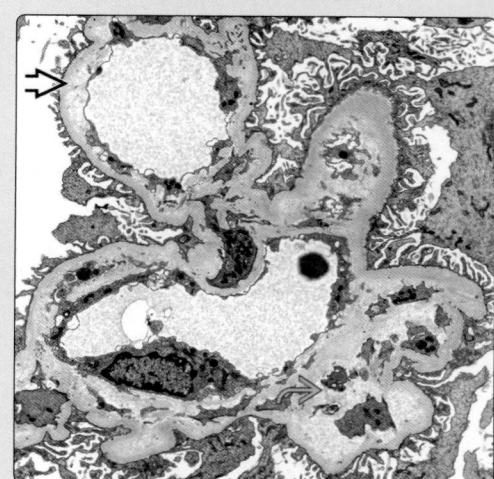

术语

缩写

- 产后溶血尿毒症综合征(hemolytic uremic syndrome, HUS)

定义

- 产后发生的 HUS,以微血管病性溶血性贫血、血小板减少和急性肾衰竭为特征
  - 绝大多数分类为非典型 HUS
    - 偶尔有产后期感染相关性(vero 毒素)经典型 HUS

病因学/发病机制

与产前、产后并发症有关

- 子痫前期,胎儿死亡,产科出血,妊娠期急性脂肪肝

补体系统遗传异常

- 补体基因突变高发生率(大宗报道为 56%)
  - 编码 H 因子(*CFH*)、I 因子(*CFI*)、C3(*C3*)、膜辅因子蛋白(*CD46*)基因突变
    - C3 转化酶影响补体旁路通路级联的正常调节
    - 突变导致定量缺陷或削弱与 C3b 的结合
      - C3 转化酶引起补体旁路通路的持续活化
    - 突变最常见于补体因子 H(*CFH*)
      - *CFH*、*CFI* 和 *CD46* 基因突变为功能缺失,而 *C3* 突变为功能获得
      - 在一个系列中 14% 患者至少有 >1 个的突变
  - 过度补体活化导致内皮损伤和促凝状态
    - 肾小球毛细血管内皮窗孔可能更易受累
  - 突变本身不足以引起非典型 HUS
    - 遗传性补体异常可引起先兆子痫和胎儿丢失率增加
- *CFH*、*CD46* 和 *CFHR1* 基因单核苷酸多态性和单倍型区块增加对疾病的易感性
  - >50% 患者存在 *CFH* 和 *CD46* 基因高风险相关单倍型的纯合性
    - 目前确定的高危单倍型为 CFH TGTGT 和 MCP GGAAC
      - 非典型 HUS 的风险增加 3~4 倍
- 不完全外显率可解释受累个体的疾病异质性
  - 非外显率为 50%
  - >50% 产后 HUS 患者既往妊娠无异常
  - 其他触发因素,如妊娠、感染、药物、自身免疫性疾病、移植等,可引起非典型 HUS 的表现

产后期易感性增加

- 生理机制保护胎儿免受母体补体介导的免疫攻击
  - 补体调节因子,如膜辅因子蛋白、衰变加速因子和 CD59 表达于滋养层细胞
  - H 因子可由滋养层细胞合成
  - 胎儿也受益于父系遗传的补体调节因子
  - 所有这些机制都下调 C3 转化酶,阻止补体活化

- 产前保护机制可能在产后即刻对易感个体产生危害
  - 突然缺乏补体调节因子
  - 围产期炎症、感染、出血可激活补体旁路途径

其他

- 其他病因包括感染和抗心磷脂抗体
- 血栓性血小板减少性紫癜(TTP)可在产后发生,但在妊娠后期的第 2 期和第 3 期中更为常见

临床特征

流行病学

- 发病率
  - 约 1/25 000 妊娠妇女
  - 约 76% 妊娠相关性非典型 HUS 发生在产后期
    - 也可能发生在孕期(24%)
    - 58% 发生于首次妊娠
  - 产后亚型占非典型 HUS 约 15%

表现

- 症状出现在产后 24 小时至数周
  - 急性肾衰竭(71% 患者需要透析)
  - 血尿,蛋白尿
  - 发热,恶性高血压
  - 肾外症状约 14%(神经性 9%,肺 6%)
  - 微血管溶血、血小板减少症及严重肾衰竭三联征
- 非典型 HUS 病史
  - 5% 发生在产后
  - 20% 发生在妊娠期间
- 产后持续性及严重肾功能异常提示非典型 HUS
- 产前并发症常见:胎儿死亡,先兆子痫,出血

实验室检查

- 溶血性贫血,Coombs 实验阴性
  - 外周血涂片见碎裂红细胞
- 血小板减少(85%)
- 乳酸脱氢酶升高
- 低触珠蛋白
- 低补体血症(39%)
  - 约 56% 检出补体基因突变
  - *CFH* 突变最常见(30%)
- ADAMTS13 可排除 TTP

治疗

- 补体抑制
  - 依库珠单抗,系阻断 C5 活性的重组人单克隆抗体
    - 在妊娠期和产后可安全及成功地使用于有 *CFH* 和 *CFI* 突变记录的患者
    - 需免疫接种预防脑膜炎球菌感染
  - Ravulizumab,新的抗 C5 单抗(改进型依库珠单抗)
- 血浆置换和类固醇

○ 经验性治疗应在补体检测和基因检测结果出来前开始

○ 5 天内不能诱导血栓性微血管病缓解,可能需要使用依库珠单抗治疗

预后

- 未使用依库珠单抗治疗 24% 进展为 ESRD 或死亡
  - 有报道 17 例使用依库珠单抗治疗 ESRD 或死亡为 0
  - 有补体基因突变者 ESRD 更常见(64%)
- 肾移植术后复发(42%)
  - 80% 已知 H 因子突变患者因疾病复发导致移植物丢失
- H 因子缺乏可通过肝肾联合移植来纠正
  - 肝脏合成补体因子
  - 移植本身可能为触发因素,因此可能需要围手术期血浆置换

镜下特征

组织学特征

- 肾小球
  - 肾小球内皮细胞肿胀
  - 碎裂性红细胞
  - 纤维蛋白血栓
    - 慢性期以分叶状和双轨表现为主
- 肾小管和间质
  - 急性肾小管损伤伴刷状缘缺失及上皮简化
  - 严重病例出现肾皮质坏死和梗死
- 血管
  - 小动脉内纤维蛋白血栓和黏液性内膜水肿

辅助检查

免疫荧光

- 微动脉纤维蛋白血栓纤维蛋白原染色

电镜

- 肾小球
  - 电子透明絮状物和系膜溶解致内皮下扩张
  - 毛细血管腔或内皮下可见纤维蛋白类晶团聚体和解聚纤维蛋白
  - 慢性期 GBM 重塑与新生基底膜形成
  - 无电子致密沉积物
- 血管
  - 纤维蛋白类晶团聚体和解聚纤维蛋白
  - 碎裂性红细胞

鉴别诊断

TTP

- ADAMTS13 缺乏或存在抗 ADAMTS13 自身抗体
- 已知 TTP 患者,妊娠可能诱发初始表现或加重复发
  - 妊娠期因 ADAMTS13 进行性生理性降低致耐受性差
- 通常出现在妊娠后期第 2 期和第 3 期(23~26 周)
- 肾脏受累通常较轻,以神经系统症状为主
- 治疗包括血浆置换、类固醇、利妥昔单抗

HELLP 综合征

- 发生于妊娠后期(>20 周),但也可在产后立即出现
- 严重型先兆子痫
- 治疗包括降压治疗、硫酸镁、血浆置换、分娩

其他原因引起的血栓性微血管病

- 抗磷脂抗体综合征常在妊娠期间和产后发生
- 临床和血清学检测可确定潜在的病因,如药物、感染、肿瘤或自身免疫性疾病

参考文献

1. Sarno L et al: A life-threating postpartum atypical hemolytic-uremic syndrome with multiorgan involvement. J Clin Med. 11(23):6957, 2022
2. Gäckler A et al: Efficacy and safety of the long-acting C5 inhibitor ravulizumab in patients with atypical hemolytic uremic syndrome triggered by pregnancy: a subgroup analysis. BMC Nephrol. 22(1):5, 2021
3. Amari Chinchilla K et al: Complement-mediated disorders in pregnancy. Adv Chronic Kidney Dis. 27(2):155-64, 2020
4. Gupta M et al: Pregnancy-associated atypical hemolytic uremic syndrome: a systematic review. Obstet Gynecol. 135(1):46-58, 2020
5. Ramachandran R et al: Postpartum renal cortical necrosis is associated with atypical hemolytic uremic syndrome in developing countries. Kidney Int Rep. 4(3):420-4, 2019
6. Fox LC et al: Consensus opinion on diagnosis and management of thrombotic microangiopathy in Australia and New Zealand. Nephrology (Carlton). 23(6):507-17, 2018
7. Bruel A et al: Hemolytic uremic syndrome in pregnancy and postpartum. Clin J Am Soc Nephrol. 12(8):1237-47, 2017
8. Riedl M et al: Spectrum of complement-mediated thrombotic microangiopathies: pathogenetic insights identifying novel treatment approaches. Semin Thromb Hemost. 40(4):444-64, 2014
9. Ardissino G et al: Eculizumab for atypical hemolytic uremic syndrome in pregnancy. Obstet Gynecol. 122(2 Pt 2):487-9, 2013
10. Fakhouri F et al: Pregnancy-associated hemolytic uremic syndrome revisited in the era of complement gene mutations. J Am Soc Nephrol. 21(5):859-67, 2010
11. Goodship TH et al: Pulling the trigger in atypical hemolytic uremic syndrome: the role of pregnancy. J Am Soc Nephrol. 21(5):731-2, 2010
12. Magee CC et al: Case records of the Massachusetts General Hospital. Case 2-2008. A 38-year-old woman with postpartum visual loss, shortness of breath, and renal failure. N Engl J Med. 358(3):275-89, 2008
13. Sánchez-Luceros A et al: von Willebrand factor-cleaving protease (ADAMTS13) activity in normal non-pregnant women, pregnant and post-delivery women. Thromb Haemost. 92(6):1320-6, 2004
14. Segonds A et al: Postpartum hemolytic uremic syndrome: a study of three cases with a review of the literature. Clin Nephrol. 12(5):229-42, 1979

系膜区碎裂性红细胞嵌入

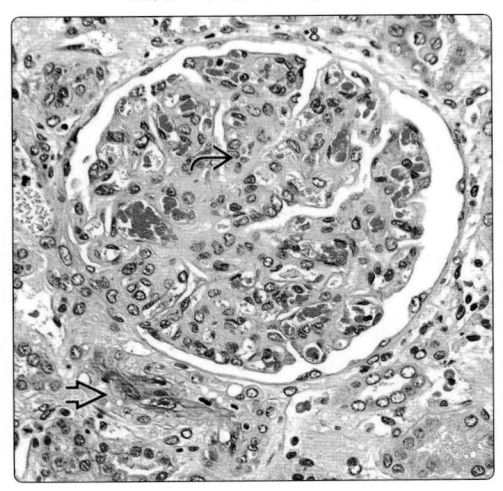

肾小球非特异性 IgM 沉积

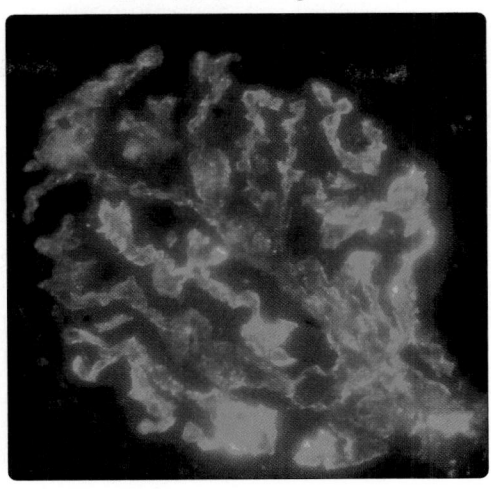

（左）患者产后 1 周发生急性肾衰竭，与产后 HUS 有关，小动脉内可见纤维蛋白血栓➡️，肾小球系膜区见碎片性红细胞嵌入➡️

（右）免疫荧光显示肾小球非特异性 IgM 沉积，活检标本为年轻女性，产后 1 周发现血清肌酐水平持续升高，光镜符合血栓性微血管病

产后肾小球纤维蛋白血栓

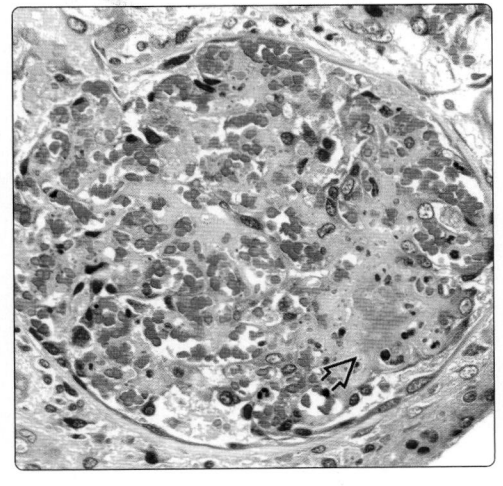

产后 HUS 肾皮质坏死

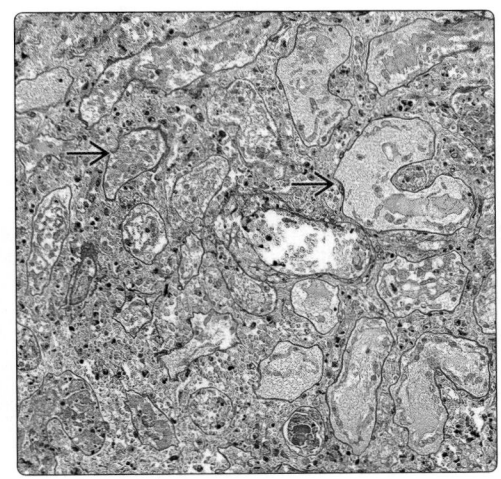

（左）33 岁女性，人身 25 周因 HELLP 综合征接受剖宫产手术，近日患者出现急性肾衰竭，肾活检显示肾小球纤维蛋白血栓➡️，支持产后 HUS，同时可见广泛肾皮质坏死

（右）严重产后 HUS 可出现广泛皮质坏死，几个微动脉中见纤维蛋白血栓可能与皮质坏死有关，梗死的肾实质内仅见肾小管轮廓➡️

肾小球内血小板聚集

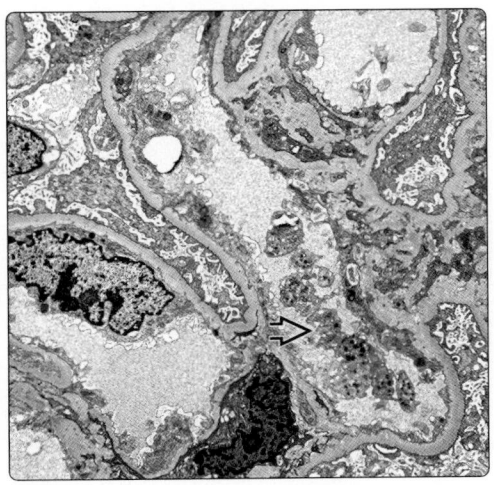

GBM 双轨化

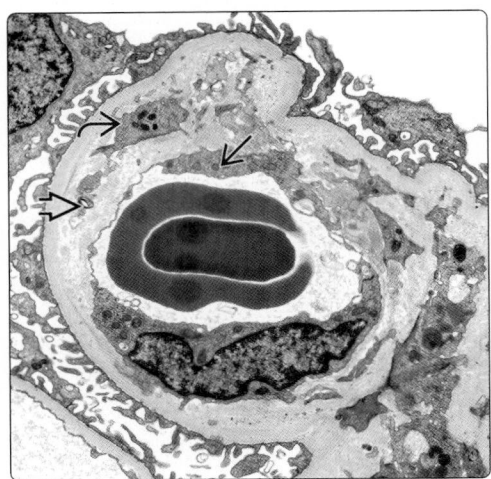

（左）肾小球毛细血管腔内可见血小板聚集➡️，27 岁女性，出现急性肾衰竭及产后 HUS，光镜显示典型的血栓性微血管病

（右）产后 HUS 中透明凝絮物导致内皮下扩张➡️，内皮细胞反应和窗孔缺失➡️，双轨的 GBM 中可见血小板嵌入➡️

（向娟　译，郑珍　滕晓东　审）

第三章　血管疾病

要　点

术语

- 表现为皮肤(指端硬化、毛细血管扩张症、雷诺现象)、肾脏[硬皮病肾危象(SRC)]和其他器官(肺、心脏、胃肠道)纤维化微血管病理改变的特发性系统性疾病

病因学/发病机制

- 特发性
- 内皮细胞和/或成纤维细胞自身抗体>50%
  - 增加基质成分合成
  - 血管通透性增加,内皮细胞凋亡,内膜水肿和血小板聚集
- 5%～31% 为抗 RNA 多聚酶Ⅲ抗体
  - SRC 风险增加

临床特征

- SRC: 25%患者前期无 SS 诊断
  - 急性肾衰竭

- 新发恶性高血压(10% 为正常血压)
  - 头痛、发热、全身乏力、抽搐、视觉障碍、呼吸困难或心律失常
- 治疗:血管紧张素转换酶(ACE)抑制剂

镜下特征

- TMA 累及弓形动脉和小叶间动脉
  - 内膜黏液性水肿、内皮细胞肿胀导致洋葱皮样外观
  - 管腔闭塞和碎裂性红细胞
  - 纤维蛋白栓和纤维蛋白样坏死
- 肾小球毛细血管祥缺血性塌陷
- 免疫荧光:血管壁 fibrin、IgM、C3 沉积
- 电镜:内皮细胞肿胀,缺失和反应性改变;GBM 双轨化,无免疫复合物沉积

主要鉴别诊断

- 其他原因引起的血栓性微血管病(TMA)

TMA

反应性肾小球内皮细胞

(左)SRC 中肾小球相对不受累,这例 37 岁女性表现为雷诺现象和硬皮病特征,相邻的小动脉因 TMA 呈洋葱皮样外观 ➡
(右)肾小球内皮细胞表现为广泛的窗孔缺失和胞质扩张 ➡,系损伤和反应性改变。足细胞广泛足突融合 ➡,GBM 除了因动脉病引起的皱褶外基本正常

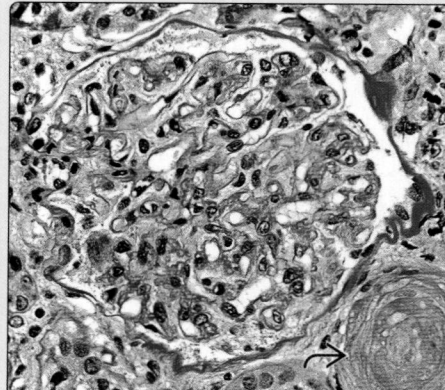
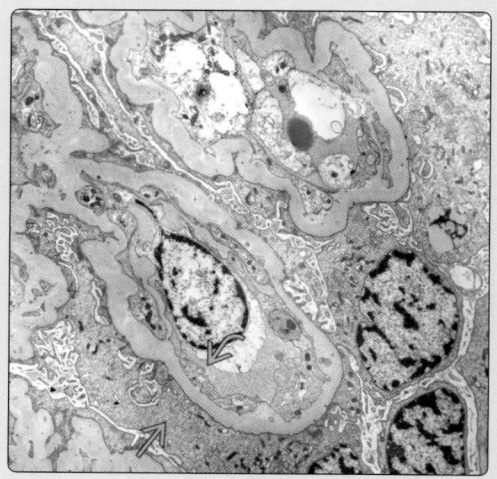

急性动脉病变

动脉壁纤维蛋白沉积

(左)SRC 引起的 TMA 以动脉和小动脉改变为主,小叶间动脉因内膜水肿而完全闭塞 ➡,并见单核细胞浸润,类似同种异体移植肾动脉内膜炎
(右)急性损伤的动脉显示动脉壁纤维蛋白沉积,IgM 和 C3 亦常见沉积,推测为非特异性捕获

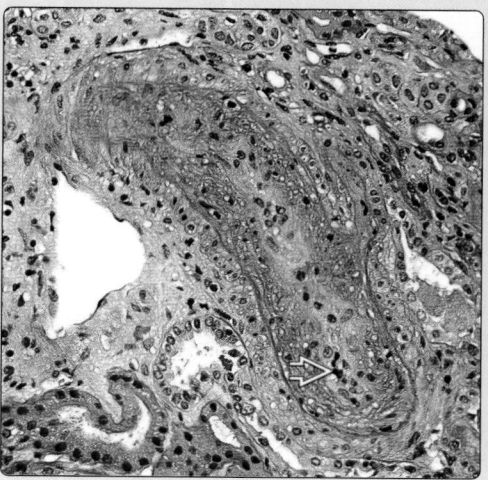
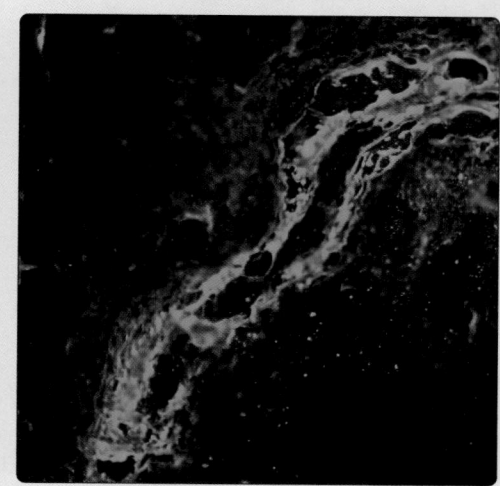

术语

缩写

- 硬皮病肾危象（scleroderma renal crisis，SRC）

同义词

- 系统性硬化症（systemic sclerosis，SS）

定义

- 表现为皮肤（指端硬化、毛细血管扩张症、雷诺现象）和其他器官（肾、肺、心、胃肠道）纤维化微血管病理改变的疾病
- 以 TMA 为特征的急性肾损伤

病因学 / 发病机制

特发性

- 目前的证据表明，内皮细胞和成纤维细胞为自身免疫机制的靶点

血管损伤

- 血管通透性增加、内皮细胞凋亡、内膜水肿和血小板聚集
- 内皮素 -1（ET-1）/血管收缩增加
- 44%～84% 有内皮细胞自身抗体
  - 与更严重的血管病变相关
  - 体外诱导细胞凋亡
  - 特异性未知

成纤维细胞

- 基质成分合成增加
  - 皮肤 I 型胶原 mRNA 表达增加
- 成纤维细胞 TGF-β 受体表达增加
- 血小板衍生生长因子、结缔组织生长因子增加
- 成纤维细胞自身抗体
  - 抗纤维蛋白 -1
    - ＞50% 的 SS 中可检出
    - 体外成纤维细胞活化
      - 基质生成增加，包括 I 型胶原
      - 从基质中释放 TGF-β
      - 基质金属蛋白酶（MMP-1）增加
  - 抗 MMP-1，抗 MMP-3
    - 抑制基质降解

抗细胞内成分的自身抗体

- ＞90% 为抗核抗体
- 这些自身抗体参与发病的机制尚不清楚
  - 有用的预后指标
- 一些高度特异于 SS，并与表型有关，但与发病机制没有明确关联
  - 5%～31% 为抗 RNA 多聚酶Ⅲ
    - 斑点型抗核抗体模式
    - SRC 风险增加 20 倍
  - 15%～42% 为抗异构酶 -1（scl70）
    - 90%～100% 抗体有 SS

- 肺及心脏受累风险增加和预后不良
- 与 SRC 无明显相关
  - 20%～38% 抗着丝点（HEp2 细胞）
    - 与局限型相关；预后较好
    - 也见于系统性红斑狼疮（SLE）、原发性胆汁性肝硬化、干燥综合征和雷诺综合征
  - 4%～10% 抗核仁纤维蛋白（U3RNP）
    - 在非洲裔患者中更常见
    - 与 SRC 和心脏受累有关
- 曾被考虑为相互排斥
  - 多重检测显示约 17% 自身抗体＞1 个

T 细胞介导

- 活化 T 细胞引发的 Th2 反应增加纤维化
- SS 类似于慢性移植物抗宿主病
- 妊娠后混合性嵌合已被证实

SRC

- 严重的血管病变可先于高血压
- 动脉管腔狭窄触发肾素的产生和加重高血压
- 某些 ET-1 受体的多态性使风险增加
- 已知皮质类固醇会促进 SRC
- 肾活检组织检查报告了小动脉内皮细胞中 mTORC1 和 mTORC2 的活化

临床特征

流行病学

- 发病率
  - 10%～20% 弥漫型 SS 患者发生 SRC；局限型 SS 为 6%～7%
  - 北美的抗 RNA 聚合酶Ⅲ抗体检出率最高，与 SRC 流行相关
- 性别
  - 女：男 =3：1
- 种族
  - 黑人发生 SRC 风险增加

表现

- 弥漫型或局限皮肤型
  - 弥漫型有广泛的皮肤纤维化，器官受累发病率较高
  - 局限型远端肢体受累，器官受累发生较晚且较轻微
    - 同义词：钙盐沉着，雷诺现象，食管动力不足，硬皮病，毛细血管扩张症（CREST）
- 皮肤病变
  - 毛细血管扩张症
  - 指端硬化
  - 雷诺现象
- SRC
  - 25% 的患者在没有先前 SS 诊断的情况下出现
  - 新发恶性高血压
    - 10% 为正常血压
  - 血清肌酐升高和急性肾衰竭
  - 头痛，发热，全身乏力，抽搐，视力障碍，呼吸困难，或心律失常

○ 50% 有碎裂红细胞,血小板减少,乳酸脱氢酶升高
○ 经典报告通常在非雷诺症状出现后的头 5 年内发生
○ 有报道在 SS 诊断后最多可延迟 20 年出现晚期表现
- 其他肾脏疾病不常见
  ○ D- 青霉胺引起的膜性肾病或 ANCA 相关性肾小球肾炎
  ○ 合并 SSc-AAV 时 p-ANCA 和抗 MPO 为最常见的 ANCA
- 其他器官
  ○ 吞咽困难(食管受累)
  ○ 呼吸困难(肺部受累)

治疗

- ACE 抑制剂
- ET-1 受体拮抗剂(博沙坦)治疗肺动脉高压和指端溃疡
- 补体抑制(未经证实)
- 骨髓干细胞移植(近期试验)
- 透析、肾移植
  ○ 移植后存活率与非硬皮病相似

预后

- 使用 ACE 抑制剂的 10 年生存率:60%～70%
- 约 50% 需要透析
  ○ 约 50% 患者可恢复足够的肾功能停止透析

镜下特征

组织学特征

- SRC
  ○ 肾小球
    - 纤维蛋白血栓、内皮细胞肿胀和纤维蛋白样坏死
    - 缺血性塌陷
    - 慢性期 GBM 双轨,系膜溶解
    - 通常很少有系膜或毛细血管内细胞增生
    - 新月体不常见,如果有,需考虑 ANCA 相关疾病可能
  ○ 肾小管
    - 急性肾小管损伤
  ○ 动脉
    - 弓形动脉和小叶间动脉更常受累
      □ 管腔狭窄和碎裂性红细胞
      □ 纤维蛋白血栓和纤维蛋白样坏死
    - 内膜黏液样水肿和内皮细胞肿胀导致洋葱皮样外观
      □ 慢性期动脉内弹力膜重复和外膜纤维化
      □ 无相关血管壁炎症
- 后期(慢性)变化
  ○ 动脉内膜纤维化增加
  ○ 肾小管萎缩和间质纤维化加重
  ○ 动脉再通
- 叠加疾病
  ○ ANCA 相关性肾小球肾炎 ± 青霉胺治疗
  ○ 青霉胺相关膜性肾病

辅助检查

免疫组化

- 石蜡包埋肾组织 C4d 呈颗粒状模式
  ○ 与预后不良相关

- 肾小球和动脉 ET-1 表达增加

免疫荧光

- 肾小球和动脉 IgM、C3 和纤维蛋白原染色

电镜

- 电子透明絮状物致内皮肿胀、窗孔缺失及内皮下间隙扩张
- 慢性期 GBM 双轨化、皱褶和系膜细胞插入

鉴别诊断

其他原因的 TMA

- SRC 无皮肤损害
- 临床和血清学有助于区分
  ○ SCR 患者抗 RNA 聚合酶Ⅲ通常阳性

ANCA 相关性肾小球肾炎

- 继发于青霉胺治疗
- 新月体、坏死提示 ANCA 疾病

膜性肾病

- 继发于青霉胺治疗
- GBM 免疫复合物可与 SRC 鉴别

诊断要点

临床相关病理特征

- 不可逆肾衰竭风险增加的特征
  ○ 血管栓塞
  ○ 严重肾小球缺血性塌陷
  ○ 管周毛细血管颗粒状 C4d 沉积
  ○ 小叶间动脉黏液样内膜增厚和 / 或小动脉纤维蛋白样坏死

参考文献

1. Cole A et al: Renal disease and systemic sclerosis: an update on scleroderma renal crisis. Clin Rev Allergy Immunol. 64(3):378-91, 2023
2. Tsuji H et al: Autoantibody profiles associated with morbidity and mortality in scleroderma renal crisis. Rheumatology (Oxford). 61(10):4130-5, 2022
3. Hughes M et al: ANCA in systemic sclerosis, when vasculitis overlaps with vasculopathy: a devastating combination of pathologies. Rheumatology (Oxford). 60(12):5509-16, 2021
4. Chrabaszcz M et al: Renal involvement in systemic sclerosis: an update. Kidney Blood Press Res. 1-17, 2020
5. Hruskova Z et al: Characteristics and outcomes of patients with systemic sclerosis (scleroderma) requiring renal replacement therapy in Europe: results from the ERA-EDTA Registry. Am J Kidney Dis. 73(2):184-93, 2019
6. Sexton DJ et al: End-stage kidney disease from scleroderma in the United States, 1996 to 2012. Kidney Int Rep. 3(1):148-54, 2018
7. Sullivan KM et al: Myeloablative autologous stem-cell transplantation for severe scleroderma. N Engl J Med. 378(1):35-47, 2018
8. Zanatta E et al: Therapy of scleroderma renal crisis: state of the art. Autoimmun Rev. 17(9):882-9, 2018
9. Bose N et al: Scleroderma renal crisis. Semin Arthritis Rheum. 44(6):687-94, 2015
10. Hamaguchi Y et al: Clinical and immunologic predictors of scleroderma renal crisis in Japanese systemic sclerosis patients with anti-RNA polymerase III autoantibodies. Arthritis Rheumatol. 67(4):1045-52, 2015
11. Steen VD: Kidney involvement in systemic sclerosis. Presse Med. 43(10 Pt 2):e305-14, 2014
12. Guillevin L et al: Scleroderma renal crisis: a retrospective multicentre study on 91 patients and 427 controls. Rheumatology (Oxford). 51(3):460-7, 2012

动脉血栓

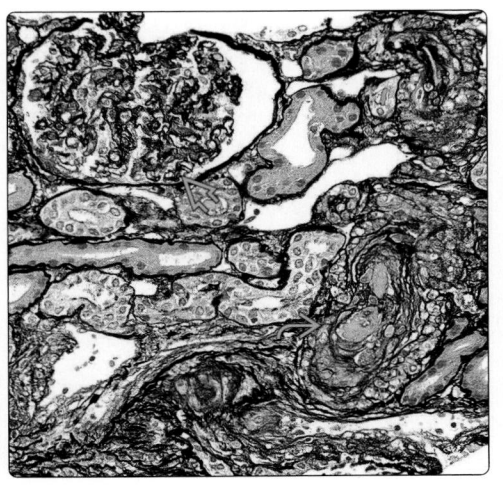

内膜嗜碱性伴红细胞碎片

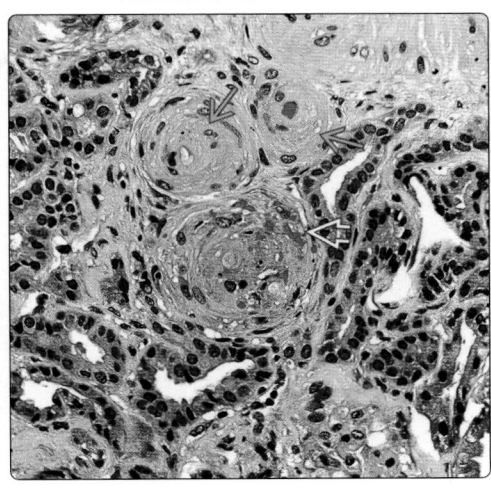

（左）46 岁女性，皮肌炎及提示 SS 特征患者，有急性肾衰竭，小叶间动脉显示内膜水肿伴腔内纤维蛋白血栓 ⤷，邻近肾小球显示轻度缺血性塌陷 ⤷

（右）小叶间动脉横切面显示嗜碱性内膜增厚 ⤷，核碎裂和碎裂性红细胞嵌入（裂细胞）⇨。基于 SS 临床病史，提示这些 TMA 典型特征与 SRC 相关

"洋葱皮"样特征

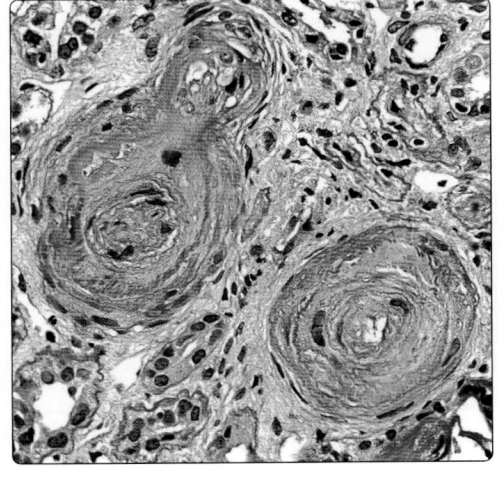

黏液样内膜水肿

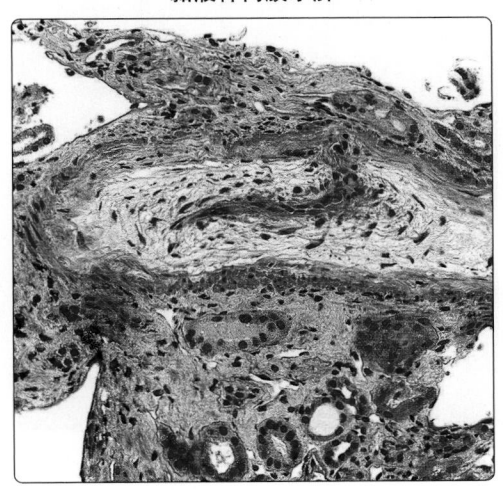

（左）小叶间动脉壁显示同心圆性分层，伴水肿和严重管腔狭窄（"洋葱皮"特征），SRC 中弓形动脉亦同样受累

（右）弓形动脉横切面显示严重内膜黏液样水肿，该例为 64 岁男性 SS 患者，因快速进行性肾衰竭而接受肾活检，活检标本中几乎所有的动脉均受累

内膜细胞增生

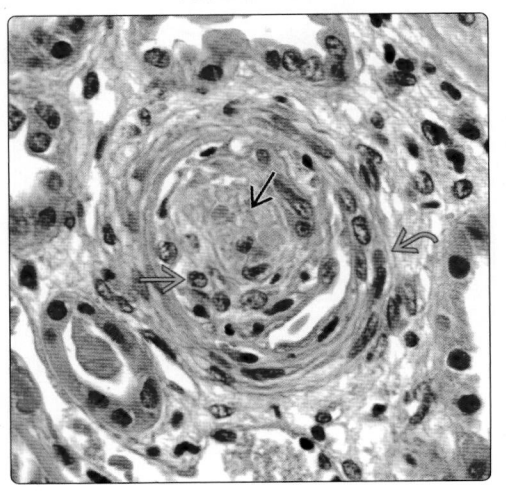

动脉水肿和内膜中的红细胞

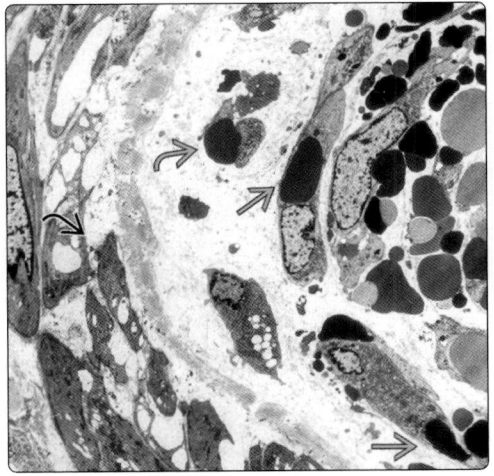

（左）动脉内膜中细胞数量增多 ⤷ 和管腔闭塞 ⇨，未见明显的内皮衬覆，中膜内见一红细胞嵌入 ⤷

（右）电镜显示肾内小动脉水肿性内膜中见红细胞嵌入 ⤷，并见细胞中吞噬有红细胞 ⤷，未见明显的内皮细胞，平滑肌细胞出现空泡，提示损伤 ⤷

急性缺血性损伤

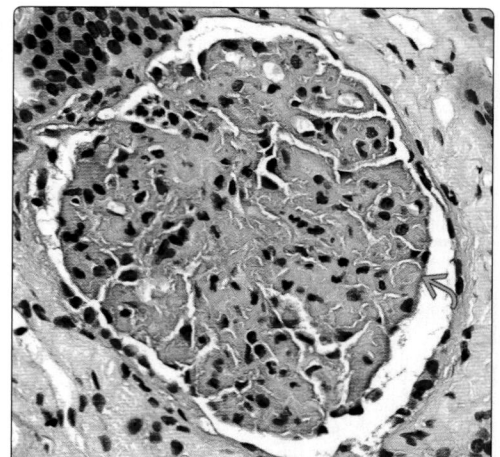

动脉和肾小球坏死

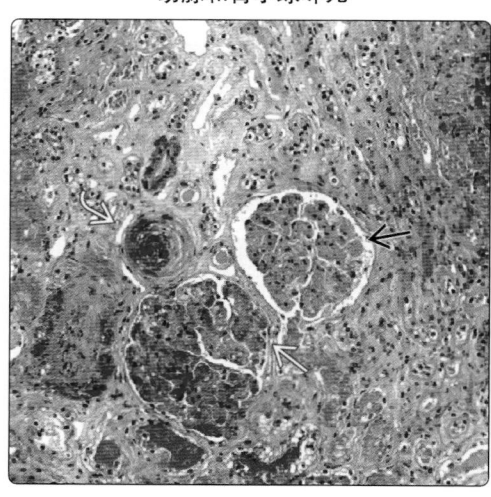

（左）63 岁男性 SS 合并急性肾衰竭患者，肾小球出现缺血和"无血"，偶见血栓➔，活检标本中的所有小叶间动脉和弓形动脉均可见 SRC 引起的急性 TMA 特征

（右）动脉显示透壁性纤维蛋白样坏死➔，邻近肾小球内皮细胞核缺失，毛细血管内可见纤维蛋白沉积➔，另一肾小球内可见血栓➔，但无明显细胞增生

肾小球纤维蛋白血栓

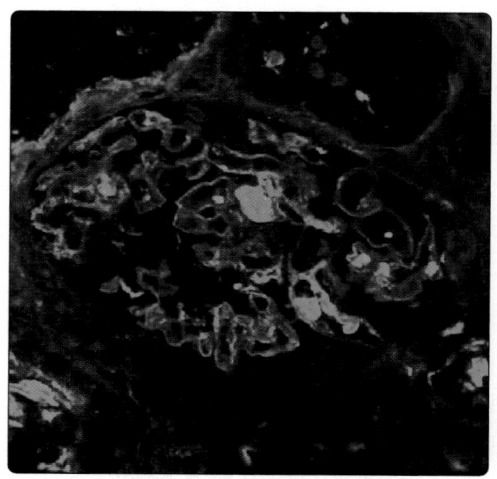

内皮下絮状物

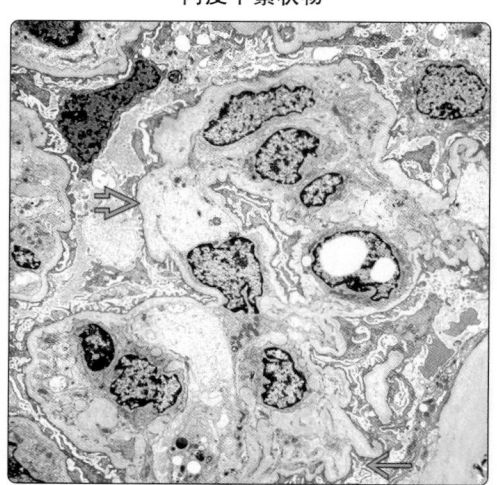

（左）SRC 中主要免疫反应物为肾小球毛细血管和动脉壁中的纤维蛋白，IgM 和 C3 有时也可见于受累的肾小球和动脉中，被认为非特异性着色

（右）系膜和内皮下见电子透明絮状物➔，符合急性 TMA。患者 37 岁女性，有 SS 合并急性肾衰竭，部分毛细血管袢内皮细胞丢失和塌陷➔

GBM 皱褶

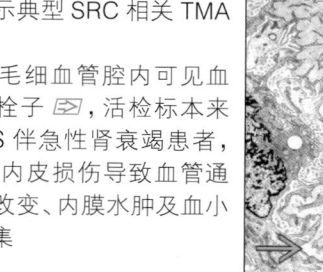

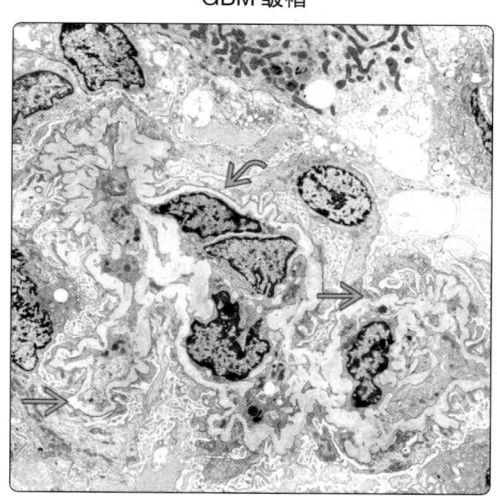

肾小球内血小板栓子

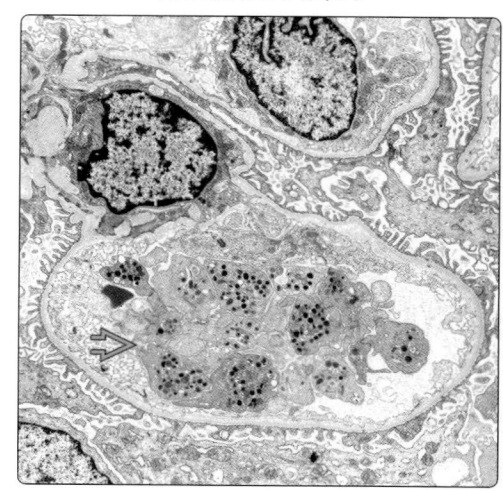

（左）GBM 显示大量皱褶➔及毛细血管袢塌陷，足细胞足突融合➔，并见电子致密物沉积。活检标本中动脉显示典型 SRC 相关 TMA 特征

（右）毛细血管腔内可见血小板栓子➔，活检标本来自 SS 伴急性肾衰竭患者，SRC 内皮损伤导致血管通透性改变、内膜水肿及血小板聚集

慢性病变: GBM 双轨化

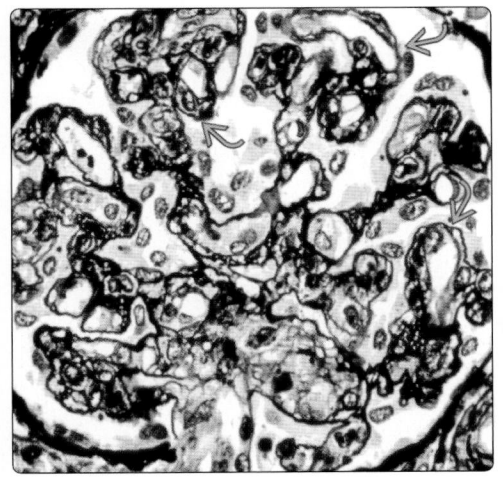

电镜显示 GBM 双轨化

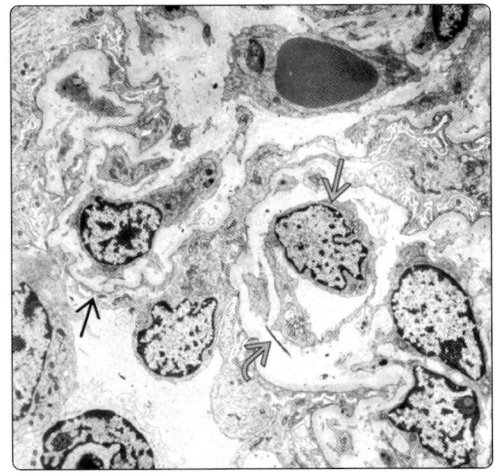

（左）SRC 的晚期变化包括 GBM 双轨➚，可通过银染色显示，系内皮损伤和修复的表现

（右）电镜下见 GBM 双轨，GBM 分层之间可见透明物，有时为纤维蛋白类晶团聚体➤，内皮细胞呈反应性改变，包括窗孔缺失和胞质细胞器增多➤，部分毛细血管见 GBM 皱褶、塌陷，未见明显管腔➡

肾小球缺血和肾小管萎缩

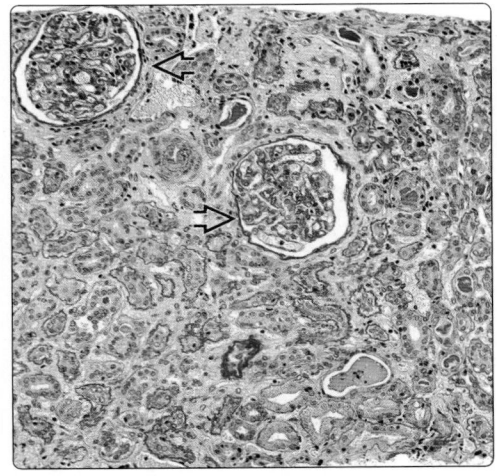

动脉再通

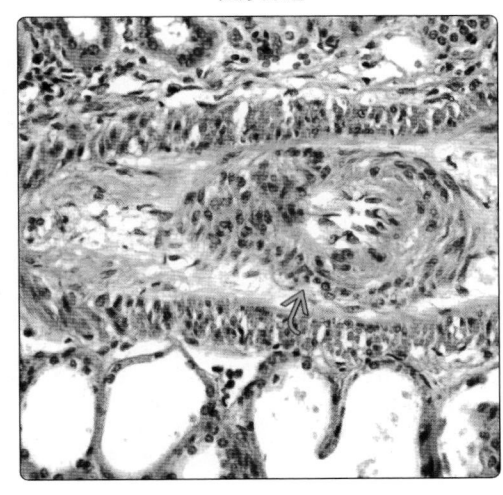

（左）肾活检可见广泛肾小球缺血性皱缩➡和肾小管萎缩，36 岁女性 SRC 患者，活检其他区域可见典型的动脉壁改变

（右）后期改变显示修复迹象，通过血管再通和新的中膜形成➡恢复动脉管腔结构，使动脉呈牛眼状外观

动脉闭塞

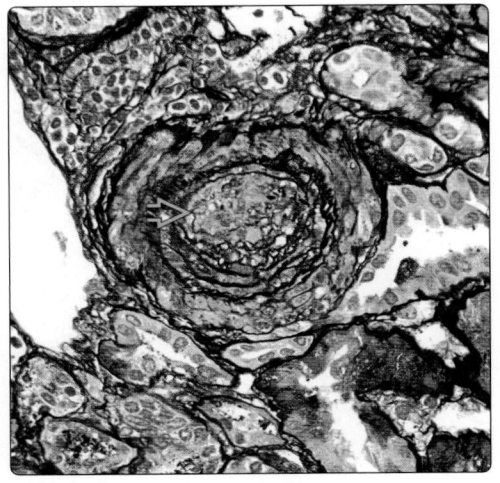

皮肤活检

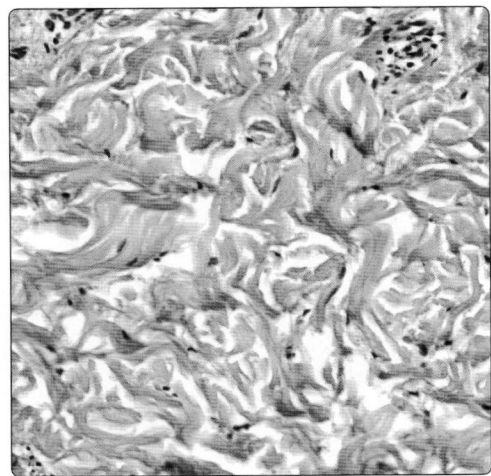

（左）36 岁女性，患有混合性结缔组织疾病和 SS，表现为恶性高血压和肾病范围蛋白尿。小叶间动脉内可见腔内细胞性闭塞➡，内膜同心层状

（右）硬皮病患者皮肤活检显示真皮细胞数量减少，胶原带增厚伴真皮嗜酸性粒细胞增多，胶原带延伸至皮下组织并包裹汗腺（未显示）

（向娟 译，郑珍　滕晓东 审）

要　点

术语

- 多中心 Castleman 病（mCD）分为两类
  - 人疱疹病毒 8 型（HHV-8）阳性 mCD
  - 特发性 mCD
- 血小板减少、全身水肿/腹水、胸腔积液、小细胞性贫血、骨髓纤维化、肾功能不全和器官肿大（TAFRO）综合征由特发性 mCD 的亚型组成

病因学/发病机制

- 病毒编码的白介素-6（IL-6）被认为是 HHV-8（+）mCD 发病机制的核心
- 特发性 mCD 的"细胞因子风暴"，包括 IL-6 和血管内皮生长因子（VEGF）
- 特发性 mCD 可能系自身免疫、副肿瘤综合征和感染性疾病的重叠所致

临床特征

- 肾功能不全
- 蛋白尿
- 肾病综合征

镜下特征

- 急慢性血栓性微血管病/肾小球内皮损伤
- 小动脉血栓
- 淀粉样蛋白 A 型（AA）淀粉样变性

主要鉴别诊断

- POEMS 综合征
  - 肾小球微血管病的组织病理学模式
- IgG4 相关性肾小管间质性肾炎
  - IgG4 相关性疾病淋巴结中可见 Castleman 样改变

肾小球微血管病

内皮细胞增生

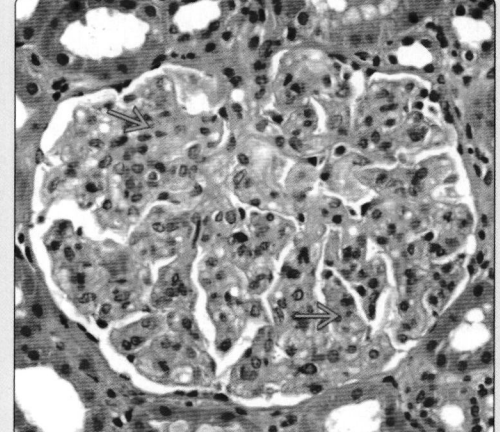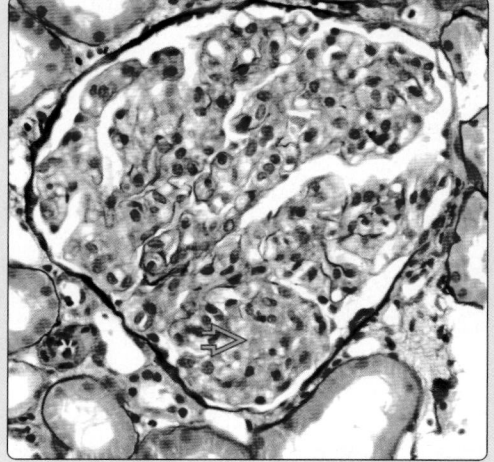

（左）这例 mCD 患者，肾小球显示球性内皮细胞增大伴有碎裂性红细胞➡，注意毛细血管袢几乎没有开放
（右）这例 mCD 患者肾活检标本中，肾小球显示内皮细胞增生和系膜溶解➡，未见 GBM 双轨化

电镜表现

慢性间质性肾炎

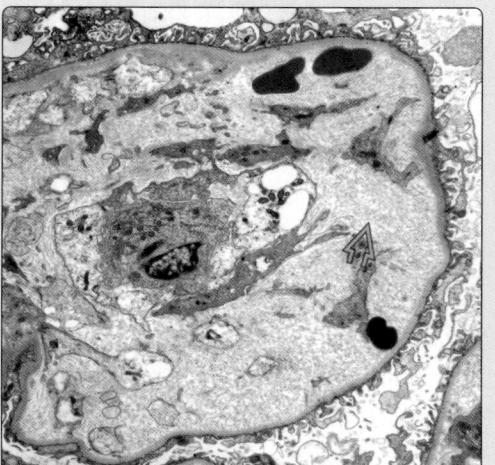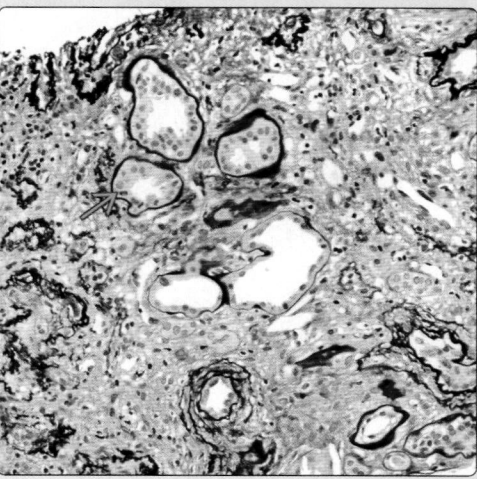

（左）可能为 Castleman 病患者的电镜图像，显示肾小球毛细血管袢内明显的内皮下透明区➡
（右）除了血栓性微血管病外，Castleman 病患者肾活检可能出现另一种模式为慢性肾小球间质性肾炎。这例 35 岁女性患者，可见间质纤维化、肾小管萎缩及局灶小管炎➡

术语

缩写

- 多中心 Castleman 病(multicentric castleman disease, mCD)

同义词

- 血小板减少,腹水,骨髓纤维化,肾功能不全和器官肿大(TAFRO)综合征(又称 Castleman-Cojima 病)

定义

- mCD 被分为两类
  - HHV-8 阳性 mCD
    - 最常见于 HIV 感染或免疫抑制患者
  - 特发性 mCD
    - 诊断标准包括淋巴结活检符合特发性 mCD 的组织病理学特征,且≥2 个淋巴结站点的肿大淋巴结
- TAFRO 综合征由特发性 mCD 的亚型组成
  - 系统性炎症性疾病的特征为
    - 血小板减少,全身水肿/腹水,胸腔积液,小细胞性贫血,骨髓纤维化,肾功能不全和器官肿大

病因学/发病机制

感染原

- HHV-8 阳性 mCD
  - 病毒编码的 IL-6 被认为是发病机制的核心
  - 在 HIV(+)患者中,mCD 与 CD4 细胞计数或高效抗逆转录病毒治疗(HAART)没有相关性

特发性 mCD 中的细胞因子

- 特发性 mCD 中的"细胞因子风暴",包括 IL-6 和 VEGF
- 特发性 mCD 可能系自身免疫、副肿瘤综合征和感染性疾病的重叠所致

临床特征

表现

- 肾功能不全
- 蛋白尿
- 肾病综合征伴 AA 型淀粉样变性
- 特发性 mCD 中肾脏受累(41%)比 HHV-8(+)mCD(7%)更常见

实验室检查

- C 反应蛋白升高
- 贫血,血小板减少或血小板增多
- 低白蛋白血症
- 高丙种球蛋白血症(多克隆)
- IL-6、sIL-2R、VEGF、IgA、IgE、LDH、C 反应蛋白和/或 β_2 微球蛋白升高

治疗

- 类固醇
- HHV-8(−)mCD 患者应用抗 IL-6 抗体(西妥昔单抗)或抗 IL-6 受体抗体(托珠单抗)治疗
- HHV-8(+)mCD 患者应用利妥昔单抗 ± 脂质体阿霉素治疗

镜下特征

组织学特征

- 肾小球疾病
  - 急慢性血栓性微血管病/内皮损伤
    - 血栓
    - 系膜溶解
    - GBM 双轨化,内皮下透明区
  - mCD 的膜性肾病模式
- 小动脉血栓
- AA 型淀粉样变性
  - 刚果红染色阳性
- 肾小管间质性肾炎
  - 间质纤维化伴单核细胞炎症(非特异性)
  - 浸润细胞中可见 IgG4(+)浆细胞

鉴别诊断

POEMS 综合征

- 肾小球微血管病的组织病理学模式
- 血清 VEGF 增高
- 特发性 mCD 可伴有多发性神经病变、器官肿大、内分泌功能异常、单克隆浆细胞增殖性疾病和皮肤改变(POEMS)综合征

IgG4 相关性肾小管间质性肾炎

- IgG4 相关疾病(RD)淋巴结中可见 Castleman 样改变
- IgG4-RD 和 mCD 均可有血清 IgG4 升高
  - IgG4-RD 中通常不出现血清 IL-6 和 C 反应蛋白升高
- IgG4-RD 常累及眼眶、泪腺、唾液腺和胰腺,但 mCD 多不累及
- mCD 中间质性肾炎不常见

参考文献

1. Kawano M et al: Recent advances in IgG4-related kidney disease. Mod Rheumatol. 33(2):242-51, 2023
2. Kawanishi M et al: Utility of renal biopsy in differentiating idiopathic multicentric Castleman disease from IgG4-related disease. CEN Case Rep. ePub, 2022
3. Kawano M et al: HHV-8-negative multicentric Castleman disease patients with serological, histopathological and imaging features of IgG4-related disease. Rheumatology (Oxford). 60(1):e3-4, 2020
4. Zhou Q et al: Kidney biopsy findings in two patients with TAFRO syndrome: case presentations and review of the literature. BMC Nephrol. 21(1):499, 2020
5. Kurose N et al: An extranodal histopathological analysis of idiopathic multicentric Castleman disease with and without TAFRO syndrome. Pathol Res Pract. 215(3):410-13, 2019
6. Cousin E et al: Renal failure in pediatric Castleman disease: four French cases with thrombotic microangiopathy. Pediatr Blood Cancer. 65(7):e27045, 2018
7. Fajgenbaum DC et al: International, evidence-based consensus diagnostic criteria for HHV-8-negative/idiopathic multicentric Castleman disease. Blood. 129(12):1646-57, 2017
8. Xu D et al: Renal involvement in a large cohort of Chinese patients with Castleman disease. Nephrol Dial Transplant. 27 Suppl 3:iii119-25, 2012
9. El Karoui K et al: Renal involvement in Castleman disease. Nephrol Dial Transplant. 26(2):599-609, 2011

(向娟 译,郑珍　滕晓东 审)

要 点

术语

- 妊娠高血压
- 以高血压、蛋白尿和水肿为特征的先兆子痫
- 子痫以痉挛或抽搐为特征,伴有先兆子痫的体征和症状

病因学/发病机制

- 胎盘因子
  - 上调可溶性血管内皮生长因子受体-1(sFlt-1)
    - 血管内皮生长因子(VEGF)受体

临床特征

- 先兆子痫
  - 5%~8% 的妊娠者
- HELLP 综合征
  - 4%~12% 的先兆子痫患者
- 高血压
- 头痛

镜下特征

- 因肿胀的内皮细胞阻塞而呈无血外观
- GBM 双轨化
- 系膜溶解
- 局灶节段性肾小球硬化症(FSGS)
- 肾小球内皮细胞增生
- 血栓性微血管病(TMA)

主要鉴别诊断

- 其他原因引起的 TMA
  - 非典型溶血尿毒症综合征
    - 因子 C3、B、H、I 或 MCP(CD46)突变
    - 20% 的患者中妊娠相关 TMA 与这些突变有关
  - 血栓性血小板减少性紫癜
  - 抗磷脂抗体综合征

肾小球无血外观

小动脉血栓

(左)因内皮细胞明显肿胀,先兆子痫表现为肾小球呈无血外观,肾小球毛细血管腔不明显,导致肾小球滤过功能明显下降
(右)HELLP 综合征孕妇,HE 染色显示小动脉血栓➡,内含嵌入的红细胞及红细胞碎片

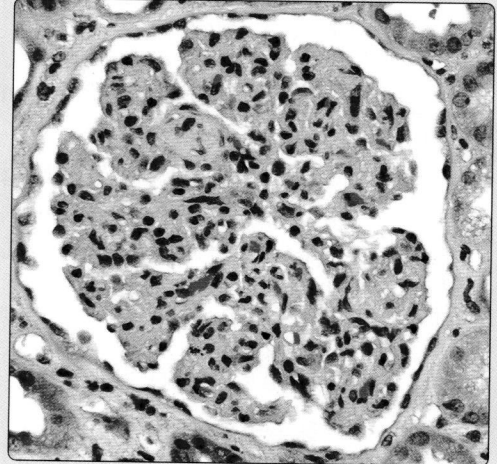
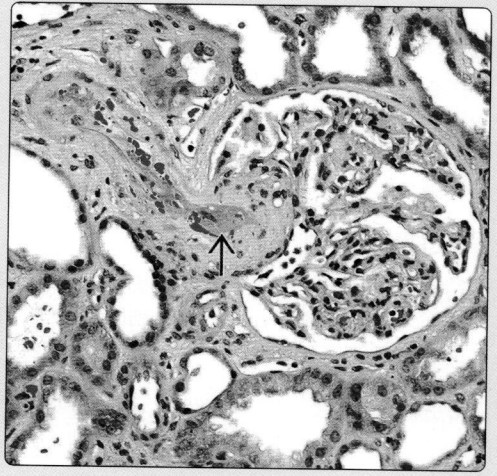

黏液样内膜改变

内皮增生

(左)HELLP 综合征患者,HE 染色显示肾内动脉显著黏液样内膜改变➡,这种动脉内膜改变在硬皮病肾危象和恶性高血压病例中亦可见到
(右)电镜显示内皮细胞明显肿胀➡(亦称"内皮增生"),使有效肾小球毛细血管腔面积减少,另见衬覆足细胞广泛足突融合

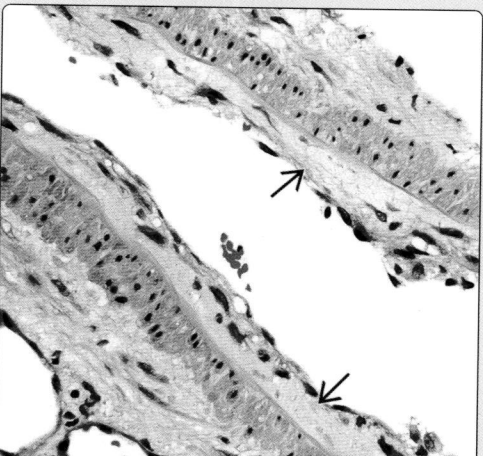
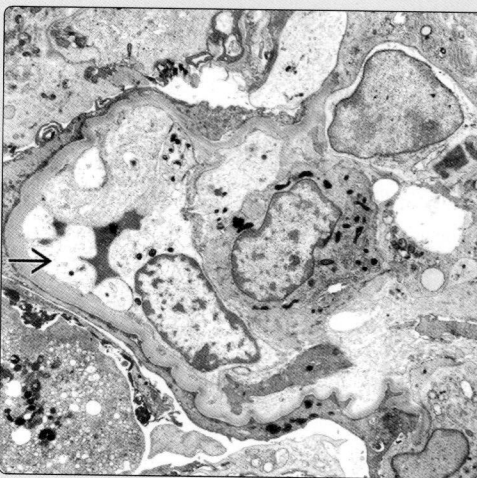

术语

缩写

- 溶血、肝酶升高和低血小板（hemolysis，elevated liver enzymes，low platelets，HELLP）综合征

定义

- 先兆子痫：妊娠期高血压和蛋白尿
- 子痫：癫痫发作和神经系统症状

病因学/发病机制

先兆子痫/子痫可能的机制

- 胎盘因子
  - sFlt-1 上调
    - VEGF 受体
      - □ VEGF 水平降低→局部补体调节蛋白表达降低
  - 内皮细胞损伤
    - 肾小球内皮细胞依赖足细胞产生局部的 VEGF
  - 胎盘娩出后症状可消失
    - 如果症状持续，考虑非典型溶血尿毒症综合征
      - □ 补体调节蛋白（CD46、CD55 和 CD59）广泛表达于胎盘滋养层细胞
      - □ 可加重产后 TMA 损伤
  - 胎儿，非母体 APOL1 风险等位基因可增加先兆子痫风险

HELLP 综合征可能的机制

- 可为妊娠相关性非典型溶血尿毒症综合征
  - 补体因子 C3、B、H、I 或补体膜辅因子蛋白突变
  - 获得性抗补体因子 H 自身抗体

动物模型

- VEGF 杂合子缺失导致肾小球内皮细胞增生类似于人类先兆子痫/子痫

临床特征

流行病学

- 发病率
  - 先兆子痫：5%～8% 妊娠者
    - HELLP 综合征：4%～12% 先兆子痫患者
    - 第一次正常妊娠后风险低（1%）
  - 子痫：约 0.05% 妊娠者
  - 多胎妊娠、葡萄胎及已存在肾脏疾病为危险因素

表现

- 首次妊娠 20 周后发病
- 高血压
- 蛋白尿
- 急性肾损伤（罕见）

治疗

- 控制血压
- 如果出现危及生命症状，紧急分娩或终止妊娠

预后

- 20% 再次妊娠发生先兆子痫复发
- 子痫死亡率为 2%

镜下特征

组织学特征

- 肾小球
  - 肾小球内皮细胞增生
    - 内皮细胞肿胀阻塞引起无血外观
  - 系膜溶解；FSGS
  - 塌陷性肾小球病（罕见）
  - 新月体罕见
  - GBM 双轨化
- 血管
  - TMA 可累及肾小球毛细血管或小动脉

辅助检查

免疫荧光

- 血栓中纤维蛋白或纤维蛋白原沉积（如存在血栓时）
- C4d 沉积于合体滋养层细胞约 50%（vs. 对照约 14%）

电镜

- 内皮细胞肿胀
- 窗孔缺失
- 系膜细胞肿胀
- 可存在局灶足突融合
- 电子透明物质致内皮下扩张

鉴别诊断

其他原因引起的 TMA

- 非典型溶血尿毒症综合征
  - 因子 C3、B、H、I 或 MCP（CD46）突变
  - 20% 患者中妊娠相关 TMA 与这些突变有关
- 抗磷脂抗体综合征
- 血栓性血小板减少性紫癜

诊断要点

病理解读要点

- 需要临床相关性进行验证以区分先兆子痫、子痫、HELLP 综合征及其他病因的 TMA
- 内皮细胞增生是先兆子痫特异性和可能具有特征性的表现，但要注意鉴别因标本固定不良造成的人为性内皮肿胀

参考文献

1. Chen H et al: Maternal plasma proteome profiling of biomarkers and pathogenic mechanisms of early-onset and late-onset preeclampsia. Sci Rep. 12(1):19099, 2022
2. Youssef L et al: Complement and coagulation cascades activation is the main pathophysiological pathway in early-onset severe preeclampsia revealed by maternal proteomics. Sci Rep. 11(1):3048, 2021
3. Choi SY et al: Complement component C4d deposition in the placenta of preeclampsia patients and renal glomeruli in 1 postpartum renal biopsy. Appl Immunohistochem Mol Morphol. 28(2):139-45, 2020

（向娟　译，郑珍　滕晓东　审）

要　点

术语

- 因辐射照射引起的肾损伤,主要与恶性肿瘤治疗性照射有关

病因学/发病机制

- 全身辐射总剂量
  - 20～25Gy 照射>1 个月可导致放射性肾病
- 移植物抗宿主病
  - 发生血栓性微血管病的可能危险因素
- 镥-177 标记的前列腺特异性膜抗原

临床特征

- 20%～40% 患者接受大剂量的放疗
- 儿科患者易感性较高
- 肾功能不全
- 蛋白尿
- 高血压

镜下特征

- 系膜溶解
- 血栓
- 如为慢性,可见 GBM 双轨化
- 球性或节段肾小球硬化
- 肾间质水肿
- 肾间质纤维化与肾小管萎缩
- 黏液样内膜改变
- 小动脉透明变性

主要鉴别诊断

- 不同原因的血栓性微血管病
- 移植物抗宿主肾小球病

诊断要点

- 造血干细胞(骨髓)移植的临床病史
- 化疗常与放疗联合使用,两者均可导致血栓性微血管病性损伤

血栓性微血管病

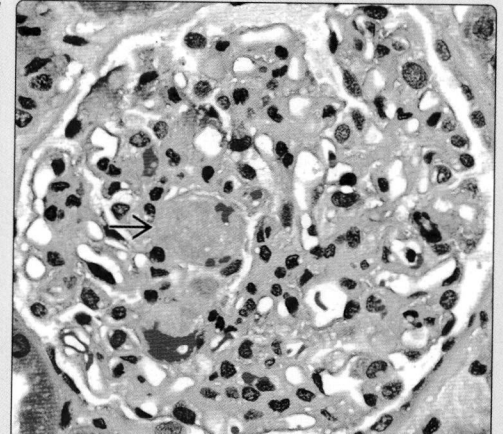

CD61 染色

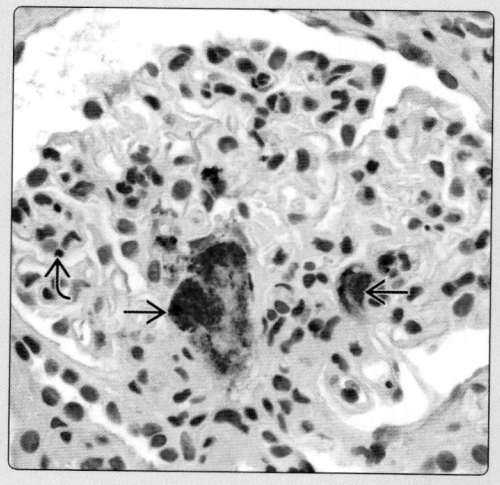

(左)HE 染色显示血栓 ➡ 及少量嵌入的红细胞使毛细血管扩张,患者因急性髓系白血病有放疗及造血干细胞移植病史

(右)CD61 染色突出显示肾小球血栓 ➡,Masson 三色染色对确定血栓亦有帮助(未显示),正常的循环血小板亦出现着色 ➡

慢性放射性肾病

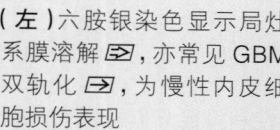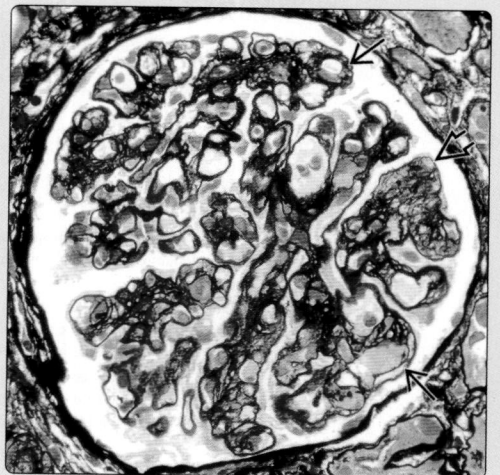

肾小管损伤及细胞核非典型性

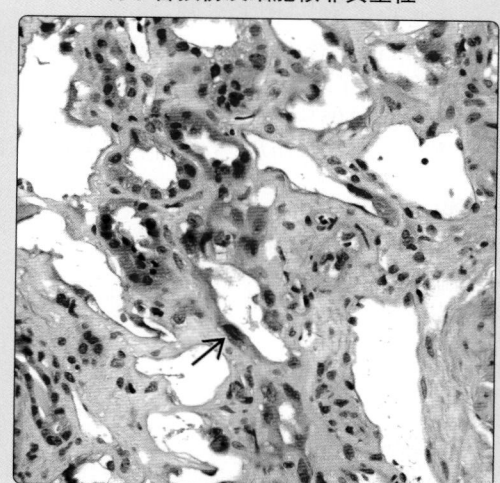

(左)六胺银染色显示局灶系膜溶解 ➡,亦常见 GBM 双轨化 ➡,为慢性内皮细胞损伤表现

(右)肾小管损伤明显,核型不规则和核增大 ➡ 可酷似病毒性细胞病理表现,小管上皮细胞核 SV40 免疫组化染色阴性(未显示),另可见间质纤维化及小管萎缩改变

术语

同义词

- 放射性肾炎
- 骨髓移植肾病
- 造血干细胞移植相关血栓性微血管病

定义

- 放疗引起的肾损伤

病因学/发病机制

辐射剂量

- 20～25Gy 肾脏＞1 个月可导致放射性肾病
  - 在没有肾毒性药物的情况下，9.8Gy 肾毒性发生率为 5%

移植物抗宿主病

- 发生血栓性微血管病的可能危险因素

其他危险因素

- 化疗药物可能增加发生放射性肾病的风险

镥-177 标记的前列腺特异性膜抗原

- 经肾脏排泄
- 血栓性微血管病

临床特征

流行病学

- 发病率
  - 20%～40% 患者接受大剂量放疗
- 年龄
  - 儿科患者易感性较高

表现

- 肾功能不全
- 高血压
- 蛋白尿
- 贫血

预后

- 可变性
  - 取决于总辐射剂量

镜下特征

组织学特征

- 肾小球
  - 系膜溶解
  - 毛细血管血栓
  - GBM 双轨化
  - 球性或节段肾小球硬化
  - 肾小球毛细血管内可见泡沫细胞
- 肾间质和肾小管
  - 间质水肿
  - 间质纤维化与肾小管萎缩

- 在非人类灵长目动物研究中很少或没有炎症
- 动脉和小动脉
  - 黏液样内膜改变
  - 血栓
  - 透明变性

辅助检查

组织化学

- Masson 三色法检测纤维蛋白血栓

免疫组化

- 如有血栓，CD61 染色可突出显示

免疫荧光

- 如有血栓，纤维蛋白原染色可突出显示
- IgM 和 C3 可沿 GBM 和小动脉非特异着色

电镜

- 内皮下被电子透明物扩张使内皮细胞从 GBM 上分离
- 慢性损伤时 GBM 出现双轨化

鉴别诊断

其他原因引起的血栓性微血管病

- 化疗药物，抗磷脂或磷脂结合蛋白自身抗体，ADAMTS13，补体调节因子，补体调节遗传缺陷

血栓性血小板减少性紫癜/溶血尿毒症综合征

- 需要与临床病史进行相关性分析

移植物抗宿主肾小球病

- 可与放射性肾病同时发生

诊断要点

病理解读要点

- 造血干细胞(骨髓)移植的临床病史
- 化疗常与放疗联合使用，两者均可导致血栓性微血管病性损伤

参考文献

1. Francis M et al: SMPDL3b modulates radiation-induced DNA damage response in renal podocytes. FASEB J. 36(10):e22545, 2022
2. Khbouz B et al: Kidney-targeted irradiation triggers renal ischemic preconditioning in mice. Am J Physiol Renal Physiol. 323(2):F198-211, 2022
3. Schäfer H et al: Extensive (177)Lu-PSMA radioligand therapy can lead to radiation nephropathy with a renal thrombotic microangiopathy-like picture. Eur Urol. ePub, 2022
4. Cohen EP et al: Lack of cellular inflammation in a non-human primate model of radiation nephropathy. Health Phys. 119(5):588-93, 2020
5. Beckham TH et al: Renal function outcomes of high-risk neuroblastoma patients undergoing radiation therapy. Int J Radiat Oncol Biol Phys. 99(2):486-93, 2017
6. Kandula S et al: Reassessing dose constraints of organs at risk in children with abdominal neuroblastoma treated with definitive radiation therapy: a correlation with late toxicity. Pediatr Blood Cancer. 62(6):970-5, 2015
7. Lawton CA et al: Long-term results of selective renal shielding in patients undergoing total body irradiation in preparation for bone marrow transplantation. Bone Marrow Transplant. 20(12):1069-74, 1997
8. Luxton RW: Radiation nephritis. A long-term study of 54 patients. Lancet. 2(7214):1221-4, 1961

（向娟 译，郑珍 滕晓东 审）

要 点

术语

- 由 β 球蛋白基因（*HBB*）突变形成血红蛋白 S（HbS）引起的肾脏疾病

病因学/发病机制

- *HBB* 基因突变
  - 11 p15.5 染色体
  - 单核苷酸变化导致氨基酸序列从谷氨酸转变为缬氨酸

临床特征

- 临床表现
  - 蛋白尿
  - 慢性肾病
- 羟基脲/输血
- 肾移植或造血干细胞移植
- 肾髓质癌及肾乳头坏死的风险
- 预期寿命：由 42～48 岁（历史）上升到现在的 60 岁

镜下特征

- 肾小球：肥大
  - 系膜细胞增生
  - 节段至球性肾小球硬化
  - 膜增生性肾小球病
    - GBM 双轨，无免疫沉积物
    - 由于慢性微血管病
- 肾小管：含铁血黄素沉着明显
- 肾小管周毛细血管：充血及血栓
  - 镰状红细胞，尤其是髓质
- 电镜显示红细胞内多聚血红蛋白形成的胞质杆状包涵体

主要鉴别诊断

- 其他原因引起的血栓性微血管病
- 局灶节段性肾小球硬化症（FSGS）
- 膜增生性肾小球肾炎（MPGN）/C3 肾病

节段性硬化

镰状红细胞及 GBM 双轨

（左）节段性硬化和 GBM 双轨化为晚期镰状细胞肾病的常见表现，该患者有明显蛋白尿和乳头状肾细胞癌
（右）镰状细胞病（SCD）和肾病患者，电镜显示肾小球毛细血管内可见大量镰状红细胞，一些毛细血管可见局灶 GBM 双轨

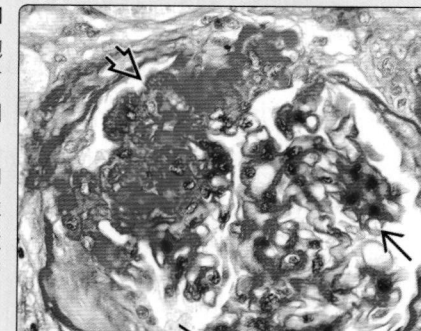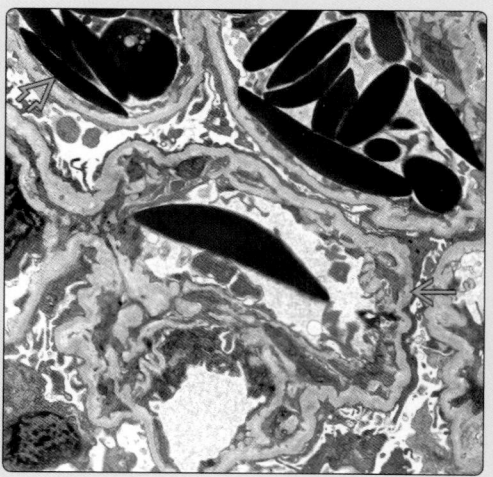

含铁血黄素沉着

直小血管充血

（左）HE 染色显示肾小管上皮细胞内有明显的含铁血黄素沉着，为考虑镰状细胞肾病的诊断线索
（右）大体照片显示肾锥体直小血管明显充血，肾乳头明显瘢痕化，显示为深凹陷（*Courtesy C.Abrahams, MD.*）

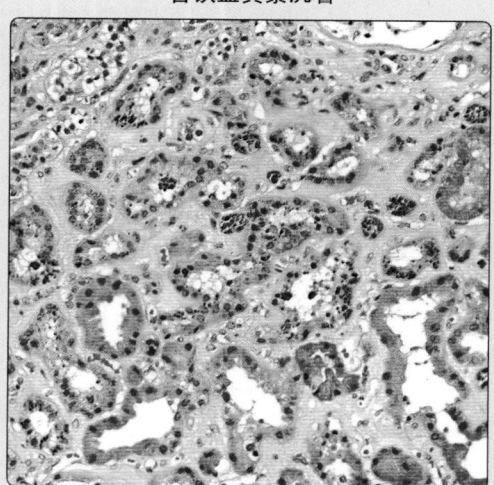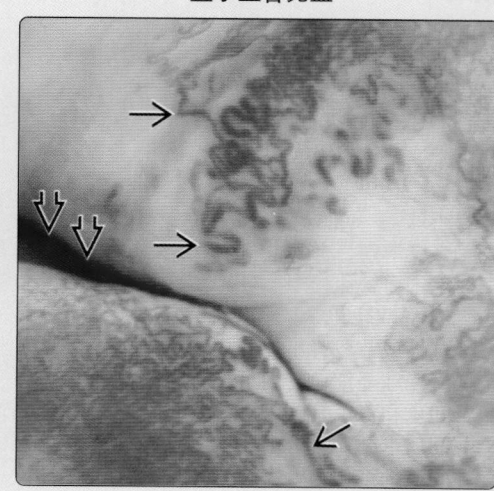

术语

定义

- 由 *HBB* 突变形成 HbS 引起的肾脏疾病
  - 镰状细胞病（SCD）诱导其他 *HBB* 遗传学亚型

病因学/发病机制

HBB 突变

- 染色体 11 p15.5，*HBB* 基因
- 突变发生在撒哈拉以南非洲：从谷氨酸变为缬氨酸
  - HbS 通过缩短 RBC 存活时间来预防恶性疟疾
- 常染色体隐性遗传
- 纯合子 HbS（HbSS）：镰状细胞贫血（重型）
- 纯合子 HbS+ 其他 *HBB* 突变（不同疾病）
- 纯合子 HbS：镰状细胞特征（SCT）（轻型疾病）

发病机制

- 缺氧促进红细胞镰状化
- 反复内皮细胞损伤
- 毛细血管阻塞导致器官缺血

临床特征

流行病学

- 黑人人群每 360 个新生儿中就有 1 人患 SCD
  - 慢性肾脏疾病（4%～18%）
- 约 8%～12% 的黑人有 SCT
  - 肾乳头坏死和肾髓质癌发生风险增加

表现

- HbSS/SCD：1～10 岁起病
- 肾脏体征和症状
  - 低渗尿，肾脏疾病的最早征象（儿童）
  - 约 68% 的成人有微量白蛋白尿；从儿童期开始
  - 肾病综合征（5%）
  - 非畸形性红细胞血尿
- 肾外体征和症状
  - 手足肿胀为早期征象
  - 贫血，脾隔离症，皮肤溃疡，卒中，视力丧失，感染
  - 镰状细胞危象：毛细血管阻塞引起的急性疼痛

实验室检查

- 血红蛋白电泳，遗传学检测

治疗

- 羟基脲（羟基尿素）提升胎儿血红蛋白
- 谷氨酰胺（Endari）降低氧化应激
- 造血干细胞移植（治愈）
- 基因治疗处于临床实验中

预后

- 预期寿命：42～48 岁（历史）上升到现代医疗条件下的 60 岁
- 非洲儿童死亡率 50%～90%（<5 岁）

镜下特征

组织学特征

- 肾小球
  - 肥大（约 70%）
    - 髓旁肾小球更明显
    - 增大的肾小球充满镰状红细胞
  - 系膜细胞增生（75%）
    - 系膜含铁血黄素积聚（罕见）
  - 局灶球性或节段性肾小球硬化（30%）
    - 通常在门部周围或非特指
    - 塌陷性肾小球病约 30%；细胞性 FSGS 约 10%
  - 膜增生性损伤型（16%）
    - GBM 双轨，无免疫沉积物
    - ±内皮细胞肿胀
    - ±系膜溶解
    - 慢性血栓性微血管病表现
  - 新月体罕见
- 肾小管和间质
  - 肾小管含铁血黄素沉积：普鲁士蓝染色（+）
  - 间质纤维化和肾小管萎缩常见
  - 肾乳头坏死（影像学研究发生率 15%～36%）
  - 髓质肾小管丢失比皮质多
- 血管
  - 镰状红细胞，小管周毛细血管血栓
  - 髓质直血管充血
- 镰状细胞特征
  - 镰状细胞，小管周毛细血管血栓
  - 髓质癌，肾乳头坏死

辅助检查

电镜

- 镰状红细胞，内含多聚血红蛋白形成的胞质杆状包涵体
- 内皮下间隙扩大，内皮窗孔缺失，GBM 双轨
- 管周毛细血管基底膜多层化

鉴别诊断

FSGS（其他原因）

- 无含铁血黄素沉积或镰状细胞

MPGN/C3 肾小球病

- 显著的 C3 沉积 ± 免疫球蛋白

血栓性微血管病（其他原因）

- 无含铁血黄素沉积或镰状细胞

参考文献

1. White SL et al: Diverse approaches to gene therapy of sickle cell disease. Annu Rev Med. 74:473-87, 2023
2. Adebayo OC et al: Sickle cell nephropathy: insights into the pediatric population. Pediatr Nephrol. 37(6):1231-43, 2022
3. Lebensburger JD et al: Sickle cell disease and the kidney: filters gone awry. Hematol Oncol Clin North Am. 36(6):1239-54, 2022
4. Zahr RS et al: Kidney biopsy findings in children with sickle cell disease: a Midwest Pediatric Nephrology Consortium study. Pediatr Nephrol. 34(8):1435-45, 2019
5. Kato GJ et al: Sickle cell disease. Nat Rev Dis Primers. 4:18010, 2018
6. Bissonnette ML et al: Medullary microvascular thrombosis and injury in sickle hemoglobin C disease. J Am Soc Nephrol. 27(5):1300-4, 2016

肾小球肥大

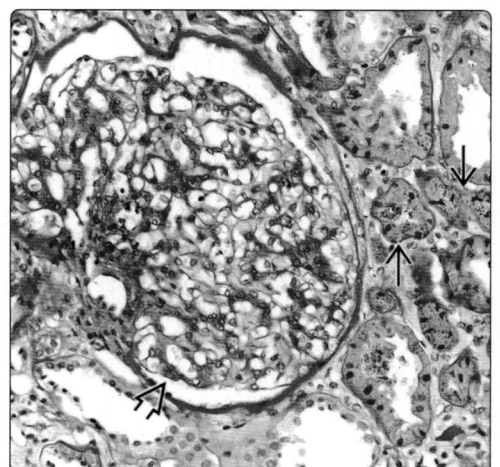

GBM 双轨

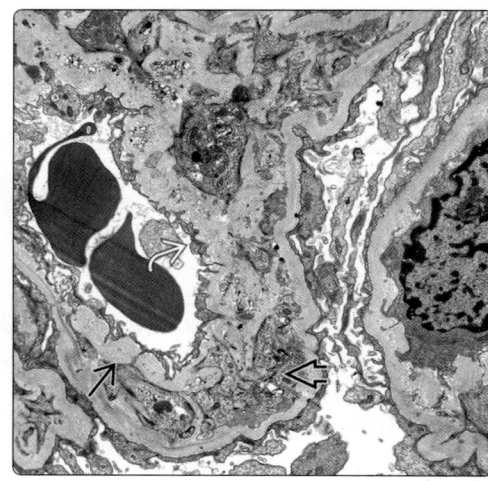

（左）肾小球肥大 ➡ 为常见的早期特征，肥大的粗略经验法则是肾小球是否＞1 个 40 倍视野的 50%。相邻的肾小管上皮细胞内可见含铁血黄素沉着 ➡

（右）镰状细胞肾病的典型特征是 GBM 双轨 ➡，系膜细胞插入 ➡，很少或无沉积物。患者 38 岁女性，近期出现镰状细胞危象伴微量蛋白尿和肌酐 318.2μmol/L，内皮细胞显示窗孔缺失 ➡，为损伤征象

节段硬化

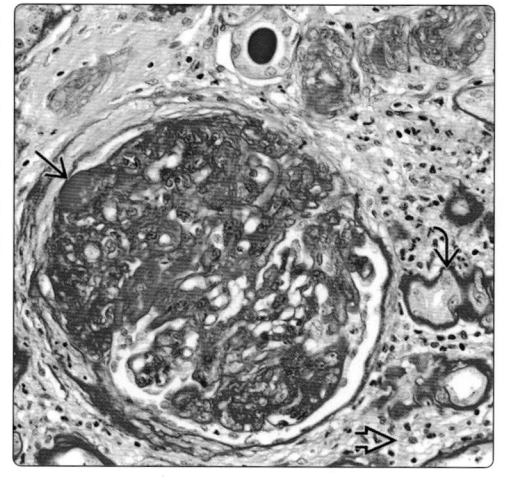

节段硬化

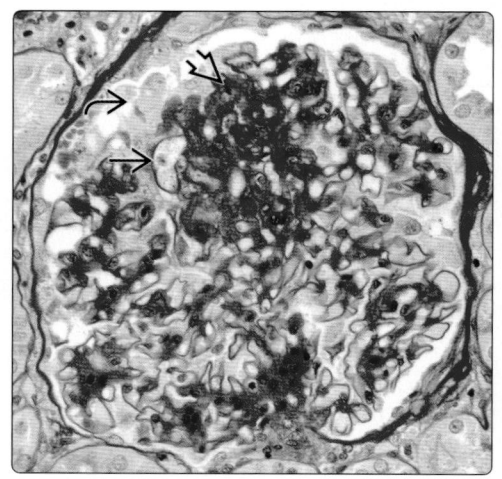

（左）PAS 染色显示该肾小球一半以上区域存在节段硬化 ➡，瘢痕化肾小球周围明显间质纤维化 ➡ 和肾小管萎缩 ➡

（右）PAS 染色显示节段硬化，伴基质 ➡ 和泡沫细胞 ➡ 积聚，周围脏层上皮细胞（即足细胞）增生 ➡

塌陷性肾小球病

小管周毛细血管血栓

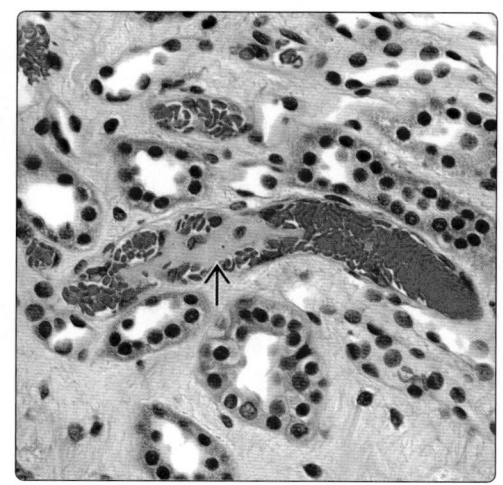

（左）六胺银染色显示塌陷性肾小球病，这在 SCD 患者中罕见，可见局灶 GBM 双轨 ➡（Courtesy S.Nasr, MD.）

（右）这例 SCD 患者，确定镰状细胞肾病的唯一征象为管周毛细血管血栓 ➡ 和毛细血管充血

多聚血红蛋白

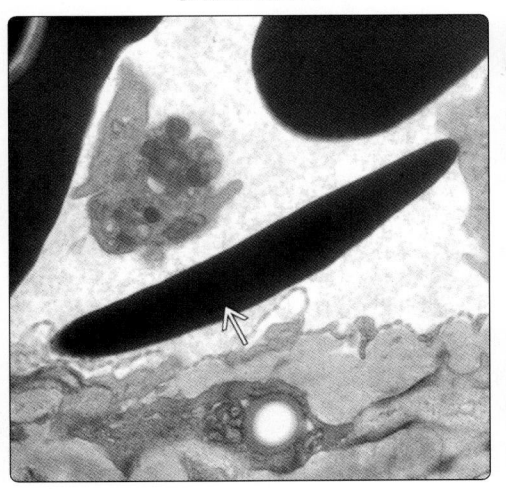

多聚血红蛋白

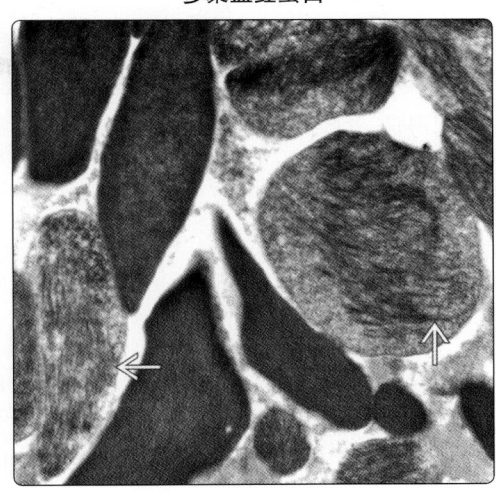

（左）高倍电镜图像显示肾小球毛细血管内的镰状红细胞及胞质杆状包涵体 ➡，代表多聚血红蛋白

（右）SCD 患者，高倍电镜图像显示几个红细胞胞质内见许多代表多聚血红蛋白的杆状包涵体 ➡

含铁血黄素沉着

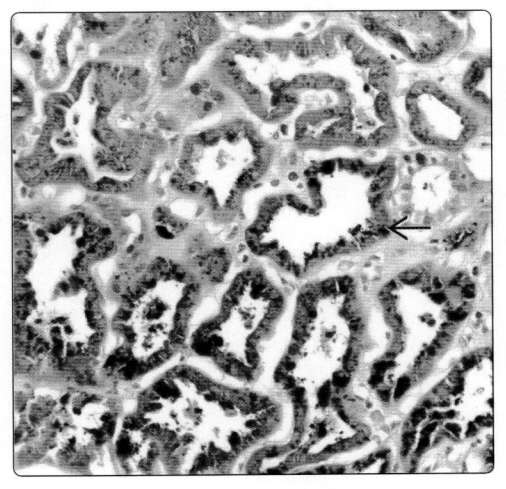

含铁血黄素颗粒

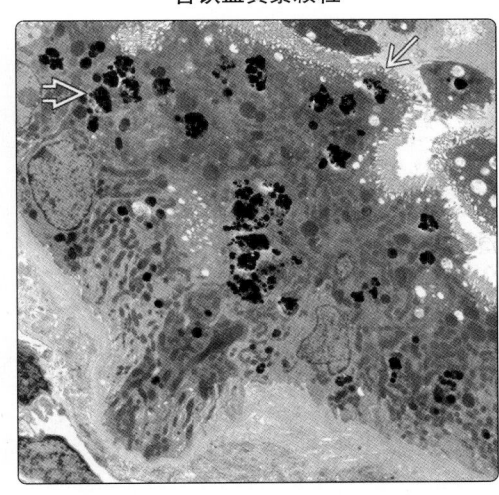

（左）普鲁士蓝染色显示近端肾小管上皮细胞内存在大量蓝色颗粒 ➡，这种色素识别为铁

（右）电镜观察近端小管上皮细胞，显示刷状缘 ➡ 和大量线粒体，胞质中见大量电子致密含铁血黄素颗粒 ➡

肾乳头瘢痕

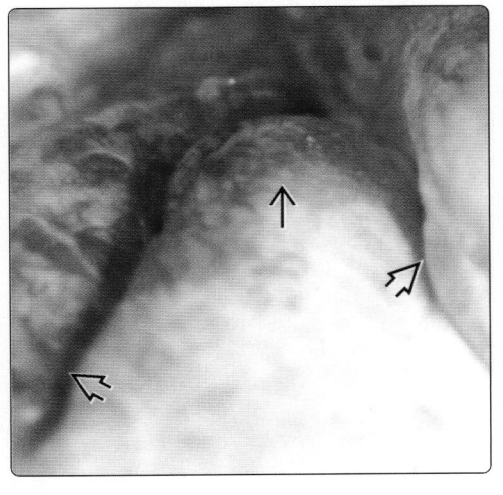

肾乳头瘢痕

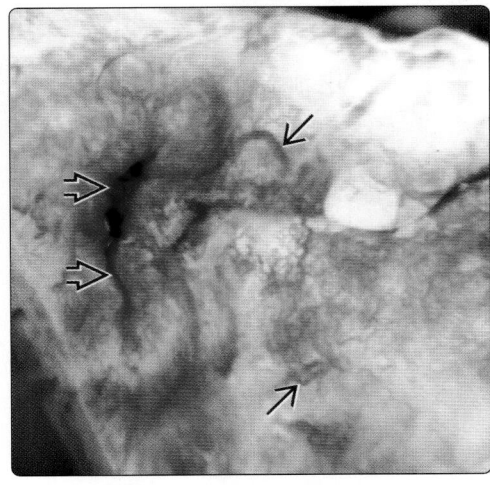

（左）SCD 伴肾乳头坏死患者，大体图像显示肾髓质直小血管充血 ➡，伴明显的肾乳头瘢痕 ➡（Courtesy C.Abrahams, MD.）

（右）甲醛溶液固定后的肾脏大体图像显示肾乳头坏死的后果，可见严重的肾乳头凹陷和瘢痕 ➡ 以及明显的髓质直小血管充血 ➡（Courtesy C.Abrahams, MD.）

（向娟 译，郑珍　滕晓东 审）

要　点

术语

- 由于 *TREX1* 基因突变导致脑、视网膜、肾脏和其他部位血管内皮细胞损伤的系统性疾病

病因学/发病机制

- *TREX1* 编码 3′-5′ DNA 外切酶
- 机制不明,可能涉及内皮细胞损害/损伤和血栓性微血管病

临床特征

- 中年发病时伴有神经精神、视网膜和肾脏症状
- 无症状性蛋白尿
- 慢性肾衰竭
- 痴呆与情绪障碍
- 偏头痛、卒中
- 3~4 年来出现进行性痴呆、视力丧失和肾功能不全
- 5~10 年以上发生致死性神经系统疾病

镜下特征

- 毛细血管壁不规则增厚
- 肾小球基底膜增厚
- 内皮下小动脉透明变性,透明变性替代平滑肌细胞
- 动脉内膜增厚伴纤维化
- 大脑组织出现内皮细胞活化,即细胞核增大、核浓染,核仁明显
- 电镜
  - 肾小球、管周毛细血管和动脉内皮下基底膜多层化
  - 肾小球内皮细胞活化与窗孔缺失
  - 其他器官出现类似病变

主要鉴别诊断

- 慢性血栓性微血管病
- 肾移植中慢性抗体介导的排斥反应
- Alport 综合征

(左)HERNS 病例,电镜显示内皮下特征性 GBM 多层化 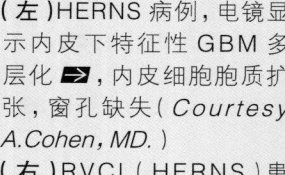,内皮细胞胞质扩张,窗孔缺失(*Courtesy A.Cohen, MD.*)

(右)RVCL(HERNS)患者,肾小球毛细血管内皮细胞(e)下 GBM 多层化 ➡,并见足突融合(ve)和系膜细胞(m)插入(*Courtesy A.Cohen, MD.*)

肾小球基底膜分层

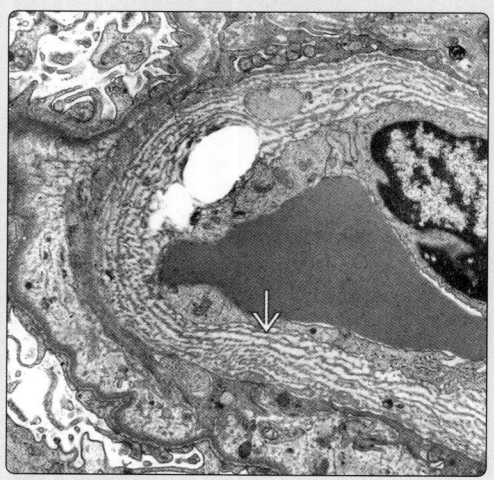

肾小球基底膜分层

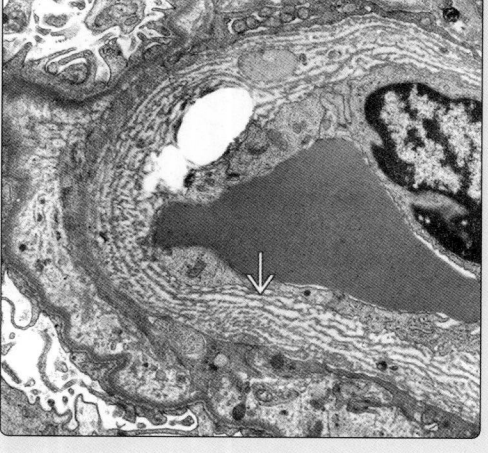

(左)HERNS 肾活检,电镜显示管周毛细血管出现数层新的基底膜 ➡(*Courtesy A.Cohen, MD.*)

(右)PTC 显示基底膜多层化 ➡,内皮细胞呈现"活化"状态,即细胞质、细胞器增多和窗孔消失(*Courtesy A.Cohen, MD.*)

管周毛细血管基底膜分层

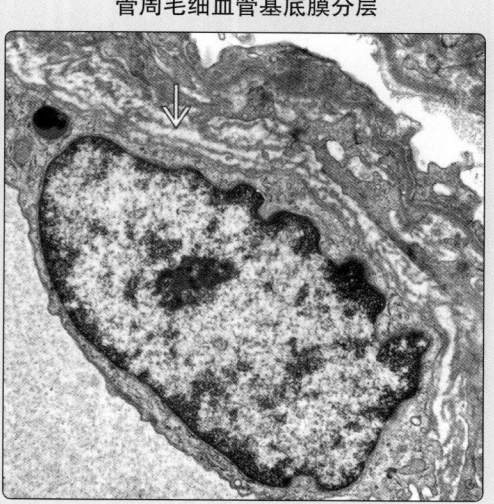

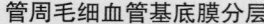
管周毛细血管基底膜分层

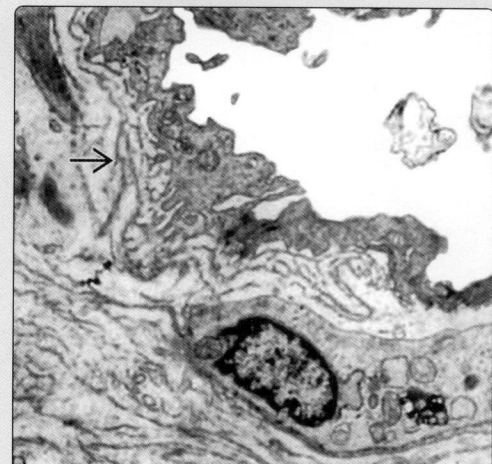

术语

同义词

- 视网膜血管病和脑白质营养不良（retinal vasculopathy and cerebral leukodystrophy, RVCL）为四个既往定义的独立综合征的首选术语
  - 遗传性内皮细胞病伴视网膜病、肾病和卒中（hereditary endotheliopathy with retinopathy, nephropathy, and stoke, HERNS）
  - 脑视网膜血管病
  - 血管性视网膜病
  - 遗传性系统性血管病

定义

- 由于 3′ 修复性核酸外切酶（*TREX1*）突变导致脑、视网膜、肾脏和其他部位血管内皮损伤的系统性疾病

病因学/发病机制

遗传学

- 常染色体显性遗传
- *TREX1* 基因位于染色体 3p21 位点
  - 编码最丰富的 DNA 3′-5′ 核酸外切酶 TREX1
  - 羧基端移码突变
    - 胞质内 vs. 正常核周间隙分布更为弥漫，但核酸外切酶活性保留
- 三代中国家庭，11 个成员受累
- 据报道其他 *TREX1* 突变还见于 Aicardi-Goutieres 综合征、家族性冻疮样狼疮和 3% 的系统性红斑狼疮中

机制

- 未知，可能与内皮细胞损害/损伤有关
- 可能与血栓性微血管病有关

临床特征

表现

- 无症状性蛋白尿
- 慢性肾衰竭
- 痴呆与情绪障碍
- 偏头痛
- 视网膜病变引起的视野缺损
- 卒中

自然史

- 中年起病
- 3～4 年内进行性痴呆、视力丧失和肾功能不全

预后

- 5～10 年以上发生致死性神经系统疾病

镜下特征

组织学特征

- 肾小球
  - 毛细血管壁不规则增厚
    - GBM 呈不规则双轨，无经典的电车轨道模式
  - 系膜轻度增宽
    - 细胞内 PAS 液滴
    - CD68（+）细胞
    - 系膜溶解
  - 塌陷性局灶节段性肾小球硬化症（FSGS）
  - 球性肾小球硬化
- 肾小管和间质
  - 非特异性改变（萎缩，间质纤维化）
- 动脉
  - 内皮下透明变性，透明变性替代平滑肌细胞
  - 内膜增厚伴纤维化
  - 类似于钙调磷酸酶抑制剂小动脉病
- 大脑：内皮细胞活化，即细胞核增大、核浓染，核仁明显

辅助检查

免疫荧光

- 非特异性表现（肾小球瘢痕区 IgM、C3 染色）

电镜

- 肾小球
  - 内皮下间隙不规则增宽
  - GBM 内皮下多层化
    - 最初 GBM 似乎正常
  - 系膜细胞插入
  - 无电子致密沉积物
- 管周毛细血管（PTC）
  - 基底膜多层化
- 动脉和小动脉
  - 基底膜多层化
- 肾小管
  - 基底膜无明显改变
  - 线粒体正常
- 脑血管
  - 毛细血管基底膜多层化

鉴别诊断

慢性血栓性微血管病

- 血栓更明显
- 毛细血管无多层化受累

慢性抗体介导的排斥反应（移植肾）

- PTC 中 C4d 阳性
- 仅限于移植肾

Alport 综合征

- GBM 多层化但无 PTC 基底膜多层化

参考文献

1. Wilms AE et al: Retinal vasculopathy with cerebral leukoencephalopathy and systemic manifestations (RVCL-S): an update on basic science and clinical perspectives. Cereb Circ Cogn Behav. 3:100046, 2022
2. Incecik F et al: Different clinical manifestations of three prime repair exonuclease 1 mutation: a case series. Ann Indian Acad Neurol. 23(5):699-703, 2020
3. Saito R et al: Retinal vasculopathy with cerebral leukodystrophy: clinicopathologic features of an autopsied patient with a heterozygous TREX 1 mutation. J Neuropathol Exp Neurol. 78(2):181-6, 2019
4. Tsubata Y et al: Renal histopathological findings of retinal vasculopathy with cerebral leukodystrophy. CEN Case Rep. 7(1):83-9, 2018
5. Winkler DT et al: Hereditary systemic angiopathy (HSA) with cerebral calcifications, retinopathy, progressive nephropathy, and hepatopathy. J Neurol. 255(1):77-88, 2008
6. Richards A et al: C-terminal truncations in human 3'-5' DNA exonuclease TREX1 cause autosomal dominant retinal vasculopathy with cerebral leukodystrophy. Nat Genet. 39(9):1068-70, 2007
7. Jen J et al: Hereditary endotheliopathy with retinopathy, nephropathy, and stroke (HERNS). Neurology. 49(5):1322-30, 1997

（向娟　译，郑珍　滕晓东　审）

其他影响内皮细胞的疾病

第 24 节 高血压性肾血管病

要 点

术语

- 继发于高血压（HTN）的肾血管和肾小球疾病

临床特征

- 约 30% 美国成年人患有 HTN
  - 95% 为原发性 HTN（病因不明）
- ESRD 的主要原因（约 25%）
- 有效药物治疗可改善肾脏后遗症

大体特征

- 皮质表面细颗粒状
- 恶性 HTN 可见点状出血

镜下特征

- 含硬化性肾小球、增厚小动脉和萎缩性肾小管的被膜下硬化性瘢痕

- 球性或节段性肾小球硬化
- 动脉内膜纤维化及小动脉透明变性
- 急进型 HTN 中可见"洋葱皮样"改变、内皮肿胀和小动脉纤维蛋白样坏死
- 肾动脉狭窄和 Bartter 综合征可见肾球旁器增生
- 免疫荧光显示肾小球和小动脉 IgM、C3、fibrin 沉积
- 电镜：GBM 皱褶；恶性 HTN 可表现为内皮下扩张和纤维蛋白样坏死

主要鉴别诊断

- 糖尿病肾病
- 肾动脉栓塞或高脂血症致严重动脉粥样硬化
- 原发性局灶节段性肾小球硬化症（FSGS）
- 肾动脉狭窄导致肾萎缩
- 各种原因的血栓性微血管病
- 系统性硬化症

高血压性肾硬化

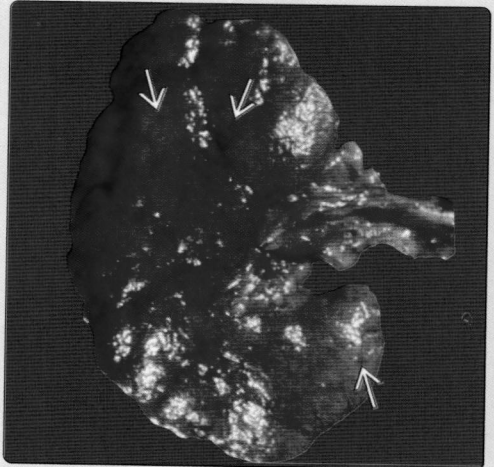

（左）高血压性肾血管病患者，肾切除术标本显示表面呈典型的粗颗粒状，伴散在点状出血的"蚤咬状"改变 ➡

小动脉硬化

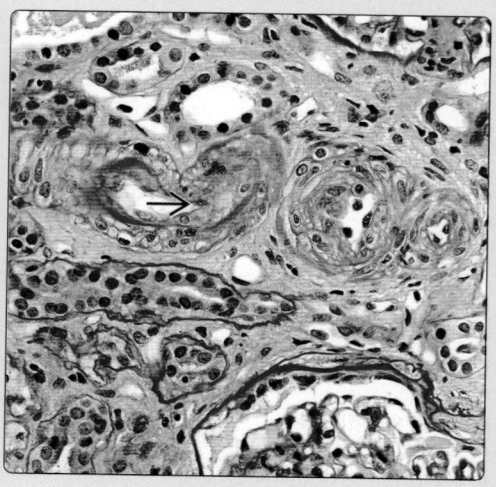

（右）高血压性肾血管病患者，PAS 染色显示小动脉内皮细胞饱满及肌肥大 ➡

小动脉硬化

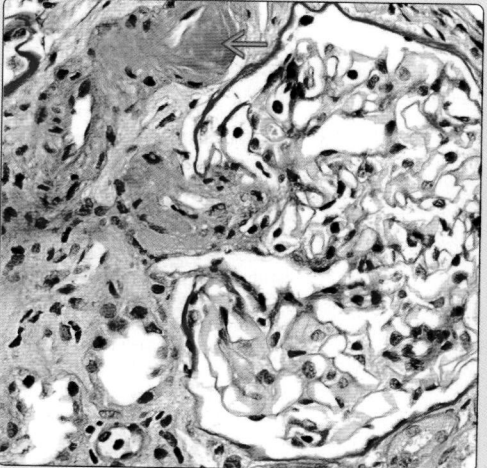

（左）小动脉透明变性 ➡ 常见于多种疾病，包括 HTN、糖尿病和钙调磷酸酶抑制剂毒性

小动脉纤维蛋白沉积

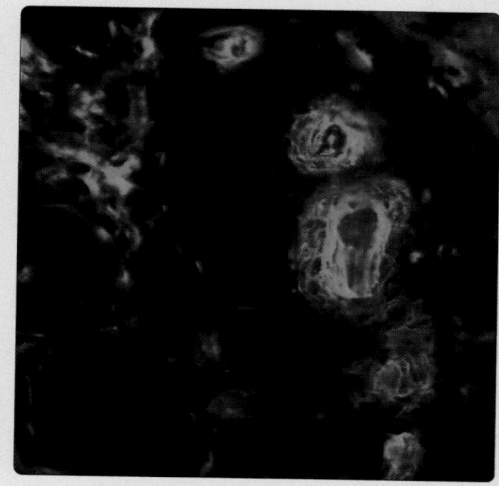

（右）高血压性肾血管病，纤维蛋白免疫荧光染色显示小动脉沉积

术语

缩写

- 高血压（hypertension，HTN）

同义词

- 动脉/小动脉性肾硬化（arterio-/arteriolonephrosclerosis，ANS）
- 高血压性肾硬化

定义

- 继发于 HTN 的肾血管和肾小球疾病（BP＞120/80mmHg）
- 急进型 HTN，平均 BP＞140mmHg，视乳头水肿，视网膜出血

病因学/发病机制

原发性 HTN

- 95% 的病例
- 多基因基础 + 环境因素证据
  - 全基因组关联研究显示＞1 000 种常见和罕见的遗传变异型与 BP 和/或 HTN 有关
- 危险因素包括肥胖、缺乏锻炼、食盐摄入、黑种人
- 其他因素：低出生体重，肾单位数减少，代谢紊乱综合征

继发性 HTN

- 5% 病例
- 肾动脉狭窄
  - 动脉硬化、发育异常、血管炎、夹层
  - 肾缺血使肾素产生增加
- 肿瘤
  - 嗜铬细胞瘤，肾上腺皮质肿瘤，产肾素瘤
- 慢性肾脏病，ESRD
- 可卡因滥用
- 高凝状态

恶性 HTN

- 可为原发或继发
- 肾素释放引起循环性血管损伤，随之肾素释放增加
- 血栓性微血管病特征

HTN 对动脉和小动脉的影响

- HTN 先于肾血管病
  - 见于早期 Castleman 和 Smithwick 病
  - 严重肾血管疾病导致肾小球滤过率和肾血流量下降
  - 血管疾病是 HTN 的结果，而不是其原因
- 直接损伤内皮细胞
- 血浆（和纤维蛋白）渗入血管壁
- 动脉硬化和脉压增高传导至入球动脉水平最终导致透明变性
- 严重 HTN 导致肾血管纤维蛋白样坏死（Goldblatt 综合征）

临床特征

流行病学

- 发病率
  - 约 30% 美国成人患有 HTN
    - 占 ESRD 病例的 25%
  - 恶性 HTN 导致恶性肾硬化的发生率为 1/10 万人年～2/10 万人年
- 年龄
  - HTN 主要出现在 45～55 岁年龄段
    - 肾损害和肾功能不全需数年才能发展和表现出来
- 性别
  - 男性患者多见
- 种族
  - 不成比例地影响黑人患者

表现

- HTN
- 无症状性蛋白尿
  - 与 HTN 严重程度有关
- 肾功能不全
- 如果平均 BP＞160mmHg，则为急进型（恶性）HTN
  - 视神经乳头水肿，视网膜出血
  - 充血性心力衰竭
  - 卒中，脑病
  - 肾功能不全
  - 微血管病性溶血性贫血

治疗

- 药物
  - 降压药
    - 利尿剂，盐皮质激素受体拮抗剂
    - ACE 抑制剂，血管肽酶抑制剂，肾素抑制剂
    - 平滑肌扩张剂，内皮素拮抗剂
    - β-肾上腺素受体拮抗剂，α-肾上腺素受体拮抗剂
  - 合理控制血压以减慢进展为肾功能不全，并逆转高血压性肾硬化

预后

- 从氮质血症开始到发展为 ESRD 平均 6 年
  - 易导致肾衰竭的因素包括
    - 年龄增加
    - 糖尿病患者血糖控制不佳
    - 收缩压水平，舒张压高
    - 男性
    - 黑种人
    - 尿酸和甘油三酯升高
- 恶性 HTN
  - 如果不治疗，生存率很低（1 年生存率为 20%）
  - 如果血压得到控制，长期存活率＞90%

大体特征

一般特征

- 大小和重量可正常或稍有下降
- 肾被膜表面通常为细颗粒状
- 可存在皮质瘢痕和单纯囊肿
- 皮质可变薄
- 恶性 HTN
  - 重量正常或增加至 400g
  - 中度点状出血至小动脉坏死，外观呈蚤咬状
  - 如果出现梗死，±斑驳状黄色和红色

镜下特征

组织学特征

- 肾小球
  - ± 内皮细胞肿胀，可出现无血和固实改变
  - ±GBM 双轨
  - ± 肾小球系膜基质增多
  - 球性肾小球硬化
    - 固化型：球性固化，鲍曼囊内无胶原物质
    - 废弃型：肾小球血管袢硬化，鲍曼囊内充满胶原物质
    - 实性型：多与载脂蛋白 L1 基因（*APOL1*）变异相关
  - 节段肾小球硬化
    - 可发生继发性 FSGS，典型表现为 GBM 皱褶、肾小球周围纤维化和部分足细胞足突融合
  - 肾小球肥大（肾小球体积增大，可为代偿性），特别是未受累区域
- 肾间质和肾小管
  - 被膜下瘢痕
    - 由硬化性肾小球、增厚的小动脉和萎缩小管组成
    - 导致肾表面呈颗粒状
    - 凹陷瘢痕间的隆起区域含有残存及肥大的肾单位
  - 肾间质纤维化和单核细胞炎症
  - ± 肾小管萎缩和残存的肾小管肥大
- 血管
  - 中型动脉
    - 内膜纤维化
    - 内弹力层多层化（纤维弹力组织增生）；弹力染色显示最佳
    - 平滑肌增生
    - 血管腔变小
  - 微动脉
    - 透明样微动脉硬化
      - PAS 或 Masson 三色显示入球动脉中膜均匀嗜酸性物质阳性
      - 从内皮层以下开始，最终波及整个中膜
- 恶性 HTN
  - 肾小球
    - 肾小球节段坏死
    - 肾小球缺血性皱缩伴 GBM 皱褶

- 小动脉
  - 黏液样内膜改变，同心层性中膜平滑肌肥大/增生，微动脉内皮肿胀，又称"洋葱皮"样特征
  - 纤维蛋白样坏死
  - 核碎屑
  - 内皮细胞内偶见中性粒细胞
  - 纤维蛋白血栓
- 微动脉
  - 内皮肿胀/水肿样变导致小动脉阻塞
  - ±纤维蛋白样坏死和/或纤维蛋白血栓
- 治疗的恶性 HTN
  - 如 Pickering 和 Heptinstall 所示
    - 经适当治疗，纤维蛋白样坏死和内膜黏液样增厚的急性病变消退
    - 内膜随细胞数量和弹力纤维增加而纤维化

辅助检查

免疫荧光

- 小动脉透明样变层 ±IgM 和 C3
- 无免疫球蛋白沉积，±C3
- 恶性 HTN 的免疫荧光，纤维蛋白原为最常见的反应物（纤维蛋白样坏死区和肾小球毛细血管袢）

电镜

- 肾小球
  - ± 肾小球毛细血管基底膜增厚或皱褶
  - 肾小球（或血管及其他区域）无电子致密免疫型沉积物
  - 可见足细胞足突融合，但通常为节段性
- 小动脉
  - 小动脉基底膜增厚和双轨
  - 小动脉透明变性
- 恶性 HTN
  - 内稀疏层扩张（内皮下扩张）和 GBM 明显皱褶
  - 纤维蛋白样坏死

鉴别诊断

糖尿病肾病

- 透明样动脉硬化
  - 特征性入球和出球动脉受累
- 结节性糖尿病性肾小球硬化
  - GBM 弥漫增厚

高脂血症

- 可有玻璃样动脉硬化
- 中型动脉弹力纤维相对缺乏

原发性 FSGS

- HTN 发生在肾脏疾病其他表现之前，有利于节段性肾小球硬化的病因诊断，而非 FSGS
- 足细胞足突融合更为严重及广泛

高血压性肾血管病病因	
分类	相关病因
原发性	
	良性(原发性)高血压
	恶性高血压
继发性	
	肾动脉狭窄(如纤维肌性发育不良、动脉硬化/动脉粥样硬化等)
	肾小球肾炎(类似于慢性肾小球肾炎引起的形态学改变)
	肿瘤(肾素分泌性肿瘤,肾上腺皮质肿瘤,嗜铬细胞瘤)
	内分泌异常(甲状腺功能亢进,肾上腺皮质增生,甲状旁腺功能亢进,口服避孕药)
	神经性疾病
	血栓性微血管病(如溶血尿毒症综合征或血栓性血小板减少性紫癜)
	抗磷脂抗体综合征
	先兆子痫
	系统性硬化症
	其他血管病因(血管炎或主动脉缩窄)

同侧肾动脉狭窄引起的肾萎缩

- 肾小管萎缩可为内分泌型,很少有纤维化
- 由于对 HTN 的保护,可无明显内膜纤维化和小动脉透明变性
- 狭窄受累肾脏 ± 肾小球旁器增生

肾动脉粥样硬化栓塞(胆固醇结晶栓塞)

- 全面检查可发现血管腔内存在胆固醇结晶
- ± 动脉硬化斑块、血栓,或对粥样硬化栓子反应的白细胞或巨细胞
- 可存在间质纤维化

肾梗死

- ± 大体观与高血压性肾血管病相似,可有被膜下瘢痕
- 梗死灶通常比高血压性肾血管病的被膜下瘢痕要大
- 通常为单灶(或可多灶性),但不会像高血压性肾血管病那样广泛肾脏受累
- 在良性肾硬化的鲍曼囊内,PAS 染色显示肾小球塌陷、致密且无胶原组织

原发性或继发性肾小球肾炎

- 通常在病程早期有蛋白尿和/或血尿的临床病史
- 通常有明确确定肾小球诊断的特征
  - 肾小球弥漫皮质而非被膜下区域受累,高血压肾血管病显示被膜下区域肾硬化加重
  - 后期难以鉴别

Bartter 综合征

- 儿童有低钾血症、碱中毒、高钙尿、高肾素血症、高血管紧张素 II 和高醛固酮血症表现
- 基因突变影响肾小管髓袢升支粗段的盐吸收功能,故血压正常

- 肾小球旁器(JGA)增生肥大;致密斑明显扩张
  - 含肾素颗粒的细胞数量增加,特别是入球动脉

任何原因引起的血栓性微血管病

- 与恶性 HTN 相似的血管和肾小球病变
- 结合临床特征加以区分
  - 高血压性肾血管病中严重 HTN 先于肾衰竭发生

系统性硬化症

- 通常存在系统性硬化症的肾外及血清学特性
- 5% 系统性硬化症患者在肾外表现前有肾脏疾病

参考文献

1. Tomaszewski M et al: Kidney omics in hypertension - from statistical associations to biological mechanisms and clinical applications. Kidney Int. 102(3):492-505, 2022
2. Kidney Disease: Improving Global Outcomes (KDIGO) Blood Pressure Work Group: KDIGO 2021 clinical practice guideline for the management of blood pressure in chronic kidney disease. Kidney Int. 99(3S):S1-87, 2021
3. Kim JH et al: Reninoma: a rare cause of curable hypertension. Korean J Pediatr. 62(4):144-7, 2019
4. Okabayashi Y et al: Aging vs. hypertension: an autopsy study of sclerotic renal histopathological lesions in adults with normal renal function. Am J Hypertens. 32(7):676-83, 2019
5. Denic A et al: Clinical and pathology findings associate consistently with larger glomerular volume. J Am Soc Nephrol. 29(7):1960-9, 2018
6. Freedman BI et al: Hypertension-attributed nephropathy: what's in a name? Nat Rev Nephrol. 12(1):27-36, 2016
7. Liang S et al: Clinico-pathological characteristics and outcomes of patients with biopsy-proven hypertensive nephrosclerosis: a retrospective cohort study. BMC Nephrol. 17:42, 2016
8. Hughson MD et al: Hypertension, glomerular hypertrophy and nephrosclerosis: the effect of race. Nephrol Dial Transplant. 29(7):1399-409, 2014
9. Hill GS: Hypertensive nephrosclerosis. Curr Opin Nephrol Hypertens. 17(3):266-70, 2008
10. Marcantoni C et al: A perspective on arterionephrosclerosis: from pathology to potential pathogenesis. J Nephrol. 20(5):518-24, 2007
11. Senitko M et al: An update on renovascular hypertension. Curr Cardiol Rep. 7(6):405-11, 2005
12. Fogo AB: Mechanisms in nephrosclerosis and hypertension-beyond hemodynamics. J Nephrol. 14 Suppl 4:S63-9, 2001

动脉硬化和肾小球硬化

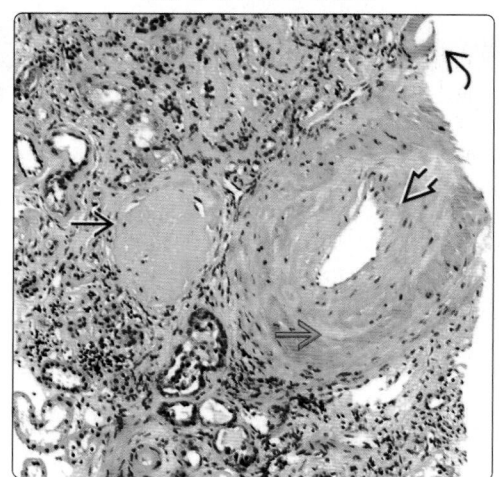

（左）高血压性肾硬化的典型血管改变包括弓形动脉内膜纤维化 ➡️和微动脉透明变性 ➡️。箭头所示为内弹力层，即内膜和中膜之间的边界 ➡️。继发性特征为间质纤维化、肾小管萎缩和球性肾小球硬化 ➡️

肾小球旁器增生

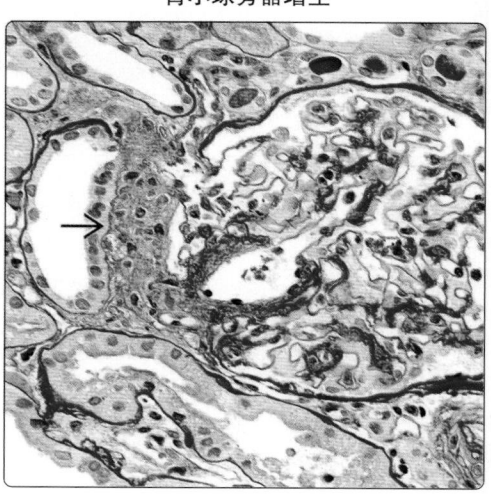

（右）PAS 染色显示一明显的肾小球旁器（JGA）➡️，是一种可见于高血压性肾血管病的表现

肾小球旁器增生

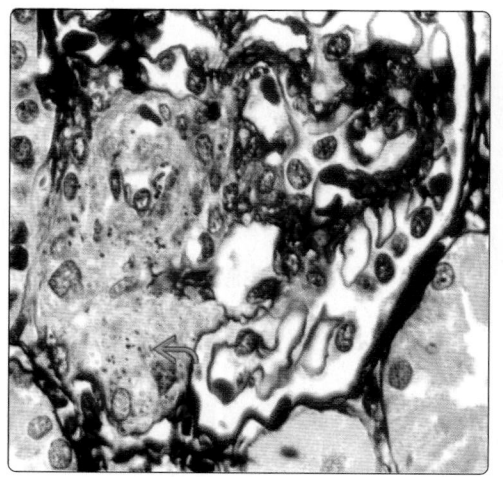

（左）六胺银染色显示带有肾素颗粒的 JGA 增生 ➡️，该特征有时可见于高血压性肾血管病

肾小球旁器的肾素颗粒

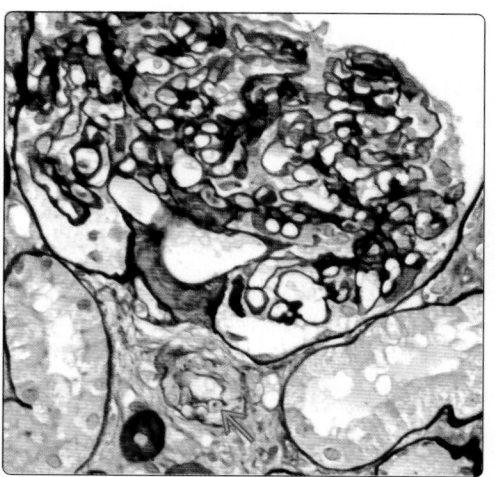

（右）六胺银染色显示一明显的 JGA，含有均匀的肾素颗粒 ➡️，是一种可见于高血压性肾血管病的表现

Bartter 综合征 JGA 增大

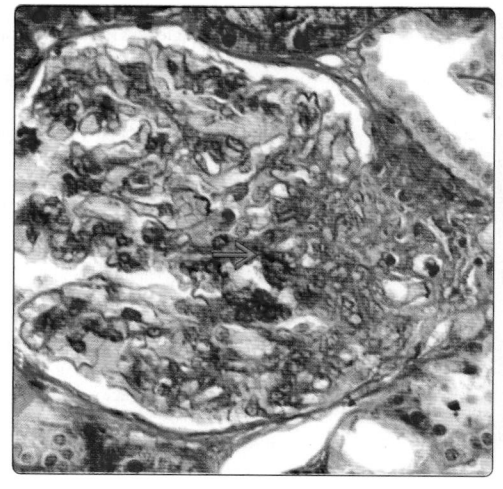

（左）1 例 Bartter 综合征 JGA 增大 ➡️，Bartter 综合征的特征是低血压或血压正常，尽管存在形态学、生化和激素变化，但提示 HTN 可能存在（三色染色）

肾动脉狭窄

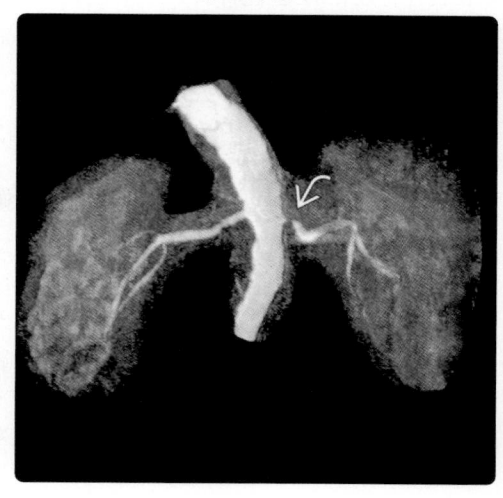

（右）肾动脉狭窄 ➡️为 HTN 的重要继发原因，可以通过 MR 血管造影来观察

内膜纤维增生

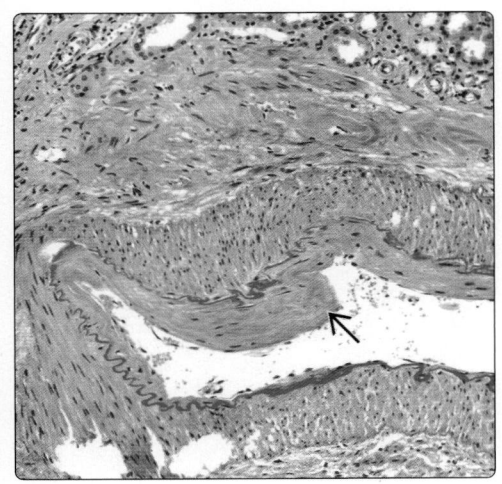

动脉硬化

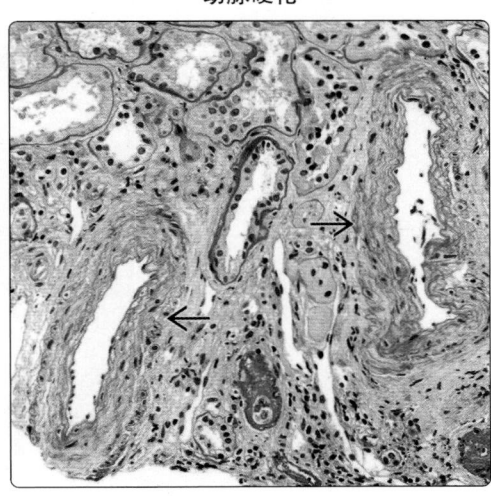

（左）叶间动脉见内膜纤维增生症 ➡，这种改变常见于高血压性肾血管病

（右）高血压性肾血管病患者，PAS 染色显示叶间动脉弹力层增厚、分层（重复）➡

小动脉硬化

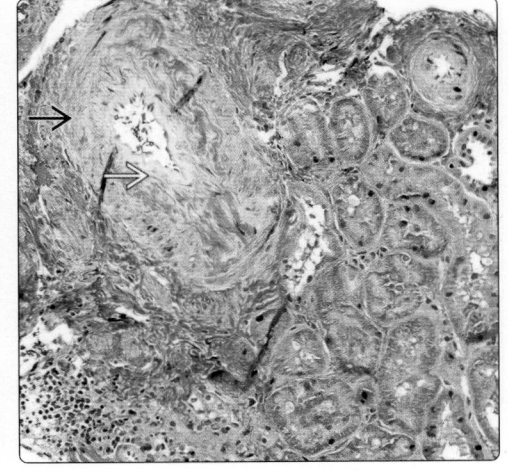

小动脉硬化

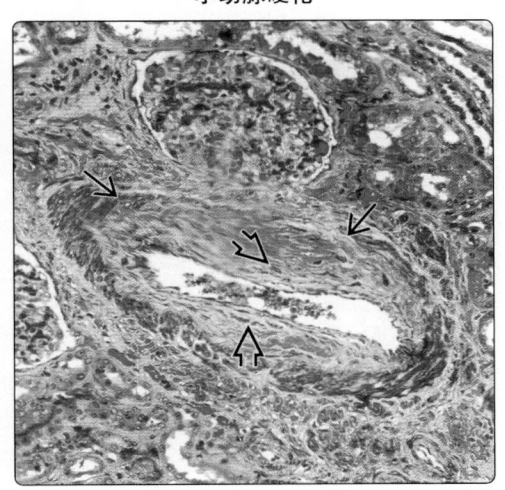

（左）高血压性肾血管病三色染色显示叶间动脉内膜增厚 ➡，中膜平滑肌层变薄 ➡

（右）高血压性肾血管病中，叶间动脉三色染色显示动脉内膜增厚 ➡，动脉中膜变薄 ➡，呈嗜伊红色的中膜肌细胞向内膜迁移，这一过程称为"内膜纤维增生症"

中膜肥厚

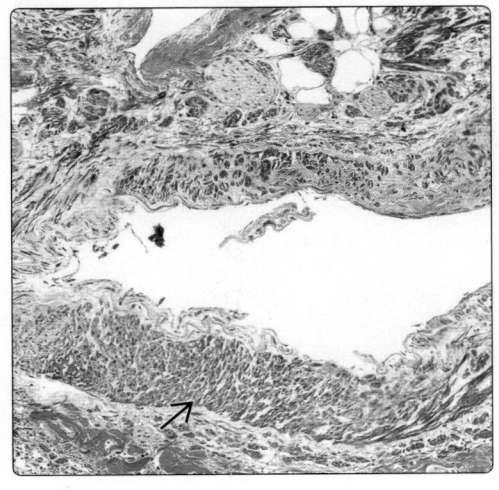

弹力纤维增生

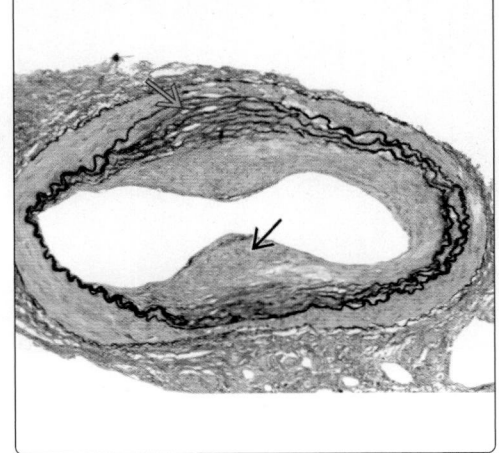

（左）高血压性肾血管病患者三色染色显示动脉中膜增厚 ➡

（右）高血压肾血管病患者弹力纤维 van Gieson 染色显示内弹力膜重复 ➡ 和纤维样内膜增厚 ➡

GBM 增厚和足细胞足突融合

肾小球内皮细胞肿胀和血小板聚集

（左）HTN 患者，2g/d 蛋白尿，电镜显示 GBM 广泛皱褶、轻度增厚及足突融合，这些表现通常比单纯性 HTN 多见，在这种情况下很难确定原发性疾病

（右）高血压性肾血管病患者电镜显示肾小球毛细血管袢内有大量血小板 ➡，肾小球毛细血管袢皱褶及不同程度增厚 ➡，内皮细胞肿胀

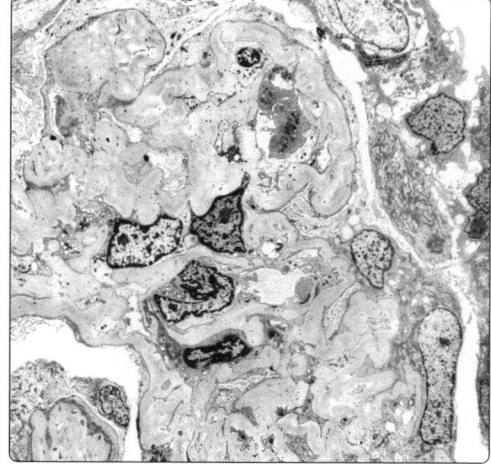
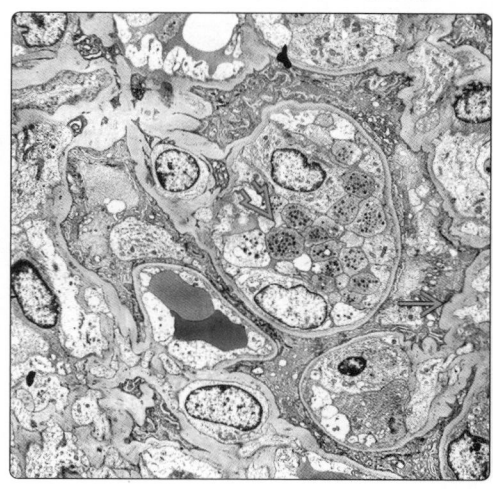

肾小球内皮细胞活化

缺血性塌陷

（左）高血压性肾血管病患者电镜显示肾小球毛细血管袢内皮细胞肿胀 ➡、碎裂红细胞 ➡ 及血小板 ➡，并有局灶性足突融合 ➡，内皮下区增宽 ➡

（右）重度 HTN 时，血管收缩和内皮损伤导致肾小球毛细血管丛塌陷，继发性足细胞损伤表现为广泛的足突消失 ➡ 和绒毛肥大，毛细血管袢闭塞 ➡

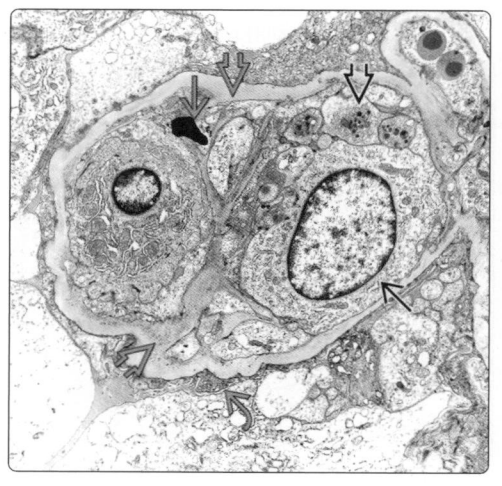
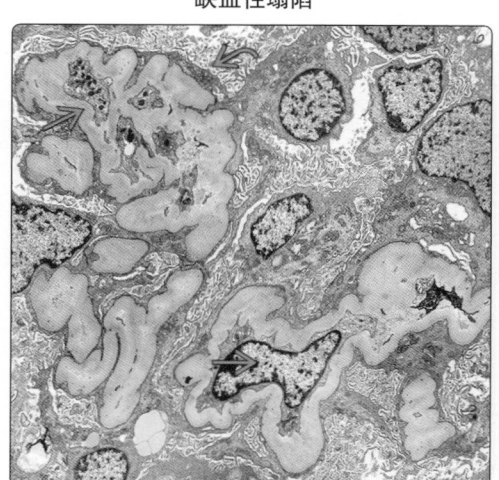

肾小球 IgM 沉积

肾小球 C3 沉积

（左）高血压性肾血管病患者免疫荧光染色显示肾小球节段 IgM 沉积

（右）高血压性肾血管病患者免疫荧光染色显示肾小球节段 C3 沉积

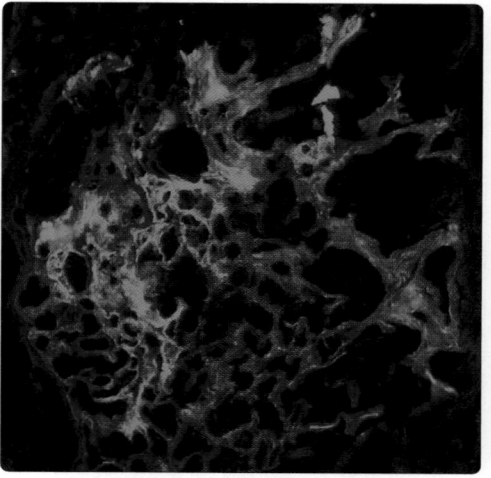
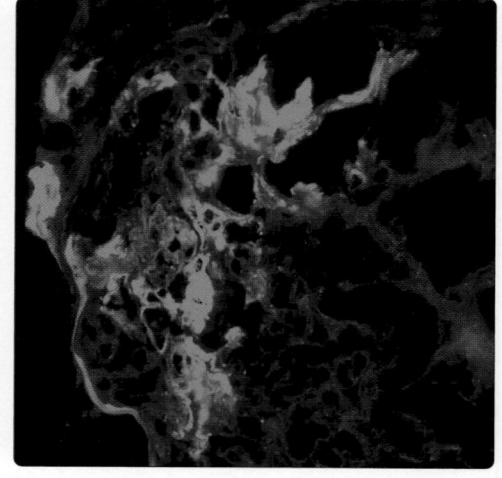

肌内膜增厚

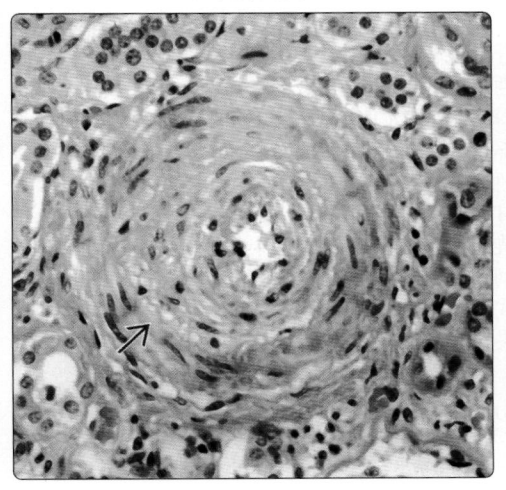

增生性小动脉硬化（"洋葱皮"样改变）

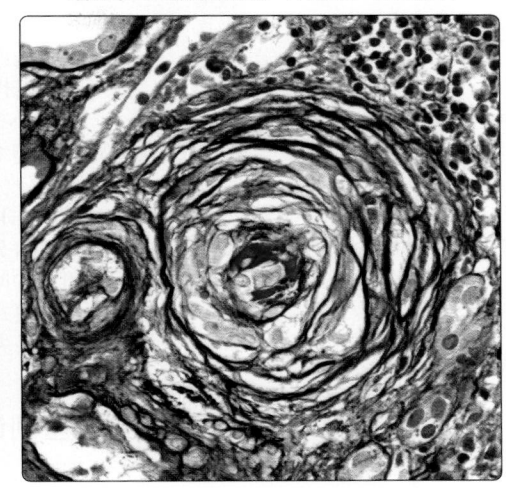

（左）肾血管高倍图像显示，因血管壁出现同心性肌内膜增厚而呈现"洋葱皮"样改变 ➡️

（右）六胺银染色显示小动脉壁分层（"洋葱皮"样改变），小动脉管腔几乎闭塞，这一过程在恶性 HTN 中被称为"增生性小动脉硬化"（Courtesy R.Hennigar, MD.）

血管 IgM 沉积

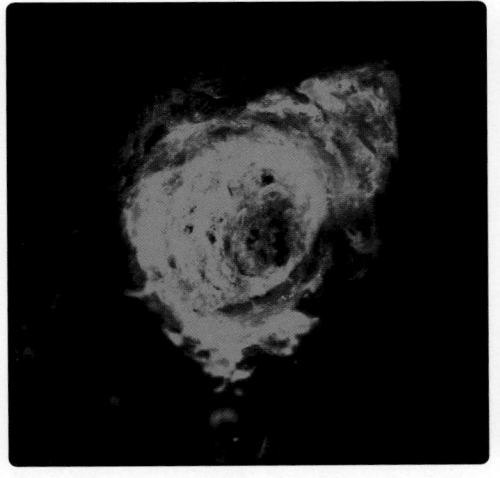

血管纤维蛋白沉积

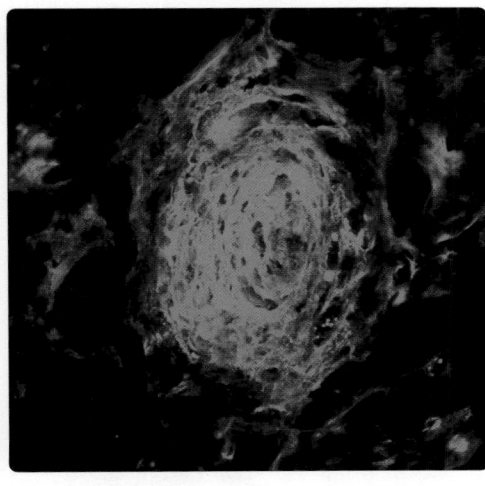

（左）严重高血压性肾血管病患者免疫荧光染色显示小动脉 IgM 聚集，注意不要与血管炎混淆

（右）严重高血压性肾血管病患者免疫荧光染色显示肾内小动脉内膜纤维蛋白聚集，类似表现可见于任何类型的血栓性微血管病

毛细血管内碎裂性红细胞

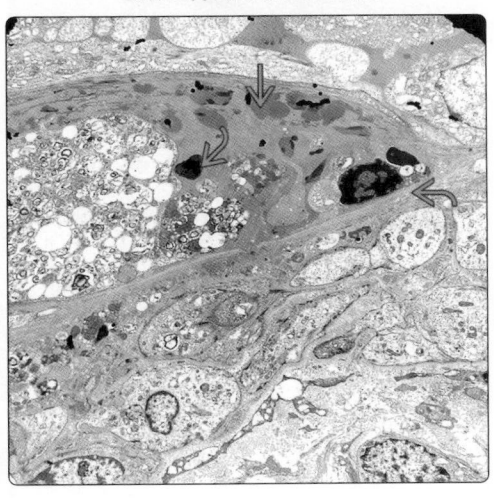

动脉基质集聚

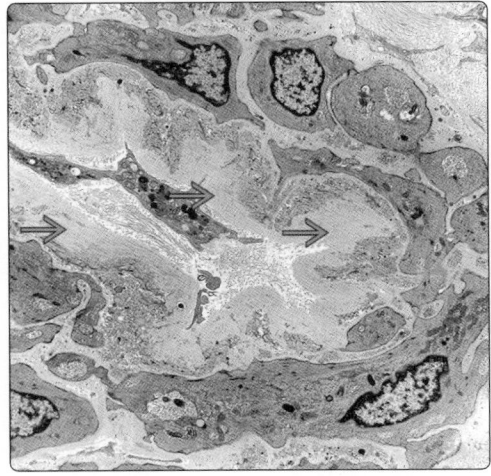

（左）严重高血压性肾血管病病例，显示毛细血管内见碎裂性红细胞（裂红细胞）➡️，内皮细胞损伤严重，胞质肿胀和细胞核凋亡 ➡️

（右）肾小动脉电镜显示内皮细胞和中膜之间有无定形物质聚集 ➡️，可能是"洋葱皮"样增厚的残留物

（向娟 译，郑珍　滕晓东 审）

第三章　血管疾病

病因学/发病机制

- 不同病因的 RAS 引起的缺血性肾萎缩

临床特征

- 动脉粥样硬化为最常见病因
- 其他原因包括纤维肌性发育不良、动脉炎、神经纤维瘤病、主动脉缩窄
- 高血压（HTN）
- 肾功能不全
- 继发于 FSGS 的蛋白尿

大体特征

- 肾脏因缺血性萎缩而变小

镜下特征

- 缺血性肾小球改变
  - GBM 皱缩

- 被膜内纤维化
- 无小管性肾小球
- ± 肾小球旁器（JGA）增生
- 肾小管萎缩伴萎缩性上皮细胞简化，形成类似甲状旁腺样（内分泌改变）特征，如果为单纯性 RAS，则几乎没有纤维化
- 如果没有 HTN，肾内血管可不受累
- 如果 HTN 先于 RAS，则表现为肾内小动脉硬化或微动脉硬化
  - 粗糙的间质纤维化及间质炎细胞浸润，甲状腺样肾小管萎缩模式
- 肾单位丢失引起的继发性改变
  - FSGS

主要鉴别诊断

- 纤维肌性发育不良
- 动脉粥样硬化和动脉粥样栓塞
- 神经纤维瘤病
- 大动脉炎及其他动脉炎
- 其他原因引起的 JGA 增生

肾动脉狭窄部位

（左）这张图示狭窄的常见部位，多发生在主动脉 ➡、肾动脉 ➡、肾动脉开口 ➡ 或肾动脉某个分支处 ⊿
（右）图示 RAS 引起的肾皱缩 ➡ 和高血压引起的颗粒状肾改变 ➡，可能系肾萎缩产生肾素刺激所致

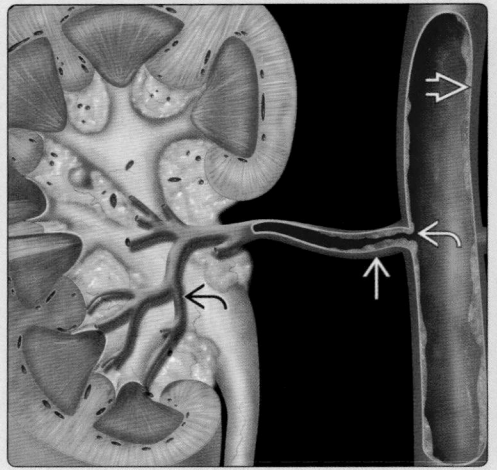

动脉粥样硬化性肾动脉狭窄

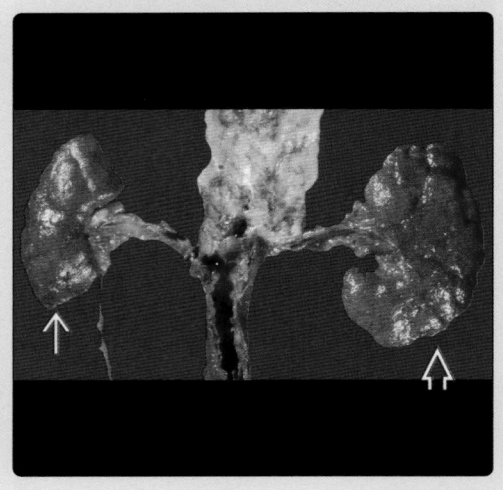

肾动脉狭窄引起肾小管萎缩

（左）RAS 受累肾脏 PAS 染色显示球性肾小球硬化 ⊿ 和明显的肾小管萎缩 ⊿
（右）RAS 受累肾脏显示增大的细胞增生性 JGA ➡，这在 RAS 中不一定都能检测到。JGA 增生的其他原因包括盐丢失（利尿剂、腹泻）和 Bartter 综合征

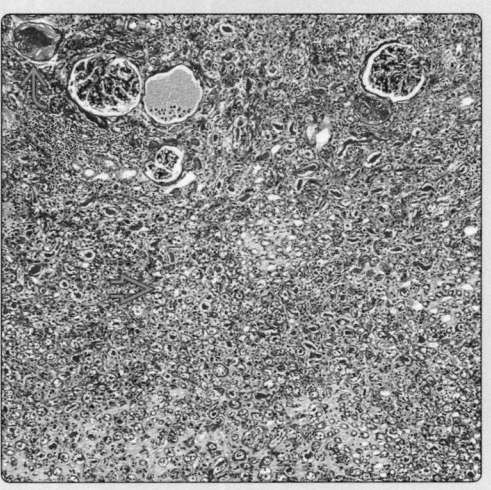

肾小球旁器增生

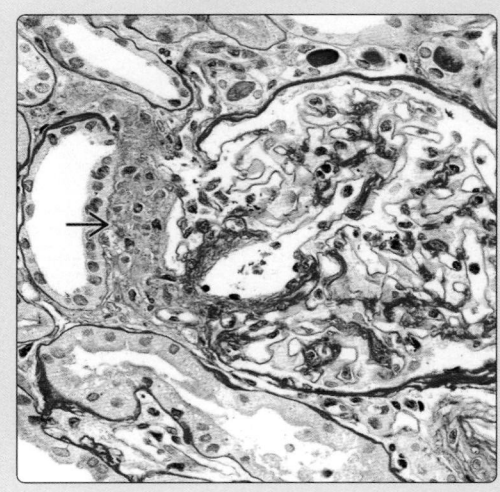

术语

缩写

- 肾动脉狭窄（renal artery stenosis，RAS）

定义

- 足以引起肾脏缺血性改变和高血压（HTN）的肾动脉管腔变窄

病因学/机制改变

RAS 的病因

- 动脉粥样硬化
  - 较大的肾动脉阻塞/狭窄为最常见的原因（70%~90% 的 RAS）
  - 动脉粥样斑块
    - 常见与年龄和危险因素（吸烟，HTN，糖尿病，高脂血症）有关
  - 动脉粥样栓子（胆固醇栓子）
    - 可在血管造影或血管外科手术后即刻或数月内发生
    - 与主动脉瘤和其他疾病显著相关

缺血性肾脏疾病/缺血性肾病

- RAS 损伤的基本机制

Goldblatt 肾

- 单侧 RAS 动物模型显示系通过激活肾血管紧张素 - 醛固酮系统引起 HTN
  - 缺血性肾脏不受 HTN 的影响
  - 对侧肾脏受 HTN 影响（动脉和小动脉性肾硬化）

临床特征

流行病学

- 年龄
  - 因病因而异
  - 动脉粥样硬化 RAS 主要累及老年患者
- 性别
  - 因病因而异
  - 动脉粥样硬化 RAS 中男性：女性 =2：1

表现

- HTN
- 慢性肾功能不全
- 蛋白尿
  - 通常为轻度或中度
- 腹部或侧腹杂音
- 有时存在低钾血症

治疗

- 外科手术
  - 经皮血管成形术
    - 比支架置入更常用
  - 旁路搭桥

- 药物
  - 抗高血压药

预后

- 肾动脉狭窄达 70%~80%，可发生缺血性肾病并快速发展为肾衰竭

大体特征

一般特征

- 大的肾动脉狭窄
  - 50% 病例累及主动脉起始部
- 受累肾脏变小，大部分＜正常重量的 50%
  - 肾皮质变薄而被膜表面光滑，除非肾内血管受累
  - 若肾内动脉病变，就会出现大的皮质瘢痕
  - 如果有内在小动脉硬化，则被膜表面呈颗粒状

镜下特征

组织学特征

- 肾小球
  - 缺血性改变
    - GBM 皱褶
    - 毛细血管袢皱缩朝向血管极（简化），使鲍曼囊腔相对扩大
    - 肾小球因肾小管萎缩而相互靠近
    - 鲍曼囊腔内胶原沉积
      - 从肾门部开始，向尿极延伸
      - 当鲍曼囊没有破裂时应注意与纤维性新月体鉴别
  - 纤维化瘢痕中可见无小管性肾小球
    - 连续切片上开放的毛细血管袢未与肾小管连接，平均肾小球体积往往大于对照组
  - FSGS 和/球性肾小球硬化
    - FSGS 以继发形式出现，通常位于门部
  - 肾小球旁器增生
    - 通常仅轻度到中度
    - 在长久性 RAS、严重萎缩和瘢痕中通常不出现颗粒增多
- 肾小管
  - 经典型模式的单纯 SRA 呈内分泌样型的肾小管萎缩
    - 立方上皮细胞胞质透明类似于甲状旁腺
    - 管径缩小狭窄或管腔不明显
    - 无明显纤维化
  - 瘢痕和结构破坏引起肾小管萎缩
    - TBM 增厚
    - 甲状腺化，扩张的小管囊内充满蛋白管型
  - 肾小管代偿性扩张（超小管）
  - 肾小管萎缩潜在可逆
- 间质
  - 纤维化可为弥漫或轻微，可行结缔组织染色证实
  - 高血压肾病的间质纤维化和炎症可比 RAS 更为严重
- 血管
  - 肾外血管狭窄
  - 远离狭窄的肾内血管
    - 动脉和微动脉可能正常

肾动脉狭窄的鉴别诊断

诊断	动脉中有用的鉴别特征	肾脏中有用的鉴别特征
动脉粥样硬化	主动脉和/或肾动脉粥样硬化病伴肾动脉或开口处明显狭窄	患侧肾血管腔可见胆固醇裂隙和肾小管萎缩；对侧肾脏肾小球硬化、动脉内膜纤维化和微动脉透明变性更为严重
夹层动脉瘤	肾主动脉解剖平面	
纤维肌性发育不良	内膜、中膜及周围纤维组织增生	发育不良可累及肾内大动脉；三色法和弹力纤维染色可较好显示
神经纤维瘤病	最早在青少年期即可出现施万细胞、纤维化、平滑肌细胞阻塞和中胚层发育不良	肾内小血管可受累
大动脉炎	中膜及外膜肉芽肿性动脉炎伴巨细胞反应	
巨细胞主动脉炎	中膜和外膜肉芽肿性动脉炎；通常可见巨细胞	
Moyamoya 病	网状结构形成伴纤维内膜增厚、中膜变薄，有时出现内膜纤维增生症	
肾动脉瘤/夹层	有时由结节性多动脉炎引起	肾内大动脉可有动脉炎表现；三色法和弹力纤维染色可显示
主动脉缩窄	主动脉本身受累	
血栓形成	动脉血栓，通常为机化性	可为远端栓子、梗死；可发生于脐动脉插管婴儿
放疗	内膜纤维化，动脉周围纤维化	照射野肾小管萎缩和纤维化增加

- – 如果 HTN 先于 RAS，± 透明变小动脉硬化和动脉内膜纤维化
- – 如果 RAS 的病因为动脉粥样硬化，则动脉粥样硬化栓子常见
- 受累的对侧肾脏（非狭窄动脉）
  - ○ 严重动脉及微动脉硬化及肾硬化
  - ○ 可出现恶性 HTN 的改变

辅助检查

电镜

- GBM 常呈缺血性模式皱褶，有时呈塌陷性肾小球病模式
- 继发性 FSGS 可见节段性足突融合
- 入球动脉颗粒性肌上皮细胞内肾素颗粒可增加；且这些细胞数量可增加

鉴别诊断

纤维肌性发育不良

- 动脉呈典型同心性狭窄，而动脉粥样硬化呈典型的偏心性狭窄
- ± 交替性缩窄和动脉瘤样扩张
- 占已发表资料 RAS 病例的 10%～30%
- 年轻女性最常见

肾动脉瘤和夹层

- 92% 肾动脉肾外部分呈囊状或梭状，有时伴有夹层

主动脉夹层

- 可延伸到肾动脉
- 自发性或与创伤和肾动脉插管相关

大动脉炎

- 主动脉和/或主要分支的炎症过程

巨细胞主动脉炎

- 显微镜下表现与大动脉炎相似

神经纤维瘤病

- 儿童和青少年肾血管性 HTN 的病因
- 由于 RAS 或主动脉缩窄

Moyamoya 病

- 最早由日本报道，主要发生于颈动脉及其分支
- 8.3% 儿童 Moyamoya 病伴有肾血管性 HTN

JGA 增生的其他原因

- 肾素-血管紧张素系统阻滞剂
- 利尿剂
- 钙调磷酸酶抑制剂
- 盐丢失
- Bartter 综合征

参考文献

1. Pini A et al: Assessment and management of transplant renal artery stenosis. A literature review. Ann Vasc Surg. 82:13-29, 2022
2. Coleman DM et al: Histologic and morphologic character of pediatric renal artery occlusive disease. J Vasc Surg. 73(1):161-71, 2021
3. Denic A et al: Larger nephron size and nephrosclerosis predict progressive CKD and mortality after radical nephrectomy for tumor and independent of kidney function. J Am Soc Nephrol. 31(11):2642-52, 2020
4. Kwon SH et al: Atherosclerotic renal artery stenosis: current status. Adv Chronic Kidney Dis. 22(3):224-31, 2015
5. Weber BR et al: Renal artery stenosis: epidemiology and treatment. Int J Nephrol Renovasc Dis. 7:169-81, 2014
6. Plouin PF et al: Diagnosis and treatment of renal artery stenosis. Nat Rev Nephrol. 6(3):151-9, 2010

肾动脉扭曲狭窄

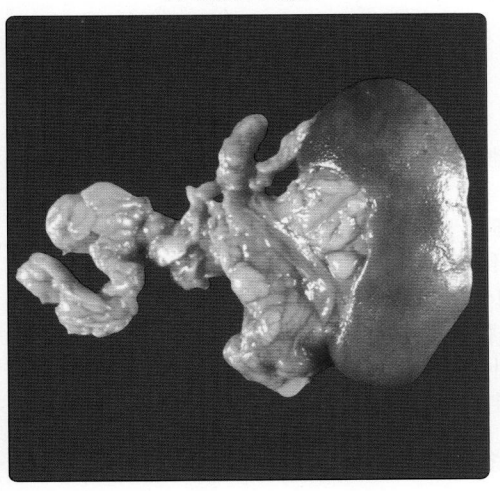

动脉粥样硬化引起的 RAS

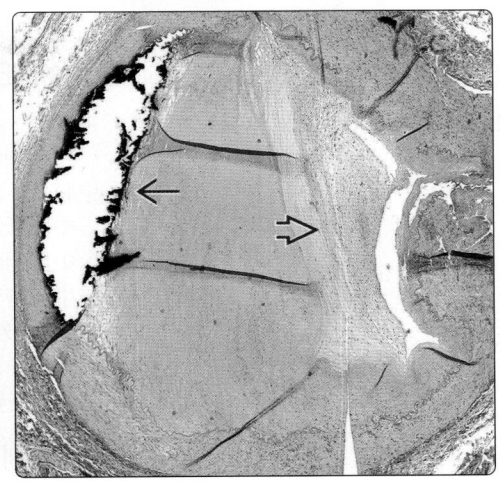

（左）图示萎缩肾伴肾动脉扭曲、狭窄。单纯 RAS 引起的肾萎缩其表面光滑，无实质瘢痕。当狭窄前即有高血压的肾脏损害时，被膜下瘢痕可使肾表面呈明显颗粒状

（右）肾动脉切面显示动脉粥样硬化，内膜因粥样斑块 ⇨ 和钙化 ➡ 而增厚

肾小球硬化和肾小管甲状腺化

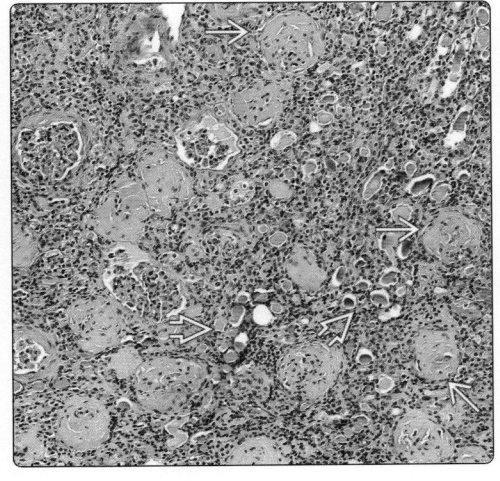

RAS 致甲状旁腺化肾小管萎缩

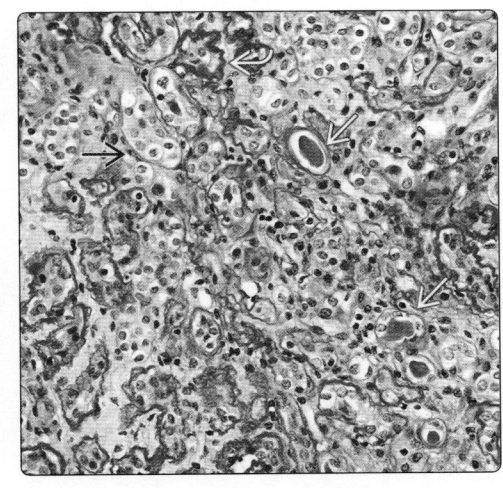

（左）RAS 受累肾脏可见多量排列紧密的硬化性肾小球 ➡ 和甲状腺化肾小管萎缩 ➡

（右）PAS 染色切片高倍镜下显示明显的肾小管萎缩，表现为局灶类似于甲状旁腺组织的内分泌样改变 ⇨、蛋白管型 ➡ 和 TBM 增厚、皱褶 ⇨

肾小球萎缩和足细胞足突融合

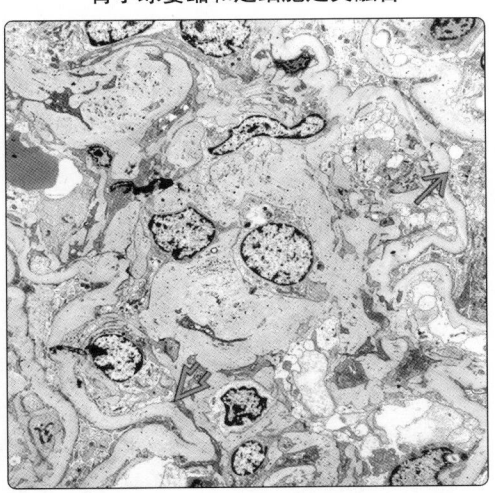

肾小球旁器肾素颗粒

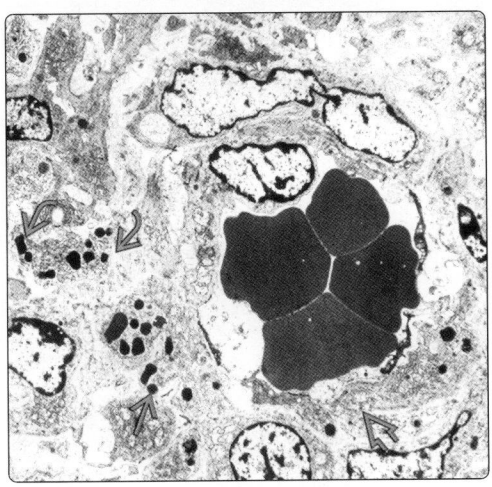

（左）RAS 受累肾脏显示明显的 GBM 皱褶和肾小球毛细血管袢塌陷 ⇨，肾小球毛细血管袢阻塞，足细胞足突消失 ⇨

（右）RAS 病例的 JGA，显示从入球动脉衍化的特化平滑肌细胞 ⇨ 中见大量肾素颗粒，这些颗粒显示均质电子密度，呈菱形 ⇨ 或圆形 ⇨

（向娟　译，郑珍　滕晓东　审）

第26节 纤维肌性发育不良

要点

术语

- 动脉非动脉粥样硬化性、非炎症性、纤维性及纤维肌性增生，通常导致狭窄

临床特征

- 大部分为年轻女性患者
- 吸烟为危险因素
- 60%～90% 累及肾动脉，50% 累及双侧
  - 通常出现高血压
  - 可无症状
- 经皮肾动脉腔内成形术为首选治疗方法

影像学

- 血管造影呈串珠状改变

镜下特征

- 内膜
  - 类似于动脉粥样硬化内膜增生，但无脂质沉积
- 中膜
  - 中膜纤维增生症伴平滑肌分布异常和动脉瘤最常见
  - 中层周纤维增生症伴中膜外纤维带形成
  - 中膜增生肥大但其他中膜结构正常
- 动脉周(外膜)纤维增生
  - 环周样外膜纤维化，中膜和内膜正常
- 通常无炎症

主要鉴别诊断

- 动脉粥样硬化
- 血管炎
- 夹层动脉瘤

FMD 亚型

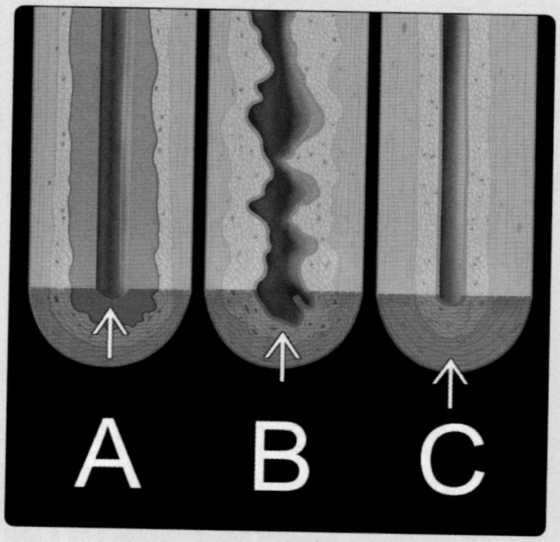

FMD 动脉造影

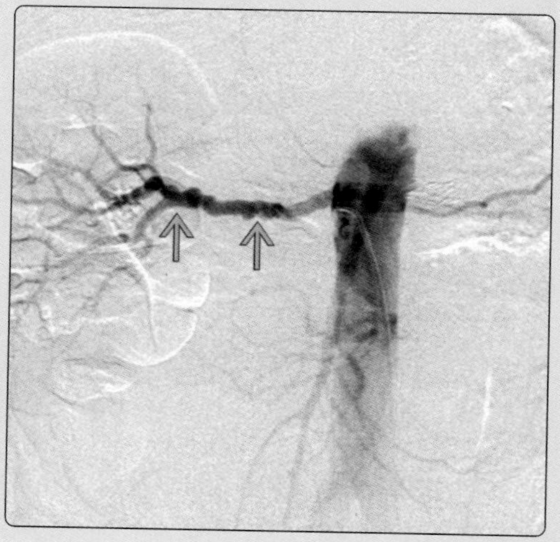

(左)FMD 主要有三种亚型：(A)内膜纤维增生症型；(B)中膜纤维增生症型；(C)动脉周(外膜)纤维增生症型。A、B 和 C 分别显示动脉异常部分
(右)肾动脉造影显示多个狭窄区域⇨，呈"串珠状"，符合 FMD

中膜周纤维增生症

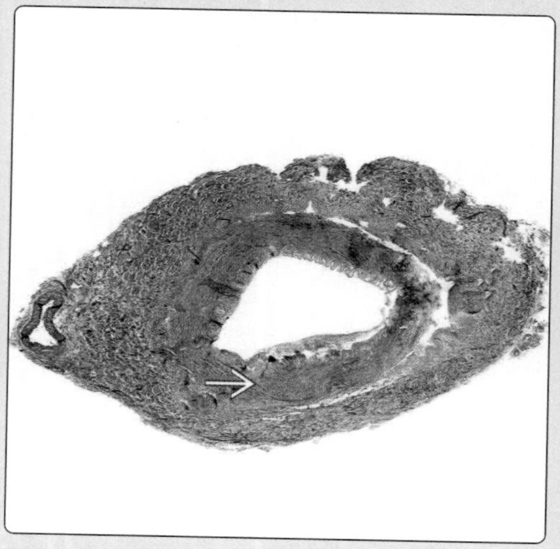

中膜周纤维增生症的纤维组织

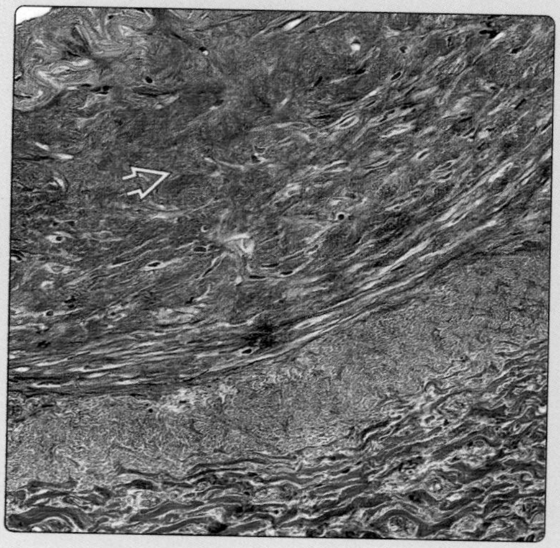

(左)肾动脉中膜周纤维增生症，低倍镜图像显示中膜外围被一层蓝色的纤维组织占据➡，如三色染色所示
(右)中膜周纤维增生症的三色染色，高倍镜图像显示大部分肾动脉壁由不同着色的纤维组织构成➡

术语

缩写

- 纤维肌性发育不良（fibromuscular dysplasia，FMD）

同义词

- 动脉纤维发育不良
- 纤维肌样增生
- 内膜或动脉周（外膜）纤维增生症

定义

- 特发性、节段性、非炎症性、非动脉粥样硬化性引起狭窄和动脉瘤的中小动脉疾病
- 三种主要类型
  - 中膜
  - 内膜
  - 动脉周（外膜）

病因学/发病机制

遗传学

- 11% 的患者有兄弟姐妹受累
- 与 EDN1 附近的 PHACTR1 遗传连锁
  - 与其他患者的血管肥厚相关
- 中膜纤维增生症可能为先天异常，因表现为畸形
- 偶尔与 Ehlers-Danlos 综合征 IV 型或马方综合征有关
- 有报告血管紧张素转换酶（ACE）等位基因患病率增高

女性患者

- 与雌激素或口服避孕药无关

临床特征

流行病学

- 发病率
  - 有症状的肾 FMD 估计为 4/1 000
    - 中膜：60%～85%
    - 内膜：1%～5%
    - 动脉周：<1%
  - 10%～20% 的患者有肾动脉狭窄
- 年龄
  - 美国注册的平均发病年龄为 53 岁（年龄最大患者 89 岁）
  - 一般来说，FMD 患者年龄较小（15～50 岁）
  - 一些纤维化型患者年龄较大（>50 岁）
- 性别
  - 女性：男性 =9：1
    - 儿科亚型罕见，无性别偏好
  - 女性优势（中膜型）
    - 85% 女性患者 <50 岁
  - 男性优势（内膜型）

部位

- 肾动脉（60%～90%）
  - 50% 为双侧
  - 肾动脉远端 2/3 处
  - 延伸至弓形动脉和小叶间动脉
    - 可导致肾外狭窄矫正术后持续高血压
  - 可伴有动脉瘤
- 可累及及多个血管床
  - 颈动脉（26%）
  - 肠系膜/肠动脉（9%）
  - 腘动脉、肝动脉、冠状动脉和锁骨下动脉（9%）
  - 髂动脉（5%）
  - 主动脉和肱动脉、股浅动脉、胫动脉和腓动脉较为少见

表现

- 高血压
- 无症状
- 伴肥厚型心肌病

实验室检查

- 肾素水平升高

治疗

- 手术方法
  - 手术治愈率疗约 70%
  - 经皮腔内球囊肾血管成形术为首选治疗方法
  - 疑难病例需要复杂性重建，如主动脉肾动脉旁路
  - 可能需要支架
- 药物
  - 高血压可能对 ACE 抑制剂有效，但对大多数其他降压药无效
  - 抗血小板药

预后

- 如果未治疗，可发生进行性狭窄
  - 阻塞、夹层动脉瘤和栓子
  - 猝死，特别是心脏动脉的 FMD（如窦房结供血动脉）
  - 肾衰竭（罕见）

影像学

CT 表现

- CT 和导管血管造影可识别狭窄或因多发性局灶扩张和狭窄形成的经典的串珠样外观

大体特征

一般特征

- 肾动脉分支串珠样模式的动脉瘤和狭窄

镜下特征

组织学特征

- 中膜纤维增生症
  - 纤维脊和肌脊可交替出现伴明显变薄，甚至动脉瘤形成
  - 动脉瘤系平滑肌缺失及弹力层缺陷形成
  - 肾梗死比其他型的 FMD 更为常见
  - 罕见血栓形成或破裂

纤维肌性发育不良类型		
类型	基本特征	病理特征
中膜		
中膜纤维增生症	最常见变异型(60%～85%);年轻女性;串珠样狭窄	中膜纤维样扩大,纤维肌性脊,血栓形成,动脉瘤
中膜周纤维增生症	10%～25%;重度或完全狭窄;年龄 15～30 岁的女性或男性患者	肌性增生,通常为环状,尤其中膜内层,中膜外层纤维组织增生,血栓形成
中膜增生	1%～15%;重度狭窄	无纤维化平滑肌增生
内膜	不常见(1%～5%);重度或完全狭窄	环形或偏心性内膜增生
动脉周(外膜)	罕见(<1%)	胶原纤维增生环绕外膜,并可延伸至周围组织

- ○ 5%～10% 的病例有中膜夹层
  - – 血管壁外 1/3 处通道形成
  - – 内膜纤维增生症可发生在夹层区域
- 中膜周纤维增生症
  - ○ 中膜外层致密、灰白纤维组织与中膜内层肥大的环状肌相分离
    - – 细胞性纤维组织可透壁性延伸
    - – 外膜纤维化可延伸至邻近脂肪和结缔组织,导致缩窄(罕见)
  - ○ 纤维带外的弹力层可能被取代
    - – 中膜外边缘可见环绕性弹力组织聚集
      - □ 光镜下似致密胶原,但电镜显示为弹性蛋白
  - ○ 该型较其他类型肾动脉发育不良血栓更为常见
  - ○ 多灶性狭窄产生不规则的串珠样改变
    - – 影像学上串珠比血管直径小
- 中膜增生
  - ○ 中膜无纤维化平滑肌增生,走向正常
  - ○ 内膜、弹力膜及外膜正常
  - ○ 血管造影表现类似于内膜纤维增生症
- 内膜纤维增生症
  - ○ 累及主动脉主要分支
  - ○ 通常为双侧性
  - ○ 年轻患者常表现为不规则长管状狭窄
  - ○ 年长者表现为平滑的局灶性狭窄
  - ○ 环周性或偏心性内膜纤维化
    - – 内膜增生,表现为无脂质或炎细胞浸润的内弹力层呈疏松、中等细胞纤维组织增生
    - – 内弹力层存在
    - – 中膜和外膜正常
- 动脉周(外膜)纤维增生症
  - ○ 胶原纤维增生环绕外膜并延伸至动脉周围纤维脂肪组织中
  - ○ 可见少量单核细胞
  - ○ 内膜、内弹力层、外弹力层和中膜通常正常
- 受累侧肾实质病变
  - ○ 肾小管萎缩
    - – 体积小的单层上皮小管呈背靠背排列,间质少量纤维化
  - ○ 肾小球旁器肥大
  - ○ 小动脉未见高血压改变

- 对侧肾实质病变
  - ○ 肾小管和肾小球代偿性肥大
  - ○ 高血压相关血管病变
    - – 弓形动脉内膜纤维化
    - – 微动脉透明变性

鉴别诊断

动脉粥样硬化
- 与内膜型表现相似
- 可见载脂细胞、泡沫细胞,淋巴细胞常见

肉眼型多动脉炎(结节性多动脉炎)
- 可类似于中膜周纤维增生症或外膜型纤维增生症
- 典型的偏心性瘢痕,弹力纤维断裂,无增生改变

夹层动脉瘤
- 愈合病灶类似于中膜周纤维增生症
- 长期持续受累

正常动脉
- 正常动脉偶尔可出现平滑肌分布异常
- 弹性蛋白染色可显示正常弹力层

诊断要点

病理解读要点
- 弹性蛋白染色有助于评估及分类

参考文献

1. Pappaccogli M et al: The European/International Fibromuscular Dysplasia Registry and Initiative (FEIRI)-clinical phenotypes and their predictors based on a cohort of 1000 patients. Cardiovasc Res. 117(3):950-9, 2021
2. van Twist DJL et al: Renal artery fibromuscular dysplasia and its effect on the kidney. Hypertens Res. 41(9):639-48, 2018
3. Alhaj EK et al: Fibromuscular dysplasia of the renal artery: an underdiagnosed cause of severe hypertension. Int J Cardiol. 167(6):e159-60, 2013
4. Pontes Tde C et al: Fibromuscular dysplasia: a differential diagnosis of vasculitis. Rev Bras Reumatol. 52(1):70-4, 2012
5. Sperati CJ et al: Fibromuscular dysplasia. Kidney Int. 75(3):333-6, 2009
6. Davies MG et al: The long-term outcomes of percutaneous therapy for renal artery fibromuscular dysplasia. J Vasc Surg. 48(4):865-71, 2008
7. Olin JW et al: Contemporary management of fibromuscular dysplasia. Curr Opin Cardiol. 23(6):527-36, 2008

中膜周纤维增生症层

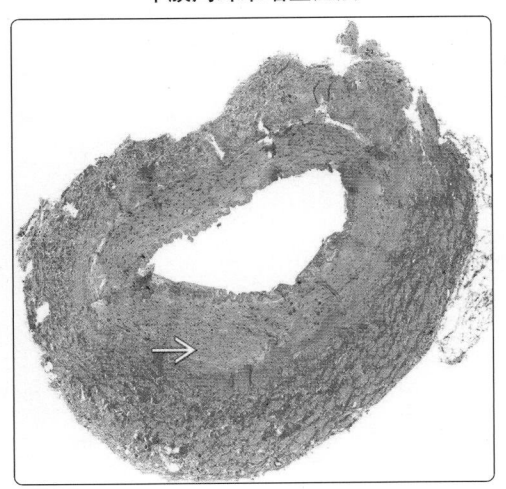

FMD 异质性中膜层

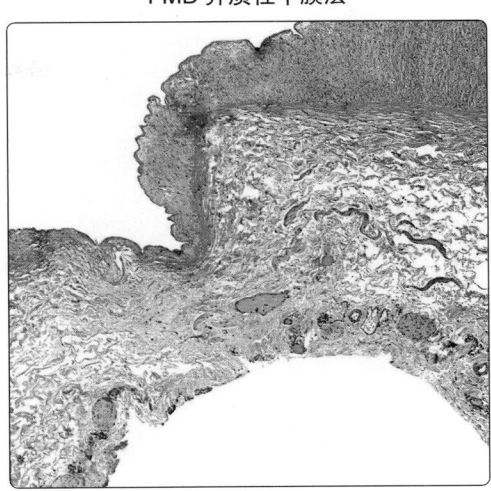

（左）低倍镜显示肾动脉中膜周纤维增生症，HE 染色显示中膜外侧被一层较平滑肌淡染的纤维组织占据 ➡️

（右）肾动脉中膜周纤维增生症，肾动脉 HE 染色显示中膜外侧为淡染的疏松纤维组织，中膜内侧为深染的致密纤维组织

中膜周纤维增生症疏松和致密的纤维组织

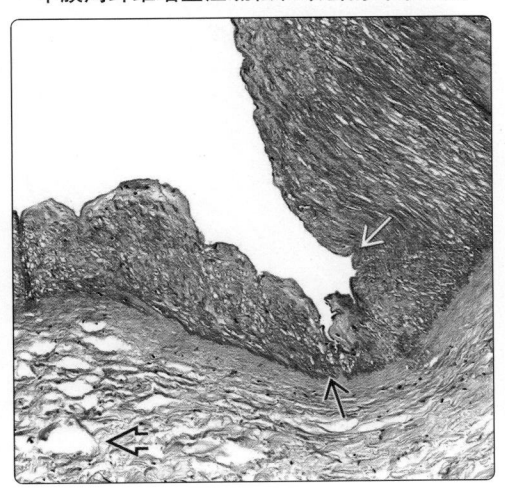

中膜周纤维增生症梭形和上皮样细胞

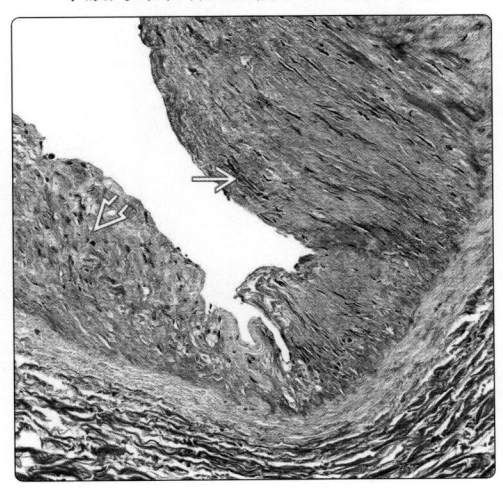

（左）肾动脉中膜周纤维增生症，肾动脉 PAS 染色显示中膜外侧为淡染疏松的纤维组织 ➡️，中层内侧为致密的纤维组织与平滑肌混杂结构 ➡️，外膜为疏松的结缔组织 ➡️

（右）高倍镜下，肾动脉中膜周纤维增生症三色染色显示平滑肌细胞之间的致密纤维组织。一些平滑肌细胞呈梭形 ➡️，另一些则呈上皮样形态 ➡️

FMD 动脉瘤形成

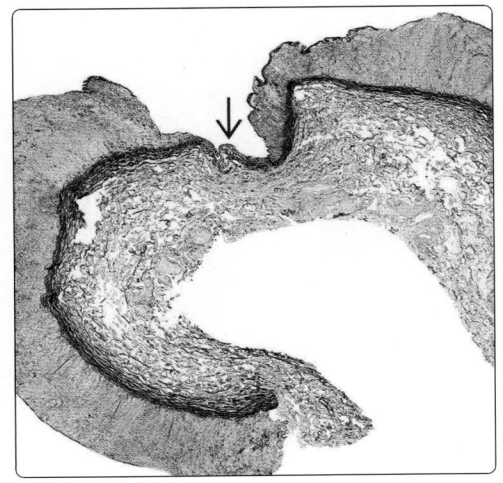

动脉瘤弹力纤维异质性改变

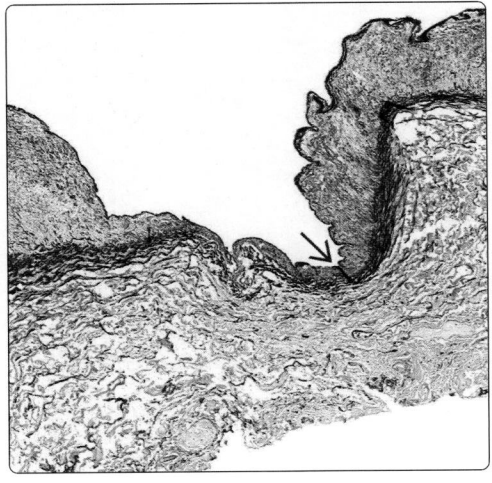

（左）FMD 累及肾动脉的弹力纤维染色显示中膜外侧由浅染的纤维组织填充，中膜内侧由一层厚薄交替的较深组织填充，局部模拟动脉瘤形成 ➡️

（右）FMD 动脉弹力纤维染色显示中膜出现异常变薄区，可引起内部扩张，形成动脉瘤 ➡️。中层外侧有致密的弹力纤维带

（左）高倍镜下 FMD 肾动脉 PAS 染色显示分布于平滑肌细胞与排列紊乱的平滑肌细胞之间的致密纤维组织➡️
（右）中倍视野显示 FMD 主要由中膜周纤维增生症引起，疏松的中等细胞性纤维组织增生引起肾动脉狭窄

平滑肌排列紊乱

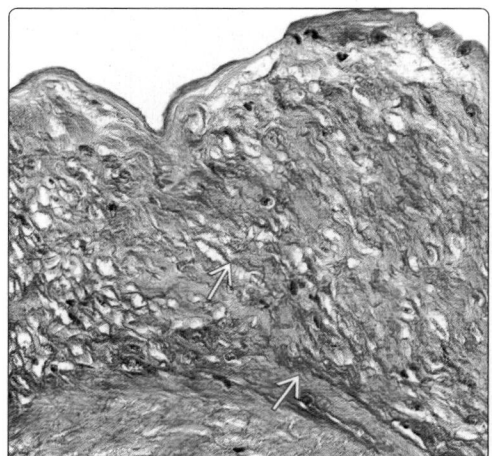

疏松的细胞性纤维组织

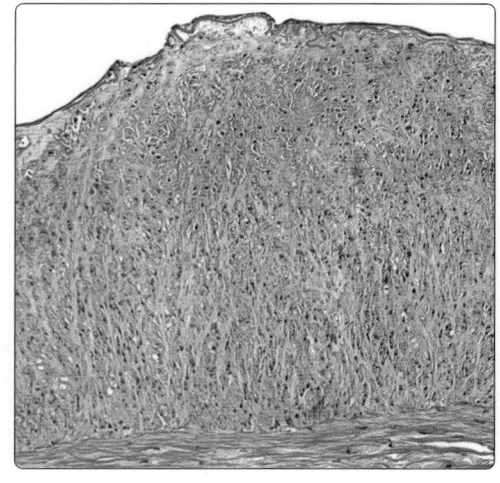

（左）中膜周纤维增生症伴继发性内膜纤维增生症，HE 染色切片高倍镜下可见疏松的细胞性纤维组织使中膜扩大并向内膜延伸，导致肾动脉狭窄。由于各种细胞混杂，一些细胞类似淋巴细胞➡️，很像在其他情况下看到的内膜炎
（右）FMD 肾动脉 PAS 染色，高倍镜视野显示平滑肌细胞之间可见致密的纤维组织

疏松的细胞性纤维组织酷似内膜炎

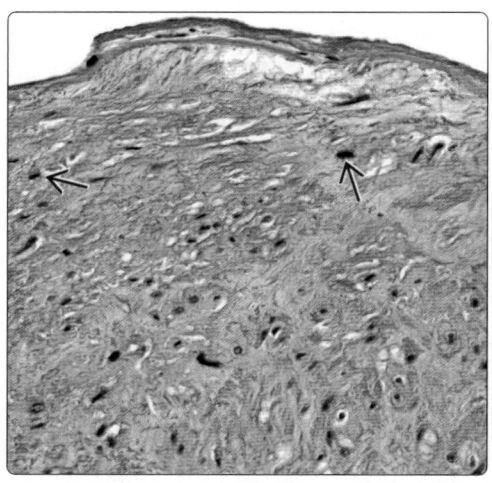

FMD 致密纤维组织

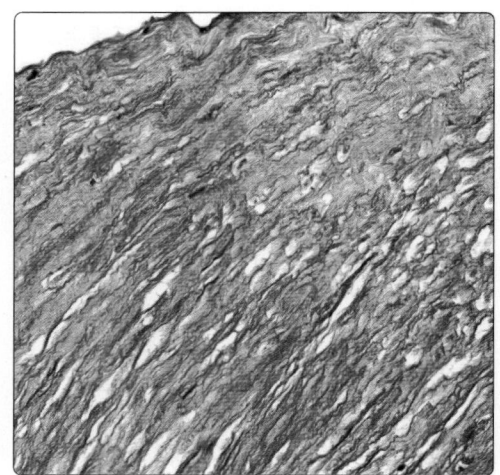

（左）肾动脉中膜周纤维增生症的三色染色，高倍镜显示动脉壁平滑肌被致密纤维组织无序浸润，占据大部分血管壁
（右）肾动脉中膜周纤维增生症的三色染色，高倍镜显示平滑肌细胞之间的致密纤维组织。平滑肌细胞呈梭形➡️和上皮样➡️形态

致密纤维组织无序浸润

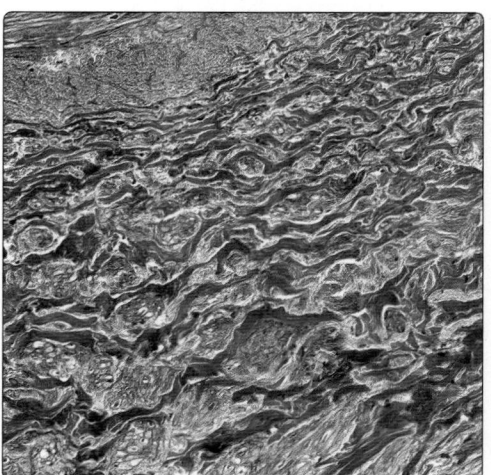

中膜周纤维增生症的梭形和上皮样细胞

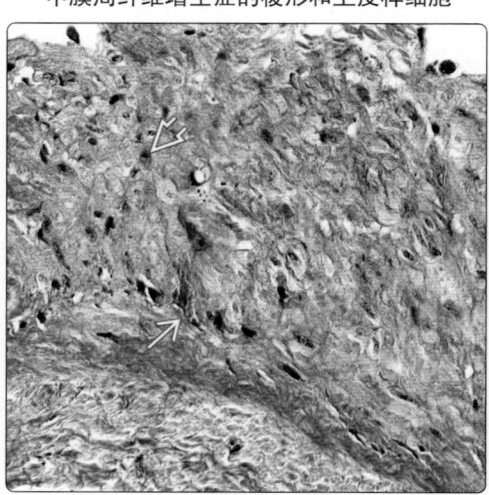

高血压肾病

中膜周纤维增生症呈梭形排列

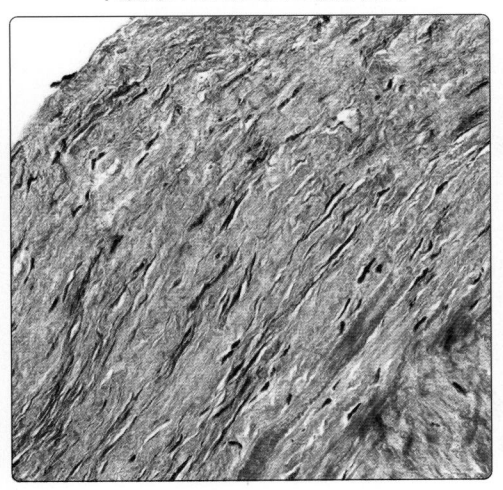

FMD 软骨样变

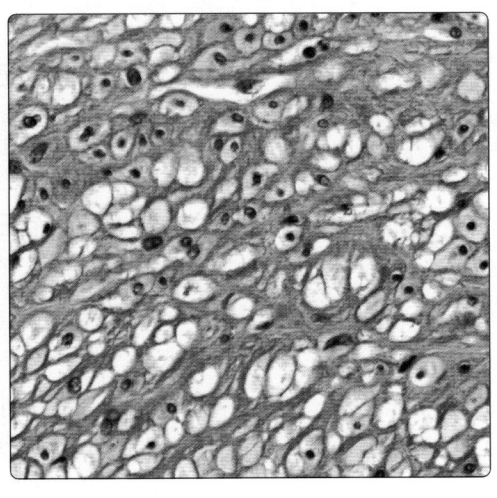

（左）肾动脉中膜周纤维增生症三色染色，高倍镜显示平滑肌细胞之间呈梭形的致密纤维组织

（右）肾动脉中膜周纤维增生症 PAS 染色，高倍镜显示平滑肌细胞之间的致密纤维组织，这例平滑肌细胞呈表面上很像软骨的透明细胞外观

FMD 肌组织紊乱

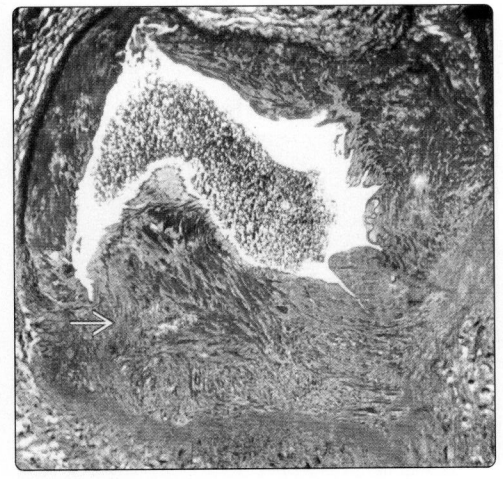

中膜突入管腔

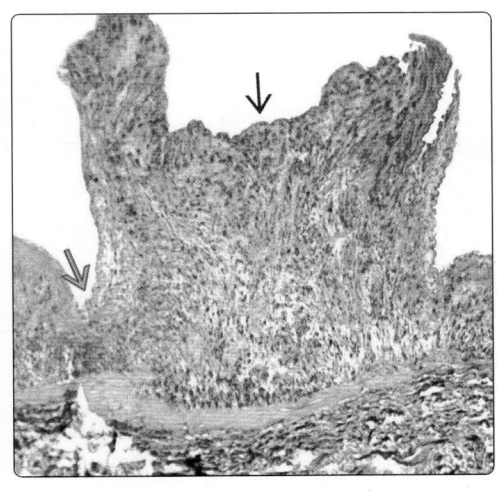

（左）中膜纤维增生症，三色染色突出显示无序排列的中膜平滑肌 ➡ 突入肾动脉管腔

（右）无序排列的中膜平滑肌细胞突入肾动脉腔 ➡，与异常变薄区 ➡ 交替存在，为 FMD 中膜纤维增生症亚型的典型表现，该型可能为一种先天畸形

主动脉造影显示双侧性 FMD

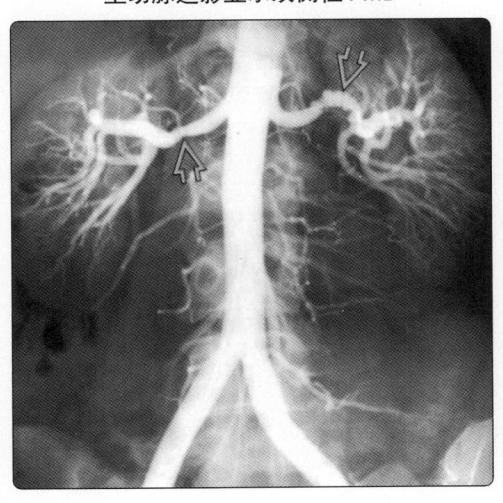

FMD 类型

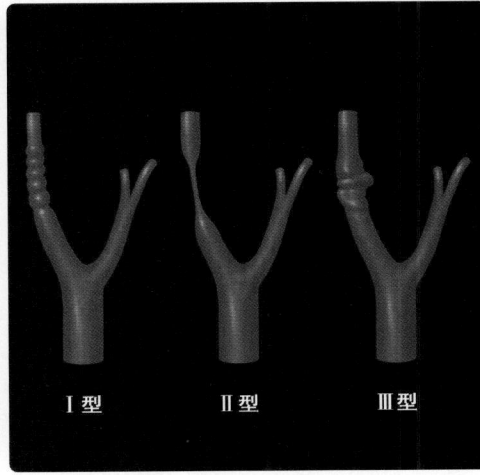

Ⅰ型　　Ⅱ型　　Ⅲ型

（左）腹主动脉造影显示 FMD 累及双侧肾动脉 ➡，可见典型的串珠状狭窄外观

（右）三种类型 FMD 示意图：Ⅰ型：串珠状狭窄外观；Ⅱ型：动脉段管状狭窄；Ⅲ型：单灶性异常/狭窄

（向娟　译，郑珍　滕晓东　审）

要点

术语

- 神经纤维瘤病 1 型（NF1）：von Recklinghausen 病
- 神经纤维瘤病 2 型（NF2）：中枢型神经纤维瘤病

病因学 / 发病机制

- NF1：*NF1* 基因突变位于常染色体 17q11.2
- NF2：*NF2* 基因突变位于常染色体 22q12

临床特征

- 常染色体显性遗传
- 高血压是最常见肾脏表现
- 如发生破裂可导致致命性出血

影像学

- 内膜狭窄，± 串珠样，± 动脉瘤样扩张
- 动静脉畸形
- 血管外神经纤维瘤（NF2）

大体特征

- 动脉狭窄 ± 动脉瘤
- 动静脉畸形
- 动脉外肿块，表现为神经纤维瘤

镜下特征

- 内膜和/或中膜黏液样梭形细胞灶
- 动脉瘤伴平滑肌减少或缺失及弹力纤维断裂
- 管腔内血栓形成、机化和出血
- 肾硬化性小管周结节（NF2）

主要鉴别诊断

- 散发性纤维肌性发育不良
- 大动脉炎

诊断要点

- 内膜或中膜黏液样基质中出现成簇的梭形细胞被认为是 NF1 血管病

（左）在 NF1 中，大动脉比小动脉更容易形成动脉瘤。这个叶间动脉显示闭塞性内膜纤维肌性发育不良 ➡ 伴继发性动脉瘤形成 ➡，并见管腔内血栓 ➡ 及机化
（右）弓形动脉弹力纤维染色显示成纤维细胞性内膜增厚，中膜平滑肌节段性缺失，弹力纤维多灶性断裂 ➡ 伴早期动脉瘤形成，动脉分支内膜增厚 ➡

动脉瘤
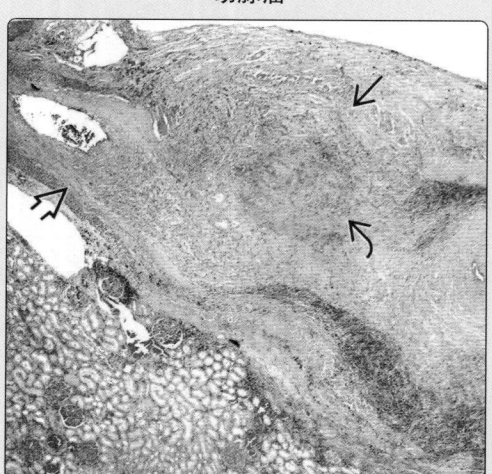

动脉瘤
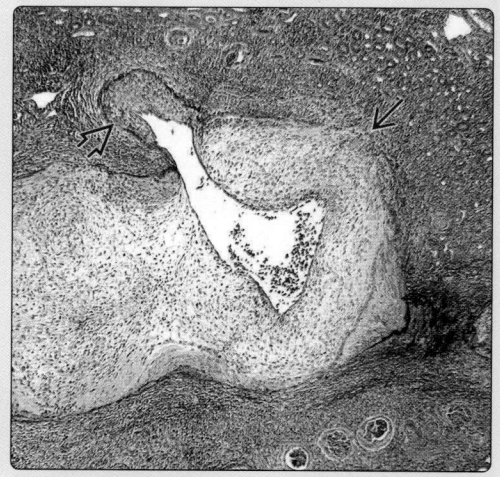

（左）几个肾小管周围可见增生的梭形细胞包绕，可能起源于肌成纤维细胞，仅在 NF2 中报道过（*Courtesy P.Sekar, MD.*）
（右）髓质的几个肾小管被同心层性梭形细胞包绕，在晚期阶段，NF2 中的肾硬化性小管周结节（未显示）变成无细胞性（*Courtesy P.Sekar, MD.*）

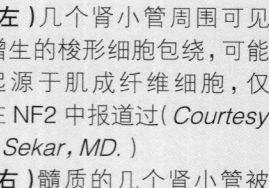

肾小管周结节
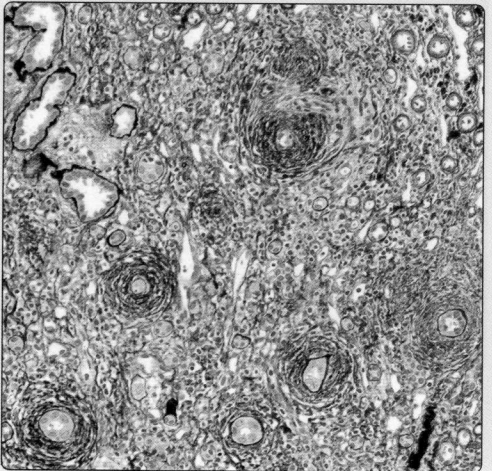

肾小管周结节
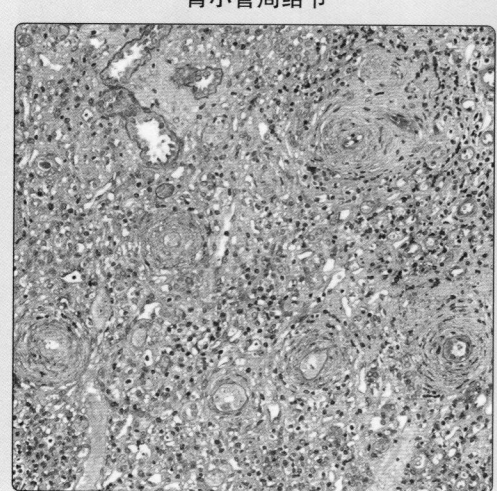

术语

缩写

- 神经纤维瘤病 1 型（neurofibromatosis type 1，NF1）
- 神经纤维瘤病 2 型（neurofibromatosis type 2，NF2）

同义词

- NF1：von Recklinghausen 病
- NF2：中枢型 NF

定义

- NF1 血管病：狭窄、动脉瘤、动静脉畸形或神经纤维瘤压迫动脉
  - NF1 中比 NF2 中更常见

病因学 / 发病机制

基因突变

- NF1
  - 常染色体显性遗传，1：3 000
  - 染色体 17q11.2
    - 神经纤维蛋白，RAS 癌基因的 GTP 酶活化蛋白
      - 突变导致神经、内皮和平滑肌细胞中有丝分裂信号（MAPK）增加
- NF2
  - 常染色体显性遗传，1：（40 000～50 000）
  - 染色体 22q12
    - Merlin，结构上类似于细胞骨架蛋白
      - 调节膜受体信号和接触生长抑制

临床特征

表现

- 肾动脉狭窄（RAS）引起肾血管性高血压
  - 在儿科 NF1 患者中最常见
- 肾动脉阻塞或血栓栓塞导致急性肾损伤

治疗

- 如为肾动脉主干受累，则需手术修复或搭桥
- 如为肾内血管受累，可行肾切除术

预后

- 大多数情况下手术治疗可以治愈高血压
- 复发性疾病并不少见
- 大动脉瘤或动静脉畸形破裂可致猝死

影像学

一般特征

- 肾动脉主干或节段性分支狭窄（90%）
- 实质内动脉狭窄（12%）
- 双侧病变（30%）

影像学表现

- 血管造影：内膜狭窄，偶伴有串珠状表现或狭窄后动脉瘤扩张
- 肾脏缩小

大体特征

一般特征

- 动脉狭窄：NF1 中最常见
- 动脉瘤或静脉瘤：NF1 中最常见
- 动静脉畸形：NF1 中最常见
- 动脉周神经纤维瘤：NF 1 和 NF2

镜下特征

组织学特征

- 肾小球
  - 罕见膜性肾病、局灶节段性肾小球硬化症（FSGS）和 IgA 肾病
- 肾小管和间质
  - 肾硬化性肾小管周结节（NF2）
    - 同心性肾小管周梭形细胞伴肌成纤维细胞分化及胶原增生
- 血管
  - 动脉纤维肌性发育不良
    - 内膜增生伴黏液样基质
    - 内膜或中膜内温和梭形细胞簇
    - 血栓形成，机化，出血
  - 动脉瘤样或静脉瘤样扩张
    - 中膜变薄或缺失
    - 内外弹力膜断裂
    - 血栓形成，机化，血管外出血
  - 血管外神经纤维瘤（NF2）

鉴别诊断

纤维肌性发育不良

- 年青成年人和儿童肾动脉狭窄（RAS）最常见的原因
- 血管造影无法与 NF1 血管病区分

大动脉炎

- 亚洲人肾血管性高血压最常见的原因

其他原因的继发性高血压

- 嗜铬细胞瘤，约 4% 有 NF1
- 主动脉缩窄，极少数有 NF1

诊断要点

病理解读要点

- NF1 血管病：黏液样基质中内膜或中膜中见梭形细胞簇 ± 动脉瘤形成

参考文献

1. Argani P et al: Biphasic hyalinizing psammomatous renal cell carcinoma (BHP RCC) in a child with neurofibromatosis type 2 syndrome. Am J Surg Pathol. 46(11):1595-8, 2022
2. Rhee H et al: Immunoglobulin A nephropathy in a patient with neurofibromatosis type 1: a case report and literature review. Medicine (Baltimore). 100(42):e27572, 2021
3. Sekar P et al: An incidental but pathognomonic finding in renal allograft biopsy. Kidney Int. 96(4):1042, 2019
4. Lin F et al: THSD7A-associated membranous nephropathy in a patient with neurofibromatosis type 1. Eur J Med Genet. 61(2):84-8, 2018
5. Srinivasan A et al: Spectrum of renal findings in pediatric fibromuscular dysplasia and neurofibromatosis type 1. Pediatr Radiol. 41(3):308-16, 2011
6. Gökden N et al: Renal sclerosing peritubular nodules in a patient with neurofibromatosis type 2: a case report with immunohistochemical and electron microscopic studies. Hum Pathol. 40(11):1650-4, 2009
7. Finley JL et al: Renal vascular smooth muscle proliferation in neurofibromatosis. Hum Pathol. 19(1):107-10, 1988

细胞性纤维内膜增厚

细胞性纤维内膜增厚

（左）小叶间动脉见薄层局灶肌缺陷中膜 ➡️，大部分内膜含有大量梭形细胞 ➡️，亦可见无细胞性纤维内膜增厚区，动脉管腔几乎完全闭塞 ➡️
（右）外周小叶间动脉显示疏松的细胞性内膜增厚 ➡️ 伴管腔明显受损，中膜平滑肌细胞层变薄 ➡️，弹性层缺失

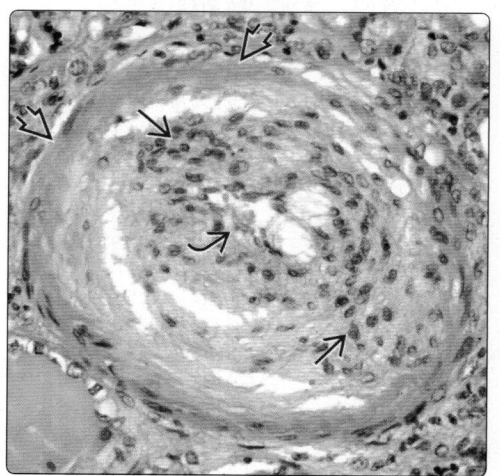
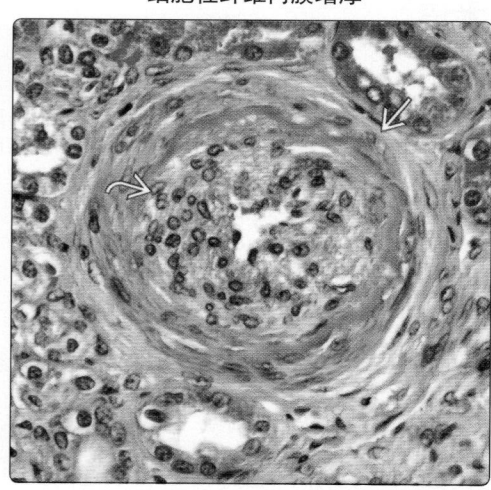

肾硬化性小管周结节

肾硬化性小管周结节

（左）肾硬化性小管周结节 ➡️ 罕见，仅在 NF2 型病例报告中有所描述。结节主要见于皮质，但也发生于外髓质外带，与肾动脉无关（Courtesy N.Gokden, MD.）
（右）据报道肾硬化性小管周结节的早期病变包含有中心小管，但在较晚期病变中不存在，晚期病变中常见局部钙化 ➡️ 伴梭形细胞散在分布

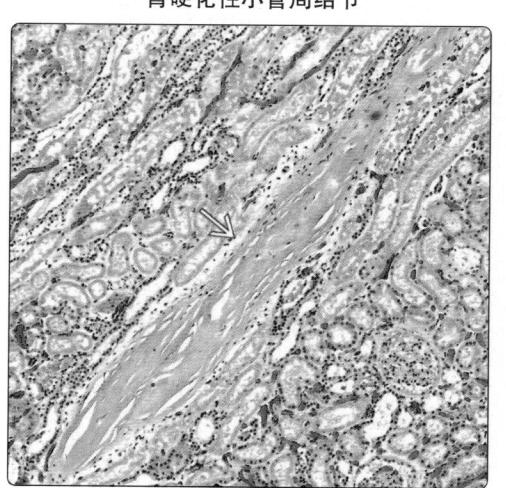
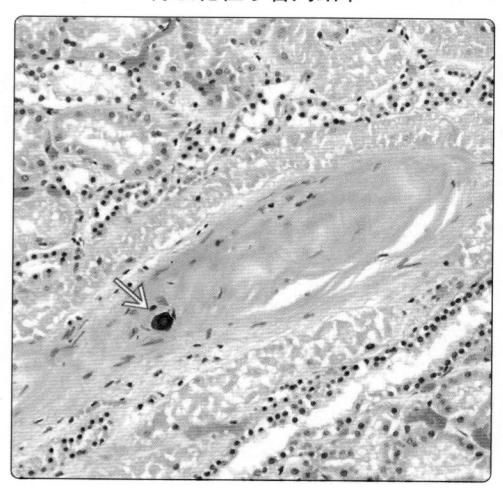

肾硬化性小管周结节

肾硬化性小管周结节

（左）肾硬化性小管周结节的 PAS 染色切片未见任何之前的结构，如肾小管。尽管其主要由结缔组织组成，但染色确实很突出。其他肾小球、肾小管和间质正常，结节的裂隙可能系组织处理过程中收缩所致
（右）肾硬化性小管周结节在六胺银上呈深染色，没有显示任何之前结构的证据

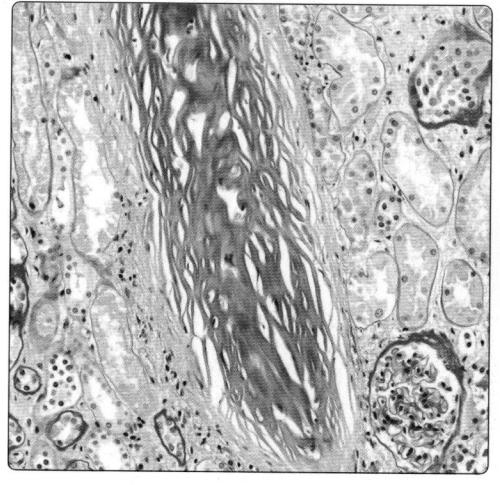
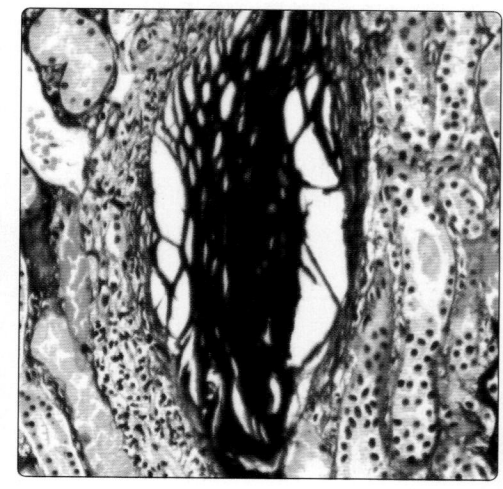

高血压肾病

弓形动脉动脉瘤

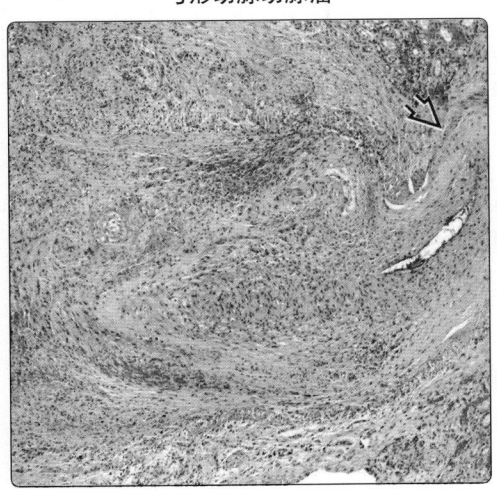

细胞性纤维内膜增生

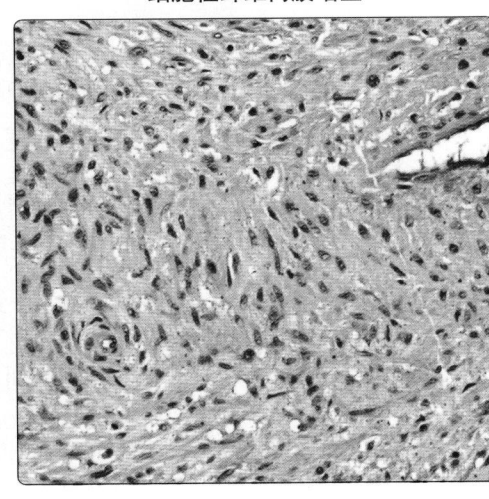

（左）弓形动脉动脉瘤，可见血栓形成并发生机化，中膜因机化相关的梭形细胞大量增生而受到破坏 ➡

（右）弓形动脉黏液样基质内见细胞性纤维内膜增生，为典型的 NF1 表现

弓形动脉动脉瘤

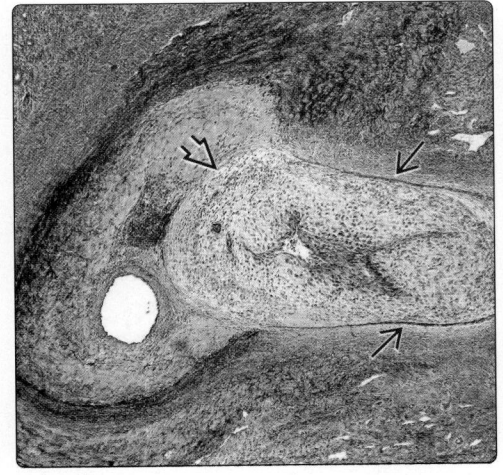

弓形动脉动脉瘤

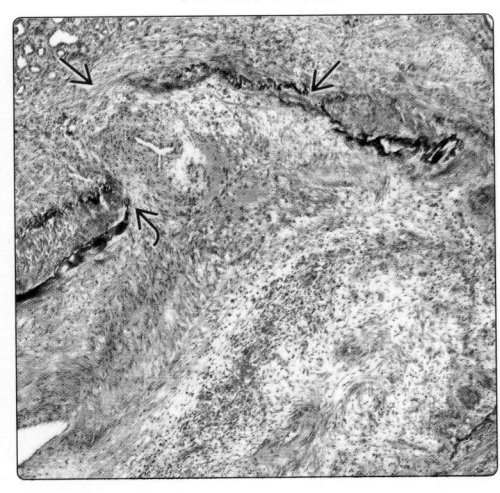

（左）弓形动脉动脉瘤由弹力层包裹 ➡，而动脉瘤腔内被大量疏松的水肿样寡细胞性组织充填 ➡，弓形动脉内膜纤维化，显示明显的弹性组织变性和管腔损害

（右）弓形动脉早期动脉瘤形成，中膜突然终止 ➡，弹力膜局灶缺失或断裂 ➡，动脉瘤和动脉管腔内充满疏松的水肿样组织、出血和散在的梭形细胞

内膜增厚伴栅栏样细胞

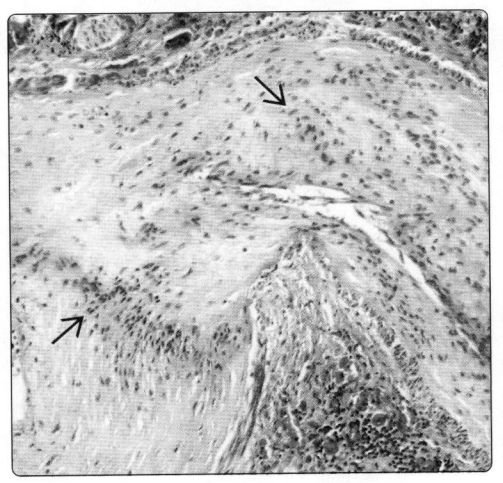

内膜致密纤维化

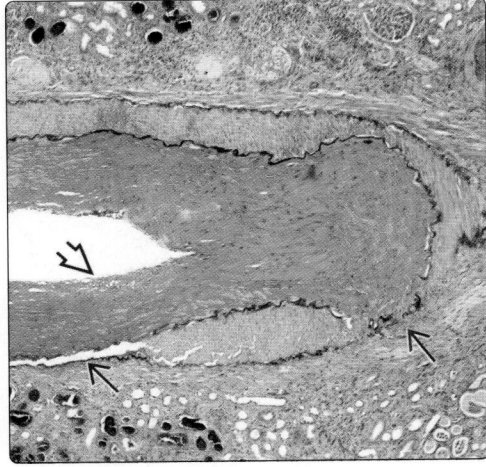

（左）弓形动脉见疏松的寡细胞性内膜组织和小簇的栅栏样梭形细胞 ➡，早期报告认为系神经衍化。梭形细胞的电镜和免疫过氧化物酶研究显示纤维和肌样特征

（右）弓形动脉显示致密的无细胞性纤维内膜增厚 ➡，2 个区域中中膜平滑肌层完全缺失 ➡，仅剩下中断的弹力层，这些缺乏纤维内膜的部位可形成动脉瘤

（向娟 译，郑珍 滕晓东 审）

要　点

术语

- 肾静脉血栓形成（RVT）
  - 血栓累及肾静脉主干

病因学/发病机制

- 危险因素
  - 肾病综合征
    - 膜性肾病最常见
    - 抗凝血酶Ⅲ缺失
  - 肿瘤
    - 肾细胞癌伴肾静脉侵犯
  - 凝血障碍
    - 莱顿因子Ⅴ
    - 抗磷脂抗体综合征
  - 外伤，脱水，感染

临床特征

- 抗凝或纤溶治疗

- 不会影响肾病综合征的预后
- 新生儿肾静脉主干受累死亡率为60%

镜下特征

- 静脉和肾小球血栓
- 肾小球和肾小管周毛细血管扩张
- 肾小球毛细血管炎或肾小球炎
- 间质水肿
- 急性肾小管损伤
- 电镜下常见内皮细胞肿胀

主要鉴别诊断

- 血栓性微血管病
- 肾动脉血栓形成
- 肾盂积水

诊断要点

- 活检标本中可能没有明显的组织学改变

肾静脉血栓

微静脉血栓

（左）CT 轴位显示一大阴影通向右肾 ➡️，代表右肾静脉内巨大血栓
（右）肾活检边缘处可见一血栓 ➡️，与肾微静脉轻微分离 ➡️，这种表现也可见于一些肾病综合征患者

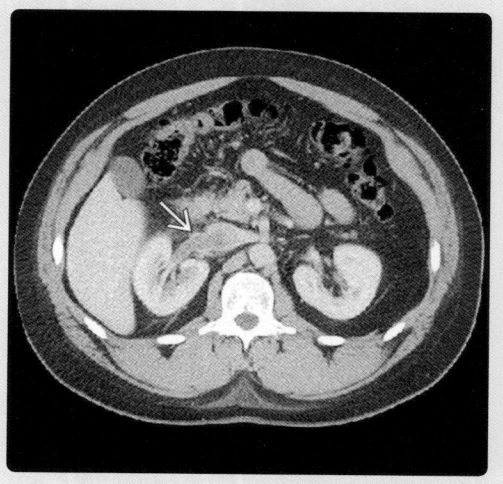

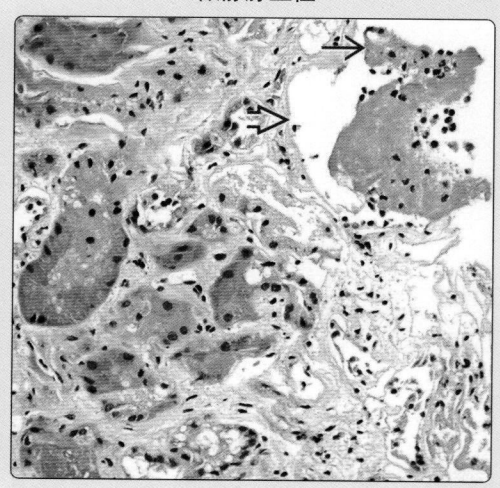

血栓

肾小球毛细血管

（左）微小病变性肾病引起的肾病综合征患者，HE 染色显示肾微静脉 ➡️ 部分腔内可见血栓 ➡️
（右）肾静脉血栓患者，HE染色显示肾小球毛细血管内中性粒细胞 ➡️ 和红细胞数量增多

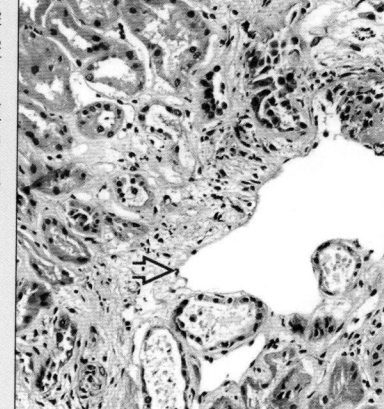

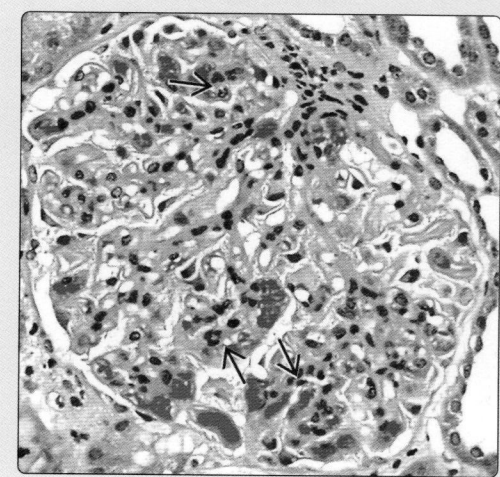

术语

缩写
- 肾静脉血栓形成（renal vein thrombosis，RVT）

定义
- 血栓累及肾静脉主干

病因学/发病机制

危险因素
- 肾病综合征
  - 抗凝血酶Ⅲ缺失
- 凝血障碍
  - 抗磷脂抗体综合征
  - 莱顿因子Ⅴ（包括新生儿）
- 肿瘤
- 肾静脉压迫（胡桃夹综合征）
- 感染，创伤，手术，固定，脱水，利尿剂，肾移植，镰状细胞病
- 近期肾移植（移植肾肾静脉血栓）

临床特征

流行病学
- 发病率
  - 肾病综合征的 RVT
    - 成人（27%）较儿童（2.8%）更常见
    - 通常在肾病综合征发病＜12 个月内发生
    - 肾小球疾病发病率
      - □ 膜性肾病（37%）
      - □ 膜增生性肾小球肾炎（26%）
      - □ 微小病变性肾病（24%）
      - □ 局灶节段性肾小球硬化症（19%）
      - □ 先天性肾病综合征（10%）
    - 肺栓塞和深静脉血栓的发病率增加
    - 低白蛋白血症为危险因素（＜28g/L）

表现
- 肾病范围蛋白尿
  - RVT 通常无症状（约 90%）
  - 侧腹部痛（8%）
  - 血尿（5%）
- 肾衰竭
- 阴囊疼痛
  - 左侧比右侧更常见（2∶1）
- 手术方法
  - 取栓术（罕见选择）
- 药物
  - 抗凝
  - 纤维蛋白溶解

预后
- 不会影响肾病综合征的预后
- 新生儿死亡率为 60%

镜下特征

组织学特征
- 病理报告有限
- 肾小球
  - 毛细血管扩张
  - 肾小球毛细血管炎或肾小球炎
    - 肾小球毛细血管内大量白细胞或中性粒细胞浸润
    - 血栓
  - 足细胞肿胀或增多
  - 如并发肾小球疾病可出现相应病变
    - 膜性肾病，局灶节段性肾小球硬化症
- 肾小管
  - 急性肾小管损伤或萎缩
- 间质
  - 非均质性水肿，纤维化
  - 灶性出血
- 血管
  - 血栓
    - 肾静脉，微静脉
    - Masson 三色染色血栓呈红色
  - 管周毛细血管扩张

辅助检查

免疫组化
- CD61
  - 血小板标志物（糖蛋白Ⅲa）可突出显示血栓

电子显微镜
- 常见血管内皮细胞肿胀
  - 线粒体、核糖体和内质网数量增加

鉴别诊断

血栓性微血管病
- 通常不会累及静脉或微静脉

肾动脉血栓形成
- 出血性坏死和梗死

肾盂积水
- 远端肾单位段扩张

诊断要点

病理解读要点
- 活检标本中可能没有明显的组织学改变

参考文献

1. Kamarudin MI et al: Double trouble: management of perinephric hematoma and renal vein thrombosis post percutaneous renal biopsy. BMC Nephrol. 23(1):310, 2022
2. Ross O et al: Characteristics of patients diagnosed with renal vein thrombosis and glomerulopathy: a case series. Int Urol Nephrol. 49(2):285-93, 2017
3. Barbour SJ et al: Disease-specific risk of venous thromboembolic events is increased in idiopathic glomerulonephritis. Kidney Int. 81(2):190-5, 2012
4. Kerlin BA et al: Epidemiology and pathophysiology of nephrotic syndrome-ssociated thromboembolic disease. Clin J Am Soc Nephrol. 7(3):513-20, 2012

（向娟 译，郑珍　滕晓东 审）

要　点

病因学/发病机制

- 危险因素
  - 纤维肌性发育不良
  - 肾动脉或腹主动脉瘤
  - 创伤
    - 机动车辆事故
    - 外科手术或器械并发症
  - 高凝状态
    - 抗磷脂抗体综合征
    - 莱顿因子 V 纯合突变
    - C 蛋白或 S 蛋白缺乏症
  - 炎症
    - 大动脉炎
    - 川崎病
  - 感染
    - 梅毒
    - 败血症

大体特征

- 出血性坏死
- 楔形梗死

镜下特征

- 动脉血栓
  - Zahn 线
  - 肾动脉扩张
- 弥漫性肾皮质坏死
- 间质出血
- 急性肾小管损伤

主要鉴别诊断

- 血栓性微血管病
- 肾静脉血栓
- 动脉粥样硬化栓塞
- 肾动脉狭窄
- 急性肾小管坏死

(左)机动车事故患者,增强 CT 显示右肾强化正常 ➡,左肾未见强化 ➡,提示左肾动脉急性血栓形成

(右)女性患者,整个血管系统内有大量血栓,肾切除术标本 HE 染色显示大的肾动脉分叉处血栓 ⬑

肾动脉血栓

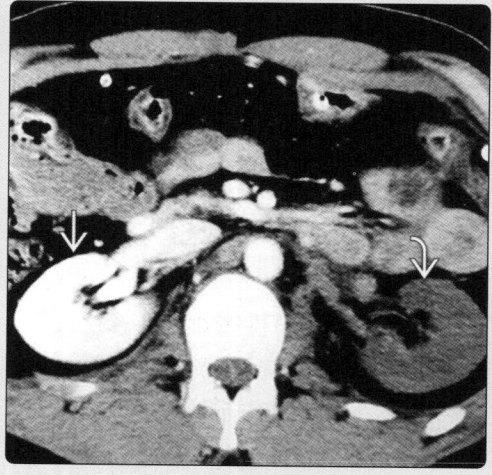

急性血栓

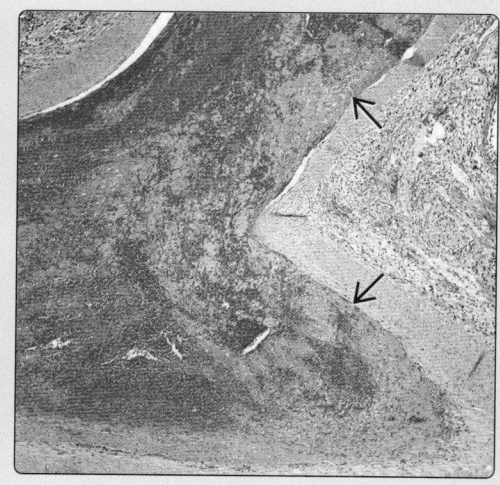

(左)HE 染色显示原肾肾动脉血栓下游肾动脉段内膜大量白细胞浸润 ➡和松散的内膜增厚,酷似移植肾的动脉内膜炎

(右)年轻女性肾动脉血栓患者,HE 染色显示弥漫性肾皮质坏死 ⬑和间质出血 ➡

动脉内膜改变

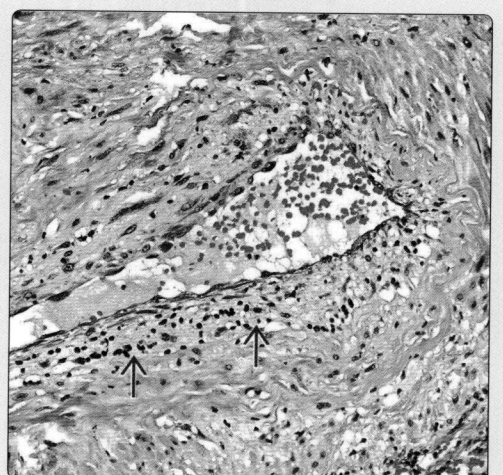

出血性坏死

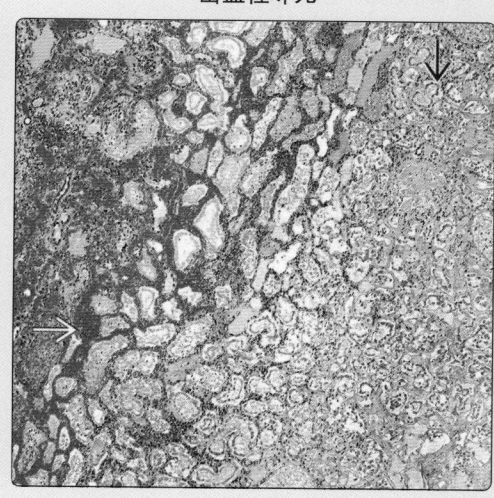

术语

定义

- 肾动脉主干血栓

病因学/发病机制

危险因素

- 肾动脉狭窄
  - 动脉粥样硬化斑块破裂可导致肾动脉血栓形成
- 纤维肌性发育不良
- 肾动脉或腹主动脉瘤
- 创伤
  - 机动车辆事故
  - 外科手术或器械并发症
- 高凝状态
  - 抗磷脂抗体综合征
  - 莱顿因子 V 纯合突变
  - C 蛋白缺乏症
  - S 蛋白缺乏症
  - 肝素诱导的血小板减少症
- 炎症
  - 大动脉炎
  - 川崎病
  - 结节性多动脉炎
- 感染
  - 梅毒
  - SARS-CoV-2
  - 脓毒症
- 可卡因滥用
- 肾病综合征
  - 罕见

临床特征

流行病学

- 发病率
  - 取决于潜在疾病或易感危险因素

表现

- 急性肾衰竭
- 腰痛
- 高血压
- 血尿

实验室检查

- 血清学试验
  - 高凝状态检查

治疗

- 手术方法
  - 手术探查
  - 取栓术
- 药物
  - 抗凝
  - 纤溶疗法

影像学

CT 表现

- 肾动脉阻塞,受累肾脏未见强化
  - 随时间推移肾脏出现梗死及变小

大体特征

一般特征

- 出血性坏死
- 楔形梗死

镜下特征

组织学特征

- 动脉血栓
  - 肾动脉扩张
  - Zahn 线
    - 提示血栓在血流中逐渐形成
    - 血小板/纤维蛋白层与红细胞层交替出现
- 弥漫肾皮质坏死
- 间质出血
- 急性肾小管损伤

鉴别诊断

血栓性微血管病

- 血栓累及动脉、微动脉或肾小球毛细血管

肾静脉血栓形成

- 静脉、微静脉或肾小球毛细血管血栓
- 肾小球或管周毛细血管扩张

肾动脉狭窄

- 高血压
- 肾动脉主干管腔明显狭窄

动脉粥样硬化栓塞

- 闭塞性动脉内见胆固醇裂隙

急性肾小管损伤/坏死

- 明显的肾小管损伤伴近端肾小管刷状缘缺失,或细胞脱落至管腔

参考文献

1. Lemos Mendes MF et al: Bilateral renal artery thrombosis: a case of successful kidney recovery after prolonged anuria. Cureus. 14(10):e30087, 2022
2. Mancini M et al: Arterial thrombotic complications in COVID-19: a case of renal infarction. Biomedicines. 10(10), 2022
3. El Shamy O et al: Bilateral renal artery thrombosis in a patient with COVID-19. Kidney Med. 3(1):116-9, 2021
4. Tektonidou MG: Renal involvement in the antiphospholipid syndrome (APS)-APS nephropathy. Clin Rev Allergy Immunol. 36(2-3):131-40, 2009
5. Balci YI et al: Nonstroke arterial thrombosis in children: Hacettepe experience. Blood Coagul Fibrinolysis. 19(6):519-24, 2008
6. Nishimura M et al: Acute arterial thrombosis with antithrombin III deficiency in nephrotic syndrome: report of a case. Surg Today. 30(7):663-6, 2000
7. Le Moine A et al: Acute renal artery thrombosis with factor V Leiden mutation. Nephrol Dial Transplant. 11(10):2067-9, 1996
8. Farkas JC et al: Arterial thrombosis: a rare complication of the nephrotic syndrome. Cardiovasc Surg. 1(3):265-9, 1993

（向娟　译，郑珍　滕晓东　审）

要 点

术语

- 由动脉粥样硬化斑块的脱落成分栓塞引起的血管病变

病因学/发病机制

- 严重动脉粥样硬化
- 诱发原因
  - 侵袭性血管手术
  - 心肺复苏
  - 抗凝或溶栓治疗
  - 创伤
  - 约 24% 为自发性

临床特征

- 临床表现
  - 急性肾损伤
  - 高血压
  - 蛋白尿，血尿
  - 嗜酸性粒细胞增多症

- 治疗
  - β-羟-β-甲戊二酸单酰辅酶 A（HMG-CoA）还原酶抑制剂
  - 避免抗凝治疗

大体特征

- 因血管瘢痕使肾表面呈不规则粗颗粒状

镜下特征

- 粥样硬化栓子
  - 胆固醇裂隙：甲醛溶液固定后结晶溶解
  - 急性病灶周围可见红细胞、纤维蛋白或白细胞
  - 嵌入纤维化内膜中的慢性病变
  - 可能存在多核巨细胞反应

主要鉴别诊断

- 组织的人为改变
- 动脉硬化
- 血栓性微血管病
- 血管炎

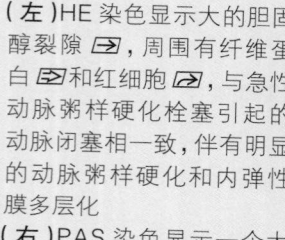

急性动脉粥样硬化栓塞

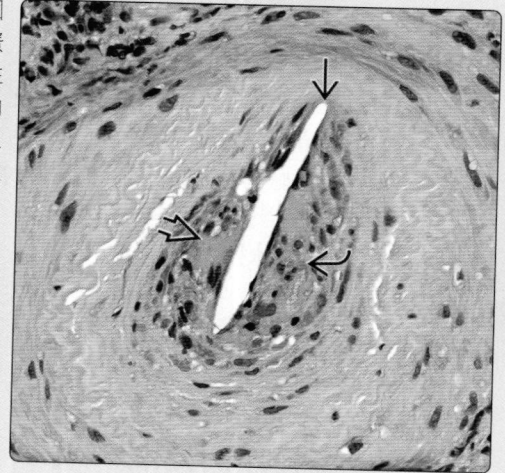

大的动脉粥样硬化栓子

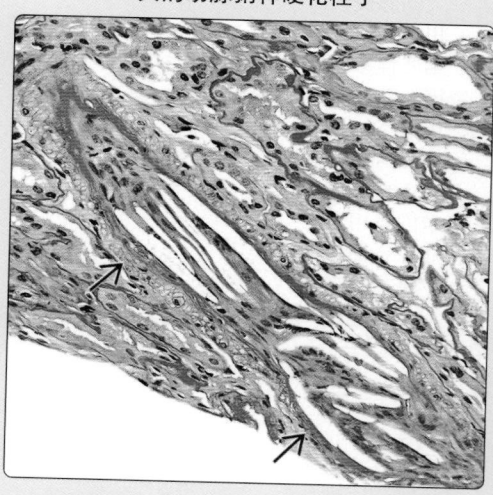

（左）HE 染色显示大的胆固醇裂隙 ⟹，周围有纤维蛋白 ⟹ 和红细胞 ⟹，与急性动脉粥样硬化栓塞引起的动脉闭塞一致，伴有明显的动脉粥样硬化和内弹性膜多层化
（右）PAS 染色显示一个大的动脉粥样硬化栓子阻塞了叶间动脉的整个纵切面，其中可见大量的胆固醇裂隙 ⟹。裂隙周围可见巨细胞组织细胞反应

慢性动脉粥样硬化栓塞

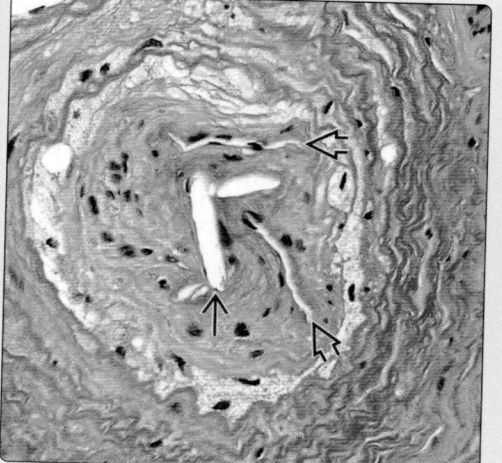

肾小球毛细血管粥样硬化栓子

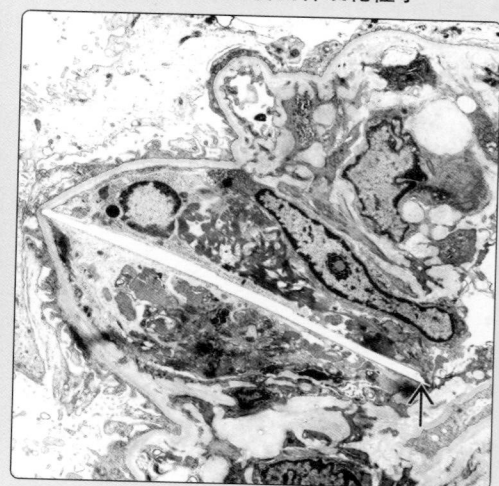

（左）PAS 染色显示远端动脉粥样硬化栓塞伴有胆固醇裂隙 ⟹，嵌入明显纤维化的内膜中，并见衬有内皮细胞的裂隙状管腔存在 ⟹，系动脉粥样硬化栓塞再通
（右）电镜显示扩张和阻塞于肾小球毛细血管腔内的单个性胆固醇裂隙 ⟹，该病变的临床意义尚不清楚，因为该例活检中未发现其他动脉粥样硬化栓子

术语

同义词

- 动脉粥样硬化性肾脏疾病
- 胆固醇结晶栓塞

定义

- 由动脉粥样硬化斑块的脱落成分栓塞引起的血管病变

病因学/发病机制

危险因素

- 严重动脉粥样硬化
  - 高血压,糖尿病,吸烟,高胆固醇血症

诱发事件:斑块破裂

- 医源性(约 76%)
  - 侵袭性血管手术
    - 冠状动脉搭桥术
    - 主动脉瘤修补术
    - 血管成形术或血管造影术
  - 心肺复苏
  - 抗凝或溶栓治疗
- 自发性(约 24%)
- 创伤

栓塞

- 引起炎症反应,血栓形成,缺血

临床特征

流行病学

- 发病率
  - 5%~10% 的急性肾衰竭病例
  - 77% 的腹主动脉瘤修补术
  - 0.5%~2% 的肿瘤肾切除术
  - 0.8%~0.4% 的尸体解剖
- 年龄
  - >60 岁

表现

- 急性肾损伤(20%~30%)
- 亚急性或慢性肾衰竭(70%~80%)
- 皮肤病变(35%~90%)
  - 网状青斑,蓝趾,坏疽,可触及的紫癜
- 短暂性嗜酸性粒细胞增多症(22%~73%)
- 胃肠道征象(10%~33%)
- 视网膜栓塞(7%~25%); Hollenhorst 斑块
- 蛋白尿通常轻微
  - 可能在与糖尿病或 FSGS 相关的肾病范围
- 发热,肌痛,体重减轻
- 高血压

治疗

- 药物
  - 使用 HMG-CoA 还原酶抑制剂稳定斑块
  - 避免抗凝治疗

预后

- 33%~61% 需要透析;21%~39% 恢复功能
- 1 年死亡率为 13%~81%
- 有高血压或已存在的肾脏疾病预示预后不良

大体特征

一般特征

- 因血管瘢痕使肾表面呈不规则粗颗粒状

镜下特征

组织学特征

- 肾小球
  - 缺血性球性或节段肾小球硬化
  - 胆固醇栓子罕见
- 肾小管和间质
  - 急性肾小管损伤
  - 间质纤维化和肾小管萎缩
- 动脉/微动脉
  - 粥样硬化栓子
    - 裂隙状胆固醇裂隙
      - 甲醛溶液固定后结晶溶解
    - 急性病灶周围可见红细胞、纤维蛋白、中性粒细胞、嗜酸性粒细胞
    - 嵌入细胞性纤维化内膜中的慢性病变
    - 常见多核巨细胞反应
    - 可发生血管再通
  - 内膜纤维化/弹力组织变性

辅助检查

免疫荧光

- 受累动脉内纤维蛋白阳性

电镜

- 可见足细胞足突消失
- 罕见毛细血管或微动脉中胆固醇结晶

鉴别诊断

人为现象

- 微动脉和小动脉可见酷似胆固醇裂隙的裂隙状腔隙
- 因挤压、钳夹或组织处理引起的人为性改变

动脉硬化

- 内膜严重纤维化
- 管腔严重狭窄,内无胆固醇结晶

血栓性微血管病

- 血栓内无胆固醇裂隙

血管炎

- 临床表现可提示血管炎
- 透壁性炎症

参考文献

1. Carande EJ et al: Acute kidney injury following percutaneous coronary intervention for acute coronary syndrome: incidence, aetiology, risk factors and outcomes. Angiology. 73(2):139-45, 2022
2. Ştefan G et al: Atheroembolic kidney disease: the under-recognized silent killer. Clin Case Rep. 9(3):1824-5, 2021

(向娟 译,郑珍 滕晓东 审)

要　点

术语

- 由经皮血管内器具的亲水聚合物涂层引起的医源性栓塞

病因学/发病机制

- 亲水聚合物,如聚乙烯吡咯烷酮,通常用作血管内装置的表面涂层,使其润滑易于操作
- 诱发事件
  - 肾动脉血管成形术
  - 腹主动脉瘤(AAA)修补术
  - 心导管检查
  - 脑血管造影术

临床特征

- 栓塞表现可出现在血管内手术后数天至数周
- 有几例移植肾支架植入术的病例报告

- 临床表现:急性肾损伤,血尿
- 肾外表现包括卒中、心肌梗死、肺梗死

镜下特征

- 亲水性聚合物栓子
  - 肾小球毛细血管和门部血管、动脉和微动脉内见嗜碱性无定形至颗粒状异物
  - 非折光性和非极化性
  - 可为嗜酸性、灰黑色或无色
  - 可呈锯齿状或分层结构
- 可引起肉芽肿性巨细胞反应

主要鉴别诊断

- 血栓性微血管病
- 动脉粥样硬化栓塞

肾小球内聚合物栓子

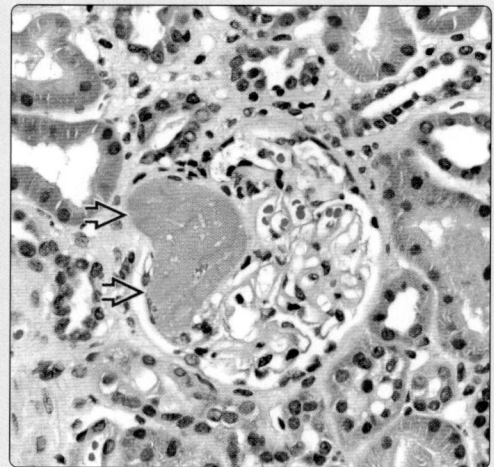

亲水性聚合物栓子

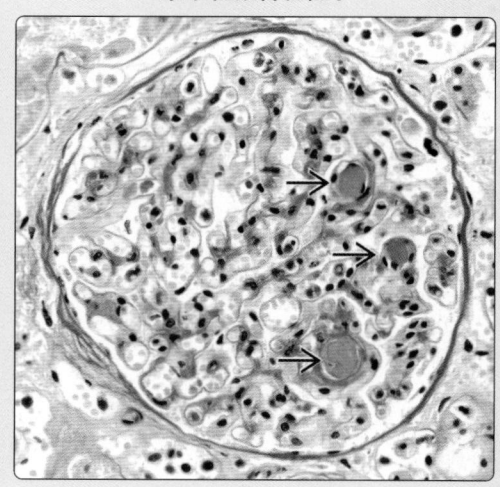

(左)HE 染色显示无定形嗜碱性物阻塞肾小球肾门血管并使管腔扩张 ⇨,符合亲水性聚合物栓子,患者于活检前 1 个月曾行肾动脉支架植入术

(右)PAS 染色显示一些无定形嗜碱性聚合物栓子阻塞肾小球毛细血管并至管腔扩张 ⇨,本例尸检肾标本患者死亡前数天曾接受肾动脉支架植入术

动脉内聚合物栓子

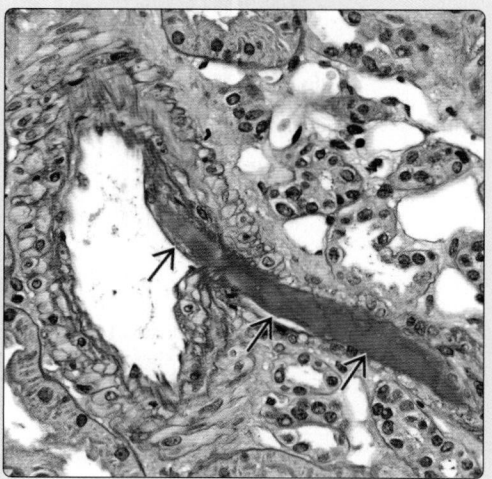

锯齿状聚合物栓子

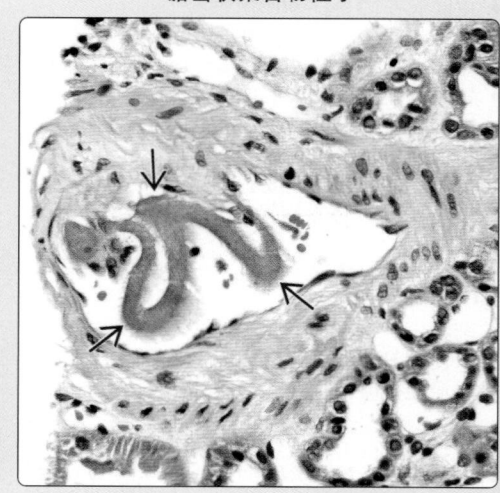

(左)PAS 染色显示无定形嗜碱性物嵌入小叶间动脉内皮下 ⇨,符合聚合物栓子,动脉也显示轻度动脉硬化

(右)HE 染色显示管腔内无定形双嗜性栓子,呈锯齿状结构 ⇨,该结构偶见于聚合物栓子,小叶间动脉也显示轻度动脉硬化

术语

同义词

- 医源性聚合物栓塞（latrogenic polymer emboli）

定义

- 由经皮血管内诊疗器具的异物（亲水性聚合物涂层）引起的医源性栓塞

病因学/发病机制

诱发事件：血管内手术

- 亲水聚合物，如聚乙烯吡咯烷酮，通常用作血管内装置的表面涂层，使其润滑易于操作
  - 医用导丝，导引器和输送套管，植入式支架和线圈，血管内导管
- 聚合物栓塞血管介入术
  - 肾动脉血管成形术，腹主动脉瘤（AAA）修补术，心导管置入术，脑血管造影术，动脉或中心静脉导管置入术

聚合物栓塞

- 亲水性聚合物缺乏耐久性，可通过机械性擦拭去除
- 聚合物被释入循环中，溶解并碎裂，后致下游小血管栓塞
  - 导致狭窄或完全阻塞，引起缺血和梗死

临床特征

流行病学

- 2009 年首次报告死亡病例后，这一医源性现象引起了人们的关注

部位

- 最常见于肺和大脑
- 几个病例报告涉及移植肾支架植入术
- 也见于心脏、皮肤、动静脉移植、移植器官、结肠和小肠的报道

表现

- 栓塞表现可出现在血管内手术后数天至数周
  - 急性肾损伤
  - 卒中
  - 心肌梗死
  - 肺梗死
  - 皮肤病变：紫红色皮肤结节，坏疽
- 栓塞发作可无明显的临床症状

预后

- 支持疗法
- 卒中和肺梗死有时是致命的
- 亲水聚合物可生物降解
  - 从数周到数月不等，此期间可能发生永久性后遗症

镜下特征

组织学特征

- 肾小球
  - 肾小球毛细血管内可见嗜碱性、无定形至颗粒状异物
    - 聚合物栓子为非折光性及非极化性
    - HE 切片上可呈现嗜酸性、灰黑色或无色
      - PAS（-）
      - 三色染色呈浅蓝灰色
      - 除斑点外银染色（-）
      - von Gieson 染色弹力纤维呈紫黑色
    - 可呈锯齿状或分层结构
  - 聚合物栓子可伴有缺血性肾小球塌陷
  - 可伴有纤维蛋白-血小板血栓
  - 1 例有塌陷性肾小球病，可能与 APOL1 无关
- 肾小管和间质
  - 急性肾小管损伤特征
  - 伴多核巨细胞的肉芽肿性反应可见吞噬嗜碱性聚合物
  - 肾小管周毛细血管内可见聚合物栓子
- 动脉和小动脉
  - 小动脉内可见嗜碱性、无定形至颗粒状异物
    - 可显示邻近巨细胞反应
  - 聚合物栓子可嵌入大动脉内皮下

辅助检查

免疫组化

- 聚合物栓子血小板标志物（如 CD61）阴性

免疫荧光

- 聚合物栓子纤维蛋白原（-）

鉴别诊断

血栓性微血管病

- 纤维蛋白-血小板栓子伴碎裂性红细胞

其他栓塞物质

- 动脉粥样硬化：可见胆固醇裂隙
- 淀粉：PAS（+），偏振光下呈马耳他十字型
- 纤维素：PAS（+），不受偏振光影响
- 脂肪：HE 上肾小球毛细血管扩张；油红 O 染色（+）
- 滑石粉：PAS（-）；针状结晶

参考文献

1. Pompeian AJ et al: Hydrophilic polymer gel embolus in a kidney transplant biopsy. J Nephrol. 35(7):1915-8, 2022
2. Yamamoto M et al: The diagnostic utility of elastica van Gieson stain in hydrophilic polymer embolism. J Dermatol. 48(11):e538-40, 2021
3. Kudose S et al: Collapsing glomerulopathy associated with hydrophilic polymer emboli. Kidney Int Rep. 4(4):619-23, 2019
4. Chen CL et al: Acute hydrophilic-polymer nephropathy and acute renal failure. N Engl J Med. 372(18):1775-6, 2015
5. Sequeira A et al: Polymer embolization from minimally invasive interventions. Am J Kidney Dis. 61(6):984-7, 2013

（向娟 译，郑珍　滕晓东 审）

第四章
肾小管间质疾病

术语

- 急性间质性肾炎（acute interstitial nephritis，AIN）
- 慢性间质性肾炎（chronic interstitial nephritis，CIN）
- 急性肾小管损伤（acute tubular injure，ATI）

同义词

- 肾小管间质性肾炎和间质性肾炎

定义

- 一组以肾小管间质炎症和/或损伤为主要表现的疾病

肾小管间质疾病的诊断方法

肾活检

- 尽管发病机制不同，但病理表现往往相似
- 详细的临床病史及实验室检查是必要的
- 寻找致病原（微生物）或独特病理特征（肉芽肿，嗜酸性粒细胞，浆细胞，中性粒细胞，抗体/免疫复合物沉积，晶体，病毒包涵体）
- 常用工具
  - 光镜
    - 特殊染色（PAS，亚甲胺银，Giemsa，Brown-Breen，抗酸）
    - 肉芽肿（结节病，药物过敏，感染，肉芽肿性多血管炎，痛风，特发性）
    - 偏振光观察晶体，也可在非水溶性条件下制作标本（如尿酸盐）
    - 免疫组化或原位杂交检测病原体（多瘤病毒，腺病毒，巨细胞病毒，EBER）
    - 管型（肌红蛋白，血红蛋白，胆汁/胆红素，轻链）
  - 免疫荧光镜
    - IgG，IgA，IgM，C3，C1q，纤维蛋白原，κ，λ

- TBM：免疫复合物，抗TBM抗体，单克隆轻链沉积
  - 电镜
    - 病原体（病毒，细菌，微孢子虫）或特殊沉积物（TBM免疫复合物，轻链，晶体）

临床信息

- 详细的临床病史可提供线索
  - 用药史，工作，家族史，旅行史，皮疹，发热，或其他全身症状
  - 患者可能没有提及的自购药物或草药补充剂

实验室检查

- 血液自身抗体检测（干燥综合征，抗TBM抗体），IgG4，酶功能学检查，电解质，代谢物水平，遗传筛查
- 病原体筛查，分子检测，培养，抗体
- 尿液分析：病原体，结晶体，白细胞，嗜酸性粒细胞和管型

影像学检查

- 肾积水，梗阻，肾灌注，肾脏大小，结石

参考文献

1. Sanchez-Alamo B et al: Facing the challenge of drug-induced acute interstitial nephritis. Nephron. 1-13, 2022
2. Downie ML et al: Inherited tubulopathies of the kidney: insights from genetics. Clin J Am Soc Nephrol. 16(4):620-30, 2021
3. Iancu D et al: Inherited renal tubulopathies-Challenges and controversies. Genes (Basel). 11(3), 2020
4. Wilson GJ et al: The increasing rates of acute interstitial nephritis in Australia: a single centre case series. BMC Nephrol. 18(1):329, 2017
5. Praga M et al: Changes in the aetiology, clinical presentation and management of acute interstitial nephritis, an increasingly common cause of acute kidney injury. Nephrol Dial Transplant. 30(9):1472-9, 2014
6. Raghavan R et al: Acute interstitial nephritis - a reappraisal and update. Clin Nephrol. 82(3):149-62, 2014
7. Airy M et al: Tubulointerstitial nephritis and cancer chemotherapy: update on a neglected clinical entity. Nephrol Dial Transplant. 28(10):2502-9, 2013
8. Timmermans SA et al: Keep an eye out for tubulo-interstitial nephritis. Neth J Med. 71(10):523-5, 2013

（左）小管炎，即淋巴细胞侵入肾小管 ➡，为免疫介导肾小管间质疾病的常见表现，如本例与葡萄膜炎（TINU综合征）有关
（右）管型可提示病因，如本例为他汀类药物引起的横纹肌溶解征，免疫组化肌红蛋白染色颗粒状物质阳性，但看起来像血红蛋白或胆汁管型

小管炎

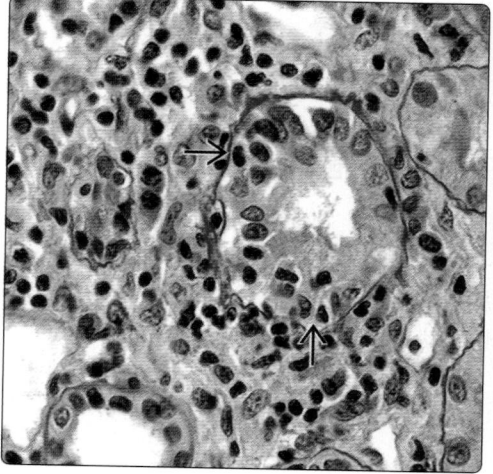

管型

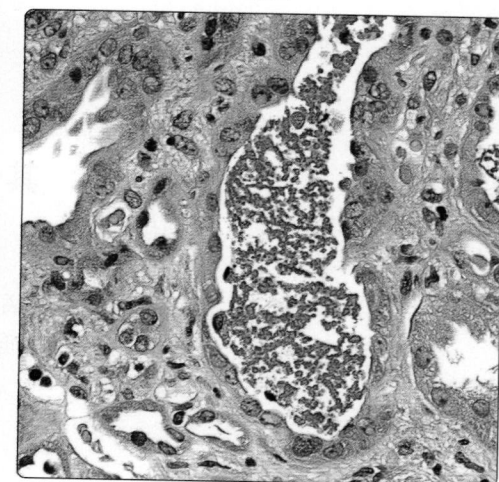

肾小管间质疾病的病因学分类		
遗传性		
	纤毛病(如肾消耗病组)	
	常染色体显性遗传肾小管间质肾病(*UMOD,MUC1,REN,HNF1B*)	
	腺嘌呤磷酸核糖转移酶缺陷	
	巨核细胞性间质性肾炎	
感染性		
直接感染	多瘤病毒肾病	
	急性肾盂肾炎	
	肾结核	
	布鲁菌病	
间接感染	链球菌感染	
免疫性		
外源性抗原	药物性间质性肾炎	
自身抗原	干燥综合征	
	抗 TBM 病	
	抗刷状缘抗体病	
同种异体抗原	急性细胞性移植排斥反应	
不明抗原	IgG4 相关疾病	
	免疫检查点抑制剂间质性肾炎	
	肾小管间质性肾炎伴葡萄膜炎(多布林综合征)	
	特发性低补体血症性间质性肾炎	
中毒性		
	锂肾病	
	钙调磷酸酶抑制剂毒性	
	化疗	
	马兜铃酸肾病(巴尔干肾病和中草药肾病)	
	重金属毒性	
代谢性		
	肾钙盐沉着症	
	急性磷酸盐肾病	
	痛风(尿酸性)肾病	
	胆汁管型肾病	
缺血性		
	急性肾小管损伤(如休克)	
	横纹肌溶解症	
梗阻		
	良性前列腺增生	
辐射		
	放射性间质性肾炎	
肿瘤性		
	骨髓瘤管型肾病	
	轻链肾病	
特发性		
	结节病	
	中美洲肾病	
与肾小球疾病相关		
	IgA 肾病,ANCA 相关疾病,塌陷性肾小球病及其他	

（钟鸿斌 译，余英豪 审）

要　点

病因学/发病机制

- 药物引起占 AIN 病例的 60%～70%
- 自身免疫
- 感染
- 遗传性/中毒性/代谢性

临床特征

- 约 15%～27% 急性肾衰竭活检提示 AIN
- 临床病史对鉴别诊断至关重要
- 治疗：药物相关性 AIN 停用相关药物；使用皮质类固醇（存在争议）

镜下特征

- 间质淋巴细胞、单核细胞/巨噬细胞、嗜酸性粒细胞、浆细胞浸润，通常伴有小管炎
- 寻找诊断特征

- ○ 大量嗜酸性粒细胞浸润提示变应性 AIN，但不特异
- ○ 肉芽肿
- ○ 晶体
- ○ 病原体
- ○ IgG4(＋)浆细胞
- ○ TBM 沉积物

主要鉴别诊断

- 药物性间质性肾炎
- 自身免疫性疾病
  - ○ 结节病
  - ○ IgG4 相关性疾病
- 感染
- 单克隆免疫球蛋白沉积病
- 血液系统肿瘤
- 与肾小球疾病相关的间质性炎症
- 急性 T 细胞介导排斥反应（肾移植）

急性变应性间质性肾炎

急性变应性间质性肾炎

（左）AIN 为一组异质性疾病。患者 78 岁男性，近期应用抗生素后发生急性肾衰竭

（右）一例抗生素引起的 AIN，表现为嗜酸性粒细胞性小管炎 ⇦，被认为是药物性 AIN 的一个有用征象，尽管其特异性尚未得到证实

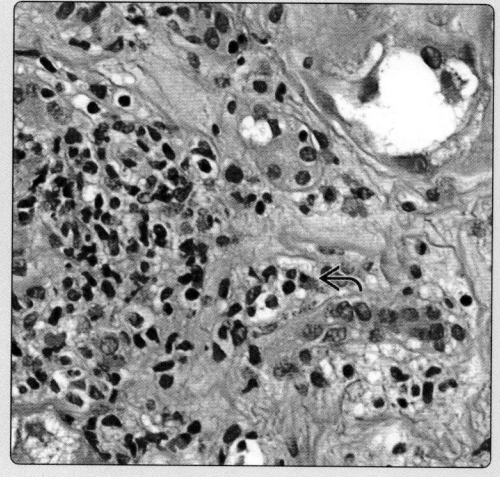

BK 多瘤病毒

BK 多瘤病毒

（左）移植肾 BK 多瘤病毒肾小管间质性肾炎表现为间质性炎症伴浆细胞增多 ⇨，部分肾小管上皮细胞显示病毒性细胞病理效应 ⇨

（右）BK 多瘤病毒原位杂交显示几个肾小管上皮细胞核阳性 ⇨，多瘤病毒也可通过免疫组化抗大 T 抗原抗体进行检测

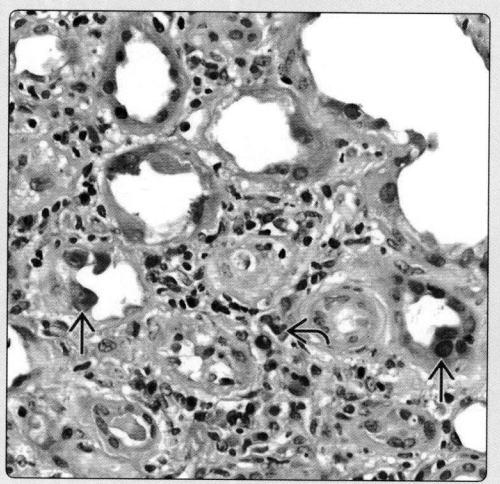

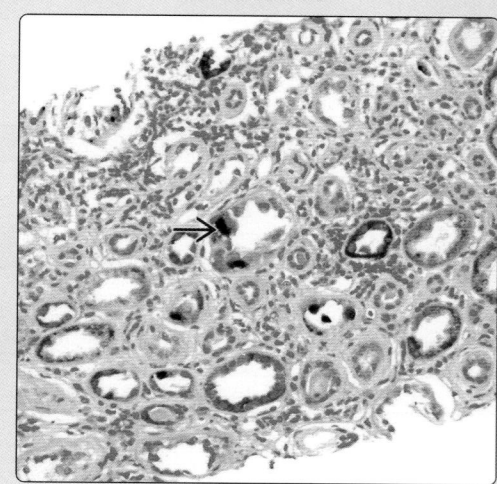

病因学/发病机制

药物

- 可能占成人 AIN 病例的 60%~70%
- 变应性[如抗生素，质子泵抑制剂，非甾体类抗炎药（NSAID）]
- 中毒性（如铂类，锂，NSAID）

自身免疫性疾病或免疫功能失调

- 原发于肾脏
  - 如抗 TBM 病，抗刷状缘抗体（ABBA）病
- 与系统性疾病相关
  - 例如，干燥综合征，肾小管间质性肾炎和葡萄膜炎（TINU）综合征，IgG4 相关疾病，IgM 阳性浆细胞性肾小管间质性肾炎，普通变异型免疫缺陷，结节病
- 与免疫上调相关
  - HIV 感染中的免疫重建综合征，检查点抑制剂治疗引起的免疫相关不良事件（IRAE）

感染

- 直接感染
  - 细菌（例如，肾盂肾炎），分枝杆菌
  - 病毒（例如，BK 多瘤病毒肾小管间质性肾炎）
  - 其他，包括寄生虫
- 对远处感染的反应（例如，链球菌感染后肾小球肾炎）

遗传性/中毒性/代谢性

- 中毒性/代谢性：例如，高草酸尿症，痛风，重金属毒性，巨核细胞性间质性肾炎

特发性

- 占约 25% 的病例

模拟间质性肾炎

- 髓外造血或血液系统肿瘤浸润

临床特征

流行病学

- 发病率
  - 15%~27% 的急性肾衰竭活检表现为 AIN

表现

- 急性或亚急性肾衰竭，蛋白尿（亚肾病性），镜下血尿
- 药物相关性 AIN 肾衰竭可伴有皮疹、发热、关节痛和嗜酸性粒细胞增多
- 临床病史对确定 AIN 的病因非常重要
  - 近期（一周到数月）接触新的药物可提示变应性 AIN
  - 是否存在系统性疾病对确定其他病因引起的 AIN 有帮助

治疗

- 药物
  - 停用引起药物性 AIN 的药物
  - 类固醇
    - 对一些急性发作病例可能有帮助
  - 类固醇和/或利妥昔单抗可用于 IgG4 相关间质性肾炎

镜下特征

组织学特征

- 肾间质炎症和水肿，表现为淋巴细胞、巨噬细胞、浆细胞和嗜酸性粒细胞浸润
  - 嗜酸性粒细胞增多提示变应性 AIN，但不特异
  - 浆细胞增多提示自身免疫性 AIN，但不特异
- 肉芽肿性 AIN
  - 结节病和药物相关 AIN 可见非坏死性肉芽肿
- 小管炎
- 急性肾小管损伤
- 慢性损伤时可见间质纤维化/肾小管萎缩

免疫荧光

- 一些自身免疫性间质性肾炎可见颗粒状 TBM 沉积
  - IgG4 相关性肾小管间质性肾炎
  - ABBA 病
- 抗 TBM 病可见线性 TBM 沉积

鉴别诊断

与肾小球疾病相关的间质性肾炎

- 肾小球肾炎
  - 寡免疫性坏死性新月体性肾小球肾炎，抗 GBM 病，感染相关性肾小球肾炎狼疮性肾炎及其他
- 塌陷型局灶节段性肾小球硬化症（FSGS）

肿瘤

- 浸润性淋巴细胞性肿瘤或浆细胞骨髓瘤

单克隆免疫球蛋白沉积病

- 间质炎症和急性肾小管损伤
- 单克隆蛋白线性肾小球和 TBM 免疫荧光染色
- 电镜下基底膜可见细颗粒状电子致密沉积物

移植肾急性细胞排斥反应

- 如果没有动脉内膜炎表现与 AIN 难以区分

髓外造血

- 间质中可见红细胞前体
- 常误诊为 AIN

参考文献

1. Biederman LE et al: Acute interstitial nephritis in the pediatric population: a review of etiologic associations, histologic findings, and clinical outcome. Pediatr Dev Pathol. 10935266221139663, 2022
2. Caravaca-Fontán F et al: Recurrent acute interstitial nephritis: what lies beneath. Clin Kidney J. 14(1):197-204, 2021
3. Rankin AJ et al: Predicting outcome in acute interstitial nephritis: a case-series examining the importance of histological parameters. Histopathology. 76(5):698-706, 2020
4. Praga M et al: Changes in the aetiology, clinical presentation and management of acute interstitial nephritis, an increasingly common cause of acute kidney injury. Nephrol Dial Transplant. 30(9):1472-9, 2015
5. Muriithi AK et al: Biopsy-proven acute interstitial nephritis, 1993-2011: a case series. Am J Kidney Dis. 64(4):558-66, 2014

（左）急慢性变应性肾小管间质性肾炎，HE染色显示弥漫间质炎症，患者系服用大量草药制剂数月后发现血清肌酐升高，免疫荧光染色阴性

（右）这例AIN显示间质纤维化区炎症细胞浸润，纤维化提示间质性肾炎的慢性成分（三色染色）

急慢性变应性间质性肾炎

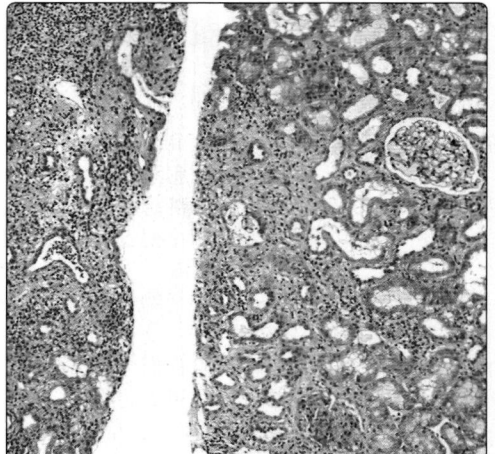

急慢性变应性间质性肾炎

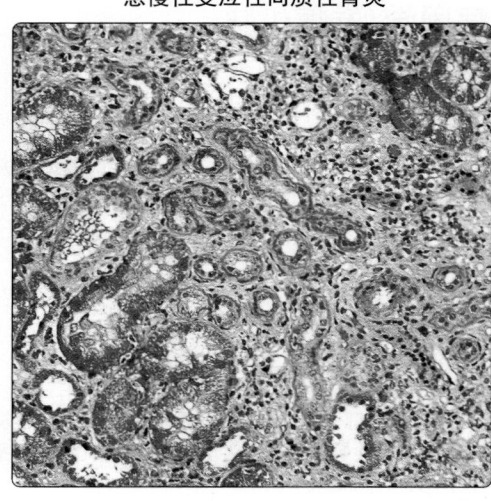

（左）急性肾盂肾炎病例，显示AIN伴单个核细胞和中性粒细胞浸润，可见中性粒细胞管型 ⇨。肾活检来自肾移植患者，实验室检查证实有泌尿道感染

（右）急性肾盂肾炎病例，肾小管内可见中性粒细胞管型 ⇨，间质中亦可见中性粒细胞浸润 ⇨。偶尔中性粒细胞管型也可见于无明显原因的晚期肾脏

急性肾盂肾炎

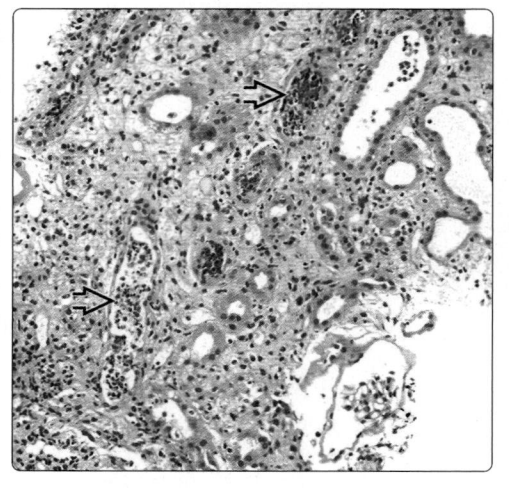

急性肾盂肾炎

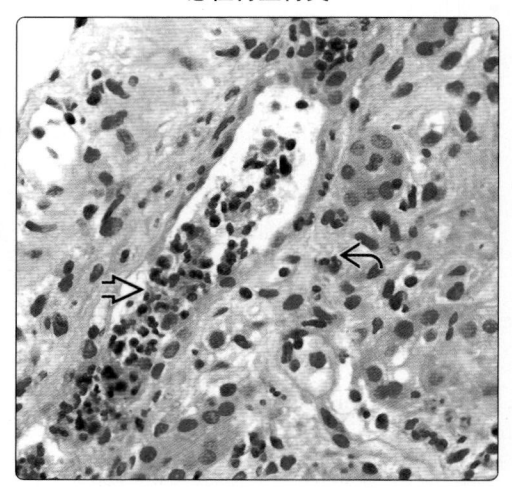

（左）肾活检显示糖尿病肾小球硬化及间质水肿 ⇨ 和炎症细胞增多 ⇨

（右）糖尿病肾小球硬化合并AIN病例，显示间质嗜酸性粒细胞浸润 ⇨，并见蛋白样管型物质 ⇨ 嵌入其中。患者有急性肾衰竭，近期有应用抗生素。糖尿病患者中可有嗜酸性粒细胞增多，但糖尿病患者也可发生变应性AIN

糖尿病肾小球硬化和变应性AIN

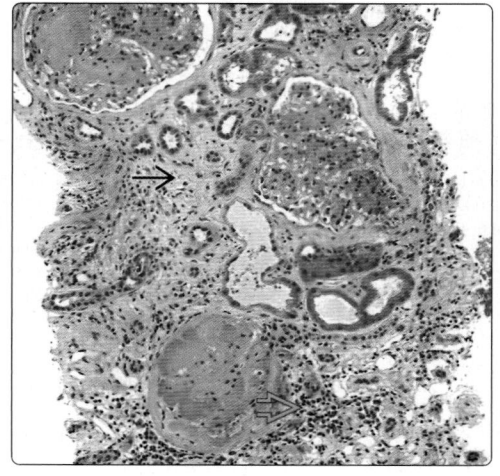

糖尿病肾小球硬化和变应性AIN

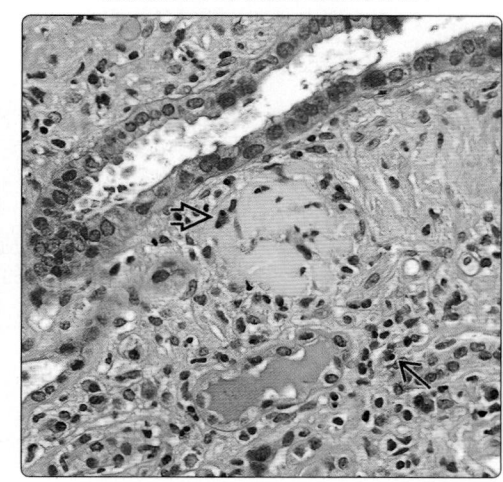

干燥综合征

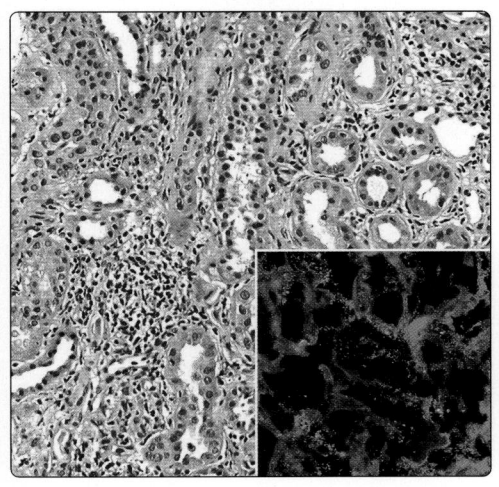

结节病

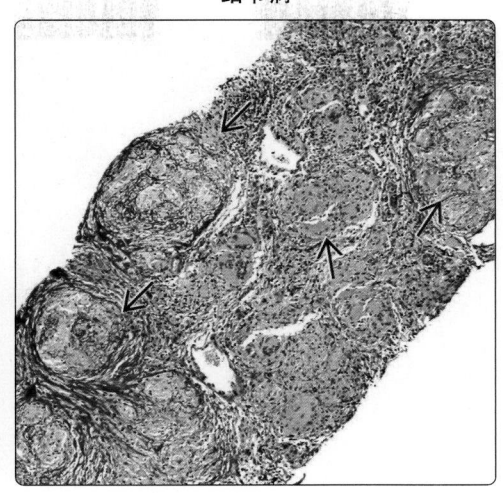

（左）干燥综合征病例，可见肾小管间质肾炎伴单个核细胞和浆细胞浸润。TBM免疫复合物沉积（插图，IgG免疫荧光染色）有助于自身免疫性间质性肾炎的诊断

（右）50 岁男性，有结节病病史，出现进行性肾衰竭数月，肾活检显示广泛非坏死性肉芽肿性炎症累及 ➡

TINU 综合征

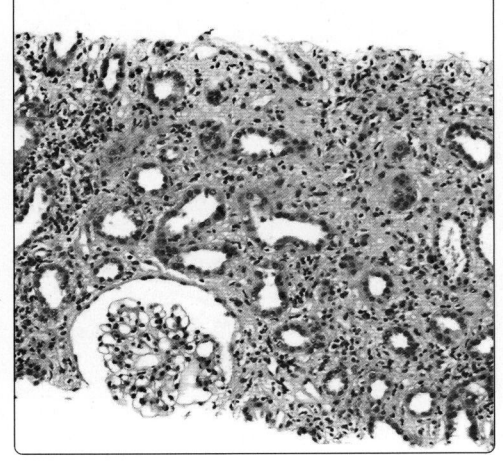

TINU 综合征

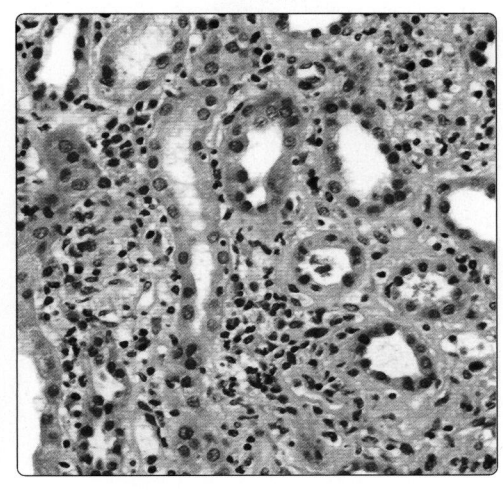

（左）AIN 见于 10 岁女孩，表现为急性肾衰竭，几周前曾有咳嗽、发热，未使用抗生素，4 个月后出现葡萄膜炎并诊断为 TINU 综合征

（右）这例 TINU 综合征炎性浸润由单核细胞、浆细胞和嗜酸性粒细胞组成，酷似药物性 AIN，但该患者未服用药物

IgG4 相关性肾小管间质性肾炎

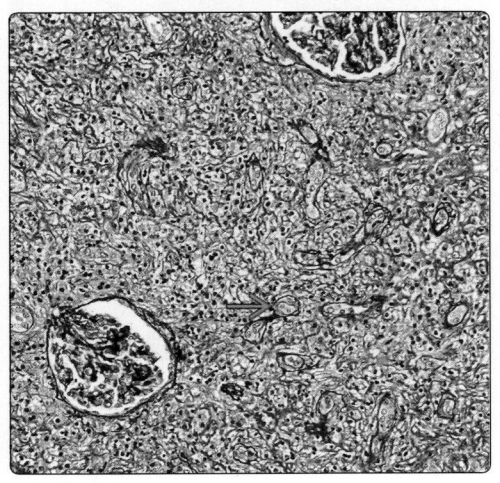

IgG4（ + ）浆细胞

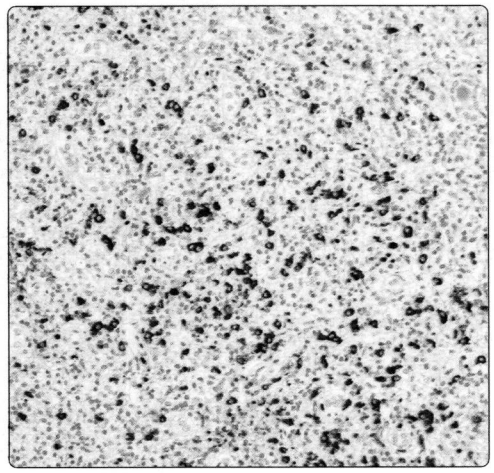

（左）本例 IgG4 相关 TIN 表现为间质富含浆细胞性炎症，伴有"席纹状"纤维化，银染色可见残留的 TBM ➡

（右）在 IgG4 相关 TIN 中，IgG4（ + ）浆细胞显著增加（ > 30 个/HPF）

继发性高草酸尿症

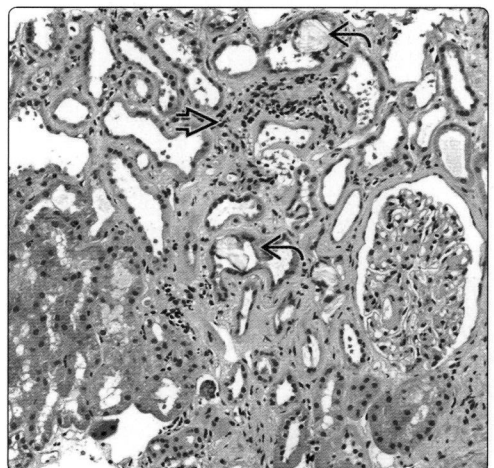

遗传性间质性肾炎/肾病

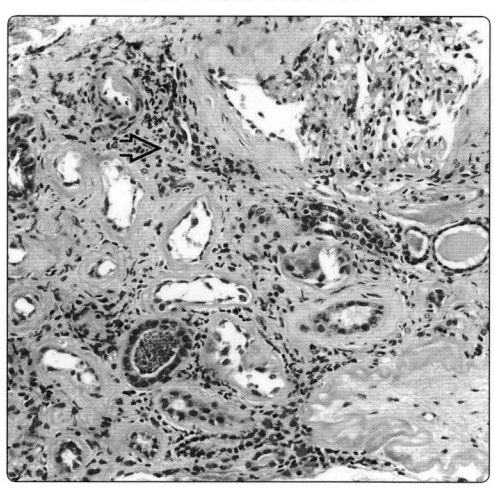

（左）胃分流术相关高草酸尿症，显示间质纤维化和肾小管萎缩伴间质单个核细胞浸润 ➡，部分肾小管含有草酸钙结晶 ➡。与普通型 AIN 不同，间质中未见明显的炎症成分

（右）一型遗传性间质性肾炎/肾病表现为慢性 TIN ➡，该患者有肾素基因突变

尿酸性肾病

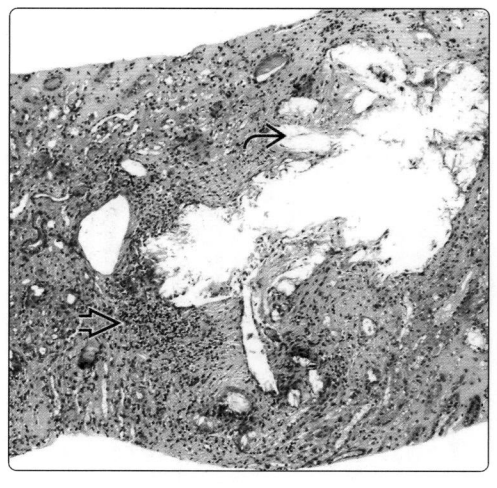

继发于肾小球肾炎的间质性炎症

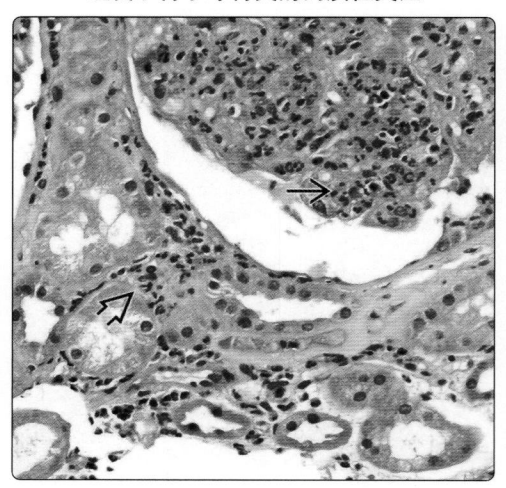

（左）尿酸性肾病显示溶解的尿酸盐结晶 ➡ 及其周围的间质炎症 ➡，患者有痛风病史和慢性肾衰竭

（右）急性感染后肾小球肾炎常显示局灶间质性炎症，包括一些中性粒细胞浸润，如图所示 ➡，肾小球显示急性渗出性肾小球肾炎 ➡

轻链沉积病

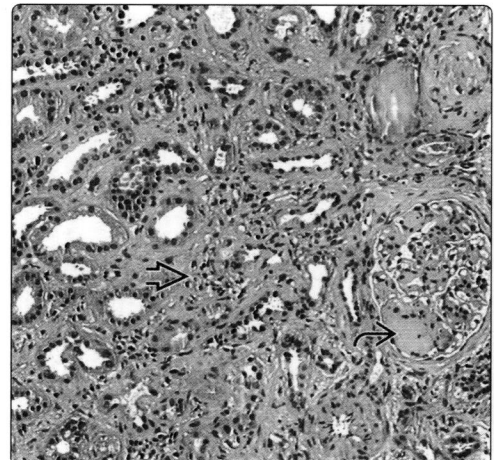

轻链沉积病

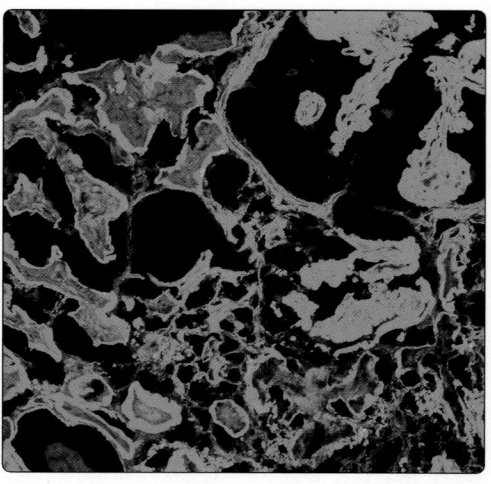

（左）这例轻链沉积病（LCDD）可见间质炎症 ➡，肾小球显示结节性肾小球硬化 ➡

（右）这例免疫荧光染色显示肾小球和 TBM 明亮的线性 λ 轻链沉积，虽然多数 LCDD 为 κ 轻链沉积，而本例 κ 轻链阴性。电镜显示肾小球和 TBM 颗粒状沉积物

髓外造血

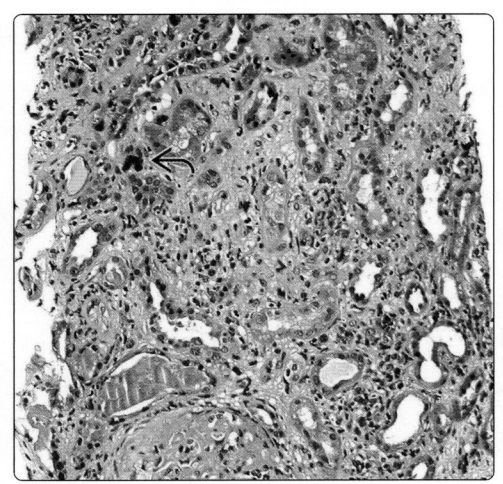

髓外造血

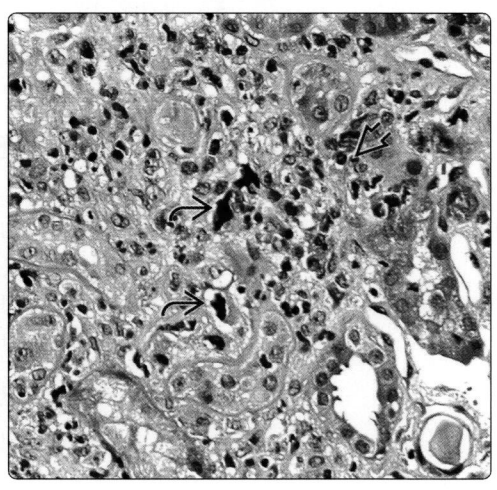

（左）髓外造血中倍镜下显示间质浸润，可见少量核大、核不规则细胞➡️，患者77岁男性，有肾衰竭和骨髓纤维化病史

（右）髓外造血可与 AIN 相混淆，这些大细胞被识别为巨核细胞➡️，因此确立诊断，另还可见嗜酸性粒细胞和中性粒细胞前体➡️

急性髓系白血病

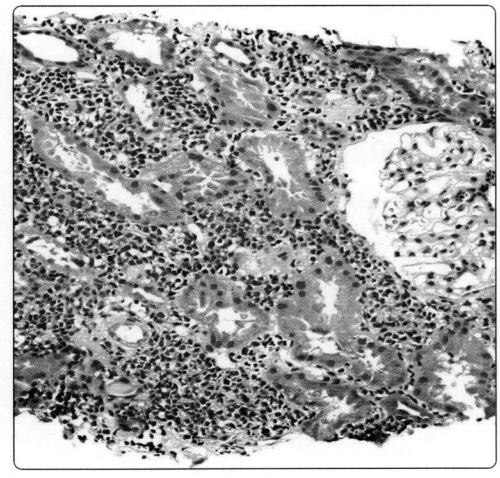

急性髓系白血病

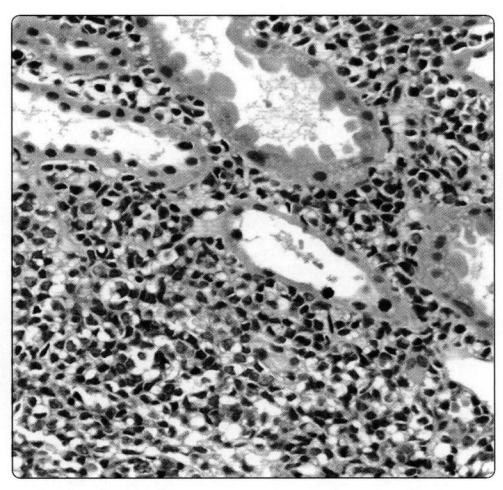

（左）急性髓系白血病（AML）累及肾脏可类似 AIN，这例肾间质可见广泛白细胞浸润，患者有 AML 治疗史，后发展为急性肾衰竭，双肾明显增大

（右）这例 AML 高倍镜下可见大的非典型细胞，呈单形性。免疫组化显示幼稚细胞 CD33 和 CD44 阳性，而 CD3、CD20 阴性

浆细胞骨髓瘤

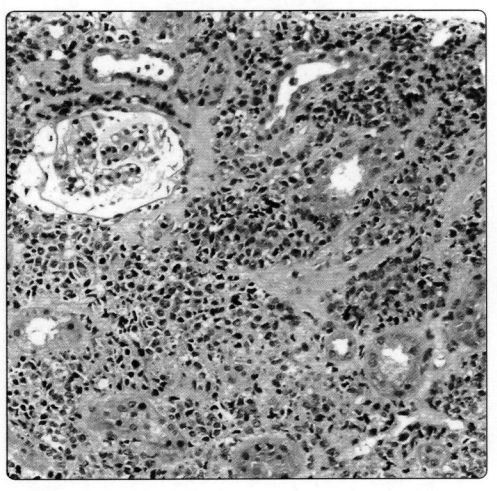

浆细胞骨髓瘤

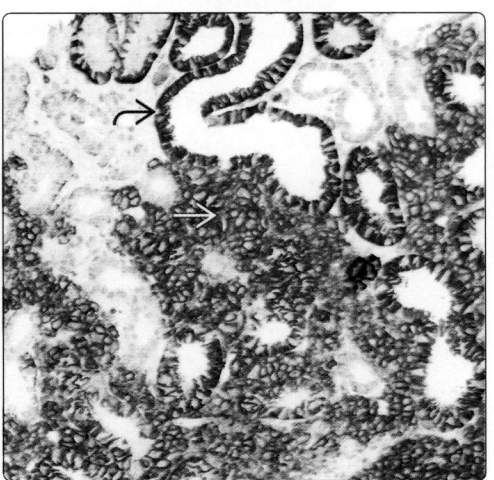

（左）移植肾浆细胞骨髓瘤，显示非典型细胞浸润间质，患者未检出肿块性病变，因肾功能不全行肾活检

（右）浸润细胞浆细胞标志物 CD138 阳性➡️，近端小管上皮细胞➡️也呈阳性（为正常所见）

（钟鸿斌　译，余英豪　审）

要　点

术语

- 肉芽肿性间质性肾炎（GIN）

病因学/发病机制

- 占急性肾损伤原肾活检的 0.3%～1.37%
- 占移植肾活检的 0.6%
- 典型表现为局灶性或弥漫性肉芽肿±巨细胞
- 常见病因包括
  - 结节病
  - 药物
  - 感染

临床特征

- 临床病理相关性、确定病因以及是否存在系统性疾病至关

重要
- 治疗取决于确定的间质性肾炎的病因

镜下特征

- 结节病、药物性病例和某些感染通常表现为非干酪样肉芽肿±巨细胞
- ANCA 相关血管炎可见坏死性肉芽肿
- 干酪样肉芽肿通常见于结核病及真菌感染
- 肾小球新月体的存在可能提示 ANCA 疾病引起

主要鉴别诊断

- 药物性间质性肾炎
- 结节病
- 真菌和分枝杆菌感染
- 黄色肉芽肿性肾盂肾炎

（左）结节病患者的非干酪样上皮样肉芽肿➡，肉芽肿压迫相邻的近端小管，另可见几乎被破坏的肾小管显示小管炎

（右）GIN 可伴或不伴多核巨细胞，这种核位于周边和多核的巨细胞➡通常与结节状形态良好的肉芽肿有关➡

结节病非干酪样上皮样肉芽肿

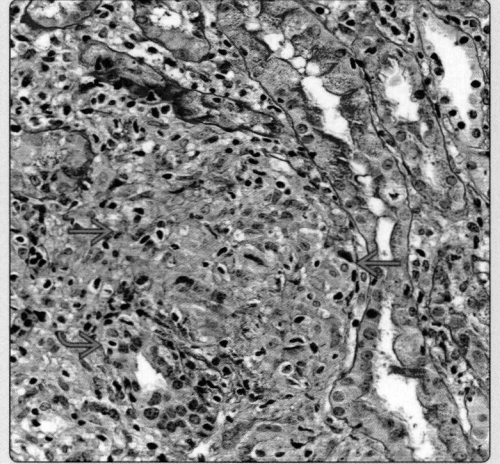

多发性肉芽肿伴多核巨细胞浸润

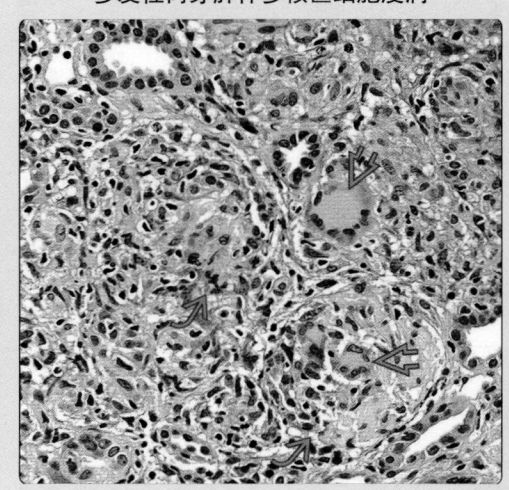

（左）克罗恩病合并慢性活动性 GIN 患者，肾活检显示散在分布的肉芽肿➡和巨细胞➡，背景中可见间质纤维化、肾小管萎缩和单个核细胞浸润，肾小球毛细血管充血

（右）由上皮样细胞形成的早期型肉芽肿可表现为单个核细胞浸润，这些界限不清，几乎为融合性的肉芽肿➡在结节病病例中可看到密集的集合

未治疗的克罗恩病的 GIN

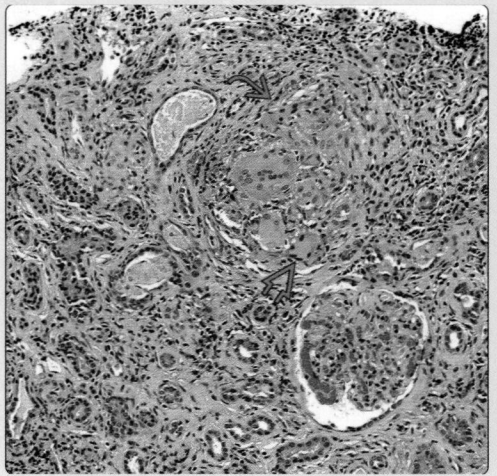

早期肉芽肿浸润性单个核细胞

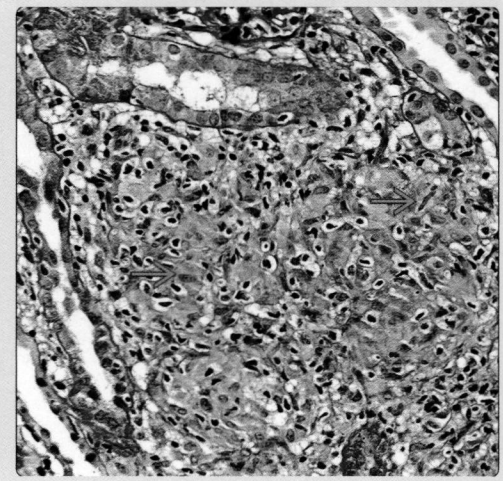

术语

缩写

- 肉芽肿性间质性肾炎(granulomatous interstitial nephritis, GIN)

定义

- 伴有局灶性或弥漫性肉芽肿的间质性肾炎
  - 非干酪样或坏死性肉芽肿,视病因而定
- 可存在多核巨细胞

病因学/发病机制

流行病学

- 占急性肾损伤原肾活检的 0.3%～1.37%
- 占移植肾活检的 0.6%
- 平均年龄:51 岁(21～84 岁)
- GIN 的患病率各不相同
  - 结节病和药物相关 GIN 在西方国家更常见
  - 结核病:在一些国家最常见,如印度

病因学

- 结节病和药物最常见
- 抗生素和 NSAID
  - 最常见的药物性形式
- 感染:细菌(如分枝杆菌)、真菌、病毒、寄生虫

发病机制/其他特征

- 结节病
  - 伴有肺部和肝脏累及
    - 亦累及皮肤、葡萄膜和中枢神经系统
  - 表达 1α-羟化酶的活化巨噬细胞可引起高钙血症或高钙尿症
  - 肾结石和肾钙盐沉着症很常见
- 药物性
  - 大量药物报告
- 感染
  - 分枝杆菌感染在流行地区总是被考虑
- 其他系统性疾病
  - 克罗恩病
  - 类风湿关节炎
  - 系统性红斑狼疮
- 特发性

临床特征

表现

- 肾功能不全
- 白细胞尿
- 血尿
- 非肾病范围蛋白尿
- 高血压

治疗

- 取决于病因
  - 根据需要治疗感染性病因
  - 停用引发药物或制剂和类固醇
  - 皮质类固醇是结节病的一线治疗药物

预后

- 取决于病因或病因的解除
- 疾病晚期,即活检示纤维化加重可能使预后恶化

镜下特征

组织学特征

- 光镜
  - 非干酪样上皮样肉芽肿 ± 间质巨细胞
    - 干酪样肉芽肿通常代表感染性病因,如肺结核、真菌
      - 感染性类型中可发现抗酸杆菌、真菌成分或菌丝
    - 药物性肉芽肿界限不像结节病肉芽肿那么清楚
      - 嗜酸性粒细胞或中性粒细胞,尤其是药物性病例
  - 由淋巴细胞和组织细胞组成的单个核细胞间质浸润
  - ANCA 相关肾小球肾炎中,坏死性肉芽肿替代肾小球或血管
  - 在偏振光下评估晶体沉积物(如草酸盐)
  - 晚期结节病可能具有纤维化特征
- 免疫荧光
  - 通常没有 TBM 免疫复合物沉积
  - 无肾小球或肾血管免疫复合物沉积
- 电镜
  - 诊断不需要

辅助检查

组织化学

- PAS 染色、抗酸染色和网状纤维银染色用于鉴定细菌或真菌成分

鉴别诊断

黄色肉芽肿性肾盂肾炎

- 间质性肾炎:典型特征为泡沫样组织细胞聚集
- 特征性影像学表现,即熊掌征
- 大肠埃希菌和变形杆菌为常见的感染原因

急性肾盂肾炎

- 临床表现通常包括发热、尿液培养阳性
- 以中性粒细胞为主的致密间质浸润,肾小管损伤和小管内白细胞管型

诊断要点

临床相关病理特征

- 上皮样肉芽肿 ± 间质巨细胞
- 可以为非干酪样、干酪样或坏死性,取决于病因

肉芽肿性间质性肾炎的病因

类别	注解
感染	
细菌	分枝杆菌属，非典型分枝杆菌，苍白密螺旋体，大肠埃希菌，肺炎克雷伯菌，北氏菌属，布鲁氏菌属
病毒	EB 病毒，单纯疱疹病毒，水痘带状疱疹病毒，腺病毒
真菌	荚膜组织胞浆菌，念珠菌，隐球菌，红球菌
寄生虫	弓形虫
药物	
NSAID	二氟尼柳，苯洛芬，氯美辛，布洛芬，苯氧洛芬，格拉芬宁，氟卡替宁，氨基比林，对乙酰氨基酚
抗生素	甲氧西林，青霉素，氨苄青霉素，螺旋霉素，利福平，苯唑西林，磺胺类药物，呋喃妥因，左氧氟沙星，环丙沙星，万古霉素，庆大霉素，头孢呋辛，克拉霉素，环丙沙星，强力霉素
利尿剂	噻嗪类，氨苯蝶啶和环噻嗪或氢氯噻嗪，呋塞米类和氯丙酰胺，替尼酸，呋喃苯胺酸
ACE 抑制剂	卡托普利
抗凝剂	苯二酮
其他	别嘌呤醇，阿仑膦酸钠，卡马西平，拉莫三嗪，奥美拉唑，泮托拉唑二苯肼，阿他那韦，溴莫尼定，干扰素治疗，抗 TNF-α，达布非尼＋曲美替尼，西咪替丁，H₂ 受体阻滞剂，苯妥英，阿达木单抗，全反式视黄酸，5- 氨基水杨酸盐
免疫检测点抑制剂	抗 CTLA4(伊匹木单抗)，抗 PD-1(纳武利尤单抗)
系统性疾病	
	结节病，TINU，常见变异性免疫缺陷，草酸盐沉着症，痛风，干燥综合征，炎症性肠病(如克罗恩病)，类风湿关节炎，系统性红斑狼疮
血管炎/脉管炎	
	韦格纳肉芽肿性血管炎，Churg-Strauss 综合征
其他	
	肠道旁路术，海洛因或羟考酮成瘾，胆固醇性肉芽肿，特发性，霍奇金淋巴瘤，慢性淋巴细胞淋巴瘤/白血病，膀胱内灌注卡介苗，梗阻，异物，同种异体移植物排斥反应

ACE，血管紧张素转化酶；TINU，肾小管间质性肾炎和葡萄膜炎。

Adapted from：Taghavi M et al：Clinical management of a granulomatous tubulointerstitial nephritis associated with a bilateral granulomatous anterior uveitis：a challenging case report and review of the literature. Clin Nephrol. 98(3)：155-61, 2022. Javaud N et al：Renal granulomatoses：a retrospective study of 40 cases and review of the literature. Medicine (Baltimore). 86(3)：170-80, 2007.

病理要点解读

- 关联性对确定肉芽肿的病因很重要，如结节病、药物、系统性疾病
- 坏死性肉芽肿和新月体可提示 ANCA 相关疾病

参考文献

1. Kohatsu K et al: Granulomatous interstitial nephritis with CTLA-4 haploinsufficiency: a case report. BMC Nephrol. 23(1):367, 2022
2. Krelle A et al: Acute granulomatous interstitial nephritis in a patient with metastatic melanoma on targeted therapy with dabrafenib and trametinib-a case report. Cancer Rep (Hoboken). 5(7):e1520, 2022
3. Mehta S et al: Renal sarcoidosis. Nephrol Dial Transplant. ePub, 2022
4. Mohamed MMB et al: Granulomatous interstitial nephritis in a treatment-naïve patient with ulcerative colitis. Ren Fail. 44(1):525-8, 2022
5. Taghavi M et al: Clinical management of a granulomatous tubulointerstitial nephritis associated with a bilateral granulomatous anterior uveitis: a challenging case report and review of the literature. Clin Nephrol. 98(3):155-61, 2022
6. Yang Z et al: The pathological and outcome characteristics of renal lesions in Crohn's disease. BMC Nephrol. 23(1):256, 2022
7. Kaya B et al: Granulomatous interstitial nephritis associated with pantoprazole. Am J Ther. 29(1):e143-6, 2021
8. Karmakar S et al: Granulomatous interstitial nephritis - a series of six cases. Indian J Nephrol. 30(1):26-8, 2020
9. Varghese V et al: Atazanavir crystal-induced chronic granulomatous interstitial nephritis. Kidney Int Rep. 5(7):1106-10, 2020
10. Bergner R et al: Renal sarcoidosis: approach to diagnosis and management. Curr Opin Pulm Med. 24(5):513-20, 2018
11. Chu GJ et al: Chronic granulomatous interstitial nephritis and urothelial metaplasia associated with ritonavir-boosted atazanavir: a case study and literature review. Pathology. 50(5):565-8, 2018
12. Oliveira B et al: Single-centre experience of granulomatous interstitial nephritis-time for a new approach? Clin Kidney J. 10(2):249-54, 2017
13. Nasr SH et al: Granulomatous interstitial nephritis secondary to chronic lymphocytic leukemia/small lymphocytic lymphoma. Ann Diagn Pathol. 19(3):130-6, 2015
14. Shah S et al: Granulomatous interstitial nephritis. Clin Kidney J. 8(5):516-23, 2015
15. Thajudeen B et al: Ipilimumab granulomatous interstitial nephritis. Am J Ther. 22(3):e84-7, 2015
16. Colvin RB et al: Granulomatous interstitial nephritis as a manifestation of Crohn disease. Arch Pathol Lab Med. 138(1):125-7, 2014
17. Naidu GD et al: Granulomatous interstitial nephritis: our experience of 14 patients. Indian J Nephrol. 23(6):415-8, 2013
18. Mahévas M et al: Renal sarcoidosis: clinical, laboratory, and histologic presentation and outcome in 47 patients. Medicine (Baltimore). 88(2):98-106, 2009
19. Bijol V et al: Granulomatous interstitial nephritis: a clinicopathologic study of 46 cases from a single institution. Int J Surg Pathol. 14(1):57-63, 2006
20. Mahmood A et al: Are renal microgranulomas related to inflammatory tubular destruction? J Clin Pathol. 57(5):551-2, 2004
21. Robson MG et al: Seven cases of granulomatous interstitial nephritis in the absence of extrarenal sarcoid. Nephrol Dial Transplant. 18(2):280-4, 2003

念珠菌引起的 GIN

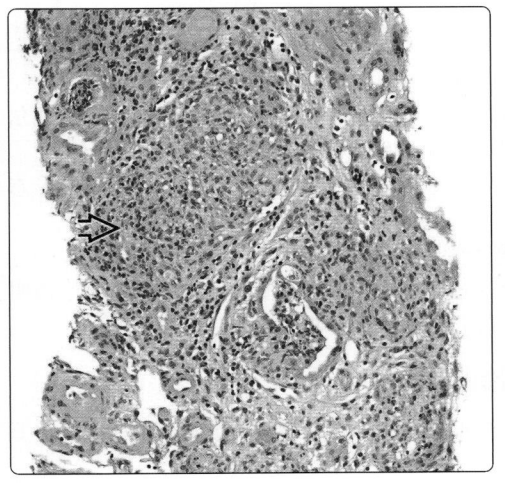

念珠菌引起的 GIN

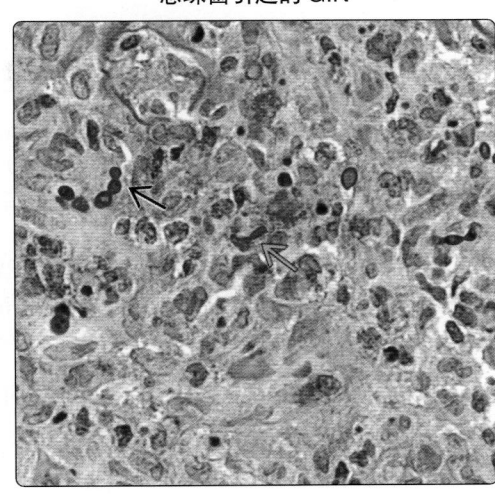

（左）肾移植受者肾活检显示 GIN ➡，在 PAS 和六胺银染色切片上可以识别酵母形态

（右）肾移植受者肾活检 PAS 染色切片显示酵母形态，包括假菌丝 ➡ 和芽殖酵母链 ➡

免疫检查点抑制剂相关 GIN

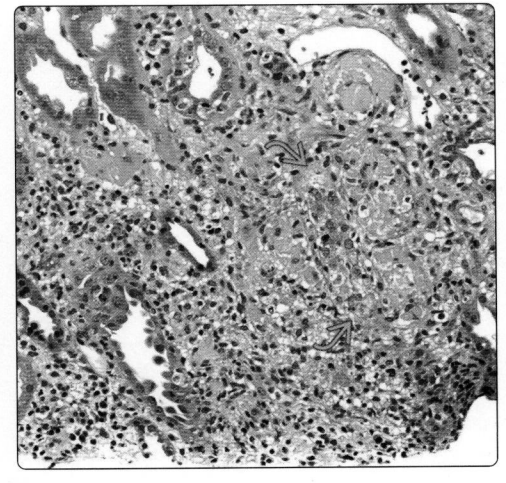

药物相关 GIN

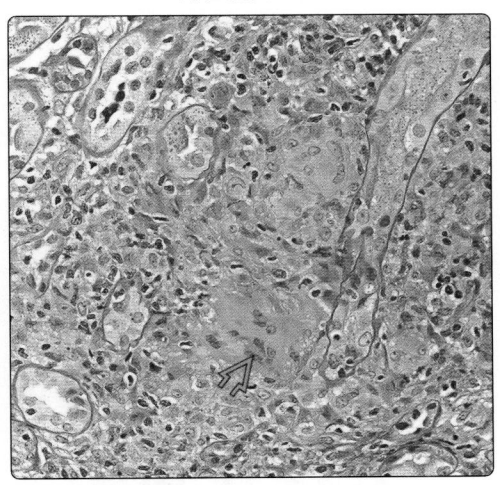

（左）转移性食管癌患者，接受纳武单抗治疗后发生 GIN ➡

（右）恶性黑色素瘤患者治疗后出现急性间质性肾炎，系接受达拉非尼和曲美替尼治疗后发生的急性肾损伤，显示非干酪样肉芽肿伴巨细胞浸润 ➡，肉芽肿靠近近端小管，显示上皮扁平和小管炎

严重肾小管破裂引起肉芽肿

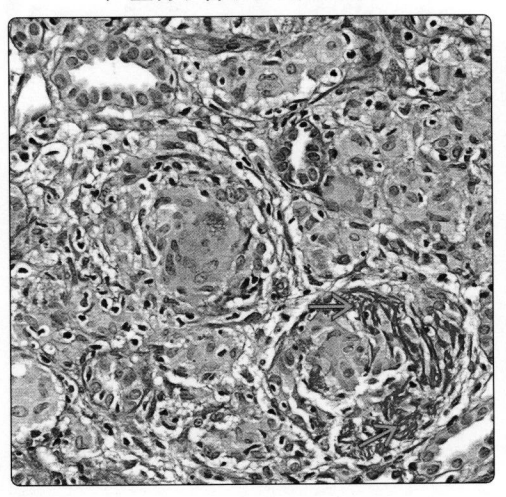

大量多核巨细胞浸润

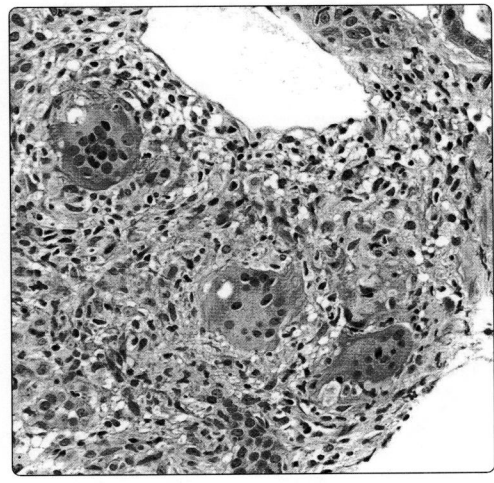

（左）严重肾小管损伤和破裂也可导致 GIN，图示肉芽肿形成似乎与小管内 PAS 阳性 Tamm-Horsfall 蛋白管型 ➡ 相关

（右）GIN 中的多核巨细胞为非特异性，可由不同的原因引起，如结节病、ANCA 相关血管炎、结核病。这张图片来自结节病患者

（钟鸿斌　译，余英豪　审）

要　点

术语

- 晶体:由对称、固定距离的分子聚集在周期性有序的 3D 结构中的任何固体
- 晶体性肾病:肾单位内晶体形成引起的肾损伤

病因学/发病机制

- 肾单位内晶体的形成可因肾小管上皮损伤和尿流减少而增强

临床特征

- 表现为急性肾损伤或进行性肾功能下降
- 诱发因素,如慢性肾脏疾病、脱水或高钙血症/磷酸盐血症/尿酸血症
- 可表现为全身疾病的症状

镜下特征

- 草酸钙结晶:光镜下可见肾小管腔、肾小管上皮细胞、偶尔间质中的半透明至轻度嗜碱性晶体
- 磷酸钙结晶:光镜下为深嗜碱性晶体,轮廓不规则,形态各异
  - 常见于肾小管管腔和间质中
- 尿酸盐结晶:肾小管管腔内和间质内形成的晶体状半透明裂隙(晶体在组织制备中溶解)

主要鉴别诊断

- 2,8-二羟基腺嘌呤和氨苯蝶啶晶体性肾病显示形态学上重叠
  - 诊断 2,8 二羟基腺嘌呤晶体性肾病前与之前的药物清单相关联

(左)HE 染色显示磷酸钙结晶 ➡ 呈紫色,形态多样,但在偏振光下不显示双折射
(右)显示呈页岩状形态的磷酸钙结晶,有作者在高磷血症/高磷尿症相关病因中报道过这种形态

磷酸钙结晶
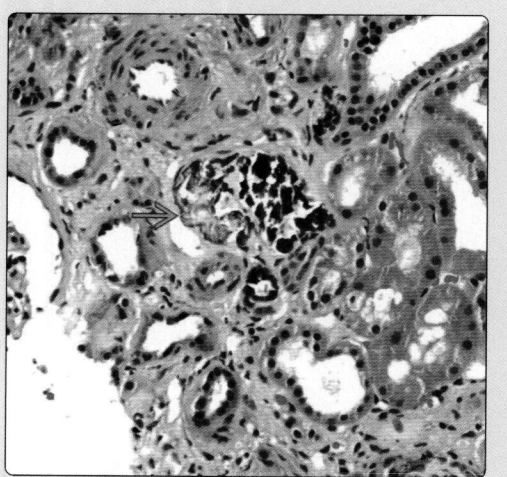

磷酸钙结晶
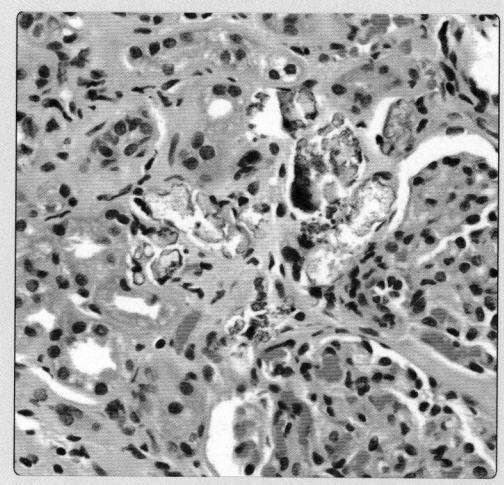

(左)HE 切片上草酸钙结晶 ➡ 是光学透明的,可以排列成各种模式
(右)草酸钙结晶在偏振光下显示双折射

草酸钙结晶
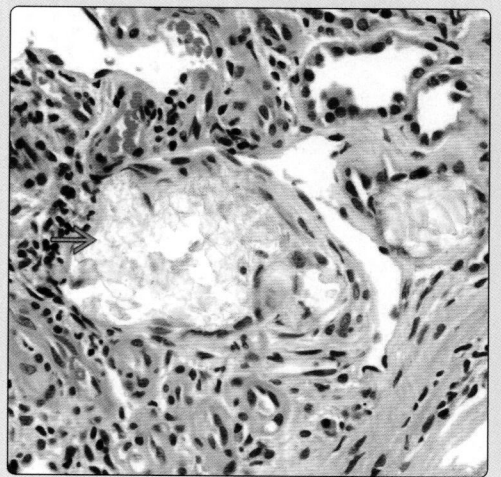

草酸钙偏振光下形态
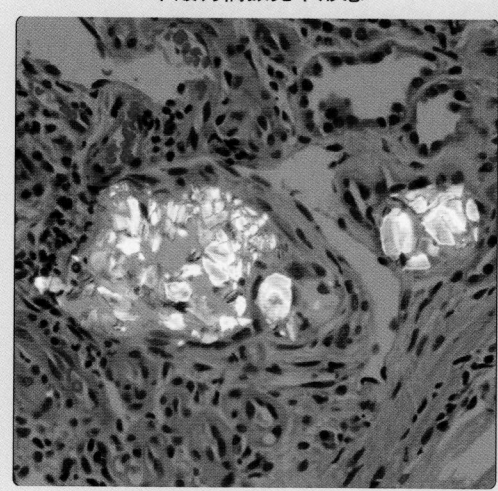

术语

定义

- 晶体：由对称、固定距离的分子聚集在周期性有序的 3D 结构中的任何固体
- 晶体性肾病：肾单位内晶体形成引起的肾损伤

病因学/发病机制

草酸盐肾病（草酸钙结晶沉积）

- 原发性高草酸尿
- 乙二醇中毒
- 肠内高草酸尿
  - 胃旁路手术
  - 慢性胰腺炎
  - 吸收不良
- 维生素 B_6 缺乏
- 维生素 C 滥用
  - 静脉给药
  - 过量摄入
- 富含草酸的饮食
  - 菠菜
  - 大豆
  - 杏仁
  - 土豆
  - 豆类及其他食物
- 药物暴露
  - 奥利司他
  - 普拉希林
  - COX-2 抑制剂
  - 甲氧基氟烷（已退出美国市场）

肾钙盐沉着症（磷酸钙晶体沉积）

- 高钙血症/高钙尿症
  - 甲状旁腺功能亢进
  - 恶性肿瘤
  - 乳碱综合征
  - 维生素 D 中毒
  - 结节病（和其他肉芽肿性疾病）
- 高磷血症/高磷尿症
  - 肿瘤溶解综合征
  - 横纹肌溶解症
  - 口服磷酸钠肠泻液
    - 2008 年退出市场

蛋白异常血症相关

- 多发性骨髓瘤
- 淋巴组织增生性疾病
- 具有肾脏意义的单克隆免疫球蛋白病

代谢性疾病

- 高尿酸血症（痛风）
- 2, 8-二羟基腺嘌呤尿症（腺嘌呤磷酸核糖基转移酶缺乏症）
- 肾病性胱氨酸病（CTNS 基因突变）

药物相关

- 蛋白酶抑制剂相关（茚地那韦和阿扎那韦）
- 氨苯蝶啶相关
- 阿昔洛韦相关
- 甲氨蝶呤相关
- 磺胺嘧啶相关

临床特征

表现

- 急性肾损伤或进行性肾功能下降
- 诱发因素
  - 慢性肾脏病（CKD）
  - 脱水
  - 高钙血症
  - 磷酸盐血症
  - 尿酸盐血症
- 可为全身疾病的症状

治疗

- 清除潜在的有害药物
- 纠正潜在的代谢紊乱
- 治疗潜在的浆细胞/淋巴细胞克隆性疾病
- 水化和支持疗法
- 一些人采用离子结合剂和微生物组导向治疗
  - 这些疗法没有强有力的证据

预后

- 草酸盐肾病
  - 可变性
  - 无明确有效的形态学或临床预后预测因素
- 肾钙盐沉着症
  - 急性磷酸肾病：大多数进展为 CKD
    - 少数患者在＜2 年内进展为 ESKD
  - 慢性肾钙盐沉着症：预后可变
    - 肾功能通常呈缓慢进行性下降
- 蛋白异常血症相关
  - 晶体性轻链管型肾病：预后可变，从完全康复到进展为 ESKD
  - 晶体性轻链近端小管病变：肾功能缓慢进行性丧失伴蛋白尿
    - 成功治疗潜在克隆性疾病后可能逆转
  - 晶体贮积性组织细胞增生症：肾功能进行性丧失伴蛋白尿
  - 晶体性球蛋白/晶体性冷球蛋白肾病：可变

- CKD 进展，但成功治疗基础克隆性疾病后可能恢复肾功能
- 高尿酸血症（痛风）
  - 缓慢进行性肾功能下降
  - 可变性进展至 ESKD
- 2,8-二羟基腺嘌呤尿症
  - 如果早期发现，可以成功治疗
    - 通常诊断晚，诊断时已有严重 CKD 或 ESKD
  - 移植前未确诊移植肾会复发
- 药物性晶体性肾病
  - 通常去除致病药物后大多数患者会部分或全部恢复
  - 急性磷酸盐肾病（来自磷酸钠肠泻液）通常可部分康复，少数患者转为 ESKD

镜下特征

组织学特征

- 草酸盐肾病
  - 光镜下可见半透明至轻度嗜碱性晶体
    - 见于肾小管腔、肾小管上皮细胞，间质中少见
  - 大小和形状各异
    - 通常排列成聚合体
  - 偏振光下呈强双折射
  - HE 染色观察效果最佳
    - 晶体可部分溶解在特殊染色制剂中
- 肾钙盐沉着症（磷酸钙晶体）
  - 光镜下呈深嗜碱性晶体
    - 轮廓不规则，形态不同
    - 通常见于肾小管腔和间质内
  - 大小和形状各异
    - 通常排列成聚合体
  - 偏振光下无双折射性
  - HE、PAS 和六胺银染色着色和形态一致
  - 页岩状形态与高磷血症病因相关
- 蛋白异常血症相关晶体性肾病
  - 轻链近端肾小管病
    - 增大的近端小管上皮内见有角的小晶体
      - 常为嗜酸性（HE）
      - 淡粉色（PAS）
    - 免疫荧光轻链限制性
      - 可能需要石蜡包埋组织免疫荧光进行鉴定
  - 晶体性轻链管型肾病
    - 肾小管腔内可见梯形、菱形和矩形嗜酸性晶体
    - 免疫荧光显示轻链限制性
  - 晶体贮积性组织细胞增生症
    - 间质内巨噬细胞聚集
      - 含有嗜酸性成角至圆形结构
      - 免疫荧光轻链限制性
  - 晶体性球蛋白/冷晶体性球蛋白肾病
    - 肾小球毛细血管腔内可见角状、针状或圆形晶体聚集物

- 轻度嗜酸性（HE）
- 淡粉红色（PAS）
- 常伴有增生性肾小球肾炎形态
- 免疫荧光轻链限制性
- 尿酸盐肾病
  - 肾小管管腔和间质内可见晶体状半透明裂隙（组织制备中晶体溶解）
  - 常有周围炎症或多核巨细胞浸润
  - 因浓度较高，多见于髓质
    - 可发生在皮质
- 2,8-二羟基腺嘌呤晶体性肾病和氨苯蝶啶相关晶体性肾病
  - 半透明晶体，棕色至绿色（HE）
  - 偏振光下呈强双折射
  - 染成黑色（六胺银）
  - 通常形成由条纹晶体组成的环形或扇形结构
  - 2,8-二羟基腺嘌呤晶体和氨苯蝶啶晶体有明显的重叠形态
    - 不能仅通过形态来明确区分
- 肾病性胱氨酸病
  - 晶体多见于足细胞、系膜细胞和间质巨噬细胞
  - 晶体在制片过程中溶解
    - 未固定或冷冻组织可保留晶体，在偏振光下显示双折射
  - 有多核足细胞和丰富套管状肾小球的报道
- 蛋白酶抑制剂相关晶体性肾病
  - 茚地那韦和阿扎那韦为最常见药物
    - 通常在肾小管管腔内形成半透明晶体状聚集体，伴周围炎症或巨细胞反应
- 甲氨蝶呤相关晶体性肾病
  - 晶体形成环形结构，由许多针状晶体组成
    - 金黄色至浅黄色
  - 可有弱 PAS（+）边缘
  - 晶体染成黑色或显示黑边（六胺银）
  - 偏振光下呈强双折射
  - 不要使用 von Kossa 或茜素红染色
- 阿昔洛韦相关晶体性肾病
  - 高剂量快速静脉输注引起肾单位内晶体形成
  - 由于肾功能恢复通常在停药后 1 周内出现，很少进行肾活检
  - 偏振光双折射晶体，呈针状
- 磺胺嘧啶相关肾毒性
  - 20 世纪中期引入的磺胺类药物
    - 由于晶体性肾毒性，使用减少
  - 偶尔用于治疗艾滋病相关弓形虫病
  - 缺乏形态学描述
    - 药物广泛使用时有晶体性肾病报道

辅助检查

组织化学

- von Kossa 和茜素红特殊染色会突出显示含钙晶体

- CD68 染色会突出显示晶体贮积性组织细胞增生症中的巨噬细胞

免疫荧光

- 免疫荧光用于诊断蛋白异常血症相关的晶体性肾病
- 证实晶体结构中的轻链限制性可能需要石蜡免疫荧光及抗原修复
  - 常规免疫荧光可产生假阴性染色
- 冷冻或未固定切片可保留尿酸盐或胱氨酸晶体
  - 两者在偏振光下都表现有双折射

鉴别诊断

晶体性肾病

- 2,8-二羟基腺嘌呤晶体性肾病和氨苯蝶啶晶体性肾病表现有明显的形态学重叠
  - 诊断 2,8-二羟基腺嘌呤晶体性肾病前与之前的药物清单相关联

诊断要点

病理要点解读

- 草酸钙晶体在偏振光下呈双折射
  - 磷酸钙晶体不呈双折射
- 以下晶体呈黑色染色（JMS）
  - 2,8-二羟基腺嘌呤
  - 氨苯蝶啶
  - 甲氨蝶呤
- 晶体常伴有周围细胞反应和/或巨细胞反应
  - 尿酸盐
  - 蛋白酶抑制剂
  - 轻链

- 偏振光下呈双折射晶体
  - 草酸钙
  - 2,8-二羟基腺嘌呤
  - 氨苯蝶啶
  - 胱氨酸
  - 尿酸盐
  - 甲氨蝶呤

参考文献

1. Perazella MA et al: The crystalline nephropathies. Kidney Int Rep. 6(12):2942-57, 2021
2. Nicholas Cossey L et al: A diagnostician's field guide to crystalline nephropathies. Semin Diagn Pathol. 37(3):135-42, 2020
3. Leung N et al: The evaluation of monoclonal gammopathy of renal significance: a consensus report of the International Kidney and Monoclonal Gammopathy Research Group. Nat Rev Nephrol. 15(1):45-59, 2019
4. Nasr SH et al: Paraffin immunofluorescence: a valuable ancillary technique in renal pathology. Kidney Int Rep. 3(6):1260-6, 2018
5. Santoriello D et al: Atazanavir-associated crystalline nephropathy. Am J Kidney Dis. 70(4):576-80, 2017
6. Nasr SH et al: Triamterene crystalline nephropathy. Am J Kidney Dis. 63(1):148-52, 2014
7. Cossey LN et al: Oxalate nephropathy and intravenous vitamin C. Am J Kidney Dis. 61(6):1032-5, 2013
8. Herlitz LC et al: Crystalline nephropathies. Arch Pathol Lab Med. 136(7):713-20, 2012
9. Wiech T et al: Histopathological patterns of nephrocalcinosis: a phosphate type can be distinguished from a calcium type. Nephrol Dial Transplant. 27(3):1122-31, 2012
10. Larsen CP et al: The morphologic spectrum and clinical significance of light chain proximal tubulopathy with and without crystal formation. Mod Pathol. 24(11):1462-9, 2011
11. Nasr SH et al: Crystalline nephropathy due to 2,8-dihydroxyadeninuria: an under-recognized cause of irreversible renal failure. Nephrol Dial Transplant. 25(6):1909-15, 2010
12. Markowitz GS et al: Acute phosphate nephropathy. Kidney Int. 76(10):1027-34, 2009
13. Nasr SH et al: Oxalate nephropathy complicating roux-en-Y gastric bypass: an underrecognized cause of irreversible renal failure. Clin J Am Soc Nephrol. 3(6):1676-83, 2008
14. Tashima KT et al: Indinavir nephropathy. N Engl J Med. 336(2):138-40, 1997

茚地那韦晶体裂隙

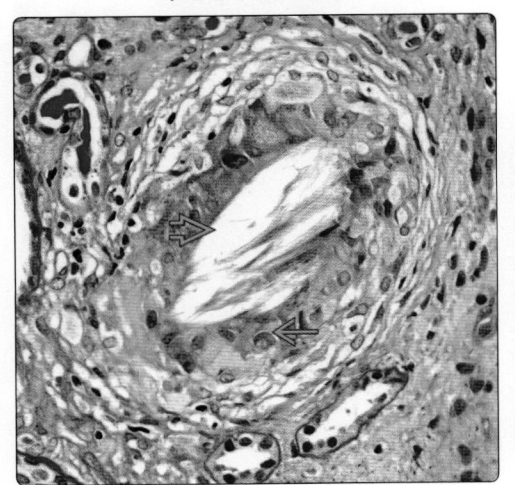

茚地那韦晶体聚集

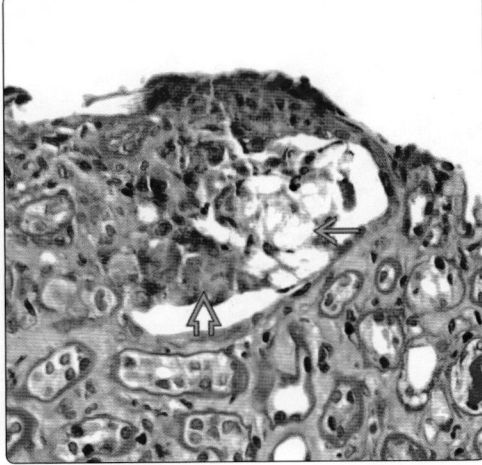

（左）茚地那韦和其他蛋白酶抑制剂最常用于 HIV 治疗，很少导致肾单位形成晶体。图示茚地那韦晶体裂隙 ➡ 伴周围细胞反应 ➡

（右）茚地那韦晶体 ➡ 也可聚集成簇并引发细胞反应 ➡

尿酸盐结晶裂隙

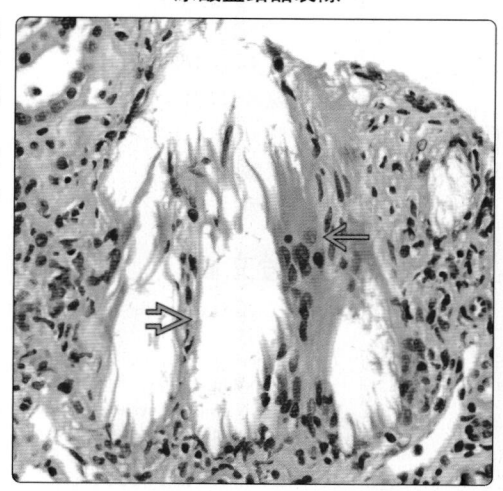

尿酸盐结晶

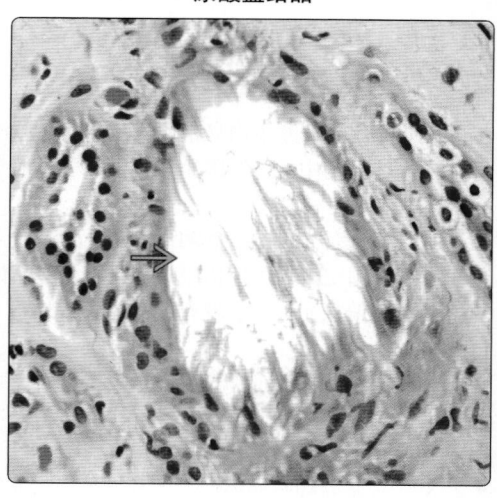

（左）尿酸盐结晶 ▷ 在组织处理过程中溶解，但会留下裂隙状腔隙，有时伴有细胞或多核巨细胞反应 ▷

（右）尿酸盐结晶 ▷ 通常较大且具有阻塞性，可导致小管破裂和晶体嵌入间质

氨苯蝶啶晶体

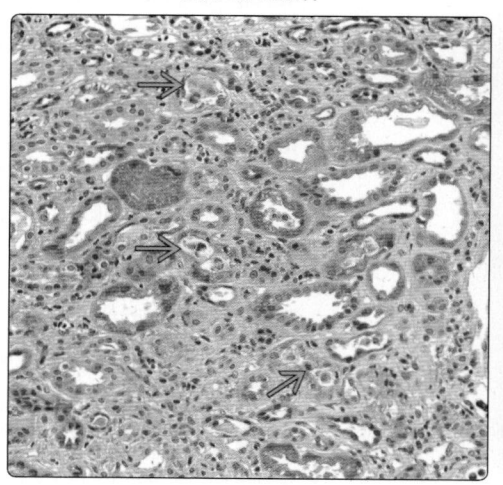

偏振光下的氨苯蝶啶晶体

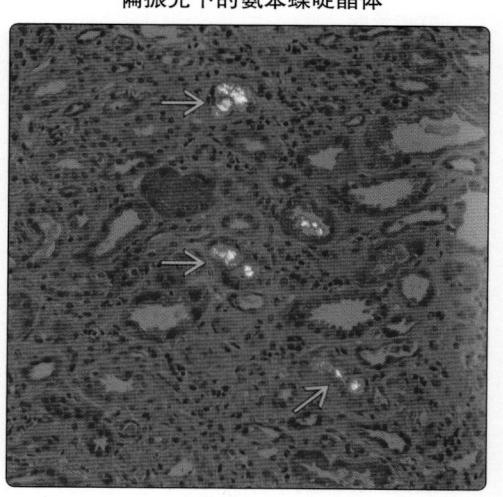

（左）氨苯蝶啶晶体 ▷ 呈棕色，在偏振光下具有强双折射性，这些可与 2,8- 二羟基腺嘌呤晶体混淆

（右）氨苯蝶啶晶体呈棕色，在偏振光下具有强双折射性 ▷，这些可能与 2,8-二羟基腺嘌呤晶体混淆

2,8-二羟基腺嘌呤晶体

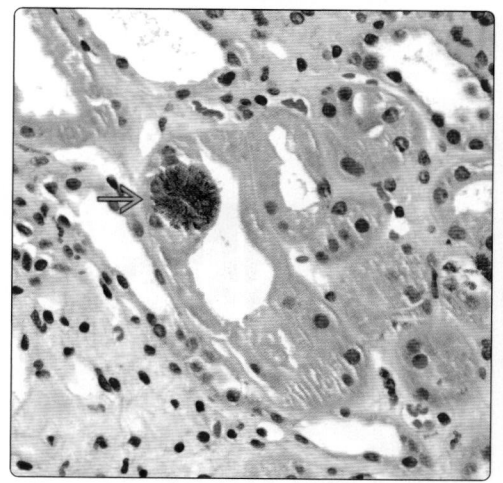

偏振光下 2,8-二羟基腺嘌呤晶体

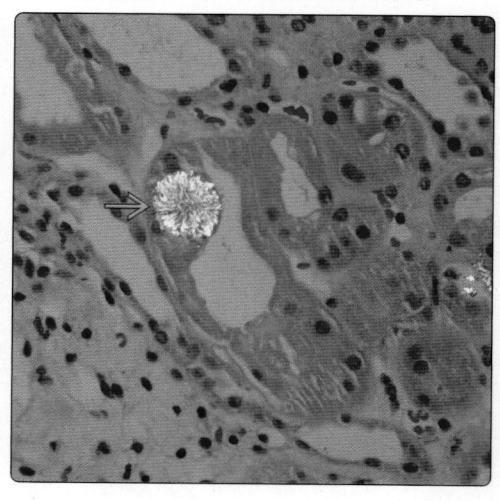

（左）2,8-二羟基腺苷酸尿症是一种罕见的由常染色体隐性遗传疾病引起腺嘌呤磷酸核糖转移酶缺乏。最常见的是这种疾病会导致肾结石，但偶尔会导致肾单位的晶体沉积 ▷，HE 染色显示晶体呈棕色

（右）2,8-二羟基腺嘌呤晶体 ▷ 在偏振光下显示强双折射

肾小管间质疾病导论

晶体性轻链管型肾病

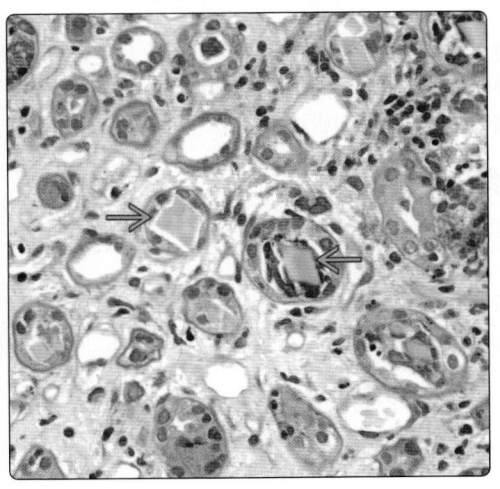

晶体性轻链管型

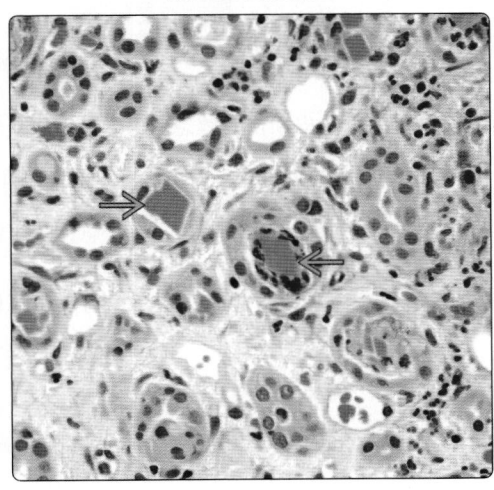

（左）晶体性轻链管型 ➭ 不常见，表现为 PAS（-）且免疫荧光显示轻链限制性（可能需要采用石蜡组织修复免疫荧光）

（右）晶体性轻链管型 ➭ HE 染色显示明显的嗜酸性

晶体贮积性组织细胞增生症

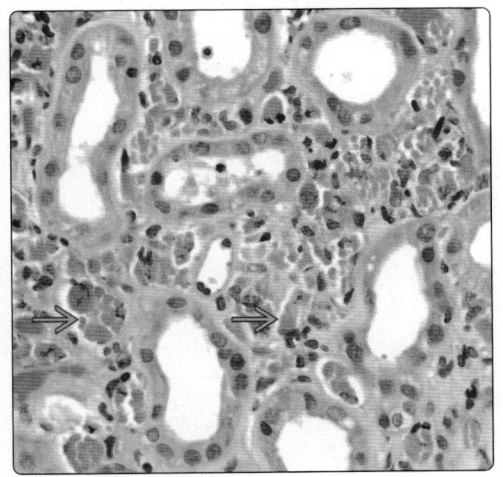

晶体贮积性组织细胞增生症 CD68 染色

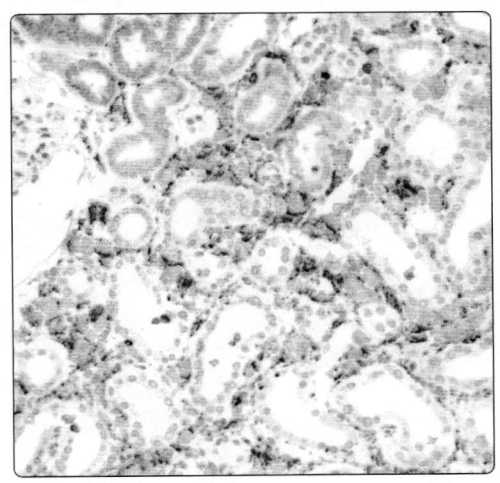

（左）HE 染色显示间质巨噬细胞内小的晶体沉积物 ➭ 呈强嗜酸性

（右）CD68 免疫组化染色显示间质巨噬细胞内的晶体呈阳性染色

肾病性胱氨酸病

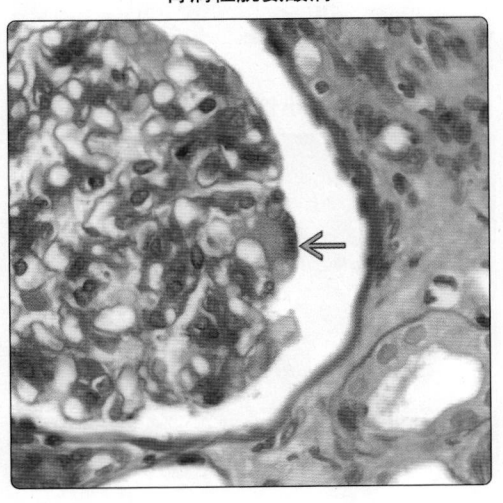

晶体性球蛋白肾病

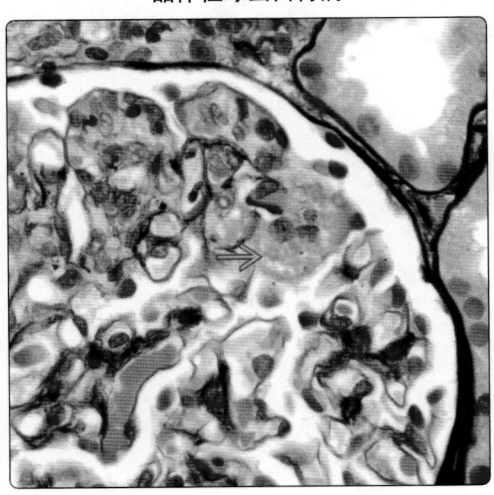

（左）足细胞多核化 ➭ 和无管肾小球是肾病性胱氨酸病的常见形态学表现

（右）这例晶体性球蛋白肾病六胺银染色可见毛细血管腔内小的嗜酸性晶体 ➭

（钟鸿斌 译，余英豪 审）

要 点

术语

- 因缺血、毒素或急性梗阻引起急性肾小管上皮损伤导致急性肾衰竭

病因学 / 发病机制

- 血容量减少，灌注压降低（90%）
- 药物、外源性毒素或内源性物质的直接毒性作用（10%）
- 急性尿路梗阻

临床特征

- 肾小球滤过率数小时或数天内急剧恶化
- 尿液镜检可见暗棕色管型和脱落上皮

镜下特征

- 肾小管上皮细胞顶端胞质丢失，刷状缘减少，管腔开放

- 除毒素外很少出现坏死
- 肾间质水肿明显，但炎症浸润少
- 可见坏死细胞、细胞碎屑和脂褐素管型

主要鉴别诊断

- 急性间质性肾炎
- 自溶
- 肾皮质坏死

诊断要点

- 确定急性肾小管损伤原因至关重要
- 管型、色素、上皮细胞胞质变化和细胞核特征可为病因提供线索
- 脓毒症时可见肾小球中性粒细胞、单核细胞和少量血栓
- 与毒素不同，缺血很少或没有明显坏死
- 尽管肾功能严重受损，组织学改变可能很轻微

近端肾小管简化

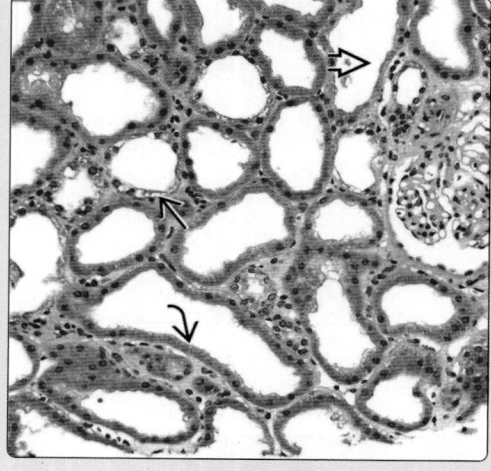

肾小管细胞凋亡

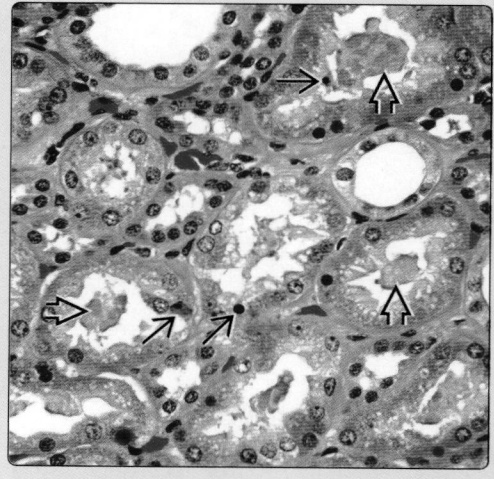

（左）近端小管上皮变薄伴顶端胞质丢失 ➡（简化）及管腔明显开放，细胞丢失可通过细胞核丢失 ➡ 来推断，远端肾小管上皮细胞可见胞质空泡 ➡
（右）ATI 中早期细胞损伤可呈现肾小管管腔内胞质碎屑 ➡ 和局灶凋亡小体 ➡；缺血性 ATI 中肾小管坏死不常见，这就是为什么更多人喜欢用 ATI 而不用急性肾小管坏死（ATN）术语

ATI 中色素管型

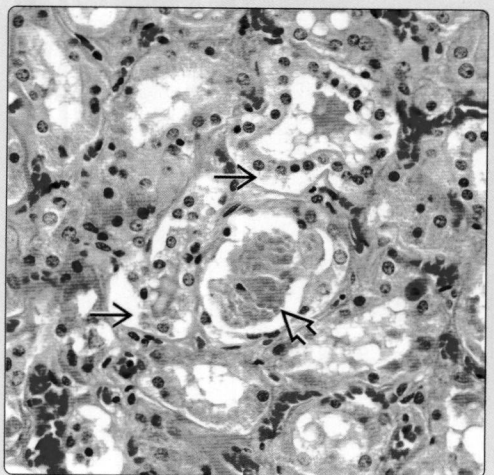

ATI 中肾小管细胞有丝分裂

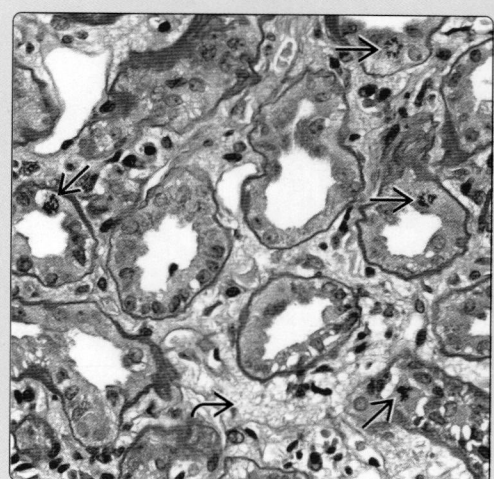

（左）尸检肾脏可见远端小管色素管型 ➡，色素管型是判断体内损伤的有力指征，邻近肾小管可见上皮与基底膜分离的自溶现象 ➡
（右）PAS 染色显示肾小管上皮细胞出现大量有丝分裂 ➡，为细胞再生标志，简化的肾小管未见刷状缘，可见间质水肿 ➡，但炎症浸润少，TBM 完整

术语

缩写

- 急性肾小管损伤（acute tubular injury，ATI）

同义词

- 急性肾小管坏死（acute tubular necrosis，ATN）

定义

- 因缺血、毒素或急性梗阻引起肾小管上皮损伤导致急性肾损伤

病因学/发病机制

病因学

- 肾灌注减少引起肾缺血（约 90%）
  - 低血容量
    - 失血（创伤，手术，围产期出血）
    - 外部体液丢失（烧伤，大汗，腹泻）
    - 第三间隙液体丢失（低白蛋白血症，肠梗阻，胰腺炎）
  - 灌注压降低
    - 系统性：心力衰竭，心脏压塞，心肌梗死，心律失常
    - 局部：肾动脉狭窄，恶性高血压，胆固醇动脉粥样硬化栓塞
  - 有效血容量减少
    - 败血症，肝肾综合征，变态反应，血管舒张药
- 肾毒性（约 10%）
  - 药物：抗生素、抗病毒药、化疗药物、NSAID、钙调磷酸酶抑制剂、血管紧张素转换酶（ACE）和 mTOR 抑制剂
  - 高渗溶液和放射性造影剂
  - 有机毒素：乙二醇，四氯化碳，燃油，打印机油墨，甲苯
  - 重金属：汞，铅，铋，铀，铂
  - 内源性物质
    - 血红蛋白（溶血，输血反应）
    - 肌红蛋白（挤压伤，他汀类药物）
    - 单克隆免疫球蛋白轻链
    - 小管内结晶（草酸钙，尿酸盐）
    - 胆汁管型（±肝肾综合征）
    - 来自神经内分泌肿瘤的嗜铬素 A
    - 溶菌酶
- 尿流出道梗阻
  - 双侧输尿管梗阻：腹膜后肿瘤，纤维化
  - 膀胱出口梗阻：结石，尿路上皮癌，前列腺增生或前列腺癌

发病机制

- 肾小管上皮缺血或毒性损伤
  - 亚致死性细胞损伤至坏死和凋亡损伤谱系
- 肾小管损伤和功能障碍
  - 上皮细胞转运功能改变致 NaCl 重吸收减少
  - 致密斑 NaCl 增加激活管-球反馈，使 GFR 下降
  - 肾小管细胞黏附丧失使肾小球滤过液漏入间质，致有效 GFR 降低
  - 脱落上皮细胞和 Tamm-Horsfall 蛋白形成管型堵塞肾小管
- 血流动力学改变
  - 入球动脉血管收缩致肾小球静水压下降
  - 管-球反馈系膜收缩使有效滤过面积减少
  - 内皮细胞活化增加黏附分子表达和促凝血活性
- 人 ATI 中急性炎症反应的肾内作用尚不清楚

临床特征

表现

- 急性肾衰竭：GFR 下降，血清肌酐和血尿素氮在数小时至数天内升高
- 临床分期
  - 少尿期：数天至数周，GRF 降低和尿量 <400ml/d
  - 早期利尿期：数天至数周，GFR 降低和尿量逐渐增加
  - 晚期利尿期：数周，GFR 正常，尿量增加
- 急性肾损伤网络分期
  - Ⅰ 期：血清肌酐较基础值升高 $1.5\sim2.0$ 倍（或 $\geqslant26.52\mu mol/L$）；尿量 <0.5ml/(kg·h)6～12h
  - Ⅱ 期：血清肌酐较基础值升高 $2.0\sim3.0$ 倍，尿量 <0.5ml/(kg·h)$\geqslant$12h
  - Ⅲ 期：血清肌酐较基础值升高 3.0 倍；或 $\geqslant353.6\mu mol/L$ 基础上再急性上升 $44.2\mu mol/L$；24h 尿量 <0.3ml/(kg·h) 或无尿 12h

实验室检查

- 尿液中可见暗棕色管型和脱落上皮细胞
- 尿液中肾损伤标志物（例如，KIM-1，NGAL，IL-18）或血液中标志物（例如，NGAL，胱抑素 C）升高

治疗

- 缺血
  - 恢复血容量
- 毒素
  - 停止接触和去除毒素（透析，螯合）
- 恢复电解质平衡和 pH 值

预后

- 5%～16% 缺血性 ATN 患者发生不可逆肾衰竭
- 需要透析的危重 ATN 患者死亡率为 40%～80%
  - 感染：败血症死亡率达 30%～70%
  - 心血管：充血性心力衰竭，肺水肿，高血压，心律失常
  - 胃肠道：出血（10%～30%）
  - 神经系统：脑病，癫痫

大体特征

一般特征

- 肾脏增大，重量可达正常的 130%

- 切面皮质苍白隆起,髓质呈红色

镜下特征

组织学特征

- 肾小球
  - 肾小球病变通常不明显
  - 再生壁层上皮细胞呈立方形(小管化)
- 肾小管
  - 早期肾小管上皮损伤明显
    - 上皮变薄及顶端胞质丢失,管腔开放(简化)
    - PAS 染色显示刷状缘减少或缺失
    - 单个细胞坏死或凋亡
    - 细胞核丢失,失黏附,细胞脱落,从 TBM 剥离
    - 脱落坏死细胞和细胞碎屑在远端肾小管形成管型,常伴有脂褐素
  - 后期肾小管上皮再生
    - 细胞质嗜碱性增加,核仁、核分裂象增多
    - 营养不良性磷酸钙或磷灰石可能是 ± 草酸盐的证据
    - 肾小管乳头吻合可能因小管破裂形成,是导致红细胞管型的潜在原因
  - 缺血性损伤:绝大多数肾小管上皮细胞出现非坏死性亚致死性损伤
  - 毒性损伤:常见细胞坏死,以近端小管最明显
  - 急性梗阻:肾小管上皮扁平化伴管型,集合管扩张
- 肾间质
  - 水肿伴少量单核细胞浸润,肾直小管最明显
- 血管
  - 动脉和小动脉病变常不明显
    - 血栓、栓塞、坏死性动脉炎具有诊断意义
  - 肾直小管腔内可见白细胞 ± 髓外造血
- 尽管有严重肾功能不全,组织学上常表现轻微

辅助检查

免疫组化

- 肾小管上皮细胞增殖活性增加(Ki-67)
- 肾小管细胞 vimentin、CD24、PAX2 表达增加
- KIM-1 表达于损伤肾小管,有助于确定肾小管损伤程度

电镜

- 肾小管细胞损伤
  - 刷状缘丢失,顶部空泡化及脱落,吞噬体增多,细胞肿胀,线粒体聚集,核碎裂,黏附性丧失

基因表达

- 转运蛋白减少,C3 mRNA 增加

鉴别诊断

急性肾小管损伤的病因

- 缺血性:无坏死的肾小管损伤

- 横纹肌溶解症:嗜酸性球形管型(免疫组化检测肌红蛋白阳性)
- 血红蛋白尿/溶血:嗜酸性颗粒和球形管型(免疫组化检测血红蛋白 A 阳性)
- 胆汁管型肾病:远端肾小管可见绿色胆汁管型(Hall 染色阳性)
- 铅和铋毒性:肾小管核内嗜酸性包涵体
- 抗病毒药物(例如,替诺福韦、阿德福韦):肾小管细胞核增大及多形性,巨大线粒体
- 顺铂和其他 DNA 合成抑制剂:肾小管细胞核增大及多形性
- 钙调磷酸酶抑制剂毒性:扁平肾小管上皮等距性空泡变
- 乙二醇毒性:草酸钙结晶和空泡变
- 造影剂:肿胀肾小管上皮等距性空泡变
- 磺胺类、阿昔洛韦、茚地那韦:肾小管可见药物结晶
- 万古霉素毒性:免疫组化检测万古霉素管型阳性
- 全身性感染:COVID-19,疟疾
- 急性梗阻:扩张肾小管(± 破裂)和鲍曼囊内出现尿调节素管型

模拟急性肾小管坏死的病变

- 急性间质性肾炎
  - 间质炎症和小管炎更突出
    - 如果活检前应用类固醇,炎症可不明显
- 自溶
  - 无色素管型,细胞质变薄或出现核分裂象
  - 肾脏重量无增加
  - vimentin, KIM-1, Ki-67 呈阴性
- 肾皮质坏死
  - 地图样凝固性坏死,但不累及肾小球和血管

诊断要点

临床相关病理特征

- 肾小管简化程度、细胞脱落和有丝分裂数与急性肾损伤严重程度相关

病理要点解读

- 缺血很少或没有明显坏死 vs. 肾毒性
- 大多数上皮细胞有亚致死性损伤伴简化及管腔开放
- 尽管出现严重肾功能不全,但组织学改变轻微

参考文献

1. Lei Q et al: Clinical acute kidney injury and histologic acute tubular-interstitial injury and their prognosis in diabetic nephropathy. Nephron. 146(4):351-9, 2022
2. Wang J et al: Combining clinical parameters and acute tubular injury grading is superior in predicting the prognosis of deceased-donor kidney transplantation: a 7-year observational study. Front Immunol. 13:912749, 2022
3. Gaut JP et al: Acute kidney injury pathology and pathophysiology: a retrospective review. Clin Kidney J. 14(2):526-36, 2021
4. Sekulic M et al: Chromogranin A tubulopathy: differing histopathologic patterns of acute tubular injury in the setting of neuroendocrine neoplasms. Kidney Int Rep. 4(8):1085-93, 2019
5. Kudose S et al: Renal histopathologic findings associated with severity of clinical acute kidney injury. Am J Surg Pathol. 42(5):625-35, 2018

ATI 中刷状缘丢失

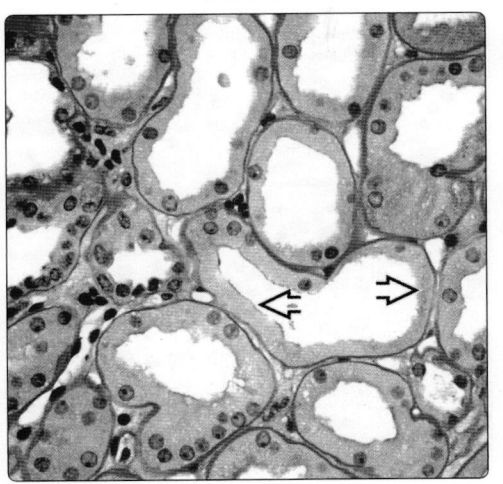

正常刷状缘

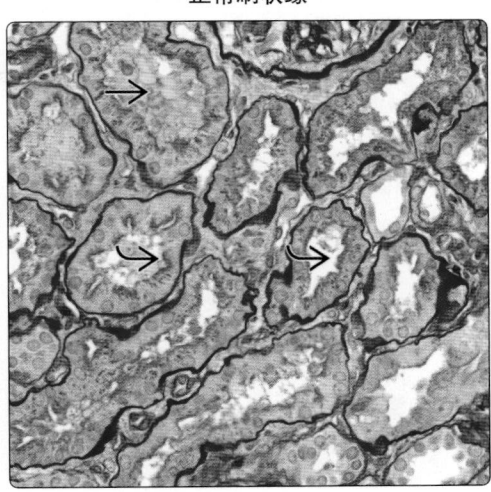

(左)PAS 染色比较正常刷状缘与 ATI 中刷状缘丢失或减少("平头")表现,管腔似有扩张,但实际上直径是一样的。注意一些区域细胞核丢失,表明有些细胞已脱落 ➡

(右)PAS 染色显示正常肾脏近端肾小管刷状缘 ➡,注意大部分管腔饱满 ➡ 或闭合,小管背靠背,间质无水肿

微绒毛与细胞间黏附性丧失

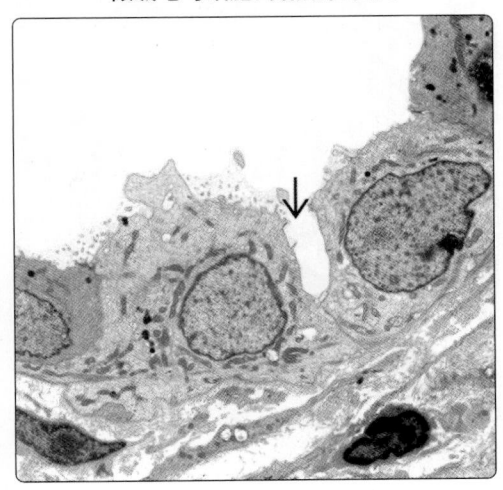

管腔坏死性碎屑及吞噬体

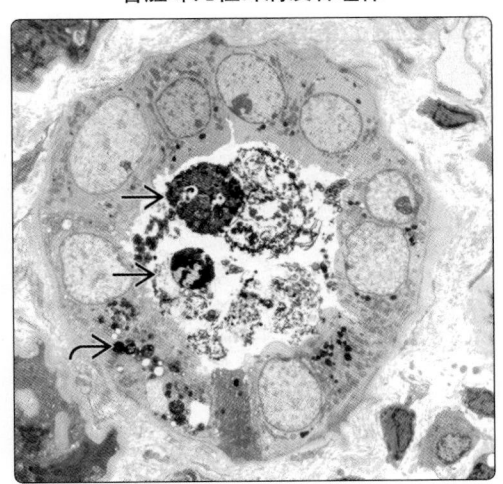

(左)电镜显示 ATI 小管上皮细胞因细胞间黏附性丧失 ➡ 导致表面微绒毛丢失及细胞分离,线粒体也比正常稀少,细胞失去基底侧内折

(右)电镜显示 ATI 远端小管段管腔内坏死性碎屑 ➡,一些细胞中吞噬体很突出 ➡,细胞核呈开放的染色质模式,提示再生

胞质粗空泡化

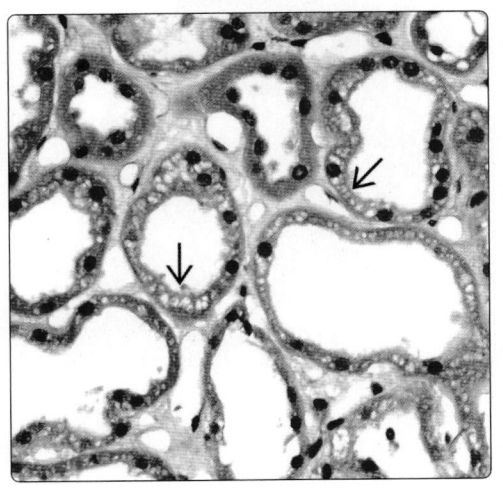

近端小管 vimentin 染色

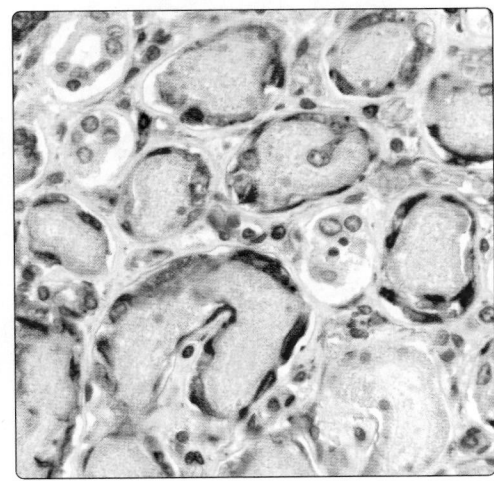

(左)这些胞质明显减少的小管可见广泛粗空泡化 ➡,见于缺血性损伤,因此不一定是由药物(如钙调磷酸酶抑制剂)、造影剂或渗透剂引起。间质水肿轻微

(右)ATI 近端小管 vimentin 表达增加("去分化"),其他表达增加的标志物还有 Ki-67(增殖)和 KIM-1。自溶不会引起 vimentin 表达增加

肾小管细胞脱落坏死

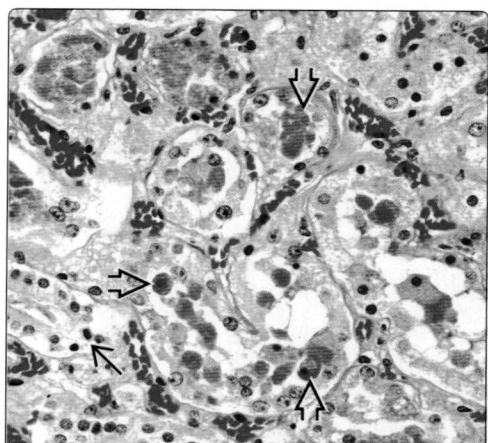

（左）尸检肾见 ATI，显示肾小管腔内坏死性细胞碎屑 ➡️ 和自溶 ➡️，管周毛细血管明显充血

髓外造血

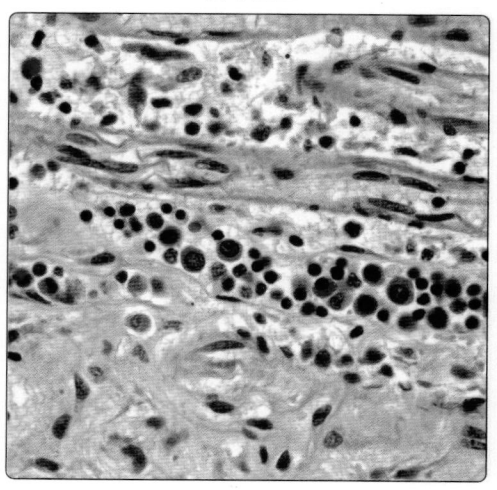

（右）肾髓质直小血管含单核粒细胞和红细胞前体，为 ATI 的典型特征，可能是由于肾脏损伤产生造血生长因子所致

梗阻性 ATI

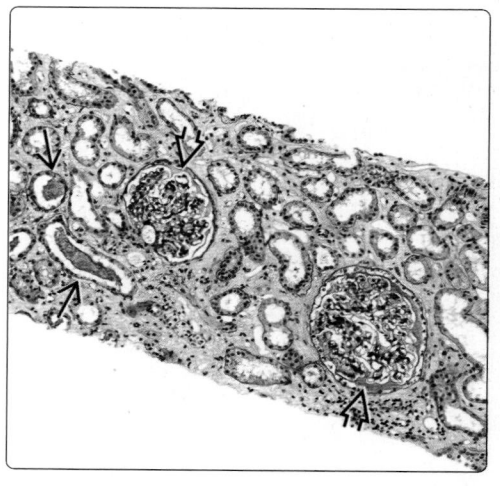

（左）57 岁男性前列腺增生和双肾积水患者，肌酐 424.3μmol/L，活检显示肾小管上皮细胞扁平，肾小管扩张伴有管型 ➡️，鲍曼囊内见管型物质 ➡️，肾间质水肿

鲍曼囊腔逆行性尿调节素管型

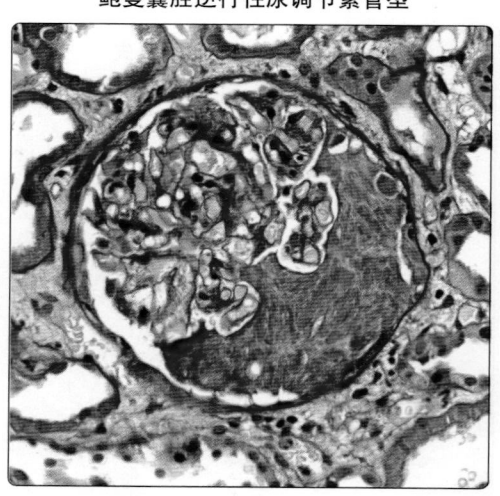

（右）急性梗阻性 ATN 鲍曼囊内可见尿调节素管型物质，为诊断梗阻的有用线索

梗阻性 ATI 伴管型

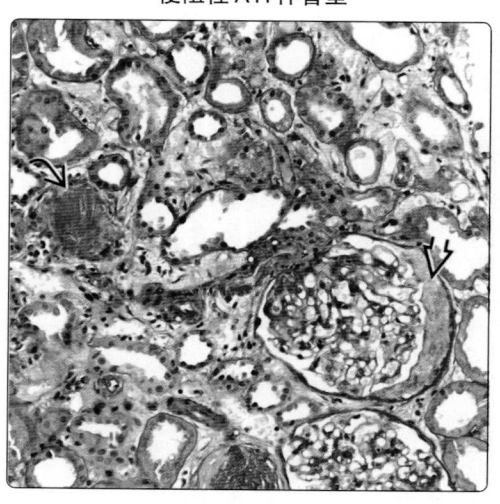

（左）66 岁男性肾活检，鲍曼囊内见管型物质 ➡️ 并堵塞肾小管腔 ➡️，患者有腹膜后未知原发肿瘤来源的转移瘤，在置入输尿管支架后 48h 内肌酐由 972.4μmol/L 降至 88.4μmol/L

梗阻伴肾小管破裂

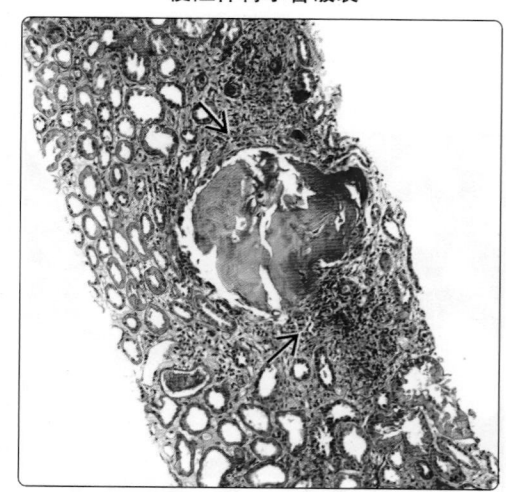

（右）肾小管扩张伴管型物质及肾小管破裂提供了泌尿道梗阻的线索，患者 66 岁男性，有双侧输尿管梗阻，可见管型渗出引起炎症反应 ➡️

缺血性损伤

运动性血红蛋白尿伴 ATI

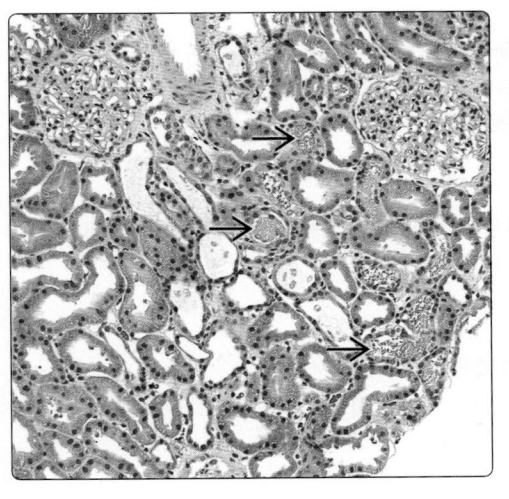

血红蛋白管型

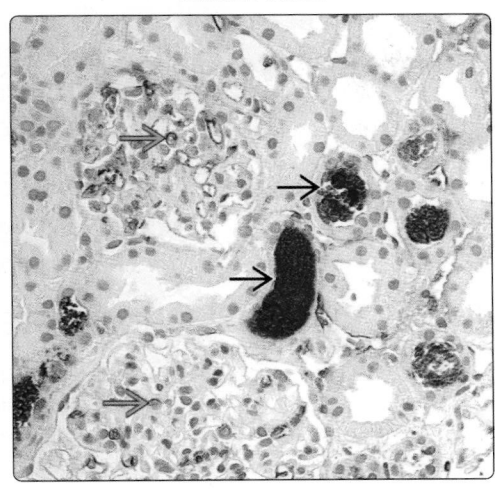

（左）颗粒性管型和色素管型 ➡ 主要见于远端肾小管，患者 16 岁男性，在高温下进行数小时剧烈运动并有脱水，导致 ATI 伴溶血，肾小球病变不明显

（右）16 岁男性运动性血红蛋白尿患者，小管内管型血红蛋白 A 染色阳性 ➡，肌红蛋白染色阴性，血红蛋白染色毛细血管内红细胞亦着色 ➡，可作为内对照

ATI 肌红蛋白管型

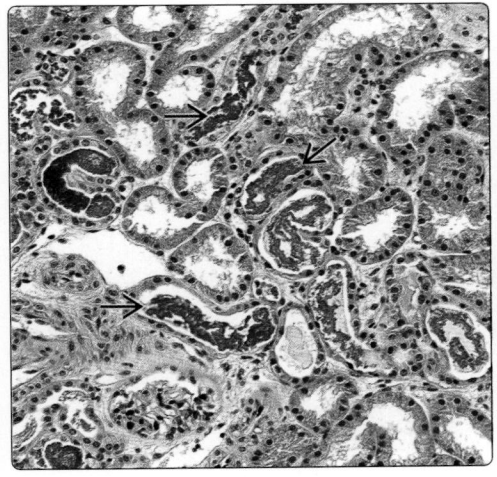

肌红蛋白管型

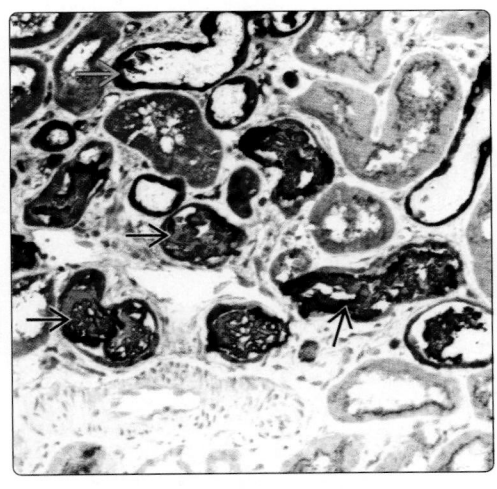

（左）34 岁男性急性肾损伤患者，肾活检显示嗜酸性球状管型 ➡ 主要见于远端小管段。肌红蛋白尿系严重肌肉劳累导致，患者血浆肌酸激酶水平为 30 000U/L

（右）免疫组化肌红蛋白染色显示肾小管管型 ➡ 和小管上皮细胞 ➡ 阳性，管型血红蛋白染色阴性

胆汁管型肾病

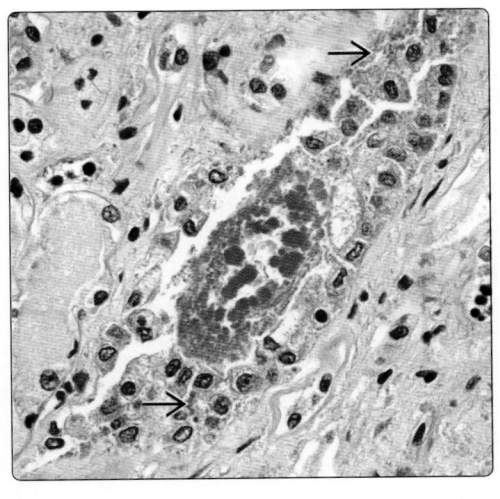

自溶

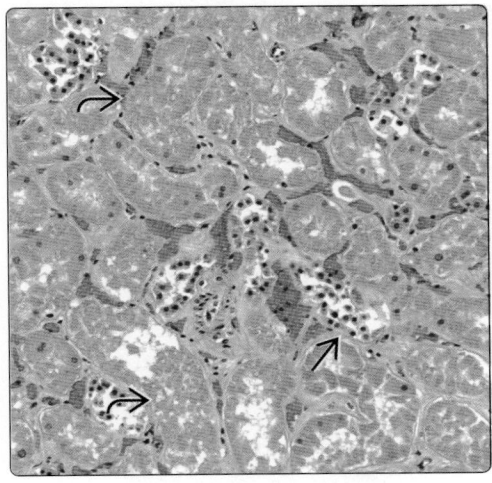

（左）尸检病例，患者有酒精性肝硬化黄疸和 ATI，远端肾小管可见胆汁管型，管型呈棕色而非绿色，上皮细胞胞质内亦可见类似颜色的物质 ➡

（右）尸检肾，近端小管内充满碎屑 ➡，远端小管细胞因自溶而脱离 ➡，与死前 ATI 不同，无细胞质变薄、色素管型或 vimentin 表达（*Courtesy A.Shih, MD.*）

（钟鸿斌 译，余英豪 审）

要　点

术语

- 双侧多灶性或弥漫性肾皮质凝固性坏死

病因学/发病机制

- 病因
  - 产科并发症：50%～60% 的病例
  - 败血症：30%～40% 的病例
  - 血栓性微血管病（HUS/TTP）
  - 任何原因引起的休克
  - 抗体介导的肾移植排斥反应
- 皮质的高代谢需求增加了对缺血性损伤的易感性
  - 皮质外侧 1～2mm 幸免，血供由被膜血管提供

临床特征

- 长时间少尿或无尿

- 20% 妊娠期急性肾衰竭由肾皮质坏死（CN）引起
- 少尿持续时间和 CN 程度决定肾脏存活率
- 约 50% 发展为慢性肾衰竭

大体特征

- 早期：皮质呈黄色外观，伴被膜下及髓旁肾皮质充血淤血
- 晚期：不规则瘢痕伴钙化

镜下特征

- 皮质多灶性或弥漫凝固性坏死
- 被膜下皮质（1～2mm）、髓旁肾皮质和髓质损伤不明显
- 肾小球、微动脉、微静脉和静脉血栓
- 非坏死性肾小管可见急性小管损伤

主要鉴别诊断

- 肾梗死，毒素，自溶（尸检标本）

溶血尿毒症综合征皮质坏死

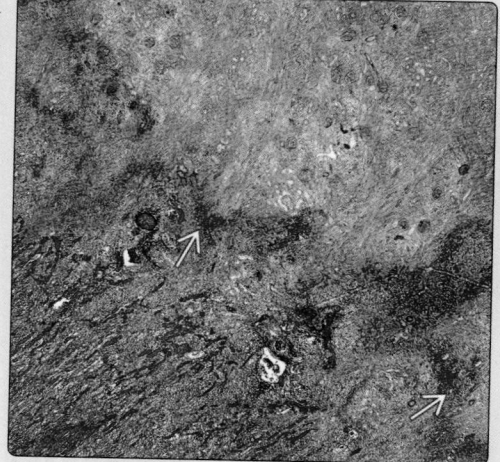

细针穿刺活检标本皮质坏死

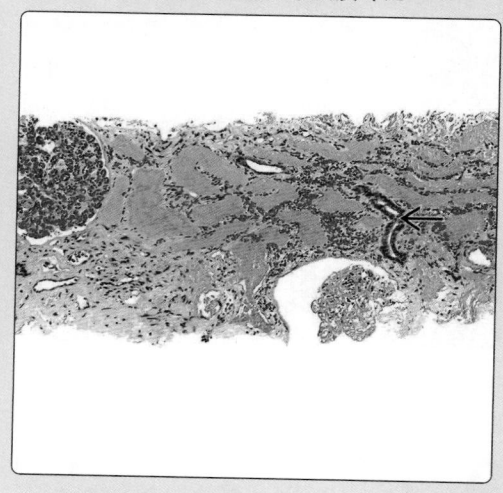

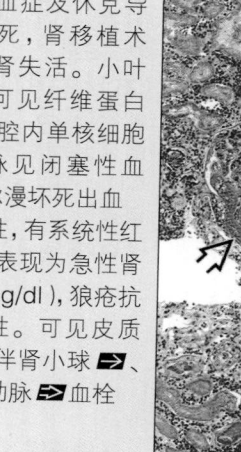

（左）12 岁女孩，患有溶血尿毒综合征，显示肾皮质弥漫凝固性坏死伴淤血，存活与坏死组织交界处可见炎症细胞浸润 ➡

（右）重症急性胰腺炎伴休克患者，细针穿刺活检标本显示肾小球和肾小管坏死伴充血及出血，坏死广泛，但一些肾小管无受累 ➡

移植肾肾皮质坏死

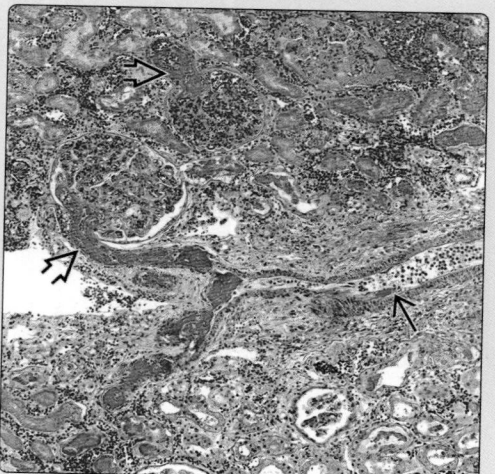

狼疮性肾炎肾皮质坏死

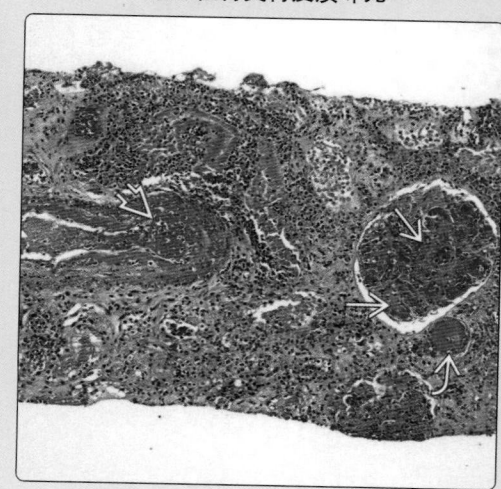

（左）严重败血症及休克导致肾皮质坏死，肾移植术后 4 天移植肾失活。小叶间动脉内膜可见纤维蛋白渗出 ➡ 和管腔内单核细胞浸润，小动脉见闭塞性血栓 ➡，皮质弥漫坏死出血

（右）56 岁女性，有系统性红斑狼疮病史，表现为急性肾损伤（Cr 10mg/dl），狼疮抗凝血检测阳性。可见皮质弥漫性坏死，伴肾小球 ➡、微动脉 ➡ 和动脉 ➡ 血栓

术语

缩写

- 肾皮质坏死（renal cortical necrosis，CN）

定义

- 双侧多灶性或弥漫性肾皮质坏死

病因学/发病机制

产科并发症

- 50%～60% 的病例
  - 胎盘早剥伴出血
  - 胎盘前置伴出血
  - 产后败血症伴胎盘滞留
  - 羊水栓塞
  - 重度子痫

败血症

- 30%～40% 的病例
  - 细菌感染：大肠埃希菌，克雷伯菌
  - 婴儿胃肠炎

药物

- 抗偏头痛药（舒马曲坦），静注可卡因，大麻（罕见）
- 抗 CD52 单克隆抗体治疗（罕见）

毒素

- 乙二醇
- 蛇毒

其他病因

- 急性胰腺炎合并休克，糖尿病酮症酸中毒，失血，输血反应，烧伤
- 血栓性微血管病：溶血尿毒症综合征（HUS），血栓性血小板减少性紫癜（TTP），抗心磷脂抗体综合征
- 血管疾病：动脉粥样硬化栓塞，主动脉夹层，结节性多动脉炎，纤维肌性发育不良
- 急性抗体介导排斥反应

发病机制

- 血流分布：皮质（80%），髓质（20%）
- 肾皮质的高代谢需求增加了对缺血性损伤的易感性
- 肾皮质外侧 1～2mm 接受被膜血管供血，幸免于 CN
- 广泛血栓形成和肾内血管痉挛导致闭塞、缺血和组织坏死

临床特征

表现

- 无利尿情况下长时间少尿或无尿
- 妊娠期急性肾衰竭（ARF）
  - 20% 妊娠期 ARF 由 CN 引起

治疗

- 支持疗法：肾脏替代治疗
- 治疗潜在病因

预后

- 约 50% 发展为慢性肾衰竭
- 少尿持续时间和 CN 程度决定肾脏存活率
- 恢复后可能出现高血压
- 据报告妊娠期肾恢复率约 77%

大体特征

一般特征

- 急性期：肾皮质呈黄色伴被膜下和近髓质充血淤血
- 后期：不规则瘢痕伴皮质变薄和钙化

镜下特征

组织学特征

- 肾小球
  - 血栓，充血
- 肾小管
  - 多灶或弥漫皮质凝固性坏死
  - 被膜下皮质（1～2mm）、髓旁肾皮质和髓质损伤不明显
  - 非坏死性肾小管可见急性小管损伤
- 间质
  - 通常很少炎症；边缘出血
- 血管
  - 微动脉、微静脉和静脉血栓

鉴别诊断

肾梗死

- 肾皮质节段受累伴动脉血栓形成或动脉炎

毒素

- 常见近端肾小管损伤；临床关联至关重要

自溶（尸检）

- 外侧肾皮质不受累

诊断要点

临床相关病理特征

- 少尿持续时间与 CN 程度相关
- 肾皮质坏死程度与肾脏存活率相关

参考文献

1. Maremonti F et al: Mechanisms and models of kidney tubular necrosis and nephron loss. J Am Soc Nephrol. 33(3):472-86, 2022
2. Prasad CB et al: Acute renal cortical necrosis: cortical rim sign and reverse rim sign. Kidney Int. 100(5):1146, 2021
3. Jane CM et al: Naproxen induced acute interstitial nephritis with renal cortical necrosis. Indian J Nephrol. 30(5):334-6, 2020
4. Liou AA et al: Acute thrombotic microangiopathy and cortical necrosis following administration of alemtuzumab: a case report. Am J Kidney Dis. 73(5):615-9, 2019
5. Rodríguez PM et al: Cortical necrosis: an uncommon cause of acute renal failure with a very poor outcome. Nefrologia. 37(3):339-41, 2017
6. Frimat M et al: Renal cortical necrosis in postpartum hemorrhage: a case series. Am J Kidney Dis. 68(1):50-7, 2016
7. Chugh KS et al: Acute renal cortical necrosis–a study of 113 patients. Ren Fail. 16(1):37-47, 1994

（钟鸿斌 译，余英豪 审）

要 点

术语

- 败血症定义为与感染相关的全身性炎症反应,常伴有急性肾损伤(AKI)

病因学/发病机制

- 败血症肾损伤为多因素
- 血流动力学不稳定,炎症介质,弥散性血管内凝血(DIC),肾小管阻塞,药物毒性

临床特征

- 全球每年有 2 000 万例败血症
- 30%~60% 的败血症患者出现肾功能不全
- 当败血症发生肾损伤时,死亡率很高
- 败血症为非冠状动脉疾病 ICU 病房中的主要死亡原因

镜下特征

- 肾小管扩张,上皮简化,胞质空泡化
- 近端小管常见粗空泡,与线粒体损伤有关
- 可见等距性小管空泡化,与溶酶体肿胀有关
- 凝固性肾小管坏死罕见,如出现通常为局灶性
- 间质慢性炎症常见,但通常轻微
- 髓质内出现循环有核红细胞,提示预后不良
- 肾小球毛细血管内可见纤维蛋白血栓(DIC)

辅助检查

- KIM-1 免疫组化有助于评估小管损伤并区分损伤与自溶
- 皮髓质交界处肾小管细胞 Ki-67 表达增加

鉴别诊断

- 其他原因引起的急性肾小管损伤
- 自溶

肾小管损伤

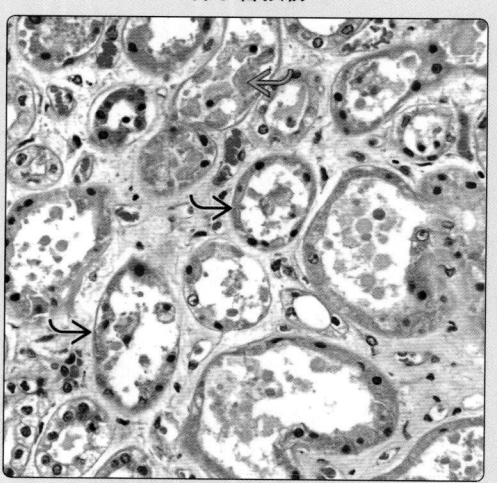

肾小球纤维蛋白血栓

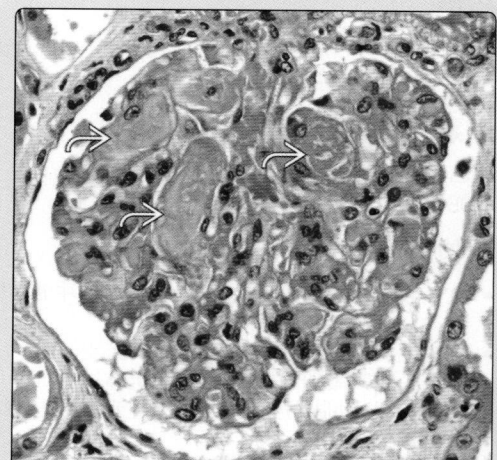

(左)HE 染色显示急性肾小管损伤,表现为上皮简化,胞质空泡和细胞脱落➡,小管腔内可见颗粒状胞质和细胞碎屑▱

(右)肾小球显示因毛细血管内纤维蛋白血栓➡致毛细血管袢显著扩张,这种表现罕见,但可出现在伴 DIC 的败血症患者中

KIM-1 免疫组化

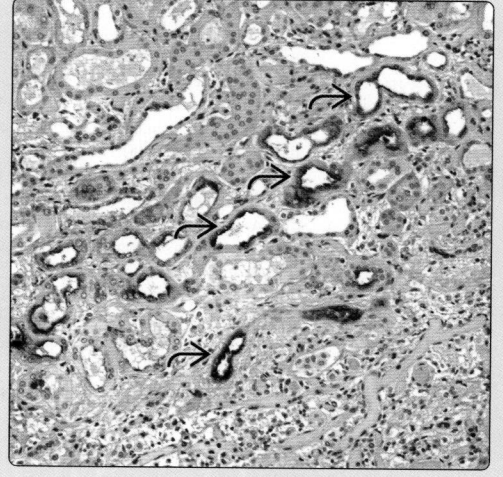

肾小管损伤

(左)KIM-1 免疫组化染色显示损伤小管顶端胞质染色➡,损伤小管更常见于皮髓质交界处,这种染色可用于自溶和肾小管损伤的鉴别(*Courtesy O.Takasu, MD.*)

(右)败血症肾损伤患者常可见近端肾小管胞质粗空泡化➡,这些空泡与水肿、线粒体受损有关,是肾小管损伤的象征

第四章　肾小管间质疾病

术语

定义

- 败血症定义为与感染相关的全身性炎症反应,常伴有 AKI

病因学/发病机制

病理生理

- 最初的促炎症反应导致低血压和器官功能障碍
- 随后抗炎反应导致免疫抑制
- 多因素引起肾损伤
  - 血流动力学不稳定
  - DIC
  - 炎症介质
  - 肾小管阻塞
  - 医源性损伤(药物,静脉造影剂等)
  - 大循环与微循环解耦
  - 线粒体失调

临床特征

流行病学

- 全球每年有 2 000 万败血症病例
- 败血症为非冠状动脉疾病 ICU 病房中的主要死亡原因
- 30%~60% 的败血症患者发生肾功能不全
- 败血症肾损伤患者死亡率约 70%

表现

- 感染引起全身炎症反应
  - 体温过低
  - 心动过速
  - 呼吸急促
  - 低碳酸血症
  - 白细胞减少或增多
- 严重败血症可发生全身炎症反应综合征(SIRS)和器官功能障碍
- 败血症伴以下情况提示发生败血症性休克
  - 持续性低血压
  - 尽管给予液体治疗,仍出现低灌注

镜下特征

组织学特征

- 肾小球
  - 毛细血管袢血栓罕见且局灶
    - 可发生在 DIC 病例
- 肾小管
  - 轻度肾小管损伤,与肾功能不全程度不成比例
  - 肾小管扩张/上皮简化
  - 上皮细胞脱落/剥离
  - 细胞质空泡
  - 粗空泡化
  - 渗透性肾病患者近端小管细胞质出现等距性细空泡
  - 局灶磷酸钙和草酸钙结晶形成
- 间质
  - 多数病例可见斑片状轻度慢性间质性炎症
- 血管
  - 髓质毛细血管中可见循环有核红细胞

辅助检查

免疫组化

- 近端小管细胞 KIM-1 表达增加
- 皮髓质交界区肾小管细胞 Ki-67 表达增加
- LPS 诱导的 TREM-1 表达增加,可作为肾脏标本中败血症肾损伤的有用标志物

免疫荧光

- 阴性,除非为血栓性微血管病或免疫复合物性肾小球肾炎

电镜

- 近端小管
  - 线粒体增大水肿
  - 溶酶体和自噬体数量增加

鉴别诊断

自溶

- 肾小管上皮细胞从基底膜上脱离
- KIM-1 免疫组化染色阴性

其他病因引起的急性肾小管损伤

- 相似的组织病理学表现
- 需要临床关联

诊断要点

临床相关病理特征

- 在 DIC 的情况下可罕见肾小球纤维蛋白血栓
- 肾小管胞质粗空泡化与线粒体损伤相关
- 尽管肾功能损害严重,但肾小管损伤表现通常比较轻微和局灶

参考文献

1. Batra R et al: Multi-omic comparative analysis of COVID-19 and bacterial sepsis-induced ARDS. PLoS Pathog. 18(9):e1010819, 2022
2. Volbeda M et al: Comparison of renal histopathology and gene expression profiles between severe COVID-19 and bacterial sepsis in critically ill patients. Crit Care. 25(1):202, 2021
3. Bellomo R et al: Acute kidney injury in sepsis. Intensive Care Med. 43(6):816-28, 2017
4. Hotchkiss RS et al: Sepsis and septic shock. Nat Rev Dis Primers. 2:16045, 2016
5. Kosaka J et al: Histopathology of septic acute kidney injury: a systematic review of experimental data. Crit Care Med. 44(9):e897-903, 2016
6. Maiden MJ et al: Structure and function of the kidney in septic shock. A prospective controlled experimental study. Am J Respir Crit Care Med. 194(6):692-700, 2016
7. Gomez H et al: A unified theory of sepsis-induced acute kidney injury: inflammation, microcirculatory dysfunction, bioenergetics, and the tubular cell adaptation to injury. Shock. 41(1):3-11, 2014
8. Takasu O et al: Mechanisms of cardiac and renal dysfunction in patients dying of sepsis. Am J Respir Crit Care Med. 187(5):509-17, 2013

(钟鸿斌 译,余英豪 审)

要 点

术语

- 免疫介导的系统性纤维炎性疾病,几乎可累及任何器官
- 肾脏受累包括 IgG4-TIN、IgG4 相关膜性肾病(IgG4-MN)(非 PLA2R1 介导)和 IgG4 浆细胞动脉炎

病因学/发病机制

- 免疫介导的系统性疾病,抗原未知
- IgG4 为抗炎性 IgG 亚型

临床特征

- 肾脏肿块可被误诊为肿瘤
- 急性或慢性肾衰竭
- 其他常受累的部位有:颌下腺,淋巴结,眼眶,胰腺,腹膜后,肺,腮腺,主动脉,胆道
- 90% 激素或利妥昔单抗治疗有效

镜下特征

- 富含浆细胞的间质炎症
  - IgG4(+)浆细胞增多(多克隆)
- 免疫荧光显示 TBM 颗粒状免疫复合物沉积
  - 包括 IgG、IgG4、C3、κ 和 λ 轻链
- 免疫荧光肾小球阴性,除非合并免疫复合物性肾小球肾炎
- 电镜显示 TBM 和间质内无定形电子致密沉积物

主要鉴别诊断

- 肉芽肿性多血管炎
- 药物性急性间质性肾炎
- 多中心性 Castleman 病
- 慢性肾盂肾炎
- 淋巴瘤或白血病
- 因"肿块"行活检炎症可能被误认为没有诊断意义

(左)IgG4-TIN 显示广泛肾皮质间质纤维化,呈车辐状(席纹状)模式推离肾小管,"车辐状"顾名思义像车轮上的辐条

(右)间质炎性浸润由浆细胞 ▱、嗜酸性粒细胞 ▱ 和单个核细胞组成,浆细胞富集产生特异性不明的 IgG4 亚型。肾小球外观正常,但约 8% 肾活检病例同时可见膜性肾病(MN)

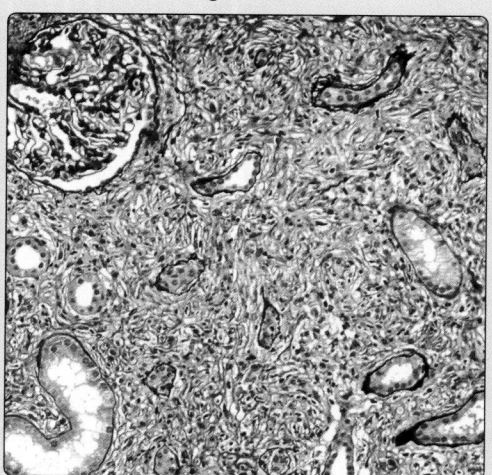

IgG4-TIN

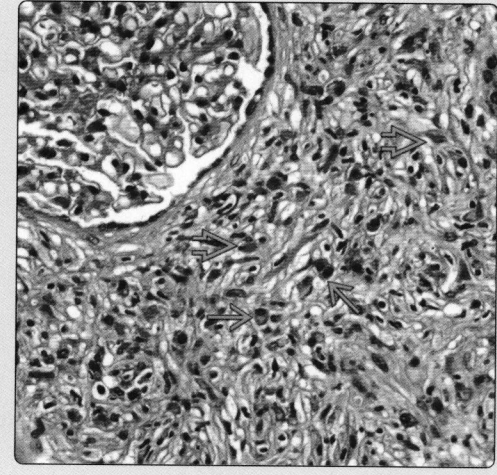

IgG4-TIN

(左)IgG 免疫荧光染色显示明显的 TBM、间质 ➡ 和鲍曼囊颗粒状染色,而肾小球无明显染色 ▱。IgG4-RD 的抗原尚未建立

(右)这例 IgG4-TIN 显示 IgG4(+)浆细胞显著增加(>30 个/HPF),诊断阈值为热点区 >10 个 IgG4(+)细胞/HPF,但这对 IgG4-TIN 诊断非不特异,少数一些典型病例 IgG4(+)浆细胞数并没有增加

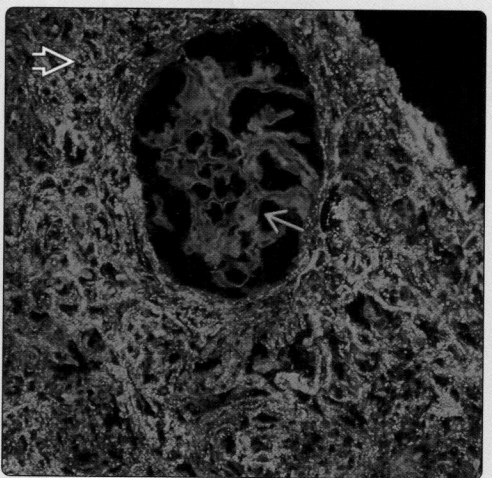

肾小管间质免疫复合物沉积

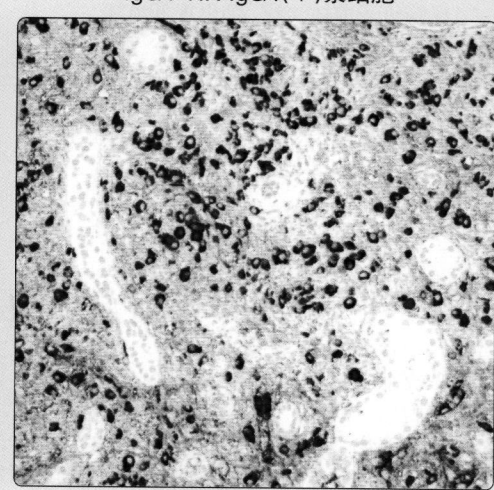

IgG4-TIN IgG4(+)浆细胞

术语

缩写

- IgG4 相关肾脏疾病(IgG4-related kidney disease,IgG4-RKD)

同义词

- IgG4 相关肾小管间质性肾炎(IgG4-related tubulointerstitial nephritis,IgG4-TIN)
- IgG4 相关疾病(IgG4-related disease,IgG4-RD)

定义

- IgG4-RD:免疫介导的系统性纤维炎性疾病,几乎可累及任何器官
  - 最常受累的器官为颌下腺、淋巴结、眼眶、胰腺、腹膜后、肺、腮腺、肾脏、主动脉、胆道
  - IgG4-RKD 包括 IgG4-TIN 伴 IgG4(+)浆细胞增多和肾小管间质免疫复合物沉积、IgG4-MN(非 PLA2R1 介导)、IgG4 浆细胞性动脉炎

病因学/发病机制

系统性免疫介导疾病

- 未鉴定出明确抗原,有些抗原被提出
  - Galectin-3
    - IgG4-RD 队列中 28% 存在 IgG4 抗 Galectin-3 抗体,而对照组很少出现
  - Annexin A11
    - 据报道有器官特异性受累,IgG4 相关自身免疫性胆管炎,IgG4- 自身免疫性胰腺炎(AIP)
  - 层粘连蛋白 511-E8
    - 据报道在 IgG4-AIP 中有器官特异性受累
  - 纤溶酶原结合蛋白(PBP)肽
    - 幽门螺杆菌泛素蛋白连接酶 E3 组分 n- 识别素 2 的 PBP 同源物
      - 胰腺腺泡细胞中表达的酶
    - 95%AIP 患者存在 PBP 肽抗体
      - 可能包括其他类型的 AIP 患者,而不仅仅是 IgG4 相关胰腺炎("1 型 AIP")
  - Ⅱ 型和Ⅳ型碳酸酐酶,抗增殖蛋白,乳铁蛋白等
- 在 IgG4-MN PLA2R1 染色几乎总是阴性,提示继发性 MN
  - 在 IgG4-MN 中尚无抗原被确定

T 细胞、B 细胞和浆母细胞寡克隆性扩增

- 活动性 IgG4-RD 患者外周血 CD19(+),CD27(+),CD20(-),CD24(-),CD38(hi)浆母细胞克隆性扩增
- CD4(+)细胞毒性 T 细胞(CTL)在外周血和组织病变中克隆性扩增
  - T 滤泡辅助因子 2(Tfh2)细胞数量增加
  - 分泌促纤维化细胞因子(包括 IL-1β、TGF-β1 和 IFN-γ)
- 活化 B 细胞和浆母细胞以及 CD4(+)CTL 可诱导纤维化

- IgG4-RD 患者培养的 B 细胞产生血小板衍化生长因子 B(促纤维化),可刺激胶原蛋白产生、表达参与细胞外基质重塑的酶,并诱导成纤维细胞产生趋化因子
- CD4(+)CTL 可分泌 TGF-β、IFN-γ 和 IL-1bβ
- 随后成纤维母细胞被促纤维化分子激活

血浆中 IgG4 和组织中的 IgG4(+)浆细胞增加

- IgG4 为 IgG 的独特亚类
  - 通常为次要亚类(约占循环 IgG 的 5%)
- 可充当抗炎抗体
  - 可阻断致病性 IgG1 或 IgE 抗原结合位点
- 通过 Fc-Fc 相互作用引起类风湿因子活化

临床特征

流行病学

- 年龄范围:20~81 岁(平均约 65 岁)
- 男:女=6:1(美国)至 44:1(日本)
- 40 岁以上每百万人肾脏受累的估计发病率为 0.9~3.1(日本)

表现

- IgG4-RD 患者临床肾脏受累约 15%
- CT 表现为肾肿块,肾脏增大或不均质
- 急性或慢性肾衰竭
- 每个患者其他器官受累可同时存在,以前也可能存在,或将来可能出现
  - AIP 1 型,IgG4 相关胰腺炎
  - 硬化性胆管炎
  - 涎腺炎 / 米库利奇病
  - 炎症性主动脉瘤
  - 腹膜后纤维化
  - 淋巴结病
  - 眼眶假性淋巴瘤
  - 肝、肺、乳腺、心脏、前列腺、垂体等器官的炎性肿块
- 约 20% 的 IgG4-TIN 患者活检时无明显的肾外受累表现
- 蛋白尿
  - 由于 IgG4-MN
- IgG4 相关腹膜后纤维化可引起梗阻

实验室检查

- 高丙种球蛋白血症
  - 通常没有单克隆蛋白
- 约 80% 血清 IgG4 或总 IgG 升高
  - 70%~75% AIP 患者血清 IgG4 升高
  - 常规 IgG4 血清实验室检测显示约 30% IgG4-RD 患者存在过量抗体效应
    - 需要通过浊度法或质谱法稀释,以评估是否存在 IgG4 血清过量
- 流式细胞术检测活动性 IgG4-RD 患者循环中浆母细胞增加
- 低补体血症(约 50% 肾累及患者);与 IgG4 水平呈负相关

677

- 嗜酸性粒细胞增多（约 30%）

治疗

- 药物
  - 类固醇
    - 除非有禁忌证，糖皮质激素为一线治疗药物
    - 约 90% 对类固醇治疗敏感
    - 类固醇反应为 AIP 的一个诊断标准
  - 利妥昔单抗
    - 抗 CD20 药物在 IgG4-RD 和 IgG4-TIN 中应用获得成功
  - IgG4-MN 的最佳治疗可能与 IgG4-RD 的"炎症"表现治疗不同
- 疾病复发风险
  - 治疗后复发率约 70%（类固醇或利妥昔单抗）
  - 复发的预测因子
    - 血清 IgG4，血清 IgE，循环嗜酸性粒细胞基线值增高，低补体血症
  - 移植后可复发

影像学

超声表现

- 一些 IgG4-TIN 有肾脏增大

CT 表现

- 一些 IgG4-TIN 出现影像学异常
  - 肾皮质单发或多发低密度病灶，通常为双侧
  - 提示血管炎、淋巴瘤或其他肿瘤性肿块的表现
  - 炎性病变可延伸到肾外
- 其他器官肿块（如胰腺、肝、肺）可为肾脏病变诊断提供线索

镜下特征

组织学特征

- 肾小球
  - MN
    - 占 IgG4-RDK 的 10%～15%
    - 可存在少量间质炎症
    - 上皮下沉积物也以 IgG4 为主
  - IgA 肾病
    - 可能为巧合，特别是来自亚洲的 IgG4-RD 报告
  - 轻度系膜免疫复合物性肾小球肾炎
    - 部分 IgG 沉积病例有轻度系膜增生，无特异性诊断
  - 糖尿病性肾小球硬化
    - 糖尿病可继发于 IgG4 相关胰腺炎
    - 长期随访（3.4～6.0 年以上）发现 39%～57% 的 AIP 患者有胰腺内分泌功能不全
    - AIP 类固醇治疗可能有助于保留胰腺功能；但另一方面，糖尿病可能是部分患者类固醇治疗的副作用
    - 美国一项年龄标准化人群研究（Wallace 等，2015）显示 IgG4-RD 总患病率没有差异（与胰腺受累无关）
  - 微小病变性肾病
  - 严重 IgG-TIN 病例可出现"假新月体"或"间质新月体"
    - 纤维炎症过程累及鲍曼囊
    - 非真性肾小球肾炎
- 小管和间质
  - 富含浆细胞间质性炎症
    - 常见嗜酸性粒细胞浸润，甚至可很明显
    - 中性粒细胞缺乏
  - 单核细胞、浆细胞和嗜酸性粒细胞浸润性小管炎
  - 间质炎性纤维化过程，扩大性间质纤维化
  - 间质纤维化引起肾小管萎缩及破坏
  - 表现范围
    - 一些病例显示间质炎症明显而纤维化轻
      □ 可表现为急性间质性肾炎，但不常见
    - 其他病例表现为纤维化重而炎症轻
      □ IgG4/IgG（+）浆细胞比值对炎症轻而纤维化重的病例是有意义的
  - 炎性纤维化过程可向肾外延伸，累及周围器官
  - 肉芽肿性炎症或坏死可除外 IgG4-TIN 诊断
    - 如这些特征存在，应重点考虑 ANCA 相关疾病
- 血管
  - IgG4 浆细胞性动脉炎
    - 单个核细胞和浆细胞的透壁性炎症［许多 IgG4（+）］
    - 无纤维蛋白样坏死
  - 闭塞性静脉炎出现于其他 IgG4-RD 累及的器官，但在肾脏中尚未观察到

辅助检查

免疫组化

- IgG4（+）浆细胞增加
  - 至少中度增加：热点区 IgG4（+）细胞 > 10 个 /HPF
  - 有些病例明显增加，IgG4（+）细胞 > 30 个 /HPF
  - 在一项研究中，除了 ANCA 相关炎症外，IgG4 染色检测与 IgG4（+）相关 TIN vs. 富于浆细胞的其他类型间质性肾炎敏感性接近 100%，特异性为 92%
- IgG4/IgG（+）浆细胞比率升高
  - IgG4-RD 比率通常 > 30%，低百分率不能排除 IgG4-TIN
  - 浆细胞少纤维化重或治疗过的病例有用

免疫荧光

- 70%～80% 患者有颗粒状 TBM 免疫复合物沉积
  - IgG、C3、κ 和 λ 轻链；约 10% 病例伴 IgM、IgA 和 / 或 C1q 沉积
  - IgG4（+）沉积；其他 IgG 亚型阳性不一
  - 沉积物可局灶性；存在于大多数病例而非全部病例
  - 沉积物存在于间质炎症和纤维化区域
  - TBM 沉积通常不出现于急性间质性肾炎组织学模式的病例
- 间质中可见颗粒状沉积物

- 免疫荧光染色肾小球通常阴性,除非合并 MN 或其他免疫复合物肾小球肾炎

电镜

- TBM 和间质内无定形电子致密沉积物
- 肾小球正常,除非合并免疫复合物肾小球肾炎

鉴别诊断

寡免疫性坏死性新月体性肾小球肾炎 / 肉芽肿性多血管炎

- 可在肾脏或其他器官形成肿块
  - 输尿管周纤维化可酷似 IgG4-RD 中所见的腹膜后纤维化
- 至少 25% 病例间质浸润中 IgG4(+)浆细胞至少中度增加
- 肉芽肿伴多血管炎时可出现肉芽肿和间质浸润坏死区
  - IgG4-TIN 不会出现坏死和肉芽肿
- 大多数病例有血清抗 MPO 和抗 PR3(ANCA)
- 小管间质无免疫复合物沉积
- 真性肾小球新月体 / 坏死为有用的诊断特征,但 IgG4-TIN 可出现肾小球"假新月体"

药物性急性间质性肾炎

- IgG4-TIN 和过敏性 TIN 都可显示大量嗜酸性粒细胞浸润
- IgG4-TIN 浆细胞更多,并可见特征性的车辐状纤维化

特发性低补体血症性肾小管间质性肾炎伴沉积物

- 这个既往命名的实体可能代表 IgG4-TIN

干燥综合征相关肾小管间质性肾炎

- 可能与 IgG4 相关自身免疫性疾病有关
- IgG4(+)浆细胞通常不增加
- 肾小管间质可存在免疫复合物沉积
- IgG4-TIN 和继发于干燥综合征的 TIN 均可累及唾液腺

多中心性 Castleman 病

- IgG4(+)浆细胞也增加
- 无车辐状纤维化或 TBM 沉积

肾小管间质性狼疮性肾炎

- 通常活检显示肾小球疾病伴肾小球免疫沉积物,同时出现 TBM 或间质免疫沉积物
- 许多 IgG4-RD 患者有低滴度 ANA(+)

慢性肾盂肾炎

- 影像学检查可出现肿块表现
- 除浆细胞外,还可见中性粒细胞浸润;也可出现中性粒细胞管型
- 有尿路细菌感染证据

淋巴瘤

- 影像学检查可见肿块
- 非典型性及单型性细胞浸润
- 罕见病例免疫荧光染色显示 TBM 免疫复合物沉积
- 免疫组化可证实为单克隆性浸润

与肾小球疾病相关的间质性炎症伴 TBM 沉积

- 少数 MN 或其他免疫复合物肾小球肾炎显示 TBM 免疫复合物沉积

膜性肾病(原发或继发性)

- MN 可继发于系统性红斑狼疮或其他自身免疫性疾病

IgM 浆细胞小管间质性肾炎

- IgM(+)浆细胞增多,IgG4(+)浆细胞不增多

其他富于浆细胞的小管间质性炎症

- VEXAS(空泡、E1 酶、X 连锁、自身炎症、体细胞)综合征
- 自身免疫性疾病,非特指

诊断要点

病理要点解读

- 有时因肾脏肿块而进行细针穿刺活检
  - 炎症过程可能被误诊为肿瘤周围反应,并且标本被认为不足以进行诊断
- 排除 ANCA 相关炎症很有必要

参考文献

1. Dassanayaka W et al: IgG4-related disease: an analysis of the clinicopathological spectrum: UK centre experience. J Clin Pathol. 76(1):53-8, 2023
2. Kawano M et al: Recent advances in IgG4-related kidney disease. Mod Rheumatol. 33(2):242-51, 2023
3. Fujita Y et al: Clinical characteristics of patients with IgG4-related disease complicated by hypocomplementemia. Front Immunol. 13:828122, 2022
4. Gilani SI et al: Clinicopathologic findings in mass forming ANCA-associated vasculitis. Kidney Int Rep. 7(12):2709-13, 2022
5. Kurahashi S et al: Acute tubulointerstitial nephritis in Rosai-Dorfman disease mimicking IgG4-related disease. Intern Med. 61(7):1027-32, 2022
6. Della-Torre E et al: B lymphocytes directly contribute to tissue fibrosis in patients with IgG4-related disease. J Allergy Clin Immunol. 145(3):968-81.e14, 2020
7. Wallace ZS et al: The 2019 American College of Rheumatology/European League Against Rheumatism classification criteria for IgG4-related disease. Ann Rheum Dis. 79(1):77-87, 2020
8. Wallace ZS et al: Clinical phenotypes of IgG4-related disease: an analysis of two international cross-sectional cohorts. Ann Rheum Dis. 78(3):406-12,2019
9. Miyabe K et al: Gastrointestinal and extra-intestinal manifestations of IgG4-related disease. Gastroenterology. 155(4):990-1003.e1, 2018
10. Wallace ZS et al: IgG4-related disease: clinical and laboratory features in one hundred twenty-five patients. Arthritis Rheumatol. 67(9):2466-75, 2015

IgG4-TIN

IgG4-TIN 淋巴滤泡

（左）IgG4-TIN，部分萎缩性肾小管被炎性纤维组织推离，间质中可见"席纹状"纤维化➡

（右）IgG4-TIN 病例活检切片显示致密的间质浸润，含浆细胞、嗜酸性粒细胞➡以及淋巴滤泡➡，IgG4-RD 不出现肉芽肿

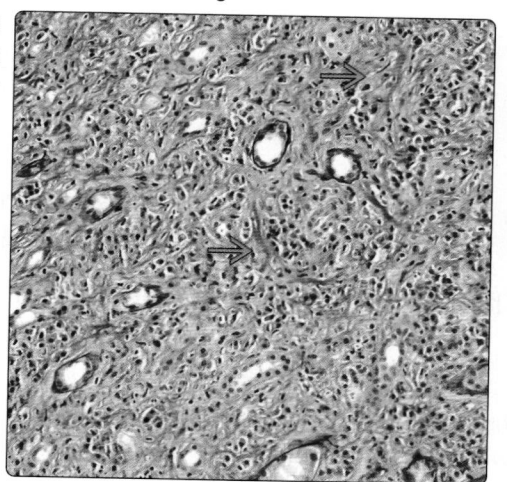
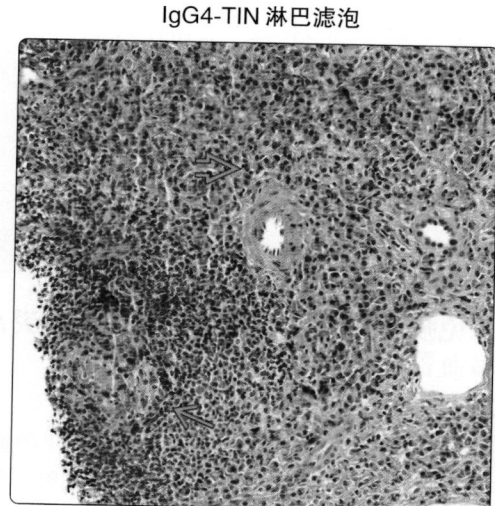

IgG4-TIN

IgG4-TIN

（左）72 岁男性肾活检，患者有慢性肾衰竭和异质性肾肿块；血清 IgG 水平升高，并有原发性胆汁性肝硬化病史。切片显示皮质弥漫扩大性间质性肾炎

（右）IgG4-TIN，以富含浆细胞的扩大性间质性肾炎为特征，显示纤维化和肾小管破坏。许多嗜酸性粒细胞存在➡并不意味着变应性药物反应

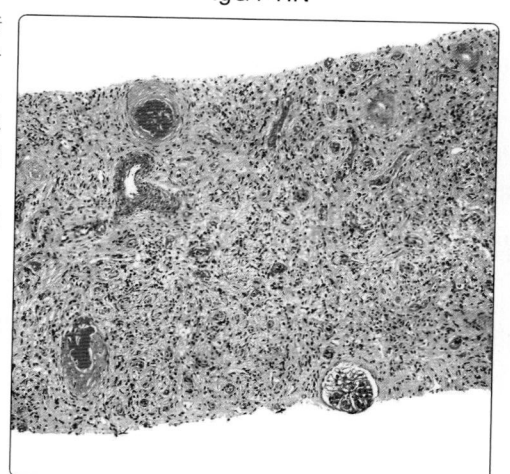

IgG4-TIN 肿块性病变

IgG4-TIN 肿块性病变

（左）肾切除标本显示肿块由纤维炎性浸润构成，注意病灶边缘➡炎症浸润增强（深蓝色区域），中心纤维化更明显➡，肾小球➡散在分布于整个肿块性病变中

（右）因肿块病变疑为肿瘤性行肾切除术，显示靠近肿块中心的致密纤维化➡，以及靠近边缘的炎症加重区➡和淋巴滤泡➡

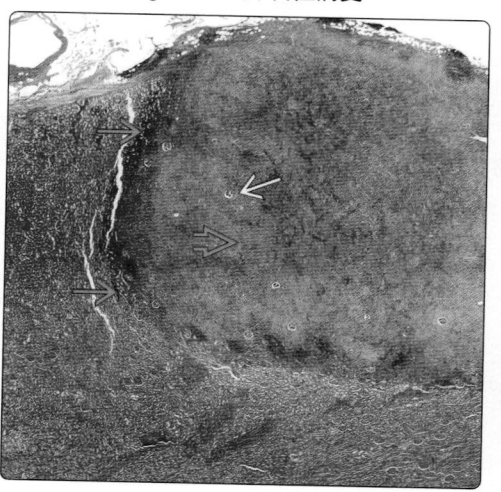
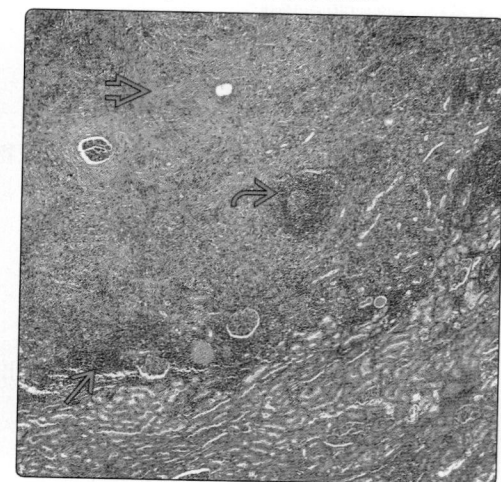

IgG4-TIN IgG4(+)浆细胞增多

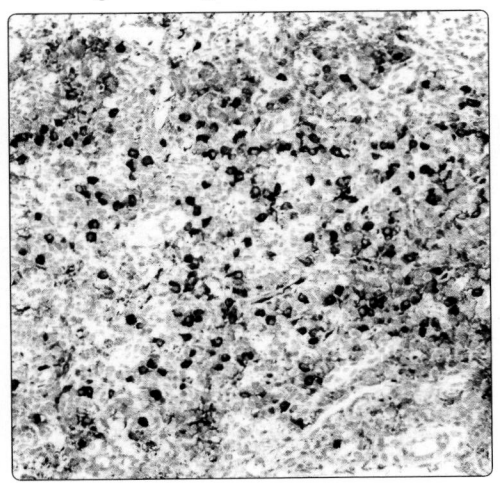

IgG4(+)TBM 沉积物

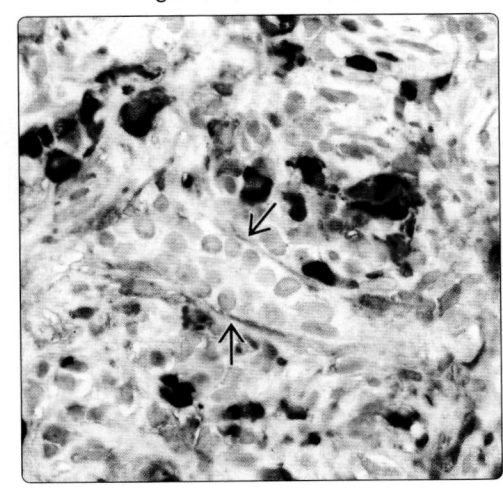

（左）IgG4 免疫组化染色显示大量（＞30 个 /HPF）IgG4(+)浆细胞，这一特征有助于将 IgG4-TIN 与其他类型 TIN 区分开来，尽管 IgG4(+)细胞增多对 IgG4-TIN 诊断并不特异

（右）IgG4 免疫组化染色可见 TBM 颗粒状沉积物 ➡️，染色深的细胞为 IgG4(+)浆细胞。值得注意的是，检测 TBM 沉积物免疫组化染色不如免疫荧光敏感

淋巴滤泡中的 IgG4(+)细胞

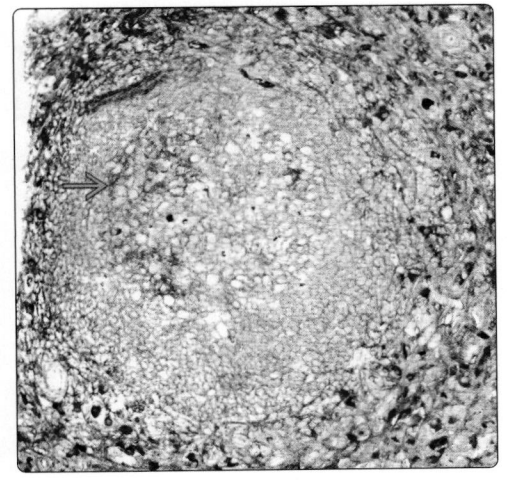

IgG4(+)浆细胞很少的 IgG4-TIN

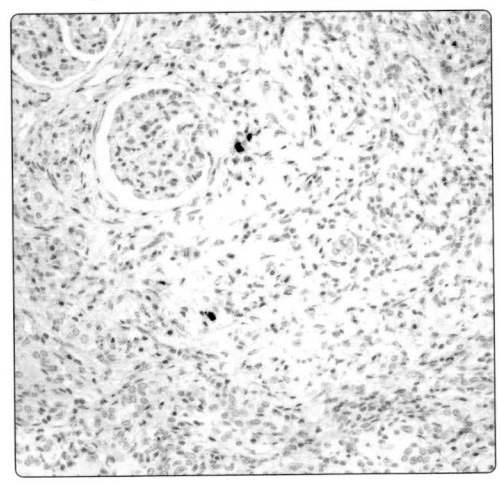

（左）这例 IgG4-TIN 的淋巴滤泡显示 IgG4(+)细胞在一侧极化 ➡️

（右）尽管该标本有肾脏肿块和典型的组织学改变，但 IgG4(+)浆细胞却非常少，由于有典型的组织学和其他支持的临床和实验室特征，所以仍做出 IgG4-TIN 的诊断

IgG4-TIN 中 IgG4(+)浆细胞

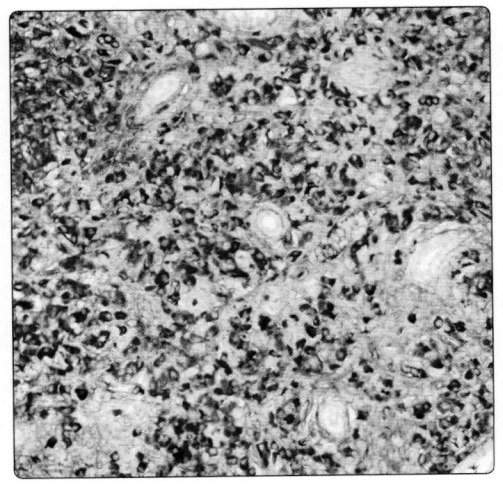

IgG4-TIN 中 IgG4(+)浆细胞

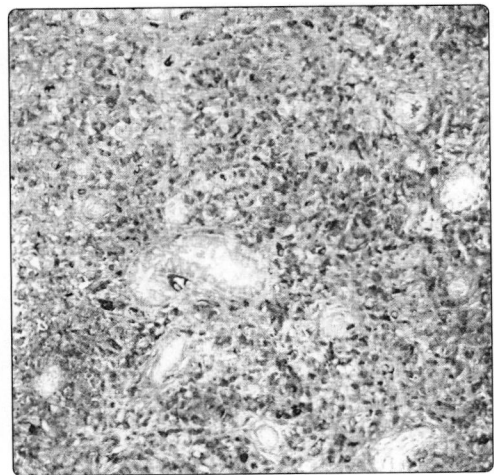

（左）IgG4-TIN 病例，IgG4 免疫组化染色显示 IgG4(+)浆细胞明显增多

（右）IgG 免疫组化染色显示大量 IgG(+)浆细胞；该活检显示 IgG4/IgG(+)浆细胞比率非常高

免疫性肾小管疾病

681

（左）肾切除术标本显示肿块样肾小管间质性肾炎，有浆细胞增多、席纹状纤维化和肾小管广泛破坏。尽管组织学很典型，但免疫组化染色仅见很少的 IgG4（+）浆细胞，IgG4/IgG（+）浆细胞比率较低

（右）银染色突出显示肾小管破坏的残余基底膜 ➡，肾小球仅表现为球周纤维化和球性肾小球硬化的继发性改变

IgG4(+)浆细胞很少的 IgG4-TIN

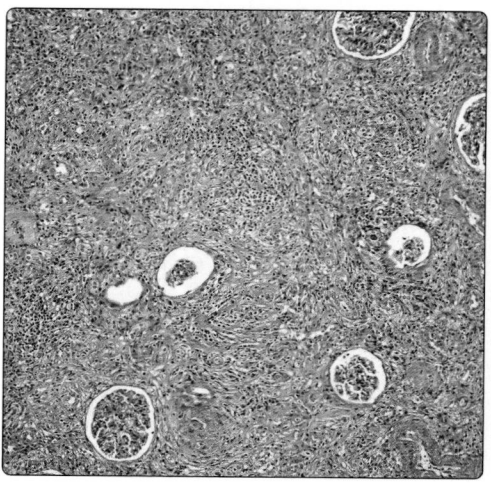

IgG4-TIN

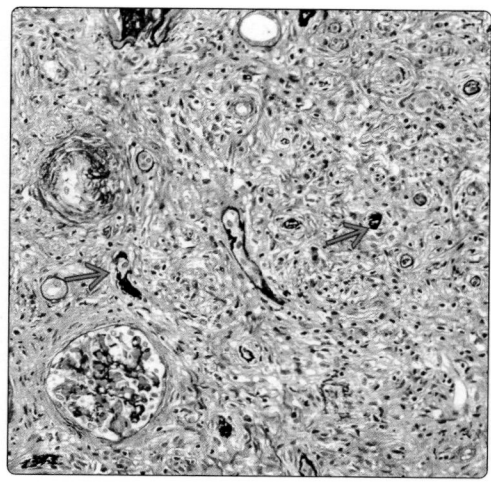

（左）在 IgG4-TIN 中有时纤维炎性过程可累及与 TBM 类似的鲍曼囊，呈现为新月体样结构 ➡，但无肾小球肾炎及坏死，炎性过程致鲍曼囊断裂 ➡

（右）IgG4-TIN 中的间质性新月体，显示 IgG4（+）浆细胞浸润 ➡

IgG4-TIN 间质性新月体

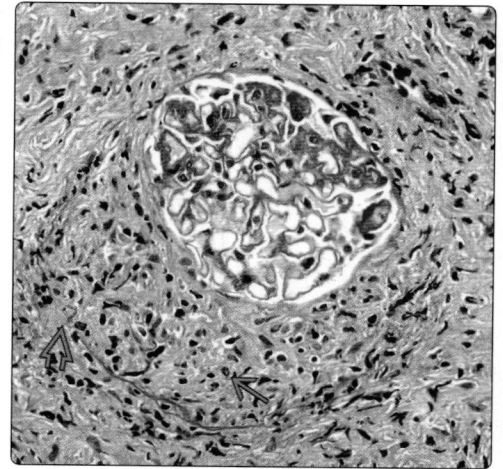

IgG4-TIN 间质性新月体

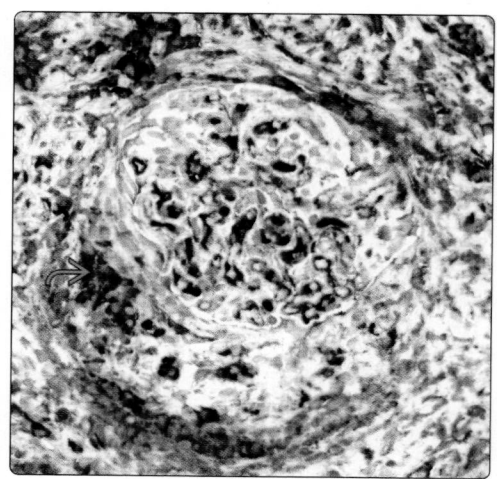

（左）三色染色显示广泛间质纤维化，纤维化弥漫分布于整个皮质，致大量肾小管丢失，纤维化呈扩大性并将肾小管和肾小球推离

（右）肾活检适应证多样，且有重叠。在基于内科活检的服务中，大多数患者以急性或慢性肾功能不全作为活检的主要指征

IgG4-TIN 席纹状纤维化

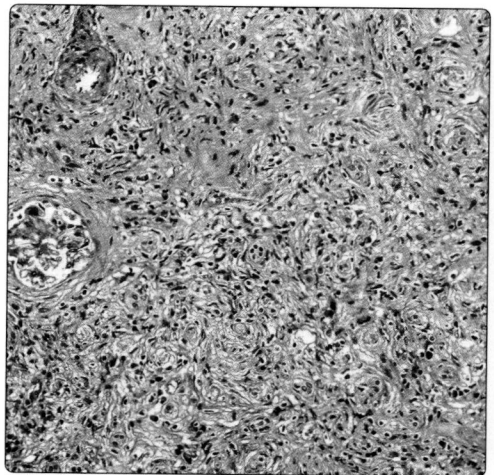

IgG4-RKD 活检的主要适应证

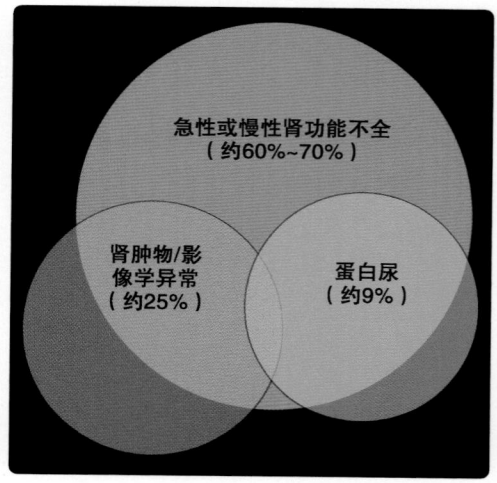

TBM 免疫复合物沉积

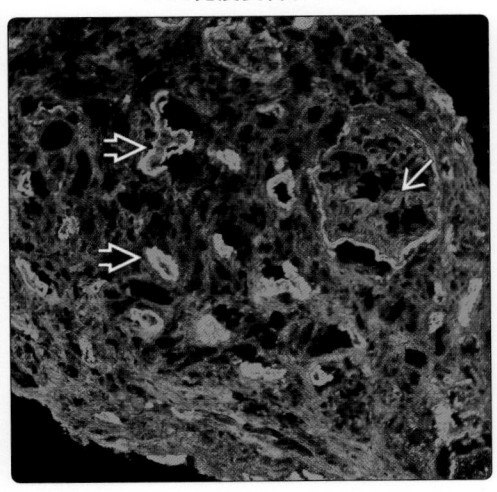

IgG4-TIN TBM C3 沉积

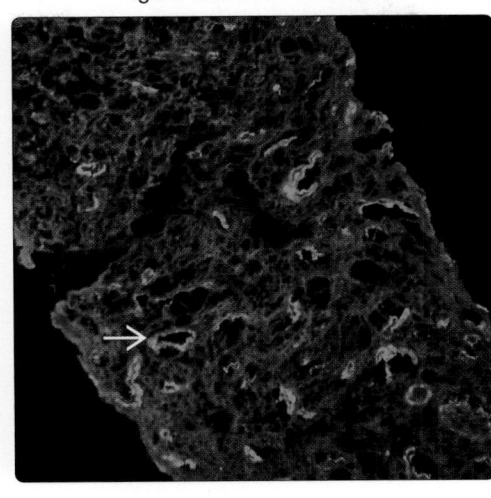

（左）IgG 免疫荧光染色显示颗粒状 TBM ➡及鲍曼囊沉积，C3、κ 和 λ 染色与之相似，肾小球祥阴性 ➡

（右）与 IgG、κ 和 λ 相比，C3 免疫荧光染色 TBM 着色较弱 ➡

IgG4-TIN TBM 沉积物

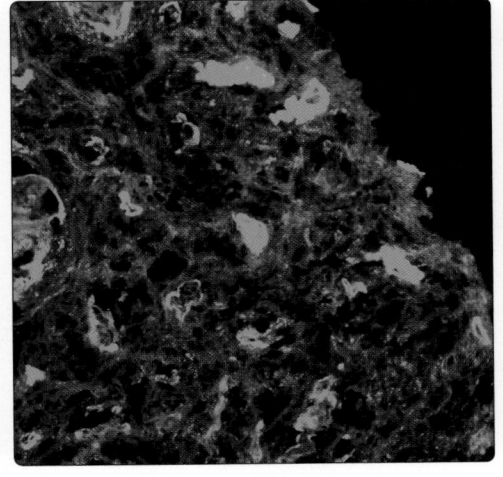

IgG4-TIN TBM 沉积物

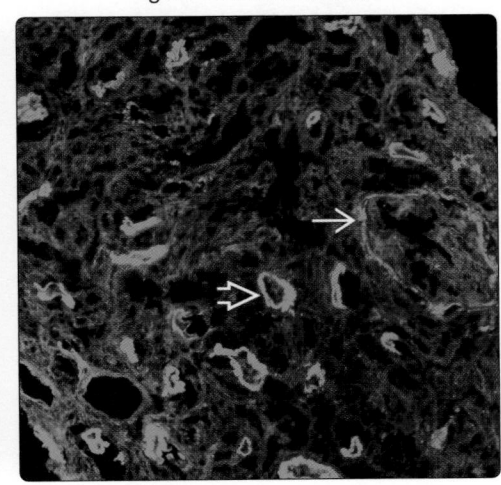

（左）免疫荧光 κ 轻链染色显示与 IgG 相同的染色模式，即 TBM 颗粒状染色，与 λ 染色强度均等

（右）免疫荧光 λ 轻链染色显示与 IgG 和 κ 轻链相同的染色模式 ➡，注意肾小球显示鲍曼囊染色，但肾小球血管祥无染色 ➡

IgG4-TIN TBM 沉积物

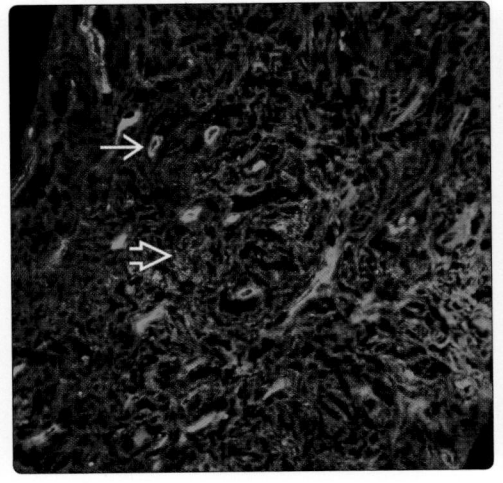

IgG4-TIN TBM 沉积物

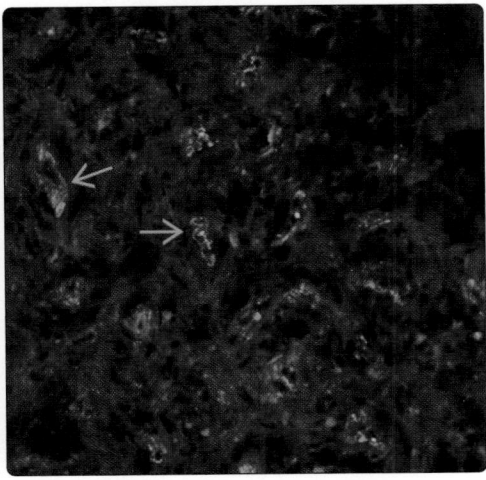

（左）IgG4 免疫荧光染色显示 TBM ➡及间质 ➡沉积物强着色，其他 IgG 亚型也有不同程度染色

（右）约 10%IgG4-TIN 病例，TBM 显示颗粒状 C1q 染色 ➡，但通常染色暗淡

（左）IgG4-TIN 患者轴位 CT 扫描显示双肾肿块病变 ⇨，活检显示肿块病变为 TIN
（右）本例 TBM 内及其周围可见大量的免疫沉积物 ⇨，光镜三色染色中可见

IgG4-TIN 肾脏肿块病变

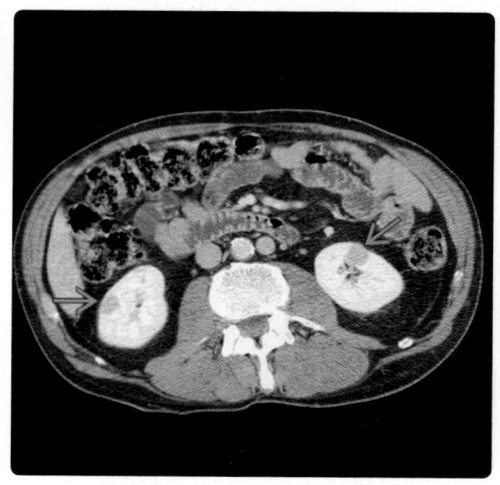

IgG4-TIN TBM 沉积物

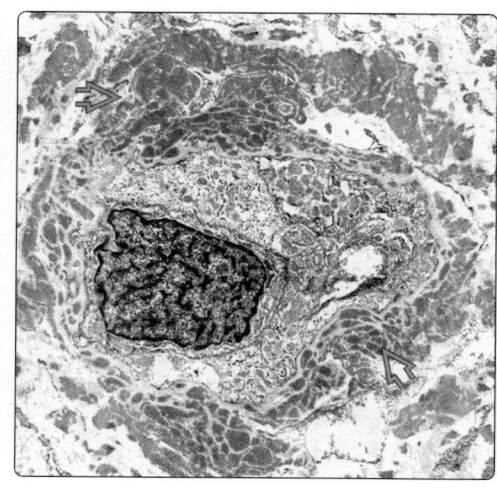

（左）电镜显示间质白细胞浸润，胶原沉积增多，并见少量含有免疫沉积物的残余 TBM ⇨
（右）残余破坏的肾小管显示基底膜明显增厚，并含有电子致密免疫沉积物 ⇨

TBM 免疫复合物沉积

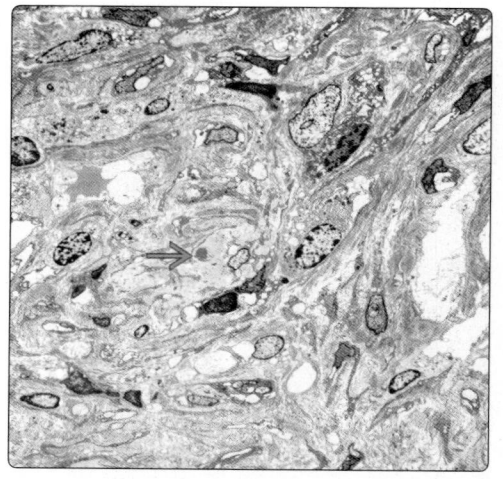

TBM 电子致密沉积物

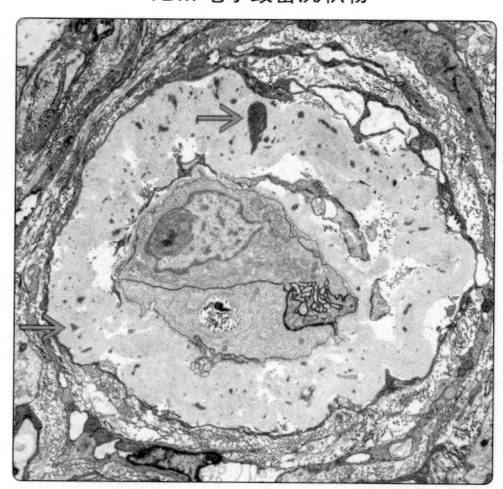

（左）增厚的 TBM 中可见无定形电子致密沉积物 ⇨
（右）IgG4-TIN 中肾小球通常无免疫沉积物，罕见的情况为 IgG4-TIN 伴有 MN。这个肾小球表现为缺血性改变及基底膜皱缩

TBM 沉积物

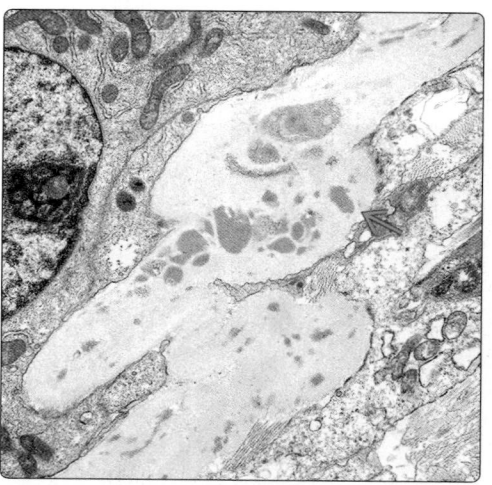

IgG4-TIN 中的肾小球

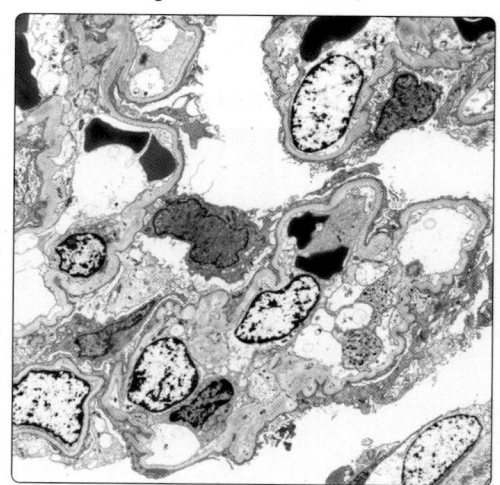

无 TIN 的 IgG4-MN

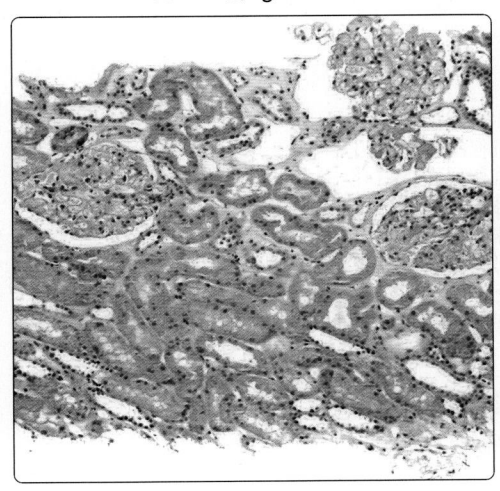

IgG4-RD 的 MN

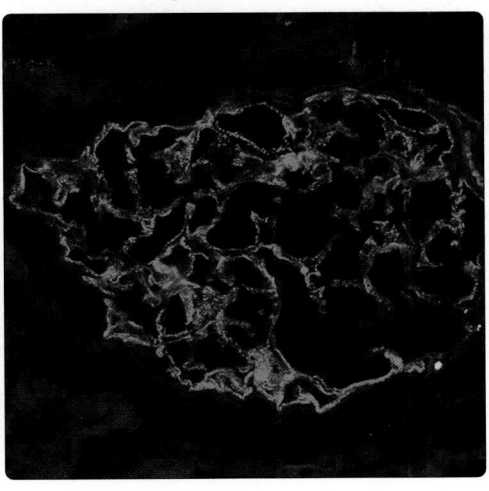

（左）肾病综合征患者肾活检，光镜下肾小球形态正常，没有间质炎症。患者有 IgG4-RD 病史，有自身免疫性胰腺炎和硬化性胆管炎，免疫荧光显示 MN

（右）合并 IgG4-TIN 患者，肾活检 IgG 免疫荧光染色显示球性颗粒状 GBM 染色伴上皮下沉积物（膜性模式）

MN 上皮下沉积物

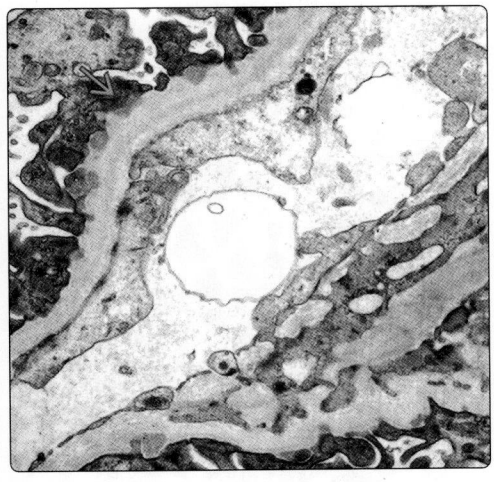

IgG4-RD 伴 MN 和糖尿病

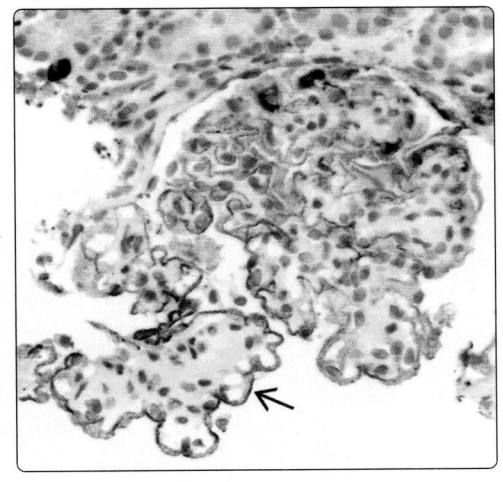

（左）MN 伴 IgG4-RD 病例，电镜显示沿 GBM 分布的上皮下沉积物 ⇨，电子致密沉积物未显示亚结构

（右）IgG4-RD 伴 MN 和糖尿病肾小球硬化病例，IgG4 免疫组化染色显示沿 GBM 的颗粒状染色 ⇨，IgG4-TIN 也存在。免疫组化染色对这些沉积物的检测不如免疫荧光敏感

IgG4 浆细胞性动脉炎

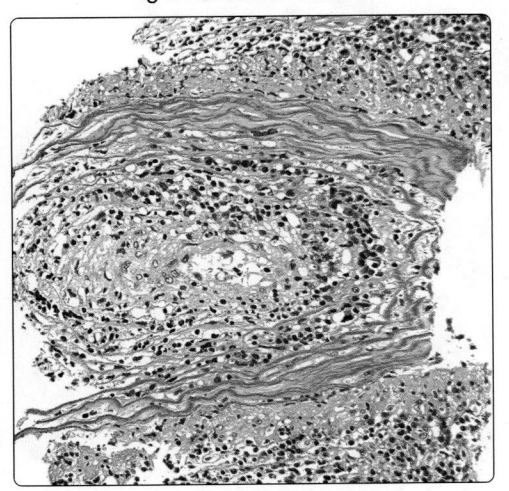

IgG4 浆细胞性动脉炎

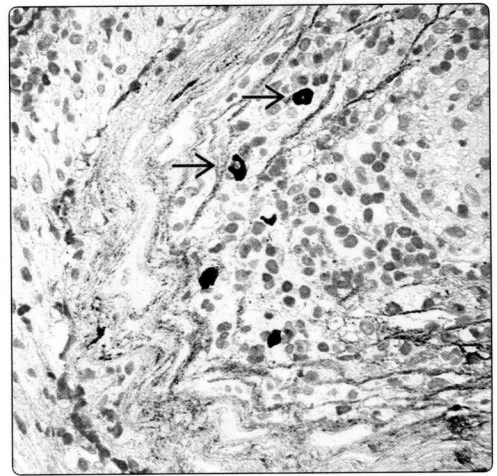

（左）肾活检切片显示 IgG4-TIN，可见浆细胞，包括 IgG4(＋)浆细胞浸润，未见纤维蛋白样坏死（*Courtesy V.D.D'Agati, MD and S. Sharma, MD.*）

（右）肾活检切片显示 IgG4-TIN，动脉壁可见 IgG4(＋)浆细胞 ⇨和大量的单个核细胞浸润（*Courtesy V.D.D'Agati, MD and S.Sharma, MD.*）

（钟鸿斌 译，余英豪 审）

术语

- 累及外分泌腺，尤其是唾液腺和泪腺的进行性自身免疫性疾病
- 可为原发或其他自身免疫性病的组成部分（继发或重叠）

临床特征

- 女性多见；年龄范围：45~55 岁
- 角膜结膜炎和口干症最为常见
- 肾脏疾病
  - 肾衰竭（急性或慢性）
  - 肾小管性酸中毒
  - 蛋白尿和血尿
- 非霍奇金 B 细胞淋巴瘤发生风险
- 皮肤血管炎
  - 30% 为冷球蛋白
  - SS 为非丙型肝炎病毒（HCV）相关混合性冷球蛋白血症的常见原因

镜下特征

- 慢性肾小管间质性肾炎
  - 大量浆细胞浸润
  - 小管萎缩和间质纤维化
- 急性小管间质性肾炎
  - 活动性淋巴细胞性小管炎和水肿
  - 大量浆细胞浸润
- 肾小球肾炎
  - 多种类型被报道，最常见为膜增生性肾小球肾炎（MPGN）和膜性肾病

主要鉴别诊断

- IgG4 相关系统性疾病
- 药物变应性间质性肾炎
- 肾小管间质肾炎伴 IgM（+）浆细胞浸润

诊断要点

- 如出现富含浆细胞的间质性肾炎，要考虑 SS

急性小管间质性肾炎

浆细胞性间质性炎症

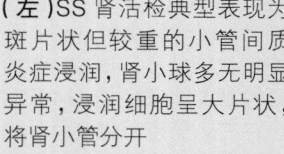

（左）SS 肾活检典型表现为斑片状但较重的小管间质炎症浸润，肾小球多无明显异常，浸润细胞呈大片状，将肾小管分开

（右）SS 活检显示炎性浸润细胞为大量浆细胞 ➡，数个浆细胞内可见代表高尔基体的核旁"霍夫征"，间质明显扩大

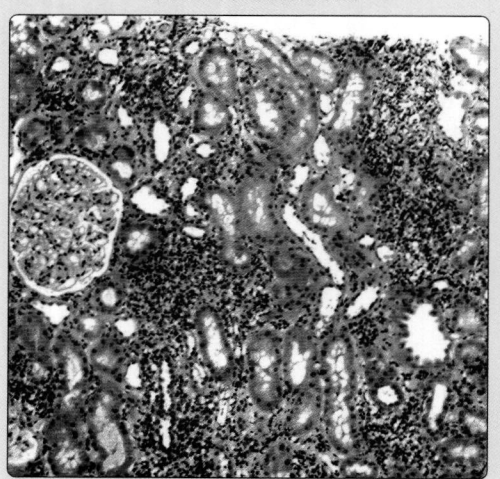

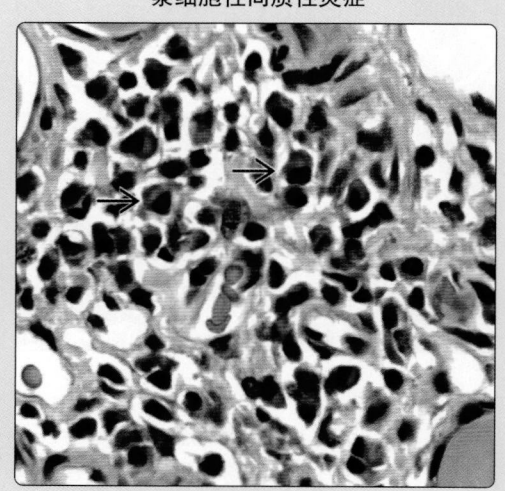

正常肾小球

冷球蛋白血症性肾小球肾炎

（左）活检显示邻近间质性肾炎的一个正常肾小球 ➡。虽然有报道 SS 可出现不同类型的肾小球肾炎，但肾小球受累并不常见

（右）膜增生性模式伴透明"血栓" ➡，符合冷球蛋白血症性肾小球肾炎，为 SS 中最常见的肾小球损伤

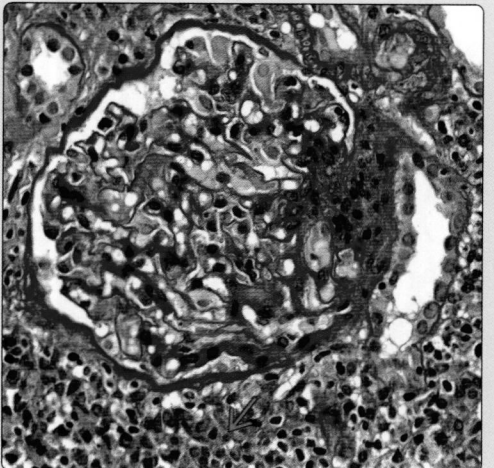

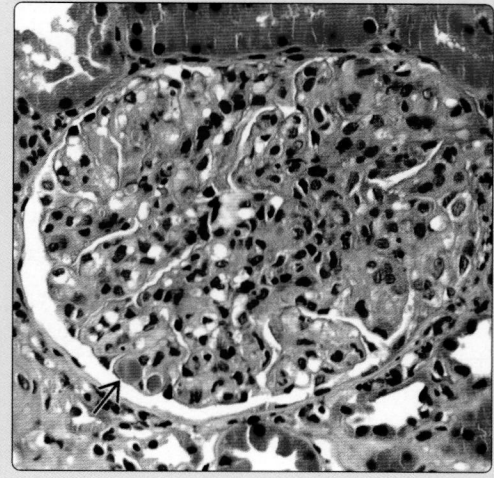

术语

缩写

- 干燥综合征(Sjögren syndrome, SS)

定义

- 累及外分泌腺,尤其是指唾液腺和泪腺的进行性自身免疫性疾病
  - 原发性(70%)或为其他自身免疫性疾病组成部分(继发性或重叠)

病因学 / 发病机制

病因学

- 多因素,有遗传易感性
- 由外源性因素起病,可能为病毒
- 淋巴浆细胞性炎症,伴有外分泌腺、唾液腺和泪腺萎缩
- 自身抗体:类风湿因子(RF)、SS-A(Ro)和 SS-B(La)
- 核酸感应 Toll 样受体(TLR)在发病机制中的作用

临床特征

流行病学

- 年龄
  - 高峰 45～55 岁
- 性别
  - 女性明显多见(女:男 =9:1)

表现

- 角膜结膜炎(眼干):>95%
- 口干症(口干):>95%
- 肾脏疾病约 5%
  - 小管间质性疾病
    - 远端肾小管酸中毒:70%～80%
    - 肾衰竭:25%～30%
    - 肾小管性蛋白尿:20%
  - 肾小球肾炎:
    - 蛋白尿(偶尔为肾病性)和/或血尿
  - 在 SS 全身症状出现之前(约 20%)
- 皮肤血管炎:10%～30%
  - 30% 与冷球蛋白相关
- 恶性肿瘤发生风险增加,特别是非霍奇金淋巴瘤

实验室检查

- 50%～90% 有 SSA 自身抗体
  - ANA、抗 SSB 和 RF 常见
- 高丙种球蛋白血症
- 冷球蛋白(Ⅱ型)
- 低 C4、C3(9%)

治疗

- 免疫抑制:皮质类固醇,利妥昔单抗

预后

- 肾小管间质性疾病早期表现
- 肾小球肾炎发生较晚
- 治疗后通常肾功能和蛋白尿改善

镜下特征

组织学特征

- 肾小球(25%～30%)
  - 膜增生型损伤模式(最常见)
    - 冷球蛋白血症性肾小球肾炎
  - 膜性肾病
  - 系膜增生性肾小球肾炎
  - 新月体性肾小球肾炎
  - IgA 肾病
  - 原发性足细胞病(微小病变性肾病)
- 肾小管和肾间质
  - 慢性肾小管间质性肾炎:40%～50%
    - 致密、斑片状浆细胞和淋巴细胞浸润
    - 通常缺乏嗜酸性粒细胞
    - 肾小管萎缩和间质纤维化
  - 急性肾小管间质性肾炎:25%
    - 活动性淋巴细胞性小管炎和间质水肿

辅助检查

免疫荧光

- 通常(-),除非存在肾小球肾炎
- TBM 或间质罕见 IgG 和 C3 沉积
- 冷球蛋白血症性血管炎患者血管及腔内 IgG 和/或 IgM 染色

电镜

- 间质或 TBM 沉积物罕见
- 如有肾小球肾炎,可见电子致密沉积物

鉴别诊断

IgG4 相关系统性疾病

- 大量 IgG4(+)浆细胞浸润

药物变应性间质性肾炎

- 通常有明显嗜酸性粒细胞浸润

结节病

- 出现肉芽肿,肾钙盐沉着症

ANCA 相关性小管间质性肾炎

- 通常存在坏死性/新月体性肾小球肾炎

伴 IgM(+)浆细胞的小管间质性肾炎

- IgM(+)浆细胞增加,血清 IgM 水平增高
- 重叠:31% 的 IgM 浆细胞小管间质性肾炎患者有 SS

诊断要点

病理要点解读

- 出现富含浆细胞的间质性肾炎,要考虑 SS

参考文献

1. Sandhya P: Comprehensive analysis of clinical and laboratory features of 440 published cases of Sjögren's syndrome and renal tubular acidosis. Int J Rheum Dis. 26(2):278-85, 2023
2. Lang J et al: Primary Sjögren's syndrome with minimal change disease: case series and literature review. Clin Exp Rheumatol. 39 Suppl 133(6):226-7, 2021
3. Aiyegbusi O et al: Renal disease in primary Sjögren's syndrome. Rheumatol Ther. 8(1):63-80, 2020

第四章　肾小管间质疾病

间质密集的炎症细胞浸润

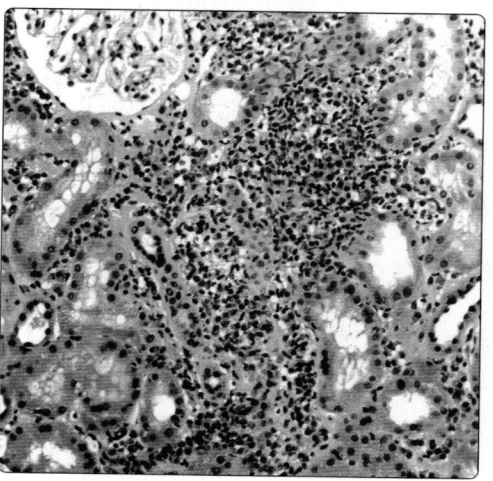

富含浆细胞的炎性浸润

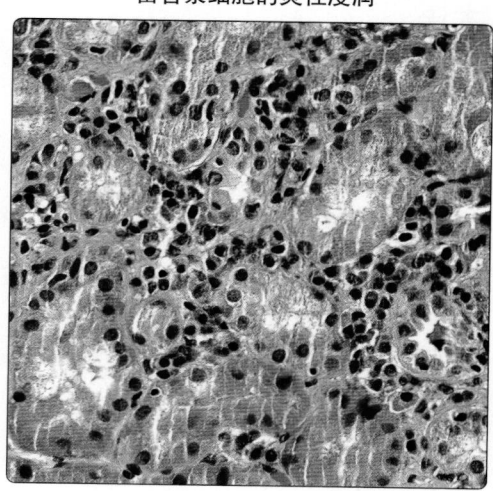

（**左**）SS 的间质炎性浸润范围广，并将肾小管分开，这种浸润模式酷似累及肾脏的淋巴增生性疾病，而细胞学特征通常足以解决诊断问题

（**右**）间质浸润由淋巴细胞和大量浆细胞组成，药物性 TIN 可能更具多形性，表现为浆细胞更少，嗜酸性粒细胞更多，但这种区分具有挑战性

急性 TIN 伴小管炎

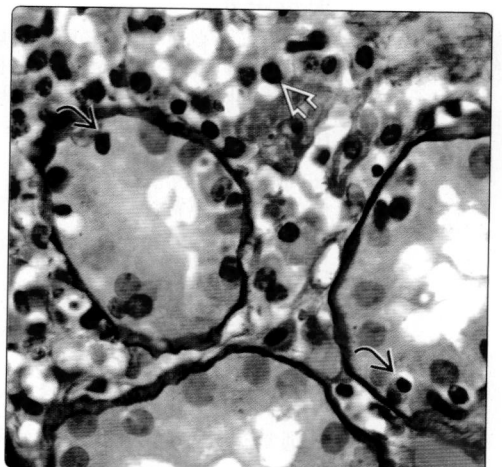

慢性 TIN

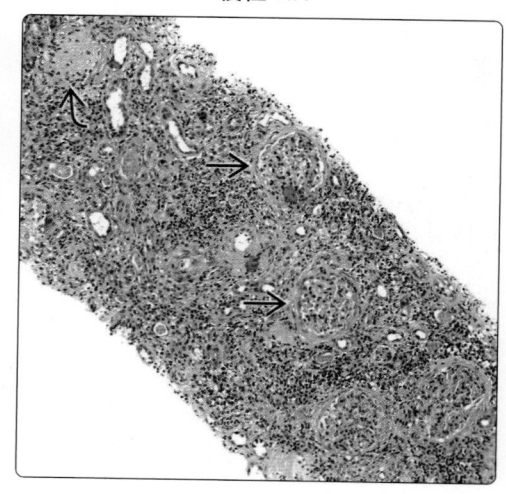

（**左**）显示小管炎，虽然间质浸润主要由浆细胞 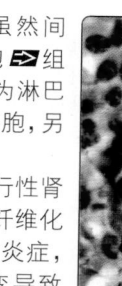 组成，但小管内的细胞为淋巴细胞，可能为 T 细胞，另可见间质水肿

（**右**）SS 患者出现进行性肾损伤，显示弥漫间质纤维化和肾小管萎缩及间质炎症，严重肾小管间质病变导致肾小球损伤，出现球周纤维化和局灶球性硬化

冷球蛋白血症性肾小球肾炎伴透明血栓

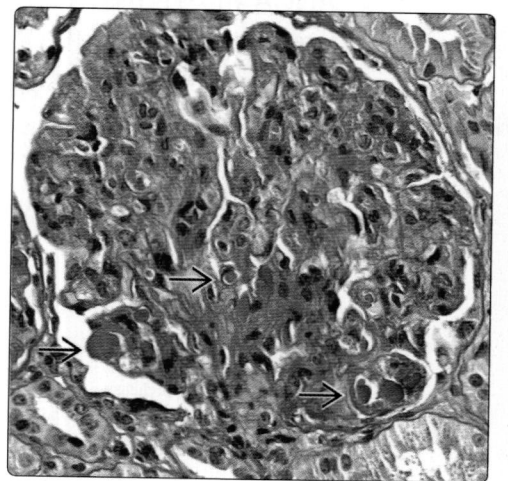

冷球蛋白血症性血管炎

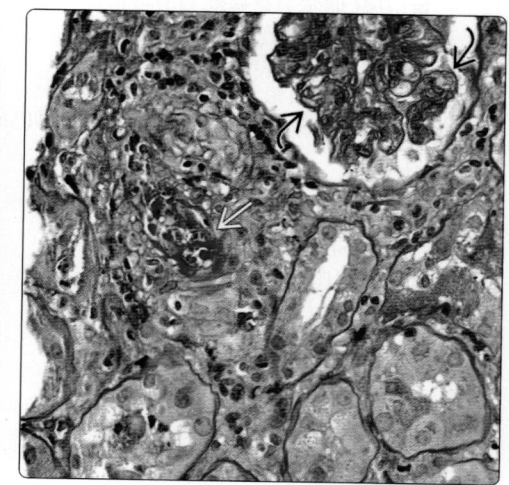

（**左**）这例 SS 和边缘区 B 细胞淋巴瘤患者的冷球蛋白血症性肾小球肾炎伴毛细血管袢透明血栓呈膜增生性损伤模式

（**右**）小动脉显示内皮炎伴有明显的 PAS（＋）冷球蛋白沉积物，邻近的肾小球显示基底膜双轨，符合膜增生性模式

膜性肾病

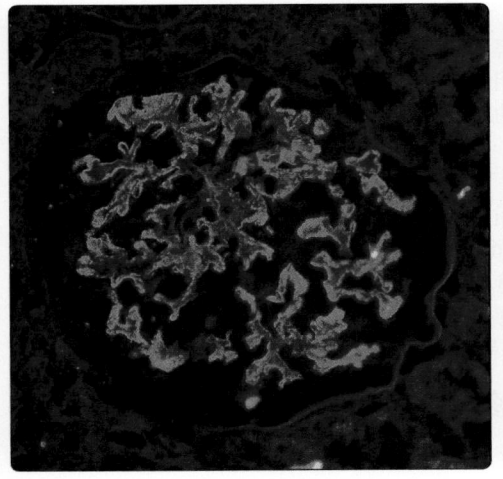

冷球蛋白血症性肾小球肾炎

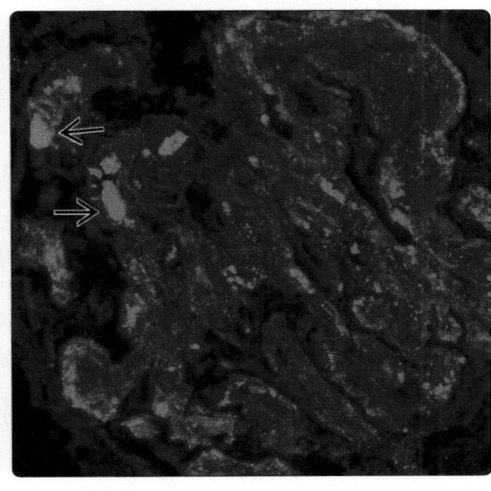

(左)膜性肾病也可见于 SS 患者,肾小球显示球性细颗粒状 IgG 毛细血管袢染色,呈膜性模式

(右)肾小球 IgM 染色显示毛细血管袢边缘增强而系膜区较弱,几个毛细血管袢显示管腔 IgM 强染色 ➡,与光镜下透明血栓一致。这例混合性冷球蛋白血症患者 IgG 也呈阳性

淋巴细胞性小管炎

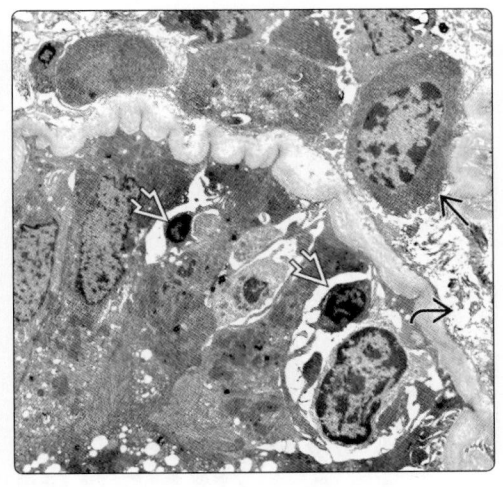

间质浆细胞浸润

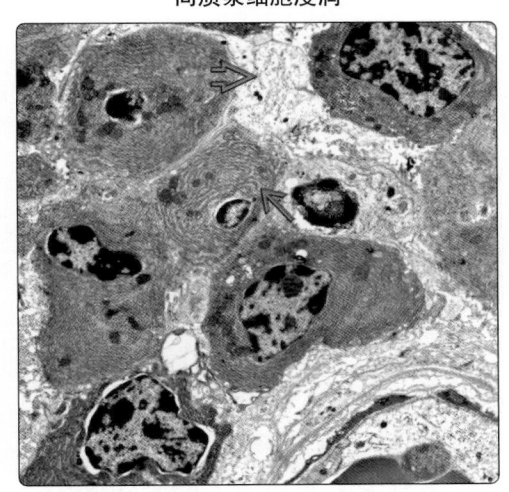

(左)肾小管显示淋巴细胞性小管炎,注意淋巴细胞位于 TBM 内侧小管上皮细胞之间 ➡,间质水肿 ➡,大部分间质细胞为浆细胞 ➡

(右)电镜显示间质水肿 ➡,并见一簇浆细胞,浆细胞因胞质内充满粗面内质网 ➡ 显得很突出

肾小球正常

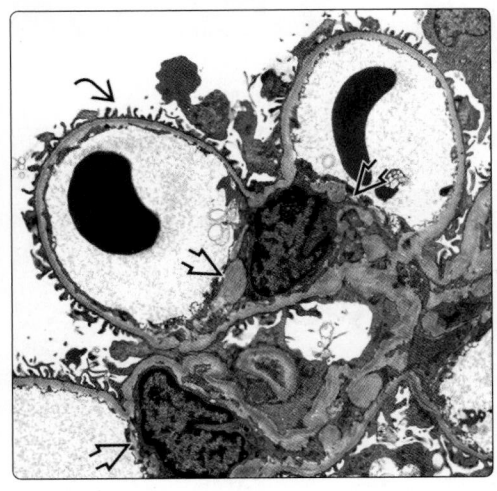

轻度肾小球免疫复合物沉积

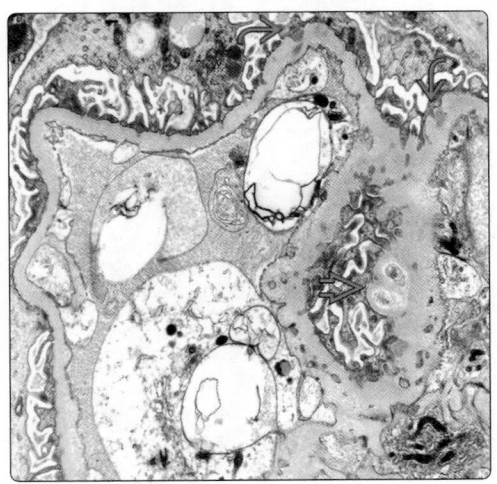

(左)大多数 SS 患者肾小球表现正常,如图所示,足细胞足突保存完好 ➡,未见沉积物,系膜区 ➡ 无扩大

(右)注意 SS 患者散在的上皮下沉积物 ➡,部分出现重吸收 ➡,另一些类似足细胞折叠性肾小球病,这可能代表膜性肾病的慢性期,偶尔见于 SS

(钟鸿斌 译,余英豪 审)

要点

术语

- 肾小管间质性肾炎和葡萄膜炎(TINU)
  - 又称多布林(Dobrin)综合征

病因学/发病机制

- 自身免疫、感染、环境因素和遗传
  - 大多数病例可能的病因为自身免疫

临床特征

- 多见于儿童
  - 女性>男性
- 葡萄膜炎及其他眼部异常
- 肾功能不全损伤:蛋白尿和 Fanconi 综合征
- 多种症状和体征(如发热、体重下降、厌食症)
- 实验室检查异常:如贫血,肌酐升高,红细胞沉降率升高,蛋白尿,白细胞尿,正常血糖性糖尿,血尿

- 可自发缓解
  - 通常应用类固醇可促进恢复
- 永久性肾功能不全可持续存在

镜下特征

- 肾小管间质性肾炎伴单个核细胞(淋巴细胞和巨噬细胞)、浆细胞、嗜酸性粒细胞和中性粒细胞浸润
  - 以近端肾小管为中心,有时呈环状排列
- 急性肾小管损伤
- 肾脏、骨髓和淋巴结非干酪样肉芽肿

主要鉴别诊断

- 药物性急性间质性肾炎
- 结节病
- 干燥综合征
- IgG4 相关系统性疾病

间质炎症和纤维化

小管炎

(左)间质弥漫炎症浸润➡伴间质纤维化和肾小管萎缩为 TINU 的典型特征,提示慢性活动性过程

(右)近端小管可见淋巴细胞侵入小管➡(小管炎),许多淋巴细胞位于 TBM 外表面➡,1 个淋巴细胞似乎位于两层 TBM 之间➡

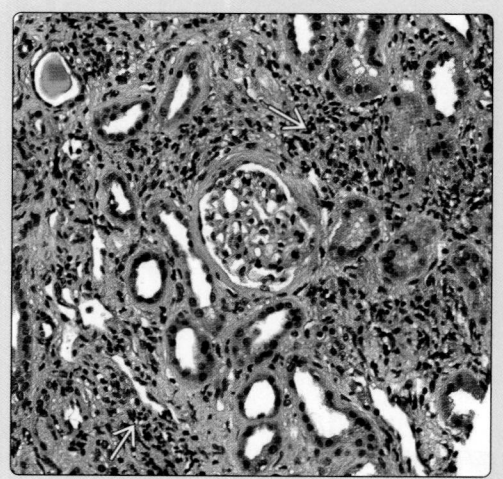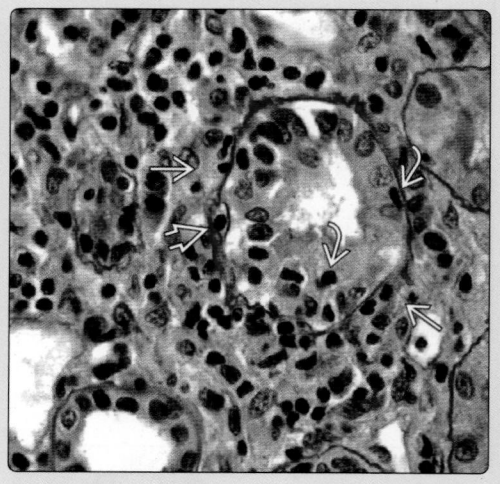

破坏性小管炎

肉芽肿

(左)TINU 患者,PAS 染色显示肾小管间质性肾炎伴局灶小管炎➡

(右)56 岁女性,因 TINU 综合征引起肾衰竭(肌酐 1 052μmol/L),HE 染色显示间质肉芽肿➡,约 13% 患者可有此表现。该患者有前葡萄膜炎伴 Koeppe 结节(虹膜内缘肉芽肿)和 IgG 水平升高

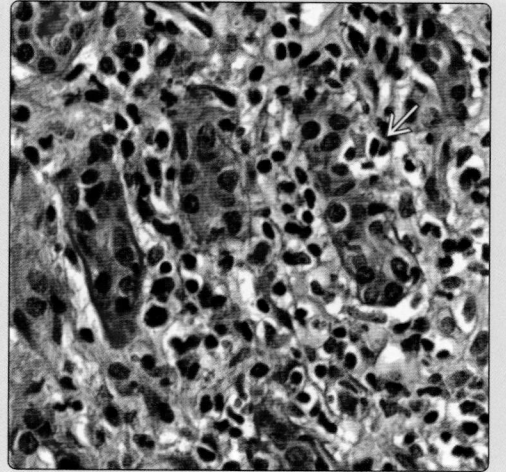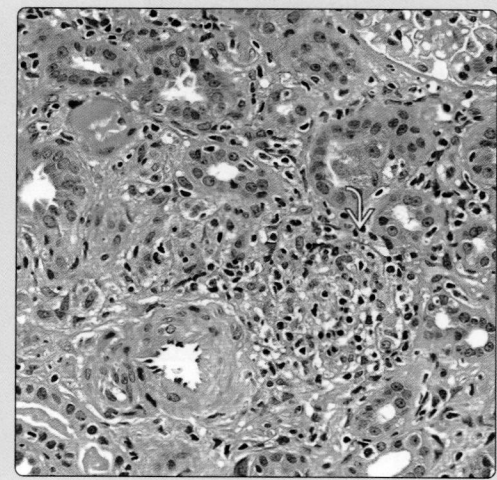

术语

定义

- 以肾小管间质性肾炎和葡萄膜炎(tubulointerstitial nephritis uveitis, TINU)为特征的特发性自身免疫性疾病

病因学/发病机制

自身免疫

- 可能与 T 细胞介导相关
- 抗体也可能直接作用于葡萄膜细胞和肾小管上皮细胞

遗传性

- 遗传成分与某些 HLA 类型有关

其他

- 昆虫叮咬,带状疱疹,EB 病毒,克雷伯菌,衣原体,支原体,弓形虫

临床特征

流行病学

- 发病率
  - 5% 的 TINU 为成人
  - 60% 的 TINU 为 6～16 岁儿童
- 年龄
  - 中位发病年龄:15 岁(9～74 岁)
- 性别
  - 女:男 =3:1

表现

- 前葡萄膜炎(85% 双侧);眼疼痛或发红(32%)
  - 眼部和肾脏疾病可不同步:20% 在先,65% 患者 2～14 个月后出现肾脏体征
  - 葡萄膜炎可无症状
    - 眼科筛查应在无眼部体征前进行
  - 通常为前部、双侧性及非肉芽肿性
    - 可为单侧性,表现为后葡萄膜炎或全葡萄膜炎
- 蛋白尿,部分有 Fanconi 综合征
- 发热(53%),体重减轻(47%),厌食(28%)
- 疲劳、不适(44%)和/或虚弱、乏力(28%)
- 腹部或腰部疼痛(28%),关节痛/肌肉痛(17%)
- 皮疹(1%)和淋巴结病(1%)

实验室检查

- 贫血(96%),肌酐升高(90%)
- 红细胞沉降率升高(89%),IgG 升高(83%)
- 尿检:蛋白尿(86%),白细胞(55%),正常血糖性的糖尿(47%),镜下血尿(42%),尿嗜酸性粒细胞(3%),氨基酸尿(3%)
- ANA 和类风湿因子阴性

治疗

- 药物
  - 皮质类固醇,吗替麦考酚酯,TNF-α

预后

- 肾病通常对类固醇有效

- 约 2% 发展为 ESRD
- 葡萄膜炎对类固醇反应欠佳
  - 23% 的儿童持续存在,可持续≥5 年
  - 35% 复发
- 有肾移植后复发的报道

镜下特征

组织学特征

- 肾小球:无特异性改变
- 肾小管
  - 急性肾小管损伤:上皮细胞扁平且不规则
  - 单个核细胞小管炎
  - TBM 增厚及多层化
  - 肾小管萎缩
- 肾间质
  - 单个核细胞:淋巴细胞浸润为主[CD4(+)和 CD8(+)T 细胞]伴少量浆细胞和巨噬细胞
    - 以近端肾小管为中心,有时呈环状排列
    - 嗜酸性粒细胞(34%)和中性粒细胞(25%)
  - 肉芽肿约 13%
  - 间质纤维化常见
- 血管:无血管炎
- 其他器官:约 1% 有骨髓或淋巴结肉芽肿

鉴别诊断

药物性急性间质性肾炎

- 病理表现相似或无法区分
- 药物接触史,皮疹,无葡萄膜炎

结节病

- 肉芽肿伴多核巨细胞反应较 TINU 更为突出

干燥综合征

- 口干症,眼干症和 ANA 阳性

IgG4 相关系统性疾病

- 更多浆细胞浸润,IgG4(+),TBM 免疫复合物沉积

诊断要点

病理要点解读

- 与典型药物相关性间质性肾炎相比,肾小管慢性损伤/萎缩伴 TBM 增厚更为明显
- Mandeville 等(2001)设计了诊断标准,把病例分为确定、可能或不确定几类

参考文献

1. Southgate G et al: Renal outcomes in tubulointerstitial nephritis and uveitis (TINU) syndrome: a systematic review and meta-analysis. J Nephrol. 36(2):507-19, 2023
2. Vidal C et al: Tubulointerstitial nephritis and uveitis syndrome (TINU) after intake of dietary supplement. Ocul Immunol Inflamm. 1-2, 2023
3. Koreishi AF et al: Tubulointerstitial nephritis and uveitis syndrome: characterization of clinical features. Ocul Immunol Inflamm. 29(7-8):1312-7, 2021
4. Lopes BO et al: Tubulointerstitial nephritis and uveitis syndrome: case series and literature review. Case Rep Ophthalmol Med. 2021:1812271, 2021

间质性肾炎和蛋白管型

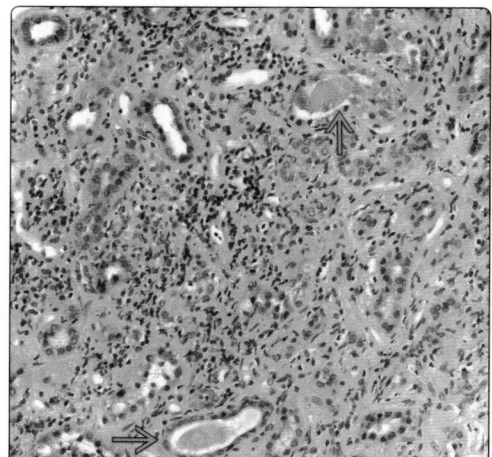

大量嗜酸性粒细胞浸润

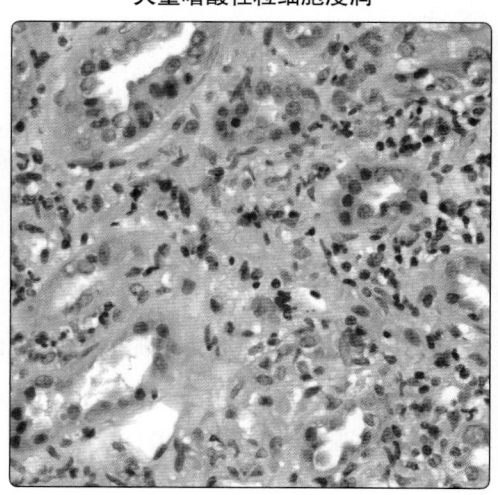

(左)TINU 患者有重度间质性肾炎，炎性浸润主要由单个核细胞组成，其中许多为吞噬细胞型细胞，肾小管见蛋白管型物质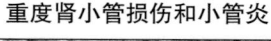

(右)这例 TINU 有明显肾小管间质性肾炎伴嗜酸性粒细胞增多。嗜酸性粒细胞可以非常明显，这也是药物相关性急性间质性肾炎的一个特征

急性肾小管损伤

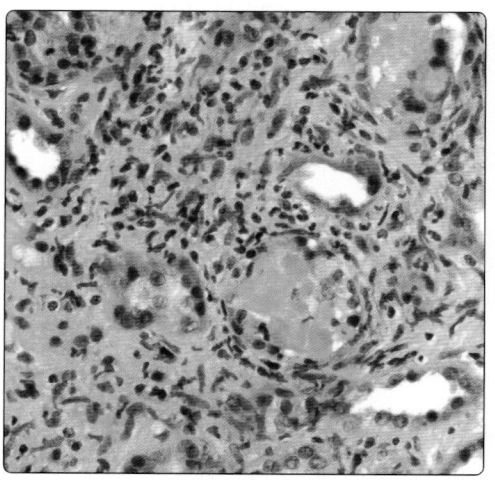

重度肾小管损伤和小管炎

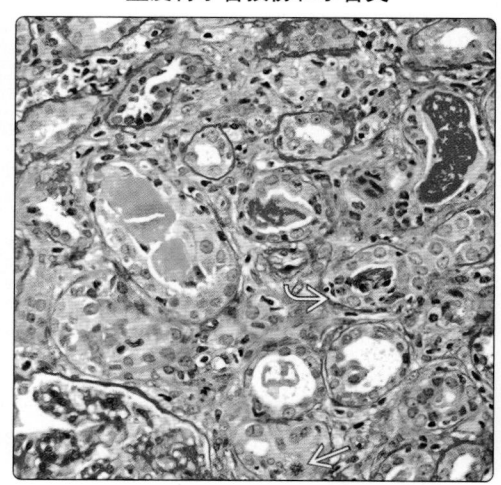

(左)这例 TINU 有明显肾小管间质肾炎伴以淋巴细胞和吞噬细胞型细胞为主的单个核细胞浸润，并见肾小管损伤和蛋白管型物质

(右)患者有葡萄膜炎和急性肾衰竭，活检显示弥漫单个核细胞间质性肾炎伴小管炎➡和急性肾小管损伤，一小管上皮细胞可见核分裂➡

TBM 分层和肾小管萎缩

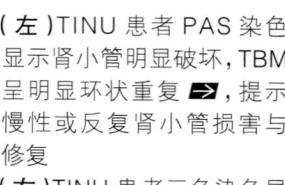

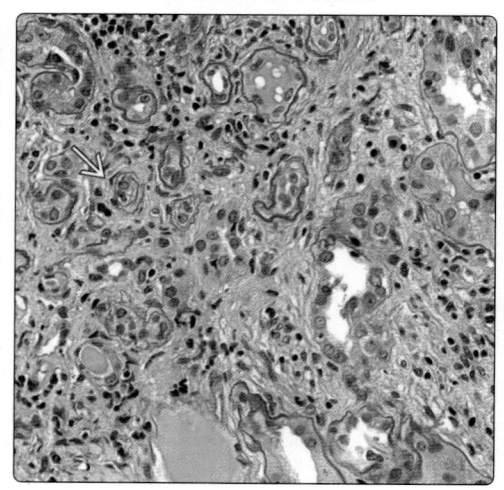

间质纤维化和肾小管萎缩

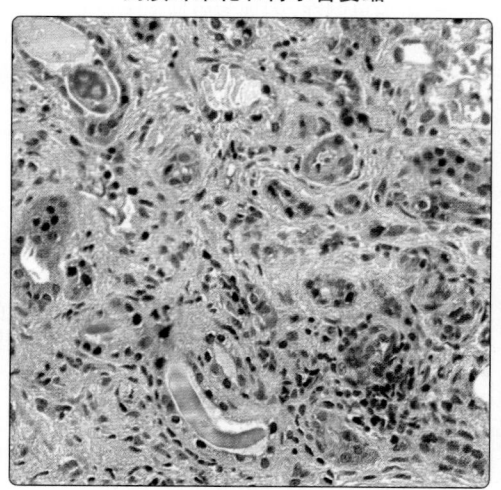

(左)TINU 患者 PAS 染色显示肾小管明显破坏，TBM 呈明显环状重复➡，提示慢性或反复肾小管损害与修复

(右)TINU 患者三色染色显示重度间质纤维化和肾小管萎缩伴多量单核淋巴样细胞浸润，肾小管见蛋白管型

间质单个核细胞浸润

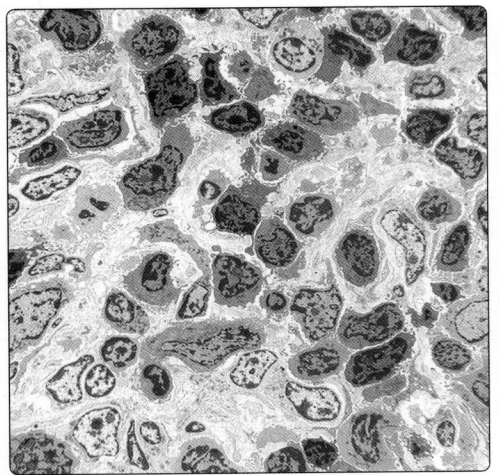

间质和肾小管 CD3(+)细胞

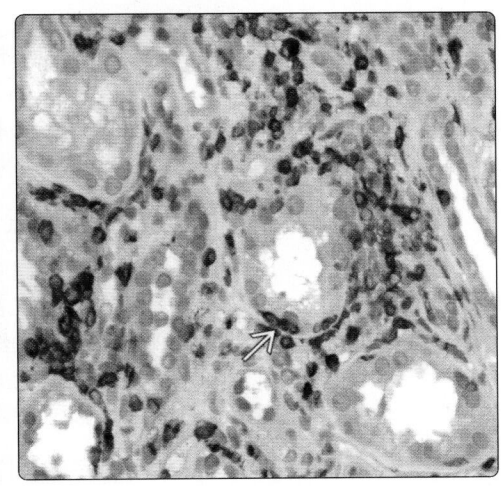

(左)TINU 患者电镜显示密集的单个核细胞浸润,其中大多数为小的活化淋巴细胞
(右)TINU 患者小管炎病灶 CD3 免疫组化染色显示大量 CD3(+)淋巴细胞 ➡。小管内 T 细胞浸润的小管炎可见于其他类型的 AIN,如药物引起或移植肾排斥反应

CD4(+)细胞

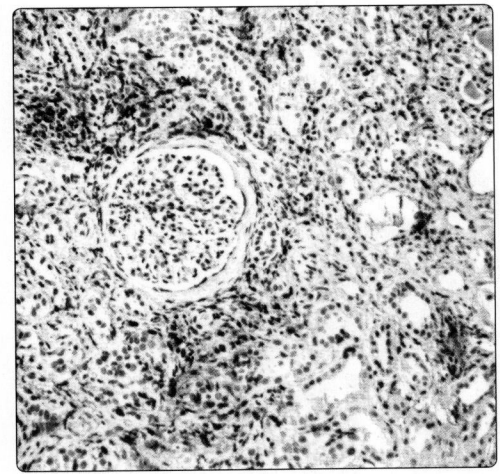

CD8(+)细胞

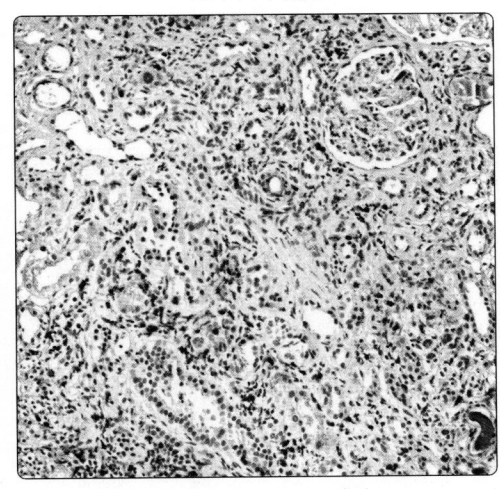

(左)TINU 患者显示大量浸润淋巴细胞为 CD4(+)细胞
(右)TINU 中少数淋巴细胞经 CD8 免疫组化染色证实为 CD8(+)细胞

TINU 肾间质 α-SMA 表达增加

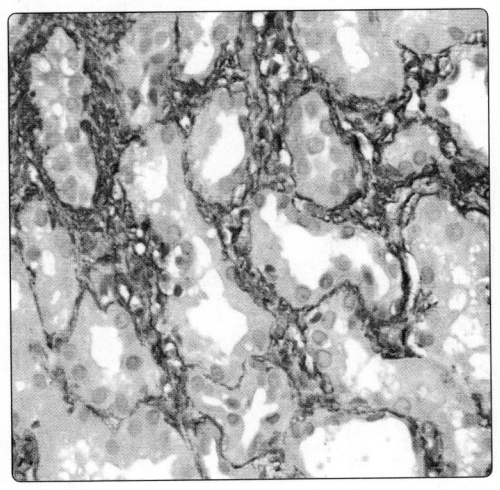

轻微足突消失

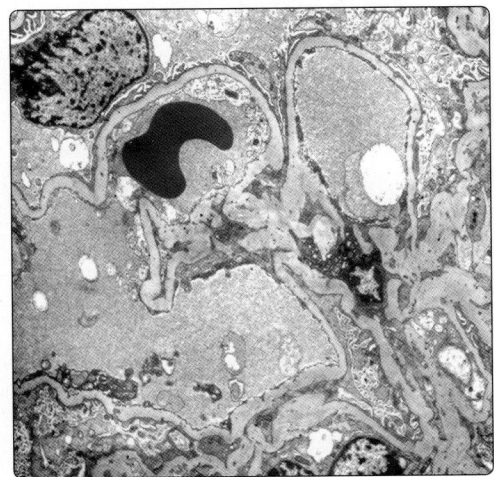

(左)扩大的纤维化间质 α-平滑肌肌动蛋白(α-SMA)表达增加,α-SMA 表达是活动性纤维化伴肌成纤维细胞增生的标志
(右)TINU 中肾小球除了轻微足突消失,以及偶尔出现内皮损伤窗孔丢失特征外未见明显受累

(钟鸿斌 译,余英豪 审)

要 点

术语

- 累及多器官,包括淋巴结、脾、肾和其他部位的特发性非干酪样肉芽肿性炎症

病因学/发病机制

- 病因学不明;免疫调节异常
- 肾功能不全与受累性质和程度有关

临床特征

- 比较常见于黑人人群
- 外周和肺门淋巴结病
- 发热,肝脾大,皮疹,葡萄膜炎
- 肾脏受累 10%～20%
  - 钙代谢异常引起肾小管功能障碍
  - 多尿

- 急性或慢性肾损伤
- 约 33% 蛋白尿＞1g/d
- 血管紧张素转换酶(ACE)、血清和尿钙水平升高有助于诊断
- 类固醇治疗有效,但常复发

镜下特征

- 肾小管间质性肾炎伴境界清楚的非干酪样肉芽肿
- 肾钙盐沉着症
- 慢性复发性疾病中间质纤维化及肾小管萎缩
- 肾小球肾炎罕见,最常见为膜性肾病(MN)
- 病原体特殊染色阴性

主要鉴别诊断

- 变应性(药物性)肾小管间质性肾炎
- 肉芽肿性感染
- 肉芽肿性多血管炎

肉芽肿性 TIN 伴巨细胞浸润

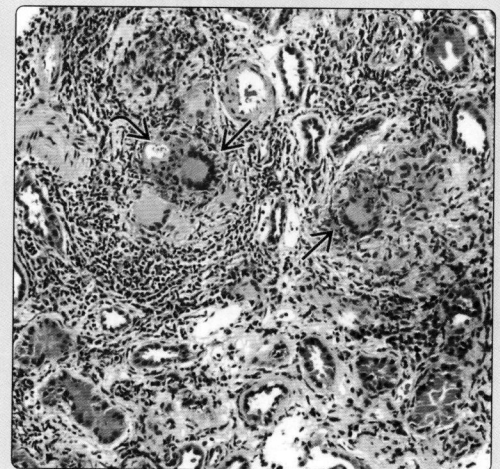

境界清楚的非干酪样肉芽肿

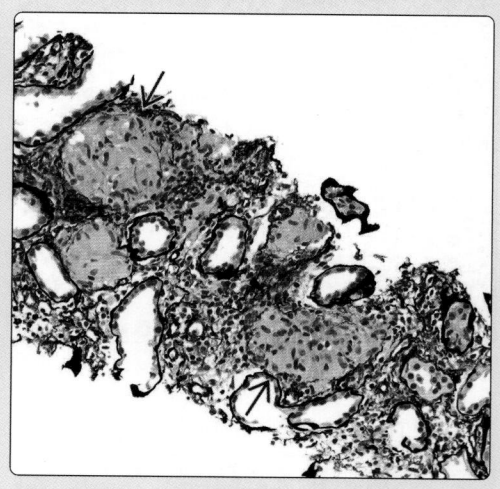

(左)肾结节病常显示肉芽肿性 TIN 伴多核巨细胞浸润➡,可见 Schaumann 体➡,肉芽肿性炎症具有破坏性,并取代了大部分间质成分

(右)结节病肾累及常表现为境界清楚的非干酪样肉芽肿➡,由上皮样组织细胞、淋巴细胞和多核巨细胞组成

星状体巨细胞

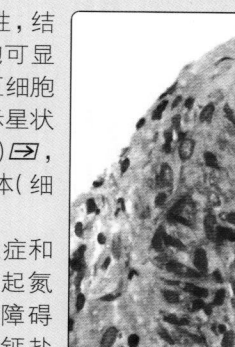
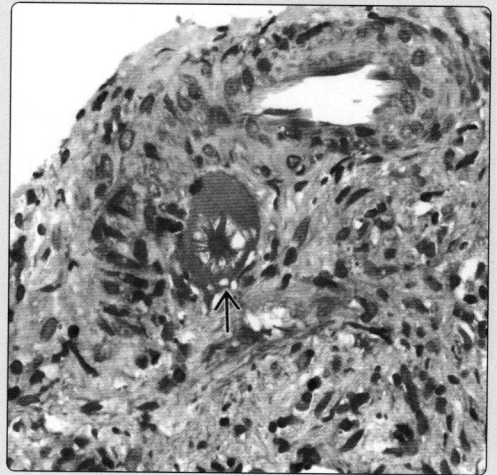

肾钙盐沉着症伴 TBM 钙化

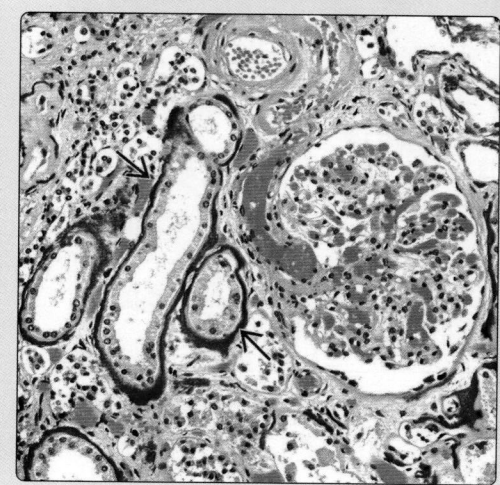

(左)尽管为非特异性,结节病肉芽肿的巨细胞可显示胞质包涵体,这个巨细胞位于小动脉周围,显示星状胞质包涵体(星状体)➡,还可见 Schaumann 体(细胞内钙化)

(右)结节病与高钙血症和高钙尿症有关,可引起氮质血症,肾小管功能障碍伴多尿,偶尔可引起钙盐沉着症和 TBM ➡及鲍曼囊钙化

病因学/发病机制

病因不明

- 遗传易感性
  - 候选基因,包括 HLA 和 *BTNL2*
- 环境因素
  - 地理因素
  - 可能的感染病因,分枝杆菌,痤疮丙酸杆菌(痤疮杆菌)
- 影响 T 细胞和巨噬细胞的免疫调节异常导致组织损伤
  - 炎症细胞因子刺激 1,25-二羟维生素 D_3 合成引起高钙血症
- 罕见与药物相关:抗 TNF-α、IFN-α 和阿那白滞素

临床特征

流行病学

- 发生率
  - 每 10 万人中有 1～40 人
  - 黑人人群发病率较高
  - 全球分布显示北半球发病率较高
- 年龄
  - 20～40 岁
- 性别
  - 女性＞男性

表现

- 咳嗽,呼吸困难,发热
- 淋巴结病,肝脾大
- 葡萄膜炎,关节炎,皮疹
- 肾脏受累(10%～20%)
  - 钙代谢异常引起肾小管功能障碍
    - 肾钙盐沉着症和肾结石
  - 急性或慢性肾脏损伤
  - 腹膜后淋巴结病致肾积水
  - 蛋白尿＞1g/d(约 33%)

实验室检查

- 高钙血症(10%～20%)和高钙尿症(50%～60%)
- ACE 水平升高

预后

- 对类固醇治疗反应良好,但经常复发
  - 黑人和老年患者预后欠佳
- 治疗效果差可能提示其他诊断
- 移植肾罕见复发

镜下特征

组织学特征

- 肾小球疾病罕见(发病频率不详)
  - 20%～40% 先于结节病诊断
  - MN(42%)
  - IgA 肾病(23%)
  - 局灶节段性肾小球硬化症(15%)
  - 微小病变性肾病(12%)
- 肾小管
  - 急性肾小管损伤
  - 淋巴细胞性小管炎
  - 肾钙盐沉着症
- 肾间质
  - 境界清楚非干酪样肉芽肿
    - 上皮样组织细胞和多核巨细胞
    - Schaumann 体(细胞内钙化体)
    - 小行星体(星状胞质包涵体)
  - 淋巴浆细胞浸润;也可见嗜酸性粒细胞
  - 水肿
  - 纤维化

辅助检查

免疫荧光

- 在 MN 中:GBM 和系膜区 IgG 颗粒状沉积
  - 55% PLA2R 阳性(5/9);如为活动性肉芽肿,则为 100%
- 单纯肾小管间质性肾炎阴性

电镜

- 肾小球肾炎系膜区和/或毛细血管袢电子致密物沉积
- 足突消失(MN 和足细胞病)
- TBM 钙化性沉积物

鉴别诊断

肉芽肿性药物/过敏反应(最常见)

- 肉芽肿不明显
- 嗜酸性粒细胞更多

肉芽肿性感染

- 分枝杆菌、真菌及其他

肉芽肿性血管炎

- 常为 ANCA 介导
- 孤立性肾巨细胞动脉炎

肾小管间质性肾炎和葡萄膜炎

- 发病年龄较轻(儿科)
- 间质性肉芽肿不常见(约 13%)

诊断要点

病理要点解读

- 散在非干酪样肉芽肿:考虑药物和结节病
  - 排除感染和系统性血管炎

参考文献

1. Bergner R et al: Renal disease in sarcoidosis patients in a German multicentric retrospective cohort study. Respir Med. 209:107121, 2023
2. Mehta S et al: Renal sarcoidosis. Nephrol Dial Transplant. ePub, 2022
3. Lhote R et al: Clinical phenotypes of extrapulmonary sarcoidosis: an analysis of a French, multiethnic, multicenter cohort. Eur Respir J. 57(4):2001160, 2021
4. Calender A et al: Current insights in genetics of sarcoidosis: functional and clinical impacts. J Clin Med. 9(8):2633, 2020
5. Crouser ED et al: Diagnosis and detection of sarcoidosis. An official American Thoracic Society clinical practice guideline. Am J Respir Crit Care Med. 201(8):e26-51, 2020
6. Hena KM: Sarcoidosis epidemiology: race matters. Front Immunol. 11:537382, 2020
7. Bennett D et al: New concepts in the pathogenesis of sarcoidosis. Expert Rev Respir Med. 13(10):981-91, 2019

间质肉芽肿境界清楚

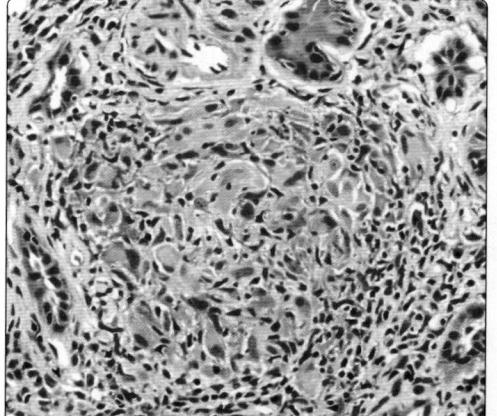

间质肉芽肿

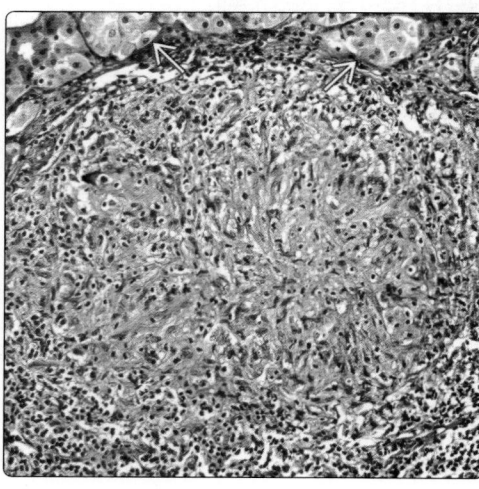

（**左**）肉芽肿由组织细胞组成，无多核巨细胞，可见大量淋巴细胞，但未见嗜酸性粒细胞。散在分布的肉芽肿和嗜酸性粒细胞缺乏使药物性/过敏反应引起的可能性明显降低

（**右**）肾肿瘤肾切除标本，肉芽肿由组织细胞和淋巴细胞组成，肉芽肿上方的细胞为肿瘤细胞 ➡，肿瘤为良性嗜酸细胞瘤

肾小管磷酸钙沉积

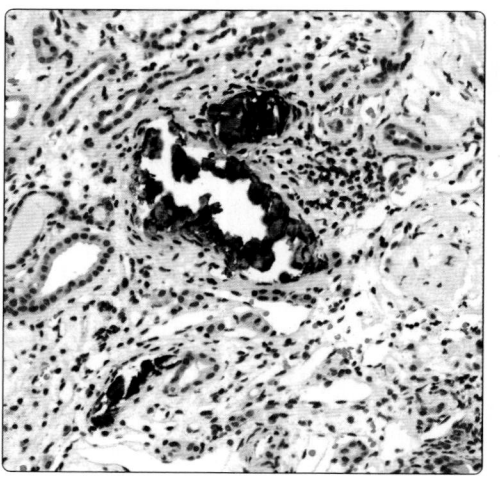

慢性肾小管间质性肾炎

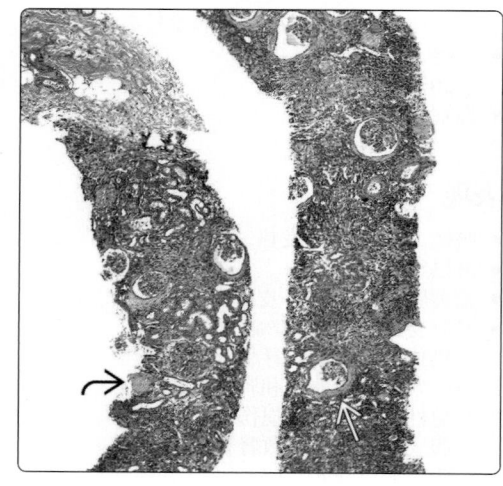

（**左**）结节病常见高钙尿症，可导致肾钙盐沉着症和肾结石，因此，局灶肾小管磷酸钙沉积并不少见

（**右**）一些结节病患者肾脏受累反复发作或类固醇耐药，可导致严重间质纤维化和肾小管萎缩，如图所示，由于持续性炎症。也可出现继发性肾小球损伤，表现为球周纤维化 ➡，血管袢皱缩及球性硬化 ↗

钙化管型和轻度间质纤维化

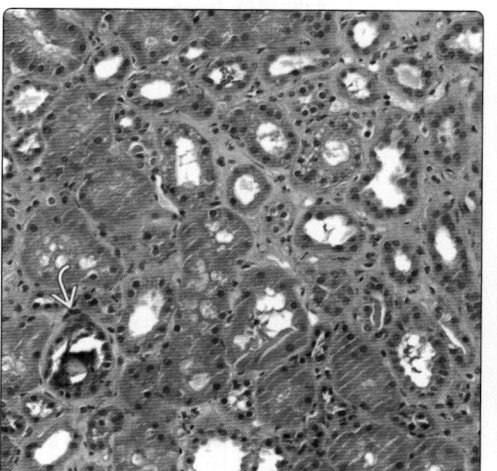

肾小球正常

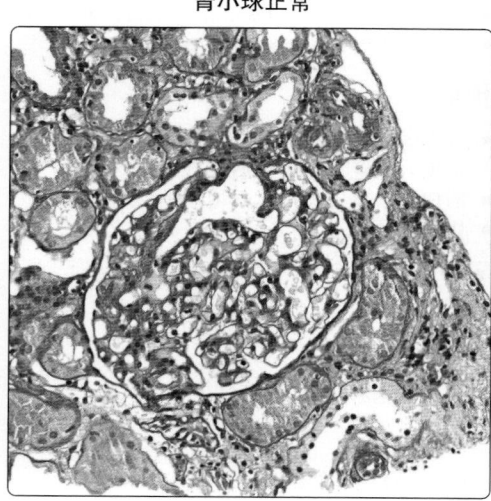

（**左**）结节病患者肾活检未发现肉芽肿，仅见钙化管型 ➡，以及轻度弥漫间质纤维化和肾小管萎缩。在任何活检中出现明显钙/磷酸盐沉积均应考虑到结节病的鉴别诊断

（**右**）结节病累及肾小球少见，这个肾小球正常，未受到存在的急性肾小管间质性肾炎累及

免疫性肾小管疾病

鉴别诊断：肾结核

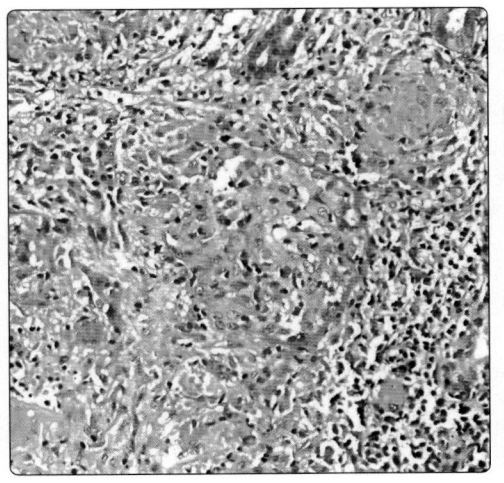

鉴别诊断：肾结核

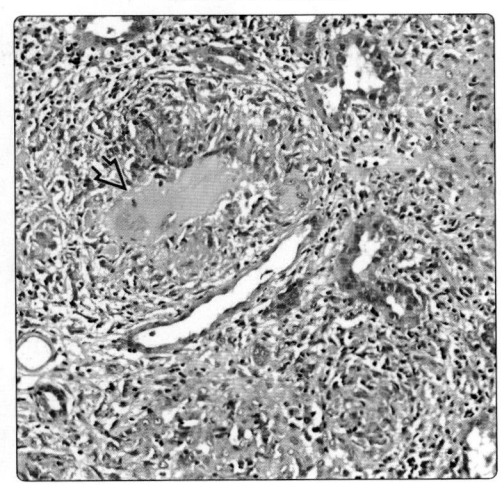

（左）肾结节病需要与其他类型的肉芽肿性肾小管间质性肾炎（TIN）鉴别，如感染、药物性和肉芽肿性脉管炎。如图，肾结核显示活动性肉芽肿性炎症，尽管未见干酪样坏死，但需行病原体特殊染色

（右）肾结核显示中央干酪样坏死的肉芽肿 ⇨，更可能为感染性病因

鉴别诊断：药物性 TIN

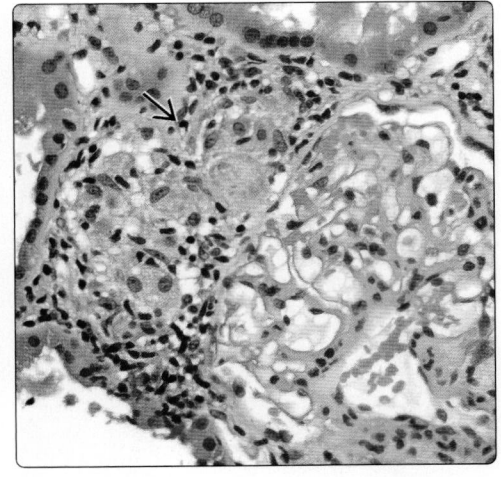

鉴别诊断：药物性 TIN

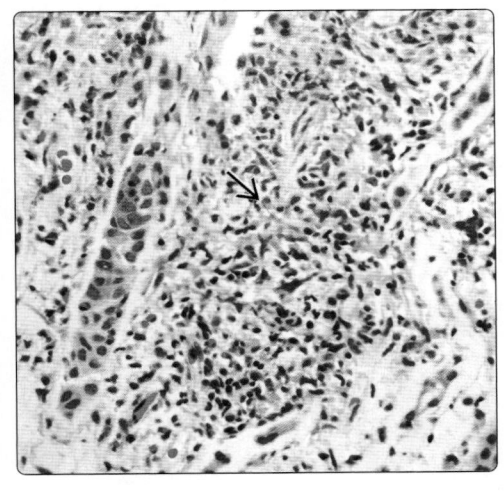

（左）药物性/过敏反应为肉芽肿性 TIN 最常见原因，但这种情况下肉芽肿常不明显，图示药物性 TIN 伴小肉芽肿形成 ⇨

（右）这例由抗生素引起的 TIN 仅显示一簇组织细胞 ⇨，未见边界清楚的肉芽肿。还可见大量淋巴细胞、浆细胞和嗜酸性粒细胞

鉴别诊断：ANCA 相关肉芽肿性血管炎

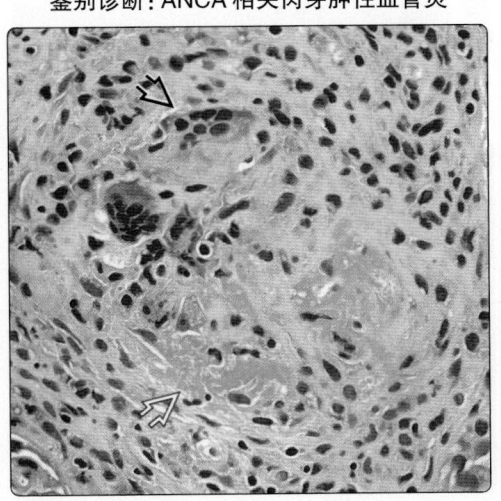

鉴别诊断：巨细胞动脉炎肉芽肿

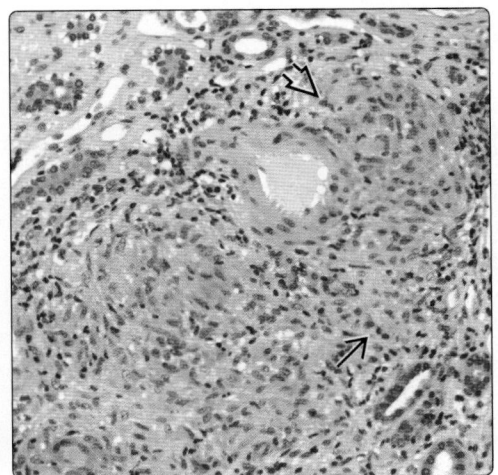

（左）ANCA 相关坏死性肉芽肿性动脉炎可累及肾动脉，这是一例肉芽肿伴多血管炎和坏死性动脉炎病例，动脉壁可见多核巨细胞 ⇨ 及纤维蛋白样坏死 ⇨

（右）孤立性肾巨细胞动脉炎，显示大量以小动脉和微动脉为中心的肉芽肿 ⇨，并可见急性 TIN 伴嗜酸性粒细胞 ⇨ 浸润

（钟鸿斌 译，余英豪 审）

要　点

术语

- 由近端小管刷状缘自身抗体（ABBA）介导的慢性肾小管间质性肾炎（TIN）

病因学/发病机制

- 靶抗原：巨蛋白（megalin）

临床特征

- 罕见
  - 男性为主
- 缓慢进行性肾衰竭
- 很少或没有蛋白尿
- 尿沉渣改变不明显
- 补体水平正常
- 移植肾复发

镜下特征

- 弥漫近端小管刷状缘丢失
- 气泡，空泡，再生改变
- 局灶小管炎
- 淋巴细胞、浆细胞、少量嗜酸性粒细胞浸润

辅助检查

- 沿 TBM 广泛颗粒状 IgG 和 C3 染色
- 大量 TBM 无定形电子致密沉积物
  - 可紧贴基底侧肾小管上皮细胞膜
- 肾小球很少或无沉积物
- 肾小球沉积物类似于膜性肾病，但范围很有限
- 间接免疫荧光血清 IgG 与正常刷状缘抗原发生反应

主要鉴别诊断

- SLE
- IgG4 相关系统性疾病

（左）抗刷状缘抗体肾小管间质性肾炎（ABBA-TIN）患者肾活检显示间质局灶密集的单个核细胞浸润，一些近端肾小管扩张，正常刷状缘缺失 ➡，而其他的炎症区肾小管小，且呈萎缩状 ➡，肾小球正常 ➡

（右）近端小管 TBM 见颗粒状 IgG 沉积物，这些沉积物 C3 和两种轻链亦染色，肾小球或远端小管免疫荧光染色未发现沉积物

弥漫间质浸润

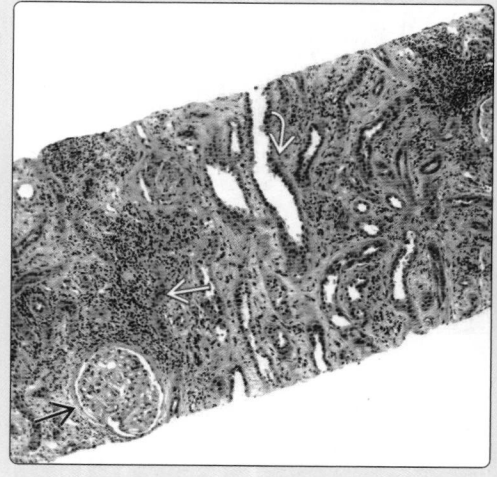

TBM IgG 沉积

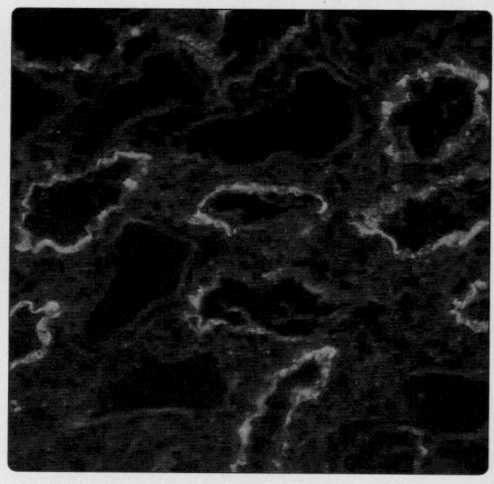

（左）TBM 见无定形电子致密沉积物，有些与基底侧细胞膜紧密接触 ➡，其余的位于 TBM 内或外部 ➡

（右）将 ABBA-TIN 患者血清应用于正常人肾脏冷冻切片，显示近端小管刷状缘 IgG 强阳性 ➡；同样方法采用正常血清评估则为阴性（对照）

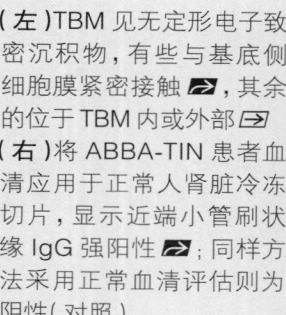

TBM 沉积物

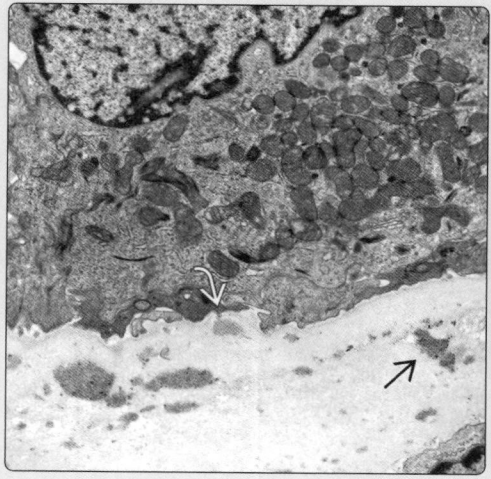

ABBA 血清学检测

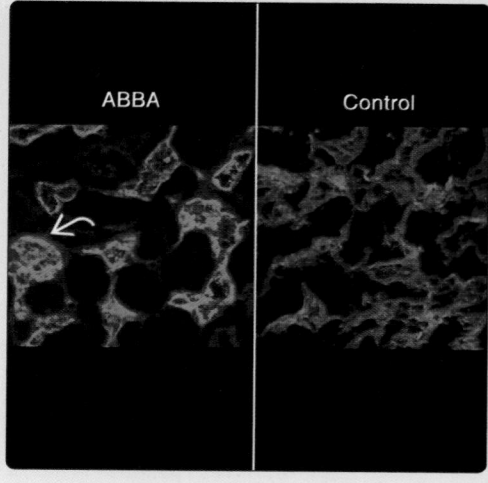

第四章　肾小管间质疾病

术语

定义

- 由 ABBA 介导的慢性 TIN

病因学/发病机制

自体免疫性疾病

- 抗巨蛋白（LRP2）复合物自身抗体
- LRP2 为近端小管刷状缘常见的靶抗原
  - 白蛋白和多种其他蛋白质的内吞受体
  - 足细胞中表达有限
- cubulin（CUBN）和 amnionless（AMN）很少靶向抗原
  - 与 LRP2 形成内吞受体有关

临床特征

流行病学

- 发病率
  - 罕见（<0.1% 肾活检病例）
- 年龄
  - 59～73 岁
- 性别
  - 男性为主

表现

- 急性肾衰竭
- 缓慢进展性肾衰竭
- 很少或没有蛋白尿
- 50% 有低补体血症

治疗

- 经验性免疫抑制
- 移植肾复发

镜下特征

组织学特征

- 肾小球
  - 正常到轻度 GBM 增厚
- 肾小管
  - 近端小管刷状缘弥漫丢失，PAS 染色显示最佳
    - 气泡，空泡，再生改变
  - 局灶小管炎
- 肾间质
  - 淋巴细胞、浆细胞、少量嗜酸性粒细胞浸润
- 肾血管
  - 无特殊改变

辅助检查

免疫组化

- 可见明显的 IgG4 浆细胞

免疫荧光

- 广泛颗粒状 TBM 沉积物
  - IgG、C3 和 C4d 染色
    - 明显的 IgG4 染色伴少量 IgG1、IgG2
    - IgG3（–）
    - 多克隆轻链染色
- 肾小球很少或无 IgA、IgM 和 C1d 染色

电镜

- 明显的 TBM 无定形电子致密沉积物
  - 可位于肾小管上皮细胞基底侧质膜附近
- 肾小球沉积物类似膜性肾病，但范围有限
- 罕见弥漫足细胞足突消失

血清学检测

- 间接免疫荧光显示患者血清 IgG 与正常刷状缘抗原反应

鉴别诊断

SLE

- TBM 免疫复合物沉积常见（约 60%）
  - 很少或无肾小球受累罕见
- SLE 血清学和其他体征
- SLE 中罕见 ABBA 报道
  - SLE 患者（约 40%）有抗 LRP2 抗体；亦见于类风湿关节炎和干燥综合征病例

IgG4 相关性系统性疾病

- IgG4 优势浆细胞浸润亦见于 ABBA 中
- 可有肾外体征
- IgG4 为 TBM 沉积物中优势免疫球蛋白
- ABBA（–）

CUBM-AMN, ABBA-TIN

- 证实 TBM 沉积物中存在这些抗原
- 年轻患者存在慢性肺部疾病（1 例）

参考文献

1. Morelle J et al: Cubilin and amnionless protein are novel target antigens in anti-brush border antibody disease. Kidney Int. 101(5):1063-68, 2022
2. Arcoverde Fechine Brito LP et al: Antibrush border antibody disease: a case report and literature review. Kidney Med. 3(5):848-55, 2021
3. Caliskan Y et al: A case of immune complex mediated tubulointerstitial disease and nephrotic syndrome: anti LRP-2 nephropathy with diffuse podocyte effacement. J Nephrol. 34(3):915-19, 2021
4. Dvanajscak Z et al: Anti-brush border antibody disease (anti-LRP2 nephropathy) associated with lupus nephritis. Kidney Int Rep. 5(9):1590-4, 2020
5. Gallan AJ et al: Anti-LRP2 nephropathy. Kidney Int Rep. 5(12):2365-70, 2020
6. Gamayo A et al: Anti-LRP2 nephropathy with concurrent kidney infiltration by lymphoma. Clin Kidney J. 13(3):468-72, 2020
7. Dinesh KP et al: Anti-LRP2 nephropathy with abundant IgG4-positive plasma cells: a case report. Am J Kidney Dis. 74(1):132-7, 2019
8. Larsen CP et al: LDL receptor-related protein 2 (megalin) as a target antigen in human kidney anti-brush border antibody disease. J Am Soc Nephrol. 29(2):644-53, 2018
9. Rosales IA et al: Immune complex tubulointerstitial nephritis due to autoantibodies to the proximal tubule brush border. J Am Soc Nephrol. 27(2):380-4, 2016

（钟鸿斌　译，余英豪　审）

要　点

术语

- 由抗 TBM 自身抗体引起的肾脏疾病；抗体作为原发性或继发性事件出现

病因学/发病机制

- 原发性特发性疾病（罕见）
- 与其他疾病相关
  - 家族性膜性肾病抗 TBM（aTBM）综合征
  - 药物性肾小管间质性肾炎
  - 肾移植排斥反应
  - 木村病
  - 空肠回肠旁路术后草酸盐症
  - 马兜铃酸（中草药肾病）

临床特征

- 慢性肾衰竭
- 多尿、烦渴、蛋白尿

镜下特征

- 单个核细胞浸润，罕见巨细胞浸润
- 小管炎
- 肾小管萎缩和纤维化
- 免疫荧光显示近端 TBM 线性 IgG 和 C3 染色
  - 无线性 GBM 染色

主要鉴别诊断

- 肾小管间质性肾炎和葡萄膜炎
- 干燥综合征
- IgG4 相关疾病

诊断要点

- 需要 TBM 线性 IgG 染色：TBM 仅 C3 染色常见，为非特异性表现
- 正常肾脏间接免疫荧光法检测血清抗 TBM 活性：近端小管 TBM（+），远端 TBM 和 GBM（-）

（左）近端 TBM 线性染色为抗 TBM（aTBM）抗体存在的第一线索，本例与甲氧西林间质性肾炎有关
（右）甲氧西林过敏反应伴 aTBM 抗体阳性，可见广泛炎性浸润，局灶侵入肾小管 ➡

TBM 线性 IgG 沉积

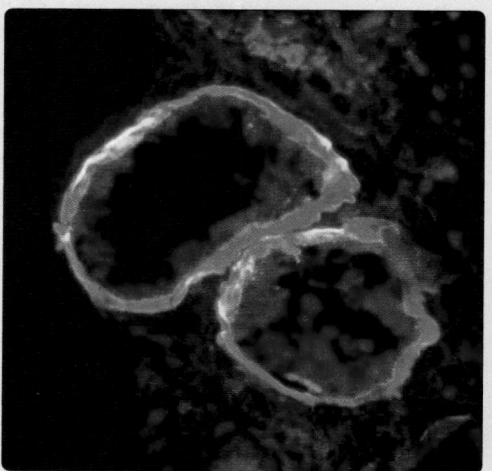

小管炎和间质炎症

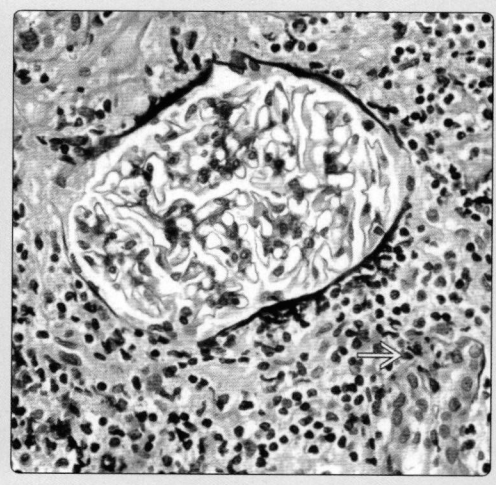

（左）甲氧西林过敏相关抗 TBM 病，显示 TBM 断裂、磨损及分层 ➡，一个损伤反应性的肾小管上皮细胞从 TBM 上脱落 ➡
（右）移植肾新发抗 TBM 病，显示近端 TBM 线性 IgG 染色 ➡，远端 TBM 阴性 ➡，推测可能系受体缺乏 TBM 抗原的缘故（Courtesy V.Pardo, MD.）

TBM 断裂

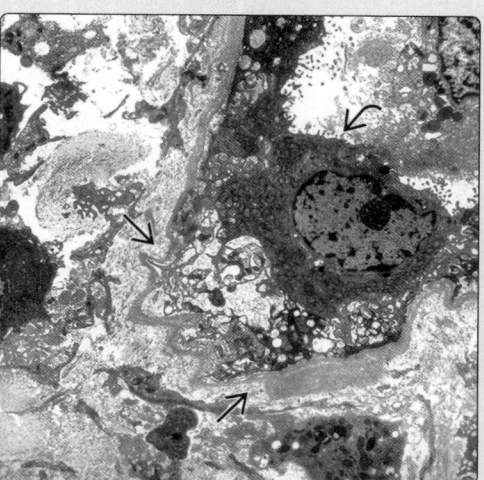

移植肾伴抗 TBM 病

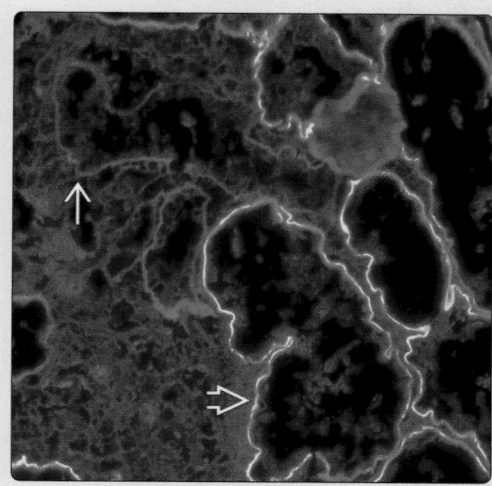

术语

缩写

- 抗 TBM（anti-TBM，aTBM）病

定义

- 由抗 TBM 自身抗体引起的肾脏疾病；抗体作为原发性或继发性事件出现

病因学/发病机制

抗体介导的疾病

- TBM 抗原
  ○ 近端 TBM 中的非胶原性 58KD 蛋白
  ○ 仅在肾脏中（成人和胎儿）表达
    - 染色体 6p11.2-12
    - 与卵泡抑素、凝集素、骨连接蛋白/SPARC、α-1 层粘连蛋白、玻连蛋白具有同源性
  ○ 在一些青少年肾消耗病病例中表达降低或缺失

抗 TBM 抗体产生条件

- 原发疾病
  ○ 特发性肾小管间质性肾炎
  ○ 儿童家族性膜性肾病（MN）
- 继发于其他肾脏疾病
  ○ 药物性肾小管间质性肾炎
  ○ 马兜铃酸（中草药肾病）
  ○ 木村病
  ○ 空肠回肠旁路术后草酸盐沉积
- 肾移植
  ○ 可能由于受体中缺乏 TBM 同种抗原

细胞介导成分

- 单个核细胞可能导致损伤

动物模型

- 13 品系豚鼠自体 TBM 免疫后数周内即可发生间质性肾炎
- Lewis 大鼠缺乏 TBM 抗原，在来自 Fisher 344 品系的移植物中发生 aTBM 病

临床特征

流行病学

- 罕见研究

表现

- 多尿，烦渴
- 慢性肾衰竭
- 肉眼血尿
- 蛋白尿
  ○ MN 患者有肾病性蛋白尿

治疗

- 类固醇常用
- 停用与疾病相关的药物

预后

- 结局不详；可引起肾衰竭

镜下特征

组织学特征

- 肾小球正常，除非有其他疾病
- 肾小管
  ○ 小管炎，萎缩
  ○ PAS 染色可见 TBM 结构破坏
- 肾间质
  ○ 单个核细胞浸润
    - T 细胞，巨噬细胞
    - 药物性间质性肾炎常见嗜酸性粒细胞
    - 纤维化
    - 罕见巨细胞
- 肾血管无特异性改变

辅助检查

免疫荧光

- 近端小管 IgG 和 C3 线性染色
  ○ 偶尔其他反应物染色，IgA，C4，IgM
  ○ 1 例主要表现为 IgG4
- 除非合并肾小球疾病（如 MN），否则无肾小球染色
- 间接免疫荧光检测血清 aTBM 活性
  ○ 正常存在于近端 TBM，GBM 或远端小管阴性
  ○ Goodpasture 综合征 GBM 和远端 TBM 抗 Ⅳ 型胶原蛋白抗体阳性

鉴别诊断

IgG4 相关疾病

- TBM 颗粒状 Ig 沉积物
- 电镜显示 TBM 中无定形电子致密沉积物

抗刷状缘抗体病

- TBM 颗粒状免疫球蛋白沉积物
- 抗正常刷状缘抗体

诊断要点

病理要点解读

- 需有 TBM 线性 IgG 沉积：仅 TBM C3 染色常见，为非特异性表现
- 必须证实血清 aTBM 活性（正常肾脏间接免疫荧光检测）

参考文献

1. Sinniah R et al: A novel case of linear IgG4-antibody mediated tubulointerstitial nephritis with concomitant HLA-B7, ANCA-MPO. Pathology. 51(5):539-43, 2019
2. Dixit MP et al: Kimura disease with advanced renal damage with anti-tubular basement membrane antibody. Pediatr Nephrol. 19(12):1404-7, 2004
3. Ikeda M et al: Molecular cloning, expression, and chromosomal localization of a human tubulointerstitial nephritis antigen. Biochem Biophys Res Commun. 268(1):225-30, 2000
4. Tay AH et al: Membranous nephropathy with anti-tubular basement membrane antibody may be X-linked. Pediatr Nephrol. 14(8-9):747-53, 2000
5. Iványi B et al: Childhood membranous nephropathy, circulating antibodies to the 58-kD TIN antigen, and anti-tubular basement membrane nephritis: an 11-year follow-up. Am J Kidney Dis. 32(6):1068-74, 1998

（钟鸿斌 译，余英豪 审）

第14节 IgM(+)浆细胞性肾小管间质性肾炎

要 点

术语

- 肾小管间质性肾炎(TIN)伴肾脏IgM(+)浆细胞增加和血清IgM水平升高

临床特征

- >90%为女性
- 罕见
- 轻度至中度肾功能不全
- 远端肾小管酸中毒(100%)
- Fanconi综合征(92%)
- 血清IgM升高(依定义)
- 抗线粒体抗体(82%)
- 可能与系统性疾病相关
    - 原发性胆汁性肝硬化(46%)
    - 干燥综合征(31%)

镜下特征

- TIN伴大量浆细胞
- IgM(+)浆细胞增多
    - 表达CD138
- IgG4(+)阳性浆细胞没有增加
- 免疫荧光或电镜检查TBM无免疫沉积物

主要鉴别诊断

- 干燥综合征
    - 重叠:31% IgM浆细胞性TIN患者有干燥综合征
- IgG4相关TIN
    - IgG(+)和IgG4(+)浆细胞增多
- 慢性肾盂肾炎
    - 中性粒细胞浸润,中性粒细胞管型
- ANCA相关TIN
    - 富含浆细胞的间质炎症
- 其他自身免疫性TIN

IgM(+)浆细胞性TIN

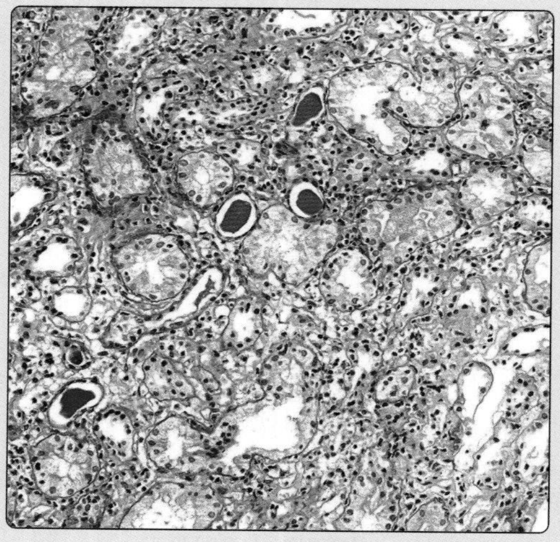

IgM(+)浆细胞性TIN

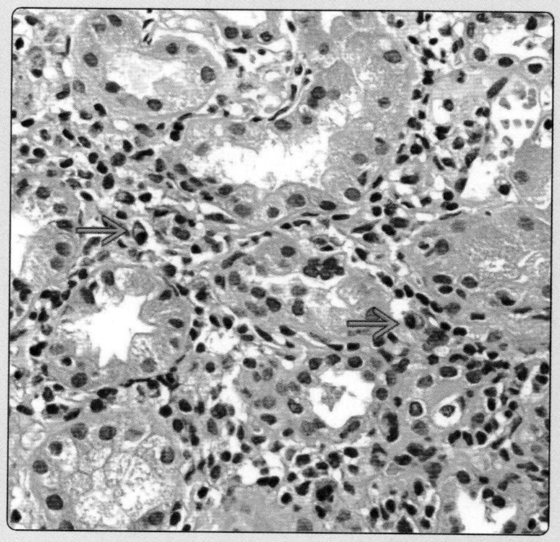

(左)IgM浆细胞性TIN显示轻微间质纤维化和肾小管萎缩,注意无车辐状间质纤维化,如存在则需考虑IgG4-TIN(*Courtesy N.Takahashi, MD.*)
(右)IgM浆细胞性TIN病例,间质炎性浸润中可见浆细胞 ⇨(*Courtesy N.Takahashi, MD.*)

小管炎

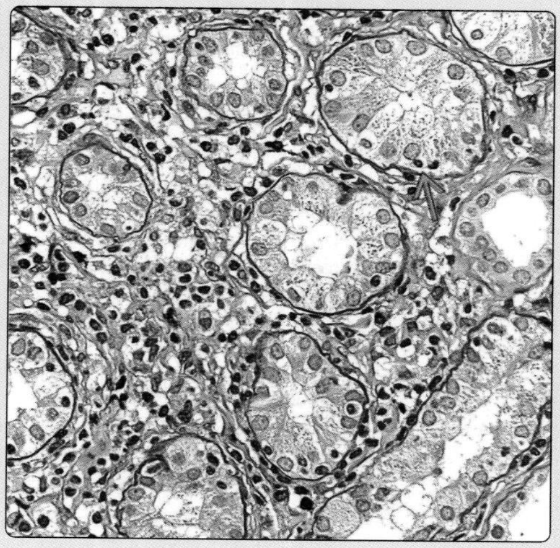

IgM:CD138双染阳性浆细胞

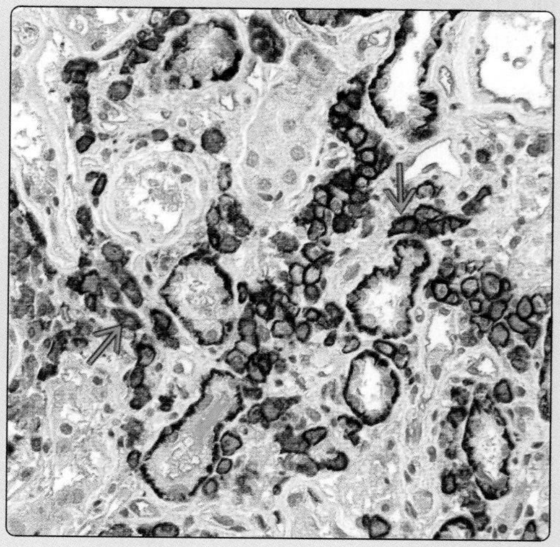

(左)IgM浆细胞性TIN显示单个核细胞小管炎 ⇨(*Courtesy N.Takahashi, MD.*)
(右)IgM(红色)和CD138(棕色)免疫染色显示IgM和CD138双染阳性浆细胞 ⇨,近端肾小管正常表达基底CD138(*Courtesy N.Takahashi, MD.*)

术语

缩写

- 肾小管间质性肾炎(tubulointerstitial nephritis, TIN)
- 原发性胆汁性肝硬化(primary biliary cirrhosis, PBC)

同义词

- IgM 浆细胞性间质性肾炎

定义

- 伴 IgM(＋)浆细胞增多和血清 IgM 水平升高的 TIN

临床特征

流行病学

- 发病率
  - 罕见;肾活检中与 PBC 相关的 TIN＜0.1%
- 年龄
  - 平均 51±9 岁
- 性别
  - ＞90% 为女性

表现

- 轻度至中度肾功能不全
- 可能与系统性疾病相关
  - PBC(46%)
  - 干燥综合征(31%)
  - 据报道肝脏中双染 IgM/CD138(＋)浆细胞增加
- 远端肾小管酸中毒(100%)
- Fanconi 综合征(92%)

实验室检查

- 血清 IgM 增高(依定义), ＞2.7g/L
- 抗线粒体抗体(82%)
- 低补体血症(15%)
- 糖尿
- 尿液 pH 值＞5.5
- 没有单克隆蛋白证据

治疗

- 对类固醇治疗部分有效
  - 改善肾功能并降低血清 IgM
  - 停用类固醇后疾病可复发

预后

- 大多数患者发生慢性肾功能不全

镜下特征

组织学特征

- 肾小球:无特殊异常
- 肾小管
  - 淋巴细胞性小管炎[CD3(＋)T 细胞]
  - 富含浆细胞 TIN
  - 间质中浆细胞和淋巴细胞浸润
  - 无明显嗜酸性粒细胞浸润
- 肾间质
  - 无车辐状纤维化
- 肾血管:无特殊异常

辅助检查

免疫组化

- IgM(＋)浆细胞增加
  - 至少 13 个/HPF
- IgM-CD138 双染阳性细胞
  - IgM(＋)浆细胞占 CD138(＋)细胞的 43%(范围 8.3%～68.0%)
- 浸润中存在 CD3(＋)T 细胞
- 少量 IgG(＋)浆细胞
- IgG4(＋)浆细胞无增加

免疫荧光

- 无 TBM 免疫沉积物

电镜

- 间质细胞内晶体罕见

鉴别诊断

干燥综合征

- 重叠:31% IgM 浆细胞性 TIN 患者有干燥综合征
- IgG4(＋)或 IgM(＋)浆细胞通常不增加
- 血清抗 SSA 和/或抗 SSB 抗体阳性

IgG4 相关性肾小管间质性肾炎

- 肾组织通常可见车辐状纤维化
- 组织中 IgG(＋)和 IgG4(＋)浆细胞增加
- 大多数病例血清 IgG4 升高
- IgG4-TIN 中 IgM(＋)浆细胞无增加
- IgG4-TIN 以男性多见;IgM 浆细胞性 TIN 以女性多见
- 患者可出现肾脏和/或其他器官影像学异常

慢性肾盂肾炎

- 中性粒细胞浸润,中性粒细胞管型
- 尿路感染史

ANCA 相关性肾小管间质性肾炎

- 通常还存在坏死性/新月体性肾小球肾炎

华氏巨球蛋白血症

- 肾小球疾病伴 IgM 沉积
- 血清 IgM 升高(单克隆性)

参考文献

1. Minato M et al: Glucocorticoid-dependent tubulointerstitial nephritis with IgM-positive plasma cells presenting with intracellular crystalline inclusions within the rough endoplasmic reticulum. Intern Med. 60(19):3129-36, 2021
2. Matsuoka-Uchiyama N et al: Tubulointerstitial nephritis cases with IgM-positive plasma cells. Kidney Int Rep. 5(9):1576-80, 2020
3. Mizoguchi S et al: IgM-positive tubulointerstitial nephritis associated with asymptomatic primary biliary cirrhosis. Kidney Int Rep. 3(4):1004-9, 2018
4. Saeki T et al: Tubulointerstitial nephritis and Fanconi syndrome in a patient with primary Sjögren's syndrome accompanied by antimitochondrial antibodies: a case report and review of the literature. Mod Rheumatol. 28(5):897-900, 2018
5. Takahashi N et al: Tubulointerstitial nephritis with IgM-positive plasma cells. J Am Soc Nephrol. 28(12):3688-98, 2017
6. François H et al: Renal involvement in primary Sjögren syndrome. Nat Rev Nephrol. 12(2):82-93, 2016
7. Raissian Y et al: Diagnosis of IgG4-related tubulointerstitial nephritis. J Am Soc Nephrol. 22(7):1343-52, 2011

(钟鸿斌 译,余英豪 审)

要　点

术语

- 远端肾单位大量单克隆轻链管型滤过，导致肾小管损伤和阻塞
- 同义词
  - 骨髓瘤管型肾病
  - 骨髓瘤肾

病因学/发病机制

- 管型形成的诱发因素包括
  - 脱水
  - 高钙血症
  - NSAID
- 某些轻链与 Tamm-Horsfall 蛋白有亲和性

临床特征

- 急性和慢性肾衰竭

- 在多发性骨髓瘤患者中的发生率为 30%～50%
- 5 年生存率：20%～25%，随现代治疗而改善

镜下特征

- 肾小管管型
  - 通常累及远端小管和集合管
  - 边缘锐利或出现折断样改变
  - 对小管内管型产生巨细胞反应
  - 可见突出的小管内中性粒细胞聚集
- 可有其他单克隆免疫球蛋白病变（淀粉样变性，单克隆免疫球蛋白沉积病）
- 免疫荧光或免疫组化显示管型存在轻链限制性

主要鉴别诊断

- 横纹肌溶解症相关急性小管损伤
- 药物相关的管型肾病
- 单克隆免疫球蛋白沉积病
- 急性肾小管损伤

断裂性管型

管型巨细胞反应

（左）HE 切片显示管型断裂成两段，边缘呈直角（或折断外观），间质可见散在炎症细胞及浆细胞浸润，可能代表异常浆细胞累及肾脏
（右）小管管型的几个碎片被巨噬细胞包裹形成明显的巨细胞反应，是骨髓瘤管型肾病的特征

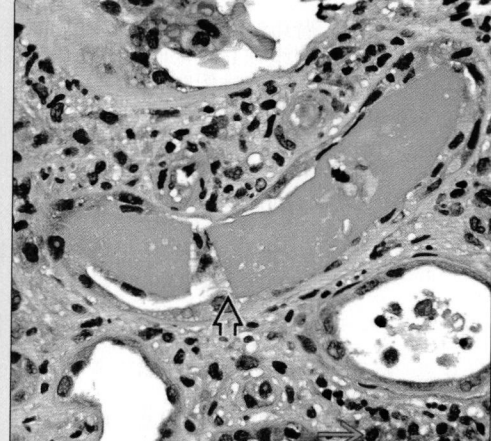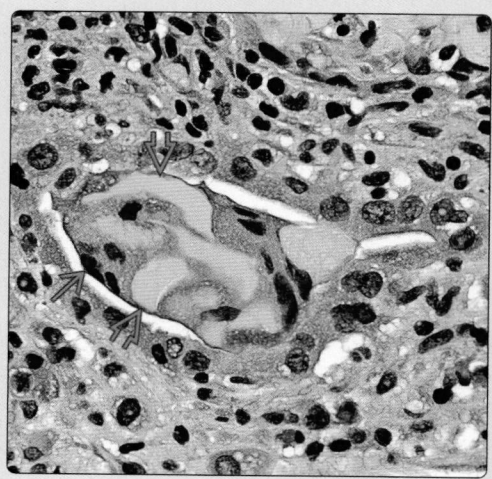

骨髓瘤管型三色染色

免疫荧光轻链限制性

（左）Masson 三色染色突出显示几个小管内强嗜品红性轻链管型染色，这种深红色染色可因管型混杂有细胞碎屑及不等量 Tamm-Horsfall 蛋白而减弱
（右）轻链管型肾病患者，免疫荧光显示 λ 轻链管型强着色，κ 轻链染色阴性（未显示）

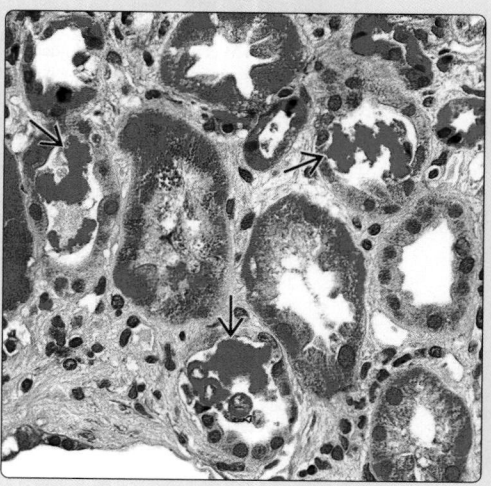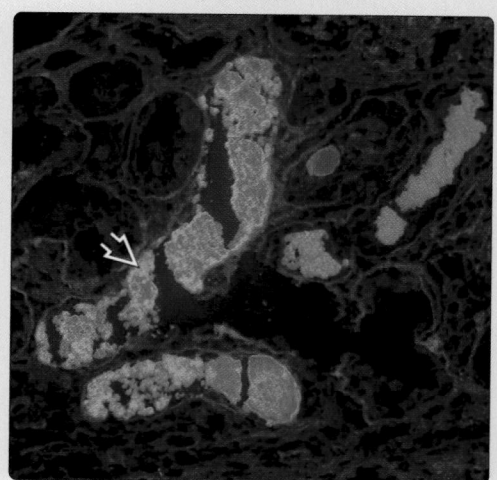

术语

缩写

- 轻链管型肾病(light chain cast nephropathy，LCCN)

同义词

- 骨髓瘤管型肾病(MCN)或骨髓瘤肾
  - 不是所有病例都符合多发性骨髓瘤诊断
- 本周蛋白管型肾病

定义

- 单克隆轻链在远端肾单位积聚并形成管型,具有细胞毒性和阻塞性

病因学/发病机制

浆细胞失调

- 单克隆轻链产生过多
  - 轻链(本周蛋白)经肾小球自由滤过
  - 某些单克隆轻链具有肾毒性
    - 与轻链互补决定区 3(CDR3)的蛋白结构相关
    - 肽序列 LSADSSGSYLYV 与 Tamm-Horsfall 蛋白(THP),又称尿调节素具有亲和性
  - THP 和轻链在远端肾单位沉积导致
    - 梗阻
    - 细胞毒性
    - 炎症反应
  - 管型形成的诱发因素包括
    - 高水平游离轻链(FLC)
    - 脱水,利尿,高钙血症,非甾体抗炎药,造影剂,感染

临床特征

流行病学

- 发病率
  - 90% LCCN 有多发性骨髓瘤
  - 其他血液系统疾病偶有 LCCN
    - 华氏巨球蛋白血症
    - 慢性淋巴细胞白血病
    - 其他淋巴瘤
- 年龄
  - 中位年龄:66 岁
- 性别
  - 男:女=3:2

表现

- 急性或慢性肾衰竭
  - 55% 的骨髓瘤患者
- 蛋白尿
  - 轻链>90%,本周蛋白检测阳性
  - 通常白蛋白小于总蛋白的 10%
  - 尿试纸试验不敏感
    - 检测白蛋白尿而非轻链

实验室检查

- 血清和/或尿蛋白电泳
- 血清 FLC 通常>0.5g/L
  - FLC 的减少与肾脏恢复相关
    - 治疗第 21 天减少约 60%,80% 肾脏恢复

治疗

- 潜在的骨髓瘤治疗
  - 皮质类固醇,化疗,沙利度胺,硼替佐米,卡非罗米,瑞福美特,达拉图单抗,其他新药
  - 造血干细胞移植
  - 肾脏和骨髓移植
- 支持疗法,补水,降低高钙血症
- 血浆置换和高截留量血液透析的作用有争议
- 新型环肽阻断 THP 与轻链(LC)的相互作用(研究性)

预后

- 45% 的肾功能改善与 FLC 减少相关
  - 多变量分析中唯一与预后相关的参数
  - 75% 依赖透析
- 5 年生存率:20%~25%
  - ESRD 对生存有重要影响
    - 肾功能恢复病例中位生存期:43 个月,肾功能无恢复病例:8 个月
  - 使用新的骨髓瘤药物改善生存率
    - 死亡可能性从 2001 年至 2010 年下降了 28%

镜下特征

组织学特征

- 肾小球
  - 不受累,除非合并单克隆免疫球蛋白沉积病(MIDD)或淀粉样变性
    - MIDD(10%)
    - 淀粉样变性(4%)
- 肾小管
  - HE 上强嗜酸性管型累及远端小管和集合管
    - 管型边缘锐利或断裂样外观
    - 内衬扁平细胞至反应性小管上皮细胞或巨噬细胞
    - 可存在对管型的巨细胞反应
    - 可见显著的小管内中性粒细胞聚集
    - 结晶体罕见
  - 近端小管通常无轻链管型
- 间质
  - 炎症通常以单核细胞为主,偶见嗜酸性粒细胞
  - 小管周肉芽肿
  - 罕见肿瘤性浆细胞浸润肾脏
- 血管
  - 无特殊表现

辅助检查

组织化学

- 管型 PAS 弱阳性或阴性 vs. THP

- 三色染色管型呈红色/紫色（vs. THP 为蓝色）
- 管型刚果红染色（+）（28%）
  - 38% 有系统性淀粉样变性（vs. 0 无刚果红阳性管型）

免疫荧光

- 轻链限制性
  - 单轻链染色或明显超过其他
    - 频率上 κ＞λ
    - 陷阱：萎缩性肾小管中尿调节素管型可出现两种轻链染色
  - 石蜡组织切片也能得到好的效果
  - TBM±GBM 出现单轻链融合染色，提示合并有 MIDD

原位杂交

- 如果怀疑浆细胞浸润（κ，λ）

电镜

- 管型可有亚结构
  - 颗粒状
  - 原纤维样
  - 微泡状
  - 结晶
- TBM±GBM 粉末状电子致密物沉积提示合并 MIDD
  - 免疫荧光仅约 37% 显示

免疫组化

- 如果免疫荧光标本中未见管型，可在石蜡组织切片中检测 κ 和 λ

鉴别诊断

横纹肌溶解症相关急性肾小管损伤

- 一致性颗粒状色素性管型
  - 免疫组化染色肌红蛋白（+）

血红蛋白管型肾病

- 管型可与肌红蛋白相似

单克隆免疫球蛋白沉积病

- 与 LCCN 并发（10%）

AL 型淀粉样变性

- 刚果红染色限于肾小管管型
- 淀粉样变性很少与 LCCN 共存

急性肾小管损伤

- 蛋白样管型 PAS 阳性
- 管型无轻链限制性

万古霉素相关管型肾病

- 免疫组化显示管型万古霉素阳性
- 电镜显示万古霉素纳米球与尿调节素缠结
- 肾小管管型无轻链限制性

利福平管型肾病

- 肾小管管型无轻链限制性

晶体型冷球蛋白血症

- 类似 I 型冷球蛋白血症，但伴有晶体沉积物
- 晶体结构见于肾小球和微动脉，而不是像 MCN 中位于小管腔内

终末期肾

- 萎缩性肾小管中的透明管型可见裂纹
  - PAS（+），但缺乏巨细胞反应
  - 肾小管管型无轻链限制性

诊断要点

临床相关病理特征

- 管型和肾小管萎缩程度可预测肾脏预后
  - 管型中位数：在肾脏反应者 vs. 无肾脏反应者为 13 vs. 30 个 /10 个 ×200 视野
  - 肾小管萎缩中位数：在肾脏反应者 vs. 无肾脏反应者为 54% vs. 92%
- 随访 eGFR 的独立预测因子：＞5 个皮质管型 $/mm^2$ 和 IFTA≥25%

病理要点解读

- 轻链染色是区分 LCCN 与其他管型肾病的最好方法
- 潜在陷阱：萎缩肾小管中的 THP 管型无轻链限制性，可能分散在轻链限制性管型中
- 肾髓质缺乏可导致假阴性

参考文献

1. Miki K et al: Successful renal recovery from multiple myeloma-associated crystalline light chain cast nephropathy and accompanying acute kidney injury with early use of bortezomib-based therapy: a case report and literature review. CEN Case Rep. 12(1):56-62, 2023
2. Menè P et al: Light chain cast nephropathy in multiple myeloma: prevalence, impact and management challenges. Int J Nephrol Renovasc Dis. 15:173-83, 2022
3. Sy-Go JPT et al: Monoclonal gammopathy-related kidney diseases. Adv Chronic Kidney Dis. 29(2):86-102.e1, 2022
4. Royal V et al: Clinicopathologic predictors of renal outcomes in light chain cast nephropathy: a multicenter retrospective study. Blood. 135(21):1833-46, 2020
5. Sathick IJ et al: Myeloma light chain cast nephropathy, a review. J Nephrol. 32(2):189-98, 2019
6. Gibier JB et al: Intratubular amyloid in light chain cast nephropathy is a risk factor for systemic light chain amyloidosis. Mod Pathol. 31(3):452-62, 2018
7. Sethi S et al: The complexity and heterogeneity of monoclonal immunoglobulin-associated renal diseases. J Am Soc Nephrol. 29(7):1810-23, 2018
8. Doshi M et al: Paraprotein-related kidney disease: kidney injury from paraproteins-what determines the site of injury? Clin J Am Soc Nephrol. 11(12):2288-94, 2016
9. Ecotière L et al: Prognostic value of kidney biopsy in myeloma cast nephropathy: a retrospective study of 70 patients. Nephrol Dial Transplant. 31(5):850, 2016
10. Reule S et al: ESRD due to multiple myeloma in the United States, 2001-2010. J Am Soc Nephrol. 27(5):1487-94, 2016
11. Leung N et al: Myeloma-related kidney disease. Adv Chronic Kidney Dis. 21(1):36-47, 2014
12. Nasr SH et al: Clinicopathologic correlations in multiple myeloma: a case series of 190 patients with kidney biopsies. Am J Kidney Dis. 59(6):786-94, 2012
13. Hutchison CA et al: Early reduction of serum-free light chains associates with renal recovery in myeloma kidney. J Am Soc Nephrol. 22(6):1129-36, 2011

第四章　肾小管间质疾病

急性肾小管损伤

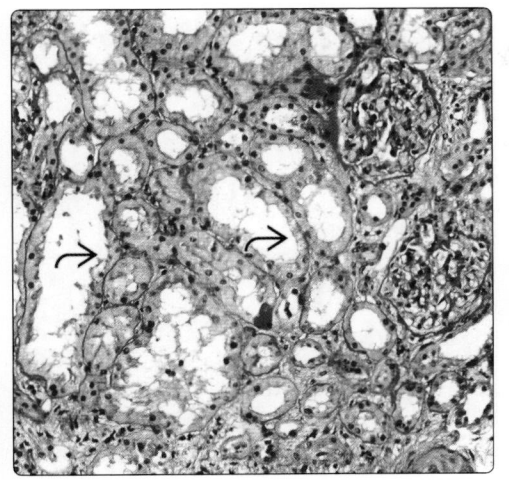

伴中性粒细胞的不典型轻链管型

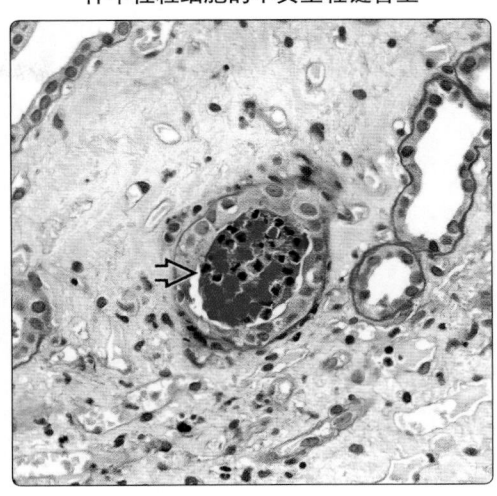

（左）48 岁女性 LCCN 患者，表现为急性肾衰竭。皮质内可见许多扩张的肾小管，上皮细胞扁平或空泡变 ➾，为急性肾小管损伤的特征，肾小球 PAS 染色正常

（右）不典型管型 PAS 阳性 ➾，呈细颗粒状，并含有中性粒细胞，这些管型可被误认为是小管内的细胞碎屑，其在急性肾小管损伤/坏死的情况下可以见到

骨髓瘤管型呈强嗜酸性

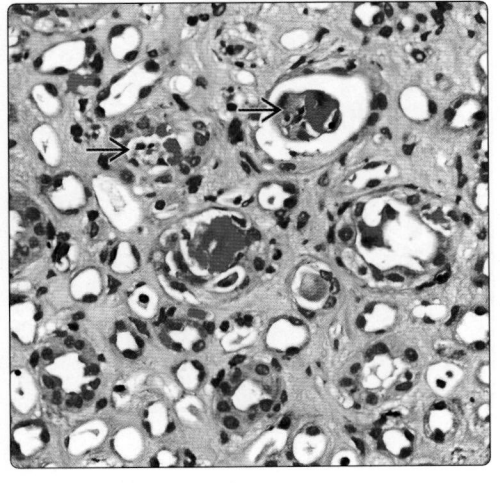

三色染色呈斑驳状着色

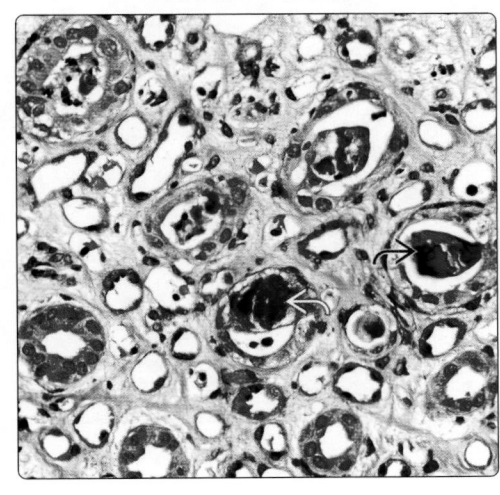

（左）远端肾单位段强嗜酸性管型中混有少量炎症细胞 ➾，偶尔可见围绕管型的突出中性粒细胞反应（未显示）

（右）肾髓质中由骨髓瘤引起的轻链管型可显示从深红色 ➾ 至斑驳状红 - 蓝色 ➾ 外观，如 Masson 三色染色所示

LCCN 合并 MIDD 呈轻链限制性

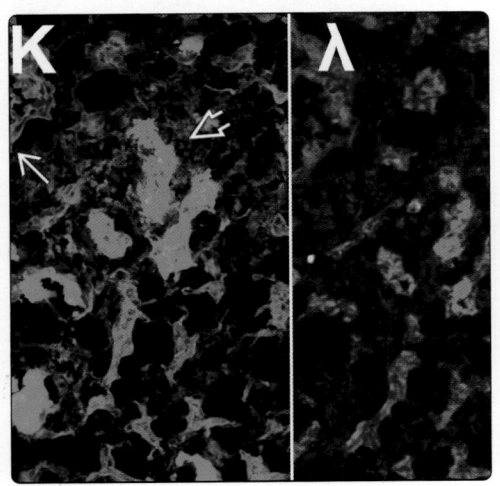

管型呈轻链限制性

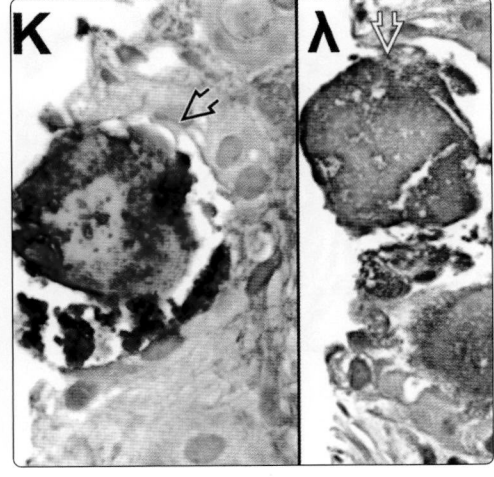

（左）LCCN 典型表现为 κ 轻链管型呈强阳性 ➾（左图），而 λ（右图）呈弱着色，此外，κ＞λ 而非 λ 的 GBM ➾ 和 TBM 融合性但暗淡的染色提示 MIDD，在约 10% 的 LCCN 中同时发生

（右）这例活检标本的管型并不明显，但石蜡包埋组织免疫组化染色则显示管型 κ 轻链呈强阳性着色 ➾（左图）和红晕状间质染色，λ 染色较弱 ➾（右图），支持 LCCN 诊断

单克隆免疫球蛋白肾小管间质疾病

707

骨髓瘤管型伴有裂纹和白细胞

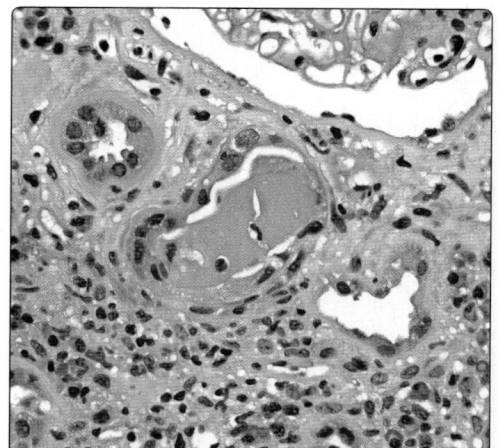

轻链管型巨细胞反应和结晶

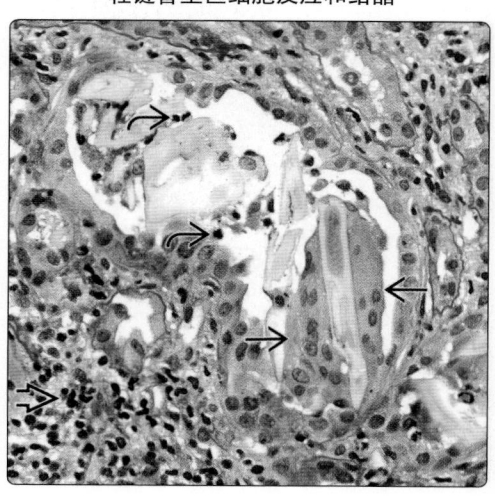

（左）轻链管型并非总能显示边缘锐利、裂纹或巨细胞反应，但即便是不规则的裂纹也应怀疑诊断

（右）肾小管腔内可见对管型的明显的巨细胞反应➡️，这一特征本身高度提示骨髓瘤管型肾病，间质中可见散在的炎症细胞➡️，肾小管腔内可见中性粒细胞➡️。骨髓瘤管型 PAS 染色呈弱阳性或阴性

骨髓瘤管型呈弱嗜酸性

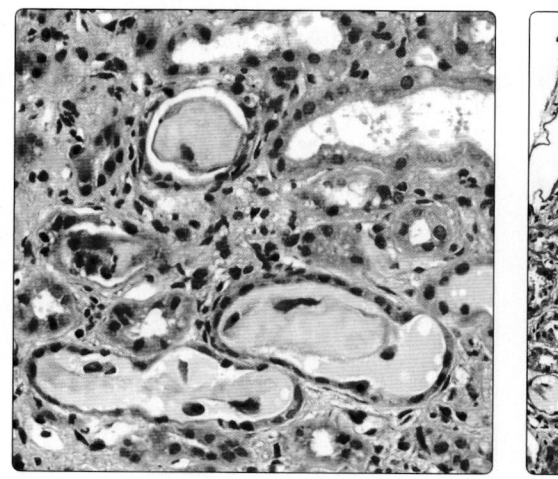

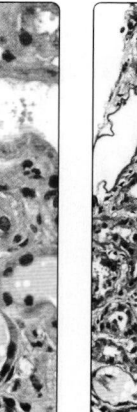

不典型轻链管型伴淀粉样变性

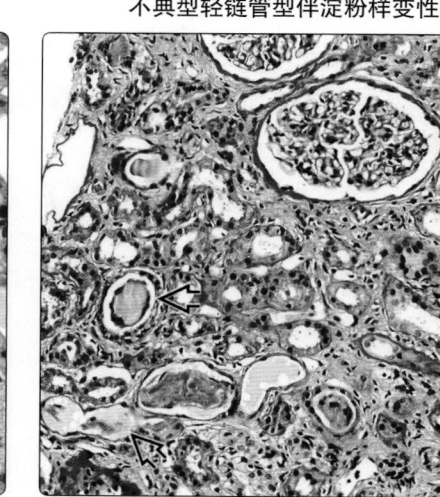

（左）这些管型表现不典型，不像典型轻链管型那样呈强嗜酸性外观，免疫荧光染色管型 λ 染色阳性，而非 κ 轻链着色

（右）管型肾病和小管内淀粉样蛋白都可出现一些肾小管内含有不典型的 PAS（－）或 PAS（+/－）管型➡️，其中一些管型可显示周围细胞反应

LCCN 中的淀粉样蛋白管型

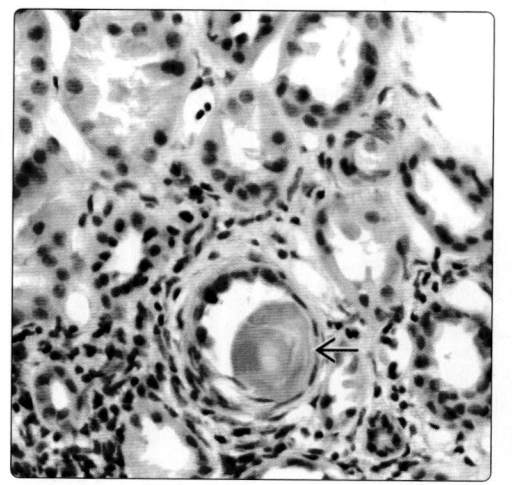

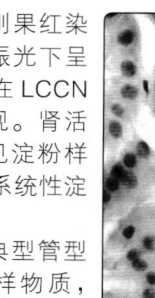

淀粉样蛋白管型的超微结构

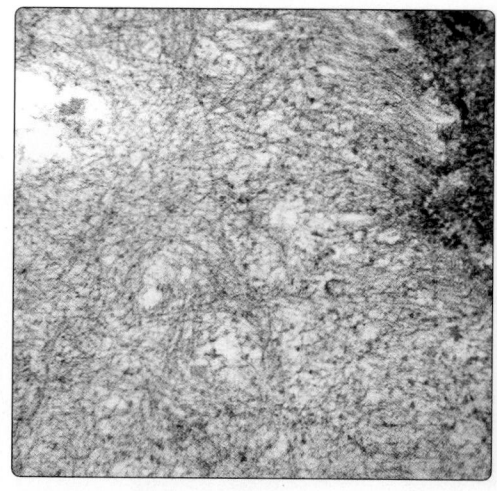

（左）肾小管管型刚果红染色阳性➡️，在偏振光下呈苹果绿双折光，这在 LCCN 中是不寻常的发现。肾活检的其他区域未见淀粉样变性，该患者亦无系统性淀粉样变性

（右）高倍观察不典型管型由纤细的原纤维样物质，即典型的淀粉样蛋白组成（*Courtesy L.D.Cornell, MD.*）

轻链管型甲苯胺蓝染色

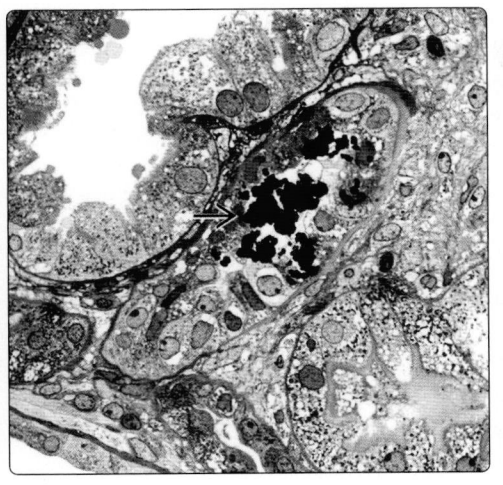

不典型骨髓瘤管型

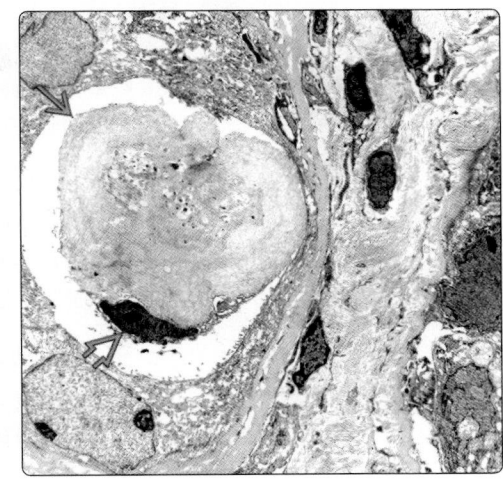

（左）采用 1μm 环氧树脂包埋切片，甲苯胺蓝染色显示轻链管型呈深蓝色，伴颗粒状和粗糙外观 ➡

（右）骨髓瘤管型肾病，电镜显示不典型管型 ⇨ 和一个黏附细胞 ⇨，呈颗粒状外观，一些管型具有晶格状框架的亚结构（未显示），但缺乏这种表现并不足为奇

轻链管型的超微结构

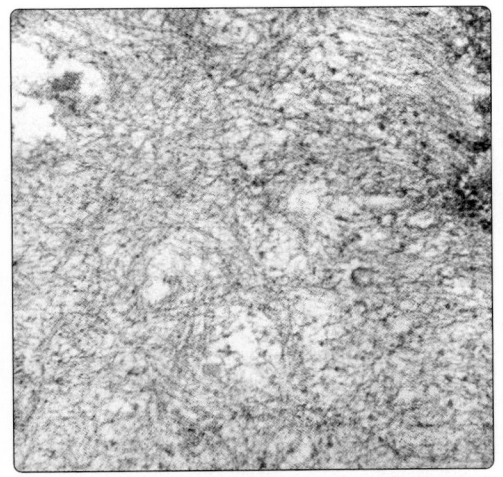

骨髓瘤轻链管型伴结晶

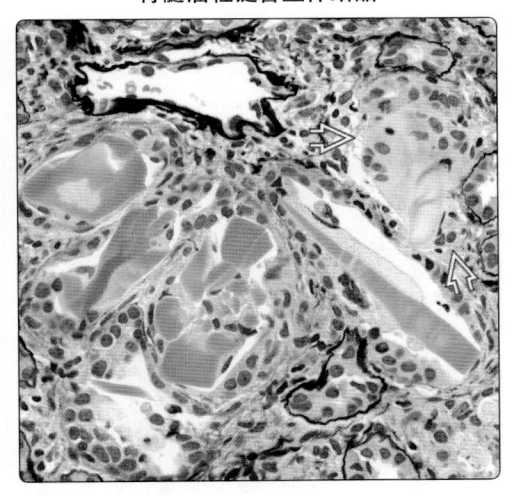

（左）高倍观察显示管型由大量随机排列的原纤维组成，无论管型是否含有淀粉样蛋白，在 LCCN 中均可观察到原纤维

（右）骨髓瘤轻链管型六胺银染色呈强嗜酸性且边缘锐利，提示有结晶形成。也可见对管型物质的巨细胞反应 ➡，与肾小管破坏有关

骨髓瘤轻链管型伴结晶

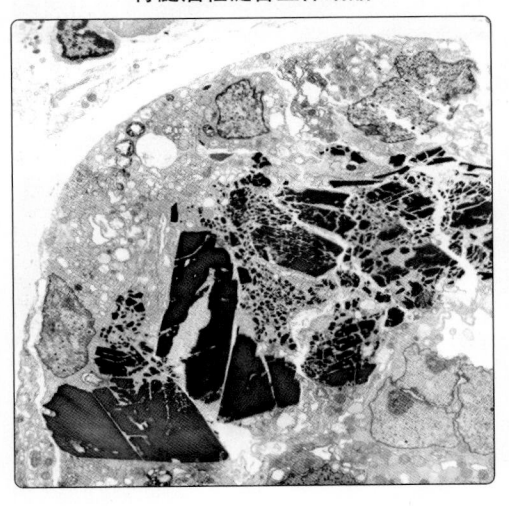

小管中 IgM-κ 结晶管型

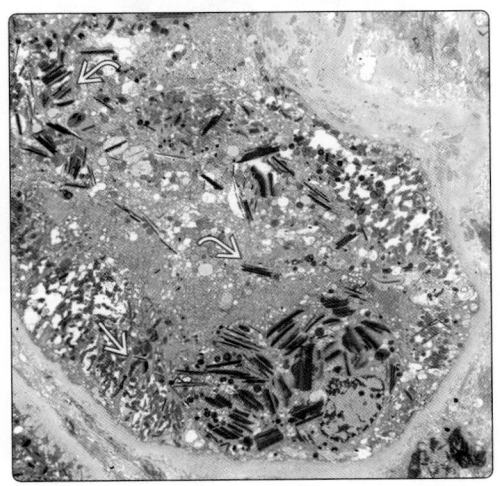

（左）电镜显示骨髓瘤肾病小管内的轻链管型为由 λ 轻链副蛋白形成的结晶结构

（右）大量电子致密的针状晶体位于肾小管腔内 ➡ 及破裂的肾小管细胞内 ➡，患者有伴浆细胞分化和循环 IgM-κ 蛋白的淋巴增殖性疾病

（孙凯　译，余英豪　审）

术语

- 由胞质内晶状包涵体引起的慢性肾小管间质肾病
  - 由存在于近端肾小管上皮细胞中的单克隆轻链组成

病因学 / 发病机制

- 在轻链近端肾小管病（LCPT）中，异常轻链通常为 κ 轻链（VK1 亚群）
  - 抗溶酶体降解

临床特征

- Fanconi 综合征
  - 正常血糖性糖尿
  - 氨基酸尿，尿酸尿
  - 高磷酸尿伴低磷酸血症

- 慢性肾衰竭，缓慢进展
- 单克隆丙种球蛋白病（几乎都伴有 κ 轻链）
- 浆细胞异常增生占约 50%

镜下特征

- 细胞内单型性 κ 轻链染色
  - 蛋白酶消化（石蜡）免疫荧光切片可增加敏感性
- 电镜显示近端肾小管上皮细胞内结晶体

主要鉴别诊断

- 其他原因引起的急性肾小管损伤
- 轻链管型肾病
- 与轻链相关的炎症性肾小管间质性肾炎
- 呈单型性轻链染色的蛋白重吸收滴

（左）轻链 Fanconi 综合征患者，单型性轻链染色近端小管内可见胞质内结晶物 ➡
（右）LCPT κ 链免疫荧光染色显示肾小管上皮细胞胞质内阳性物质 ➡（左图），而 λ 染色阴性 ➡（右图），注意蛋白样管型 κ 和 λ 均着色 ➡

胞质内晶体

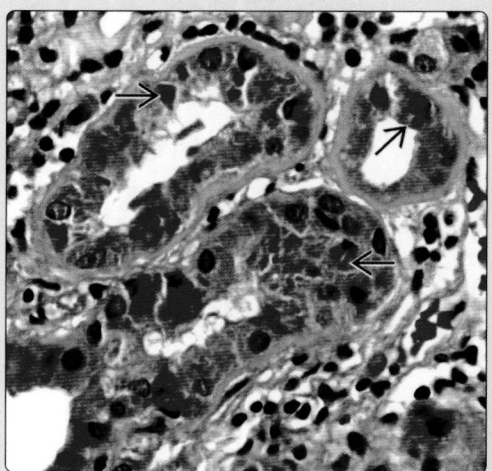

LCPT 免疫荧光

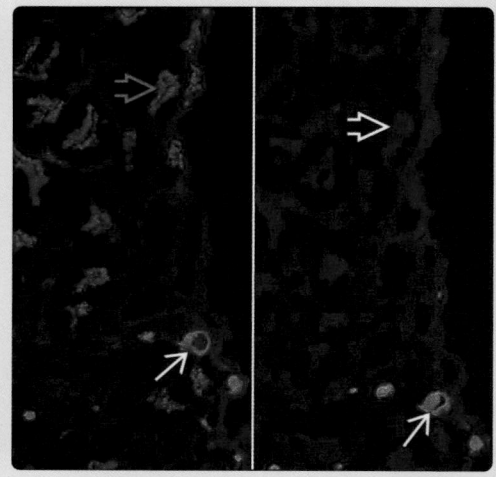

（左）电镜显示肾小管上皮细胞内大小和形状不一的结晶 ➡
（右）电子致密结晶位于小管上皮细胞胞质内，并不明显局限于溶酶体，也见于正常重吸收蛋白，溶酶体破裂可导致晶体进入胞质引起细胞损伤

电镜显示菱形晶体

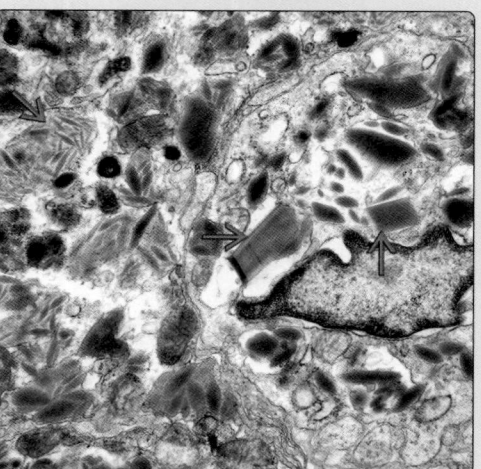

胞质内游离晶体

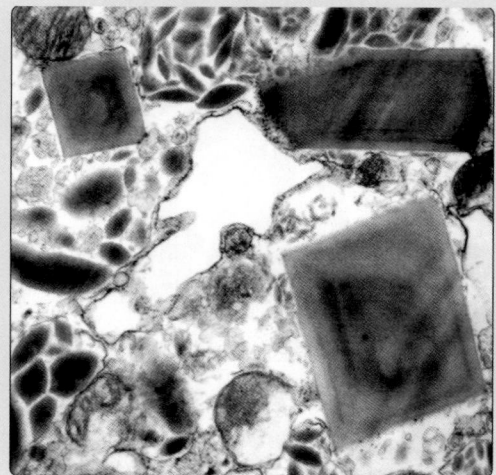

术语

缩写词

- 轻链近端肾小管病（light chain proximal tubulopathy，LCPT）

定义

- 由胞质内晶状包涵体引起的慢性肾小管间质肾病
  - 由近端肾小管上皮细胞内的单克隆轻链组成

病因学/发病机制

单克隆免疫球蛋白轻链

- 由浆细胞克隆性增生产生
  - 多发性骨髓瘤（可为阴燃性）或具有肾脏意义的单克隆丙种球蛋白病（MGRS）
- 在 LCPT，异常轻链通常是 κ 轻链（VK1 亚群）
  - 抗酶分解
  - 近端小管溶酶体内肾毒性轻链晶体
  - 干扰近端肾小管细胞转运蛋白（megalin 和 cubulin）

临床特征

表现

- Fanconi 综合征（43%）
  - 糖尿，氨基酸尿，尿酸尿，高磷酸尿伴低磷酸血症
- 缓慢进行性慢性肾衰竭（88%）
- 蛋白尿（1~3g/d）
- 单克隆丙种球蛋白病（90%~100%）
  - 浆细胞病（骨髓瘤或阴燃性骨髓瘤）（约 50%）
  - MGRS（约 50%）
- 成人获得性 Fanconi 综合征伴单克隆轻链升高引起对 LCPT 的怀疑

治疗

- 治疗潜在的浆细胞病和淋巴瘤

镜下特征

组织学特征

- 肾小球
  - 足细胞（7%）或壁层上皮细胞（2%）内晶体
    - 构成晶体性轻链足细胞病（LCCP）的附加诊断
- 肾小管
  - 近端肾小管上皮细胞内晶体样包涵体
  - 急性和慢性肾小管损伤
- 单克隆沉积的其他表现
  - 伴单克隆轻链的晶体贮积性组织细胞增生症（10%）
  - 骨髓瘤管型肾病
  - 轻链沉积病（GBM 和 TBM）
- 间质
  - 单核性炎症细胞、纤维化
  - 可同时存在晶体贮积性组织细胞增生症

辅助检查

免疫组化

- 细胞内单型性 κ 轻链或 λ 轻链（少见）染色
- 当免疫荧光阴性时，免疫组化染色可增加敏感性

免疫荧光

- 细胞内单型性 κ 轻链染色
  - 几乎所有病例 κ 阳性（最大宗报道 40/40）
- 冷冻免疫荧光晶体阴性（65%）
  - 肾小管内 κ（+）蛋白重吸收滴增加，提示需通过光镜、电镜和抗原修复免疫染色技术来仔细寻找轻链
- LCPT 中采用蛋白酶消化免疫荧光染色可增加染色的敏感性（97% 阳性）

电镜

- 近端肾小管上皮细胞胞质内电子致密晶体结构

鉴别诊断

其他原因引起的急性肾小管损伤

- 近端肾小管上皮细胞内无轻链晶体
- LCPT 中的轻链通常无法通过常规免疫荧光检测出来

蛋白重吸收滴单型性轻链染色

- 无胞质内晶体
- 可能不会引起肾脏疾病的反应性尿单克隆蛋白
- 可能是单克隆轻链引起的"溢蛋白尿"反映

晶体性轻链足细胞病

- 80% 合并有 LCPT

轻链（骨髓瘤）管型肾病

- 显示单型性轻链染色的是肾小管内管型而非胞质内物质
- 小管内管型可有结晶表现，周围可见反应性肾小管上皮细胞

轻链沉积病

- 像 LCPT 那样，光镜下常显示肾小管损伤
- 免疫荧光显示 GBM 和 TBM 线性单型轻链染色
- 电镜显示沿 GBM 和 TBM 细颗粒状电子致密沉积物

参考文献

1. Nasr SH et al: Pathological characteristics of light chain crystalline podocytopathy. Kidney Int. 103(3):616-26, 2023
2. Klomjit N et al: Rate and predictors of finding monoclonal gammopathy of renal significance (MGRS) lesions on kidney biopsy in patients with monoclonal gammopathy. J Am Soc Nephrol. 31(10):2400-11, 2020
3. Stokes MB et al: Light chain proximal tubulopathy: clinical and pathologic characteristics in the modern treatment era. J Am Soc Nephrol. 27(5):1555-65, 2016
4. Herlitz LC et al: Light chain proximal tubulopathy. Kidney Int. 76(7):792-7, 2009

间质炎症和纤维化

（左）LCPT 病例，三色染色显示局灶间质炎症、早期纤维化及肾小管萎缩

（右）三色染色切片高倍镜显示胞质内嗜品红性结构➡️，三色染色通常为显示 LCPT 晶体结构的最佳染色方法

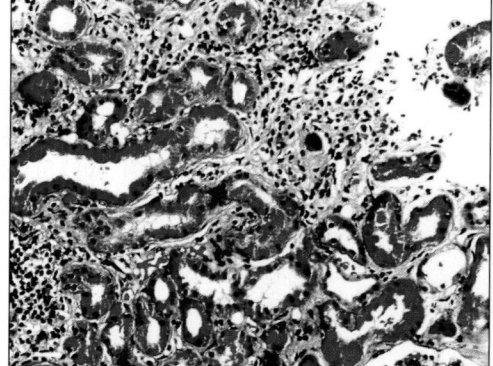
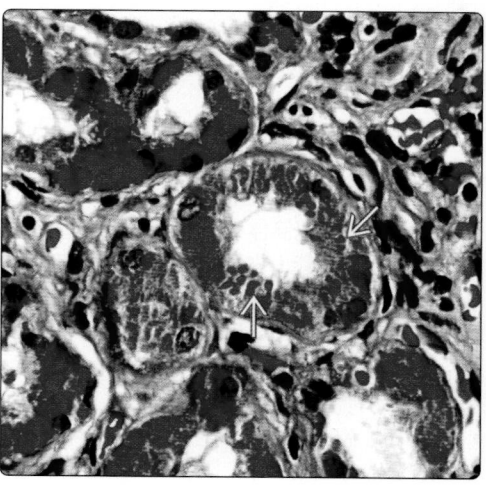

胞质内晶体

胞质内晶体

（左）银染色显示近端小管胞质内晶体➡️

（右）蛋白酶消化石蜡切片 κ 轻链染色，可见 κ（+）重吸收颗粒➡️和晶体➡️

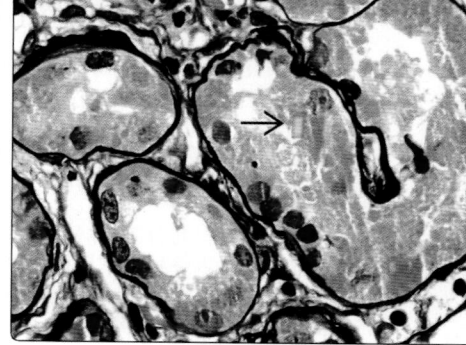
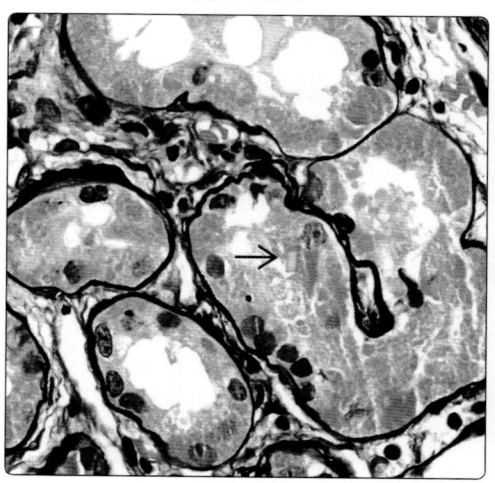
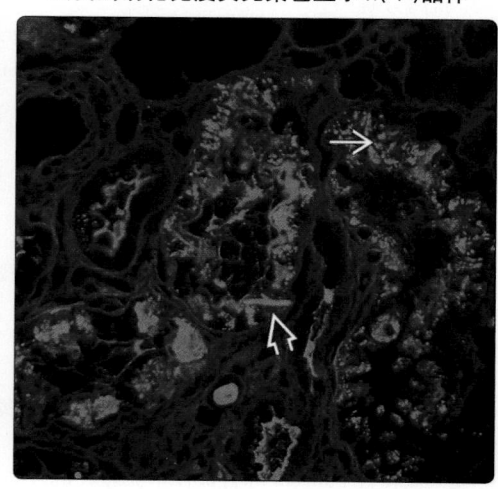

蛋白酶消化免疫荧光染色显示 κ（+）晶体

胞质内晶体

（左）LCPT 中经常可见一些肾小管显示含胞质内晶体的孤立性细胞➡️，这一特征也可见于蛋白酶消化的免疫荧光染色切片中，即便免疫荧光染色未见明确结晶，也为诊断提供了线索

（右）这例 LCPT 显示晶体管型➡️，可能代表晶体从近端肾小管上"脱落"，而非真性管型肾病

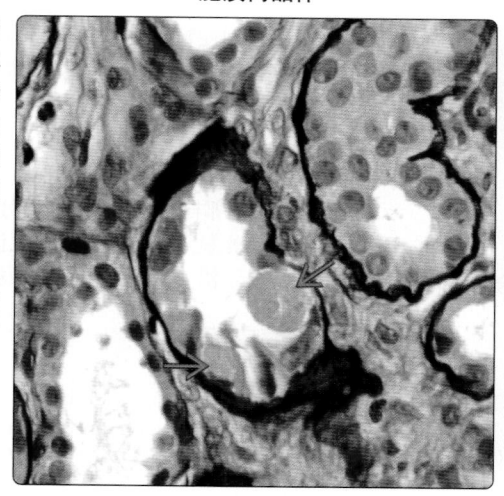
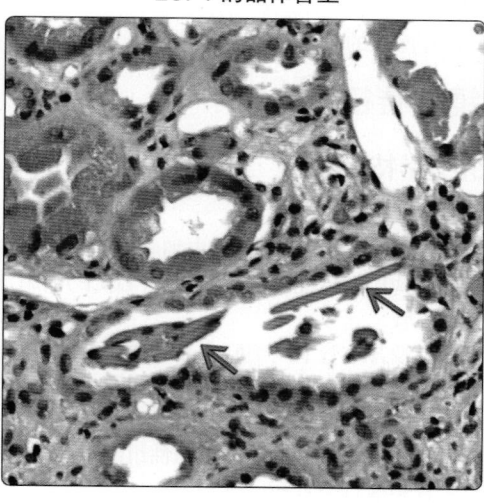

LCPT 的晶体管型

近端肾小管晶体

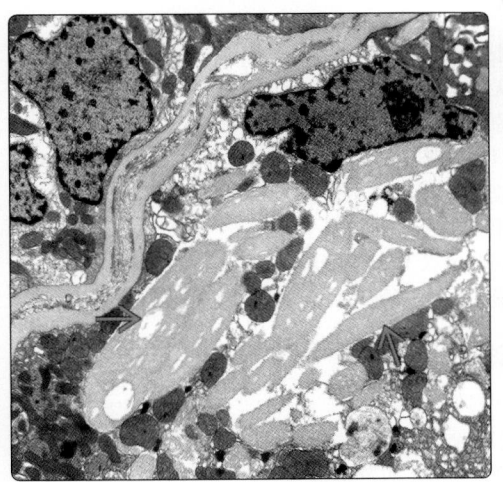

近端肾小管晶体

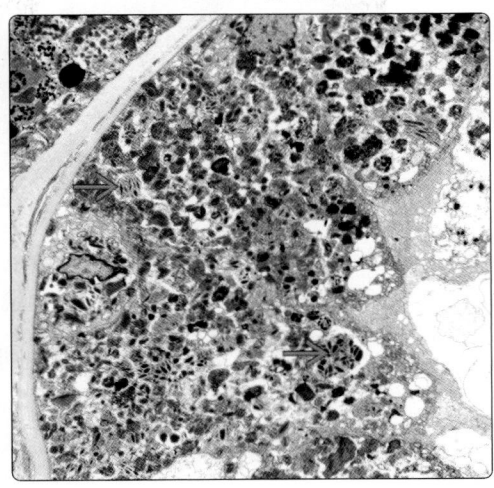

（左）近端小管上皮细胞内可见晶体 ➡️，蛋白酶消化石蜡切片免疫荧光染色显示这些物质 κ 轻链着色，而 λ 轻链阴性，常规免疫荧光染色 κ 和 λ 轻链均阴性

（右）电镜显示近端小管胞质内晶体结构 ➡️，如果缺乏肾小管高倍电镜图像可能导致 LCPT 诊断被遗漏

萎缩性小管内晶体

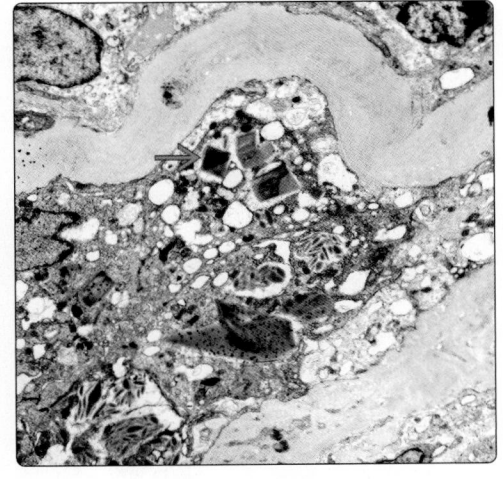

菱形晶体

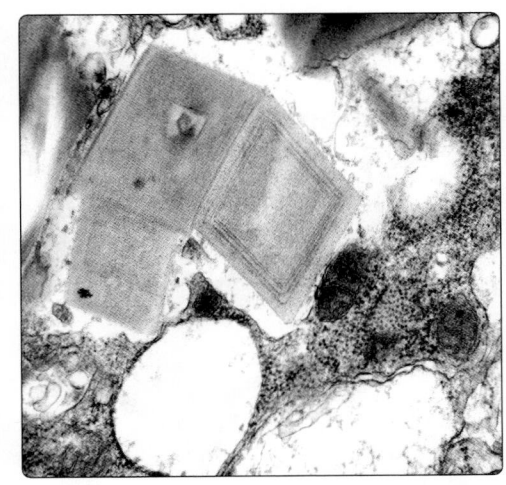

（左）电镜显示肾小管胞质内由轻链组成的晶体结构 ➡️，注意缺乏沿基底膜排列的细颗粒状沉积物，如果出现提示合并轻链沉积病

（右）图中显示晶体呈菱形，但也可以有其他形状，可能取决于蛋白质的原始序列

LCPT 罕见的晶体

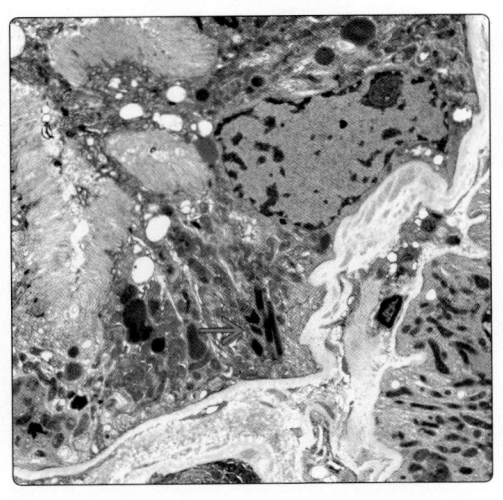

肾小球正常

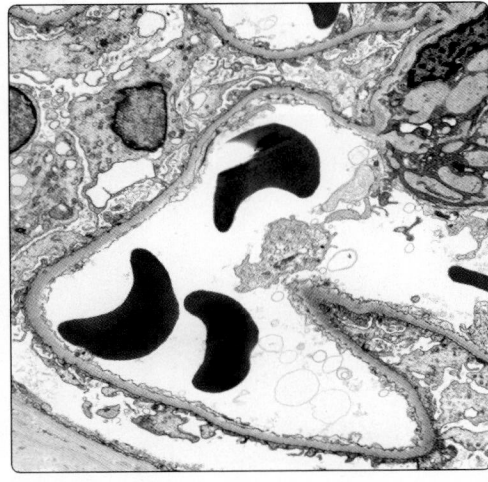

（左）37 岁女性因血尿行肾活检，电镜检查发现局灶肾小管上皮细胞内见极少量晶体 ➡️，免疫荧光显示 κ 阳性蛋白重吸收滴仅轻微增加，而晶体阴性。活检 3 年后患者被诊断为多发性骨髓瘤

（右）轻链 Fanconi 综合征中肾小球不受累，这种单克隆蛋白的定位差别可能与其理化性质相关

（孙凯 译，余英豪 审）

要　点

病因学/发病机制

- 继发于近端小管胞质内游离轻链（FLC）过量积聚引起的近端肾小管损伤

临床特征

- >90% 有浆细胞病
  - 多数患者在肾活检时无法作出该病诊断
- 没有有形沉积物的轻链近端肾小管病（LCPT）是有争议的，可能并不总是代表终末器官损伤

镜下特征

- 非晶体型 LCPT 分两种形态学亚型
  - LCPT 没有有形沉积物
    - 光镜显示急性肾小管损伤伴免疫荧光近端肾小管胞质

- 轻链限制性
  - 电镜无特异性改变
- 伴粗大原纤维样聚集物的 LCPT
  - 近端肾小管胞质内纹理状包涵体
    - 免疫荧光染色显示轻链限制性
    - 刚果红染色阴性
    - 常规免疫荧光显示聚集物内假阴性染色
  - 电镜显示肾小管胞质内含有束状粗大原纤维

主要鉴别诊断

- 急性肾小管损伤
- 尿调节素贮积病
- 抗病毒药物肾毒性（如替诺福韦）
- 肾小管内胞质 AL 型淀粉样变性（ITC-AL）
- FLC 的生理性运输

急性肾小管损伤

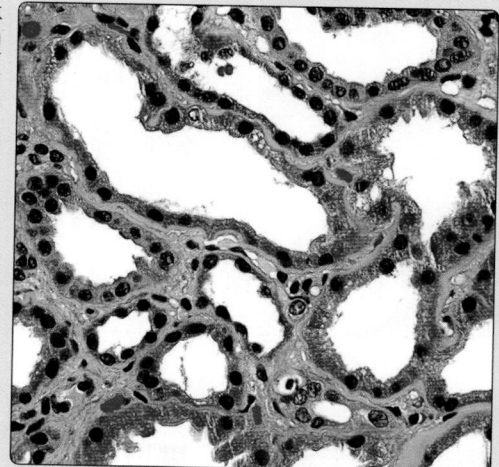

斑驳状溶酶体

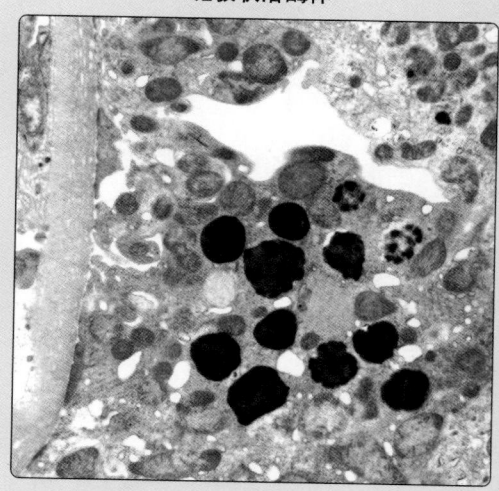

（左）显示没有有形包涵体的 LCPT，光镜下该亚型 LCPT 显示非特异性急性肾小管损伤，在该视野中，肾小管上皮显示反应性细胞核和胞质变薄

（右）电镜显示近端小管胞质内溶酶体呈不规则斑驳状，无晶体形成，这种改变也属于非特异性，但通常存在于这种 LCPT 亚型中

肾小管胞质 λ 阳性

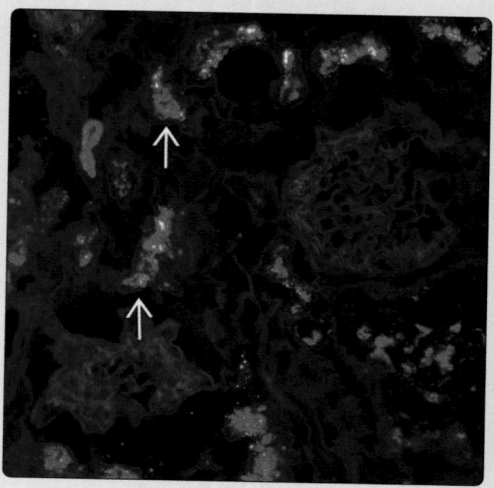

肾小管胞质 κ 阳性

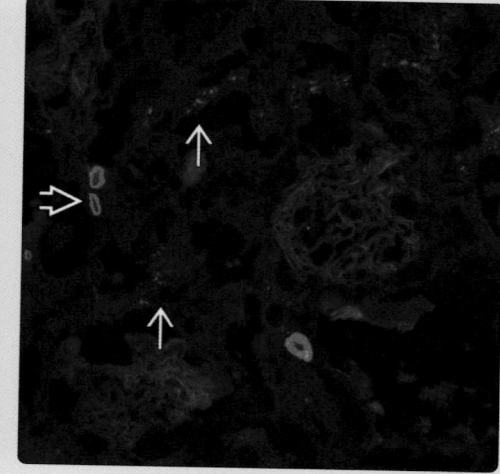

（左）显示没有有形包涵体的 LCPT，该 LCPT 亚型的必要条件是近端肾小管胞质显示轻链限制性，在该视野中，近端小管 λ 染色强阳性 ➡

（右）连续切片 κ 染色显示小管胞质阴性 ➡，管型染色 κ 和 λ 均等 ➡

术语

缩写

- 轻链近端肾小管病（light chain proximal tubulopathy，LCPT）

定义

- 继发于近端小管胞质内单克隆 FLC 过量积聚引起的肾小管损伤

病因学/发病机制

FLC 产生过多引起损伤

- 正常情况下 FLC 由近端肾小管内的溶酶体降解
- 浆细胞病（PCD）导致 FLC 产生过多，并积聚在近端小管胞质内
- 过多的 FLC 内吞作用导致一系列炎症反应，包括
  - 氧化还原途径激活
  - 炎症和促纤维化细胞因子转录增加

没有有形包涵体的 LCPT 亚型的临床意义

- FLC 对肾小管具有毒性，引起损伤，但没有形成光镜下可见的有形包涵体（如晶体）
- 需逐例进行临床病理相关性分析，以确定这种表现是否代表过量 FLC 的终末器官损伤或生理转运

临床特征

流行病学

- 单克隆免疫球蛋白病肾损害病例中占 4%～5%
- >90% 患者有 PCD，尽管大多数患者在肾活检时还没有被诊断出来

表现

- 典型表现为慢性进展性肾衰竭或蛋白尿
- 多数患者缺乏 Fanconi 综合征典型表现
  - 较常见于晶体型 LCPT

治疗

- 治疗潜在的 PCD 或淋巴组织增殖性疾病

镜下特征

组织学特征

- 非晶体型 LCPT 分两种变异型
  - 没有有形包涵体的 LCPT
    - 免疫荧光检测近端小管蛋白重吸收滴内轻链限制性为关键线索
    - 光镜下未见明显的急性肾小管损伤
    - 非特异性电镜表现，包括溶酶体增多，轮廓不规则，呈斑驳状外观
  - 伴粗大原纤维样聚集物的 LCPT
    - 近端小管胞质内见纹理状包涵体
      - 嗜酸性
      - 六胺银染色阴性
      - Masson 三色染色嗜品红性
    - 刚果红阴性包涵体免疫荧光染色显示轻链限制性
    - 电镜显示肾小管胞质内粗大的原纤维束

辅助检查

免疫荧光

- 伴原纤维样聚集物的 LCPT 冷冻切片常规免疫荧光可出现假阴性
- 蛋白酶消化后可在石蜡包埋切片上进行
  - 伴原纤维样聚集物病例冷冻切片常规免疫荧光显示假阴性，抗原修复可检出轻链限制性

附加检测

- FLC 检测尿液 FLC

鉴别诊断

急性肾小管损伤

- 无肾小管胞质内包涵体或轻链限制性

尿调节素贮积病

- 肾小管胞质内包涵体无轻链限制性

抗病毒药物肾毒性（如替诺福韦）

- 肾小管巨线粒体，类似于 LCPT 包涵体
  - 无轻链限制性

肾小管内胞质 AL 型淀粉样变性（ITC-AL）

- 肾小管上皮细胞胞质内轻链限制性
- 近端和远端肾小管内胞质颗粒刚果红(+)
- 电镜显示肾小管胞质中含有重叠原纤维的胞质内膜结合包涵体
- 伴有多发性骨髓瘤（21/21 例）
- 86% 病例并发轻链管型肾病
- 以前称为淀粉样蛋白近端肾小管病

FLC 的生理性转运

- 近端小管上皮细胞胞质内一种轻链显性
- 通常无明显的肾小管损伤

参考文献

1. Javaugue V et al: Clinicopathologic and proteomic characteristics of intratubular cytoplasmic AL amyloidosis. Kidney Int. 102(4):926-9, 2022
2. Chung EYM et al: Glomerular, mesangial, and tubular cytoplasmic fibrillary inclusions in a patient with light-chain proximal tubulopathy. Nephron. 144(4):190-4, 2020
3. Sethi S et al: The complexity and heterogeneity of monoclonal immunoglobulin-associated renal diseases. J Am Soc Nephrol. 29(7):1810-23, 2018
4. Basnayake K et al: The biology of immunoglobulin free light chains and kidney injury. Kidney Int. 79(12):1289-301, 2011
5. Larsen CP et al: The morphologic spectrum and clinical significance of light chain proximal tubulopathy with and without crystal formation. Mod Pathol. 24(11):1462-9, 2011

FLC 生理性转运肾小管间质完整

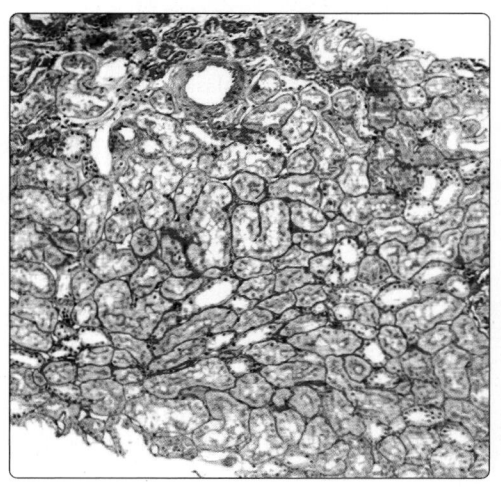

非晶体性 LCPT 急性肾小管损伤

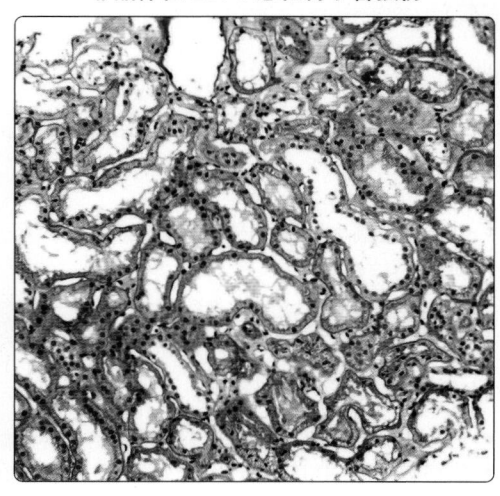

(左)FLC 生理性转运病例显示肾小管间质完整,肾小管背靠背排列,无刷状缘衰减或其他损伤证据

(右)本例 LCPT 病例可见急性肾小管损伤改变,包括近端小管简化、刷状缘缺失、顶端胞质空泡。小管损伤改变有助于鉴别轻链生理性转运 vs.LCPT

FLC 生理性转运 κ 链染色

FLC 生理性转运 λ 链染色

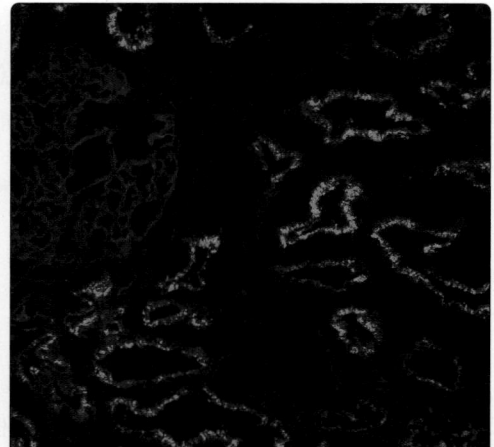

(左)与同一活检中的 λ 轻链染色比较,κ 轻链免疫荧光染色显示近端小管上皮细胞质弱着色

(右)免疫荧光 λ 轻链染色显示近端小管上皮细胞质强着色,而在同一活检中 κ 轻链染色呈弱着色

LCPT κ 轻链染色缺失

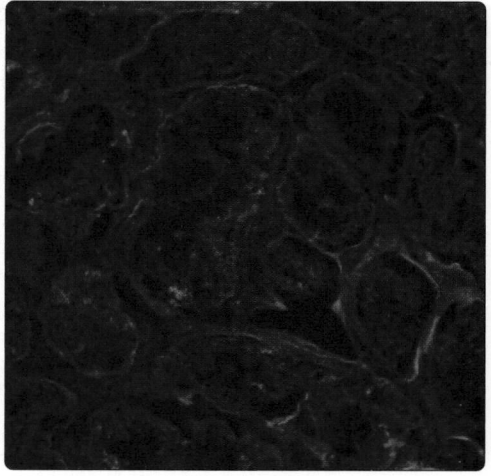

LCPT λ 轻链限制性

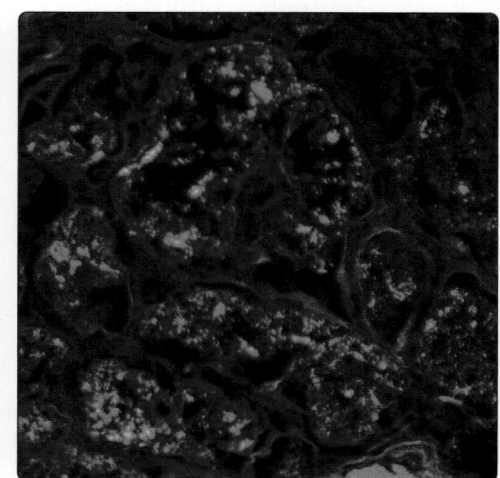

(左)免疫荧光 κ 轻链染色显示近端小管上皮细胞质无着色

(右)LCPU 患者近端小管内蛋白重吸收滴 λ 轻链强着色(3+),未见相应的 κ 轻链着色(左图)

纹理状包涵体　PAS 染色

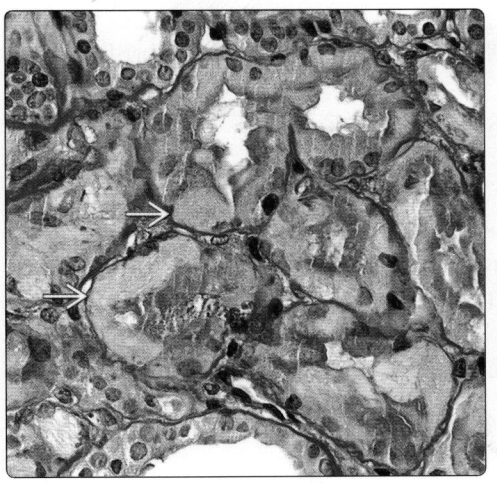

嗜品红性包涵体　三色染色

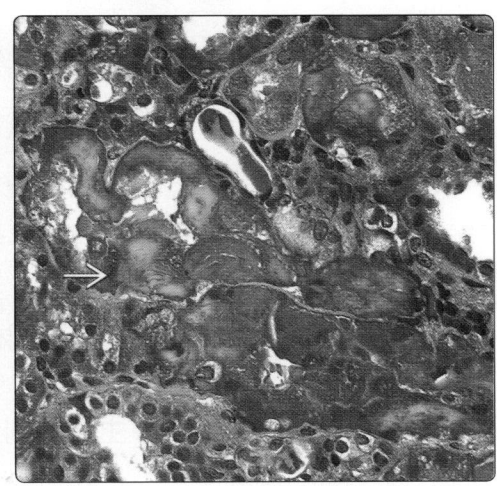

（左）伴原纤维样聚集物的 LCPT，近端肾小管胞质内见 PAS 染色阴性的纹理状包涵体 ➡️，这些包涵体刚果红色亦阴性（未显示）

（右）原纤维样聚集物局限于近端肾小管胞质内，Masson 三色染色呈明亮嗜品红性 ➡️

嗜酸性包涵体　银染色

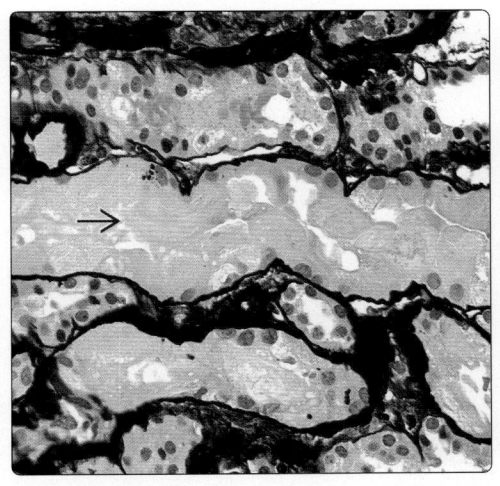

近端小管 κ 轻链限制性

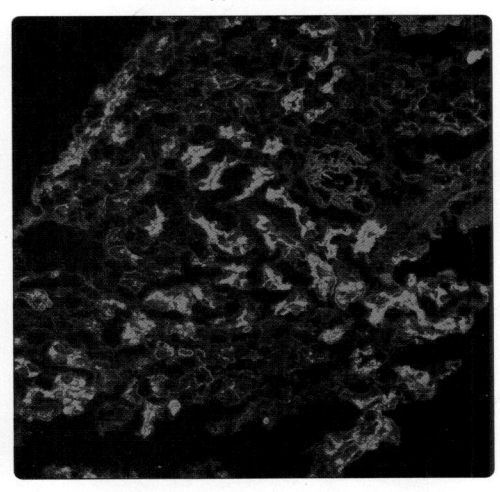

（左）伴原纤维样聚集物的 LCPT，原纤维样包涵体染色呈嗜酸性 ➡️，六胺银染色阴性

（右）免疫荧光染色显示近端小管胞质 κ 轻链呈强着色，λ 轻链染色阴性（未显示）

粗大原纤维束

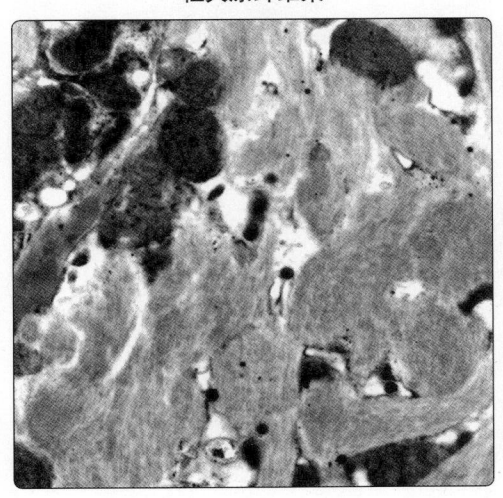

粗大原纤维束

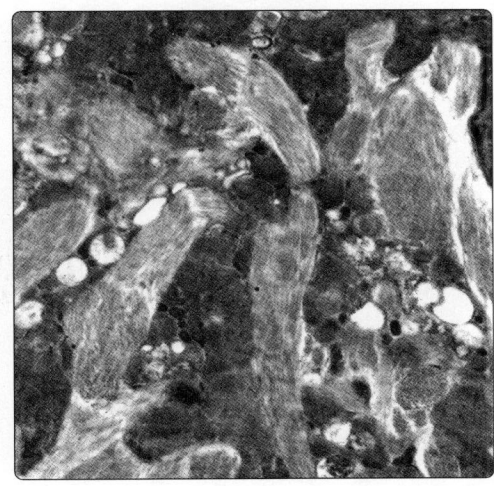

（左）伴原纤维样聚集物的 LCPT，透射电镜下粗大原纤维束很明显

（右）这些原纤维束并非明显的膜结合，因此很可能并不局限于溶酶体成分

（孙凯　译，余英豪　审）

要点

术语

- 肾脏组织细胞内可见晶体，但不存在于肾小球细胞（系膜细胞、内皮细胞或足细胞）、小管上皮细胞或内皮细胞中

病因学/发病机制

- 形成晶体的轻链由单克隆浆细胞分泌
- 组织细胞是摄取游离晶体或濒死浆细胞的旁观者
- 轻链限制性 κ＞λ 链

镜下特征

- 间质受累
  - 组织细胞含有丰富的针状嗜酸性胞质内晶体包涵体
  - 甲苯胺蓝染色切片突出显示组织细胞胞质内球状物

- 肾小球毛细血管腔内见含有单克隆晶体蛋白的边缘性组织细胞
- ＞70% 显示伴有单克隆 γ 病引起的疾病

辅助检查

- 免疫荧光：κ 轻链限制性比 λ 链多见
  - 最佳显示是采用石蜡免疫荧光方法（抗原修复技术，如链霉蛋白酶）
- 电镜：晶体为电子致密，形状多样，包括菱形、针状和矩形
  - 高倍下晶体可显示晶格亚结构

主要鉴别诊断

- Whipple 病
- 组织细胞性肾小球病

（左）肾小球显示毛细血管腔被含有单克隆晶体的巨噬细胞 ➡️阻塞
（右）免疫荧光染色显示肾小管毛细血管袢内晶体贮积性组织细胞，晶体显示 κ 轻链限制性染色 ➡️，晶体 λ 轻链染色阴性（未显示）

晶体贮积性组织细胞
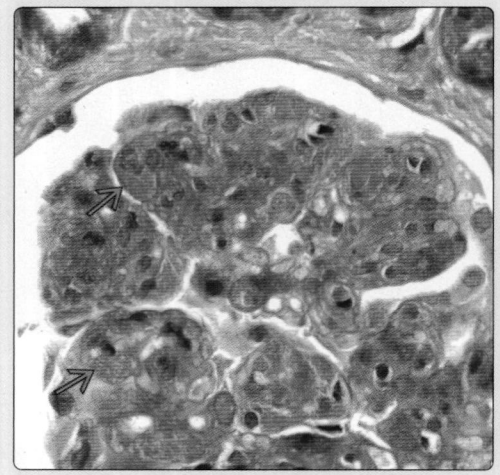

晶体贮积性组织细胞 κ 轻链染色
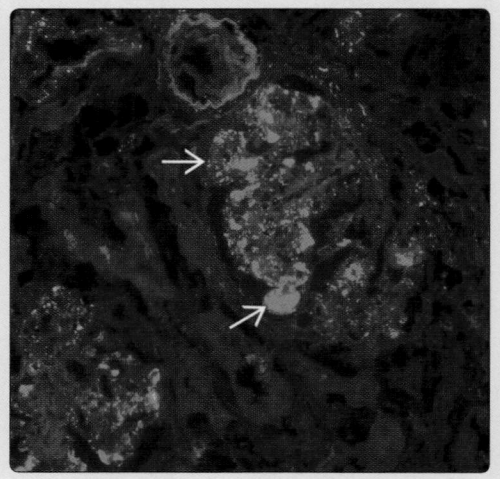

（左）甲苯胺蓝染色切片突出显示间质内的组织细胞 ➡️，其胞质内可见许多单克隆晶体
（右）巨噬细胞胞质内见晶体形电子致密沉积物填塞 ➡️

间质晶体贮积性组织细胞
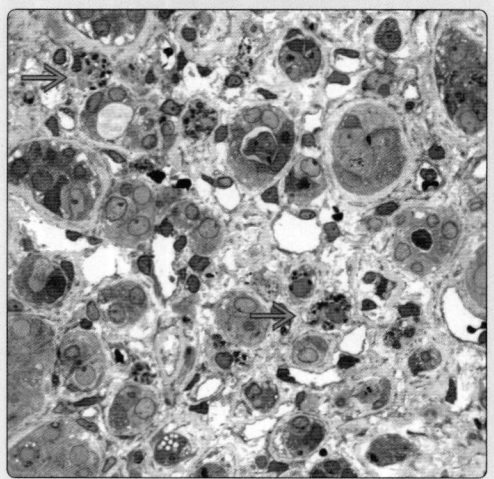

晶状形胞质内包涵体
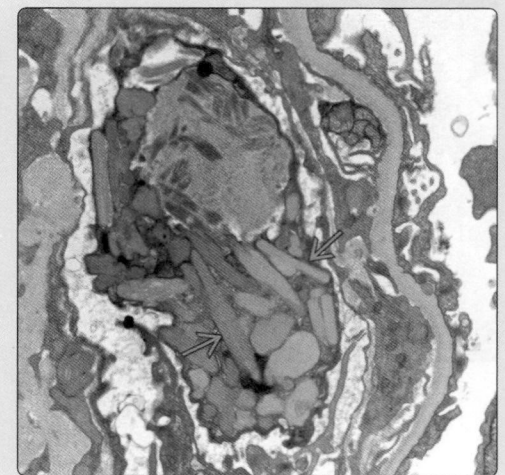

术语

缩写

- 晶体贮积性组织细胞增生症（crystal-storing histiocytosis, CSH）

同义词

- 晶体储备性组织细胞增生症

定义

- 单克隆轻链晶体（通常为 κ 链）聚集在组织细胞中累及不同器官（骨髓、肝、胃、脾、皮肤、角膜），包括肾脏，为单克隆 γ 病的少见表现
- 肾脏组织细胞内可见结晶体，但不存在于肾小球细胞（系膜细胞、内皮细胞或足细胞）、小管上皮细胞或内皮细胞中

病因学/发病机制

单克隆 γ 病相关肾脏疾病

- 浆细胞疾病，通常为多发性骨髓瘤
- 淋巴瘤，包括淋巴浆细胞性淋巴瘤、低级别 B 细胞淋巴组织增生性疾病、弥漫大 B 细胞淋巴瘤
- 不确定意义的单克隆 γ 病（MGUS），有时与 I 型冷球蛋白血症有关

单克隆晶体形成

- 形成晶体的轻链由单克隆浆细胞分泌
- 组织细胞是摄取游离晶体或濒死浆细胞的旁观者
  - 内吞入巨噬细胞巨噬体
  - 随后降解并在次级溶酶体中聚合成晶体
- κ 轻链易感性
  - 疏水残基位于 κ 轻链可变（V）结构域
  - V 区（包括 Leu59）的氨基酸替代，使 κ 轻链晶体在组织细胞或其他地方抵抗溶酶体降解
    - 特定位点的序列异常促进晶体形成并对溶酶体内降解产生不利影响
- 肾脏 CSH 可能与副蛋白的滤过负荷有关
  - 60% 与内脏上皮细胞晶体有关，间质组织细胞可能继发于经损害肾小管渗漏出来的滤过性 κ 副蛋白
- 脱水和代谢性酸中毒等因素可能起作用

临床特征

表现

- 发病率
  - <1% 的原肾活检
- 年龄
  - 60 岁（范围：40～75+ 岁）

- 性别
  - 男性为主

表现

- 急性肾衰竭或慢性肾衰竭急性表现
- 蛋白尿

实验室检查

- 血清蛋白电泳和免疫固定
  - 几乎总是与 κ 单克隆蛋白相关
    - IgG 为最常见的单克隆重链
    - IgM-κ, IgA-κ, IgD-κ，或仅 κ 轻链
    - IgM-λ CSH 也曾有报道

治疗

- 化疗
- 自体干细胞移植

预后

- 高度可变性
  - 取决于潜在淋巴组织增生性疾病或浆细胞瘤的状态
- 有细胞外沉积患者，特别是单核巨噬细胞系统，病程进展迅速，预后差

镜下特征

组织学特征

- 间质
  - 组织细胞含有丰富的针状嗜酸性胞质内包涵体
  - 典型结晶体
    - 紫红色
    - PAS（-）或弱（+）
    - 银染色（-）
  - 甲苯胺蓝染色突出显示组织细胞胞质内微球
- 肾小球
  - 肾小球毛细血管腔内见含单克隆晶体蛋白的边缘性组织细胞
  - 膜增生性损伤模式
    - 毛细血管袢扩张伴含有单克隆晶体的组织细胞
    - 球性或节段性毛细血管壁重塑
  - 组织细胞浸润引起系膜扩张
  - 肾小球受累较间质受累少见
- 共存的单克隆蛋白相关病理学
  - >70% 显示伴有单克隆 γ 病引起的疾病
  - 晶体性肾小球病
    - 包括足细胞、系膜细胞和/或内皮细胞内的晶体
  - 淀粉样变性
  - 轻链近端肾小管病
  - 轻链管型肾病

辅助检查

免疫组化

- 巨噬细胞内晶体 κ 轻链限制性染色
- 含晶体的组织细胞 CD68 和 CD163 染色

免疫荧光

- κ 轻链比 λ 轻链限制性多见
  - 最佳显示是采用石蜡免疫荧光方法（抗原修复技术，如链霉蛋白酶）
- 常规冷冻组织免疫荧光通常阴性（如在其他晶体性单克隆疾病中那样）

电镜

- 晶体为电子致密，形状多样，包括菱形、针状和矩形
  - 罕见电子透明
  - 可显示晶格亚结构
- 晶体游离于组织细胞胞质中，有时为膜结合
- 免疫电镜能证实晶体蛋白的单克隆性

鉴别诊断

Whipple 病

- 由惠普尔养障体革兰氏（+）芽孢杆菌感染巨噬细胞引起的罕见疾病
- 由胞质中含有 PAS（+）棒状物的巨噬细胞（组织细胞）引起的间质浸润
  - PAS（+）巨噬细胞也可出现于肾小球毛细血管袢和鲍曼囊腔中
- 免疫荧光染色阴性
- 电镜显示电子致密的呈双层壁结构的细菌形态

组织细胞性肾小球病

- 在巨噬细胞活化综合征背景下大量组织细胞累犯肾小球
- 以细胞毒性 T 细胞和 NK 细胞功能障碍为特征，导致异常性细胞因子释放
- 患者表现为发热、贫血和血小板减少症
- 光镜下肾小球毛细血管袢内可见大量泡沫样组织细胞，使肾小球显示明显的泡沫样外观
  - CD68 染色可以证实浸润性组织细胞
  - 无晶体包涵体
- 免疫荧光染色阴性
- 电镜可见肾小球毛细血管被毛细血管内浸润性巨噬细胞和肿胀的内皮细胞阻塞

晶体性足细胞病

- 足细胞内单克隆蛋白相关晶体，而不在组织细胞内

轻链近端肾小管病

- 肾小管上皮细胞内单克隆蛋白相关晶体，而不在组织细胞内

冷球蛋白血症性肾小球病

- 循环中（肾小球毛细血管腔内、微动脉腔内）单克隆蛋白相关晶体，而不在组织细胞内

脂蛋白肾小球病

- 肾小球毛细血管脂蛋白栓子（无轻链晶体）

诊断要点

病理要点解读

- 活检中任何意外的 CSH 提示应寻找潜在的淋巴组织增生性疾病
- 甲苯胺蓝染色的厚切片可以突出显示组织细胞胞质内的微球，特别是浸润细胞稀少时

参考文献

1. Dokouhaki P et al: Histiocytic glomerulopathy associated with hemophagocytic lymphohistiocytosis. Kidney Med. 4(2):100396, 2022
2. Sy-Go JPT et al: Monoclonal gammopathy-related kidney diseases. Adv Chronic Kidney Dis. 29(2):86-102.e1, 2022
3. de Haart SJ et al: Crystal-storing histiocytosis associated with smoldering myeloma. Blood. 138(4):354, 2021
4. Leung N et al: Monoclonal gammopathy of renal significance. N Engl J Med. 384(20):1931-41, 2021
5. Nakamura Y et al: Combined light chain crystalline tubulopathy, podocytopathy, and histiocytosis associated with Bence-Jones κ protein diagnosed via immuno-electron microscopy. CEN Case Rep. 10(3):453-8, 2021
6. Ungari M et al: Combined renal proximal tubulopathy and crystal storing histiocytosis in a patient with κ light chain multiple myeloma. Pathologica. 113(4):285-93, 2021
7. Gupta RK et al: Renal crystal-storing histiocytosis involving glomeruli - a comprehensive clinicopathologic analysis. Ann Diagn Pathol. 43:151403, 2019
8. Wu CK et al: Combined proximal tubulopathy, crystal-storing histiocytosis, and cast nephropathy in a patient with light chain multiple myeloma. BMC Nephrol. 18(1):170, 2017
9. Hoelbeek J et al: Unique renal manifestation of type I cryoglobulinemia, with massive crystalloid deposits in glomerular histiocytes, podocytes, and endothelial cells. Am J Clin Pathol. 145(2):282-5, 2016
10. Shah S et al: Crystal-storing histiocytosis. Kidney Int. 89(2):507, 2016
11. El Hamel C et al: Crystal-storing histiocytosis with renal Fanconi syndrome: pathological and molecular characteristics compared with classical yeloma-associated Fanconi syndrome. Nephrol Dial Transplant. 25(9):2982-90, 2010
12. Stokes MB et al: Dysproteinemia-related nephropathy associated with crystal-storing histiocytosis. Kidney Int. 70(3):597-602, 2006
13. Papla B et al: Generalized crystal-storing histiocytosis as a presentation of multiple myeloma: a case with a possible pro-aggregation defect in the immunoglobulin heavy chain. Virchows Arch. 445(1):83-9, 2004
14. Tomioka M et al: Widespread crystalline inclusions affecting podocytes, tubular cells and interstitial histiocytes in the myeloma kidney. Clin Nephrol. 62(3):229-33, 2004
15. Lebeau A et al: Generalized crystal-storing histiocytosis associated with monoclonal gammopathy: molecular analysis of a disorder with rapid clinical course and review of the literature. Blood. 100(5):1817-27, 2002
16. Sethi S et al: Crystal-storing histiocytosis involving the kidney in a low-grade B-cell lymphoproliferative disorder. Am J Kidney Dis. 39(1):183-8, 2002
17. Leboulleux M et al: Protease resistance and binding of Ig light chains in myeloma-associated tubulopathies. Kidney Int. 48(1):72-9, 1995
18. Yamamoto T et al: Crystal-storing histiocytosis and crystalline tissue deposition in multiple myeloma. Arch Pathol Lab Med. 115(4):351-4, 1991
19. Takahashi K et al: Multiple myeloma, IgA kappa type, accompanying crystal-storing histiocytosis and amyloidosis. Acta Pathol Jpn. 37(1):141-54, 1987
20. Terashima K et al: Kappa-type light chain crystal storage histiocytosis. Acta Pathol Jpn. 28(1):111-38, 1978

间质晶体贮积性组织细胞

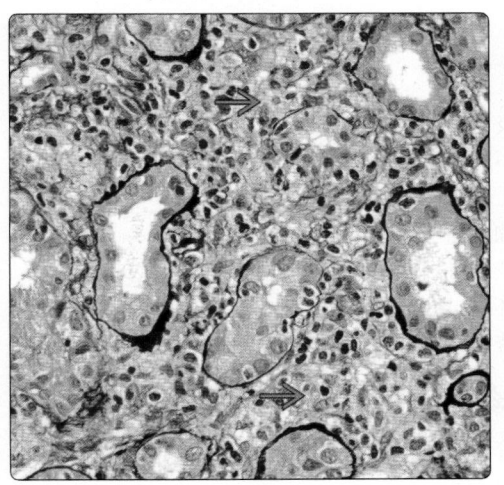

甲苯胺蓝染色显示晶体

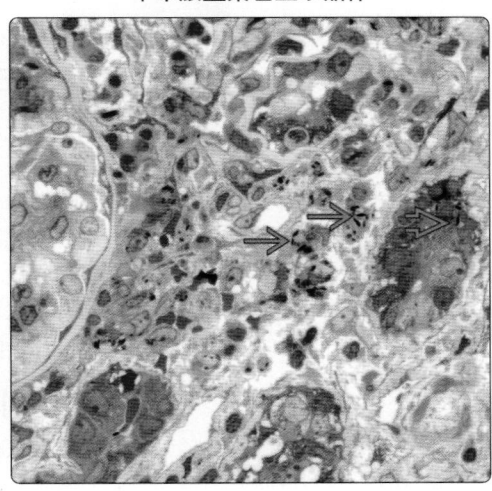

（左）间质扩张伴巨噬细胞浸润 ➡️，结晶在银染色切片上不明显，容易漏诊。可见多灶性小管炎

（右）甲苯胺蓝染色切片，间质巨噬细胞胞质内可见针状晶体 ➡️，近端小管上皮细胞胞质内亦可见少量晶体 ➡️

间质晶体贮积性组织细胞

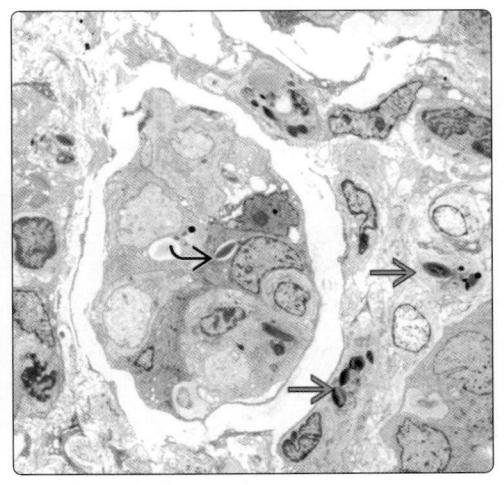

间质组织细胞内轻链晶体

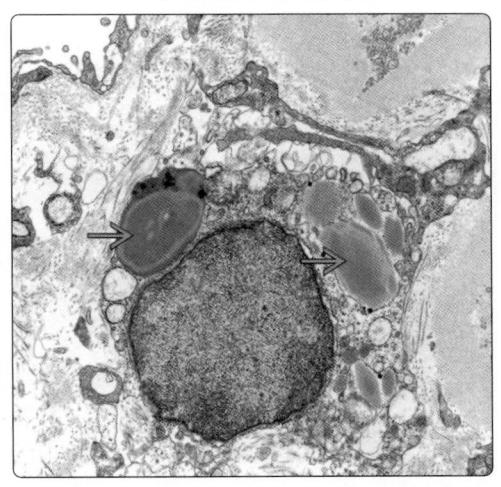

（左）该超微结构图像显示位于间质中几个组织细胞胞质内形状各异的晶体 ➡️，少量晶体位于肾小管上皮细胞胞质内，提示合并晶体型近端轻链肾小管病 ➡️

（右）该超微结构图像显示一个间质组织细胞胞质内含有不同形状的电子致密单克隆轻链晶体 ➡️

胞质内晶体

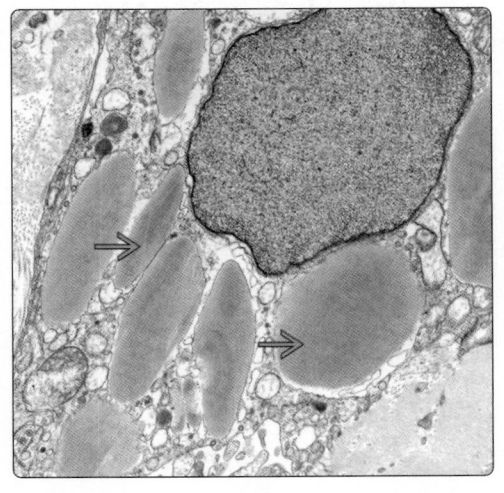

晶体的晶格状亚结构

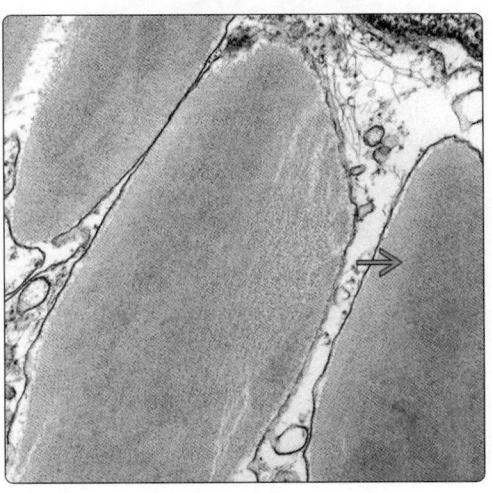

（左）该超微结构图像显示间质组织细胞胞质内针状晶体 ➡️，许多晶体似乎为膜结合性

（右）这张高倍超微结构图像显示胞质内轻链晶体，在这例 CSH 中可见晶格状亚结构 ➡️

（孙凯 译，余英豪 审）

要 点

术语

- 药物变应性反应引起的急性肾小管间质炎症

病因学/发病机制

- 所有药物都可能引起急性间质性肾炎（AIN）
- 不依赖剂量的特发性反应
- T 细胞介导的超敏反应

临床特征

- 少数患者有发热、皮疹、嗜酸性粒细胞增多三联征
- 尿液中可见嗜酸性粒细胞，但不是 AIN 可靠的指标
- 轻度血尿和蛋白尿
- 治疗：皮质类固醇应用及停药
  - 60%～90% 肾功能恢复

镜下特征

- 间质性肾炎伴肾小管炎，常伴有嗜酸性粒细胞
- 其他特征不同程度存在
  - 肉芽肿
  - 纤维化和萎缩与用药时间长有关
  - 微小病变性肾病：NSAID 和其他药物
  - 乳头状坏死：NSAID
- 不良预后特征：纤维化，肉芽肿，显著弥漫性炎症

主要鉴别诊断

- 急性肾小管损伤
- 自身免疫性 AIN
  - 如干燥综合征、IgG4 相关肾小管间质性肾炎、结节病
- 细菌性肾盂肾炎，其他感染
- 与活动性肾小球肾炎相关的间质炎症

间质炎症和肾小球正常

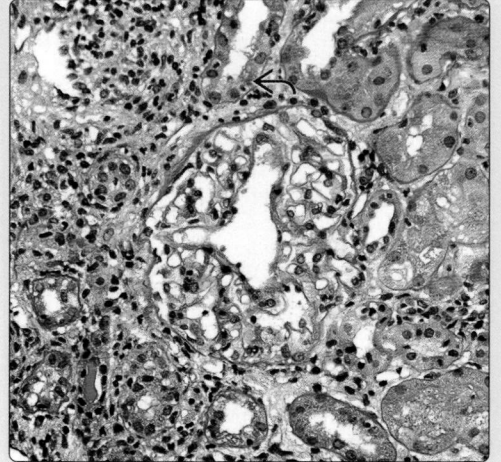

髓质间质性炎症

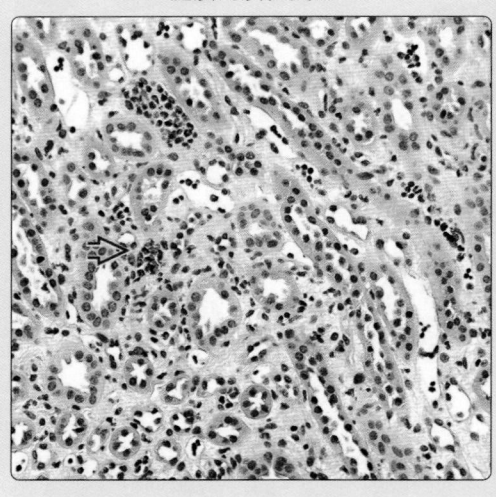

（左）PAS 染色显示单个核细胞间质浸润及肾小管上皮内淋巴细胞浸润➡，肾小球保存良好，未见增生或炎症证据
（右）接受萘普生治疗患者，肾活检 HE 染色显示髓质内可见一小团嗜酸性粒细胞浸润➡。NSAID 诱发的 AIN 患者可仅有散在的间质炎症

间质肉芽肿

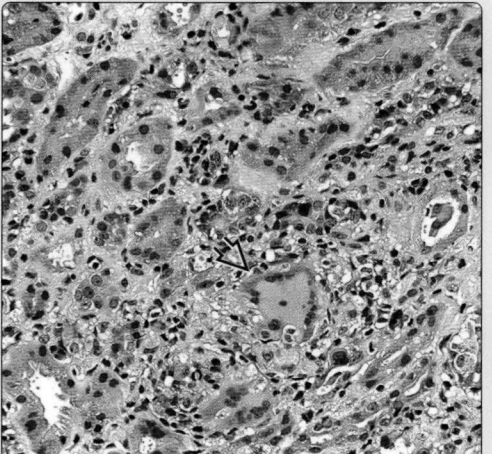

肾小管炎电镜表现

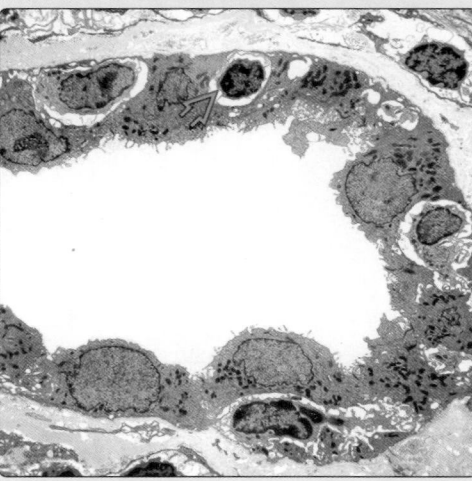

（左）HE 染色显示可能由药物引起的间质单个核细胞浸润的 AIN，尽管没有形成清晰的肉芽肿结构，但可见散在的多核巨细胞浸润➡
（右）有临床和组织学特征支持的药物性 AIN 活检标本，电镜显示肾小管上皮内可见浸润性淋巴细胞➡

术语

缩写

- 急性间质性肾炎（acute interstitial nephritis，AIN）

定义

- 药物变应性反应引起的急性肾小管间质炎症

病因学/发病机制

超敏反应

- T 细胞介导的反应
- 不依赖剂量的特发性反应
  - 再次接触后反应加剧
- 常与全身超敏反应相关
- 与同类药物有交叉反应
- 检查点抑制剂改变了正常 T 细胞对自身抗原的调节
  - 对自身抗原的耐受性丧失
  - 药物特异性效应 T 细胞的再激活
  - 肾脏特异性自身抗体产生

细胞介导/迟发型超敏反应

- 某些患者药物半抗原皮肤试验呈阳性
- 体外寡克隆 T 细胞对药物的反应性
- 间质肉芽肿形成
- 药物分子作为半抗原，引发免疫反应
- 药物与肾小管基底膜（TBM）或肾小管上皮细胞成分共价结合，使内源性抗原发生改变或引起交叉反应

抗原/抗体介导的反应（免疫复合物）

- 部分病例对激发药物（例如利福平）产生循环抗体
- 偶见抗 TBM 自身抗体

IgE 介导

- 某些病例中检出针对药物的 IgE 抗体

涉及的药物类别

- 所有药物类别都可与 AIN 有关
  - 在一个系列（Muriithi）中最常见的具体药物：奥美拉唑（12%），阿莫西林（8%），环丙沙星（8%）
- 抗生素（约 50%）
  - 青霉素，头孢菌素，磺酰胺，万古霉素，利福平，四环素，红霉素和大部分其他药物（即使不是全部）
- 质子泵抑制剂（约 14%）
- NSAID（约 11%）
  - COX-1 和 COX-2 抑制剂
  - 长期使用 NSAID 后可发生 AIN
    - 过长使用会导致镇痛剂肾病
  - 非变应性损伤机制
    - 抑制肾脏前列腺素（血管扩张剂）合成

- 肾毒性随着年龄增长、脱水、已存在的肾脏疾病、肝硬化而加重
  - 可引起微小病变性肾病（继发性）
- 利尿剂
  - 噻嗪类，呋塞米，氨苯蝶啶
- 抗病毒药
  - 阿昔洛韦，膦甲酸，茚地那韦
  - 索非布韦［直接作用抗丙型肝炎病毒（HCV）药物］
- 免疫检查点抑制剂（ICI）
  - 纳武单抗，伊匹单抗，帕普利珠单抗
  - 2%～5% 治疗患者发生 ICI 相关急性肾损伤，主要为 AIN
- 其他药物
  - 苯妥英钠，别嘌呤醇，西咪替丁，二苯乙内酰脲，卡托普利，锂，丙戊酸酯，华法林，α 干扰素，拉莫三嗪，芬特明
- 草药
  - 马兜铃酸（"中草药肾病"），葛根汁，药西瓜

药物性肾病的其他可能病变

- 肉芽肿性间质性肾炎
  - 青霉素，多黏菌素，利福平，螺旋霉素，磺酰类，万古霉素，阿昔洛韦，噻嗪类，氨苯蝶啶，NSAID，别嘌呤醇，卡托普利，海洛因，拉莫三嗪
- 急性肾小管损伤
  - 钙调磷酸酶抑制剂、万古霉素、氨基糖苷
- 肾乳头坏死
  - NSAID（非诺洛芬，布洛芬，吲哚美辛）及对乙酰氨基酚
- 足细胞病［微小病变性肾病（MCD）或局灶节段性肾小球硬化症（FSGS）］
  - 机制不明
  - NSAID，青霉素，利福平，塞来昔布，二苯乙内酰脲，锂，α 干扰素
- 坏死性及新月体性肾小球肾炎
  - 范围从寡免疫性至免疫复合物性肾小球肾炎
  - α-TNF 抑制剂
  - 肼嗪和其他与药物性狼疮相关的药物
    - 常伴有多种自身抗体阳性，如 ANCA，c-ANCA 和 p-ANCA，抗 MPO 和/或抗 PR3
- 膜性肾病（MN）
  - NSAID，金，青霉素

临床特征

流行病学

- 发病率因药物而异
  - 质子泵抑制剂引起 AIN 的流行病学研究发现，发病率为每年 12/10 万人

表现

- 斑丘疹（约占药物性 AIN 的 25%）
  - 通常在药物接触后数天到数周内发作
  - 主要累及躯干和近端肢体
  - 代表超敏反应的全身表现

- ○ NSAID 诱发的 AIN 可无皮疹表现
- 发热（约 40%）
- 关节疼痛
- 少尿
- 急性肾衰竭
  - ○ 通常为非少尿型
  - ○ 老年患者更易发生
- 偶尔出现高血压和足部水肿

实验室检查

- 血液
  - ○ 血尿素氮和血清肌酐升高
  - ○ 嗜酸性粒细胞增多（约 35%＞500/mm³）
  - ○ 血清学检查通常为阴性或正常（ANA，anti-DNA 抗体，ANCA，补体）
- 尿液
  - ○ 无菌性脓尿
  - ○ 白细胞（WBC）管型
  - ○ 尿液中可见嗜酸性粒细胞，但不特异
    - 在一项研究中，38% 药物性 AIN 有嗜酸性粒细胞尿
  - ○ 蛋白尿
    - 通常为亚肾炎范围，＜1g/d
    - 肾病范围蛋白尿可见于应用 NSAID 引起的并发性肾小球病（如 MCD，MN）
  - ○ 镜下血尿
  - ○ 钠的分数排泄率＞1%
  - ○ 尿培养阴性
  - ○ 近端和远端肾小管损害的证据
    - 氨基酸尿，糖尿，高磷酸盐尿，高钾血症，尿液浓缩缺陷

自然病程

- 急性肾小管损伤和急性肾衰竭
- 部分未经治疗的病例可进展为慢性肾衰竭

治疗

- 药物
  - ○ 去除有害药物为一线治疗
  - ○ 类固醇疗法可改善肾功能恢复，特别是如果早期开始
- 急性肾功能不全或肾衰竭的支持治疗

预后

- 大部分病例（60%～90%）1～12 个月内肾功能恢复良好
- 部分病例存在慢性肾功能不全的风险
  - ○ 特别是诊断前长期服用有害药物，如非处方用 NSAID
- MCD 在停药后消退，但可能在再次接触相同或相似药物时复发

影像学

超声检查

- 间质水肿的情况下可见到肾脏增大

镜下特征

组织学特征

- 间质炎症
  - ○ 以单个核细胞、浆细胞为主，少量中性粒细胞
  - ○ 通常有嗜酸性粒细胞浸润
  - ○ 在 NSAID 诱导的 AIN 中炎症反应可能较轻
- 单个核细胞炎症浸润的小管炎
  - ○ PAS 染色可显示 TBM 破坏
  - ○ 反应性上皮脱落、刷状缘缺失改变
  - ○ 小管内可见嗜酸性粒细胞
- 间质水肿
- 间质肉芽肿并不少见
  - ○ 具有上皮样组织细胞的非干酪性肉芽肿
  - ○ 偶见多核巨细胞
  - ○ 混杂有间隔性的间质浸润
  - ○ 活检中 45% 的肉芽肿性间质性肾炎是由药物过敏引起的
- 髓质血管炎
- 肾小球和血管通常不受累
- 突出的小管蛋白滴
  - ○ 可见于 NSAID 诱导的共存的 MCD 病例中
- 长期使用有害药物可导致慢性化改变
  - ○ 轻度间质纤维化
  - ○ TBM 增厚和肾小管萎缩
- 肾切除术标本中可见输尿管炎症

辅助检查

组织化学

- 细菌抗酸染色和 Gomori 甲氧胺银染色
  - ○ 反应性：阴性
  - ○ 染色模式：当存在分枝杆菌或真菌感染时可发现微生物

免疫组化

- 几乎不需要
- 炎性浸润通常为混合性和反应性，主要为 T 细胞
- κ 和 λ 免疫组化或原位杂交显示多克隆浆细胞浸润

免疫荧光

- 间质纤维蛋白在水肿区积聚，如皮肤迟发型超敏反应
- 沿 TBM 线性 IgG 染色罕见
  - ○ 有报道可见于甲氧西林和利福平引起的 AIN 中
- NSAID 引起的 MCD 中，白蛋白染色可见肾小管蛋白重吸收滴

电镜

- 可出现肾小管上皮变化，例如刷状缘缺失
- 大多数病例肾小球正常
- 弥漫性足细胞损伤和足突融合消失可见于
  - ○ 合并 NSAID 引起的 MCD 中

- 小的散在的 TBM 沉积物可能很少见（可能没有意义）

鉴别诊断

急性肾小管损伤

- 间质性炎症和肾小管炎少见
- 无炎症区域肾小管细胞核丢失

肾小球肾炎相关间质性炎症

- 间质性炎症可出现在任何类型的肾小球肾炎中，尤其是新月体性肾小球肾炎中
- ANCA 介导的肾小球肾炎可显示严重的间质炎症，包括嗜酸性粒细胞浸润
  - 如果肾小球采样不充分，可能误诊为 AIN
  - 一些 ANCA 相关肾小球肾炎病例中存在髓质毛细血管炎
- 出现 RBC 管型时注意不要"遗漏"新月体病变

急性和慢性肾盂肾炎

- 中性粒细胞可能在细菌性感染的情况下占优势
- 可见中性粒细胞管型
- 应进行尿和血培养以确定感染性病因
- 慢性肾盂肾炎显示较明显的浆细胞浸润

感染或自身免疫性疾病引起的肉芽肿性间质性肾炎

- 干酪样坏死肉芽肿可出现在分枝杆菌和真菌感染病变中
- 非坏死性肉芽肿可见于结节病或肉芽肿伴多血管炎（Wegener 肉芽肿）
- 临床病史、有无肾小球新月体及特殊染色（AFB，GMS）对诊断有帮助

狼疮性肾炎

- 小管间质炎症可能较为突出
- 免疫荧光染色（颗粒状 TBM 沉积和间质沉积）及电镜下可见免疫复合物沉积

IgG4 相关肾小管间质性肾炎

- IgG4（+）浆细胞增加，TBM 免疫复合物沉积

干燥综合征

- 临床肾脏表现可能包括远端肾小管酸中毒、尿浓缩功能损害、Fanconi 综合征
- 血清学表现包括抗 Ro/SSA 抗体、抗 La/SSB 抗体、高球蛋白血症，某些病例还包括 ANA
- 肾小管间质性肾炎为活动性，但可见较明显慢性变，即不同程度肾小管萎缩和间质纤维化

巨细胞性小管炎伴 TBM 沉积

- 小管周巨细胞反应

- TBM 免疫复合物沉积

肾小管间质性肾炎和葡萄膜炎（Dobrin 综合征）

- 成人罕见，儿童报道为主
- 临床表现包括 Fanconi 综合征、肾功能不全、蛋白尿
- 葡萄膜炎引起的眼部症状可出现在肾脏表现之前或之后

抗 TBM 抗体肾炎

- 免疫荧光染色显示 IgG 沿 TBM 线样沉积，常伴有 C3 沉积

淋巴瘤

- 单核样淋巴细胞间质浸润或浆细胞浸润
- 通过免疫组化或原位杂交技术检测淋巴细胞或浆细胞的单克隆证据

糖尿病肾病

- 在 40% 的糖尿病肾病活检中发现有富于嗜酸性粒细胞的局灶浸润
- 与纤维化程度有关，但与药物或过敏反应无关

诊断要点

临床相关病理特征

- 不良预后特征：肾小管萎缩，间质纤维化，肉芽肿
- 有益的预后特征：在非纤维化皮质中的急性间质性炎症程度

病理要点解读

- 排除可能解释炎症的偶发病理改变，如 IgA 肾病或糖尿病肾病
- 诊断通常需要详细的临床病史，包括所有的药物和自身免疫性疾病的血清学
- 肾小管中的嗜酸性粒细胞
  - 可能具有诊断价值

参考文献

1. Sise ME et al: Soluble and cell-based markers of immune checkpoint inhibitor-associated nephritis. J Immunother Cancer. 11(1):e006222, 2023
2. Perazella MA et al: Drug-induced acute kidney injury. Clin J Am Soc Nephrol. 17(8):1220-33, 2022
3. Sprangers B et al: Diagnosis and management of immune checkpoint inhibitor-associated acute kidney injury. Nat Rev Nephrol. 18(12):794-805, 2022
4. Tantranont N et al: Vancomycin-associated tubular casts and vancomycin nephrotoxicity. Kidney Int Rep. 6(7):1912-22, 2021
5. Eddy AA: Drug-induced tubulointerstitial nephritis: hypersensitivity and necroinflammatory pathways. Pediatr Nephrol. 35(4):547-54, 2020
6. Rankin AJ et al: Predicting outcome in acute interstitial nephritis: a caseseries examining the importance of histological parameters. Histopathology. 76(5):698-706, 2020
7. Wilson GJ et al: The increasing rates of acute interstitial nephritis in Australia: a single centre case series. BMC Nephrol. 18(1):329, 2017
8. Cortazar FB et al: Clinicopathological features of acute kidney injury associated with immune checkpoint inhibitors. Kidney Int. 90(3):638-47, 2016
9. Dai DF et al: Interstitial eosinophilic aggregates in diabetic nephropathy: allergy or not? Nephrol Dial Transplant. 30(8):1370-6, 2015
10. Muriithi AK et al: Biopsy-proven acute interstitial nephritis, 1993-2011: a case series. Am J Kidney Dis. 64(4):558-66, 2014

药物性肾小管间质性疾病

嗜酸性粒细胞聚集

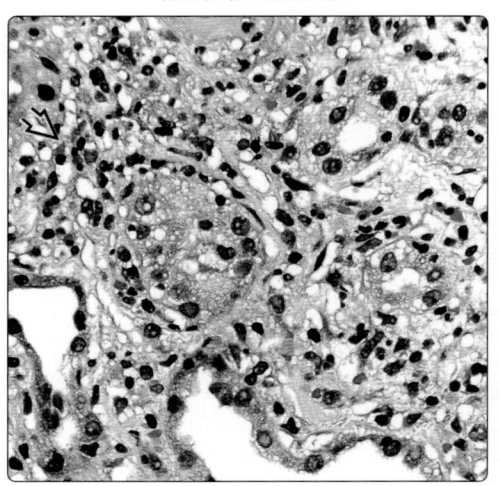

间质性炎症

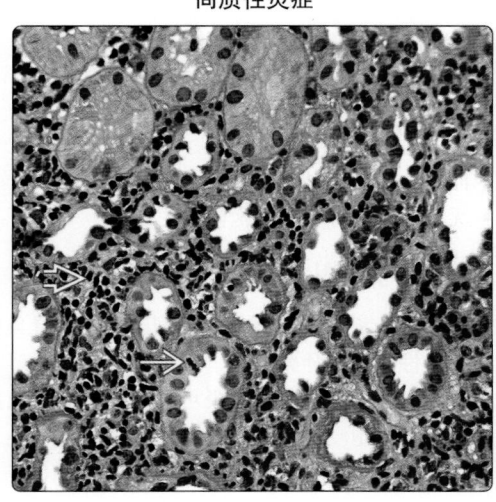

（左）HE 染色显示间质散在的淋巴细胞和嗜酸性粒细胞浸润➡️伴轻度间质水肿，患者曾接受过磺胺类药物（复方新诺明）治疗

（右）AIN 活检标本 PAS 染色显示优势的淋巴细胞性间质炎症➡️和少量浆细胞。病史与药物诱发过程相吻合。急性肾小管损伤表现为反应性上皮改变和有丝分裂➡️

肉芽肿性间质性肾炎

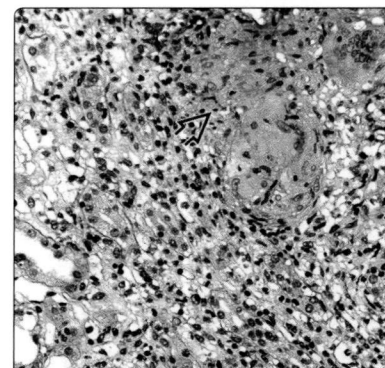

血管周肉芽肿

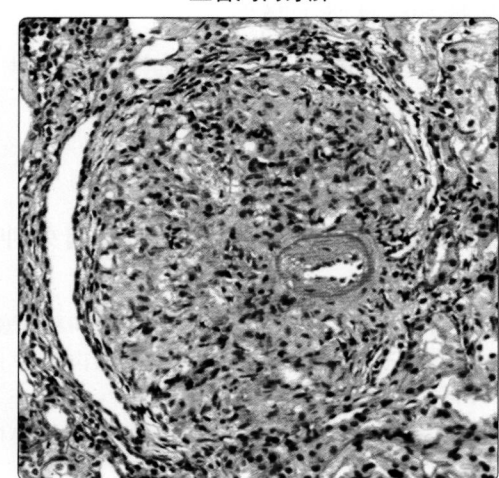

（左）莫西沙星引起的肉芽肿性 AIN，显示间质内见少量非干酪样性肉芽肿➡️伴淋巴细胞和嗜酸性粒细胞➡️浸润，肉芽肿内可见多核巨细胞

（右）药物引起的间质性肾炎病例，可见由上皮样组织细胞和淋巴细胞组成的血管周肉芽肿，约 45% 的肉芽肿性间质性肾炎系由药物引起

浆细胞聚集

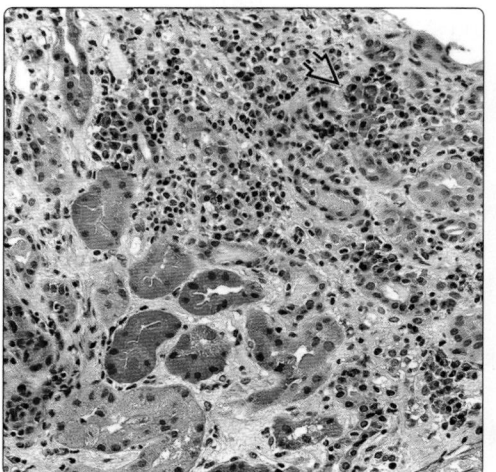

小管炎

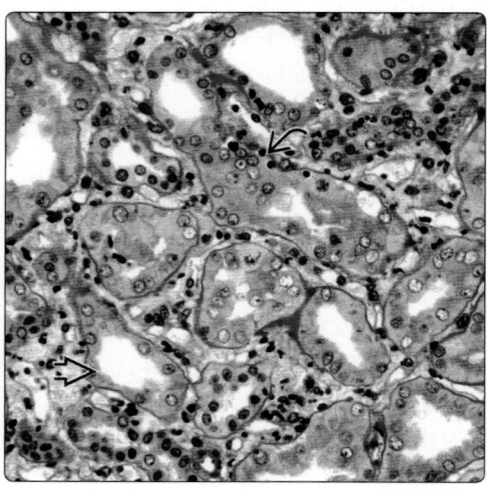

（左）AIN 患者 HE 切片显示大量浆细胞浸润➡️伴有淋巴细胞和极少量嗜酸性粒细胞，该患者服用多种潜在的肾毒性药物

（右）AIN 患者 HE 切片显示，在非萎缩性肾小管中可见上皮内淋巴细胞浸润➡️（肾小管炎），并存在近端肾小管损伤伴刷状缘缺失➡️的证据

急性肾小管损伤

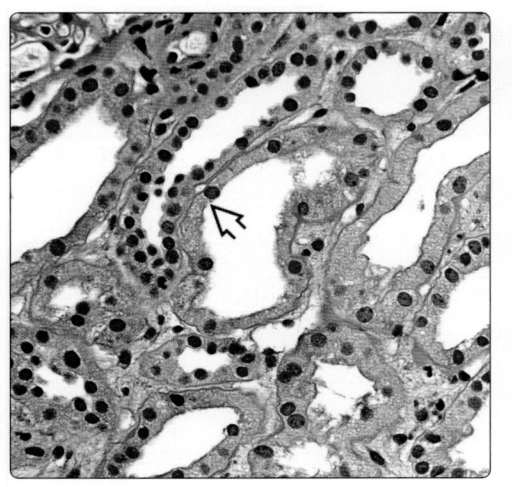

慢性间质性肾炎

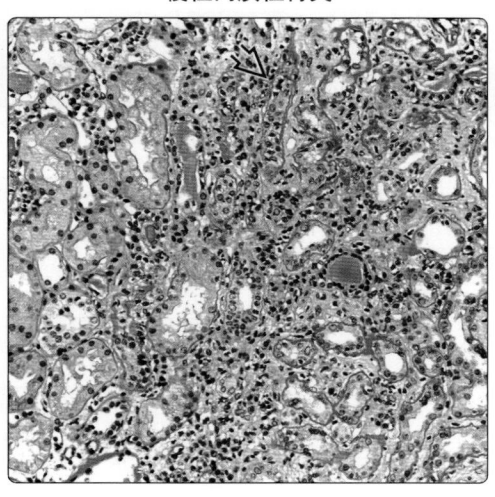

（左）PAS 染色显示轻度急性肾小管损伤，其特征是近端小管刷状缘缺失 ➡️，该患者在 NSAID 治疗后出现急性肾功能不全，其他区域可见少量间质浸润

（右）患者活检前数月曾接受呋塞米治疗，活检显示慢性肾小管间质损害，萎缩肾小管中 TBM 增厚 ➡️，在缺乏其他病理的情况下，这些变化可归因于呋塞米诱导的 AIN 进展

嗜酸性粒细胞性炎症浸润

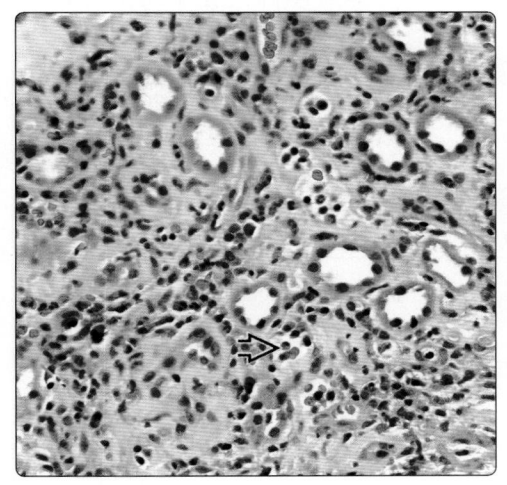

红细胞管型

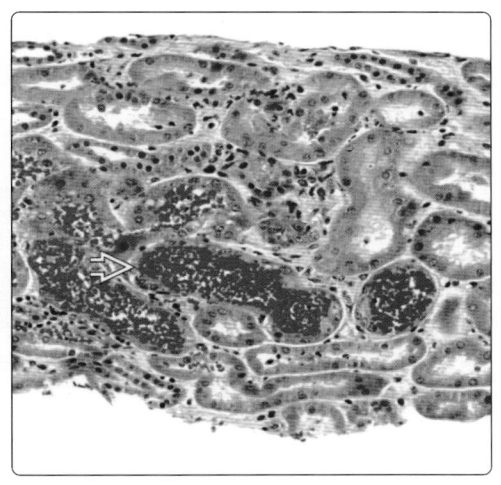

（左）寡免疫性肾小球肾炎间质中可见大量的嗜酸性粒细胞浸润 ➡️，使人联想到 AIN。本例患者表现为急性肾衰竭，尿液分析显示红细胞管型，这在 AIN 中是不寻常的

（右）疑似 AIN 病例（临床和组织学上）出现红细胞管型 ➡️，应引起对寡免疫性肾小球肾炎未采集到新月体的关注，该患者随后发现血清学 ANCA 阳性

糖尿病 AIN

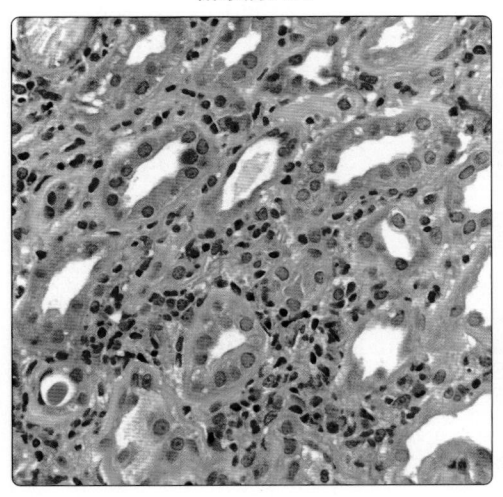

庆大霉素毒性

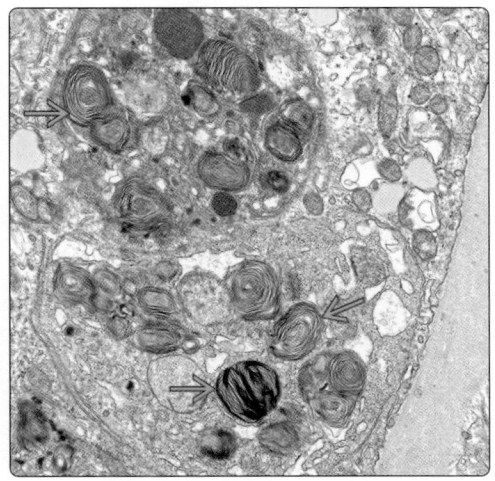

（左）糖尿病患者，HE 切片显示混合性间质浸润中明显的嗜酸性粒细胞，不涉及特定的药物或感染。糖尿病肾病患者肾活检通常表现有轻度间质性肾炎伴有嗜酸性粒细胞浸润，病因不明

（右）本例庆大霉素毒性（光镜下表现为急性肾损伤），肾小管细胞内可见大量的"髓样小体" ➡️，为氨基糖苷毒性的特征

（陈霓　译，魏建国　余英豪　审）

引起肾小管间质性肾炎的药物							
分类	肉芽肿	MCD	MN	PN	ESRD	注释	参考（PMID）
抗生素							
头孢菌素	+						25886295
多黏菌素	+						16013023
乙胺丁醇							1766519
氟喹诺酮	+					晶体	28553048
庆大霉素					+	ATI，电镜下肾小管内"髓样小体"	3193025
利奈唑胺						DRESS	19733945
大环内酯类							8816724
呋喃妥因	+						19828642
青霉素	+	+			+	抗 TBM 抗体罕见	22607916
利福平	+	+				Fanconi 综合征	23320835
磺胺类	+					DRESS，晶体	19863874
四环素	+						26413275
万古霉素	+					DRESS，管型肾病，常为 ATI 而不是 AIN	28082518
抗病毒药							
阿昔洛韦	+						2080005
膦甲酸						晶体	2560634
茚地那韦						晶体	11915002
α 干扰素		+				塌陷型 FSGS	20203164
索非布韦						免疫复合物性肾小球肾炎	1451327
替诺福韦						晶体	22975570
非甾体类抗炎药							
醋氯芬酸							23682087
对乙酰氨基酚		+	+				28801780
阿司匹林		+					38926
双氯芬酸	+	+	+			ATI	10444806
非诺洛芬	+	+	+	+		FSGS	6977270
布洛芬	+	+	+	+	+		26669585
吲哚美辛	+	+			+		3980192
萘普生		+	+	+	+		27203163
保泰松							647258
舒林酸		+	+				6585720
托美汀		+	+				7241764
质子泵抑制剂							
埃索美拉唑							15748135
兰索拉唑							19204634
奥美拉唑	+						25323274
泮托拉唑							23109611
利尿剂							
呋塞米	+					DRESS	29440628
噻嗪类	+						25984010
氨苯蝶啶	+					小管中可见极化的药物晶体	6119586
检查点抑制剂							
伊匹单抗	+	+	+			急性 TMA	28076863
尼沃鲁单抗	+						29486725
派姆单抗							27282937

第20节 引起肾小管间质性肾炎的药物

引起肾小管间质性肾炎的药物（续）							
分类	肉芽肿	MCD	MN	PN	ESRD	注释	参考（PMID）
TNF 抑制剂							
阿达木单抗	+						28624373
英夫利昔单抗							27181549
抗凝剂							
西洛他唑							29506491
苯茚二酮						血管炎	5270600
利伐沙班							28522776
华法林						红细胞管型增多	18380703
中枢神经系统药物							
卡马西平	+						21947692
氯氮平							24849641
二苯乙内酰脲		+					3156084
拉莫三嗪	+						27987281
锂			+			CIN, FSGS	26258081
三唑仑						肾小球嗜酸性粒细胞	7611270
丙戊酸						Fanconi 综合征	11891102
杂项							
5- 氨基水杨酸		+	+				25935912
别嘌呤醇	+					DRESS, 血管炎	27900940
硫唑嘌呤							16395766
硼替佐米							26109684
卡托普利	+						2527007
塞来昔布		+	+	+			12608557
西咪替丁						ANCA	16362162
造影剂						洛普胺，碘比醇；ATI 伴肾小管空泡化	26476794
艾塞那肽							22762797
视黄酸							27629781
免疫球蛋白						ATI 伴小管上皮等距性空泡化	25005715
来氟米特	+					DRESS, 血管炎	23271613
硝苯地平	+						26955492
奥沙利铂							29231160
丙硫氧嘧啶							28509121
西他列汀							27436034
唑来膦酸盐	+						22814143
中草药							
五苓散（中国）						CIN, TINU	18661195
公瑾丹（中国）		+					25037506
Hyponidd（印度）							29217884
其他药物							
大麻素类						TINU, 毒性 ATI	27437289
海洛因	+						424794
安乃近						Fanconi 综合征	27834095

ANCA，抗中性粒细胞胞质抗体；AIN，急性间质性肾炎；ATI，急性肾小管损伤；CIN，慢性间质性肾炎；DRESS，药物反应伴嗜酸性粒细胞增多和全身症状；FSGS，局灶节段性肾小球硬化正；TMA，血栓性微血管病；MCD，微小病变性肾病；MN，膜性肾病；PMID，PubMed 标识；PN，肾乳头坏死；TINU，肾小管间质性肾炎和葡萄膜炎。

本表包括主要类别药物。

要点

术语

- 检查点抑制剂（CPI）：抗 T 细胞和肿瘤细胞检查点蛋白的单克隆抗体
  - 伊匹单抗：抗 CTLA-4 单克隆抗体
  - 纳武单抗，派姆单抗，塞米匹林单抗：抗 PD-1 单克隆抗体
  - 阿特珠单抗，度伐单抗，奥伐单抗（抗 PD-L1）：抗 PD-L1 单克隆抗体
- 检查点蛋白：抑制抗肿瘤 T 细胞反应的分子"制动器"

病因学/发病机制

- 丧失对内源性肾抗原的耐受性
- 丧失对其他药物抗原耐受性
- 再次使用 CPI 通常不会引起急性肾损伤（AKI）

临床特征

- 从最后一次 CPI 给药到出现 AKI 的时间间隔：中位时间 3 周（IQR1-4）

- 典型表现有 AKI、少尿、脓尿
- 部分患者需要进行血液透析
- 对皮质类固醇治疗有效

镜下特征

- 急性肾小管间质性肾炎
  - 淋巴细胞、浆细胞、嗜酸性粒细胞
  - 与药物性急性间质性肾炎难以区分
  - 可见间质肉芽肿伴巨细胞
- 血栓性微血管病（TMA）
- 其他肾小球肾炎：寡免疫性肾小球肾炎，足细胞病，C3 肾小球肾炎

主要鉴别诊断

- 药物性急性间质性肾炎
- 急性肾盂肾炎
- 其他原因引起的肉芽肿性间质性肾炎
- 其他原因导致的 TMA

CPI 治疗引起密集的间质性炎症

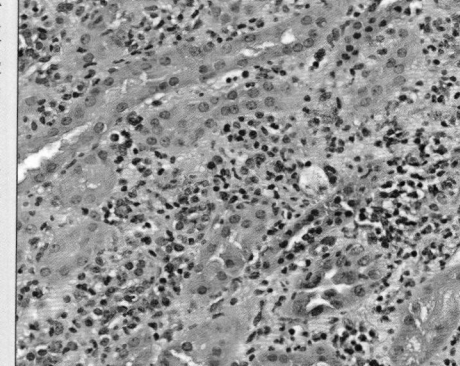

CPI 治疗引起肾小管损伤及小管炎

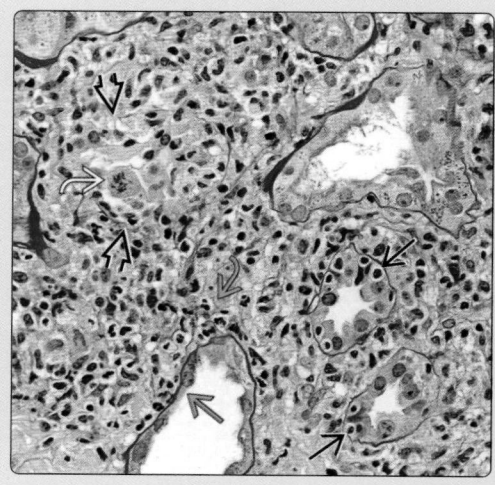

（左）活检显示由混合性淋巴细胞、浆细胞和嗜酸性粒细胞组成的密集的间质浸润，与药物引起的变应性间质性肾炎很难区分

（右）活检显示密集的间质浸润伴肾小管损伤➡和肾小管炎➡，可见重度肾小管炎伴 TBM 损害和破坏➡，还可见到肾小管上皮细胞有丝分裂➡；在 CPI 引起的间质性肾炎中，中性粒细胞可非常突出➡

肉芽肿性炎症

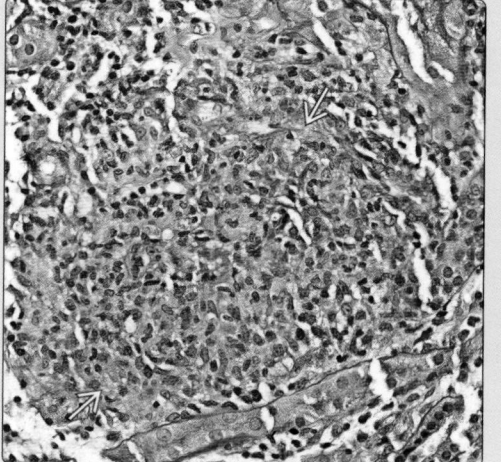

血栓性微血管病

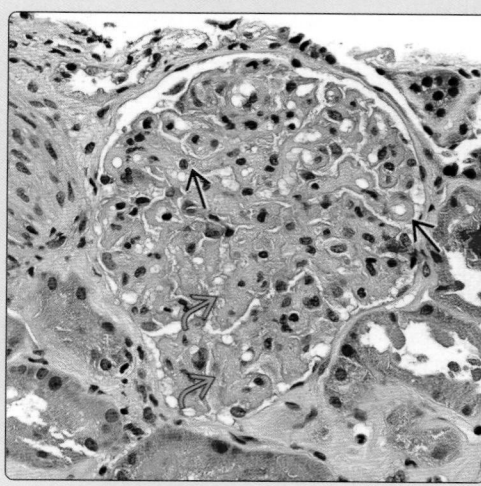

（左）CPI 中的肉芽肿➡无干酪样坏死，这例患有黑色素瘤的 51 岁男性患者接受了纳武单抗治疗，并出现发热和肌酐升高

（右）59 岁女性非小细胞肺癌患者，采用纳武单抗和吉西他滨治疗后，肾活检显示节段系膜溶解➡伴红细胞碎裂➡及毛细血管壁双轨

术语

缩写

- 检查点抑制剂（checkpoint inhibitor, CPI）

定义

- CPI 引起的 AKI

病因学 / 发病机制

检查点蛋白：分子"制动器"

- 在 T 细胞上表达的免疫活化负调节因子
- CTLA-4：在 T 细胞经过 T 细胞受体（TCR）结合和共刺激后表达；是 T 细胞应答的有效抑制剂，可导致细胞增殖和活化停止
- PD-1：当与配体 PD-L1 结合时，是抗肿瘤 T 细胞功能的负调节因子
- PD-L1：在肿瘤细胞上表达，特别在炎性细胞因子存在的情况下（如肿瘤转移），通过诱导 PD-1 介导的 T 细胞耗竭来抑制抗肿瘤 T 细胞反应

CPI 药物促进恶性肿瘤的排斥反应

- 在包括肾脏在内的无辜的旁观者器官中发生免疫介导反应使情况变得更加复杂
  - 可引起对内源性抗原的耐受性缺失
  - 可能是由于对其他药物的耐受性缺失所致

动物研究

- 引起 CTLA-4 基因敲除小鼠全身超免疫活化
- PD-1 基因敲除小鼠和 PD-1 抗体治疗小鼠出现间质性肾炎和肾小球肾炎

临床试验

- 正在进行使用其他抑制免疫检查点靶点的临床试验，如 LAG-3、TIM-3、B7-H3、B7-H4 等

临床特征

流行病学

- CPI 治疗患者 AKI 总发病率为 3%～5%
- 出现在伊匹单抗单独或与纳武单抗和派姆单抗联合治疗后
- 联合治疗比单一治疗更常见

表现

- AKI
  - 可使血清肌酐增加一倍或三倍
    - 某些病例需要血液透析
    - 可出现少尿
  - 蛋白尿（尿蛋白 - 肌酐比值≥0.3g/g）
  - 血尿
  - 脓尿
  - 可有嗜酸性粒细胞增多
  - 可引发同种异体移植受体发生急性排斥反应
  - 可加剧已存在的肾小球肾炎

- 低基线 eGFR、使用质子泵抑制剂、联合治疗（抗 -CTLA4+ 抗 -PD-1/ 抗 PD-L1）发生肾外免疫治疗相关不良事件（IRAE）的风险更高
- 肾外 IRAE
  - 与 CPI 诱发 AKI 高风险相关
  - 皮肤
    - 皮疹，红斑
  - 肝炎
    - 不明原因的血清 ALT 和 AST 增高
    - 弥漫 T 细胞浸润，明显窦样组织细胞浸润，中央静脉损伤伴内皮炎
  - 口腔黏膜和胃肠道
    - 口干，腹泻
    - 活检显示淋巴细胞或中性粒细胞性炎症，隐窝炎；可出现隐窝脓肿和肉芽肿
  - 垂体炎
    - 勃起功能障碍或闭经，体位性低血压，低血糖，低钠血症
  - 肺炎
    - X 线片示下肺叶有磨玻璃样病变或弥散性结节性浸润
  - 眼和神经系统疾病
    - 巩膜炎，结膜炎，葡萄膜炎，眼眶炎
  - 胰腺炎
  - 甲状腺功能低下：比甲状腺功能亢进更常见

治疗

- 停用 CPI
- 口服或静脉注射糖皮质激素
- 部分病例行保守治疗

预后

- 对皮质类固醇治疗有效；早期使用类固醇康复概率较高
- AKI 和/或蛋白尿可完全或部分恢复
- 可能需要血液透析治疗
- 嗜酸性粒细胞增多、皮疹和发热是预后不良指标
- 大多数病例重新使用 CPI 不会引起 AKI 复发
  - 推测超敏反应机制不同
- 再次使用 CPI 后肾小球疾病复发很少见

镜下特征

组织学特征

- 由淋巴细胞、浆细胞和嗜酸性粒细胞组成的间质浸润
  - 间质或小管内可含有聚集性中性粒细胞
- 间质浸润主要为 CD4（+）淋巴细胞
  - CD8（+），颗粒酶、穿孔素亦呈阳性
- 可存在肉芽肿性间质性肾炎或伴显著巨细胞的间质性肉芽肿
- 重度肾小管炎，常形成小管内肉芽肿
- 肾小球病变通常不明显
- 急性和慢性 TMA
  - 沿毛细血管壁分布血栓
  - 基底膜双轨
  - 需要与其他与 TMA 相关的药物（例如吉西他滨）进行相关性分析

FDA 批准的免疫检查点抑制剂汇总*			
靶点	通用名	商品名	适应证
CTLA-4	伊匹单抗	Yervoy	联合纳武单抗：CRC，HCC，黑色素瘤，间皮瘤，NSCLC，RCC
PD-1	纳武单抗	Opdicvo	尿路上皮癌，食管 SCC，HL，NSCLC 单独或联合伊匹单抗：CRC，HCC，黑色素瘤，NSCLC，RCC 联合伊匹单抗：间皮瘤
	派姆单抗	Keytruda	BC，宫颈癌，CRC，CSCC，内膜癌，食管癌，胃癌，HCC，HL，HNSCC，黑色素瘤，间皮瘤，MCC，MSI- 高 /MMR 缺陷 / TMB- 高肿瘤，NSCLC，大 B 细胞淋巴瘤，RCC，SCLC，尿路上皮癌
	塞米普利单抗	Libtayo	BCC，CSCC，NSCLC
PD-L1	阿特珠单抗	Tecentriq	BC，HCC，黑色素瘤，NSCLC，SCLC，尿路上皮癌
	度伐单抗	Imfinzi	NSCLC，SCLC，尿路上皮癌
	阿维单抗	Bavencio	MCC，RCC，尿路上皮癌

CRC，结直肠癌；HCC，肝细胞癌；HNSCC，头颈部鳞状细胞癌；NSCLC，非小细胞肺癌；SCLC，小细胞肺癌；RCC，肾细胞癌；HL，霍奇金淋巴瘤；SCC，鳞状细胞癌；BC，乳腺癌；BCC，基底细胞癌；CSCC，皮肤鳞状细胞癌；MCC，Merkel 细胞癌；MSI，微卫星不稳定；MMR，错配修复；TMB，肿瘤突变负荷。

*Adapted from Marin-Acevedo JA et al：Next generation of immune checkpoint inhibitors and beyond. J Hematol Oncol. 14（1）：45，2021；Twomey JD et al：Cancer immunotherapy update：FDA-approved checkpoint inhibitors and companion diagnostics. AAPS J 23（2）：39，2021.

- 常见的肾小球肾炎：寡免疫性肾小球肾炎，足细胞病和 C3 肾小球肾炎
  - 寡免疫性肾小球肾炎通常为 ANCA（ − ）
- 41% 的肾小球疾病伴发急性间质性肾炎
- 有报道狼疮样免疫复合物沉积

辅助检查

电镜

- 无电子致密沉积物
- 节段性足细胞足突消失
- 内皮下增宽和透亮区（急性 TMA）

鉴别诊断

其他药物引起的急性间质性肾炎

- 较轻的肾小管损伤和炎症；少量中性粒细胞
- CPI 起病延迟（停药后出现）

其他原因导致的 TMA

- 重度间质性炎症是 CPI 的典型特征

其他原因引起的肉芽肿性间质性肾炎

- 结节病：较轻的急性炎症
- 感染：结核，真菌等；检测到微生物

诊断要点

临床相关病理特征

- 延迟发作的 AKI：从开始使用 CPI 起中位时间 16 周（IQB8-32）

病理要点解读

- 病理学特征与药物性急性间质性肾炎相同

参考文献

1. Min JW et al: Immune checkpoint inhibitors in patients with chronic kidney disease: assessing their ability to cause acute kidney injury and informing their proper use. Semin Oncol. 49(2):141-7, 2022
2. Gupta S et al: Acute kidney injury in patients treated with immune checkpoint inhibitors. J Immunother Cancer. 9(10):e003467, 2021
3. Kitchlu A et al: A systematic review of immune checkpoint inhibitor-associated glomerular disease. Kidney Int Rep. 6(1):66-77, 2021
4. Seethapathy H et al: Immune checkpoint inhibitors and kidney toxicity: advances in diagnosis and management. Kidney Med. 3(6):1074-81, 2021
5. Cortazar FB et al: Clinical features and outcomes of immune checkpoint inhibitor-associated AKI: a multicenter study. J Am Soc Nephrol. 31(2):435-46, 2020
6. Perazella MA et al: Immune checkpoint inhibitor nephrotoxicity: what do we know and what should we do? Kidney Int. 97(1):62-74, 2020
7. Zheng K et al: Clinical recommendations on diagnosis and treatment of immune checkpoint inhibitor-induced renal immune-related adverse events. Thorac Cancer. 11(6):i746-51, 2020
8. Ashour T et al: Immune check point inhibitor-associated glomerulonephritis. Kidney Int Rep. 4(2):355-9, 2019
9. Gallan AJ et al: Renal vasculitis and pauci-immune glomerulonephritis associated with immune checkpoint inhibitors. Am J Kidney Dis. 74(6):853-6, 2019
10. Mamlouk O et al: Nephrotoxicity of immune checkpoint inhibitors beyond tubulointerstitial nephritis: single-center experience. J Immunother Cancer. 7(1):2, 2019
11. Manohar S et al: Interstitial nephritis in immune checkpoint inhibitor therapy. Kidney Int. 96(1):252, 2019
12. Chae YK et al: Cancer immunotherapy in a neglected population: the current use and future of T-cell-mediated checkpoint inhibitors in organ transplant patients. Cancer Treat Rev. 63:116-21, 2018
13. Hargadon KM et al: Immune checkpoint blockade therapy for cancer: an verview of FDA-approved immune checkpoint inhibitors. Int Immunopharmacol. 62:29-39, 2018
14. Ribas A et al: Cancer immunotherapy using checkpoint blockade. Science. 359(6382):1350-5, 2018
15. Wang PF et al: Immune-related adverse events associated with anti-PD-1/PD-L1 treatment for malignancies: a meta-analysis. Front Pharmacol. 8:730, 2017
16. Belliere J et al: Acute interstitial nephritis related to immune checkpoint inhibitors. Br J Cancer. 115(12):1457-61, 2016
17. Cortazar FB et al: Clinicopathological features of acute kidney injury associated with immune checkpoint inhibitors. Kidney Int. 90(3):638-47, 2016
18. Kidd JM et al: Ipilimumab-associated minimal-change disease. Kidney Int. 89(3):720, 2016

弥漫间质浸润

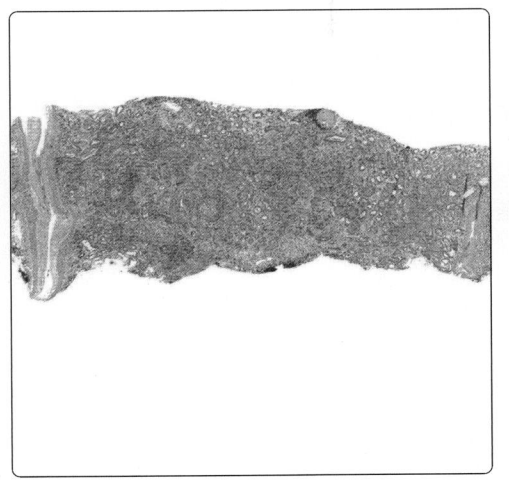

浆细胞和嗜酸性粒细胞浸润

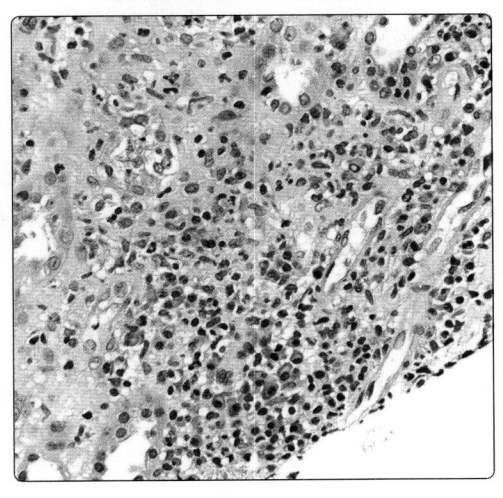

(左)60 岁男性，Ⅲ-C 期黑色素瘤患者，接受伊匹单抗治疗后出现重度急性间质性肾炎，同时有肠炎和肝酶升高

(右)76 岁男性，转移性黑素瘤患者，接受伊匹单抗和纳武单抗治疗后，肾活检显示由淋巴细胞、浆细胞和嗜酸性粒细胞组成的间质浸润

显著小管炎

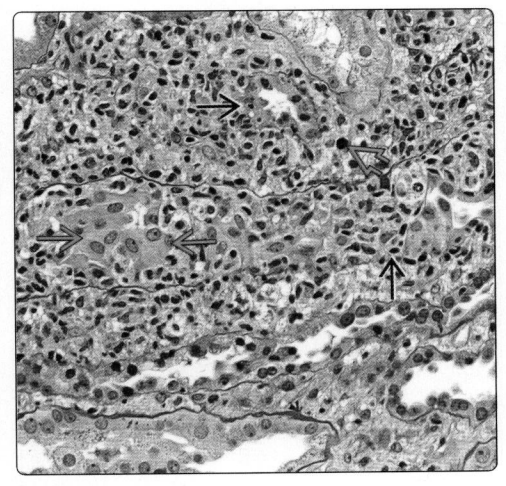

小管内肉芽肿

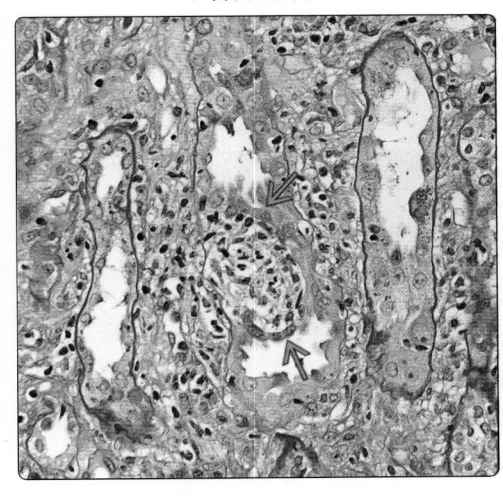

(左)74 岁男性，转移性食管癌患者，在使用 1 个治疗量的纳武单抗后，活检标本 PAS 染色显示显著小管炎 ➡️，上皮细胞脱落 ➡️，间质密集浸润和水肿，间质中还可见有丝分裂象 ➡️。这种反应比典型的药物性、变应性间质性肾炎更为严重

(右)上皮细胞受到具有肉芽肿特征和中性粒细胞的炎性浸润，这从基底膜上 ➡️ 可以看出

白细胞管型和细胞碎屑

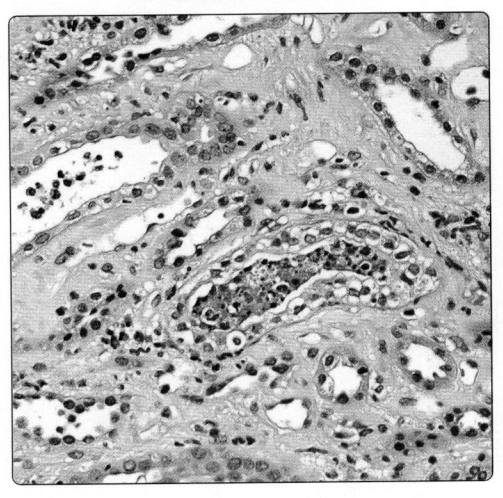

蛋白管型和肾小管断裂

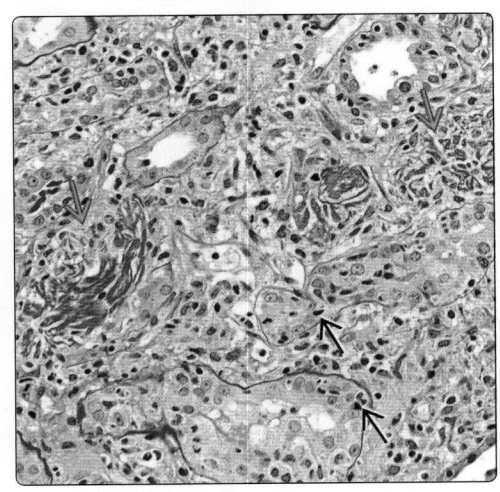

(左)由中性粒细胞和核碎屑组成的肾小管管型反映了严重肾小管损伤，这在典型的药物性、变应性间质性肾炎中很少见

(右)PAS 染色显示肾小管破裂、TBM 断裂、小管炎 ➡️ 和 PAS(+)蛋白管型 ➡️，可见肾小管损伤的严重程度

(陈霓 译，魏建国　余英豪 审)

要点

术语

- 髓质肾乳头尖部凝固性坏死

病因学/发病机制

- 髓质缺血
  - NSAID 引起血管收缩
  - 小动脉和微动脉管腔闭塞
    - 糖尿病性动脉病，镰状血红蛋白病，移植性动脉病
- 髓质内肾毒性药物浓聚
- 感染
- 尿液流出道阻塞
- 血容量不足加剧风险

临床特征

- 出现症状时＞60 岁
- 女性、糖尿病患者多见
- 更常见亚急性表现
  - 腰痛，血尿

- 发热，畏寒
- 双侧 65%～70%
- 长期使用镇痛药病史

镜下特征

- 病变位于髓质内带和肾乳头尖端
- 肾乳头凝固性坏死
  - 肾小管和血管轮廓缺失
- 肾小管和间质可见中性粒细胞环绕的坏死区域
- 坏死区域内无炎症细胞

主要鉴别诊断

- 肾实质梗死
  - 受累区域不限于髓质尖端

诊断要点

- 组织学特征可能提示致病原因
- 用 PAS 染色鉴定尿液中的脱落乳头

镇痛药滥用引起肾乳头坏死

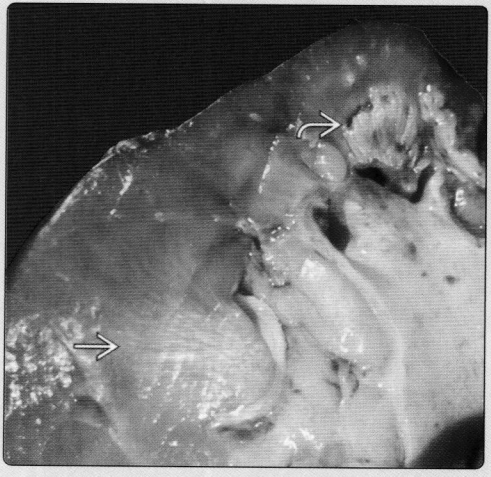

坏死肾乳头尖端周围炎

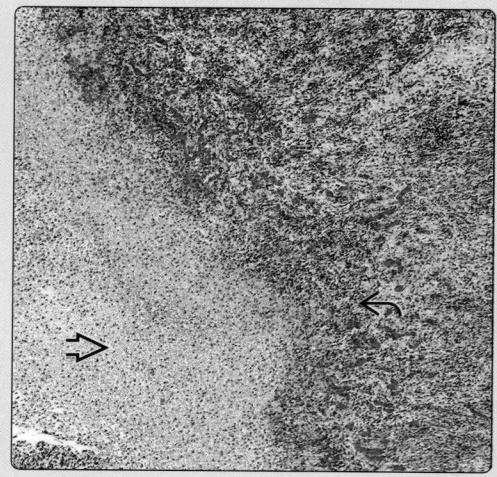

(左)肾大体图像显示镇痛药滥用引起的坏死肾乳头 ➡ 和相应的萎缩性皮质，坏死的分界线明显。一个肾乳头及其覆盖的肾皮质正常 ➡
(右)HE 染色显示髓质肾乳头广泛坏死 ➡ 伴少量炎症反应，坏死区外周见密集的炎症细胞浸润 ➡

急性肾盂肾炎累及肾乳头尖端

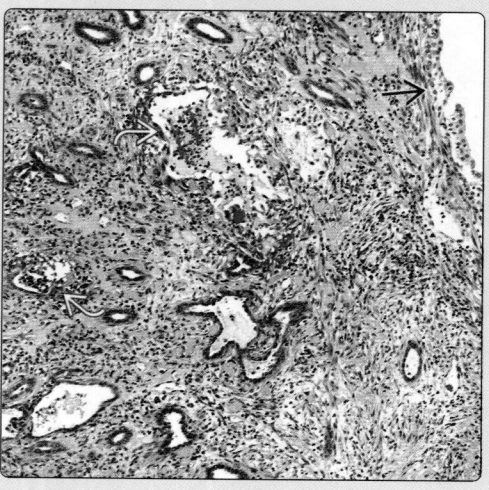

脱落于尿液中的肾乳头

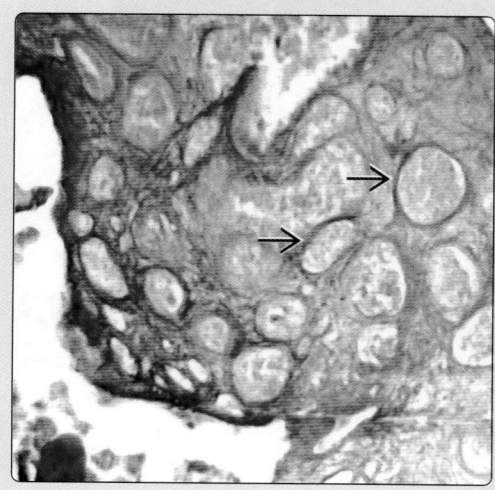

(左)HE 染色显示肾乳头尖端扩张的集合管内见中性粒细胞聚集 ➡，周围可见肾盂尿路上皮 ➡，患者有输尿管狭窄、肾积水和急性肾盂肾炎，肾脏其他部位可见坏死肾乳头
(右)PAS 染色可用于发现尿液中脱落的乳头，突出显示 TBM ➡，无细胞成分残留

术语

缩写

- 肾乳头坏死(papillary necrosis,PN)

同义词

- 髓质坏死
- 坏死性乳头炎

定义

- 髓质肾乳头尖部凝固性坏死

病因学/发病机制

髓质缺血

- 髓质接受肾脏总血流量的 8%～10%
- 直小血管丰富的血管丛主要有助于逆流机制
- 髓质营养供血有限;血管多为末梢血管
- 缺血性坏死的加重因素
  - 小动脉和微动脉管腔闭塞
    - 糖尿病性动脉病
    - 镰状血红蛋白病
      - HbS 红细胞聚合发生于缺氧、血黏度增加、脱水和酸中毒
      - 直小血管的低氧张力促进镰状化和微血栓形成
    - 移植肾动脉病
    - 年龄相关的微动脉硬化
    - 蛋白 C 缺乏症
    - 侵袭性念珠菌或曲菌感染
  - 前列腺素抑制引起血管收缩
    - NSAID
  - 血容量不足
    - 脱水,充血性心力衰竭

髓质中肾毒性药物浓聚

- 髓质中小管溶质浓度差促进水的重吸收
- 潜在的肾毒性药物在髓质中浓聚
  - 非那西丁,NSAID(布洛芬,吲哚美辛,萘普生,托美汀,苯噁洛芬、双氯芬酸)

临床特征

流行病学

- 发病率
  - 缺乏易感因素不常见
  - 通过优化治疗方案和积极控制易感因素,如糖尿病和急性肾盂肾炎,可降低发病率
    - 受累患者通常有＞1 个致病因素,例如糖尿病、感染或镇痛药滥用
- 年龄
  - 60 岁以上
  - 在镰状血红蛋白病中发生在年轻患者
- 性别
  - 女性患者多见

部位

- 髓质内带和肾乳头尖端
- 双侧性 65%～70%

表现

- 亚急性表现更常见
  - 腰痛
  - 血尿
  - 发热、畏寒
  - 尿浓缩功能缺陷致多尿和夜尿增多
  - 如果多个肾乳头受累可引起肾功能不全
- 急性发作(罕见)
  - 急性肾衰竭
  - 败血症
- 无症状性坏死乳头物质排出

实验室检查

- 诊断困难
- 过滤尿查坏死乳头

治疗

- 方案,风险,并发症
  - 并发症
    - 急性或慢性肾衰竭
    - 肾乳头坏死引起感染和败血症
    - 严重血尿
    - 肾乳头脱落导致尿道阻塞
- 外科手术方法
  - 缓解尿路梗阻
  - 逆行肾内手术取出坏死乳头
- 辅助治疗
  - 消除有害因素
    - 避免使用镇痛药
    - 治疗镰状细胞危象
    - 糖尿病患者血糖控制
  - 控制髓质损伤的加重因素
    - 控制高血压
    - 避免使用减少肾血流量的降压药,如 β 受体阻滞剂
    - 避免容积消耗和脱水
- 药物
  - 如果有急性肾盂肾炎,抗菌药物治疗
  - 糖尿病患者充分的血糖控制

预后

- 取决于早期发现病因及合理治疗

影像学

放射线检查

- CT 静脉肾盂造影
  - 球座征:对比剂聚集在锥体近端
  - 龙虾钳征:肾盏穹窿部凹陷

肾乳头坏死相关临床病状		
病因	发生率	注释
糖尿病	50%～60%	糖尿病患者乳头坏死发病率为非糖尿病患者的 5 倍(尸检系列); 总是存在尿路感染并发症
尿路梗阻	10%～40%	浸润性单核细胞释放的细胞因子可介导尿液流出梗阻,引起髓质血流量减少
镇痛药滥用(镇痛药肾病)	15%～20%	非那西丁使用更为普遍,20 年前该药品从市场上撤离后诊断病例急剧下降
镰状血红蛋白病	10%～15%	可发生于镰状细胞性贫血和镰状细胞病,常出现血尿
急性肾盂肾炎	5%	严重急性肾盂肾炎及尿路梗阻多见于糖尿病患者
肾移植	<5%	移植性动脉病易引起髓质缺血
其他报道与乳头状坏死相关的疾病还包括结核、慢性肝病及系统性血管炎。		

- 逆行肾盂造影可显示肾盏变钝

大体特征

一般特征

- 糖尿病患者肾脏可增大
- 急性肾盂肾炎可见肾脏水肿
- 乳头中呈现黄红色的界限清晰区域,边界充血
- 皮质萎缩仅限于有肾乳头坏死的小叶

镜下特征

组织学特征

- 肾乳头凝固性坏死和肾小管轮廓消失
- 早期阶段病变坏死区内没有炎性细胞
- 间质中坏死区由中性粒细胞包绕
- 坏死区或 TBM 边缘钙化
- 可能见到的易感因素特征
  - 糖尿病性肾病弥漫结节性系膜硬化,透明变性
  - 镇痛药肾病
    - 间质纤维化
    - 肾小管萎缩
    - 毛细血管袢硬化
  - 镰状细胞病毛细血管内镰状红细胞(常为管周毛细血管)
  - 急性肾盂肾炎中性粒细胞管型

辅助检查

免疫荧光

- 阴性,无免疫复合物沉积

电镜

- 急性肾盂肾炎及镇痛药肾病显示非特异性肾小球改变
- 可见糖尿病肾病特征,如肾小球系膜硬化和基底膜增厚

鉴别诊断

肾实质梗死

- 伴肾小球、肾小管和血管轮廓的非活性肾实质
- 梗死区无急性炎症,但外周可见炎症细胞浸润
- 可发生于血栓栓塞

- 血管中可见血栓
- 无提示血管炎的透壁性炎症
- 可发生于血管炎
  - 透壁性动脉炎/微动脉炎伴坏死
  - 可见肾小球细胞增生和/或新月体
- 可发生于血栓性微血管病
  - 微动脉和/或肾小球中可见血栓和碎裂性红细胞;无血管炎
- 临床病史和血清学检查有助于确定血栓栓塞、血管炎或血栓性微血管病的原因
- 受累区不限于髓质尖部,还可包括肾小球及血管
- 通常引起楔形皮质梗死

诊断要点

临床相关病理特征

- 坏死程度
- 组织学特征可能提示病因

病理要点解读

- PAS 染色可鉴定尿液中脱落的坏死性肾乳头

参考文献

1. Gaudji GR et al: Renal papillary necrosis (RPN) in an African population: disease patterns, relevant pathways, and management. Biomedicines. 11(1):93, 2022
2. Ragoori D et al: Role of retrograde intrarenal surgery in the management of diabetic renal papillary necrosis. J Endourol. 36(11):1399-404, 2022
3. Mendonca S et al: Fungal papillary necrosis with the "ring sign". Kidney Int. 99(2):492, 2021
4. Glusman ZA et al: Renal papillary necrosis following mesenteric artery stenting. Cureus. 12(10):e10824, 2020
5. Tomoda Y et al: Invasive Candida infection with ureteral obstruction. Intern Med. 57(10):1499-500, 2018
6. Henderickx MMEL et al: Renal papillary necrosis in patients with sickle cell disease: how to recognize this 'forgotten' diagnosis. J Pediatr Urol. 13(3):250-6, 2017
7. Chugh RK et al: Renal papillary necrosis caused by protein C deficiency leading to recurrent hydronephrosis. J Endourol Case Rep. 2(1):36-7, 2016
8. Li EJ et al: Sickle cell trait and renal papillary necrosis. Clin Pediatr (Phila). 53(10):1013-5, 2014
9. Rahman S et al: Nonsteroidal antiinflammatory drugs, cyclooxygenase-2, and the kidneys. Prim Care. 41(4):803-21, 2014
10. Gupta KL et al: Mucormycosis of the transplanted kidney with renal papillary necrosis. Exp Clin Transplant. 11(6):554-7, 2013
11. Mihatsch MJ et al: Obituary to analgesic nephropathy–an autopsy study. Nephrol Dial Transplant. 21(11):3139-45, 2006

多发性坏死肾乳头

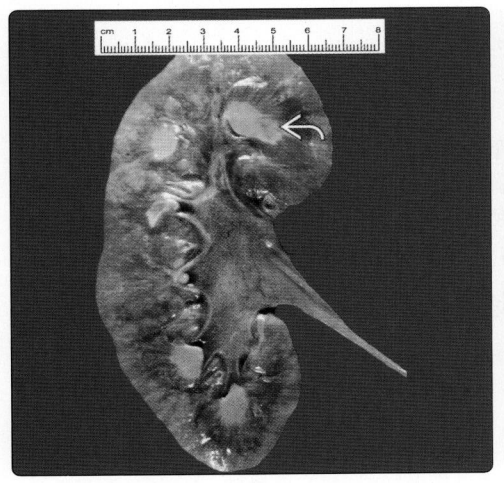

肾乳头坏死

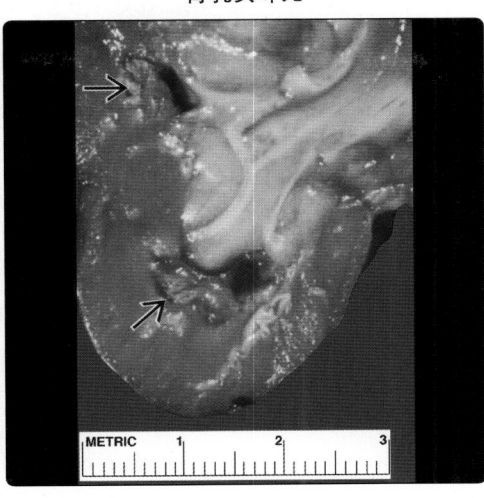

（左）肾脏可见多发性坏死肾乳头 ➡，颜色苍白，与覆盖的皮质界限清楚，本例肾乳头坏死的病因为急性肾盂肾炎（Courtesy L.Fajardo, MD.）

（右）这例肾切除术标本中的坏死肾乳头软而易碎 ➡，肾乳头坏死原因为急性肾盂肾炎（Courtesy L.Fajardo, MD.）

中性粒细胞环绕坏死肾乳头

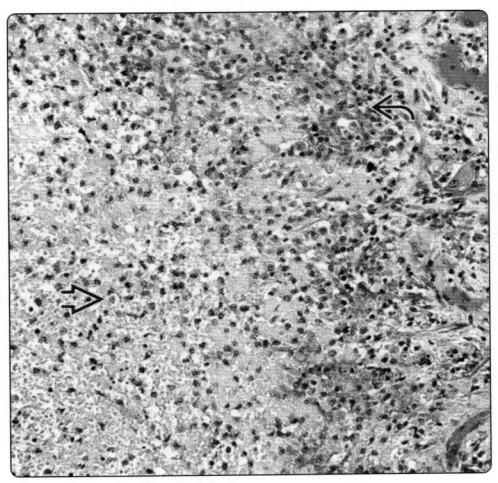

急性肾盂肾炎　中性粒细胞管型

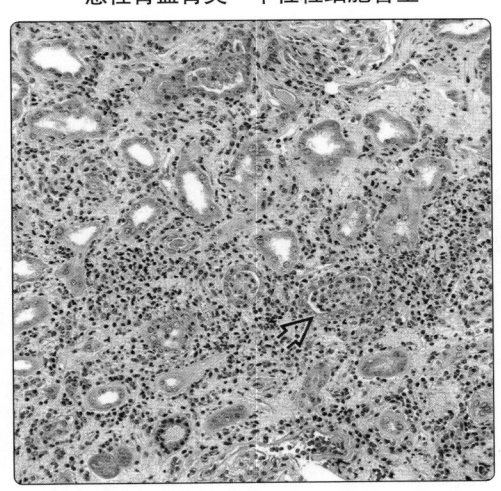

（左）HE 染色显示无细胞性碎屑的坏死乳头区 ➡，有中性粒细胞包绕，外周可见轻度慢性炎症和肉芽组织反应 ➡

（右）HE 染色显示急性肾盂肾炎伴间质水肿及炎症浸润，炎症由中性粒细胞和淋巴细胞组成，还可见局灶中性粒细胞管型 ➡。患者为糖尿病患者，肾脏其他区域可见肾乳头坏死

镇痛药滥用　间质纤维化

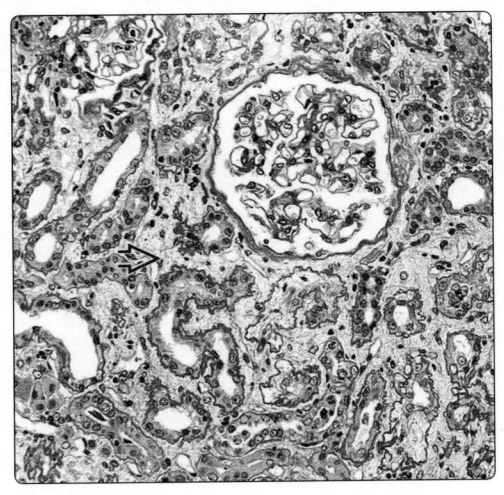

糖尿病肾病和急性肾盂肾炎

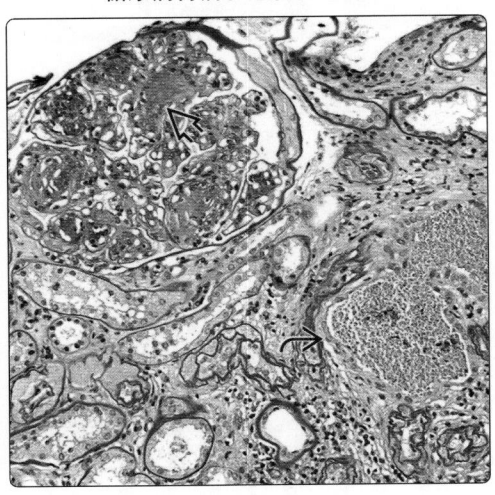

（左）长期使用镇痛药和抗炎药患者，可见弥漫性间质纤维化和肾小管萎缩 ➡，但肾小球相对完好。镇痛药滥用可能与肾乳头坏死有关

（右）活检标本显示结节硬化性糖尿病肾病 ➡ 伴相邻肾小管碎屑和中性粒细胞管型 ➡。糖尿病为急性肾盂肾炎和肾乳头坏死的易感因素

（陈霓 译，魏建国　余英豪 审）

要　点

术语

- 铂类化合物毒性引起的肾病

病因学/发病机制

- 顺二氨二氯铂（Ⅱ）（CDDP）
  - 细胞核和线粒体 DNA 合成的强效抑制剂
    - 在 2mg/kg 剂量下，1/3 患者发生急性肾损伤
  - 单次给药后即可检测到肾毒性
    - 严重程度呈剂量依赖性
  - 暴露于癌症化疗

临床特征

- 使用后几天内发生急性肾损伤
- 大多数接受低剂量 CDDP 患者发生可逆性肾损伤
  - 小部分患者发展为慢性肾病（<5%）
- 水化预防

- 停止 CDDP 暴露

镜下特征

- 急性肾小管坏死明显
  - 累及近端小管、远端小管和集合管
- 表现为细胞核非典型性和息肉样上皮增生的再生特征
- 坏死和肾小管细胞核非典型性可持续数月

主要鉴别诊断

- 重金属肾毒性
  - 汞
  - 铅
  - 铜
- 药物：抗逆转录病毒制剂；异环磷酰胺；白消安（罕见）
- 病毒感染：多瘤病毒、腺病毒、HIV
- 系统性巨核细胞性间质性肾炎

急性肾小管损伤

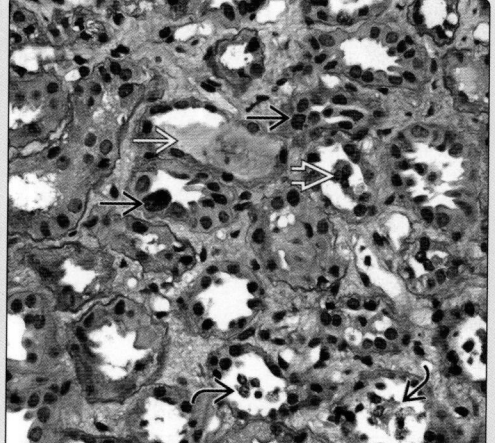

CDDP 毒性　远端小管扩张

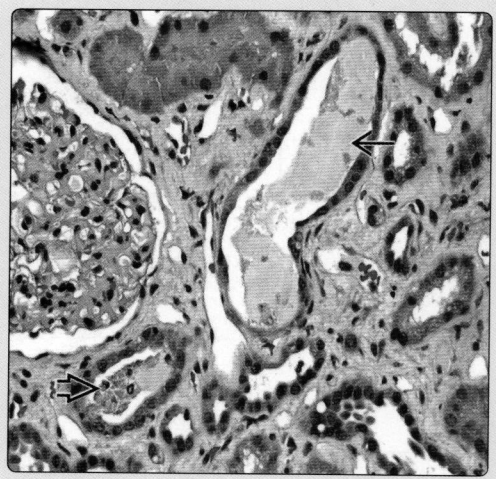

（左）顺铂肾毒性肾皮质显示急性肾小管损伤/坏死特征：小管腔内细胞碎屑➡，远端肾小管管型➡，再生性细胞核非典型性➡，再生性上皮细胞增生➡和间质水肿

（右）近期使用顺铂患者，肾皮质显示远端肾小管扩张伴腔内管型物质➡和细胞碎屑➡，并见间质水肿

急性肾小管损伤和再生

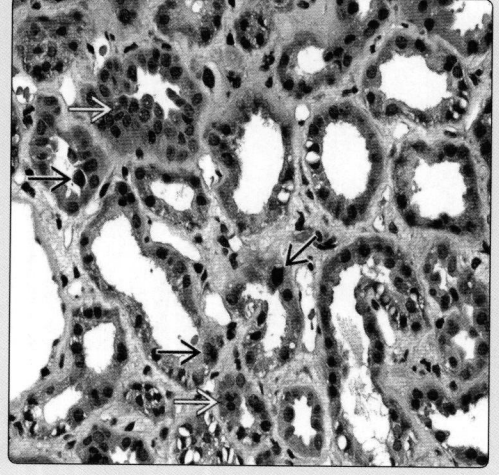

肾小管细胞核非典型性

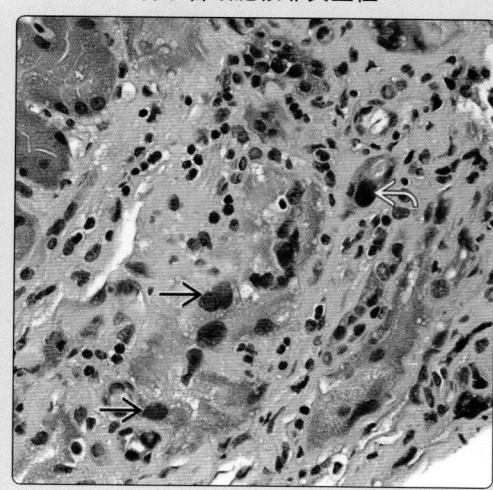

（左）顺铂肾毒性引起的急性肾小管损伤，显示管腔开放伴细胞核非典型性➡，集合管细胞增生➡是急性肾小管损伤/坏死后再生的特征

（右）顺铂远程暴露可能与这例间质单核细胞浸润、间质纤维化及近端➡和远端➡小管段细胞核明显非典型性有关

术语

缩写

- 顺二氨二氯铂（Ⅱ）（cis-diamminedichloroplatinum Ⅱ，CDDP）
  - 又名顺铂

同义词

- 铂类肾毒性
- 顺铂肾毒性
- CDDP 肾毒性

定义

- 由铂类化合物毒性作用引起的肾病

病因学/发病机制

CDDP

- 重金属和 DNA 合成的强效抑制剂
  - CDDP 的胞内转运蛋白
    - 有机阳离子转运体（OCT2）（*SLC22A2*）
    - 铜转运蛋白（Ctr1）（*SLC31A1*）
  - 肾组织中浓聚并随尿液排泄
  - 暴露于癌症化疗
  - 顺铂-DNA 交联可能介导细胞毒性
    - 肾毒性部分由 p53 介导
    - 线粒体损害亦为损伤的重要机制
- 单次剂量后即可检测到肾毒性，严重程度呈剂量依赖性
  - 1/3 患者在接受 2mg/kg 剂量后出现急性肾损伤
- 肾毒性可逆，但重复给药后会增加不可逆性

临床特征

表现

- 急性肾损伤
  - 给药后数天内血清肌酐升高
  - 血清肌酐 10 天左右（8～12 天）达到峰值
  - 恢复可能需要数周至数月
- 亚肾病范围蛋白尿
- 肾小管重吸收减少可导致低镁血症
- 尿浓缩功能损害和多尿

治疗

- 水化预防
- 停止 CDDP 暴露
- 氨磷汀
  - FDA 批准用于降低晚期卵巢癌治疗的肾毒性

预后

- 大多数接受低剂量 CDDP 的患者存在可逆性肾损伤
  - 小部分发展为慢性肾病（<5%）
  - 潜在的肾脏疾病易引起不可逆性损伤
- 肾癌发生风险不明

镜下特征

组织学特征

- 急性肾小管损伤和坏死累及近端小管、远端小管和集合管
  - 上皮多灶性脱落±空泡，脱屑，凝固性坏死
    - 细胞性、颗粒状或透明管型
    - 远端小管扩张
    - 髓质集合管坏死
  - 坏死可能持续数月
- 再生肾小管细胞核非典型性出现在 10 天后并可持续数月
  - 核大深染
    - 主要见于集合管中
    - 再生性上皮增生常呈息肉样
- 轻度间质水肿和单个核细胞浸润
  - 间质性肾炎不常见
- 肾小球和血管无特殊异常
  - 血栓性微血管病罕见报道

辅助检查

电镜

- 近端小管
  - 2 天内出现线粒体空泡变和碎片化
  - 约 3 天内出现表面微绒毛消失
  - 即使使用电子探针 X 射线分析也无法探测到铂粒子

鉴别诊断

肾小管坏死伴核非典型性

- 重金属毒性：汞、铅和铜
- 药物：抗逆转录病毒制剂；白消安（罕见）
- 病毒感染：多瘤病毒、腺病毒、HIV
- 巨核细胞性间质性肾炎

诊断要点

临床相关病理特征

- 肾小管坏死及再生性非典型性可持续数月

病理要点解读

- 肾小管上皮坏死累及所有肾单位段
- 细胞核非典型性再生和上皮息肉样增生

参考文献

1. Tang C et al: Cisplatin nephrotoxicity: new insights and therapeutic implications. Nat Rev Nephrol. 19(1):53-72, 2022
2. McSweeney KR et al: Mechanisms of cisplatin-induced acute kidney injury: pathological mechanisms, pharmacological interventions, and genetic mitigations. Cancers (Basel). 13(7):1572, 2021
3. Barton CD et al: Identifying cisplatin-induced kidney damage in paediatric oncology patients. Pediatr Nephrol. 33(9):1467-74, 2018
4. Herrera-Pérez Z et al: A comprehensive review on the genetic regulation of cisplatin-induced nephrotoxicity. Curr Genomics. 17(3):279-93, 2016
5. Ries F et al: Nephrotoxicity induced by cancer chemotherapy with special emphasis on cisplatin toxicity. Am J Kidney Dis. 8(5):368-79, 1986
6. Gonzales-Vitale JC et al: The renal pathology in clinical trials of cis-platinum (Ⅱ) diamminedichloride. Cancer. 39(4):1362-71, 1977

（陈霓　译，魏建国　余英豪　审）

要点

术语

- 肠外碳水化合物溶液或造影剂所致的肾小管上皮肿胀和等距空泡化急性肾损伤

病因学/发病机制

- 肠外输注高渗剂
  - 碳水化合物：右旋糖酐、甘露醇、蔗糖
  - 造影剂
- 机制包括直接毒性损伤和缺血性肾小管损伤

临床特征

- 急性少尿型肾衰竭
- 通过肾活检确诊

镜下特征

- 弥漫或局灶细胞透明变伴胞质肿胀
  - 近端小管管腔狭窄
- 近端小管上皮细胞均匀等距性空泡化
- PAS 染色显示刷状缘保留
- 细胞坏死和细胞脱落不常见
- 远端小管和集合管不受影响

主要鉴别诊断

- 肾小管钙调磷酸酶抑制剂毒性
- 缺血性急性肾小管损伤
- 肾病综合征相关的肾小管病
- 糖尿病肾病的糖尿

诊断要点

- 细胞肿胀伴肾小管管腔狭窄或闭塞而不是衰减
- 广泛的等距性空泡变
- 电镜显示核小体、溶酶体和腔面微绒毛保留

小管直部和曲部等距性空泡化

近端小管等距性空泡化

（左）因静滴免疫球蛋白（IVIg）引起移植肾渗透性肾小管病，表现为小管直部 ➡ 和曲部 ⇨ 空泡变，而集合管 ⊟ 和髓袢 ⊿ 不受影响

（右）移植肾近端肾小管胞质肿胀、管腔闭塞和大量小的等距性囊泡形成，这些改变出现在 IVIg 后

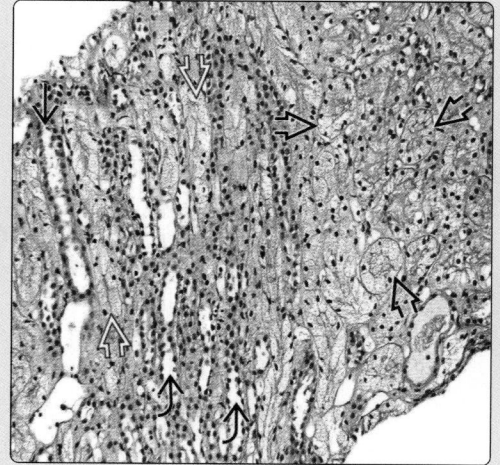
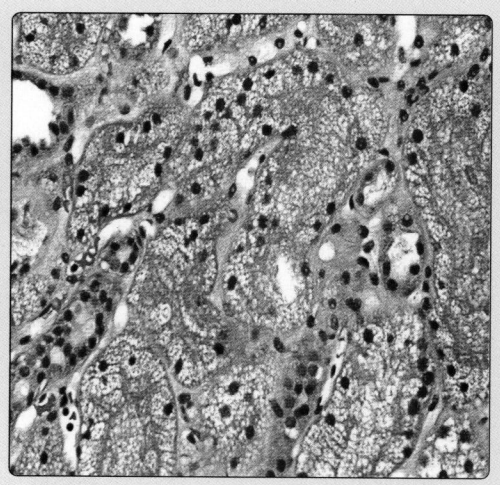

造影剂渗透性肾小管病

保留灌注引起的渗透性肾小管病

（左）使用放射造影剂引起的渗透性肾小管病，显示肾小管胞质肿胀和细小空泡，PAS 染色显示刷状缘存在 ⊟

（右）在暴露于威斯康星大学灌注溶液的移植前标本活检，显示透明细胞变和等距性空泡化

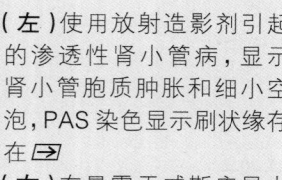
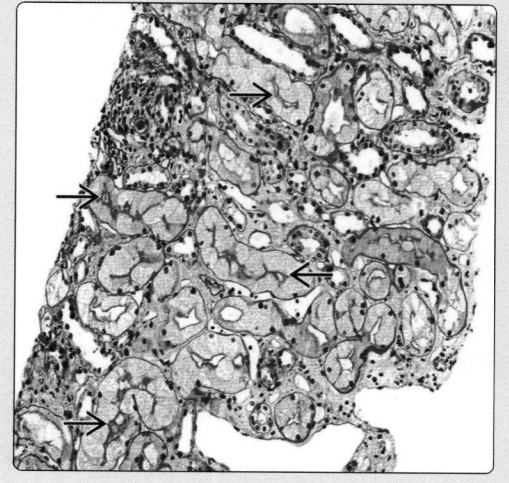
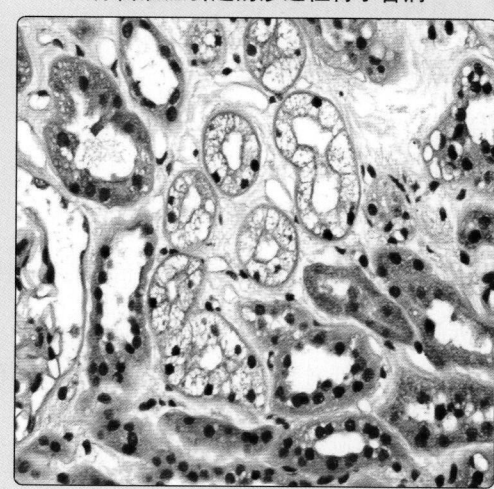

术语

定义

- 肠外碳水化合物溶液或造影剂所致的肾小管上皮肿胀和等距性空泡化急性肾损伤

病因学/发病机制

肠外高渗剂输注

- 肠外碳水化合物溶液
  - 甘露醇：血浆扩张剂，治疗脑水肿
  - 右旋糖酐：血浆扩张剂
  - 羟乙基淀粉：血浆扩张剂和移植肾灌注（威斯康星大学溶液）
    - 移植前供肾保留灌注后可能引起明显病变
  - 葡萄糖、蔗糖和麦芽糖：IVIg 稳定剂
  - 放射造影剂：含碘制剂，离子或非离子制剂，高渗或低渗制剂
- 钠-葡萄糖转运蛋白 2 抑制剂（SGLT2i）

发病机制

- 高渗溶液通过饱饮作用被近端小管滤过吸收
  - 溶质保留在核内而不被分解
    - 产生细胞内渗透梯度
  - 剂量相关性胞饮小泡堆积
- 水分吸收引起细胞质肿胀
- 胞饮小泡与溶酶体融合产生液泡
  - 实验显示空泡变可在数分钟内出现，数天后消失
- 直接细胞毒性
  - 细胞完整性破坏
  - 氧化损伤
- 入球小动脉血管收缩导致肾小球滤过降低
- 实验显示 RIP1 激酶可介导放射对比剂引起肾小管病
- SGLT2i 抑制近端小管 S1 段葡萄糖重吸收
  - 导致 S3 段小管内葡萄糖浓度增高
  - 可能类似于糖尿病的 Armanni-Ebstein 现象

风险因素

- 年龄＞65 岁
- 既往有慢性肾病和糖尿病肾病
- 同时接触肾毒性药物
- 同时存在缺血性或低氧性肾损伤，尤其是肾移植
- 脱水
- 给药溶液的量和渗透压，特别是造影剂和甘露醇

临床特征

表现

- 暴露于刺激物后，原肾和移植肾功能出现急性恶化
  - 输注数天内出现，停用后可逆转
- 肾衰竭发生与消退可无临床症状或体征
  - 通常为少尿型
- 持久性损害（罕见）

- 高渗透压（测量：计算渗透压）
- 通过肾活检确诊

治疗

- 约 40% 的患者需要透析
- 血浆置换去除右旋糖酐

预后

- 恢复通常需要数天到数周
- 肾衰竭可延长到数月
  - 急性肾衰竭相关的死亡率增加
- 终末期肾衰竭（罕见）

镜下特征

组织学特征

- 肾小球
  - 鲍曼囊壁层上皮细胞和足细胞空泡变
- 肾小管
  - 弥漫或局灶性透明细胞转化，伴近端小管管腔狭窄或固化
  - 曲部和直段近端小管上皮等距性空泡化
  - 空泡挤压核膜形成扇形外观
    - 直径 1～4μm，空泡状
    - 空泡最早出现在细胞顶端
    - 可能会持续存在于长期肾衰竭的情况下
  - PAS 染色显示刷状缘存在
  - 细胞坏死和脱落不常见
  - 远端小管和集合管不受累
- 间质
  - 可见泡沫细胞
  - 轻度皮质间质水肿伴散在炎症细胞浸润可较明显

细胞学特征

- 尿液细胞学可见泡沫样上皮细胞

辅助检查

免疫荧光

- 阴性

电镜

- 细胞质肿胀
- 丰富的胞质空泡和溶酶体
- 表面微绒毛存在

鉴别诊断

钙调磷酸酶抑制剂毒性

- 局灶分布；弥漫分布罕见
- 等距性空泡化，主要累及近端直段（髓放线）

缺血性急性肾小管损伤

- 空泡化通常粗大而不规则

发病率与自然病程

制剂	发病率	至 ARF 时间	ARF 的持续时间	持续性 ARF	ESRD
造影剂	2%～15%	1～5 天	数天～数周	不常见	不常见
IVIg	1%～7%	3 天（1～10 天）	14 天（2～60 天）	高达 20%	不常见
羟乙基淀粉	42%～80%	10 天（2～30 天）	数周～数月	不常见	不常见
甘露醇	高达 50%	3 天（2～6 天）	数天～数周	罕见	未见报道
右旋糖酐	高达 85%	4 天（3～6 天）	数天～数周	不常见	不常见
SGLT2i	未知	5 天～24 个月	数天～数周	无描述	无描述

ARF，急性肾衰竭；ESRD，终末期肾病；IVIg，静滴免疫球蛋白。

渗透性肾小管病的鉴别诊断

诊断	鉴别特征	其他辅助特征
肾小管钙调磷酸酶抑制剂毒性	局灶空泡化，常见于髓放线	微动脉病，电镜显示内质网扩张
缺血性急性肾小管损伤	粗大空泡，上皮扁平，坏死，细胞管型	PAS 染色和电镜显示刷状缘消失
肾病综合征	局灶性，常为基底空泡、间质泡沫细胞	肾小球肾病
乙二醇毒性	粗大空泡，非等距；草酸钙结晶	轻度小管间质炎症
甲醇毒性	无鉴别特征，可见肌红蛋白管型	
钾缺乏	近端小管可见单个性边界清楚空泡	髓质间质细胞 PAS 颗粒状（+）
Armanni-Ebstein 肾小管病	外髓质细胞透明变；PAS（+）和糖原	
轻链近端肾小管病	弥漫性近端小管细空泡罕见；免疫荧光单克隆轻链染色（+）	
黄色肉芽肿性肾盂肾炎	间质泡沫样巨噬细胞，混合性中性粒细胞和单核细胞浸润	
Alport 肾病	间质成簇性泡沫细胞；Alport 肾小球病	
肾内肾上腺异位	器官样区带分层，常位于被膜下	

- 上皮细胞扁平而非肿胀

肾病综合征

- 脂质空泡局灶，位于基底部近端上皮
- 蛋白重吸收滴 PAS（+）
  - 免疫荧光染色白蛋白和免疫球蛋白（+）

高血糖症（Armanni-Ebstein 肾小管病）

- 透明细胞 PAS 染色（+），可被二糖酶消化
- 细胞透明变主要位于髓质外带

诊断要点

病理要点解读

- 与急性肾小管损伤不同，细胞没有减少或坏死
- 电镜显示内体和溶酶体；微绒毛存在

参考文献

1. Perazella MA et al: Drug-induced osmotic nephropathy: add SGLT2-inhibitors to the list? Kidney360. 3(3):550-3, 2022
2. Watanabe S et al: Development of osmotic vacuolization of proximal tubular epithelial cells following treatment with sodium-glucose transport protein 2 inhibitors in type II diabetes mellitus patients-3 case reports. CEN Case Rep. 10(4):563-9, 2021
3. Wongboonsin J et al: Osmotic tubulopathy in a patient with COVID-19 treated with remdesivir. Kidney Int Rep. 6(7):1987-91, 2021
4. Phadke G et al: Osmotic nephrosis and acute kidney injury associated with SGLT2 inhibitor use: a case report. Am J Kidney Dis. 76(1):144-7, 2020
5. Eng J et al: Comparative effect of contrast media type on the incidence of contrast-induced nephropathy: a systematic review and meta-analysis. Ann Intern Med. 164(6):417-24, 2016
6. Luque Y et al: Renal safety of high-dose, sucrose-free intravenous immunoglobulin in kidney transplant recipients: an observational study. Transpl Int. 29(11):1205-15, 2016
7. Nomani AZ et al: Osmotic nephrosis with mannitol: review article. Ren Fail. 36(7):1169-76, 2014
8. Wiedermann CJ et al: Accumulation of hydroxyethyl starch in human and animal tissues: a systematic review. Intensive Care Med. 40(2):160-70, 2014
9. Dickenmann M et al: Osmotic nephrosis: acute kidney injury with accumulation of proximal tubular lysosomes due to administration of exogenous solutes. Am J Kidney Dis. 51(3):491-503, 2008
10. Soares SM et al: Impairment of renal function after intravenous immunoglobulin. Nephrol Dial Transplant. 21(3):816-7, 2006
11. Haas M et al: Isometric tubular epithelial vacuolization in renal allograft biopsy specimens of patients receiving low-dose intravenous immunoglobulin for a positive crossmatch. Transplantation. 78(4):549-56, 2004

鉴别诊断：钙调磷酸酶抑制剂毒性

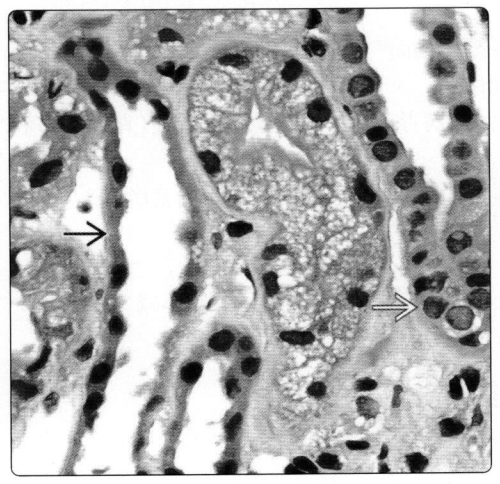

鉴别诊断：缺血性急性肾小管损伤

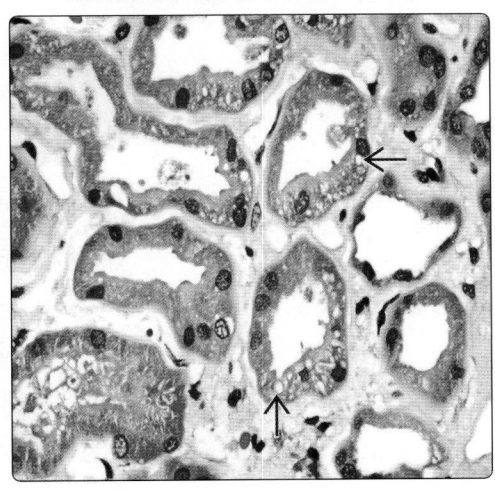

（左）移植肾肾小管钙调磷酸酶抑制剂毒性，近端小管直部局灶等距性空泡化，其他肾小管节段，包括髓袢➡️和集合管➡️无明显病变

（右）非移植性原肾缺血性急性小管损伤，可能与一些近端肾小管上皮细胞粗大不规则空泡化➡️有关，间质有轻度水肿及散在的炎症细胞浸润（中下部）

鉴别诊断：缺血性损伤的粗大空泡

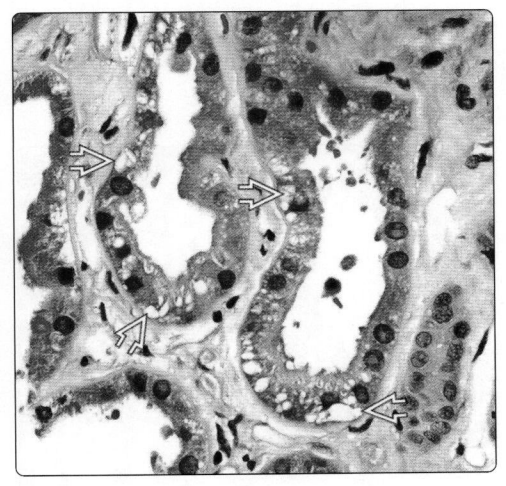

鉴别诊断：低钾血症

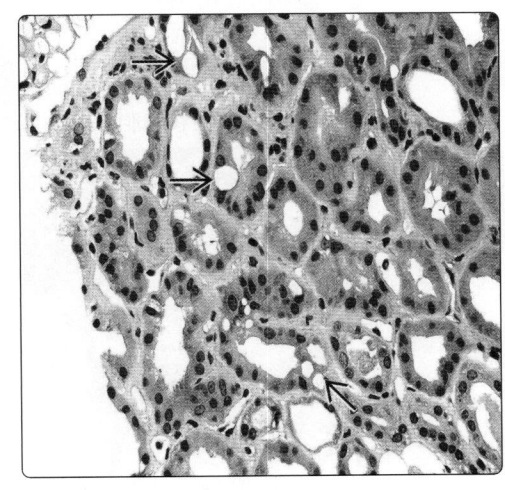

（左）非移植性原肾缺血性急性肾小管损伤，近端小管可见粗大不规则胞质空泡➡️，右侧肾小管腔内可见细胞碎屑

（右）急性肾小管损伤和严重低钾血症的肾移植患者，HE 染色显示近端肾小管中单个孔状粗大空泡➡️

鉴别诊断：肾病综合征

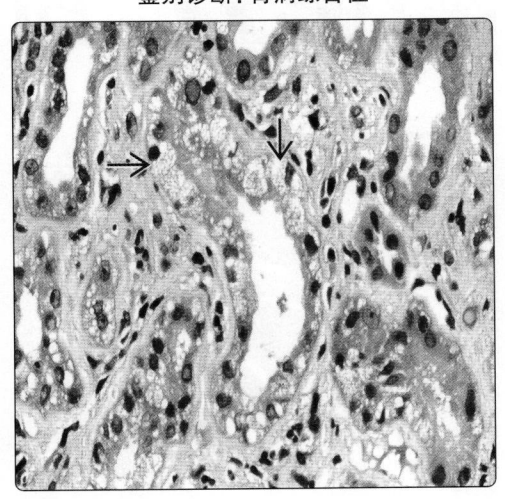

鉴别诊断：肾病综合征的间质泡沫细胞

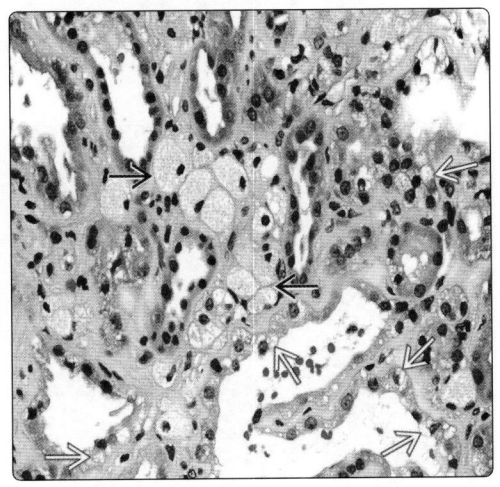

（左）肾小管胞质出现非水样变性空泡与肾病综合征脂尿症相关，小而均匀的空泡主要分布于基底部，但在某些情况下可充满胞质➡️

（右）这例间质泡沫细胞与肾病综合征相关，系 IgA 肾病患者，出现肾病范围蛋白尿，间质内可见泡沫细胞聚集➡️，亦可见局灶肾小管上皮空泡➡️

（陈霓　译，魏建国　余英豪　审）

要点

术语

- 由于暴露于抗病毒药物而导致的肾功能不全

病因学/发病机制

- 直接肾小管毒性：替诺福韦，阿德福韦，阿昔洛韦，西多福韦
- 肾小管间质性肾炎（TIN）：茚地那韦，阿扎那韦，阿巴卡韦，依非韦伦，膦甲酸
- 晶体性肾病：阿昔洛韦，茚地那韦，膦甲酸，阿扎那韦，洛匹那韦
- 肾小球病：膦甲酸，伐昔洛韦，阿昔多韦，恩夫韦肽

镜下特征

- 急性肾小管损伤或坏死 ±TIN
  - 巨核+巨大线粒体

- 近端肾小管受累最严重
- TIN：急性和慢性
- 晶体性肾病：抗病毒药物的结晶盐肾内沉淀（茚地那韦和膦甲酸）
- 肾小球晶体（膦甲酸），血栓性微血管病（阿昔洛韦）

辅助检查

- 线粒体肿大，畸形，嵴变形；电镜显示线粒体减少
- 红外光谱法可确定晶体成分

主要鉴别诊断

- 急性肾小管损伤：缺血性，毒性
- TIN：感染，非抗病毒药物，移植肾排斥反应
- 肾小管核非典型性：病毒感染，化疗药物，巨核细胞性间质性肾病
- 晶体性肾病：磺胺嘧啶，环丙沙星，高草酸尿症，尿酸性肾病

急性肾小管损伤伴巨核细胞

巨大线粒体

（左）替诺福韦毒性患者，活检标本显示肾小管巨核细胞 ➡，粗大空泡和显著的上皮简化，间质纤维化
（右）替诺福韦毒性，巨大线粒体可单独或成簇出现在肾小管上皮中 ➡，并可见急性肾小管损伤和间质单个核细胞浸润 ➡（Courtesy L.Herlitz, MD.）

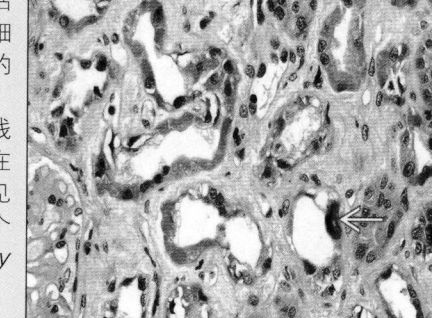
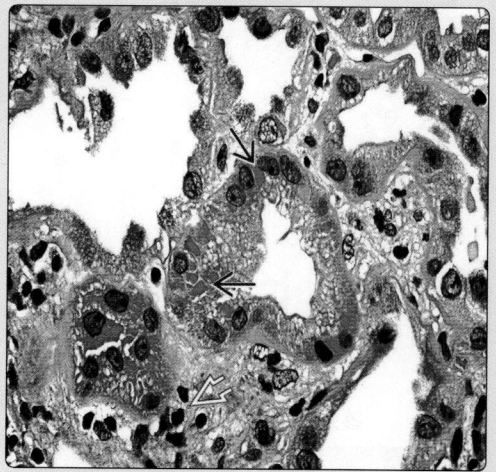

肾小管间质性肾炎

晶体性肾小管病

（左）HIV（+）患者使用阿扎那韦治疗引起肾小管间质性肾炎。浸润主要由淋巴细胞、浆细胞、巨噬细胞和少量嗜酸性粒细胞 ➡ 组成，肾小管炎表现突出 ➡，还可见小管上皮损伤和再生 ➡
（右）茚地那韦毒性患者，显示肾小管内巨噬细胞胞质中呈针样和菱形晶体裂隙，注意肾小管上皮存在 ➡（Courtesy S.Rosen, MD.）

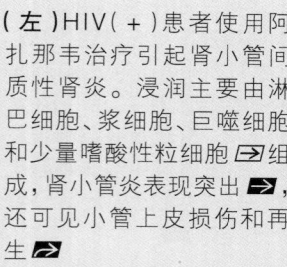
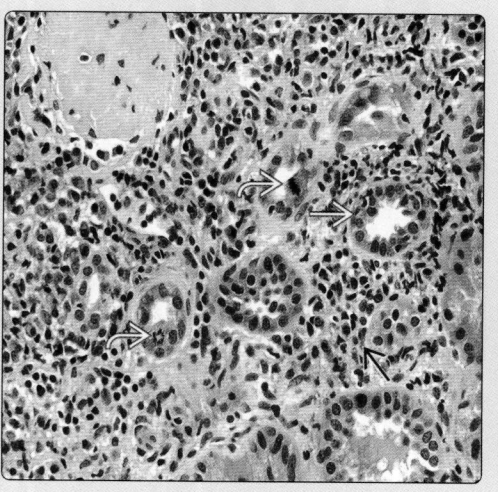
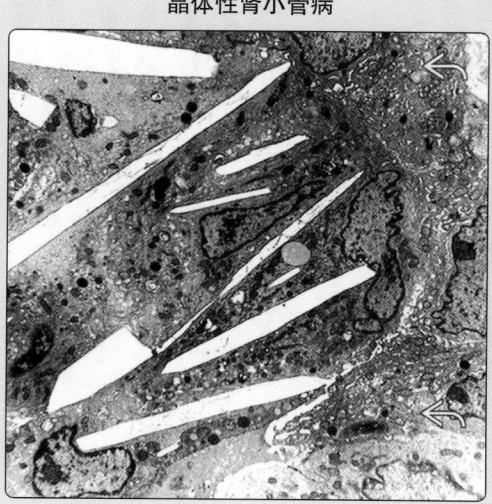

术语

同义词

- 抗病毒药物肾毒性

定义

- 由于暴露于抗病毒药物导致的肾功能不全

病因学/发病机制

环境接触

- 已知肾毒性的抗病毒药物
  - 核苷类似物（逆转录酶抑制剂）：阿昔洛韦，伐昔洛韦，更昔洛韦，阿巴卡韦，拉米夫定，齐多夫定，司他夫定，去羟肌苷
  - 核苷酸类似物（逆转录酶抑制剂）：替诺福韦，阿德福韦，西多福韦
  - 肽类似物（蛋白酶抑制剂）：茚地那韦，利托那韦，阿扎那韦，洛匹那韦
  - 整合酶抑制剂：雷特格韦，埃替格韦，度鲁特韦（毒性数据有限）
  - 焦磷酸盐类似物：膦甲酸（膦酸三钠）
  - 融合或进入抑制剂：恩夫韦肽
  - 其他药物：静脉注射免疫球蛋白，α 干扰素
- 肾毒性风险因素
  - 肾脏
    - 药物浓聚在特定肾单位段
      - 近端小管损伤风险最大
    - 有机阴离子转运系统将替诺福韦和西多福韦浓聚于近端小管
  - 患者
    - 感染（例如 HIV、乙型肝炎）
    - 潜在的慢性肾病和脱水
    - 药物遗传学与免疫反应基因
  - 药物
    - 剂量依赖性：高剂量会增加肾损伤风险
    - 溶解度：浓度和 pH 依赖性
    - 免疫刺激潜能
      - 药物超敏反应
      - 免疫重建炎症反应综合征（IRIS）
- 发病机制
  - 直接肾小管毒性：替诺福韦，替多福韦，阿昔洛韦，西多福韦
    - 线粒体毒性：抗病毒核苷酸和核苷酸类似物（ANA）可作为线粒体胸腺嘧啶激酶的竞争性替代底物
    - ANA 三磷酸抑制线粒体 DNA 聚合酶-γ，导致线粒体 DNA 改变
    - 线粒体 DNA 耗竭和线粒体耗竭都与替诺福韦、阿德福韦和西多福韦毒性相关
  - TIN：茚地那韦，阿扎那韦，阿巴卡韦，依非韦伦，膦甲酸
    - 对药物的超敏反应导致炎症和肾功能障碍
    - IRIS 可能导致 TIN
    - 肾小管损害有关的损伤，异质性免疫反应 ±HIV 感染
  - 晶体性肾病：阿昔洛韦，茚地那韦，洛匹那韦，阿扎那韦
    - 晶体可能具有直接毒性，阻塞 ± 间质性肾炎
  - 肾小球病：膦甲酸，伐昔洛韦，阿昔洛韦，恩夫韦肽
    - 肾小球膦甲酸晶体沉积
  - 免疫复合物性肾小球肾炎
    - 直接作用抗病毒药物（HCV）

临床特征

表现

- 近端肾小管病和 Fanconi 综合征：西多福韦，替诺福韦，阿德福韦，膦甲酸，司他夫定，拉米夫定
  - 发生率：替诺福韦（0.3%～2.0%），阿德福韦（大剂量时可高达 50%）
- 远端肾小管酸中毒：膦甲酸
- 肾性尿崩症：膦甲酸，去羟肌苷，阿达卡那酸
- 急性肾衰竭/肾脏损伤：阿昔洛韦，更昔洛韦，西多福韦，茚地那韦，替诺福韦，阿德福韦，膦甲酸
  - 发生率：替诺福韦（0.5%～1.5%），阿昔洛韦（10%）
- 晶尿症，结石：阿昔洛韦，茚地那韦，洛匹那韦，阿扎那韦
  - 发生率：茚地那韦（10%～20%），阿昔洛韦（静脉输注 12%～48%），阿扎那韦（<1%）
  - 晶尿症可能与急性肾损伤有关
- 蛋白尿：西多福韦，膦甲酸，α-干扰素
- 慢性肾衰竭：西多福韦，茚地那韦，替诺福韦

治疗

- 停药或替代药物
- 水化和恢复高尿量

预后

- 大部分抗病毒药物引起的急性肾功能不全是可逆的
  - 大多数急性肾功能损伤和急性晶体性肾病是可逆的
  - 如果间质纤维化有限，TIN ± 晶体沉积是可逆的
  - 如果出现大量的瘢痕，则病变可逆性有限
- 有西多福韦和膦甲酸毒性致终末期肾衰竭的个案报道
- 接受抗逆转录病毒疗法（ART）患者的死亡原因
  - 结核分枝杆菌感染、其他细菌和真菌感染
  - IRIS 引起>70%

镜下特征

组织学特征

- 大多数抗病毒药物可引起急性肾小管损伤或坏死
  - 近端肾小管受累最严重
    - 顶端细胞质、刷状缘缺失，细胞核大，大核仁
    - 巨大线粒体为圆形嗜酸性胞质包涵体；三色染色呈紫红色；PAS 染色（-）

- □ 替诺福韦,西多福韦,阿德福韦,拉米夫定和司他夫定
  - − 远端肾小管段和集合管损伤伴再生
  - − 间质纤维化
  - ○ 有报道 HIV 感染使用去氧肌苷和齐多夫定治疗引起肌红蛋白尿性急性肾小管坏死
  - ○ 静脉注射免疫球蛋白引起渗透性肾小管病
- 晶体性肾病:抗病毒药物结晶盐的肾内沉积
  - ○ 在风干或酒精固定的冷冻切片上可显示晶体沉积
  - ○ 晶体性肾病伴 TIN
  - ○ 阿昔洛韦:远端肾小管晶体沉积和轻度肾小管间质炎症
  - ○ 膦甲酸:菱形和簇状的多面体黄色晶体;双折射,硝酸银染色(+)
    - − 腔内巨噬细胞,巨细胞和肾小管损伤,均可伴有胞质内晶体裂隙
    - − 肾小球毛细血管中的晶体裂隙,伴纤维蛋白沉积,罕见新月体形成
    - − 红外光谱显示膦甲酸和磷酸钙盐
  - ○ 茚地那韦:多面体,长方形或针状晶体;双折射
    - − 由巨噬细胞组成的细胞管型,胞质中含尖锐裂隙
    - − 远端肾小管和集合管晶体沉积伴肾小管损伤、炎症和纤维化
    - − 红外光谱显示茚地那韦水合物
  - ○ 与阿昔洛韦、茚地那韦、阿扎那韦、洛匹那韦相关的肾结石病
    - − 结石由这些药物组成
- TIN
  - ○ 有报道见于膦甲酸、阿扎那韦、阿巴卡韦、依法韦仑和茚地那韦毒性
  - ○ 间质炎症、水肿和局灶性肾小管炎
    - − 单核细胞和多形核中性粒细胞浸润
  - ○ 肾小管核非典型性/核增大常见
  - ○ 不同程度间质纤维化和肾小管萎缩
- 肾小球疾病
  - ○ 膦甲酸毒性可致肾小球晶体沉积;罕见伴有新月体
    - − 未染色的石蜡切片上可见偏振光晶体
  - ○ 血栓性微血管病:阿昔洛韦,伐昔洛韦
  - ○ MPGN:恩伐他韦
  - ○ FSGS 偶尔与 α 干扰素治疗丙型肝炎相关

辅助检查

电镜

- 替诺福韦和西多福韦毒性引起的急性肾小管损伤
  - ○ 线粒体肿大,畸形,嵴变形;线粒体耗竭
- 膦甲酸毒性可表现为肾小球毛细血管、系膜和肾小管的晶体裂隙
- 茚地那韦毒性可表现为肾小管巨噬细胞内晶体裂隙

红外光谱

- 可以确定晶体成分

免疫荧光

- 非特异

鉴别诊断

急性肾小管损伤

- 肾小管损伤可由多种治疗药物引起
- 巨大线粒体也可见于钙调磷酸酶抑制剂毒性和线粒体细胞病
- HIV 感染可在未暴露于抗逆转录病毒药物的情况下引起肾小管损伤和线粒体畸形

肾小管间质性肾炎

- TIN 可由许多不同因素引起;具体原因难以确定
- 反应性肾小管核增大/非典型性
  - ○ 病毒感染(腺病毒,多瘤病毒,HIV),顺铂/环丁砜/异环磷酰胺毒性,并须除外巨核细胞间质性肾病

晶体性肾病

- 草酸盐肾病
- 尿酸盐肾病
- 其他药物:磺胺嘧啶,氨苯蝶啶,氨苄青霉素,甲氨蝶呤,维生素 C,环丙沙星,奥利司他
- 肾炎状态下肾小管内胆固醇晶体沉淀

诊断要点

临床相关病理特征

- 急性肾小管坏死、TIN 和肾小管内晶体沉积是急性肾损伤最常见的原因

病理要点解读

- 巨大线粒体为替诺福韦和西多福韦毒性的特征
- 茚地那韦毒性为肾小管内晶体,膦甲酸毒性为肾小球晶体

参考文献

1. Diana NE et al: Clinicopathological correlation of kidney disease in HIV infection pre- and post-ART rollout. PLoS One. 17(5):e0269260, 2022
2. Rosenstiel PE et al: An unusual cause of kidney allograft dysfunction. Kidney360. 2(7):1207-8, 2021
3. Leowattana W: Antiviral drugs and acute kidney injury (AKI). Infect Disord Drug Targets. 19(4):375-82, 2019
4. Milburn J et al: Renal effects of novel antiretroviral drugs. Nephrol Dial Transplant. 32(3):434-9, 2017
5. Sise ME et al: Lupus-like immune complex-mediated glomerulonephritis in patients with hepatitis C virus infection treated with oral, interferon-free, direct-acting antiviral therapy. Kidney Int Rep. 1(3):135-43, 2016
6. Herlitz LC et al: Tenofovir nephrotoxicity: acute tubular necrosis with distinctive clinical, pathological, and mitochondrial abnormalities. Kidney Int. 78(11):1171-7, 2010
7. Martinez F et al: Indinavir crystal deposits associated with tubulointerstitial nephropathy. Nephrol Dial Transplant. 13(3):750-3, 1998

急性肾小管损伤

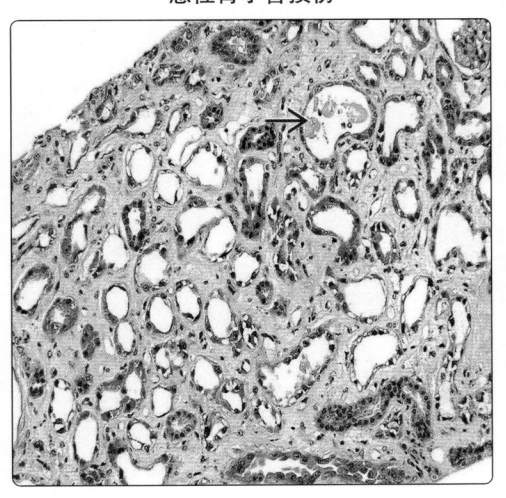

巨大线粒体和急性肾小管损伤

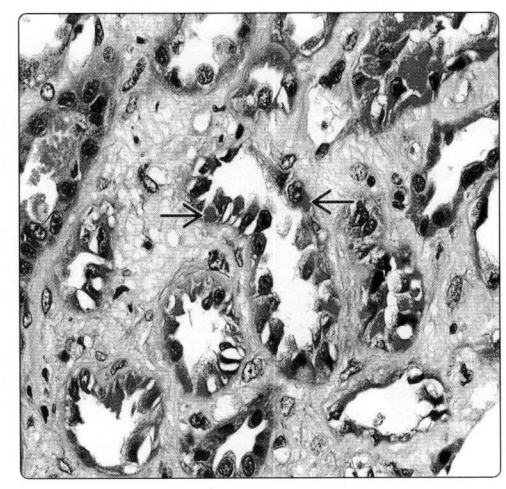

（左）HIV（＋）患者接受替诺福韦治疗，肾活检显示急性肾小管损伤伴上皮严重脱落、管腔增宽和坏死碎屑➡️，并见弥漫间质纤维化

（右）抗病毒药物肾毒性的标志，除了急性损伤的其他特征外，还包括常存于肾小管中的巨大线粒体➡️，胞质内粗大空泡化和细胞核增大也很明显，并见间质水肿伴早期纤维化

抗病毒药物毒性　巨大线粒体

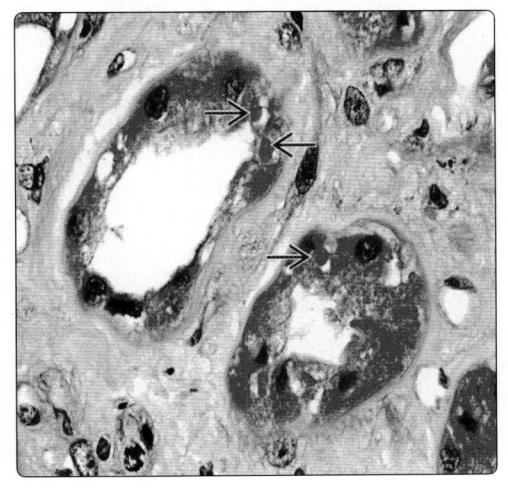

替诺福韦毒性　巨大线粒体

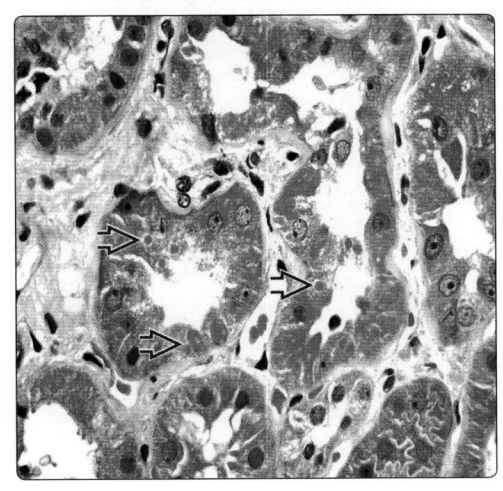

（左）巨大线粒体可以非常细微，需要仔细寻找才能确定➡️，系在一例 HIV 替诺福韦治疗患者中发现的，纤维化背景下可见近端小管皱缩

（右）乙型肝炎接受替诺福韦治疗患者，肾活检标本三色染色显示急性肾小管损伤及深紫红色的巨大线粒体➡️（Courtesy L.Herlitz, MD.）

替诺福韦毒性　巨大线粒体

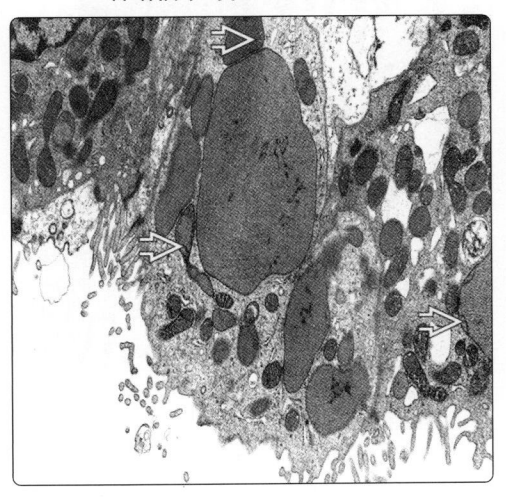

替诺福韦毒性　巨大线粒体

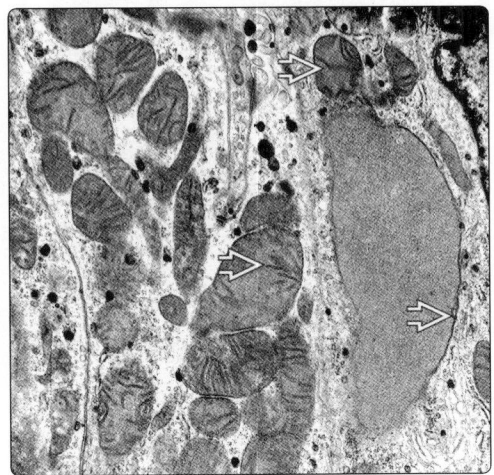

（左）乙型肝炎接受替诺福韦治疗患者，电镜显示受损的近端肾小管上皮细胞内见增大畸形线粒体，嵴皱缩畸形➡️（Courtesy L.Herlitz, MD.）

（右）HIV 感染替诺福韦毒性患者，电镜下近端小管上皮内可见一簇大小和形状各异、嵴扭曲的畸形线粒体➡️

膦甲酸毒性　急性肾小管损伤

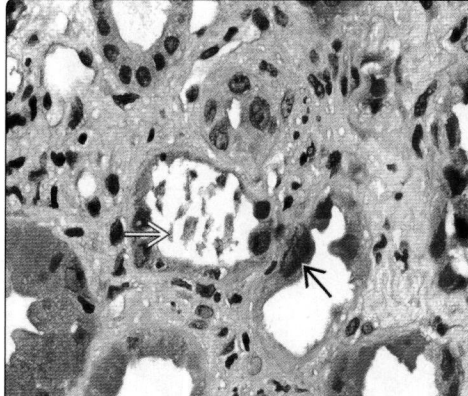

膦甲酸毒性　细胞核非典型性

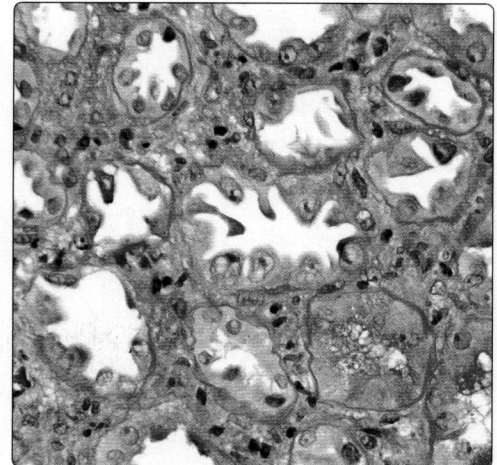

（**左**）膦甲酸治疗患者，肾活检显示急性肾小管上皮损伤，上皮细胞减少，核肿大 ➡️，肾小管管腔内见嗜碱性结晶物沉积 ➡️，该物质可能含有膦甲酸盐，另可见间质纤维化和单个核细胞浸润

（**右**）使用膦甲酸致肾小管损伤。PAS 染色显示小管上皮细胞核大非典型性，管腔锯齿状模式

膦甲酸毒性　急性肾小管间质性肾炎

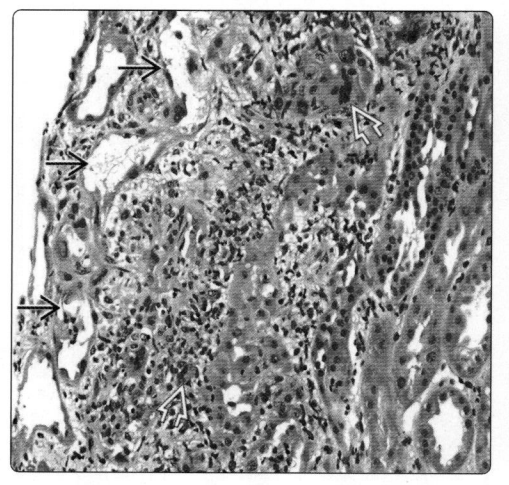

膦甲酸毒性　慢性肾小管间质性肾炎

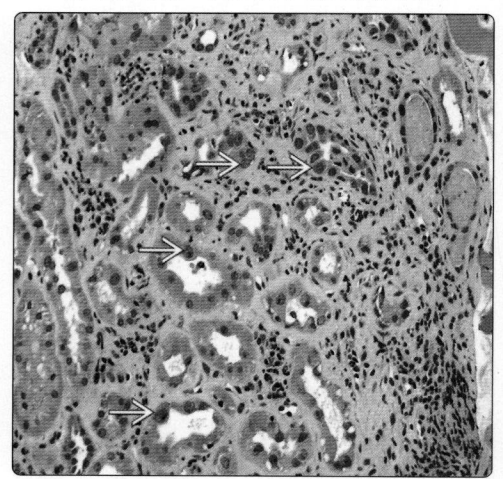

（**左**）膦甲酸暴露引起的活动性急性间质性肾炎，为系统性巨细胞病毒感染的肾移植患者，活检显示炎性浸润由单核细胞、粒细胞和巨细胞组成 ➡️，并见急性肾小管损伤 ➡️

（**右**）膦甲酸暴露引起的慢性肾小管间质性肾炎，显示肾小管核非典型性 ➡️，并见间质纤维化、肾小管萎缩及单个核细胞浸润

抗病毒药物　肾小管间质性肾炎

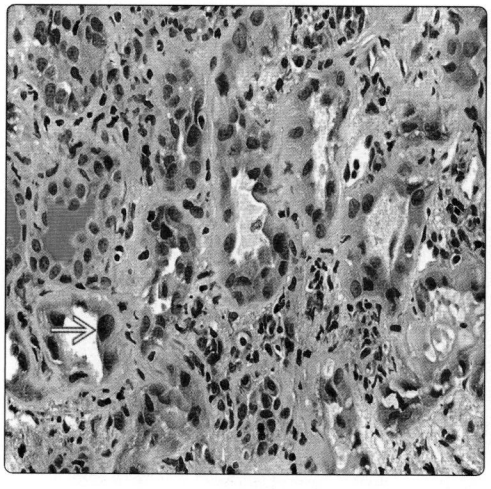

HIV 相关肾病　细胞核非典型性

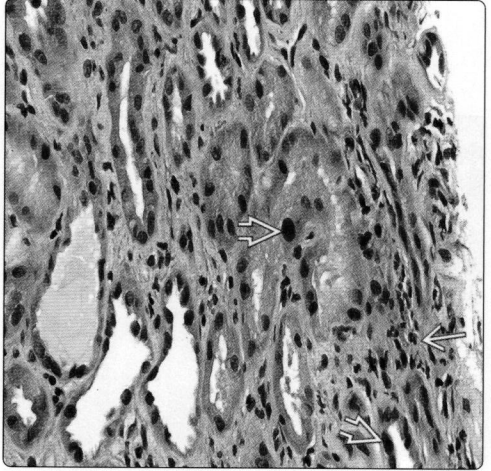

（**左**）HIV 相关肾病患者使用替诺福韦、拉米夫定和依非韦伦治疗约 3 个月出现急性肾小管间质性肾炎，显示明显的细胞核非典型性 ➡️，药物毒性和感染的作用有时难以区分

（**右**）HIV 相关肾病可出现肾小管间质性肾炎、肾小管损伤及肾小管上皮细胞核增大、深染和非典型性改变 ➡️，与暴露于抗逆转录病毒药物无关，间质炎症细胞浸润也很明显 ➡️

膦甲酸毒性伴新月体性肾小球肾炎

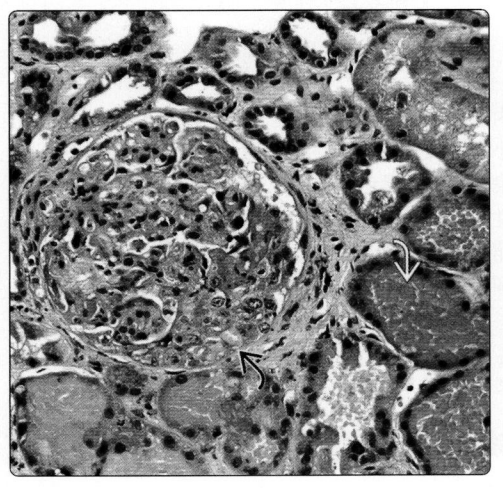

肾小球膦甲酸晶体沉积

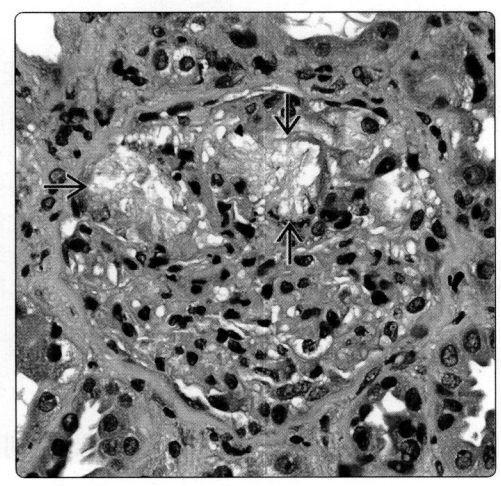

（左）膦甲酸毒性病例出现新月体性肾小球肾炎，活检显示新月体 ➡ 和红细胞管型 ➡ 都很突出，酷似肾小球肾炎，但它们是由肾小球毛细血管内的晶体沉积引起的。晶体在毛细血管腔内呈透明腔隙，在中倍视野下很难识别

（右）CMV 感染接受膦甲酸治疗患者，活检标本显示肾小球晶体样裂隙 ➡

肾小球膦甲酸晶体

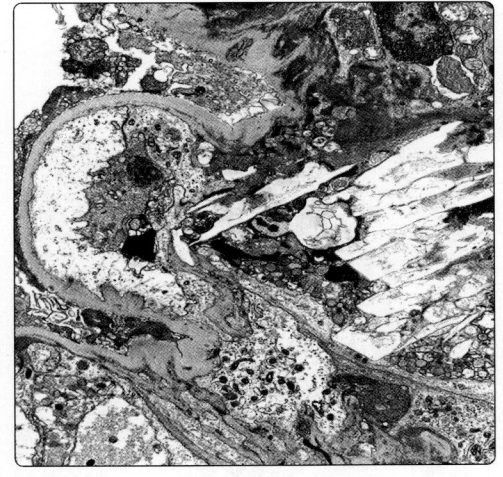

茚地那韦晶体沉积

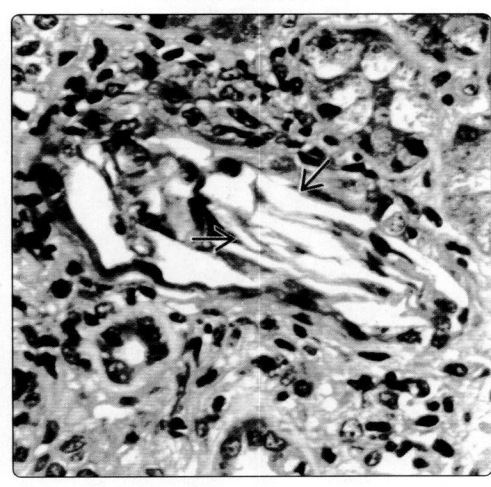

（左）膦甲酸毒性病例，电镜显示系膜吞噬细胞中见成角的胞质晶体裂隙，膦甲酸盐不常见到，但此为该药物毒性的特征性表现

（右）小管内细胞管型由含有针状裂隙 ➡ 的巨噬细胞组成，组织制备过程中茚地那韦盐晶体被洗脱，间质中见单个核炎症细胞浸润及纤维化（Courtesy S.Rosen, MD.）

肌红蛋白管型和肾小管间质性肾炎

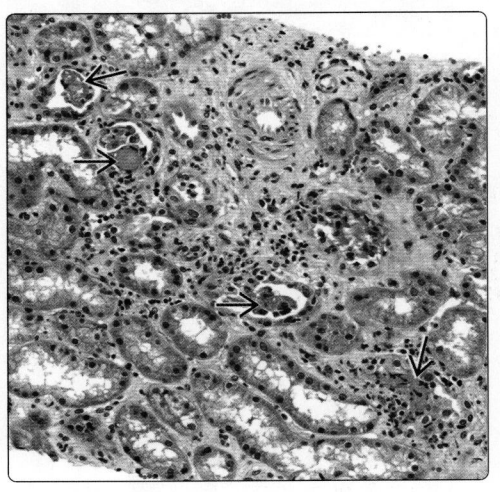

抗病毒药物毒性　肌红蛋白管型

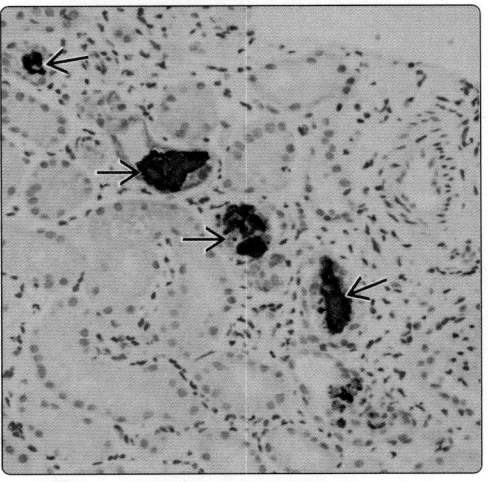

（左）HIV 患者使用含去羟肌苷的抗逆转录病毒药物治疗，活检显示小管内嗜酸性粒细胞管型伴细胞反应 ➡，并见肾小管间质单个核细胞炎症，经免疫组化染色证实为肌红蛋白管型

（右）HIV 患者暴露于含去羟肌苷的抗逆转录病毒药物后出现急性肾损伤，活检显示肾小管管型肌红蛋白染色 ➡

（陈霓 译，魏建国　余英豪 审）

要 点

术语

- 大量肾小管内磷酸钙沉积导致急性肾小管损伤或萎缩

病因学/发病机制

- 口服磷酸钠（OSP）摄入作为结肠镜检查的肠道准备的一部分
- 使用 OSP 引起磷酸盐肾病的危险因素
  - 接受 OSP 时水化不足
  - 使用血管紧张素转换酶（ACE）抑制剂或血管紧张素受体阻滞剂或利尿剂

临床特征

- 急性或慢性肾衰竭
- 在初次损伤后肾功能有望恢复
- 暴露于 OSP 后可能在数月至 1 年以上时间才被发现
- 在 OSP 使用前、使用中及使用后可通过大量水化来预防

镜下特征

- 肾小管腔内可见磷酸钙结晶
  - 在远端小管和集合管内沉积
  - 硝酸银染色阳性（黑色）
  - 非极化性
- 肾小管萎缩和间质纤维化
- 电镜显示围绕中央巢窝呈放射状排列的电子致密晶体

辅助检查

- 血清钙及磷酸盐水平通常正常

主要鉴别诊断

- 肾钙盐沉着症
- 草酸盐肾病
- 其他晶体性肾病
  - 如药物性晶体

磷酸钙结晶

磷酸钙结晶

（左）肾小管腔内可见磷酸钙沉淀物 ➡，患者系口服磷酸钠溶液用于肠道准备后发生急性磷酸盐肾病，近端小管相对结晶少

（右）肾间质内可见大量磷酸钙结晶，很可能来自远端肾单位段，肾小管已萎缩并完全消失

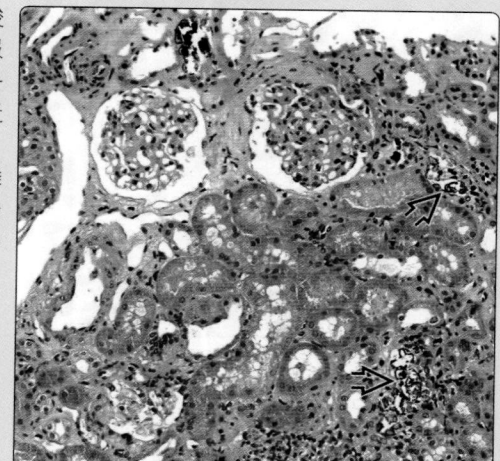
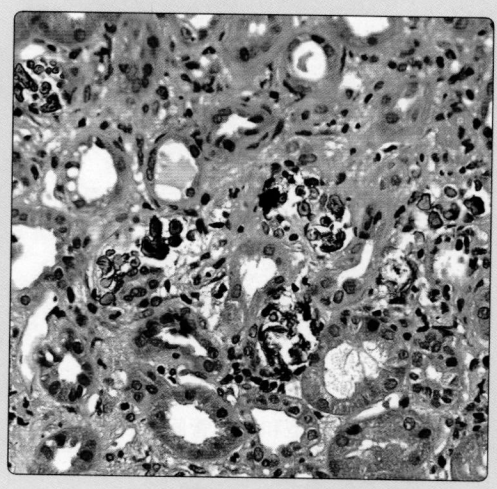

磷酸钙结晶：硝酸银染色

磷酸钙结晶：EM

（左）用于检测磷酸盐的硝酸银染色显示磷酸钙结晶呈阳性（黑色）

（右）电镜显示肾小管腔内磷酸钙沉积，这些结晶电子密度高，沿中央巢窝呈放射状排列

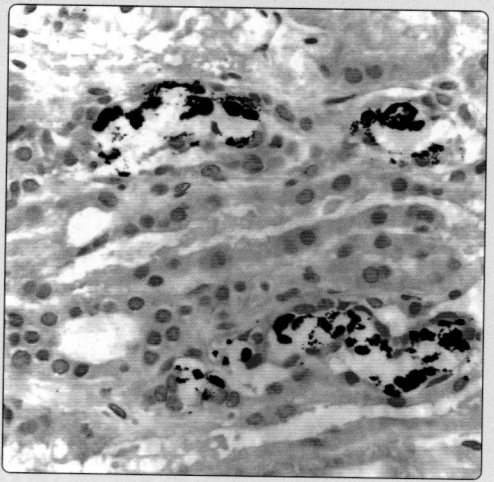
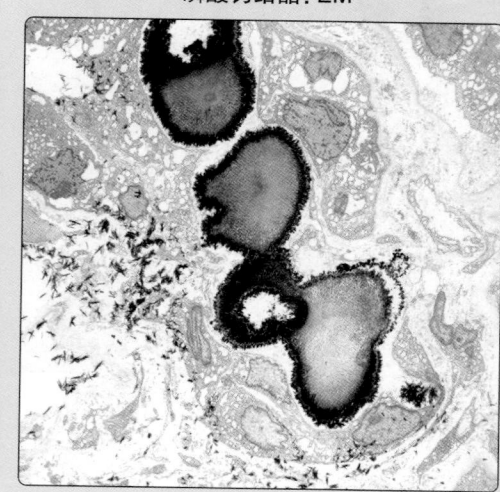

术语

同义词

- 磷酸盐引起的肾钙盐沉着症

定义

- 大量肾小管内磷酸钙沉积导致急性肾小管损伤或萎缩

病因学/发病机制

高磷血症和肾小管内磷酸钙沉积

- 小部分接受 OSP 摄入的患者出现短暂性高磷血症
- 远端小管和集合管内磷酸钙产物(CPP)升高
  - 血容量不足会加剧
  - 应用 ACE 抑制剂和血管紧张素 II 阻滞剂会加剧
    - 近端小管碳酸氢盐重吸收减少
    - 远端小管碳酸氢盐浓度和腔内 pH 升高
    - 促进磷酸钙晶体沉积

磷酸盐肾病的临床病因

- OSP 摄入用于结肠镜检查的肠道准备
  - 磷酸钠溶液或 Visicol(磷酸钠)片剂
    - 磷酸钠苏打水已于 2008 年从美国市场撤出,但仍有仿制药和片剂可用
  - 使用 OSP 导致磷酸盐肾病的危险因素
    - 接受 OSP 时水化不足
    - 高血压
    - 使用 ACE 抑制剂或血管紧张素受体阻滞剂或利尿剂
    - 老年
    - 女性
  - 磷酸钠灌肠导致急性磷酸盐肾病的可能性很小
    - 灌肠形式 vs. 口服形式磷酸盐吸收更少
- 肾移植患者补充磷酸盐
  - 移植后早期甲状旁腺功能亢进和低磷血症
  - 移植肾活检显示肾小管腔内磷酸钙沉积
- 低磷佝偻病儿童肾钙盐沉着症
  - 肾脏磷酸钙沉积与口服维生素 D 和磷酸盐摄入有关

临床特征

表现

- 急性肾衰竭
  - 肾功能在初次损伤后可能恢复
    - 大多数发展为一定程度的慢性肾衰竭
- 慢性肾衰竭
  - 暴露于 OSP 后可能在数月至 1 年以上时间才被发现

预后

- 慢性肾衰竭高风险

预防

- 在 OSP 使用前、使用中及使用后可通过大量水化来预防
- 使用其他药物进行肠道准备

镜下特征

组织学特征

- 肾小管腔内磷酸钙结晶
  - 沉积于远端小管和集合管
    - HE 染色切片上呈紫色
    - 非极化结晶
    - 磷酸钙沉积物硝酸银染色阳性(黑色)
  - 间质磷酸钙沉积可为萎缩性肾小管的残留物
- 急性肾小管损伤
- 肾小管萎缩和间质纤维化
- 局灶轻度肾间质炎症

辅助检查

电镜

- 沿中央巢窝呈放射状排列的电子致密结晶

实验室检查

- 血清钙磷水平通常正常
  - OSP 摄入期间血清磷水平可能会短暂升高

鉴别诊断

肾钙盐沉着症

- 发生于慢性高钙血症的情况下
  - 例如:甲状旁腺功能亢进,恶性肿瘤,肉芽肿性疾病,乳碱综合征,维生素 D 毒性和使用某些药物
- 沿肾小管腔可见 TBM 磷酸钙沉积和间质沉积

草酸盐肾病

- 肾小管腔内可见草酸钙结晶
  - HE 染色切片上草酸钙结晶透明和极化

其他晶体性肾病

- 如药物性晶体

参考文献

1. Gaddy A et al: Incidence and importance of calcium deposition in kidney biopsy specimens. Am J Nephrol. 53(7):526-33, 2022
2. Markowitz GS et al: Acute phosphate nephropathy. Kidney Int. 76(10):1027-34, 2009
3. Hurst FP et al: Association of oral sodium phosphate purgative use with acute kidney injury. J Am Soc Nephrol. 18(12):3192-8, 2007
4. Markowitz GS et al: Acute phosphate nephropathy following oral sodium phosphate bowel purgative: an underrecognized cause of chronic renal failure. J Am Soc Nephrol. 16(11):3389-96, 2005

(陈霓　译,魏建国　余英豪　审)

要 点

病因学/发病机制

- 集合管主细胞为锂毒性的主要靶器官
- 暴露时间＞10 年

临床特征

- 40% 患者发生肾源性尿崩症
- 0.5%～1% 发展为 ESRD
  - 蛋白尿，尿镜检显示淡色尿沉渣
- 肾病综合征很少报道［微小病变性肾病（MCD）、局灶节段性肾小球硬化症（FSGS）、膜性肾病（MN）］
- 治疗
  - 减少或停用锂治疗
  - 阿米洛利抑制上皮钠通道
    - 可减轻锂的肾毒性作用
- 后遗症
  - 慢性肾脏疾病
  - 高钙血症
  - 增加肾肿瘤发生风险

大体特征

- 肾脏小或正常大小＋众多 2～5mm 囊肿

镜下特征

- 肾微囊肿
  - 内衬集合管细胞
- 肾小管扩张
  - 肾小管上皮细胞可出现靴钉样改变
- 肾间质炎症、纤维化及肾小管萎缩
- 肾小球硬化，呈局灶节段性
- 足突融合消失

主要鉴别诊断

- 其他形式的 FSGS 或 MCD
- 其他形式的囊性和肾小管间质疾病

诊断要点

- 纤维化与当前及以后的 GFR 呈负相关

多发性微囊肿和萎缩

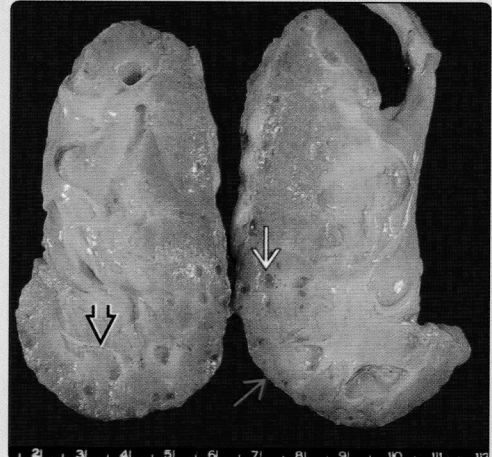

（左）接受长期锂盐治疗患者，肾脏见许多囊肿 ➡，皮质明显萎缩 ➡，肾盏扩张 ➡

（右）可见一大的内充满 Tamm-Horsfall 蛋白混杂细胞碎屑的肾小管囊肿，内衬集合管上皮。直径 1～2mm 的微囊肿在锂肾毒性后期很常见，似乎源于远端肾单位，尤其是集合管

集合管囊肿

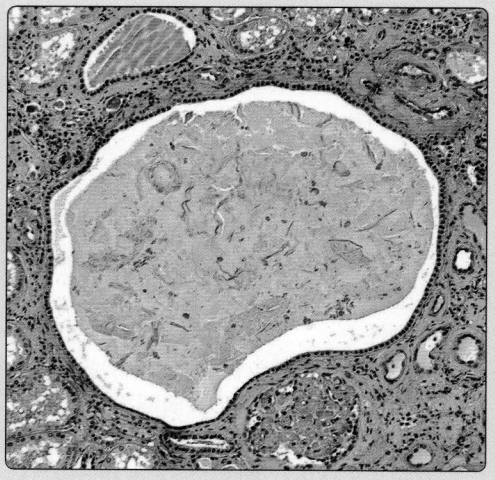

囊肿和肾小管间质瘢痕

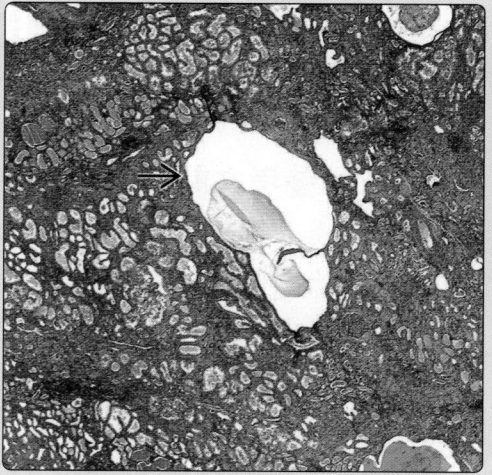

（左）集合管扩张 ➡ 为慢性锂肾毒性的特征，该患者需要肾移植治疗

（右）锂肾毒性患者，显示两个独立囊肿 ➡ 的衬覆细胞为单层立方细胞，无刷状缘或突出的线粒体，提示集合管起源，经皮肾穿刺活检通常很难看到完整的囊肿

囊壁上皮提示集合管细胞

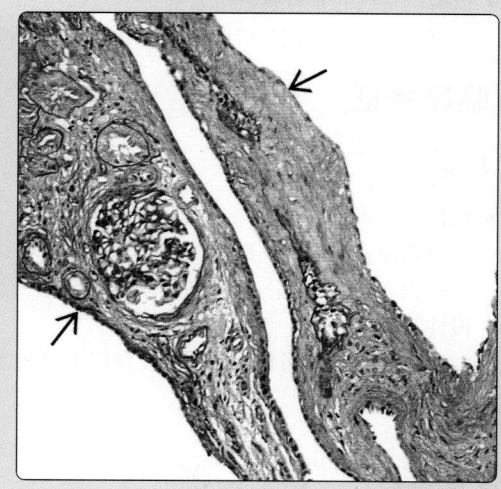

○ 平均使用锂治疗 20 年

术语

定义

- 长期锂（Li）治疗引起的肾小管、肾小球和/或肾间质疾病

病因学/发病机制

肾源性尿崩症

- 主要靶目标为集合管主细胞
  ○ 位于主细胞顶端表面的上皮钠离子通道（ENaC）只对钠和锂有渗透性
  ○ 水通道蛋白-2 显著下调
    - 控制水渗透压
  ○ 锂抑制 3β 型糖原合成酶激酶（GSK-3β）
- G2/M 期阻滞引起主细胞/闰细胞比率降低
  ○ 可能增加对肾小管损伤的敏感性

慢性肾小管间质性肾炎和囊肿形成

- 机制不明
- 因为仅少数患者发生 ESRD，其他药物/毒素或遗传因素可能也有作用

肾病综合征

- MCD，FSGS，MN
- 机制不明，停用锂后可缓解

临床特征

流行病学

- 发病率
  ○ 澳大利亚（1991—2011）锂相关 ESRD 发病率从 0.14/100 万人年增至 0.78/100 万人年
  ○ 瑞典约 1.2% 接受锂治疗患者肌酐＞150μmol/L
    - 0.53% 发展为 ESRD
    - 风险为一般人群的 6 倍
  ○ 肾性尿崩症
    - 40% 患者接受过锂治疗
    - 80% 患者出现锂毒性
  ○ MCD、FSGS 或 MN 罕见（2021 年综述中有 36 例）

表现

- 肾性尿崩症
  ○ 烦渴，多尿
- 慢性肾脏疾病
- 蛋白尿，有时为肾病范围蛋白尿

自然史

- 慢性肾脏疾病
  ○ 使用锂 10～20 年后出现
  ○ 停止使用锂后高达 10 年病程仍可进展
- 高钙血症
- 肾肿瘤发生风险增加 7～14 倍

治疗

- 减少或停止锂治疗
  ○ 足细胞病所致肾病综合征消退
  ○ 出现囊性变及肾小球、小管间质瘢痕时无效
- 阿米洛利抑制 ENaC，可降低锂肾毒性

预后

- 0.5%～1.0% 接受锂治疗患者发展为 ESRD

大体特征

肉眼特征

- 肾脏小或正常大小，众多≤5mm 囊肿

镜下特征

组织学特征

- 肾小球
  ○ 节段肾小球硬化
  ○ 球性肾小球硬化
  ○ 肾小球肥大
  ○ 肾小球系膜细胞增多和/或硬化
- 小管和间质
  ○ 间质纤维化和肾小管萎缩（85%）
  ○ 间质炎症
  ○ 集合管囊肿和扩张
    - 含 Tamm-Horsfall 蛋白和细胞碎屑
    - 集合管细胞出现靴钉样外观
- 血管：中度动脉硬化（85%）

肿瘤

- 肾嗜酸细胞瘤（约 30%），透明细胞癌（约 30%），乳头状癌（14%）和血管平滑肌脂肪瘤（约 30%）

辅助检查

电镜

- 足细胞足突消失（常见）
- 肾小管线粒体异常（小，很致密；大，密度低）和自噬溶酶体增多

鉴别诊断

其他类型的 FSGS 或 MCD

- 缺乏集合管扩张和靴钉样细胞

其他类型的囊性或肾小管间质疾病

- 缺乏集合管扩张和靴钉样细胞

诊断要点

临床相关病理学特征

- 纤维化和囊肿与锂的累积剂量有关
- 纤维化与当前及以后的 GFR 成负相关

参考文献

1. Fransson F et al: Kidney function in patients with bipolar disorder with and without lithium treatment compared with the general population in northern Sweden: results from the LiSIE and MONICA cohorts. Lancet Psychiatry. 9(10):804-14, 2022
2. Łukawska E et al: Lithium toxicity and the kidney with special focus on nephrotic syndrome associated with the acute kidney injury: a case-based systematic analysis. J Appl Toxicol. 41(12):1896-909, 2021
3. Davis J et al: Lithium and nephrotoxicity: unravelling the complex pathophysiological threads of the lightest metal. Nephrology (Carlton). 23(10):897-903, 2018
4. Markowitz GS et al: Lithium nephrotoxicity: a progressive combined glomerular and tubulointerstitial nephropathy. J Am Soc Nephrol. 11(8):1439-48, 2000

（陈霓 译，魏建国 余英豪 审）

第 28 节　钙调磷酸酶抑制剂毒性

要　点

术语

- 钙调磷酸酶抑制剂（CNI）免疫抑制剂损伤引起的肾功能不全

病因学/发病机制

- 移植肾和原肾受到 CNI 毒性（CNIT）损害
- CNIT 与不同个体易感性的剂量有关
- 功能性 CNIT：入球动脉血管收缩引起可逆性急性肾功能不全
- 结构性 CNIT：肾小管和血管直接毒性作用

临床特征

- 血清肌酐急性或慢性升高
- 血或血清 CNI 水平升高
- 结构性组织损伤与血液水平关联性不强

镜下特征

- 肾小管毒性
  - 急性：急性肾小管损伤伴近端肾小管局灶等距性空泡化
  - 慢性：条纹状肾间质纤维化和肾小管萎缩伴微钙化
- 血管毒性
  - 急性动脉病：平滑肌缺失，内膜和中膜因基质疏松而扩张
  - 慢性动脉病：结节性中膜透明变性
  - 血栓性微血管病（TMA）：急性和慢性

诊断要点

- 暴露于 CNI 是诊断的必要条件
  - CNI 血药浓度升高和长期暴露可提高诊断的准确性
- 病理性病变的缺失不能除外功能性 CNIT
- 同时观察到肾小管病和血管病可增加诊断的准确性
- 没有单一的组织学病变为特异性或病理学特征性的

等距性空泡化

慢性肾小管毒性

（左）近端小管直部见等距性空泡化 ⊞，与 CNI 浓度升高有关

（右）慢性肾小管 CNIT 的条纹状纤维化模式 ⊞，可能是由于透明变性的微动脉硬化引起髓放线"分水岭"区的慢性缺血和直接肾小管毒性所致

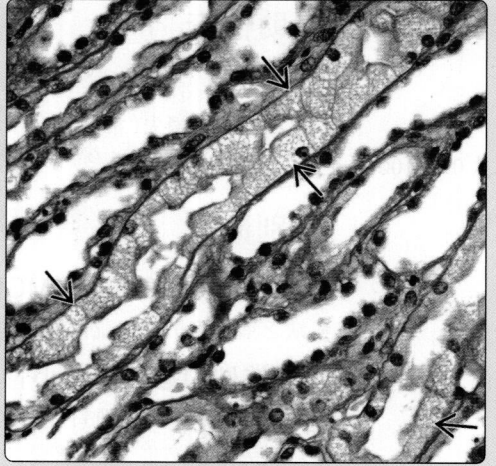

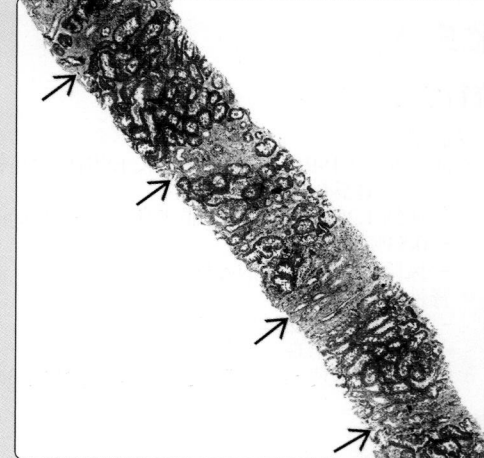

急性血管毒性

慢性血管毒性

（左）CNIT 中的 TMA 表现为管壁纤维蛋白沉积 ⊟ 伴中膜红细胞溶解 ⊟ 及管腔狭窄，其下方的小动脉内皮细胞突出，中膜平滑肌保存

（右）透明变性系从最初的中膜外围结节逐渐延伸至中膜和内膜，引起移植肾 CNIT 的透壁性透明变性。中膜外围透明变性保留结节性模式 ⊟

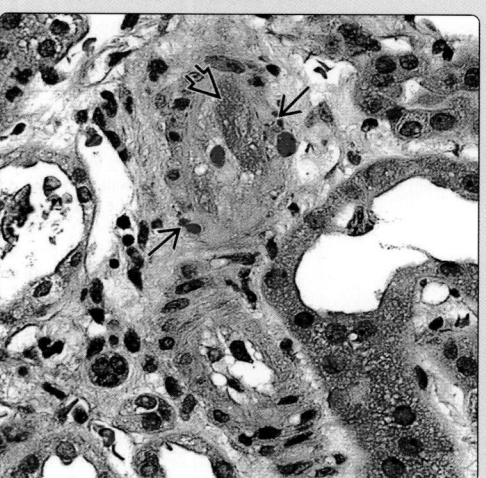

术语

缩写

- 钙调磷酸酶抑制剂毒性（calcineurin inhibitor toxicity，CNIT）

同义词

- 环孢素毒性，环孢素 A（CsA）毒性，他克莫司毒性，FK506 毒性

定义

- CNI 免疫抑制剂直接肾损伤引起急性或慢性肾功能不全

病因学/发病机制

CNIT 的类型

- 功能性 CNIT：与入球小动脉血管收缩相关的可逆性急性肾功能不全
- 结构性 CNIT：以细胞损伤和基质重塑为特征
  - 肾小管性 CNIT：急性小管损伤，上皮细胞空泡变
  - 血管性 CNIT：微动脉内皮细胞和平滑肌的直接毒性损伤
    - TMA 或慢性透明变性动脉病
    - 肾小球内皮细胞损伤也是其特征
- 肾小管和血管毒性常同时存在
- 原肾和移植肾发生 CNIT 具有相似的组织学表现

机制

- 组织学病变具有剂量依赖性
  - 急性 CNIT 患者血 CNI 水平明显升高
  - 慢性 CNIT 患者长期暴露于 CNI
- 与剂量无关的易感因素，如花生四烯酸代谢酶基因异常
- 30%～65% 的 CNI-TMA 患者存在补体调节方面的遗传缺陷
- CsA 和他克莫司结合细胞内受体称为免疫亲和素
  - 免疫亲和素/CNI 复合物结合并抑制钙调磷酸酶
  - 钙调磷酸酶通过活化 T 细胞核因子（NFAT）作用成为 T 细胞激活剂
  - NFAT 激活白介素 -2、γ 干扰素和 α 肿瘤坏死因子的转录
  - 内皮细胞：增加血栓素 A2、内皮素 -1、超氧化物和过氧亚硝酸盐，减少前列腺素和前列环素，凋亡，坏死
- CNI 的免疫抑制作用与肾毒性在药理学上是不可分割的
- CsA 和他克莫司的肾毒性作用相同
- CNIT 累及内皮细胞、血管平滑肌和肾小管上皮细胞
  - 肾小管上皮细胞：空泡变、巨大线粒体、钙化、坏死
  - 平滑肌：空泡变、坏死、凋亡、透明变性

临床特征

流行病学

- 发病率
  - 肾移植

- 2%～5% 发生 TMA
- 60%～70% 患者 2 年发生透明变性微动脉硬化；10 年发生 >90%

表现

- 急性或慢性血清肌酐升高
  - CNIT 可在治疗开始后的任何时间出现
- CNI 血药浓度升高可以确诊，但组织结构损伤与血药浓度相关性不强
- TMA 可为系统性或局限于肾脏（40%）

治疗

- 减少剂量或停止 CNI 治疗
- 补体抑制剂治疗 TMA 在探索中

预后

- 急性 CNIT 通常为可逆性，并与组织学缓解相关
- 慢性 CNIT 可逆性很小
  - 微动脉病消退罕有报道

镜下特征

组织学特征

- 功能性 CNIT
  - 定义上无组织形态学损伤
- 小管性 CNIT
  - 急性
    - 局灶近端小管上皮等距性空泡变，直段 > 曲段
    - 空泡变可伴有急性肾小管损伤 ± 营养不良性微钙化
    - 大的胞质嗜酸性颗粒为巨大线粒体（CsA 肾毒性）或溶酶体（他克莫司肾毒性）
  - 慢性
    - 条纹状纤维化，特征是皮质髓放线呈放射状纤维化，间杂非瘢痕样实质 ± 肾小管微钙化
      - 慢性缺血系微动脉病和直接肾小管毒性引起
- 血管性 CNIT
  - 同一活检中可存在急性和慢性血管病
  - 急性动脉病：局灶性病变
    - 平滑肌细胞界限缺失，胞质空泡变，脱落
    - 透明或呈嗜碱性的中膜或内膜疏松基质随肌细胞的解离而积聚
    - 内膜或中膜血小板沉积［CD61（+）］
    - 血管极处小动脉的新生血管化（极性血管增生）
  - TMA
    - 微动脉血栓、内膜和中膜纤维蛋白样变性 ± 红细胞溶解、血小板沉积［CD61（+）］
    - 闭塞性小动脉病有狭窄，内膜和中膜同心性细胞增多（"洋葱皮"）
    - 动脉内膜黏液样增厚
  - 慢性微动脉病
    - 早期病变为中膜外围单个性平滑肌细胞透明变性替代

- 中膜外侧结节性透明变性呈嗜酸性，PAS 染色（+）显示管壁呈串珠样改变
- 血管壁透明变性持续数月到数年
- 透明变性主要累及入球小动脉
  □ 可累及直小动脉和小动脉
- 与环孢霉素和他克莫司引起的微动脉透明变性的发生率相似
- 肾小球病和 CNIT
  ○ 急性 TMA
    - 毛细血管血栓；肾小球门部血栓（"袋性病变"）
    - 毛细血管双轨化和系膜溶解
  ○ 慢性 TMA 和其他慢性病变
    - 毛细血管基底膜双轨化
    - 缺血性塌陷、肾小球废弃和局灶节段性肾小球硬化症（FSGS）
    - 缺血性塌陷和陈旧性病变
    - 肾小球旁器增生
- 免疫组化
  ○ 急性微动脉病和 TMA
    - 免疫荧光：微动脉和肾小球 IgM、C3 和纤维蛋白原沉积
    - 免疫过氧化物酶染色：CD61 或 CD62（+）血小板沉积于微动脉和肾小球
  ○ 慢性微动脉病
    - 透明样沉积物 IgM、C3 和 C1q 染色，血小板阴性
  ○ 暂定数据提示 CD44、内皮细胞一氧化氮合成酶、TGF-1 和硝基络氨酸可能是 CNI 毒性的早期标志物
- 电镜
  ○ 肾小管：内质网扩张，多发性大溶酶体，巨大线粒体，胞内囊泡
  ○ 微动脉和肾小球
    - 内皮细胞肿胀，胞质空泡化，细胞从基膜上脱离，凋亡或坏死
      □ 毛细血管双轨征及插入
    - 肌细胞空泡变，肌原纤维断裂，从基膜上脱离，凋亡
    - 电子致密透明样物替代平滑肌

鉴别诊断

肾小管病

- 暴露于肠外碳水化合物，静脉注射免疫球蛋白或放射造影剂引起的渗透性肾小管病
  ○ 弥漫性胞质空泡变，上皮肿胀，刷状缘存在
    - 空泡为内体和吞噬溶酶体
- 缺血性急性肾小管损伤
  ○ 粗大不规则空泡
- 与肾病综合征脂尿症相关的肾小管病
  ○ 空泡为等距性，灶性，且含有脂质
  ○ 免疫球蛋白和白蛋白的蛋白滴 PAS（+）
  ○ 特定肾小球病通常已明确

血管病

- TMA
  ○ 急性抗体介导的排斥反应
    - 移植肾肾小球炎，管周毛细血管炎，均有中性粒细胞和 C4d（+）
    - 供体特异性抗体
  ○ 复发性溶血尿毒症综合征
  ○ 抗磷脂抗体肾病
  ○ 恶性高血压
  ○ 外周结节性透明变性可能为 TMA 的后遗症
- 急性微动脉病
  ○ 与严重高血压微动脉硬化难以区分
- 糖尿病肾病与高血压透明性微动脉硬化
  ○ 最初的病变为典型的内膜病变而非中膜病变
  ○ 中膜外周结节性透明变性罕见
  ○ 晚期病变的透壁性透明变性，病因确定困难
  ○ 糖尿病微动脉病的出入球血管可见透明样沉积物
- 淀粉样血管病沉积物刚果红（+），而结节不典型

局灶节段性肾小球硬化症

- 原发性 FSGS 显示广泛足突融合
- 微动脉透明变性不明显
- CNIT 可出现塌陷型 FSGS 表现

诊断要点

临床相关病理特征

- 缺乏病理性病变不能除外 CNIT
- 暴露于 CNI 是 CNIT 的必要条件
- 合并肾小管病和血管病可增加诊断的确定性

病理要点解读

- 无单一特定的或病理特征性的组织学病变
- 移植后 3 个月至 3 年没有发生微动脉透明变性，与移植物 5 年存活率下降相关
  ○ 可能反映了 CNI 用量不足或不耐受
  ○ 增加了对抗体介导排斥反应的易感性

参考文献

1. Hayashi A et al: CD44 as a pathological marker for the early detection of calcineurin inhibitor-induced nephrotoxicity post kidney transplantation. Biomed Res. 43(5):181-6, 2022
2. Farouk SS et al: The many faces of calcineurin inhibitor toxicity-what the FK? Adv Chronic Kidney Dis. 27(1):56-66, 2020
3. Sawada A et al: Glomerular neovascularization in nondiabetic renal allograft is associated with calcineurin inhibitor toxicity. Nephron. 144 Suppl 1:37-42, 2020
4. Einecke G et al: Hyalinosis lesions in renal transplant biopsies: timedependent complexity of interpretation. Am J Transplant. 17(5):1346-57, 2016
5. Bröcker V et al: Arteriolar lesions in renal transplant biopsies: prevalence, progression, and clinical significance. Am J Pathol. 180(5):1852-62, 2012
6. Snanoudj R et al: Specificity of histological markers of long-term CNI nephrotoxicity in kidney-transplant recipients under low-dose cyclosporine therapy. Am J Transplant. 11(12):2635-46, 2011
7. Mihatsch MJ et al: Histopathology of cyclosporine nephrotoxicity. Transplant Proc. 20(3 Suppl 3):759-71, 1988

微动脉正常

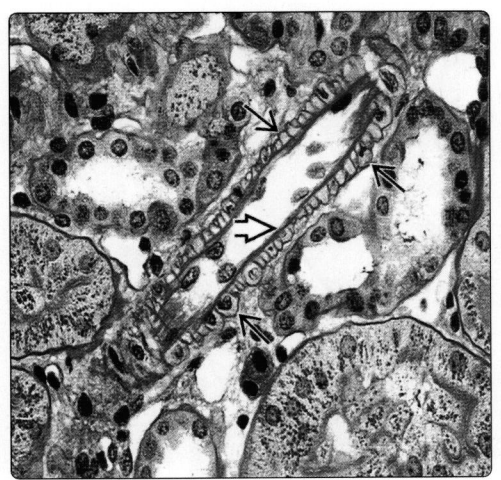

急性血管毒性

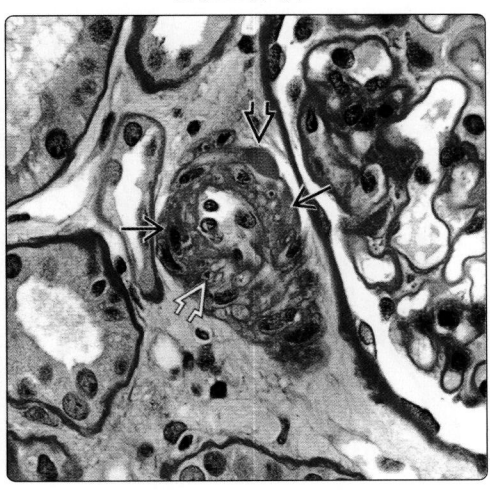

（左）正常形态微动脉，PAS 染色突出显示中膜平滑肌细胞基板➡️，内皮细胞基板也很清楚➡️

（右）早期血管性 CNIT，中膜平滑肌细胞界限欠清晰➡️，且可见 PAS(＋)颗粒➡️，中膜外围散在界限清楚的透明样结节➡️，提示基板界内的肌细胞被透明变性替代

慢性血管毒性

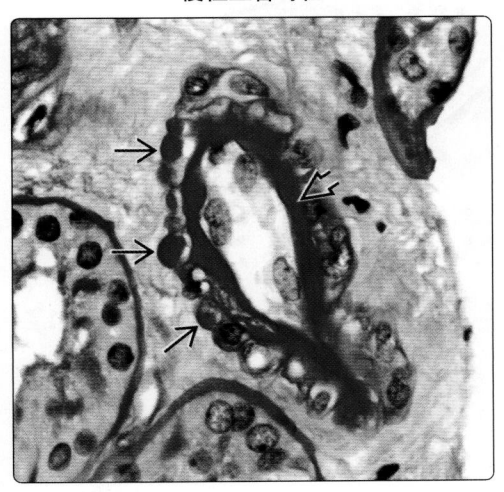

透明变性替代肌细胞

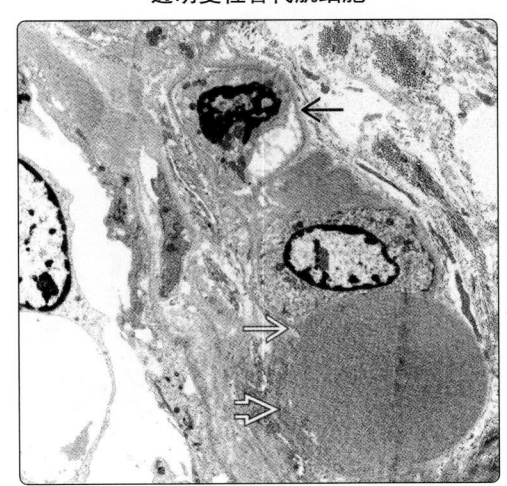

（左）慢性 CNIT 患者活检标本，可见中膜外侧呈离散串珠状排列的结节状透明变性➡️，内膜明显透明变性伴内皮细胞基板增厚➡️

（右）移植肾 CNIT，电镜显示结节性透明变性微动脉硬化，上方的肌细胞呈皱缩状并从基板上剥离➡️；圆形、无定形的透明样物质充满基板➡️，取代了肌细胞并挤压邻近细胞➡️

直小动脉透明变性

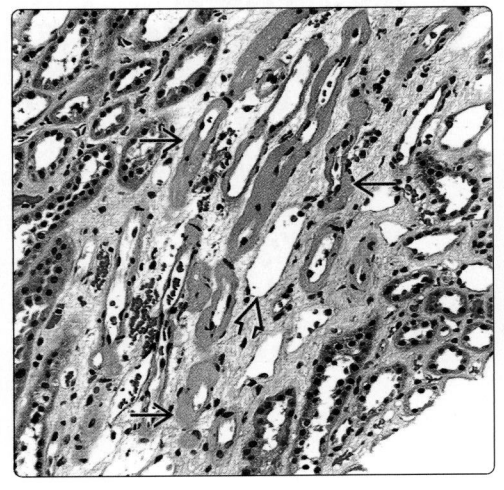

外周结节性透明变性

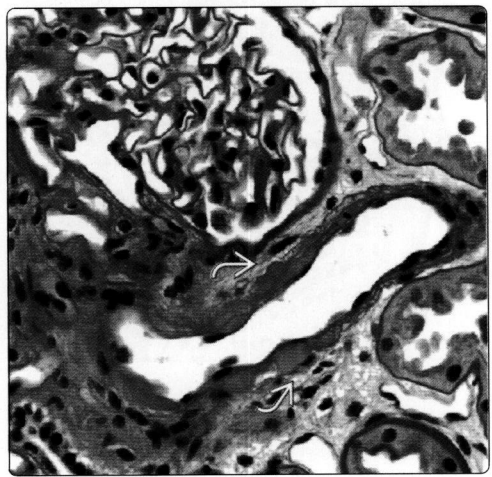

（左）直小血管也容易发生慢性 CNIT，这例移植肾慢性 CNIT 病例，显示直小动脉广泛透壁性透明变性➡️，微静脉不受影响➡️

（右）供肾活检显示入球动脉多发性外周结节性透明样沉积物➡️，偶尔这种透明变性模式也可见于没有 CNI 暴露史的病例

黏液样基质

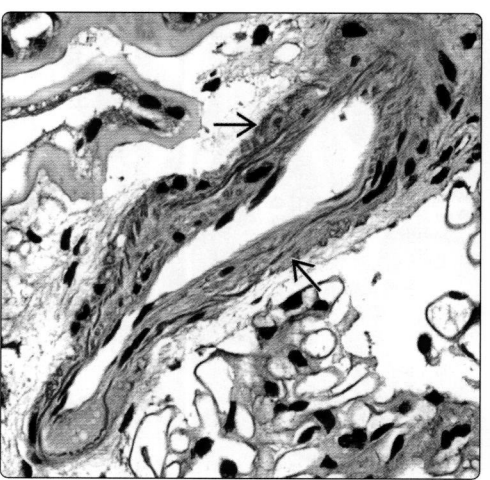

CD61 沉积

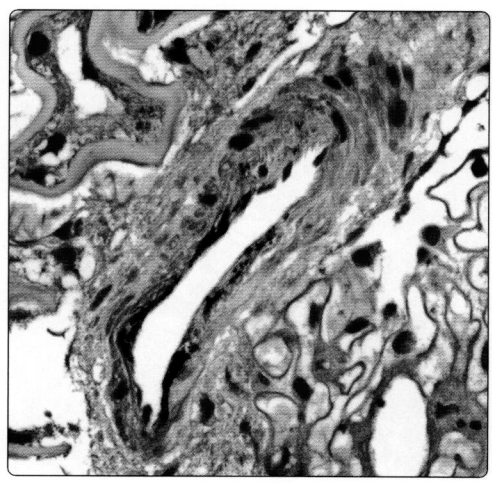

（左）移植肾 CNIT 病例，小动脉中膜和内膜显示黏液样基质积聚，平滑肌细胞核节段缺失 ➡

（右）移植肾 CNIT 活检标本，伴有黏液样变性的微动脉内膜或中膜 CD61 免疫组化染色可显示光镜下意想不到的血小板聚集

闭塞性微动脉病

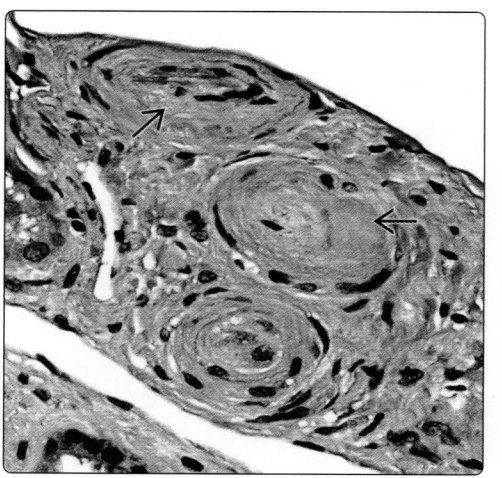

CD61 沉积提示 TMA

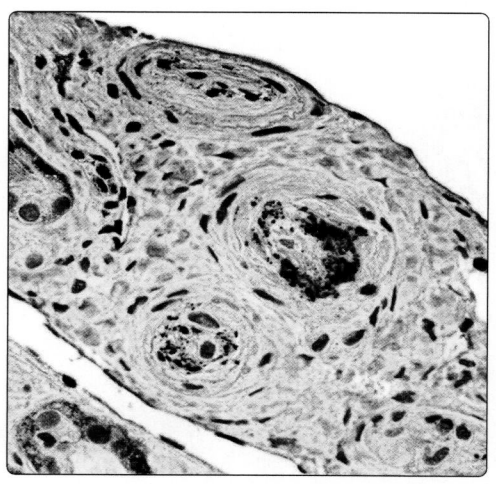

（左）CNIT 引起的严重闭塞性微动脉病，移植肾活检显示微动脉管腔闭塞，平滑肌细胞缺失和基质积聚 ➡，患者血他克莫司水平显著升高

（右）CNIT 引起的闭塞性微动脉病可出现不易识别的血管壁血小板沉积，CD61 免疫染色可显示内膜和中膜内颗粒状血小板和血小板微粒

肾小球血栓

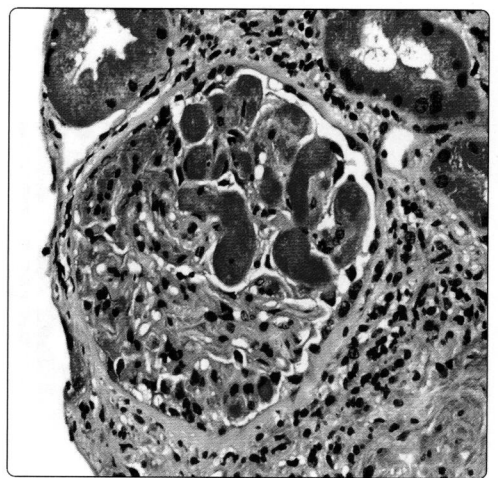

血栓中血小板 CD61 染色

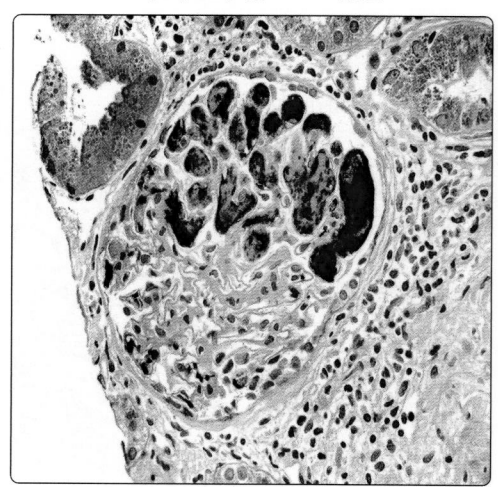

（左）移植肾 CNIT 和 TMA，肾小球显示节段闭塞性肾小球毛细血管纤维蛋白 - 血小板血栓，鲍曼囊周围炎为非特异性

（右）肾移植伴 CNIT 和 TMA 患者，免疫组化血小板标志物 CD61 染色显示闭塞性肾小球毛细血管内血栓呈阳性

慢性血管毒性

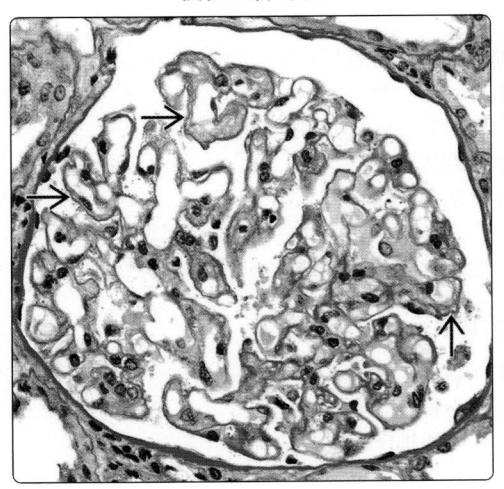

CNIT 内皮细胞损伤

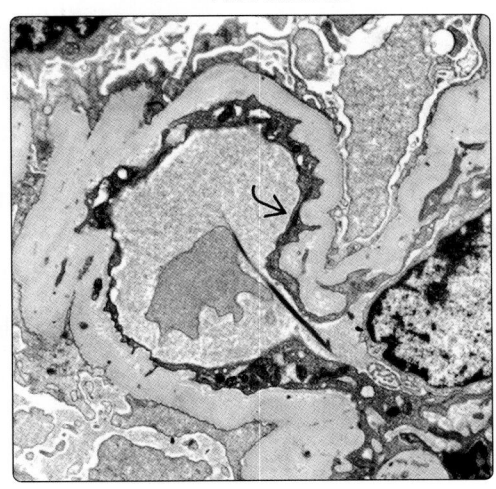

（左）CNIT 引起的慢性 TMA，显示肾小球基底膜节段或球性双轨 ➡️，这些病变代表内皮细胞损伤的修复，必须与移植性肾小球病区分开来，这些病变的肾小球内可能没有血栓

（右）肝移植受者，CNIT 引起的 TMA，原肾标本电镜显示肾小球毛细血管内皮损伤明显，表现为窗孔丧失 ➡️

环孢素毒性　塌陷性肾小球病

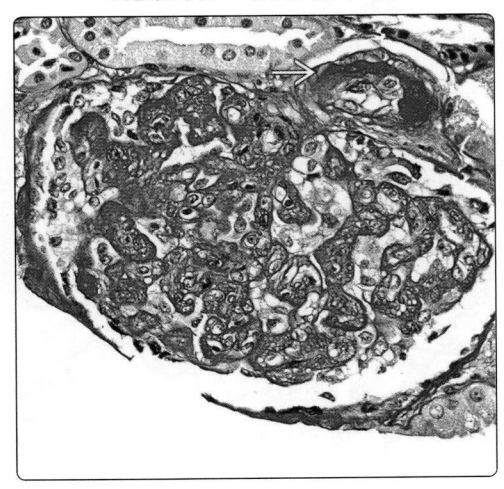

FSGS

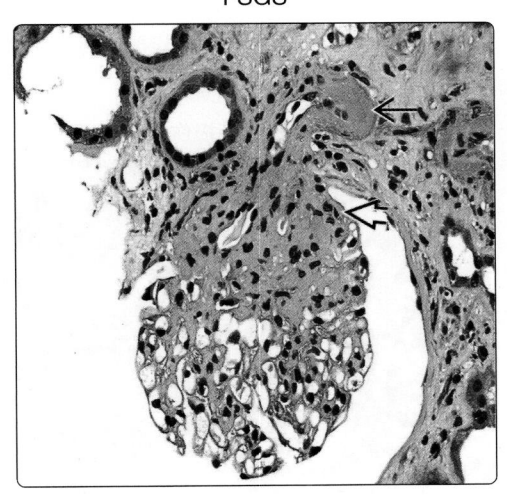

（左）接受环孢素治疗 22 年的 61 岁女性，移植肾标本显示塌陷性肾小球病和微动脉透明变性 ➡️

（右）暴露于 CNI > 7 年患者，移植肾标本显示门部型 FSGS ➡️ 伴微动脉透明变性 ➡️

急性肾小管毒性

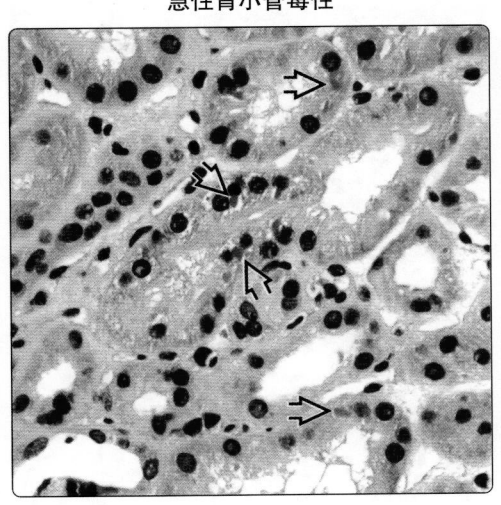

慢性肾小管毒性：条纹状纤维化

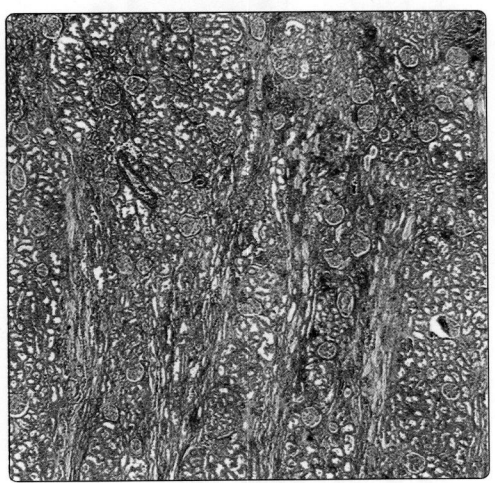

（左）小管性 CNIT，小管上皮细胞胞质中的巨大线粒体表现为不规则的嗜酸性小球 ➡️

（右）条纹状纤维化是由于 CNIT 引起皮质与髓放线分水岭区缺血所致，三色染色充分显示这例肺移植受者原肾中的条纹状纤维化（Courtesy S.Rosen, MD.）

（陈霓 译，魏建国　余英豪 审）

第 29 节　mTOR 抑制剂毒性

要　点

病因学/发病机制

- 哺乳动物雷帕霉素靶蛋白(mTOR)药物
  - 在急性损伤的情况下表现为抑制肾小管上皮细胞的增殖和凋亡
  - 降低血管内皮生长因子(VEGF)的合成,与局灶节段性肾小球硬化症(FSGS)的发生发展相关

临床特征

- 急性肾衰竭,移植肾功能延迟恢复(急性毒性)
- 蛋白尿(慢性毒性)

镜下特征

- 急性 mTOR 抑制剂毒性
  - 严重急性肾小管损伤
  - 上皮细胞坏死

- 模拟骨髓瘤管型肾病的非典型、嗜酸性 PAS(－)管型
  - 免疫组化细胞角蛋白染色
- 肌红蛋白样管型;免疫组化肌红蛋白染色
- 血栓性微血管病
- 慢性 mTOR 抑制剂毒性
  - FSGS
  - 足细胞表型异常,提示足细胞去分化

主要鉴别诊断

- 急性 mTOR 抑制剂毒性
  - 严重急性肾小管坏死
  - 急性抗体介导的排斥反应
  - 轻链(骨髓瘤)管型肾病
  - 横纹肌溶解症
- 慢性 mTOR 抑制剂毒性
  - 其他原因引起的 FSGS

急性肾小管损伤

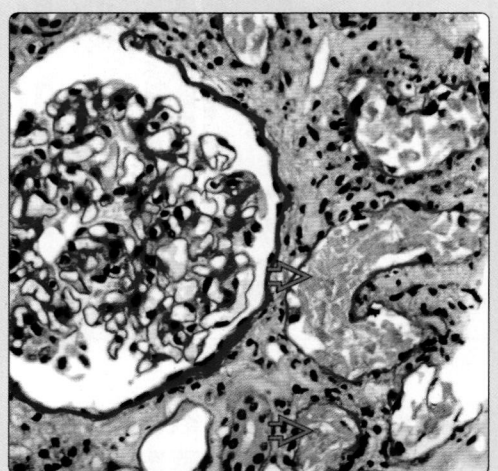

FSGS

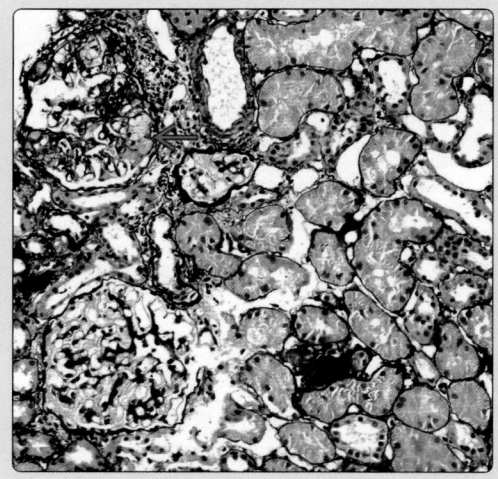

(左)急性雷帕霉素毒性,PAS 染色显示 PAS(－)管型 ➡ 和严重急性肾小管损伤,管型物质由受损的肾小管上皮细胞胞质碎屑组成 (右)58 岁男性,慢性 mTOR 抑制剂毒性,肾移植 2.5 年后出现新发 FSGS ➡,蛋白尿 425mg/d,患者从未接受过钙调磷酸酶抑制剂治疗

血栓

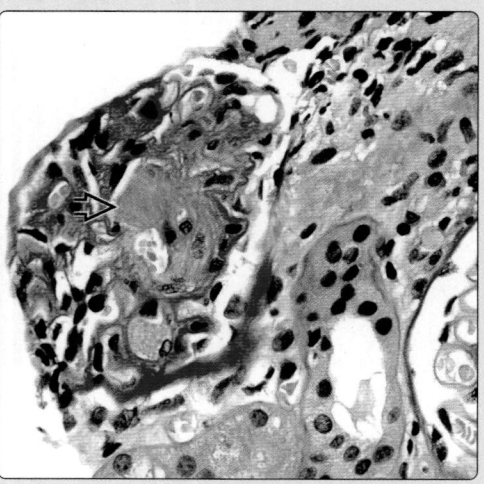

肌红蛋白

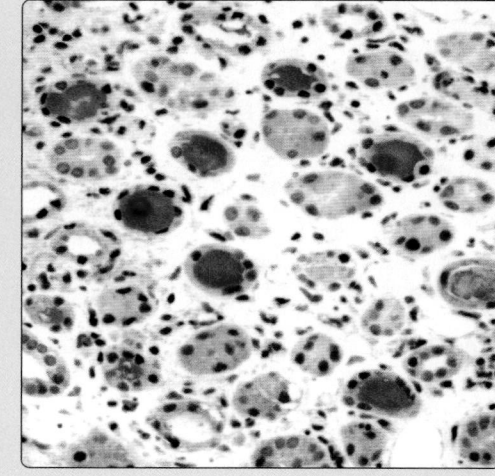

(左)接受西罗莫司和他克莫司的肾移植患者,急性 mTOR 抑制剂毒性表现为肾小球血栓 ➡。西罗莫司或他克莫司自身可引起血栓性微血管病(TMA);西罗莫司联合他克莫司治疗比西罗莫司不加钙调磷酸酶抑制剂更容易发生 TMA (右)在 mTOR 抑制剂毒性中,肾小管管型免疫组化染色显示肌红蛋白染色,类似于横纹肌溶解症,可能为存在肌肉损伤的证据

术语

缩写

- 哺乳动物雷帕霉素靶蛋白（mammalian target of rapamycin，mTOR）

定义

- 用于肾移植的 mTOR 抑制剂
  - 雷帕霉素（西罗莫司）
  - 依维莫司：结构与西罗莫司相似；半衰期较短

病因学/发病机制

mTOR 抑制剂（雷帕霉素/西罗莫司）：药物作用

- 西罗莫司与 FK506 结合蛋白 -12 结合形成西罗莫司效应蛋白（SEP）复合物
- SEP 复合物抑制 mTOR 通路
  - 西罗莫司阻断细胞因子介导的信号转导，影响 T 细胞周期进展
  - 减少淋巴细胞增殖
- mTOR 在肾脏中表达，例如肾小管上皮细胞
  - 急性肾小管损伤的修复需要肾小管上皮细胞更新与增殖
    - 西罗莫司抑制肾小管上皮细胞增殖和凋亡
- 降低 VEGF 合成
  - 血栓性微血管病（TMA）发生机制

mTOR 对足细胞的抑制作用

- FSGS 病变显示异常的足细胞表型
  - 增生的足细胞出现 PAX2 和细胞角蛋白表达
  - 突触蛋白和 VEGF 表达缺失
  - 下调足细胞中的 nephrin 表达
    - 西罗莫司相关 FSGS 与其他类型的 FSGS 的模式相似
- 在体外，西罗莫司降低足细胞 VEGF 合成和 Akt 磷酸化，并降低足细胞完整性所需蛋白 WT1 的合成

临床特征

表现

- 急性肾衰竭（急性 mTOR 抑制剂肾毒性）
- 蛋白尿（慢性 mTOR 抑制剂肾毒性）
- 延迟移植肾功能
  - 使用 mTOR 抑制剂治疗（25%）较未使用（9%）更常见
  - 与 mTOR 抑制剂剂量相关
- 原肾可发生肾毒性
- 肺炎（非感染性）

治疗

- 药物
  - 停药或减少 mTOR 抑制剂用量
  - 开始替代性免疫抑制治疗

镜下特征

组织学特征

- 急性 mTOR 抑制剂肾毒性
  - 严重急性肾小管损伤
    - 上皮细胞扁平，小管刷状缘缺失
    - 空泡变、脱落
    - 上皮细胞坏死
    - 小管扩张
  - 管型
    - 非典型嗜酸性 PAS（－）管型
      - 免疫组化细胞角蛋白染色
    - 不规则、边界清楚的管型边缘
    - 管型可能因周围细胞反应而出现断裂
      - 让人联想到骨髓瘤管型肾病
    - 出现肌红蛋白管型；免疫组化肌红蛋白染色
  - 在停用西罗莫司后组织学可恢复
  - TMA
    - 西罗莫司和环孢霉素合用患者风险增加
    - 一些与急性 TMA 相关的实验室证据：血小板减少症，贫血，低触珠蛋白水平
- 慢性 mTOR 抑制剂肾毒性
  - FSGS
    - 可为塌陷模式
      - 可能由于标本未采集到 TMA
    - 一些有蛋白尿而没有 FSGS

鉴别诊断

严重急性肾小管坏死

- 由于 mTOR 抑制剂以外的原因

横纹肌溶解症

- 横纹肌溶解症和 mTOR 抑制剂毒性均可出现肌红蛋白管型

急性抗体介导的排斥反应

- 管周毛细血管 C4d（＋）
- 可出现急性肾小管坏死和/或 TMA

轻链（骨髓瘤）管型肾病

- 单型性轻链免疫定位
- 通常可检出血清或尿液中副蛋白
- 肾移植中少见

FSGS

- 肾移植中可为复发或新发
- FSGS 模式可为慢性钙调磷酸酶抑制剂毒性导致
  - 慢性钙调磷酸酶抑制剂毒性还可见微动脉透明变性

参考文献

1. Okabe Y et al: Outcomes of everolimus plus standard-dose tacrolimus immunosuppression in de novo kidney transplant: a retrospective, singlecenter study of 225 transplants. Exp Clin Transplant. 20(4):362-9, 2022
2. Paluri RK et al: Renal toxicity with mammalian target of rapamycin inhibitors: a meta-analysis of randomized clinical trials. Oncol Rev. 13(2):455, 2019
3. Puelles VG et al: mTOR-mediated podocyte hypertrophy regulates glomerular integrity in mice and humans. JCI Insight. 4:e99271, 2019
4. Rodriguez-Rodriguez AE et al: Inhibition of the mTOR pathway: a new mechanism of β cell toxicity induced by tacrolimus. Am J Transplant. 19(12):3240-9, 2019
5. Letavernier E et al: High sirolimus levels may induce focal segmental glomerulosclerosis de novo. Clin J Am Soc Nephrol. 2(2):326-33, 2007
6. Pelletier R et al: Acute renal failure following kidney transplantation associated with myoglobinuria in patients treated with rapamycin. Transplantation. 82(5):645-50, 2006
7. Smith KD et al: Delayed graft function and cast nephropathy associated with tacrolimus plus rapamycin use. J Am Soc Nephrol. 14(4):1037-45, 2003

（陈霓 译，魏建国　余英豪 审）

要 点

术语

- 万古霉素管型肾病（VCN）
- 由含有万古霉素沉淀物的管型阻塞肾小管及其毒性作用引起的肾损伤

病因学/发病机制

- 万古霉素为已知的急性肾损伤危险因子，可引起肾小管氧化损伤和小管内沉淀/阻塞

临床特征

- 在万古霉素治疗4~8天内出现急性肾损伤
- 大多数病例肾功能恢复

镜下特征

- 颗粒状至球形的蛋白管型
  - 淡嗜酸性至淡嗜碱性（HE），PAS染色阳性，三色染色呈浅蓝色
  - 近端小管段最为明显
- 急性肾小管损伤
- 可出现小管破裂伴管型物质溢出及间质单个核细胞炎症浸润
- 肾小球因阻塞/回流引起鲍曼囊腔内尿调素蓄积

辅助检查

- 免疫组化：小管内管型万古霉素和尿调节素阳性
- 电镜：肾小管管型内见微球形聚集物

主要鉴别诊断

- 轻链管型肾病
- 溶血相关肾小管损伤
- 横纹肌溶解症相关肾小管损伤
- 其他药物相关管型肾病
- 胆汁性管型肾病

（左）老年男性，万古霉素治疗心内膜炎时发生急性肾损伤，肾活检显示急性肾小管损伤特征，并见许多形态各异的PAS（+）管型 ➡
（右）HE染色切片上，万古霉素管型 ➡ 呈淡嗜酸性至淡嗜碱性，结构上从无定形至颗粒状。注意急性肾小管损伤特征，近端肾小管上皮细胞明显减少

万古霉素管型

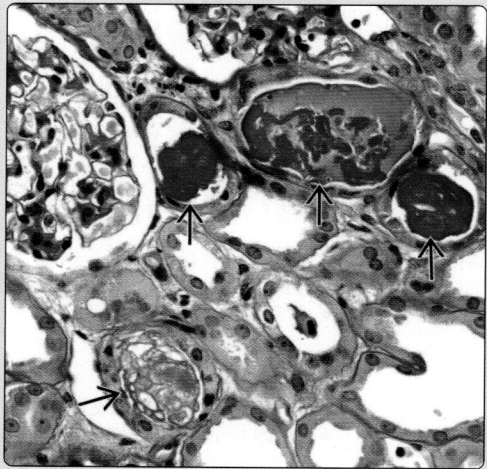

急性肾小管损伤　万古霉素管型

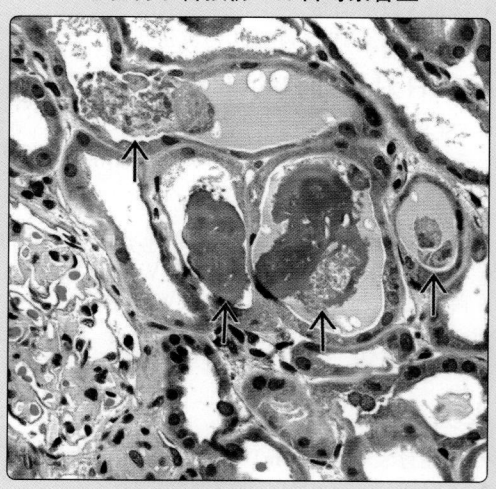

（左）万古霉素管型显示不寻常的颗粒状至球状结构，PAS呈强阳性，管型以近端小管段最为明显
（右）万古霉素抗体免疫组化染色显示万古霉素管型染色 ➡，免疫组化还显示管型尿调节素染色阳性（未显示）（Courtesy Y.Luque, MD, PhD and L, Mesnard, MD, PhD.）

万古霉素管型呈球性外观

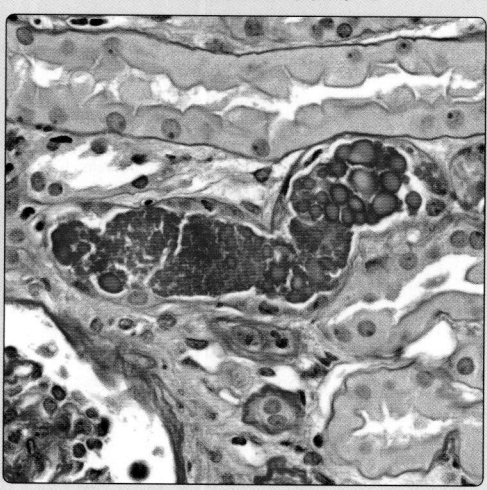

万古霉素免疫组化

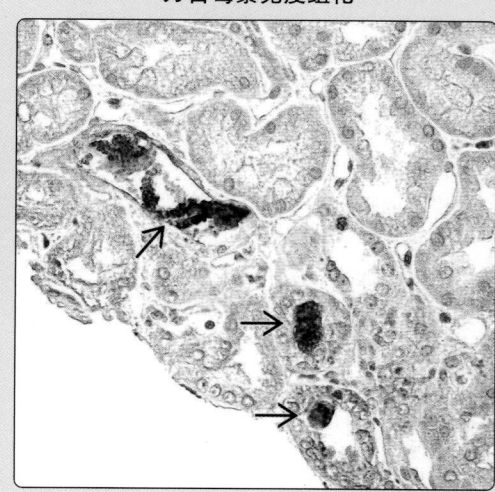

术语

缩写

- 万古霉素管型肾病(vancomycin cast nephropathy, VCN)

定义

- 由含有万古霉素沉淀物管型阻塞肾小管及其毒性作用引起的肾损伤

病因学/发病机制

万古霉素治疗

- 糖肽抗生素自 1958 年起获批临床应用
- 已知为急性肾损伤的危险因素
  - 引起近端小管氧化损伤
    - 由小管内沉淀物和管型阻塞造成
  - 还可经变应性(超敏)反应引起损伤

临床特征

流行病学

- 万古霉素使用广泛
  - 革兰氏阳性细菌感染的一线药物治疗
  - 耐甲氧西林金黄色葡萄球菌使用剂量更高
- 万古霉素的肾毒性已被充分证实
  - 发病率差异大(5%～43%)
    - 10%～20% 发生于常规剂量治疗患者
    - 30%～40% 发生于大剂量治疗患者
  - 风险因素包括
    - 较大剂量(>4g/d),高浓度,治疗时间长(>1 周),已有肾脏疾病,与其他肾毒性药物合用
- VCN:近期描述了损伤模式(2017)

表现

- 急性肾损伤伴肾功能迅速下降
  - 通常在万古霉素使用后 4～8 天

治疗

- 停用或减少万古霉素用量
- 支持疗法,水化

预后

- 大多数病例肾功能可恢复,提示管型随时间而消退

镜下特征

组织学特征

- 肾小球
  - 不受累
  - 肾小球因阻塞/回流引起鲍曼囊腔内尿调节素蓄积
- 小管和间质
  - 颗粒状至球状蛋白管型
    - 淡嗜酸性至淡嗜碱性(HE 染色),PAS 染色阳性,浅蓝色(三色染色)
    - 近端小管段最为明显,皮质斑片状受累
    - 可能出现小管破裂伴管型物质溢出和间质单个核性炎症细胞浸润
  - 急性肾小管损伤
    - 近端肾小管上皮细胞减少,伴胞质脱落、空泡化和刷状缘缺失
  - 有万古霉素应用出现急性间质性肾炎的报道
- 血管:无特殊发现

辅助检查

免疫组化

- 管型万古霉素和尿调节素阳性
  - 万古霉素免疫组化染色未被广泛应用

电镜

- 管型中混杂万古霉素纳米球/微球与尿调节素成分
- 可类似于等高线地图

鉴别诊断

轻链管型肾病

- 远端小管和集合管内出现边界锐利或断裂管型
- 免疫荧光或免疫组化显示管型为轻链限制性

溶血相关肾小管损伤

- 免疫组化显示管型血红蛋白染色阳性

横纹肌溶解症相关肾小管损伤

- 免疫组化显示管型肌红蛋白染色阳性

其他药物引起的管型肾病

- 有 mTOR 抑制剂或利福平治疗的临床史

胆汁性肾病

- 管型显示黄绿色至红褐色的色素沉积
- 有肝衰竭和高胆红素血症临床病史

诊断要点

病理要点解读

- 近期应用万古霉素后出现颗粒状至球状管型的急性肾小管损伤

参考文献

1. Bellos I et al: Kidney biopsy findings in vancomycin-induced acute kidney injury: a pooled analysis. Int Urol Nephrol. 54(1):137-48, 2022
2. Rafat C et al: Noninvasive screening of vancomycin-associated cast nephropathy. Kidney Int. 101(2):425, 2022
3. Stokes MB et al: Vancomycin-associated cast nephropathy: reality or fantasy? Kidney360. 3(2):372-5, 2022
4. Tantranont N et al: Vancomycin nephrotoxicity: vancomycin tubular casts with characteristic electron microscopic findings. Clin Nephrol Case Stud. 7:66-72, 2019
5. Luque Y et al: Vancomycin-associated cast nephropathy. J Am Soc Nephrol. 28(6):1723-8, 2017
6. Stokes MB: Vancomycin in the kidney-a novel cast nephropathy. J Am Soc Nephrol. 28(6):1669-70, 2017
7. Sinha Ray A et al: Vancomycin and the risk of aki: a systematic review and meta-analysis. Clin J Am Soc Nephrol. 11(12):2132-40, 2016

(陈霓 译,魏建国　余英豪 审)

要点

术语

- 抗凝剂相关性肾病（ARN）定义为使用抗凝剂患者出现血尿和不明原因的血清肌酐升高，并伴有特征性肾脏病理改变
- 最初称为华法林相关性肾病，但现在报道与大多数其他抗凝剂有关

病因学/发病机制

- 抗凝剂通过诱导肾小球性血尿导致红细胞（RBC）管型阻塞肾小管和随后的急性肾小管损伤而引起急性肾损伤

临床特征

- 患者在使用抗凝剂（华法林，Xa 因子抑制剂，及其他）时出现血尿和血清肌酐急剧升高
- 使用华法林患者通常 INR＞3.0

镜下特征

- 鲍曼囊腔和肾小管腔内可见畸形 RBC，急性肾小管损伤伴大量阻塞性 RBC 管型
- 小管细胞中见铁/含铁血黄素（铁染色）
- 阻塞性 RBC 管型更常见累及远端肾单位

主要鉴别诊断

- 肾小球肾炎伴 RBC 管型
  - ARN 中 RBC 管型与肾小球病变程度不成比例
  - ARN 的诊断需要临床相关性
- 肾活检的人为现象也可引起小管腔内出现 RBC
  - 小管细胞质内铁/含铁血黄素可排除活检的人为现象
  - ARN 时 RBC 管型更常见累及远端小管
  - 人为现象不存在肾小管损伤和上皮细胞扁平化/受压
  - 人为现象时 RBC 通常出现在标本边缘

（左）活检患者因心房颤动近期接受了超剂量华法林治疗，许多肾小管腔内出现 RBC 管型，肾小球系膜轻度扩张，肾小球系膜内可见少量 IgA 沉积，光镜下未见新月体或毛细血管内增生
（右）同一病例高倍镜显示鲍曼囊腔内大量 RBC ➡，及以 RBC 管型导致肾小管上皮细胞扁平化的肾小管损伤 ➡

肾皮质大量 RBC 管型

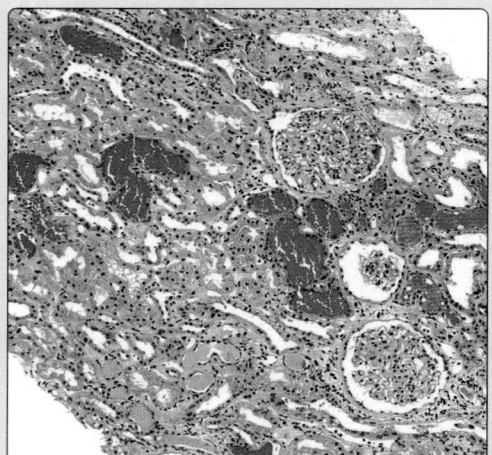

肾小球出血

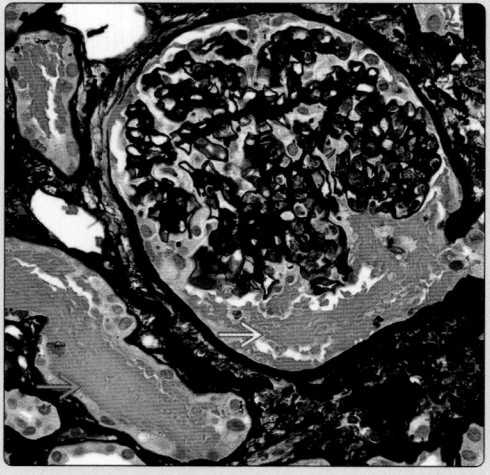

（左）髓质肾小管腔内可见大量阻塞性 RBC 管型，患者表现为急性肾衰竭，被发现活检前 2 周曾超剂量使用华法林
（右）同一病例高倍镜显示不同阶段的 RBC 管型，包括新鲜的亮红色管型 ➡ 和外观较暗淡的较早管型 ➡

肾髓质 RBC 管型

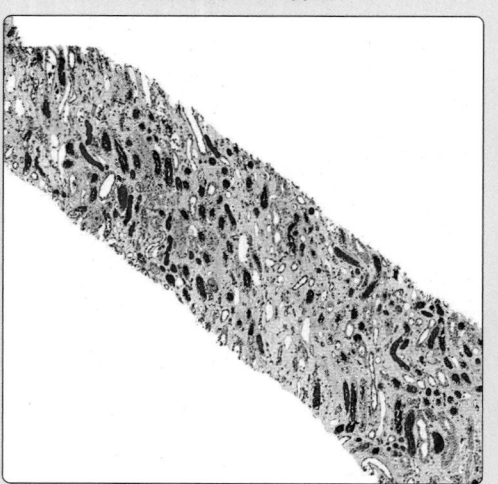

RBC 管型

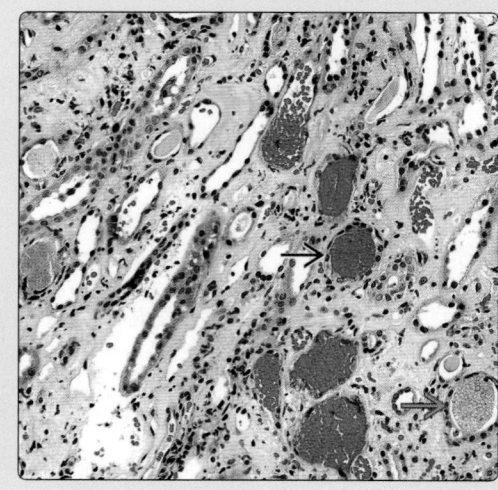

术语

缩写

- 抗凝剂相关性肾病(anticoagulant-related nephropathy, ARN)

同义词

- 华法林相关性肾病

病因学/发病机制

抗凝作用

- 过度抗凝通过诱导肾小球性血尿导致 RBC 管型阻塞肾小管和随后的急性肾小管损伤而引起急性肾损伤
- 华法林
  - 与高抗凝水平有关(INR＞3)
- 其他抗凝剂
  - 达比加群(直接凝血酶抑制剂);利戈沙班和阿哌沙班/艾乐妥(Xa 因子抑制剂),其他维生素 K 拮抗剂,以及双重抗血小板治疗(ADP P2Y12 受体抑制剂 + 阿司匹林)
    - 由直接作用口服抗凝药物引起的 ARN 平均发病时间为 28 天

临床特征

流行病学

- 华法林
  - 常用的抗凝剂,年处方量＞3 000 万张
  - 20.5% 的华法林患者在 INR＞3 后的 1 周内发生 ARN,其中包括 16.5% 非慢性肾病和 33% 的慢性肾病患者
  - 其他风险因素:＞80 岁,男性,糖尿病、心血管疾病和高血压
- 其他抗凝剂的风险因素包括肥胖和达比加群

表现

- 患者在华法林或其他抗凝剂超剂量治疗后出现血尿和血清肌酐急性升高
- 35% 的患者就诊时需要透析

治疗

- 停用并逆转抗凝治疗
- ＞1/3 的患者接受支持治疗,包括透析

预后

- 死亡率显着增加,INR＞3 后的第 1 周内最高
- 通过仔细监测华法林治疗患者的 INR 来预防,特别是有 CKD 患者
- 肾脏预后差,60% 的患者发展为 ESKD

镜下特征

组织学特征

- 华法林肾病通常与慢性肾病相叠加,在这种情况下,这些病理改变出现在肾小球、肾小管、间质和血管中
- 与抗凝相关的改变
  - 肾小球
    - 鲍曼囊腔内见畸形 RBC
    - 光镜下肾小球极少或无明显病理改变
  - 肾小管
    - 梗阻性 RBC 管型更常见于远端肾单位而无 Tamm-Horsfall 蛋白
    - 急性肾小管损伤
    - 近端小管中铁/含铁血黄素(普鲁士蓝或 Perl 染色)
  - 间质和血管
    - 间质可发生出血,但无特殊表现

鉴别诊断

IgA 肾病伴大量 RBC 管型

- 有时因大量 RBC 管型而出现急性肾衰竭
- 肾小球有明显的 IgA 沉积
- 血尿/蛋白尿病史

肾小球肾炎伴 RBC 管型

- RBC 管型通常较少
- 华法林肾病中 RBC 管型的数量与肾小球病变程度不成比例
- 在次优活检中,RBC 管型的存在而无活动性肾小球病变应怀疑未采集到病变

肾活检人工现象引起肾小管腔内 RBC

- 人工现象不会出现肾小管损伤和上皮细胞扁平化/受压
- 人工现象红细胞通常出现在活检标本的边缘
- 华法林肾病 RBC 管型最常累及远端肾单位

参考文献

1. Chen S et al: Anticoagulant-related nephropathy induced by direct-acting oral anticoagulants: clinical characteristics, treatments and outcomes. Thromb Res. 222:20-3, 2023
2. Trujillo H et al: IgA Nephropathy is the most common underlying disease in patients with anticoagulant-related nephropathy. Kidney Int Rep. 7(4):831-40, 2022
3. Belčič Mikič T et al: Management of anticoagulant-related nephropathy: a single center experience. J Clin Med. 10(4), 2021
4. de Aquino Moura KB et al: Anticoagulant-related nephropathy: systematic review and meta-analysis. Clin Kidney J. 12(3):400-7, 2019
5. L'Imperio V et al: Anticoagulant-related nephropathy: a pathological note. J Thromb Thrombolysis. 46(2):260-3, 2018
6. Ryan M et al: Warfarin-related nephropathy is the tip of the iceberg: direct thrombin inhibitor dabigatran induces glomerular hemorrhage with acute kidney injury in rats. Nephrol Dial Transplant. 29(12):2228-34, 2014
7. Brodsky SV et al: Warfarin-related nephropathy occurs in patients with and without chronic kidney disease and is associated with an increased mortality rate. Kidney Int. 80(2):181-9, 2011
8. Rizk DV et al: Warfarin-related nephropathy: another newly recognized complication of an old drug. Kidney Int. 80(2):131-3, 2011
9. Brodsky SV et al: Acute kidney injury during warfarin therapy associated with obstructive tubular red blood cell casts: a report of 9 cases. Am J Kidney Dis. 54(6):1121-6, 2009

(陈霓 译,魏建国　余英豪 审)

要　点

术语

- 使用违禁药物和阿片类药物引起广范围的肾脏损伤和肾毒性
- 有肾毒性作用的违禁药物包括海洛因、可卡因、甲基苯丙胺、合成大麻素、"浴盐"、吸入性溶剂和摇头丸

临床特征

- 药物滥用现象十分普遍：约13%＞12岁的美国人群在过去一个月内使用过违禁药品
- 临床表现
  - 精神状态改变，高血压、恶心/呕吐
  - 急性肾损伤
  - 横纹肌溶解
- 治疗：辅助治疗，水化，控制血压
- 预后：不一

镜下特征

- 肾小球
  - 海洛因使用者：局灶节段性肾小球硬化症（FSGS），HIV相关性肾病（HIVAN），丙型肝炎相关性肾小球肾炎，心内膜炎相关肾小球肾炎，AA型淀粉样变性
  - 寡免疫复合物新月体性肾小球肾炎（含左旋咪唑的可卡因）
  - 血栓性微血管病
- 小管间质
  - 急性肾小管损伤
    - 横纹肌溶解症小管内出现肌红蛋白管型
    - 海洛因晶体可沉淀于肾小管中
  - 急性间质性肾炎（AIN）
- 血管：血栓性微血管病；血管炎（左旋咪唑）

诊断要点

- 特别在年轻的健康患者中表现为急性肾损伤时，应高度怀疑药物滥用

急性肾小管损伤　小管内海洛因晶体

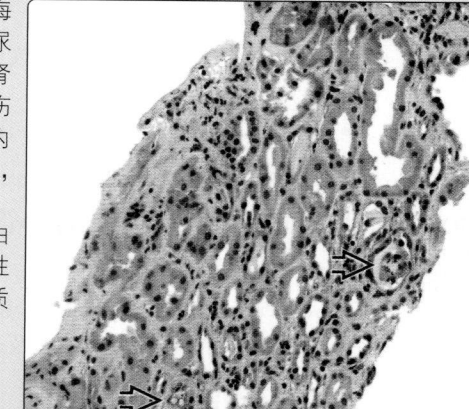

急性间质性肾炎

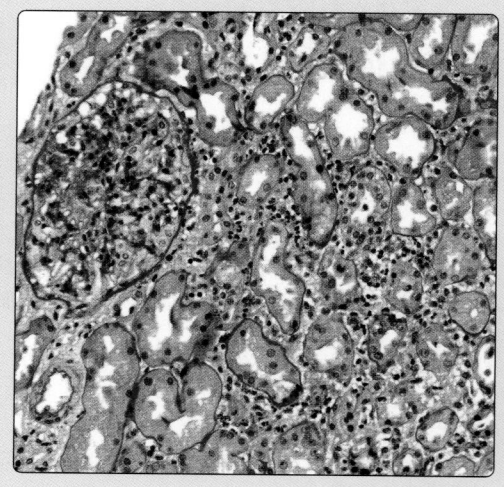

（左）44岁男性过量吸食海洛因后出现急性肾损伤，尿液镜检可见异常晶体。肾活检显示急性肾小管损伤伴上皮减少，数个肾小管内含有嗜碱性晶体沉淀物 ➡️，符合海洛因晶体肾病

（右）同一病例活检显示由淋巴细胞、浆细胞和嗜酸性粒细胞组成的活跃的间质炎症和小管炎

横纹肌溶解症相关肾小管损伤

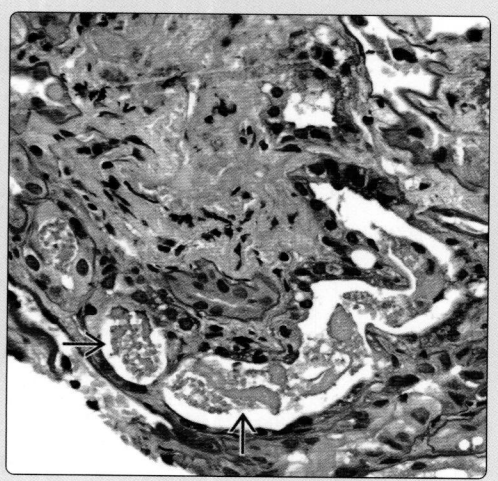

免疫组化肌红蛋白管型染色

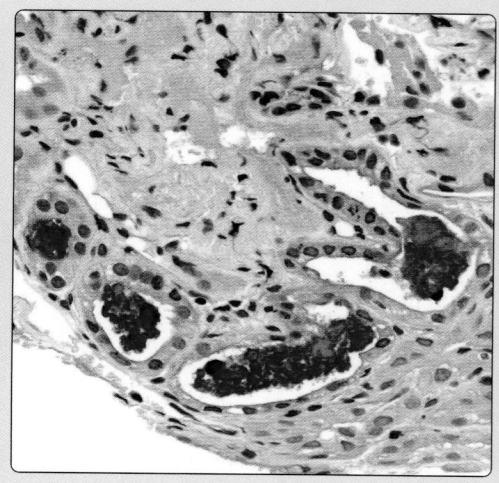

（左）56岁男性使用可卡因和海洛因后出现急性肾衰竭和横纹肌溶解症。肾活检显示急性肾小管损伤特征，肾小管上皮简化，肾小管扩张，管腔内见大量的嗜酸性颗粒状至球状的肌红蛋白管型 ➡️

（右）免疫组化肌红蛋白染色管型阳性，确诊为横纹肌溶解症相关肾小管损伤

术语

定义

- 使用违禁药品和阿片类药物引起广范围的肾脏损伤和肾毒性
  - 具有肾毒性作用的违禁药品包括海洛因、可卡因、甲基苯丙胺、合成大麻素、合成卡西酮("浴盐")、吸入性溶剂("吸胶毒")和 MDMA("摇头丸")

病因学/发病机制

药物或掺杂药直接肾小管毒性

- 对许多药物暴露的机制了解甚少
- 甲苯暴露（吸入性溶剂）
- 碱性尿液中海洛因晶体沉淀
- 内源性大麻素系统失调（合成性大麻素）

横纹肌溶解症

- 长时间固定或劳累性肌肉损害引起的常见并发症
- 有报道可见于海洛因、可卡因、甲基苯丙胺、合成大麻素、"浴盐"、摇头丸吸食者

过敏反应

- 对药物或掺杂药反应引起 AIN
- 左旋咪唑诱导的 ANCA 血管炎/肾小球肾炎（可卡因掺杂药）

血管收缩和缺血性损伤/梗死

- 交感神经兴奋（可卡因，甲基苯丙胺，"浴盐"）

血栓性微血管病

- 在可卡因、甲基苯丙胺、缓释性羟吗啡酮、合成大麻素吸食者中有报道

继发性（AA）淀粉样变性

- 因静脉吸毒导致慢性化脓性感染

临床特征

流行病学

- 药物滥用现象普遍
  - 一项研究：美国 12 岁以上人群过去一个月内就有约 13% 的人使用过违禁药品

表现

- 恶心/呕吐，精神状态改变，高热，腹痛/腰痛
- 高血压
- 急性肾损伤
- 横纹肌溶解症

实验室检查

- 在标准毒理学筛查中检测不到新型的滥用药物，包括合成大麻素和"浴盐"

治疗

- 支持疗法，水化，控制血压

预后

- 不一
  - 有些损伤是可逆的，如急性肾小管损伤和 AIN
  - 不可逆转的损伤包括肾梗死、肾性高血压引起的持续性血管收缩

镜下特征

组织学特征

- 肾小球
  - 缺血性肾小球改变 ± 血栓性微血管病
  - 报道海洛因滥用者肾小球疾病：FSGS，HIVAN，丙型肝炎相关性肾小球病和心内膜炎相关性肾小球肾炎
  - 寡免疫复合物新月体性肾小球肾炎（含左旋咪唑的可卡因）
  - AA 淀粉样变性的无定形沉积物
- 肾小管和间质
  - 急性肾损伤
    - 横纹肌溶解症的肌红蛋白管型
      - 颗粒状至球状，嗜酸性至红棕色（HE 染色）
    - 罕见肾小管内海洛因晶体沉积的报道
      - 细颗粒至粗颗粒状，嗜碱性（HE 染色），硝酸银染色阴性
      - 尿液镜检显示"扫帚样"结构
    - 急性肾皮质坏死（甲基苯丙胺）
  - AIN
- 血管
  - 血栓性微血管病
  - 血管炎（含左旋咪唑的可卡因）
  - 微动脉硬化，通常很严重

辅助检查

免疫组化

- 横纹肌溶解症肾小管内管型肌红蛋白染色阳性

鉴别诊断

临床相关病理特征

- 许多违禁药品具有肾毒性，通常表现为急性肾小管损伤或急性间质性肾炎
- 特别在年轻的健康患者中表现为急性肾损伤时，应高度怀疑药物滥用

参考文献

1. Kannan L: Renal manifestations of recreational drugs: a narrative review of the literature. Medicine (Baltimore). 101(50):e31888, 2022
2. Stalund IV et al: Chronic kidney disease from polyvinylpyrrolidone deposition in persons with intravenous drug use. Clin J Am Soc Nephrol. 17(4):518-26, 2022
3. Lötscher F et al: Cocaine-induced ANCA-associated renal disease: a casebased review. Rheumatol Int. 39(11):2005-14, 2019
4. Sharma A et al: Heroin use is associated with AA-type kidney amyloidosis in the Pacific Northwest. Clin J Am Soc Nephrol. 13(7):1030-6, 2018
5. Mansoor K et al: Systematic review of nephrotoxicity of drugs of abuse, 2005-2016. BMC Nephrol. 18(1):379, 2017
6. Nanavati A et al: Tubulointerstitial injury and drugs of abuse. Adv Chronic Kidney Dis. 24(2):80-5, 2017
7. Bhanushali GK et al: AKI associated with synthetic cannabinoids: a case series. Clin J Am Soc Nephrol. 8(4):523-6, 2013

（陈霓 译，魏建国　余英豪 审）

要 点

术语

- 由肌红蛋白尿或血红蛋白尿导致的与色素管型相关的急性肾衰竭

病因学/发病机制

- 横纹肌溶解症(骨骼肌损伤)释放出肌红蛋白,肌红蛋白为含铁的骨骼肌蛋白
  - 创伤,药物,毒素,遗传代谢性疾病,炎症性肌病
  - 诱发因素包括脱水、禁食、低体温或高热、缺氧、低钾血症等
- 血管内溶血
  - 错配输血,感染
  - 阵发性睡眠性血红蛋白尿
- 肾脏易受血红素蛋白的毒性作用,通过血管收缩和对肾小管细胞的毒性作用
- 尿液 pH 降低促进管型形成
- 远端肾小管因色素管型和脱落细胞阻塞,延长暴露于变性血红素蛋白的时间

临床特征

- 急性肾衰竭
- 肌酸激酶升高(CK-MM,通常>100 000IU/L)
  - 横纹肌溶解症后 48 小时内达到峰值,半衰期为 48 小时
- 治疗采用水化支持疗法

镜下特征

- 远端肾小管内可见含血红蛋白或肌红蛋白的棕色色素管型
- 急性肾小管损伤

辅助检查

- 免疫组化检测肌红蛋白和血红蛋白

主要鉴别诊断

- 胆汁管型肾病
- 骨髓瘤管型肾病
- 急性缺血性或毒性肾小管损伤

色素管型和急性肾小管损伤

(左)横纹肌溶解症病例,肾小管内可见浅棕色的色素管型 ➦,其他肾小管显示急性损伤改变,表现为上皮简化和间质水肿将扩张管腔分隔

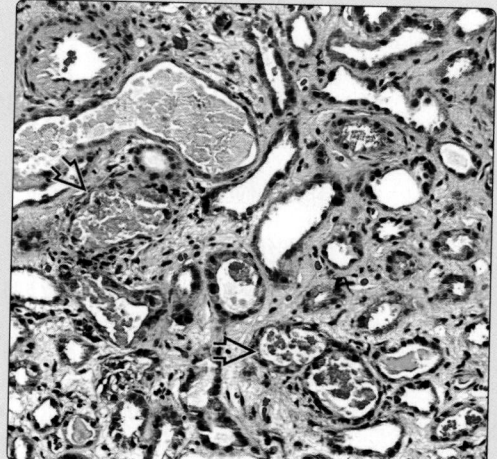

肾小管色素管型

(右)车祸后发生急性肾衰竭病例,肾活检可见肌红蛋白引起的色素管型 ➥,还可见刷状缘消失、管腔扩张和胞质嗜碱性等急性肾小管损伤特征

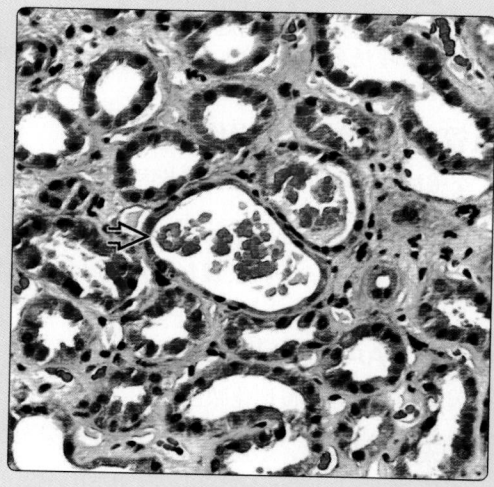

免疫组化肌红蛋白管型染色

(左)肌红蛋白免疫组化染色显示肌红蛋白管型阳性 ➥。横纹肌溶解症释放的肌红蛋白经肾小球滤过排出,并形成肾小管管型(Courtesy M.Troxell, MD, PhD.)

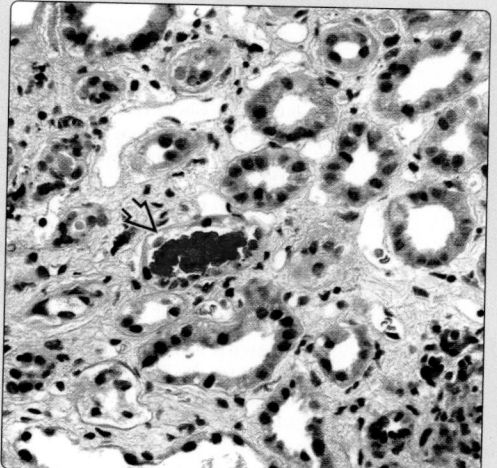

肌红蛋白管型超微结构

(右)电镜下肾小管色素管型由电子致密的肌红蛋白小球组成 ➥

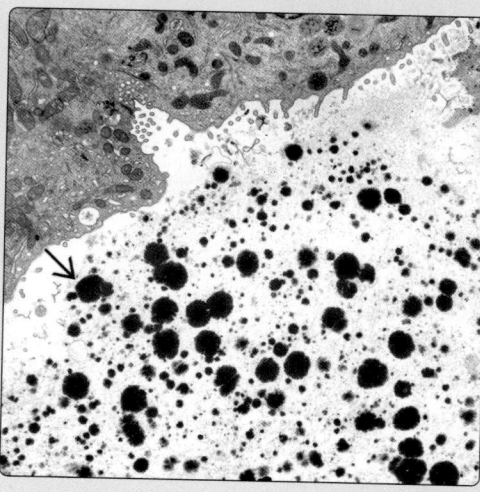

术语

定义

- 由肌红蛋白尿或血红蛋白尿导致的与色素管型相关的急性肾衰竭

病因学/发病机制

肌红蛋白尿

- 横纹肌溶解症(骨骼肌损伤)释放肌红蛋白,肌红蛋白为含铁的骨骼肌蛋白
  - 创伤,如剧烈运动、癫痫大发作、压伤
  - 药物,如可卡因、海洛因、利福平、安非他明、HMG-CoA 抑制剂(他汀类)
  - 毒素,如蛇毒/黄蜂毒、梭菌毒素
  - 炎症性肌病,例如多发性肌炎、包涵体肌炎、坏死性自身免疫性肌炎
  - 遗传性代谢性肌病
- 肌肉损伤的诱发和加重因素
  - 脱水,禁食,低体温或高热,缺氧,低钾血症

血红蛋白尿

- 血管内溶血
  - 自身免疫性溶血性贫血
  - 错配输血
  - 感染(例如恶性疟疾、肺炎支原体)
  - 阵发性睡眠性血红蛋白尿
  - 药物,如利福平和其他抗生素
  - 镰状细胞病,毒素摄入
  - 蛇和昆虫咬伤
- 超过结合蛋白触珠蛋白容量的游离血红蛋白被肾小球滤过

肌红蛋白和血红蛋白肾脏损伤机制

- 肌红蛋白小于血红蛋白(16 700 vs. 64 500 道尔顿),更容易被肾小球滤过
- 肌红蛋白和血红蛋白中的血红素蛋白促进肾内血管收缩和缺血性肾小管损伤
- 血红素蛋白具有细胞毒性作用
- 降低尿 pH 促进管型形成
- 远端肾小管因色素管型和脱落细胞阻塞,可延长暴露于变性血红素蛋白的时间

临床特征

流行病学

- 发病率
  - 原肾活检中肌红蛋白管型(+)为 0.6%～0.8%
  - 原肾活检中血红蛋白管型(+)约为 0.063%
- 性别
  - 男性更容易发生劳力性横纹肌溶解症

表现

- 急性肾衰竭
  - 突发性少尿,可乐色尿
- 肌肉肿胀、瘀伤、僵硬

实验室检查

- 尿液分析
  - 血红素蛋白试纸检测(+),但无红细胞
  - 尿液镜下呈深色色素管型
- 血液检测
  - 肌红蛋白尿中肌酸激酶升高(CK-MM 亚型,通常 > 100 000IU/L)
    - 横纹肌溶解症发生后 48 小时内达到峰值
      - CK 正常不排除肌红蛋白管型
  - 血红蛋白尿有血管内溶血证据
    - 乳酸脱氢酶(LDH)和总胆红素升高,血清触珠蛋白降低

治疗

- 支持疗法
  - 水化、尿液碱化、甘露醇、纠正电解质失衡、透析
- 消除病因(药物、毒素、创伤、感染)
- 及时诊断及治疗后可恢复

镜下特征

组织学特征

- 血红蛋白或肌红蛋白的棕色色素管型,特别是在远端小管
  - 肾小管颗粒状/球状管型,呈串珠状或细绳状外观
- 急性肾小管损伤
  - 刷状缘缺失,上皮细胞脱落
  - 可见透明管型、细胞管型和颗粒管型
- 间质水肿,无明显间质炎症
- 肾小球正常
- 光镜、免疫荧光或电镜上无沉积物证据

辅助检查

免疫组化

- 肌红蛋白管型肌红蛋白染色阳性
- 血红蛋白管型血红蛋白染色阳性

电镜

- 管型含有电子致密颗粒

鉴别诊断

胆汁管型肾病

- 严重的肝功能障碍,通常伴有黄疸

骨髓瘤管型肾病

- 断裂性管型,免疫荧光检查显示轻链限制性

急性(缺血性或毒性)肾小管坏死

- 线粒体细胞色素形成的色素管型缺乏肌红蛋白或血红蛋白

参考文献

1. Kannan L: Renal manifestations of recreational drugs: a narrative review of the literature. Medicine (Baltimore). 101(50):e31888, 2022
2. Dvanajscak Z et al: A practical approach to the pathology of renal intratubular casts. Semin Diagn Pathol. 37(3):127-34, 2020
3. Dvanajscak Z et al: Hemolysis-associated hemoglobin cast nephropathy results from a range of clinicopathologic disorders. Kidney Int. 96(6):1400-7, 2019

(刘仙花 译,余英豪 审)

要　点

术语

- 胆汁管型引起的急性和/或慢性肾损伤

病因学/发病机制

- 血胆红素和胆汁酸水平升高导致肾小管内胆汁管型形成
  - 胆红素和胆汁盐对肾小管上皮细胞的直接毒性作用导致急性肾小管损伤
  - 远端肾单位梗阻
- 循环障碍引起肾脏灌注减少

临床特征

- 黄疸
- 发生于儿科和成人患者
- 可伴有肝硬化或非肝硬化性肝脏损伤

大体特征

- 未固定标本呈黄色；固定后为绿色

- 肾锥体部色素最明显

镜下特征

- 肾小管内黄绿色色素管型
  - 可呈现与肌红蛋白相似的球形外观
- 变色的脱落细胞呈暗红色，一些呈黄绿色
- 急性肾小管损伤

主要鉴别诊断

- 横纹肌溶解症
- 血红蛋白尿
- 急性肾小管损伤/急性肾小管坏死

诊断要点

- 识别红色到黄绿色管型
  - 与黄疸存在相关
  - 霍尔染色不敏感，阴性结果不能排除胆汁管型肾病（BCN）

绿色肾脏

胆汁管型阻塞肾单位

（左）大体照片显示甲醛溶液固定的肾切面呈明显的绿色，与肾皮质相比，在肾锥体处 ➡ 胆汁和胆汁管型的数量更多、浓度更高。绿色是由于胆绿素导致

（右）终末期肝病患者，大体照片显示肾髓质横断面见胆汁管型堵塞肾单位 ➡，当胆汁浓度较低时，其中一些胆汁管型呈红色 ➡（*Courtesy C.Abrahams, MD.*）

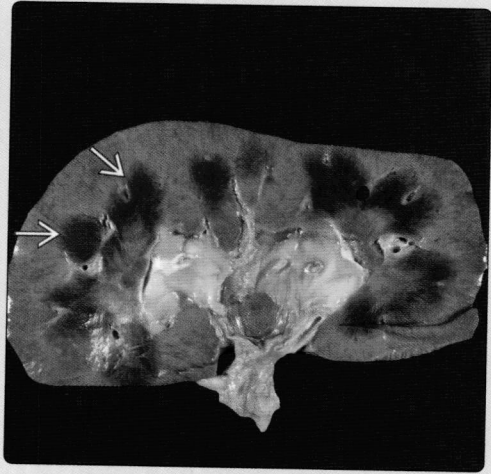
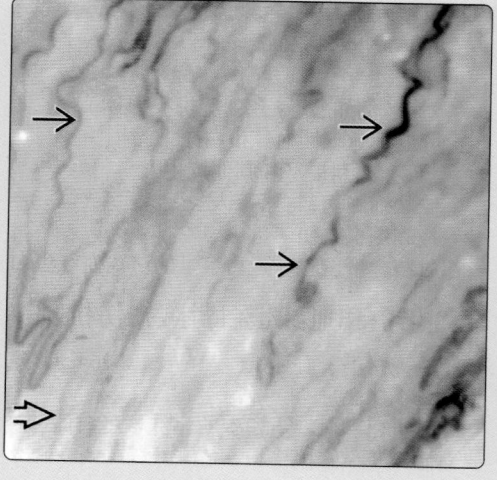

髓质中的胆汁管型

胆汁管型

（左）终末期肝病患者，肾髓质 HE 染色显示髓质远端小管和集合管内见大量的黄绿色管型 ➡，直小血管充满大量红细胞 ➡

（右）高倍镜下髓质 HE 染色显示集合管内可见绿黄红色管型，呈颗粒状边缘不规则 ➡，这些管型看起来与肌红蛋白或血红蛋白管型相同

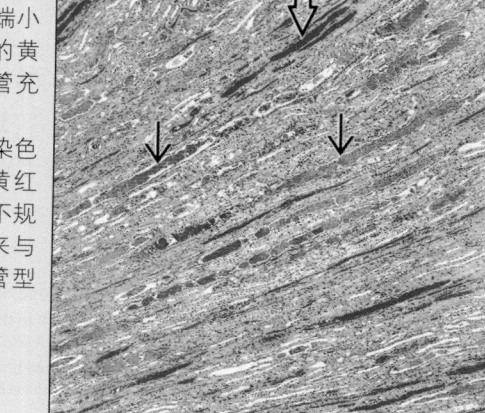
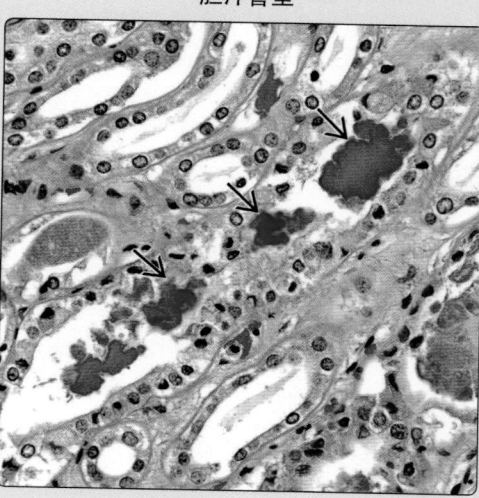

术语

同义词

- 胆血性肾病或胆汁性肾病

定义

- 胆汁管型肾病(BCN):胆汁管型引起的急性和/或慢性肾损伤

病因学/发病机制

可能的损伤机制

- 含胆红素和胆汁酸的远端肾单位管型
  - 胆汁酸和胆红素对肾小管上皮的直接毒性作用
  - 远端肾单位梗阻
    - 好发于远端肾单位是由于 Tamm-Horsfall 蛋白与胆汁成分混合相关
- 可见于肝肾综合征(HRS)病例,但不限于这类病例

临床特征

表现

- 肝衰竭
  - 急性肝衰竭时总胆红素水平通常 > 362μmol/L
    - 慢性肝损伤时较低
  - 黄疸
- 严重胆汁淤积
- 急性和/或慢性肾衰竭
  - 尿浓缩,低钠

治疗

- 外科手术
  - 出现不可逆肝衰竭可行肝移植
- 药物治疗
  - 血管加压药物治疗 1 型 HRS
- 支持疗法
  - 肾脏替代疗法
  - 血浆置换

预后

- 取决于肝衰竭的可逆性
- 降低胆红素/胆汁酸可使肾功能恢复

大体特征

一般特征

- 固定前肾脏呈黄色(胆红素)
- 甲醛溶液固定后肾脏呈绿色(胆绿素)
  - 由于肾髓质内胆汁管型较多,肾锥体比皮质更明显

镜下特征

组织学特征

- 肾小管内黄绿色至红色的色素管型
  - 与肌红蛋白类似可呈球状
  - 当病变较轻时局限于远端小管和集合管
  - 脱落的肾小管上皮细胞可与胆汁管型混杂
  - 霍尔染色通过将胆红素转化为胆绿素可突出显示胆汁,但该方法不敏感
- 急性肾小管损伤
  - 近端肾小管刷状缘缺失或减少
  - 脱落的细胞和细胞质积聚在肾小管腔内
  - 远端肾单位段细胞碎屑与胆汁和胆盐混合
- 草酸钙结晶沉积
  - 着染胆汁的晶体不能被误认为是胆汁管型
  - 局限于远端肾单位段

鉴别诊断

横纹肌溶解症

- 远端肾单位可见颗粒状嗜酸性色素管型
  - 管型免疫组化肌红蛋白染色阳性
  - 有横纹肌溶解症的临床病史或实验室证据

血红蛋白尿

- 远端肾单位可见颗粒状嗜酸性色素管型
  - 管型免疫组化血红蛋白染色阳性
  - 有溶血的临床病史或实验室证据

急性小管损伤/急性小管坏死

- 无胆汁染色管型
  - 霍尔染色阴性且临床没有肝脏疾病
- 颗粒状管型(细胞碎屑)

骨髓瘤型肾病

- 肾小管管型边缘锐利或呈裂纹状
  - 三色染色管型呈多彩状
  - 管型周围见多核巨细胞反应
  - 免疫组化或免疫荧光显示单克隆轻链

诊断要点

病理要点解读

- 红色至黄绿色肾小管管型
  - 霍尔染色非诊断 BCN 所必须
  - 肝病/黄疸的临床病史对诊断 BCN 非常重要
- 胆汁管型可酷似肌红蛋白尿或血红蛋白尿
  - 免疫组化肌红蛋白染色阴性时应考虑到 BCN 可能

参考文献

1. Somagutta MR et al: Bile cast nephropathy: a comprehensive review. Cureus. 14(3):e23606, 2022
2. Ommati MM et al: Pentoxifylline mitigates cholestasis-related cholemic nephropathy. Clin Exp Hepatol. 7(4):377-89, 2021
3. El Khoury C et al: Severe cholestasis and bile cast nephropathy induced by anabolic steroids successfully treated with plasma exchange. Case Rep Med. 2017:4296474, 2017
4. Mohapatra MK et al: Urinary bile casts in bile cast nephropathy secondary to severe falciparum malaria. Clin Kidney J. 9(4):644-8, 2016
5. Adebayo D et al: Renal dysfunction in cirrhosis is not just a vasomotor nephropathy. Kidney Int. 87(3):509-15, 2015
6. Fickert P et al: Bile acids trigger cholemic nephropathy in common bile-ductligated mice. Hepatology. 58(6):2056-69, 2013
7. van Slambrouck CM et al: Bile cast nephropathy is a common pathologic finding for kidney injury associated with severe liver dysfunction. Kidney Int. 84(1):192-7, 2013
8. Betjes MG et al: The pathology of jaundice-related renal insufficiency: cholemic nephrosis revisited. J Nephrol. 19(2):229-33, 2006

（刘仙花 译，余英豪 审）

要点

术语

- 由铅（Pb）和其他金属毒性作用引起的肾脏疾病

病因学/发病机制

- 主要有毒金属包括铅、汞（Hg）、金（Au）和镉（Cd）
- 直接肾小管毒性作用可为急性（大剂量毒性）或慢性（低剂量长期毒性）
- 汞和金毒性中的膜性肾小球病是由于免疫复合物沉积引起

临床特征

- 近期或过去与有毒金属的接触史对诊断至关重要
- 急性肾病患者血液和尿液中有毒金属量升高

镜下特征

- 急性肾病：急性肾小管损伤
  - 嗜酸性核内包涵体（铅、铋）或色素（铁、铜）
  - 电镜下近端小管内可见汞和金颗粒
- 非特异性慢性肾小管间质性肾炎
- 膜性肾病见于汞和金肾毒性
- 放射荧光或光谱法可用于定量组织中的金属含量

主要鉴别诊断

- 药物和感染引起的急性肾小管损伤/坏死
- 慢性肾小管间质疾病（锂，巴尔干肾病，马兜铃酸肾病）
- 膜性肾病和慢性肾小管间质性肾炎（狼疮性肾炎，非甾体抗炎药肾炎）

急性铅肾病

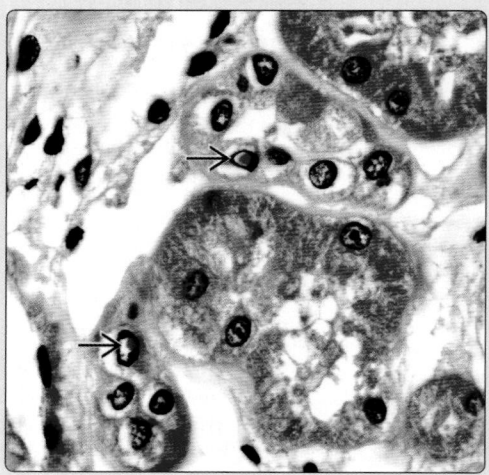

急性铅肾病 大量嗜酸性核内包涵体

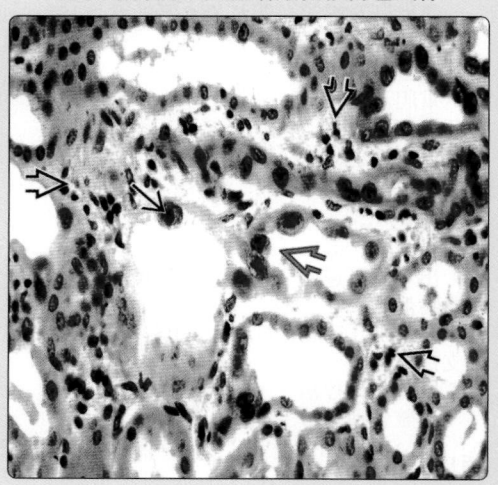

（左）急性铅肾病特征性表现为近端小管细胞核出现明亮的嗜酸性核内包涵体 ➡（Courtesy A.Cohen, MD.）（右）急性肾小管损伤伴明显的嗜酸性核内包涵体 ➡，3 合 1 肾小管模式 ➡ 为非人灵长类动物急性铅毒性肾病的特征。可见间质轻度水肿和炎性渗出 ➡

急性铅肾病 核内包涵体

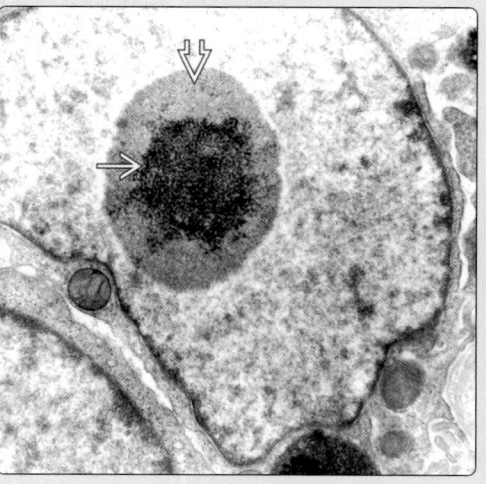

远端肾小管上皮铅沉积

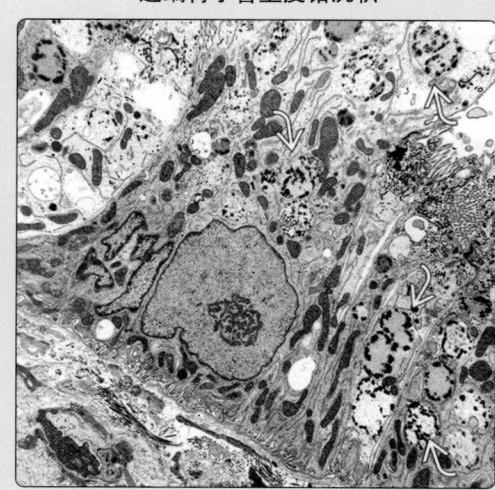

（左）急性铅肾病的核内包涵体由中心高电子密度的针状物 ➡ 和低电子密度物质的光晕 ➡ 组成（Courtesy A.Cohen, MD.）（右）30 岁男性严重急性肾衰竭患者，来自供水源高铅含量地区，肾活检标本电镜显示含暗而致密物质的独特溶酶体结构 ➡，提示铅中毒。光镜下可见肾小管细胞损伤、肿胀、顶端空泡和刷状缘消失（Courtesy S.Seshan, MD.）

术语

定义

- 由铅（Pb）和其他金属的毒性作用引起以肾功能不全为特征的疾病

病因学/发病机制

毒性肾损伤

- 主要金属包括铅、汞（Hg）、金（Au）、镉（Cd）、铀（U）、铂（Pt）、铜（Cu）、铬（Cr）、铋（Bi）、锑（Sb）、砷（As）、铁（Fe）和锂（Li）
- 暴露因素可能为环境、职业、医源性或继发于代谢和血液性疾病状态
- 进入途径包括摄入、吸入及皮肤吸收
  - 环境暴露
    - 摄入：铅管道或铅焊接接头的供水污染，私制酿酒蒸馏器，铅涂料，受污染食品
      □ 自杀时摄入氯化汞和胶体铋
    - 吸入：铅、汞和镉蒸气、烟雾或灰尘
    - 外用品：含汞皮肤美白产品
  - 职业暴露
    - 油漆制造和喷涂，管道工程，焊接，冶炼，采矿，农药，温度计和荧光灯制造等
  - 医源性暴露
    - 类风湿关节炎的金疗法
    - 胶体铋治疗消化性溃疡和梅毒
    - 含铜宫内节育器
    - 锂治疗双相情感障碍
    - 铂用于肿瘤化疗
    - 铁治疗缺铁状态
  - 代谢性和血液性疾病
    - 血色病
    - Wilson 病
    - 溶血
- 循环金属经过滤、再吸收和分泌，最后排出体外
- 肾损伤的三个主要机制
  - 直接肾小管损伤
    - 大剂量暴露导致急性肾病
    - 低剂量长期暴露导致慢性肾病
  - 足细胞病也可发生
  - 肾小球免疫复合物沉积导致膜性肾小球病
    - 与金和汞毒性有关
      □ 两种金属均未在免疫沉积物中检出

临床特征

表现

- 急性肾病
  - 接触有毒金属铅、汞、金、镉、铜、铬、铋、锑、铀、铂、铁

等可导致急性肾损伤
  - 近端小管病通常为早期表现
    - 氨基酸尿、糖尿、磷酸盐尿（Fanconi 综合征）和尿 β_2 微球蛋白排泄增加
  - 血液和尿液中有毒金属含量升高
- 慢性肾病
  - 铅
    - 高尿酸血症和（铅）痛风，慢性肾衰竭，高血压，EDTA 钙动员试验阳性
  - 汞和金
    - 慢性肾衰竭和蛋白尿
  - 镉
    - 慢性肾衰竭，高尿钙，肾结石症，骨软化症
  - 锂
    - 慢性肾衰竭和蛋白尿
- 近期或既往有毒金属接触史对于诊断至关重要

治疗

- 停止有毒金属暴露；螯合疗法；透析

预后

- 急性肾小管坏死常为可逆性
- 慢性肾病的可逆性取决于肾脏瘢痕化程度
- 膜性肾病：大多数患者在数月或数年后肾功能恢复

大体特征

肉眼特征

- 急性肾病：弥漫肿大伴皮质肿胀
- 慢性肾病：双肾萎缩，外表面呈颗粒状
- 镉毒性：磷酸钙结石

镜下特征

组织学特征

- 铅
  - 急性肾病
    - 近端小管和髓袢见急性肾小管损伤伴核内包涵体
      □ 包涵体：大小和形状不一，嗜酸性，PAS 染色、抗酸染色及吉姆萨染色阳性
  - 慢性肾病
    - 轻度慢性肾小管间质性肾炎（TIN）；包涵体罕见
    - 肾髓质见痛风石
    - 高血压性血管硬化
- 汞
  - 急性肾病
    - 急性肾小管坏死，近端直小管受累最严重
    - 电镜下损伤的肾小管细胞胞质内可见汞颗粒
  - 慢性肾病
    - 膜性肾病，通常为 I～II 期
    - 肾小管上皮扁平化和萎缩；间质纤维化

- 金
  - 急性肾病
    - 膜性肾病,通常为Ⅰ~Ⅱ期
    - 急性肾小管坏死,近端小管内可见金包涵体
  - 慢性肾病
    - 膜性肾病
    - 微小病变性肾病
    - 系膜增生性肾病
    - 慢性 TIN
- 镉
  - 慢性 TIN
    - 外皮质轻度间质纤维化和肾小管萎缩
  - 磷酸钙结石
- 砷
  - 溶血后继发急性肾小管坏死伴血红蛋白管型
  - 皮质坏死
  - 慢性 TIN
- 铁
  - 急性肾小管损伤,普鲁士蓝染色显示肾小管上皮铁沉着
- 铜
  - 急性肾小管损伤,红氨酸染色显示肾小管上皮见铜沉着

辅助检查

免疫荧光

- 与汞和金毒性相关的膜性肾病见肾小球毛细血管壁 IgG 和 C3 沉积

电镜

- 铅
  - 肾小管细胞核:基质中见针状电子致密包涵体
  - 肾小管细胞质
    - 大量溶酶体伴含铅的电子致密物质
    - 线粒体内电子致密包涵体和嵴扭曲变形
- 汞
  - 肾小管胞质内见成簇的电子致密物及含汞的颗粒物
  - 膜性肾小球病可见上皮下电子致密物沉积 ± "钉突"
- 金
  - 肾小管细胞质中见成簇的针样物质伴溶酶体增多
  - 膜性肾小球病可见上皮下电子致密物沉积 ± "钉突"
- 镉
  - 近端小管胞质内见溶酶体和含镉的电子致密物
- 铋
  - 肾小管核内包涵体呈圆形,且电子密度均一
  - 肾小管线粒体内见小圆形光滑的含铋电子致密物

影像学

- 放射荧光或光谱法可用于量化组织中的金属含量

鉴别诊断

急性肾小管坏死伴包涵体

- 巨细胞病毒,多瘤病毒,腺病毒肾病

急性肾小管坏死伴核非典型性

- 白消安和异环磷酰胺毒性
- 巨核细胞间质性肾炎
- 膦甲酸钠、替诺福韦、阿德福韦和其他抗逆转录病毒药物
- 病毒感染:多瘤病毒,腺病毒

急性肾小管坏死伴色素沉着

- 急性肾小管坏死伴脂褐素沉积
- 急性肾小管坏死伴转移性黑色素瘤

慢性肾小管间质肾病

- 组织学特征通常为非特异性
  - 马兜铃酸肾病与巴尔干肾病
  - 锂肾病集合管囊肿和 FSGS
- 膜性肾病和慢性 TIN
  - 狼疮性肾炎
  - 非甾体抗炎药

诊断要点

临床相关病理学特征

- 急性肾小管坏死伴有毒金属暴露史
  - 伴核内包涵体:铅和铋毒性
  - 伴胞质内色素:铜和铁毒性

病理要点解读

- 急性铅和铋肾病可出现核内包涵体
- 急性金和汞肾病电镜下肾小管胞质内可见金和汞颗粒
- 膜性肾病 ± 慢性 TIN 提示金或汞毒性

参考文献

1. Barregard L et al: Low-level exposure to lead, cadmium and mercury, and histopathological findings in kidney biopsies. Environ Res. 211:113119, 2022
2. Mishra M et al: Molecular mechanisms of cellular injury and role of toxic heavy metals in chronic kidney disease. Int J Mol Sci. 23(19), 2022
3. Pamphlett R et al: The prevalence of inorganic mercury in human kidneys suggests a role for toxic metals in essential hypertension. Toxics. 9(3), 2021
4. Kumar MN et al: Membranous Nephropathy Associated With Indigenous Indian Medications Containing Heavy Metals. Kidney Int Rep. 5(9):1510-14, 2020
5. Harari F et al: Blood lead levels and decreased kidney function in a population-based cohort. Am J Kidney Dis. 72(3):381-9, 2018
6. Moody EC et al: Toxic metals and chronic kidney disease: a systematic review of recent literature. Curr Environ Health Rep. 5(4):453-63, 2018
7. Sabath E et al: Renal health and the environment: heavy metal nephrotoxicity. Nefrologia. 32(3):279-86, 2012
8. Evans M et al: Chronic renal failure from lead: myth or evidence-based fact? Kidney Int. 79(3):272-9, 2011
9. Li SJ et al: Mercury-induced membranous nephropathy: clinical and pathological features. Clin J Am Soc Nephrol. 5(3):439-44, 2010

毒性肾小管病

汞引起急性肾小管坏死

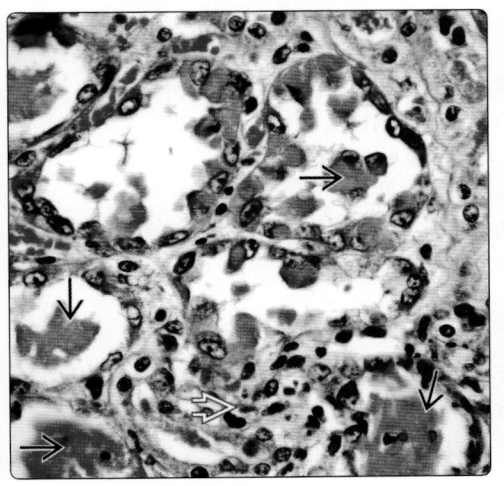

金肾病

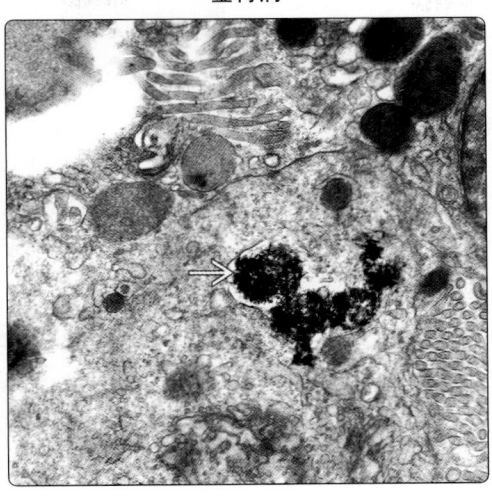

（左）汞摄入导致急性肾小管坏死累及所有节段，但以近端直小管损伤最为严重，肾小管呈明显扁平状伴管腔内细胞碎屑 ➡，同时可见间质轻度炎症 ➡（Courtesy A.Cohen, MD.）

（右）急性金肾毒性胞质内可见针状金颗粒 ➡，肾小球可出现膜性肾病，尽管膜性肾病为慢性金毒性更为常见的特征（Courtesy A.Cohen, MD.）

含铁血黄素沉着症

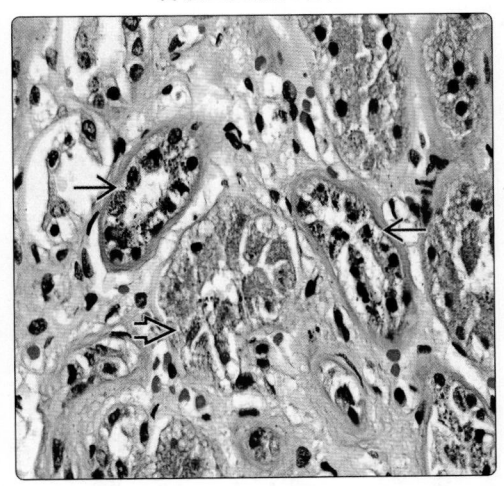

含铁血黄素沉着症

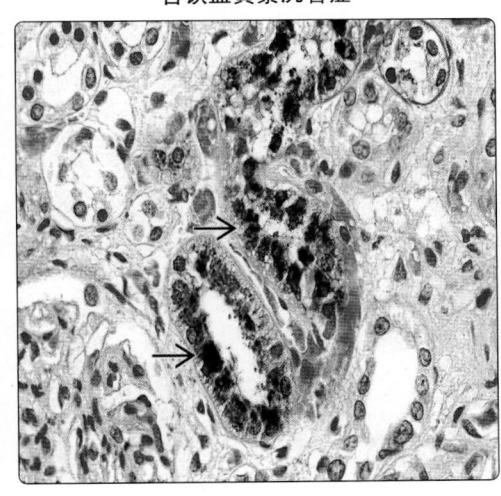

（左）血色病患者肾小管含铁血黄素沉着症表现为近端小管 ➡ 和远端小管 ➡ 上皮内颗粒状棕色含铁血黄素沉积。铁的大量沉积可引起急性肾小管坏死

（右）含铁血黄素沉着症的铁普鲁士蓝染色显示肾小管上皮细胞质内见明显的颗粒状沉积物 ➡，该患者有原发性血色病症状

继发性膜性肾病

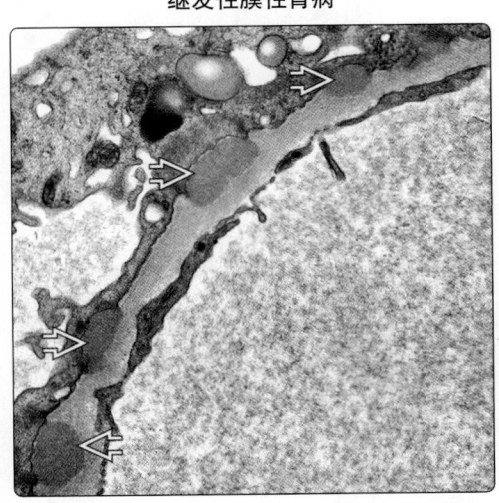

微小病变性肾病

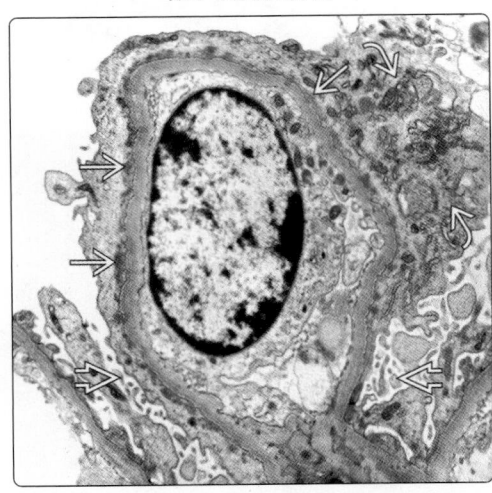

（左）蛋白尿，常为肾病范围蛋白尿为金和汞毒性的特点，膜性肾病为最常见的病因。早期阶段（Ⅰ～Ⅱ期）常可见肾小球毛细血管上皮下沉积物 ➡

（右）金和汞毒性引起的蛋白尿有时可通过足细胞病来解释，即弥漫足突消失，胞质肿胀，空泡 ➡、微绒毛 ➡ 及基底侧中丝缠结 ➡ 增多

（刘仙花 译，余英豪 审）

要点

术语

- 由摄入乙二醇（EG）引起的毒性作用

病因学/发病机制

- 口服摄入引起的急性中毒
  - 自杀，谋杀，酗酒
  - 污染
- 在肝脏被乙醇脱氢酶代谢为糖醛
  - 乙醛→乙醇酸→乙醛酸→草酸＋钙→草酸钙
- 草酸钙沉积和其他毒素如乙醇酸引起肾损伤
- 上皮损伤伴气球样空泡形成可由乙醇酸引起

临床特征

- 第 1 阶段：神经系统症状（摄入后 0.5～12.0h）
- 第 2 阶段：心肺症状（12～24h）
- 第 3 阶段：肾损伤（24～72h）

诊断

- 诊断
  - 精神异常状态伴高阴离子间隙代谢性酸中毒
  - 尿液镜检可见草酸钙结晶
  - 血清 EG 和乙醇酸水平升高更为特异
  - 紫外线下可见尿液荧光
- 永久性肾功能不全不常见
- 可能有酗酒或抑郁史

镜下特征

- 急性肾小管损伤和坏死
- 近端小管胞质气球样空泡化
- 肾小管可见草酸钙结晶

主要鉴别诊断

- 原发性和继发性草酸盐沉积症
- 急性肾小管损伤

乙二醇肾毒性

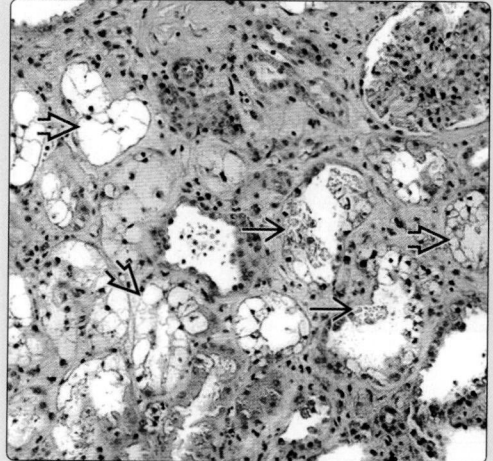

肾小管损伤和草酸盐结晶

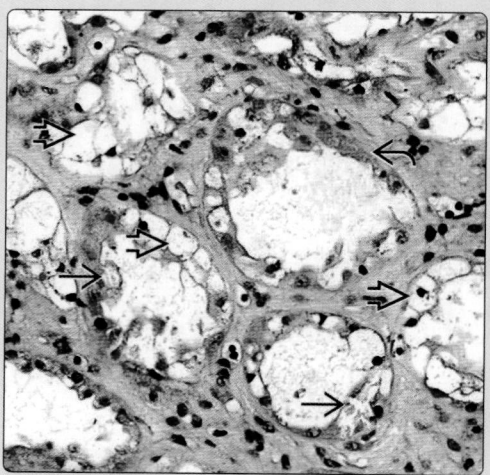

（左）肾皮质小管内可见折光性草酸钙结晶 ⇨ 和严重的上皮损伤伴大泡性（气球样）空泡变性 ⇨，间质水肿伴散在的炎症细胞浸润（Courtesy T.Nadasdy, MD.）

（右）乙二醇毒性表现为近端小管细胞胞质中折光性草酸钙结晶聚集 ⇨，肾小管严重损伤 ⇨ 伴气球样上皮细胞胞质空泡形成 ⇨（Courtesy T.Nadasdy, MD.）

偏振光观察草酸盐沉积

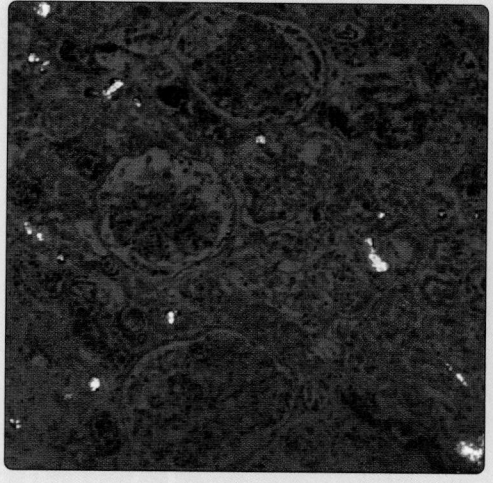

肾小管空泡变和再生

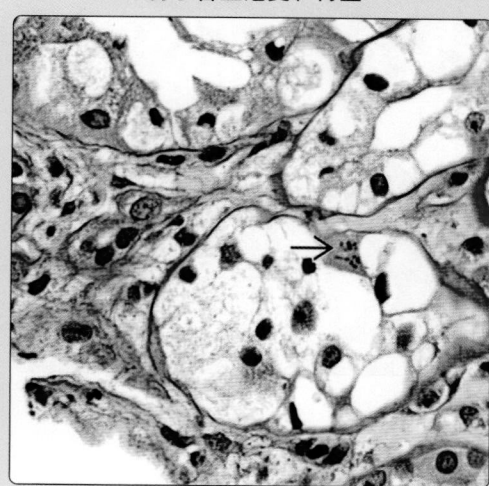

（左）23 岁女性因配偶下毒导致乙二醇中毒，偏振光显示大量小的草酸钙结晶。患者最初表现为脱水、呕吐，肌酐 150.3μmol/L，阴离子间隙酸中毒，考虑为病毒性胃肠道疾病，3 周后发生休克和晚期肾衰竭返回医院

（右）乙二醇肾毒性患者肾小管损伤严重，肾小管上皮常显示广泛空泡样变，出现核分裂 ⇨ 提示有再生证据（Courtesy T.Nadasdy, MD.）

术语

定义

- 摄入 EG 引起的毒性作用，包括急性肾损伤

病因学/发病机制

毒物暴露

- EG 是无色无味的液体，带有苦甜味
  - 防冻散热器液、液压制动液、除冰液、油漆和抛光剂的成分
- 口服摄入引起急性中毒
  - 自杀、谋杀、酗酒等
  - 因疏忽引起的污染
- EG 吸收迅速，1~4h 血浓度达峰值
  - 成人最低致死剂量为 1.0~1.5ml/kg
- 在肝内经乙醇脱氢酶代谢为糖醛
  - 乙醛→乙醇酸→乙醛酸→草酸+钙→草酸钙
  - 乙醇酸和乙醛酸导致代谢性酸中毒
- 草酸钙沉积于肾、心、血管、大脑、肝和脾
- 草酸钙沉积导致肾损伤
  - 有空泡变的严重肾小管损伤可能是由其他毒素如乙醇酸引起

临床特征

流行病学

- 美国每年 6 000~7 000 例

表现

- 表现模式取决于 EG 的摄入量
  - 第 1 阶段：神经系统症状（摄入后 0.5~12.0h）
    - 醉酒样、精神状态异常、癫痫发作、昏迷
  - 第 2 阶段：心肺症状（12~24h）
    - 心动过速、充血性心力衰竭、呼吸窘迫综合征
  - 第 3 阶段：肾脏表现（24~72h）
    - 少尿性急性肾衰竭、腰痛、血尿、结晶尿
- 诊断
  - 醉酒样或精神状态异常伴高阴离子间隙性代谢性酸中毒
  - 尿液镜检可见草酸钙结晶
    - 二水草酸钙呈典型的八面体或帐篷状结晶对 EG-草酸盐沉积（EGO）更为特异
  - 由于抗冻剂中的荧光素而在紫外线下显示尿液荧光
  - 血清 EG 和乙醇酸水平升高更具特异性

治疗

- 休克患者静脉内补液，碳酸氢钠治疗酸中毒
- 血液透析清除 EG 和治疗肾衰竭
- 解毒剂包括乙醇和甲磺唑
  - 竞争性乙醇脱氢酶抑制剂减少毒性代谢产物形成
- 斯立戊醇抑制肝脏草酸盐生成

预后

- 死亡率为 0.2%~0.3%（美国）
- 老年男性和蓄意暴露者死亡风险增加
- 持续性肾衰竭不常见

大体特征

大体检查

- 肾脏肿大，切面膨隆，质地沙砾感
- 偏振光显微镜下见印痕或"划痕"样结构提示草酸钙结晶

镜下特征

组织学特征

- 肾小球病变不明显
- 肾小管
  - 急性肾小管损伤及坏死
  - 近端小管细胞质空泡化（大泡样、气球样或水样）
  - 近曲小管中可见折光性草酸钙结晶
    - 偏振光下呈双折光
  - 罕见表现包括结晶伴多核巨细胞和皮质坏死
- 间质：水肿伴轻度炎症
- 血管病变不明显
- 免疫荧光和电镜无明显作用

鉴别诊断

原发性和继发性草酸盐沉积

- 肾小管和间质内草酸钙沉积伴异物巨细胞反应和炎症
- 伴大空泡的严重急性肾小管损伤不是这组疾病的特征

急性肾小管损伤

- 草酸盐结晶有时会很明显

诊断要点

病理要点解读

- 典型表现为草酸钙结晶伴气球样空泡变性

参考文献

1. Grigorasi GR et al: Outcomes of death and prolonged renal insufficiency in ethylene glycol poisoned patients. Int Urol Nephrol. 54(1):149-55, 2022
2. Le Dudal M et al: Stiripentol protects against calcium oxalate nephrolithiasis and ethylene glycol poisoning. J Clin Invest. 129(6):2571-7, 2019
3. Judea-Pusta CT et al: The importance of the histopathological examination in lethal acute intoxication with ethylene glycol. Case report. Rom J Morphol mbryol. 59(3):965-9, 2018
4. Zuckerman M et al: Recurrent ethylene glycol poisoning with elevated lactate levels to obtain opioid medications. J Emerg Med. 54(6):815-8, 2018
5. Fowles J et al: A toxicological review of the ethylene glycol series: commonalities and differences in toxicity and modes of action. Toxicol Lett. 278:66-83, 2017
6. Jobson MA et al: Clinical features of reported ethylene glycol exposures in the United States. PLoS One. 10(11):e0143044, 2015
7. Porter WH: Ethylene glycol poisoning: quintessential clinical toxicology; analytical conundrum. Clin Chim Acta. 413(3-4):365-77, 2012

（刘仙花　译，余英豪　审）

要 点

术语

- 与草药马兜铃酸（AA）相关的进行性肾小管间质性肾病和尿路上皮癌

病因学/发病机制

- 服用含有 AA 草药制剂病史
- 肾损伤严重程度为剂量依赖性
- 马兜铃内酰胺从 AA-DNA 加合物还原而来
  ○ 导致 *H-RAS* 和 *TP53* 活化并致癌

临床特征

- 急性肾衰竭/急性肾损伤
- 肾小管功能障碍
- 慢性肾衰竭
- 服用含有草药制剂的减肥药病史
- 进展为 ESRD 的风险与暴露成正比
- 停止 AA 暴露后肾衰竭仍在进展

- 患尿路上皮癌风险增加

镜下特征

- 早期病变为急性肾小管损伤伴间质黏液样变性和散在的单核细胞浸润
- 晚期间质纤维化多为寡细胞性，外皮质部分最为明显
- 肾盂、输尿管或膀胱的尿路上皮癌
- 组织中可检出 AA-DNA 加合物

主要鉴别诊断

- 巴尔干地方性肾病（同样毒素）
- 伴肾乳头状坏死的镇痛药肾病
- 与感染或药物相关的晚期慢性肾小管间质肾炎
- 草药中其他成分引起的慢性肾小管损伤

诊断要点

- 寡细胞性间质纤维化，以外皮质层最为明显，为诊断的初步线索

急性 AAN

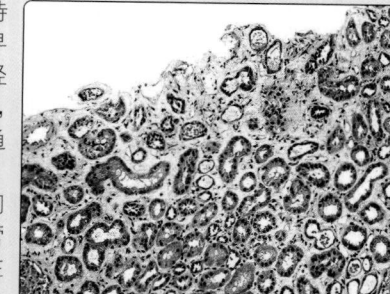

急性 AAN

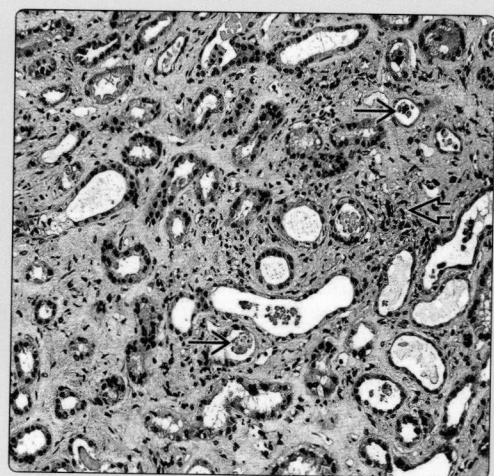

（左）如图所示 AAN 早期特征包括急性肾小管损伤、早期肾小管萎缩及弥漫性轻微间质纤维化，很少炎症，肾小球正常。这些病变通常以外皮质层最为明显

（右）主要病变为黏液样间质纤维化，但亦可见肾小管损伤伴坏死管型 ⊡ 和散在单个核细胞浸润 ⊡

AAN 重度肾小管萎缩

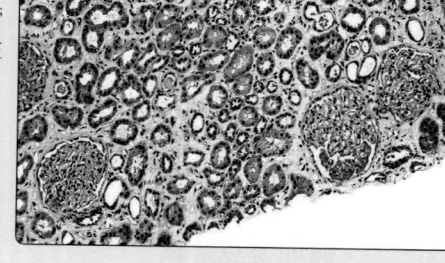

慢性 AAN 肾小管缺失

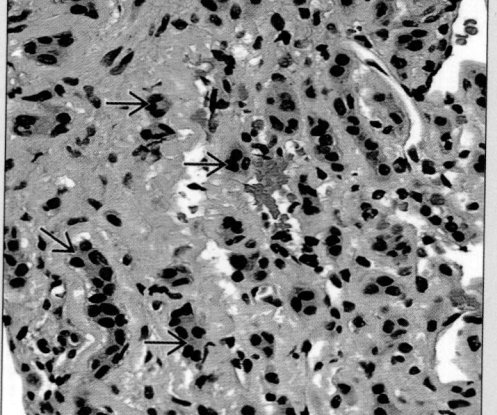

（左）急性 AAN 可在数月内迅速进展为重度肾小管萎缩 ⊡ 和温和的胶原样间质纤维化。类似的组织学图像可见于慢性 AAN

（右）慢性 AAN 可见明显粗大的间质纤维化伴肾小管萎缩并消失，如这个视野未见明显的肾小管，肾小球拥挤聚集是由于其中的肾小管消失并被瘢痕替代，纤维化的特征为炎症轻微

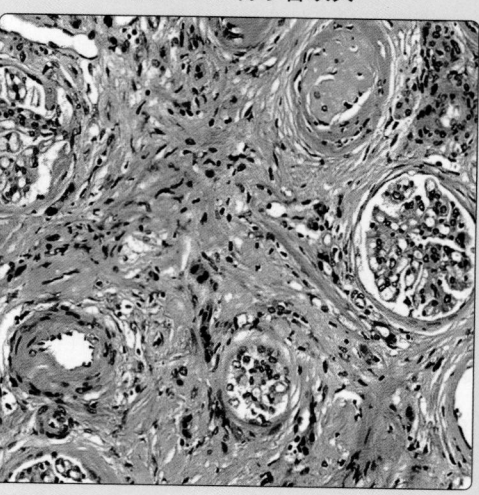

术语

缩写

- 马兜铃酸肾病(aristolochic acid nephropathy，AAN)

同义词

- 中草药肾病

定义

- 与暴露于草药 AA 相关的肾小管间质肾病和尿路上皮癌

病因学/发病机制

毒素来自马兜铃属植物(约 500 种)

- 用于传统的中国、印度和欧洲的医药制剂
- 马兜铃内酰胺，来自 AA 肝脏代谢的毒素
  - 硝基还原，随后由肝脏 NQO1 进行硫酸盐偶联
  - 与急性肾小管损伤和尿路上皮癌相关
  - 临床和实验研究显示近端小管受累最明显
  - 与 DNA 上的腺嘌呤和鸟嘌呤残基结合，形成 DNA 加合物
    - 抑制 DNA 转录和复制
    - 可能激活 *H-RAS* 和 *p53* 导致癌变
    - A∶T→T∶A 转位是 *p53* 突变标志
- 肾损伤严重程度取决于累计剂量
  - ＞100g 与慢性肾衰竭相关
  - ＞200g 与 ESRD 和尿路上皮癌相关
  - DNA 加合物在停止暴露后仍持续数年
- 由于小麦受到马兜铃属的污染，AA 可能会导致巴尔干肾病的肾损伤

临床特征

表现

- 肾小管功能障碍
  - 数月来摄入约 0.02g/d，可出现可逆性糖尿、肾小管性蛋白尿、肾小管酸中毒、渗透压降低等
- 急性肾损伤
  - 数月来摄入约 0.04g/d，数月内可快速进展为 ESRD
- 多年来摄入约 0.5mg/d。可逐渐进展为慢性肾衰竭

预后

- 进展为 ESRD 的风险与暴露时间成正比
- 即使停止使用含 AA 的化合物，肾衰竭仍有进展的趋势
- 诊断为 AAN 后头 1 年就可观察到尿路上皮癌的风险增加(46%)

大体特征

一般特征

- 肾盂、输尿管或膀胱乳头状或丘疹样尿路上皮病变
- 肾脏不对称性萎缩

镜下特征

组织学特征

- 肾小球早期无受累；慢性病程中可见球性硬化
- 肾小管和间质
  - 早期：急性肾小管损伤(主要为近端肾小管)伴间质黏液样变性及散在单个核细胞浸润
    - 与其他原因引起的肾小管损伤相比，Ki-67 标记指数较低
  - 晚期：明显的间质纤维化和肾小管萎缩
    - 寡细胞性纤维化 ± 肥大细胞；外皮质层最明显
  - 髓质集合管上皮核非典型性
- 尿路上皮：累及上尿路的尿路上皮癌
  - 增生、异型增生、原位癌或浸润性癌
    - 异型细胞核 p53(+)
- 动脉硬化
- 电镜和免疫荧光为非特异性

辅助检查

DNA 加合物分析

- DNA 提取物 ^{32}P 后标记可检出 AA-DNA 加合物

鉴别诊断

皮质间质纤维化及肾小管萎缩

- 慢性肾缺血：高血压或其他肾血管疾病
- 感染、药物或梗阻引起的慢性肾小管间质性肾炎
- 草药中的许多其他成分导致的肾小管间质性肾炎或慢性肾小管损伤

皮质间质纤维化、肾小管萎缩和尿路上皮癌

- 巴尔干地方性肾病(可能为同一毒素)
- 伴有肾乳头状坏死的镇痛药肾病

诊断要点

病理要点解读

- 外皮质层寡细胞性间质纤维化为特征性改变
- 暴露于含 AA 的化合物是诊断的必要条件

参考文献

1. Baudoux T et al: Experimental aristolochic acid nephropathy: a relevant model to study AKI-to-CKD transition. Front Med (Lausanne). 9:822870, 2022
2. Yang F et al: c-Jun amino terminal kinase signaling promotes aristolochic acid-induced acute kidney injury. Front Physiol. 12:599114, 2021
3. Yang B et al: Nephrotoxicity and Chinese herbal medicine. Clin J Am Soc Nephrol. 13(10): 1605-11, 2018
4. Chang SY et al: Human liver-kidney model elucidates the mechanisms of aristolochic acid nephrotoxicity. JCI Insight. 2(22), 2017
5. Jadot I et al: An integrated view of aristolochic acid nephropathy: update of the literature. Int J Mol Sci. 18(2), 2017
6. Anandagoda N et al: Preventing aristolochic acid nephropathy. Clin J Am Soc Nephrol. 10(2):167-8, 2015

(刘仙花　译，余英豪　审)

要　点

术语

- 具有发生尿路上皮癌高风险的慢性肾小管间质性肾病,在巴尔干国家特定地区如罗马尼亚、克罗地亚和保加利亚等地方流行

病因学/发病机制

- 马兜铃酸(AA)
  - 存在于麦田的杂草(马兜铃属)中
  - AA 代谢产物形成 DNA 加合物;可能诱发 A∶T→T∶A 转位的 TP53 突变
  - 也会引起中草药肾病
  - 若干条带染色体断裂,以含有致癌基因 SRC 和 RAF1 的 3q25 最为常见
- 肾小管病为最早出现的病变
  - 近端肾小管可能为肾损伤的主要部位

临床特征

- 病程早期出现肾小管功能障碍

- 30～50 岁缓慢进行性肾衰竭
  - 浓缩功能损害和盐消耗,随后出现 Fanconi 综合征
  - 古铜色皮肤、手掌和足底皮肤呈橙色、体重减轻和贫血为后期特征
- 存活期从数月到>10 年不等
- 30%～50% 的患者发生尿路上皮癌

镜下特征

- 间质纤维化和肾小管萎缩
  - 开始于外皮质,并向深部皮质延伸
  - 极少有炎性浸润
- 尿路上皮异型增生和乳头状瘤
  - 恶性肿瘤发生率可高达 50%
- 尿路上皮癌主要累及肾盂和输尿管

主要鉴别诊断

- 中草药肾病
- 其他原因引起的慢性肾小管间质性肾炎

肾萎缩

(左)萎缩肾脏(长 7cm)显示典型的 BEN 特征,皮质明显变薄,表面被膜光滑(Courtesy D.Ferluga, MD.)
(右)BEN 呈典型的带状分布,从近髓质部分 ➡ 到被膜下皮质 ⇛,间质纤维化和肾小球硬化的严重程度逐渐增加(Courtesy D.Ferluga, MD.)

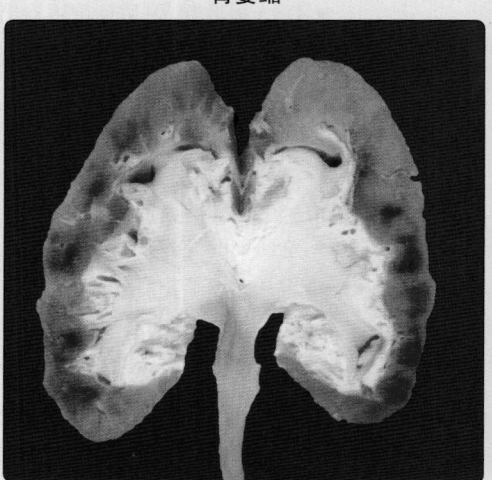

外皮质层带状纤维化

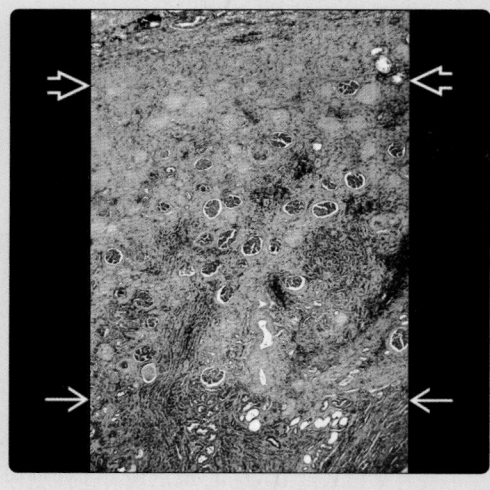

淡泊性间质纤维化

(左)BEN 典型特点为有少细胞性间质纤维化和肾小管萎缩,肾小球不受累(Courtesy D.Ferluga, MD.)
(右)BEN 患者,左图显示多灶性外生性输尿管肿瘤 ➡ 及肾盂积水,组织学表现为乳头状模式的尿路上皮癌(Courtesy D.Ferluga, MD.)

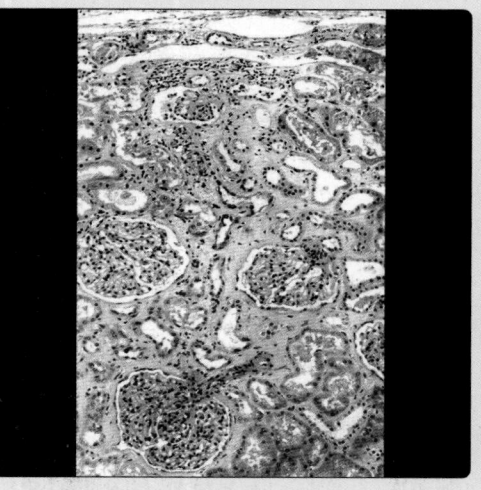

乳头状尿路上皮癌

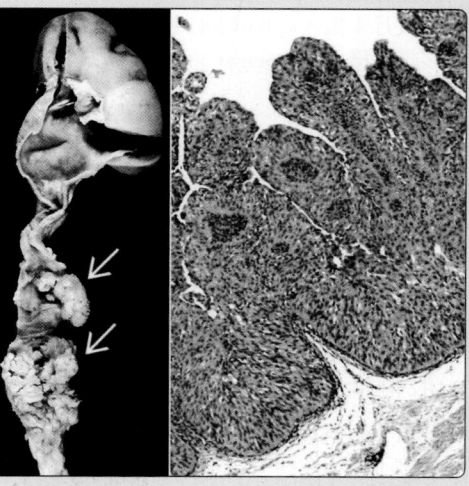

术语

缩写

- 巴尔干地方性肾病（Balkan endemic nephropathy，BEN）

同义词

- 南斯拉夫慢性地方性肾病
- 欧洲东南部地方性肾病
- 多瑙河地方性家族性肾病

定义

- 具有发生尿路上皮癌高风险的慢性肾小管间质性肾病，在巴尔干国家特定地区如罗马尼亚、克罗地亚和保加利亚等地方流行

病因学/发病机制

对 AA 的毒性暴露

- 麦田杂草（马兜铃属）和根类蔬菜中的 AA，特别是在酸性土壤中
- AA 代谢产物形成 DNA 加合物；可能诱导 A：T→T：A 转位的 $TP53$ 突变
- 尿路上皮癌中常见特异性 $TP53$ 突变
- 肾组织中检测到 DNA 加合物
- 近端小管病被认为是最早出现的病变
- 多条带染色体断裂，以含有致癌基因 SRC 和 $RAF1$ 的 3q25 最为常见
  - 可能反映环境诱导的 DNA 损伤
- 与 HLA-B*35：02，DIB1*04：02，$SOD2$ 多态性相关
- 与中药肾病有关（马兜铃根提取物）

临床特征

流行病学

- 发病率
  - 流行地区高达 10%
  - 地理分布离散
    - 农业人口受累最大
    - 家族聚集性而非遗传性
  - 移民到流行区 15～20 年后存在发病风险

表现

- 早期肾小管功能障碍
  - 浓缩能力受损和盐消耗
  - 肾小管性蛋白尿：尿 β_2 微球蛋白增高
- 30～50 岁开始出现缓慢进行性肾衰竭
- 后期特征
  - 古铜色皮肤，手掌和足底皮肤呈橙色，体重下降，贫血，Fanconi 综合征

预后

- 生存期从数月到 >10 年不等
  - 15 年内有 33% 病例进展为 ESRD（一项研究）
  - 保加利亚的死亡率为 43%（1961—1970 年）
  - 少量研究表明诊断后 2 年内的死亡率为 50%
- 30%～50% 的 BEN 患者发生尿路上皮癌

大体特征

双肾萎缩

- 表面细颗粒状，轮廓光滑，小囊肿
- 外皮质间质纤维化
- 梗阻性肾积水伴尿路上皮癌

镜下特征

组织学特征

- 肾小球
  - 疾病早期正常
  - 晚期疾病可出现球性肾小球硬化
    - 有报道局灶节段性肾小球硬化和局灶 GBM 双轨
- 肾小管和间质
  - 间质纤维化和肾小管萎缩
    - 开始于外皮质区，数年后扩展至内皮质区
    - 极少量炎症细胞浸润
  - 肾小管功能不全早期其组织学可无异常
- 血管
  - 透明样微动脉硬化和动脉硬化
- 尿路上皮
  - 肾盂及输尿管见尿路上皮异型增生及乳头状瘤
  - 恶性肿瘤发生率高达 50%
  - 鳞状细胞癌罕见
- 免疫荧光和电镜为非特异性改变

鉴别诊断

中药肾病

- 也是由 AA 引起的（通常较少暴露）

其他原因引起的慢性肾小管间质性肾炎

- 特别是慢性肾盂肾炎、梗阻性尿路疾病和放射性肾病

慢性肾缺血

- 有肾内或肾外血管狭窄的缺血性肾小球病

参考文献

1. Lukinich-Gruia AT et al: Aristolochic acid I as an emerging biogenic contaminant involved in chronic kidney diseases: a comprehensive review on exposure pathways, environmental health issues and future challenges. Chemosphere. 297:134111, 2022
2. Au CK et al: Determination of aristolochic acids in vegetables: nephrotoxic and carcinogenic environmental pollutants contaminating a broad swath of the food supply and driving incidence of Balkan endemic nephropathy. Chem Res Toxicol. 33(9):2446-54, 2020
3. Jelaković B et al: Balkan endemic nephropathy and the causative role of aristolochic acid. Semin Nephrol. 39(3):284-96, 2019
4. Jelaković B et al: Chronic dietary exposure to aristolochic acid and kidney function in native farmers from a Croatian endemic area and Bosnian immigrants. Clin J Am Soc Nephrol. 10(2):215-23, 2015
5. Jelaković B et al: Consensus statement on screening, diagnosis, classification and treatment of endemic (Balkan) nephropathy. Nephrol Dial Transplant. 29(11):2020-7, 2014
6. Ferluga D et al: Renal function, protein excretion, and pathology of Balkan endemic nephropathy. III. Light and electron microscopic studies. Kidney Int Suppl. 34:S57-67, 1991

（刘仙花 译，余英豪 审）

要　点

术语

- 皮肤和其他组织长期暴露于银胶体或银盐使银（Ag）或银盐积聚引起的系统性疾病

病因学/发病机制

- 银盐或胶体摄入
- 在替代医学中推广的非处方药
- 沉积物为元素银、Ag_2S 或 Ag 蛋白复合物

临床特征

- 光照下的皮肤和结膜呈岩灰色
- 通常没有其他全身表现
- 尚无有效的治疗方法来去除系统性沉积物

大体特征

- 肾活检标本可见明显黑色的肾小球

镜下特征

- 黑色颗粒状沉积物沿 GBM 排列
- 也可见于肾小管周毛细血管基底膜和动脉
- 明显积聚于硬化性肾小球内
- 可出现膜性和寡免疫复合物肾小球肾炎
- 皮肤：真皮和巨噬细胞中可见黑色银沉积
- 电镜
  - GBM 和系膜区可见 100～200nm 大小的致密黑色颗粒
  - 沉积物主要沿 GBM 内皮下侧沉积
  - 能量过滤透射电镜：可识别组织沉积物中的元素

主要鉴别诊断

- 褐黄病
- 卵磷脂胆固醇酰基转移酶缺乏症

（左）通过肉眼检查肾活检标本即可确定存在银质沉着症，肾小球像黑球样显眼（Courtesy M.Mihatsch, MD.）

（右）银质沉着症系长期摄入银引起的，GBM 中的银沉淀在非染色或染色的切片中呈黑色颗粒状（Courtesy M.Mihatsch, MD.）

无染色活检标本肾小球呈黑色

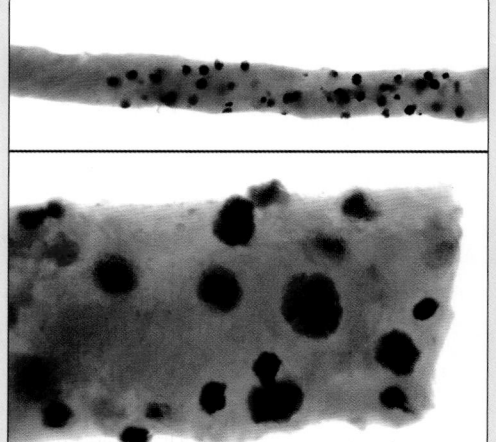

GBM 中黑色银沉积物

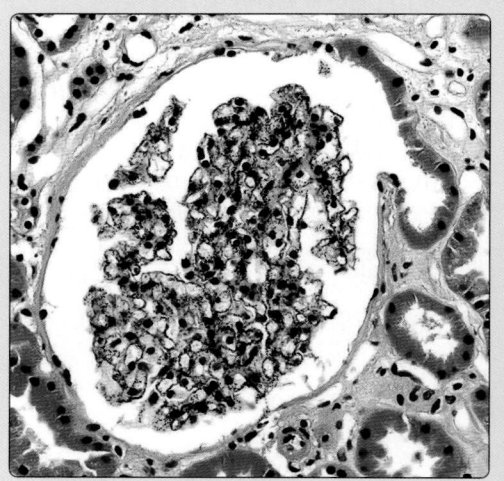

（左）在这例银质沉着症中，电镜下沿 GBM 内皮侧➡和系膜区➡可见特征性电子不透明银沉积物（Courtesy M.Mihatsch, MD.）

（右）间质中的巨噬细胞随着时间推移累积了银颗粒，类似于文身。患者 75 岁，儿童期因脑室-腹腔分流术使用过银辅助剂，她的皮肤呈蓝灰色，肾活检还显示 AL 型淀粉样变性

GBM 和系膜区电子不透明银沉积物

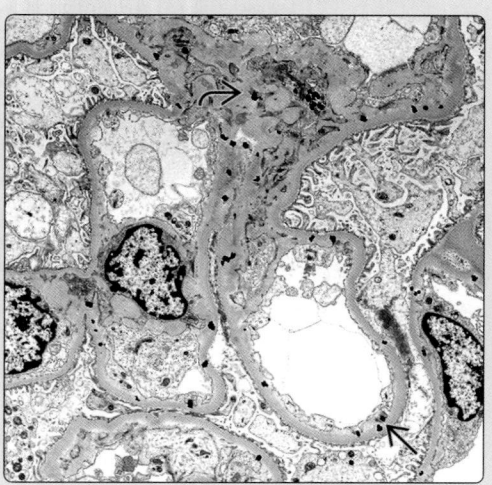

肾间质巨噬细胞中的银颗粒

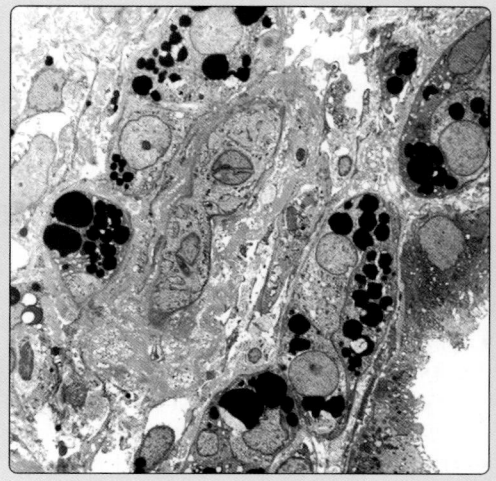

术语

定义

- 皮肤和其他组织长期暴露于银胶体或银盐使银（Ag）或银盐积聚引起的系统性疾病
  - 局部银暴露引起局灶型病变

病因学/发病机制

环境暴露

- 银盐或胶体银摄入
  - 银盐（Ag）作为抗菌剂使用
    - Ag+ 杀菌剂（非金属银）
    - 减少银盐和胶体银作为抗生素使用
    - 胶体银在替代医学中得到推广
    - 用作材料涂层的银纳米粒子
- 暴露时间以年计

组织中银沉淀

- 沉积物为元素银、Ag_2S 或银蛋白复合物
  - Ag+ 结合物，如与巯基（如谷胱甘肽）、氨基、羧基、磷酸盐和咪唑基类结合
  - 光催化 Ag+ 还原为银金属（如在照相胶片中）
  - Ag 在组织中氧化成 Ag_2S
- 有争议的证据表明肾脏疾病仅由银沉积引起
  - 一些慢性肾功能不全的患者曾暴露于重金属、溶剂或其他肾毒素

动物模型

- 大量口服硝酸银（小鼠、大鼠）或 56nm 纳米银颗粒可显示 GBM 银沉积，但不出现肾脏疾病
- 用于显示体内 GBM 转换更新

临床特征

表现

- 光照下皮肤和结膜呈岩灰色
- 通常无其他全身表现
- 肾功能不同程度丧失
- 肾病综合征
- 高血压

治疗

- 皮肤激光治疗
- 尚无有效的治疗方法来清除系统性沉积物

大体特征

一般特征

- 肾穿刺活检标本肉眼易见明显的黑色肾小球

镜下特征

组织学特征

- 肾小球
  - 沿 GBM 可见颗粒状黑色沉积物
  - 在硬化性肾小球中明显积聚
  - 可出现膜性和寡免疫复合物肾小球肾炎
- 肾小管和间质
  - TBM 无银沉积
  - 巨噬细胞吞噬银颗粒
  - 小管周毛细血管基底膜可见银沉积
- 血管
  - 动脉的内弹力层可见银沉积物

辅助检查

电镜

- GBM 和系膜中见 100～200nm 的致密黑色颗粒
  - 主要沿 GBM 内皮下侧沉积
- 足细胞、内皮细胞无明显受累

能量过滤透射电镜

- 可识别组织沉积物中的元素
  - 比能量色散 X 射线扫描电镜分辨率更高

皮肤活检

- 真皮、巨噬细胞中可见黑色银沉积物

鉴别诊断

褐黄病

- 黑色素性肾脏
- 肾小管/管型中见尿黑酸沉积，而肾小球中无沉积

卵磷脂胆固醇酰基转移酶缺乏症

- 电镜下 GBM 中的亲嗜性脂质沉积物可能与银沉积物相混淆
- 光镜下无色素

诊断要点

病理要点解读

- 肾穿刺活检标本中可见黑色肾小球

参考文献

1. Magno G et al: When self-medication goes wrong: the case of argyria at the Padua Morgagni Museum of Pathology. Virchows Arch. 480(6):1283-8, 2022
2. Hadrup N et al: Pulmonary toxicity of silver vapours, nanoparticles and fine dusts: a review. Regul Toxicol Pharmacol. 115:104690, 2020
3. Rezk T et al: Pauci immune crescentic glomerulonephritis in a patient with T-cell lymphoma and argyria. BMC Nephrol. 17(1):49, 2016
4. Mayr M et al: Argyria and decreased kidney function: are silver compounds toxic to the kidney? Am J Kidney Dis. 53(5):890-4, 2009
5. Stepien KM et al: Unintentional silver intoxication following self-medication: an unusual case of corticobasal degeneration. Ann Clin Biochem. 46(Pt 6):520-2, 2009
6. Schroeder JA et al: Ultrastructural evidence of dermal gadolinium deposits in a patient with nephrogenic systemic fibrosis and end-stage renal disease. Clin J Am Soc Nephrol. 3(4):968-75, 2008
7. Drake PL et al: Exposure-related health effects of silver and silver compounds: a review. Ann Occup Hyg. 49(7):575-85, 2005

（刘仙花 译，余英豪 审）

要 点

术语

- *MUC1* 基因突变引起的常染色体显性遗传性肾病（ADTKD）
  - 既往称为 1 型髓质囊性肾病（MCKD-1）

病因学/发病机制

- 黏蛋白-1 在远端小管和集合管中表达
- 富含 GC 的 VNTR 结构域插入胞嘧啶引起的突变
- 导致缺乏跨膜和细胞内结构域的截短蛋白产生

临床特征

- 成年期缓慢进行性肾衰竭
- 尿沉渣无特殊
- 无痛风
- 约 15% 病例缺乏肾脏疾病家族史

影像学

- 皮髓质囊肿不是早期或典型的征象

镜下特征

- 非特异性慢性肾小管间质性肾炎
  - 弥漫性间质纤维化与慢性炎症
  - 肾小管萎缩
  - 远端小管和集合管扩张
  - 活检中 12% 有微囊肿
- 球性或节段性肾小球硬化

主要鉴别诊断

- 其他常染色体显性遗传性肾小管间质性肾病（ADTKD-*REN*、ADTKD-*MOD* 和 ADTKD-*HNF1B*）
- 肾消耗病亚型

诊断要点

- 由于非特异性特征诊断常被忽视
- 基因分析也存在困难
- 免疫组化易于实施；有助于筛选患者进行基因分析
- 常染色体显性遗传

肾小管间质萎缩及纤维化

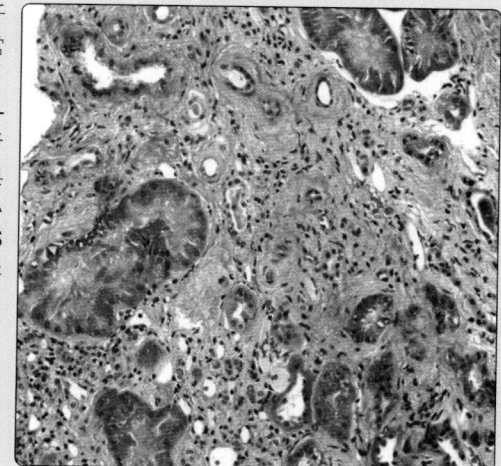

肾小球硬化及肾小管萎缩

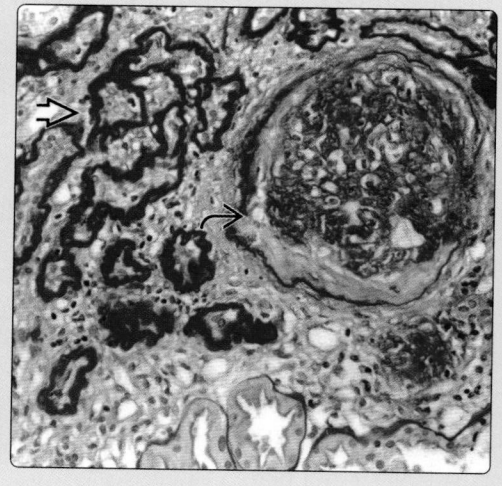

（左）肾小管间质萎缩及纤维化是 ADTKD-*MUC1* 最常见表现，光镜不具诊断性

（右）56 岁男性 ADTKD-*MUC1*（MCKD1）患者，肾活检显示肾小管萎缩伴典型的基底膜增厚 ➯，肾小球显示球周纤维化 ↗（PAS 染色），这些表现并不特异（*Courtesy I.Zouvani, MD.*）

ADTKD-MUC1-fs（移码 VNTR）抗体染色

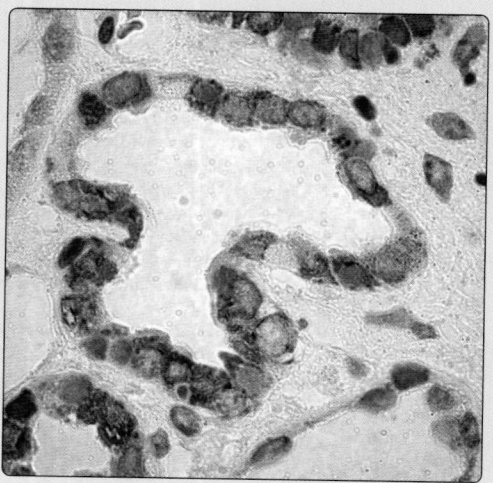

EMA/MUC1 正常表达模式

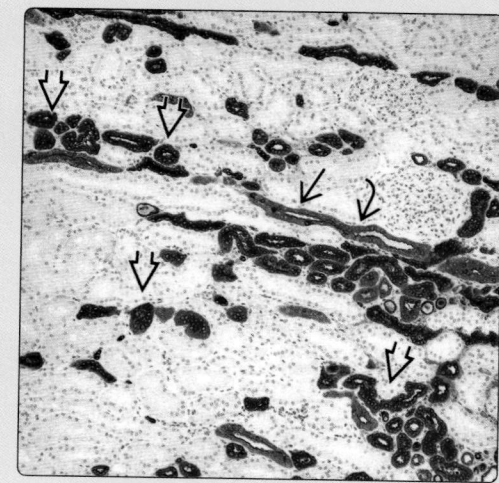

（左）已确诊的 ADTKD-*MUC1* 患者，肾脏切片抗移码突变蛋白抗体 MUC1-fs 染色显示在肾小管上皮内质网内呈尿调节素样聚积模式（*Courtesy M.S.Wiesener.*）

（右）EMA（MUC1）染色呈正常表达模式。EMA 表达于远曲小管胞质 ➯ 和集合管 ➯，以闰细胞 ➯ 染色更强，而肾小球或近曲小管不表达

术语

缩写

- *MUC1*

定义

- *MUC1* 突变引起的常染色体显性遗传性肾病（ADTKD-*MUC1*），以肾小管间质性肾炎 ± 囊肿和成人进行性肾衰竭为特征（OMIM 174000）
- 既往称为髓质囊性肾病，1 型（MDKD1）
  - 由于存在 *UMOD*、*MUC1*、*REN*、*SEC61A1*、*HNF1B* 基因突变，现称为常染色体显性遗传性肾小管间质性肾病（ADTKD）

病因学/发病机制

遗传学

- *MUC-1*
  - 编码黏蛋白 -1
  - 常染色体显性遗传（染色体 1q21）
  - 可变数量的串联重复（VNTR）结构域
    - 1.5～5.0kb 富含 GC 的 60nt 序列重复 20～125 次
    - 编码负责黏蛋白 -1 黏液特性的丝氨酸 - 苏氨酸糖基化位点
    - 突变在第 7 个胞嘧啶序列中插入单个胞嘧啶导致移码和密码子终止
    - 位点因不同家族而异，无热点
  - 可为显性失活突变
- 黏蛋白 -1［上皮膜抗原（EMA）］
  - 表达于髓袢、远端小管和集合管上皮细胞的顶端表面
    - 还表达于乳腺、皮肤、胃肠道、肺、卵巢、胰腺及唾液腺上皮
  - 通过激活 *HIF1α* 和 β-catenin 信号通路对急性肾损伤动物模型具有保护作用

临床特征

流行病学

- 发病率
  - 美国每百万人口约 0.7
- 年龄
  - 出现 ESRD：16～81 岁
  - 家族内可有不同

表现

- 进行性慢性肾衰竭
- 无血尿；微量蛋白尿
- 无痛风或后期可见（24%），无多尿
- 无肾外疾病
- 约 15% 无家族史（推定为新生突变）
- 尿浓缩功能缺陷
- 皮髓质囊肿非早期或典型征象

治疗

- 透析与肾移植

镜下特征

组织学特征

- 肾小球
  - 后期出现肾小球硬化（20%～50%）；通常表现为外观正常的肾小球
- 肾小管
  - 肾小管间质萎缩和纤维化
  - TBM 断裂、重复和增厚
  - 远端小管和集合管扩张
  - 12% 出现微囊肿
- 间质
  - 弥漫纤维化和轻度炎症
- 血管
  - 无特异改变
- 确诊病例中仅 6% 活检时有怀疑

辅助检查

免疫组化

- 抗突变型 VNTR 肽（MUC1-fs）抗体（未商业化）远端小管和集合管染色阳性
- 所有其他 ADTKD 类型 MUC1-fs 抗体均为阴性

电镜

- TBM 增厚、断裂及重复

鉴别诊断

尿调节素相关肾病（ADTKD-*UMOD*）

- 尿调节素沉积物聚集于远端小管内质网中
- 高尿酸血症

肾素突变伴肾小管间质性肾炎（ADTKD-*REN*）

- 高尿酸血症，高钾血症，贫血

SEC61A1 相关 ADTKD

- *SEC61A1* 肾小管沉积和肾小球囊肿伴贫血
- 发育不良性肾脏表型

肾消耗病

- 常染色体隐性遗传，多尿
- 多种表型

参考文献

1. Bleyer AJ et al: Autosomal dominant tubulointerstitial kidney disease: more than just HNF1β. Pediatr Nephrol. 37(5):933-46, 2022
2. Okada E et al: Detecting MUC1 variants in patients clinicopathologically diagnosed with having autosomal dominant tubulointerstitial kidney disease. Kidney Int Rep. 7(4):857-66, 2022
3. Olinger E et al: Clinical and genetic spectra of autosomal dominant tubulointerstitial kidney disease due to mutations in UMOD and MUC1. Kidney Int. 98(3):717-31, 2020
4. Devuyst O et al: Autosomal dominant tubulointerstitial kidney disease. Nat Rev Dis Primers. 5(1):60, 2019
5. Živná M et al: Noninvasive immunohistochemical diagnosis and novel MUC1 mutations causing autosomal dominant tubulointerstitial kidney disease. J Am Soc Nephrol. 29(9):2418-31, 2018

（刘仙花 译，余英豪 审）

术语

- 伴有慢性肾衰竭和高尿酸血症的常染色体显性遗传性肾小管间质性肾病（ADTKD）
  - 进行性间质纤维化，肾小管萎缩，髓袢升支粗段（TALH）上皮包涵体 ± 肾小管囊肿
- 以往称为家族性青少年高尿酸血症肾病或 2 型髓质囊性肾病

病因学/发病机制

- 多种尿调节素（*UMOD*）基因突变
  - 位于染色体 16p12
- 50% 以上错义突变与半胱氨酸缺失相关
- 蛋白质折叠障碍
  - 突变蛋白的错误折叠损害细胞内转运功能
  - UMOD 不分泌并积聚在内质网（ER）中
  - 上皮内滞留导致细胞损伤、炎症和瘢痕形成

临床特征

- ADTKD-*UMOD*
  - 儿童期高尿酸血症；青少年痛风
  - 进行性慢性肾衰竭
  - 40% 出现肾囊肿
- 慢性肾脏病（CKD）家族史

镜下特征

- 肾小管萎缩和间质纤维化；TALH 中见 UMOD 阳性包涵体；电镜下可见成束的内质网和扩张的内质网；远端肾单位微囊肿；肾小球囊肿罕见

主要鉴别诊断

- ADTKD-*MUC1*
- ADTKD-*HNF1B*
- 局灶节段性肾小球硬化症（FSGS）

ADTKD-*UMOD*　TALH 包涵体

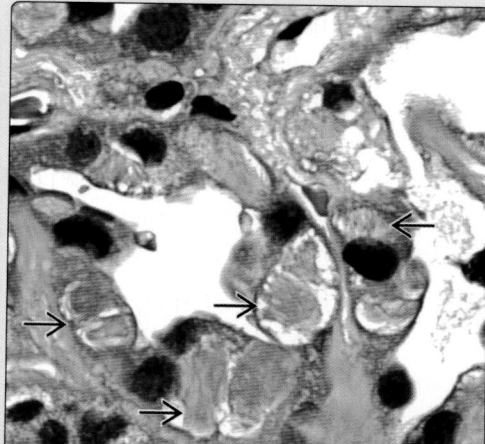

（左）HE 染色显示 TALH 中见特征性胞质内原纤维样或"毛茸状"包涵体➡️（Courtesy S.Nasr, MD and V.D'Agati, MD.）

（右）HE 染色切片，显示 TALH 中可见"毛茸状"的胞质包涵体➡️，有些似乎在空泡内➡️

微小的 TALH 包涵体

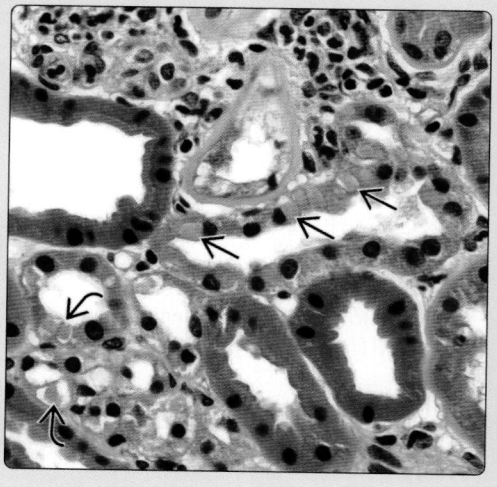

TALH 尿调节素聚集

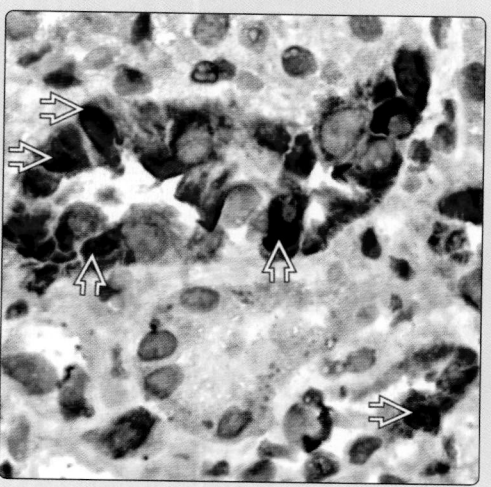

（左）通过免疫组化抗 UMOD 抗体染色可确定 TALH 细胞胞质中聚集的 UMOD ➡️，错误折叠、突变的 UMOD 无法从内质网中析出（Courtesy S.Nasr, MD and V.D'Agati, MD.）

（右）26 岁女性 ADTKD-*UMOD* 患者，TALH 中可见典型的螺旋状光滑的内质网 ➡️

ADTKD-*UMOD* 内质网改变

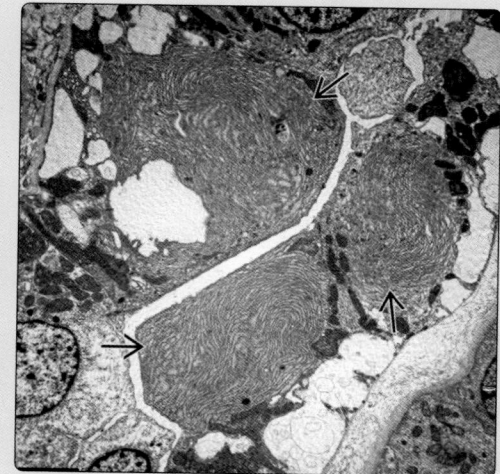

术语

缩写

- 常染色体显性遗传性肾小管间质性肾病(autosomal dominant tubulointerstitial kidney disease, ADTKD)
- 尿调节素(uromodulin, UMOD)

同义词

- 目前首选名称为 ADTKD-*UMOD* 或尿调节素肾病

定义

- 罕见的单基因疾病,特征为
  - 常染色体显性遗传
  - 缓慢进行性 CKD± 早发性痛风
  - 进行性间质纤维化,肾小管萎缩,上皮内包涵体 ± 肾小管囊肿

病因学 / 发病机制

遗传性疾病

- *UMOD* 突变
  - 位于染色体 16p12
  - 伴异质性的常染色体显性遗传
  - 50% 以上错义突变与半胱氨酸缺失相关
    - 主要影响 3、4、5 外显子
  - 存在于 30% 的 ADTKD 中

发病机制

- 蛋白质折叠障碍
  - 错误折叠损伤细胞内运输
  - UMOD 不分泌并积聚在内质网中
    - 上皮内滞留导致细胞损伤、炎症和瘢痕形成

临床特征

表现

- 儿童期高尿酸血症;青少年痛风
- 低血糖;轻微或无蛋白尿
- 影像学检查约 40% 有肾囊肿
- 一些病例有经常性泌尿道感染
- 进展性 CKD;CKD 家族史

实验室检查

- 基因测序识别特异性突变

治疗

- 无特效治疗;黄嘌呤氧化酶抑制剂治疗痛风
- 支持疗法用于终末期肾衰竭

预后

- 20～70 岁发生终末期肾衰竭;中位 54 岁
- 男性早期疾病进展,并与 p.Cys77Tyr 突变相关

大体特征

一般特征

- 肾脏正常大小或肾脏较小 ± 囊肿
- 囊肿:皮质、髓质和皮髓质交界处

- 髓质囊肿虽有前名,但并不常见
- 小口径肾动脉与 c.707C＞G 突变有关

镜下特征

组织学特征

- TALH 中嗜酸性 "毛茸状" 包涵体
  - 胞质 UMOD(+)聚集物
- TBM 增厚、分层和间质纤维化
- 皮质、皮髓质交界处、髓质远端肾单位囊肿
- 继发性局灶节段性肾小球硬化症(FSGS)
- 肾小球囊肿非常罕见
- 无痛风石或尿酸结晶沉积

辅助检查

电镜

- 束状和囊性内质网

鉴别诊断

ADTKD-*MUC1*

- 缓慢进展性 CKD,高血压;CKD 家族史
- 早期无高尿酸血症或痛风

ADTKD-*HNF1B*

- 肾囊肿伴慢性肾衰竭;CKD 家族史
- 胰腺发育不良伴早期发作性糖尿病;生殖道畸形;肝内胆管减少;早期痛风发作

FSGS

- ADTKD-*UMOD* 的继发性 FSGS 必须与原发性和遗传性 FSGS 区分开来

诊断要点

临床相关病理特征

- TALH 中上皮胞质内包涵体为特征性改变

病理要点解读

- 间质纤维化、肾小管萎缩、TALH 包涵体;痛风和 CKD 家族史

参考文献

1. Devuyst O et al: UMOD and the architecture of kidney disease. Pflugers Arch. 474(8):771-81, 2022
2. Onoe T et al: Significance of kidney biopsy in autosomal dominant tubulointerstitial kidney disease-UMOD: is kidney biopsy truly nonspecific? BMC Nephrol. 22(1):1, 2021
3. Chun J et al: Autosomal dominant tubulointerstitial kidney disease-uromodulin misclassified as focal segmental glomerulosclerosis or hereditary glomerular disease. Kidney Int Rep. 5(4):519-29, 2020
4. Liang D et al: Autosomal dominant tubulointerstitial kidney disease due to umod mutation: a two-case report and literature review. Nephron. 143(4):282-7, 2019
5. Ayasreh N et al: Autosomal dominant tubulointerstitial kidney disease: clinical presentation of patients with ADTKD-UMOD and ADTKD-MUC1. Am J Kidney Dis. 72(3):411-8, 2018
6. Moskowitz JL et al: Association between genotype and phenotype in uromodulin-associated kidney disease. Clin J Am Soc Nephrol. 8(8):1349-57, 2013

（刘仙花　译，余英豪　审）

要点

术语

- 由肾素基因突变引起的常染色体显性遗传性肾小管间质性肾病（ADTKD-REN）

病因学/发病机制

- 肾素正常在球旁器中表达
- ADTKD-REN 有三个主要亚型，杂合突变导致肾素前体异常
- 信号肽突变（62%）
- 前体片段突变（25%）
- 成熟肾素突变（13%）
- REN 纯合子突变导致肾小管发育不良（严重表型）

临床特征

- 慢性肾病

- 高尿酸血症
- 贫血
- 低醛固酮血症

镜下特征

- 非特异性活检特征
- 间质纤维化和肾小管萎缩
- TBM 增厚和重复
- 轻度单个核细胞间质性炎症

主要鉴别诊断

- ADTKD 的其他已定义形式
  - ADTKD-*UMOD* 和 ADTKD-*MUC1* 为最常见的其他类型
- 慢性肾小管间质性肾病，非特指
  - 遗传病因可为单基因或多因素

（左）慢性肾脏病伴肾素突变患者肾活检显示间质纤维化和肾小管萎缩，其为非特异性

（右）萎缩性肾小管显示基底膜重复，也是一种非特异性特征。因缺乏特异性组织学特征，使得这种疾病在没有家族史的情况下难以诊断

间质纤维化及肾小管萎缩

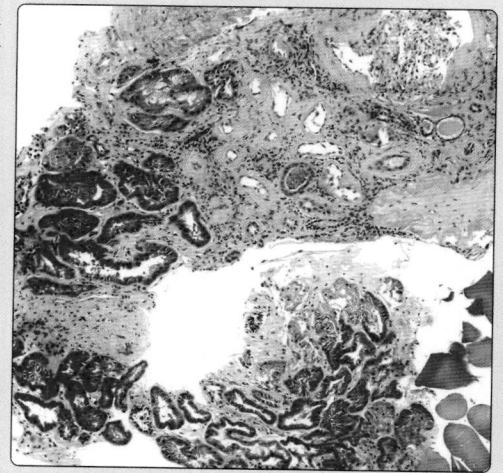

肾小管萎缩

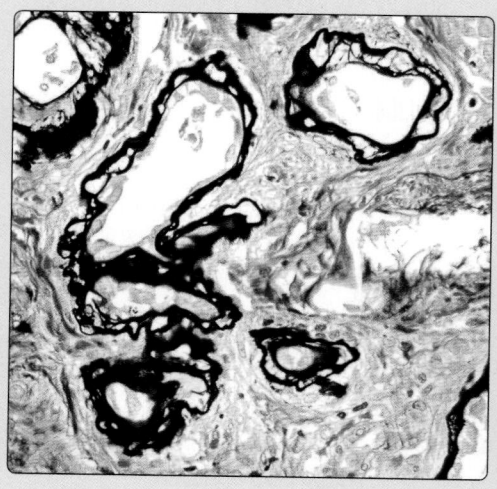

（左）在肾小管萎缩和间质纤维化明显区域可见轻度间质炎症

（右）肾小球显示缺血特征，伴有鲍曼囊增厚和毁损 ➡，球旁器增生不明显

间质炎症

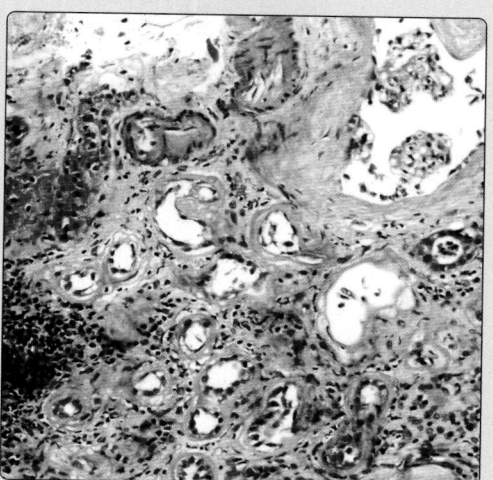

缺血性肾小球

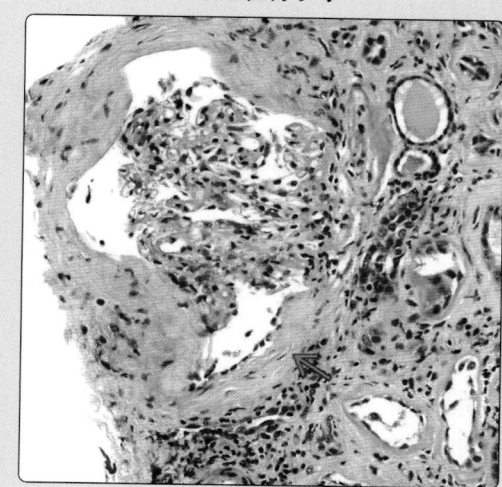

术语

同义词

- 常染色体显性遗传性肾小管间质性肾病,肾素相关(ADTKD-*REN*)

病因学/发病机制

REN 基因突变

- *REN* 基因由 10 个外显子组成,跨度约 1.7kb,位于染色体 1q32
- ADTKD-*REN* 有三个主要亚型,杂合突变导致肾素前体异常
- 信号肽突变(占 ADTKD-*REN* 的 62%)
  - 突变累及肾素前体信号序列的极性 C 端(C 区)部分
    - 影响内质网共译易位和翻译后加工,导致非糖基化肾素前体在胞质中累积
  - ADTKD-*REN* 的最严重表型
  - 肾素前体合成;肾素前体在胞质中累积
  - 发病年龄 20(±16)岁
  - >90% 有儿童期贫血
    - 贫血是由于肾素血管紧张素系统调节红细胞生成所致;血管紧张素 II 是红细胞前体的生长因子,可作为促红细胞生成素分泌剂,增加红细胞质量
- 前片段突变(占 ADTKD-*REN* 的 25%)
  - 突变累及肾素信号序列的疏水部分(h 区)
    - 单个亮氨酸残基缺失(p.Leu16del)或氨基酸替换(p.Leu16Arg)
    - 影响内质网膜中的蛋白插入
  - 合成肾素前体和肾素
  - 部分积聚于内质网-高尔基体中间复合体(ERGIC),肾素前体和肾素异常分泌(机制与 ADTKD-*MUC1* 类似)
  - 肾素/肾素前体分泌减少
  - 发病年龄 22(±20)岁
  - 69% 有儿童期贫血
- 成熟肾素突变(占 ADTKD-*REN* 的 13%)
  - 肾素前体合成
  - 积聚于内质网内(机制与 ADTKD-*UMOD* 类似)
  - 发病年龄 37(±12)岁
  - 临床过程较其他亚型轻微
  - 无儿童期贫血
- *REN* 纯合突变导致肾小管发育不全
  - 产前或产后立即死亡

临床特征

表现

- 慢性肾脏疾病,常染色体显性遗传模式
- 贫血,高尿酸血症,低醛固酮症,轻度低钾血症
- 血浆肾素水平降低

治疗

- 氟氢可的松适用于某些患者(特别是儿童)
  - 有助于纠正低醛固酮症的临床表现(高钾血症和酸血症)
- 患者应采用高盐饮食
  - 改善血压,帮助降低血清钾水平

镜下特征

组织学特征

- 肾小球
  - 球旁器无特殊改变
- 肾小管和间质
  - TBM 增厚和重复
  - 间质纤维化和肾小管萎缩
  - 轻度间质单个核细胞炎症

辅助检查

免疫荧光

- ADTKD-*REN* 肾小球旁器肾素轻微染色
  - 肾活检未被用于 ADTKD-*REN* 的诊断,但可用于排除其他原因的慢性肾脏病(CKD)

基因检测

- *REN* 基因突变

电镜

- 肾小管上皮细胞之间的细胞间隙扩大(可能为非特异性)

鉴别诊断

其他类型的慢性肾脏疾病

- ADTKD-*REN* 的许多临床表现可见于其他类型的 CKD 中

尿调节素(*UMOD*)突变引起的 ADTKD

- 髓袢升支粗段肾小管上皮细胞胞质内可见原纤维样包涵体

Mucin-1(*MUC1*)突变引起的 ADTKD

- ADTKD-*MUC1* 无原发性临床表现;临床特征继发于 CKD

参考文献

1. Živná M et al: Autosomal dominant tubulointerstitial kidney disease: a review. Am J Med Genet C Semin Med Genet. 190(3):309-24, 2022
2. Schaeffer C et al: Clinical and genetic spectra of kidney disease caused by REN mutations. Kidney Int. 98(6):1397-400, 2020
3. Živná M et al: An international cohort study of autosomal dominant tubulointerstitial kidney disease due to REN mutations identifies distinct clinical subtypes. Kidney Int. 98(6):1589-604, 2020
4. Clissold RL et al: Discovery of a novel dominant mutation in the REN gene after forty years of renal disease: a case report. BMC Nephrol. 18(1):234, 2017
5. Bleyer AJ et al: Clinical and molecular characterization of a family with a dominant renin gene mutation and response to treatment with fludrocortisone. Clin Nephrol. 74(6):411-22, 2010
6. Zivná M et al: Dominant renin gene mutations associated with early-onset hyperuricemia, anemia, and chronic kidney failure. Am J Hum Genet. 85(2):204-13, 2009

(刘仙花 译,余英豪 审)

要 点

术语

- *HNF1B* 突变引起的常染色体显性遗传性肾小管间质疾病以及发育性异常,通常与糖尿病相关

病因学/发病机制

- 常染色体显性性状
- 编码 HNF1β 的 *HNF1B* 突变
- 含有同源结构域的转录因子,主要在肾脏、胰腺上皮和肝脏中表达

临床特征

- 10%～30% 的先天性肾脏和泌尿道异常(CAKUT)与 *HNF1B* 突变相关
- 9% 不明原因慢性肾衰竭的成人有阳性家族史或肾脏结构异常
- 慢性肾衰竭(新生儿至成人)
- 少量或无蛋白尿(<1g/d),无血尿

- 大体囊肿(60%～80%)
- 胰岛素依赖性糖尿病
- 低镁血症(25%～60%)

大体特征

- 发育不全/发育异常,孤立肾,马蹄肾,肾积水,囊肿,髓样海绵肾

镜下特征

- 肾小球袢沿囊样鲍曼囊扩展
- 肾小球肥大,寡巨肾单位病
- 近端和远端肾小管稀少
- 纤维化,肾小管萎缩

主要鉴别诊断

- 成人:*UMOD*、*MUC1* 或 *REN* 突变
- 胎儿和幼儿:其他原因引起的发育不良或囊性疾病
- 确诊需行基因检测

胎儿肾脏大量囊肿

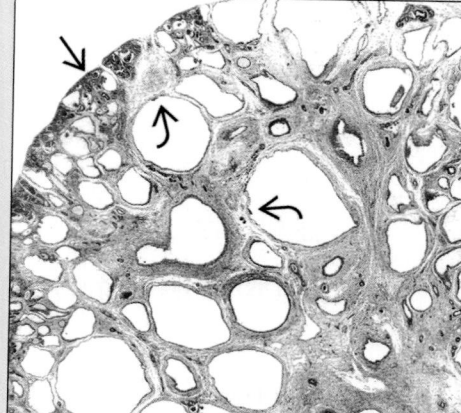

肾小球畸形

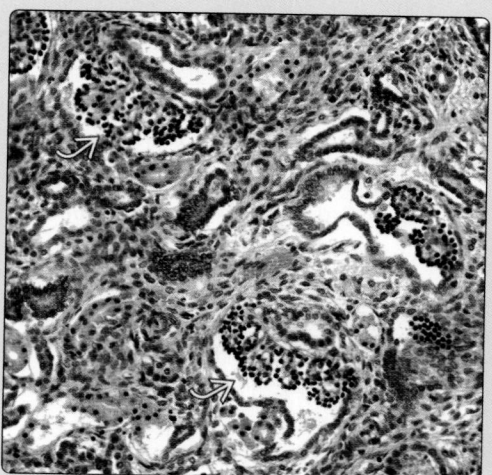

(左)*HNF1B* 突变的胎儿肾脏(23w)显示广泛的囊肿、肾曲小管稀少和髓质发育不良。皮质下区可见肾小球形成 ➘,小部分囊肿内可见肾小球袢 ➚(Courtesy M.C.Gubler, MD.)

(右)*HNF1B* 突变的胎儿肾脏,显示肾小球畸形,肾小球袢沿鲍曼囊扩展或重复 ➚,肾曲小管稀少(Courtesy M.C.Gubler, MD.)

肾活检　肾小球囊肿

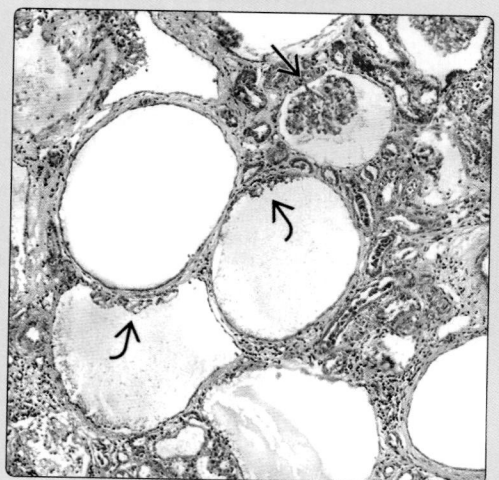

髓质发育不良

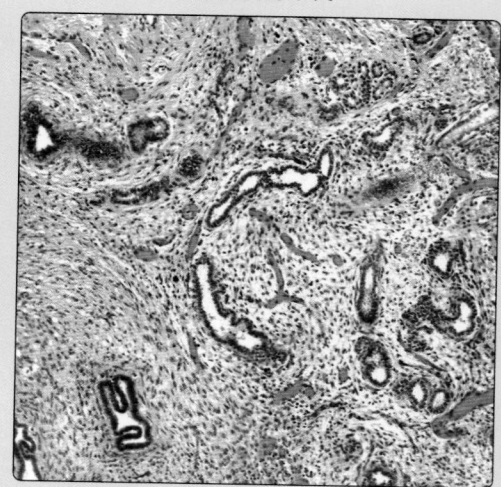

(左)*HNF1B* 突变的3岁儿童,肾脏小且高回声,肾活检显示大量肾小球囊肿,肾小球袢沿鲍曼囊扩展(或重复)➘,亦可见肥大的肾小球 ➚(Courtesy M.C.Gubler, MD.)

(右)这例胎儿肾脏中,由于 *HNF1B* 基因突变,髓质肾小管混乱排列,被未分化的间质基质包绕(Courtesy M.C.Gubler, MD.)

术语

缩写

- 肝细胞核因子 1B（hepatocyte nuclear factor 1B，*HNF1B*）
- *HNF1B* 突变引起的常染色体显性遗传性肾小管间质性肾病（ADTKD-*HNF1B*）
- 青壮年型糖尿病，5 型（maturity-onset diabetes mellitus of young，type 5，MODY-5）

定义

- *HNF1B* 相关肾病包括 ADTKD-*HNF1B*、发育不全的肾小球囊性肾病、单侧多囊性发育不良、发育不全、单侧发育不全、马蹄肾、肾积水或寡巨肾单位病、髓质海绵肾，通常与早发性糖尿病相关（OMIM 137920）

病因学/发病机制

HNF1B 突变

- 常染色体显性遗传伴不完全外显
  - 显性母系遗传提示有表观遗传因素
- 17 号染色体上 *HNF1B* 编码 HNF1β
  - 含同源结构域的转录因子在肾脏、胰腺上皮和肝脏中表达；也表达于中肾管和米勒管
    - 对这些器官的胚胎发育至关重要
    - 与 *UMOD*、*PKHD1*、*PKD2* 和 *FXYD2* 中的 DNA 元素结合
  - *HNF1B* 两侧有重复区域，易发生反复重排
  - 约 50% 为杂合突变编码区/剪接位点
  - 约 50% 为完全或部分缺失
  - 自发突变：约 50% 无家族史
- 极端表型变异性
  - 与小鼠发育时间相关的不同表型的原因

临床特征

流行病学

- 5%~30% 的 CAKUT 与 *HNF1B* 突变有关
- 约 9% 不明原因慢性肾衰竭成人患者有阳性家族史或肾结构异常
  - 0.7% 的患者有慢性肾脏疾病
  - 诊断时平均年龄：24 岁

表现

- 胎儿和幼儿
  - CAKUT
  - 肾脏高回声（约 30% 有 *HNF1B* 突变）
  - 双侧肉眼可见囊肿（60%~80%）
  - 胰腺发育不良，发育不全（75%）
    - 胰岛素依赖型糖尿病（约 45%）
  - 高尿酸血症（约 37%）
  - 低镁血症（约 24%）
  - 输精管缺失；无子宫或双腔子宫
- 成人肾小管间质性肾病
  - 慢性肾衰竭
  - 少量蛋白尿（<1g/d），无血尿

治疗

- 移植后不会复发
  - 受体可发生糖尿病

预后

- 儿童进展缓慢
  - 3%~15% 发展为 ESRD（早发病例<2 岁）

大体特征

特征多样

- 发育不良/发育不全（约 85%）
- 皮质萎缩、纤维化、囊肿
- 孤立肾、马蹄肾、肾积水
- 髓质海绵肾

镜下特征

组织学特征

- 肾小球
  - 肾小球囊肿
    - 肾小球祥沿鲍曼囊扩展
  - 肾小球肥大，寡巨肾单位病
- 肾小管和间质
  - 近端和远端小管稀少
  - 慢性肾小管间质性肾炎
  - 纤维化，肾小管萎缩
  - 髓质发育不良
- 血管：无特殊表现
- 其他镜下表现
  - 囊性发育不良（软骨、平滑肌）
  - 梗阻性尿路病

辅助检查

基因检测

- 明确诊断需要基因检测

鉴别诊断

胎儿和幼儿 CAKUT

- 其他原因导致的肾发育不良或囊性疾病
- MODY 为线索
- 可酷似常染色体显性遗传性多囊性肾病

成人肾小管间质肾病

- *UMOD* 突变
  - 尿调节素在远端小管积聚
- *MUC1* 突变
  - 无肾外疾病
  - 远端小管和集合管扩张
- *REN* 突变
  - 高尿酸血症、贫血

参考文献

1. Izzi C et al: Variable expressivity of HNF1B nephropathy, from renal cysts and diabetes to medullary sponge kidney through tubulo-interstitial kidney disease. Kidney Int Rep. 5(12):2341-50, 2020
2. Lim SH et al: Genotype and phenotype analyses in pediatric patients with HNF1B mutations. J Clin Med. 9(7), 2020
3. Ferrè S et al: New insights into the role of HNF-1β in kidney (patho) physiology. Pediatr Nephrol. 34(8):1325-35, 2019

（刘仙花 译，余英豪 审）

要 点

术语

- 与高尿酸血症相关的肾脏内尿酸沉淀

病因学/发病机制

- 尿酸排泄减少（75%～90%）
- 尿酸产生过多（10%～25%）

临床特征

- 急性尿酸性肾病（UAN）：急性少尿或无尿性肾衰竭
- 慢性 UAN：慢性肾衰竭和高血压

大体特征

- 急性 UAN：髓质和肾乳头的黄色放射状条纹
- 慢性 UAN：髓质黄色斑点，对应于痛风石和微痛风石
- 尿酸结石

镜下特征

- 急性 UAN：双折光性尿酸盐结晶在肾集合管中形成线性条纹，急性肾小管损伤
- 慢性 UAN：髓质异物肉芽肿含有针状尿酸盐结晶或结晶裂隙（＝微痛风石）
- 冰冻组织或酒精固定的组织中见尿酸钠针样双折光晶体
- De Galantha 和 Schultz 染色鉴定组织中的尿酸
- 电镜显示集合管内受损的上皮细胞胞质内成角的晶体

主要鉴别诊断

- 急性肾小管损伤伴有晶体沉积：茚地那韦、阿昔洛韦、磺胺嘧啶、轻链近端肾小管病
- 慢性肉芽肿性肾病：胆固醇性肉芽肿、草酸盐肾病、茚地那韦或阿昔洛韦肾病、结节病

尿酸结石

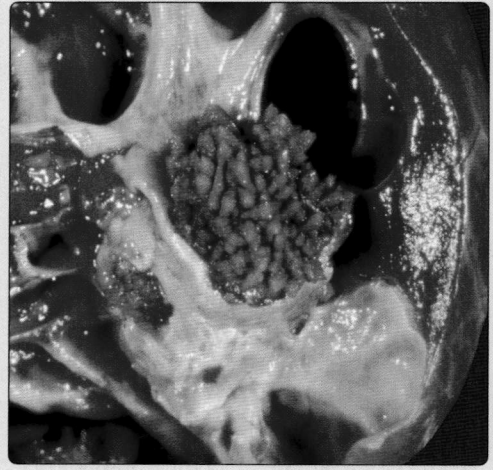

急性尿酸性肾病

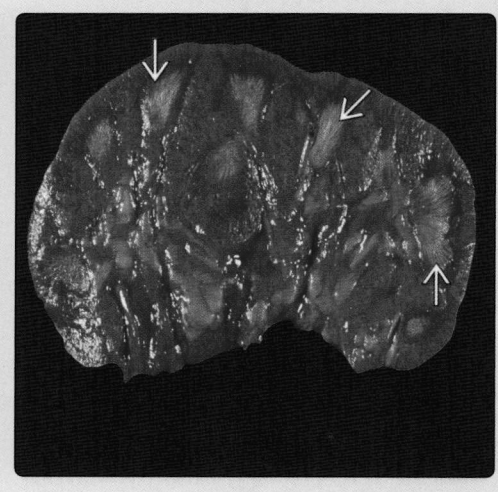

（左）大体照片显示肾盂中见一表面粗糙的棕色结石，肾小管明显扩张，锥体消失和肾实质变薄（Courtesy V.Nickeleit, MD.）

（右）急性尿酸性肾病的肾脏大体照片，髓质中可见清晰的黄色条纹 ➡，伴皮髓质结合部充血（Courtesy V.Nickeleit, MD.）

髓质肾小管尿酸盐结晶

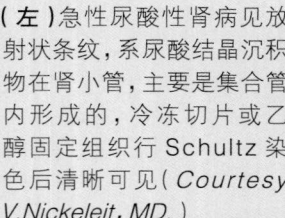

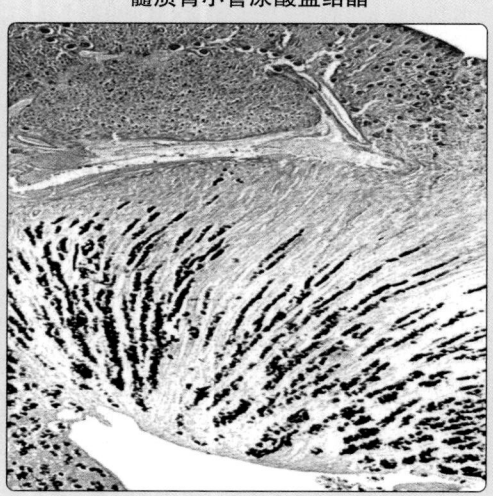

尿酸组化染色

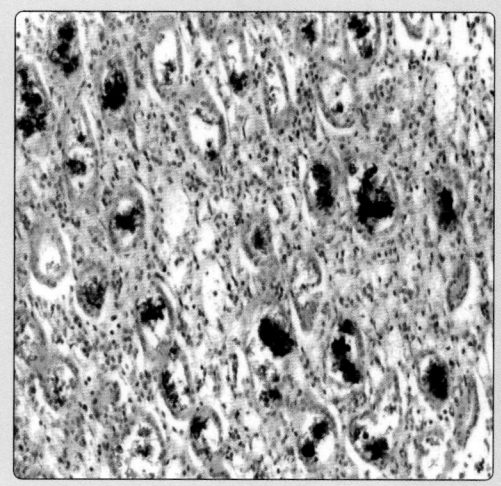

（左）急性尿酸性肾病见放射状条纹，系尿酸结晶沉积物在肾小管，主要是集合管内形成的，冷冻切片或乙醇固定组织行 Schultz 染色后清晰可见（Courtesy V.Nickeleit, MD.）

（右）急性尿酸性肾病尿酸染色显示肾小管内广泛成角的结晶沉积，伴肾小管损伤和小管间质炎症（Courtesy V.Nickeleit, MD.）

术语

缩写

- 尿酸性肾病（uric acid nephropathy，UAN）

同义词

- 尿酸盐肾病，痛风性肾病，痛风肾病

定义

- 与高尿酸血症或高尿酸尿症相关的肾内尿酸沉积

病因学/发病机制

正常代谢

- 尿酸是嘌呤代谢的最终降解产物
  - 所有细胞尤其是肝细胞中产生
  - 来源于内源性腺嘌呤和鸟嘌呤核苷酸及饮食中
- 尿酸盐被过滤、重吸收、分泌，并在近端小管分泌后重吸收
- 10% 过滤负荷从尿液中排出

高尿酸血症

- 定义为血浆尿酸水平 >1.2mmol/L
  - 排泄减少（75%～90%）；产生过多（10%～25%）
- 肾小管分泌减少/重吸收增多
  - 特发性
  - 药物：噻嗪类利尿剂，环孢素 A，低剂量水杨酸盐
  - 慢性重金属中毒：铅（铅中毒性痛风），铍
  - 代谢性酮症酸中毒，乳酸性酸中毒，脱水，Bartter 综合征，慢性肾衰竭
  - 内分泌：甲状腺功能低下，甲状旁腺功能亢进
  - 其他：镰状细胞贫血，唐氏综合征，结节病，子痫
- 产生过多/释放过多
  - 特发性（60%）
  - 大量的组织破坏
    - 血液性疾病：白血病，淋巴瘤，骨髓瘤，红细胞增多症
    - 肿瘤溶解综合征：采用细胞毒药物或放射治疗白血病，淋巴瘤，骨髓瘤和实体瘤
    - 挤压伤，横纹肌溶解，癫痫发作（长时间、严重）
  - 遗传性酶缺乏症
    - X 连锁：完全性次黄嘌呤鸟嘌呤磷酸核糖基转移酶缺乏症（Lesch-Nyhan 综合征）或部分性
    - 常染色体隐性遗传：1 型糖原贮积病中的 6- 葡糖磷酸酶缺乏症

高尿酸血症和肾病

- 组织沉积物为单水尿酸钠或尿酸铵（罕见）
  - 偏振光显微镜下呈双折光性
- 肾脏通过三个途径受累
  - 肾小管内尿酸沉积：急性 UAN
  - 间质沉积：慢性 UAN

- 结石症：尿酸或混合性尿酸和草酸钙结石
- 严重高尿酸血症（血浆水平 3.3～8.3mmol/L）
  - 超出尿液溶解能力导致沉积
  - 酸性尿液和高尿磷酸钙复合而成
  - 常伴有急性 UAN
- 急性 UAN 的肾脏损伤至少存在四种潜在的作用机制
  - 肾内肾小管阻塞：集合管腔内尿酸结晶沉积
  - 对肾小管上皮的直接毒性：溶酶体成分的释放导致上皮损伤
  - 间接的肾小管上皮损伤：趋化因子的释放并继发炎症
  - 血管收缩，自动调节受损及肾脏缺血
- 慢性 UAN 的肾损伤
  - 小鼠模型提示高尿酸血症伴结晶尿对慢性肾脏疾病的发展至关重要
  - 晶体沉积物刺激 M1 巨噬细胞反应伴肉芽肿形成和间质纤维化

临床特征

表现

- 急性 UAN
  - 急性少尿或无尿性肾衰竭
  - 严重高尿酸血症（>12.5mmol/L）
  - 尿液分析显示双折光性尿酸结晶
  - 常发生于肿瘤溶解综合征或挤压伤
  - 肾结石侧腹痛
- 慢性 UAN（典型的痛风性肾病）
  - 多见于痛风、慢性高尿酸血症和高血压患者
  - 慢性肾衰竭由单纯性慢性 UAN 引起较少见（一研究报道为 1.5%）
- 尿酸结石
  - 可发生于急性 UAN
  - 存在于 15%～20% 痛风患者
    - 与高尿酸血症、低尿液 pH 和低尿酸排泄量有关
    - 慢性阻塞性肾盂肾炎可导致慢性肾衰竭

治疗

- 急性 UAN：预防是治疗的主要途径
  - 扩容，利尿剂
  - 别嘌呤醇，重组尿酸氧化酶
  - 血液透析去除尿酸负荷
- 慢性 UAN
  - 水合作用
  - 排尿酸药物：丙磺舒，亚磺酰吡嗪
- 降低血尿酸对 CKD 进展无效或效果甚微

预后

- 急性 UAN
  - 及早治疗很可能逆转急性肾衰竭，并完全康复
- 慢性 UAN
  - 未经治疗：40% 进展为慢性肾衰竭，10% 进展为尿毒症

- 痛风性肾病很少采用排尿酸疗法
- <1% 的终末期肾病与慢性 UAN 有关

大体特征

大体检查

- 急性 UAN：髓质黄色条纹汇聚于乳头上
- 慢性 UAN：与痛风石相对应的髓质黄色斑点
- 慢性肾疾病导致肾脏重量减轻、皮质变薄及表面呈颗粒状
- 尿酸结石
  - 黄褐色、坚硬、表面粗糙或光滑的多发小结石（≤2cm）
  - 肾盂或输尿管扩张
  - 6%～25% 的慢性 UAN 有肾盂肾炎表现

镜下特征

组织学特征

- 急性 UAN
  - 管腔内成簇的双折光性尿酸盐结晶在集合管形成线性条纹
  - 急性肾小管损伤；轻度间质炎症
  - 小管破裂伴尿调节蛋白释出
  - 肾小球病变通常不明显，分叶状肾小球病罕见
  - 乙醇固定的冷冻组织中可见针样单钠尿酸双折光结晶
  - De Galantha 和 Schultz 染色可识别组织中的尿酸
  - 电镜显示集合管内受损的上皮细胞胞质内成角的结晶
- 慢性 UAN
  - 痛风石是由双折光性针状尿酸钠结晶或裂隙样结晶组成的肉芽肿
    - 合体样巨细胞，上皮样巨噬细胞，淋巴细胞，嗜酸性粒细胞
    - 肾小管内或间质中
    - 主要在髓质：皮质痛风石不常见
  - 不同程度的间质纤维化和肾小管萎缩
  - 肾小球改变包括系膜硬化和毛细血管双轨征
  - 如果有结石，肾盂肾炎可能较明显

鉴别诊断

急性肾小管损伤伴晶体沉积

- 根据临床用药和光谱分析可与其他晶体沉积物区分开
- 药物：抗病毒药和抗生素
  - 茚地那韦和阿昔洛韦
    - 急性肾小管损伤、间质炎症和肉芽肿
    - 皮质和髓质集合管晶体
  - 磺胺嘧啶
    - 集合管内晶体由分泌蛋白和细胞碎屑混合而成
    - 急性肾小管间质性肾炎，嗜酸性粒细胞，肉芽肿
- 轻链近端肾小管病（Fanconi 综合征）

- 近端小管上皮细胞质内针状晶体或裂隙样晶体（κ>λ）

慢性肾病伴肉芽肿

- 胆固醇性肉芽肿：与肾病综合征相关
- 草酸盐肾病：偏振光显微镜下见特征性双折光晶体
- 茚地那韦或阿昔洛韦肾病
  - 针状双折光性晶体伴肉芽肿和纤维化
  - 硫酸茚地那韦结石症
- 结节病
  - 非干酪样"致密"肉芽肿 ± 巨细胞胞质内 Schaumann 体（砂砾状磷酸钙）或星形小体（嗜酸性星状包涵体）

诊断要点

临床相关病理特征

- 急性 UAN
  - 髓质集合管管腔内见尿酸结晶呈线状沉积
  - 急性肾小管损伤伴间质炎症
  - 与之相关的急性肾衰竭
    - 毒性肾小管损伤
    - 肾小管阻塞
    - 肾小管间质炎症
    - 高尿酸血症相关继发性缺血
- 慢性 UAN
  - 髓质肾小管间质微痛风石
  - 间质纤维化、肾小管萎缩和肾小球硬化
  - 肾小球系膜硬化和双轨征

病理要点解读

- 急性 UAN：大量尿酸在管腔内沉积伴肾小管损伤、扩张和炎症反应
- 慢性 UAN：局限于髓质的非干酪样肉芽肿伴放射状针样晶体形成
  - 常伴有间质纤维化、肾小管萎缩和血管硬化
- De Galantha 或 Schultz 染色可识别乙醇固定标本或冷冻切片中的尿酸沉积物

参考文献

1. Piani F et al: Does gouty nephropathy exist, and is it more common than we think? Kidney Int. 99(1):31-3, 2021
2. Chen Q et al: Effect of urate-lowering therapy on cardiovascular and kidney outcomes: a systematic review and meta-analysis. Clin J Am Soc Nephrol. 15(11):1576-86, 2020
3. Doria A et al: Serum urate lowering with allopurinol and kidney function in type 1 diabetes. N Engl J Med. 382(26):2493-503, 2020
4. Keenan RT: The biology of urate. Semin Arthritis Rheum. 50(3S):S2-10, 2020
5. Sellmayr M et al: Only hyperuricemia with crystalluria, but not asymptomatic hyperuricemia, drives progression of chronic kidney disease. J Am Soc Nephrol. 31(12):2773-92, 2020
6. Lu J et al: Knockout of the urate oxidase gene provides a stable mouse model of hyperuricemia associated with metabolic disorders. Kidney Int. 93(1):69-80, 2018
7. Nakayama A et al: GWAS of clinically defined gout and subtypes identifies multiple susceptibility loci that include urate transporter genes. Ann Rheum Dis. 76(5):869-77, 2017

遗传性晶体沉积性疾病

细针活检标本 尿酸结晶

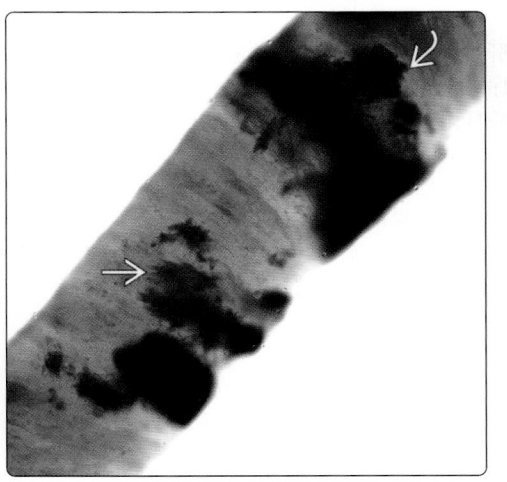

多发性髓质痛风石

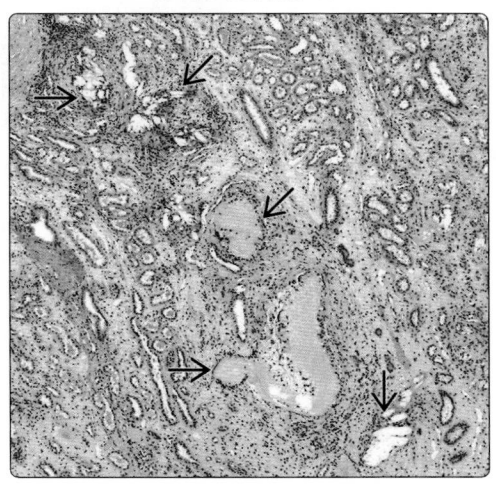

(左)即便尿酸结晶是无色的,肾脏中的尿酸沉积物也会呈红-橙-棕色,这是因为尿色素(如尿绯质)结合到基质中的缘故。解剖显微镜下可见成角➦及针状外观➥

(右)肾脏标本髓质中见多个明显的痛风石,伴或不伴结晶裂隙➥。周围髓质见间质纤维化,单个核细胞炎症及肾小管缺失

髓质痛风石

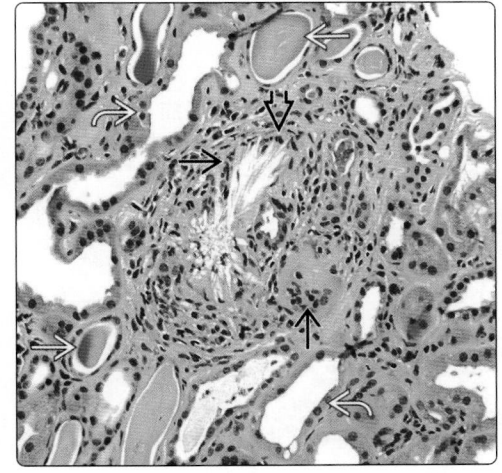

痛风石

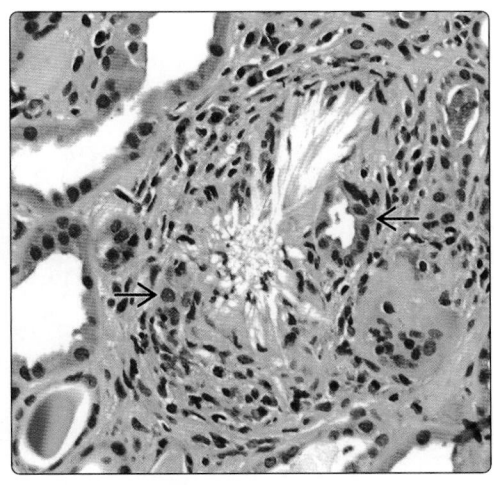

(左)髓质间质中散在微痛风石系由巨噬细胞和异物巨细胞➥聚集而成,其中一些含有针状裂隙➥,伴淋巴细胞、浆细胞和嗜酸性粒细胞浸润。周围小管上皮呈扁平状➥,并见管型➥

(右)高倍镜显示肉芽肿内见放射状针状裂隙、巨细胞、单核细胞和嗜酸性粒细胞浸润,以及萎缩状肾小管➥

髓质痛风石中的晶体裂隙

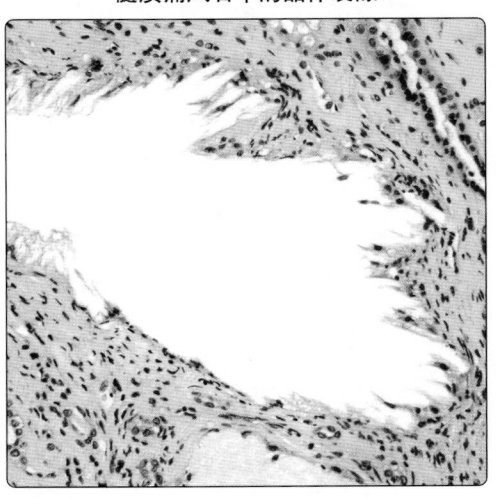

肾小管和间质中的胆固醇裂隙

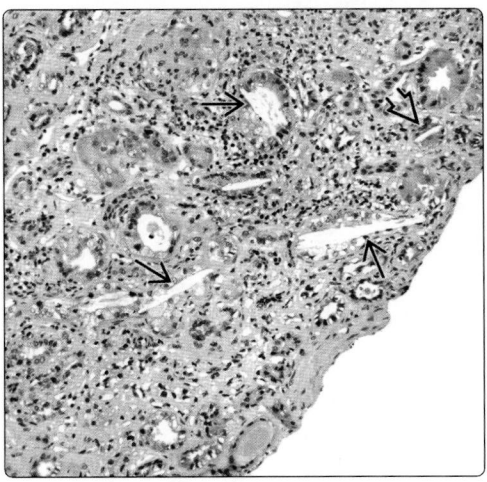

(左)图示髓质微痛风石中裂隙样空隙系尿酸盐结晶在甲醛溶液固定过程中溶解残留的,周围髓质显示纤维化和轻度单个核细胞炎症

(右)肾小管➥和肾间质➥中见许多胆固醇裂隙,间质的结晶位于巨噬细胞中,并可形成肉芽肿,易被误认为为痛风石。这些胆固醇沉积物与肾病综合征相关

(王丽 译,余英豪 审)

要 点

术语

- 由催化乙醛酸分解代谢的酶基因突变引起的疾病，表现为肾脏和系统性草酸钙沉积和尿石症

病因学/发病机制

- 编码基因的常染色体隐性遗传突变
  - 丙氨酸乙醛酸氨基转移酶（*AGXT*）：80%
  - 乙醛酸还原酶（*GRHPR*）：约10%
  - 4-羟-2-酮戊二酸醛缩酶（*HOGA1*）：约10%

临床特征

- PH1（*AGXT*）：尿石症，高草酸尿症（>100mg/d），尿中乙醇酸水平升高，常发生肾衰竭
- PH2（*GRHPR*）：尿石症，高草酸尿症，尿L-甘油酸增加，肾衰竭发生率20%
- PH3（*HOGA1*）：儿童早期尿路结石，罕见肾衰竭

- 通过测定肝组织中酶的活性进行诊断
  - 基因测序可识别特定突变
- 产甲酸草酸杆菌

大体特征

- >95%的结石为单水草酸钙（维勒石）
- 肾脏皱缩、瘢痕化，切面砂砾感
- 肾盂肾盏系统扩张伴晶体样结石物质

镜下特征

- 肾小管间质见广泛的结晶沉积伴巨细胞反应及纤维化
- 动脉壁见草酸盐沉积（具有特征性，但不常见）

主要鉴别诊断

- 继发性高草酸尿症
- 2,8-二羟腺嘌呤尿症

1型原发性高草酸尿症

原发性高草酸尿症

（左）4个月男婴，1型原发性高草酸尿症，部分偏振光显示皮质中大量非均质性草酸钙结晶，这些结晶主要位于巨细胞中 ➡️，伴有间质炎症及纤维化

（右）淡黄色折光性草酸钙结晶主要位于肾皮质巨细胞中 ➡️，呈束状和菊形团样排列，可见肾间质炎症及肾小管萎缩

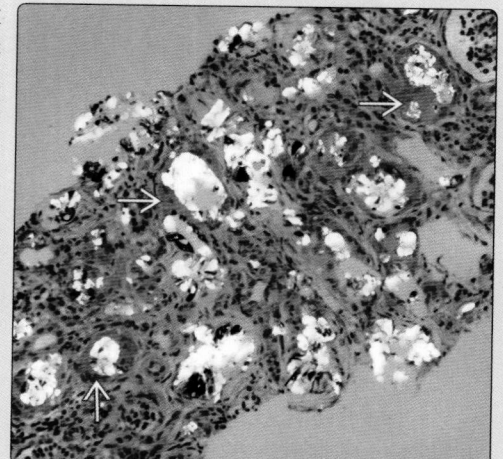
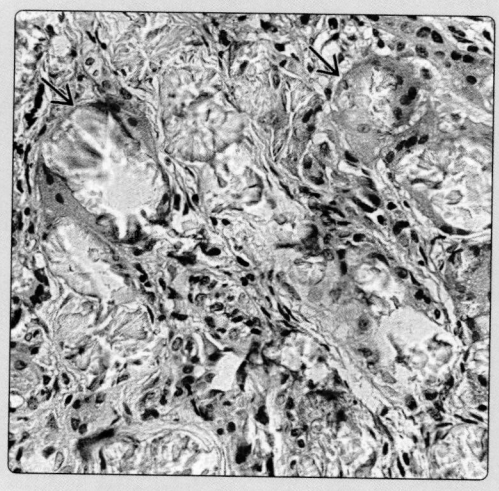

晶体沉积伴肾小管破坏

间质草酸钙沉积

（左）间质中的结晶物 ➡️ 附着于肾小管基底膜，PAS染色显示基底膜断裂 ➡️、碎片形成 ➡️，周围肾间质炎症

（右）间质草酸钙沉积于巨细胞中 ➡️，伴单个核细胞炎症、间质纤维化和小管萎缩。这个肾小球虽未成熟，但没有结晶沉积 ➡️

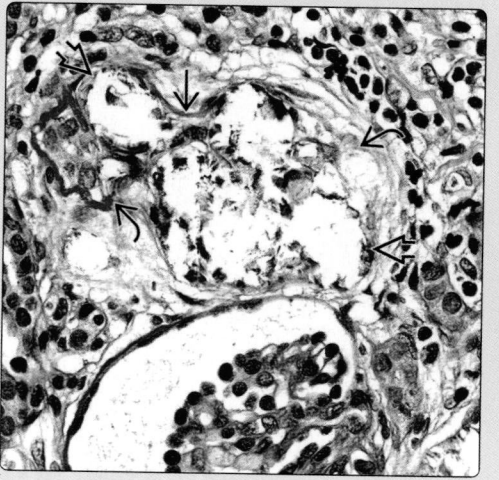
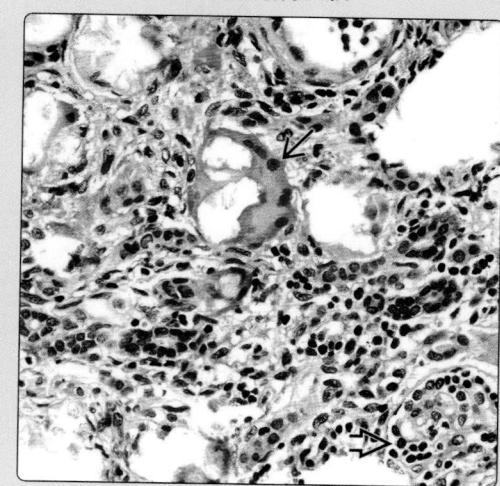

术语

缩写

- 原发性高草酸尿症(primary hyperoxaluria, PH)
  - 1型(PH1),2型(PH2),3型(PH3)

定义

- 影响催化乙醛酸分解的酶发生基因突变导致草酸盐过量产生
  - 高草酸尿症和结石形成
  - 肾脏及系统性草酸钙沉积

病因学/发病机制

肝细胞酶的遗传性疾病

- 常染色体隐性遗传性突变
  - PH1(80%): *AGXT* 基因
    - 位于染色体2q37.3
    - 将过氧化物酶中的乙醛酸转化为甘氨酸
  - PH2(约10%): *GRHPR* 基因
    - 位于染色体9q11(*GRHPR*)
    - GR将胞质中的乙醛酸转化为乙醇酸
  - PH3(约10%): *HOGA1* 基因
    - 位于染色体10q24.2(*HOGA1*)
    - 将线粒体中4-羟-2-氧代戊二酸转化为乙醛酸和丙酮酸
- 多基因突变(迄今为止,*AGXT* 178个,*GRHPR* 28个,*HOGA1* 19个)
  - 引起不同的临床表现
- 功能丧失导致产生过多的乙醛酸
  - 通过乳酸脱氢酶转化为草酸
- 高草酸血症导致草酸钙在组织中沉积(草酸盐沉积症)
- 尿排泄过多易导致肾脏草酸盐沉积和结石
  - 结石由>95%的单水草酸钙(维勒石)组成

临床特征

表现

- PH1:尿石症、肾钙盐沉着症和肾衰竭始于儿童期
  - 显著高草酸尿(>100mg/d,正常为20~55mg/d),尿乙醇酸增高
- PH2:尿石症、显著高草酸尿、尿L-甘油酸增高、轻度肾功能不全
- PH3:幼儿期复发性尿石症
  - 6岁后缓解;终末期肾衰竭罕见
- 肾脏草酸盐沉积导致肾衰竭及复合性系统性草酸盐沉积症
  - 系统性草酸盐沉积症:视网膜病变、神经病变、骨关节病变、心肌病变和骨髓沉积伴全血细胞减少
- 通过测定肝组织中的酶活性进行诊断
  - 基因测序可识别特定突变

治疗

- 水化、吡多辛(维生素 B_6)、吡多胺、柠檬酸盐
- 肝肾联合移植治疗 PH1
  - 肾移植若不联合肝移植病情可能会复发

- 部分 PH1 患者对吡哆醇治疗有反应,可单独进行肾移植
- 草酸杆菌益生菌
- RNA 干扰疗法(鲁马西兰,研究药物)能降低 PH1 中乙醇酸氧化酶的活性和草酸转化

预后

- 在一个系列中,40岁的 PH1 患者中有64%出现终末期肾衰竭(ESRF)
  - 40岁时有35%的 PH2 患者进展为 ESRF
  - 40岁时3%的 PH3 患者出现 ESRF

大体特征

结石

- 圆形,白色或淡黄色,表面光滑
  - 超微结构:50μm 厚的板层结构聚集形成类似羊毛球的圆形结构

肾脏

- 肾脏皱缩、瘢痕化,切面砂砾感
- 肾盂肾盏系统扩张伴晶体样结石物质

镜下特征

组织学特征

- 早期:肾小管内黄色、双折光性草酸钙结晶沉积,呈菊形团样和束状
- 晚期:皮质和髓质肾小管广泛晶体沉积
  - 肾小管上皮损伤和坏死
  - 肾小管破裂伴晶体析出和巨细胞反应
  - 肾小管间质炎症和纤维化
- 动脉透壁性草酸盐沉积(特征性但不常见)
- 肾小球无结晶沉积,但晚期疾病可见节段性或球性硬化

鉴别诊断

继发性高草酸尿症

- 过量摄入:如乙二醇毒性
- 肠内吸收过多:如炎症性肠病,回肠切除或胃旁路术
- 其他原因引起的慢性肾功能不全发生的草酸盐沉积症

2,8-二羟基腺嘌呤尿症

- 晶体呈褐色

参考文献

1. Cornell LD et al: Posttransplant recurrence of calcium oxalate crystals in patients with primary hyperoxaluria: incidence, risk factors, and effect on renal allograft function. Am J Transplant. 22(1):85-95, 2022
2. Shee K et al: Perspectives in primary hyperoxaluria - historical, current and future clinical interventions. Nat Rev Urol. 19(3):137-46, 2022
3. Singh P et al: Clinical characterization of primary hyperoxaluria type 3 in comparison with types 1 and 2. Nephrol Dial Transplant. 37(5):869-75, 2022
4. Hopp K et al: Phenotype-genotype correlations and estimated carrier frequencies of primary hyperoxaluria. J Am Soc Nephrol. 26(10):2559-70, 2015
5. Rumsby G et al: Primary hyperoxaluria. N Engl J Med. 369(22):2163, 2013

(王丽 译,余英豪 审)

遗传性晶体沉积性疾病

要　点

术语

- 由腺嘌呤磷酸核糖基转移酶（APRT）基因遗传缺陷引起的常染色体隐性遗传性疾病

临床特征

- 年龄范围广，临床表现多样
  - 反复发作性肾结石
  - 进行性慢性肾疾病
  - 反复性急性肾损伤
  - 肾移植受者出现不明的移植物功能障碍
- 诊断：血红细胞裂解物 APRT 酶活性缺失或致病性 *APRT* 基因突变
- 治疗：别嘌呤醇或非布索坦疗法阻止 2,8-二羟基腺嘌呤尿症（DHA）形成
  - 如果在肾衰竭发生前就开始治疗，则预后良好

影像学

- 透光性结石

镜下特征

- 偏振光下呈双折光性的小管内晶体
  - HE 染色切片上可见红棕色结晶
- 肾小管上皮细胞内见极细的晶体沉积
- 肾小管管腔、肾小管上皮细胞胞质和间质中见大量 2,8-DHA 晶体
- 晶体可显示异物巨细胞反应

主要鉴别诊断

- 草酸盐晶体 / 草酸盐肾病
- HE 切片上甲氨蝶呤和三氨苯蝶啶晶体呈棕色，并有强双折射性

诊断要点

- 红褐色是 2,8-DHA 晶体与草酸盐的区别

（左）2,8-DHA 晶体在 HE 染色上呈棕褐色➡，在偏振光下呈双折光性，可误认为是草酸钙结晶
（右）在部分偏振光下 2,8-DHA 晶体呈强双折光性➡，使大量最初并不明显的小晶体变得易于识别➡

2,8-DHA 晶体

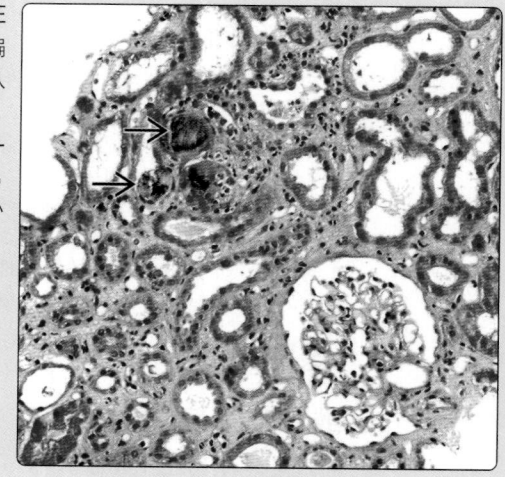

双折光的 2,8-DHA 晶体

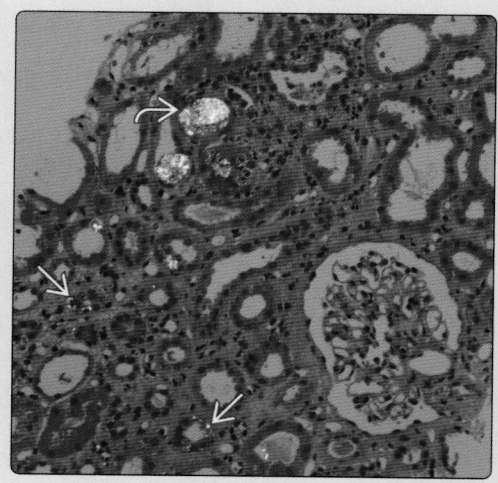

（左）光镜下 2,8-DHA 晶体呈强双折光，肾小管内的这些晶体除了呈棕色外➡类似于草酸钙。此外，2,8-DHA 晶体通常比较小，存在于小管上皮细胞胞质内➡
（右）电镜下可见肾小管内晶体，表现为上皮细胞内以及游离于管腔内的放射状针样晶体➡

2,8-DHA 晶体

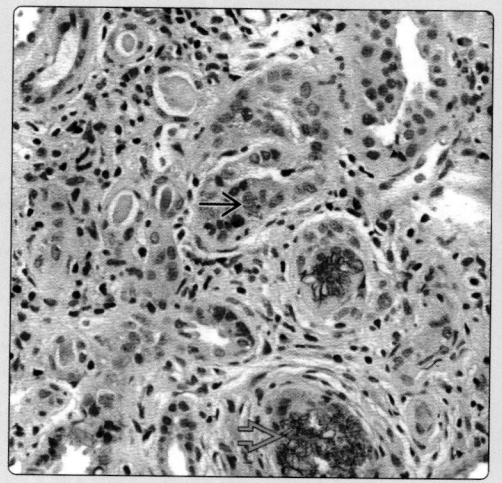

电镜 2,8-DHA 晶体

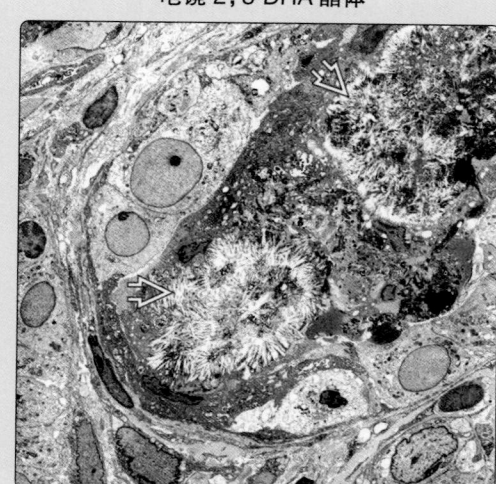

术语

缩写

- 2,8-二羟基腺嘌呤尿症(2,8-dihydroxyadeninuria, DHA)

定义

- 由腺嘌呤磷酸核糖基转移酶(APRT)基因遗传缺陷引起的常染色体隐性遗传性疾病

病因学/发病机制

遗传学基础

- 常染色体隐性遗传, APRT 基因位于 16q24
  - 已鉴定>60 种致病性亚型
  - 错义、无义、插入或缺失突变
  - 纯合或复合杂合突变可致病

代谢通路

- APRT 是嘌呤补救酶, 可将腺嘌呤转化为 5'-AMP
- 在疾病状态下, APRT 活性缺乏阻碍了腺嘌呤的再循环; 取而代之, 腺嘌呤被黄嘌呤脱氢酶(XDH)分解为 2,8-DHA
- 2,8-DHA 很难溶于水(和尿液), 在很大的 pH 范围内形成晶体
- 增多的 2,8-DHA 导致结石和/或肾小管内晶体形成

临床特征

流行病学

- 发病率
  - 估计 APRT 位点杂合率为 0.4%~1.2%
  - 通过计算纯合子确诊的病例少于预期
    - 可能由于缺乏症状、认知或误诊
    - 与美国比较, 日本、法国和爱尔兰发现的病例比例较高

表现

- 年龄范围广, 临床表现多样
  - 成人(>30 岁)慢性肾脏疾病
  - 儿童中位确诊年龄: 3 岁
- 复发性肾结石(50%~90%)
  - 2.8-DHA 结石与尿酸结石相似具有透光性
    - 可被误诊为尿酸结石
- 进行性慢性肾脏疾病(30%~40%)
- 急性肾损伤(18%~30%), 可呈复发性
- 肾移植受者移植物功能不全(15%)
  - 在肾移植后, 当疾病复发时常常会诊断出 APRT 缺陷
- APRT 缺陷尚无已知的肾外表现

实验室检查

- 尿液镜检可检出 2,8-DHA 晶体
  - 仅凭尿液镜检所见不足以诊断为 APRT 缺陷
- 致病性 APRT 基因突变
- 超高效液相色谱: 串联质谱法测定尿液 2,8-DHA
- 结石分析
  - 标准红外光谱技术有高达 50% 的假阳性率

治疗

- 药物
  - 黄嘌呤氧化还原酶(XOR)抑制剂(别嘌呤醇)
  - 不能耐受别嘌呤醇的患者可使用非布司他(非嘌呤 XOR 抑制剂)
    - 也可能比别嘌呤醇更有效
- 低嘌呤饮食, 充足的液体摄入
- 肾移植
  - 如果疾病没有被发现和治疗会反复
  - 移植前需使用 XOR 抑制剂

预后

- 若在进展为肾衰竭之前开始别嘌呤醇治疗, 则预后良好
- 诊断过晚肾脏预后差; 终末期肾病(ESRD)患病率高
  - ESRD 是约 15% 成人病例的首发特征

镜下特征

组织学特征

- 肾小管管腔、肾小管上皮细胞胞质及肾间质中见大量的 2,8-DHA 晶体
  - 肾小管上皮细胞内见非常纤细的沉积物
  - 大部分晶体位于肾皮质
    - 针状、杆状或菱形晶体
    - 排列从单个晶体到小聚合体到大聚合体不等
      - HE 和 PAS 染色呈棕褐色
      - 三色染色呈浅蓝色; 银染呈黑色
      - 偏振光下呈双折光性
- 间质纤维化和肾小管萎缩
- 轻度至中度间质炎症
  - 晶体伴异物巨细胞反应
  - 淋巴细胞和单核细胞
    - 无明显嗜酸性粒细胞浸润

鉴别诊断

草酸盐结晶/草酸盐肾病

- 草酸钙晶体为无色的

药物晶体

- 甲氨蝶呤和三氨苯晶体在 HE 上呈棕色, 并且有强双折光性

参考文献

1. Perazella MA et al: The crystalline nephropathies. Kidney Int Rep. 6(12):2942-57, 2021
2. Runolfsdottir HL et al: Allele frequency of variants reported to cause adenine phosphoribosyltransferase deficiency. Eur J Hum Genet. 29(7):1061-70, 2021
3. Klinkhammer BM et al: Cellular and molecular mechanisms of kidney injury in 2,8-dihydroxyadenine nephropathy. J Am Soc Nephrol. 31(4):799-816, 2020
4. Runolfsdottir HL et al: Kidney transplant outcomes in patients with adenine phosphoribosyltransferase deficiency. Transplantation. 104(10):2120-8, 2020
5. Runolfsdottir HL et al: Long-term renal outcomes of APRT deficiency presenting in childhood. Pediatr Nephrol. 34(3):435-42, 2019
6. Nasr SH et al: Crystalline nephropathy due to 2,8-dihydroxyadeninuria: an under-recognized cause of irreversible renal failure. Nephrol Dial Transplant. 25(6):1909-15, 2010

(王丽 译, 余英豪 审)

要 点

术语

- 继发于 *CTNS* 基因突变的常染色体隐性遗传性溶酶体贮积病,导致溶酶体内胱氨酸累积和多器官损害

病因学 / 发病机制

- *CTNS* 基因突变
- 75% 的欧洲患者为 57kb 缺失的纯合子

临床特征

- 分三型
  - 婴儿型表现为 Fanconi 综合征
    - 10 岁前进展为 ESRD
  - 青少年型缓慢进展
    - 表现为蛋白尿
  - 成人型表现为眼部疾病
- 外周血中性粒细胞中＞1nmol 胱氨酸/mg 蛋白
- 采用半胱氨酸治疗

- 肾移植可延长青少年型患者寿命

镜下特征

- 足细胞和肾小管上皮细胞多核化
- 无小管性肾小球
- 近端肾小管天鹅颈样畸形,无小管性肾小球
- 冷冻切片上可见极化胱氨酸晶体,常规制片晶体溶解
- 电镜:细胞内间隙(呈针状、片状、六角形),为晶体所在处
  - 主要位于间质巨噬细胞内

辅助检查

- 细胞内白细胞胱氨酸水平

主要鉴别诊断

- 草酸沉积症
- 胱氨酸尿症

诊断要点

- 多核足细胞为病理特征

多核足细胞

胱氨酸结晶

(左)即使在没有 Fanconi 综合征表现的情况下,多核足细胞 ➡ 也是胱氨酸病的特征。发病机制可能涉及异常足细胞分裂,而无胞质分裂

(右)胱氨酸晶体为水溶性,可溶解于甲醛溶液固定液。冷冻切片偏振光下最易见到菱形或多形性晶体(*Courtesy J.Bernstein, MD.*)

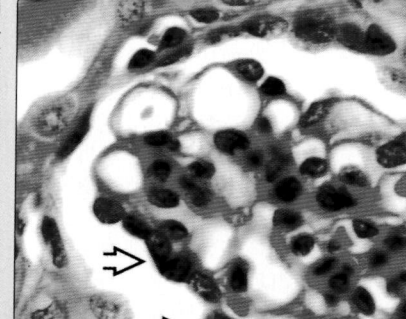
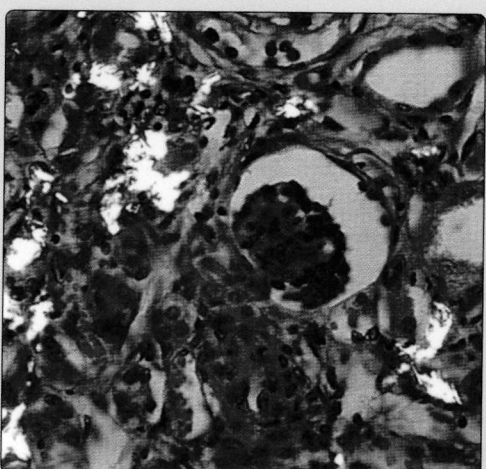

胱氨酸结晶

多核性肾小管上皮细胞

(左)间质巨噬细胞中的针状无色结晶 ➡ 是胱氨酸病的特征,切片为甲苯胺蓝染色 (*Courtesy G.Spear, MD.*)

(右)即使缺乏胱氨酸晶体,肾小管上皮细胞也可显示巨细胞转化 ➡

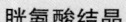
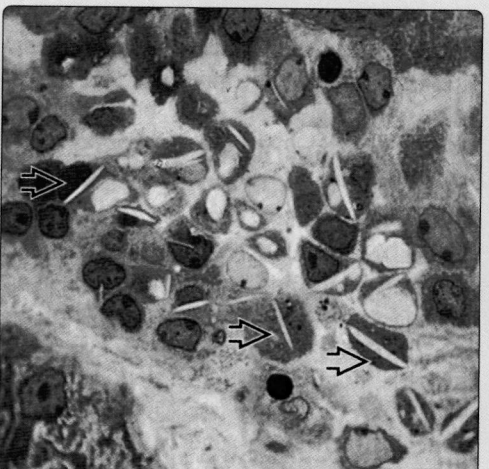
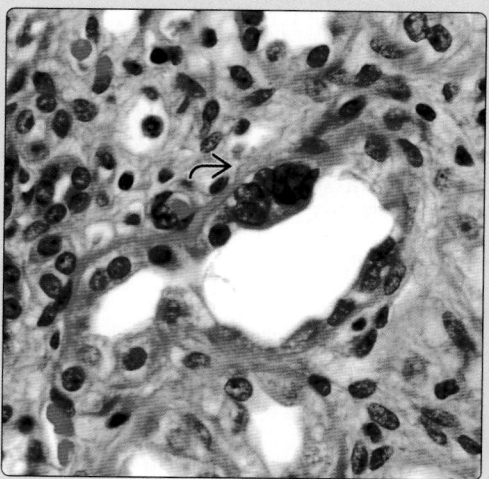

术语

定义

- 因 *CTNS* 基因突变引起的常染色体隐性遗传性溶酶体贮积病，导致多器官溶酶体内胱氨酸累积

病因学/发病机制

遗传学

- *CTNS* 基因突变
  - *CTNS* 编码胱氨酸蛋白（溶酶体跨膜胱氨酸转运蛋白）
  - 位于染色体 17p13
  - 报道了 >100 个突变
  - 三型：婴儿型、青少年型和成人型
    - 75% 的欧洲患者为 57kb 缺失的纯合子，其作用是清除蛋白表达
  - 青少年型和成人型
    - 影响跨膜环或 N 端的点突变或错义突变

病理生理学

- 胱氨酸转运缺陷并累积于溶酶体中
- 胱氨酸诱导近端小管细胞损伤导致 Fanconi 综合征
  - 损伤不一定是由于结晶堆积
- 胱氨酸化的近端小管内线粒体含有的 ATP 及谷胱甘肽下降，自噬缺陷和细胞凋亡增加
- 多核足细胞可能反映了新认识的足细胞死亡形式，称为有丝分裂灾难

临床特征

流行病学

- 发病率
  - （1～2）/（100 000～200 000）
  - 婴儿型最常见（95%）
  - 青少年型和成人型（5%）
- 年龄
  - 婴儿型：6～12 月龄出现症状
  - 青少年型：3～19 岁出现症状
  - 成人型：称为非肾病型胱氨酸病，主要出现眼部表现

表现

- Fanconi 综合征，婴儿型最常见的症状
  - 多饮、多食、电解质紊乱、脱水、佝偻病、生长受限
  - 并非总是存在于青少年型和成人型中，趋于缓慢进展
- 肾病型胱氨酸病是遗传性肾脏 Fanconi 综合征最常见的病因
- 角膜沉积物（仅成人型）引起畏光症，视网膜病变（导致失明），肺功能障碍；21～40 岁；男性性功能减退，精子减少症，骨疾病，肌病，甲状腺功能减退

实验室检查

- 血多形核白细胞胱氨酸水平
  - 纯合子：>1nmol 胱氨酸/mg 蛋白（正常值：0.04～0.16）
- *CTNS* 基因的遗传学检测

治疗

- 半胱氨酸，氨基硫醇

- 可减慢病情进展，Fanconi 综合征可持续存在
- 肾移植
- 干细胞和基因治疗在不断发展

预后

- 婴儿型
  - 未经治疗病例进展为 ESRD 中位时间约 10 年；5 岁前应用半胱氨酸病例进展为 ESRD 的中位时间为 20 年
- 青少年型
  - 可进展为 ESRD，但在较晚年龄（12～28 岁）
- 成人型胱氨酸病的并发症包括肌病、糖尿病、甲状腺功能减退和神经系统功能障碍

镜下特征

组织学特征

- 肾小球
  - 足细胞多核化
  - 局灶节段性肾小球硬化症，通常见于青少年型
  - 内皮细胞和足细胞内胱氨酸结晶
  - 无小管性肾小球突出
- 肾小管
  - 胱氨酸结晶沉积
    - 偏振性、六角形、菱形或多形性
    - 水溶性，冷冻切片偏振光观察最易见
  - 近端小管天鹅颈样畸形
    - 6 个月龄后早期近端小管缩短、萎缩
  - 上皮细胞多核化
- 肾间质：在同种异体移植物中，浸润的巨噬细胞含有六角形晶体

鉴别诊断

草酸沉积症

- 常规切片可见偏振性晶体

胱氨酸尿症

- 没有细胞内晶体的复发性肾结石

继发性 Fanconi 综合征

- 登特病、眼脑肾综合征、遗传性果糖不耐受症、半乳糖血症、酪氨酸血症

诊断要点

病理要点解读

- 多核性足细胞病理性特征

参考文献

1. Emma F et al: Biomarkers in nephropathic cystinosis: current and future perspectives. Cells. 11(11), 2022
2. Topaloglu R: Nephropathic cystinosis: an update on genetic conditioning. Pediatr Nephrol. 36(6):1347-52, 2021
3. Fleige T et al: Next generation sequencing as second-tier test in highthroughput newborn screening for nephropathic cystinosis. Eur J Hum Genet. 28(2):193-201, 2020

（王丽 译，余英豪 审）

术语

- 由于肾小管离子通道/转运蛋白突变而导致的肾耗盐综合征，从而导致低血钾、碱中毒和血压正常的醛固酮增多症

病因学/发病机制

- 六种累及髓袢升支粗段（TALH）离子通道的遗传突变
  - Ⅰ型：钠-钾-氯共转运蛋白（NKCC2）的 *NKCC2* 基因
  - Ⅱ型：肾外髓质钾通道蛋白（ROMK）的 *KCNJ1* 基因
  - Ⅲ型：氯通道蛋白 ClCKB 的 *ClCKB* 基因
  - ⅣA 型：氯通道蛋白 barttin 的 *BSND* 基因
  - ⅣB 型：氯通道蛋白 ClC-Ka 或 b 的 *CLCNKA* 或 *CLCNKB* 基因
  - Ⅴ型：编码 MAGE-D2 的 *MAGED2* 基因

临床特征

- 新生儿型（Ⅰ、Ⅱ、Ⅳ型）
  - 早发性羊水过多，多尿，生长迟缓，高钙尿症，肾钙盐沉着症
- 经典型（Ⅲ型）
  - 婴幼儿期发病，伴发育不良，生长迟缓，脱水
- 巴特综合征伴感音神经性聋（Ⅳ型）
- Ⅴ型：羊水过多，产后修复

镜下特征

- 肾小球旁器弥漫增大伴肾素增高
- 髓质间质细胞肥大和增生

主要鉴别诊断

- 药物：血管紧张素Ⅱ受体拮抗剂，环孢素，利尿剂
- 肾动脉狭窄，动脉硬化，心力衰竭
- Addison 病

肾小球旁器增大

肾小球旁器胞质颗粒

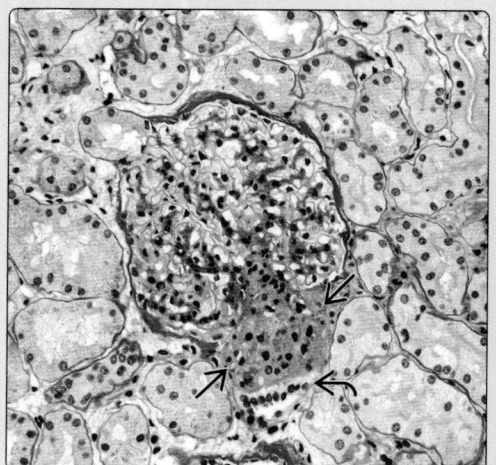
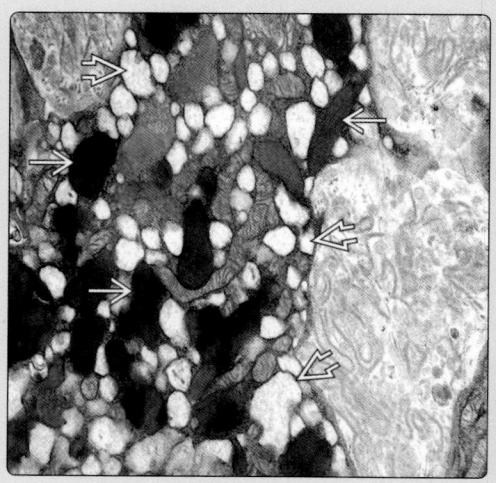

（左）巴特综合征以肾小球旁器肥大和增生 ➡ 伴显著的致密斑形成 ➡ 为特征，这种对 Na 缺失的反应为巴特综合征主要的组织学特征
（右）电镜下肾小球旁细胞显示不同电子密度的膜结合颗粒 ➡ 和大量的小囊泡 ➡

外皮质层肾小球硬化

髓质间质细胞增生

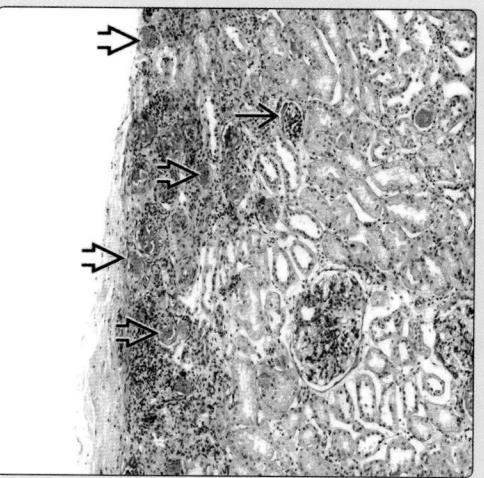
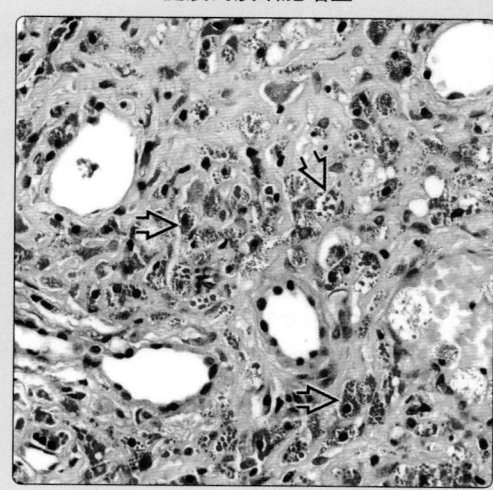

（左）巴特综合征中外皮质层偶尔可见成簇的硬化性肾小球 ➡ 和未成熟肾小球 ➡
（右）显示髓质间质细胞增生，伴有大量的 PAS（+）颗粒 ➡，这些被描述与慢性低钾血症有关（*Courtesy S. Nasr, MD.*）

术语

缩写

- CIC 氯离子通道

定义

- 一组失盐性肾小管病,其特征为
  - TALH 的 Na^+ 和 Cl^- 膜通道基因突变
  - 水盐丢失伴低钾性碱中毒
  - 高肾素血性正常血压继发性醛固酮增多症
  - 肾小球旁器增生

病因学/发病机制

遗传性疾病

- 五种功能丧失性突变:常染色体隐性遗传
  - Ⅰ～Ⅴ型
- 一种 X 连锁隐性突变
  - Ⅴ型:编码 MACE-D2 刺激氯离子通道(NKCC2 和 NCC)活性的 *MAGED2* 基因突变

病理生理学

- 突变累及 TALH 中的 NaCl 膜通道
  - 减少 NaCl 的重吸收,将多余的 NaCl 输送至远端小管和集合管
    - NaCl 丢失,容量耗损
    - 钾丢失和酸分泌
- 电解质和水丢失伴低血容量
  - 激活肾素-血管紧张素-醛固酮(RAA)系统

临床特征

表现

- 新生儿型(Ⅰ、Ⅱ、Ⅳ、Ⅴ型)
- 经典型(Ⅲ型)
- 巴特综合征伴感音神经性聋(Ⅳ型)

预后

- 有限的数据表明,约 20% 的患者发生慢性肾功能损害

镜下特征

组织学特征

- 肾小球和血管
  - 肾小球旁器(JGA)增生(产生肾素的细胞)
    - 有人认为 >10 个核,但未被明确定义或被广泛接受
  - 外皮质出现成簇的硬化性肾小球和未成熟肾小球
  - 入球小动脉可出现透明变性
- 肾小管和间质
  - PAS(+)颗粒的髓质间质细胞增生
- 免疫荧光无特异性发现
- 电镜
  - JGA 和微动脉肌细胞可见分泌性颗粒,一些呈菱形

鉴别诊断

JGA 增生

- 慢性肾缺血
  - 肾动脉狭窄,心力衰竭,细动脉和微动脉硬化
- 药物:血管紧张素Ⅱ受体拮抗剂,环孢素,利尿剂
- Addison 病

诊断要点

病理要点解读

- 新生儿、婴儿和儿童的 JGA 增大

参考文献

1. Florea L et al: Genetic heterogeneity in Bartter syndrome: clinical and practical importance. Front Pediatr. 10:908655, 2022
2. Downie ML et al: Inherited tubulopathies of the kidney: insights from genetics. Clin J Am Soc Nephrol. 16(4):620-30, 2021
3. Kleta R et al: Salt-losing tubulopathies in children: what's new, what's controversial? J Am Soc Nephrol. 29(3):727-39, 2018
4. Seys E et al: Clinical and genetic spectrum of Bartter syndrome type 3. J Am Soc Nephrol. 28(8):2540-52, 2017
5. Bartter FC et al: Hyperplasia of the juxtaglomerular complex with hyperaldosteronism and hypokalemic alkalosis. A new syndrome. Am J Med. 33:811-28, 1962

巴特综合征类型								
类型	遗传	染色体	基因	蛋白	功能		表现	预后
Ⅰ	AR	15	*SLC12A1*	NKCC2	Na^+-K^+-Cl^- 转运		胎儿期	早发性,严重
Ⅱ	AR	11	*KCNJ1*	ROMK	K^+ 通道		胎儿期	早发性,严重
Ⅲ	AR	1	*CLCNKB*	CIC-Kb	Cl^- 通道		婴儿/儿童	迟发性,轻度
ⅣA	AR	1	*BSND*	Barttin	Cl^- 通道(β 亚单位)		胎儿期,SND	早发性,严重
ⅣB	AR	1	*CLCNKA+B*	CIC-Ka+b	Cl^- 通道		胎儿期,SND	早发性,严重
Ⅴ	XR	X	*MAGED2*	MAGE-D2	NKCC2 和 NCC 活性增加		胎儿期	3 周～18 个月恢复
SND,感觉神经性耳聋。								

(王丽 译,余英豪 审)

要 点

术语

- X 连锁肾小管病，表现为低分子量蛋白尿、高钙尿症、肾钙盐沉着症、肾石症和进行性肾衰竭

病因学 / 发病机制

- 登特病 1 型，*CLCN5* 基因
  - 突变见于 2/3 登特病患者
  - 编码电解氯化物 / 质子交换器 ClC-5
- 登特病 2 型，*OCRL1* 基因
  - 编码具有磷脂酰肌醇 -4，5- 双磷酸 5- 磷酸酶活性蛋白（OCRL1）
  - 与 Lowe 综合征相关性疾病也有 *OCRL1* 基因突变
    - 比登特病 2 型更严重的表型
- *CLCN5* 和 *OCRL1* 基因均位于 X 染色体上

临床特征

- 肾结石

- 高钙尿症
- 低分子量蛋白尿
- 慢性肾衰竭
- 登特病可能被低估诊断
  - 有肾结石和任意程度蛋白尿的年轻男性应作为考虑

镜下特征

- 间质纤维化和肾小管萎缩
- 局灶球性或节段性肾小球硬化

辅助检查

- 尿视黄醇结合蛋白

主要鉴别诊断

- 其他原因的部分性 Fanconi 综合征
- 其他原因引起的局灶性肾小球硬化
- 肾结石

球性肾小球硬化

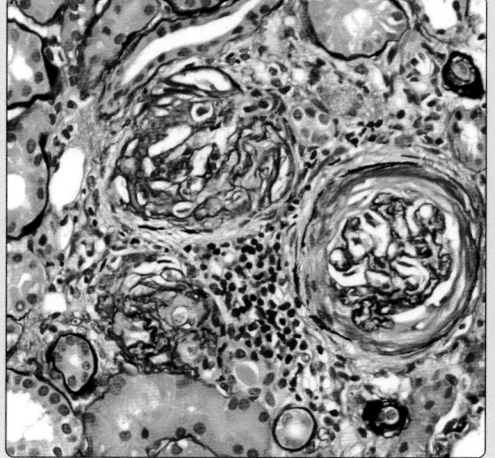

（左）局部肾小球表现为球性肾小球硬化。虽然登特病可见 FSGS，但本例未发现节段性瘢痕

肾小球正常

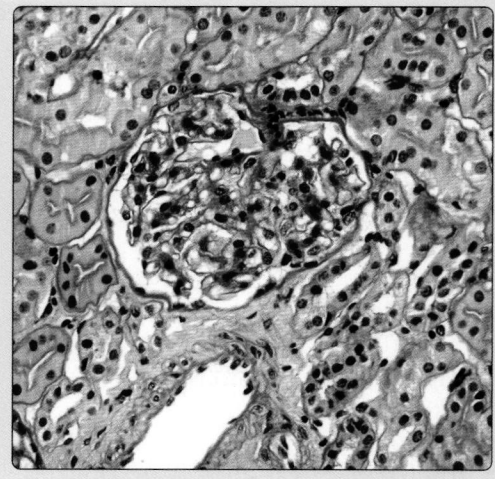

（右）光镜下该患者肾小球似乎正常

局灶间质纤维化 / 肾小管萎缩

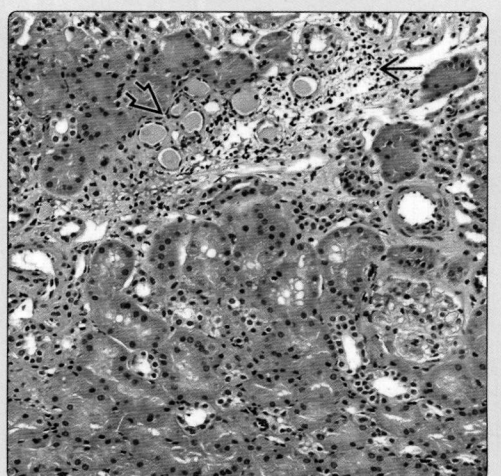

（左）本例显示很轻微的间质纤维化和肾小管萎缩 ➡ 伴局灶稀疏的间质炎症 ➡

节段性足突消失

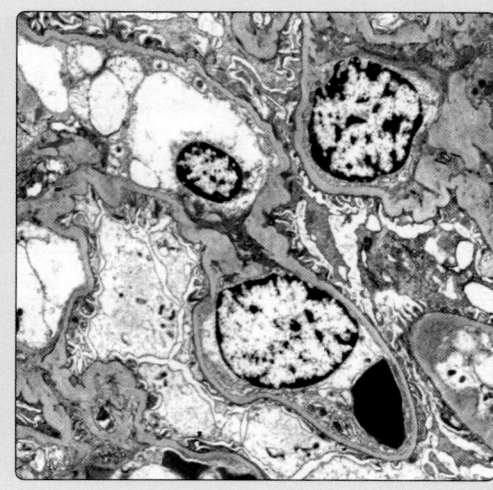

（右）电镜下肾小球显示足细胞足突大部分存在，仅见轻微节段足突消失，未见 Alport 综合征的 GBM 特征

术语

同义词

- Dent-Wrong 病（Dent-Wrong disease）
- X 连锁隐性肾结石

定义

- X 连锁肾小管病表现为低分子量（LMW）蛋白尿、高钙尿症、肾钙盐沉着症、肾结石和进行性肾衰竭

病因学/发病机制

基因突变

- 登特病 1 型，*CLCN5* 基因
  - 约 60% 登特病患者发生突变
  - 编码电解氯化物/质子交换器 ClC-5
    - 缺陷使近端小管上皮细胞经受体介导的内吞途径膜转运发生改变
- 登特病 2 型，*OCRL1* 基因
  - 编码具有磷脂酰肌醇 -4，5- 双磷酸 5- 磷酸酶活性的蛋白（OCRL1）
    - 15%～20% 病例发生突变
    - 存在于网格蛋白包被的中间体、早期内体及高尔基体中
      - 促进肾小管上皮细胞内这些区室之间的转运
  - Lowe 综合征的相关性疾病也有 *OCRL1* 基因突变
    - 比登特病 2 型更严重的表型
- 两种已鉴定的基因均位于 X 染色体
- 25% 有登特病表型的患者没有已知的遗传原因
- 女性携带者无已知的临床疾病
  - 可有低分化量蛋白尿

临床特征

表现

- 常在儿童期发病
  - 男性受累（X 连锁疾病）
  - 女性携带者常不受累，但部分出现高钙尿症、肾结石、蛋白尿
- LMW 蛋白尿
  - 糖尿，氨基酸尿，浓缩缺陷
- 高钙尿症
  - 血钙水平正常
- 肾结石
- 肾钙盐沉着症
- 血尿
- 低磷血症
- 慢性肾疾病
  - 30%～80% 的 30～50 岁男性有 ESRD
- 无症状蛋白尿
  - 通常总蛋白尿 <2g/d
- 佝偻病（不常见）或骨软化病
- 生长受限和身材矮小
- 登特病 2 型可有轻度智力障碍、白内障、肌酶水平升高

治疗

- 药物

  - 噻嗪类利尿剂刺激远端小管钙重吸收
- 其他
  - 限制饮食中钠的摄入量
    - 钠排泄促进钙排泄
  - 限钙饮食可以减轻钙尿症
    - 增加患骨病的风险

镜下特征

组织学特征

- 肾小球
  - 加重球性肾小球硬化
  - FSGS
- 肾小管
  - 萎缩
- 肾间质
  - 局灶磷酸钙或草酸钙沉积
  - 局灶炎症

电镜

- 轻度节段性足细胞足突消失
- 肾小管无特异性特征

辅助检查

基因检测

- 登特病特异性突变：*CLCN5* 或 *OCRL1*

尿检

- 视黄醇结合蛋白
- β_2 微球蛋白
- α_1 微球蛋白

鉴别诊断

其他原因引起的部分性 Fanconi 综合征

- 重金属毒性
- 间质性肾炎/肾病
- 胱氨酸病
- 线粒体病
- Lowe 综合征
- 轻链近端肾小管病

FSGS

- 某些病例可能为家族性

肾结石

- 磷酸钙和/或草酸钙结石
- 如果有 LMW 蛋白尿，应怀疑登特病

参考文献

1. Burballa C et al: Clinical and genetic characteristics of Dent's disease type 1 in Europe. Nephrol Dial Transplant. 38(6):1497-1507, 2023
2. Singh P et al: The genetics of kidney stone disease and nephrocalcinosis. Nat Rev Nephrol. 18(4):224-40, 2022
3. Gianesello L et al: Genetics and phenotypic heterogeneity of Dent disease: the dark side of the moon. Hum Genet. 140(3):401-21, 2021
4. De Matteis MA et al: The 5-phosphatase OCRL in Lowe syndrome and Dent disease 2. Nat Rev Nephrol. 13(8):455-70, 2017

（王丽 译，余英豪 审）

要　点

术语

- 由 *OCRL* 基因突变导致的疾病三联征，表现为肾脏近端小管病、先天性白内障和认知障碍

病因学/发病机制

- *OCRL* 基因编码 OCRL1 蛋白
  - 肌醇多聚磷酸 5- 磷酸酶
  - 影响膜转运和肌动蛋白细胞支架组织

临床特征

- X 连锁病；发病率 1/500 000 新生儿
- 出生时张力低下和白内障
- 严重智力障碍（约 33%）
- 肾近端小管功能障碍
  - 氨基酸尿，高钙尿症
  - 不完全性 Fanconi 综合征，无糖尿，轻度磷酸盐尿

镜下特征

- 非特异性肾小管间质异常最为常见
  - 肾小管扩张伴蛋白管型
  - 肾小管萎缩和间质纤维化
  - 肾钙盐沉着症
- 肾小球疾病罕见
  - 弥漫性系膜硬化
  - 继发于肾小管损伤的肾小球硬化

辅助检查

- 电镜：扩张性近端小管折叠，TBM 分层，线粒体肿胀和形状不规则
- 培养的皮肤成纤维细胞 ORL1 活性

主要鉴别诊断

- 登特病
- 胱氨酸病
- Fanconi 综合征
- 低磷性佝偻病

非特异性间质纤维化和肾小管萎缩

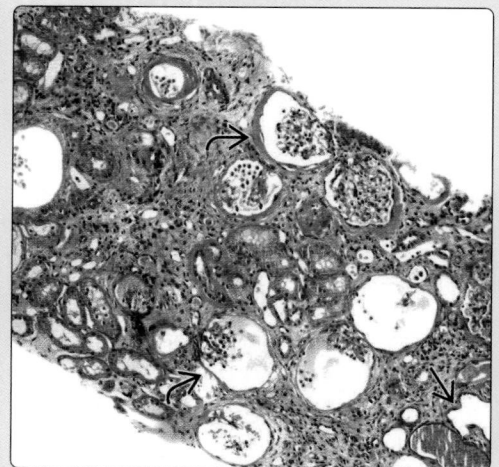

肾小管萎缩伴基底膜分层状增厚

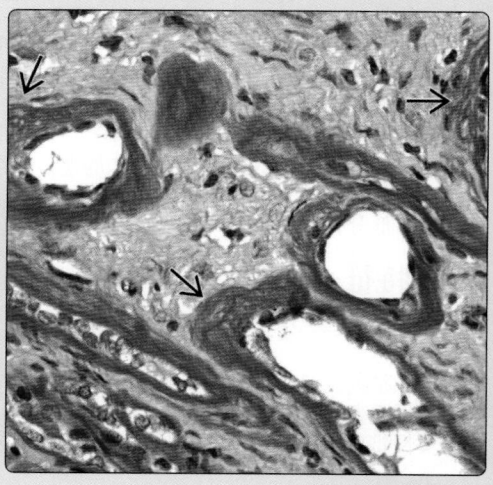

（左）Lowe 综合征最常见的组织学表现为非特异性间质纤维化和肾小管萎缩伴扩张 ➘。随着肾小管损伤的发展，出现无小管性肾小球 ➚、肾小球周纤维化和肾小球硬化等继发性肾小球损伤改变

（右）重度肾小管萎缩伴基底膜增厚和分层 ➘ 在 PAS 和银染切片中观察最为清楚，这些表现是 Lowe 综合征的特征，尽管并不特异

肾小球正常

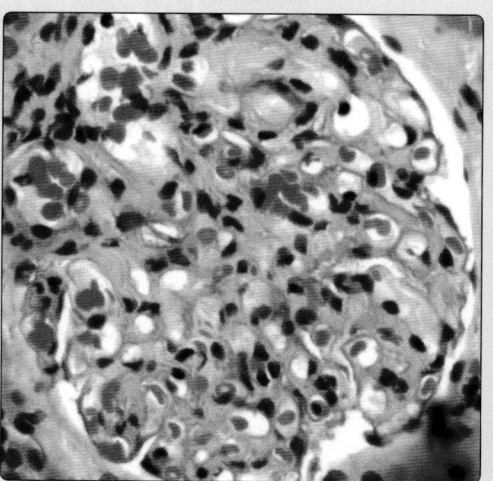

近端小管折叠扩张和基底膜分层

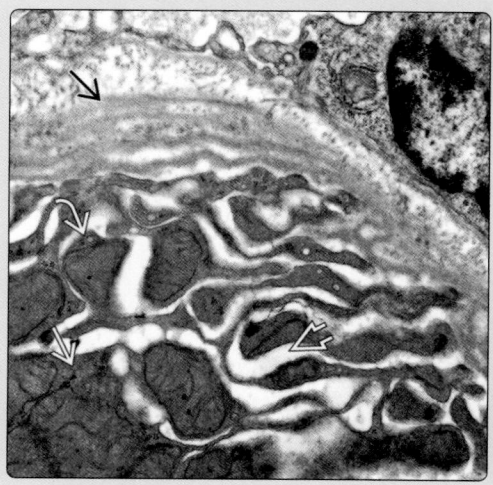

（左）Lowe 综合征患者光镜显示肾小球基本正常，无明显毛细血管壁增厚或肾小球系膜基质扩张或细胞增多

（右）Lowe 综合征患者显示近端小管显著折叠扩张 ➘，以及显著的 TBM 分层 ➚ 改变。一些线粒体显示嵴丢失 ➚ 或紊乱 ➚，这可与线粒体病相混淆

术语

缩写

- Lowe 眼脑肾综合征(oculocerebrorenal syndrome of Lowe，OCRL)

定义

- 由 *OCRL* 基因突变导致的疾病三联征
  - 先天性白内障
  - 认知/行为障碍
  - 肾近端小管病和慢性肾脏病

病因学/发病机制

X 连锁遗传病

- *OCRL* 基因(Xq26.1)功能缺失性突变
  - 异质性:无义突变、插入/缺失突变、剪接位点突变和错义突变
- *OCRL* 基因编码 OCRL1 蛋白
  - 肌醇多聚磷酸 5-磷酸酶 OCRL1
  - 涉及膜转运和肌动蛋白细胞支架组织
  - 在细胞扩散和纤毛发生中起作用
- 影响近端小管囊泡依赖性重吸收和转运蛋白的运输
- 研究发现,体内近端小管缩短,体外多核性细胞

临床特征

流行病学

- 发病率
  - 1/500 000 新生儿
  - 泛种族性疾病
- 性别
  - 几乎均为男性
  - 女性有 X 常染色体易位的报道

表现

- 出生时张力低下和白内障
  - 婴儿青光眼(50%)
- 严重智力障碍(33%)
  - 癫痫发作(50%)
- 肾近端小管功能障碍
  - 低分子量蛋白尿(100%)
  - 氨基酸尿,高钙尿症
  - 不完全性 Fanconi 综合征,无糖尿,轻度磷酸盐尿
- 隐睾症

实验室检查

- 肾近端小管功能障碍评估
  - 特别是低分子量蛋白尿
- *OCRL* 突变的分子遗传学检测

治疗

- 监测肾功能,纠正代谢性酸中毒,补充电解质
- 口服磷酸盐和骨化三醇治疗肾性佝偻病

预后

- 20~40 岁之间进展为 ESRD
- 透析和移植作用有限

影像学

超声检查

- 髓质肾钙盐沉着症(50%)和肾结石

镜下特征

组织学特征

- 肾小球
  - 非特异性肾小球硬化
  - 罕见弥漫系膜硬化
- 肾小管和间质
  - 肾小管扩张伴蛋白管型
  - 肾小管萎缩和间质纤维化
  - 局灶磷酸钙沉积

辅助检查

免疫荧光

- 免疫反应物和补体阴性

电镜

- 肾小球:弥漫系膜硬化
- 近端小管
  - 线粒体肿胀、变形伴嵴消失
  - 基底膜层状增厚
  - TBM 周围出现小囊泡
  - 近端小管折叠扩张

鉴别诊断

登特病

- *CLCN5*(登特病 1 型,85%)或 *OCRL*(登特病 2 型,15%)
  - 基因型不能鉴别登特病 2 型与 OCRL
  - 无肾外特征(登特病 1 型),轻微肾外特征(登特病 2 型)
- 登特病肾结石和肾钙盐沉着症较少

胱氨酸病

- 多核性足细胞
- 近端小管起始部分变薄:天鹅颈样畸形

Fanconi 综合征

- 根据定义存在糖尿

低磷性佝偻病

- 无法建立正常的骨化
- 磷酸盐消耗更加严重

线粒体病

- 超微结构变化提示线粒体病,但临床证候不同

参考文献

1. Sandoval L et al: Participation of OCRL1, and APPL1, in the expression, proteolysis, phosphorylation and endosomal trafficking of megalin: implications for Lowe syndrome. Front Cell Dev Biol. 10:911664, 2022
2. Gianesello L et al: Genotype phenotype correlation in Dent disease 2 and review of the literature: OCRL gene pleiotropism or extreme phenotypic variability of Lowe syndrome? Genes (Basel). 12(10):1597, 2021
3. Ramadesikan S et al: Genotype & phenotype in Lowe syndrome: specific OCRL1 patient mutations differentially impact cellular phenotypes. Hum Mol Genet. 30(3-4):198-212, 2021
4. Dumic KK et al: Lowe syndrome - old and new evidence of secondary mitochondrial dysfunction. Eur J Med Genet. 63(10):104022, 2020
5. Gliozzi ML et al: Effects of proximal tubule shortening on protein excretion in a Lowe syndrome model. J Am Soc Nephrol. 31(1):67-83, 2020

(王丽　译,余英豪　审)

要　点

术语

- 由于线粒体呼吸链复合体缺陷导致的遗传性或获得性氧化磷酸化作用缺陷

病因学/发病机制

- 编码线粒体蛋白的线粒体DNA(mtDNA)或核DNA(nDNA)的遗传性疾病
- 因药物(如逆转录酶抑制剂)引起的获得性疾病

临床特征

- 遗传形式在临床和生化方面存在异质性
  - 50%有肾脏受累
    - De Toni-Debre-Fanconi综合征
    - 慢性肾衰竭
    - 蛋白尿
- 药物性:通常对停药有反应

镜下特征

- 近端小管病伴畸形线粒体
  - 嗜酸性/嗜品红性粗颗粒性胞质提示大线粒体
- 小管萎缩和间质纤维化
- 电镜
  - 近端或远端小管上皮、肾小球足细胞线粒体异常
    - 数量增多,增大,形状不规则
    - 线粒体嵴断裂、极向紊乱或变异性丧失
- 组织化学:呼吸链酶缺乏

辅助检查

- 最终诊断基于临床、电生理、神经影像学、组织病理学、生化和遗传学检查的整合

主要鉴别诊断

- 其他类型的肾小管间质性肾炎

嗜酸性巨大线粒体包涵体

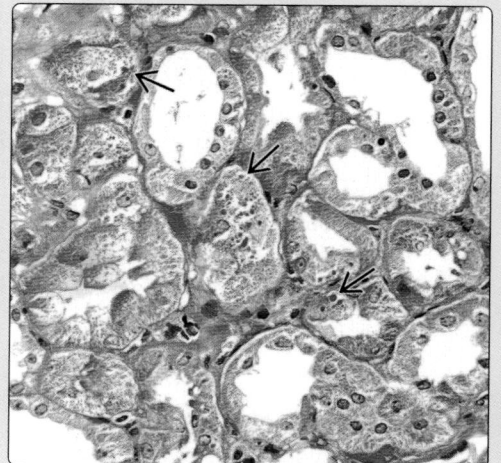

肾小管细胞巨大不规则线粒体

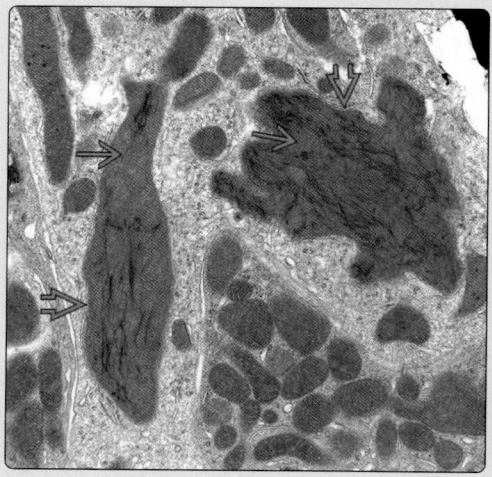

(左)9岁Fanconi综合征女童,有角膜浑浊和耳聋(提示遗传性线粒体缺陷)。肾小管显示显著的嗜酸性包涵体,提示为巨大线粒体⇒

(右)遗传性线粒体病患儿,显示巨大不规则线粒体,伴嵴混乱、基质增加⇒及膜增厚⇒

细胞内嗜品红性巨大线粒体

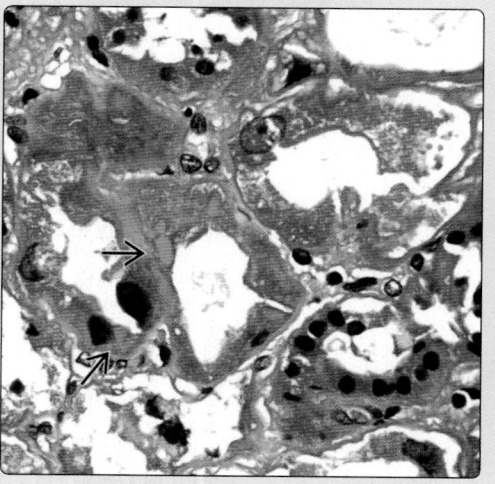

肾小管细胞内异常线粒体

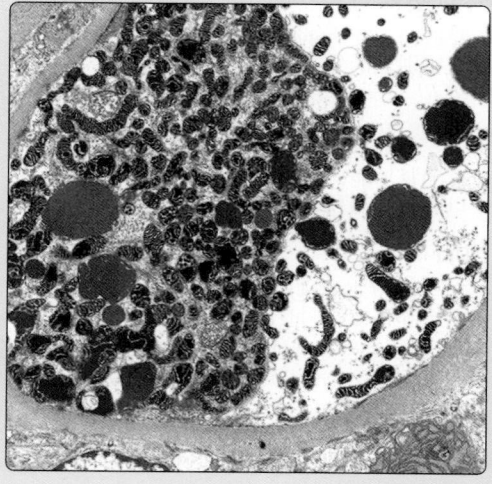

(左)HIV(+)患者,替诺福韦肾毒性急性肾衰竭,显示急性肾小管损伤,以及胞质内圆形、卵圆形嗜酸性包涵体⇒,符合增大的线粒体(Courtesy L.Herlitz.MD.)

(右)同一病例近端小管细胞内见许多大小及形状不一的线粒体,一些显著增大,伴正常嵴破坏,基质密度增高(Courtesy L.Herlitz.MD.)

术语

缩写

- 线粒体病（mitochondriopathies，MCP）

定义

- 由于线粒体呼吸链复合体缺陷导致的遗传性或获得性氧化磷酸化缺陷

病因学/发病机制

遗传学

- 线粒体 DNA 突变（mtDNA）
  - 每个线粒体都有自己的环状 DNA 链
  - 编码电子传输链蛋白、tRNA、rRNA、DNA 聚合酶
  - 母系遗传方式
  - 出生时正常，mtDNA 突变积累
- ≥17 种编码线粒体蛋白的 nDNA 突变也可引起 MCP 伴小管病

药物

- 逆转录酶抑制剂，酪氨酸激酶抑制，例如治疗慢性粒细胞白血病的甲磺酸伊马替尼

机制

- 干扰氧化代谢/酶，诱发炎症

临床特征

流行病学

- 发病率
  - 不同遗传形式合计：1/5 000 新生儿
- 年龄
  - 儿童：典型的多系统疾病和大量的 mtDNA 缺失或 nDNA 突变
  - 成人：由于 mtDNA 或 nDNA 点突变（如 COQ2），经常出现慢性肾小管间质性疾病，但无多系统疾病

表现

- MCP 临床、生化和遗传异质性，可单器官或多器官受累
- 多形性体征：眼肌麻痹，癫痫发作，乳酸性酸中毒，共济失调，耳聋，身材矮小，心肌病，垂体功能减退，脊柱后凸，贫血，内分泌失调
- 25%~50% 的遗传性 MCP 累及肾脏
  - Kearns-Sayre 综合征，Pearson 综合征，肌阵挛性癫痫伴蓬毛样红纤维（MERRF）综合征；线粒体脑病，乳酸酸中毒，和卒中样发作（MELAS）
- 肾脏体征
  - De Toni-Debré-Fanconi 综合征
    - 氨基酸尿，糖尿，磷酸盐尿，高尿酸血症
  - 慢性肾衰竭
  - 血浆乳酸升高
  - 肾病综合征（罕见）

治疗

- 对遗传型无特殊治疗
- 停用与获得性 MCP 有关的药物

预后

- 遗传型死亡率高，尤其是心脏和神经系统受累时

镜下特征

组织学特征

- 肾小球
  - 通常正常或小于正常
  - 局灶或球性肾小球硬化
  - COQ2 缺陷时发生塌陷性肾小球病
- 肾小管
  - 嗜酸性/嗜品红性粗颗粒性胞质提示近端小管的大线粒体
  - PAS 和银染通常阴性
  - 肾小管囊性改变及管型阻塞
  - 药物毒性时见近端小管急性损伤
- 肾间质
  - 间质纤维化和肾小管萎缩
  - 轻度至中度的单个核细胞炎症
- 血管
  - 早熟性动脉和微动脉硬化
- 肾外
  - 其他器官不同程度受累：骨骼肌、心脏、肝脏、中枢神经系统和内分泌器官

辅助检查

组织化学

- 细胞色素 C 氧化酶（由 mtDNA 编码）和琥珀酸脱氢酶（由 nDNA 编码）线粒体酶功能染色

电镜

- 肾小球和肾小管线粒体畸形
  - 数量增加，体积增大，形状不规则
  - 嵴断裂，极向紊乱，变异性丧失
  - 膨胀空心核，呈环状
  - 同心嵴，颗粒状基质，原纤维样沉积物
- 线粒体异常的正式标准尚未建立

鉴别诊断

其他类型的肾小管间质性肾炎

- MCP 的组织学模式可能是非特异的
- 线粒体的电镜异常是最好的线索
- 诊断需要综合临床、生化、遗传学、组织病理和电生理学结果

参考文献

1. Tang C et al: Cisplatin nephrotoxicity: new insights and therapeutic implications. Nat Rev Nephrol. 19(1):53-72, 2023
2. Bakis H et al: Renal involvement is frequent in adults with primary mitochondrial disorders: an observational study. Clin Kidney J. 16(1):100-10, 2023
3. Tan W et al: Primary coenzyme Q10 nephropathy, a potentially treatable form of steroid-resistant nephrotic syndrome. Pediatr Nephrol. 36(11):3515-27, 2021
4. Pérez-Albert P et al: Mitochondrial disease in children: the nephrologist's perspective. JIMD Rep. 42:61-70, 2018
5. Assmann N et al: Renal Fanconi syndrome is caused by a mistargeting-based mitochondriopathy. Cell Rep. 15(7):1423-9, 2016

（左）家族性线粒体性肾小管间质性肾病患者，显示肾小管上皮细胞胞质颗粒状，肾小球形态正常（*Courtesy B.Iványi, MD.*）

（右）同一病例肾小管上皮细胞内见大小不一的线粒体，其中一些显示不规则或同心嵴形成外周壳，中央透明，内膜增厚（*Courtesy B.Iványi, MD.*）

线粒体病 肾小管间质性疾病

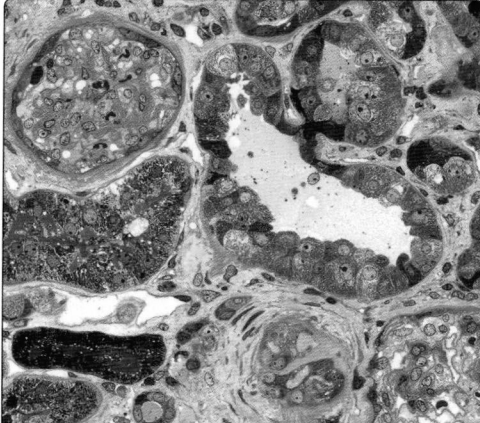

远端小管线粒体异常

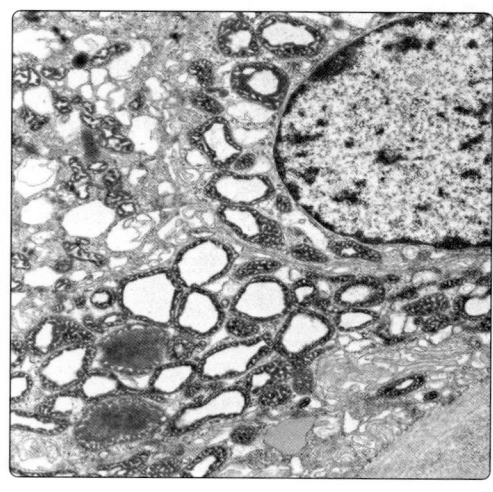

（左）同一病例异常线粒体高倍观，其中一个线粒体显示基质致密 ➡，其余线粒体扩张，外周排列着不规则的嵴，中央呈"空心"状（*Courtesy B.Iványi, MD.*）

（右）69岁男性慢性髓细胞性白血病患者，接受伊马替尼治疗中出现急性肾衰竭和低磷血症。肾小管和肾小球上皮细胞显示线粒体肿胀、嵴缺失或极向紊乱及基质致密等改变 ➡（*Courtesy L.Foulke, MD.*）

伴外周嵴的线粒体扩张

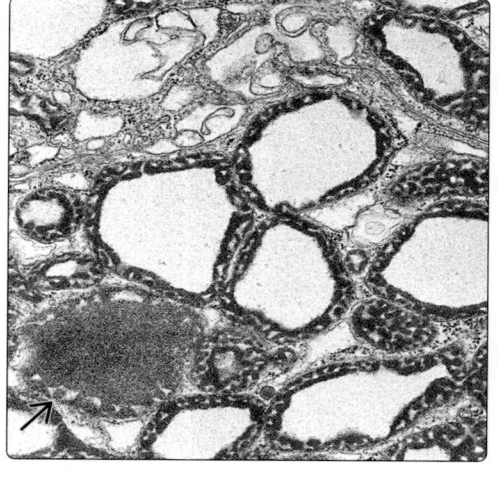

伊马替尼治疗后肾小管线粒体异常

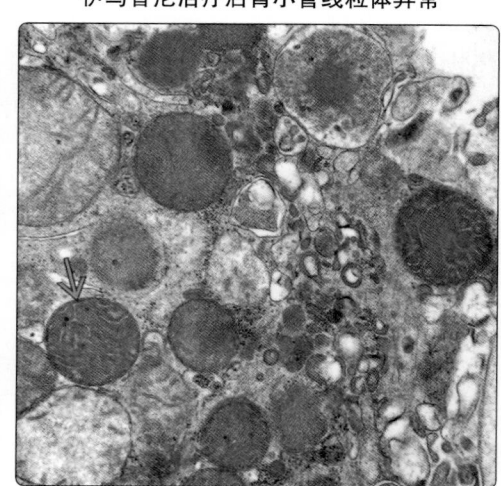

（左）18个月 *COQ2* 缺陷患儿塌陷性肾小球病，增生的空泡状上皮细胞以及可视为粗颗粒状包涵体的巨大畸形线粒体 ➡

（右）*COQ2* 缺陷患者，近端肾小管细胞显示空泡化 ➡ 伴局灶蛋白重吸收小滴形成

***COQ2* 肌病 塌陷性肾小球病**

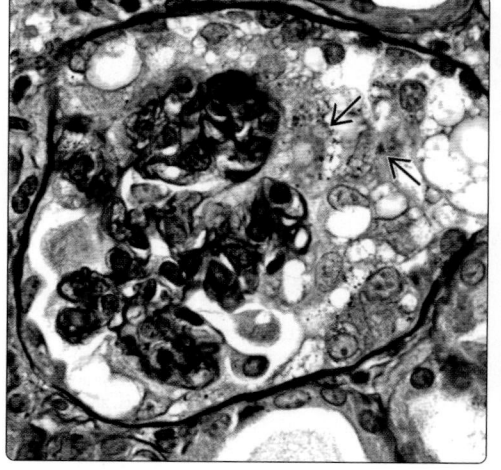

***COQ2* 肌病 肾小管空泡化**

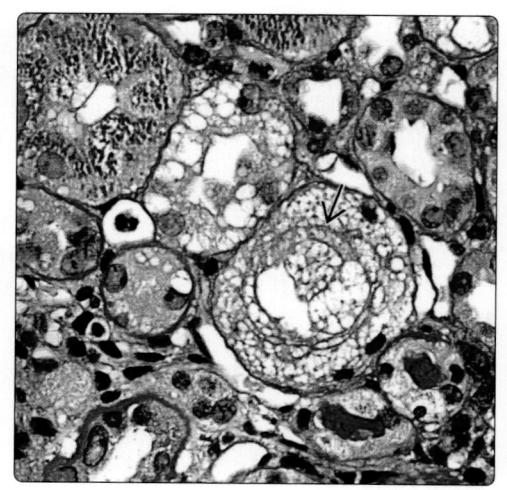

严重肾小管损伤伴核增大

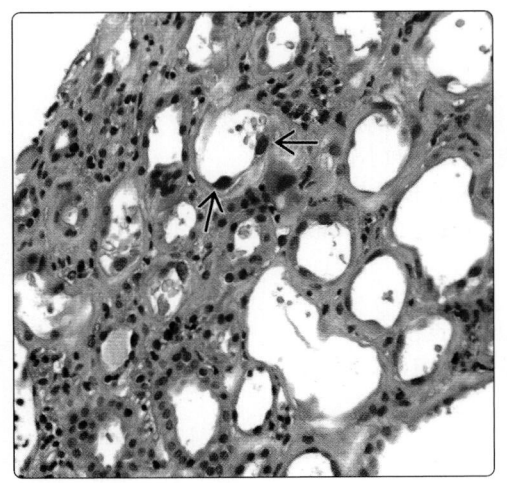

替诺福韦毒性　线粒体异常

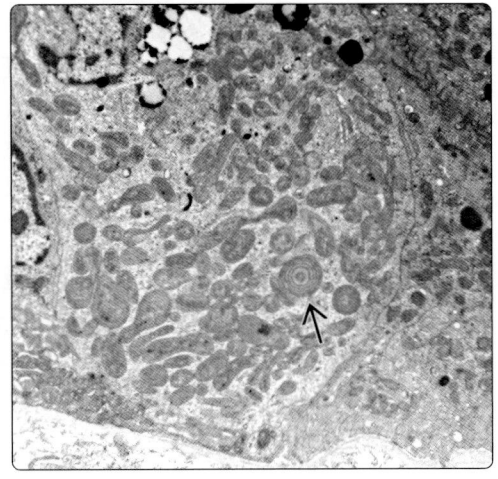

（左）接受 HARRT 和替诺福韦治疗的 HIV（＋）患者，有急性肾衰竭、代谢性酸中毒伴有糖尿，显示严重肾小管上皮损伤、肾小管扩张、刷状缘消失及细胞核增大 ➡（Courtesy B.Fyfe，MD.）

（右）同一病例电镜下肾小管细胞显示线粒体大小形状不一，偶见肿胀和同心嵴 ➡

肾小管损伤　胞质颗粒状

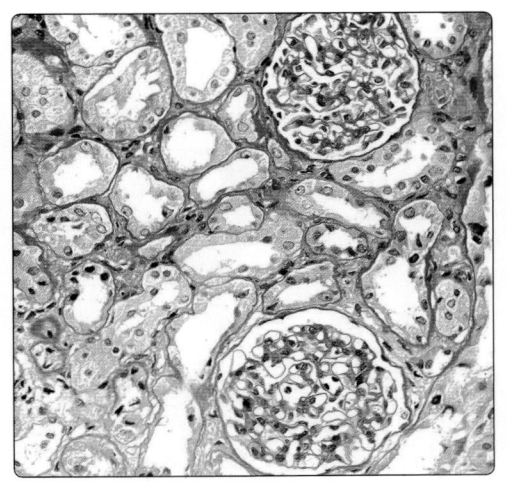

肾小管细胞异常致密线粒体

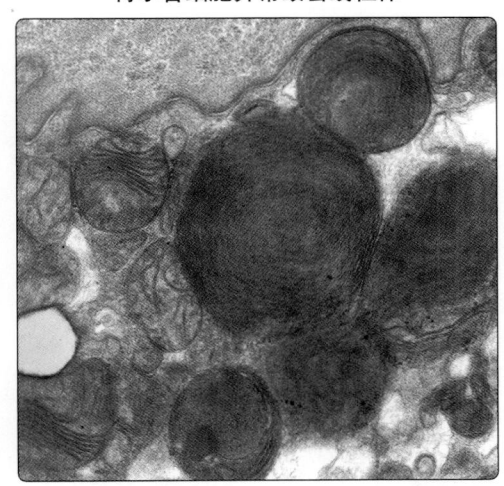

（左）线粒体脑病患者，有乳酸性酸中毒和卒中样发作（MELAS）伴轻度 Fanconi 样特征和肌病，显示肾小管上皮损伤及细颗粒性

（右）同一病例电镜，肾小管细胞显示不规则的大线粒体，基质致密，碎片样/同心性嵴。线粒体显示不同程度的嵴缺失

遗传性心肌病　异常线粒体

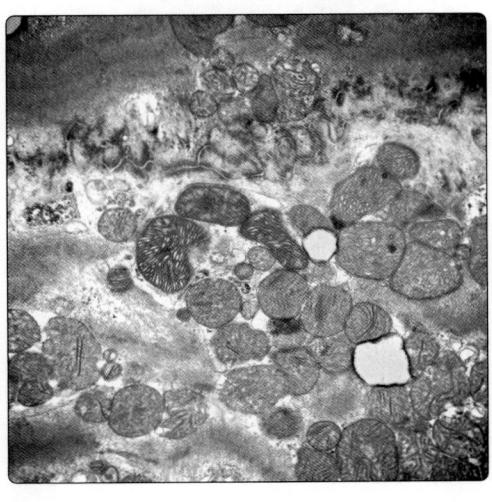

心肌病　异常线粒体

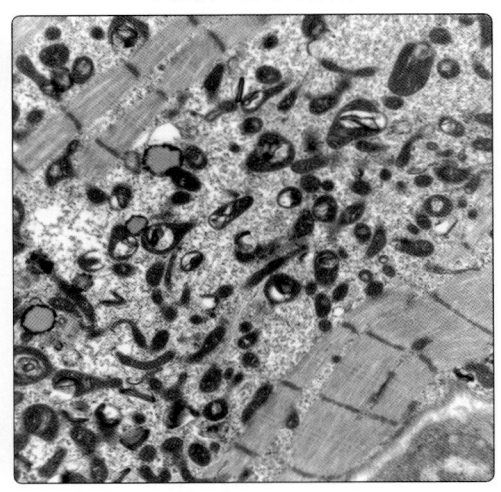

（左）MELAS 病例，显示异常线粒体超微结构特征，线粒体大小和形状不规则，嵴形态多样性

（右）25 岁男性心肌病（未知突变）患者，显示大小不一、嵴排列不规则的异常线粒体。一些嵴呈中空状，另一些显示同心性嵴

（王丽 译，余英豪 审）

要　点

术语

- 慢性小管间质性肾炎伴肾小管上皮细胞显著核增大

病因学/发病机制

- 遗传学
  - *FAN1* 突变（＞9 个家族）
  - 编码 Fanconi 贫血相关性核酸酶 1
  - 修复 DNA 链间交联损伤
- DNA 毒素（赭曲霉毒素，异环磷酰胺）

临床特征

- 罕见
- 无症状蛋白尿
- 慢性肾衰竭
- 常在 30～40 岁时发生慢性肾衰竭

镜下特征

- 整个肾单位肾小管核增大，特别是近端小管
- 间质性肾炎、纤维化和小管萎缩
- 研究发现多数器官核增大
- 除肾脏及肺（罕见）之外，无相关炎症或纤维化

辅助检查

- 尿液中见脱落的巨核细胞
- 细胞为非整倍体，且没有核分裂［Ki-67（－）］

主要鉴别诊断

- 病毒感染
- 肾炎
- 化疗或放疗所致的核非典型性

（左）KIN，显示局灶肾小管上皮细胞核增大异常 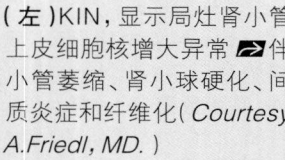 伴小管萎缩、肾小球硬化、间质炎症和纤维化（*Courtesy A.Friedl, MD.*）
（右）在 KIN，肾小管细胞核增大深染改变最为显著，类似的核变化亦见于许多其他器官，包括肝脏、肺、脑和内分泌腺（*Courtesy G.Monga, MD.*）

核增大、肾小管萎缩和间质纤维化

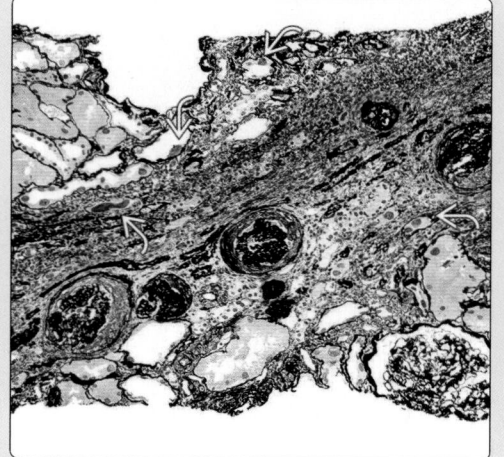

肾小管细胞核深染

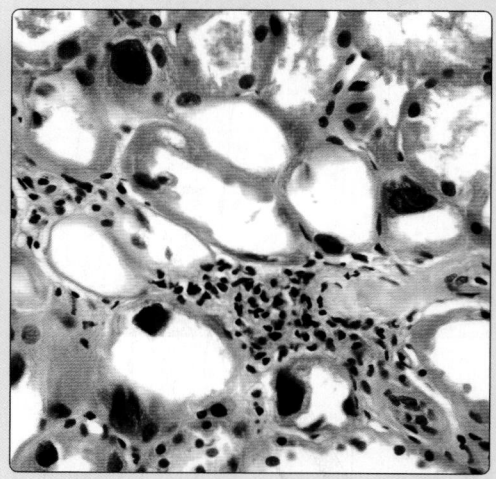

（左）尽管肾小球细胞，可能是系膜细胞也显示局灶核增大 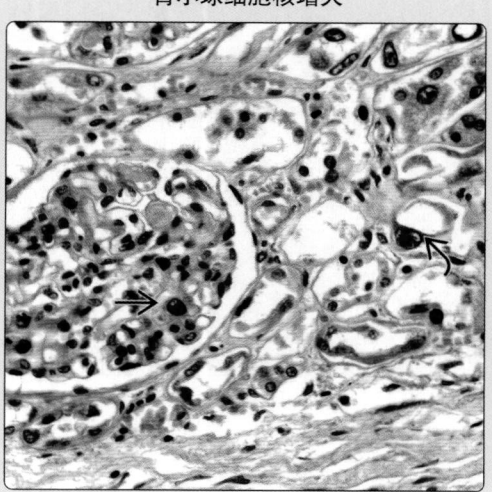，但肾小管细胞似乎是 KIN 的主要靶标 （*Courtesy G.Monga, MD.*）
（右）KIN 中增大的细胞核核膜卷曲，染色质扩大松散，核仁不明显（*Courtesy A.Friedl, MD.*）

肾小球细胞核增大

核膜异常卷曲

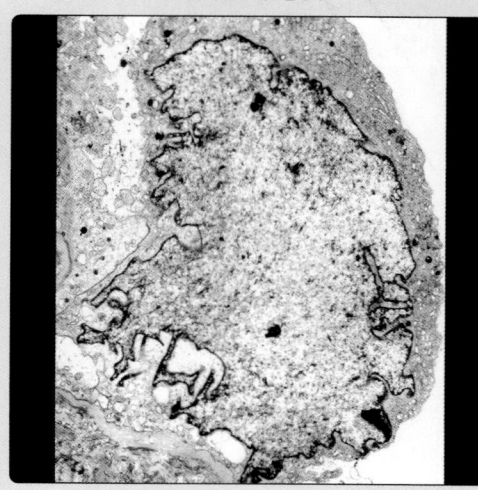

术语

缩写

- 巨核细胞性间质性肾炎（karyomegalic interstitial nephritis，KIN）

同义词

- 系统性核增大

定义

- 慢性肾小管间质性肾炎伴肾小管上皮细胞显著核增大

病因学/发病机制

遗传学

- *FAN1* 突变（>9 个家族）
  - 常染色体隐性遗传
    - 纯合或复合性杂合突变
    - 剪切、错义和无义突变
  - 编码 Fanconi 贫血-相关性核酸酶 1
    - 与 *FANCD2* 复合，该基因在 Fanconi 贫血中发生突变
    - 修复 DNA 链间交联损伤
    - 在肾脏表达

环境毒素

- *FAN1* 突变增加了对 DNA 毒素的易感性
- 突尼斯病例与赭曲霉毒素相关

药物

- 异环磷酰胺

临床特征

流行病学

- 发病率
  - 罕见；不足 50 例报道
  - 起病 9～51 岁（中位年龄：33 岁）
  - 欧洲人，毛利人

表现

- 无症状蛋白尿
  - 低分子量蛋白尿（小管性）
- 镜下血尿
- 慢性肾衰竭
- 进行性限制性肺病
- 肝酶升高
  - 约 50% 有肾病家族史

治疗

- 无

预后

- 常在 30～40 岁发生慢性肾衰竭

镜下特征

组织学特征

- 肾小球
  - 球性和节段硬化
  - 偶见肾小球细胞核增大
- 肾小管
  - 整个肾单位肾小管散在核增大，特别是近端小管

- 核比正常大 2～5 倍
  - 核深染
  - DNA 倍体增加
  - 无核分裂象
  - 受累区域肾小管萎缩
- 间质
  - 小管萎缩区域纤维化
  - 单个核细胞浸润
- 血管
  - 偶见平滑肌细胞核增大

其他器官

- 大多数器官核增大
  - 血管和肠道平滑肌细胞、施万细胞和星形细胞、肺上皮、肝细胞
- 除肾脏及肺（罕见）以外，没有炎症或纤维化

辅助检查

细胞学

- 尿液中见脱落的巨核细胞

免疫组化

- 增大的细胞核 Ki-67 和 PCNA 不着色（不在细胞周期中）

免疫荧光

- 瘢痕性肾小球中 IgM 和 C3 着色

电镜

- 异常细胞核基质扩大松散，核膜卷曲

鉴别诊断

病毒感染

- 腺病毒，多瘤病毒，巨细胞病毒
- 免疫组化检测无病毒抗原

肾炎

- 无核增大

化疗/放疗

- 巨核细胞较少，多呈限制性分布，Ki-67(+)细胞可能更多

诊断要点

病理要点解读

- 在尿液细胞学中可能被误诊为癌

参考文献

1. Rejeb I et al: New familial cases of karyomegalic interstitial nephritis with mutations in the FAN1 gene. BMC Med Genomics. 14(1):160, 2021
2. Law S et al: Karyomegalic interstitial nephritis with a novel FAN1 gene mutation and concurrent ALECT2 amyloidosis. BMC Nephrol. 21(1):74, 2020
3. Isnard P et al: Karyomegalic interstitial nephritis: a case report and review of the literature. Medicine (Baltimore). 95(20):e3349, 2016
4. Jayasurya R et al: Karyomegalic interstitial nephropathy following ifosfamide therapy. Indian J Nephrol. 26(4):294-7, 2016
5. Thongthip S et al: Fan1 deficiency results in DNA interstrand cross-link repair defects, enhanced tissue karyomegaly, and organ dysfunction. Genes Dev. 30(6):645-59, 2016
6. Monga G et al: Karyomegalic interstitial nephritis: report of 3 new cases and review of the literature. Clin Nephrol. 65(5):349-55, 2006
7. Mihatsch MJ et al: Systemic karyomegaly associated with chronic interstitial nephritis. A new disease entity? Clin Nephrol. 12(2):54-62, 1979

（王丽 译，余英豪 审）

要　点

病因学/发病机制

- 常染色体隐性遗传疾病
- 孤立性甲基丙二酸血症（MMA）可能系以下 5 个基因之一发生双等位基因突变引起：*MMADHC*，*MMUT*，*MMAA*，*MMAB*，或 *MCEE*
- 氨基酸异亮氨酸、甲硫氨酸、苏氨酸、缬氨酸、胆固醇和奇链脂肪酸代谢过程中可产生甲基丙二酸

临床特征

- 慢性肾衰竭
- 表现形式和严重性多样
- 非肾脏表现
  - 发育延迟，生长发育不良，嗜睡，呕吐，癫痫发作，肌张力减退
  - 代谢性酸中毒，高氨血症

镜下特征

- 间质纤维化和小管萎缩
- 慢性间质性肾炎

辅助检查

- 免疫荧光：常规免疫反应物阴性
- 电镜：近端小管线粒体增大

主要鉴别诊断

- 慢性小管间质性肾病
  - 其他原因引起的慢性小管间质性肾病/肾炎可能有相似的组织学表现
- 其他原因导致的尿甲基丙二酸排泄增加或 MMA
- MMA 和高半胱氨酸尿症并存（钴胺素 C 缺乏症）
  - 肾活检：肾小球血栓性微血管病

（左）26 岁男性，维生素 B$_{12}$ 反应型 MMA，HE 切片显示局灶间质纤维化和肾小管萎缩，患者有慢性肾衰竭，血肌酐水平 238.7μmol/L

（右）这例 MMA 患者可见轻微局灶间质纤维化伴少量单个核细胞炎症 ➡

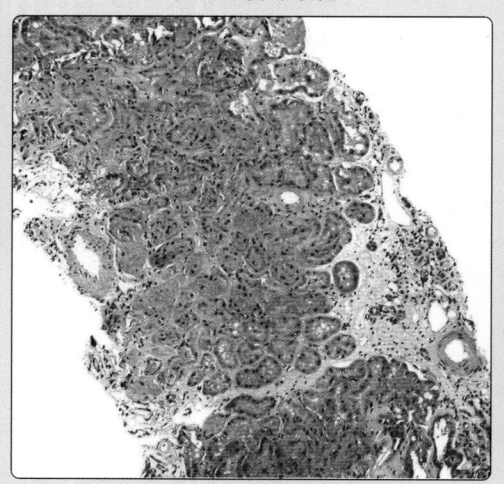

轻度间质纤维化

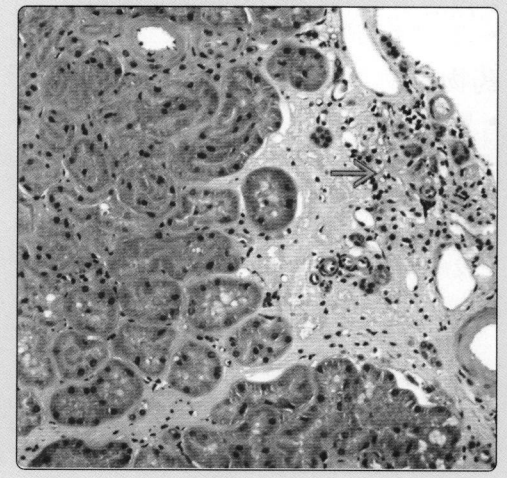

MMA 肾活检

（左）这个非球性硬化性肾小球看起来正常，该活检标本中也可见局灶球性硬化肾小球（未显示）

（右）MMA 病例，PAS 染色显示局灶间质纤维化和肾小管萎缩

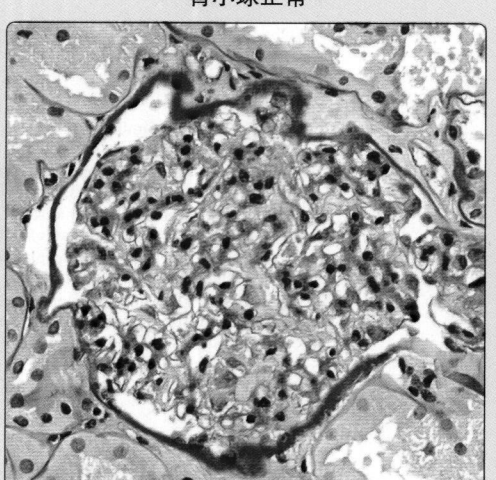

肾小球正常

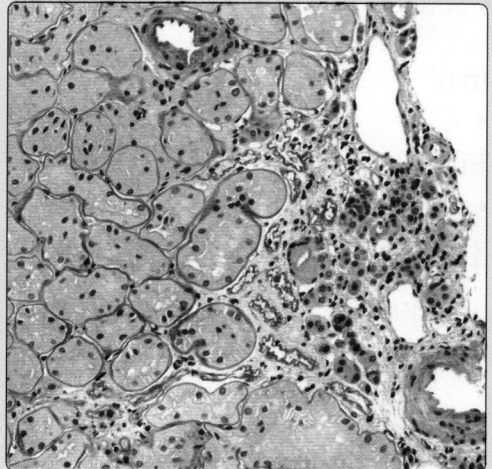

局灶间质纤维化和肾小管萎缩

术语

缩写

- 甲基丙二酸血症（methylmalonic acidemia, MMA）

同义词

- 甲基丙二酸尿症

定义

- 以血液、尿液和其他体液中甲基丙二酸升高为特征的一组疾病
- 有机酸尿症的特殊类型
  ○ 丙二酸甲酯和钴胺素（维生素 B_{12}）代谢缺陷
- 孤立性 MMA 可能是
  ○ 由于 MMAA、MMAB 或 MMUT 突变导致甲基丙二酰 - 辅酶 A 变位酶完全或部分缺失
  ○ 由于 MMADHC 突变导致辅助因子 5'-氧腺苷钴胺素合成减少
  ○ 由于 MCEE 突变导致甲基丙二酰 - 辅酶 A 差向异构酶活性不足

病因学/发病机制

甲基丙二酰 - 辅酶 A 代谢受损

- 氨基酸异亮氨酸、甲硫氨酸、苏氨酸、缬氨酸、胆固醇和奇链脂肪酸代谢过程中产生的甲基丙二酸
- 小鼠模型提示近端小管线粒体功能异常伴氧化应激增加是肾病的致病机制
- 钴胺素的生物合成不足

遗传学

- 常染色体隐性遗传病
  ○ 由美国州新生儿筛查计划检测
- 大部分甲基丙二酰 - 辅酶 A 变位酶在肝脏产生
- 孤立性 MMA 可由以下 5 个基因之一的双等位基因突变引起：MMADHC, MMUT, MMAA, MMAB, 或 MCEE
  ○ MMADHC
    - 在维生素 B_{12} 代谢的早期阶段编码线粒体蛋白
    - 将维生素 B_{12} 转化为腺苷钴胺素或甲基钴胺素
    - 与另一种蛋白 MMACHC 相互作用［甲基丙二酸尿症（钴胺素缺陷）CblC 型伴高胱氨酸尿］
  ○ MMUT
    - 编码维生素 B_{12} 依赖酶，该酶催化甲基丙二酰辅酶 A 异构化为琥珀酰辅酶 A
  ○ MMAA
    - 编码参与钴胺素迁移到线粒体的蛋白质，在线粒体中参与腺苷钴胺素的合成
  ○ MMAB
    - 编码催化维生素 B_{12} 转化为腺苷钴胺素最后一步的蛋白质
  ○ MCEE
    - 编码催化 D-甲基丙二酰-辅酶 A 和 L-甲基丙二酰-辅酶 A 相互转化的蛋白质

临床特征

流行病学

- 发病率
  ○ 1∶5 000～1∶100 000 新生儿
- 年龄
  ○ 异质性表现；新生儿，儿童或成人

表现

- 慢性肾病
  ○ 带病存活时间更长患者肾病会进展
  ○ 1/2MMA 的患者在儿童期就出现慢性肾脏病（CKD）
- 近端肾小管酸中毒
- 先天性肾脏和泌尿道异常（CAKUT）谱系疾病
  ○ 膀胱输尿管反流、肾积水、单个盆腔肾
- 轻度蛋白尿
- 非肾脏表现
  ○ 发育迟缓，发育不良，嗜睡，呕吐，癫痫发作，肌张力减退
  ○ 代谢性酸中毒，高氨血症
- 高血压
- 表现形式和严重程度多变

实验室检查

- 血浆甲基丙二酸、尿液有机酸和酰基肉毒碱的浓度
- MMADHC、MMUT、MMAA、MMAB 和 MCEE 分子遗传学检测
  ○ 患者可能为这些基因突变的纯合子或复合性杂合子

治疗

- 外科手术方法
  ○ 肾移植
    - 一些甲基丙二酰-辅酶 A 变位酶由异体移植肾产生
      □ 至少能部分治疗原始代谢缺陷
  ○ 肝移植
    - 大部分甲基丙二酰-辅酶 A 变位酶在肝脏产生
    - 肝脏和/肾移植引起血浆 MMA 低于单独肾移植
      □ 与更好保存肾功能相关
- 药物
  ○ 羟钴胺素治疗维生素 B_{12} 反应性疾病
    - 甲基丙二酰-辅酶 A 变位酶突变患者无效
  ○ 抗生素
    - 减少产生特定氨基酸的肠道菌群水平
  ○ 肾病患者可用血管紧张素 II 抑制剂
- 低蛋白饮食可降低甲基丙二酸前体产生
  ○ 氨基酸类
    - 减少异亮氨酸、甲硫氨酸、苏氨酸、缬氨酸的摄入

- ○ 减少奇链脂肪酸和多不饱和脂肪的摄入

影像学

放射检查

- 与年龄匹配的对照组相比，孤立性 MMA 患者肾脏较小

镜下特征

组织学特征

- 严重间质纤维化和肾小管萎缩
- 慢性间质性肾炎伴少量炎症细胞浸润
- 非特异性组织学表现
  - ○ 活检排除其他原因的肾衰竭

辅助检查

免疫荧光

- 常规免疫反应物阴性

电镜

- 近端小管线粒体增大

鉴别诊断

慢性肾小管间质性肾病

- 其他原因导致的慢性肾小管间质性肾病／肾炎可有相似的组织学表现
- 其他潜在的原因包括尿路梗阻或感染、血管疾病、毒素或药物、肾结构缺陷和其他遗传性疾病

MMA 合并高半胱氨酸尿症（由于钴胺素 C 缺陷）

- 与可能累及肾脏的血栓性微血管病相关
- 最常见的遗传性维生素 B_{12} 代谢紊乱疾病
- 系 MMACHC 突变引起
- 由于表型谱广，迟发型可能难以识别
- 血浆高半胱氨酸和甲基丙二酸增加
- MMA 合并高半胱氨酸尿症的生化表现可能出现在其他几种疾病中
  - ○ LMBRD1 突变引起的钴胺素 F 病
  - ○ MMA 合并高半胱氨酸尿症 cblJ 型归因于 ABCD4 突变
  - ○ 甲基丙二酸尿症和高半胱氨酸尿症 cblD 型归因于 MMADHC 突变
- 生化表型，非特异性病变
  - ○ 血浆高半胱氨酸和甲基丙二酸增加
- 细胞内钴胺素代谢先天性缺陷

SUCLA2 基因突变伴肾小管功能障碍

- 轻度甲基丙二酸尿症

- 婴儿期发作的 Leigh 样脑肌病、肌张力障碍、耳聋
- 部分性 Fanconi 综合征（近端小管功能障碍）

其他原因引起的尿甲基丙二酸排泄增加或 MMA

- 包括钴胺素代谢、维生素 B_{12} 缺乏症、"良性" MMA 及其他
- 可见于多种疾病
  - ○ 丙二酸尿症，总是伴有高 MMA；缺陷基因为 MLYCD
  - ○ 丙二酸尿症合并甲基丙二酸尿症系 ACSF3 突变引起
  - ○ 琥珀酸辅酶 A 连接酶缺陷系 SUCLA2 或 SUCLG1 突变引起
  - ○ cblX 缺陷
  - ○ 转钴胺素受体缺陷
  - ○ MMSDH 缺陷
  - ○ "良性"／成人型 MMA
    - – 轻度至中度尿 MMA 排泄
    - – 病因常不明
- 不一定与肾病相关

戊二酸尿症 1 型

- 涉及赖氨酸和色氨酸代谢的不同类型的有机酸血症
- 患者甲基丙二酸没有升高
- 与青少年和成人慢性肾衰竭相关

丙酸血症

- 与慢性肾衰竭相关的另一种有机酸血症
- 由 PCCA 和 PCCB 基因突变引起，这两个基因编码丙酰辅酶 A 羧化酶的组分
- 患者甲基丙二酸没有升高

参考文献

1. Dello Strologo L et al: Renal outcome and plasma methylmalonic acid levels after isolated or combined liver or kidney transplantation in patients with methylmalonic acidemia: a multicenter analysis. Mol Genet Metab. 137(3):265-72, 2022
2. Keller SA et al: Mitochondrial distress in methylmalonic acidemia: novel pathogenic insights and therapeutic perspectives. Cells. 11(19):3179, 2022
3. Dao M et al: Long-term renal outcome in methylmalonic acidemia in adolescents and adults. Orphanet J Rare Dis. 16(1):220, 2021
4. Chen RY et al: Proteinuria as a presenting sign of combined methylmalonic acidemia and homocysteinemia: case report. BMC Med Genet. 21(1):183, 2020
5. Alkhunaizi AM et al: Renal involvement in methylmalonic aciduria. Kidney Int Rep. 2(5):956-60, 2017
6. Beck BB et al: Renal thrombotic microangiopathy in patients with cblC defect: review of an under-recognized entity. Pediatr Nephrol. 32(5):733-41, 2017
7. Manoli I et al: Targeting proximal tubule mitochondrial dysfunction attenuates the renal disease of methylmalonic acidemia. Proc Natl Acad Sci U S A. 110(33):13552-7, 2013
8. Carrillo-Carrasco N et al: Combined methylmalonic acidemia and homocystinuria, cblC type. II. Complications, pathophysiology, and outcomes. J Inherit Metab Dis. 35(1):103-14, 2012
9. Ha TS et al: Delay of renal progression in methylmalonic acidemia using angiotensin II inhibition: a case report. J Nephrol. 21(5):793-6, 2008
10. Rutledge SL et al: Tubulointerstitial nephritis in methylmalonic acidemia. Pediatr Nephrol. 7(1):81-2, 1993
11. Molteni KH et al: Progressive renal insufficiency in methylmalonic acidemia. Pediatr Nephrol. 5(3):323-6, 1991
12. Rosenberg LE et al: Methylmalonic aciduria. An inborn error leading to metabolic acidosis, long-chain ketonuria and intermittent hyperglycinemia. N Engl J Med. 278(24):1319-22, 1968

梗阻致集合管扩张

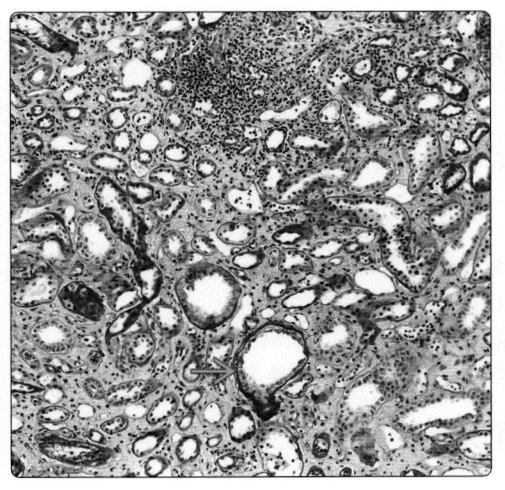

反流性肾病

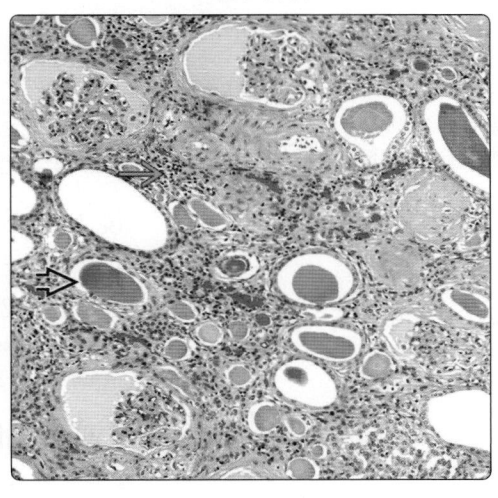

（左）肾病梗阻的鉴别诊断需注意是否由孤立性 MMA 引起，梗阻病例活检的组织学表现可能很轻微，如水肿、轻度单个核细胞炎症及髓质集合管扩张 ➡

（右）肾脏切片显示反流性肾病改变，鉴别诊断时需考虑到是否与单纯型 MMA 相关。可见肾小管萎缩（许多显示"甲状腺样化" ➡）、间质纤维化和混合性炎症细胞浸润 ➡

MMA 代谢通路简图

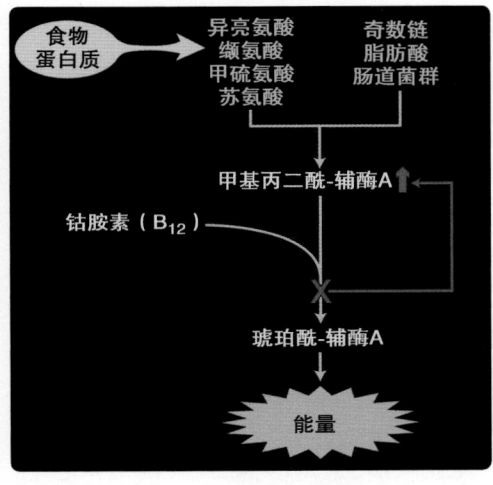

食物蛋白质 → 异亮氨酸 缬氨酸 甲硫氨酸 苏氨酸／奇数链脂肪酸 肠道菌群 → 甲基丙二酰-辅酶A ↑ 钴胺素（B$_{12}$）→ X → 琥珀酰-辅酶A → 能量

变应性小管间质性肾炎　与 B$_{12}$ 缺陷无关

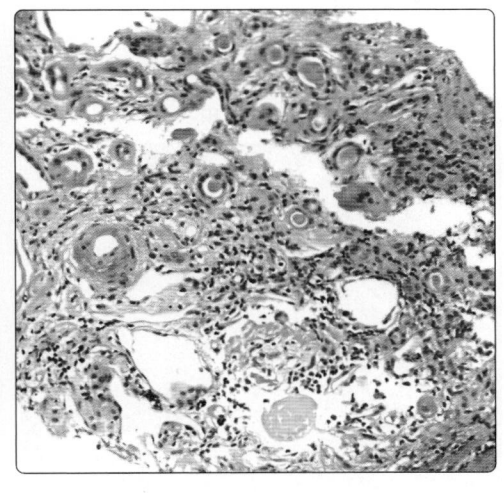

（左）饮食中蛋白质摄入可导致甲基丙二酰-辅酶 A（甲基丙二酸与辅酶 A 结合形式）增加。甲基丙二酰-辅酶 A 通过甲基丙二酰-辅酶 A 变位酶转化为琥珀酰-辅酶 A，这个过程需要 B$_{12}$ 作为辅助因子。甲基丙二酰-辅酶 A 变位酶或钴胺素代谢缺陷均可削弱该反应，从而导致 MMA 过多

（右）该例间质性肾炎可能系药物引起，与 B$_{12}$ 缺陷无关

结节性糖尿病肾小球硬化和 B$_{12}$ 缺陷

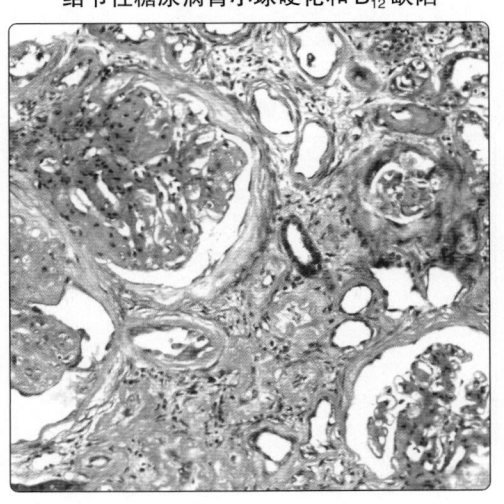

糖尿病肾小球硬化和 B$_{12}$ 缺陷

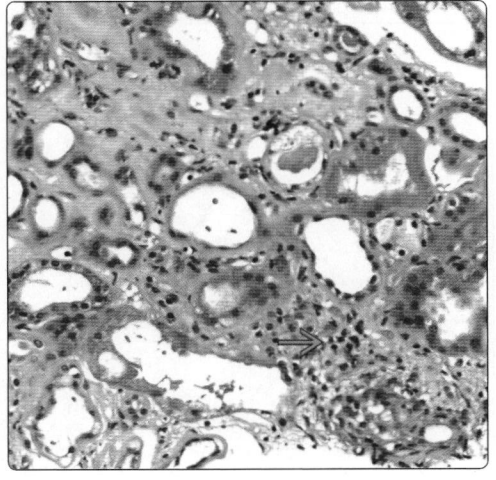

（左）老年患者，慢性肾衰竭伴蛋白尿，有糖尿病和维生素 B$_{12}$ 缺陷病史。肾活检显示结节性糖尿病肾小球硬化、间质纤维化、肾小管萎缩和局灶间质炎症。小管间质改变可能继发于糖尿病而与 B$_{12}$ 缺乏无关

（右）该病例间质纤维化、肾小管萎缩和轻度间质炎症 ➡ 可能继发于糖尿病，而与 B$_{12}$ 缺乏无关

（王丽　译，余英豪　审）

要　点

术语

- 肾小管和肾间质内大量的磷酸钙沉积
- "肾钙盐沉着症"通常指高钙血症背景下的磷酸钙沉积

病因学/发病机制

- 不同情况引起的高钙血症
  - 遗传性小管病
  - 慢性高钙血症时常见肾钙盐沉着症
  - 结节病
  - 甲状腺功能亢进(原发性)
  - 维生素 A 或 D 过多
  - 恶性肿瘤高钙血症
  - 乳碱综合征

临床特征

- 慢性肾衰竭

- 高钙血症,高钙尿症

影像学

- 弥漫性肾实质细小钙化

镜下特征

- 肾小管腔、肾间质和 TBM 中磷酸钙沉积
  - HE 染色切片中沉积物呈紫色
  - von Kossa 染色染磷酸盐,沉积物染色阳性(黑色)
  - 间质纤维化、肾小管萎缩和间质炎症

主要鉴别诊断

- 磷酸盐肾病
  - 通常与摄入口服的磷酸钠有关
- 其他小管病导致的肾钙盐沉着症
- 登特病

磷酸钙沉积

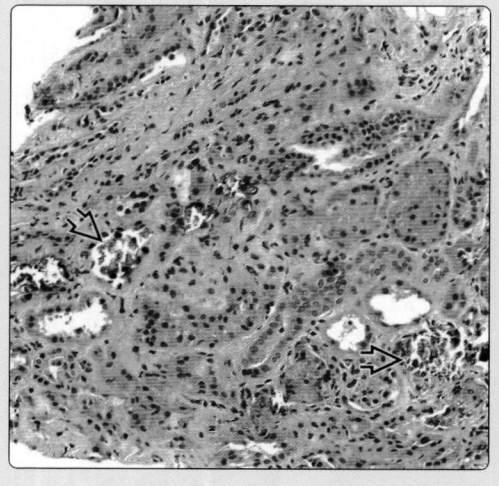

肾钙盐沉着症

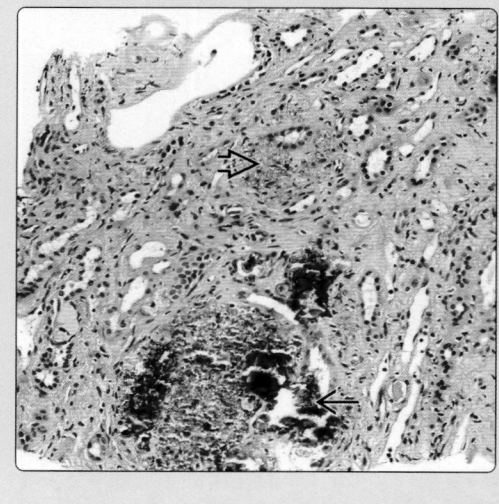

(左)急性肾钙盐沉着症,患者有急性肾衰竭、高钙血症和多发性骨髓瘤。HE 切片显示肾小管腔内可见一些磷酸钙沉积物 ➡,未见轻链沉积病或轻链管型肾病证据

(右)肾小管管腔和间质内呈大块状 ➡ 和细颗粒状 ➡ 的磷酸钙沉积物

von Kossa 染色

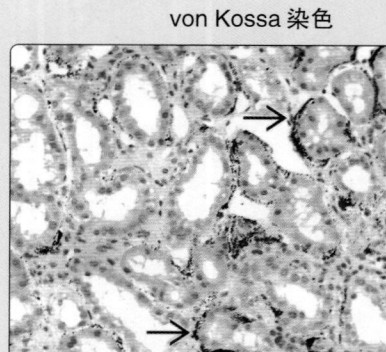

兰德尔斑

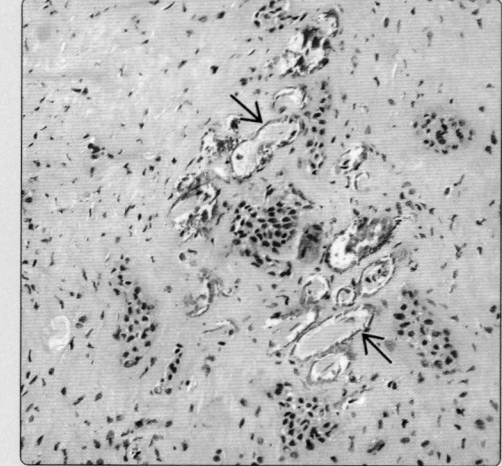

(左)糖尿病肾小球硬化症病例,von Kossa 染色显示弥漫 TBM 和间质钙化 ➡,活检时患者血钙水平正常,其肾钙盐沉着症原因不明

(右)兰德尔斑活检表现为 TBM 磷酸钙沉积 ➡

术语

定义

- 磷酸钙在肾小管、TBM 和肾间质中沉积
- "肾钙盐沉着症"与高钙血症时磷酸钙沉积有关

病因学/发病机制

肾内钙沉积

- 尿液中钙和磷酸盐浓度增加会导致沉淀
- 几乎所有的钙(98%)经肾小球滤过后由肾小管重吸收
- 兰德尔斑(乳头顶端或附近钙沉积)可能为钙化的最初部位
  - 肾间质、TBM 和肾小管腔内亦有沉积

任何原因引起的高钙血症

- 乳碱综合征(摄入增加)
- 维生素 A 或 D 增多症(吸收增加)
- 恶性肿瘤的高钙血症(骨释放增加)
- 原发性甲状旁腺功能亢进(骨释放增加)
- 结节病
- β 地中海贫血
- 干燥综合征

遗传性肾小管病

- 登特病、家族性低镁高钙血症、肾钙盐沉着症及其他
- 基因:*ADKC4*,*ATP6V1B1*,*CLDN16*,*CLDN19*,*FAM20A*,*HNF4A*,*SLC12A1*,*SLC34A1*
- 新生儿,尤其是接受祥利尿剂和遗传性疾病的新生儿

临床特征

表现

- 慢性肾衰竭
- 肾结石
  - 并非总是出现
- 高钙血症,高钙尿症
- 肾钙盐沉着症可见于其他肾脏疾病
- 良性尿沉渣
- 无或少量蛋白尿

治疗

- 针对潜在病因

预后

- 取决于病因

镜下特征

组织学特征

- 磷酸钙在肾小管腔内、肾间质和 TBM 内沉积
  - HE 染色切片上沉积物呈紫色
  - von Kossa 染色着染磷酸盐,沉积物呈黑色
  - 茜素红染色钙特异性着色
  - 无偏振晶体
  - 贝壳状或球状沉积物,为典型的高磷血症

- 典型的高钙血症沉积物呈块状或颗粒状
- 间质纤维化和肾小管萎缩
- 局灶轻度单核细胞性间质炎症
- 非特异性肾小球或血管改变

鉴别诊断

急性或慢性磷酸盐肾病

- 磷酸钙在肾小管管腔内沉积
- 常与摄入口服磷酸钠有关
- 早期肾移植术后补充磷酸盐的患者肾小管内可见磷酸盐沉积

登特病

- X 连锁,儿童受累
- 肾小管间质内磷酸钙或草酸钙结晶沉积
- 肾结石病,高钙尿症,原发性肾小管功能障碍,低分子量蛋白尿

引起肾钙盐沉着症的其他肾小管病

- Lowe 综合征,Bartter 综合征,囊性纤维化,远端肾小管酸中毒,常染色体显性遗传性低钙血症,低镁高钙肾钙盐沉着症,X 连锁低磷血症,Williams 综合征,Wilson 病,Liddle 综合征

肾源性系统性纤维化

- TBM 广泛磷酸钙沉积
- 其他器官钙盐沉积

肾草酸钙沉积

- HE 染色切片见透明的偏振性结晶

诊断要点

病理要点解读

- 肾钙盐沉着症可促进慢性肾疾病进展

参考文献

1. Govindarajan S et al: Clinical features and genetic sequencing of children with Fanconi-Bickel syndrome. Indian J Pediatr. 90(2):178-80, 2023
2. Kermond R et al: A clinical approach to tubulopathies in children and young adults. Pediatr Nephrol. 38(3):651-62, 2023
3. Gaddy A et al: Incidence and importance of calcium deposition in kidney biopsy specimens. Am J Nephrol. 53(7):526-33, 2022
4. Singh P et al: The genetics of kidney stone disease and nephrocalcinosis. Nat Rev Nephrol. 18(4):224-40, 2022
5. Khan SR et al: Randall's plaque and calcium oxalate stone formation: role for immunity and inflammation. Nat Rev Nephrol. 17(6):417-33, 2021
6. Daga A et al: Whole exome sequencing frequently detects a monogenic cause in early onset nephrolithiasis and nephrocalcinosis. Kidney Int. 93(1):204-13, 2018
7. Park E et al: Focal segmental glomerulosclerosis and medullary nephrocalcinosis in children with ADCK4 mutations. Pediatr Nephrol. 32(9):1547-54, 2017
8. Piccoli GB et al: Revisiting nephrocalcinosis: a single-centre perspective. A northern Italian experience. Nephrology (Carlton). 21(2):97-107, 2016
9. Wiech T et al: Histopathological patterns of nephrocalcinosis: a phosphate type can be distinguished from a calcium type. Nephrol Dial Transplant. 27(3):1122-31, 2012
10. Troxell ML et al: Glomerular and tubular basement membrane calcinosis: case report and literature review. Am J Kidney Dis. 47(2):e23-6, 2006

(王丽 译,余英豪 审)

要　点

术语

- 溶菌酶相关性肾病；急性肾小管损伤（ATI）伴溶菌酶染色增加

病因学／发病机制

- 溶菌酶，14.7KD，为切割细菌肽聚糖的阳离子蛋白
- 单核细胞来源于慢性粒单核细胞白血病和结节病

临床特征

- 表现为急性肾损伤和亚肾病范围蛋白尿
- 基础疾病的治疗和支持性治疗
- 血清和尿液溶菌酶水平升高
- 血液学检查以排除骨髓增生性疾病
- 影像学检查和 1, 25- 二羟维生素 D 水平评价结节病

镜下特征

- ATI
  - 近端小管上皮细胞胞质嗜酸性颗粒增多，非嗜银性，PAS 染色呈弱阳性
  - 随损伤过程延长发生间质纤维化和肾小管萎缩
  - 无免疫荧光染色
- 免疫组化溶菌酶染色增加
- 超微结构见溶酶体和自噬体聚集

主要鉴别诊断

- 轻链近端肾小管病
- 继发于重度蛋白尿的 ATI
- 药物肾毒性，如：替诺福韦

（左）活检显示肾小管损伤呈延长期模式，间质纤维化和肾小管萎缩程度增加，导致肾小球硬化
（右）HE 染色切片显示近端小管肿胀和嗜酸性颗粒增多

慢性肾小管损伤加重间质纤维化和肾小管萎缩

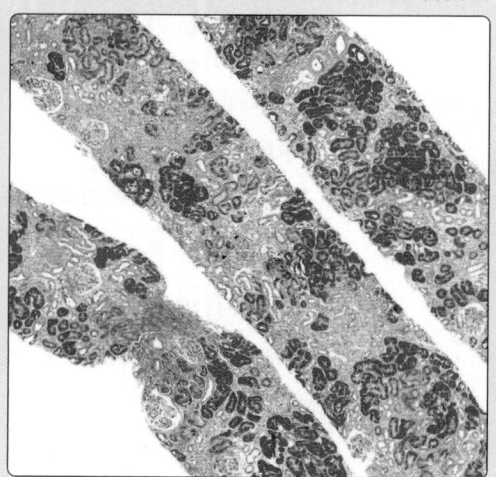

近端小管嗜酸性颗粒增多

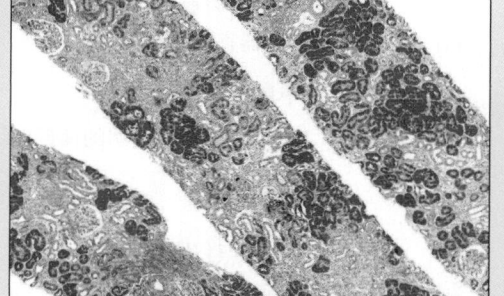

（左）六胺银和 Masson 三色染色显示损伤肾小管近端小管上皮细胞胞质内银染色（−）蛋白颗粒
（右）近端小管上皮刚果红染色弱阳性，未见如淀粉样变性中的苹果绿双折光性

非嗜银性近端小管重吸收颗粒

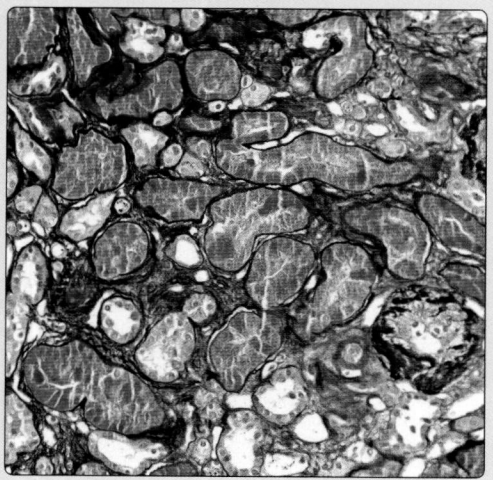

近端小管刚果红弱着色

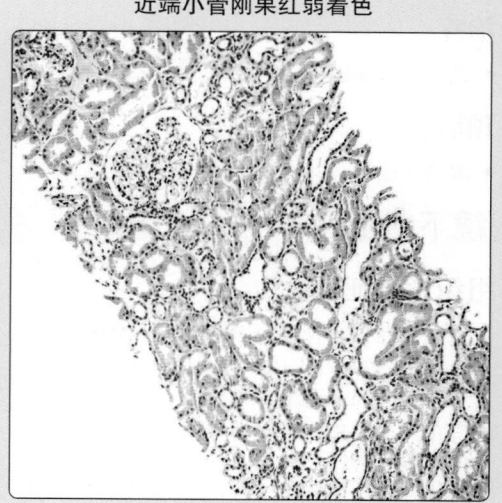

术语

定义

- 由于小管内溶菌酶积累过多引起的 ATI

病因学/发病机制

单核细胞溶菌酶过量产生

- 髓单核细胞白血病、结节病
- 溶菌酶，14.7KD，切割细菌肽聚糖的阳离子蛋白
- 在近端小管中被巨噬肽-立方蛋白转运内吞
- 在溶酶体中累积并产生毒性

临床特征

流行病学

- 平均年龄：66 岁；男性占多数（82%）

表现

- ATI 和肾病综合征
- 与白蛋白：肌酐相比，蛋白：肌酐比值增加；蛋白缺口和溶菌酶尿相关

治疗

- 基础疾病的支持疗法和治疗

预后

- 成功治疗诱发性疾病有利预后

相关疾病状态

- 慢性粒单核细胞白血病、其他血液病、结节病

镜下特征

组织学特征

- ATI

○ 近端小管嗜酸性粗颗粒增多
○ 近端小管内非嗜银性，可区分溶菌酶累积与蛋白吸收滴
○ 近端小管上皮细胞胞质刚果红染色弱阳性，无偏振双折光性
- 免疫组化溶菌酶染色增多
○ 需与正常肾组织比较，以了解近端小管内的背景
- 相较于肾小球硬化程度，间质纤维化和肾小管萎缩增加
- 近端小管免疫荧光阴性，同时 κ 和 λ 轻链染色相等
- 近端小管上皮细胞胞质内见大量多边形电子致密的自噬体堆积

鉴别诊断

轻链近端肾小管病

- 免疫荧光显示轻链限制性

重度蛋白尿引发的 ATI

- 嗜银性、PAS（+）蛋白吸收滴

药物肾毒性（如替诺福韦）

- 巨大线粒体引起嗜酸性颗粒增多

参考文献

1. Pérez-Pinzón J et al: Severe electrolyte derangements from lysozymuria in acute myeloid leukemia. EJHaem. 3(3):1018-20, 2022
2. Maraj A et al: Lysozyme-induced nephropathy: a rare manifestation of chronic myelomonocytic leukaemia. Br J Haematol. 189(3):393, 2020
3. Sanada S et al: Pathological value of lysozyme staining for renal sarcoidosis. Nephrol Dial Transplant. 35(9):1638-41, 2020
4. Cossey LN et al: Lysozyme-induced AKI: a case series. American Society of Nephrology Meeting, 2019
5. Goh TL et al: Lysozyme nephropathy in haematologically stable chronic myelomonocytic leukaemia. Nephrology (Carlton). 23(4):377, 2018
6. Hillen JM et al: Progressive kidney failure in chronic myelomonocytic leukaemia: don't forget lysozyme damage. Neth J Med. 76(9):407-10, 2018
7. Santoriello D et al: Lysozyme-induced nephropathy. Kidney Int Rep. 2(1):84-8, 2017

溶菌酶染色的正常模式

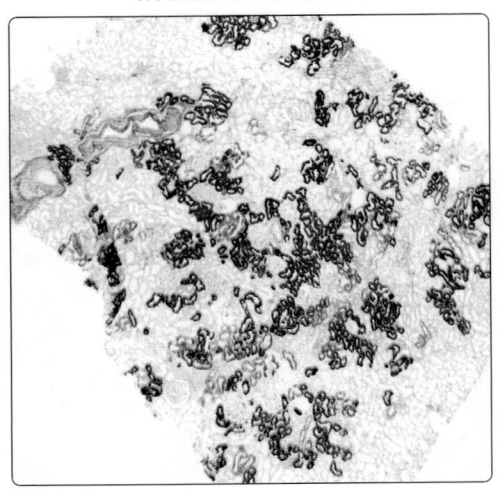

溶菌酶染色增加

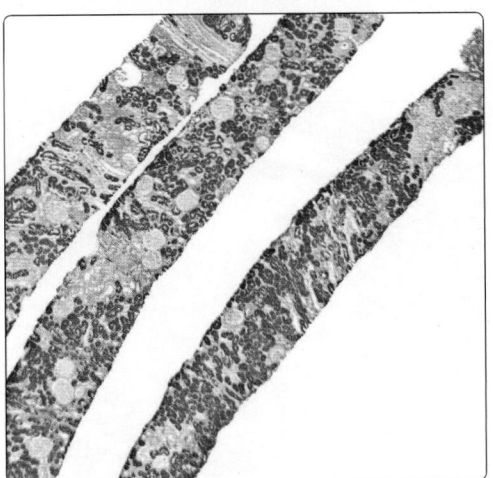

（左）正常肾组织溶菌酶免疫组化染色显示，染色仅局限于近端小管上皮细胞胞质，周围小管间质无着色。由于溶菌酶染色总是出现在肾实质中，需用正常肾组织平行染色，以便直接比较（右）溶菌酶免疫组化染色显示近端小管溶菌酶染色强阳性并延伸到周围间质

（王丽　译，余英豪　审）

要　点

病因学/发病机制

- 肾内草酸累积
  - 肠道吸收不良（胃旁路）
  - 摄入含草酸的食物
    - 大黄，欧芹，菠菜，甜菜，杨桃，花生，红茶，毛叶阳桃果，"绿色奶昔"
  - 乙二醇摄入
  - 维生素 C 过量摄入
  - 吡多辛缺乏症

临床特征

- 急性肾衰竭
  - 特别是摄入乙二醇的情况下
- 慢性肾衰竭
  - 胃搭桥术后 1 至数年血清肌酐缓慢升高
- 肾结石
  - 草酸钙结石
- 进行性肾钙盐沉着症

- 治疗
  - 祛除过量草酸来源
  - 部分对吡哆醇治疗有反应

镜下特征

- 肾小管管腔内、肾小管上皮细胞胞质和间质中见草酸钙结晶
  - 结晶半透明，强双折光性
  - 常规制片过程中不溶解（与尿酸盐不同）
- 草酸钙晶体肉芽肿反应

主要鉴别诊断

- 原发性草酸盐沉积症
- 2，8-二羟基腺嘌呤尿症
  - 红棕色 vs. 透明草酸钙晶体
- 尿酸盐结晶
- 亮氨酸结晶（肝衰竭）
- 药物结晶
- 急性肾小管损伤

偏振光观察草酸钙结晶

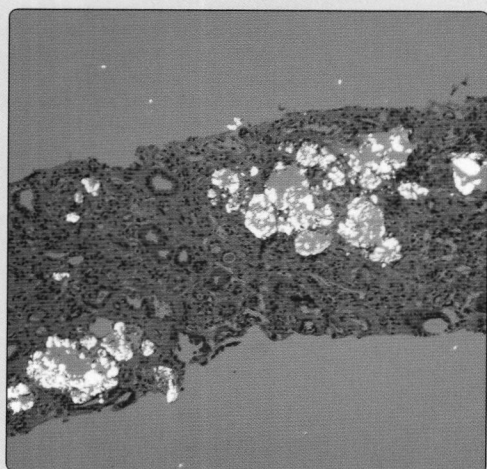

间质纤维化伴草酸钙结晶

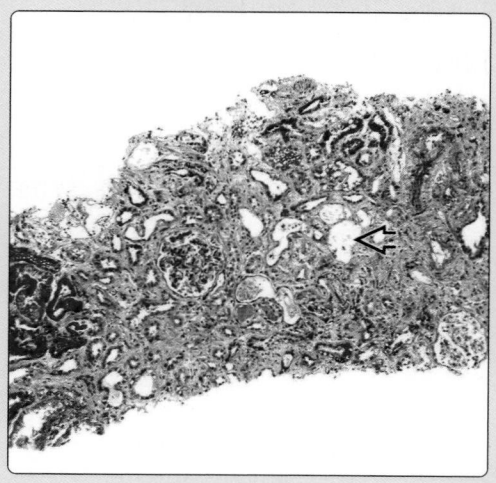

（左）HE 染色切片偏振光观察突出显示大量的草酸钙晶体。这些晶体在 HE 染色切片中最易观察，在其他染色过程中可能被溶解

（右）该病例三色染色显示广泛间质纤维化，纤维化区域中见大量的草酸钙结晶 ➡

肉芽肿反应

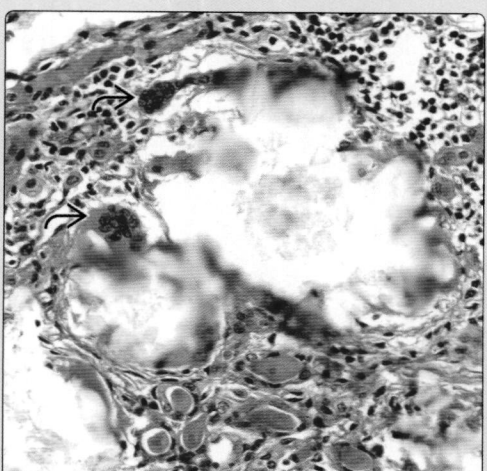

亮氨酸结晶

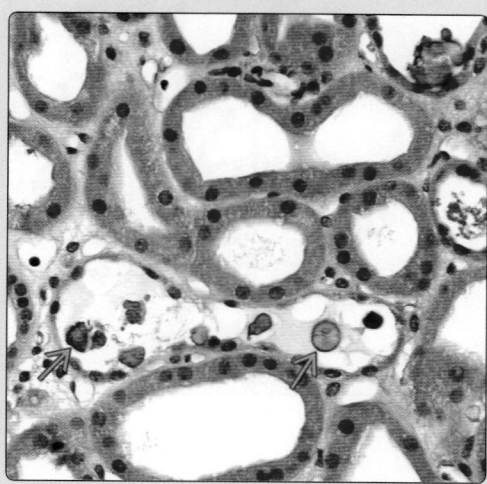

（左）原发性高草酸尿患者，显示对草酸钙晶体的巨细胞反应 ➡

（右）图示亮氨酸晶体 ➡，可见于肝衰竭患者，形态与草酸钙晶体类似。亮氨酸晶体在偏振光下亦呈双折光性，但在 HE 染色切片上比草酸钙晶体形状更规则，看起来紫色更深

术语

同义词

- 草酸盐肾病

定义

- 由于过量摄入或排泄减少引起草酸钙在肾实质内沉积

病因学/发病机制

血草酸水平增加

- 摄入增加、吸收增加、排泄减少或维生素缺乏引起
- 肠源性高草酸尿（脂肪吸收不良状态）
  - 草酸肠吸收增加是由于
    - 胃/小肠搭桥术
    - 长期使用抗生素
    - 克罗恩病/乳糜泻
    - 胰腺功能不全
    - 短肠综合征
- 乙二醇摄入
  - 草酸盐是乙二醇代谢产物
- 含草酸盐的食物摄入增加
  - 大黄、欧芹、菠菜、甜菜、杨桃、花生、红茶、"绿色奶昔"
- 羟钴胺素（维生素 B_{12}）疗法
  - 治疗氰化物中毒，如烟雾吸入过量
- 过量维生素 C 摄入（罕见）
  - 维生素 C 是草酸的前体
  - 自 COVID-19 大流行以来，维生素 C 和其他补充剂及果汁饮食摄入导致草酸盐肾病发病率增加
    - 错误地认为维 C 可以预防或治疗 COVID-19 感染
    - 在大流行期间对健康和保健产品的兴趣增加
- 除维生素 C 以外的其他补充剂
  - 蘑菇提取物
  - 蘑菇中的大部分草酸盐不是生物可利用的，但作为补充剂的加工可能会改变其成分
- 聚乙二醇（用于治疗便秘）
- 移植肾功能延迟
  - 与 5 年不良预后有关
- 艰难梭菌腹泻

临床特征

流行病学

- 约 4% 未筛选的肾活检中发现草酸盐
  - 常见原因（大多数临床未怀疑）
    - 胃肠手术（40%）
    - 摄入（16%）
    - 特发性（44%）

表现

- 急性肾衰竭
  - 尤其是摄入乙二醇
- 慢性肾衰竭
  - 血清肌酐缓慢进行性升高
    - 胃搭桥术后 1 到数年
- 肾结石
  - 草酸钙结石

- 进行性肾钙盐沉着症

治疗

- 去除过量草酸盐来源
- 反胃搭桥术
- 血液透析
  - 清除过量的草酸盐

预后

- 若不治疗会发生不可逆转性肾衰竭

镜下特征

组织学特征

- 肾小管管腔、小管上皮细胞胞质和间质内见草酸钙结晶
  - HE 染色切片上结晶透明，呈扇形或不规则形状
    - 偏振光下呈双折光性
  - 晚期病例见块状沉积物
  - 一项研究发现，继发于胃搭桥术的草酸盐肾病，活检显示每一个肾小球可见 3.5 个草酸钙结晶（范围：1.5~7.9 个）
- 肾小管损伤
- 间质纤维化区域见局灶单个核细胞炎症

陷阱

- 标本在 Michel 培养基和 HE 以外的染色剂中运输草酸盐结晶会减少

鉴别诊断

原发性草酸盐病

- 始发年龄倾于更加年轻（但非必然）
- 更广泛的草酸盐结晶沉积（例如：动脉中膜，骨髓）

2,8-二羟基腺嘌呤尿症

- 肾实质内见极化性晶体，和草酸钙类似
- 为红褐色晶体，草酸钙为透明晶体

参考文献

1. Aziz F et al: Secondary oxalate nephropathy and kidney transplantation. Curr Opin Organ Transplant. 28(1):15-21, 2023
2. Fong P et al: Increased rates of supplement-associated oxalate nephropathy during COVID-19 pandemic. Kidney Int Rep. 7(12):2608-16, 2022
3. Witting C et al: Pathophysiology and treatment of enteric hyperoxaluria. Clin J Am Soc Nephrol. 16(3):487-95, 2021
4. Cassol CA et al: Lost in transportation: calcium oxalate crystals in kidney biopsy specimens fixed in Michel medium may disappear. Arch Pathol Lab Med. 144(4):485-9, 2020
5. Pandey D et al: Acute oxalate nephropathy associated with C lostridium difficile infection. BMJ Case Rep. 12(12):e231099, 2019
6. Snijders MLH et al: Oxalate deposition in renal allograft biopsies within 3 months after transplantation is associated with allograft dysfunction. PLoS One. 14(4):e0214940, 2019
7. Lumlertgul N et al: Secondary oxalate nephropathy: a systematic review. Kidney Int Rep. 3(6):1363-72, 2018
8. Nazzal L et al: Enteric hyperoxaluria: an important cause of end-stage kidney disease. Nephrol Dial Transplant. 31(3):375-82, 2016
9. Nasr SH et al: Oxalate nephropathy complicating Roux-en-Y gastric bypass: an underrecognized cause of irreversible renal failure. Clin J Am Soc Nephrol. 3(6):1676-83, 2008

（王丽 译，余英豪 审）

要　点

术语

- 特发性慢性肾脏病（CKD），好发于中美洲、斯里兰卡、印度和其他地区，尤其是在农业工人中（不包括已知病因，如高血压、糖尿病和多囊肾病）

病因学/发病机制

- 许多潜在因素
  - 毒素的职业性暴露（如农药，重金属）
  - 循环脱水
  - NSAID 使用

临床特征

- 进行性 CKD
- 轻度白蛋白尿
- 无高血压或水肿

地理位置

- 地理位置：CKD 增加主要发生在气候炎热的农业社区
  - 中美洲（太平洋沿岸）、斯里兰卡、印度、埃及、其他地区
  - 不同的地理位置肾脏疾病的病因可能有所不同

镜下特征

- 肾小球
  - 球性肾小球硬化（29%～78%）
  - 局灶节段性肾小球硬化症（FSGS），肾小球缺血性特征
- 肾小管和间质
  - 间质纤维化和肾小管萎缩
  - 轻度间质慢性炎症
- 轻度或无血管病变

主要鉴别诊断

- 其他原因的肾小管间质疾病

（左）可疑中美洲肾病患者，见间质纤维化和球性肾小球硬化 ➡ 增多，间质有轻度单个核细胞炎症浸润 ➡。注意动脉形态正常 ➡

（右）萨尔瓦多农业工人，青年男性，可疑中美洲肾病，肾活检显示局灶节段性肾小球瘢痕 ➡

间质纤维化和球性肾小球硬化

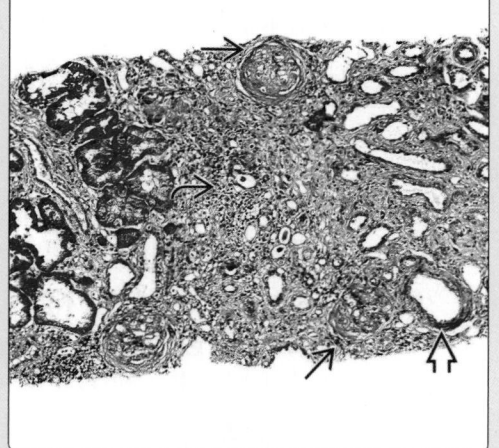

局灶节段肾小球瘢痕

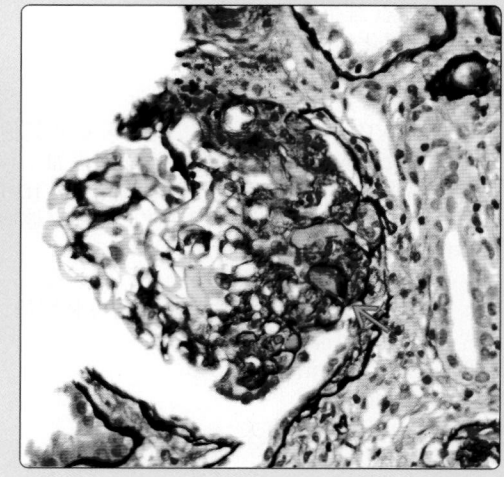

（左）中美洲肾病，显示间质纤维化、肾小管萎缩和间质炎症 ➡

（右）近端小管电镜（原始放大倍数 ×7 000）显示一增大、畸形的溶酶体 ➡
（Courtesy C.Nast, MD.）

间质纤维化和炎症

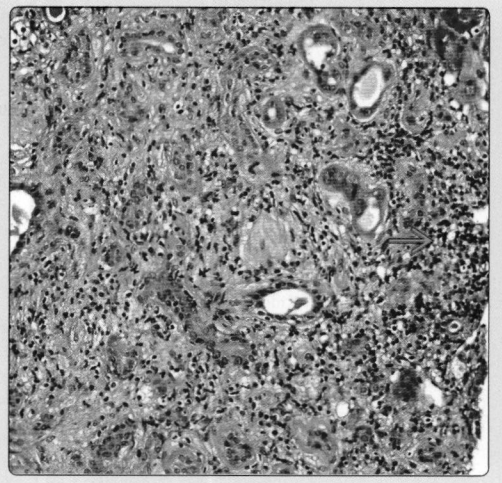

肾小管电镜表现

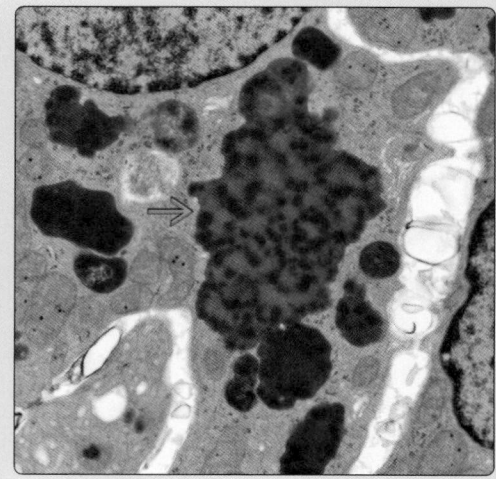

术语

缩写

- 农业社区慢性间质性肾炎(chronic interstitial nephritis in agriculture communities, CINAC)

定义

- 特发性 CKD,好发于中美洲、斯里兰卡、印度和其他地区,尤其是农村农业工人(除外已知病因,如高血压,糖尿病和多囊性肾病)

病因学/发病机制

肾小管细胞毒性机制;多种潜在原因

- 职业性接触毒素(如除草剂草甘膦)
- 循环脱水和容量不足
  - 炎热气候导致脱水
  - 果糖/果糖激酶机制
    - 近端小管中果糖激酶的果糖代谢使氧化剂和趋化因子增加
      □ 导致小管损伤和炎症
  - 外源性果糖可导致疾病
- 重金属暴露
  - 例如铅、镉、砷
- NSAID 使用
- 某些区域可能存在遗传易感性

临床特征

流行病学

- 性别
  - 主要发生在男性
- 职业病主要发生在农业工人中
  - 中美洲甘蔗工人中流行
    - 中美洲高海拔地区的农业工人则不然
  - 不发生在其他气候炎热地区的非甘蔗工人(如巴西、古巴、非洲)
  - 斯里兰卡的 Chena 种植(蔬菜和其他农作物)和稻田工人
  - 印度种植椰子、大米、菠萝蜜和腰果的农民
  - 在沙特阿拉伯、卡塔尔和马来西亚的移民工人中也有发现
- 地理位置:气候炎热区域的农业社区 CKD 增加
  - 中美洲:尼加拉瓜、萨尔瓦多、哥斯达黎加、危地马拉、墨西哥南部
  - 斯里兰卡:中北部省份干旱区;乌瓦和西北部省份小范围区域
  - 印度:沿海安德拉邦省("乌达南肾病")和 Chimakurthy 镇
  - 肾脏疾病病因可能在不同的地理位置有所不同
  - 突尼斯(可能与赭曲霉毒素 A 有关)
  - 有些区域(埃及、印度、突尼斯)的活检资料有限
- 发病率
  - 尼加拉瓜、莱昂 CKD 在男性中的发病率为 13.8%
  - 萨尔瓦多一些地区 CKD 在男性中的发病率超过 50%

- 中美洲某些地区的大部分男性 CKD 归因于 CINAC
- 农忙季节急性肾损伤是 CKD 的危险因素

表现

- 进行性 CKD
- 轻度白蛋白尿
- 低钾血症
- 无高血压或水肿

镜下特征

组织学特征

- 肾小管和间质
  - 疾程早期活检显示急性肾小管间质性肾炎
    - 可能存在中性粒细胞和中性粒细胞管型
  - 肾小管萎缩
  - 间质轻度慢性炎症
  - 间质纤维化增加
- 动脉和小动脉
  - 常轻度或无静脉病变
- 肾小球
  - 球性肾小球硬化(29%~78%)
  - 缺血性特征
    - 肾小球周围纤维化,基底膜皱缩
  - 局灶节段性肾小球硬化症(FSGS)
  - 肾小球增大

辅助检查

电镜

- 小管内见大量畸形溶酶体伴中等电子致密基质,内含散在、深色的电子致密非膜结合聚集体

鉴别诊断

其他原因引起的急性或慢性肾小管间质性肾炎

- 镇痛药肾病、重金属毒性(铅、镉)、锂毒性、马兜铃酸肾病、尿酸盐肾病、慢性钙调磷酸酶抑制剂毒性、巴尔干地方性肾病

参考文献

1. Orantes C et al: Chronic interstitial nephritis in agricultural communities (CINAC). StatPearls, 2022
2. Upamalika SWAM et al: A review of molecular mechanisms linked to potential renal injury agents in tropical rural farming communities. Environ Toxicol Pharmacol. 92:103850, 2022
3. Campese VM: The unresolved epidemic of chronic kidney disease of uncertain origin (CKDu) around the world: a review and new insights. Clin Nephrol. 95(2):65-80, 2021
4. Floris M et al: Chronic kidney disease of undetermined etiology around the world. Kidney Blood Press Res. 46(2):142-51, 2021
5. Vervaet BA et al: Chronic interstitial nephritis in agricultural communities is a toxin-induced proximal tubular nephropathy. Kidney Int. 97(2):350-69, 2020
6. Fischer RSB et al: Early detection of acute tubulointerstitial nephritis in the genesis of Mesoamerican nephropathy. Kidney Int. 93(3):681-90, 2018
7. Wijkström J et al: Clinical and pathological characterization of Mesoamerican nephropathy: a new kidney disease in Central America. Am J Kidney Dis. 62(5):908-18, 2013

(王丽 译,余英豪 审)

要点

术语

- 髓外造血(EMH):是指骨髓外造血组织的发育和生长

病因学/发病机制

- 潜在的血液系统恶性肿瘤或其他缺乏骨髓造血功能的疾病
  - 骨髓纤维化(最常见)
  - 浆细胞性骨髓瘤

临床特征

- 急性肾功能不全
- 蛋白尿是由于并发肾小球疾病
- 其他解剖位置的EMH(尤其是肝和脾)
- 肾脏或肾脏周围肿块病变(硬化性髓外造血肿瘤)

镜下特征

- 间质浸润伴三系造血

- 红系、髓系和巨核系
- 多数肾脏EMH病例活检并发肾小球病变
  - 与骨髓增生性肿瘤相关的肾小球病变
  - 纤维样肾小球病[DNAJB9(-)]
  - 局灶节段性肾小球硬化症(FSGS)

主要鉴别诊断

- 急性肾小管间质性肾炎(AIN)
  - 肾脏EMH中存在嗜酸性粒细胞前体,与过敏性AIN中的成熟嗜酸性粒细胞相似
- 霍奇金淋巴瘤
  - 巨核细胞和霍奇金淋巴瘤的RS细胞相似
- 髓脂瘤
  - 脂肪组织和造血成分混合
- 直小血管中未成熟造血细胞聚集

(左)弥漫浸润模式的EMH类似于急性间质性肾炎
(右)成簇的红细胞前体➡,这些细胞核深色并呈簇状排列

肾间质髓外造血

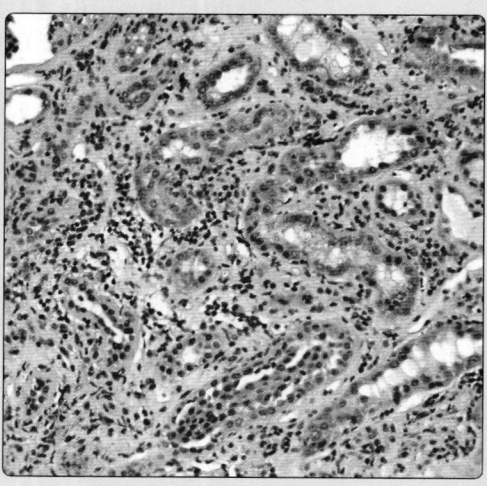

髓外造血 红细胞前体

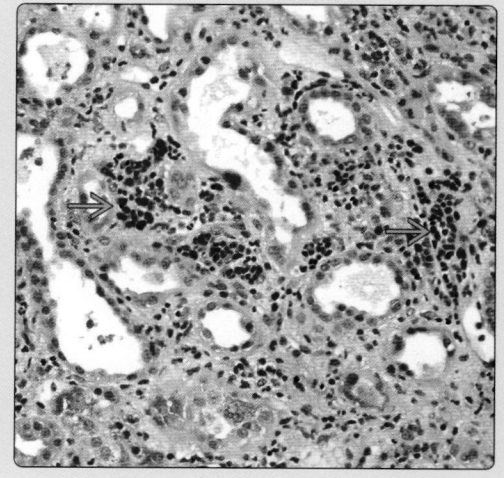

(左)肾脏EMH,肾间质中见巨核细胞➡,如图,大的多叶核在其他浸润细胞中显得很突出
(右)CD61免疫组化染色巨核细胞阳性➡,小颗粒为血小板

EMH 巨核细胞

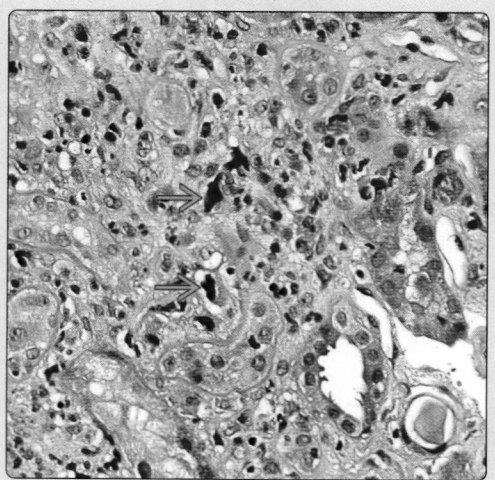

巨核细胞CD61染色阳性

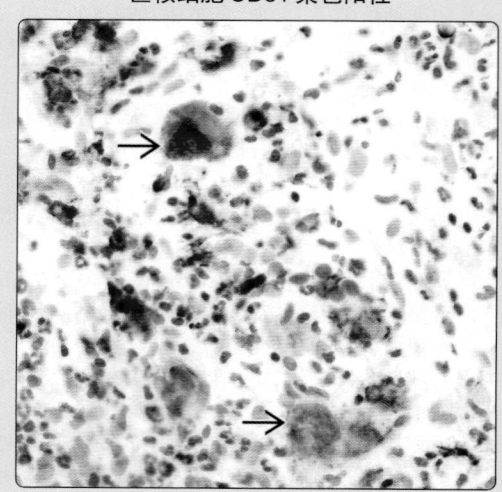

术语

缩写

- 髓外造血（extramedullary hematopoiesis，EMH）

定义

- EMH 是造血组织在骨髓外生长和发育

病因学/发病机制

潜在的造血系统恶性肿瘤或骨髓造血功能受损

- 骨髓纤维化（最常见）
- 浆细胞骨髓瘤
- 原发性血小板增多症
- 慢性骨髓增生性肿瘤，非特指（NOS）
- 巨大吻合性血管瘤
- 地中海贫血或先天性贫血
- 实体器官恶性肿瘤（如乳腺癌）

临床特征

表现

- 急性肾功能不全（1/3 患者）
- 并发肾小球疾病时出现蛋白尿
- 肾或肾周肿块性病变（硬化性髓外造血肿瘤）
- 肾脏 EMH 在尸检标本中更容易被发现

预后

- 潜在恶性肿瘤的治疗使 44% 的肾脏 EMH 患者情况改善
- 大多数患者在肾功能恢复之前死于晚期血液病

镜下特征

组织学特征

- 肾小管和间质
  - 三系造血组织间质浸润
    - 红系成分
      - 簇状聚集，核圆形深染，胞质环状，透明或粉色
    - 髓系成分
      - 包括嗜酸性粒细胞和嗜酸性粒细胞前体，粒细胞
    - 巨核系成分
      - 核大，分叶，胞质丰富、颗粒状
  - 间质弥漫浸润型，肾外肿块，被膜外延伸
  - 缺乏明显的肾小管炎
- 肾小球
  - 大多数活检病例并发肾小球病
    - 与骨髓增生性肿瘤相关的肾小球病
      - 慢性血栓性微血管病，系膜硬化
      - GBM 双轨
    - 纤维样肾小球病
      - 电镜下见原纤维样沉积物
      - IgM 免疫荧光肾小球着色
      - 刚果红染色可弱阳性（淀粉样型未确定）
      - 可表现为微血管病
    - FSGS
    - 膜性肾病

辅助检查

免疫组化

- CD61 巨核细胞染色
- 粒细胞 MPO 染色
- 血红蛋白或血型糖蛋白红系成分染色

电镜

- 电镜提示肾小球病特征
  - GBM 双轨，内皮下透亮区，肾小球内皮细胞增大
  - "纤维样肾小球病"
    - DNAJB9 免疫组化染色阴性；非真性纤维样肾小球肾炎
    - 可能代表慢性血栓性微血管病过程
  - FSGS 有弥漫或节段性足细胞足突消失

鉴别诊断

急性肾小管间质性肾炎

- 肾脏 EMH 中存在嗜酸性粒细胞前体，与过敏性 AIN 中的成熟嗜酸性粒细胞相似

霍奇金淋巴瘤

- 巨核细胞可能与霍奇金淋巴瘤的 RS 细胞相似
- 背景为混合性炎症浸润
- 与 RS 细胞不同，巨核细胞 CD61 染色阳性，CD15 和 CD30 染色阴性

髓脂瘤

- 肿物形成；常位于肾上腺
- 脂肪组织和造血成分混合

直小血管中未成熟的造血细胞聚集

- "真性"肾 EMH 毛细血管内为造血细胞，而非间质细胞
- 发生于败血症中，有时见于急性肾小管坏死中

纤维样肾小球肾炎

- 真性纤维样肾小球肾炎 DNAJB9 免疫组化染色阳性

参考文献

1. Bridoux F et al: Kidney injury and disease in patients with haematological malignancies. Nat Rev Nephrol. 17(6):386-401, 2021
2. Alexander MP et al: Renal extramedullary hematopoiesis: interstitial and glomerular pathology. Mod Pathol. 28(12):1574-83, 2015
3. Koch CA et al: Nonhepatosplenic extramedullary hematopoiesis: associated diseases, pathology, clinical course, and treatment. Mayo Clin Proc. 78(10):1223-33, 2003

肾外 EMH

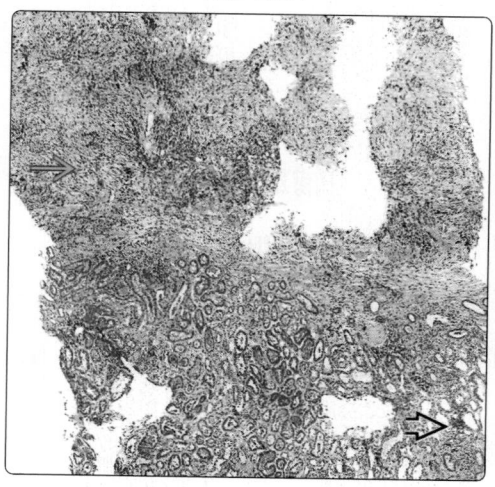

（左）肾 EMH，造血细胞存在于间质中 ➡️，同时 EMH 延伸至肾被膜外 ➡️

（右）肾 EMH，个别肾小管显示肾小管炎 ➡️，局灶轻度肾小管炎的存在不除外 EMH 诊断

肾小管炎

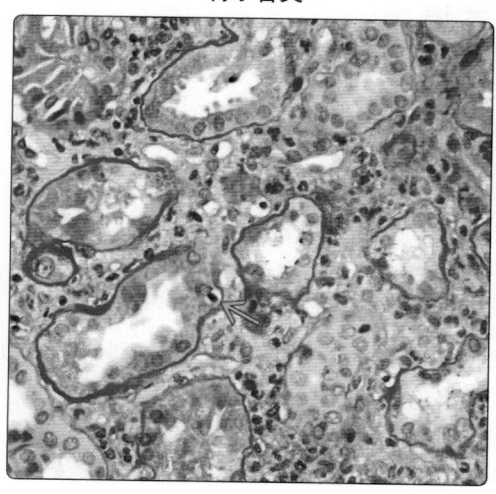

红细胞前体血型糖蛋白染色

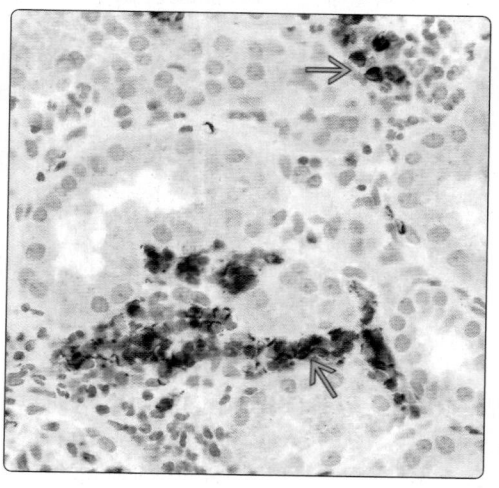

（左）血型糖蛋白免疫过氧化物酶染色突出显示成簇的红系细胞 ➡️，该染色亦标记成熟红细胞

（右）视野中 1 个巨核细胞 ➡️ 在弥漫浸润的 EMH 背景下十分突出，同时可见嗜酸性粒细胞前体 ➡️

EMH 巨核细胞

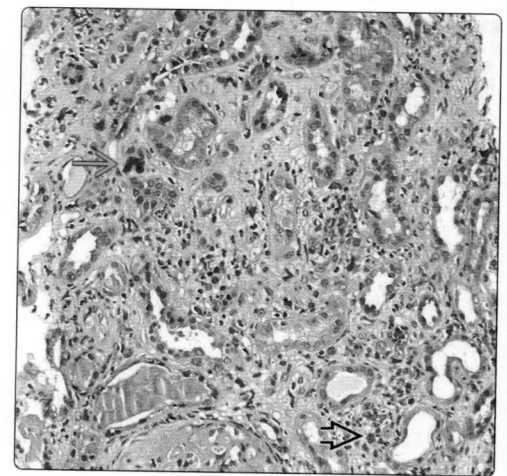

嗜酸性粒细胞前体

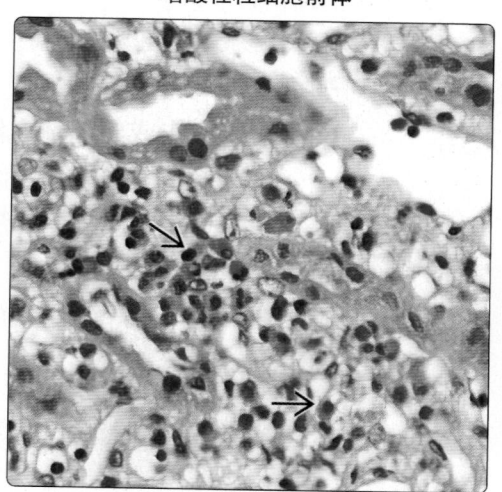

（左）由于存在嗜酸性粒细胞，EMH 可酷似急性过敏性间质性肾炎，仔细辨认可发现这些细胞为不成熟嗜酸性粒细胞 ➡️，许多只有单叶核

（右）MPO 免疫过氧化物酶染色可突出显示髓系细胞，同时，中性粒细胞、成熟的嗜酸性粒细胞及其前体细胞均着色

髓系细胞 MPO 染色

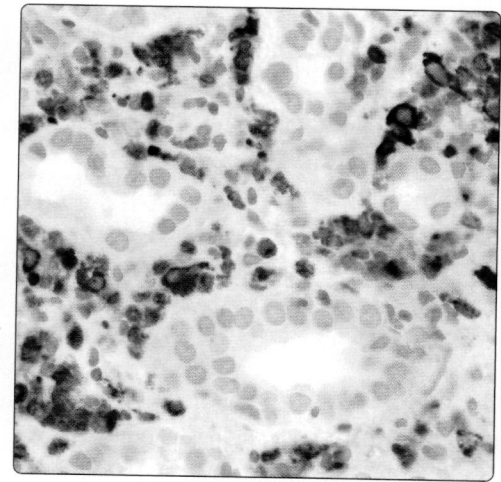

肾小球微血管病伴 EMH

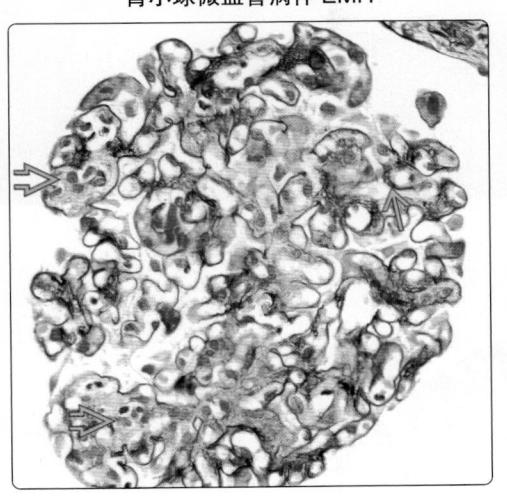

肾小球微血管病伴 EMH

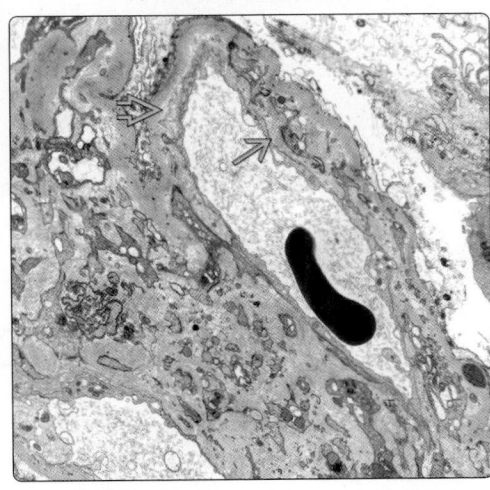

（左）肾小球表现为内皮细胞增大➡️和节段性基底膜双轨➡️

（右）慢性血栓性微血管病伴 EMH，见 GBM 双轨➡️和内皮下透亮区➡️

肾小球内皮细胞增大

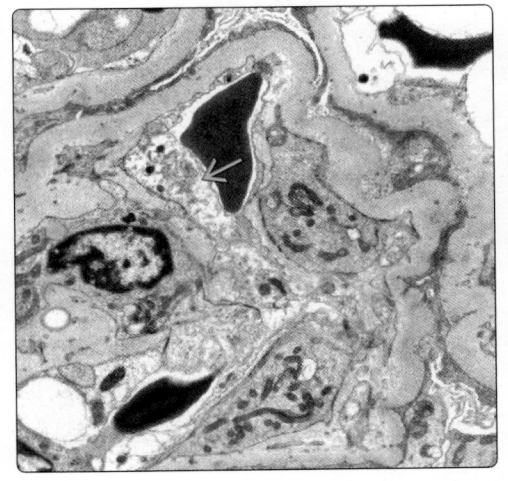

纤维样肾小球肾炎伴 EMH

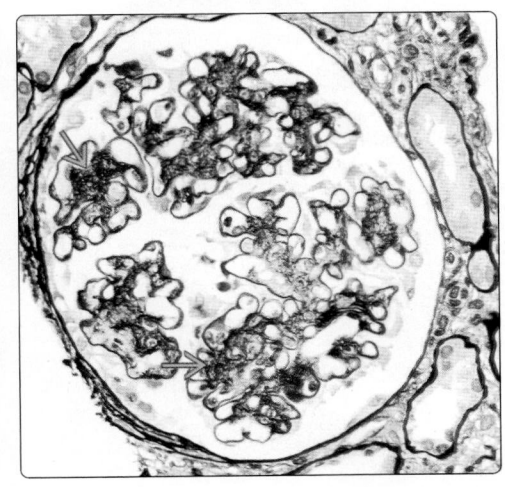

（左）肾小球微血管病伴肾脏 EMH，电镜下见内皮细胞反应性增大➡️

（右）银染色见肾小球系膜增宽，呈原纤维样特征➡️，免疫荧光染色肾小球 IgM 阳性，IgG 阴性；刚果红染色阴性

纤维样肾小球肾炎伴 EMH

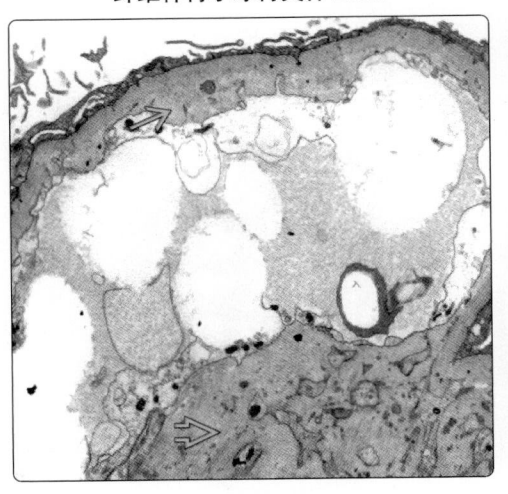

纤维样肾小球肾炎伴 EMH

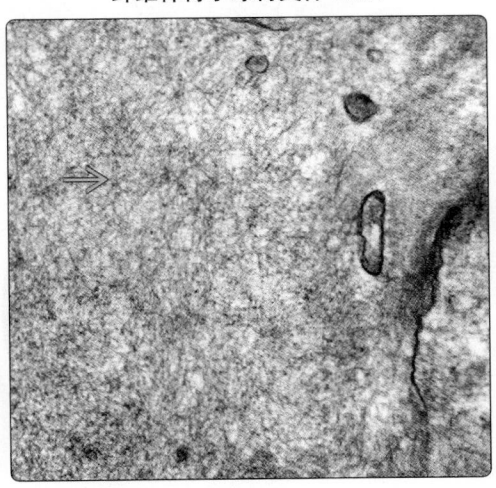

（左）高倍下见肾小球系膜增宽➡️，并见原纤维样沉积物，原纤维样沉积物亦见于 GBM 内➡️

（右）电镜高倍视野观察，系膜区见原纤维样沉积物➡️；刚果红染色阴性

（王丽 译，余英豪 审）

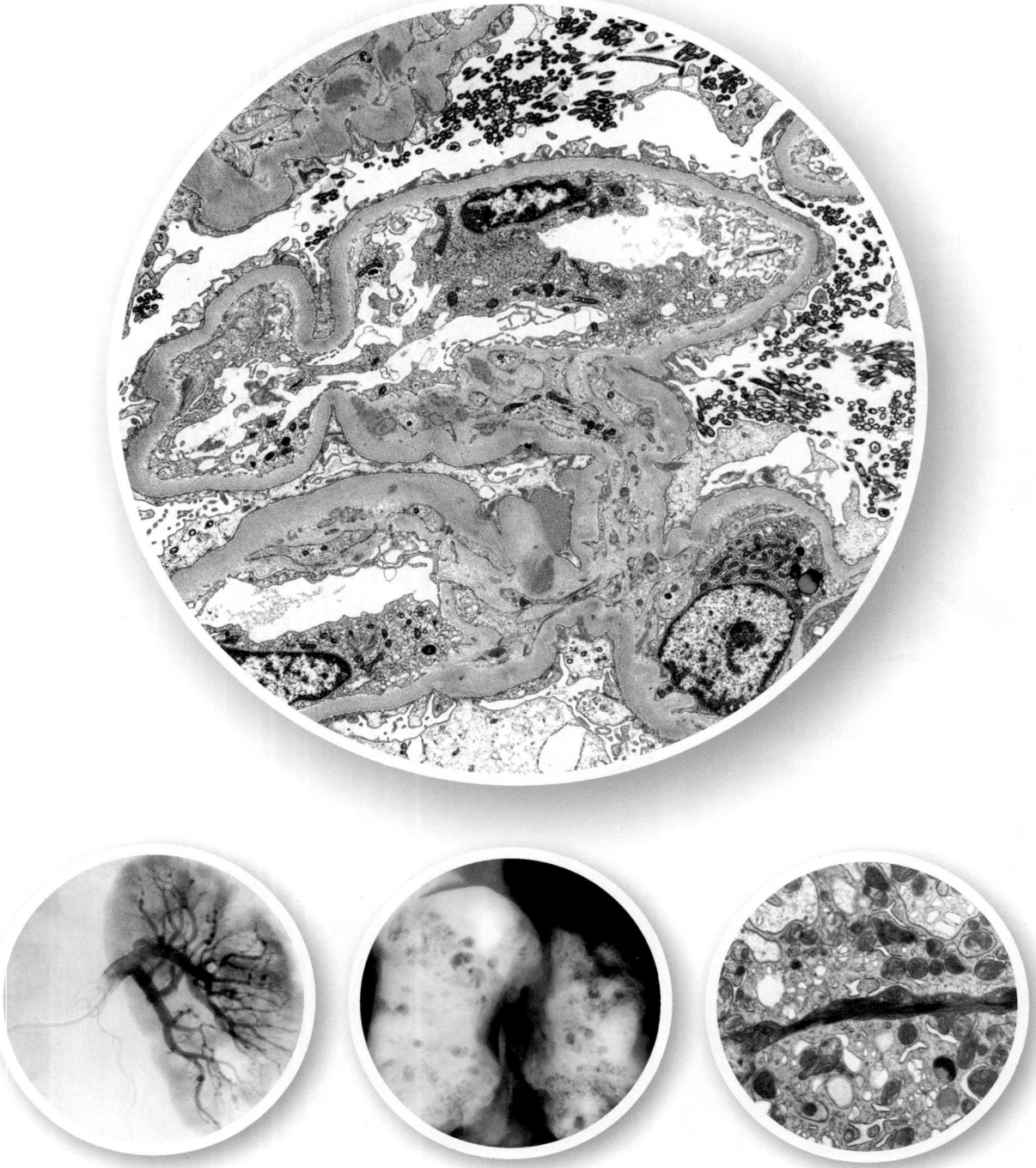

第五章
肾脏感染

细菌感染

真菌、立克次体和寄生虫感染

病毒感染

要点

术语

- 由细菌或真菌感染引起的急性肾实质炎症

病因学/发病机制

- 经尿道、膀胱和输尿管逆行感染
  - 大肠埃希菌为常见致病菌
- 败血症血行感染
  - 金黄色葡萄球菌为常见致病菌

临床特征

- 与下呼吸道病变、梗阻、反流、妊娠、糖尿病等有关
  - 婴儿、老年男性和妇女为高风险人群
- 发热
- 肋脊角压痛
- 白细胞管型
- ＞90% 无并发症的急性肾盂肾炎患者抗生素治疗有效

镜下特征

- 肾小管中性粒细胞浸润及管型
- 可出现脓肿和肾乳头坏死
- 肾小球和血管相对完好
- 早期感染肾髓质和集合管
- 上行性感染会引发肾盂炎症
- 特殊亚型
  - 气肿性肾盂肾炎
  - 急性大叶性肾炎模拟肿块病变

主要鉴别诊断

- 药物性间质性肾炎
- 肾小球肾炎伴重度肾小管间质炎症
- 骨髓瘤管型肾病
- 缺血性或中毒性肾小管损伤
- 移植肾急性抗体介导排斥反应

APN 大体观

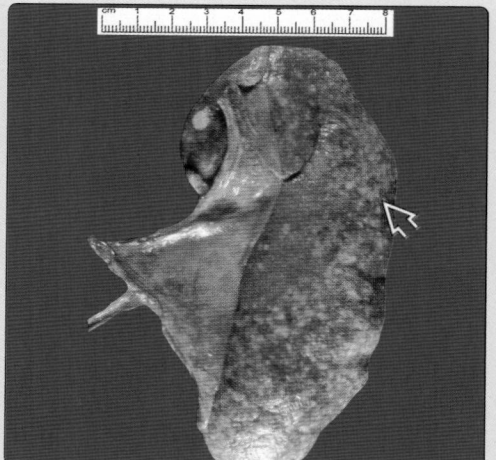

脓肿伴坏死

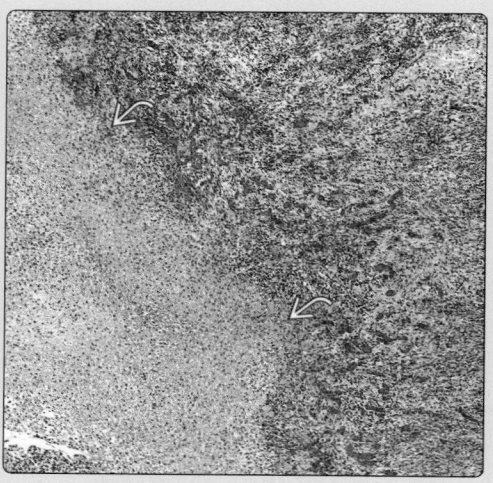

（左）尸检肾脏显示急性细菌性肾盂肾炎，肾被膜剥落，肾皮质表面可见多发小脓肿 ➐，系典型血源性肾盂肾炎的表现（Courtesy L.Fajardo, MD.）

（右）尸检肾脏显示急性肾盂肾炎和皮质脓肿 ➐，脓肿淡染区内见中性粒细胞，周围血管增多和慢性炎症浸润

中性粒细胞管型

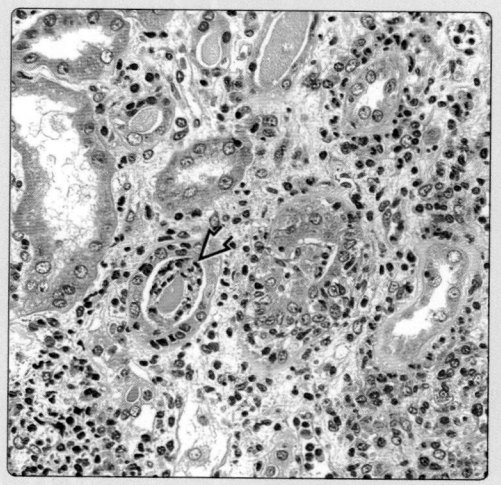

中性粒细胞管型和慢性炎症

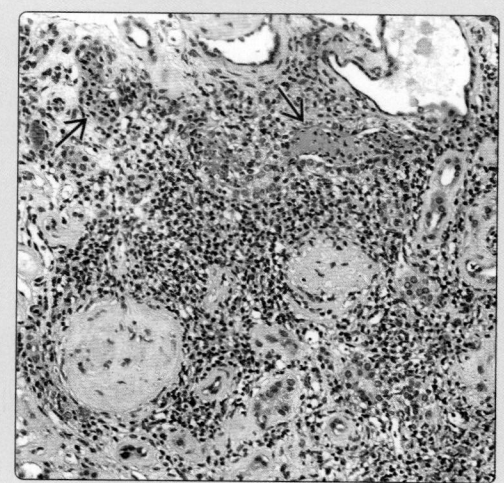

（左）肾活检 HE 染色显示肾小管腔内见中性粒细胞 ➐，间质内见单个核细胞、嗜酸性粒细胞和浆细胞浸润，并见间质轻度水肿

（右）肾活检显示肾小管腔内中性粒细胞管型 ➐，周围肾实质瘢痕化伴肾小球硬化和慢性炎症细胞浸润，可能与先前发作的 APN 有关

术语

缩写

- 急性肾盂肾炎（acute pyelonephritis，APN）

同义词

- 上尿路感染（UTI）
- 急性细菌性肾炎（无肾盂炎时使用）

定义

- 由细菌感染引起的急性肾实质炎症

病因学/发病机制

上行性感染

- 经尿道、膀胱、输尿管的上行感染
- 最常见的感染途径（95%）
- 通常与诱发因素有关
  - 梗阻
  - 反流
  - 器械装置
  - 尿路结石
  - 糖尿病
  - 妊娠
  - 肾移植
    - APN 为最常见的细菌性并发症
    - 能促发排斥反应
  - 遗传因素诱发
    - *CXCR1*、*TLR4*、*IRF3*、*VEGFA* 基因多态性
- 胃肠道革兰氏阴性菌（粪便菌群）最常见
  - 大肠埃希菌为最常见的微生物
    - 尿路致病和毒力因子包括伞毛/菌毛和血清型 O、K 和 H
    - 能有效定植于膀胱
  - P 菌毛（抗甘露糖）
    - 附着于尿路上皮细胞上的二乳糖苷残留物，并促进持续感染
    - 通过与 Toll 样受体 4（TLR4）相互作用增强宿主的固有炎症反应，引发 IL-6 和 IL-8 产生
      - 集合管 α 闰细胞通过酸化尿液和分泌抑菌蛋白脂质运载蛋白 2（NGAL）抵御大肠埃希菌
    - 最重要的是累及肾脏
  - 1 型菌毛（甘露糖敏感型）
    - 与 Tamm-Horsfall 蛋白结合
  - 变形杆菌、克雷伯菌、肠杆菌、假单胞菌、粪链球菌
- 真菌也能产生类似病症

血源性感染

- 败血症或细菌性心内膜炎
  - 金黄色葡萄球菌为常见病原体
  - 免疫缺陷患者为真菌感染
- 发病过程中无梗阻或反流

无症状菌尿

- 相对无症状的患者尿液菌落计数>10 万集落形成单位/mL
- 在孕妇中常见
  - 因可能进展为明显菌尿和肾盂肾炎，推荐抗菌治疗

临床特征

流行病学

- 发病率
  - 2007 年美国 80 万/年，全世界约 1 800 万/年
- 年龄
  - 婴儿
    - 常有泌尿道结构异常
  - 老年人
    - 前列腺增生为危险因素
- 性别
  - 女性更容易受累，尤其是在孕期

发病部位

- 肾盂尿路上皮（肾盂炎）
- 肾小管及间质（肾盂肾炎）
- 肾皮质脓肿（细菌性肾炎）

表现

- 发热、寒战
- 肋间区疼痛
- 恶心、呕吐
- 肋脊角压痛
- 可为亚临床表现
- 也可出现下尿路感染
  - 尿频、尿急、排尿困难
  - 可有耻骨上压痛
- 急性肾衰竭
  - 无梗阻时很罕见
  - 气肿性肾盂肾炎
  - 单肾
  - 移植肾

实验室检查

- 尿液镜检
  - 脓尿（尿液有白细胞）
  - 白细胞管型
  - 革兰氏染色可阳性
- 尿液培养
  - 必须为中段尿，尽量减少污染
- 血液学检查
  - 白细胞增多伴核左移
  - 败血症时血培养阳性

治疗

- 抗菌药物
  - 在获得培养结果之前，使用革兰氏阴性经验性抗菌治疗全覆盖
  - 大多数对抗生素治疗有效，避免肾切除
  - 出现大肠埃希菌菌株多药耐药
    - 约 10% 患者对甲氧苄啶-磺胺甲噁唑和氟喹诺酮类药物耐药
    - ST131 序列型中的 H30 亚型大流行（头孢菌素、氟喹诺酮类）
  - 正在研究减少过度反应和组织破坏的免疫调节方法
- 外科治疗
  - 纠正解剖结构异常或解除梗阻

- 气肿性肾盂肾炎可能需要肾切除术

预后

- 严重并发症多见于糖尿病和尿路梗阻患者
  - 肾乳头坏死：乳头顶端凝固性坏死
  - 肾积脓：脓液积聚在肾盂-肾盏系统
  - 肾周脓肿：化脓性炎症从肾脏进入肾脏脂肪
  - 气肿性肾盂肾炎：肾实质、集合管系统或肾周间隙内有气体
  - 败血症
- 30%APN 患儿会留下瘢痕
- ＞90% 的急性无并发症肾盂肾炎患者对抗菌治疗有效
  - 缺乏治疗反应见于
    - 对菌株出现耐药
    - 存在解剖上的异常（反流等）
    - 尿路梗阻
- 反复发作罕见（＜10%），提示存在诱发因素
  - 可引起慢性肾盂肾炎，慢性肾衰竭

影像学

一般特征

- 在特定情况下需进行影像学检查
  - 复发性 UTI 患者，尤其是成年男性和＜5 岁儿童
  - 糖尿病患者
- 检查包括
  - 膀胱镜检查
  - 逆行性肾盂造影
  - 膀胱排空尿路造影
  - 腹部 CT 扫描及平片
  - Tc-99m DMSA 肾显像

大体特征

一般特征

- 肾脏增大或水肿
- 上行性肾盂肾炎
  - 肾髓质可见特征性黄色条纹
    - 与集合管聚满脓液相关
    - 典型上行性 APN
  - 通常有肾盂炎
  - 肾盂肾盏因梗阻或反流而扩张
  - 瘢痕区域代表之前发作的残留部分
    - 上行性 APN 的皮质瘢痕会覆盖肾盏
  - 炎症可扩展至肾周脂肪并伴有肾周脓肿
  - 肾盂或输尿管可见结石或狭窄
- 血源性细菌性肾炎
  - 小的被膜下黄色脓肿，直径数 mm
    - 血源性 APN 的典型表现
- 气肿性肾盂肾炎
  - 皮质和肾周脂肪可见空的圆形腔隙（气体填充）；被膜下剥离面有脓肿形成

镜下特征

组织学特征

- 肾小管和间质中见到斑片状中性粒细胞浸润，通常可见非受累区
  - 小管腔内可见中性粒细胞管型，有时伴有细菌
  - 严重病例出现脓肿伴肾小管结构破坏
- 数日内可见淋巴细胞、浆细胞、嗜酸性粒细胞和巨噬细胞浸润
- 急性肾小管损伤
  - 近端小管刷状缘缺失
  - 肾小管上皮细胞简化
  - 小管腔内可见脱落的上皮细胞
- TBM 断裂
- 严重病例可出现肾乳头坏死
  - 不像滥用镇痛药物患者那样坏死通常位于肾乳头顶端
- 肾小球和血管相对完好
- 细菌和真菌染色通常有帮助

变异型

- 上行性感染
  - 通常为肾盂急性炎症
  - 早期感染肾髓质和集合管
  - 微生物经肾盏穹窿及通过集合管肾内反流侵入
- 血源性感染
  - 随机分布的皮质脓肿
  - 心内膜炎患者偶尔在肾小球内可见含有微生物的脓毒栓子
  - 肾盂几乎或没有炎症
- 气肿性肾盂肾炎
  - 由于产气微生物存在，组织内可见到圆形空腔
- 急性大叶性肾病
  - 影像学上提示肿块性病变
  - 皮质局灶区域密集炎症及水肿
- 肾乳头坏死
  - 与糖尿病患者 APN 相关

辅助检查

组织化学

- 组织革兰氏染色（Brown-Brenn）
  - 反应性：检测革兰氏阳性和阴性微生物
  - 细菌通常不在肾小管内，但可在脓肿中检测到
- 六胺银染色
  - 如为真菌感染，肾小管和脓肿真菌染色阳性

免疫荧光

- 肾小球和 TBM 免疫球蛋白和补体染色阴性
- APN 中 C4d 通过激活凝集素途径以环形模式结合到细菌表面

电镜

- 肾小球和 TBM 无电子致密物沉积
- 很少见到细菌

上行性细菌性肾盂肾炎的易感因素

作用机制	保护性因素	易感因素
细菌属性	正常阴道和尿道菌群,如乳酸菌	P- 菌毛大肠埃希菌
进入膀胱	尿道长(男性)	尿道短(女性),外伤(性交,置管)
尿液属性	低 pH,低葡萄糖,高渗透压,高尿素	糖尿病使葡萄糖浓度升高
排尿冲洗机制	膀胱内残余尿量仅数毫升	大量残余尿(梗阻,神经源性膀胱,肾结石)
输尿管膀胱结合部	合适的膀胱输尿管瓣机制	先天性膀胱输尿管反流,梗阻引起继发性反流
肾内反流	通过凸起乳头随肾盂内压力增加而闭合来预防	尖端扁平的复合乳头不能闭合,常见于上下极
血型物质分泌	血型物质(ABO)分泌抑制细菌黏附于尿路上皮细胞	非分泌状态的宿主复发性 UTI 和瘢痕形成的风险较高
尿液中的分泌分子	Tamm-Horsfall 蛋白与 1 型大肠埃希菌菌毛结合	
膀胱上皮	膀胱黏膜的抗黏附机制(内衬含黏多糖、低聚糖)	剥脱和炎症
免疫系统	女性宫颈阴道抗体;尿液中分泌性(IgA)或系统性(IgG)抗细菌抗原抗体	抗体缺乏,新菌株产生

鉴别诊断

药物性间质性肾炎

- 尿液和血培养阴性
- 中性粒细胞浸润不明显

轻链管型肾病

- 管型断裂,PAS 染色弱阳性
- 要排除老年急性肾衰竭患者
- 免疫荧光肾小管管型轻链限制性

缺血性或毒性肾小管损伤

- 很少有中性粒细胞浸润
- 无脓肿
- 肾小管损伤区无炎症

移植肾急性抗体介导排斥反应

- 肾小管内的中性粒细胞有时酷似 APN
- 小管周毛细血管 C4d 阳性
- 无脓肿

诊断要点

临床相关病理特征

- 脓肿形成
- 肾乳头坏死
- 慢性肾盂肾炎组织学证据
  - 萎缩性肾小管透明管型 "甲状腺化"
  - 可提示既往 APN 发作或存在尿路梗阻

病理解读要点

- 无其他 APN 证据的终末期肾脏偶尔可见中性粒细胞浸润,可能系无菌性肾小管损伤所致
- 真菌感染可能被遗漏(可行 PAS 和银染色)
- 持续性感染可出现大量的嗜酸性粒细胞

参考文献

1. Butler D et al: Immunomodulation therapy offers new molecular strategies to treat UTI. Nat Rev Urol. 19(7):419-47, 2022
2. Desai R et al: A systematic review and meta-analysis of risk factors and treatment choices in emphysematous pyelonephritis. Int Urol Nephrol. 54(4):717-36, 2022
3. Mahapatra HS et al: An unusual case of high-grade non-Hodgkin lymphoma masquerading as acute pyelonephritis with acute kidney injury. Indian J Nephrol. 32(6):611-4, 2022
4. Ngo XT et al: Prevalence and risk factors of mortality in emphysematous pyelonephritis patients: a meta-analysis. World J Surg. 46(10):2377-88, 2022
5. Sabé N et al: Risk factors and outcomes of acute graft pyelonephritis with bacteremia due to multidrug-resistant gram-negative bacilli among kidney transplant recipients. J Clin Med. 11:3165, 2022
6. Mattoo TK et al: Contemporary management of urinary tract infection in children. Pediatrics. 147:e2020012138, 2021
7. Kajbafzadeh AM et al: Urinary carbohydrate antigen 19-9 level as a biomarker in children with acute pyelonephritis. Eur J Pediatr. 179(9):1389-94, 2020
8. Johnson JR et al: Acute pyelonephritis in adults. N Engl J Med. 378(1):48-59, 2018
9. McLellan LK et al: Urinary tract infection: pathogenesis and outlook. trends Mol Med. 22(11):946-57, 2016
10. Godaly G et al: Innate immunity and genetic determinants of urinary tract infection susceptibility. Curr Opin Infect Dis. 28(1):88-96, 2015
11. Morello W et al: Acute pyelonephritis in children. Pediatr Nephrol. 31(8):1253-65, 2015
12. Pontin AR et al: Current management of emphysematous pyelonephritis. Nat Rev Urol. 6:272-9, 2009
13. Chung SD et al: Emphysematous pyelonephritis with acute renal failure. Urology. 72:521-2, 2008
14. Hewitt IK et al: Early treatment of acute pyelonephritis in children fails to reduce renal scarring: data from the Italian Renal Infection Study Trials. Pediatrics. 122:486-90, 2008
15. Cheng CH et al: Comparison of urovirulence factors and genotypes for bacteria causing acute lobar nephronia and acute pyelonephritis. Pediatr Infect Dis J. 26:228-32, 2007
16. Lane MC et al: Role of P-fimbrial-mediated adherence in pyelonephritis and persistence of uropathogenic Escherichia coli (UPEC) in the mammalian kidney. Kidney Int. 72(1):19-25, 2007

肾乳头坏死大体观

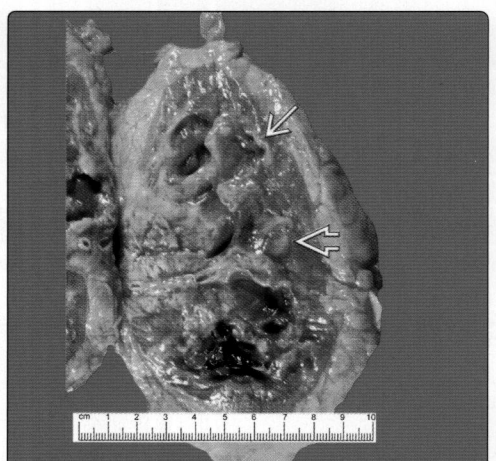

肾皮质脓肿大体观

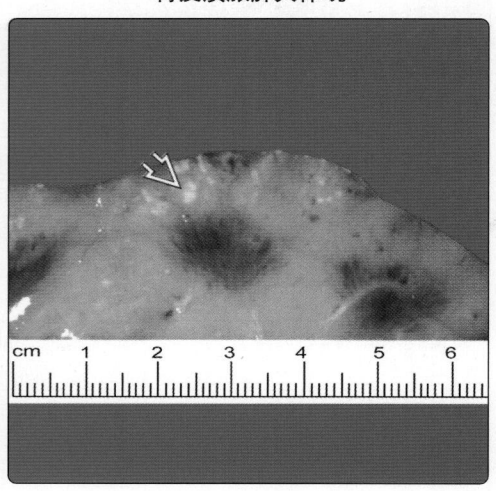

（左）上行性感染致双瓣肾发生急性细菌性肾盂肾炎，肾盂肾盏轻度扩张伴髓质锥体坏死 ➡️，另可见局灶淡色脓肿 ⇨（Courtesy L.Fajardo, MD.）
（右）尸检肾横切面显示肾皮质内多发黄色小脓肿 ➡️，患者因细菌性心内膜炎引起败血症，并发 APN

急性细菌性肾盂肾炎

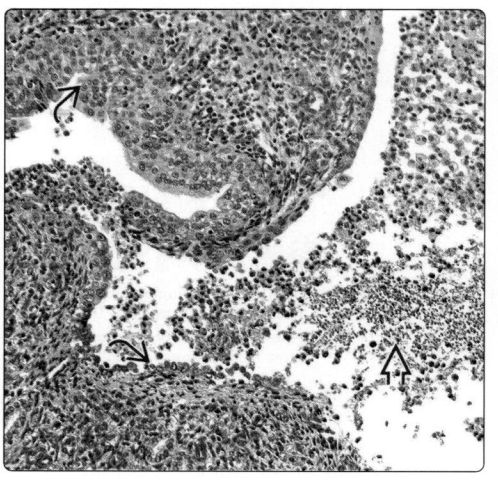

髓质中性粒细胞管型

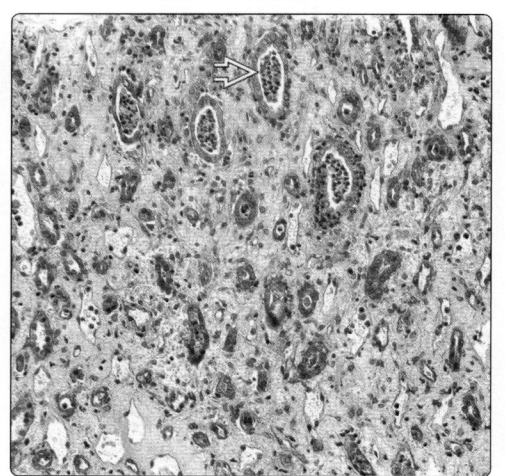

（左）HE 染色显示肾盂尿路上皮中性粒细胞和淋巴细胞 ➡️浸润，符合 APN，管腔内可见中性粒细胞渗出和细菌 ⇨
（右）PAS 染色显示髓质集合管内中性粒细胞管型 ➡️，间质轻度水肿。由上行性感染引起的早期 APN 可仅局限于髓质

APN 中性粒细胞管型

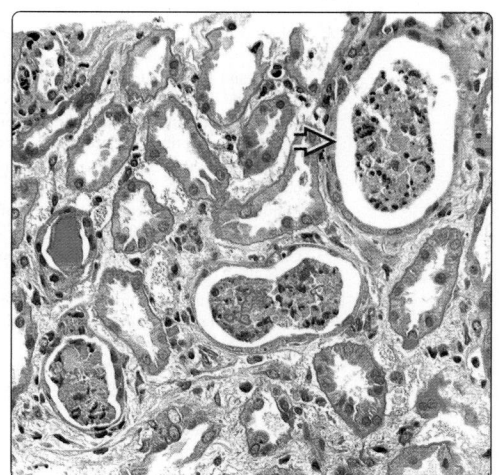

APN 斑片状皮质受累

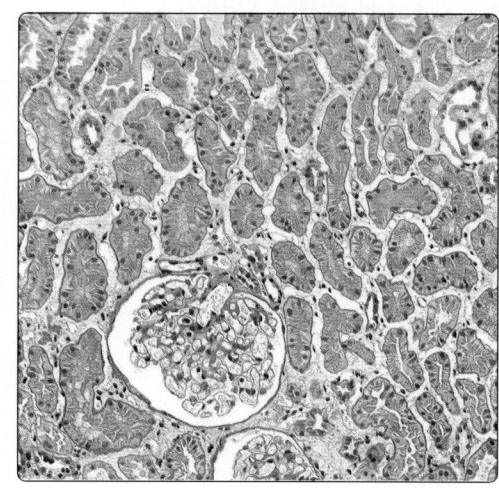

（左）肾活检 PAS 染色显示皮质肾小管内中性粒细胞管型 ⇨，符合急性细菌性肾盂肾炎，别处显示间质中可见中性粒细胞浸润
（右）APN 肾活检 PAS 染色，正常皮质区可见完好的肾小球，该活检的别处肾小管间质中可见中性粒细胞浸润

肾乳头坏死大体观

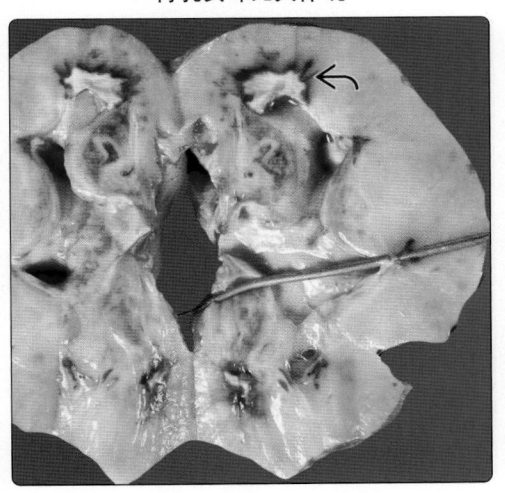

APN 肾乳头坏死

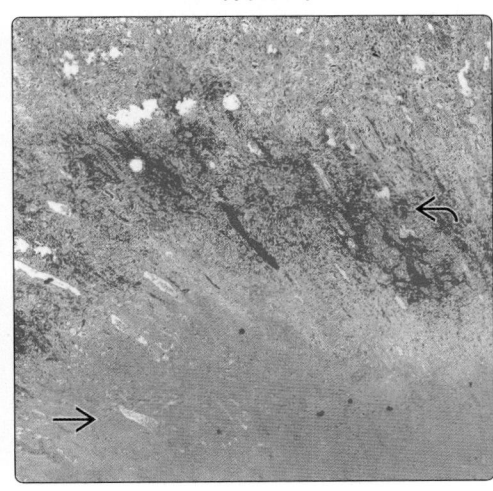

（左）双瓣移植肾切除标本，显示严重 APN 伴肾乳头坏死，坏死乳头边界清楚，有出血带包绕 ➦

（右）移植肾切除标本，显示严重 APN 伴肾乳头坏死，坏死乳头边界清楚，周围见有出血带 ➦，坏死区未见残存的活细胞 ➦

移植肾中性粒细胞管型

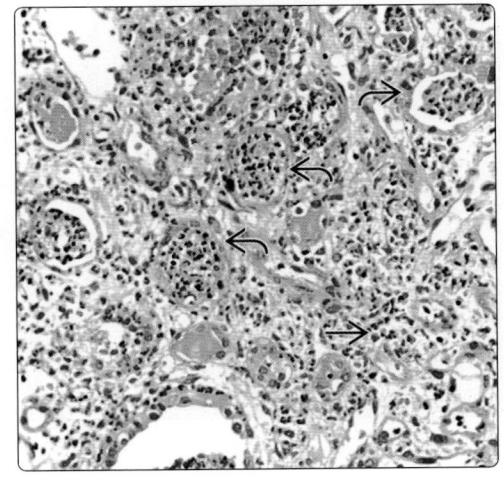

移植肾中性粒细胞管型

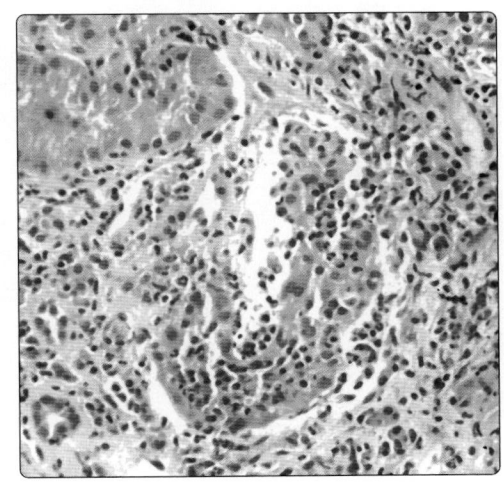

（左）光镜显示移植肾 APN，水肿间质内可见大量中性粒细胞 ➦，并见多量中性粒细胞管型 ➦

（右）移植肾活检光镜显示大量中性粒细胞浸润，形成管型，尿液培养阳性。这种表现形式强烈提示 APN 优先于排斥反应，尽管急性体液排斥反应肾小管内也可经常见到中性粒细胞

APN 细菌菌落

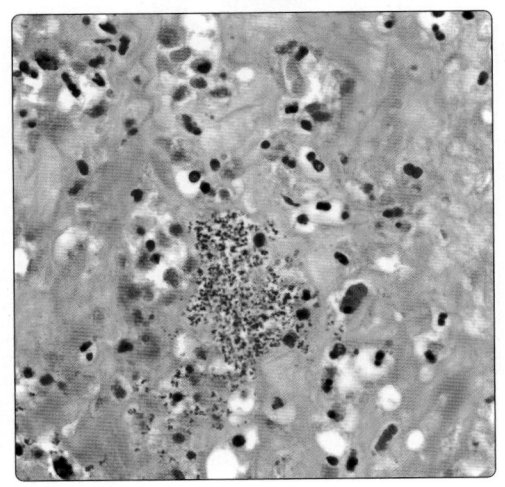

APN C4d 染色

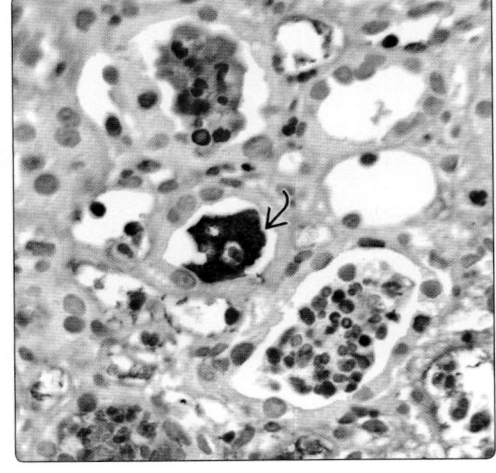

（左）HE 高倍视野显示移植肾髓质内见一簇细菌集落，伴严重肾盂肾炎，这与钙盐沉积不同，细菌更均匀，通常更小

（右）APN 肾活检 C4d 染色显示小管腔内见一簇阳性球菌 ➦。C4d 系通过凝集素通路被细菌表面碳水化合物激活（甘露醇结合凝集素，纤胶凝蛋白）

（左）气肿性肾盂肾炎肾切除标本，显示肾脏和肾周脂肪明显分离➡️，可见许多含有气体的中空小脓肿➡️，扩张的集合管内可见少量脓液➡️

（右）X线片显示双壳肾气肿性肾盂肾炎，气体将肾脏和肾周脂肪分离➡️，因产气大肠埃希菌形成许多圆形空腔➡️

气肿性肾盂肾炎大体观

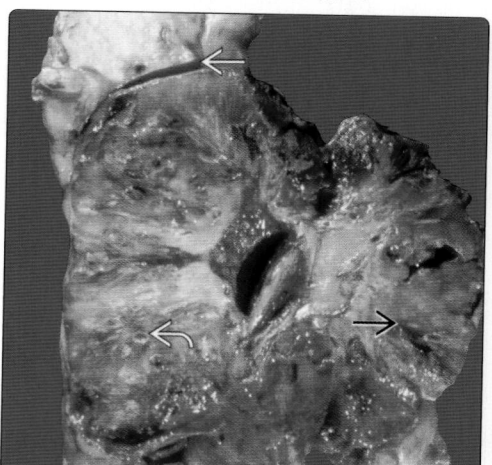

气肿性肾盂肾炎标本X线片

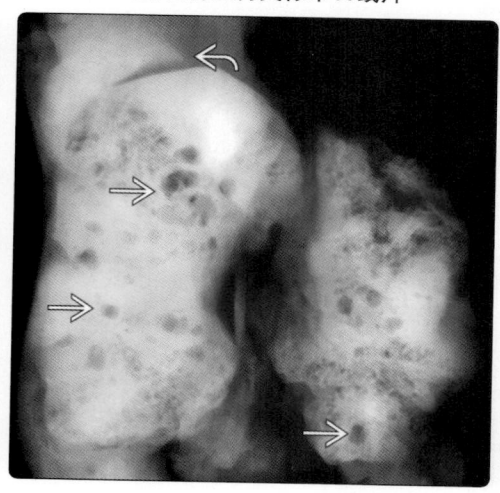

（左）静脉肾盂造影显示无功能性肾脏➡️，可见许多由产气大肠埃希菌引起的透光区，遂行肾切除术。对侧肾脏无明显病变

（右）低倍镜下见肾皮质外层出现圆形空腔，这些空腔内原本充满气体，系糖尿病患者产气大肠埃希菌感染所致，这种情况称为气肿性肾盂肾炎

气肿性肾盂肾炎X线表现

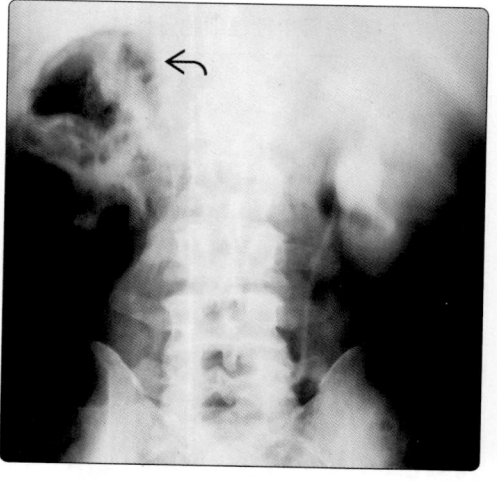

气肿性肾盂肾炎肾皮质气腔

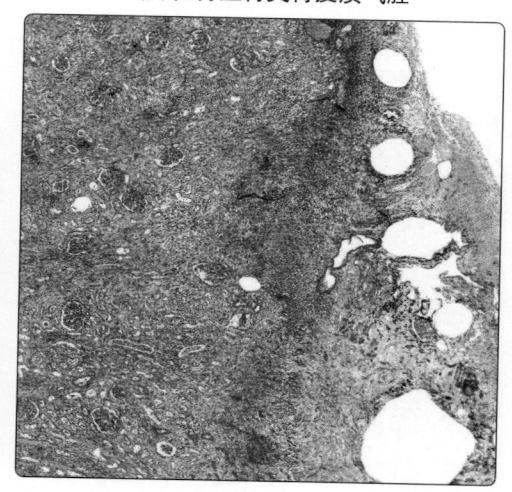

（左）糖尿病患者因产气大肠埃希菌感染引起气肿性肾盂肾炎，中倍镜下皮质外层可见充满细胞碎屑和气腔的圆形脓肿，周围见大量中性粒细胞浸润

（右）糖尿病伴气肿性肾盂肾炎患者，肾髓质集合管内见大量中性粒细胞浸润，这种模式是典型的上行性急性肾盂肾炎

气肿性肾盂肾炎脓肿形成

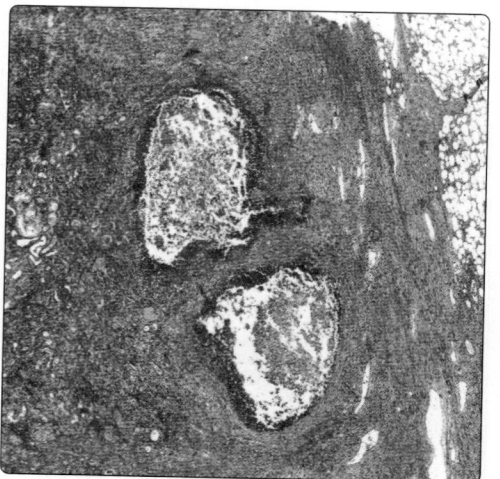

气肿性肾盂肾炎髓质中性粒细胞浸润

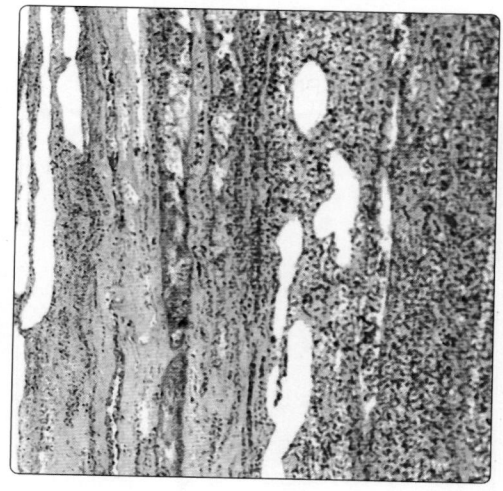

急性大叶性肾病影像学表现

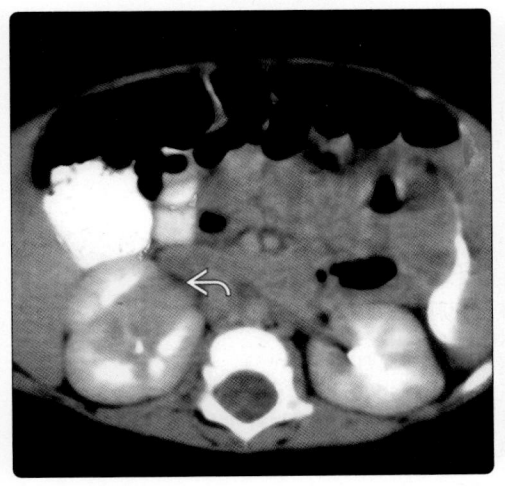

急性大叶性肾病大体观

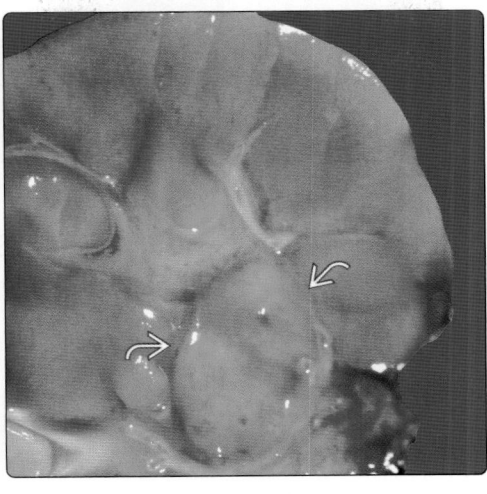

（左）4 岁女童腹部 CT 显示肾脏结节性肿物➔，考虑肾肿瘤行肾切除，肿物由局部细菌感染引起（急性大叶性肾病）

（右）4 岁女童 APN，CT 上显示局部肿块，肾脏大体照片上炎症病灶表现为明显隆起的黄色肿物➔，这种表现型的 APN 有时被称为急性大叶性肾病

急性大叶性肾病炎症浸润

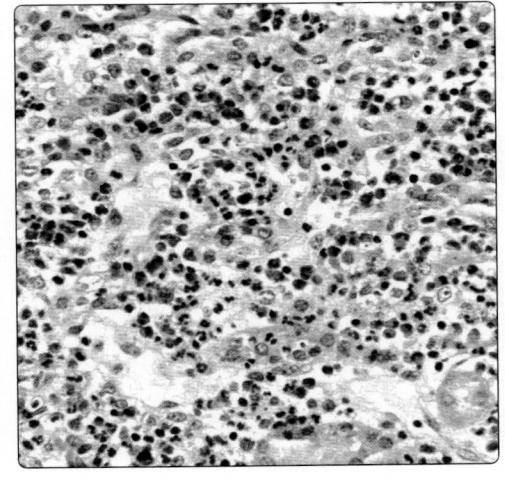

急性大叶性肾病肾周炎症浸润

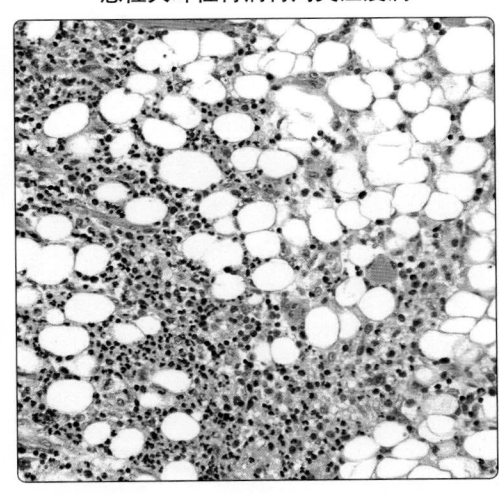

（左）急性大叶性肾病肾皮质光镜下见大量粒细胞浸润，包括嗜酸性粒细胞和中性粒细胞，肾小管结构明显破坏

（右）这例急性大叶性肾病（局灶 APN）患者，光镜显示炎症延伸到肾周脂肪组织内

急性大叶性肾病间质中性粒细胞浸润

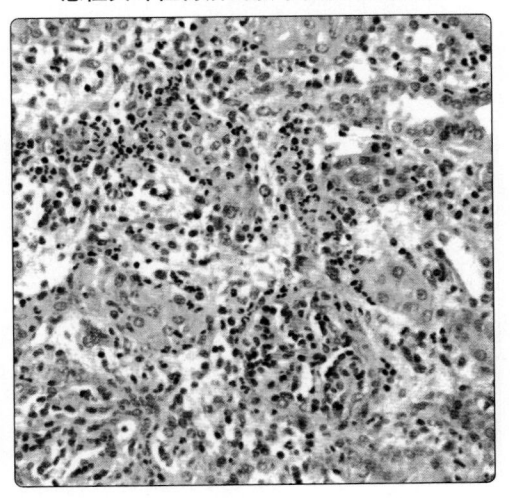

中性粒细胞管型和小管上皮反应性改变

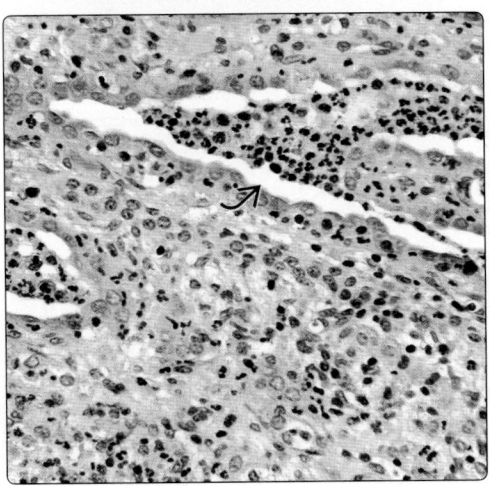

（左）急性大叶性肾病肾切除标本，光镜显示肾小管被大量中性粒细胞和水肿分离

（右）光镜显示皮质集合管管腔内见中性粒细胞管型➔，小管上皮细胞减少并呈嗜碱性，分别提示损伤和反应性改变。肾内唯一有分支的小管为集合管

（韩雯 译，余英豪 审）

第2节 慢性肾盂肾炎

要 点

术语

- 因反复细菌感染和瘢痕形成引起的肾脏损害

病因学 / 发病机制

- 尿路梗阻
- 反流性肾病

临床特征

- 若为双侧性，出现隐匿起病的肾功能不全
- 进展为终末期肾病
- 高血压
- 继发性局灶节段性肾小球硬化症（FSGS）引起蛋白尿

影像学

- 腹部平片、CT 检查梗阻
- 膀胱尿道造影检查反流性肾病

大体特征

- 皮质表面可见大而不规则的瘢痕
- 肾盂扩张；肾盏变钝或变形
- 皮质瘢痕覆盖变形肾盏
- 肾盂内可见结石

镜下特征

- 斑片状慢性肾小管间质性炎症
  - 主要为淋巴细胞、浆细胞和单核细胞
- 肾小管甲状腺化
- 炎症及瘢痕累及肾盂和肾盏
- 炎症区和正常肾实质分界明显
- 肾小球相对完好，但常伴肾小球周纤维化
  - 可存在继发性 FSGS

主要鉴别诊断

- 慢性肾小管间质性肾炎
- 原发性 FSGS
- 高血压肾病

CPN 皮质瘢痕

突然转变为瘢痕样肾实质

（左）CPN 的肾脏大体图片显示大而不规则的皮质瘢痕 ➡，常覆盖于肾盂肾盏上
（右）HE 染色显示从正常皮质 ▱ 到瘢痕区 ▱ 的突然转变，表现为肾小管萎缩、间质纤维化和炎症浸润，注意肾小球无明显硬化 ▱

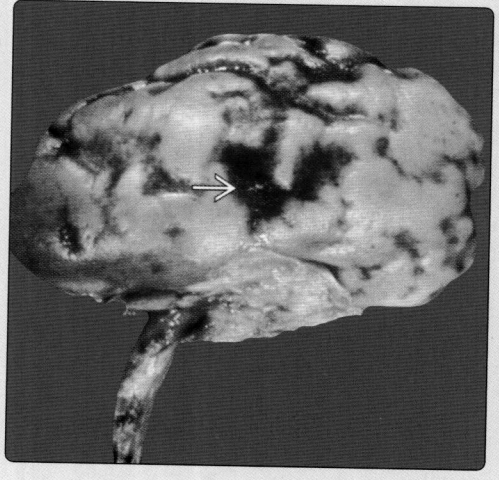
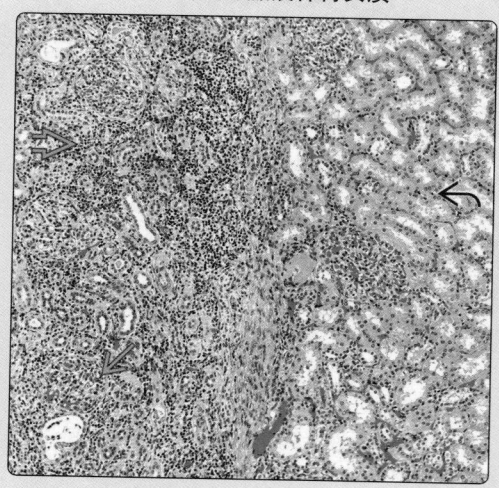

肾小管甲状腺化

肾小球相对完好

（左）CPN 肾切除标本的 HE 染色，虽然并不特异，但萎缩性肾小管内可见特征性的透明管型（甲状腺化）▱
（右）CPN 典型表现为瘢痕样肾小管间质的慢性炎症 ▱，在非终末期肾脏中肾小球相对完好，可见肾小球缺血性皱缩及肾小球球周纤维化 ▱

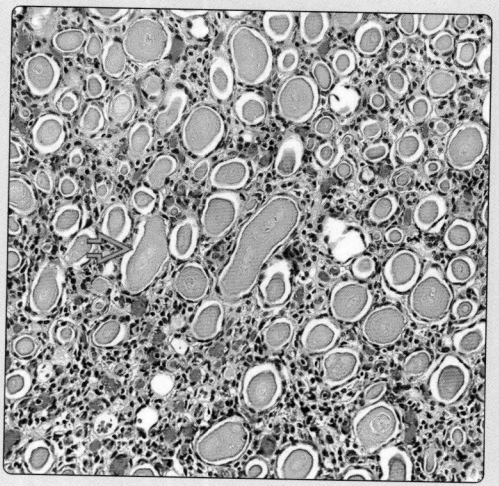
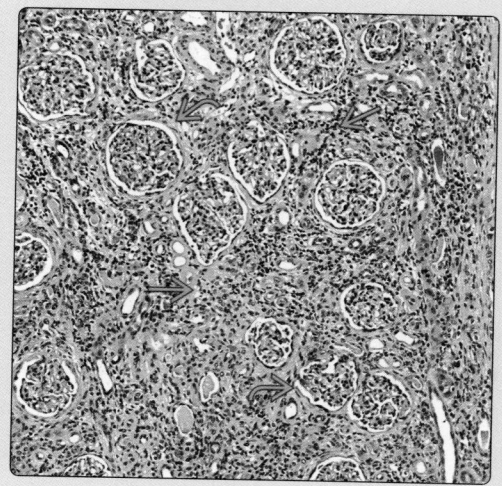

术语

缩写

- 慢性肾盂肾炎（chronic pyelonephritis，CPN）

定义

- 因反复细菌感染和瘢痕形成引起的肾脏损害

病因学/发病机制

尿道流出道梗阻或尿液反流

- 前列腺疾病
- 肾结石
- 神经源性膀胱
- 输尿管狭窄或功能障碍
- 先天或获得性膀胱输尿管反流
  - 感染的作用尚有争议，因为宿主炎症本身可以诱导瘢痕形成

临床特征

流行病学

- 性别
  - 女性＞男性

表现

- 如累及双肾，可引起慢性肾衰竭
  - 尿浓缩能力丢失
  - 高血压
- 如单侧肾受累，临床病程不明显；表现为高血压
- 急性肾盂肾炎反复发作

实验室检查

- 尿素氮（BUN）、血清肌酐升高
- 尿液分析：蛋白尿、脓尿

治疗

- 外科处理
  - 纠正解剖学异常
  - 单侧病变肾切除术以控制高血压
- 药物
  - 如有细菌感染行抗菌治疗
  - 降压药

预后

- 如果早发现病情进展缓慢

影像学

一般特征

- 腹部平片、CT 检查有无梗阻
- 膀胱尿道造影检查有无反流性肾病

大体特征

一般特征

- 皮质表面见大而不规则的瘢痕
  - 皮质瘢痕常见于肾上、下极
  - 皮质厚度可减少至 2～3mm
  - 皮质瘢痕位于变形肾盏上方
    - 提示上行性感染
- 肾盂和肾盏扩张
  - 肾盏变形或变钝
  - 肾盂内可见结石

镜下特征

组织学特征

- 斑片状慢性肾小管间质炎症
  - 淋巴细胞、浆细胞和单核细胞浸润
  - 炎症区与未受累肾实质分界明显
- 肾小管萎缩和间质纤维化
  - 萎缩肾小管上皮细胞减少，管腔内见胶样透明管型（甲状腺化）
    - 并非 CPN 所特有
- 肾盂、肾盏可见到炎症和瘢痕
- 急性肾盂肾炎背景中可见中性粒细胞管型
- 可见大量的 Tamm-Horsfall 蛋白外渗
- 肾小球相对完好
  - 常见肾小球周纤维化
  - 随着病情的进展，因为肾实质的丢失可出现 FSGS
- 如有高血压，可出现动脉硬化

辅助检查

免疫荧光

- 如存在 FSGS，节段肾小球 IgM 和 C3 阳性

电镜

- 如有继发性 FSGS，可出现轻度足突消失

鉴别诊断

慢性肾小管间质性肾炎

- CPN 中肾盂肾盏的炎症和甲状腺化更为明显
- 肾脏一致性受累，无正常分叶状

原发性 FSGS

- 没有肾盂肾盏炎症和肾髓质破坏

高血压肾病

- 没有肾盂肾盏炎症和肾髓质破坏

诊断要点

病理解读要点

- 仅依靠肾活检几乎无法诊断；需要大体检查或影像学检查
- 无菌性反流会产生类似的病理学改变

参考文献

1. Tanaka T et al: Gastrointestinal AA amyloidosis secondary to chronic pyelonephritis presenting with refractory diarrhea and severe hypoalbuminemia. Clin J Gastroenterol. 14(6):1642-8, 2021
2. Ademola BL et al: Clinical, morphologic and histological features of chronic pyelonephritis: an 8-year review. Niger Postgrad Med J. 27(1):37-41, 2020
3. Li B et al: Inflammation drives renal scarring in experimental pyelonephritis. Am J Physiol Renal Physiol. 312(1):F43-53, 2017
4. Roberts JA: Mechanisms of renal damage in chronic pyelonephritis (reflux nephropathy). Curr Top Pathol. 88:265-87, 1995
5. Morita M et al: The glomerular changes in children with reflux nephropathy. J Pathol. 162(3):245-53, 1990
6. Woodard JR et al: Reflux uropathy. Pediatr Clin North Am. 34(5):1349-64,1987

第2节 慢性肾盂肾炎

肾盂肾炎肾盂炎症浸润

（左）HE 染色显示肾盂内见大量的慢性炎症浸润，尿路上皮内可见淋巴细胞浸润➡️。CPN 几乎均可见肾盂肾盏受累

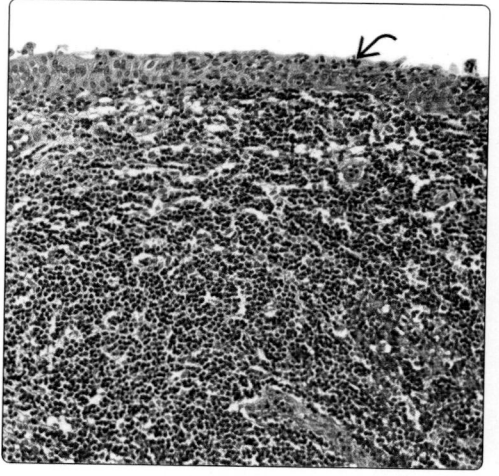

Tamm-Horsfall 蛋白外渗

（右）CPN 肾组织 PAS 染色显示大量的炎症细胞浸润伴生发中心形成➡️，紧邻外渗的 Tamm-Horsfall 蛋白➡️。这些变化可能由于尿路梗阻所致

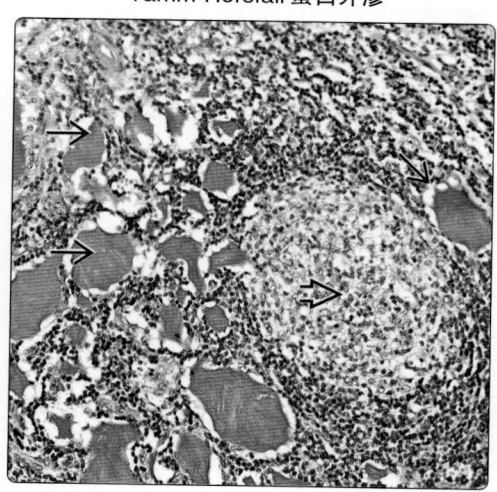

髓质炎症及肾乳头顶端变钝

（左）CPN 肾切除标本 HE 染色显示肾盂内大量的慢性炎症浸润，并延伸到肾皮质形成斑片状破坏➡️，注意变钝肾乳头顶端呈凹性➡️，易引起肾内反流

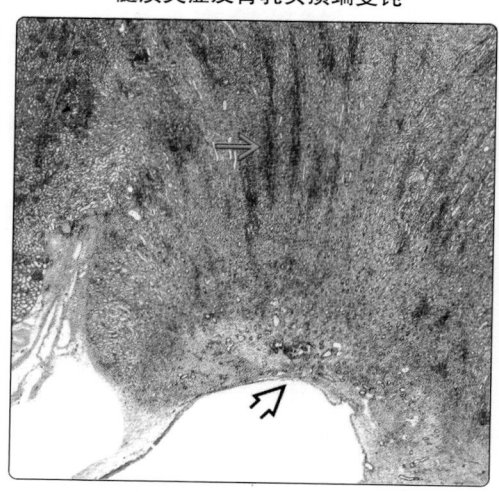
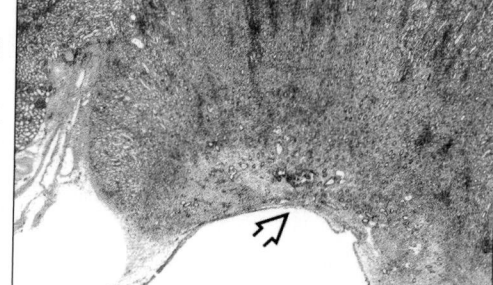

瘢痕化及髓质锥体变钝

（右）CPN 肾切除标本，髓质锥体被瘢痕组织替代➡️，相邻的内侧皮质显示慢性炎症细胞浸润、肾小管萎缩及间质纤维化➡️，瘢痕远端可见扁平的尿路上皮➡️

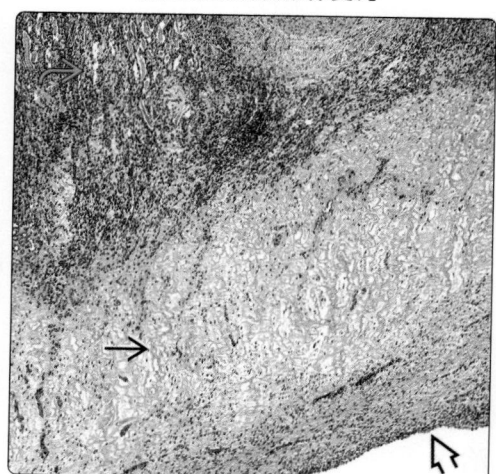

斑片状慢性肾小管间质损害

（左）HE 染色显示 CPN 中的肾小管间质炎症呈斑片状特性，残留的近端小管显示代偿性肥大➡️，可见少量球性硬化肾小球➡️

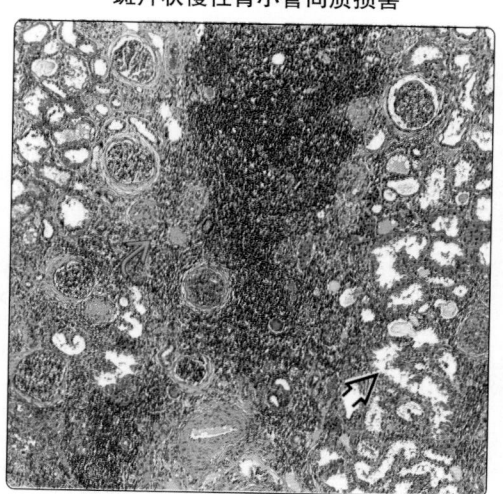

CPN 继发性 FSGS

（右）PAS 染色显示肾小球节段硬化➡️及鲍曼囊粘连。FSGS 的形成系因 CPN 的肾脏损耗和残余肾单位的超滤所致

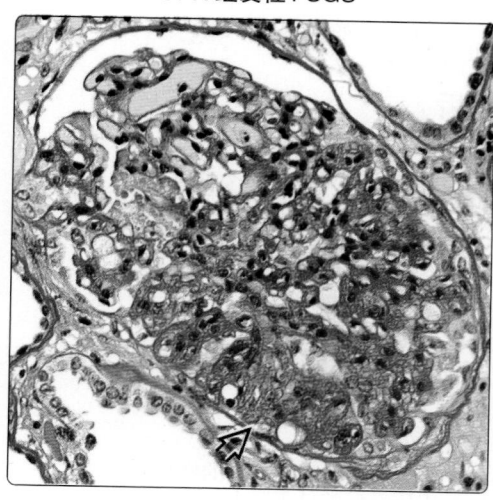

瘢痕引起皮质表面凹凸不平

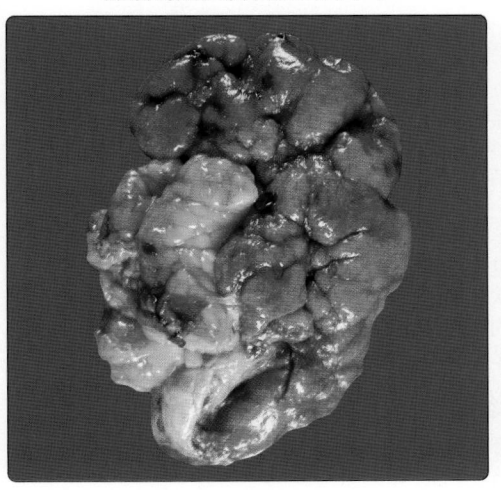

扩张肾盂上方皮质菲薄

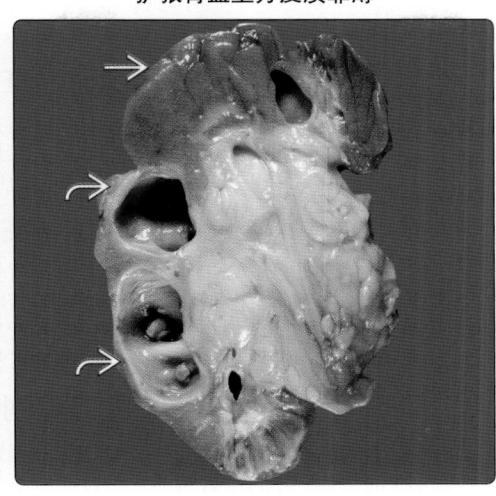

（左）41 岁女性因肠球菌感染引起单侧 CPN 反复发作，肾切除标本外表面因局灶瘢痕与肥大穿插而呈粗糙结节状模式

（右）由肠球菌引起 CPN 的肾切除标本切面，肾盏内可见少量结石，一些区域皮髓质明显变薄➡️，但其他区域相对完好➡️

梗阻性 CPN

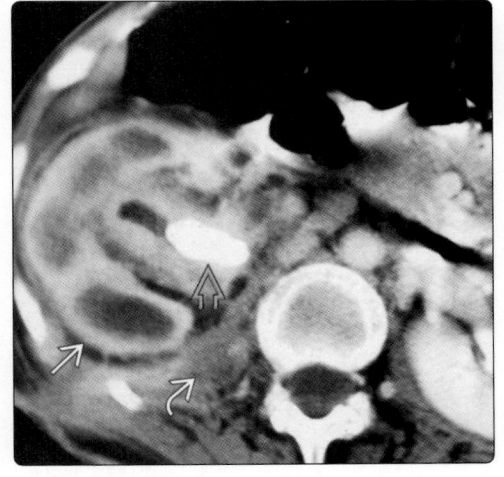

尿路上皮鳞状化生

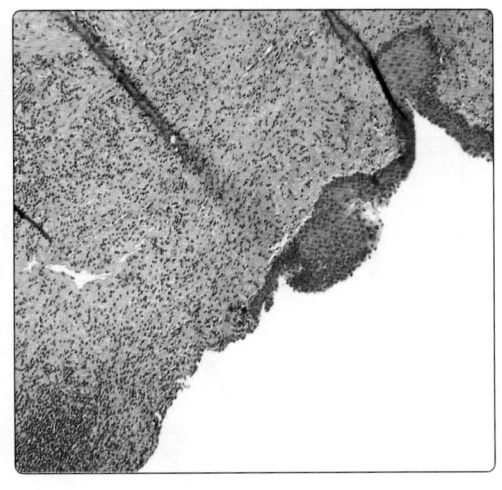

（左）CT 扫描可见肾盂中央见巨大结石➡️阻塞集合管系统，伴肾脏变形➡️，肾周间隙可见炎症改变➡️

（右）CPN 和肾盏结石行肾切除标本，部分肾盂尿路上皮可见明显的鳞状上皮化生。结石可导致鳞状上皮化生，并增加鳞状细胞癌发生风险

广泛球性肾小球硬化

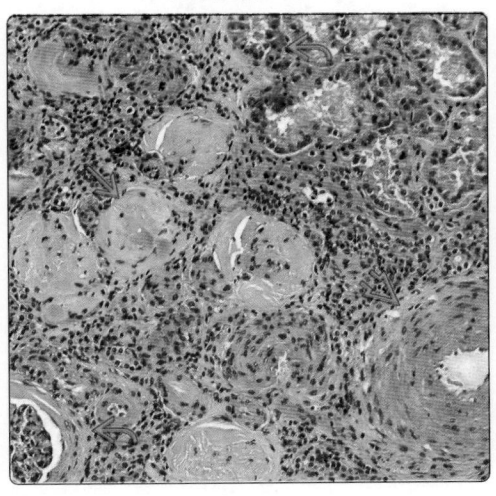

肾两极最先受累

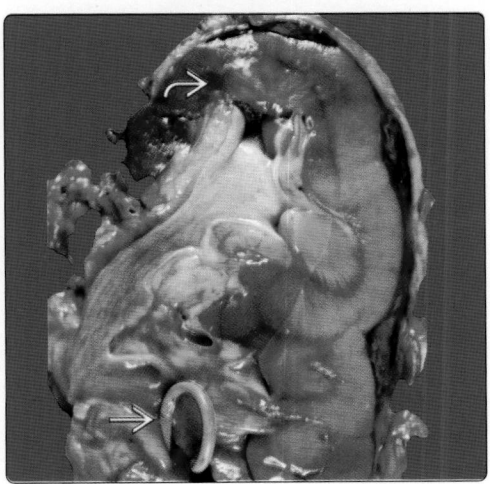

（左）CPN 瘢痕区可见广泛球性肾小球硬化➡️，该患者有严重高血压，可见小动脉内膜明显纤维化➡️，一个肾小球见球周纤维化➡️

（右）患者 1 年前在卵巢手术中意外损伤输尿管引起 CPN，肾切除标本显示肾两极受累最为严重➡️，下极可见肾造瘘管➡️

（韩雯 译，余英豪 审）

要　点

术语

- 慢性肾盂肾炎伴大量充满脂质的巨噬细胞浸润

病因学/发病机制

- 大肠埃希菌和变形杆菌、假单胞菌属、克雷伯菌属
- 尿路梗阻，肾结石
- 糖尿病

临床特征

- 各年龄段（婴儿到老年人）
- 成人：男：女 =1：4；儿童：男：女 =1.4：1.0
- 主要见于肾盂肾盏区域
- 几乎均为单侧性
- 发热、全身不适、腰痛、体重减轻、腰部压痛；有的患者可触及肿块
- 30%～40% 患者尿液培养阴性
- 治疗：单侧或部分肾切除术
- 预后：好

大体特征

- 肾盂肾盏系统扩张
- 肾乳头变形，肾盏内见黄色坏死物
- 大的黄色结节，酷似肾细胞癌

镜下特征

- 肾盏区可见泡沫样、充满脂质的巨噬细胞
- 炎症呈带状分布
  - 集合管周围可见中性粒细胞浸润及坏死
  - 外周可见巨噬细胞和慢性炎症浸润伴纤维化

主要鉴别诊断

- 透明细胞肾细胞癌
- 肾髓质结核

诊断要点

- 免疫染色和细菌染色有助于鉴别

肾盂肾盏系统扩张

片状泡沫样巨噬细胞浸润

（左）大体图片显示肾脏 XPN，可见肾盂肾盏扩张及肾乳头变形 ➡，并可见黄褐色的肿块性病变 ➡
（右）肾脏"肿块"HE 染色显示泡沫样组织细胞 ➡ 与淋巴细胞混杂浸润。这例 XPN 肾盂可见瘢痕伴急慢性炎症细胞浸润

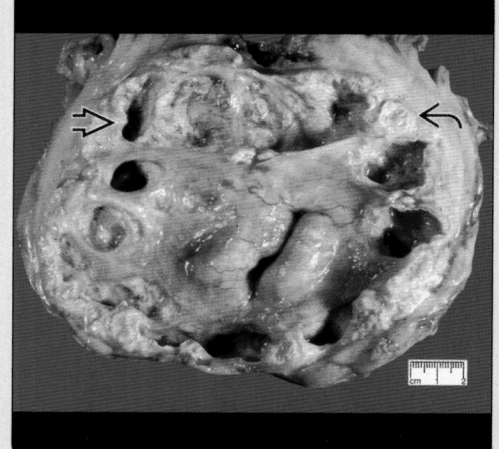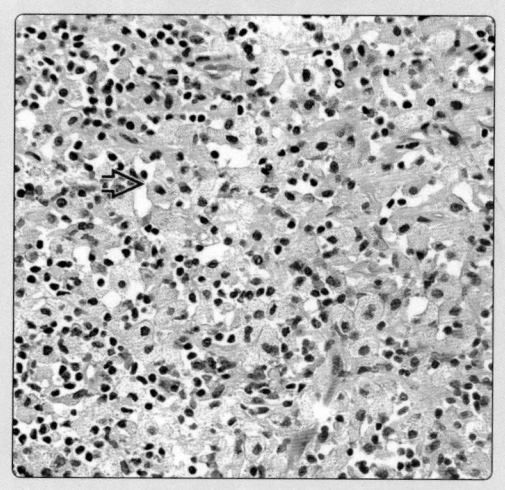

巨噬细胞与淋巴细胞混杂浸润

肾盂急性炎症

（左）XPN 累及肾盂，可见成片的巨噬细胞 ➡ 及其周围的慢性淋巴细胞 ➡ 浸润
（右）XPN 肾盂可见坏死和中性粒细胞浸润 ➡，黄色肉芽肿性炎症可呈带状分布伴集合管附近的急性炎症反应，周围有淋巴组织细胞浸润

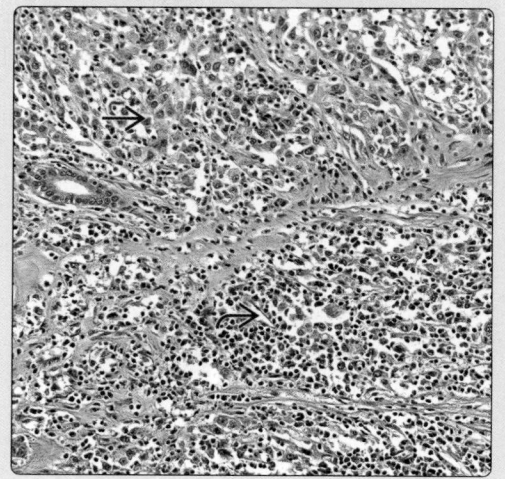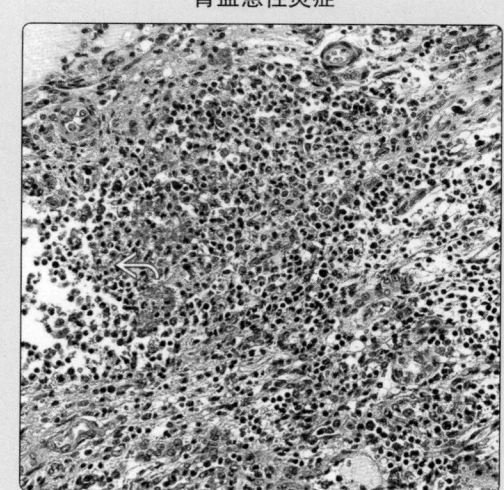

术语

缩写

- 黄色肉芽肿性肾盂肾炎（xanthogranulomatous pyelonephritis，XPN）

定义

- 慢性肾盂肾炎的亚型，以肿块样病变及大量泡沫状巨噬细胞浸润为特征

病因学／发病机制

感染原

- 奇异变形杆菌（最常见，>50%）、大肠埃希菌、假单胞菌属、克雷伯菌属

罹患因素

- 尿路梗阻
- 肾结石，鹿角形结石最常见
- 糖尿病

临床特征

流行病学

- 年龄
  - 21 天~90 岁
- 性别
  - 成人：男：女 =1：4，儿童：男：女 =1.4：1.0
  - 50~60 岁女性

表现

- 发热（约 50%），不适（约 60%），腰痛（约 60%），尿路感染（约 55%），体重减轻
  - 可触及肿块（40%，儿童）
  - 鹿角形结石（约 50%，成人）
- 白细胞增多、红细胞沉降率升高、脓尿、轻度蛋白尿
- 小细胞性贫血、肝功能不全也有报道
- 30%~40% 患者尿液培养阴性
- 几乎总是单侧性病变；双侧性非常罕见且预后差
- 移植肾非常罕见
- 并发症：腰肌脓肿，肾-皮肤瘘/结肠瘘，压迫性缺血性结肠炎，气肿性肾盂肾炎
- 罕见的相关病变：肾静脉血栓形成，AA 型淀粉样变性，胆红素病

治疗

- 单侧或部分肾切除术
- 强效抗生素治疗

预后

- 预后好，没有复发报道
- 后遗症：尿路感染，高血压，淀粉样变性

影像学

一般特征

- CT：熊掌征，多发低密度区伴环形强化病变

大体特征

一般特征

- 肾脏增大伴肾周粘连
  - 约 30% 向肾外延伸（提示恶性）
  - 大的黄色结节酷似肾细胞癌（RCC）
- 肾盂肾盏系统扩张
  - 可见鹿角形结石
- 肾盏内可见畸形肾乳头和黄色坏死物质
- 可存在肾皮质脓肿

镜下特征

组织学特征

- 肾盏内见成片的泡沫样、充满脂质的巨噬细胞
- 混合性单核细胞、淋巴细胞和浆细胞浸润
- 坏死区内中性粒细胞浸润
- 可见炎症呈带状分布
  - 集合管周围可见中性粒细胞浸润及坏死
  - 周围可见巨噬细胞浸润伴纤维化及慢性炎症
- 偶见多核巨细胞
- 邻近区域肾小管萎缩和间质纤维化
- 肾小球相对不受累
- 细胞学形态与 RCC 相似；不建议细针穿刺活检

辅助检查

细菌培养

- 肾实质培养物几乎总是阳性

鉴别诊断

肾细胞癌

- 透明细胞可酷似泡沫样巨噬细胞
- 上皮标志物（CKAE1/CAM5.2 和 EMA）阳性
- 巨噬细胞标志物（CD163、CD68）阴性
- 5% 的 XPN 也有 RCC

肾髓质结核

- AFB 或 Fite 染色显示抗酸分枝杆菌

诊断要点

病理解读要点

- 免疫染色和细菌染色有助于鉴别
- 与上皮细胞相比，巨噬细胞的细胞边界不明显
- RCC 可与 XPN 并存

参考文献

1. Harley F et al: Xanthogranulomatous pyelonephritis: a systematic review of treatment and mortality in more than 1000 cases. BJU Int. 131(4):395-407, 2023
2. Gravestock P et al: Xanthogranulomatous pyelonephritis: a review and meta-analysis with a focus on management. Int Urol Nephrol. 54(10):2445-56, 2022
3. Pais JS et al: Xanthogranulomatous pyelonephritis: case series - clinical, radiologic, therapeutic, and histological aspects. Urol Ann. 14(4):383-8, 2022
4. Artiles-Medina A et al: Xanthogranulomatous pyelonephritis: a focus on microbiological and antibiotic resistance profiles. BMC Urol. 21(1):56, 2021
5. Stoica I et al: Xanthogranulomatous pyelonephritis in a paediatric cohort (1963-2016): outcomes from a large single-center series. J Pediatr Urol. 14(2):169.e1-7, 2018
6. Addison B et al: Analysis of 35 cases of xanthogranulomatous pyelonephritis. ANZ J Surg. 85(3):150-3, 2015

肾盏扩张伴黄色斑块形成

（左）XPN 伴鹿角形结石（未显示）的肾切除标本大体图片，显示肾盏扩张，内衬黄色结节状斑块 ➡️

（右）XPN 的 HE 染色切片显示成片的泡沫样，充满脂质的组织细胞混杂有淋巴细胞浸润，组织细胞边界不清，胞质透明

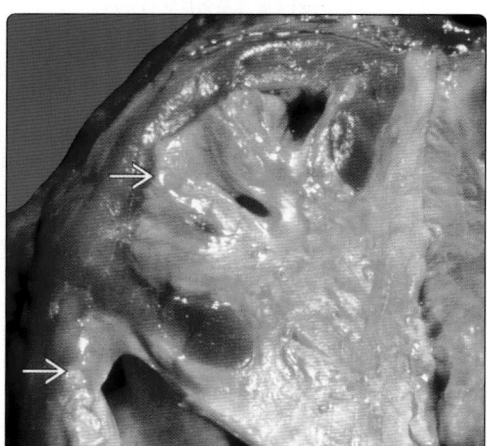

弥漫性巨噬细胞浸润

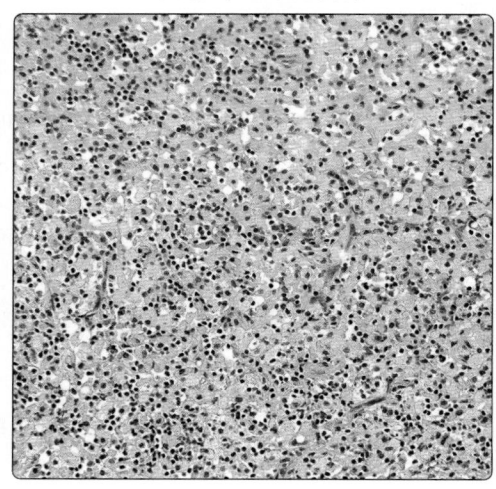

呈梭形的巨噬细胞

（左）呈黄褐色斑块样病变的 XPN 由梭形细胞组成，酷似肉瘤样肾细胞癌，但这些细胞 CD163 染色阳性，提示为巨噬细胞

（右）大量梭形细胞的肾"肿块" CK8/18/CAM5.2 角蛋白染色阴性，尽管组织学提示为肉瘤样肾细胞癌，但角蛋白染色阴性强烈提示 XPN

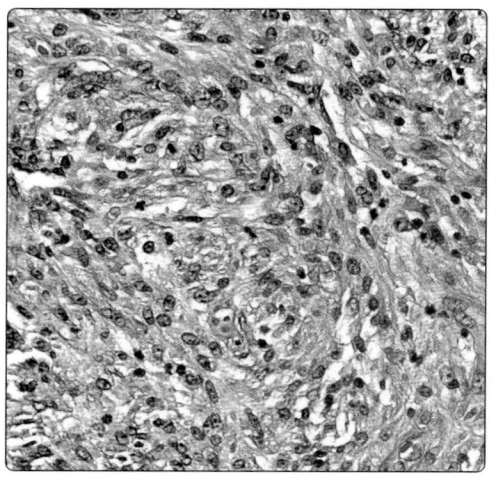

肾"肿块"中缺乏上皮细胞

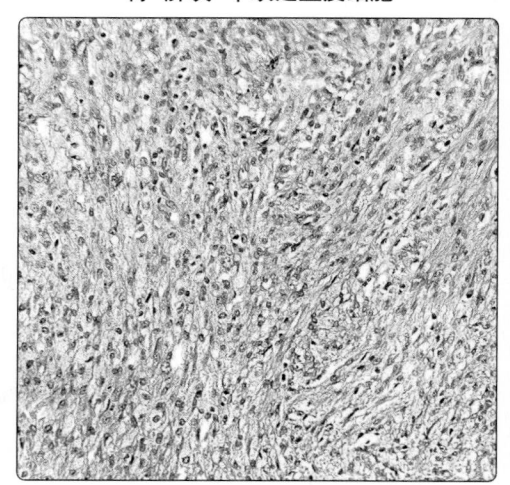

免疫组化证实为巨噬细胞

（左）肾"肿块"显示成片的 CD163（＋）细胞，证明为巨噬细胞，病变细胞呈泡沫样，CK 染色阴性，支持 XPN 诊断

（右）XPN 的"肿块"性病变由成片的巨噬细胞和 CD43 免疫组化染色突出显示的 T 淋巴细胞混合组成

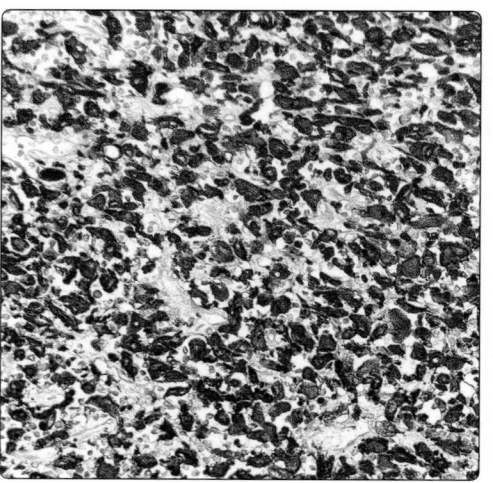

巨噬细胞与淋巴细胞混杂浸润

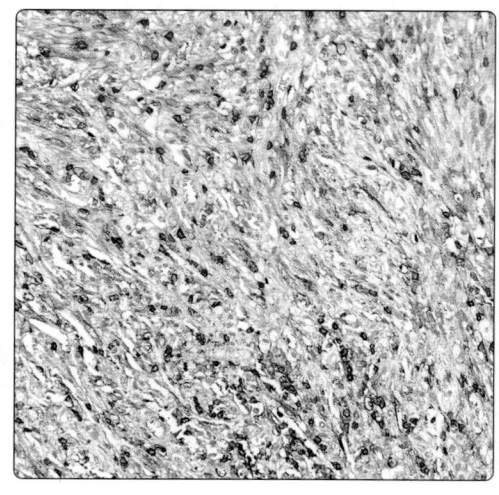

肾盂累及

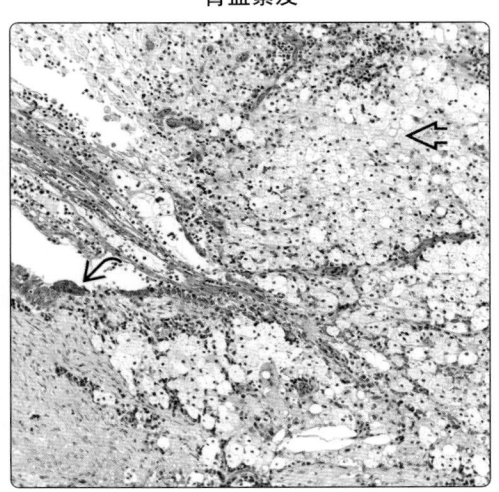

充满脂质的泡沫样巨噬细胞

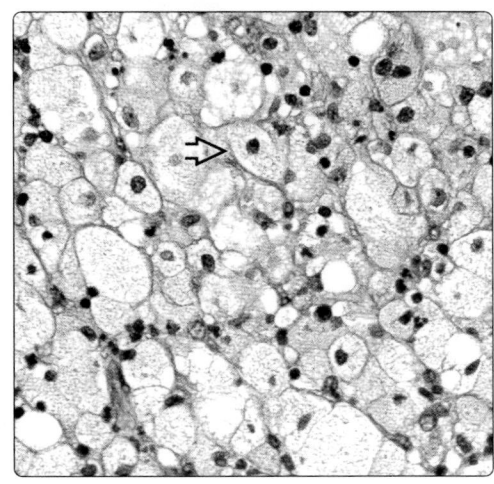

（左）XPN，HE 染色显示肾盂 ⬈ 附近可见由透亮的泡沫样细胞 ⬈ 组成的肿块样病变。在肾脏其他部位可见肾结石伴急慢性肾盂肾炎表现

（右）XPN 光镜典型表现为成片的泡沫样组织细胞浸润 ⬈。临床、大体和镜下表现可酷似低级别透明细胞肾细胞癌

肾细胞癌酷似 XPN

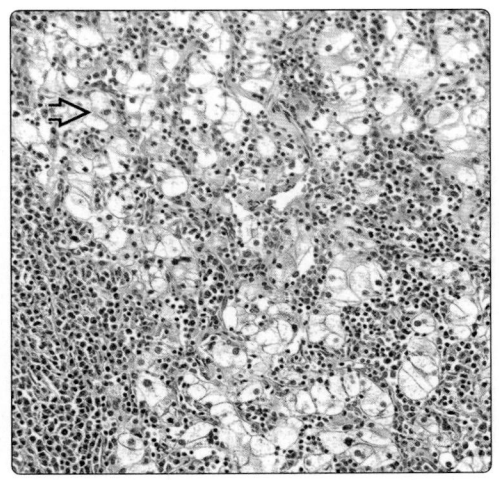

免疫组化染色证实为癌

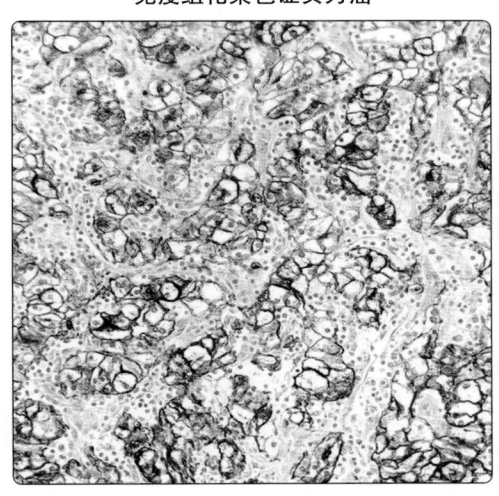

（左）透明细胞肾细胞癌细胞胞质透亮，细胞边界清楚 ⬈。肾脏其他区域可见典型的 XPN 表现，可能系肾细胞癌阻塞所致

（右）透明细胞肾细胞癌 CK8/18/CAM5.2 角蛋白染色阳性，肿瘤细胞胞质透明，核呈低级别，酷似 XPN 的组织细胞

集合管癌酷似 XPN

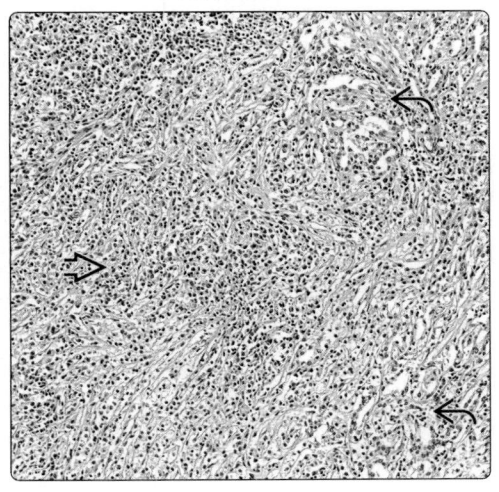

CK 染色突出显示癌细胞

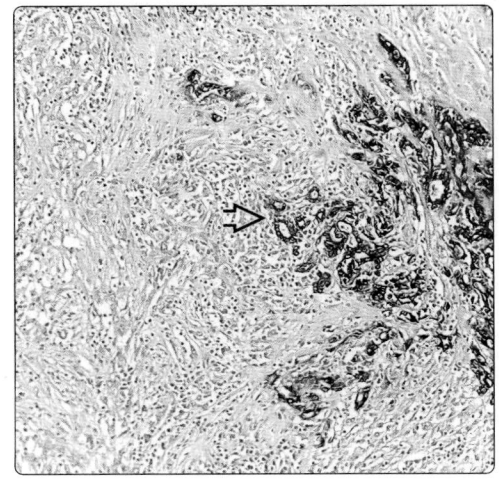

（左）集合管型肾细胞癌，可见酷似 XPN 的组织细胞浸润 ⬈，并见低级别集合管癌的模糊腺样结构 ⬈ 混杂其中

（右）低级别肾集合管癌的腺样结构 AE/AE3 染色阳性 ⬈，由于大量的组织细胞样浸润，肿块最初被误诊为 XPN。高分子量细胞角蛋白亦为阳性

（韩雯 译，余英豪 审）

要 点

术语

- 慢性细菌感染伴大量含颗粒状嗜酸性胞质和软斑病小体（Michaelis-Gutmann body）的巨噬细胞浸润，常形成斑块或肿块性病变

病因学/发病机制

- 大肠埃希菌最常见
- 巨噬细胞胞质内杀菌功能缺陷
  - 部分消化的细菌产物因钙和铁质沉积形成病灶
- 免疫状态改变为罹患因素

临床特征

- 男性：女性 = 1 : 4
- 累及肾盂肾盏系统和肾实质
  - 双侧受累常见（30%～50%）
- 临床表现
  - 发热，寒战
  - 腰部疼痛，压痛
  - 当出现包块时可被误诊为肿瘤，导致肾切除

大体特征

- 肾实质和肾盏可见黄褐色结节

镜下特征

- 肿块性病变中可见成片的泡沫样嗜酸性胞质的巨噬细胞
- 特征性细胞内包涵体（软斑病小体）
  - 钙（+）（硝酸银染色）
  - 铁（+）（普鲁士蓝染色）

主要鉴别诊断

- 肾细胞癌
- 黄色肉芽肿性肾盂肾炎
- 巨细胞性间质性肾炎

软斑病酷似肿瘤

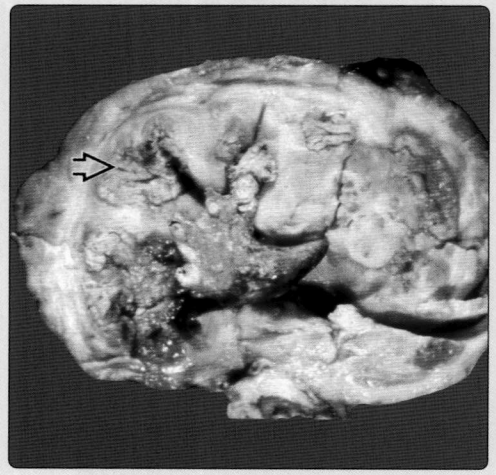

成片的巨噬细胞浸润

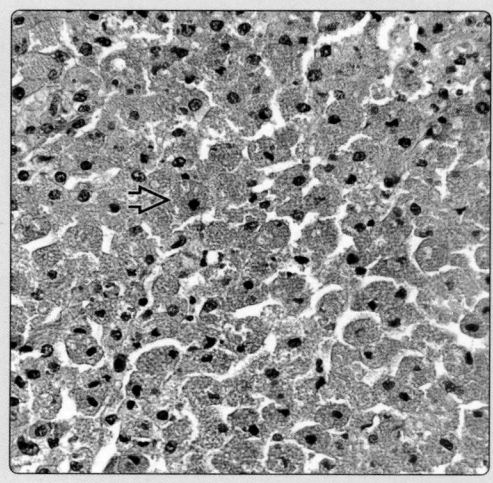

（左）肾脏软斑病的大体图像显示多灶性黄褐色肿块➡，酷似肿瘤（Courtesy R.Rouse, MD.）

（右）肾脏软斑病 HE 染色切片，肾切除标本上显示的肿块镜下由成片的巨噬细胞组成，胞质呈嗜酸性颗粒状➡

PAS 染色显示胞质颗粒

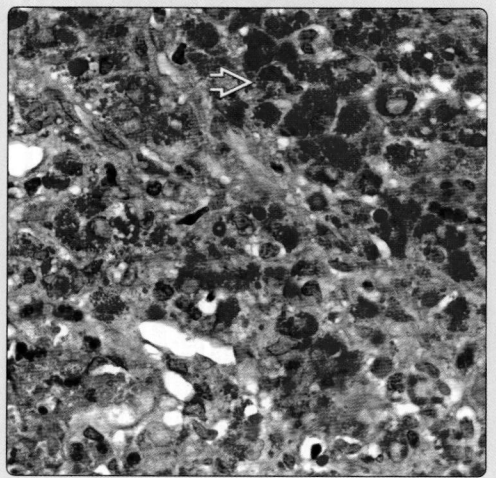

软斑病小体

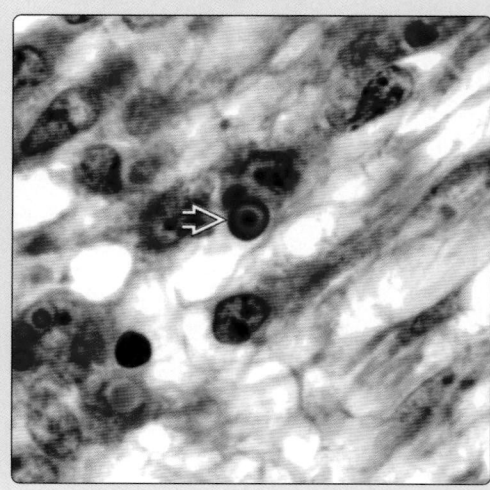

（左）肾活检显示间质内见成片的巨噬细胞，颗粒状细胞质 PAS 染色（+）➡，这是软斑病的典型特征。活检的其他区域间质内可见斑片状中性粒细胞浸润和中性粒细胞管型（未显示）

（右）肾活检显示软斑病特征，除成片的巨噬细胞外，可见典型的胞质内包涵体，称为软斑病小体➡

术语

定义

- 慢性细菌感染伴大量含颗粒状嗜酸性胞质和软斑病小体的巨噬细胞浸润,常形成斑块或肿块性病变

病因学/发病机制

感染原

- 大肠埃希菌最常见(约60%)

胞质内巨噬细胞杀菌功能缺陷

- 由于环磷酸鸟苷(cGMP)缺陷,致细菌溶酶体降解减少
- 细胞无能力释放溶酶体酶
- 由于钙、铁粒子沉积,部分消化的细菌产物形成病灶

免疫状态改变为罹患因素

- AIDS、恶性肿瘤
- 免疫抑制治疗
  - 肾移植受者
  - 类风湿关节炎、系统性红斑狼疮

临床特征

流行病学

- 年龄
  - 婴儿~90岁(中位40~50岁)
- 性别
  - 男性:女性=1:4

发病部位

- 肾盂肾盏系统和肾实质
  - 双侧受累常见(30%~50%的病例)
- 膀胱:最常见
- 皮肤、前列腺、胃肠道、睾丸

表现

- 发热,寒战
- 腰部疼痛,腰部压痛
- 可表现为假瘤
- 双侧性疾病和肾移植患者可发生急性肾衰竭
- 由于25-羟维生素 D_3 1-α 羟化酶活性异常可引起高钙血症

治疗

- 减少免疫抑制(如涉及)
- 作用于细胞内的抗生素(如氟喹诺酮)
- 若治疗无效可行外科手术切除

预后

- 有报道移植者中治愈率约53%
  - 约5%需移植肾切除术
  - 死亡率15%

大体特征

一般特征

- 肾脏增大
- 肾盏和肾间质黄褐色结节
  - 可出现实性和囊性成分
- 如果有尿路梗阻可引起肾盂肾盏系统扩张
- 肾结石罕见

镜下特征

组织学特征

- 成片含泡沫状嗜酸性胞质的巨噬细胞浸润
  - 细胞核深染,被称为汉塞曼(von Hansemann)细胞
- 典型的胞质内包涵体(软斑病小体)
  - 直径4~10μm、嗜碱性
  - PAS染色(+)
  - 钙染色(+)(硝酸银染色)
  - 铁染色(+)(普鲁士蓝染色)
- 混合有淋巴细胞和浆细胞浸润

辅助检查

电镜

- 软斑病小体具有中央结晶核、中间透亮区,及外围环状分层的矿物沉积

鉴别诊断

肾细胞癌

- 免疫组化 CKAE1/CAM5.2(上皮细胞)、CD163 和 CD68(巨噬细胞)染色有助于鉴别

黄色肉芽肿性肾盂肾炎

- 巨噬细胞呈泡沫样并充满脂质
- 无软斑病小体
- 通常与"鹿角"形结石有关
- 可同时发生软斑病

巨细胞间质性肾炎

- 巨噬细胞胞质颗粒状嗜酸性,PAS染色强(+)
- 无软斑病小体

诊断要点

病理解读要点

- 需要高度怀疑才能进行活检诊断
- 硝酸银染色和免疫染色有帮助

参考文献

1. Grunhut J et al: Renal malakoplakia with invasion of the liver and diaphragm: a patient case and literature review. BMJ Case Rep. 15:e251254, 2022
2. Wang Z et al: Clinical analysis of renal failure caused by malakoplakia: a case report and literature review. Front Med (Lausanne). 9:770731, 2022
3. Patel MR et al: Renal graft malakoplakia masquerading post-transplant lymphoproliferative disorder. BMJ Case Rep. 14:e244228, 2021
4. Jung YS et al: Ultrastructural evidence of the evolutional process in malakoplakia. Histol Histopathol. 35(2):177-84, 2020
5. Nieto-Ríos JF et al: Malakoplakia after kidney transplantation: case report and literature review. Transpl Infect Dis. 19(5), 2017
6. Kobayashi A et al: Malakoplakia of the kidney. Am J Kidney Dis. 51(2):326-30, 2008
7. Esparza AR et al: Renal parenchymal malakoplakia. Histologic spectrum and its relationship to megalocytic interstitial nephritis and xanthogranulomatous pyelonephritis. Am J Surg Pathol. 13(3):225-36, 1989

软斑病细胞胞质呈颗粒状

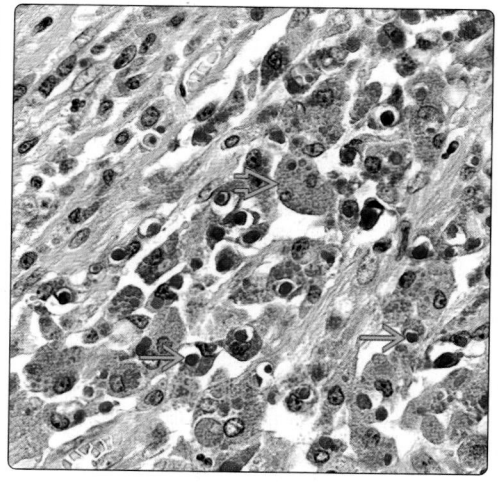

（左）肾软斑病 PAS 染色突出显示巨噬细胞胞质呈颗粒状 ➟，典型的软斑病小体也着染 ➟

（右）耐药性大肠埃希菌感染的肾移植患者，活检显示巨噬细胞胞质中可见嗜碱性软斑病小体 ➟。患者还有高钙血症

软斑病小体

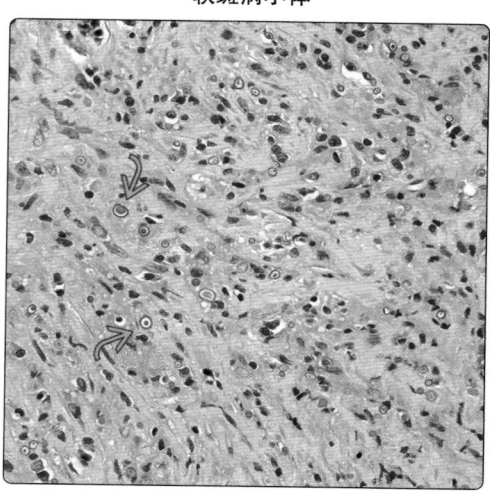

折光性软斑病小体

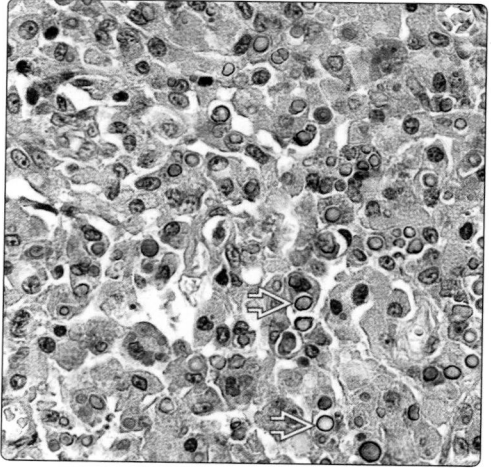

（左）肾软斑病吉姆萨染色未能显示微生物，但软斑病小体 ➟ 因其折射外观而显得很突出。其他微生物染色，如抗酸、革兰氏和六胺银染色等均呈阴性

（右）硝酸银染色剂能与软斑病小体起反应是因为它们含有磷酸钙。该患者在移植后1年移植肾出现肿块病变

软斑病硝酸银染色

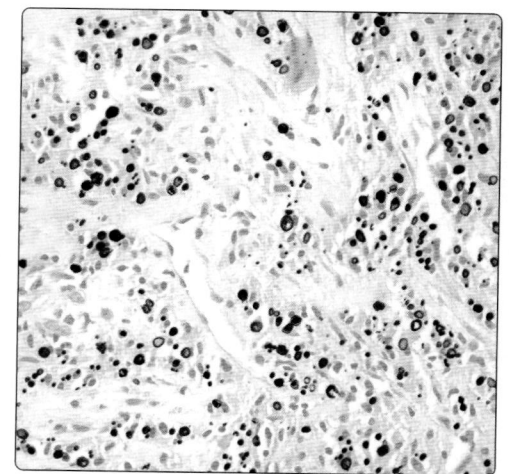

软斑病 CD163 染色

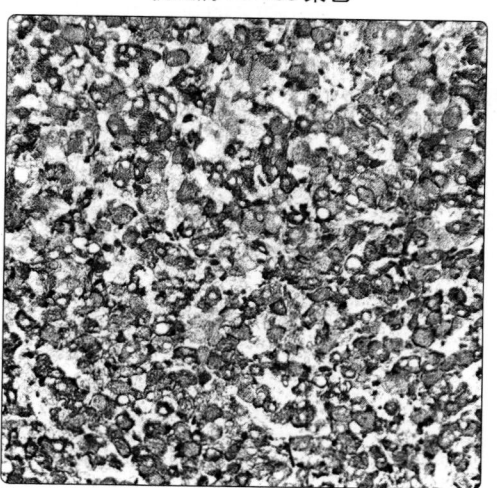

（左）软斑病肿块病变，显示成片的巨噬细胞 CD163 染色阳性，细胞角蛋白染色阴性，排除了肾细胞癌的可能性

（右）肾细胞癌 CD163 染色，显示肿瘤细胞不染色 ➟，而背景中的巨噬细胞阳性。肾软斑病由成片的巨噬细胞组成，组织学上可误认为肾细胞癌

肾细胞癌 CD163 染色

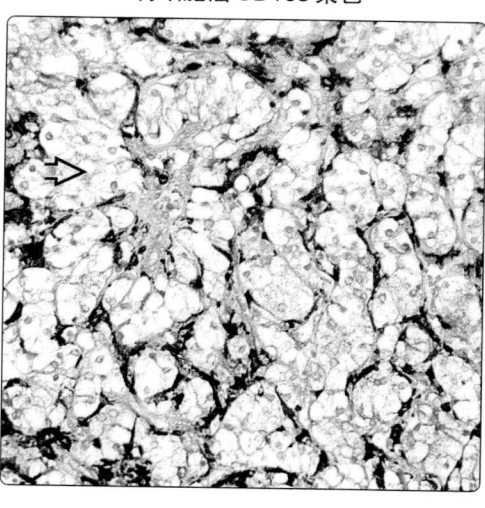

软斑病急性炎症反应

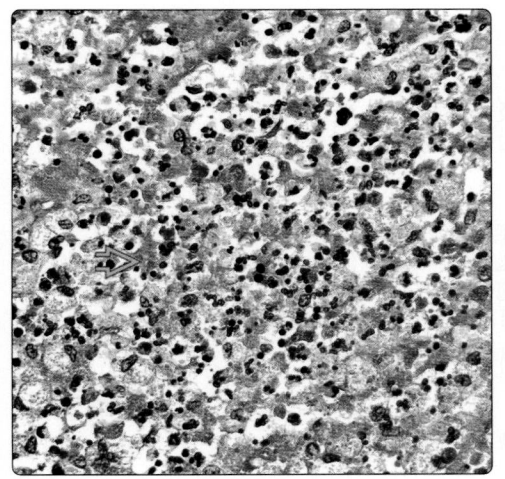

软斑病坏死和急性炎症反应

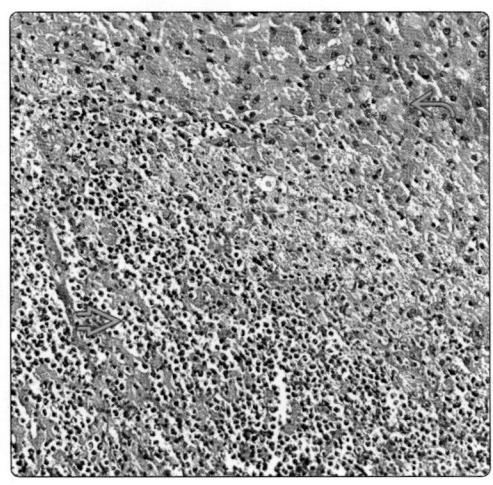

（左）肾软斑病可见散在的局灶坏死和急性炎症反应 ➡️，还可见胞质呈颗粒状的巨噬细胞；另一方面，肾结核有干酪样肉芽肿伴中央无细胞性坏死，周围有上皮样组织细胞包绕

（右）肾软斑病可见坏死和急性炎症区域 ➡️，以及特征性的胞质嗜酸性巨噬细胞 ➡️

肾周组织累犯

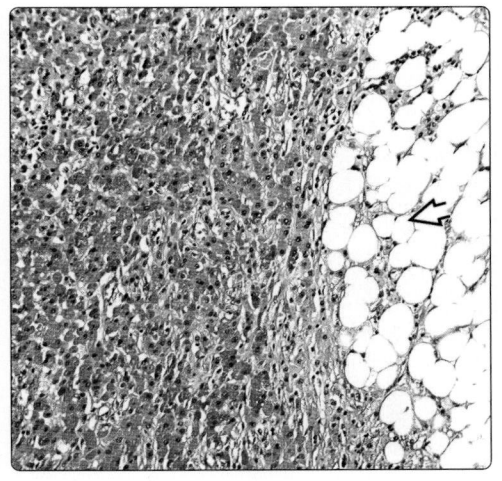

疑肾肿瘤行肾切除

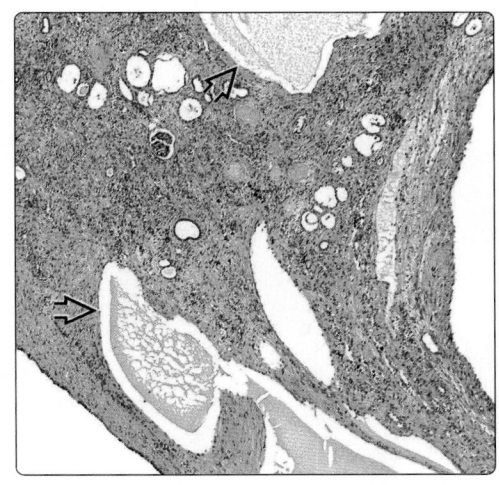

（左）软斑病内成片的组织细胞可延伸到肾盂脂肪组织 ➡️，被膜表面类似的改变可引起肾周粘连。肾切除后大体表现与肾细胞癌极为相似

（右）终末期原肾伴多发囊肿 ➡️ 疑似肾肿瘤被切除，肿物的镜下表现符合肾软斑病。该患者在两年前曾行肾移植手术

巨噬细胞浸润酷似肿瘤

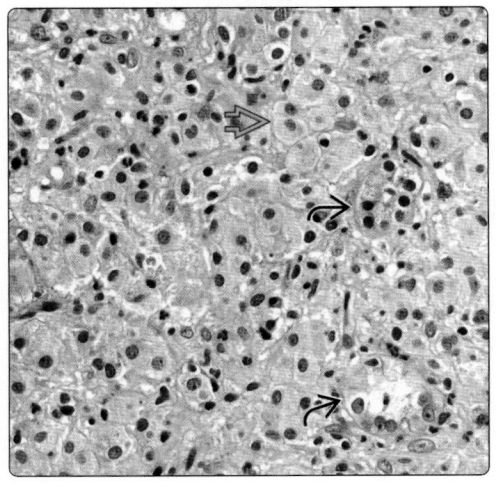

软斑病缺乏上皮成分

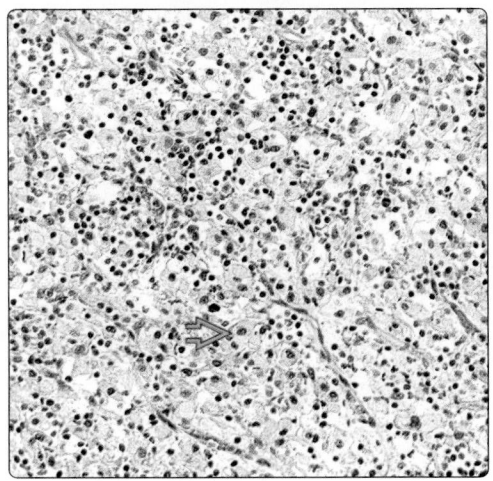

（左）如图所示，肾软斑病由成片伴颗粒状胞质的饱满巨噬细胞组成 ➡️，酷似肿瘤。另可见少量残留的肾小管 ➡️

（右）移植肾受者原肾肿块 AE1/AE3 阴性，诊断为肾软斑病。病变细胞 CK 染色阴性 ➡️，但 CD163 呈阳性（巨噬细胞标志物，未显示）

（韩雯 译，余英豪 审）

要点

术语

- 结核分枝杆菌感染

病因学/发病机制

- 潜伏性感染再次激活或活动性肺结核血行播散

临床特征

- 泌尿生殖道结核（TB）占发达国家肺外结核的30%
- 诊断
  - 无菌性脓尿
  - 分枝杆菌培养6~8周呈阳性
  - 结核菌素皮内试验
  - 分枝杆菌感染的分子检测
  - γ干扰素释放试验（ELISA血液检测）
    - 潜伏感染和活动性感染的结核分枝杆菌抗原可刺激宿主产生γ干扰素

大体特征

- 肾盂肾盏及肾乳头破坏，并见干酪样物
- 大块状的白垩质结节可替代肾实质

镜下特征

- 干酪样肉芽肿性炎
  - 中央坏死，周围有组织细胞、浆细胞、淋巴细胞和少量多核巨细胞包绕
- 长期感染可出现AA型淀粉样变性
- 流行地区有肾小球肾炎的病例报道

辅助检查

- 抗酸杆菌染色（Ziehl-Neelsen）
  - 坏死周围罕见抗酸杆菌阳性

主要鉴别诊断

- 细胞内鸟分枝杆菌感染、结节病、卡介苗治疗相关间质性肾炎、药物性间质性肾炎

肾盂干酪样坏死

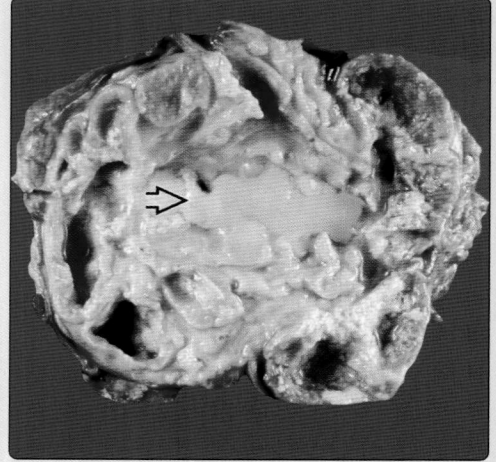

坏死性肉芽肿性炎症

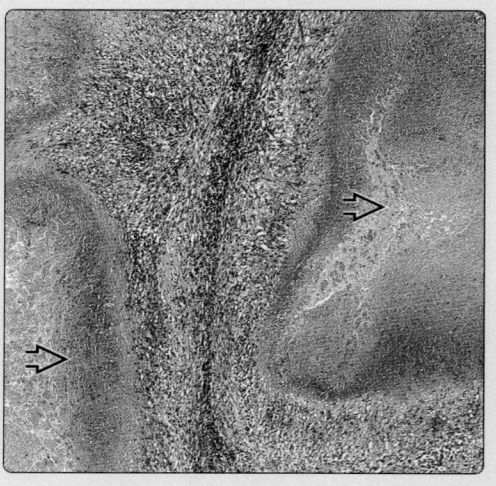

（左）肾结核行肾切除大体图片，显示肾盂肾盏系统扩张伴溃疡性乳头及干酪样坏死物质 ➡（Courtesy L.Fajardo, MD.）

（右）肾结核肾切除标本可见干酪样肉芽肿性炎症，肉芽肿中可见伴淋巴组织细胞浸润的广泛坏死 ➡

淋巴组织细胞性炎症和巨细胞浸润

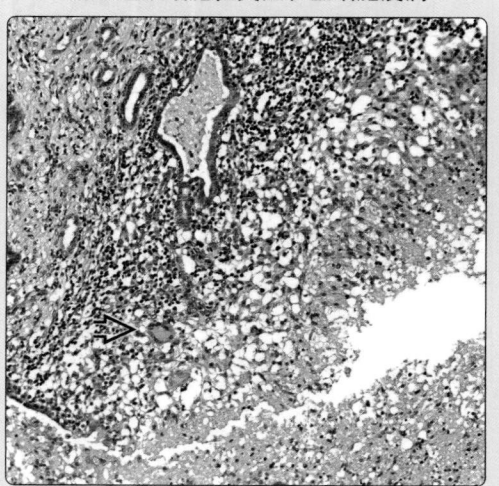

肉芽肿抗酸杆菌染色

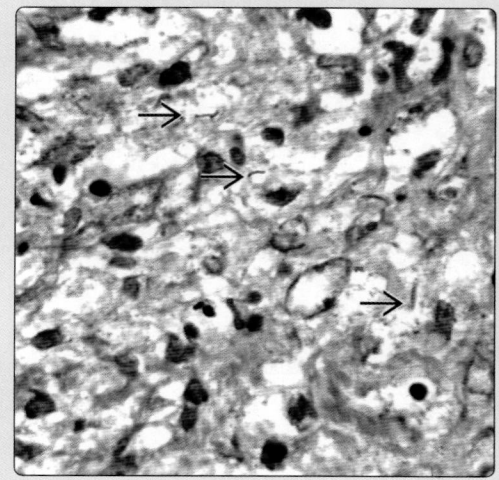

（左）肾结核感染，肾盂壁中可见坏死性肉芽肿并向肾髓质内延伸，除了组织细胞外，坏死周围可见少量多核巨细胞 ➡

（右）肾组织抗酸染色显示肉芽肿内散在的抗酸杆菌 ➡（Courtesy G.Berry, MD.）

术语

缩写

- 结核病（tuberculosis，TB）

定义

- 肾脏结核分枝杆菌感染

病因学 / 发病机制

感染原

- 最常见为结核分枝杆菌
- 牛分枝杆菌属，牛杆菌很少致病
- 免疫抑制状态下细胞内鸟分枝杆菌

发病机制

- 急性感染
- 活动性肺结核血行播散
- 潜伏感染重激活

临床特征

流行病学

- 发病率
  - 发达国家泌尿生殖道结核占肺外结核的 30%
    - 免疫抑制人群（HIV、移植、透析）、流行区和结核感染耐药患者中高发
- 性别
  - 多见于伴生殖器结核的男性

部位

- 肾盏肾盏和肾实质

表现

- 下尿路感染症状
- 通常有发热、体重减轻全身症状

实验室检查

- 分枝杆菌感染的分子检测
  - 聚合酶链反应法
  - 全基因组测序
- γ 干扰素释放试验（ELISA 血液检测；QuantiFERON）
  - 潜伏感染和活动性感染的结核分枝杆菌抗原刺激宿主产生 γ 干扰素

治疗

- 药物
  - 异烟肼、利福平、吡嗪酰胺和乙胺丁醇（或链霉素）多药联合治疗数月
  - 多药耐药结核病的二线药物
- 外科治疗
  - 空洞性病变可行肾切除术
  - 治疗输尿管狭窄

预后

- 预后良好，除非不依从或耐药

大体特征

一般特征

- 肾盂肾盏及肾乳头溃疡 / 破坏伴干酪样物
- 大块状的白垩质结节可替代肾实质

镜下特征

组织学特征

- 干酪样肉芽肿性炎
  - 早期感染肾髓质，但可累及整个肾脏
  - 中央坏死，周围有组织细胞、浆细胞、淋巴细胞和少数多核巨细胞包绕
- 广泛肾小管萎缩、间质纤维化和不同程度的肾小球硬化
- 可存在严重的间质性炎症

其他与结核相关的疾病

- 长期感染 / 多药耐药可引起 AA 型淀粉样变性
- IgA 肾病
- 与利福平相关的微小病变性肾病
- 膜性肾病
- 肾小球肾炎伴新月体 ± 免疫复合物或线性 IgG 沉积

辅助检查

组织化学

- 抗酸杆菌色（Ziehl-Neelsen）
  - 坏死周围偶见红色细杆状菌

鉴别诊断

细胞内鸟分枝杆菌感染

- 成片的巨噬细胞，无干酪样

结节病

- 缺乏干酪样的肉芽肿性病变

卡介苗感染

- 与卡介苗治疗的时间有相关性

药物性间质性肾炎

- 缺乏干酪样坏死的肉芽肿性病变

参考文献

1. Torpiano P et al: Mesangiocapillary glomerulonephritis complicating pulmonary tuberculosis. CEN Case Rep. 11(1):17-21, 2022
2. Chandran S et al: Diagnostic pitfalls of urogenital tuberculosis. Trop Med Int Health. 26(7):753-9, 2021
3. Rafiei N et al: Mycobacterium tuberculosis: active disease and latent infection in a renal transplant cohort. Nephrology (Carlton). 24(5):569-74, 2019
4. Meinerz G et al: Epidemiology of tuberculosis after kidney transplantation in a developing country. Transpl Infect Dis. 18(2):176-82, 2016
5. Sourial MW et al: Genitourinary tuberculosis in North America: a rare clinical entity. Can Urol Assoc J. 9(7-8):E484-9, 2015
6. Sun L et al: Be alert to tuberculosis-mediated glomerulonephritis: a retrospective study. Eur J Clin Microbiol Infect Dis. 31(5):775-9, 2012
7. Eastwood JB et al: Tuberculosis and the kidney. J Am Soc Nephrol. 12(6):1307-14, 2001
8. Urban C et al: UGA suppression by tRNACmCATrp occurs in diverse virus RNAs due to a limited influence of the codon context. Nucleic Acids Res. 24(17):3424-30, 1996

（韩雯 译，余英豪 审）

要　点

术语

- 因膀胱内卡介苗（BCG）灌注治疗尿路上皮原位癌引起的肾间质性炎症 ± 肉芽肿形成

病因学／发病机制

- 对 BCG 的超敏反应
- 通过 BCG 接种将活的减毒生物体直接感染组织
- 膀胱输尿管反流和肾内反流为罹患因素
- 免疫反应过度加上宿主因素可导致 BCG 肾炎

临床特征

- BCG 肾炎要比膀胱内 BCG 治疗继发肉芽肿性膀胱炎的发生率低
- 临床表现
  - 尿频、排尿困难
  - 低烧、精神萎靡
  - 腰部疼痛、压痛

- 与 BCG 治疗的时间有相关性
- 分枝杆菌血培养通常阴性
- 治疗
  - 抗结核药物治疗
  - 如果培养阴性，可试验性类固醇治疗
  - 治疗无效病例可行肾切除术

镜下特征

- 肾小管间质炎症伴淋巴细胞、组织细胞、浆细胞和少数嗜酸性粒细胞浸润
- 肉芽肿 ± 干酪样坏死

辅助检查

- Ziehl-Neelsen 染色（抗酸杆菌染色）阴性

主要鉴别诊断

- 药物性间质性肾炎
- 结节病
- 真菌感染

（左）肾盂尿路上皮原位癌患者接受膀胱内 BCG 灌注治疗后出现肾脏肉芽肿性炎症 ➡，肾小球相对完好 ➡
（右）HE 染色显示 BCG 治疗肾脏尿路上皮原位癌引起肉芽肿性炎症，肉芽肿很少坏死，但可见淋巴组织细胞和多核巨细胞 ➡ 浸润

肉芽肿性间质性炎症

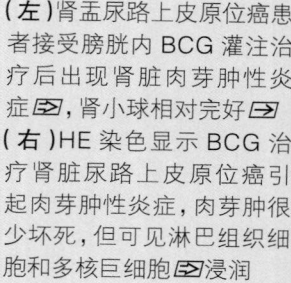
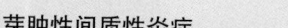
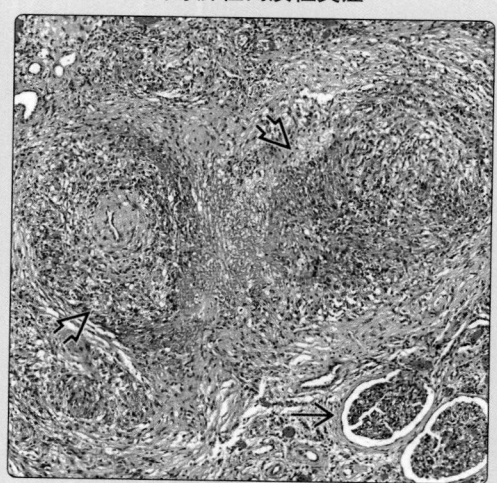

多核巨细胞浸润

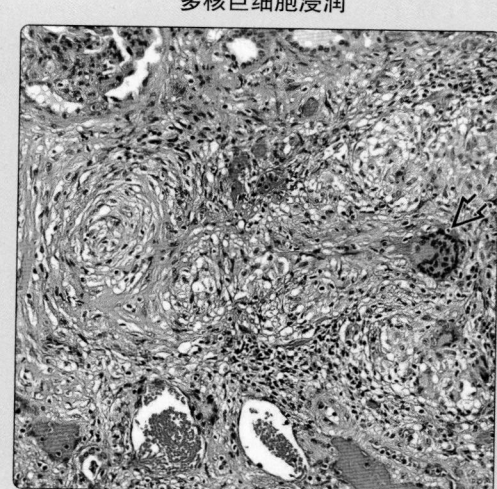

（左）BCG 肉芽肿性间质性肾炎特征表现为大面积的干酪样坏死 ➡
（右）输尿管原位癌患者行重复 BCG 注射治疗，其皮髓质交界处干酪样坏死区抗酸染色 ×100 油镜下可见紫色的 BCG 抗酸生物体

BCG 治疗引起干酪样坏死

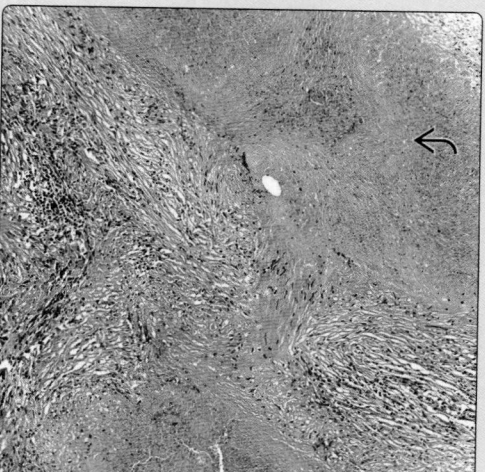

干酪样肉芽肿中 BCG 生物体

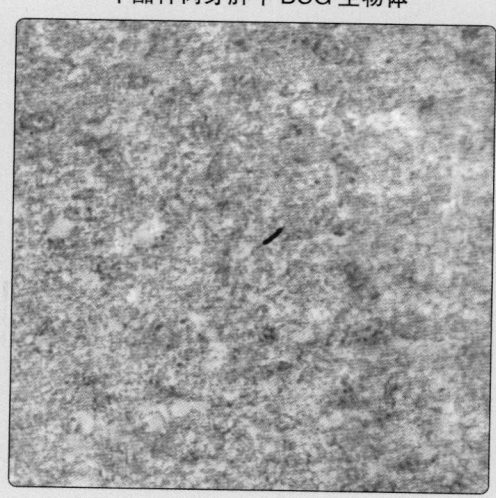

术语

缩写

- 卡介苗（Bacillus Calmette-Guérin，BCG）

同义词

- BCG 肾炎

定义

- 因膀胱内 BCG 灌注治疗尿路上皮癌引起的间质性肾炎 ± 肉芽肿形成

病因学/发病机制

直接感染

- BCG 接种活的减毒生物体
- 膀胱输尿管反流和肾内反流为罹患因素

超敏反应

- 由巨噬细胞吞噬 BCG 抗原并呈递给辅助 T 细胞激发
- T 细胞、巨噬细胞和中性粒细胞能上调趋化因子和细胞因子有助于 BCG 的抗肿瘤特性
- 免疫反应过度加上宿主因素可导致 BCG 肾炎

临床特征

流行病学

- 发病率
  - 有症状的 BCG 肾炎不常见
    - 25% 采用 BCG 治疗非浸润性尿路上皮癌患者可出现无症状肾盂肉芽肿性炎症
    - 2% 接受膀胱内 BCG 灌注治疗尿路上皮癌患者可出现 BCG 肾炎

表现

- 尿频、排尿困难
- 低热、精神萎靡
- 腰部疼痛、压痛
- 肿块病变
- 与 BCG 治疗时间有相关性

实验室检查

- 尿液
  - 白细胞
  - 培养常阴性
- 分枝杆菌血培养通常阴性

治疗

- 手术
  - 经积极药物等治疗失败病例可行肾切除术
- 药物
  - 抗结核药物治疗
  - 如果培养阴性，可行试验性类固醇治疗

预后

- 联合抗结核治疗和皮质类固醇对大多数患者有效

大体特征

皮髓质多发性肾肿块

- 仅治疗无效病例行肾切除术

镜下特征

组织学特征

- 肾小管间质性炎症伴淋巴细胞、组织细胞、浆细胞和少数嗜酸性粒细胞浸润
- 肉芽肿 ± 干酪样坏死
- 可见多核巨细胞
- 肾小球相对完好
  - 偶见基于时间相关性的膜性肾病和 IgA 肾病的报道

辅助检查

组织化学

- Ziehl-Neelsen 染色（抗酸染色）
  - 反应性：阴性

免疫荧光

- 个别病例可见系膜 IgM 和 C3 弱着色（系膜增生肾小球肾炎）

电镜

- 通常正常，无电子致密沉积物

鉴别诊断

药物性间质性肾炎

- 非干酪样肉芽肿 ± 嗜酸性粒细胞
- 近期的药物暴露史

结节病

- 非干酪样"致密"肉芽肿伴边缘性淋巴细胞浸润
- 可存在结节病的肾外表现

真菌感染

- 免疫功能低下的人群易受累
- GMS（六胺银）染色阳性

参考文献

1. Afonso R et al: Systemic bacillus Calmette-Guérin (BCG) infection with renal involvement: a rare complication of BCG immunotherapy. Cureus. 14(12):e33134, 2022
2. Tamzali Y et al: Intravesical BCG instillation as a possible cause of acute and chronic kidney injury. Infect Dis Now. 51(2):209-11, 2021
3. Narita K et al: Biopsy-diagnosed renal granuloma after intravesical bacillus Calmette-Guérin therapy for bladder carcinoma: a case series and review of the literature. BJR Case Rep. 5(4):bjrcr.20190012, 2019
4. Airy M et al: Tubulointerstitial nephritis and cancer chemotherapy: update on a neglected clinical entity. Nephrol Dial Transplant. 28(10):2502-9, 2013
5. Kiely B et al: Intravesical bacille Calmette-Guérin-induced multiorgan failure after treatment for transitional cell carcinoma. Scand J Urol Nephrol. 45(4):278-80, 2011
6. Bijol V et al: Granulomatous interstitial nephritis: a clinicopathologic study of 46 cases from a single institution. Int J Surg Pathol. 14(1):57-63, 2006
7. Kennedy SE et al: Acute granulomatous tubulointerstitial nephritis caused by intravesical BCG. Nephrol Dial Transplant. 21(5):1427-9, 2006
8. Tavolini IM et al: Unmanageable fever and granulomatous renal mass after intracavitary upper urinary tract bacillus Calmette-Guerin therapy. J Urol. 167(1):244-5, 2002
9. Prescott S et al: Mechanisms of action of intravesical bacille Calmette-Guérin: local immune mechanisms. Clin Infect Dis. 31 Suppl 3:S91-3, 2000

（韩雯 译，余英豪 审）

要 点

术语

- 麻风分枝杆菌导致的肾脏疾病,可由直接感染、宿主免疫反应或治疗引起

病因学/发病机制

- 专性细胞内见染色较弱的抗酸杆菌
- 结核样型麻风具有强大的细胞介导免疫,伴有肉芽肿和杆菌缺乏
- 瘤型麻风细胞介导免疫功能差,可见大量杆菌(多菌型麻风)
  - 强大的体液反应没有保护作用,但可引起免疫复合物介导反应(麻风反应),如麻风结节性红斑(ENL)或肾小球肾炎

临床特征

- 全球发病,但在热带地区流行
- 临床表现:肾功能不全;急性肾衰竭罕见
  - 肾病综合征和水肿
  - 血尿、轻度蛋白尿
- 治疗:氨苯砜、利福平、氯苯吩嗪
- ENL 可用类固醇和沙利度胺

镜下特征

- 肾小管间质性肾炎,可为肉芽肿性
- 免疫复合物介导的肾小球肾炎
- 在美国淀粉样变性(AA 型)很常见

辅助检查

- Fite 染色显示感染部位有杆状杆菌
- 免疫复合物肾小球肾炎可见颗粒状 IgG 和 C3 沉积
- 淀粉样蛋白刚果红染色

主要鉴别诊断

- 结核性肉芽肿性炎症
- 药物性间质性肾炎
- 非感染相关性肾小球肾炎

肉芽肿性间质性炎症

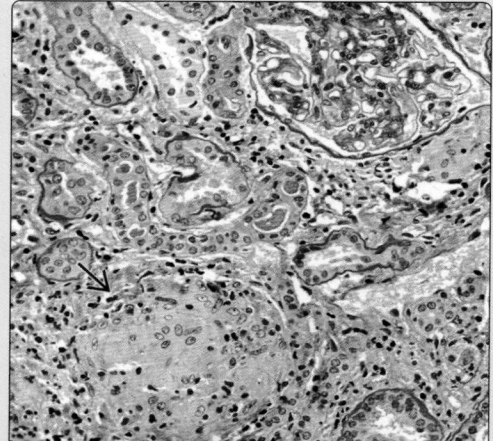

麻风间质性肾炎

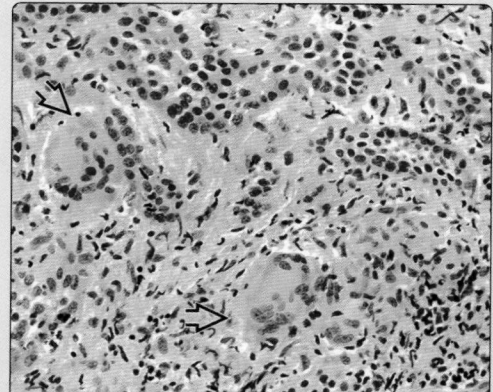

(左)麻风病患者 PAS 染色显示肉芽肿性间质性肾炎,弥漫性间质单个核细胞浸润及纤维化背景中见一肉芽肿病变➡

(右)慢性肾功能不全及麻风病累及周围神经患者,HE 染色显示肉芽肿性间质性肾炎➡。在麻风病中临床累及肾脏的病例罕见

间质内麻风杆菌

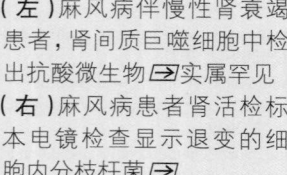
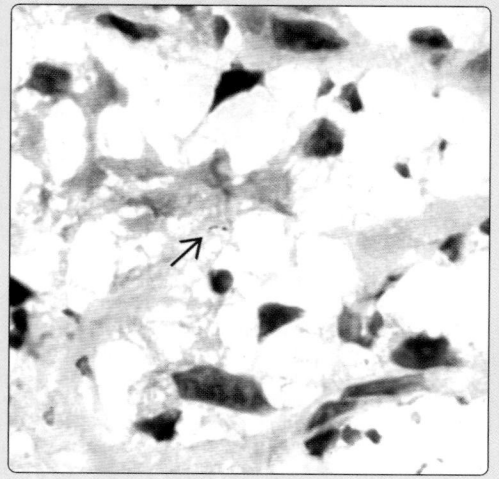

麻风杆菌超微结构

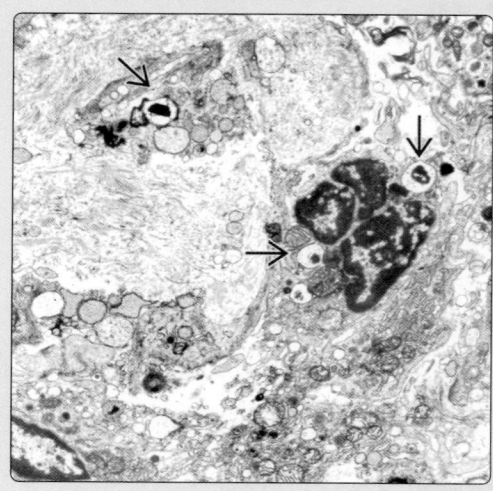

(左)麻风病伴慢性肾衰竭患者,肾间质巨噬细胞中检出抗酸微生物➡实属罕见

(右)麻风病患者肾活检标本电镜检查显示退变的细胞内分枝杆菌➡

(韩雯 译,余英豪 审)

要 点

术语

- 巨细胞性间质性肾炎(megalocytic interstitial nephritis, MIN)与软斑病密切相关,以间质组织细胞浸润为特征

病因学/发病机制

- 大肠埃希菌和其他革兰氏阴性菌
- 白细胞杀菌功能缺陷、免疫缺陷

临床特征

- 累及中年人的罕见疾病
- 临床表现
  - 发热、寒战、腰痛;排尿困难,尿急
- 尿液和血液培养:大肠埃希菌可阳性
- 抗革兰氏阴性菌的抗生素治疗

大体特征

- 弥漫性肾皮质多发黄灰色结节或散在结节

镜下特征

- 间质大量丰富嗜酸性颗粒状胞质的组织细胞浸润

辅助检查

- 胞质颗粒 PAS(+)

主要鉴别诊断

- 软斑病
  - 以软斑病小体定义
- 黄色肉芽肿性肾盂肾炎
  - 与泌尿道梗阻和鹿角形结石有关
- 非典型分枝杆菌感染
  - 分枝杆菌抗酸染色阳性
- 肾细胞癌
  - 透明细胞癌可有 PAS(+)的颗粒状细胞质
  - 免疫组化细胞角蛋白染色有助于诊断
  - 肿瘤细胞巨噬细胞标志物 CD163(−)

间质巨噬细胞浸润

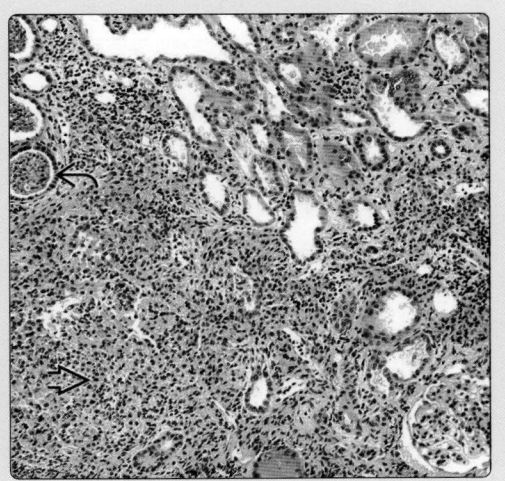

肾小管受累不明显

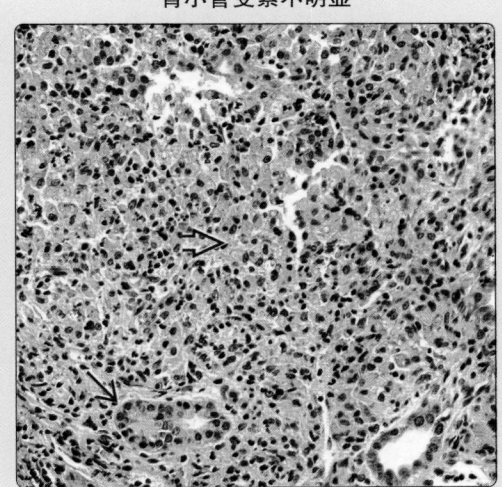

(左)巨细胞性间质性肾炎表现为间质巨噬细胞浸润➡,小管腔内可见少量中性粒细胞管型➡(Courtesy C.Nast, MD.)

(右)巨细胞性间质性肾炎肾活检 HE 染色切片显示弥漫性间质巨噬细胞浸润➡,但肾小管受累不明显➡(Courtesy C.Nast, MD.)

缺乏软斑病小体

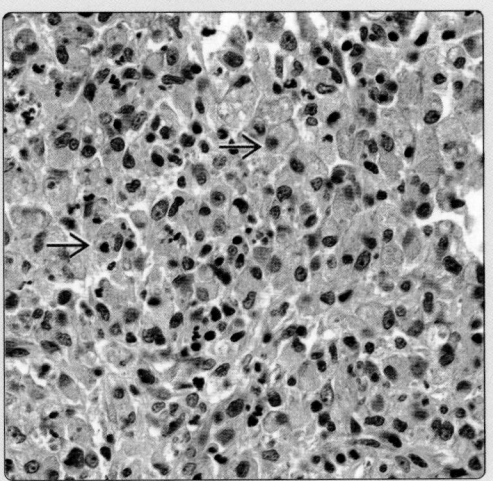

巨噬细胞胞质颗粒状

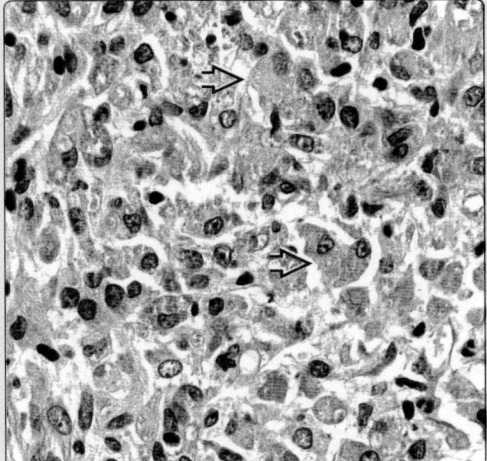

(左)巨细胞性间质性肾炎巨噬细胞胞质颗粒状➡,并见少量淋巴细胞浸润,未见软斑病小体(Courtesy C.Nast, MD.)

(右)巨细胞性间质性肾炎肾活检标本 PAS 染色显示成片排列的具有特征性颗粒状胞质的巨噬细胞➡(Courtesy C.Nast, MD.)

(韩雯 译,余英豪 审)

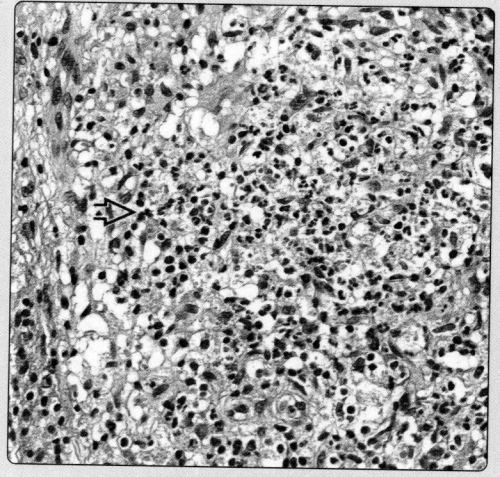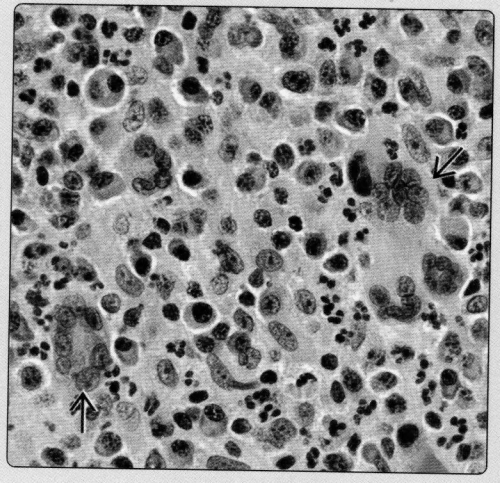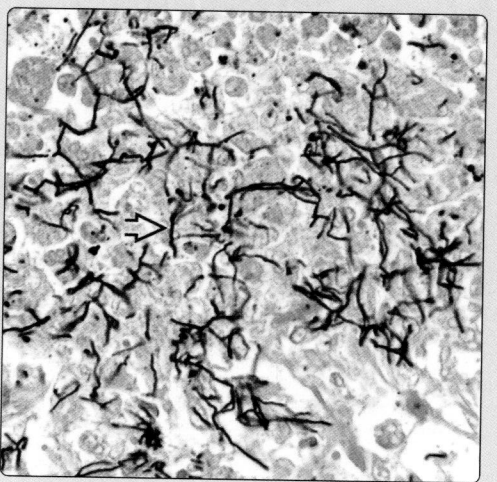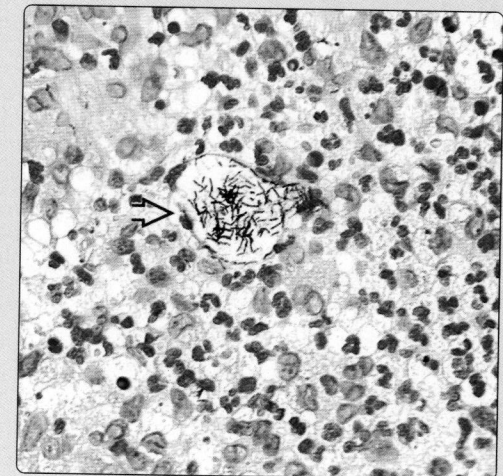

要点

病因学/发病机制

- 温带气候中最常见的病原体为星状诺卡菌
- 因吸入病原体或经皮肤伤口直接植入引起感染
- 因宿主免疫缺陷导致机会性感染
- 健康人群中也会发生

临床特征

- 诺卡菌属感染罕见
  - 占肾移植受者≤2%
- 肾脏受累罕见
  - 继发于血行播散
- 临床表现
  - 发热,寒战
  - 腰部或移植肾周围疼痛,压痛
  - 皮肤受累可伴窦道形成

- 实验室检查
  - 需氧菌培养:血液、体液或组织
  - 可以使用更多敏感的分子检测方法
- 磺胺类药物为一线治疗药物
  - 如果耐药,可使用替代药物如阿米卡星、亚胺培南和第三代头孢菌素
  - 治疗6~12个月,特别是免疫缺陷患者
- 中枢神经系统受累
  - 预后不良指征

镜下特征

- 多发性微脓肿伴中性粒细胞浸润
- 罕见诺卡菌肺炎伴有系膜毛细血管性肾小球肾炎

辅助检查

- 六胺银和革兰氏染色可见分枝的细丝状细菌

诺卡菌感染坏死性微脓肿

诺卡菌微脓肿伴多核巨细胞反应

(左)肾脏诺卡菌感染的特征为多发坏死性微脓肿➡️伴相应的肾实质损害

(右)HE染色显示混合性炎症浸润(中性粒细胞、淋巴细胞、浆细胞)伴多核巨细胞➡️。出现多核巨细胞时应考虑诺卡菌感染可能,本例未见界限清楚的肉芽肿病变(未显示)(Courtesy A.Husain,MD.)

GMS染色显示丝状诺卡菌

革兰氏染色显示丝状诺卡菌

(左)GMS染色显示微脓肿内诺卡菌感染的典型特征:细长、分枝的丝状微生物➡️(Courtesy A.Husain,MD.)

(右)革兰氏染色突出显示微脓肿内小团状的丝状诺卡菌➡️

术语

定义

- 诺卡菌引起的肾实质急性炎症反应

病因学/发病机制

感染原

- 星状诺卡菌是温带气候中最常见的病原体
- 巴西日圆线虫在热带气候中较为常见
  ○ 不太常见的种属包括豚鼠诺卡菌、新诺卡菌和皮诺卡菌
- 土壤中普遍存在的微生物
  ○ 感染途径：通过吸入或创伤或动物咬伤直接植入皮肤

罹患因素

- 免疫缺陷宿主机会性感染
  ○ 实性器官移植
  ○ 皮质类固醇治疗，HIV 感染
  ○ 慢性肺病、糖尿病、癌症、肾病综合征
- 可发生于正常人群
  ○ 易感性可能代表原发性免疫缺陷

临床特征

流行病学

- 发病率
  ○ 诺卡氏菌感染罕见
    - 占肾移植受者≤2%
    - 肺部是最常见的受累器官，其次是皮肤和播散性感染
    - 肾脏受累罕见
      □ 继发于血行播散

部位

- 肾实质和肾周组织

表现

- 发热、寒战
- 肺部症状伴有败血症
- 腰部或移植肾周围疼痛和压痛
- 皮肤受累可伴有窦道形成

实验室检查

- 需氧菌培养：血液、体液或组织
- 如果存在肾盂炎，诺卡菌尿培养阳性
- 分子检测方法更为敏感

治疗

- 药物
  ○ 磺胺类药物为一线治疗药物
    - 如果耐药，可使用替代药物如阿米卡星、亚胺培南和第三代头孢菌素
  ○ 治疗6～12个月，特别是免疫缺陷患者

预后

- 中枢神经系统受累
  ○ 预后不良指征

影像学

一般特征

- 肾实质或肾周脓肿

镜下特征

组织学特征

- 多发性微脓肿伴中性粒细胞浸润
  ○ 可见多核巨细胞
- 急性炎症可累及肾小球及邻近的肾小管间质
- 血管通常不受影响
- 罕见诺卡菌肺炎伴有系膜毛细血管性肾小球肾炎

辅助检查

组织化学

- 六胺银染色
  ○ 反应性：阳性
  ○ 染色模式：分枝状、纤细的丝状细菌
- 革兰氏染色
  ○ 反应性：阳性
  ○ 染色模式：分枝状、纤细的丝状细菌
- PAS 染色和抗酸染色
  ○ 不易找到丝状细菌

鉴别诊断

非诺卡菌属细菌性肾盂肾炎

- 组织化学染色和培养有帮助

寡免疫性肾小球肾炎和血管炎

- 可见肾小球新月体和血管中心性炎症
- 可见中性粒细胞浸润，但无明显脓肿

急性肾小管间质性肾炎

- 主要为淋巴细胞浸润
- 可见中性粒细胞浸润，但无脓肿

感染性肉芽肿性肾盂肾炎

- 坏死周围可见上皮样组织细胞和多核巨细胞
- 应排除分枝杆菌和真菌感染

参考文献

1. Siddig EE et al: The developed molecular biological identification tools for mycetoma causative agents: an update. Acta Trop. 225:106205, 2022
2. Guo J et al: Nocardiosis in patients with nephrotic syndrome: a retrospective analysis of 11 cases and a literature review. Int Urol Nephrol. 52(4):731-8, 2020
3. Martínez-Barricarte R: Isolated nocardiosis, an unrecognized primary immunodeficiency? Front Immunol. 11:590239, 2020
4. Le Coustumier EM et al: [Nocardiosis: a retrospective case series of 19 patients.] Rev Med Interne. 38(2):81-9, 2017
5. Coussement J et al: Nocardia infection in solid organ transplant recipients: a multicenter European case-control study. Clin Infect Dis. 63(3):338-45, 2016
6. Shrestha S et al: Different faces of Nocardia infection in renal transplant recipients. Nephrology (Carlton). 21(3):254-60, 2016
7. Santos M et al: Infection by Nocardia in solid organ transplantation: thirty years of experience. Transplant Proc. 43(6):2141-4, 2011
8. Einollahi B et al: Invasive fungal infections following renal transplantation: a review of 2410 recipients. Ann Transplant. 13(4):55-8, 2008

（韩雯 译，余英豪 审）

术语

- 由钩端螺旋体属的螺旋体引起的人兽共患传染病

病因学/发病机制

- 感染分两个阶段
  - 早期：3～7 天，由钩端螺旋体血症和器官直接感染引起
  - 免疫期：4～20 天，对钩端螺旋体抗原的免疫反应引起
- 污染源：受污染的食物/水及与感染动物的血液/组织的直接接触
- 钩端螺旋体通过损伤的皮肤或黏膜进入宿主
- 急性肾衰竭发生有多种方式
  - 直接肾小管损伤：钩端螺旋体外层膜蛋白和内毒素通过 Toll 样受体起作用
  - 免疫损伤：肾小管间质性肾炎
  - 缺血性损伤：外周血管扩张、血容量减少、心肌炎

- 内毒素引起的肾小管毒性损伤
  - 肝衰竭：胆红素；横纹肌溶解症：肌红蛋白

临床特征

- 无黄疸型（80%～90% 的病例）
- 黄疸型（10%～20% 的病例）
  - Weil 病：发热，黄疸，急性肾衰竭
- 40%～60% 的患者在病程中出现急性肾衰竭

镜下特征

- 肾小管间质性肾炎为特征性
- 肾小管中可检出钩端螺旋体生物体或抗原

主要鉴别诊断

- 病毒性或立克次体急性间质性肾炎
- 药物性的急性间质性肾炎

钩端螺旋体病肾小管间质性肾炎

钩端螺旋体病间质性肾炎

（左）钩端螺旋体病引起的间质性肾炎，表现为间质水肿及淋巴细胞和大量的巨噬细胞浸润，如图所示肾小管内可见色素管型 ➡，患者 17 岁男性，活检时有黄疸（*Courtesy L.Kim, MD.*）

（右）间质内见大量单个核细胞浸润，包括巨噬细胞和活化的淋巴细胞（*Courtesy V.Royal, MD.*）

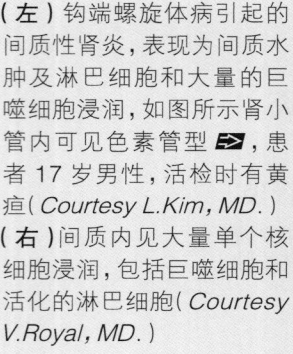
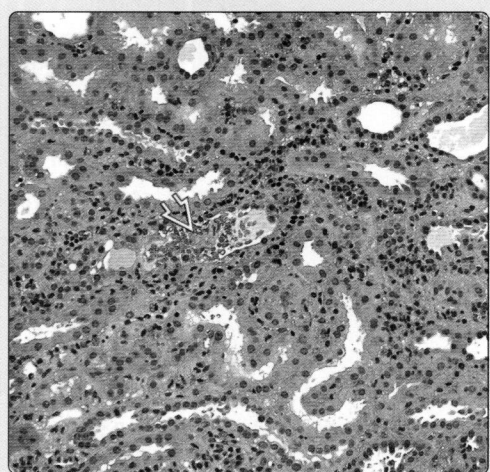
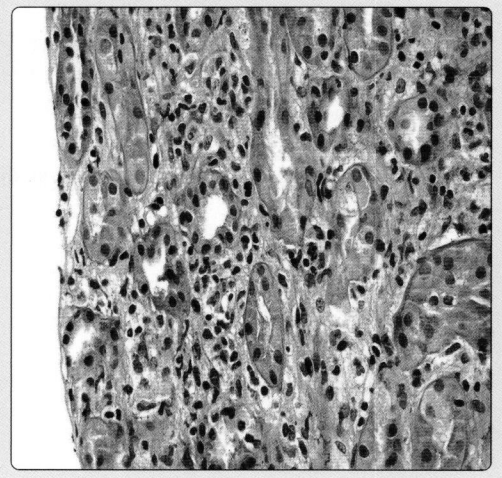

肾小管上皮内的螺旋体

肾小管上皮内的钩端螺旋体

（左）用银染色法或 Steiner 染色法可见上皮细胞内银染阳性结构 ➡，符合钩端螺旋体（*Courtesy V.Royal, MD.*）

（右）透射电镜显示肾小管上皮细胞胞质内见钩端螺旋体 ➡（*Courtesy L.Kim, MD.*）

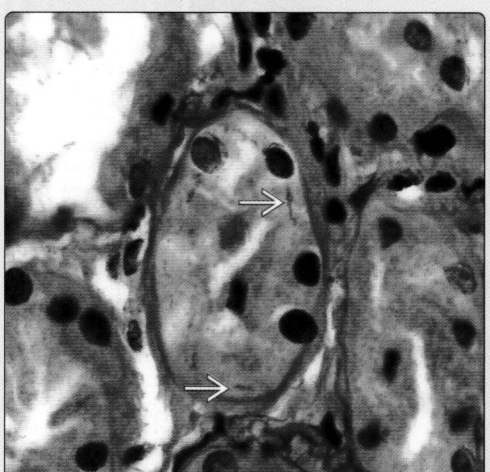
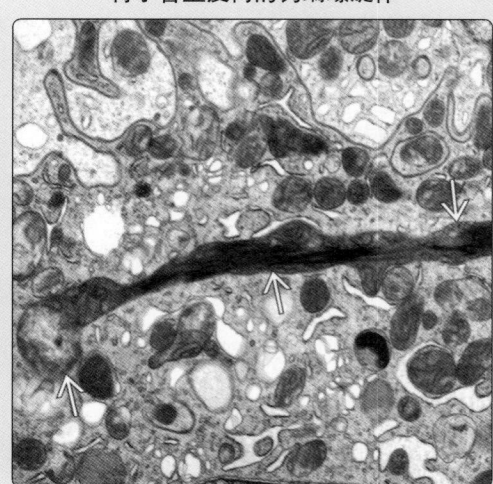

术语

定义

- 由钩端螺旋体属螺旋体引起的人兽共患病

病因学 / 发病机制

感染原

- 钩端螺旋体血清型、黄疸出血型、犬型、波摩那型、巴塔维亚型、流感伤寒型等
- 鼠类为主要的传染源；还有臭鼬、狐狸、鸭子、狗和青蛙等
  - 钩端螺旋体通过尿液排出
- 人类感染是通过受污染的食物 / 水及与被感染动物的血液 / 组织的直接接触
  - 疫情暴发往往与洪水高峰相一致

发病机制

- 钩端螺旋体通过损伤的皮肤或黏膜进入宿主
- 感染后 48h 内病原体广泛传播
- 疾病分两个阶段
  - 3~7 天：钩端螺旋体血症和器官直接感染
  - 4~20 天：对钩端螺旋体抗原的免疫反应
- 急性肾衰竭系因
  - 直接肾小管损伤：钩端螺旋体外膜蛋白和内毒素通过 Toll 样受体起作用
  - 免疫损伤：肾小管间质性肾炎
  - 缺血性损伤：外周血管扩张，血容量减少，心肌炎
  - 毒性肾小管损伤：肝衰竭的胆汁，横纹肌溶解症的肌红蛋白

临床特征

表现

- 潜伏期 7~12 天后突然起病
- 无黄疸型（占 80%~90%）
  - 发热、寒战、肌痛、头痛、结膜炎、皮疹
  - 轻度蛋白尿、颗粒管型、血尿、白细胞尿、胆汁、血红素管型
- 黄疸型（占 10%~20%）
  - 发热、黄疸
  - 40%~60% 有急性肾衰竭
  - 血小板减少和肺出血
- 1~4 周内使用暗视野显微镜检查或抗钩端螺旋体抗体免疫荧光法可发现病原体
- 用 PCR 方法检测钩端螺旋体 DNA 可确诊
- EMcCJH 或 Fletcher 培养基上培养需要 ≥4 周时间

治疗

- 青霉素、头孢曲松、头孢噻肟
  - 有发生赫氏反应风险
- 类固醇用于严重病例

预后

- Weil 病死亡率（黄疸出血型）：约 10%
- 约 25% 死亡与急性肾衰竭有关
  - 90% 幸存者恢复肾功能
- 钩端螺旋体可能在农业工人中引起病因不明的慢性肾脏病

大体特征

一般特征

- 肾脏增大伴斑片状出血
  - ± 肾被膜和肾脏切面、肾盏和肾盂黏膜瘀斑
- Weil 病的肾脏呈棕黄色

镜下特征

组织学特征

- 肾小球：变化不明显
- 肾小管
  - 早期急性肾小管损伤，主要为近端小管
  - 随后出现小管炎和间质炎症
  - 透明变性、坏死、胆汁、肌红蛋白或血红蛋白管型
- 肾间质
  - 肾小管间质炎症，水肿和出血
  - 淋巴细胞、巨噬细胞、偶尔可见粒细胞
- 血管：变化不明显

辅助检查

组织化学

- Warthin-Starry、Grocott、Steiner 或 Levaditi 染色可显示 6~20μm 的螺旋体
  - 小管和间质中可见银阳性丝状病原体

免疫荧光

- 间质和肾小管中钩端螺旋体抗原阳性

电镜

- 肾小管管腔、小管上皮和毛细血管中可见钩端螺旋体

鉴别诊断

病毒或立克次体感染

- 立克次体、汉坦病毒、腺病毒、登革热
- 免疫组化法检测微生物抗原
- 地理环境，病原接触史有帮助

药物性急性间质性肾炎

- 通常无出血，无病原微生物

诊断要点

病理解读要点

- 急性肾小管损伤和肾小管间质性肾炎
  - 原位可检出微生物或钩端螺旋体抗原

参考文献

1. Chancharoenthana W et al: Going micro in leptospirosis kidney disease. Cells. 11(4), 2022
2. Prado LG et al: Understanding the renal fibrotic process in leptospirosis. Int J Mol Sci. 22(19), 2021
3. Al Hariri YK et al: Mortality of leptospirosis associated acute kidney injury (LAKI) & predictors for its development in adults: A systematic review. J Infect Public Health. 12(6):751-9, 2019
4. Yang CW: Leptospirosis renal disease: emerging culprit of chronic kidney disease unknown etiology. Nephron. 138(2):129-36, 2018

（韩雯 译，余英豪 审）

要点

术语

- 惠普尔养障体（TW）引起有症状感染或无症状携带者

病因学/发病机制

- 无所不在的生物（尤其是土壤和废水污水），但很少有传染性

临床特征

- 慢性多系统感染，有腹泻、关节痛、体重减轻和乏力
- 肾脏受累罕见，可能与 AA 性淀粉样变性、膜性肾小球病和 IgA 肾病有关
- 没有针对 TW 的特异性血清学检测

镜下特征

- 杆状细菌，有质膜和细胞壁的三层"膜囊"结构

- ○ 革兰氏染色、PAS、甲基苯胺银和六胺银染色呈阳性（Ziehl-Neelsen 染色阴性）
- ○ 最常见于小肠和肠系膜淋巴结内的巨噬细胞
- ○ 肾脏细菌罕见，但可见于肾小球和肾小球外部位

辅助检查

- 活检标本 PCR 扩增检测惠普尔养障体 DNA

主要鉴别诊断

- 分枝杆菌感染
- 胃肠道疾病
- 其他感染相关肾小球肾炎
- Fabry 病或 Fabry 酷似病变

肾小球惠普尔养障体 PAS 染色(+)

惠普尔养障体超微结构表现

（左）肾小球毛细血管内可见成团的 PAS 染色(+)惠普尔养障体 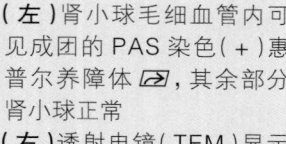，其余部分肾小球正常
（右）透射电镜（TEM）显示鲍曼囊腔内见较多细胞外杆状菌，杆状菌单个或呈簇状 ➡，系膜区 ➡ 和 GBM 上皮下（铰链折叠区 ➡）可见电子致密沉积物

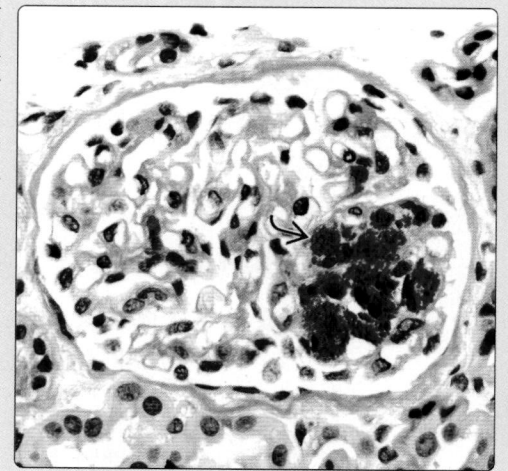
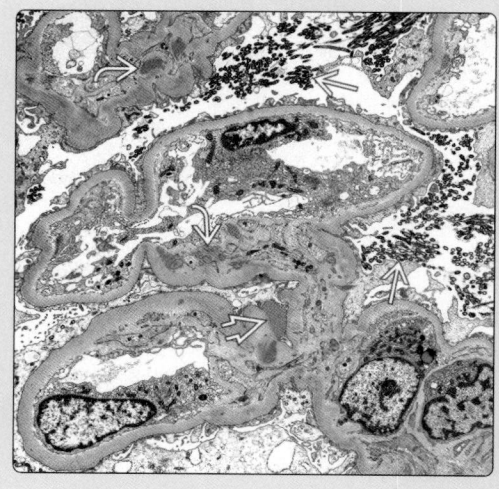

细胞外惠普尔养障体超微结构

惠普尔养障体高倍超微结构图像

（左）TEM 显示鲍曼囊内细胞外杆状菌，杆菌呈纵向 ➡，横向 ➡ 无序排列，杆状特征不明显的可能为退变杆菌
（右）TEM 显示鲍曼囊细胞外杆菌，横切面上可见特征性的三层质膜和细胞壁结构 ➡

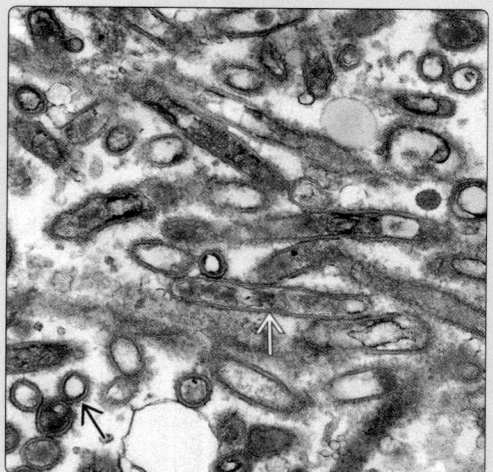
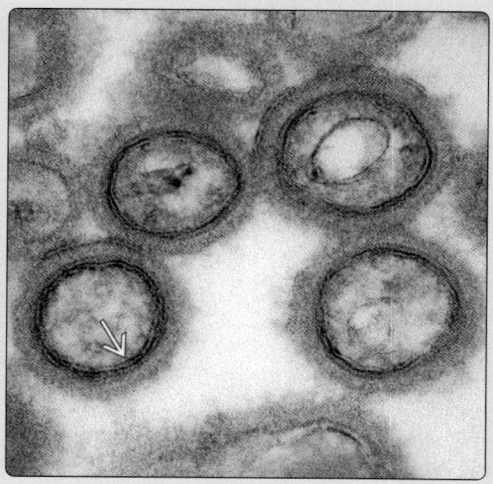

术语

定义

- 惠普尔养障体（*Tropheryma whipplei*）感染

病因学/发病机制

环境暴露

- 接触土壤和污水
  - 农民中更常见
  - 健康携带者和污水处理厂工人的粪便中容易找到细菌
- 宿主遗传和/或获得性免疫异常

临床特征

流行病学

- 年龄
  - 所有年龄，但儿童罕见
- 性别
  - 男：女 =（4～8）：1

表现

- 腹泻、脂肪泻、血便、腹部腹胀/疼痛、厌食/体重减轻
- 发热、寒战、盗汗、头痛、慢性疼痛、疲劳和精神萎靡、血清阴性多发性关节炎、游走性关节病
- 头痛、嗜睡、听力和视力下降、痴呆
- 频繁复发

实验室检查

- 血清学：没有惠普尔养障体的常规特异性检测
- 培养：惠普尔养障体非常难以生长

治疗

- 抗生素类
  - 头孢曲松或美罗培南静脉注射治疗 14 天，然后口服三甲氧苄啶-磺胺甲噁唑 12 个月
  - 复发可能性高，复发后需延长治疗过程
- 炎性病变可能需要糖皮质激素

预后

- 感染者未治疗可能会因消耗综合征和/或中枢神经系统受累而导致死亡

镜下特征

组织学特征

- 杆状细菌
  - 当细胞外杆菌（无症状携带者）在营养丰富的真核细胞内环境中繁殖时，细胞（症状性感染）代谢不活跃
  - 通过吞噬作用进入巨噬细胞，生物体变得代谢活跃并复制（传染性）
  - 生物体 PAS、六胺银和甲基苯胺银染色呈阳性
  - 革兰氏染色可弱阳性或阴性
- 细胞外细菌可见于鲍曼囊、肾小管腔及其周围，或黏附于壁层上皮细胞、脏层上皮细胞和肾小管上皮细胞
- 肾脏中通常很少见到细胞内细菌
- 有报道可出现 AA 型淀粉样变性、IgA 肾病和膜性肾病

（PLA2R+）

辅助检查

PCR

- 惠普尔养障体 DNA 扩增为首选的鉴定方法：比 PAS 染色或电镜更敏感，更特异
  - DNA 扩增材料包括体液、细胞穿刺标本、新鲜组织和石蜡包埋活检标本（如十二指肠或肾脏）
    - 尿液是一种无创性样本，可在怀疑肾脏受累时进行检测
    - 唾液和粪便样本灵敏但缺乏特异性；血液样本缺乏灵敏性

电镜

- 细菌
  - 短棒状（长 0.8～1.7μm，宽 0.25～0.30μm）
  - 三层囊膜：三层结构的内质膜、厚的中层细胞壁和表面的外膜
  - 胞内或胞外
- 肾小球系膜及沿 GBM 上皮下可见电子致密沉积物
- 可变的足细胞足突消失

鉴别诊断

分枝杆菌感染

- 细胞内分枝杆菌 Ziehl-Neelsen 染色呈阳性

胃肠道疾病

- 具有类似症状的疾病包括克罗恩病、溃疡性结肠炎、肠易激综合征等

感染相关性肾小球肾炎

- 由肾外或未能检测到的微生物引起的增生性肾小球肾炎

Fabry 病或酷似病变（如磷脂病）

- 超微结构显示足细胞内同心板层小体（髓样或斑马小体）

诊断要点

临床相关病理特征

- 主要症状与小肠感染有关

病理解读要点

- 巨噬细胞中的细菌包涵体 PAS 阳性
- 鲍曼囊内微生物通常为胞外性

参考文献

1. Wiech T et al: Bacterial infection possibly causing autoimmunity: Tropheryma whipplei and membranous nephropathy. Lancet. 400(10366):1882-3, 2022
2. Duss FR et al: Whipple disease: a 15-year retrospective study on 36 patients with positive polymerase chain reaction for Tropheryma whipplei. Clin Microbiol Infect. 27(6):910.e9-13, 2021
3. Moter A et al: Potential role for urine polymerase chain reaction in the diagnosis of Whipple's disease. Clin Infect Dis. 68(7):1089-97, 2019
4. Dolmans RA et al: Clinical manifestations, treatment, and diagnosis of Tropheryma whipplei Infections. Clin Microbiol Rev. 30(2):529-55, 2017
5. Goheen MP et al: Unexpected identification of Tropheryma whippelii in a renal biopsy specimen. Microsc Microanal. 16(2):1128-9, 2010

（韩雯 译，余英豪 审）

要　点

术语

- 通常发生在免疫功能低下患者中的真菌感染
- 同义词
  - 侵袭性接合菌病

病因学/发病机制

- 毛霉菌属
  - 目：毛霉菌目
    - 最常见的种属(依次为)：根霉菌属、根毛霉菌属、小克银汉霉菌属、鳞质霉菌属、瓶霉菌属、犁头霉菌属、毛霉菌属
- 风险因素：糖尿病、免疫抑制、营养不良、恶性肿瘤

临床特征

- 20% 的播散性疾病患者有肾脏受累
- 可为单侧性肾脏受累
- 发热、腰痛
- 快速进展

- 彻底清除感染组织
- 两性霉素 B
- 减少免疫抑制

大体特征

- 大片梗死
- 动脉血栓形成
  - 主要是肾脏、弓形动脉或叶间动脉

镜下特征

- 呈 90° 分支的无隔膜真菌菌丝
  - 栓子
  - 微脓肿
  - 肉芽肿性间质性肾炎
- 肾皮质坏死

主要鉴别诊断

- 曲霉病
- 念珠菌病
- 假性阿利什利菌病或镰刀菌病

播散性毛霉菌病

血管侵袭性毛霉菌病

(左)六胺银染色显示大量菌丝➡️，为典型的皮质坏死区毛霉菌病(Courtesy E.Bracamonte, MD.)
(右)六胺银染色显示广泛皮质坏死区内见大量无隔膜分支状真菌菌丝➡️侵入动脉腔(Courtesy E.Bracamonte, MD.)

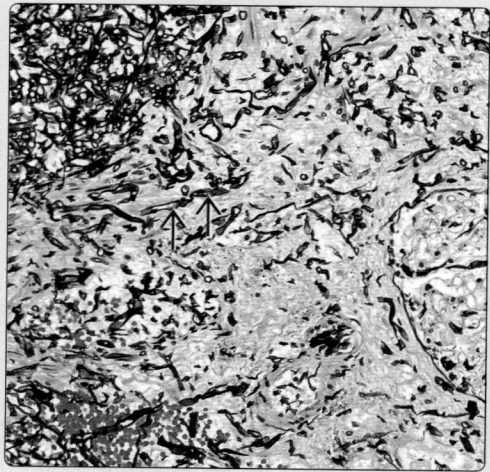
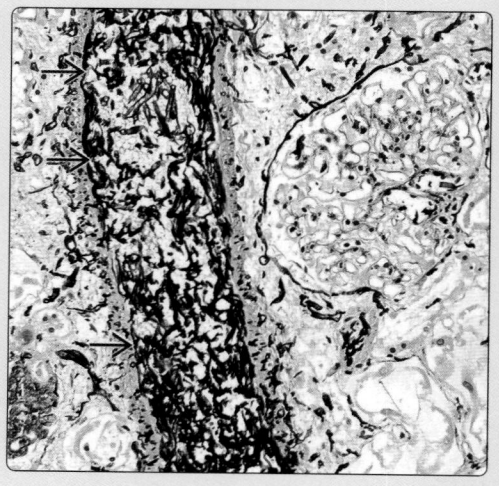

肾小球内真菌

六胺银染色

(左)造血干细胞移植后发生免疫缺陷患者，尸检发现与根霉菌属相似的真菌已广泛播散到肾和其他器官，扩张的肾小球毛细血管内见一血栓➡️
(右)57 岁男性，因急性髓细胞性白血病行造血干细胞移植后发生播散性根霉菌属感染，尸检发现大量真菌菌丝，部分呈直角分枝➡️

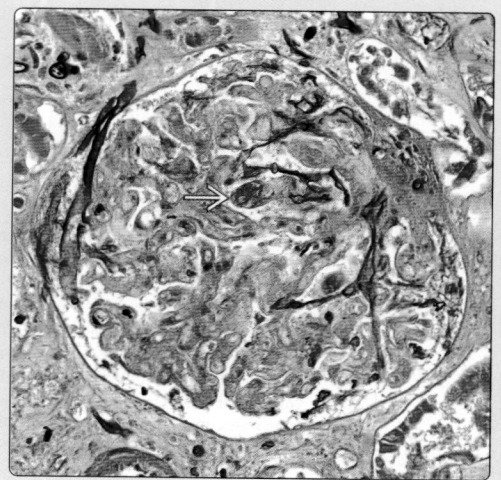
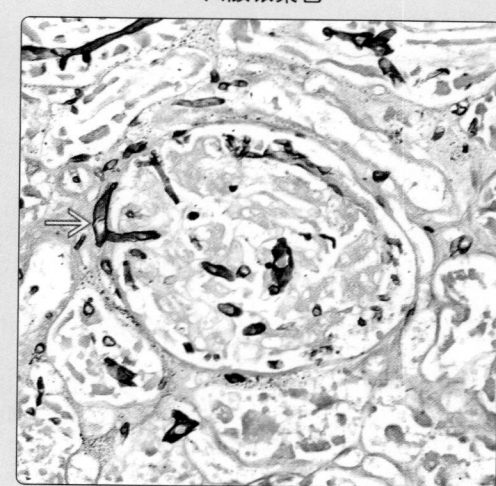

术语

同义词

- 侵袭性接合菌病

定义

- 通常发生在免疫功能低下患者中的真菌感染

病因学/发病机制

感染原

- 毛霉菌属
  - 目：毛霉菌目
    - 最常见的种属：根霉菌属
    - 其他菌属(依次为)：根毛霉菌属、小克银汉霉菌属、鳞质霉菌属、瓶霉菌属、犁头霉菌属、毛霉菌属
  - 土壤和腐烂物质中普遍存在的微生物，包括霉变面包

临床特征

流行病学

- 发病率
  - 风险因素
    - 糖尿病
    - 白血病、恶性实体瘤
    - 免疫抑制
    - 营养不良
- 分布
  - 世界各地

发病部位

- 鼻窦和大脑(鼻脑型)：约50%的病例
- 肺、皮肤、眼
- 消化道、肾脏：不常见
- 可单侧肾脏受累

表现

- 急性肾损伤
- 发热
- 腰痛
- 病程快速进展
- 血尿
- 移植物排斥反应

实验室检查

- 真菌培养
- 活检

治疗

- 外科手术
  - 彻底清除感染组织
  - 移植肾切除术
- 药物
  - 抗真菌治疗
    - 脂质体两性霉素 B 和泊沙康唑
  - 减少免疫抑制剂

预后

- 播散性病例死亡率>50%
- 移植肾受累死亡率>50%

大体特征

一般特征

- 动脉血栓形成
  - 大的肾动脉
  - 弓形动脉和/或叶间动脉
- 大的梗死
- 肾乳头坏死(罕见)

镜下特征

组织学特征

- 呈 90° 分支的无隔膜真菌菌丝
  - 真菌见于梗死灶、肉芽肿、血栓、微脓肿、肾小球中
- 皮质坏死
- 血栓
- 动脉炎
- 微脓肿
- 肉芽肿性间质性肾炎
  - 常见多核巨细胞

鉴别诊断

曲霉病

- 呈 45° 分支的有隔菌丝

假性阿利什利菌病

- 有隔菌丝

镰刀菌病

- 有隔菌丝

念珠菌病

- 假菌丝和出芽酵母

结核病

- 干酪样坏死性肉芽肿内见抗酸杆菌

细菌性肾盂肾炎

- 大量中性粒细胞浸润或脓肿形成
- 无真菌微生物

结节病

- 无微生物的肉芽肿性炎

诊断要点

病理解读要点

- 仅形态学评估难以区分真菌种类
- 真菌培养可以确诊

参考文献

1. Alian S et al: Mucormycosis, one month after recovery from COVID-19: a case report. Ann Med Surg (Lond). 78:103911, 2022
2. Chakravarty J et al: COVID-19-associated mucormycosis: a clinicoepidemiological study. J Diabetes Complications. 36(9):108284, 2022
3. Dabas A et al: Mucormycosis with severe acute respiratory syndrome coronavirus-2 patients on hemodialysis: a case series with review of literature. Saudi J Kidney Dis Transpl. 32(4):1152-7, 2021
4. Bhadauria D et al: Isolated bilateral renal mucormycosis in apparently immunocompetent patients-a case series from India and review of the literature. Clin Kidney J. 11(6):769-76, 2018
5. Song Y et al: Mucormycosis in renal transplant recipients: review of 174 reported cases. BMC Infect Dis. 17(1):283, 2017

(韩雯 译，余英豪 审)

要 点

术语

- 肾脏念珠菌感染
  - 通常发生于免疫功能低下患者

病因学/发病机制

- 白念珠菌、光滑念珠菌、近平滑念珠菌和热带念珠菌

临床特征

- 治疗方法
  - 氟康唑、两性霉素 B、减少免疫抑制剂用量、移植肾切除术

大体特征

- 皮质脓肿
- 肾乳头坏死
- 肾盂炎、真菌性胃石可引起梗阻
- 霉菌性假动脉瘤
- 气性肾盂肾炎

镜下特征

- 真菌微生物
  - 假菌丝
  - 出芽酵母
- 皮质脓肿
  - 可以肾小球为中心
  - 皮质梗死罕见
- 肉芽肿性间质性炎症

主要鉴别诊断

- 曲霉病
- 毛霉菌病
- 镰刀菌病
- 假性阿利什利菌病

诊断要点

- 出芽酵母和假菌丝并存为特征
- 需要真菌培养确定诊断

微脓肿

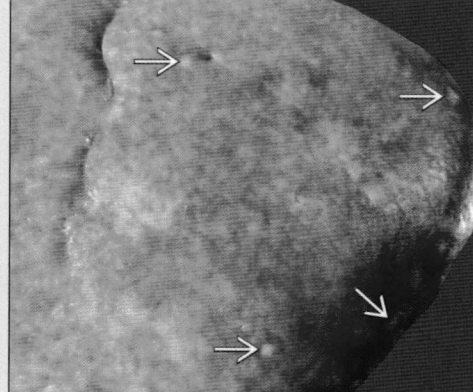

肾乳头念珠菌定植

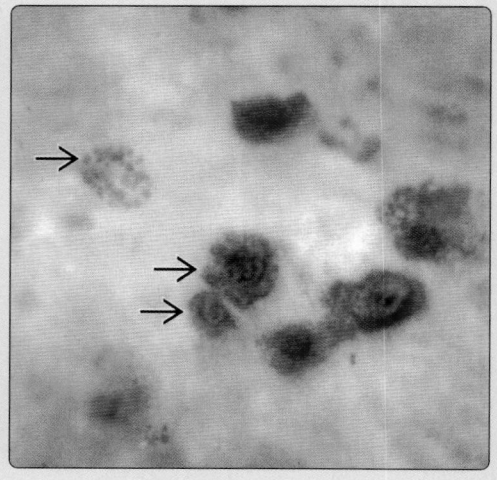

(左)尸检肾被膜表面大体图片显示许多小脓肿 ➡,系热带念珠菌播散性念珠菌病引起

(右)尸检肾标本大体图片,肾乳头区可见许多大小不一的绿色病灶 ➡,代表念珠菌定植部位(*Courtesy C.Abrahams,MD.*)

肉芽肿性炎症

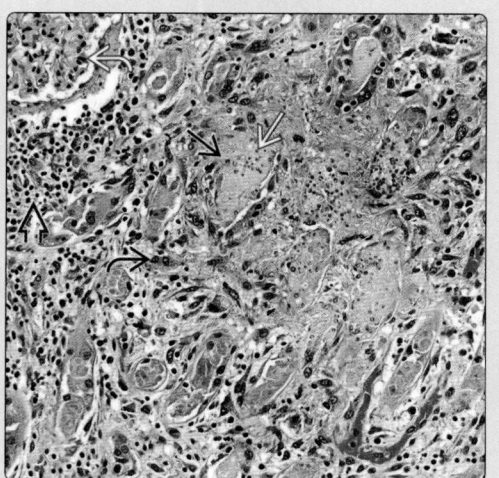

假丝酵母和假菌丝

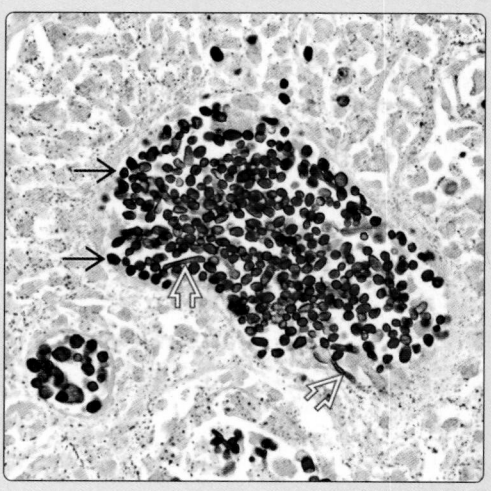

(左)真菌 ➡ 与 Tamm-Horsfall 蛋白(尿调节素蛋白)混杂,可见局灶坏死、肾小管破裂 ➡ 伴肉芽肿反应 ➡,间质散在淋巴细胞浸润 ➡,肾小球基本正常 ➡

(右)六胺银染色显示肾小管内见酵母菌 ➡ 和少量假菌丝 ➡,这对念珠菌病的鉴定很有帮助

(韩雯 译,余英豪 审)

要　点

术语

- 同义词
  - 俄亥俄州河谷病（Ohio Valley disease）
  - 达林病（Darling disease）

病因学/发病机制

- 荚膜组织胞浆菌
  - 双相型真菌
  - 密西西比州和俄亥俄州河流域的地方病
  - 存在于土壤中
  - 空气中分生孢子（孢子）吸入

临床特征

- 肺部感染通常无症状
- 免疫功能低下的个体播散风险高
  - 移植受者、AIDS
  - 多器官受累
- 治疗：先用两性霉素 B，后用伊曲康唑

大体特征

- 散在结节性肿块
- 弥漫性炎症和坏死 ± 肾乳头坏死

镜下特征

- 真菌微生物圆形到椭圆形，直径 2～4μm
- 肉芽肿性间质性肾炎
  - 非干酪性肉芽肿
  - 髓质局灶性坏死
  - 明显的间质性炎症
- 皮质坏死
- 血栓性微血管病
- 系膜增生性肾小球肾炎（罕见）

主要鉴别诊断

- 其他真菌感染
- 结核病
- 结节病
- 药物性急性间质性肾炎

肾皮质坏死

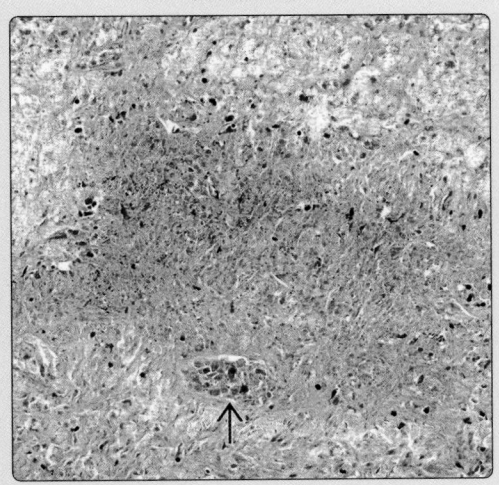

吉姆萨染色

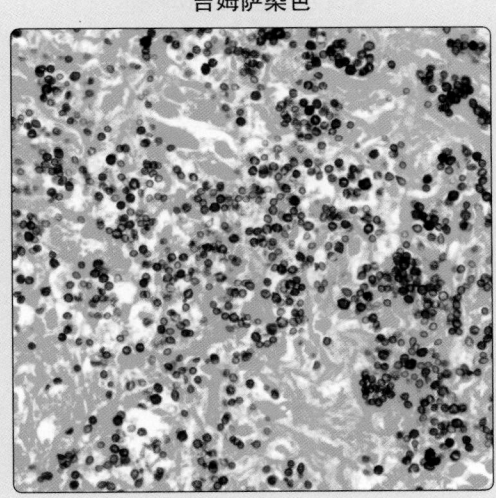

荚膜组织胞浆菌

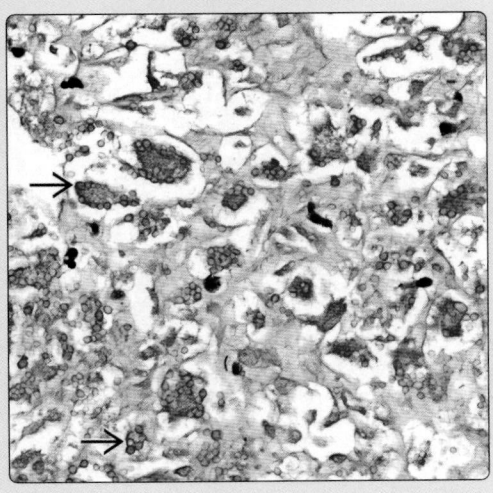

组织胞浆菌和红细胞

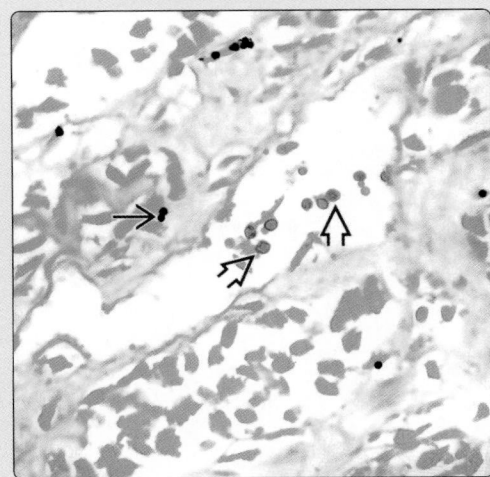

（左）AIDS 组织胞浆菌播散患者，尸检肾标本 HE 染色显示广泛皮质坏死，组织中见大量圆形组织胞浆菌，并可见残留肾小管 ➡
（右）吉姆萨染色突出显示肾皮质坏死区内大量真菌微生物，患者有播散性组织胞浆菌病

（左）PAS 染色示肾小管内见大量成簇的圆形荚膜组织胞浆菌 ➡
（右）吉姆萨染色显示散在分布的组织胞浆菌 ➡，其直径小于邻近管周毛细血管内的红细胞（直径 6～8μm）➡

（韩雯 译，余英豪 审）

要点

病因学/发病机制

- 粗球孢子菌
  - 仅限于加利福尼亚州圣华金山谷、美国西南部和墨西哥
- 波萨达斯球孢子菌
  - 仅限于美国西南部、墨西哥和南美洲
- 通过吸入环境中的真菌孢子(分生孢子)而发病
- 双相型真菌

临床特征

- 流感样症状
- 部分肺、骨或关节受累患者需要手术治疗
- 氟康唑:一线药物

大体特征

- 肾周脓肿

镜下特征

- 球孢子菌小球体
  - 圆形、厚壁[(PAS 和六胺银染色(-)]
  - 直径 10~80μm
  - 含大量的内生孢子(直径 2~5μm)
- 坏死结节
  - 有隔菌丝以过渡形式出现
- 肉芽肿性间质性炎症
  - 在严重免疫功能低下患者缺乏

主要鉴别诊断

- 芽生菌病:直径 8~15μm
- 隐球菌病:无内生孢子

诊断要点

- 小球体和内生孢子为特征
- 肾受累罕见

(左)播散性病例,六胺银染色显示肾小囊腔内见大量未成熟的球孢子菌小球体 ➡ 压迫肾小球 ➡ (Courtesy E.Bracamonte, MD.)

(右)尸检肾脏 PAS 染色显示肾小管内(也可能为小管周毛细血管内)见厚壁成熟小球体 ➡ 和内生孢子 ➡,为典型的球孢子菌(Courtesy E.Bracamonte, MD.)

未成熟球孢子菌小球体

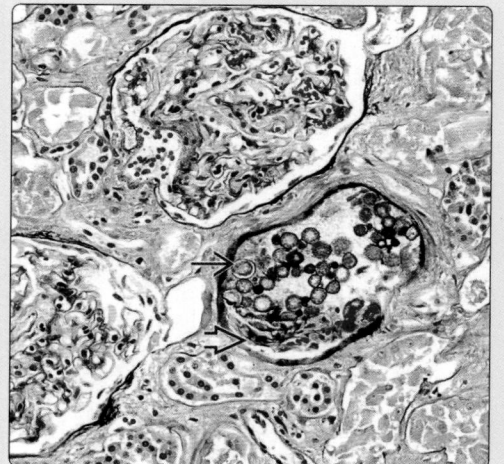

含内生孢子成熟小球体

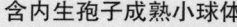
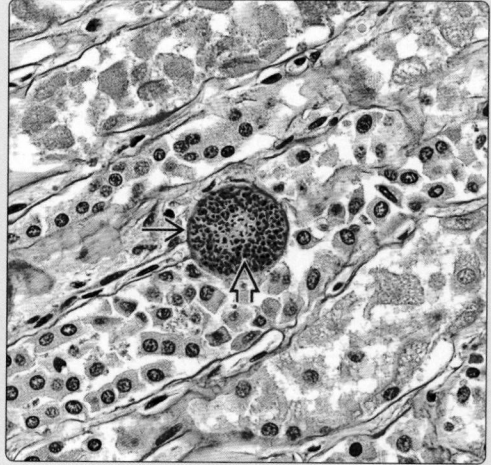

(左)PAS 染色显示鲍曼囊腔内大量未成熟的小球体 ➡ 和内生孢子 ➡ 压迫周围的肾小球 ➡,这是粗球孢子菌的特征(Courtesy E.Bracamonte, MD.)

(右)六胺银染色显示肾小囊腔内见未成熟的小球体 ➡ 和内生孢子 ➡,并压迫周围的肾小球 ➡ (Courtesy E.Bracamonte, MD.)

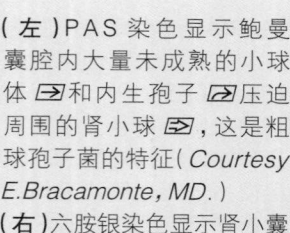

大量未成熟的小球体和内生孢子

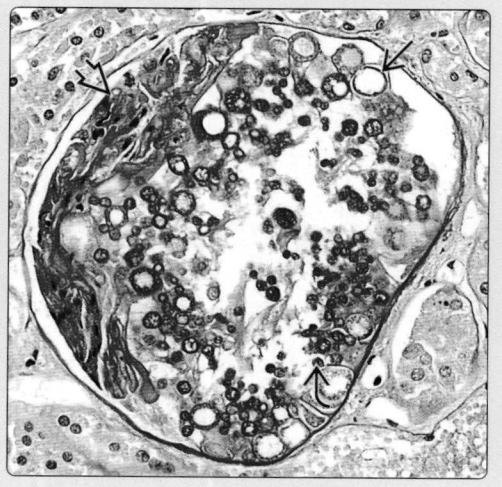

未成熟小球体和内生孢子

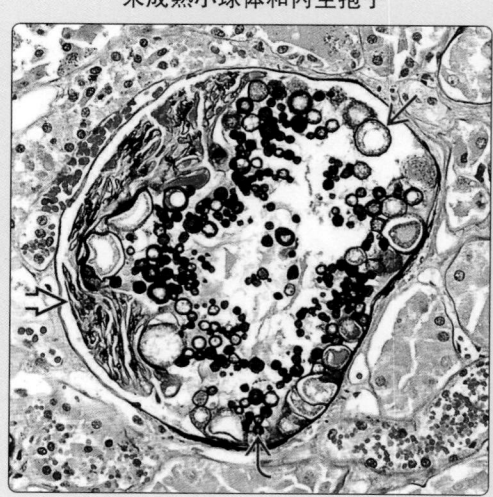

(韩雯 译,余英豪 审)

要 点

术语

- 同义词
  - 北美芽生菌病
  - 吉尔克里斯病
  - 芝加哥病

病因学/发病机制

- 芽生菌皮炎
  - 美国中部/南部、加拿大特有的地方病
  - 中/南美洲、欧洲和非洲也有报道
  - 环境中普遍存在的双相型真菌
  - 通过吸入获得

大体特征

- 脓肿
  - 皮质受累>髓质受累

镜下特征

- 真菌微生物
  - 厚壁(直径 8~15μm)
  - 广基出芽
  - 有些酵母直径<8μm
  - 可位于多核巨细胞内或巨细胞周围
- 肉芽肿性炎症
- 中性粒细胞浸润

主要鉴别诊断

- 隐球菌病
- 球孢子菌病
- 类球孢子菌病
- 念珠菌病
- 结核病
- 结节病
- 与其他真菌或病毒混合感染常见

微脓肿

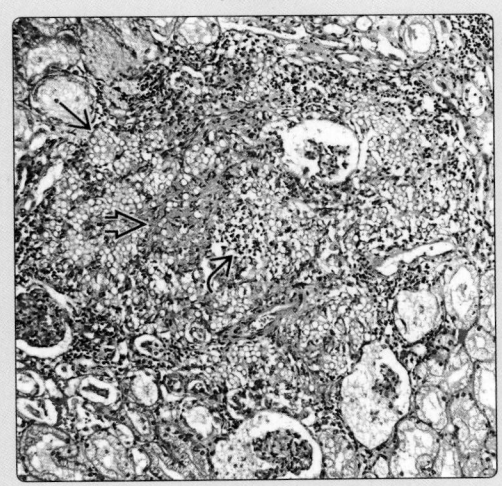

芽生菌

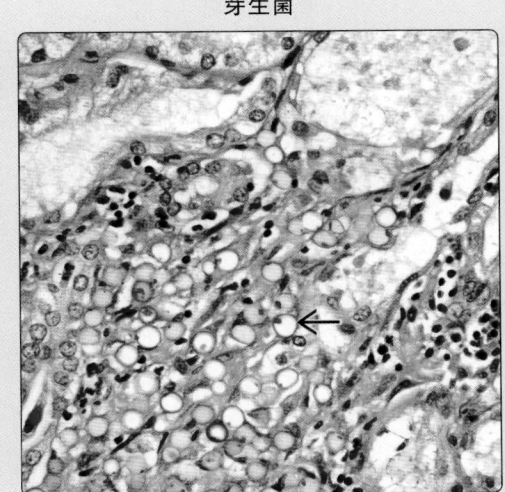

(左)播散性芽生菌病累及肾脏,HE 染色显示皮质微脓肿伴坏死 ⊟、中性粒细胞浸润 ⊡ 和多量圆形酵母菌 ⊟

(右)PAS 染色显示芽生菌有典型的厚包囊 ⊟,直径从 8 ~ 15μm 甚至可达 30μm 不等

吉姆萨染色

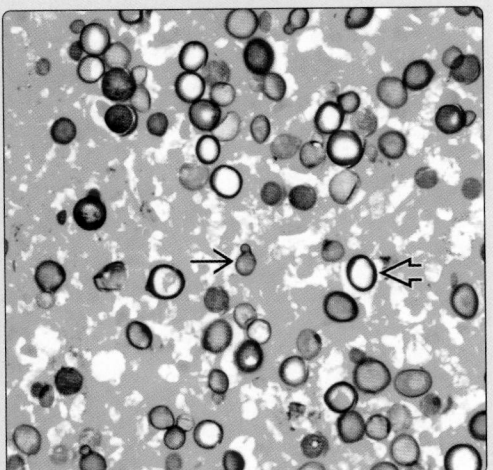

芽生酵母菌

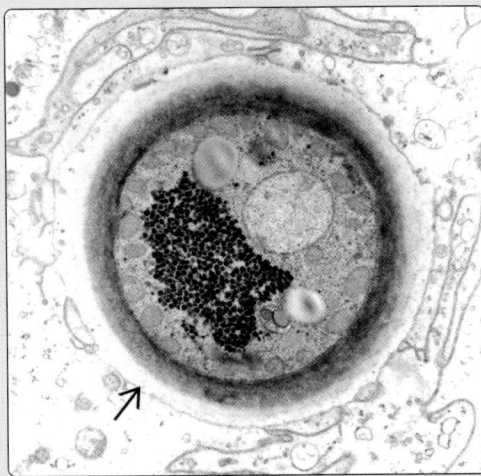

(左)吉姆萨染色显示广基出芽性酵母菌 ⊟,包囊厚 ⊟,可类似于隐球菌和球孢子菌

(右)电镜显示芽生菌的酵母形态,最外层包囊电子透明 ⊟,其他内部结构被完全吞没在巨噬细胞内(Courtesy J.Taxy, MD.)

(韩雯 译,余英豪 审)

要点

术语

- 同义词
  - 南美芽孢杆菌病
  - 巴西芽孢杆菌病

病因学/发病机制

- 巴西副球孢子菌
  - 南美和巴西特有的地方病

临床特征

- 男性明显易感
- 实验室检查
  - 酶联免疫检测法
  - 补体结合实验
  - 培养
  - 活检
- 药物

- 伊曲康唑：一线药物

镜下特征

- 肉芽肿性间质性肾炎
- 肾小球
  - 毛细血管血栓
  - 纤维蛋白样坏死
  - 肉芽肿
- 酵母菌伴透亮光晕

主要鉴别诊断

- 隐球菌病
  - 包膜黏液卡红染色阳性
- 洛博芽生菌病
  - 美国中部和南部特有的地方病
- 芽孢杆菌病
- 结核病
- 结节病
- 药物性急性间质性肾炎

肉芽肿性炎

肉芽肿

（左）巴西男性肾衰竭患者，光镜显示皮质肉芽肿伴明显的朗汉斯巨细胞 ➡ 浸润，周围有单个核细胞围绕（Courtesy A.Billis，MD.）
（右）严重全身疣状模式受累患者，PAS 染色示间质和肾小球肉芽肿 ➡ 伴肾小球破坏 ➡。肺、淋巴结和口腔黏膜常受累，肾、脾、骨骼和脑膜较少受累（Courtesy A.Billis，MD.）

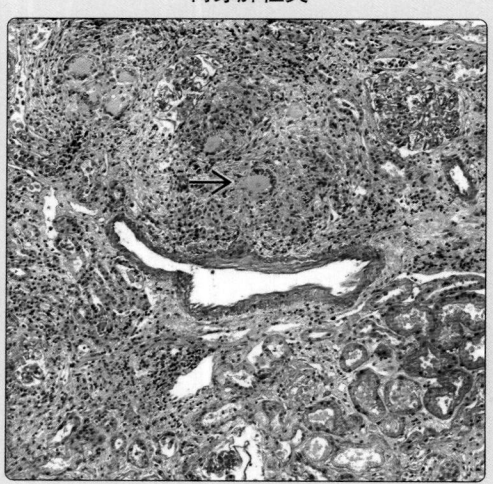
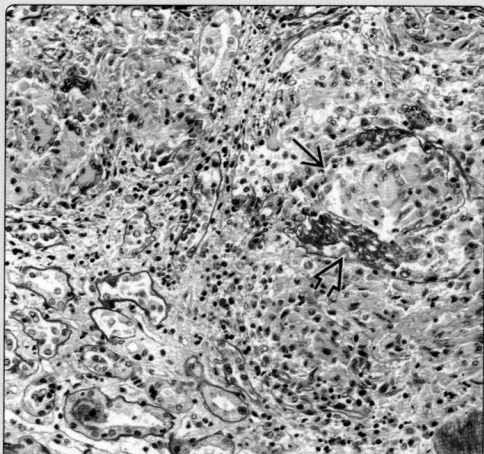

六胺银染色

电镜

（左）含有真菌体的肉芽肿 Grocott-Gomori 甲基胺银染色显示很强的外周性银摄取 ➡，邻近的肾小球也可见肉芽肿 ➡。肾小球受累机制被认为系毛细血管内真菌栓塞，随后出现血栓和炎症（Courtesy A.Billis，MD.）
（右）电镜下单核巨细胞内见 3 个带有透亮空晕的巴西副球孢子真菌微生物 ➡（Courtesy A.Billis，MD.）

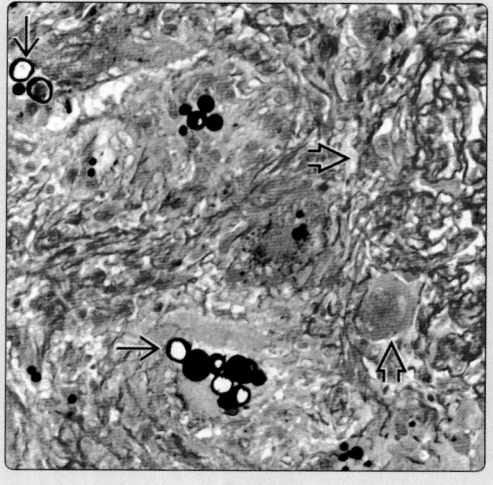

（韩雯 译，余英豪 审）

要　点

病因学/发病机制

- 曲霉属，环境中普遍存在的真菌
  - 烟曲霉属、黄曲霉属、黑曲霉属

临床特征

- 发病率
  - 肾移植患者 1 年后为 0.1%
  - 播散性曲霉菌感染 30%～40% 累及肾脏
    - 侵袭性曲霉病死亡率为 50%～100%
- 临床表现
  - 发热
  - 腰部疼痛
  - 血尿
- 实验室检查
  - 培养
- 治疗
  - 移植肾切除术
  - 肾造口引流和全身抗真菌治疗
  - 伏立康唑

大体特征

- 皮质或肾周脓肿

镜下特征

- 真菌微生物
  - 45° 角分支的有隔菌丝
  - 血管侵犯
- 肾小管间质炎症、大量中性粒细胞浸润

主要鉴别诊断

- 念珠菌病
- 霉菌病
- 假单胞菌病
- 镰刀菌病
- 细菌性肾盂肾炎

肾皮质坏死

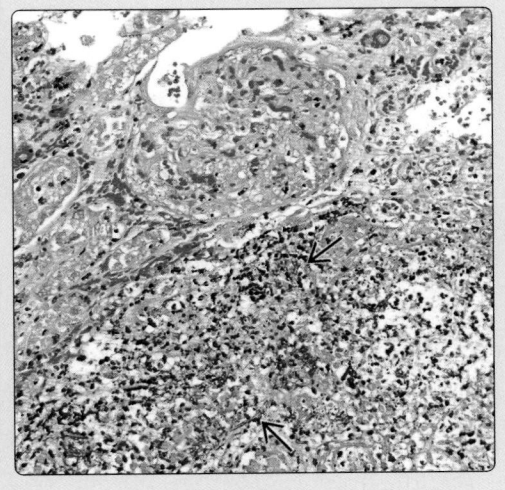

肾小球曲霉病

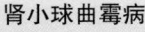
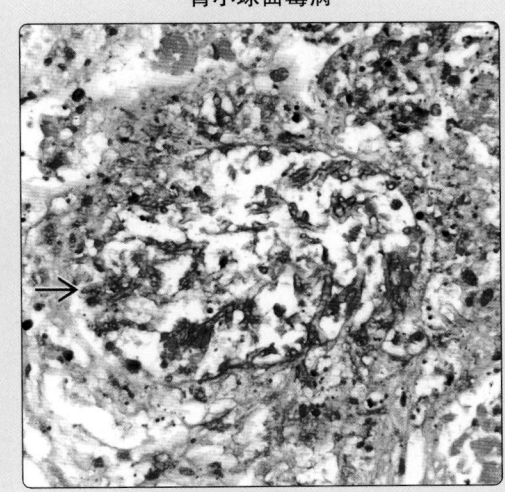

（左）HE 染色显示肾皮质坏死区伴大量中性粒细胞浸润，可见许多典型的曲霉菌，菌丝分枝呈锐角➡
（右）播散性曲霉病尸检肾脏，HE 染色显示 45°角有隔菌丝➡完全取代了肾小球

吉姆萨染色

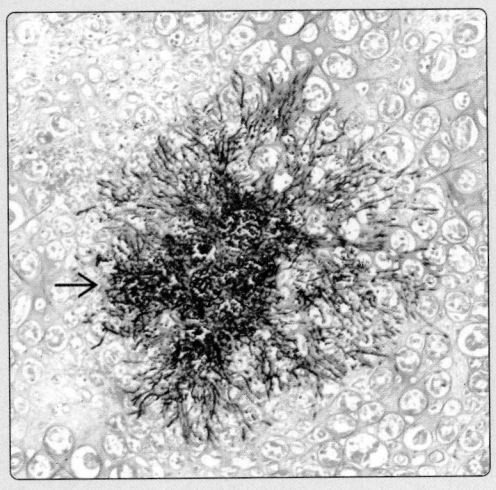

吉姆萨染色

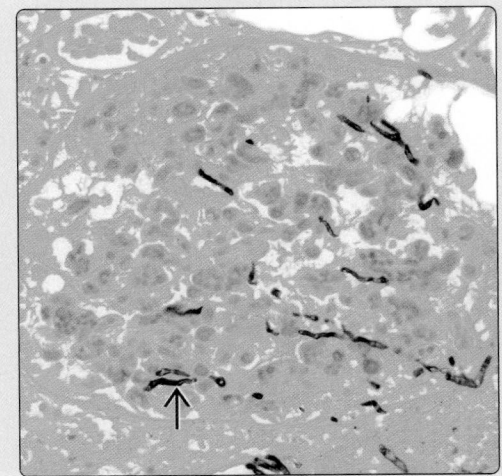

（左）播散性曲霉病，吉姆萨染色显示肾髓质内见由大量锐角分枝的有隔菌丝组成的真菌球➡
（右）吉姆萨染色显示肾小球内典型的曲霉菌菌丝成分➡，曲霉菌菌丝直径均一，宽度小于假单胞菌病或毛霉菌病。带有锐角分枝的隔膜菌丝有助于排除毛霉菌病

（韩雯 译，余英豪 审）

要 点

病因学/发病机制

- 新型隐球菌
- 盖蒂隐球菌
  - 发现于美国和加拿大的西北太平洋地区
- 存在于土壤中
- 吸入空气中的真菌传播

临床特征

- 肺炎、脑膜炎、肾盂肾炎
- 总人口的 1/10 万
  - 青春期前儿童罕见
  - 男性好发
- 免疫功能缺陷患者风险更高
  - 2.8%～5.0% 实体器官移植患者
  - HIV（+）
- 治疗：先两性霉素 B/氟胞嘧啶，然后使用氟康唑

大体特征

- 可存在伴肾盂肾炎的肾乳头坏死

镜下特征

- 肉芽肿性间质性炎症
- 真菌微生物
  - 透明空晕；黏液胭脂红、PAS 和银染色阳性
    - 隐球菌存在孢子囊缺陷亚型（所有银染）
  - 直径 5～10μm
  - 窄基型出芽
- 肾小管间质炎伴小管炎

主要鉴别诊断

- 芽孢杆菌病
- 念珠菌病
- 组织胞浆菌病
- 球孢子菌病
- 类球孢子菌病
- 结节病
- 药物性急性间质性肾炎
- 结核病

多核巨细胞浸润

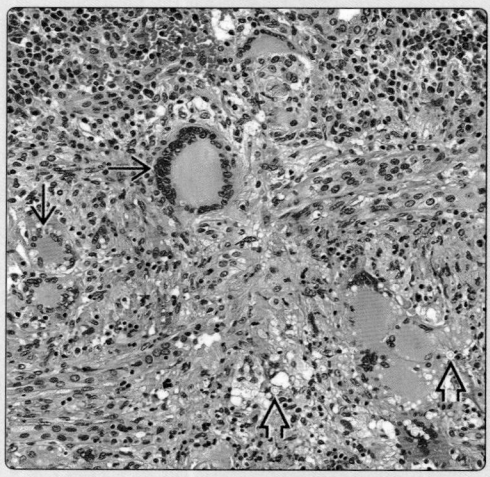

肾小球内隐球菌病

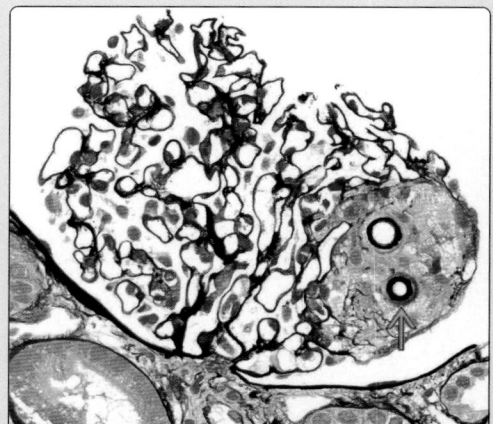

（左）移植肾组织 HE 染色显示大的多核巨细胞 ➡ 和隐球菌，隐球菌有典型的透明空晕 ➡，与相邻的泡沫样巨噬细胞明显不同，患者最终切除移植肾
（右）播散性隐球菌病，移植肾肾小球内见 2 个隐球菌 ➡（Courtesy J.Zuckerman, MD, PhD.）

吉姆萨染色

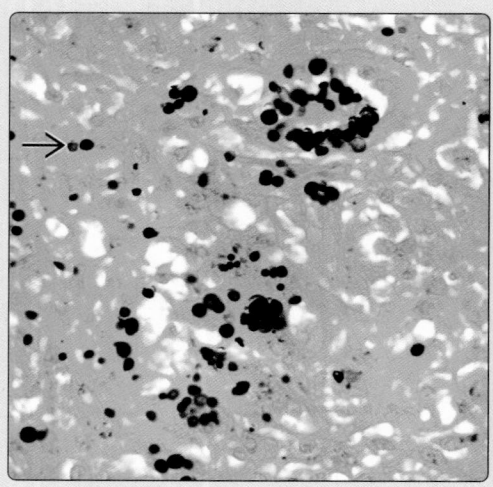

黏蛋白卡红染色

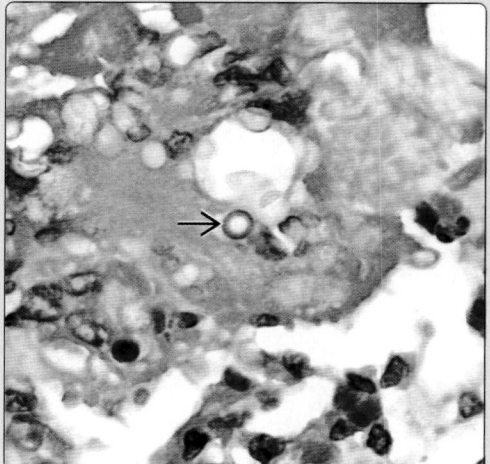

（左）整个肾皮质内见明显肉芽肿性炎症，吉姆萨染色显示大量圆形的隐球菌呈强着色 ➡
（右）黏蛋白卡红染色突出显示隐球菌特征性的厚囊膜 ➡

（韩雯 译，余英豪 审）

要　点

术语

- 感染多种微孢子虫真菌中的一种,特别累及免疫缺陷宿主

病因学/发病机制

- 少数病例累及肾脏,通常为全身感染的一部分
- 有 14 种会感染人类
- 播散性病例中最常见的为肠道微孢子虫和兔脑炎微孢子虫

临床特征

- 体重减轻和腹泻
- 急性或慢性肾衰竭
- 移植肾功能不全
- 发热
- 其他部位:肺、脑、心脏、肝、眼
- 治疗:富马西林、阿苯达唑
- 若抗生素治疗效果良好,免疫功能有望改善

镜下特征

- 急性和慢性间质性肾炎
- 肾小管腔内和细胞内可见成团的 1~2μm 卵圆形孢子
  - Brown-Hopps 染色呈紫色
  - 中央小体 Giemsa 染色阳性
- 电镜可识别独特的极管结构
- 急性和慢性间质性肾炎

辅助检查

- 电镜可显示孢子内特征性的病理性线圈样极管结构

主要鉴别诊断

- 弓形虫病
- 念珠菌病和其他真菌感染
- 移植肾急性细胞排斥反应

肾小管间质性肾炎

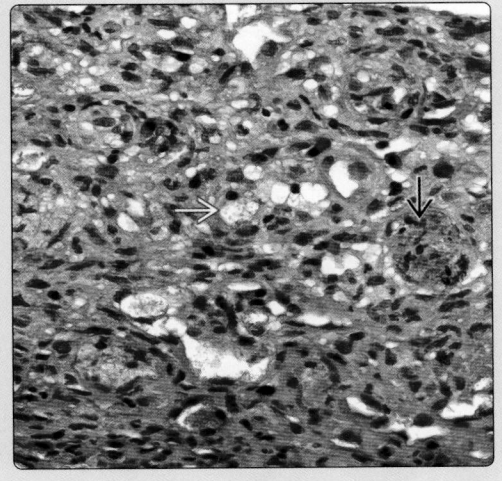

移植肾中的微孢子虫

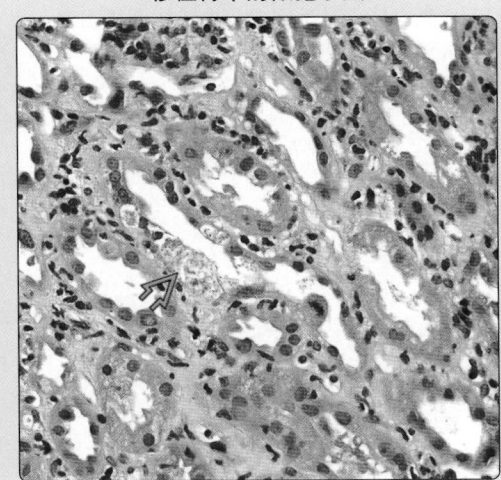

(左)微孢子虫病可引起急性和慢性间质性肾炎,肾小管内可见炎症细胞➡、碎屑和微生物。肾小管上皮细胞呈气球状并含有成簇的微生物➡

(右)移植肾活检显示间质性炎症和小管炎。微孢子虫生物可非常局灶,如果未识别出微生物➡,感染可能被误诊为急性细胞排斥反应

细胞内孢子

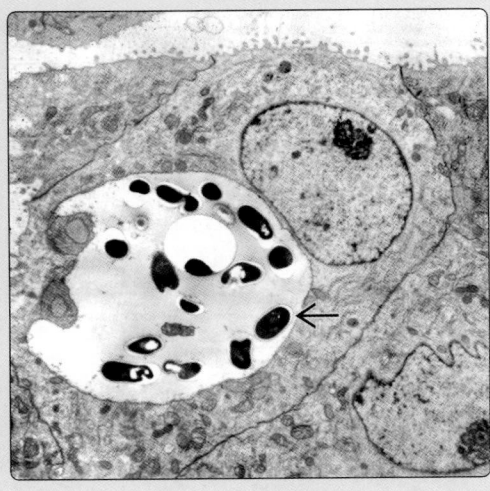

极管式线圈样结构

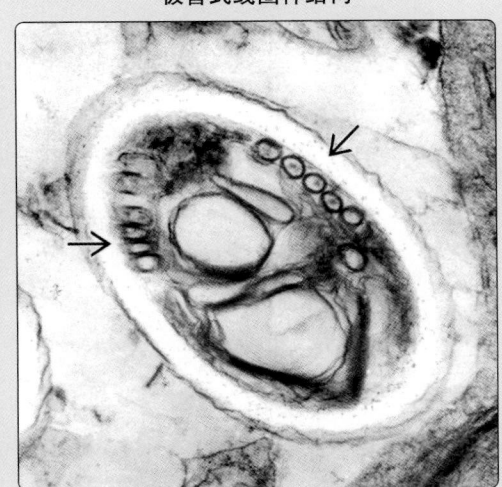

(左)电镜显示肾小管上皮细胞内的微孢子虫孢子➡

(右)电镜高倍视野显示病理特征性极管线圈结构➡,为微孢子虫孢子独特的结构。图中可见 5 个线圈,为典型的肠道脑孢子虫结构

(韩雯 译,余英豪 审)

第21节 立克次体感染

术语

- 系统性立克次体生物体感染，直接感染肾脏

病因学/发病机制

- 落矶山斑疹热（RMSF）：伤寒立克次体感染，由蜱虫传播
- 地中海斑疹热（MSF）：康氏立克次体感染，由蜱虫传播
- 丛林斑疹伤寒（ST）：恙虫病感染，由螨虫传播
- 流行性斑疹伤寒（ET）：普氏立克次体感染，由体虱传播
- 生物体直接感染血管内皮
- 内皮损伤导致出血和血栓形成

临床特征

- 症状：发热、头痛、肌痛、皮疹、急性肾衰竭
- RMSF：发热、皮疹和蜱虫接触史（经典三联征）
- 潜伏期2～14天
- 3～5天出现皮疹；斑疹丘疹或紫癜，累及手掌和足底
- 急性肾衰竭可与上述任何一种感染有关

镜下特征

- 结节性血管周小管间质炎症伴出血
- 急性肾小管损伤
- 血管炎累及动脉、毛细血管、静脉
- 免疫组化检测立克次体抗原

主要鉴别诊断

- 腺病毒
- 汉坦病毒和其他病毒性出血热
- 钩端螺旋体病：组织中的螺旋体

立克次体TIN毛细血管血栓和间质出血

毛细血管内皮立克次体抗原染色

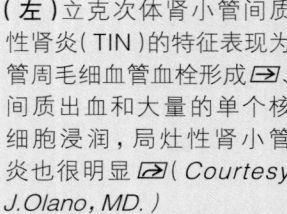

（左）立克次体肾小管间质性肾炎（TIN）的特征表现为管周毛细血管血栓形成 ➡、间质出血和大量的单个核细胞浸润，局灶性肾小管炎也很明显 ➡（Courtesy J.Olano, MD.）

（右）特异性抗立克次体抗体免疫组化染色显示，充血的间质毛细血管内皮细胞立克次体抗原阳性 ➡，周围间质水肿和大量单个核细胞浸润（Courtesy J.Olano, MD.）

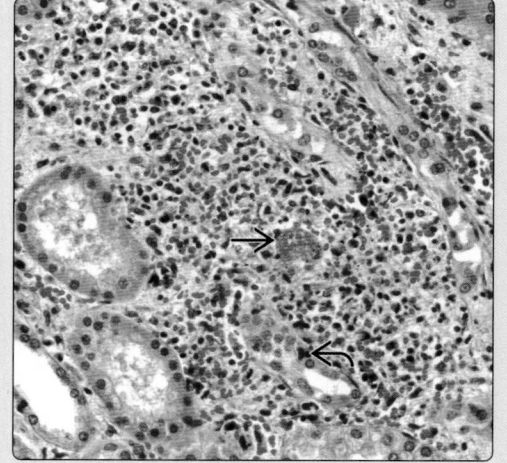

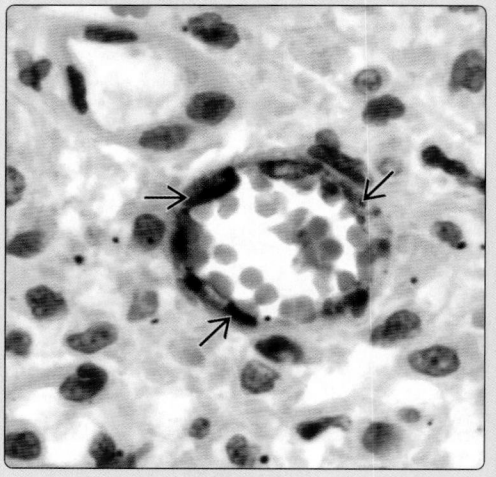

立克次体动脉炎

动脉炎立克次体抗原染色

（左）立克次体动脉炎，显示增厚的动脉内膜内见纤维蛋白样坏死和白细胞碎裂 ➡，内皮细胞肿胀脱落 ➡，中膜肌细胞萎缩，细胞间隙明显扩大（Courtesy J.Olano, MD.）

（右）特异性抗立克次体抗体免疫组化染色显示，增厚的动脉内膜中可见立克次体抗原染色。HE染色可见内膜纤维蛋白样变和白细胞碎裂（Courtesy J.Olano, MD.）

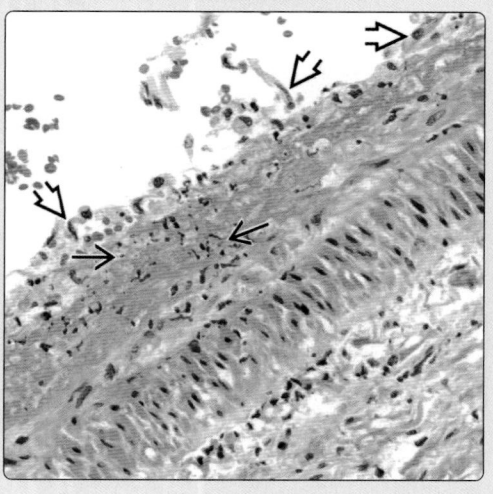

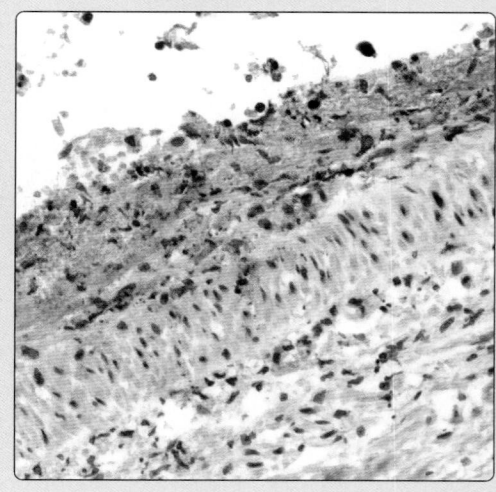

术语

缩写

- 落矶山斑疹热（Rocky Mountain spotted fever，RMSF）
- 地中海斑疹热（Mediterranean spotted fever，MSF）
- 恙虫病（scrub typhus，ST）
- 流行性斑疹伤寒（epidemic typhus，ET）

定义

- 系统性立克次体生物体感染，直接感染肾脏

病因学/发病机制

节肢动物 - 人兽共患病

- 经节肢动物叮咬人类传播
  - RMSF：立克次体经蜱虫传播
  - MSF 或南欧斑疹热：立克次体经蜱虫传播
  - ST：恙虫病感染经螨虫传播
  - ET：普氏立克次体感染经体虱传播
  - 其他：迄今已鉴定 26 种，已知 13 种会感染人类
  - 所有均为专性细胞内细菌
- 立克次体直接感染内皮细胞、肾小管上皮细胞、平滑肌细胞
- 通过胆固醇受体介导的胞吞作用摄入内皮细胞
  - 内皮损伤导致出血和血栓形成
- 急性肾小管损伤和间质性炎症引起急性肾损伤
  - ± 毛细血管血栓和血管炎

临床特征

表现

- 发病率：在美国 RMSF 约为 5.6/100 万人
  - 高流行地区（例如亚利桑那州 18/100 万儿童）
- 一般症状：发热、头痛、肌痛和皮疹
  - RMSF：发热、皮疹和接触蜱虫史（经典三联征）
    - 潜伏期：2～14 天
    - 皮疹：斑丘疹（早期）、紫癜（后期）
      □ 手掌和足底
  - MSF：焦痂、斑丘疹
  - ST：焦痂、流感样疾病、淋巴结肿大
  - ET：流感样疾病、黄疸、瘀斑、低血压、蛋白尿和血尿
- 急性肾衰竭可与任何一种立克次体感染有关
  - 尤其是 RMSF、ET 和 ST
    - 发病率：20%～36%
- 诊断
  - 血液或组织培养并行早期抗原免疫荧光检测（48～72h 有结果）
  - 抗立克次体抗体滴度上升：需 7～10 天才出现
  - PCR 检测 *htrA* 抗原基因：应用有限

治疗

- 四环素或氯霉素

预后

- 死亡率 2%～25%；一般为 9～15 天；暴发病例 3～5 天

大体特征

肉眼特征

- 肾脏肿大伴有瘀点，尤其是外髓质部

镜下特征

组织学特征

- 所有立克次体感染有共同特征
- 肾小球：毛细血管血栓；肾小球肾炎罕见
- 肾小管与间质：急性肾小管损伤/急性肾间质性肾炎
  - 外髓质部结节性血管周浸润
    - 淋巴样细胞（T 细胞为主，少量 B 细胞）、巨噬细胞、嗜酸性粒细胞
    - 间质水肿和小管炎
- 血管
  - 血管炎：内皮细胞坏死、血栓形成、出血
  - 小管周毛细血管、微静脉；动脉和微动脉不常见
  - Giemsa 染色：内皮细胞见立克次体（敏感性低）

辅助检查

免疫组化

- 内皮细胞立克次体抗原阳性，偶见肾小管阳性

电镜

- 细胞质和细胞核见膜接合杆菌（1～2μm）

鉴别诊断

肾小管间质性肾炎伴出血或血管炎

- 汉坦病毒和其他病毒性出血热
- 腺病毒
- 钩端螺旋体病

诊断要点

病理解读要点

- 间质炎症、出血、急性肾小管损伤 ± 血管炎
- 免疫组化可检出立克次体抗原

参考文献

1. Baltadzhiev I et al: Renal involvement in Mediterranean spotted fever-clinical and histopathological data. Med Princ Pract. 30(4):369-75, 2021
2. Sahni A et al: Pathogenesis of rickettsial diseases: pathogenic and immune mechanisms of an endotheliotropic infection. Annu Rev Pathol. 14:127-52, 2019
3. Bradford WD et al: Kidney lesions in Rocky Mountain spotted fever: a light-, immunofluorescence-, and electron-microscopic study. Am J Pathol. 97(2):381-92, 1979

（韩雯 译，余英豪 审）

要点

术语

- 刚地弓形虫感染引起肾脏表现

病因学/发病机制

- 刚地弓形虫是专性细胞内寄生虫
  - 食入猫粪或未煮熟的感染动物肉类中的卵囊是人类感染的主要原因
- 免疫力强的宿主经常出现发热疾病并伴有淋巴结肿大和皮疹
- 免疫功能缺陷宿主更易感
  - 接受血清阳性供者的血清阴性受者实体器官移植为危险因素

临床特征

- 肾脏受累表现为轻度蛋白尿
- 实验室诊断

- IgG 免疫检测或 PCR DNA 扩增检测循环中的弓形虫抗原
- IgG 和 IgM 抗弓形虫抗体滴度升高
  - 免疫抑制患者难以产生可测定的血清学反应,敏感性较低
- 从受染组织或体液中分离寄生虫不敏感
- 弓形虫病治疗后肾病综合征缓解

镜下特征

- 系膜增生性肾小球肾炎
  - 系膜和节段性毛细血管壁沉积物
- 肉芽肿性间质性肾炎
- 微小病变性肾病和局灶节段性肾小球硬化症(FSGS)罕见与 IgM 抗弓形虫抗体相关
- 罕见弓形虫假性囊肿

辅助检查

- Wright-Giemsa 染色或弓形虫免疫染色可见病原体

肾小管内弓形虫

肾皮质弓形虫性肉芽肿

(左)中枢神经系统弓形虫病确诊约1年后移植肾穿刺活检显示肉芽肿性间质性肾炎,肾小管内的病原体 ➡ 与大脑内的虫体相似,患者治疗后康复(Courtesy S.de Almeida Araújo, MD.)
(右)移植肾活检显示弓形虫引起的肉芽肿性间质性肾炎,弓形虫呈小点状,比细胞核要小 ➡,染色较弱(Courtesy S.de Almeida Araújo, MD.)

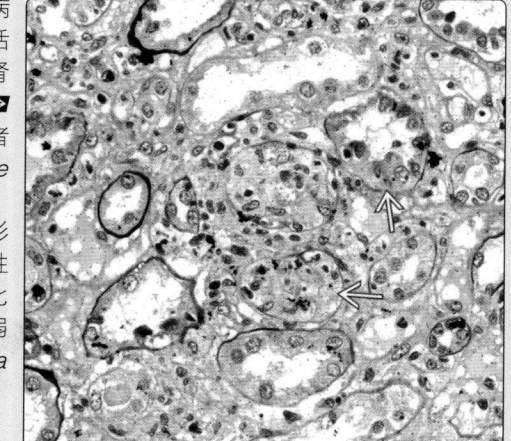

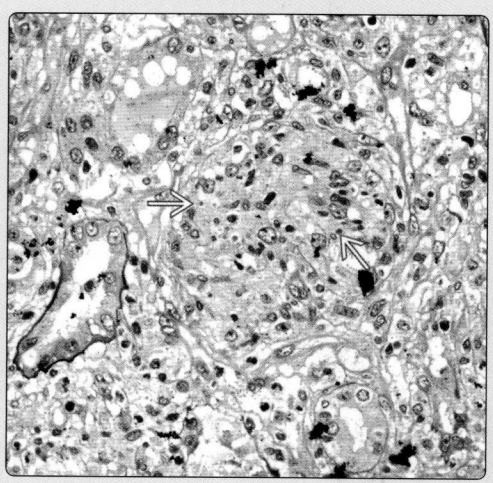

脑坏死伴刚地弓形虫速殖子

弓形虫免疫染色

(左)免疫缺陷患者伴脑炎和播散性弓形虫感染,广泛坏死灶内可见到刚地弓形虫速殖子 ➡(Courtesy J.Karamchandani, MD.)
(右)脑炎患者弓形虫免疫染色突出显示假性囊肿内充满了裂殖子 ➡ 和速殖子 ➡(Courtesy J.Karamchandani, MD.)

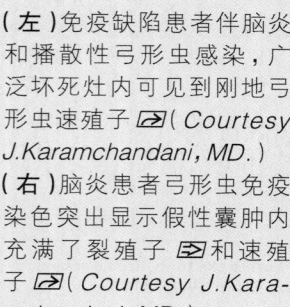

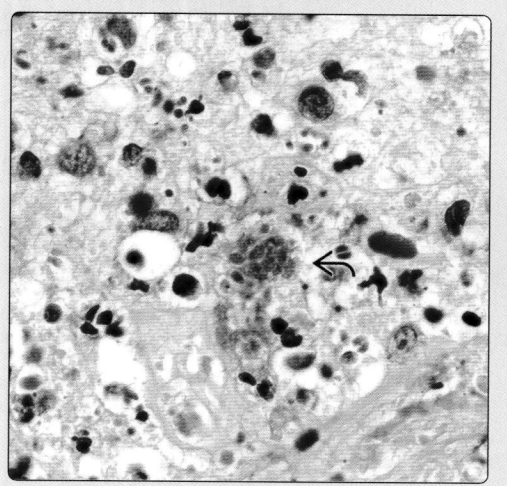

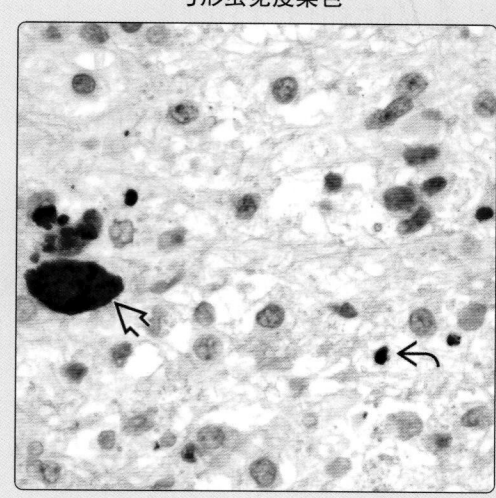

术语

定义

- 刚地弓形虫感染引起肾脏表现

病因学/发病机制

感染原

- 刚地弓形虫是专性细胞内寄生虫
  - 主要宿主是家猫
    - 但也可通过狗、兔和豚鼠进行传播
    - 食入猫粪或未煮熟的感染动物肉类中的卵囊是人类感染的主要原因
  - 寄生虫可引起宿主细胞和体液反应

先天性感染

- 经胎盘传播发生
- 伴脑脊髓炎、脉络膜视网膜炎和脑钙化者常致死

获得性感染

- 原发感染或潜伏感染的再激活
  - 免疫力强的宿主经常出现发热疾病并伴有淋巴结肿大和皮疹
  - 免疫功能缺陷宿主更易感
    - 接受血清阳性供者的血清阴性受体实体器官移植为危险因素
      □ 器官受累可能很广泛,包括心肌炎、肌炎和脑炎
      □ 肾移植后诊断弓形虫病的中位时间约 92 天
    - HIV 感染、骨髓移植和血液透析

临床特征

流行病学

- 全球分布,20%~60% 血清学阳性分布于非洲、南美和中美洲

部位

- 偶尔累及肾脏
- 移植肾有时受累

表现

- 轻度蛋白尿,肾功能正常
  - 先天性弓形虫病或成人播散性疾病可引起肾病综合征
- 部分患者出现肾炎综合征

实验室检查

- IgG 免疫测定或 PCR DNA 扩增检测循环中的弓形虫抗原
- IgG 和 IgM 抗弓形虫抗体滴度升高
- 从受染组织或体液中分离寄生虫

治疗

- 药物
  - 甲氨苄、磺胺嘧啶或克林霉素治疗弓形虫病

预后

- 播散性弓形虫病若不治疗可致命
- 肾病综合征治疗后可缓解

镜下特征

组织学特征

- 系膜增生性肾小球肾炎
  - 肾小球系膜和毛细血管内增生
  - 肾小球内可能见核碎屑
  - 间质性炎症、纤维化和肾小管萎缩
- 肉芽肿性间质性肾炎
- 微小病变性肾病和 FSGS 罕见与 IgM 抗弓形虫抗体相关
- 罕见弓形虫假性囊肿
  - 虫体呈圆形或梨形,具有明显的细胞膜和均质细胞质
- 先天性弓形虫病表现为肾小球或肾小管内假性囊肿、广泛球性肾小球硬化和系膜增生性肾小球肾炎

辅助检查

组织化学

- Wright-Giemsa 染色
  - 突出显示弓形虫假性囊肿和速殖子

免疫组化

- 弓形虫免疫染色可突出显示生物体

免疫荧光

- 肾小球系膜和节段毛细血管壁 IgG、IgA、IgM 和 C3 颗粒状沉积
  - 沉积物弓形虫抗原染色
- 微小病变性肾病和 FSGS 阴性

电镜

- 增生性肾小球肾炎可见到系膜和内皮下沉积物
- 可见足细胞足突消失

鉴别诊断

非弓形虫相关免疫复合物介导的肾小球肾炎

- 临床病史可能最有帮助
- 实验室检查除外活动性弓形虫感染

参考文献

1. Babekir A et al: The association of Toxoplasma gondii IgG antibody and chronic kidney disease biomarkers. Microorganisms. 10(1), 2022
2. Myeong H et al: Delayed cerebral toxoplasmosis in a kidney transplant patient: a case report. Korean J Parasitol. 60(1):35-8, 2022
3. Kot K et al: Pathomechanisms in the kidneys in selected protozoan parasitic infections. Int J Mol Sci. 22(8), 2021
4. Mukherjee A et al: Cerebral toxoplasmosis masquerading CNS lymphoma on FDG PET-CT in post renal transplant patient. Indian J Nucl Med. 32(2):148-9, 2017
5. Rasti S et al: Serological and molecular survey of toxoplasmosis in renal transplant recipients and hemodialysis patients in Kashan and Qom regions, central Iran. Ren Fail. 38(6):970-3, 2016
6. Fernàndez-Sabé N et al: Risk factors, clinical features, and outcomes of toxoplasmosis in solid-organ transplant recipients: a matched case-control study. Clin Infect Dis. 54(3):355-61, 2012
7. Toporovski J et al: Nephrotic syndrome associated with toxoplasmosis: report of seven cases. Rev Inst Med Trop Sao Paulo. 54(2):61-4, 2012
8. Haskell L et al: Disseminated toxoplasmosis presenting as symptomatic orchitis and nephrotic syndrome. Am J Med Sci. 298(3):185-90, 1989
9. Beale MG et al: Congenital glomerulosclerosis and nephrotic syndrome in two infants. Speculations and pathogenesis. Am J Dis Child. 133(8):842-5, 1979

（韩雯 译,余英豪 审）

要　点

术语

- 细粒棘球蚴病是由细粒棘球蚴引起的囊性寄生虫病
- 包虫囊肿或包虫病或棘球蚴病

病因学/发病机制

- 成虫寄生在狗、羊、牛的小肠内(最终宿主)
- 人类摄入虫卵(中间宿主)
- 虫卵从十二指肠中孵化成幼虫,穿透黏膜,进入门静脉并传播
- 每个钩球蚴都可发育成包虫囊肿
- 囊肿包含生发囊和上千个头节

临床特征

- 慢性钝性腰部疼痛或肿块
- 发热和不适等全身症状
- 棘球囊尿、血尿、肾病综合征
- EIA 或 ELISA 法检测棘球蚴抗原

- X 线表现:环形曲线性钙化

大体特征

- 伴大量生发囊的厚壁囊肿

镜下特征

- 三层包虫囊壁
- 生发囊含 5～20 个头节
- 湿法制备或巴氏染色
  - 头节含有冠或顶突
  - 顶突钩抗酸染色阳性
- 伴肾小球疾病少见
  - MPGN、膜性肾病、IgA 肾病、淀粉样变性

主要鉴别诊断

- 混合性上皮和间质家族肿瘤
- 低度恶性潜能的多房囊性肾细胞癌

巨大包虫囊肿

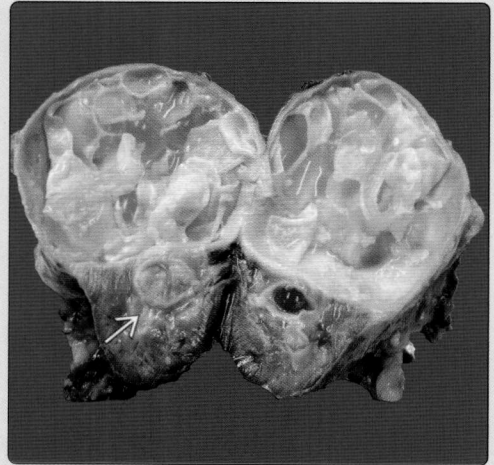

生发层

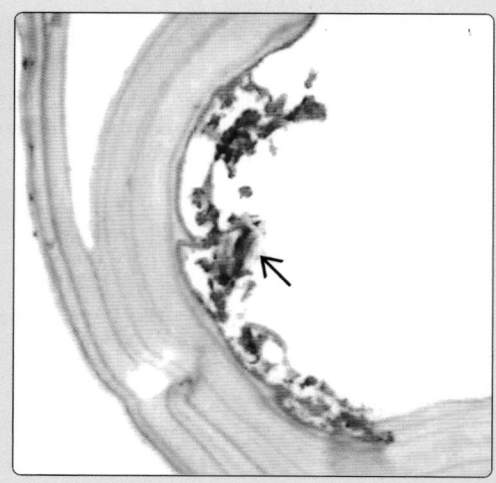

(左)肾切除标本显示一巨大包虫囊肿占据大部分肾脏,囊肿有很厚的纤维囊壁,内可见生发囊。大囊肿附近另见一小囊肿➡
(右)沿无细胞性夹膜内侧可见形成内囊或子囊的生发层,一些圆形结构➡可能为含有传染性的子囊,即头节

包虫囊肿与生发囊

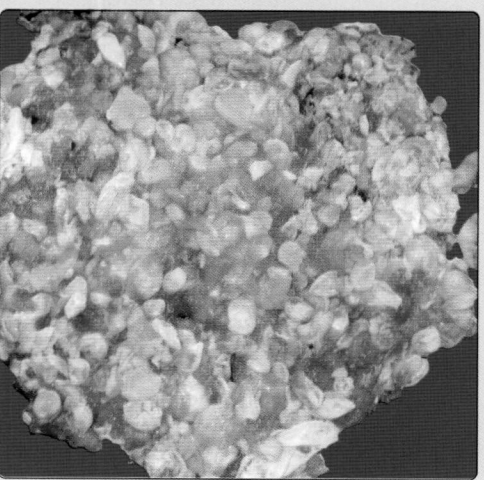

顶突

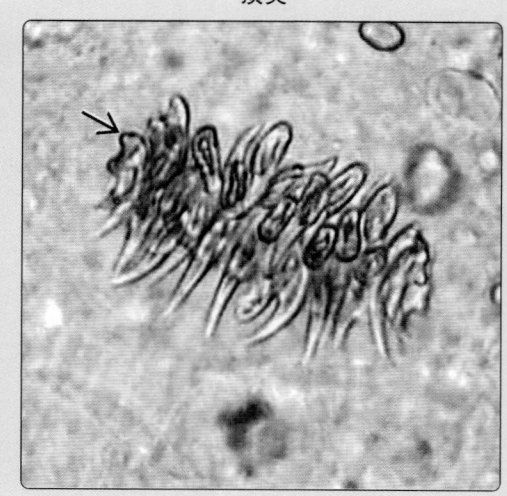

(左)肾切除标本显示完全被巨大包虫囊肿替代,未见残余肾实质。囊里塞满了生发囊(即子囊)
(右)湿法制备标本囊内容物显示头节顶突,顶突的钩为镰状结构➡,顶突钩抗酸染色阳性

术语

同义词

- 包虫囊肿或包虫病
- 囊性棘球蚴病

定义

- 细粒棘球绦虫引起的囊性寄生虫病(人兽共患病)

病因学/发病机制

感染原

- 成虫寄生在狗、羊、牛的小肠内(最终宿主)
  - 人类摄入的排泄虫卵(中间宿主)
  - 虫卵从十二指肠中孵化成幼虫,穿透黏膜进入门静脉到达肝脏(60%),肺(5%~15%)和肾脏(2%~4%)
- 每个钩球蚴都可发育成包虫囊肿
  - 生发囊由内生发层发育而来
    - 包含5~20个头节,具传染性
    - 与囊壁分离形成子囊
  - 包虫囊肿可包含上千头节

临床特征

流行病学

- 地方性:非洲、地中海、欧亚大陆、加拿大、南美(尤其是牧民和游牧社区)

表现

- 最常见慢性钝性腰部疼痛:40%
  - 肝脏增大±可触及的右上腹肿块
- 发热、不适、恶心、和呕吐
- 棘球囊尿:<10%~20%;血尿或肾病综合征罕见

实验室检查

- 结合影像学和旅行史进行免疫诊断检测
  - 血清 ELISA
    - 抗体反应因宿主免疫反应和囊肿部位而异
      □ 80% 阳性(当前或既往感染)
      □ ELISA 阴性不能排除感染
    - 如果 ELISA(+),则用棘球蚴抗体(IgG)免疫印迹确认,排除与猪带绦虫(囊尾蚴病)交叉反应
- PCR 可用于棘球蚴种类、基因型和有丝分裂基因组的鉴定
- 棘球囊尿:葡萄状子囊肿破裂时进入尿液
- 20%~50% 有嗜酸性粒细胞增多

治疗

- 手术
  - 全肾或部分肾切除术(不推荐经皮引流)
  - 抗寄生虫药物:阿苯达唑或甲苯达唑
    - 33% 囊肿消失
    - 30%~50% 囊肿缩小

预后

- 取决于受累器官数量

- 罕见手术期间发生致死性过敏反应
- 并发症:囊肿破裂、感染和脓肿

影像学

超声发现

- 确定囊肿位置、数量、尺寸和生物活性的无创方法
- 单房或多房囊肿伴环状、无定形或曲线状钙化

CT 发现

- 单房囊肿伴钙化;含有子囊的多房囊肿

大体特征

一般特征

- 含子囊的充满液体厚壁囊肿:儿童的单房囊肿和成人的多房囊肿

镜下特征

组织学特征

- 包虫囊壁有三层结构:①周包囊:寄生组织的外纤维层;②内包囊:内生发膜;③外包囊:无细胞性夹膜
  - 闭合囊肿:所有三层完整
  - 裸露囊肿:周包囊层缺失
  - 囊肿开放或破裂:所有三层均缺失
  - 生发囊从内囊壁出芽,破裂释放头节到囊肿中("包虫砂")
    - 头节:4个吸盘和顶突钩,顶突钩抗酸染色(+)
- 肾小球疾病罕见:MPGN、膜性肾病、IgA 肾病、淀粉样变性

细胞学特征

- 湿法制备或巴氏染色识别囊肿头节

鉴别诊断

囊性肿瘤

- 混合性上皮和间质家族肿瘤
- 低度恶性潜能的多房囊性肾肿瘤

诊断要点

病理解读要点

- 含游离漂浮性囊的囊肿具有传染性

参考文献

1. Casulli A et al: Species and genotypes belonging to Echinococcus granulosus sensu lato complex causing human cystic echinococcosis in Europe (2000-2021): a systematic review. Parasit Vectors. 15(1):109, 2022
2. Issa AR et al: Insights into human cystic Echinococcosis in the Kurdistan region, Iraq: characteristics and molecular identification of cysts. Pathogens. 11(4):408, 2022
3. Foroughi M et al: Rapid growth of hydatid cyst: a pediatric case report. Iran J Parasitol. 16(1):164-7, 2021
4. Woolsey ID et al: Echinococcus granulosus sensu lato and Echinococcus multilocularis: a review. Res Vet Sci. 135:517-22, 2021
5. Mehra K et al: A rare case of renal pelvic hydatid cyst masquerading as renal calculi. J Endourol Case Rep. 6(4):421-4, 2020

(韩雯 译,余英豪 审)

要点

术语

- 多瘤病毒肾炎（PVN）：免疫抑制或免疫功能低下患者移植肾或原肾感染

病因学/发病机制

- 85%～95% 的 PVN 系 BK 多瘤病毒引起
- JC 病毒引起不常见，通常较温和

临床特征

- 急性肾衰竭
- 约 5% 发生在肾移植患者中
- 与输尿管梗阻相关
- 通过减少/改变免疫抑制药物治疗
- 3 年移植物丢失率为 7%～100%，取决于病理分期

镜下特征

- 浆细胞性间质性炎症
- 肾小管炎
- 核内包涵体
- TBM 免疫复合物沉积

辅助检查

- 免疫组化检测多瘤病毒大 T 抗原
- 电镜检查病毒颗粒
- 血浆 PCR 检测病毒载量＞10^4/mL

主要鉴别诊断

- 富于浆细胞的 T 细胞介导排斥反应
- 腺病毒肾炎
- 急性肾小管损伤/坏死
- 急性间质性肾炎

诊断要点

- 并发 PVN 和急性排斥反应（不常见）
  - 动脉内膜炎或管周毛细血管 C4d 沉积提示也存在排斥反应
- 病毒清除后肾小管间质性炎症可持续数月

炎症呈带状分布

核内包涵体

（左）PAS 染色显示密集的间质性炎症呈带状或区域性分布，可见移植肾充分取样的重要性，如果穿刺仅取到肾皮质下 1/2，则 PVN 可能会被漏诊，因为病毒通常出现于炎症区域
（右）HE 染色显示远端肾小管内呈毛玻璃样外观的核内包涵体 ➡️，周围肾间质水肿及散在淋巴细胞浸润

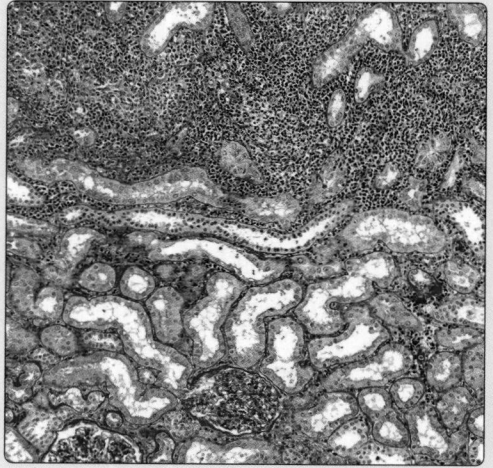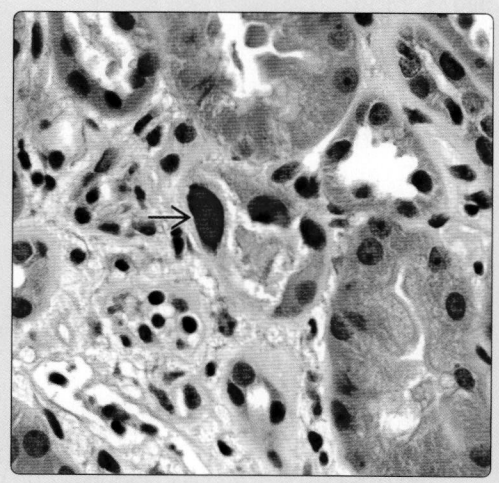

免疫组化 SV40 大 T 抗原染色

多瘤病毒颗粒

（左）多瘤病毒大 T 抗原（SV40）免疫组化染色可见许多小管上皮细胞核阳性 ➡️ 伴明显的间质性炎症，这是诊断多瘤病毒感染所必需的，但无法区分具体的病毒因子
（右）肾小管上皮细胞核的高倍电镜显示多瘤病毒颗粒簇，直径约 40nm，明显小于腺病毒或疱疹病毒

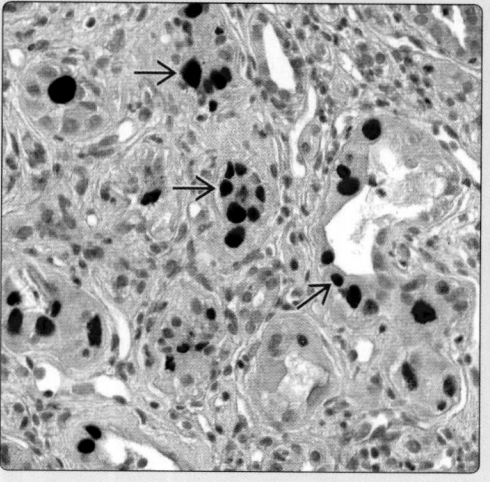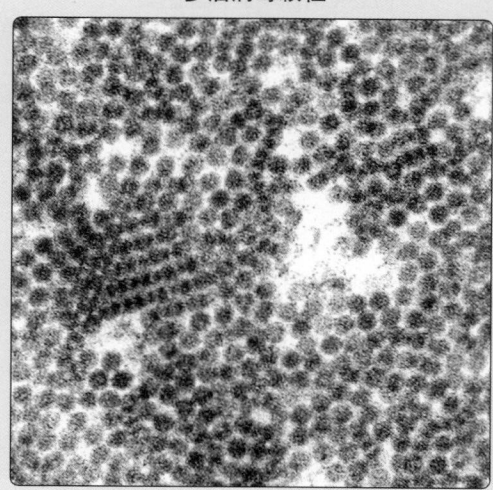

术语

缩写

- 多瘤病毒肾炎（polyomavirus nephritis，PVN）

定义

- 肾脏多瘤病毒感染，通常发生于免疫功能缺陷宿主

病因学/发病机制

感染原

- 人类多瘤病毒
  - BK 病毒（BKV）
    - 嗜泌尿生殖道上皮
    - 成人血清阳性率高（80%）
    - 仅免疫功能缺陷患者中致病
    - 85%～95% 的 PVN
  - JC 病毒（JCV）
    - 5%～15% 的 PVN，通常为轻度或亚临床
    - 引起进行性多灶性脑白质病

发病机制

- 移植肾
  - 供体器官潜伏病毒的再激活
  - 肾损伤促进病毒复制
  - 排斥反应促进发病
- 原肾和膀胱
  - AIDS、遗传性免疫缺陷、免疫抑制
  - 非肾实体器官移植中不常见
  - 造血干细胞移植后出血性膀胱炎
- 他克莫司激活体外肾小管上皮细胞多瘤病毒复制

临床特征

流行病学

- 发病率
  - 约 5% 的肾移植患者（1%～7%）
  - 在其他器官移植（心、肺、肝、胰腺）受者的原肾中罕见（≤1%）
- 危险因素
  - 他克莫司/MMF vs. 环孢素/MMF（比值比 =3）
  - 既往排斥反应发作、年龄较大或较年轻、男性
  - 梗阻性尿路病
  - 供者 BK 病毒血清阳性
  - 英夫利昔单抗诱导（TNF 抑制剂）

表现

- 仅具有 PCR 阳性的亚临床感染
- 急性肾衰竭
- 出血性膀胱炎
- 5%～10% 的 BK 病毒 PVN 有尿道狭窄
- 晚期并发症：高级别尿路上皮恶性肿瘤

实验室检查

- 血浆 PCR
  - $>10^4$ 病毒载量/mL 对 PVN 高度特异（98%）但不敏感（64%）

- 约 30% 的 PVN 血浆水平 $<10^4$/mL
- 缺乏 BK 病毒血症的 PVN 罕见
  - 通常为 JC 病毒 PVN，因为 PCR 为 BK 病毒特异性
- 尿液
  - 细胞学检查诱饵细胞
    - 对 PVN 为非特异性，但提示尿路多瘤病毒感染
  - 尿液 PCR 对 PVN 特异性较低
  - 电镜负染色检测病毒聚集体（"Haufen"）
    - 对 PVN 高度敏感和特异（>98%）

治疗

- 减少或保持吗替麦考酚酯治疗
- 减少他克莫司/改用小剂量环孢菌素
- 静脉注射免疫球蛋白（IVIg）
- 目前的抗病毒药不是很有效
- 再次移植一般会成功
- 病毒特异性 T 细胞疗法的研究正在进行中
  - 95% 对降低或清除病毒血症有效

预后

- 移植物丢失取决于诊断时的分期（13%～100%）
  - 间质纤维化和肾小管萎缩预后较差
  - JC 病毒感染移植物丢失罕见
- 排斥反应发生率 8%～12%
- 肾功能残留性损害常见
- 多瘤病毒相关肿瘤发生风险增高（膀胱，肾）

镜下特征

组织学特征

- 间质单个核细胞炎症
  - 淋巴细胞和嗜酸性粒细胞
  - 浆细胞通常明显
- 肾小管上皮细胞内核内包涵体
  - 毛玻璃核外观
  - 核增大深染
  - 管腔内脱落细胞核内包涵体
  - 早期 PVN 包涵体可不明显
- 肾小管炎和肾小管损伤
  - 肾小管中偶见浆细胞
  - 细胞凋亡常见
- 远端肾单位受累较近端肾单位受累多见
  - 早期阶段可仅累及肾髓质
  - 后期累及肾小球壁层上皮细胞
- 消退期
  - 病毒清除后 1～3 个月行活检监测肾小管炎和间质炎症
  - 与低级别 T 细胞介导排斥反应（TCMR）难以确切鉴别
  - 合并抗体介导排斥反应，移植肾功能不全更支持排斥反应诊断
- 后期改变
  - 间质纤维化和肾小管萎缩
  - 肾小管间质瘢痕的程度通常与病毒感染的持续时间有关
  - 与移植物存活率相关
  - 肾小管上皮细胞去分化模式；出现梭形细胞可能代表上皮-间质转化
- 高级别尿路上皮癌和集合管癌
  - 在所有肿瘤细胞中表达大 T 抗原（不是 VP1）

第五章 肾脏感染

多瘤病毒肾炎 Banff 分级（2018）

分级	肾内病毒载量和纤维化	病例分布	移植物丢失
1	pv1+ci0～1	25%	16%
2	pv1+ci2～3, pv2+ci0～3 或 pv3+ci0～1	63%	31%
3	pv3+ci2～3	12%	50%

免疫组化检测肾小管内病毒：pv1<1%；pv2=1%～10%；pv3>10%；皮质间质纤维化：ci0=0～5%；ci1=6%～25%；ci2=26%～50%；ci3>50%。

Nickeleit V et al: The Banff Working Group classification of definitive polyomavirus nephropathy: morphologic definitions and clinical correlations. J Am Soc Nephrol. 29：680-93, 2018.

辅助检查

免疫组化

- 免疫组化检测多瘤病毒大 T 抗原可确诊
  ○ 多瘤病毒感染的早期相蛋白
  ○ 检测相关的猿猴空泡病毒 40（SV40）、BK 病毒和 JC 病毒
  ○ 上皮细胞核强着色
    - 肾小管上皮细胞，通常多为远端小管和集合管
    - 单个肾单位内呈簇状的阳性细胞
    - 肾小球壁层上皮细胞少见
  ○ PAb416 和 MRQ-4 单克隆抗体
  ○ VP1 抗原也呈阳性，表明病毒颗粒子产生

免疫荧光

- 一些 PVN TBM IgG、C3、C4d 呈颗粒状染色
  ○ 病毒抗原有争议（不是大 T 或 VP1）
  ○ 病毒血症消退后常持续存在
  ○ 意义不明，与肌酐较高相关
- 萎缩性 TBM C4d 染色可酷似抗体介导排斥反应的管周毛细血管染色

电镜

- 上皮细胞内存在多瘤病毒颗粒
  ○ 直径约 40nm 的病毒颗粒呈次晶阵列或疏松簇状
  ○ 定位在细胞核、细胞质和管腔
- TBM 内可见散在分布的电子致密沉积物
  ○ 可能位于萎缩性小管中

鉴别诊断

T 细胞介导排斥反应

- 富于浆细胞亚型可酷似，但免疫组化 BK 病毒染色阴性
- TCMR 可与 PVN 同时存在
  ○ 寻找与 BK 病毒（+）细胞无关的炎症

腺病毒性肾小管间质性肾炎

- 间质出血、坏死和肉芽肿
- 免疫组化腺病毒阳性，多瘤病毒阴性

急性间质性肾炎

- 免疫组化多瘤病毒大 T 抗原（SV40）阴性

JC 病毒 PVN

- 病理特征类似，通常较轻，免疫组化 SV40 大 T 抗原（+）
- 血 PCR BK 病毒（-）

诊断要点

临床相关病理特征

- Banff 工作小组报告结合肾内病毒载量和纤维化（ci）评分可预测预后
- 沿 TBM 颗粒状 C4d 染色高度提示之前或目前存在 PVN
  ○ 病毒无法检出后 TBM 沉积物可持续存在

病理解读要点

- 出现明显的髓质炎症要高度怀疑 PVN
- 髓质标本的敏感性比单纯皮质标本高约 2 倍（5% vs. 2%）
- 当存在交界性炎症细胞浸润时，应行免疫组化大 T 抗原检测
  ○ 早期 PVN 可能缺乏病毒性细胞病理改变
  ○ 小管上皮细胞核大 T 抗原阳性即可诊断感染
- 出现动脉内膜炎提示合并高级别 TCMR

参考文献

1. Dube GK et al: BK DNAemia and native kidney polyomavirus nephropathy following lung transplantation. Am J Transplant. 23(2):284-90, 2023
2. Hricik DE et al: Infliximab induction lacks efficacy and increases BK virus infection in deceased donor kidney transplant recipients: results of the CTOT-19 trial. J Am Soc Nephrol. 34(1):145-59, 2023
3. Schoephoerster J et al: BK DNAemia in pediatric kidney transplant recipients: predictors and outcomes. Pediatr Transplant. 27(1):e14372, 2023
4. Breyer I et al: Risk factors and outcomes of BK viremia among deceased donor kidney transplant recipients based on donor characteristics. Transpl Infect Dis. 24(1):e13768, 2022
5. Jehn U et al: Belatacept as a treatment option in patients with severe BK polyomavirus infection and high immunological risk-walking a tightrope between viral control and prevention of rejection. Viruses. 14(5):1005, 2022
6. Kant S et al: BK virus nephropathy in kidney transplantation: a state-of-the-art review. Viruses. 14(8):1616, 2022
7. Myint TM et al: Polyoma BK virus in kidney transplant recipients: screening, monitoring, and management. Transplantation. 106(1):e76-89, 2022
8. Nelson AS et al: Virus-specific T-cell therapy to treat BK polyomavirus infection in bone marrow and solid organ transplant recipients. Blood Adv. 4(22):5745-54, 2020
9. Höcker B et al: JC polyomavirus replication and associated disease in pediatric renal transplantation: an international CERTAIN Registry study. Pediatr Nephrol. 33(12):2343-52, 2018
10. Nickeleit V et al: The Banff Working Group classification of definitive polyomavirus nephropathy: morphologic definitions and clinical correlations. J Am Soc Nephrol. 29(2):680-93, 2018
11. Papadimitriou JC et al: BK polyomavirus infection and renourinary tumorigenesis. Am J Transplant. 16(2):398-406, 2016

明显间质炎症

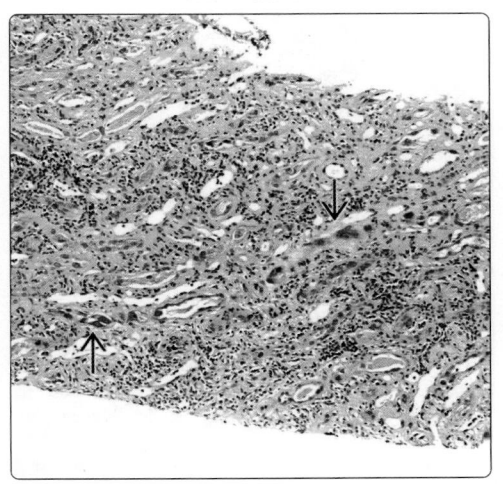

多瘤病毒大 T 抗原染色

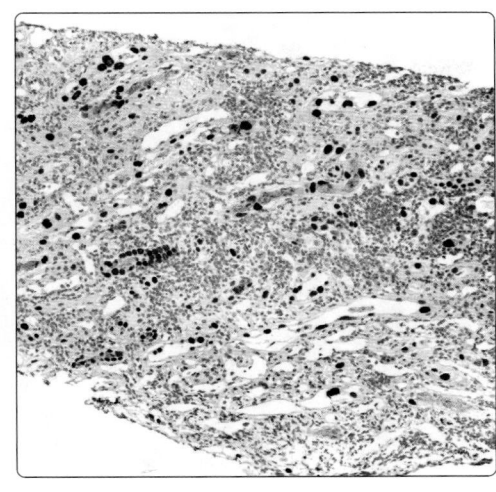

（左）PVN 光镜下可见广泛的肾小管改变，上皮细胞变大和出现非典型性，核梭形、增大 ➡️，炎症局限于病毒性细胞病变区

（右）SV40 免疫组化染色显示肾小管广泛受感染，典型表现为单个小管内阳性细胞呈簇分布，炎症浸润通常与病毒位于同一区域，提示炎症由病毒引起

核内包涵体

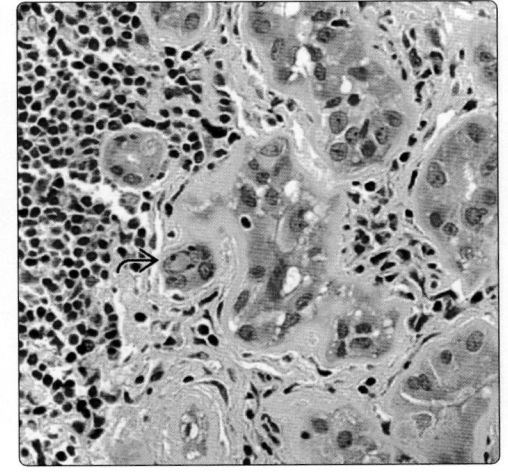

病毒细胞病变效应

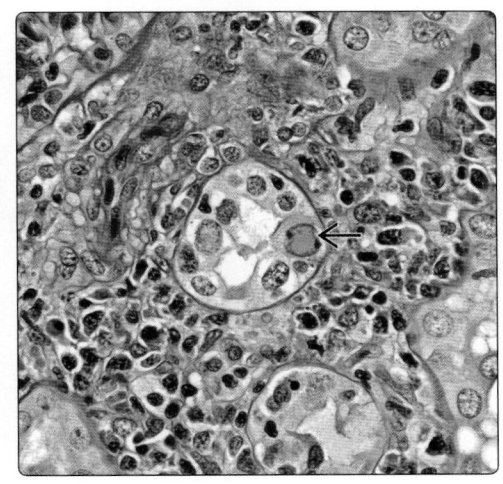

（左）晚期 PVN 患者，肾活检显示肾小管萎缩、间质纤维化和局灶单个核细胞浸润，这些均为非特异性表现，唯一见到 1 个核内包涵体提供了病因学线索 ➡️

（右）PAS 染色显示重度间质性炎症和典型淡紫色的均质多瘤病毒核内包涵体 ➡️，间质见淋巴细胞和浆细胞浸润

毛玻璃样核内包涵体

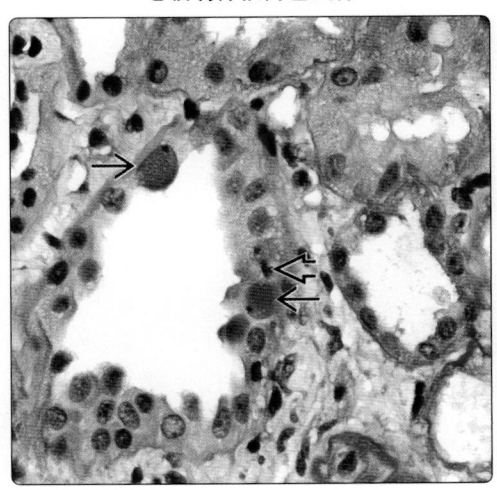

核内包涵体

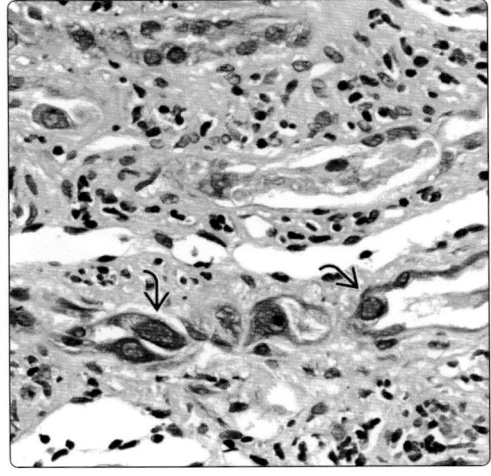

（左）PAS 染色显示几个肾小管上皮细胞内见磨玻璃样核内包涵体 ➡️，核仁移位到核膜旁。肾小管上皮细胞与 TBM 之间的淋巴细胞性肾小管炎 ➡️ 为常见表现，当病毒性细胞病理变化不明显时，可酷似急性排斥反应

（右）梭形（去分化）肾小管上皮细胞核内可见病毒包涵体 ➡️

（左）HE 染色显示几个细胞核出现特征性的多瘤病毒感染细胞病变效应 ⊟，核仁经常被推挤到核膜旁，这些特征与电镜表现相关

（右）这个肾小管有明显去分化或上皮细胞缺失，肾小管内出现浆细胞 ⊟ 为 PVN 的独特表现。间质可见许多浆细胞浸润 ⊟，这也是 PVN 的典型特征

病毒性细胞病变效应

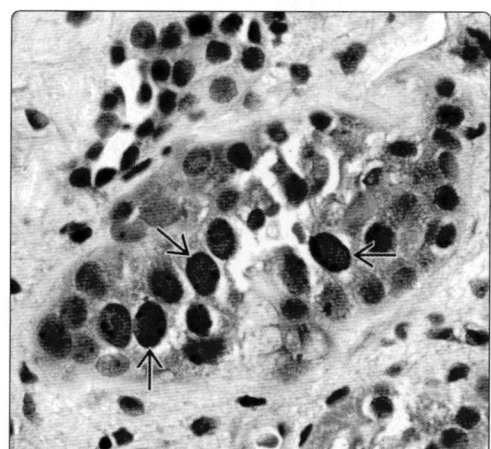

浆细胞性肾小管炎

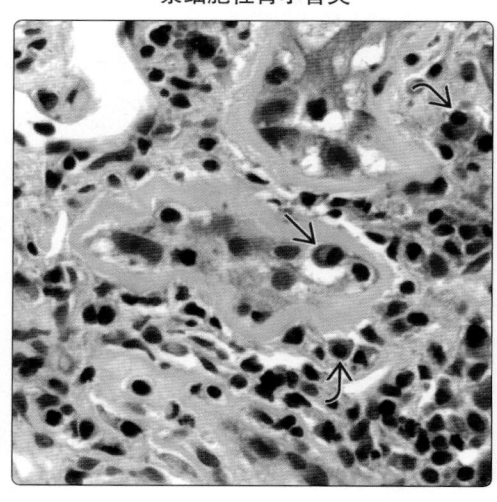

（左）SV40 抗体免疫组化染色显示集合管管型碎屑明显着色，当脱落在尿液中时，这些就是电镜检出的"Haufen"起源（Courtesy V.Nickeleit, MD.）

（右）肾小管上皮细胞电镜检查显示脱落到管腔的多瘤病毒 ⊟，并形成管型样聚集物 ⊠，电镜负染法可在尿液中检测到这些"Haufen"

集合管管型

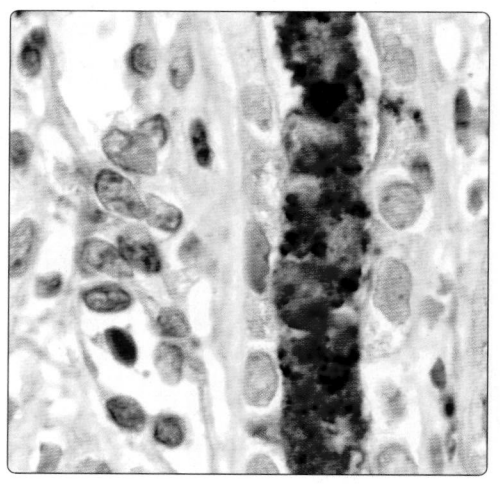

肾小管内脱落的病毒颗粒

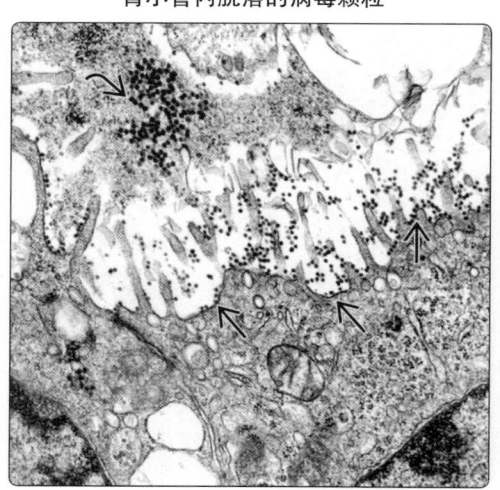

（左）PVN 患者尿液细胞学的合成图像显示含有包涵体的诱饵细胞，这些细胞与恶性细胞相似，并不能诊断为 PVN，而只是尿路多瘤病毒感染的证据，可以无症状

（右）尿沉渣电镜负染检查显示直径约 40nm 的病毒颗粒聚集物，为典型的多瘤病毒，这些聚集物几乎都只出现在 PVN 患者中（Courtesy V.Nickeleit, MD.）

诱饵细胞

尿液中"Haufen"病毒颗粒

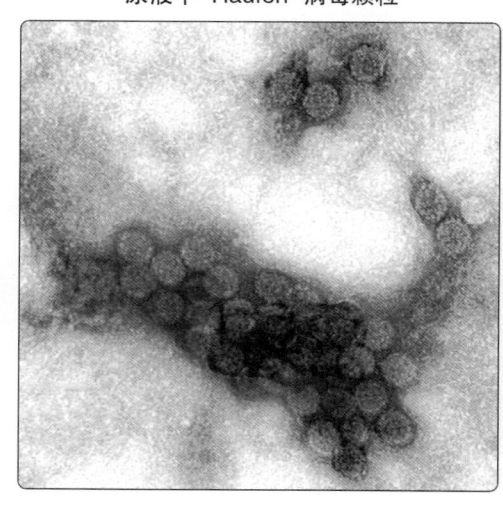

含包涵体的壁层上皮细胞

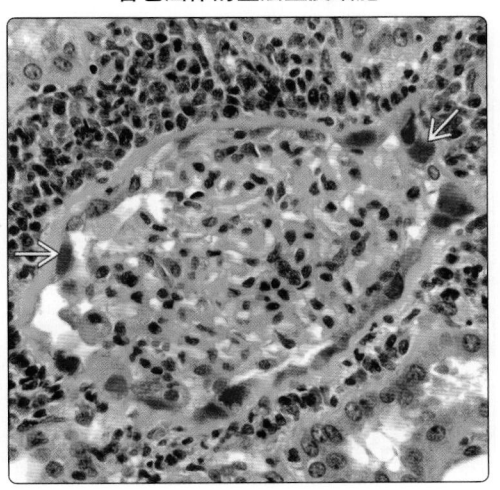

壁层上皮细胞大 T 抗原染色

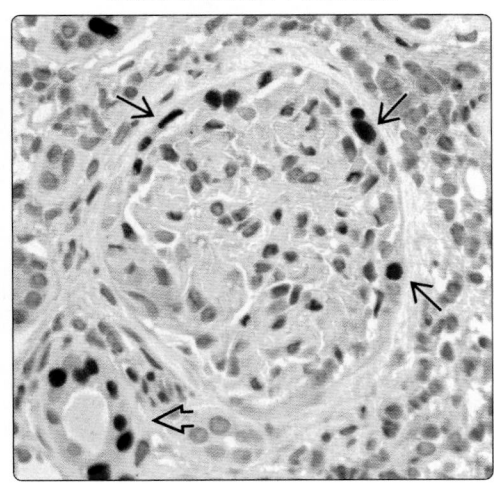

（左）HE 染色显示几个壁层上皮细胞出现大而模糊不清的细胞核 ➡️，在鲍曼囊和上皮细胞之间可见散在的淋巴细胞浸润（即鲍曼囊炎），为不常见的重症 PVN 的组织学特征

（右）儿童移植肾原发性 BK 病毒 PVN，SV40 大 T 抗原免疫组化染色显示出一些多瘤病毒感染的壁层上皮细胞 ➡️，邻近的肾小管也含有受染细胞 ➡️

T 细胞介导排斥反应和 BK 病毒 PVN

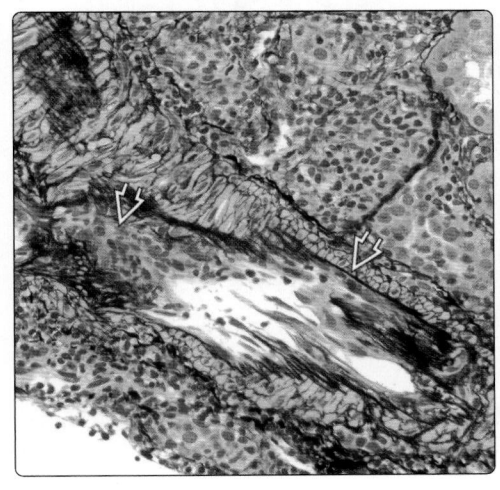

重度肾小管萎缩及消失

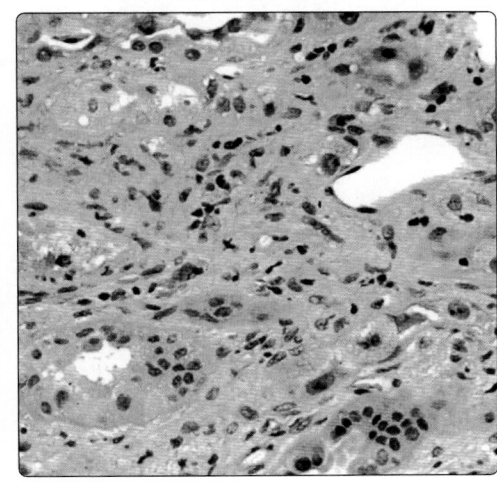

（左）间断服用免疫抑制药物患者，可见单个核细胞损害内皮细胞并在动脉腔内积聚 ➡️，诊断为高级别 T 细胞介导排斥反应。SV40 免疫组化染色证实患者同时存在弥漫性 BK 病毒 PVN

（右）晚期 PVN 可仅表现为非特异性肾小管丢失、萎缩和间质纤维化，也称为慢性移植性肾病。如果这个患者之前没有诊断为 PVN，甚至都不知道病因

先证 B.K. 患者

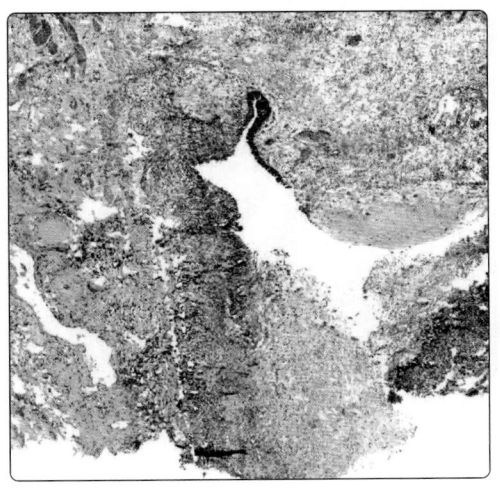

尿路上皮病毒感染

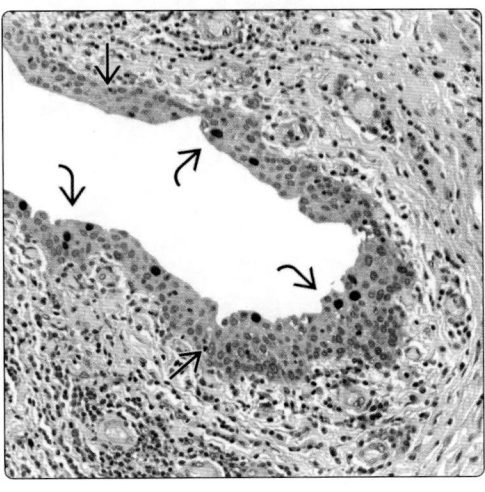

（左）首例移植肾多瘤病毒感染由伦敦圣玛丽医院（St Mary's Hospital, London）的 S. D. Gardner 报道，输尿管显示严重的炎症和溃疡，后来这种新型多瘤病毒以患者名字的首字母 B.K. 命名（Courtesy E.Ramos, MD.）

（右）PVN 移植肾切除病例，输尿管黏膜尿路上皮细胞可见许多 SV40 大 T 抗原染色阳性细胞 ➡️，黏膜显示明显的炎症反应，上皮细胞内可见散在的淋巴细胞浸润 ➡️

TBM IgG 沉积

TBM 颗粒状 C4d 沉积

（左）PVN 病例，免疫荧光染色显示部分而非全部 TBM 见 IgG 呈颗粒状强着色。TBM 颗粒状 IgG 提示免疫复合物沉积，这不是非特异性的表现；C3 也有类似沉积，但不特异，因为在 TBM 中通常可检测到 C3 着色
（右）C4d 免疫组化染色可见部分肾小管 TBM 颗粒状沉积物，而小管周毛细血管阴性

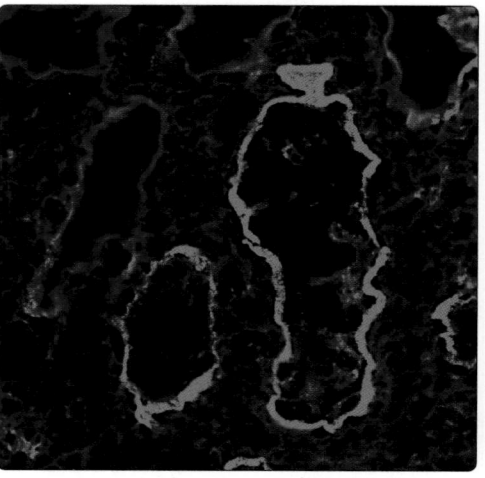
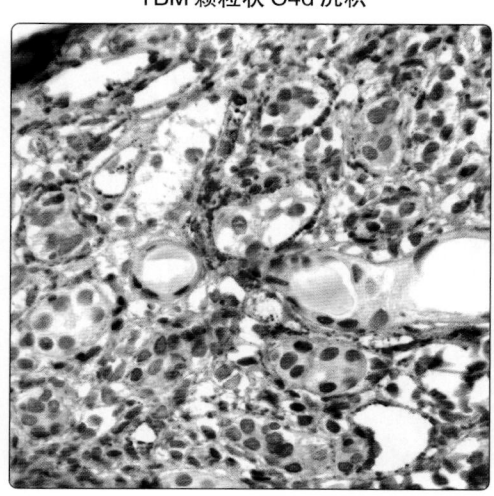

JC 病毒 PVN

JC 病毒 PVN

（左）JC 多瘤病毒感染也有类似的组织学改变，但常比较轻微。1 个细胞核可见病毒细胞病变效应➡，当 SV40 大 T 抗原染色阳性而血液 PCR BK 病毒阴性时要怀疑 JC 病毒感染，因为只有 PCR 检查对 BK 病毒才是特异的（Courtesy R.N.Smith, MD, PhD.）
（右）JC 病毒大 T 抗原 SV40 抗体染色阳性，如图所示 JC 病毒 PVN 髓质可见阳性细胞（Courtesy R.N.Smith, MD, PhD.）

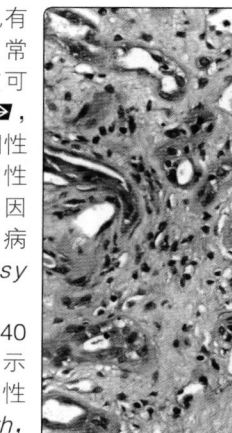
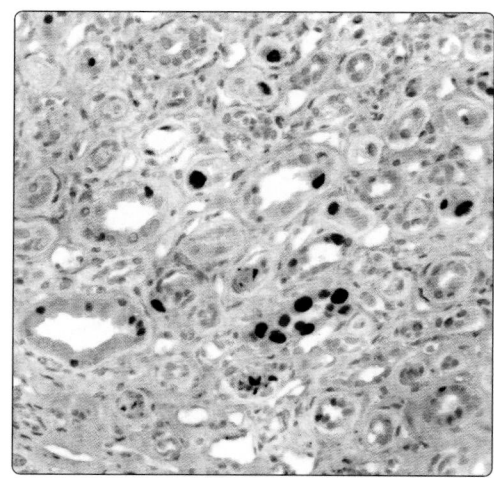

高级别尿路上皮癌

高级别尿路上皮癌表达多瘤病毒大 T 抗原

（左）高级别尿路上皮癌和肾细胞癌在肾移植中均有报道，所有肿瘤细胞均表达大 T 抗原（但正常肾实质不表达），这例 PVN 发作 5 年后发现肾盂高级别乳头状肿瘤
（右）大约 20% 发生于肾移植受者的尿路上皮肿瘤表达多瘤病毒大 T 抗原，已知其他多瘤病毒的大 T 抗原有致癌作用

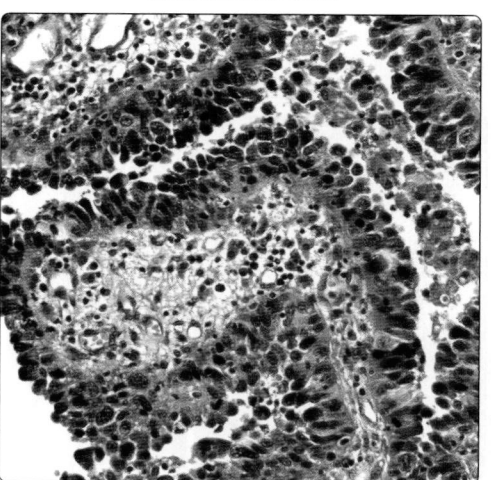
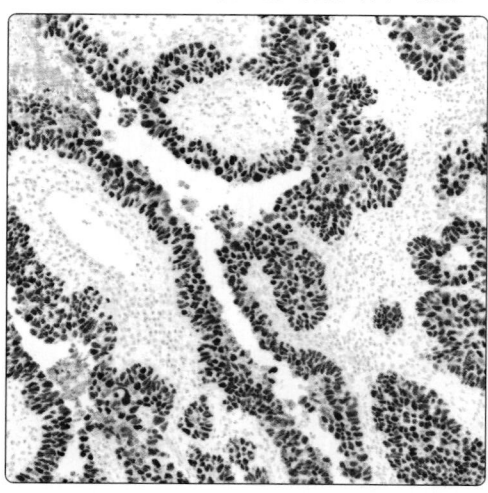

TBM 沉积物

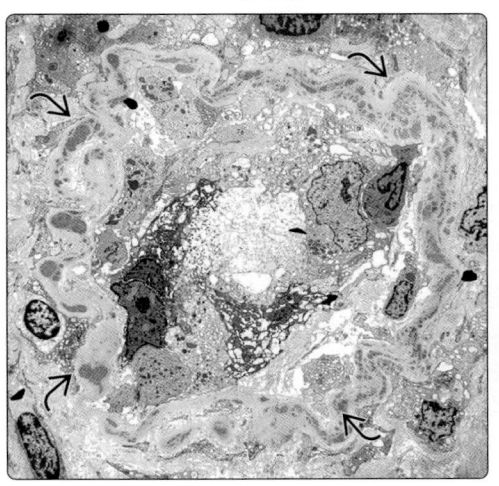

TBM 沉积物

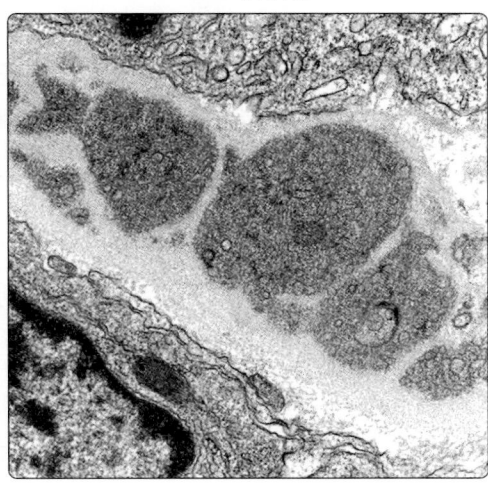

（左）肾小管横断面低倍电镜显示 TBM 中广泛无定形电子致密沉积物 ⊿

（右）高倍电镜显示无定形沉积物，并含有散在的细胞膜碎屑，未见病毒颗粒。已报道使用间接免疫荧光法可发现这些沉积物存在 SV40 大 T 抗原

细胞核内病毒颗粒

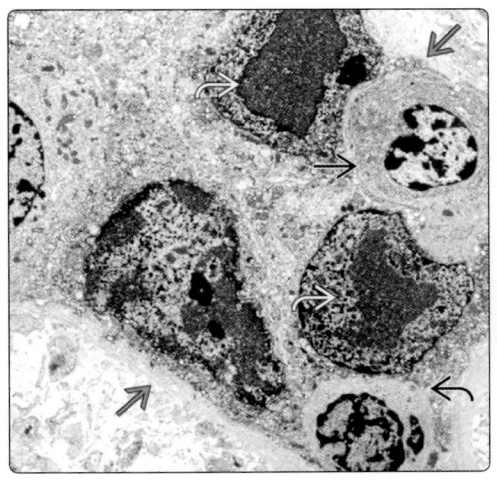

细胞核内病毒颗粒

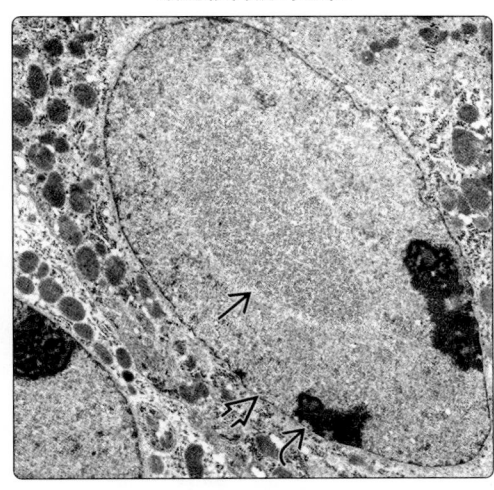

（左）严重肾小管改变，电镜显示肾小管上皮细胞核内见大的多瘤病毒颗粒聚集物 ➡，肾小管内见浆细胞 ⊡ 和淋巴细胞 ⊿ 浸润，TBM 未见沉积物 ⊡

（右）电镜显示肾小管上皮细胞核 ⊡ 内存在大量单个性病毒颗粒 ➡，核仁被推挤到核膜旁 ⊿，这可能在光镜下也能观察到

细胞质内病毒颗粒

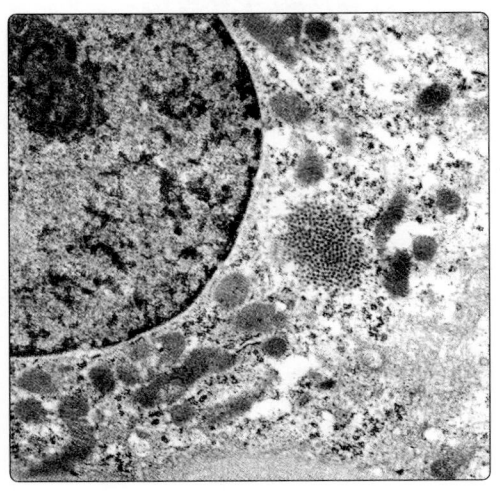

BK 多瘤病毒颗粒

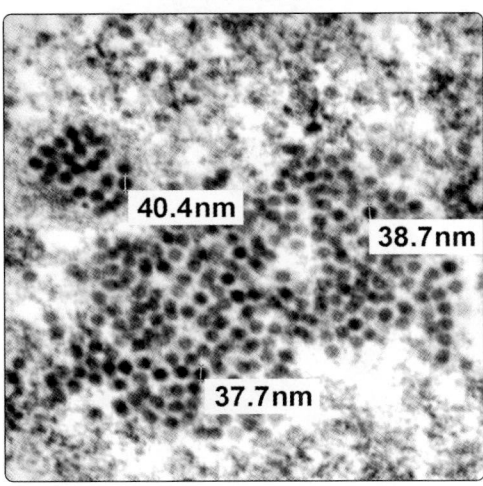

40.4nm

38.7nm

37.7nm

（左）电镜显示细胞质内病毒颗粒聚集物，靠近受感染的肾小管上皮细胞核，病毒颗粒紧密相拥，或偶尔以次晶阵列方式排列（未显示）

（右）BK 多瘤病毒电镜显示细胞核内约 40nm 的病毒颗粒，多瘤病毒明显小于腺病毒（75～80nm）或疱疹病毒（150～200nm）

（韩雯　译，余英豪　审）

要点

术语

- 肾脏巨细胞病毒(CMV)感染,通常与免疫缺陷患者系统性 CMV 感染相关

病因学/发病机制

- 大多数个体在成年前感染了 CMV
- 免疫缺陷患者具有高风险
  - 新生儿 CMV;移植患者 CMV

临床特征

- 临床表现
  - 肾功能不全
  - 流感样症状
- 抗病毒药物
  - 更昔洛韦或缬更昔洛韦
  - CMV 免疫球蛋白
- 减少或更换免疫抑制剂

镜下特征

- "猫头鹰眼"样核包涵体
  - 肾小管上皮细胞中最明显
  - 肾小球毛细血管和/或管周毛细血管内皮细胞
- 单个核细胞性间质炎症
- 急性肾小球肾炎(罕见)

主要鉴别诊断

- 多瘤病毒肾病
- 腺病毒肾炎
- 急性 T 细胞介导排斥反应

诊断要点

- CMV 核内包涵体主要存在于内皮细胞或上皮细胞
- 可合并其他真菌或病毒感染
- CMV 感染接受治疗的患者可能存在膦甲酸毒性特征

肾小球 CMV

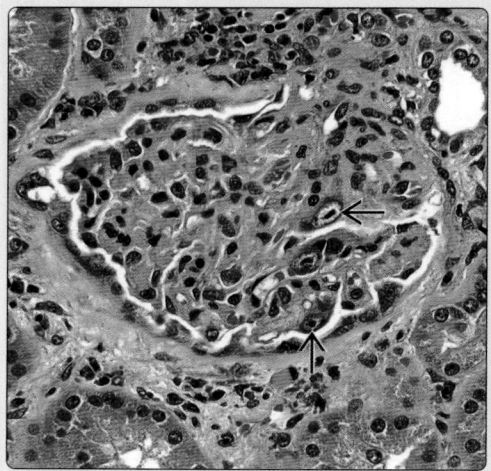

管周毛细血管 CMV

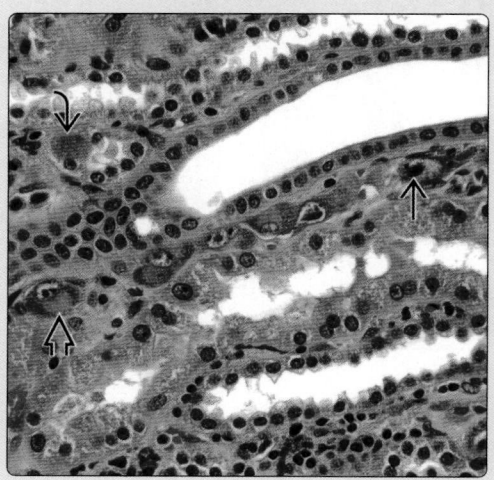

(左)HE 染色显示肾小球内皮细胞内出现特征性 CMV 核内包涵体("猫头鹰眼")➡️

(右)HE 染色显示管周毛细血管内皮细胞中 CMV 核内包涵体➡️,细胞质呈嗜碱性改变➡️,亦见于肾小管上皮细胞➡️

CMV 免疫组化染色

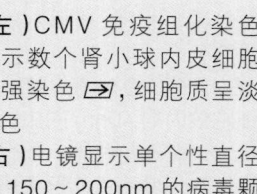
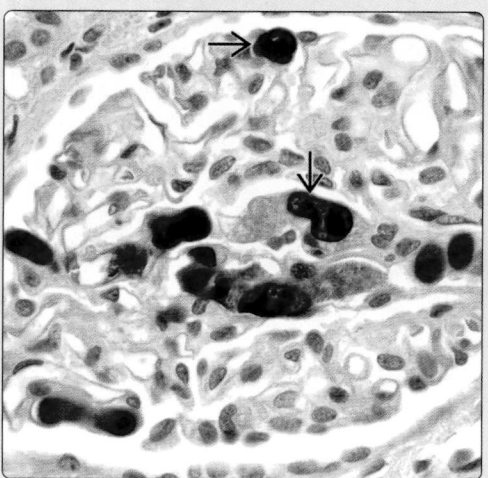

CMV 病毒颗粒

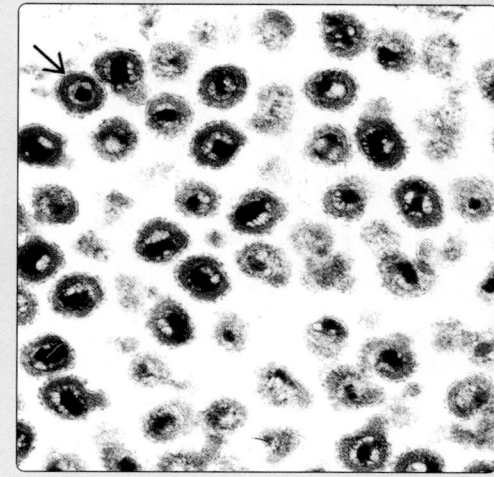

(左)CMV 免疫组化染色显示数个肾小球内皮细胞核强染色➡️,细胞质呈淡红色

(右)电镜显示单个性直径约 150~200nm 的病毒颗粒➡️,中心为致密的核心,被厚的囊膜包围,为 CMV 的特征性表现(Courtesy J.Taxy,MD.)

术语

定义

- 肾脏 CMV 感染,通常与系统性 CMV 受累和免疫缺陷有关
  - 可能间接导致肾损伤,特别是移植肾患者,包括急性移植性肾小球病
- 在正常人群中引起自限性单核细胞增多症

病因学/发病机制

感染原

- CMV

危险因素

- 免疫功能低下患者存在系统性 CMV 感染风险
  - 移植受者免疫抑制
    - 移植 CMV 感染的供体器官或在受者中激活
    - 匹配 CMV 血清学状态可最大程度降低 CMV 肾小管间质性肾炎(TIN)的发病率
  - 婴幼儿
    - 母体传播的新生儿 CMV 感染
  - HIV 感染患者

潜伏病毒

- 大多数人在成年前就已感染
  - 正常个体表现为良性自限性疾病;血清阳性率(90%)
  - 病毒终身处于潜伏状态

临床特征

流行病学

- 发病率
  - 新生儿 CMV
    - 最常见的新生儿感染
    - 美国活产婴儿的 0.2%～2.0%
    - 在澳大利亚,9.4/10 万 1～4 岁婴儿
  - 移植性 CMV
    - 无更昔洛韦预防者 CMV 发病率增加
    - 移植肾活检 CMV 感染率<1%

表现

- 发热
- 全身不适
- 急性肾损伤

预后

- 新生儿 CMV
  - 有症状婴儿死亡率为 30%
  - 幸存者通常有神经系统缺陷
- 移植受者 CMV 疾病
  - 既往移植物丢失增加(10%～20%)
  - 目前的免疫抑制方案患者中 CMV 的副反应较少

镜下特征

组织学特征

- Ⅰ型:间质性肾炎伴肾小管上皮细胞内大的核内包涵体
  - 不同程度的间质性炎症
  - 偶见肉芽肿性炎症
  - 内皮细胞中很少或没有核内包涵体
  - 间质浸润中见单核细胞包涵体
- Ⅱ型:内皮细胞内见大的嗜酸性核内包涵体
  - 可感染肾小球和管周毛细血管内皮细胞
  - CMV 感染以内皮细胞为主时,上皮细胞往往不被感染
  - 内皮细胞感染为主病例间质性炎症不明显
- Ⅲ型:急性肾小球肾炎(罕见)
  - 毛细血管内细胞增生
  - 肾小球内皮细胞或循环单核细胞中出现包涵体
- 塌陷型局灶节段性肾小球硬化症(FSGS)伴 *APOL1* 风险等位基因
- 无 CMV 包涵体的急性移植性肾小球病

辅助检查

免疫组化

- CMV(+)

鉴别诊断

多瘤病毒肾炎

- 免疫组化 SV40 大 T 抗原(+)

急性 T 细胞介导排斥反应

- 明显的间质性炎症伴肾小管炎

急性移植性肾小球病(排斥反应型)

- 肾小球内皮细胞明显肿胀和活化
- 系膜溶解:网状 PAS(+)物质
- 部分患者可能为 CMV 的间接作用
- 动脉内膜炎常见

诊断要点

病理解读要点

- 低倍镜下容易发现包涵体
- CMV 核内包涵体主要存在于内皮细胞或上皮细胞
- 可合并其他真菌或病毒感染

参考文献

1. Gama A et al: De-novo CMV infection manifesting as interstitial nephritis in a high-risk kidney recipient with concurrent urologic complications: lessons for the clinical nephrologist. J Nephrol. 35(7):1923-6, 2022
2. Iwatani Y et al: Risk factors for cytomegalovirus reactivation in patients with kidney disease under immunosuppressive therapy. Clin Exp Nephrol. 26(1):22-8, 2022
3. Aziz F et al: Post-transplant CMV glomerulitis. Clin J Am Soc Nephrol. 16(6):957-9, 2021
4. Shah PB et al: APOL1 polymorphisms in a deceased donor and early presentation of collapsing glomerulopathy and focal segmental glomerulosclerosis in two recipients. Am J Transplant. 16(6):1923-7, 2016

(韩雯 译,余英豪 审)

要　点

术语

- 同义词
  - 腺病毒（AdV）肾炎

病因学/发病机制

- 非包膜双链 DNA 病毒

临床特征

- 发热
- 出血性膀胱炎，通常伴肾脏受累
  - 肉眼血尿
- 急性肾衰竭；移植肾若受累出现触痛
- 血液实时 PCR 检测用于诊断和监测
  - 血液中检出腺病毒比症状早 3 周
- 西多福韦、利巴韦林、静注免疫球蛋白
- 如果病变局灶，通常可以痊愈
- 播散性病变死亡率 > 60%

镜下特征

- 间质性炎症伴肉芽肿和中性粒细胞浸润
- 肾小管坏死、出血
- 肾小管细胞内出现模糊的嗜碱性包涵体

辅助检查

- 免疫组化：腺病毒阳性
- 电镜显示 60～80nm 特征性病毒颗粒

主要鉴别诊断

- 急性 T 细胞介导排斥反应
- 多瘤病毒肾炎
- 药物性急性间质性肾炎

诊断要点

- 与其他微生物合并感染常见
- 应用一组抗病毒抗体对鉴别诊断很有帮助（AdV、SV40、CMV）

坏死性肉芽肿

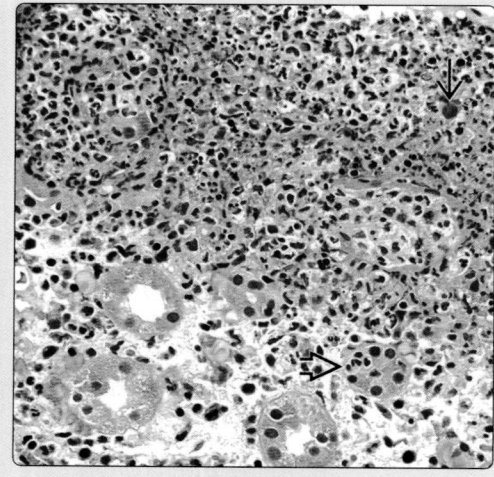

腺病毒细胞病变效应

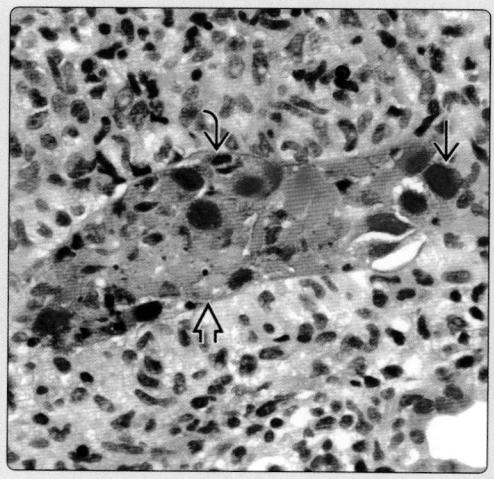

（左）移植肾腺病毒感染典型表现为坏死性肉芽肿，内见中性粒细胞、浆细胞和淋巴细胞浸润，可见病毒细胞病变效应➡和小管炎➡（Courtesy L.Novoa-Takara, MD.）

（右）HE 染色显示肾小管的几个上皮细胞核出现病毒细胞病变效应➡，并伴有小管炎➡和坏死➡，周围间质见大量炎症细胞和少量栅栏样的巨噬细胞浸润

腺病毒免疫组化染色

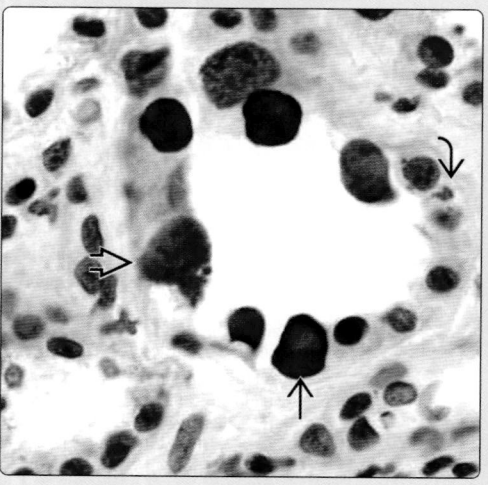

腺病毒颗粒：电镜表现

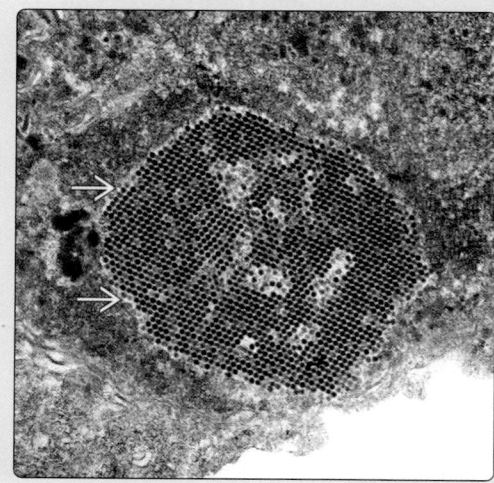

（左）移植肾活检标本腺病毒免疫组化染色显示几个肾小管上皮细胞的核有的呈强着色➡，有的呈弱着色➡，并见间质散在的炎症细胞浸润和局灶小管炎➡

（右）电镜显示腺病毒病毒颗粒在受感染的上皮细胞核内呈次晶阵列排列➡，单个病毒颗粒测量直径约 80nm，大小为人类多瘤病毒的 2 倍

病因学/发病机制

感染原

- 腺病毒（AdV）；非包膜双链 DNA 病毒
- 可能的感染途径：内源性潜伏感染再激活；移植供者

临床特征

流行病学

- 发病率
  - 移植肾受者罕见（＜1%）
    - 通常在移植后的前三个月内发作
  - 腺病毒在干细胞移植受者中更常见（3%～7%）
    - 原器官受累，包括膀胱、肺、肝、胃肠道、肾
  - 移植和非移植个体：明显免疫抑制
- 年龄
  - 儿童易感（＜5 岁）

表现

- 血液中腺病毒先于症状出现超过 3 周
- 发热（±肾脏体征）；多器官受累
- 出血性膀胱炎
  - 肉眼血尿；在没有膀胱炎情况下，腺病毒很少引起肾脏感染
- 急性肾损伤；移植肾压痛
- 溶血尿毒症综合征（HUS）
- 膀胱和输尿管受累可引起梗阻性尿路病
- 急性大叶性肺炎（影像学肿块性病变）
- 肝脓肿（肝移植）

实验室检查

- 实时定量 PCR
- 血液腺病毒抗原酶免疫测定

治疗

- 药物
  - 西多福韦、利巴韦林；缬更昔洛韦或更昔洛韦
  - 静脉注射免疫球蛋白
- 减少免疫抑制剂用量

预后

- 播散性疾病常致死（＞60%）
- 如病变局灶，通常可以痊愈
- 病毒血症在 30 天内消失

大体特征

一般特征

- 主要在髓质内看到淡黄色条纹伴出血性边缘
- 肾盂和输尿管黏膜表面出血

镜下特征

组织学特征

- 肾小管和间质
  - 急性肾小管损伤、间质性肾炎伴中性粒细胞浸润、局灶肾小管坏死；出血和水肿
  - 局灶肉芽肿 82% 与病毒感染的肾小管上皮细胞和肾小管破坏有关
  - 肾小管上皮细胞出现病毒细胞病变效应
    - 模糊的嗜碱性核内包涵体；肾小管腔内见脱落的受感染细胞；远端肾小管感染比近端肾小管感染多见
- 肾小球
  - 可感染肾小球上皮细胞（脏层和壁层）
- 血管：无特殊表现

辅助检查

免疫组化

- 细胞核和细胞质腺病毒染色

免疫荧光

- 沿 TBM 未见沉积物

电镜

- 肾小管上皮细胞核内可见到直径 60～80nm 的病毒颗粒

转录组

- 与多瘤病毒肾炎（PVN）相比，先天免疫转录本更高

鉴别诊断

急性 T 细胞介导排斥反应

- 反应性肾小管上皮细胞核非典型性可酷似病毒包涵体
- 急性 T 细胞介导排斥反应中，有时可见肾小管破坏引起的肉芽肿
- 出血和肾小管坏死较腺病毒感染轻
- 腺病毒不出现动脉内膜炎和 C4d（+）

多瘤病毒肾炎

- 免疫组化 SV40 阳性
- 出血和肾小管坏死比腺病毒少见
- 浆细胞增多，肉芽肿性炎症少

药物性急性间质性肾炎

- 出血和坏死极少见
- 无病毒抗原

诊断要点

病理解读要点

- 坏死性肉芽肿性炎症
- 联合使用一组抗病毒抗体对鉴别诊断很有价值（AdV、SV40、CMV、HSV）
- 可合并其他真菌或病毒感染

参考文献

1. Jagannathan G et al: The pathologic spectrum of adenovirus nephritis in the kidney allograft. Kidney Int. 103(2):378-90, 2023
2. Al-Heeti OM et al: Adenovirus infection and transplantation. Transplantation. 106(5):920-7, 2022
3. Matar AJ et al: Adenovirus causing hepatic abscess formation and unexplained fever in adult liver transplant recipients. Transpl Infect Dis. 23(1):e13435, 2021
4. Sanathkumar HT et al: Adenovirus-associated thrombotic microangiopathy and necrotizing interstitial nephritis in a renal transplant recipient: a case report and review. Indian J Nephrol. 31(3):314-8, 2021

（韩雯 译，余英豪 审）

要　点

病因学/发病机制

- Epstein-Barr 病毒（EBV）；人疱疹病毒 4 型（HHV-4）

临床特征

- EBV 感染通常无症状
- 传染性单核细胞增多症
  - 通常＜18 岁
  - 60% 为亚临床肾脏受累
    - 蛋白尿（14%）；血尿（11%）
- 多见于男性儿童患者
  - 男：女 =3：1
- 急性肾损伤
- 血液中的 EBV DNA（PCR）
- 治疗：氮化镓
- 治疗：无环鸟苷
- 预后良好，通常快速缓解

镜下特征

- 间质性炎症和水肿；淋巴细胞浸润为主（CD8）
- 肾小管炎伴细胞核非典型性
- 肾小球病变
  - 系膜细胞增生偶见
  - 肾小球毛细血管血栓（罕见）
  - 足细胞损伤；微小病变性肾病（罕见）
  - 免疫复合物介导的肾小球肾炎（MPGN、IgAN 罕见）

辅助检查

- 荧光原位杂交
  - EBER-1 mRNA

主要鉴别诊断

- 急性间质性肾炎
- 急性肾小管坏死
- 多瘤病毒肾炎

间质炎症和出血

间质炎症和细胞核非典型性

（左）16 个月男婴急性 EBV 感染，肾脏 HE 染色显示间质弥漫性单个核细胞炎症➡️和出血➡️（Courtesy H.Cathro, MD.）
（右）急性 EBV 感染男童，可见弥漫性间质炎症及肾小管上皮细胞核非典型性➡️（Courtesy H.Cathro, MD.）

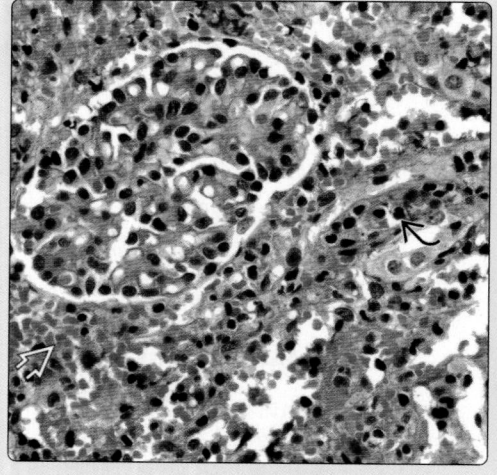
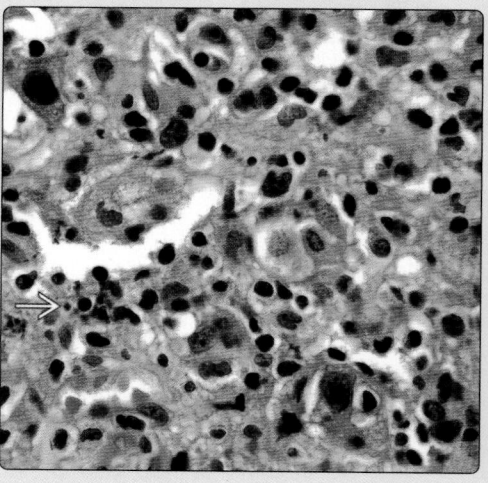

EBV 感染引起急性间质性肾炎

EBER-1（＋）细胞

（左）21 岁女性，EBV 感染引起急性肝肾衰竭，肾活检显示间质广泛炎症细胞浸润，患者还有溶血性贫血、低补体血症、和血液 EBV DNA 阳性；治疗后完全恢复
（右）21 岁女性，因 EBV 感染引起急性间质性肾炎，活检显示间质中可见 EBER -1 阳性单核细胞浸润➡️

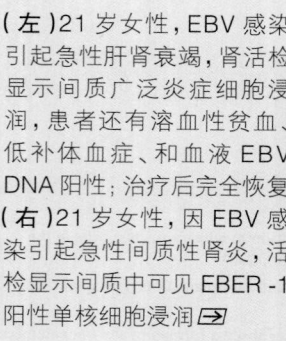
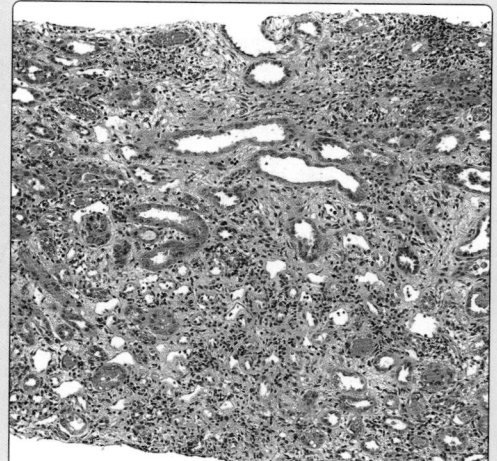
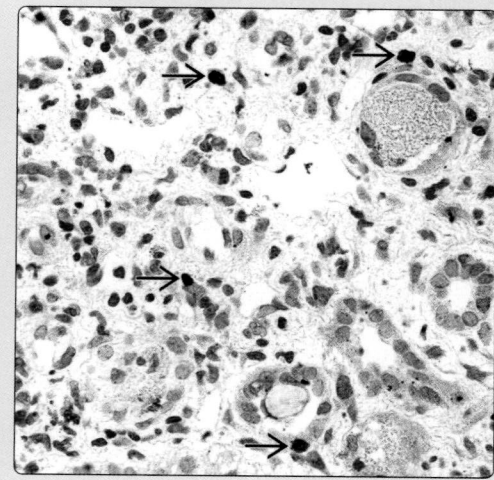

术语

定义

- 原发性 EBV 感染引起急性肾损伤

病因学/发病机制

感染原

- EBV、HHV-4
  - 95% 的成年人在 40 岁之前感染
  - 可感染表达结合 EBV 的 CD21（补体受体）的近端肾小管上皮细胞

临床特征

流行病学

- 发病率
  - EBV 感染通常无症状
    - 传染性单核细胞增多症
      □ 肾脏受累高达 15%
- 年龄
  - 通常 <18 岁
- 性别
  - 男：女 =3：1

表现

- 无症状
  - 大多数情况下
- 传染性单核细胞增多症
  - 蛋白尿（14%）；血尿（11%）
- 急性肾损伤
  - 少尿（罕见），间质性肾炎
  - 关联性：肝炎、横纹肌溶解症或噬血细胞增多症
  - 肾小球病变：MPGN、IgAN、FSGS

实验室检查

- 血液中 EBV DNA（PCR）
- ELISA
  - EBV 衣壳抗原（VCA）-IgM，IgG；EBV 核抗原（EBNA）
  - 早期抗原
- 单核细胞增多症（单斑检测试剂盒）或异嗜性抗体测试
  - 10 岁以下儿童通常阴性

治疗

- 药物
  - 阿昔洛韦
  - 糖皮质激素：疗效不一

预后

- 很好，通常快速消退

镜下特征

组织学特征

- 间质水肿及 CD8（＋）T 细胞浸润
- 肾小管炎；肾小管上皮细胞核非典型性
- 肾小球病变
  - 偶见肾小球系膜细胞增生
- 塌陷性 FSGS（罕见）
- 足细胞损伤；微小病变性肾病（罕见）
- 免疫复合物介导肾小球肾炎（MPGN、IgAN 罕见）
- 肾小球毛细血管血栓（罕见）

辅助检查

免疫组化

- 阳性
  - 肾小管上皮细胞 EBV-VCA 阳性
    - 偶尔循环或间质单核细胞染色阳性
- 阴性
  - EBNA、LMP
  - 腺病毒
  - CMV
  - BK 病毒或 JC 病毒

原位杂交

- EBER-1 mRNA 阳性
  - 罕见循环或间质单核细胞染色（＋）

鉴别诊断

急性间质性肾炎

- 明显的间质炎症浸润，无细胞病变效应
- 无急性 EBV 感染

急性肾小管坏死

- 明显损伤伴间质炎症或小管炎

多瘤病毒肾炎

- 明显的浆细胞性间质性炎症伴小管炎
- 小管上皮细胞核病毒细胞病变效应；SV40 染色（＋）

腺病毒感染

- 肾小管上皮细胞腺病毒染色（＋）

巨细胞病毒感染

- CMV 核内包涵体；CMV 染色（＋）

诊断要点

病理解读要点

- 临床和血清学关联以确认诊断

参考文献

1. Acharya R et al: Concomitant nephrotic syndrome and tubulointerstitial nephritis in a child with Epstein-Barr virus mononucleosis. BMJ Case Rep. 14(2):e240108, 2021
2. Muehlig AK et al: Collapsing focal segmental glomerulosclerosis in viral infections. Front Immunol. 12:800074, 2021
3. Zhong Y et al: IgG4-related kidney disease with systemic Epstein-Barr virus infection: a case report. Clin Nephrol. 95(5):278-82, 2021
4. Godinho I et al: Membranoproliferative glomerulonephritis and interstitial nephritis in the setting of Epstein-Barr virus-related hemophagocytic syndrome. Clin Nephrol. 89(6):474-9, 2018
5. Moretti M et al: Acute kidney injury in symptomatic primary Epstein-Barr virus infectious mononucleosis: Systematic review. J Clin Virol. 91:12-7, 2017
6. Romiopoulos I et al: Fulminant Epstein-Barr virus-associated hemophagocytic syndrome in a renal transplant patient and review of the literature. Transpl Infect Dis. 18(5):795-800, 2016

（韩雯 译，余英豪 审）

要　点

病因学/发病机制

- 感染原
  - 单纯疱疹病毒（HSV）1/2

临床特征

- 急性肾损伤
  - 肾脏受累罕见
- 其他部位的 HSV 感染
  - 脑炎、肝炎
- 罕见来源于供肾
- 治疗
  - 阿昔洛韦
  - 减少免疫抑制剂
- 预后
  - 较好
    - 如有 HSV 肝炎预后差

镜下特征

- 明显的间质性炎症

- 病毒细胞病变效应
  - 肾小管上皮细胞核
    - 核模糊不清
- 肾小管炎
- 急性肾小管损伤和/或坏死
- 间质水肿出血

辅助检查

- 免疫组化
  - HSV1/2 核和胞质染色
- 电镜
  - HSV 病毒颗粒直径约 110nm

主要鉴别诊断

- 多瘤病毒肾炎
- 腺病毒肾炎
- 急性细胞排斥反应
- 巨细胞病毒肾小管间质性肾炎

间质炎症

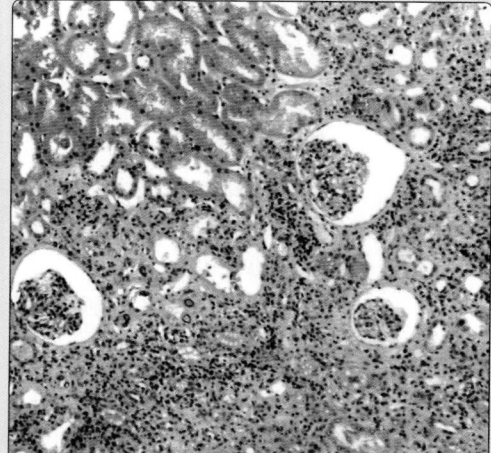

HSV 免疫组化

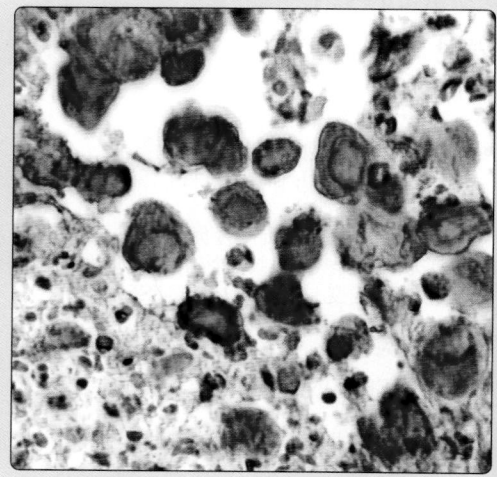

（左）肾移植伴播散性 HSV 感染患者，HE 染色显示间质明显炎症，但未见明显的病毒细胞病变效应（*Courtesy K.Park, MD, PhD.*）

（右）移植肾患者，可见许多脱落的尿路上皮细胞，免疫组化 HSV1/2 染色显示细胞核和细胞质呈强着色（*Courtesy K.Park, MD, PhD.*）

病毒细胞病变效应

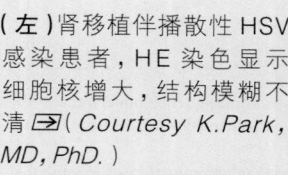
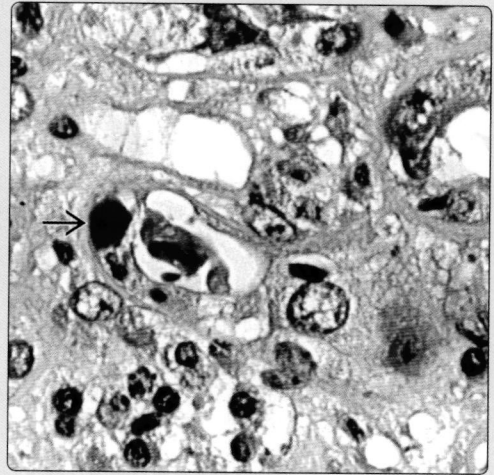

HSV 病毒颗粒

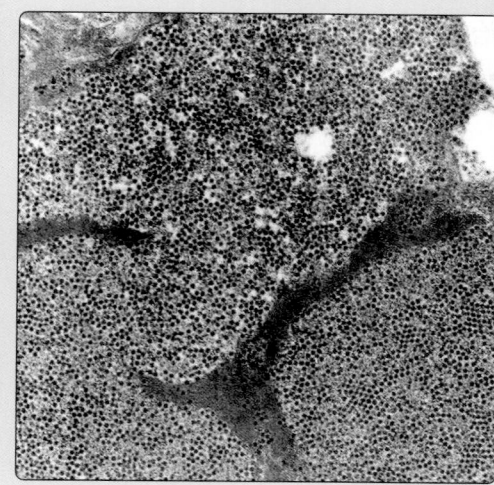

（左）肾移植伴播散性 HSV 感染患者，HE 染色显示细胞核增大，结构模糊不清 ➡（*Courtesy K.Park, MD, PhD.*）

（右）电镜显示肾移植患者受染的肾小管上皮细胞中见大量直径 105～110nm 的 HSV 颗粒（*Courtesy K.Park, MD, PhD.*）

术语

缩写

- 单纯疱疹病毒（herpes simplex virus，HSV）间质性肾炎

病因学/发病机制

感染原

- HSV1/2

临床特征

流行病学

- 发病率
  - 罕见
- 性别
  - 无偏好
- 种族
  - 无偏好

表现

- 急性肾损伤
- 其他部位的 HSV 感染
  - 脑炎、肝炎
- 罕见来源于供肾

实验室检查

- PCR
- 血清学检测
  - ELISA
  - 蛋白印迹
    - 抗 gpG1 糖蛋白 HSV1 检测
    - 抗 gpG2 糖蛋白 HSV2 检测
  - 免疫荧光检测
- 病毒培养；壳瓶培养

治疗

- 药物：阿昔洛韦
- 减少免疫抑制剂

预后

- 较好
  - 如有 HSV 肝炎预后差

镜下特征

组织学特征

- 明显的间质性炎症
  - 主要为淋巴细胞
  - 浆细胞和中性粒细胞亦可见
- 肾小管炎
- 病毒细胞病变效应；细胞核模糊不清
- 急性肾小管损伤
- 间质水肿/出血
- HSV 引起的免疫复合物肾小球肾炎罕见

辅助检查

免疫组化

- HSV1/2

- 细胞核和胞质强着色

电镜

- HSV 病毒颗粒直径约 110nm

鉴别诊断

多瘤病毒肾炎

- 明显的间质性炎症伴小管炎
- 病毒细胞病变效应
  - 免疫组化 SV40 阳性
- 病毒颗粒直径 40nm

腺病毒肾炎

- 明显的间质肉芽肿性炎症伴小管炎
- 病毒细胞病变效应伴核模糊不清
  - 免疫组化腺病毒阳性
  - 单个性病毒颗粒直径约 90nm
- 肾小管坏死

巨细胞病毒肾小管间质性肾炎

- 肾小管上皮细胞核增大
  - 特征性的猫头鹰眼核包涵体
  - 嗜碱性胞质包涵体
- 明显的间质性炎症伴小管炎
- 病毒颗粒直径 150～200nm

急性细胞排斥反应

- 明显的间质性炎症伴小管炎
- 可存在动脉内膜炎
- 无病毒细胞病变效应

诊断要点

病理解读要点

- 可合并其他病毒或真菌感染

参考文献

1. Wang B et al: Renal biopsy in systemic infections: expect the unexpected. Ultrastruct Pathol. 47(1):22-9, 2023
2. Zeidan JH et al: Donor-derived herpes simplex virus hepatitis in a kidney transplant recipient and review of the literature. Transpl Infect Dis. e13562, 2021
3. Hemmersbach-Miller M et al: Hemorrhagic herpes simplex virus type 1 nephritis: an unusual cause of acute allograft dysfunction. Am J Transplant. 17(1):287-91, 2017
4. Macesic N et al: Herpes simplex virus-2 transmission following solid organ transplantation: donor-derived infection and transplantation from prior organ recipients. Transpl Infect Dis. 19(5), 2017
5. Capretti MG et al: Herpes simplex virus 1 infection: misleading findings in an infant with disseminated disease. New Microbiol. 36(3):307-13, 2013
6. Basse G et al: Disseminated herpes simplex type-2 (HSV-2) infection after solid-organ transplantation. Infection. 36(1):62-4, 2008
7. Kang YN et al: Systemic herpes simplex virus infection following cadaveric renal transplantation: a case report. Transplant Proc. 38(5):1346-7, 2006
8. Sachdeva MU et al: Viral infections of renal allografts--an immunohistochemical and ultrastructural study. Indian J Pathol Microbiol. 47(2):189-94, 2004
9. Sinniah R et al: An in situ hybridization study of herpes simplex and Epstein Barr viruses in IgA nephropathy and non-immune glomerulonephritis. Clin Nephrol. 40(3):137-41, 1993
10. Silbert PL et al: Herpes simplex virus interstitial nephritis in a renal allograft. Clin Nephrol. 33(6):264-8, 1990

（韩雯 译，余英豪 审）

要 点

术语

- 汉坦病毒引起的肾脏疾病
- 不同地理区域的品系表现不同

病因学/发病机制

- 汉坦病毒属布尼亚病毒科
- 通过吸入啮齿动物气雾状排泄物而感染
  - 来自大鼠、小鼠和田鼠的人兽共患病
- 流感样综合征可导致严重的多器官损伤、出血、微血管病变伴休克
- 微血管和免疫系统受累
  - 感染内皮细胞、巨噬细胞和树突状细胞
  - 趋化因子/细胞因子释放和血管渗漏/出血是主要的致病性事件

临床特征

- 全球每年约 15 万；美国罕见
- 急性肾衰竭
- 弥散性血管内凝血伴血小板减少症和瘀斑
- 水肿
- 畏光、腹部/背部疼痛和肌痛
- 蛋白尿

镜下特征

- 间质性炎症、出血或纤维化
- 急性肾小管损伤/坏死
- MPGN 或弥漫增生性肾小球肾炎（罕见）
- 电镜显示病毒核衣壳和毛细血管内皮损伤

主要鉴别诊断

- 其他病毒性出血热
  - 登革热
  - 埃博拉
  - 拉沙热

间质出血

出血区内混合性间质炎症

（左）普玛拉汉坦病毒感染，PAS 染色显示间质广泛出血并使肾小管分离➡（Courtesy D.Ferluga, MD.）
（右）普玛拉汉坦病毒感染，PAS 染色显示间质广泛出血并使肾小管分离➡，插图显示间质混合性炎症细胞浸润，免疫组化双染显示 CD8（+）T 细胞（棕色）➡和 CD68（+）（KP-1）（红色）单核/巨噬细胞➡（Courtesy D.Ferluga, MD.）

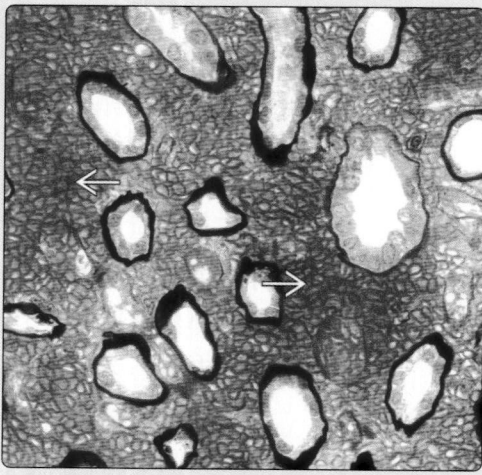
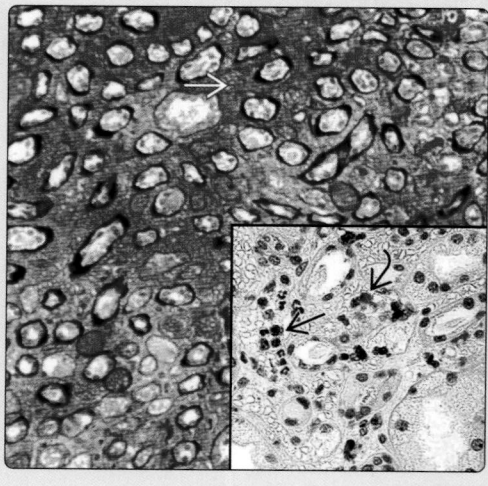

管周毛细血管充血及间质出血

内皮细胞破坏和出血

（左）电镜显示管周毛细血管充血➡伴出血的红细胞进入间质➡（Courtesy D.Ferluga, MD.）
（右）电镜显示管周毛细血管内皮细胞坏死性损伤➡伴出血的红细胞进入间质➡（Courtesy D.Ferluga, MD.）

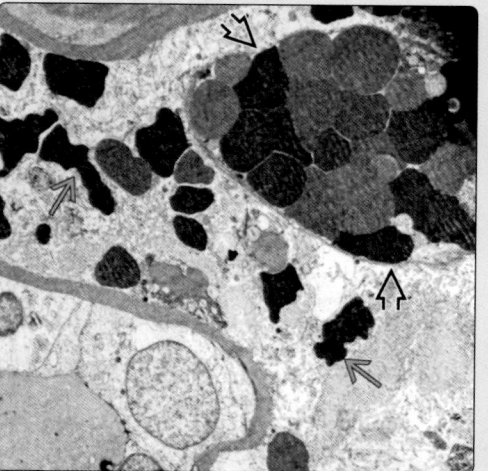
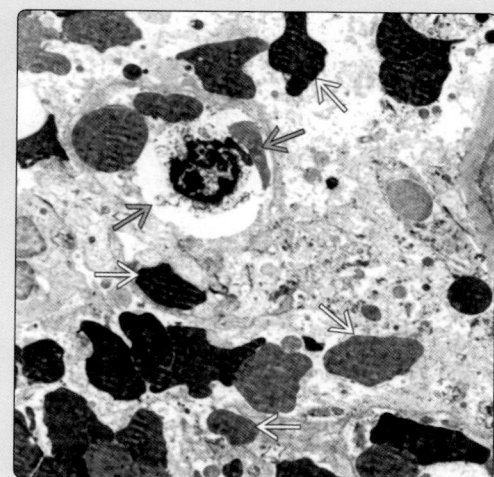

术语

缩写

- 汉坦病毒肾病（Hantavirus nephropathy，HVN）

同义词

- 肾综合征出血热（HFRS）
- 流行性肾病（NE）：HFRS 的较轻形式

定义

- 汉坦病毒引起的肾脏疾病

病因学/发病机制

感染原

- 汉坦病毒（Hantavirus）
  - 布尼亚病毒科，负链包被 RNA 病毒
  - ＞20 株致病性毒株，全球分布
  - 通过吸入雾化的啮齿动物尿液、唾液或粪便感染
  - 在内皮细胞、巨噬细胞/树突状细胞中复制
  - 不同品系表现不同
- 汉坦病毒（Hantaan virus）
  - 远东地区（俄罗斯、中国和韩国）重型 HFRS
  - 源自条纹田鼠（黑线姬鼠）
- 首尔病毒（Seoul virus）
  - 中度型 HFRS，全球分布，包括美国
  - 源自灰鼠（挪威鼠）
- 多布拉病毒（Dobravirus）
  - 中欧和东南欧（巴尔干）重型 HFRS
  - 源自黄颈田鼠（黄喉姬鼠）
- 普马拉病毒（Puumala virus）
  - 整个欧洲（巴尔干、斯堪的纳维亚和俄罗斯）
  - 源自黑田鼠（堤岸田鼠）
- 辛诺柏病毒（Sin Nombre virus）
  - 汉坦病毒肺综合征（HPS），美国西部
  - 源自鹿鼠（白足鼠）

微血管/免疫系统相互作用

- 细胞因子释放（如 TNF-α、VEGF、γ 干扰素）
- 严重微血管损伤及出血
  - 释放内皮成分进入循环（如 VCAM-1、多配体蛋白聚糖-1）
- 血小板功能和补体系统紊乱

临床特征

流行病学

- 发病率
  - 全球约 15 万/年
  - 美国罕见

表现

- 发热/寒战、低血压、少尿性肾衰竭
- 血管渗漏综合征（水肿、血液浓缩、体位性低血压）
- 恶心/呕吐、腹部/背部疼痛和肌痛
- 血小板减少及瘀斑
- 畏光
- 严重小管性蛋白尿

- 肾小球性蛋白尿
  - 试纸白蛋白尿≥2+ 预测严重急性肾损伤（AKI）
- 血尿
  - 可作为 AKI 严重程度的标志

治疗

- 支持疗法
- 汉坦病毒疫苗

预后

- 死亡率因品系而异
  - 辛诺柏病毒（＞50%）、汉坦病毒和多布拉病毒（5%～15%）、首尔病毒（1%～5%）、普马拉病毒（0.1%～1%）

镜下特征

组织学特征

- 肾小球
  - 弥漫增生性肾小球肾炎或 MPGN（罕见）
  - ± 系膜细胞增生
- 间质
  - 间质性炎症/肾炎和出血；后期纤维化
    - 淋巴细胞和中性粒细胞浸润为主
- 肾小管
  - 早期急性肾小管损伤/坏死，后期萎缩
- 血管
  - 管周毛细血管充血
    - 皮质管周毛细血管炎和髓质直小血管炎症
  - 内皮细胞损伤和活化

辅助检查

电镜

- 坏死性内皮细胞损伤，管周毛细血管活化和破坏
- 内皮细胞内病毒颗粒
  - 直径 100nm，圆形或卵圆形病毒
  - 双层脂质包膜伴突出"钉突"
  - 核衣壳由空心微丝或致密颗粒组成

鉴别诊断

其他病毒性出血热

- 黄病毒（登革热）、沙粒病毒（拉沙热）、丝状病毒（埃博拉）
- 内皮细胞中独特的病毒形态学
- PCR 检测血液中特定病毒

急性间质性肾炎

- 间质炎症明显，出血少

急性缺血性损伤

- 间质出血及内皮损伤少

参考文献

1. Tariq M et al: Hemorrhagic fever with renal syndrome: literature review, epidemiology, clinical picture and pathogenesis. Infect Chemother. 54(1):1-19, 2022
2. Ferluga D et al: Hantavirus nephropathy. J Am Soc Nephrol. 19(9):1653-8, 2008

（韩雯 译，余英豪 审）

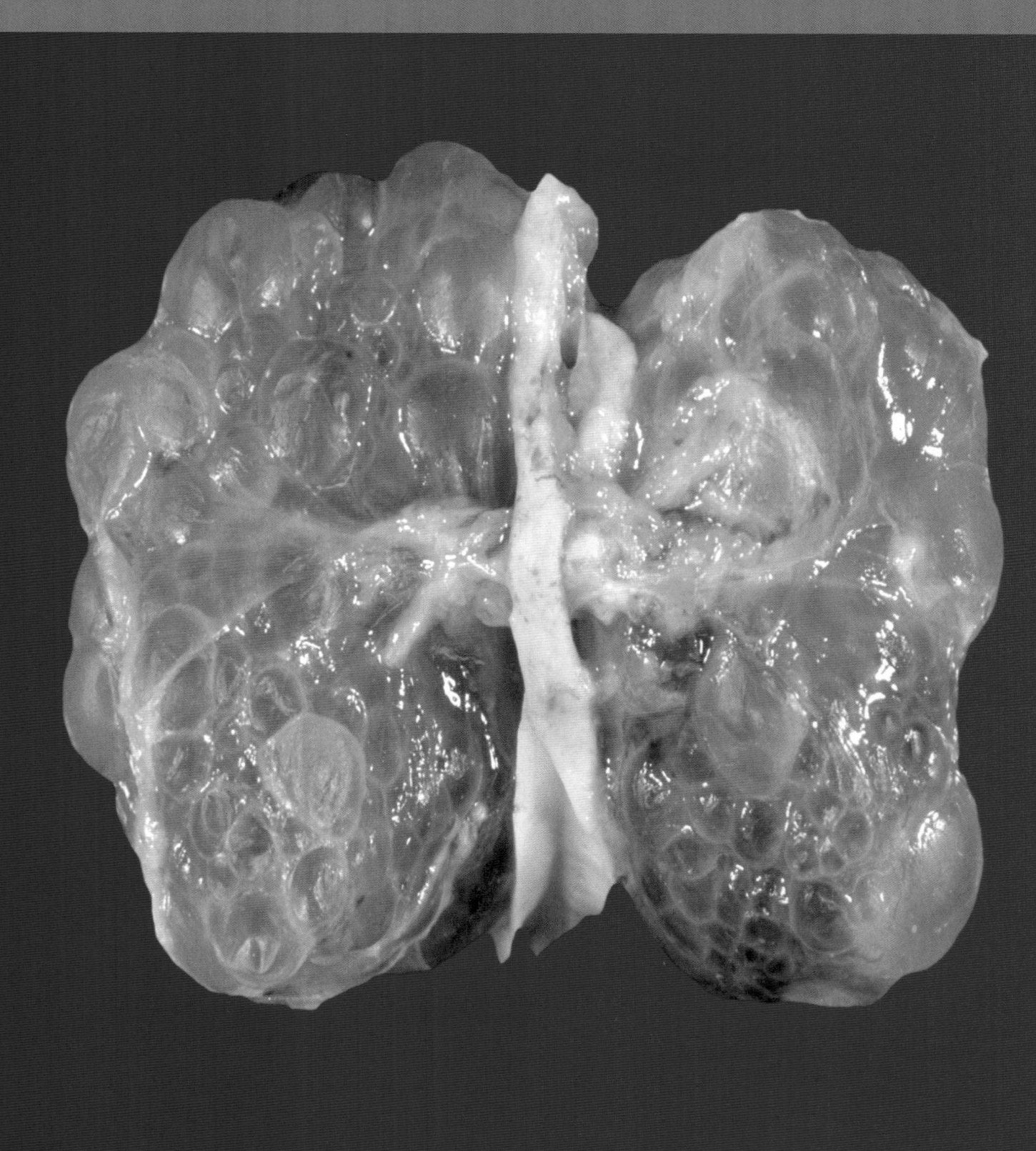

第六章
发育性疾病

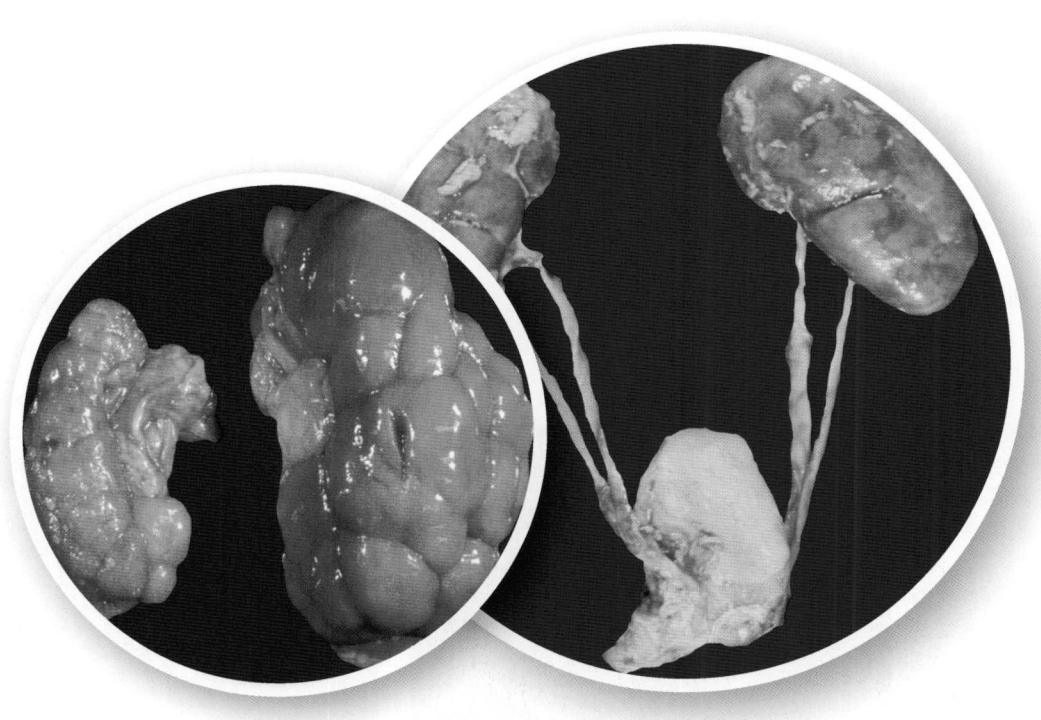

术语

定义

- 肾脏和泌尿道发育不良；先天性肾脏或泌尿道异常（CAKUT）

病因学 / 发病机制

发育异常

- CAKUT 单独发生，合并另一种 CAKUT，或作为综合征发生
- CAKUT 病理定义
  - **肾缺如**：无肾脏形成或早期分支后退化
  - **肾脏发育不全**：肾脏小，结构正常
  - **肾脏发育不良**：肾脏结构异常，伴有胚基成分和不成熟肾单位
  - **多囊性发育不良**：肾实质出现大小不一囊肿和肾发育不良
  - **集合系统重复**：输尿管部分或完全重复
    - 若为完全重复，则插入膀胱不同
  - **异位肾脏或旋转不良**：肾脏位置或方向异常
  - **双肾或多肾**：每侧＞1 个肾脏，通常由于集合系统部分或全部重复引起
  - **马蹄肾**：肾脏在中线处融合，完全或部分融合
  - **膀胱输尿管反流（VUR）**：尿液从膀胱反流至输尿管
  - **巨输尿管症**：输尿管大而弯曲、扩张
  - **输尿管积水**：输尿管扩张
  - **输尿管肾盂连接部（UPJ）梗阻**：肾盂输尿管连接部的远端输尿管狭窄，可为物理性或生理性
  - **输尿管膀胱连接部（UVJ）梗阻**：远端输尿管 - 膀胱连接部狭窄
  - **输尿管疝**：输尿管盲端进入膀胱内或外
  - **后尿道瓣膜（PUV）**：PUV 错位或发育异常，导致梗阻性反流
  - **肾盂积水**：通常由于 UPJ 梗阻导致肾盂和肾盏扩张
- 多系统受累

- 若重要基因对多个器官发育有重要影响，则可能表现为综合征
- 病因
  - 毒素或环境暴露
    - 二噁英（橙剂）：肾盂积水
  - 药物
  - 孕期营养或保健
    - 低蛋白饮食，糖尿病，高盐或低盐摄入
  - 遗传
    - 孟德尔遗传：常染色体隐性或显性，X 连锁基因组改变
    - 非孟德尔式遗传：表观遗传，修饰基因伴不完全外显和不同表达
    - 自发或更始基因组变异
    - 遗传异质性疾病：许多基因缺陷可导致 CAKUT
- 根据肾脏发育阶段分类
  - 前肾和中肾缺陷
    - 肾管生长成熟缺陷：肾缺如，输尿管和集合系统缺陷，男性生殖道（输精管）
    - 前（中肾）芽抑制失败或中肾适时退化失败：多余输尿管，性腺下降缺陷
  - 后肾缺陷
    - 输尿管芽（UB）诱导：肾缺如，发育不全
    - 分支形态发生：发育不全，发育不良，囊肿，肾小管形成缺陷，肾小球形成缺陷；包括所有三个主要组成部分之间的相互作用：UB、间充质和间质
  - 输尿管或尿生殖窦成熟缺陷
    - 近端或上段输尿管：UPJ 梗阻，肾盂积水，分叉型输尿管
    - 远端或下尿路：UVJ 梗阻，VUR，巨输尿管症，输尿管积水，输尿管疝，PUV
  - 位置异常
    - 上升或旋转失败：异位肾，马蹄肾，交叉肾异位
  - 肾原基外在因素
    - 侧板中胚层和脊索：异位肾，融合，中肾管（WD）成熟，马蹄肾

双肾发育不全

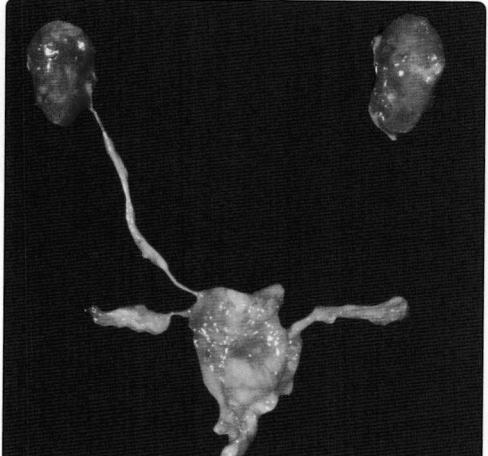

（左）4 号染色体短臂缺失综合征患者，泌尿生殖系统大体解剖显示双侧肾脏发育不全。右侧输尿管在拍照前已切除

（右）4 号染色体短臂缺失综合征患者，发育不全肾脏组织学表现为正常肾脏结构，但肾小球代数（3～4 代）较正常肾（13～14 代）低

发育不全肾肾单位减少

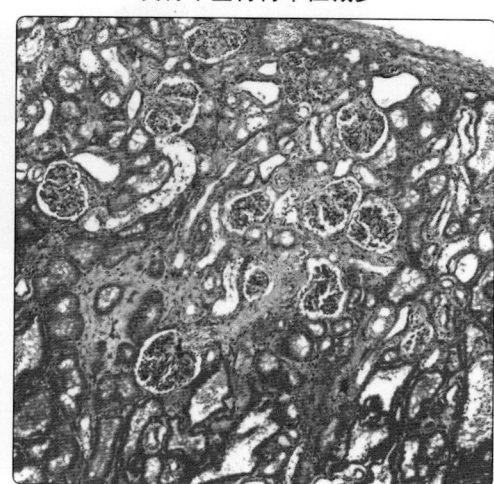

与CAKUT和肾外表现相关的基因和综合征

- 14%～18%有确定的遗传学异常
  - ＞100种基因(也包括三体)
  - 常染色体显性或隐性遗传
  - 更始基因偶见
- Townes-Brocks综合征:*SALL1*;肢体,感觉神经性聋,肛门闭锁,CAKUT
- CAKUT-先天性巨结肠病或多发性内分泌肿瘤综合征2A型(MEN2A):*RET*;肠神经节细胞缺乏症,甲状腺髓样癌,嗜铬细胞瘤,CAKUT
- 甲状腺功能减退,耳聋,肾(HDR)综合征:*GATA3*
- 肾囊肿和糖尿病综合征(RCAD):*HNF1B*(TCF2);肾小球囊肿病,CAKUT,MODY5糖尿病,生殖道缺陷
- Fraser综合征:*FRAS1*,*FREM2*;并指,隐眼,肾缺如,发育不全/发育不良
- Meckel-Gruber:*MKS1*,*TMEM67*(MKS3);多指/趾,肝脏畸形,脑膨出,肾发育不良,囊肿
- RHD:*BMP4*,*SIX2*;小眼畸形,唇裂,肾发育不全/发育不良
- 梨状腹综合征:基因未知;三联体隐睾症,腹肌发育不良,CAKUT
- Wolf-Hirschhorn综合征或4号染色体短臂缺失综合征:4号染色体短臂末端缺失;面部特征畸形,发育迟缓,智力障碍,CAKUT
- Bardet-Biedl综合征:多种纤毛基因;视网膜病变,手指异常,肥胖,男性性腺功能减退症,肾发育不良
- Fanconi贫血:DNA修复通路基因*FANCA-FANCM*;贫血,急性髓系白血病,肢体畸形,CAKUT
- Smith-Lemli-Opitz综合征:胆固醇生物合成(*DHCR7*);面部特征畸形,小头畸形,并指/趾,智力障碍,肾发育不良
- 腮裂-耳-肾综合征(BOR):*EYA1*,*SIX1*,*SIX5*,*MYOG*;耳聋,鳃裂囊肿,CAKUT
- 肾缺损综合征:*PAX2*;视网膜缺损,CAKUT

流行病学

发病率

- CAKUT是产前期最常见异常之一
- 活产儿0.5%～1.0%(可能被低估)
- 发病率因畸形类型而异;VUR是最常见的CAKUT之一
- 25% ESRD患者有CAKUT

年龄范围

- 多数在出生前或围产期确诊

性别

- 有些畸形具有性别偏好
  - PUV仅见于男性患者
  - VUR多见于女性患者

临床意义

概述

- CAKUT是儿童肾衰竭最常见的病因
  - 高达25%的成人ESRD
- 基因组检测常揭示可能的致病变异型
  - 确定因果关系具有挑战性

临床表现

- 子宫内
  - 羊水过少
  - 宫内发育迟缓(IUGR)
- 出生后
  - 多发性尿路感染(UTI)
  - 肾衰竭
  - 高血压
  - 尿路结石
- 临床问题
  - 自发缓解
  - 手术/泌尿道矫正
  - 遗传咨询
  - 狭窄,瘢痕,复发

大体特征

一般特征

- 因表型各异
- 上尿路可因下尿路异常而继发性受累,或受累不受下尿路缺陷影响

镜下特征

一般特征

- 因表型各异

参考文献

1. Klämbt V et al: Genetic variants in ARHGEF6 cause congenital anomalies of the kidneys and urinary tract in humans, mice, and frogs. J Am Soc Nephrol. 34(2):273-90, 2023
2. Leow EH et al: Congenital anomalies of the kidney and urinary tract (CAKUT) in critically ill infants: a multicenter cohort study. Pediatr Nephrol. 38(1):161-72, 2023
3. Khan K et al: Multidisciplinary approaches for elucidating genetics and molecular pathogenesis of urinary tract malformations. Kidney Int. 101(3):473-84, 2022
4. Westland R et al: Clinical integration of genome diagnostics for congenital anomalies of the kidney and urinary tract. Clin J Am Soc Nephrol. 16(1):128-37, 2020
5. Sanna-Cherchi S et al: Genetic basis of human congenital anomalies of the kidney and urinary tract. J Clin Invest. 128(1):4-15, 2018
6. van der Ven AT et al: Novel insights into the pathogenesis of monogenic congenital anomalies of the kidney and urinary tract. J Am Soc Nephrol. 29(1):36-50, 2018
7. van der Ven AT et al: Whole-exome sequencing identifies causative mutations in families with congenital anomalies of the kidney and urinary tract. J Am Soc Nephrol. 29(9):2348-61, 2018
8. Heidet L et al: Targeted exome sequencing identifies PBX1 as involved in monogenic congenital anomalies of the kidney and urinary tract. J Am Soc Nephrol. 28(10):2901-14, 2017
9. Song R et al: Genetics of congenital anomalies of the kidney and urinary tract. Pediatr Nephrol. 26(3):353-64, 2011

第六章　发育性疾病

中肾 - 中肾管发育缺陷

（左）图示由中肾管或中肾成熟缺陷引起的肾脏畸形。中肾管净信号增强可导致多余输尿管芽（UB）或集合系统重复

（右）诱导缺陷或中肾管成熟、生长净减少可导致肾缺如或发育不全。主要原因包括远端中肾管生长失败，UB 诱导缺陷导致 UB 诱导失败或 UB 错位

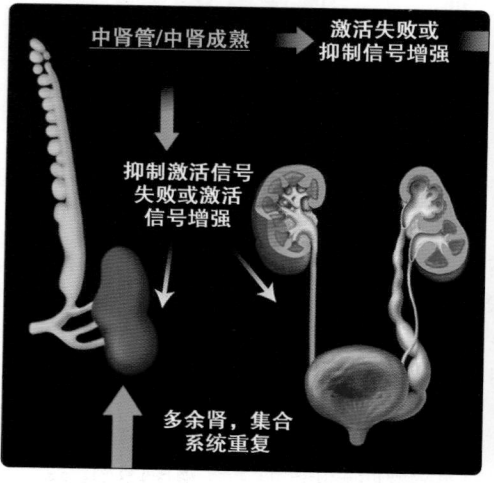

输尿管芽诱导缺陷

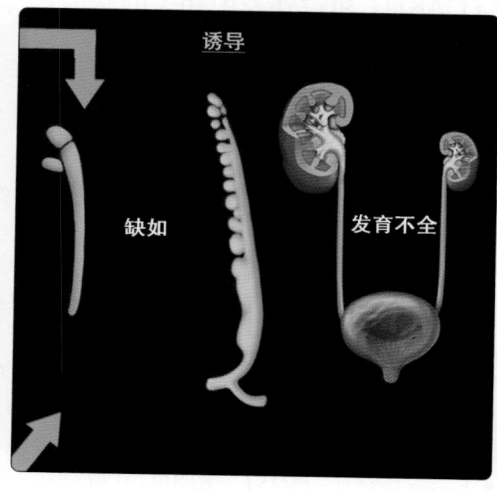

早期正常肾脏发育

（左）图示正常肾脏发育阶段：前肾、中肾期中肾管尾侧延长、后肾中 UB 诱导及随后的分支形成和上升。远端输尿管成熟也确保其正常进入膀胱

（右）由于交互作用异常和分化缺陷，分支形态生成缺陷可导致发育不全（肾单位减少）或发育不良（形态异常）

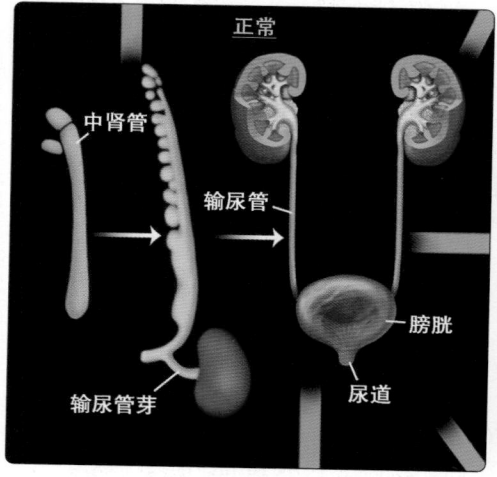

分支形态生成缺陷

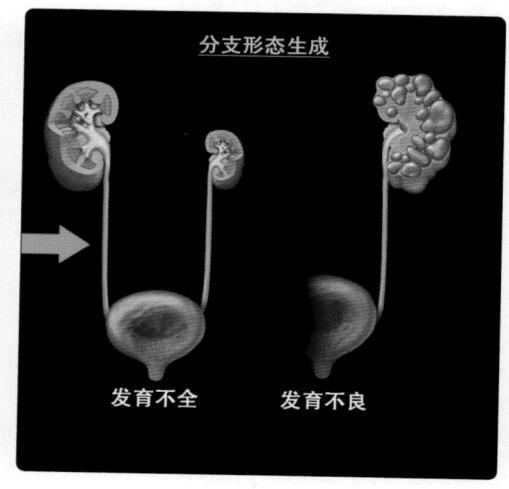

上、下输尿管和 UGS 缺陷

（左）图示由输尿管或泌尿生殖窦（UGS）成熟缺陷引起的上尿路、下尿路畸形谱。巨输尿管症可由任意下尿路异常引起。PUV，后尿道瓣膜；UPJ，输尿管肾盂连接部；UVJ，输尿管膀胱连接部；VUR，膀胱输尿管反流

（右）图示肾发育过程中因上升缺陷或旋转不良引起的肾脏畸形

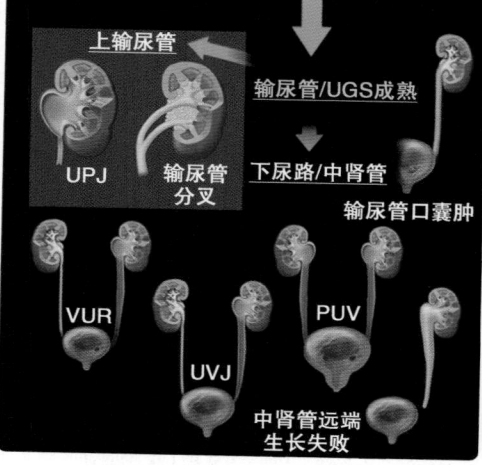

上升 - 旋转不良缺陷

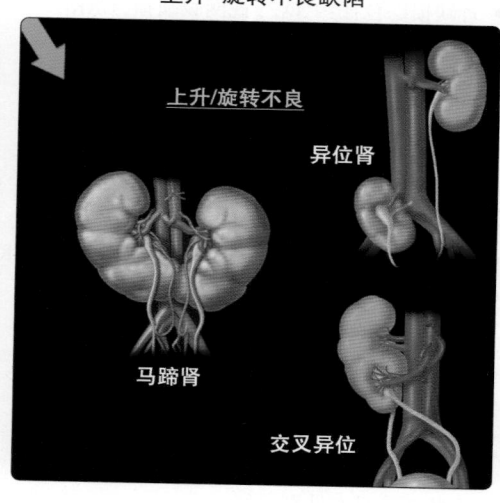

Meckel-Gruber 综合征

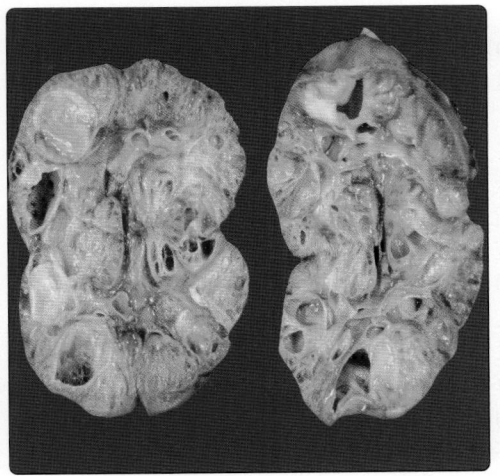

BOR 综合征肾外表现

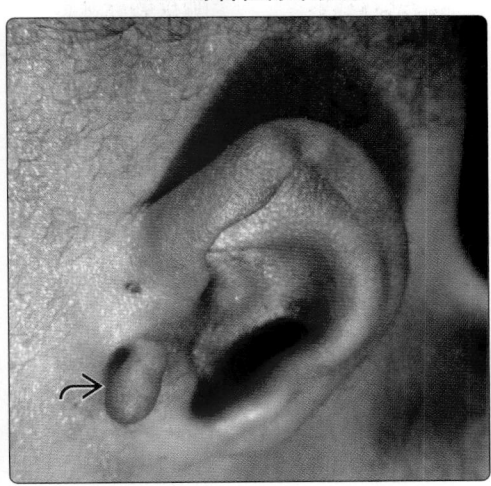

（左）Meckel-Gruber 综合征肾切面大体特征。可见肾脏增大伴多发囊肿，组织学证实为多囊性发育不良

（右）耳前赘生物➡常见于肾畸形综合征，如腮裂 - 耳 - 肾（BOR）综合征和 4 号染色体短臂缺失综合征

巨输尿管

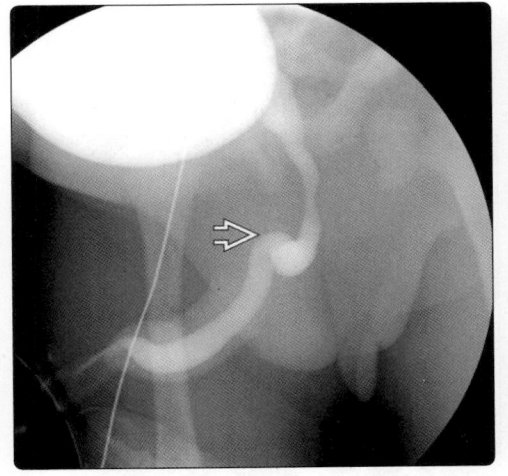

宫内多发肾囊肿

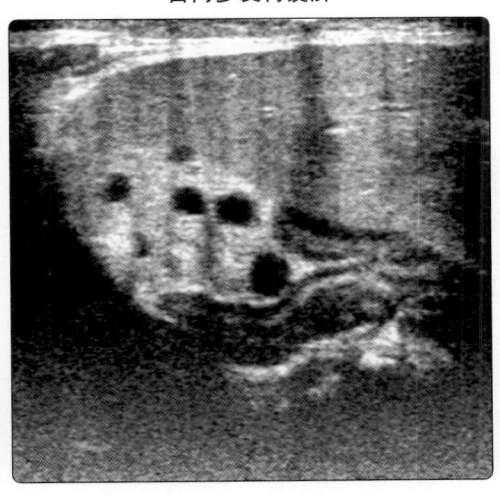

（左）在梨状腹综合征中，排泄性膀胱输尿管造影可见输尿管弯曲➡和膀胱扩张

（右）梨状腹综合征（隐睾症、腹肌发育不良及 CAKUT）患者，超声图显示多发肾囊肿

CAKUT 肾外表现

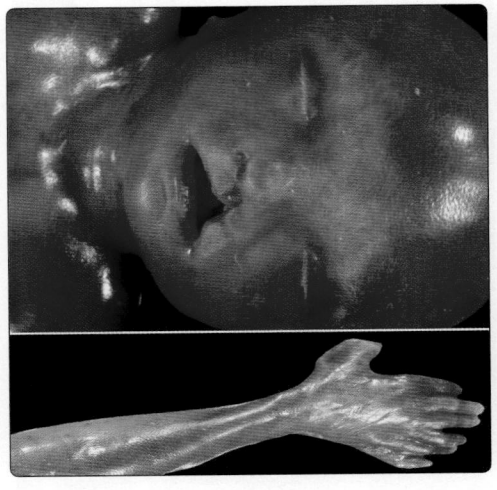

梨状腹综合征

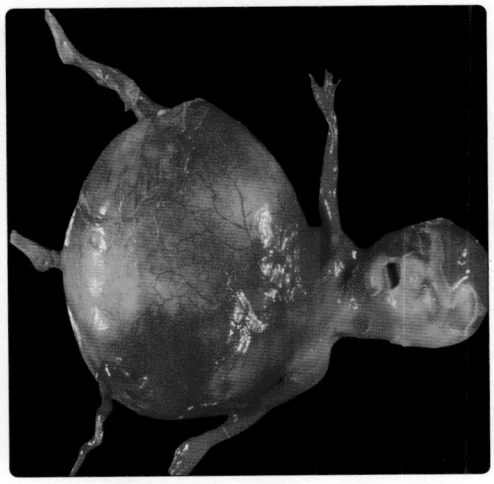

（左）大体图像显示 Spitz-Lemli-Opitz 综合征的肾外表现。注意畸形面部特征（腭裂）、并指和多指

（右）梨状腹综合征胎儿尸检可见腹部明显膨胀。正常情况下这类患者因肌肉发育不良而出现腹部萎缩外观，然而，这例胎儿膀胱扩张使得腹部膨胀，掩盖了典型的腹部征象

（李慧明　译，余英豪　审）

要　点

术语

- 肾发育不全：肾脏小，结构正常，肾单位数量减少
- 肾缺如或不发育：无肾脏形成或早期分支后退化
- 肾发育不良：肾脏结构异常伴不同程度的未分化间充质、间质和上皮

病因学/发病机制

- 分支形态发生缺陷
- 机械性，遗传性，功能性，母体因素，药物
- 输尿管芽诱导或定位缺陷
- 肾管生长成熟缺陷

临床特征

- 双侧肾脏缺如：无法存活
- 单侧肾脏缺如：偶见于成人
  - 中度高血压、蛋白尿风险

- 50%～70% 伴有其他泌尿生殖系统异常
- 双侧小肾脏可能为发育不良

镜下特征

- 肾发育不全
  - 正常皮质、髓质和肾乳头组织
  - 可能出现代偿性肥大
  - 肾单位稀少巨大症：肾小球可较正常大 3 倍
- 肾发育不良
  - 可为节段性、弥漫性或带状（外皮质区）
  - 近端肾单位成分少或无
  - 组织结构混乱
  - 平滑肌环绕原始集合管
  - 30% 可见软骨结构

主要鉴别诊断

- 肾囊性疾病

双肾发育不良

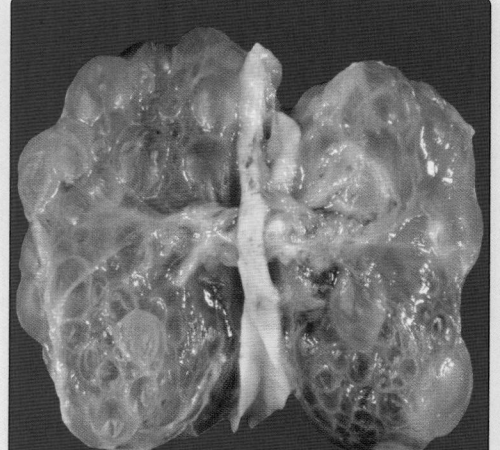

肾发育不良　软骨化生

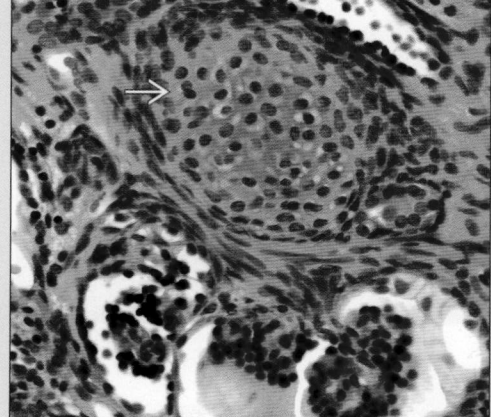

（左）大体图像显示明显增大的双侧发育不良肾脏。如本例所示，发育不良肾脏可呈弥漫囊性（多囊性），临床表现为腹部肿块

（右）局灶肾发育不良患者，显示伴软骨化生 ➡️ 的发育不良肾脏的组织学，周围可见不成熟肾小球

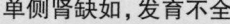

单侧肾缺如，发育不全

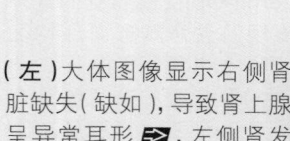

囊性发育不良，梨状腹综合征

（左）大体图像显示右侧肾脏缺失（缺如），导致肾上腺呈异常耳形 ➡️，左侧肾发育不全 ➡️

（右）梨状腹综合征胎儿，超声显示肾内多发囊肿 ➡️ 及不同回声，为典型的囊性发育不良

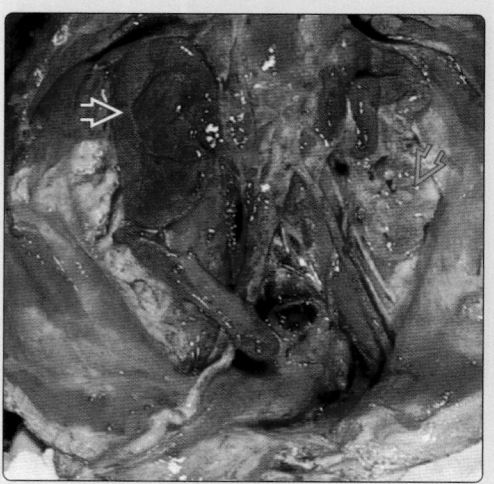

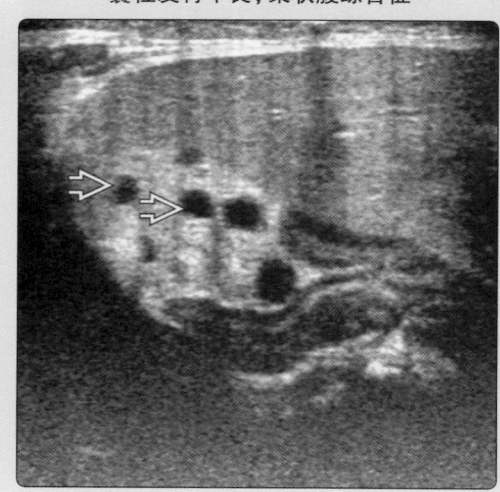

术语

定义

- 肾发育不全：肾脏小，结构正常，肾单位数量减少，较年龄匹配的正常肾脏低 2 个标准差
- 肾缺如：由于肾脏诱导缺陷导致的肾缺失
- 肾脏不发育：肾脏缺失或退化，最初被诱导但在早期分支后退化
- 肾发育不良
  - 肾脏结构异常伴不成熟肾单位
  - 异常输尿管芽（UB）分支或集合管残余
  - 未分化间质
  - 偶伴软骨化生

病因学/发病机制

发育异常

- 肾脏发育不同阶段的缺陷：肾管发育、UB 诱导、分支和肾脏发生

遗传学

- 家族性或遗传性（显性或隐性）
- 自发突变或更始突变

宫内尿路梗阻

- 机械性
  - 肾盂输尿管连接处梗阻（UPJO）
  - 输尿管梗阻
  - 输尿管膀胱连接处梗阻（UVJO）
  - 后尿道瓣膜
  - 异位输尿管
- 功能性（如反流）

毒物，环境暴露，药物

- 维生素 A 缺乏或增加
- ACE-1 抑制剂
- 母体营养不良
- 母体缺铁

肾缺如

- 前肾和中肾缺陷
  - 肾管生长成熟缺陷
- 后肾缺陷
  - UB 诱导：UB 形成或进入后肾间充质（MM）失败，早期分支
  - UB 位置：吻侧或尾侧到正常出芽部位，无法进入 MM

肾发育不全

- UB 诱导：缓慢
- UB 位置：吻侧或尾侧，部分进入 MM
- 分支形态生成：缓慢

肾发育不良和不发育

- 分支形态生成：MM、间质和 UB 相互作用不充分，紊乱，中断

临床特征

表现

- 双肾缺如
  - 超声检查羊水过少或无羊水
- 单侧缺如
  - 无症状
  - 晚年表现为继发性局灶节段性肾小球硬化症（FSGS）伴高血压和/或蛋白尿
- 发育不良
  - 常规产前超声检查发现回声增强
  - 腹部肿块
  - 全肾或仅部分肾脏受累
  - 多囊性发育不良肾脏无功能
    - 常伴有输尿管发育不全或输尿管狭窄
- 双肾发育不全可能为先天性或与肾单位稀少巨大症有关
  - "发育不全"一词常被用于小肾脏的影像学检查
    - 大体或影像学上的小肾脏在镜下可能有肾小球囊肿和肾小管发育不全
      □ 可能非真性发育不全
- 双侧肾脏发育不全或发育不良的症状和体征
  - 发育停滞
  - 生长迟缓
  - 高血压
  - 烦渴
  - 尿量增加
  - 肾衰竭
  - 失盐
- 与肾缺如、发育不良、发育不全相关的遗传综合征
  - 腮裂-耳-肾综合征（BOR）（*EYA1*、*SIX1* 和 *SIX5* 突变）
  - 肾囊肿和糖尿病综合征（RCAD）（*HNF1B* 突变）
  - Kallmann 综合征（*ANOS1* 突变）
  - Smith-Lemli-Opitz 综合征（*DHCR7* 突变）
  - 双侧肾脏（*GREBL1*、*ROBO1*）
  - 尾侧退化综合征（肛门闭锁，膀胱缺失，尿道缺失）（*GCK* 突变）
  - 发育不全、耳聋和肾发育不良（*GATA3* 突变）
  - Townes-Brocks 综合征（*SALL1* 突变）
  - DiGeorge 综合征（染色体 22q11.2 缺失）
  - 唐氏综合征（21 三体）
- Potter 后遗症
  - 在某些情况下，因羊水过少或无羊水而导致肺发育不全，引起新生儿死亡
  - 肌肉骨骼畸形
    - 眼距宽
    - 显著的内眦皱褶
    - 扁平鼻，扁平耳
    - 肢体缺陷
- 代谢产物

- 在肾发育不良或发育不全并肾功能减退的儿童中,尿中酰基肉碱、硫酸吲哚酚、黄嘌呤、乌头碱和谷氨酰胺水平降低,尿中乳酸、二甲鸟苷和胍丁二酸水平升高,提示糖酵解通路和脂质、嘌呤、氨基酸代谢及 TCA 和尿素循环发生异常

预后

- 双侧肾脏缺如
  - 死胎或围产儿死亡
- 单侧肾脏缺如
  - 通常孤立性疾病预后良好
  - 因 FSGS 导致中度风险的高血压和蛋白尿
- 发育不全
  - 双侧发育不全:多数在儿童中晚期发展为 ESRD
  - 高血压和心脏病风险增加(肾单位稀少巨大症)
- 发育不良
  - 单侧:预后良好;治疗感染和高血压
  - 不推荐常规手术切除
  - 双侧:通常为无功能肾脏,围产期死亡

大体特征

双侧缺如

- 肾脏缺失
- 输尿管可能缺失或截断
- 肺发育不全

单侧缺如

- 对侧肾脏可显示肥大
- 患侧输尿管可正常、截断或缺失
- 50%～70% 伴有其他泌尿生殖系统异常
  - 输尿管异位
  - 肾发育不良
  - 输精管缺失
  - 反流性肾病

肾发育不良

- 肾脏小、正常或轻微增大
  - 可能与随机分布的囊肿有关(多囊性)
- 肾形形态缺失
- 50%～70% 对侧肾脏有缺陷
- 常与其他下尿路异常有关
  - 输尿管疝
  - 后尿道瓣膜
  - 肾盂积水

肾发育不全

- 重量常<50%
- 结构正常
- 肾叶减少
- 可能伴有肾动脉发育不全
- 单纯发育不全
  - 双侧多于单侧
  - 通常不肥大

- 肾脏体积减小
- 肾单位稀少巨大症
  - 肾单位肥大、数量减少

镜下特征

组织学特征

- 组织学是正确分类这些异常的金标准
  - 很少进行活检,诊断主要依据影像学研究、肾切除术和尸检结果
- 单侧肾缺如
  - 正常或代偿性肥大
- 肾发育不全
  - 正常的皮质、髓质和肾乳头结构
  - 单纯性发育不全:组织学正常
    - 严重病例可出现继发性肾小球硬化
  - 肾单位稀少巨大症:肾小球可能较正常大 3 倍
- 肾发育不良
  - 可为节段性(成人更常见)
  - 弥漫性(几乎总见于儿童)
  - 带状(累及外皮质区,多数为近期形成)
    - 皮质变薄
    - 肾单位数量减少
  - 发育不良区域具有
    - 很少或没有近端肾单位成分(肾小球、近端小管和远端小管)
    - 仅有原始集合管/囊肿(UB)
    - 组织结构混乱,无明确的皮质或髓质
    - 未分化间充质
    - 局灶或弥漫性囊肿
    - 平滑肌环绕原始集合管
    - 30% 可见软骨结节
    - 毗邻发育不良区域可存在不成熟和混乱肾小管

细胞学特征

- 上皮增生减少
- 细胞凋亡增加
- 细胞分化缺陷

辅助检查

遗传学检测

- 多数病例为单基因或家族性
  - 根据家族史/表型,以及是否综合征性,可提供靶向或全外显子组/基因组测序
    - 解释因果关系时应谨慎
- 肾缺如、发育不全、发育不良已知致病基因:*DHCR7*, *FRAS1*, *GATA3*, *GDNF*, *HNF1B*, *NEK8*, *PAX2*, *RET*, *SALL1*, *SIX1*, *SIX2*, *WNT4*

鉴别诊断

肾缺如

- 肾脏不发育:孤立肾可出现对侧肾脏不发育(非真性缺如)

肾发育不良、发育不全和肾缺如的主要特征			
特征	发育不良	发育不全	肾缺如
发病率	1∶7 500(单侧),1∶7 500(双侧)	1∶1 000(单侧),1∶4 000(双侧)	1∶1 000=男∶女,左侧>右侧(单侧);1∶10 000=男性>女性(双侧)
机制	分支形态生成缺陷	输尿管芽诱导缓慢,分支减少,输尿管芽位置错误	中肾管发育缺陷,输尿管芽诱导失败
超声表现	非交通性低回声囊肿,小肾脏	小肾脏	肾缺如
预后	围产期死亡或 ESRD(双侧),单侧结局正常(FSGS 风险)	大多数 ESRD(双侧),单侧结局正常(FSGS 风险)	围产期死亡(双侧),单侧结局正常(FSGS 风险)
大体特征	非肾形,多囊;体积小、正常或增大	肾脏小,正常形状,肾锥体数量减少	无肾形,耳垂形细长肾上腺
光镜特征	肾实质结构混乱,肾小球和肾小管不成熟,平滑肌环绕集合管,软骨化生(30%)	正常结构,肾单位稀少巨大症中可见大的肾单位	单侧缺如中肾脏正常或代偿性肥大

- ○ 肾脏可发育,但随时间推移逐渐退化或萎缩
- 肾发育不良:随时间推移,发育不良肾脏可出现退化,很难与肾缺如鉴别
  - ○ 在胚胎发生和围产期需进行影像学评估以排除儿童或成人肾发育不良伴孤立肾

肾发育不良

- 肾囊性疾病:可表现为发育不良特征(囊性肾小球、多囊性发育不良)
  - ○ 与组织学形态、肾脏大小、其他器官受累和遗传有关
  - ○ 多囊性肾病(早发型常染色体显性遗传性多囊肾病,常染色体隐性遗传性多囊肾病)
  - ○ 原发性囊性肾小球肾病(常染色体显性遗传)
- 反流性肾病
  - ○ 髓质较皮质受累更重
  - ○ 输尿管肾盂连接处梗阻(UPJO)
  - ○ 输尿管膀胱交界处梗阻(UVJO)
  - ○ 输尿管疝
  - ○ 后尿道瓣膜
  - ○ 膀胱输尿管反流(VUR)

肾发育不全

- 获得性肾脏疾病
- 不发育肾
- 继发性损害:若有影像学检查对比可显示瘢痕、肾脏杵状变
- 因发育不良或萎缩导致小肾脏

诊断要点

临床相关病理特征

- 组织病理学显示原始肾小管被纤维肌性环包绕,鉴别诊断包括肾发育不良、发育不全和肾萎缩

病理解读要点

- 梗阻性肾脏的发育不良的特征提示先天性异常
  - ○ 与出生后梗阻肾脏(如前列腺增生、结石、肿瘤)中可识别的、组织正常的肾实质相比

参考文献

1. McClelland K et al: Pallister-Hall syndrome, GLI3, and kidney malformation. Am J Med Genet C Semin Med Genet. 190(3):264-78, 2022
2. Lemire G et al: Homozygous WNT9B variants in two families with bilateral renal agenesis/hypoplasia/dysplasia. Am J Med Genet A. 185(10):3005-11, 2021
3. Macioszek S et al: Comprehensive metabolic signature of renal dysplasia in children. A multiplatform metabolomics concept. Front Mol Biosci. 8:665661, 2021
4. Shirakawa T et al: A novel heterozygous GLI2 mutation in a patient with congenital urethral stricture and renal hypoplasia/dysplasia leading to endstage renal failure. CEN Case Rep. 7(1):94-7, 2018
5. Unzaki A et al: Clinically diverse phenotypes and genotypes of patients with branchio-oto-renal syndrome. J Hum Genet. 63(5):647-56, 2018
6. Belge H et al: Clinical and mutational spectrum of hypoparathyroidism, deafness and renal dysplasia syndrome. Nephrol Dial Transplant. 32(5):830-7, 2017
7. De Tomasi L et al: Mutations in GREB1L cause bilateral kidney agenesis in humans and mice. Am J Hum Genet. 101(5):803-14, 2017
8. Horta M et al: Hypoparathyroidism, deafness & renal dysplasia (HDR) syndrome & GATA3. QJM. 110(12):837-8, 2017
9. Lopez-Rivera E et al: Genetic drivers of kidney defects in the DiGeorge syndrome. N Engl J Med. 376(8):742-54, 2017
10. Tamura M et al: Novel DHCR7 mutation in a case of Smith-Lemli-Opitz syndrome showing 46,XY disorder of sex development. Hum Genome Var. 4:17015, 2017
11. Phua YL et al: Renal dysplasia in the neonate. Curr Opin Pediatr. 28(2):209-15, 2016
12. Davis TK et al: To bud or not to bud: the RET perspective in CAKUT. Pediatr Nephrol. 29(4):597-608, 2014
13. Tickotsky N et al: Renal agenesis in Kallmann syndrome: a network approach. Ann Hum Genet. 78(6):424-33, 2014
14. Hoshi M et al: Novel mechanisms of early upper and lower urinary tract patterning regulated by RetY1015 docking tyrosine in mice. Development. 139(13):2405-15, 2012
15. Yosypiv IV: Congenital anomalies of the kidney and urinary tract: a genetic disorder? Int J Nephrol. 2012:909083, 2012
16. Song R et al: Genetics of congenital anomalies of the kidney and urinary tract. Pediatr Nephrol. 26(3):353-64, 2011

（左）4 个月婴儿，尸检显示左侧单侧肾缺如 ➡️，右侧肾盂积水 ⬅️，膀胱正常 ➡️

（右）泌尿道大体图像，右侧见一小的发育不良囊性肾脏 ➡️，左侧无肾脏（肾缺如）

肾缺如和肾盂积水

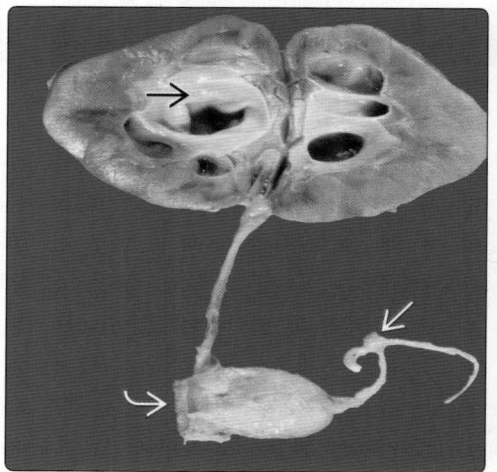

肾缺如和发育不良

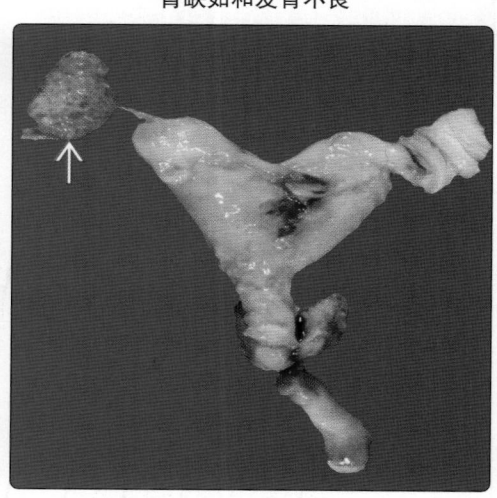

（左）图示双肾缺如患儿的肾上腺，注意大而细长的耳形肾上腺，系缺乏肾脏尾部阻力所致，正常情况下肾上腺扁平状

（右）婴儿肺严重发育不全 ➡️，系因双肾缺如导致羊水过少引起，为羊水过少的部分表现，羊水主要来源于胎儿尿液

双侧肾缺如

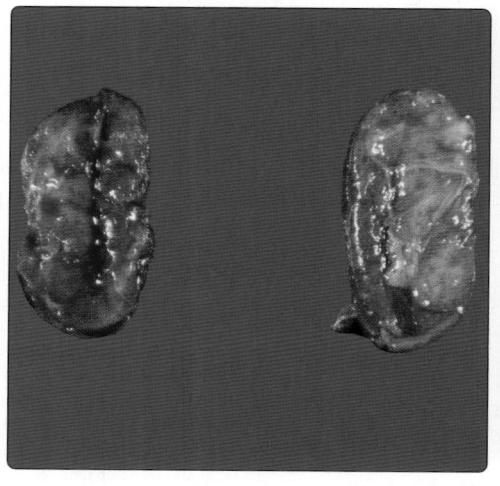

肺发育不全

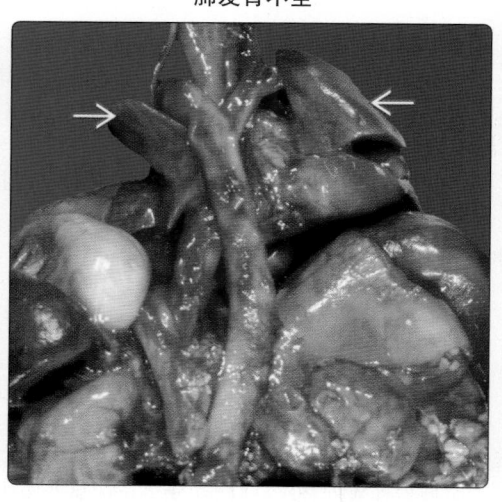

（左）图示增大的单侧多囊性发育不良肾，注意近端输尿管狭窄 ➡️，右侧肾脏正常

（右）图示右侧多囊性发育不良肾和近端输尿管狭窄 ➡️患者的泌尿道冠状切面。左肾切面显示结构正常，皮髓质形态良好，输尿管正常。宫内梗阻为肾发育不良的常见原因

宫内梗阻单侧发育不良

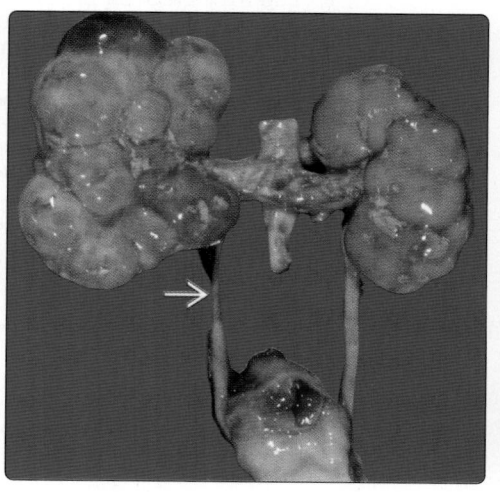

囊性发育不良和输尿管狭窄

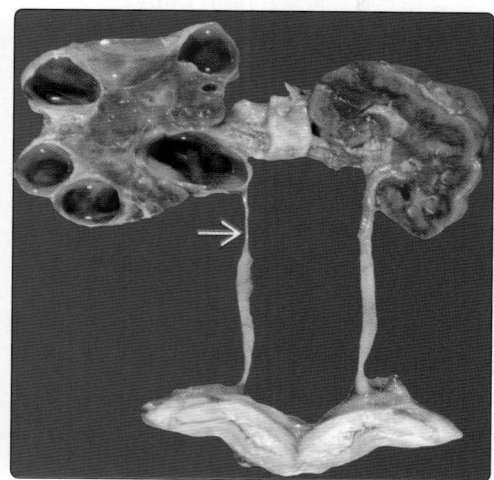

发育不良小肾脏

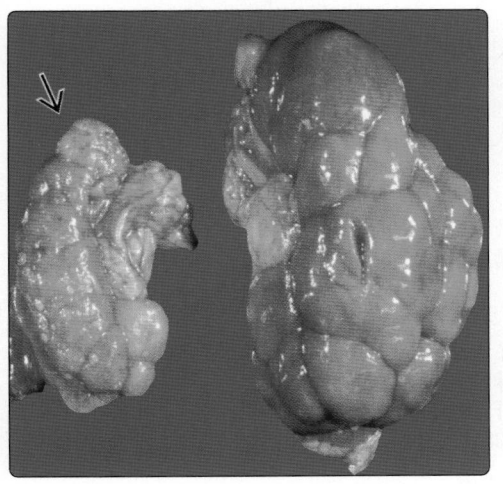

肾发育不良软骨化生

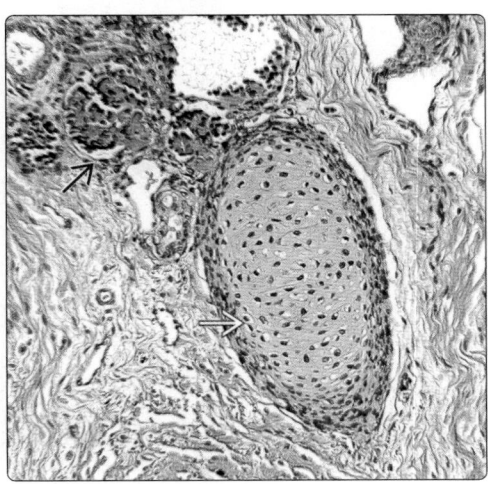

（左）大体图像显示与左侧正常肾脏对比的右侧小肾脏➡，小肾脏显示肾小球囊性发育不良组织学改变，并有输尿管肾盂连接处梗阻。发育不良肾并非总存在明显的囊性改变

（右）发育不良肾脏伴有软骨化生➡，邻近可见原始肾小球➡

肾小球囊肿

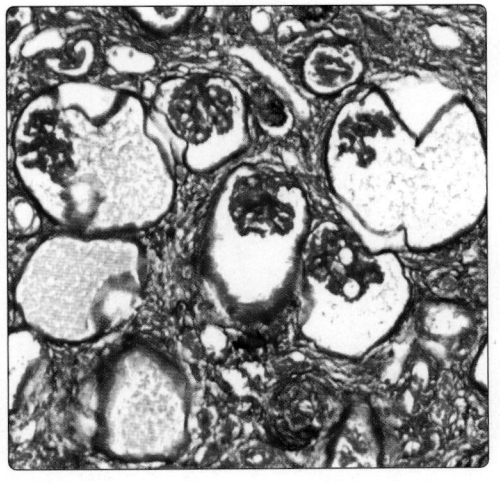

肾小球囊性发育不良

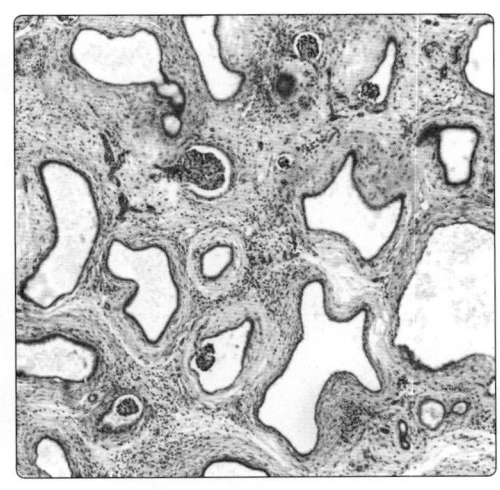

（左）小肾脏组织学切片显示肾小球囊性发育不良，值得注意的是，囊肿大小与肾小球细胞成分呈负相关，最终导致肾小球完全被囊性替代

（右）组织学切片显示肾小球囊性发育不良，值得注意的是，囊肿大小与肾小球细胞成分呈负相关，最终导致肾小球完全被囊性替代

肾发育不良

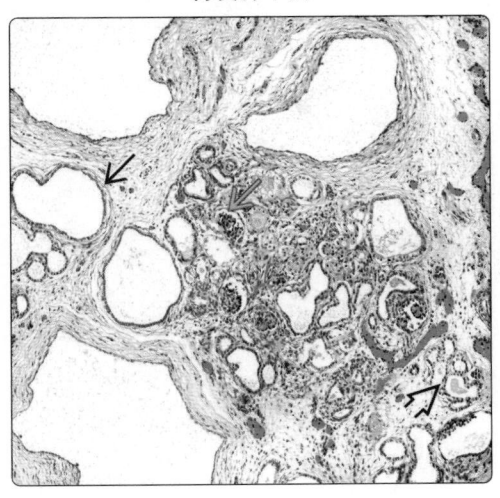

纤维肌性环

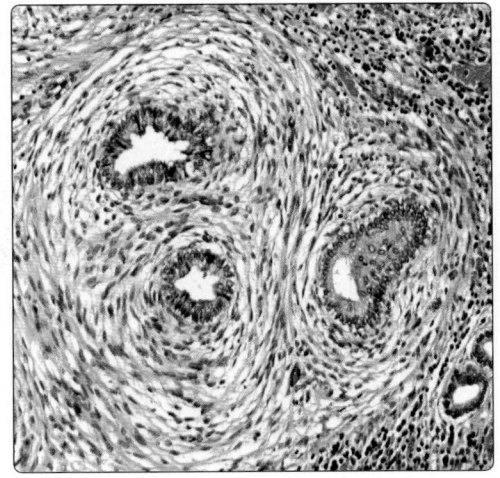

（左）发育不良肾脏组织学切片显示肾实质缺乏皮质、髓质和肾乳头。注意未成熟肾脏成分随机分布，扩张萎缩肾小管➡、未成熟肾小球➡和未分化的集合管➡散在分布

（右）发育不良肾脏显示发育不全的集合管被平滑肌样环包绕

（李慧明 译，余英豪 审）

909

第 3 节 肾单位稀少巨大症

要 点

术语

- 由肾发育不全导致的双侧小肾脏,引起明显的代偿性肾单位肥大

病因学/发病机制

- 肾发育过程中肾单位形成减少导致肾单位肥大,继发性局灶节段性肾小球硬化症(FSGS),最终发生 ESRD
- 多数病例为散发性
- 遗传因素
  - PAX2 突变(肾-视神经盘缺损综合征)
  - EYA1、SIX5 或 SIX1 突变(鳃裂-耳-肾综合征)
  - HNF1B(TCF2)突变
  - RET 突变(伴先天性巨结肠症)
  - 单体 4p(Wolf-Hirschhorn 综合征)
  - Acrorenal 综合征

临床特征

- 常见于婴儿

- 生长受限、多饮、多尿、遗尿
- 蛋白尿
- 肾功能通常稳定数年,但随后恶化为 ESRD
- 很少在成人期出现蛋白尿、肾功能不全和双侧小肾脏

大体特征

- 肾脏小而致密伴肾叶数量减少
- 重量<正常的 50%

镜下特征

- 肾小球较正常少
- 残余肾小球和近端肾小管肥大
- 局灶间质纤维化和肾小管萎缩
- 继发性 FSGS

主要鉴别诊断

- 肾消耗病
- 发育不良

肾小球代数减少

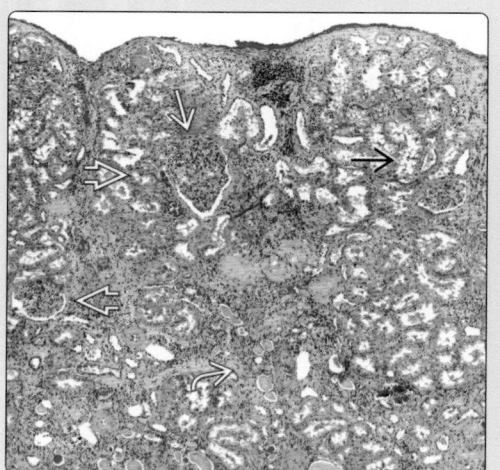

肾小球显著肥大

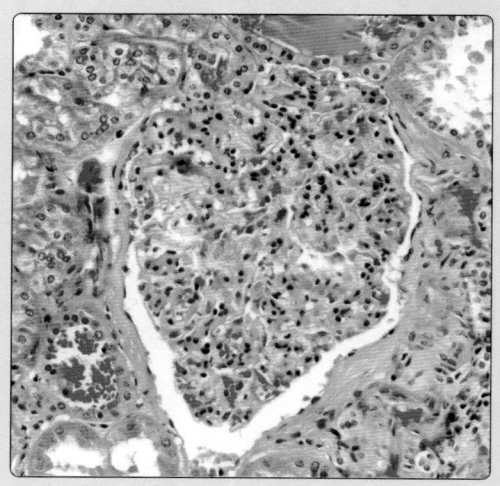

(左)OMN 显示肾小球代数减少,此处皮质内仅见 2 层肾小球➡。肾小球➡和肾小管 ⊡肥大,并见间质纤维化和肾小管萎缩➡

(右)OMN 突出特征为肾小球肥大,系先天性肾单位缺乏适应性反应所致。肾小球同样有系膜细胞增生。肾小球肥大的概测法是肾小球横截面>普通 ×400 视野(440μm)的半径

肾小管显著肥大

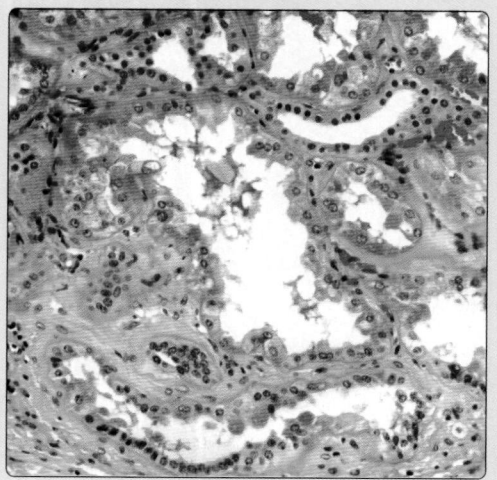

继发性 FSGS

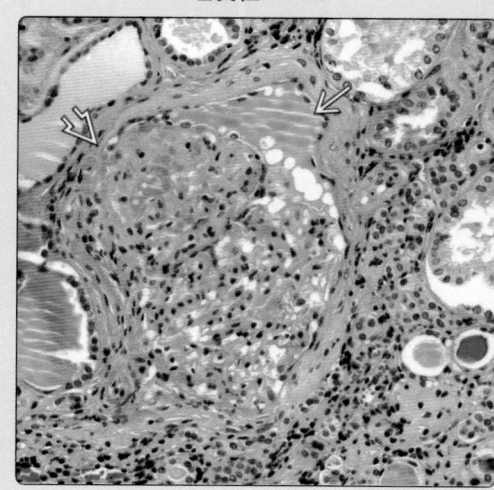

(左)OMN 肾小管增大、扩张,伴轻度纤维化和肾小管萎缩

(右)图示 OMN 中伴继发性 FSGS 的肾小球,硬化局部与鲍曼囊粘连➡,鲍曼囊腔 ➡和肾小管中可见蛋白尿证据

术语

缩写

- 肾单位稀少巨大症（oligomeganephronia，OMN）

同义词

- 肾单位稀少巨大症性发育不全

定义

- 非特定疾病，由未知因素或遗传性疾病导致的肾发育不全，引起明显代偿性肾单位肥大的组织学模式

病因学／发病机制

散发性（最常见）

- 在大部分情况下，病因不明

遗传性疾病（罕见）

- 肾-视神经盘缺损综合征（OMIM 120330）
  - 50% 存在 *PAX2* 突变
    - 伴有视神经盘／神经异常
    - 常染色体显性遗传，染色体 10q
- Wolf-Hirschhorn 综合征（OMIM 194190）
  - 染色体 4p 缺失或环状，多发性先天畸形
- 腮裂-耳-肾综合征（OMIM 113650、610896 和 600963），又称 Melnick-Fraser 综合征
  - 鳃瘘管／鳃裂、耳畸形和 OMN
  - 约 50% 病例合并有 *EYA1*（40%）、*SIX5* 和 *SIX1* 基因累及
  - 常染色体显性遗传
- POU A 域（DNA 结合区）中 *HNF1B*（*TCF2*）突变（肝细胞核因子-1β）
  - 其他突变导致囊性、发育不良性发育不全性和肾小球囊性肾脏
- *RET* 突变（与 Hischsprung 病相关）
- 肢端-肾（acro-renal）综合征（OMIM 102520）发病机制
- 肾单位发育异常
  - *PAX2*、*EYA1*、*SIX* 转录因子和 *HNF1B* 为正常肾脏发育所必需
  - 分支形态生成和肾单位诱导减少
- 继发性 FSGS，最终发生 ESRD

临床特征

表现

- 婴儿：早产和低出生体重
  - 生长受限，多饮，多尿，遗尿
  - 可在出生时即表现为 ESRD
- 很少出现在青年期（23～33 岁），表现为蛋白尿、肌酐升高和双侧小肾脏

自然史

- 肾功能通常稳定数年，但随后恶化为 ESRD
- 蛋白尿，继发性 FSGS 的后果

治疗

- ACE 抑制剂可能延缓进展
- 肾移植

预后

- 从童年后期到早成年期均可发生肾衰竭
- 成年期表现为缓慢进展

影像学

超声表现

- 双侧高回声小肾脏

CT 表现

- 由于肥大导致小肾脏皮质相对偏厚

大体特征

一般特征

- 总重：12～45g（＜正常的 50%）
- 表面光滑至细颗粒状
- 肾叶数目减少（1～5 个）
- 可呈圆形

镜下特征

组织学特征

- 肾单位数量减少，很少萎缩或瘢痕形成
- 肾小球肥大（直径、细胞数增加）
- 近端肾小管肥大（直径、细胞体积和细胞数增加）
- 间质纤维化和肾小管萎缩通常仅为局灶性
- 继发性 FSGS 病变可较明显

鉴别诊断

肾消耗病

- 常染色体隐性遗传
- 明显囊肿和 TBM 重复

肾发育不良

- 发育不良成分（软骨、平滑肌）

参考文献

1. Kitakado H et al: Clinical and pathological investigation of oligomeganephronia. Pediatr Nephrol. 38(3):757-62, 2023
2. Bitó L et al: PAX2 mutation-related oligomeganephronia in a young adult patient. Case Rep Nephrol Dial. 10(3):163-73, 2020
3. Bonsib SM: Renal hypoplasia, from grossly insufficient to not quite enough: consideration for expanded concepts based upon the author's perspective with historical review. Adv Anat Pathol. 27(5):311-30, 2020
4. Sugimoto K et al: Heterozygous p.S811F RET gene mutation associated with renal agenesis, oligomeganephronia and total colonic aganglionosis: a case report. BMC Nephrol. 17(1):146, 2016
5. Hopkins K et al: Congenital oligomeganephronia: computed tomography appearance. Clin Pract. 3(2):e31, 2013
6. Fuke Y et al: Oligomeganephronia in an adult without end stage renal failure. Clin Exp Nephrol. 16(2):325-8, 2012
7. Zaffanello M et al: TCF2 gene mutation leads to nephro-urological defects of unequal severity: an open question. Med Sci Monit. 14(6):RA78-86, 2008
8. Bohn S et al: Distinct molecular and morphogenetic properties of mutations in the human HNF1beta gene that lead to defective kidney development. J Am Soc Nephrol. 14(8):2033-41, 2003
9. Sagen JV et al: Enlarged nephrons and severe nondiabetic nephropathy in hepatocyte nuclear factor-1beta (HNF-1beta) mutation carriers. Kidney Int. 64(3):793-800, 2003

（李慧明 译，余英豪 审）

要 点

病因学/发病机制

- 单纯性异位：同侧盆腔
- 交叉异位：对侧输尿管入膀胱处
- 马蹄肾：通常下极融合，纤维组织位于中线
- 旋转不良：上升期内旋失败
- 重复或多余输尿管
  - 未能抑制肾管中额外的输尿管芽生长
  - 输尿管芽和输尿管生长相关通路过度活跃

临床特征

- 重复
  - 40% 为完全性
  - 80% 伴有上极扩张和输尿管疝
- 异位，旋转不良，融合异常，重复
  - 通常无症状

大体特征

- Weiger-Meyer 定律适用于重复系统
  - 上输尿管在膀胱、尿道或阴道流出道（下中部）更低或更远处进入
    - 若肾脏融合则进入上极
  - 下输尿管（常为正常位置）从上侧部（在流出道更高或更近处）进入膀胱
    - 若肾脏融合则进入下极
  - 膀胱输尿管反流（VUR）常见，通常在下极/肾脏下部
  - 输尿管常见输尿管疝，进入上极或肾脏

诊断要点

- 大多数病例无症状
- VUR 和肾盂积水可能为相关独立异常
- 应被视为主要鉴别诊断

位置异常

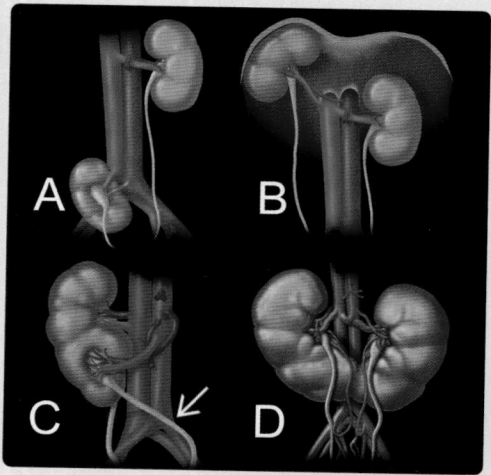

马蹄肾

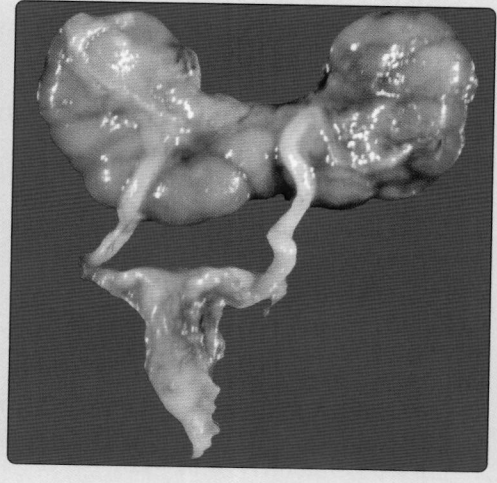

（左）上升和融合缺陷示意图：（A）旋转不良的右肾异位；（B）胸腔内右肾异位；（C）交叉融合异位，左输尿管 ➜ 交叉并且对应的肾脏小并与原位肾融合；（D）马蹄肾伴下极融合
（右）马蹄肾大体图，注意两个肾脏在下极融合

重复

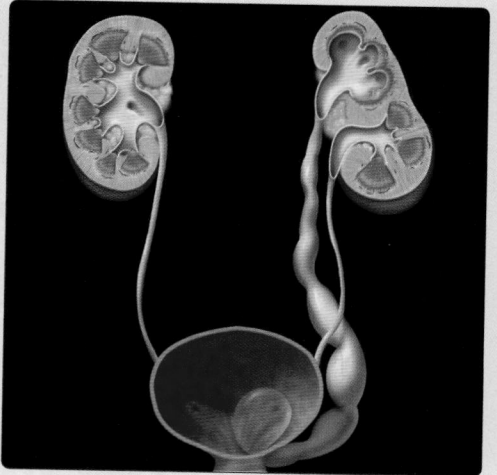

完全性双侧重复

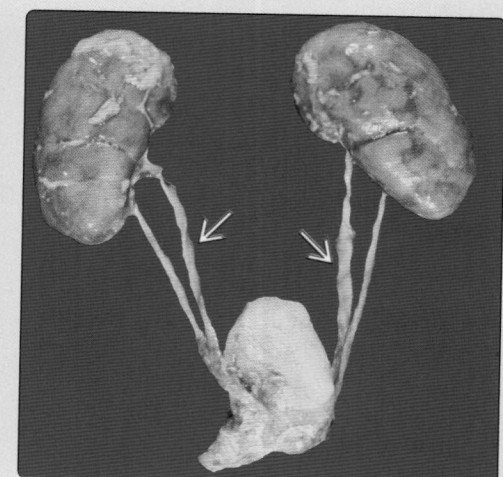

（左）图示输尿管完全重复。连接于肾脏下极的输尿管依据 Weigert-Meyer 定律的预测，在上内侧插入膀胱。连接于融合肾上极的输尿管扩张（巨输尿管症）。对应的肾上极出现肾盂积水
（右）图示双侧输尿管完全重复。两侧上极输尿管中度扩张 ➜

术语

定义

- 异位：肾脏不位于肾窝
- 旋转不良：位置正常，但长轴旋转异常
- 融合：肾实质融合，包括被膜
- 重复：输尿管或集合系统重复
- 额外肾：额外的肾或输尿管芽

病因学/发病机制

发育异常

- 上升失败
  - 异位
    - 单纯性：同侧至盆腔
    - 交叉性：对侧输尿管膀胱插入
  - 旋转不良
- 融合异常
  - 马蹄肾：通常下极融合，纤维组织位于中线
  - 交叉融合性肾异位：交叉并与对侧肾融合
  - 融合性盆腔肾：肾异位并融合；可能为马蹄形
- 肾管或输尿管芽（UB）
  - 重复
    - 部分输尿管重复：输尿管或输尿管芽在到达后肾间质之前或在输尿管芽壶腹分支之前分叉
    - 完全输尿管或集合系统重复：来自肾管的两个输尿管芽发育出两条输尿管和两个肾脏
  - 额外肾
    - 多个肾管分别萌发或多个输尿管芽向后肾间质生长

机制

- 单纯性异位
  - 上升失败
- 交叉性异位
  - 仅存在 1 条生肾索
  - 输尿管向对侧异常迁移
  - 脐动脉发育异常可能会阻止上升，导致向对侧偏移
- 融合
  - 间质或肾管（中肾管）位置异常
    - 在交叉融合异位中，仅一侧有间质
- 重复或额外输尿管
  - 未能抑制肾管中额外的输尿管芽生长
  - 输尿管芽和输尿管生长通路过度活跃
- 旋转不良
  - 上升过程中内旋失败
    - 通常导致门部朝前

风险因素

- 孕妇年龄，妊娠期糖尿病，肥胖

临床特征

表现

- 产前筛查
- 偶然发现
- 肾盂积水
- 膀胱输尿管反流（VUR）
  - 20% 可能在异位肾
- 肾盂肾炎
- 腹部疼痛、痉挛
- 肿块
- 伴有其他综合征
  - 异位
    - Mayer-Rokitansky-Küster-Hauser 综合征
      □ 女性生殖道、骨骼、心脏、泌尿道和耳部缺陷
    - Goldenhar 综合征
      □ 颅面部、心脏、肺或肾脏缺陷
    - Treacher Collins 综合征
      □ 颅面部缺损，听力丧失，双耳畸形，下睑下垂
- 重复
  - 65% 女性；35% 男性
  - 20% 双侧性
  - 60% 分叉型输尿管；40% 完全性
  - 80% 有上极扩张和输尿管疝
- 异位，旋转不良，融合异常，重复
  - 除非出现其他异常，常无症状

治疗

- 外科手术治疗
  - 若存在 VUR，可行肾盂成形术
  - 融合性盆腔肾重建
  - 异位非功能性肾切除
- 药物
  - 使用抗生素减少尿路感染（UTI）

预后

- 异位
  - 童年期血压通常正常
  - 异位肾功能减退，整体肾功能可能正常
- 重复
  - 完全性重复 VUR 发生率和 VUR 分级更高
  - 部分可发展为移行细胞癌
- 低级别反流可以缓解，若为重复和高级别，则需监测

大体特征

异位

- 单纯性
  - 肾脏常位于盆腔，未到达肾上腺（圆形下端）
  - 输尿管可能较短
- 交叉性
  - 输尿管对侧交叉插入膀胱
  - 异位肾可与原位肾融合
- 孤立性交叉
  - 单交叉异位肾
- 可见 VUR 或肾盂积水
- 可能有来自主动脉远端分支的异常血供

异位、融合、旋转不良、重复和额外肾一览表

	异位	融合	旋转不良	重复	额外肾
定义	位于肾窝外	两个肾脏原基汇合	旋转异常	＞一套输尿管或集合系统	额外的肾脏或异位的输尿管芽
类型	单纯性，交叉性，孤立性交叉	马蹄肾，交叉融合，盆腔融合	不适用	双裂输尿管，完全重复	单独或多路复用
发病率	1：1 000（尸检）；1：10 000（临床）	1：400（马蹄形）；1：2 000（交叉融合）	1：500	1：25（尸检）；1：125（临床）	罕见
机制	上升失败，单侧后肾间质缺失，输尿管迁移异常	肾管或间质位置异常	上升过程中内旋失败	未能抑制肾管中额外输尿管芽，肾管或输尿管芽过度活跃	未能抑制肾管中额外的输尿管芽，肾管或输尿管芽过度活跃
症状与治疗	通常无症状；可有反流	若伴有 UPJ、VUR 需随访，肾盂成形术或重建	无症状，部分有肾盂积水和其他异常	若有 VUR 或输尿管疝需随访，大部分可能无症状	大部分无症状，需评估反流或输尿管积水
大体	盆腔肾、输尿管交叉至对侧肾脏	下极融合，盆腔肾融合，交叉融合	肾脏朝后	上 VUJ 流入下部肾/极（可有 VUR），来自上极的输尿管从下中部进入	额外肾可能与正常肾脏融合

UPJ，肾盂输尿管连接处；VUR，膀胱输尿管反流；VUJ，输尿管膀胱连接处。

融合异常

- 多种改变
- 可见 VUR 或肾盂积水
- 马蹄形
  - 下极融合常见
  - 输尿管从侧面进入膀胱
  - 纤维组织位于中间
- 交叉融合性肾异位
  - 输尿管对侧间质膀胱插入并与肾脏融合
- 融合性盆腔肾

重复

- 多种改变
  - 双裂输尿管可在肾盂前分裂为两个
    - 膀胱内单孔
  - 完全性重复：两副输尿管/肾脏（可融合）
  - 输尿管可异位终止（如阴道、尿道）
  - 可超过两副（三副）
- Weigert-Meyer 定律
  - 上输尿管在较低或较远处的膀胱、尿道或阴道处进入流出道（下中部）
    - 若肾脏融合则进入上极
  - 下输尿管（常为正常位置）从上侧部（流出道更高或更近处）进入膀胱
    - 若肾脏融合则进入下极
- 重复肾可能更细长
- VUR 常见，通常在下极/肾脏
- 输尿管常见输尿管疝，流入上极或肾脏

额外的输尿管芽

- 额外的肾异位或与正常位置的肾脏融合

- 可能存在输尿管积水、巨输尿管症或 VUR

镜下特征

组织学特征

- 重复肾或额外肾可表现为发育不全或发育不良
- 马蹄形融合肾可表现为被膜融合和纤维隔膜
  - 实质正常，除非伴有肾盂积水或 VUR

鉴别诊断

异位肾

- 肿瘤
- 孤立肾
- 马蹄肾
- 重复

诊断要点

临床相关病理特征

- 完全重复可能具有由 VUR 引起的 UTI 或由于进行性梗阻和反流性肾病引起的高血压的风险

参考文献

1. Ganesan N et al: A spectrum of congenital anomalies of the kidney and urinary tract (CAKUT)-Diagnostic utility of perinatal autopsy. Indian J Pediatr. 90(2):139-45, 2023
2. Klämbt V et al: Genetic variants in ARHGEF6 cause congenital anomalies of the kidneys and urinary tract in humans, mice, and frogs. J Am Soc Nephrol. 34(2):273-90, 2023
3. Neirijnck Y et al: Sox11 gene disruption causes congenital anomalies of the kidney and urinary tract (CAKUT). Kidney Int. 93(5):1142-53, 2018
4. van der Ven AT et al: Whole-exome sequencing identifies causative mutations in families with congenital anomalies of the kidney and urinary tract. J Am Soc Nephrol. 29(9):2348-61, 2018

异位输尿管

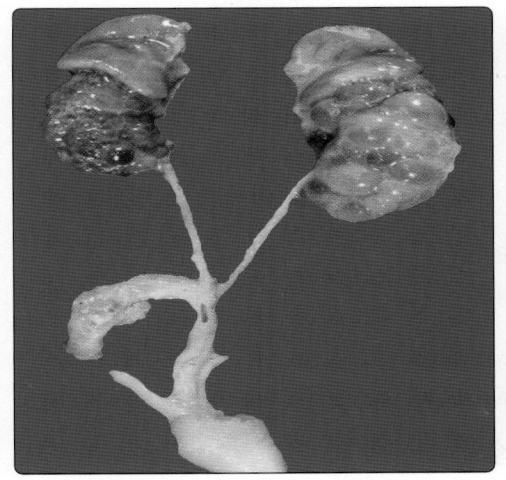

重复

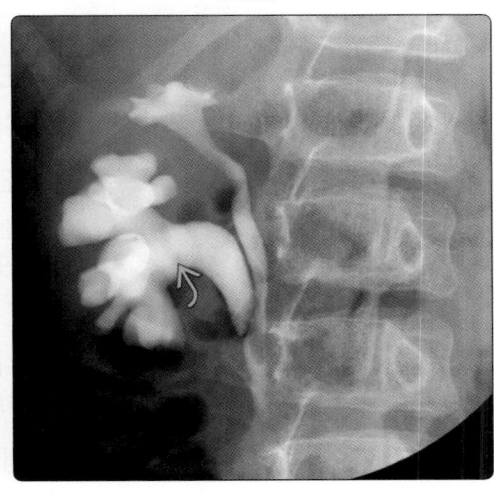

（左）大体图像显示输尿管异位，其中两条输尿管来自同侧。注意双肾体积小且呈多囊状

（右）X 线片显示集合系统重复，本例由双裂输尿管引起，下方的输尿管可见肾盂积水 ⤵

完全双侧重复

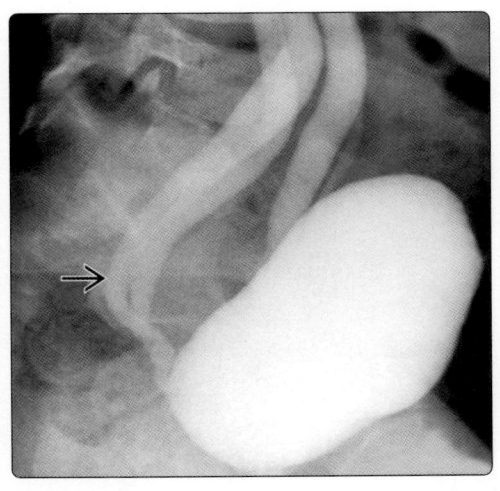

膀胱输尿管反流

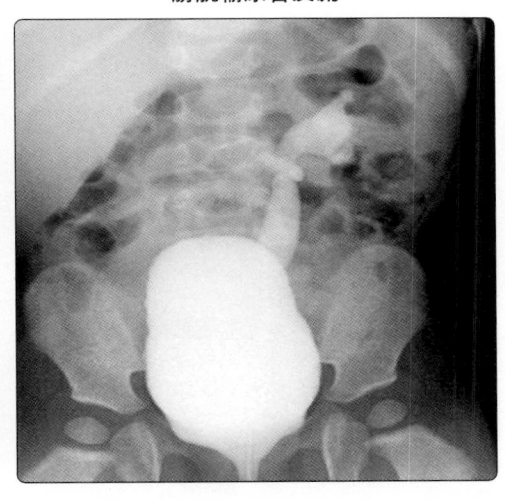

（左）集合系统造影图像显示扩张输尿管中完全双侧重复 ➡

（右）排泄性膀胱输尿管造影显示输尿管明显扩张伴有染料反流，提示输尿管膀胱瓣膜功能不全及膀胱输尿管反流

异位肾小鼠模型

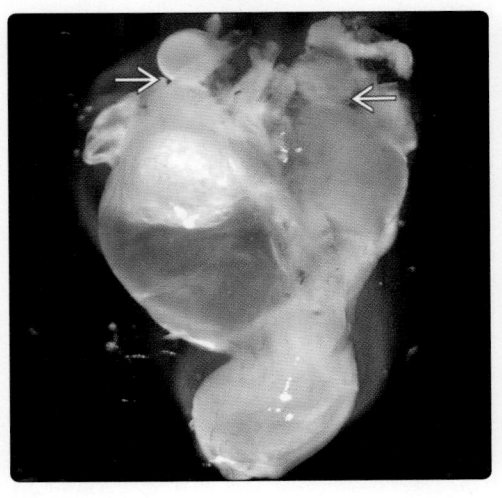

额外的异位肾

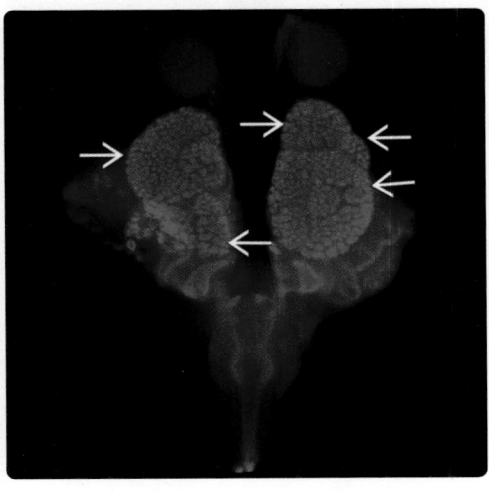

（左）Ret 信号突变小鼠的大体图像显示多叶状盆腔肾脏（不能正常到达肾上腺；呈圆形 ➡）和扩张的输尿管

（右）来自 Ret 突变妊娠中期小鼠泌尿生殖道的整胚抗体 E-cadherin 免疫荧光（标记上皮细胞）显示由额外的输尿管引起的多叶肾 ➡。圆形的肾上腺（暗背景）提示肾脏未到达到正常位置

（李慧明 译，余英豪 审）

要　点

术语

- 先天性或获得性肾脏病变,以边界清楚的节段性肾实质发育不全为特征,发病机制不明

病因学/发病机制

- Ask-Upmark 肾最初被认为是发育异常
  - 慢性反流或缺血可能代表潜在的异常
    - 若病变系反流导致,则过程可能始于宫内(解释了形态学)
    - 部分病例存在节段性肾动脉异常

临床特征

- 常见于儿童或年轻成年人
- 高血压通常很严重,尤其在儿童病例中
  - 通常通过肾切除术治愈

大体特征

- 一灶或多灶发育不全节段,轮廓分明

镜下特征

- 从皮质到扩张肾盏的中央沟(发育不全区)
- 肾小球特征性缺如
- 皮质突然由正常转变为萎缩,伴肾小管甲状腺化及肾小球缺失
  - 亦见于局灶性慢性肾盂肾炎病例
  - 许多萎缩肾小管与硬化性肾小球缺失形成对比

主要鉴别诊断

- 慢性梗阻性和反流性肾病/肾盂肾炎
- 肾发育不良
- 肾发育不全

节段性瘢痕

节段性发育不全

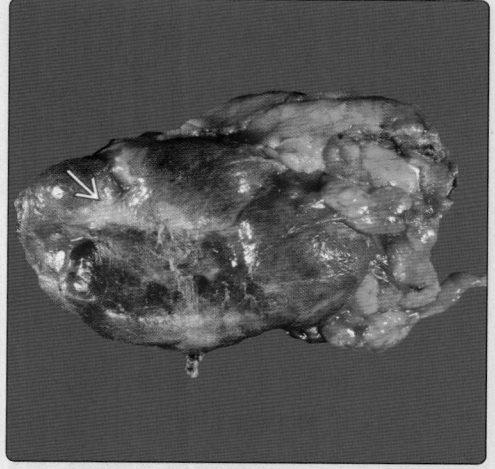
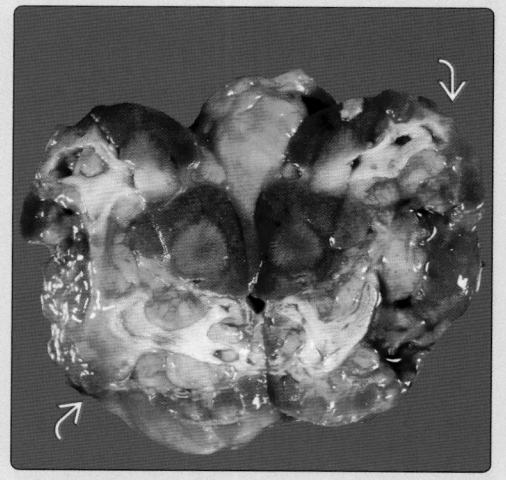

(左)Ask-Upmark 肾摘除标本,38 岁女性,有反复尿路感染和肾结石。肾脏表面可见节段瘢痕➡

(右)切面显示几个区域节段性发育不全➡,表现为正常肾实质缺失或明显缩小

中央瘢痕

带状瘢痕

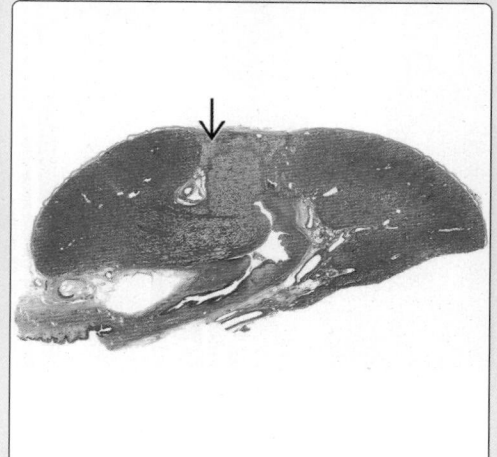
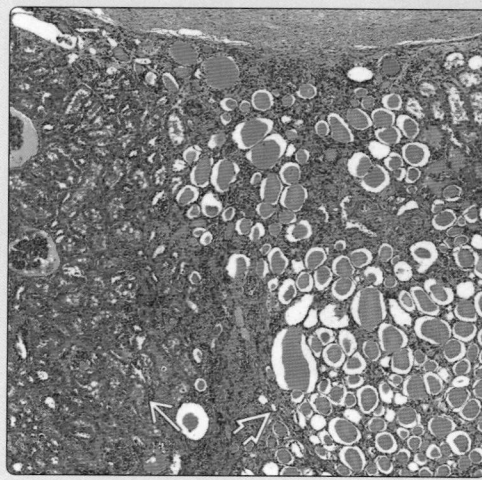

(左)肾脏整个横切面光镜下显示 Ask-Upmark 肾特征性的中央瘢痕➡

(右)Ask-Upmark 肾切片显示正常皮质➡向萎缩皮质突然转变,伴有中央瘢痕内肾小管甲状腺化和肾小球缺失➡

术语

同义词

- 节段性肾发育不全

定义

- 先天性或获得性肾脏病变,以边界清楚的节段性肾实质发育不全为特征,发病机制不明
- 肾发育不全的三种类型之一
  - 其他类型为单纯性肾发育不全和肾单位稀少巨大症

病因学/发病机制

发育异常

- Ask-Upmark 肾最初被认为是发育异常
  - 受累节段肾小球缺失(非肾小球瘢痕)支持发育性疾病特征(肾小球从未形成或生成极少)
  - 自然史研究提示退化过程观点被质疑

反流假说

- 纵向研究显示疾病的进展性特性
  - 反流早于节段性瘢痕形成数年
- 若病变系反流导致,则过程可能始于宫内(可以解释形态学)
  - 萎缩性囊性肾小管和肾小球明显减少也可见于继发于宫内尿路梗阻的发育不良

缺血性假说

- Ask-Upmark 肾中可见节段性肾动脉异常
- 与反流类似,低灌注可在发育早期发生从而导致肾小球缺失
  - 在肾发生过程中,肾小球形成依赖于完整的血管血流

临床特征

流行病学

- 年龄
  - 常见于儿童或年轻成年人
- 性别
  - 好发于女性

表现

- 高血压
  - 部分患者肾素水平升高
  - 高血压通常很严重,尤其在儿童病例
  - 通常通过肾切除术治愈
- 肾功能通常正常,但也可下降
- 反复性 UTI 或蛋白尿可使临床表现复杂化

影像学

影像学表现

- 肾发育不全

- 可见到节段性肾动脉狭窄或动脉瘤
- 影像学鉴别诊断:慢性肾盂肾炎,陈旧性梗死

大体特征

一般特征

- 小肾脏
  - 成人常<50g,儿童 12～25g
- ≥一灶发育不全节段,轮廓清楚
  - 肾实质变薄
  - 肾实质病变下方可见深部肾盏扩张
- 皮质到扩张肾盏的中央沟(发育不全区)

镜下特征

组织学特征

- 肾小球
  - 特征性肾小球缺失
- 肾小管和间质
  - 由正常突然转变为萎缩性皮质,伴肾小管甲状腺化及肾小球缺乏
    - Ask-Upmark 肾特征性模式
      □ 也见于局灶性慢性肾盂肾炎病例
  - 许多萎缩肾小管无基底膜增厚;缺乏硬化性肾小球
    - 缺乏硬化性肾小球是 Ask-Upmark 肾与陈旧性梗死的区别
  - 间质炎症稀少
  - 无囊肿及发育不良特征
    - 髓质可出现梭形细胞环,ER 或 PR 表达异常,类似于发育不良肾脏中所见
- 血管
  - 中膜增厚和内膜纤维化
  - 大的扩张静脉
- 电镜和免疫荧光无帮助

鉴别诊断

慢性梗阻性和反流性肾病/肾盂肾炎

- Ask-Upmark 肾可能为反流性肾病的一种形式
- 肾小球硬化而非缺失

肾发育不良

- 发育不良成分,包括囊肿、未成熟肾小管、集合管和异常形态肾小球
- 软骨的存在对诊断特别有帮助
- 肾发育不良为局灶性

肾发育不全

- 肾发育不全/肾单位稀少巨大症通常为非节段性
- 肾单位数量整体减少,而肾小球:肾小管比例正常

参考文献

1. Bonsib SM: Renal hypoplasia, from grossly insufficient to not quite enough: consideration for expanded concepts based upon the author's perspective with historical review. Adv Anat Pathol. 27(5):311-30, 2020

(李慧明 译,余英豪 审)

要　点

术语

- 罕见的近端肾小管先天性缺失或不完全分化

病因学 / 发病机制

- 肾素 - 血管紧张素基因突变
- 继发性（散发性）肾小管发育不全
  - 母体药物暴露
    - ACE 抑制剂和 AT II 受体拮抗剂
    - 非甾体抗炎药
    - COX-2 抑制剂
  - 双胎输血综合征
  - 先天性肾动脉狭窄
  - 重大心脏畸形
  - 大量绒毛周纤维蛋白沉积
  - 先天性血色素沉着症

临床特征

- 肾衰竭，呼吸衰竭，出生时低血压

- 羊水过少→Potter 综合征：面部畸形、低耳、肺发育不全、关节挛缩
- 幸存者慢性肾衰竭和高血压

镜下特征

- 缺乏可辨认的近端肾小管
- 肾小球近端小管出口缺失

辅助检查

- 近端小管分化标志物 CD10 染色阴性
- 肾小管 EMA、CK7 和花生凝集素染色阳性

主要鉴别诊断

- 羊水过少综合征的其他病因
  - 双侧肾 - 输尿管发育不全
  - 双侧多囊性发育不良
  - 完全梗阻性尿路病
  - 慢性羊水漏

（左）新生儿肾小管发育不全肾脏，显示所有肾小管外形相似，近端小管与远端小管之间无明显界限。所有肾小管细胞都很小，缺乏刷状缘

（右）近端小管细胞呈立方状，胞质稀少，细胞核类似远端小管，排列紧密，表达远端肾小管标志物（EMA），而不表达近端肾小管标志物（CD10）

正常近端肾小管缺乏及肾小球拥挤

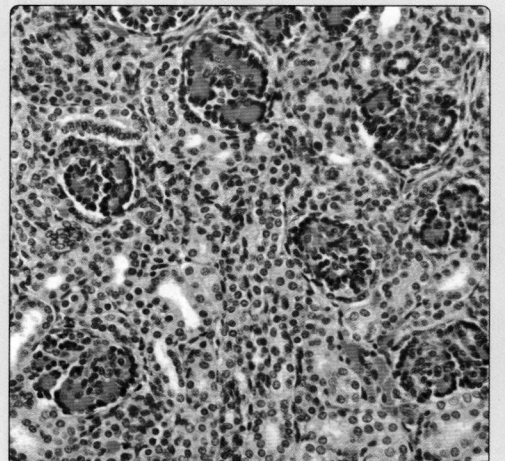

远端肾小管表型

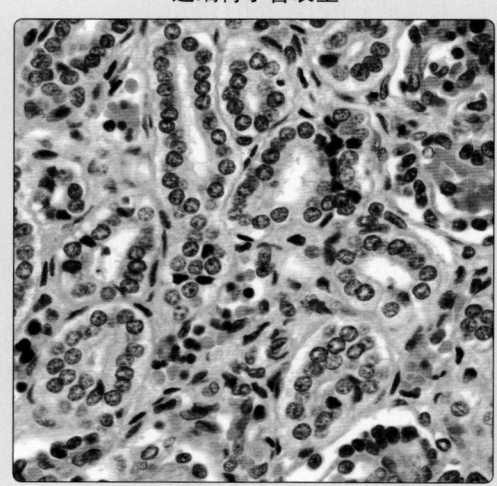

（左）新生儿肾小管发育不全，近端小管行 EMA 染色时显示远端小管的免疫表型 ➡，正常情况下近端小管不着色

（右）肾小管发育不全患者，近端小管内衬细胞具有与远端小管细胞相同的超微结构表现，胞质少，腔面圆形，无微绒毛 ➡，缺乏复杂的基底外侧膜内折

上皮膜抗原染色

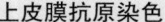

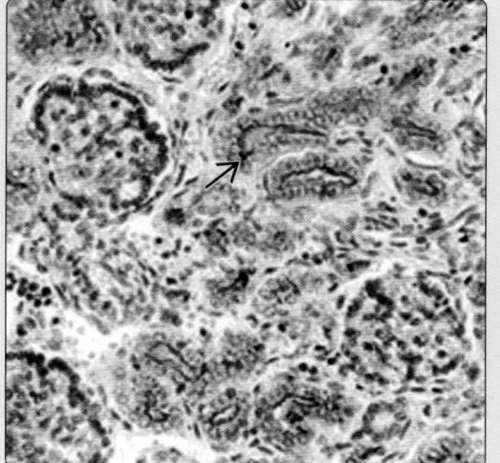

肾小管超微结构呈远端小管表型

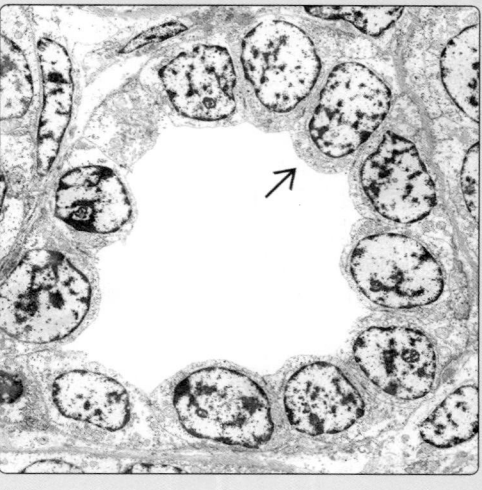

术语

缩写

- 肾小管发育不全（renal tubular dysgenesis，RTD）

同义词

- 先天性肾小管不成熟

定义

- 近端肾小管先天性缺失或分化不完全

病因学 / 发病机制

肾素 - 血管紧张素系统基因突变

- 常染色体隐性遗传
- 纯合或复合杂合突变
  - 66% *ACE*（血管紧张素转换酶）
  - 20% *REN*（肾素）
  - 8% *AGT*（血管紧张素原）
  - 6% *AGTR1*（AT1 受体基因）
- 截短或错义突变

继发性（散发性）病因

- 母体药物暴露
  - ACE 抑制剂和 AT Ⅱ 受体拮抗剂
  - 非甾体抗炎药
  - COX-2 抑制剂
- 双胎输血综合征
- 先天性肾动脉狭窄
- 重大心脏畸形
- 大量绒毛周纤维蛋白沉积
- 先天性血色素沉着症
- 儿童癫痫长期丙戊酸治疗
- 无心胎儿

机制

- 宫内肾灌注减少

临床特征

表现

- 妊娠 20～22 周后宫内羊水过少
- 新生儿：出生时呼吸和肾衰竭，顽固性低血压，颅骨骨化缺陷伴骨间隙和囟门大
- 慢性进行性肾病伴贫血（罕见）

治疗

- 盐皮质激素和强心药
- 肾移植可治愈

预后

- 遗传型：大多数新生儿死于呼吸衰竭
- 继发性：子宫内 RAS 抑制剂的结果不确定
  - 25% 在出生第一周死亡
  - 20% 在 1～9 岁时出现慢性肾病和高血压
  - 5% 在 2 岁时肾功能正常

影像学

超声表现

- 呈皮髓质分化差声像
- 肾脏正常或轻度增大

大体特征

羊水过少引起的 Potter 后遗症

- 低耳面部畸形
- 肺发育不全
- 肢体定位缺陷伴关节挛缩

镜下特征

组织学特征

- 肾小球：正常但排列紧密
  - 可能有肾小球多发性袢囊肿
  - 肾小球近端肾小管出口缺失
- 肾小管：短，直，内衬小立方细胞，无 PAS 阳性刷状缘，类似远端小管
  - 髓放线和外髓外带分化有限
- 间质：无炎症或纤维化
  - 髓外造血（17%）
- 小动脉：增厚、平滑肌结构混乱

辅助检查

免疫组化

- 肾小球旁器肾素增加
  - 除外截短 *REN* 突变（肾素缺乏）
- 肾小管不表达近端小管标志物
  - CD10、翼豆凝集素、ACE 阴性
- 弥漫表达远端小管 / 集合管标志物
  - EMA，CK7，花生凝集素

鉴别诊断

羊水过少综合征的其他病因

- Potter 综合征（双侧肾 - 输尿管缺如）
- 双侧多囊性发育不良
- 完全性尿路梗阻
- 慢性羊水漏

诊断要点

病理解读要点

- 确定 RTD 的病因很重要

参考文献

1. Vincent KM et al: Expanding the clinical spectrum of autosomal-recessive renal tubular dysgenesis: two siblings with neonatal survival and review of the literature. Mol Genet Genomic Med. 10(5):e1920, 2022
2. Gubler MC: Renal tubular dysgenesis. Pediatr Nephrol. 29(1):51-9, 2014
3. Plazanet C et al: Fetal renin-angiotensin-system blockade syndrome: renal lesions. Pediatr Nephrol. 29(7):1221-30, 2014
4. Gribouval O et al: Spectrum of mutations in the renin-angiotensin system genes in autosomal recessive renal tubular dysgenesis. Hum Mutat. 33(2):316-26, 2012
5. Gubler MC et al: Renin-angiotensin system in kidney development: renal tubular dysgenesis. Kidney Int. 77(5):400-6, 2010

（左）近端小管短而直，具有远端小管表型，导致肾小球聚集或非常靠近，总体肾脏体积较小

（右）新生儿肾小管发育不全，肾小球排列紧密，足细胞明显，呈立方型，属该年龄正常表现。所有近端小管都很小，内衬细胞胞质少，与远端小管细胞难以区分

肾小球聚集

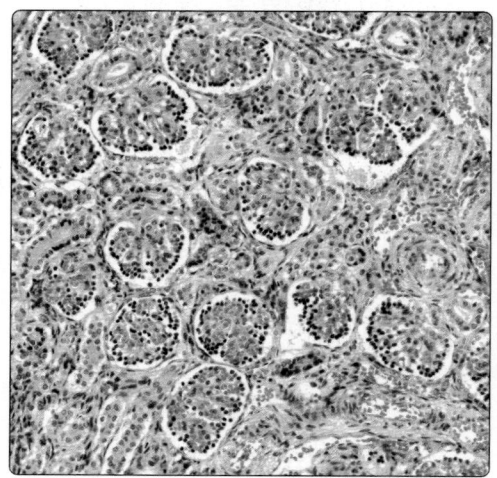

肾小管呈远端小管表型

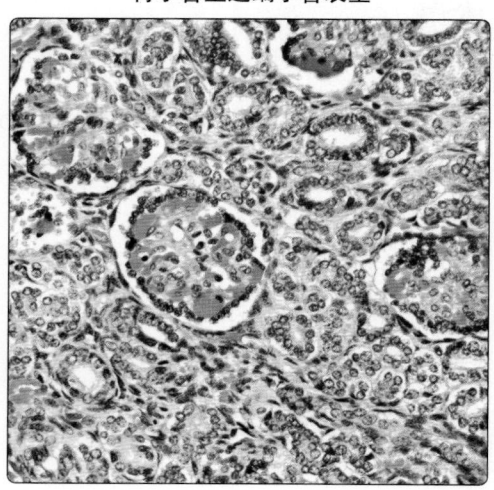

（左）胎儿肾显示生肾带➡，有 S 期形成的肾小球➡和分化良好的肾小球➡。然而，近端小管分化不明显，所有的小管都很小，衬覆小细胞胞质少

（右）新生儿肾小管发育不全肾脏，所有小管均缺乏近端小管分化特征的腔面 PAS 阳性刷状缘➡。所有的小管外形都很小，类似远端小管

胎儿肾肾小管发育不全

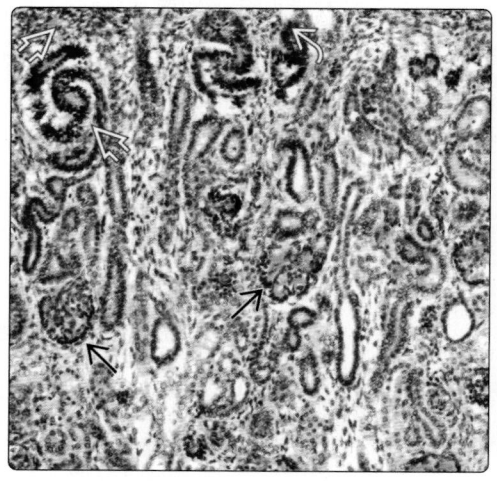

PAS 阳性刷状缘缺失

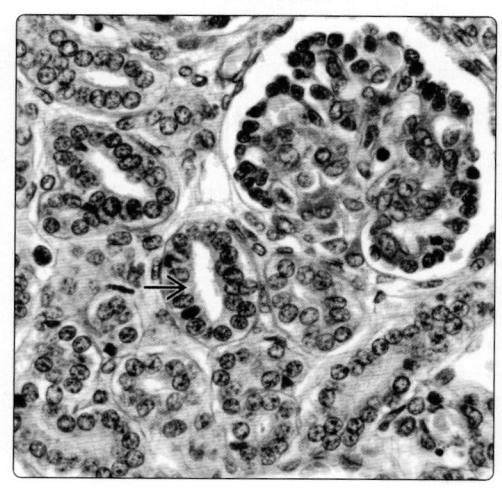

（左）正常髓放线应包括集合管和近端小管 S3 部分及粗的上行小管。肾小管发育不全时髓放线发育受损，注意集合管很少➡而间质丰富➡。髓放线本应布满肾小管成分

（右）正常情况下，髓质外带➡应包含与髓放线一样的肾小管成分。图中肾小管成分极少，可能全部为集合管，被疏松间质分隔

髓放线肾小管成分少

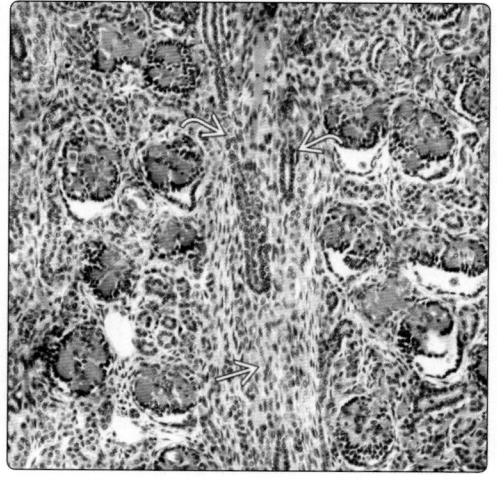

髓质外带肾小管无法形成

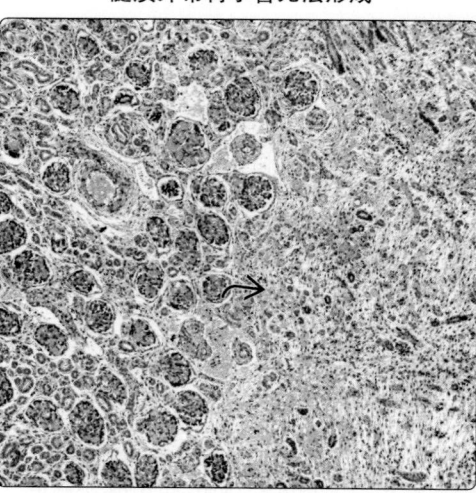

髓质外带肾小管无法形成

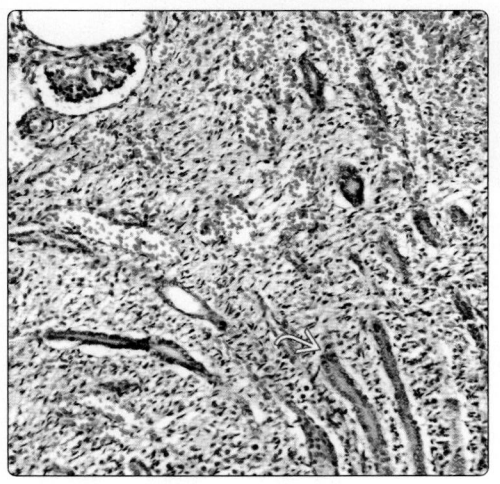

肾小管发育不全肾小球囊肿

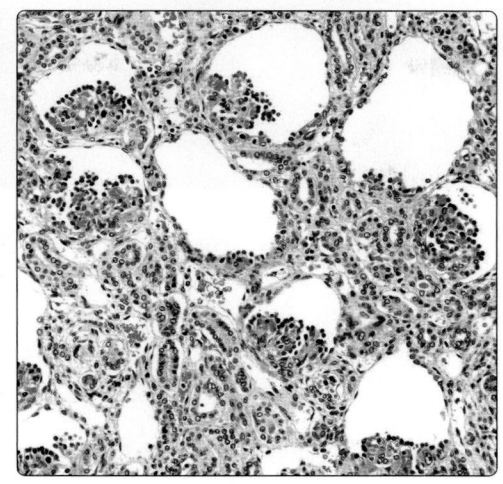

（左）图示深层皮质和髓质外带之间区域，外带内仅见少量集合管➡，富于细胞性间质，仅见少量导管而无肾小管

（右）许多疾病可有肾小球囊肿形成，当周围出现小的肾小管时，应考虑慢性肾动脉狭窄，但这种病变可存在弥漫肾小管萎缩和间质纤维化，肾小球毛细血管袢呈缺血性皱缩

肾小球囊肿出现异常血管袢

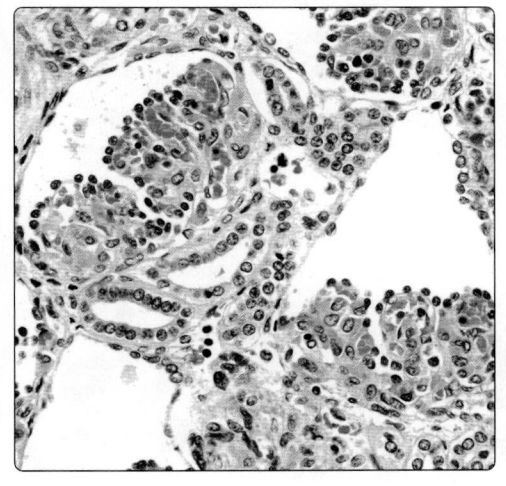

髓外造血

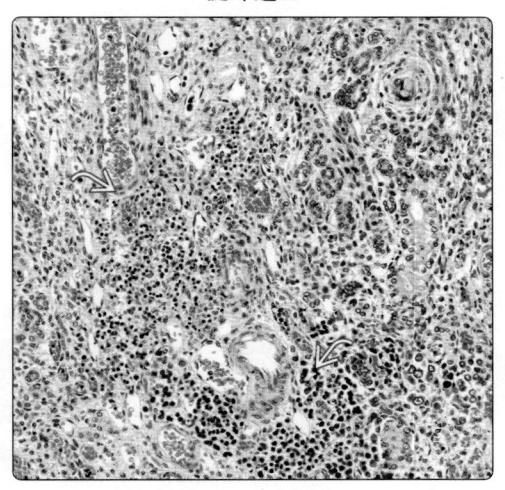

（左）肾小球囊肿可正常发育或发育不良。本例肾小球出现异常，注意肾小球袢及其周围鲍曼囊呈叠加形状。血管袢由2~3个小叶组成，似乎在鲍曼囊内呈分离性排列，类似模式也见于 *HNF1B* 突变

（右）约17%尸检病例可见到髓外造血➡，皮髓质均可见，本例有两处髓外造血灶

花生凝集素染色

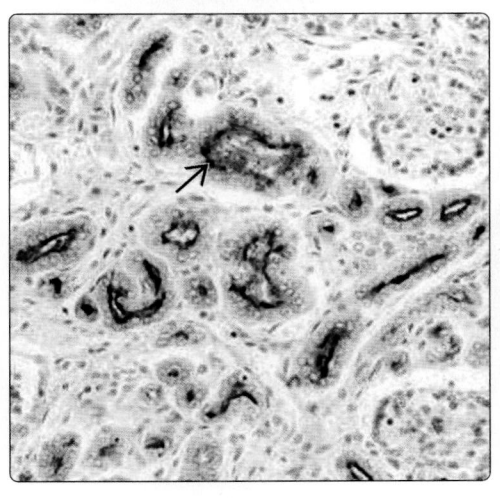

肾小管超微结构呈远端小管表型

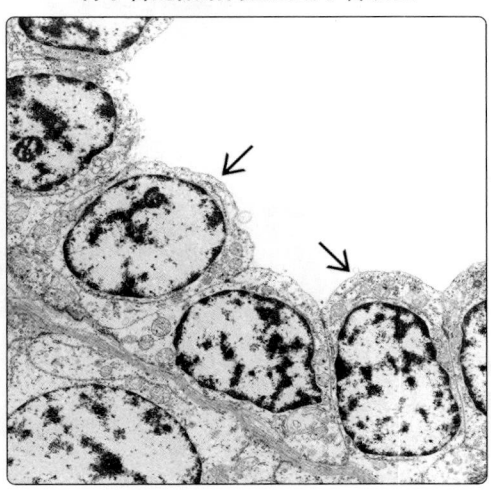

（左）所有肾小管顶端细胞质远端小管/集合管标志物花生凝集素染色阳性➡，提示远端小管/集合管分化

（右）图为肾小管发育不全典型的近端小管，显示远端小管超微结构特点，胞质和细胞内的细胞器少，未见基底侧膜内折或管腔微绒毛➡

（李慧明 译，余英豪 审）

921

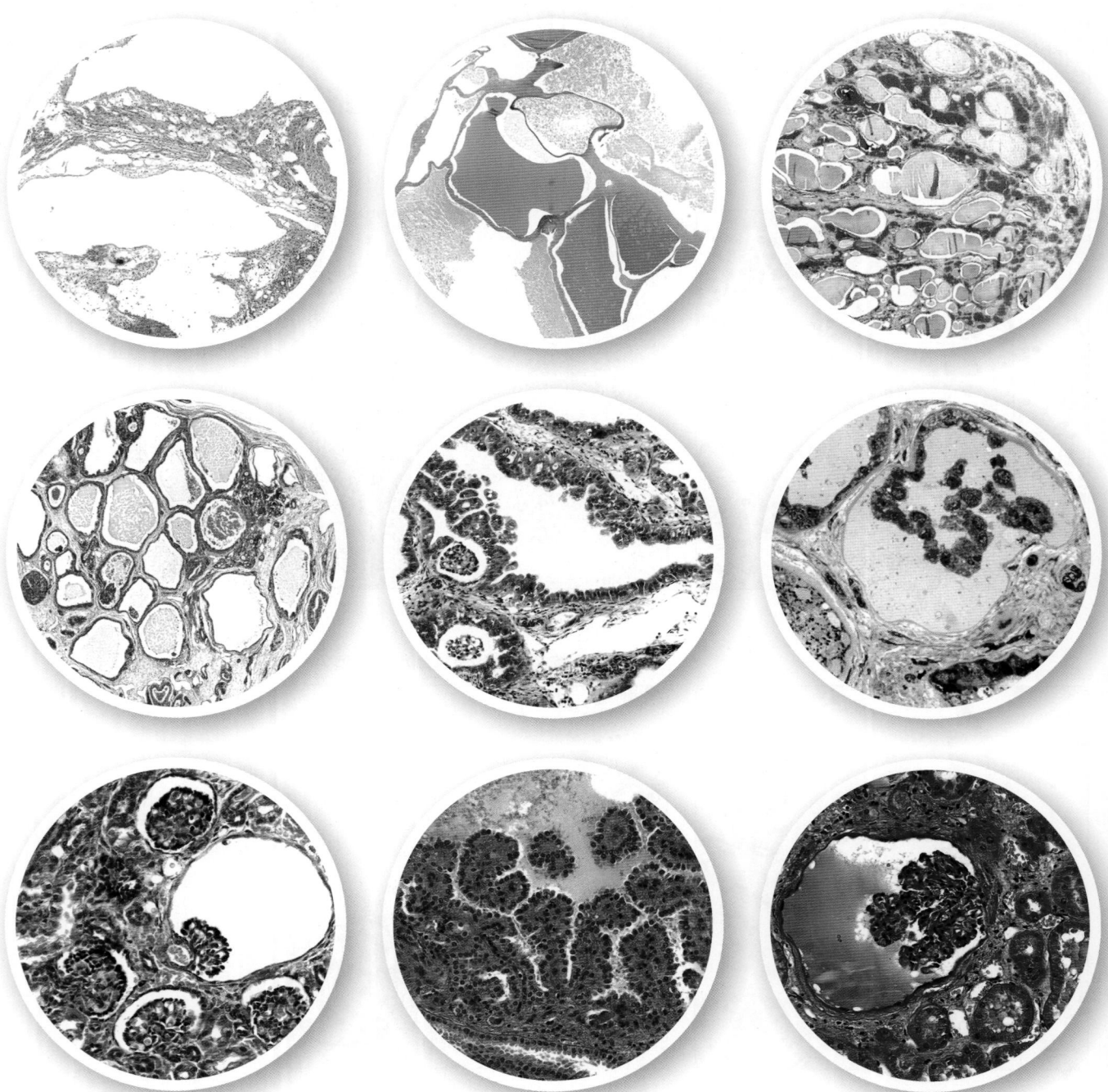

第七章
囊 性 疾 病

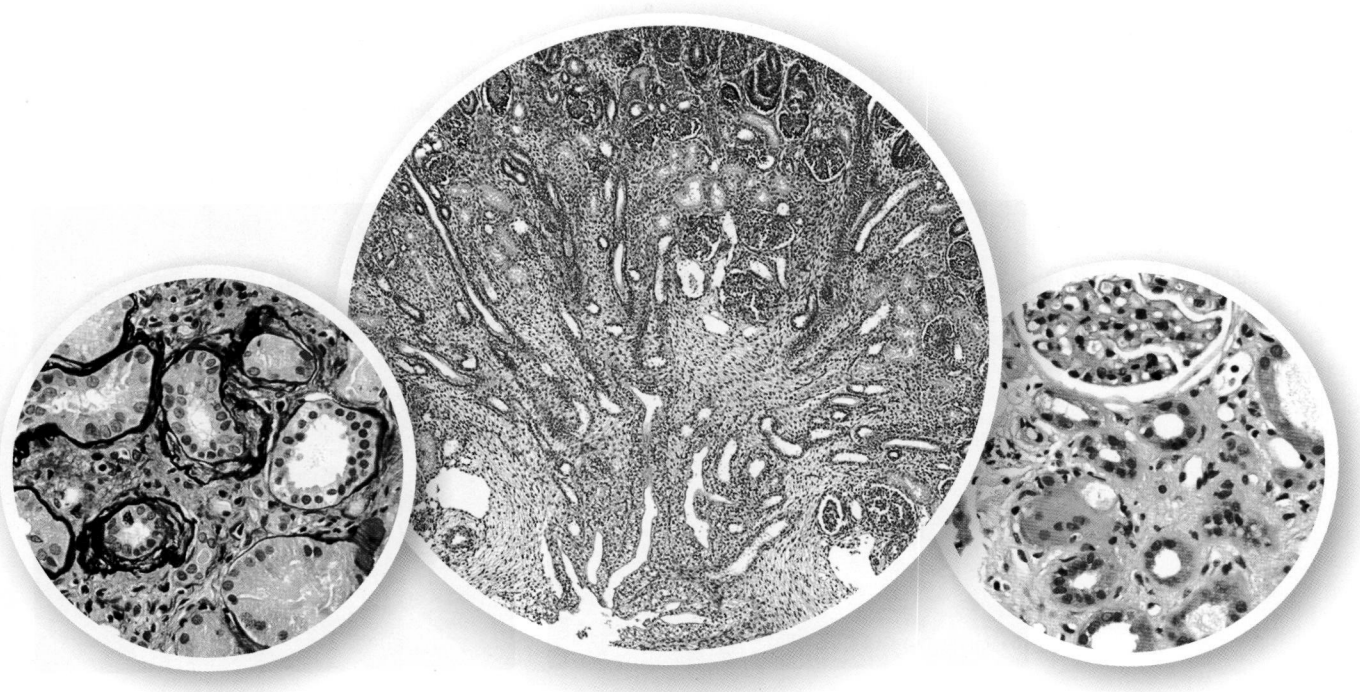

病理学分类

定义

- 以囊性结构为主要特征的肾脏疾病
  - 囊肿：先前非囊性结构形成的闭合性腔隙
    - 可起源于肾单位的任何部分，但最常见于肾小管
    - 可位于皮质、髓质或两者皆有
    - 可弥漫、局灶、单侧或双侧分布
    - 可随机或均一分布（如沿皮髓质交界处）
    - 双侧肾囊肿多为遗传性
    - 有时呈扩张状而非闭合囊肿
  - 起源于肾小球的囊肿称为肾小球囊肿
  - "多囊性"术语仅用于描述常染色体显性遗传性多囊肾病/常染色体隐性遗传性多囊肾病（ADPKD/ARPKD）
  - 部位和形态对肾囊肿分类至关重要
  - 肾囊肿分类方法尚未达成一致意见
  - 特征考虑
    - 遗传学基础（纤毛基因理论）
    - 囊肿的解剖学部位（肾小管、肾小球及其他）
    - 囊肿分布（肾皮质，肾髓质）

分类

- 遗传性囊性肾病
  - 常染色体显性遗传性多囊肾病（ADPKD）
  - 常染色体隐性遗传性多囊肾病（ARPKD）
  - 常染色体显性遗传性肾小管间质疾病（ADTKD）
  - 肾消耗病（NPH）
  - 结节性硬化复合症（TSC）
  - Von Hippel-Lindau（VHL）病
  - 儿童囊性肾瘤（CCN）
- 获得性囊性疾病
  - 单纯性皮质囊肿
  - 获得性囊性肾病
  - 髓质海绵肾（约 5% 具有遗传原因）
  - 多房囊性肾囊肿/混合性上皮-间质肿瘤（MEST）
- 非肾单位性肾脏囊性疾病

- 肾盂肾盏憩室
- 肾周假性囊肿
- 淋巴管扩张/淋巴管瘤病

流行病学

发病率

- ADPKD：1/500 新生儿
- ARPKD：1/20 000 新生儿
- NPH：1/50 000 新生儿
- TSC：1/6 000 新生儿

病因学/发病机制

组织发生学

- 肾小管囊肿
  - 上皮细胞增殖
  - 肾小管梗阻
    - 凋亡碎屑
    - 纤维化
    - 持续性破坏、损伤、炎症
    - 纤毛功能失常
  - 含菌液/溶解物进入肾小管
    - 电解质含量反映远端或近端肾小管转运功能
  - 囊肿可能开始于扩张的肾小管
- 肾小球囊肿
  - 导致流出道瘢痕形成
  - 不能形成正常的近端小管

大体特征

鉴别诊断特征

- 双侧增大肾脏的球形囊肿对 ADPKD 具有诊断价值
- 儿童肾脏扩大的圆柱形囊肿（实际上为扩张集合管）对 ARPKD 具有诊断价值
- 皮髓质交界少量小囊肿为 NPH 特征，但也可能不出现

ADPKD：大体病理　　　　　　ARPKD：大体病理

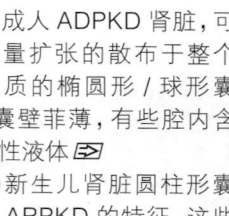
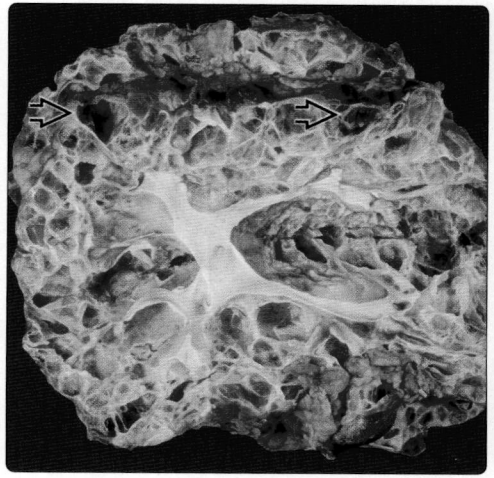
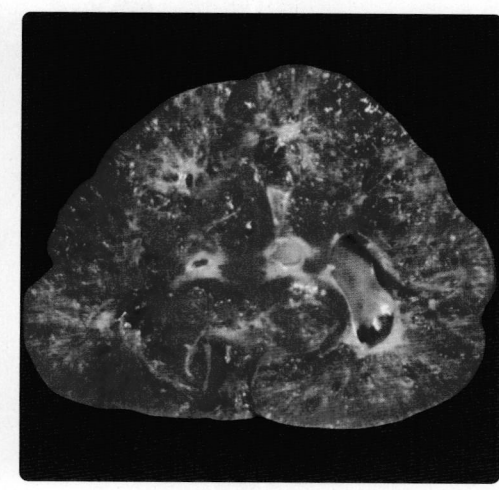

（左）成人 ADPKD 肾脏，可见大量扩张的散布于整个皮髓质的椭圆形/球形囊肿，囊壁菲薄，有些腔内含有血性液体 ➡
（右）新生儿肾脏圆柱形囊肿为 ARPKD 的特征，这些"囊肿"大多为扩张的集合管，后来转变成囊性

- 孤立性肾皮质囊肿,通常为单侧、偶发及非遗传性囊肿多为单纯性囊肿

镜下特征

鉴别诊断特征

- 囊肿富含嗜酸性囊液和微乳头状增生为 ADPKD 的特征
- 圆柱形囊肿为 ARPKD 的特征
- 含肾细胞癌(RCC)的囊肿为遗传性肿瘤综合征(TSC、VHL)、ADPKD 或血液透析相关囊肿的特征
- NPH 和 ADTKD 形式的囊肿是萎缩(退变)的
  - 囊肿内可含有 Tamm-Horsfall 蛋白
  - 出现肾小管基底膜(TBM)双轨
- 偶尔单纯性囊肿也会出现退变
  - 常缺乏衬覆上皮

遗传性囊性疾病

成人常染色体显性遗传性多囊肾病

- 成人经典型 ADPKD
- 儿童早发性 ADPKD

常染色体隐性遗传性多囊肾病

- 新生儿和婴儿中经典型 ARPKD
- 青少年迟发性 ARPKD,表现为肾髓质扩张及肝纤维化

肾消耗病

- 累及初级纤毛的常染色体隐性遗传家族性系统性疾病
- 具有遗传异质性,已鉴定基因>24 个
- 以孤立性肾病出现
  - 15% 有肾外症状,累及中枢神经系统、眼、肝脏及骨等

常染色体显性遗传性肾小管间质疾病

- 尿调节素(ADTKD-UMOD),黏蛋白-1(ADTKD-MUC1),肾素(ADTKD-REN),HNF1β(ADTKD-HNF1β)或 SEC61A1(ADTKD-SEC61A1)异常表达
- 术语替代了髓质囊性肾病(MCKD)和 MCKD1 和 MCKD12 亚类
- 表现有多尿、进行性肾功能损害,可出现高尿酸血症/痛风
- 病理表现为肾小管间质纤维化伴可变的微囊肿(从无到多)
- 导致肾纤维化和高尿酸血症的机制尚不清楚

von Hippel-Lindau 病

- 内衬透明细胞
- 与 RCC 相关,透明细胞型

结节性硬化复合症

- 囊壁衬覆大而丰满细胞,胞质深嗜酸性
  - 囊肿衬覆上皮细胞核多形性
- 与血管平滑肌脂肪瘤及肾细胞癌相关

儿童囊性肾瘤

- 由胚系 DICER1 基因突变引起的儿童多房性低级别肾肿瘤

非遗传性囊性疾病

获得性囊性疾病

- >50% 透析患者在 5 年内出现囊肿
  - 囊肿甚至可能在透析开始之前就已出现
- 透析患者出现≥3 个囊肿为诊断必需
- 通常增殖标志 Ki-67(+)和靴钉样细胞
- 患囊内型 RCC 风险增加;获得性囊性疾病相关 RCC(ACD-RCC)是获得性囊性疾病患者的 RCC 亚型,但也可出现其他类型的肿瘤

多房性肾囊肿(MEST)

- 又称多房囊性肾肿瘤
- 多数病例散发;成人
- 囊肿互不相通,囊内充满凝胶状液体
- 需要和儿童囊性肾瘤鉴别,儿童囊性肾瘤有遗传学基础

局限性囊性疾病

- 可被误诊为 ADPKD
- 与 ADPKD 不同,整个肾脏大小没有增加
- 囊壁光滑;囊与囊之间肾实质正常
- 单侧节段性分布或双侧多发性非遗传性囊肿不常见

单纯性皮质囊肿

- 椭圆形或圆形,轮廓光滑;位于肾皮质
- 随机分布
- 12%～15% 的成人;常为尸检发现

髓质海绵肾

- 以髓质集合管中充满钙质的囊肿为特征
- 通常在影像学上偶然发现
  - 髓质锥体可见残留的滤过性造影剂染料

肾小球囊性变

- 定义>5% 的肾小球具有正常 3 倍的肾小球鲍曼囊直径
- 非特指病变
  - 可见于各种遗传性和散发性疾病

肾发育不良

- 可为显著的多囊性
- 可见软骨和平滑肌
- 发育不良部位肾小球缺失

药物性囊肿

- 克唑替尼,阿来替尼,酪氨酸激酶抑制剂
- 少量囊肿(<6 个),直径 9～67mm
- 服用药物超过 6 个月囊肿大小增加,一旦停药即退化

假性囊肿性疾病

肾盂肾盏憩室

- 与肾结石相关,衬覆尿路上皮

肾周假性囊肿

- 无上皮细胞衬覆;可能来源于尿液渗漏

遗传性囊性肾脏疾病分类

疾病	基因突变	囊肿范围程度	注释
广泛大囊肿			
ADPKD	*PKD1* *（78%），*PKD2* *（15%），*GANAB*（<1%），*DNAJB11*（<1%）	++++	成人期肿块性肾肿大；肝、胰腺囊肿
ARPKD	*PKHD1* *	+++	起病不恒定：婴儿至青少年期±肝纤维化、胆管错构瘤
可变囊肿			
肾消耗病相关综合征	>24 个基因突变，纤毛相关基因为主（如 *NPHP1~17*）*	-/+	异质性综合征累及其他器官：脑，眼，肝，心脏，内脏器官转位
Zellweger 综合征	*PEX1*，*PEX6*	+	肾小球囊肿
皮髓质和髓质囊肿			
黏蛋白-1 相关肾疾病	*MUC1*	-/++	既往称髓质囊性病 1
尿调节素相关肾疾病	*UMOD*	-/+	既往称髓质囊性病 2；40% 出现囊肿
髓质海绵肾	*GDNF*，*RET*（约 5%）	++	结石、肾盂肾炎，多为散发
孤立性肾小球囊肿			
肝细胞核因子 1β	*HNF1B*	+	多发性尿路异常；糖尿病
Mowat-Wilson 综合征	*ZEB2*	+	Hirschsprung 病，小头畸形
口面指综合征，I 型	*OFD1* *	+	X 连锁（男性致命性）
ADTKD-*SEC61A1*	*SEC61A1*	+	贫血，宫内生长受限
肿瘤相关性囊肿			
VHL 综合征	*VHL*	+	透明细胞癌
结节性硬化	*TSC1*，*TSC2*	+	血管平滑肌脂肪瘤，肾小球囊肿
儿童囊性肾瘤	*DICER1*	+/+++	和胸膜肺母细胞瘤相关的低级别肿瘤

* 阴道病变；ADPKD，常染色体显性遗传性多囊肾病；ARPKD，常染色体隐性遗传性多囊肾病。

非遗传性囊性肾病分类

疾病	囊肿范围程度	注释
单纯性囊肿	+/++	随年龄增长及任何原因引起的肾瘢痕
获得性囊性疾病	++/+++	与任何原因引起的持续性肾衰竭有关，透析
肾发育不良	-/+++	软骨、平滑肌，肾小球缺乏
混合性上皮间质肿瘤	+/+++	低级别肿瘤
各种肾细胞癌（RCC）	+/++	以囊性成分为主（如：透明细胞 RCC）
药物性囊肿	+	克唑替尼
肾盂肾盏憩室	+	衬覆尿路上皮
肾周假性囊肿	+	无上皮细胞衬覆囊肿
淋巴管扩张/淋巴管瘤	++	淋巴管扩张（非上皮性囊肿）

淋巴管扩张/淋巴管瘤病

- 肾周围淋巴管扩张、淋巴液聚集；可有系统性淋巴管扩张

参考文献

1. Gambella A et al: The landscape of HNF1B deficiency: a syndrome not yet fully explored. Cells. 12(2):307, 2023
2. Chang AR et al: Exome sequencing of a clinical population for autosomal dominant polycystic kidney disease. JAMA. 328(24):2412-21, 2022
3. Economimo L et al: Autosomal dominant tubulointerstitial kidney disease: an emerging cause of genetic CKD. Kidney Int Rep. 7(11):2332-44, 2022
4. Sekine A et al: Cystic kidney diseases that require a differential diagnosis from autosomal dominant polycystic kidney disease (ADPKD). J Clin Med. 11(21):6528, 2022
5. Gupta S et al: Nephronophthisis-pathobiology and molecular pathogenesis of a rare kidney genetic disease. Genes (Basel). 12(11):1762, 2021
6. Adamiok-Ostrowska A et al: Ciliary genes in renal cystic diseases. Cells. 9(4):907, 2020
7. Menezes LF et al: The pathobiology of polycystic kidney disease from a metabolic viewpoint. Nat Rev Nephrol. 15(12):735-49, 2019
8. Guay-Woodford LM: Autosomal recessive polycystic kidney disease: the prototype of the hepato-renal fibrocystic diseases. J Pediatr Genet. 3(2):89-101, 2014
9. Lennerz JK et al: Glomerulocystic kidney: one hundred-year perspective. Arch Pathol Lab Med. 134(4):583-605, 2010

ADPKD 囊肿 增生性

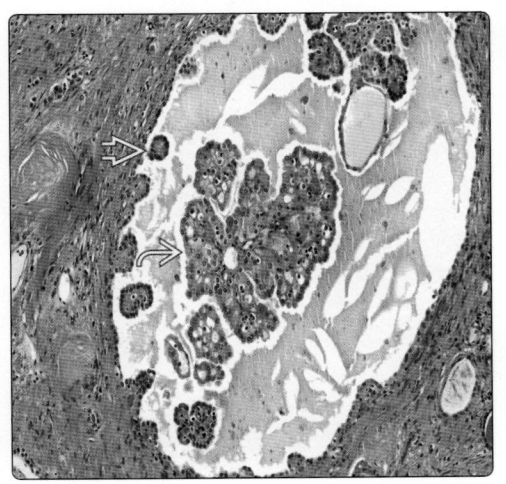

ARPKD 囊肿 圆柱形

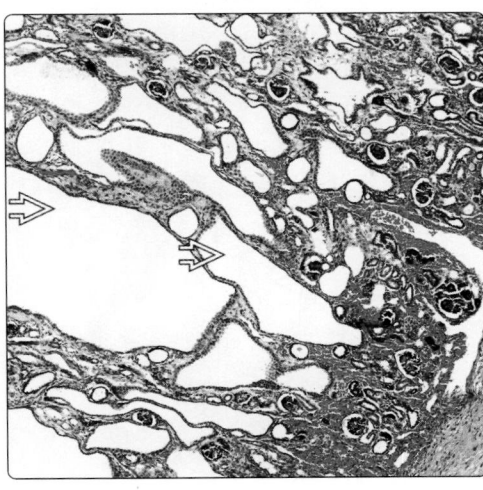

(左)ADPKD 衬覆上皮细胞为肿瘤性细胞,呈乳头状增生及分泌液体,常见微乳头➡及漂浮的乳头状碎片➡

(右)ARPKD 的囊肿呈典型的圆柱形➡,发生于髓质集合管及远端皮质肾小管

ADTKD 肾小管萎缩及间质纤维化

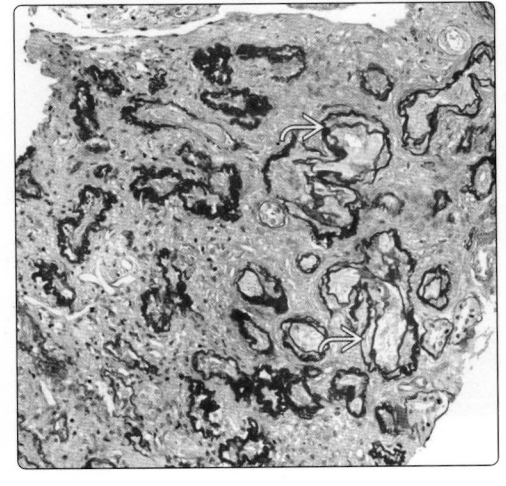

肾小球囊肿:鲍曼囊腔扩张为正常的 3 倍

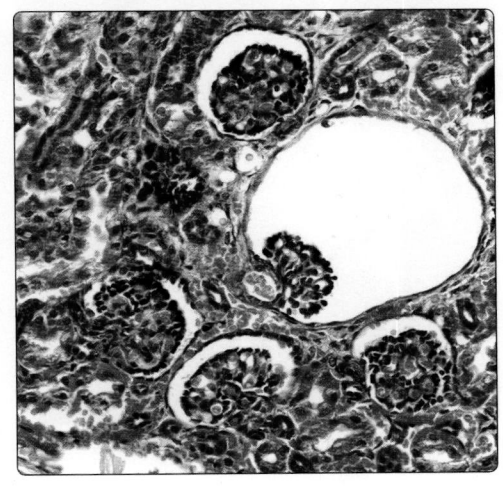

(左)21 岁女性肾活检,有莱伯先天性黑矇症病史,表现为小肾脏,血清肌酐 1 944.8μmol/L,尿蛋白 3.9g,肾小管显示基底膜增厚及双轨➡

(右)肾小球囊肿可见于 ADPKD、ARPKD、TSC 和肾发育不良,本例为 TSC 和心肌肌瘤胎儿尸检,肾脏显示不成熟肾小球和偶发性肾小球囊肿

TSC 囊肿

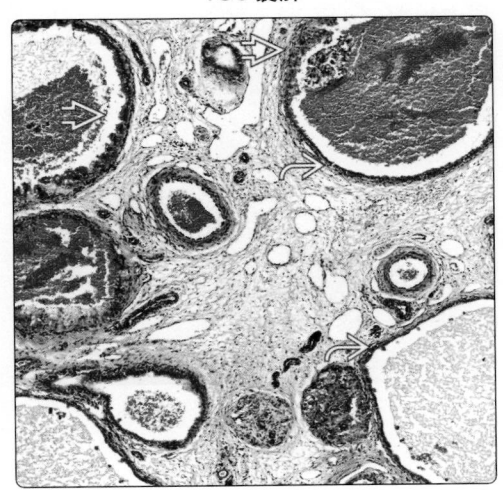

肾发育不良囊肿

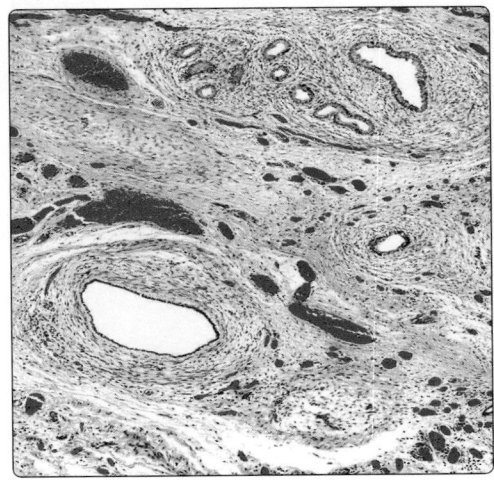

(左)TSC 患儿,肾脏染色切片显示囊肿衬覆明显嗜酸性上皮细胞,细胞呈立方状➡和/或增生状态➡

(右)囊肿由流产型肾小管构成,衬覆单层上皮,由同心性平滑肌环包绕

早发性 ADPKD

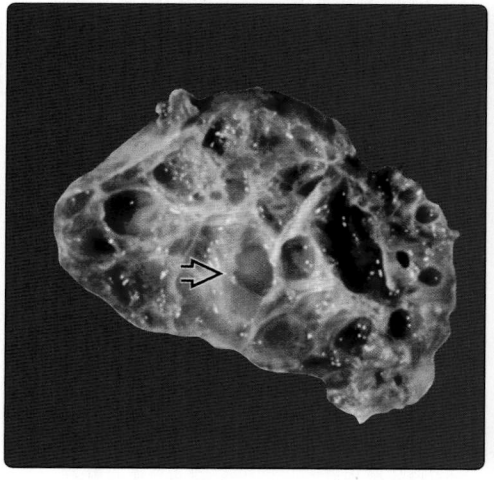

肾小球囊肿性肾脏

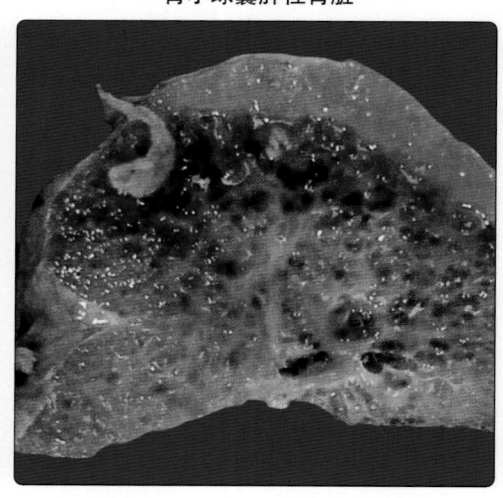

（左）儿童早发性 ADPKD，显示囊肿呈卵圆形，大小不一，囊腔充满浑浊胶冻状液体 ➡，肾脏总体大小与年龄相对应

（右）双肾囊肿新生儿肾切除标本，超声显示多发小囊肿，镜下主要为肾小球起源的肾小球囊肿

透析相关肾囊肿伴肾细胞癌

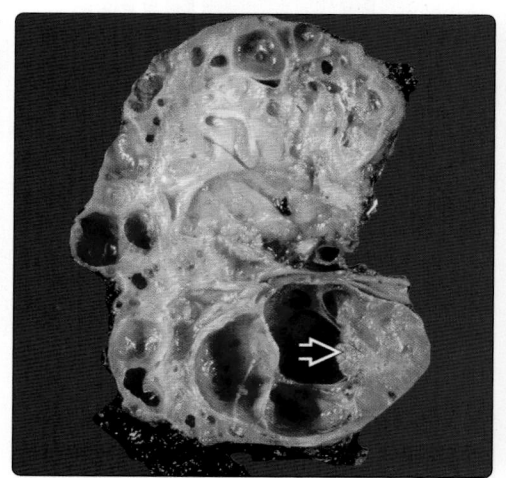

VHL 病多灶性肾细胞癌

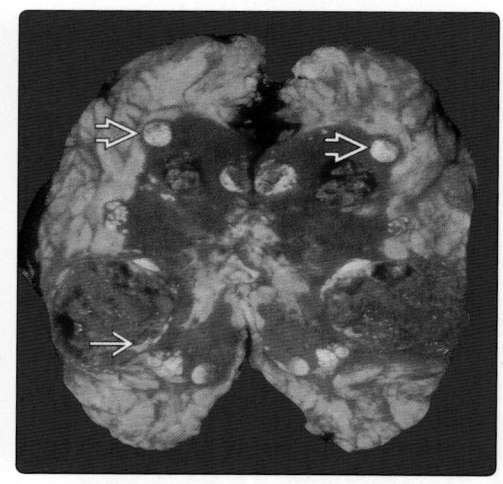

（左）透析相关肾囊肿肾切除标本，显示伴有肾细胞癌 ➡，广泛性囊肿酷似 ADPKD，但肾脏通常没有那么大

（右）显示多灶性大小不一的肾细胞癌，黄色为透明细胞肾细胞癌的特征 ➡。一处大的出血坏死性肿瘤显示囊肿周围出现局灶黄色边界 ➡

囊性肾瘤

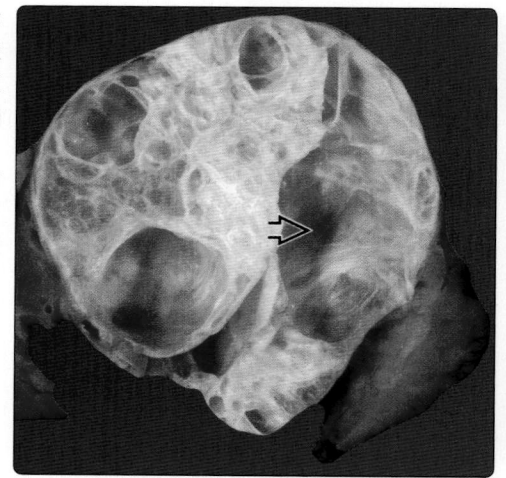

TSC 的囊肿及肿瘤

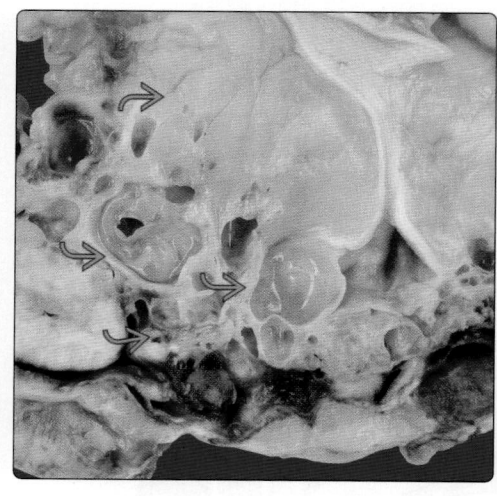

（左）婴儿肾切除标本显示包膜完好的囊性肿物，囊腔大小不一，内含胶冻状液体 ➡，这些是多发性肾囊肿的特征，又称囊性肾瘤

（右）黄色肿物为血管脂肪瘤，周围为大小不一的多发性囊肿，均衬覆亮泽上皮 ➡

胎儿 ARPKD

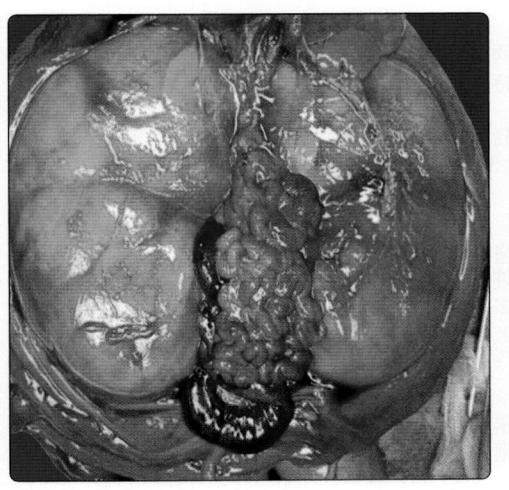

胎儿 ARPKD

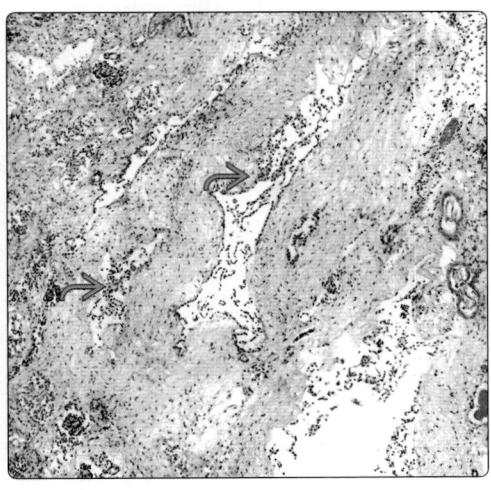

（左）31 周死产男婴（母亲 G6，P2-1-3-4），母亲妊娠合并子痫，既往有自发流产。显示双侧肾脏肿块样扩大，无细胞遗传学结果

（右）同一病例显示出明显间质水肿及弥漫上皮退变；尽管如此，仍隐约可见圆柱形囊肿结构 ⊅，与胎儿 ARPKD 相吻合

肾小球囊肿性缺血性成人肾脏

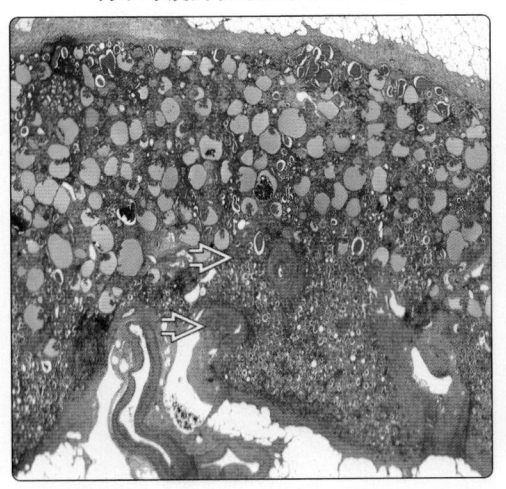

肾小球囊肿性胎儿肾脏

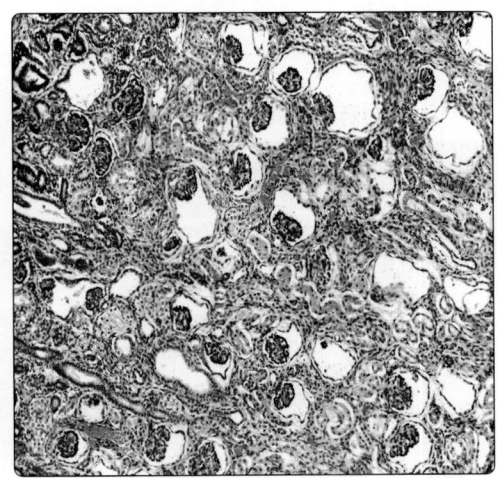

（左）肾脏所有肾小球呈囊性，伴肾实质动脉壁增厚 ➡，整个皮质和髓质萎缩

（右）19 周女性特纳综合征胎儿尸检，发现双肾增大及包括肺发育不良在内的多种异常。显示肾脏增大伴弥漫性肾小球囊肿

肾发育不良　肾积水

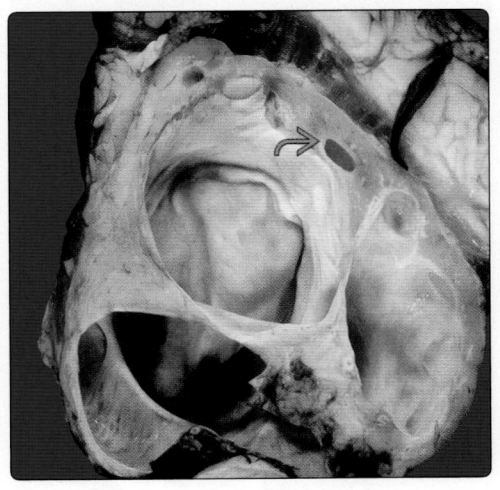

肾发育不良　软骨化生

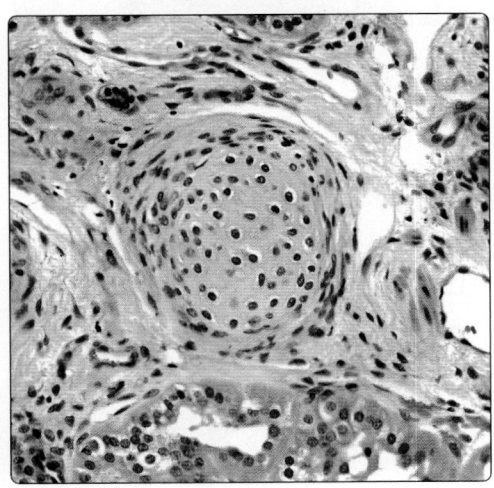

（左）肾盏扩张，皮质菲薄并含有小囊肿 ⊅

（右）出现软骨岛为肾发育不良的病理诊断性特征

（杨直　译，魏建国　滕晓东　审）

要　点

术语

- 常染色体显性遗传性多囊肾病（ADPKD）

病因学/发病机制

- 常染色体显性遗传模式
- 累及初级纤毛蛋白的纤毛病
  - PKD1: 78%
  - PKD2: 15%
- 其他遗传原因罕见

临床特征

- 发病率：1/500 活产新生儿
- 症状
  - 高血压
  - 肾衰竭
  - 腹部疼痛/不适
  - 血尿，感染
- 无已知的预防性治疗
- 约 50% 患者 50 岁左右需要透析或肾移植

- 疾病进展的风险因素
  - PKD1，特别是截短突变
  - 男性
  - 早发性高血压和/或肉眼血尿
  - 女性，≥3 次妊娠

大体特征

- 大量囊肿遍布于双肾
  - 每个肾脏重达 4kg
- 其他器官多发囊肿
  - 肝，胰腺，蛛网膜，松果体，精囊腺

镜下特征

- 大量囊肿累及各级肾单位
- 可见肾细胞肿瘤

主要鉴别诊断

- 常染色体隐性遗传性多囊肾病
- 获得性囊性疾病
- 罕见的其他遗传原因的 ADPKD

（左）增强 CT 扫描显示多发大小不一的囊肿，基本替代了肾实质➡️，肝脏亦可见囊肿➡️

（右）肾脏出现大量囊肿，重 2.5kg，长 28cm。只有 ADPKD 才会导致肾脏出现这样的肿块性增大（*Courtesy J.Steinmetz, MD.*）

肾和肝囊肿 CT 表现
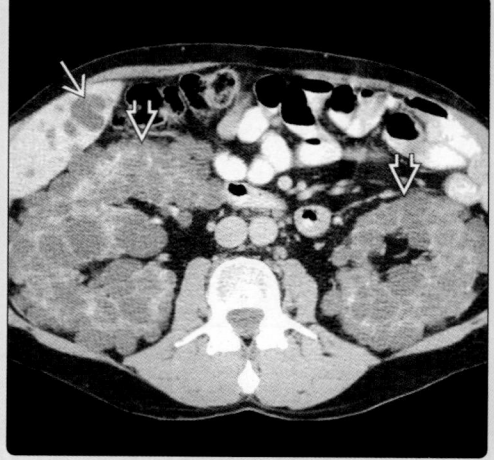

肾脏增大伴大量囊肿
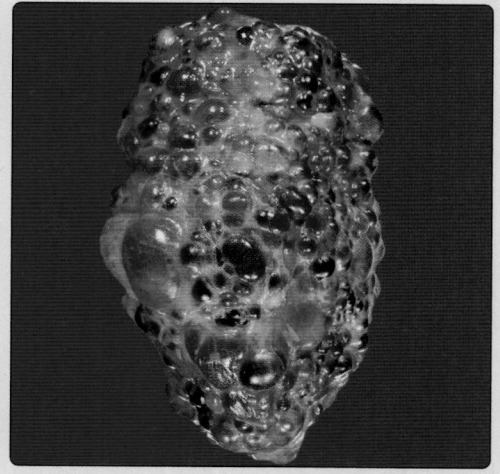

（左）多囊肾的一些囊肿内含有蛋白样液体，1 个球性硬化肾小球被挤压于几个囊肿之间➡️，这些囊肿基本上取代了肾实质，并导致显著及弥漫性间质纤维化和肾小管萎缩

（右）扩大的囊肿衬覆立方状到扁平上皮细胞➡️，并可见弥漫性肾小管萎缩和间质纤维化伴非特异性炎症细胞浸润

肾囊肿
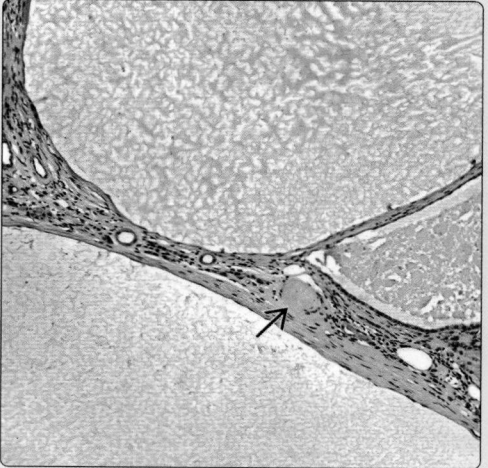

肾囊肿
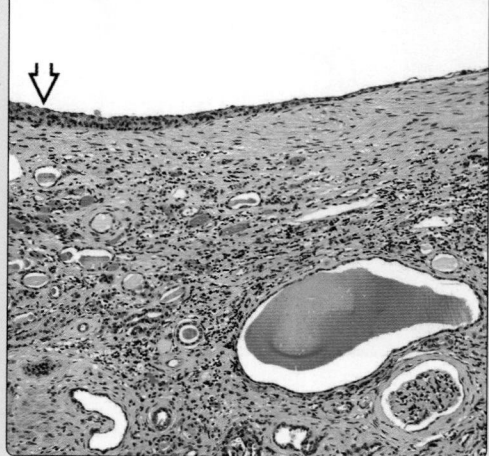

术语

缩写

- 常染色体显性遗传性多囊肾病（autosomal dominant polycytic kidney disease，ADPKD）
- 多囊性肾病（polycystic kidney disease，PKD）

定义

- 通常由 *PKD1* 或 *PKD2* 突变引起
  - PKD 1 型（PKD1）：由 *PKD1* 突变导致
  - PKD 2 型（PKD2）：由 *PKD2* 突变导致
  - PKD 3 型（PKD3）：由 *GANAB* 突变导致

病因学/发病机制

遗传性疾病

- 显性遗传
  - 功能缺失
  - 剂量/阈值或额外的体细胞二次打击突变
- 约 90% 的囊肿中检测到私人性 *PKD1* 或 *PKD2* 体细胞突变
  - 在其他基因相关的纤毛或肿瘤中也可检测到体细胞突变
- 遗传异质性
- 1% 由于体细胞嵌合（胎儿突变）

PKD1 突变

- 位于 16 号染色体
  - 与结节性硬化复合症（*TSC2*）相邻
- 约 78% 的 ADPKD
- 基因型-表型相关性
  - ＞1 500 个致病突变
  - 最严重的是截短突变（65%～70%）
    - ESRD 中位年龄：55 岁
  - 非截短突变（30%～35%）病程缓慢
    - ESRD 中位年龄：67 岁
  - 如为单个等位基因受累，超低外显率（ULP）突变不会发生 ESRD
    - 如果合并其他等位基因截短突变，会导致早发性 PKD（双等位基因）
    - 如果两个等位基因均有 ULP 突变，可引起 PKD 但无家族史（隐性遗传）
- *PKD1* 为初级纤毛成分
  - 与 *PKD2* 相互作用，并调控 *PKD2*
  - 流动的机械传感器

PKD2 突变

- 约 15% 的 ADPKD
  - ＞250 个致病突变
- 位于 4 号染色体
- ESRD 低风险；发病较晚：约 79 岁
- 可作为 Ca^{2+} 进入细胞的阳离子通道

PKD1 和 PKD2 被归类为纤毛病

- 与初级纤毛相关的可能致病机制
  - 异常细胞增殖
  - 凋亡失调
  - 细胞极性缺陷
  - 增加分泌进入肾小管腔

次要机制

- 小管内晶体沉积加速囊肿进展（草酸钙或磷酸盐）
- 有证据表明异常多囊蛋白影响线粒体功能

其他引起 ADPKD 的基因

- *GAMAB*
  - 轻度肾病，不发生 ESRD（＜1%）
  - 参与蛋白质折叠
  - 又名 PKD3
  - 也引起多囊性肝病
- *DNAJB11*
  - 严重肾病但无肾脏增大（＜1%）
  - 参与蛋白质折叠
- 约 7% 存在未知突变

临床特征

流行病学

- 发病率
  - 1/500 活产新生儿
  - 患病率：2.9/10 000～3.3/10 000
- 年龄
  - 出现症状通常为 30～40 岁
  - 罕见于儿童期
    - 早期发病与双等位基因或双基因突变相关
  - 囊肿呈渐进性进展
- 性别
  - 早发性高血压和 ESRD 男性发病早于女性
  - 女性出现肝囊肿较多，且发病年龄比男性早

表现

- 血尿
- 腹部疼痛/不适
- 泌尿道感染
- 高血压
  - 大脑动脉瘤合并颅内出血（5%～10%）
- 阴性家族史（10%～25%）

实验室检查

- *PKD1* 或 *PKD2* 基因突变检测
  - 突变检出率：*PKD1*　65%～70%
  - 突变检出率：*PKD2* 接近 90%
- 二代测序（NGS）用于联合突变检测

治疗

- 血管加压素受体拮抗剂（如托伐普坦）
  - 利尿剂
  - 减缓肾小球滤过率下降
- mTOR 抑制剂（西罗莫司）和 src 抑制剂（博舒替尼）
  - 肾脏囊肿缩小不会使肾功能获益
- 肾移植
- 如果肾脏过大或肾盂肾炎反复发作或因出血引起疼痛，可行双肾切除手术

预后

- GFR 开始时缓慢下降,并随时间加速
  - 通过单次 MR 测量肾脏体积可预测 GFR 下降
  - 约 50% 的患者 50 岁前需要透析或肾移植
- 疾病进展的风险因素
  - *PKD1* 突变,特别是截短突变
    - *PKD2* 突变引起的临床病程较轻
  - 早发性高血压和/或肉眼血尿
  - 男性>女性
  - 女性,≥3 次妊娠

影像学

MR 表现

- 如果家族史阳性,<40 岁个体每侧肾脏>10 个囊肿就足以诊断
- 高分辨率肾体积(htTKV)可预测 ESRD 时间

大体特征

一般特征

- 双肾大量囊肿
- 每侧肾脏重量高达 4kg

镜下特征

组织学特征

- 皮质和髓质囊肿,直径可达数厘米
  - 可见于肾单位任何节段
  - 肾小球、肾小管囊肿
  - 衬覆单层扁平或立方上皮
  - 视发展阶段不同,可能存在介入性肾实质
  - PKD2 比 PKD1 囊肿数量少
- 继发性改变
  - 弥漫间质纤维化和肾小管萎缩
  - 囊内出血
    - 含铁血黄素
    - 胆固醇沉积
  - 可出现肾细胞肿瘤
    - ADPKD 肾切除标本中发生率为 5%～12%
    - 透明细胞肾细胞癌占 30%～60%,乳头状肾细胞癌占 40%～60%

肾外病理表现

- PKD1 中见肝囊肿(>90%);PKD3 也可见
  - 被称为"多囊性肝病"
  - 很少在肾脏疾病中占主导地位
- 胰腺囊肿(10%),精囊腺囊肿(39%),松果体腺囊肿(<5%),以及蛛网膜和卵巢囊肿
- 二尖瓣脱垂或主动脉瓣关闭不全(25%)
- 脑(小动脉)动脉瘤

鉴别诊断

常染色体隐性遗传性多囊肾病

- 先天性或儿童期发作
- 集合管和胆管扩张
  - 囊肿发生较晚

获得性囊性肾病

- 肾脏通常<1kg;囊肿不广泛
- 肾小管上皮增生
- 对慢性肾衰竭反应
  - 潜在的肾脏疾病很明显
  - 也可使 ADPKD 复杂化

单纯性囊肿

- 孤立性囊肿和许多正常肾实质
- 与早期 ADPKD 难以鉴别

非典型 ADPKD

- 由 *DNAJB11* 突变引起
- 肾脏大小正常,伴有囊肿和纤维化

多囊性肝病

- 有 *PRKCSH*、*SEC63*、*LRP5*、*ALG8* 和 *SEC61B* 突变
- 偶发性肾囊肿

诊断要点

临床相关病理特征

- 遗传信息应提示具有等位基因(截短/非截短)状态的疾病和基因名称

病理解读要点

- 肾切除术标本以 1cm 间距进行面包样切块以排除肿瘤

参考文献

1. Ko JY et al: Transcriptional programming of pathogenic genes in polycystic kidney disease. Kidney Int. 103(1):25-8, 2023
2. Chang AR et al: Exome sequencing of a clinical population for autosomal dominant polycystic kidney disease. JAMA. 328(24):2412-21, 2022
3. Devuyst O et al: Next-generation sequencing for detection of somatic mosaicism in autosomal dominant polycystic kidney disease. Kidney Int. 97(2):261-3, 2020
4. Hopp K et al: Detection and characterization of mosaicism in autosomal dominant polycystic kidney disease. Kidney Int. 97(2):370-82, 2020
5. Gimpel C et al: International consensus statement on the diagnosis and management of autosomal dominant polycystic kidney disease in children and young people. Nat Rev Nephrol. 15(11):713-26, 2019
6. Torres JA et al: Crystal deposition triggers tubule dilation that accelerates cystogenesis in polycystic kidney disease. J Clin Invest. 129(10):4506-22, 2019
7. Cornec-Le Gall E et al: Monoallelic mutations to DNAJB11 cause atypical autosomal-dominant polycystic kidney disease. Am J Hum Genet. 102(5):832-44, 2018
8. Edwards ME et al: Long-term administration of tolvaptan in autosomal dominant polycystic kidney disease. Clin J Am Soc Nephrol. 13(8):1153-61, 2018
9. Yu ASL et al: Baseline total kidney volume and the rate of kidney growth are associated with chronic kidney disease progression in autosomal dominant polycystic kidney disease. Kidney Int. 93(3):691-9, 2018
10. Tesar V et al: Bosutinib versus placebo for autosomal dominant polycystic kidney disease. J Am Soc Nephrol. 28(11):3404-13, 2017
11. Ong AC et al: A polycystin-centric view of cyst formation and disease: the polycystins revisited. Kidney Int. 88(4):699-710, 2015
12. Cai Y et al: Altered trafficking and stability of polycystins underlie polycystic kidney disease. J Clin Invest. 124(12):5129-44, 2014
13. Schrier RW et al: Predictors of autosomal dominant polycystic kidney disease progression. J Am Soc Nephrol. 25(11):2399-418, 2014
14. Bae KT et al: Imaging for the prognosis of autosomal dominant polycystic kidney disease. Nat Rev Nephrol. 6(2):96-106, 2010
15. Grantham JJ: Clinical practice. Autosomal dominant polycystic kidney disease. N Engl J Med. 359(14):1477-85, 2008

ADPKD: *PKD2* 突变

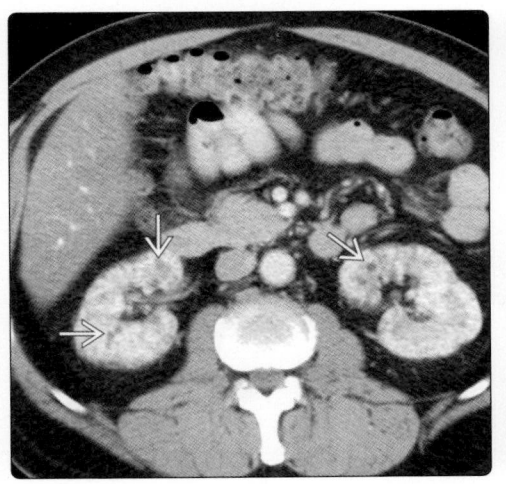

获得性囊性疾病

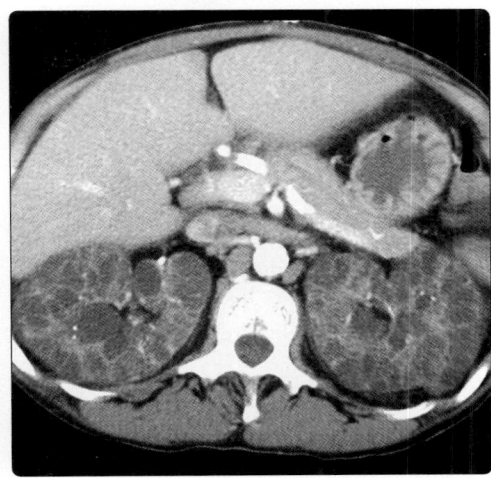

（**左**）轴向 CECT 扫描显示肾脏大小和功能相对正常，但皮髓质可见数量众多囊肿 ➡，系 *PKD2* 突变引起 ADPKD 病例

（**右**）轴向 CECT 扫描显示增大的双侧肾脏中出现数量众多的囊肿，患者透析多年，其影像学表现酷似 ADPKD

肾囊肿

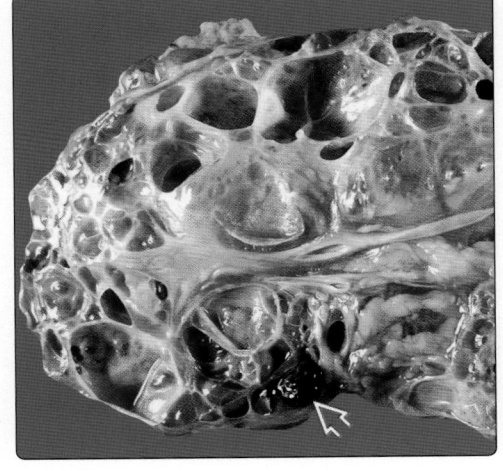

囊肿

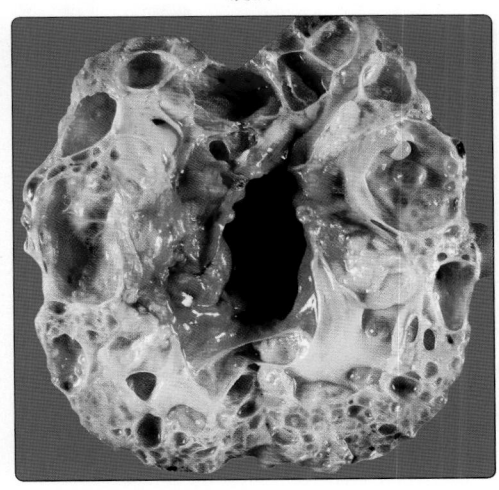

（**左**）ADPKD 患者整个肾脏中可见多发囊肿，由于肾脏显著肿大，图中仅显示 1/2 肾脏图像，几乎看不见残留的肾实质，囊肿内可见局灶出血 ➡（*Courtesy J.Moore, MD.*）

（**右**）ADPKD 患者肾脏（对剖），肾脏正常结构严重破坏，囊肿遍布于整个肾实质

出血性和蛋白样囊肿

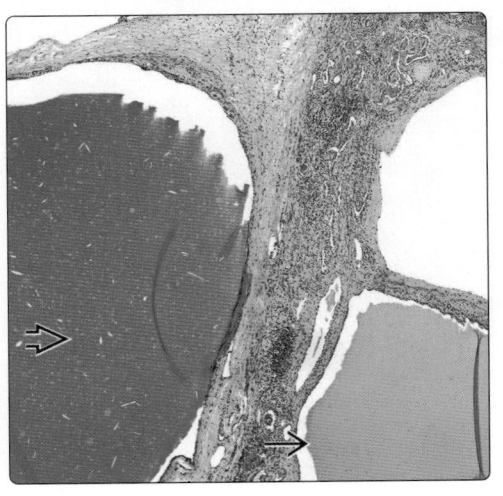

肾小球囊肿

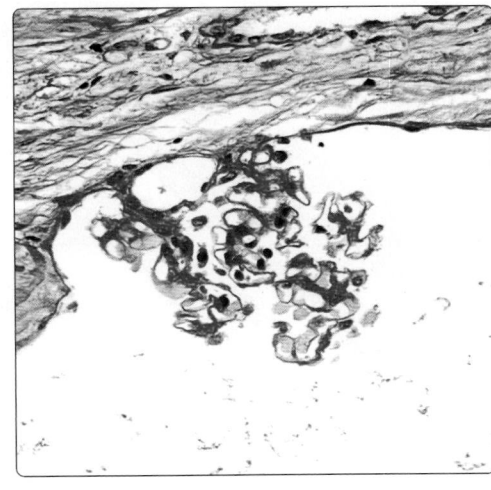

（**左**）这些囊肿显示囊肿内容物可存在不同表现，1 个囊肿显示出血伴大量红细胞 ➡，另外 2 个相邻囊肿 ➡ 内含嗜酸性蛋白样物质

（**右**）肾小球囊肿为 ADPKD 的常见特征，不应与肾小球囊性肾病混淆

（左）这例多囊肾病图像可见衬覆扁平上皮的单个性囊肿➡，与相对完整的肾皮质组织相邻。一些肾小管显示上皮扁平化，提示肾小管损伤➡

（右）图中显示大多数囊肿衬覆扁平上皮，囊肿广泛累及从肾小球至集合管的所有肾单位

ADPKD：早期阶段

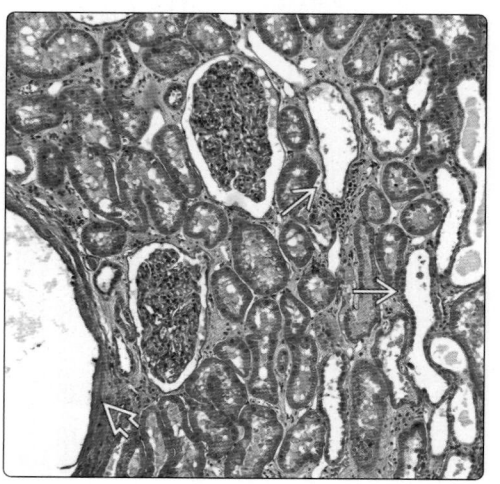

肾囊肿

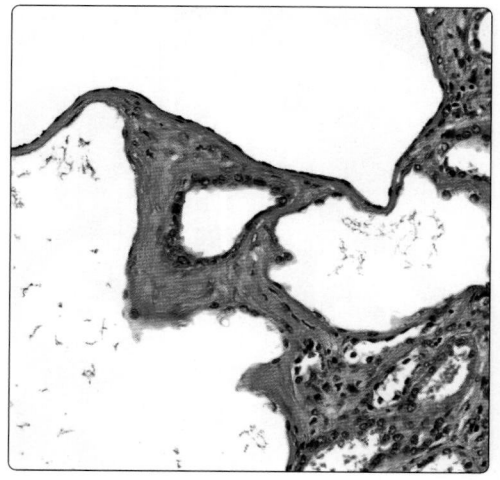

（左）一些囊肿衬覆柱状上皮，这与获得性囊性疾病中囊壁衬覆增生肥大的靴钉样细胞不同

（右）这个肾小球囊肿形成➡可能由于远端肾单位囊肿形成或邻近囊肿压迫导致继发性远端梗阻引起

柱状上皮衬覆囊肿

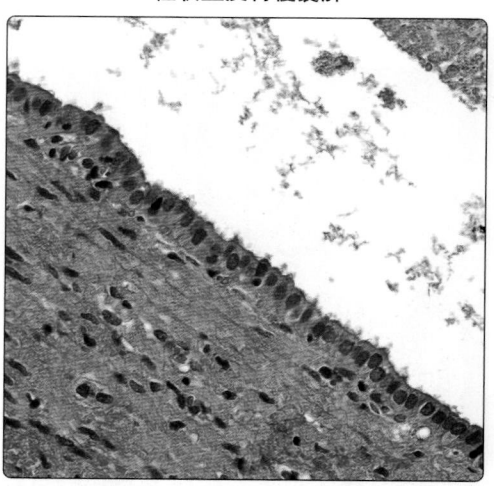

肾小球囊肿

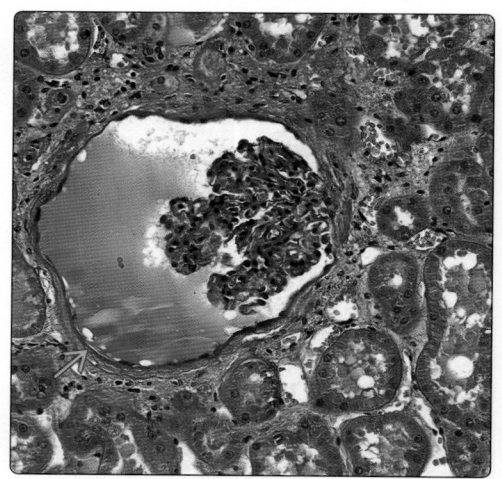

（左）ADPKD 中少数囊肿衬覆上皮可呈簇状及小乳头状突入囊腔➡

（右）多囊肾图像显示囊肿衬覆乳头状增生上皮可非常突出，ADPKD 肾被认为发生乳头状肾细胞癌的可能性更高。肿瘤通常可在每间隔 1cm 呈面包块样切面的大体检查中被发现，表现为实性黄色或白色结节

衬覆上皮细胞呈簇状排列

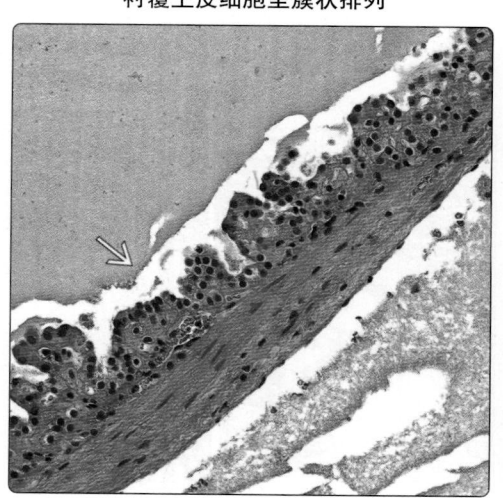

乳头状肿瘤

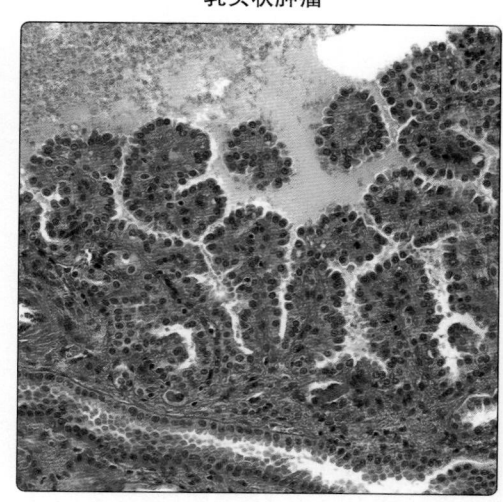

ADPKD 多发囊肿

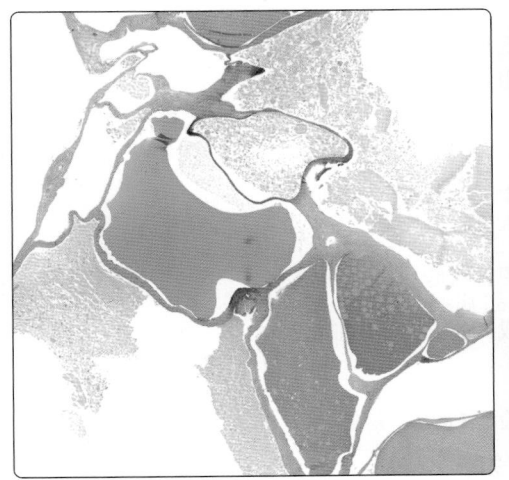

肾脏囊性疾病的外观比较

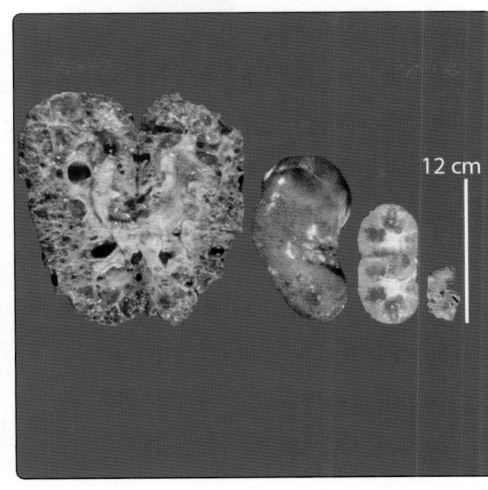

（左）68 岁男性肾切除手术标本，肾重 2.2kg，肾实质被囊肿完全替代，低倍镜（×2放大）显示囊腔内含有嗜酸性蛋白样物质。囊肿还可见出血、胆固醇结晶及因感染而出现的急性炎症细胞

（右）相同规格展示 4 种肾脏囊性疾病的大体观（右边标尺为 12cm），从左至右分别为 ADPKD、单纯性囊肿、常染色体隐性遗传性多囊肾病和肾发育不良

ADPKD 嗜酸细胞瘤

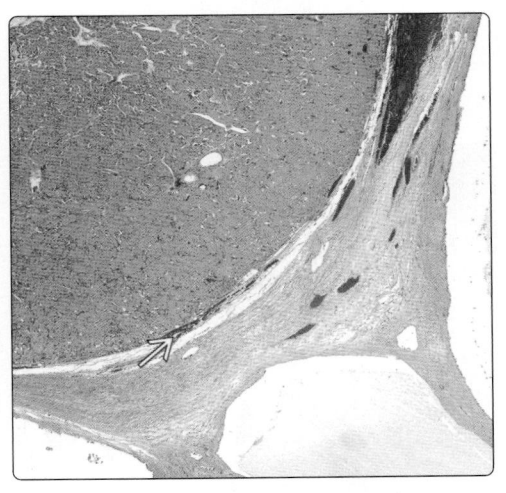

ADPKD 嗜酸细胞瘤

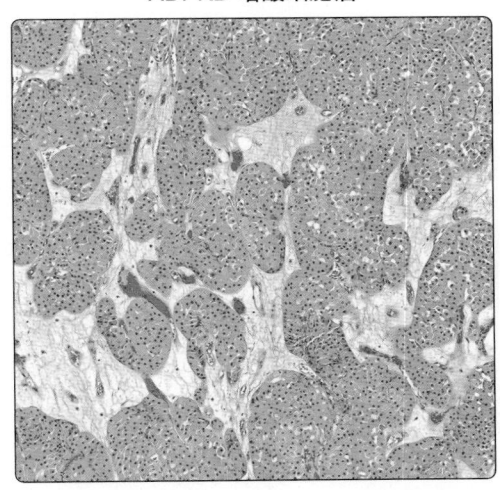

（左）68 岁男性 ADPKD 患者，肾脏切除标本中包含直径 5.2cm 的嗜酸细胞瘤。肿瘤与囊肿之间的边缘光滑 ➡，没有浸润。由于体细胞突变，囊肿中可出现多种良性和恶性肿瘤

（右）ADPKD 导致 ESRD 患者，肾切除发现良性肿瘤，瘤细胞叶状分布和一致的嗜酸性细胞为嗜酸细胞瘤的典型特征。乳头状细胞癌和透明细胞癌在 ADPKD 中更常见

ADPKD 多囊肝

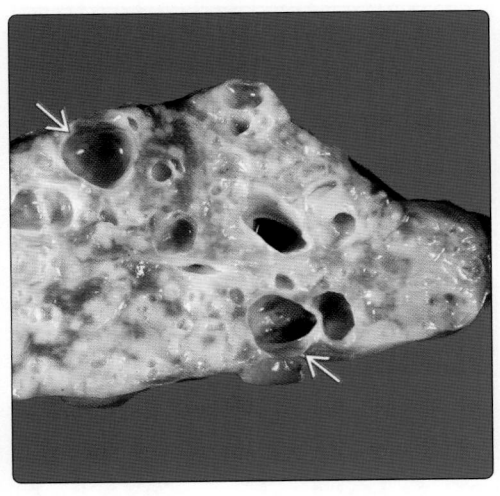

ADPKD 肝脏表现

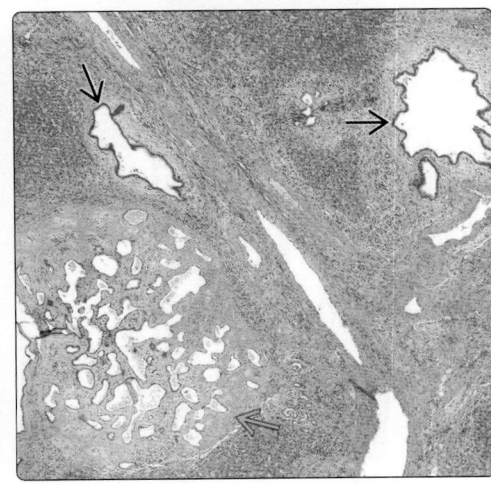

（左）ADPKD 累及肝脏的特征为数量众多的囊肿遍布整个肝脏，囊壁薄而光滑 ➡，通常肝囊肿不如 ADPKD 的囊肿广泛（Courtesy R.Masia, MD, PhD.）

（右）肝脏中的扩张 / 囊性胆管内衬单层上皮细胞 ➡，还可见胆管错构瘤 ➡（Courtesy R.Masia, MD, PhD.）

（杨直 译，魏建国　滕晓东 审）

要　点

术语

- 常染色体隐性遗传性多囊肾病（ARPKD）/先天性肝纤维化（ARPKD 被归类为纤毛病）

病因学/发病机制

- *PKHD1* 和 *DZIP1L* 基因突变

临床特征

- 新生儿出现呼吸衰竭
- 较大的儿童和成人
  - 门静脉高压和/或 Caroli 病
  - 肾功能不全或浓缩缺陷

影像学

- 超声显示胎儿或新生儿肾脏增大，强回声
- 年龄较大患者肾脏大小正常 ± 髓质囊肿

大体特征

- 新生儿中肿块性弥漫囊肿性肾

- 双侧性肺发育不良
- 年龄较大患者髓质囊肿 ± 皮质囊肿

镜下特征

- 肾脏病变
  - 新生儿中放射状集合管扩张
  - 年龄较大患者出现髓质 ± 皮质集合管囊肿
- 肝脏病变
  - 新生儿胆管畸形
  - 偶见 Caroli 病：胆管扩张
  - 儿童和成人先天性肝纤维化

辅助检查

- 二代测序检测 *PKHD1* 突变

主要鉴别诊断

- 常染色体显性遗传性多囊肾病（ADPKD）
- 囊性肾发育不良
- 伴有髓质囊肿的囊性疾病（如髓质海绵肾，获得性囊性肾病，锂相关肾病）

（左）致死性新生儿 ARPKD，显示肿块性肾脏肿大伴持续胎儿性分叶状结构，通过肾被膜看不到扩张导管，输尿管口径正常 ➡

（右）扩张的集合管呈放射状排列 ➡，由于大多数肾锥体角从前后方向朝向集合系统，因此常可看到圆形的髓质囊肿 ➡，集合系统完全正常 ➡

肿块样肾脏增大

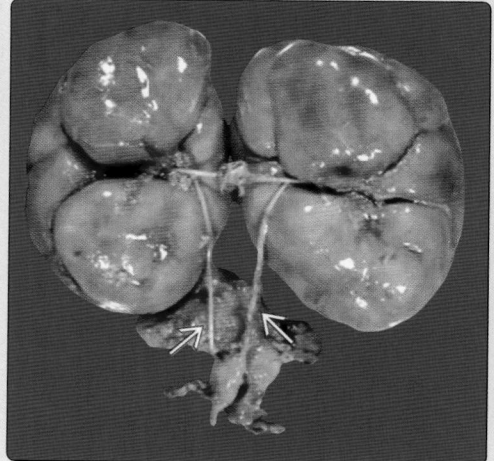

弥漫囊肿和扩张肾小管累及皮质和髓质

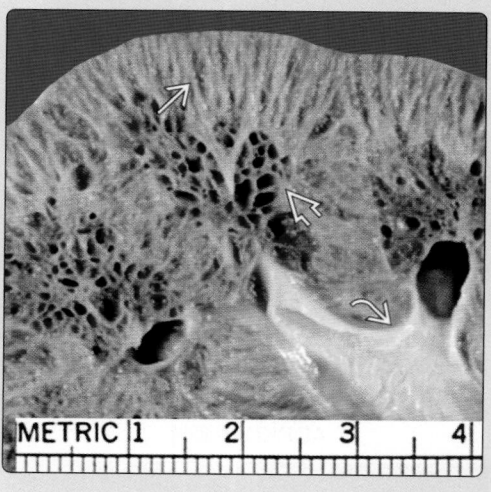

（左）ARPKD 足月新生儿尸检肾显示肾皮质集合管呈明显长梭形扩张，通常称为囊肿（➡）。之间的肾单位形成正常 ➡，但数量减少

（右）ARPKD 新生儿肾脏，肾小球、近端小管 ➡ 和远端小管 ➡ 基本正常，集合管 ➡ 扩张，衬覆低立方上皮，无间质纤维化

集合管扩张呈放射状排列

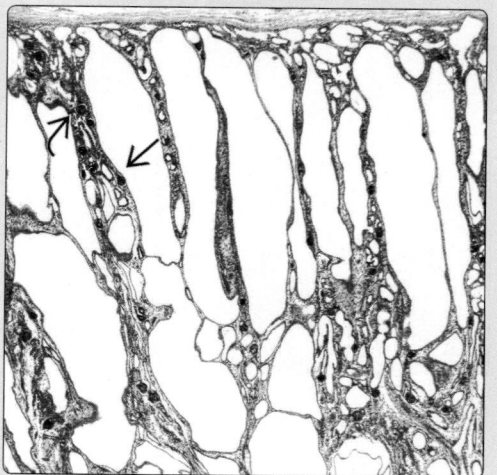

集合管之间肾单位正常

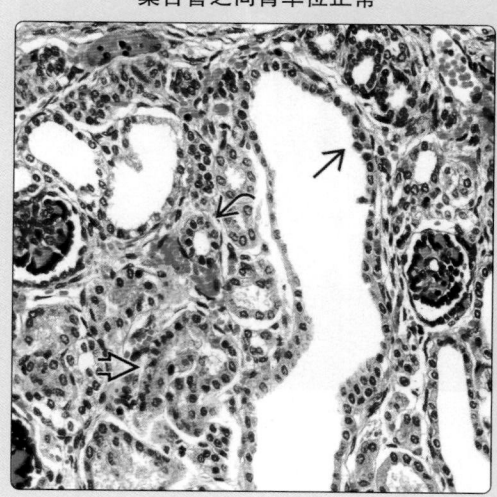

术语

缩写

- 常染色体隐性遗传性多囊肾病（autosomal recessive polycystic kidney disease，ARPKD）

同义词

- ARPKD- 先天性肝纤维化
- 肝肾纤维囊性疾病
- 婴儿多囊肾病

定义

- 遗传性多囊肾病（PKD）/先天性肝纤维化

病因学/发病机制

遗传因素

- *PKHD1*（多囊肾和肝脏疾病 -1）基因编码纤维囊素（聚管蛋白）蛋白
  - 染色体 6p12.3-p12.2
  - 80%～85% 的病例突变，已报告＞300 个突变
  - 初级纤毛和基体中发现基因产物
- *DZIP1L* 基因编码 DAZ 相互作用锌指蛋白 1 样蛋白
  - 染色体 3q22.3
  - 罕见，在 4 个不同的近亲家族中发现
  - 基因产物位于中心粒和基体
- 基因型 - 表型相关性
  - *PKHD1* 突变区可能决定表型
  - 同一家族中所有受累患者有几种共同表型
  - 2 个截短突变导致严重新生儿疾病

机制

- 集合管上皮增生增加
- 纤毛调节囊性肾病严重程度

临床特征

表现

- 常染色体隐性遗传：1/20 000 新生儿
  - 2%～5%：新发突变，无家族史
- 新生儿/婴儿表现
  - 腹部肿块
  - Potter 羊水过少综合征表型
  - 死亡：30% 呼吸衰竭（肺发育不全）
- 儿童期至成年期表现
  - 60% 的患者 10 年内发展为 ESRD
  - 肾浓缩功能缺陷 ± 髓质囊肿
  - 门静脉高压 ±Caroli 病

实验室检查

- 产前：羊膜穿刺术或绒毛膜绒毛采样
- 二代测序

治疗

- 呼吸功能不全行新生儿双肾切除术
- 青少年及成人行肝和/或肾移植

预后

- 30% 新生儿第一年内死亡
- 存活新生儿、婴儿可出现进行性肾和/或肝衰竭

大体特征

一般特征

- 新生儿：Potter 羊水过少综合征表型，致死性
  - 肺发育不良
  - 弥漫性肾囊肿致双肾增大
- 婴幼儿至成人：肾脏较小和肺体积较大
  - 髓质囊肿，没有或很少有圆形皮质囊肿
    - 类似于 ADPKD
  - 先天性肝纤维化合并门静脉高压症
    - 偶有患者出现 Caroli 病

镜下特征

组织学特征

- 新生儿：集合管扩张，肾单位正常
- 儿童：小圆形集合管囊肿，伴间质纤维化/肾小管萎缩
- 大龄儿童和成人：髓质囊肿少，近端小管扩张，肾小管间质瘢痕

肝脏

- 胆管板缺陷：胆管形状和分布异常，门静脉周围纤维化和桥接性纤维化，门静脉分支异常
- Caroli 病：肝内胆管扩张
- 儿童或成人先天性肝纤维化

辅助检查

基因检测

- 二代测序基因检测 *PKHD1* 和 *DZIP1L*

鉴别诊断

ADPKD

- 2%～5% 患者发生早发性 ADPKD
- 早发性患病率与 ARPDK 相似

囊性肾发育不良

- 常有下尿道异常
- 可有肾外疾病或综合征

有髓质或集合管囊肿的疾病

- 髓质海绵肾
  - 肾乳头远端集合管受累
  - 肾乳头尖端钙化和肾结石
- 获得性囊性肾病
  - 慢性肾衰竭，但既往无囊性肾病病史
  - 囊肿大小不一散在分布
- 锂相关集合管囊肿
  - 囊肿内衬低立方上皮

参考文献

1. Ajiri R et al: Phenotypic variability in siblings with autosomal recessive polycystic kidney disease. Kidney Int Rep. 7(7):1643-52, 2022
2. Goggolidou P et al: The genetics of autosomal recessive polycystic kidney disease (ARPKD). Biochim Biophys Acta Mol Basis Dis. 1868(4):166348, 2022
3. Burgmaier K et al: Refining genotype-phenotype correlations in 304 patients with autosomal recessive polycystic kidney disease and PKHD1 gene variants. Kidney Int. 100(3):650-9, 2021
4. Guay-Woodford LM et al: Consensus expert recommendations for the diagnosis and management of autosomal recessive polycystic kidney disease: report of an international conference. J Pediatr. 165(3):611-7, 2014

Potter 面容

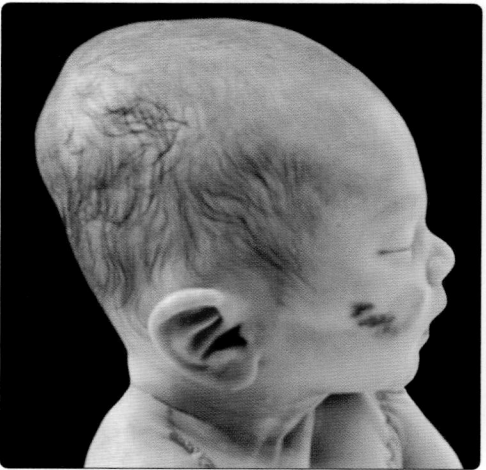

（左）ARPKD 新生儿，其母亲出现羊水过少。新生儿有 Potter 综合征伴 Potter 面容，其特征为低后位耳、额部凹陷、鼻梁扁平和内眦皱褶，该病例这些特征均存在

肿块性肾脏增大

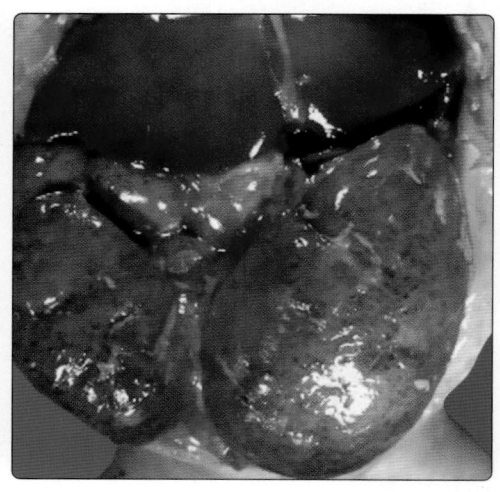

（右）致死性新生儿 ARPKD，新生儿出现呼吸衰竭，并因双侧囊肿肾导致腹部膨隆，肾脏保留肾形

被膜表面视见集合管扩张

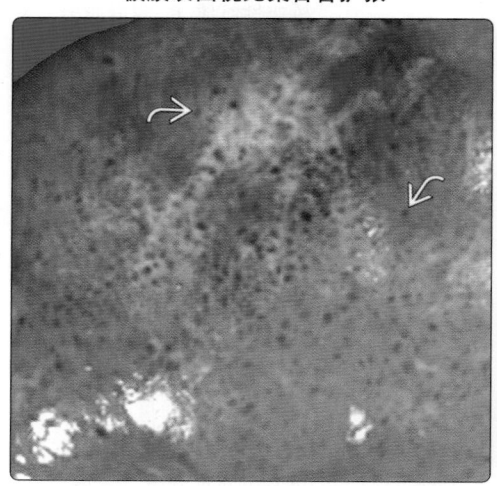

（左）致死性 ARPKD 新生儿肾脏被膜下表面，代表皮质集合管的横截面，可见大量小圆形囊肿 ➡

弥漫囊肿累及皮质和髓质

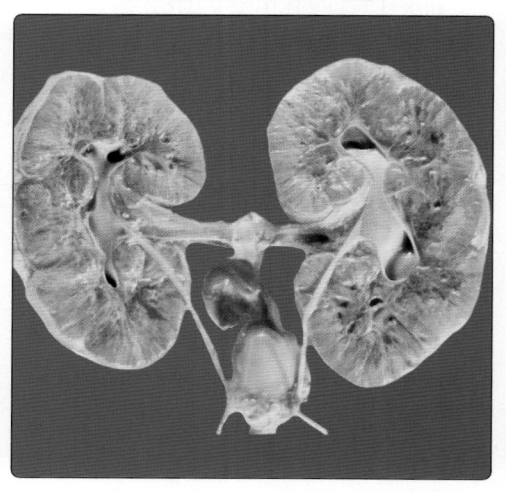

（右）新生儿 ARPKD，双肾呈肾形，含弥漫放射状排列的皮髓质集合管囊肿。集合系统包括肾盂、输尿管和膀胱形态正常

弥漫扩张肾小管累及皮质和髓质

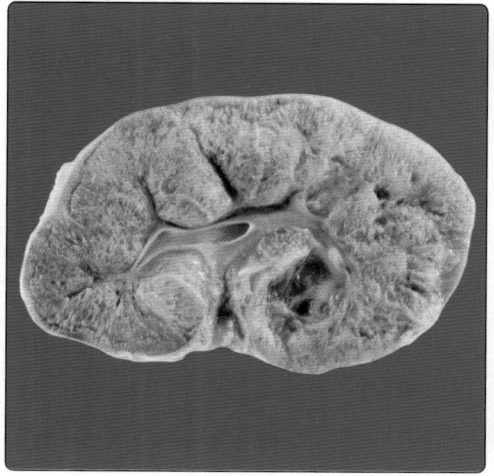

（左）致死性新生儿 ARPKD，其囊肿很小，大小非常一致，皮髓质界限不清。囊肿呈现海绵状特性，注意不要与髓质海绵肾混淆

弥漫囊肿和扩张肾小管累及皮质和髓质

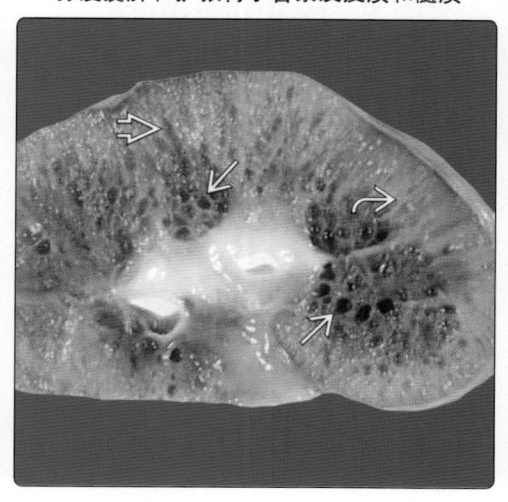

（右）ARPKD 婴儿肾脏，肾脏明显肿大，皮质集合管呈放射状扩张 ➡，髓质囊肿呈圆形 ➡，小部分皮质似乎没有囊肿 ➡。肾盂和肾盏正常，但未显示在该平面中

弥漫囊肿和肾小管扩张

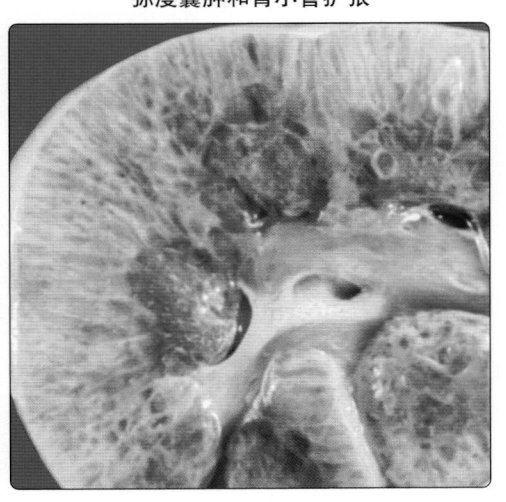

扩张集合管呈放射状排列

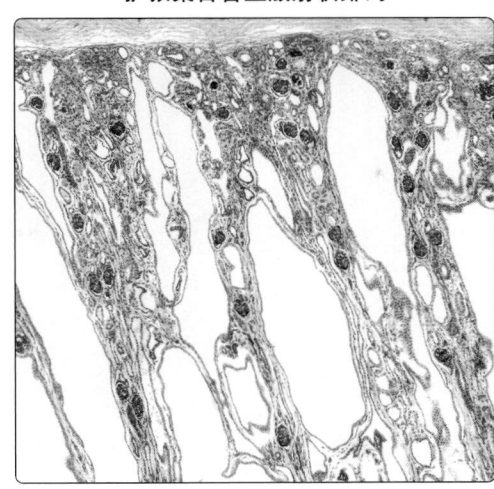

（左）致死性新生儿 ARPKD，显示皮髓质囊肿，几乎未见实质成分，使得大体上呈海绵样外观，触摸有海绵样质感

（右）致死性新生儿 ARPKD，显示集合管囊肿内衬低立方上皮，间质无纤维化或炎症，含有形态学正常的肾单位成分

集合管之间的正常肾单位

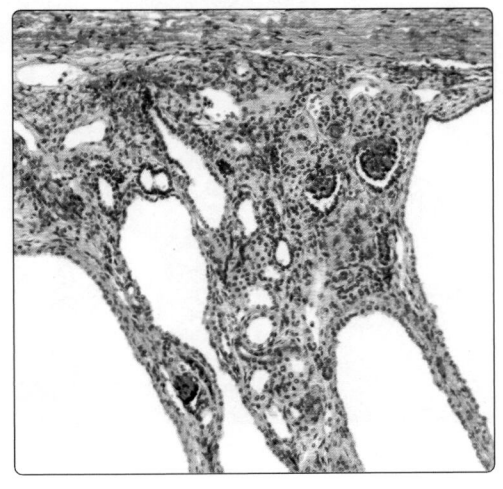

集合管呈放射状排列

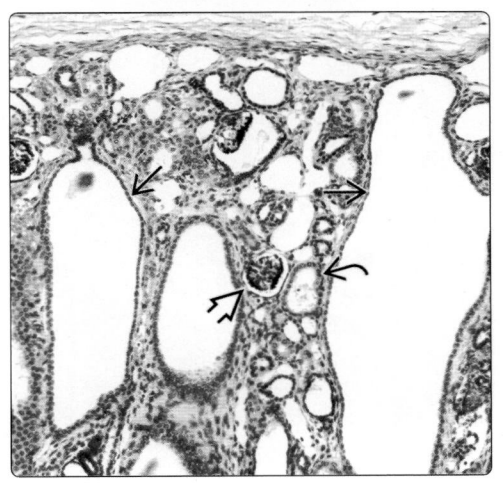

（左）新生儿致死性 ARPKD，肾单位成分肾小球、近端和远端肾小管通常正常形成，多位于肾被膜下，无后肾分化异常

（右）致死性新生儿 ARPKD 的足月婴儿，显示集合管囊肿呈长梭形➡，衬覆低立方状上皮。肾小球不成熟➡，如新生儿肾脏中所见。近端肾小管见轻度扩张➡，为常见表现

集合管呈放射状排列

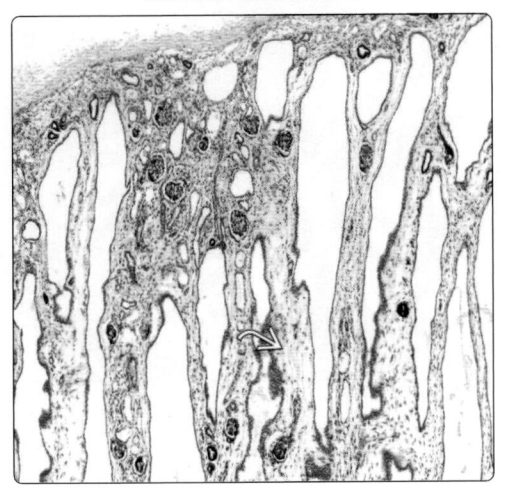

集合管之间缺乏肾小管

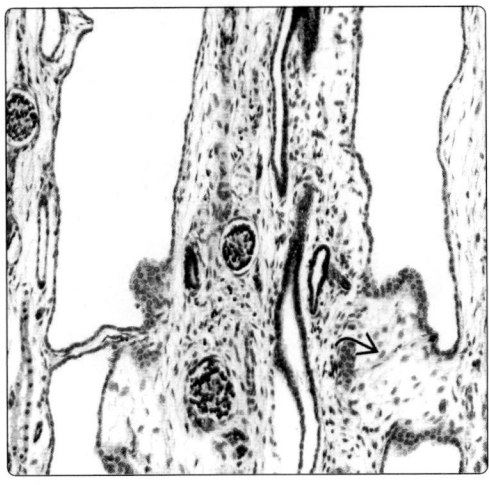

（左）新生儿致死性 ARP-KD，显示集合管囊肿呈放射状排列，注意间杂的肾实质中肾单位成分变化很大，在肾皮质附近存在正常肾小球和肾小管，但皮质深处➡可见肾小球而几乎没有肾小管

（右）图示集合管囊肿之间的肾实质，可见正常肾小球和丰富疏松的寡细胞基质➡，而近端和远端肾小管完全缺失

（左）显示 15 周胎儿集合管的正常模式和直径 ➡，这些是 ARPKD 累及的主要肾脏结构（Courtesy D.Roberts, MD.）

（右）肾脏来自 15 周胎儿，胎儿在遗传学上确认有 ARPKD 后流产。与没有 ARPKD 的 15 周胎儿相比，髓质集合管扩张 ➡，Ki-67 染色增殖明显增加（Courtesy D.Roberts, MD.）

正常：5 周胎儿肾脏

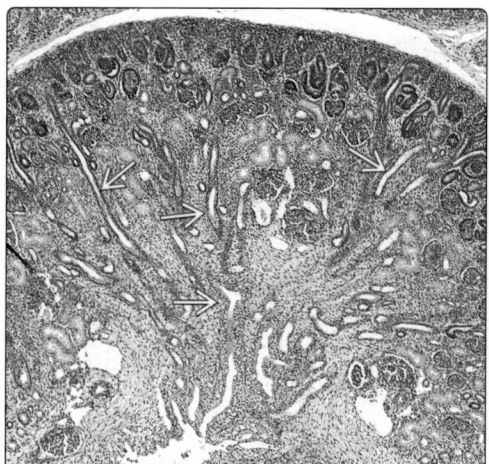

ARPKD：15 周胎儿肾脏

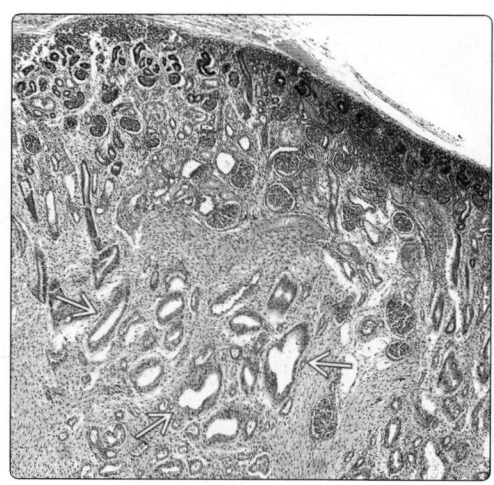

（左）儿童 ARPKD 病例，肾脏大小正常，囊肿主要位于肾髓质 ➡，皮质囊肿大体上不明显。皮质菲薄并有纤维化

（右）7 个月大 ARPKD 患儿肾脏，肾小球正常，髓质集合管中度扩张 ➡，近端小管轻度扩张 ➡，皮质因间质纤维化而 宽，一旦纤维化进一步发展，病变可酷似早发性 ADPKD

髓质集合管囊肿

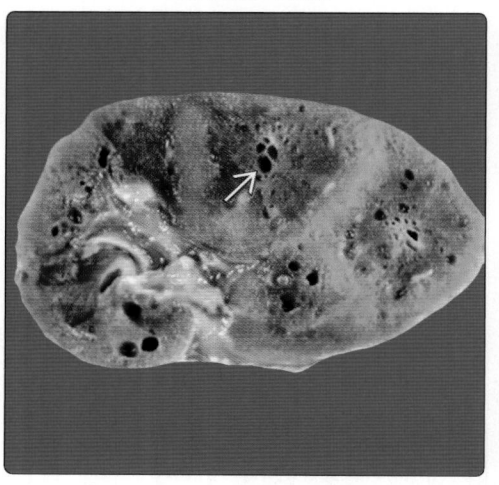

7 个月大婴儿 ARPKD

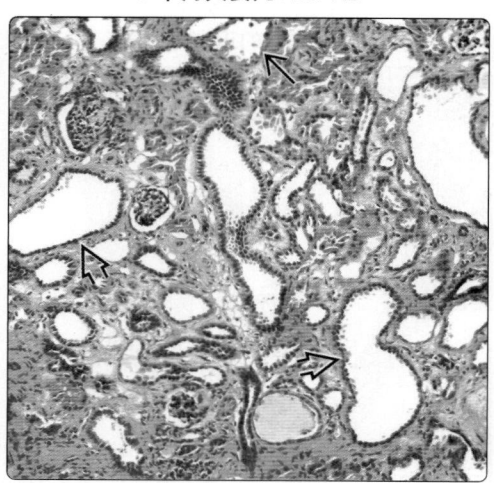

（左）3 岁幼儿 ARPKD 肾脏，尽管皮质似乎保留完好，但非常薄，肾单位代数很低，近端小管可见囊样扩张 ➡，皮髓质可见一些圆形集合管囊肿 ➡

（右）3 岁幼儿 ARPKD 肾脏，除了皮质浅层中可见轻度扩张肾小管 ➡ 外，皮质深层及髓质集合管呈显著扩张 ➡

3 岁幼儿 ARPKD

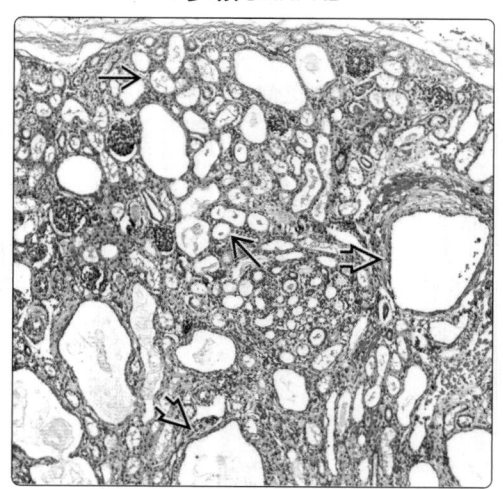

3 岁幼儿 ARPKD

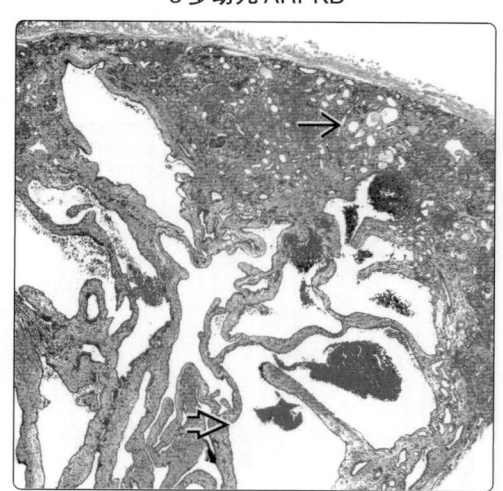

肝脏轻度先天性肝纤维化

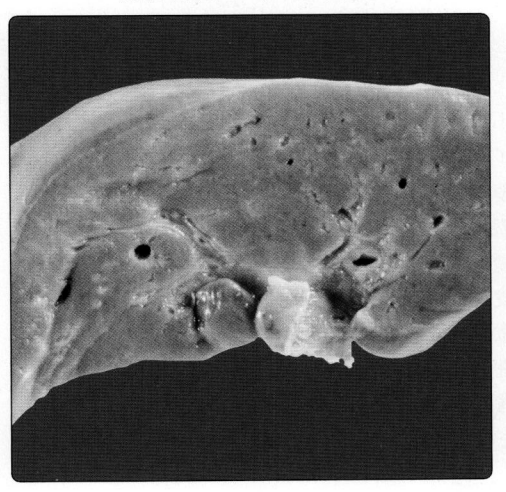

肝脏先天性肝纤维化

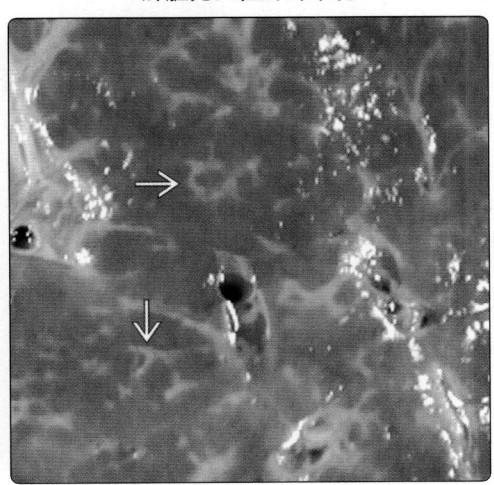

（左）ARPKD 新生儿肝脏，切面稍苍白而非鲜红色，较正常肝脏质地硬，提示存在门周纤维化，可见轻微汇管区扩张

（右）3 岁 ARPKD 患儿尸检肝脏显示先天性肝纤维化，大体上肝质地很硬，切面显示汇管区之间有桥接性纤维化➡

胆管板畸形

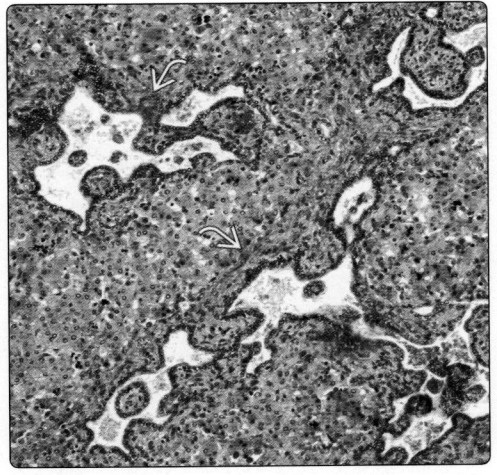

胆管板畸形

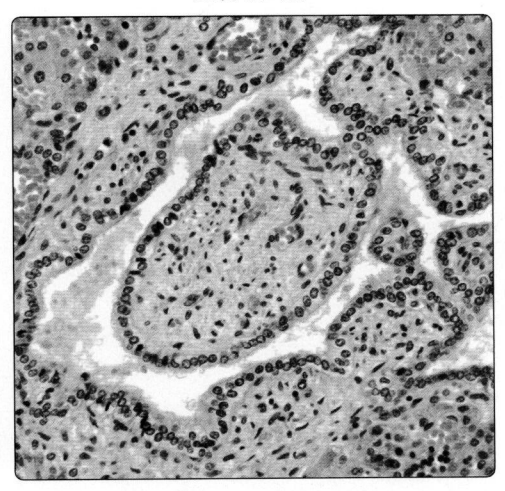

（左）致死性 ARPKD 新生儿尸检肝脏显示特征性胆管板畸形，胆管上皮为立方上皮，小胆管➡呈复杂不规则形状，通常排列于汇管区周围

（右）汇管区显示胆管板畸形，小胆管不是正常圆形形态，而是呈显著不规则的复杂分支结构，汇管区亦见纤维化

汇管区纤维化

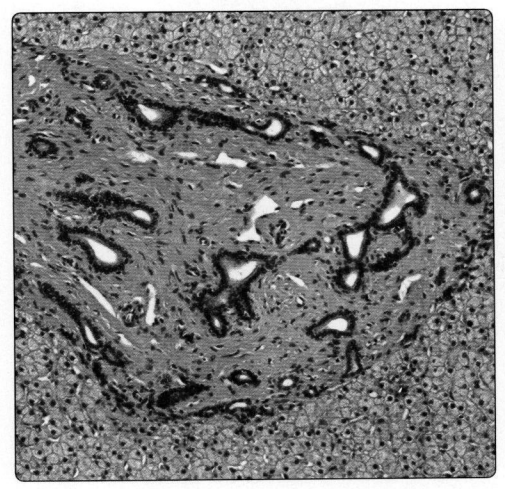

桥接性汇管区纤维化

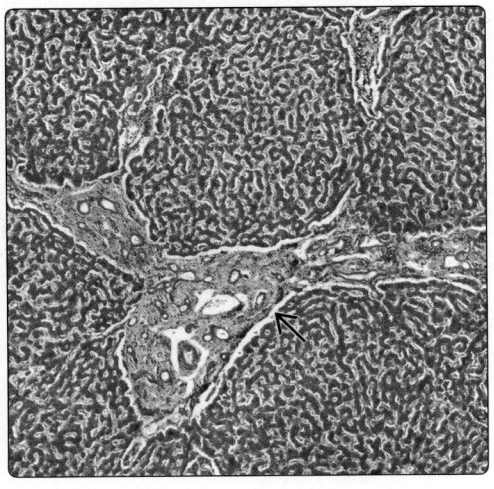

（左）ARPKD 见于 3 岁的门静脉高压患者，汇管区因致密纤维化而扩大，胆管为外周型，畸形且较正常的胆管数量及分支更多，肝细胞形态正常

（右）患有 ARPKD 和先天性肝纤维化的 3 岁儿童，肝脏显示汇管区与汇管区间出现桥接性纤维化➡，胆管数量增多遍布于纤维化的汇管区中，肝细胞形态正常

（杨直 译，魏建国　滕晓东 审）

要　点

术语

- 以肾小管萎缩和间质纤维化为特征的常染色体隐性遗传性肾脏疾病,继发于编码初级纤毛蛋白的基因突变
- 一些突变累及其他器官,被称为肾消耗病(NPHP)相关纤毛病(NPHP-RC)±肾脏受累

病因学/发病机制

- 初级纤毛是存在于脊椎动物几乎所有细胞中的感觉细胞器

临床特征

- 尿频,烦渴,疲劳,贫血,ESRD
- 婴儿期到青春期发病
- 15% 有肾外症状(眼,中枢神经系统,多指/趾畸形,肝纤维化)

大体特征

- 原发性肾小管间质疾病
  - 肾小管扩张、萎缩
  - 肾小管萎缩
  - 青少年型出现 TBM 双轨
  - 弥漫性慢性间质性炎症
  - 皮质或皮髓质交界处微囊肿
  - 尿调节素(Tamm-Horsfall 蛋白)渗漏
- 球性硬化性肾小球
  - 婴儿型肾小球囊肿
- 尿调节素免疫组化检测有助于排除尿调节素相关性肾脏疾病

主要鉴别诊断

- 常染色体显性遗传性肾小管间质肾病(ADTKD)
- 常染色体隐性遗传性多囊肾病(ARPKD)

青少年终末期 NPHP

NPHP　肾皮质表现

(左)17 岁男性,有烦渴、多尿症状,被诊断为肾消耗病(NPHP),肾皮质可见一些 <1cm 的小囊肿➡,肾脏大小正常

(右)典型的终末期 NPHP 表现,皮质显示弥漫性肾小管萎缩及间质慢性炎症,肾小球见球周纤维化,其他改变不明显,这些改变支持 NPHP,但不特异

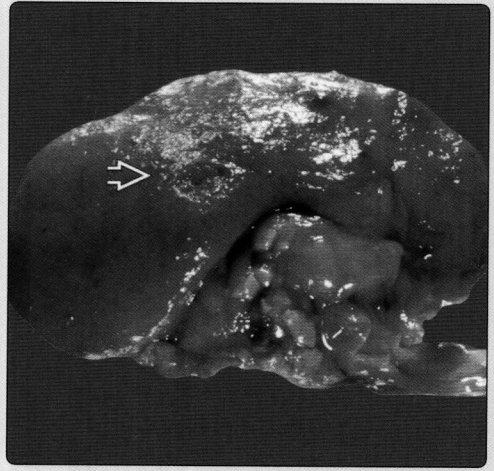
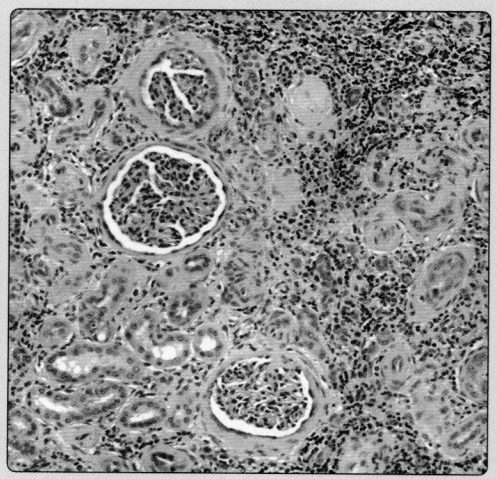

TBM 双轨

初级纤毛扫描电镜表现

(左)21 岁女性,患有莱伯先天性黑矇,出现非少尿性肾衰竭和蛋白尿,活检显示重度肾小管萎缩➡和间质纤维化,结合病史高度提示 NPHP-RC

(右)初级纤毛➡系从肾小管细胞顶端表面突出的单根触角样细胞器,纤毛成分的突变可通过多种信号通路影响功能

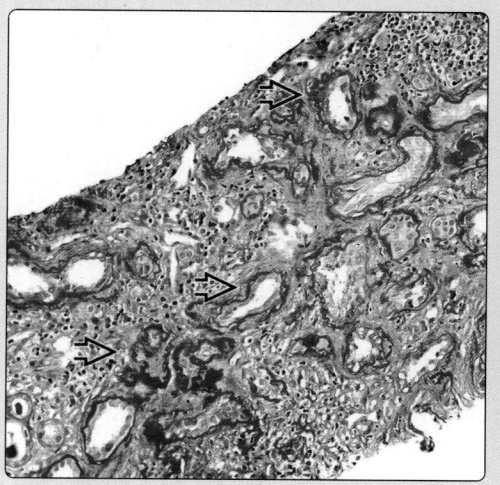
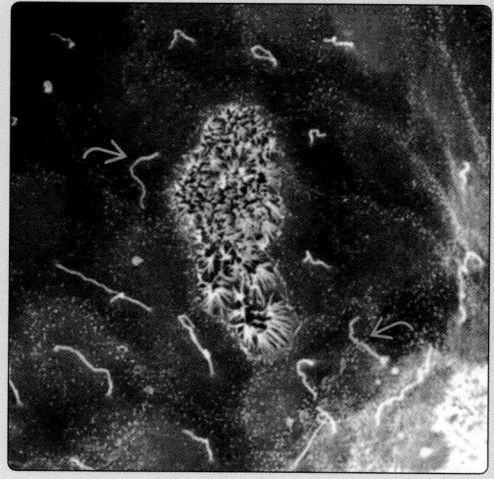

术语

缩写

- 肾消耗病（nephronophthisis，NPHP）

定义

- 常染色体隐性遗传性肾脏疾病，以肾小管萎缩和间质纤维化为特征，继发于编码初级纤毛蛋白的基因突变
  - 一些突变累及其他器官，被称为 NPHP 相关纤毛病（NPHP-RC）± 肾脏累及

病因学 / 发病机制

初级纤毛在 NPHP 发病机制中的主要作用

- NPHP 和 NPHP-RC 基因编码的所有蛋白产物定位于初级纤毛
- 初级纤毛是感觉细胞器，存在于脊椎动物几乎所有的细胞中，对 hedgehog 信号通路至关重要
  - 与驱动流动的运动性纤毛不同，初级纤毛感受流动、嗅觉及化学和渗透刺激
  - 初级纤毛由基体和轴突组成，轴突由 9 个外部微管偶体组成
    - 运动纤毛包含额外的内部微管偶体
  - 在肾脏中，初级纤毛呈触角状，从肾小管上皮细胞的顶端突入管腔
  - 蛋白的纤毛内转运发生在轴丝内，也称为鞘毛内转运
- 突变干扰许多器官的初级纤毛功能，这也解释了多器官受累
- 引起常染色体显性和隐性遗传多囊性疾病的基因也位于初级纤毛中

临床特征

流行病学

- 发病率：约 1/50 000（NPHP）
  - 27%～62% 由于 *NPHP1* 基因纯合缺失
  - 已鉴定 >20 个基因；60% 未鉴定出基因
  - 儿童 ESRD 高达 10%

表现

- 根据临床发病分为三型
  - Ⅰ型：婴幼儿，<4 岁
  - Ⅱ型：少年，约 13 岁
  - Ⅲ型：青少年，约 19 岁
- 多尿症（约 60% *NPHP1*）、烦渴、疲乏
- 蛋白尿（约 30%）和贫血（约 70%）通常与 ESRD 相关
- 约 85% 存在孤立性肾脏疾病
- 约 15% 有肾外症状
  - 肝纤维化，内脏转位，色素性视网膜炎，中枢神经系统（脑疝、垂体功能减退、小脑蚓部发育不良），骨骼异常（多指畸形、短肋骨、骨骼发育不良），心脏缺陷，溃疡性结肠炎，支气管扩张症，其他神经异常，注意力缺陷障碍
- 伴有 NPHP 和其他器官受累的综合征
  - Bardet-Biedl 综合征（BBS）
    - 色素性视网膜炎、智力障碍、多指 / 趾畸形和颅面部畸形
  - Joubert 综合征（JS）
    - 发育迟缓、肌张力低下和共济失调
  - Meckel-Gruber 综合征（MGS）
    - 后脑膨出，多指 / 趾畸形，肝纤维化
  - Senior-LØken 综合征（SLS）
    - 色素性视网膜炎

实验室检查

- 基因检测（二代测序，外显子测序）

治疗

- 肾移植 ± 肝移植

预后

- 如符合肾移植条件，则预后极好
- 多器官畸形，如在 MGS 中，常在宫内或围产期死亡
- 等位基因功能丧失导致较轻疾病
- 无效突变可能导致严重表型
- 有新证据表明纤毛基因二次突变可影响临床结局
- 修饰基因功能合并隐性遗传模式

大体特征

一般特征

- 婴儿型 NPHP 肾脏增大
- 青少年及儿童型 NPHP 肾脏小或大小正常
- 皮质或皮髓质囊肿

镜下特征

组织学特征

- 肾小球
  - 球性硬化
  - 婴儿型出现肾小球囊肿
- 肾小管
  - 萎缩、扩张
  - 青少年型 TBM 双轨
  - 肾皮质及皮髓质交界处微囊肿
- 间质
  - 弥漫性慢性间质性炎症
  - 渗漏的尿调节素（Tamm-Horsfall 蛋白）积聚

辅助检查

免疫荧光

- 无特殊发现

电镜

- TBM 改变（非特异性）
  - 增厚、双轨、网状、变薄、缺失、颗粒性崩解和塌陷

鉴别诊断

常染色体显性遗传性肾小管间质肾病

- ADTKD-*MUC1*，ADTKD-*UMOD*，ADTKD-*REN*，ADTKD-*HNF1B*，ADTKD-*SEC61A1*

引起 NPHP 的遗传性纤毛病			
分类：基因（蛋白）	染色体	ESRD	临床综合征
NPHP1：*NPHP1*（nephrocystin-1）（约 55% 已报道 NPHP 病例）	2q13	约 13 岁	约 75% 孤立性 NPHP；约 25% 肾外表现：CNS，眼，肝，心脏
NPHP2：*INVS*（inversin）	9q31	7 个月～5 岁	肾脏发育不良；40% 肾外表现：内脏转位，室间隔缺损，肝纤维化
NPHP3：*NPHP3*（nephrocystin-3）	3q22	3～13 岁	50% 肾外表现：内脏转位，肝纤维化，与 MGS 重叠
NPHP4：*NPHP4*（nephrocystin-4）	1p36	7～33 岁	SLS，肝纤维化，动眼失用症
NPHP5：*IQCB1*（nephrocystin-5，）	3q21	6～47 岁	SLS
NPHP6：*CEP290*（nephrocystin-6）	12q21	2～13 岁	JS，MGS
NPHP7：*GLIS2*（nephrocystin-7）	16p		仅 NPHP
NPHP8：*RPGR1P1L*（nephrocystin-8）	16q	4 个月～17 岁	75% 肾外表现：JS，MGS
NPHP9：*NEK8*（nephrocystin-9）	17q11	婴幼儿	仅 NPHP
NPHP10：*SDCCAG8*（血清学定义结肠癌抗原 8/nephrocystin-10）	1q44	4～22 岁	100% 肾外表现；SLS，肥胖症（Alstrom 综合征），性腺功能减退
NPHP11：*TMEM67*（nephrocystin-11/meckelin）	8q22.1	2～22 岁	JS，MGS，100% 肾外表现
NPHP12：*TTC21B*（含 hedgehog 调节子-1 的四肽重复序列）	2q24.3	青少年早发	BBS 样表现，MGS，JS
NPHP13：*WDR19*（IFT 蛋白 144）	4p14	青少年	BBS 样表现，Caroli 病，SLS
NPHP14：*ZNF423*（锌指蛋白 423）	16q12.1	婴幼儿	JS，内脏转位
NPHP15：*CEP164*（中心体蛋白 164kD）	11q23.3	8～9 岁	SLS，JS，肝纤维化
NPHP16：*ANKS6*（ANKS6）	9q22.33	1～4 岁	肝纤维化，内脏转位
NPHP17：*IFT172*（IFT 蛋白 172）	2p23.3	青年	JS，BBS，Jeune 窒息性胸腔发育不良
NPHP19：*DCDC2*（DCDC2）	6p22.3	青年	肝纤维化，胆汁淤积
NPHPL1：*XPNPEP3*（X-脯氨酰氨基肽酶 3/nephrocystin-1L）	22q13	3～>29 岁	心肌病，癫痫发作
CC2D2A（coiled coil 结构域和钙离子结合蛋白 2A）	4p15.32	婴幼儿	肾发育不良，小脑蚓部发育不全，脑膨出，SLS
AHI1（jouberin）	6q23.3	16～>20 岁	JS，100% 肾外表现
ROBO1	3p12.3	胎儿	肾发育不良，胼胝体发育不全
已报道与 NPHP 样病变相关的其他基因突变：*MAPKBP1*（*NPHP20*），*TRAF3IP1*，*SLC41A1*，*ATXN10*，*B9D2*，*MSK1*。NPHP，肾消耗病；SLS，Senior-LØken 综合征；JS，Joubert 综合征；MGS，Meckel-Gruber 综合征；BBS，Bardet-Biedl 综合征。			

König J: Phenotypic spectrum of children with nephronophthisis and related ciliopathies. CJASN 12：1974-83, 2017；Wolf MT: Nephronophthisis and related syndromes. Curr Opin Pediatr. 27：201-11, 2015；Chaki et al: Genotype-phenotype correlation in 440 patients with NPHP-related ciliopathies. Kidney Int. 80：1239, 2011；McConnachie et al, Am J Kidney Dis，77：410-9, 2021.

- 尿调节素和 MUC-1 免疫组化有助于 ADTKD-*UMOD*（或 ADTKD-*MUC1*）的诊断

常染色体隐性遗传性多囊肾病

- 大量囊肿和集合管扩张

淋巴瘤

- 儿童很少表现为肾衰竭

诊断要点

临床相关病理特征

- 肾活检中形态学表现为非特异性

病理解读要点

- 年轻患者出现肾小管间质性肾炎伴 TBM 变薄或双轨、且无

下尿路疾病的尿调节素积聚高度提示 NPHP

- 应在适当的临床情形下进行基因检测

参考文献

1. König JC et al: Refining kidney survival in 383 genetically characterized patients with nephronophthisis. Kidney Int Rep. 7(9):2016-28, 2022
2. Van De Weghe JC et al: The Joubert-Meckel-Nephronophthisis spectrum of ciliopathies. Annu Rev Genomics Hum Genet. 23:301-29, 2022
3. Gupta S et al: Nephronophthisis-pathobiology and molecular pathogenesis of a rare kidney genetic disease. Genes (Basel). 12(11):1762, 2021
4. McConnachie DJ et al: Ciliopathies and the kidney: a review. Am J Kidney Dis. 77(3):410-9, 2021
5. Stokman MF et al: Renal ciliopathies: sorting out therapeutic approaches for nephronophthisis. Front Cell Dev Biol. 9:653138, 2021
6. Devlin LA et al: Renal ciliopathies. Curr Opin Genet Dev. 56:49-60, 2019
7. Reiter JF et al: Genes and molecular pathways underpinning ciliopathies. Nat Rev Mol Cell Biol. 18(9):533-47, 2017
8. Wolf MT: Nephronophthisis and related syndromes. Curr Opin Pediatr. 27(2):201-11, 2015

NPHP 囊肿超声表现

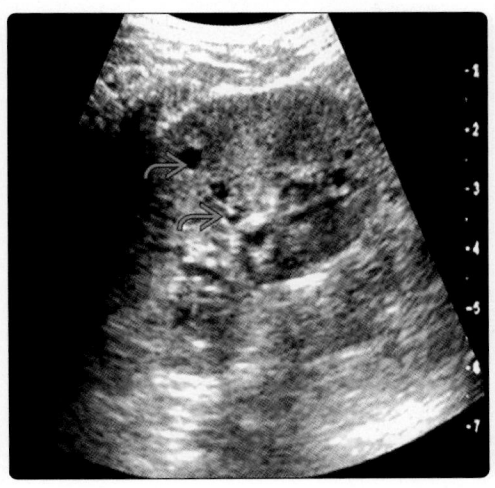

NPHP 囊肿

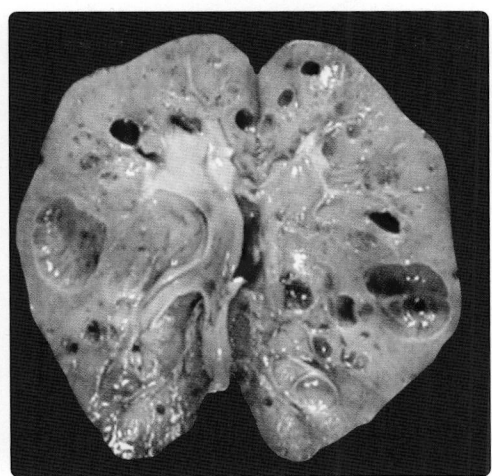

（左）NPHP 患者超声显示肾皮质和皮髓质处囊肿➡（Courtesy C.Menias, MD.）
（右）婴儿型 NPHP 患儿肾脏，肾脏水肿及轻度肿大，并见明显肾皮髓质囊肿。在 NPHP 中囊肿并非总是很明显

儿童 NPHP

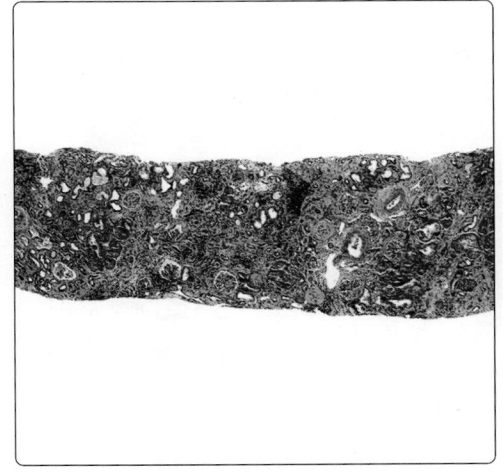

NPHP：NPHP1 突变

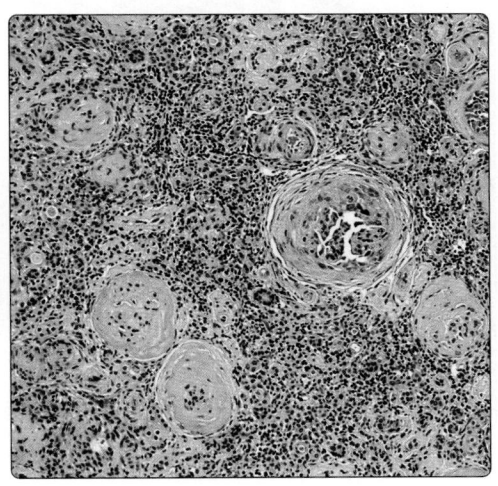

（左）4 岁儿童肾活检显示显著肾小管萎缩，TBM 增厚及间质炎症，提示 NPHP，肾小球未见显著异常，未见囊肿
（右）7 岁儿童肾切除标本切片显示大多数肾小球球性硬化，间质显著慢性炎症细胞浸润及肾小管萎缩，符合 ESRD。患者基因检测发现有 NPHP1 突变

套状肾小管

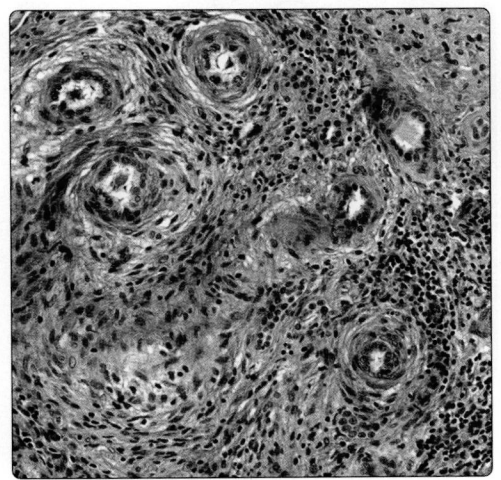

间质尿调节素渗漏

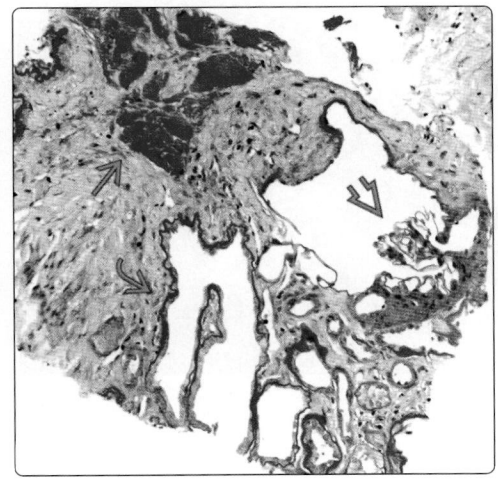

（左）青少年终末期 NPHP 患者，显示显著的肾小管周成纤维细胞增生
（右）NPHP 患儿，可见 PAS（+）尿调节素（Tamm-Horsfall 蛋白）从肾小管渗漏入间质➡。这可刺激炎症反应，肾小球和肾小管呈囊性变

NPHP 近端小管未受累

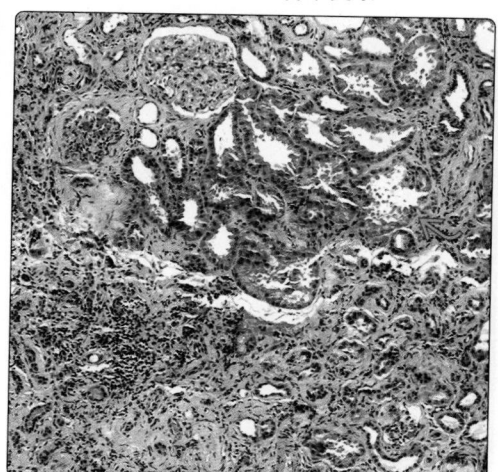

（**左**）青少年 NPHP 病例，显示广泛肾小管萎缩和纤维化，一些近端小管相对正常 ⊿

（**右**）显示弥漫性皮髓质炎症、间质纤维化、肾小管萎缩和散在肥大的近端小管。患者有 *NPHP1* 突变和注意力缺陷障碍

近端小管肥大

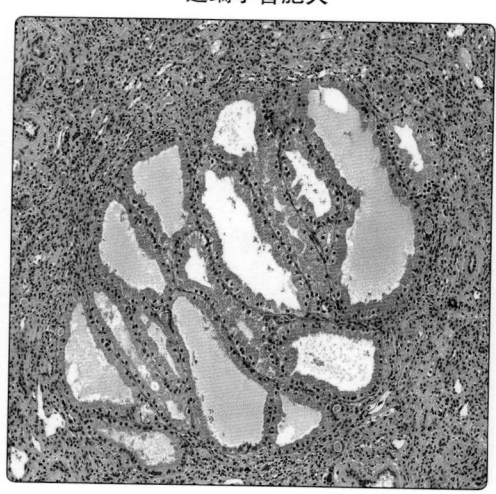

Joubert 综合征

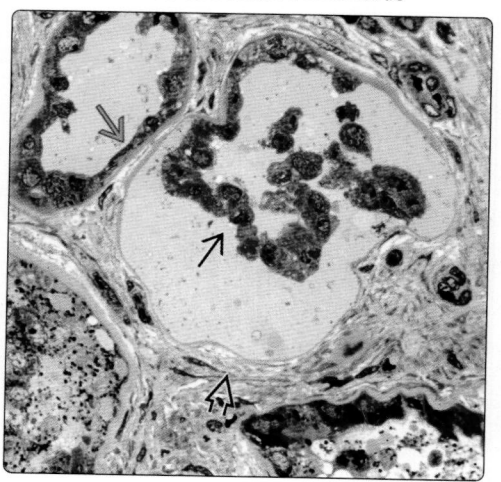

（**左**）Joubert 综合征患者显示 TBM 双轨 ⊿，六胺银染色显示清晰，虽然这不是特异表现，但是这组疾病的特征

（**右**）NPHP 儿童，显示肾小管扩张，上皮细胞剥脱 ➔ 及变薄 ➔，TBM 多层化 ➔

肾小管细胞剥脱及 TBM 双轨

Senior-LØken 综合征 NPHP

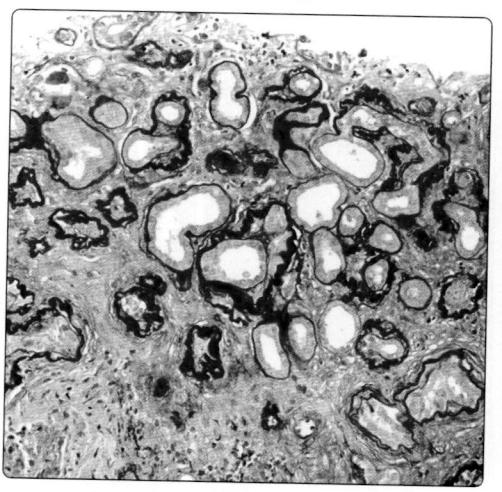

（**左**）19 岁女性 Senior-LØken 综合征患者，5 岁时曾患色素性视网膜炎，有高血压病史，血清肌酐 866.3μmol/L 显著增高，TBM 增厚及双轨明显，但不特异

（**右**）NPHP 伴色素性视网膜炎病例，显示 TBM 增厚及多层化，衬覆上皮退变，相邻间质纤维化

TBM 增厚

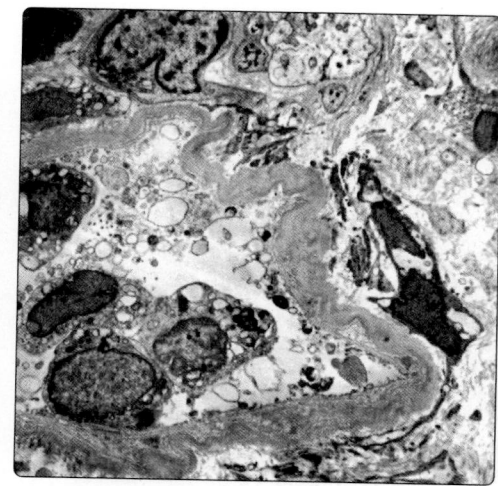

Meckel-Gruber 综合征

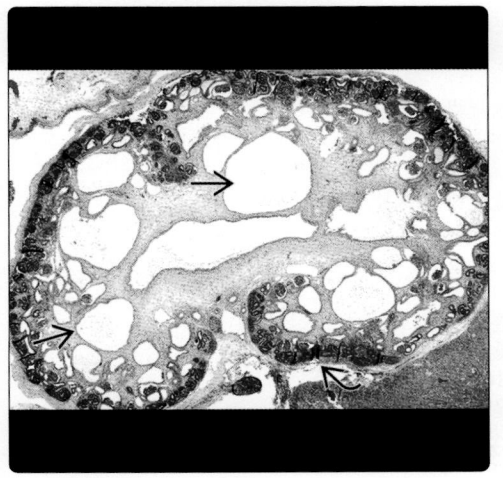

Meckel-Gruber 综合征

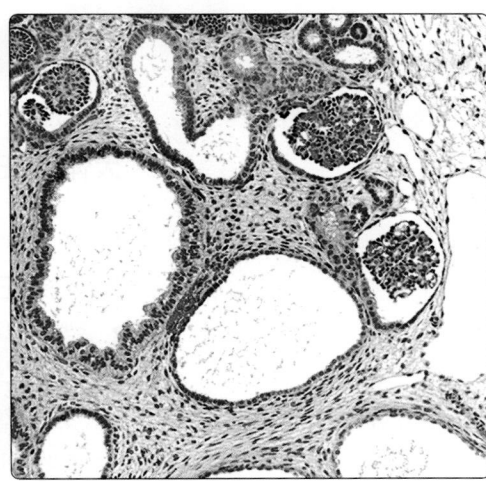

（左）因脑疝流产的 12 周胎儿肾脏横断面显示髓质集合管囊性扩张 ➡，外层皮质正在形成肾单位 ➡。胎儿还存在多指 / 趾畸形

（右）脑疝和多指 / 趾畸形的 12 周龄胎儿肾脏病理切片高倍镜显示集合管囊性扩张，肾小球形态正常

Meckel-Gruber 综合征

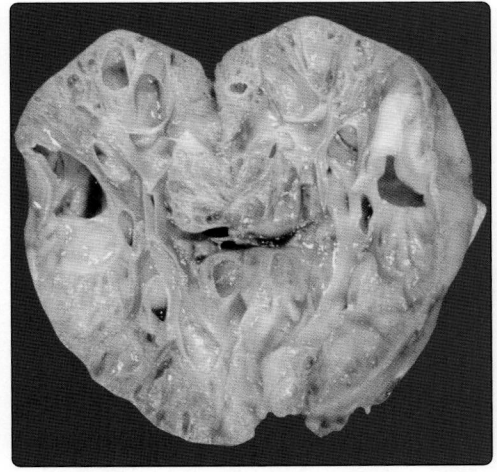

多趾畸形

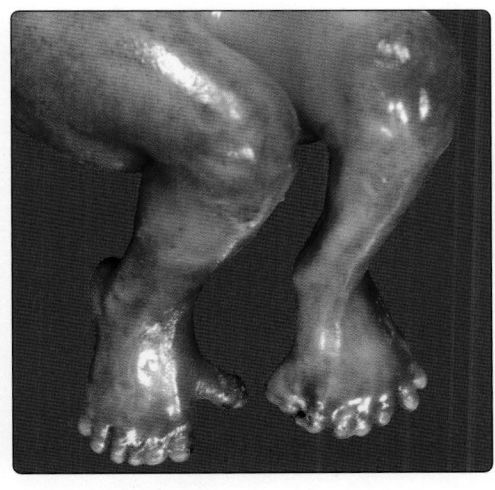

（左）2 天大女婴出生时有多发性异常，包括中枢神经系统异常和多趾畸形。双肾肿大伴多发皮质和髓质囊肿。镜下可见肾发育不良

（右）双侧多趾畸形为 Meckel-Gruber 综合征复合畸形之一

肝纤维化

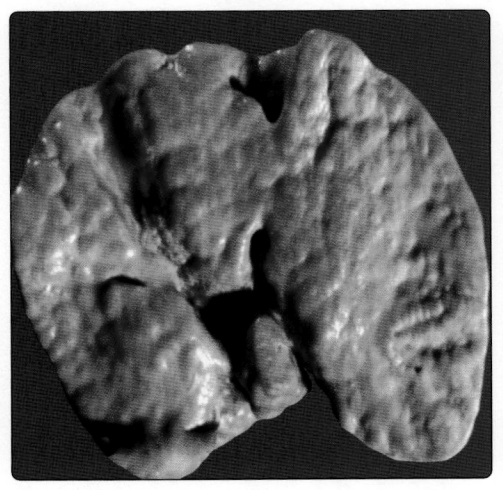

肝纤维化

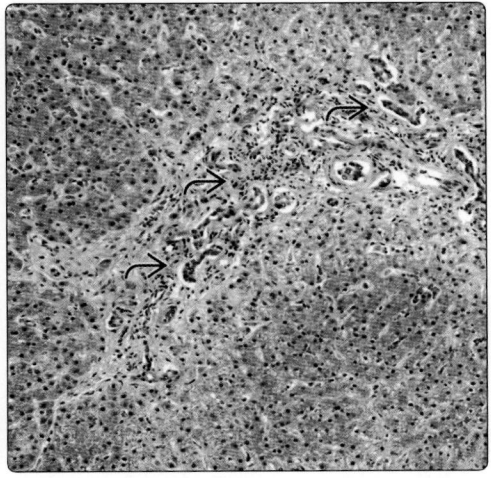

（左）肝脏呈弥漫结节状，诊断为肝硬化。该婴儿肾脏外观正常，有 NPHP 家族史

（右）显示胆管增生 ➡，无桥接纤维化，亦称胆管板畸形

（杨直 译，魏建国 滕晓东 审）

要　点

术语

- 由于 *VHL* 基因胚系突变导致的常染色体显性遗传性家族性癌症综合征

病因学 / 发病机制

- VHL 蛋白通过泛素途径促进缺氧诱导因子 1-α（HIF1α）破坏
  - VHL 功能丧失导致血管内皮生长因子（VEGF）水平升高
- 二次失活易诱发肿瘤

临床特征

- 40%～60% 有双侧和多灶性肾细胞癌（RCC）
  - 50% 死于 RCC
- 70%～80% 有双侧和多灶性肾囊肿
- 60%～80% 有胰腺囊肿
- 60%～80% 有小脑（最常见）、视网膜、脊索血管母细胞瘤
- 10%～25% 有嗜铬细胞瘤
- 20%～50% 有附睾乳头状囊腺瘤

影像学

- 多发性双侧肾囊肿和癌

大体特征

- 多发薄壁黄色衬里囊肿
- 实性和囊性 RCC

镜下特征

- 囊壁衬覆透明细胞
  - 非典型囊肿衬覆复层细胞
- 透明细胞 RCC
  - 实性或囊性

主要鉴别诊断

- 获得性囊性肾病
- 结节性硬化症 / 常染色体显性遗传性多囊肾病（ADPKD）连锁基因综合征
- 常染色体显性遗传性多囊肾病

多发囊肿及 RCC

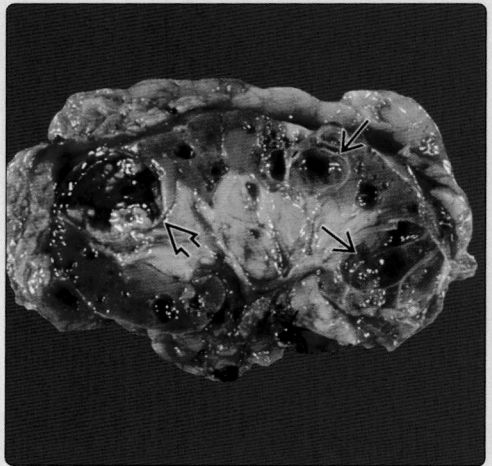

（左）VHL 病肾切除标本显示许多大小不一的良性肾囊肿 ➡，也可见囊性透明细胞 RCC ➡。良性囊肿衬里有光泽且半透明，而癌则呈结节状土黄色，伴有广泛囊内出血

（右）VHL 病肾囊肿内衬肿瘤性透明细胞，还含有 1 个小的透明细胞 RCC 附壁结节，肿瘤细胞核级别低，为 VHL 病 RCC 的特征

囊肿伴 RCC 附壁结节

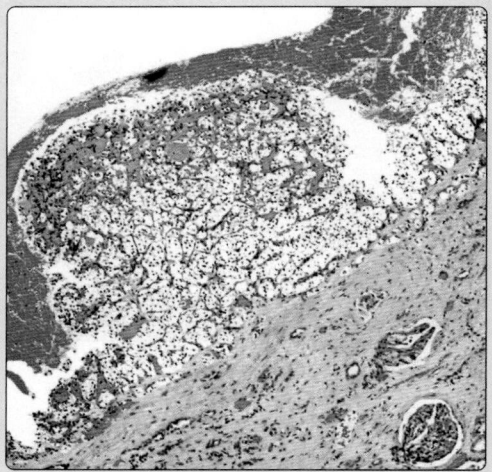

（左）VHL 病肾囊肿内衬单层不显眼透明细胞 ➡，细胞小，核级别低，囊肿由纤维性假包膜包绕 ➡，若出现实性透明细胞巢则可诊断为透明细胞 RCC

（右）这例 VHL 病肾囊肿内衬的透明细胞出现复层 ➡，这种囊肿通常被称为非典型囊肿，被认为是透明细胞 RCC 的前驱病变

衬覆透明细胞囊肿

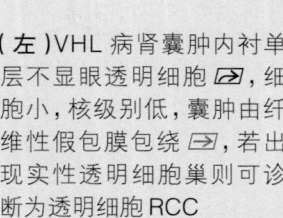
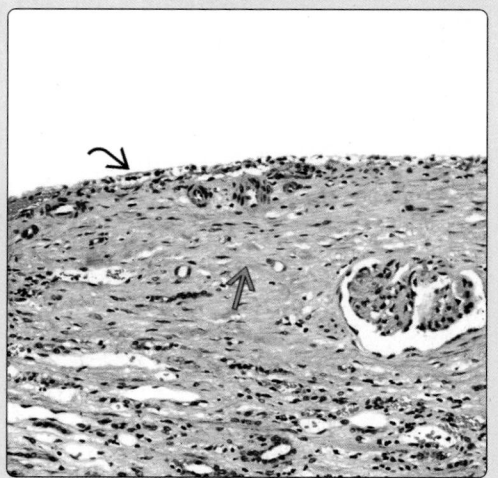

衬覆透明细胞囊肿

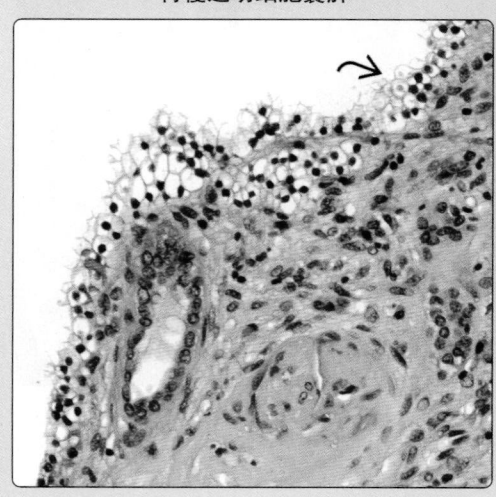

其他遗传性囊性疾病

术语

缩写

- Von Hippel-Lindau（VHL）病
- 肾细胞癌（renal cell carcinoma，RCC）

定义

- *VHL* 肿瘤抑制基因胚系突变
- 斑痣性错构瘤病家族性癌症综合征成员
- 诊断要求
  - 无家族史：2 个主要表现包括视网膜或中枢神经系统疾病
  - 有家族史：1 个主要表现

病因学 / 发病机制

分子遗传学

- 最常见的遗传性肾癌综合征
- *VHL* 肿瘤抑制基因
  - 细胞遗传学定位：3p25.3
  - 通过常染色体遗传传播的 VHL 病，具有高外显率
    - *VHL* 基因胚系突变（已鉴定＞300 个基因）
    - 二次失活事件易导致囊肿和肿瘤
    - 20% 病例为新生突变
    - 也见于 50% 散发性 RCC
  - 已鉴定出其他突变基因
- VHL 蛋白
  - 通过泛素途径促进 HIF1α 破坏
    - 功能缺失导致 VEGF 水平升高
  - 通过 NF-κB 因子对初级纤毛和细胞凋亡的 HIF 非依赖调节
    - 功能缺失促进肾囊肿和肿瘤发生
- 基因型与表型相关性
  - VHL1 型（截短突变和外显子缺失）
    - 嗜铬细胞瘤低风险
  - VHL2 型（错义突变）
    - 嗜铬细胞瘤高风险
    - 2a 型：RCC 低风险
    - 2b 型：RCC 高风险
    - 2c 型：家族性嗜铬细胞瘤，无血管母细胞瘤或 RCC

临床特征

流行病学

- 发病率
  - 1/36 000 活产婴儿，65 岁前 90% 外显率
  - 平均肾脏受累年龄：35～40 岁

表现

- 透明细胞 RCC：40%～60% 双侧性及多灶性，血尿 ± 背部疼痛
- 肾囊肿：70%～80% 双侧性或多灶性
- 血管母细胞瘤：VHL 病中最常见病变
- 10%～25% 嗜铬细胞瘤
- 60%～80% 胰腺囊肿
- 20%～50% 附睾乳头状囊腺瘤

治疗

- 方案、风险及并发症
  - 对风险 VHL 儿童进行预测性基因检测的遗传咨询
  - 积极监测＜3cm 肿瘤
- 手术治疗
  - 3～4cm 肿瘤行部分肾切除
  - 非手术：射频消融，微波消融，冷冻消融，立体定向放疗
- 药物
  - Belzutifan，HIF 抑制剂，用于不需要立即手术的成人患者
    - 治疗 RCC，中枢神经系统血管母细胞瘤和胰腺神经内分泌肿瘤
  - 转移：VEGF 抑制剂和检查点抑制剂

预后

- 50% 死于转移性 RCC

大体特征

一般特征

- 多发性或双侧性肾囊肿
- 多发性或双侧囊性或实性 RCC

镜下特征

组织学特征

- 透明细胞衬覆囊肿
  - 衬覆单层细胞良性囊肿
  - 衬覆复层细胞非典型囊肿
- 透明细胞 RCC：实性肿瘤病灶存在
  - 多囊性或实性肿瘤

鉴别诊断

伴有肾肿瘤的囊性肾病

- 获得性囊性肾病
  - 多种类型的 RCC
- 结节性硬化复合症 /ADPKD 连续基因综合征
  - 弥漫性肾囊性病变与 ADPKD 相同
  - 多发及双肾血管平滑肌脂肪瘤
  - RCC 罕见
- ADPKD
  - 囊肿数量远多于 VHL
  - 发生 RCC 风险可能增加；尚有争议

诊断要点

病理解读要点

- 双侧性肾囊肿和肝囊肿：考虑 ADPKD
- 双侧性肾囊肿和胰腺囊肿：考虑 VHL 病

参考文献

1. Louise M Binderup M et al: von Hippel-Lindau disease: updated guideline for diagnosis and surveillance. Eur J Med Genet. 65(8):104538, 2022
2. Mikhail MI et al: von Hippel Lindau syndrome. StatPearls, 2022
3. Vibert R et al: Minors at risk of von Hippel-Lindau disease: 10 years' experience of predictive genetic testing and follow-up adherence. Eur J Hum Genet. 0(10):1171-7, 2022

第七章　囊性疾病

（左）VHL 病患者对剖肾脏含 2 个囊肿，其中 1 个 ➡️ 为多房囊性，囊壁菲薄，囊隔半透明状，提示良性病变；另 1 个为小的淡黄色结节 ➡️，充填有出血物，该病变为 RCC

（右）肾脏显示囊肿及 2 个小的实性透明细胞 RCC ➡️，较小的囊肿 ➡️ 为良性囊肿伴出血；较大的囊肿 ➡️ 也可见出血，但有黄色结节，代表透明细胞 RCC

囊肿伴出血性 RCC

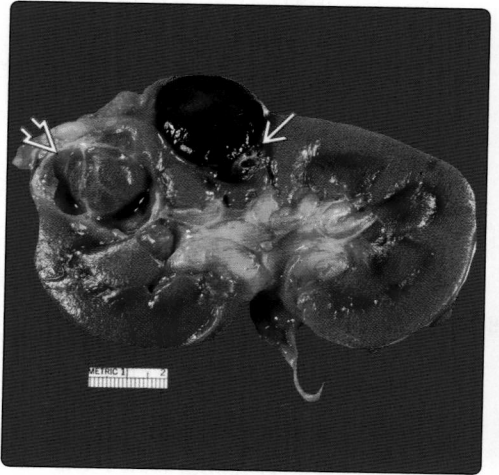

多发性 RCC

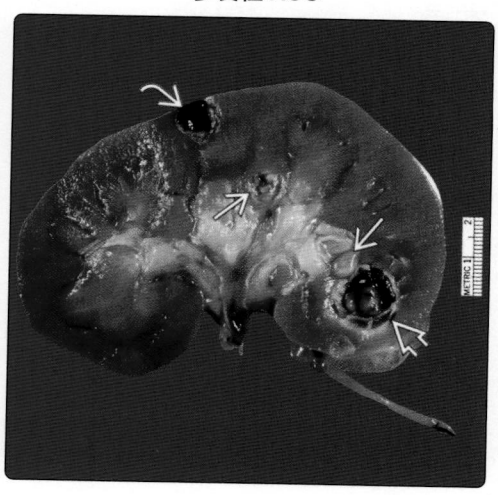

（左）这是一个 1mm 大小的良性小囊肿，与常见于成人肾脏皮质单纯性囊肿不同的是，囊壁衬覆胞质完全透明和低级别核特征细胞 ➡️，囊肿缺乏复层结构被视为良性

（右）VHL 病患者肾脏 2cm 良性囊肿的局部图片，囊壁衬覆单层透明细胞 ➡️，并可见菲薄纤维性假被膜，细胞呈低级别核特征，其他部位还有囊肿和 RCC 病灶

透明细胞衬覆囊肿

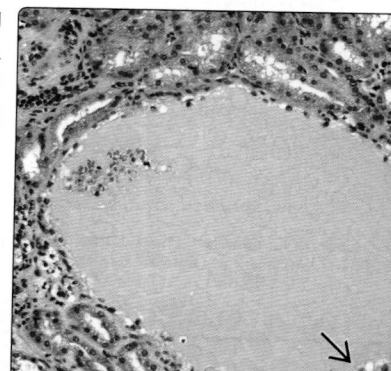

透明细胞衬覆囊肿

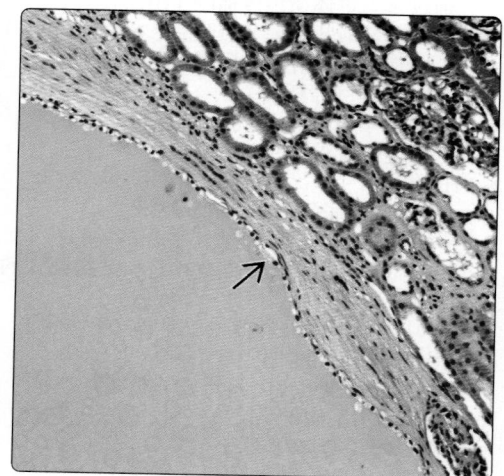

（左）VHL 患者肾囊肿，囊壁衬覆复层透明细胞伴 2 级核特征，囊壁纤维化；由于囊壁衬覆复层透明细胞，归为非典型囊肿，可能发展为囊性透明细胞 RCC

（右）该视野可见一小的透明细胞 RCC，由几个小的融合性腺泡结构组成，中央可见红细胞。透明细胞肿瘤被考虑为癌与肿瘤大小无关

衬覆透明细胞囊肿

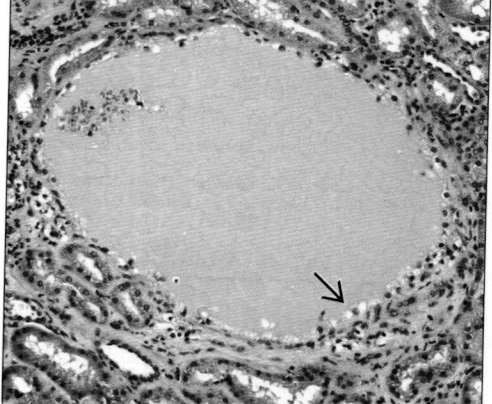

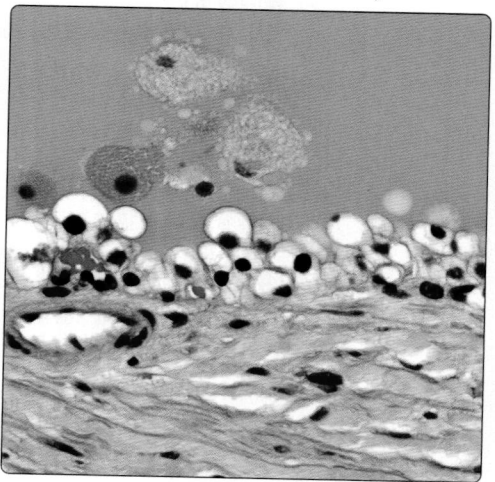

透明细胞 RCC 光镜表现

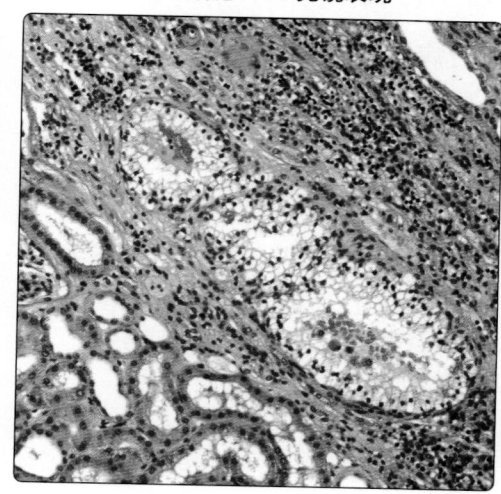

退化性 RCC

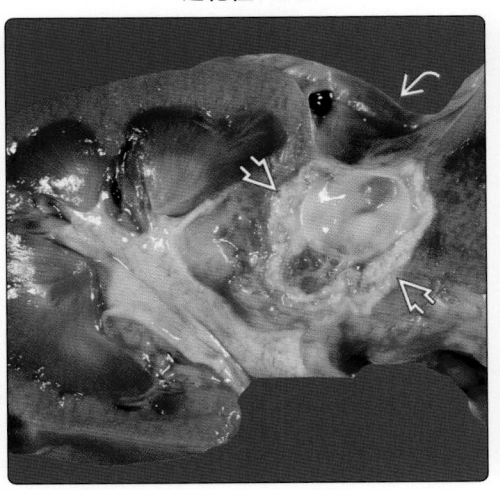

囊性出血性 RCC

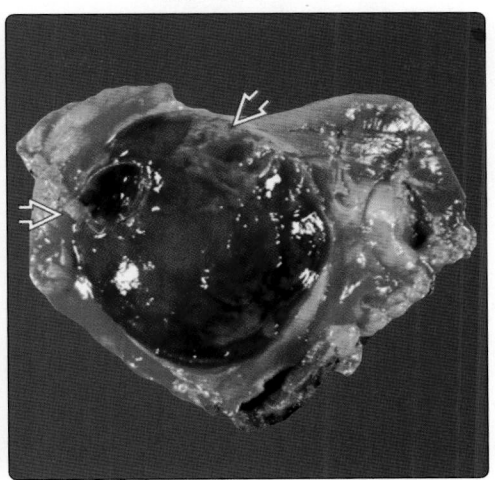

(左)VHL 患者有 2 个囊肿性病变,其中 1 个为位于表面较大的凹陷性囊肿➡,另 1 个伴有显著硬化➡并含有中央囊肿。硬化区内见透明细胞巢,提示存在 RCC

(右)VHL 病伴肾细胞癌行保留肾单位部分肾切除术,注意小黄色肿瘤结节➡伴大量出血,患者曾有其他 RCC 病灶切除

多发性 RCC

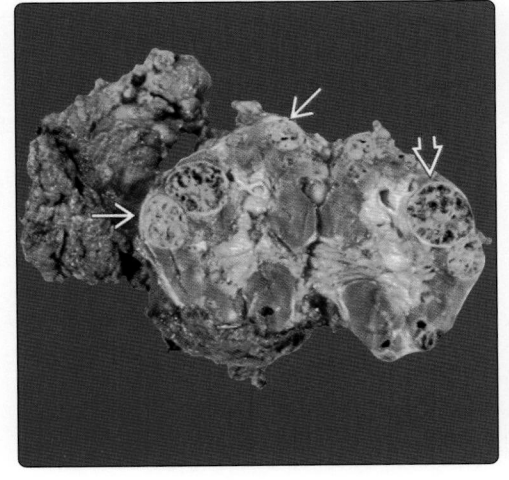

囊性透明细胞 RCC

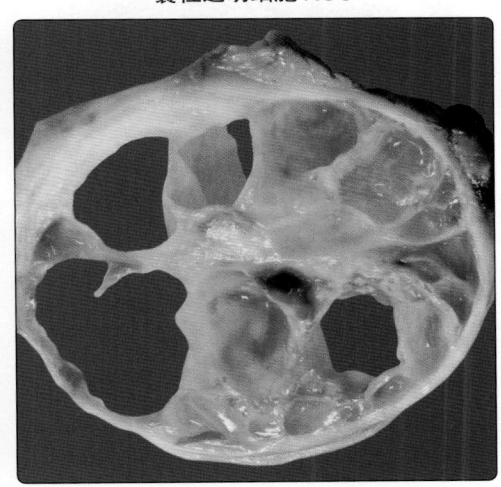

(左)VHL 病对剖肾脏可见多发性 RCC 和良性肾囊肿,2 个癌结节➡呈囊实性,切面黄色,第 3 个癌结节➡呈囊性,切面黄色伴出血

(右)28 岁 VHL 病患者,该囊性透明细胞 RCC 为 3 个类似肿瘤之一,切面呈黄色是因为透明细胞富含脂质,所有 3 个癌灶均为囊性,并均局限于肾内

囊性退化性 RCC

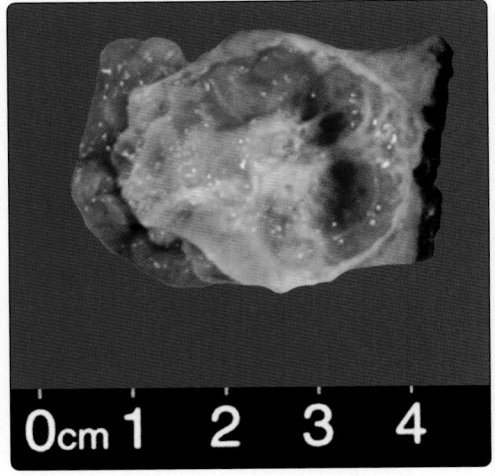

透明细胞 RCC

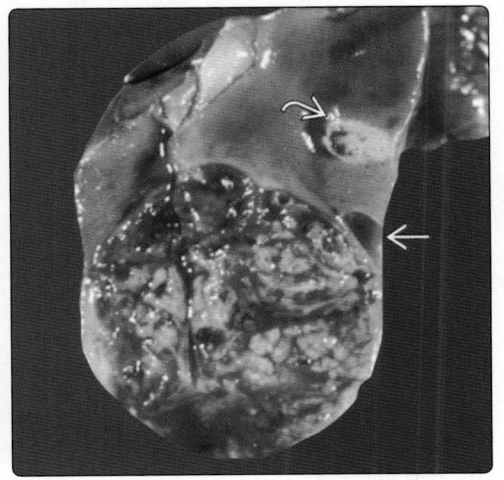

(左)VHL 病多发性 RCC 患者部分肾切除术标本,这一特殊的癌呈囊性伴有硬化区,硬化为一种退变特征,常与肿瘤细胞数量少有关

(右)VHL 病患者因多发性肾肿瘤行部分肾切除术,出血性肿瘤内可见多个透明细胞 RCC 小结节,另可见一小囊肿➡和可能代表另一个 RCC 的硬化性病变➡

（左）VHL 病患者实性透明
细胞 RCC，与经典的透明细
胞 RCC 一样，肿瘤含有纤
细的毛细血管网➐，肿瘤
细胞排列成巢状、腺泡状，
Fuhrman 核级 1～2 级
（右）低级别（核级 2 级）透
明细胞 RCC 显示典型的纤
细毛细血管网➐包绕透明
细胞衬覆的腺泡结构，腺泡
中央可见出血，为这些血管
性肿瘤的常见表现

实性透明细胞 RCC

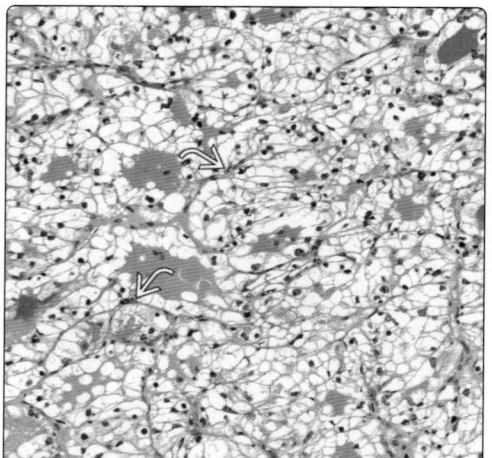

透明细胞 RCC

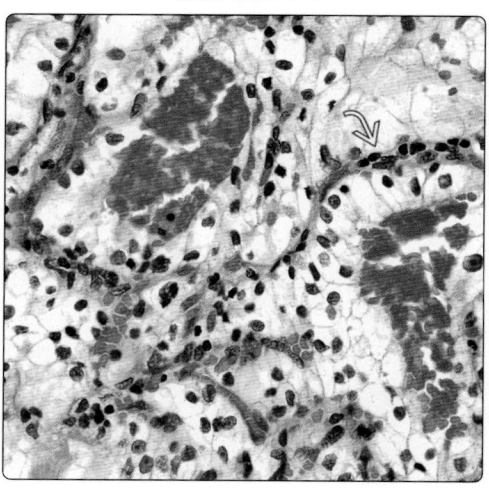

（左）这个透明细胞 RCC 实
性结节位于广泛的囊性癌
内，为形态一致的低级别
核，但核呈线样排列提示透
明细胞乳头状 RCC 可能，
这是近期在 VHL 病中描述
的一种缺乏 3p 缺失和 *VHL*
基因突变的透明细胞 RCC
（右）囊性透明细胞 RCC，囊
壁衬覆细胞➔与间隔内细
胞➔一致，实性区提示该
病变为 RCC

囊性 RCC 的实性区

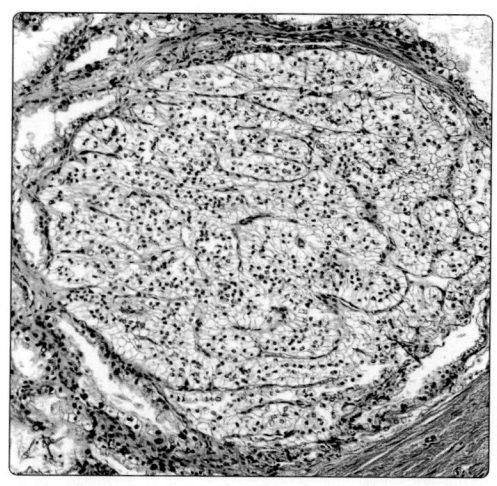

囊性透明细胞 RCC

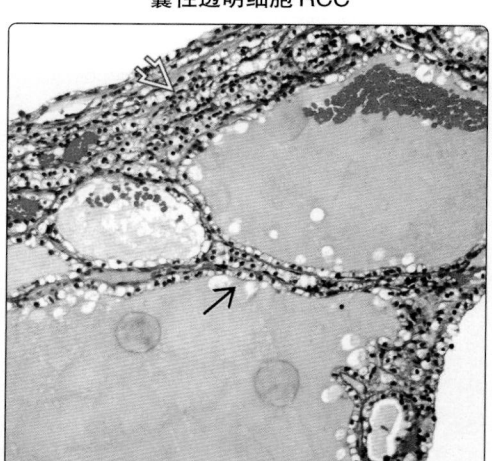

（左）VHL 病伴透明细胞
R C C 常显示低级别核，
Fuhrman 1 级或 2 级，胞质
透明系胞质富含脂质和糖
原，为透明细胞癌的特征
（右）肾脏有一个数厘米大小
的透明细胞癌，切片显示远
离肿瘤主体区域见 1 个透明
细胞内衬囊肿➔和 2 个小
的实性透明细胞癌癌巢➔，
所有细胞均显示低核级

透明细胞 RCC

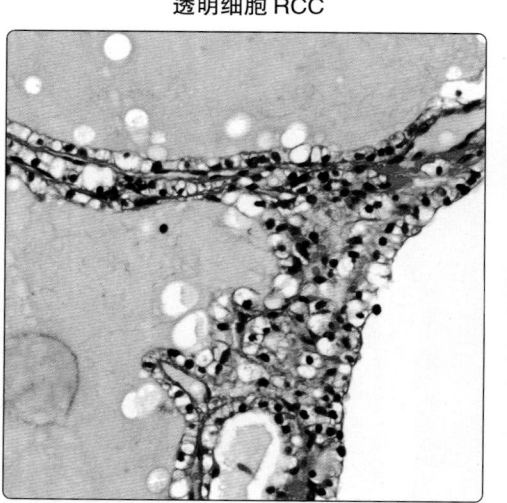

透明细胞 RCC 和囊肿

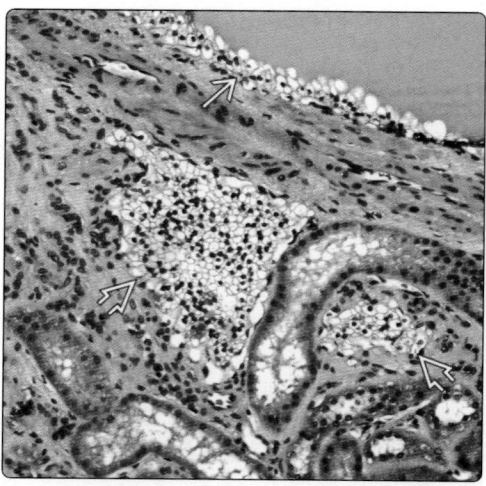

胰腺囊肿

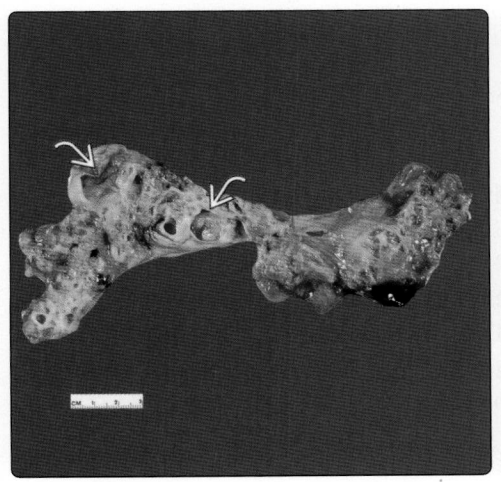

胰腺囊肿

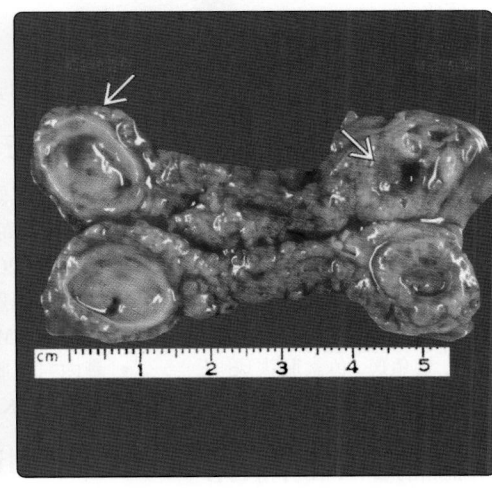

(左)VHL 病患者尸检胰腺标本，胰腺弥漫性良性囊肿累及 ➡，胰腺内分泌功能未受累，未见实性肿瘤结节

(右)VHL 病患者尸检胰腺标本，对剖胰腺含 2 个大囊肿 ➡，也可见几个小囊肿，但在这张图片中很难辨认，胰腺中央部分大体上似乎正常

胰腺囊肿

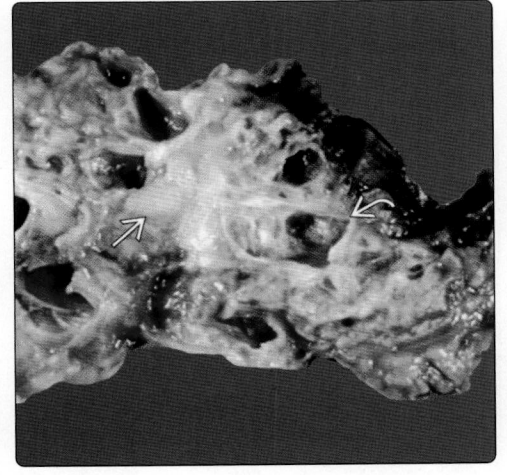

胰腺囊肿

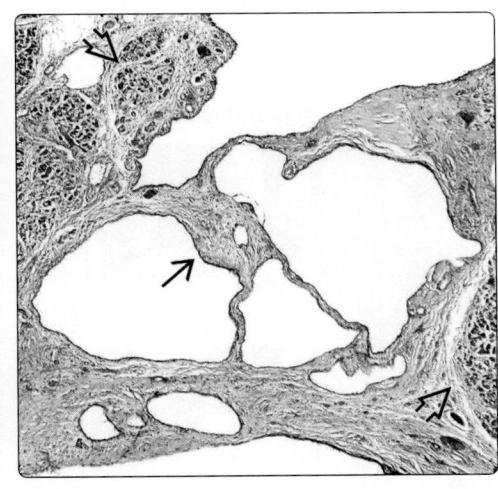

(左)VHL 病尸检患者显示胰腺严重受累，可见大量大小不一囊肿 ➡ 和广泛硬化区 ➡，但未见肿瘤性病变

(右)VHL 病尸检患者胰腺，显示边缘可见正常胰腺实质 ➡，囊肿起源于胰腺导管系统，衬覆良性单层立方导管上皮 ➡，并不像 VHL 病肾囊肿那样囊壁衬覆透明细胞

嗜铬细胞瘤

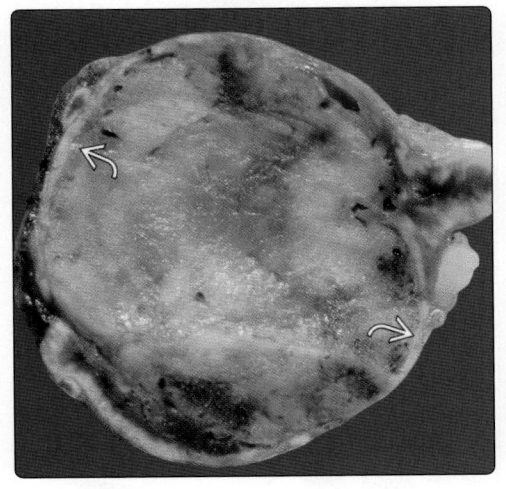

嗜铬细胞瘤

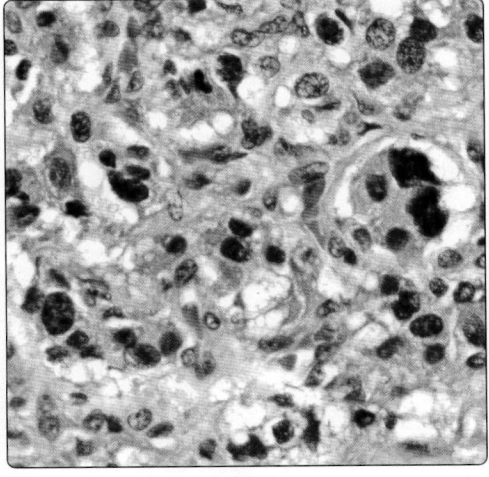

(左)VHL 病患者嗜铬细胞瘤，注意边缘为正常但变薄的淡黄色肾上腺皮质 ➡，与 3 个囊性透明细胞 RCC 一并切除，这些联合病变导致前期忽略了 VHL 病诊断

(右)嗜铬细胞瘤细胞可显示显著的核多形性，然而，这种显著的核非典型性并不表示恶性，恶性的诊断基于肿瘤大小、出现坏死和侵袭行为

（杨直 译，魏建国　滕晓东 审）

要点

病因学/发病机制

- *TSC1* 基因, 染色体 9q34: 错构瘤蛋白
- *TSC2* 基因, 染色体 16p13: 马铃薯球蛋白
- 染色体 16P 缺失导致 *TSC2/PKD1* 相邻基因综合征伴早发性多囊肾病 (PKD)

临床特征

- 主要特征
  - 面部血管纤维瘤, 甲周纤维瘤, 鲨鱼斑, 色素脱失斑
  - 皮质结节和/或放射状移行线, 室管膜下结节, 室管膜下巨细胞肿瘤, 视网膜错构瘤
  - 心脏横纹肌瘤, 肾血管平滑肌脂肪瘤 (AML), 淋巴管平滑肌瘤病
- 次要特征: 牙釉质凹痕, "五彩纸屑样" 皮损, 口腔纤维瘤, 视网膜无色斑, 多发性肾囊肿, 非肾性错构瘤, 硬化性骨病变
- 年龄范围大, 器官受累的性质和特征具有极大的可变性

镜下特征

- 多发及双侧性
  - AML (高达 80%)
  - 囊肿 (20%～50%) 及 PKD (<5%)
  - 肾细胞癌 (RCC) (2%～4%) 及嗜酸细胞腺瘤 (罕见)
- 肾实质 AML 和 AML 样改变为最常见肾脏发现
- 囊内衬覆胞质丰富、深嗜酸性圆胖形细胞为 TSC 的特征
- 青少年 PKD 患者有时伴有后肾发育不良特征

主要鉴别诊断

- 常染色体显性遗传性多囊肾病 (ADPKD)
- von Hippel-Lindau (VHL) 病
- 多囊性发育不良

囊肿与肿瘤

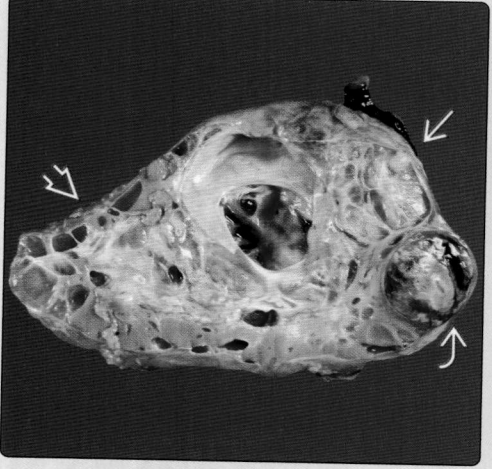

血管平滑肌脂肪瘤

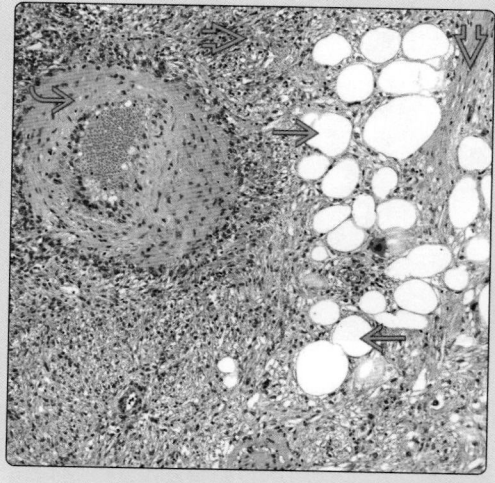

(左)TSC 患者肾脏大体切面, 血管平滑肌脂肪瘤 ➡、许多大小不一的囊肿 ⮫ 及肾细胞癌 ➷ 都是 TSC 的典型病变。囊肿与肿瘤常为双侧性及多发性

(右)显示 TSC 中血管平滑肌脂肪瘤, 肿瘤由三种组织学成分构成, 即脂肪 ➡、平滑肌 ⮫ 及血管 ➷。血管平滑肌脂肪瘤可从肉眼可见的大肿瘤到仅镜下可见的肿瘤

血管平滑肌脂肪瘤样变

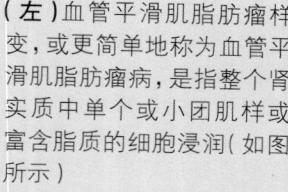
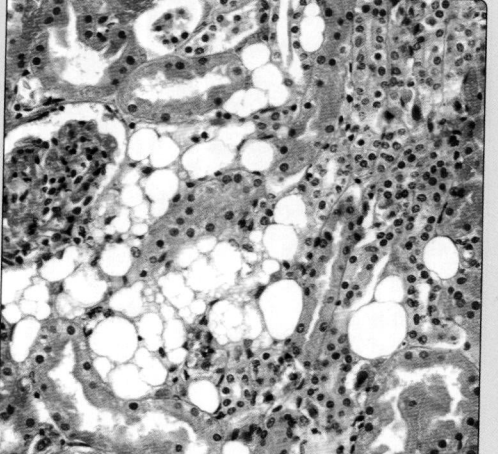

囊肿衬覆特征性嗜酸性上皮

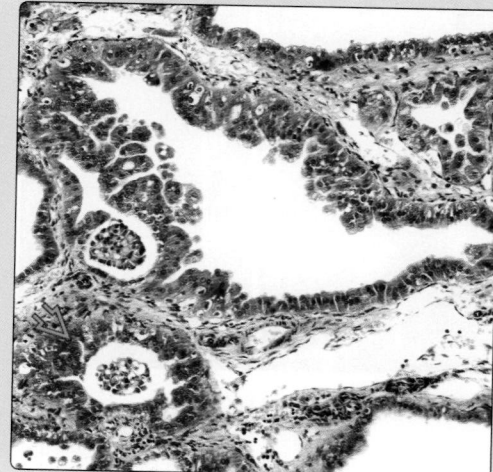

(左)血管平滑肌脂肪瘤样变, 或更简单地称为血管平滑肌脂肪瘤病, 是指整个肾实质中单个或小团肌样或富含脂质的细胞浸润(如图所示)

(右)这里显示 TSC 特征性囊肿内衬, 衬覆上皮细胞丰满, 胞质丰富嗜酸性, 偶尔出现复层。有时出现于 TSC 中的肾小球囊肿 ⮫ 显示相似的衬覆上皮细胞特征

术语

缩写

- 结节性硬化复合症(tuberous sclerosis complex, TSC)

定义

- 错构瘤蛋白或马铃薯球蛋白突变引起的显性遗传综合征导致错构瘤,肿瘤和多器官囊肿(包括皮肤、脑、肾、心、肺)

病因学/发病机制

分子病理学

- *TSC1* 基因,染色体 9q34:错构瘤蛋白
- *TSC2* 基因,染色体 16p13:马铃薯球蛋白
- 2% TSC2 患者有同时累及 *TSC2* 和 *PKD1*(16 号染色体上的相邻基因)的大突变
  - 导致 *TSC2/PKD1* 相邻基因综合征伴早发性多囊肾病
- 正常情况下,错构瘤蛋白和马铃薯球蛋白相互作用并抑制细胞生长/增殖
- 在正常细胞中,TSC 通过抑制 GTP 结合蛋白 Rheb(大脑中富集的 Ras 同源物)负性调节 Pi3K/Akt/mTOR 通路成分哺乳动物雷帕霉素靶蛋白(mTOR)

临床特征

流行病学

- 发病率
  - 1/6 000～1/10 000
  - 常染色体显性遗传模式
  - 60%～80% 为散发病例
  - *TSC2* 突变占散发病例的大多数,并与更严重的临床表型相关

表现

- 严重程度从轻微表现到严重认知障碍、癫痫和婴儿死亡
- 年龄跨度大,器官受累的性质和特征存在极大可变性
- 可早发(PKD)或迟发(肿瘤)
  - 相对于普通人群,TSC 患者 RCC 诊断时年龄更小
- 肾脏可为最早受累器官

治疗

- 诊断时腹部 MR 评估 AML 和肾囊肿
  - 高达 30% 的 AML 缺乏脂肪,超声检查时可能会被遗漏
  - 患者一生中每 1～3 年进行一次腹部 MR 监测,以评估病变的进展
- 评估肾功能,包括每年检查肾小球滤过率、蛋白尿和血压
- 控制高血压:肾素 - 醛固酮 - 血管紧张素系统抑制剂一线治疗
- 栓塞后皮质类固醇一线治疗合并急性出血的 AML
- mTOR 抑制剂[西罗莫司(雷帕霉素),依维莫司]用于全身治疗和无症状直径>3cm AML 的治疗
  - 降低 mTOR 下游效应因子磷酸化可导致 TSC 衍生肿瘤包括 AML 和淋巴血管平滑肌瘤病 DNA 合成和细胞增殖减少
  - 减少或稳定其他 TSC 相关病变
  - 选择性栓塞或保肾切除可作为无症状 AML 的二线治疗
- ESRD 患者肾移植:考虑双侧肾切除术

预后

- 由于 AML 和囊性疾病进展导致肾功能进行性降低
- 中枢神经系统和肾脏病变为死亡的主要原因

诊断

- 基于遗传学和/或临床及影像学特征
- 无论临床表现如何,鉴定 *TSC1* 或 *TSC2* 致病亚型即可诊断 TSC
  - 基因检测可鉴定 85%～90% 的突变
- 临床诊断要求同时具备 2 个主要特征;或者 1 个主要特征和 2 个次要特征
  - TSC 诊断的主要标准(发病年龄)
    - 面部血管纤维瘤或纤维性头部斑块(婴儿期至成年期)
    - 趾纤维瘤(青春期至成年期)
    - 鲨鱼斑(儿童期)
    - 色素脱失斑(婴儿期至儿童期)
    - 皮质结节和/或放射状移行线(胎儿期)
    - 室管膜下结节(儿童期至青春期)
    - 室管膜下巨细胞星形细胞瘤(儿童期至青春期)
    - 视网膜错构瘤(婴儿期)
    - 心脏横纹肌瘤(胎儿期)
    - 肾 AML(儿童期至成年期)
    - 淋巴管平滑肌瘤病(青春期至成年期)
  - 次要标准
    - "五彩纸屑样"皮损
    - 牙釉质凹陷(>3 个)
    - 口腔内纤维瘤(>2 个)
    - 视网膜消色斑
    - 多发性肾囊肿
    - 非肾性错构瘤
    - 硬化性骨病变

影像学

影像学表现

- 磁共振显示亮区(囊肿)和暗区(AML 的脂肪成分)
- 超声用于疾病进展随访

大体特征

一般特征

- 肾脏通常增大
- 因 PKD 中存在多个大小不等的囊肿,外表面通常不规则

- ○ 如果含许多小的均质囊肿，外表面可能相对光滑
- ○ 囊肿随机分布于整个皮质和髓质
- 如果肾脏皱缩但含有囊肿，可提示获得性囊性肾脏疾病
- 切面质韧至肉质感，棕褐色至黄色提示 AML
  - ○ 大的病灶通常界限清楚

镜下特征

组织学特征

- TSC 肾脏病变
  - ○ 双肾及多灶性
    - AML（高达 80%）
    - 囊肿（20%～50%）及多囊肾病（＜5%）
    - RCC（2%～4%）及嗜酸细胞腺瘤（罕见）
- 肾实质 AML 和 AML 样变为最常见的肾脏表现
  - ○ 血管平滑肌脂肪瘤病为边界不清的肌样细胞和 / 或脂肪细胞构成的组织增生
    - 动脉通常无异常
- 肉眼或镜下可见 AML，后者称"微错构瘤"
  - ○ 可见肾小球微错构瘤
    - 肾小球肿瘤性病变的特征为含有脂质空泡的多边形上皮细胞
- 平滑肌增生
  - ○ 肾间质、囊肿周呈环状包绕不成熟导管
- 肾皮髓质多发囊肿
  - ○ 囊肿及微囊肿衬覆胞质丰富、深嗜酸性胖圆形细胞为 TSC 的特征
    - 衬覆上皮变异较大，从扁平至增生性
    - 显著增生的衬覆上皮细胞核多形性
    - 一些区域出现复层并形成小乳头
  - ○ 囊腔内含有深嗜酸性内容物
- 肾小管扩张
- RCC 和嗜酸细胞腺瘤
  - ○ 最常见：嗜酸性囊性 RCC
  - ○ 嫌色细胞 RCC，血管平滑肌腺瘤样肿瘤，透明细胞 RCC 和嗜酸细胞腺瘤较少见
  - ○ 乳头状癌和集合管癌罕见
- 可发生局灶节段性肾小球硬化症（FSGS）
- 儿童 PKD 伴有后肾发育不全特征
  - ○ 皮质发育不全伴肾单位生成数量减少
  - ○ 皮髓质分化缺乏伴髓质岛结构
    - 髓质岛为位于囊性皮质内的退化髓质组织
  - ○ 缺乏髓放线
  - ○ 双形性肾小球
    - 正常和未成熟肾小球
  - ○ 肾小球囊肿

辅助检查

免疫组化

- AML HMB-45（黑色素细胞蛋白 PMEL 抗体）阳性，被认为

是诊断金标准
- ○ 提示神经嵴起源
- 在多数人类细胞中错构瘤蛋白和马铃薯球蛋白共表达
  - ○ 在 TSC 非病变组织和正常对照中，尽管存在单个功能等位基因，但错构瘤蛋白和马铃薯球蛋白染色相似
  - ○ TSC 肿瘤错构瘤蛋白和马铃薯球蛋白染色模式不受突变影响
- TSC 嗜酸性囊肿衬覆上皮染色模式与近端小管上皮细胞相似，提示嗜酸性囊肿起源于近端小管

基因检测

- 85%～90% 鉴定出基因突变

鉴别诊断

ADPKD

- AML 支持结节性硬化症诊断
- 临床病史非常重要
- *TSC2/PKD1* 相邻基因综合征的存在会使得诊断变得复杂，尤其是青少年病例

VHL 病

- TSC 和 VHL 病均可出现肾囊肿及 RCC
- 不出现 AML
- 囊壁衬覆透明细胞
- 可能需要分子检测

多囊性发育不良

- 存在肾发育不良成分（不成熟肾小管伴疏松纤维环、软骨）

诊断要点

临床相关病理特征

- 表型表达和疾病严重程度的极端变异性使得 TSC 的诊断具有挑战性
  - ○ 65% 为新的突变

参考文献

1. Boils CL: Tuberous sclerosis complex. In Liapis H: Pediatric Nephropathology & Childhood Kidney Tumors (Diagnostic Pediatric Pathology). Cambridge University Press, 2023
2. Bissler JJ et al: Progress in tuberous sclerosis complex renal disease. Crit Rev Oncog. 27(2):35-49, 2022
3. Gallo-Bernal S et al: Cystic kidney disease in tuberous sclerosis complex: current knowledge and unresolved questions. Pediatr Nephrol. ePub, 2022
4. Gupta S et al: Lessons from histopathologic examination of nephrectomy specimens in patients with tuberous sclerosis complex: cysts, angiomyolipomas, and renal cell carcinoma. Hum Pathol. 129:123-39, 2022
5. Wang Z et al: Safety and effectiveness of medical therapy and surgical intervention for renal angiomyolipoma associated with tuberous sclerosis complex. Cancer Control. 29:10732748221140266, 2022
6. Northrup H et al: Updated international tuberous sclerosis complex diagnostic criteria and surveillance and management recommendations. Pediatr Neurol. 123:50-66, 2021
7. Kingswood JC et al: Renal manifestations of tuberous sclerosis complex: key findings from the final analysis of the TOSCA study focussing mainly on renal angiomyolipomas. Front Neurol. 11:972, 2020

肾脏多发性囊肿

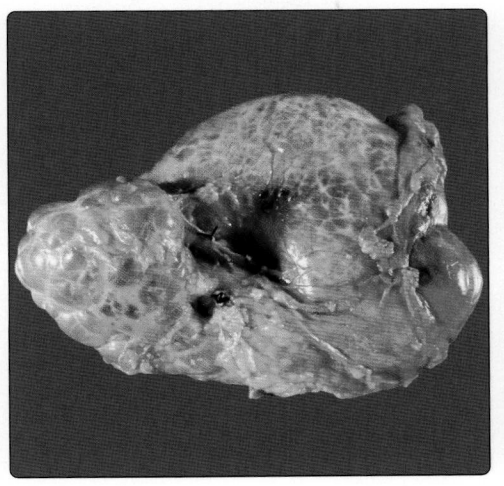

肾多发性囊肿及血管平滑肌脂肪瘤

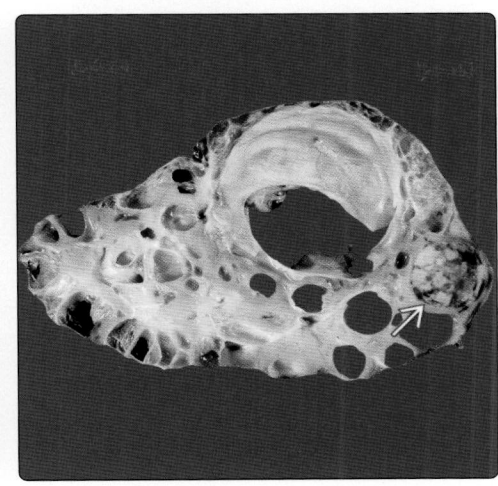

(左)TSC 患者显示肾脏外表面大小不一的多发囊肿,类似于 ADPKD 肾脏外观
(右)TSC 患者肾切除术标本大体切面显示肾实质广泛囊性病变,并见一血管平滑肌脂肪瘤 ➡

多发性血管平滑肌脂肪瘤

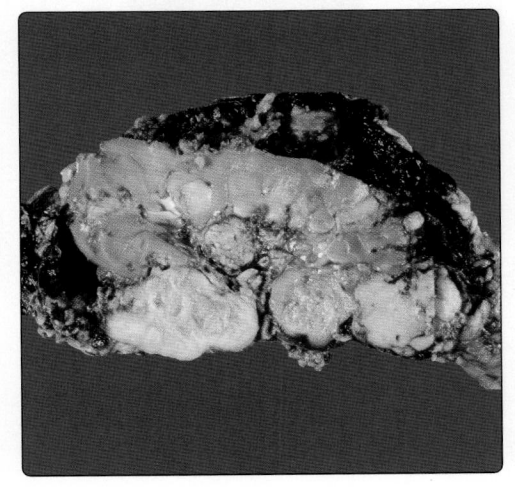

血管平滑肌脂肪瘤光镜表现

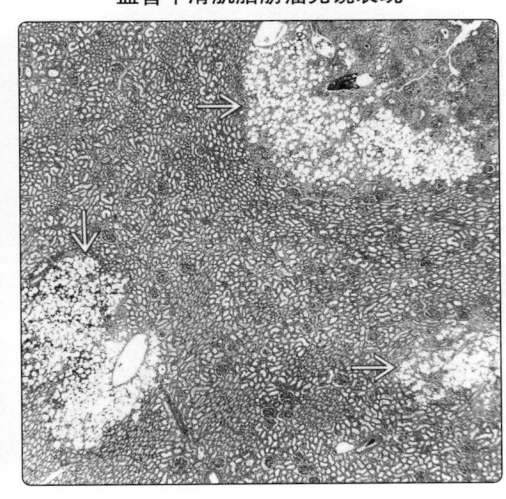

(左)TSC 患者肾脏标本横断面大体外观显示多发性肉质样及脂肪样肿瘤,患者有胁腹疼痛及腹膜后出血表现,注意肾周围有凝血块附着
(右)注意 3 个富含脂质的血管平滑肌脂肪瘤 ➡,肿瘤之间由正常的肾实质分隔,这些肿瘤很小,可能无法通过大体检查发现

富于肌样细胞的血管平滑肌脂肪瘤

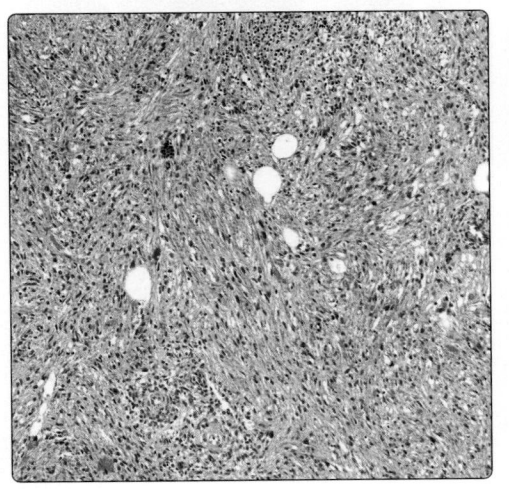

血管平滑肌脂肪瘤伴上皮衬覆囊肿

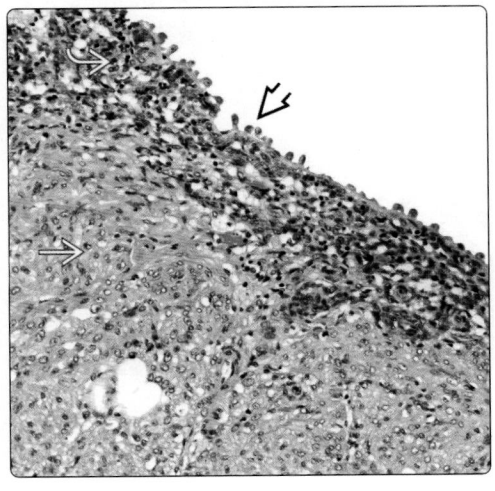

(左)血管平滑肌脂肪瘤可显示数量不等的肌样细胞和富于脂质细胞,切片以肌细胞成分为主
(右)血管平滑肌脂肪瘤伴衬覆上皮囊肿(AMLEC)为血管平滑肌脂肪瘤变异亚型,以平滑肌成分为主,包含上皮细胞衬覆囊肿,囊壁周围为一细胞性“形成层” ➡,插入于肌样细胞 ➡ 和囊肿之间,囊肿内衬有时呈靴钉样 ➡

血管平滑肌脂肪瘤样变

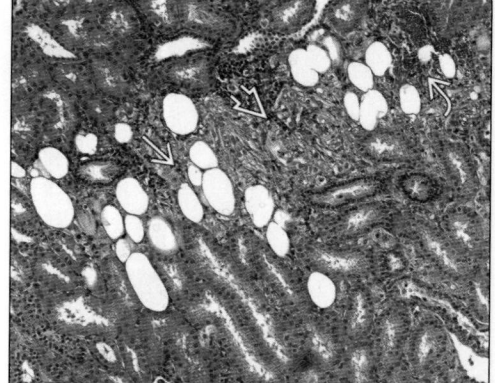

（左）如图所示血管平滑肌脂肪瘤样变可见于 TSC 整个肾脏中，这些异常组织由脂肪➡、平滑肌➡和小血管➡成分构成，渗入于肾皮质中

微小的血管平滑肌脂肪瘤样病变

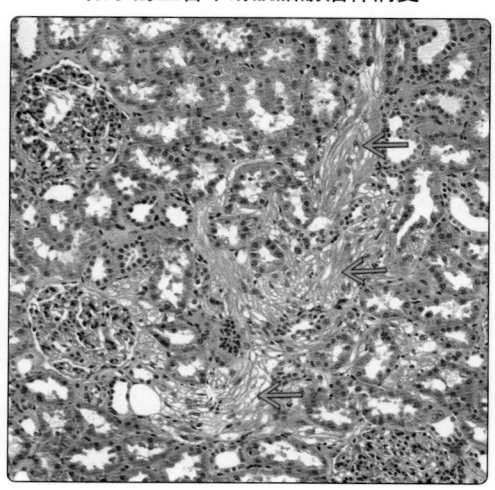

（右）有时血管平滑肌脂肪瘤主要由肌样细胞➡组成，渗入于皮质中

局灶性囊肿及扩张肾小管

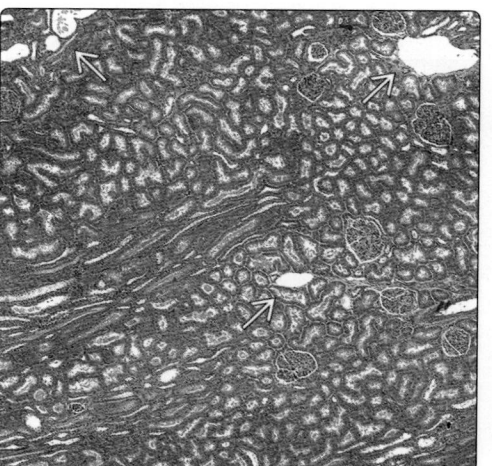

（左）图示肾实质相对完整部分，可见正常皮质和髓放线，注意少量小囊肿和扩张小管➡

囊肿衬覆胖圆形上皮细胞

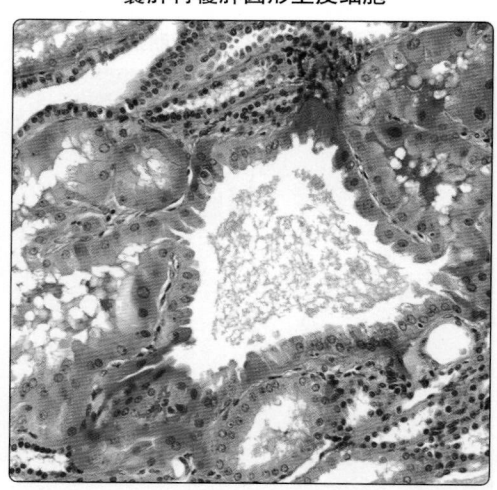

（右）图示 TSC 肾囊肿的特征性表现，囊肿上皮细胞呈胖圆形，嗜酸性胞质，呈靴钉样模式，显著大于非囊肿性肾小管上皮细胞

靴钉样模式的微囊肿

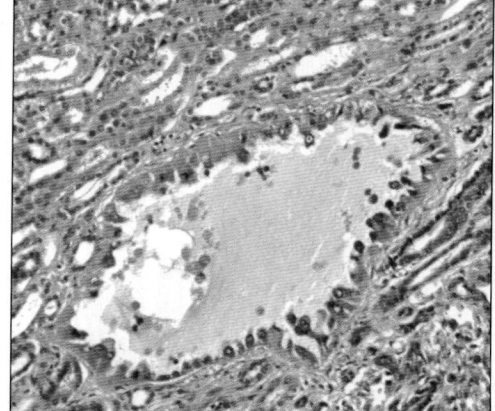

（左）小囊肿衬覆细胞胞质丰富，呈靴钉样外观引人注目，个体细胞比周围近端和远端小管细胞要大得多

旺盛的囊肿内衬覆

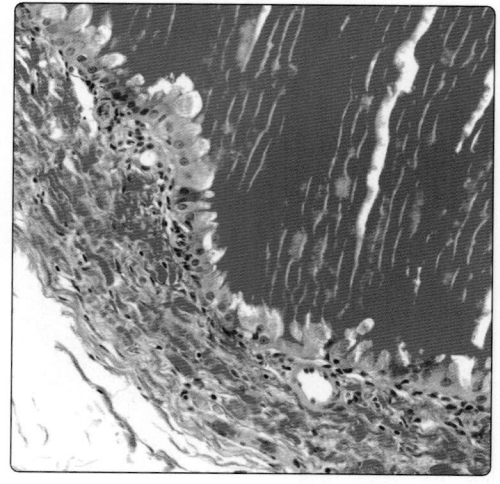

（右）除特征性上皮细胞改变外，许多囊肿囊腔内可见深嗜酸性物质累积

TSC 囊性肾病

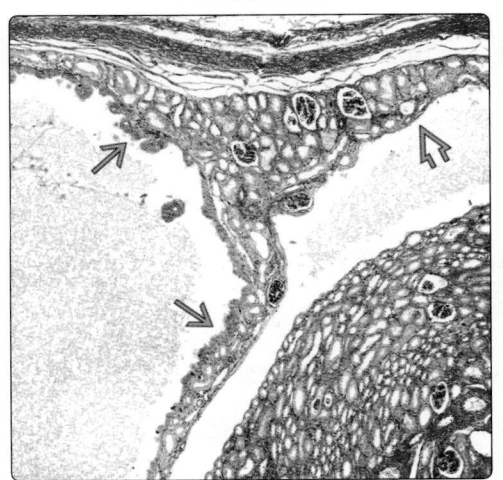

TSC 囊性肾病

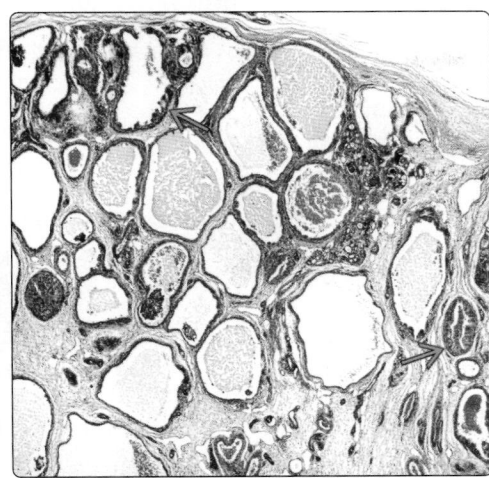

（左）TSC 患者多发囊肿衬覆上皮形态多样，从扁平 ➡ 至旺盛 ➡ ，囊肿之间的肾实质相对正常；而一些患者则不同，囊性病变显示囊肿之间及周围肾实质显著破坏

（右）TSC 患者显示正常肾实质被多发性囊肿替代，许多囊肿显示旺盛的上皮内衬 ➡

包绕肾小管的平滑肌环

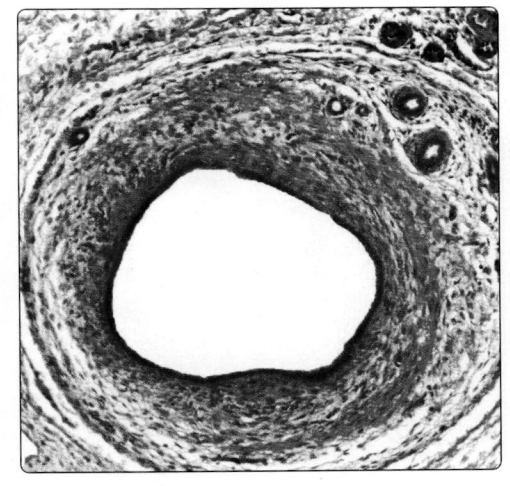

双形性肾小球

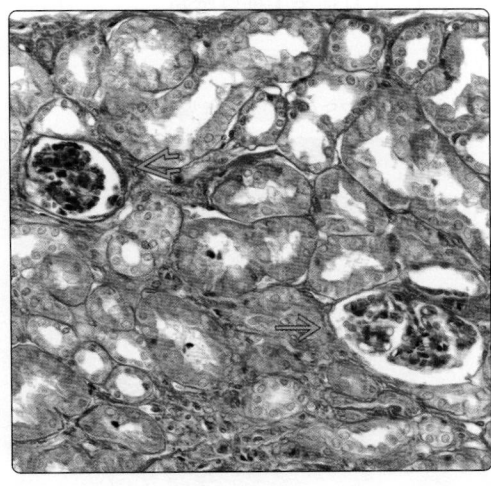

（左）如图所示，TSC 患者平滑肌增生包括间质及囊肿周围平滑肌增生，以及包绕不成熟集合管的平滑肌环。后肾发育不良的特征包括皮质发育不全、缺乏髓放线、双形性肾小球和肾小球囊肿

（右）一些伴有多囊肾病的 TSC 患者具有相关的发生学缺陷，包括正常 ➡ 和不成熟 ➡ 的双形性肾小球

肾血管平滑肌腺瘤样肿瘤

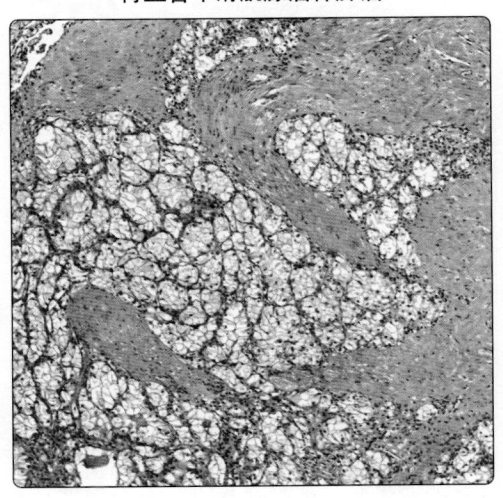

嗜酸性囊性肾细胞癌

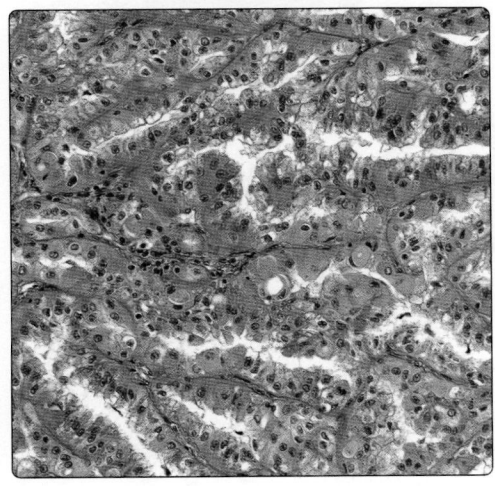

（左）肾血管平滑肌腺瘤样肿瘤显示成簇的大透明细胞，穿插与平滑肌基质中

（右）如图所示，TSC 中最常见肾细胞癌为嗜酸性囊性肾细胞癌，其次为嫌色细胞肾细胞癌和血管平滑肌腺瘤样肾肿瘤，嗜酸细胞腺瘤和乳头状肾细胞癌罕见

（杨直　译，魏建国　滕晓东　审）

要点

术语

- 罕见的常染色体隐性遗传性多系统疾病
- 过氧化物酶生物合成障碍 -Zellweger 谱系疾病：最初分为三种表型
  - 经典型 Zellweger 综合征（ZS）
  - 肾上腺脑白质营养不良
  - 婴儿 Refsum 综合征

病因学 / 发病机制

- *PEX* 突变（已鉴定 >12 个突变）
- 过氧化物酶合成缺陷
- 受累器官过氧化物酶体缺乏或减少

临床特征

- 颅面和肢体畸形
- 中枢神经系统畸形
- 肝功能障碍
- 多数为无症状肾囊肿，罕见囊性发育不良或先天性肾脏和泌尿道异常（CAKUT）
- 死亡通常发生在出生 1 年内

影像学

- 软骨生成斑（点状骨骺）

大体特征

- 各种 CAKUT 异常：皮质囊肿 >90%，多囊性发育不良少见，马蹄肾，输尿管重复

镜下特征

- 被膜下肾小球、肾小管囊肿至囊性发育不良伴重度后肾发育不良
- 肝含铁血黄素沉着症至小结节性肝硬化
- 异常神经元迁移和髓鞘形成

辅助检查

- 诊断需行基因检测
- 如果基因检测结果不明确：用培养的胎儿成纤维细胞进行生化检测

ZS 伴严重囊性肾病

ZS 伴肾被膜下大囊肿

（左）Zellweger 综合征（ZS）患者尸检肾脏显示弥漫囊肿性病变，囊肿较小，每个 <1cm。肾脏为肾形，切面显示皮髓质分化，囊肿遍布整个皮质
（右）ZS 患者肾脏显示一排被膜下囊肿➡️伴囊周纤维化➡️，还可见数目众多的微囊肿遍布于下方皮质，髓质组织不成熟➡️，仅见一对集合管

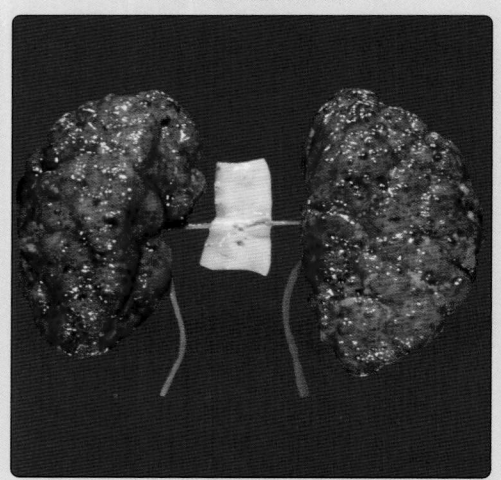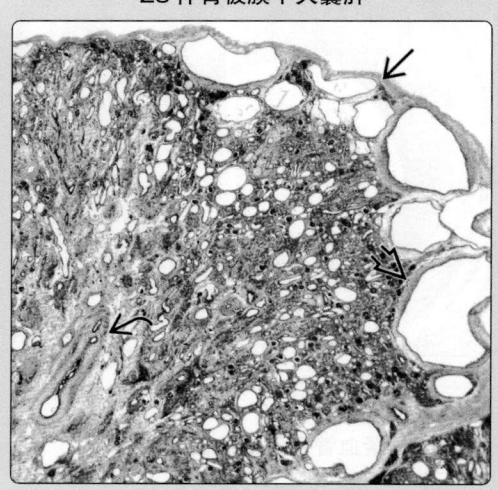

ZS 伴严重后肾发育不良

ZS 伴肾小球囊肿

（左）ZS 患者肾脏严重受累，显示肾被膜下囊肿➡️和后肾未分化，大量疏松基质中仅见少量肾单位，发育不良的集合管可见梭形细胞环包绕➡️
（右）ZS 患者显示肾小球囊肿➡️及肾小管微囊肿➡️，肾小管囊肿衬覆立方上皮细胞，而肾小球囊肿衬覆扁平细胞。一些病例可见多发肾小球囊肿，类似于 *HNF1β* 突变

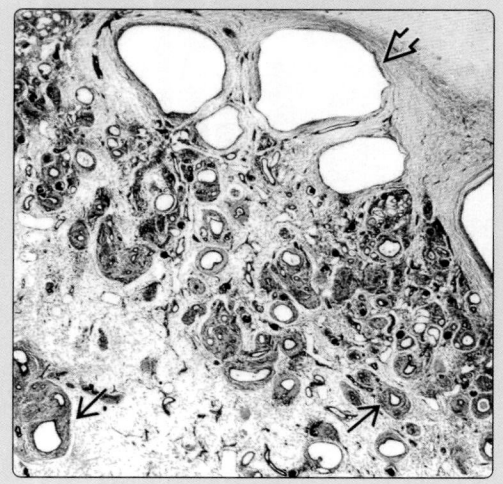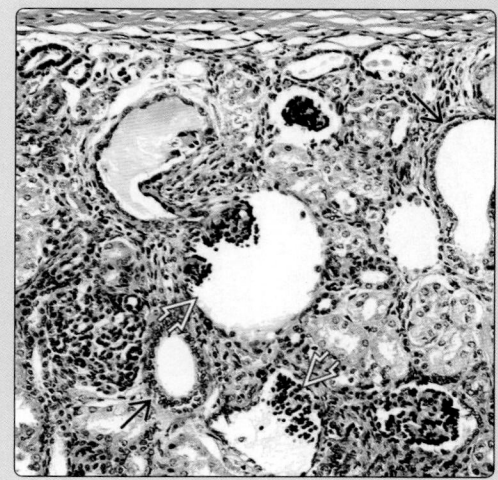

术语

缩写

- 先天性肾脏和泌尿道异常（congenital anomalies of kidney and urinary tract，CAKUT）

同义词

- 脑肝肾综合征（CHRS）
- 过氧化物酶体生物合成障碍 1A（PBD1A）
- 过氧化物酶体生物合成障碍 -Zellweger 谱系疾病（PBD-ZSD）

定义

- Pexin（PEX）基因编码涉及过氧化物酶体生物发生的蛋白质
  - 基因突变导致 PBD-ZSD 谱系疾病
    - 罕见的异质性疾病，临床特征谱重叠，发病年龄、严重性多变
  - PBD-ZSD 历史上分为三种不同疾病严重程度的表型表现
    - 经典型 ZS：最严重
    - 新生儿肾上腺皮质营养不良：中等严重
    - 婴儿 Refsum 综合征：最不严重

病因学/发病机制

PEX 基因突变

- PEX 基因编码的过氧化物酶体细是细胞质中功能性过氧化物酶体组装配所必需的
  - 纯合子和杂合子基因突变导致
    - 过氧化物酶无法整合到过氧化物酶体中
    - 肾脏、肝脏和其他器官过氧化物酶体缺乏或减少
- 在已知的 16 个 PEX 基因中有 >12 个突变
  - *PEX1* 为 ZS 中最常见的基因突变（65%～70%）
    - 细胞遗传学定位：染色体 7q21（常染色体隐性遗传）
  - 报道的引起 PBD-ZSD 致病亚型的其他 PEX 基因有：*PEX2*，*PEX3*，*PEX5*，*PEX6*，*PEX10*，*PEX11B*，*PEX12*，*PEX13*，*PEX14*，*PEX16*，*PEX19*，*PEX26*

临床特征

流行病学

- 发病率
  - 1 :（50 000～100 000）

表现

- 新生儿
  - 颅面部畸形：高额头，大囟门，眼距过窄
  - 肢体畸形
  - 中枢神经系统：癫痫发作，肌张力低下，喂养困难
  - 肝功能不全：黄疸，肝功能指标异常升高
  - 肾脏：轻度氮质血症，蛋白尿（25%），氨基酸尿（25%）

实验室检查

- 诊断需行基因检测
  - 如果基因检测结果不明确：用培养的胎儿成纤维细胞进行生化检测
- 血浆浓度升高；超长链脂肪酸

预后

- 多数出生后 1 年内死亡

影像学

影像学表现

- 软骨生成斑（点状骨骺）：髌骨和长骨

大体特征

一般特征

- 各种 CAKUT 特征
  - 被膜下皮质囊肿 >90%，多囊性发育不良（罕见），马蹄肾，输尿管重复
  - 中枢神经系统：巨脑回，小脑发育不良
  - 肝脏：出生时肝大，后为小结节性肝硬化

镜下特征

组织学特征

- 各种 CAKUT 异常
  - 被膜下肾小球、肾小管微囊肿及囊肿周围纤维化
  - 囊性发育不良伴重度后肾发育不良
    - 肾单位发育不良
    - 不成熟/发育不良集合管伴梭形细胞环
    - 髓质形成不良
  - 肾钙盐沉着症
- 肝脏：肝含铁血黄素沉着症（主要见于汇管区周围），小结节性肝硬化
- 中枢神经系统：脑异位症伴异常神经元迁移和异常髓鞘形成

辅助检查

电镜

- 受累器官中过氧化物酶体缺乏

鉴别诊断

酰基辅酶 A 氧化酶缺乏症（Ⅱ型戊二酸血症）

- 畸形特征，肾脏囊性发育不良，中枢神经系统异常，器官弥漫性脂质浸润

肉碱棕榈酰转移酶Ⅱ缺乏症

- 畸形特征，肾脏和大脑的囊性发育不良，心肌病，器官脂肪浸润

参考文献

1. Bose M et al: Characterization of severity in Zellweger spectrum disorder by clinical findings: a scoping review, meta-analysis and medical chart review. Cells. 11(12):1891, 2022
2. Elumalai V et al: Zellweger syndrome. StatPearls, 2022
3. Enns GM et al: Diagnostic challenges and disease management in patients with a mild Zellweger spectrum disorder phenotype. Mol Genet Metab. 134(3):217-22, 2021

（杨直 译，魏建国　滕晓东 审）

其他遗传性囊性疾病

要点

术语

- 髓质海绵肾（MSK）
- 以终末集合管扩张为特征的髓质囊性疾病

病因学/发病机制

- 集合系统发育缺陷
- 与肾母细胞瘤、泌尿道发育异常、偏身肥大和 Beckwith-Wiedemann 综合征、Rabson-Mendenhall 综合征、先天性肝纤维化、Ehlers-Danlos 综合征、幽门狭窄、2 型多发性内分泌肿瘤（MEN2）、马方综合征相关

临床特征

- 复发性草酸钙和/或磷酸钙结石
- 泌尿道感染

- 腰痛
- 如果感染和结石形成得到控制，则病程惰性

影像学

- "画笔状"输尿管扩张，有时也称为"花束征"

大体特征

- 肾髓质锥体中可见大小不一的囊肿（多数＜10mm）
- 肾乳头多数受累

主要鉴别诊断

- 常染色体显性遗传性肾小管间质肾病（ADTKD）
- 常染色体显性遗传性多囊肾病（ADPKD）
- 髓质肾钙盐沉着症

MSK 影像学特征

MSK

（左）MSK 患者尿路造影显示双侧扩张肾小管呈典型的画笔样外观
（右）尸检肾脏大体图像显示 MSK 囊肿大小不一，位于肾髓质 ➡

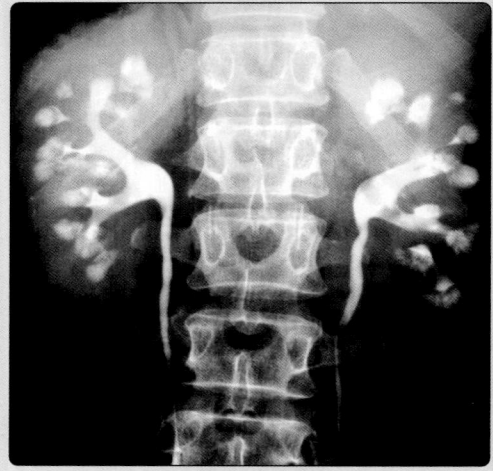
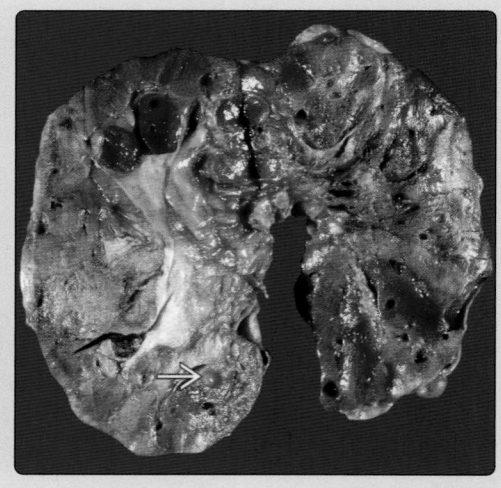

集合管扩张

钙结晶

（左）尸检偶然发现 MSK 中肾乳头显示多发性髓质集合管扩张
（右）MSK 病史患者，有复发性尿路感染，切片中可见磷酸钙 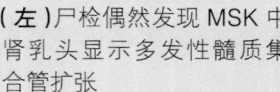 和草酸钙结晶，图中可见巨噬细胞吞噬草酸钙结晶

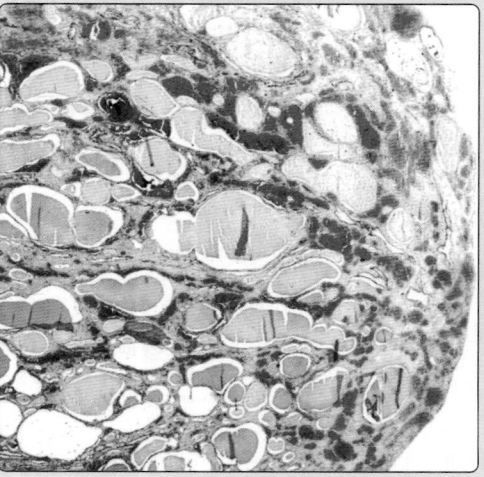
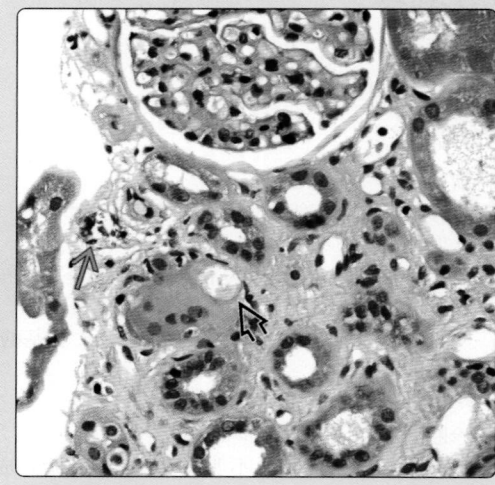

术语

缩写

- 髓质海绵肾（medullary sponge kidney，MSK）

定义

- 以终末集合管扩张为特征的肾髓质囊性疾病

病因学/发病机制

发育异常

- 肾集合系统发育缺陷
  - 尽管 MSK 症状常出现在 20～30 岁，但仍被认为是集合系统发育异常
- 多为散发病例

遗传学

- 约 5% 为常染色体显性遗传
- 推测基因：GDNF（胶质细胞系衍化神经营养因子），RET（酪氨酸激酶受体），HNF1B
  - GDNF 和 RET 受体相互作用在肾脏和泌尿道发育中具有重要作用
- 与肾母细胞瘤、泌尿道发育异常、偏身肥大和 Beckwith-Wiedemann 综合征、Rabson-Mendenhall 综合征、先天性肝纤维化、Ehlers-Danlos 综合征、幽门狭窄、MEN2、马方综合征相关

临床特征

流行病学

- 年龄
  - 通常在年轻人中诊断
- 发病率
  - 占总人口的 1/5 000
  - 12%～20% 的复发性结石患者

表现

- 经常无症状
- 复发性肾结石
  - 平均 3.1 个结石/人年
  - 磷酸钙和/或草酸钙结石
  - 结石病患者有高钙尿症和低柠檬酸尿症
- 肾钙盐沉着症
- 血尿
- 肾盂肾炎（MSK 风险大大增加）
- 远端小管酸中毒（约 33%）
- 慢性疼痛，可能与结石有关或无关，可出现症状

实验室检查

- 尿层粘连蛋白亚基 α2（LAMA2）被建议作为生物标志物
- 尿微泡和外泌体的蛋白组学分析
  - 肝配蛋白（ephrin）受体、其他蛋白组学谱可以区分 MSK 与其他疾病

治疗

- 预防和控制感染及结石形成
  - 补充水分，噻嗪类利尿剂，抗生素

预后

- 如果感染和结石形成得到控制，病程惰性，发生 ESRD 罕见

影像学

影像学表现

- 尿路造影
  - "画笔状"输尿管扩张，有时也称为"花束征"
- 常见尿路结石，通常双侧性

大体特征

肉眼囊肿

- 肾髓质锥体囊肿（多数＜数毫米）
- 肾乳头大多受累
- 70% 病例为双侧性

镜下特征

组织学特征

- 肾锥体囊肿，衬覆立方至柱状上皮细胞
- 在邻近尿路上皮表面可见复层上皮（移行上皮或鳞状化生）
- 囊腔内可含有结石、红细胞或炎症细胞
- 随着细胞增多，间质可能扩大
- 感染性结石形成可导致间质炎症
- 通常观察不到髓质锥体外囊肿

鉴别诊断

ADTKD

- 罕见累及髓质深部（通常累及髓放线）
- 钙化通常与 ADTKD 无关

ADPKD

- 存在皮质囊肿和 ADPKD 家族史

髓质肾钙盐沉着症

- 定义为由其他情况（如结节病、乳碱综合征）引起的钙在肾脏髓质中的沉积

参考文献

1. Bruschi M et al: A comprehensive proteomics analysis of urinary extracellular vesicles identifies a specific kinase protein profile as a novel hallmark of medullary sponge kidney disease. Kidney Int Rep. 7(6):1420-3, 2022
2. Granata S et al: Proteomics insights into medullary sponge kidney disease: review of the recent results of an Italian research collaborative network. Kidney Blood Press Res. 47(12):683-92, 2022
3. Bruschi M et al: Proteomic analysis of urinary microvesicles and exosomes in medullary sponge kidney disease and autosomal dominant polycystic kidney disease. Clin J Am Soc Nephrol. 14(6):834-43, 2019
4. Cheungpasitporn W et al: Outcomes of living kidney donors with medullary sponge kidney. Clin Kidney J. 9(6):866-70, 2016

（杨直　译，郑珍　滕晓东　审）

要　点

术语

- 囊性肾瘤（CN）：完全由上皮内衬囊肿和薄壁囊肿隔组成具有包膜的肿瘤
- 混合性上皮和间质肿瘤（MEST）：无包膜但界限分明的的囊实性肿瘤

病因学/发病机制

- 可能与激素失调有关
- 没有鉴定出基因突变

临床特征

- 女性为主，围绝经期妇女
- 肿块，疼痛，血尿，泌尿道症状
- 可为偶然发现

大体特征

- 髓质深部，皮质和髓质，或盆腔内
- CN：有包膜，弥漫囊性

- MEST：无包膜，不同比例囊实性

镜下特征

- CN
  - 囊肿衬覆上皮：扁平，立方，靴钉样，罕见透明细胞
  - 间质：细胞稀少纤维样，细胞性，与卵巢间质相似的波浪状细胞，水肿样，白体样灶
- MEST
  - 上皮结构：囊肿，小簇状或分支状腺体，匙形和复杂乳头状
  - 上皮细胞：扁平，靴钉样，柱状，复层，透明细胞，空泡状，带纤毛，嗜酸性
  - 间质：细胞稀少纤维样，水肿样，平滑肌，脂肪，白体样灶

辅助检查

- ER 和/或 PR：CN 和 MEST 间质细胞阳性
- inhibin：41% CN 阳性；MEST 阴性
- desmin：42% CN 阳性；88% MEST 阳性
- caldesmon：60% CN 阳性；89% MEST 阳性

（左）该囊性肾瘤体积大，伴有大的突入外围肾周脂肪和肾窦脂肪 ➡ 的肾外成分，囊肿大小各异。纤维样隔均匀、菲薄而细腻，无实性区及间隔结节

（右）这个 MEST 大部分呈实性伴有局灶小囊肿，累及皮质和髓质，毗邻肾组织完全正常。最大的囊肿 ➡ 内壁从光滑有光泽到颗粒状，反映不同的细胞内衬

CN：弥漫性囊性肿瘤

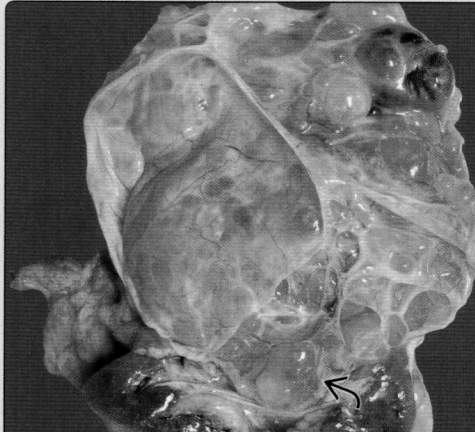

MEST：混合性实性和囊性肿瘤

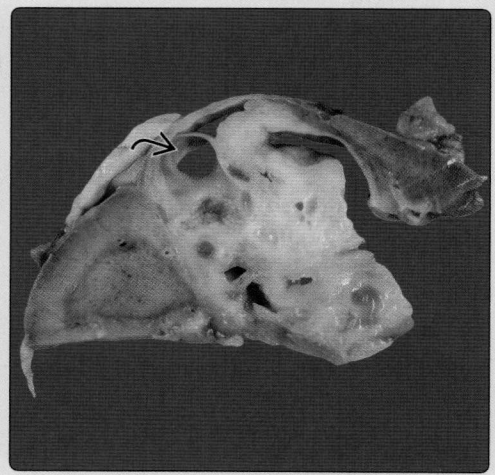

（左）这例 CN 囊肿衬覆不同类型上皮。其中 2 个囊肿 ➡ 衬覆扁平上皮，2 个囊肿衬覆靴钉样细胞 ➡，间质富于细胞，间质细胞 ER、PR 阳性

（右）这例 MEST 显示 2 个囊肿，1 个囊肿衬覆柱状上皮 ➡，另 1 个囊肿衬覆尿路上皮样上皮 ➡；间质细胞分布不均，其中可见几个小的肾小管 ➡

CN：上皮扁平至靴钉样

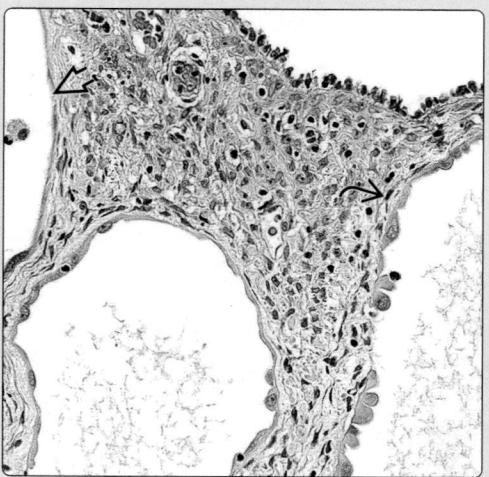

MEST：混合性上皮类型

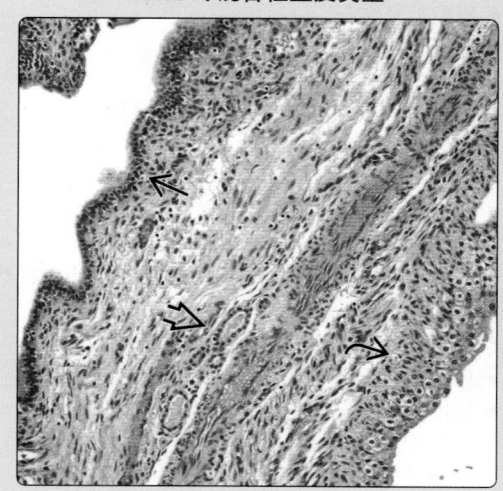

术语

缩写

- 混合性上皮和间质肿瘤（mixed epithelial and stromal tumor，MEST）
- 成人囊性肾瘤（adult cystic nephroma，CN）

定义

- WHO 将 MEST 家族定义为两个实体：MEST 和 CN
  ○ WHO 认为属于疾病同一谱系
  ○ 其他观点认为 MEST 和 CN 为独立实体
- CN：完全由上皮性囊肿和薄壁囊肿隔组成的具有包膜的肿瘤
  ○ 术语 CN 包含两个无关肿瘤
    - 成人肿瘤被包括在 MEST 家族内
    - 儿童肿瘤与 *DICER1* 基因突变相关
- MEST：不同比例的实性和囊性肿瘤，包含多阶段上皮和间质成分

病因学/发病机制

MEST 和（成人）CN

- 可能与激素失调有关
- 没有发现基因突变

临床特征

流行病学

- 年龄
  ○ 围绝经期，平均年龄 52 岁
- 性别
  ○ 女性为主
  ○ 罕见男性病例，常与雌激素治疗相关

表现

- 肿块，腰部疼痛，血尿，泌尿道症状
- 可为偶然发现

治疗

- 手术治疗
  ○ 保守切除有效

预后

- 完全切除预后较好
  ○ 切除不完全常常复发
- 罕见病例有恶性上皮和间质成分
  ○ 未分化的梭形细胞，横纹肌肉瘤样和软骨肉瘤样分化

影像学

超声、CT 或 MR 检查

- 髓质深部，皮质和髓质或肾盂内
  ○ CN：多房性完全为囊性的肿块
  ○ MEST：部分囊性和实性，伴增强特征

大体特征

一般特征

- CN：有包膜，界限清楚，弥漫囊性

- MEST：无包膜，但界限清楚，不同比例囊实性

镜下特征

组织学特征

- CN
  ○ 囊肿衬覆细胞：扁平，立方，靴钉样，罕见透明细胞
    - 可见一些小腺体及细胞巢
  ○ 间质：细胞稀少纤维样，富细胞性，与卵巢间质相似的波浪状细胞，水肿样，白体样灶
  ○ 上皮下间质致密；线性钙化
- MEST
  ○ 上皮结构：囊肿，小簇状或分支状腺体，匙形和复杂乳头状
  ○ 上皮细胞：扁平，靴钉样，柱状，复层，透明细胞，空泡状，带纤毛，嗜酸性
  ○ 间质：细胞稀少纤维样，水肿样，平滑肌，脂肪，白体样灶

辅助检查

免疫组化

- ER 和/或 PR：CN 和 MEST 间质细胞阳性
- inhibin：41% CN 阳性；MEST 阴性
- desmin：42% CN 阳性；88% MEST 阳性
- caldesmon：60% CN 阳性；89% MEST 阳性

基因检测

- CN 和 MEST mRNA 表达谱重叠，但未确定（仅 6 例报道）
- CN 和 MEST：未鉴定出突变

鉴别诊断

低度恶性潜能的多房囊性肾细胞癌

- 弥漫性囊性肿瘤大体上与 CN 相同
- 囊肿及间隔含有透明细胞

孤立性多囊肾

- 非遗传性，单侧，组织学类似于常染色体显性遗传性多囊肾病（ADPKD）

常染色体显性遗传性多囊肾病

- 偶尔表现为单侧多囊性肿物，尤其是儿童病例

囊性肾发育不良，节段型

- 累及重复肾上极
- 通常伴有输尿管异常
- 囊性变伴肾单位发育不全

参考文献

1. Caliò A et al: Mixed epithelial and stromal tumours of the kidney with malignant transformation: a clinicopathological study of four cases. Pathology. 54(6):707-20, 2022
2. Sawamura M et al: Renal epithelial and stromal tumor with a multiple cystic lesion localized in the upper portion of the right kidney. CEN Case Rep. 10(2):230-5, 2021
3. Li Y et al: Pediatric cystic nephroma is morphologically, immunohistochemically, and genetically distinct from adult cystic nephroma. Am J Surg Pathol. 41(4):472-81, 2017
4. Caliò A et al: Cystic nephroma in adults: a clinicopathologic study of 46 cases. Am J Surg Pathol. 40(12):1591-600, 2016
5. Caliò A et al: Mixed epithelial and stromal tumor of the kidney: a clinicopathologic study of 53 Cases. Am J Surg Pathol. 40(11):1538-49, 2016

（左）该例部分肾切除术或减瘤术标本显示 CN 典型的大体外观，囊肿界限清楚，呈弥漫囊性，大小不一，囊肿隔菲薄均匀，无实性区或间隔结节，囊内含透明水样液体

（右）CN 部分肾切除标本，显示囊肿界限清楚，弥漫囊性，囊肿大小各异，囊隔菲薄而细腻，可见一硬化区➡️和一厚的假包膜➡️

CN：弥漫性囊性肿瘤

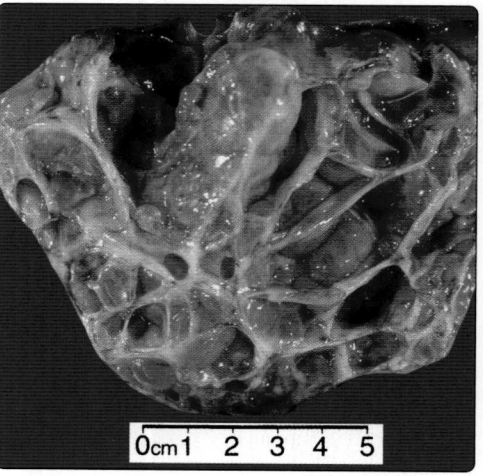

CN：局灶硬化区

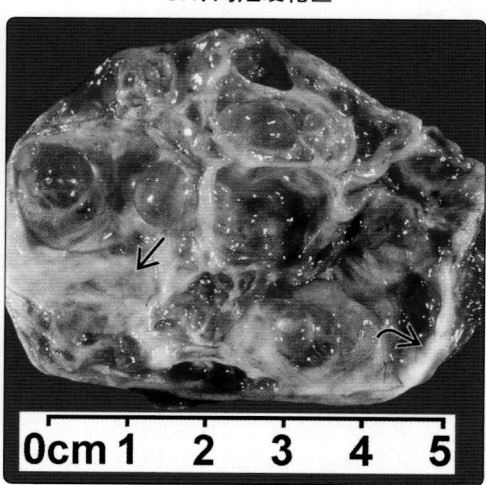

（左）这例 CN 中囊肿被薄壁间隔隔开，间隔内含极少量间质细胞，衬覆上皮呈靴钉样，囊内容物为浆液样物

（右）这例 CN 囊肿隔较前例更厚，间质硬化且细胞稀疏。CN 间质中应该无平滑肌束或脂肪细胞。囊肿衬覆上皮从低立方状➡️至靴钉样➡️

CN：靴钉样细胞

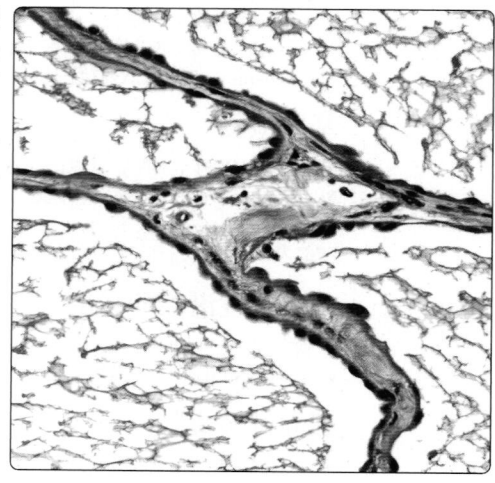

CN：靴钉样细胞伴硬化性间质

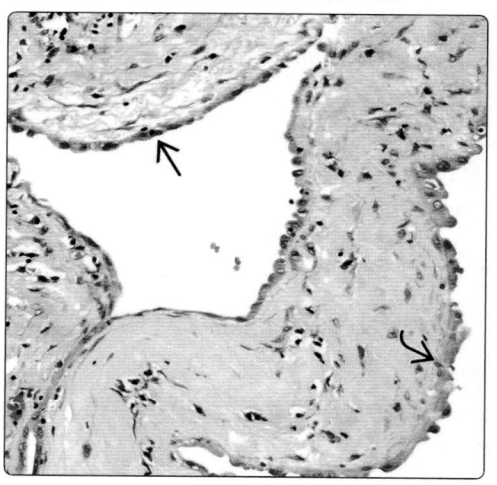

（左）这例 CN 显示右侧 2 个囊肿的一部分➡️和富于细胞间质➡️，间质呈卵巢样间质，ER、PR 染色阳性，间质中也含有许多小的肾小管➡️

（右）这例 CN 囊肿隔间质很不相同，可见细胞丰富区➡️至致密透明变性的无细胞区➡️；CN 常可见嗜碱性钙化➡️如本例所示。透明样变间质有点类似于卵巢白体

CN：致密间质伴小的肾小管

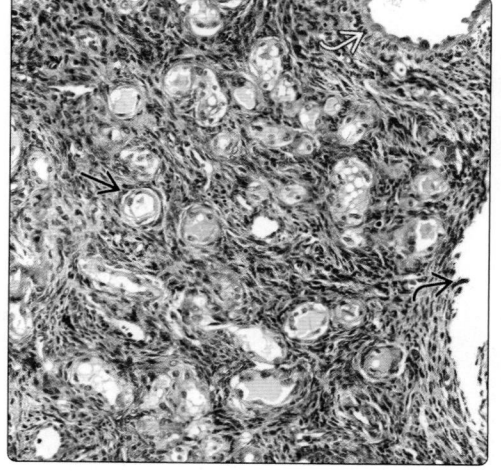

CN：囊肿隔钙化

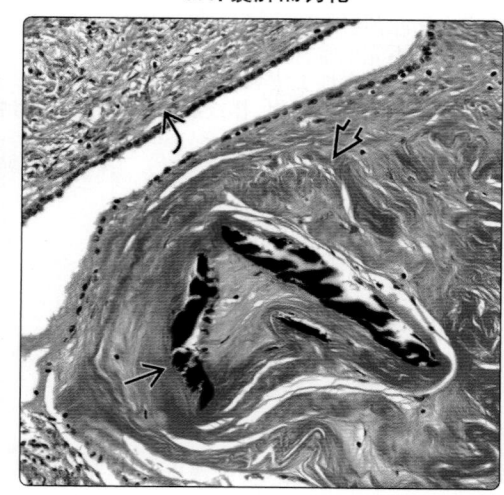

CN: 卵巢样间质

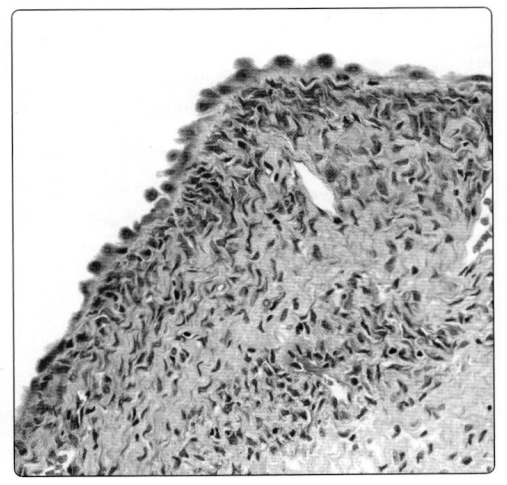

CN: ER 阳性

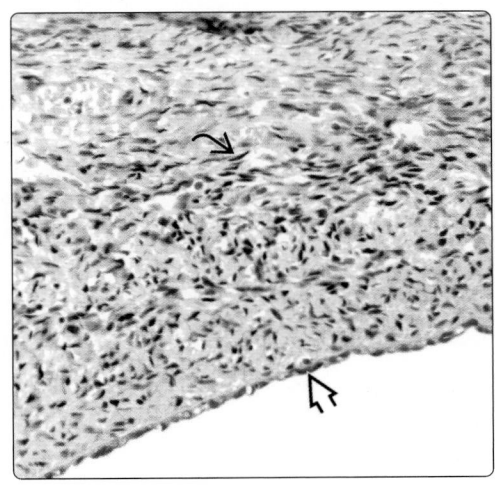

（左）囊肿衬覆靴钉样上皮，间质富于细胞形成梭形细胞束，细胞呈波浪状结构与卵巢间质非常相似，大多数梭形细胞 ER 和 PR 阳性

（右）这例 CN 显示囊肿衬覆低立方上皮细胞 ➡，间质富于波浪状梭形细胞类似于卵巢间质，免疫组化 ER 染色显示大多数间质细胞核阳性 ➡

复发性 MEST

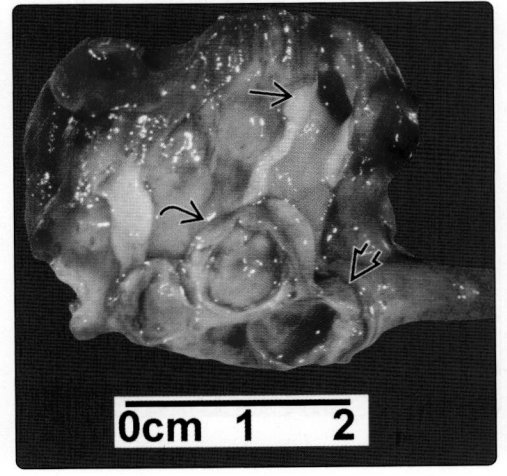

MEST: 多种上皮类型

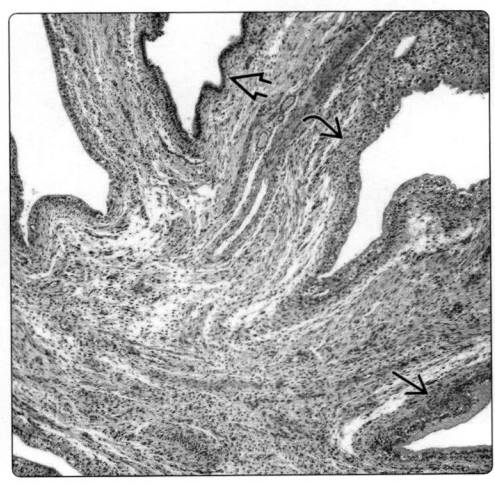

（左）对剖肾脏显示复发性 MEST，复发病灶延伸至集合系统 ➡，并引起输尿管流出道梗阻，导致肾积水 ➡ 和皮质萎缩，可见肾盏明显扩张 ➡

（右）这例 MEST 衬覆上皮多样化，1 个囊肿衬覆柱状上皮 ➡，而其余囊肿衬覆尿路上皮样上皮 ➡ 和复层柱状上皮 ➡，间质含有纤细的肌样细胞束

MEST: 多种上皮类型

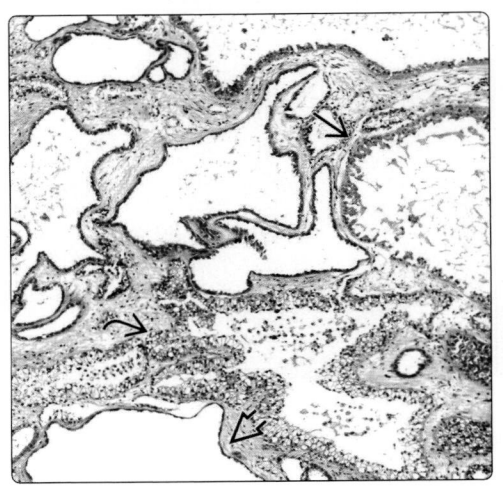

MEST: 空泡化上皮

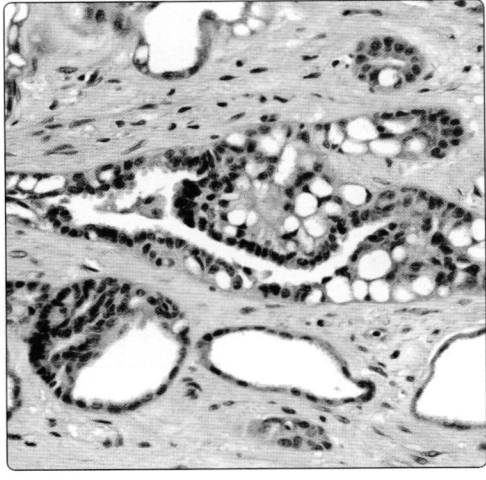

（左）这例 MEST 衬覆上皮多样化，一些囊肿衬覆复层嗜酸性上皮 ➡ 或透明细胞上皮 ➡ 或扁平至靴钉样上皮 ➡，囊肿小而不规则，间质细胞稀少

（右）这例 MEST 上皮由大的空泡样细胞组成，囊肿衬覆单层至复层上皮乃至局灶筛状结构，间质细胞稀少

MEST: 伴嗜酸性颗粒的透明细胞

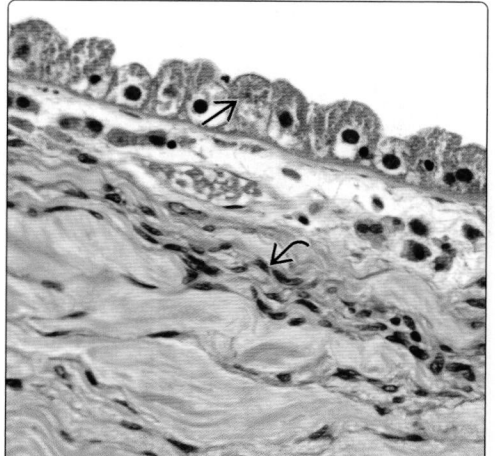

MEST: 尿路上皮样内衬

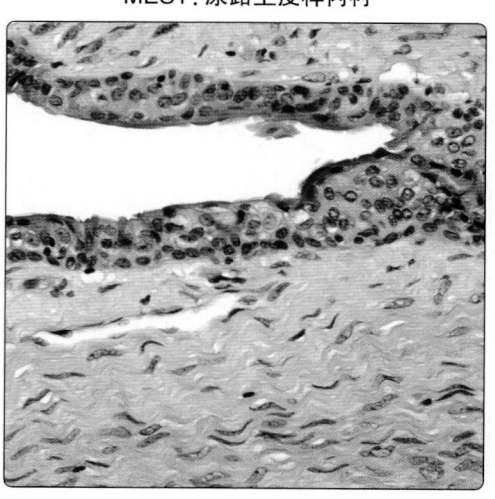

(左) MEST 衬覆上皮由柱状上皮构成, 囊肿衬覆细胞大, 部分胞质透明, 细胞含有许多嗜酸性胞质颗粒 ➡, 另可见条带状纤细的卵巢样间质 ➡

(右) MEST 囊肿上皮类似于尿路上皮, 表面的扁平细胞看似鳞状上皮, 间质波浪状梭形细胞类似卵巢样间质

MEST: 卵巢样间质

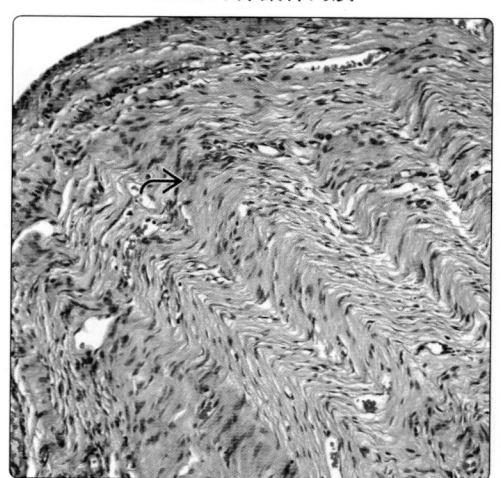

MEST: PR 阳性间质

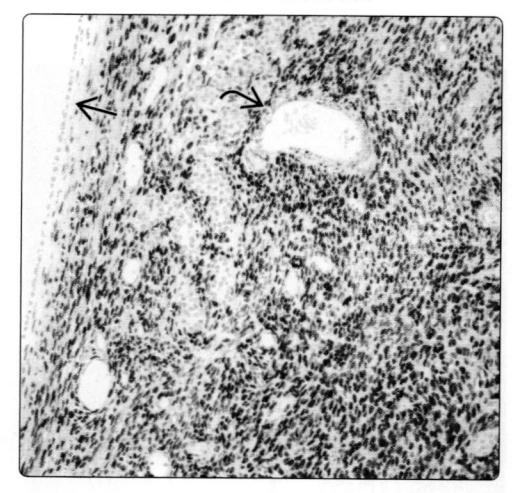

(左) MEST 显示成片分布的细长梭形细胞, 呈明显的波浪状排列 ➡, 类似卵巢间质, 这些细胞 ER、PR 阳性

(右) 这例 MEST 间质类似卵巢样间质, PR 染色强阳性。囊肿衬覆上皮 ➡ 及一些间质内小的肾小管 PR 染色阴性 ➡

MEST: 白体样结节

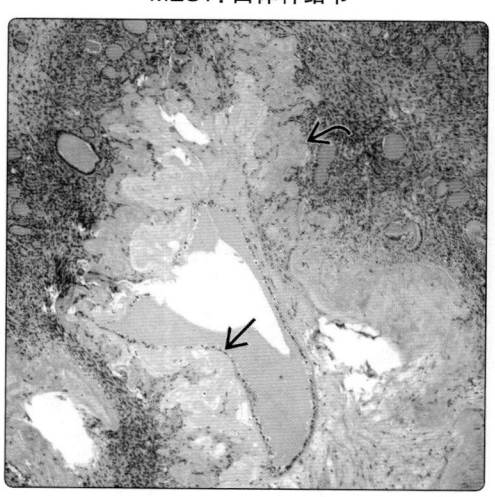

MEST: 肾活检偶然发现

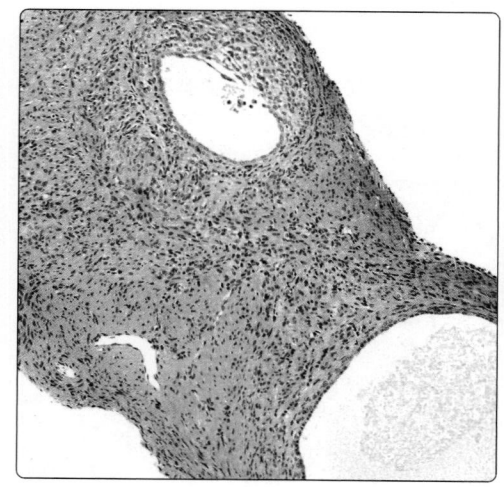

(左) MEST 含有不规则波浪形硬化性结节 ➡, 如果没有中央衬覆上皮囊肿 ➡, 则酷似卵巢白体, 周围富于细胞间质类似于卵巢间质

(右) 内科肾病患者行细针穿刺活检偶然发现 MEST, 囊肿衬覆低立方上皮, 间质富于细胞且呈肌样外观

MEST: 肾活检 SMA 染色阳性

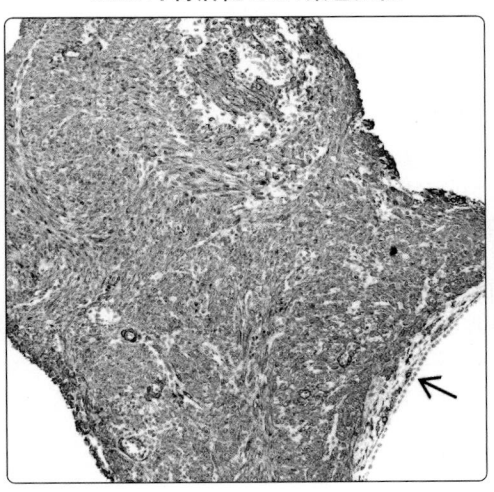

MEST: 肾活检 ER 染色阳性

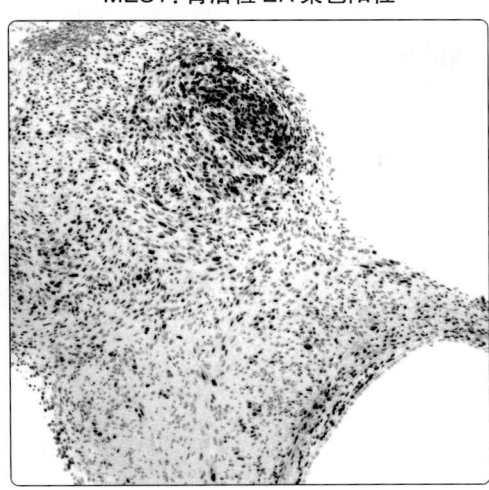

（左）内科患者肾活检偶然发现 MEST，显示间质 SMA 染色弥漫阳性，而囊肿衬覆上皮细胞阴性 ➡️，CN 中不会出现肌样分化

（右）内科患者细针穿刺活检偶然发现 MEST 病例 ER 染色阳性，许多 ER 阳性细胞同时表达 SMA

低度恶性潜能的多房囊性肾细胞癌

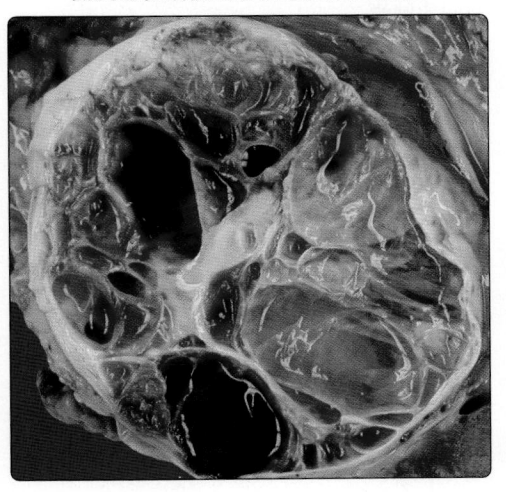

透明细胞衬覆囊肿及间隔内定植

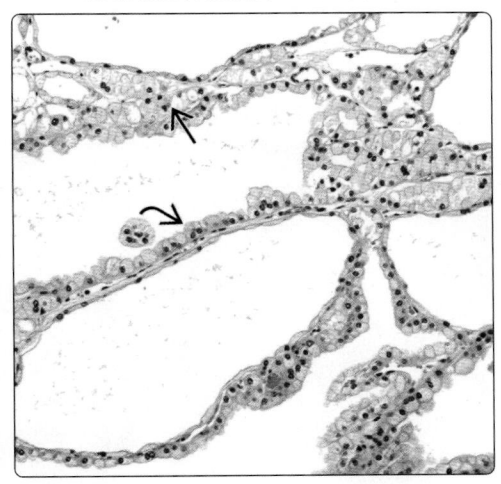

（左）低度恶性潜能多房囊性透明细胞癌病例，类似于 CN，其定义为完全囊性且囊肿间隔内无实性区域，合适分类病例没有发生转移的报道

（右）低度恶性潜能多房囊性肾细胞癌，囊肿衬覆低核级透明细胞 ➡️，间隔中可见类似特征细胞呈单个或小团状分布 ➡️

局限性多囊肾病

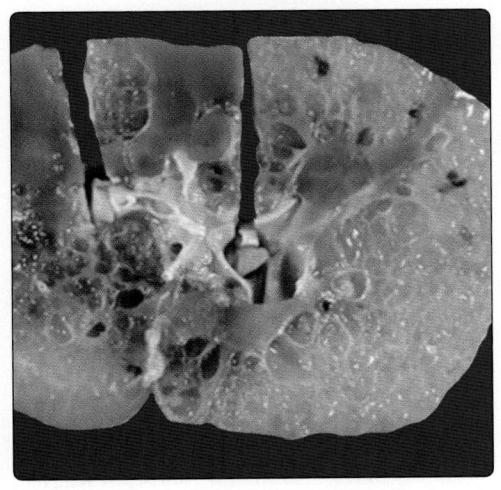

嵌入正常肾小管

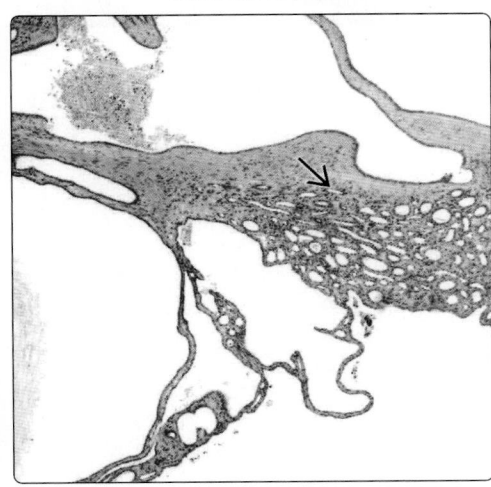

（左）局限性多囊肾病通常仅一侧肾脏部分受累，囊肿可密集排列，可仅累及髓质或皮髓质均受累。非囊性区肾组织正常，无下尿路异常

（右）孤立性多囊肾疾病的囊肿衬覆扁平至低立方上皮细胞，尽管囊肿大体上密集成簇分布，但嵌入正常肾小管 ➡️仍较常见

（杨直 译，郑珍 滕晓东 审）

术语

- 完全由上皮衬覆囊肿和薄囊隔组成的具有包膜的儿科肿瘤，与 *DICER1* 基因突变相关

病因学/发病机制

- 90% 病例有 *DICER1* 基因突变

临床特征

- 通常发生在 4 岁或 4 岁以下儿童
- 男性多见，男女比例 2：1
- 可触及腹部肿块
  - 常为偶然发现
- 与胸膜肺母细胞瘤有关

大体特征

- 界限清楚，有包膜，弥漫囊性

- 实性区可代表向肉瘤转化

镜下特征

- 纤维性假包膜包绕病变
  - 可能含有内陷的肾小管和肾小球
- 多囊性结构伴有大小各异的单纯性囊肿
- 囊肿衬覆上皮从扁平至立方上皮
  - 常见靴钉样上皮
- 纤维间隔从寡细胞或透明变性至富于细胞
  - 可含有数量不等的炎症细胞
- 实性细胞灶出现核分裂和/或间变需考虑向肉瘤转化

主要鉴别诊断

- 囊性部分分化肾母细胞瘤
- 囊性肾病
- 囊性肾发育不良
- 混合性上皮和间质肿瘤

囊壁菲薄、细腻、透明

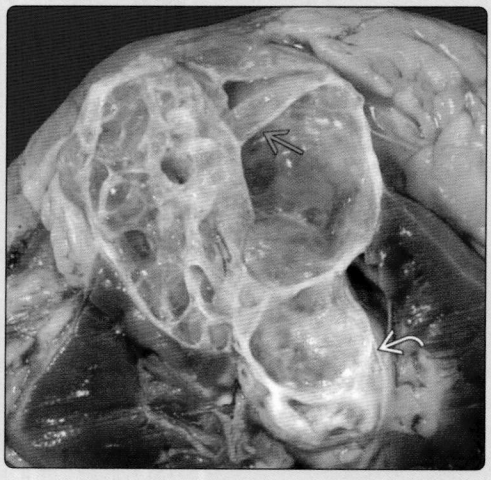

纤维性假包膜

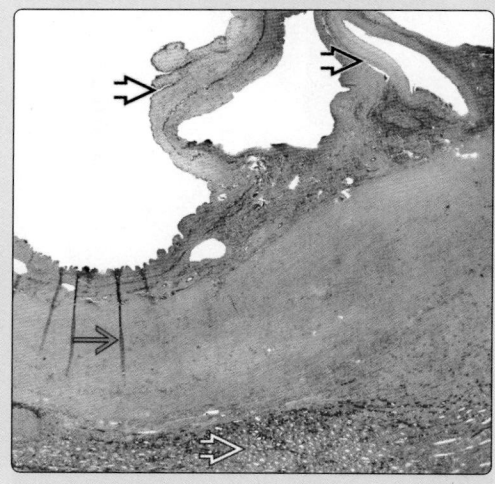

（左）典型囊性肾瘤，界限清楚，弥漫囊性，囊隔薄、细腻、透明 ⇨，无间隔结节或实性区。囊肿突入肾周脂肪及肾窦脂肪 ⇨
（右）囊性肾瘤由致密纤维性假包膜 ⇨ 包绕，病变为多囊性结构 ⇨，周围肾实质正常 ⇨

嵌入性肾小管

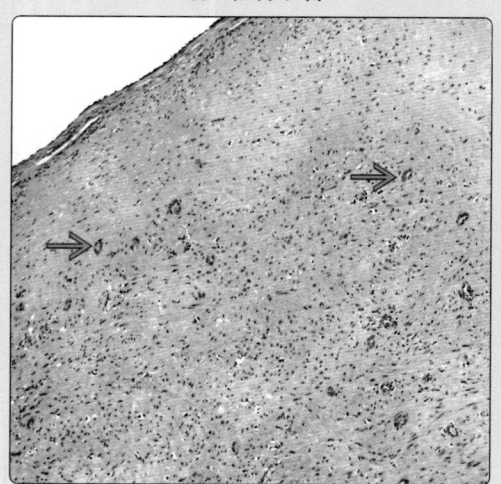

囊肿衬覆扁平至立方上皮

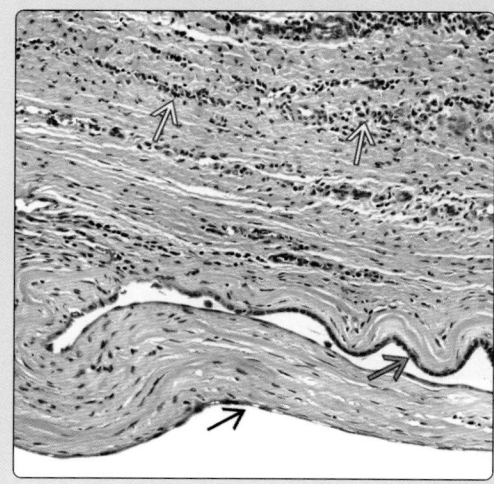

（左）囊性肾瘤的纤维性假包膜中可含有嵌入性肾小管和肾小球，纤维性假包膜 HE 切片高倍镜显示嵌入性肾小管 ⇨
（右）囊肿衬覆扁平 ⇨ 至立方上皮 ⇨，间隔中可见数量不等的炎症细胞 ⇨

术语

缩写

- 囊性肾瘤（cystic nephroma，CN）

定义

- 完全由上皮衬覆囊肿和薄囊隔组成的具有包膜的儿科肿瘤，与 *DICER1* 基因突变相关
- 术语 CN 在成人还可指混合性上皮和间质肿瘤（不同的肿瘤）

病因学/发病机制

遗传学

- *DICER1* 基因（核糖核酸酶）编码核糖核酸内切酶，参与微 RNA 的生成；14q32.13
- *DICER1* 综合征是一种罕见的遗传性疾病，有罹患肿瘤风险
  - 常染色体显性遗传，外显率降低
    - 获得性二次打击体细胞突变为疾病表现所必需
    - 90% 的 CN 病例有胚系突变
    - 突变导致肾脏器官发育异常及恶性转化风险
  - *DICER1* 相关肿瘤可单独发生或作为群集病变的一部分
    - 10% 的胸膜肺母细胞瘤家族性肿瘤及发育不良综合征（PPBFTDS）家族成员中发现 CN

临床特征

流行病学

- 年龄
  - 通常 ≤4 岁
- 性别
  - 男：女 =2：1

表现

- 腹部可触及大肿块
- 常为偶然发现
- 潜在的其他 *DICER1* 相关肿瘤，特别是 PPBFTDS 类
  - 胸膜肺母细胞瘤（最常见），Wilms 瘤（罕见），卵巢支持-间质细胞瘤，鼻软骨间充质错构瘤，宫颈葡萄状胚胎样横纹肌肉瘤，纤毛体髓样上皮瘤，松果体母细胞瘤，垂体母细胞瘤，甲状腺结节性增生或甲状腺癌

治疗

- 手术治疗
  - 保守切除可以治愈
- 应提供合适的遗传咨询和检测
  - 筛查肺部病变（囊性和/或实性）及其他 PPBFTDS 特征
  - 筛查 *DICER1* 基因突变

预后

- 完全切除后预后良好
  - 不完全切除可复发

- 一些病例可含有恶性成分
  - *DICER1* 突变相关肾肉瘤
- CN 患者可能出现 *DICER1* 综合征
  - *DICER1* 综合征的患者还可发生胸膜肺母细胞瘤、结节性甲状腺肿、卵巢支持-间质细胞瘤及其他病变

大体特征

一般特征

- 界限清楚，有包膜，弥漫囊性
- 囊肿含透明浆液
- 实性区可能代表肉瘤样转化

镜下特征

组织学特征

- 纤维性假包膜包绕病变
  - 可含有嵌入性肾小管和肾小球
- 多囊性结构伴有大小各异的单纯性囊肿
- 囊肿衬覆上皮从扁平至立方上皮
  - 常见靴钉样上皮
  - 结构简单
    - 没有乳头状或筛状结构
- 纤维隔从寡细胞性或玻璃样变至细胞性
  - 可含有数量不等的炎症细胞
  - 无实性区或细胞非典型性
  - 无未成熟的肾源性成分
- 实性细胞灶出现核分裂和/或间变需考虑向肉瘤转化

鉴别诊断

囊性部分分化性肾母细胞瘤

- 既往被认为与儿童 CN 密切相关
- 大体检查无法区分
- 光镜下可见不成熟的肾母细胞分化成分
- 囊性部分分化性肾母细胞瘤缺乏 CN 那样的 *DICER1* 基因突变

囊性肾病

- 常染色体显性遗传性多囊肾病（ADPKD）
  - 偶尔为单侧、多囊性肿块，尤其在儿童
- 孤立性囊性肾病
  - 非遗传性、单侧性、类似于 ADPKD

囊性肾发育不良

- 结构混乱/未分化间充质
- 局灶或弥漫性囊肿
- 平滑肌围绕原始集合管

参考文献

1. González IA et al: DICER1 tumor predisposition syndrome: an evolving story initiated with the pleuropulmonary blastoma. Mod Pathol. 35(1):4-22, 2022
2. van Peer SE et al: Clinical and molecular characteristics and outcome of cystic partially differentiated nephroblastoma and cystic nephroma: a narrative review of the literature. Cancers (Basel). 13(5), 2021

多囊结构

纤维隔玻璃样变

（左）HE 切片低倍镜显示 CN 呈多囊性结构，单纯性囊肿大小各异 ➡️，囊腔内含清亮浆液
（右）纤维隔可从寡细胞性 ➡️ 到玻璃样变 ➡️，可见散在分布的慢性炎症细胞 ➡️

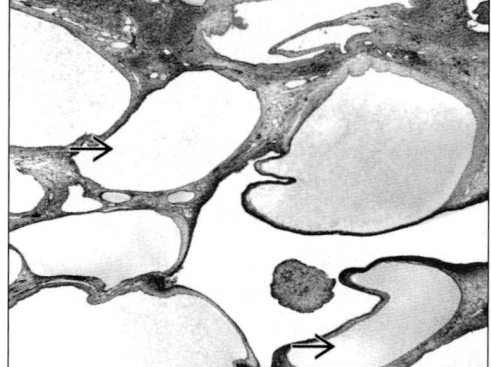
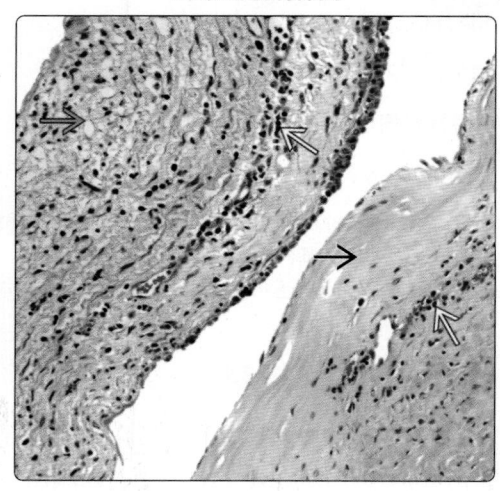

靴钉样上皮

上皮结构简单

（左）CN 囊肿由薄壁隔分隔，间质细胞多少不一。本例囊肿隔非常薄，几乎没有间质细胞，衬覆上皮呈靴钉样 ➡️，胞质稀少显得胞核非常突出
（右）CN 衬覆上皮结构简单，无乳头状及筛状结构，囊肿上皮靴钉样为常见表现 ➡️

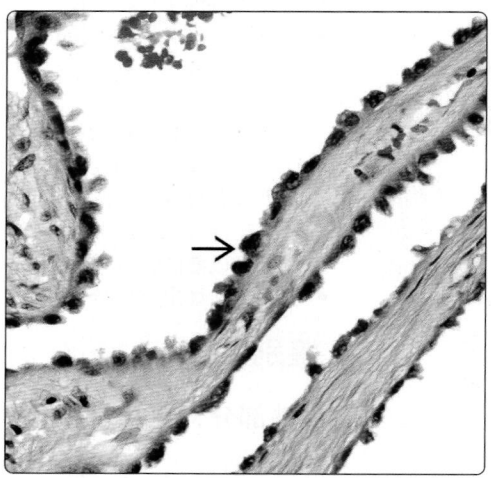
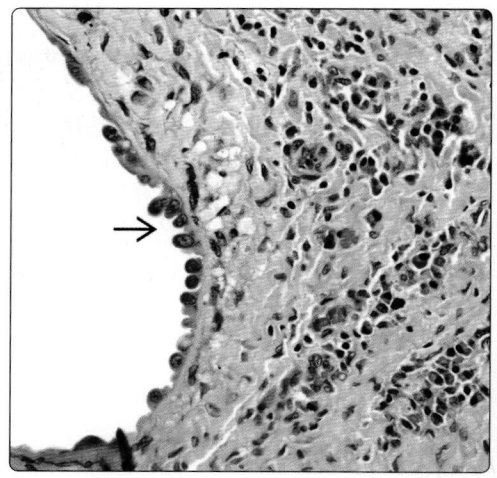

卵巢样间质囊肿隔

囊肿上皮和间质细胞多样性

（左）囊肿隔含有梭形间质细胞，细胞核细长似卵巢样间质 ➡️，囊肿衬覆扁平上皮 ➡️
（右）CN 囊肿上皮和间隔细胞多样性，本例囊肿衬覆从扁平状 ➡️ 至靴钉样和立方状 ➡️，间隔间质从寡细胞性疏松基质 ➡️ 的薄间质至伴胶原化基质及细胞增多的宽大基质 ➡️

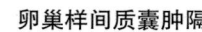
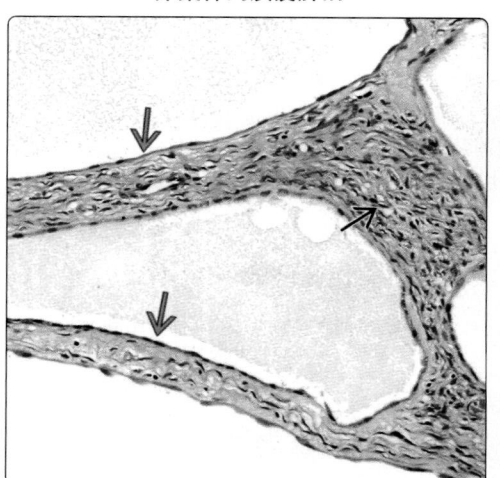
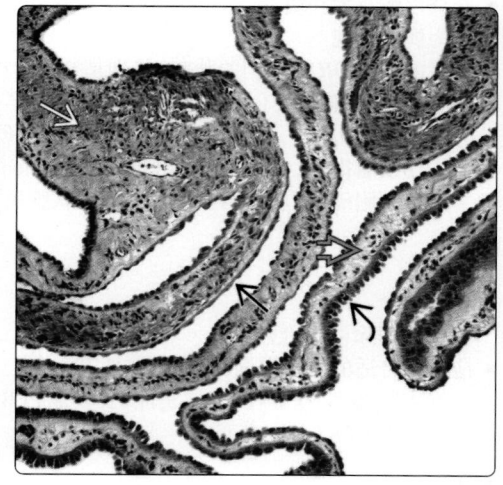

胶原化间隔

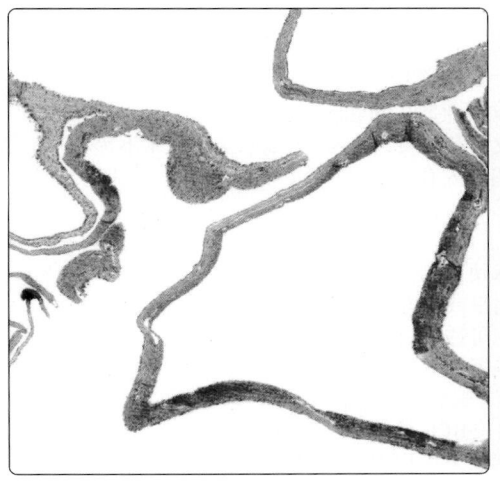

起源于 CN 的 *DICER1* 肾肉瘤

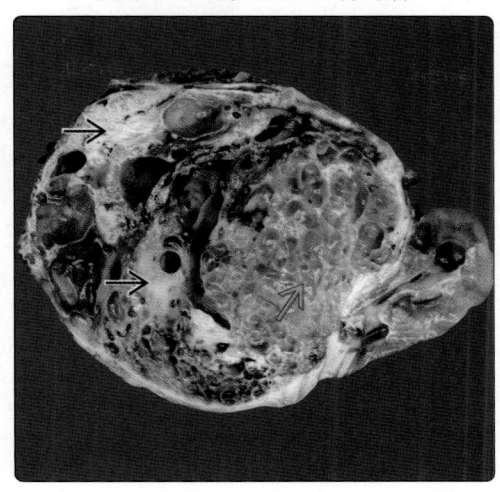

(左)CN 仅由囊肿和薄囊隔构成，囊肿通常含有稀薄半透明浆液。本例囊肿隔胶原化伴少量温和梭形细胞，未见卵巢样间质

(右)大体上 CN 界限清楚，有包膜和弥漫性囊肿 ⇨，实性区 ⇨ 可能代表肉瘤样转化，需要全面取材

间质细胞增多

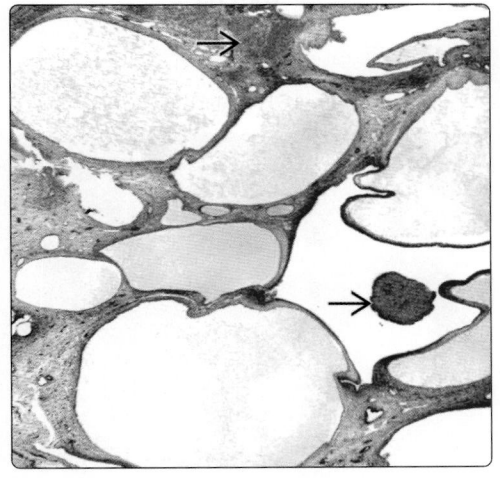

梭形细胞肉瘤

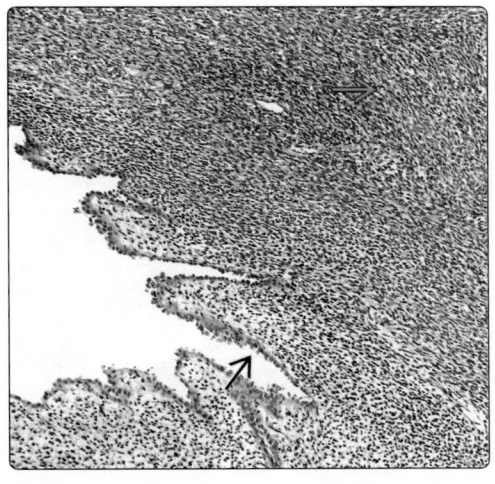

(左)尽管囊肿整体结构保留，但间质细胞增多区需注意有无肉瘤样转化 ⇨

(右)CN 包含的实性区显示间变及细胞多形性的梭形细胞肉瘤模式 ⇨，注意囊壁衬覆良性靴钉样上皮 ⇨

梭形细胞肉瘤伴间变

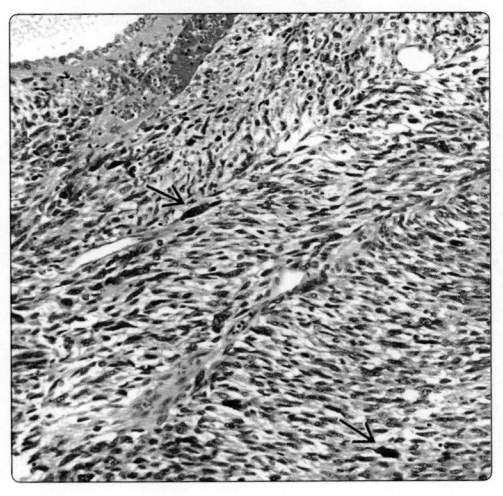

DICER1 肾肉瘤

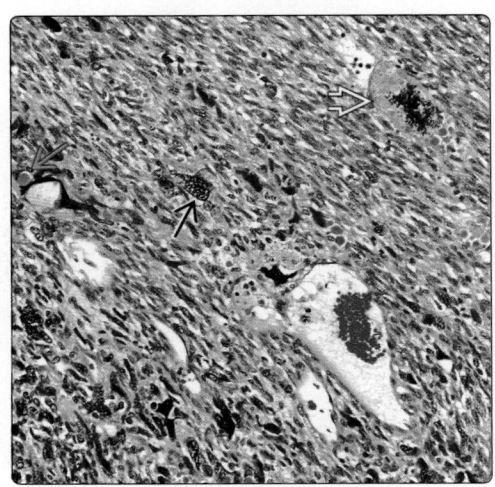

(左)梭形细胞束细胞核大深染 ⇨，被确诊为起源于囊性肾瘤的 *DICER1* 肾肉瘤

(右)这些间变性肿瘤细胞显示明显非典型，细胞核大深染 ⇨，可见大的非典型性核分裂 ⇨，另见胞质透明小球 ⇨，该 CN 的实性成分被证实为 *DICER1* 肾肉瘤

(杨直 译，郑珍　滕晓东 审)

术语

- 原发性肾衰竭原因并非囊性肾病的 ESRD 患者原肾≥3 个囊肿

病因学/发病机制

- 可能是对慢性肾衰竭的生理反应
- 囊肿衬覆上皮细胞增殖旺盛

临床特征

- 8% 开始透析患者有获得性囊性肾病（ACKD）
- 90% 透析 10 年的患者有 ACKD
- 随时间延长发生肾细胞癌（RCC）的风险增加
  - 2%～7% 的 ACKD 患者发生 RCC
  - 无囊肿的 ESRD 患者有 RCC 发生风险
- 肾移植可缩小囊肿大小
  - 移植对 RCC 发病风险的影响尚不清楚

大体特征

- 重量＜1 000g（平均：130g）
- 囊肿累及皮质和髓质，大小从数毫米至数厘米不等
- RCC 可为实性或囊性

镜下特征

- 晚期肾小球硬化、肾小管间质瘢痕和动脉硬化
- 囊肿衬覆扁平或立方细胞±复层或乳头状生长
  - 衬覆细胞可透明、泡沫状或嗜酸性
- 草酸钙结晶沉积常见
- 可出现 RCC、腺瘤、血管瘤
  - ACKD 相关 RCC 最常见
  - 透明细胞乳头状 RCC 次常见
  - 任何类型的 RCC 均可见

主要鉴别诊断

- 常染色体显性遗传性多囊肾病（ADPKD）

ACKD

萎缩性、弥漫性囊性小肾脏

（左）透析多年患者轴位 CT 平扫显示双侧肾脏增大，含数量众多囊肿，囊肿累及皮质和髓质，肝脏或胰腺未见囊肿，支持常染色体显性遗传性多囊肾病
（右）晚期 ACKD 病例，显示小的萎缩性肾脏被囊肿弥漫替代。囊肿累及皮质和髓质，并见肾窦脂肪增多

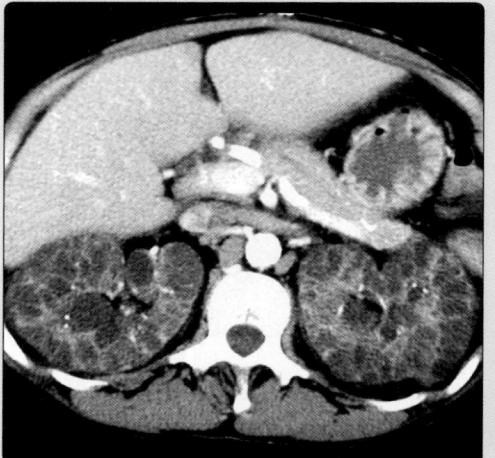
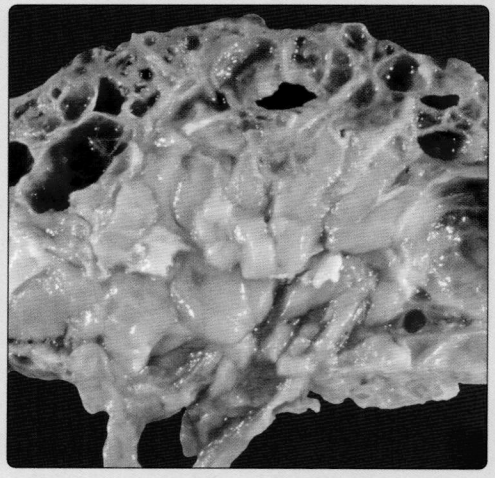

终末期肾伴囊肿

草酸钙结晶

（左）终末期肾显示弥漫性肾小管萎缩和间质纤维化，并见严重动脉硬化 ▷，可见多发性囊肿，衬覆扁平上皮 ▷
（右）ACKD 病例显示一些衬覆扁平上皮的囊肿，间质可见几个草酸钙结晶，为本病的常见表现，这些有助于与常染色体显性遗传性多囊肾病的鉴别

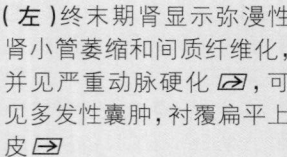
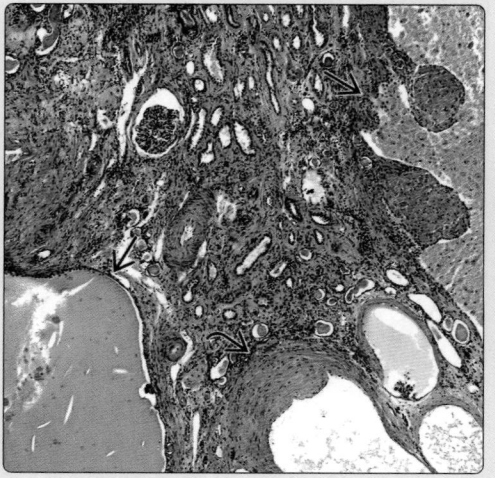
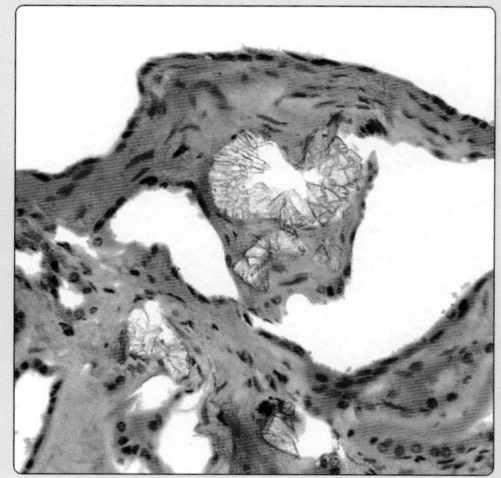

术语

缩写

- 获得性囊性肾病（acquired cystic disease, ACKD）

定义

- 原发性肾衰竭原因并非囊性肾病的 ESRD 患者原肾≥3 个囊肿

病因学/发病机制

不明

- 可能是对慢性肾疾病的生理反应
  - 囊肿衬层上皮细胞增殖旺盛
- 囊肿并非继发于透析
  - 部分患者囊肿形成发生在透析之前

临床特征

流行病学

- 发病率
  - 8% 开始透析的患者
  - 90% 在透析 10 年后
  - 80% 肾移植患者的原肾
- 年龄
  - 所有年龄段，包括儿童
- 性别
  - 男性＞女性

表现

- 通常无症状
- 囊肿出血或继发感染可出现背痛

自然史

- 肾脏大小、囊肿大小和囊肿数目随时间而增加

治疗

- 定期监测 RCC
- 大的 ± 疼痛性囊肿需要引流
- 感染性囊肿需要使用抗生素
- 肿瘤或症状性囊肿可考虑肾切除术
- 肾移植可逆转囊性肾病
  - 移植对 RCC 发病风险的影响尚不清楚

预后

- 依赖于潜在肾脏疾病的并发症和 RCC 的发展

肾细胞癌

- 2%～7% 的 ACKD 患者会发生 RCC
  - 与没有 ACKD 的人群相比，RCC 发生风险增加 40～100 倍
  - 随时间推移，男性、黑人和肾脏＞150g 的患者 RCC 风险增加
  - 可出现背部疼痛或血尿
- 没有囊肿的 ESKD 患者也有发生 RCC 的风险
- 肿瘤类型
  - ACKD 相关的 RCC 最为常见
  - 透明细胞乳头状 RCC 为次常见

- 任何类型的 RCC 都可发生，如透明细胞 RCC、乳头状 RCC、嫌色细胞性 RCC
  - 可发生髓质血管瘤，常多发性
- 遗传学
  - KMT2 突变（80%）与筛状模式相关
  - 非 KMT2 突变与 2 型乳头状 RCC 形态学相关
  - TSC2 突变（60%）
- 淋巴结、内脏转移率约 30%
  - 转移灶囊性生长模式和草酸盐沉积为特征性表现
  - 转移的危险因素：坏死，透析持续时间
- 5 年生存率估计为约 35%，与非 ACKD 肾脏的 RCC 相似

大体特征

一般特征

- 肾脏轻度肿大、正常大小或较小，囊肿大小不一且随机分布
  - 重量＜1 000g（平均：130g）
  - 囊肿累及皮质和髓质
    - 大小从数毫米至数厘米不等
- 肿瘤可为囊性或实性
  - 常多发性及双侧性
  - 多发性肿瘤可能不止一种类型
- 当出现弥漫性囊性肾时可类似于缩小版的 ADPKD

镜下特征

组织学特征

- 晚期肾硬化和动脉硬化
- 囊肿衬覆扁平或立方细胞 ± 复层或乳头状生长
  - 衬覆细胞可透明、泡沫状或嗜酸性
- 常见草酸钙结晶沉积
- 可出现 RCC、腺瘤、血管瘤

鉴别诊断

ADPKD

- 弥漫性囊性肾脏较 ACKD 明显增大（＞800g）
- 常有家族史
- 可存在肝脏或胰腺囊肿、结肠憩室、脑动脉瘤、心脏瓣膜缺损

诊断要点

病理解读要点

- 仔细大体评估对确定 RCC 至关重要
  - 推荐肾脏每隔 1cm 切面取材

参考文献

1. El-Zaatari ZM et al: Renal cell carcinoma in end-stage renal disease: a review and update. Biomedicines. 10(3):657, 2022
2. Khatri S et al: Acquired cystic kidney disease: a hidden complication in children on chronic hemodialysis. Cureus. 14(4):e24365, 2022
3. Kojima F et al: Comprehensive clinicopathologic analyses of acquired cystic disease-associated renal cell carcinoma with focus on adverse prognostic factors and metastatic lesions. Am J Surg Pathol. 44(8):1031-9, 2020
4. Shah A et al: Acquired cystic kidney disease-associated renal cell carcinoma (ACKD-RCC) harbor recurrent mutations in KMT2C and TSC2 genes. Am J Surg Pathol. 44(11):1479-86, 2020
5. Chan EYH et al: Acquired cystic kidney disease: an under-recognized condition in children with end-stage renal disease. Pediatr Nephrol. 33(1):41-51, 2018

早期阶段的 ACKD

较晚期阶段的 ACKD

（左）ACKD 早期阶段病例，由于严重的间质纤维化，没有明显的皮髓质分化；囊肿少见且很小，尽管囊性疾病较为早期，但仍可见几个小的实性肾肿瘤 ➡

（右）较晚期 ACKD 病例，囊肿数量众多，大小各异；可见几个大囊肿，囊内壁光滑亮泽，未见提示肾肿瘤的实性结节

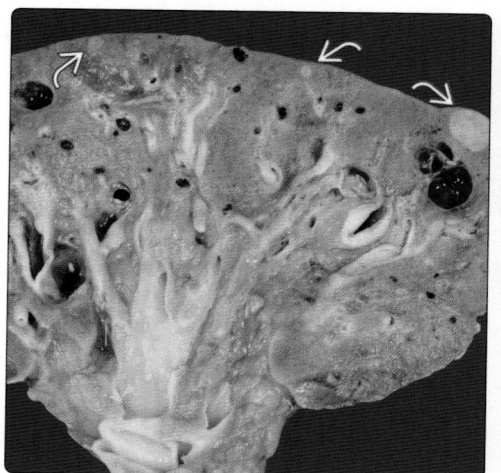
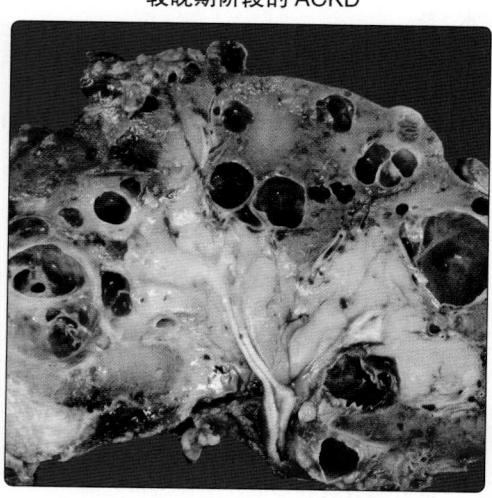

弥漫囊性肾脏

囊肿含蛋白样液

（左）晚期 ACKD 病例显示小的萎缩性肾小管 ➡ 和弥漫间质纤维化，囊肿较大，衬覆不显眼的扁平上皮 ➡

（右）大囊肿之间可见弥漫间质纤维化及肾小管萎缩，与终末期肾改变一致。一些囊肿衬覆扁平上皮细胞，而另一些囊肿则衬覆胞质透明细胞 ➡，囊内含嗜酸性蛋白样性物质

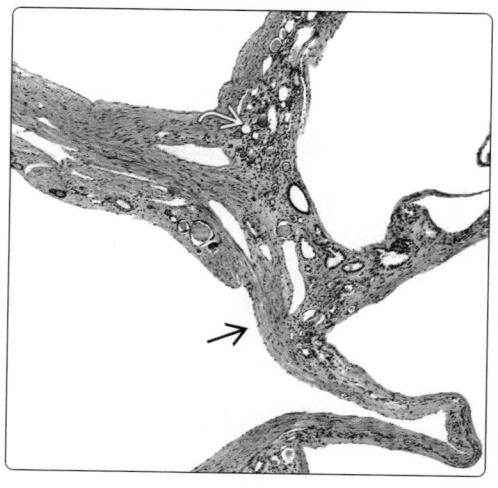
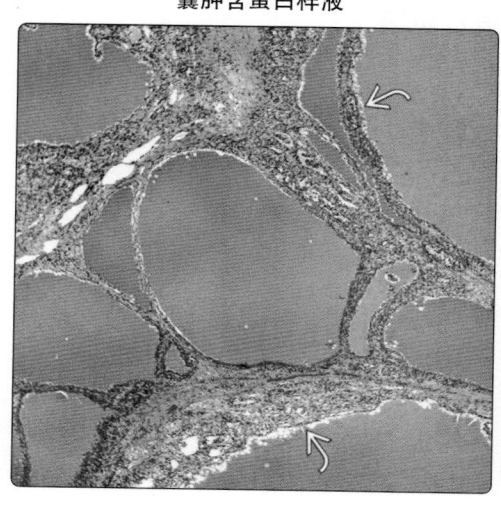

囊肿衬覆嗜酸性上皮

衬覆透明细胞囊肿

（左）一个囊肿衬覆单层立方嗜酸性上皮细胞 ➡，另一个则衬覆扁平上皮细胞 ➡，根据免疫组化和凝集素染色，大多数囊肿似乎来自近端小管

（右）囊肿衬覆单层胞质透明细胞，注意细胞核排列成一排 ➡，这种衬覆细胞被确定与透明细胞乳头状 RCC 中的细胞相同，提示该类型囊肿可能代表肿瘤前驱病变

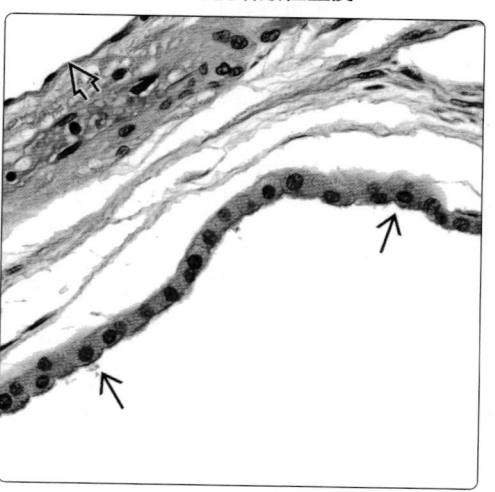
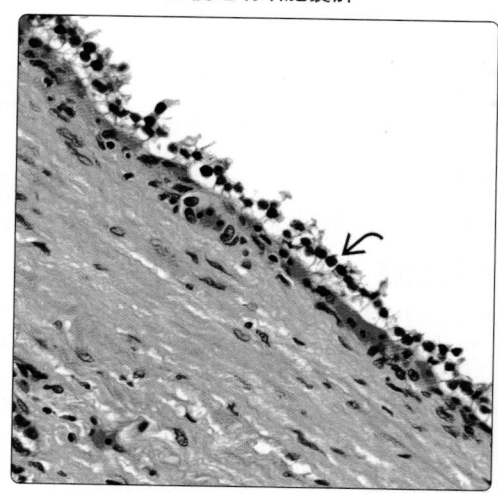

囊实性肿瘤

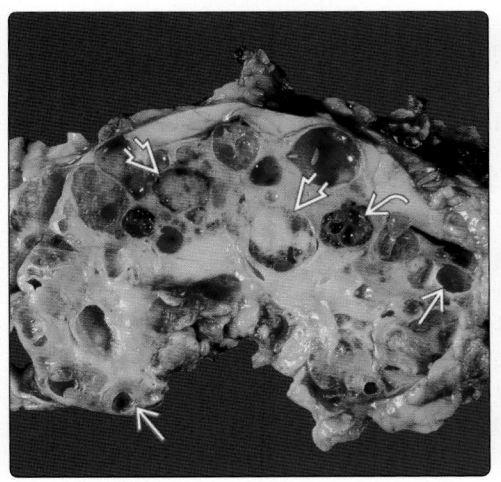

囊实性肿瘤

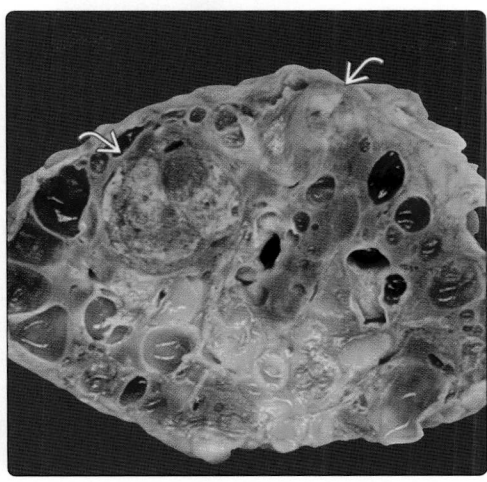

（左）ACKD 病例肾脏出现大量囊肿 ➡️，原肾切除通常在影像学确定潜在的肾脏肿瘤后进行；注意 2 个大部分为实性但局灶囊性的 RCC ➡️，还有 1 个部分实性部分囊性的 RCC ➡️

（右）晚期 ACKD 病例显示皮髓质囊肿，存在 2 个实性黄色的 RCC ➡️是肾切除的原因

囊肿衬覆乳头状增生上皮

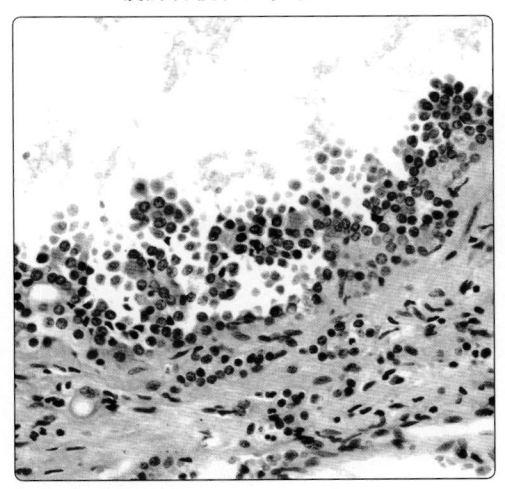

乳头状腺瘤

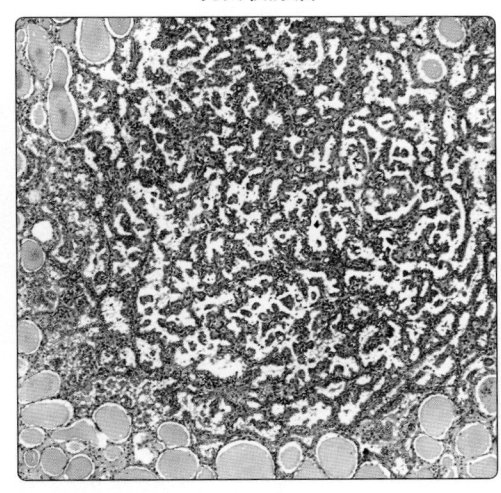

（左）囊肿衬覆上皮细胞呈复层并形成小乳头状结构，可能代表乳头状腺瘤或乳头状 RCC 前驱病变，这些细胞中含有棕色的含铁血黄素色素，为乳头状腺瘤和乳头状 RCC 常有表现

（右）图示乳头状腺瘤，根据定义，它是低级别境界清楚的肿瘤，其大小远低于为乳头状 RCC 设定的 1.5cm 阈值。周围肾小管萎缩，表现为所谓的甲状腺化

获得性囊性肾病相关 RCC

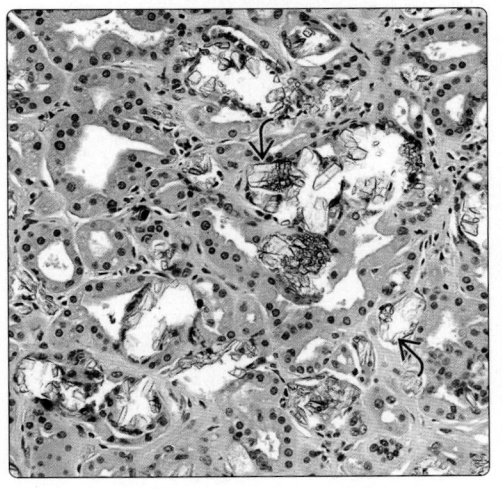

透明细胞乳头状 RCC

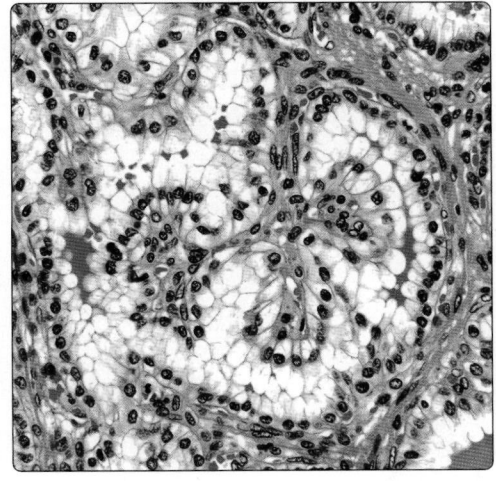

（左）ACKD 相关 RCC 病例，肿瘤由大的胞质嗜酸性细胞构成，细胞常空泡化，该视野未显示此特征；ACKD 相关 RCC 通常含有大量草酸钙结晶 ➡️

（右）透明细胞乳头状 RCC 病例，最初被认为仅发生于 ACKD，现已知更多以散发性发生，除了透明胞质和乳头状结构外，细胞核呈单排整齐排列

（杨直 译，郑珍　滕晓东 审）

要　点

临床特征

- 通常在 X 线检查或尸检中偶然发现
- 发生在成年人口中约为 12%（总体为 5%）
- 发病率随年龄增加
  - 33% 的患者 >80 岁
- 男：女 =2：1

影像学

- 单房性、非钙化性

大体特征

- 单发或多发性囊肿，以单房为主
- 肾脏大小正常

镜下特征

- 囊肿衬覆上皮稀少或缺失
  - 衬覆单层上皮细胞
    - 可为立方或扁平上皮
- 囊肿由致密纤维组织包绕

主要鉴别诊断

- 囊性肾瘤
  - 单纯性囊肿伴不全性隔膜
    - 偶尔为完整隔膜
- 获得性囊性肾病
  - 出现于长期尿毒症
- 常染色体显性遗传性多囊肾病
- 局限性 / 单侧性肾囊性疾病
- 包虫囊肿
- 具有囊性结构的肾细胞癌
  - 低度恶性潜能的多房囊性肾肿瘤
  - 透明细胞肾细胞乳头状肿瘤
  - 管状囊性肾细胞癌

（左）大多数单纯性囊肿是偶然发现的，这例患者因肾盂积水和反复感染切除肾脏，标本中可见皮质深部孤立性单纯性囊肿 ➡

（右）显示皮质单纯性囊肿典型组织学改变，囊肿衬覆上皮稀少 ➡，且常缺失，囊肿周围包绕有致密纤维组织 ➡

皮质单纯性囊肿

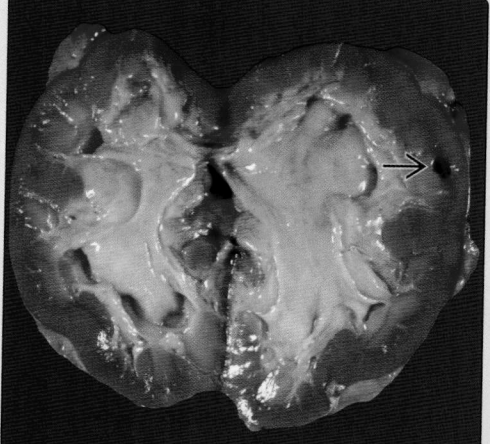

单纯性囊肿

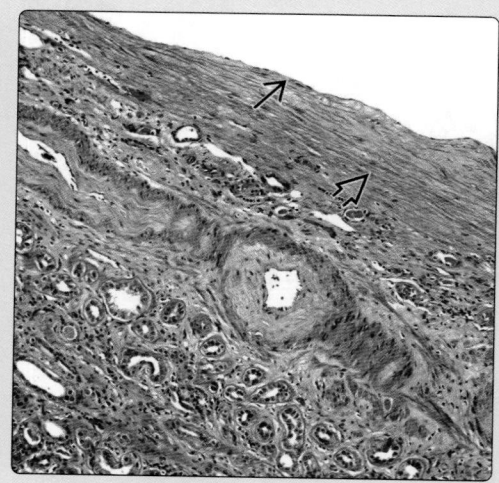

（左）这例肾被膜下囊肿衬覆单层立方上皮细胞 ➡，周围可见一球性硬化肾小球，肾小管萎缩，肾间质纤维化

（右）2 个小的皮质被膜下囊肿位于明显的肾小球和小管间质瘢痕区域，囊内充满尿调节素（Tamm-Horsfall 蛋白），衬覆上皮细胞不明显

单纯性囊肿

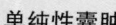
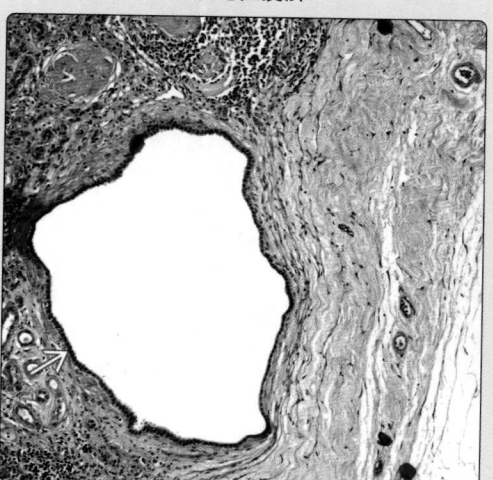

被膜下囊肿

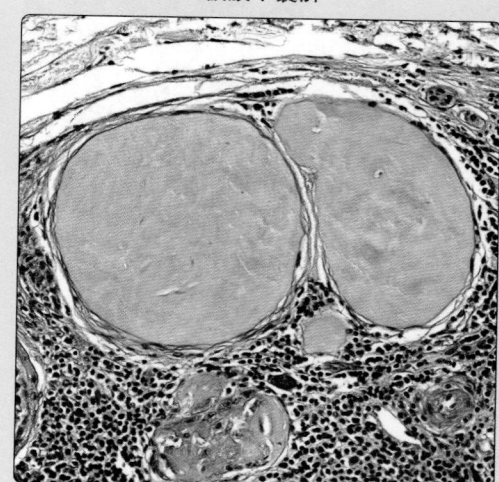

病因学/发病机制

获得性缺陷

- 囊肿起源于皮质肾小管憩室,继发于基底膜薄弱
  - 主要为近端小管;也可从远端肾单位发展而来

临床特征

流行病学

- 发病率
  - 成年人口中约 12%(总体 5%)
- 年龄
  - 发病率随年龄增长而增加
    - 33% 患者>80 岁
    - 囊肿大小和数量随年龄增加
- 性别
  - 男:女=2:1

表现

- 无症状
  - 通常为 X 线检查或尸检时偶然发现
- 很少伴有疼痛、血尿、破裂或感染
- 高血压

治疗

- 大多数患者无需治疗
- 有症状者可行引流和造瘘

预后

- 对健康无明显影响

大体特征

一般特征

- 囊肿
  - 单发或多发,单房为主
  - 囊壁光滑,充满透明液体

大小

- 肾脏正常
- 囊肿:<0.1cm 至>10.0cm

镜下特征

组织学特征

- 囊肿衬覆单层上皮细胞
  - 衬覆细胞可为立方或扁平上皮或完全缺失
- 囊肿由致密纤维组织包绕

鉴别诊断

获得性囊性肾病

- 常伴有持续性尿毒症
- 许多单纯性囊肿或可能出现复杂性囊肿
  - 上皮可呈"靴钉样"和乳头状突起

囊性肾瘤

- 单纯性囊肿有不完全间隔
- 隔膜中多样化间质和细胞性间质强烈支持囊性肾瘤

具有囊性结构的肾细胞癌

- 良性囊肿和恶性/低度恶性潜能的囊性肾肿瘤影像学上可能无法鉴别
- 低度恶性潜能的多房性囊性肾肿瘤
  - 囊肿内衬胞质透明细胞
  - 碳酸酐酶IX免疫组化可呈杯状阳性染色
- 透明细胞肾细胞乳头状肿瘤
  - 通常有其他结构类型,包括局灶乳头状生长或管状结构
  - 碳酸酐酶IX免疫组化可呈杯状阳性染色
- 管状囊性肾细胞癌
  - 影像学上通常为复杂的囊性结构(Bosniak 分类 3 型或 4 型)
  - 组织学上多发性管状/囊肿内衬嗜酸性胞质,常为靴钉状,核仁明显,罕见核分裂象

常染色体显性遗传性多囊肾病

- 肾脏增大伴大量囊肿
- 家族病史和其他表现,例如肝囊肿

局限性/单侧性肾囊性疾病

- 通常正常肾脏被数量众多的囊肿替代

参考文献

1. Moch H et al: The 2022 World Health Organization classification of tumours of the urinary system and male genital organs-Part A: renal, penile, and testicular tumours. Eur Urol. 82(5):458-68, 2022
2. Wentland AL et al: Natural history of simple renal cysts: longitudinal CT-based evaluation. Abdom Radiol (NY). 47(3):1124-32, 2022
3. Hosseini M et al: Pathologic spectrum of cysts in end-stage kidneys: possible precursors to renal neoplasia. Hum Pathol. 45(7):1406-13, 2014
4. Simms RJ et al: How simple are 'simple renal cysts'? Nephrol Dial Transplant. 29 Suppl 4:iv106-12, 2014

其他局限性囊性肾病			
名称	病因学	临床思路	病理学
肾周假性囊肿	创伤	局限性,常疼痛,可引起肿块效应;外伤史或腹部手术史	无衬覆上皮;脂肪和纤维组织伴不同程度炎症
肾盏憩室	可能源自集合系统发育缺陷	可在影像学检查时偶然发现;可因尿结石形成、尿路感染引起疼痛、血尿	囊壁衬覆扁平尿路上皮和平滑肌;复杂性病例可出现炎症和钙化
局限性/单侧性囊性肾病	未知	罕见,可能为多发性单纯性囊肿的亚型;通常非进行性	一侧肾脏被众多囊肿弥漫替代;另一侧肾脏可为单纯性囊肿

(杨直 译,郑珍　滕晓东 审)

第七章　囊性疾病

要　点

术语

- 淋巴管发育性、获得性和肿瘤性病变
- 有时表现为 TEMPI 综合征：毛细血管扩张，红细胞增多症，单克隆丙种球蛋白病，肾周积液，肺内分流

病因学/发病机制

- 淋巴管与淋巴流出道连接失败
- 创伤或炎症引起淋巴管梗阻
- 肿瘤性：已报道有核型异常

临床特征

- 可发生于儿童或成人
- 可出现腹水，腰痛，血尿，蛋白尿，高血压，红细胞增多症，肾静脉血栓形成

影像学

- 肾脏可正常或增大

- 可单侧或双侧性（最常见）

大体特征

- 可累及部分或全部肾脏、肾窦、肾被膜或肾周

镜下特征

- 薄壁囊肿衬覆扁平内皮细胞
  - 内皮细胞表达淋巴管标志物
  - 可含有平滑肌和嵌入的肾单位
- 囊肿及囊肿隔局限性病变（肿瘤）
- 可产生大量间质性淋巴水肿及近端淋巴管扩张

主要鉴别诊断

- 囊性肾脏疾病，尤其是囊性肾发育不良和常染色体显性遗传性多囊肾病
- 囊性肾瘤（儿童）和家族混合性上皮间质肿瘤家族（成人）
- 低度恶性潜能多房囊性肾细胞癌
- 许多肾脏肿瘤可偶尔呈弥漫囊性

淋巴管瘤

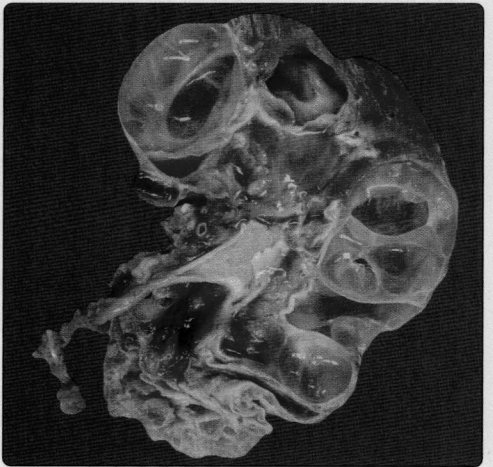

淋巴管瘤含淋巴液

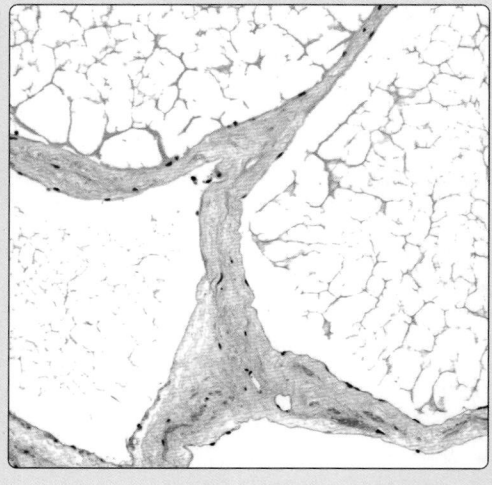

（左）因囊性肿瘤行肾切除术，肾脏淋巴管瘤由多发性薄壁囊肿组成，囊内含透明液体，囊肿累及大部分肾实质，包括皮质和髓质

（右）同一例淋巴管瘤，该视野显示囊肿和囊肿间隔，间隔内含疏松纤维组织，很容易看出囊肿内衬扁平上皮，囊腔内含淋巴液特征的嗜酸性絮状沉积物

囊肿隔中的平滑肌

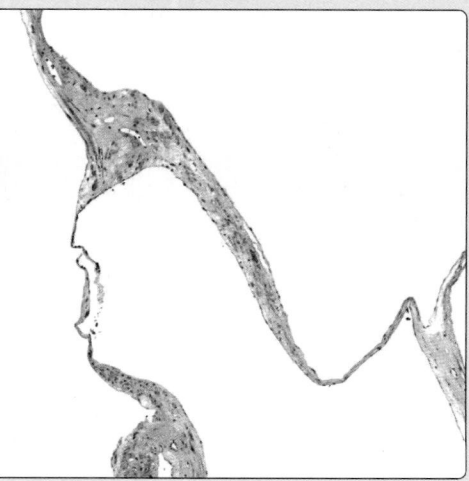

淋巴管瘤累及肾皮质

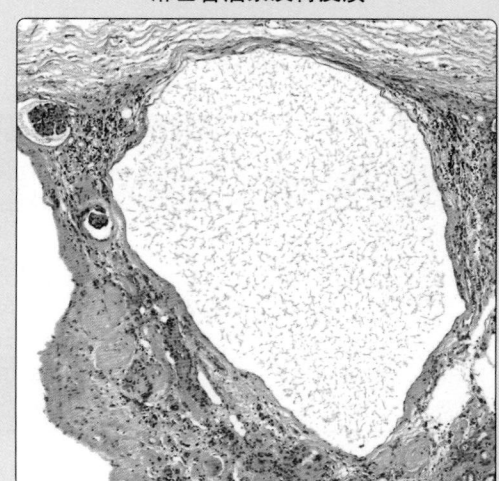

（左）同一例淋巴管瘤的另一视野显示囊肿和囊肿隔，囊肿隔内含有小而致密的嗜酸性平滑肌束。平滑肌束在正常的淋巴管中很常见

（右）HE 切片显示淋巴管瘤中见一大的皮质淋巴管囊肿，衬覆薄而不显眼的扁平内皮细胞，囊内含淋巴液特征的嗜酸性絮状沉积物

术语

定义

- 肾淋巴管发育性、获得性和肿瘤性病变，常常难以识别
  - 淋巴管扩张症：淋巴管囊性扩张
  - 淋巴管瘤病：双侧性疾病
  - 淋巴管瘤：淋巴管发生的肿瘤
- 有时表现为 TEMPI 综合征：毛细血管扩张、红细胞增多症、单克隆丙种球蛋白病、肾周积液、和肺内分流

病因学/发病机制

发育异常

- 肾淋巴管与淋巴流出道连接失败
- 偶尔发生在兄弟姐妹中提示有遗传因素
- 与系统性淋巴管瘤病相关

淋巴管梗阻

- 创伤或炎症引起

淋巴管肿瘤

- 核型异常：X 单体，7q 三体和 von Hippel-Lindau 基因缺陷已有报道

临床特征

流行病学

- 发病率
  - 罕见疾病：文献报道约 60 例
  - 成人（2/3）比儿童（1/3）多见

表现

- 肾淋巴管异常有多种表现形式
  - 可无症状
  - 如果肿块较大，可出现腰痛或腹部肿块
  - 腹水
  - 血尿，蛋白尿，乳糜尿，肾静脉血栓
  - 高血压：肾素依赖性，由于肿块效应和肾脏灌注减少
  - TEMPI 综合征

实验室检查

- TEMPI 综合征：单克隆丙种球蛋白病和促红细胞生成素升高

治疗

- 许多病例需要长时间观察
- 有症状者行囊肿抽吸和袋状切术（减压术）
- 难治性有症状病例或可疑囊性肾瘤者行肾切除术
- 硼替佐米用于 TEMPI 综合征

预后

- 稳定、缓慢进展或部分消退

大体特征

一般特征

- 肾脏大小正常或增大
- 多发囊肿或囊性肿块
- 位于部分肾脏或整个肾脏、肾窦（肾盂周围）、肾被膜或肾周
- 双侧或单侧性

镜下特征

组织学特征

- 薄壁囊肿被覆扁平淋巴管内皮细胞
  - 囊肿被覆细胞上皮标志物阴性，血管标志物 ± 淋巴管标志物阳性：CD31，CD34，podoplanin（D2-40）
  - 囊肿隔内可见平滑肌束
  - 囊肿隔内可嵌入肾单位成分
- 可形成累及肾被膜、肾皮质或肾窦脂肪的局限性肿块
- 肾皮质水肿/淋巴水肿可出现巨大间隙而无内皮细胞衬覆

鉴别诊断

囊性肾脏疾病，尤其是常染色体显性遗传性多囊肾病

- 可能没有下泌尿道异常的单侧性、双侧性、节段性表现
- 肝囊肿常见
- 囊肿被覆细胞上皮标志物阳性，淋巴血管标志物阴性

囊性肾发育不良

- 后肾发育不全，如肾小球形成异常，细胞包绕的不成熟导管 ± 胎儿型软骨，± 下泌尿道疾病

低度恶性潜能多房囊性肾细胞癌

- 完全由透明细胞被覆的囊肿组成，囊肿隔内没有实性区

囊性肾瘤

- 完全由上皮细胞被覆的囊肿组成，囊肿隔内没有实性区

混合性上皮和间质肿瘤

- 由被覆复杂性上皮的囊肿和实性区组成，可含有平滑肌或脂肪

其他肾肿瘤

- 许多肾脏肿瘤偶尔可呈弥漫囊性

参考文献

1. Bouardi NE et al: A ruptured renal lymphangiectasia in the retroperitoneum: a rare complication of a rare condition. Radiol Case Rep. 18(1):271-4, 2023
2. Alshanafey S et al: Renal lymphangiectasia in pediatric population: case series and review of literature. Ann Saudi Med. 42(2):139-44, 2022
3. Rajasekaran S et al: Renal lymphangiectasia. Autops Case Rep. 12:e2021399, 2022
4. Dawidek MT et al: Renal lymphangiectasia in the transplanted kidney: case series and literature review. Transplantation. 104(1):172-5, 2020
5. Kord A et al: Posttransplant intrarenal lymphangiectasia. Case Rep Transplant. 2020:8824833, 2020
6. Umapathy S et al: Renal lymphangiectasia: an unusual mimicker of cystic renal disease - a case series and literature review. Cureus. 12(10):e10849, 2020
7. Russell PS et al: Renal lymphatics: anatomy, physiology, and clinical implications. Front Physiol. 10:251, 2019
8. Sykes DB et al: The TEMPI syndrome—a novel multisystem disease. N Engl J Med. 365(5):475-7, 2011

淋巴外渗

囊肿隔内的平滑肌和肾小管

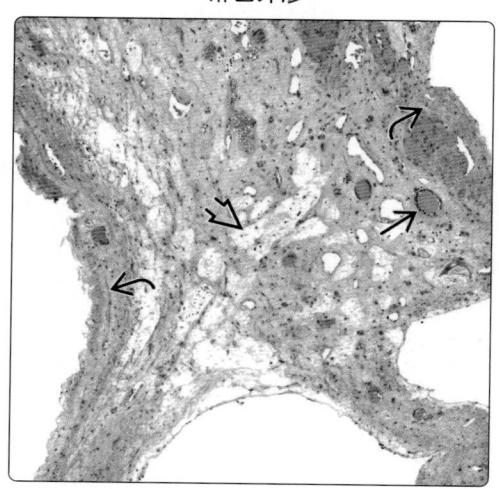

（左）这个视野中可见囊肿隔内含有嗜酸性平滑肌束及单个性平滑肌细胞，一些平滑肌包绕囊肿➡，另见一些含胶样管型的小型肾小管➡，此外可见代表淋巴液外渗的多发性透亮灶➡

（右）这例淋巴管瘤的囊肿隔内含有嗜酸性平滑肌束，可能与动脉相关；还有一些单个性平滑肌细胞，另可见小灶嵌入性肾小管➡

podoplanin 染色

CD31 染色

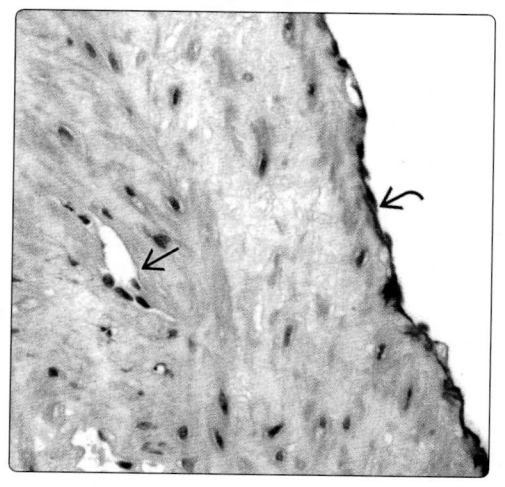

（左）图为淋巴管瘤 podoplanin 染色。常规组化染色无法区分血管和淋巴管内皮细胞，然而，淋巴管内皮 podoplanin 染色阳性➡，而血管内皮 podoplanin 染色阴性➡

（右）图为淋巴管瘤 CD31 染色，CD31 为一个普遍的内皮细胞标志物，正常淋巴管内皮细胞呈阳性表达。淋巴管瘤囊肿隔中血管内皮染色阳性➡，而淋巴管内皮阴性

正常淋巴管 podoplanin 染色

肾窦内淋巴管扩张

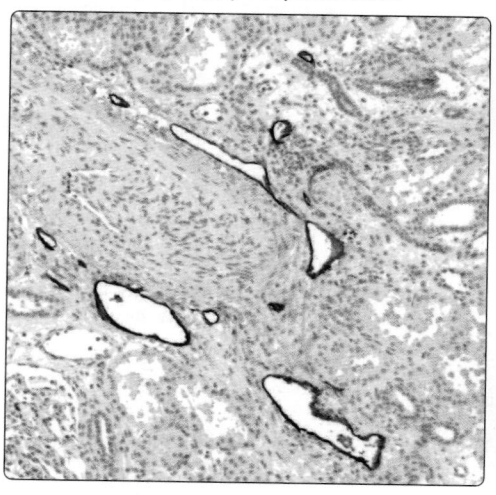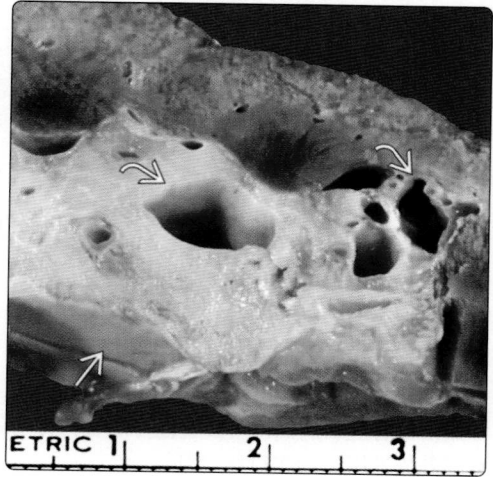

（左）正常肾脏中淋巴管与动脉和静脉伴行，它们在浅层皮质中很小，在向肾窦移动时变大。肾单位或肾髓质中不存在淋巴管

（右）肾窦淋巴管瘤大体图片显示肾窦脂肪显著膨大，肾窦内含有几个代表淋巴管扩张的大囊肿➡，肾实质未受累，集合系统腔面平滑➡

肾窦淋巴管扩张症

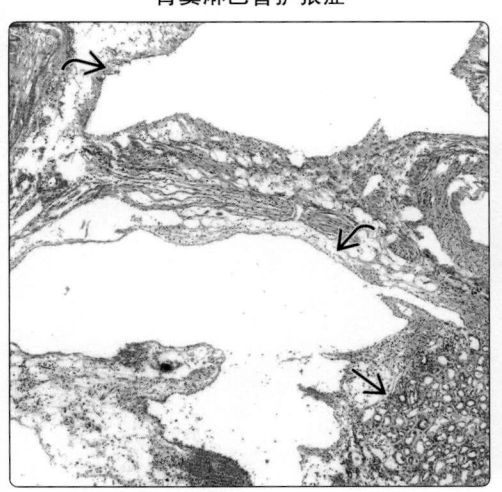

肾周淋巴液聚集

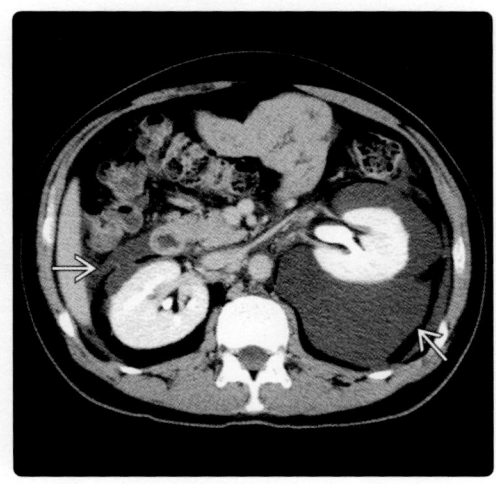

（左）儿童肾窦淋巴管扩张症病例显示窦内脂肪内见2个显著扩张的淋巴管➡，外观类似扩张的静脉，可见小部分肾实质➡

（右）双侧肾淋巴管扩张症患者 CT 扫描显示双侧肾周积液➡，肾脏本身似乎不受积液影响，但积液程度两侧明显不对称

据信代表淋巴液的间质液体

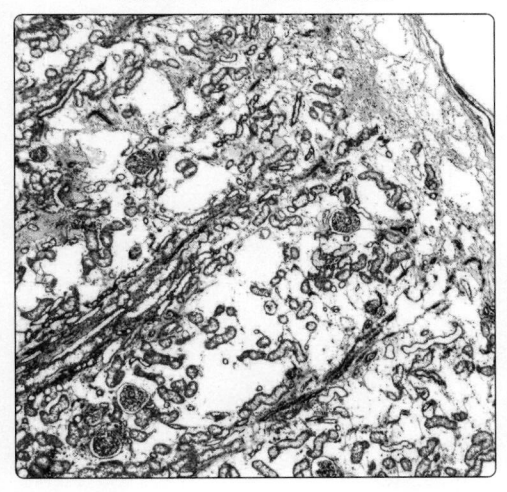

据信代表淋巴液的间质液体

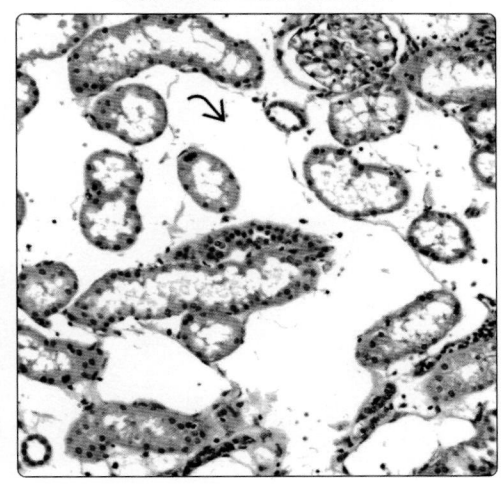

（左）HE 切片显示大量的间质液体，据信代表淋巴液，与肾移植患者大量腹水有关，液体明显从肾脏"渗出"并流入腹腔

（右）显示间质大量淋巴液积聚，间质液体无细胞性，并不在内皮细胞衬覆的淋巴管内➡。推测其起源于继发性淋巴液流出道受损导致淋巴外渗引起，可能为手术并发症

据信代表淋巴液的间质液体

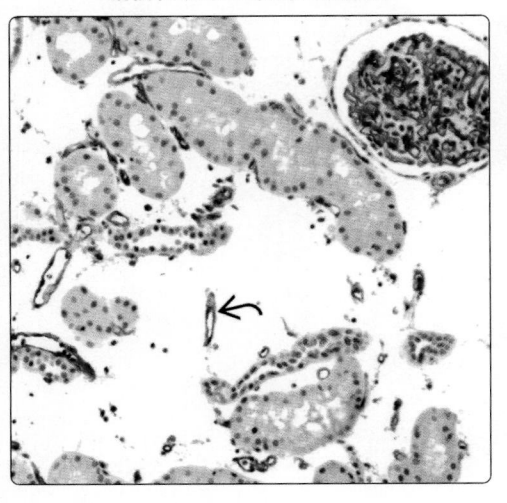

淋巴管扩张

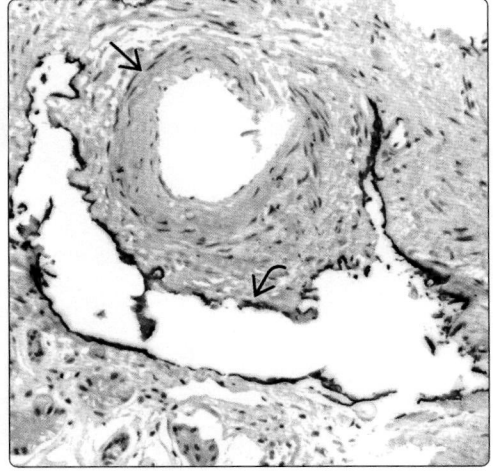

（左）小管周间质内液体并不在衬覆内皮细胞的淋巴管腔内，CD31 染色显示大量小而完整的未扩张的管周毛细血管漂浮在间质淋巴液中➡，正常情况下皮质迷路内没有淋巴管

（右）淋巴管扩张症和肾皮质大量间质淋巴液积聚患者，podoplanin 染色显示内层皮质见一个扩张的淋巴管➡，还可见正常小叶间动脉➡

（杨直 译，郑珍 滕晓东 审）

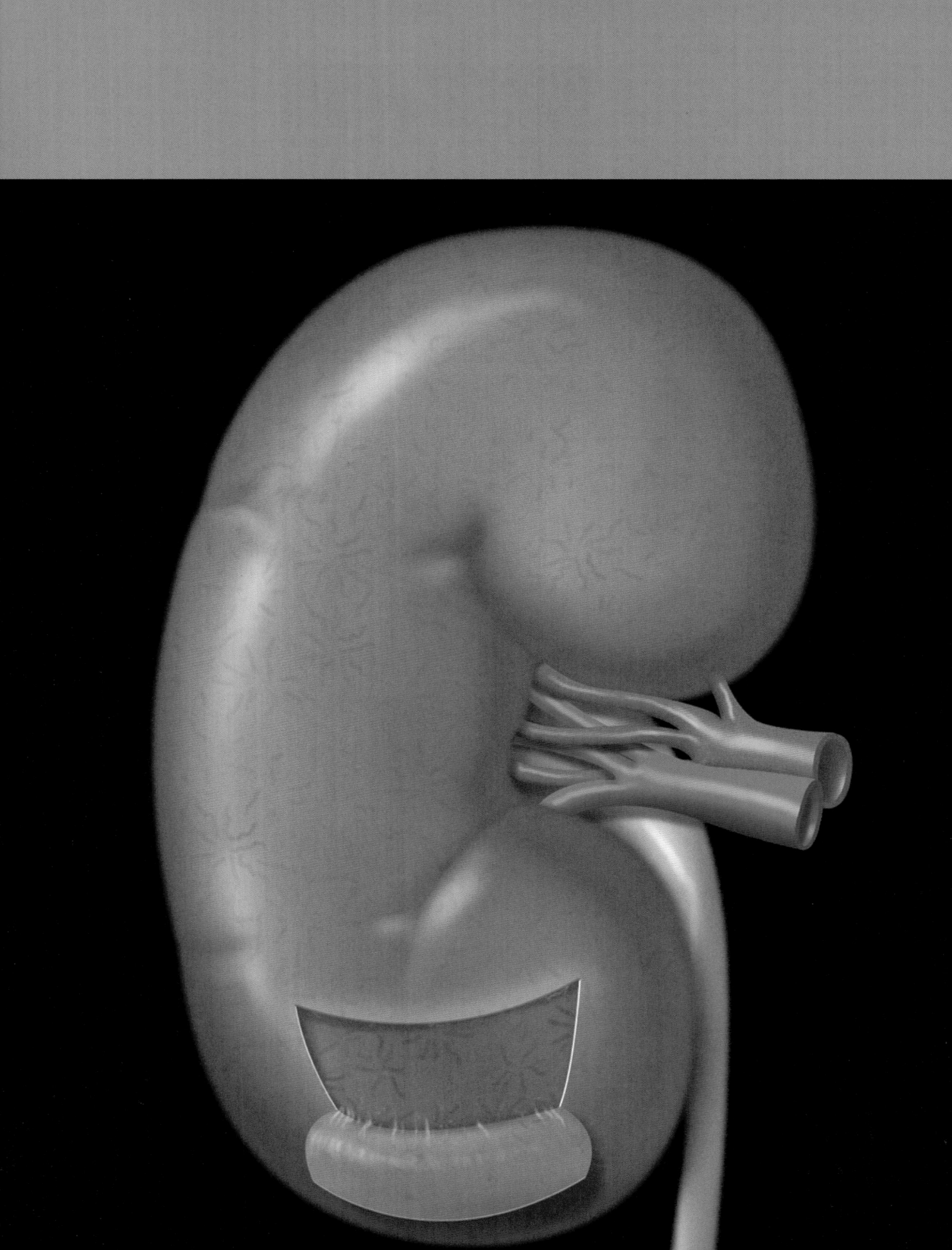

第八章
集合系统疾病

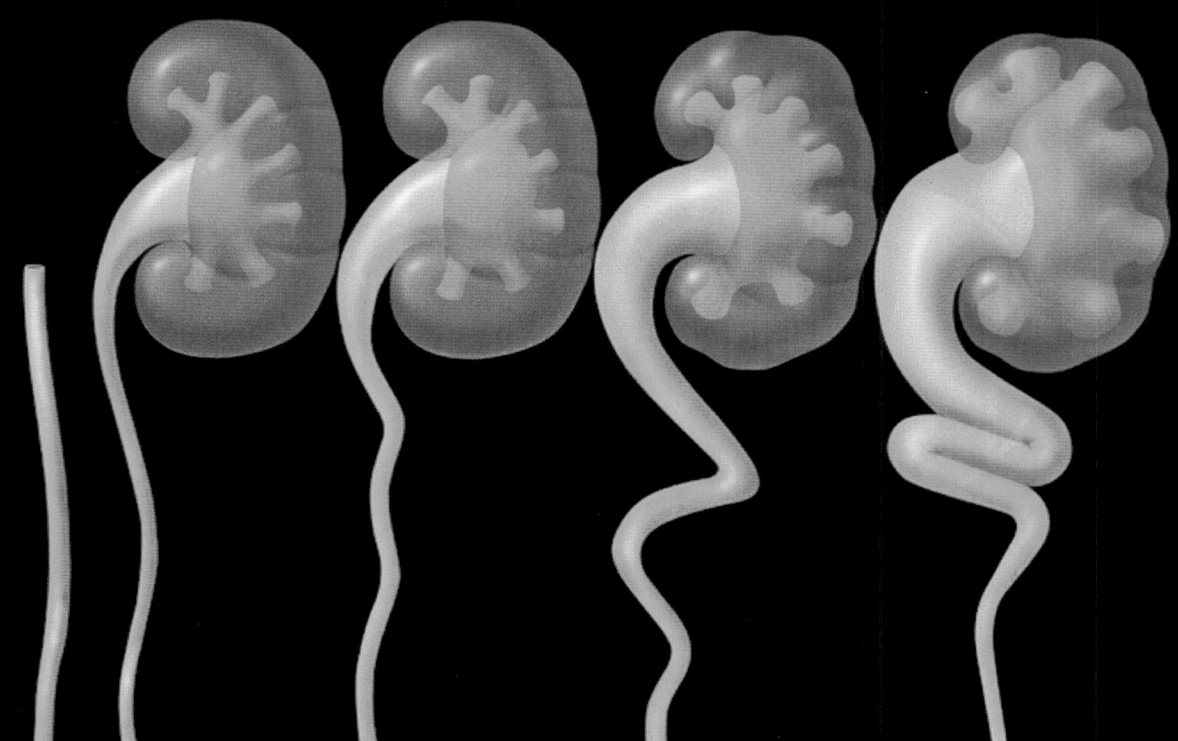

术语

定义

- 尿流障碍：由于阻塞或非阻塞原因引起的尿流反流或障碍
- 反流：由于下尿路的功能或生理缺陷，尿液从膀胱逆行流入输尿管或肾脏
- 肾盂积水：由于功能或生理性尿流障碍引起肾盂或肾盏扩张
- 梗阻性肾病：由于尿流受阻而损害肾脏，影响肾脏功能
- 反流性肾病：由于尿液反流而损害肾脏，影响肾脏功能

分类

障碍类型

- 梗阻性

- 生理性
  - 泌尿系统内梗阻：结石，尿路肿瘤，感染
  - 泌尿系统外压迫：肿瘤，妊娠，腹膜后纤维化，子宫内膜异位症，血管交叉，良性前列腺增生
- 功能性
  - 输尿管或集合管功能障碍
- 先天性
  - 肾盂输尿管连接部梗阻（UPJO）
  - 原发性梗阻性巨输尿管症或输尿管膀胱连接部梗阻（UVJO）
  - 输尿管疝
  - 后尿道瓣膜（PUV）
- 获得性
- 非梗阻性：膀胱输尿管反流（VUR）
  - 原发性 VUR
  - 继发性 VUR

主要尿流障碍

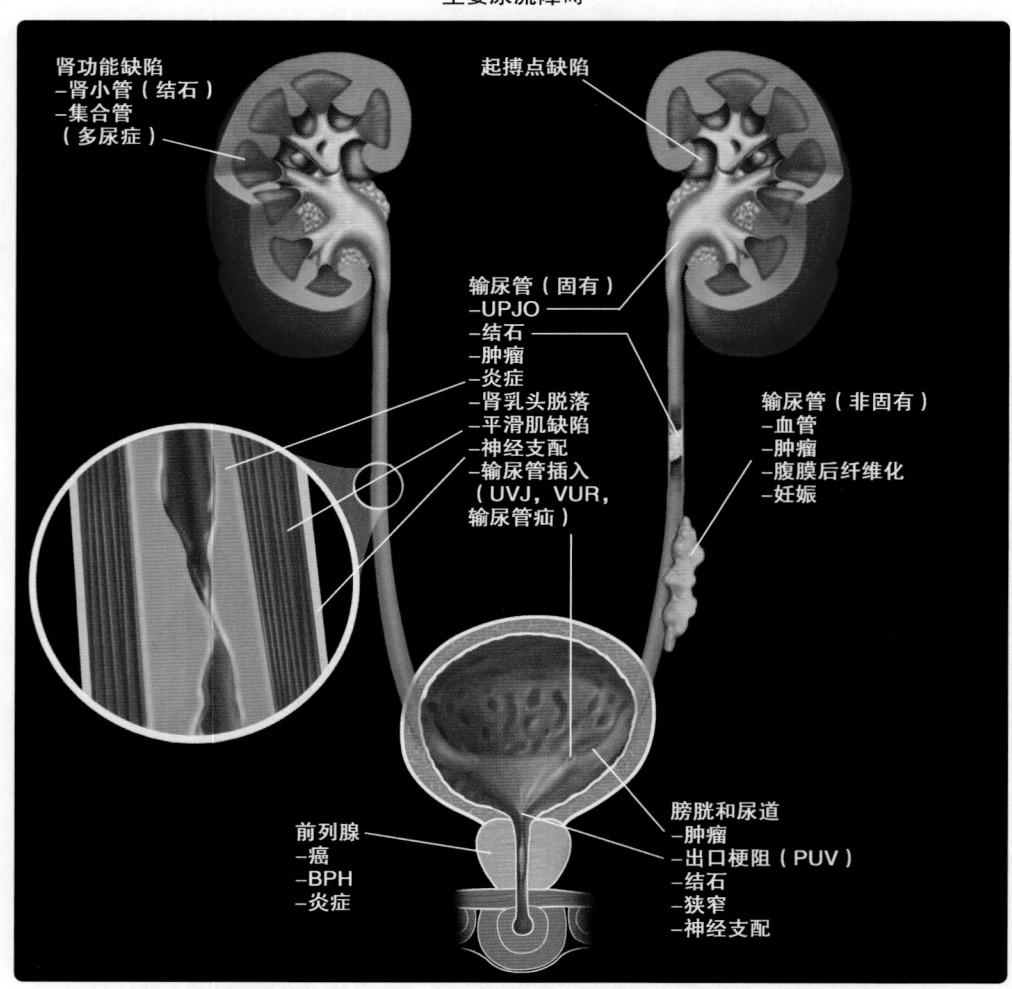

不同病因（内在或外在泌尿道）尿流障碍示意图。病变可发生在尿流路径的任何地方，从肾脏开始，经输尿管延伸至膀胱和尿道。对肾脏的主要影响是梗阻性或反流性肾病，表现为肾盂和肾盏扩张（积水）、髓质锥体丢失和继发性皮质萎缩。这些情况增加了尿路感染风险，从而导致进一步损伤，表现为急性和慢性肾盂肾炎

障碍部位及相关主要异常

- 上尿路
  - 肾（肾小管、集合管）
    - UPJO
- 下尿路
  - 输尿管
    - UPJO
    - UVJO 或巨输尿管症
    - 输尿管疝
  - 膀胱和输尿管
    - VUR
  - 膀胱和尿道
    - PUV

病因学/发病机制

发生机制

- UPJO
  - 梗阻性肾病最常见的原因
  - 肾脏
    - 水吸收或集合管细胞功能异常（功能性梗阻）
    - 调节蠕动的起搏功能异常（功能性梗阻）
  - 输尿管
    - 输尿管或盆壁发育异常（细胞外基质增加，平滑肌混乱）导致蠕动障碍（功能性梗阻）
  - 外源性
    - 下极肾血管交叉（生理性梗阻）
    - 神经系统（肾盂输尿管神经支配）介导的蠕动障碍（功能性梗阻）
- 巨输尿管症
  - UVJO，肌发育异常或狭窄，输尿管插入膀胱可正常存在
  - 多余输尿管异位插入膀胱
  - 原发性或继发性反流引起的反流性巨输尿管症（如神经源性膀胱）
- 输尿管疝
  - 远端盲端输尿管常在重复集合系统中，但也可发生在单侧输尿管
- 原发性 VUR
  - 远端中肾管（WD）和/或输尿管成熟
    - 输尿管芽出芽部位异常
    - 输尿管插入膀胱失败，膀胱输尿管连接部异常
    - 输尿管从 WD 分离失败
    - 常见肾管退化异常
  - 先天性肾脏和泌尿道异常（CAKUT）最常见
    - 50% 的 UTI 患儿可能有 VUR
    - 15%～34% 的无症状菌尿症患儿可能有 VUR
- PUV
  - 尿殖膜分解失败

遗传机制

- UPJO
  - 常染色体显性遗传已有报道
    - 不排除其他遗传方式

- 原发性 VUR
  - 遗传异质性
    - 遗传模式包括常染色体显性遗传、常染色体隐性遗传、多基因遗传、散发性遗传和 X 连锁隐性遗传，具有不完全外显率和可变表达率
    - 可跨代遗传
  - 同一家族个体可有 VUR 或其他 CAKUT
  - 修饰基因或表观遗传学可影响表型
  - 同卵双胎中有 80% 的概率
  - 兄弟姐妹为 32%
  - 已知的基因突变占少数
    - 全基因组关联研究确定了几种常见的原发性 VUR 变异型
      - 在大多数病例中，相关基因是否具有因果关系仍未知
    - 常见变异型的长期影响
    - 罕见的有害变异型给编码、剪接或插入/删除带来负荷可能是潜在的遗传原因
    - 约 10% 病例与罕见的基因组不平衡、拷贝数变异有关
- PUV
  - 常染色体显性遗传，不完全外显性，可变表达率，修饰基因的复合隐性遗传，更始合成
- 人类中潜在的致病或相关基因
  - *ACE*，*AGTR2*，*CCL2*，*EGF*，*ETV4*，*FGFR1*，*FLNA*，*FREM2*，*GATA3*，*GREB1L*，*HPSE2*，*IGF1*，*IGF1R*，*KAT6B*，*KMT2D*，*NOTCH2*，*OFD1*，*PAX2*，*PTGS2*，*RET*，*ROBO2*，*SALL1*，*SOX17*，*TGFB1*，*TNFA*，*TNXB*，*TP63*，*TRAP1*，*TRPS1*，*TBX18*，*UPK1A*，*UPK3A*
  - 主要组织相容性位点和 ABO 血型基因
- 目前在动物实验中发现的其他基因：*Adamts1*，*Bmp4*，*Cnb1*，*Damts1*，*Dlg1*，*Id2*，*Limp2*，*Shh*，*Tshz3*
- 同一基因缺陷可导致不同的表型

非遗传机制

- 环境
  - 毒素，药物，营养
- 表观遗传
  - 甲基化，乙酰化

临床意义

表现

- 肺发育不良，羊水过少
- 急性肾盂肾炎
- 慢性肾盂肾炎
- 膀胱炎
- 高血压
- 恶心呕吐
- 发育不良
- 腰痛
- 腹胀
- 尿流细弱
- 蛋白尿

主要先天性尿流障碍的特征				
	UPJ	巨输尿管	VUR	PUV
定义	输尿管和肾盂连接部严重输尿管狭窄	输尿管大而扩张,常弯曲	尿液从膀胱反流至肾脏	泌尿生殖膜持续异常,导致尿道近端严重狭窄
发病率	1:500(左>右)	1:10 000(左>右)	至少 1:100	男性患者 1:5 000
机制	肾集合管缺陷,起搏点异常,输尿管平滑肌缺陷	输尿管下部管壁异常(UVJ),异位输尿管异常插入,继发反流	远端中肾管/输尿管成熟或发育缺陷导致瓣膜机制失效	间质发育异常导致泌尿生殖膜分解失败
影像学	肾盂积水	输尿管扩张,弯曲	不同程度 VUR	远端尿道腔狭窄至闭塞,近端尿道扩张,膀胱外形巨大不规则,反流
病理结局	梗阻性肾病	梗阻性或反流性肾病取决于病因	反流性肾病	梗阻性或反流性肾病
大体特征	肾盂扩张,肾盏变钝,皮质受压	输尿管腔大,扩张,弯曲,长输尿管	不同程度输尿管扩张伴肾实质受压,分 5 级;输尿管进入膀胱或膀胱内通道异常	除尿道扩张、反流外,膀胱小梁粗大
镜下特征	输尿管平滑肌混乱(输尿管病因);梗阻性肾病改变,包括肾小管萎缩、小管间质炎症、纤维化、无小管性肾小球、肾小球硬化、皮质受压、发育不良(先天性)	与 UPJ 改变类似;若巨输尿管症由原发性反流引起,则为反流性肾病改变,如节段性肾瘢痕形成	原发或继发性 VUR 的反流性肾病改变,包括肾瘢痕、小管间质炎症、慢性或急性肾盂肾炎、皮质变薄;若为先天性则可见发育不良	膀胱肌壁厚、梗阻性或反流性肾病组织病理学改变
UPJ,输尿管肾盂连接部;UVJ,输尿管膀胱连接部;VUR,膀胱输尿管反流。				

大体特征

一般特征

- UPJO
  - 肾盂扩张,肾盏变钝
  - 皮质受压
  - 对侧肾脏代偿性肥大
- 巨输尿管症
  - 输尿管节段性或完全性扩张及扭曲
- VUR
  - 不同程度反流导致输尿管及肾盂肾盏扩张
- 可能存在其他 CAKUT
- 综合征病例中的其他器官系统缺陷
- PUV 中膀胱小梁增大
- 如病变进展,出现肾实质节段性或弥漫性瘢痕

镜下特征

一般特征

- 原发性 UPJO 或 UVJO 输尿管组织学

- 平滑肌层混乱
- 细胞外基质增加及纤维化
- 神经分布减少
- UVJ 膀胱内通道一般正常,除非合并反流
- VUR
  - 管内通道通常不进行组织学评估
- PUV
  - 厚壁膀胱
- 严重时出现反流性或梗阻性肾病的肾脏组织病理改变

参考文献

1. Goren MR et al: The impact of reflux pressure on renal scarring in children with sterile vesicoureteral reflux. J Pediatr Urol. 19(1):130.e1-5, 2023
2. Hewitt I et al: Vesicoureteral reflux is it important to find? Pediatr Nephrol. 36(4):1011-17, 2021
3. Verbitsky M et al: Copy number variant analysis and genome-wide association study identify loci with large effect for vesicoureteral reflux. J Am Soc Nephrol. 32(4):805-20, 2021
4. Garcia-Roig M et al: National trends in the management of primary vesicoureteral reflux in children. J Urol. 199(1):287-93, 2018
5. van der Ven AT et al: Novel insights into the pathogenesis of monogenic congenital anomalies of the kidney and urinary tract. J Am Soc Nephrol. 29(1):36-50, 2018
6. van der Ven AT et al: Whole-exome sequencing identifies causative mutations in families with congenital anomalies of the kidney and urinary tract. J Am Soc Nephrol. 29(9):2348-61, 2018

UPJO

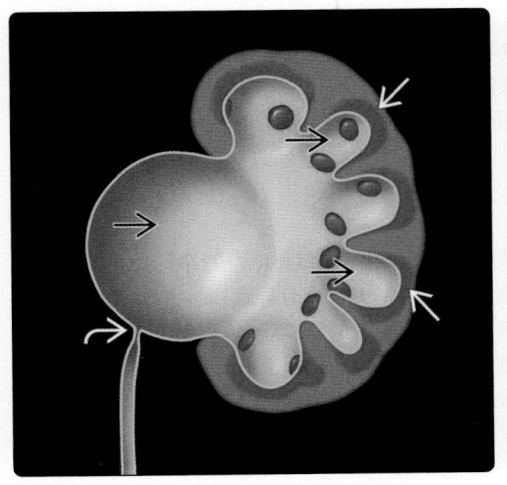

UPJO 患儿输尿管

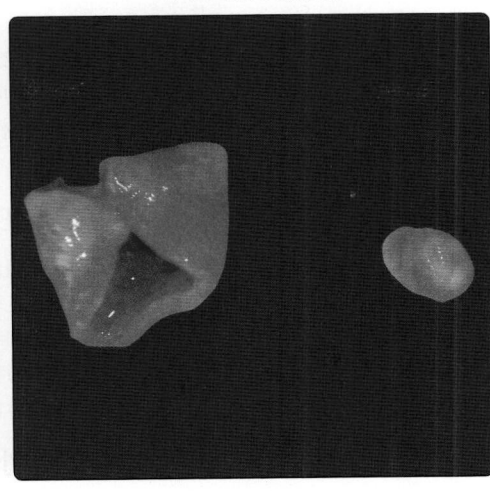

(左)图示 UPJO 的典型特征 ➡,包括因回流压增高引起肾盂积水伴肾盂肾盏扩 ➡,并导致继发性皮质变薄 ➡

(右)UPJO 患儿输尿管横截面,可见梗阻近端输尿管明显扩张(左),梗阻远端输尿管狭窄(右)

膀胱输尿管反流

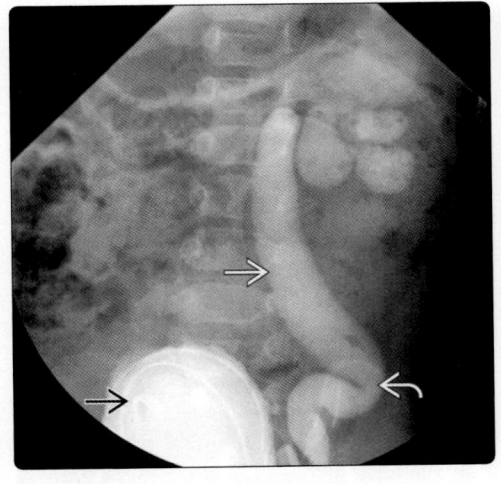

输尿管疝

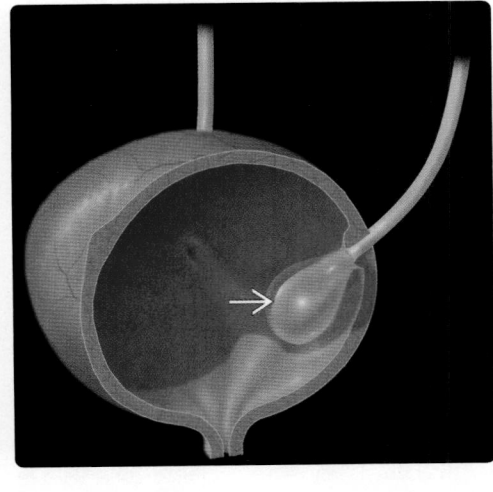

(左)排泄性膀胱尿道造影显示尿液从膀胱 ➡ 反流至输尿管 ➡,导致输尿管明显扩张和扭曲 ➡。膀胱输尿管反流是最常见的肾脏异常之一,但引起 ESRD 罕见

(右)图示输尿管疝 ➡(盲端输尿管),可引起尿流障碍。输尿管疝罕见,通常见于异位输尿管

PUV

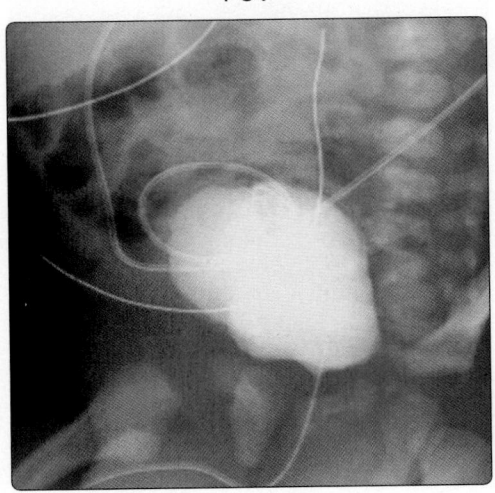

PUV 解剖学

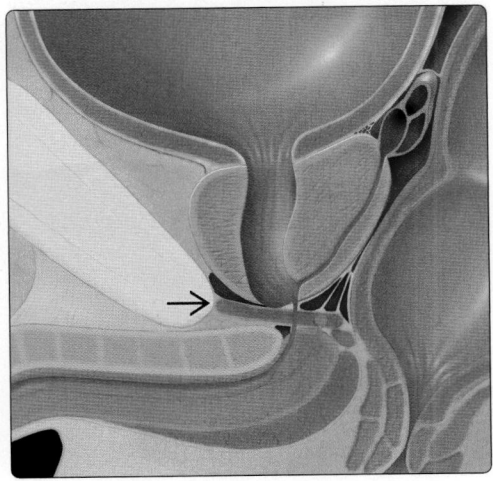

(左)PUV 患者,排泄性膀胱尿道造影显示其膀胱增大伴小梁形成。PUV 是导致男童肾功能不全的主要原因

(右)图示 PUV 解剖缺陷。前列腺尿道部狭窄 ➡(锁孔征)系泌尿生殖窦间质成分异常发育而引起的梗阻,结果导致膀胱肥大和反流

(李慧明 译,余英豪 审)

要 点

术语

- 由于尿液反流导致肾实质瘢痕

病因学/发病机制

- 膀胱输尿管反流（VUR）、尿路感染（UTI）可能加速瘢痕形成，但非必需
- 肾脏受高压尿液反流或细菌影响可引起肾小管间质损害和瘢痕化
- 子宫内肾内反流可影响肾脏发育
- 基因组基因或结构变异

临床特征

- 儿童重症高血压最常见的病因
- 发热性 UTI 患儿 VUR 发病率高
- 治疗 UTI、急性肾盂肾炎、慢性肾盂肾炎和 VUR

- 诊断：二巯基丁二酸（DMSA）扫描，需要足够的血流和细胞摄取，效用有待商榷
- 不应强制使用预防性抗生素，因为对延迟进展结果影响尚不清楚

镜下特征

- 肾小管间质炎症、纤维化、萎缩和球性肾小球硬化
- 发育不良表明反流由先天性成分导致
- 原发性和继发性尿液反流的组织学特征相似
  - 特征与梗阻性肾病重叠
- 临床和影像学的关联至关重要

主要鉴别诊断

- 梗阻性肾病
- Ask-Upmark 肾
- 慢性肾盂肾炎

肾盏扩张

VUR 分级

（左）反流性肾病伴巨输尿管➡️病例显示皮质明显变薄，髓质消失，尤其在肾双极➡️

（右）图示不同级别的 VUR（1~5 级），最左侧图像为 1 级，最右侧为 5 级

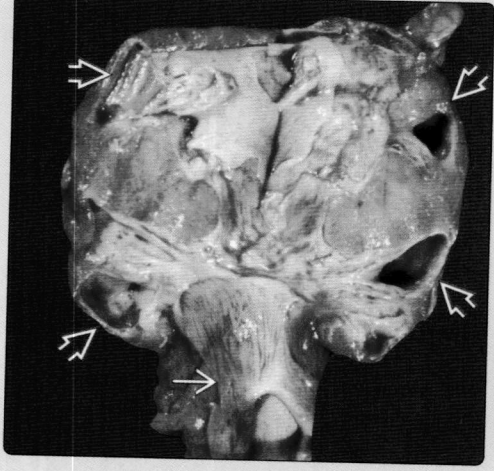

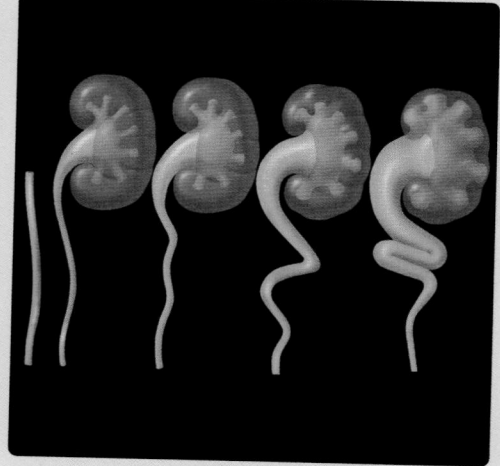

皮髓质严重变薄

适应性 FSGS 和肾小球肥大

（左）7 岁男童反流性肾病，皮质➡️及髓质➡️全层横切面显示肾实质明显变薄，与大体外观相对应

（右）双侧反流性肾病晚期常见肾小球肥大➡️和继发性局灶节段性肾小球硬化症（FSGS）。粘连和透明变性通常位于门部➡️

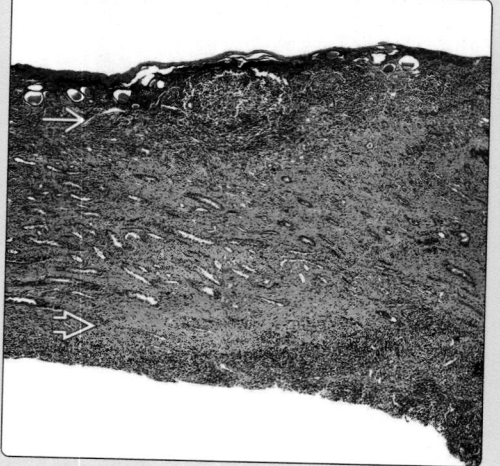

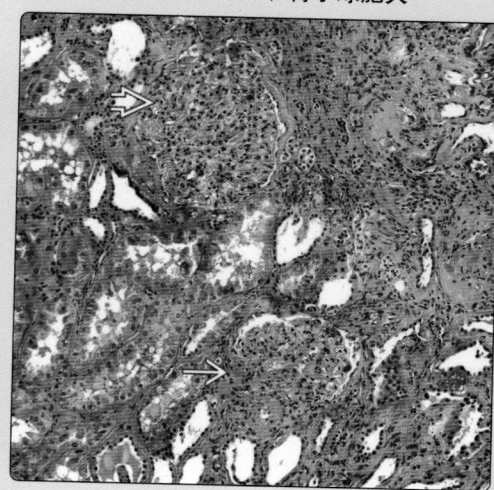

术语

定义

- 反流：由于下尿路功能性或生理性缺陷，尿液从膀胱逆行流入输尿管或肾脏
- 反流性肾病：由于尿液反流导致肾实质瘢痕化

病因学/发病机制

病因

- VUR
  - 原发性 VUR
    - 先天畸形，单侧或双侧性
    - 输尿管插入膀胱异常；膀胱内的输尿管管道长度异常
    - 瓣膜失效
    - 若为家族性，常染色体显性遗传伴不同外显性
  - 继发性 VUR
    - 远端梗阻，神经性膀胱：后尿道瓣膜（PUV），多发性硬化，脊髓损伤，卒中，糖尿病神经病变，盆腔手术，维生素 B_{12} 缺乏
    - 排泄功能不全综合征：储尿和排尿异常
- 获得性：UTI

遗传学

- 引起反流的基因在肾脏发育中非常重要
- 多因素，包括常染色体显性遗传与不完全外显性
- 异质性：*TNF*, *TGFB1*, *ACE*, *PTGS2*, *IGF1*, *IGF1R*, *EGF*, *CCL2*, *ROBO2*, *UPK1A*, *UPK3A*, *GNB3*, *AGTR2*, *RET*, *VWA2*, *FGFR1*, *OFD1*, *FLNA*, *KMT2D*, *SALL1*, *GATA3*, *TRPS1*, *TRAP1*, *FREM2*, *ETV4*, *TBX18*, *GREB1L*, *KAT6B*, *HPSE2*, *NOTCH2*, 以及罕见的拷贝数异常（*WDPCP*, *OTX1*, *BMP5*, *VANGL1* 和 *WNTSA*）

病理生理学

- 反流尿经复合乳头（2～3 个融合乳头位于两极凹口）进入肾实质
- 肾脏持续暴露于高压尿液反流或细菌中可引起急性或慢性免疫应答
  - 肾小管间质损伤可导致缺血、炎症、肾小管萎缩和间质纤维化
    - 复合乳头处局灶性瘢痕
    - 单乳头（圆顶型，裂隙样孔口，引流单瓣）的持续性损伤可改变解剖为复合型，并引起更弥漫的瘢痕
- 继发肾单位丢失致肾小球硬化
- 肾素-血管紧张素系统活化可引起高血压
- 瘢痕形成的病因不明
  - 无反流的肾脏也可形成瘢痕
  - 肾脏细菌定植可能不是诱发肾脏损伤所必需的
    - 无 UTI 病史患者中可见瘢痕
  - 反流和肾盂肾炎的存在可导致新的肾脏瘢痕形成
- 肾内反流可导致肾脏部分或完全发育停滞，从而导致发育不良

临床特征

流行病学

- 发病率
  - 美国因反流性肾病引起的 ESRD 发病率为 0.6/100 万
    - 约 5% 儿童肾衰竭由反流性肾病引起
    - 儿童严重高血压的最常见病因
- 性别
  - 60% 为女性

表现

- 高血压
- 蛋白尿（如肾单位缺失引起继发性 FSGS）
- UTI，急性肾盂肾炎，慢性肾盂肾炎
  - 50%～80% 的发热性 UTI 儿童影像学检查有肾瘢痕
- 原发性或继发性 VUR

实验室检查

- 肾实质显像：Tc-99m DMSA 扫描
  - 取决于充足的肾血流量和细胞摄取
- 下尿路疾病行排泄性膀胱尿道造影（VCUG）

治疗

- VUR 手术修复 vs. 抗生素（存在争议）
  - 结果取决于肾实质损伤程度、年龄和反流程度
- 透析，移植
  - 5 年移植存活率约 95%，与肾小球肾炎受者相似

预后

- 高级别反流较低级别反流更易引起肾病
- 蛋白尿、肌酐清除率和肾小球滤过率（GFR）降低、高血压、高级别反流和双侧 VUR 增加了慢性肾脏疾病进展的可能性
- 管理标准具有争议
  - 4、5 级反流需行肾病监测
- 如果胚胎早期发生反流可影响肾脏的功能发育
- 20% 男童肾衰竭伴反流由 PUV 导致

影像学

影像学表现

- VCUG 显示输尿管中的染料可能延伸到肾盂和肾脏

大体特征

一般特征

- 极向瘢痕（上极、下极）
- 输尿管和肾盏扩张
- 也可存在其他先天性肾脏和尿道畸形

反流性肾病的病因学		
原发性 VUR（先天性）	继发性 VUR（先天性）	继发性 VUR（获得性）
膀胱内的输尿管管道异常	后尿道瓣膜	神经性膀胱，脊髓损伤，多发性硬化
异位输尿管	输尿管疝	良性前列腺增生
主输尿管	憩室	维生素 B_{12} 缺乏
	尿道狭窄	盆腔手术
	先天性巨输尿管	排泄功能不全综合征

反流性和梗阻性肾病的主要鉴别		
类型	反流性肾病	梗阻性肾病
障碍	仅输尿管膀胱连接处	生理性梗阻，功能性，尿道任何位置
机制	轻度至中度静水压，影响第 1 叶复合乳头	重度静水压，累及所有集合系统单位
早期病理	节段性皮质变薄、瘢痕	弥漫扩张和受压，瘢痕
后期病理	弥漫性瘢痕、终末期肾脏	弥漫性瘢痕、终末期肾脏

膀胱输尿管反流分级		
等级	反流程度	肾病风险
1	局限于输尿管	无
2	输尿管及肾盂	无
3	2级，输尿管扭曲轻度增加	低
4	3级，中度扭曲，肾盏变钝	中
5	4级，集合系统显著扭曲，压迫肾实质	高

镜下特征

组织学特征

- 肾小管
  - 肾小管萎缩
  - 肾小管甲状腺样化
  - 集合管扩张
- 间质
  - 间质纤维化
  - 间质炎症，尤其在肾小管破裂区域
- 可能存在其他特征
  - 发育不良表明反流由先天性成分导致
  - 急性肾盂肾炎：管腔或间质内可见中性粒细胞
  - 肾盂周围炎症
- 与梗阻性肾病特征有重叠

辅助检查

基因检测

- 无症状者可能为不完全外显性携带者
  - 全外显子组测序或靶向二代测序组合，包括已报道的与 CAKUT 相关的基因

鉴别诊断

梗阻性肾病

- 临床和影像学的关联至关重要

慢性肾盂肾炎

- 常与反流并存，难以排除或包括
- 更严重的肾盏周围炎症具有提示意义

Ask-Upmark 肾

- 无肾小球的节段性界限清楚瘢痕

参考文献

1. Hewitt I et al: Vesicoureteral reflux is it important to find? Pediatr Nephrol. 36(4):1011-7, 2021
2. Verbitsky M et al: Copy number variant analysis and genome-wide association study identify loci with large effect for vesicoureteral reflux. J Am Soc Nephrol. 32(4):805-20, 2021
3. Cornwell LB et al: New-onset ESRD secondary to reflux nephropathy has decreased in incidence in the United States. J Pediatr Urol. 16(5):566.e1-7, 2020
4. Matsuoka H et al: The long-term prognosis of nephropathy in operated reflux. J Pediatr Urol. 15(6):605.e1-8, 2019
5. Verbitsky M et al: The copy number variation landscape of congenital anomalies of the kidney and urinary tract. Nat Genet. 51(1):117-27, 2019
6. Lee KH et al: Genetics of vesicoureteral reflux and congenital anomalies of the kidney and urinary tract. Investig Clin Urol. 58(Suppl 1):S4-13, 2017
7. Kara E et al: Posttransplant urinary tract infection rates and graft outcome in kidney transplantation for end-stage renal disease due to reflux nephropathy versus chronic glomerulonephritis. Transplant Proc.48(6):2065-71, 2016

反流性肾病　节段瘢痕

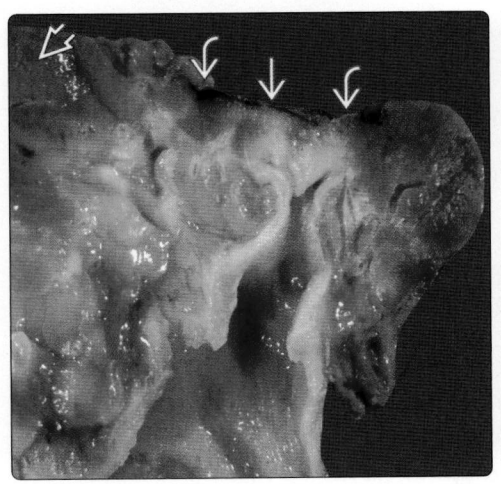

反流性肾病　两极皮质变薄

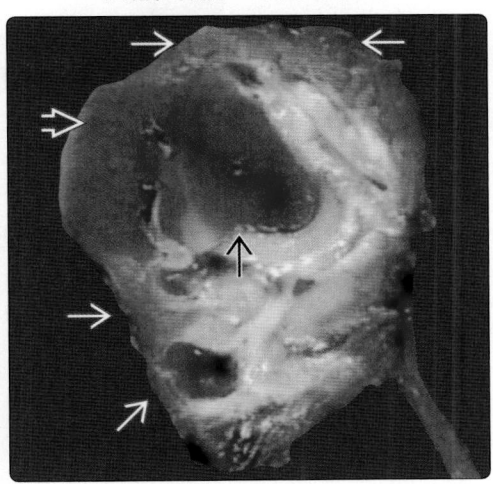

（左）反流性肾病大体图像显示扩张肾盏处上方的节段性瘢痕➡️，注意与正常肾实质➡️相邻的肾皮质变薄➡️

（右）反流性肾病患者大体图像显示上下极肾皮质变薄➡️，髓质消失。中叶皮质➡️相对正常。中叶单个乳头因上下极瘢痕影响而濒临畸形➡️

球周纤维化

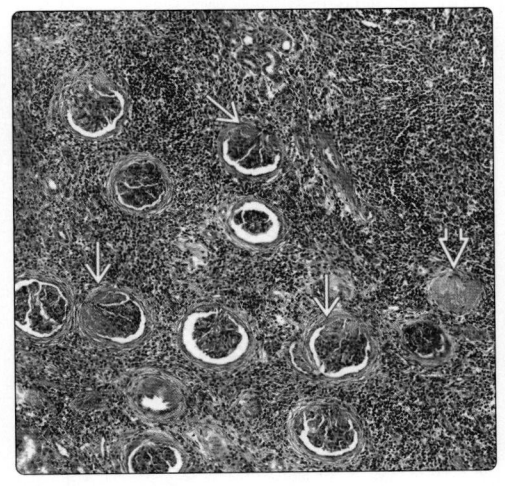

反流性肾病　肾小球肥大

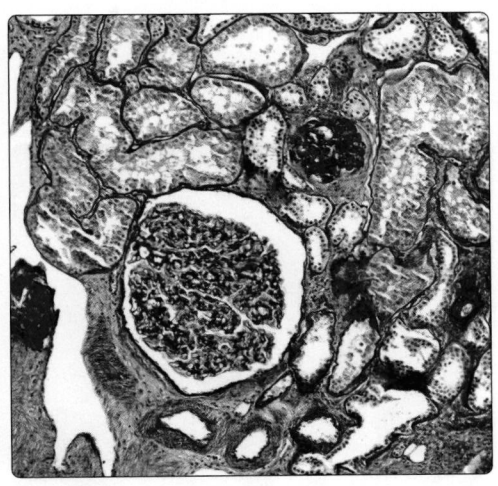

（左）反流性肾病中肾小球相对不受影响，但晚期常继发FSGS，典型分布于球门周围➡️，球性硬化亦可见➡️，该视野大部分区域肾小管被完全破坏

（右）25 岁女性晚期肾病，儿童时期发生反流性肾病，显示肾单位减少，残存肾小球肥大

反流性肾病　肾小管漏致间质性炎症

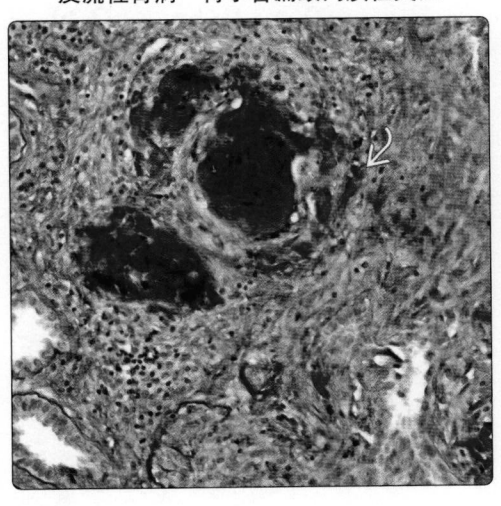

膀胱输尿管反流 5 级

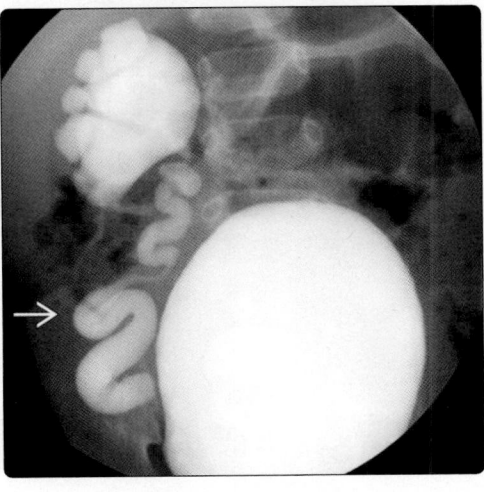

（左）肾小管破裂，包括 PAS（＋）Tamm-Horsfall 蛋白内容物➡️的渗漏是反流性肾病的特征，常引起局部炎症，有时为肉芽肿性炎症

（右）4 个月大后尿道瓣膜婴儿，继发 VUR5 级，排泄性膀胱尿道造影显示输尿管严重扭曲➡️，染料延伸至肾脏，集合系统严重扩张

（李慧明　译，余英豪　审）

要点

术语

- 因尿流受阻导致的急性或慢性肾脏损伤

病因学/发病机制

- 先天性及获得性因素
  - 发育缺陷
  - 肿瘤
  - 结石
- 输尿管肾盂连接部梗阻(UPJO)为最常见原因

临床特征

- 慢性或反复发作性肾盂肾炎
- 腰痛
- 高血压
- 肾衰竭(双侧)
- 手术修复,减压
  - 尽管手术矫正,病情恶化仍可能持续

大体特征

- 肾盂扩张(肾盂积水)
- 肾盏变钝
- 髓质消失,皮质变薄

镜下特征

- 肾小管显著减少
- 球性和节段性肾小球硬化
- 间质纤维化,慢性炎症
- 集合管扩张
- 软骨或平滑肌存在提示发育不良
  - 发育不良提示先天性

主要鉴别诊断

- 反流性肾病(慢性梗阻)
- 慢性肾小管间质性肾炎(慢性梗阻)
- 急性肾小管损伤(急性梗阻)

慢性梗阻

UPJO 集合管扩张

(左)慢性梗阻的典型特征包括肾盂和肾盏扩张(肾盂积水)➡,髓质锥体消失➡,皮质继发性变薄➡
(右)UPJO 患儿,髓质切片显示较大的髓质集合管因尿回流压增高而扩张➡,皮质相对正常➡

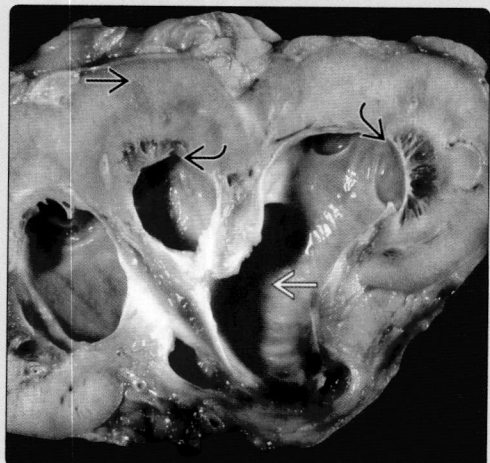
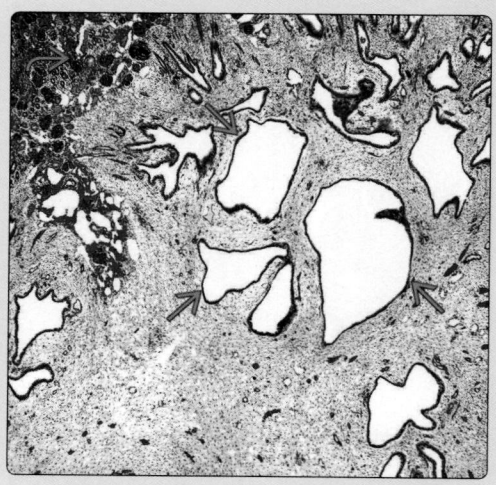

右侧输尿管肾盂连接部梗阻

梗阻 球周纤维化

(左)9 岁儿童右侧 UPJO,CT 扫描显示肾盂明显扩张➡,注意由集合系统张力增加引起的皮质受压➡
(右)梗阻性肾病和蛋白尿患者肾小球电镜图像,梗阻的肾小球病理包括足细胞足突消失➡和球周纤维化➡

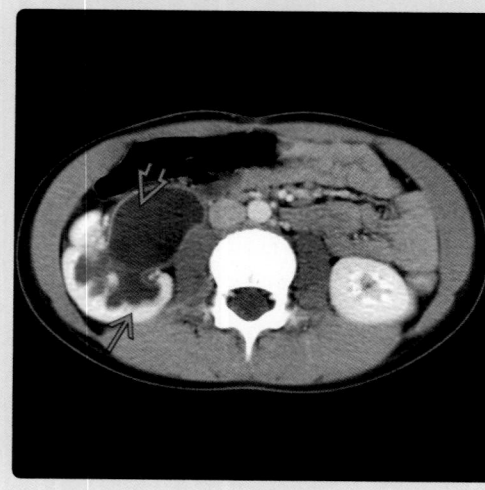
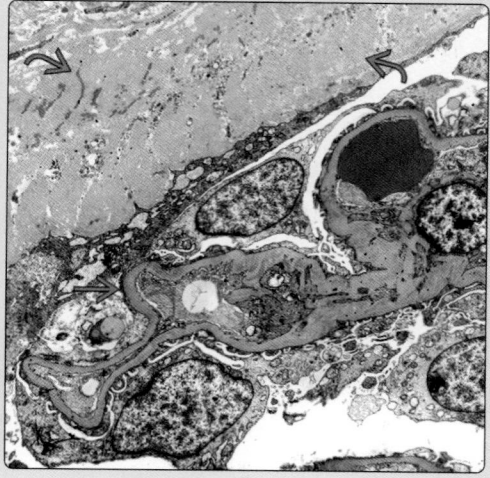

术语

定义

- 梗阻性肾病（ON）：因尿流受阻导致的肾脏损伤
- 肾盂积水：由于功能性或生理性尿流障碍导致的肾盂扩张

病因学/发病机制

病因

- 生理性梗阻
  - 结石
  - 尿道肿瘤
  - 良性前列腺增生
  - 外部压迫（肿瘤、妊娠、腹膜后纤维化、子宫内膜异位症、血管交叉）
- 功能性梗阻
  - 发育异常：后尿道瓣膜（PUV）、输尿管疝、UPJO、先天性巨输尿管
    - UPJO 是梗阻性肾病最常见的病因
  - 肾小管和集合管功能障碍（如水重吸收障碍）

病理生理学

- 尿流受阻导致集合系统和肾小管扩张及回流压增加
- 肾实质受压伴血管损伤和炎症反应
- 肾间质和肾单位的细胞变化导致不同程度的瘢痕形成
- 在肾发生过程中，宫内梗阻可引起肾发育不良

临床特征

表现

- UPJO 是 ON 最常见的病因
- 急性梗阻（腰痛、恶心、呕吐）
- 慢性梗阻（反复发作性肾盂肾炎，高血压，如为双侧性发生肾衰竭）

治疗

- 解除梗阻（肾造瘘，支架植入，修补术，取石）
- 肾切除（慢性感染、疼痛）

预后

- 先天性 ON 进展：蛋白-肌酐比值升高、早期 GFR 下降
- 如果存在发育不良，随之发生肾衰竭
- 肾盂成形术后进展：肾小球硬化增多、鲍曼囊增宽、间质纤维化和肾小管萎缩（楔形活检）

大体特征

一般特征

- 肾盂积水、肾盏变钝（慢性）
  - 瘢痕导致肾脏表面不规则
- 并发异常或综合征：集合系统重复、巨输尿管症、输尿管积水、肾发育不良

镜下特征

组织学特征

- 慢性梗阻
  - 肾小球
    - 相对不受累但最终发生球性硬化
      - 球周纤维化明显
      - 无管性肾小球（鲍曼囊腔扩张）
    - 新月体罕见
  - 肾小管
    - 肾小管萎缩
    - 远端肾单位段扩张，包括被膜下集合管
  - 肾间质
    - 纤维化，弥漫性
    - 单个核细胞炎症，浆细胞
    - 软骨或平滑肌提示发育不良
  - 血管
    - 动脉中膜肥厚和内膜弹力纤维增生提示高血压
  - 肾盂和输尿管
    - 肾盂扩张、肾乳头消失
    - 输尿管肥大扩张
    - 黏膜慢性炎症
- 急性梗阻
  - 被膜下集合管扩张
  - 含 Tamm-Horsfall 蛋白的淋巴管扩张
  - 间质水肿，轻度炎症

鉴别诊断

反流性肾病

- 肾盂积水通常更轻
- 临床和影像学信息的相关性

慢性小管间质疾病

- 无肾盏扩张或肾盂积水
- 髓质破坏不严重

急性小管损伤

- 与急性梗阻鉴别困难
- 集合管扩张较轻

诊断要点

病理解读要点

- 移植肾肾小管扩张、蛋白管型、空泡化和肾小管损伤预示隐匿性梗阻

参考文献

1. Bojić M et al: Tubular ectasia in renal allograft biopsy: associations with occult obstructive urological complications. Transplantation. 104(1):145-53, 2020
2. McLeod DJ et al: Longitudinal kidney injury biomarker trajectories in children with obstructive uropathy. Pediatr Nephrol. 35(10):1907-14, 2020
3. McLeod DJ et al: Common clinical markers predict end-stage renal disease in children with obstructive uropathy. Pediatr Nephrol. 34(3):443-8, 2018
4. Bhat GS et al: Is renal biopsy a better predictor of the outcome of pyeloplasty in adult ureteropelvic junction obstruction? Urology. 79(2):321-5, 2012

UPJO 输尿管重复

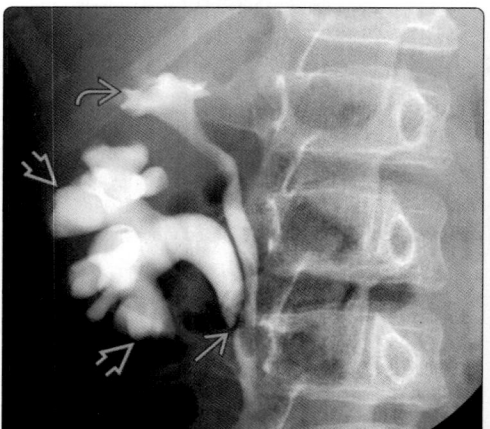

肾乳头变钝及瘢痕形成

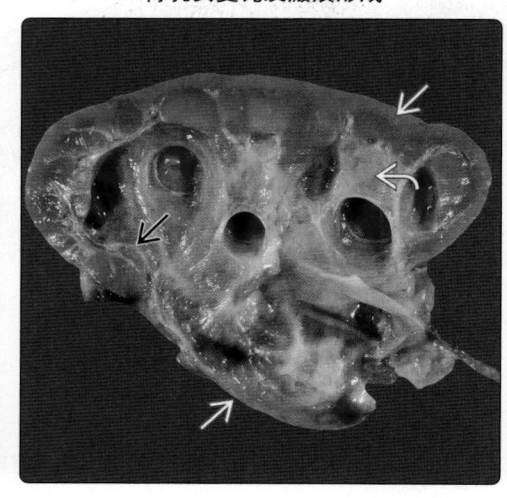

(左)图示输尿管重复,下段输尿管存在 UPJO,导致尿液反流和肾盂积水。造影剂显示肾盏粗大,另一输尿管连接的肾盏相对正常,穹窿部锐利

(右)肾脏大体图像显示梗阻性肾病特征,皮髓质不同程度变薄,肾乳头扁平和瘢痕形成

梗阻导致肾皮质变薄

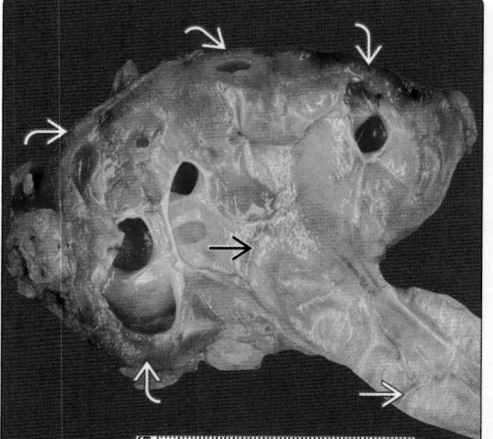
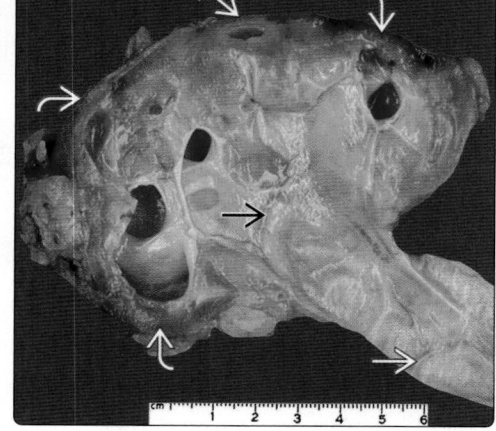

梗阻性肾病结石

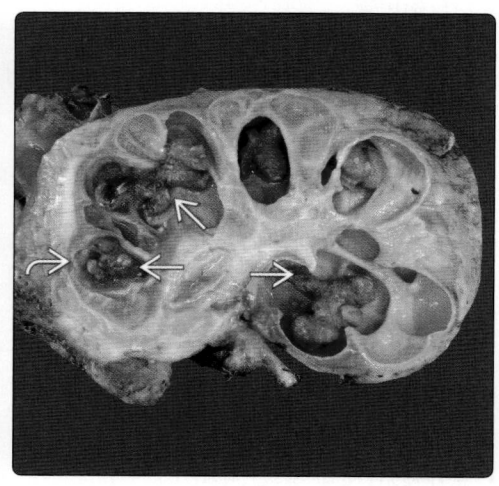

(左)本例慢性梗阻性肾病显示输尿管重度扩,提示远端梗阻。注意部分皮质变薄,无锥体,肾盂明显扩

(右)黄色肉芽肿性肾盂肾炎和鹿角石可并发梗阻性肾病。肾盂肾盏系统扩张,充满鹿角石。髓质区的呈金黄色带为黄色肉芽肿性肾盂肾炎

肾盂积水

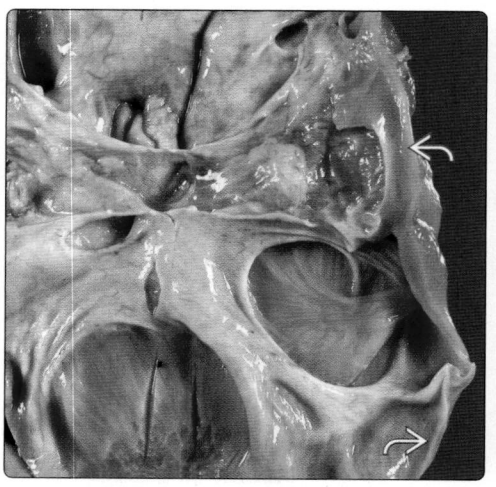

先天性巨输尿管

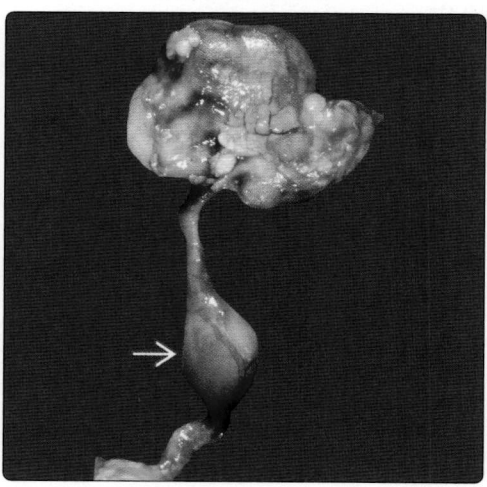

(左)严重肾盂积水导致肾脏呈囊样,肾实质几乎完全丧失。本例肾皮质和髓质仅数毫米厚

(右)原发性巨输尿管患儿,显示输尿管整体扩张,其中一段明显扩张。由于发育不良,肾脏失去正常肾形。子宫内梗阻是肾发育不良的已知原因

UPJO 引起的梗阻性肾病

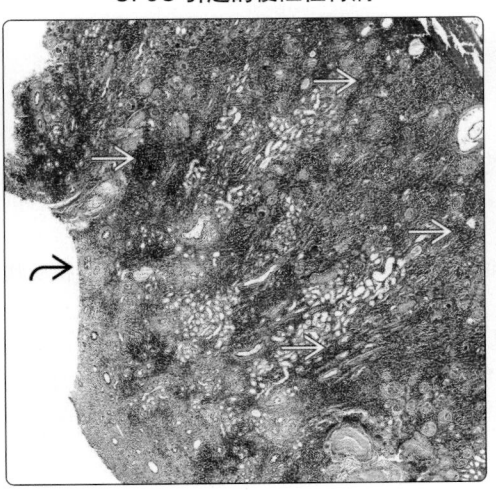

梗阻性肾病　Tamm-Horsfall 蛋白渗漏

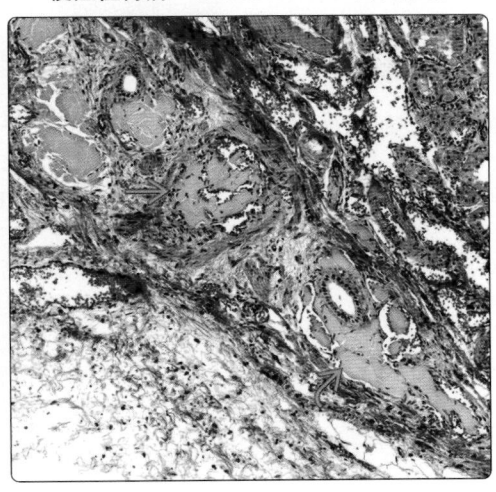

(左)梗阻性肾病肾盂肾盏扩张导致肾乳头消失➡️，弥漫性炎症累及整个皮质➡️，未见发育不良，与出生后的梗阻一致

(右)梗阻导致远端肾小管 Tamm-Horsfall 蛋白(THP)渗漏并引起炎症反应，集合管周围间质➡️和淋巴管中➡️中可见 THP

肾小管萎缩和间质纤维化

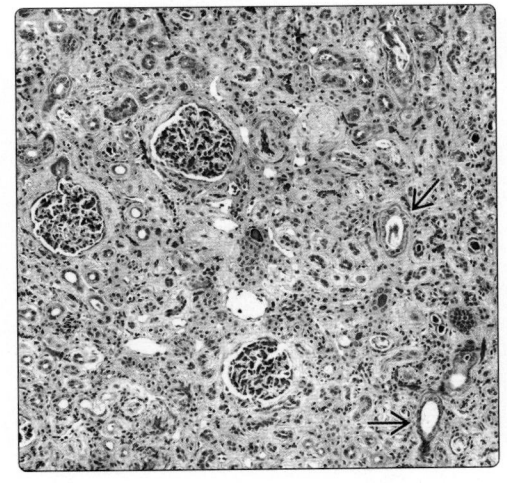

先天性梗阻发育不良

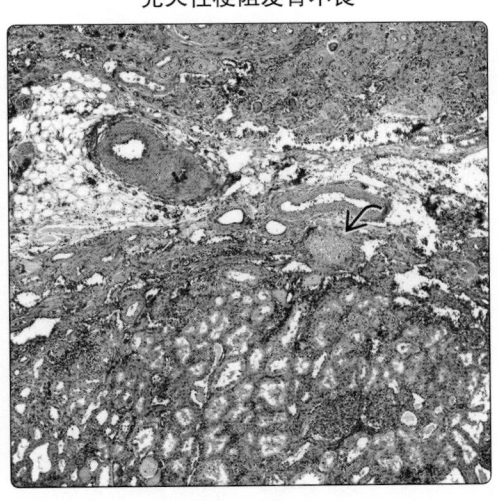

(左)慢性梗阻性肾脏，三色染色显示肾小管明显减少和萎缩，伴弥漫性间质纤维化。肾小球相对完好，虽然它们可能是无管性肾小球。可见少量残余集合管➡️

(右)子宫内梗阻导致肾脏发育不良并不罕见，一种形式是带状发育不良，其外皮质层(被膜下和肾柱内)可见软骨➡️或平滑肌

肾小球肥大

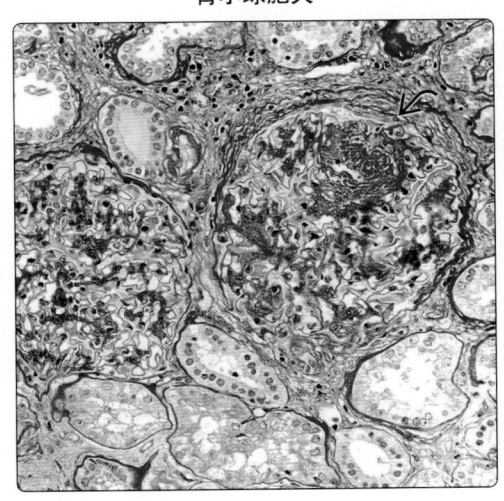

梗阻性肾病纤维细胞性新月体

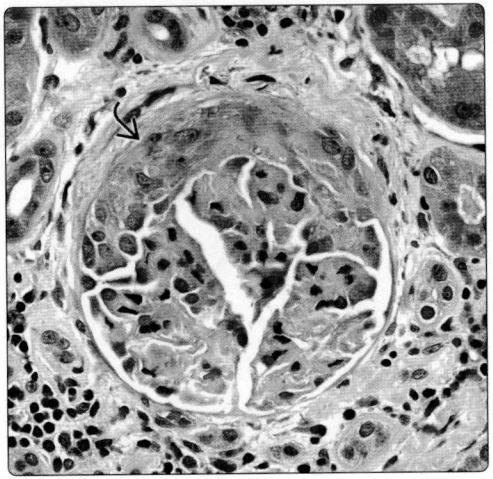

(左)慢性梗阻性患者可继发局灶性肾小球硬化。图示肾小球肥大，其中一个肾小球在球周纤维化区域出现节段粘连➡️

(右)在慢性梗阻中，尤其在儿童，偶尔可见呈鳞状外观的细胞性新月体➡️。这最初由 Seymour Rosen 等在 UPJO 中描述，不应被误认为合并肾小球肾炎

(李慧明 译, 余英豪 审)

要 点

术语

- 尿液中矿物质或有机晶体在肾脏中凝结

病因学/发病机制

- 病因
  - 25% 已知病因
  - 50% 特发性高钙尿症
  - 25% 病因不明

临床特征

- 发病率：在美国女性的 5%，男性的 12%
- 症状包括肾绞痛和血尿
- 结石复发率约为 50%
- 治疗包括水合、噻嗪类利尿剂、震波碎石术和肾切开取石术

- 结石矿物含量（结石类型）由红外光谱或 X 射线衍射确定

镜下特征

- 草酸钙形成淡黄色折光束：偏振显微镜显示双折光
- 肾钙斑（Randall plaque）为上皮下融合的乳头状磷灰石沉积物
- 大多数钙和胱氨酸结石患者肾直小管和髓质集合管被矿物质堵塞
- 间质尿酸盐沉积有巨细胞反应（痛风石）
- 鸟粪石（鹿角石）与急慢性或黄色肉芽肿性肾盂肾炎有关
- 髓袢基底膜中小的髓质磷灰石沉积可见于非结石患者

辅助检查

- von Kossa 染色（磷酸盐）
- Yasue 染色（钙）
- 准确鉴别组织矿物沉积物需要红外光谱技术

草酸石成分

草酸石有机基质

（左）偏振光下显示蜘蛛网状的有机基质与呈放射状排列的草酸钙结晶➡️，位于肾盂尿路上皮下➡️
（右）肾结石可在肾盏过饱和溶液中形成。部分偏振光下可见结石中含有嵌入有机基质中的折光性晶状物质，呈不规则分层状结构

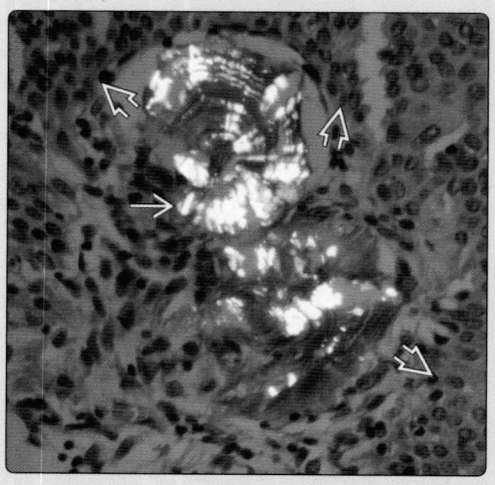
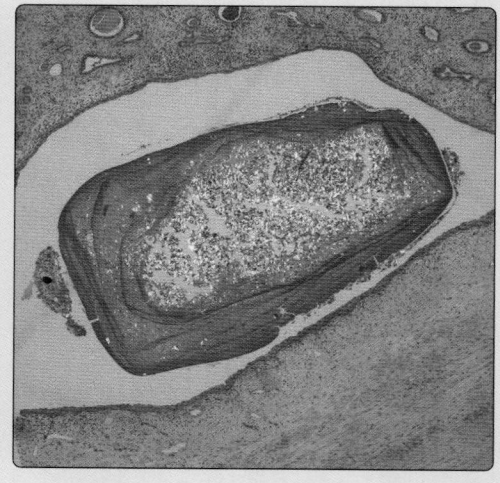

小管周磷灰石沉积物

小管周磷灰石 von Kossa 染色

（左）肾钙斑最早可视病变为细微的磷灰石沉积，表现为沿髓袢基底膜➡️、集合管➡️和间质➡️分布的嗜碱性尘样颗粒
（右）早期肾钙斑 von Kossa 组化染色显示小管周和间质呈棕黑色的磷酸钙（磷灰石）沉积

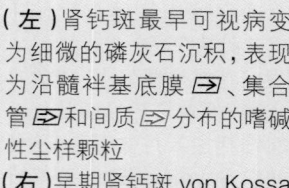
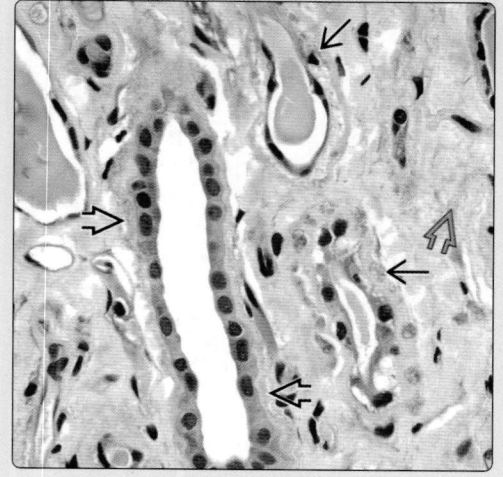
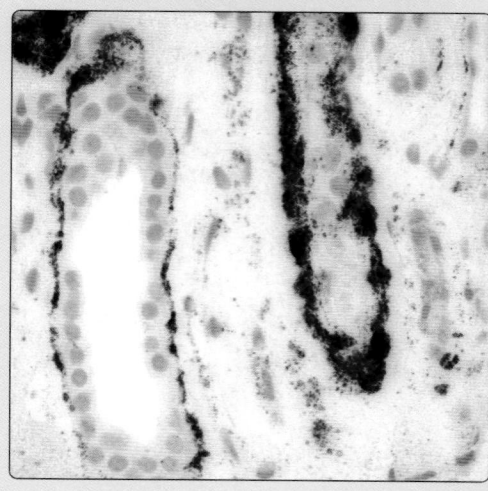

术语

同义词

- 肾结石病、肾石病、肾结石、尿石症、结石症

定义

- 尿液中的矿物质或有机晶体在肾脏集合系统中凝结

病因学/发病机制

结石类型按矿物质含量分类

- 含钙结石(占所有结石 80%)由以下化合物组成
  - 草酸钙(30%)
  - 草酸钙和磷酸钙(35%~45%)
  - 磷酸钙:羟基磷灰石(3.75%~6.00%)
  - 磷酸氢钙:钙磷石(1.25%~2.00%)
- 鸟粪石(磷酸镁铵和碳酸钙-磷灰石)(5%~10%)
- 尿酸(5%~10%)
- 胱氨酸(1%~2%)
- 其他:黄嘌呤、2,8-二羟基腺嘌呤、药物(如茚地那韦、磺胺嘧啶、含硅抗酸剂)、三聚氰胺

罹患因素

- 钙结石
  - 无高钙血症的高钙尿症[定义为尿液中钙>4mg/(kg·d)]
    - 特发性
    - 肾小管酸中毒
    - 髓质海绵肾
    - 镉和铍肾毒性
    - claudin-2 缺陷的可能作用
  - 高钙血症和高钙尿症:原发性和继发性甲状旁腺功能亢进
  - 高草酸尿
    - 原发性:常染色体隐性遗传 1 型和 2 型
    - 继发性:肠道性,由于小肠吸收不良或摄入过量;饮食,中毒(乙二醇)
- 鸟粪石
  - 分解尿素的微生物感染:变形杆菌、假单胞菌、普罗维登斯菌属等
  - 碱性尿液会增加风险
- 尿酸结石
  - 高尿酸尿症
    - 与尿酸结石和大约 40% 的草酸钙结石有关
  - pH<5.5 的酸性尿液
- 胱氨酸结石
  - 遗传性小管运输障碍伴溶质连锁载体基因 *SLC3A1* 和 *SLC7A9* 突变
- 普遍性
  - 低尿量

- 可能改变肠道菌群的口服抗生素应用
结石形成的病理生理学
- 尿液中结石成分过饱和
- 成核是指溶解的盐类凝结成固相晶体
  - 均相成核:当溶解度超过限度时
  - 异相成核:细胞膜、细胞碎屑或其他类型晶体形成的病灶;发生在低饱和状态
- 结石形成至少存在三种不同形式
  - 成分在过饱和的溶液中凝结
  - 肾钙斑异相成核
    - 这些起源于髓袢升支细段
  - 结石从扩张直小管中的晶体栓生成
- 结石成分:约 95% 为聚合晶体,5% 为有机黏蛋白基质

肾结石的病因

- 25% 为已知病因,最常见
  - 原发性甲状旁腺功能亢进和其他原因的高钙血症
  - 肾小管酸中毒
  - 高草酸尿
  - 胱氨酸尿
  - 髓质海绵肾
  - 药物:抗病毒药物(阿昔洛韦,更昔洛韦,茚地那韦),磺胺衍生物,氨苯蝶啶,格拉非宁,吡哆嗪
- 50% 特发性高钙尿症
- 25% 病因未明

临床特征

表现

- 发病率:美国女性的 5%,男性的 12%
- 非梗阻性结石仅有血尿而无其他症状或体征
- 肾绞痛与结石通过有关,取决于结石大小
  - <5mm:通过机会大
  - 5~7mm:约 50% 通过机会
  - >7mm:需要干预去除

治疗

- 利用超声波打碎结石的体外震波碎石术
- 内镜激光引导下碎石
- 较大结石通过经皮肾造瘘术去除
- 内科治疗包括水合作用以增加尿量及噻嗪类利尿剂以减少钙的析出

预后

- 结石复发率约为 50%
- 结石患者血压高于非结石患者
- 高体重指数(>27kg/m^2)结石患者肾小球滤过率(GFR)低于匹配的非结石患者
- 几乎任何类型的结石都可并发于尿路梗阻或感染

大体特征

常见结石类型形态

- 草酸钙和磷灰石
  - 孤立性或多发；质硬，不透射线；黄褐色
- 鸟粪石
  - 大而分支（"鹿角状"）；质硬，灰白色，显影性取决于钙含量
- 尿酸
  - 多发；很少>2cm；质硬，表面光滑，棕黄色；大多透射线
- 胱氨酸
  - 多发；小，光滑，圆形（罕见"鹿角状"）；黄色，蜡状，不透射线
- 80%结石为单侧性
- 结石从扩张的含有钙、尿酸、胱氨酸的肾直小管中析出，一些病例为肠道草酸尿相关结石
- 在大多数钙石症中，结石附着在肾乳头上，形成肉眼可见的肾钙斑

镜下特征

组织学特征

- 矿物质沉积
  - 草酸钙形成淡黄色，折光束；偏振光显微镜下呈双折射
  - 磷灰石嗜碱性，分层，成角：经 von Kossa 或 Yasue 染色证实
  - 准确鉴别组织矿物质沉积物需要红外光谱
- 髓质组织学
  - 肾钙斑为尿路上皮下乳头状融合状磷灰石沉积物
    - 可能由髓祥基底膜点状磷灰石沉积演化而来
      - 磷灰石位于基底膜内
      - 更多见于升支
      - 斑块面积与钙排出和结石形成频率有关
      - 斑块与 CD68 阳性巨噬细胞浸润有关
    - 草酸钙、磷酸盐和混合性结石病灶
    - 在大部分钙结石患者中可见
  - 大多数钙结石（钙磷石和羟基磷灰石）和胱氨酸结石患者的直小管和髓质集合管被矿物质堵塞
    - 结石可从堵塞的末端导管中生成
    - 堵塞的导管有上皮损伤、扩张、导管周围炎症和纤维化
  - 尿酸结石与肾小管内的钠和尿酸铵晶体栓有关
    - 间质尿酸盐沉积有巨细胞反应（痛风石）
  - 鸟粪石结石与急性、慢性或黄色肉芽肿性肾盂肾炎有关
  - 髓祥基底膜中小的髓质磷灰石沉积可见于非结石患者
  - 罕见髓质肉芽肿性肾盂炎
- 皮质组织学
  - 高钙血症和胱氨酸结石病可见明显的皮质磷酸钙沉积

- 磷酸氢钙和胱氨酸结石病可见显著皮质间质纤维化、肾小管萎缩和肾小球硬化
- 大多数结石病可并发梗阻和感染（急性、慢性和黄色肉芽肿性肾盂肾炎）
- 皮质瘢痕可因晶体沉积、梗阻、感染、震波碎石术或手术治疗而产生

辅助检查

组织化学

- von Kossa 染色
  - 反应性：与磷酸盐沉积物阳性反应
  - 着色模式：在磷酸钙沉淀区可见黑色沉淀物
- Yasue 染色
  - 反应性：与钙沉积物阳性反应
  - 着色模式：在钙沉淀区可见黑色沉淀物

鉴别诊断

结石确定

- 依据结石矿物含量，因此，结石类型需由红外光谱或 X 射线衍射确定

结石病病因

- 依结石类型调查确定继发病因

诊断要点

临床相关病理特征

- 结石生成于乳头尖端的肾钙斑，来源于扩张肾直小管中的晶体栓和游离的过饱和溶液
- 肾钙斑可见于钙结石和胱氨酸结石病中
- 肾直小管扩张和结石突出见于磷酸钙、尿酸、胱氨酸和一些草酸盐（肠源性）结石病中

病理解读要点

- 肾钙斑为髓质上皮下磷灰石沉积
- 皮质瘢痕可因晶体沉积、梗阻、感染、碎石术或外科手术治疗发生

参考文献

1. Dejban P et al: Inflammatory cells in nephrectomy tissue from patients without and with a history of urinary stone disease. Clin J Am Soc Nephrol. 17(3):414-22, 2022
2. Singh P et al: The genetics of kidney stone disease and nephrocalcinosis. Nat Rev Nephrol. 18(4):224-40, 2022
3. Curry JN et al: Claudin-2 deficiency associates with hypercalciuria in mice and human kidney stone disease. J Clin Invest. 130(4):1948-60, 2020
4. Hoppe B et al: Inherited conditions resulting in nephrolithiasis. Curr Opin Pediatr. 32(2):273-83, 2020
5. Sassanarakkit S et al: StoneMod: a database for kidney stone modulatory proteins with experimental evidence. Sci Rep. 10(1):15109, 2020
6. Sivaguru M et al: GeoBioMed sheds new light on human kidney stone crystallization and dissolution. Nat Rev Urol. 17(1):1-2, 2020

肾结石：组成、发病率、病因及相关疾病

组成	发病率	病因	相关疾病
草酸钙和磷酸盐	80%	特发性高钙尿症	钙排泄过量 ± 尿酸尿
		高钙血症和高钙尿症	原发性甲状旁腺功能亢进：甲状旁腺腺瘤、增生
			继发性甲状旁腺功能亢进：慢性肾衰竭，吸收不良
			结节病、恶性肿瘤、乳碱综合征
		远端肾小管酸中毒伴高钙尿症	常染色体显性遗传、常染色体隐性遗传、继发性［蛋白异常血症、干燥综合征、系统性红蓝狼疮、Wilson 病、原发性胆汁性肝硬化、药物/毒素（镉、锂、两性霉素 B）］
		髓质海绵肾伴高钙尿症、淤血、肾小管酸中毒	某些常染色体显性遗传；多数未知
		单基因突变	离子通道和钙传感器基因突变（如登特病）、
		肠源性高草酸尿症	吸收不良（克罗恩病、乳糜泻、回肠切除）；饮食过量
		过氧化物酶基因突变	原发性草酸盐沉积（1~3 型）
鸟粪石	5%~10%	分解尿素的细菌感染（如变形杆菌）	肾盂肾炎（可为黄色肉芽肿性）"鹿角状"结石
尿酸	5%~10%	高尿酸尿症	尿酸性肾病（原发性或继发性）
胱氨酸	1%~2%	胱氨酸尿	氨基酸转运体基因突变
黄嘌呤	<1%	黄嘌呤尿	黄嘌呤脱氢酶基因突变
二羟基腺嘌呤	<1%	2,8-二羟基腺嘌呤	腺嘌呤磷酸核糖转移酶基因突变
药物	<1%	药物结晶	磺胺嘧啶、茚地那韦、阿昔洛韦、氨苯蝶啶等

钙结石病主要病因、过饱和、髓质组织学及结石成分

结石形成疾病	尿液过饱和	间质	集合管	LH TBM	结石成分
特发性 CaOx 结石	CaOx，CaP，尿酸	磷灰石斑	无晶体栓	磷灰石	CaOx，CaP
特发性 CaP 结石	CaP，CaOx	磷灰石斑 ±	磷灰石栓	正常	CaP
磷酸氢钙结石	CaOx，CaP	磷灰石斑	磷灰石栓 ±CaOx	磷灰石	磷酸氢钙（磷酸钙）
甲状腺功能亢进	CaOx，CaP	磷灰石斑	磷灰石栓	磷灰石	CaOx，CaP
结节病	CaOx，CaP	未知	未知	未知	CaOx，CaP
小肠切除	CaOx，尿酸	磷灰石斑	磷灰石和 CaOx 栓	磷灰石	CaOx
回肠造口术	CaOx，尿酸	磷灰石斑	磷灰石和尿酸盐栓	磷灰石	CaOx，尿酸
肥胖分流术	CaOx	无斑块	磷灰石和 CaOx 栓	正常	CaOx
远端肾小管酸中毒	CaP	无斑块	磷灰石和 CaOx 栓	正常	CaP
非结石	无	磷灰石斑 ±	无	磷灰石 ±	无

LH TBM，髓袢肾小管基底膜；CaOx，草酸钙；CaP，磷酸钙；±，少量存在。

髓袢基底膜磷灰石沉积

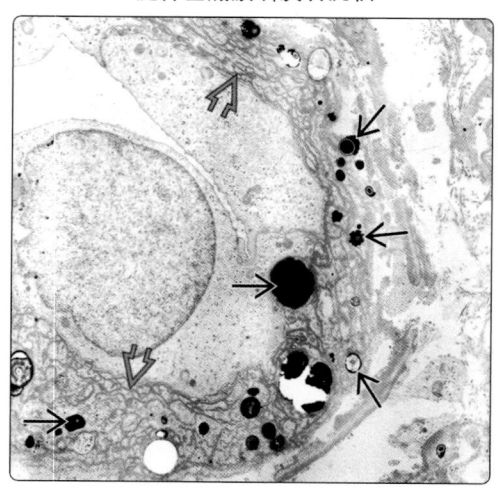

间质细小磷灰石沉积

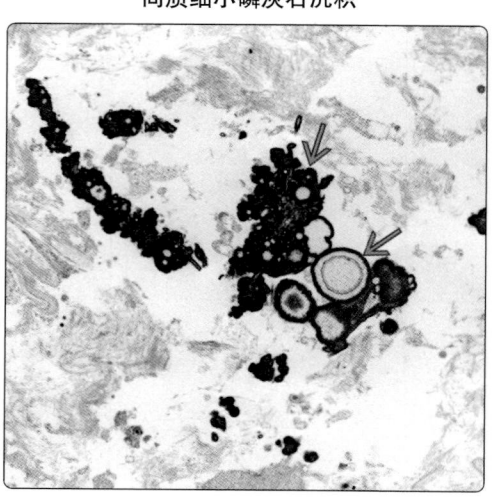

（左）电镜显示在增厚及分层状（损伤）的髓袢基底膜中➡可见球状高电子密度磷灰石颗粒➡，上皮似乎无损伤，这些被认为是肾钙斑最早的病变（Courtesy A.Evan, MD.）

（右）电镜显示髓质间质中早期肾钙斑形成，可见基质样物质和球状磷灰石混合物沉积➡（Courtesy A.Evan, MD.）

磷灰石和基质

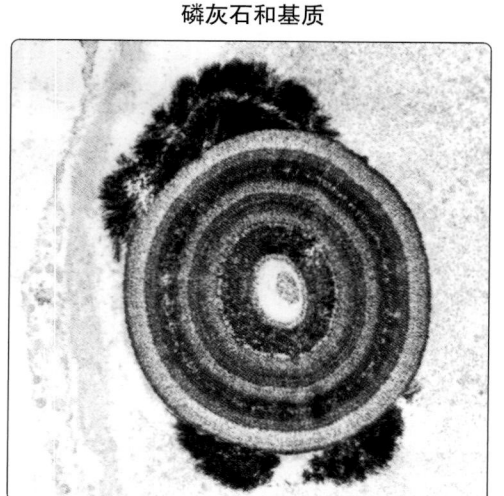

非结石型磷灰石沉积

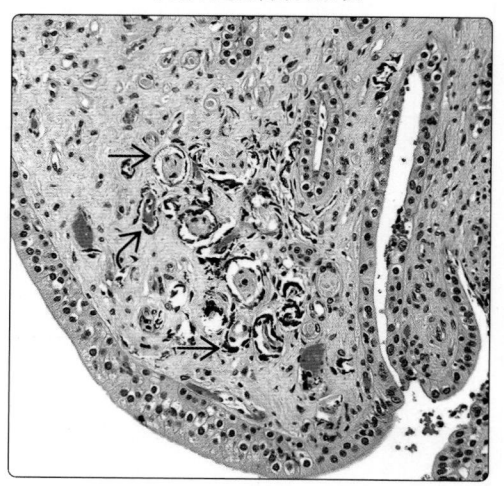

（左）电镜显示球状磷灰石沉积物呈多层结构，结晶物为磷灰石，基质呈高电子密度（Courtesy A.Evan, MD.）

（右）非结石型沉积，在乳头顶端髓袢➡和直小血管➡周围可见磷灰石沉积，尿路上皮下无磷灰石沉积

早期上皮下磷灰石沉积

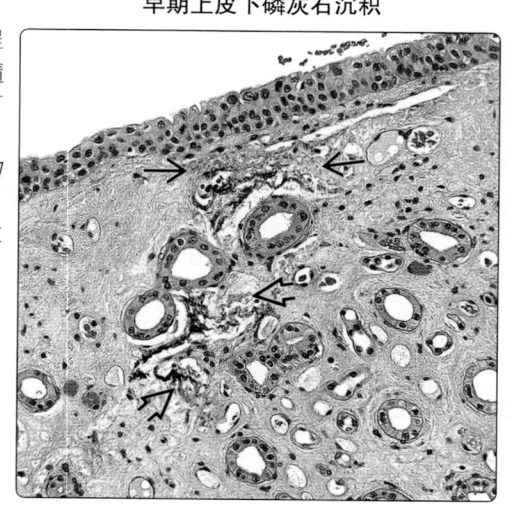

肾钙斑

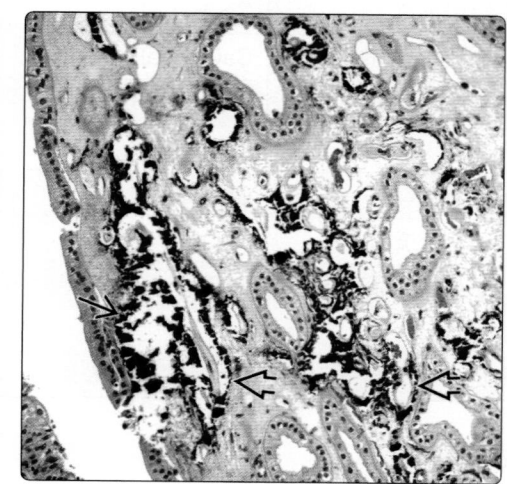

（左）早期肾钙斑形成过程中可见尿路上皮下➡和髓质间质➡细颗粒状磷灰石沉积

（右）上皮下磷灰石斑块➡伴小管周磷灰石沉积➡为肾钙斑的特征，通常见于草酸钙和磷酸氢钙结石中

间质磷灰石斑块

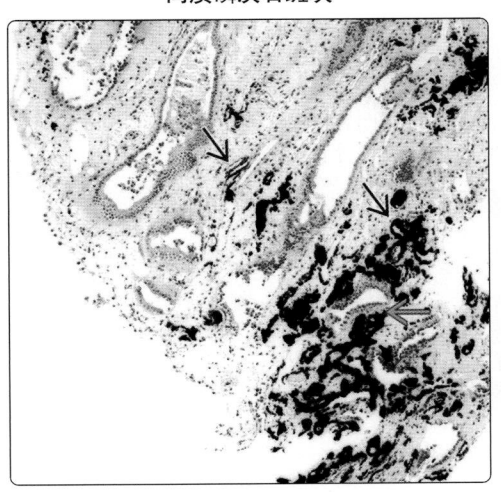

甲状旁腺功能亢进 髓质乳头磷灰石沉积

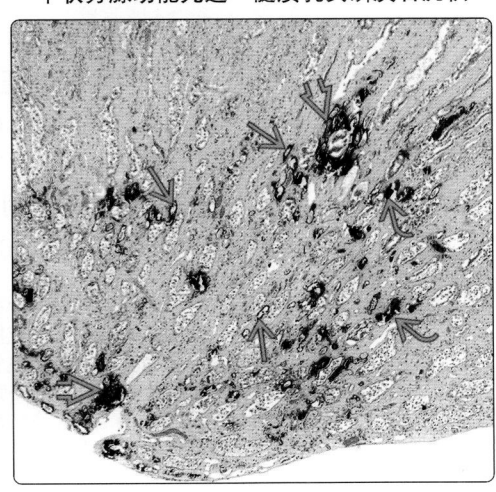

（左）肾乳头活检钙染色（Yasue）显示髓襻➡️、集合管➡️周围和间质内有大量磷灰石，组成肾钙斑的一部分，本例活检未采集到肾乳头尿路上皮（Courtesy A.Evan, MD.）

（右）甲状旁腺功能亢进引起高钙血症和高钙尿症患者，髓质乳头处可见小管周➡️、间质➡️和小管内➡️磷灰石沉积

原发性甲状旁腺功能亢进

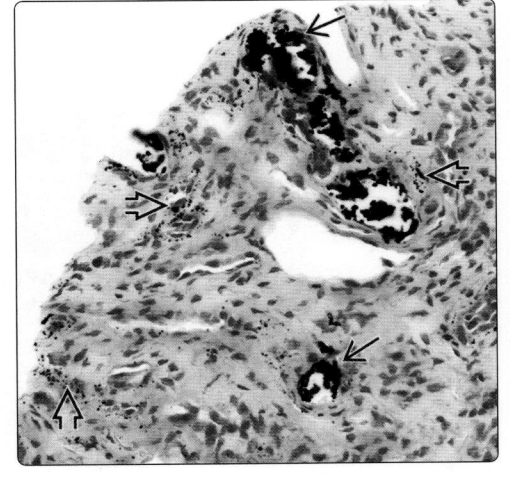

甲状旁腺功能亢进 外髓质磷灰石沉积

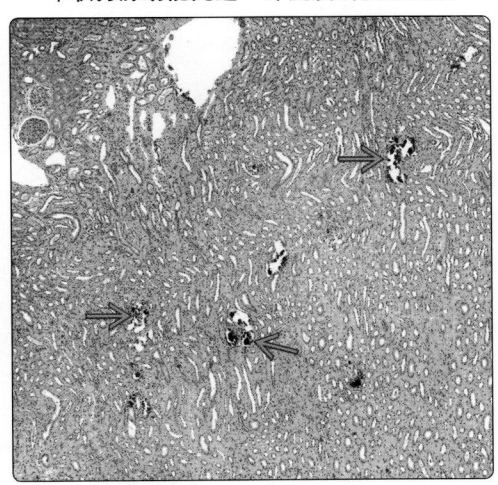

（左）原发性甲状旁腺功能亢进患者，肾乳头活检 Yasue 钙染色显示小管内磷灰石栓➡️和细小的间质沉积物➡️（Courtesy A.Evan, MD.）

（右）甲状旁腺功能亢进患者，外髓质小管中可见嗜苏木精性晶体状磷酸钙（磷灰石）沉积物➡️，皮质也可见类似沉积物

原位草酸钙结石

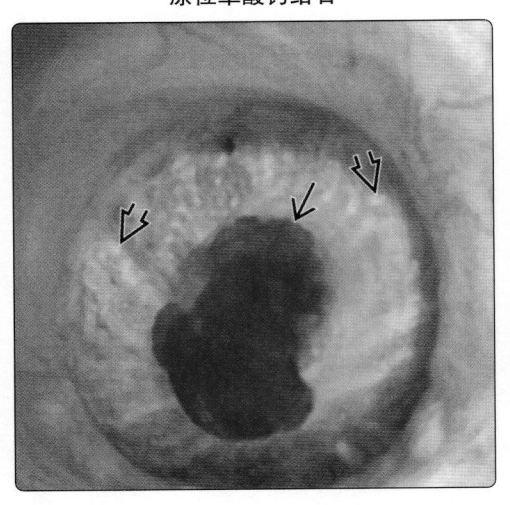

尿酸沉积物

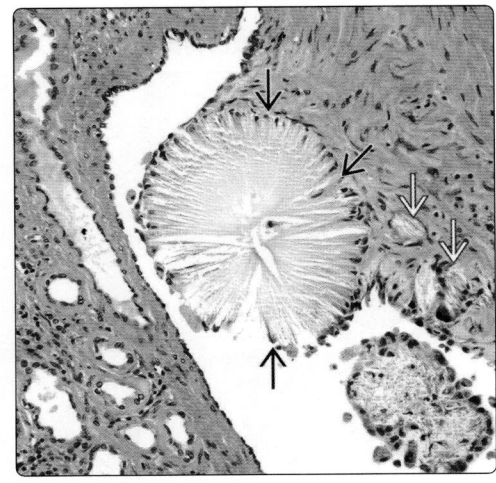

（左）内镜大体图像显示附着在肾乳头顶端的草酸钙结石➡️，乳头两侧可见白色的尿路上皮下斑块（肾钙斑）➡️（Courtesy A.Evan, MD.）

（右）图示穹窿部肾盏尿酸沉积，可见上皮衬覆呈放射状裂隙的有形基质➡️。尿酸结晶可被水性固定剂溶解，其他小沉积物也很明显➡️

（李慧明 译，余英豪 审）

要 点

术语

- 严重腰部疼痛伴有血尿

病因学/发病机制

- 特发性：无明确病因
- 继发性：并发于许多原发性肾脏疾病

临床特征

- 严重腰部疼痛伴有血尿
  - 特发性：不明原因的肾小球毛细血管渗漏
  - 继发性：许多肾脏疾病可伴有腰部疼痛和血尿
    - IgA 肾病和其他肾小球肾炎
    - 薄基底膜病和 Alport 综合征
    - 隐性肾结石
    - 血管畸形
    - 血管炎
    - 尿路感染

镜下特征

- 特发性：正常或非特异性表现
- 继发性：不同表现取决于肾脏疾病

主要鉴别诊断

- 泌尿道病因
  - 肿瘤
  - 隐性肾结石
  - 肾脏或膀胱感染
  - 囊肿性肾病：囊肿破裂
- 各种肾小球病变
- 肾血管疾病
  - 孤立性结节性多动脉炎
  - 血管畸形或解剖变异（如胡桃夹综合征）
  - 肾血栓栓塞或肾动脉夹层

诊断要点

- 活检对于确定继发性病因非常重要

肾小球正常

红细胞管型

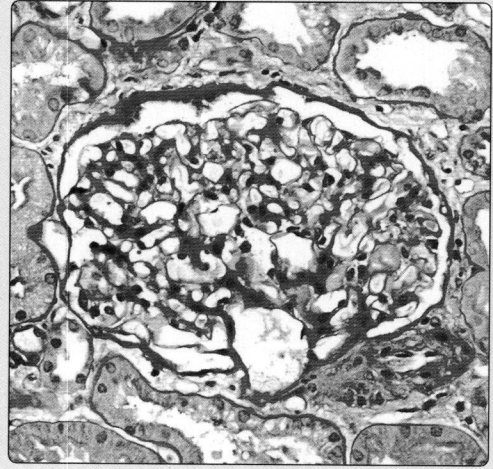
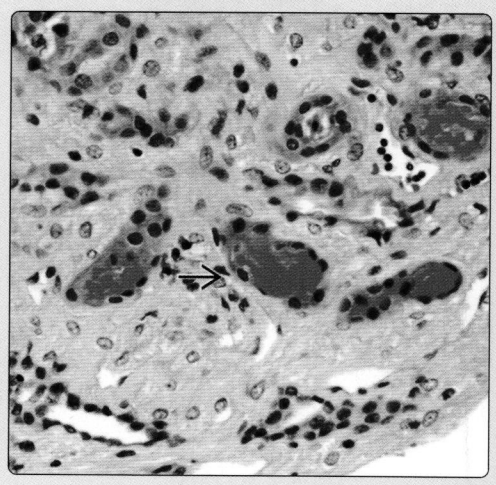

（左）特发性腰痛血尿综合征（LPHS）患者，肾活检未见特异性组织学异常，可见管壁纤细、开放的肾小球毛细血管袢，系膜无明显异常
（右）髓质见红细胞管型阻塞小管伴上皮细胞减少 ➡️，这可导致肾小球滤过回漏、急性肾小管损伤和间质水肿。间质水肿可引起肾被膜肿胀及腰痛

非特异性超微结构异常

非特异性超微结构异常

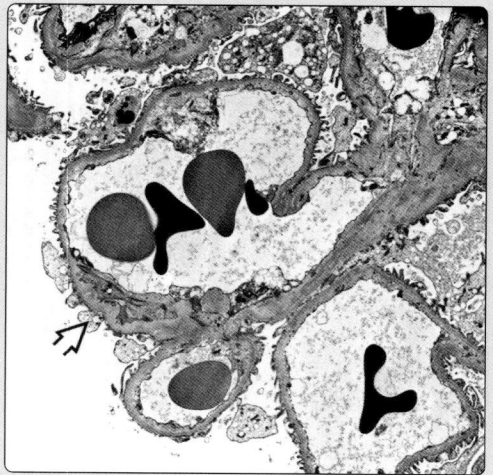
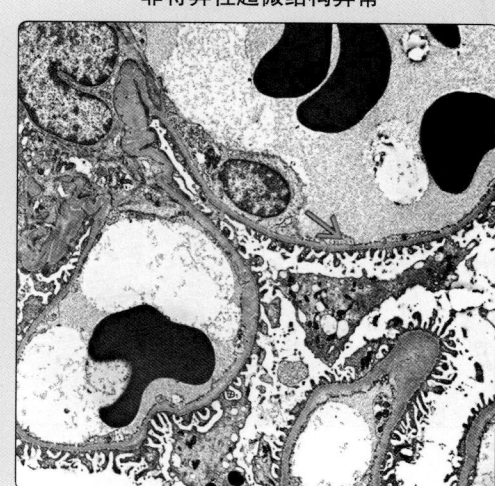

（左）特发性 LPHS 电镜检查通常正常，但也可出现轻度异常，如 GBM 局灶增厚 ➡️。依定义 GBM 无分层和广泛变薄改变
（右）特发性 LPHS 最常见改变为 GBM 局灶性变薄，注意图中肾小球大部分 GBM 厚度正常，仅单个毛细血管袢变薄 ➡️，足细胞足突存在，无电子致密物

术语

缩写

- 腰痛血尿综合征（loin pain hematuria syndrome，LPHS）

定义

- 严重腰部疼痛伴有血尿

病因学/发病机制

特发性和继发性病因

- 特发性 LPHS
  - 可能为特发性肾小球毛细血管出血
    - 红细胞和红细胞管型阻塞并损伤肾小管
    - 间质水肿伴肾被膜肿胀、疼痛
  - 可能为神经源性，因为自体移植有效
- 肾脏疾病可伴腰痛和血尿出现
  - IgA 肾病和其他肾小球肾炎
  - Ⅳ型胶原异常：薄基底膜病和 Alport 综合征
  - 隐匿性肾结石
  - 尿路感染
  - 血管畸形或解剖变异
  - 血管炎

临床特征

流行病学

- 发病率
  - 罕见报道，真实发病率未知
- 年龄
  - 10～60 岁儿童和成人
  - 中位年龄：30 岁
- 性别
  - 女性（70%）＞男性（30%）

表现

- 严重反复性腰痛伴血尿
  - 疼痛，单侧或双侧性，放射至腹股沟或大腿
    - 并非总伴有血尿
  - 血尿可为肉眼或镜下血尿
- 体格检查不明显，且无特异性
  - 肋脊角压痛
  - 可出现低热、排尿困难、呕吐
  - 疼痛持续数小时或可持续存在

实验室检查

- 尿液分析可见红细胞及红细胞管型

治疗

- 方案、风险、并发症
  - 多学科疼痛管理
    - 镇痛：非甾体抗炎药和阿片类药物
    - 抗凝治疗
    - 神经阻滞或去神经支配
    - ACE 抑制剂
  - 肾切除术及自体移植

预后

- 长期肾功能良好

- 30%～50% 患者 3～5 年后自行缓解

镜下特征

组织学特征

- 特发性病因：正常或非特异性
  - 肾小球硬化伴小管间质瘢痕形成
  - 动脉、微动脉硬化
  - 肾小管红细胞及红细胞管型伴间质水肿
- 继发性病因：因肾脏疾病不同而异

辅助检查

免疫荧光

- 特发性：阴性或非特异性反应
- 继发性：取决于潜在原发性疾病

电镜

- 特发性病因：正常或轻微 GBM 改变
- 继发性：取决于潜在原发性疾病

鉴别诊断

血尿的泌尿道病因

- 肿瘤
- 隐匿性肾结石
- 肾脏或膀胱感染
- 肾囊肿破裂

肾小球疾病

- IgA 肾病及其他肾小球肾炎
  - 20% LPHS 显示 IgA 肾病
- 薄基底膜病和 Alport 综合征
- 各种肾小球肾炎伴肾病表现

肾血管疾病

- 孤立性结节性多动脉炎
- 血管畸形或解剖变异（如胡桃夹综合征）

诊断要点

临床相关的病理学特征

- 特发性：无诊断性组织学异常
- 继发性：特定内科肾脏疾病证据

病理解读要点

- 活检阴性：特发性 LPHS
- 活检阳性：继发性 LPHS

参考文献

1. Kolber MK et al: Nutcracker syndrome: diagnosis and therapy. Cardiovasc Diagn Ther. 11(5):1140-9, 2021
2. Campsen J et al: Renal auto-transplantation for loin pain hematuria syndrome using a multidisciplinary team model: intermediate-term results. Cureus. 12(12):e12379, 2020
3. Campsen J et al: Renal hilar block predicts long-term success of renal auto-transplantation for loin pain hematuria syndrome. Int Urol Nephrol. 51(6):927-30, 2019
4. Taba Taba Vakili S et al: Loin pain hematuria syndrome. Am J Kidney Dis. 64(3):460-72, 2014

（李慧明　译，余英豪　审）

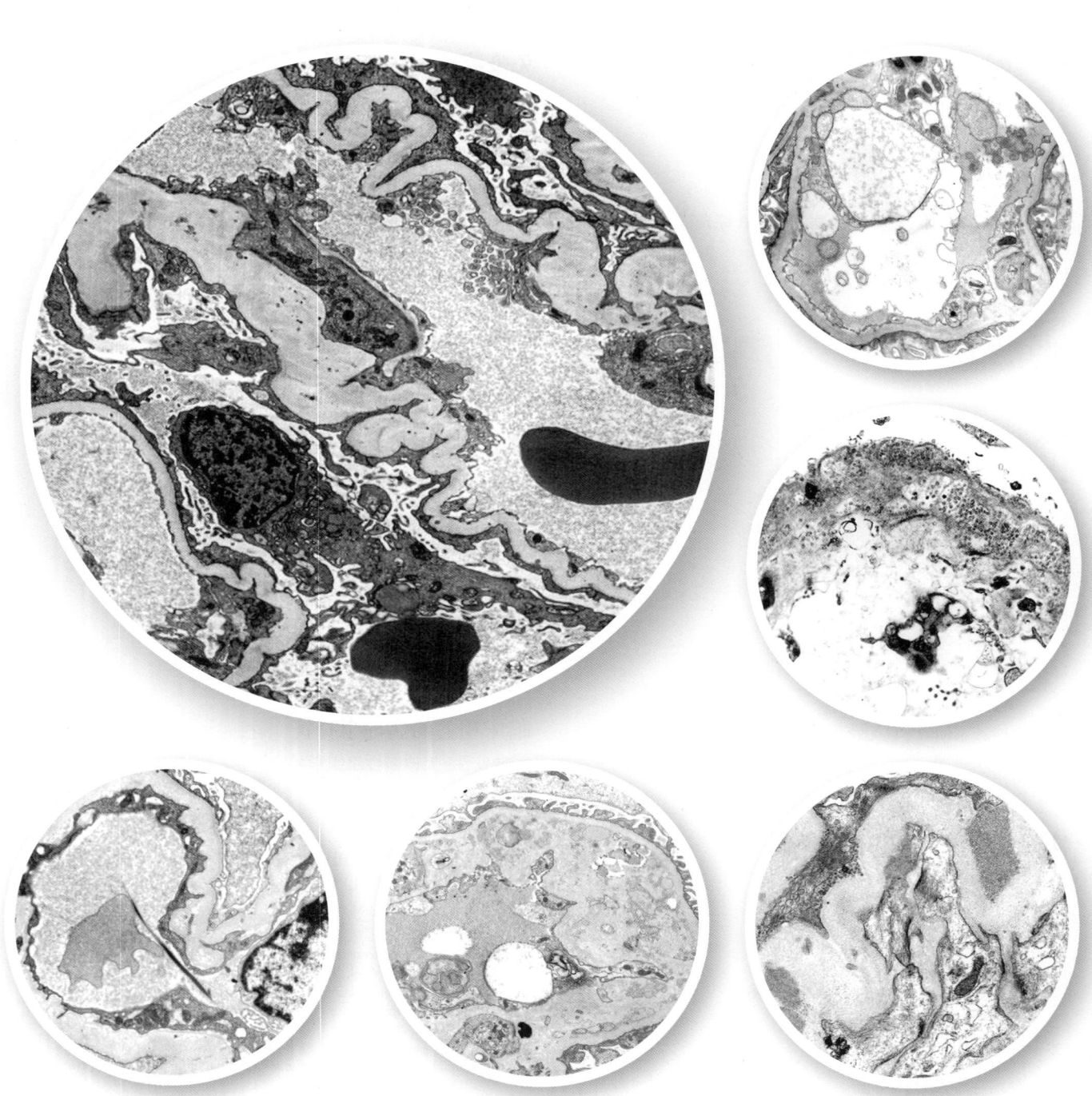

第九章
肾移植疾病

术语

发病机制分类

- 根据发病机制，广义上可分为同种免疫、药物相关、非同种免疫及供者导致的疾病几大类

缩写

- T 细胞介导排斥反应（TCMR）
- 抗体介导排斥反应（AMR）
- 管周毛细血管（PTC）
- 局灶节段性肾小球硬化症（FSGS）
- 膜性肾病（MN）
- 间质纤维化和肾小管萎缩（IFTA），非特指（NOS）
- EB 病毒（EBV）
- 血栓性微血管病（TMA）
- 哺乳动物雷帕霉素靶蛋白（mTOR）

定义

T 细胞介导排斥反应

- 靶抗原在内皮细胞和肾实质细胞表面表达
- 辅助细胞参与，如巨噬细胞
- T 细胞介导的对供者同种抗原的同种免疫反应，主要是组织相容性复合体（MHC），在人类被称为人类白细胞抗原（HLA）
- 非 HLA 抗原也是靶标（如 HLA 相合同胞）

抗体介导排斥反应

- 同种抗体介导的对表达供者同种抗原细胞，主要为 HLA Ⅰ 类和Ⅱ类抗原细胞的损伤
- 辅助机制包括补体激活和具有 Fc 受体细胞，包括巨噬细胞、NK 细胞和中性粒细胞的参与

HLA 分子

- 多态抗原编码于 6 号染色体 MHC 位点
  - Ⅰ类分子（A，B，C）广泛表达于所有的有核细胞
  - Ⅱ类分子（DR，DQ，DP）限制性表达于 B 细胞、树突状细胞、内皮细胞、巨噬细胞及活化的 T 细胞
- γ 干扰素增加其表达

次要组织相容性抗原

- 具有多态性的非 MHC 抗原
- 能够在 MHC 相合受者中触发同种移植排斥反应

C4d

- 由补体激活产生的与邻近分子共价结合的 C4 片段
- 抗体与内皮细胞相互作用的标志物

多层化

- 多层基底膜
- 通常适用于 PTC

移植性肾小球病

- 由 GBM 双轨定义的移植性肾小球疾病，
- 有几种原因，包括慢性 AMR、TMA 和复发性膜增生性肾小球肾炎（MPGN）

移植性肾小球炎

- 肾小球毛细血管袢中见单个核或多形核细胞浸润
- 严重病例可见肾小球内皮肿胀和系膜溶解

毛细血管炎

- PTC 中见单个核或多形核细胞集聚

动脉内膜炎/内皮炎

- 动脉内皮下见单个核细胞浸润

肾小管炎

- 肾小管中见单个核细胞浸润

分类 1：同种免疫反应

T 细胞介导排斥反应

- 急性 TCMR（急性细胞排斥反应）
  - 肾小管间质（Banff Ⅰ型）
  - 动脉内膜炎/内皮炎（Banff Ⅱ型）
  - 动脉透壁性炎症或纤维蛋白样坏死（Banff Ⅲ型）
  - 移植性肾小球炎（非 Banff 型）
- 慢性 TCMR
  - 肾小管间质（Banff Ⅰ型+纤维化和肾小管萎缩）
    - 需要纤维化区域出现炎症/小管炎
  - 移植性动脉病（Banff Ⅱ型+内膜纤维化/泡沫细胞浸润）
    - 需要纤维性新生内膜内单个核细胞浸润，无动脉硬化（弹力纤维增生）

抗体介导移植排斥反应

- 超急性排斥反应
  - 通常 PTC C4d（+）
  - 病理与 AMR 相似，但发生在移植后<24h
- 活动性 AMR（又称急性 AMR）
  - 急性肾小管损伤（Banff Ⅰ型）
  - 小管周毛细血管炎，肾小球炎（Banff Ⅱ型）
  - 动脉纤维蛋白样坏死（Banff Ⅲ型）
  - 通常 PTC C4d（+），可 C4d（-）
  - 可表现为动脉内膜炎或 TMA
- 慢性活动性 AMR（又称慢性 AMR）
  - 移植性肾小球病和肾小球炎
  - PTC 多层化及毛细血管炎
  - 移植性动脉病
  - 通常 PTC C4d（+），但常 C4d（-）（20%~40%）
- 亚型
  - 阴燃/惰性（多为单个核细胞浸润的毛细血管炎）
  - C4d（-）（多为慢性或阴燃）
  - C4d（+），无活动性排斥反应证据（适应）

○ DSA（－）一般表现温和

分类 2：药物毒性和超敏反应

钙调磷酸酶抑制剂毒性

- 环孢素和他克莫司
- 慢性（透明样微动脉病、纤维化、肾小管萎缩、FSGS、TMA）
- 功能性（血管痉挛）
- 急性（肾小管病，TMA）

mTOR 抑制剂毒性

- 雷帕霉素（西罗莫司）及相关药物
- 急性肾小管损伤
- FSGS
- TMA

抗病毒药物肾小管毒性

- 晶体形成（膦甲酸）
- 线粒体毒性（阿德福韦，替诺福韦）

药物性急性间质性肾炎

- 抗生素及其他

分类 3：感染

病毒感染

- 多瘤病毒
- 巨细胞病毒
- 腺病毒
- 单纯疱疹病毒

细菌和真菌感染（部分列举）

- 急性肾盂肾炎
- 慢性肾盂肾炎
- 结核病
- 软斑病
- 微孢子虫病

分类 4：解剖并发症

大血管疾病

- 动脉血栓形成
- 静脉血栓形成
- 动脉夹层
- 动脉狭窄

肾盂/输尿管

- 尿漏
- 梗阻
- 淋巴囊肿

分类 5：复发和新生疾病

复发性原发疾病（部分列举）

- FSGS（特发性或原发性）
- 非典型溶血尿毒症综合征
- C3 肾小球病
- IgA 肾病
- MN
- 糖尿病肾病

新生疾病（部分列举）

- MN（可能为同种免疫）
- FSGS，适应性
- 糖尿病肾病
- 抗血管紧张素 II 型受体自身抗体综合征

受者特异性新生疾病

- Alport 综合征中的抗 GBM 病
- 芬兰型先天性肾病中的肾病综合征
- TBM 抗原缺陷受者的抗 TBM 病

供者特异性新生疾病

- 塌陷型 FSGS（供者中的 *APOL 1* 风险等位基因）

分类 6：供者疾病

移植时出现（部分列举）

- 急性肾小管损伤（缺血性）
- 动脉硬化
- TMA
- 横纹肌溶解症（创伤）
- 肾盂肾炎
- 肾小球疾病
  ○ 高血压/衰老引起的球性肾小球硬化
  ○ IgA 肾病，MN，及其他
- 肿瘤
  ○ 原发性（肾细胞癌）
  ○ 转移性肿瘤

分类 7：其他疾病

肿瘤（常与病毒相关）

- 移植后淋巴增殖性疾病

特发性

- IFTA，NOS

通用

评论

- 排斥反应可有临床体征或亚临床状态（肾功能正常）
- 活检标本往往显示多种疾病的组合
- 了解原发性原肾疾病、药物治疗方案和移植后时间对诊断解释至关重要

参考文献

1. Callemeyn J et al: Revisiting the changes in the Banff classification for antibody-mediated rejection after kidney transplantation. Am J Transplant. 21(7):2413-23, 2021
2. Coemans M et al: The evolution of histological changes suggestive of antibody-mediated injury, in the presence and absence of donor-specific anti-HLA antibodies. Transpl Int. 34(10):1824-36, 2021
3. Loupy A et al: The Banff 2019 kidney meeting report (I): updates on and clarification of criteria for T cell- and antibody-mediated rejection. Am J Transplant. 20(9):2318-31, 2020
4. Mengel M et al: Banff 2019 meeting report: molecular diagnostics in solid organ transplantation-consensus for the Banff Human Organ Transplant (BHOT) gene panel and open source multicenter validation. Am J Transplant. 20(9):2305-17, 2020
5. Stegall MD et al: Renal allograft histology at 10 years after transplantation in the tacrolimus era: evidence of pervasive chronic injury. Am J Transplant. 18(1):180-8, 2018

（丁然　译，余英豪　审）

术语

定义

- 主要组织相容性复合体（MHC）
  - 位于 6 号染色体
    - 编码 I 类和 II 类 HLA
    - 移植排斥反应的主要靶标
- 次要组织相容性抗原
  - 非 MHC 抗原
    - 具有多态性，可激发排斥反应
  - 大多数结构未知
- I 类 MHC 抗原
  - 异二聚体蛋白
  - 普遍为有核细胞表达
  - 由多态性 α 链和单态性 β2 微球蛋白组成
  - 由 CD8（+）T 细胞和 NK 细胞识别
  - 由 3 个位点（A、B、C）编码
- II 类 MHC 抗原
  - 树突状细胞、B 细胞、单核细胞及内皮细胞恒定表达异二聚体蛋白
  - 由多态性 α 和 β 链组成
  - 由 CD4（+）T 细胞识别
  - 由 3 个位点（DR、DP、DQ）编码
  - 在许多细胞类型上可通过 γ 干扰素增加

病因学／发病机制

传入期

- 供者 MHC 抗原通过受者 T 细胞和 B 细胞激发免疫应答
  - 在供者细胞上（直接通路）
  - 由受者树突状细胞处理并呈递（间接通路）

传出期

- 移植物供者反应性 T 细胞浸润
  - 直接损伤供者细胞（细胞毒性）
  - 间接损伤（通过分泌细胞因子和其他介质）

- 招募其他细胞参与
  - 巨噬细胞、粒细胞及 NK 细胞
- 靶点包括动脉和毛细血管内皮细胞、肾小管上皮细胞及其他
- 供者 HLA 抗原抗体与内皮细胞结合
  - 补体固定
    - 释放趋化和血管收缩介质
    - 内皮细胞溶解和丢失
    - 内皮细胞活化
    - 可能在早期具有预形成供者特异性抗体（DSA）的急性抗体介导排斥反应（ABMR）患者中起关键作用
  - 非补体依赖机制可能
    - 激活内皮细胞
    - 诱导增殖
  - 通过 Fc 受体招募白细胞
    - 单核细胞、NK 细胞及粒细胞

效应由许多变量决定

- 细胞靶点（动脉内皮细胞、肾小管上皮细胞、肾小球）
- 免疫反应类型（抗体 vs. T 细胞）
- 免疫反应强度
- 移植物对损伤的抵抗力
- 免疫抑制药物治疗

后果

- 缺血
- 肾单位完整性丧失
- 促进纤维化
  - 包括间质纤维化和肾小管萎缩区域的炎症（i-IFTA）
- 修复和恢复

临床意义

临床危险因素

- HLA 不匹配
  - HLA 相合同胞移植肾半衰期：29 年
  - HLA 半相合活供者移植肾半衰期：19 年

（左）移植肾主要潜在疾病的时间轴从供者疾病开始，通过排斥反应（图上部）和非排斥反应（下部图）类别而进展（*Courtesy J.Chapman, MD.*）
（右）图示急性肾移植排斥反应的两种主要机制：T 细胞介导和抗体介导的排斥反应（TCMR 和 ABMR，分别为细胞排斥反应和体液排斥反应），在许多病例中两种机制重叠

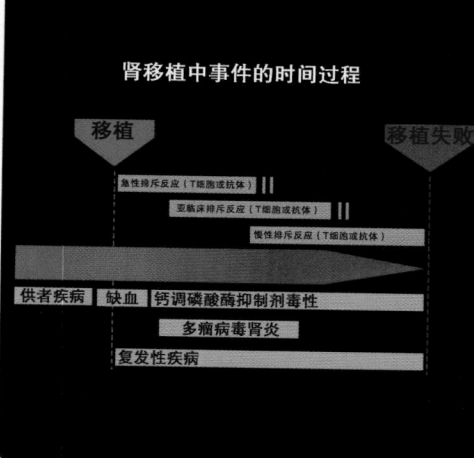

肾移植中疾病时间表

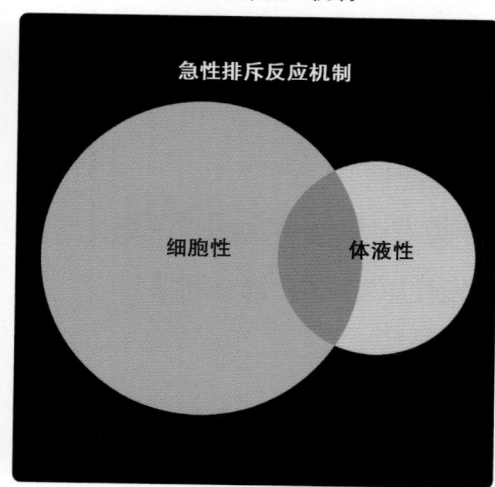

急性排斥反应机制

- 尸体供肾 vs. 活体供肾
  - 活体供肾
    - 半衰期：18 年
    - 1 年移植肾存活率：97.5%
  - 尸体供肾
    - 半衰期：11 年
    - 1 年移植肾存活率：93.2%
  - 若为尸体供肾，供者肾脏概况指数（KDPI）
- 年老供肾 vs. 年轻供肾
- 预致敏（预先存在有 DSA）
- 移植肾功能延迟
- 原发性肾脏疾病有复发风险

当前药物治疗

- 诱导治疗
  - 抗 T 细胞抗体（抗胸腺球蛋白，阿仑单抗）
  - 抗 CD25 抗体（巴利昔单抗、达克珠单抗）
- 维持治疗
  - 钙调磷酸酶抑制剂（环孢素、他克莫司）
  - 糖皮质激素（泼尼松）
  - 抗增殖药物（硫唑嘌呤、吗替麦考酚酯）
  - 替代治疗
    - mTOR 抑制剂（雷帕霉素、依维莫司）
    - 无类固醇方案
    - 基于 CTLA4-lg 治疗（贝拉西普）
- 急性排斥反应治疗
  - 类固醇冲击治疗
  - 抗 T 细胞抗体（如抗胸腺球蛋白）
  - 急性 ABMR 血浆置换治疗
  - 急性 ABMR 末端补体抑制剂治疗
  - ABMR 静脉注射免疫球蛋白（IVIg）治疗

活检程序

标本采集

- 16 号针比 18 号针获取的标本更好
  - 18 号单针 47% 标本不充分（<7 个肾小球和 1 条动脉）vs. 16 号单针为 24%
  - 无重大并发症发生率
- 标本充分需穿刺两针
  - 单针诊断急性排斥反应的敏感性约为 90%
  - 两针敏感性接近 99%

充分性

- 最低标本要求 7 个肾小球，1 条动脉（Banff）
- 标本充分应含 10 个肾小球，2 条动脉（Banff）
- 取决于疾病的确诊
  - 有些疾病观察髓质即可确诊
    - C4d（+）ABMR
    - 多瘤病毒感染

常规病理技术

- 光镜：多切面（2～3μm）
  - HE、PAS、三色及其他染色

- 病毒、细胞表型免疫组化染色
  - 如果没有冷冻组织，可行石蜡标本免疫组化 C4d 染色
- 冷冻组织免疫荧光染色：如果怀疑肾小球疾病，行 C4d 和系列抗体检测
- 电镜检查，特别是怀疑肾小球疾病或慢性 ABMR

活检评估

仔细检查所有 4 个部分

- 肾小球、肾小管、肾间质和血管
- 因大多数过程为局灶性（如内皮炎），所以多切面很重要

评估并报告病变程度

- 肾小球、动脉、穿刺组织条数
- 病理特征定量（受累百分比）
  - 皮质
    - 注意间质纤维化、炎症浸润、管周毛细血管炎
  - 肾小球
    - 注意球性或节段性硬化、肾小球炎、GBM 双轨、系膜硬化、肾小球增大及任何复发或新生肾小球疾病特征
  - 肾小管
    - 注意肾小管萎缩、小管炎、结晶、病毒包涵体
  - 动脉
    - 注意内皮炎（内膜炎）、纤维蛋白样坏死、内膜纤维化及增厚内膜的炎症细胞浸润
- 如果既往有活检，与之进行比较
  - 急性 T 细胞介导排斥反应（TCMR）可在后续活检组织中持续存在，表现为 i-IFTA（慢性 TCMR）
  - 确定 i-IFTA 模式的原因
    - 如慢性肾盂肾炎
  - 移植后早期发现动脉硬化可能代表供者疾病
    - 可与零时活检比较
- 根据当前的共识定义报告诊断结果
  - 广泛应用 Banff 分类
- 解释活检结果需要结合临床信息进行

移植肾活检的特别考虑

重要临床信息

- 供者来源
- 移植后时间
- 肾脏初始功能是否良好
- 免疫抑制剂治疗
- 原发疾病
- 肾功能
- 抗供者 HLA 抗体（DSA）
- 蛋白尿

可存在多种疾病

- 排斥反应，药物毒性，病毒感染，供者疾病

与既往活检结果比较至关重要

- 疾病进展或消退
  - 治疗在小管炎之前清除间质炎症
- 未行活检的后期病变标本可能无法明确判断病因

新方法

分子检测

- 组织、血液及尿液的基因表达
- 尿液、血液及组织的蛋白质组学
- 病理资料系统分析（病理组学）
- 如果独立实验室认证，可用于临床
- 适应证包括疑似 ABMR 的活检
  - 鉴别单纯 TCMR、混合性排斥反应及没有 ABMR

预期附加值

- 药物疗效评估
- 活动性检测
- 组织损伤通路评估

监测性活检（程序性活检）

定义

- 依据预定时间表进行活检
- 活检与移植功能无关

目的

- 监测移植物状态
  - 一些中心在常规医疗中使用监测性活检
- 临床试验中常用来评估疗效和毒性
- 提供对移植物病理机制和流行的深刻理解

价值

- 移植物亚临床病理的识别
  - TCMR 或 ABMR
    - 亚临床 TCMR 因治疗和致敏状态而异
      - 1～2 个月 1%～43%
      - 1 年 0～15%
  - 多瘤病毒感染
  - 复发或新生疾病
  - 药物毒性
- 慢性进展性疾病的随访评估

Banff 分类

背景

- 目前分类基于光镜、免疫荧光或免疫组化，有时电镜
  - 诊断分类依据半定量评分
  - 有机会的话增加其他方法（如基因表达）
- 每两年召开一次公开会议，根据已发表的证据修订增加/变化来达成共识
- 广泛用于药物试验
- 标本充分含 10 个肾小球和 2 条动脉

Banff 分类（2022）

- （1）活检正常或非特异性改变

- （2）抗体介导的变化
  - 超急性排斥反应（不在 Banff 2022）
  - 活动性 ABMR（诊断必须满足所有 3 条特征）
    - 急性组织损伤的组织学证据，包括≥下列 1 条特征
      - 微血管炎症（g＞0 或 ptc＞0）
      - 内膜或透壁动脉炎（v＞0）
      - 缺乏任何其他原因的急性血栓性微血管病（TMA）
      - 无明显其他原因的急性肾小管损伤
    - 当前/近期抗体与血管内皮相互作用的证据，包括≥下列 1 条特征
      - 管周毛细血管 C4d 线性染色（冷冻切片用免疫荧光染色 C4d2 或 C4d3；或石蜡切片用免疫组化染色 C4d＞0）
      - 至少中度微血管炎［（g+ptc）≥2］，除非存在 TCMR，否则需 g＞1；排除肾小球肾炎引起的肾小球炎
      - 如已认证，活检组织基因转录子表达增加提示存在内皮细胞损伤
    - DSA（HLA 或其他抗原）的血清学证据
      - C4d 染色或已认证的基因转录子/分类器的表达可替代 DSA
      - 仍然推荐血清 DSA 检测
  - 慢性活动性 ABMR（诊断时必须满足所有 3 条特征）
    - 慢性组织损伤的形态学证据，包括≥下列 1 条特征
      - 如果没有慢性 TMA 证据，移植物肾小球病（cg＞0）
      - 严重的管周毛细血管基底膜多层化（PTCBMML）（需电镜观察）：1 条皮质管周毛细血管（PTC）≥7 层和 2 条其他毛细血管≥5 层
    - 常表现为 PTC（毛细血管炎）和/或肾小球（肾小球炎）中的单个核细胞浸润
    - 当前/近期抗体与血管内皮相互作用的证据，包括≥下列 1 条特征
      - PTC C4d 线性染色（冷冻切片免疫荧光用 C4d2 或 C4d3 染色；或石蜡切片用免疫组化染色 C4d＞0）
      - 至少中度微血管炎［（g+ptc）≥2］；除非存在 TCMR，否则需 g＞1
      - 如已认证，活检组织基因转录子表达增加提示存在内皮细胞损伤
    - DSA（HLA 或其他抗原）的血清学证据
      - C4d 染色或经认证的基因转录子/分类器的表达可替代 DSA
      - 仍然推荐血清 DSA 测试
  - 无排斥反应证据的 C4d 沉积（诊断时必须具备所有下列特征）
    - PTC C4d 线性染色（冷冻切片用免疫荧光 C4d2 或 C4d3 染色；或石蜡切片用免疫组化染色 C4d＞0）
    - 不存在活动性或慢性活动性 ABMR 的形态学特征
    - 如有分子检测，无 ABMR 或 TCMR 的分子学证据
  - 可能的 ABMR
    - DSA 患者符合活动性或慢性活动性 ABNR 的组织学标准而无 C4d 或 MVI

- (3)急性 TCMR 可疑(临界性)
  - 局灶性小管炎(t1,t2 或 t3)伴轻微间质浸润(i1)或
  - 间质浸润(i2,i3)伴轻度(t1)小管炎
  - 无内膜或透壁性动脉炎(Banff v0)
  - 无 PTC C4d 沉积
- (4)TCMR
  - 需>i1 和≥t2 或>v0;C4d(-)时诊断单纯 TCMR
  - 急性,活动性 TCMR
    - ⅠA 级:间质炎症(>25% 非纤维化皮质)和灶性中度肾小管炎(5~10 个单个核细胞/1 个肾小管断面)
    - ⅠB 级:间质炎症(>25% 非纤维化皮质)和灶性重度肾小管炎(>10 个单个核细胞/1 个肾小管断面)
    - ⅡA 级:轻度至中度动脉内膜炎(<25% 管腔面积)(v1)
    - ⅡB 级:重度动脉内膜炎(>25% 管腔面积)(v2)
    - Ⅲ级:透壁性动脉炎和/或中膜平滑肌纤维蛋白样坏死(v3)
  - 慢性活动性 TCMR
    - Banff 2017 对 i-IFTA 的更新
      □ 所有 i-IFTA 类别,均应排除 i-IFTA 的其他潜在病因
    - ⅠA 级:ti 2 分或 3 分,且>25% 的皮质实质纤维化(i-IFTA2 分或 3 分)伴中度小管炎(t2),不包括重度肾小管萎缩
    - ⅠB 级:间质炎症累及>25% 总皮质区(ti 2 分或 3 分),>25% 的皮质实质纤维化(i-IFTA 2 分或 3 分),伴重度小管炎(t3)
    - Ⅱ级:慢性移植性动脉病(动脉内膜纤维化伴纤维化区单个核细胞浸润和新生内膜形成)
      □ 亦称移植性动脉病
- (5)IFTA,无特殊病因证据
  - 仅在 IFTA 病因不明时使用
  - 以往称慢性移植物肾病(CAN)
- (6)其他
  - 非排斥反应引起的改变
    - 钙调磷酸酶抑制剂毒性、多瘤病毒感染及其他

注意事项

- 活检可能满足≥2 种病变诊断标准
- 仅针对排斥反应分类建立详细标准
- 仅 MVI 而无 DSA 或 C4d 的病例没有明确的意义

Banff 评分类别

间质炎症(i)

- 非纤维化区单个核细胞浸润;除外被膜下皮质和血管周围浸润
  - i0:<10% 非纤维化皮质
  - i1:10%~25%
  - i2:26%~50%
  - i3:>50%
- 共同之处均不包括纤维化区

肾小管炎(t)

- 肾小管单个核细胞浸润;纵切面计数/10 个肾小管上皮细

胞核
  - t0:肾小管内无单个核细胞浸润
  - t1:1~4 个细胞/肾小管切面
  - t2:5~10 个细胞/肾小管切面
  - t3:>10 个细胞/肾小管切面
- 需要出现≥2 个肾小管炎病灶

血管炎(v)

- 动脉内膜或中膜中的单个核细胞浸润或中膜坏死
  - v0:无动脉炎
  - v1:动脉内膜炎<25% 管径(最低限度:1 个细胞,1 条动脉)
  - v2:动脉内膜炎≥25% 管径≥1 条动脉
  - v3:透壁性动脉炎和/或中膜平滑肌坏死(纤维蛋白样坏死)
- v 病变仅对平滑肌≥2 层连续中膜的动脉进行评分

肾小球炎(g)

- 毛细血管中单个核细胞增多的肾小球百分比
  - g0:无肾小球炎
  - g1:<25% 的肾小球炎(通常为节段性)
  - g2:25%~75% 的肾小球炎(节段至球性)
  - g3:>75% 的肾小球炎(大多为球性)

间质纤维化(ci)

- 皮质纤维化百分比
  - ci0:≤5%
  - ci1:6%~25%
  - ci2:26%~50%
  - ci3:>50%

肾小管萎缩(ct)

- 皮质萎缩性肾小管百分比
  - ct0:≤5%
  - ct1:6%~25%
  - ct2:26%~50%
  - ct3:>50%

动脉纤维样内膜增厚(cv)

- 受累最严重动脉管腔狭窄的百分比
  - cv0:≤5%
  - cv1:6%~25%
  - cv2:26%~50%
  - cv3:>50%
- 注意是否存在慢性排斥反应的特征性病变(内膜炎症细胞,泡沫样细胞,无内膜弹力纤维增生)
  - 慢性移植性动脉病仅对平滑肌≥2 层连续中膜的动脉进行评分

移植性肾小球病(cg)

- 光镜下大部分受累的非硬化性肾小球毛细血管袢 GBM 双轨的百分比
  - cg0:光镜或电镜下无 GBM 双轨
  - cg1:光镜或电镜下 1%~25%GBM 双轨

- cg1a：仅电镜下见 GBM 双轨，且≥3 个肾小球毛细血管
- cg1b：光镜下≥1 个肾小球毛细血管 GBM 双轨
  - cg2：26%～50%
  - cg3：>50%

系膜基质增多（mm）

- 系膜基质增多的肾小球百分比，至少≥2 个肾小球小叶中度增多
  - mm0：0%
  - mm1：≤25%
  - mm2：26%～50%
  - mm3：>50%

小动脉透明变性（ah）

- 环状或非环状（局灶）透明变性
  - ah0：无小动脉透明变性
  - ah1：1 个小动脉非环状透明变性
  - ah2：≥1 个小动脉非环状透明变性
  - ah3：≥1 个小动脉环状透明变性
- 注意是否存在周围结节

管周毛细血管炎（ptc）

- 皮质 PTC 炎症中性粒细胞或单个核细胞的百分比
  - ptc0：<10%PTC 且>2 个细胞/PTC
  - ptc1：>10% 且 3～4 个细胞/PTC
  - ptc2：>10% 且 5～10 个细胞/PTC
  - ptc3：>10% 且>10 个细胞/PTC
- 注意是否仅单个核细胞，<50% 中性粒细胞或>50% 中性粒细胞

管周毛细血管炎 C4d 评分（C4d）

- ≥5HPF 中伴 C4d 沉积的 PTC 百分比
  - C4d0：0%
  - C4d1：1%～9%
  - C4d2：10%～50%
  - C4d3：>50%
- 注意使用的技术（冷冻 vs. 石蜡）

总炎症（ti）

- 包括所有的皮质炎症，甚至被膜下、血管周围、结节及纤维化区域
  - ti0：<10% 皮质
  - ti1：10%～25%
  - ti2：26%～50%
  - ti3：>50%

间质纤维化和肾小管萎缩区域的炎症

- 瘢痕样皮质实质炎症
  - i-IFTA0：瘢痕样皮质实质无炎症或炎症<10%
  - i-IFTA1：10%～25% 瘢痕样皮质实质有炎症
  - i-IFTA2：26%～50% 瘢痕样皮质实质有炎症
  - i-IFTA3：>50% 瘢痕样皮质实质有炎症

管周毛细血管基底膜多层化（PTCBMML）

- 电镜下评估
- 管周毛细血管环状基底膜分层
  - 轻度：2～4 层
  - 中度：5～6 层
  - 重度：≥7 层
- 电镜下评估 PTC 的最佳数量由 Banff 电镜工作小组确定
- 诊断慢性 ABMR 时应考虑 PTCBMML 而非官方的 Banff 评分
  - 慢性 ABMR 的诊断基于 PTCBMML 累及 PTC 的严重程度和数量

更新的当前 Banff 标准

- https：//banfffoundation.org

参考文献

1. Buxeda A et al: Microvascular inflammation in the absence of human leukocyte antigen-donor-specific antibody and C4d: an orphan category in Banff classification with cytotoxic T and natural killer cell infiltration. Am J Transplant. 23(4):464-74, 2023
2. Haas M et al: A Banff-based histologic chronicity index is associated with graft loss in patients with a kidney transplant and antibody-mediated rejection. Kidney Int. 103(1):187-95, 2023
3. Kikić Ž et al: Quantitative scoring of progression in transplant glomerulopathy using digital pathology may be superior to Banff cg scoring. Kidney Int. 103(2):365-77, 2023
4. Smith B et al: Automated scoring of total inflammation in renal allograft biopsies. Clin Transplant. 37(1):e14837, 2023
5. Loupy A et al: Thirty years of the International Banff classification for allograft pathology: the past, present, and future of kidney transplant diagnostics. Kidney Int. 101(4):678-91, 2022
6. Callemeyn J et al: Revisiting the changes in the Banff classification for antibody-mediated rejection after kidney transplantation. Am J Transplant. 21(7):2413-23, 2021
7. Cornell LD: Histopathologic features of antibody mediated rejection: the Banff classification and beyond. Front Immunol. 12:718122, 2021
8. Nakagawa K et al: Significance of revised criteria for chronic active T cell-mediated rejection in the 2017 Banff classification: surveillance by 1-year protocol biopsies for kidney transplantation. Am J Transplant. 21(1):174-85, 2021
9. Nickeleit V et al: The 2018 Banff Working Group classification of definitive polyomavirus nephropathy: a multi center validation study in the modern era. Am J Transplant. 21(2):669-80, 2021
10. Loupy A et al: The Banff 2019 Kidney Meeting report (I): updates on and clarification of criteria for T cell- and antibody-mediated rejection. Am J Transplant. 20(9):2318-31, 2020
11. Mengel M et al: Banff 2019 meeting report: molecular diagnostics in solid organ transplantation-consensus for the Banff human organ transplant (BHOT) gene panel and open source multicenter validation. Am J Transplant. 20(9):2305-17, 2020
12. Nankivell BJ et al: The Pathophysiology and impact of inflammation in nonscarred renal interstitium: the Banff i lesion. Transplantation. 104(4):835-46, 2020
13. Nickeleit V et al: The Banff Working Group classification of definitive polyomavirus nephropathy: morphologic definitions and clinical correlations. J Am Soc Nephrol. 29(2):680-93, 2018
14. Roufosse C et al: A 2018 reference guide to the Banff classification of renal allograft pathology. Transplantation. 102(11):1795-814, 2018
15. Nankivell BJ et al: The causes, significance and consequences of inflammatory fibrosis in kidney transplantation: the Banff i-IFTA lesion. Am J Transplant. 18(2):364-76, 2017
16. Becker JU et al: Banff borderline changes suspicious for acute t cell-mediated rejection: where do we stand? Am J Transplant. 16(9):2654-60, 2016
17. Colvin RB et al: Evaluation of pathologic criteria for acute renal allograft rejection: reproducibility, sensitivity, and clinical correlation. J Am Soc Nephrol. 8(12):1930-41, 1997

i-IFTA

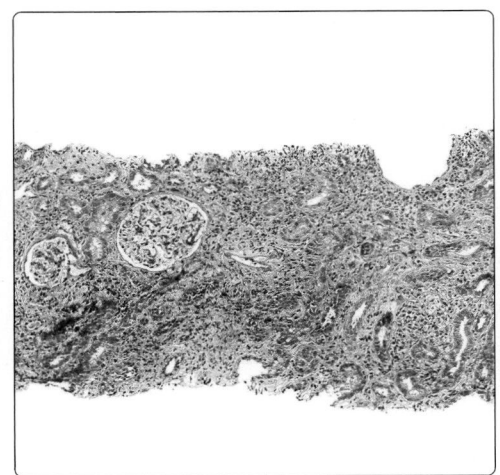

i-IFTA

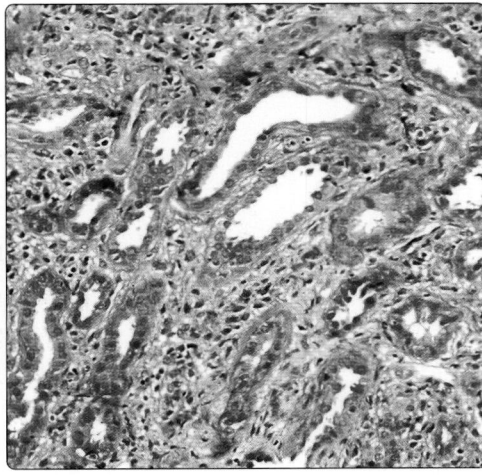

（左）图示间质纤维化和轻度肾小管萎缩伴间质炎症细胞增多（i-IFTA），如果＞25% 的总皮质，并伴有中度到重度肾小管炎，按目前分类符合慢性 TCMR

（右）显示 i-IFTA，本例显示较不致密的纤维化

i-IFTA 伴小管炎

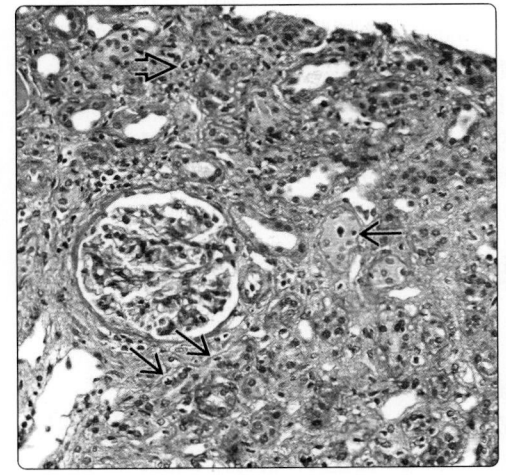

重度 i-IFTA

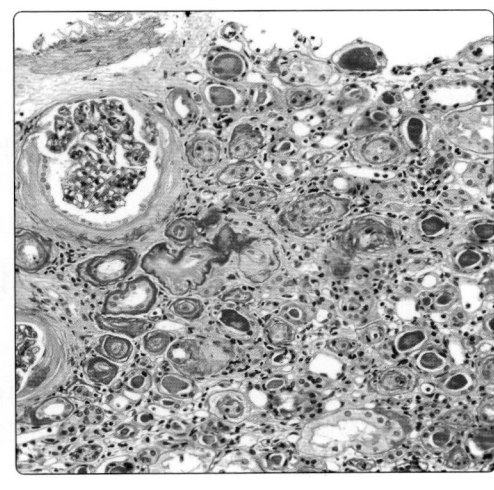

（左）部分萎缩肾小管中可见单个核细胞小管炎 ➡，伴间质纤维化及炎症浸润 ➡，符合慢性 TCMR

（右）本例 i-IFTA 显示重度间质纤维化和肾小管萎缩，移植物活检标本中可见不同程度间质纤维化和间质炎症，如果伴有小管炎，本例可符合慢性 TCMR 诊断

活动性 ABMR

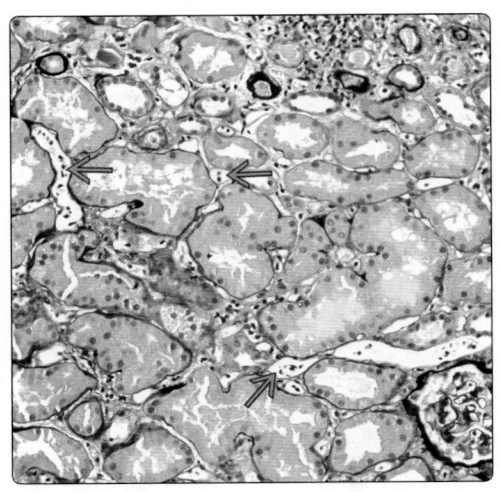

移植性动脉病

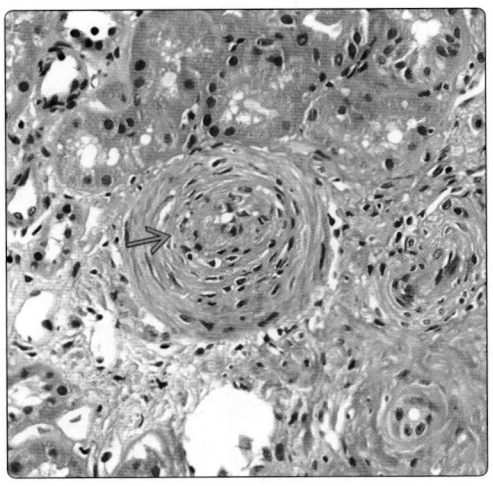

（左）图示中度管周毛细血管炎 ➡，依据 Banff 2022 方案，在缺乏慢性改变（移植性肾小球病或动脉病）的情况下可考虑为"活动性 ABMR"，而非"急性/活动性 ABMR"

（右）移植性动脉病表现为动脉管腔狭窄，动脉内膜增厚伴有炎症细胞浸润 ➡，这种模式可见于慢性 ABMR 或 TCMR 中，若为后者，按照 Banff 2022 方案可诊断为慢性活动性 TCMR Ⅱ级

（丁然　译，余英豪　审）

手术/临床考量

会诊目的

- 确定供肾是否适合移植
  - 供肾疾病
    - 患者死亡前可能没有进行肾脏疾病评估
    - 一些供肾疾病在移植后可缓解
      - □ 10% 供肾活检可见 IgA 沉积（没有系膜细胞增生或其他肾小球形态学改变）
      - □ 由于切片厚度和冷冻人为因素影响，冷冻切片上可能难以评估系膜细胞增生情况
      - □ 可用于从糖尿病患者中选择肾脏用于非糖尿病受者
  - 供者肿瘤性疾病
    - 任何可疑局部病变均应行活检

患者管理变化

- 如果确定肾脏不适合移植，将不用于移植

临床情况

- 2012 年前用于选择肾脏的临床标准
  - 标准的标准供者（SCD）
    - 未定义为扩展标准供者（ECD）
  - ECD
    - 所有年龄 >60 岁的供者
    - 年龄 50～60 岁且有 ≥2 个额外危险因素的供者
    - 心脏死亡后的供者
- 肾脏供者概况指数（KDPI）
  - 由 10 个供者因素得出
    - 年龄、身高、体重、种族、糖尿病或高血压病史、死亡原因、血清肌酐、丙型肝炎病毒、心脏死亡后的供者
  - 肾脏供者风险指数（KDRI）
    - 相对于前一年中位数供者的移植失败风险
    - KDRI>1 表示风险增加
    - KDRI<1 表示风险降低
  - KDPI 是 KDRI 转换成百分位数
    - KDPI 10% 意味着该肾脏的预期寿命高于 90% 的整体供肾
    - KDPI 95% 意味着肾脏的预期寿命高于仅 5% 的整体供肾
  - KDPI>85% 的供者推荐行移植前肾活检

病理学的局限性

- 任何病理标准都没有建立绝对的截止点
- 有高估损害和丢弃有用肾脏的风险
  - 38% 的供肾根据活检结果被拒绝（美国，2000—2015）
  - 约 59%KDPI>85% 的肾脏被丢弃
  - 在法国移植的肾脏与在美国因病理结果而被拒绝移植的部分肾脏（45%）相匹配；据估计，被拒绝患者的 5 年移植存活率为 81%
  - 另一方面，过度依赖供者活检报告的球性硬化肾小球的百分比，而没有注意到潜在肾脏疾病的其他肾小球组织学特征［如局灶节段性肾小球硬化症（FSGS）］，可能给出适合供肾的错误信息
- 病理特征对肾功能的预测价值有限
  - 在欧洲的大型人群研究中，病理评估对接受供肾的预后并没有增加多少预测价值
    - 只有间质纤维化和肾小管萎缩与预后独立相关

标本评估

可靠性

- 肾脏专科病理医生 vs. 普通病理医生
  - 一项研究发现肾脏专科病理医生对供肾活检的评估与 1 年移植物功能和死亡截止的移植物存活相关
    - 然而，普通病理医生的评估与移植物预后无相关性
  - 如果没有肾脏专科病理医生诊断，建议对普通病理医生进行诊断培训

供肾活检：冷冻切片

供肾活检：石蜡切片

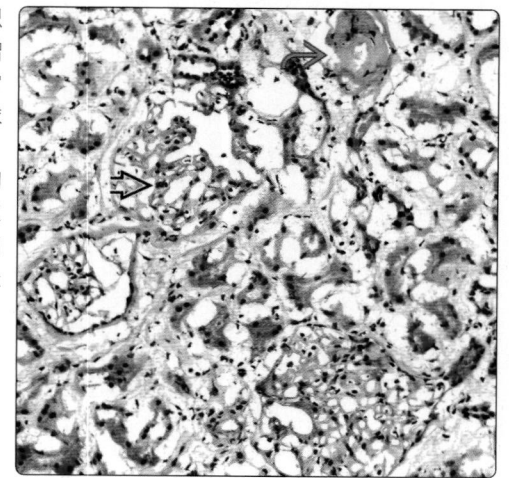
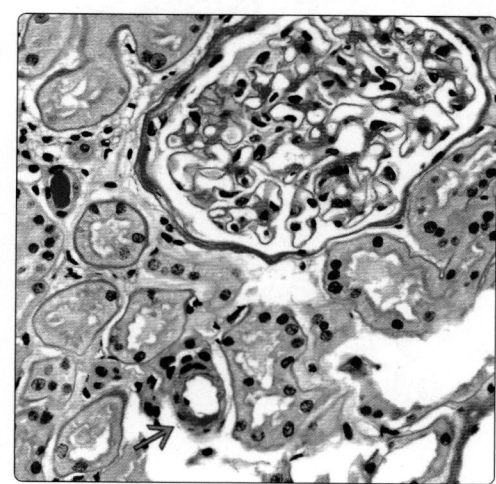

（左）供肾活检显示组织水肿，肾小球细胞似有增多 ➡️，这些是冷冻切片常见的伪象。需常规报告球性硬化肾小球 ➡️ 百分比

（右）甲醛溶液固定石蜡切片 PAS 染色已看不到冷冻切片时的伪象了，肾小球细胞数量正常，微动脉可见轻度内膜透明变性 ➡️

- 如果现场没有肾脏专科病理医生,可将全切片图像上传给一些中心的肾脏病理专家进行远程诊断
- 重复性
  - 对许多特征的重复性很好
    - 肾小球总数及球性硬化肾小球数
    - 球性肾小球硬化百分比
    - 间质纤维化
    - 动脉硬化
  - 对急性肾小管损伤的重复性差
  - 冷冻切片动脉透明变性的重复性差
    - 与石蜡切片的重复性有显著差异
  - 重复活检结果显示相关性较差(k=0.15)
    - 内部活检预测预后优于外部活检

供者活检评估

标本充分性

- 首选钻取或细针穿刺活检
  - 更有可能采集到足够的动脉
- 楔形活检更常见
  - 大小 10mm×5mm×6mm 深
- 结构存在
  - ≥25 个肾小球,包括皮质深部肾小球
  - ≥2 条动脉

组织学特征

- 按 Banff 标准评分
- 肾小球硬化症
  - 球性硬化肾小球百分比至关重要
    - >20% 与 3~24 个月时延迟移植物功能(DGF)和较高肌酐发生率相关
      - 对移植物存活有不同影响
  - 球性肾小球硬化百分比的绝对临界点尚未确定
  - 硬化性肾小球主要位于动脉硬化的被膜下皮质,楔形活检中常被高估
  - 与年龄显著相关
- 动脉硬化
  - 中度动脉硬化(管腔狭窄>25%)预示移植物预后差(移植物丢失,DGF,肌酐增高)
- 间质纤维化和肾小管萎缩
  - 对移植物功能预测不一致
- 肾小球和动脉血栓
  - 供者头部创伤可能诱发血栓性微血管病
  - 即便有肾小球血栓,预后可能较好
  - 报告的肾小球血栓百分比可能并不代表移植物血栓的程度
    - 血栓累及肾小球面积的百分比(节段性 vs. 弥漫性)可更好地表述血栓形成程度

- 尚无更好的研究
  - 胆固醇栓子可能是移植的禁忌证
- 其他特征
  - 肾梗死:可能与血管病变有关
  - 肿瘤
    - 患者可能有未被检出的肿瘤
    - 血管平滑肌脂肪瘤是最常见的良性肾肿瘤(0.1%~0.2% 人群)
      - 受累肾脏可成功用于移植
      - 在某些情况下可能是移植的禁忌证
    - 小的分化良好的肾细胞癌肿瘤切除后肾脏可用于移植
  - 系膜结节
    - 常与糖尿病有关
  - 肾小管色素管型
    - 横纹肌溶解相关的肌红蛋白管型
      - 可能不是移植的禁忌证
  - 间质炎症
    - 常见淋巴细胞浸润
      - 淋巴瘤和白血病非常罕见
    - 肉芽肿性炎症可能是移植的禁忌证

植入(零点)活检

- 在植入后或之前进行,在石蜡切片上进行评价
- 钻取或细针穿刺活检优于楔形活检
- 用于临床试验以确定供肾基线组织学特征和任何亚临床肾脏疾病
  - 评估活体供者中供者疾病的证据(如薄基底膜病)

报告

供者活检

- 标本部位和类型(楔形或粗针穿刺活检)
- 肾小球数,球性硬化肾小球数,球性肾小球硬化百分比
- 动脉数量(非微动脉)
- 按 Banff 标准评分的组织学特征
  - 间质纤维化、肾小管萎缩、间质炎症、动脉内膜纤维化、肾小球血栓
- 任何其他值得关注的特征(如结节性肾小球硬化、FSGS、肿瘤)

诊断陷阱

楔形活检

- 楔形活检中硬化肾小球被高估
  - 动脉硬化患者浅表活检可能呈现更多球性硬化肾小球
- 可能看不到动脉

浅表活检

- 可能仅见肾被膜

供者活检报告和评分表

特征	注释
标本类型	楔形活检,粗针穿刺活检
肾小球数量	计数可供评估的肾小球数量
球性硬化肾小球数量	球周硬化和局灶肾小球硬化被包括在其他表现中
球性肾小球硬化百分比	球性硬化肾小球数/总肾小球数
动脉数量(非小动脉)	动脉定义为有内弹力层的血管,或直径>1/3典型肾小球的直径,或平滑肌≥3层的血管

参与评分的项目

评分	无/轻微	轻度	中度	重度
间质纤维化	无(<5%的皮质)	6%~25%	26%~50%	>50%的皮质
肾小管萎缩	无(0%的皮质)	<25%	26%~50%	>50%的皮质肾小管
间质炎症	无(<10%的皮质)	10%~25%	26%~50%	>50%的皮质
动脉内膜纤维化(动脉硬化)	无(0%管腔狭窄)	<25%	26%~50%	>50%血管狭窄
小动脉透明变性(透明变性局限于内皮下层)	无	≥1条动脉	>1条动脉	环状,多条小动脉
肾小球血栓	无	受累最严重的肾小球毛细血管闭塞<10%	10%~25%的毛细血管闭塞	>25%的毛细血管闭塞
急性肾小管损伤或坏死	无	上皮扁平,肾小管扩张,细胞核脱落,刷状缘消失	局灶凝固性坏死	梗死

其他需关注的特征

局灶节段性肾小球硬化症,结节性肾小球硬化,肿瘤,其他

H Liapis et al: Banff histopathological consensus criteria for preimplantation kidney biopsies. Am J Transplant.17(1): 140-50, 2017.

冷冻切片的人为因素

- 肾小球
  - 肾小球疾病难以评估
  - 肾小球似乎细胞增多
  - 可能遗漏糖尿病肾小球硬化
- 间质
  - 可出现形似纤维化的间质水肿
- 肾小管
  - 肾小管似呈收缩状
    - 可误认为萎缩或损伤
  - 与急性肾小管损伤难以鉴别
- 红细胞管型在冷冻时溶解

标本处理

- 尽量缩短冷缺血时间
- 使用合适的保护剂保持活检标本湿润
  - 长时间接触盐水会产生人为干扰
  - 干燥会改变标本外观

参考文献

1. Buus NH et al: Prediction of renal function in living kidney donors and recipients of living donor kidneys using quantitative histology. Transplantation. 107(1):264-73, 2023
2. Wang CJ et al: Impact of donor kidney biopsy on kidney yield and posttransplant outcomes. Am J Transplant. 23(3):387-92, 2023
3. Ninan J et al: Correlation of chronic histologic changes on preimplantation frozen section biopsy with transplant outcomes after deceased donor kidney transplantation. Arch Pathol Lab Med. 146(2):205-12, 2022
4. Yi Z et al: Deep learning identified pathological abnormalities predictive of graft loss in kidney transplant biopsies. Kidney Int. 101(2):288-98, 2022
5. Husain SA et al: Procurement biopsy data quality limits comparability of United States and French deceased donor kidney biopsies. J Am Soc Nephrol. 32(5):1263-4, 2021
6. Reese PP et al: Assessment of the utility of kidney histology as a basis for discarding organs in the United States: a comparison of international transplant practices and outcomes. J Am Soc Nephrol. 32(2):397-409, 2021
7. Husain SA et al: Reproducibility of deceased donor kidney procurement biopsies. Clin J Am Soc Nephrol. 15(2):257-64, 2020
8. Khan FN et al: Outcomes of kidney transplantation using deceased donors with history of diabetes. Clin Transplant. 34(2):e13775, 2020
9. Mohan S et al: Factors leading to the discard of deceased donor kidneys in the United States. Kidney Int. 94(1):187-98, 2018
10. Liapis H et al: Banff histopathological consensus criteria for preimplantation kidney biopsies. Am J Transplant. 17(1):140-50, 2017
11. Azancot MA et al: The reproducibility and predictive value on outcome of renal biopsies from expanded criteria donors. Kidney Int. 85(5):1161-8, 2014
12. Haas M: Donor kidney biopsies: pathology matters, and so does the pathologist. Kidney Int. 85(5):1016-9, 2014

供肾活检：冷冻切片

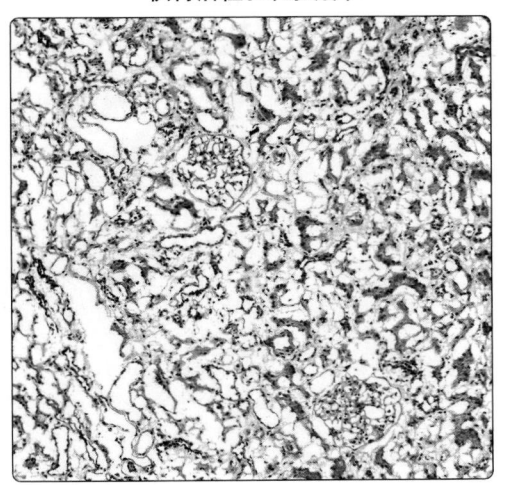

供肾活检：楔形活检

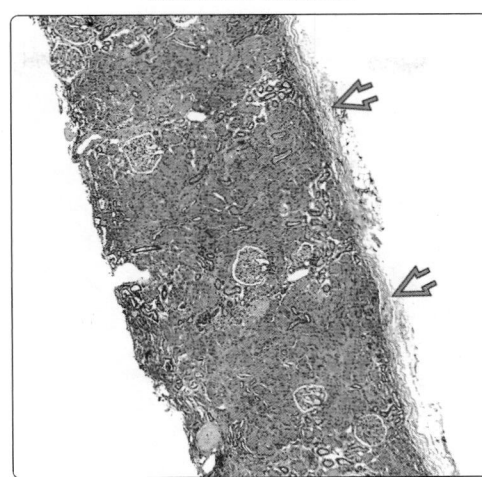

（左）供肾活检冷冻切片显示间质水肿，可能属于组织脱水前肾脏的"正常"状态，肾小管形态难以评价，这种程度的人为性标本预测移植物功能的特征评估极具挑战性

（右）大多数供者活检采用楔形活检代替粗针穿刺活检，采集到的是被膜下肾组织（被膜➡），这是经常采集中等大小动脉的原因

供肾活检：肾小球血栓

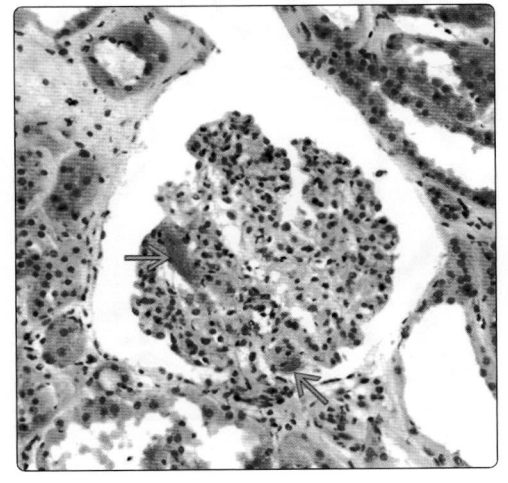

供肾活检：肾小球血栓

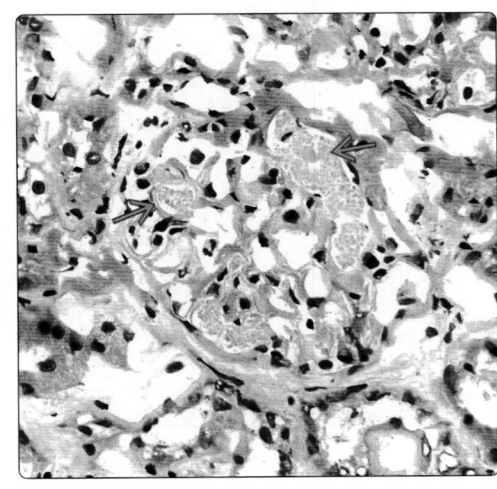

（左）供肾活检冷冻切片显示两处毛细血管袢纤维蛋白血栓➡，这些很容易被忽略，尤其是局灶性血栓，血栓在死于卒中或头部创伤的供者中很常见，散在血栓并非使用供肾的禁忌证

（右）供肾活检肾小球内的血栓➡，在一些 HE 染色切片上呈苍白色，而非深嗜酸性，这使得血栓识别变得困难

供肾活检：动脉硬化

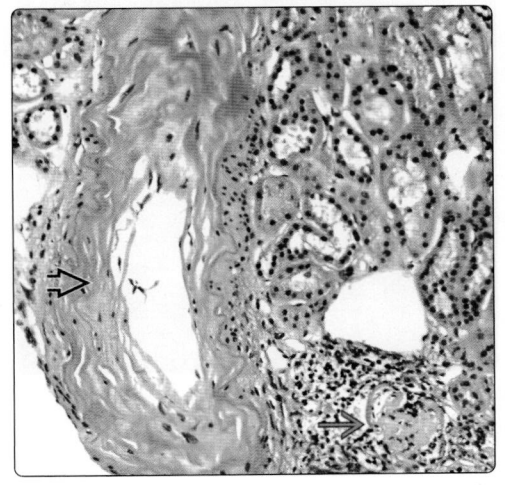

供肾活检：弥漫球性肾小球硬化

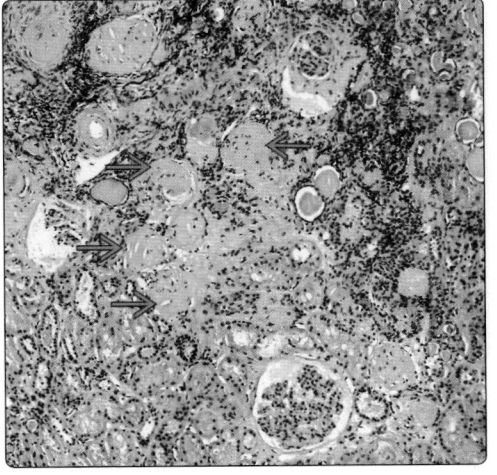

（左）潜在供肾活检显示重度动脉硬化➡，这种大小动脉在楔形活检标本中并非经常能看到，另可见一球性硬化肾小球➡

（右）供肾活检显示＞80%的球性硬化肾小球➡，该活检组织不是取自被膜下瘢痕。右肾和左肾的表现一样，这是移植肾排斥反应的原因

供肾活检：糖尿病供者

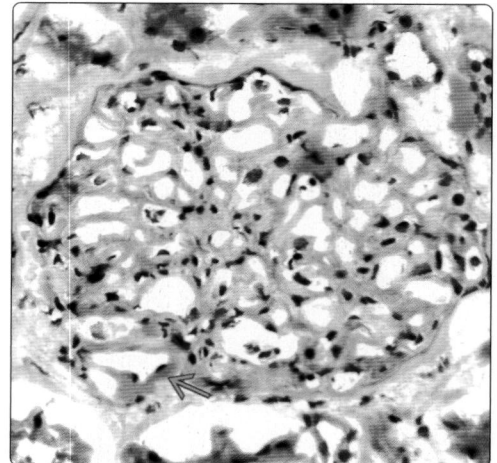

供肾活检：弥漫糖尿病肾小球硬化

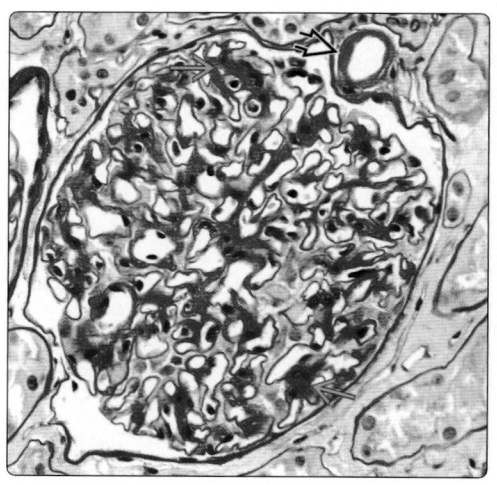

（左）供肾活检显示轻度小动脉透明变性➡，这在冷冻切片上很难识别。相应的石蜡切片上显示弥漫糖尿病肾小球硬化

（右）供肾活检石蜡切片显示轻度至中度系膜基质扩大➡，PAS 染色切片上很容易识别，另外可见小动脉透明变性➡

移植肾活检：结节性肾小球硬化不明显

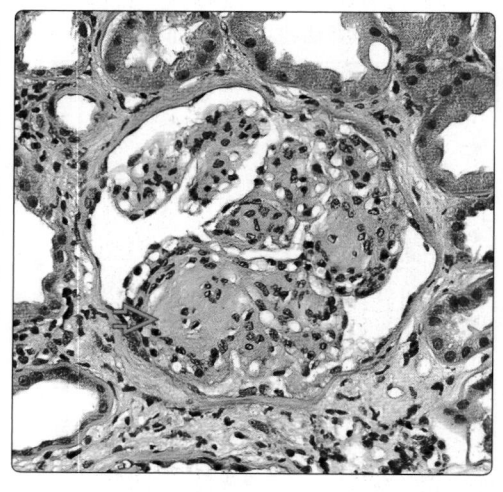

供肾活检：肌红蛋白管型

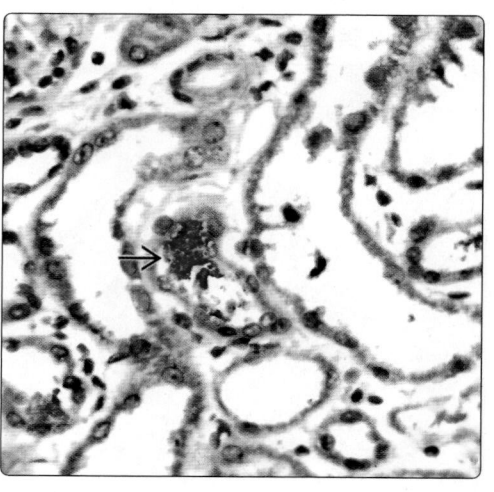

（左）肾移植后 17 天活检，显示明显的结节性糖尿病肾小球病➡，供者和受者均为糖尿病患者。回溯供肾冷冻切片结节性病变并不明显，移植物最终丢失。如果移植物捐给非糖尿病受者或许会更有益

（右）肾脏显示重度肾小管损伤，可见颗粒状嗜酸性肌红蛋白染色阳性管型➡，供者系创伤死亡

供肾活检：偶然性 IgA 沉积

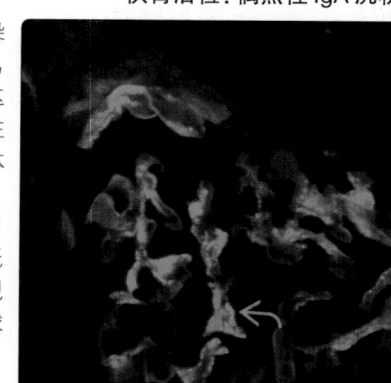

移植肾活检：移植后 IgA 沉积消失

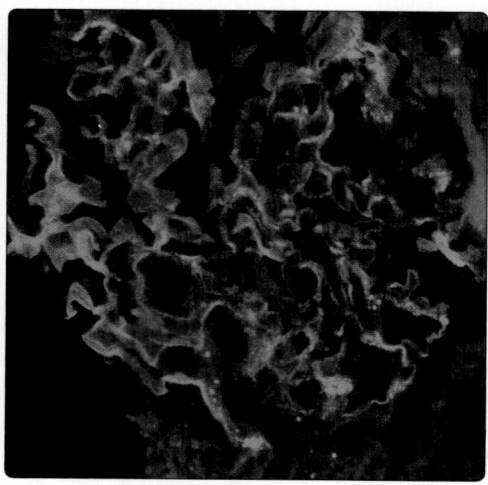

（左）活体供肾免疫荧光染色显示系膜区 IgA 沉积➡，供者无肾小球疾病表现，这可能系供肾活检的偶然性发现，捐献后 IgA 在受者体内随时间消失

（右）活体供肾移植后 3 个月活检，免疫荧光染色显示既往系膜区明显的 IgA 沉积现已消失，受者无临床肾小球疾病证据

供肾活检：小动脉透明变性

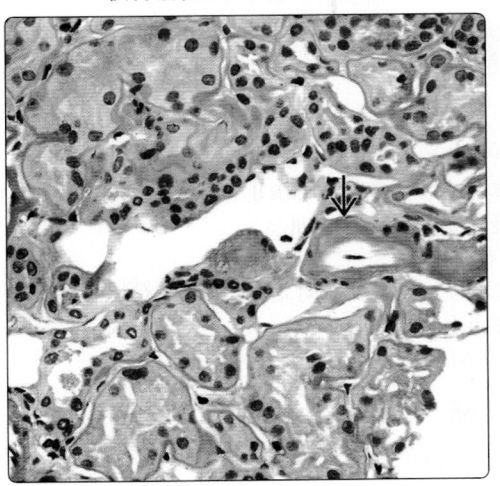

供肾活检：结节状小动脉透明变性

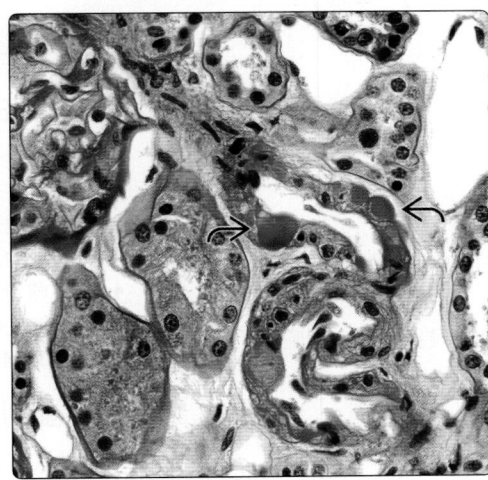

（左）冷冻切片上小动脉内膜透明变性特征往往难以识别➡，而在石蜡切片 PAS 染色中这一特征则很明显

（右）供肾活检中见一结节状外周小动脉透明变性➡，与常见于慢性钙调磷酸酶抑制剂（CNI）毒性中的透明变性很相似，曾被认为是 CNI 的特征。然而，这种特性偶尔也可见于没有应用 CNI 的病例

供肾活检：石蜡切片

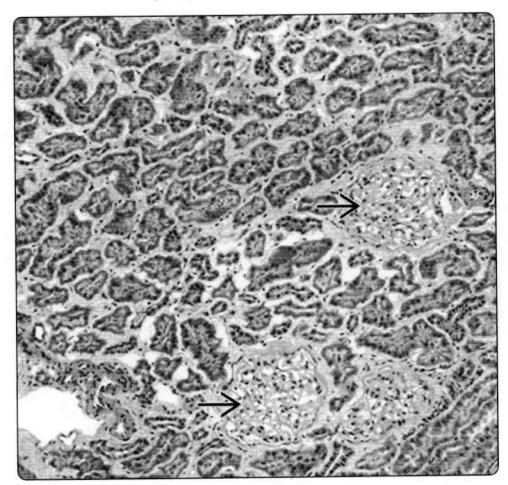

供肾楔形活检：冷冻切片褶皱

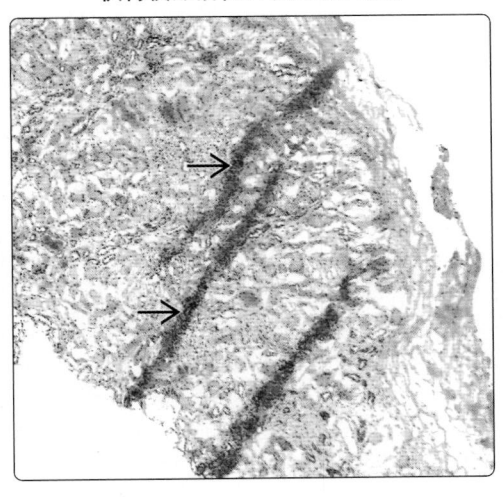

（左）在冷冻切片与随后的石蜡切片上，肾实质的表现可能不同，这例活检冷冻切片显示明显水肿及肾小球细胞增多，石蜡切片上仅表现为局灶轻微间质水肿，肾小球形态正常➡

（右）冷冻切片比石蜡切片更容易出现褶皱➡和折痕，这使得评估更加困难，应额外制备一些没有人为性干扰的切片

供肾活检：儿童患者

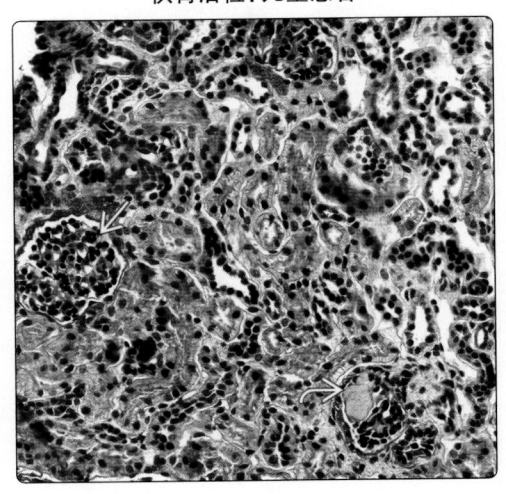

供肾 IgA 肾病：FSGS 病变

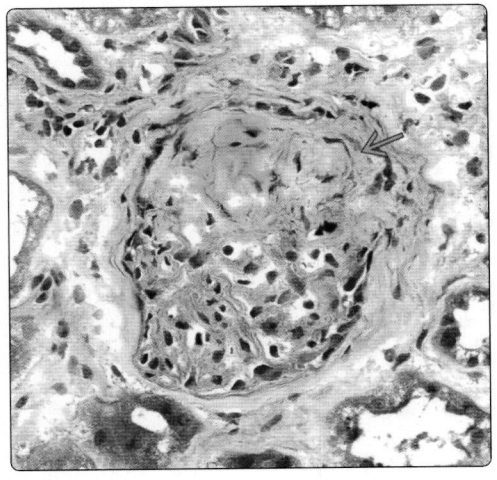

（左）来自儿童的供肾活检显示不成熟肾小球➡伴足细胞拥挤排列，1 个肾小球见 FSGS➡，可能为发育性肾小球硬化

（右）尸体供肾，冷冻切片显示局灶节段肾小球瘢痕➡，该年轻亚裔患者有血尿和蛋白尿临床病史，提示为 IgA 肾病，尽管供者活检评估时没有进行免疫荧光染色

（丁然 译，余英豪 审）

要　点

术语

- 针对 MHC 或非 MHC 供者同种抗原由 T 细胞介导的肾同种抗原的急性免疫反应

病因学/发病机制

- 同种反应性 T 细胞抗表达于供者细胞或受者抗原呈递细胞上的供者抗原
- 次要参与者，巨噬细胞、粒细胞、趋化因子、细胞因子

临床特征

- 急性肾功能恶化、肾衰竭、少尿
- 常规移植术后 1 年的发病率为 5%～10%
- 急性 T 细胞介导排斥反应（TCMR）Ⅰ 型和交界型病例通常对类固醇冲击治疗有效
- 急性 TCMR Ⅱ 型通常需要抗 T 细胞药物治疗

- 了解是否有抗体介导成分非常重要

镜下特征

- 混合性单个核细胞间质炎和小管炎（TCMR Ⅰ 型）
- 动脉内皮单个核细胞聚集（TCMR Ⅱ 型）
- 动脉纤维蛋白样坏死（TCMR Ⅲ 型）
- 间质水肿，有时出血
- 肾小球受累罕见，如果受累明显，考虑抗体介导的排斥反应和复发性肾小球疾病
- 单纯 TCMR C4d 阴性，如为抗体介导成分则为阳性

主要鉴别诊断

- 急性抗体介导的排斥反应
- BK 多瘤病毒间质性肾炎
- 肾盂肾炎
- 急性变应性肾小管间质肾炎
- 移植后淋巴增殖性疾病

急性 TCMR Ⅰ 型

小管炎

（左）患者因肌酐升高（203.3μmol/L）移植后 3 周行肾活检，显示斑片状间质单个核细胞浸润 ➡ 和水肿，为典型 TCMR 表现，亦可见小管炎，这种斑片状浸润特征提示获取 2 条活检组织对增加诊断的敏感性至关重要
（右）小管炎 ➡ 和间质单个核细胞炎 ➡ 为 Ⅰ 型急性细胞排斥反应（ACR）的典型特征，浸润细胞为活化状态，可见核分裂象 ➡

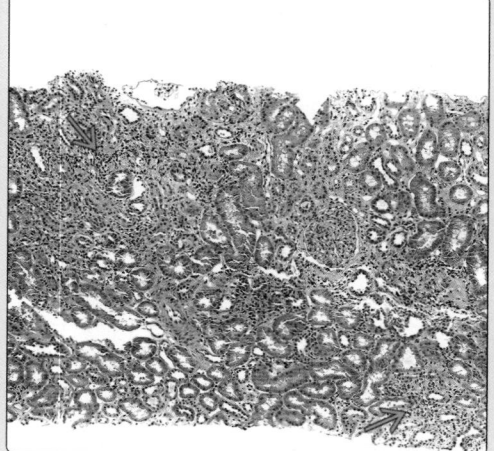

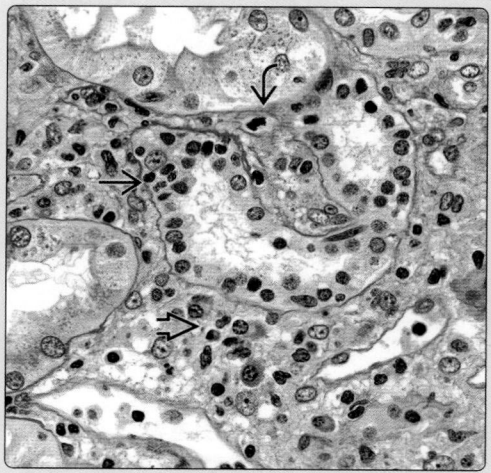

内皮炎

ACR 中的 T 细胞

（左）移植肾活检显示内皮炎（动脉内膜炎）为 Ⅱ 型 TCMR 诊断特征，内膜中有许多单个核细胞 ➡，主要为 T 细胞和单核细胞
（右）CD3 染色显示大量浸润性 T 细胞，为 TCMR 典型表现，C4d 染色亦呈阳性（未显示），提示还存在急性抗体介导排斥反应（AMR）成分

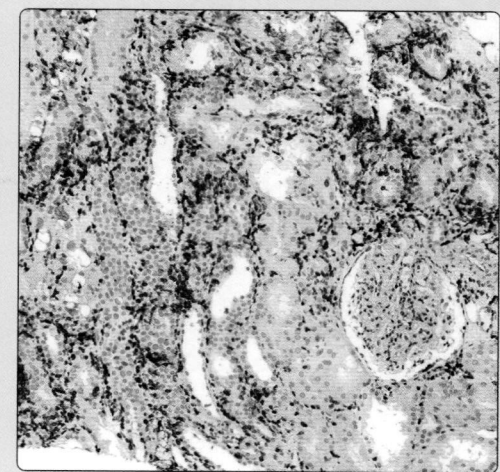

术语

缩写

- 急性 T 细胞介导排斥反应(acute T-cell-mediated rejection, TCMR)

同义词

- 急性细胞排斥反应(ACR)

定义

- T 细胞介导的对肾同种抗原的急性免疫反应
  - Ⅰ型：小管间质性
  - Ⅱ型：动脉内膜炎
  - Ⅲ型：纤维蛋白样动脉坏死或透壁性动脉炎

病因学/发病机制

T 细胞介导排斥反应

- 针对 MHC(HLA)或非 MHC 供者的由 T 细胞介导的肾同种抗原的急性免疫反应
  - Ⅱ类不匹配似乎比Ⅰ类更为重要
  - 可发生在 HLA 相合的同胞移植中
- 靶点多样化，包括毛细血管、动脉内皮细胞、肾小管及肾小球
- 持续存在的肾小管间质炎症通常出现在 TCMR 发作后 1～3 个月的随访活检中
  - 认为虽然 TCMR 可为急性发作，但炎症可持续存在并转化为慢性细胞排斥表型

临床特征

流行病学

- 发病率
  - 常规移植后 1 年为 5%～10%
    - Ⅰ型：约 65% 的 TCMR 病例
    - Ⅱ型：约 30%
    - Ⅲ型：<5%

表现

- 急性肾功能恶化
- 急性肾衰竭
- 少尿或尿量减少
- 移植物压痛，罕见(严重病例)
- 也可见于肾功能正常(亚临床 TCMR)的程序性(监测)活检病例

实验室检查

- 供者特异性抗 HLA 抗体
- 分子检测正在开发和临床验证
  - 基于血液的基因表达谱
  - 供者来源的无细胞性 DNA
  - 基于尿液的趋化因子测定

治疗

- 药物

- Ⅰ型和交界性/可疑 TCMR 病例通常对类固醇冲击治疗有效
- Ⅱ型通常对类固醇冲击治疗有耐药性；可增加抗 T 细胞药物治疗
- Ⅲ型对现有疗法有耐药性

预后

- 移植物 1 年存活率
  - Ⅰ型无抗体介导排斥反应(AMR)证据[C4d(-)，无 DSA]：95%～100%
  - Ⅰ型有 AMR 证据[C4d(+)，存在 DSA]：约 75%
  - Ⅱ型无 AMR 证据：67%～100%
  - Ⅱ型有 AMR 证据：63%～92%
  - Ⅲ型：总体 20%～32%，±AMR
    - Ⅲ型有 AMR 证据：50%～80%
- 对 12 项已发表研究(1 255 名参与者)进行荟萃分析，这些研究来自当前免疫抑制时期使用他克莫司和霉酚酸(Ho)的患者
  - 39% 的患者在抗排斥治疗后 2～9 个月内有持续性小管间质炎症，至少为轻度间质炎症和小管炎(Banff i1 t1 病变，符合 Banff 临界类别)
  - TCMR 或无 AMR 证据的交界性/可疑 TCMR(DSA 和 C4d 均阴性)：为 22%～30% 的患者 2 年内肌酐升高一倍

镜下特征

组织学特征

- 肾小球
  - 通常无受累
  - 偶有病例显示肾小球毛细血管内单个核细胞浸润的肾小球炎
    - 主要为 T 细胞
    - 肾小球炎常见于 AMR，以巨噬细胞浸润为主
    - 目前未包括在 TCMR 的标准中
  - 急性移植性肾小球病 <5%
    - 内皮细胞显著肿胀阻塞毛细血管腔
    - 系膜溶解，碎屑 PAS(+)
    - 通常与Ⅱ型 TCMR 相关
- 肾间质
  - 间质单个核细胞炎症(Banff i 评分)
    - 根据 Banff 标准诊断排斥反应需要 >25% 非瘢痕皮质区单个核细胞浸润
    - 炎症程度较轻可考虑为可疑或交界性排斥反应
    - 浸润细胞主要为 CD4(+)和 CD8(+)T 细胞及 CD68(+)巨噬细胞
    - B 细胞通常不明显
    - 树突状细胞[DC-SIGN(+)细胞来自受者和供者(前几个月以供者为主)]
      - DC-SIGN(+)细胞增多与移植物存活率下降相关
  - 浸润细胞也可为嗜酸性粒细胞、浆细胞及少量中性粒细胞
    - 富于浆细胞的排斥反应预后较差，提示需鉴别病毒感染
    - 一些研究表明嗜酸性粒细胞提示预后更差
  - 间质水肿
  - 严重病例可见出血
- 肾小管

- 肾小管内见 T 细胞和巨噬细胞浸润（小管炎，Banff t 评分）
  - 严重萎缩性肾小管被排除在 Banff 评分外
  ○ 肾小管细胞损伤（刷状缘丢失、凋亡）
  ○ 重度小管炎有时可见 TBM 断裂
  - 可形成肉芽肿
  - 与不良预后有关
- 动脉
  ○ 动脉内皮下单个核炎症细胞浸润（动脉内膜炎或内皮炎；Banff v 评分）
  - CD3（+）T 细胞和 CD68（+）单核/巨噬细胞
  - 局灶过程
  - 大血管比微动脉更容易受累
  - 在动脉中，微动脉内皮炎有时与动脉内皮炎同时出现；其意义相同
  ○ 内皮细胞表面见边集性单个核细胞
  - 不作为动脉内膜炎计数，但与动脉内膜炎有关
  ○ 一些 TCMR 病例存在静脉炎，但不考虑 Banff v 评分，预后意义不大
  ○ 内皮细胞可出现"活化"征象，表现为胞质嗜碱性，细胞核活化增大
  ○ 严重病例可发生透壁性炎症
  - 纤维蛋白样坏死偶尔也见于严重病例，但更多与 AMR 相关

辅助检查

免疫荧光

- 肾小球或肾间质内通常很少或没有免疫球蛋白或 C3 沉积
  ○ 纤维蛋白原/纤维蛋白弥漫存在于水肿的间质内
- 单纯 TCMR C4d（-）
- 伴 C4d 沉积的 TCMR 病例易叠加有急性和/或慢性 AMR

电镜

- 诊断通常不需要
- 急性移植性肾小球病肾小球显示明显内皮反应（胞质肿胀，窗孔丢失）
- 小管细胞与动脉内皮下之间可见淋巴细胞
- 罕见病例出现微小病变性肾病伴广泛足细胞足突消失和肾病综合征，被描述与 TCMR 相关

分子检测

- 正在开发和临床验证中
  ○ γ 干扰素诱导和细胞毒性 T 细胞基因（如 CXCL9，CXCL11，GBP1，INDO，GZMB）转录本强表达和小管中溶质转运体转录本的丢失

鉴别诊断

交界性/可疑 TCMR

- 低于 TCMR 浸润阈值（<25% 的非瘢痕皮质区）伴任何小管炎，t>0
- 若伴有急性移植物功能不全，可能需按 TCMR 治疗

孤立性内皮炎

- TCMR 的亚型
- 最近的研究表明，伴轻度或无间质炎症/肾小管炎的内皮炎可表现为 TCMR
- 如果移植后早期出现，也可能与 AMR 或严重缺血性再灌注损伤有关

BK 多瘤病毒间质性肾炎

- 浆细胞浸润
- 肾小管上皮细胞核内包涵体
- 炎症主要见于病毒感染部位（免疫组化）
- 大 T 抗原染色阳性

慢性活动性 TCMR

- 持续性小管炎和间质炎症
- 瘢痕皮质>25% 的间质纤维化区出现额外炎症（i-IFTA 评分≥2）

管周毛细管炎

- PTC 内可见边集性单个核细胞和少量中性粒细胞浸润
- TCMR 和 AMR 的常见表现
  ○ TCMR C4d 通常阴性

急性抗体介导的排斥反应

- 管周毛细血管 C4d 沉积，循环抗供者抗体
- 肾小球炎常存在，而在 TCMR 中则罕见
- 可叠加急性 TCMR（"混合性排斥反应"）

肾盂肾炎

- 中性粒细胞管型和脓肿
- 细菌感染尿培养阳性

急性变应性肾小管间质性肾炎

- 可能代表变应性药物反应
- 除非存在动脉内膜炎，否则很难或不可能与 TCMR 区分，但治疗方法基本相同

梗阻

- 水肿和集合管扩张可能存在
- 通常不超过交界性浸润标准（<25% 的皮质）
- 淋巴管扩张 ±Tamm-Horsfall 蛋白
- 无法通过形态学排除

移植后淋巴增殖性疾病

- 轻微水肿，非典型 B 细胞而非 T 细胞占优势
  ○ 单克隆 B 细胞浸润最常见
- 大多数病例 EBER（+）

动脉粥样硬化栓塞

- 可能存在内皮炎和管腔内纤维蛋白
- 详细的组织水平检查应能发现伴有炎症的动脉中的胆固醇裂隙

急性T细胞介导排斥反应的Banff标准

分类和标准	注释
交界性/可疑TCMR	
局灶肾小管炎(t1,t2,或t3)伴轻微间质浸润(i0或i1)或间质浸润(i2,i3)伴轻度肾小管炎(t1)	观察者间重复性差;分子研究与TCMR无法区分;自Banff 1997分类以来,标准发生了变化(如i0 vs. i1);对出版物的调查显示,大多数使用i1t1(Banff 1997),并将交界性/可疑TCMR纳入TCMR类别预后研究;根据Banff 2015标准,"允许保留i1作为交界性病变的临界值,但必须在报道和出版物中注明"†
急性TCMR伴肾小管间质炎(Ⅰ型)	
ⅠA型:>25%的非瘢痕皮质区间质性炎症(i2或i3)伴局灶中度肾小管炎(4～10个细胞/肾小管断面;t2)	无动脉内膜炎
ⅠB型:>25%非瘢痕皮质区间质性炎症(i2或i3)伴重度肾小管炎(>10个细胞/肾小管断面;t3)	无动脉内膜炎
急性TCMR伴动脉内膜炎(Ⅱ型)	
ⅡA型:动脉内膜炎(亦称内膜动脉炎或内皮炎),累及≤25%管腔面积(v1)	不需要间质炎和肾小管炎;可为单纯TCMR或混合有抗体介导排斥反应表现;C4d(+)或DSA与预后差相关
ⅡB型:动脉内膜炎,累及>25%管腔面积(v2)	不需要间质炎和肾小管炎;可为单纯TCMR或混合有抗体介导排斥反应表现;C4d(+)或DSA与预后差相关
急性TCMR伴透壁性动脉炎(Ⅲ型)	
Ⅲ型:透壁性动脉炎和/或动脉纤维蛋白样改变和中膜平滑肌细胞坏死伴淋巴细胞性炎症	常呈抗体介导排斥反应表现

肾小管炎(t)评分依据单个核细胞数/肾小管断面(t0=0,t1=1～4,t2=5～10,t3≥10);间质炎症(i)评分为非瘢痕皮质区单个单核细胞浸润百分比(i0<10%,i1=10%～25%,i2>25%～50%,i3>50%);血管病变(v)评分为动脉中血管腔被内皮下单个核细胞占据程度(v1≤25%,v2>25%)或存在透壁性炎症或纤维蛋白样坏死(v3)。

单纯TCMR要求所有类别C4d染色阴性。

† Banff TCMR工作小组正在解决这些问题。

Roufosse et al: A 2018 reference guide to the Banff classification of renal allograft pathology. Transplantation. 102(11):1795-814, 2018.

诊断要点

病理解读要点

- 1条粗针活检假阴性率约10%;需要多层面检查
- 活检结果可能符合TCMR和AMR标准,在这种情况下,结果以后者为主
- 排除浸润的其他原因

参考文献

1. Filippone EJ et al: The histological spectrum and clinical significance of T cell-mediated rejection of kidney allografts. Transplantation. 107(5):1042-55,2023
2. Ho J et al: Effectiveness of T cell-mediated rejection therapy: a systematic review and meta-analysis. Am J Transplant. 22(3):772-85, 2022
3. Madill-Thomsen KS et al: Relating molecular T cell- mediated rejection activity in kidney transplant biopsies to time and to histologic tubulitis and atrophy-fibrosis. Transplantation. ePub, 2022
4. Rampersad C et al: The negative impact of T cell-mediated rejection on renal allograft survival in the modern era. Am J Transplant. 22(3):761-71, 2022
5. Rosales IA et al: Banff human organ transplant transcripts correlate with renal allograft pathology and outcome: importance of capillaritis and subpathologic rejection. J Am Soc Nephrol. 33(12):2306-19, 2022
6. Senev A et al: Association of predicted HLA T-cell epitope targets and T-cell-mediated rejection after kidney transplantation. Am J Kidney Dis. 80(6):718-729.e1, 2022
7. Mengel M et al: Banff 2019 Meeting Report: molecular diagnostics in solid organ transplantation-consensus for the Banff Human Organ Transplant (BHOT) gene panel and open source multicenter validation. Am J Transplant. 20(9):2305-17, 2020
8. Bouatou Y et al: Response to treatment and long-term outcomes in kidney transplant recipients with acute T cell-mediated rejection. Am J Transplant. 19(7):1972-88, 2019
9. Hoffman W et al: The impact of early clinical and subclinical t cell-mediated rejection after kidney transplantation. Transplantation. 103(7):1457-67, 2019
10. Nankivell BJ et al: Does tubulitis without interstitial inflammation represent borderline acute T cell mediated rejection? Am J Transplant. 19(1):132-44, 2019
11. Nankivell BJ et al: The clinical and pathological significance of borderline T cell-mediated rejection. Am J Transplant. 19(5):1452-63, 2019
12. Halloran PF et al: Review: the transcripts associated with organ allograft rejection. Am J Transplant. 18(4):785-95, 2018
13. Roufosse C et al: A 2018 reference guide to the banff classification of renal allograft pathology. Transplantation. 102(11):1795-814, 2018
14. Becker JU et al: Banff borderline changes suspicious for acute t cell-mediated rejection: where do we stand? Am J Transplant. 16(9):2654-60, 2016
15. Halloran PF et al: Molecular assessment of disease states in kidney transplant biopsy samples. Nat Rev Nephrol. 12(9):534-48, 2016
16. Zhao X et al: Rejection of the renal allograft in the absence of demonstrable antibody and complement. Transplantation. 101(2):395-401, 2016
17. Randhawa P: T-cell-mediated rejection of the kidney in the era of donor-specific antibodies: diagnostic challenges and clinical significance. Curr Opin Organ Transplant. 20(3):325-32, 2015
18. Naesens M et al: The histology of kidney transplant failure: a long-term follow-up study. Transplantation. 98(4):427-35, 2014
19. Sis B et al: Isolated endarteritis and kidney transplant survival: a multicenter collaborative study. J Am Soc Nephrol. 26(5):1216-27, 2014
20. El Ters M et al: Kidney allograft survival after acute rejection, the value of follow-up biopsies. Am J Transplant. 13(9):2334-41, 2013
21. Williams WW et al: Clinical role of the renal transplant biopsy. Nat Rev Nephrol. 8(2):110-21, 2012

小管炎

破坏性小管炎

（左）TCMR Ⅰ A 型显示轻度小管炎（t1 病变），通过深染的细胞核和核周空晕可识别单个核炎症细胞 ➡，同时也存在间质炎症 ➡

（右）在非萎缩或轻微萎缩的肾小管中可见局灶重度小管炎 ➡，为交界性 / 可疑 TCMR 表现

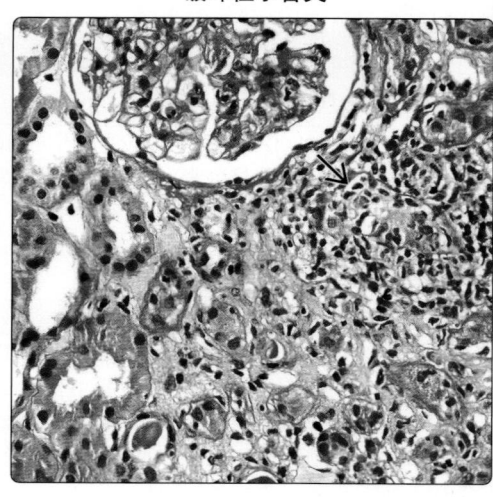

TCMR 伴嗜酸性粒细胞增多

重度小管炎

（左）这例 TCMR 可见大量嗜酸性粒细胞 ➡，这种表现可能为 TCMR 的一部分，并不一定表明移植中有药物变应性反应

（右）TCMR Ⅰ B 型病例的重度小管炎（t3 病变），肾小管内可见大量单个核细胞 ➡，肾小管上皮细胞从 TBM 上移位，这在停用免疫抑制药物后的移植肾中并不少见

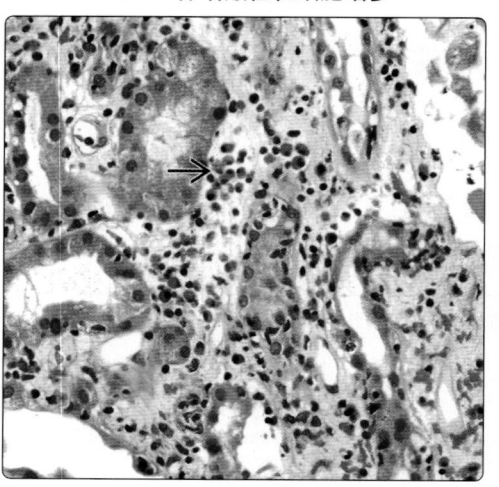

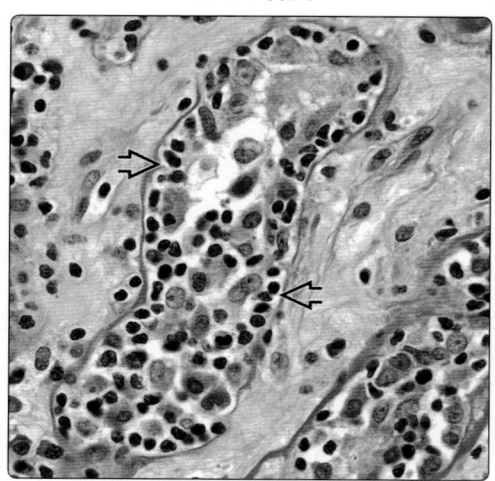

小管炎伴基底膜断裂

肉芽肿反应

（左）小管炎中，TBM 断裂 ➡ 与预后差相关，基膜断裂后可出现肉芽肿反应，注意不应与感染相混淆

（右）肾小管破裂后 TCMR 可出现明显的肉芽肿反应，这可与感染相混淆，特别是腺病毒感染，图中可见残存的 TBM ➡

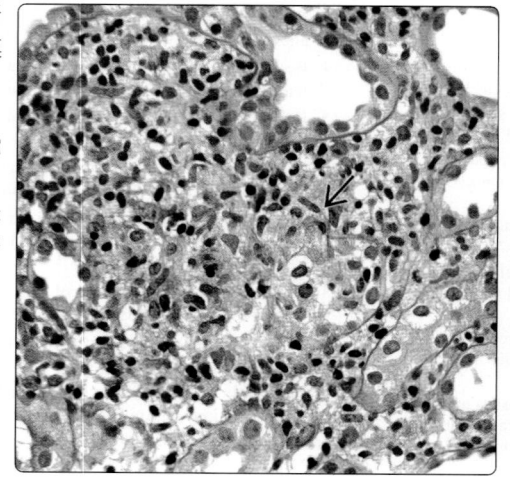

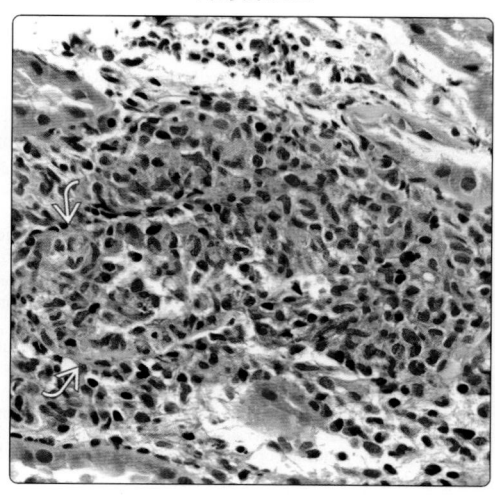

交界性/可疑 TCMR

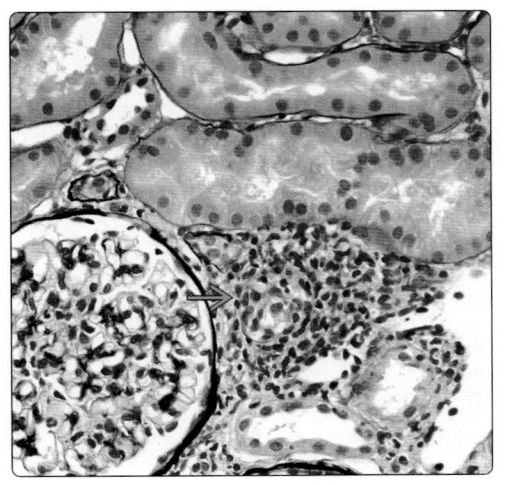

不易识别的 T 细胞浸润

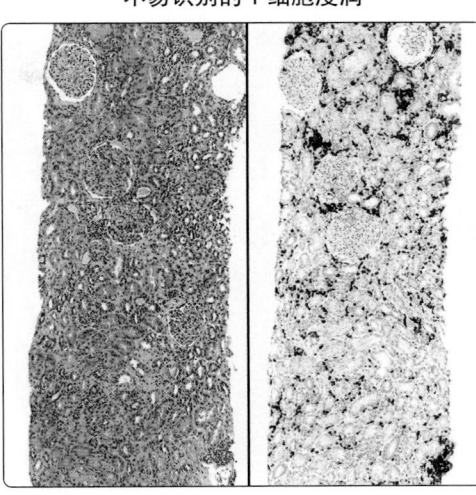

（左）移植后 1 年程序性活检显示局灶重度小管炎➡（Banff t3）伴 TBM 断裂，仅见轻度间质炎症（约 5%），然而，重度肾小管炎使活检符合交界性类别

（右）左图仅显示轻微浸润，被考虑为交界性类别，然而，同一区域 CD3 染色（右图）显示皮质内大量 T 细胞浸润，主要为 HE 切片上不易被识别的单个性细胞。这种模式在 Banff 标准中并未被认可为 TCMR，但可能应该被纳入其中

伴浆细胞的 TCMR

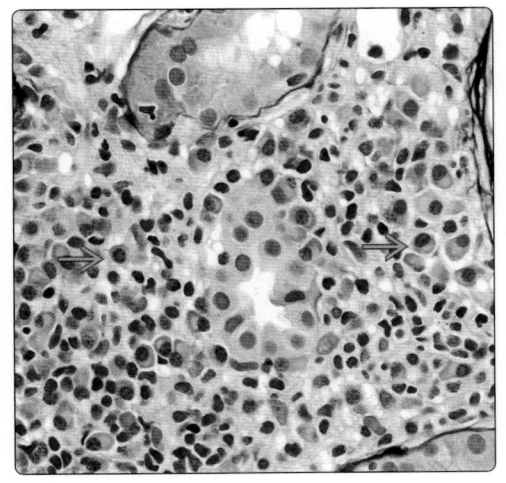

浆细胞性小管炎

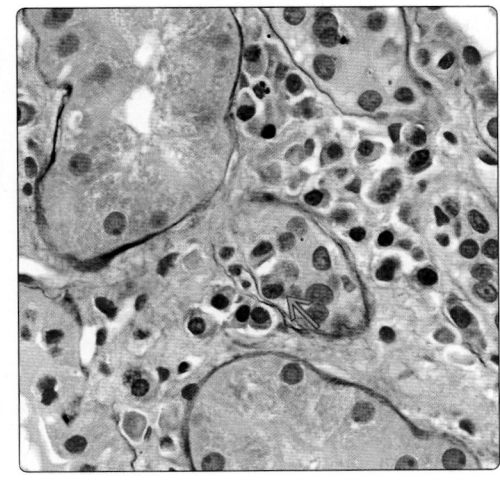

（左）TCMR Ⅰ型病例，间质浸润中浆细胞数量增加➡。BK 多瘤病毒染色阴性（未显示）

（右）TCMR Ⅰ型病例，可见浆细胞性小管炎➡伴间质浆细胞增多。尽管浆细胞性小管炎最常见于 BK 多瘤病毒感染，但偶尔也见于其他病变

持续性急性 TCMR

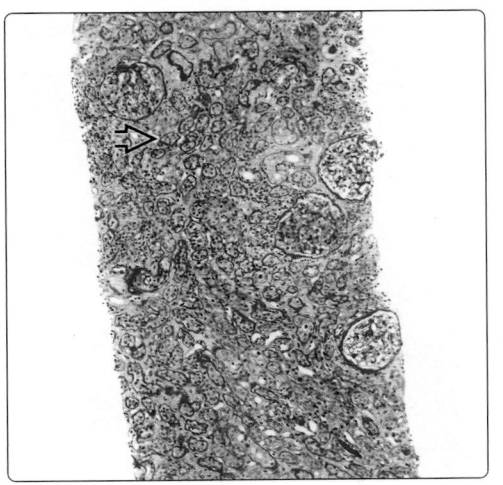

持续性急性 TCMR

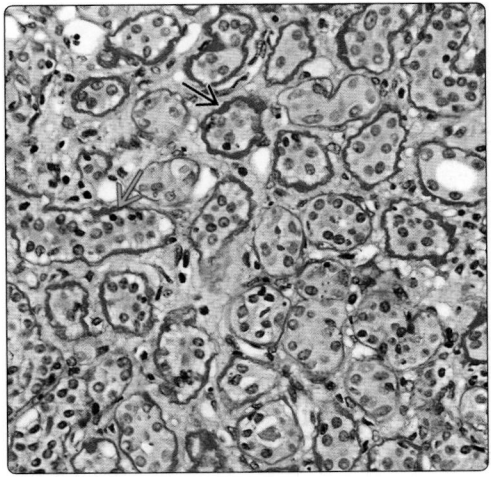

（左）TCMR 6 周后程序性活检显示广泛的间质炎症和早期肾小管萎缩➡，在间质性水肿的情况下，纤维化很难评估

（右）TCMR 6 周后程序性活检显示轻微间质纤维化、轻度肾小管萎缩伴 TBM 增厚➡，部分萎缩小管出现肾小管炎➡，自上次活检以来患者的肌酐持续升高至约 203.3μmol/L

TCMR 治疗后

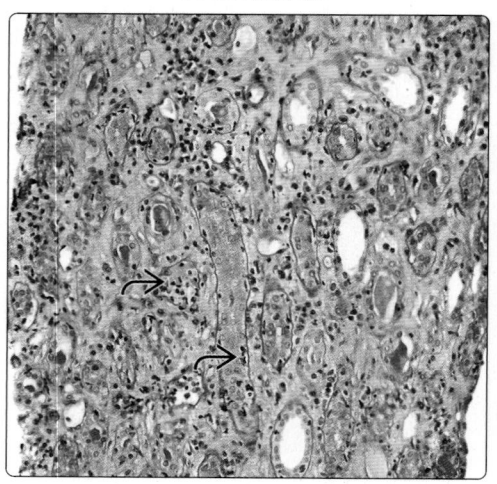

TCMR 治疗后残存小管炎和水肿

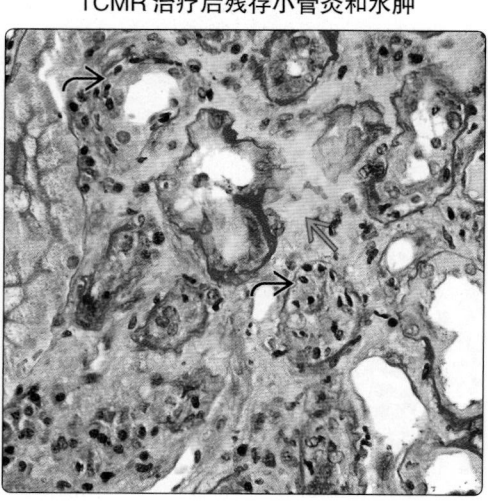

（左）BanffⅠB型TCMR患者接受抗胸腺细胞球蛋白和类固醇治疗后8天活检，显示小管炎持续存在➡️，间质炎症较轻，这是排斥反应治疗后的典型改变

（右）BanffⅠB型TCMR患者接受抗胸腺细胞球蛋白和类固醇治疗后8天，重复活检显示重度小管炎➡️伴轻微间质炎，可见间质水肿➡️

慢性活动性 TCMR

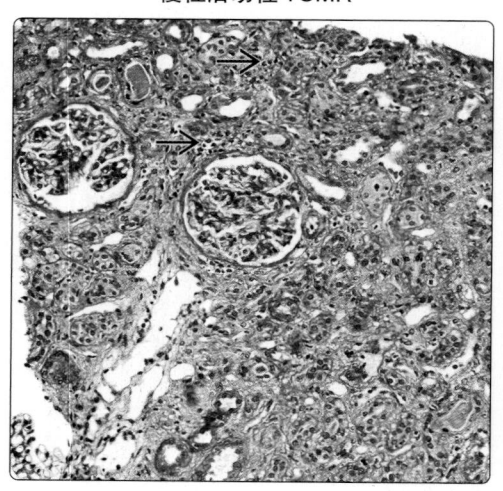

慢性活动性 TCMR 轻度萎缩肾小管的小管炎

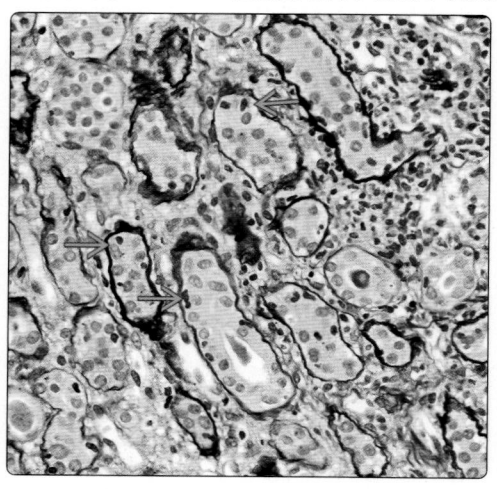

（左）一旦出现间质纤维化，三色染色可突出显示伴有间质炎症➡️和小管炎，分类变为慢性活动性TCMR

（右）银染色突出显示增厚的TBM，提示"小管萎缩"，可能真正为由T细胞损伤引起的慢性肾小管损伤。这些小管中可见黑色小核的单个核细胞➡️，即小管炎

TCMR 轻度肾小球炎

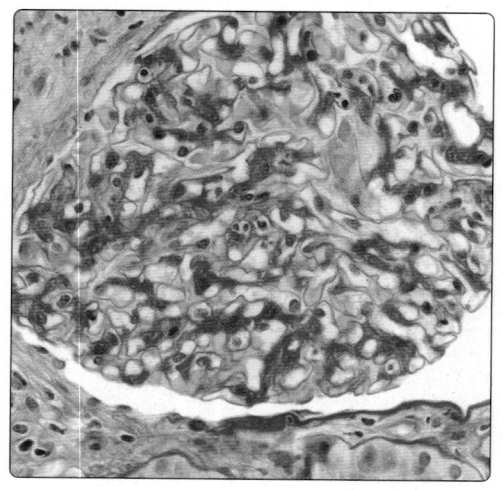

急性肾盂肾炎

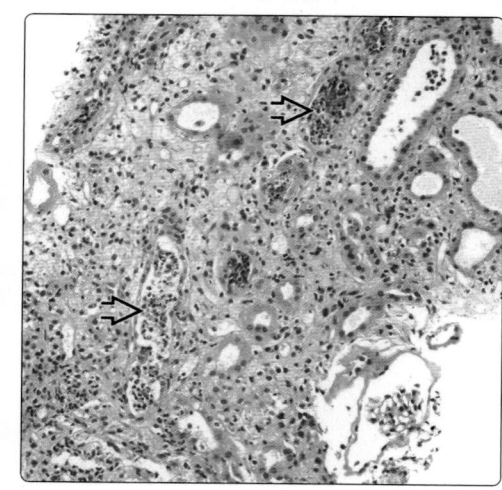

（左）轻度肾小球炎在ACR中并不少见，细胞以T细胞为主，而非单核细胞

（右）HE染色显示急性肾盂肾炎，移植物活检中可见小管间质炎症，与ACR相似，中性粒细胞管型➡️的存在是诊断急性肾盂肾炎的线索。该患者尿培养阳性，尿检可见细菌

孤立性内皮炎

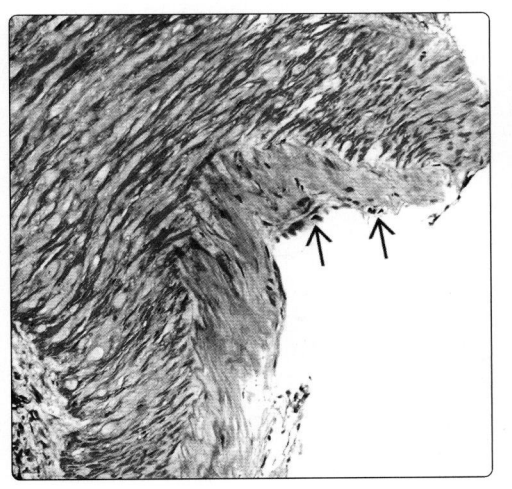

透壁性动脉炎症（TCMR Ⅲ型）

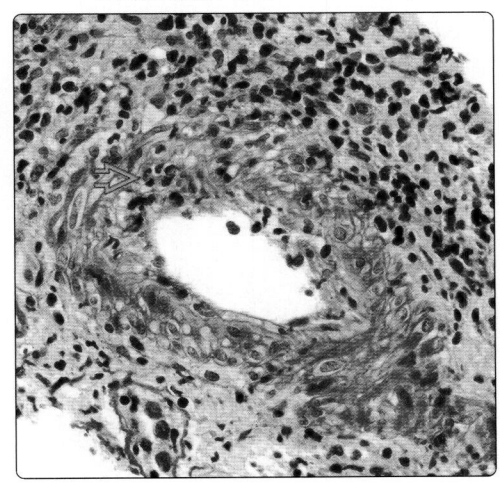

（左）移植后 4 个月活检显示内皮炎 ➡️，患者肌酐升高至 150.3μmol/L（基础值 114.9～150.3μmol/L），无明显间质炎或小管炎

（右）肾移植后 10 年，小动脉显示透壁性炎症 ➡️，患者因 T 细胞性移植后淋巴增殖性疾病（PTLD），免疫抑制剂减量约 4 个月，C4d 染色阴性（未显示）

HLA 相合同胞移植动脉内膜炎

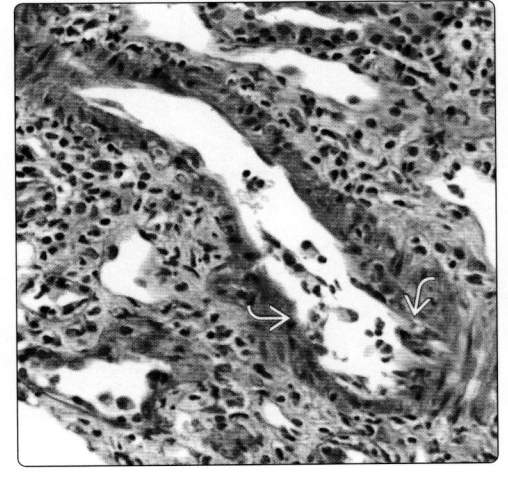

纤维蛋白样坏死

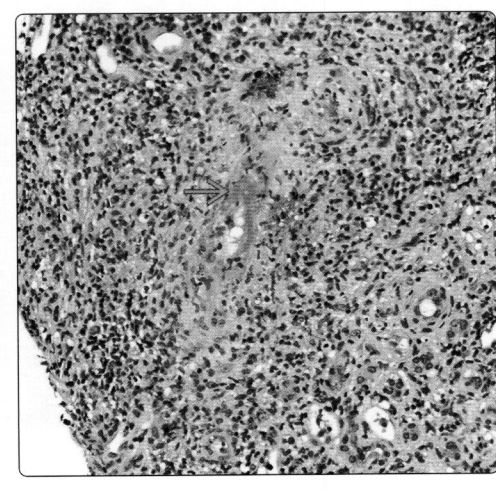

（左）HLA 相合同胞移植肾显示明显的动脉内膜炎 ➡️，证明非 MHC 抗原可以作为 TCMR 进程在动脉中的靶点，HLA 相合同胞移植肾因 Ⅱ 型 TCMR 丢失的病例罕见

（右）肾移植后 10 年，一小动脉可见纤维蛋白样坏死 ➡️，患者因 T 细胞性 PTLD，免疫抑制剂减量约 4 个月。虽然纤维蛋白样坏死多与体液排斥反应有关，但本例活检 C4d（－）

动脉内膜炎中的细胞毒性 T 细胞

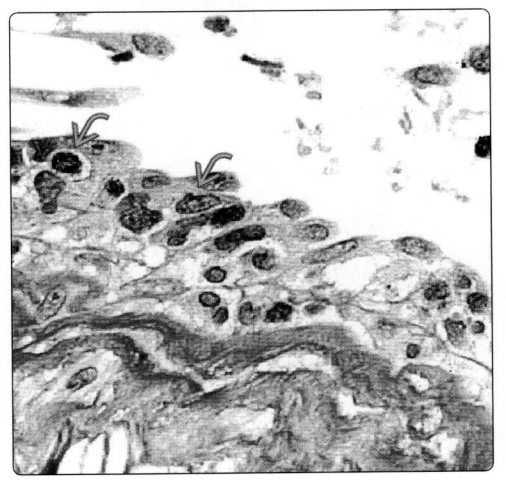

内皮炎和动脉硬化

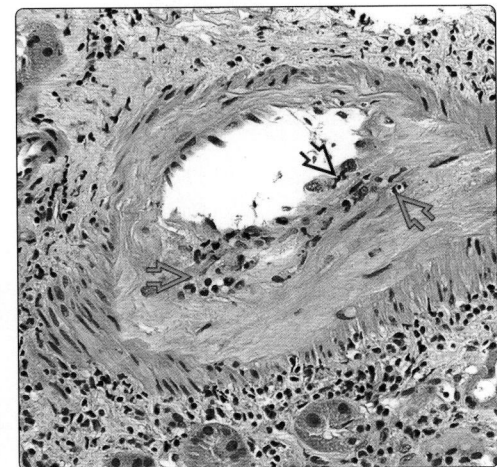

（左）对浸润于内膜中的细胞毒性颗粒成分（TIA-1）染色阳性细胞 ➡️ 的研究，证实这些病变中的优势细胞为 CD8（＋）T 细胞

（右）显示由于供者动脉硬化引起的增厚动脉内膜炎症细胞浸润 ➡️ 伴内皮炎 ➡️，这可与慢性移植性动脉病相混淆

单纯v病变随后出现Ⅰ型TCMR

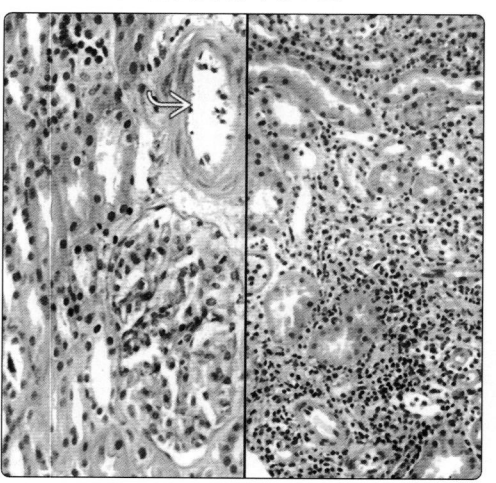

无意发现的单纯v病变

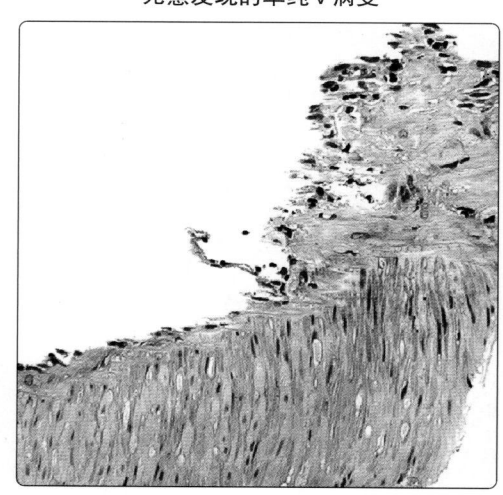

（左）左图活检提示动脉内膜炎➡，未见其他病变（无浸润），患者未接受排斥反应治疗。右图为3天后活检显示明显的浸润（BanffⅠB型），提示取样误差

（右）回顾性发现该大的动脉切面有动脉内膜炎表现，患者未行排斥反应治疗，且1年后肌酐稳定，提示单纯v病变可能无明显临床意义

TCMRⅡ型缓解

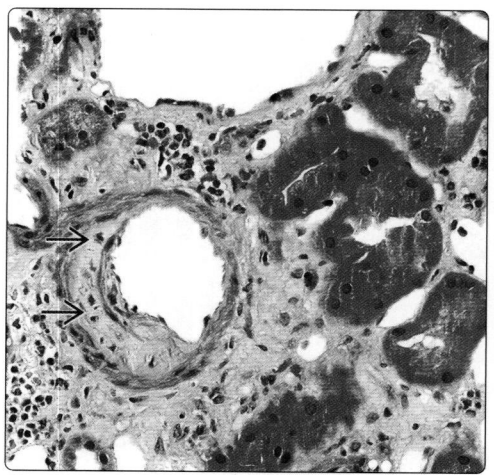

TCMRⅢ型

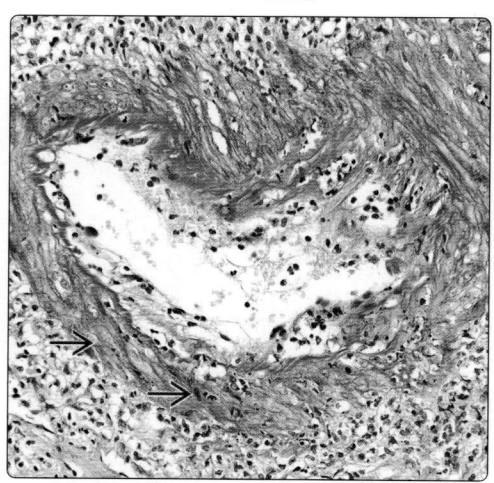

（左）缓解的TCMRⅡ型，显示疏松的内膜中见少量炎症细胞➡，可能代表早期的移植性动脉病。该患者2个月前活检显示有动脉内膜炎

（右）TCMR弓形动脉透壁性炎症，中膜内可见圆形核深染的炎症细胞➡

肾静脉血栓中的炎症细胞

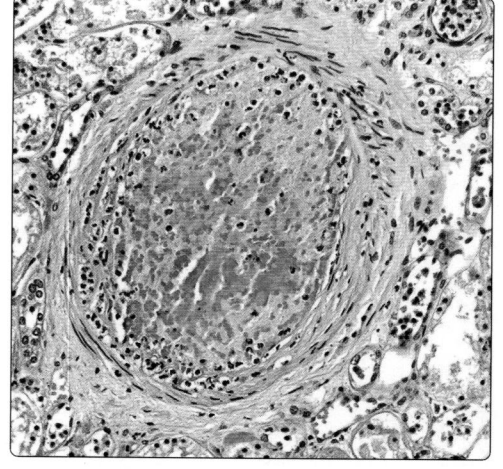

AMR

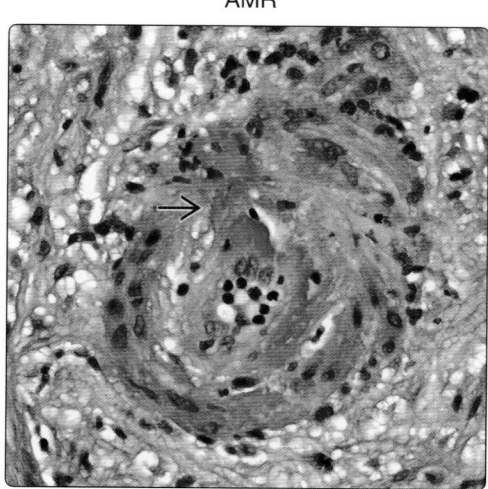

（左）移植肾急性肾静脉血栓和皮质坏死，其动脉炎症类似于动脉内膜炎，这不是排斥反应病变

（右）显示小动脉纤维蛋白样坏死➡，局部平滑肌细胞核缺失。该患者有急性AMR，这种病变占Ⅲ型动脉病变的绝大多数，当C4d阳性或存在明显微循环炎症时被考虑为AMR

TCMR Ⅰ型

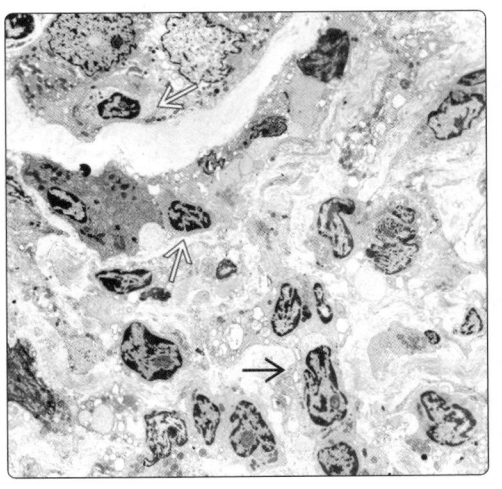

小管内单个核细胞

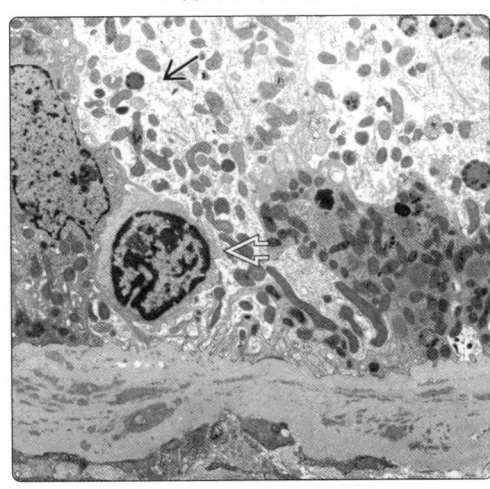

（左）电镜下可见间质炎症细胞，主要为淋巴细胞 ➡️，小管内亦可见淋巴细胞 ➡️
（右）电镜下可见小管炎中的单个核细胞浸润 ➡️，细胞质密度下降表明邻近小管上皮细胞损伤 ➡️

TCMR　反应性肾小球内皮细胞

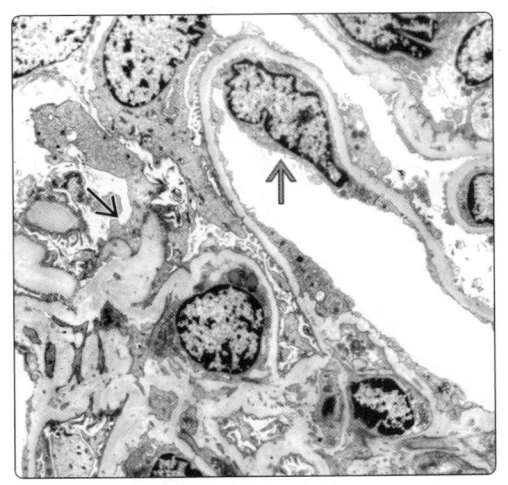

TCMR　肾病综合征伴足突消失

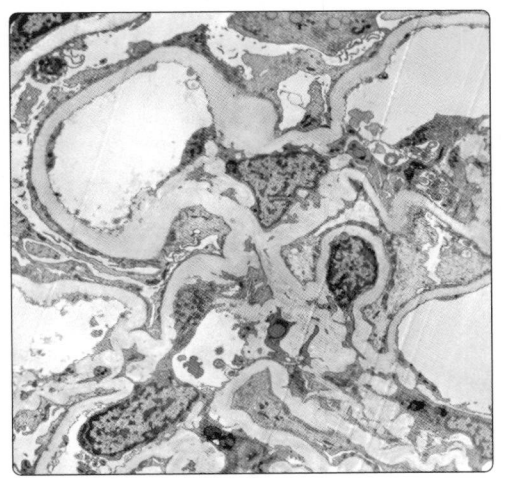

（左）TCMR 可以累及肾小球，如图所示，毛细血管袢内可见明显的内皮细胞反应和窗孔缺失 ➡️，足细胞亦显示节段性足突消失 ➡️，这种表现非常罕见，酷似微小病变性肾病
（右）偶尔，TCMR 可因足细胞病而产生蛋白尿，类似微小病变性肾病，如图所见，伴广泛足突消失

TCMR　间质纤维蛋白染色

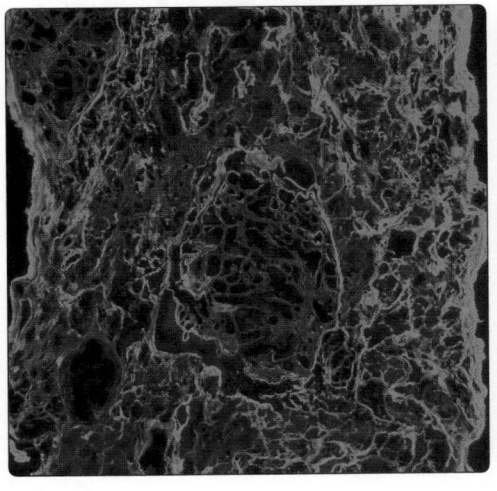

多瘤病毒肾病　TBM C4d 沉积

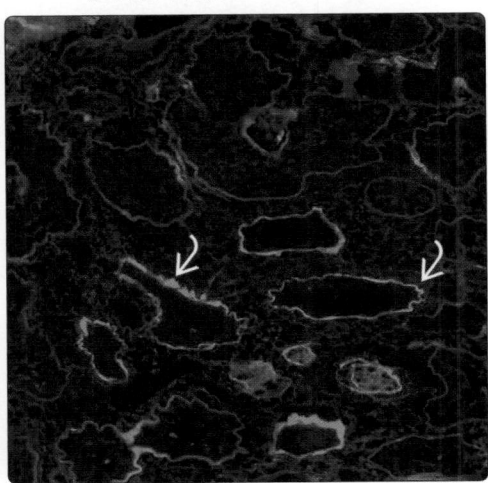

（左）间质纤维蛋白原/纤维蛋白在 TCMR 中很常见，可能与毛细血管渗漏有关。间质纤维蛋白也可见于迟发型超敏反应，引起典型的硬化
（右）活检看起来像 TCMR 的 TBM C4d 沉积于 ➡️ 可能是多瘤病毒肾病的线索，这些沉积物通常呈颗粒状，也可能含有免疫球蛋白

（丁然 译，余英豪 审）

第5节　慢性T细胞介导排斥反应

术语

- 持续性或复发性T细胞介导排斥反应（TCMR）导致移植肾发生慢性改变，包括移植性动脉病、间质纤维化和肾小管萎缩

病因学/发病机制

- T细胞介导的损伤是由于肾实质或血管上的同种抗原识别引起的

临床特征

- 表现为慢性肾衰竭，常伴有蛋白尿和高血压
- 可无症状或随访活检中发现
- 间质纤维化伴炎症（i-IFTA）比单独出现任何一种病变移植肾存活时间更短
- 存在慢性移植性动脉病也会缩短移植物存活时间

镜下特征

- 肾小管和间质
  - 单个核细胞浸润和肾小管炎
  - 纤维化区域的炎症
- 动脉
  - 内膜纤维化伴轻微弹力纤维增生
  - 内膜单个核细胞浸润
- 管周毛细血管（PTC）C4d染色阴性
- BK染色阴性

主要鉴别诊断

- 慢性抗体介导排斥反应
- 慢性钙调磷酸酶抑制剂毒性
- BK多瘤病毒肾病后期
- 高血压性动脉硬化
- 慢性肾盂肾炎

诊断要点

- 非严重萎缩性小管的小管炎伴纤维化区炎症与移植物进行性损伤相关

纤维化区炎症

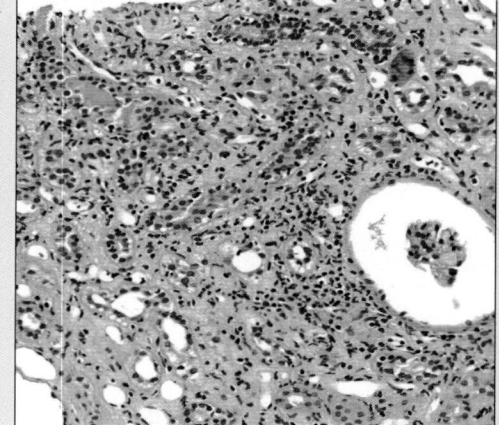

肾小管炎

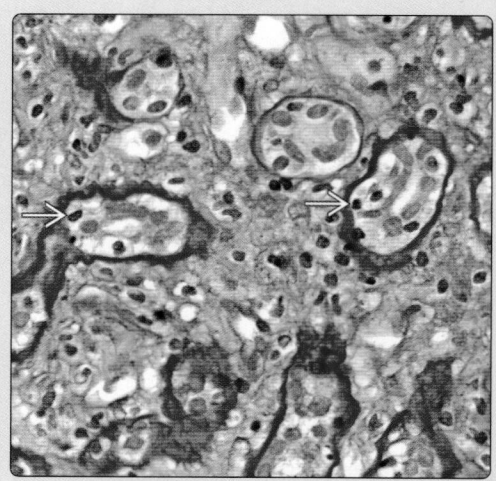

（左）慢性TCMR后期移植肾活检，显示间质纤维化区域弥漫单个核细胞浸润，两种病变并存提示预后较差
（右）在晚期肾功能不全的移植物中，萎缩性肾小管中的小管炎➡常与非萎缩性肾小管中的小管炎相伴随

移植性动脉病和内皮炎

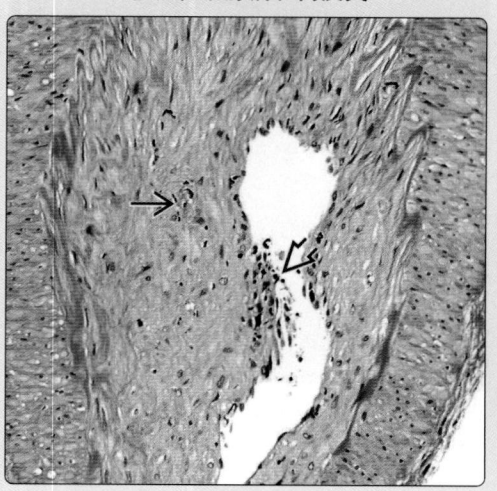

移植性动脉病

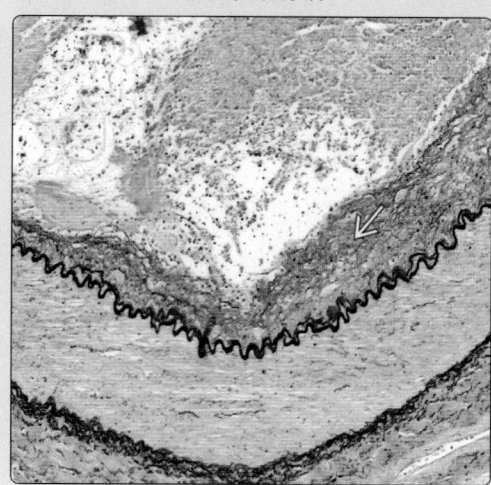

（左）移植后2年的程序性活检，活检显示移植性动脉病叠加了内皮炎➡，其增厚的内膜中可见炎症细胞浸润➡，未显示明显的肾小管间质炎症
（右）慢性TCMR，动脉显示内膜增厚伴纤维化及无明显炎症细胞浸润➡，与高血压引起的内膜纤维化不同，其弹力纤维分层不明显

术语

缩写

- T 细胞介导排斥反应（T-cell-mediated rejection，TCMR）

同义词

- 慢性细胞排斥反应
- 慢性活动性 TCMR（Banff 术语）

定义

- 持续性或复发性 TCMR 导致移植肾发生慢性改变
  - 例如移植性动脉病、间质纤维化和肾小管萎缩
- 根据 Banff 2017 年分类，定义为慢性活动性 TCMR
  - 慢性移植性动脉病（动脉内膜纤维化伴纤维化区单个核细胞浸润，新生内膜形成）
    - 可能代表慢性活动性抗体介导排斥反应（AMR）及 TCMR
    - 后期也可在肾小管间质中表现
  - 间质纤维化伴炎症（i-IFTA），中度至重度
  - 非重度萎缩性小管的小管炎

病因学/发病机制

T 细胞介导的动脉和肾小管/间质损伤

- 对人类白细胞抗原的同种反应
- 可能与其他抗原，包括自身抗原有关
- 巨噬细胞、肥大细胞也参与其中
- 推测纤维化系由肾小管细胞和炎症细胞的介质引起
  - 转化生长因子 β、骨形成蛋白、血小板衍化生长因子及肝细胞生长因子

抗体介导的成分

- 在慢性 TCMR 中常存在抗体介导的成分
  - 抗体参与的证据包括移植性肾小球病、C4d 沉积及 PTC 基底膜多层化
  - 慢性动脉病可由 T 细胞或抗体介导
  - 移植后（>1 年）出现慢性 AMR 合并 TCMR 与未坚持免疫抑制治疗相关

临床特征

流行病学

- 后期活检（>10 年）中 TCMR 发病率估计为 0～>10% 不等
- 在 DeKAF 研究的适应性活检中，90% 符合慢性活动性 TCMR Banff 标准的患者也符合急性 TCMR、边界性和/或活动性 ABMR Banff 标准

表现

- 慢性肾衰竭
- 高血压
- 蛋白尿
- 可无症状（亚临床）

预后

- 在 3～12 个月程序性活检中发现 i-IFTA 比单独出现任何一种病变移植肾存活时间更短
  - 炎症可见于纤维化或非纤维化区域（Gago）
  - i-IFTA 与移植物存活率降低相关，无论是 TCMR、AMR 或肾小球疾病原因（Sellares）
- 存在慢性移植性动脉病也会缩短移植物存活时间

镜下特征

组织学特征

- 肾小球
  - 球性肾小球硬化
  - 局灶节段性肾小球硬化症（FSGS）
  - GBM 双轨不是典型的特征，可提示慢性 AMR 或血栓性微血管病
- 间质
  - i-IFTA：间质纤维化和小管萎缩区域的炎症
    - 非纤维化皮质不计入，这是标准的 Banff i 评分
    - 按 Banff i-IFTA 评分分级
  - 肥大细胞与纤维化相关
- 肾小管
  - 非萎缩、轻度或中度萎缩小管的小管炎（Banff t 评分）
- 动脉
  - 内膜纤维化
    - 无内膜弹力层双轨，那是高血压动脉硬化的典型特征
  - 内膜单个核细胞浸润
    - 通常聚集在内膜下
    - 也见于中膜和外膜
    - 没有 CD3 染色可能很难识别
  - 内膜中可见泡沫细胞（巨噬细胞）浸润
    - 通常沿内弹力膜排列
    - 不是原肾常见动脉粥样硬化的特征

Banff 2019 慢性活动性 TCMR 的定义

- ⅠA 级：>25% 的瘢痕皮质炎症（i-IFTA）+>25% 的总皮质样本炎症（ti）+瘢痕或非瘢痕皮质中的小管炎 t2（5～10 个淋巴细胞/小管横断面），不包括重度萎缩小管（<50% 正常直径）
- ⅠB 级：与 ⅠA 级相同，伴 t3（>10 个淋巴细胞/小管横断面）
- Ⅱ级：慢性同种移植物动脉病（动脉内膜纤维化伴纤维化中单个核细胞炎症浸润及新生内膜形成）
  - 可能为慢性活动性 TCMR 和/或 AMR 的表现
- 建议分别报告瘢痕和非瘢痕皮质中的 t 和 i（i 和 i-IFTA；t 和 t-IFTA）
  - 提示是否符合急性 TCMR 或交界性 TCMR 的标准

慢性 TCMR 类型
2022 Banff 标准
ⅠA 级
间质炎症累及＞25% 的肾皮质（ti 评分 2 或 3），且＞25% 的纤维化皮质实质（i-IFTA 评分 2 或 3）伴中度肾小管炎（t2），不包括重度萎缩的肾小管 *
ⅠB 级
间质性炎累及＞25% 的肾皮质（ti 评分 2 或 3），且＞25% 的硬化性皮质实质（i-IFTA 评分 2 或 3）伴重度肾小管炎（t3），不包括重度萎缩的肾小管 *
Ⅱ级
移植性动脉病（慢性移植性动脉病）：动脉内膜纤维化伴纤维化区单个核细胞炎症和新生内膜形成
TCMR，T 细胞介导排斥反应；i-IFTA，间质纤维化伴炎症。
* 应除外其他已知导致 i-IFTA 的原因；重度肾小管萎缩的定义为肾小管＜25% 的正常直径，常伴有简化的透明上皮。

Current Banff criteria are available at https：//banfffoundation.org.

辅助检查

组织化学

- 弹力蛋白染色有助于慢性移植性动脉病与高血压病变的鉴别；后者有内膜弹力纤维增生

免疫组化

- CD3 染色可以帮助识别 T 细胞成分

免疫荧光

- 如果没有合并 AMR，PTC C4d 染色阴性

分子检测

- TCMR 转录子与急性 TCMR 的相似

鉴别诊断

慢性抗体介导排斥反应

- 常与慢性 TCMR 并存
- 以下特征提示慢性 TCMR 的成分
  - PTC C4d（＋）
  - 供者特异性人白细胞抗体
  - 移植性肾小球病
  - PTC 基底膜多层化
- 移植性动脉病可见于慢性 AMR 或慢性 TCMR
  - 组织学上的区别尚为确定

慢性钙调磷酸酶抑制剂毒性

- 重度微动脉透明变性
  - 周围结节性透明变性
- 条纹状纤维化模式通常不具有区分性

高血压动脉硬化

- 内膜弹力层大量重复
- 极少或没有单个核细胞浸润

BK 多瘤病毒肾病后期

- 既往活检显示多瘤病毒感染是最好的线索

慢性肾盂肾炎

- 广泛的瘢痕区、髓质 / 肾盂受累

i-IFTA

- 不是诊断性，而是非特异性病理病变，可在移植中大多数疾病过程的后期看到
- i-IFTA 程度的增加与较差的预后密切相关
- i-IFTA 的程度与组织损伤和修复基因的分子表达相关

诊断要点

临床相关病理特征

- 符合交界性或急性 TCMR 标准的 i 和 t 可能会增强对治疗的反应

病理解读要点

- 慢性 TCMR 和 AMR 常共存
- 需要除外 i-IFTA 的其他原因
- 疾病后期往往失去其特定的诊断特征
- 萎缩性小管的小管炎不具有特异性，但可能是小管损伤的反映

参考文献

1. Madill-Thomsen KS et al: Relating molecular T cell- mediated rejection activity in kidney transplant biopsies to time and to histologic tubulitis and atrophy-fibrosis. Transplantation. 107(5):1102-1114, 2023
2. Helgeson ES et al: i-IFTA and chronic active T cell-mediated rejection: a tale of 2 (DeKAF) cohorts. Am J Transplant. 21(5):1866-77, 2021
3. Kung VL et al: Chronic active T cell-mediated rejection is variably responsive to immunosuppressive therapy. Kidney Int. 100(2):391-400, 2021
4. Matas AJ et al: Inflammation in areas of fibrosis: the DeKAF prospective cohort. Am J Transplant. 20(9):2509-21, 2020
5. Haas M et al: The Banff 2017 Kidney Meeting Report: revised diagnostic criteria for chronic active T cell-mediated rejection, antibody-mediated rejection, and prospects for integrative endpoints for next-generation clinical trials. Am J Transplant. 18(2):293-307, 2017
6. Lefaucheur C et al: T cell-mediated rejection is a major determinant of inflammation in scarred areas in kidney allografts. Am J Transplant. 18(2):377-90, 2017
7. Nankivell BJ et al: The causes, significance and consequences of inflammatory fibrosis in kidney transplantation: the Banff i-IFTA lesion. Am J Transplant. 18(2):364-76, 2017

慢性移植性动脉病中的泡沫细胞

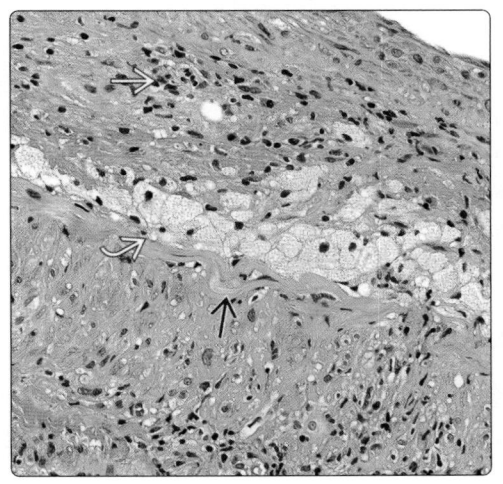

增厚动脉内膜中的 T 细胞

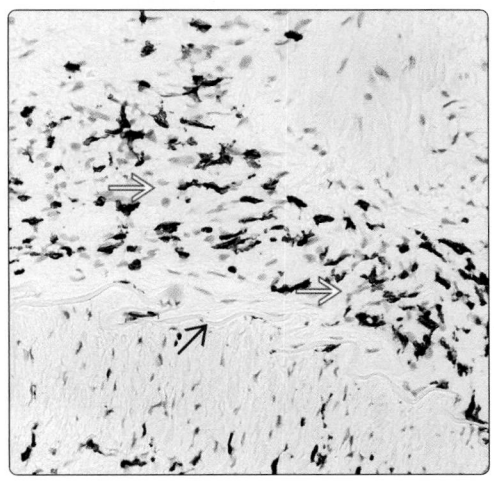

（左）移植后 22 年，移植肾活检显示动脉内膜明显增厚伴泡沫样巨噬细胞浸润➡，巨噬细胞沿内弹力层排列➡，新生内膜中可见淋巴细胞浸润➡。该患者肌酐 185.6μmol/L，循环 DSA（Ⅱ级），但 C4d 染色阴性

（右）移植后 22 年，移植肾动脉内膜中可见多量 T 细胞浸润➡，符合慢性 TCMR 诊断。内弹力层➡把内膜和下方的中膜分开

移植性动脉病 vs. 高血压动脉病

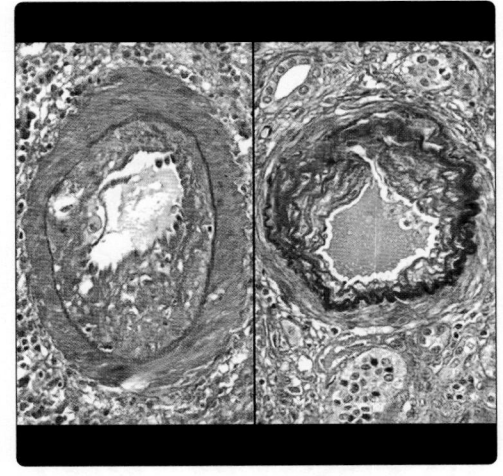

慢性移植性动脉病 CD3(+)细胞

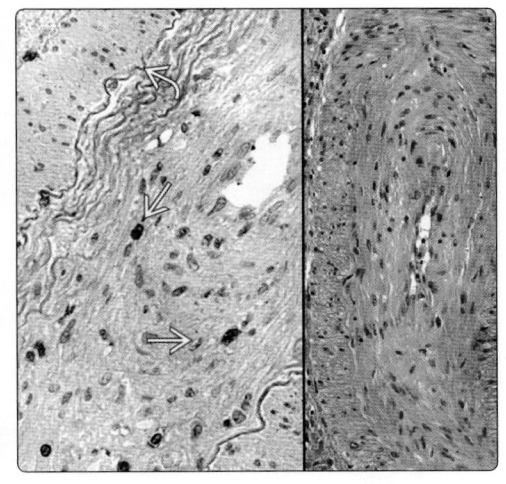

（左）弹力蛋白染色显示广泛的内膜弹力纤维增生，系高血压动脉硬化特征（右图）；而慢性移植性动脉病的新生内膜缺乏弹力蛋白纤维（左图）

（右）右图中见动脉内膜明显增厚，无明显炎症细胞浸润。然而，当同样的血管行 CD3 染色时（左图），可清晰显示散在的 T 细胞浸润➡，内弹力层可见➡

慢性 TCMR　纤维化伴炎症

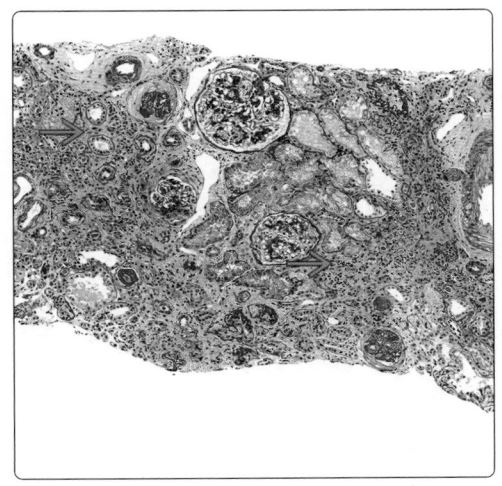

慢性活动性 TCMR　i-IFTA

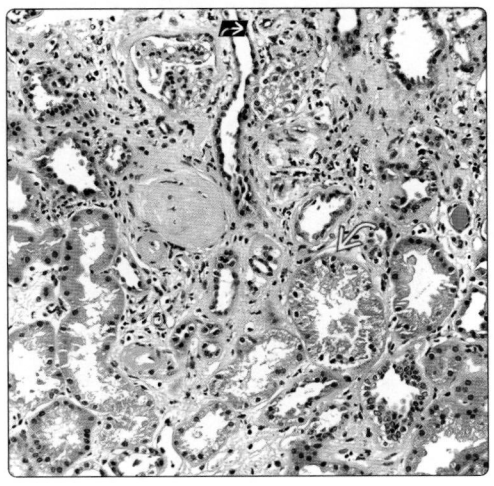

（左）间质纤维化区域存在弥漫性单个核细胞浸润➡（i-IFTA），在排除其他炎症原因后，现认为属于慢性 TCMR 的一种模式

（右）移植后 11 年移植肾活检，该视野显示间质纤维化和肾小管萎缩，伴弥漫散在的单个核细胞浸润➡，亦可见局灶肾小管炎➡

（丁然 译，余英豪 审）

要　点

术语

- 移植物植入及灌注后立即发生排斥反应

病因学/发病机制

- 植入时已存在供者反应性 HLA 或血型抗体

临床特征

- 移植物原发性无功能
- 由于移植前抗体检测,现已很少见
  - <0.5% 的移植病例
- 由于移植前抗体检测方法的改进,发病率明显降低
- 移植物植入后数小时至数天内变得明显
- 目前尚无有效的治疗

大体特征

- 灌注后数分钟至数小时移植肾发绀
  - 变得肿胀、出血和坏死性

镜下特征

- 类似严重的急性体液排斥反应
- 毛细血管中血小板和中性粒细胞边集
- 肾小球和小动脉血栓
- 间质水肿和出血
- 12～24 小时内出现皮质坏死
- 管周毛细血管(PTC)通常 C4d(+)
  - 也可因技术问题导致 C4d(-)

主要鉴别诊断

- 大血管血栓形成(肾动脉和/或肾静脉)
- 灌注性肾病
- 供者血栓性微血管病
- 复发性非典型溶血尿毒症综合征
- 镰状细胞特征

肾出血和坏死

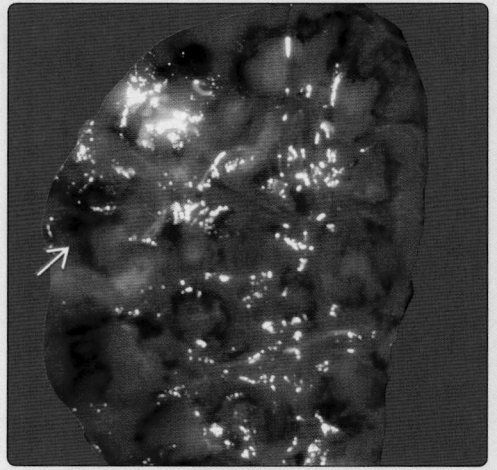

肾小球毛细血管炎

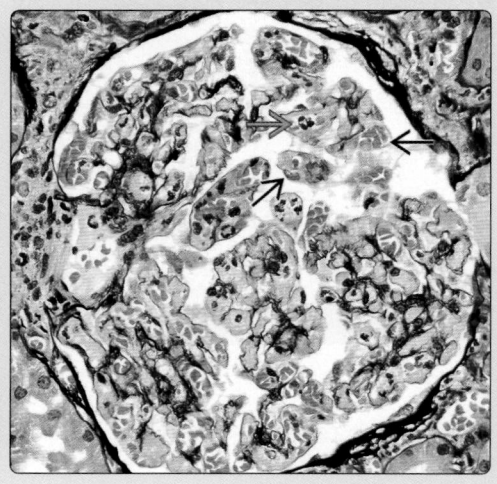

(左)超急性排斥反应肾切除标本,显示水肿,切面有光泽,并见出血,皮髓质交界处的暗区系明显的充血所致 ➡,髓质区因缺血而变得苍白

(右)移植后数小时内发生超急性排斥反应,显示肾小球毛细血管见中性粒细胞 ➡,毛细血管充血,有些内皮细胞核消失 ➡,这些是超急性排斥反应最早的组织学征象

肾小球血栓

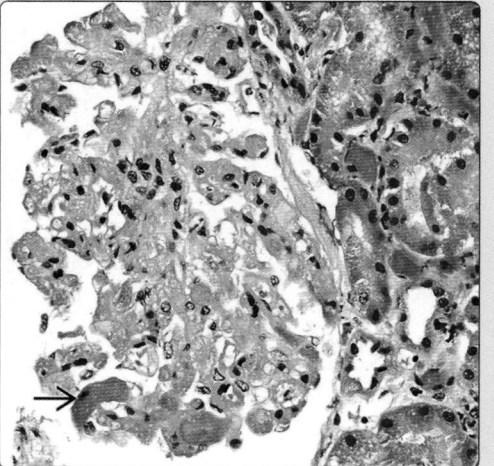

C4d 染色

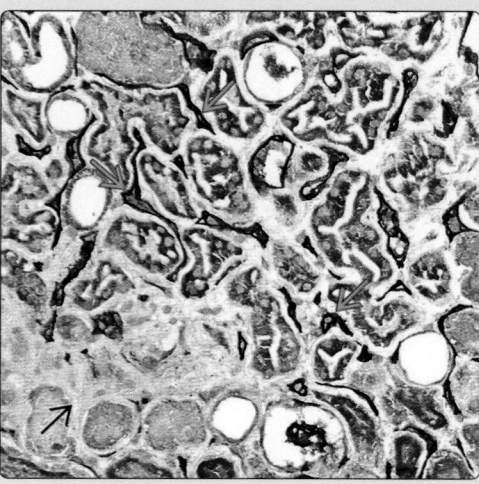

(左)HE 切片显示超急性排斥反应中的肾小球血栓 ➡,需要鉴别血栓性微血管病可能为供者疾病或保存损伤,C4d 及抗供者抗体检测有助于这些情况的区别

(右)超急性排斥反应病例楔形活检,C4d 免疫组化显示局灶管周毛细血管强着色 ➡,坏死区域 C4d(-)➡。C4d 在超急性排斥反应的早期活检中可为阴性,可能系灌注不良所致

术语

定义

- 移植物植入后快速排斥反应(数分钟至数小时)

病因学/发病机制

抗体介导(常见)

- 已存在抗供者内皮细胞抗体
  - 抗供者 ABO 血型抗体或 HLA 抗体(Ⅰ类或Ⅱ类)
    - 罕见由其他或未确定的内皮细胞抗原、Kidd 血型(JKa)引起
  - 抗供者抗体滴度很高,足以引起立即排斥反应
    - 低抗体滴度可延迟急性抗体介导排斥反应的发作时间(数日)
  - 异种移植:人类对异种移植物具有移植物特异性天然抗体
    - 猪体内抗 α-1,3 半乳糖抗体
    - 猪的基因工程试图消除这一屏障
    - 其他抗原也可能导致补体活化和排斥反应
- 抗体激活补体,内皮活化,血小板活化

T 细胞介导(罕见)

- 活化细胞毒性 T 细胞

外源性抗体(罕见)

- 罕见病例与抗胸腺细胞球蛋白或第三方血浆有关

临床特征

流行病学

- 发病率
  - <0.5% 移植病例
  - 由于移植前抗供者抗体检测方法的改进,发病率明显降低

表现

- 移植物原发性无功能或移植后数小时内无功能
- 发热

治疗

- 尚无有效治疗
- ABO 血型不合或交叉配型阳性移植病例行预防性治疗
  - 血浆置换去除供者特异性抗体
  - ideS IgG 切割酶(亚胺歧化酶)(实验性)
  - 抗补体药物(实验性)
  - 静脉注射免疫球蛋白
  - 利妥昔单抗(抗 CD20)

预后

- 移植物快速失功

大体特征

大体病理

- 灌注后数分钟至数小时移植肾发绀

- 12~24 小时后出现肿胀、出血伴坏死

镜下特征

组织学特征

- 早期(1~12 小时)
  - 肾小球及 PTC 血小板和中性粒细胞趋化
  - 肾小球和微动脉内散在血栓
- 后期(12~24 小时)
  - 广泛肾小球和动脉血栓
  - 动脉纤维蛋白样坏死
    - 大的动脉可能不受累(如 HLA-DR 抗体)
  - 皮质和髓质坏死

辅助检查

免疫组化

- PTC 和肾小球 C4d 和 CD61(血小板)染色

免疫荧光

- PTC C4d(+)
  - PTC C4d 染色阴性或管腔内颗粒状着色不能除外超急性排斥反应的诊断
    - 早期因灌注不良及后期缺乏可用组织可产生技术上的困难
- IgG、IgM 和/或 C3 可存在于毛细血管中
  - IgM 最常见于 ABO 血型不相容移植物中

鉴别诊断

大血管血栓形成(肾动脉或静脉)

- 可能为吻合的技术问题或由于高凝状态所致
  - 因技术问题导致的血栓通常局限于较大的血管

其他原因引起的血栓性微血管病

- 复发性非典型溶血尿毒症综合征
- 受者和供者补体因子的遗传变异

供者血栓性微血管病

- 血栓出现在零点活检,特别是死于头部损伤的尸体供肾;C4d(-)

灌注性肾病

- 毛细血管内血栓和充血;C4d(-)

参考文献

1. Platt JL et al: Accommodation in allogeneic and xenogeneic organ transplantation: prevalence, impact, and implications for monitoring and for therapeutics. Hum Immunol. 84(1):5-17, 2023
2. Wu Q et al: Early graft loss due to acute thrombotic microangiopathy accompanied by complement gene variants in living-related kidney transplantation: case series report. BMC Nephrol. 23(1):249, 2022
3. Lonze BE et al: IdeS (Imlifidase): a novel agent that cleaves human IgG and permits successful kidney transplantation across high-strength donor-specific antibody. Ann Surg. 268(3):488-96, 2018
4. Jackson AM et al: Multiple hyperacute rejections in the absence of detectable complement activation in a patient with endothelial cell reactive antibody. Am J Transplant. 12(6):1643-9, 2012
5. Kissmeyer-Nielsen F et al: Hyperacute rejection of kidney allografts, associated with pre-existing humoral antibodies against donor cells. Lancet. 2(7465):662-5, 1966

灌注后活检

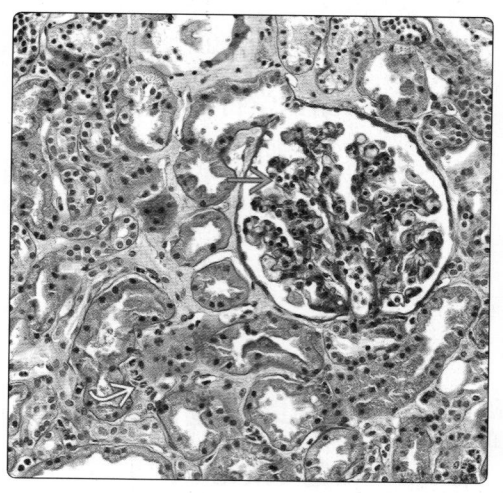

灌注后局灶 C4d 沉积

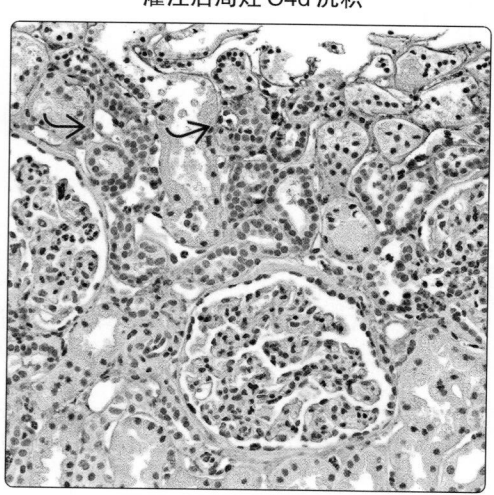

（左）预致敏患者发生超急性排斥反应，灌注后活检显示管周毛细血管➘和肾小球毛细血管➘中有中性粒细胞，C4d 染色局灶阳性

（右）灌注后活检显示 C4d 染色阳性➘，活检标本来自移植前供者特异性 HLA 抗体阳性患者，毛细血管内的中性粒细胞亦有些着色

肾小球毛细血管炎

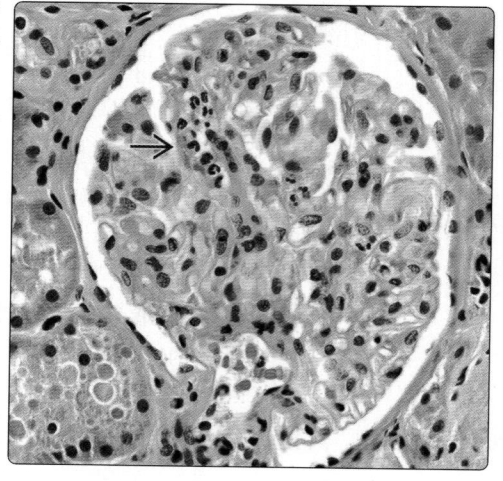

管周毛细血管炎

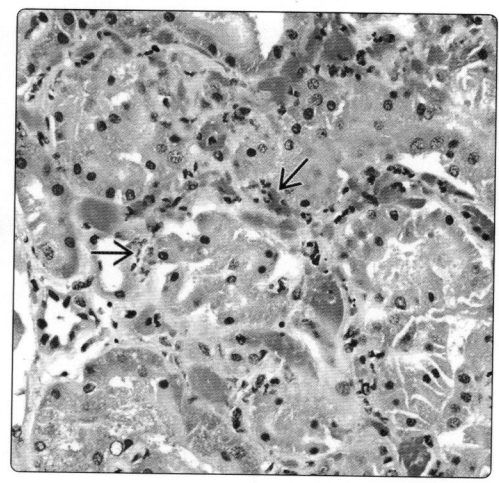

（左）超急性排斥反应，患者接受的第 3 个肾脏系与供者 6 抗原匹配，交叉配型为阴性的尸体肾，灌注后活检显示中性粒细胞主要位于肾小球内➘

（右）HE 切片显示超急性排斥反应中管周毛细血管内见中性粒细胞➘，为植入数小时后的活检，管周毛细血管明显充血。类似但比较轻的充血可见于缺血再灌注损伤，且在植入时即已存在

C4d 染色

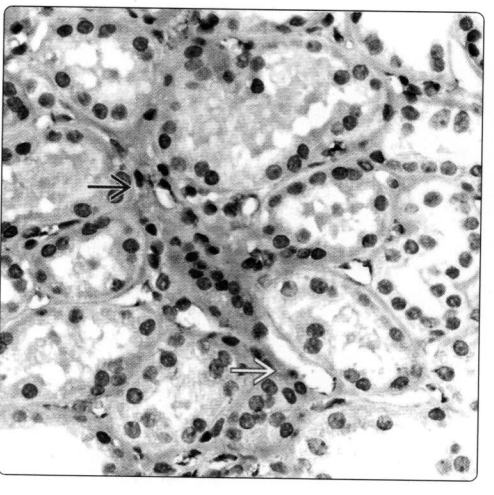

CD61 染色

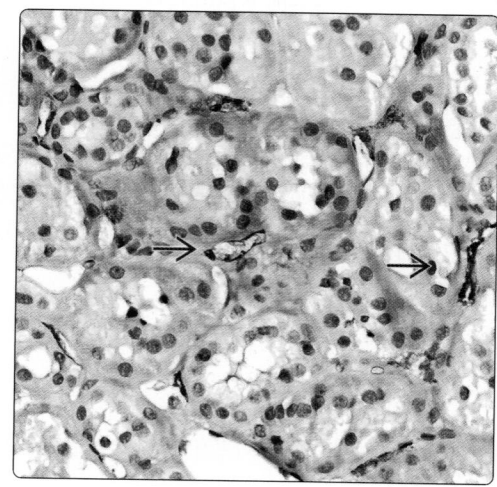

（左）患者灌注后活检（数小时）显示管周毛细血管 C4d 呈斑驳状着色➘，有些毛细血管为阴性➘。冷冻组织免疫荧光染色不足以作为诊断依据

（右）灌注后活检显示管周毛细血管明显的 CD61 着色，提示血小板存在➘。CD61 检测纤维蛋白原（Ⅱb/Ⅲa）血小板受体，可能是检测超急性排斥反应的有效方法

第 1 天活检　早期皮质坏死

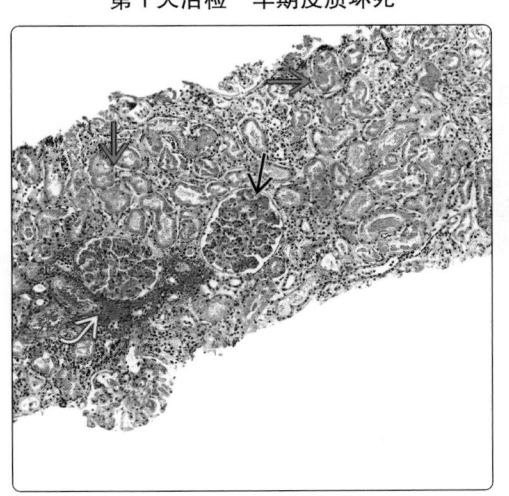

第 1 天活检　超急性排斥反应

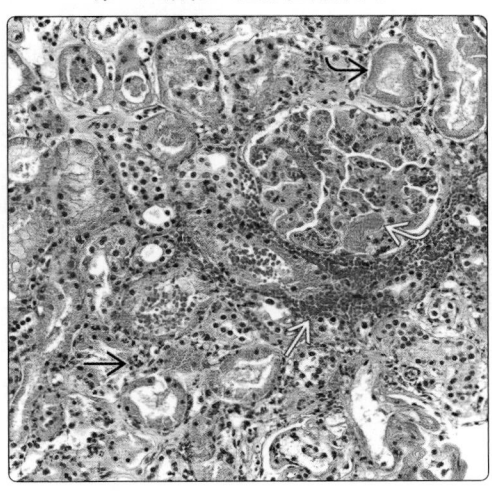

（左）近端小管细胞核丢失 ➡ 提示早期皮质坏死，因管周毛细血管破坏导致的间质出血也很明显 ➡，并见肾小球血栓 ➡，3 天后移植肾切除

（右）移植后 1 天活检，显示超急性排斥反应的典型特征：间质出血 ➡，肾小球血栓 ➡，管周毛细血管 ➡ 和肾小球毛细血管见中性粒细胞浸润，并见局灶性肾小管坏死 ➡

第 1 天活检　超急性排斥反应

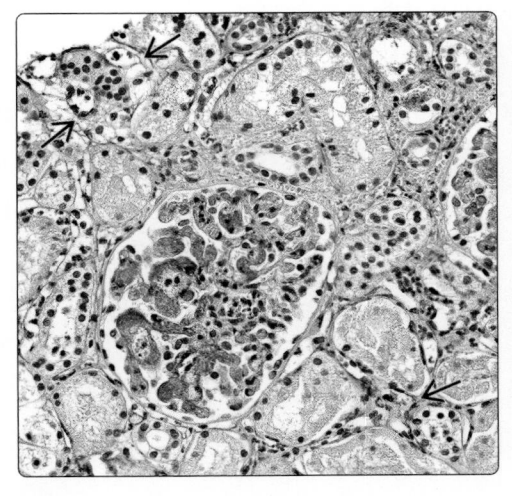

超急性排斥反应　肾切除标本

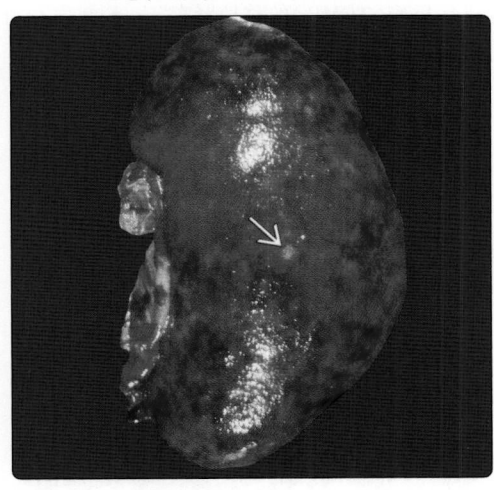

（左）移植后 1 天活检，管周毛细血管 C4d 局灶阳性 ➡，肾小球毛细血管内充满弥漫着色的纤维蛋白和细胞碎屑，一些中性粒细胞也着色，可能为伪影

（右）肾脏肿胀、出血、色暗，并见有苍白的灶性坏死区 ➡

皮质坏死

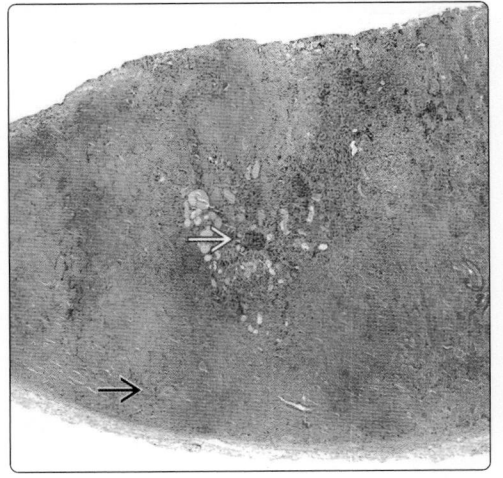

弥漫出血和坏死

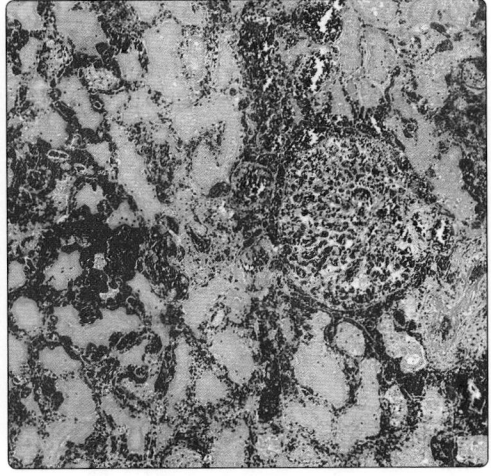

（左）HE 切片低倍视野显示移植肾超急性排斥反应，皮质坏死和出血广泛 ➡，坏死区占标本的 95%，C4d 染色阴性。需从石蜡包埋标本中选择非坏死区 ➡ 行 C4d 染色

（右）移植后 3 天出现超急性排斥反应病例肾切除标本，显示充血和坏死，累及肾脏所有成分

（丁然　译，余英豪　审）

要 点

术语

- 由抗供者特异性抗体（DSA）与移植物内皮细胞反应引起的急性移植物排斥反应

病因学/发病机制

- DSA 通常直接抗 HLA Ⅰ类或Ⅱ类抗原
- DSA 通过经典途径激活补体
  - 预先已形成 DSA 的受者早期活动性 AMR 是由补体介导的
- AMR 发生机制可能随移植后时间和 DSA 类型不同而变化

临床特征

- 急性肾衰竭
- 血清 DSA
  - 通常为供者特异性抗 HLA 抗体
  - 活动性 AMR 可发生在 ABO 血型不相容的同种移植物或抗内皮细胞或其他 DSA
- 活动性 AMR 较 T 细胞介导排斥反应（TCMR）的移植肾存活率更差
- 没有基于证据的有效治疗方案

镜下特征

- 肾小球炎、中性粒细胞、单个核细胞、纤维蛋白
- 肾小球血栓或系膜溶解
- 管周毛细血管（PTC）中性粒细胞浸润
- PTC 扩张
- 急性肾小管损伤
- 免疫荧光 C4d 染色显示 PTC 呈弥漫明亮阳性着色，免疫组化 C4d 染色则呈局灶或弥漫着色

主要鉴别诊断

- 急性 T 细胞介导排斥反应
- 急性肾小管坏死
- 慢性活动性 AMR
- 复发性非典型溶血尿毒症综合征
- 适应性
- 肾盂肾炎
- 复发和新生肾小球肾炎

早期急性 AMR

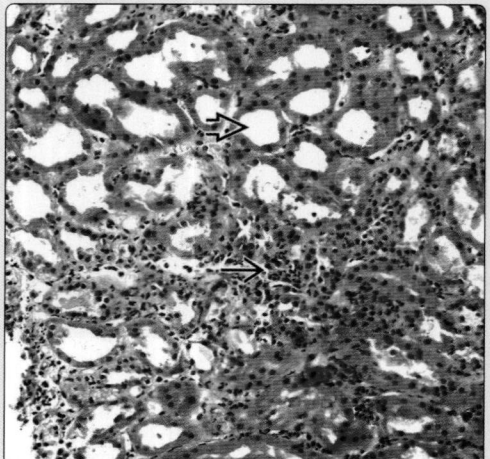

PTC C4d(＋)

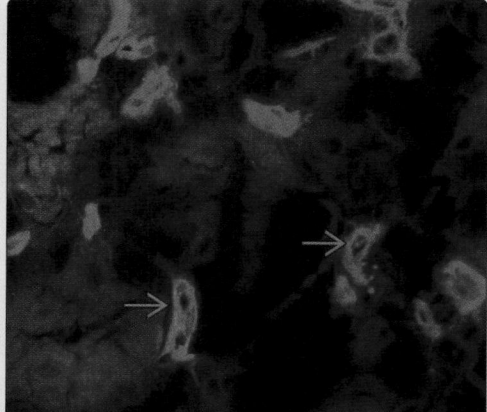

（左）急性 AMR 出现在移植后 1 周，PTC 内可见中性粒细胞➡️，肾小管显示急性损伤改变➡️

（右）免疫荧光 C4d 染色显示 PTC 呈弥漫明亮的环状着色➡️。C4d 阳性染色定义为冷冻切片免疫荧光染色≥10% 的 PTC 线性内皮染色或石蜡包埋样本免疫组化染色＞0% 的 PTC 线性内皮染色

急性 AMR　轻微炎症反应

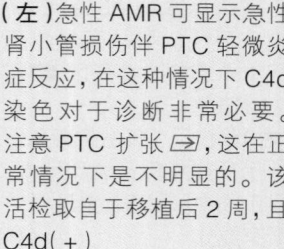

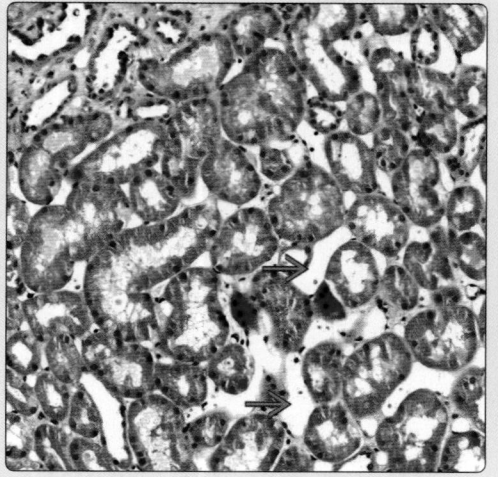

急性 AMR　反应性内皮细胞

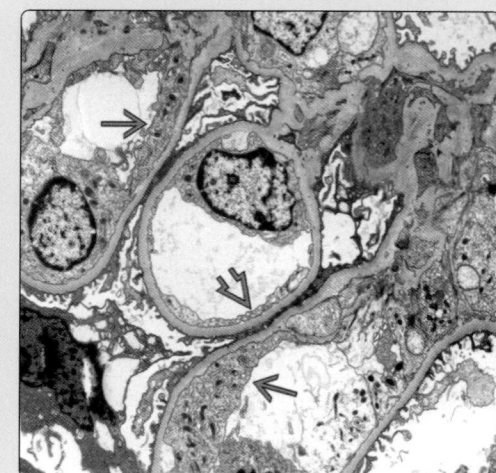

（左）急性 AMR 可显示急性肾小管损伤伴 PTC 轻微炎症反应，在这种情况下 C4d 染色对于诊断非常必要。注意 PTC 扩张➡️，这在正常情况下是不明显的。该活检取自于移植后 2 周，且 C4d(＋)

（右）零 HLA 不匹配的移植肾活检，显示内皮细胞增大➡️及窗孔缺失➡️

术语

缩写

- 急性 / 活动性抗体介导排斥反应（antibody-mediated rejection，AMR）
- 供者特异性抗体（donor-specific antibodies，DSA）

同义词

- 急性体液排斥反应、活动性 AMR、急性 AMR

定义

- 移植物微循环抗原反应性 DSA 引起的急性/活动性移植肾排斥反应，无慢性 AMR 特征
- Banff 2017 建议从病理诊断中去除"急性"，以"活动性"替代
  - "急性"描述临床病程，而"活动性"AMR 可表现为不同的临床症状：阴燃、亚临床或急性移植物功能障碍
  - "活动性"描述特征性病理，如主要为 DSA 背景下的微循环炎症和/或 C4d 阳性

病因学 / 发病机制

DSA

- 大多数病例 MHC 抗原通常为靶标
  - 微循环内皮细胞上 HLA Ⅰ类或Ⅱ类抗原
- 非 MHC 内皮抗原
  - ABO 血型不相容移植物中的 ABO 血型抗原
  - 内皮细胞特异性抗原
    - 急性 AMR 很少发生在 HLA 和 ABO 相合移植物
    - 血管内皮素，FLT3L，EDIL3，ICAM4，以及其他尚未鉴定
    - 许多非 HLA 抗体患者也有抗 HLA DSA，在非 HLA 抗体和抗 HLA DSA 之间有潜在的协同作用
- 非内皮抗原
  - 血管紧张素Ⅱ1 型受体（AT1R）自身抗体
    - 1 年后 AT1R 抗体 20% 阳性，通常在移植前已存在
    - 存在于约 62% DSA 阴性 AMR
    - 与无 AT1R 抗体的 AMR 相比，AT1R（+）组中排斥反应具有更高的动脉内膜炎发生率和内皮转录子水平，而 C4d（+）的比率较低

补体激活

- DSA 通过经典途径激活补体
  - C4d 是经典补体通路中 C4b 的非活性片段
    - 在内皮细胞补体激活部位共价结合
  - 补体结合 DSA、lgG3 亚类和高血清 DSA 水平与更严重的急性移植物损伤相关

其他机制

- 抗体依赖性细胞介导的细胞毒（ADCC）
  - NK 细胞
  - 中性粒细胞
  - 巨噬细胞通过 Fc 受体起作用

- DSA 对内皮细胞的直接作用

急性 AMR 发病机制多样化

- 在预形成 DSA 的交叉配型阳性（+XM）受者中的早期急性、活动性 AMR
  - 可能为补体介导的排斥反应
    - 毛细血管 C4d 沉积
    - 通过终末补体抑制预防急性 AMR
  - 高血清 DSA 水平
  - "纯"活动性 AMR 表型，不伴 TCMR
- +XM 受者后期活动性 AMR
  - 在程序性活检中组织学表现为肾小球炎和小管周毛细血管炎
  - 不同程度补体参与
    - 通常 C4d（-）[程序性活检中约 10% C4d（+），可为局灶性]
    - 可为 ADCC 介导，或同种抗体直接导致内皮损伤
  - 通常为"纯"AMR 表型，不伴有 TCMR
- 新发 DSA 受者活动性 AMR
  - 可能有不同的机制（补体和非补体介导）
  - 常合并 TCMR（小管炎、间质炎症）
  - 主要危险因素为不依从/免疫抑制不足
  - 慢性活动性 AMR 伴移植性肾小球病（TG）通常在没有可用的显示急性/活动性 AMR 阶段的先前活检的情况下出现

临床特征

流行病学

- 发病率
  - 约 25% 的急性排斥反应系抗体引起
    - 急性、纯活动性 AMR 总发病率：约 6%，大多为预致敏患者
      - 早期（移植后<1 个月）发病率：在 +XM 预形成抗 HLA DSA 患者中为 30%～40%

表现

- 急性肾衰竭，移植肾功能不全
- 少尿

实验室检查

- 抗供者 HLA Ⅰ类或Ⅱ类抗体
  - 活检时血清 DSA 水平和 DSA 性质与活检病变的严重程度相关
- 少数（5%～10%）病例无法检出的 DSA
  - 可能由于非 HLA 抗体
  - 抗体可能被移植物吸收
  - 可能低于 DSA 检测的检测水平
  - 可能是由于抗体独立机制引起微循环炎症，例如自身 NK 细胞激活缺失

治疗

- 没有循证有效的治疗方案，下面列出的所有治疗方法都是实验性的，可能疗效有限

- ○ 血浆置换
- ○ 增加免疫抑制
- ○ 静脉注射免疫球蛋白（IVIg）
- ○ 利妥昔单抗（抗 CD20、B 细胞）
- ○ 补体抑制剂（C5 或 C1 抑制剂）
- ○ 抗浆细胞治疗（蛋白体抑制剂、抗 CD38 抗体）
- ○ 白介素 -6 抑制
- ○ 耐药病例的脾切除术

预后

- 与 C4d（-）急性 TCMR 相比，急性 AMR 的移植肾存活率更差
  - ○ 1 年内移植物丢失率 AMR 约 30% vs.TCMR 约 4%
  - ○ C4d 沉积与预后较差有关
- 发生慢性 AMR（TG）风险增加
- 预形成 DSA 的特性影响急性 AMR 发生风险
  - ○ 补体结合 DSA 发生急性 AMR 的风险较高
  - ○ lgG3 DSA 有较高发生急性 AMR 的风险
  - ○ DSA 血清水平越高，发生早期急性 AMR 的风险越高
- 如果 AMR 与 TCMR 和不依从性相关，则预后不佳

镜下特征

组织学特征

- 肾小球
  - ○ 肾小球炎、中性粒细胞、单个核细胞、纤维蛋白
  - ○ 肾小球血栓或系膜溶解
    - － 特别是 ABO 血型不相容移植物
  - ○ 增大的、反应性表现的内皮细胞
- 肾小管
  - ○ 急性肾小管损伤
  - ○ 轻微或无小管炎
  - ○ 有时管腔内可见中性粒细胞
  - ○ 严重急性 AMR 偶见皮质坏死
- 间质
  - ○ 水肿、散在浸润
  - ○ 偶见出血
- PTC
  - ○ 扩张
  - ○ 中性粒细胞和单个核细胞浸润
    - － 称为"管周毛细血管炎"
- 动脉
  - ○ 少数病例见纤维蛋白样坏死
  - ○ 内皮炎（也是 TCMR 的特征）
- 微动脉
  - ○ 微血栓 / 血栓性微血管病（TMA）
- 急性 AMR Banff 分型（分级）
  - ○ I 型：急性肾小管损伤、轻度炎症（罕见）
  - ○ II 型：PTC 和 / 或肾小球毛细血管炎症，和 / 或血栓形成（最常见）
  - ○ III 型：动脉纤维蛋白样坏死或透壁炎症（v3 病变，罕见）

辅助检查

免疫组化

- PTC 弥漫 C4d 染色（Banff 评分 C4d＞0）
  - ○ 如果没有优化，灵敏度较免疫荧光法差
  - ○ 有血浆染色伪影

免疫荧光

- PTC 弥漫明亮 C4d（+）染色（＞C4d 1）
  - ○ 小部分急性 AMR 可 C4d（-）
  - ○ 局灶 C4d（10%～50%）很少有可检测的 DSA
  - ○ 抗体从循环中去除后 5～7 天，C4d 染色仍可呈阳性
- Banff 分类允许 C4d（-）的活动性 AMR
  - ○ 临床上明显的急性 AMR 几乎都是 C4d（+）
  - ○ C4d（-）AMR 免疫学上可能存在"活动性"，但进展过程缓慢
- C4d 阳性与循环 DSA 与 C1q 结合相关

电镜

- PTC 和肾小球毛细血管内皮细胞病变
  - ○ 细胞增大、微绒毛改变、窗孔缺失、细胞从基底膜上脱离、溶解、凋亡

分子诊断

- NK 细胞转录子表达增加，高 AMR 分类评分与微循环炎症相关

鉴别诊断

慢性活动性 AMR

- 慢性排斥反应特征
  - ○ GBM 双轨 / 多层化
  - ○ PTC 基底膜多层化
  - ○ 移植性动脉病
- 慢性 AMR 中毛细血管内单个核细胞伴少量中性白细胞，管周毛细血管炎随移植后时间而加重
- Banff g 或 PTC 评分不是临床急性（VS. 慢性）AMR 的指标

急性 TCMR

- 间质炎症和小管炎
  - ○ TCMR 和 AMR 均可出现管周毛细血管炎
- 20%～30% 的 TCMR 病例 C4d（+），提示合并 AMR
  - ○ 晚期急性和慢性 TCMR 合并 AMR 与药物不依从相关

急性肾小管坏死 / 损伤

- C4d（-）

适应性

- 不伴毛细血管炎或肾小球炎 C4d 沉积
- 常见于 ABO 血型不相容移植物

活动性抗体介导排斥反应：Banff 2022 标准

所有 3 个特征都具备才诊断	注解
（1）急性组织损伤组织学证据，包含下列≥1 项	
微血管炎症（g>0 和/或 PTC>0）	应排除复发性/新生肾小球肾炎作为 g 评分的病因
内膜或透壁性动脉炎（v>0）	提示 AMR、TCMR 或 AMR/TCMR 混合；"v" 病变是对≥2 层平滑肌层连续介质的动脉进行评分
急性血栓性微血管病	无任何其他病因的情况下
（2）当前/近期有抗体与血管内皮相互作用证据，包含下列至少 1 项	
PTC 线性 C4d 染色	C4d（+）= 冷冻切片免疫荧光法 C4d2 或 C4d3，石蜡切片免疫组化法 C4d>0
至少中度微血管炎症（g+PTC≥2）	在存在急性 TCMR、交界性浸润或感染证据的情况下，仅 PTC≥2 还不够，g 必须≥1
活检组织基因转录子/分类器表达增加与 AMR 密切相关（经充分认证）	如转录子纳入 B-HOT 基因组
（3）循环供者特异性抗体（HLA 或其他抗原）的证据	
DSA（DSA 抗 HLA 或其他抗原）的血清学证据；如上述标准 2 所述，C4d 染色或表达经认证的转录子/分类器可替代 DSA；然而，强烈建议只要满足标准 1 和 2 时，进行彻底的 DSA 检测，包括 HLA 抗体检测阴性时的非 HLA 抗体检测	无论是 DSA 还是转录子，方法和阈值没有特别规定
AMR，抗体介导排斥反应；DSA，供者特异性抗体；PTC，管周毛细血管；TCMR，T 细胞介导排斥反应；对所有的 AMR 诊断，C4d 是否阳性都应在报告中注明。活检显示 3 项特征中的 2 项，除了无组织学异常（C4d 染色无排斥反应证据）的 DSA 和 C4d 外，均可被推定为 "可疑" 急性/活性 AMR；急性肾小管损伤未列入 Banff 2022 标准。	

Loupy A et al: The Banff 2019 Kidney Meeting Report（Ⅰ）: updates on and clarification of criteria for T cell- and antibody-mediated rejection. Am J Transplant. 20（9）: 2318-31, 2020.

复发性非典型溶血尿毒症综合征

- 轻微或无管周毛细血管炎
- C4d 和 DSA（−）

急性肾盂肾炎

- 中性粒细胞管型和尿培养阳性支持肾盂肾炎诊断
- C4d（−）（细菌可能染色）
- 急性 AMR 中可见中性粒细胞和中性粒细胞性小管炎

诊断要点

临床相关病理特征

- 存在 DSA 或 C4d 沉积可使动脉内膜炎和微循环炎症的预后恶化
- C4d 沉积与更为急性的表现和预后更差相关
- 符合组织学标准的无 C4d 或 MVI 的 DSA 病例被认为是 "可能的" AMR

参考文献

1. Nankivell BJ et al: The clinical and pathologic phenotype of antibody-mediated vascular rejection diagnosed using arterial C4d immunoperoxidase. Kidney Int Rep. 7(7):1653-64, 2022
2. Rodriguez-Ramirez S et al: Antibody-mediated rejection: prevention, monitoring and treatment dilemmas. Curr Opin Organ Transplant. 27(5):405-14, 2022
3. Callemeyn J et al: Revisiting the changes in the Banff classification for antibody-mediated rejection after kidney transplantation. Am J Transplant. 21(7):2413-23, 2021
4. Filippone EJ et al: Histologic antibody-mediated kidney allograft rejection in the absence of donor-specific HLA antibodies. Transplantation. 105(11):e181-90, 2021
5. Loupy A et al: The Banff 2019 Kidney Meeting Report (I): updates on and clarification of criteria for T cell- and antibody-mediated rejection. Am J Transplant. 20(9):2318-31, 2020
6. Schinstock CA et al: Recommended treatment for antibody-mediated rejection after kidney transplantation: the 2019 Expert Consensus From the Transplantation Society Working Group. Transplantation. 104(5):911-22, 2020
7. Cherukuri A et al: Post-transplant donor specific antibody is associated with poor kidney transplant outcomes only when combined with both T-cell-mediated rejection and non-adherence. Kidney Int. 96(1):202-13, 2019
8. Lefaucheur C et al: Non-HLA agonistic anti-angiotensin II type 1 receptor antibodies induce a distinctive phenotype of antibody-mediated rejection in kidney transplant recipients. Kidney Int. 96(1):189-201, 2019
9. Senev A et al: Histological picture of antibody-mediated rejection without donor-specific anti-HLA antibodies: clinical presentation and implications for outcome. Am J Transplant. 19(3):763-80, 2019
10. Tan EK et al: Use of eculizumab for active antibody-mediated rejection that occurs early post-kidney transplantation: a consecutive series of 15 cases. Transplantation. 103(11):2397-404, 2019
11. Wiebe C et al: HLA-DR/DQ molecular mismatch: a prognostic biomarker for primary alloimmunity. Am J Transplant. 19(6):1708-19, 2019
12. Yazdani S et al: Natural killer cell infiltration is discriminative for antibody-mediated rejection and predicts outcome after kidney transplantation. Kidney Int. 95(1):188-98, 2019
13. Haas M et al: The Banff 2017 Kidney Meeting report: revised diagnostic criteria for chronic active t cell-mediated rejection, antibody-mediated rejection, and prospects for integrative endpoints for next-generation clinical trials. Am J Transplant. 18(2):293-307, 2018
14. Lefaucheur C et al: IgG donor-specific anti-human HLA antibody subclasses and kidney allograft antibody-mediated injury. J Am Soc Nephrol. 27(1):293-304, 2016
15. Jackson AM et al: Endothelial cell antibodies associated with novel targets and increased rejection. J Am Soc Nephrol. 26(5):1161-71, 2015
16. Loupy A et al: Molecular microscope strategy to improve risk stratification in early antibody-mediated kidney allograft rejection. J Am Soc Nephrol. 25(10):2267-77, 2014
17. Lefaucheur C et al: Antibody-mediated vascular rejection of kidney allografts: a population-based study. Lancet. 381(9863):313-9, 2013

急性 AMR　急性肾小管损伤

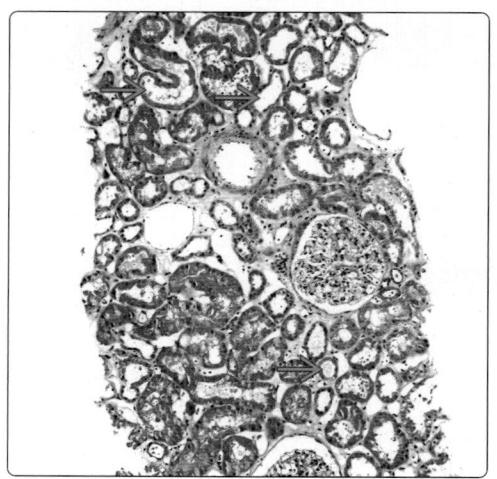

PTC 扩张

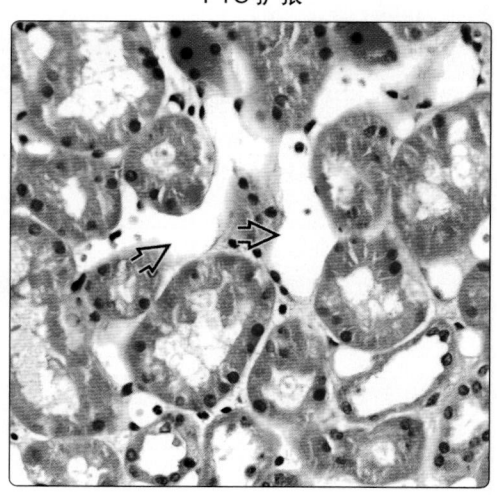

(**左**) 移植后 2 周发生急性 AMR，显示肾小管扩张，上皮细胞呈扁平状 ⇨

(**右**) 早期急性 AMR 病例，显示 PTC 扩张 ⇨，毛细血管内炎症细胞稀少，C4d 染色阳性

肾小球血栓

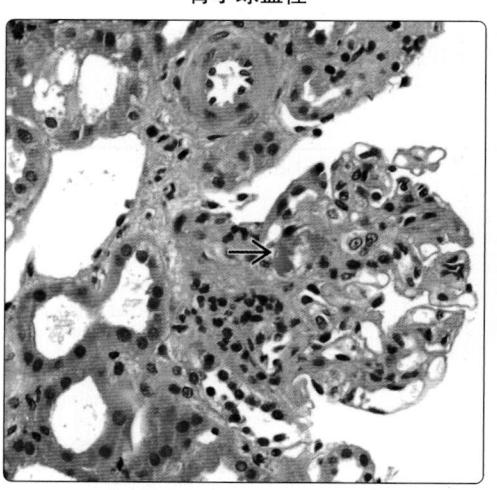

PTC 中的中性白细胞

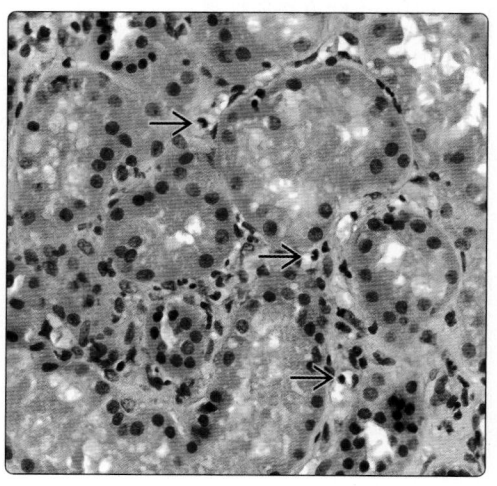

(**左**) 移植后 1 周发生急性 AMR，可见肾小球血栓 ⇨，患者有预形成的 DSA。这种早期急性 AMR 模式通常伴有高血清 DSA 水平和 PTC 的 C4d 沉积

(**右**) 单纯急性 AMR 通常表现为 PTC 中中性粒细胞聚集 ⇨，急性 AMR 的组织学改变可以很轻微

免疫荧光 C4d 染色

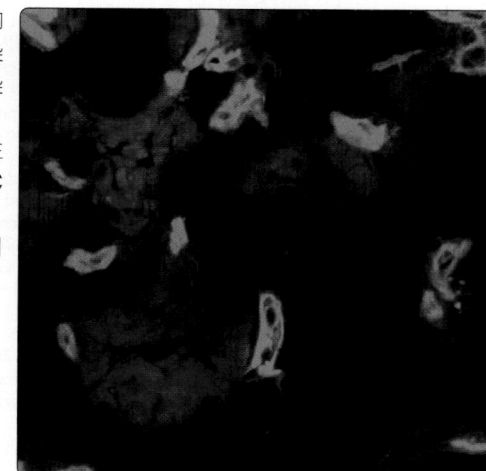

免疫组化 C4d 染色

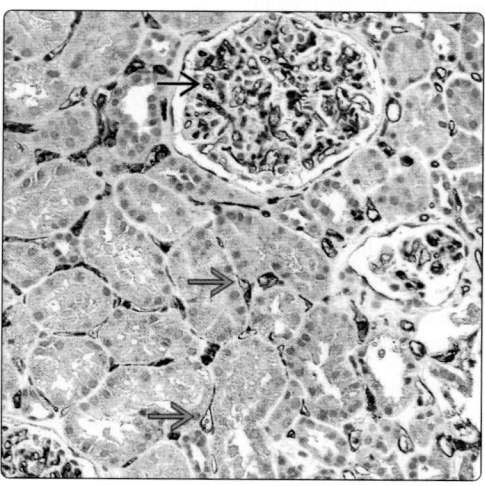

(**左**) 显示 PTC C4d 明亮的免疫荧光着色，C4d 阳性染色定义为弥漫线性 PTC 染色，通常＞50%

(**右**) 移植后 1 周发生急性 AMR，免疫组化染色 PTC 显示 C4d 呈环状阳性 ⇨，肾小球毛细血管 ⇨ 也呈阳性染色

PTC 反应性内皮细胞

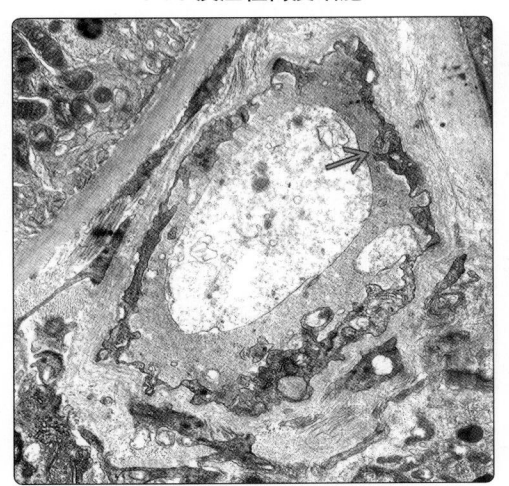

肾小球内皮损伤

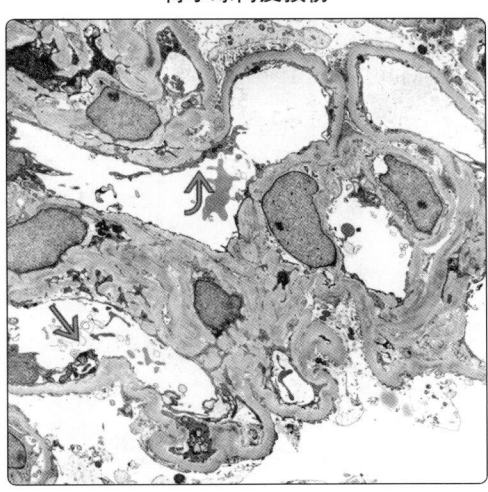

（左）急性 AMR，电镜检查 PTC 显示内皮细胞增大，可见微绒毛突起➡️，为反应性改变

（右）肾小球内皮细胞窗孔缺失，外观粗糙，系损伤和活化标志➡️，也可见与 GBM 节段分离➡️。患者 2 周前接受了肝肾移植，移植前抗供者 HLA Ⅱ类 DSA 阳性

内皮细胞肿胀

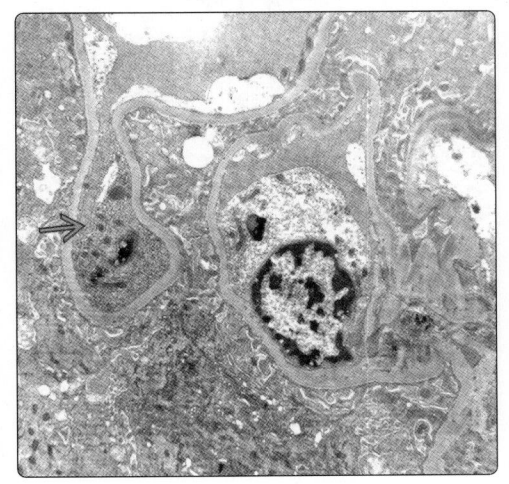

急性 AMR 缓解

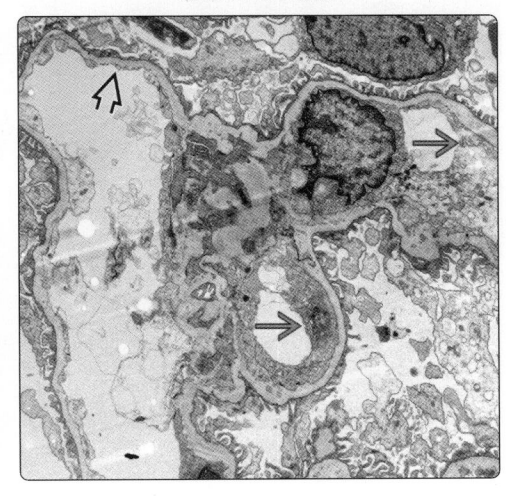

（左）早期急性 AMR 病例，电镜肾小球毛细血管明显肿胀➡️，对应于光镜下缺乏开放的毛细血管袢

（右）急性 AMR 治疗后 2 周行肾活检，节段毛细血管袢显示内皮细胞外观正常，并有开窗➡️，而其他毛细血管袢显示反应性内皮细胞增大➡️，为急性 / 活动性 AMR 较典型表现

与 DSA 相关的内膜炎

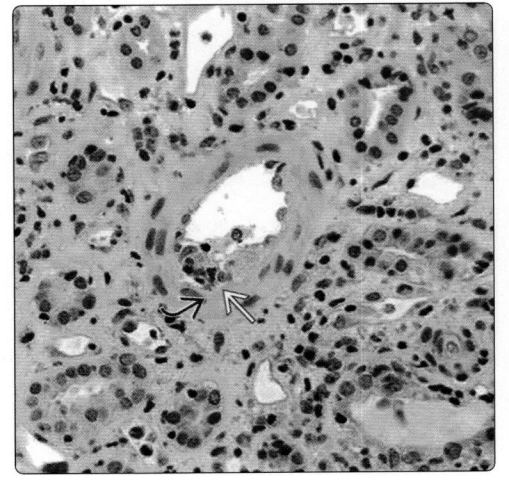

急性 AMR 内膜炎

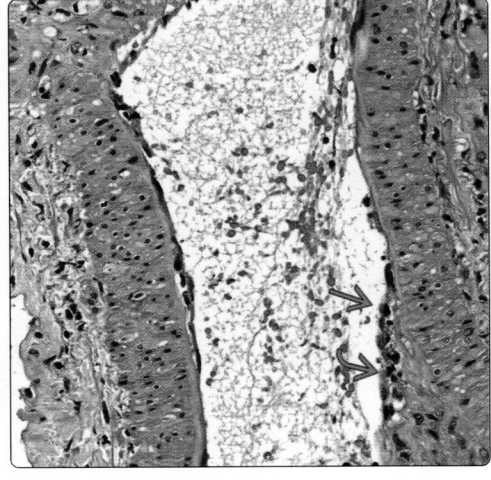

（左）内膜炎发生在 TCMR 和 AMR 中，这例预致敏患者 DSA 阳性，系第二次移植，不符合 Banff TCMR 标准，因此该动脉内膜炎可能与 AMR 有关，内膜有中性粒细胞➡️和嗜酸性粒细胞➡️浸润，这在 TCMR 中少见

（右）DSA 患者动脉内膜炎可能系抗体介导的血管损伤，这例内膜中浸润细胞包括中性粒细胞➡️和嗜酸性粒细胞➡️，不是 TCMR 的常见特征

系膜溶解和肾小球炎

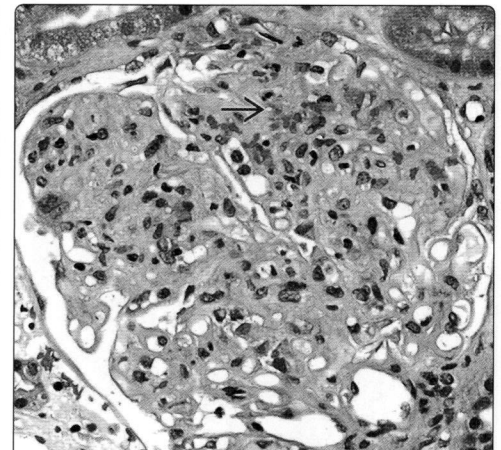

急性 AMR 合并急性 TCMR

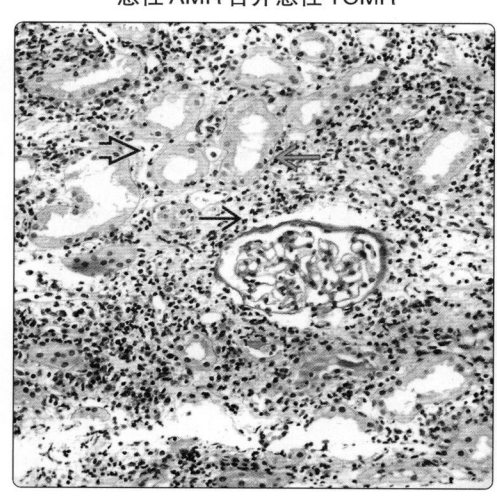

（左）这例急性和慢性 AMR 可见系膜溶解，扩大的系膜中可见碎裂的红细胞 ➡️
（右）急性 AMR 和 TCMR 常见于新发 DSA 和药物依从性不良患者，"纯" AMR 在预致敏患者中更为常见。本例可见间质炎症 ➡️、小管炎 ➡️ 和管周毛细血管炎 ➡️，C4d 阳性

急性 AMR 恢复

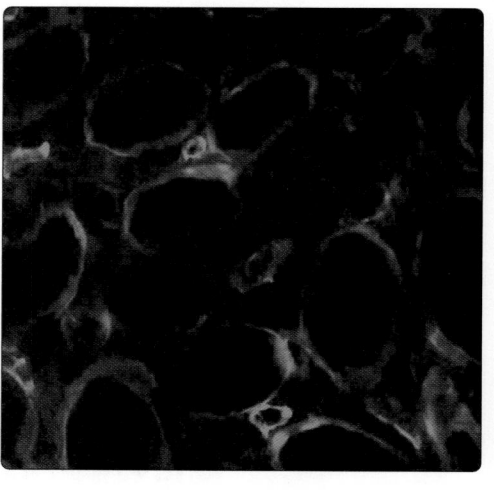

非 HLA 抗体引起的急性 AMR

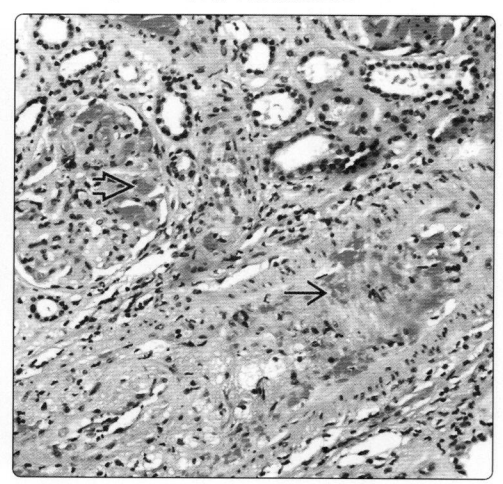

（左）本例 AMR 患者接受血浆置换、利妥昔单抗和静脉注射免疫球蛋白治疗，在活检显示广泛 C4d 后 7 天 PTC C4d 基本消失。如果抗体被去除，C4d 沉积在约一周内消退
（右）同种 HLA 移植的急性 AMR 显示动脉纤维蛋白样坏死 ➡️ 和肾小球血栓 ➡️，早期慢性内膜扩张还在发展。少数检测不到抗 HLA DSA 抗原的 AMR 病例，通常病情较轻

阴燃型 AMR　管周毛细血管炎

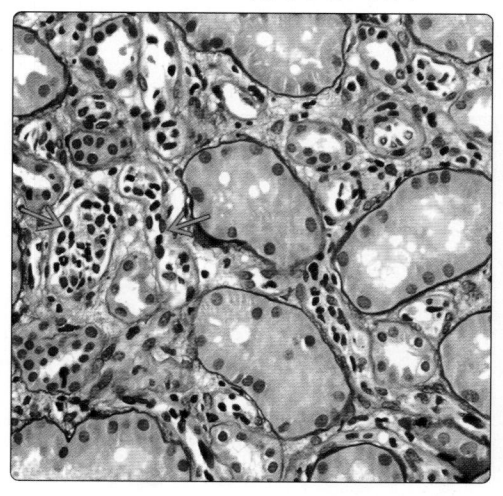

慢性 AMR　急性 AMR 的后遗症

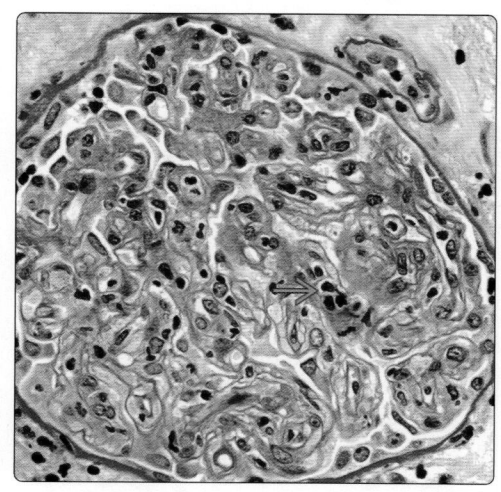

（左）交叉配对阳性移植肾患者，肌酐稳定在 106.1μmol/L，1 年程序性活检显示严重小管周毛细血管炎 ➡️，C4d 阴性。与直觉相反，严重毛细血管炎并不一定是急性 AMR，也可见于慢性或阴燃性 AMR
（右）急性 AMR 发作后 6 年出现血栓性微血管病，肾小球显示大量单核性白细胞浸润 ➡️ 和双轨 GBM。抗 II 类 DSA 阳性，慢性 AMR 可能先于急性 AMR 发生

急性 AMR 伴皮质坏死

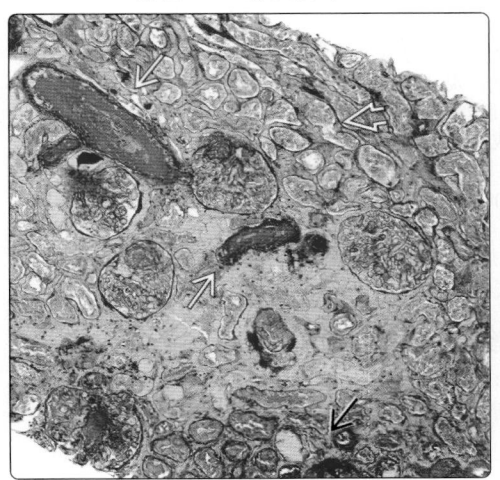

坏死区 C4d 缺失

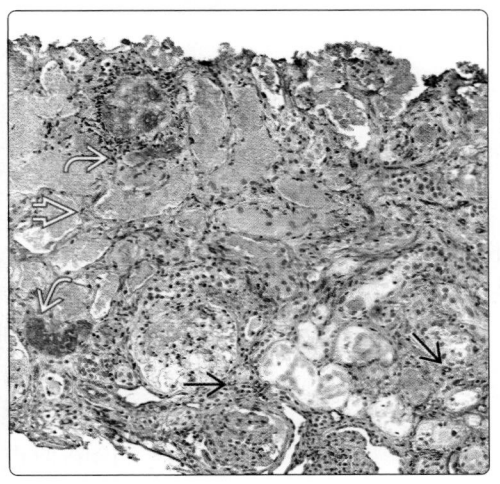

（左）急性 AMR 最严重的损伤为皮质坏死，PAS 染色切片显示坏死区位于左侧 ➨，还可见一些残存皮质 ➡ 和动脉内血栓 ➡

（右）坏死区 PTC C4d 通常不着色 ➨，其染色缺失可能是由于内皮细胞灌注不足或脱落所致。坏死性小管上皮细胞 C4d 可出现不同程度染色 ➨，毗邻许多残存皮质则显示 PTC C4d 阳性 ➡

C4d（ – ）急性 AMR：（ C4d0 ）

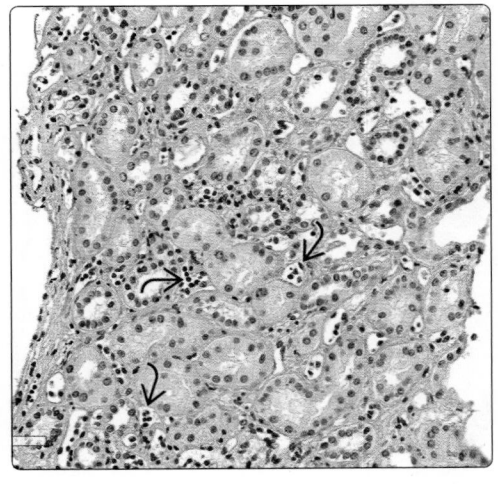

急性 AMR：髓质 C4d1

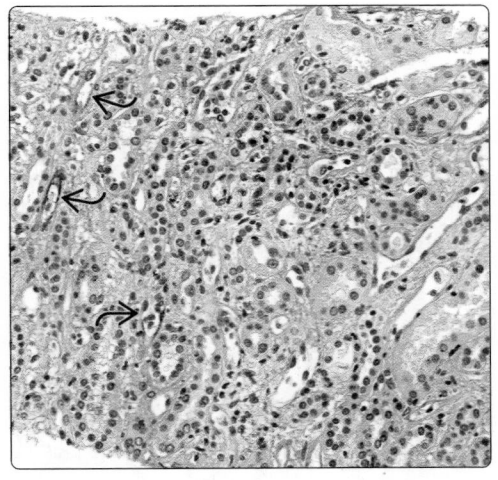

（左）这例 C4d（ – ）急性 AMR 显示有毛细血管炎 ➡，符合 1 项诊断标准。免疫组化染色不如免疫荧光染色敏感，因此更有可能出现阴性。另外一些固定剂也会影响免疫组化染色结果

（右）本例急性 AMR C4d 染色仅微弱阳性，即 C4d1（ 1%～9% 的 PTC ），该视野仅见 3 条毛细血管阳性 ➡。有时肾髓质染色较皮质更易出现阳性

急性 AMR：C4d2

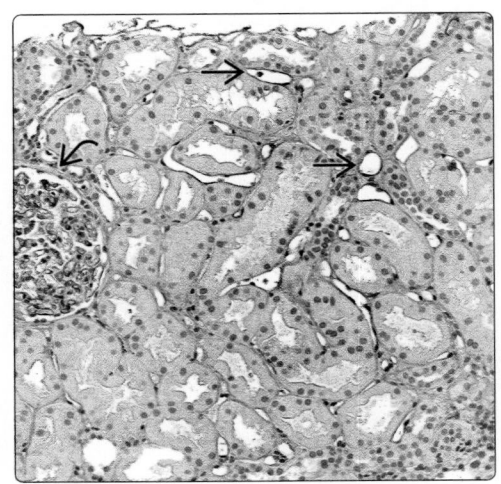

急性 AMR：C4d3

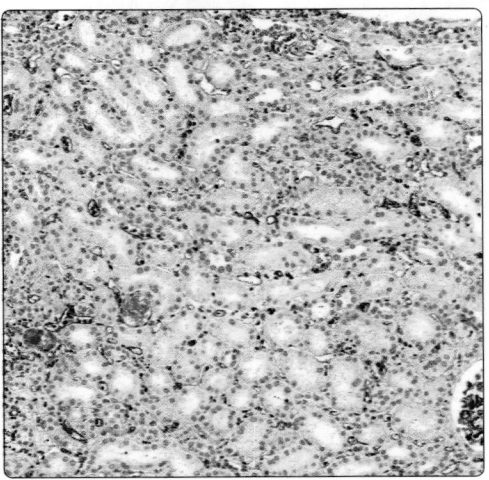

（左）皮质区 PTC 扩张伴轻微毛细血管炎，C4d 染色范围为 25%～30% 的 PTC ➡，评分为 Banff C4d2。肾小球毛细血管亦呈阳性 ➡

（右）活检标本低倍视野显示广泛 C4d 沉积，占接近 100% 的 PTC，为急性 AMR 的常见模式。低倍镜下毛细血管炎也很容易辨认，因为 C4d 染色可识别毛细血管

（杨文婷 译，余英豪 审）

要　点

术语

- 由供者特异性抗体（DSA）与内皮细胞，特别是肾小球和管周毛细血管（PTC）反应介导的慢性移植物损伤

病因学/发病机制

- 间隙性抗体介导的内皮损伤/活化/修复
- 抗 HLA Ⅱ 类 DSA 最为常见

临床特征

- 移植后出现隐匿性发作超过 1 年；移植后期伴新发 DSA
  - 蛋白尿，慢性肾衰竭
- 主要见于非依从性患者

镜下特征

- 肾小球
  - GBM 双轨[移植性肾小球病（TG）]

- 肾小球炎，主要为单个核细胞浸润
- 管周毛细血管炎，主要为单个核细胞浸润
- 动脉：新内膜增生（移植性动脉病）
- 免疫荧光或免疫组化
  - PTC C4d 可呈弥漫、局灶或阴性
  - 60%～70% 的 TG 病例活检时 C4d（−）
- 电镜
  - GBM 双轨或多层化
  - PTC 基底膜多层化

主要鉴别诊断

- 血栓性微血管病
- 复发性或新发肾小球肾炎

诊断要点

- 诊断标准（Banff）
  - 慢性微血管损伤的组织学证据
  - 组织中抗体介导损伤的证据
  - DSA 的血清学证据

慢性 AMR 引起的 TG

TG

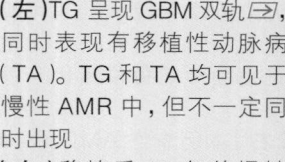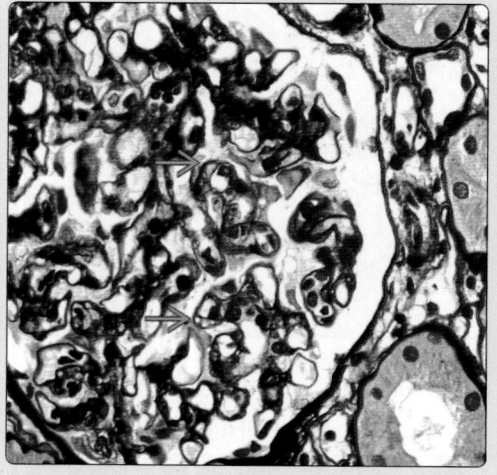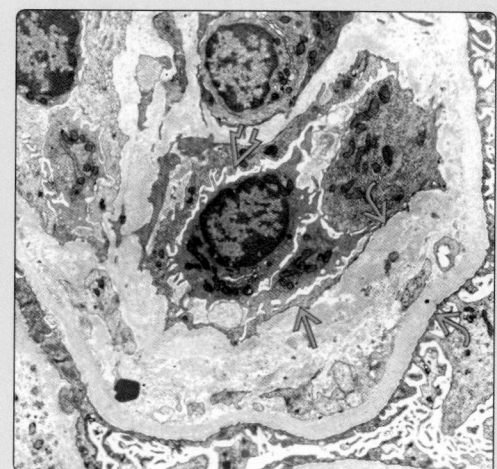

（左）TG 呈现 GBM 双轨，同时表现有移植性动脉病（TA）。TG 和 TA 均可见于慢性 AMR 中，但不一定同时出现
（右）移植后 10 年的慢性 AMR 患者 GBM 双轨明显。可见内皮细胞反应伴窗孔消失，电子致密沉积不明显，管腔内见一淋巴细胞与内皮细胞接触

PTC 血管炎伴 C4d 阳性

PTC 基底膜多层化

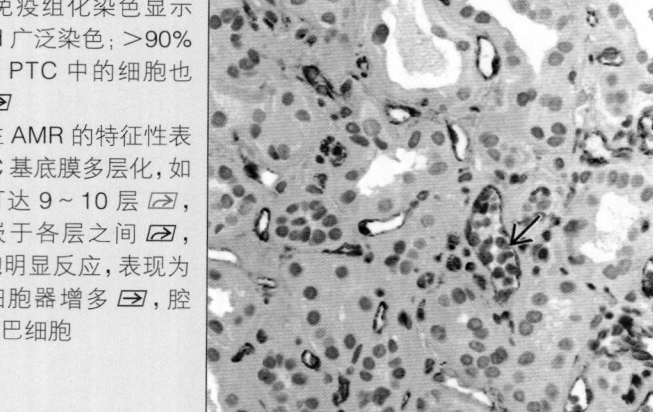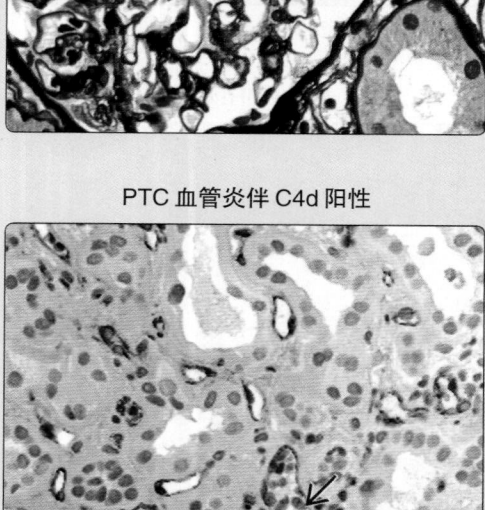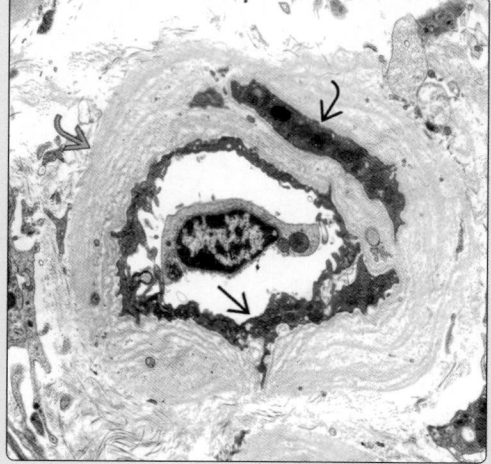

（左）慢性体液排斥反应（CHR）免疫组化染色显示 PTC C4d 广泛染色；>90% 为阳性。PTC 中的细胞也很明显
（右）慢性 AMR 的特征性表现为 PTC 基底膜多层化，如图所示可达 9～10 层，周细胞嵌于各层之间，内皮细胞明显反应，表现为胞质和细胞器增多，腔内见一淋巴细胞

术语

缩写

- 慢性抗体介导排斥反应(chronic antibody mediated rejection, AMR)

同义词

- 慢性体液排斥反应(CHR)
- 慢性活动性 AMR,是否合并持续性微血管炎症(MVI)和/或补体激活

定义

- 由内皮反应性 DSA 介导的慢性移植物损伤,特别是肾小球和 PTC

病因学/发病机制

DSA 和补体

- 抗 HLA 抗原的 DSA
  - 慢性 AMR 与Ⅱ类 DSA 密切相关
    - 可单独发生于Ⅰ类 DSA
- 间歇性抗体介导的内皮损伤/活化/修复
- 活动性 AMR 中 DSA 通过经典途径激活补体
  - 移植物 C4d 沉积为补体活化标志
- DSA 也可通过 NK 或单核细胞上的 Fc 受体或通过早期补体成分(C3)介导损伤
  - 即使患者接受末端补体抑制剂(抗 C5),也可能发生进行性毛细血管炎和 TG
  - 慢性 AMR 不依赖补体,依赖 NK 细胞机制在小鼠心脏移植(移植性动脉病)中得到证实

毛细血管炎

- PTC 和/或肾小球毛细血管中的 MVI
- T 细胞和单核/巨噬细胞
- NK 细胞
  - 慢性活动性 AMR 活检标本毛细血管中 NK 细胞转录子和 NK 细胞增加

实验研究

- 对新发 DSA 非人类灵长类动物进行程序性活检,观察病变连续分期
  - Ⅰ期:循环 DSA,未见组织异常
  - Ⅱ期:C4d 沉积和/或毛细血管炎,无明显损伤
  - Ⅲ期:TG、PTC 分层、动脉病,但肾功能正常
  - Ⅳ期:蛋白尿,肾功能丧失
- 抗体介导慢性移植性动脉病需要 NK 细胞参与(小鼠)
  - 不需要与补体结合
  - NK 细胞需要细胞溶解活性和产生 γ 干扰素的能力

临床特征

流行病学

- 在一些中心,约 60% 的后期移植物功能不全是由慢性 AMR 引起

- 风险因子
  - 不依从性
  - 预致敏
  - 年龄越轻,HLA 错配率越高
  - 既往有急性 AMR 或 TCMR
- 约 30% 的慢性 AMR 病例表现为同时发生 TCMR 的混合性排斥反应,特别是在非依从性患者中

表现

- 移植后隐匿性发作>1 年;移植后期(5～8 年)新发 DSA
- 惰性肾功能不全(38%)
- 肾功能稳定(32%)(程序性活检)
- 蛋白尿(86%≥0.5g/d)
- 高血压

实验室检查

- 血清供者特异性 HLA 抗体
  - 活检时可能未能检测到
  - 单抗原珠(Luminex)最敏感
    - 珠上的抗原变性可导致假阳性
- 活动性和慢性活动性 AMR 发作与供者来源的无细胞性 DNA 血清水平升高有关

自然史

- 新发 DSA 前瞻性研究(Wiebe, Everly)
  - 10 年内发现 15%～25% 的新发 DSA
    - 平均:一项研究为移植后 4.6 年(0.5～11.0 年)
    - 中位数:另一项研究为移植后 1.6 年
  - IgM DSA 先于 IgG DSA 出现
  - DSA 发病后约 9 个月出现蛋白尿
  - DSA 发病后约 12 个月出现肌酐升高
- 预形成 DSA 的阳性交叉匹配(+XM)肾移植受者慢性 AMR
  - 程序性活检显示在进展为 TG 前普遍存在肾小球炎和管周毛细血管炎
    - 移植后 1 年肾小球炎约为 30%,管周毛细血管炎约为 60%
    - C4d 沉积仅见于约 10% 的程序性活检有毛细血管炎的病例
    - 抗-HLAⅡ型 DSA 患者移植后更容易发生毛细血管炎
- 新发 DSA 稳定受者 6 个月后程序性活检显示 51% 的病例有 AMR(Eskandary)

治疗

- 药物
  - 几种疗效有限的治疗策略
    - 静脉注射免疫球蛋白(IVIg)抑制多种炎症通路
    - 利妥昔单抗(抗 CD20)消耗 B 细胞
    - 托珠单抗(抗 IL6R)抑制多种炎症通路
    - 达雷木单抗(抗 CD38)消耗浆细胞

- 硼替佐米（蛋白酶抑制剂）消耗浆细胞

预后

- 确诊 TG 后 5 年移植物丢失率为 50%
  - C4d(+)病例移植物存活率更差
  - 即使 C4d(-)，出现较高内皮细胞活化分子标志物和 MVI（NK 细胞标志物）的亚群存活率更差
- 平均随访 19 个月，急性（57%）或惰性肾功能不全（40%）较肾功能稳定（0%）病例移植物丢失率更高
- 预后主要与组织损伤参数（转录子、i-IFTA、TG）、TCMR 存在（混合性排斥反应）和肾功能（eGFR、蛋白尿）相关，而与 AMR 转录子不相关

镜下特征

组织学特征

- 肾小球
  - GBM 双轨
    - TG（亦称慢性移植性肾小球病）
  - 单个核细胞性肾小球炎常见（＝活动性特征）
  - 可有节段性肾小球硬化、系膜扩张或肾小球肥大
  - 严重活动性病例曾报道过可见细胞性新月体（非常罕见）
- 肾小管和间质
  - 无特异性改变；可出现肾小管萎缩和间质纤维化，常伴有炎症（i-IFTA）
    - 与 PTC 丢失相关
  - 进展性 TG 伴移植肾功能不全病例可出现轻微间质纤维化/肾小管萎缩
- PTC
  - 管周毛细血管病
    - 严重时光镜下可见 PTC 基底膜重复/增厚
    - PTC 随时间消失
      - 内皮细胞免疫染色（如 CD34）显示 PTC 明显丢失
      - PTC 丢失与血清肌酐升高相关
  - 管周毛细血管炎
    - 慢性活动性 AMR 患者 PTC 中可见单个核细胞，尤其是中度至重度（Banff ptc＞1）患者
    - 移植物功能正常的预致敏患者可能先于 TG 或其他慢性 AMR 特征出现
- 动脉
  - 移植性动脉病（慢性移植性动脉病）
    - 动脉纤维性内膜增厚
    - 增厚的内膜中见炎症细胞浸润
      - CD3(+)T 细胞和/或 CD68(+)单核/巨噬细胞
    - 有些病例组织学上可能无法与高血压引起的纤维性内膜增厚鉴别，但在 AMR 中内膜纤维化会进展更快些

辅助检查

免疫组化

- PTC 中 C4d 沉积

- 可很局灶或无沉积
- 如果有其他抗体与内皮细胞相互作用的证据（如毛细血管炎），则非必需用于慢性 AMR 的诊断
- 肾小球毛细血管 C4d
  - 石蜡切片肾小球 C4d 染色提示慢性 AMR 引起的肾小球 TG
    - 也见于免疫复合物性肾小球肾炎（颗粒状）
  - 如果有其他抗体与内皮细胞相互作用的证据（如毛细血管炎），则非必需用于慢性 AMR 的诊断
- PTC 和肾小球毛细血管中的细胞为 CD16(+)（多），CD68(+)（多），CD56(+)（少），CD3(+)（少）

免疫荧光

- PTC C4d 染色可弥漫、局灶或阴性
  - 如果有其他抗体与内皮细胞相互作用的证据（如毛细血管炎），则非必需用于慢性 AMR 的诊断
  - 抗体水平和 C4d 沉积可随时间波动
    - 活检时可处于低活动性过程
  - C4d(-)病例可能代表非补体结合 DSA
- 冷冻免疫荧光染色比固定组织（FFPE）免疫组化方法更敏感
  - 在冷冻组织中系膜 C4d 通常呈阳性，而固定组织则为阴性
  - FFPE 可因毛细血管腔内血浆 C4 固定而产生伪影
- 除节段 IgM 和 C3 外，免疫球蛋白染色通常阴性
  - 慢性 AMR 可伴有新发膜性肾病

电镜

- GBM 双轨，常伴有延伸的环状多层化
  - 内皮细胞肥大、窗孔丢失、空泡化
  - 系膜细胞插入
  - 在光镜发现 TG 前电镜就可检测到早期变化（Banff cg 1a）
    - 内皮下透亮区
    - GBM 内皮下锯齿变伴早期 GBM 双轨
    - 早在移植后 3 个月内就可出现
- PTC 基底膜多层化（PTCBMML）
  - 分级（环状）
    - 轻度：2～4 层
    - 中度：5～6 层
    - 重度：≥7 层
  - 分级高对慢性 AMR 诊断具有更高特异性
    - 在其他各种原因（如急性肾小管损伤）中可见轻度或节段分层
  - AMR 中重度 PTCBMML 的 Banff 标准
    - 1 个 PTC≥7 层和至少 2 个≥5 层
    - 基于检测 15～20 个 PTC 中受累最明显的 3 个
    - 见于 83% 的 C4d(+)慢性 AMR
    - 1% 的原肾

基因表达

- 内皮基因表达（mRNA 微阵列）

○ *VWF*，*DARC*，*PECAM1*，*CD34*，*SELE*，*CAV1* 等
- NK 基因表达增加（*CXCR1*，*KLRF1*，*MYBL1* 等）
  ○ 活化的 NK 细胞转录子区分 AMR 和 TCMR
- 在缺乏组织学证据和 C4d(+)的情况下可检测到慢性 AMR 成分

鉴别诊断

慢性血栓性微血管病

- PTC 缺乏毛细血管炎和 C4d 沉积
- 动脉可显示内皮炎或内膜增厚

复发或新发肾小球肾炎

- 免疫荧光和电镜可观察到 GBM 免疫沉积物
- PTC 缺乏毛细血管炎和 C4d 沉积，尽管两种病变可能同时存在

T 细胞介导排斥反应

- 约 50% 有毛细血管炎
- 肾小球炎更倾向 AMR 成分
- 可叠加于慢性 AMR

急性抗体介导排斥反应

- 通常中性粒细胞增多、毛细血管炎少
- 更多的肾功能急性缺失
- 可叠加于慢性 AMR

适应性

- C4d 沉积，无排斥反应的组织学证据
  ○ 存在于 >90% 的 ABO 不相容移植物中
    - 如果没有抗 HLA DSA 并存，则明显稳定
  ○ 程序性活检中见于 2%～6% 的 HLA 不相容移植物
    - 有进展为慢性 AMR 的风险

高血压引起的动脉硬化

- 弹力纤维增生比移植性动脉病更明显
  ○ 弹力染色可识别弹力纤维
  ○ 炎症细胞极少
  ○ 与移植性动脉病可能无法区分，并可与动脉硬化共存
  ○ 可能为供者疾病

动脉粥样硬化栓塞

- 可显示炎症反应和纤维蛋白
- 在深层组织切片上可见到胆固醇裂隙
- 在同种移植中少见

诊断要点

病理解读要点

- 与急性 AMR 相比，慢性 AMR C4d 沉积不明显（或阴性）
- 存在 C4d 沉积为 DSA 高度特异性证据
  ○ 如果为阳性，在无法进行 DSA 检测时，可以替代 DSA

报告

Banff 2022 慢性 AMR 的诊断标准

- 需要 3 个要素
  ○ 慢性损伤的组织学证据
  ○ 当前或近期抗体与血管内皮相互作用的证据
  ○ DSA 血清学证据（可为 C4d 沉积或认证的转录子检测）
- 符合组织学标准的无 C4d 或 MVI 的 DSA 病例被考虑为 "可能的" AMR

参考文献

1. Rosales IA et al: Banff human organ transplant transcripts correlate with renal allograft pathology and outcome: importance of capillaritis and subpathologic rejection. J Am Soc Nephrol. 33(12):2306-19, 2022
2. Callemeyn J et al: Missing self-induced microvascular rejection of kidney allografts: a population-based study. J Am Soc Nephrol. 32(8):2070-82, 2021
3. Einecke G et al: Factors associated with kidney graft survival in pure antibody-mediated rejection at the time of indication biopsy: importance of parenchymal injury but not disease activity. Am J Transplant. (4):1391-401, 2021
4. Loupy A et al: The Banff 2019 Kidney Meeting Report (I): updates on and clarification of criteria for T cell- and antibody-mediated rejection. Am J Transplant. (9):2318-31, 2020
5. Shin BH et al: Impact of tocilizumab (Anti-IL-6R) treatment on immunoglobulins and anti-HLA antibodies in kidney transplant patients with chronic antibody-mediated rejection. Transplantation. 104(4):856-63, 2020
6. Lefaucheur C et al: Non-HLA agonistic anti-angiotensin II type 1 receptor antibodies induce a distinctive phenotype of antibody-mediated rejection in kidney transplant recipients. Kidney Int. 96(1):189-201, 2019
7. Roufosse C et al: A 2018 reference guide to the Banff classification of renal allograft pathology. Transplantation. 102(11):1795-814, 2018
8. Senev A et al: Histological picture of antibody-mediated rejection without donor-specific anti-HLA antibodies: clinical presentation and implications for outcome. Am J Transplant. 19(3):763-80, 2019
9. Yazdani S et al: Natural killer cell infiltration is discriminative for antibody-mediated rejection and predicts outcome after kidney transplantation. Kidney Int. 95(1):188-98, 2019
10. Lefaucheur C et al: Antibody-mediated rejection of solid-organ allografts. N Engl J Med. 379(26):2580-2, 2018
11. Adam BA et al: Chronic antibody-mediated rejection in nonhuman primate renal allografts: validation of human histological and molecular phenotypes. Am J Transplant. 17(11):2841-50, 2017
12. Halloran PF et al: A probabilistic approach to histologic diagnosis of antibody-mediated rejection in kidney transplant biopsies. Am J Transplant. 17(1):129-39, 2017
13. Parkes MD et al: Evidence for CD16a-mediated NK cell stimulation in antibody-mediated kidney transplant rejection. Transplantation. 101(4):e102-11, 2017
14. Halloran PF et al: Identifying subphenotypes of antibody-mediated rejection in kidney transplants. Am J Transplant. 16(3):908-20, 2016
15. Wiebe C et al: Evolution and clinical pathologic correlations of de novo donor-specific HLA antibody post kidney transplant. Am J Transplant. 12(5):1157-67, 2012
16. Baid-Agrawal S et al: Overlapping pathways to transplant glomerulopathy: chronic humoral rejection, hepatitis C infection, and thrombotic microangiopathy. Kidney Int. 80(8):879-85, 2011
17. Hill GS et al: Donor-specific antibodies accelerate arteriosclerosis after kidney transplantation. J Am Soc Nephrol. 22(5):975-83, 2011
18. Gaston RS et al: Evidence for antibody-mediated injury as a major determinant of late kidney allograft failure. Transplantation. 90(1):68-74, 2010
19. Sis B et al: Endothelial gene expression in kidney transplants with alloantibody indicates antibody-mediated damage despite lack of C4d staining. Am J Transplant. 9(10):2312-23, 2009
20. Smith RN et al: Four stages and lack of stable accommodation in chronic alloantibody-mediated renal allograft rejection in Cynomolgus monkeys. Am J Transplant. 8(8):1662-72, 2008
21. Mauiyyedi S et al: Chronic humoral rejection: identification of antibody-mediated chronic renal allograft rejection by C4d deposits in peritubular capillaries. J Am Soc Nephrol. 12(3):574-82, 2001

慢性活动性抗体介导排斥反应的 Banff 2022 年标准

特征	注解
1. 慢性组织损伤的组织学证据(下列≥1 项)	
移植性肾小球病(cg>0)	免疫荧光无慢性血栓性微血管病的证据；包括仅电镜发现的明显变化(cg 1a)
重度管周毛细血管基底膜多层化	需电镜诊断；1 个皮质管周毛细血管≥7 层，其余 2 个毛细血管≥5 层，避免切线切面
2. 目前/近期抗体与血管内皮相互作用的证据(下列≥1 项)	
管周毛细血管 C4d 线性染色	冷冻切片免疫荧光 C4d2 或 C4d3 染色，或石蜡切片免疫组化 C4d>0
至少中度微血管炎(g+ptc≥2)	出现急性 TCMR、交界性浸润或感染时，仅 ptc≥2 还不够，g 必须≥1
活检组织基因转录子表达增加提示内皮损伤	需经充分认证；毛细血管炎和转录子检测有帮助，特别是在没有 C4d 沉积的情况下
3. DSAs(HLA 或其他抗原)血清学证据	
符合标准 1 和 2 活检可疑 AMR 的病例应及时进行 DSA 检测	
管周毛细血管 C4d 沉积为循环 DSA 的充分证据，但仍建议血清学 DSA 检测	如上所述，经认证的转录子/分类器检测也可替代 DSA 检测

DSA，供者特异性抗体；TCMR，T 细胞介导排斥反应；AMR，抗体介导的排斥反应。所有 3 特征都必须具备才能诊断。慢性活动性 AMR 的病变范围可出现从最初的活动性病变伴早期仅电镜下可见(cg 1a)的移植性肾小球病，到晚期移植性肾小球病和除活动性微血管炎外的其他慢性变化。尽管有充足的实验和临床证据表明 DSA 可以介导动脉内膜纤维化，但由于评估的实际困难，Banff 2022 中以多数投票删除了动脉内膜纤维化作为一种组织学标准。

Naesens M et al, The Banff 2022 Kidney Meeting Report: reappraisal of microvascular inflammation and the role of biopsy-based transcript analysis. Am J Transplant, in press. Loupy A et al, The Banff 2019 Kidney Meeting Report (I): updates on and clarification of criteria for T cell- and antibody-mediated rejection. Am J Transplant. 20(9): 2318-31, 2020.

慢性 AMR 病变评分

评分	描述
移植性肾小球病	
cg 0	光镜或电镜下无 GBM 双轨
cg 1a	光镜下未见 GBM 双轨，但电镜下可见≥3 个肾小球毛细血管 GBM 双轨伴内皮细胞肿胀和/或内皮下增宽的电子透光区
cg 1b	光镜 1 个肾小球内≥1 处肾小球毛细血管 GBM 双轨；如有条件可电镜确认
cg 2	大多数受累的非硬化性肾小球，26%～50% 的外周毛细血管袢 GBM 双轨
cg 3	大多数受累的非硬化性肾小球，>50% 的外周毛细血管袢 GBM 双轨
管周毛细管炎 *	
ptc 0	<10% 皮质 PTC 炎症
ptc 1	≥皮质 10%PTC 炎症，伴大部分受累毛细血管腔内见 3～4 个边集炎症细胞
ptc 2	≥10% 皮质 PTC 炎症，伴大部分受累毛细血管腔内见 5～10 个边集炎症细胞
ptc 3	≥皮质 10%PTC 炎症，伴大部分受累毛细血管腔内见 >10 个边集炎症细胞
管周毛细血管病(电镜)	
轻度	3 个 PTC 环状分层≤3 层
中度	1～2 个 PTC 环状分层 4～6 层
重度	电镜下 1 个 PTC≥7 层，且至少 2 个≥5 层

PTC，管周毛细血管；AMR，抗体介导的排斥反应。* 管周毛细血管炎被认为是"活动性"病变，常见于慢性 AMR。

Roufosse C. et al: A 2018 reference guide to the Banff classification of renal allograft pathology. Transplantation. 102(11): 1795-814, 2018.

慢性 AMR　毛细血管炎

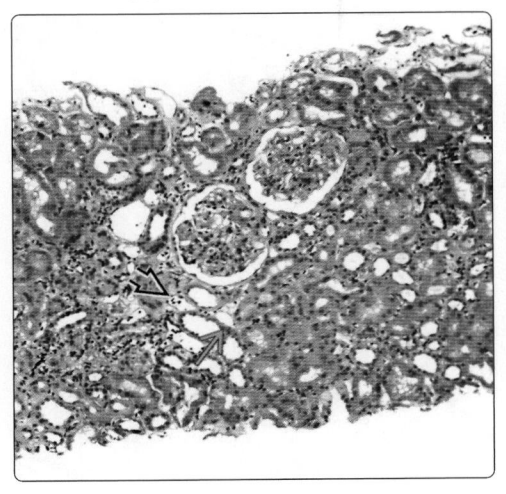

PTC

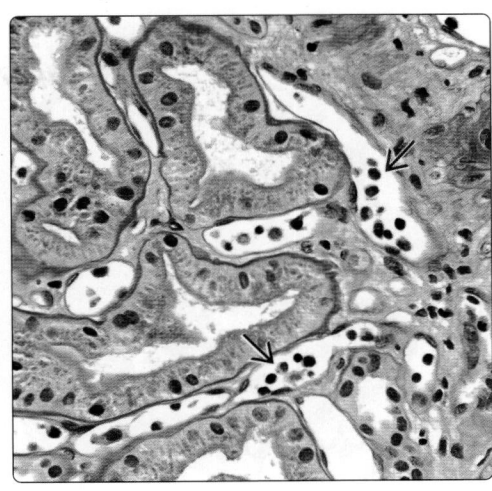

（左）低倍镜下管周毛细血管炎可能不明显；图中可见灶性 PTC 扩张 ➡️，并见边集性炎症细胞 ➡️。可见轻度间质纤维化

（右）慢性 AMR 毛细血管内单个核细胞通常很明显 ➡️，中性粒细胞较少。如图所示两处 PTC 均见扩张。患者肾/肝移植术后 4 年，有 TG 和 C4d 阳性，肝脏无法完全保护肾脏不发生 AMR

慢性 AMR　局灶 C4d 阳性

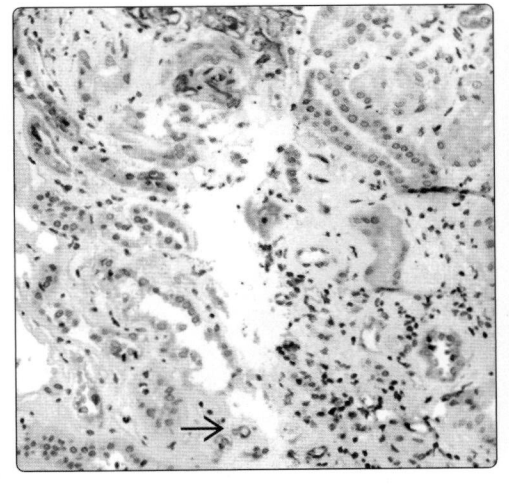

慢性 AMR　C4d 强阳性

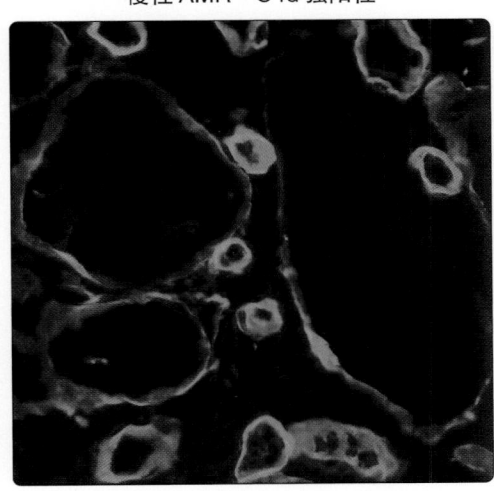

（左）TG 和 DSA 阳性患者，石蜡包埋组织免疫酶染色显示极少量 PTC C4d 阳性 ➡️。相比之下，冷冻组织通常更敏感，更易出现广泛阳性

（右）慢性 AMR C4d 可广泛染色（如本例）或甚至阴性。这种情况下弥漫性 C4d 染色与不适应性，一种比较急性的移植物功能不全发作和后期移植物丢失相关。该患者也有新发膜性肾病

PTC　巨噬细胞

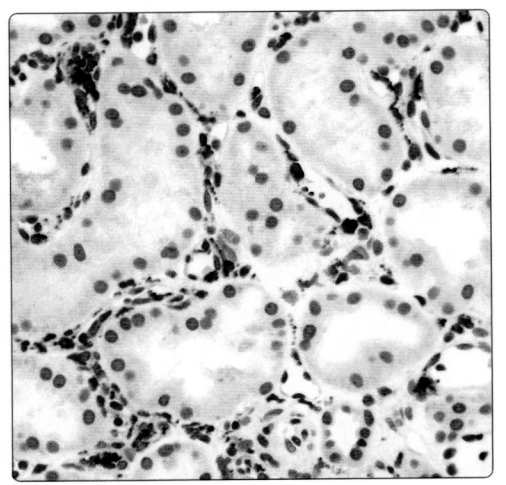

PTC　NK 细胞

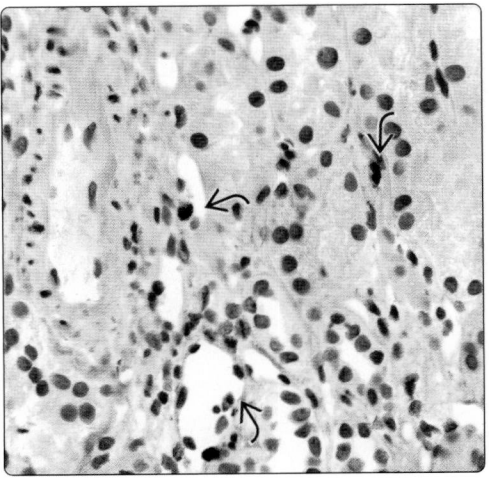

（左）PTC 中的细胞多为单个核细胞，这些细胞 CD68 着色，提示为典型的单核/巨噬细胞。免疫组化检测的其他细胞包括 NK 细胞和 T 细胞

（右）慢性 AMR PTC 中偶见单核性 CD56（+）细胞 ➡️，推测为 NK 细胞。CD56 存在于未成熟的 NK 细胞上，当 NK 细胞被激活并增加 CD16 表达时即消失。由于 NK 细胞没有独特的表面标记物，很难通过免疫组化或免疫荧光染色来识别

TG 和肾小球炎

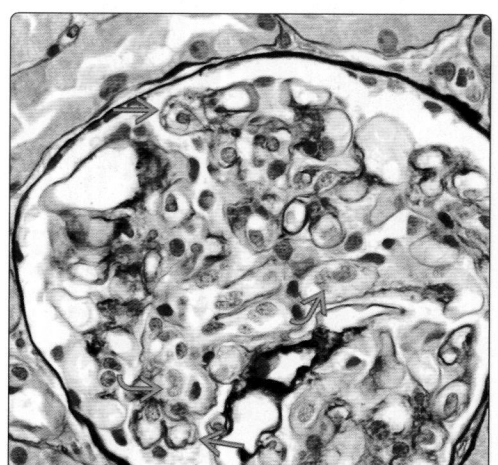

肾小球炎和 TG

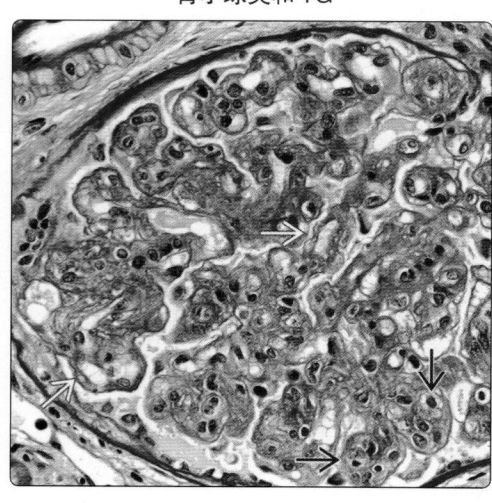

（左）阳性交叉匹配肾移植 11 年后，由慢性 AMR 导致 TG 病例可见 GBM 双轨 ➡️，内皮细胞增大，另可见毛细血管内细胞增生 ➡️。免疫荧光显示 PTC 局灶 C4d 阳性

（右）PAS 染色显示 TG 伴明显的毛细血管内单个核炎症细胞（肾小球炎）➡️，此为常见特征，GBM 双轨也很明显 ➡️。患者有 Ⅱ 型 DSA，且 PTC C4d 阳性

慢性 AMR　CD16(+)(FcγR Ⅲ)细胞

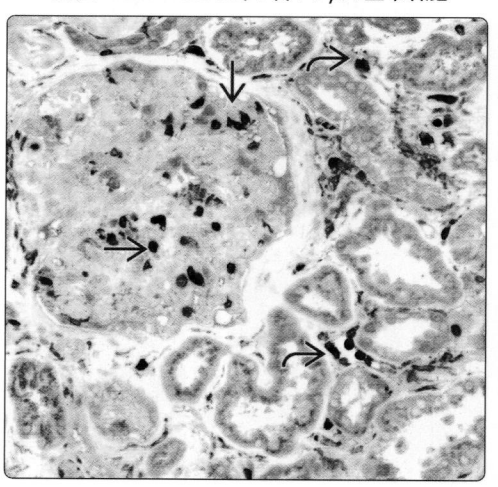

GBM 双轨

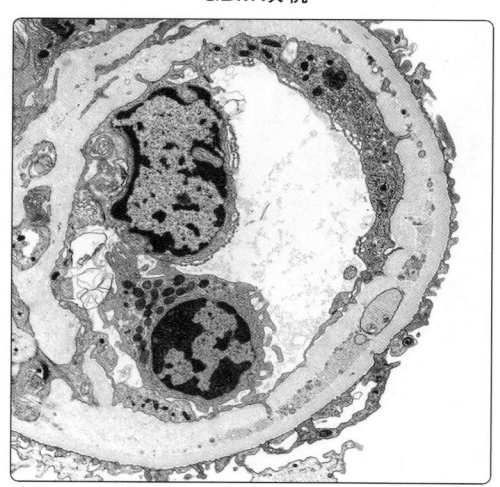

（左）移植后 23 年的慢性 AMR，肾小球 ➡️ 和 PTC ➡️ 中见大量白细胞 FcγR Ⅲ 受体（CD16）染色。单核细胞和 NK 细胞表达 CD16

（右）TG 定义为 GBM 双轨，如图所示移植后 5 年活检病例内皮细胞反应，表现为细胞器增加和窗孔缺失，管腔内见一淋巴细胞与内皮细胞接触。C4d 局灶阳性

晚期 TG

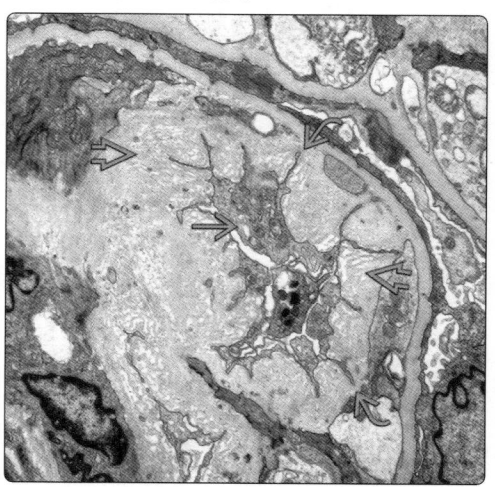

星爆状活化的内皮细胞

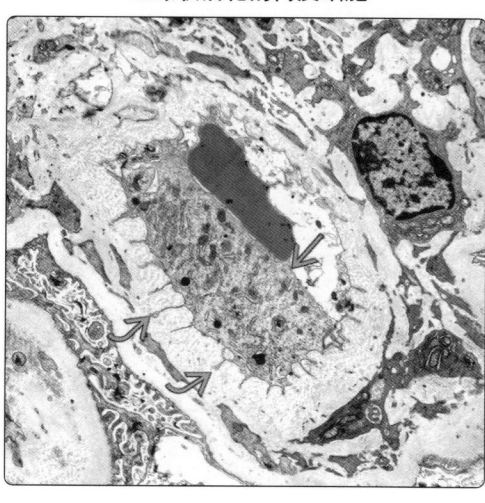

（左）一些毛细血管袢显示 GBM 双轨及多层化 ➡️，注意增大的内皮细胞 ➡️，其足突延伸到 GBM 层的裂隙中 ➡️

（右）肾小球内皮细胞活化表现为窗孔丢失，胞质体积和细胞器增加 ➡️，细胞足突以独特的星爆状模式延伸到新的 GBM 内 ➡️

慢性 AMR 的分期

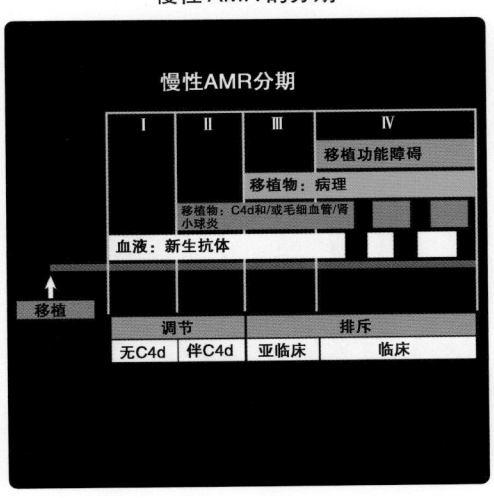

Ⅱ期：管周毛细血管炎和肾小球炎

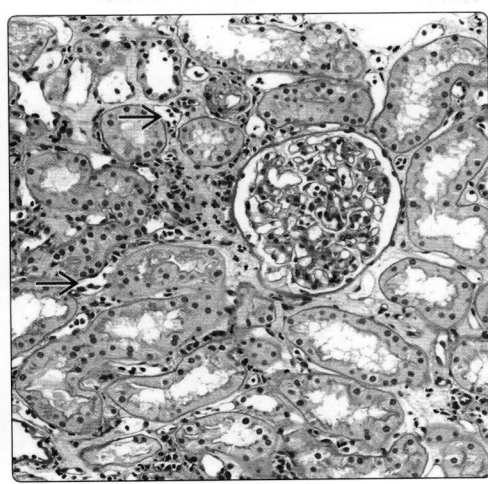

（左）慢性 AMR 的发展与分期相关，从新发 DSA 产生开始，逐步发展到临床特征明显的慢性 AMR。期间 C4d 和 DSA 可间歇性出现，分期之间的时间是未知的

（右）肾功能稳定的阳性交叉匹配移植患者 4 个月程序性活检，显示 PTC 内单核细胞呈边集性➡️，肾小球未见 TG 证据，C4d 染色阴性

Ⅱ期　C4d 阳性但无损伤表现

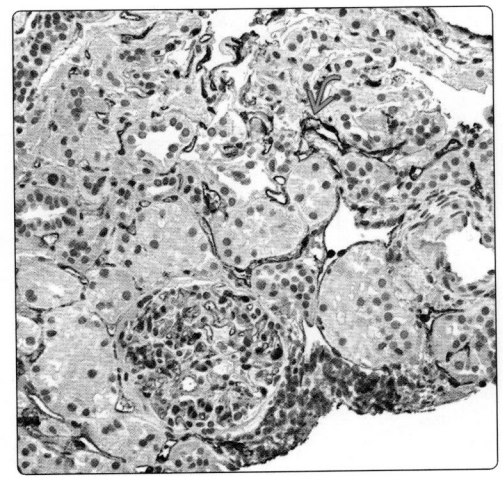

早期超微结构病变（cg 1a）

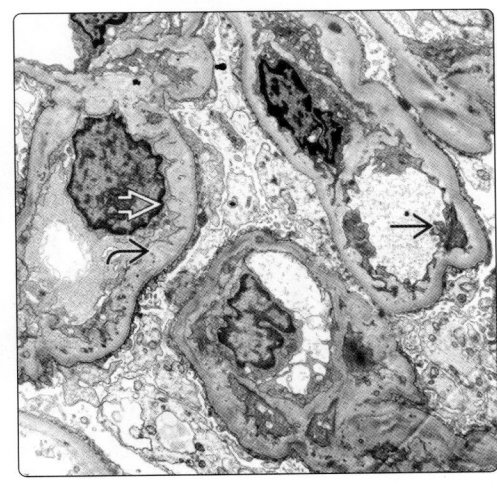

（左）肾功能正常 DSA 阳性（Ⅱ类）患者程序性活检，唯一异常为 PTC➡️和肾小球 C4d 明显染色，无明显毛细血管炎。4 年后患者发展为慢性 AMR

（右）电镜可显示预测后期发生 TG 的早期特征，在光镜能看到 GBM 双轨之前，电镜即可见到内皮下透亮区➡️，内皮细胞增大➡️和 GBM 褶皱➡️

急性 AMR　肾小球正常

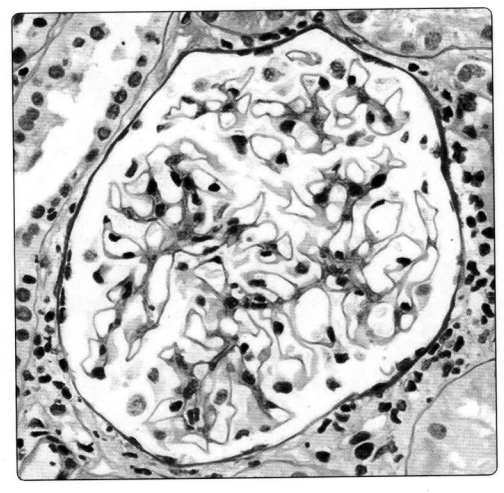

急性 AMR 后遗症　慢性 AMR

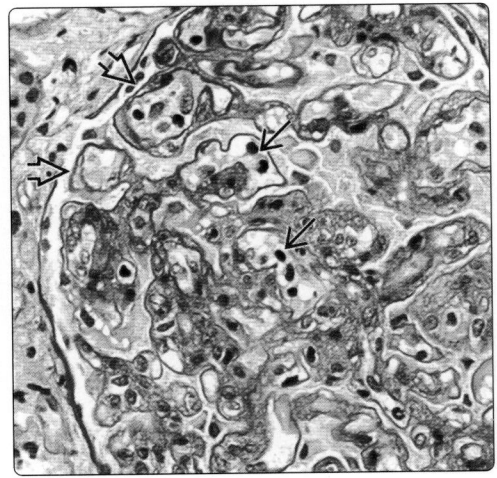

（左）移植后 6 个月因急性 AMR 导致移植肾功能不全患者，活检显示肾小球正常，患者有 Ⅱ类 DSA 和 C4d 沉积

（右）急性 AMR 发作后 6 年出现肾小球进展变化，患者有肌酐升高、蛋白尿、持续性 Ⅱ类 DSA 及 C4d 阳性。增大的肾小球可见明显的肾小球炎➡️和 GBM 双轨➡️，18 个月后移植物丢失

管周毛细血管病

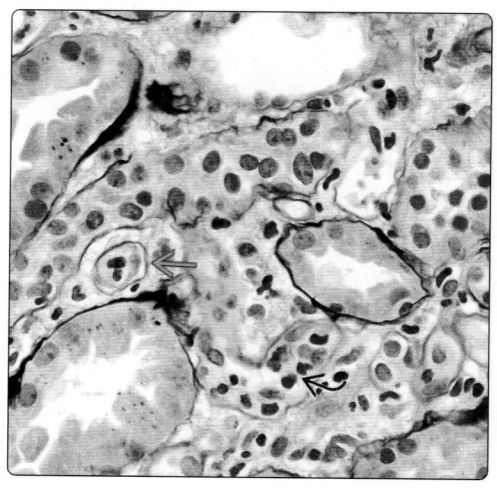

管周毛细血管病

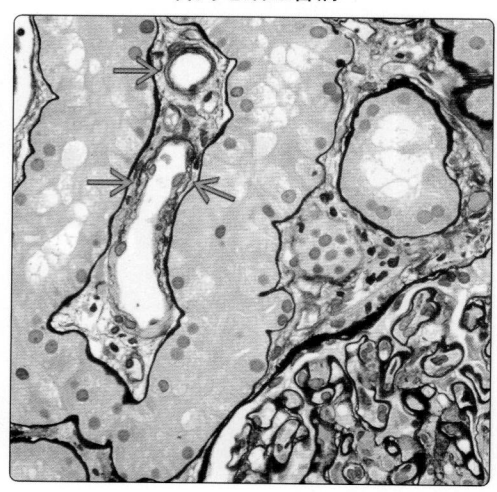

（左）有时在银染切片中可见管周毛细血管病，呈基底膜重复 ⊐ 或多层化，这种改变在电镜下观察最佳，另可见管周毛细血管炎 ⊿

（右）银染切片可见 PTC 基底膜重复及多层化 ⊐，这些毛细血管未见边集性单核细胞，尽管这种现象通常存在

PTC 中的反应性内皮细胞

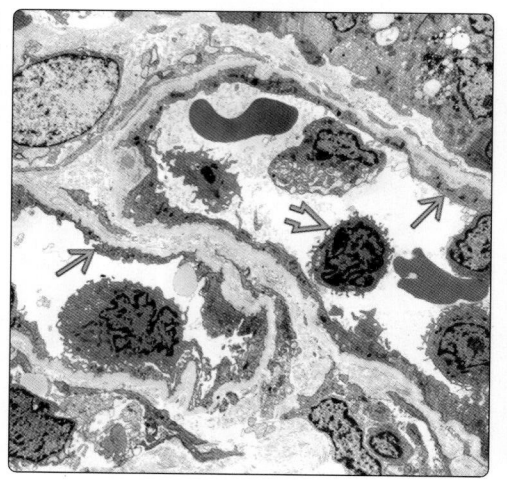

重度管周毛细血管病

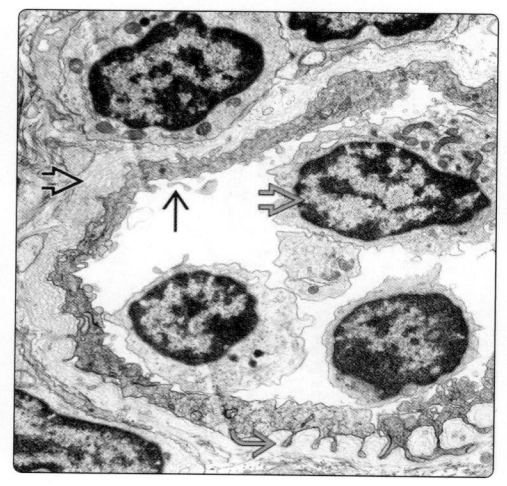

（左）PTC 中的单个核细胞 ⊠ 与反应性内皮细胞 ⊐ 相关，患者移植 6 年后出现蛋白尿（2.8g/d）和肌酐增高（176.8μmol/L），C4d 阳性

（右）本例显示环状 PTC-BMML ⊠ 伴内皮细胞活化及毛细血管内边集性单核白细胞 ⊐，内皮细胞增大，窗孔消失及微绒毛改变 ⊐，并呈星爆状模式 ⊐ 延伸到新基底膜内

混合性 TCMR 和 AMR

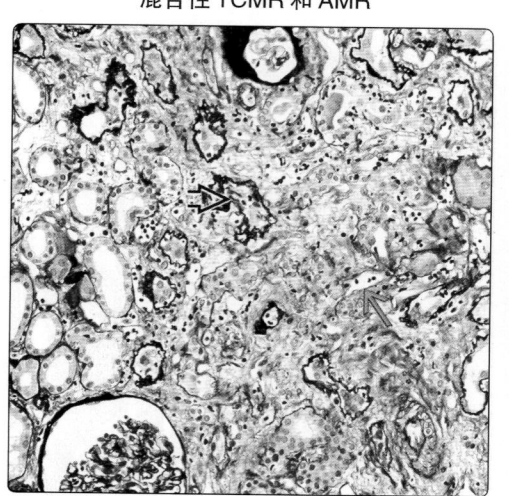

混合性 TCMR 和 AMR

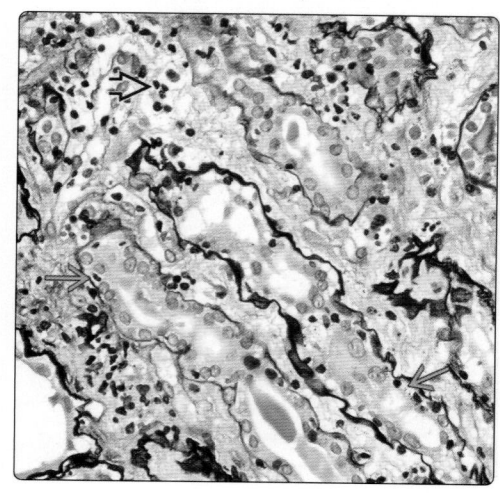

（左）混合性慢性 TCMR 和 AMR 表现为间质炎症和早期纤维化，部分萎缩性肾小管的小管炎 ⊠ 和管周毛细血管炎 ⊐，免疫荧光染色显示局灶 PTC C4d 染色阳性

（右）部分萎缩性肾小管出现小管炎 ⊐，系混合性细胞和体液排斥反应常见特征，同时可见管周毛细血管炎 ⊠

TG 的鉴别诊断

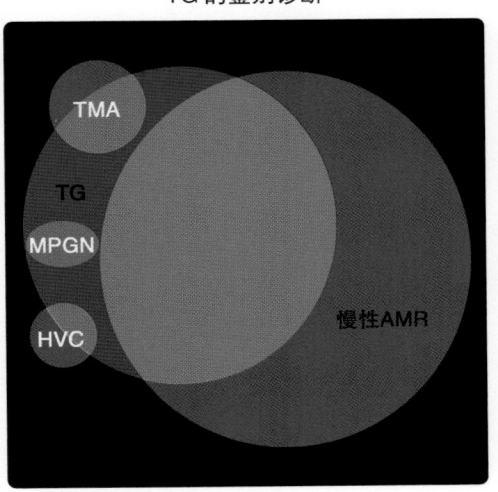

慢性血栓性微血管病

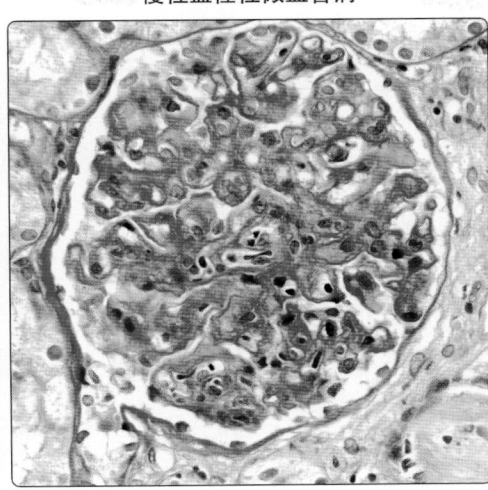

（左）维恩图示 TG 的鉴别诊断。大部分病例由 CHR［57%C4d（+），DSA］引起，其他原因包括慢性 TMA（13%）、HCV（4%）、MPGN（2%）和特发性（24%）

（右）肾移植活检显示 TG 由 TMA 引起，与钙调磷酸酶抑制剂毒性和严重小动脉透明变的塌陷性 FSGS 相关。GBM 双轨和毛细血管内白细胞都很明显，但 C4d 染色阴性

塌陷性肾小球病

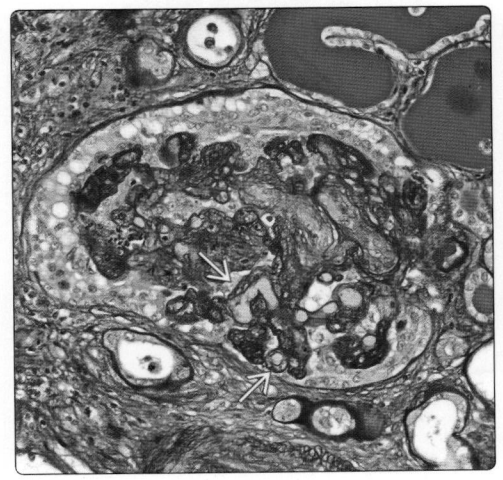

MPGN

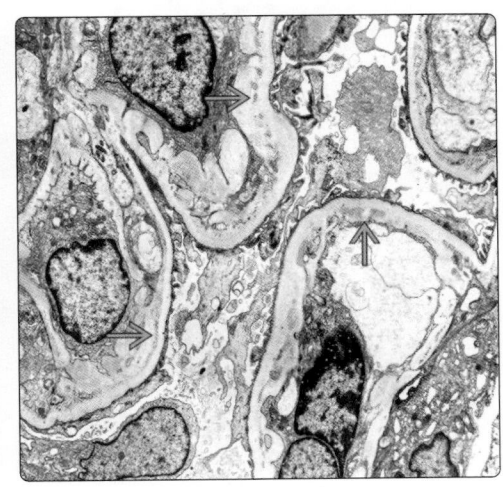

（左）慢性钙调磷酸酶抑制剂毒性患者移植肾活检显示塌陷性肾小球病和 TMA，TMA 引起的 GBM 双轨 ➡ 类似于慢性 AMR，为 TG 的原因之一

（右）MPGN 可酷似 TG，其鉴别点为电镜下明显的系膜区和内皮下沉积 ➡，免疫荧光染色有 C3± 免疫球蛋白沉积

TG 伴新发膜性肾病

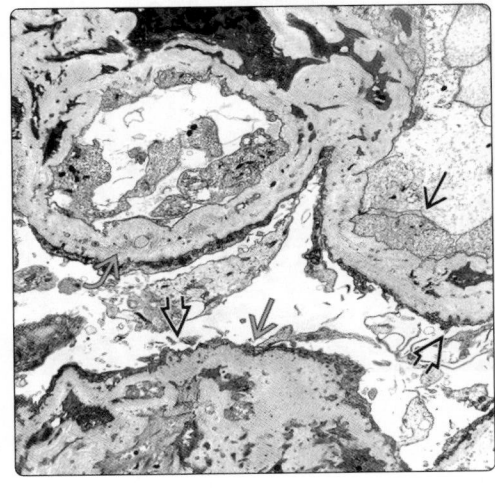

新发膜性肾病和慢性 AMR

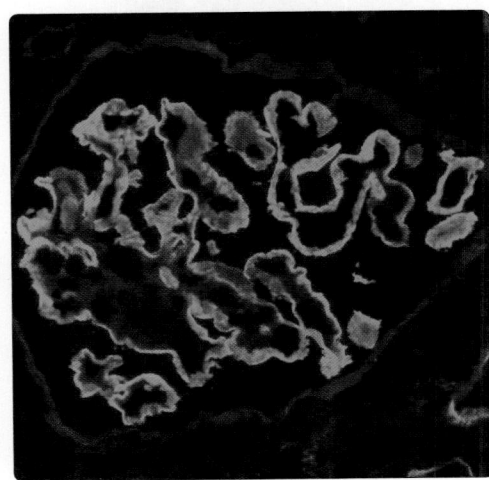

（左）非依从性受者移植后 6 年活检显示 GBM 双轨 ➡、内皮细胞肿胀和窗孔缺失 ➡ 及足突消失 ➡，上皮下呈锯齿状 GBM ➡ 是由新发膜性肾病引起

（右）该患者移植后 6 年出现蛋白尿（原发疾病为梗阻性尿路病），沿 GBM 的显著 IgG 沉积并非典型的慢性 AMR 的特征。PTC C4d（+），电镜显示上皮下锯齿状，偶见沉积物

急性和慢性 TCMR 和 AMR

TA

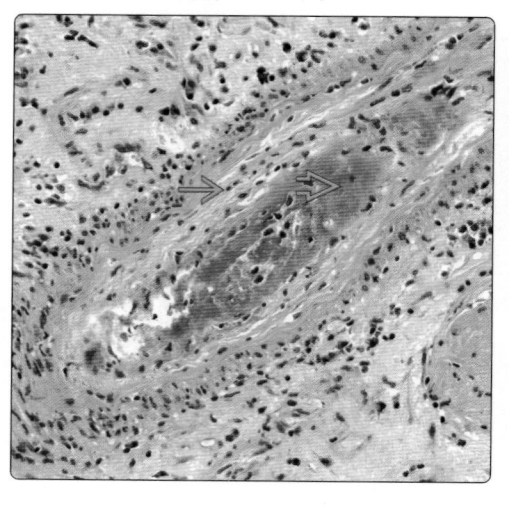
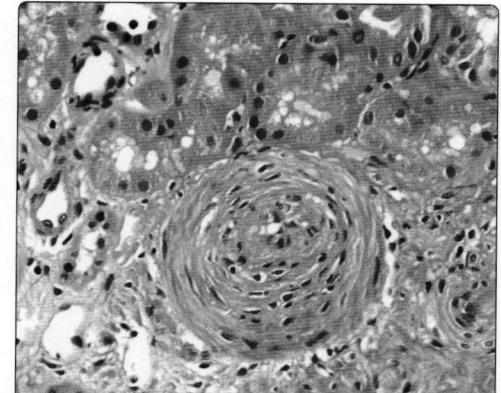

（左）本例显示急性和慢性排斥反应特征，即 T 细胞介导和抗体介导的排斥反应。内膜增厚伴炎症细胞浸润 ➡ 为慢性排斥反应病变，而纤维蛋白 ➡ 为急性 AMR 的特征，C4d 染色阳性

（右）移植性动脉病（TA）有严重的动脉管腔狭窄。该活检也显示 TG，C4d 阴性；患者有 HLA Ⅱ类 DSA

动脉硬化

加速性动脉硬化

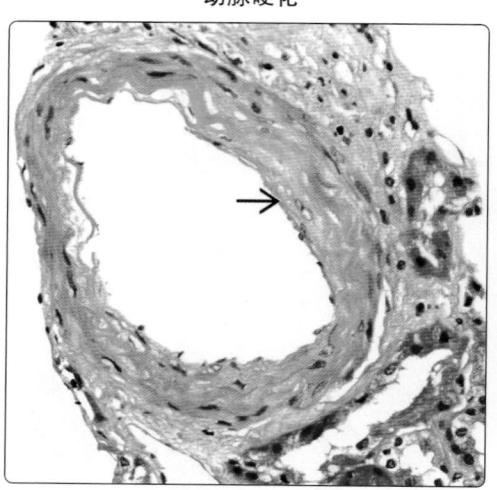
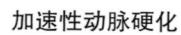
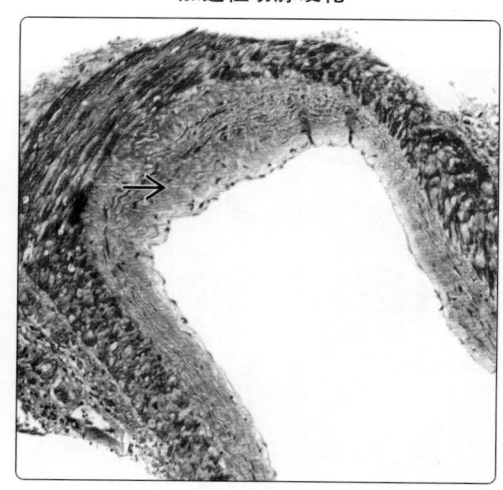

（左）高血压导致的动脉硬化典型病变表现为内膜增厚 ➡，但无炎症

（右）一例交叉配对阳性移植患者活检显示加速性动脉硬化伴动脉内膜增厚 ➡，这种表现可与高血压引起的动脉硬化相同，但仍可代表 TA

TA

TMA

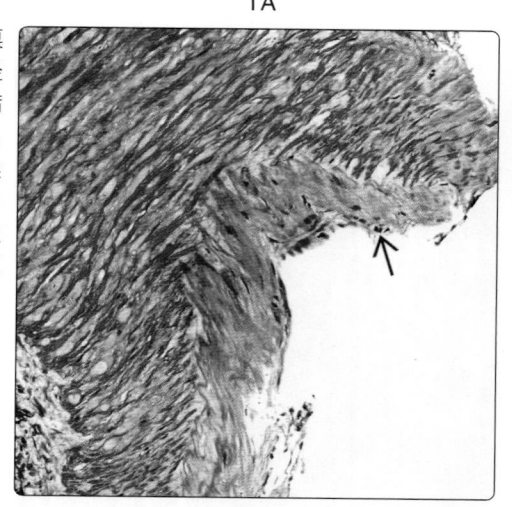
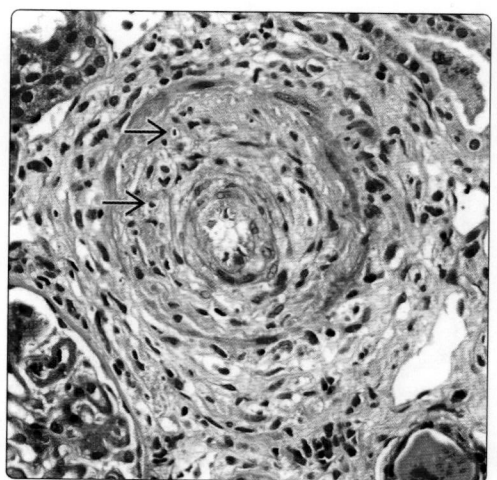

（左）动脉显示纤维性内膜增厚和节段内皮炎 ➡；轻微内皮炎代表排斥反应病变（AMR 或 TCMR）

（右）这例动脉内膜增厚类似于 TA，甚至在增厚的内膜中可见炎症细胞 ➡，但见于原肾，这种病变提示原肾存在抗磷脂抗体综合征

慢性 AMR 顺序性超微结构改变：2 个月

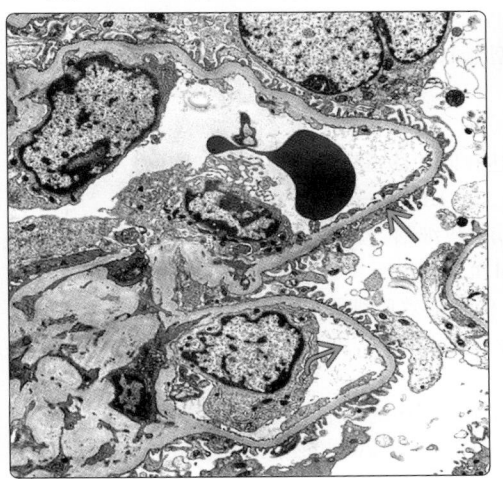

慢性 AMR 顺序性超微结构改变：21 个月

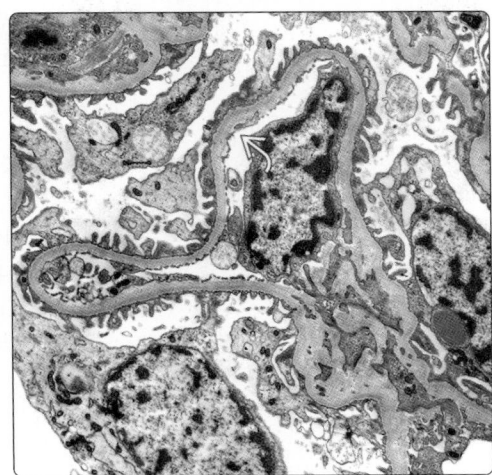

（左）程序性活检未见超微结构异常，内皮窗孔正常 ➡️，GBM 无分层 ➡️；ptc0，g0，C4d0，DSA 阴性，肌酐 150.3μmol/L

（右）程序性活检除了 GBM 节段轻微双轨外，光镜和电镜正常，为意义不确定 ➡️；ptc0，g0，C4d0，DSA 阴性，肌酐 185.7μmol/L

慢性 AMR 顺序性超微结构改变：32 个月

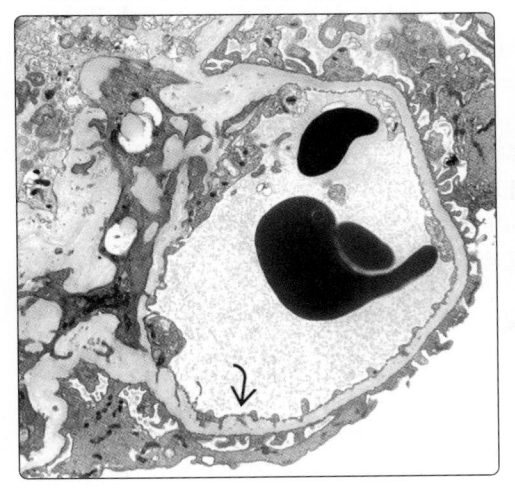

慢性 AMR 顺序性超微结构改变：58 个月

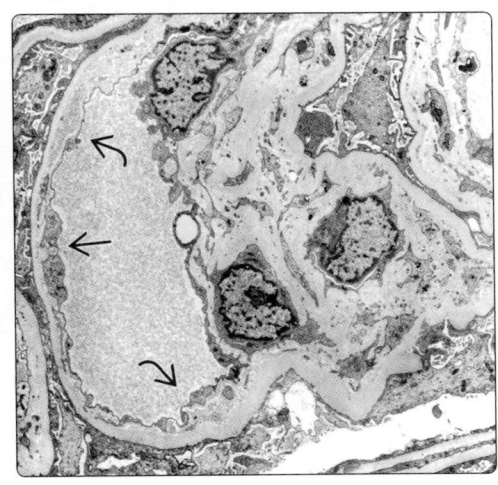

（左）程序性活检光镜正常，但有明显节段内皮反应，足突伸入增厚的内皮下间隙 ➡️；ptc0，g0，C4d0，DSA 阳性，肌酐 238.7μmol/L

（右）程序性活检光镜下肾小球未见明显异常，但电镜下可见 GBM 节段双轨 ➡️伴内皮窗孔缺失 ➡️；cg 1a，ptc1，g0，C4d1，DSA 阳性，肌酐 176.8μmol/L，尿蛋白 - 肌酐比值为 0.45

慢性 AMR 顺序性超微结构改变：75 个月

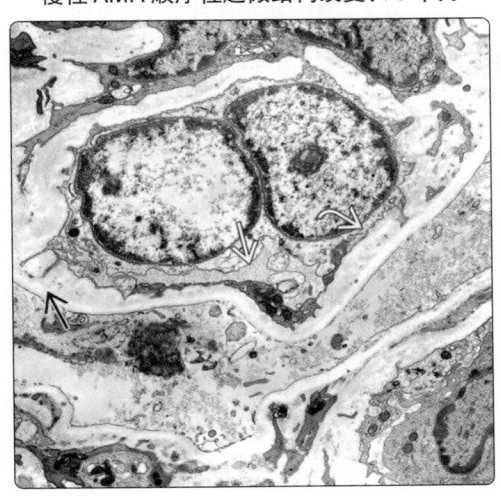

慢性 AMR 中顺序性超微结构改变：81 个月

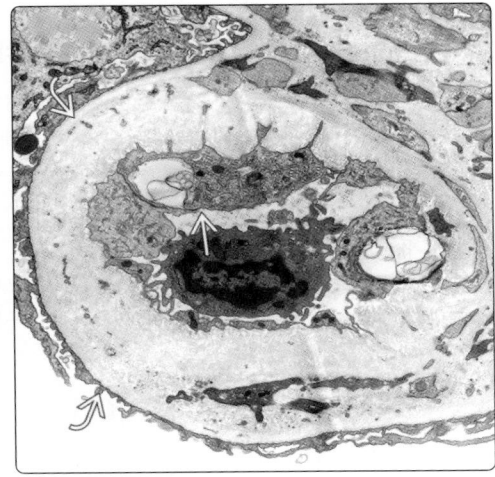

（左）程序性活检光镜和电镜下见 GBM 局灶双轨 ➡️，内皮窗孔消失 ➡️，内皮细胞胞质突起嵌入内皮下基质中 ➡️；cg1，ptc1，g1，C4d0，抗 II 类 DSA 存在，肌酐 229.8μmol/L

（右）电镜下 GBM 双轨很明显 ➡️，反应性内皮细胞窗孔缺失且胞质增多 ➡️；cg3，ptc1，g0，C4d0，抗 II 类 DSA 存在，肌酐 256.4μmol/L，尿蛋白 - 肌酐比值为 3.2

（杨文婷 译，余英豪 审）

术语

缩写

- T 细胞介导排斥反应（T-cell-mediated rejection, TCMR）
- 抗体介导排斥反应（antibody-mediated rejection, AMR）
- 间质纤维化和肾小管萎缩（interstitial fibrosis and tubular atrophy, IF/TA）
- IF/TA 区炎症（inflammation in areas of IF/TA, i-IFTA）
- 聚合酶链反应（polymerase chain reaction, PCR）
- 甲醛溶液固定石蜡包埋（formalin-fixed, paraffin-embedded, FFPE）

定义

- **转录组**：在特定生理、发育或疾病阶段的细胞或细胞群体中所有转录本的完整集合
- **基因表达**：特定基因 mRNA 转录本的数量
- **基因组**：具有共同特征的一组基因，可
  ○ 预定义（如仅为 T 细胞表达的基因），或
  ○ 来自整个转录组解析（如所有与排斥反应相关的基因）
- **分子表型**：识别特定发病机制、疾病实体、临床结局或形态学病变模式/Banff 诊断类别的转录组
- **分类器**：生物统计方程或数学算法，用于预测个体组织活检的分类概率，即哪个活检可能有或没有排斥反应

应用

- 活检的转录子解析可用于
  ○ 诊断（如 AMR vs. TCMR）
  ○ 预后判断（如特定诊断患者的风险分层）
  ○ 预测（如对治疗的反应）
- 促进对发病机制的理解

方法

- 不同的转录本检测方法：mRNA 微阵列、PCR、基于多色编码的探针基因表达分析（NanoString nCounter）

病因学/发病机制

急性同种移植物缺血

- 作为损伤反应，可导致肾小管上皮细胞下调与细胞运输和代谢相关的转录本
- 上皮修复反应的目的是在分子水平上重新复原细胞的完整性
  ○ 与细胞周期、细胞修复和发育通路（Wnt/Notch）的表达增加有关

TCMR

- 与 TCMR 组织学病变（如间质浸润和小管炎）相关的移植肾活检分子表型主要由 T 淋巴细胞亚群（细胞毒性 T 淋巴细胞、效应记忆 T 细胞、T 辅助细胞、调节性 T 细胞）、巨噬细胞及 γ 干扰素上调的转录本组成
- Banff 交界性排斥反应亚群（约 30%）在定量上较 TCMR 弱，但分子表型与 TCMR 相同

AMR

- DSA 与表达在同种移植物微循环内皮细胞（肾小球与管周毛细血管）上的 HLA 分子/抗原相互作用会引起
  ○ 直接损伤内皮细胞，增加内皮细胞特异性转录本表达
  ○ 局部 C4d 沉积通过经典通路激活补体级联反应
  ○ 表达 Fc 受体的效应细胞（NK 细胞、巨噬细胞、中性粒细胞）与 Fc 片段结合，介导抗体依赖细胞介导的细胞毒作用
- 抗体介导循环损伤诱导组织发生继发性炎症反应，可显示类似于 TCMR 和多瘤病毒感染/再激活过程继发性炎症免疫反应的分子重叠

多瘤病毒感染

- 潜伏性多瘤病毒再活化引起炎症免疫反应，在组织学和分子水平上与 TCMR 几乎相同

IF/TA

- IF/TA 进展突出表现为 IF/TA（i-IFTA）区域炎症，与潜在的 IF/TA 病因无关
- 损伤和修复相关转录本（"伤口愈合"）的持续表达与 i-IFTA 有关，进展至移植物衰竭与潜在的疾病进程无关

临床意义

临床表现

- 肾移植患者可出现混合表型，尤其是不顺应性患者，会给诊断带来挑战，特别是移植后期：分子检测可增加诊断的准确性并帮助鉴别诊断
- 按照 Banff 标准，组织学病变评分为半定量，其重复性有限
- 一旦标准化和认证，分子检测为定量并且是可重复的

未满足诊断需要

- 组织学病变对排斥反应不特异
- Banff 诊断规则是基于共识的，是半定量的，可重复性有限
- 活检为有创过程；微创或无创性检查对患者更可取

治疗

- 有效的治疗取决于准确诊断
- 转录本评估有可能确定有效治疗的候选者，并可衡量治疗反应

预后

- 应用分子分类器从活检结果上预测移植肾存活优于组织学
- 分子损伤基因组在预测移植肾功能延迟及恢复方面也优于组织学

分子表型

急性移植肾缺血

- 细胞功能和转运转录本表达降低：如可溶性载体（*SLC19A3*、*SLC22A2*、*SLC25A15*、*SLC4A1*）
- 损伤转录本表达增加：如 *OSMR*、*ITGB6*、*LCN2*、*VCAN*、CTSS、*CDH6*、*HAVCR1*（KIM-1）
- 细胞修复和细胞周期转录本表达增加：编码 p53、cyclin-D、Wnt/notch 通路、热休克蛋白及其他

TCMR

- T 细胞相关转录本表达增加：如 *CTLA4*、*ICOS*、*IFNG*、*CD8A*、*CD96*
- 巨噬细胞相关转录本表达增加：如 *ADAMDEC1*、*ANKRD22*

AMR

- 内皮细胞相关转录本表达增加：如 *CAV1*、*CDH5*、*CDH13*、*ACKR1*（DARC）、*ROBO4*、*VWF*
- NK 细胞相关转录本表达增加：如 *SH2D1B*、*GNLY*、*CD160*、*FGFBP2*
- γ 干扰素诱导转录本表达增加：如 *CXCL11*、*PLA1A*

混合性排斥反应

- γ 干扰素诱导转录本表达增加：如 *WARS*、*IDO*、*CXCL9*、*CXCL10*、*CXCL11*
- 在混合性排斥反应病例中，有 10% 的转录本表达增高，在效应 T 细胞和 NK 细胞之间共享
- 混合性排斥反应中前 100 位的转录本在纯 TCMR 和纯 ABMR 中也有增加

多瘤病毒感染

- 多瘤病毒肾病活检物含有丰富的同种特异性 T 细胞克隆，且超过病毒反应性 T 细胞克隆数量
- 少数基因［5 个多瘤病毒基因和 7 个免疫相关基因（5 个与多瘤病毒肾病相关，2 个与 TCMR 相关）］在多瘤病毒肾病与 TCMR 之间表达差异显著
- 病毒性肾病组织损伤中的 T 细胞成分似乎主要是由抗病毒和抗 HLA 免疫触发的继发性 T 细胞内流介导的

IF/TA

- 肥大细胞转录本（*CPA3*、*TPSAB1*）和 B 细胞转录本［*MS4A1*（CD20）］增加
- i-IFTA 与损伤相关转录本表达增加相关：如，*SPP1*（OPN）、*ITGB6*、*LCN2*、*VCAN* 和 *CDH6*，表明 i-IFTA 代表与潜在疾病进程进展相关的持续性组织损伤

耐受

- 对耐受患者移植物内转录本的初步研究揭示了调节 B 细胞和抗炎途径的证据
- 与免疫抑制患者相比，血液中 B 细胞转录本增加
- 数据有限，获得耐受方案多种多样
- 未来的工作可能揭示移植物内预测或与耐受相关联的信号特征

分子与生物统计学方法及其局限性

方法

- 基于 PCR 的平台适用于新鲜冷冻和 FFPE 活检标本的 mRNA 定量，但限于每次检测相对较少的基因 / 转录本（＜100）
  - 需要预扩增，这给实验室间的重复性带来挑战
- mRNA 微阵列仅限于新鲜冷冻活检标本，这允许全转录组定量
  - 需要先进的生物统计学支持
  - 在实验室间重复非常复杂
- 基于多色编码的探针基因表达分析
  - 适用于新鲜冷冻和 FFPE 活检标本的 mRNA 定量
  - 可以同时量化多达 800 个转录本
  - 不需要预扩增或复杂的生物统计学
  - 已经监管机构批准临床使用，适用于实验室间标准化诊断使用
    - 在 2019 年 Banff 会议上，多器官移植基因小组达成共识
      - Banff 人体器官移植（B-HOT）组合（770 个基因）包括大多数与排斥反应、耐受、病毒感染、先天和适应性免疫反应相关的基因
      - BHOT 组合已获得认证
- 基因集表达结果可以用分数来表示：基因集中所有转录本折叠变化的几何平均值
- 基因集评分代表与相应组织病理学 /Banff 病变（如间质或微循环炎症）、Banff 诊断、同种移植物功能或结局相关的组织离散分子过程的分子测量
- 基因集中个体成员（有时数百个）以协调、固定的方式改变其表达，并成群移动，反映了移植肾的主要疾病过程

局限性

- 生成全转录组表达结果的挑战在于，事实上每个样本的组学结果数量（数万）远远超过了样本大小
  - 任何统计学分析都很容易发现与临床病理变量的偶然"显著"相关，而不能反映真正的生物学疾病机制，即过拟合表达数据
  - 不存在统一统计学分析的共识
- 整合来自组学平台的高维数据输出用于患者治疗中，需要复杂的分析后细化和复杂的质量保证流程，才能在临床上发挥作用
- 对于分类预测（例如仅通过分子评估预测新样本的诊断）经常使用分类器
  - 分类器：识别新样本的数学算法，根据输入数据（如分子表型）关于其属于特定类别 / 诊断 / 结局的概率，将新样本分配到类别

排斥反应

- 通常使用机器学习算法 / 人工智能工具,通过对具有正确诊断的病例进行培训构建
- 如果没有真正的诊断金标准可用,构建分类器将面临很大挑战
  □ 在临床移植实践中验证新的组学诊断方法的重大障碍
  □ 根据病例组合和数量进行分类

鉴别诊断

- NK 细胞和内皮细胞转录本可将 AMR 与 TCMR 和混合性排斥反应区分开来
- 通过效应 T 细胞和巨噬细胞浸润和激活相关的转录本可判断 TCMR
- 混合性排斥反应以 γ 干扰素诱导的肾实质内皮细胞和 / 或巨噬细胞的转录本改变为主导表现
- 从各自的分子表型评估"顶级"转录本足以确定与各自诊断的关联
  ○ 由于分子表型存在明显重叠,在分子鉴别诊断成为标准治疗之前,仍需确定定量阈值并进行临床认证
- 迄今,转录本评估的最有价值部分已被加入 AMR 的鉴别诊断中
- 部分 Banff 交界性病例分子表型表现与 TCMR 相似,临床表现像排斥反应
  ○ 主要区别是数量上与那些表现不像 TCMR 的交界性病例不同

诊断要点

分子解读要点

- 同种移植物的分子表型是模式化的
  ○ 由大量的转录本组成
  ○ 以高度相关的方式改变其表达
- 少数分子可以反映某些生物学通路 / 病理生理过程 / 细胞类型
- 代表生物学通路 / 病理生理过程 / 细胞类型的转录组与组织病理学病变、DSA 状态、Banff 共识诊断和 / 或临床结局相关
- 包括排斥反应在内的所有疾病都可引起类似的相互重叠的分子损伤和炎症表型
- 没有单一分子具有绝对的诊断特异性
- 定义大规模分子变化的诊断特异性具有挑战性
  ○ 作为金标准的组织学依赖于非特异性形态学特征,如间质炎症
- 以大量肾移植活组织标本训练的分子分类器可以仅基于分子表型就能前瞻性预测诊断和结局
- 在将其纳入移植肾活检的诊断标准之前,需要进一步的临床和实验室间认证

参考文献

1. Rosales IA et al: Banff Human Organ Transplant transcripts correlate with renal allograft pathology and outcome: importance of capillaritis and subpathologic rejection. J Am Soc Nephrol. 33(12):2306-19, 2022
2. Smith RN et al: Utility of Banff Human Organ Transplant gene panel in human kidney transplant biopsies. Transplantation. ePub, 2022
3. Smith RN: In-silico performance, validation, and modeling of the Nanostring Banff Human Organ Transplant gene panel using archival data from human kidney transplants. BMC Med Genomics. 14(1):86, 2021
4. Adam BA et al: Intragraft gene expression in native kidney BK virus nephropathy versus T cell-mediated rejection: prospects for molecular diagnosis and risk prediction. Am J Transplant. 20(12):3486-501, 2020
5. Mengel M et al: Banff 2019 Meeting Report: molecular diagnostics in solid organ transplantation-consensus for the Banff Human Organ Transplant (BHOT) gene panel and open source multicenter validation. Am J Transplant. 20(9):2305-17, 2020
6. Dominy KM et al: Molecular assessment of C4d-positive renal transplant biopsies without evidence of rejection. Kidney Int Rep. 4(1):148-58, 2019
7. Gallon L et al: Intragraft molecular pathways associated with tolerance induction in renal transplantation. J Am Soc Nephrol. 29(2):423-33, 2018
8. Haas M et al: The Banff 2017 Kidney Meeting report: revised diagnostic criteria for chronic active T cell-mediated rejection, antibody-mediated rejection, and prospects for integrative endpoints for next-generation clinical trials. Am J Transplant. 18(2):293-307, 2018
9. Halloran PF et al: Review: the transcripts associated with organ allograft rejection. Am J Transplant. 18(4):785-95, 2018
10. Smith RN et al: RNA expression profiling of nonhuman primate renal allograft rejection identifies tolerance. Am J Transplant. 18(6):1328-39, 2018
11. Smith RN et al: RNA expression profiling of renal allografts in a nonhuman primate identifies variation in NK and endothelial gene expression. Am J Transplant. 18(6):1340-50, 2018
12. Adam BA et al: Chronic antibody-mediated rejection in nonhuman primate renal allografts: validation of human histological and molecular phenotypes. Am J Transplant. 17(11):2841-50, 2017
13. Kurian SM et al: Biomarker guidelines for high-dimensional genomic studies in transplantation: adding method to the madness. Transplantation. 101(3):457-63, 2017
14. Menon MC et al: Moving biomarkers toward clinical implementation in kidney transplantation. J Am Soc Nephrol. 28(3):735-47, 2017
15. Adam B et al: Multiplexed color-coded probe-based gene expression assessment for clinical molecular diagnostics in formalin-fixed paraffin-embedded human renal allograft tissue. Clin Transplant. 30(3):295-305,2016
16. Halloran PF et al: Molecular assessment of disease states in kidney transplant biopsy samples. Nat Rev Nephrol. 12(9):534-48, 2016
17. Modena BD et al: Gene expression in biopsies of acute rejection and interstitial fibrosis/tubular atrophy reveals highly shared mechanisms that correlate with worse long-term outcomes. Am J Transplant. 16(7):1982-98, 2016
18. Zeng G et al: Antigen-specificity of T cell infiltrates in biopsies with T cell-mediated rejection and BK polyomavirus viremia: analysis by next generation sequencing. Am J Transplant. 16(11):3131-8, 2016
19. Reeve J et al: Common errors in the implementation and interpretation of microarray studies. Transplantation. 99(3):470-5, 2015
20. Haas M: Molecular diagnostics in renal allograft biopsy interpretation: potential and pitfalls. Kidney Int. 86(3):461-4, 2014
21. Haas M et al: Banff 2013 meeting report: inclusion of C4d-negative antibody-mediated rejection and antibody-associated arterial lesions. Am J Transplant. 14(2):272-83, 2014
22. de Freitas DG et al: The nature of biopsies with "borderline rejection" and prospects for eliminating this category. Am J Transplant. 12(1):191-201, 2012
23. Mengel M et al: The molecular phenotype of 6-week protocol biopsies from human renal allografts: reflections of prior injury but not future course. Am J Transplant. 11(4):708-18, 2011
24. Einecke G et al: A molecular classifier for predicting future graft loss in late kidney transplant biopsies. J Clin Invest. 120(6):1862-72, 2010
25. Halloran PF et al: An integrated view of molecular changes, histopathology and outcomes in kidney transplants. Am J Transplant. 10(10):2223-30, 2010
26. Halloran PF et al: The molecular phenotype of kidney transplants. Am J Transplant. 10(10):2215-22, 2010
27. Kawai T et al: HLA-mismatched renal transplantation without maintenance immunosuppression. N Engl J Med. 358(4):353-61, 2008
28. Zinzani PL et al: Apoptosis induction with three nucleoside analogs on freshly isolated B-chronic lymphocytic leukemia cells. Am J Hematol. 47(4):301-6, 1994

移植肾活检组织分子检测的鉴别诊断指征

组织学/Banff 评分/血清学	鉴别诊断	分子检测
轻度微循环炎症(g+ptc 1),C4d(-),DSA(+)	轻度 AMR vs. 无 AMR	分子 AMR 分类器或 DSA 相关基因集
ptc+g≥2,C4d(-),DSA(-),无 TCMR 特征	轻度 AMR vs. 无 AMR	分子 AMR 分类器或 DSA 相关基因集
g+ptc=0,C4d(+),DSA(±),ABO 相容	AMR vs. 无 AMR	分子 AMR 分类器或 DSA 相关基因集
g+ptc>0,C4d(+),DSA(+),ABO 不相容	AMR vs. 无 AMR	分子 AMR 分类器或 DSA 相关基因集
C4d(+),无活动性排斥反应证据		分子 AMR 分类器或 DSA 相关基因集预测后续 AMR
移植性肾小球病(cg>0),g+ptc≤1,C4d(-),DSA(+)	移植性肾小球病(慢性非活动性 AMR)vs. 慢性活动性 AMR vs. 无 AMR	分子 AMR 分类器或 DSA 相关基因集
Banff 孤立性 v 病变,C4d(-),DSA(±)	TCMR vs.AMR vs. 混合性排斥反应 vs. 无排斥反应	分子 AMR 和 TCMR 分类器和 / 或 DSA 和 TCMR 相关基因集
ptc≥2,g=0,C4d(+),DSA(+),以及 TCMR 特征(i+t>0)	纯 TCMR vs. 混合性排斥反应	分子 AMR 和 TCMR 分类器和 / 或 DSA 和 TCMR 相关基因集
Banff 交界性排斥反应	TCMR vs. 无 TCMR	分子 TCMR 分类器或 TCMR 相关基因集

AMR,抗体介导排斥反应;DSA,供者特异性抗体;TCMR,T 细胞介导排斥反应。

移植肾组织分子关联:组织学病变与相应分子表型

诊断分类	组织病理学表型	分子表型(顶级转录本)
移植肾缺血	**小管细胞损伤:** 近端小管刷状缘消失 上皮细胞丢失(细胞核少) 细胞凋亡,失巢凋亡,坏死 上皮细胞变薄 **修复:** Ki-67(+) 胞质嗜碱性	**溶质转运体表达降低:** 溶质载体 SLC19A3,SLC22A2,SLC25A15,SLC4A1 **细胞损伤表达增加:** OSMR,ITGB6,LCN2,VCAN **细胞修复和细胞周期表达增加:** WNT1,NOTCH1 通路
T 细胞介导排斥反应	**间质浸润:** i、i-IFTA 及 ti 评分 **小管炎:** t 评分 **动脉内膜炎:** v 评分	**T 细胞效应机制:** GZMB,PRF1 等 **γ 干扰素效应:** CXCL9,CXCL10,CXCL11 等 **效应 / 炎症细胞募集:** CCL5,PSMB9 等
抗体介导排斥反应	**微循环炎症:** ptc 和 g 评分 **微循环重塑:** cg 和 cv 评分 **动脉内膜炎:** v 评分 **C4 沉积:** C4d 评分	**内皮细胞活化:** VWF,ACKR1,CDH5,ROBO4 等 **NK 细胞活化募集:** SH2D18,CD160,FGFBP2 等 **炎症:** CNLY,CXCL9,CXCL10,CXCL11

这里描述移植肾的 3 个主要诊断类别,并根据用于诊断的 Banff 评分给出了相应的组织病理学表型。这些表型及其各自的 Banff 共识诊断已在大量的人类和动物研究中被证实与数十至上百个分子相关,其中这里列举的为最具代表性的 "top" 转录表型来代表相应的分子表型。

(杨文婷 译,余英豪 审)

要　点

临床特征

- 复发性肾小球疾病为移植物衰竭的第三大原因
  - 复发率因特定疾病而异
  - 局灶节段性肾小球硬化症（FSGS），非典型溶血尿毒症综合征（HUS），C3 肾小球肾炎（C3GN），增生性肾小球肾炎伴单克隆 IgG 沉积（PGNMID）和 MPGN 对移植物生存影响最大
  - 复发时间从数分钟（FSGS）到数年（糖尿病肾小球病）不等
- 疾病可亚临床复发
- 记录 ESRD 的原发原因对诊断复发至关重要
- 复发提供了对肾小球疾病发病机制和早期阶段的深入了解

镜下特征

- 病理学表现类似原发疾病，但不完全相同

- 诊断复发性肾小球疾病通常需要免疫荧光和电镜
- 可能存在慢性排斥反应或药物毒性的附加特征
- 早期程序性活检或因其他适应证（如急性排斥反应）进行活检可发现复发性疾病的早期阶段

主要鉴别诊断

- 新发肾小球疾病
  - 早期发作（＜1～2 年）更倾向免疫复合物性肾小球肾炎复发
- 移植性肾小球病［慢性抗体介导排斥反应、丙型肝炎感染和/或慢性血栓性微血管病（TMA）］
- 供者传播的肾小球疾病

诊断要点

- 必须确定原发性肾脏疾病
- 需要免疫荧光和电镜检查

复发性 MN

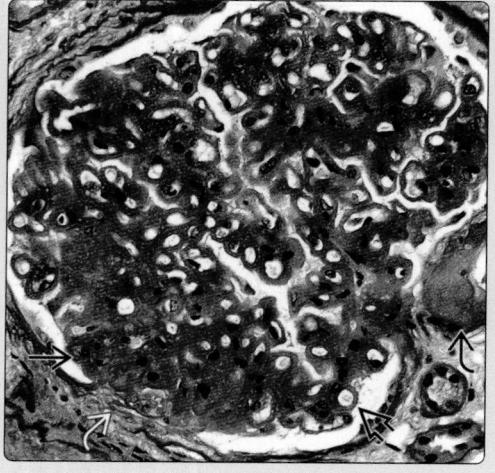

复发性 MN　C4d 免疫酶染色

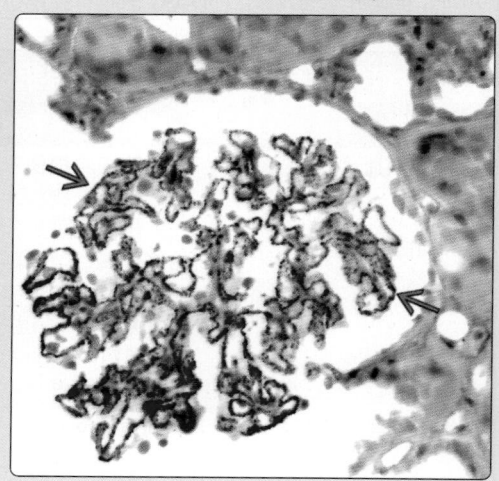

（左）7 岁患儿移植肾活检，PAS 染色显示 GBM 增厚 ⇨ 呈空泡样外观，为膜性肾病（MN）的特征，其他损伤包括节段肾小球瘢痕 ⇨ 并与鲍曼囊形成纤维性黏附 ⇨，小动脉可见明显透明变性 ⇨

（右）复发性 MN，GBM C4d 呈球性颗粒状染色 ⇨，C4d 染色被用于评估抗体介导排斥反应。该技术不如免疫荧光敏感

复发性 FSGS

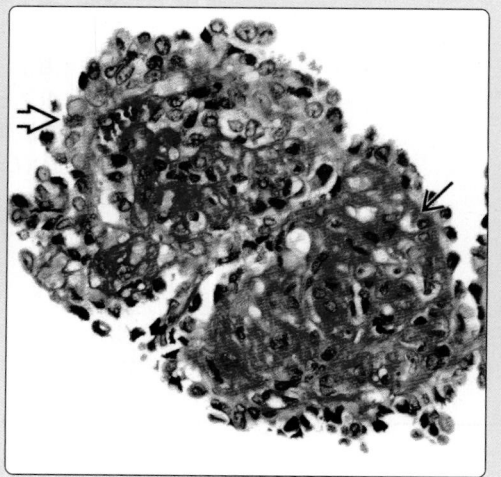

弥漫足突消失

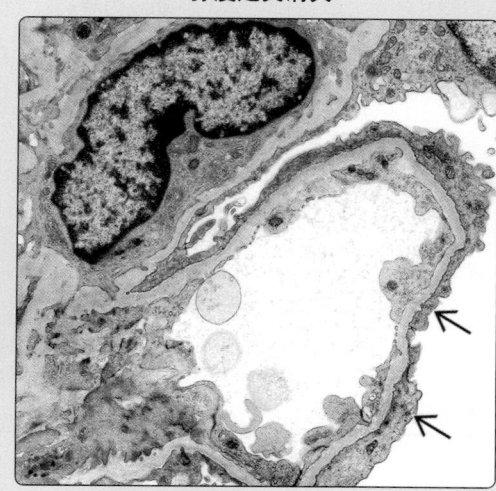

（左）PAS 染色突出显示塌陷肾小球袢 ⇨ 伴大量足细胞 ⇨。塌陷型 FSGS 复发可表现为塌陷性或非塌陷性节段硬化

（右）电镜显示广泛的足细胞足突消失 ⇨，这次活检为肾移植术后 2 周内出现 FSGS 复发的病例

术语

定义

- 肾移植后原发疾病复发

病因学/发病机制

可能的机制

- 复发的发病机制可能与原发疾病相同
  - 复发是循环因子、自身抗体或基因异常引起的证据
  - 免疫抑制药物可能改变移植复发性疾病的发病机制和预后
- 原发性 FSGS（非家族性）
  - 在非遗传病因中，肾移植后快速复发推测由于未知因素引起
    - 推测的候选因子：CLCF-1，suPAR，ApopA-1b，
    - 32% 复发；39% 移植肾衰竭
    - 遗传形式很少复发
- 膜性肾病（MN）
  - 抗磷脂酶 A2 受体（PLA2R1）抗体持续存在
  - 复发与未知非 PLA2R1 抗体有关
- MPGN 模式
  - 原因不一；有些系补体调节缺陷
- C3 肾小球病
  - 包括致密物沉积病和 C3GN
  - 由于调节补体旁路途径的遗传性或获得性缺陷；肾炎因子抗体
  - 在描述 C3GN 前，原肾疾病常被误诊为感染后肾小球肾炎或免疫复合物 MPGN
  - 可主要以 TMA/非典型 HUS 复发
- 非典型 HUS
  - *CFH*（补体因子 H）和 *CFI*（补体因子 I）突变
    - CFH 突变复发率为 80%，CFI 突变复发率为 90%
    - CFH 和 CFI 由肝脏合成
    - 同时进行肝肾移植是治疗选择
  - *CD46*（膜辅因子蛋白）突变
    - 复发率为 20%
    - 移植肾中正常的 CD46 可以纠正缺陷
- PGNMID
  - 移植物肾小球内单克隆免疫球蛋白沉积；血清或尿液中可能检测不到副蛋白（IgG-κ）
  - 原肾疾病可能被非特异性诊断为 MPGN
  - 复发性 PGNMID，临床病程更为剧烈
- 原发性高草酸尿症 1 型
  - 肝脏丙氨酸氨基酸基因缺陷：乙醛酸转氨酶（AGT）
  - 由草酸肾病引起的 ESRD
  - 肝移植可治疗酶缺陷
- 纤维样/免疫触须样肾小球肾炎
  - DNAJB9 染色阳性检测原纤维
    - 趋于移植后较晚发生（5～10 年）；惰性病程

- 早期纤维样肾小球肾炎，<1 年，提示供者来源
  - 免疫触须样肾小球肾炎可复发
- IgA 肾病
  - 15 年复发率为 23%；8 年移植物丢失率为 32%
  - 可能的致病因子/生物标志物：半乳糖缺陷性 IgA1；IgA-IgG 复合物，IgA-sCD89 复合物
- 淀粉样变性肾病
  - 复发性轻链淀粉样变性预后取决于血液学反应
  - AA 型淀粉样变性；25% 复发；31% 移植失败
  - 纤维蛋白原 Aα 链；30% 复发
- 狼疮性肾炎
  - 肾脏预后与非狼疮移植患者相似
  - 抗磷脂抗体综合征为高风险
- 抗中性粒细胞胞质抗体（ANCA）
  - 预后与其他移植患者相似

临床特征

流行病学

- 发病率
  - 复发性疾病引起移植物丧失＞15%
    - 最常见为糖尿病肾病、FSGS、IgA 肾病、MN、C3GN、PGNMID 和 MPGN

表现

- 急性或慢性肾衰竭
- 蛋白尿
  - MN
  - FSGS
    - 蛋白尿，可为肾病范围蛋白尿
  - 淀粉样变性
  - 糖尿病性肾小球硬化症
    - 移植后较晚复发（5～10 年）
      □ 常见于 5 年和 10 年移植肾程序性活检中
      □ 随着移植物存活期率增加，复发更为普遍
  - PGNMID，IgA
- 血尿
  - IgA 肾病，ANCA，MPGN，PGNMID，狼疮性肾炎

实验室检查

- 血清学检查
  - 供者特异性抗体
  - 自身抗体，如 PLA2R1、ANCA
  - 血清补体水平；基因检测
- 血清或尿液副蛋白

治疗

- 药物
  - 取决于特定的肾小球疾病
    - 增加类固醇、ACE、ARB
    - 环磷酰胺

- 利妥昔单抗,伏妥莫单抗,依库珠单抗
- 钙调磷酸酶抑制剂,依普利酮
- 血浆置换
  - FSGS, HUS
- 代谢性替代移植与肝移植
  - 原发性高草酸尿,遗传性溶血尿毒症综合征伴 *CFH/CFI* 突变

预后

- 预后不一
  - 取决于原始肾脏疾病
  - 狼疮性肾炎往往不复发或复发时临床意义不大
- 预后最差的疾病
  - 原发性 FSGS, MPGN, C3GN, 非典型 HUS, PGNMID

镜下特征

组织学特征

- 形态学特征常与原发性疾病相似
  - 使用免疫抑制剂可能影响复发模式或发病时间
- MN
  - 早期复发性 MN
    - 光镜下肾小球正常
    - 免疫荧光:毛细血管壁颗粒状 C4d、IgG、κ、λ;C3 较弱;超微结构沉积物少
  - 晚期复发性 MN
    - 银染色可见 GBM 钉突形成
    - 免疫荧光:毛细血管壁颗粒状 IgG、κ、λ、C4d;C3 较弱;超微结构下见沉积物
- FSGS
  - 足细胞损伤或足突消失(微小病变性肾病)先于组织学节段性硬化
  - 与原肾 FSGS 相比,节段性硬化可能相似或不同
- 狼疮性肾炎
  - 系膜细胞增生或硬化;新月体/坏死
  - 节段性硬化症或突出的足细胞损伤可能是疾病复发的不寻常表现
  - 抗磷脂抗体综合征为高风险
- IgA 肾病
  - 肾小球改变范围可从正常到明显系膜细胞增多,并形成细胞性新月体,类似于原肾疾病
  - 免疫荧光:肾小球 IgA 显性沉积
- 糖尿病肾小球病
  - 第一征象为小动脉透明变性,其次是 GBM 增厚
  - 通常发生在移植后约 6 年(与新生疾病相同)
- 肾小管间质性肾炎(TIN)
  - 除非存在提示特定病因的特异性特征,否则难以与急性细胞排斥反应区别
    - 如果某些自身免疫性 TIN 中的血管纤维蛋白样坏死,IgG4-TIN 中 IgG4(+)浆细胞增多

鉴别诊断

新发肾小球疾病

- 原肾活检有助于区分新发和复发性疾病
- 新发 FSGS
  - 发生>1 年
  - 通常为"继发性"或不适应型;肾小球肥大;动脉透明变性;血管疾病
  - 疑为钙调磷酸酶抑制剂作用
- 新发 MN
  - 常在移植后较晚发生(约 5 年)
  - 与慢性抗体介导排斥反应特征相关;PLA2R(-)
- 新发糖尿病肾小球硬化(移植时无糖尿病的移植受者)
  - 常发生于移植后期;与类固醇有关

慢性抗体介导排斥反应

- GBM 双轨伴内皮窗孔丢失;管周毛细血管基底膜多层化
- 合并或既往有供者特异性循环抗体;通常(但并非总是有)管周毛细血管 C4d 沉积
- 肾小球炎/毛细血管炎通常存在
- 罕见的免疫复合物沉积也可存在

供者输入性肾小球疾病

- 植入(零点)活检有助于诊断供者疾病
- IgA 肾病
  - 在正常供者活检中约 10% 有肾小球 IgA 沉积
    - 移植后 IgA 沉积可随时间推移而消失
- MN
- 糖尿病性肾小球硬化症

TMA

- 与钙调磷酸酶抑制剂毒性有关
- *CFH* 突变可增加风险

参考文献

1. Miura K et al: Precise clinicopathologic findings for application of genetic testing in pediatric kidney transplant recipients with focal segmental glomerulosclerosis/steroid-resistant nephrotic syndrome. Pediatr Nephrol. 38(2):417-29, 2023
2. Uffing A et al: Long-term Apheresis in the management of patients with recurrent focal segmental glomerulosclerosis after kidney transplantation. Kidney Int Rep. 7(6):1424-7, 2022
3. Chancharoenthana W et al: Comparative long-term renal allograft outcomes of recurrent immunoglobulin A with severe activity in kidney transplant recipients with and without rituximab: an observational cohort study. J Clin Med. 10(17):3939, 2021
4. Javaugue V et al: Results of a nation-wide cohort study suggest favorable long-term outcomes of clone-targeted chemotherapy in immunotactoid glomerulopathy. Kidney Int. 99(2):421-30, 2021
5. Seshan SV et al: Recurrent glomerular diseases in renal transplantation with focus on role of electron microscopy. Glomerular Dis. 1(4):205-36, 2021
6. Uffing A et al: Recurrent glomerular disease after kidney transplantation: diagnostic and management dilemmas. Clin J Am Soc Nephrol. 16(11):1730-42, 2021
7. Uffing A et al: Recurrence of IgA nephropathy after kidney transplantation in adults. Clin J Am Soc Nephrol. 16(8):1247-55, 2021
8. Kamal J et al: Clinicopathologic assessment of monoclonal immunoglobulin-associated renal disease in the kidney allograft: a retrospective study and review of the literature. Transplantation. 104(7):1341-9, 2020
9. Khan FN et al: Outcomes of kidney transplantation using deceased donors with history of diabetes. Clin Transplant. 34(2):e13775, 2020
10. Kim JE et al: Transplant outcomes in kidney recipients with lupus nephritis, and systematic review. Lupus. 29(3):248-55, 2020

肾移植后复发性肾小球疾病

肾疾病	复发率	5～10 年移植物丢失率	附加特征
免疫复合物介导			
MN	40%～50%	10%～55%（10 年）	移植前 PLA2R1 抗体阳性风险增加
IgA 肾病/IgA 血管炎	13%～50%	10%（10 年）	功能正常患者程序性活检中可见 IgA 沉积
MPGN 型（多克隆 Ig）	30%～35%	10%～40%	连续同种移植复发率增加
狼疮性肾炎	高达 30%	<5%	功能正常患者程序性活检中可见肾小球免疫复合物沉积；足细胞病或 FSGS 可能代表复发性狼疮性肾炎的表现
非免疫复合物介导			
原发性 FSGS 和塌陷型	30%～35%	15%～20%（10 年）	移植物丢失和复发风险增加 5 倍
糖尿病肾病	>50%	5%	通常在移植后 6 年复发
补体介导			
致密物沉积病（原为 MPGN Ⅱ型）	>80%	10%～20%	10%～20% 的活体亲属移植优于尸体肾供者移植
C3GN	70%～80%	50%（约 3 年）	主要作为非典型 HUS 复发
非典型 HUS（或非志贺毒素）	33%～82%	40%～50%	*CFH*、*CFI*、*CD46* 突变复发率高
伴亚结构或单克隆沉积物			
淀粉样变性，AL 型	10%～30%	35%	复发取决于血液学反应
淀粉样变性，AA 型	<30%	罕见	
PGNMID	66%	50%（2～3 年）	即便没有检测到循环单克隆 IgG 也可能复发；有报道利妥昔单抗有效
纤维样肾小球肾炎	50%	20%	单克隆丙种球蛋白病相关纤维样肾小球肾炎可复发；其他纤维样肾小球肾炎复发可能性小
免疫触须样肾小球病	约 30% 旧系列	无可用数据	经验有限；对潜在恶性肿瘤的治疗有反应
单克隆免疫球蛋白沉积病	70%～85%	>50%	
新月体性肾小球肾炎			
抗 GBM 病	<5%	罕见	
寡免疫（ANCA 相关）新月体性肾小球肾炎	0%～20%	10%（10 年）	复发性疾病可备用同种肾移植；ANCA 阳性者早期复发
遗传/代谢性疾病			
原发性高草酸尿症 1 型	90%～100% 无肝移植	80%～100%	肝移植可治愈
Fabry 病	低	罕见	随着酶替代疗法出现，复发率降低
胱氨酸病	罕见	0%	胱氨酸沉积于其他器官
镰状细胞肾病	罕见	无可用数据	镰状细胞危象常见于移植后一年内
ANCA，抗中性粒细胞胞质抗体；HUS，溶血尿毒症综合征；MN，膜性肾病；MPGN，膜增生性肾小球肾炎；FSGS，局灶节段性肾小球硬化症；PGNMID，增生性肾小球肾炎伴单克隆 IgG 沉积。百分比为近似值，部分基于联合报道系列。			

Cosio FG et al: Recent advances in our understanding of recurrent primary glomerulonephritis after kidney transplantation. Kidney Int. 91: 304-14, 2016.

11. Sharpley FA et al: Amyloidosis diagnosed in solid organ transplant recipients. Transplantation. 104(2):415-20, 2020.

12. Uffing A et al: Recurrence of FSGS after kidney transplantation in adults. Clin J Am Soc Nephrol. 15(2):247-56, 2020.

13. Buxeda A et al: Recurrent proliferative glomerulonephritis with monoclonal immunoglobulin deposits in kidney allografts treated with anti-CD20 antibodies. Transplantation. 103(7):1477-85, 2019.

14. Wilson GJ et al: Long-term outcomes of patients with end-stage kidney disease due to membranoproliferative glomerulonephritis: an ANZDATA registry study. BMC Nephrol. 20(1):417, 2019.

15. Said SM et al: Proliferative glomerulonephritis with monoclonal immunoglobulin G deposits is associated with high rate of early recurrence in the allograft. Kidney Int. 94(1):159-69, 2018.

16. Mallett A et al: End-stage kidney disease due to fibrillary glomerulonephritis and immunotactoid glomerulopathy - outcomes in 66 consecutive ANZDATA registry cases. Am J Nephrol. 42(3):177-84, 2015.

复发性 IgA 肾病

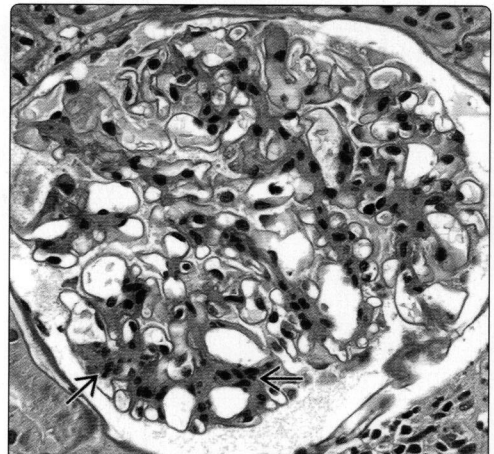

IgA 染色

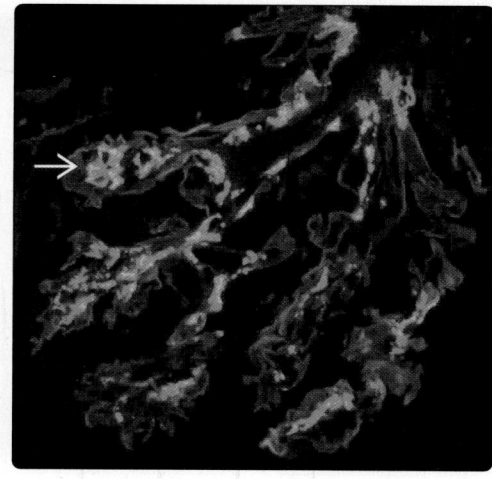

(左)PAS 染色显示轻度系膜细胞增多➡️,是这例移植肾复发性 IgA 肾病肾小球的主要表现

(右)移植肾复发性 IgA 肾病,IgA 免疫荧光显示系膜区强颗粒状染色➡️,与原肾受累模式相同

复发性狼疮性肾炎

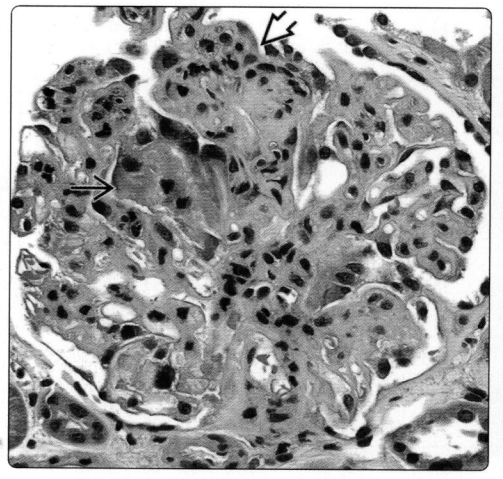

IgG 染色

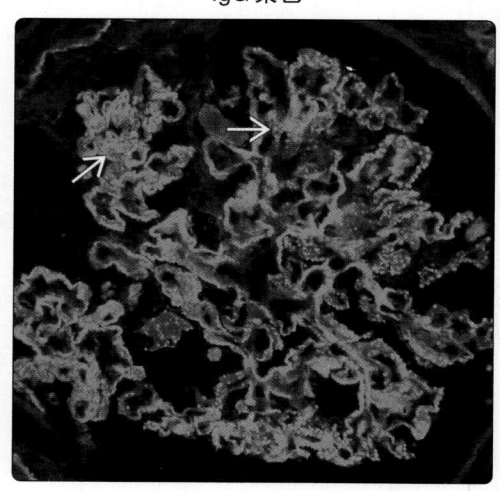

(左)复发性狼疮性肾炎,显示节段纤维蛋白样坏死➡️和毛细血管内皮细胞增生➡️

(右)IgG 免疫荧光显示沿毛细血管壁和部分系膜区➡️散在颗粒状及融合性染色,这例移植肾狼疮性肾炎呈增生性和膜性特征

复发性淀粉样变性

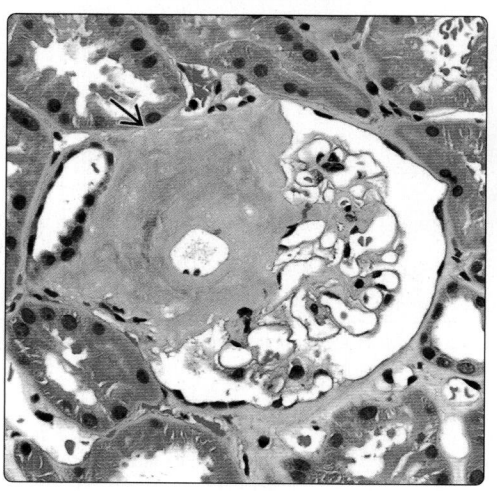

免疫组化淀粉样蛋白 A 染色

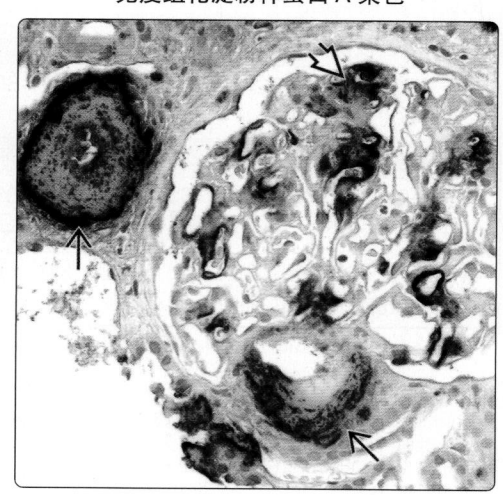

(左)9 岁患儿接受 47 岁男性强直性脊椎炎患者供肾移植,HE 染色显示门部微动脉内大量无定形嗜酸性物质沉积➡️,提示复发性淀粉样变性

(右)47 岁男性强直性脊椎炎患者,免疫组化检查证实肾脏存在淀粉样蛋白 A 沉积。注意小动脉内见明显的淀粉样沉积➡️,系膜区受累较轻➡️

复发性 MN

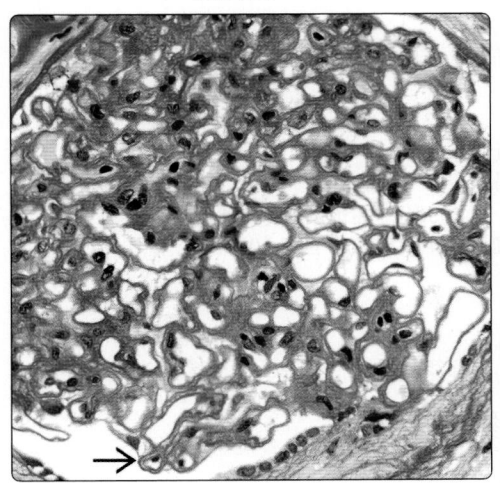

复发性 MPGN

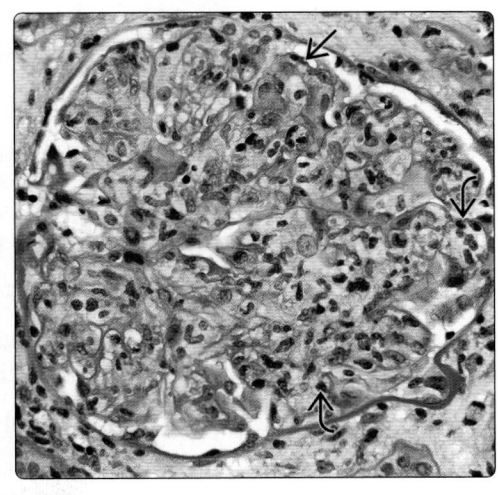

（左）PAS 染色显示 GBM 增厚，为移植肾复发性 GBM 的特征；GBM 双轨➡提示慢性移植性肾小球病

（右）移植肾复发性 MPGN，肾小球内可见大量炎症细胞浸润➡和 GBM 双轨➡

复发性 FSGS

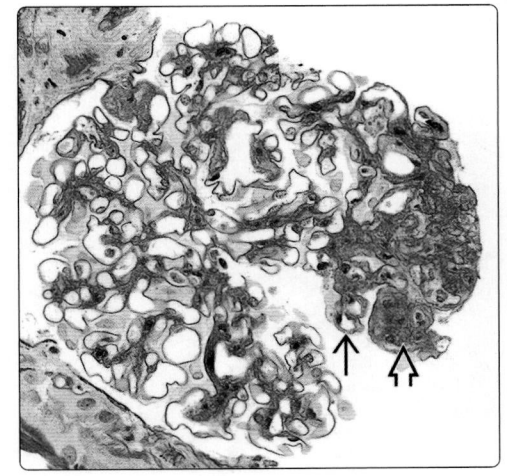

复发性寡免疫性肾小球肾炎

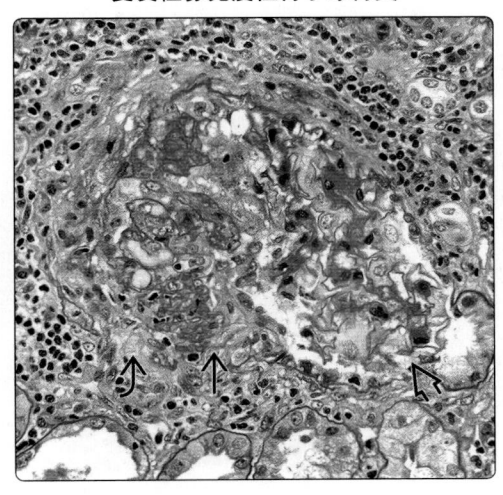

（左）肾移植后 6 年，PAS 染色显示肾小球毛细血管被透明样物和基质➡节段闭塞，GBM 局灶双轨➡提示慢性移植性肾小球病

（右）复发性 ANCA 相关疾病，显示纤维细胞性新月体➡和肾小球的一个保留段➡，鲍曼囊破裂➡为识别新月体的有用标志。患者有肺出血和髓过氧化物酶抗体阳性

复发性糖尿病肾病

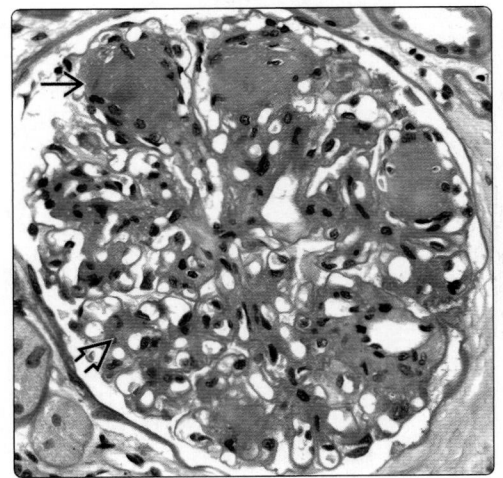

小动脉透明变性

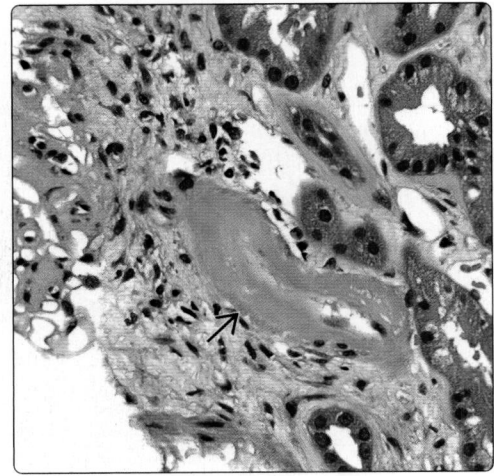

（左）PAS 染色显示弥漫性系膜硬化➡和结节性硬化➡，为移植肾糖尿病肾病复发特征

（右）移植后 6 年移植肾复发性糖尿病肾病，显示严重小动脉透明变性➡，钙调磷酸酶抑制剂毒性和高血压也可能与之有关，但其组织学特征与糖尿病性血管损伤难以区分

（杨文婷　译，余英豪　审）

要　点

术语

- 定义
  - 肾移植患者发生局灶节段性肾小球硬化症（FSGS）或 FSGS 亚型，而原发疾病不是由 FSGS 引起

病因学 / 发病机制

- 高滤过
  - 移植肾长期严重肾单位丢失
  - 儿童肾脏移植至成人受者
- 严重血管疾病
  - 与手术相关的血管损伤
  - 血管闭塞性疾病伴带状分布的塌陷性肾小球病（CG）
- 药物性
  - 钙调磷酸酶抑制剂（CNI）的发生率更高
    - CNI 可能通过微血管病起作用
  - 哺乳动物雷帕霉素靶蛋白（mTOR）抑制剂
- 供者 *APOL1* 风险等位基因和病毒感染

- 细小病毒 B19、巨细胞病毒（CMV）、SARS-CoV-2

临床特征

- 肾病范围蛋白尿
- 慢性肾衰竭
- 新发 FSGS：确诊 5 年内移植物丢失 40%
- 新发 CG：确诊 1 年内移植物丢失 50%

镜下特征

- FSGS 或 CG
- 动脉或微动脉硬化

主要鉴别诊断

- 复发性 FSGS
- CNI 毒性
- 复发性非典型 HUS
- 慢性移植性肾小球病
- 免疫复合物介导肾小球肾炎，新发或复发

上皮细胞突出

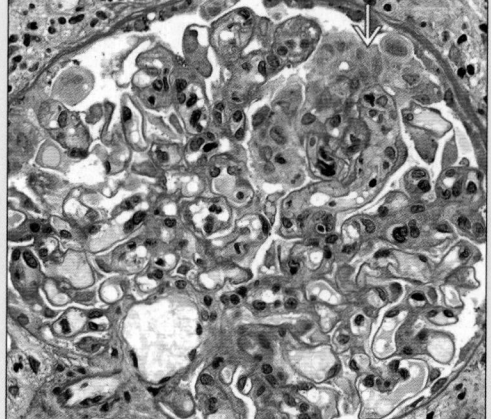

节段性肾小球硬化

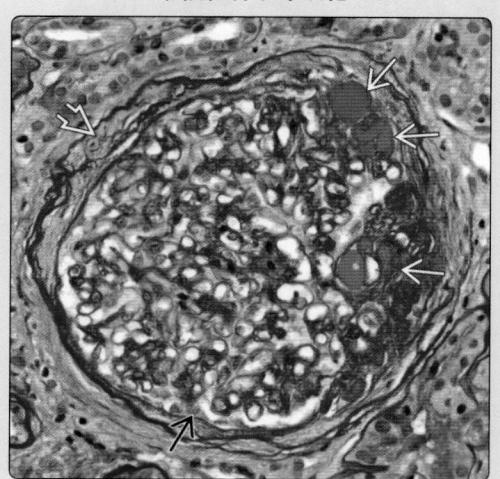

（左）肾移植新发塌陷性肾小球病，患者有肾病范围蛋白尿，显示明显成簇的反应性上皮细胞 ➡
（右）显示节段性肾小球硬化常伴有血管袢粘连和透明变性 ➡，可见反应性壁层上皮细胞 ➡，鲍曼囊有时可出现多层化及增厚 ➡

塌陷型 FSGS

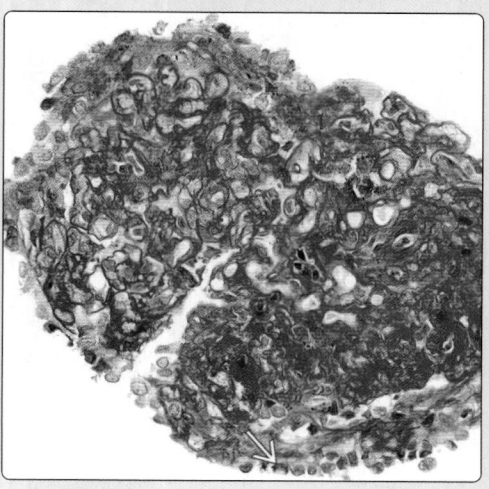

CMV 感染后塌陷型 FSGS

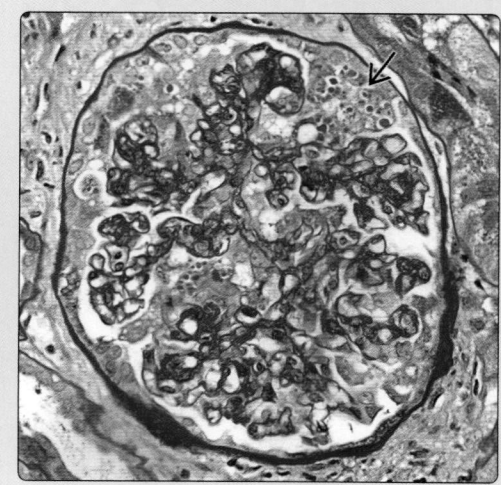

（左）新发 CG，可见塌陷的血管袢上覆盖有显著栅栏状排列的上皮细胞 ➡，这例移植患者有严重蛋白尿，原始疾病为糖尿病肾病
（右）49 岁男性受者移植后 2 年出现蛋白尿和移植物功能障碍，伴有 CMV 感染。其供者携带 2 个 *APOL1* 高风险等位基因。图示 CG，可见蛋白重吸收滴 ➡，在 CMV 感染清除后 CG 仍持续存在

术语

定义

- 肾移植患者发生 FSGS 或 FSGS 亚型，而原发疾病不是由 FSGS 引起

病因学/发病机制

高滤过/适应

- 儿童肾脏移植到成人受者
- 移植肾长期严重肾单位丢失

严重血管疾病

- 新发 CG 与尸体供肾相关
- 移植肾经常出现急性血管闭塞性疾病
  - 常呈带状分布

药物引起

- CNI 引起的频率更高
- mTOR 抑制剂

供者风险因素

- 供肾 *APOL1* 风险等位基因
- 其他遗传性足细胞或基底膜异常

病毒感染

- CMV、细小病毒 B19、SARS-CoV-2、多瘤病毒

其他因素

- 急性排斥反应

临床特征

表现

- 蛋白尿，程度不一
- 可表现为急性排斥反应

治疗

- 治疗相关感染
- 如与 CNI 相关，改变药物治疗方案

预后

- 新发 FSGS
  - 确诊 5 年内移植物丢失 40%
- 新发 CG
  - 确诊 1 年内移植物丢失 50%
  - 供肾 APOL1 高风险基因型与发生风险增加和预后不良相关

镜下特征

组织学特征

- 节段肾小球硬化伴以下任何表现
  - 粘连或纤维性附着于鲍曼囊
  - 泡沫样细胞和/或透明样物阻塞肾小球毛细血管腔
  - 足细胞肥大
  - 足细胞内显著的蛋白重吸收滴
  - 不同程度的足突消失

- CG
  - 血管袢塌陷伴严重足细胞丢失及壁层上皮细胞增生
  - 血管闭塞性疾病呈带状分布
- 球性肾小球瘢痕
- 间质纤维化和小管萎缩
- 间质泡沫样细胞可能与严重蛋白尿相关
- 小动脉透明变性

辅助检查

免疫荧光

- 节段瘢痕 IgM 和 C3 染色

电镜

- 足细胞足突消失
- CG 中足细胞从 GBM 上脱离

遗传学

- 发生塌陷型 FSGS 的同种移植物可能具有 *APOL1* 风险等位基因
  - 可在肾活检组织中检测

鉴别诊断

复发性 FSGS

- 通常发生较早（＜1 年），呈微小病变性肾病样表型

CNI 毒性

- 小管上皮细胞等距性空泡化
- 外膜透明样结节

慢性移植性肾小球病

- GBM 双轨，无免疫复合物沉积
- 常有急性或慢性抗体介导排斥反应证据
- 可与新发 FSGS 同时发生

免疫复合物介导的肾小球肾炎，新发或复发性

- 免疫球蛋白免疫荧光染色阳性（免疫复合物沉积）

诊断要点

病理解读要点

- FSGS 应进行免疫荧光和电镜检查
- CG 可酷似新月体性肾小球肾炎

参考文献

1. Jefferis J et al: SARS-CoV-2 vaccination-associated collapsing glomerulopathy in a kidney transplant recipient. Kidney Int. 101(3):635-6, 2022
2. Levenson E et al: De novo collapsing glomerulopathy in a pediatric kidney transplant recipient with COVID-19 infection. Pediatr Transplant. e14013, 2021
3. Oniszczuk J et al: De novo focal and segmental glomerulosclerosis after COVID-19 in a patient with a transplanted kidney from a donor with a highrisk APOL1 Variant. Transplantation. 105(1):206-211, 2021
4. Noble R et al: Collapsing glomerulopathy affecting native and transplant kidneys in individuals with COVID-19. Nephron. 144(11):589-94, 2020
5. Santoriello D et al: Donor APOL1 high-risk genotypes are associated with increased risk and inferior prognosis of de novo collapsing glomerulopathy in renal allografts. Kidney Int. 94(6):1189-98, 2018
6. Ponticelli C et al: De novo glomerular diseases after renal transplantation. Clin J Am Soc Nephrol. 9(8):1479-87, 2014

（杨文婷 译，余英豪 审）

要　点

病因学/发病机制

- 可能代表慢性抗体介导排斥反应的不寻常表现
  - 与管周毛细血管 C4d 沉积及抗 HLA-DQ 相关
  - 1 例尸检显示新发 MN 仅累及移植肾,未累及原肾
  - 可在随后的肾移植中复发

临床特征

- 占肾移植患者的 0.5%～9.0%
  - 临床表现较晚(>3 年)
  - 蛋白尿
  - 肾功能不全
  - 预后不佳
    - 67% 需要肾脏替代治疗
- 罕见于造血干细胞受者

镜下特征

- GBM 增厚

- 弥漫或节段性
- GBM 增厚“钉突”形成
  - ±瑞士奶酪样外观取决于 MN 分期
- 1/3 病例有系膜细胞增多
- 肾小球毛细血管壁颗粒状 IgG 染色
  - C4d 和 C3 染色模式相似
  - 如果仅在移植肾活检中检测抗体,则应仔细评估 C4d 肾小球染色模式
  - 约 70% 病例可见管周毛细血管 C4d 着色
- 电镜可见上皮下电子致密沉积物 ± 基底膜“钉突”形成

主要鉴别诊断

- 复发性 MN
- 供者来源 MN
- 慢性移植性肾小球病

上皮下“钉突”形成

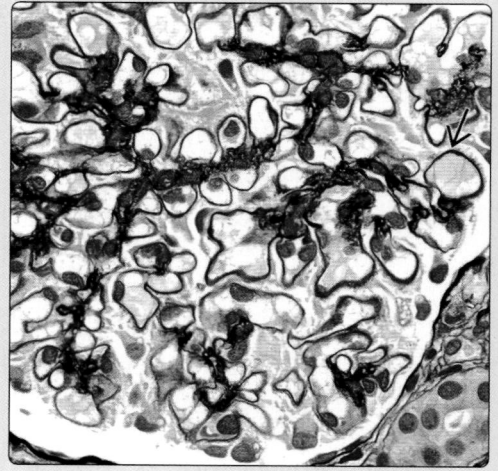

肾小球基底膜双轨

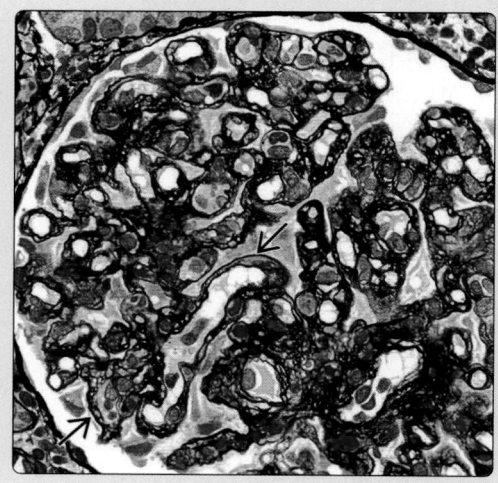

(左)六胺银染色显示沿一些 GBM 可见少许上皮下“钉突”形成➡
(右)慢性移植性肾小球病或 GBM 双轨➡可累及 50% 的新发 MN,如这例肾小球六胺银染色所示,肾活检来自一例因肾脏发育不良而接受肾移植的儿童病例

IgG 染色

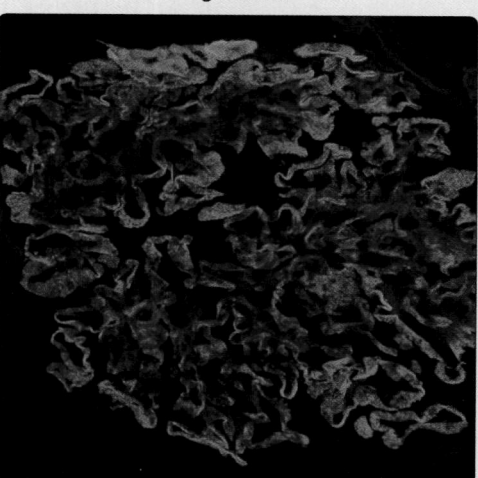

上皮下沉积物

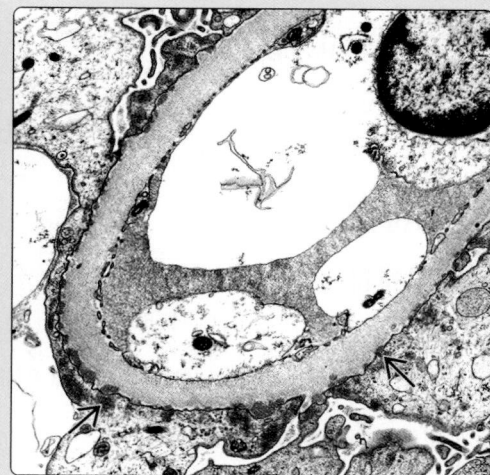

(左)IgG 免疫荧光染色显示所有肾小球毛细血管颗粒状染色,临床关联对于确认复发性还是新发 MN 是必要的
(右)电镜显示新发 MN 的肾小球中见非常小的与足细胞接触的沉积物➡,仅表现微小“钉突”形成,为典型的早期和轻度 MN 的特征。患者 4 年前因糖尿病肾病接受肾移植

术语

缩写

- 新发膜性肾病（membranous nephropathy，MN）

定义

- 移植肾 MN，而 ESRD 的原发原因不是 MN

病因学/发病机制

同种抗体/自身抗体

- 可能代表慢性抗体介导（体液）排斥反应的不寻常表现
  - 与管周毛细血管 C4d 沉积及抗 HLA-DQ 相关
  - 1 例尸检显示新发 MN 仅累及移植肾，而原肾没有 MN
    - 可在随后的肾移植中复发
  - 1 例新发 MN 患者具有抗 HLA-DQ7 供者特异性抗体
- 可发生在 HLA 相合移植物中，可能是由于非 HLA 抗原
  - 新发 MN 大鼠模型仅发生在移植肾中，而不发生在原肾中
- 无抗 PLA2R1 自身抗体
- 足细胞 HLA-DR 表达增加

临床特征

流行病学

- 发病率
  - 占肾移植患者的 0.5%～9.0%

表现

- 临床表现较晚（＞3 年）
- 蛋白尿
  - 肾移植患者的第二大常见原因
  - 通常为肾病范围（＞3g/d），可为间歇性或持续性

预后

- 5 年移植物丢失率＞50%
- 67% 进展为肾衰竭
- 移植失败的风险高于复发性 MN（优势比为 3.2）

大体特征

一般特征

- 偶见肾静脉血栓
  - 在原肾中比在特发性 MN 中少见

镜下特征

组织学特征

- GBM 增厚
  - 常见局灶性和/或节段性增厚
- 肾小球毛细血管炎约 50%
- 系膜细胞增生约 33%
- GBM 双轨或重复 50%
  - 可能由于并发慢性移植性肾小球病（慢性抗体介导排斥反应）
- 显著的间质炎症
  - 通常足以诊断急性（T 细胞介导）排斥反应
- 内膜动脉炎
  - 亚群中出现急性（2 型）排斥反应

辅助检查

免疫荧光

- 肾小球毛细血管壁 IgG κ 和 λ 轻链颗粒状沉积
  - 亚类以 IgG1 为主
  - 不同程度 C4d、C3、C1q 和 IgM 肾小球毛细血管壁沉积
- 约 70% 的病例管周毛细血管 C4d（＋）

电镜

- 上皮下无定形电子致密沉积物
  - 通常小且相对稀少，节段性
  - I 期沉积常见
- 约 50% 的病例有系膜沉积
- GBM 双轨
  - 受损内皮细胞脱离 GBM 时，内皮下间隙扩大

鉴别诊断

复发性 MN

- MN 临床病史
- 起病较早（＜3 个月）
- IgG4 沉积为主
- 系膜沉积少见（约 6%）
- 新发 MN 比复发性 MM 更常并发抗体介导的排斥反应（优势比为 12）

供者来源 MN

- 存在于供者活检中，数月后消失

慢性移植性肾小球病

- GBM 双轨，不伴免疫复合物沉积
- 50% 的新发 MN 病例中同时发生
- 管周毛细血管 C4d（＋）
- 电镜下可见管周毛细血管多层化

诊断要点

病理解读要点

- GBM 颗粒状 C4d 沉积可能为第一个诊断线索
- GBM 增厚或双轨或节段肾小球硬化病例应进行免疫荧光和电镜检查

参考文献

1. Ali A et al: Relapsing de novo membranous nephropathy. Case Rep Transplant. 2022:6754520, 2022
2. de Sousa MV et al: De novo membranous nephropathy associated with antibody-mediated rejection in kidney transplant recipients. Transplant Proc. 54(5):1270-7, 2022
3. Truong L et al: De novo membranous glomerulonephropathy in renal allografts: a report of ten cases and review of the literature. Am J Kidney Dis.14(2):131-44, 1989

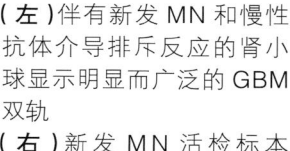

慢性移植性肾小球病

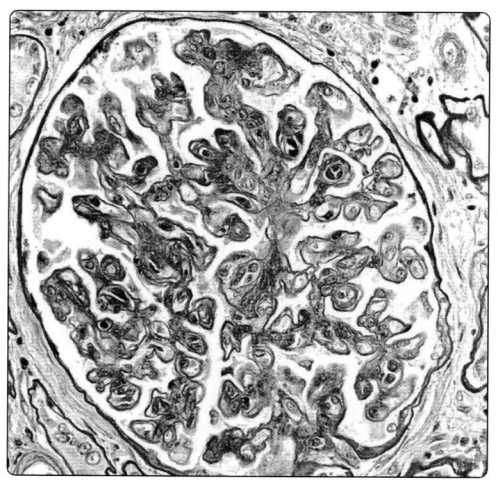

节段性硬化

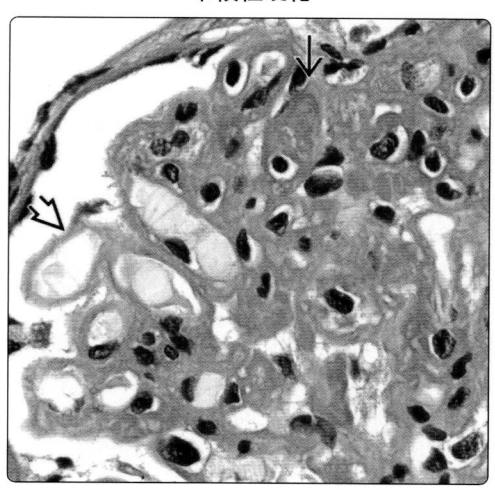

（左）伴有新发 MN 和慢性抗体介导排斥反应的肾小球显示明显而广泛的 GBM 双轨

（右）新发 MN 活检标本 PAS 染色显示增厚的肾小球 GBM 呈空泡样外观 ➡，伴基质和透明物 ➡ 节段堆积，使毛细血管腔变得模糊

节段 IgG 染色

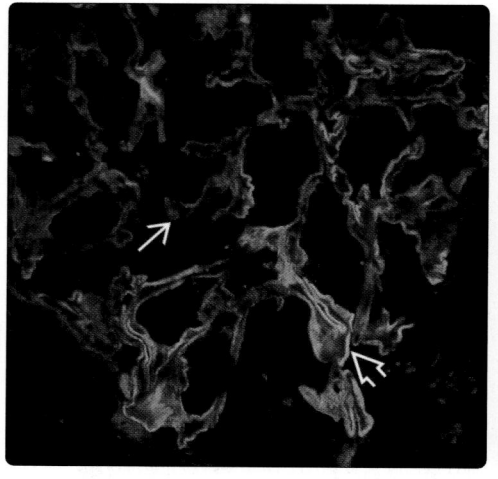

C4d 染色

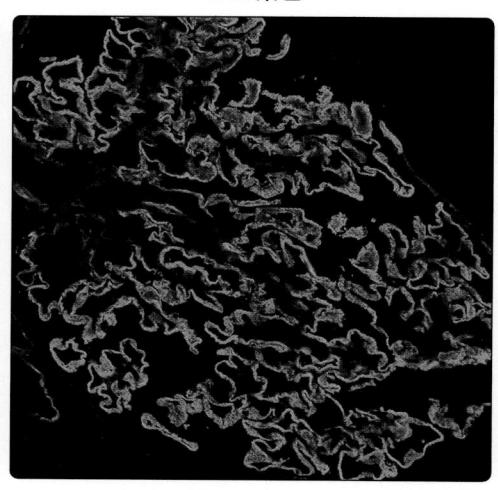

（左）IgG 免疫荧光染色突出显示免疫复合物沉积沿肾小球毛细血管呈节段分布 ➡，一些肾小球毛细血管或 GBM 节段未见明显染色 ➡。κ 和 λ 轻链也显示类似染色模式，但染色较弱

（右）免疫荧光染色显示 C4d 沿 GBM 呈颗粒状染色，这可能为 MN 的唯一提示，提醒应进一步行免疫荧光和电镜研究

管周毛细血管 C4d 沉积

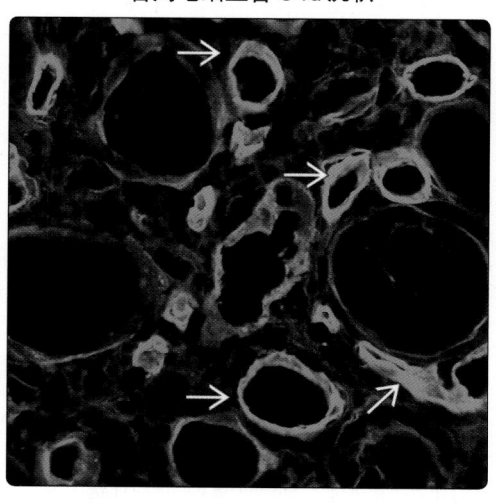

C4d 免疫组化染色

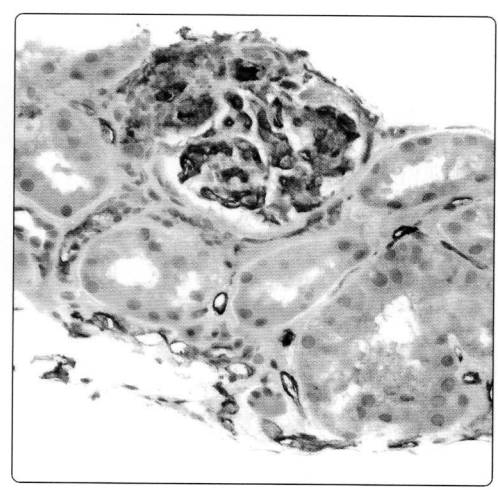

（左）供者反应性 HLA 抗体和新发 MN 患者，管周毛细血管显示 C4d 沉积，管周毛细血管广泛 C4d 线性沉积，为典型的抗体介导排斥反应 ➡

（右）第二次移植的新发 MN 患者，GBM 和管周毛细血管可见 C4d 沉积。第一次移植物因新发 MN 和慢性抗体介导排斥反应而丢失，既往新发 MN 为后续移植肾第二次发作的危险因素

上皮下免疫复合物

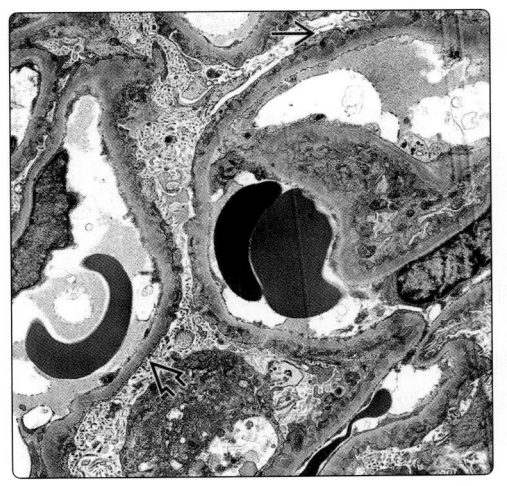

上皮下"钉突"

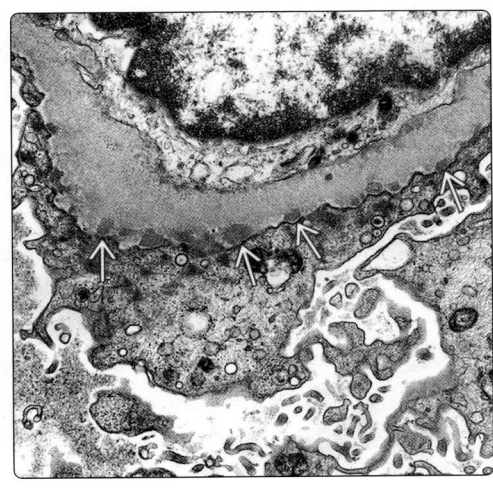

（左）电镜显示许多小的上皮下电子致密沉积物呈节段分布 ➡，足细胞足突弥漫消失 ➡

（右）电镜显示新发 MN 肾小球中有与足细胞接触的非常小的沉积物 ➡，仅表现微小"钉突"形成，系典型的早期和轻微 MN，这种模式在新发 MN 中并不少见

"钉突"呈节段分布

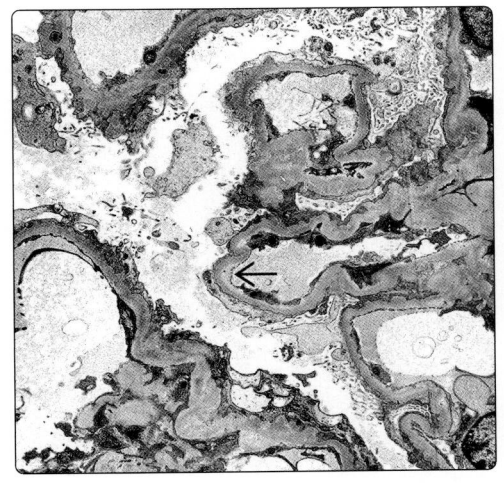

上皮下沉积物

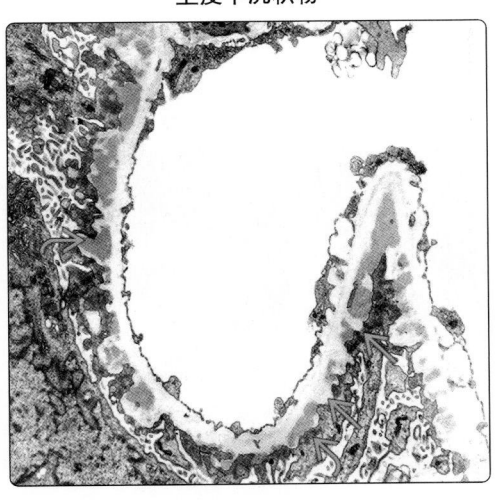

（左）电镜显示上皮下见许多散在的电子致密沉积物，内皮细胞与 GBM 呈局灶分离 ➡，但 GBM 双轨在该肾小球或其他肾小球毛细血管中不明显

（右）新发 MN 肾小球电镜显示上皮下沉积物 ➡，沉积物被 GBM "钉突" ➡ 包围，为 Ⅱ 期 MN 典型特征，患者 6 年前因 FSGS 行肾移植

上皮下和基底膜内沉积

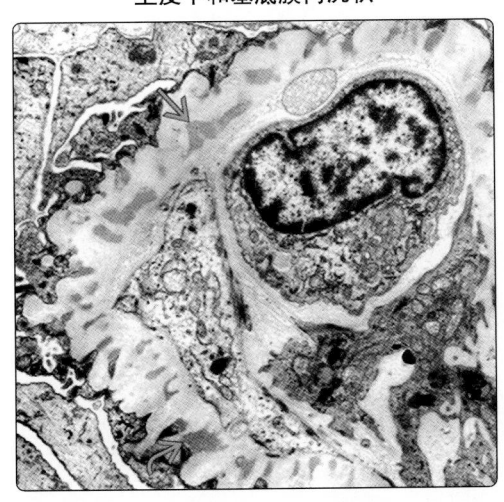

管周毛细血管基底膜多层化

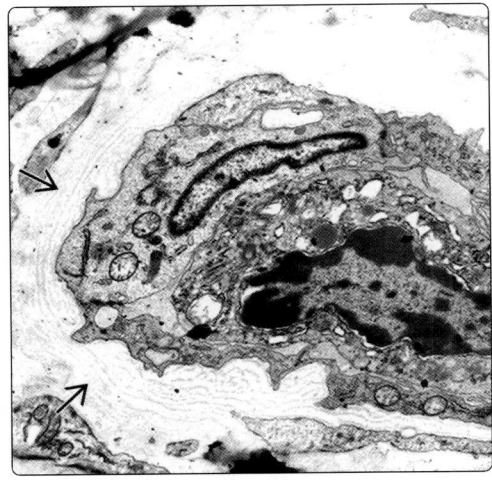

（左）慢性抗体介导排斥反应和新发 MN 患者，肾小球电镜显示 GBM 双轨和 GBM 内 ➡ 及上皮下 ➡ 无定形电子致密沉积物

（右）供者特异性 HLA Ⅱ 类抗体和新发 MN 患者，电镜显示管周毛细血管基底膜的多层化 ➡

（杨文婷　译，余英豪　审）

第 13 节 Alport 综合征中的抗 GBM 病

术语

- Alport 综合征新发抗 GBM 病

病因学/发病机制

- 移植肾出现抗 IV 型胶原蛋白 α3、α4 或 α5 链抗体
  - 大的 *COL4A5* 缺失可能更容易发生移植后抗 GBM 病
- 完整的 α345NC1 靶向四级表位

临床特征

- 约 1% 的 Alport 综合征患者发生临床新发抗 GBM 病；2% 的男性患者有 *COL4A5* 突变
- 急性肾衰竭；血尿
  - 75% 的病例发生在移植后第 1 年
- 男性为主
- 90% 的移植物在发病后数月内失功

- 抗 GBM 病常在随后的移植中复发并加速病程
- 血浆置换
- 免疫印迹或 ELISA 检测血清抗 GBM(+)
  - NC1α3 作为抗原的标准免疫印迹或 ELISA 检测可能较弱

镜下特征

- 细胞性新月体和/或纤维蛋白样坏死，典型病例累及 >80% 的肾小球
- GBM 强线性 IgG 免疫荧光染色
- 肾小管内红细胞管型
- 急性肾小管损伤

主要鉴别诊断

- 寡免疫性（ANCA 相关）新月体性肾小球肾炎
- 糖尿病肾病

移植肾切除标本

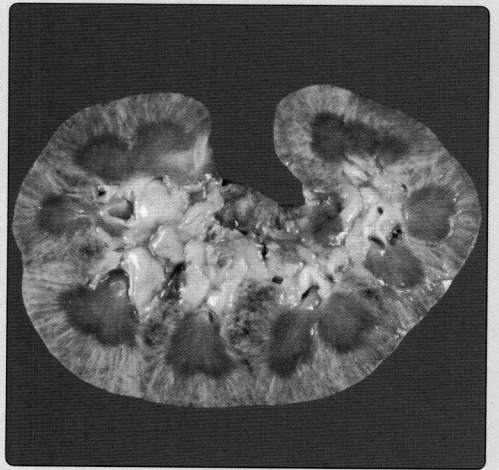

红细胞管型

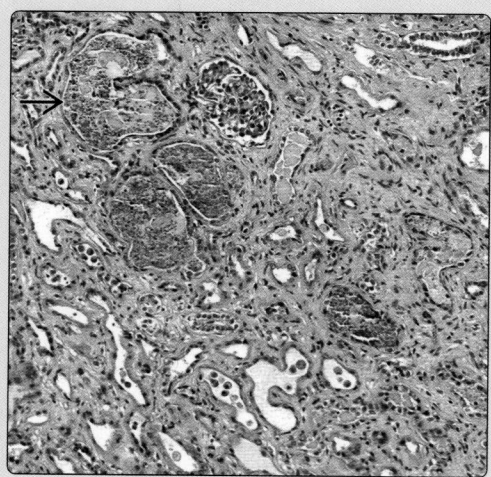

（左）移植肾切除标本大体照片，患者 37 岁女性，因 X 连锁 Alport 综合征致 ESRD，移植后 18 个月出现移植肾压痛和肾衰竭，ELISA 和免疫印迹法抗 GBM 滴度检测可疑

（右）Alport 综合征患者肾移植后发生抗 GBM 肾炎，HE 染色显示肾皮质中见数个红细胞管型和色素管型 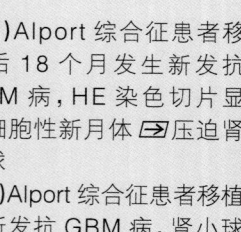，广泛间质纤维化及肾小管损伤

细胞性新月体

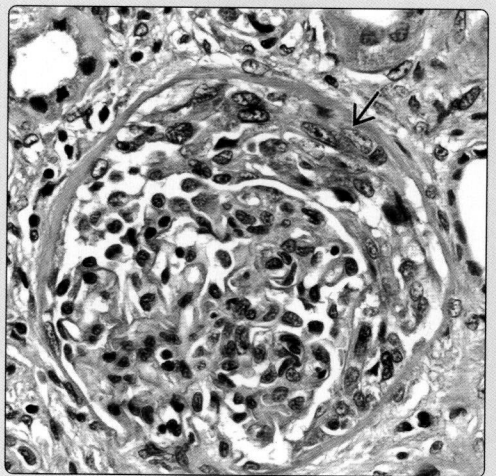

IgG 线性沉积

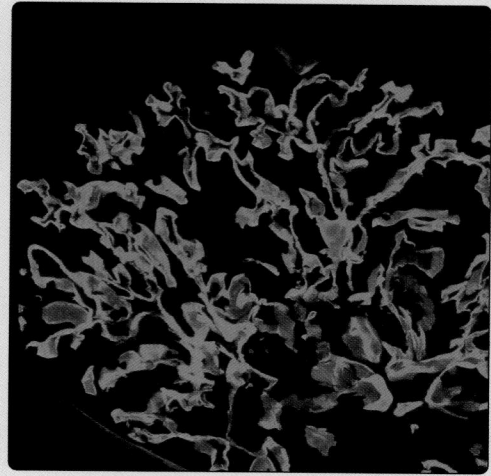

（左）Alport 综合征患者移植后 18 个月发生新发抗 GBM 病，HE 染色切片显示细胞性新月体 ➡ 压迫肾小球

（右）Alport 综合征患者移植后新发抗 GBM 病，肾小球免疫荧光染色显示明亮的 GBM IgG 线性染色。相对于白蛋白，过量的 IgG. 染色是抗 GBM 肾炎的典型特征

术语

缩写

- Alport 综合征（Alport syndrome，AS）移植受者新发抗 GBM 病

同义词

- Alport 移植后肾炎；新发抗 GBM 移植性肾炎

定义

- AS 肾移植受者抗 GBM 抗体介导的肾小球肾炎（GN）

病因学 / 发病机制

肾移植后非内源性 GBM 抗原暴露

- 由于内源性抗原突变，AS 患者移植肾产生抗完整 α345NC1 的 NC1 结构域（Ⅳ型胶原 α3、α4 或 α5 链的六聚体）抗体
  - *COL4A5* 缺失越大，GN 的风险越高
  - 靶向完整的 α345NC1 四级表位
    - 靶向所有介导新发 GBM 肾炎的同种抗体的异体抗原
    - 来自 Goodpasture 综合征的特殊抗原靶标

临床特征

流行病学

- 发病率
  - 在老年系列中，3%～5% 的 Alport 受者在肾移植后新发抗 GBM 病
  - 0.4%～1.4% 的 AS 患者出现临床新发抗 GBM 病；*COL4A5* 突变的男性患者占 2%（2014 和 2018 系列）
- 性别
  - 男性为主
  - X 连锁 AS 女性有 1 条Ⅳ型胶原 α 链正常等位基因，罕见发生抗 GBM 病
    - 仅 2 例报道涉及女性常染色体隐性遗传 AS 患者

表现

- 急性肾衰竭
  - 75% 发生在肾移植后第一年内
- 血尿

实验室检查

- 免疫印迹或 ELISA 血清抗 GBM 检测
  - 与原肾抗 GBM 病不同，为 α345（Ⅳ）第四系表位
  - 使用 NC1α3 作为抗原进行标准免疫印迹或 ELISA 检测可能较弱
  - 同种抗体，非自身抗体

治疗

- 环磷酰胺；大剂量糖皮质激素
- 硼替佐米；阿妥昔单抗
- 血浆置换

预后

- 90% 的移植肾在抗 GBM 病发作后数周至数月内失功
  - 抗 GBM 病通常在随后的肾移植中复发并加速病程
- 移植后总体移植肾和患者生存率与非 Alport 受者相似

镜下特征

组织学特征

- 细胞性新月体和 / 或纤维蛋白样坏死（通常累及 >80% 肾小球）
  - 未受新月体或纤维蛋白样坏死累及的肾小球袢表现正常
- 急性肾小管损伤
- 红细胞管型
- 也可存在 T 细胞介导或抗体介导排斥反应

辅助检查

免疫荧光

- 免疫荧光 IgG 染色 GBM 呈强线性染色
  - 高达 15% 的肾移植后 AS 患者
  - GBM κ 和 λ 轻链及 C3 染色模式相似，但强度较低
  - 线性 IgG 染色强度＞＞＞白蛋白着色强度
  - 鲍曼囊和远端 TBM 也可显示线性染色

鉴别诊断

寡免疫性（ANCA 相关）新月体性肾小球肾炎

- GBM 缺乏强的线性免疫球蛋白染色

糖尿病肾病

- GBM 免疫荧光 IgG 和白蛋白呈强线性染色

诊断要点

病理解读要点

- 可在无肾炎情况下出现 GBM 线性 IgG 染色

参考文献

1. Savige J et al: Guidelines for genetic testing and management of Alport syndrome. Clin J Am Soc Nephrol. 17(1):143-54, 2022
2. Gillion V et al: Genotype and outcome after kidney transplantation in Alport syndrome. Kidney Int Rep. 3(3):652-60, 2018
3. Kashtan CE: Renal transplantation in patients with Alport syndrome: patient selection, outcomes, and donor evaluation. Int J Nephrol Renovasc Dis. 11:267-70, 2018
4. Kelly YP et al: Outcomes of kidney transplantation in Alport syndrome compared with other forms of renal disease. Ren Fail. 1-4, 2016
5. Mallett A et al: End-stage kidney disease due to Alport syndrome: outcomes in 296 consecutive Australia and New Zealand Dialysis and Transplant Registry cases. Nephrol Dial Transplant. 29(12):2277-86, 2014
6. Olaru F et al: Quaternary epitopes of α345(IV) collagen initiate Alport posttransplant anti-GBM nephritis. J Am Soc Nephrol. 24(6):889-95, 2013
7. Temme J et al: Outcomes of male patients with Alport syndrome undergoing renal replacement therapy. Clin J Am Soc Nephrol. 7(12):1969- 76, 2012
8. de Sandes-Freitas TV et al: Late presentation of Alport posttransplantation anti-glomerular basement membrane disease. Transplant Proc. 43(10):4000- 1, 2011

（杨文婷 译，余英豪 审）

要　点

术语

- 与造血细胞移植相关的系统性综合征
  - 见于各种独立的自体或异体造血干细胞移植（HSCT）受者，包括非清髓性骨髓异体 HSCT/肾移植受者中
- 同义词：移植，毛细血管漏综合征，骨髓活化，恢复，或嵌合过度综合征（CTS）

临床特征

- 肾功能不全，发热，肺水肿，皮疹
- 近期治疗方案有不明显的 CTS

镜下特征

- 异体 HSCT-肾联合移植受者的病理
  - 急性肾小管损伤（ATI）
  - 间质出血
  - 管周毛细血管（PTC）充血
- 通过 HSCT 隔离的肾脏通常不进行活检

辅助检查

- 异体 HSCT-肾联合移植受者的病理学
  - PTC 中许多细胞 Ki-67（＋）
  - 细胞包括 T 细胞、巨噬细胞和粒细胞
  - XY FISH 检测受者来源的毛细血管内细胞
  - 电镜显示严重 PTC 内皮损伤和纤维蛋白类晶团聚体
  - C4d 通常阴性

主要鉴别诊断

- 缺血导致的 ATI
- 急性抗体介导（体液）排斥反应
- 急性 T 细胞介导排斥反应
- 血栓性微血管病

诊断要点

- 肾小球和 PTC 中 Ki-67（＋）细胞可区分 CTS 与经典 T 细胞介导排斥反应及 ATI

肾小管损伤、核分裂象和 PTC 细胞

肾小球毛细血管襻炎症细胞

（左）同时进行骨髓/肾移植患者，PAS 染色显示刷状缘消失，上皮细胞扁平，PTC 内可见细胞 ➡，小管上皮出现核分裂象 ➡
（右）同时进行骨髓/肾移植耐受方案患者，光镜切片显示肾小球轻度细胞增生，肾小球毛细血管襻内偶见细胞 ➡

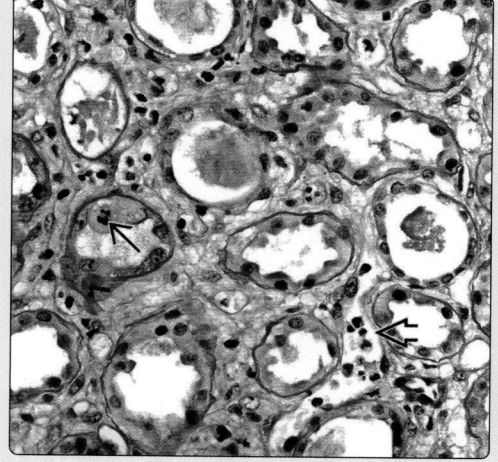

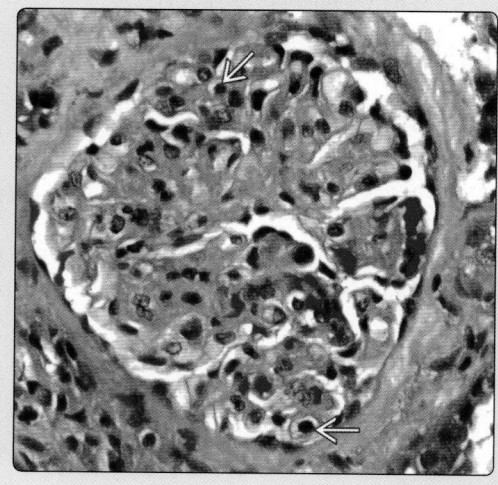

管周毛细血管内红细胞淤积

肾小球和 PTC 中 Ki-67（＋）细胞

（左）在诱导耐受方案中，同时进行骨髓/肾移植受者，电镜显示 PTC 中红细胞"淤积"，PTC 内皮细胞减少 ➡
（右）在诱导耐受方案中，同时进行骨髓/肾移植受者，Ki-67 染色显示 PTC 和肾小球中见大量阳性细胞 ➡

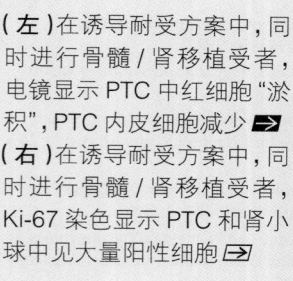

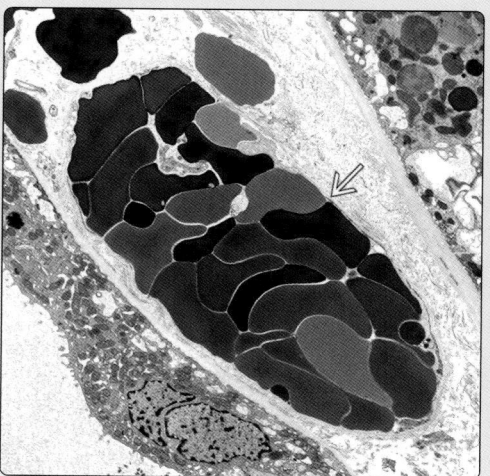

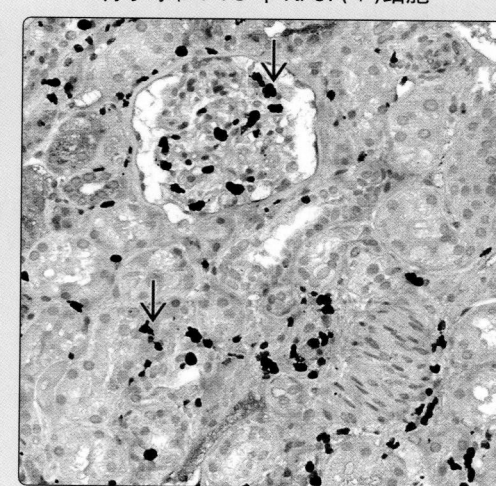

术语

缩写

- 嵌合过度综合征（chimerism transition syndrome，CTS）

定义

- HSCT 后发生的系统性炎症综合征

病因学/发病机制

临床环境

- 自体或异体 HSCT
- HSCT+ 肾移植受者可发生更严重的情况
  - 非 HLA 相合肾 -HSCT 异体移植
    - 罕见于 HLA 相合移植物中，表明 HLA 抗原为靶抗原
  - 发生于供者造血细胞移植期间

机制

- 异体/自体 HSCT 受者
  - 多种潜在的影响因素
    - 全身细胞因子释放、肾毒性药物、感染、血栓性微血管病、移植物抗宿主病
- 异体 HSCT- 肾移植受者亚型
  - 受者 T 细胞攻击供者同种移植物内皮细胞
  - 可表现为血栓性微血管病
  - 血管对钙调磷酸酶抑制剂的敏感性增加

临床特征

流行病学

- 发病率
  - 29%～72% 的 HSCT 发生急性肾损伤（AKI），无论是自体还是异体移植
  - 早期研究显示 CTS 常见于非清髓性 HSCT 联合肾移植中
    - 因为嵌合性下降，发生在受者骨髓的恢复过程中（即 CTS）

表现

- 急性肾衰竭/不全
  - 异体 HSCT 后 3～6 周
  - 联合 HSCT/肾移植后 10～14 天
- 发热、肺水肿（非心源性）、皮疹

治疗

- 支持疗法，有时增加或减少免疫抑制

预后

- 短暂性（约 11% 的异体 HSCT 受者需要肾替代治疗）

镜下特征

组织学特征

- 异体 HSCT- 肾联合移植受者的病理学
  - 肾小球毛细血管单个核细胞和中性粒细胞浸润，无血栓或细胞增多
  - 肾小管：ATI
  - PTC

- 充血、偶见炎症细胞，包括中性粒细胞和单个核细胞
  - 间质很少/无间质浸润，有时有局灶间质出血
- 孤立性 HSCT 病理未见很好描述
  - 通常禁忌活检

辅助检查

免疫组化

- 联合异体 HSCT-肾移植受者 PTC
  - 毛细血管内细胞 CD3、CD68 和 MPO 阳性
  - T 细胞通常为 CD8（+）伴极少量 CD4（+）T 细胞
  - Ki-67 染色显示 PTC 和肾小球内大量阳性细胞
- 肾小球
  - 与 PTC 类似：Ki-67（+）、CD3（+）、CD8（+）、和 CD68（+）细胞

免疫荧光

- 联合异体 HSCT- 肾移植受者 C4d 通常阴性
  - C4d（+）与供者反应性抗体相关

原位杂交

- XY FISH 检查受者来源的毛细血管内皮细胞和供者来源的内皮细胞

电镜

- 联合异体 HSCT- 肾移植受者可见严重 PTC 内皮细胞损伤和丢失
  - 许多 PTC 中可见纤维蛋白类晶团聚体

鉴别诊断

其他原因导致的 ATI

- 通常 PTC 中有少量 Ki-67（+）细胞

急性抗体介导排斥反应

- 抗体介导排斥反应中免疫荧光或免疫组化 PTC C4d 着色
- 一些联合 HSCT- 肾移植的 CTS 病例 PTC 中可见中性粒细胞，C4d 阳性更明显
- CTS 中动脉无纤维蛋白样坏死

急性 T 细胞介导排斥反应

- 动脉内膜炎和肾小管间质浸润

血栓性微血管病

- 小血管内血栓，有时伴内皮细胞肿胀、水肿或纤维蛋白样坏死
- 裂红细胞（碎裂红细胞），特别是位于血管壁内
- 电镜显示内皮下增宽和/或透亮区

参考文献

1. Hotta K et al: Clinical trials for renal allograft tolerance induction through combined hematopoietic stem cell transplantation: a narrative review. Int J Urol. 29(12):1397-404, 2022
2. Spitzer TR et al: Twenty-year follow-up of histocompatibility leukocyte antigen-matched kidney and bone marrow cotransplantation for multiple myeloma with end-stage renal disease: lessons learned. Transplantation. 103(11):2366-72, 2019
3. Farris AB et al: Acute renal endothelial injury during marrow recovery in a cohort of combined kidney and bone marrow allografts. Am J Transplant. 11(7):1464-77, 2011

（杨文婷 译，余英豪 审）

要　点

病因学/发病机制

- 代谢紊乱
  - 糖尿病
  - 肥胖
  - 高血压
- 单侧功能性肾脏
- 肾毒性免疫抑制药物
- 组织学改变可能为多因素引起

临床特征

- 蛋白尿
- 肌酐正常或升高
- 移植后 10 年程序性活检的主要组织学严重程度与肾功能下降和蛋白尿增加有关
- 球性肾小球硬化>20% 与移植肾功能降低有关

镜下特征

- >80% 移植后 10 年程序性活检显示至少存在 1 项"主要组织学慢性病变"
- 肾小球肥大
- 系膜硬化(可为结节状)
  - 存在于患者中±糖尿病
- 球性和节段性肾小球硬化
- 小动脉透明变性、动脉硬化随时间进展
- 轻度间质纤维化/肾小管萎缩
- 移植性肾小球病(由于慢性抗体介导的排斥反应)不常见

主要鉴别诊断

- 多种病因共同导致
  - 慢性抗体介导的排斥反应
  - 慢性钙调磷酸酶抑制剂毒性
  - 糖尿病
  - 高血压

球性肾小球硬化增多

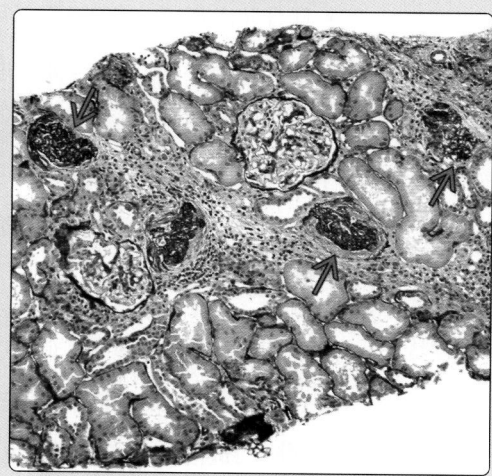

轻微间质纤维化

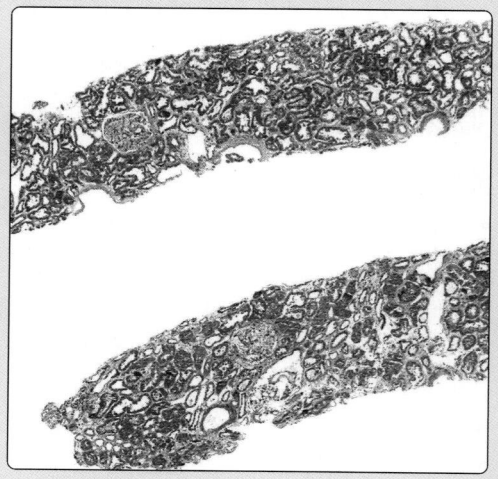

(左)移植后 10 年程序性活检显示球性肾小球硬化增多 ➡
(右)移植后 10 年程序性活检低倍镜显示轻微间质纤维化和肾小管萎缩。移植后晚期功能性移植物的主要变化为肾小球和血管改变,而非间质改变

系膜硬化

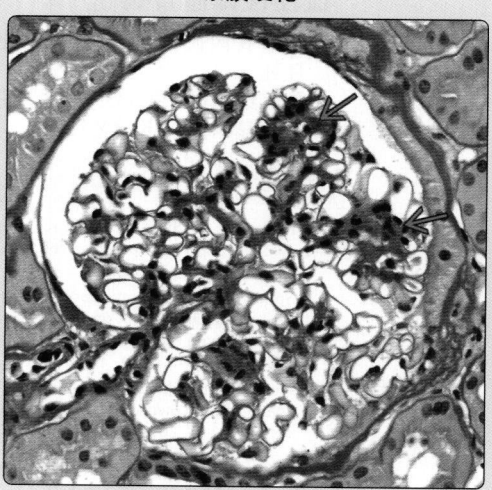

微动脉透明变性

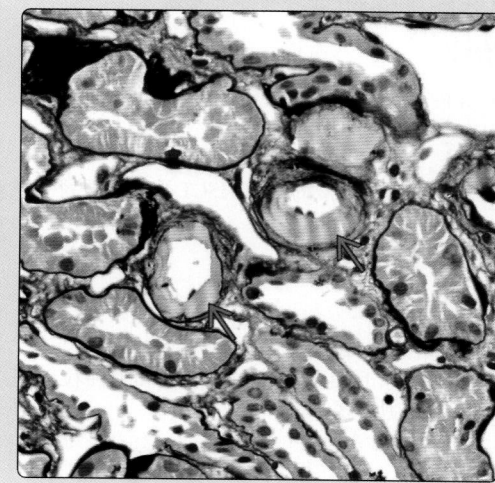

(左)移植后 10 年程序性活检显示系膜基质扩张 ➡,呈模糊结节状。该患者没有糖尿病
(右)移植后 10 年程序性活检病例,小动脉可见严重内膜环状透明变性 ➡,这种改变可能部分归因于慢性钙调磷酸酶抑制剂的毒性作用。外周结节性透明变性并不常见

术语

定义

- 这里的"晚期"系指移植后 10 年以上的移植物

病因学/发病机制

代谢紊乱

- 糖尿病
  - 移植肾的糖尿病改变可能是由于复发性或新发糖尿病
  - 10%~20% 的移植受者肾移植后诊断为糖尿病
    - 移植后糖尿病（PTDM）
    - 高达 10% 的患者移植前可能存在未确诊的糖尿病
  - PTDM 的发病率随移植后时间延长而增加
- 肥胖
  - 体重指数（BMI）和肥胖率随移植后时间延长而增加
- 血脂异常
- 高血压

肾毒性免疫抑制药物

- 钙调磷酸酶抑制剂肾毒性
  - 微动脉透明变性
  - 间质纤维化和肾小管萎缩

单侧功能性肾脏

- 肾功能储备较低

组织学变化

- 可为多因素

临床特征

表现

- 蛋白尿
  - 通常轻微
  - 光镜 FSGS 病变与每天蛋白尿>1g 有关
  - 可见因慢性抗体介导排斥反应引起的移植性肾小球病
- 肌酐正常或升高

实验室检查

- 口服葡萄糖耐量试验
- 糖化血红蛋白（A1c）实验
- 连续血糖监测（CGM）评估糖尿病

治疗

- 外科手术
  - 在肾移植前或移植时进行减重手术（袖式胃切除术）
- 生活方式调整
  - 在临床中未获得真正解决

预后

- 移植后 10 年程序性活检中主要组织学病变的严重程度与肾功能下降或蛋白尿增加有关

- 球性肾小球硬化>20% 与移植肾功能降低有关

镜下特征

组织学特征

- 肾小球
  - 肾小球肥大
  - 系膜硬化（可为结节状）
    - 存在于患者中 ± 糖尿病；多见于糖尿病患者
    - 与 BMI>30 有关
  - 球性肾小球硬化增多
  - 局灶节段性肾小球硬化
  - 10 年程序性活检发现约 10% 的病例存在因慢性抗体介导的排斥反应引起的移植性肾小球病
  - 部分病例有复发或新发肾小球肾炎
    - IgA 肾病，其他肾小球肾炎
    - 与球性肾小球硬化>20% 相关
- 血管
  - 微动脉透明变性（通常为内膜）
    - 晚期活检中最常见的组织学表现
    - 可能由于钙调磷酸酶抑制剂毒性及糖尿病
  - 动脉硬化
- 小管与间质
  - 通常在 10 年的程序性活检上表现为轻度间质纤维化和肾小管萎缩
  - 无明显间质炎症
- 除了常见肾小球和血管疾病的"背景"表现外，还可能出现叠加的急性排斥反应和感染等
- 从移植到移植后 5~10 年，序列活检可呈进行性变化
  - 小动脉透明样变、动脉纤维内膜增厚、系膜硬化、球性肾小球硬化
- 组织学特征常有重叠
- >80% 的 10 年程序性活检显示至少存在 1 项"主要组织学慢性病变"
  - 包括至少中度的血管或肾小球改变

辅助检查

血清供者特异性抗体检测

- 对诊断慢性抗体介导的排斥反应有帮助

鉴别诊断

多种病因共同导致

- 慢性钙调磷酸酶抑制剂毒性
- 慢性抗体介导的排斥反应
- 糖尿病
- 高血压

参考文献

1. Cohen E et al: Metabolic disorders with kidney transplant. Clin J Am Soc Nephrol. 15(5):732-42, 2020
2. Jenssen T et al: Post-transplant diabetes mellitus in patients with solid organ transplants. Nat Rev Endocrinol. 15(3):172-88, 2019

（杨文婷 译，余英豪 审）

要点

术语

- 移植肾功能延迟（DGF）：需要短暂透析
- 原发性无功能（PNF）：移植肾永不起作用

病因学/发病机制

- 心脏死亡供肾（DCD）比脑死亡后心脏搏动的供肾（DBD）风险更高
- 经补体及其他介质引起肾小球和其他微血管损伤
- 吻合口部位并发症和缺血原因，如保存不良

临床特征

- 95%～98% 的移植物有 DGF 恢复
- 排斥反应风险增加
- 药物毒性（如钙调磷酸酶抑制剂）可能增强

镜下特征

- 急性肾小管损伤：肾小管上皮细胞扁平状、非等距性空泡变性、核分裂、及刷状缘消失
- 肾小管内细胞碎屑、脱落细胞及中性粒细胞
- 肾小球损伤：不同程度的毛细血管内内皮细胞肿胀、中性粒细胞、及纤维蛋白血栓
- 间质水肿及轻微炎症
  - 间质纤维化风险增加
- 髓质血管扩张并充满白细胞与红系前体细胞

辅助检查

- 肾小管细胞增殖标记物阳性（PCNA、Ki-67 免疫组化染色）

主要鉴别诊断

- 钙调磷酸酶抑制剂肾毒性
- 急性细胞或抗体介导排斥反应
- 急性梗阻

诊断要点

- 建议在 DGF 10 天后活检明确病因

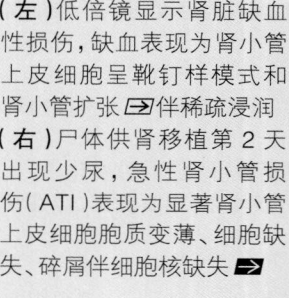

（左）低倍镜显示肾脏缺血性损伤，缺血表现为肾小管上皮细胞呈靴钉样模式和肾小管扩张➡️伴稀疏浸润
（右）尸体供肾移植第 2 天出现少尿，急性肾小管损伤（ATI）表现为显著肾小管上皮细胞质变薄、细胞缺失、碎屑伴细胞核缺失➡️

急性肾小管损伤
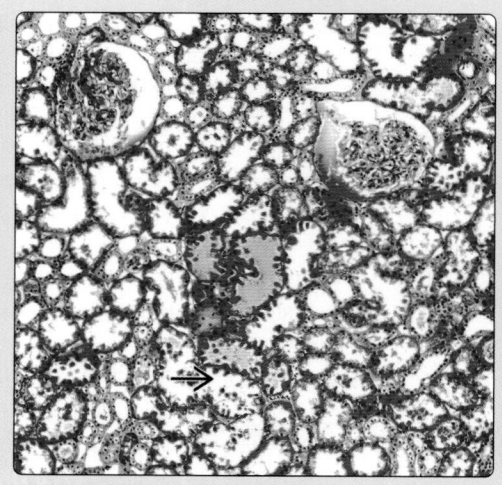

肾小管细胞核及刷状缘消失
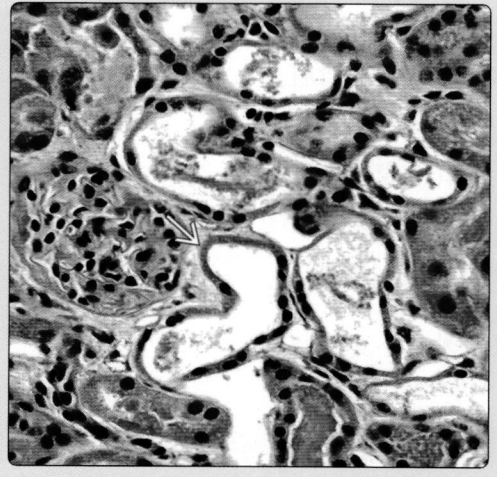

（左）ATI 的典型特征为小管内嗜酸性细胞碎屑➡️、细胞核➡️和刷状缘消失及间质水肿➡️
（右）一个肾小管显示线粒体肿胀和嵴消失➡️，细胞质密度降低，胞核见早期染色质浓聚，这些都是濒死细胞的特征，而毗邻的上皮细胞正常➡️表明不是制片引起的伪影

肾小管细胞碎屑伴明显变薄
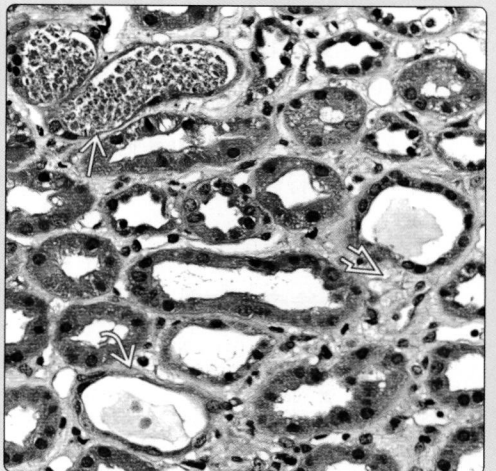

缺血性肾小管上皮细胞超微结构
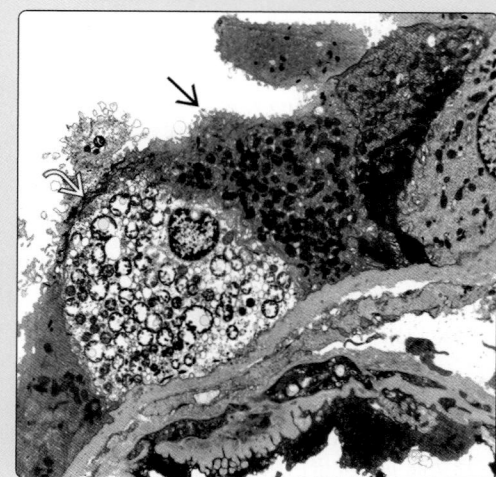

术语

定义

- 移植后早期的缺血性移植肾损伤
  - DGF：移植后第 1 周需要短暂透析
  - PNF 移植物永不起作用

病因学/发病机制

急性缺血性损伤

- 氧气输送/灌注不足
  - 热缺血>40 分钟或冷缺血>24 小时风险增加
  - 可发生于供者采集前后
- 濒死细胞释放危险信号、激活 toll 样受体，导致细胞募集
  - NK/T 细胞产生炎症介质如 IFN-γ，导致黏附分子上调
- 补体激活：结合凝集素的甘露糖与补体在缺血再灌注损伤中共定位

其他原因

- 钙调磷酸酶抑制剂肾毒性
- 血管吻合口受损、夹层或血栓形成

临床特征

流行病学

- 发病率
  - 尸体供肾 DGF 2%～25%，PNF 1%～2%；发病率因移植中心而异
  - 心博停止供者发生 DGF（19%～84%）和 PNF（4%～18%）概率更高
  - 心脏死亡供肾（DCD）vs. 脑死亡供肾（BCD）风险增加

治疗

- 短暂透析
- 减少钙调磷酸酶抑制剂
- 补体抑制剂与药物处于研究中

预后

- 95%～98% 的移植肾 DGF 恢复
  - 典型 DGF 持续 10～15 天；<2% 持续>4 周
- DGF 发生 T 细胞介导排斥反应（16% vs. 11%）或抗体介导排斥反应（10% vs. 7%）风险增加 50%
  - 第 1 年移植物丢失风险增加 3.5 倍，但较维持透析（未移植）效果好
- DGF 时间增加会引起排斥反应或移植物功能丧失风险升高

大体特征

一般特征

- 外观呈斑点状、斑驳状，深色区域为灌注不良

镜下特征

组织学特征

- 肾小球不同程度受累
  - 内皮细胞肿胀和空泡变性、毛细血管袢塌陷

- 中性粒细胞与冷缺血时间及随后的移植物功能丧失有关
  - 纤维蛋白血栓不影响总体预后
- 肾小管
  - 刷状缘和细胞核消失、上皮变薄和管腔扩张，尤其近端小管
    - 非等距性肾小管上皮细胞空泡变；小管内细胞碎屑和中性粒细胞
    - 严重病例肾小管上皮细胞脱落引起 TBM 裸露（非替代现象）
  - 再生特征（后期）：胞质嗜碱性、核仁显著、核分裂象
- 间质
  - 间质水肿，伴极少量中性粒细胞及单核细胞的轻微炎症
  - 70% 的 DGF 供肾间质纤维化风险增加
- 血管
  - 髓质血管扩张、管腔内充满白细胞和红系前体细胞；动脉不受累

辅助检查

免疫组化

- 肾小管细胞增殖标志物阳性（PCNA，Ki-67）
- 内皮细胞向间质转化标志物与 2 年后的功能丧失相关
  - Fastin、vimentin、TNF-α 和 TGF-β1

鉴别诊断

钙调磷酸酶抑制剂肾毒性

- 仅凭形态学很难鉴别
- 等距性空泡变＋急性肾小管损伤（ATI）
- 与高水平钙调磷酸酶抑制剂相关

急性抗体介导排斥反应

- 可与 ATI 表现类似，但通常 PTC C4d 阳性
- 供者特异性抗体试验阳性>90%

急性细胞排斥反应

- 间质浸润、小管炎、和/或动脉内膜炎

急性梗阻

- 集合管扩张
- 淋巴管内 Tamm-Horsfall 蛋白

诊断要点

病理解读要点

- DGF10 天后活检明确病因
- 抗胸腺细胞球蛋白使用排斥反应风险低（4.8%）

参考文献

1. Xu-Dubois YC et al: Microvasculature partial endothelial mesenchymal transition in early post-transplant biopsy with acute tubular necrosis identifies poor recovery renal allografts. Am J Transplant. 20(9):2400-12, 2020
2. Lim WH et al: Association between duration of delayed graft function, acute rejection and allograft outcome after deceased donor kidney transplantation. Transplantation. 103(2):412-9, 2019
3. Mourão TB et al: Predicting delayed kidney graft function with gene expression in preimplantation biopsies and first-day posttransplant blood. Hum Immunol. 77(4):353-7, 2016

局灶间质炎症

肾小球血栓

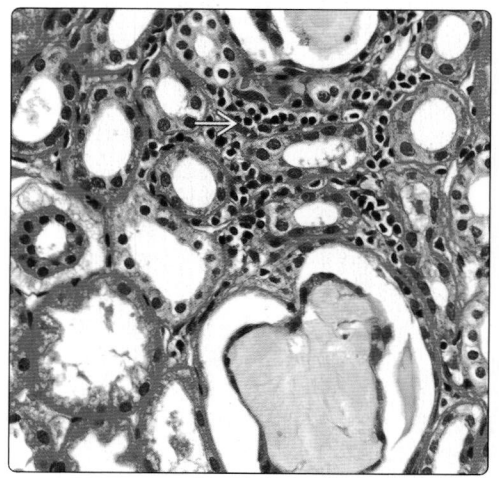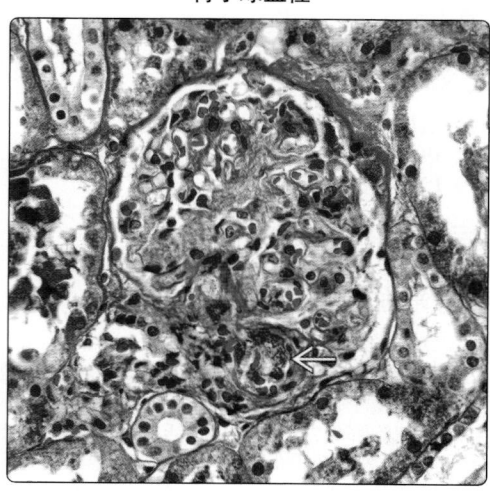

（左）高倍镜显示局灶间质炎症 ➡️，周围见不同程度的肾小管损伤，炎症比在 T 细胞介导排斥反应中见到的要少

（右）三色染色显示肾小球内纤维蛋白样凝块物 ➡️，这种表现可见于急性移植肾缺血或其他原因导致的血栓性微血管病中

靴钉样小管上皮细胞

移植肾功能延迟

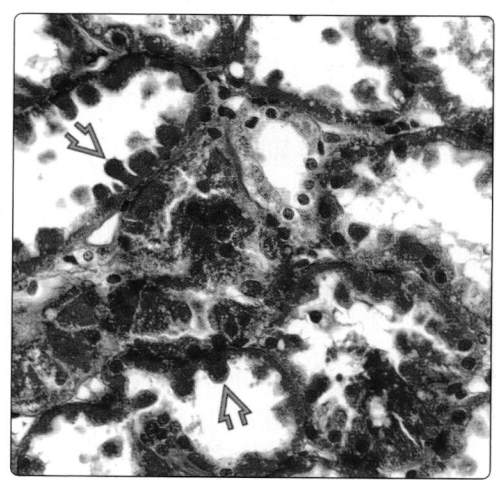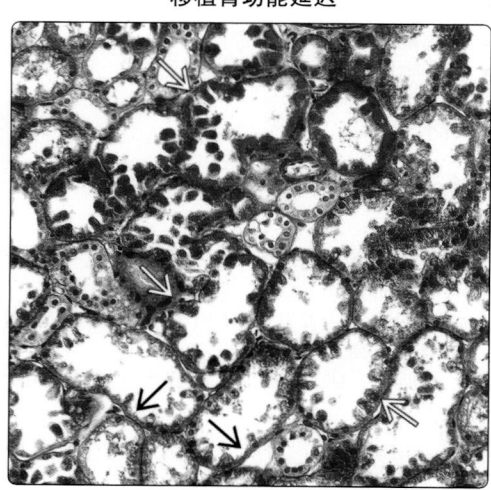

（左）这例急性移植肾缺血三色染色显示靴钉样小管上皮细胞，为细胞间剥离的征象 ➡️

（右）即使在低倍视野，这例急性移植肾缺血三色染色损伤上皮靴钉样表现 ➡️ 和局灶上皮缺失 ➡️ 仍很明显，小管之间仅见很薄的结缔组织框架，未见明显纤维化

局灶中性粒细胞浸润

肾小管细胞增生

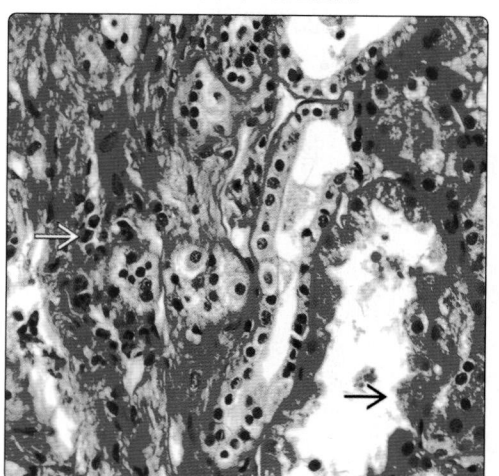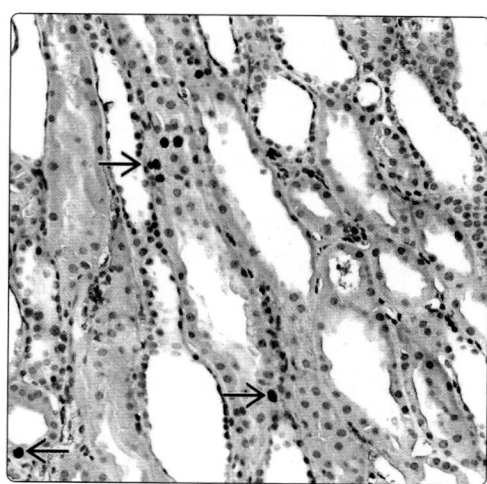

（左）HE 切片显示紧邻肾盂处可见含中性粒细胞 ➡️ 的炎症浸润，周围损伤的小管上皮细胞核消失 ➡️

（右）移植肾 DGF 5 天的 ATI，显示肾小管增殖细胞标记物 Ki-67 核着色 ➡️。一项研究表明，平均约 8% 的小管细胞阳性，高于原肾 ATI（4%）

肌红蛋白管型

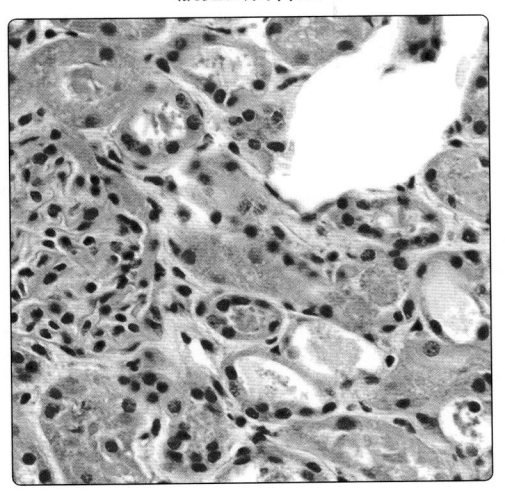

肌红蛋白管型

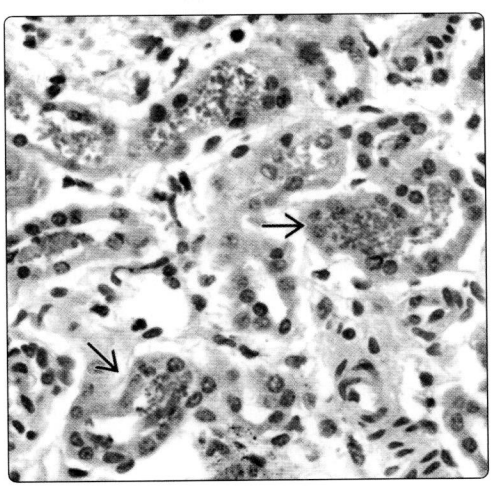

（左）移植后 DGF 2 天行肾活检，供者来自一名 2 岁创伤死亡儿童。ATI 表现为嗜酸性颗粒管型免疫组化肌红蛋白染色阳性；因此这例肾衰竭系由于横纹肌溶解症导致

（右）移植后 DGF 2 天肾活检图像。2 岁供者死于创伤。许多肾小管颗粒管型 ➡ 免疫组化肌红蛋白染色；因此这例肾衰竭系由于横纹肌溶解症导致

无急性抗体介导排斥反应的 ATI

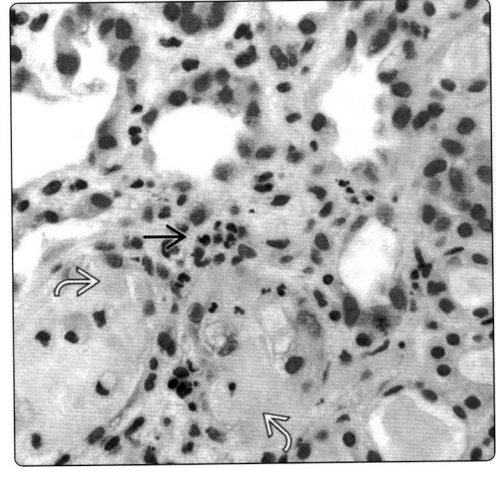

ATI C4d 阴性

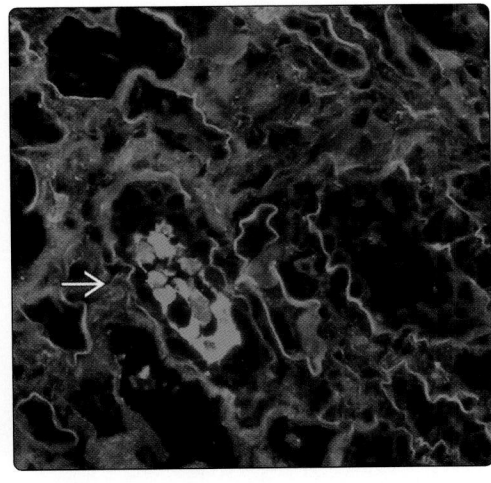

（左）DGF 10 天移植肾活检图像，显示严重肾小管坏死 ➡ 伴间质 ➡ 和小管中性粒细胞浸润，酷似急性抗体介导排斥反应，然而 C4d 染色阴性，且患者移植肾功能恢复

（右）DGF 10 天移植物活检显示严重肾小管坏死伴中性粒细胞浸润，酷似急性抗体介导排斥反应，然而除了肾小管内脱落的坏死细胞着色外 ➡，C4d 染色阴性

ATI 伴急性抗体介导排斥反应

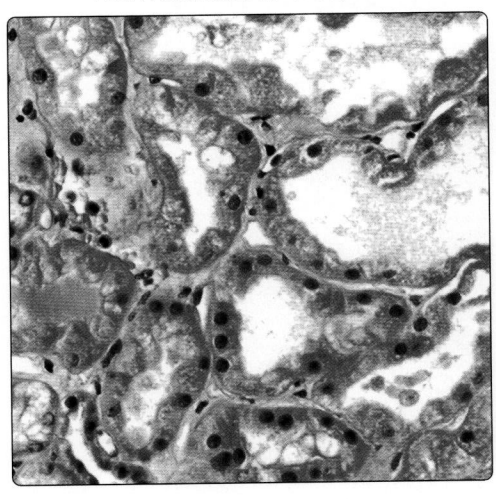

急性抗体介导排斥反应伴 ATI　C4d（+）

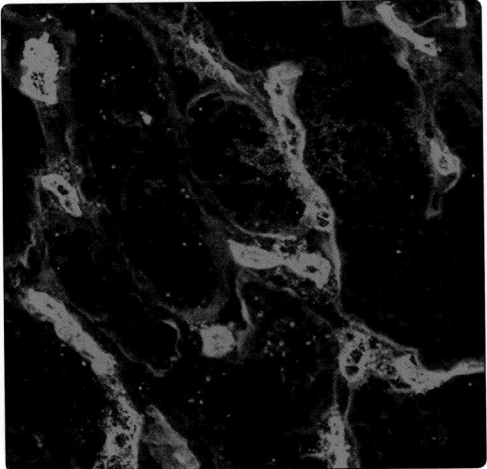

（左）移植肾显示 ATI 伴轻微炎症，提示缺血性损伤。然而，管周毛细血管 C4d 染色阳性，且受者 HLA 抗体阳性，符合急性抗体介导排斥反应诊断标准

（右）移植后 9d 因少尿和 ATI 行移植肾活检，患者有抗供者 HLA 抗体，管周毛细血管 C4d 阳性，符合急性抗体介导排斥反应诊断标准

（杨文婷　译，余英豪　审）

要　点

术语

- 将非常年轻的肾脏移植到成人体内引起的肾小球损伤

病因学 / 发病机制

- 10% 的儿童肾脏（<10 岁）发生这种损伤
  - 婴儿肾（<1 岁）易感
  - 成对（2 个肾）移植成功率 = 活体供肾成功率（高灌注损伤风险低）
- 可能的相关因素
  - 与儿童相比，成人血容量和全身血压更高
  - 与成人相比，儿童肾小球更小，GBM 厚度更薄
  - 儿童肾小球中Ⅳ型胶原蛋白链的组成发生改变

临床特征

- 肾功能不全

- 蛋白尿

镜下特征

- 球性和 / 或节段性肾小球硬化
- 不同程度的系膜硬化和 / 或细胞增生
- 间质纤维化和小管萎缩
- 间接免疫荧光Ⅳ型胶原 α3 和 α5 链染色显示 GBM 强线性着色（正常）
- 电镜显示明显的 GBM 异常
  - 弥漫分层和撕裂，显著变薄
  - 足细胞足突消失和微绒毛转化

主要鉴别诊断

- Alport 综合征
- 复发性局灶节段性肾小球硬化症（FSGS）

肾小球和小管间质瘢痕

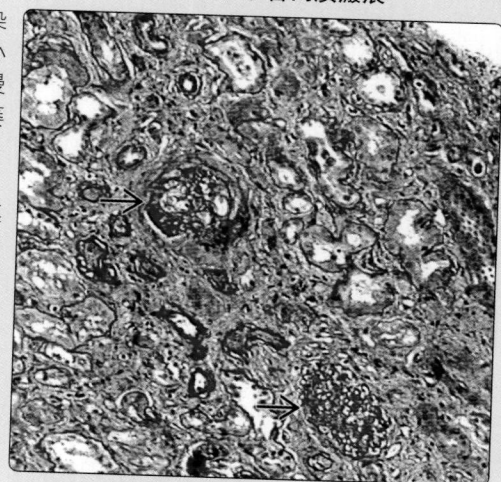

（左）小儿移植肾 PAS 染色显示 2 个球性硬化肾小球 ➡，周围为重度弥漫间质纤维化和肾小管萎缩（Courtesy T.Nadasdy, MD.）

（右）六胺银染色显示系膜硬化 ➡伴邻近脏层上皮细胞明显增生 ➡，亦有节段系膜细胞增生（Courtesy T.Nadasdy, MD.）

系膜硬化 / 明显足细胞增生

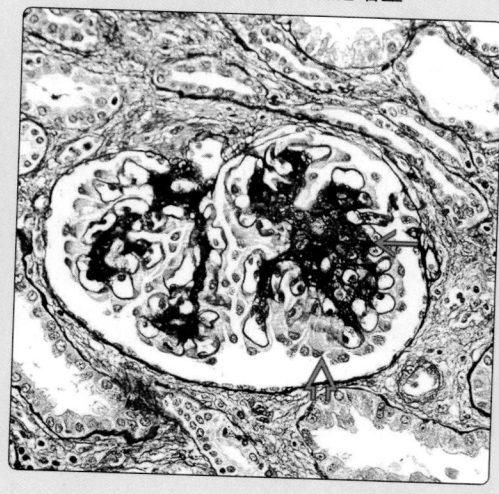

节段性硬化

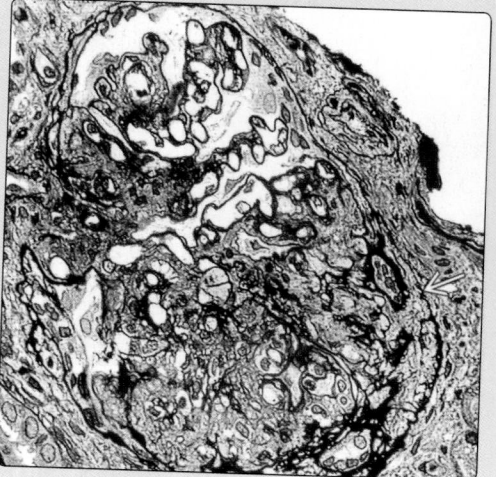

（左）六胺银染色显示节段性硬化肾小球伴基质堆积，毛细血管腔消失并与鲍曼囊形成纤维性粘连 ➡（Courtesy T.Nadasdy, MD.）

（右）电镜显示 GBM 明显分层和撕裂 ➡，上覆的足细胞足突弥漫消失（Courtesy T.Nadasdy, MD.）

显著 GBM 异常

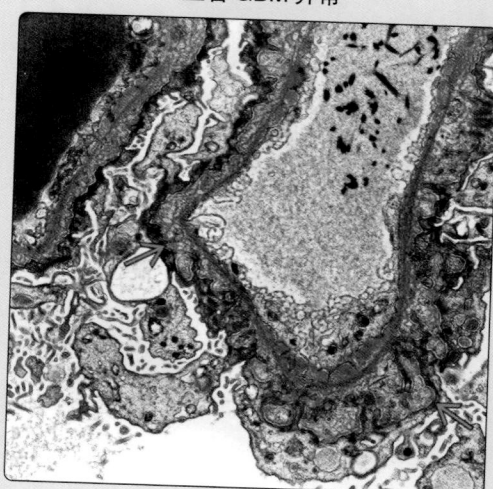

术语

同义词

- 高灌注损伤
- 高滤过损伤

定义

- 非常年轻的儿童肾脏移植给成人受者引起的急性和慢性肾小球损伤

病因学/发病机制

高灌注损伤

- 10% 的小儿肾脏（＜10 岁）移植到成人受者体内时发生高灌注损伤
  - 婴儿肾（＜1 岁）更易罹患
  - 成对（2 个肾）移植可能较少受到高灌注损伤
- 可能的相关因素
  - 成人血容量比儿童大
  - 成人的全身血压高于儿童
  - 儿童肾小球比成人小
  - 与成人相比，儿童 GBM 更薄
    - GBM 在 12～13 岁时达到最大厚度
  - 儿童肾小球Ⅳ型胶原蛋白链的组成发生改变
    - 胚胎 GBM 主要由Ⅳ型胶原的 α1 和 α2 链组成，随着肾小球的成熟，逐渐被 α3、α4 和 α5 链所取代

临床特征

表现

- 肾功能不全
- 蛋白尿
  - 常为肾病范围
- 可在移植后 10 周发生

实验室检查

- 无
  - 肾活检电镜检查为唯一确定诊断的方法

治疗

- 无

预后

- 血管并发症发生率高
- 预后差
  - 婴儿供者肾脏在移植 1 年内衰竭

镜下特征

组织学特征

- 肾小球
  - 球性和/或节段性肾小球硬化
    - 系膜硬化和/或细胞增生变化不一
  - 足细胞变化明显
- 肾小管间质
  - 间质纤维化和小管萎缩

辅助检查

免疫荧光

- Ⅳ型胶原 α3 和 α5 链间接免疫荧光染色显示 GBM 强线性着色（正常模式）

电镜

- 明显的 GBM 异常
  - 弥漫分层和撕裂
  - 显著变薄
- 足细胞损伤
  - 足细胞足突消失
  - 足细胞微绒毛转化

鉴别诊断

Alport 综合征

- 电镜下全层 GBM 弥漫分层和撕裂，无正常节段
- 间接免疫荧光显示 GBM Ⅳ型胶原 α3 和/或 α5 链缺失
- 广泛的供者检查可最大限度减少这种临床情况

复发性 FSGS

- 原发性 FSGS 的病史提示为原肾来源
- 足细胞足突弥漫消失
- 电镜下 GBM 正常

诊断要点

病理解读要点

- 供肾者的临床信息需引起对高灌注损伤的考虑
- 电镜检查对诊断至关重要
- 如果电镜未发现 GBM 改变，肾小球和小管间质瘢痕的光镜特征为非特异性

参考文献

1. Kostakis ID et al: Pediatric renal transplantation-a UNOS database analysis of donor-recipient size mismatch. Pediatr Transplant. e14470, 2023
2. Batal I: Toward deciphering the code of pediatric donor glomerulopathy. Transplantation. 104(8):1529-30, 2019
3. Jiang Z et al: Pediatric donor glomerulopathy is a possible cause of proteinuria and/or hematuria in adults receiving small pediatric donor kidneys. Transplantation. 104(8):1695-702, 2019
4. Sureshkumar KK et al: Long-term outcomes of pediatric en bloc compared to living donor kidney transplantation: a single-center experience with 25 years follow-up. Transplantation. 102(5):e245-8, 2018
5. Al-Shraideh Y et al: Single vs dual (en bloc) kidney transplants from donors ≤ 5 years of age: a single center experience. World J Transplant. 6(1):239-48, 2016
6. Choung HY et al: Glomerulopathy in adult recipients of pediatric kidneys. Ultrastruct Pathol. 38(2):141-9, 2014
7. Feltran Lde S et al: Does graft mass impact on pediatric kidney transplant outcomes? Pediatr Nephrol. 29(2):297-304, 2014
8. Friedersdorff F et al: Outcome of single pediatric deceased donor renal transplantation to adult kidney transplant recipients. Urol Int. 92(3):323-7, 2014
9. Borboroglu PG et al: Solitary renal allografts from pediatric cadaver donors less than 2 years of age transplanted into adult recipients. Transplantation. 77(5):698-702, 2004

（杨文婷 译，余英豪 审）

要 点

术语

- 肾周间隙淋巴液聚集

病因学/发病机制

- 淋巴管吻合不完全
  - 供者肾门部淋巴管与受者淋巴管吻合失败
  - 正常情况下,淋巴管会自动重新连接
- 排斥反应
  - 导致血管通透性增加、水肿、淋巴液增加,促使淋巴囊肿形成
- 供者危险因素包括多囊性肾病,年龄＞50 岁

临床特征

- 2%～8% 的移植受者;34% 有临床意义
- 通过超声检测

- 如果感染严重,导致梗阻及并发症
- 采用开窗及聚乙烯吡咯酮碘治疗

镜下特征

- 典型表现为纤维组织内见囊腔形成,囊壁上见炎症细胞
  - 主要由单核淋巴细胞组成
- 肾活检可显示梗阻改变
- 集合管扩张
- 间质水肿
- 淋巴管扩张,通常沿大血管

诊断要点

- 当肾活检没有明显病变可以解释移植肾功能不全时应考虑到淋巴囊肿
  - 尤其是发现梗阻特征时
  - 镜下特征包括慢性炎症、水肿及淋巴管扩张

淋巴囊肿纤维组织壁内单个核细胞浸润

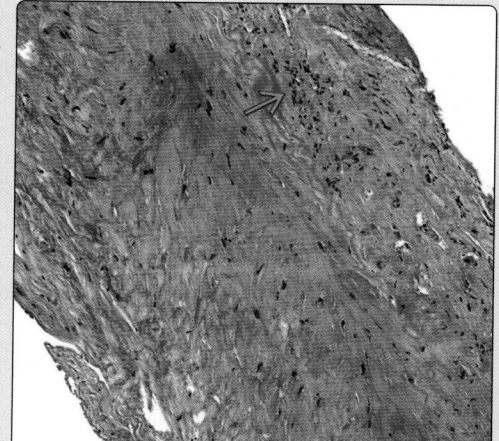

肾小管损伤和局灶间质炎症

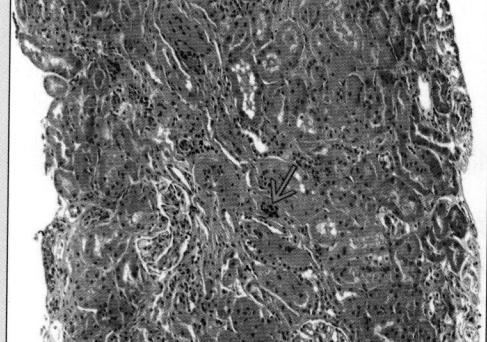

(左)淋巴囊肿病例光镜显示囊壁由纤维组织构成,伴局灶单个核慢性炎症细胞浸润➡

(右)淋巴囊肿病例肾活检低倍镜下显示局灶间质轻度炎症➡和肾小管损伤

肾小管损伤

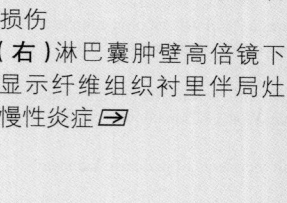
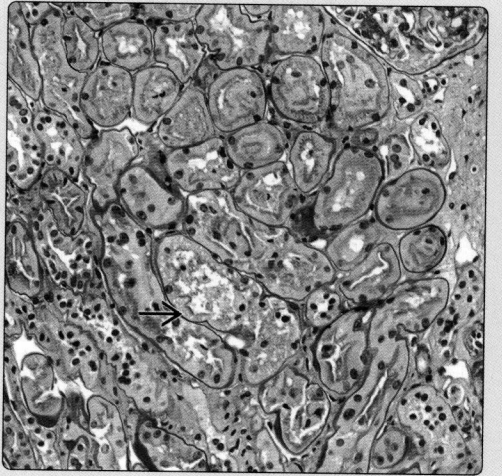

淋巴囊肿纤维组织壁内局灶慢性炎症

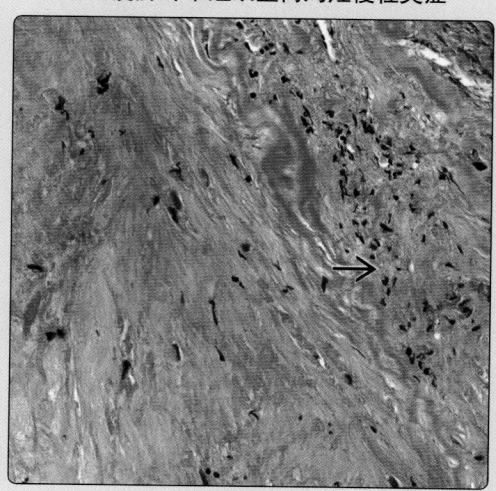

(左)淋巴囊肿病例肾小管显示局灶上皮扁平和核消失➡,符合轻度肾小管损伤

(右)淋巴囊肿壁高倍镜下显示纤维组织衬里伴局灶慢性炎症➡

(杨文婷 译,余英豪 审)

其他移植疾病

要点

术语
- 肾大动脉移植后狭窄

病因学/发病机制
- 手术并发症、内膜瓣、扭结、夹层
- 供者动脉粥样硬化
- 慢性移植性动脉病
- 罕见与供者纤维肌发育不良相关

临床特征
- 通常发生在移植后<6个月
- 1%~5%的受者有临床意义
- 表现为肾素分泌增加引起的难治性高血压
- 肾功能不全/移植肾功能延迟、杂音、高血压、水钠潴留
- 治疗
  - 经皮腔内血管成形术±支架
  - 外科方法,包括吻合修正

大体特征
- 狭窄通常位于或接近吻合口,如肾-髂动脉吻合

镜下特征
- 动脉粥样硬化斑块导致狭窄可能存在胆固醇栓子
- 典型模式为肾小管萎缩伴少量纤维化
- 急性或间歇性狭窄可导致急性肾小管损伤
- 可见显著的肾小球旁器(JGA)增生

主要鉴别诊断
- 钙调磷酸酶抑制剂肾毒性
- 梗阻

诊断要点
- 组织学表现温和、轻微、非特异性
- 易漏诊
- 胆固醇栓子和显著JGA增生为诊断线索

肾小管损伤刷状缘消失

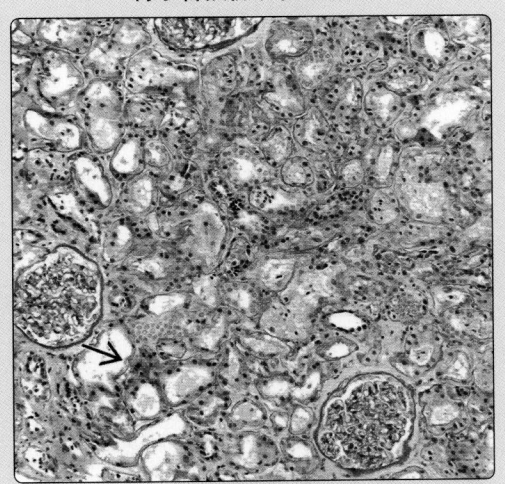

肾小管管型和小管损伤

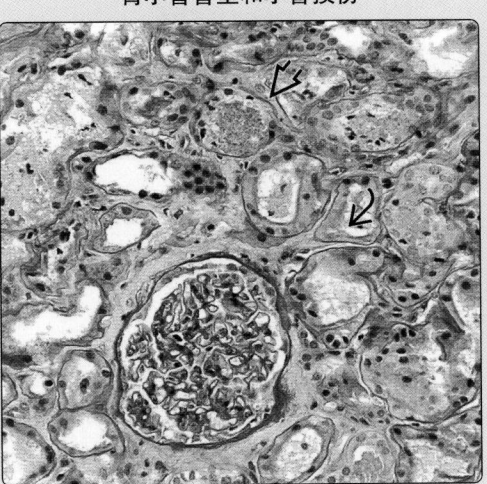

(左)肾移植后5个月发生间歇性肾动脉狭窄患者,肾活检显示肾小管变薄伴PAS(+)刷状缘缺失➡,为典型急性肾小管损伤表现
(右)间歇性肾动脉狭窄患者,移植肾活检PAS染色显示肾小管刷状缘消失,细胞核稀疏➡,并见颗粒状色素管型➡,提示急性肾小管损伤

胆固醇栓子

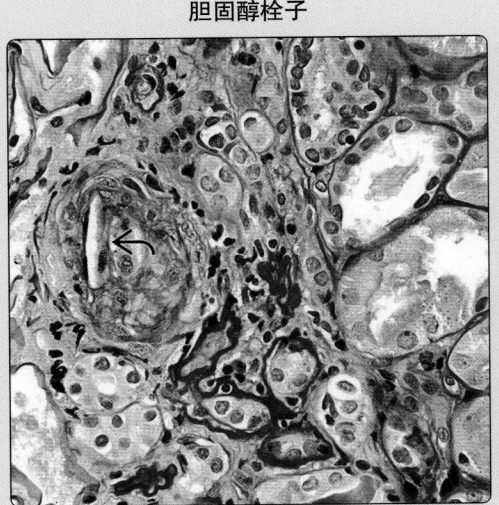

MRA 显示肾动脉狭窄

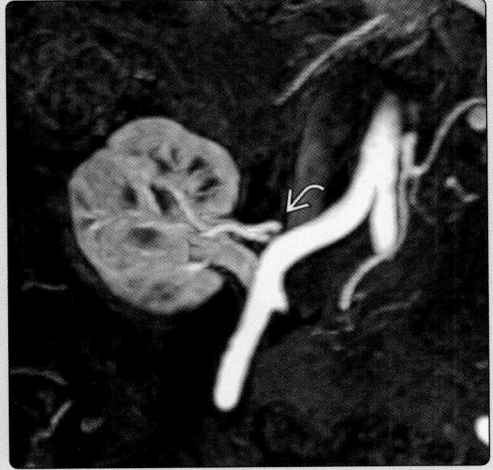

(左)移植肾伴动脉粥样硬化疾病引起的狭窄,PAS染色显示胆固醇裂隙➡,胆固醇栓子提供了诊断线索
(右)MRA显示移植肾供者肾动脉吻合口狭窄➡,系动脉粥样硬化导致。活检显示胆固醇栓子和轻度小管萎缩

(杨文婷 译,余英豪 审)

第20节 移植肾动脉或静脉血栓形成

要 点

病因学/发病机制

- 吻合口问题
- 多动脉或动脉狭窄
- 高凝状态
- 血肿、淋巴囊肿或其他病变导致的外部压迫

临床特征

- 肉眼血尿
- 急性肾衰竭
- 各中心的发病率差异很大
- 早期治疗非常重要
  - 手术矫正或药物治疗
- 动脉血栓形成通常在移植后30天内发生
- 肾静脉血栓形成（RVT）发生在早期或后期

镜下特征

- 血管腔内血栓形成

- 内皮细胞消失
- 血小板黏附
- 毛细血管充血和散在中性粒细胞浸润
- 慢性再通
- 皮质梗死，尤其是肾动脉血栓形成（RAT）
- RAT中可见中膜夹层

主要鉴别诊断

- 超急性和急性抗体介导排斥反应
  - 管周毛细血管C4d（+）
  - 通常没有大血管血栓形成
  - 通常中性粒细胞更多
- 复发性非典型溶血尿毒症综合征
- 急性T细胞介导排斥反应
  - 内皮单个核细胞炎症
- 镰状细胞病

诊断要点

- 管周毛细血管C4d（-）

肾静脉血栓形成

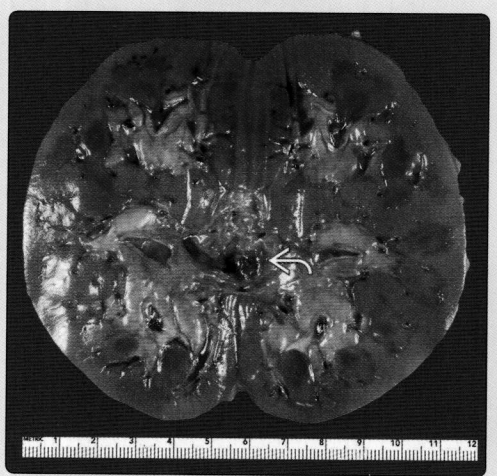

（左）活体供肾移植后2天肾静脉血栓形成➡，显示皮质充血，患者移植后数小时内发生动脉血栓。尽管进行了动脉血栓切除术，但继而发生了肾静脉血栓

（右）急性血栓➡附着于肾动脉内弹力膜➡伴内皮细胞消失。与急性体液或细胞排斥反应不同，未见明显炎症反应

肾动脉狭窄

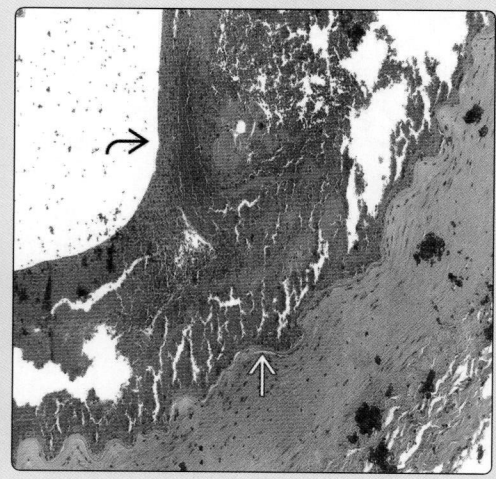

慢性肾静脉血栓形成

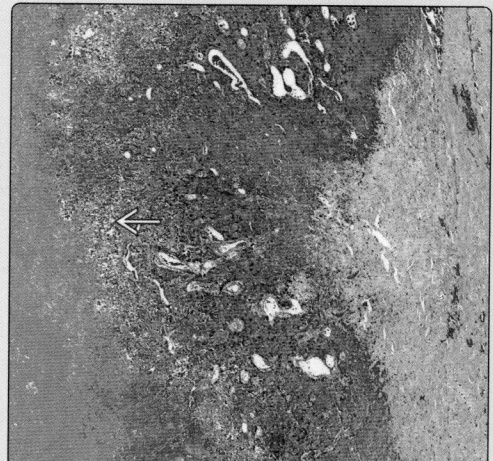

（左）肉芽组织➡长入肾静脉血栓中，提示该血栓已有时日

（右）肾动脉狭窄病例，可见肾实质出血梗死➡，注意许多肾小管的"鬼影"细胞和/或细胞全部消失

肾动脉狭窄梗死

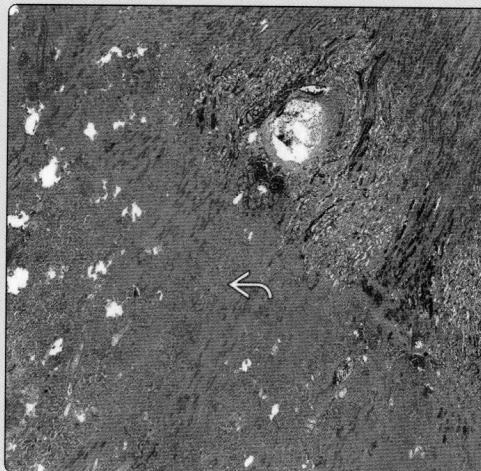

术语

缩写

- 肾静脉血栓形成（renal vein thrombosis，RVT）
- 肾动脉血栓形成（renal artery thrombosis，RAT）

病因学/发病机制

外科技术问题

- 手术过程中的内膜损伤
- 吻合困难或吻合口狭窄
- 剥离致血管损伤
- 狭窄、扭结或肾静脉受压

高凝状态

- 抗磷脂抗体综合征
- 肾病综合征
- 凝血因子Ⅴ突变

危险因素

- 多动脉
  - 尤其是副动脉供应肾下极或输尿管
- 移植物植入左侧位
- 整体儿童供者
- 肾动脉狭窄可能是 RAT 的危险因素
- 肾静脉受压升高为 RVT 危险因素（如由淋巴囊肿、血肿或其他病变引起）
- 多种肾脏疾病可增加静脉血栓形成的易感性

临床特征

流行病学

- 发病率
  - 各中心的发病率差异很大
    - 原发性动脉血栓形成：0.2%～1.9%
    - 原发性静脉血栓形成：0.1%～3.4%
  - 动脉血栓形成通常发生在移植后 30 天内
  - RVT 发生在早期或后期

表现

- 肉眼血尿
- 蛋白尿
- 移植物疼痛、肿胀
- 突发无尿/少尿
  - 可来自 RVT 或 RAT

治疗

- 手术
  - 血栓切除术或吻合口修正
  - 快速识别和治疗非常有效（约 2h）
- 药物
  - 溶栓、抗凝和/或阿司匹林

预后

- 早期治疗非常重要
- 通常导致移植物丢失

影像学

放射学表现

- 血管造影显示血栓形成和皮质灌注缺失，通常呈楔形

超声表现

- 多普勒超声可显示血栓和血流消失
- RVT
  - 肾动脉舒张期逆流
  - 肾脏可因周围出血而增大

大体特征

一般特征

- RVT：饱满并呈紫红色
- RAT：苍白、梗死

镜下特征

组织学特征

- 动脉血栓和静脉血栓形成均表现为
  - 内皮细胞消失
  - 血小板黏附
  - 慢性再通
- 特别是动脉血栓形成的表现
  - 动脉夹层
  - 皮质梗死
- 皮质
  - 小管周和肾小球毛细血管中性粒细胞
  - 水肿
  - 充血

鉴别诊断

超急性和急性抗体介导排斥反应

- 管周毛细血管 C4d（+）
- 通常没有大血管血栓形成

复发性非典型溶血尿毒症综合征

- 可能有血栓性微血管病的肾外表现

急性 T 细胞介导排斥反应

- 内皮单个核细胞炎症

诊断要点

病理解读要点

- 管周毛细血管 C4d（-）

参考文献

1. Meltzer AZ et al: Graft arterial dissection and thrombosis after kidney transplantation with undiagnosed fibromuscular dysplasia from a deceased donor: case report and review. Transplant Proc. 54(9):2603-7, 2022
2. Wu T et al: Venous thromboembolism in kidney diseases and genetic predisposition. Kidney Dis (Basel). 8(3):181-9, 2022
3. Santos JE et al: Unexpected success in early post-transplantation renal vein thrombosis: a case report and literature review. Clin Nephrol Case Stud. 9:19-25, 2021
4. Xia Z et al: Failed treatment of transplant renal artery thrombosis caused by acute rejection with percutaneous transluminal angioplasty after interstitial pneumonia. Surg Infect (Larchmt). 22(7):757-8, 2021
5. Sugi MD et al: Transplant artery thrombosis and outcomes. Cardiovasc Diagn Ther. 7(Suppl 3):S219-27, 2017

（杨文婷　译，余英豪　审）

要　点

术语

- 移植后淋巴增殖性疾病（PTLD）或与免疫缺陷和失调相关的淋巴样增殖和淋巴瘤
- 在实体器官或骨髓同种移植受者中，原发性淋巴瘤有时会发生于免疫功能低下的宿主

临床特征

- 实体器官移植受者发病率为 1%～5%
- 肾累及＞30%
- B 细胞肿瘤最常见
  - 也可发生 T/NK 细胞淋巴瘤、霍奇金淋巴瘤
  - 大部分 EBV（+）
- 治疗
  - 减少免疫抑制，抗病毒药物（阿昔洛韦，更昔洛韦，α 干扰素），化疗，以及抗 CD20（利妥昔单抗）

- 报道的总体 5 年生存率：40%～70%

镜下特征

- 单核细胞（活化淋巴细胞）核增大、核仁明显和核分裂象
- PTLD 细胞可为单形性或多形性
- 常见坏死，常被描述为波浪形模式

辅助检查

- 大多表达 CD20（85%～90%）
- 免疫组化 EBV 相关抗原阳性（如 LMP-1 及 EBNA-2）
- EBER 原位杂交显示非典型淋巴样细胞明显着色

主要鉴别诊断

- 移植肾排斥反应
  - CD3（+）T 细胞、粒细胞及巨噬细胞在排斥反应中更为常见
- 平滑肌肿瘤

B 细胞 PTLD　核分裂象活跃

EBV 驱动的 B 细胞 PTLD　EBV 原位杂交

（左）单形性 EBV 驱动的 B 细胞 PTLD，高倍镜显示细胞多形性，大部分细胞核增大，核轮廓不规则，核仁明显，易见核分裂象 ➡️
（右）EBER 原位杂交（ISH）显示许多淋巴样浸润细胞阳性 ➡️，提示这是由 EBV 驱动的单形性 B 细胞 PTLD，弥漫大 B 细胞淋巴瘤型

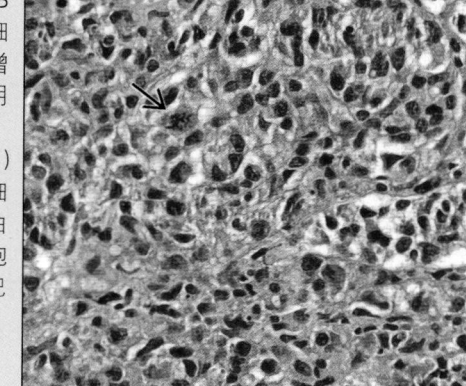

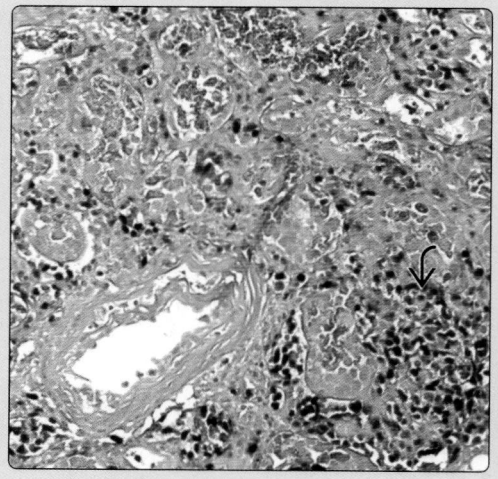

弥漫大 B 细胞淋巴瘤型 PTLD

霍奇金淋巴瘤型 PTLD

（左）中倍镜显示动脉壁被单形性 EBV 驱动的 B 细胞 PTLD 累及，弥漫大 B 细胞淋巴瘤型，周边见坏死 ➡️，恶性淋巴样细胞浸润及纤维蛋白 ➡️ 混杂
（右）这例霍奇金淋巴瘤型 PTLD 可见许多 Reed-Sternberg 亚型细胞 ➡️
（*Courtesy N.L.Harris, MD*）

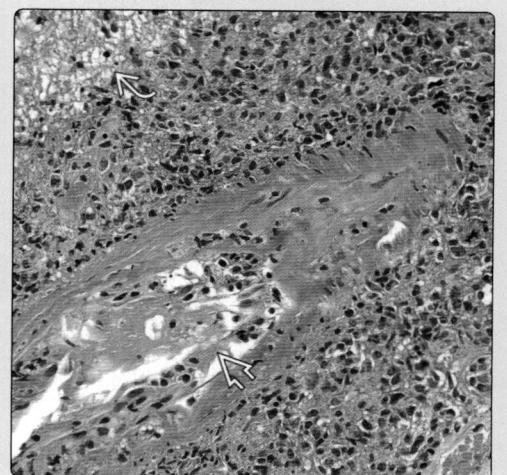

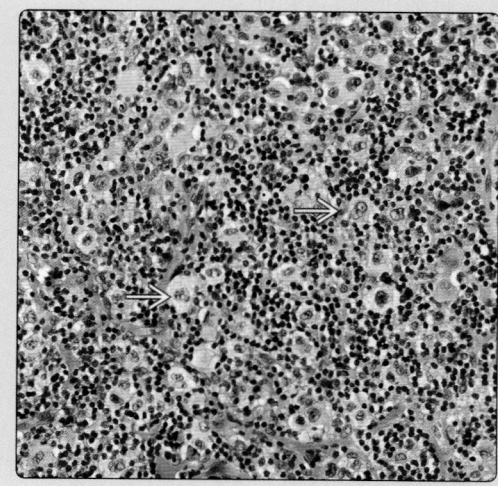

术语

缩写

- 移植后淋巴增殖性疾病（posttransplant lymphoproliferative disease，PTLD）

同义词

- 移植后淋巴增殖性疾病
- 与免疫缺陷和失调相关的淋巴样增殖和淋巴瘤

定义

- 发生在实体器官或骨髓同种移植的免疫功能低下受者中的淋巴组织增生过程

病因学/发病机制

免疫抑制

- PTLD 风险随免疫抑制增加而增加
  - ＜1% 的外周血、干细胞和骨髓同种移植受者
  - 1% 的肾脏同种移植受者
  - 1%～2% 的心脏同种移植受者
  - ≥5% 的心 - 肺或小肠同种移植受者

EB 病毒

- EB 病毒（EBV）血清阴性为移植时最重要的危险因素
  - 70% 的 PTLD 为 EBV（+）
  - 原发性 EBV 感染使 PTLD 风险增加 10～76 倍
- 人疱疹病毒 8（HHV-8）/卡波西肉瘤病毒（KSHV）很少见

B 细胞 PTLD

- 大多数的 PTLD
- 通常由 EBV 驱动
  - EBV（－）病例常常有 *TR53* 突变
- 单形性 B 细胞 PTLD
  - 单克隆转化 B 淋巴细胞或浆细胞增生，符合弥漫大 B 细胞淋巴瘤诊断标准（Burkitt 淋巴瘤或浆细胞肿瘤较少见）
- 也可为多克隆

T 细胞和 NK 细胞 PTLD

- T/NK 细胞 PTLD 占 PTLD 的 7%～15%（日本一项研究显示范围更广，为 2%～45%）
- 发生在移植后更长时间（中位数 66 个月），通常发生于结外
- 约 1/3 EBV（+）
- 中位生存时间 6 个月
- EBV（+）病例生存时间更长
- 类型
  - 外周 T 细胞淋巴瘤，非特指型
  - 肝脾 T 细胞淋巴瘤
  - T 细胞大颗粒淋巴细胞性白血病［EBV（－）］

临床特征

流行病学

- 发病率

- 约 1% 的肾移植受者（1996—2000 年 25 127 名受者中的 1.4%）
  - PTLD 占成人移植受者中肿瘤的 15%（儿童约占 51%）
  - ＞30% 的 PTLD 累及移植肾
- 肾移植患者（14%）比心脏移植患者（0.7%）更常累及肾脏
  - 相反，在心脏移植患者中心脏受累（18%）比肾移植患者（0.7%）更常见
  - 提示同种移植中的免疫反应为致病因素
  - 通常在肾同种移植受者中为受者来源（一项研究显示为 67/67）
  - 更多的同种移植物本身的 PTLD 可能来自供者（一项研究显示为 14/21）
    - 来自供者的 PTLD 在肝和肺同种移植受者中更常见，并常累及移植肾
    - 来自供者的 PTLD 在异体造血干细胞移植中常见

表现

- 不适 / 嗜睡
- 体重减轻
- 不明原因的发热
- 单核细胞增多症型综合征
  - 发热和不适
  - 咽炎或扁桃体炎
    - 有时在扁桃体切除术标本上偶然发现 ± 淋巴结肿大
- 腹部肿块
- 肝细胞或胰腺功能障碍
- 中枢神经系统疾病

实验室检查

- 定量 EBV 病毒载量 PCR 检测
  - 动态测定在个体患者中比特定的病毒载量检测更有用
  - 检测方法没有标准化，无法在中心之间进行比较
- 血清学检测无效

自然病程

- 局限于移植肾的 PTLD（约 12%）往往发生在移植后早期（约 5 个月）
- EBV（－）PTLD 和 T / NK 细胞 PTLD 趋于出现较晚（中位时间分别为 4～5 年和 6.5 年）

治疗

- 药物
  - 减少免疫抑制
  - 抗病毒药物（阿昔洛韦，更昔洛韦，α 干扰素）
  - 化疗
    - 通常：CHOP［环磷酰胺，羟基柔红霉素，长春新碱（安可平），泼尼松］
  - 抗 CD20（利妥昔单抗）
    - 有助于完全缓解
- 放疗
  - 局部放疗可与化疗结合
- 移植肾切除术
  - 允许停用免疫抑制剂
- 细胞免疫治疗（研究中）

- EBV 特异性细胞毒性 T 细胞
- CAR-T 细胞疗法
  - 例如，收集患者外周血单个核细胞制备 lisocabtagene maraleucel，一种靶向 CD19 的 CAR-T 细胞产物

预后

- 总体 5 年生存率：40%～70%
  - 儿童 5 年生存率 87%
  - 最近报道显示预后有改善
- 但免疫抑制降低时，非破坏性 PTLD 趋于消退
- 多形性和少数单形性 PTLD 也可随降低免疫抑制而消退
- 当免疫抑制降低时，可能发生急性和慢性排斥反应，导致移植物丢失和死亡
- 与不良预后相关
  - 多部位疾病（不是儿童患者）
    - 脑或骨髓受累
    - 进展期
  - 骨髓 vs. 实体器官同种移植受者
  - 年长者
  - 国际预后指数高
  - 乳酸脱氢酶升高
- 血清 EBV 阳性受者成功再移植（PTLD 复发率 2%）

大体特征

一般特征

- 如果肾脏受累
  - 可增大
  - 皮髓质结合部分界不清和弥漫瘀点
  - 模糊结节状受累
  - 局部见肿块

镜下特征

组织学特征

- WHO 分类（2017）
  - 四大类
    - 非破坏性 PTLD
    - 多形性 PTLD
    - 单形性 PTLD（T 细胞、B 细胞、NK 细胞）
    - 经典霍奇金淋巴瘤
    - 前两个特定于移植受者
- 非破坏性 PTLD
  - 浆细胞增生和传染性单核细胞增多症样 PTLD
  - 受累组织结构保存
  - 鼻窦和扁桃体隐窝依然存在
  - 滤泡旺炽性反应或增生
  - 在浆细胞增生中，浆细胞主要与小淋巴细胞混合
  - 在传染性单核细胞增多症样病变中，副皮质区扩张伴随大量免疫母细胞与 T 细胞和浆细胞混合

- 病变可形成肿块
- 发生年龄较其他类型 PTLD 小（之前未感染过 EBV 的儿童或成人实体器官受者）
- 淋巴结或扁桃体是常见部位
- 经常 EBV(+)
- 多形性 PTLD
  - 淋巴结结构破坏，免疫母细胞、浆细胞和小至中等大小淋巴样细胞累及淋巴结结构
  - 可见 B 细胞成熟谱系
  - 大的奇异细胞可类似于 Reed-Sternberg 细胞［非典型免疫母细胞（可能为霍奇金样细胞）］
  - 可见地图状坏死区
  - 多形性 PTLD 与单形性 PTLD 有时不易区分
  - 发病率：20%～80%，取决于医疗机构
  - 儿童最常见的类型
    - 经常在原发性 EBV 感染后发生
  - 为累及肾脏 PTLD 常见类型
  - 经常 EBV(+)
- 单形性 PTLD
  - 有免疫力宿主中发生的肿瘤符合 B 细胞或 T/NK 细胞肿瘤诊断标准之一
  - 小 B 细胞样淋巴肿瘤不被认为是 PTLD，如滤泡性淋巴瘤或 MALT 淋巴瘤
    - 即使一些肿瘤发生在移植后（如 MALT 淋巴瘤）
- 单形性 B 细胞 PTLD
  - 坏死，常描述为波浪形坏死
  - 单形性 B 细胞 PTLD 通常符合弥漫大 B 细胞淋巴瘤诊断标准
  - 发生伯基特淋巴瘤或浆细胞瘤少见
  - 细胞常呈模糊结节状、片状分布
  - 单核细胞（"活化"淋巴细胞）核增大，核仁明显和易见核分裂象
  - 细胞可具有母细胞样特征
  - 术语"单形性"并非仅指细胞单一性
    - 细胞还可为奇异形，多核和 Reed-Sternberg 样
  - 也可为浆细胞或浆细胞样特征
  - Burkitt 淋巴瘤具有单形性中等大小转化细胞，常有多个小核仁和分散的染色质，可能具有 *MYC* 基因易位
    - 如特征性 t(8;14)，但也有 t(8;22) 或 t(2;8)
- 单形性 T/NK 细胞 PTLD
  - 符合 T/NK 细胞淋巴瘤诊断标准
  - 大部分发生在结外部位
  - 最多的一类为外周 T 细胞淋巴瘤，非特指型（NOS）
  - 外周 T 细胞淋巴瘤，NOS 形态学范围广
    - 常伴有嗜酸性粒细胞增多、皮肤瘙痒或嗜血细胞综合征
  - 肝脾 T 细胞淋巴瘤（高达 20%）发生在长期免疫抑制背景下
    - 大多数为实体器官移植的长期免疫抑制
      - 被认为是宿主源性迟发性 PTLD

- 被认为是起源于细胞毒性 T 细胞(通常是 γ/δ 亚型)
- 显示中等大小淋巴样细胞浸润骨髓、脾及肝
- **经典型霍奇金淋巴瘤样型 PTLD**
  - 最少见的 PTLD 亚型
  - 肾移植受者比其他移植受者更常见
  - 多形性和某些单形性 PTLD 早期可能出现 Reed-Sternberg 样细胞,引起诊断混乱
  - 病例应符合经典型霍奇金淋巴瘤的诊断标准
  - 通常 CD15 和 CD30 均为(+)
  - 可出现 CD15(−),但必须与霍奇金样病变区分开

辅助检查

免疫组化

- 大多数为 B 细胞起源,且表达 B 细胞标记物
  - CD20(85%~90%)
  - 许多 B 细胞性 PTLD 病例 CD30(+)(±间变性形态学)
  - 少数 CD138(+)
  - EBV(+)病例通常有后生发中心 / 生发中心后表型[CD10(−),BCL-6(+/−),IRF4 / MUM1(+)]
  - EBV(−)病例通常有生发中心表型[CD10(+/−),BCL-6(+),IRF4 / MUM1(−),CD138(−)]
  - EBV(−)单形性 PTLD 常缺乏细胞周期蛋白依赖性激酶抑制剂[CDKN2A(p16INK4A)]表达
  - 约 50% 的单形性 B 细胞 PTLD 单表型免疫球蛋白通常表达 γ 或 α 重链
  - 肿瘤中 EBV 复制[BZLF1(+)或 BMRF1(+)]和浆细胞分化[XBP1(+)]可预测不良预后(1 年生存率 18% vs. 48%)
- 经典霍奇金淋巴瘤样型 PTLD
  - 通常 CD15(+),CD30(+)和 EBV(+)
  - CD15(−)可见于经典型霍奇金淋巴瘤病例
    - 应与其他霍奇金样病变区分开
  - 若 CD15 阳性,通常呈现"高尔基型"表达模式
- T/ NK 细胞 PTLD 具有全 T 细胞和 NK 细胞抗原
  - CD4 或 CD8,CD30,ALK,和 α/β 或 γ/δ T 细胞
    - 肝脾 T 细胞淋巴瘤通常为 γ/δ 型
  - 约 1 /3 EBV(+)
- EBV 相关抗原免疫组化染色(如 LMP1 和 EBNA2)

原位杂交

- 多数 EBV(+)(约 85%)
  - EBER 原位杂交通常显示非典型淋巴样细胞明显着色
- κ 和 λ 轻链原位杂交可显示轻链限制性
  - 约 50% 的单形性 PTLD 和多形性 PTLD 通常仅少数

PCR

- 基因重排研究可以证明克隆性免疫球蛋白基因重排
  - 单形性 B 细胞 PTLD 更明显
  - 可发生于多形性 B 细胞 PTLD
    - 一些报道显示 75% 多形性 PTLD 免疫球蛋白基因可变

区没有持续突变
- 单形性 B 细胞 PTLD 具有原癌基因异常,如 *RAS*、*TP53* 和 *MYC* 重排,*BCL6* 体细胞超常突变,以及异常启动子甲基化
- T 细胞起源病例具有克隆性 TCR 基因重排

基因检测

- 常见克隆细胞基因异常,尤其是单形性 PTLD

微阵列 CGH

- 显示增加、获得及丢失

主要鉴别诊断

移植肾排斥反应

- PTLD 可与移植肾排斥反应相混淆,因为两者有重叠特征,如小管炎和动脉内膜炎
- 典型排斥反应的炎症属于混合性浸润,含中性粒细胞和巨噬细胞,与 PTLD 中单一成片的单核细胞不同
- 排斥反应主要为 CD3(+)T 淋巴细胞和 CD68(+)巨噬细胞 vs. PTLD 注意为 CD20(+)B 细胞
- 排斥反应和 PTLD 可同时发生
- 排斥反应罕见浸润性坏死
- 典型 PTLD 无水肿

平滑肌肿瘤

- 移植后梭形细胞肿瘤可 EBV(+)
- 免疫组化通常显示平滑肌分化(actin 和 desmin)

诊断要点

病理解读要点

- 无淋巴样 /浆细胞增生的偶尔 EBV(+)细胞检出不能诊断 PTLD
- 除 EBV(+)边缘区淋巴瘤外,PTLD 不包括移植情况下的惰性小 B 细胞淋巴瘤

报告

报告要素

- 根据 2017 年 WHO 分类进行 PTLD 分类
  - 非破坏性 PTLD(既往称为"早期病变")
    - 浆细胞增生
    - 传染性单核细胞增多症
    - 旺炽性生发中心增生
  - 多形性 PTLD
  - 单形性 PTLD
    - B 细胞肿瘤:弥漫大 B 细胞淋巴瘤,伯基特淋巴瘤,浆细胞骨髓瘤,浆细胞瘤样病变,其他(如发生于移植受者的惰性小 B 细胞淋巴瘤)
    - T 细胞肿瘤:外周 T 细胞淋巴瘤,NOS;肝脾 T 细胞淋巴瘤;其他

移植后淋巴增殖性疾病分类与特征			
分类	形态学	EBV	免疫表型和遗传学
非破坏性 PTLD			
浆细胞增生	浆细胞和淋巴细胞	(+)	通常多克隆
传染性单核细胞增多症	混合性:淋巴细胞±浆细胞,±免疫母细胞	(+)	通常多克隆;可有少部分寡克隆 TCR
旺炽性淋巴滤泡增生	生发中心显著增生	不定	通常多克隆;可有少部分寡克隆 B 细胞
多形性 PTLD	混合性:淋巴细胞±浆细胞±免疫母细胞(全成熟谱系)	大多(+)	单克隆 B 细胞;多克隆 T 细胞
单形性 PTLD			
B 细胞肿瘤			表达 B 细胞标记
弥漫大 B 细胞淋巴瘤	大 B 细胞	不定 50%~80%(+)	克隆性;EBV(+)活化 B 细胞型,EBV(-)45% 生发中心型
伯基特淋巴瘤	中等大小 B 细胞伴多个核仁及染色质细腻分散	不定	克隆性,可有易位,如 t(8;14),但也有 t(8;22)或 t(2;8)
浆细胞骨髓瘤	弥漫浆细胞浸润,足以符合骨髓瘤诊断标准	不定	克隆性
浆细胞瘤样病变	局灶部位弥漫浆细胞浸润	通常(-)	单型性免疫球蛋白
MALT 淋巴瘤	通常为皮肤或皮下,不包括胃和涎腺	大多(+)	表达 B 细胞标记
淋巴瘤样肉芽肿	血管侵犯,坏死,多形性浸润,通常肺部病变	大多(+)	CD20(+)
T/NK 细胞肿瘤			表达 T 细胞(和 NK 细胞较少见)标记
外周 T 细胞淋巴瘤,NOS	可为多形性,或为多形性伴中等到大细胞及 R-S 型细胞	约 33%(+)	典型克隆性 TCR 基因重排
肝脾 T 细胞淋巴瘤	肝、脾和骨髓弥漫单核样中等大小细胞浸润,核仁不明显	小部分(+)	典型克隆性 TCR 基因重排(通常为 γ/δ 型),可有 +8 染色体修饰
经典型霍奇金淋巴瘤样型 PTLD	满足经典型霍奇金淋巴瘤诊断标准,经典者可见 RS 细胞	经常(+)	通常无法显示克隆性,如 IgH 重排研究
EBV,EB 病毒;NOS,非特指;PTLD,移植后淋巴增殖性疾病;RS,Reed-Sternberg;MALT,黏膜相关淋巴样组织;TCR,T 细胞受体。			

Swerdlow SH et al: Post-transplant lymphoproliferative disorders. In Swerdlow SH et al: WHO Classification of Tumours of Haematopoietic & Lymphoid Tissues. Revised 4th ed. IARC, 2017.

- ○ 经典霍奇金淋巴瘤样型 PTLD
- ● 即将出版的第 5 版 WHO 造血与淋巴组织肿瘤分类(WHOHAEMS)规定了新的方法并使用了术语"与免疫缺陷和失调相关的淋巴样增殖和淋巴瘤"
  - ○ 组织学诊断
    - 特定的增生和增生类型
    - 多形性淋巴增殖性疾病
    - 黏膜皮肤溃疡
    - 淋巴瘤:分类为免疫功能正常的患者
  - ○ 病毒相关(如果有和/或已知)
    - EBV(+/-)
    - KSHV/HHV-8(+/-)
  - ○ 免疫缺陷/失调
    - 移植后:特定的实体器官或骨髓

参考文献

1. Alaggio R et al: The 5th edition of the World Health Organization Classification of Haematolymphoid Tumours: Lymphoid Neoplasms. Leukemia. 36(7):1720-48, 2022
2. Markouli M et al: Recent advances in adult post-transplant lymphoproliferative disorder. Cancers (Basel). 14(23):5949, 2022
3. Oren D et al: Successful CAR T cell therapy in a heart and kidney transplant recipient with refractory PTLD. JACC CardioOncol. 4(5):713-6, 2022
4. Styczynski J et al: Management of resistant post-transplant lymphoproliferative disorder: CAR-T is a new option. Anticancer Res. 42(11):5181-6, 2022
5. Liu JY et al: EBV-specific cytotoxic T lymphocytes for refractory EBV-associated post-transplant lymphoproliferative disorder in solid organ transplant recipients: a systematic review. Transpl Int. 34(12):2483-93, 2021
6. Vega F et al: KSHV/HHV8-positive large B-cell lymphomas and associated diseases: a heterogeneous group of lymphoproliferative processes with significant clinicopathological overlap. Mod Pathol. 33(1):18-28, 2020
7. Natkunam Y et al: Immunodeficiency-associated lymphoproliferative disorders: time for reappraisal? Blood. 132(18):1871-8, 2018
8. Swerdlow SH et al: Post-transplant lymphoproliferative disorders. In Swerdlow SH et al: WHO Classification. Tumours of Haematopoietic & Lymphoid Tissues. Revised 4th ed. IARC, 2017

浆细胞增生（非破坏性 PTLD）

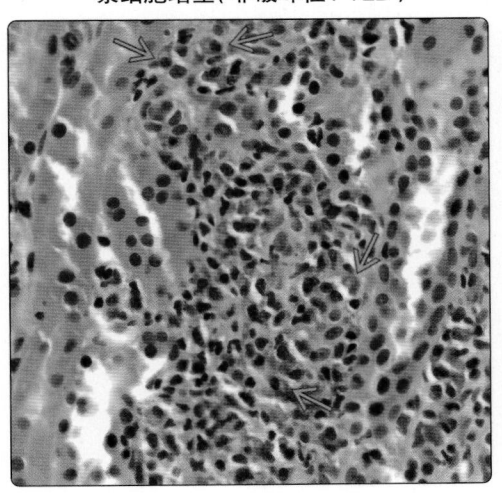

免疫母细胞浆样型 PTLD

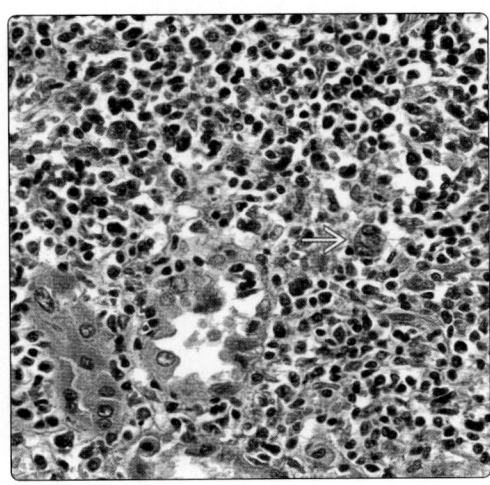

（左）3 岁女孩移植肾程序性活检显示，在淋巴造血样细胞浸润中见大量浆细胞➡，其中大部分细胞 CD20（＋），CD79a（＋）和 EBV ISH（＋），符合浆细胞增生诊断

（右）肾移植受者尸检病例，高倍镜显示 PTLD 以大的非典型细胞➡侵犯肾小管。这种 PTLD 被归为免疫母细胞浆样型 PTLD（Courtesy J.A.Ferry, MD.）

免疫母细胞浆样型 PTLD

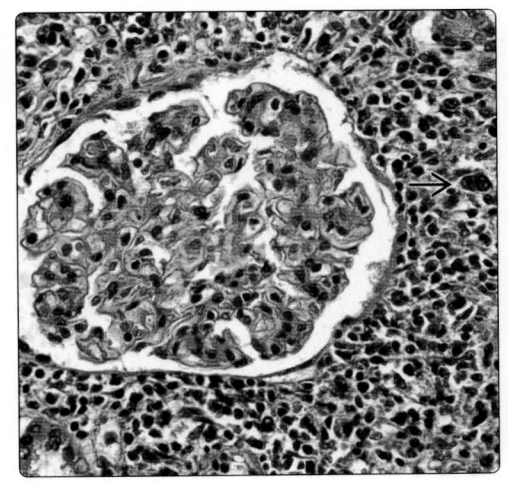

传染性单核细胞增多症样 PTLD 累及扁桃体

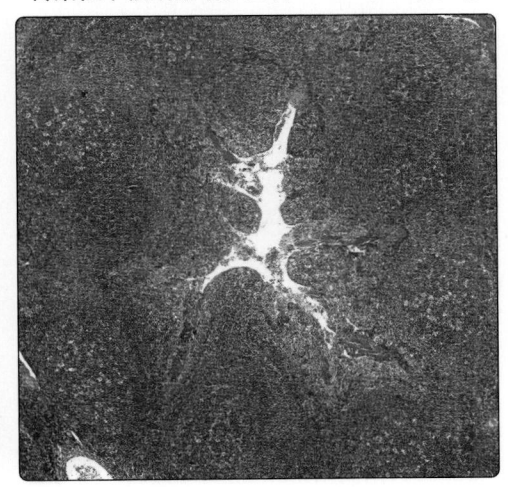

（左）肾移植受者尸检病例，高倍镜下免疫母细胞浆样型 PTLD 显示为大的非典型细胞浸润➡（Courtesy J.A.Ferry, MD.）

（右）小儿肾脏同种移植受者扁桃体低倍镜显示传染性单核细胞增多症样 PTLD 侵犯。总体结构保存，但可以看到淋巴滤泡套区变薄（Courtesy J.A.Ferry, MD.）

单核细胞增多症样 PTLD

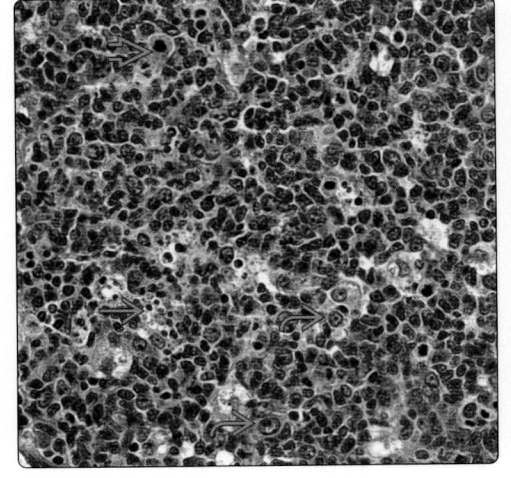

单核细胞增多症样 PTLD 中的免疫母细胞

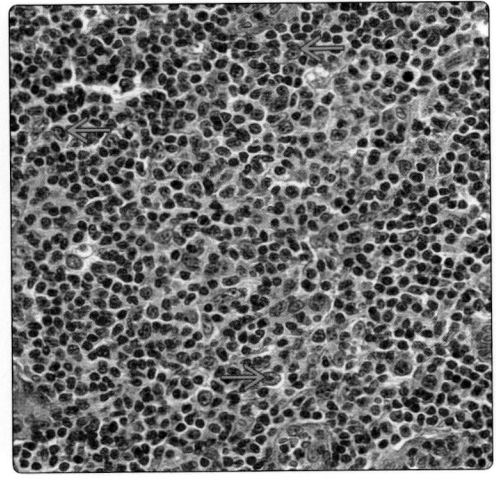

（左）单核细胞增多症样 PTLD 累及扁桃体，高倍镜显示淋巴滤泡旺炽性反应，大多为小淋巴细胞和散在的可染小体巨噬细胞➡、免疫母细胞➡及凋亡细胞➡（Courtesy J.A.Ferry, MD.）

（右）单核细胞增多症样 PTLD，扁桃体滤泡间区高倍视野显示大部分为小淋巴细胞和散在的免疫母细胞➡（Courtesy J.A.Ferry, MD.）

结节状 PTLD

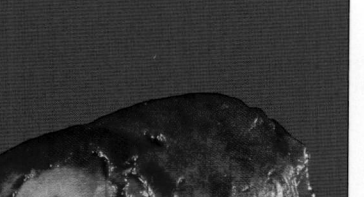

PTLD 伴坏死

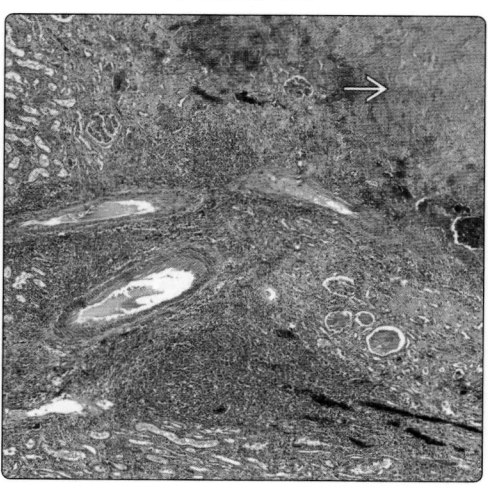

（左）大体图显示 PTLD 累及移植肾形成结节状外观（Courtesy P.Randhawa, MD.）

（右）肾移植受者尸检病例，低倍镜显示 PTLD 侵犯伴坏死区形成 ➡（Courtesy J.A.Ferry, MD.）

弥漫大 B 细胞淋巴瘤型 PTLD 伴坏死

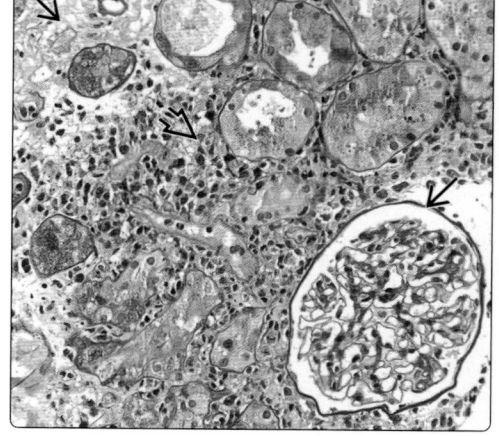

PTLD 浸润脂肪

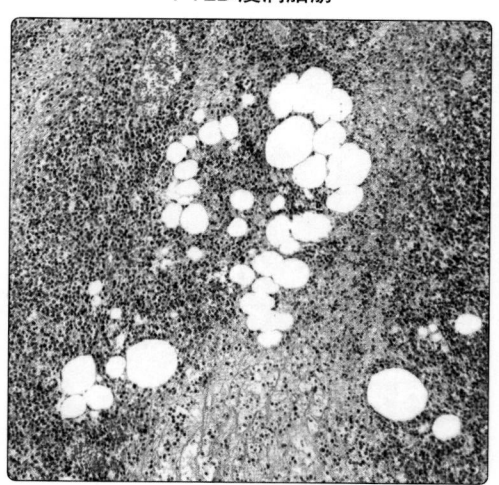

（左）单形性 EBV 驱动 B 细胞 PTLD，弥漫大 B 细胞淋巴瘤型，PAS 染色显示坏死实质中 ➡ 见 1 个相对正常的肾小球 ➡ 及致密淋巴样浸润 ➡

（右）这例 PTLD 显示周围软组织脂肪浸润（Courtesy P.Randhawa, MD.）

PTLD　小管炎

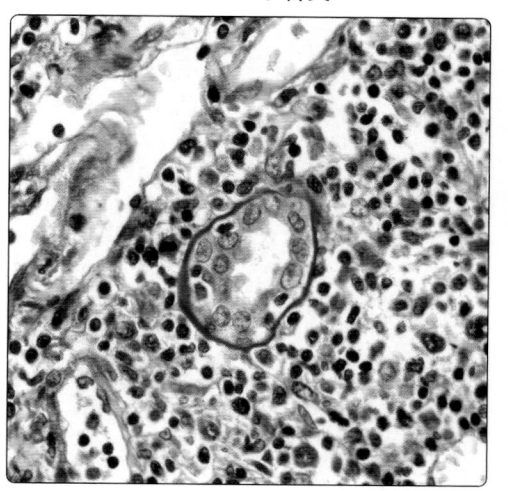

EBV 驱动 PTLD

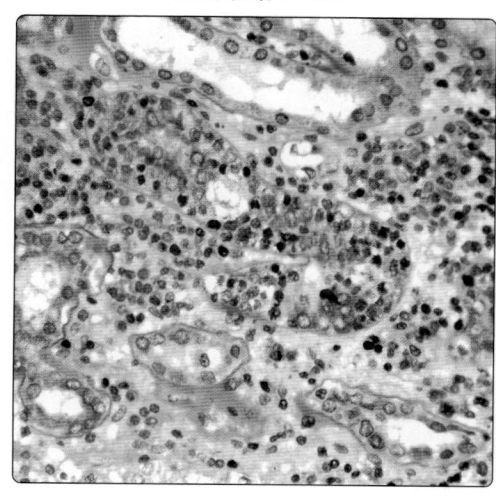

（左）这例 B 细胞 PTLD 可见局灶肾小管炎，说明小管炎在 PTLD 及细胞排斥反应中均可见到（Courtesy P.Randhawa, MD.）

（右）EBER RNA 染色显示肾小管炎中出现 EBV 感染细胞，表明该 PTLD 为 EBV 驱动过程（Courtesy P.Randhawa, MD.）

弥漫大 B 细胞淋巴瘤型 PTLD

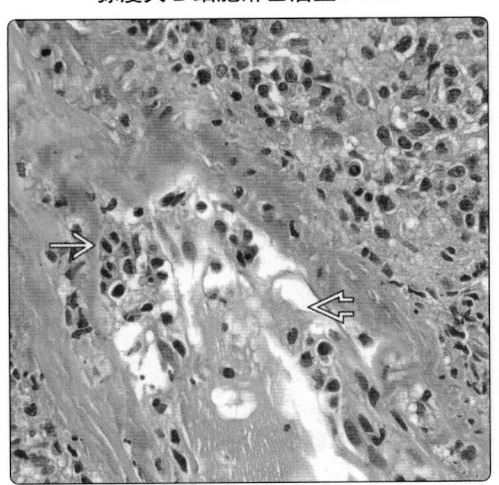

PTLD 累犯血管酷似动脉内膜炎

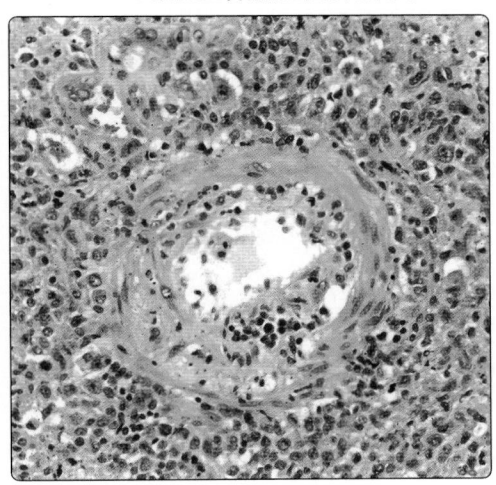

（左）高倍镜显示单形性 EBV 驱动 B 细胞 PTLD，弥漫大 B 细胞淋巴瘤型累犯动脉壁，可见恶性淋巴样细胞 ➡ 与纤维蛋白 ➡ 混杂存在

（右）HE 染色显示 B 细胞 PTLD 累犯血管，说明在 PTLD 中可发生类似细胞排斥反应中见到的动脉内膜炎（*Courtesy P.Randhawa, MD.*）

CD20(+)B 细胞 PTLD

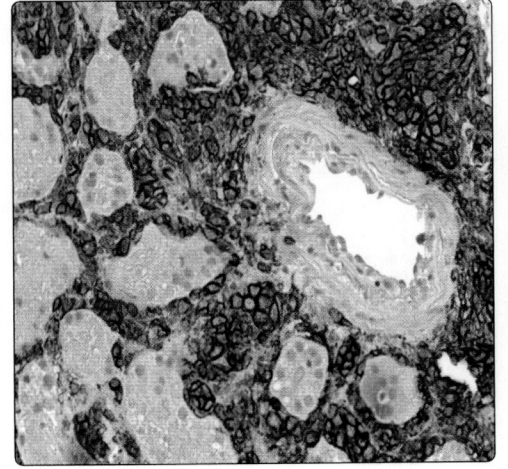

PTLD　Ki-67 显示高增殖活性

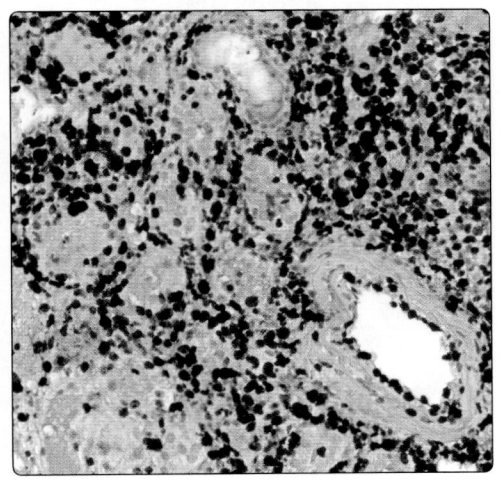

（左）单形性 EBV 驱动 B 细胞 PTLD，弥漫大 B 细胞淋巴瘤型，CD20 免疫组化染色显示几乎所有的非典型淋巴样浸润都由 CD20(+)B 细胞组成

（右）单形性 EBV 驱动 B 细胞 PTLD，弥漫大 B 细胞淋巴瘤型，Ki-67 免疫组化染色显示大多数非典型淋巴样浸润细胞为阳性，表明高增殖活性

单形性伯基特淋巴瘤型

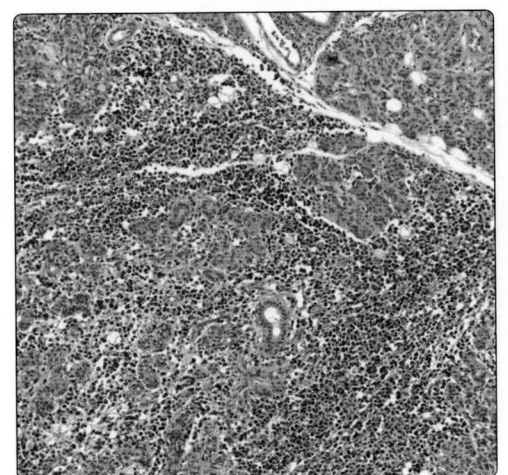

伯基特淋巴瘤型 PTLD

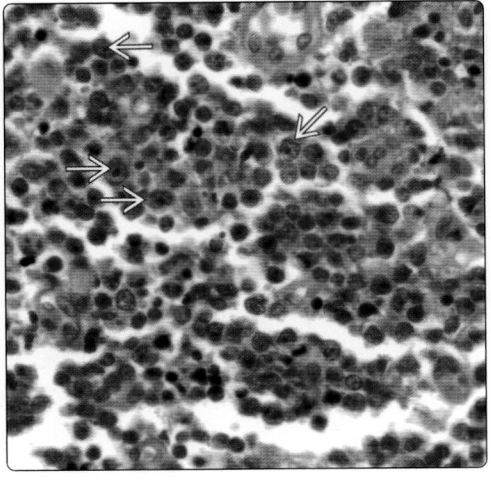

（左）肾移植病史患者颌下腺标本低倍镜显示伯基特淋巴瘤型单形性 PTLD 弥漫浸润（*Courtesy J.A.Ferry, MD.*）

（右）伯基特淋巴瘤型 PTLD，Giemsa 染色显示许多细胞核仁明显 ➡（*Courtesy J.A.Ferry, MD.*）

T 细胞 PTLD　多形性

T 细胞 PTLD

(左)T 细胞 PTLD,高倍镜显示非典型淋巴样浸润伴混合性多形性细胞群,含不同形状的小细胞和大细胞混合

(右)T 细胞 PTLD,高倍镜显示大的非典型细胞 ➜,核分裂象 ➜ 和混杂的嗜酸性粒细胞 ➜

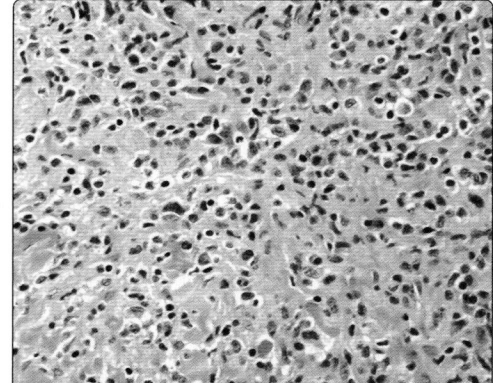
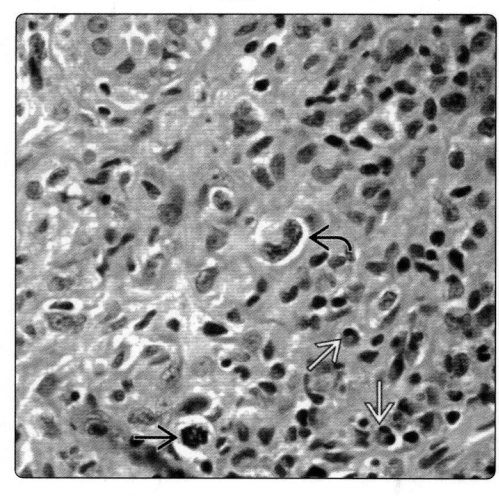

T 细胞 PTLD

肝脾 T 细胞淋巴瘤

(左)T 细胞 PTLD,免疫组化染色显示大多数非典型浸润是由不同形状和大小的 CD3(+)T 细胞组成

(右)肾移植受者肝脾 T 细胞淋巴瘤,肝活检显示弥漫性门静脉和小叶浸润,这些小至中等大小淋巴样细胞浸润酷似肝炎(*Courtesy J.A.Ferry,MD.*)

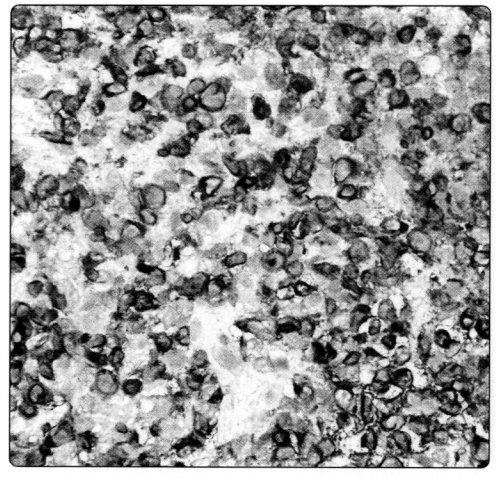
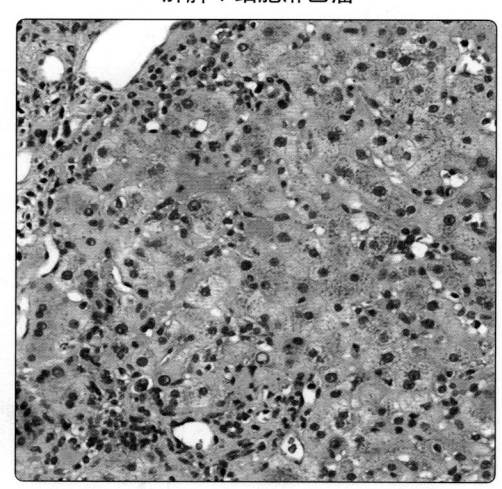

肝脾 T 细胞淋巴瘤

肝脾 T 细胞淋巴瘤

(左)肾移植受者肝脾 T 细胞淋巴瘤,汇管区显示许多小至中等大小淋巴样细胞侵入小叶,细胞仅有轻度异型(*Courtesy J.A.Ferry, MD.*)

(右)HE 切片清楚显示在肾移植受者的肝脾 T 细胞淋巴瘤中,淋巴样细胞主要沿肝小叶中的肝窦浸润 ➜(*Courtesy J.A.Ferry,MD.*)

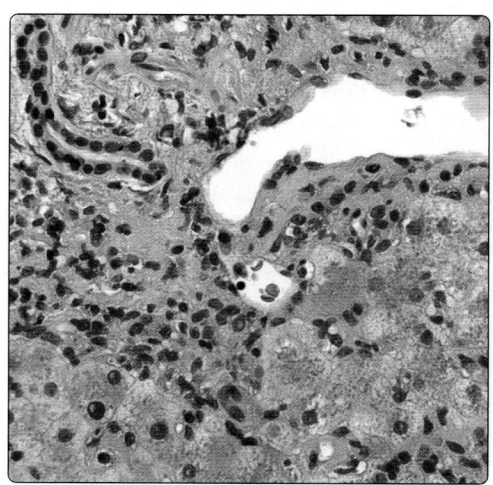
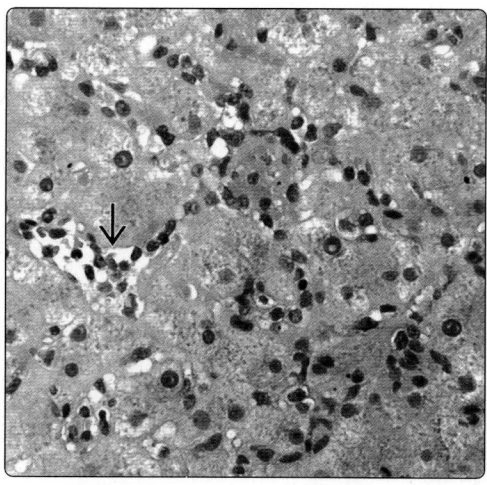

霍奇金淋巴瘤型 PTLD

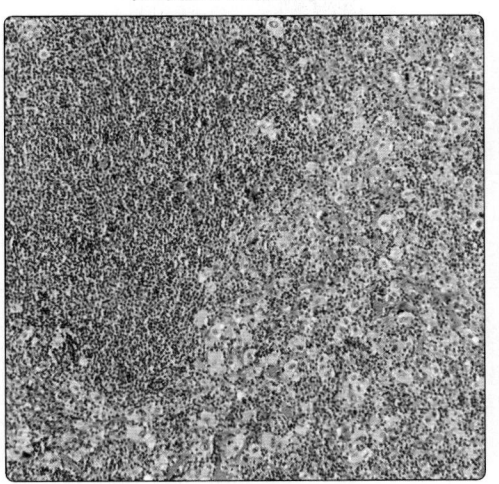

Reed-Sternberg 亚型细胞

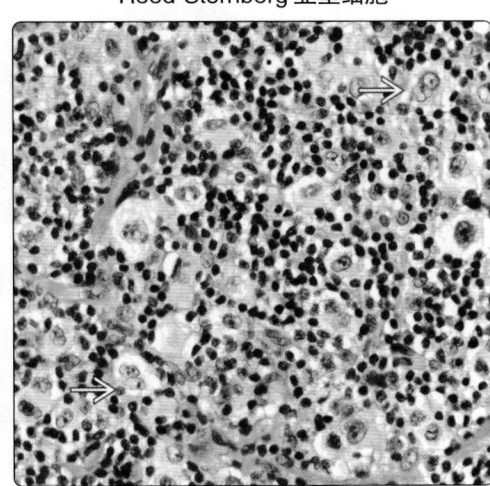

（左）低倍镜显示霍奇金淋巴瘤型 PTLD 以异质性细胞群侵犯舌根（*Courtesy N.L.Harris, MD.*）
（右）霍奇金淋巴瘤样型 PTLD，可见许多 Reed-Sternberg 亚型细胞 ➡（*Courtesy N.L.Harris, MD.*）

霍奇金淋巴瘤型 Reed-Sternberg 亚型细胞

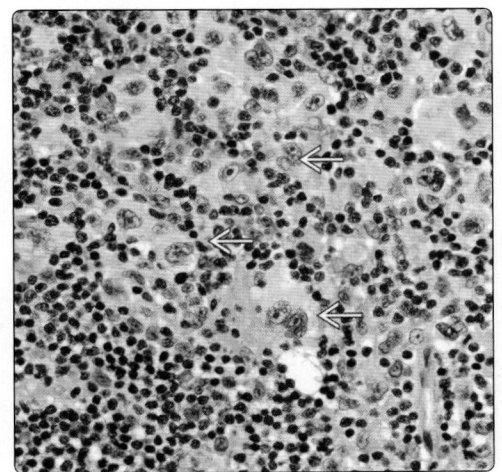

PTLD 神经累犯

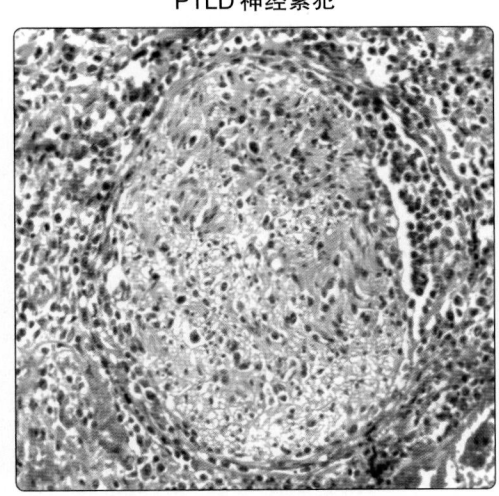

（左）这例霍奇金淋巴瘤型 PTLD 含有许多 Reed-Sternberg 亚型细胞 ➡（*Courtesy N.L.Harris, MD.*）
（右）中倍镜下可见 B 细胞 PTLD 侵犯神经（*Courtesy P.Randhawa, MD.*）

移植后梭形细胞肿瘤

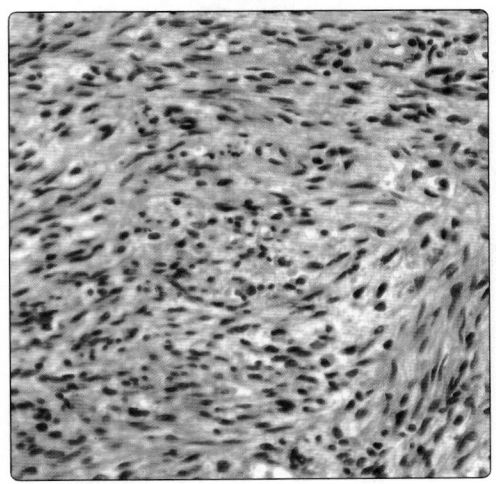

移植后梭形细胞肿瘤 EBER ISH

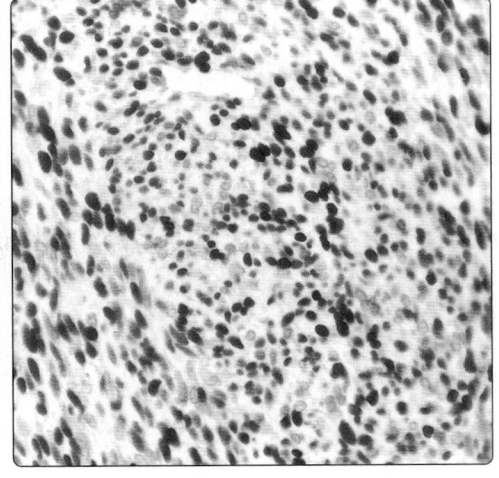

（左）低倍镜显示移植后梭形细胞肿瘤，该病例免疫组化显示平滑肌分化（*Courtesy P.Randhawa, MD.*）
（右）EBER ISH 显示梭形细胞肿瘤中的 EBV 感染细胞。淋巴细胞标志物证明这不是 PTLD，而是由 EBV 引起的移植后梭形细胞肿瘤（*Courtesy P.Randhawa, MD.*）

（杨文婷 译，余英豪 审）

要 点

术语

- 泌尿道恶性肿瘤伴 BK 多瘤病毒大 T 抗原弥漫表达

病因学/发病机制

- 实体器官移植后尿路上皮癌亚群
- BK 多瘤病毒大 T 抗原弥漫表达
- 不完整病毒生命周期,缺乏包膜蛋白表达
- p53 和 Rb 抑制导致多步骤肿瘤形成

临床特征

- 通常在实体器官移植后 5～7 年诊断
- 可发生于同种移植肾、输尿管或膀胱
- 出现血尿或梗阻
- 治疗和预后取决于肿瘤部位和分期

镜下特征

- 涵盖尿路上皮癌的组织学亚型
- 侵袭性、多形性及高核分裂指数很常见

辅助检查

- 肿瘤细胞大 T 抗原弥漫阳性
- 病毒包膜蛋白 VP1-3 阴性,与多瘤病毒肾病相反

主要鉴别诊断

- 尿路上皮癌合并 BK 多瘤病毒重复感染
- 与 BK 多瘤病毒无关的尿路上皮癌

诊断要点

- 多瘤病毒肿瘤可能尚未得到充分认识
- 所有移植后尿路上皮癌均应进行大 T 抗原染色
- 局灶大 T 抗原着色仅代表重复感染

(左)移植肾病例发生具有巢状和腺样结构的浸润性尿路上皮癌,显示核多形性、肿瘤坏死及大量核分裂象
(右)相邻切片中多瘤病毒大 T 抗原染色显示肿瘤细胞胞核和胞质普遍表达

浸润性尿路上皮癌

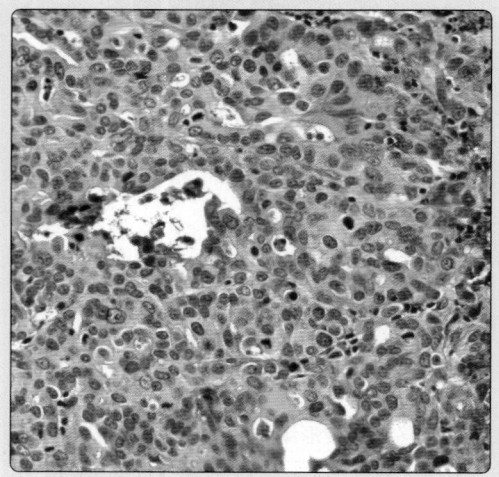

SV40 大 T 抗原免疫组化染色

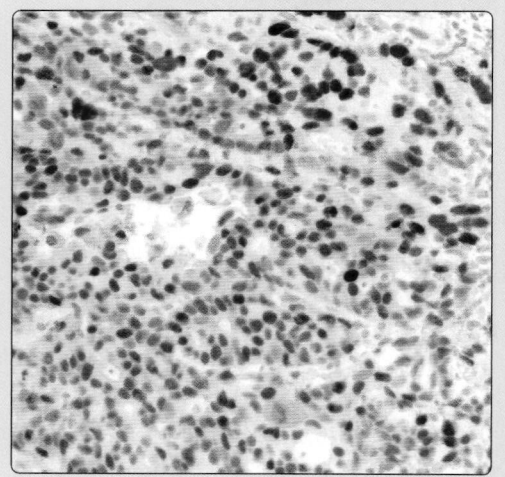

(左)移植后发生在膀胱的尿路上皮癌,肿瘤大 T 抗原阳性,具有腺样结构,核分裂象易见➥,包括非典型和"环状"➥
(右)膀胱乳头尿路上皮型癌表面上皮局灶大 T 抗原染色,仅表明重复感染

非典型核分裂象

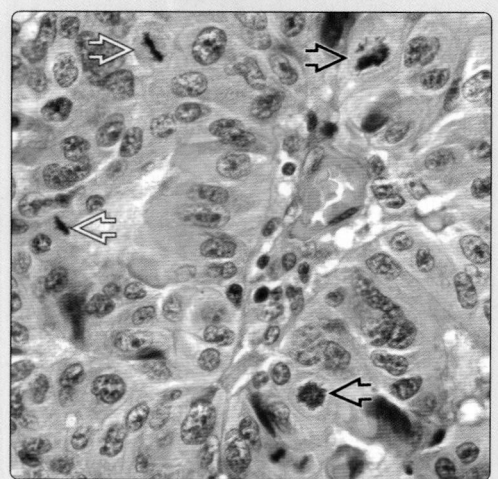

免疫组化染色 SV40 阳性

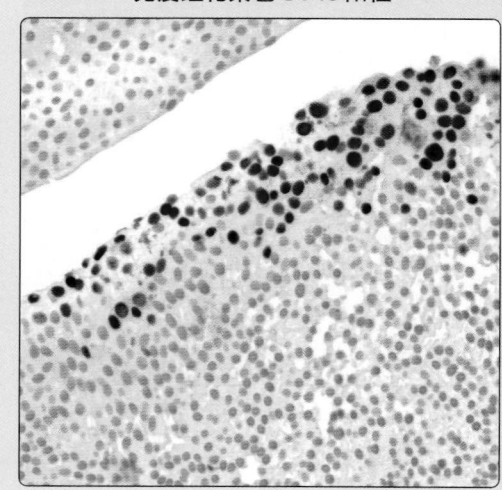

术语

定义

- 携带整合型 BK 多瘤病毒 DNA 的泌尿生殖系统恶性肿瘤

病因学/发病机制

致病原

- 移植受者易罹患病毒驱动肿瘤
- 肾移植术后 BK 多瘤病毒感染常见
- BK 多瘤病毒与已知的致瘤病毒同源
  ○ Merkel 细胞癌多瘤病毒, SV40
- 移植后尿路上皮癌亚型
  ○ 大部分/所有肿瘤细胞表达大 T 抗原
- 在普通人群中 BK 与癌症不相关
- JC 多瘤病毒罕见与尿路上皮癌相关

分子遗传学

- BK 病毒整合到人类基因组中
- 大 T 抗原为强效致癌蛋白
  ○ P53 结合和抑制
  ○ 视网膜母细胞瘤通路抑制
- PP2A 的小 T 抗原抑制
  ○ 通过 cyclin-A 诱导 S 期
- 基因组不稳定性类似于 p53 功能丧失肿瘤

临床特征

流行病学

- 发病率
  ○ 占肾移植受者的 0.10%~0.65%
  ○ 相对于普通人群增加 3 倍
- 移植后 5%~15% 的尿路上皮癌表达大 T 抗原
  ○ 约 1/2 患者曾被诊断为 BK 肾病

表现

- 通常发生在实体器官移植后 5~7 年
  ○ 区间: 1~12 年
  ○ 与他克莫司免疫抑制有关
  ○ 肾移植: 多数病例
- 肿瘤部位
  ○ 膀胱最常见, 可能未得到充分认识
  ○ 移植肾肾盂、髓质或输尿管
  ○ 不明原发部位的转移性肿瘤
  ○ 与前列腺癌关系不明
- 症状
  ○ 血尿或梗阻
  ○ 偶尔影像学检查发现

治疗

- 辅助治疗
  ○ 检查点抑制剂
  ○ 膀胱内卡介苗免疫治疗
  ○ 丝裂霉素 C 或基于顺铂的化疗方案
- 手术: 肾切除术/膀胱切除术
- 供者来源的转移性肿瘤停用免疫抑制治疗有效

预后

- 预后差, 侵袭性肿瘤, 常见转移

大体特征

移植肾/输尿管

- 肾盂/肾盏的外生性肿瘤, 浸润常见
- 浸润常见

膀胱

- 乳头状、扁平或浸润性肿瘤

镜下特征

组织学特征

- 尿路上皮癌
  ○ 特征多样, 但通常为高级别
  ○ 涵盖了尿路上皮癌的组织学亚型
    – 乳头型、微乳头型、巢状型、腺样型、肉瘤样癌及多形性巨细胞癌
  ○ 核分裂指数高, 易见环状/三极核分裂
- 集合管癌和肾细胞癌亦有报道
  ■ 可能代表具有广泛侵袭能力的尿路上皮癌

辅助检查

免疫组化

- 肿瘤细胞大 T 抗原弥漫阳性
  ○ 局灶阳性仅表明重复感染
- p53 强阳性
- 与多瘤病毒肾病不同, 病毒包膜蛋白 VP1-3 阴性

PCR

- 检测潜伏病毒; 可能为假阳性

电镜

- 可能见到细胞内病毒样颗粒

鉴别诊断

伴 BK 多瘤病毒重复感染的尿路上皮癌

- 免疫组化染色仅局灶大 T 抗原着色
- 同时表达 BK 包膜蛋白

与 BK 多瘤病毒无关的尿路上皮癌

- 免疫组化染色大 T 抗原阴性

参考文献

1. Namdari S et al: Human herpesvirus 6A and 6B and polyomavirus JC and BK infections in renal cell carcinoma and their relationship with p53, p16INK4a, Ki-67, and nuclear factor-kappa B expression. Microbiol Immunol. 66(11):510-8, 2022

2. Borgogna C et al: Evidence of BK polyomavirus infection in urothelial but not renal tumors from a single center cohort of kidney transplant recipients. Viruses. 13:56, 2021

3. Jin Y et al: Genome-wide profiling of BK polyomavirus integration in bladder cancer of kidney transplant recipients reveals mechanisms of the integration at the nucleotide level. Oncogene. 40(1):46-54, 2021

4. Querido S et al: High-grade urothelial carcinoma in a kidney transplant recipient after JC virus nephropathy: the first evidence of JC virus as a potential oncovirus in bladder cancer. Am J Transplant. 20(4):1188-91, 2020

5. Gupta G et al: Treatment for presumed BK polyomavirus nephropathy and risk of urinary tract cancers among kidney transplant recipients in the United States. Am J Transplant. 18(1):245-52, 2018

6. Papadimitriou JC et al: BK polyomavirus infection and renourinary tumorigenesis. Am J Transplant. 16(2):398-406, 2016

（杨文婷 译, 余英豪 审）

术语

同义词

- 监测性活检

定义

- 按预定的时间间隔进行移植肾活检,与移植肾功能不全无关

临床意义

程序性活检的价值

- 有利于监测致敏患者
- 在亚临床疾病可逆的情况下能及时发现并给予潜在治疗
  - 包括亚临床排斥反应、感染及复发性疾病
- 早期程序性活检的发现可能有助于确定后期移植物丢失的原因
  - 约 95% 病例可以确定移植物丢失的具体原因,主要是根据早期活检
- 在当代亚临床排斥反应的发生率很低
  - 可检出其他疾病:药物毒性、多瘤病毒感染、复发性疾病
- 临床试验
  - 记录结果、检测毒性
- 更常用于高风险(预致敏)患者

活检程序的风险

- 发生重大并发症风险为 0.4%
  - 血肿或动静脉瘘
  - 肠穿孔引起腹膜炎;移植物丢失(<0.05%)

经济学

- 根据许多假设,估计程序性活检比生物标志物监测产生更多的质量调整生命年(QALY),如果生物标志物阳性则需要活检;12 个月活检费用为 13 318 美元/QALY;在这项研究中,生物标志物需要<700 美元/次检测才具有成本效益

定时

- 植入时(零点)
- 3～4、6、12、24 个月,5 年、10 年
  - 可能对后期移植物丢失有深入了解
- 一旦出现新发供者特异性抗体(DSA)
  - 53% 的活检存在排斥反应组织学证据
  - 40% 为抗体介导排斥反应(AMR),预后差

镜下特征

一般特征

- 取决于诊断结果的不同发现

肾小球

- 正常
- GBM 双轨
- 系膜细胞增生
- 局灶节段性肾小球硬化症(FSGS)
- 5 年内缺血性肾小球是不良结局的预测因子
  - 如果>40%,约 45% 移植物丢失 vs.<40%,约 12% 丢失
- 如为复发或新发疾病,可有免疫复合物沉积
  - C4d 颗粒状染色常为线索
- 移植后期活检(约 10 年)显示肾小球疾病高发生率

肾小管

- 正常、萎缩、小管炎、病毒包涵体、结晶

间质

- 正常、纤维化、炎症
  - 纤维化区炎症与移植物丢失风险增加有关
  - 纤维化区外的炎症可能表明亚临床细胞排斥反应

动脉和微动脉

- 正常、动脉硬化、动脉内膜炎

程序性活检　管周毛细血管炎　　程序性活检　急性细胞排斥反应

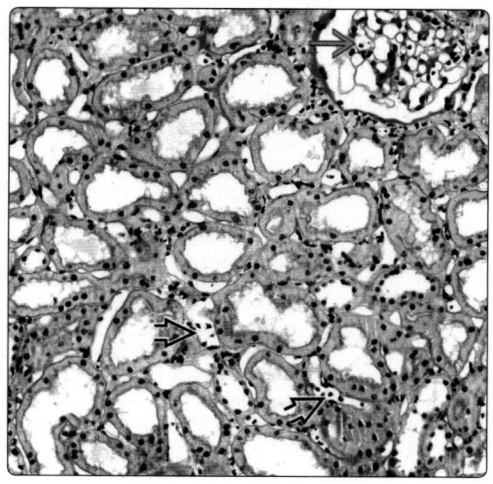
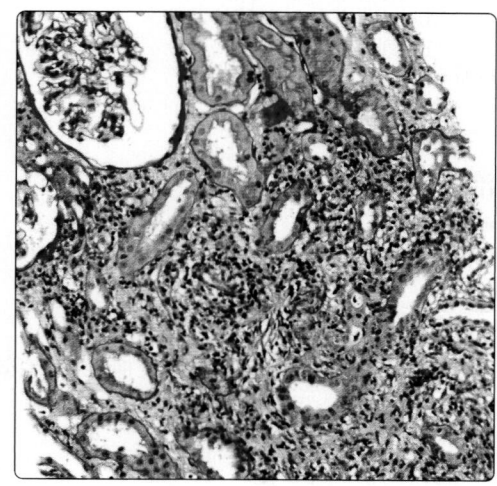

(左)供者特异性抗体阳性但肾功能正常移植患者,移植后 4 个月程序性活检显示管周毛细血管炎➡和肾小球炎➨,即亚临床抗体介导排斥反应(AMR)特征。管周毛细血管炎不应与急性细胞排斥反应混淆

(右)移植后 4 个月程序性活检显示 Banff ⅠB 型急性细胞排斥反应,血清肌酐稳定在 141.4μmol/L,患者接受无类固醇维持免疫抑制方案治疗

- 相较病因性活检而言,程序性活检更有可能发现没有明显肾小管间质炎症("孤立性血管病变")的动脉内膜炎
- 微动脉透明变性
  - 移植后 10 年程序性活检有 66% 病例存在中至重度微动脉透明变性(主要基于他克莫司免疫抑制)

诊断

组织学正常

- 见于大多数程序性活检病例

Banff 交界性炎症

- 在一份报告中,移植后 1～2 年程序性显示交界性病变与更长的移植物存活相关

亚临床急性 T 细胞介导排斥反应

- 头 5 个月为 3%～17%
- 6 个月程序性活检为 4%～15%
- 1 年程序性活检为 5%～19%
  - 大多数报道包括交界性/可疑类别
- 1 年后并在使用他克莫司治疗下发生率降低(5%)

亚临床 BK 多瘤病毒肾病

- 1 年程序性活检为 5%(在 BK 监测之前)

慢性钙调磷酸酶抑制剂(CNI)毒性

- 在一项研究中,接受环孢霉素治疗患者在 1 年、5 年和 10 年活检,微动脉透明变性分别为 61.3%、90.5% 和 100%
  - 不一定特定于 CNI
- 接受他克莫司或西罗莫司 vs. 环孢霉素患者,微动脉透明变性发生率和严重度低
  - 另一项研究中,5 年程序性活检发现接受基于他克莫司免疫抑制治疗的系列患者 19% 存在中度至重度透明变性
    - 基于西罗莫司且无 CNI 免疫抑制治疗者 5% 有中度至重度透明变性

动脉硬化

- 可为供者疾病或新发疾病
  - 与零点(植入)活检比较有帮助

间质纤维化和肾小管萎缩,非特指

- 在间质纤维化和肾小管萎缩(IFTA)的移植物丢失病例中,81% 可查明病因,部分在早期活检中被发现
- 约 60% 功能正常的移植物 5 年活检有一些 IFTA(ct 或 ci>0)
  - 17% 5 年活检有中度至重度 IFTA(Banff ci>1,ct>1)
    - 与先前急性细胞排斥反应和 BK 多瘤病毒感染发作有关
- IFTA 不一定会随着时间而发展
  - 在常规移植研究中,1 年移植物程序性活检显示轻度纤维化(ci1),通常在 5 年活检时有不同的发现
    - 39% 的患者在 5 年活检时显示无纤维化(ci0),而仅 23% 的患者在 5 年活检时显示出比较严重的纤维化

- 在 1 年移植物程序性活检显示中度纤维化(ci2)的患者中,>50% 在 5 年时显示轻度或无纤维化
  - 结果可能部分代表抽样误差
  - 10 年程序性活检时仅 12% 患者存在中度至重度 IFTA
- 间质纤维化和单个核细胞炎症共存增加了后期移植物丢失的风险
  - 目前被认为是慢性 T 细胞介导排斥反应的模式

慢性抗体介导排斥反应

- 程序性活检显示伴新发抗 DSA 患者亚临床抗体介导排斥反应(sAMR)发病率为 40%～50%
- 一个系列研究显示 1 年程序性活检 sAMR 发病率为 14%
  - 多数为移植前就已存在 DSA 的患者(预致敏 DSA),仅 22% 的患者为新发 DSA
    - 组织学上以肾小球和/或管周毛细血管炎为特征;32% C4d(+)
  - 与亚临床 T 细胞介导排斥反应相比,移植物存活率更差(移植后 8 年为 56%)
    - C4d 阳性也导致移植物存活率降低

移植性肾小球病

- 常规肾移植患者 1 年程序性活检移植性肾小球病发生率为 2%～5%
  - DSA 患者风险增加
  - 如果程序性活检发现移植性肾小球病,则移植物存活率降低

适应性

- 无活动性排斥反应
- 管周毛细血管 C4d(+)
- 常见于 ABO 血型不相容移植物

复发性肾小球疾病

- 早期复发性膜性肾病和 IgA 肾病通常为亚临床

新发肾小球疾病

- 局灶性肾小球硬化和膜性肾病最常见
- 新发 C1q 肾病常见,通常临床意义不大

参考文献

1. Denic A et al: Changes in glomerular volume, sclerosis, and ischemia at 5 years after kidney transplantation: incidence and correlation with late graft failure. J Am Soc Nephrol. 34(2):346-58, 2023
2. Aziz F et al: How should acute T-cell mediated rejection of kidney transplants be treated: importance of follow-up biopsy. Transplant Direct. 8(4):e1305, 2022
3. Lee YH et al: Advanced tertiary lymphoid tissues in protocol biopsies are associated with progressive graft dysfunction in kidney transplant recipients. J Am Soc Nephrol. 33(1):186-200, 2022
4. Puttarajappa CM et al: Economic analysis of screening for subclinical rejection in kidney transplantation using protocol biopsies and noninvasive biomarkers. Am J Transplant. 21(1):186-97, 2021
5. Bertrand D et al: Protocol biopsies in patients with subclinical de novo donor-specific antibodies after kidney transplantation: a multicentric study. Transplantation. 104(8):1726-37, 2020
6. Gordillo R et al: Benefits and risks of protocol biopsies in pediatric renal transplantation. Pediatr Nephrol. 34(4):593-8, 2018
7. Zotta F et al: Protocol biopsies in pediatric renal transplantation: a precious tool for clinical management. Pediatr Nephrol. 33(11):2167-75, 2018
8. Huang Y et al: Protocol biopsies: utility and limitations. Adv Chronic Kidney Dis. 23(5):326-31, 2016

（左）程序性活检显示肾小球正常，足细胞足突保存完整 �□，无 GBM 双轨化或内皮下透亮区，亦无免疫沉积物，内皮细胞看起来正常且窗孔保留 �□

（右）程序性活检显示管周毛细血管正常，毛细血管基底膜层单层 �□，内皮细胞正常

电镜检查肾小球正常

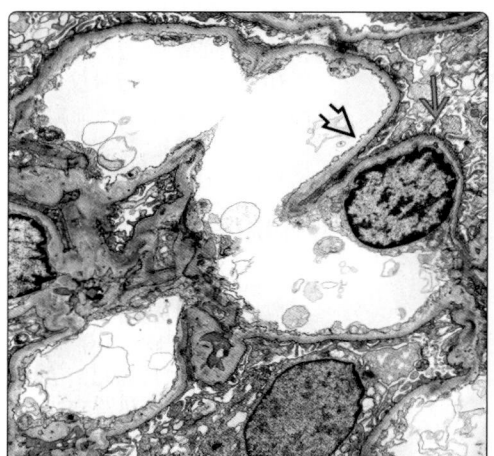

电镜检查管周毛细血管正常

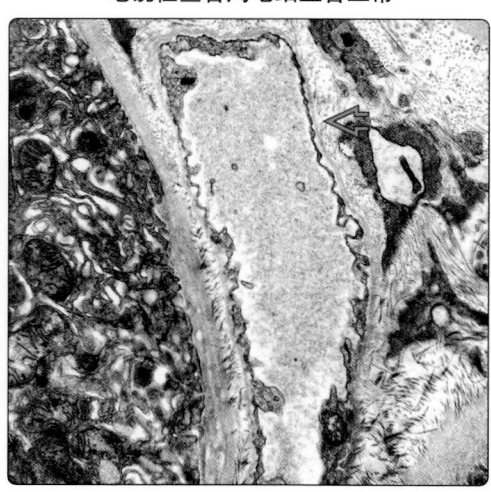

（左）预致敏供者特异性抗体患者移植后 1 个月程序性活检，电镜显示内皮细胞增大 �□ 伴窗孔缺失。这种改变可先于移植性肾小球病出现，这例活检光镜检查正常

（右）肾功能正常患者 1 年程序性活检，活检表现正常

电镜显示反应性内皮细胞

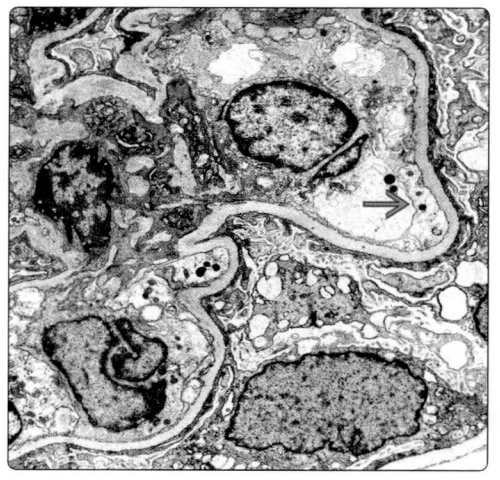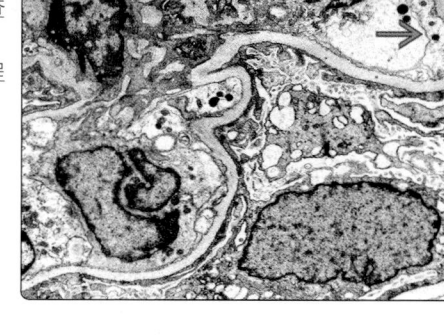

程序性活检正常

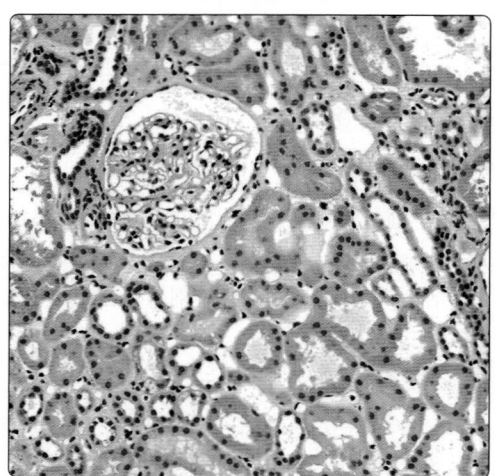

（左）移植后 10 年程序性活检显示中度系膜硬化 ➡，可呈结节状，为移植后期活检中经常出现的特征，即便为非糖尿病患者

（右）微动脉罕见内膜 ➡ 和外周 ➡ 结节性透明变性，可能系钙调磷酸酶抑制剂毒性所致。随着移植后时间推移微动脉透明变性越发常见

后期程序性活检显示系膜硬化

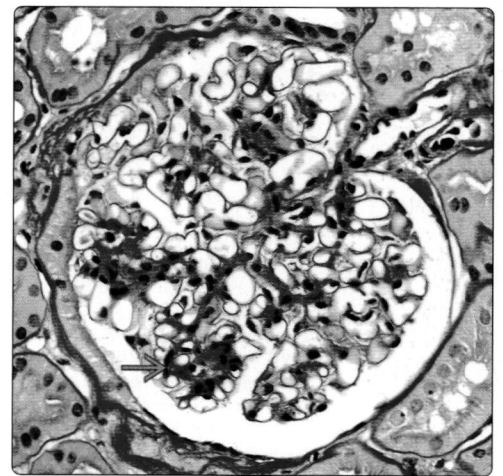

微动脉透明变性

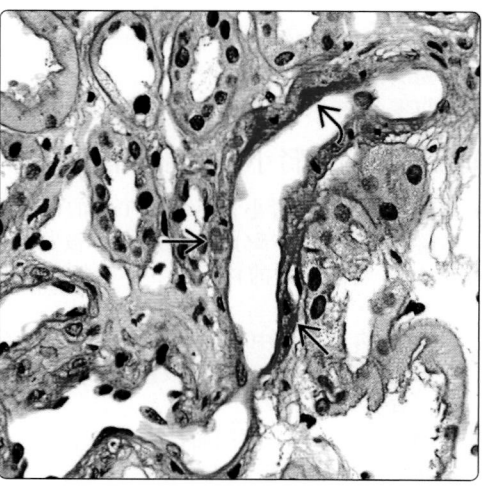

程序性活检 IgA 沉积

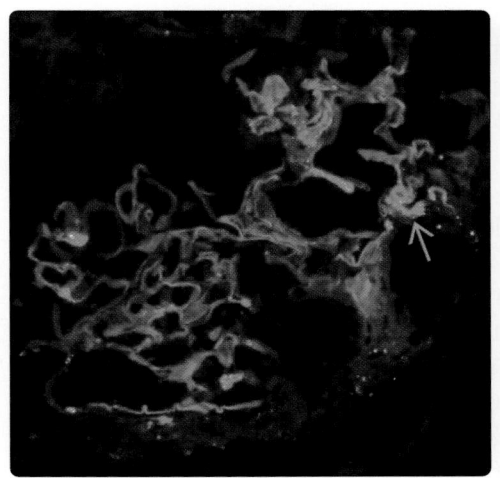

新发 C1q 肾病

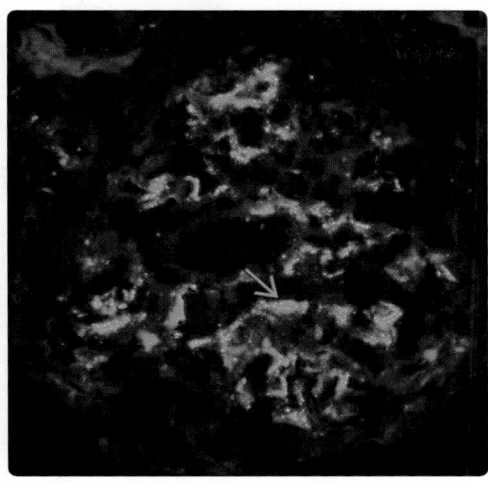

（左）患者有原肾 IgA 肾病史，移植后 5 年程序性活检显示 IgA 节段颗粒状系膜着色 ➡。光镜显示肾小球系膜细胞轻度增生

（右）移植后 10 年程序性活检，CIq 免疫荧光染色显示 2+ 颗粒状系膜着色 ➡。光镜显示肾小球系膜细胞增生，这种表现通常无明显临床意义

早期移植性肾小球病

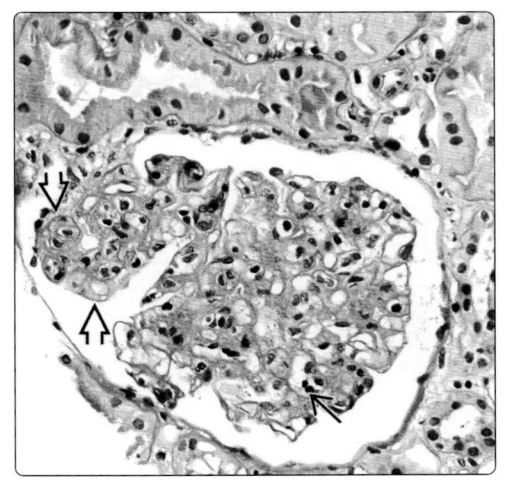

早期复发性 C3 肾小球肾炎

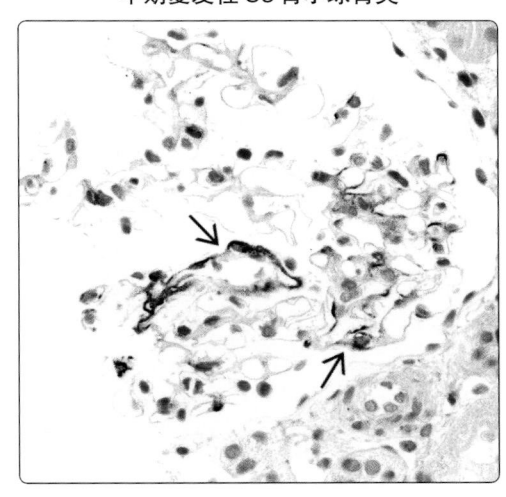

（左）1 年程序性活检发现早期移植性肾小球病，可见肾小球炎 ➡ 和节段性 GBM 双轨 ➡。患者有预致敏供者特异性 HLA 抗体，但肾功能正常

（右）亚临床复发性 C3 肾小球肾炎患者，免疫组化染色显示 GBM 节段颗粒状 C4d 染色 ➡。在这次 3 个月程序性活检后发现 C3 肾炎因子

早期复发性膜性肾病

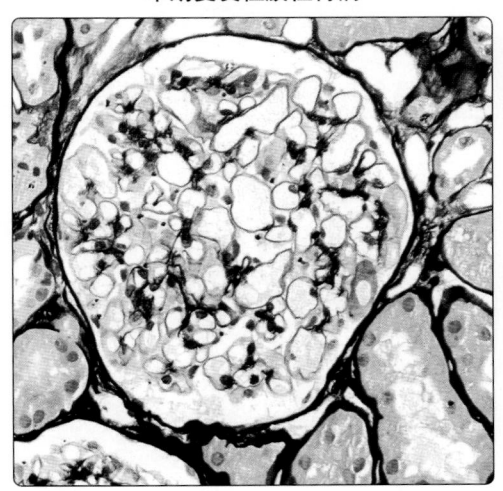

早期复发性膜性肾病免疫荧光

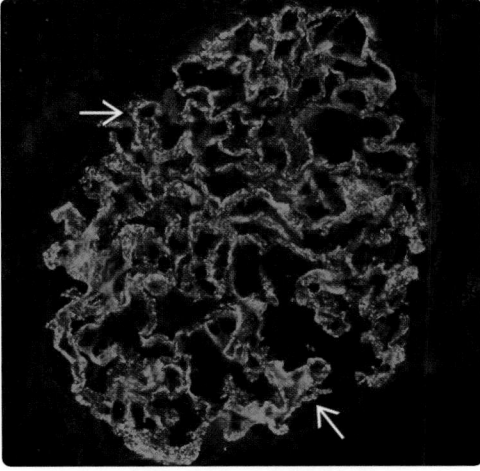

（左）这例早期复发性膜性肾病高倍镜下肾小球并未显示 GBM 异常证据（"钉突"或"小孔"），三色染色亦未见沉积物

（右）早期复发性膜性肾病 C4d 免疫荧光染色显示呈膜性模式的细颗粒 GBM 着色 ➡，与通常或正常肾小球 C4d 染色仅限于系膜不同。IgG 显示相似染色

（杨文婷 译，余英豪 审）

术语

- 耐受:组织或器官的免疫学特异性接受状态,无破坏性免疫反应,在没有使用免疫抑制药物情况下,对其他抗原(如微生物或第三方同种移植物)具有完全性免疫反应性

病因学/发病机制

- 混合嵌合
  - 来自同一活体供者的骨髓和肾脏移植给予接受过胸腺照射、环磷酰胺(或全身照射)、钙调磷酸酶抑制剂、利妥昔单抗及 T 细胞消耗抗体的受者
- 特定停用免疫抑制剂
  - 在一些(无法预测的)病例中,移植物维持正常功能
  - 循环转化 B 细胞数量增加
- 机制
  - 缺失性耐受(中央耐受)
    - 预防自体免疫的正常机制
  - 调节性耐受(外周耐受)
    - 由调节性 T 细胞(Treg),FOXP3(+)介导

镜下特征

- 停用免疫抑制剂而功能稳定的移植肾程序性活检,虽数量有限,但可显示光镜特征
  - 肾脏正常
  - 间质和血管周 FOXP3(+)细胞聚集
    - 富含 Treg 的器官样淋巴样结构
  - 适应性[C4d(+)]
  - 进展缓慢的亚临床慢性抗体介导排斥反应
  - 复发性肾小球疾病

诊断要点

- 肾活检对证明耐受状态至关重要

程序性活检肾脏正常

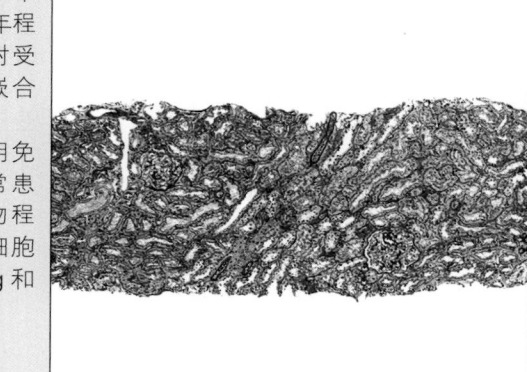

接受的同种移植物淋巴样细胞聚集

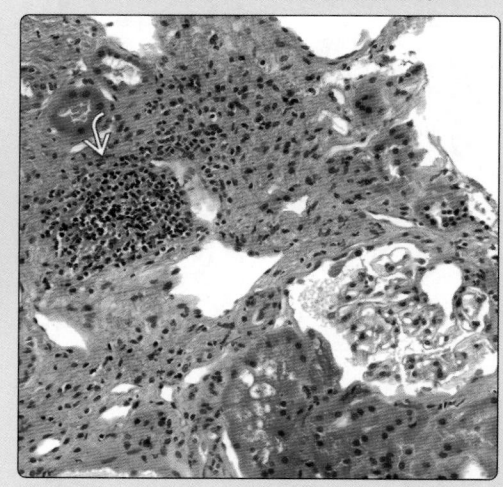

(左)停用免疫抑制剂 18 个月且肾功能正常患者 2 年程序性活检肾脏正常。耐受由供者骨髓和混合性嵌合体预处理方案诱导

(右)肾移植后 7 年停用免疫抑制剂、肾功能正常患者,接受的同种移植物程序性活检显示淋巴样细胞聚集➡,通常包括 Treg 和 FOXP3(+)细胞

接受的同种移植物 FOXP3(+)细胞聚集

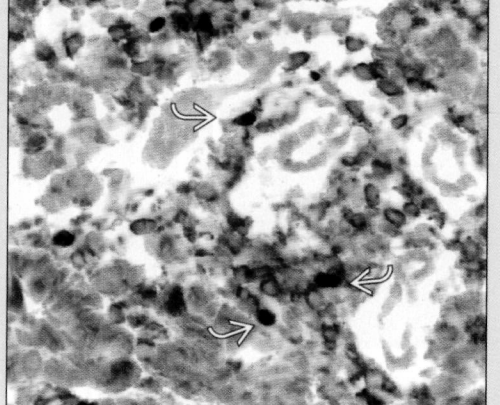

富含 Treg 的器官样淋巴样结构

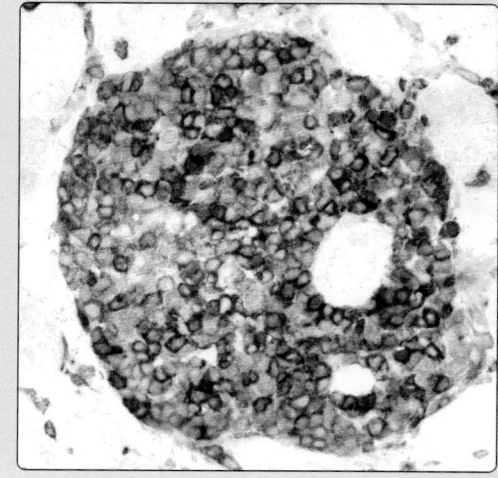

(左)停用免疫抑制剂的接受肾移植患者程序性活检常显示富含 FOXP3(+)细胞➡的淋巴样细胞聚集。图示 FOXP3(蓝色)和 CD4(棕色)双重染色

(右)富含 Treg 的器官样淋巴样结构在耐受肾移植受者中很常见,可见于人类、非人灵长类、猪及小鼠(如图)经不同方案诱导耐受后的移植肾中。图示 FOXP3(蓝色)和 CD3(棕色)免疫组化双重染色

术语

定义

- 耐受：组织或器官的免疫学特异性接受状态
  - 没有使用免疫抑制药物
  - 没有破坏性免疫反应
  - 对其他抗原（如微生物或第三方同种移植物）具有完全免疫反应性
- 尽管采用不同方案在近交小鼠中实现了耐受，但仅在近期才有意在人类同种肾移植中诱导耐受

病因学/发病机制

诱导小鼠耐受的方案

- 首次显示供者细胞新发排斥反应（Peter Medawar 因此获得了 1960 年的诺贝尔奖）
- 许多其他策略，包括对小鼠的协同刺激阻断作用，但对大型动物不起作用
- 在小鼠中施用非清髓性方案的供者骨髓可导致稳定的白细胞嵌合体及对器官或皮肤移植物的耐受，并在非人类灵长类动物中起作用

诱导人类耐受的方案

- 混合嵌合
  - 最初在麻省总医院（MGH）进行的研究
  - 来自同一活体供者的骨髓和肾脏移植给予接受过胸腺照射、环磷酰胺（或全身照射）、钙调磷酸酶抑制剂、利妥昔单抗及 T 细胞消耗抗体的受者
  - 导致短暂的混合嵌合
  - 两种方案：骨髓瘤（HLA-相同）和原发性肾脏疾病（HLA-单倍体）
- 混合嵌合伴全淋巴照射（TLI）
  - 在斯坦福大学进行的研究
  - 混合嵌合持续存在
  - HLA 匹配受者停用免疫抑制剂后长期存活
  - HLA 不匹配受者低剂量他克莫司维持
- 完全嵌合
  - 在西北大学和斯坦福大学进行的研究
  - 骨髓消融并用供者细胞替代 ± 促进细胞
    - 3 名儿童在接受同一供者的骨髓后对半相合肾移植产生耐受；1 例有轻度 GVHD 发作
- Treg
  - 诱导 Treg（± 供者反应性）和其他细胞群的治疗应用目前正在研究中
    - 供者反应性 Treg
    - 多克隆 Treg
- 自发性耐受
  - 在许多中心观察到的罕见现象
  - 偶尔肾移植受者在数年后出于多种原因停用免疫抑制药

- 一些病例同种移植肾功能继续维持正常
  - 调查确定了 218 983 名患者中有 61 名为耐受者（0.03%）
- 这些和其他研究方案仍在发展中

机制

- 两种主要生理机制，避免自身免疫或超敏反应
- 缺失耐受（中枢耐受）
  - 胸腺中新形成的自身反应性 T 细胞缺失
  - 不可逆
- 调节耐受（外周耐受）
  - 抗原特异性 T 细胞（Treg）抑制效应 T 细胞
    - 最明确的为表达 FOXP3 亚群
  - 如果 Treg 耗竭或功能受损，这种耐受可能丢失
  - 实验证据表明同种移植物中的 Treg 可以介导耐受

临床特征

实验室检查

- 自发耐受患者 vs. 免疫抑制患者血液中 B 细胞转录子增加
- 目前的研究旨在寻找能够停用免疫抑制药物患者的转录子
  - 有报道人类血淋巴细胞中的 9-基因标志
    - 需要前瞻性研究确认
  - 有报道非人类灵长类动物移植物活检中耐受基因转录子标志/因子
    - 结合缺乏 T 细胞介导排斥反应（TCMR）和抗体介导排斥反应（AMR）标志

预后

- 经验有限
  - 研究规模小，不均一，并且方案不断演变
- 混合嵌合伴 TLI
  - 在斯坦福大学完成的研究
  - 22/23 HLA 相合的受者在停用免疫抑制剂的情况下获得耐受
    - 约 10% 的患者有急性 T 细胞介导排斥反应
    - 有复发性肾小球疾病的报道
      - 狼疮性肾炎（1/3）
      - IgA 肾病（5/16）；4 例程序性活检发现
      - 膜性肾病（1/2）
      - 局灶节段性肾小球硬化症（FSGS）（1/1）
  - HLA 不匹配受者低剂量他克莫司维持
    - 约 25% 有 TCMR（4/19）
    - 4/19 存在供者特异性抗体（DSA）
      - 恢复免疫抑制剂后 DSA 消失
      - 约 10% 有慢性 AMR 伴 C4d 和 DSA
  - 无严重感染或移植物抗宿主病（GVHD）
  - 2 例有植入综合征
- 混合嵌合
  - 在 MGH 完成的研究
  - 有 IgA 肾病和 C3 肾病复发的报道

- 停用免疫抑制药物后，所有 HLA 相合患者和大多数半相合受者获得移植物长期存活
  - 无严重感染或 GVHD
  - 早期系列中移植后 10~14 天有发生植入综合征
  - 少数发生慢性 AMR
- 完全嵌合
  - 在西北大学完成的研究
  - 31 名患者在停用免疫抑制剂后随访＞1 年占 71%
  - 有 GVHD 报告（2 例；1 例致死）
  - 无严重感染或 DSA
  - 无肾小球疾病复发［IgA 肾病（7），膜性肾病（2），FSGS（1）］
  - 无植入综合征

镜下特征

组织学特征

- 停用免疫抑制剂后稳定患者移植肾程序性活检虽数量有限，但揭示了各种模式
  - 肾脏正常
    - 有报道采用混合嵌合方案的 HLA 相合移植物的骨髓瘤患者
    - 无明显淋巴样浸润，无 AMR（C4d）证据
    - 符合缺失耐受
  - 富含 Treg 的器官样淋巴结构
    - 间质和血管周 FOXP3（+）细胞聚集
    - 在人类和非人类灵长类动物的 HLA 半相合肾移植混合嵌合方案中观察到
    - 调节耐受的可能标志模式
  - 适应性
    - 一些受者出现供者特异性 HLA 抗体和管周毛细血管 C4d 沉积，而在病理学或临床上没有出现排斥反应的证据
  - 亚临床慢性 AMR
    - 具有供者特异性 HLA 抗体患者在≥5 年时间里由移植性肾小球病进展为慢性 AMR
- 耐受方案受者的其他病理学
  - 复发性肾小球疾病
    - 诱导耐受方案对复发性疾病影响很小或没有影响，如 C3 肾病，完全嵌合可能例外（研究中）
  - 植入综合征
    - 发生在移植后第 1~2 周，此时嵌合正在减少
    - 管周毛细血管内皮广泛损害
    - 管周毛细血管散在 T 细胞，Ki-67（+）
  - 慢性 AMR
    - 以亚临床"闷燃"模式发展数年
    - 以管周毛细血管出现 C4d 开始
    - 后期为移植性肾小球病和移植肾功能不全

- 急性 T 细胞介导排斥反应
  - 在这些系列中很少观察到
  - 1 例由急性肾盂肾炎引发
  - 1 例发生于 HLA 相合受者；之后能够停用免疫抑制剂
- 多瘤病毒肾病
  - 使用氟达拉滨的混合嵌合系列 62% 有多瘤病毒感染率
- 供者疾病
  - 动脉硬化
- 间质纤维化和肾小管萎缩

辅助检查

RNA 转录子分析

- 最新报道了耐受移植物 RNA 转录子标志
- 尚未验证用于临床决策

诊断要点

临床相关病理特征

- 肾活检是证明耐受状态或无复发性疾病的必要条件

参考文献

1. Bertaina A et al: Sequential stem cell-kidney transplantation in Schimke immuno-osseous dysplasia. N Engl J Med. 386(24):2295-302, 2022
2. Issa F et al: The fourth international workshop on clinical transplant tolerance. Am J Transplant. 21(1):21-31, 2021
3. Gallon L et al: Intragraft molecular pathways associated with tolerance induction in renal transplantation. J Am Soc Nephrol. 29(2):423-33, 2018
4. Hotta K et al: Long-term nonhuman primate renal allograft survival without ongoing immunosuppression in recipients of delayed donor bone marrow transplantation. Transplantation. 102(4):e128-36, 2018
5. Kawai T et al: Summary of the third international workshop on clinical tolerance. Am J Transplant. 19(2):324-30, 2018
6. Smith RN et al: RNA expression profiling of nonhuman primate renal allograft rejection identifies tolerance. Am J Transplant. 18(6):1328-39, 2017
7. Leventhal JR et al: Nonchimeric HLA-identical renal transplant tolerance: regulatory immunophenotypic/genomic biomarkers. Am J Transplant. 16(1):221-34, 2016
8. Massart A et al: The DESCARTES-Nantes survey of kidney transplant recipients displaying clinical operational tolerance identifies 35 new tolerant patients and 34 almost tolerant patients. Nephrol Dial Transplant. 31(6):1002-13, 2016
9. Scandling JD et al: Chimerism, graft survival, and withdrawal of immunosuppressive drugs in HLA matched and mismatched patients after living donor kidney and hematopoietic cell transplantation. Am J Transplant. 15(3):695-704, 2015
10. Kawai T et al: Long-term results in recipients of combined HLA-mismatched kidney and bone marrow transplantation without maintenance immunosuppression. Am J Transplant. 14(7):1599-611, 2014
11. Scandling JD et al: Tolerance and withdrawal of immunosuppressive drugs in patients given kidney and hematopoietic cell transplants. Am J Transplant. 2012 May;12(5):1133-45, 2012
12. Miyajima M et al: Early acceptance of renal allografts in mice is dependent on foxp3(+) cells. Am J Pathol. 178(4):1635-45, 2011
13. Newell KA et al: Identification of a B cell signature associated with renal transplant tolerance in humans. J Clin Invest. 120(6):1836-47, 2010
14. Kawai T et al: HLA-mismatched renal transplantation without maintenance immunosuppression. N Engl J Med. 358(4):353-61, 2008

耐受受者肾脏正常

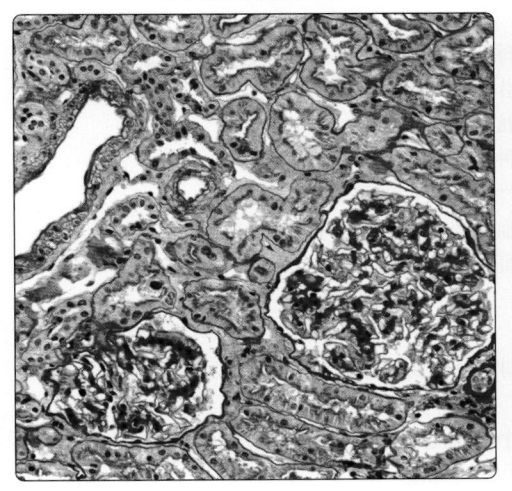

耐受受者 C4d 阴性

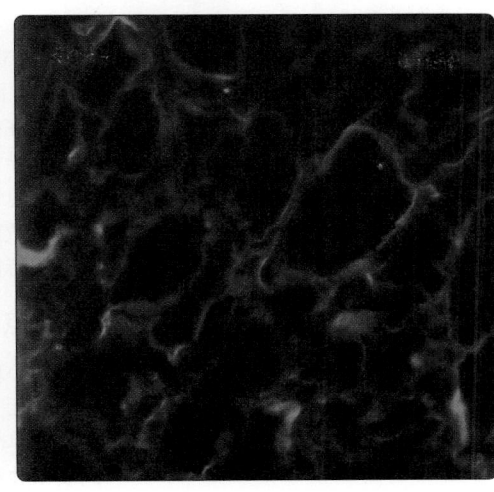

（左）移植后 783 天（停用免疫抑制剂 > 1 年），混合嵌合方案患者活检正常，无肾小球或血管疾病。在麻省总医院（MGH）系列活检中大多数稳定受者表现出这种模式

（右）混合嵌合方案患者活检 C4d 阴性，在 MGH 系列活检中大多数稳定受者表现出这种模式

耐受受者复发性 C3 肾小球病

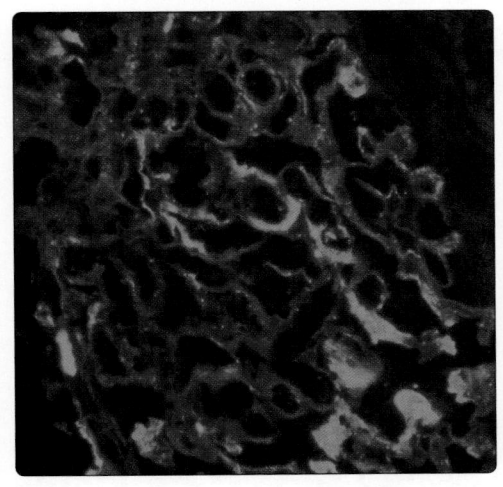

复发性 C3 肾小球病内皮下沉积物

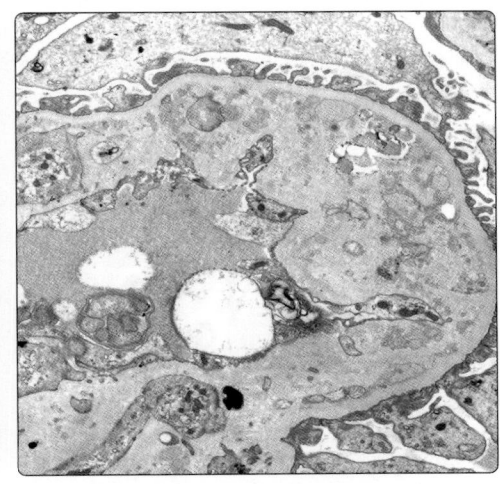

（左）MGH 系列中使用混合嵌合方案受者，移植后 8 年活检显示明显的复发性疾病伴 C3 沉积（C3 肾小球病）。复发性肾小球病（IgA 肾病、狼疮性肾炎、膜性肾病）可发生于混合嵌合方案的耐受受者中

（右）1 例 C3 肾小球病复发患者出现 GBM 双轨及无定形沉淀物，该患者在 MGH 采用混合嵌合方案

亚临床抗体介导排斥反应

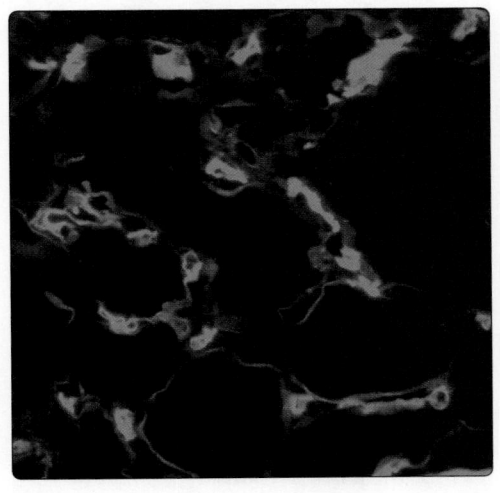

亚临床抗体介导排斥反应

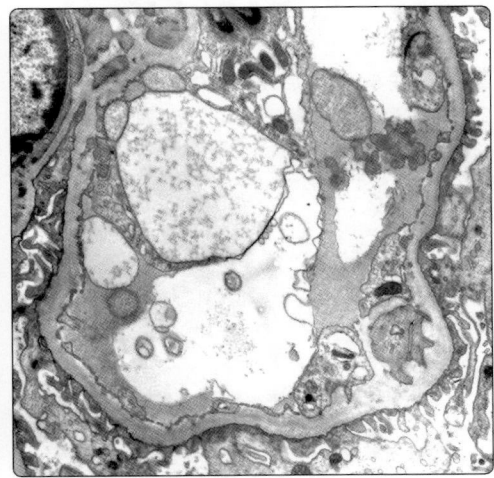

（左）临床稳定的混合嵌合方案患者，移植后 2 年（停用免疫抑制剂 > 1 年）程序性活检显示 C4d 沉积，并检出 DSA，但肾功能正常，光镜未见排斥反应证据

（右）混合嵌合方案的稳定患者，移植后 2 年虽然光镜显示正常，但电镜下可见 GBM 轻微双轨，与 C4d 和 DSA 相关

（杨文婷　译，余英豪　审）

要　点

术语

- 异种移植：跨物种移植
- 目前仅限于利用转基因猪移植到非人灵长类（NHP）或人类的研究

临床特征

- NHP 异种移植的临床观察
  - 肌酐急性升高
  - 贫血和/或血小板计数减少
  - 蛋白尿

镜下特征

- NHP 受者的异种移植
  - 急性抗体介导排斥反应
    - 急性血栓性微血管病（TMA）的特征
    - 肾小球、小动脉和管周毛细血管（PTC）受累最明显
    - C4d 沿管 PTC 沉积
    - 存在抗猪抗体
- 死者的异种移植
  - 无超急性排斥反应的证据
  - 轻微微血管炎症；报道显示 TMA 缓解
  - 病理特征可能会随着未来的试验而演变

诊断要点

- 评估肾小球、PTC 及较大血管中的血栓、细胞凋亡、纤维蛋白样坏死
- 可出现单个核细胞浸润和肾小管损伤
- 间质水肿和出血常见
- 抗猪抗体存在
- 推荐采用标准 Banff 评分，同时增加 TMA 特征和肾小球与动脉 C4d 沉积的定量

（左）移植后第 6 天，来自具有多种人类转基因的三重基因敲除猪的异种移植肾显示球性内皮损伤，纤维蛋白栓子➡和凋亡碎片➡

（右）移植后 30 天移植失败，转基因猪的异种移植肾显示微动脉纤维蛋白样坏死➡，间质内可见单个核细胞浸润及间质出血，并见有红细胞管型➡

NHP 受者移植后第 6 天 TMA

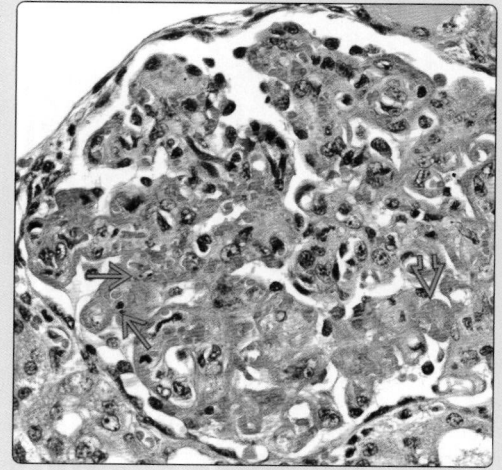

NHP 受者异种移植排斥反应微动脉纤维蛋白样坏死

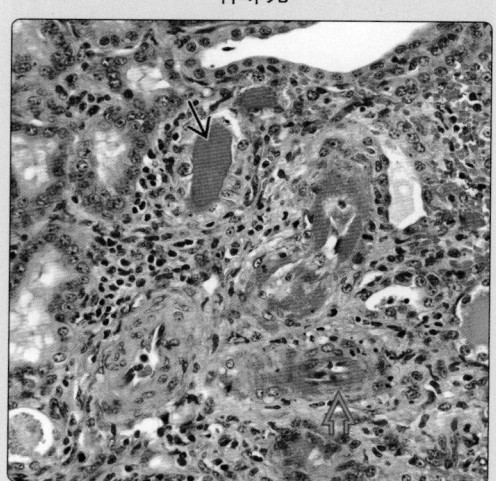

（左）本例可见轻微肾小球和管周毛细血管单个核细胞性炎症➡和局灶急性肾小管损伤➡。其余小管和间质无明显病变，可见少量 PTC 充血（Courtesy Ming Wu, MD.）

（右）2 例受者中 1 例异种移植肾的免疫荧光显示沿PTC 的局灶 C4d 染色➡（Courtesy Ming Wu, MD.）

再灌注 54 小时后死者人体内异种肾移植

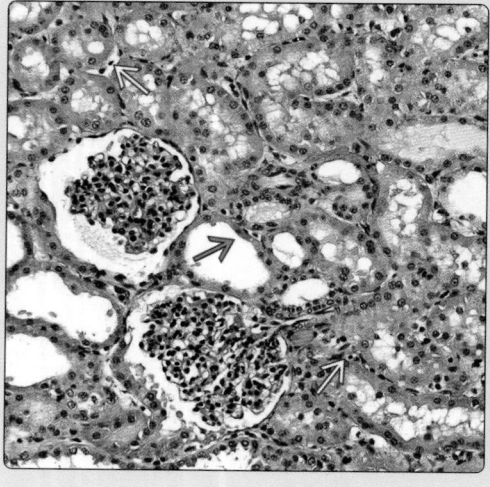

再灌注 54 小时后死者人体内异种肾移植局灶C4d 染色

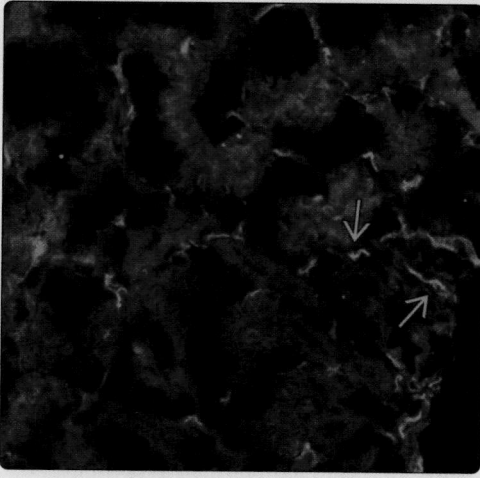

术语

定义

- 异种移植：跨物种移植
- 目前仅限于利用转基因猪移植到 NHP 或人类的研究

病因学 / 发病机制

猪到灵长类动物肾脏异种移植的障碍

- 抗猪碳水化合物的天然抗体不存在于灵长类动物中
  - 引起超急性排斥反应
  - 半乳糖 -α1,3 半乳糖（Gal）
    - α-1,3- 半乳糖转移酶的产物（GGTA1）
  - 1,4-N- 乙酰氨基半乳糖（血型 Sda）
    - β-1,4-N- 乙酰氨基半乳糖转移酶 2 的产物（B4GA-LNT2）
  - N- 羟乙酰神经氨酸（Neu5Gc）
    - 胞苷单磷酸 -N- 乙酰神经氨酸羟化酶的产物（CMAH）
- 天然免疫反应
  - 巨噬细胞被异种反应性 T 细胞激活或与猪内皮抗原直接相互作用
  - NK 细胞直接或通过抗体依赖细胞介导的细胞毒作用（ADCC）裂解猪源细胞
- 适应性免疫反应
  - CD4（+）T 细胞消融和低滴度循环抗猪抗体促进异种移植物存活
- 补体和凝血不相容及调节异常
  - 也可导致适应性免疫应答的激活和 T 细胞的募集
- 器官肥大（大小不匹配）
- 猪内源性逆转录病毒（PERV）传播
- 潜在的任何在灵长类动物中与猪有差异的猪抗原

遗传屏障的缓解

- 猪致病基因敲除
  - 三重敲除（TKO）：GGTA1，B4GALNT2，CMAH
  - GHR（生长激素受体）
- 添加人类转基因
  - 免疫反应抑制剂
    - NK 细胞和巨噬细胞：HLA-E，CD47
    - T 细胞：CD274（PDL1），CTLA4
  - 补体激活抑制剂
    - CD46，CD55，CD59
  - 凝血抑制剂
    - THBD（凝血调节蛋白），ENTPD1（CD39），TFPI
    - PROCR（EPCR）（蛋白 C 活化）
  - 凋亡抑制剂
    - TNFAIP3（A20），HMOX1，FASLG（FASL），TNFRSF1A（可溶性 TNFR 抑制剂）
- 利用 CRISPR Cas9 灭活 PERV

临床特征

表现

- NHP 受者急性排斥反应的观察
- 肌酐急性升高
- 贫血和 / 或血小板计数减少
- 蛋白尿
- 通常抗猪抗体滴度增高
- 可发生在移植后数天内或长达＞200 天

治疗

- 最佳基因修饰和治疗正在研究中

预后

- 在 NHP 中，有的持续＞1 年
- 人类死者的短期经验
  - 未观察到超急性排斥反应

镜下特征

组织学特征

- 超急性排斥反应
  - 异种移植物在 24 小时内破坏；常在头 1 个小时内
  - 出血、水肿、坏死、血栓形成、急性炎症
  - PTC C4d 沉积
- 急性抗体介导排斥反应（AMR）
  - 肾小球
    - 急性 TMA
      - 肾小球毛细血管内纤维蛋白血栓
      - 凋亡碎屑和红细胞碎片
      - 毛细血管内皮丢失和系膜溶解
  - 动脉和微动脉
    - 微动脉纤维蛋白血栓或纤维蛋白样坏死
    - 大动脉纤维蛋白样坏死 ± 闭塞性血栓
  - PTC
    - 通常表现为弥漫性充血或内皮丢失
    - 纤维蛋白血栓不常见，但可存在
  - 间质和肾小管
    - 皮质或髓质间质出血
    - 可存在间质单个核细胞浸润，尤其在严重情况下
    - 可存在急性肾小管损伤
  - 免疫荧光 / 免疫组化
    - C4d 沿 PTC 沉积；肾小球和动脉也可呈阳性
  - 电镜
    - 内皮细胞活化：肿胀和肥大，个别内皮细胞凋亡，内皮丢失或脱落 ± 毛细血管内纤维蛋白类晶团聚体
  - 输尿管
    - 可出现黏膜下水肿或出血
    - 输尿管周微动脉可有血栓或呈纤维蛋白样坏死
- 慢性 AMR 伴移植性肾小球病（TG）
  - 观察长期存活的异种移植物，如在 NHP 受者中＞300 天
  - 通常为孤立的发现，没有证据表明有 TMA 或在移植物浸润
  - C4d 沿肾小球毛细血管沉积
  - TG 可作为移植物获得长期存活的病理特征

猪基因敲除		
基因	蛋白	功能
GGTA1	α-1,3-半乳糖转移酶	产生半乳糖-α1,3 半乳糖(Gal),抗原性糖类
CMAH	胞苷单磷酸-N-乙酰神经氨酸羟化酶	催化 N-羟乙基神经氨酸(Neu5Gc),不存在于人类的唾液酸
B4GALNT2	β-1,4-N-乙酰氨基半乳糖转移酶 2	催化最后一步表面糖链 Sd(a)血型抗原生物合成
GHR	生长激素受体	调控器官生长

添加人类转基因		
基因	蛋白	功能
先天和适应性调节		
HLA-E	人白细胞抗原-E	抑制 NK 细胞配体
CD47	CD47	巨噬细胞/吞噬细胞负调控
CTLA4	细胞毒性 T 淋巴细胞相关抗原	T 细胞负调控
CD274	程序性细胞死亡配体-1	T 细胞负调控
补体调节		
CD46	膜辅因子蛋白(MCP)	抑制 C3 转化酶
CD55	衰变加速因子(DAF)	抑制 C3/C5 转化酶
CD59	膜攻击复合物(MAC)抑制剂	抑制膜攻击复合物形成
凝血调节		
THBD	凝血调节蛋白	凝血酶的辅因子;抗凝剂
PCOCR	内皮 C 蛋白受体	促进 C 蛋白活化
CD39	胞外核苷三磷酸二磷酸水解酶 1(ENTPD1)	抑制血小板的募集
TFPI	组织因子途径抑制剂	血栓形成抑制剂
凋亡抑制剂		
TNFAIP3	TNFAIP3 相互作用蛋白 3(A20)	细胞凋亡抑制剂
FASLG	Fas 配体	细胞凋亡抑制剂
HMOX1	血红素加氧酶 1	抗炎;细胞凋亡抑制剂
TNFRSF1A	可溶性 TNFRI-Fc	阻止 TNFα 介导的炎症和细胞凋亡

Adapted from：Rosales IA et al：The pathology of solid organ xenotransplantation. Curr Opin Organ Transplant. 24(5):535-42, 2019 and Ma D et al: Kidney transplantation from triple-knockout pigs expressing multiple human proteins in cynomolgus macaques. Am J Transplant. 22(1):46-57, 2022.

诊断要点

临床相关病理特征

- 急性 AMR 的特征与急性 TMA 类似
- 慢性 AMR 的晚期证据

病理解读要点

- 检查应包括免疫荧光和电镜
- 推荐采用标准 Banff 评分,同时增加 TMA 特征和肾小球与动脉 C4d 沉积的定量

参考文献

1. Cooper DKC et al: Milestones on the path to clinical pig organ xenotransplantation. Am J Transplant. 23(3):326-35, 2023

2. Porrett P et al: Spatiotemporal immune atlas of the first clinical-grade, gene-edited pig-to-human kidney xenotransplant. Research Square. Published January 2023. Accessed March 2023. https://doi.org/10.21203/rs.3.rs- 2382345/v1

3. Ma D et al: Kidney transplantation from triple-knockout pigs expressing multiple human proteins in cynomolgus macaques. Am J Transplant. 22(1):46-57, 2022

4. Montgomery RA et al: Results of two cases of pig-to-human kidney xenotransplantation. N Engl J Med. 386(20):1889-98, 2022

5. Porrett PM et al: First clinical-grade porcine kidney xenotransplant using a human decedent model. Am J Transplant. 22(4):1037-53, 2022

6. Sykes M et al: Progress in xenotransplantation: overcoming immune barriers. Nat Rev Nephrol. 18(12):745-61, 2022

7. Ariyoshi Y et al: Antibody reactivity with new antigens revealed in multitransgenic triple knockout pigs may cause early loss of pig kidneys in baboons. Xenotransplantation. 28(1):e12642, 2021

8. Foote JB et al: Histopathology of pig kidney grafts with/without expression of the carbohydrate Neu5Gc in immunosuppressed baboons. Xenotransplantation. 28(6):e12715, 2021

9. Rosales IA et al: The pathology of solid organ xenotransplantation. Curr Opin Organ Transplant. 24(5):535-42, 2019

髓质间质出血

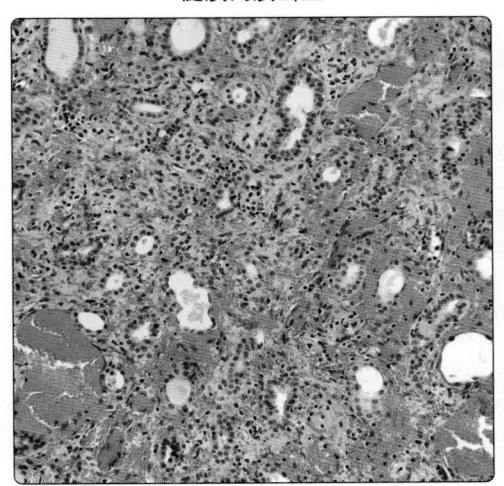

肾小球和门部微动脉 TMA

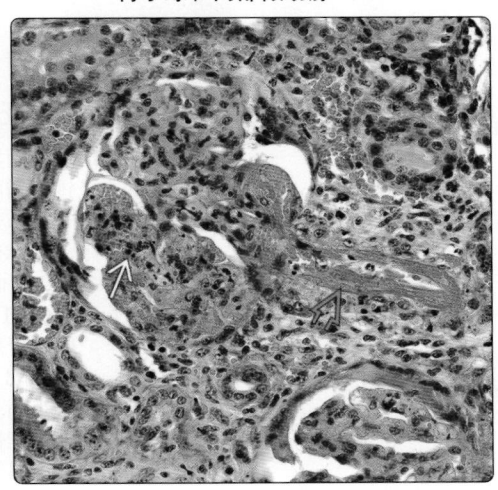

(左)NHP 受者尸检,异种移植肾显示髓质毛细血管明显充血,邻近间质中有红细胞外渗,一些毛细血管不明显,提示严重的内皮损伤或丢失

(右)NHP 移植后 30 天,异种移植物显示肾小球毛细血管急性 TMA,表现为红细胞碎裂和大量凋亡细胞 ➡。门部微动脉几乎被纤维蛋白血栓堵塞 ➡

急性抗体介导排斥反应动脉纤维蛋白样坏死

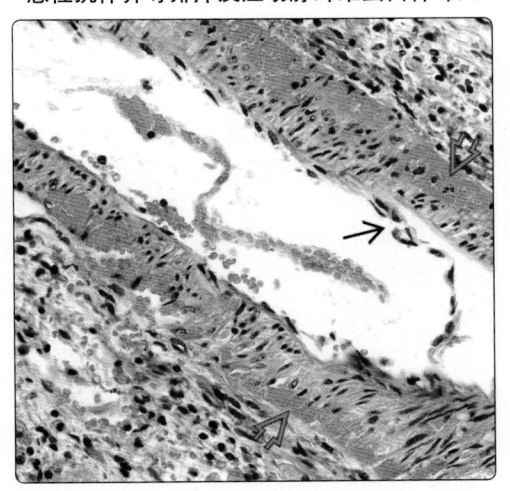

系膜溶解和间质炎症

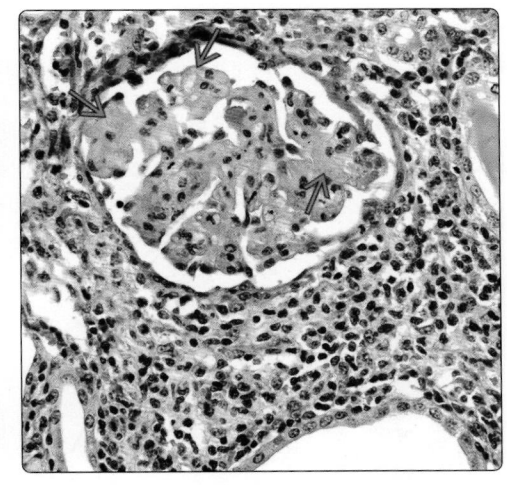

(左)NHP 移植后 6 天,沿异种移植物动脉平滑肌壁可见纤维蛋白样坏死 ➡,同时可见上覆内皮细胞剥脱 ➡

(右)尸检移植肾肾小球显示急性 TMA 的特征。移植 30 天后,系膜区被系膜溶解或网状至空泡样改变替代 ➡。广泛急性 TMA 中可见间质浸润

NHP 受者异种移植物排斥　急性肾小管损伤和肾小球血栓

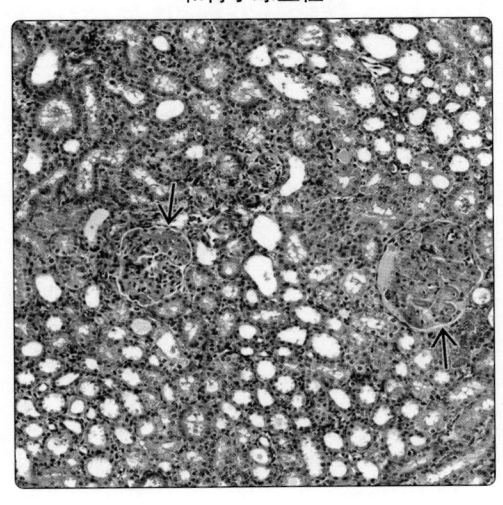

急性抗体介导排斥反应　弥漫性 C4d 沉积

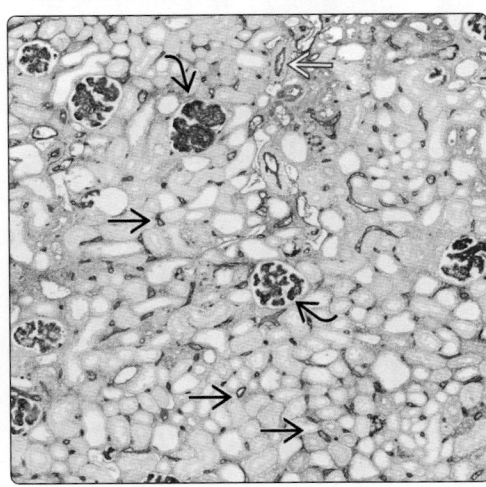

(左)移植后第 6 天尸检,来自 NHP 中携带多个转基因的 TKO 猪的异种移植物显示弥漫性急性肾小管损伤和肾小球血栓 ➡,间质浸润轻微

(右)同一移植物显示弥漫性 PTC ➡ 和肾小球 ➡ C4d 沉积。小动脉也显示沿其内皮的 C4d 染色 ➡

(李慧明 译,余英豪 审)

要　点

术语

- 其他器官或造血干细胞移植后原肾发生的肾脏疾病

病因学/发病机制

- 钙调磷酸酶抑制剂（环孢素，他克莫司）
- 抗病毒药物
- 多瘤病毒
- 糖尿病肾病
- 高血压性肾硬化
- 造血干细胞移植中的移植物抗宿主病

临床特征

- 16% 的非肾器官移植受者 10 年内发展为慢性肾衰竭
- 表现多样
  - 蛋白尿，肾病综合征
  - 缓慢进行性肾衰竭
  - 急性肾衰竭

镜下特征

- 因病因而异；少部分活检（1%～4%）
  - 钙调磷酸酶抑制剂毒性（CNIT）：慢性，血管，肾小管间质
    - 结节性微动脉透明变性、间质纤维化、肾小管萎缩、肾小球硬化
  - CNIT：血栓性微血管病（TMA）
    - GBM 双轨，血栓性内皮损伤
  - 膜性肾病
    - GBM 沉积物，沿 GBM "钉突" 形成
  - 微小病变性肾病：足细胞足突消失
  - 药物毒性：结晶，草酸盐，间质性肾炎
  - 病毒感染
    - 免疫组化确定核内包涵体，病毒抗原阳性

诊断要点

- 大多数病例被认为 CNIT 为病因，但无活检证据

CNIT　外周结节性透明变性

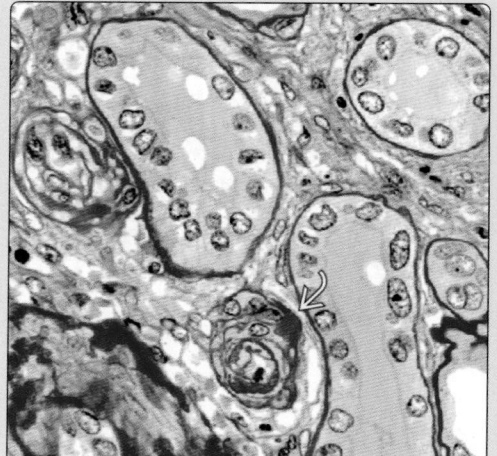

CNIT 引起条纹状纤维化

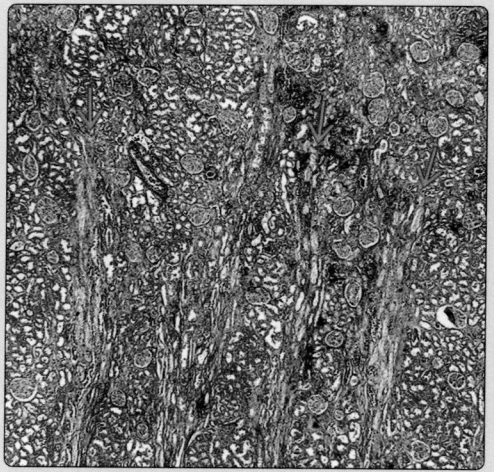

（左）心肺移植受者的原肾活检，以微动脉外周结节性透明变性 ➡ 为特征，虽然这不是 CNIT 的特有致病性改变

（右）肺移植受者的原肾活检，因纤维化沿皮质髓放线分布而似条纹状 ➡，髓放线为一易受多种原因导致缺血的分水岭区域（Courtesy S.Rosen, MD.）

TMA 洋葱皮样内膜增厚

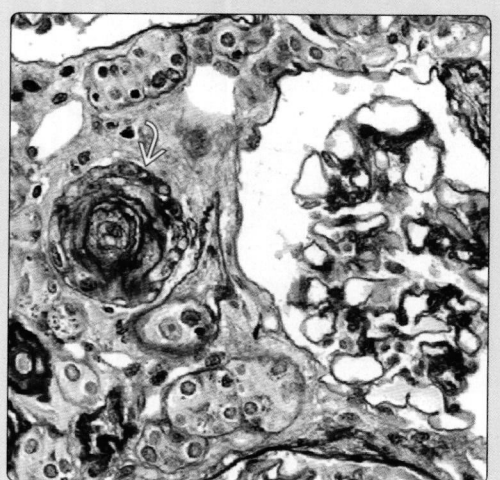

亚临床 TMA

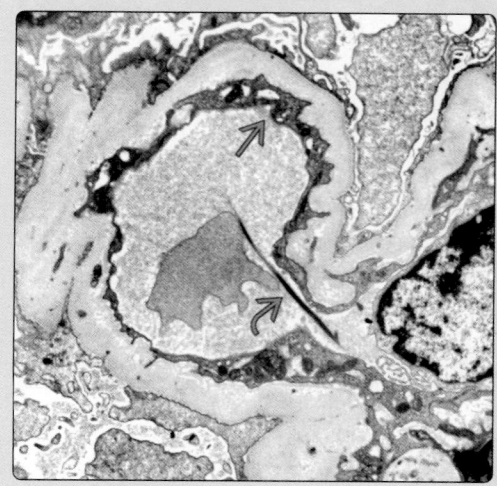

（左）13 年前接受心脏移植受者的原肾活检，显示小动脉洋葱皮样增厚 ➡，为 TMA 的表现

（右）5 年前肝移植受者的原肾活检，显示明显的肾小球内皮反应，表现为窗孔缺失 ➡ 和 GBM 不规则，腔内可见纤维蛋白样类晶团聚体 ➡

术语

缩写

- 钙调磷酸酶抑制剂（calcineurin inhibitor, CNI）

定义

- 其他器官或造血干细胞移植后原肾发生的肾脏疾病

病因学/发病机制

药物毒性

- CNI（环孢素，他克莫司）
  - TMA
  - 间质纤维化/肾小管萎缩
  - 小动脉透明变性
  - 局灶节段性肾小球硬化症（FSGS）
  - 急性肾小管损伤
  - 治疗水平通常远高于肾脏移植
- 抗病毒药物
- 羟乙基淀粉肾毒性

感染

- 多瘤病毒（BK/JC）
  - 心脏、肝、肺或胰腺移植受者发生多瘤病毒肾病罕见
- EB 病毒（移植后淋巴增殖性疾病）
- 腺病毒
- 巨细胞病毒

受者自身疾病进展

- 糖尿病肾病
- 高血压肾硬化
- 丙型肝炎病毒（HCV）相关肾小球疾病
- 骨髓瘤管型肾病
- 淀粉样变性

免疫反应

- 膜性肾病
  - 与移植物抗宿主病（GVHD）相关
    - 自体干细胞移植病例中报道罕见
- 微小病变性肾病
  - 与 GVHD 相关

临床特征

流行病学

- 10%～20% 的非肾器官移植受者 10 年内发展为慢性肾衰竭[GFR<30ml/（m·1.73m^2）]
  - 5 年内：18% 的肝移植受者，16% 的肺移植受者，11% 的心脏移植受者

表现

- 进行性肾衰竭
  - CNIT
  - 高血压性肾硬化
  - 多瘤病毒肾病
- 蛋白尿，肾病综合征

- 糖尿病肾病
- FSGS
- 膜性肾病
- 微小病变性肾病
- HCV 相关肾小球疾病
- 裂细胞、血小板减少症、乳酸脱氢酶升高
  - CNIT
  - 也可能为亚临床 TMA

治疗

- 因病因而异
- 减少或更改免疫抑制治疗
- 有肾移植成功的报道

预后

- 因病因而异
- 总体 4.5% 发展为 ESRD

镜下特征

组织学特征

- CNIT
  - 间质纤维化、肾小管萎缩、球性或节段性肾小球硬化、结节性微动脉透明变性
  - 急性肾小管损伤
  - TMA
    - 急性
      - 肾小球毛细血管、微动脉血栓
      - 急性内皮细胞损伤
    - 慢性
      - GBM 双轨
      - 结节性微动脉透明变性
- 糖尿病肾病
  - 微动脉透明变性，结节性肾小球硬化
- 高血压性肾硬化
  - 动脉内膜弹力纤维增生，球性或节段性肾小球硬化，间质纤维化，肾小管萎缩
- 膜性肾病
  - 肾小球毛细血管壁增厚伴沉积和沿 GBM "钉突"
- HCV 相关肾小球疾病
  - GBM 双轨，系膜细胞增生，假性血栓
- 微小病变性肾病
  - 正常肾小球，肾小管重吸收滴
- 抗病毒药物毒性
  - 肾小管结晶，有时见于肾小球毛细血管
  - 草酸盐沉积和色素管型
- 药物反应
  - 间质性肾炎
    - 肾脏 GVHD 的间质表现尚未定义
- 病毒感染
  - 核内包涵体，核深染，间质炎症，肉芽肿（腺病毒）

辅助检查

免疫组化

- 病毒感染
  - 病毒抗原（多瘤病毒、腺病毒、巨细胞病毒）

1117

非肾移植受者肾脏疾病				
	肝脏	心脏	肺	造血干细胞
报道数量	210	28	49	49
血管疾病				
小动脉硬化/高血压性血管疾病	34%	71%	47%	8%
钙调磷酸酶抑制剂/小动脉透明变性	22%	25%	69%	6%
血栓性微血管病	9%	7%	24%	16%
肾小球疾病				
局灶节段性肾小球硬化症	19%	36%	24%	2%
膜增生性肾小球肾炎	6%	4%		
糖尿病肾病	19%		6%	
IgA 肾病	4%	7%		
微小病变性肾病	1%			16%（25% 为顶端病变）
膜性肾病	4%			22%
新月体性肾小球肾炎，非特指	0.5%			
淀粉样变性	0.5%			4%
小管间质疾病				
多瘤病毒感染			2%	6%
草酸盐沉积			10%	
色素管型			16%	
肾钙盐沉着症		21%		4%
急性肾小管损伤	10%	50%	43%	27% 伴有 aGVHD
羟乙基淀粉肾毒性		8%		
骨髓瘤管型肾病				2%

数据为肾活检的百分比；某些活检有 1 种以上诊断；类别未统一确定或定义；活检标准不一致；空白字段表示未记录。
FSGS，局灶节段性肾小球硬化；aGVHD，急性移植物抗宿主病。

Combined data from Pillebout, O'Riordan, Schwarz, Lafaucheur, Kambham, Gutierrez, Chang, Kim, and Taheri and Colvin（unpublished）.

免疫荧光

- 膜性肾病
  - IgG、C3 沿 GBM 颗粒状沉积；PLA2R1（−）
- HCV 相关肾小球疾病
  - IgM、IgG、C3、C1q 沿 GBM 和系膜区呈颗粒状沉积
- 复发性 AL 型淀粉样变性和管型肾病
  - 轻链限制性

电镜

- 微小病变性肾病
  - 足细胞足突融合
- 糖尿病肾病
  - GBM 弥漫增厚
- 膜性肾病
  - 上皮下沉积物和 GBM "钉突"
- CNIT（TMA）
  - 肾小球内皮细胞窗孔缺失
  - GBM 双轨

诊断要点

病理解读要点

- 通常被认为是 CNIT，但无直接证据或活检支持

参考文献

1. Jin H et al: Renal histopathological lesions after liver transplantation: what can we find besides calcineurin inhibitor-induced nephrotoxicity? BMC Nephrol. 23(1):324, 2022
2. Wiseman AC: CKD in recipients of nonkidney solid organ transplants: a review. Am J Kidney Dis. 80(1):108-18, 2022
3. Kirpalani A et al: Kidney disease in children with heart or liver transplant. Pediatr Nephrol. 36(11):3595-605, 2021
4. Zeiser R et al: Nonclassical manifestations of acute GVHD. Blood. 138(22):2165-72, 2021
5. Hirsch HH et al: BK polyomavirus in solid organ transplantation-guidelines from the American Society of Transplantation Infectious Diseases Community of Practice. Clin Transplant. 33(9):e13528, 2019
6. Terzi A et al: Clinicopathologic study of kidney biopsies in patients before or after liver transplant. Exp Clin Transplant. 12 Suppl 1:129-35, 2014
7. Kubal C et al: Chronic kidney disease after nonrenal solid organ transplantation: a histological assessment and utility of chronic allograft damage index scoring. Transplantation. 93(4):406-11, 2012
8. Kim JY et al: The variable pathology of kidney disease after liver transplantation. Transplantation. 89(2):215-21, 2010
9. Schwarz A et al: Biopsy-diagnosed renal disease in patients after transplantation of other organs and tissues. Am J Transplant. 10(9):2017-25, 2010
10. O'Riordan A et al: Renal biopsy in liver transplant recipients. Nephrol Dial Transplant. 24(7):2276-82, 2009
11. Troxell ML et al: Renal pathology in hematopoietic cell transplantation recipients. Mod Pathol. 21(4):396-406, 2008
12. Chang A et al: Spectrum of renal pathology in hematopoietic cell transplantation: a series of 20 patients and review of the literature. Clin J Am Soc Nephrol. 2(5):1014-23, 2007

其他移植受者的肾脏病理学

慢性 CNIT

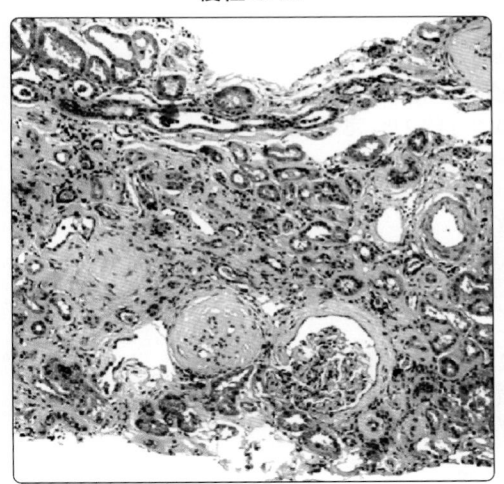

CNIT 引起塌陷型 FSGS

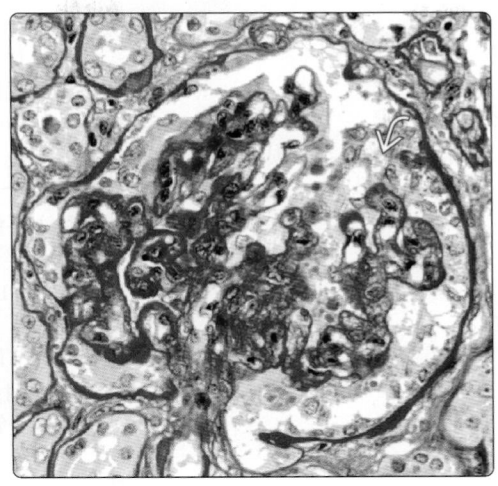

（左）4 年前行肝移植受者，环孢素维持治疗，原肾活检显示斑片状间质纤维化、肾小管萎缩及球性肾小球硬化，小动脉正常。这些为慢性 CNIT 的典型表现，但非诊断性

（右）心肺移植受者原肾活检显示塌陷型 FSGS 伴上皮细胞反应性增生，桥接于 GBM 和鲍曼囊之间 ➡；微动脉显著透明变性

糖尿病肾病

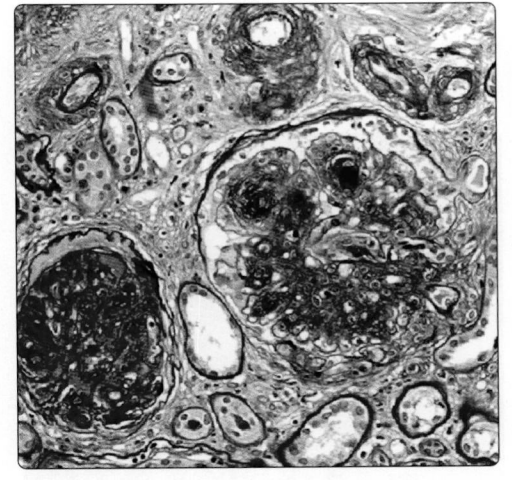

免疫复合物肾小球疾病

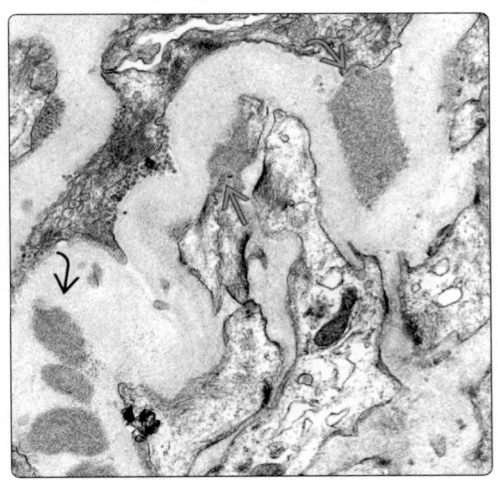

（左）因 HCV 感染 10 年前行肝移植受者，原肾活检存在可能与 HCV 相关的免疫复合物，据报道这种复合物加剧了糖尿病肾病

（右）肝移植受者原肾活检显示上皮下 ➡、系膜区 ➡ 和基膜内 ➡ 无定形沉积物，提示为免疫复合物肾小球病，可能与 HCV 相关。糖尿病肾小球病也存在

CNIT 引起的急性 TMA

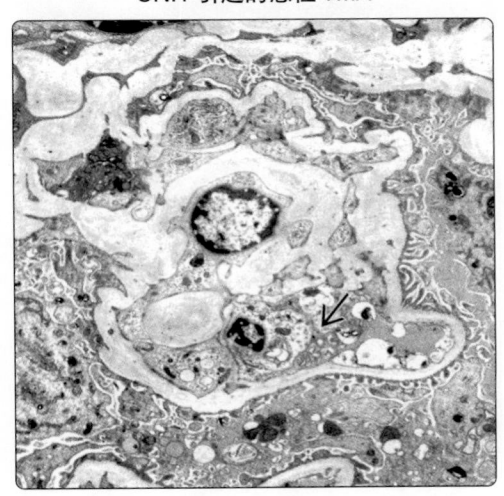

CNIT 引起亚临床 TMA

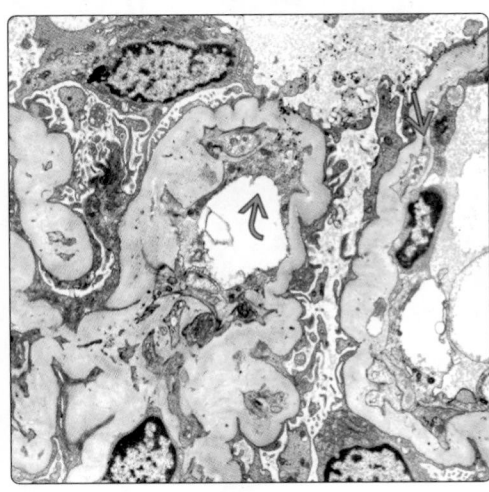

（左）6 天前行心脏移植受者，他克莫司维持治疗，肌酐增至 371.3μmol/L。原肾活检显示明显的肾小球内皮细胞损伤 ➡，表现为肿胀和窗孔缺失

（右）TMA 可能表现为没有通常的征象，如裂细胞和血小板减少症。该活检病例为 13 年前行心脏移植受者，肌酐为 530.4μmol/L。可见明显的肾小球内皮损伤，表现为窗孔缺失 ➡ 和 GBM 双轨 ➡

（杨文婷　译，余英豪　审）

要　点

术语

- 移植物抗宿主病(GVHD)肾小球病
- 造血细胞移植(HCT)和 GVHD 背景下的肾小球损伤
  - 自体 HCT 后罕见

病因学/发病机制

- HCT
  - 多为同种移植(80%~100%)
- 放疗和/或化疗可能为成因

临床特征

- 蛋白尿,肾病范围
  - 发作与免疫抑制降低有关
- 药物
  - 皮质类固醇
  - 吗替麦考酚酯

- 利妥昔单抗
- 微小病变性肾病(MCD):约 90% 完全缓解
- 膜性肾病(MN):约 27% 完全缓解

镜下特征

- 三种主要模式
  - MN
    - FAT1(+)
  - MCD
  - 局灶节段性肾小球硬化症(FSGS)
- 可并存间质性肾炎、急性肾小管损伤、多瘤病毒肾病或血栓性微血管病

主要鉴别诊断

- MN, PLA2R(+)
- 复发性淋巴瘤
- 血栓性微血管病

(左)六胺银染色显示 GBM 增厚而银着染不明显,系上皮下大量免疫复合物沉积所致

(右)造血干细胞移植患者发生 MN 和 GVHD, IgG 染色显示毛细血管壁颗粒状至融合性强着色

MN

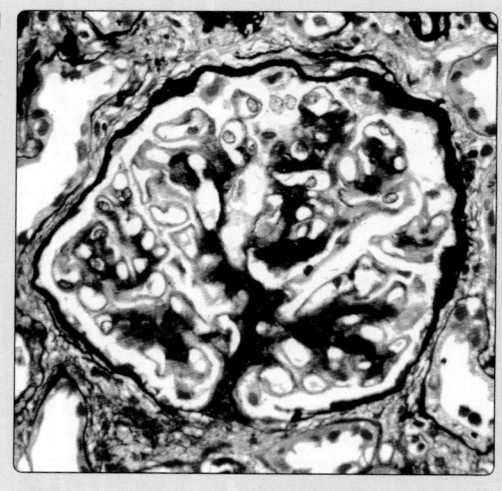

IgG 染色

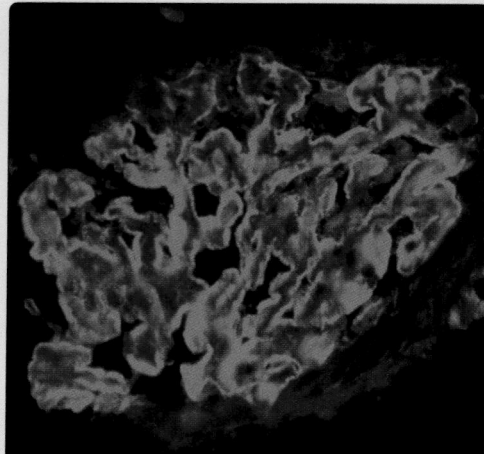

(左)电镜显示上皮下和基膜内微球状亚结构沉积物 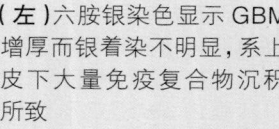。在存在 GVHD 情况下,部分 MN 病例可出现这种非典型表现

(右)急性髓系白血病同种骨髓移植术后 1 年,患者在白血病缓解期间出现肾病范围蛋白尿,但无其他 GVHD 证据,活检显示广泛足细胞足突融合 ,内皮窗孔缺失 提示亚临床 TMA

微球状电子致密沉积物

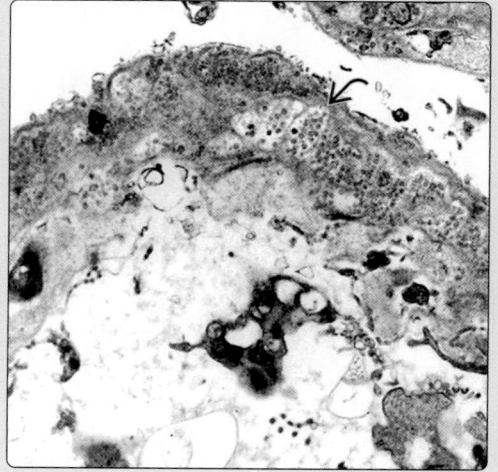

MCD

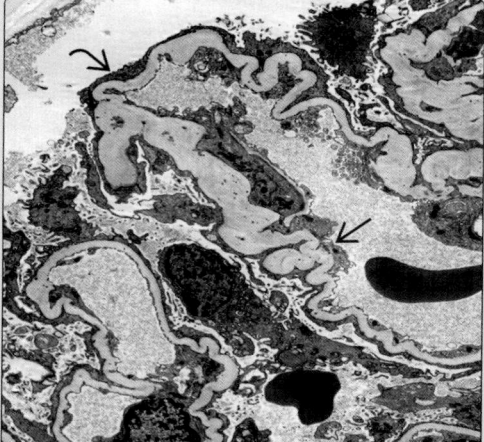

术语

缩写

- 移植物抗宿主病(graft-vs.-host disease，GVHD)肾小球病

定义

- HCT 背景下的肾小球损伤

病因学 / 发病机制

HCT

- 大部分为同种移植(80%~100%)
- 三种模式
  - MN
    - 肾小球中 FAT1 质谱鉴定
      - 血清中检测到抗 FAT1 抗体
  - MCD
  - FSGS
- 放疗和 / 或化疗可能为促成因素

临床特征

表现

- 蛋白尿，肾病范围
  - 发病
    - MCD：移植后约 8 个月
    - MN：移植后约 14 个月
  - 发病与免疫抑制降低有关
- 与 GVHD 相关
  - 皮肤、黏膜、胃肠道、肺
  - 急性 GVHD
    - MCD：约 40%
    - MN：约 80%
  - 慢性 GVHD
    - MCD：约 50%
    - MN：约 90%

预后

- MCD：约 90% 完全缓解
- MN：约 27% 完全缓解

镜下特征

组织学特征

- 三种主要模式
  - MN(约 60%)
    - 六胺银染色显示上皮下钉突形成
    - 三色染色可见沉积物
  - MCD(约 25%)
    - 足细胞肥大，足细胞足突消失(电镜)
    - 小管重吸收滴
  - FSGS(约 15%)
    - 节段性粘连和硬化
    - 顶端病变
    - 斑片状肾小管萎缩和纤维化
- 可能存在其他疾病
  - 间质性肾炎、急性肾小管损伤、多瘤病毒肾病、血栓性微血管病、复发性淀粉样变性、骨髓瘤管型肾病

辅助检查

免疫荧光

- MN
  - IgG 沿 GBM 弥漫颗粒状沉积，其他免疫球蛋白和 C3 沉积不一
  - κ 和 λ 染色均等
  - PLA2R 染色阴性
  - 罕见 PLA2R1 抗体阳性和 / 或染色(2/16 病例报道)
- MCD：无沉积物
  - 罕见足细胞 IgG 颗粒状弱染色
- FSGS：瘢痕性肾小球节段性 IgM、C3 染色，偶尔也有 C1q 瘢痕区着色

电镜

- MN
  - 上皮下电子致密沉积物
    - 沉积物内可存在微球状亚结构
    - Ⅰ期或Ⅱ期(Ehrenreich-Churg)
  - 系膜区电子致密沉积物
    - 多少不等
- MCD
  - 弥漫性足细胞足突消失
  - 无沉积物
- FSGS
  - 与 MCD 相同 + 节段性瘢痕和粘连
- 内皮细胞管网状包涵体(罕见)

鉴别诊断

MN，PLA2R(+)

- 除 PLA2R(+)外完全相同

复发性淋巴瘤

- 表现为 MCD 或 MN
- 缺乏 GVHD 病史

血栓性微血管病

- 慢性期显示双轨
- 纤维蛋白和非特异性 lgM/C3 捕获

参考文献

1. Sethi S et al: Hematopoietic stem cell transplant-membranous nephropathy is associated with protocadherin FAT1. J Am Soc Nephrol. 33(5):1033-44, 2022
2. Yamada R et al: Distribution of transplantation-associated thrombotic microangiopathy (TA-TMA) and comparison between renal TA-TMA and intestinal TA-TMA: autopsy study. Biol Blood Marrow Transplant. 26(1):178-88, 2020
3. Girsberger M et al: Kidney pathology after hematologic cell transplantation-a single-center observation study of indication biopsies and autopsies. Biol Blood Marrow Transplant. 24(3):571-80, 2018
4. Brinkerhoff BT et al: Renal pathology in hematopoietic cell transplant recipients: a contemporary biopsy, nephrectomy, and autopsy series. Mod Pathol. 29(6):637-52, 2016
5. Abudayyeh A et al: Membranous nephropathy in autologous hematopoietic stem cell transplant: autologous graft-versus-host disease or autoimmunity induction? Clin Kidney J. 8(4):440-4, 2015
6. Huskey J et al: Minimal change disease in graft versus host disease: a podocyte response to the graft? Clin Nephrol. 80(6):469-73, 2013
7. Chang A et al: Spectrum of renal pathology in hematopoietic cell transplantation: a series of 20 patients and review of the literature. Clin J Am Soc Nephrol. 2(5):1014-23, 2007

(杨文婷 译，余英豪 审)

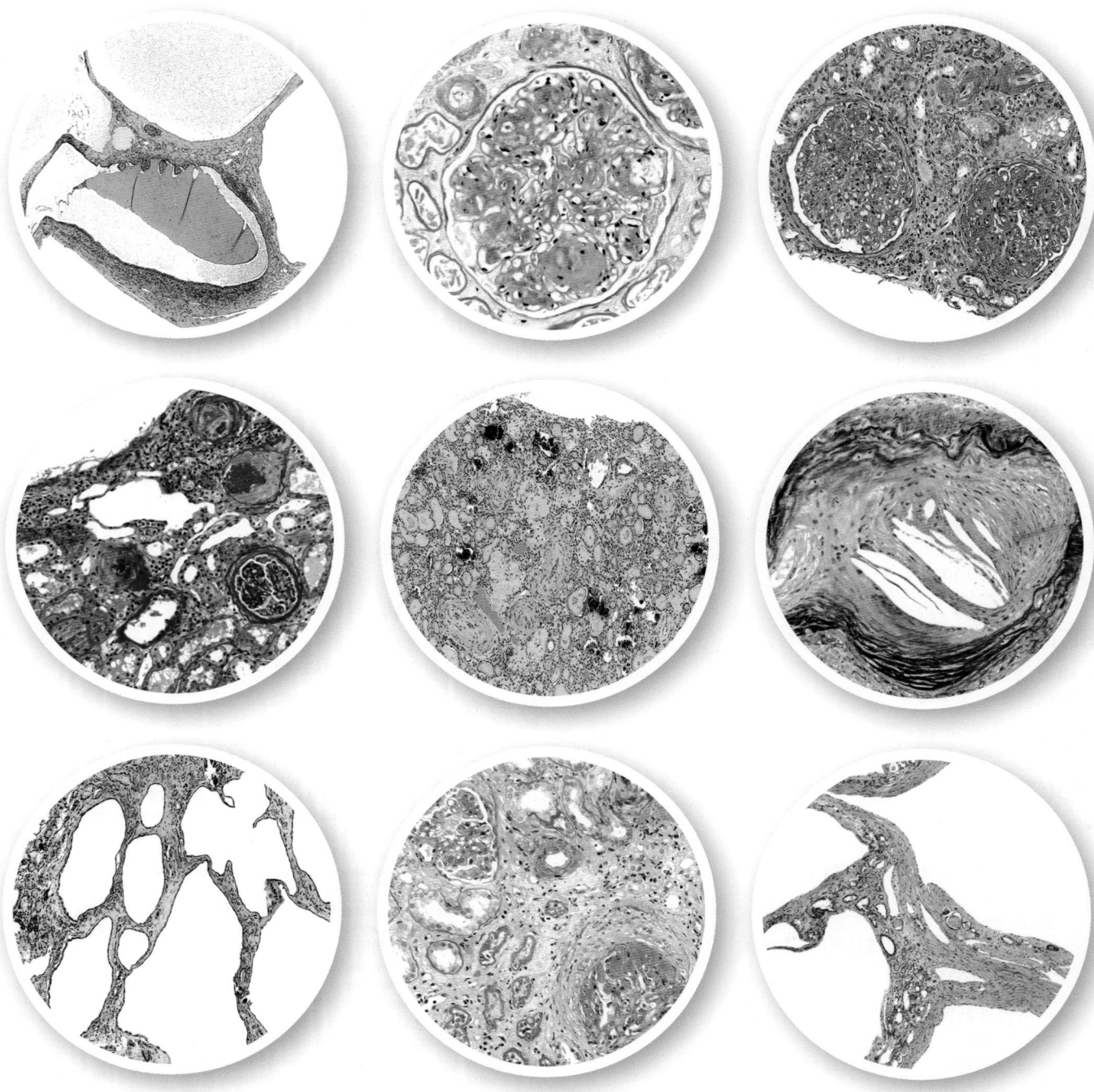

第十章
肾脏检查

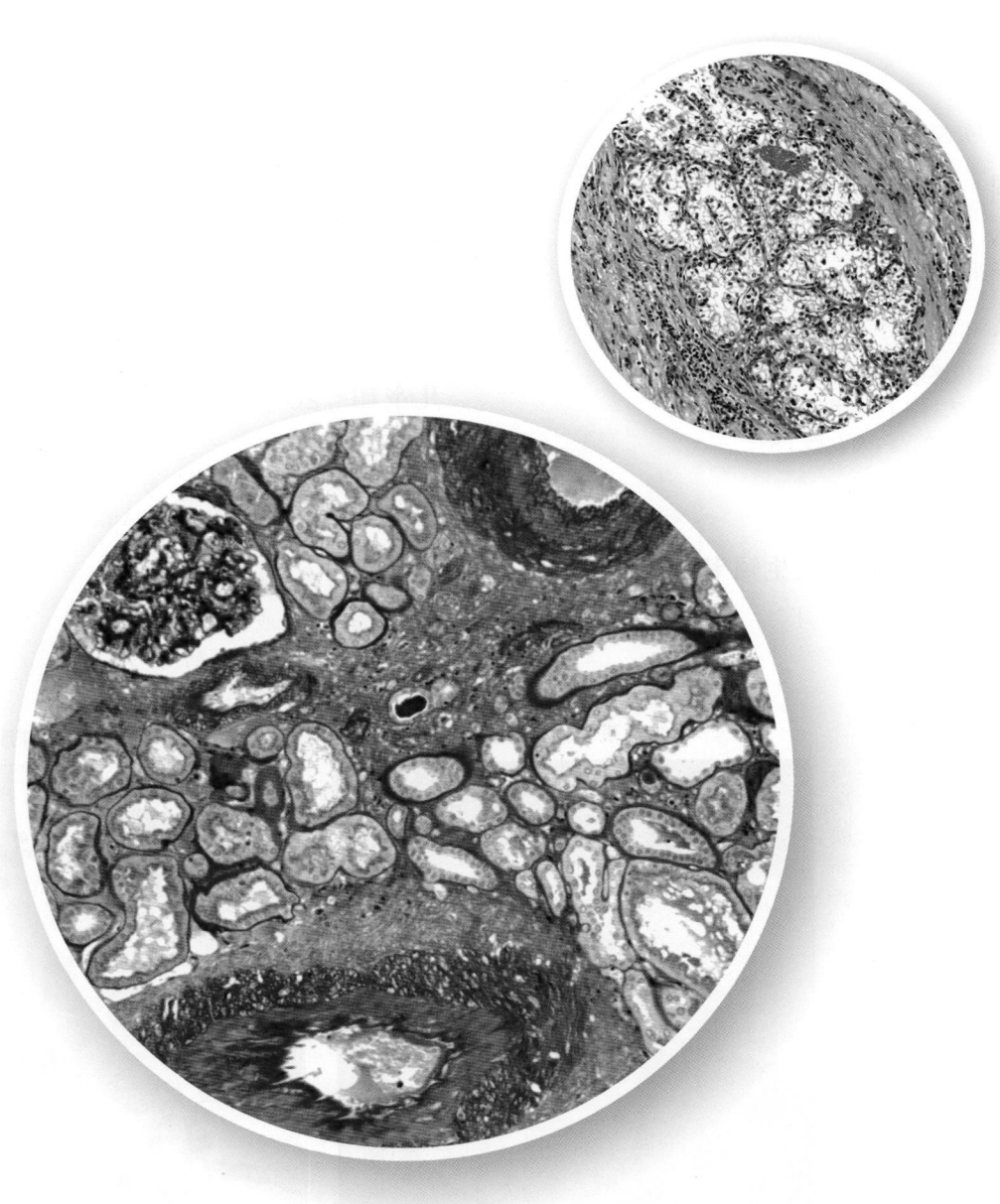

术语

同义词

- 终末期肾病（ESRD）
- 终末期肾病（ESKD）

定义

- ESKD 的定义为肾衰竭持续时间≥3 个月伴肾小球滤过率（GFR）≤15ml/（min·1.73m^2），需要肾脏替代疗法
  - 相关病理表现包括
    - 弥漫性肾小球硬化
    - 间质纤维化和肾小管萎缩
    - 血管硬化
    - 囊肿形成

流行病学

患病率

- 约 0.2% 的美国人群患有 ESKD

年龄范围

- 中位年龄：64 岁
- 可发生于儿童和成人

种族关系

- ESKD 的累积终生风险
  - 黑人男性 7.3%；白人男性 2.5%
  - 黑人女性 7.8%；白人女性 1.5%

病因学/发病机制

成人 ESKD 的病因（按发生频率降序排列）

- 糖尿病肾病
- 高血压性肾硬化

- 高血压更可能是潜在肾硬化症的表现，而不是病因
  - 仍然是被广泛使用的类别
- 肾小球疾病
  - 局灶节段性肾小球硬化症（FSGS）
  - 肾小球肾炎
    - IgA 肾病
    - 膜增生性肾小球肾炎（MPGN）
    - 新月体性肾小球肾炎
  - 膜性肾病
- 遗传性肾脏疾病
  - 常染色体显性遗传性多囊肾病（ADPKD）
  - Alport 肾病及常染色体显性遗传性肾小管间质疾病（ADTKD）
- 肾小管间质疾病
  - 梗阻性肾病
  - 慢性肾盂肾炎±反流
  - 急性肾小管坏死/损伤
- 继发性肾小球肾炎、血管炎和血栓性微血管病
  - 狼疮性肾炎
  - 系统性 ANCA 血管炎，包括显微镜下多血管炎和肉芽肿伴多血管炎
  - 溶血尿毒症综合征/血栓性血小板减少性紫癜
- 肿瘤
  - 轻链（骨髓瘤）管型肾病
  - 原发性肾细胞癌（RCC）或尿路上皮癌
- 其他疾病

儿童和＜20 岁成人 ESKD 的病因（按发生频率降序排列）

- 肾小球疾病
  - 肾小球肾炎：MPGN、ANCA 相关肾小球肾炎、IgA 肾病
  - FSGS
- 先天性或遗传性疾病
  - 肾发育不全或发育不良
  - 先天性梗阻性尿路病

肾皮质表面弥漫颗粒状

缺血性肾小球废弃

（左）慢性肾小球肾炎或高血压肾硬化引起的终末期肾脏外表面，在移除肾被膜后 ➡ 呈弥漫性细颗粒状外观，凹陷区由于纤维化和肾小管萎缩所致
（右）缺血性肾小球退化可见皱缩的寡细胞性毛细血管袢 ➡，鲍曼囊腔内胶原沉积 ➡，鲍曼囊皱缩 ➡，有时会消失

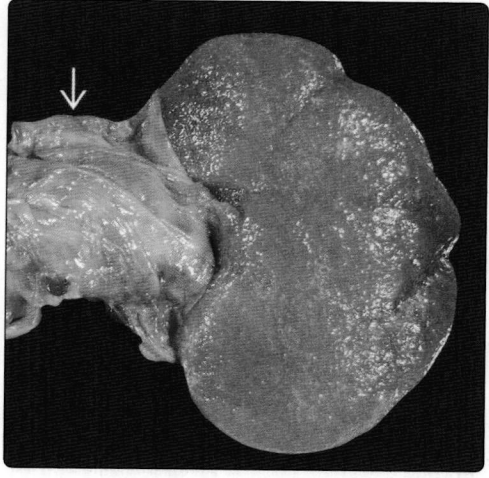

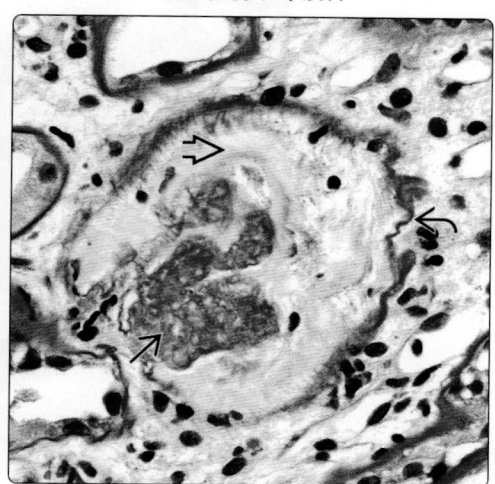

- 囊性疾病
  - 肾消耗病
  - 常染色体隐性遗传性多囊肾病（婴儿型）
  - 其他遗传性疾病，包括足细胞病和胱氨酸病
- 肾小管间质疾病
  - 慢性肾盂肾炎±反流
  - 梗阻性肾病
- 继发性肾小球肾炎或血管炎
  - 狼疮性肾炎
  - IgA 血管炎
  - 溶血尿毒症综合征
- 高血压性肾硬化
  - 高血压更可能是潜在肾硬化症的表现，而不是病因
- 糖尿病肾病
- 肿瘤
  - 原发性肾肉瘤、肾母细胞瘤及其他
- 成人和儿童群体还有许多其他病因

ESKD 发病机制

- 原发疾病导致肾单位进行性损害和慢性肾功能不全
- 当 GFR 下降至正常约 30% 后，肾功能下降将遵循共同的终末途径
  - 与原发性损伤无关
  - 功能性肾单位丢失导致残余肾小球过度灌注
    - 单个肾小球滤过率增加（超滤）
  - 超滤加速足细胞衰老和丢失
    - 导致节段性肾小球硬化和蛋白尿
    - 进行性肾小球硬化、肾小管萎缩和间质纤维化
- 长期非选择性蛋白尿对肾小管有毒性作用
- 高血压、超滤和蛋白尿引起的肾小管损伤导致周细胞招募
- 周细胞被认为可以转化为肌成纤维细胞
  - 肌成纤维细胞是间质纤维化中胶原的来源

揭示 ESKD 的病因

线索

- 注意大体特征
  - 确定病变是局灶性或弥漫性
  - 确定集合系统正常与否
  - 将肾脏切成 0.5～1.0cm 厚的切片以寻找肿瘤
- 通过显微镜确定受累最明显的成分（肾小球、肾小管、血管、间质）
- 如果怀疑有肾小球疾病，保存组织行免疫荧光和电镜检查

注意事项

- 伴广泛肾小球硬化的晚期肾小球疾病可缺乏独特的特征
- 可出现 >1 种疾病

大体特征

肾脏大小

- 极小肾脏（<50g）

- 先天性发育不全、肾动脉狭窄和晚期肾动脉硬化症
  - 先天性发育不全的肾锥体数量少（≤5 个）
  - 肾动脉狭窄的肾锥体数量正常
- 小肾脏（<125g）
  - 除去被膜后肾表面外观可能有帮助
    - 散在的楔形皮质凹陷
      - 既往有梗死
      - 血栓栓塞或中型血管炎（如结节性多动脉炎）
    - 肾脏两极不规则，宽凹陷通常为慢性肾盂肾炎
    - 被膜下表面弥漫细颗粒状
      - 慢性肾小球或肾小管间质性疾病或肾动脉硬化症
  - 单侧性小肾脏为肾动脉狭窄的典型表现
- 小肾脏或大肾脏伴肾盂扩张是肾积水的特征
  - 常见的梗阻原因
    - 输尿管狭窄：肾盂交界处或膀胱壁
    - 尿石症
    - 前列腺增大：增生或癌
    - 腹膜后肿瘤或纤维化
    - 尿路上皮癌
- 大肾脏可有或无实质性囊肿形成
  - 无囊肿的大肾脏提示糖尿病肾病或淀粉样变性
  - 极大肾脏（500～2 000g）
    - 多发囊肿（0.5～3.0cm）取代肾实质为 ADPKD 的特征

肾髓质病理特征

- 髓质乳头
  - 肾积水累及
  - 在坏死乳头中可能出现坏死、高低不平或钙化
    - 由于糖尿病肾病±急性梗阻性肾盂肾炎
      - 也见于真菌感染、镰状细胞性肾病、非甾体抗炎药

ESKD 中的继发性改变

- 获得性囊性疾病的继发性改变和高血压肾病是引起 ESKD 的常见病因
  - RCC 发生率增加
- 草酸钙或磷酸盐沉积可能是 ESKD 的非特异性特征
  - 排除高草酸尿症和甲状旁腺功能亢进
- 大体结果须与临床病史相关联

镜下特征

一般特征

- 肾小球硬化可有肾小球病型或缺血型模式
- 肾小管萎缩有四种主要形态学类型
  - 经典型：管腔皱缩伴肾小管基底膜增厚和分层
  - 甲状腺化型：微囊性改变伴上皮减少及管型浓缩
    - 与 *APOL1* G1/G2 等位基因变异型的相关性增加
  - 内分泌型：小的实性小管伴基底膜变薄
  - 肾小管肥大（超大）型：肾小管增大伴肾小管轮廓棱角和上皮细胞顶端突起增加

糖尿病肾病

- 结节性系膜硬化（Kimmelstiel-Wilson 结节）
  - PAS 或银染色可见毛细血管基底膜增厚
- 肾小球袢透明样沉积物（"纤维蛋白帽"）
  - 沿鲍曼囊分布（"球囊滴"）
  - 入球和出球小动脉透明变性
- 毛细血管外上皮细胞增生伴严重微动脉病
  - 塌陷性肾小球病样病变

肾动脉硬化症（高血压肾硬化）

- 动脉和微动脉硬化为非特异性
- 缺血性肾小球废弃、间质纤维化和肾小管萎缩
  - 外层皮质最为突出
- 高肾素状态下球旁器非常突出

肾小球疾病

- 球性肾小球硬化
  - 终末期 FSGS：原发或继发
  - 终末期肾小球肾炎
- 非硬化性肾小球可能具有原发性肾小球疾病的诊断特征
- 免疫复合物性肾小球肾炎可通过免疫荧光及电镜检出
- 纤维性新月体伴粘连和鲍曼囊破坏
  - 可能提示为新月体性肾小球肾炎

肾小管间质疾病

- 广泛性间质纤维化和肾小管萎缩
  - 肾小球相对正常
- 梗阻性肾病可见髓质消失和实质瘢痕伴皮质变薄/萎缩
- 慢性肾盂肾炎可见皮质肾小管甲状腺样化、淋巴细胞聚集和淋巴细胞性肾盂肾炎
- ADPKD 可见多发性衬覆扁平或立方上皮的薄壁囊肿

血管疾病

- 血栓栓塞可累及各种口径的血管
  - 纤维蛋白血小板血栓或胆固醇性粥样硬化栓子
- 楔形远端皮质梗死
  - 密集的球性硬化肾小球伴间质纤维化和肾小管丢失

ESKD 的继发性改变

- 高血压性血管疾病
  - 晚期肾瘢痕可并发继发性高血压

- 动脉和微动脉硬化可严重或进行性
- 进行性血管狭窄加重肾缺血
- 继发性 FSGS
  - 典型表现为肾小球增大伴门周节段性硬化
  - 肾小管肥大（超大肾小管）
- 钙盐沉积
  - 肾小管和间质磷酸钙或草酸钙沉积
- 获得性囊性肾病
  - 发生于接受血液透析或腹膜透析患者或非透析的慢性尿毒症患者
  - 透析 3 年发病率约 20%，透析 10 年可增加至约 90%
  - 可接受的最低标准为每个肾脏 3～5 个囊肿或 10% 的肾实质替代
  - 囊肿可发生在皮质、髓质或两者都有
    - 衬覆扁平至低立方上皮
  - 上皮拥挤或增生、上皮变高和核异型性区域可能与 RCC 的发生有关
- RCC
  - ESKD 患者 RCC 发生风险随透析时间增加而明显增加，且在移植后持续存在
  - 约 17% 的终末期肾病中可见 RCC，10% 为多中心性
    - 最大宗病例报道 41% 为透明细胞、嫌色细胞或乳头状 RCC
    - 36% 为获得性囊性疾病相关性 RCC
      - 具有高级别核特征的腺泡或实性小管；大量的草酸钙结晶
    - 23% 为透明细胞乳头状 RCC
  - 罕见转移性疾病（<5%）
- 尿路上皮癌
  - ESKD 患者上尿路和下尿路尿路上皮癌发生风险增加

参考文献

1. Leenen E et al: Alport syndrome and autosomal dominant tubulointerstitial kidney disease frequently underlie end-stage renal disease of unknown origin-a single-center analysis. Nephrol Dial Transplant. 37(10):1895-905,2022
2. Kojima F et al: Comprehensive clinicopathologic analyses of acquired cystic disease-associated renal cell carcinoma with focus on adverse prognostic factors and metastatic lesions. Am J Surg Pathol. 44(8):1031-9, 2020
3. Reynolds MA et al: End-stage kidney disease is overlooked as a proximate cause of death at autopsy. Am J Clin Pathol. 153(6):772-5, 2020
4. Foshat M et al: Acquired cystic disease-associated renal cell carcinoma: review of pathogenesis, morphology, ancillary tests, and clinical features. Arch Pathol Lab Med. 141(4):600-6, 2017
5. Chien CS et al: Upper urinary tract urothelial carcinoma behaviors in patients with end-stage renal disease after kidney transplantation in Taiwan. Int Urol Nephrol. 48(8):1261-5, 2016
6. Heptinstall RH: Pathology of end-stage kidney disease. Am J Med. 44(5):656-63, 1968

糖尿病球性肾小球硬化

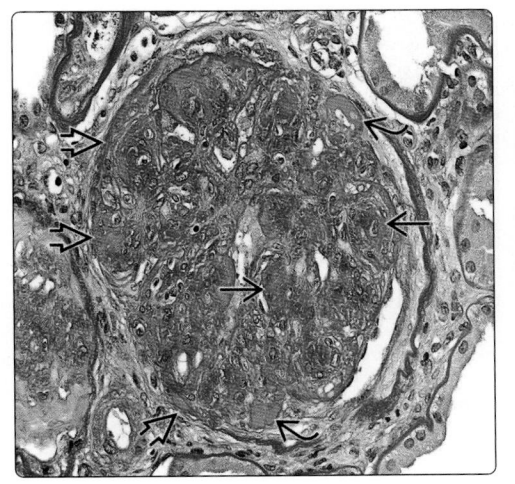

终末期 MPGN

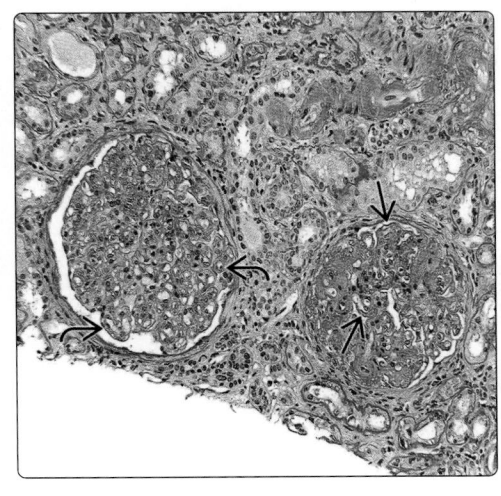

（左）终末期糖尿病肾小球硬化表现为硬化肾小球与鲍曼囊广泛粘连 ➡。Kimmelstiel-Wilson 结节 ➡ 及纤维蛋白帽 ➡（又称透明样 / 节段硬化症）易见

（右）慢性 MPGN 表现为节段性硬化和一些毛细血管双轨 ➡，左侧的肾小球可见活动性肾小球肾炎伴毛细血管内细胞增生及双轨改变 ➡

终末期新月体性肾小球肾炎

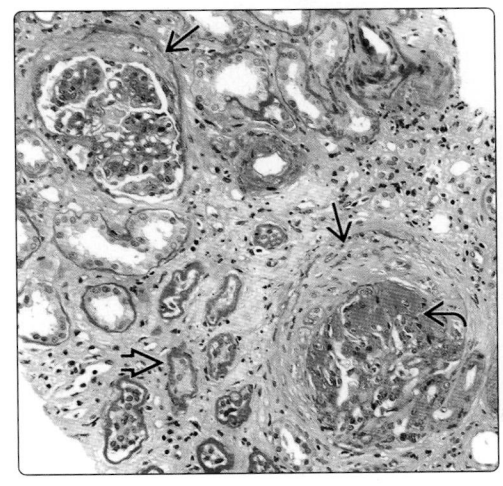

甲状腺化、钙化、肾小球硬化、动脉硬化

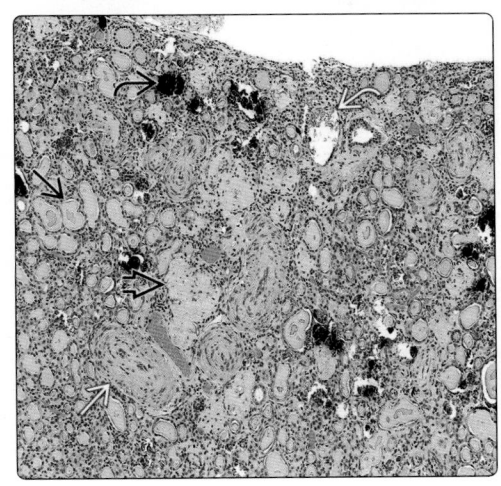

（左）纤维性新月体 ➡ 和鲍曼囊断裂在这例寡免疫性新月体性肾小球肾炎中表现明显，1 个肾小球广泛硬化 ➡，弥漫性肾小管萎缩和间质纤维化也很明显 ➡

（右）这例没有明确病因的 ESKD 显示明显的甲状腺化 ➡ 伴管型形成、磷酸钙 ➡ 和草酸盐 ➡ 沉积、球性肾小球硬化 ➡ 及严重动脉硬化 ➡

肾小管萎缩

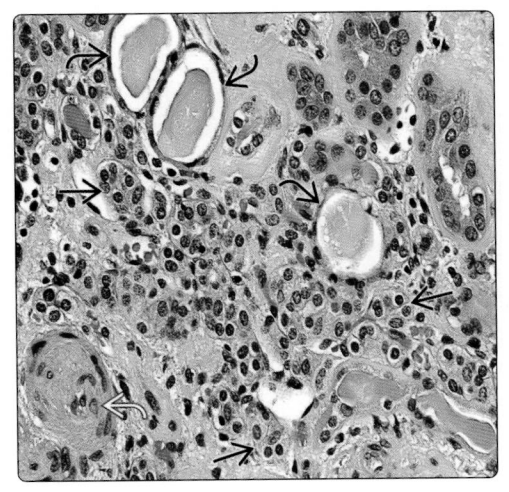

超大肾小管

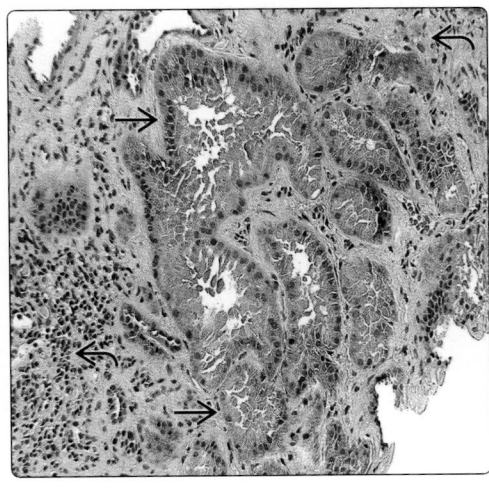

（左）内分泌型肾小管萎缩 ➡ 表现为小的实性肾小管，细胞核圆形均一，基底膜变薄。在这些萎缩的肾小管旁可见明显 "甲状腺化" ➡ 及严重动脉硬化 ➡

（右）超大肾小管表现为复杂轮廓、细胞增多、胞质丰富和顶端突起 ➡。这些为代偿性肥大的特征，此外可见广泛间质纤维化和局灶单个核细胞炎性浸润 ➡

第1节 终末期肾脏检查

动脉硬化

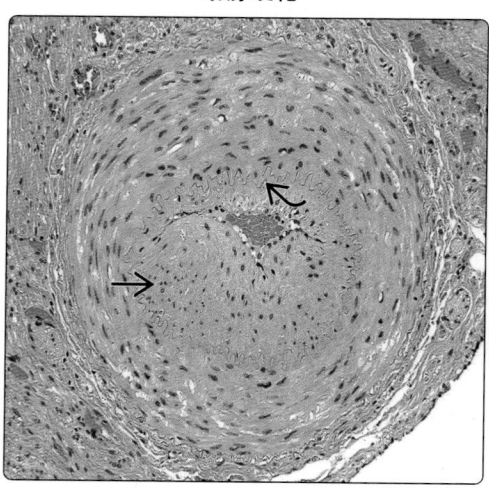

小动脉透明变性

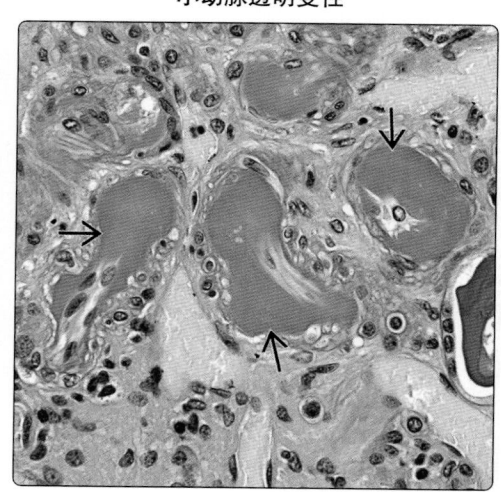

（左）严重动脉硬化表现为明显的内膜增厚，肌成纤维细胞增生➡，局灶内弹力层断裂➡和中膜增厚

（右）这例 ESKD 表现为严重的透明样动脉硬化，可见内膜透明变性和管腔闭塞➡。高血压、糖尿病和慢性微血管病与这些改变有关

终末期肾积水

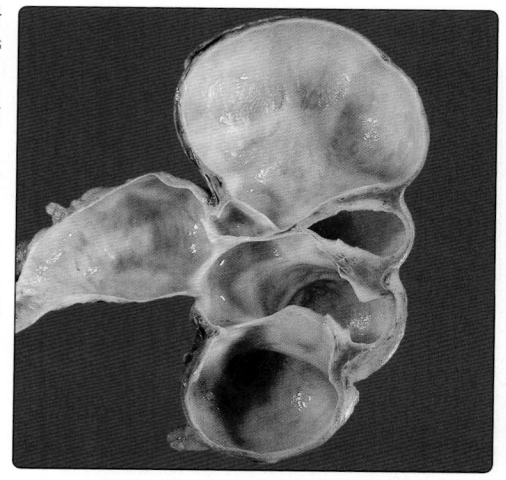

肾积水肾皮质纤维化

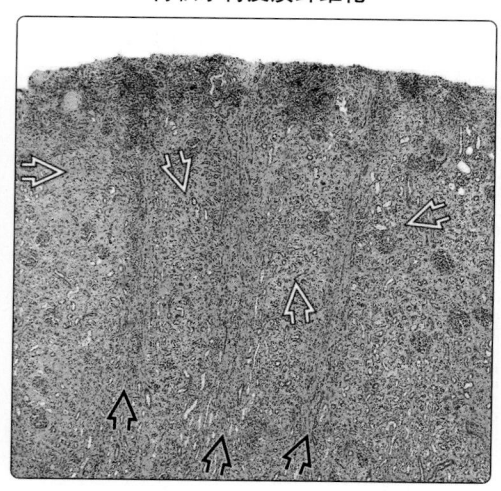

（左）44 岁女性，无功能性肾脏切除标本，可见下输尿管狭窄、梗阻及明显肾积水，集合系统明显扩张，肾实质萎缩

（右）慢性梗阻性肾积水肾脏，显示弥漫间质纤维化，肾小管萎缩累及小管曲部➡和髓放线➡，外层皮质还可见密集的单个核细胞性炎症，肾小球通常无受累

ADPKD

多囊肾病

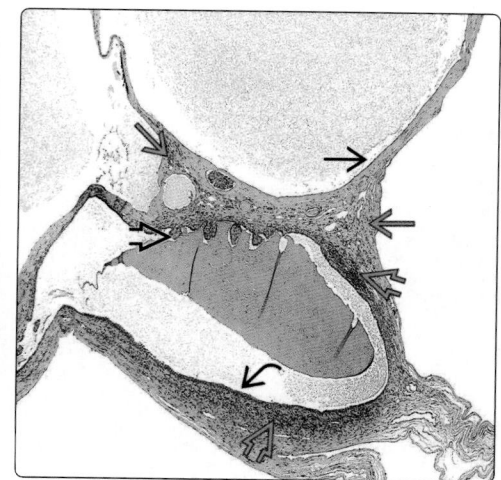

（左）ADPKD 典型表现为弥漫肾脏增大（标本重 2 310g），皮质和髓质完全被薄壁单房囊肿替代

（右）ADPKD 典型薄壁囊肿内衬扁平➡或立方➡上皮，小乳头状增生也很明显➡。囊肿间的肾实质➡已被压缩，出现无管肾小球伴间质纤维化、肾小管萎缩及单个核细胞浸润➡

继发性 (适应性)FSGS

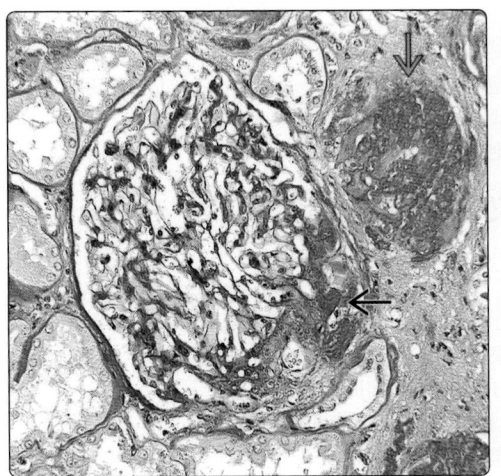

获得性囊性肾病

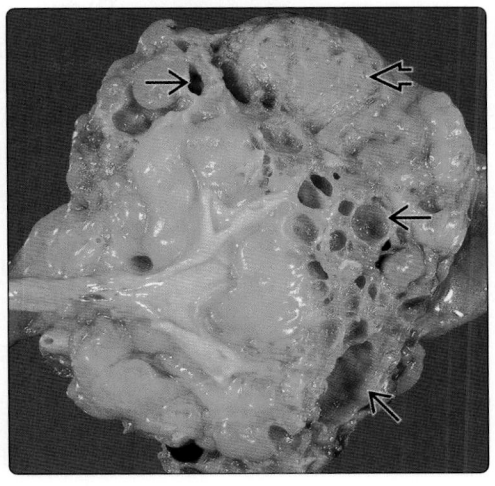

(左) 任何原发性肾脏疾病导致晚期肾单位丢失时，继发性局灶节段性肾小球硬化将表现得很明显。典型表现为肾小球增大伴门周透明变性➡，附近见一球性硬化肾小球➡

(右) 获得性囊性肾病，肾脏对半切开后可见大小不等的多发囊肿➡及肾上极界清肿块➡。肾窦见大量脂肪组织为 ESKD 的常见表现

获得性囊性肾病

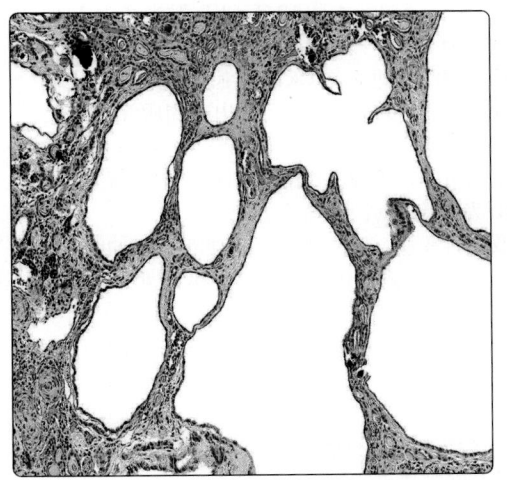

髓质获得性囊性肾病

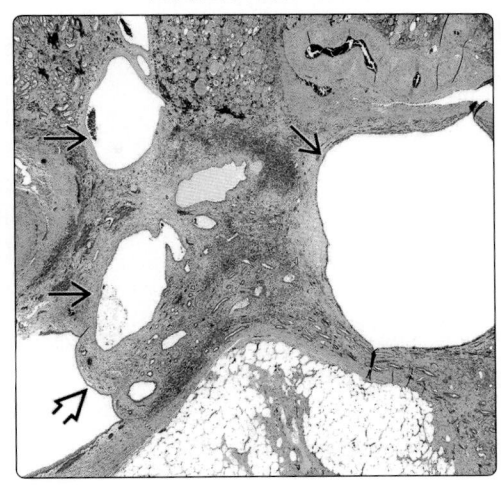

(左) 获得性囊性肾病，皮质内可见多发性大小不等，内衬扁平上皮的不规则囊肿，周围组织可见肾小管萎缩、间质纤维化和钙盐沉积

(右) 大小不一，内衬扁平上皮➡的多发髓质囊肿也是获得性囊性肾病的特征，髓质乳头消失➡

获得性囊性疾病相关 RCC

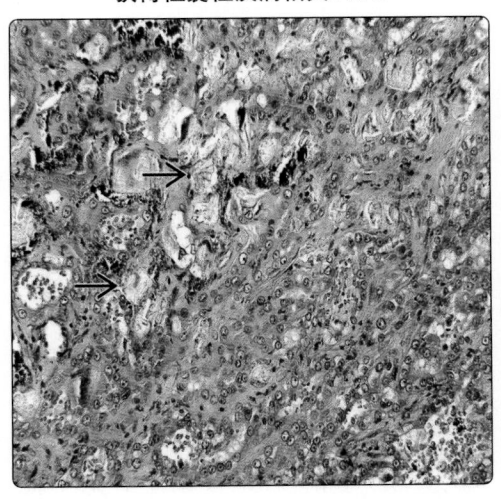

终末期肾病透明细胞乳头状 RCC

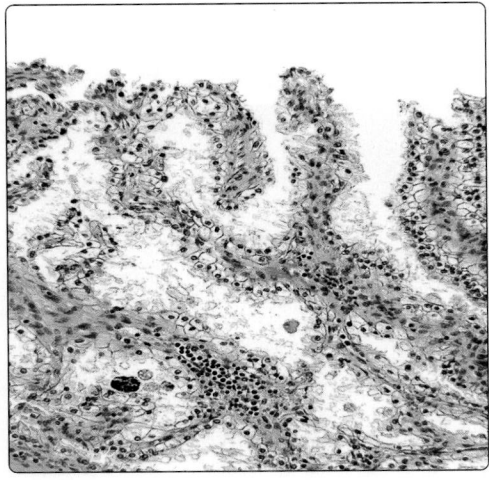

(左) 获得性囊性肾病相关 RCC 由高级别细胞核的腺泡及肿瘤内大量草酸钙结晶沉积物➡组成，碱性磷酸钙也很明显

(右) 透明细胞乳头状 RCC 在 ESKD 中较为常见，肿瘤趋于多囊性，以衬覆透明细胞的乳头状突起和低级别细胞核为特征

(林心语 译，余英豪 审)

第2节 肿瘤肾切除标本的非肿瘤性疾病检查

术语

定义

- 肾单位保留手术:部分肾切除术,热消融(射频或冷冻消融)
  - 推荐用于瘤体小(≤4cm),可手术切除的肾细胞癌(RCC),以最大程度地保留肾脏功能
  - 肿瘤预后与根治性肾切除术相当
- 慢性肾脏病(CKD):肾损害或肾功能下降≥3个月
  - 影像学异常,肌酐升高,蛋白尿或肾小球滤过率<60ml/(min·1.73m²)

流行病学

发病率

- 在美国每年确诊新发肾癌>70 000例
  - 发病率每年稳定增加1%~2%
    - 多数为小的局限性的肿块
- 肾细胞癌
  - 占肾脏恶性肿瘤的85%(尿路上皮癌占12%)
  - 包括许多表型和基因型特殊的癌
- Wilms瘤(肾母细胞瘤)
  - 占儿童肾脏恶性肿瘤的85%

病因学/发病机制

WT1突变综合征与肾母细胞瘤患病风险

- WAGR综合征:肾母细胞瘤、无虹膜、泌尿生殖道畸形和智力发育障碍
- Denys-Drash综合征:肾母细胞瘤、假两性畸形、肾病(最常见为弥漫性系膜硬化症)
- Beckwith-Wiedemann综合征:肾母细胞瘤、偏身肥大、巨舌、脐膨出和内脏肥大
- 孤立性偏身肥大

RCC

- 最常见的类型
  - 透明细胞RCC:3p缺失和von Hippel-Lindau突变
  - 乳头状RCC:7,17三体或男性Y染色体缺失
  - 嫌色细胞RCC:多发单倍体

临床意义

临床表现

- 高达26%的成人RCC患者在肾切除术前患有CKD
  - 主要后果为ESRD和心血管疾病
- RCC和CKD/ESRD有相同的风险因素
  - 高血压、糖尿病、吸烟、肥胖、年龄增长
- 内科肾脏疾病在肿瘤肾切除标本中很常见,尤其是糖尿病肾病和动脉肾硬化

随后的慢性肾脏疾病的风险因素

- 在成人中,根治性肾切除术后10年CKD发生率为22%,部分肾切除术后为11%
  - 肾切除术后10年,进行性CKD发生率约为35%,其中>15%出现球性肾小球硬化或>5%出现间质纤维化
- 在肾母细胞瘤患儿中
  - 20年随访显示,如果没有综合征性疾病或泌尿生殖道异常,ESRD发生率分别为2%和0.6%
  - 在没有双侧性疾病、肾源性残余或伴有肾病的综合征性疾病的情况下,单侧肾切除术为较温和的做法

大体特征

标本处理

- 2012年国际泌尿病理学会推荐
  - 肿瘤未累及肾脏界面组织取1块
  - 远离肿瘤的未受累皮质取1块
    - 部分肾切除术切缘仅含较薄的未受累肾组织时,取材有挑战性

(左)包含有透明细胞RCC ➡的部分肾切除标本,深部的手术切缘通常很薄 ➡,但侧切缘包含足够的组织,可准确评估原肾疾病 ➡。建议切缘距肿瘤1cm
(右)图示大的肾癌的纤维性假包膜,显示弥漫性小管间质瘢痕伴炎症。这是一种肿瘤旁效应,不代表远离肿瘤的非肿瘤性肾实质

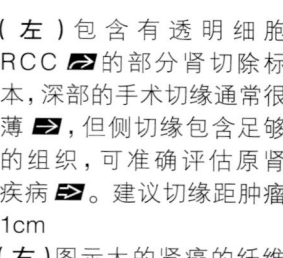

RCC部分肾切除术

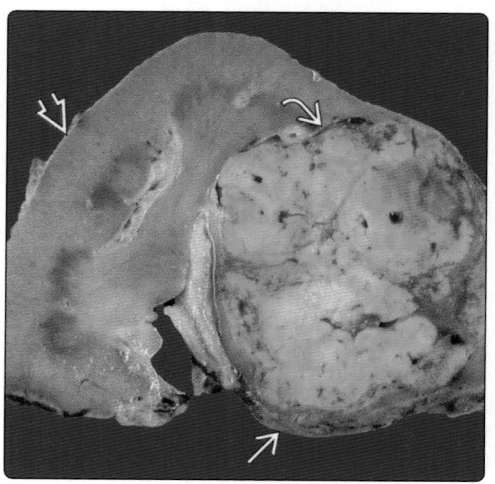

肿瘤周假包膜

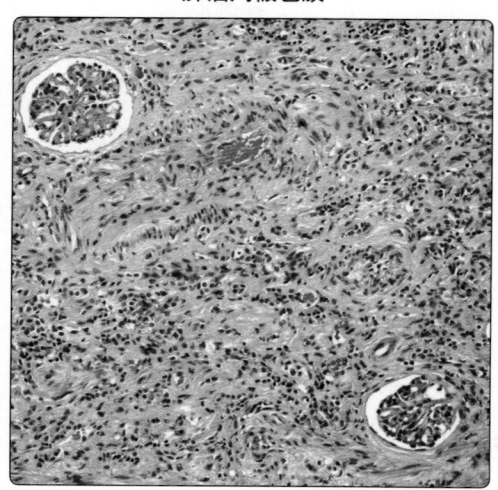

- 评估背景肾小球、小管间质和血管疾病
  - 肾脏病理学会推荐切片 PAS 染色
  - 可在石蜡包埋组织上进行免疫荧光及电镜检查

镜下特征

与肿瘤生长相关的改变

- 瘤周假包膜
  - 假包膜由≤5mm 的萎缩性肾实质包裹大多数 RCC
    - 肾小球硬化、肾小管萎缩和间质纤维化在肿瘤面更严重
      □ 由于肿瘤相关的向心性生长及血管和肾小管阻塞
    - 假包膜周围常见急性肾小管损伤区
  - 一些肿瘤，特别是良性肿瘤，不形成假包膜
- 梗阻
  - 发生在大肿瘤和髓质肿瘤的背景下
    - 常为肾盂和输尿管的尿路上皮癌
    - 可导致肾积水和肾实质受压伴瘢痕形成
      □ 肾小管扩张伴微囊形成和小管上皮扁平化
      □ 尿调节素引起肾小管扩张，有时伴有肾小管破裂和间质炎症

潜在的肾脏疾病

- 肾动脉硬化（"高血压性肾硬化"）
  - 高血压患者肾被膜下表面呈粗颗粒状
    - 被膜下肾小管间质瘢痕增加导致被膜下楔形瘢痕形成
  - 肾小球可表现为缺血性改变伴肾小球周围纤维化
    - 肾小球硬化属于"正常"衰老过程；严重程度与年龄成正比
      □ 年龄÷2-10=%"正常"肾小球硬化
  - 微动脉透明变性和动脉纤维内膜增厚
- 糖尿病性肾小球病
  - 第二常见的肾小球异常
  - 早期糖尿病性肾小球病：弥漫系膜扩张 / 硬化和 GBM 增厚
    - 轻度糖尿病性肾小球病在 HE 染色上容易被忽视，但在 PAS 染色上表现明显
  - 晚期糖尿病性肾小球病：结节性系膜扩张 / 硬化（Kimmelstiel-Wilson 结节）
    - 需通过刚果红和/或免疫荧光染色以排除单克隆疾病
- 其他疾病（可能同时发生）
  - IgA 肾病
  - 血栓性微血管病
  - 局灶节段性肾小球硬化症（FSGS）
  - 淀粉样变性
  - 新月体性肾小球肾炎
  - 膜性肾病

- 纤维样肾小球肾炎
- 慢性锂中毒

儿童肾母细胞瘤的宿主相关改变

- 肾源性残余：异常持续性的胚胎细胞可发展为肾母细胞瘤
- 肾源性残余：确定发生对侧肾母细胞瘤的风险人群
  - 叶周残余：位于肾小叶周围的局限性残余
  - 叶内残余：位于肾小叶中心
- 综合征性肾小球病
  - Denys-Drash 综合征相关弥漫性系膜硬化（常见）和 FSGS（罕见）

与恶性肿瘤相关的囊性疾病

- 获得性囊性肾病（ACKD）
  - 10% 的病例发展为 RCC
- von Hippel-Lindau 病
  - 40%～60% 的患者为多灶和双侧性 RCC
    - 透明细胞 RCC 为最常见的癌
  - 70%～80% 的患者有肾囊肿
    - 囊肿内衬与透明细胞 RCC 相同的透明细胞
- 结节性硬化复合症（TSC）
  - 50%～80% 的 TSC 患者有多发和双侧性血管平滑肌脂肪瘤（AML）
    - 显微镜下 AML（所谓的微错构瘤）在非肿瘤性皮质中很常见
  - TSC 中肾囊肿为第二常见病变
    - 囊肿内衬大的深嗜酸性细胞
  - 1%～2% 的 TSC 患者也患有 RCC

参考文献

1. Jia Y et al: Chronic kidney damage pathology score for systematic assessment of the non-neoplastic kidney tissue and prediction of postoperative renal function outcomes. Hum Pathol. 124:76-84, 2022
2. Denic A et al: Larger nephron size and nephrosclerosis predict progressive CKD and mortality after radical nephrectomy for tumor and independent of kidney function. J Am Soc Nephrol. 31(11):2642-52, 2020
3. Campbell S et al: Renal mass and localized renal cancer: AUA Guideline. J Urol. 198(3):520-9, 2017
4. Bijol V et al: Non-neoplastic pathology in tumor nephrectomy specimens. Surg Pathol Clin. 7(3):291-305, 2014
5. Salvatore SP et al: Nonneoplastic renal cortical scarring at tumor nephrectomy predicts decline in kidney function. Arch Pathol Lab Med.137(4):531-40, 2013
6. Trpkov K et al: Handling and staging of renal cell carcinoma: the International Society of Urological Pathology Consensus (ISUP) conference recommendations. Am J Surg Pathol. 37(10):1505-17, 2013
7. Bonsib SM et al: The non-neoplastic kidney in tumor nephrectomy specimens: what can it show and what is important? Adv Anat Pathol. 17(4):235-50, 2010
8. Henriksen KJ et al: Nonneoplastic kidney diseases in adult tumor nephrectomy and nephroureterectomy specimens: common, harmful, yet underappreciated. Arch Pathol Lab Med. 133(7):1012-25, 2009
9. Henriksen KJ et al: Non-neoplastic renal diseases are often unrecognized in adult tumor nephrectomy specimens: a review of 246 cases. Am J Surg Pathol. 31(11):1703-8, 2007
10. Bijol V et al: Evaluation of the nonneoplastic pathology in tumor nephrectomy specimens: predicting the risk of progressive renal failure. Am J Surg Pathol. 30(5):575-84, 2006

瘤周急性肾小管损伤区

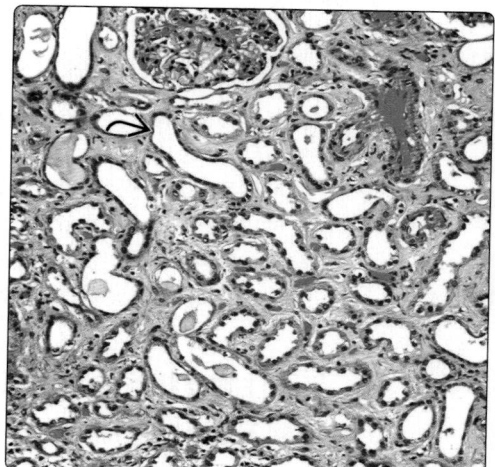

尿路梗阻和肾积水

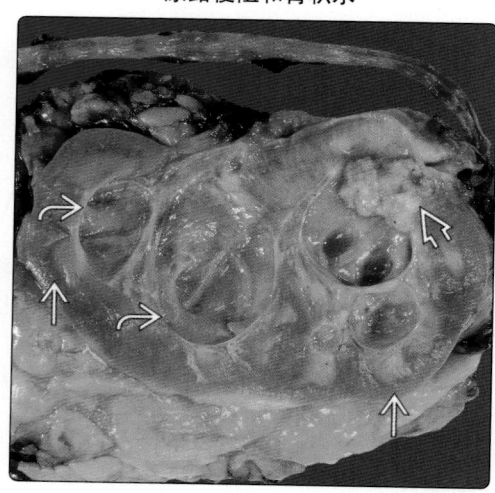

(左)水肿引起的急性肾小管损伤➫伴肾小管上皮减少和间质扩大,为假包膜外的常见表现,其可延伸数毫米,但不代表非肿瘤性肾实质

(右)根治性肾切除术标本,可见发生于肾盂及近端输尿管中的乳头状尿路上皮癌➡。尿液流出道梗阻导致肾盂积水伴肾盏扩张➡和肾皮质变薄➡

梗阻性肾病

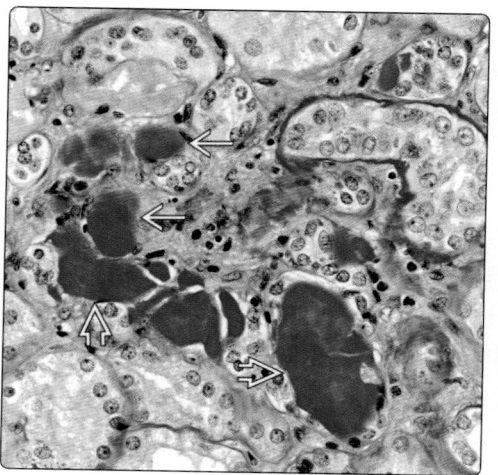

高血压被膜下瘢痕

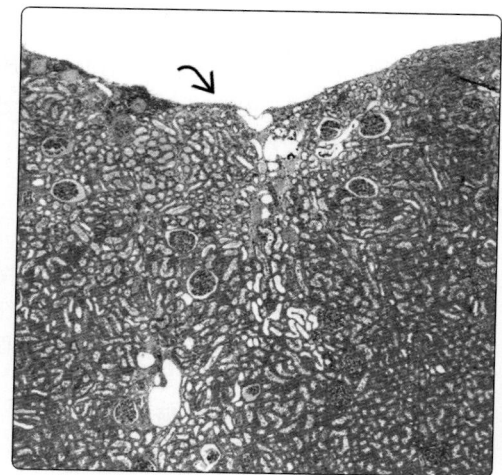

(左)梗阻的组织学特征包括肾小管扩张和Tamm-Horsfall蛋白浓聚➡,还可见肾小管破裂伴Tamm-Horsfall蛋白溢出➡

(右)高血压患者的尸检肾显示浅薄的被膜下瘢痕➡,引起大体上粗颗粒状表面改变,代表正常的非瘢痕性皮质

高血压性被膜下瘢痕

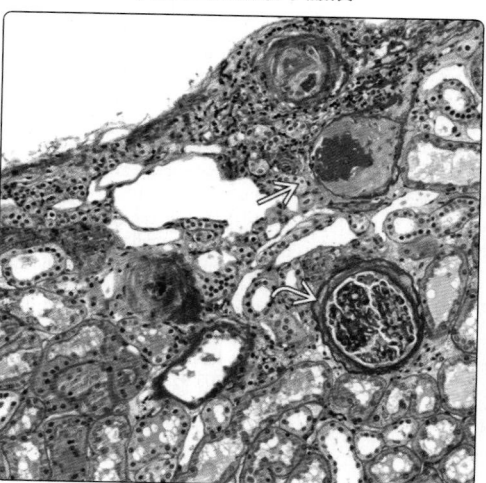

高血压性动脉硬化

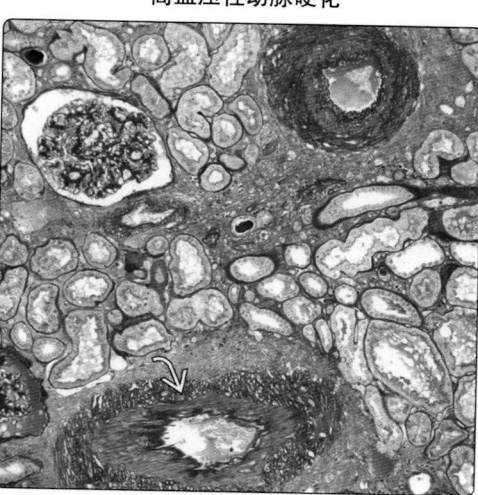

(左)被膜下瘢痕包含毛细血管袢皱缩的缺血性肾小球➡和硬化性肾小球➡,并见间质纤维化、肾小管萎缩(组织收缩所致)和淋巴样浸润

(右)高血压肾脏的深层皮质通常显示明显的微动脉硬化性血管疾病,较大的动脉受累更严重。存在严重的动脉纤维内膜增厚➡提示心血管事件风险

轻度糖尿病性肾小球病

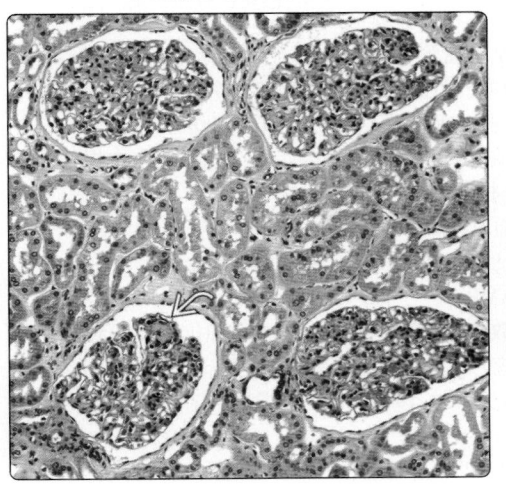

轻度糖尿病性肾小球病

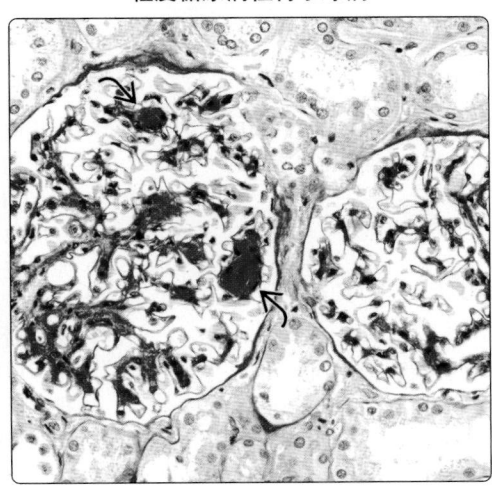

（左）图示轻度糖尿病性肾小球病，在常规 HE 染色切片上可能不易察觉到变化，注意单个 Kimmelstiel-Wilson 系膜小结节 ➡ 为典型的轻度糖尿病性肾小球病表现

（右）同一肾小球 PAS 染色不仅使糖尿病结节容易辨别 ➡，同时显示广泛的系膜基质增生，提示早期糖尿病性肾小球病

严重糖尿病性肾小球病

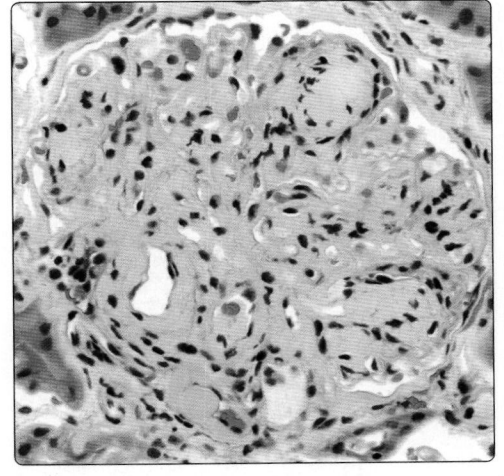

严重糖尿病性肾小球病

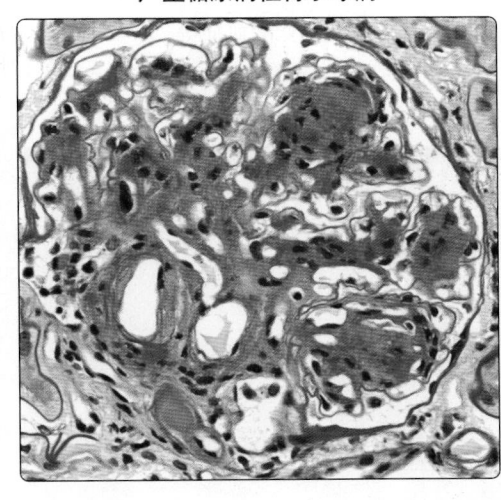

（左）图示晚期糖尿病性肾小球病，当糖尿病严重累及肾小球时，HE 染色切片上也很容易辨别，然而要看清结节还必须仔细寻找。由于其对后续肾衰竭的风险有重要的预测价值，故该特征必须写入报告

（右）PAS 染色切片再一次提高了糖尿病性肾小球病的辨识度，该严重病例表现为弥漫系膜基质增生和几个突出的糖尿病系膜结节

获得性囊性肾病伴 RCC

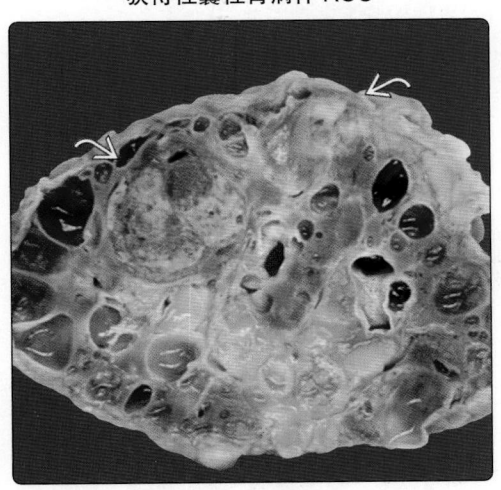

获得性囊性肾病

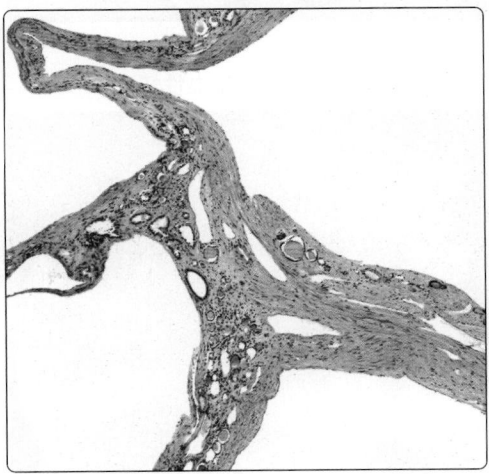

（左）肾切除标本显示获得性囊性肾病伴 2 处 RCC ➡。囊肿累及肾脏皮髓质，但肾脏本身并未明显增大。约 10% 的获得性囊性肾病患者会发展为 RCC

（右）获得性囊性肾病显示囊肿伴皮质萎缩形成的薄间隔，该视野与常染色体显性遗传性多囊肾病难以区分，然而肾脏没有增大

（林心语 译，余英豪 审）

术语

缩写

- T 细胞介导排斥反应（T-cell-mediated rejection，TCMR）
- 抗体介导排斥反应（antibody-mediated rejection，AMR）

病因学/发病机制

早期移植肾失功原因（移植后＜6个月）

- 移植肾血栓形成
  - 静脉血栓形成概率大于动脉血栓形成约 2 倍
  - 高凝/血栓形成状态是重要原因
    - 遗传性疾病
      - 莱登因子 V（G1691A 突变）
      - 凝血酶原（因子 II）突变
      - S 蛋白、C 蛋白或抗凝血酶 III 不足
    - 获得性疾病
      - 手术或创伤、抗磷脂抗体、高同型半胱氨酸血症等引起组织因子释放

- 镰状细胞病或镰状细胞特性可导致移植物内镰状细胞危象和移植物血栓形成
  - 血流不足和血管壁损伤也是重要因素
    - 供者和受者血管之间的解剖学差异会引起手术困难
    - 扭曲、扭结和挤压会导致大血管损伤
    - 长期缺血或再灌注损伤会引起小血管或内皮损伤
    - AT1R 抗体可加剧血管损伤
- 血栓性微血管病
  - 原因包括 AMR 和复发性溶血尿毒症综合征
- TCMR 或 AMR
  - 移植后数小时/数天因预致敏的同种抗体而导致超急性排斥反应
  - 排斥反应相关的移植肾破裂通常发生在移植后 2～3 周，有时活检会诱发这一过程
- 复发性疾病，如原发性草酸血症和溶血尿毒症综合征
- 原发性无功能
  - 临床术语为从未发挥功能的移植物
  - 原因包括
    - 急性肾小管坏死/损伤
    - 灌注性肾病

早期移植肾丢失

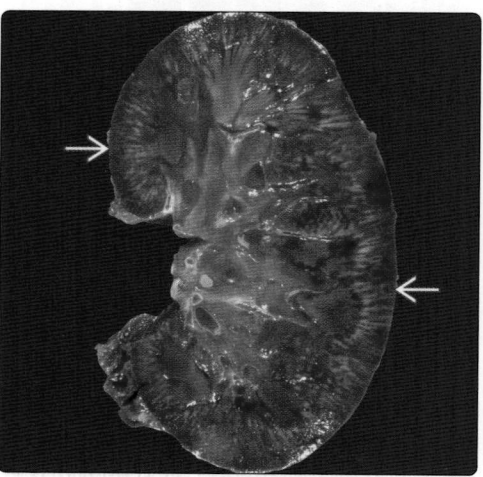

无免疫抑制的晚期排斥反应

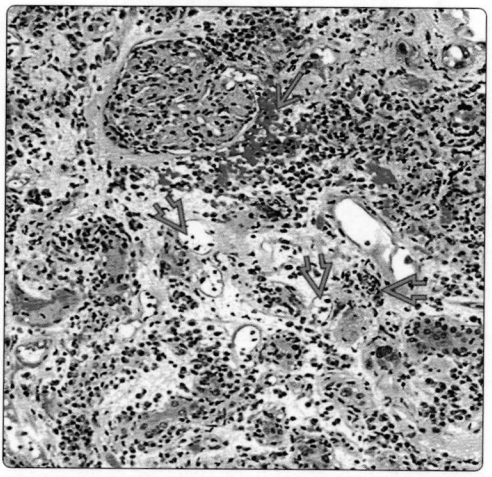

（左）移植后第 2 天移植肾丢失，移植物增大（298g）伴弥漫皮髓质出血。注意皮质放射状苍白模式（坏死）➡

（右）晚期排斥反应常见间质水肿、出血 ➿、浆细胞、嗜酸性粒细胞、以及管周毛细血管炎 ➿。毛细管壁 C4d 染色阳性，肾小管萎缩。这些发现提示 TCMR 和 AMR，系肾切除术前停用免疫抑制导致病变恶化

迟发性移植肾出血性坏死

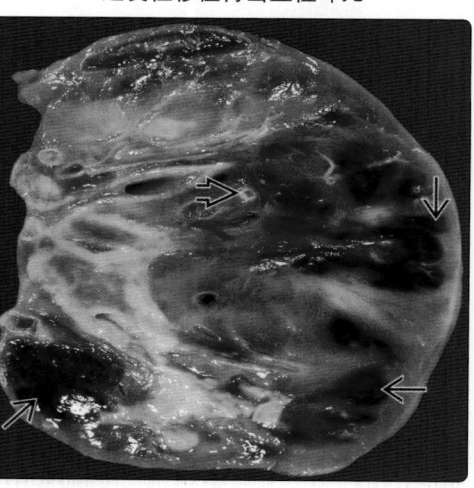

慢性移植性肾小球病

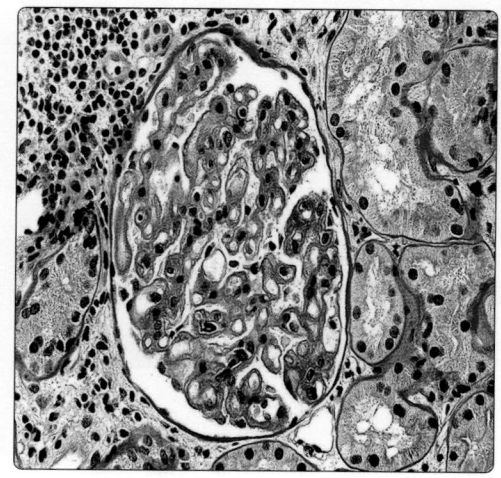

（左）移植后 4 年移植肾切除，重 160g，大体图片显示广泛的皮质出血 ➡ 和坏死，严重的动脉性 ➿ 和微动脉性肾硬化伴严重排斥反应导致出血性坏死

（右）移植性肾小球病的形态学特征可与 MPGN、慢性血栓性微血管病和抗体介导排斥反应相鉴别，丙型肝炎感染通常起促进作用

- 移植物获取时斑块破裂引起动脉粥样硬化栓塞
  ○ 相对于 85%～95% 的 KDPI，供者肾脏概况指数（KDPI）>95% 风险增加 2 倍

晚期移植肾失功原因（移植后 >6 个月）

- 复发性疾病
- 新生的肾小球病
- AMR 和 TCMR
  ○ AMR 占晚期移植肾功能障碍的 2/3
  ○ 从移植物中洗脱的 HLA 抗体主要与供者反应，可在血清中检测到
- 在移植 >10 年后的钙调磷酸酶抑制剂毒性
- 反复发作的肾盂肾炎
- 多瘤病毒、巨细胞病毒或腺病毒
- 尿路梗阻
- 高血压性肾硬化
- 肿瘤（移植后淋巴增殖性疾病、肾细胞癌、尿路上皮癌）

临床意义

移植肾切除术的效果

- 组合性反应性抗体增加 3 倍，主要为抗 I 类 MHC 分子抗体
  ○ 由于停用免疫抑制剂（不被移植肾吸收）
- 对移植肾和患者预后的影响存在争议
  ○ 相关于没有肾切除的情况，接受后续移植的患者 5 年移植物存活率降低了 35%
  ○ 患者总生存期延长了 10%
  ○ 其他研究显示没有副作用或益处

大体特征

标本处理

- 应描述坏死和出血的位置和程度
- 保存部分可用的皮质用于免疫荧光和电镜检查
- 供体和受体脉管系统的栓塞、扭曲和解剖结构差异是需要评估的重要特征
  ○ 肾门血管和肾盂在移除移植物时通常不切除
  ○ 肾实质内血管或肾门残留血管中可能见到血栓

外观

- 移植肾增大是急性缺血、急性排斥反应（AR）或肾静脉栓塞的特征
- 移植肾缩小是慢性疾病的特征（如慢性排斥反应、感染和慢性缺血）

镜下特征

一般特征

- 坏死

○ 出血性或凝固性
○ 皮质或皮髓质均有
- 大血管血栓形成可累及动脉或静脉，或动静脉均受累
- 肾小球和微动脉中的微血管血栓是血栓性微血管病的诊断特征
- AR
  ○ T 细胞介导：间质水肿、单个核细胞浸润和肾小管炎
    - 内膜或透壁性动脉炎
  ○ 抗体介导：肾小球炎、管周毛细血管炎和透壁性动脉炎伴坏死
  ○ 由于减少免疫抑制，AR 的特征可能会与其他疾病过程重叠
  ○ AR 可能掩盖晚期移植物丢失的潜在原因，尤其是坏死时
- 慢性排斥反应
  ○ 肾小球炎和管周毛细血管炎伴毛细血管基底膜多层化
  ○ 慢性移植性肾动脉病（新生内膜炎）
- 移植肾纤维化
  ○ 外皮质层梗死瘢痕呈楔形
  ○ 活检部位为线性或带状粗糙瘢痕，可见含铁血黄素沉积
  ○ 大中动脉血管硬化和/或狭窄导致慢性移植肾缺血
    - 被膜下纤维化、肾小球废弃和缺血性肾小球病
  ○ 慢性钙调磷酸酶抑制剂毒性可导致条纹状皮质纤维化
    - 伴有结节性微动脉透明样变
  ○ 慢性排斥反应或多瘤病毒肾病：斑片状或弥漫间质纤维化和肾小管萎缩

辅助检查

- 免疫荧光
  ○ 用于肾小球疾和 AMR（C4d）评估
- 免疫组化
  ○ C4d、多瘤病毒、腺病毒和巨细胞病毒
- 电镜
  ○ 用于评估肾小球疾病

参考文献

1. Sageshima J et al: How to deal with kidney retransplantation-second, third, fourth, and beyond. Transplantation. 106(4):709-21, 2022
2. Vlachopanos G et al: Association of nephrectomy of the failed renal allograft with outcome of the future transplant: a systematic review. Exp Clin Transplant. 20(1):1-11, 2022
3. Gómez-Dos-Santos V et al: The failing kidney transplant allograft. Transplant nephrectomy: current state-of-the-art. Curr Urol Rep. 21(1):4, 2020
4. Leon G et al: Kidney graft urothelial carcinoma: results from a multicentric retrospective national study. Urology. 135:101-5, 2020
5. Ghyselen L et al: Indications, risks and impact of failed allograft nephrectomy. Transplant Rev (Orlando). 33(1):48-54, 2019
6. Lin J et al: Impact of renal allograft nephrectomy on graft and patient survival following retransplantation: a systematic review and meta-analysis. Nephrol Dial Transplant. 33(4):700-8, 2018
7. El-Zoghby ZM et al: Identifying specific causes of kidney allograft loss. Am J Transplant. 9(3):527-35, 2009

出血性坏死

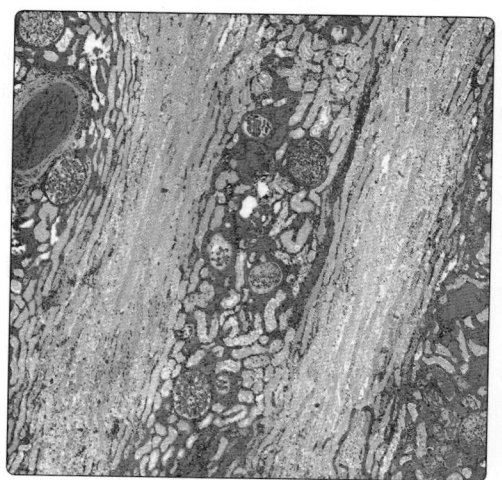

再灌注损伤酷似动脉炎

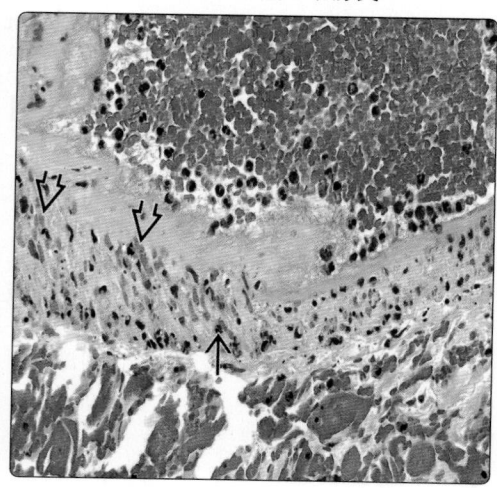

（左）移植后第 2 天移植肾切除，HE 染色显示弥漫皮质坏死伴小管曲部出血，髓放线坏死但无出血，大的动脉血栓堵塞。S 蛋白缺陷和口服避孕药导致移植物血栓形成

（右）坏死性动脉常可见中性粒细胞 ⇨、中膜和内膜红细胞 ⇨ 及许多核碎裂，这是再灌注损伤的形式，不应误认为是血管炎

移植肾静脉血栓形成

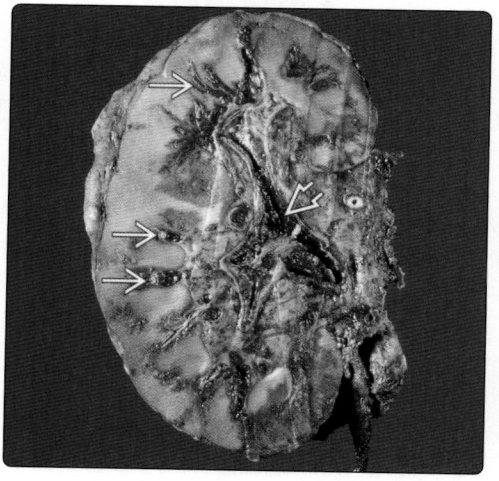

移植肾门静脉血栓形成

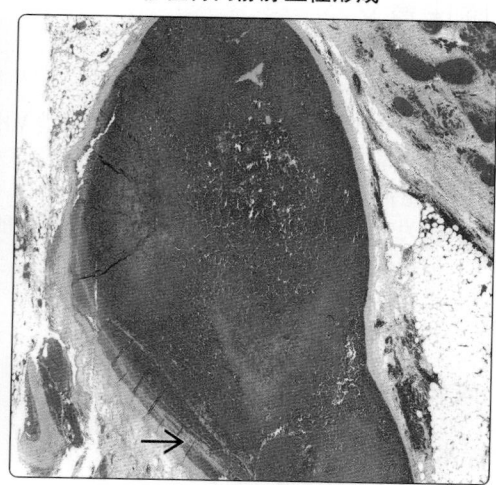

（左）甲醛溶液固定的移植肾，系移植中静脉损伤致肾静脉血栓形成，于移植后第 4 天切除。堵塞性血栓 ⇨ 及皮质弥漫苍白符合坏死，肾盂中填满血凝块 ⇨

（右）移植后第 4 天移植肾切除，HE 染色显示肾门静脉内富含红细胞的阻塞性静脉血栓。可见纤维蛋白层 ⇨

静脉血栓引起出血性坏死

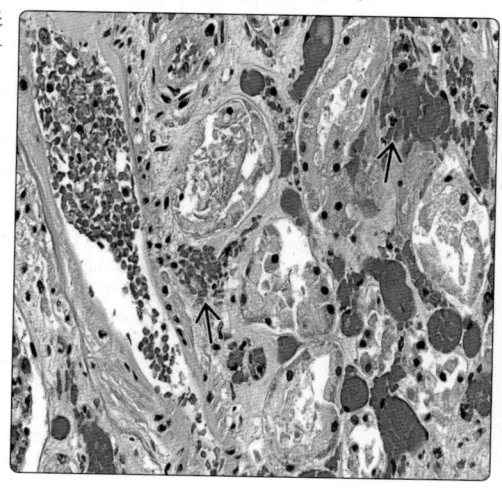

镰状细胞血栓

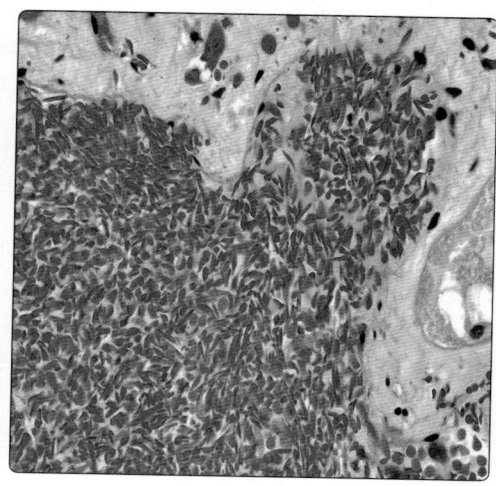

（左）移植肾肾静脉血栓形成，移植后第 5 天取出，可见皮质坏死伴充血和出血 ⇨

（右）血管内血栓可能含有罹患移植肾血栓的潜在疾病线索。高倍镜下可见多折光的镰状红细胞，该患者有临床隐匿性镰状细胞特征，血红蛋白 S 占 26%

慢性活动性移植物动脉病

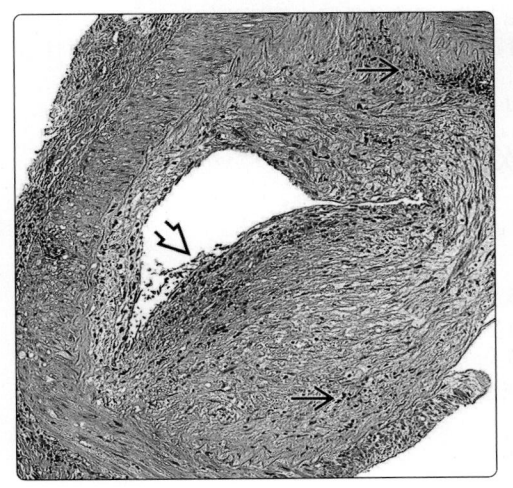

慢性动脉病 T 细胞浸润

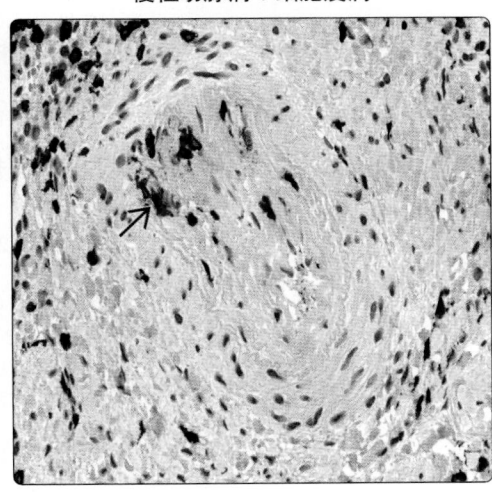

（左）移植后 5 个月移植肾取出,可见急性和慢性动脉内膜炎,纤维内膜深面有单个核细胞浸润➡,内皮细胞亦可见类似浸润➡

（右）该动脉纤维内膜深处可见 CD3(+)T 细胞➡,提示慢性移植物动脉病(慢性内膜动脉炎)

富于浆细胞的晚期排斥反应

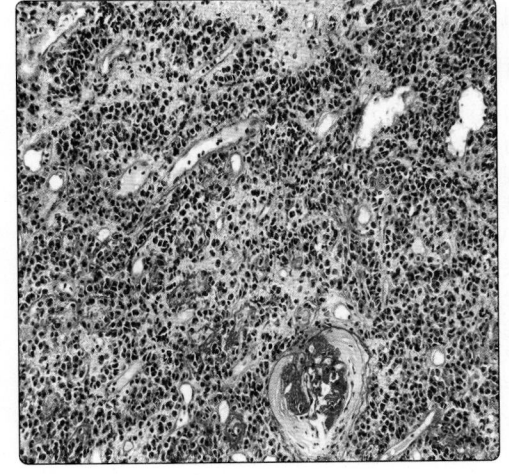

轻型多瘤病毒感染

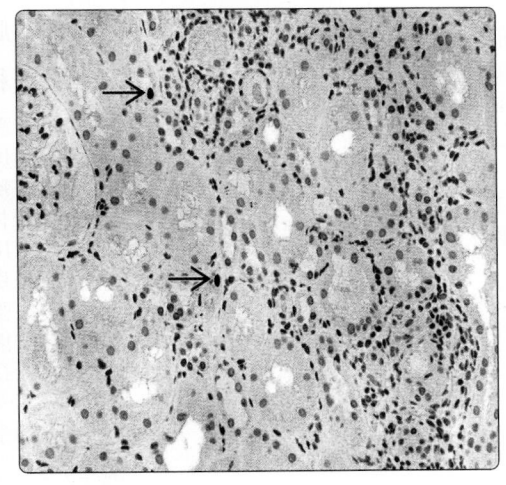

（左）大量浆细胞是迟发性移植肾排斥反应的特征性表现,可见肾小管严重萎缩及肾小球废弃。这些密集的细胞浸润须与移植后淋巴增殖性疾病鉴别

（右）边界性浸润的移植肾,见局灶肾小管多瘤病毒大 T 抗原核染色 ➡,提示病毒复制活跃而没有病毒性细胞病理病变,属于轻型多瘤病毒肾病

急性肾盂肾炎

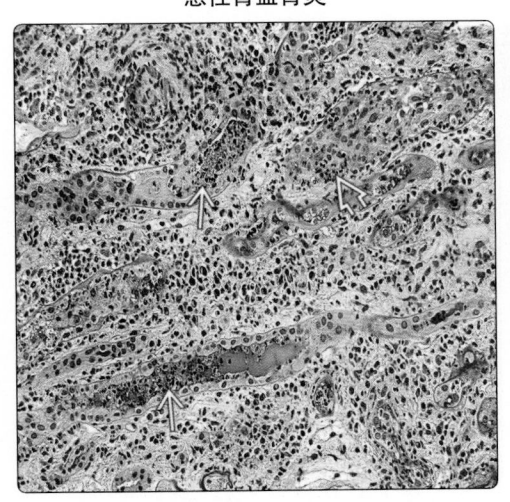

复发性狼疮性肾小球肾炎

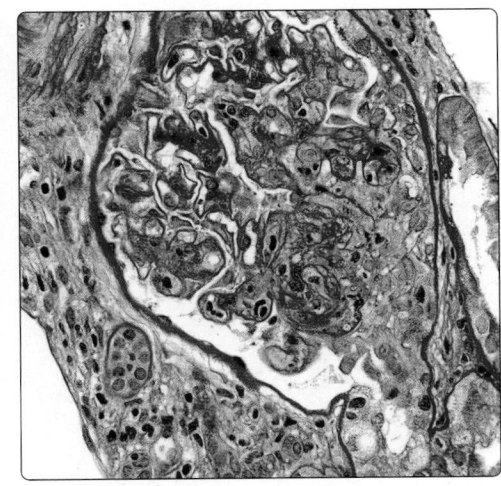

（左）63 岁男性,移植 5 年后移植物取出,尿培养大肠埃希菌阳性。可见大量的中性粒细胞浸润➡和管型➡,为急性肾盂肾炎的典型表现

（右）移植后 7.75 年移植物取出,可见明显的节段新月体性肾小球肾炎,免疫荧光显示 IgG 和 C3 颗粒状沉积。该患者有系统性红斑狼疮病史,这些表现提示复发性狼疮性肾炎

（林心语 译,余英豪 审）

概述

定义

- 自溶：自生酶分解细胞或组织（"自我消化"）
  - 肾脏中始终存在死后自溶改变
    - 大多数情况下并不妨碍对肾脏疾病的评估
- 急性肾损伤（AKI）：肾功能快速下降
- 慢性肾脏病（CKD）：肾损害或肾功能下降≥3 个月
  - 影像学异常、肌酐升高、白蛋白尿或肾小球滤过率（GFR）<60ml/（min·1.73m^2）
- ESRD：肾衰竭持续≥3 个月伴 GFR≤15ml/（min·1.73m^2），需要肾脏替代治疗

尸检对肾脏疾病的重要性

- 肾脏疾病在尸检中普遍存在
  - 报告占成人尸检的 1/3（31%）
- 住院患者中 AKI（23%）
  - 死亡风险增加（4.4 倍）
  - CKD 发生风险增加（8.8 倍）
- 肾脏疾病是美国第 9 大导致死亡的原因
  - 美国每年有超过 10 万美国人死于肾脏疾病
  - 大约 3 700 万美国成年人患有 CKD
- CKD 为全球性健康危机
  - 10% 的全球人口受到 CKD 影响
- 尸检对了解新的疾病至关重要
  - 通过尸检了解 SARS-CoV-2
  - 应用于尸检组织的先进技术
    - 转录本分析、原位杂交、形态测量学、免疫组化

对幸存家庭成员的影响

- 对具有遗传因素的肾脏疾病尤其重要

尸检中常见的肾脏疾病

急性肾损伤

- 血容量减少/灌注不良
  - 脱水、低血压、休克、心力衰竭
- 急性肾小管损伤［又称急性肾小管坏死（ATN）］
  - 缺血、肾毒性药物（抗生素、NSAID、化疗药）、放射性造影剂
- 急性间质性肾炎

慢性肾脏疾病

- 成人
  - 1 型或 2 型糖尿病
  - 高血压
  - 肾小球疾病
- 儿童（<20 岁）
  - 肾小球疾病
  - 先天性或遗传性疾病

临床意义

临床危险因素

- AKI 明显增加死亡率
- CKD 和 ESRD 明显增加心血管疾病和死亡
  - 包括心肌梗死和脑梗死

临床病理相关性

- 准确诊断需要详细病史
  - 复习病历并注意
    - 肾脏疾病或肾移植史
    - 系统性疾病伴已知的肾脏表现病史（例如糖尿病、狼疮、HIV、肝炎）
    - 肾脏疾病家族史
  - 复习实验室数据并重点关注
    - 肾功能异常（如血清肌酐或血尿素氮升高）
    - 是否存在血尿和/或蛋白尿
    - 尿培养结果
    - 血清学（自身抗体、补体水平）

肾脏尸检

大体外观/外部检查

- 完整记录透析导管和动静脉瘘

（左）尸检肾标本存在广泛自溶改变，表现为肾小管上皮变性，核丢失并与基底膜分离，这些变化一致性累及所有肾小管节段，包括近端小管 ➡ 和远端小管 ▷
（右）该患者死亡前数日发展为急性肾衰竭，近端小管上皮细胞变薄 ➡，伴胞质脱落和核丢失，而远端小管 ▷ 相对保存良好

自溶

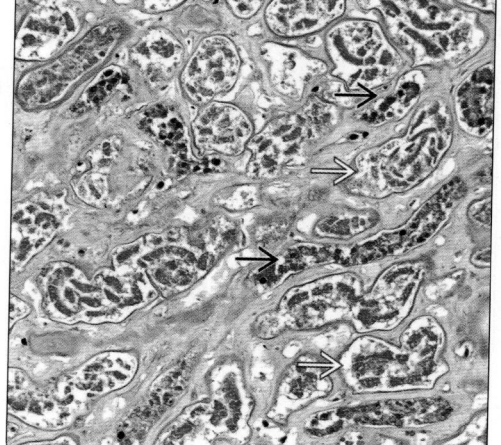

急性肾小管损伤

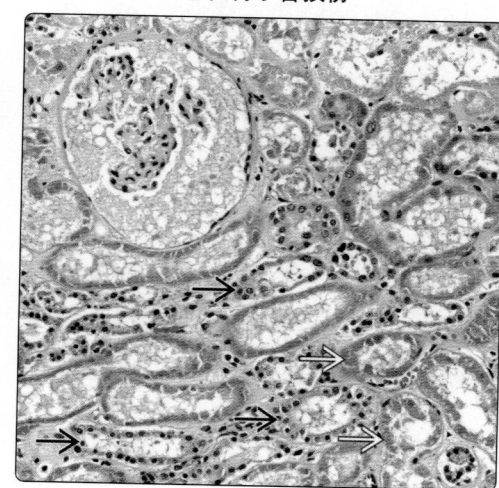

- 注意以下
  - 被膜剥离后皮质表面不规则性
    - 肾动脉硬化可见皮质表面呈颗粒状
  - 皮质厚度
  - 存在肾结石和/或肾积水
  - 输尿管：扩张、结石、狭窄、数量、尿路上皮
  - 肾囊肿及任何肿块性病变取材

标本处理

适当取样组织

- 从每个经甲醛溶液固定的肾脏中取出≥1块组织进行组织学检查
  - 包括皮质和髓质
  - 任何肿块性病变
  - 如果患者接受过移植，则自体肾和移植肾均须取材进行组织学检查
- 如果 HE 染色切片发现异常，则使用特殊染色
  - 组织化学：PAS、六胺银、三色、刚果红、von Kossa、Hall 染色
  - 免疫组化：CD61、肌红蛋白、血红蛋白、κ/λ 轻链、SV40

辅助检查

- 必要时行免疫荧光和电镜检查，以评估肾小球疾病和副蛋白相关疾病
- 可以将组织保存在 Michel 运输培养基（用于直接免疫荧光）或戊二醛（用于电镜）中
  - 如果必要，免疫荧光和电镜也可使用甲醛溶液固定石蜡包埋组织

自溶 vs. 急性肾小管损伤

自溶

- 所有的肾小管均显示相似的退行性改变（包括远端小管）
  - 肾小管上皮细胞核退变和固缩
  - 肾小管上皮从基底膜上回缩、分离
- 肾脏其他解剖成分可见相似的核固缩表现

急性肾小管损伤

- 最先累及近端小管
  - 管腔扩张使肾小管上皮细胞变薄/扁平化
- 胞质脱落伴颗粒管型
  - 可见上皮细胞坏死和脱落
- 上皮再生改变，包括多核和有丝分裂
- 与死前肾功能不全相关

成人内科肾病

肾小球疾病（发病率降序排列）

- 糖尿病肾小球病
- 感染相关肾小球肾炎

  - 心内膜炎相关肾小球肾炎
  - 丙型肝炎相关 MPGN
- 寡免疫性新月体性肾小球肾炎
- 淀粉样变性肾病
- 局灶节段性肾小球硬化症
- 膜性肾病

肾小管间质疾病

- 急性肾小管损伤
- 肾皮/髓质坏死
- 色素性肾病
  - 肌红蛋白、血红蛋白、胆汁管型
- 轻链管型肾病
- 肾小管间质肾炎
- 急/慢性肾盂肾炎
- 多瘤病毒肾病
- 代谢性疾病
  - 草酸盐肾病
  - 肾钙盐沉着症
  - 尿酸性肾病

血管性疾病

- 肾动脉硬化
- 血栓性微血管病
- 动脉粥样栓塞性疾病
- 血管炎
- 淀粉样变性
- 镰状细胞肾病

儿童的其他内科肾病

先天性肾脏和泌尿道异常（CAKUT）

- 肾脏发育不全、发育不良和发育异常
- 异位和融合性肾脏

囊性肾病

- 常染色体隐性遗传性多囊肾病
- 多囊性肾发育不良
- 髓质海绵肾
- 肾消耗病

参考文献

1. D'Marco L et al: Renal histologic findings in necropsies of type 2 diabetes mellitus patients. J Diabetes Res. 2022:3893853, 2022
2. Octavius GS et al: Autopsy findings of pediatric COVID-19: a systematic review. Egypt J Forensic Sci. 12(1):32, 2022
3. Khare P et al: Spectrum of renal lesions on autopsy: experience of a tertiary level institute based on retrospective histopathological analysis. Cureus.13(8):e17064, 2021
4. Perrone ME et al: Medical renal diseases are frequent but often unrecognized in adult autopsies. Mod Pathol. 31(2):365-73, 2018
5. Henriksen KJ: Assessment of kidneys in adult autopsies. Diagn Histopathol. 23(3):117-25, 2017
6. Paueksakon P et al: Autopsy renal pathology. Surg Pathol Clin. 7(3):321-55, 2014

糖尿病肾病

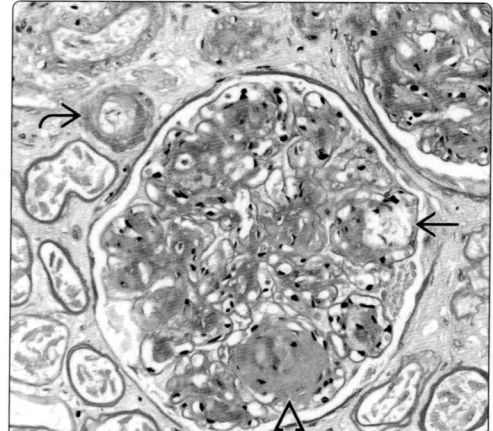

急性血栓性微血管病

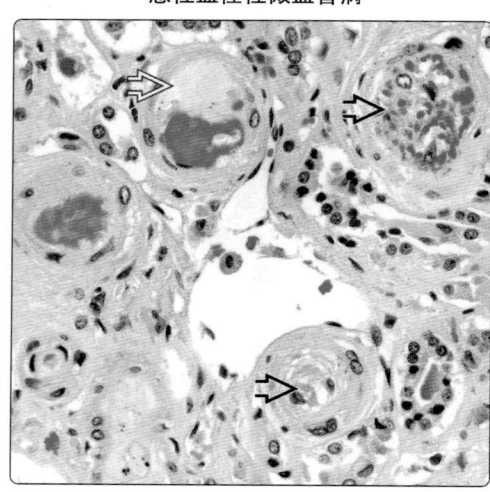

（左）尽管糖尿病肾病有广泛自溶，但结构仍可识别。肾小球显示明显的Kimmeistiel-Wilson结节➡和毛细血管微动脉瘤扩张➡，还可见微动脉透明变性➡

（右）HE显示急性髓细胞性白血病患者在放化疗和干细胞移植后发生血栓性微血管病（TMA）。微动脉被嗜酸性纤维蛋白-血小板血栓和嵌入性和碎裂性红细胞阻塞➡。还可见水肿样管壁扩大➡

心内膜炎相关肾小球肾炎

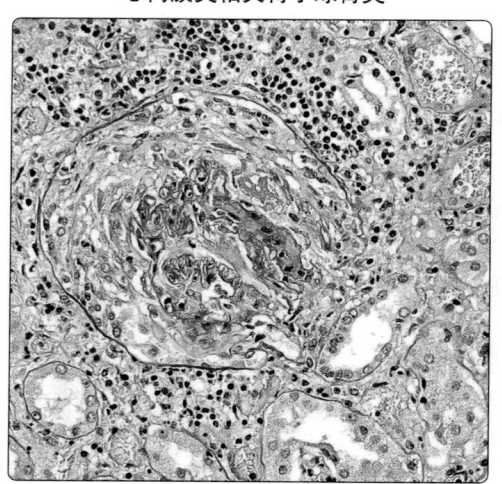

ANCA（＋）小血管炎

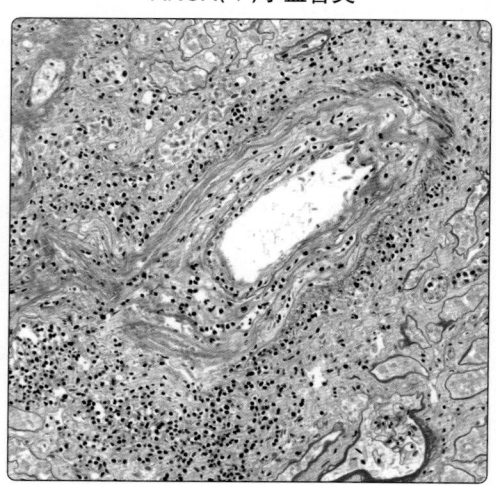

（左）40岁男性，有多种药物滥用和丙型肝炎病史，尸检显示感染性心内膜炎。肾脏表现为寡免疫型局灶坏死和新月体性肾小球肾炎

（右）58岁男性，有急慢性肾衰竭、皮疹及p-ANCA阳性。肾脏可见小血管炎伴透壁性和血管周淋巴细胞性炎症，累及弓形动脉和小叶内动脉，肾小球无受累

丙型肝炎相关肾小球肾炎

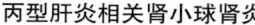
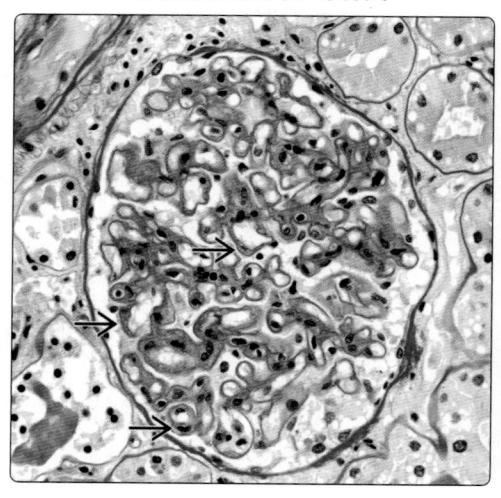

DIF显示免疫复合物沉积

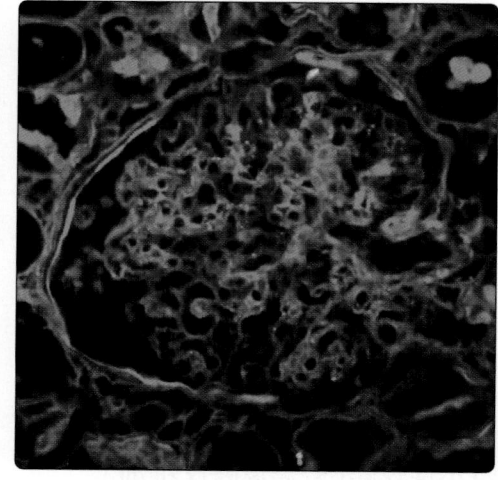

（左）56岁男性，有丙型肝炎肝硬化合并自发性细菌性腹膜炎、感染性休克和急性肾损伤。肾切片显示增生性肾小球肾炎，肾小球呈明显分叶状，系膜细胞增生，循环炎性细胞和GBM双轨➡

（右）采用石蜡包埋组织进行直接免疫荧光（DIF）染色，显示这例患者肾小球系膜区和毛细血管壁颗粒状IgG染色（图示）及IgM和C3染色（未显示）

胆汁管型肾病和血栓性微血管病

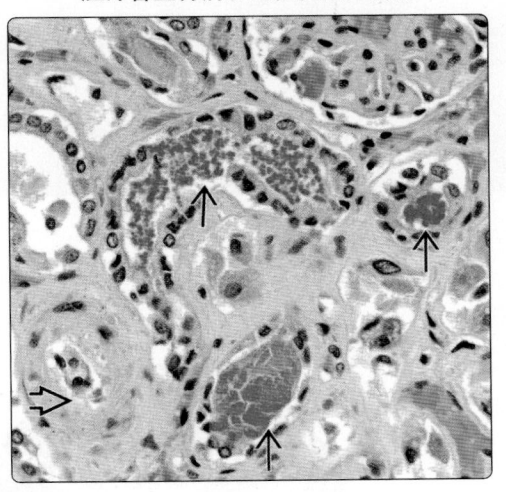

横纹肌溶解症相关肾小管损伤

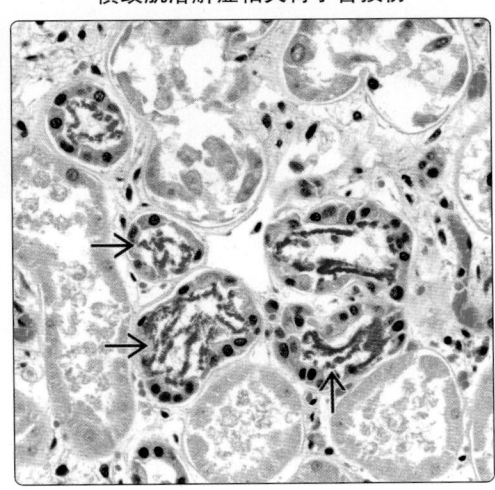

（左）急性髓系白血病患者造血干细胞移植治疗后出现急性肝肾衰竭。肾脏显示胆汁管型肾病，伴多量颗粒状黄棕色管型 ➡️。一条小动脉显示急性血栓性微血管病伴黏液样内膜扩大及碎裂性红细胞 ➡️

（右）患者死亡前出现肺栓塞和横纹肌溶解症。肾脏显示急性肾小管损伤伴大量颗粒状至球状的嗜酸性管型 ➡️，免疫组化肌红蛋白染色阳性（未显示）

轻链管型肾病

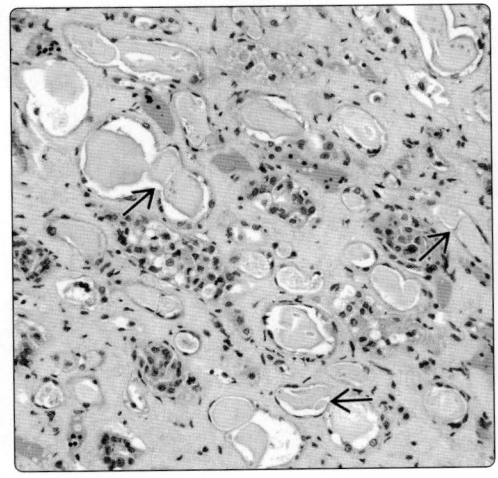

DIF 显示 λ 轻链染色

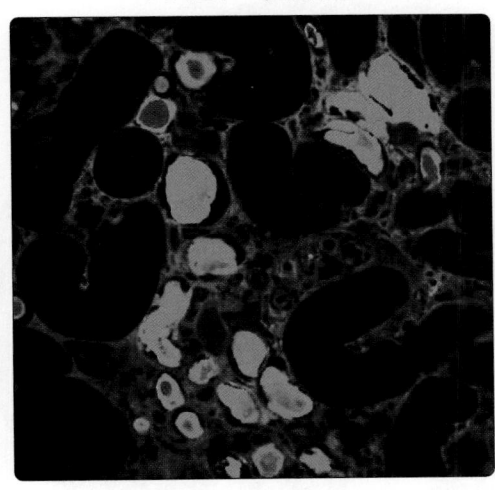

（左）79 岁女性，患有慢性淋巴细胞性白血病（未治疗）和急性肾衰竭。尸检显示远端肾单位段见大量不典型管型，边缘锐利，偶见"断裂" ➡️

（右）该病例采用石蜡包埋组织进行 DIF 染色，显示不典型管型 λ 轻链染色阳性（图示），κ 轻链染色阴性（未显示）

原发性（AL）淀粉样变性

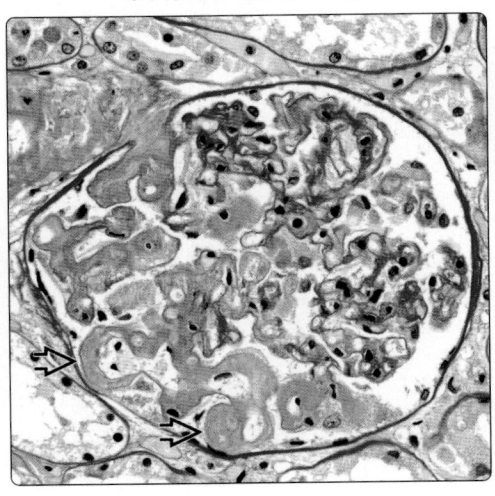

动脉粥样栓塞性疾病

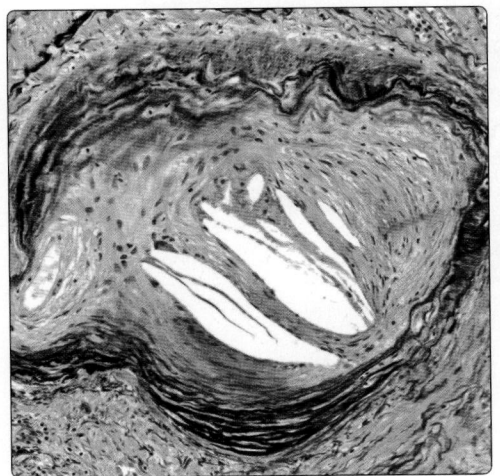

（左）69 岁女性，患有浆细胞骨髓瘤和肾病综合征，尸检显示多器官淀粉样蛋白沉积。该肾小球有一半区域显示 GBM 和系膜区被无定形 PAS 弱阳性物质沉积 ➡️ 显著扩张，这些物质刚果红染色阳性，DIF 染色显示 λ 轻链限制性（未显示）

（右）弓形动脉被胆固醇裂隙和增生纤维内膜阻塞，死者近期接受过腹主动脉瘤修补术

（林心语　译，余英豪　审）

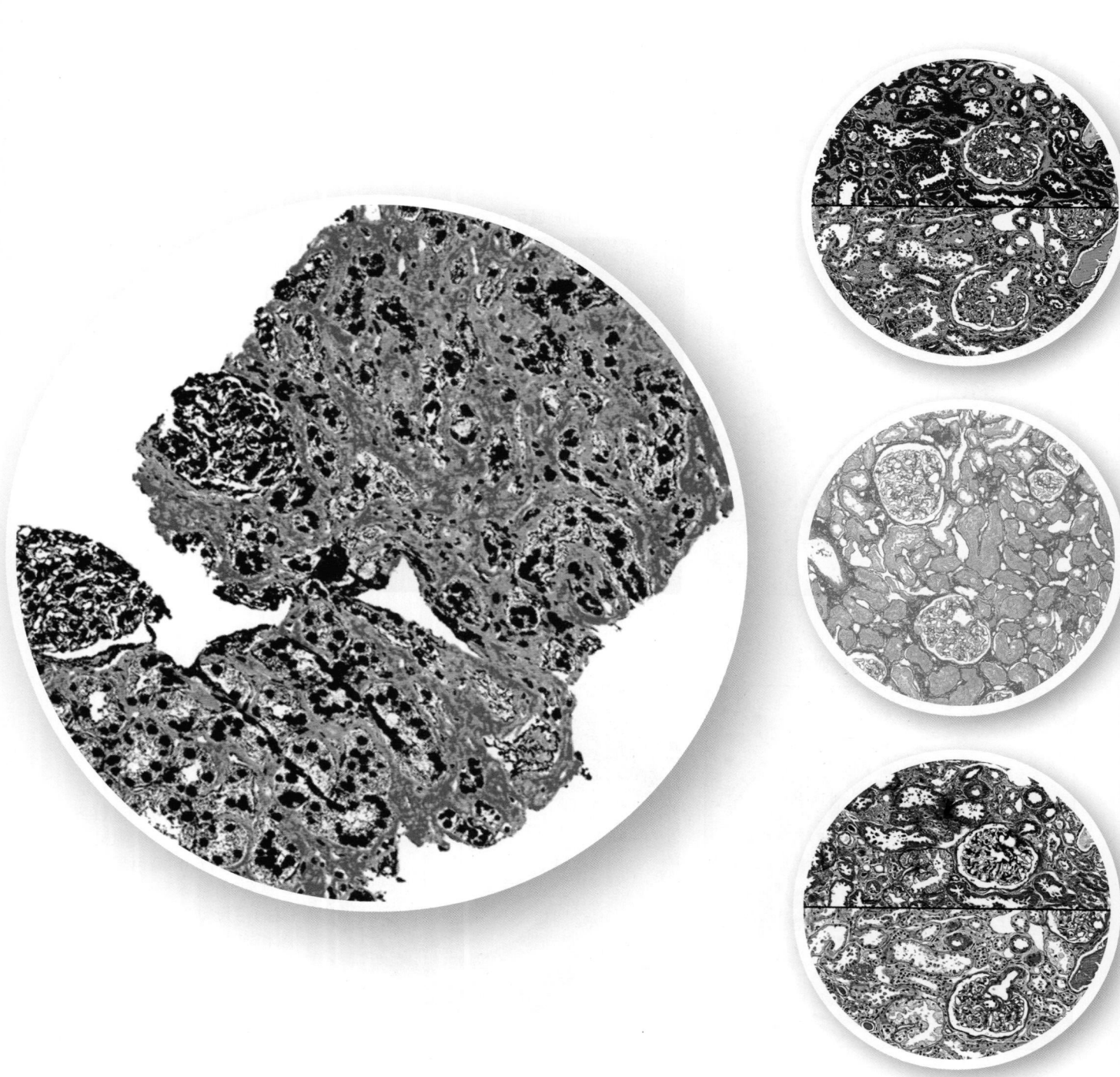

第十一章

技 术

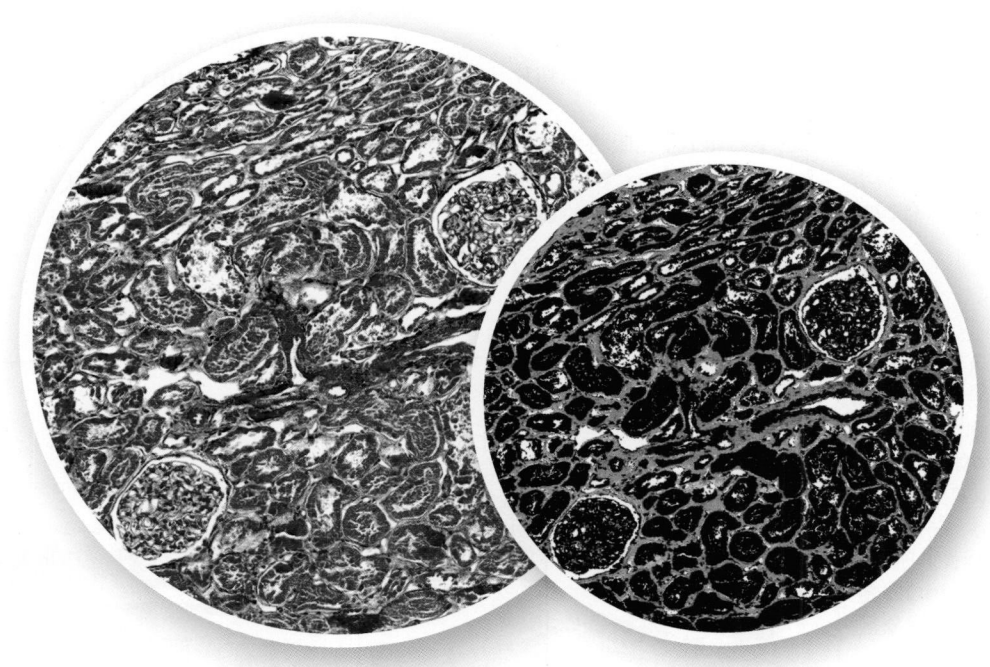

概述

肾脏疾病图像分析的应用前景

- 强大的图像分析工具对临床研究产生影响
- 计算机视觉可重复并准确量化组织参数
- 总体目标
  - 改善来自肾脏活检的有用信息,以更好地指导诊断和治疗
  - 有助于了解肾脏疾病的发病机制

定义

常用术语

- 人工智能(AI):使用机器模拟人类智能过程
  - 机器学习(ML):人工智能的一个分支,在数据挖掘项目中使用训练数据和算法,从感兴趣的特征/模式中进行预测或分类
    - 深度学习(DL):基于人工神经网络输入原始数据的 ML 技术
      - 通常用于图像和文本分析
- 注释:与对象相关的信息,通常是 3 个组件的同义词
  - 检测:细胞或功能组织单位(FTU)的鉴定
  - 分割:结构边界轮廓(即肾小球单位的鲍曼囊、肾小球祥、肾小管的 TBM 等)
  - 标签:识别和标记细胞或 FTU 的特征或细节
- 计算病理学:病理学的亚专业,涉及使用各种方法来整合多领域数据的计算分析
- 数字病理学:使用扫描仪管理(数字病理学存储库)、分析和解释从图像中收集的信息,将载玻片上的染色组织切片转换为高分辨率数字全切片图像(WSI)的过程
- 联合学习:旨在协同训练算法的学习范式,克服将大量数据传输到单一位置的需求
- 真值:用作参考信息,被认为已知是真实的或真实的训练和测试算法

- 首选术语:"引用注释"或"引用分割"
- 可以采用共识调用方法来减少观察者之间的变异性
- 机器视觉:使用 AI、ML、DL 和病理组学将 WSI 转换为可挖掘数据的计算技术
  - 两种机器视觉类型
    - 监督学习使用带注释的训练数据集来学习类别和特征之间的关系
    - 无监督学习使用特征的相似性来进行类别分配
  - 将 WSI 转换为可挖掘数据的两种主要技术
    - 手工制作的病理组学(传统病理组学):提取高通量定量特征以推导病理组学特征空间或特征
    - DL 的发现病理组学:使用 DL 从图像中提取数据,如 FTU 的分割
- 病理组学:使用计算病理学从查询数字图像中捕获的定量特征来表征组织和/或个体 FTU
  - 亚视觉特征:人眼无法识别的定量特征
    - 在某些情况下,物体是可见的(如细胞核、管周毛细血管等),但其特征是人类无法测量的(例如核取向、密度、长径比)
- WSI:扫描载玻片的数字图像

数字工作流程

病理学实验室档案检索

- 在多中心研究中需要
  - 载玻片质量的控制用于病例选择、完成、遮盖患者识别码、病理实验室和研究人员之间沟通
  - 机构审查委员会批准
  - 遵守患者匿名身份的法规,例如美国 1997 年《健康保险可携性和责任法案》(HIPAA)

扫描

- 适用于大多数应用的肾活检理想放大倍数是 ×40
- 质量控制:HistoQC,用于图像和伪影质量控制的开源工具
- 多中心研究方案

(左)伪影分为 a)载玻片伪影(玻片脏、气泡、笔痕),b)不正确的制片和切片产生的组织伪影,例如折叠,以及 c)扫描伪影,如栅极噪声
(右)HistoQC 用户界面显示队列平行行坐标图(顶部)和缩略图以及 HistoQC 覆盖输出,显示无人工假象区域(底部)

伪影

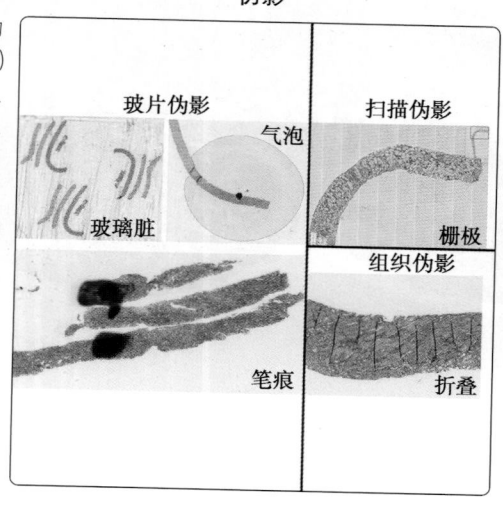

HistoQC

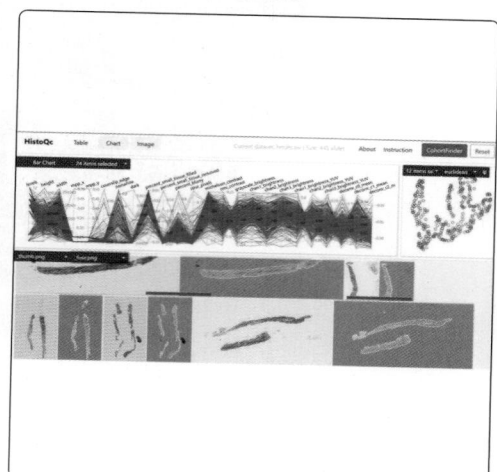

- 本地扫描将已识别的图像转移到中央存储库
- 中央扫描：将已识别的载玻片邮寄到中心设施，进行扫描并寄回

本地服务器上的存储

- 考虑到法律对保留期限的要求（例如，自诊断之日起 5 年，因国家和州而异）；多层次以改善占用空间
- "当前" WSI 存储在快速 SSD 存储上，在设定时间内在后台迁移到较便宜的存储上（例如磁带）
- 数字图像文件压缩考虑的长期研究效用

协同作业中的云迁移

- 需要机构审查委员会的批准
- HIPAA 合规性（WSI 的匿名化）
- 用户的密码保护访问
- 基于云端的数字病理存储库：WSI 数字生物样本库与任何其他生物样本库的需要相同
  - 培训参与以下方面的人员
  - 质量控制步骤
    - 根据 HIPAA 的标准保护个人隐私
    - 遵循研究方案
    - 将数字图像储存到以患者或疾病分类-指定的空间中
    - 可识别检索图像
    - 充分收集相关的元数据
  - 建立有关研究、伦理和科学质量的管理，防止不当行为，促进良好实践

计算和处理

- 图形处理单元是方便 DL 的专用硬件
- 最好与数字存储相结合，以最大限度地减少延迟和培训开销
- DL 通常受益于功能更弱/更昂贵的机器，而不是更便宜/功能更强大的机器
  - 可以获得更高的总体吞吐量

图像分析

- 实时执行或 WSI 被扫描后自动触发
- 将实验室元数据与图像链接起来，以识别要运行的正确的染色特定算法
- 使患者切片能够进行排序，以优化病理医生在特定区域的时间（例如，首先识别节段性或球性硬化的肾小球进行研究）

数据可视化

- 多种方法，包括热图、边界框、奇异点
- 创建感兴趣区域的"联系表"可以促进更高的吞吐量审查
- 必须提供足够的上下文，使其具有意义和可解释性
  - 返回原始 WSI 位置的功能至关重要

判读和分析

- 需要多学科团队的努力

图像分析

方法

- 通常需要逐个执行，因为图像太大，无法同时计算
  - 通过同时处理多个磁块，实现更高的吞吐量
- 低倍率算法可以确定对哪些区域进行高倍率工作，从而大大减少计算时间

任务

- 检测：通常在检测到感兴趣的对象周围放置点或方框
- 分割：通常使用具有精确分界的方框或曲线多边形
- 分类或标记分类（即球性硬化 vs. 非球性硬化肾小球，萎缩 vs. 非萎缩肾小管等）：通常通过不同的颜色图来表示
- 对检测或分割的对象量化：基于计数、面积估计和其他比率提供临床相关特征
- 病理特征提取：更高阶的特征，通常与特定的科学假设一起开发和部署
- 种类之间空间交互作用的分析：到最近对象的距离、密度等

挑战

- 组织学实验室室内和室间分析的异质性
- 为算法的训练和测试选择适当的数据集和放大倍数
- 图像的质量控制、参考分割、模型性能数据的可解释性
- 交叉培训不同领域的专家，以选择合适的工作
- 解读能力和与其他数据的整合（人口统计学，临床或分子）
- 室间或研究的交互性

生成引用注释的方法

明确对象的定义（单元格或 FTU）

- 通过示例定义协议，以帮助驱动不同读者之间理解的一致性

用于分割的方法和开源软件

- 人工分割：跟踪边界
  - QuPath
  - ImageScope
  - ImageJ
- 计算机辅助分割，使用 ML 或 DL；人机交互的方法
  - QuPath（仅用于单元格）：ML
  - QuickAnnotator：DL
  - HAIL（人机回路）：DL
- 免疫组化：用常规染色（HE 或 PAS）染色的切片扫描成 WSI，重新加入检测特定细胞或细胞外基质的抗体），然后重新扫描
  - 在图像配准后，将免疫组化染色的边界作为常规染色 WSI 的分割

细胞或组织结构的标记或分类

- 人工

  - ○ QuPath
  - ○ ImageScope
  - ○ ImageJ
  - ○ QuickReviewer
- 计算机辅助
  - ○ QuPath
  - ○ QuickAnnotator
  - ○ PatchSorter

诊断价值

模仿病理学家的工作，提高可重复性

- 细胞（即淋巴细胞、足细胞）、FTU（即肾小球）或结构变化（即间质纤维化和肾小管萎缩）的定量
- 复现分类系统（即糖尿病肾小球硬化症）

潜在的未来价值

- 通过增加人眼无法获取的新信息，提高病理学家诊断肾脏疾病的能力
- 量化病理学家肉眼可见但难以计数的对象（即管周毛细血管）
- 获取可能具有临床意义的亚视觉参数，来表征细胞和结构
- 对传统分类之外的结构变化进行重新分类（即根据肾小管的病理特征进行重新分类）
- 与临床、人口统计学和组学等数据进行整合（即单细胞或单核 RNA 测序）
- 与其他组学数据（即空间转录组学、空间代谢组学、CODEX 等）的空间整合

局限性

室内和室间的预分析异质性仍是扩展的障碍

- 由于染色剂浓度、类型、实验室温度等原因而导致的染色差异
- 由于切片机设置导致样品略微厚薄不一，影响光吸收率
- 扫描仪的差异可能会导致不同的物理空间数据（即每像素不同微米），使测量结果不易进行比较

- 当前的 ML 和 DL 分类器难以室间推广，常需要额外的细化才能达到目的

缺乏病理学培训

- 了解生物统计学，以确保正确使用基于图像的生物标志物
- 为人机创建合适的认证流程
- 将生物标志物数据与现有的临床数据和标准进行整合，需要进行进一步研究

临床实践所需的基础设备

- 扫描设备
- 充足的存储空间、计算和显示器
- 需要支持大量数字流数据的专用网络
- 必须考虑具有潜在的异地备份存储需求

伦理和法律问题

- 与传统玻片相比，数字数据被复制/窃取的风险更大
- WSI 应该是匿名的，尤其是使用云端存储
- 需要注意切片的标签、宏图像和元数据（可能包含患者信息）
- 由于共享电子数据不会破坏组织，所以几乎没有缺点
- 管理和数据共享

数据整合

- 与从数字图像的计算查询中提取的数据相比，由各种技术生成的数据集以不同的长度尺度表示
- 需要对从患者、数字肾活检、组织或其他生物样本中提取的单个数据集的时间、度量和说明进行统一

参考文献

1. Jaugey A et al: Deep learning automation of MEST-C classification in IgA nephropathy. Nephrol Dial Transplant. ePub, 2023
2. Gupta L et al: Large-scale extraction of interpretable features provides new insights into kidney histopathology - a proof-of-concept study. J Pathol Inform. 13:100097, 2022
3. Hansen J et al: A reference tissue atlas for the human kidney. Sci Adv. 8(23):eabn4965, 2022
4. Santo BA et al: PodoCount: a robust, fully automated, whole-slide podocyte quantification tool. Kidney Int Rep. 7(6):1377-92, 2022
5. Barisoni L et al: Digital pathology and computational image analysis in nephropathology. Nat Rev Nephrol. 16(11):669-85, 2020

QuPath：人工标注

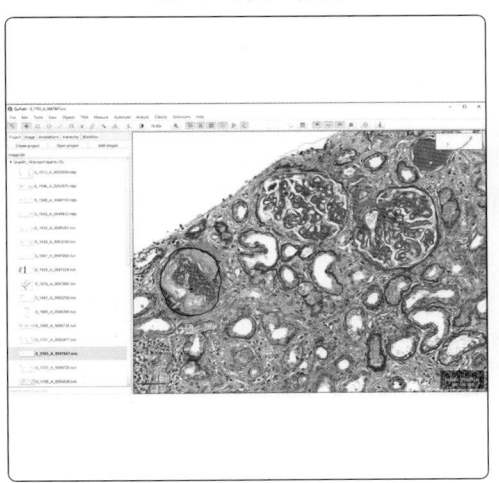

快速标注工具：计算机辅助标注

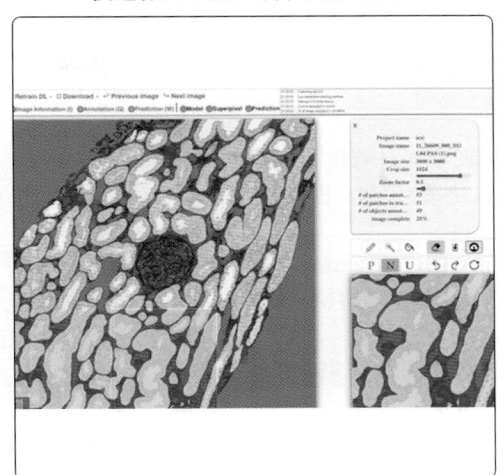

（左）WSI 被上传到一个 QuPath 项目中。病理学家手动标注肾小球（非硬化性肾小球为红色，节段硬化性肾小球为橙色，球性硬化性肾小球为蓝色）

（右）在用户提供反馈（aqua 为正类，fuschia 为背景）时，DL 后端向用户提出建议（白色覆盖），从而能够以最小的用户工作量对对象进行大规模分割

PatchSorter：计算机辅助标注

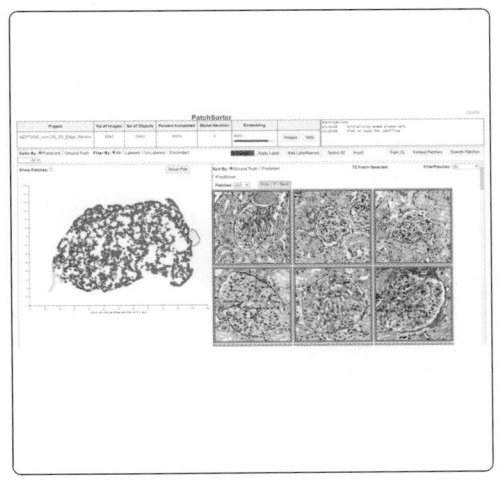

肾小球分割和分类

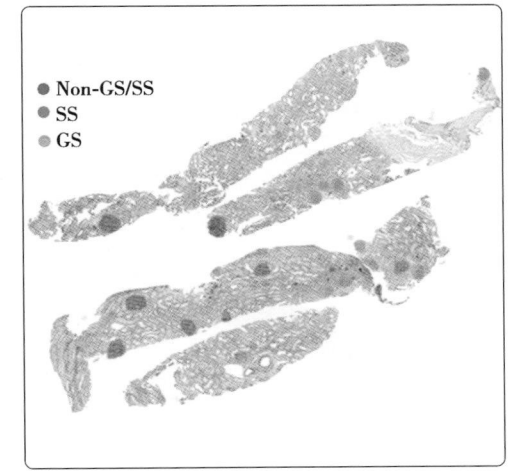

● Non-GS/SS
● SS
● GS

（左）一个集成的 DL 与一个直观的 web 界面，可根据特征对肾小球进行分组。病理学家解开了地图的一部分，其中每个点都是一个肾小球，使其可视化（右侧）。批量类别分配可快速标记数千个肾小球

（右）肾小球被自动分割，并分为球性硬化（GS）、节段性硬化（SS）和非硬化（非 GS/SS）

肾小管分割

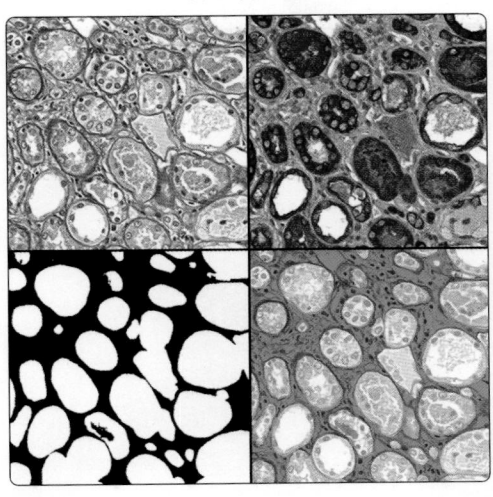

管周毛细血管的 DL 分割

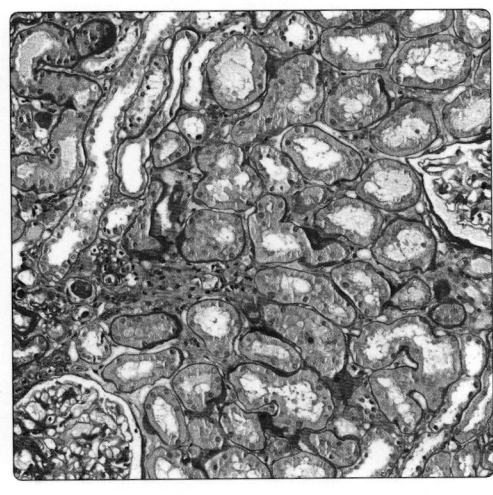

（左）用 PAS 染色的 WSI 与 CK 染色的 WSI 进行配对，生成分割掩模来训练用于泛肾小管分割的 DL 模型

（右）管周毛细血管的边界（黄色）被一个预先训练好的 DL 模型自动分割

（林心语　译，余英豪　审）

要　点

术语

- 人工智能（AI）
  - 计算机科学领域，应用编程，赋予计算机"智能"的人类行为/能力（例如数据分析、决策、预测和模拟）
- 算法
  - 由计算机程序或人类执行，使用数学公式解决特定问题提供方案的一组操作（例如，人类护理路径）
- 全切片成像/图像（WSI）
  - 图像存储方式，允许在组织学切片上采集和存储整个组织样本（而非"静态的"单个 FOV 图像）

镜下特征

- 肾小球
  - AI 应用于肾小球硬化百分比和细胞成分分析
- 肾小管

- 可以确定肾小管萎缩和节段
- 间质
  - 间质纤维化和炎症
- 血管
  - 可以分析其特征，如管周毛细血管

辅助检查

- 免疫组化、免疫荧光等方法与 AI 相结合，增强了对细胞等特征的检测

诊断要点

- 应用 DL 对电镜下的肾病进行分类
- 两大类算法
  - 有针对性或"人工的"算法
  - AI/DL 算法

（左）如图像查看器的屏幕截图所示，WSI 可通过控制计算机的放大倍数，以更高倍看到肾活检的整体视图
（右）算法可用于检测组织（在该图像中用橙色标记）和质量控制（Courtesy L.Cooper, PhD.）

移植肾活检的 WSI

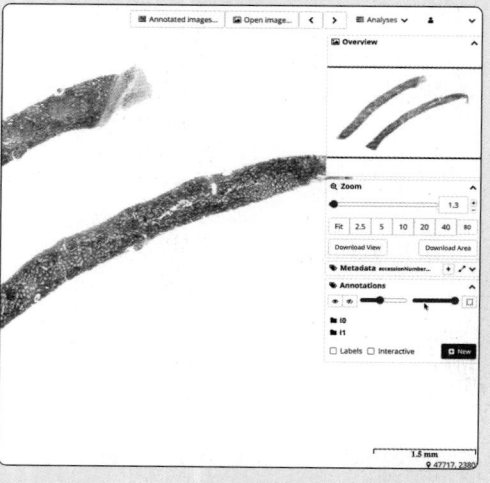

移植肾活检 WSI 自动化组织检测

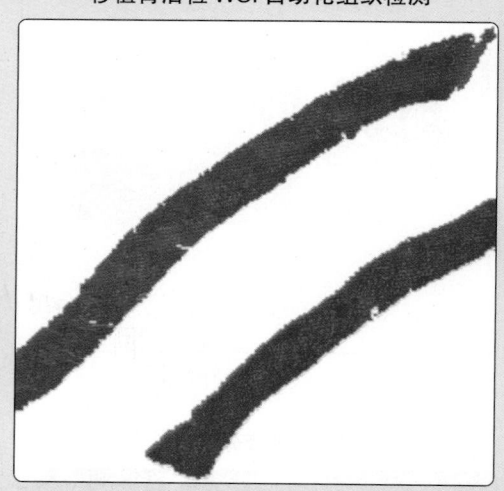

（左）移植活检的 PAS 染色显示了基于 AI 的炎症检测（绿色），以 Banff i（炎症）评分作为输入（Courtesy L.Cooper, PhD.）
（右）移植活检的 PAS 染色显示了基于 AI 的炎症检测（绿色），以 Banff i（炎症）评分作为输入（Courtesy L.Cooper, PhD.）

间质炎症覆盖检测

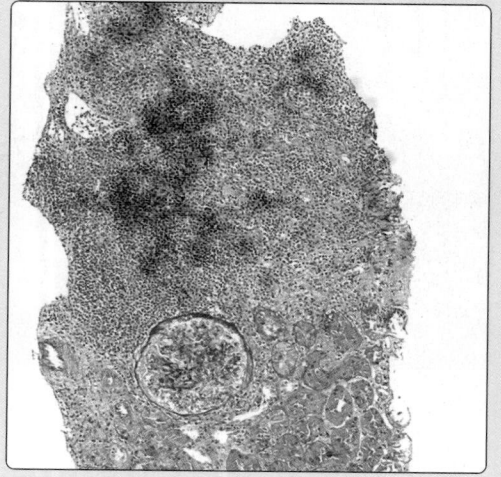

间质炎症覆盖检测

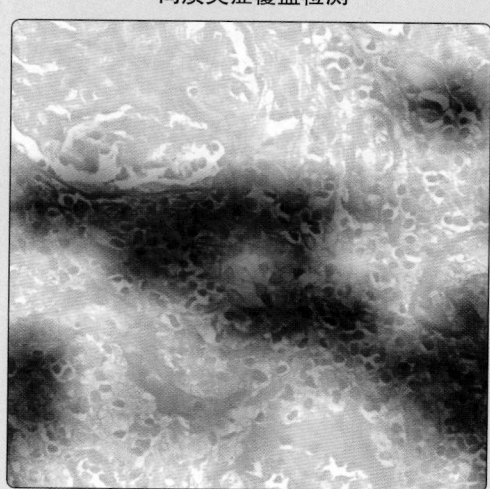

术语

缩写

- 人工智能（artificial intelligence，AI）
- 人工神经网络（artificial neural network，ANN）
- 卷积神经网络（convolutional neural network，CNN）
- 深度学习（deep learning，DL）
- 机器学习（machine learning，ML）

定义

- AI
  - 计算机科学领域，应用编程，赋予计算机"智能"的人类行为/能力（例如数据分析、决策、预测和模拟）
- 算法
  - 由计算机程序或人类执行，使用数学公式解决特定问题提供方案的一组操作（例如，人类护理路径）
- ANN
  - 基于计算机的分析，确定多种形式的互联数据操作的最佳组合，类似于人类大脑神经元的结构连接
- CNN
  - ANN 类型通常应用于图像分析（如医学图像识别）和自然语言处理
  - 例如，包括 U-net（为生物医学图像分割而设计的神经网络）和 TensorFlow（为 ML 和 AI 设计的开源库）
- DL
  - 由 ANN 定义的计算机"学习"的数据操作步骤的最佳组合，是 ML 的一个类型，应用于代表性数据
- 数字病理学
  - 计算技术应用于病理学，特别是解剖病理学，包括 WSI 和新型显微镜、专用的形态分析算法、AI/ML 或自然语言处理
    - 定义是包容性的，与"计算机病理学"有重叠
    - 数字病理学协会也对这个术语建立了自己的定义
- ML
  - AI 的分支，计算机程序通过分析代表性数据（输入特征和输出数据标签）的模式识别来"学习"，执行预测或任务
- 像素
  - 2D 单元排列成矩阵时，形成数字图像（"像素"的缩写）；而体素是包括数字体积的基本 3D 单元
- 递归神经网络
  - 将所有输入相互关联的 ANN 的替代方案，而不是通常独立处理输入的 ANN
  - 常用于时间动态数据
- 监督（vs. 无监督）学习
  - 应用于代表性数据和分类/标记/标记响应的算法，不同于
    - 无监督学习，包括从没有任何相关标签的例子中进行算法学习
- WSI
  - 图像存储方法，允许获取和存储切片上的整个组织样本（而不是"静态的"单个 FOV 图像）

临床特征

预后

- 开发了一种可以提供预后信息的算法（例如，移植物失功的早期和长期预测）
  - 例子：基线（移植前）和移植后活检的分析
- 已经推导出了具有功能预测能力的算法（如 Cr 和 GFR 预测）

成像

WSI

- 允许整张组织学切片数字化的硬件设备
- 允许 WSI 查看和分析的软件
  - 图像可以存储在图像存档和通信系统（PACS）中
    - 可使用图像格式标准：医学数字成像与通信（DICOM）
    - 自动编程接口（API）可允许在 PACS 上应用程序
    - 软件也可应用于 WSI 的质量控制

镜下特征

组织学特征

- 肾小球
  - 已经开发了用于包括冷冻切片在内的量化整体肾小球硬化百分比的 DL
  - 肾小球硬化还可以通过语义分割、基于 U-net 的框架、IBM Watson、CNN 和浅层神经网络等方法进行识别
  - 已有检测肾小球及肾小球细胞成分（如足细胞）的方法
  - 在 IgA 肾病队列中，新月体性肾小球被纳入与血清 Cr 相关的评分因素
- 肾小管
  - 采用 DL 方法评估肾小管萎缩
  - DL 方法检测来源的肾小管，并可以区分肾小管节段（如近端、远端和萎缩性肾小管）
  - 上皮细胞团可以用组织化学染色（例如，三色染色的红色）进行定量
- 间质
  - 间质纤维化可被检测和定量
    - 病理学家和参考估值之间的良好一致性［通过测量，如 κ、一致性百分比和组内相关系数（ICC）］
  - 提供切片流式细胞术的形态，可以检测和定量间质炎症
    - 使用的商业算法和 DL 方法
  - 与 Cr 和 GFR 等功能指标的相关性很强
- 血管
  - 管周毛细血管分析研究

辅助检查

免疫组化

- 免疫组化结合人工智能等方法，增强了对细胞和其他特征

的检测
- 例子包括炎症/淋巴样/巨噬细胞和其他标志物的染色，如CD3、CD20、CD34、CD68、CD163和Tbet

免疫荧光

- 也使用AI的方法进行分类（例如，CNN方法）
- 与光镜（明视野）相比，目前免疫荧光的WSI更加有限

诊断要点

病理解读要点

- 算法的分类如下
  - 目标或"手工设计"的算法
    - 例如包括正像素计数算法和阈值算法
  - AI/DL算法
    - 经常使用神经网络
    - 使用一个（"训练"）数据集进行训练，并在另一个［"保留"或"（外部）验证"数据集］上进行测试
      - 避免对训练数据中特定数据的"过拟合"
- 使用统计数据测量算法性能，如准确率、混淆矩阵、Dice系数、F1分数、精度、召回率和受试者操作特征曲线（ROC曲线）
  - 使用曲线下面积（AUC）评估ROC曲线
    - 例如，AUC是以真阳性率（灵敏度）为y轴，假阳性率（1-特异度）为X轴绘制的
    - AUC的取值范围通常在0～1，取值为1时是完美的（即100%正确）；取值为0时总是错误的（即100%错误）
  - 例如，Dice系数给出了与"真值"重叠的区域
- 区分正常、排斥反应和其他疾病的方法
- 提出了人机回路（H-AI-L），包括初始注释步骤，接着人工智能预测，然后反馈给人类进行校正，最后更多的人工智能预测和反馈步骤，以提高算法性能
- 利用DL对电镜下的肾病进行了分类
- DL可用于将HE转化为特殊染色
- 用计算机算法可以实现连续切片的三维重建

参考文献

1. Büllow RD et al: The potential of artificial intelligence-based applications in kidney pathology. Curr Opin Nephrol Hypertens. 31(3):251-7, 2022
2. Homeyer A et al: Recommendations on compiling test datasets for evaluating artificial intelligence solutions in pathology. Mod Pathol.35(12):1759-69, 2022
3. Kers J et al: Deep learning-based classification of kidney transplant pathology: a retrospective, multicentre, proof-of-concept study. Lancet Digit Health. 4(1):e18-26, 2022
4. Liu ZY et al: End-to-end interstitial fibrosis assessment of kidney biopsies with a machine learning-based model. Nephrol Dial Transplant. 37(11):2093-101,2022
5. Pesce F et al: Identification of glomerulosclerosis using IBM Watson and shallow neural networks. J Nephrol. 35(4):1235-42, 2022
6. Santo BA et al: PodoCount: a robust, fully automated, whole-slide podocyte quantification tool. Kidney Int Rep. 7(6):1377-92, 2022
7. Shen A et al: An integrative web-based software tool for multi-dimensional pathology whole-slide image analytics. Phys Med Biol. 67(22), 2022
8. Yi Z et al: Deep learning identified pathological abnormalities predictive of graft loss in kidney transplant biopsies. Kidney Int. 101(2):288-98, 2022
9. Zhang L et al: Classification of renal biopsy direct immunofluorescence image using multiple attention convolutional neural network. Comput Methods Programs Biomed. 214:106532, 2022
10. Bülow RD et al: Multistain segmentation of renal histology: first steps toward artificial intelligence-augmented digital nephropathology. Kidney Int.99(1):17-9, 2021
11. Chen Y et al: Assessment of a computerized quantitative quality control tool for whole slide images of kidney biopsies. J Pathol. 253(3):268-78, 2021
12. de Haan K et al: Deep learning-based transformation of H&E stained tissues into special stains. Nat Commun. 12(1):4884, 2021
13. Farris AB et al: Artificial intelligence and algorithmic computational pathology: an introduction with renal allograft examples. Histopathology. 78(6):791-804, 2021
14. Farris AB et al: Image analysis pipeline for renal allograft evaluation and fibrosis quantification. Kidney Int Rep. 6(7):1878-87, 2021
15. Gallego J et al: A U-net based framework to quantify glomerulosclerosis in digitized PAS and H&E stained human tissues. Comput Med Imaging Graph. 89:101865, 2021
16. Govind D et al: PodoSighter: a cloud-based tool for label-free podocyte detection in kidney whole slide images. J Am Soc Nephrol. 32(11):2795-813,2021
17. Hacking S et al: Deep learning for the classification of medical kidney disease: a pilot study for electron microscopy. Ultrastruct Pathol. 45(2):118-27, 2021
18. Hermsen M et al: Quantitative assessment of inflammatory infiltrates in kidney transplant biopsies using multiplex tyramide signal amplification and deep learning. Lab Invest. 101(8):970-82, 2021
19. Jayapandian CP et al: Development and evaluation of deep learning-based segmentation of histologic structures in the kidney cortex with multiple histologic stains. Kidney Int. 99(1):86-101, 2021
20. Marsh JN et al: Development and validation of a deep learning model to quantify glomerulosclerosis in kidney biopsy specimens. JAMA Netw Open. 4(1):e2030939, 2021
21. Wilbur DC et al: Automated identification of glomeruli and synchronised review of special stains in renal biopsies by machine learning and slide registration: a cross-institutional study. Histopathology. 79(4):499-508, 2021
22. Becker JU et al: Artificial intelligence and machine learning in nephropathology. Kidney Int. 98(1):65-75, 2020
23. Bueno G et al: Glomerulosclerosis identification in whole slide images using semantic segmentation. Comput Methods Programs Biomed. 184:105273,2020
24. Farris AB et al: Banff Digital Pathology Working Group: going digital in transplant pathology. Am J Transplant. 20(9):2392-9, 2020
25. Ligabue G et al: Evaluation of the classification accuracy of the kidney biopsy direct immunofluorescence through convolutional neural networks. Clin J Am Soc Nephrol. 15(10):1445-54, 2020

HLA-DR 免疫组化染色检测肾小球

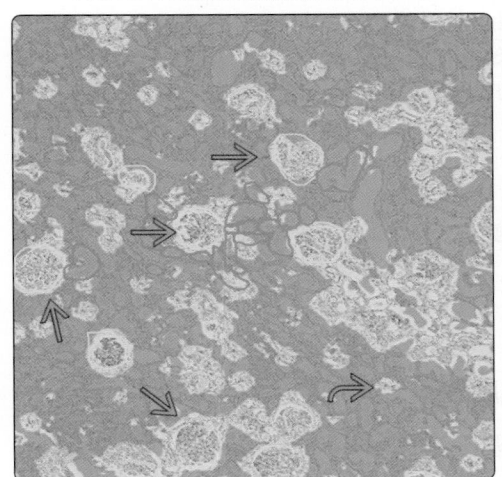

HLA-DR 免疫组化染色检测肾小球和血管

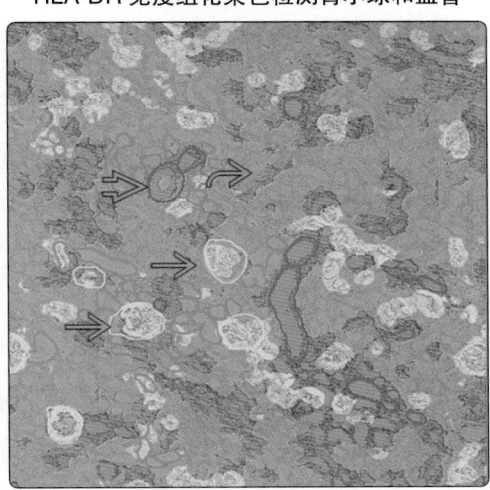

（左）使用商业图像识别算法检测肾小球 ⇨（黄色），也可以识别其外部区域 ⇨
（右）使用商业图像识别算法检测肾小球 ⇨（黄色）和血管（红色）⇨，也可以识别其外部区域 ⇨

免疫组化 CD3 染色

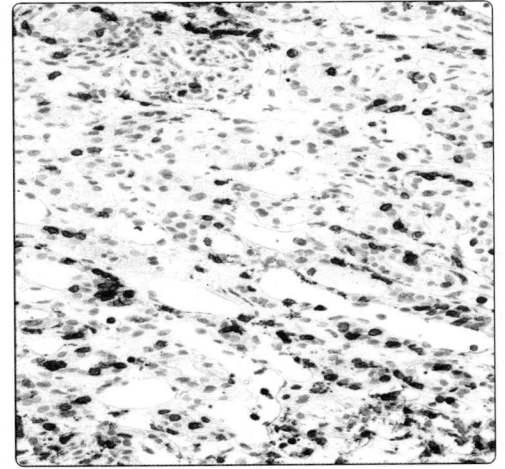

免疫组化 CD3 的算法标记

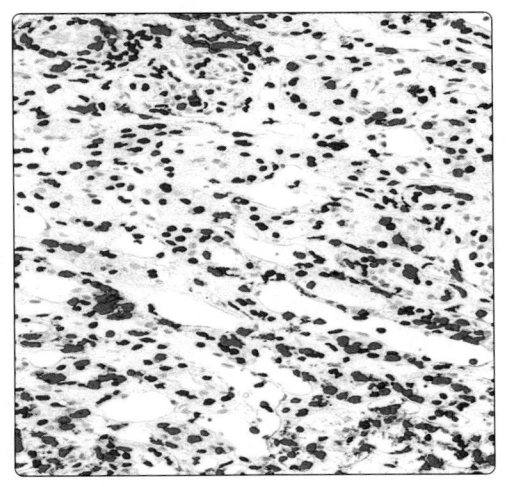

（左）对细胞排斥反应的肾移植活检标本进行免疫组化 CD3 染色
（右）如图所示，用商业核检测算法检测免疫组化 CD3 阳性细胞，以红色标记阳性细胞，以蓝色标记阴性细胞，提供了一种载玻片上流式细胞术形式（*Courtesy G. Smith, MD.*）

免疫组化 C4d 染色

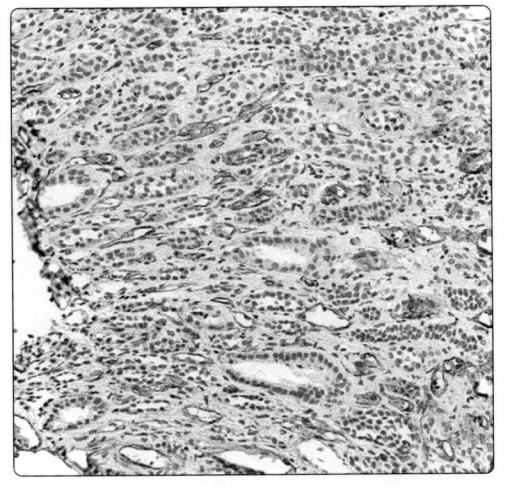

免疫组化 C4d 微血管分析的算法标记

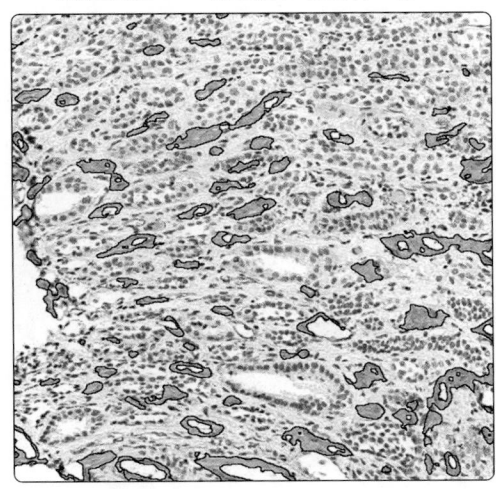

（左）移植肾活检免疫组化显示 C4d 弥漫阳性
（右）图示一种商业化微血管分析算法，突出了免疫组化管周毛细血管 C4d 阳性，并可测量阳性血管的密度和面积（*Courtesy L. Stuart, MD, MBA.*）

（林心语 译，余英豪 审）

术语

定义

- 间质纤维化（IF）：间质中胶原和相关分子聚积

价值

预后

- 肾脏疾病结局的差异与间质纤维化程度相关
  - 肾功能与纤维化程度呈负相关
- 在肾移植中，纤维化程度可预测结局，并可以作为替代标志物
  - 间质纤维化与肾小管萎缩（IF/TA）与以下相关
    - 冷缺血时间
    - 临床及亚临床急性排斥反应
    - 已存在的供肾损伤
    - 致敏程度
    - 环孢素暴露
    - 肾钙化
  - IF/TA 与移植肾血管病相关，与单纯 IF/TA 不伴其他病变相比，血清 Cr 升高或移植性肾小球病预后更差
- 供肾活检中纤维化显示预后价值
  - 6 个月内不良结局风险上升
    - 使用 Banff 指数进行间质纤维化的年龄预测增加了 1.9 倍（ci 得分 >0）
  - 形态测量间质体积：与 1 年内移植肾功能相关
- 用以评估纤维化进展的程序性活检，能够显示移植肾基线状态及逐步发生的变化
  - 有助于评估临床试验结局

机制

分子介质

- 转化生长因子
- 骨形态发生蛋白
- 血小板源性生长因子
- 肝细胞生长因子
- 基因组学方法显示间质纤维化中存在分子因子改变

细胞介质

- 上皮细胞
- 成纤维细胞/肌成纤维细胞及纤维细胞
- 炎症细胞：淋巴细胞、单核/巨噬细胞、树突状细胞、肥大细胞
- 内皮细胞

上皮-间充质表型

- 慢性损伤的上皮细胞可转变为间充质细胞
  - 该过程称为"上皮间充质转化"（EMT），但该术语目前已少用
  - 所谓 EMT 可能仅单纯反映蛋白表达的变化，而非真实转变
- 损伤的上皮细胞可发生形态改变及表达间充质样标志物
  - 真正的 EMT 过程无法在体内观察到
- 间充质标志物并非完全特异性，导致研究结果并不可靠（每次 Banff 会议及其他出版物）
  - 由于变化可能表现为表型改变，术语"上皮-间充质表型"可能更准确

评估方法

定性视觉评估

- 并非所有的纤维化在质量和数量上都是相同的
  - 早期、未成熟或活动性纤维化可能具有更大的重塑潜力
  - 广泛瘢痕：肾盂肾炎和梗死可导致严重局部损伤和肾实质破坏
  - 弥漫细小纤维化：弥漫性肾小球、肾小管及血管疾病
- 纤维化模式可能有不同含义
  - 使用钙调磷酸酶抑制剂引起条纹状、斑片状纤维化可能

免疫组化Ⅲ型胶原染色

Ⅲ型胶原免疫组化染色定量标记

（左）Ⅲ型胶原免疫组化染色将纤维组织染成棕色
（右）免疫组化中使用正像素计数算法，生成的标记图像显示强阳性（红色）、中等阳性（橙色）及阴性（蓝色）区域

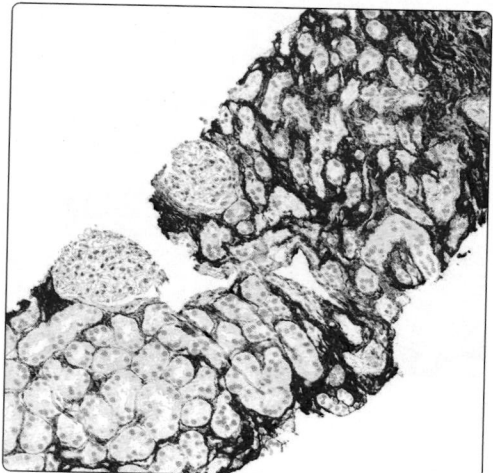
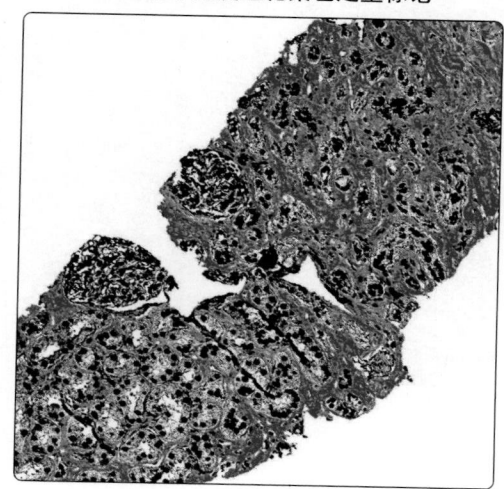

与先累及髓放线有关

- 慢性梗阻模式：无管肾小球、肾小管扩张和小管内 Tamm-Horsfall 蛋白管型伴间质外渗
- IF 区域的炎症被认为是肾脏疾病进展的不利危险因素
- IF/TA 通常与以下相关
  - TA 在肾动脉狭窄中可能十分严重，可伴少量或不伴纤维化
  - IF/TA（根据与 ci 相同的截断值分为 I～III 级）已经取代了"慢性移植性肾病"术语
- 被膜下、血管周和肾小球周纤维化通常不包括在内
  - 但缺乏客观的排除标准
- 纤维化评估通常聚焦在肾皮质
  - 肾髓质纤维化也很重要

定量视觉评估

- 大多数纤维化评分系统（尤其是 Banff）基于对肾皮质实质受累的百分比定量
  - Banff 纤维化（称"ci 得分"）使用如下截断值
    - ci0: ≤5%, ci1: 6%～25%, ci2: 26%～50%, ci3: >50%
- 特殊染色
  - 三色
    - 三色染色切片的标准操作通常为视觉评估
    - 除纤维化区域外，肾小球和 TBM 染色
  - PAS
    - 肾小球和 TBM 呈桃红色，间质内染色较少
      - 染色评估可以将基底膜考虑在内，但允许病理医生仅重视间质
    - 用 PAS 从三色中减去基底膜的形态测量方法（所谓三色-PAS 或 T-P 法）
  - 天狼星红
    - 在白光下大部分组织呈品红色
    - 染料分子渗入胶原蛋白 I 和 III 形成的三聚体凹槽中
    - 偏振光下观察可见胶原蛋白 I 和 III 有明显的双折射
      - 被认为是这些胶原蛋白的特异性表现
  - 胶原蛋白免疫组化
    - 胶原蛋白 III 的免疫组化对评估肾脏纤维化尤其有效
- 重复活检可能显示纤维化程度不同，推测与采样有关
  - 根据一项研究，12% 的病例间质纤维化减少
- 视觉纤维化评估易出现室内或室间评估差异
  - 一些病理学家一直维持较好水准，一些水平较低
  - 目前已报道的 κ 值（室间一致性统计学指标）一般为 0.3～0.6

形态测定定量评估

- 形态测定分析与功能相关（例如 eGFR）
- 传统上使用点计数技术对静态图像进行分析
- 计算机辅助形态测量显示对分析染色有用（例如三色、天狼星红、胶原蛋白免疫组化）
  - 许多方法使用像素计数算法（又称"正像素计数算法"）
    - 商业公司或开源软件提供可用算法（例如美国国立卫生研究院提供的 Image J）
  - 由个人研究者开发的定制算法也有所应用
    - 将 Meas-Yedid 等描述的分析方法与专业 Banff 定量方法进行比较，κ 值为 0.68
    - 计算机算法可用于其他器官，也可测量其他参数（例如肝脂肪变性、炎症细胞计数、微血管密度等）
  - 目前这些方法应用于 WSI，而不是静态图片
    - 一些方法可应用于未染色的组织（例如基于二次谐波产生的形态测量法）
  - AI 方法，包括 DL、CNN 等，在预测肾脏疾病方面显示出了前景
- 可提供更加客观、可重复性的测量方法
- 开发了无创的体内方法
  - 分子方法（例如，胶原结合蛋白）
  - 放射学方法（如 CT 和 MR）

参考文献

1. Keijbeck A et al: Visual interstitial fibrosis assessment as continuous variable in protocol renal transplant biopsies. Histopathology. 82(5):713-21, 2023
2. Denic A et al: Prognostic implications of a morphometric evaluation for chronic changes on all diagnostic native kidney biopsies. J Am Soc Nephrol.33(10):1927-41, 2022
3. Bhuiyan S et al: Assessment of renal fibrosis and anti-fibrotic agents using a novel diagnostic and stain-free second-harmonic generation platform. FASEB J. 35(5):e21595, 2021
4. Farris AB et al: Image analysis pipeline for renal allograft evaluation and fibrosis quantification. Kidney Int Rep. 6(7):1878-87, 2021
5. Ginley B et al: Automated computational detection of interstitial fibrosis, tubular atrophy, and glomerulosclerosis. J Am Soc Nephrol. 32(4):837-50, 2021
6. Zheng Y et al: Deep-learning-driven quantification of interstitial fibrosis in digitized kidney biopsies. Am J Pathol. 191(8):1442-53, 2021
7. Baues M et al: A collagen-binding protein enables molecular imaging of kidney fibrosis in vivo. Kidney Int. 97(3):609-14, 2020
8. Romagnani P et al: Chronic kidney disease. Nat Rev Dis Primers. 3:17088, 2017
9. Vanhove T et al: Kidney fibrosis: origins and interventions. Transplantation. 101(4):713-26, 2017
10. Webster AC et al: Chronic kidney disease. Lancet. 389(10075):1238-52, 2017
11. Boor P et al: Renal allograft fibrosis: biology and therapeutic targets. Am J Transplant. 15(4):863-86, 2015
12. Zeisberg M et al: Physiology of the renal interstitium. Clin J Am Soc Nephrol.10(10):1831-40, 2015
13. Farris AB et al: Renal interstitial fibrosis: mechanisms and evaluation. Curr Opin Nephrol Hypertens. 21(3):289-300, 2012

被膜下纤维化

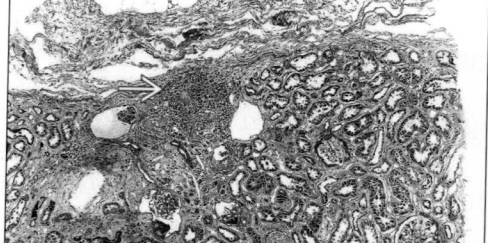

被膜下纤维化

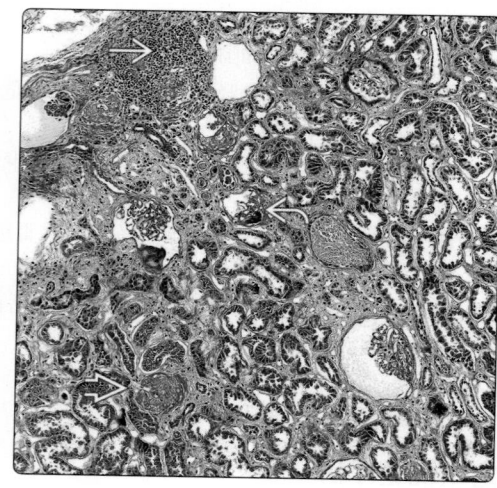

（左）供肾楔形活检标本，三色染色中倍镜下显示被膜下纤维化 ➡ 伴慢性炎症，这种表现并不罕见

（右）三色染色高倍镜下显示被膜下纤维化伴慢性炎症 ➡ 及节段性 ➡ 和球性 ➡ 肾小球硬化

条纹状纤维化

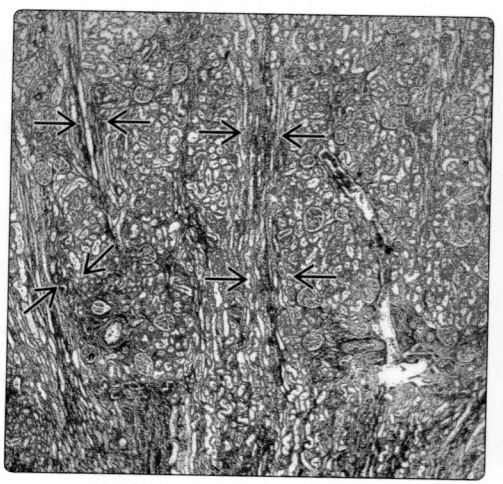

病理学家使用的纤维化定量方法

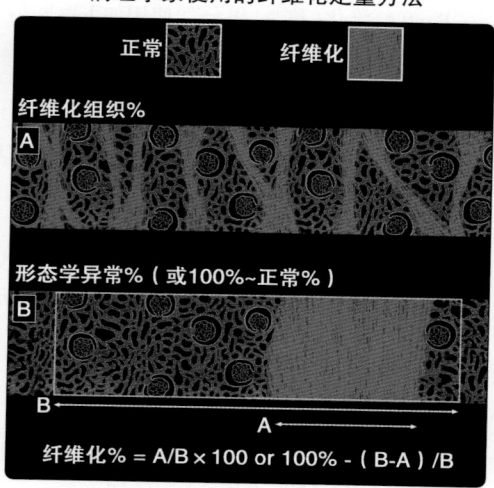

（左）肺移植病史并长期使用环孢素患者的尸检肾脏，三色染色显示明显髓放线纤维化 ➡，即所谓条纹状纤维化（Courtesy S.Rosen, MD.）

（右）病理学家使用的两种评估纤维化的方法：（A）纤维化组织所占的组织百分比；（B）异常形态组织的百分比

基线纤维化水平

基线水平纤维化定量标记

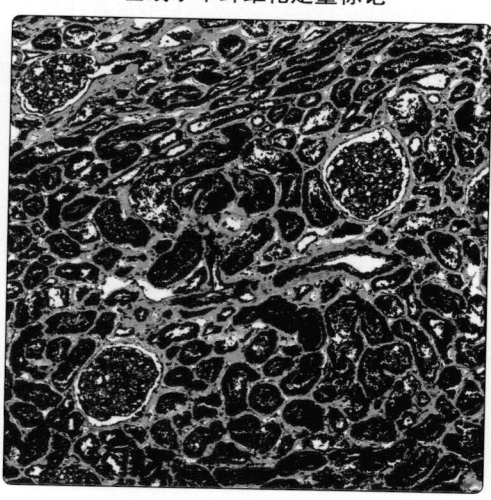

（左）具有基线水平纤维化的病例三色染色显示肾小管之间弥漫纤细的纤维组织 ➡

（右）将正像素计算算法设置为蓝色纤维组织，对三色中蓝色部分进行定量分析。标记图显示橙色为算法所认定的阳性区域，并最终测得纤维化所占的组织百分比

三色和 PAS 染色评估纤维化

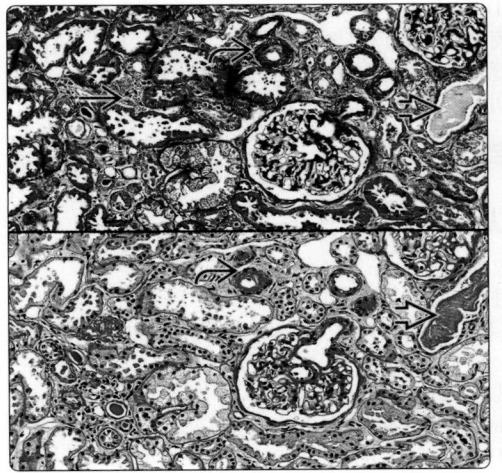

三色和 PAS 染色定量标记评估纤维化

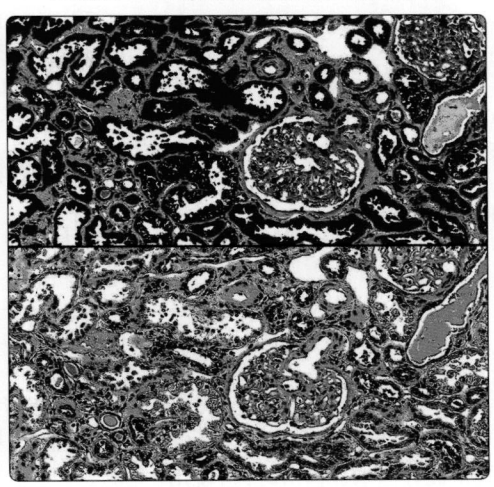

（左）三色染色（上 1/2 图）着染局灶纤维组织 ➡、基底膜、血管 ➡ 及蛋白管型 ➡，后三部分可通过 PAS 染色（下 1/2 图）检测来减去，即可确定纤维化程度

（右）正像素计数算法设置为三色中蓝色（上 1/2 图）和 PAS 中粉红色（下 1/2 图），得到标记图待测区域（黄色、橙色）。通过三色 -PAS 法将 PAS 染色从三色中减去即可测得间质

天狼星红纤维化染色

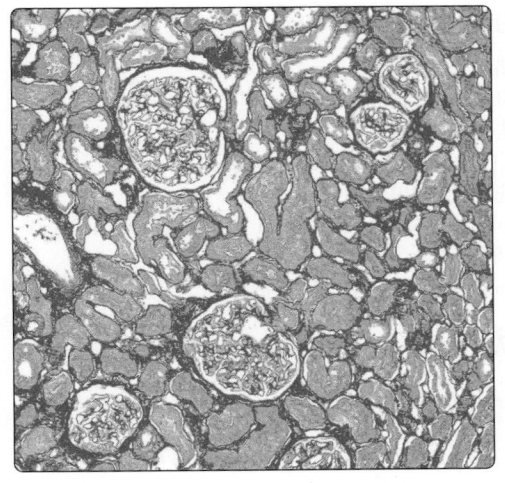

天狼星红纤维化区域检测

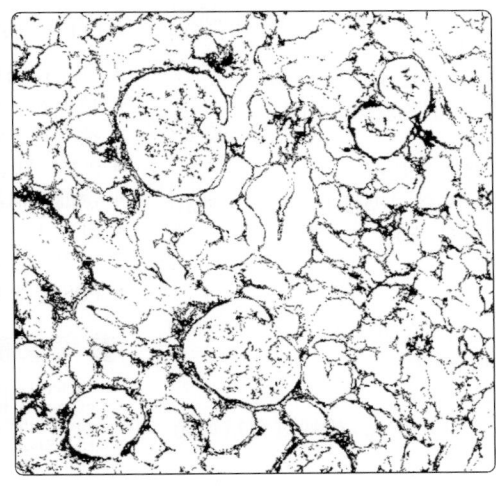

（左）天狼星红染色中纤维化区域呈红色

（右）检测天狼星红染色中的红色区域即可测得纤维化区域。该例的定量分析未使用偏振光，标记图所示阳性区域为黑色，勾勒出肾脏的纤维组织"骨架"（*Courtesy P. Grimm, MD.*）

天狼星红染色偏振光检测纤维化

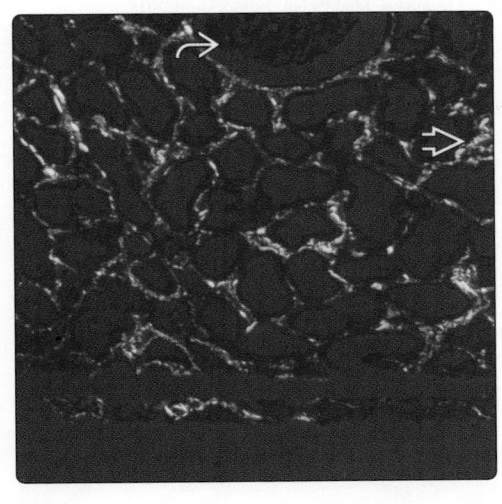

天狼星红染色偏振光检测纤维化区域

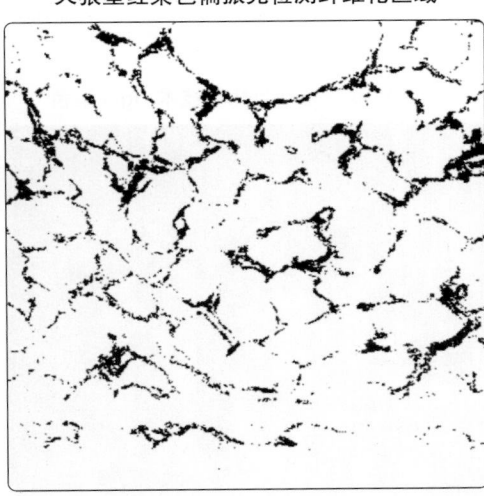

（左）肾组织天狼星红染色偏振光观察显示纤维组织沉积区域，注意 GBM 染色缺失 ➡，表明 GBM 由 Ⅳ 型胶原组成，而间质中为 Ⅰ 型和 Ⅲ 型胶原。间质纤维组织具有特征性的双折光 ➡

（右）标记图用于天狼星红染色中双折光纤维组织的定量分析

（林心语 译，余英豪 审）

术语

定义

- 直接免疫荧光用于中性缓冲甲醛溶液固定石蜡包埋的组织
  - 不同实验方案在消化过程中可能使用 EDTA-胰蛋白酶、链酶蛋白酶或蛋白酶
  - **不适用于锌缓冲甲醛溶液固定组织**

诊断价值

冷冻组织有限

- 当冷冻组织不足时，石蜡切片免疫荧光可作为补救手段

"暴露"隐匿性沉积物

- 冷冻组织中预期存在 Ig 或轻链成分但未被检出时，可使用石蜡免疫荧光，通常是在单克隆 Ig 的情况下
- 适用情形
  - 冷冻切片免疫荧光怀疑 C3 肾小球病
    - 膜增生性肾小球肾炎（MPGN）伴遮蔽的单型性 Ig 沉积
    - 膜性肾病伴遮蔽的 IgG-κ 沉积
  - 轻链型近端肾小管病伴结晶体和冷球蛋白肾病
  - 电镜下可疑电子致密物沉积，但免疫荧光阴性
  - 冷球蛋白血症（Ⅰ型或Ⅱ型）
  - 非典型寡免疫性新月体性肾小球肾炎
  - 冷冻免疫荧光纤维样肾小球病伴单型性 IgG 沉积可能在石蜡切片免疫荧光中表现为多型性

应用及结果解读

- 约 6% 的原肾活检标本被用于石蜡免疫荧光
  - 68% 用于补救，32% 用于暴露抗原
- 应用于 Ig 重链和轻链检测最成功
  - 石蜡免疫荧光中 C3 假阴性并不少见，故通过石蜡荧光进行 C3 染色并不可靠
- 石蜡免疫荧光不宜用于抗 GBM 病诊断，因为可能导致假阳性结果
- 结合型重链/轻链抗体石蜡免疫荧光可能显示在冷冻免疫荧光中不明显的多型性沉积物

- 石蜡免疫荧光可用于肾外部位 AL 型淀粉样变性和轻链沉积病（LCDD）的分类
- 石蜡免疫荧光结果解读需要经验
  - 毛细血管袢中的血清可被染色，造成假阳性
  - 肾小球间的染色强度可能存在差异

实验方案

蛋白酶 K 法

- 有机硅烷包埋样本 3mm 厚连续切片
- 37℃烘干过夜（或 60℃ 15min）
- 脱蜡：二甲苯 10min（2 次）、100% 乙醇 5min（2 次）、95% 乙醇 5min
- 蒸馏水清洗（浸 20 次）
- EnVision Flex 清洗缓冲液（Dako）清洗
- 蛋白酶 K（Dako）孵育 20min
- FITC 标记抗体（Dako）染色，40℃湿盒孵育 30min
- 40℃ PBS 清洗 10min
- 水溶性封片剂，荧光显微镜下观察

EDTA-胰蛋白酶法

- 2μm 厚石蜡组织切片
- 玻片 60～80℃风干 20min
- 按上述方法脱蜡
- 0.25% 胰蛋白酶-EDTA 37℃消化 90min
- 蒸馏水清洗并置于 PBS 中 5min，重复 5 次
- FITC 标记抗体（IgG、IgA、IgM、κ、λ 或白蛋白，1∶10 稀释）染色，湿盒孵育 1h
- PBS 清洗 1min，按上述方法封片、观察

参考文献

1. Gibier JB et al: Paraffin immunofluorescence increases light-chain detection in extra-renal light chain amyloidosis and other light-chain-associated diseases. Arch Pathol Lab Med. 145(3):352-8, 2021
2. Nasr SH et al: Immunofluorescence staining for immunoglobulin heavy chain/light chain on kidney biopsies is a valuable ancillary technique for the diagnosis of monoclonal gammopathy-associated kidney diseases. Kidney Int. 100(1):155-70, 2021
3. Nasr SH et al: Paraffin immunofluorescence: a valuable ancillary technique in renal pathology. Kidney Int Rep. 3(6):1260-6, 2018
4. Messias NC et al: Paraffin immunofluorescence in the renal pathology laboratory: more than a salvage technique. Mod Pathol. 28(6):854-60, 2015

石蜡免疫荧光作为补救技术：IgG 染色

石蜡免疫荧光作为补救技术：IgA 染色

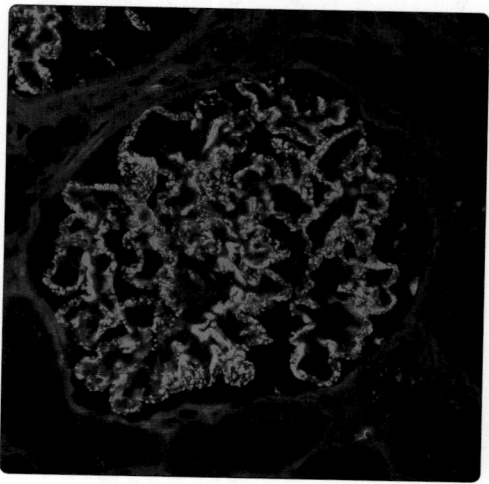
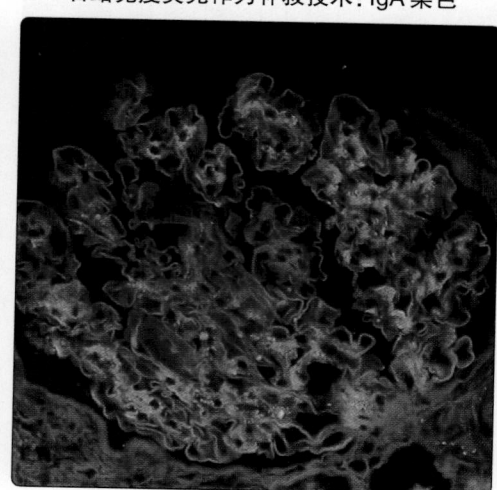

（左）石蜡免疫荧光作为补救技术对诊断很有帮助。这例膜性肾病，经蛋白酶消化后石蜡免疫荧光 IgG 染色显示颗粒状毛细血管袢沉积

（右）石蜡切片作为补救染色显示系膜区颗粒状 IgA 沉积。光镜显示糖尿病肾病，常规免疫荧光中未见肾小球，增加石蜡免疫荧光后作出 IgA 肾病的诊断

增生性肾小球肾炎免疫沉积物被遮蔽

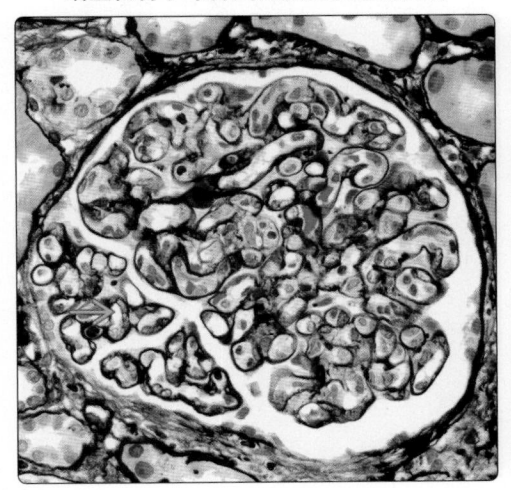

冷冻切片免疫荧光染色 IgG 阴性

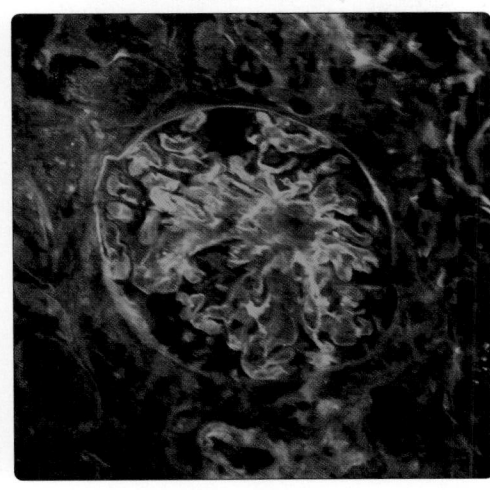

（**左**）冷球蛋白血症性肾小球肾炎显示膜增生特征的增生性肾小球肾炎，注意 GBM 双轨➡和球性毛细血管内细胞增生。石蜡切片免疫荧光显示出被遮蔽的免疫复合物沉积

（**右**）同一病例冷冻切片 IgG 染色未检出明显荧光染色，由于该病例有增生特征及电镜沉积物，故行石蜡免疫荧光染色

石蜡免疫荧光染色 IgG 阳性

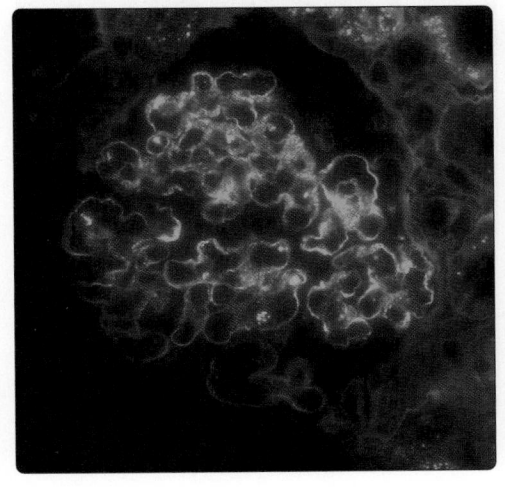

电镜显示内皮下沉积物

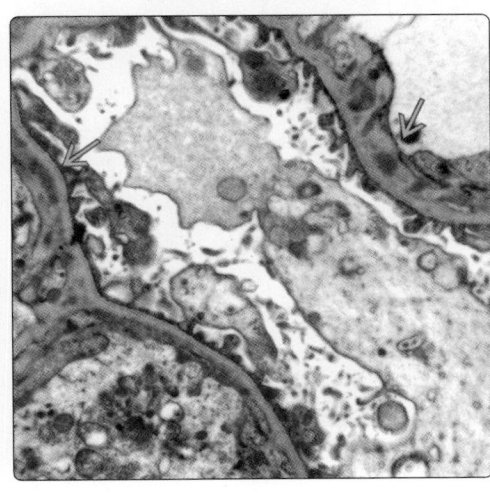

（**左**）同一病例石蜡切片蛋白酶消化后行免疫荧光 IgG 染色，可见系膜区和毛细血管袢沉积物，证实了电镜所见

（**右**）同一病例电镜下可见内皮下电子致密物沉积及基底膜双轨➡

假阳性 IgA 染色

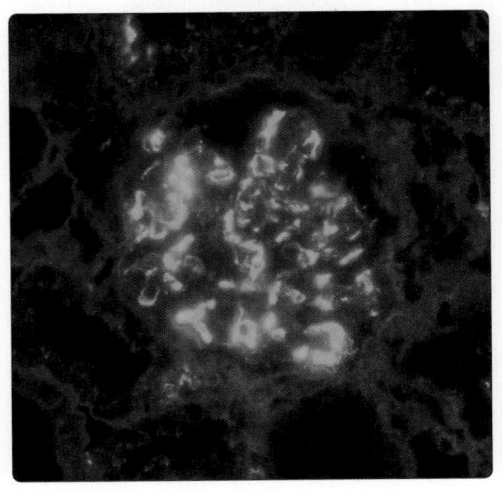

假阳性 IgG 染色

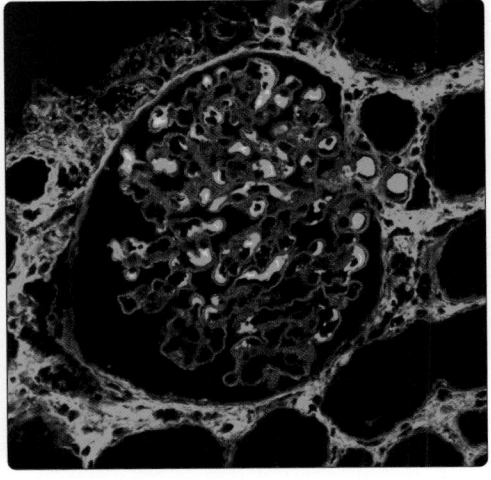

（**左**）毛细血管袢中的血清可能被误认为免疫沉积，导致误判及假阳性诊断。本例展示在 IgA 检测中经常观察到这一现象

（**右**）所有免疫球蛋白检测都可见到毛细血管袢内血清染色，包括这例 IgG 染色

冷球蛋白肾病

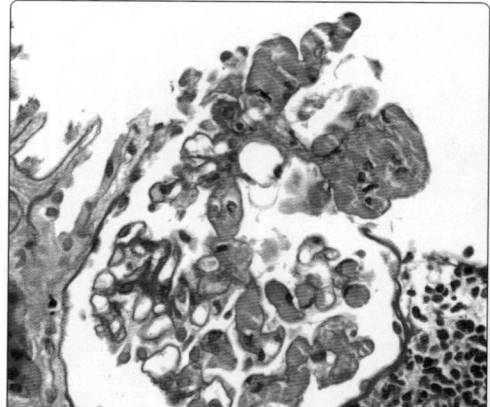

常规免疫荧光：IgG 阴性

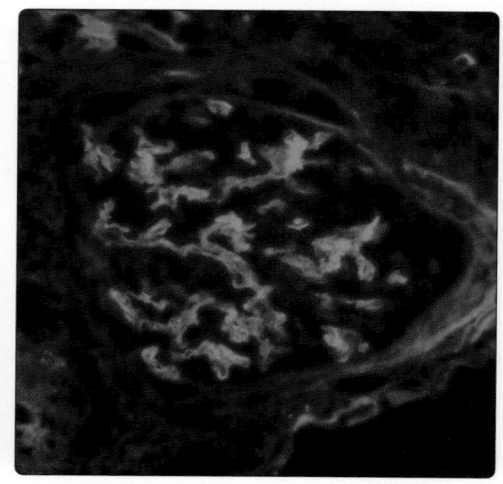

（左）肾小球可见弥漫轻度 PAS 阳性结晶物，在毛细血管袢内呈节段分布

（右）尽管肾小球中存在沉积物，但冷冻免疫荧光显示所有免疫反应物阴性，包括重链和两种轻链

石蜡免疫荧光沉积物 IgG 阳性

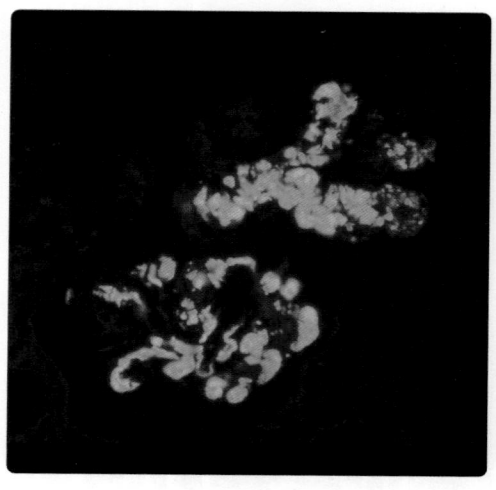

石蜡免疫荧光沉积物 κ 轻链阳性

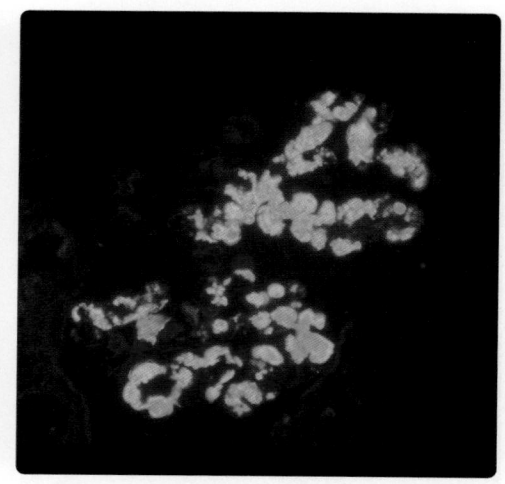

（左）石蜡免疫荧光显示毛细血管内沉积物 IgG 阳性，沉积物呈节段分布，与光镜下所见一致

（右）与 IgG 相似，石蜡免疫荧光显示毛细血管内沉积物 κ 轻链强阳性

石蜡免疫荧光沉积物 λ 轻链阴性

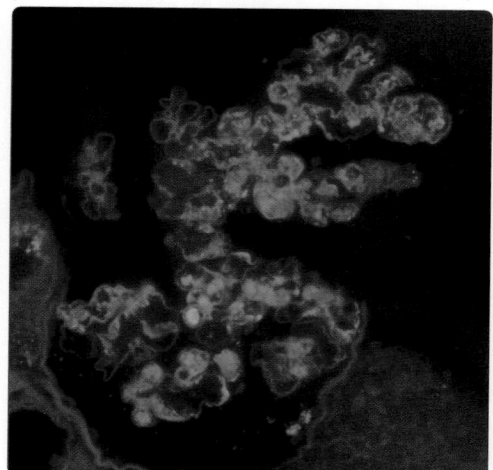

电镜显示毛细血管内沉积物

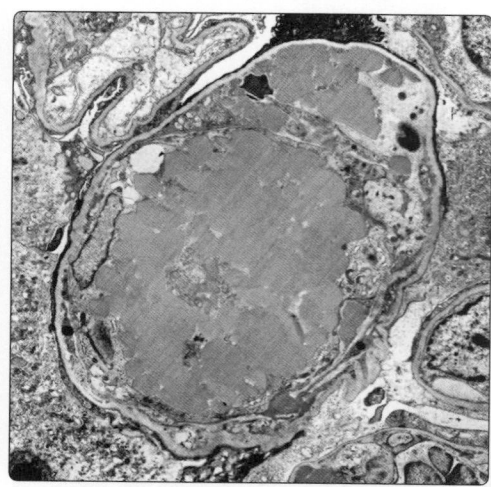

（左）毛细血管内沉积物 λ 轻链阴性，与副蛋白相关疾病一致。本例肾活检中同时可见淋巴瘤样浸润

（右）在存在免疫性电子致密沉积物的情况下，电镜是很有价值的，并可怀疑存在遮蔽性沉积物。毛细血管内沉积物可见结晶体及其亚结构

近端小管胞质内结晶体

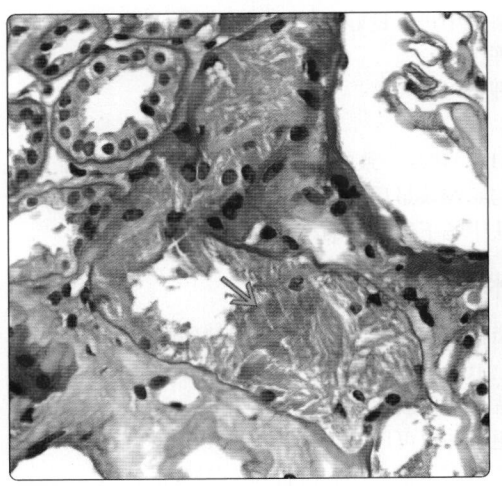

近端小管细胞内结晶体

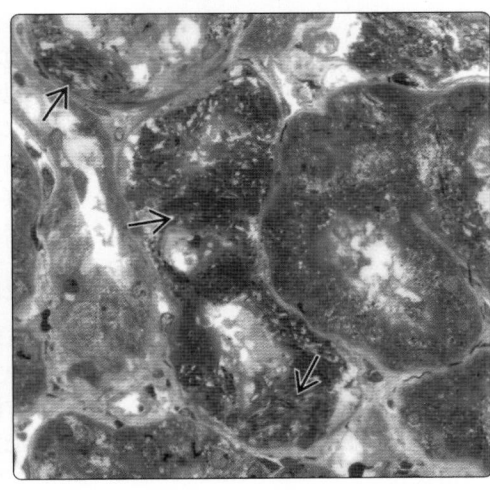

（左）近端小管上皮细胞胞质内可见多发结晶体 ⊟，结晶体外观呈菱形、杆状或针状

（右）甲苯胺蓝染色切片近端小管上皮细胞胞质内可见多个细长及菱形结晶体 ⊟。需仔细观察才能发现这些可能被忽视的沉积物

冷冻免疫荧光 κ 轻链染色阴性

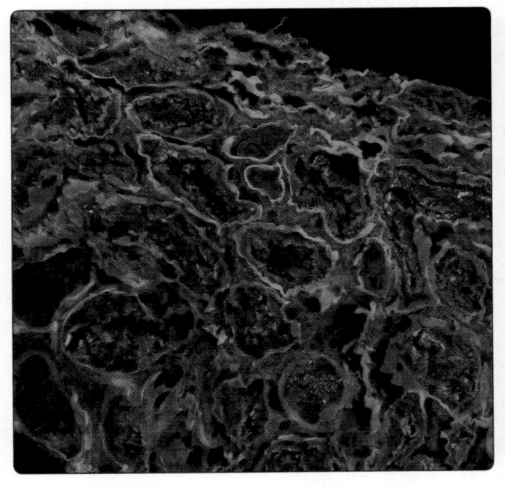

冷冻免疫荧光 λ 轻链染色阴性

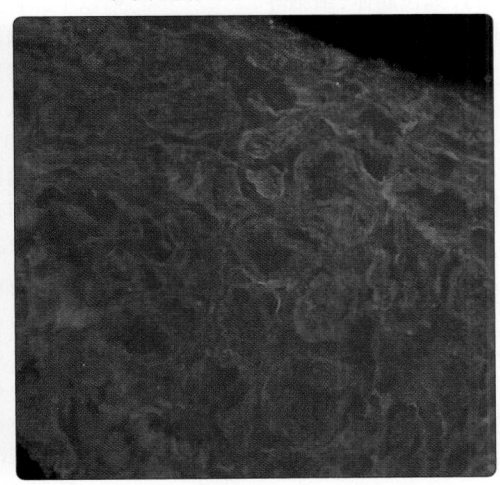

（左）冷冻免疫荧光染色 κ 轻链基本阴性，仅见痕量 TBM 染色。值得注意的是，小管胞质内晶体及蛋白滴阴性，肾小球亦为阴性

（右）冷冻免疫荧光显示肾小球及小管 λ 轻链阴性

石蜡免疫荧光染色 κ 轻链阳性

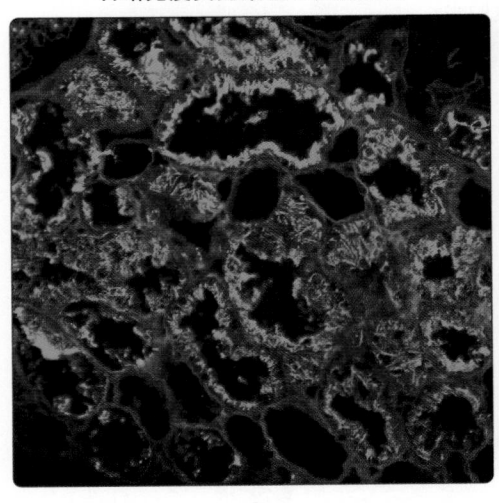

电镜显示小管上皮细胞内结晶体

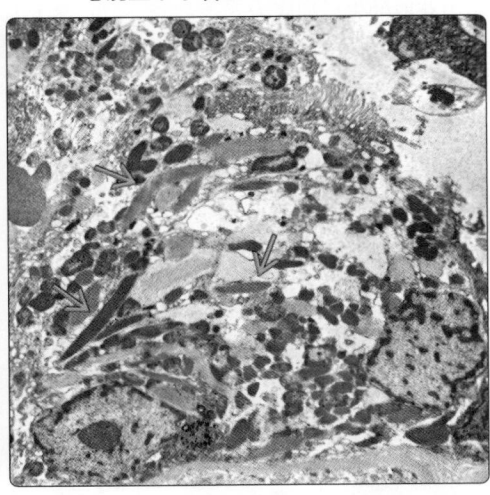

（左）石蜡免疫荧光显示 κ 轻链弥漫强阳性，小管上皮细胞胞质内的结晶体十分突出

（右）小管上皮细胞胞质内可见多个针状或矩形结晶体 ⊟。电镜确诊为晶体性近端肾小管病

（林心语 译，余英豪 审）

术语

定义

- 将甲醛溶液固定石蜡包埋（formalin-fixed paraffin-embedded，FFPE）组织重新加工用于电镜检查

同义词

- "挽救"组织，补救性技术

应用

指征

- 原始电镜样本中不含肾小球或感兴趣的病变
- 需要将光镜下观察到的细胞高倍放大
  - 寻找免疫型沉积物
  - 识别微生物（如病毒、细菌、寄生虫、真菌等）
- 观察罕见的感兴趣的特定项目（如包涵体、细胞等）
  - 很难从提交电镜检查的小样本中获得结果

背景

历史

- 早期制作技术缓慢，需将标本浸泡在二甲苯中多达 1 周时间
  - 造成大部分结构丢失
    - 除了韧性的中间丝、桥粒及病毒颗粒外
  - 一些结构保存完好，如肌节和黑色素小体
- 逐渐发展出更快的技术
  - 如果组织妥善固定于甲醛溶液、脱水并清洗，结果更好

实验方案

标本处理

- 基于零星的经验，电镜检查组织获取的先后顺序为
  - 组织立即放入戊二醛或 Karnovsky 固定液中
  - 在甲醛溶液中进行良好固定
  - 石蜡包埋组织
  - 冷冻包埋组织
- 材料获取
  - 与光镜（HE）切片一致的 FFPE 组织块
    - 最好与组织块最后一片切片进行比较
  - 从石蜡块中切下感兴趣的区域放入小瓶中

"逸出"技术

- 用于从石蜡包埋组织染色切片中获取精确区域的电镜技术
- 轻便电炉上 100℃加热 15s，使剥离的石蜡切片"逸出"
  - 另一方法是将盖玻片浸泡于二甲苯中过夜以去掉盖玻片
    - 可能更温和更可取
- "逸出"技术可用于含有环氧树脂 Been 胶囊的解析

FFPE 材料电镜标本制作

- 以下综合文献所描述的几种方法
  - 二甲苯浸泡（脱蜡）去除石蜡
    - 有时使用氯仿代替二甲苯
    - 有人主张加热融化石蜡
      - 60℃烤箱 30min
  - 降低酒精浓度重新水化缓冲
    - 二甲苯
    - 100% 乙醇
    - 95% 乙醇
    - 70% 乙醇
    - 80% 乙醇
    - 50% 乙醇
    - 25% 乙醇
  - 之后洗净并浸泡于草酸钙缓冲液（0.1M pH 7.4）数小时，或 PBS（0.1M）中浸泡 10min
  - 组织切成 1mm 立方体
  - 四氧化锇后固定（1% 的缓冲水溶液）
  - 酒精梯度脱水

原石蜡材料中检出免疫沉积物　　　　**原冷冻材料中检出管网状包涵体**

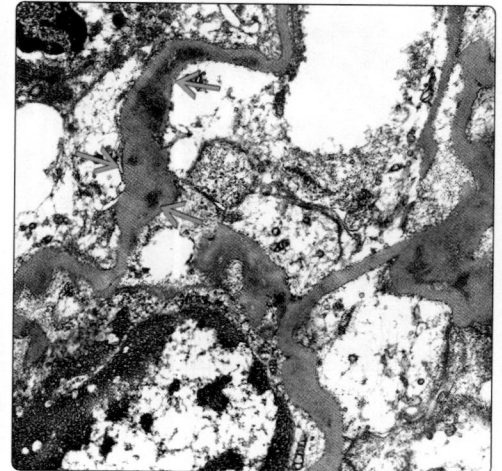
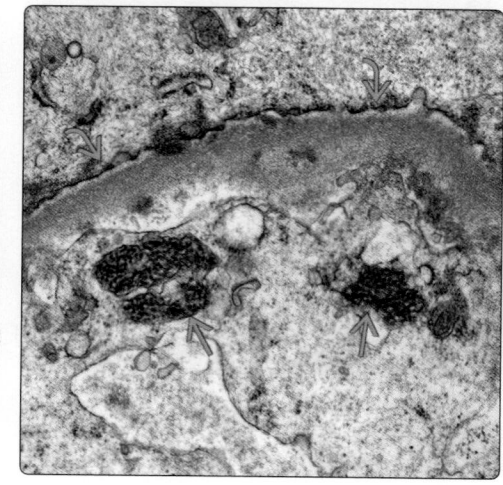

（左）对原石蜡包埋材料制作后行电镜检查，可识别出免疫沉积物 ➡，该病例为 ANCA 相关坏死性新月体性肾小球肾炎，但沉积物提示需考虑感染

（右）冷冻免疫荧光材料制作后行电镜检查。这例弥漫增生性狼疮性肾炎[ISN/RPS 分类Ⅳ-S（A）]除广泛足细胞足突消失外 ➡，还可见管网状包涵体 ➡

- 50%、70%、80%、90%、95%、100%
- 此后,还需进行一些特定的环氧丙烷步骤
  ○ 电镜包埋
    - 在 Epon Araldite 或 Epon 812 中进行
  ○ 切片及染色
    - 用常规方法制成半薄切片
      □ 使用玻璃刀在超薄切片机下切成 1μm 厚半薄切片
    - 进行甲苯胺蓝染色(如用 1% 的甲苯胺蓝),并与 HE 切片比较以重新定位感兴趣的区域
    - 用钻石刀切割超薄切片、捞取在铜网上、染色(如使用 70% 乙醇 - 醋酸双氧铀和柠檬酸铅)、电镜观察

冷冻组织电镜标本制作

- 在标准的戊二醛/多聚甲醛固定剂中解冻约 4h
- 切成 1~2mm 的小块
- 亚砷酸盐缓冲液洗涤
- 继续从上面的浸透步骤进行

低真空扫描电镜

- 提供另一种石蜡包埋切片上进行电镜标本制作的方法
- 也可用于戊二醛 - 四氧化锇固定的环氧树脂包埋组织
- 用于背散射电子(BSE)模式
- 可以评估肾小球和细胞外基质的 3D 超微结构变化
- 切片通常使用过碘酸银次甲基胺(PAM)或铂蓝(Pt-blue)染色
- 可以达到 ×10 000 放大倍率
- 可见免疫复合物性肾小球肾炎(如 MN 和 IgA 肾病)中的沉积物
- 可发现基底膜不规则(如 Alport 综合征)
- 仅少数中心使用

免疫电镜

- 可用于石蜡包埋组织
- 不如传统方法(快速低浓度戊二醛 - 低聚甲醛中固定并行 LR Gold 包埋)
- 可满意确定金颗粒的定位

说明

最佳保存组织

- 细微结构变化很小
- 可以评估足突消失程度
- 可观察到各种细胞器,如线粒体和囊泡及细胞核
  ○ 例子:用于肾肿瘤鉴别时,嗜酸细胞瘤含有大量线粒体,而肾嫌色细胞肾细胞癌含有大量胞质空泡
- 一些细微结构保留(如分泌颗粒、酶原颗粒、桥粒、张力丝和神经内分泌颗粒)
- 可检测到病毒颗粒

- 可观察到沉积物亚结构

保存较差组织

- 免疫沉积物仍可能被识别

局限性

保存质量参差不齐

- 很难将真正的病毒颗粒与疑似病毒颗粒明确区分开来
- 线粒体嵴难以评估
- 少量致密体聚集可能难以与溶酶体或分泌性颗粒相区分

制作过程中人为因素影响

- 与戊二醛固定、塑料树脂包埋的组织相比,脱蜡的 FFPE 组织 GBM 厚度减小
  ○ 如薄基底膜肾病(TBMN)减少 23%vs. 正常 / 微小病变性肾病减少 40% vs. 糖尿病肾病减少 34%
    - 一些正常 / 微小病变性肾病可能被错误地归为 TBMN
  ○ 影响 TBMN 的诊断
- 二甲苯处理过的组织脂质大量流失,包括细胞膜

参考文献

1. Valente S et al: Recovering histological sections for ultrastructural diagnosis of glomerular diseases through the pop-off technique. J Nephrol. 34(6):2085-92, 2021
2. Arora P et al: Non-diabetic renal diseases in patients with diabetes mellitus clinicopathological correlation. Indian J Nephrol. 30(5):295-300, 2020
3. Masuda Y et al: Glomerular basement membrane injuries in IgA nephropathy evaluated by double immunostaining for α5(IV) and α2(IV) chains of type IV collagen and low-vacuum scanning electron microscopy. Clin Exp Nephrol. 19(3):427-35, 2014
4. Okada S et al: A novel approach to the histological diagnosis of pediatric nephrotic syndrome by low vacuum scanning electron microscopy. Biomed Res. 35(4):227-36, 2014
5. Miyazaki H et al: Application of low-vacuum scanning electron microscopy for renal biopsy specimens. Pathol Res Pract. 208(9):503-9, 2012
6. Inaga S et al: Rapid three-dimensional analysis of renal biopsy sections by low vacuum scanning electron microscopy. Arch Histol Cytol. 73(3):113-25, 2010
7. Johnson NB et al: Use of electron microscopy in core biopsy diagnosis of oncocytic renal tumors. Ultrastruct Pathol. 34(4):189-94, 2010
8. Lighezan R et al: The value of the reprocessing method of paraffin-embedded biopsies for transmission electron microscopy. Rom J Morphol Embryol. 50(4):613-7, 2009
9. Nasr SH et al: Thin basement membrane nephropathy cannot be diagnosed reliably in deparaffinized, formalin-fixed tissue. Nephrol Dial Transplant. 22(4):1228-32, 2007
10. Dingemans KP et al: Immunoelectron microscopy on material retrieved from paraffin: accurate sampling on the basis of stained paraffin sections. Ultrastruct Pathol. 25(3):201-6, 2001
11. Collar J et al: Paraffin-processed material is unsuitable for diagnosis of thinmembrane disease. Nephron. 69(2):187-8, 1995
12. Ogiyama Y et al: Electron microscopic examination of cutaneous lesions by the quick re-embedding method from paraffin-embedded blocks. J Cutan Pathol. 21(3):239-46, 1994
13. Widéhn S et al: A rapid and simple method for electron microscopy of paraffin-embedded tissue. Ultrastruct Pathol. 12(1):131-6, 1988
14. Wang NS et al: The formaldehyde-fixed and paraffin-embedded tissues for diagnostic transmission electron microscopy: a retrospective and prospective study. Hum Pathol. 18(7):715-27, 1987

(林心语 译,余英豪 审)

术语

缩写

- 磷脂酶 A2 受体（phospholipase A2 receptor, PLA2R1）
- 膜性肾病（membranous nephropathy, MN）

定义

- 约 70% 的原发性 MN 中存在抗 PLA2R1 自身抗体，而在其他疾病相关 MN（"继发性 MN"）中较为少见

临床价值

组织染色确定 PLA2R1 相关 MN

- 在血清学 PLA2R1 阳性患者中，95%～100% 的患者肾活检肾小球沉积物 PLA2R1 阳性
- 约 15% 血清学 PLA2R1 抗体阴性的患者肾活检沉积物中检测到 PLA2R1
  - 可能由于肾小球沉积物中循环抗体和持久性抗原含量低或缺乏，可见于免疫学缓解患者

MN 患者血清学检测 PLA2R1 自身抗体以监测疾病活动性

- 在肾活检诊断前平均 9 个月（71～821 天）可检出；43% 在蛋白尿发生前可检出
- 治疗后抗体状态可预测远期结局
  - 未获得缓解患者的独立风险因素
  - 自发性缓解的患者抗 PLA2R1 水平下降，而无缓解的患者不会下降

实验方法

甲醛溶液固定石蜡包埋组织

- 3μm 厚切片；脱蜡
- 蛋白酶 K 预处理 30min
- 兔多克隆抗 -PLA2R1 抗体（Sigma-Aldrich），1∶50（PBS 稀释），30min
- Alexa Fluor 488 山羊抗兔 IgG（Life Technologies），1∶100（PBS 稀释），30min
- 使用水溶性封片剂封片
- 在上述步骤之间进行 PBS 冲洗，均在室温下进行
- 判读
  - PLA2R1 阳性染色为颗粒状 GBM 模式，与 IgG 相同
  - 阳性解读为 PLA2R1 相关 MN
  - 设阴性对照（仅抗兔 IgG）比较，以确保染色不是由二抗造成
  - FFPE 组织较新鲜组织背景 PLA2R1 着色少，单一染色更容易判读

冷冻组织免疫荧光双重染色（三步放大技术）

- 3 张 2～4μm 厚冷冻切片
  - 用于 IgG4+PLA2R1、IgG+PLA2R1、和 PBS 对照
  - 切片空气风干 30min
- 150μL 生物素蛋白 D（Vector Labs）PBS 稀释 100μg/mL 预封闭 20min
- 150μL d- 生物素（Sigma-Aldrich）PBS 稀释 10μg/mL 预封闭 20min
- 不同靶抗原的稀释度和抗体来源
  - 150μL 兔抗 PLA2R1 抗体（Sigma-Aldrich）稀释 1∶50 孵育 1h
  - 150μL 兔抗 NELL1 抗体（Sigma-Aldrich）稀释 1∶50 孵育 1h
  - 150μL 兔抗 THSD7A 抗体（Sigma-Aldrich）稀释 1∶50 孵育 1h
  - 150μL 兔抗外泌体 1 抗体（Abcam）稀释 1∶25 孵育 1h
- 150μL 生物素化抗兔 IgG（H&L）稀释 1∶100 孵育 45min
- 150μL Cy3 链霉亲和素（GE Healthcare）稀释 1∶6 000 孵育 45min
- PBS 洗涤后，将 150μL 抗人 IgG 亚型 -FITC 抗体稀释 1∶50 加至目标抗原玻片
  - 抗 PLA2R1 抗体：使用抗人 IgG4-FITC，Sigma-Aldrich 目录 #F9890
  - 抗 NELL1 抗体：使用抗人 IgG1-FITC，Sigma-Aldrich 目录 #F0767
  - 抗 THSD7A 抗体：使用抗人 IgG4-FITC，Sigma-Aldrich 目录 #F9890
  - 抗外泌素 1 抗体：使用抗人 IgG1-FITC，Sigma-Aldrich 目录 #F0767，IgG2-FITC，Sigma-Aldrich，目录 #F4516，IgG3-FITC，Sigma-Aldrich 目录 #F4641 及 IgG4-FITC，Sigma-Aldrich 目录 #F9890
  - 作为对照，将抗人 IgG-FITC 抗体稀释 1∶30 加至独立的目标载玻片
- 使用 Aqua-Mount 封片
- 在上述步骤间使用 PBS 冲洗（3 次，每次 2～3min）
- 判读
  - 沉积物呈黄色荧光表明靶抗原与 IgG 亚类呈阳性共定位
    - PLA2R1 与 IgG4 共定位
    - NELL1 与 IgG1 共定位
    - THSD7A 与 IgG4 共定位
    - 外泌体 1 与 IgG 所有 4 种亚类共定位
  - 可在数字图像中进行形态计量分析 IgG 与 PLA2R1 共定位百分比
    - 血清学阳性病例共定位 >50%
  - 同时与 PBS 阴性对照和阳性对照比较

活检检测其他抗原

- 在 MN 沉积物中目前已鉴定出 13 个目标抗原
  - 冷冻切片的免疫荧光和 FFPE 的免疫组化已有报告
  - 最佳染色技术尚未确定
  - 实验室建立抗原检测，必须有阳性对照和阴性对照

血清学 PLA2R1 抗体检测

- PLA2R1 转染细胞系 ⅡF
  - 检测底物为转染人类 PLA2R1 cDNA 人类胚胎肾细胞系（HEK293），细胞生长于多小室生物芯片中（Euroimmun）
    - 未转染的 HEK293 细胞用作对照
  - 30μL 患者血清 PBS-Tween 1∶10 稀释后加入检测及对照小室中；孵育 30min
  - 加入 25μL 的 FITC-山羊抗人 IgG，孵育 30min

MN 中的自身抗原检测

抗原	通常模式	主要亚型	TBM 沉积物	系膜 沉积物	抗体来源	注释
PLA2R	GBM 球性颗粒状	IgG4	0	10%～28%	Sigma-Aldrich HPA012657	无明显关联
THSD7A	GBM 球性颗粒状	IgG4	0	40%	Sigma-Aldrich HPA000923	恶性肿瘤 10%
NELL-1	GBM 节段或球性颗粒状	IgG1	0	24%	Sigma-Aldrich HPA051535	恶性肿瘤 30%
HTRA1	GBM 节段或球性颗粒状	IgG4	0	20%	研发系统克隆 275603	无关联
FAT1	GBM 节段或球性颗粒状	IgG4	20%	n/a	Abcam 兔抗 198892	造血细胞移植可能需要蛋白酶治疗
NCAM1	GBM 节段或球性颗粒状	IgG1>IgG2>IgG3>IgG4	55%	100%	Sigma-Aldrich HPA039835	膜性狼疮性肾炎
EXT1/EXT2	GBM 节段或球性颗粒状	IgG1>IgG2>IgG3>IgG4	0	96%	Abcam ab126305	尚无自身抗体报告
PCDH7	GBM 球性颗粒状	IgG4/IgG1	0	0	Abcam OT12G6	自身免疫性疾病，恶性肿瘤
SEMA3B	GBM 球性颗粒状	IgG1	40%	n/a	Abcam ab48917	幼儿
NTNG1	GBM 球性颗粒状	IgG4	0	n/a	Santa Cruz sc-271774	IgG4 循环自身抗体
CNTN1	GBM 球性颗粒状	IgG1, IgG4	0	n/a	R/D 系统 AF904	与自身免疫性结节病相关
PCSK6	GBM 球性颗粒状	IgG1, IgG4	0	0	Novus Biologicals NBP 1-87354	使用 NSAID
LRP2	微小肾小球沉积物	IgG4	100%	0	EMD Millipore 鼠抗-LRP2	肾小管损伤和间质炎症
CD10/MM3	GBM 球性颗粒状	IgG1, IgG4	0	0	Santa Cruz 兔多克隆	靶抗原中的母体截短突变

随着新抗原的发现，本列表预计将会扩大。缩写：n/a，不可用；TBM，肾小管基底膜。

- 在上述步骤间使用 PBS-Tween 20 冲洗 5min
- 加入封片剂和盖玻片
- 所有步骤在室温下进行
- 在 ×400 荧光显微镜下检查
- 与对照细胞相比，转染细胞呈强荧光染色
- ELISA（Euroimmun）
  - 包被 PLA2R1 检测板
  - 按照制造商说明书进行标准 ELISA 分析
  - 判读
    - 结果以相对单位给出（RU）
    - 根据制造商提供的阈值
      □ 阳性≥20RU/mL，临界值≥14 至＜20RU/mL
      □ 灵敏度为 96%，特异度为 99.9%
    - 定量方法，可用于评价后续治疗反应

血清学 THSD7A 抗体检测

- THSD7A 转染细胞系 ⅡF
  - 检测底物为转染人类 THSD7A cDNA HEK293，细胞生长于多小室生物芯片中（Euroimmun）
    - 未转染的 HEK293 细胞用作对照
  - 30μL 患者血清 PBS-Tween 1：10 稀释后加入检测及对照小室中；孵育 30min

- 加入 25μL 的 FITC-山羊抗人 IgG，孵育 30min
- 在上述步骤间使用 PBS-Tween 20 冲洗 5min
- 加入封片剂和盖玻片
- 所有步骤在室温下进行
- 在 ×400 荧光显微镜下检查
- 与对照细胞相比，转染细胞呈强荧光染色

参考文献

1. Caza TN et al: Discovery of seven novel putative antigens in membranous nephropathy and membranous lupus nephritis identified by mass spectrometry. Kidney Int. 103(3):593-606, 2023
2. Sealfon R et al: Molecular characterization of membranous nephropathy. J Am Soc Nephrol. 33(6):1208-21, 2022
3. Caza TN et al: How times have changed! A cornucopia of antigens for membranous nephropathy. Front Immunol. 12:800242, 2021
4. Burbelo PD et al: Detection of PLA2R autoantibodies before the diagnosis of membranous nephropathy. J Am Soc Nephrol. 31(1):208-17, 2020
5. Garcia-Vives E et al: Antibodies to M-type phospholipase A2 receptor (PLA2R) in membranous lupus nephritis. Lupus. 28(3):396-405, 2019
6. van de Logt AE et al: Serum anti-PLA2R antibodies can be initially absent in idiopathic membranous nephropathy: seroconversion after prolonged follow-up. Kidney Int. 87(6):1263-4, 2015
7. VanBeek C et al: Anti-PLA2R-associated membranous nephropathy: a review with emphasis on diagnostic testing methods. Clin Nephrol. 87(6):1263-4
8. Hoxha E et al: Phospholipase A2 receptor autoantibodies and clinical outcome in patients with primary membranous nephropathy. J Am Soc Nephrol. 25(6):1357-66, 2014

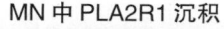

第 6 节 膜性肾病的自身抗原检测

MN 中 PLA2R1 沉积

MN 中 PLA2R1 沉积阴性

（左）甲醛溶液固定石蜡包埋组织，肾小球显示 PLA2R1 呈强颗粒状毛细血管袢染色

（右）甲醛溶液固定石蜡包埋组织，肾小球 PLA2R1 染色阴性，该患者有特发性 MN。约 25% 的特发性 MN 病例 PLA2R1 染色阴性

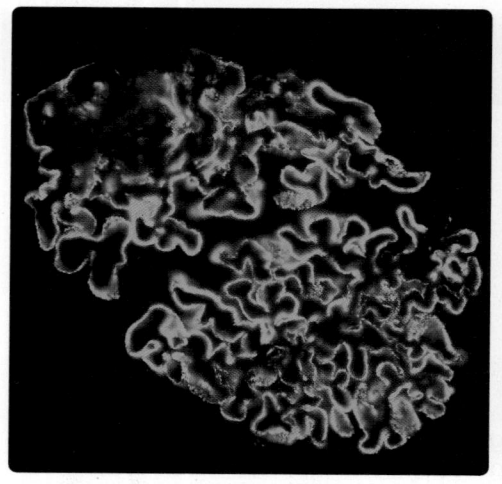
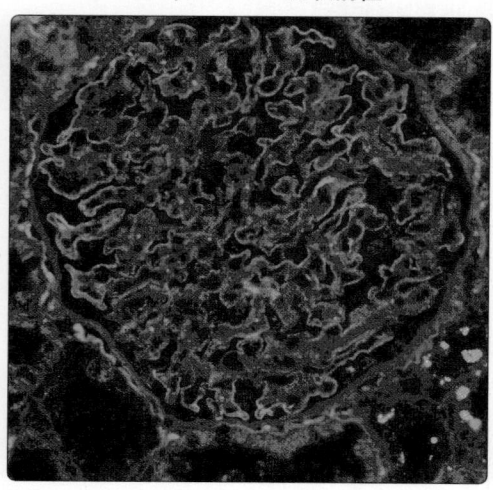

PLA2R1 与 IgG4 共定位

PLA2R1 与 IgG4 无共定位

（左）抗 IgG4-FITC（绿色）和抗 PLA2R1-Cy3（红色）双染色，合并图像显示 PLA2R1 的颗粒状沉积物与 IgG4 共定位，为黄色，诊断为抗 PLA2R1 相关 MN

（右）抗 IgG4-FITC（绿色）和抗 PLA2R1-Cy3（红色）双染色，合并图像显示 PLA2R1 的颗粒状沉积物未与 IgG4 共定位。虽然该患者血清 ANA 和 dsDNA 阴性，但被怀疑为系统性红斑狼疮

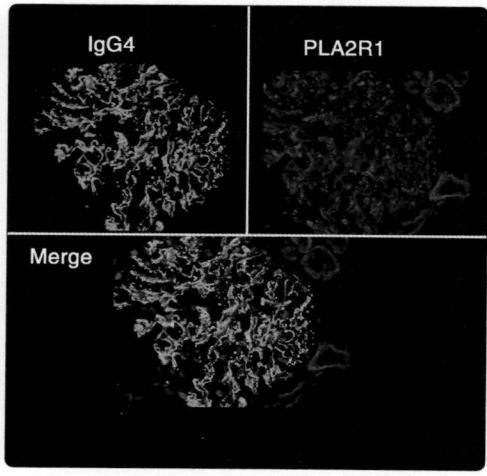

MN 血清 HEK293 细胞染色阳性

病人血清 HEK293 细胞阴性

（左）原发性 MN 患者血清在转染了 PLA2R1 重组结构的生物芯片（Euroimmun）上，通过间接免疫荧光对 HEK293 细胞细胞进行检测，显示阳性结果

（右）在转染了 PLA2R1 重组物的生物芯片（Euroimmun）上，通过间接免疫荧光对 HEK293 细胞进行检测，结果为阴性

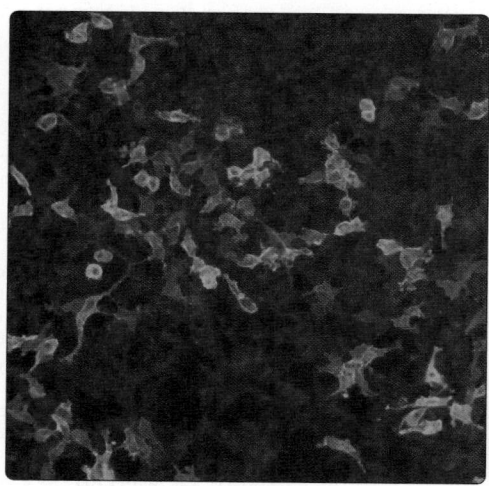
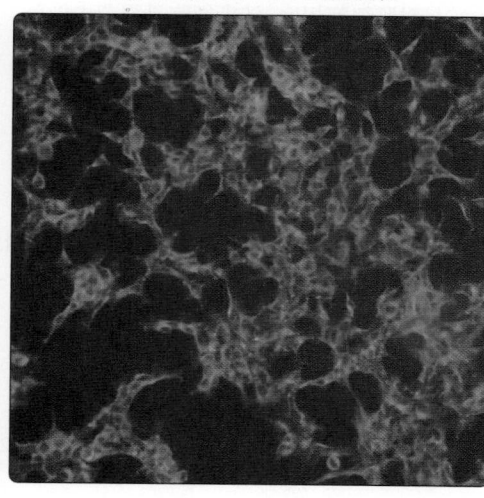

NELL1 与 IgG1 共定位

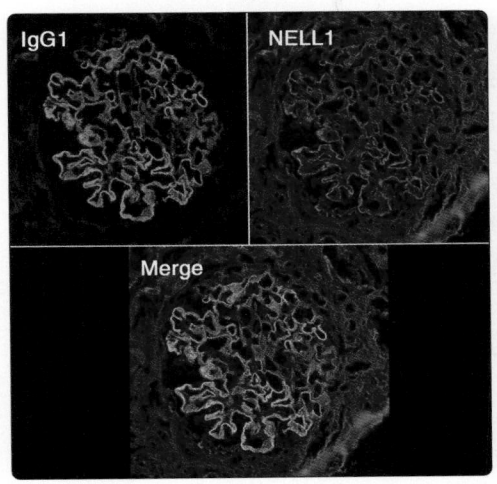

THSD7A 与 IgG4 共定位

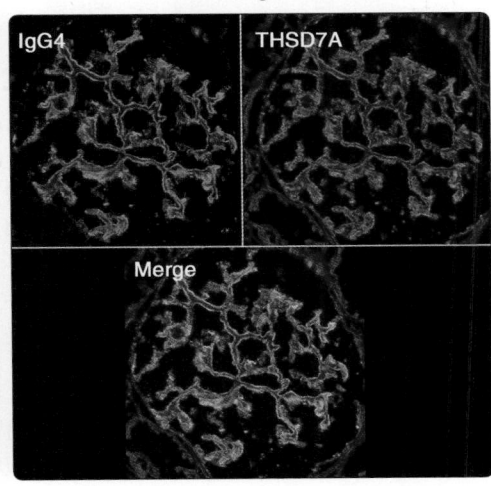

（左）抗 IgG1-FITC（绿色）和抗 NELL1-Cy3（红色）双染色，合并图像显示 NELL1 的颗粒状沉积物与 IgG1 共定位，为黄色，诊断为抗 NELL1 相关 MN

（右）抗 IgG4-FITC（绿色）和抗 THSD7A-Cy3（红色）双染色，合并图像显示 THSD7A 的颗粒状沉积物与 IgG4 共定位，为黄色，诊断为抗 THSD7A 相关 MN

外泌体 1 与 IgG1 共定位

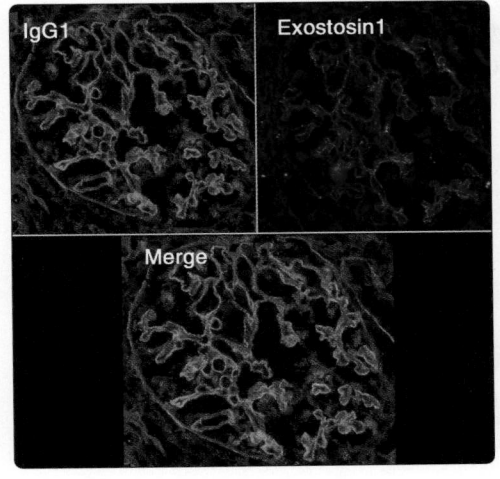

外泌体 1 与 IgG2 共定位

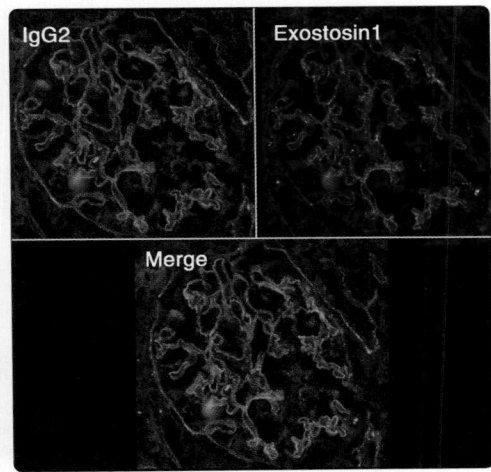

（左）抗 IgG1-FITC（绿色）和抗外泌体 1-Cy3（红色）双染色，合并图像显示外泌体 1 的颗粒状沉积物与 IgG1 共定位，为黄色

（右）抗 IgG2-FITC（绿色）和抗外泌体 1-Cy3（红色）双染色，合并图像显示外泌体 1 的颗粒状沉积物与 IgG2 共定位，为黄色

外泌体 1 与 IgG3 共定位

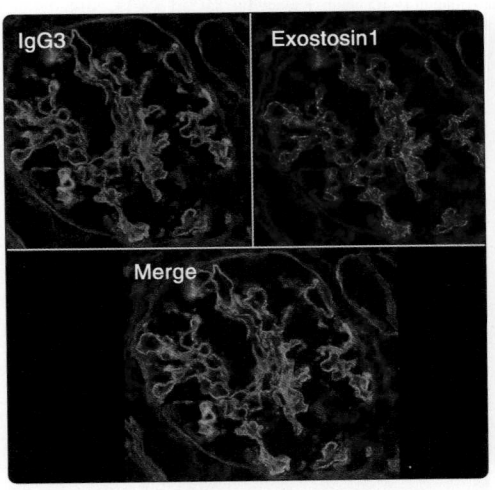

外泌体 1 与 IgG4 共定位

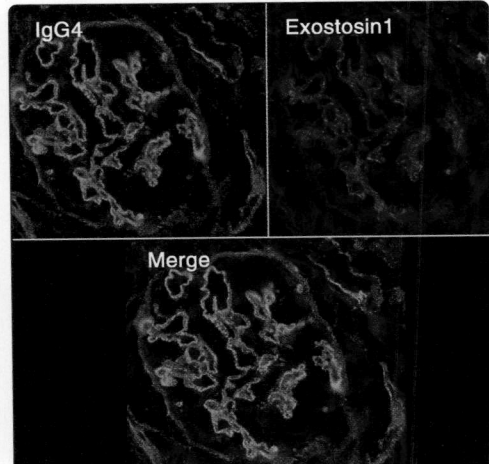

（左）抗 IgG3-FITC（绿色）和抗外泌体 1-Cy3（红色）双染色，合并图像显示外泌体 1 的颗粒状沉积物与 IgG3 共定位，为黄色

（右）抗 IgG4-FITC（绿色）和抗外泌体 1-Cy3（红色）双染色，合并图像显示外泌体 1 的颗粒状沉积物与 IgG4 共定位，为黄色

（林心语 译，余英豪 审）

术语

基底膜Ⅳ型胶原

- 3 条 α 链组成三螺旋,通过 C 端非胶原结构域 1(NC1)聚合
- 6 条 α 链组成 3 个矩阵
  - α1(Ⅳ)、α2(Ⅳ):大多数内皮细胞和上皮细胞基底膜(BM),以及系膜中为 α1.α1.α2(Ⅳ)-α1.α1.α2(Ⅳ)
  - α3(Ⅳ)、α4(Ⅳ)、α5(Ⅳ):GBM、远端小管 BM、肺泡 BM、耳蜗和晶状体为 α3.α4.α5(Ⅳ)-α3.α4.α5(Ⅳ)
  - α5(Ⅳ)、α6(Ⅳ):在鲍曼囊、集合管、平滑肌和表皮 BM 为 α1.α1.α2(Ⅳ)-α5.α5.α6(Ⅳ)

免疫荧光技术

肾脏

- 3 张 2～4μm 冷冻切片,风干 30min
- 使用一抗单克隆抗体(MAb)和多克隆抗体(PAb)孵育 30min,室温
  - 玻片 1:PAb 兔 NC1 α1(Ⅳ)(Abcam)@1:25,再加入猪抗兔 Ig FITC(1:50)
  - 玻片 2:MAb 鼠 NC1 α3(Ⅳ)(Cosmo Bio)@1:10
    - 再加入驴抗鼠 Ig FITC(1:25),30min,室温
    - 在 1、3 步骤之间 PBS 冲洗(5min×3),盖上盖玻片
  - 玻片 3:使用预稀释的混合物将大鼠抗 NC1 α5(Ⅳ)的 H53-FITC 单克隆抗体和抗 α2(Ⅳ)的 H25-Texas Red 抗体(Cosmo Bio)孵育
    - PBS 冲洗(5min×3),盖上盖玻片

皮肤

- 1 张冷冻切片,按上面玻片 3 相同的方式染色,对表皮 BM 进行 α5(Ⅳ)表达评分

免疫组化替代方法

- 石蜡切片抗原修复后使用识别 α2 和 α5 链(H22 和 H52)(Hashimura 2014)的大鼠单克隆抗体进行染色

判读

染色模式与正常对照比较

- GBM α3(Ⅳ)和 α5(Ⅳ)缺失,而鲍曼囊 α5(Ⅳ)保留:*COL4A3*、*COL4A4* 纯合子突变
- 鲍曼囊或皮肤 BM α5(Ⅳ)缺失:男性 *COL4A5* 半合子或女性 *COL4A5* 纯合子突变
- GBM α3(Ⅳ)和 α5(Ⅳ)染色节段减弱:女性 *COL4A5* 杂合子突变

男性患者与 *COL4A5* 突变的相关性

- 与弥漫 α3(Ⅳ)不同,GBM α3(Ⅳ)节段或缺失患者蛋白尿和终末期肾病(ESRD)更早发作
  - 67% 的患者有 *COL4A5* 截断或无效突变
  - 83% 儿童期起病、13% 成年期起病的男性 Alport 患者有 α3(Ⅳ)丢失
- GBM α5(Ⅳ)丢失与蛋白尿早期发作、肾脏疾病进展及更严重的超微结构改变有关
  - α5(Ⅳ)丢失者约 17 岁时 2 期肾病患病率达 50% vs. 未丢失者约 40 岁才会达到 50% 的患病率

假阳性

- 抗原保存不良
  - 通过正常 α1(Ⅳ)染色丢失来检测

假阴性

- *COL4A5* 非截断或体细胞突变

参考文献

1. Sato M et al: Slowly progressive male Alport syndrome evaluated by serial biopsy: importance of type IV collagen staining. Intern Med. 61(8):1205-9, 2022
2. Kashtan CE: Alport syndrome: achieving early diagnosis and treatment. Am J Kidney Dis. 77(2):272-9, 2021
3. Said SM et al: Negative staining for COL4A5 correlates with worse prognosis and more severe ultrastructural alterations in males with Alport syndrome. Kidney Int Rep. 2(1):44-52, 2017
4. Hashimura Y et al: Milder clinical aspects of X-linked Alport syndrome in men positive for the collagen IV α5 chain. Kidney Int. 85(5):1208-13, 2014

正常肾小球 α(Ⅳ)染色　　　　　X 连锁 Alport 综合征

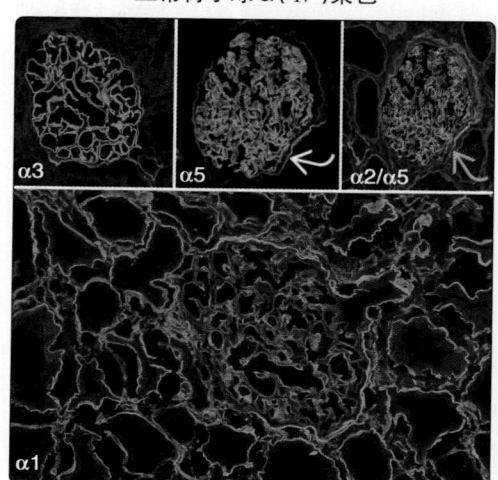
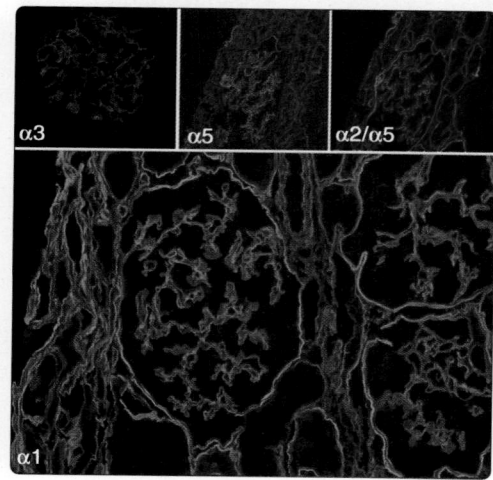

(左)正常 GBM α3(Ⅳ)和 α5(Ⅳ)呈线性染色模式,而鲍曼囊仅 α5(Ⅳ)染色 ➜。鲍曼囊可见 α2(Ⅳ)(红色)和 α5(Ⅳ)(绿色)共染色 ➳。大部分基底膜(除 GBM 外)和系膜可见 α1(Ⅳ)染色
(右)大多数(约 70%)X 连锁 Alport 综合征男性患者 GBM α3(Ⅳ)完全缺失,GBM 和鲍曼囊 α5(Ⅳ)丢失。α1(Ⅳ)(红色),作为对照,与正常相比在 GBM 中的表达可增加

男性 X 连锁 Alport 综合征

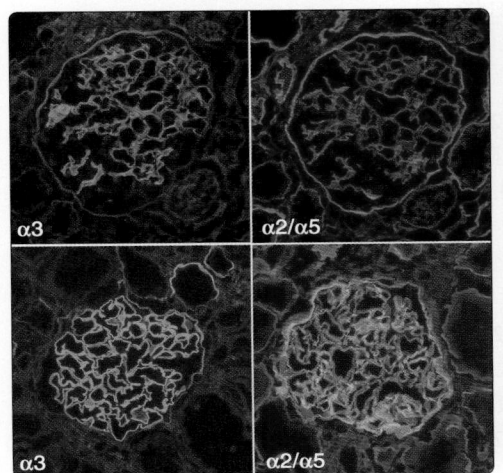

常染色体隐性遗传性 Alport 综合征

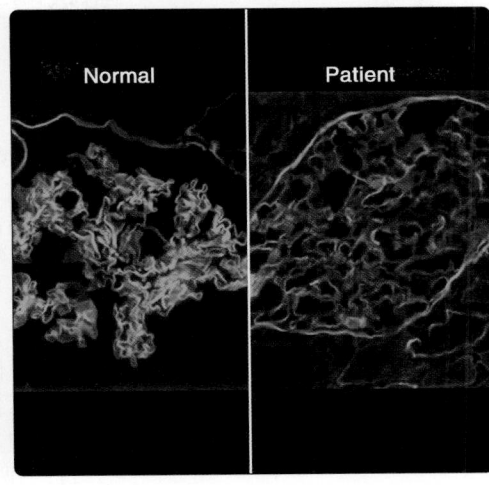

（左）21 岁男性肾活检标本，与同期对照（下排）相比，上排 GBM 和 TBM α3（Ⅳ）明显减少，GBM 和鲍曼囊 α5（Ⅳ）明显减少。α2（Ⅳ）（红色）和 α5（Ⅳ）（绿色）双染显示 α5（Ⅳ）完性缺失

（右）常染色体隐性遗传性 Alport 综合征（COL4A3 或 COL4A4 基因突变）的特征性表现为 GBM α5（Ⅳ）丢失，而鲍曼囊和集合管 α5（Ⅳ）保留

女性 X 连锁 Alport 综合征

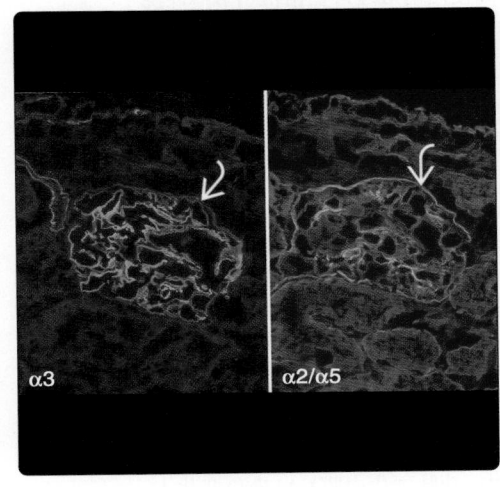

远端 TBM α5（Ⅳ）节段丢失

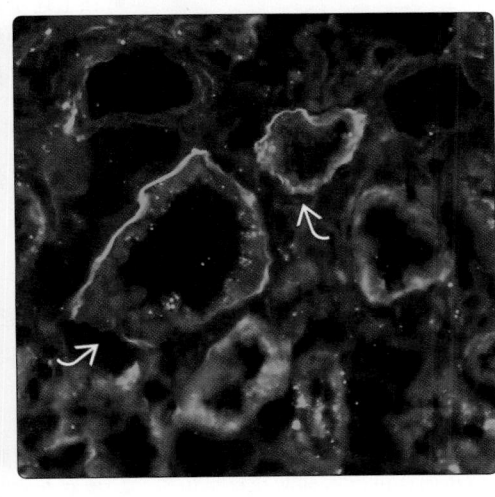

（左）COL4A5 基因突变女性患者，典型表现为沿 GBM ➚ 的 α3（Ⅳ）和 α5（Ⅳ）节段丢失，系因 X 染色体随机失活引起。丢失在 α2（Ⅳ）（红色）和 α5（Ⅳ）（绿色）双染下显示最清楚。这例 12 岁女孩的母方男性亲属有肾病家族史

（右）X 连锁 Alport 综合征女性，可见远端 TBM α5（Ⅳ）节段丢失 ➚。这例仅肾小球显示基底膜变薄改变

正常皮肤 α5（Ⅳ）染色

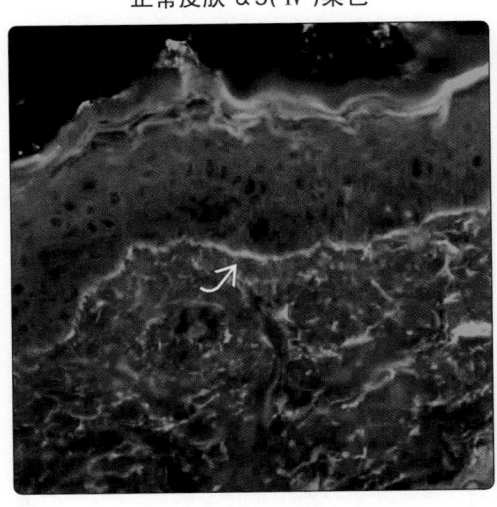

女性 X 连锁 Alport 综合征皮肤染色

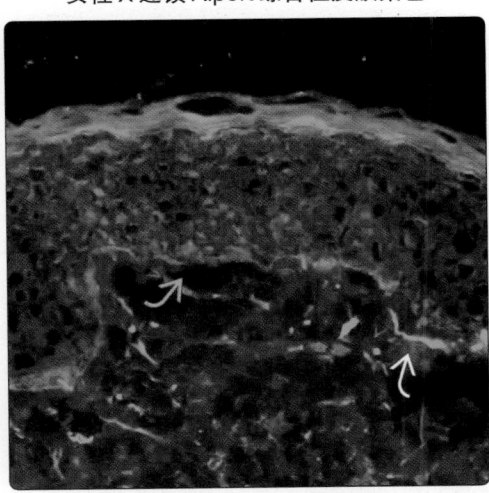

（左）由于正常表皮存在 α5（Ⅳ）、α6（Ⅳ）链，而无 α3（Ⅳ）或 α4（Ⅳ）链，其基底膜 α（Ⅳ）染色表现为连续的线性模式 ➚

（右）在 COL4A5 杂合突变女性，由于 X 染色体随机失活，表皮基底膜 α5（Ⅳ）链呈节段染色 ➚ 或丢失 ➚。COL4A3 或 COL4A4 突变患者皮肤 α5（Ⅳ）染色正常，这可将 X 连锁与常染色体 Alport 综合征区分开来

（林心语　译，余英豪　审）

术语

缩写

- 小管周毛细血管（peritubular capillary，PTC）
- 抗体介导排斥反应（antibody-mediated rejection，AMR）

补体成分

C4d

- C4 被活化的 C1qsr 酯酶裂解为 C4b，而活性酶又与 C2 结合并裂解 C3
- C4b 被补体因子 I 及其辅因子切割成 C4d，C4d 含有巯基，并在补体激活位点附近与蛋白质和碳水化合物形成共价键
- C4d 本身没有已知功能

诊断价值

移植肾活检

- 肾小管周皮质或髓质毛细血管中存在的 C4d 与存在于循环中供者内皮反应性抗体几乎完全相关（HLA 或 ABO 抗原）
  - 根据 Banff 2017 共识，PTC C4d 可以替代供者特异性抗体作为 AMR 的标准
  - PTC C4d 沉积表明内皮表面补体激活，与抗原性质无关（HLA 或非 HLA）
- C4d 通过经典（或凝集素）途径持续存在于补体激活部位，而非通常引发补体结合的免疫球蛋白
- C4d 最终在激活后 1～2 周从毛细血管中清除
  - 即使在慢性环境中，组织中存在 C4d 也表明近 1～2 周内有局部补体结合
- 通过图像分析对扫描的免疫组化切片进行自动评分显示出前景
  - 与供者特异性抗体（DSA）、微循环炎症、不良预后呈强正相关

免疫荧光技术

两步法

- 冷冻切片、2～4μm 厚、风干
- 一抗：单克隆抗 C4d（10μg/mL；Quidel Corp，克隆号 033 II-317.1.3.X），30min
- 二抗：FITC-马或山羊抗小鼠 IgG

三步法

- 冷冻切片、2～4μm 厚、风干
- 阻断内源性生物素
  - 生物素蛋白 D 缓冲盐溶液溶解于含 1% 牛血清白蛋白缓冲液中，20min；d-生物素，20min
- 一抗：与两步法相同
- 二抗：生物素化马抗小鼠 IgG 1：100，30min（Vector）
- 荧光染料结合物：FITC-链霉亲和素 1：50，30min（Vector）
- 在上述步骤间使用磷酸缓冲盐溶液（PBS）冲洗
- 与两步法相比，三步法敏感性更高和背景更低
- 上述所有步骤在室温下进行

优点

- 与免疫组化相比，其背景更低，结果更易判读
- 快速技术

缺点

- 要求冷冻组织
- 组织结构较难识别

陷阱

- 在正常肾脏的冷冻切片中，肾小球染色多见于系膜
- 甚至在原肾中，动脉硬化内膜 C4d 染色变化大
  - 无动脉硬化的内膜染色可能有意义
- 节段 TBM 染色可能误判为毛细血管染色，特别是萎缩的肾小管

急性 AMR PTC C4d 染色　　　　急性 AMR

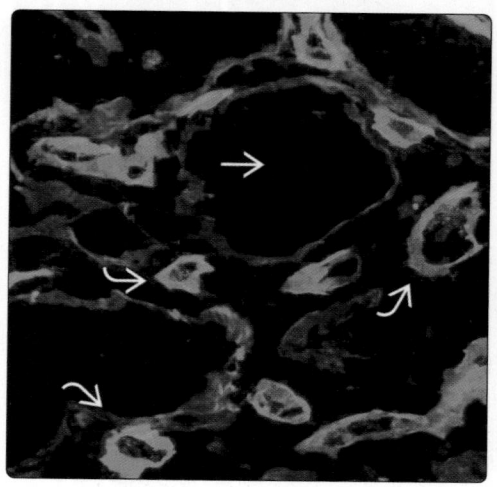
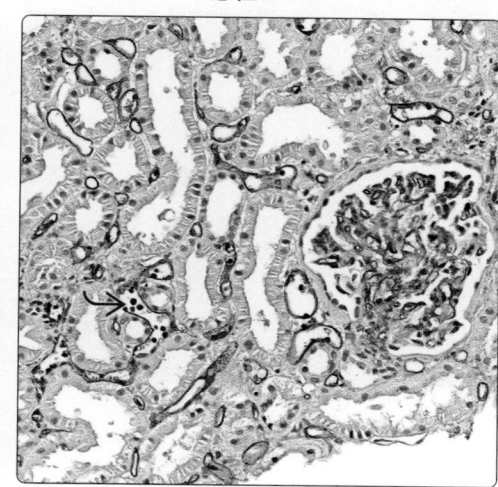

（左）冷冻组织免疫荧光染色显示所有 PTC C4d 呈明亮线性染色模式➡，这是急性 AMR 的典型表现。肾小管扩大，染色阴性➡（右）多克隆抗 C4d 可用于石蜡切片，该技术的优点是能够更清楚识别组织结构，同时也可判断肾小球染色。PTC 中可见毛细血管内白细胞➗，这是急性 AMR 的特征

- 多瘤病毒感染有时可见沿 TBM 的颗粒状 C4d 沉积
- 坏死区域无法判读（阴性）
- 肾小球免疫复合物沉积常为 C4d 强阳性表达

免疫组化技术

方法

- 甲醛溶液固定石蜡包埋（FFPE）组织，使用 Superfrost Plus 载玻片，4μm 厚切片
  - 脱蜡、切片再水化
- 抗原修复
  - 压力锅 110℃ 15min，柠檬酸盐，pH 6.0（如 Decloaker Solution, BioCare Medical）
- 阻断内源性过氧化物酶
  - 双重内源性酶阻断剂（DAKO），5min
- 一抗 C4d 抗体（如兔抗人多克隆 C4d 12～500, American Research Products）；1∶100 稀释，30min
- 二抗和酶：与抗兔 IgG 连接的过氧化物酶聚合物（如 Envision+Dual Link System, DAKO），30min
- 底物：3, 3'-二氨基联苯胺溶液（DAKO），10min
- 所有步骤之间均用 Tris 缓冲盐溶液 / Tween 20 冲洗
- 所有染色和冲洗步骤均在室温下进行
- 备选方案
  - 生物素化抗兔 IgG，然后抗生物素蛋白 - 生物素过氧化物酶复合物（Elite ABC, Vector）
  - 3- 氨基 -9- 乙基咔唑色原（BioCare Medical）
  - 一抗孵育过夜

优点

- 可在常规 FFPE 组织上完成
- 较好识别组织定位
- 固定过的组织正常肾小球 C4d 染色阴性，因此，可以评估肾小球染色
  - 慢性 AMR 和慢性血栓性微血管病（TMA）中 GBM 阳性

缺点

- 敏感性和可重复性比免疫荧光低

陷阱

- 甲醛溶液可固定毛细血管内的血浆 C4，可产生混淆或模拟阳性内皮细胞染色的高背景
- 一些固定剂会破坏免疫反应性（如 Bouin）
- 合适的抗原修复很重要；对照研究显示柠檬酸和加热似乎效果最好
- 一抗过度稀释会影响结果
- 颗粒状 PTC C4d 沉积与移植物存活率降低和移植物功能延迟相关，但与 AMR 的其他证据无关

诊断特异性

阳性定义

- 免疫荧光染色在冷冻组织切片上进行
  - ≥10% 的 PTC 呈强（明亮）、线性、环状染色（C4d 2～3）
- 免疫组化染色在 FFPE 切片上进行
  - ＞0% 的 PTC 呈线性、环状染色（C4d 1～3），任意强度

报告为 Banff C4d 评分

- C4d0（0%，阴性），C4d1（1%～9%，微量），C4d2（10%～50%，局灶），C4d3（＞50%，弥漫）
- 在 1 531 例未选择适应证的移植肾活检中，73% 为 C4d0，3% 为 C4d1，7% 为 C4d2，17% 为 C4d3（Colvin and Collins，未发表资料）

假阳性

- 红斑狼疮，PTC 免疫复合物沉积（免疫荧光）
  - AMR 中颗粒状 vs. 线性模式
- 萎缩小管 TBM 染色（免疫荧光）
- 直小动脉（免疫荧光）
- 毛细血管腔内血浆（免疫组化）
- 沿内皮细胞血浆 C4 固定（免疫组化）
- PTC 颗粒状染色（免疫组化）
- 原肾 TMA 中双轨 GBM 可出现 C4d（＋），原因未知
- 单克隆抗体治疗的 COVID 可出现 PTC C4d 染色

假阴性

- 20%～50% 的 AMR C4d 沉积阴性或微量阳性
  - 需要寻找其他 AMR 指征，尤其是毛细血管炎或肾小球炎
- 组织处理不良或固定不佳
- 坏死区域

对照

阳性对照（免疫荧光或免疫组化）

- 既往的 AMR 病例（PTC）
- MN（颗粒状 GBM 沉积）

阴性对照

- 任何原肾 PTC 染色（除外狼疮性肾炎）

参考文献

1. Klomjit N et al: Diffuse C4d staining of peritubular capillaries in renal allograft following bamlanivimab therapy. Am J Transplant. 22(1):289-93, 2022
2. Nankivell BJ et al: Glomerular C4d immunoperoxidase in chronic antibody-mediated rejection and transplant glomerulopathy. Kidney Int Rep. 7(7):1594-607, 2022
3. Nankivell BJ et al: The clinical and pathologic phenotype of antibody-mediated vascular rejection diagnosed using arterial C4d immunoperoxidase. Kidney Int Rep. 7(7):1653-64, 2022
4. Trimarchi H et al: Glomerular endothelial activation, C4d deposits and microangiopathy in immunoglobulin A nephropathy. Nephrol Dial Transplant. 36(4):581-6, 2021
5. Choi G et al: Automated detection algorithm for C4d immunostaining showed comparable diagnostic performance to pathologists in renal allograft biopsy. Mod Pathol. 33(8):1626-34, 2020
6. Drachenberg CB et al: Epidemiology and pathophysiology of glomerular C4d staining in native kidney biopsies. Kidney Int Rep. 4(11):1555-67, 2019
7. Gasim AH et al: Glomerular C4d deposits can mark structural capillary wall remodelling in thrombotic microangiopathy and transplant glomerulopathy: C4d beyond active antibody-mediated injury: a retrospective study. Transpl Int. 30(5):519-32, 2017
8. Kikić Z et al: Clinicopathological relevance of granular C4d deposition in peritubular capillaries of kidney allografts. Transpl Int. 27(3):312-21, 2014
9. Mengel M et al: Banff initiative for quality assurance in transplantation (BIFQUIT): reproducibility of C4d immunohistochemistry in kidney allografts. Am J Transplant. 13(5):1235-45, 2013
10. Cohen D et al: Pros and cons for C4d as a biomarker. Kidney Int. 81(7):628-39, 2012

C4d 阴性（C4d0）

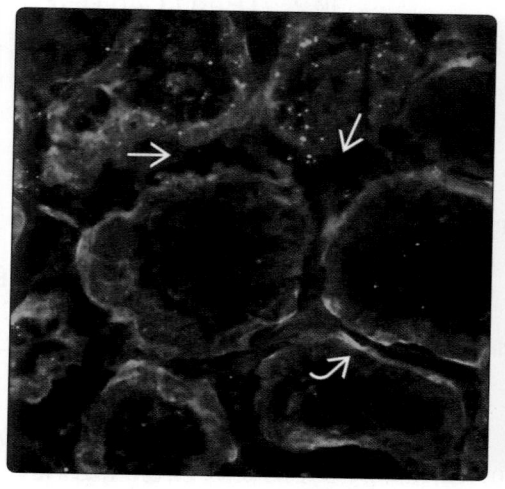

C4d1

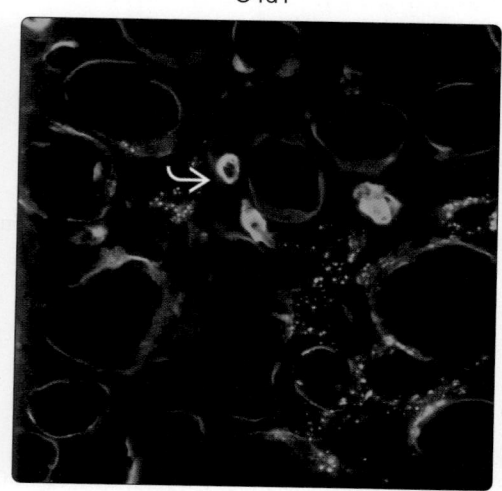

（左）这例供者活检显示 PTC➡️无 C4d 沉积，可见沿 TBM 的局灶节段染色 ➡️，这些是正常表现

（右）活检标本显示微量 PTC 染色（1%～9%）➡️，Banff 评分 C4d1。该患者液相芯片无供者特异性抗体，活检显示多瘤病毒肾病，虽不能确诊但高度怀疑 AMR

C4d2

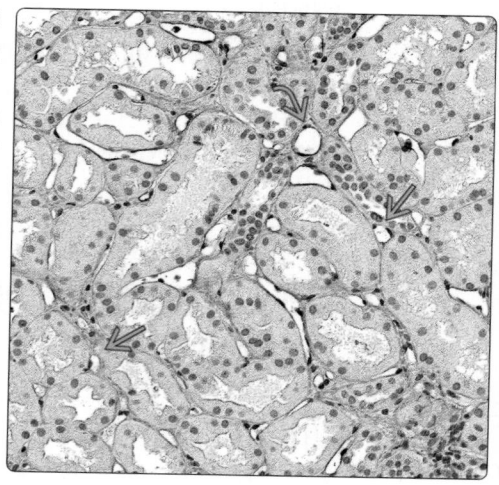

C4d3

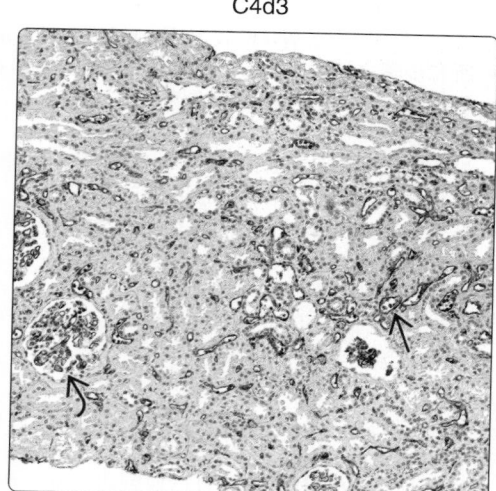

（左）这例标本约 30%PTC C4d 染色阳性 ➡️，其余 PTC 阴性 ➡️，C4d2 定义为 10%～50% 阳性。标本染色非常弱，这种情况时而会发生在免疫组化染色中，评估阳性或阴性时无需考虑

（右）这例染色显示 100% 的 PTC C4d 阳性，达到 C4d3 阈值（>50%PTC 阳性）。可见局灶毛细血管炎 ➡️，GBM C4d 线性染色也很突出 ➡️

血浆假阳性

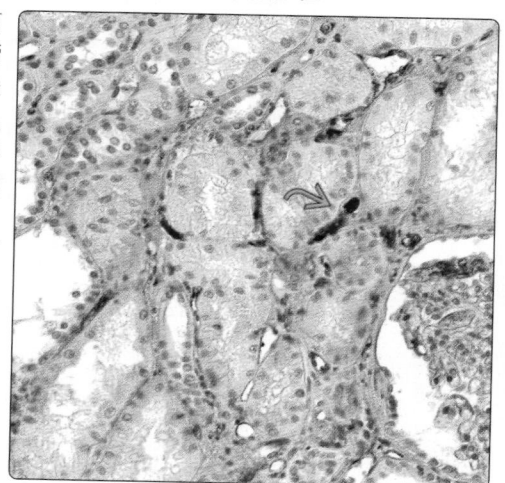

髓质 C4d 染色强于皮质

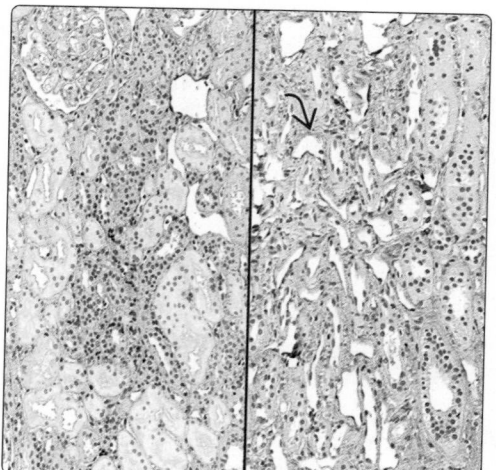

（左）甲醛溶液固定组织有时会把循环 C4 固定在管腔内 ➡️或毛细血管内皮表面，使结果判读出现问题。这些情况应报告为"结果不确定"。冷冻组织没有这些假象

（右）该样本右图中的髓质比左图中的皮质更容易见到毛细血管 C4d 沉积 ➡️

系膜区正常 C4d 染色

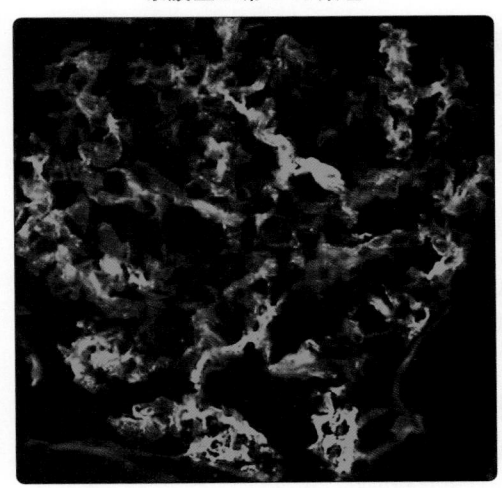

正常肾脏 C4d 染色

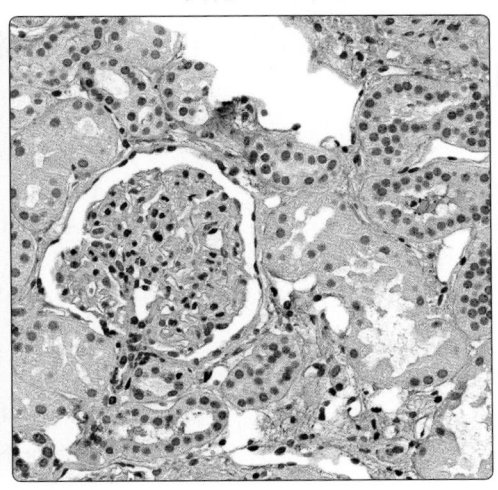

(左) 如这例供者活检所示，冷冻切片中正常肾小球可见系膜 C4d 染色，这使得肾小球 C4d 染色的判读变得困难。相反，甲醛溶液固定石蜡包埋组织肾小球染色阴性

(右) 常规甲醛溶液固定石蜡包埋组织肾小球 C4d 染色阴性，与冷冻切片中所见 C4d 系膜区染色阳性不同，这可以解释病理样本中的 C4d 沉积。本例供者活检标本组织学正常

复发性 MN

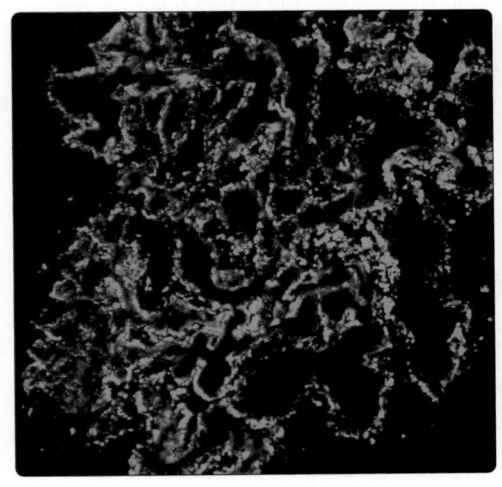

SLE 管周毛细血管及 TBM C4d 沉积

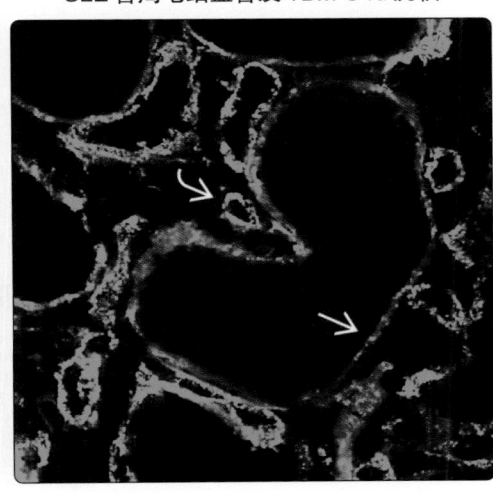

(左) 因复发性 MN，患者肾移植术后 4 年肾活检显示沿 GBM 颗粒状 C4d 染色。复发性 MN 比 AMR 更多见颗粒状染色模式

(右) 原肾穿刺活检标本，患者有狼疮性肾炎，TBM ➡ 和 PTC ➡ 免疫复合物 C4d 染色阳性。狼疮性肾炎比 AMR 更多见颗粒状染色模式

多瘤病毒肾病 TBM C4d 沉积

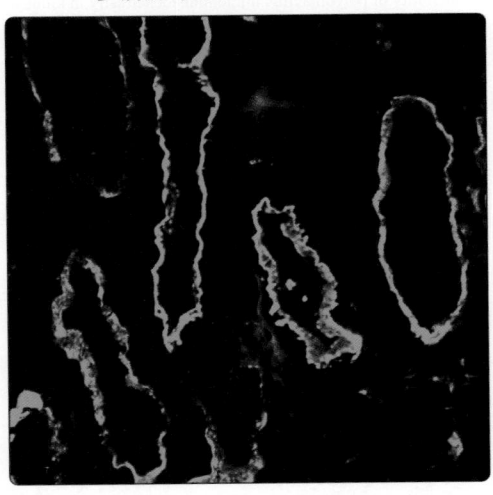

C4 与 CD34 双染

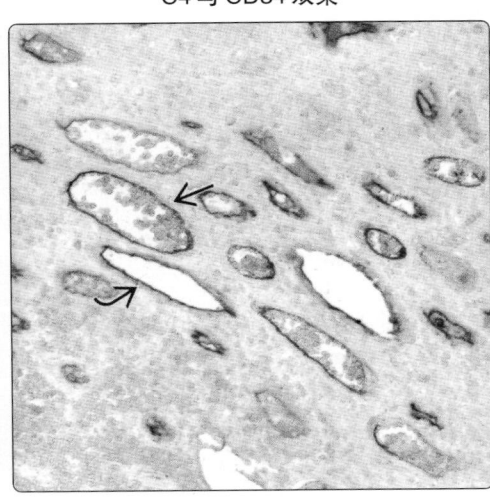

(左) 约 50% 的多瘤病毒肾病活检可见沿 TBM 的 IgG、C3 和 / 或 C4d 颗粒状沉积，对应于电镜下的无定形电子致密沉积物，其抗原性质未知

(右) CD34 染色对识别毛细血管很有帮助，该标本先行抗 C4d 并用 DAB 显色 (棕色)，然后行抗 CD34 染色 (蓝色)。C4d (+) 毛细血管 ➚ 中的 DAB 沉淀会阻断 CD34 抗体；这些蓝色区域为 C4d (−) ➚。使用无阻断免疫荧光双染可见血管更加明显

(林心语 译，余英豪 审)

术语

多瘤病毒免疫组化检测

- SV40 大 T 抗原
  - 最常见的靶点
  - 存在于裂解性和潜伏性感染中
  - 小鼠 IgG2a 单克隆抗体 Pab416 或 Pab419
    - 与 BK 和 JC 多瘤病毒存在交叉反应
  - 供应商：Santa Cruz、CalBiochem、Abcam 等
- VP1
  - 衣壳蛋白表达于裂解性、非潜伏性感染
  - 在具有大 T 抗原的肿瘤中不表达
- 完整病毒颗粒
  - Lee Biomolebular, Access Biomedical

实验方法

聚合物技术（自动化，DAKO）

- Borg Decloaker（Biocare Medical 产品），压力锅 110℃ 15min
- 冷却，用蒸馏水和 Tris 缓冲盐溶液 / Tween 冲洗
- 双重内源性酶阻断（DAKO），5min
- Pab419 抗体 1：50 30min
- L 聚合物（DAKO）30min
- 二氨基联苯胺 5～10min
- Harris 苏木精复染 10s
- 冲洗，碳酸锂浸泡
- 孵育步骤间 Tris 缓冲盐溶液洗涤
- 酒精、二甲苯、封片

快速聚合物技术（自动化，Leica）

- 抗原修复：EDTA 100℃ 40min
- Pab419 抗体 1：100 稀释，15min
- 多克隆兔抗小鼠 IgG 8min
- BOND 聚合物检测试剂盒（Kit DS9800）8min
- 过氧化氢阻断 5min
- 二氨基联苯胺显色 10min
- 苏木精复染 5min

- 每个步骤间 PBS 洗涤 2 次；所有步骤均在室温下进行

生物素 - 亲和素复合物法（手工）

- Borg Decloaker，110℃ 15min、蒸馏水中冷却、PBS 冲洗
- 正常马血清 / 抗生物素蛋白阻断 20min
- 小鼠抗 SV40 Pab419，1：50 稀释，4℃过夜或在室温 2h，PBS 冲洗
- 生物素 /H_2O_2 阻断 20min，PBS 冲洗
- 生物素化马抗小鼠 IgG（1：200）35min，PBS 冲洗
- Elite ABC（Vector Laboratories）1h，PBS 冲洗
- 永久性 3- 氨基 -9- 乙基咔唑 5min
- 使用苏木精染色，如上述

Banff 质量保证调查

- 全球 78 个病理实验室进行组织芯片处理、染色和判读
  - 阳性 vs. 阴性重复性更好（κ0.78）
  - 强度和百分比的重复性中等（κ 分别为 0.49 和 0.42）
  - 压力锅抗原提取和单克隆抗体的重现性高
  - 聚合物检测优于抗生物素蛋白 - 亲和素方法

判读

- 阳性 = 肾小管上皮细胞核染色（≥1 个核）
- 可能是由于 BK 或 JC 多瘤病毒（或两者均有）
- 有时由于脱落的上皮细胞和病毒而造成管型染色
- 去掉盖玻片的切片上可以行 HE 染色
- 免疫组化可检测到比常规组织学多约 20% 的病例

参考文献

1. Nickeleit V et al: The 2018 Banff Working Group classification of definitive polyomavirus nephropathy: a multi center validation study in the modern era. Am J Transplant. 21(2):669-80, 2021
2. Nili F et al: Routine immunohistochemistry study for polyomavirus BK nephropathy in transplanted kidney biopsies, is it recommended? BMC Nephrol. 22(1):226, 2021
3. Adam BA et al: Intragraft gene expression in native kidney BK virus nephropathy versus T cell-mediated rejection: prospects for molecular diagnosis and risk prediction. Am J Transplant. 20(12):3486-501, 2020
4. Papadimitriou JC et al: BK polyomavirus infection and renourinary tumorigenesis. Am J Transplant. 16(2):398-406, 2016
5. Adam B et al: Banff initiative for quality assurance in transplantation (BIFQUIT): reproducibility of polyomavirus immunohistochemistry in kidney allografts. Am J Transplant. 14(9):2137-47, 2014

（左）多瘤病毒肾病中，多瘤病毒大 T 抗原通常为核强阳性染色，集中在单个小管（特别是集合管），且与炎症有关
（右）阳性核稀疏排列，但与间质浸润有关，一种观点认为是多瘤病毒引发了炎症，而不是排斥反应

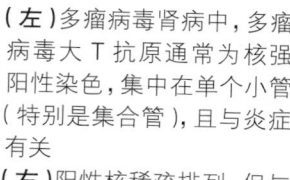

大 T 抗原的典型核染色模式

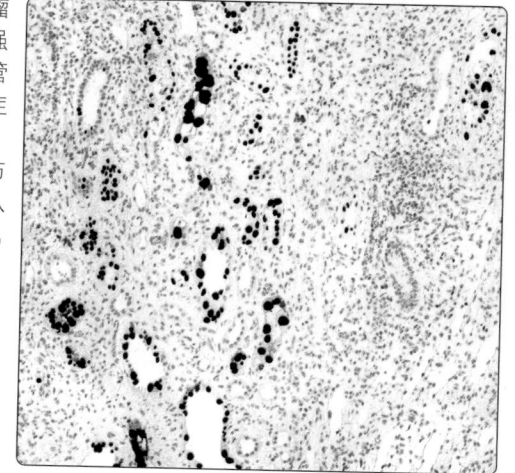

散在核阳性

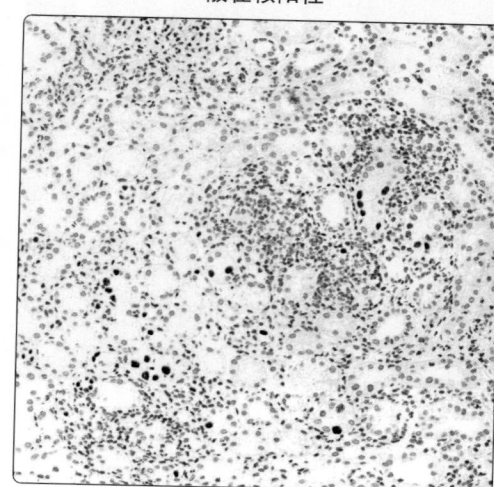

严重多瘤病毒肾病

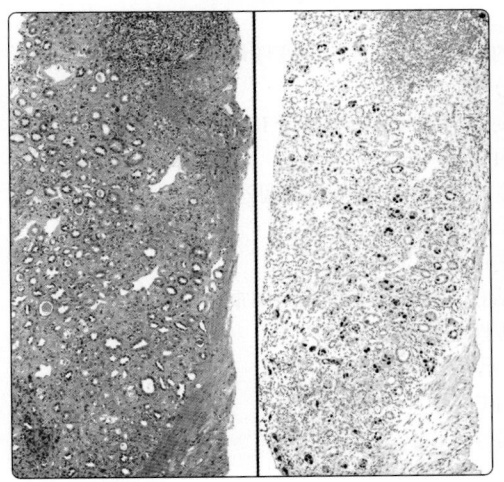

肾小管上皮细胞增大伴大 T 抗原染色

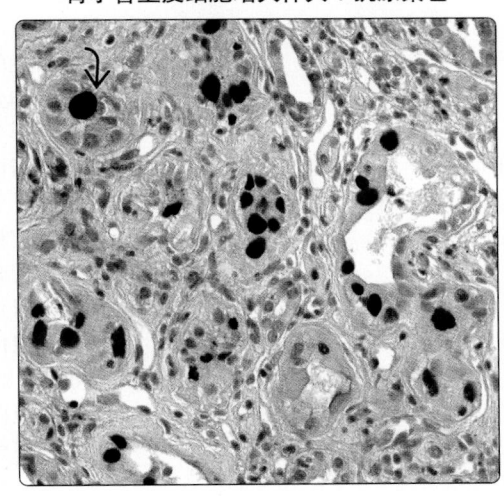

（左）肾移植术后 4 个月患者，使用不含类固醇的方案（他克莫司和吗替麦考酚酯），肾髓质可见众多阳性肾小管和弥漫单个核细胞浸润。血浆 BK-DNA 为 5 640 000 拷贝 /mL，Cr 238.7μmol/L

（右）与未感染细胞相比，感染细胞呈典型的大细胞核，这些细胞偶尔会脱落在管腔中 ➡️，并可出现在尿液中

T 细胞介导排斥反应伴微量多瘤病毒

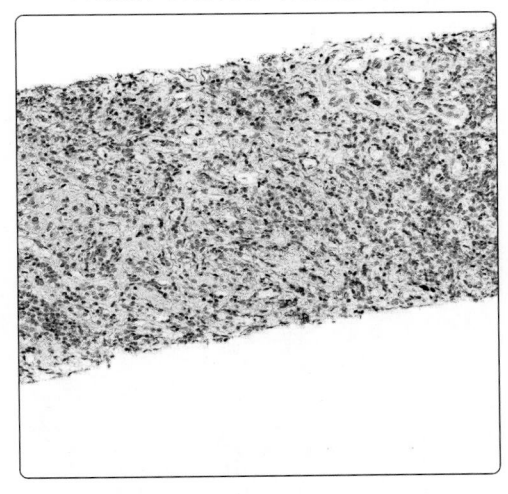

混合性急性 T 细胞介导排斥反应和多瘤病毒肾病

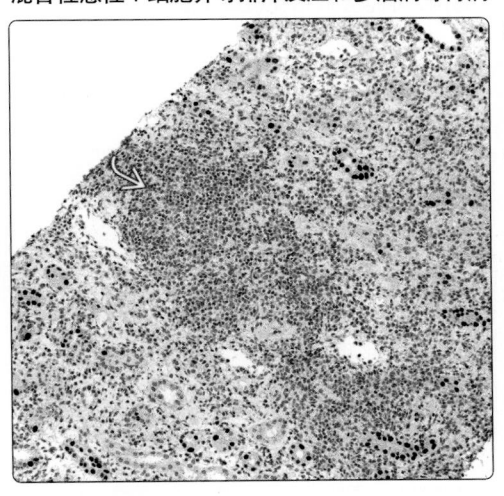

（左）阳性核少见，炎症与多瘤病毒区域分开，表明炎症与排斥反应相关而非与病毒相关

（右）该患者表现为 Cr 上升和 BK 病毒血症，活检组织显示在没有病毒的区域中有明显的单个核细胞浸润 ➡️，这是排斥反应也可能存在的线索。肾动脉中内皮炎的存在也证实了这一点

JC 病毒

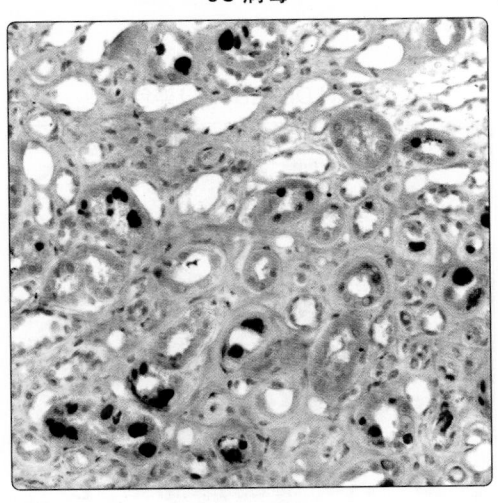

轻微 BK 多瘤病毒肾病

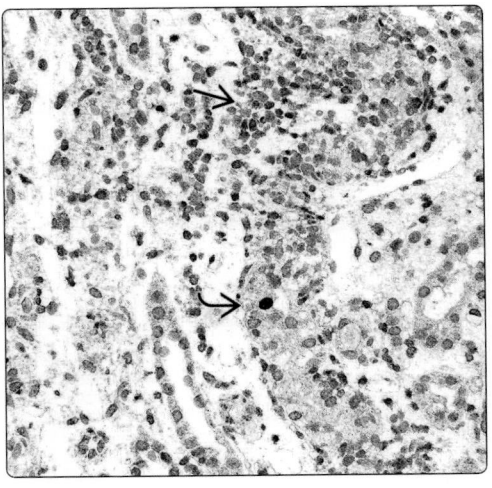

（左）患者表现为 Cr 升高（256.4μmol/L），4 年前曾行肾移植术。行 Pab419 染色显示肾髓质大量肾小管 SV40 大 T 抗原染色阳性。血浆 PCR 表现为 BK 多瘤病毒阴性而 JC 病毒阳性（17 000 拷贝 /mL）

（右）患者 9 个月前行双肺移植，有 Cr 及 BK-DNA 升高，血浆 BK-DNA 326 000 拷贝 /mL，原肾活检显示伴有局灶炎症的髓质 ➡️ 中有 1 个阳性细胞 ➡️

（林心语 译，余英豪 审）

术语

定义

- 激光显微切割和质谱分析(LMD/MS)
  - 在过去十多年中更常用于肾小球疾病的新技术

应用

淀粉样变性

- LMD/MS 用于有形沉积物的肾脏疾病诊断和分型,例如淀粉样变性
- 常规光镜和免疫荧光显微镜检查通常足以满足大多数免疫球蛋白轻链淀粉样变性(AL 型淀粉样变性)的诊断
  - 基于 LMD/MS 的肾活检的比较研究显示,有 16% 的患者只能通过 LMD/MS 被检出,因为免疫荧光检测阴性或两个轻链均为阳性
  - 由于这些病例被选为转诊病例,可能会低估免疫荧光的敏感性

- 免疫组化可用于部分淀粉样变性的分型,但不是所有的淀粉样变性
  - 不常见的和家族性肾淀粉样变性最好采用 LMD/MS 进行诊断和分型
  - 淀粉样变性的诊断和分型基于 LMD/MS 检测到特定的淀粉样蛋白
- 肾淀粉样变性 LMD/MS 检查的常见适应症包括
  - 确认淀粉样蛋白类型
  - 免疫荧光检查样本不足
  - 常规肾活检中的疑难病例,例如重链淀粉样变性、家族性和遗传性淀粉样变性
- LMD/MS 显示基本淀粉样蛋白特征
  - 载脂蛋白 E
  - 血清淀粉样蛋白 P(SAP)成分
  - 存在淀粉样蛋白,如
    - 白细胞源性趋化因子-2
    - 凝溶胶蛋白
    - 纤维蛋白原-α
- 通过 LMD/MS,通常可确定淀粉样蛋白的特定遗传变异,例

MN 的质谱分析

(左)MN 的肾小球经激光捕获后的质谱分析,发现了几种新的抗原,包括 EXT1、EXT2、NELL-1、信号素 3B 和原黏蛋白。高光谱计数可实现准确诊断

(右)颗粒状的外周毛细血管壁免疫组化染色(如 EXT2,见本图)是验证质谱鉴定的新抗原的关键步骤

Accession Number	Molecular Weight	Protein Grouping Ambiguity	Case 1	Case 2	Case 3	Case 4	Case 5	Case 6
PLA2R_HUMAN	169 kDa	★	75	6	8	10	6	4
THS7A_HUMAN	185 kDa	★	4	47	(0)	3	1	(0)
EXT1_HUMAN	86 kDa	★	(0)	(0)	64	(0)	(0)	(0)
EXT2_HUMAN	82 kDa		(0)	(0)	85	(0)	(0)	(0)
NELL1_HUMAN	90 kDa		(0)	(0)	(0)	58	(0)	(0)
SEM3B_HUMAN	83 kDa		(0)	(0)	(0)	(0)	53	(0)
PCDH7_HUMAN	116 kDa		(0)	(0)	(0)	(0)	0	23

EXT2 相关 MN 免疫组化

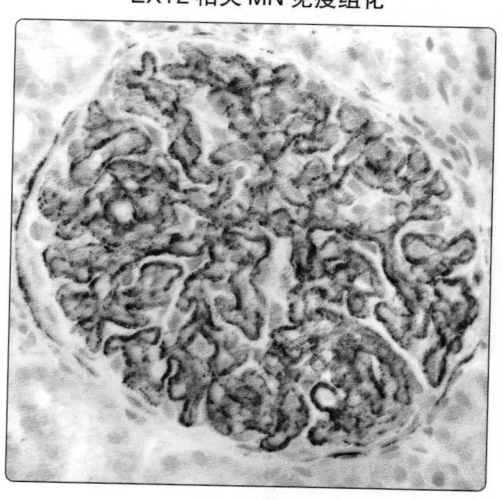

FGN 质谱分析

(左)图片显示了激光捕获肾小球后,2 个纤维样肾小球肾炎(FGN)样本的质谱结果。在两个样本中均发现了 DNAJB9 的高光谱计数,证实了 FGN 的诊断

(右)通过质谱鉴定,DNAJB9 是一种新的 FGN 标志物。它对诊断具有很高的特异性和敏感性。肾小球不清晰的细胞外染色具有特征性

Probability Legend:

over 95%	
80% to 94%	
50% to 79%	
20% to 49%	
0% to 19%	

#	Starred	Bio View: Identified Proteins (117/118) Including 1 Decoy	Molecular Weight	Sample 1	Sample 2
1	★	DnaJ homolog subfamily B member 9	26 kDa	265	271
2	★	Actin, cytoplasmic 1	42 kDa	218	203
3	★	Vimentin	54 kDa	186	168
4	★	Complement C3	187 kDa	73	72
5	★	Laminin subunit beta-2	196 kDa	39	28
6		Actin, alpha cardiac muscle 1	42 kDa	12	14
7		Serum albumin	69 kDa	158	141
8		Alpha-actinin-4	105 kDa	84	75
9		Ig Gamma-1 heavy chain	49 kDa	80	69
10		Myosin-9	227 kDa	71	66
11		Hemoglobin subunit beta	16 kDa	70	67
12		Hemoglobin subunit alpha	15 kDa	62	56
13		Ig Kappa chain C region	12 kDa	61	62
14		Complement C4-B	193 kDa	54	41

FGN DNAJB9(+)染色

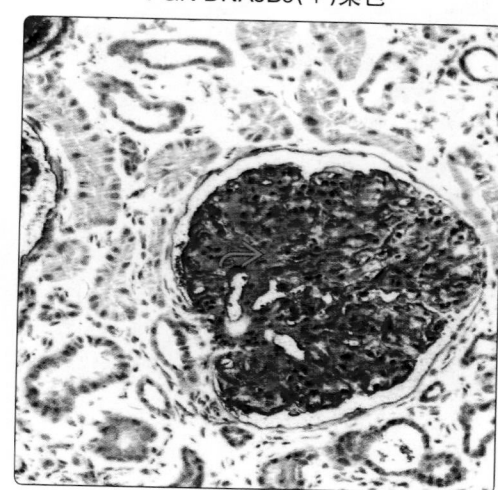

如纤维蛋白原-α、载脂蛋白 C Ⅱ、凝溶胶蛋白等

- 例如, LMD/MS 不仅可以识别 AFib 型淀粉样变性, 还可以检测纤维蛋白原-α 氨基酸序列中的致病性突变
- 与传统的淀粉样蛋白分型方法相比, LMD/MS 的主要优势在于
  - 单一检测来鉴定淀粉样蛋白 vs. 通过免疫组化或其他辅助研究检测单个淀粉样蛋白

纤维样肾小球肾炎(FGN)

- 通过应用 LMD/MS, *DNAJB9* 近期被鉴定为 FGN 的标志物
- 免疫组化 *DNAJB9* 染色可用于确定 FGN 的诊断
  - 在刚果红和 DNAJB9 染色出现模棱两可的情况下可能难以确定淀粉样变性的诊断
    - 这种情况下 LMD/MS 可确诊单克隆免疫球蛋白(MIg)淀粉样变性或 FGN

MIg 介导的肾脏疾病

- LMD/MS 对肾脏疾病中 MIg 的检测特别有用
  - 正常肾小球仅显示少量循环多克隆 Ig
- LMD/MS 研究可以检测
  - MIg 亚型, 例如
    - IgG3
    - IgA1
  - MIg 的特定区域, 例如
    - Ig 链 -C 区
    - Ig-λ V -I 区
    - IgA1-C 区
  - 包含有重链 IgE 或 IgD 的 MIg 通常无法通过免疫荧光常规检测, 或通过血液或尿液样品免疫固定检测到, 但可通过 LMD/MS 检测到
- 重链和轻链沉积病: LMD/MS 对不寻常的 MIg 沉积病, 即当 MIg 被截断或不能被常规免疫荧光检测到时十分有用
  - 例如, 使用 LMD/MS 可以诊断包括重链的重链沉积病
- 在某些 MIg 相关的 MPGN 中, 如果为慢性或沉积物被遮蔽, 则常规免疫荧光可能无法检测到 MIg
  - 这种情况下 LMD/MS 能够有效鉴定肾小球沉积物中的 MIg

C3 肾小球病

- C3 肾小球病是由补体旁路途径的过度激活和失调导致的
- 在大多数实验室, 常规免疫荧光仅进行 C1q 和 C3c 蛋白染色
  - 难以确定不同肾脏疾病中涉及的补体途径和补体负荷
- LMD/MS 可用于确定涉及的补体途径, 包括
  - 检测补体途径的终末产物
  - 可以确认 C3 肾小球病补体旁路途径激活
- LMD/MS 可以检测免疫复合物肾小球肾炎所涉及的补体途径

膜性肾病(MN)

- LMD/MS 能够鉴定新的"抗原"
- 外泌素 1(EXT1)和外泌素 2(EXT2)相关的 MN 见于自身免疫性疾病, 如狼疮和混合结缔组织疾病
- 与恶性肿瘤相关的 NELL-1 相关性 MN 占 10%～33%

最新应用 / 发现

- COVID-19 急性肾损伤具有蛋白质特征
  - 富含坏死和 sirtuin- 信号通路
- 巨噬细胞蛋白可以区分葡萄球菌感染相关的肾小球肾炎与 IgA 肾病
  - S100A9
  - 溶菌酶

LMD/MS 的未来发展方向

- 未来研究需要涉及更多方面的鉴定
  - 补体途径和补体负荷
  - 基质蛋白
  - 不同肾脏疾病的细胞因子谱

局限性

- 费用高
- 专用设备
- 专业知识
- 要求病变中有蛋白质聚集

参考文献

1. Sethi S et al: Proteomic analysis of complement proteins in glomerular diseases. Kidney Int Rep. 8(4):827-36, 2023
2. Alexander MP et al: Acute kidney injury in severe Covid-19 has similarities to sepsis-associated kidney injury: a multi-omics study. Mayo Clin Proc. 96(10):2561-75, 2021
3. Sethi S: New 'antigens' in membranous nephropathy. J Am Soc Nephrol. 32(2):268-78, 2021
4. Kawata N et al: Proteomics of human glomerulonephritis by laser microdissection and liquid chromatography-tandem mass spectrometry. Nephrology (Carlton). 25(4):351-9, 2020
5. Satoskar AA et al: Differentiating Staphylococcus infection-associated glomerulonephritis and primary IgA nephropathy: a mass spectrometry-based exploratory study. Sci Rep. 10(1):17179, 2020
6. Gonzalez Suarez ML et al: The sensitivity and specificity of the routine kidney biopsy immunofluorescence panel are inferior to diagnosing renal immunoglobulin-derived amyloidosis by mass spectrometry. Kidney Int. 96(4):1005-9, 2019
7. Muchtar E et al: A modern primer on light chain amyloidosis in 592 patients with mass spectrometry-verified typing. Mayo Clin Proc. 94(3):472-83, 2019
8. Dasari S et al: DnaJ heat shock protein family B member 9 Is a novel biomarker for fibrillary GN. J Am Soc Nephrol. 29(1):51-6, 2018
9. Sethi S et al: The complexity and heterogeneity of monoclonal immunoglobulin-associated renal diseases. J Am Soc Nephrol. 29(7):1810-23, 2018
10. Sethi S et al: Characterization of C3 in C3 glomerulopathy. Nephrol Dial Transplant. 32(3):459-65, 2017
11. Royal V et al: IgD heavy-chain deposition disease: detection by laser microdissection and mass spectrometry. J Am Soc Nephrol. 26(4):784-90, 2015
12. Sethi S et al: Mass spectrometry based proteomics in the diagnosis of kidney disease. Curr Opin Nephrol Hypertens. 22(3):273-80, 2013
13. Sethi S et al: Laser microdissection and mass spectrometry-based proteomics aids the diagnosis and typing of renal amyloidosis. Kidney Int. 82(2):226-34, 2012
14. Sethi S et al: Mass spectrometry-based proteomic diagnosis of renal immunoglobulin heavy chain amyloidosis. Clin J Am Soc Nephrol. 5(12):2180-7, 2010

（ 林心语 译, 余英豪 审 ）

术语

定义

- 二代测序（NGS）：各种不基于 Sanger 测序的高通量测序技术
  - 数百万或数十亿条 DNA 或 RNA 链同时测序，而非一次仅测序一条
- 外显子组：基因组中具有编码蛋白质（外显子）信息的区域；占全基因组约 1%
- 拷贝数变异（CNV）：基因组结构改变，涉及个体中基因组特定区域拷贝数变化，通常 > 500bp
- 插入缺失：核苷酸的插入和缺失

适用于诊断性临床测序的肾脏疾病

肾脏疾病中单基因或通路

- 通常对疾病影响很大，几乎均为外显性；罕见
  - 综合征
    - 激素抵抗性肾病综合征：许多（> 50）足细胞基因之一（如 *NPHS1*，*NPHS2*，*PLCE1*，*WT1*）
    - Alport 综合征：*COL4A3*、*COL4A4*、*COL4A5* 突变
    - 先天性肾脏和尿路异常（CAKUT）是综合征的一部分：*WT1*（WAGR），*PAX2*（肾缺损综合征），*SALL1*（Townes-Brocks 综合征），*RET*[发育不全 / 发育不良和多发性内分泌肿瘤综合征 2 型（MEN2）或 Hirschsprung 病]
  - 肾小球
    - 局灶节段性肾小球硬化症（FSGS）模式：8%～14% 成年起病的 FSGS 可以通过约 15 个足细胞基因变异来解释
      - 在组织学诊断为 FSGS 的患者中，经常发现 *COL4A3*、*COL4A4*、*COL4A5* 基因的致病性变异
    - 补体因子 H 相关蛋白 5（CFHR5）肾病
  - 代谢紊乱
    - 近端小管（PT）：肾小管性酸中毒（RTA）（*CA2*），糖尿 [*SLC5A2* 或（SGLT2）]，氨基酸尿

- 髓袢升支粗段（TALH）：Bartter 综合征 [*SLC12A1*（NKCC2），*KCNJ1*（ROMK），*CLCNKB*]
- 远端小管（DCT）：Gitelman 综合征（*SLC12A3*），低镁血症 [*CLDN16*、*FXYD2*（ATP1G1）]
- 集合管（CD）：Liddle 综合征（*SCNN1G/SCNN1A*），1 型假性醛固酮增多症 [*SCNN1B/SCNN1G/SCNN1A*、*NR3C2*（MLR）]，1 型假性醛固酮增多症（Gordon 综合征）（*WNK4*、*WNK1*），远端 RTA（*SLC4A1*），肾性尿崩症（*AQP2*、*AAVPR2*）
  - 纤毛或囊性疾病：常染色体隐性遗传性多囊肾，常染色体显性遗传性多囊肾（*PKD1*、*PKD2*），肾消化病
  - 肾小管间质性肾病：*UMOD*、*MUC1*、*HNF1B*、*REN*
  - 免疫性 / 血管性：非典型性溶血尿毒症综合征（例如，*CFH*）
  - CAKUT：对肾脏发育至关重要的数百种基因之一 [*RET*，*PAX2*，*GDNF*，*WT1*，*ROBO2*，*SLIT2*，*UPK3A*（UPIIIA），*SALL1*，*DLG1*，*DSTYK*，*AGTR2*]，CNV 罕见
  - 肾结石：胱氨酸尿 [*SLC3A1*（CSNU1），*SLC7A9*]，登特病（*CLCN5*），原发性高草酸尿症（*AGXT*，*GRHPR*）

多基因或复杂疾病

- 常见变异或单核苷酸变异（SNV）可改变肾脏疾病，单个变异外显率低，难以确定因果关系和机制
  - 黑人中的 FSGS
    - *APOL1* G1 和 G2 变异
  - 2 型糖尿病肾病
    - *ELMO1* 变异
    - *ACE*，*AKR1B1*，*PPARG*（PPARG2）（风险降低），*SLC2A1*，*CNDP1*，*PVT1*，*MYH9*，*APOL1*，*LIMK2*，*SFI1*（风险增加），SNV
- 许多与这些疾病相关的基因可能具有种族特异性

病因学 / 发病机制

单基因疾病

- 影响大或存在因果关系

（左）流程图显示了样品制备，NGS，测序数据分析和验证的步骤，以发现罕见或新发致病性变异
（右）受累男性（黑色方块）被诊断患有双肾发育不良、巨输尿管和隐睾。WES 分析显示了来自父亲的非同义 *RET* 变异和来自母亲的 *GFRA1* 变异（粗体字体），未出现在未受累的兄弟中，姐姐的病情状况不明。功能研究表明 *MAPK* 活性降低

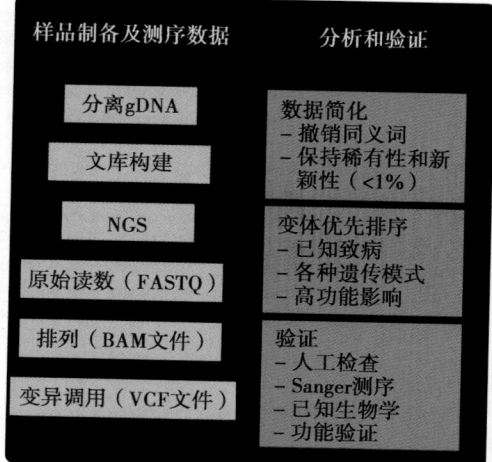

WES 流程图

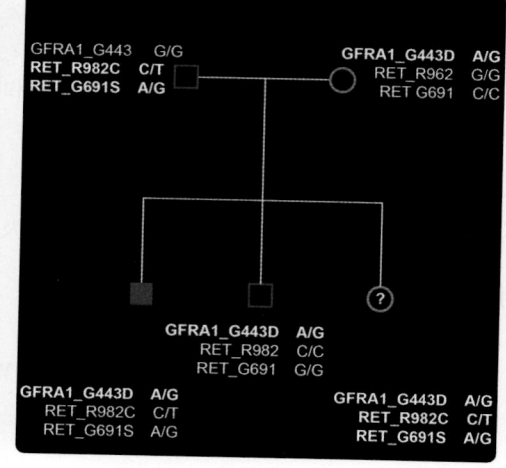

外显子组测序鉴定 CAKUT 病因

- 高外显率
- 可能受或不受环境因素影响

多基因或常见疾病

- 每个基因改变的影响小
- 在生命后期显现
- 环境因素可能产生巨大影响

诊断方法和应用

Sanger 测序

- 点突变,验证,适合单基因或小的遗传区域

微阵列比较基因组杂交

- CNV

靶向 PCR

- 常见和罕见突变或插入缺失(与 TaqMan、RFLP 一起使用),重复扩增
- 快速,在可疑或已知区域的临床诊断中首选

多重连接依赖性扩增探针

- CNV,缺失

单核苷酸多态性微阵列

- 常见变异、全基因组关联研究(GWAS)、CNV,检查这些变化与疾病易感性或进展之间的关联

连锁分析

- 使用根据特性所分开的标志物来鉴定易感基因组区域,需要大家族、高外显率的孟德尔遗传病

二代测序

- 通过将靶标与定制的诱饵杂交,对多个基因、外显子组或定义的基因组区域进行靶向测序
  - 根据表型或连锁分析,可聚焦于致病变异或突变可能存在的地方
  - 常见和罕见变异、插入缺失
- 基于扩增子的 NGS
  - 多个 PCR 扩增子对少量基因或基因组区域进行重复和 NGS 处理
  - 比杂交方法便宜,但受靶标大小限制(最多数百个扩增子)
  - 常见和罕见变异、插入缺失
- 全外显子组测序(WES)
  - 新的或非典型病例,在更简单或候选测试没有线索时很有用
    - 由于测序价格下降导致成本降低
  - 常见和罕见或新发变异、插入缺失、原发突变、家庭成员/父母可能有助于分析

- 分析具有挑战性,因果关系不确定,受灵敏度和特异性的限制,价格昂贵
- 在当前各种病因的慢性肾脏病(CKD)的诊断方法中,WES 的应用约为 10%
  - WES 分析可显示约 2% 的 CKD 患者存在明显的单基因疾病
    - 回顾 6 个 CKD 的 WES,包括 443 例患者,显示诊断率为 22%;其中 1/3 的病例有 *COL4A3*、*COL4A4*、*COL4A5* 突变
  - 某些临床相关区域例如线粒体基因组或 *PKD1* 基因的重复区域,外显子组测序中覆盖范围不足
    - WES 在检测内含子和 CNV 方面的应用有限
- 全基因组测序(WGS)
  - 新的或非典型病例
  - 常见和罕见或新发变异,插入缺失,原发突变,家庭成员/父母可能有助于分析
  - 比 WES 分析更具有挑战性,因果关系不确定,受灵敏度和特异性的限制,价格昂贵
    - 随着分析和测序成本的降低,有望取代 WES
  - 由于解读非编码变异使难度增加,结果解读比 WES 更具挑战性

WES 分析的典型步骤

文库构建

- DNA 片段与诱饵杂交,然后进行一系列的连接、PCR 和纯化步骤
- 可以对每个样品标记独特的适配器或索引条形码后预混多个样品,然后集中进行分子制备以提高效率并降低成本

在 1 个 NGS 平台上进行二代测序

- 测序技术和机器不断更新,随着平台更新且具备更强测序能力,每个碱基的总成本更低

解复用读取

- 借助文库准备中引入的独特核苷酸条形码,解析每个患者的读数
- 1 个 FASTQ 格式的输出文件(保留有关测序的基本信息并告知读取质量)
  - 由于下游分析软件不断改进,需保留原始文件以备将来使用

与参考基因组比对

- 常用的对准器包括 NovoAlign、BWA、Bowtie
- 由于用于 NGS 的参数和平台有所不同,结果存在差异
  - 通常以"bam"格式输出

生成单核苷酸多态性或变异调用

- 提供许多商用和公共软件,包括 GATK
  - 通常以"vcf"格式输出

变异过滤

- 取决于目的,过滤器保留稀有(<1%)变异或已知与疾病相关的变异
- 可以剔除公共数据库中(1 000 基因组,机构自有数据库,dbSNP,尽管最新版本 dbSNP 可能造成过滤过度,ExAC,gnomAD)常见变异
- 如果一个家族中有多个受累个体,可通过过滤以保留共有的变异
- 如果为隐性模型,通过过滤保留纯合子或隐性复合物
- 如果为显性模型,假设完全为外显性疾病,可以通过过滤去除未受累个体中的突变
- 如果父母数据可用,可以将原发变异作为发病机制进行分析

变异优先级

- 可用 1 个或多个致病预测工具(CADD,PolyPhen2,SIFT,MetaSVM,MutationTaster,Species Conservation)
  - 预测可能造成失去功能的变异需要优先关注(例如终止获得突变,终止缺失突变,无义突变,剪接位点突变,移码突变,非同义突变)
  - 预测工具并非完美,可能预测过度或不足
- 建议对患者基因超过"对照组"的过度变异进行负荷测试,以增强其与疾病相关性的可信度
- 人工检查整合基因组阅读器(IGV)上的读取数据,以滤除假阳性或模棱两可的读取

验证

- 通过 Sanger 测序或其他方法确认
- 已知突变基因生物学,支持表型的表达模式
- 疑似遗传型受累亲属变异共分离的一致性
- 体外或模型系统的功能研究以获得可信度及因果关系

临床意义

患者监护中的应用

- 新生儿或产前筛查
- 携带状态
- 诊断(例如,COL4A5,Alport 综合征)
- 预后(例如,Alport 综合征中的功能丧失与错义变异)
- 遗传药理学:基于变异型定制治疗方案[激素抵抗性肾病综合征(SRNS)或 Alport 基因突变可减少不必要的治疗]
- 了解疾病机制(例如,FSGS 中的 APOL1 基因型或足细胞相关突变)
- 复发风险(如 GLA,Fabry 病;AGXT,高草酸尿)
- 移植或血管手术并发症的风险
  - 血栓形成(例如,F5,凝血因子 V Leiden)
  - 心脏事件(例如,KCNQ1,长 QT 综合征)
  - 麻醉风险(例如,SDHB,嗜铬细胞瘤;RYR1,恶性高热)

- 患糖尿病的风险(如,HNF1B,肾囊肿和糖尿病综合征)

判读的挑战性及报告出具

- 变异因果性的判断标准
  - 美国医学遗传学和基因组学学院(ACMG)建议对单基因疾病使用专用的标准化术语
    - 致病、可能致病、不确定意义、可能良性、良性
    - 该分类基于人群数据、计算证据、分离数据及已有的功能数据
    - 该分类的缺陷是未纳入考虑潜在的生物学、多基因相互作用及通路,因此可能在某些情况下过于保守
  - 已知可致病:既往已显示致病性
  - 可能致病:已知致病基因的新变异,相关信息学或实验验证偏向其存在致病性
  - 可能致病:无既往信息,但基于致病性的优化分析推测其可能存在致病性
  - 可能不致病:无既往报道,信息学分析不支持其存在致病性
  - 不致病:被报道并证实为中性或不存在致病性
  - 临床意义不明确的变异:未知或不认为具有致病性,但与疾病存在相关性
- 发现变异对临床处理的益处
  - 保护作用
  - 预测药物反应
- 对明确病因的判断仍存在明显问题
  - 疾病因果关系的序列变异分析仍然是一个挑战
  - 通过生物学测试、临床病理关联及多学科团队持续改进

开具临床测序的注意事项

- 由治疗和计划生育影响决定基因检测的价值
- 诊断的紧急程度
  - 部分 NGS 方法可能不适于快速诊断
    - 例如时间紧的产前检查
- 患者年龄
- 表型特征、不典型或临床疑难
- 疾病家族史,需要携带状态信息
- 取得样本的可行性
- 研究的基因组越大,解读的挑战性就越大
  - 最好预先基于临床病理学信息及家族史提出假设
- 如果怀疑遗传异质性较高,WES/WGS 更适合

伦理关注

- 隐私和歧视
  - 造成长期残疾保险或生命保险被拒
- 间接发现
  - 可能发现患者不想知晓的与成年或其他疾病相关的变异
  - 为了防止假阳性造成的医疗保障系统负担,报告必须高标准
- 报告对于其他家族成员、受累或未受累的、存在成年疾病风险的儿童的伦理学困境

基因组检测类型、优点及局限性

检测方法	常见变异，SNPs	罕见或新发变异	CNV	外显子缺失或插入缺失	染色体改变	费用	耗时	应用场景	局限性
Sanger 测序	×	×				中到高	短到长	NPHS1	基因少
MLPA	×	×	×	×	×	低	短	Alport 外显子缺失	基因大小，已知突变
靶向 PCR，TaqMan	×	×				低	短	*APOL1* G1-G2 变异型	多路复用，基因大小
微阵列 CGH			×	不平衡		中	平均	CAKUT	无 nt 数据
SNP 微阵列	×		×			低	平均	GWAS	假阴性罕见
FISH			×		×	低	短	CAKUT	无 nt 数据
NGS 方法									
基于扩增子的 NGS	×	×				中	平均	已知基因	基因大小，灵敏度，特异
靶向捕获 ES，扩增子	×	×				中	平均	SRNS	基因大小
WES	×	×	×*	×		中到高	平均到长	新发或已知疾病，单基因	灵敏度，特异度，分析
WGS	×	×	×	×	×	高	长	新发或已知疾病，其他方法失败	灵敏度，特异度，分析

* 限制使用；CAKUT，先天性肾脏和尿路异常；CGH，比较基因组杂交；CNV，拷贝数变异；ES，外显子测序；FISH，荧光原位杂交；GWAS，全基因组关联分析；MLPA，多重连接探针扩增技术；nt，核苷酸；NGS，二代测序；SNP，单核苷酸多态性；SRNS，激素抵抗性肾病综合征；WES，全外显子组测序；WGS，全基因组测序。

费用（研究设置，仅用于技术）：低（<$250），中（<$500），高（>$500）/样本；耗时：短（<7 天），平均（7 天至 1 个月），长（>1 个月）。

Modified from Katsanis SH et al. Nat Rev Genet. 14（6）：415-26, 2013; Payne K et al. Nat Rev Genet. 19（4）：235-46, 2018.

数据储存

- 庞大的数据文件；明确原始材料、编辑过的校准材料及变异材料的存储空间；如何给病人出具报告及结果解读的基因组学教学

参考文献

1. Aron AW et al: A practical guide to genetic testing for kidney disorders of unknown etiology. Kidney360. 3(9):1640-51, 2022
2. Claus LR et al: Review of genetic testing in kidney disease patients: diagnostic yield of single nucleotide variants and copy number variations evaluated across and within kidney phenotype groups. Am J Med Genet C Semin Med Genet. 190(3):358-76, 2022
3. Tuteja S et al: A performance evaluation study: variant annotation tools - the enigma of clinical next generation sequencing (NGS) based genetic testing. J Pathol Inform. 13:100130, 2022
4. Weldon CB et al: Genetic counselors' experience with reimbursement and patient out-of-pocket cost for multi-cancer gene panel testing for hereditary cancer syndromes. J Genet Couns. 31(6):1394-403, 2022
5. Amlie-Wolf L et al: Novel genetic testing model: a collaboration between genetic counselors and nephrology. Am J Med Genet A. 185(4):1142-50, 2021
6. Mrug M et al: Genetic testing for chronic kidney diseases: clinical utility and barriers perceived by nephrologists. Kidney Med. 3(6):1050-6, 2021
7. Murray SL et al: Utility of genomic testing after renal biopsy. Am J Nephrol. 51(1):43-53, 2020
8. Groopman EE et al: Diagnostic utility of exome sequencing for kidney disease. N Engl J Med. 380(2):142-51, 2019
9. Payne K et al: Cost-effectiveness analyses of genetic and genomic diagnostic tests. Nat Rev Genet. 19(4):235-46, 2018
10. Varner JD et al: Genetic testing for steroid-resistant-nephrotic syndrome in an outbred population. Front Pediatr. 6:307, 2018

（林心语 译，余英豪 审）